MEDICINA DI EMERGENZA-URGENZA

Web Tutorial Manual

IVO CASAGRANDA

MARIO CAVAZZA

ANDREA MAGNACAVALLO

MEDICINA di EMERGENZA-URGENZA

Web Tutorial Manual

seconda edizione

con 400 figure e 740 tabelle

IDELSON-GNOCCHI

Si ringrazia per la collaborazione assidua e partecipata lo staff di redazione, in particolare Giuliano Bursi e Tiziana Sensoli, nel ricordo di Federico Grassellini.

Sorbona • Athena Medica • Grasso • Morelli • Liviana Medicina • Grafite
Via M. Pietravalle, 85 – 80131 Napoli
Tel. +39-081-5453443 pbx
Fax +39-081-5464991
+39-338-6015319

http://www.idelsongnocchi.it

E-mail: info@idelsongnocchi.it
seguici su twitter @IdelsonGnocchi
Instagram @IdelsonGnocchi
visita la nostra pagina **Facebook**
https://www.facebook.com/edizioniidelsongnocchi

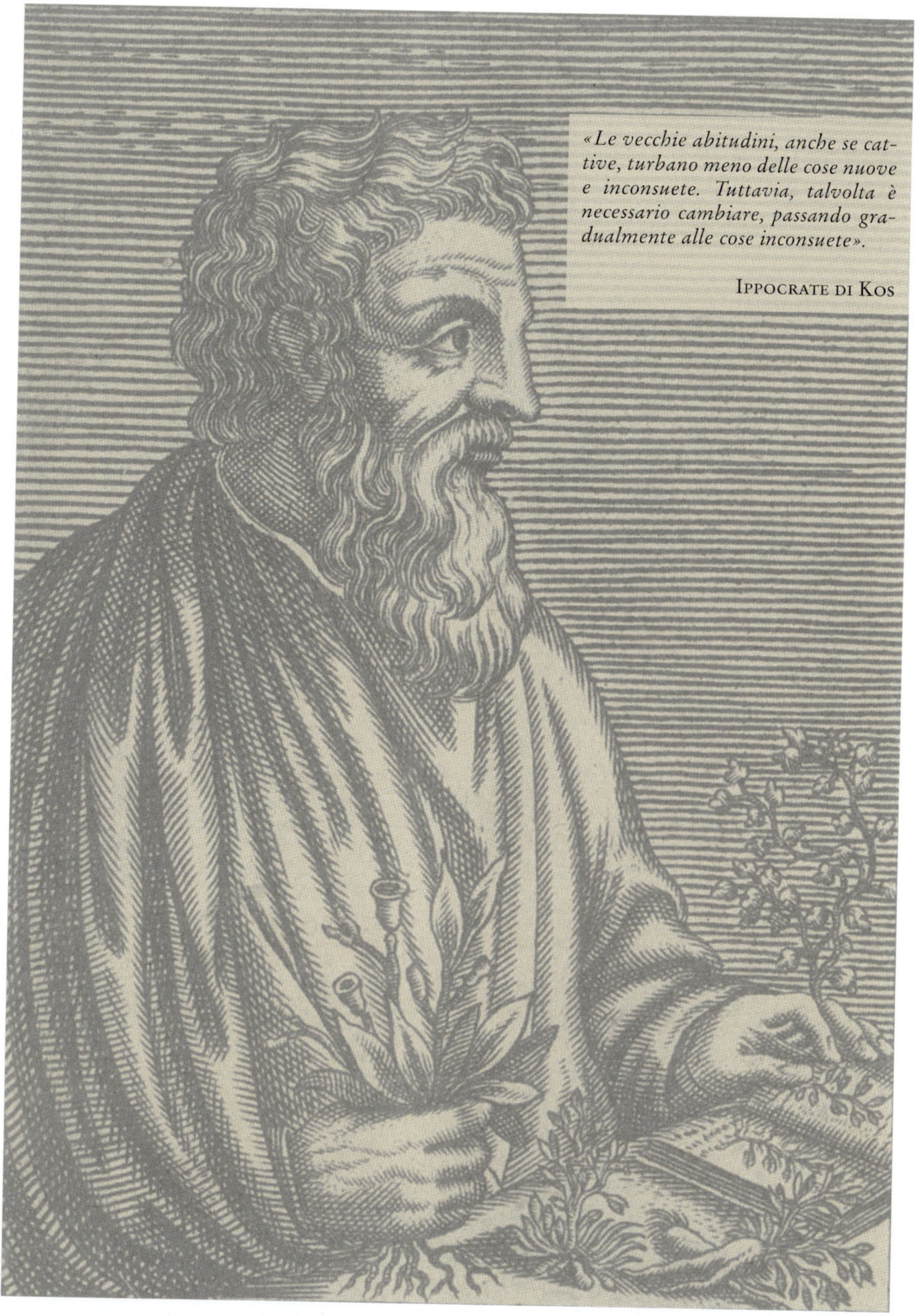

«Le vecchie abitudini, anche se cattive, turbano meno delle cose nuove e inconsuete. Tuttavia, talvolta è necessario cambiare, passando gradualmente alle cose inconsuete».

Ippocrate di Kos

A Franco Perraro
Maestro innovatore, gentiluomo garbato e sagace
Medaglia d'oro per meriti in sanità pubblica

"We could have been from Los Angeles or the backside of Romania and the attitude of the staff would have been the same".

Peter Popham

Nella sua esperienza di paziente in Pronto Soccorso, Popham, giornalista di "The Indipendent", sottolinea l'atteggiamento di equità con cui vengono accolte le persone in Pronto Soccorso.

E, infatti, corrisponde al vero che spesso questo diventa il luogo dove si ricompongono le contraddizioni di un sistema universalistico che lascia ancora spazio alle disuguaglianze.

Autori

Pasquale Abete, Professore Ordinario, Geriatria-Terapia Medica Sub-intensiva, AOU Federico II, Napoli

Martina Accornero, Dirigente Medico, Pronto Soccorso e Medicina d'Urgenza, Ospedale San Paolo, Savona

Marco Aguggia, Direttore SOC Neurologia e Stroke Unit, Ospedale Cardinal Massaia, Asti

Luca Ansaloni, Direttore UOC Chirurgia Generale 1, Fondazione IRCCS Policlinico San Matteo, Pavia

Eleonora Arboscello, Direttore SC Pronto Soccorso e Medicina d'Urgenza, Ospedale Policlinico San Martino, Genova

Gian Carlo Avanzi, Professore Ordinario, Dipartimento di Medicina Traslazionale, Università del Piemonte Orientale, Direttore SCDU Medicina e Chirurgia d'Accettazione e d'Urgenza, AOU Maggiore della Carità, Novara

Giuseppe Bacis, Direttore Centro Antiveleni e Servizio di Informazione sui Farmaci in Gravidanza ed Allattamento, ASST Papa Giovanni XXIII, Bergamo

Gaia Maria Baldo, Dirigente Medico, UOC Anestesia e Rianimazione, Ospedale dell'Angelo, Mestre, Venezia

Andrea Balloni, Dirigente Medico, UOC Medicina Interna, Ospedale Carlo Urbani, Jesi, Ancona

Bahjat Barakat, già Dirigente Medico, UOC Medicina d'Urgenza e Pronto Soccorso, IRCCS Azienda Ospedaliera Universitaria Policlinico S. Orsola, Bologna

Simona Barbuto, Dirigente Medico, UOC di Nefrologia, Dialisi e Trapianto, IRCCS Azienda Ospedaliero-Universitaria Policlinico S. Orsola, Bologna

Bruno Barcella, Medico in formazione specialistica, Scuola di specializzazione in Medicina d'Emergenza-Urgenza, Università degli Studi di Pavia

Letizia Barutta, Dirigente Medico, SC Pronto Soccorso e Medicina d'Urgenza, Azienda Ospedaliera S. Croce e Carle, Cuneo

Davide Bastoni, Dirigente Medico, UOC Pronto Soccorso/OBI/Medicina d'Urgenza, AUSL Piacenza

Serena Battilomo, Direttore Direzione Generale della Digitalizzazione, del Sistema Informativo Sanitario e della Statistica, Ministero della Salute, Roma

Marta Battistini, Dirigente Medico, SC Medicina d'Urgenza e Pronto Soccorso, Dipartimento Emergenza Urgenza - EAS, Ospedale Niguarda, Milano

Andrea Bellone, già Direttore SC Medicina d'Urgenza e Pronto Soccorso, Dipartimento Emergenza Urgenza - EAS, Ospedale Niguarda, Milano

Millo Beltrame, già Direttore Dipartimento Chirurgie Specialistiche, Ospedale S. Maria del Carmine, Rovereto, Trento

Devis Benfaremo, Dirigente Medico, SOD Clinica Medica, Dipartimento di Medicina Interna, AOU Ospedali Riuniti Umberto I, G.M. Lancisi, G. Salesi, Ancona

Marta Bergamaschi, Dirigente Medico, SC Medicina d'Urgenza e Pronto Soccorso, Dipartimento Emergenza Urgenza - EAS, Ospedale Niguarda, Milano

Valentino Bergamini, Direttore UOC Ostetricia e Ginecologia B, AOUI Ospedale Borgo Trento, Verona

Emanuele Bernardi, Dirigente Medico, SC Pronto Soccorso e Medicina d'Urgenza, Azienda Ospedaliera S. Croce e Carle, Cuneo

Giuseppe Borzellino, Professore Associato, Chirurgia Generale, Dipartimento di Chirurgia, Università di Verona

Camilla Bozzano, Dirigente Medico di Emergenza Territoriale, Pronto Soccorso e Medicina d'Urgenza, Ospedale San Paolo, Savona

Federico Diego Maria Bracchi, Medico in formazione specialistica, Scuola di specializzazione in Medicina d'Emergenza-Urgenza, Università degli Studi di Pavia

Michele Brignole, Consulente scientifico del Centro Svenimenti e Cadute, Dipartimento di Scienze Cardiache, Neurologiche e Metaboliche di Auxologico San Luca, Milano

Francesco Bruggi, Medico in formazione specialistica, Scuola di specializzazione in Medicina d'Emergenza-Urgenza Università degli Studi di Pavia

Vincenzo Bruno, Infermiere, UOC Medicina d'Urgenza e Pronto Soccorso, IRCCS Azienda Ospedaliero-Universitaria Policlinico S. Orsola S. Orsola, Bologna

Giovanni Burtulo, Dirigente Medico, UOC di Chirurgia Generale e delle Urgenze, IRCCS Ospedale San Raffaele, Milano

Alessandra Calabresi, Dirigente Medico, SC Malattie Infettive, Azienda Ospedaliera Nazionale Santi Antonio Biagio e Cesare Arrigo, Alessandria

Francesca Calcagno, Dirigente Medico di Emergenza Territoriale, Pronto Soccorso e Medicina d'Urgenza, Ospedale San Paolo, Savona

Irene Capelli, Professore Associato di Nefrologia, Dialisi e Trapianto, IRCCS Azienda Ospedaliero-Universitaria Policlinico S. Orsola, Bologna

Giovanni Cappa, Medico in formazione specialistica, Scuola di Specializzazione in Medicina d'Emergenza-Urgenza, Università degli Studi di Pavia

Emilio Carfì, Studente della Scuola di Medicina e Chirurgia, Università degli Studi di Pavia

Michele Carlucci, Direttore UOC di Chirurgia Generale e delle Urgenze, IRCCS Ospedale San Raffaele, Milano

Ivo Casagranda, Professore a contratto di Medicina Interna-Medicina d'Urgenza, Scuola di specializzazione in Medicina Interna, Università degli Studi di Pavia. Già Direttore del DEA , Azienda Ospedaliera Nazionale Santi Antonio Biagio e Cesare Arrigo di Alessandria e del DEA Interaziendale ASL AL e ASL AT

Claudio Carlo Castelli, Senior Consultant FROM - Fondazione per la Ricerca, ASST Papa Giovanni XXIII, Bergamo

Marina Castelli, Dirigente Medico, Pronto Soccorso e Medicina d'Urgenza, Ospedale San Paolo, Savona

Marta Castelli, Medico in formazione specialistica, Scuola di specializzazione in Medicina d'Emergenza-Urgenza, Università di Genova

Matteo Castelli, Dirigente Medico, SC Pronto Soccorso-Trauma Center, AOU Careggi, Firenze

Fausto Catena, Direttore UOC Chirurgia Generale e d'Urgenza, Ospedale Bufalini, AUSL Romagna, Cesena

Mario Cavazza, già Direttore DEU, IRCCS Azienda Ospedaliero-Universitaria Policlinico S. Orsola, Bologna

Jean-Christophe Cavenaile, Associate Head of Emergency Department, Head of the surgical sector CHU Brugmann-ULB Brussels (Université Libre de Bruxelles), Emergency Department Universitary Clinics of Brussels Erasmus Hospital ULB, Bruxelles, Belgio

Francesca Cecoli, Dirigente Medico, SC Diabetologia e Malattie Metaboliche, ASL 3 Genovese, Genova

Gianfranco Cervellin, Past President, Academy of Emergency Medicine and Care (AcEMC), Parma

Daniele Coen, già Direttore SC Medicina d'Urgenza e Pronto Soccorso, Dipartimento Emergenza Urgenza - EAS, Ospedale Niguarda, Milano

Laura Cogliandro, Dirigente Medico, UOC Medicina d'Urgenza e Pronto Soccorso, IRCCS Azienda Ospedaliero-Universitaria Policlinico S. Orsola, Bologna

Giorgia Comai, Dirigente Medico, UOC di Nefrologia, Dialisi e Trapianto, IRCCS Azienda Ospedaliero-Universitaria Policlinico S. Orsola, Bologna

Laura Contino, Responsabile Scientifico Emostasi e Trombosi-Ematologia, Azienda Ospedaliera Nazionale Santi Antonio e Biagio e Cesare Arrigo, Alessandria

Enrico Contri, Dirigente Medico, Dipartimento Medicina Intensiva - AAT118, Fondazione IRCCS Policlinico San Matteo, Pavia

Roberto Copetti, già Direttore SOC Pronto Soccorso e Medicina d'Urgenza, Ospedale di Latisana, Trieste

Giorgio Costantino, Direttore UOC Pronto Soccorso e Medicina d'Urgenza, Fondazione IRCCS Ca' Granda Ospedale Maggiore Policlinico, Milano

Stefano Curciarello, Dirigente Medico, Emergenza Territoriale, Pronto Soccorso e Medicina d'Urgenza, Ospedale San Paolo, Savona

Alessandro Dacrema, Dirigente Medico, UOC Pronto Soccorso/OBI/Medicina d'Urgenza, AUSL Piacenza

Piero Davio, già Direttore SC di Medicina Interna, Azienda Ospedaliera Nazionale, Santi Antonio e Biagio e Cesare Arrigo, Alessandria

Paola De Benedictis, DVM, PHD, FAO Reference Centre for Rabies OIE Collaborating Centre for Diseases at the Human-Animal Interface, Istituto Zooprofilattico Sperimentale delle Venezie, Legnaro, Padova

Rocco Delfanti, Dirigente Medico, UOC Chirurgia Toracica, Azienda AUSL Piacenza

Andrea Simone Dedato, Medico in formazione specialistica, Scuola di specializzazione in Medicina d'Emergenza-Urgenza, Università degli Studi di Pavia

Attilio Del Rosso, Direttore SOC Cardiologia, Ospedale S. Giuseppe, Empoli, AUSL Toscana Centro

Clarissa Anna De Rosa, Medico in formazione specialistica, Scuola di specializzazione in Medicina d'Emergenza-Urgenza, Università degli Studi di Pavia

Nicola Di Battista, già Direttore UOC Pronto Soccorso e Medicina d'Urgenza, Ospedale per gli Infermi, Faenza, Ravenna

Mirko Di Capua, Dirigente Medico, UOC Pronto Soccorso, Medicina d'Urgenza ed Emergenza Territoriale, ASST Lodi

Luigi Di Donato, Dirigente Medico, UOC Medicina Interna, Ospedale San Tommaso dei Battuti, AULSS4 Veneto Orientale, Portogruaro, Venezia

Giorgia Dimitri Valente, Dirigente Medico, UO Psichiatria, Dipartimento Salute Mentale e Dipendenze, ASST Lariana, Como

Santi Di Pietro, Dottorato in Medicina Sperimentale Università degli Studi di Pavia, UOC Pronto Soccorso, Fondazione IRCCS Policlinico S. Matteo, Pavia

Luca Dutto, Direttore SC Medicina Interna, Ospedale Civile, Saluzzo, Cuneo

Georgios Eleftheriou, Dirigente Medico, Centro Antiveleni e Servizio di Informazione sui Farmaci in Gravidanza ed Allattamento, ASST Papa Giovanni XXIII, Bergamo

Anna Fagiani, CPSE Coordinatore, Azienda Ospedaliera Nazionale Santi Antonio e Biagio e Cesare Arrigo, Alessandria

Jacopo Fantini, Medico in formazione specialistica, Scuola di specializzazione in Medicina d'Emergenza-Urgenza, Università di Bologna

Claudio Fantino, già Dirigente Medico, SC Otorinolaringoiatria e Chirurgia Cervico-Facciale, Azienda Ospedaliera S. Croce e Carle, Cuneo

Gabriele Farina, Dirigente Medico, UOC Pronto Soccorso e Medicina d'Urgenza, IRCCS Azienda Ospedaliero-Universitaria Policlinico S. Orsola, Bologna

Giovanna Ferrandu, Dirigente Medico, UOC Malattie Infettive e Tropicali, Ospedale Civile Spirito Santo, Pescara

Rodolfo Ferrari, Direttore UOC di Pronto Soccorso e Medicina d'Urgenza, Ospedale S. Maria della Scaletta, Imola, Bologna

Federica Franchi, Dirigente Medico, Medicina e Chirurgia d'Accettazione e d'Urgenza, Ospedale Cardinal Massaia, ASL Asti

Carlo Fraticelli, Direttore Dipartimento Salute Mentale e Dipendenze, ASST Lariana, Como

Flavio Frumento, Dirigente Medico, SC Pronto Soccorso e Medicina d'Urgenza, Ospedale San Paolo, Savona

Annalisa Gagliano, Dirigente Medico, UOC Chirurgia Generale e delle Urgenze, IRCCS Ospedale San Raffaele, Milano

Mariapina Gallo, Dirigente Medico, Centro Antiveleni e Servizio di Informazione sui Farmaci in Gravidanza ed Allattamento, ASST Papa Giovanni XXIII, Bergamo

Claudia Galluzzo, Dirigente Medico, UOC Pronto Soccorso/OBI/Medicina d'Urgenza, AUSL Piacenza

Andrea Benedetto Galosi, Professore Ordinario, Direttore Clinica Urologica, Università Politecnica delle Marche, Ancona

Nemo Gandolfo, Dirigente Medico, SC Pronto Soccorso e Medicina d'Urgenza, Ospedale San Paolo, Savona

Lorenzo Ghiadoni, Professore Associato, Medicina d'Urgenza Universitaria, Azienda Ospedaliero-Universitaria Pisana, Dipartimento di Medicina Clinica e Sperimentale, Università di Pisa

Valeria Ghiglione, Dirigente Medico, SC Pronto Soccorso e Medicina d'Urgenza, Ospedale San Paolo, Savona

Maria Carla Ghinatti, Dirigente Medico, Clinica di Medicina Interna, IRCCS San Martino, Genova

Gianluca Ghiselli, Direttore Medicina e Chirurgia d'Accettazione e d'Urgenza, Ospedale Cardinal Massaia, ASL Asti

Andrea Giampreti, Dirigente Medico, Centro Antiveleni e Servizio di Informazione sui Farmaci in Gravidanza ed Allattamento, ASST Papa Giovanni XXIII, Bergamo

Alice Gianstefani, Dirigente Medico, UOC Medicina d'Urgenza e Pronto Soccorso, IRCCS Azienda Ospedaliero-Universitaria Policlinico S. Orsola, Bologna

Fabrizio Giostra, Direttore UOC Medicina d'Urgenza e Pronto Soccorso, IRCCS Azienda Ospedaliero-Universitaria Policlinico S. Orsola, Bologna

Domenico Girelli, Professore Ordinario, Direttore Scuola di specializzazione in Medicina d'Emergenza-Urgenza, Dipartimento di Medicina Interna, Università di Verona

Michele Giudici, Dirigente Medico, UOC Ortopedia e Traumatologia, ASST Papa Giovanni XXIII, Bergamo

Federico Giusto, Dirigente Medico, Emergenza Territoriale, Pronto Soccorso e Medicina d'Urgenza Ospedale San Paolo, Savona

Ester Guanella, Dirigente Medico, UO Psichiatria, Dipartimento Salute Mentale e Dipendenze, ASST Lariana, Como

Maria Guarino, Dirigente Medico, Direttrice UOS Interaziendale Neurologia-AOU UOC Neuromet-IRCCS, Istituto delle Scienze Neurologiche, Bologna

Roberto Guaschino, già Direttore SC Immunoematologia e Medicina Trasfusionale, Azienda Ospedaliera Nazionale Santi Antonio e Biagio e Cesare Arrigo, Alessandria

Stefania Guerrini, Dirigente Medico, SC Pronto Soccorso-Trauma Center, AOU Careggi, Firenze

Grazia Guiddo, Dirigente Medico, SC Pronto Soccorso e Medicina d'Urgenza, Ospedale San Paolo, Savona

Nicola Guindani, Dirigente Medico, UOC Ortopedia e Traumatologia, ASST Papa Giovanni XXIII, Bergamo

Teresa Iannicelli, Dirigente Medico, UOC Pronto Soccorso/OBI/Medicina d'Urgenza, AUSL Piacenza

Alessandra Kustermann, già Direttore UOC Pronto Soccorso e Accettazione Ostetrica e Ginecologica, Soccorso Violenza Sessuale e Domestica (SVSeD) e Consultorio Familiare, IRCCS Ca' Granda, Ospedale Maggiore-Policlinico, Milano

Elena Lago, Medico in formazione specialistica, Scuola di specializzazione in Medicina d'Emergenza-Urgenza, Università degli Studi di Pavia

Gaetano La Manna, Professore Ordinario, Direttore UOC di Nefrologia, Dialisi e Trapianto, IRCCS Azienda Ospedaliero-Universitaria Policlinico S. Orsola, Bologna

Chiara Lanzarini, Dirigente Medico, UOC Pronto Soccorso e Medicina d'Urgenza, IRCCS Azienda Ospedaliero-Universitaria Policlinico S. Orsola, Bologna

Federico Lari, Direttore UOC Medicina Interna, Budrio, AUSL Bologna

Antonella Laurito, Dirigente Medico, SC Chirurgia Vascolare, Ospedale Cardinal Massaia, ASL Asti

Roberto Lerza, Direttore SC Pronto Soccorso e Medicina d'Urgenza, Ospedale San Paolo, Savona

Marco Licenziato, Dirigente Medico, SC Pronto Soccorso e Medicina d'Urgenza, Ospedale San Paolo, Savona

Carlo Alessandro Locatelli, Direttore Servizio di Tossicologia Medica, Centro Antiveleni di Pavia, Centro Nazionale di Informazione Tossicologica IRCCS Fondazione Maugeri, Pavia

Grazia Lomolino, già Responsabile CIO, Azienda Ospedaliera Nazionale Santi Antonio e Biagio e Cesare Arrigo, Alessandria

Davide Lonati, Dirigente Medico, Servizio di Tossicologia Medica, Centro Antiveleni di Pavia, Centro Nazionale di Informazione Tossicologica IRCCS Fondazione Maugeri, Pavia

Michele Maria Lucchetti, Dirigente Medico, SOD Clinica Medica, Dipartimento di Medicina Interna, AOU Ospedali Riuniti Umberto I, G.M. Lancisi-G. Salesi, Ancona

Cristian Lupi, Dirigente Medico, UOC Anestesia, Rianimazione ed Emergenza Territoriale 118, Dipartimento Emergenza, AUSL Bologna

Carlo Maino, Dirigente Medico, UOC Pronto Soccorso, IRCCS Ospedale San Raffaele, Milano

Fabio Malalan, Direttore UOC Pronto Soccorso e Medicina d'Urgenza, Ospedale S. Maria del Carmine, Rovereto, Trento

Elizabeth Marino, CPSI, addetta al CIO, Azienda Ospedaliera Nazionale Santi Antonio e Biagio e Cesare Arrigo, Alessandria

Melania Marmifero, Dirigente Medico, SSD Servizio Trasfusionale, ASLCN2, Alba, Cuneo

Andrea Magnacavallo, Direttore UOC Pronto Soccorso/OBI/Medicina d'Urgenza, AUSL Piacenza

Laura Maiocchi, Dirigente Medico, UOC Malattie Infettive 1, Fondazione IRCCS Policlinico San Matteo, Pavia

Eugenia Maiorano, Dirigente Medico, UOC Otorinolaringoiatria, Fondazione IRCCS Policlinico S. Matteo, Pavia

Marina Mancini, Dirigente Medico Responsabile, Pronto Soccorso e OBI, Ospedale Evangelico, Genova-Voltri

Ilenia Mezzocolli, Dirigente Medico, UOC Autorizzazione all'Esercizio e Organismo Tecnicamente Accreditante, Azienda Zero, Regione Veneto

Pierangela Minuto, Dirigente Medico, SC Pronto Soccorso e Medicina d'Urgenza, Ospedale San Paolo, Savona

Elisa Molinari, Dirigente Medico, SC Pronto Soccorso e Medicina d'Urgenza, Ospedale San Paolo, Savona

Greta Monne, Studentessa della Scuola di Medicina e Chirurgia, Università degli Studi di Pavia

Alessandro Monesi, Infermiere, UOC Anestesia, Rianimazione ed Emergenza Territoriale 118, Dipartimento Emergenza, AUSL Bologna

Giorgio Monti, Dirigente Medico, UOC di Medicina d'Urgenza e Pronto Soccorso, IRCCS Azienda Ospedaliero-Universitaria Policlinico S. Orsola, Bologna

Nicola Morelli, Dirigente Medico, UOC Neurologia, AUSL Piacenza

Gianluca Moroncini, Professore Ordinario, Dipartimento di Scienze Cliniche e Molecolari, Università Politecnica delle Marche, Ancona

Enrico Mossello, Dirigente Medico, SOD Geriatria e Terapia Intensiva Geriatrica, AOU Careggi e Università di Firenze

Maria Lorenza Muiesan, Professore Ordinario, Medicina d'Urgenza Universitaria, ASST Spedali Civili, Dipartimento di Scienze Cliniche e Sperimentali, Università di Brescia

Alfredo Muni, Direttore SC Medicina Nucleare, Azienda Ospedaliera Nazionale Santi Antonio e Biagio e Cesare Arrigo, Alessandria

Giovanni Murialdo, già Direttore Scuola di specializzazione in Medicina d'Emergenza-Urgenza, Dipartimento di Medicina Interna e Specialità Mediche, Università di Genova, IRCCS Azienda Ospedaliera Universitaria San Martino IST, Genova

Monia Nardi, Dirigente Medico, UOC Ostetricia e Ginecologia, Ospedale Augusto Murri, Fermo

Cristina Naturale, Medico in formazione specialistica, Scuola di specializzazione in Medicina d'Emergenza-Urgenza, Università degli Studi di Pavia

Peiman Nazerian, Dirigente Medico, SC Pronto Soccorso-Trauma Center, AOU Careggi, Firenze

Filippo Numeroso, Dirigente Medico, UOC Pronto Soccorso e Medicina d'Urgenza, Azienda Ospedaliero-Universitaria, Parma

Elena Orsenigo, Dirigente Medico, UOC di Chirurgia Generale e delle Urgenze, IRCCS Ospedale San Raffaele, Milano

Enrico Ortolano, Dirigente Medico, UOC di Chirurgia Generale e delle Urgenze, IRCCS Ospedale San Raffaele, Milano

Laura Pagani, Dirigente Medico, UOC Pronto Soccorso/OBI/Medicina d'Urgenza, AUSL Piacenza

Fabio Pagella, Dirigente Medico, UOC Otorinolaringoiatria, Fondazione IRCCS Policlinico S. Matteo, Pavia

Antonio Palmieri, Dirigente Medico, UO Neurologia-Stroke Unit, Ospedale San Tommaso dei Battuti, Azienda ULSS4-Veneto Orientale, Portogruaro, Venezia

Mara Panariello, Dirigente Medico, SC Pronto Soccorso e Medicina d'Urgenza, Ospedale San Paolo, Savona

Ciro Paolillo, Direttore UOC Pronto Soccorso, AOUI Ospedale Borgo Trento, Verona

Paolo Parise, Direttore UOC Chirurgia Generale, Ospedale Santorso, AULSS 7 Pedemontana, Vicenza

Nikolaos K. Paschos, Department of Trauma and Orthopaedic Surgery, University of Joannina, Grecia

Giuseppe Pepe, Direttore SC Medicina d'Urgenza e Pronto Soccorso, Ospedale Versilia, Azienda Toscana Nord Ovest, Viareggio, Lucca

Stefano Perlini, Professore Ordinario, Direttore Scuola di specializzazione in Medicina d'Emergenza-Urgenza, Università degli Studi di Pavia

Massimo Pesenti Campagnoni, già Direttore DEA, Azienda USL Valle D'Aosta

Floriana Petracca, Dirigente Medico, UOC Pronto Soccorso/OBI/Medicina d'Urgenza, AUSL Piacenza

Valeria Margherita Petrolini, Dirigente Medico, Servizio di Tossicologia Medica, Centro Antiveleni di Pavia, Centro Nazionale di Informazione Tossicologica IRCCS Fondazione Maugeri, Pavia

Raffaele Pezzilli, già Dirigente Medico, Dipartimento Apparato Digerente, IRCCS Azienda Ospedaliera Universitaria-Policlinico Sant'Orsola-Malpighi, Bologna

Pierdante Piccioni, Dirigente Medico, Dipartimento Socio-Sanitario, ASST Lodi

Matteo Pistorello, Dirigente Medico, UOC Pronto Soccorso, Ospedale dell'Angelo, Mestre, Venezia

Stefania Po, Dirigente Medico, UO Psichiatria, Dipartimento Salute Mentale e Dipendenze, ASST Lariana, Como

Erika Poggiali, Dirigente Medico, UOC Pronto Soccorso/OBI/Medicina d'Urgenza, AUSL Piacenza

Piera Polletti, Dirigente Medico, SC Pronto Soccorso e Medicina d'Urgenza, Ospedale San Paolo, Savona

Daniela Pomata, Dirigente Medico, UOC di Medicina d'Urgenza e Pronto Soccorso, IRCCS Azienda Ospedaliero-Universitaria Policlinico S. Orsola, Bologna

Roberto Pontremoli, Professore Ordinario di Medicina Interna, Università degli Studi di Genova e IRCCS Ospedale Policlinico San Martino, Genova

Carolina Prevaldi, Medico di Medicina Generale, ULSS4-Veneto Orientale, San Donà di Piave, Venezia

Silvia Quaglieri, Specialista in Otorinolaringoiatria e Audiologia, UOC Otorinolaringoiatria, Fondazione IRCCS Policlinico San Matteo, Università di Pavia

Eduardo Quaranta, già Dirigente Medico, USD Day-Surgery, ASST, Lodi

Martina Rafanelli, Dirigente Medico, SOD Geriatria e Terapia Intensiva Geriatrica, AOU Careggi e Università di Firenze

Maurizio Raimondi, Direttore UOC Anestesia e Rianimazione Voghera e Oltrepò, Direttore Dipartimento Emergenza Urgenza e Area Critica, ASST Pavia

Flavia Resta, Medico in formazione specialistica, Scuola di specializzazione in Medicina d'Emergenza-Urgenza, Università degli Studi di Pavia

Alessandro Riccardi, Dirigente Medico, SC Pronto Soccorso e Medicina d'Urgenza, Ospedale San Paolo, Savona

Giorgio Ricci, Dirigente Medico, Centro Regionale Antiveleni, AOUI Ospedale Borgo Trento, Verona

Giovanni Ricevuti, già Direttore Scuola di specializzazione in Medicina d'Emergenza-Urgenza, Università degli Studi di Pavia

Rita Rinaldi, Dirigente Medico, Responsabile Ambulatorio Neuro-Muscolare e Laboratorio di Elettromiografia, UOC Neuromet-IRCCS, Istituto delle Scienze Neurologiche, Bologna

Riccardo Ristori, Direttore scientifico IARR

Giulia Rivasi, Dirigente Medico, SOD Geriatria e Terapia Intensiva Geriatrica, AOU Careggi e Università di Firenze

Sabrina Rizzi, Dirigente Medico, SC Pronto Soccorso e Medicina d'Urgenza, Ospedale San Paolo, Savona

Andrea Rocchetti, Direttore SC Microbiologia e Virologia, Azienda Ospedaliera Nazionale Santi Antonio Biagio e Cesare Arrigo, Alessandria

Giovanni Roncarolo, Direttore SC Dermatologia, Ospedale Cardinal Massaia, ASL Asti

Diego Saccon, Direttore Servizio per la Dipendenze AULSS4-Veneto Orientale, San Donà di Piave, Venezia

Maria Paola Saggese, Direttore SC Pronto Soccorso e Medicina d'Urgenza, Ospedale Santo Spirito, ASL 1 Roma

Francesco Salinaro, Dirigente Medico, UOC Pronto Soccorso, Fondazione IRCCS Policlinico San Matteo, Pavia

Michela Sanna, Dirigente Medico, SC Medicina d'Urgenza e Pronto Soccorso, Ospedale Versilia, Azienda Toscana Nord Ovest, Viareggio, Lucca

Annunziata Santaniello, Medico in formazione specialistica, Scuola di specializzazione in Medicina d'Emergenza-Urgenza, Università degli Studi di Pavia

Luca Santi, Dirigente Medico, UOC di Pronto Soccorso e Medicina d'Urgenza, IRCCS Azienda Ospedaliero-Universitaria Policlinico S. Orsola, Bologna

Michele Cosimo Santoro, Dirigente Medico, SC Medicina d'Urgenza e Pronto Soccorso, Fondazione Policlinico Universitario Agostino Gemelli IRCCS, Roma

Simone Savastano, Dirigente Medico, UOC Cardiologia 1, Fondazione IRCCS Policlinico S. Matteo, Pavia

Francesco Savelli, Dirigente Medico, UOC Pronto Soccorso e Medicina d'Urgenza, Ospedale degli Infermi, Faenza, Ravenna

Angela Saviano, Medico in formazione specialistica, Scuola di specializzazione in Medicina d'Emergenza-Urgenza, Università Cattolica del Sacro Cuore, Roma

Simone Scarcella, Dirigente Medico, SOC Urologia, AO Ospedali Riuniti Marche Nord, Pesaro

Alberto Maria Scartozzi, Direttore UOC di Ostetricia e Ginecologia, Ospedale Augusto Murri, Fermo

Lorenzo Scattaglia, Medico in formazione specialistica, Scuola di specializzazione in Medicina d'Emergenza-Urgenza, Università degli Studi di Pavia

Gianmarco Secco, Dottorato in Medicina Sperimentale, Università degli Studi di Pavia. UOC Pronto Soccorso Fondazione IRCCS Policlinico S. Matteo, Pavia

Catello Sepe, Dirigente Medico, SC Pronto Soccorso, ASST Spedali Civili, Brescia

Ilaria Sepulcri, Medico in formazione specialistica, Scuola di specializzazione in Anestesia Rianimazione e Terapia del Dolore, Università degli Studi di Milano

Enrico Silingardi, Professore Associato di Medicina Legale, Direttore Scuola di specializzazione in Medicina Legale, Università degli Studi di Modena e Reggio Emilia

Matteo Silva, Dirigente Medico, UOC Pronto Soccorso/OBI/Medicina d'Urgenza, AUSL Piacenza

Cecilia Silvi, Dirigente Medico UOC di Ostetricia e Ginecologia, Ospedale Carlo Urbani, Jesi, Ancona

Marzia Spadaro, Medico in formazione specialistica, Scuola di specializzazione in Medicina d'Emergenza-Urgenza, IRCCS AOU San Martino-IST, Genova

Monica Spinelli, Dirigente Medico, SC di Cardiologia, Ospedale di Desio, Monza Brianza

Maria Beatrice Spinola, Dirigente Medico, SC Pronto Soccorso e Medicina d'Urgenza, Ospedale San Paolo, Savona

Mario Tarantino, già Primario Laboratorio di Biochimica Clinica e Microbiologia, Ospedale Generale, Saronno, Varese

Bruno Tartaglino, già Direttore Dipartimento di Emergenza-Urgenza e SC Medicina d'Urgenza, Azienda Ospedaliera Santa Croce e Carle, Cuneo

Anna Uglietti, Dirigente Medico, UOC Pronto Soccorso e Accettazione Ostetrica e Ginecologica, IRCCS Ca' Granda, Ospedale Maggiore, Policlinico, Milano

Andrea Ungar, Professore Ordinario di Medicina Interna e Geriatria, Direttore SOD Geriatria e Terapia Intensiva Geriatrica, AOU Careggi e Università di Firenze

Paola Varese, Direttore SC Medicina ad indirizzo oncologico, Presidio di Ovada, ASL AL, Alessandria

Andrea Vercelli, Dirigente Medico, UOC Pronto Soccorso/OBI/Medicina d'Urgenza, AUSL Piacenza

Valeria Vertemati, Dirigente Medico, UOC Pronto Soccorso/OBI/Medicina d'Urgenza, AUSL Piacenza

Caterina Zattera, Medico in formazione specialistica, Scuola di specializzazione in Medicina d'Emergenza-Urgenza, Università degli Studi di Pavia

Indice generale

Prefazione alla seconda edizione

Grazie ai numerosi Colleghi che con l'acquisto del volume hanno determinato il successo della prima edizione e successiva ristampa, il dott. Guido Gnocchi, editore del libro, ha accettato con entusiasmo la proposta di una seconda edizione del testo "Medicina di Emergenza-Urgenza - WEB tutorial Manual".

Questo è stato ampiamente aggiornato al 2022 e rinnovato in molte sue parti, avendo accolto sia le indicazioni di un sondaggio tra i lettori due anni dopo la comparsa del libro sul mercato sia i suggerimenti di alcuni specializzandi MEU a cui sono seguite una serie di riflessioni in ambito redazionale. Il testo ha aumentato consistentemente la fogliazione per poter accogliere nuovi capitoli di cui citerò per importanza quello sulle procedure, dove ognuna di queste è corredata da un QRC con un videotutorial. Numerosi sono inoltre i nuovi video didattici presenti nei vari capitoli grazie al dott. Andrea Magnacavallo che ha messo a disposizione la sua videoteca ecografica e curato il loro inserimento nei QRC. Un'altra novità, voluta e curata dal dott. Mario Cavazza, è l'attenzione che si è desiderato riservare alle persone anziane e alla gestione delle urgenze in questa fascia di popolazione: alla fine dei capitoli, in cui questo fosse indicato, è stata inserita una breve trattazione intitolata "L'occhio di riguardo", contenente i dati epidemiologici, le peculiarità fisiopatologiche e cliniche che riguardano la persona anziana e alcune specifiche indicazioni terapeutiche. Ma la novità maggiore, voluta fortemente dagli Specializzandi MEU dell'Università di Pavia, è il tascabile che accompagna l'opera. Questo, facilmente usufruibile, contiene i principali score, i farmaci dell'urgenza, gli antibiotici da utilizzare in prima istanza, i farmaci che si possono somministrare nella donna durante la gravidanza e l'allattamento al seno e infine gli antidoti.

Il libro esce in coincidenza con la ricorrenza del trentennale del DPR del 27 marzo 1992 che ha dato l'avvio oltre che alla costituzione del Sistema di Emergenza Territoriale 118 anche all'attuale organizzazione dell'emergenza ospedaliera.

Il volume è dedicato a Franco Perraro, che fu uno dei precorritori della moderna medicina d'urgenza oltre che pioniere della Qualità in Sanità, a cui il 16 aprile 2013 venne assegnata la medaglia d'oro al merito della sanità pubblica. Chiudo queste poche righe di prefazione ringraziando oltre che i già citati compagni di viaggio, Mario Cavazza e Andrea Magnacavallo, alcuni autori che si sono particolarmente distinti per impegno e che mi hanno "sopportato" a fronte delle mie continue richieste: Daniele Coen, Fabrizio Giostra, Roberto Lerza e Gianmarco Secco.

Inoltre, mi fa piacere ricordare che per unanime decisione degli Autori di questo testo, tutti i proventi derivanti dal diritto di autore saranno devoluti ad Emergency.

IVO CASAGRANDA

Prefazione alla prima edizione

Ha ancora senso proporre un testo cartaceo che abbracci molti argomenti, quando la rete, ormai facilmente accessibile con strumenti a rapida connettività, offre in pochi secondi ciò che uno cerca, soprattutto in ambito medico? È la domanda che ci siamo fatti quando abbiamo ricevuto la proposta di essere gli Editor di un testo di Medicina di Emergenza-Urgenza. Così abbiamo lasciato cadere la prima richiesta e anche una seconda da parte del dott. Guido Gnocchi, Editore e proprietario della Edizioni Idelson Gnocchi 1908.

Alla terza richiesta ci siamo ritrovati e ci siamo detti: se un Editore di così provata esperienza insiste, un motivo ci dovrà pur essere, e noi possiamo rispondere a un patto: avere la libertà intellettuale di poter percorrere una strada originale o quantomeno con degli elementi di originalità. Abbiamo provato a riflettere sulla possibilità di mettere insieme il mondo del cartaceo con quello del web, della rete. Poi abbiamo cercato di capire cosa ne pensassero i giovani, gli Specializzandi in Medicina d'Emergenza-Urgenza; non solo, ma abbiamo sentito anche molti autorevoli Colleghi. Infine abbiamo raccolto attorno a noi un gruppo di Colleghi/amici che ci aiutassero, con i rispettivi collaboratori, a progettare e scrivere i capitoli del testo. In conclusione proponemmo all'Editore un testo che trovasse nella sua strutturazione, oltre che negli argomenti trattati, la ragione della sua esistenza e della sua durata nel tempo. Il testo comprende una parte cartacea e una multimediale.

*Il testo cartaceo si compone di un capitolo introduttivo dedicato all'*evidence based medicine *(EBM) e di 21 sezioni, la prima delle quali comprende i sintomi di presentazione. Nelle sezioni, dalla seconda alla quattordicesima sono trattate le patologie, nella quindicesima le grandi emergenze e nella sedicesima le patologie ad indirizzo specialistico. Seguono tre sezioni particolari dedicate all'analgesia e alla sedazione, alla medicina legale e alla violenza di genere. Chiudono il testo scritto la sezione dedicata ai farmaci dell'urgenza e alla terapia antibiotica. Molti capitoli sono stati redatti secondo i principi dell'EBM. In tutti i capitoli, al fine di attirare l'attenzione del Lettore, sono state inserite con un accorgimento grafico (il taccuino) delle note o degli elementi desunti dall'esperienza di ogni singolo autore.*

Alla fine di ogni capitolo è riportata la lavagna, anch'essa soluzione grafica utilizzata per riportare gli elementi chiave di ogni capitolo che viene riassunto poi in una flow chart *finale. L'impaginazione è stata resa molto gradevole e le tabelle hanno un diverso colore a seconda del contenuto (anamnesi, esame obiettivo, esami strumentali e di laboratorio, ecc.). A fine capitolo è stato riservato al Lettore uno spazio dove appuntare le proprie considerazioni.*

La novità e la specificità consistono nell'inserimento della componente multimediale che permette al testo di essere anche uno strumento di tutoraggio (da qui il sottotitolo in copertina: web tutorial manual). *Attraverso l'inserimento dei Quick Response Code (QR code) si dà al Lettore la possibilità di accedere tramite* smartphone o tablet PC *a tutorial, immagini statiche o dinamiche, approfondimenti/aggiornamenti e alla bibliografia di ciascun capitolo.*

*Questi materiali possono essere continuamente rinnovati e aggiornati dando al manuale la caratteristica dell'*evergreen. *Non solo, ma chi acquista il manuale può a sua volta inviare, sullo specifico argomento, casi clinici incontrati nel proprio lavoro quotidiano.*

Questi casi, una volta supervisionati da un apposito comitato scientifico editoriale, verranno inseriti nel QR code della bibliografia in un'apposita cartella e messi a disposizione di tutti i Lettori che potranno inviarci i loro materiali, i commenti, i suggerimenti e i pareri sui contenuti del testo e della parte multimediale inviando un'e-mail all'indirizzo di posta elettronica info@idelsongnocchi.it. *Un ringraziamento a tutti gli Autori che hanno collaborato alla stesura del testo e in particolare a Gianfranco Cervellin, Daniele Coen, Fabrizio Giostra, Roberto Lerza e Mauro Marenco per l'impegno profuso nella revisione dei capitoli. Un grazie sentito ad Andrea Magnacavallo che ha reso possibile l'arricchimento del testo, mettendo a disposizione la sua competenza e il proprio archivio di immagini ecografiche da inserire nei QR code. Non dimentichiamo, infine, l'impegno e l'entusiasmo della Redazione a cui è stato chiesto di seguirci in un percorso non sempre facile.*

Ivo Casagranda - Gianluca Ghiselli

Utilizzo ragionato dei test nella pratica clinica: l'importanza della Evidence Based Medicine

Il clinico pratico si confronta ogni giorno con numerosi problemi quali la scelta e l'interpretazione dei test diagnostici, l'efficacia di un trattamento, l'analisi costo-beneficio di un interventosanitario. Per poter affrontare al meglio e risolvere tali problemi, il medico deve acquisire delle conoscenze specifiche: in particolare deve conoscere le caratteristiche di un test (sensibilità, specificità, predittività, etc.) in modo da poterlo applicare correttamente nella pratica clinica, ponendo una speciale attenzione alla probabilità pre-test e post-test; in termini più semplici, il medico deve domandarsi prima di effettuare un test se esso, una volta ottenuto il risultato, potrà essere utile, oppure inutile (poiché non aggiungerà nulla all'iter clinico già intrapreso), o addirittura dannoso (poiché potrà condurre ad una diagnosi ed una terapia errate). Ne discende che il clinico pratico deve acquisire dimestichezza con la letteratura scientifica, in particolare con la EBM (*Evidence Based Medicine*), ossia la medicina basata sulle prove di efficacia, la quale ad oggi rappresenta il principale strumento per reperire informazioni sulle più recenti e solide acquisizioni scientifiche (algoritmi diagnostici, score prognostici, linee guida, etc.). Questo capitolo, diviso in due parti, si propone innanzitutto di chiarire i concetti base che permettono un corretto uso dei test clinici e, successivamente, di illustrare sia il significato che l'utilità pratica della medicina basata sulle prove di efficacia (EBM).

PARTE 1 - Utilizzo ragionato dei test nella pratica clinica

L'utilità clinica di un test (come un segno o un sintomo, ma anche un dato laboratoristico e strumentale), rispetto ad una data patologia, consiste nella capacità di risultare positivo nei pazienti affetti da tale patologia e, viceversa, di risultare negativo nei pazienti non affetti dalla stessa patologia. Il test clinico ideale, quindi, è quello in grado di identificare tutti i casi di una data malattia, risultando positivo solamente in presenza della malattia e, specularmente, negativo solamente in assenza della malattia (Figura 1). Un test ideale dovrebbe essere affidabile e valido, ove per affidabilità si intende la capacità di offrire sempre lo stesso risultato in misurazioni ripetute, mentre per validità si intende la capacità di distinguere in una popolazione i soggetti sani da quelli malati (quanto più sono basse le percentuali sia di falsi positivi che di falsi negativi, tanto più il test è valido).

Tuttavia, nella pratica clinica è difficile avere a disposizione un test ideale, in quanto molto spesso i test comunemente utilizzati non sempre risultano positivi in tutti gli individui affetti, così che in una percentuale di soggetti malati il test diagnostico può risultare negativo (diremmo falsamente negativo) e, viceversa, può capitare che un test diagnostico risulti invece positivo (diremmo falsamente positivo) in chi invece non è affetto da malattia (Figura 2). Ne discende che di ogni test utilizzato è necessario conoscere le potenzialità ed i limiti, specie nell'ambito del contesto clinico, per poterne fare un uso ragionato, diremmo appropriato. A tal propo-

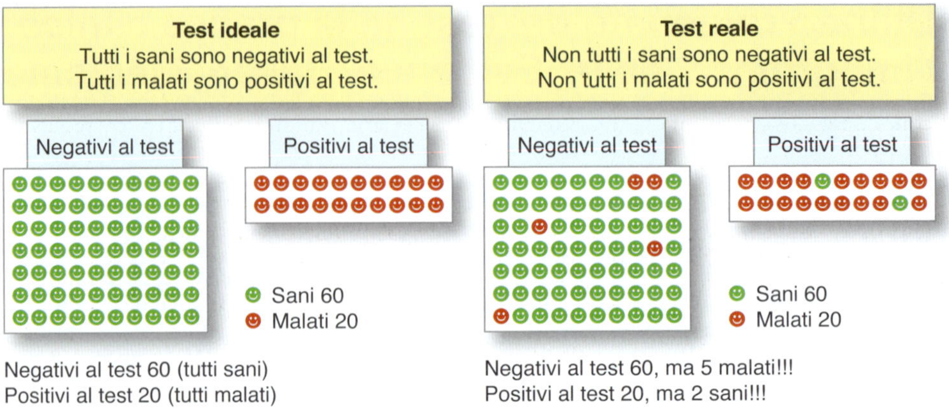

Figura 1 e **Figura 2.** Test clinico ideale e test clinico reale.

sito abbiamo a disposizione diversi parametri (quali la sensibilità, la specificità, la predittività, etc.), che caratterizzano ogni singolo test e che verranno di seguito descritti.

La seguente trattazione sarà così articolata: inizialmente verranno illustrati parametri come la sensibilità e la specificità, la prevalenza e l'incidenza, la predittività; successivamente verranno illustrati i rapporti tra i suddetti diversi parametri, soffermandosi in particolare sui concetti di probabilità pre-test (o "a priori") e probabilità post-test (o "a posteriori"), la cui comprensione è fondamentale affinché nella pratica clinica il medico sia in grado di fare un uso ragionato, ossia appropriato, dei test cui sottoporre i pazienti; infine, proprio con l'obiettivo di valutare la probabilità post-test, verranno illustrati i concetti di Likelihood Ratio (o rapporto di verosimiglianza) e di Odds, la cui base matematica e statistica è costituita dal teorema di Bayes. Lo scopo della seguente trattazione non è quello dell'illustrazione puramente matematica (che per completezza verrà brevemente riportata), bensì è quello di fornire al medico le armi concettuali per poter scegliere i test clinici in maniera ragionata ed appropriata, servendosi di concetti (quali il Likelihood Ratio) molto utili, spesso riportati in letteratura, ma purtroppo altrettanto spesso non di immediate comprensione e fruizione clinica.

Sensibilità

Per sensibilità di un test si intende la capacità di individuare in una popolazione i soggetti malati. La sensibilità è data dalla proporzione dei soggetti realmente malati e positivi al test (veri positivi) rispetto all'intera popolazione dei malati (cioè sia dei malati test-positivi che dei malati test-negativi); matematicamente "Sensibilità = individui malati e positivi al test / individui malati totali" ovvero "Sensibilità = individui malati e positivi al test / individui malati e positivi al test (veri positivi) + individui malati e falsamente negativi al test (falsi negativi)". Da quanto detto, pertanto, discende che un test è tanto più sensibile quanto più riduce la percentuale di falsi negativi; dalla formula, infatti, si deduce che la sensibilità raggiunge il 100% quando non vi sono falsi negativi, ossia quando il numero dei malati coincide esattamente con il numero dei positivi al test (**Figura 3**).

Di primo acchito si potrebbe pensare che un'altissima sensibilità sia l'unica qualità desiderabile in un test; tuttavia, soffermandosi a ragionare, ci si rende conto che un'alta sensibilità non è una caratteristica sufficiente a rendere *tout court* un test utilizzabile nella pratica clinica. Infatti, un test con sensibilità del 100%, ossia che per definizione in caso di malattia risulta sempre positivo (100%), indica che ogni individuo sano risulta negativo (0% di falsi negativi), ma non fornisce indicazioni in merito ai falsi positivi, ossia quegli individui con test positivo ma che sono in realtà sani. In sintesi, una sensibilità del 100% ci dice che tutti i malati hanno un test positivo, ma non il contrario, ossia non ci dice che tutti i positivi sono sicuramente malati. Dunque, un'elevata sensibilità non basta a mettere al riparo da errori diagnostici poiché implica il rischio di molti falsi allarmi, ossia di falsi positivi.

Per capire meglio questo concetto, basta pensare a come si comporta l'antifurto di un'automobile o di un'abitazione. Immaginiamo che il proprietario possa variare a piacimento la sensibilità dell'antifurto: se la sensibilità viene aumentata a livello massimale, sicuramente in presenza di un ladro, per quanto abile, l'allarme scatterà così che ogni tentativo di furto verrà prontamente individuato; tuttavia, è anche vero che, se la sensibilità è settata a livello massimale, c'è il rischio che l'allarme scatti anche solo per il volo di una mosca, producendo quindi dei falsi allarmi, diremmo dei "falsi positivi". Dal suddetto esempio si deduce che un allarme ad elevata sensibilità permette di escludere con certezza la presenza di un ladro (al 100% non vi sono falsi negativi), ma d'altro canto scatterebbe inutilmente in caso di situazioni che non sono affatto pericolose (ossia produrrebbe tanti falsi positivi). Facciamo un altro esempio, più calato nella normale attività medica. Uno sportivo a livello amatoriale esegue l'abituale periodico check-up prescritto ma, al ritiro degli esami, l'infermiera lo avverte che c'è un valore molto alterato e che lo deve subito mostrare al medico. Il dato in questione riguarda la creatin-fosfo-chinasi (CPK), che risulta essere oltre 10 volte il valore massimo. Anche se è vero che la CPK aumenta notevolmente in corso di grave danno cardiaco, non è certamente questo il caso: nell'esempio in esame, infatti, il motivo per cui la CPK è molto elevata non è certo una grave patologia cardiaca, ma semplicemente l'attività muscolare relativa alla gara della sera prima. In questo caso, quindi, rispetto all'identificazione di una patologia cardiaca, per cui la CPK è molto sensibile, siamo chiaramente di fronte ad un falso positivo.

Ne discende che un'elevata sensibilità non è l'unico parametro da valutare in un test. È necessario, infatti, anche un altro requisito: un buon test deve identificare come positivi soltanto i soggetti che hanno la malattia; cioè, è necessario che fra i soggetti positivi non siano inclusi anche soggetti sani. In termini pratici, dunque, un'elevata sensibilità ci permette con grande sicurezza di escludere la presenza di una data malattia, ma non ci permette con altrettanta sicurezza di diagnosticare tale malattia poiché un'elevata sensibilità facilmente si associa ad un elevata percentuale di falsi positivi. Da questa osservazione si comprende che bisogna guardare anche ad un altro parametro: la specificità.

Specificità

Per specificità di un test si intende la capacità di identificare come negativi i soggetti sani; essa è data dalla proporzione tra i sani identificati come tali dal test ed il totale dei sani (cioè sia i soggetti sani test-negativi che i soggetti sani test-positivi); matematicamente "Specificità = individui sani con test negativo/individui sani totali" ovvero "Specificità = individui sani con test negativo/individui sani negativi (veri negativi) + individui sani falsamente positivi al test (falsi positivi)". A questo punto si comprende perché, così come la sensibilità è influenzata dai falsi negativi, la specificità è invece influenzata dalla percentuale dei falsi positivi: un test è tanto più specifico quanto più bassa è la percentuale dei falsi positivi; dalla formula, infatti, si deduce che la specificità raggiunge il 100% quando il numero di soggetti sani coincide con il numero dei soggetti negativi al test (**Figura 4**).

Facciamo ora un piccolo passo in avanti: avendo definito la specificità come la capacità che ha un test di individuare come negativi i soggetti sani, per definizione un test con specificità del 100% risulta al 100% negativo nei sani, ma anche – automaticamente – al 100% positivo nei malati, quindi al 100% diagnostico. In termini pratici, dunque, disporre di un test ad elevata specificità

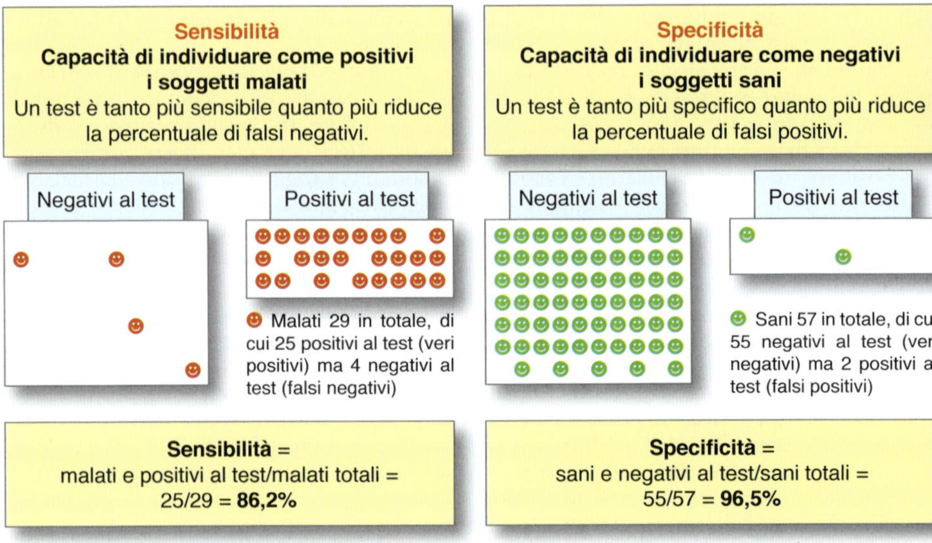

Figura 3 e **Figura 4.** Sensibilità e specificità.

(ossia con elevata capacità di ridurre i falsi positivi), vuol dire disporre di un test dotato di elevata capacità diagnostica poiché in grado di individuare i veri positivi.

A mo' di esempio, descriviamo un caso clinico che illustra l'importanza della specificità, ossia della capacità di ridurre i falsi positivi. Dopo aver visitato un paziente fumatore ed ansioso, un medico "molto scrupoloso" prescrive una serie completissima di esami, fra cui il dosaggio del CEA (antigene carcino-embrionario) che risulta oltre i valori di normalità. Subito scatta l'allarme nel sospetto di una neoplasia del tratto gastro-intestinale o di metastasi al fegato, per cui vengono rapidamente prescritti ulteriori accertamenti, che risultano poi tutti negativi. Questo esempio mostra che, se si usa a scopo diagnostico un test dotato di bassa specificità, ossia con bassa capacità di ridurre i falsi positivi, clinicamente si rischia di andare fuori strada, dovendo poi eseguire ulteriori accertamenti inutili e talvolta dannosi (radiazioni, mezzi di contrasto, etc.). Il CEA, infatti, è un marker neoplastico che dovrebbe essere utilizzato solo in fase di follow-up per monitorare la comparsa di recidive, laddove, però, la diagnosi di neoplasia sia già stata effettuata (attraverso altri accertamenti più specifici, appunto) e sia risultata associata ad elevati livelli ematici di CEA. Il CEA è un marker che ha valore prognostico, ma non diagnostico, proprio in virtù della sua bassa specificità – leggi bassa capacità di ridurre i falsi positivi – rispetto alla diagnosi di neoplasia gastro-intestinale: infatti, diverse condizioni, quali il tabagismo (come nell'esempio), l'enfisema, la cirrosi epatica, l'ulcera peptica o la colite ulcerosa, possono presentare valori di CEA elevati senza che ciò sia espressione di malattia neoplastica. Per fare diagnosi, dobbiamo servirci di un test dotato di elevata specificità.

Ma se la specificità è il parametro in grado di far diagnosi, allora il medico deve guardare essenzialmente ad essa? Purtroppo non è così semplice. Abbiamo già visto che un'elevata sensibilità non è l'unica caratteristica desiderabile in un test; ebbene, lo stesso vale anche per un'elevata specificità. Infatti, così come un'elevata sensibilità può portare a molti falsi positivi (ricordiamo che elevata sensibilità vuol dire elevata capacità di escludere, non di fare diagnosi), analogamente un'elevata specificità può portare a molti falsi negativi (elevata specificità vuol dire elevato potere di fare diagnosi, non di escluderla). Avendo definito la specificità come la capacità di un test di individuare i sani come negativi, per definizione un test con specificità del 100% indica che tutti i sani hanno un test negativo (100%), di conseguenza tutti i malati hanno un test positivo (100%), ma purtroppo non garantisce che siano sani tutti i pazienti con test negativo. In sintesi, una specificità del 100% ci dice che tutti i sani sono negativi, ma non ci dice il contrario, ossia non ci dice che tutti i negativi sono sicuramente sani.

Pregi e difetti di sensibilità e specificità: falsi positivi e falsi negativi

Fino ad ora abbiamo sostanzialmente illustrato la sensibilità e la specificità intese singolarmente, eccezion fatta per alcuni brevi confronti. Per quanto possa sembrare ripetitivo, è utile ribadire alcuni concetti mettendo a confronto sensibilità e specificità, al fine di poterne mostrare, per così dire, pregi e difetti. Un test dotato di una sensibilità del 100% ha dei limiti diagnostici, che sono in qualche modo speculari rispetto ai limiti diagnostici di un test dotato di una specificità del 100%. Infatti, se un test ha una sensibilità del 100%, vuol dire che ogni soggetto malato risulta sempre positivo, ma certamente non vuol dire il contrario, ossia non vuol dire che ogni soggetto positivo al test è malato: il limite dell'elevata sensibilità è costituito appunto dai falsi positivi; il punto di forza di un'elevata sensibilità è invece la capacità di escludere una diagnosi. Analogamente, se un test ha una specificità del 100%, vuol dire che ogni soggetto sano risulta sempre negativo (quindi ogni positivo è un vero positivo), ma certamente non vuol dire il contrario, ossia non vuol dire che ogni soggetto negativo al test è sano: il limite dell'elevata specificità è costituito appunto dai falsi negativi; il punto di forza di un'elevata specificità è invece la capacità di fare diagnosi. Ne discende che, per essere clinicamente utile, un test deve possedere il giusto equilibrio tra i valori di sensibilità e di specificità, senza essere sbilanciato né verso l'una né verso l'altra; ne discende, altresì, che il medico deve sapere in che modo sensibilità e specificità si influenzano tra loro.

Relazione tra sensibilità e specificità

La sensibilità e la specificità di un test sono in un certo senso caratteristiche speculari: ricordiamo che alta sensibilità vuol dire alta capacità di ridurre i falsi negativi (quindi alta capacità di escludere una diagnosi), mentre alta specificità vuol dire alta capacità di ridurre i falsi positivi (quindi alta capacità di porre diagnosi). Da un punto di vista mnemonico viene spesso utilizzata la formulazione verbale *SpIn & SnOut*, ove *Sp* (specificità) denota capacità di far diagnosi (*In*) mentre *Sn* (sensibilità) denota capacità di escludere una diagnosi (*Out*). Nei lavori e nelle descrizioni reperibili sul Web *SpIn* e *SnOut* si possono trovare anche espressi come *SpPin* e *SnNout*, ossia sotto forma di acronimi un po' differenti a livello delle lettere incluse, ma che tuttavia hanno identico significato. In particolare: *SpPin* deriva dall'aforisma *When a test has a very high Specificity, a Positive result rules in the diagnosis*, ossia "Quando un esame ha una specificità molto elevata, un risultato positivo conferma virtualmente la diagnosi"; mentre *SnNout* deriva dall'aforisma *When a test has a very high Sensitivity, a Negative result rules out the diagnosis*, ossia "Quando un esame ha una sensibilità molto elevata, un risultato negativo esclude virtualmente la diagnosi".

A questo punto, avendo più volte ragionato in termini di specularità, si intuisce che sensibilità e specificità non devono essere considerati come concetti separati, poichè sono in grado di influenzarsi reciprocamente: infatti, se aumentiamo la sensibilità di un test, rischiamo di ridurne la specificità. Ricordiamo che la specificità è influenzata dai falsi positivi, nel senso che quanto più un test è capace di ridurre i falsi positivi, tanto maggiore è la sua specificità; peccato che, qualora il test in questione sia dotato di elevata sensibilità, si potranno verificare molti falsi positivi e, di conseguenza, si ridurrà la specificità. Per comprendere meglio questo concetto, richiamiamo l'esempio dell'antifurto. Sappiamo che il proprietario può variare a piacimento la sensibilità dell'antifurto: se viene aumentata la sensibilità, c'è il rischio che l'allarme scatti anche solo per il volo di una mosca, producendo quindi dei falsi allarmi, ossia dei falsi positivi, con conseguente scarsa specificità (ricordiamo che alta specificità vuol dire alta capacità di ridurre i falsi positivi); al contrario, se viene ridotta la sensibilità, da un lato sicuramente si ridurrebbero i falsi allarmi (cioè i falsi positivi) e quindi aumenterebbe la specificità, tuttavia dall'altro lato potrebbe accadere che in alcuni casi di furto l'allarme non scatti, ossia si avrebbero dei falsi negativi. La Figura 5 illustra cosa succede se decidiamo di aumentare la sensibilità a scapito della specificità e viceversa: nel primo caso aumentano i falsi positivi, mentre nel secondo caso aumentano i falsi negativi. Ne discende – come già descritto – che un buon test clinico deve possedere valori ottimali sia di sensibilità sia di specificità senza essere sbilanciato sull'una o sull'altra. Proprio per questo, quando si elabora un test clinico, al fine di stabilire i valori ottimali di sensibilità e specificità, ci si avvale delle così dette curve ROC.

Curve ROC

Le curve ROC (*Receiver Operating Characteristic o Relative Operating Characteristic*) non sono altro che delle curve costruite partendo da diversi valori di sensibilità e specificità. Abbiamo già sottolineato che la sensibilità e la specificità devono essere bilanciate tra loro, onde evitare il più possibile sia i falsi positivi che i falsi negativi. Le curve ROC vengono costruite su assi cartesiani: sull'asse X (quello delle ascisse) si pone il valore (1-Specificità), che corrisponde alla percentuale dei falsi positivi; mentre sull'asse Y (quello delle ordinate) si pone la Sensibilità, che corrisponde alla percentuale dei veri positivi. In pratica, queste curve permettono di studiare il rapporto tra veri allarmi (veri positivi) e falsi allarmi (falsi positivi).

Nell'attività medica quotidiana, quando utilizziamo un test clinico, per stabilire se è esso è positivo o negativo, facciamo riferimento al così detto "*cut off*", ossia il valore al di sopra del quale consideriamo il test positivo ed al di sotto del quale consideriamo il test negativo. Talvolta il *cut off* non è costituito da un valore singolo, ma da un range tra due valori, tuttavia il concetto è lo stesso: al di sopra del range il test si considera positivo, mentre al di sotto si considera negativo. Ebbene, per poter definire il corretto valore di un *cut off*, chi ha studiato il test (prima di essere utilizzato nella pratica clinica) ha costruito e confrontato diverse curve ROC, ognuna avente diversi valori di sensibilità e specificità, in modo tale da trovare il miglior rapporto tra esse e, di conseguenza, stabilire il giusto valore di *cut off*. La Figura 6 mostra un esempio di quattro diverse curve

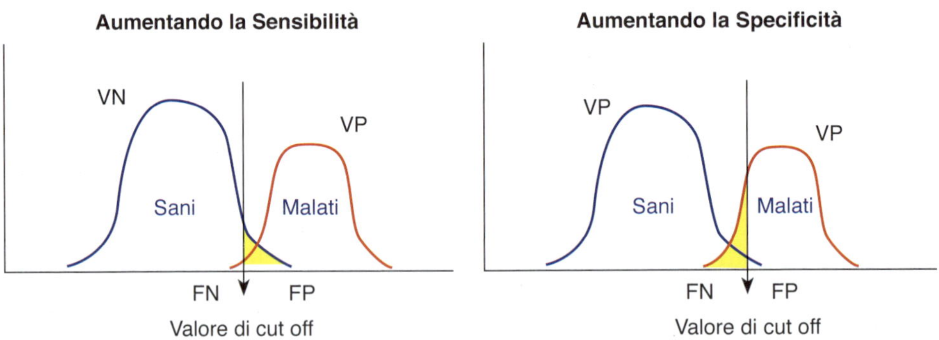

VN veri negativi; VP veri positivi; FN falsi negativi; FP falsi positivi.

Figura 5. Diversi effetti causati dall'aumento della sensibilità e della specificità.

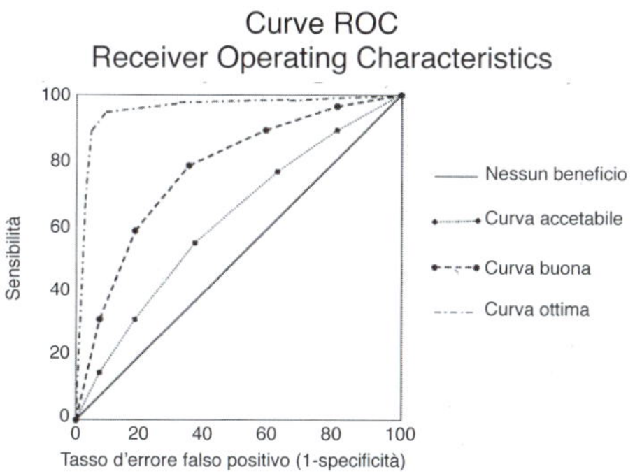

Figura 6. Confronto tra curve ROC costruite a partire da diversi valori di sensibilità e specificità.

ROC: di esse la curva migliore è quella con la maggior area sottesa, quella che intuitivamente permette il miglior rapporto tra veri positivi (asse Y) e falsi positivi (asse X), ossia quella che permette di raccogliere il maggior numero di corrette diagnosi; per converso, la peggiore curva è quella con la minor area sottesa, che presenta il peggior rapporto tra veri positivi e falsi positivi.

Prevalenza ed incidenza

Per meglio comprendere le caratteristiche di un test, così da poterlo utilizzare in modo appropriato, appare utile richiamare altri due concetti, che a volte vengono erroneamente utilizzati come sinonimi: la prevalenza e l'incidenza.

In termini generali la prevalenza misura la proporzione di "eventi" presenti in una popolazione in un dato momento (o periodo di tempo definito); per "evento" si intende un qualsiasi carattere ricercato (quali un'infezione, la presenza di anticorpi, ecc.); ad esempio, la prevalenza del diabete in una data città nel giorno 01 gennaio 2021 è data dal rapporto tra il numero delle persone affette da diabete ed il numero di abitanti di quella data città nel giorno 01 gennaio 2021. Il momento in cui si misura la prevalenza può essere costituito da un giorno, ma anche un mese o un anno (ad es., il periodo gennaio–giugno 2010), tuttavia è importante sottolineare che la prevalenza è una misura statica, nel cui contesto il "fattore tempo" non è importante, diversamente da quanto accade per l'incidenza.

L'incidenza è una misura di frequenza (per cui il fattore tempo è importante), che misura quanti nuovi eventi (ad es. nuovi casi di una data malattia) compaiono in un determinato lasso di tempo (che può essere rapportato ad un giorno, un mese, un anno, ecc.); l'incidenza fornisce informazioni sulla probabilità che un individuo ha di ammalarsi nel tempo.

Da quanto esposto, si intuisce che l'incidenza influenza la prevalenza; infatti, se di una data malattia si verificano nel tempo sempre meno casi (ridotta incidenza), la prevalenza (ossia il numero di soggetti affetti rispetto al totale in un dato momento) è destinata a ridursi; come facilmente intuibile, vale anche il contrario: al crescere dell'incidenza, crescerà anche la prevalenza.

La prevalenza viene anche definita "probabilità pre-test" o "verosimiglianza pre-test": il significato di queste espressioni si chiarirà nel prosieguo della trattazione.

Probabilità pre-test e post-test

Fino ad ora abbiamo trattato di parametri che sono definibili "a priori": sensibilità e specificità, infatti, sono caratteristiche intrinseche di un test, già note prima di utilizzare il test stesso poiché si calcolano a partire da dati ottenuti su una popolazione, che è già stata studiata e di cui si conosce già la prevalenza. Per questo motivo la sensibilità e la specificità esprimono una "probabilità pre-test", ma non ci danno informazioni circa la "probabilità post-test" (ossia dopo che è stato eseguito il test e dobbiamo utilizzarne il risultato) poiché, ad esempio, non ci dicono nulla, in presenza di un singolo risultato positivo, circa la probabilità che quel soggetto sia realmente malato. In pratica, la sensibilità fornisce informazioni circa la probabilità di diagnosticare una data patologia in una data popolazione (come detto, già studiata), ma non risponde alla seguente domanda "in presenza di un test positivo, quale è la probabilità che esso corrisponda alla reale presenza di malattia in quel dato soggetto?". Sotto un profilo statistico, si potrebbe formulare la domanda anche in altri termini: essendo note la sensibilità, la specificità (parametri a priori ovvero pre-test), di fronte ad un singolo risultato positivo (parametro a posteriori ovvero post-test), quale è la capacità del test di predire la presenza di malattia? Per poter rispondere a questo interrogativo, dobbiamo considerare un altro parametro: la predittività.

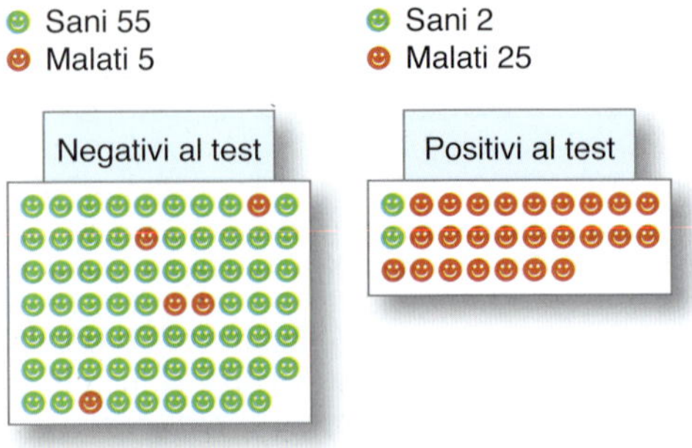

La **Sensibilità** è data da malati positivi/malati totali quindi a **25/29**, ossia 0.86, **ossia 86%.**

Il **VPP** è data da malati positivi/tutti i positivi quindi è **25/27**, ossia 0.92, **ossia 92%.**

Figura 7. Differenza tra Sensibilità e VPP.

Predittività: VPP e VPN

La predittività è quella caratteristica che ci permette di valutare con quale probabilità, dopo averlo effettuato ed averne ottenuto il risultato, il test sia espressione della presenza o dell'assenza di malattia. Come intuibile, la predittività di un test può essere sia positiva che negativa: il valore predittivo positivo fornisce informazioni sulla probabilità, in presenza di un test positivo, che un individuo sia realmente malato; analogamente il valore predittivo negativo fornisce informazioni sulla probabilità, in presenza di un test negativo, che un individuo sia realmente sano.

Valore predittivo positivo (VPP)

Anche se in prima battuta possono sembrare simili (e talora vengono confusi), sensibilità e valore predittivo positivo sono due concetti diversi, che ci forniscono informazioni diverse e che si calcolano mediante formule diverse. Infatti, sotto il profilo concettuale, mentre la sensibilità esprime la probabilità che un test risulti positivo su una data popolazione di malati, il VPP esprime invece la probabilità che un soggetto, il cui test risulti positivo, sia realmente malato e non sia piuttosto un falso positivo. Matematicamente, sotto il profilo del calcolo, mentre la sensibilità è il rapporto tra i malati con test positivo e tutti i malati (positivi o negativi che siano), il VPP invece è il rapporto tra i malati con test positivo e tutti i soggetti con test positivo (malati o sani che siano). La Figura 7 può essere utile al fine di comprendere che sensibilità e VPP hanno un significato diverso, si calcolano diversamente e danno informazioni diverse.

La sensibilità è data dal rapporto tra il numero dei soggetti malati positivi al test ed il numero totale dei malati; quindi è data dal rapporto tra 25 (malati e positivi al test) e 29 (ossia la totalità dei soggetti malati); nell'esempio dell'illustrazione (Figura 7) la sensibilità è pari quindi a 25/29, ossia 0,86, ossia 86%. Si ribadisce che la sensibilità indica con quale probabilità un test è in grado di identificare i soggetti malati rispetto al totale dei soggetti malati. Il VPP, invece, è dato (come già esposto) dal rapporto tra i soggetti malati positivi al test e tutti i soggetti positivi al test, malati o sani che siano; nell'esempio il VPP è dato da 25/27, ossia 0,92, ossia 92%: tale valore esprime la probabilità con cui il riscontro di un test positivo si associa alla reale presenza di malattia e fornisce un dato diverso dalla sensibilità. Infatti, come da esempio illustrato, il test ha una sensibilità dell'86% ma un VPP pari a 92%: quindi, in questo caso il VPP ci fornisce un valore di probabilità (che il test positivo corrisponda alla reale presenza di malattia) maggiore di quello fornito dalla conoscenza della sola sensibilità.

Valore predittivo negativo (VPN)

Come già illustrato, il valore predittivo negativo esprime la probabilità che un soggetto, risultato negativo al test, sia realmente sano. Talvolta il VPN viene indicato come quel parametro in grado di descrivere il "potere escludente" di un test rispetto ad una diagnosi. Prima abbiamo visto la differenza tra sensibilità e VPP, ora ragioniamo sul rapporto tra sensibilità e VPN. In termini puramente matematici un test dotato di una sensibilità del 100% è per definizione capace di individuare il 100% dei soggetti affetti; sicché, se il test risulta negativo, siamo sicuri al 100% che non vi è malattia. Come intuibile, una sensibilità del 100% corrisponde ad un VPN del 100%. Nella pratica clinica difficilmente disponiamo di test con tali caratteristiche, ma quelli dotati di elevata sensibilità, quindi di elevato valore predittivo negativo, sono decisamente utili per escludere una data patologia. A mo' di esempio, pensiamo al D-dimero (frequentemente utilizzato nella pratica clinica, specie in Medicina d'Urgenza) che, se negativo in soggetti a rischio basso o intermedio secondo gli score di Wells, rispetto alla diagnosi di embolia polmonare (EP) o trombosi venosa profonda (TVP), possiede un elevato VPN, ossia un forte potere escludente, secondo diversi studi prossimo al 98-99%.

Dalle suddette considerazioni si può già comprendere che è importante non solo conoscere i parametri di un test, ma anche le relazioni che esistono tra essi, sempre al fine di servirci del test nella maniera più appropriata possibile.

Rapporti tra parametri pre-test e parametri post-test

Da quanto sin qui illustrato sappiamo che sensibilità e specificità sono parametri già noti prima dell'esecuzione di un test, mentre VPP e VPN sono parametri che entrano in gioco dopo l'esecuzione di un test: infatti, le prime identificano una probabilità pre-test (detta anche probabilità a priori), mentre i secondi identificano una probabilità post-test (detta anche probabilità a posteriori). Sensibilità, specificità, VPP e VPN sono però legati tra di loro. Tornando all'esempio del D-dimero, esso intanto ha un VPN del 98-99% in quanto possiede una sensibilità del 98-99%; in pratica, sapendo (a priori) che il D-dimero aumenta pressoché sempre (sensibilità 98-99%) in presenza di EP o TVP, sappiamo che, se lo troviamo negativo, potremo escludere (a posteriori) la presenza di EP o TVP con una probabilità del 98-99% (VPN 98-99%), nel rischio basso o intermedio secondo Wells. Tuttavia, come già esposto, non dobbiamo dimenticare che una così elevata sensibilità comporta automaticamente una più bassa specificità, ossia comporta facilmente il riscontro di falsi positivi.

Un altro esempio particolarmente interessante e utile da considerare è quello riguardante il VPN della Troponina nel contesto della cardiopatia ischemica acuta. La Troponina è un biomarcatore di danno miocardico, genericamente inteso, ossia non solo legato alla cardiopatia ischemica ma anche ad altre forme di cardiopatia quali le aritmie o lo scompenso cardiaco: essa, infatti, possiede una elevata sensibilità (99%) ma una minore specificità per un evento ischemico acuto. Ne discende che l'importanza clinica della Troponina consiste nel suo elevato VPN (99%), ossia nel suo elevato potere di escludere un danno miocardico e quindi anche una cardiopatia ischemica acuta (*rule out*).

Il VPP ed il VPN sono inoltre collegati anche ad altri parametri, come la prevalenza (la quale, come sappiamo, a sua volta è influenzata dall'incidenza). I valori predittivi, infatti, vengono influenzati dalla prevalenza che, ricordiamo, è la proporzione dei soggetti affetti da una data condizione rispetto a tutti i soggetti testati in un dato momento. Proprio perché in grado di influenzare la predittività, la prevalenza viene anche definita "probabilità pre-test" o "verosimiglianza pre-test" di una data malattia o condizione. Il seguente esempio, riguardante l'embolia polmonare, illustra l'effetto della prevalenza sui valori predittivi in due diverse popolazioni di pazienti con differenti probabilità pretest (leggi anche differenti valori di prevalenza) di embolia polmonare. Consideriamo di utilizzare identici test diagnostici in due diversi gruppi di pazienti: il primo gruppo include uomini anziani che hanno sviluppato dolore toracico di tipo pleurico dopo un intervento di protesi d'anca, ma che non sono stati sottoposti a trattamento di profilassi anti-trombotica; il secondo gruppo include uomini giovani che hanno sviluppato dolore toracico dello stesso tipo mentre giocavano a baseball. Sebbene i test diagnostici, cui questi soggetti verranno sottoposti, abbiano identici valori di sensibilità e di specificità, il potere predittivo positivo e negativo saranno diversi, in quanto la probabilità pre-test (data appunto dalla prevalenza) di embolia polmonare sarà molto più elevata nei pazienti anziani sottoposti ad intervento chirurgico che non nei pazienti giovani dopo il baseball. Sempre a proposito dell'influenza della prevalenza (che in sostanza riflette il contesto clinico in cui utilizziamo un determinato test), possiamo riprendere l'esempio della Troponina. Mentre il VPN della Troponina è comunque utilizzabile (per via della elevatissima sensibilità) per escludere danno miocardico il suo VPP per cardiopatia ischemica acuta dipende dal contesto clinico: infatti, nel caso di un paziente di 50 anni, fumatore, con dolore toracico tipico prolungato, la positività della Troponina rifletterà un VPP con maggiore significato diagnostico (*rule in*) per evento ischemico acuto rispetto al riscontro di positività della Troponina in un paziente di 85 anni con sepsi grave.

Proviamo a mettere insieme quanto fino ad ora esposto: i parametri considerati (sensibilità e specificità, VPP e VPN, incidenza e prevalenza) sono tutti collegati tra loro, tuttavia alcuni esprimono la probabilità di malattia (o di non malattia) pre-test, mentre altri ne esprimono la probabilità post-test. Nella pratica clinica è importante conoscere questi concetti - meno importante è conoscerne la formula matematica - perché il medico quotidianamente, se da un lato si trova a valutare la probabilità di malattia sulla base degli elementi iniziali, dall'altro lato, per verificare l'esattezza dell'ipotesi diagnostica, può e deve servirsi anche di indagini di laboratorio e/o strumentali. Per potersene servire in maniera appropriata però, il medico deve sapere se le indagini a cui sottoporre il paziente saranno utili ad accrescere il potere diagnostico o se, piuttosto, costituiranno un inutile e pericoloso fattore di confondimento. Quali sono allora le caratteristiche di un test che possono aiutare il medico a scegliere in maniera appropriata gli esami cui sottoporre il paziente? A tal proposito, è stato introdotto il concetto di Likelihood Ratio (definito anche "rapporto di verosimiglianza"), la cui base matematica e statistica è costituita del teorema di Bayes. Nonostante la comprensione strettamente matematica del teorema possa apparire piuttosto complessa, non dobbiamo spaventarci, perché insieme ad esso verrà illustrato anche il nomogramma di Fagan, che permette proprio di semplificare il calcolo della probabilità post-test e permette, quindi, di scegliere correttamente i test diagnostici da utilizzare.

Teorema di Bayes

Il teorema di Bayes (o revisione bayesiana) è quel processo matematico che, partendo dalla probabilità pre-test (ossia la prevalenza) e dalle caratteristiche del test (ossia i parametri pre-test di sensibilità, specificità), permette di calcolare la probabilità di malattia post-test. Esso può essere espresso come un'equazione, ma spesso viene descritto in forma di diagramma di flusso o tabella, che sono formulazioni più facili da usare e meno passibili di errore. Basata sul teorema di Bayes (studioso del XVIII secolo), l'inferenza bayesiana è una branca della statistica inferenziale, in cui le probabilità non sono intese come frequenze o proporzioni, bensì come livelli di fiducia nel verificarsi di un dato evento (ciò implica l'introduzione del concetto di Odds, che verrà chiarito nel prosieguo). La base teorica del teorema di Bayes è complessa e coinvolge argomenti di probabilità e statistica che esulano dalle competenze del medico, tuttavia per completezza ne seguirà una breve esposizione. La forma classica del teorema di Bayes è espressa come "P(A|B) = P(B|A) x P(A)/P(B)", dove P è la Probabilità, A e B sono due eventi tra loro in relazione di causa/effetto, mentre P(A|B) esprime la probabilità che l'evento A si verifichi in presenza di B (e viceversa), essendo però nota la relazione tra A e B.

La suddetta formula si può semplificare riscrivendola come "P(A|B) = fattore x P(A)". Quest'ultima equazione può essere letta anche come P (della causa|dato l'effetto) = fattore x P (della causa), ovvero anche come P (a posteriori) = fattore x P (a priori). Quest'ultima espressione mostra in maniera chiara quanto già premesso a riguardo, ossia che il teorema di Bayes serve a calcolare la probabilità post-test (a posteriori) partendo dalla probabilità pre-test (a priori). Quest'ultima espressione è altresì particolarmente interessante perché permette di introdurre e chiarire il concetto di "Odds", che nel mondo anglosassone è abitualmente utilizzato al posto della probabilità P. La relazione che intercorre tra Odds e probabilità è data da "Odds = P / (1 – P)"; e, inversamente: "Probabilità = Odds / (1 + Odds)"; la probabilità P, quindi, può essere riconvertita in termini di Odds e viceversa. Sicché, utilizzando l'Odds al posto di P (probabilità), il teorema di Bayes può essere riformulato (in termini di Odds, appunto) come "O(A|B) = Λ(A|B) x O(A)", dove la grandezza Λ(A|B) si chiama "rapporto di verosimiglianza", che nella precedente espressione era indicato con il termine "fattore" e che in inglese viene definito Likelihood Ratio (LR). Analogamente alle su esposte formulazioni relative alla P (probabilità), la suddetta equazione può essere letta anche come: "Odds (della causa|dato l'effetto) = rapporto di verosimiglianza x Odds (della causa)"; ovvero come: "Odds (a posteriori) = rapporto di verosimiglianza x Odds (a priori)", ove il rapporto di verosimiglianza (o LR, Likelihood Ratio) è la misura che collega la probabilità a priori alla probabilità a posteriori.

Dopo esserci ubriacati di formule matematiche, tornando alla medicina pratica, possiamo concludere che per conoscerne la probabilità post-test, ossia per sapere se è utile o meno eseguire un determinato test clinico, dobbiamo prima conoscerne il LR (rapporto di verosimiglianza) e l'Odds.

Rapporto di verosimiglianza (o Likelihood Ratio)

Ogni volta che il medico si domanda, prima di effettuarlo (valutazione pre-test), se un determinato test clinico gli darà più informazioni oppure no, e quindi si domanda di quante volte il risultato (valutazione post-test) di tale esame aumenterà o diminuirà la probabilità di malattia, in pratica quel medico si sta domandando quale è il Likelihood Ratio (LR) di quel test. Il rapporto di verosimiglianza, o Likelihood Ratio (LR) che dir si voglia, è in pratica un'altra misura del valore o della prestazione di un test: esso indica quanto la probabilità di malattia (valutata a priori) cambia rispetto al valore di base alla luce del risultato di un test (valutato a posteriori), una volta che sia noto il risultato, sia che esso risulti positivo (LR+) sia che esso risulti negativo (LR-).

In termini pratici, un test con un LR+ di 20 significa che, se il test risulta positivo, è 20 volte più probabile che tale risultato positivo sia associato alla presenza di malattia piuttosto che all'assenza di malattia. Se fossimo nell'ambiente delle scommesse, diremmo che, rispetto alla presenza di malattia, un test positivo viene dato 20 ad 1. Si ribadisce che sotto un profilo matematico (illustrato nel precedente paragrafo) il calcolo del LR è fondamentale per poter poi effettuare il calcolo della probabilità post-test. Tuttavia, come già sappiamo, per calcolare la probabilità post-test non è sufficiente conoscere il LR, ma è indispensabile anche calcolare l'Odds, il cui significato verrà descritto successivamente.

Likelihood Ratio positivo, negativo e pari ad uno

Abbiamo definito il rapporto di verosimiglianza (LR) come una misura del valore o della prestazione di un test, ma come possiamo servircene nella pratica clinica? Spesso in letteratura, che si tratti di un libro di testo o di un articolo scientifico o di una descrizione sul Web, il potere diagnostico di un test viene presentato in termini di LR, che può risultare positivo (LR+) ossia maggiore di 1, negativo (LR-) ossia minore di 1, oppure pari ad 1: quali sono allora i valori di LR che devono guidarci nell'utilizzare o meno un determinato test clinico?

Il LR+ (ossia >1) mette in relazione la probabilità di trovare il test positivo nei malati con la probabilità di trovarlo positivo nei sani; è quindi un parametro che entra in gioco quando il test risulta positivo: quanto più esso è grande, tanto più si incrementa la probabilità pre-test. Come già esposto, in termini pratici un test con un LR+ di 24 (ad esempio) significa che un risultato positivo del test è 24 volte più probabile che provenga da un soggetto affetto dalla condizione in esame piuttosto che da un soggetto non affetto. Dunque, il LR+ è utile nell'aumentare la certezza della diagnosi. Quando decidiamo di usare un determinato test per effettuare una diagnosi, è opportuno quindi conoscerne il LR+: quanto più esso è grande, tanto maggiore sarà il potere diagnostico del test qualora esso risulti positivo. Nella pratica clinica un valore appena superiore a 1 cambia di poco la probabilità pre-test, un valore compreso tra 5 e 10 provoca un aumento moderato della probabilità pre-test, mentre la performance maggiore la si ottiene con LR+ superiore a 10 perché in questo caso si ottengono notevoli cambiamenti dal pre-test al post-test; un LR+ >10 è praticamente considerato conclusivo nell'effettuare una diagnosi (ovviamente in caso di test positivo).

Il LR- (ossia <1) è invece un parametro che entra in gioco quando il test risulta negativo: quanto più il LR- è piccolo, tanto più si riduce la probabilità pre-test. In questo caso la probabilità post-test diventa addirittura inferiore a quella pre-test. Ad esempio, si pensi ad un test con sensibilità del 55% e specificità del 30%: il LR+ sarà di 0,78 (nel prosieguo si esporrà la formula che permette il calcolo del LR). Se la probabilità pre-test è del 10%, la probabilità post-test si riduce al 7,8%. Ne discende che il LR- può invece essere di grande aiuto nell'escludere la malattia, ovviamente quando il test risulta negativo: nella pratica clinica si considera particolarmente utile un test con un LR- <0,1.

Infine, se un test possiede un LR pari ad 1, vuol dire che esso non è in grado di influenzare la diagnosi (né accrescendo né riducendo la probabilità pre-test) e, pertanto, è inutile effettuarlo.

Riportiamo di seguito una classificazione empirica, ma utile nella pratica, che descrive l'impatto clinico del LR:

- LR+ >10 ed LR- <0,1 modificano in modo spesso conclusivo la probabilità di malattia;
- LR+ >5 ed <10 o LR- >0,1 e <0,2 modificano in modo discreto la probabilità di malattia;
- LR+ >2 ed <5 o LR- >0,2 e <0,5 modificano modestamente la probabilità di malattia;
- LR+ >1 ed <2 o LR- >0,5 e <1 modificano scarsamente la probabilità di malattia e solo di rado sono importanti.

Vantaggi dell'uso del rapporto di verosimiglianza

- Può aiutare a confermare o a escludere la diagnosi nel singolo paziente.
- Può essere usato in maniera sequenziale, così che la probabilità post-test dopo un test diagnostico può diventare la probabilità pre-test per un nuovo test (ad esempio, la probabilità post-test del 72% di avere l'appendicite acuta di un bambino che riferisce dolore in fossa iliaca destra diventa la sua probabilità pre-test prima di eseguire un'ecografia addominale).
- A differenza della sensibilità e della specificità (che limitano i risultati di un test soltanto a due livelli, "positivo" e "negativo") può essere generato per livelli multipli dei risultati di un test (ad esempio diversi livelli sierici di ferritina e probabilità di anemia).
- Offre informazioni maggiori degli altri indici di accuratezza diagnostica (sensibilità, specificità, VPP, VPN), perché riunisce in un unico valore i dati sia della sensibilità che della specificità.

Limiti dell'uso del rapporto di verosimiglianza

Nella pratica è difficile trovare studi che indichino, con esattezza, il numero di pazienti con un determinato risultato di un dato test diagnostico. Per alcune condizioni, soprattutto patologie dell'adulto, ricerche epidemiologiche hanno stabilito con sicurezza la probabilità pre-test (es, probabilità di avere un cancro del polmone in una popolazione di fumatori), ma per molte altre questa non è stata ancora codificata, specie per le innumerevoli varianti che i vari step dell'approccio medico comportano (ad esempio, la prevalenza in una popolazione di persone asintomatiche di 60-69 anni di età di avere il cancro del colon-retto è di 0,4%, ma sale all'8% se è presente un'anemia con deficit di ferro).

Likelihood Ratio: calcolo ed utilità

Per calcolare il LR è necessario prima conoscere la sensibilità e la specificità: ad esempio, se un test ha una sensibilità del 90% e una specificità del 90%, il LR+ sarà dato dal rapporto: "sensibilità / 100-specificità", cioè 90 / 100-90 = 90/10 = 9. Tale risultato, in termini pratici, significa che su 10 soggetti sani il test è positivo solo 1 volta, mentre su 10 malati il test è positivo ben 9 volte. Oppure, lo stesso concetto si può esprimere anche così: un LR+ di 9 indica che, in presenza di un test positivo, la probabilità di malattia è 9 volte maggiore rispetto alla probabilità di non malattia. Come già esposto, conoscere il LR+ di un test consente di arrivare a calcolare la probabilità post-test della malattia una volta che sia nota anche la probabilità pre-test, che altro non è se non la prevalenza; ricordiamo, infatti, che la prevalenza viene anche definita probabilità pre-test o verosimiglianza pre-test. Supponiamo che in una determinata popolazione la prevalenza di una certa malattia sia del 10%; supponiamo inoltre che il LR+ di un determinato test per tale malattia sia pari a 4. Noti questi parametri (prevalenza e LR+), siamo in grado di calcolare la probabilità post-test? Non ancora, in quanto abbiamo prima bisogno di conoscere il così detto Odds, in particolare l'"Odds pre-test". Nel prosieguo dell'esposizione, attraverso un esempio, si descriverà l'Odds e la sua utilità nel calcolo della probabilità post-test.

Odds: significato, calcolo ed utilità

Il concetto di "Odds" è tipico del modo anglosassone e si richiama all'ambiente delle scommesse sulle corse. Normalmente noi siamo abituati a dire che, ad esempio, con una prevalenza del 10%, la probabilità di trovare un malato è del 10%; noi siamo quindi più abituati a ragionare in termini di rapporto tra il numero dei soggetti malati ed il numero dei soggetti sani. L'Odds invece non si basa sul rapporto tra il numero dei soggetti malati ed il numero dei soggetti sani; esso piuttosto si basa sul rapporto tra due diverse probabilità: l'Odds è la probabilità di malattia rispetto alla non malattia. Nel caso in esame, in cui la prevalenza (ossia la probabilità pre-test) è pari al 10%, la non malattia riguarda 90 persone su 100. Quindi l'Odds si calcola dividendo 10 per 90 (cioè dividendo i malati per i non malati), esso è quindi dato da 10/90 = 0,11.

Più specificamente 0,11 è il valore dell'Odds pre-test: infatti, è possibile distinguere un Odds pre-test e un Odds post-test. L'Odds pre-test esprime la probabilità pre-test di malattia rispetto alla probabilità pre-test di non malattia; analogamente l'Odds post-test esprime la probabilità post-test di malattia rispetto alla probabilità post-test di non malattia. La precedente specificazione ha un valore non solo concettuale ma anche matematico: per calcolare la probabilità post-test non basta l'Odds pre-test, ma è necessario conoscere il valore dell'Odds post-test.

Calcolo della probabilità post-test a partire dal LR+ e dall'Odds post-test

Riprendendo il caso precedentemente in esame, se si moltiplica l'Odds pre-test (0,11) per il LR+ (che, come detto, a mo' di esempio poniamo sia pari a 4) si trova l'Odds post-test: 0,11 x 4 = 0,44. Soltanto a questo punto, dopo aver ottenuto il valore dell'Odds post-test, è possibile calcolare la probabilità post-test mediante la seguente formula: "Odds post-test / Odds post-test + 1". La probabilità post-test sarà quindi pari al 30% in quanto data dal seguente calcolo: 0,44 / 0,44+1 = 0,44/1,44 = 30%.

In sintesi, possiamo quindi affermare che, se la probabilità pre-test (o prevalenza) della malattia è 10% e il LR+ è 4, la probabilità post-test è 30%. Senza soffermarci sui calcoli, ma soltanto per completezza di trattazione, aggiungiamo che questo 30% non è altro che il VPP del test, che si può calcolare anche per altra via, ossia conoscendo i veri positivi, i veri negativi, i falsi positivi e i falsi negativi (vedi sopra Figura 7). Tuttavia, il medico pratico non è avvezzo né proteso ad effettuare così tanti calcoli, per cui la vera domanda è: esiste un metodo per calcolare la probabilità post-test senza affogare in un mare di numeri? La riposta è sì: conoscendo la probabilità pre-test (prevalenza) e il LR è possibile calcolare la probabilità post-test senza dover eseguire i complessi calcoli prima descritti, ma utilizzando semplicemente un grafico, ossia il nomogramma messo a punto da Fagan.

Nomogramma di Fagan

Il nomogramma di Fagan è un grafico costituito da tre colonne: la prima colonna è la probabilità pre-test espressa in percentuale, la seconda colonna è il Likelihood Ratio, infine la terza colonna è la probabilità post-test espressa in percentuale (Figura 8). Come si utilizza il nomogramma di Fagan? Innanzitutto bisogna conoscere la probabilità pretest ed il LR, che solitamente sono noti dalla letteratura; a questo punto, bisogna tracciare una riga che congiunge la prima colonna alla seconda colonna, in corrispondenza dei rispettivi valori di probabilità pre-test e di LR; dopo aver congiunto le prime due colonne, il prolungamento di tale riga incrocerà anche la terza colonna in un punto che corrisponderà alla probabilità post-test, ossia lo scopo della nostra valutazione. Di seguito verrà descritto un esempio pratico su come di utilizza il nomogramma di Fagan.

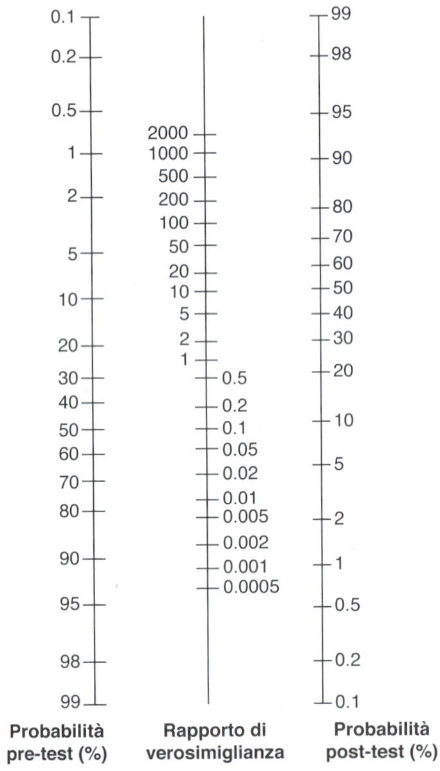

Figura 8. Nomogramma di Fagan.

Applicazione pratica del nomogramma di Fagan

Un bambino di 12 anni giunge in Pronto Soccorso perché da due giorni lamenta dolori addominali che, inizialmente localizzati in regione peri-ombelicale, sono poi migrati in fossa iliaca destra; inoltre, sono presenti febbre (temperatura rettale 38,3 °C), nausea, anoressia e vomito. Al pediatra il piccolo paziente riferisce dolore in fossa iliaca destra, accentuato dalla palpazione, mentre non si apprezza invece alcuna resistenza della parete addominale. In quale modo la ricerca di un determinato sintomo (ad esempio la presenza di dolore addominale in fossa iliaca destra) ci può aiutare a confermare la diagnosi di appendicite acuta? Se vogliamo accrescere il nostro potere diagnostico quale test dobbiamo usare? A questo punto dobbiamo partire dalla probabilità pre-test e dal LR per giungere alla probabilità post-test.

La probabilità pre-test è costituita dal giudizio del medico, formulato prima (pretest) di aver eseguito un qualsiasi test, nel valutare la probabilità che quel paziente abbia un'appendicite acuta; il dato della probabilità pre-test si può ricavare dalla letteratura, ricercando quegli studi nei quali i pazienti arruolati abbiano le stesse caratteristiche (età, sesso, durata del dolore, etc.) del soggetto in esame; oppure, in assenza di reperti di letteratura, si può formulare una valutazione della probabilità pre-test basandosi sulla propria esperienza personale, arricchita dal parere dei colleghi.

Supponiamo ora che il pediatra sappia che uno studio di coorte, già pubblicato, riporta che in un bambino di quell'età, ricoverato in ospedale per dolori addominali acuti, la probabilità pre-test (che altro non è se non la prevalenza, come sappiamo) di avere l'appendicite acuta è del 32%. La probabilità post-test è costituita dalla probabilità che quello stesso paziente abbia l'appendicite acuta dopo aver ottenuto i risultati del test che scegliamo di eseguire. Nel suddetto studio si descrive che, basandosi sull'età del bambino ed il sesso, la probabilità pre-test in un bambino, ricoverato in ospedale per dolori addominali acuti, di avere l'appendicite acuta è del 32%; si descrive, inoltre, che il riscontro di dolore addominale in fossa iliaca destra viene considerato il test diagnostico (in questo caso il test è costituito da una manovra clinica) da utilizzare; viene quindi descritto che il risultato positivo di tale test diagnostico (cioè la presenza di dolore addominale in fossa iliaca destra) ha un Rapporto di Verosimiglianza (Likelihood Ratio, LR) di 8; ciò, in termini pratici, significa che, in presenza di dolore in fossa iliaca destra (test a priori positivo), un bimbo (con il quadro clinico descritto) ha una probabilità di essere affetto da appendicite acuta 8 volte maggiore rispetto alla probabilità di non esserlo.

Proviamo ora ad utilizzare il Nomogramma di Fagan, applicando in maniera pratica quanto espresso in termini di ragionamento clinico. Quale è la probabilità post- test che quel bambino abbia l'appendicite acuta? Osserviamo la Figura 9. Se si connette con una riga l'asse della probabilità pre-test (a sinistra) in corrispondenza del 32% con l'asse del LR (asse di mezzo) in corrispondenza del valore di 8, tale riga incrocia l'asse della probabilità post-test (a destra) in corrispondenza del 79%. In sintesi, la riga congiungente ci dice che, in presenza di una probabilità del 32% e di un test diagnostico (dolore in fossa iliaca destra) con LR+ di 8, la probabilità pre-test dal 32% cresce sino al 79% nel post-test. Poiché si lavora sempre nel contesto della pratica clinica, che è costituita di tanti aspetti e non solo quelli statistici, probabilmente il pediatra non deciderà subito di porre un'indicazione chirurgica. Tuttavia è innegabile che, in presenza di un test che sposta la probabilità di malattia da un 32% pre-test ad un 79% post-test, il sospetto di appendicite acuta diverrà fortissimo e condurrà il pediatra ad eseguire ulteriori verifiche, quali ad esempio un'ecografia dell'addome che, a sua volta, potrà ulteriormente incrementare la probabilità di essere in presenza di un'appendicite acuta; questo modo di ragionare e procedere, dunque, permetterà al medico di decidere in maniera appropriata se operare il bambino oppure no.

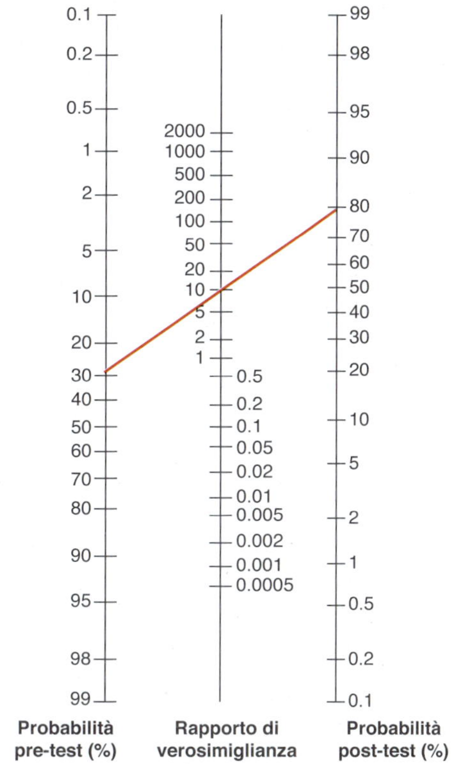

Figura 9. Esempio di utilizzo pratico del nomogramma di Fagan. In presenza di una probabilità pre-test del 30%, se si usa un test clinico con LR pari a 20, la probabilità post-test cresce fino al 90%.

Riassunto pratico finale

Disponiamo ora di alcune informazioni, che proveremo di seguito a riassumere. Descrivendo le caratteristiche di un test, abbiamo dapprima introdotto i concetti di sensibilità e specificità, poi ricordato i concetti di prevalenza ed incidenza, specificando che tutti e quattro i suddetti parametri sono definiti pre-test, in quanto già noti e studiati prima di effettuare un determinato test ad un paziente. Ci siamo poi domandati se è possibile stabilire in anticipo, prima di effettuare un test, se esso sarà realmente utile e capace di accrescere il nostro potere diagnostico oppure se, al contrario, risulterà inutile e persino dannoso, poiché capace di portarci fuori strada rispetto ad una diagnosi presuntiva. Abbiamo quindi specificato che domandarsi, prima di effettuarlo, se un test sarà utile una volta eseguito, altro non è se non valutarne la probabilità post-test.

A questo punto, ci siamo chiesti come si può calcolare la probabilità post-test ed abbiamo quindi introdotto i concetti di Likelihood Ratio (LR) e Odds; in particolare abbiamo descritto l'Odds pre-test, che si calcola conoscendo la prevalenza (la quale non a caso è definita anche probabilità pretest o verosimiglianza pre-test), ed abbiamo descritto l'Odds post-test, che si calcola moltiplicano l'Odds pre-test per il LR.

I valori di sensibilità e specificità permettono il calcolo del LR, mentre il valore della prevalenza permette il calcolo dell'Odds pre-test; moltiplicando LR ed Odds pre-test potremo conoscere il valore dell'Odds post-test, che è quello da inserire nel calcolo finale della probabilità post-test (Odds post-test / Odds post-test + 1); tale calcolo finale altro non è se non l'elaborazione del teorema di Bayes in termini di Odds anziché in termini di probabilità.

Abbiamo infine illustrato che, per calcolare la probabilità post-test (e quindi scegliere in modo più appropriato il test da eseguire), esiste un metodo più pratico costituito del nomogramma di Fagan. Esso è in pratica un grafico, contente tre assi (a sinistra la probabilità pre-test, al centro il LR, a destra la probabilità post-test), per cui conoscendo i valori di probabilità pre-test e di LR (i primi due assi), congiungendoli con una riga, essa incrocerà il terzo asse in un punto che corrisponde alla probabilità post-test.

Sintesi dei concetti

Sensibilità: esprime la capacità di un test di risultare positivo nei soggetti malati. Una sensibilità del 100% permette di escludere una diagnosi al 100%, ma ha il limite di essere gravata da molti falsi positivi.

Specificità: esprime la capacità di un test di risultare negativo nei soggetti sani. Un'elevata specificità permette un'elevata capacità di fare diagnosi, ma ha il limite di essere gravata da molti falsi negativi.

Prevalenza (detta anche probabilità pretest o verosimiglianza pre-test): è una misura statica, che indica il numero di soggetti affetti da malattia rispetto alla popolazione totale in un determinato momento o periodo di tempo (ad esempio, soggetti affetti da diabete mellito nella città di Roma nel giorno 01 gennaio 2021).

Incidenza: è una misura dinamica, che indica il numero di nuovi soggetti malati dopo un determinato periodo di tempo (ad es. nuovi soggetti che ogni anno si ammalano di diabete nella città di Roma). L'incidenza influenza la prevalenza: al crescere dell'incidenza cresce la prevalenza e, viceversa, al diminuire dell'incidenza diminuisce la prevalenza.

Valore Predittivo Positivo (VPP): esprime la probabilità che un soggetto, risultato positivo ad un determinato test, sia realmente ammalato. Il VPP non va confuso con la sensibilità, da cui è concettualmente e matematicamente differente.

Valore Predittivo Negativo (VPN): esprime la probabilità che un soggetto, risultato negativo ad un determinato test, sia realmente sano. Il VPN esprime, quindi, un potere diagnostico escludente. Un VPN del 100% coincide con la sensibilità poiché, se un test è sempre positivo nei soggetti affetti (ossia sensibilità 100%), la negatività del test esclude la malattia.

Probabilità pre-test: è la probabilità (solitamente espressa in percentuale) che un soggetto sia affetto da malattia, formulata *prima* di effettuare un test. Nella pratica clinica quindi è la probabilità diagnostica valutata dal medico sulla base degli elementi iniziali (clinici, ematochimici e/o strumentali), prima di effettuare un qualsiasi successivo test diagnostico.

Probabilità post-test: è la probabilità (solitamente espressa in percentuale) che un soggetto sia affetto da malattia, formulata dopo aver effettuato un test. Nella pratica clinica il calcolo della probabilità post-test è utile al medico perché gli permette, prima di effettuare un test, di capire se quel test sarà effettivamente utile: infatti, la probabilità post-test serve ad evitare di effettuare indagini (cliniche, ematochimiche o strumentali che siano) il cui risultato, anziché aumentare la capacità diagnostica, può al contrario ridurla diventando addirittura un inutile e talora pericoloso fattore di confondimento.

Teorema di Bayes: è la formulazione matematica che permette di calcolare la probabilità post-test partendo dalla conoscenza di alcuni dati pre-test, che sono la probabilità pre-test (ossia la prevalenza) ed il Likelihood Ratio (LR).

Likelihood Ratio (LR) o rapporto di verosimiglianza: è sostanzialmente un'altra misura del valore o della prestazione di un test; il LR indica quanto la probabilità di malattia cambia rispetto al valore di base quando il risultato del test viene positivo (LR+) oppure negativo (LR-). In termini pratici, un LR+ di 24 indica che, in presenza di un test positivo, è 24 volte più probabile che il soggetto sia affetto da malattia piuttosto che non lo sia. Infine, il calcolo del LR è fondamentale per poter poi calcolare la probabilità post-test (basata sul teorema di Bayes).

Odds: è il rapporto tra la probabilità di malattia rispetto alla probabilità di non malattia; per calcolarlo bisogna conoscere la prevalenza. Esiste un Odds pre-test ed un Odds post-test; il valore di quest'ultimo è fondamentale nel calcolo della probabilità post-test.

Nomogramma di Fagan: è un metodo grafico che permette semplicemente e rapidamente di calcolare la probabilità post-test, una volta che siano note la probabilità pretest (o prevalenza che dir si voglia) ed il LR.

PARTE 2 - La Medicina basata sulle prove di efficacia (EBM)

La EBM (*Evidence Based Medicine*), ossia la medicina basata sulle prove di efficacia, nota anche come medicina basata sulle evidenze, può essere definita ed inquadrata in una duplice maniera:

- come un metodo clinico, ideato per stabilire quanto le conoscenze derivanti dalle ricerche scientifiche possono essere applicate direttamente nella cura dei singoli pazienti;
- come un vero e proprio movimento di pensiero, la cui paternità è attribuita a David L. Sackett. Egli, epidemiologo e ricercatore canadese, avvertì l'esigenza di mettere a punto un metodo in grado di fornire sia al ricercatore che al medico clinico dei criteri, oggettivi e validati, che permettessero rispettivamente di condurre e leggere correttamente i diversi studi clinici, inquadrandoli in una vera e propria gerarchia di validità scientifica.

Nel 1991 per la prima volta in letteratura compare l'espressione "*evidence based medicine*", coniata da Gordon Guyatt (collaboratore di Sackett), mentre nel 1993 viene fondata la Cochrane Collaboration, un gruppo di lavoro internazionale che si occupa di preparare, aggiornare e diffondere revisioni sistematiche degli studi clinici, fornendo così le basi per la pratica medica fondata sulle prove di efficacia. Nel 1996 in un famoso articolo pubblicato sul "British Medical Journal", Sackett chiarisce definitivamente cosa è la EBM, definendola come "l'uso esplicito e coscienzioso delle migliori prove scientifiche al fine di prendere decisioni nella pratica medica". Una tale definizione racchiude non solo una componente tecnica ed oggettiva, costituita dagli studi clinici ben condotti, ma anche una duplice componente soggettiva, costituita dall'esperienza clinica del singolo medico e da tutto quanto attiene alla sfera umana del paziente, inclusi i suoi valori, la qualità di vita derivante da un determinato trattamento e la libera scelta di sottoporvisi; queste componenti sono ben espresse e sintetizzate in quella che è nota come la triade della EBM, mostrata nella Figura 10. Dunque, la Medicina basata sulle prove di efficacia altro non è se non l'integrazione delle più solide evidenze scientifiche con l'esperienza clinica del medico ed i valori del paziente. Inoltre, come sua naturale estensione nella pratica clinica (spesso indicata come EBP, ossia *evidence based practice*), essa deve considerare anche l'ambiente sanitario e le circostanze in cui i medici operano.

Nel tempo la EBM si è diffusa incrociandosi con la progressiva informatizzazione, in particolare con Internet, che nell'arco di pochi anni ha reso disponibile un'enorme quantità di informazioni tanto che, paradossalmente, ad oggi la vera difficoltà è quella di selezionarle: quali sono i siti web che offrono le linee guida più aggiornate? come scegliere le riviste più autorevoli? come leggere criticamente un articolo scientifico? In poche parole, per il medico pratico reperire le indicazioni cliniche e terapeutiche è divenuto un problema metodologico. Comprendere questo significa comprendere l'importanza concettuale della EBM, prima ancora dell'inevitabile ricaduta pratica, non solo clinica ma anche medico legale.

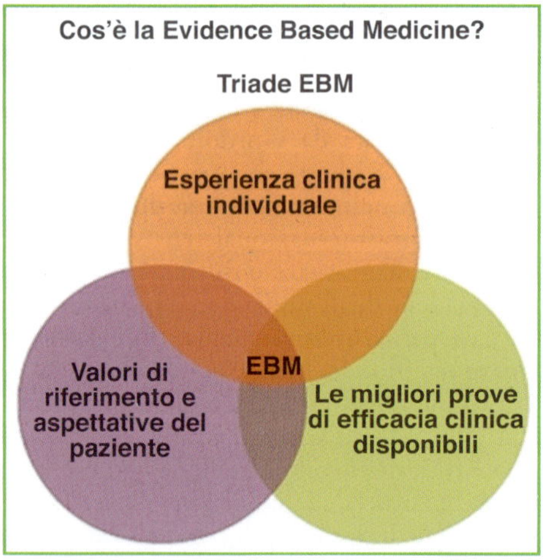

Figura 10. La triade della EBM, che sintetizza la definizione "*Evidence based medicine is the conscientious, explicit, and judicious use of the current best evidence in making decisions about the care of individual patients*", formulata da David L. Sackett DL nel suo famoso articolo "*Evidence-based medicine: what it is and what it isn't*", pubblicato sul British Medical Journal nel 1996.

Prove di efficacia

Con la diffusione della EBM il tradizionale approccio diagnostico-terapeutico cambia radicalmente, superando la logica dell'*ipse dixit*: le osservazioni fatte sul singolo paziente assumono valenza aneddotica e le casistiche individuali perdono d'importanza; acquistano invece valore le relazioni di causa-effetto che emergono da studi con un elevato grado di forza scientifica, ossia le così dette prove di efficacia, su cui si deve basare la pratica clinica. Tuttavia, poiché i lavori pubblicati non possiedono la stessa "forza" scientifica, il clinico pratico – e non solo il ricercatore – deve innanzitutto acquisire le nozioni base per riconoscere il valore di un determinato contributo, in modo da collocarlo al posto giusto in quella che è nota come piramide delle evidenze (Figura 11). Per far questo è necessario prendere confidenza con il linguaggio della EBM, ossia conoscere il significato di espressioni quali livello di evidenza e forza delle raccomandazioni, nonché trial clinici, revisioni sistematiche, meta-analisi e linee guida.

Livelli di evidenza (o livelli di prova) e forza delle raccomandazioni

La forza di una prova scientifica dipende dalla metodologia di ricerca utilizzata: in base al disegno di ricerca, infatti, è possibile non solo distinguere i diversi tipi di studi, ma anche graduarne la forza scientifica, cioè il livello di evidenza, o livello di prova (LdP) che dir si voglia. Quanto più uno studio è disegnato e condotto in maniera rigorosa, ossia in modo da minimizzare tutti gli eventuali fattori di confondimento (*bias*) che possono interferire con i risultati o con la loro interpretazione, tanto più esso possiede maggior forza scientifica e, di conseguenza, un più elevato livello di evidenza. Ed è proprio in

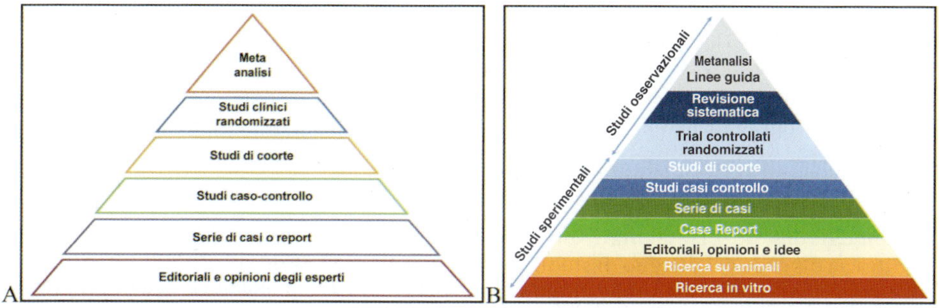

Figura 11. A) La piramide delle evidenze (tratta e modificata da www.eupati.eu) mostrante, dalla base all'apice, il crescente livello di evidenza dei diversi tipi di studi clinici. B) Un'altra rappresentazione grafica della piramide (tratta da "http://unconventionalfit.com/come-interpretare-uno-studio-scientifico"), che all'apice include anche le linee guida.

base al livello di evidenza che le prove di efficacia vengono graduate (grading di efficacia) in una vera e propria scala gerarchica, che – come già accennato – è definita piramide delle evidenze, in cui il livello cresce man mano che si va dalla base all'apice. Specialmente sul web se ne possono trovare diverse rappresentazioni grafiche (ad esempio, all'apice vi possono essere non solo le meta-analisi, ma anche le linee guida), tuttavia il significato di fondo resta lo stesso: gli studi sono posizionati in funzione del loro livello di evidenza, che cresce andando dalla base all'apice (Figura 11).

Accanto all'espressione "livello di evidenza", nella EBM è utilizzata anche quella di forza delle raccomandazioni (*strenght of recommandations*): si tratta di due concetti diversi, che forniscono informazioni diverse, ma che sono interconnessi ed interdipendenti. Mentre i livelli di evidenza indicano quanto è solida la base scientifica di un determinato studio (ricordiamo in funzione della metodologia di ricerca utilizzata), la forza delle raccomandazioni invece indica quanto si ritiene probabile che l'applicazione pratica dei suoi risultati produca un miglioramento dello stato di salute oppure no. In altre parole, la forza delle raccomandazioni è un concetto che ha come presupposto la qualità metodologica espressa dal livello di evidenza, ma che include anche la considerazione dei benefici attesi, nonché le implicazioni organizzative, economiche e sociali. In sintesi: mentre i livelli di evidenza esprimono la solidità scientifica di una data terapia o procedura, la forza delle raccomandazioni invece ne esprime la fattibilità.

Relazione tra livelli di evidenza e forza delle raccomandazioni

Il livello di evidenza condiziona – con intensità variabile a seconda del tipo di studio – ma non determina completamente la forza delle raccomandazioni. Quanto maggiori sono la specificità del quesito e l'applicabilità diretta del disegno di studio, tanto più il livello di evidenza influenza la forza delle raccomandazioni. Può accadere che una determinata terapia o procedura siano supportate da solide prove di efficacia (come un trial clinico controllato randomizzato) e perciò dotate di un elevato livello di evidenza, ma che abbiano anche un più basso livello di raccomandazione perché magari necessitano di particolare esperienza o di specifiche attrezzature e, quindi, risultano sicure soltanto in determinati contesti ospedalieri. Al contrario, vi possono essere indicazioni non supportate da studi con elevato livello di evidenza, ma che possiedono comunque un buon livello di raccomandazione come avviene, ad esempio, nel caso in cui tali indicazioni siano prive di rischi o di gravi effetti collaterali per cui, al massimo, risulterebbero inefficaci ma non certo dannose. Fatte salve le suddette considerazioni, utili a mo' di esempio, nella gran parte dei casi le indicazioni cliniche fornite di un elevato livello di evidenza sono solitamente accompagnate anche da un elevato (o quanto meno buon) livello di forza delle raccomandazioni (Tabella 1).

Classificazione degli studi clinici

Come già descritto, la validità di una prova di efficacia dipende dal disegno di studio, per cui è importante conoscere in che modo vengono classificati gli studi clinici (Figura 12). La prima grande distinzione riguarda l'eventuale intervento del ricercatore che conduce lo studio, in base al quale si distinguono:

- studi osservazionali, nei quali il ricercatore si limita semplicemente ad osservare i fenomeni ed a raccogliere dati;
- studi sperimentali, nei quali il ricercatore-sperimentatore interviene attivamente, ad esempio somministrando una data terapia, per poi valutarne il risultato.

Un'altra grande distinzione riguarda il *timing* dei dati utilizzati: gli studi retrospettivi si basano sulla valutazione di dati già presenti e registrati, ossia "appartenenti al passato"; al contrario, gli studi prospettici sono disegnati per analizzare i risultati che emergeranno dopo la somministrazione di una data

Tabella 1. **Relazione tra fattori determinanti il livello di evidenza e la forza delle raccomandazioni**

Fattori determinanti il livello di evidenza	Fattori determinanti la forza delle raccomandazioni
Appropriatezza del disegno di studio utilizzato (qualità metodologica a priori)	Valutazione complessiva del livello di evidenza secondo quanto accanto definito
Rigore e qualità di conduzione e analisi dello studio (controllo dell'errore sistematico)	Valutazione della applicabilità dello specifico comportamento contenuto nella raccomandazione
Dimensione dell'effetto clinico/epidemiologico misurato (controllo dell'errore casuale)	Tipo di difficoltà e barriere previste nell'applicazione della raccomandazione
Appropriatezza e rilevanza degli indicatori di esito utilizzati (rilevanza clinico-epidemiologica)	Accettabilità culturale e sociale della specifica raccomandazione

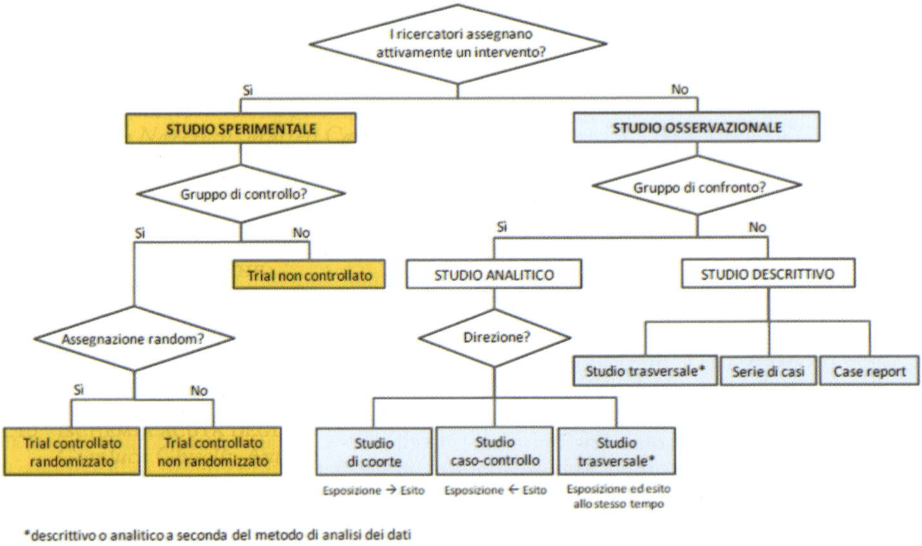

Figura 12. La classificazione degli studi clinici (Antonino Cartabellotta, GIMBE news vol. 3 n. 2 2010).

terapia oggetto dello studio, per cui si basano su dati "appartenenti al futuro". Rispetto a quelli retrospettivi gli studi prospettici sono considerati scientificamente superiori – quindi collocati più in alto nella piramide delle evidenze – perché meno soggetti ai così detti errori sistematici, in quanto il ricercatore valuta personalmente la qualità dei dati raccolti. Tuttavia, gli studi retrospettivi hanno il vantaggio di poter essere effettuati più rapidamente proprio perché basati su dati già presenti, rispetto ai quali la vera difficoltà è costituita dalla corretta selezione.

Studi osservazionali (descrittivi ed analitici)

Gli studi osservazionali si suddividono in descrittivi ed analitici in base, rispettivamente, all'assenza o alla presenza di un gruppo di confronto.

Studi osservazionali descrittivi. Questi tipi di studi, nei quali i ricercatori osservano e descrivono senza effettuare analisi statistiche, classicamente comprendono i "*case report*", in cui è descritto un singolo caso, ed i "*case series*", in cui è riportata una serie di casi. Anche se collocati nella parte inferiore della piramide, gli studi descrittivi sono molto utili poiché permettono di riconoscere nuove malattie, segnalare presentazioni insolite in malattie frequenti, identificare nuovi fattori di rischio, nonché di formulare nuove ipotesi.

Studi osservazionali analitici. In questi studi i ricercatori non si limitano ad osservare e descrivere, ma elaborano i dati attraverso un'analisi statistica, che solitamente include anche un gruppo di confronto. Ne sono un classico esempio gli studi in cui vengono analizzati gli effetti di un presunto fattore di rischio mettendo a confronto un gruppo di individui esposti con un gruppo di individui non esposti (gruppo di controllo); tuttavia, come descritto di seguito, non sempre è possibile disporre di un gruppo di controllo come nel caso degli studi di coorte senza coorte parallela. Gli studi osservazionali analitici si dividono ulteriormente in: studi di coorte, caso controllo e trasversali.

- *Studi di coorte*. Sono così chiamati perché condotti su un gruppo di individui, definito appunto coorte, i quali hanno in comune una determinata caratteristica all'interno di un preciso arco di tempo. Ad esempio, una coorte è costituita da tutti gli individui esposti all'inalazione di amianto durante un ben definito periodo di lavoro. Gli studi di coorte sono generalmente prospettici, ma possono anche essere retrospettivi e, in base alla presenza o meno di un gruppo di confronto, sono ulteriormente distinti in studi: a) con coorte parallela, b) senza coorte parallela. I primi, con coorte parallela, sono utilizzati sia per rispondere a quesiti di eziologia/rischio sia per valutare l'efficacia degli interventi sanitari (quando i trial non sono fattibili per ragioni etiche e/o organizzative) proprio perché, accanto alla coorte di soggetti esposti al trattamento o al fattore di rischio, viene osservata anche una coorte parallela di soggetti non esposti (*concurrent cohort*), che costituisce il gruppo di controllo. I secondi, senza coorte parallela, sono invece generalmente utilizzati per rispondere a quesiti di prognosi, arruolando pazienti allo stesso stadio di malattia in una coorte di partenza (*inception cohort*); è intuitivo che in quest'ultimo caso non ci può essere un gruppo di controllo, in quanto la prognosi è relativa alla patologia oggetto di indagine, così che qualsiasi individuo incluso nello studio non può che appartenere alla coorte degli individui affetti. I pazienti sono seguiti prospetticamente non solo per misurare l'incidenza degli esiti nella storia naturale della malattia, ma anche per identificare il "peso" dei fattori prognostici al fine di poter successivamente sviluppare dei modelli predittivi. Sebbene siano generalmente prospettici, gli studi di prognosi possono anche essere retrospettivi, ma in questo caso la loro validità diminuisce notevolmente.
- **Studi caso-controllo.** Sono studi retrospettivi e vengono così definiti poiché mettono a confronto due gruppi idealmente identici per caratteristiche cliniche, demografiche, socio-economiche: i

"casi", che presentano uno specifico esito di interesse (ad esempio, lo sviluppo di una data patologia), ed i "controlli", che non presentano tale esito. In entrambi i gruppi i ricercatori indagano – mediante questionari, documentazione clinica ed altre fonti – l'esposizione pregressa a specifici fattori di rischio potenzialmente correlati con l'esito di interesse. Gli studi caso-controllo sono ideali per la ricerca eziologica, in particolare quando l'*outcome* è raro e l'esposizione può essere facilmente misurata. Rispetto agli studi di coorte prospettici con coorte parallela producono evidenze eziologiche meno robuste.

- *Studi trasversali.* Noti anche come "studi di prevalenza", sono così chiamati perché la rilevazione dell'esposizione ad un particolare fattore di rischio – o ad una qualsiasi altra condizione del soggetto – e la registrazione dell'esito di tale esposizione avvengono in modo simultaneo (trasversale), ovvero allo stesso momento; in inglese sono indicati con l'espressione "*cross-sectional study*". Proprio perché puntuali (esposizioni ed esiti sono misurati simultaneamente), gli studi trasversali non sono usati per testare ipotesi epidemiologiche, ossia per discriminare tra l'esposizione ad un fattore di rischio e l'insorgenza della malattia, in quanto queste due condizioni possono anche non avvenire simultaneamente. Al contrario, essendo paragonabili ad una sorta di fotografia istantanea, che identifica un fenomeno nel preciso istante in cui si compie il rilevamento, tali tipi di studi sono frequentemente utilizzati per effettuare una valutazione iniziale prima di avviare studi più complessi. Le campagne di screening prevenzionali – per la loro caratteristica di indagine a tappeto o di sottogruppi a rischio – sono considerate appartenenti al gruppo degli studi trasversali. Essi, inoltre, vengono usati per valutare l'accuratezza diagnostica dei test: usualmente, infatti, il *gold standard* della ricerca diagnostica è costituito da uno studio trasversale, in cui un gruppo di pazienti con sospetto di malattia viene sottoposto, in maniera cieca e indipendente, sia al test diagnostico in studio che al *gold standard* diagnostico di riferimento.

Studi sperimentali

Definiti anche trials ("*trial*" significa letteralmente *prova*) o sperimentazioni cliniche, sono caratterizzati dall'intervento attivo dello sperimentatore e, come intuibile, sono sempre prospettici. Comprendono 3 varianti: non controllati, controllati non randomizzati, controllati e randomizzati.

- *Trial non controllati.* Così chiamati perché il trattamento sperimentale, oggetto dello studio, viene assegnato a tutti i pazienti eleggibili consecutivamente osservati, ma in assenza di un gruppo di controllo; per questo l'efficacia del trattamento sperimentale è riportata in termini di beneficio assoluto (ad esempio, il 90% dei pazienti è guarito).
- *Trial controllati non randomizzati.* A differenza dei precedenti sono caratterizzati dalla presenza di un gruppo di controllo, i cui esiti vengono confrontati con quelli del gruppo dei pazienti trattati. Possono avere anche due o più bracci (gruppi di studio) quando, ad esempio, si valutano gli effetti di due o più farmaci, ma ci deve essere sempre un gruppo di controllo. I trial controllati possiedono un maggior livello di evidenza rispetto a quelli non controllati, tuttavia, poiché l'assegnazione del paziente al gruppo di trattamento o di controllo è stabilita dal ricercatore (possibile fonte di bias), essi hanno un minor livello di evidenza rispetto ai trial controllati e randomizzati.
- *Trial controllati e randomizzati* (o *RCT, randomized controlled trial*). Oltre che dalla presenza di un gruppo di controllo, sono caratterizzati anche dall'assegnazione casuale dei pazienti al gruppo di trattamento o al gruppo di controllo attraverso le procedure di randomizzazione. Questa assicura che tutti i fattori prognostici, noti o sconosciuti, si distribuiscano equamente nei due gruppi di pazienti, eliminando la possibile interferenza esercitata dal ricercatore. L'espressione "in doppio cie-

co" indica che, quando un paziente viene arruolato nello studio, l'assegnazione al gruppo di trattamento o al gruppo di controllo avviene all'insaputa sia del paziente che del ricercatore stesso. Solitamente la randomizzazione viene effettuata mediante un software dedicato allo specifico studio; ad esempio, nel caso di un trial costruito per studiare l'effetto di un farmaco somministrato per os, il software fornisce al ricercatore un numero, che contrassegna una singola scatola contente le compresse da somministrare, tuttavia, né il paziente né il ricercatore sanno se in quella scatola (di cui conoscono solo il numero identificativo) le compresse contengano effettivamente il farmaco o, invece, il placebo. Soltanto alla conclusione dello studio le carte verranno scoperte e si potrà sapere – proprio in base al numero identificativo – quali sono i pazienti finiti nel braccio di studio, ossia che hanno ricevuto il farmaco, e quali invece sono finiti nel gruppo di controllo, ossia che hanno ricevuto il placebo. Va da sé che un trial così costruito, ossia controllato e randomizzato in doppio cieco, riducendo al massimo i fattori di confondimento (*bias*), possiede il maggior livello di evidenza possibile e, pertanto, rappresenta il *gold standard* della ricerca clinica.

Richiami di statistica

Rischio assoluto, rischio relativo ed Odds ratio

Per poter definire l'associazione tra fattore di rischio e malattia, l'epidemiologia utilizza il concetto di rischio, inteso come misura della probabilità che si verifichi un evento "tutto o nulla" (rischio di sviluppare una patologia, rischio di mortalità, ecc.) in un soggetto o in una popolazione durante un periodo di osservazione; solitamente la misura di tale probabilità è graduata in un range che va da 0 a 1 oppure da 0 a 100%. La misura del rischio è usualmente descritta in termini di rischio assoluto (RA), rischio relativo (RR) ed Odds ratio (OR). È bene che il medico sia familiare con tali concetti visto che, come descritto in seguito, specie in una meta-analisi i risultati sono espressi in termini di RR ed OR. L'interpretazione è identica sia per il RR che per l'OR: entrambi possono assumere valori teorici compresi fra 0 e +∞ (+infinito), laddove un rapporto con valore = 1 indica assenza di associazione tra malattia ed esposizione, un valore <1 indica un'associazione negativa (cioè il fattore – che può essere anche una terapia – può proteggere dalla malattia), un valore >1 indica un'associazione positiva (il fattore può causare la malattia); inoltre, più i valori si discostano da 1, in un senso o nell'altro, più l'associazione è forte (Figura 13). Il termine "esposto" ha una valenza squisitamente statistica e va interpretato in maniera estensiva: infatti, esso può significare non solo esposto ad un fattore di rischio, ma anche sottoposto ad un trattamento; nel linguaggio epidemiologico, quindi, per "esposizione" si intende la presenza di una qualsiasi variabile che, in linea di ipotesi, può causare un certo effetto.

Anche se l'interpretazione pratica è identica, RR ed OR esprimono concetti diversi e si calcolano in maniera diversa. Ciò detto, nel

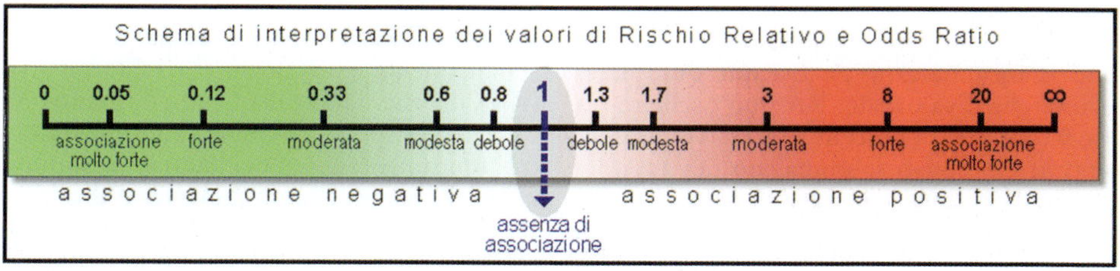

Figura 13. Schema interpretativo di RR ed OR (tratta da "Quaderni di Epidemiologia veterinaria", Prof. Ezio Bottarelli).

prosieguo i concetti di RR ed OR verranno descritti anche sotto un profilo matematico non soltanto a scopo di completezza, ma anche con l'intento di facilitarne la comprensione. Riportando in una tabella a doppia entrata il numero dei malati e dei non malati, incrociati per il numero degli esposti e dei non esposti ad un presunto fattore di rischio, si possono individuare quattro categorie di soggetti: a) esposti e malati, b) esposti ma non malati, c) non esposti ma malati, d) non esposti né malati (Tabella 2). Confrontando tali categorie con la popolazione totale si ottengono il rischio assoluto, il rischio relativo e l'Odds ratio.

Tabella 2. **Numero di malati e non malati a confronto con il numero di esposti e non esposti.** Si tratta di una tabella a doppia entrata, che è opportuno avere sempre in mente poiché a partire da essa si calcolano RA, RR, Odds ed OR. La descrizione del calcolo matematico può essere utile ai fini anche della comprensione concettuale.

	Malati	Non Malati	Totale
Esposti	a	b	a+b
Non esposti	c	d	c+d
Totale	a+c	b+d	a+b+c+d

Il primo dato che cattura la nostra attenzione è il rapporto tra malati ed esposti, cosa che equivale a porsi la domanda "quanti degli esposti al fattore di rischio in esame si sono poi effettivamente ammalati?". Ebbene, il *Rischio Assoluto (RA)* risponde proprio a questa domanda e, in pratica, esprime la probabilità di malattia negli esposti in quanto – guardando la Tabella 2 – è dato dal rapporto tra i malati esposti (a) ed il totale di tutti gli esposti (a+b), cioè sia coloro che si sono ammalati sia coloro che non si sono ammalati; dunque, il RA concettualmente non è altro se non l'incidenza della malattia valutata soltanto sugli esposti e non sull'intera popolazione, mentre matematicamente si calcola con la formula a/(a+b). Da quest'ultima si evince che il valore del RA può oscillare tra 1 e 0 (oppure, in percentuale, tra 100% e 0): se tutti gli esposti si ammalano tale rapporto vale 1 (o 100%), mentre se nessuno degli esposti si ammala allora tale rapporto vale 0. Un RA pari ad 1 (o 100%) indica che ogni persona, che si espone a quel dato fattore di rischio, sviluppa poi la malattia, ma – attenzione! – non implica automaticamente che la malattia non possa svilupparsi anche nei non esposti, i quali – si ribadisce – non sono compresi nel calcolo del RA. Il confronto tra esposti e non esposti è, invece, oggetto del rischio relativo.

Il *Rischio Relativo (RR, o Risk Ratio)* è il rapporto tra due incidenze: in particolare, il RR è il rapporto tra l'incidenza di una malattia in un gruppo esposto ad un fattore di rischio e l'incidenza della stessa malattia in un gruppo non esposto allo stesso fattore di rischio; il che equivale a porsi la domanda "con che probabilità gli esposti si ammalano rispetto ai non esposti ad un dato fattore di rischio?". Il RR, quindi, concettualmente esprime la probabilità di malattia negli esposti (cioè il RA descritto prima) rispetto – diremmo in relazione – alla probabilità di malattia nei non esposti ad un dato fattore di rischio, mentre matematicamente si calcola con la formula [a/(a+b) / c/(c+d)]. Osservando questa formula, chi ha dimestichezza con la matematica comprende facilmente che il RR può avere un valore teorico compreso fra 0 e +∞ (+infinito), ma per il medico pratico è sufficiente considerare sostanzialmente tre possibilità: RR = 1, RR >1, RR <1. È intuitivo che: se le due probabilità coincidono (ossia se gli esposti si ammalano con la stessa probabilità dei non esposti), vuol dire che il fattore di rischio in esame non ha alcuna influenza sulla malattia (RR = 1); se invece il RR risulta >1, ad esempio pari a 3, vuol dire che la probabilità di ammalarsi degli esposti è 3 volte maggiore rispetto ai non esposti; infine, se il RR risulta <1, vuol dire che il "fattore di rischio" considerato è in realtà un fattore protettivo, in quanto la probabilità di ammalarsi degli esposti è minore rispetto ai non esposti.

Hazard Ratio (HR). È un parametro sostanzialmente equivalente al rischio relativo (RR), ma che si utilizza quando il rischio non è costante rispetto al tempo. Questo parametro, tipicamente usato per valutare la sopravvivenza, misura quanto aumenta o diminuisce il rischio di morte (o altri esiti clinici quali recidiva, guarigione, etc.) in un determinato periodo di tempo e con differenti distanze del *follow-up*. L'interpretazione dell'HR è identica a quella del RR: un HR = 1 indica che il fattore di rischio in esame non modifica la sopravvivenza, mentre un HR >1 indica aumento del rischio di morte, infine un HR <1 indica che il fattore in esame riduce il rischio di morte. Ad esempio, un HR pari a 0,5 indica che il rischio relativo di morte in un gruppo è la metà del rischio di morte rispetto al gruppo di confronto.

L'*Odds ratio (OR)*, come il rischio relativo, è una misura dell'associazione tra un fattore di rischio ed una malattia, ma si ottiene calcolando il rapporto tra due Odds, cioè il rapporto tra l'Odds degli esposti e l'Odds dei non esposti. Il termine Odds non ha un preciso equivalente in italiano, ma talora viene tradotto semplicemente come "probabilità" o come "pronostico". Il concetto di Odds, (come già descritto nella prima parte del capitolo), molto usato dagli anglosassoni specialmente nell'ambiente delle scommesse, spesso non è di immediata comprensione perché generalmente siamo abituati a ragionare in termini di proporzioni piuttosto che di probabilità; ad esempio, siamo abituati a dire che, se in una popolazione la prevalenza di una malattia è del 20%, allora la probabilità di trovare un malato è del 20%, cioè ragioniamo in termini di rapporto (leggi proporzione) tra il numero dei soggetti malati ed il numero dei soggetti sani. L'Odds, invece, non si basa sul rapporto tra il numero dei soggetti malati ed il numero dei soggetti sani, bensì sul rapporto tra due diverse probabilità: l'Odds è il rapporto tra la probabilità di malattia e la probabilità di non malattia; così l'Odds degli esposti, ad esempio, è il rapporto tra la probabilità di malattia e la probabilità di non malattia negli esposti; analogamente l'Odds dei non esposti è il rapporto tra la probabilità di malattia e la probabilità di non malattia nei non esposti.

Come si calcola l'Odds? Ritorniamo all'esempio precedente, cioè 20 malati su una popolazione di 100 individui totali: poiché l'Odds è il rapporto tra la probabilità di malattia (p) e la probabilità di non malattia (1-p), essendo p = 20% ed il complementare (1-p) = 80%, esso si calcola come "20/80%", il cui risultato è 0,25, un numero che rispecchia un rapporto di 1:4. Il significato di tale rapporto – quindi il significato dell'Odds – può essere reso più intuitivo dal seguente esempio, che nuovamente si richiama all'ambiente delle scommesse. Se diciamo che una squadra A rispetto ad una squadra B è data per vincente 1:4, significa che, in una scala di 5 di probabilità totali (1 di vincere + 4 di non vincere), la probabilità che vinca la squadra A è pari a 1 su 5 (ossia p = 20%), mentre – in maniera complementare – la probabilità che vinca la squadra B è pari a 4 su 5 (ossia p = 80%). In altre parole, Odds e probabilità sono concetti intercambiabili, così che un Odds può essere trasformato in probabilità e viceversa: nell'esempio precedente, infatti, la probabilità di malattia del 20% (p = 0,2) corrisponde ad un Odds di 0,25, ossia ad un rapporto di 1:4.

Come si calcola invece l'Odds ratio? Come già illustrato, il calcolo dell'Odds ratio prevede il confronto tra due Odds: un primo Odds relativo agli esposti ed un secondo Odds relativo ai non esposti. Ritornando alla Tabella 2, ossia la tabella di partenza da cui ricavare tutte le misure del rischio, possiamo calcolare sia gli Odds che l'Odds ratio. L'Odds di malattia tra gli esposti è il rapporto tra le due probabilità p(malati/esposti totali) e p(non malati/esposti totali), per cui l'Odds di malattia negli esposti è [a/(a+b) / b/(a+b)] = a/b: dunque, l'Odds di malattia negli esposti è dato dal rapporto a/b. Analogamente si ottiene l'Odds di malattia nei non esposti come rapporto tra le due probabilità p(malati/non esposti) e p(non malati/non esposti), per cui l'Odds di malattia nei non esposti è [c/(c+d) / d/(c+d)] = c/d: dunque, l'Odds di malattia nei non esposti è dato dal rapporto c/d. Ebbene, l'Odds ratio è il rapporto tra i due suddetti Odds, ossia l'Odds di malattia negli esposti e l'Odds di malattia nei non esposti, per cui è dato dal rapporto tra "a/b" e "c/d", che matematicamente si trasforma in "a x d / b x c": dunque, l'Odds ratio è dato dal calcolo "a x d / b x c". Tale rapporto viene chiamato anche rapporto incrociato per via della disposizione delle lettere: ritornando alla Tabella 2, infatti, si può notare che, unendo idealmente le lettere "a" e "d" con una freccia e le lettere "c" e "d" con un'altra freccia, le due frecce formano un incrocio.

Confronto tra rischio relativo ed Odds ratio

Anche se sotto un profilo interpretativo si equivalgono, il RR e l'OR hanno però un differente significato e, infatti, si calcolano diversamente (Tabella 3). Volendo essere rigorosi, l'Odds ratio non è un'autentica misura del rischio in quanto si riferisce alla probabilità di avere già una malattia, mentre nel termine rischio è implicita l'idea di un evento che si verificherà in futuro. È per questo motivo che, mentre l'OR si usa negli studi retrospettivi (caso-controllo), il RR invece si usa negli studi prospettici: infatti, mentre l'OR parte dalla distinzione tra malati e non malati per poi confrontare (retrospettivamente) la frequenza di esposizione nei malati (casi) con quella nei non-malati (controlli), il RR invece parte dalla distinzione tra esposti e non esposti per poi confrontare (prospetticamente) la frequenza di malattia negli esposti con quella nei non-esposti. Ma allora perché a volte gli studi si esprimono in termini di OR e non direttamente in termini di RR? In realtà per motivazioni strettamente statistiche poiché in alcune situazioni, come in caso di malattie rare, l'OR stima bene il RR. In quest'ultimo caso, infatti, si utilizzano i semplici rapporti tra le frequenze osservate ("a/c", "b/d") e non le proporzioni ("a/a+c" e "b/b+d"): trattandosi appunto di malattie rare, il numero dei non esposti (sia malati "c" che non malati "d") supera di gran lunga il numero degli esposti (sia malati "a" che non malati "b") così che [(a+c) ≈ c] e [(b+d) ≈ d] (vedi Tabella 3), per cui il calcolo del RR si semplifica diventando identico al calcolo dell'OR (a x d / b x c).

Intervallo di confidenza (IC)

È un parametro che esprime il grado di precisione, ed allo stesso tempo di incertezza, di una stima statistica puntuale; esso è indicato attraverso due componenti: un intervallo appunto, compreso tra un valore minimo ed un valore massimo, ed una percentuale che solitamente è 95%. Facciamo un esempio pratico: se uno studio riporta un valore medio di glicemia di 110 mg/dL con un IC del 95% compreso tra 100 e 120 mg/dL, significa che gli autori stimano – diremmo confidano – che, se la misurazione della glicemia fosse rilevata ripetendo lo studio per 20 volte, allora per 19 volte su 20, ossia con una probabilità del 95%, il valore medio di glicemia cadrebbe nell'intervallo indicato e cioè tra 100 e 120 mg/dL. Perché negli studi è necessario indicare l'IC? La motivazione è legata alla probabilità con cui si può generalizzare il risultato di un lavoro scientifico.

Tabella 3. Quadro sinottico riassuntivo del significato e del calcolo dei diversi tipi di misura del rischio

Tipo di misura del rischio	Significato	Calcolo
RA (rischio assoluto)	**Rapporto tra malati esposti e tutti gli esposti ossia incidenza di malattia negli esposti** (gli esposti includono malati e non malati, i non esposti NON sono oggetto del RA)	**a/(a+b)**
RR (rischio relativo)	**Rapporto tra due incidenze:** incidenza di malattia negli esposti ed incidenza di malattia nei non esposti	$\frac{a/(a+b)}{c/(c+d)}$
Odds	**Rapporto tra due probabilità:** la probabilità di malattia e la probabilità di non malattia	**p/(1-p)** cioè a*b negli esposti e c/d nei non esposti
OR (Odds ratio)	**Rapporto tra due Odds:** l'Odds negli esposti e l'Odds nei non esposti	$\frac{p/(1-p)\ \text{esposti}}{p/(1-p)\ \text{non esposti}} = \frac{a/b}{c/d} = \frac{a \times d}{b \times c}$

	Malati	Non Malati	Totale
Esposti	a	b	a+b
Non esposti	c	d	c+d
Totale	a+c	b+d	a+b+c+d

Quando uno studio riporta un valore medio, infatti, tale valore è calcolato sul campione di pazienti studiato e non sulla popolazione generale; ebbene, l'IC fornisce un intervallo di valori, entro cui si confida – ossia si ritiene probabile (di solito al 95%) – che il suddetto valore medio sia generalizzabile, cioè valido anche per l'intera popolazione.

In epidemiologia le misure più frequentemente utilizzate per stimare la frequenza di una malattia in una popolazione sono due: la prevalenza, che è una proporzione data dal numero di casi rispetto all'intera popolazione; l'incidenza, che è una frequenza data dal numero di nuovi casi che si verificano in un dato lasso di tempo (ad es., un mese o un anno). L'IC può essere calcolato a partire sia dalla prevalenza che dall'incidenza. Data una certa prevalenza P, l'IC al 95% si calcola con la formula **[IC = P ± 1.96 x √P x (1-P)/N]**, dove il segno +/- permette il calcolo del limite superiore ed inferiore dell'intervallo, 1.96 è il numero che permette di collocare l'intervallo al 95% ed N è la numerosità del campione. Nel caso in cui l'IC sia calcolato a partire dall'incidenza I, si usa la stessa formula sostituendo il valore di P con quello di I. Da notare che la numerosità del campione si trova al numeratore così che, più il campione è numeroso, più l'IC è ristretto, ossia il risultato è preciso.

Dunque, l'intervallo di confidenza fornisce informazioni riguardo alla precisione dei valori ottenuti attraverso lo studio di un campione. È un parametro di fondamentale importanza soprattutto negli studi epidemiologici, nei quali la variabilità del campione – specie se piccolo – può rendere aleatoria l'interpretazione dei risultati. Nel caso di uno studio disegnato per scoprire la corretta posologia di un farmaco, ad esempio, un IC più ristretto indica un risultato più preciso, mentre un IC più ampio indica un risultato meno preciso in quanto gravato da maggiore variabilità.

Revisioni, Meta-analisi, Linee Guida

I trial controllati randomizzati costituiscono il gold standard della sperimentazione clinica, ma vi sono anche altri tipi di contributo scientifico dotati di un elevato livello di evidenza: le meta-analisi, le revisioni, le linee guida. Esse non sono lavori sperimentali di per sé e costituiscono la così detta "letteratura secondaria" poiché si costruiscono mettendo insieme i risultati derivanti dagli studi clinici osservazionali e sperimentali, che invece sono definiti strumenti di ricerca primaria e costituiscono la così detta "letteratura primaria". Meta-analisi, revisioni e linee guida hanno grande importanza in quanto forniscono uno sguardo d'insieme, che, per metodologia intrinseca, non può derivare dal singolo trial per quanto rigorosamente condotto: infatti, i contributi di letteratura secondaria permettono di identificare un maggior livello di evidenza quando i risultati dei diversi trial sono concordanti, ma permettono comunque di accrescere la conoscenza di un argomento, nonché l'eventuale necessità di ulteriori studi, quando i risultati dei diversi trial sono discordanti.

Revisioni (narrative e sistematiche)

La revisione (o *review*) è un tipo di lavoro che, come intuibile, si propone di effettuare una revisione generale della letteratura disponibile fino a quel dato momento rispetto ad una specifica tematica con lo scopo di sintetizzare i risultati emersi. Essa può includere diversi tipi di studi, tra cui non soltanto i trial clinici, ma anche gli studi di coorte e caso-controllo, che – come noto – sono collocati nella parte bassa della piramide. Tuttavia, ciò non deve trarre in inganno riguardo la solidità scientifica di una review che, al contrario, possiede un elevato livello di prova proprio in virtù della più ampia gamma di studi analizzati. Si distinguono due tipi di review: 1) la revisione narrativa (o non sistematica), che è sostanzialmente un riassunto di dati provenienti da studi primari di diversa tipologia, in assenza di specifici criteri di selezione; 2) la revisione sistematica, nella quale il riassunto si effettua selezionando gli studi attraverso una certa "sistematicità", ossia secondo criteri specifici (ad esempio, includendo soltanto trial clinici e studi osservazionali analitici ma escludendo altri contributi come i *case report* o i *case series*).

Meta-analisi

La meta-analisi (o metanalisi) è un lavoro scientifico in cui i dati, raccolti da più studi inerenti uno stesso argomento, sono analizzati statisticamente al fine di ricavarne un unico dato conclusivo, relativo ad uno specifico quesito. Più dettagliatamente, si tratta di un'analisi combinata di informazioni quantitative derivanti da due o più studi indipendenti, selezionati dalla letteratura in base a criteri ben definiti e chiaramente espressi dagli autori (ad esempio, analizzando solo RCT). Per questo le meta-analisi sono considerate revisioni quantitative a differenza delle *reviews*, che invece sono considerate revisioni semi-quantitative. Il numero delle meta-analisi pubblicate **è** costantemente in crescita poiché esse offrono un resoconto sintetico, che aiuta il medico a prendere decisioni nella pratica clinica, specialmente quando in letteratura vi sono diversi trial – a volte decine – condotti su una medesima tematica, rispetto ai quali diventa difficile orientarsi. In ambito EBM, insieme ai trial ben disegnati, le meta-analisi sono le prove più valide dell'efficacia (o della non efficacia) dei trattamenti, per cui sono collocate all'apice della piramide.

Forest plot. Noto anche come *blobbogram* o "grafico a foresta", è il grafico tipicamente utilizzato per descrivere in sintesi i risultati di una meta-analisi; non a caso il logo della Cochrane Collaboration è costituito proprio da un *forest plot* stilizzato. Può assumere diverse forme e configurazioni, ma solitamente è rappresentato da alcune colonne e da uno spazio diviso in due parti mediante una linea verticale (Figura 14). Usualmente nella parte sinistra del *forest plot* si trovano una prima colonna costituita dalla lista dei diversi studi, poi una seconda ed una terza colonna, che riportano rispettivamente il numero dei trattamenti e dei controlli corrispondenti ai relativi studi; nella parte destra, invece, si trova la colonna costituita dalla lista dei risultati (sempre dei corrispettivi studi), generalmente riportati in termini di rischio relativo (RR) o di Odds ratio (OR). Lo spazio diviso dalla linea verticale, solitamente collocato tra le prime tre colonne a sinistra e la colonna a destra, è quello che più direttamente riguarda il colpo d'occhio che deve avere il lettore. I singoli studi sono rappresentati dai quadratini, collocati a sinistra o a destra della linea verticale: per convenzione, lo spazio a sinistra riporta gli studi il cui risultato è a favore, mentre quello a destra riporta gli studi il cui risultato è a sfavore del trattamento. Ne discende che, quando uno studio viene collocato in mezzo ai due spazi, ossia sulla linea verticale, vuol dire che esso non ha prodotto risultati

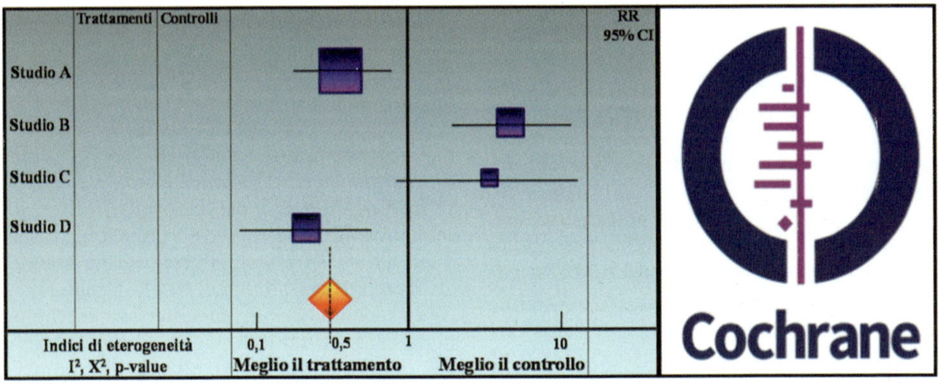

Figura 14. Esempio schematico di *Forest Plot*: il diamante rappresenta il risultato (linea tratteggiata) della metanalisi; i quadratini con le linee orizzontali rappresentano i singoli studi con rispettivo IC. I nomi degli studi con numero di trattamenti e controlli sono riportati nelle colonne a sinistra, mentre i risultati (in termini di RR) sono a destra. Il RR del diamante è 0,5, per cui se in questo esempio l'*outcome* considerato fosse la recidiva, il risultato della meta-analisi indicherebbe che il trattamento riduce di metà il rischio di recidiva rispetto al non trattamento. Alla destra un *forest plot* stilizzato, simbolo della Cochrane Collaboration.

significativi né a favore né a sfavore del trattamento: non a caso, infatti, la linea verticale viene chiamata anche "linea dell'effetto nullo".

Il diamante (rombo arancio) posto nella parte bassa dei due spazi, in corrispondenza della parte inferiore della linea verticale, è particolarmente importante: esso rappresenta la sintesi dell'intera meta-analisi poiché è il risultato dell'elaborazione statistica dei dati provenienti da tutti gli studi inclusi; come per i singoli studi (quadratini), per convenzione il diamante è collocato nello spazio a sinistra se il risultato della meta-analisi è a favore, mentre è collocato nello spazio a destra se il risultato è a sfavore del trattamento. Al di sotto dello spazio contenente la linea verticale ed i quadratini vi è una linea orizzontale, solitamente graduata con numeri da 0,1 a 10, che rappresentano la graduazione del RR (o dell'OR). La linea verticale, detta anche "linea dell'effetto nullo", interseca quella orizzontale esattamente in corrispondenza di un valore di RR (o OR) pari ad 1, indicante appunto che la probabilità del trattamento di essere favorevole è pari alla probabilità di non esserlo (in questo caso, infatti, il rapporto tra queste due probabilità è esattamente pari ad 1), ossia il trattamento è ininfluente (effetto nullo) sulla patologia. Di solito la linea dell'effetto nullo è continua, mentre quella che attraversa il diamante è tratteggiata ed interseca la linea orizzontale in corrispondenza del relativo valore di RR. Come già accennato, gli studi sono graficamente rappresentati da quadratini attraversati da una linea orizzontale. Le dimensioni di un quadratino dipendono dalla numerosità del campione utilizzato nel singolo studio: quanto maggiore è il numero di pazienti coinvolti tanto maggiore è la dimensione del quadratino, che rappresenta graficamente la stima puntuale dello studio. La linea orizzontale, invece, rappresenta l'intervallo di confidenza (IC), la cui lunghezza è proporzionale al grado di incertezza del risultato dello studio. Come intuibile, un lavoro effettuato con pochi pazienti ha una linea più lunga: quanto più è bassa la numerosità del campione, infatti, tanto più aumenta l'incertezza del risultato, che, dovendo essere collocato in un più ampio range di valori, risulta gravato da maggior variabilità e quindi minor precisione. Quando la linea orizzontale di un quadratino, ossia l'IC di uno studio, tocca o attraversa la linea verticale, ossia la linea dell'effetto nullo, il risultato è considerato statisticamente non significativo.

Lettura critica di una meta-analisi. La meta-analisi è un contributo di letteratura dotato di un elevato livello di evidenza, molto utile nella pratica clinica soprattutto perché fornisce un efficace resoconto dei risultati derivanti dai trial clinici, ma è necessario che essa venga interpretata correttamente. Non è sufficiente considerare il solo "diamante", ma occorre osservare il *forest plot* per intero: esso, infatti, può mostrare studi con risultati nettamente discordanti, anche quando il diamante è chiaramente collocato da un lato o dall'altro della linea verticale; in tal caso bisogna esaminare più nel dettaglio i dati riportati. La costruzione di una metanalisi comporta un limite intrinseco: ogni operazione di aggregazione di categorie o di valori costringe ad utilizzare scale molto grandi, quindi diverse da quelle originarie, rischiando di fornire un risultato che non esprime più le caratteristiche dei singoli studi. Inoltre, prima ancora dell'elaborazione dei dati, gli autori devono affrontare il problema della ricerca bibliografica, per la quale vanno considerati:

- il così detto *bias di pubblicazione*, fenomeno per cui spesso gli studi con esito negativo sono interrotti prima della conclusione e non vengono pubblicati, costringendo i ricercatori a lavorare su dati parziali (ossia soltanto quelli pubblicati);
- gli *inclusion criteria bias*, dovuti ai criteri di inclusione adottati, per cui può accadere che studi rilevanti siano esclusi dalla meta-analisi;
- i *selector bias*, che si verificano quando gli autori non fissano precisi criteri di selezione.

Ne discende che il lettore deve avere a disposizione dei parametri che gli permettano di valutare se gli studi sono stati selezionati ed analizzati correttamente: per questo nelle meta-analisi sono riportati il *funnel plot* e, soprattutto, i così detti indicatori di eterogeneità, che solitamente sono collocati nella parte inferiore sinistra del *forest plot*.

Funnel plot. Ci sono diversi metodi per stimare l'entità del bias di pubblicazione, ma quello più semplice è costituito dal funnel plot (o grafico ad imbuto), comunemente usato sia nelle metanalisi che nelle *review*. Questo metodo consiste nel disegnare un grafico in cui l'asse X riporta la stima che quantifica l'effetto (espresso, ad esempio, come OR o logaritmo di OR), mentre l'asse Y riporta la dimensione del campione in esame (espresso, ad esempio, come numerosità o come errore standard). Il *funnel plot* si basa sul seguente presupposto: gli studi con campione più numeroso danno risultati più similari tra loro (RR simili) mentre gli studi con un campione meno numeroso danno risultati più variabili tra loro (RR diversi); di conseguenza nella rappresentazione grafica ci si attende che gli studi con numerosità più alta, avendo RR simili, si concentrano nella parte alta del grafico, mentre gli studi con numerosità più bassa, avendo RR diversi, si collocano nella parte bassa distribuendosi lungo tutta l'ascissa (Figure 15A e 15B).

Ne discende che, se non c'è vizio di selezione, ci si attende una forma ad imbuto in quanto gli studi con numerosità più alta, e quindi RR più similari tra loro, si concentrano nella parte alta del grafico, mentre gli studi con bassa numerosità, e quindi con RR molto diversi tra loro, si collocano nella parte bassa distribuendosi lungo tutta l'ascissa. Ovviamente ciò non è un assoluto, in quanto anche studi con bassa numerosità potrebbero dare RR simili e, viceversa, studi con elevata numerosità potrebbero dare RR diversi tra loro; tuttavia, quest'ultima è un'ipotesi poco probabile, così che si può ragionevolmente affermare che un funnel plot con un grafico ad imbuto indica assenza di bias di selezione, mentre un funnel plot mostrante un grafico asimmetrico indica bias di selezione.

Eterogeneità. È un parametro che rappresenta il grado di diversità fra le stime puntuali, cioè il grado di incompatibilità fra gli esperimenti inclusi nella meta-analisi. Per questo ogni lavoro pubblicato deve riportare:

- i dati relativi ai singoli studi, ossia il numero degli eventi e il numero dei partecipanti, sia per il gruppo sottoposto al trattamento sia per il gruppo di controllo;
- gli indicatori di eterogeneità.

Come si può valutare l'eterogeneità? In primo luogo l'osservazione diretta del *forest plot*: ricordiamo che, quando la linea orizzontale di un quadratino, ossia l'IC di uno studio, tocca la linea verticale, ossia la linea dell'effetto nullo, tale studio è considerato statisticamente non significativo; inoltre, se i quadratini hanno dimensioni molto diverse o sono collocati in zone molto diverse (specialmente se in ugual numero sia a sinistra che a destra della linea verticale), vuol dire che gli studi analizzati non solo hanno differenti numerosità del campione, ma soprattutto esprimono risultati differenti se non addirittura opposti. In secondo luogo, al di là del colpo d'occhio offerto dal *forest plot*, in fondo alla tabella dei dati si trovano i così detti indicatori di eterogeneità, che

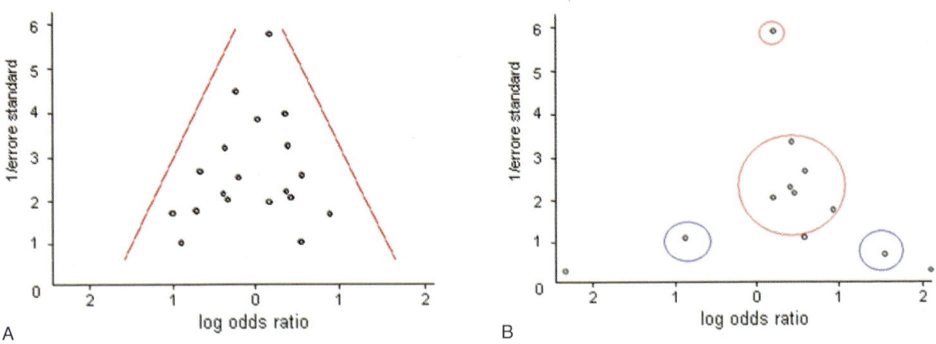

Figura 15. A) Funnel plot privo di bias (forma ad imbuto).B) Funnel plot con bias (forma asimmetrica)

generalmente – ma non esclusivamente – sono espressi attraverso i parametri I^2, X^2 e p-value. Senza entrare nel dettaglio del calcolo, è sufficiente ricordare che il parametro statistico I^2 ("i quadro"), noto anche come indice di eterogeneità di Higgins, se ha un valore >50% indica eterogeneità, cioè ci informa che i risultati potrebbero essere incoerenti non per semplice casualità, ma per qualche altra ragione che sottende una certa diversità – diremmo eterogeneità – degli studi posti a confronto. Per quanto riguarda il test del X^2 ("chi quadro"), si ha eterogeneità quando il valore del X^2 diviso N-1 (dove N è il numero degli studi) risulta >1. Il p-value (o semplicemente p) è un paramento largamente utilizzato nella statistica generale per valutare la significatività dei risultati emersi da una data ricerca. In particolare, si ha significatività statistica quando il p-value risulta <0,05, che corrisponde ad una probabilità molto bassa, ossia <5% (p <0,05 appunto), che le differenze emerse dai risultati siano dovute al caso e, in maniera complementare, corrisponde ad una probabilità molto elevata, ossia >95%, che invece tali differenze siano significative, ossia dovute ad una reale differenza ma non al caso. Per questo motivo nel contesto di una meta-analisi è desiderabile un valore di p >0,05 poiché, al contrario, un p <0,05 indica eterogeneità in quanto indica che gli studi sono significativamente diversi, diremmo eterogenei tra loro, quindi scarsamente paragonabili al fine di ottenere un risultato cumulativo unico. In sintesi, è importante ricordare che vi è eterogeneità in presenza di un I^2 >50%, un X^2/N-1 >1 o un p-value <0,05.

Pur avendo definito l'eterogeneità come il grado di incompatibilità fra gli studi analizzati, il riscontro di essa non deve portare a concludere *tout court* che una meta-analisi sia priva di validità scientifica. Poiché gli RCT inclusi in una meta-analisi possono differire in vari aspetti (grandezza della stima, criteri di eleggibilità, luoghi e tempi dell'indagine, ecc.), il riscontro di eterogeneità, piuttosto che invalidare il risultato, indica la necessità di ulteriori elaborazioni, quali l'analisi per sottogruppi, l'analisi di influenza e la meta-regressione, al fine di individuare le caratteristiche che possono spiegare l'eterogeneità.

Linee guida

Le linee guida (LG) sono raccomandazioni di comportamento clinico, che derivano non solo dalla combinazione di studi primari e secondari, ma anche da un processo di revisione sistematica della letteratura, nonché dalle opinioni degli esperti. La più nota definizione di linee guida è quella formulata nel 1992 dall'Institute of Medicine, secondo cui le LG sono "raccomandazioni sviluppate in modo sistematico per assistere medici e pazienti nelle decisioni sulla gestione appropriata di specifiche condizioni cliniche". A differenza dei protocolli, le LG sono strumenti di lavoro meno rigidi, la cui finalità è quella di aiutare il medico nel momento della decisione clinica, orientandolo alla *best practice*, che tiene conto non solo delle prove di efficacia ma anche del contesto, inteso sia come condizione del singolo paziente (eventuali comorbidità o non compliance) sia come disponibilità di attrezzature e mezzi. Nella sostanza, quindi, l'elasticità delle linee guida riflette il pensiero di Sackett in quanto riflette la triade della EBM, ossia la combinazione tra le migliori evidenze, l'esperienza clinica ed il contesto socio-organizzativo intorno al singolo paziente. Tra tutti gli strumenti forniti dalla EBM, le linee guida sono probabilmente i più diffusi, per diversi motivi: forniscono una sintesi delle indicazioni clinico-terapeutiche basate sulle più solide prove di efficacia, favoriscono il rapido trasferimento dei risultati della ricerca alla pratica clinica (funzione di formazione ed aggiornamento), portano all'uniformità (standardizzazione) degli interventi sanitari. Il processo di sviluppo di una linea guida è di cruciale importanza perché deve tener conto non solo della qualità delle evidenze *sensu strictu*, ma anche dell'effettiva possibilità di attuazione pratica. La EBM individua tre momenti fondamentali nel percorso di produzione di una linea guida:

- la interdisciplinarietà, ossia il coinvolgimento di diversi esperti appartenenti a diverse società scientifiche;
- la valutazione rigorosa e sistematica delle fonti poiché la forza delle evidenze utilizzate è l'elemento che garantisce la migliore qualità nei contenuti di una LG;
- la esplicitazione dei livelli di prova.

Sistemi di classificazione dei livelli di evidenza e della forza delle raccomandazioni. Nel mondo delle linee guida è stata sviluppata almeno una ventina di diversi sistemi di *grading*, che differiscono per diversi aspetti. Ne discende che, leggendo una meta-analisi o utilizzando delle linee guida, occorre innanzitutto ricercare il sistema di classificazione utilizzato, che deve necessariamente essere menzionato dagli autori. Alcuni sistemi graduano i LdP mediante i numeri romani (I, II, III, IV, etc.) e la FdR mediante le lettere latine (A, B, C, D, etc.), altri al contrario utilizzano le lettere per graduare i LdP ed i numeri per graduare la FdR e, per di più, talvolta vengono introdotte anche delle sottoclassi (ad es. Ia-Ib, IIa-IIb, etc.). Tuttavia, ciò che più di tutto fa la differenza è il modo in cui viene graduata la FdR in rapporto al LdP: mentre in alcuni sistemi la FdR deriva rigidamente dal LdP, come nel caso del sistema SIGN (*Scottish Intercollegiate Guideline Network*), in altri sistemi invece, pur tenendo conto del LdP, la determinazione della FdR viene modulata considerando altri parametri come la complessità del quesito, la possibilità di effettuare studi o l'intorno socio-culturale. In questo contesto di eterogeneità dei diversi sistemi di grading, all'inizio degli anni 2000 è nato il gruppo GRADE (*The Grades of Recommendation Assessment, Development and Evaluation Working Group)*, che ha sviluppato un sistema, noto anche come metodo GRADE, per la formulazione di raccomandazioni, capace di conciliare evidenze scientifiche ed applicabilità pratica nella *real life*. Negli anni più recenti, il metodo GRADE è divenuto riferimento per tantissime agenzie di salute (tra cui anche la WHO), centri collaborativi internazionali (come la Cochrane Collaboration) e diverse società scientifiche. Dal dicembre 2016 anche l'AIFA, partendo dall'oncologia, ha adottato il metodo GRADE per la corretta valutazione dei farmaci innovativi.

Sistema GRADE. Il GRADE Working Group è un team di esperti nella formulazione di LG, che nasce con la duplice finalità di tentare di unificare i diversi sistemi di grading e, soprattutto, di costruire un metodo per passare dalle conoscenze scientifiche alla forza delle raccomandazioni poiché – come già sottolineato – il LdP è una condizione necessaria ma non sufficiente per stabilire il grado della FdR. Nei tradizionali sistemi la FdR è espressa come diretta conseguenza del LdP: ad esempio, al risultato di uno studio con livello di evidenza I, ossia il più elevato (come un RCT), corrisponde automaticamente il grado di raccomandazione A, ossia il più elevato; analogamente, al risultato di uno studio con un più basso livello di evidenza, ad esempio III, corrisponde automaticamente una raccomandazione di grado C. Tale equazione, però, è tutt'altro che automatica, anzi costituisce il *vulnus* dei sistemi tradizionali, sul quale il GRADE si propone di intervenire introducendo due sostanziali novità:

- la qualità delle prove viene valutata anche in base agli *outcome* dei singoli studi e non più – in modo rigido e semplicistico – soltanto sulla base del disegno di studio;
- la forza delle raccomandazioni, pur basata sui livelli di evidenza, non deve limitarsi a questi, ma va estesa a considerazioni di carattere globale che ne permettano l'applicabilità pratica.

Il metodo GRADE prevede un approccio strutturato essenzialmente in 4 fasi:

1) formulazione di un quesito clinico con scelta e valutazione formale degli *outcome* ad esso correlati;
2) valutazione sistematica della letteratura scientifica e della qualità delle prove reperite;
3) valutazione di benefici e rischi associati all'intervento considerando le preferenze dei pazienti, la fattibilità, nonché le risorse necessarie;
4) definizione formale della forza della raccomandazione.

La prima fase di lavoro è particolarmente rilevante: essa prevede la formulazione del quesito clinico in modo chiaro e completo seguendo lo schema PICO, un acronimo che significa "Paziente, Intervento, Confronto, Outcome" (in inglese *patient, intervention, comparator, outcome*). Questo schema viene applicato ad ogni quesito a cui si intende rispondere nelle linee guida; la Tabella 4 ne offre un esempio pratico. A ben vedere, oltre che essere un metodo strutturato per elaborare le linee guida, il sistema PICO costituisce un formidabile strumento metodologico a disposizione anche del medico pratico, che seguendo lo schema riesce a porsi le giuste domande, soprattutto – come descritto in seguito – quando ha l'esigenza di ricercare nella letteratura i contributi utili a risolvere i problemi clinici pratici.

Anche il GRADE applica la gerarchia delle evidenze, tuttavia esso, rispetto ai tradizionali sistemi di classificazione, prevede che il livello di prova possa essere ritoccato verso l'alto o verso il basso, tenendo conto anche di altri elementi e non soltanto del disegno di studio. Ad esempio, una metanalisi può subire un abbassamento di un livello (o anche due livelli) quando la qualità degli studi analizzati è limitata da fattori quali un elevato grado di eterogeneità, dati imprecisi o bias di pubblicazione. Specularmente, il sistema prevede anche l'innalzamento di un livello quando i risultati di uno studio mostrano un'associazione forte, cioè un RR compreso tra 0,2 e 2 oppure un'associazione statisticamente significativa in almeno due studi osservazionali, concordanti tra loro e senza plausibile rischio di bias; ancora, in caso di studi mostranti un RR <0,2 o >5, ossia indicanti un'associazione molto forte, vi può essere l'innalzamento di due livelli. In questo modo, come precisato da Gordon Guyatt (collaboratore di Sackett ed ideatore dell'espressione "*evidence based medicine*"), con il metodo GRADE anche gli studi osservazionali o i trial non randomizzati possono produrre prove di alta qualità, mentre le successive raccomandazioni possono risultare forti o deboli sulla base di una valutazione rigorosa e globale ma, di certo, non automaticamente legata al livello di prova. Questo mette fine, in un certo senso, all'egemonia degli studi randomizzati: non basta l'abito (studio randomizzato) a fare il monaco (raccomandazione forte) in quanto uno studio randomizzato mal condotto, con piccoli numeri o altri difetti, esprime un livello di evidenza inferiore rispetto ad uno studio osservazionale ben fatto, i cui risultati mostrano una forte associazione. Ne sono una dimostrazione gli studi condotti sui rischi del fumo che, pur non essendo randomizzati per ovvi motivi etici, forniscono ugualmente un elevato livello di evidenza poiché sono tutti concordanti nel segnalare un RR di neoplasia polmonare molto elevato, un netto gradiente dose-risposta ed, inoltre, considerano l'effetto di possibili bias legati a sesso, età, abitudini di vita ed altre variabili.

EBM nella pratica clinica

Critical appraisal

Come già descritto nell'introduzione, il clinico pratico ogni giorno è chiamato ad affrontare numerosi problemi, tra i quali la scelta e l'interpretazione dei test diagnostici,

Tabella 4. Esempio pratico di applicazione del sistema PICO ad un quesito clinico. Nel caso in esame si cerca di capire, nei pazienti con diabete mellito scompensato, quale sia la migliore terapia ai fini non solo di ridurre mortalità e degenza, ma anche di migliorare (o almeno non peggiorare) la qualità di vita del paziente, in accordo con la triade della EBM.

Schema P.I.C.O.	Domanda	Esempio
P (pazienti)	Pazienti: quali pazienti o quale popolazione di pazienti ci interessa? Come possono essere descritti meglio? Ci sono sottogruppi che devono essere considerati?	Pazienti con diabete mellito scompensato
I (intervento)	Intervento; quale intervento, trattamento o approccio dovrebbe essere studiato?	Cartella clinica informatizzata
C (confronto)	Confronto: quale è o quali sono le principali alternative da confrontare con l'intervento?	Cartella tradizionale
O (outcome)	Outcome, cioè esiti: cosa è veramente importante per il paziente? Sono stati considerati indicatori quali la qualità della vita e costi dell'intervento?	Lunghezza dei ricoveri (efficienza), mortalità (efficacia) per cause specifiche

l'efficacia di un trattamento, il decorso di una malattia, l'analisi costo-beneficio di un dato intervento sanitario. Al fine di approcciare e risolvere al meglio tali problemi, è necessario che egli acquisisca un'abilità indicata come *critical appraisal* (valutazione critica): essa consiste nella capacità innanzitutto di porsi correttamente i quesiti clinici e successivamente di ricercare nuove informazioni ed indicazioni. Quest'ultime possono essere reperite in diversi modi, leggendo testi o consultando colleghi esperti o partecipando a congressi, ma ad oggi il web è senza dubbio lo strumento di più immediata ed ampia fruizione. L'enorme quantità di informazioni disponibili in rete, però, rappresenta al contempo sia una preziosa risorsa che una pericolosa minaccia, specialmente quando tali informazioni vengono acquisite ed attuate senza un'opportuna contestualizzazione, cioè senza una corretta valutazione critica.

Sotto un profilo metodologico e pratico allo stesso tempo, di fronte ad un problema clinico il procedimento della EBM prevede essenzialmente quattro tappe:

1) trasformare la necessità di informazioni in domande semplici (ad esempio, "quale è l'affidabilità di un certo test di laboratorio, o strumentale, per la diagnosi di una data patologia?" oppure "un determinato farmaco è risultato più o meno efficace nel trattamento di una data malattia?");
2) cercare e selezionare le risposte negli studi clinici migliori pubblicati in proposito;
3) valutare criticamente gli studi trovati in rapporto alle domande poste;
4) applicare opportunamente, cioè se possibile e giustificato, i risultati al caso concreto.

È utile ribadire che il primo passo per cercare informazioni in modo efficace è quello di porre dei quesiti chiari e completi: una domanda formulata correttamente, infatti, consente rapidamente di individuare il tipo di studio che può fornire la risposta più valida. Ad esempio, se si vogliono informazioni riguardo una presentazione insolita di malattia, è utile indirizzarsi verso un *case report*, mentre per conoscere benefici ed eventuali effetti collaterali di un certo farmaco, occorre ricercare dei trial clinici; o ancora, se si desidera un compendio aggiornato sulla diagnosi e la terapia di una data patologia, allora una review recente risulta di grande aiuto. Come si può notare, per rispondere correttamente e rapidamente ad un quesito clinico, la scelta del contributo di letteratura da ricercare dipende dal quesito piuttosto che dal livello di evidenza dello stesso contributo. Una volta formulate correttamente le domande, il *critical appraisal* prevede la ricerca delle informazioni attraverso la consultazione della letteratura scientifica, che attualmente è rappresentata principalmente dal web. Infatti, non solo nell'ambito della ricerca ma anche nella pratica clinica, sempre più frequentemente si ricorre ad esempio a PubMed, un motore di ricerca gratuito, che permette l'accesso a Medline, ossia il più utilizzato e più importante archivio bibliografico online: si tratta di un'enorme database, contenente contributi di letteratura biomedica dal 1949 ad oggi. Pubmed consente di accedere ad oltre 24 milioni di riferimenti bibliografici derivanti da circa 5.300 periodici biomedici, tutti indicizzati sotto forma di riassunto (abstract), anche se in molti casi è possibile scaricare il lavoro per intero (*in extenso*).

Critiche, limiti e potenzialità della EBM

Fin dalla sua nascita la medicina delle prove di efficacia ha suscitato sia enorme entusiasmo che aspre critiche, ma è innegabile che negli ultimi 15-20 anni essa si è diffusa in tutto il mondo, influenzando significativamente tanto la ricerca quanto la pratica clinica. Attraverso un sondaggio online, nel gennaio 2017 i lettori del *British Medical Journal* hanno posizionato la EBM al settimo posto di una speciale classifica, stilata per individuare le 15 tappe più importanti che hanno dato forma alla medicina moderna (quali, ad esempio, gli antibiotici, i vaccini, la radiologia, etc.). In realtà, l'impatto della EBM sulla comunità medica è una questione ben più complessa ed articolata, per cui appare opportuno esaminare brevemente anche alcune delle perplessità e reazioni negative.

Una critica frequente riguarda le linee guida: i detrattori della EBM sostengono che la loro applicazione rischia di limitare il giudizio medico, riducendolo alla consultazione di un elenco di indicazioni. D'altro canto, i sostenitori sottolineano che occorre comprendere pienamente il significato delle LG: esse non sono un "*cookbook medicine*", ossia una sorta di ricettario, bensì uno strumento che, una volta di più, va integrato con l'esperienza clinica ed il contesto in cui si opera. Questo messaggio è particolarmente importante per il medico cha abbia poca esperienza pratica: conoscere perfettamente le LG è un'ottima base di partenza, ma non coincide con la professione medica nella sua globalità, così come conoscere a memoria le ricette di cucina non coincide con l'essere cuoco in senso pieno.

Un'altra critica frequente riguarda la possibilità di generalizzare i risultati degli studi effettuati secondo i criteri della EBM. Come sappiamo, quanto più uno studio è condotto allontanando tutti i possibili fattori di confondimento, tanto maggiore è il suo livello di evidenza, per cui un trial clinico deve comprendere una popolazione il più possibile omogenea per sesso, età ed assenza di qualsiasi altra patologia se non quella oggetto di studio. Tuttavia, nella pratica clinica spesso il paziente da curare, per età o comorbidità, è ben diverso da quello "pulito" e privo di bias incluso nei trial, così che molti sostengono che i risultati di un trial clinico – paradossalmente proprio perché ben condotto – sono difficilmente generalizzabili all'intera popolazione.

Una riflessione filosofica sulla EBM

La metodologia della EBM, come tutte le scienze empiriche, è fondata sul metodo sperimentale (o metodo scientifico) introdotto da Galileo Galilei. Dal punto di vista dell'epistemologia (branca della filosofia che studia come si raggiunge la conoscenza scientifica) il metodo sperimentale è basato sull'induzione (o inferenza induttiva), ossia su quel processo cognitivo che permette di giungere ad una conclusione di carattere universale a partire da tante osservazioni particolari. Ma quanto si può essere sicuri che l'induzione permette di arrivare alla verità? Nel suo celebre saggio "La logica della scoperta scientifica" (1934), il filosofo Karl Popper scriveva "per quanto numerosi siano i casi di cigni bianchi che possiamo avere osservato, ciò non giustifica la conclusione che tutti i cigni siano bianchi", con lo scopo di sottolineare i limiti intrinseci del metodo induttivo e, di conseguenza, di tutte le scienze empiriche che su di esso si basano. In altre parole, Popper ci rende consapevoli che il metodo scientifico basato sull'induzione permette di avvicinarsi molto alla verità, ma non permette di sentirsi depositari di verità assolute. Non a caso, infatti, man mano che si affinano le tecnologie utilizzate per la ricerca, gli esperimenti possono condurre a conclusioni molto diverse, se non addirittura opposte, rispetto a quelle emerse anche pochi anni prima. Ed è con questa stessa consapevolezza che il medico pratico deve intendere la EBM, ossia non come fonte di verità assoluta, ma come un formidabile strumento – ad oggi probabilmente il migliore possibile – per raggiungere la verità scientifica, con lo scopo di offrire ai pazienti le migliori terapie possibili, ma sempre integrandole con l'esperienza clinica individuale e con i valori dei pazienti stessi.

> "*How often have I said to you that when you have eliminated the impossible, whatever remains, **however improbable**, must be the truth.*"
>
> Sherlock Holmes to Dr. Watson in *The Sign of Four*, by A. Conan Doyle.

Bibliografia di riferimento

1. Sintomi di presentazione

1.1 Coma

Definizioni

Da un punto di vista pratico si può ritenere che la coscienza sia caratterizzata da due elementi: la vigilanza, cioè la capacità di percepire gli stimoli esterni, e la consapevolezza (o lucidità), cioè la capacità di elaborare gli stimoli e di darvi risposte coerenti.

Esiste un continuum nelle alterazioni della vigilanza, che possono essere classificate in base alla risposta agli stimoli e che comprendono:

- il *sonno*: recupero totale della vigilanza e della consapevolezza dopo uno stimolo adeguato;
- la *letargia*: recupero di vigilanza e di consapevolezza, ma veloce ritorno allo stato precedente al cessare degli stimoli;
- lo *stato stuporoso*: recupero solo parziale della vigilanza agli stimoli con possibilità di emettere suoni o parole, ma non di rispondere in modo coerente a domande o ordini;
- il *coma*: riduzione della vigilanza dalla quale il soggetto non può uscire neppure a seguito di stimoli molto intensi. La risposta alla stimolazione dolorosa, quando presente, è di tipo stereotipato o riflesso e non finalizzata.

I pazienti con alterazioni della coscienza possono passare da uno stato all'altro con il variare delle loro condizioni cliniche. Nelle pagine che seguono indicheremo genericamente come "coma" le condizioni qui sopra descritte di letargia, stupor e coma propriamente detto.

Fisiopatologia

Il mantenimento di un normale livello di coscienza richiede il buon funzionamento e la normale integrazione del sistema reticolare attivatore ascendente (SRAA) e degli emisferi cerebrali. Perché un soggetto sviluppi uno stato di coma è necessario che una *noxa* patogena (strutturale, tossica o metabolica) coinvolga o il SRAA o ambedue gli emisferi cerebrali. Una lesione monolaterale degli emisferi, anche se di grandi dimensioni, può causare il coma solo se esercita una compressione sull'emisfero controlaterale o sul tronco cerebrale.

Il SRAA è un insieme di nuclei e di fibre nervose che si estende dal midollo cervicale attraverso il tronco cerebrale fino al talamo e di qui all'ipotalamo e alla corteccia. Il compito del SRAA, in particolare delle sue porzioni pontine e mesencefaliche, è quello di mantenere la corteccia cerebrale in uno stato di costante allerta che le consente di rispondere ad eventuali stimoli. Durante il sonno il SRAA mantiene la sorveglianza dell'ambiente (interno ed esterno) e se necessario può risvegliare la corteccia. Lo stato di coma implica o la perdita della capacità attivatrice del SRAA o la perdita della capacità di rispondere all'attivazione da parte di ambedue gli emisferi cerebrali.

Cause

Le condizioni patologiche in grado di indurre alterazioni della coscienza fino al coma (e alla morte) possono essere suddivise in cinque gruppi principali (Tabella 1.1.1):

- le lesioni strutturali intrinseche del SNC;
- le lesioni occupanti spazio;
- le alterazioni tossico-metaboliche;
- i processi infettivi;
- le crisi comiziali.

Lesioni strutturali intrinseche

Sotto questo nome generico possono essere raccolte le lesioni indotte dall'ischemia cerebrale (ictus), le emorragie e le lesioni

Tabella 1.1.1. Cause principali di alterazione della coscienza e coma

Alterazioni metaboliche	Ipotermia Ipertermia (colpo di calore, sindrome neurolettica maligna) Ipossia Ipercapnia Ipoglicemia Cheto-acidosi diabetica Sindrome iperglicemica-iperosmolare Uremia terminale Insufficienza epatica Ipotiroidsmo (mixedema) Iposurrenalismo (Addison) Iponatremia Ipernatremia Ipercalcemia Porfiria Sindrome di Reye
Comizialità	Coma post critico (considerare in diagnosi differenziale lo stato di male non convulsivo)
Infezioni	Ascessi cerebrali Encefalite Encefalopatia da stati settici Infezioni SNC da funghi, parassiti, protozoi Meningite
Intossicazioni	Antidepressivi Barbiturici Benzodiazepine Cianuro Cloruro di ammonio Etanolo Etilene glicole Fenotiazine e altri antipsicotici Metalli pesanti Metanolo Monossido di carbonio Oppiacei Organofosforici Paraldeide Salicilati
Lesioni occupanti spazio	Ascessi cerebrali Edema cerebrale (da lesioni intrinseche, tossico metaboliche, infettive, vascolari) Ematoma extradurale Ematoma subdurale (acuto e cronico) Idrocefalo iperteso Metastasi cerebrali Tumori cerebrali primitivi
Lesioni strutturali intrinseche	Danno assonale diffuso da trauma Emorragia intraparenchimale Emorragia subaracnoidea Ictus ischemico Trombosi dei seni venosi

traumatiche (forze di torsione o di taglio conseguenti a traumi cranici) che colpiscono la parte superiore del tronco cerebrale interessando anatomicamente il SRAA e alterandone la funzione. Come abbiamo già detto le ischemie e le emorragie degli emisferi cerebrali sono in grado di causare significative alterazioni della coscienza solo se bilaterali.

Lesioni occupanti spazio

Le lesioni occupanti spazio comprendono tutte le lesioni che, per le proprie dimensioni o inducendo un edema cerebrale, possono causare un incremento della pressione intracranica. Le lesioni sovratentoriali possono avere come conseguenza l'erniazione dell'uncus attraverso il tentorio con compressione del tronco e del SRAA. Le lesioni infratentoriali che colpiscono il cervelletto possono comprimere direttamente il SRAA o causare un'erniazione verso l'alto attraverso il tentorio. Ambedue queste situazioni possono condurre rapidamente ad una alterazione dei parametri vitali e alla morte.

Alterazioni tossico-metaboliche

I processi tossico-metabolici causano generalmente alterazioni della coscienza e coma attraverso un interessamento generalizzato degli emisferi cerebrali. Più raramente possono determinare edema e comprimere il tronco per un incremento della pressione intracranica. Le cause metaboliche sono numerosissime (Tabella 1.1.1). Vanno considerati in questa classe, nei pazienti con temperatura corporea elevata, anche il colpo di calore e la sindrome neurolettica maligna.

Malattie infettive

Tra le malattie infettive le encefaliti e le meningiti sono le cause più frequenti di alterazione della coscienza e coma. Gli ascessi cerebrali e le infezioni opportunistiche in pazienti immunodepressi sono cause più rare da non dimenticare. La sepsi grave è causa di ottundimento della coscienza anche se generalmente non porta al coma. Rare sono le situazioni di coma legato a infezioni opportunistiche fungine o protozoarie.

Crisi comiziali

Uno stato di coma post-critico, che può persistere da minuti a ore, è in genere facile da identificare quando sia preceduto da un episodio convulsivo generalizzato adeguatamente testimoniato. Le crisi comiziali possono però non accompagnarsi ad attività convulsiva o manifestarsi solo con minime clonie che possono essere misconosciute. Anche lo stato di male epilettico può non essere di diagnosi immediata in assenza di convulsioni.

Tra le situazioni che possono mimare un coma devono essere ricordate:

- non responsività psicogena. La natura psicogena di una non responsività agli stimoli (anche dolorosi) può essere sospettata per la presenza di normali risposte riflesse, come quelle di protezione o i movimenti di inseguimento con gli occhi. Spesso questi pazienti possono opporre resistenza all'apertura passiva degli occhi e all'esame obiettivo. Anche se in alcuni casi questo comportamento può essere frutto di una finzione deliberata, altre volte è sintomo di un disagio psicologico profondo. Poiché questi pazienti possono essere completamente vigili è importante evitare commenti inappropriati che potrebbero rendere ulteriormente difficile l'approccio terapeutico;
- la sindrome *locked in*. Assolutamente rara in un contesto di pronto soccorso si può verificare a seguito di lesioni della parte ventrale del ponte che interrompono le vie motorie discendenti impedendo la motricità volontaria del corpo, del viso e della faringe. Sono conservati solo i movimenti verticali e di apertura degli occhi, che però non possono essere chiusi spontaneamente. Questi pazienti che hanno in genere una coscienza conservata possono essere identificati per la loro capacità di aprire gli occhi e di guardare in alto a comando.

Diagnosi differenziale

La valutazione del paziente in coma presenta particolari difficoltà in quanto per definizione è impossibile raccogliere l'anamnesi, anche se familiari e accompagnatori possono essere di aiuto, e la stessa obiettività può risultare di difficile interpretazione. Come per altre situazioni di emergenza, le manovre terapeutiche mirate al supporto delle funzioni vitali devono essere iniziate prima che il processo diagnostico si sia concluso. Tra le manovre tradizionalmente consigliate per il loro valore allo stesso tempo terapeutico e di diagnostica *ex iuvantibus* si annoverano la somministrazione di soluzione glucosata, di naloxone e di tiamina. Mentre la somministrazione di glucosio può oggi essere ragionevolmente ritardata di pochi minuti per consentire l'esecuzione di un dosaggio della glicemia su sangue capillare (obbligatorio al primo arrivo di qualsiasi paziente in coma), naloxone e tiamina mantengono la loro indicazione di fronte a pazienti in coma da causa non identificata (consultare il paragrafo sulla terapia).

Una volta assicurata la stabilità dei parametri vitali e stabilito un adeguato monitoraggio del paziente, la diagnosi differenziale percorre gli abituali passi di anamnesi, obiettività (con particolare attenzione all'obiettività neurologica) ed esami di laboratorio e per immagini.

Anamnesi

L'anamnesi può risultare impossibile in assenza di familiari o accompagnatori informati sulla storia clinica del paziente e su tempi e modi di insorgenza delle alterazioni della coscienza. Di fronte a testimoni reticenti (per esempio nel caso di abuso di droghe illecite) è importante assicurare che le informazioni verranno trattate in modo confidenziale e non saranno comunicate ad altri familiari o alle forze dell'ordine. È anche importante cercare tra gli effetti personali la presenza di ricette, farmaci o altro che possano fare riconoscere il paziente come affetto da specifiche condizioni patologiche o uso ad assumere farmaci o droghe.

Tra le condizioni da ricercare con particolare attenzione nell'anamnesi sono il diabete, l'AIDS, un trauma recente, la presenza di patologie neoplastiche (metastasi cerebrali), neurologiche, psichiatriche, l'insufficienza renale o epatica e in genere tutte le condizioni potenzialmente associate con disturbi metabolici o elettrolitici. L'utilizzo di farmaci e droghe deve essere indagato nel maggior dettaglio possibile, così come la presenza di una ideazione suicidaria. Inoltre è di assoluta importanza chiedere se episodi analoghi si siano già verificati in passato e quale sia stata la diagnosi. Utili informazioni possono infine venire dalla velocità e dalla modalità di comparsa dei disturbi della coscienza e dalla presenza di eventuali sintomi associati (per esempio cefalea, febbre, nausea e vomito etc.).

Obiettività

Uno scrupoloso esame obiettivo generale è utile per mettere in evidenza i segni di condizioni croniche (es. cirrosi, dialisi, gravi cardiopatie, disturbi respiratori, aritmie etc.), di un trauma cranico recente, di venipunture o iniezioni sottocutanee. La modalità di respirazione deve essere osservata con particolare attenzione in quanto può suggerire la causa del coma e offrire utili indizi sul livello neurologico della lesione:

L'apnea o una marcata bradipnea possono indicare un abuso di oppioidi o essere già il segno di un impegno transtentoriale.

La presenza di respiro regolare, anche nel caso di iperventilazione o di respiro di Cheyne-Stokes, implica la buona funzionalità del tronco cerebrale.

Al contrario un respiro totalmente irregolare o con pause prolungate deve far sospettare l'interessamento del ponte o del midollo allungato e la possibilità di un imminente arresto respiratorio.

Di fronte ad un paziente in coma è in genere adeguato un esame neurologico semplificato che ha l'obiettivo di verificare la profondità delle alterazioni della coscienza, di guidare il successivo processo diagnostico e di descrivere una situazione di base che consenta di valutare in seguito l'evoluzione del quadro clinico. In un secondo tempo sarà indicato un esame più approfondito che può prevedere manovre quali la valutazione dei riflessi oculocefalici (consultare la scheda) o oculovestibolari, questi ultimi raramente indicati in Pronto Soccorso.

Stato di coscienza. La valutazione dello stato di coscienza si basa prevalentemente sulla presenza di movimenti, sulla vocalizzazione e sull'apertura degli occhi che possono essere spontanei o secondari al richiamo o alla stimolazione tattile o dolorosa (pressione con le nocche sulla mastoide o sulla fossetta sovraorbitaria). In prima istanza può essere sufficiente utilizzare la scala AVPU (A = *alert*, V = *responsive to voice*, P = *responsive to pain*, U = *unresponsive*). Questa scala come altre scale semplificate (es la scala di TROLL: 1. obbedisce ai comandi, 2. localizza lo stimolo doloroso, 3. ritrae o non risponde allo stimolo doloroso) si è dimostrata sovrapponibile alla Glasgow Coma Scale (GCS) per l'uso in Pronto Soccorso (consultare il Taccuino).

APPROFONDIMENTI

Riflesso oculo-cefalico

Si evoca ruotando la testa verso ambedue i lati, dapprima lentamente, poi più velocemente. Non deve essere eseguito nel paziente che possa aver subito un trauma di colonna.
In presenza di un danno emisferico diffuso senza interessamento del tronco, gli occhi ruotano dalla parte opposta a quella verso cui si gira la testa (occhi di bambola).
In un paziente sveglio o in presenza di un interessamento del tronco cerebrale, gli occhi seguono il movimento della testa.

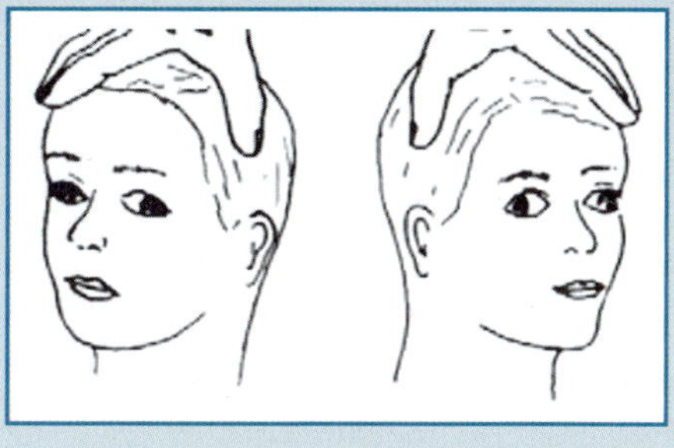

Esame degli occhi. Se un paziente ha pupille isocoriche e normoreagenti, apre e chiude le palpebre e ha movimenti oculari conservati, il tronco cerebrale è indenne e il disturbo della coscienza deve esser fatto risalire ad un interessamento diffuso degli emisferi cerebrali.

Una midriasi bilaterale può essere segno di un quadro di grave e avanzata ipossia cerebrale o, in situazioni clinicamente meno drammatiche, dell'effetto di un farmaco o di un tossico. Da ricordare in particolare gli agenti anticolinergici (atropina, scopolamina etc.) e adrenergici (adrenalina, cocaina etc.).

Una miosi bilaterale è più frequentemente causata da agenti colinergici (pilocarpina, neostigmina etc.), da oppiacei (eroina, morfina etc.) o da lesioni del ponte. Tra le cause tossicologiche di miosi deve essere ricordata la possibilità di un avvelenamento da organofosforici.

Una midriasi monolaterale è in genere segno di una compromissione del III nervo cranico da parte di un ernia transtentoriale. In questi casi alla midriasi si associa l'assenza del riflesso fotomotore. Tra le cause meno gravi vanno considerate un trauma del bulbo oculare o il contatto diretto con un farmaco cicloplegico.

Una miosi monolaterale suggerisce invece una sindrome di Horner che viene confermata dalla presenza di una ptosi omolaterale.

Per quanto riguarda i movimenti oculari, in una situazione di urgenza, basta ricordare che movimenti oculari volontari o di inseguimento implicano una coscienza e una funzione corticale intatte (anche quando il paziente appare non rispondere agli stimoli). La deviazione laterale degli occhi può indicare una lesione dei lobi frontali (sguardo diretto verso il lato della lesione) o una comizialità (sguardo lontano dal focus epilettogeno). Infine la presenza di movimenti oculari erranti è segno di una sofferenza del tronco cerebrale.

Esame delle funzioni motoria e sensitiva. Le usuali manovre per la valutazione della forza e della sensibilità non sono praticabili nel paziente incosciente e sono difficili da valutare anche nel paziente con alterazioni meno profonde della coscienza. Assume dunque particolare importanza l'osservazione della motricità spontanea del paziente e della sua risposta agli stimoli. Attività finalizzate, quali aggiustarsi le coperte o girarsi su di un fianco implicano un livello alto di attività cerebrale. La presenza di movimenti

IL TACCUINO

La Scala del Coma di Glasgow (GCS) è stata proposta nel 1974 da Teasdale e Jennet che suggerivano di utilizzarla per il monitoraggio dei pazienti con trauma cranico nei reparti di neurochirurgia e non per la valutazione della gravità dei pazienti in un setting di emergenza. L'apparente oggettività di questa scala che veniva a sostituire le definizioni molto generiche fino ad allora in uso (coma, semicoma, stupor, stato soporoso etc.), ha fatto sì che essa diventasse uno degli strumenti maggiormente diffusi e impiegati nei Pronto Soccorso di tutto il mondo per definire la gravità neurologica e di conseguenza la prognosi dei pazienti traumatizzati. In realtà la GCS soffre di numerosi difetti che possono così essere sintetizzati:

a. *La GCS ha una scarsa correlazione interosservatore (in oltre un terzo dei casi vi è una differenza di almeno 2 punti tra due medici che valutano lo stesso paziente).*

b. *Il valore prognostico dello score varia a seconda degli elementi che lo compongono (un valore di 4 composto da 1+1+2 per la risposta oculare, verbale e motoria predice una mortalità del 48% che scende al 27% se lo stesso valore è composto da 1+2+1 e al 19% se è composto da 2+1+1).*

c. *la somma dei valori delle tre sottoscale non aumenta la predittività di ognuna delle singole sottoscale usate isolatamente. Gli stessi Autori si sono pronunciati contro l'abitudine di sommare i punteggi.*

d. *La GCS è difficile da ricordare e da calcolare e diversi studi comparativi hanno dimostrato che per la valutazione del paziente acuto in Pronto Soccorso non offre vantaggi rispetto a scale molto più semplici a 3 o 4 punti (AVPU, ACDU, TROLL).*

clonici ritmici deve far sospettare una comizialità, mentre contrazioni o mioclonie isolate sono più spesso dovute a una causa tossica o metabolica. La presenza di chiari deficit di lato orienta fortemente verso una lesione cerebrale di tipo focale.

Per quanto riguarda la risposta agli stimoli dolorosi, il tentativo finalizzato di evitare o di allontanare lo stimolo indica un livello elevato di funzione cerebrale. Movimenti afinalistici e risposte in decerebrazione o decorticazione implicano uno stato di coma più profondo in presenza di una conservata funzione della parte superiore del tronco. L'assenza di qualsiasi movimento ha infine il significato di una grave compromissione delle funzioni cerebrali (deve essere esclusa in caso di trauma una lesione diretta del midollo cervicale).

Diagnostica di laboratorio

Sono pochi gli esami di laboratorio i cui risultati possano di per sé svelare la causa di un coma. Tra questi di sicuro la glicemia e gli esami tossicologici. La prima è un esame obbligatorio da eseguire con un glucometro al primo arrivo del paziente in coma. Gli esami tossicologici devono invece essere eseguiti quando vi sia un sospetto anamnestico o quando non si trovino altre cause che giustificano il quadro clinico. È importante considerare che la positività per un farmaco o una sostanza d'abuso (per esempio per benzodiazepine o oppiacei) non necessariamente implica che quella sia la causa dell'alterazione della coscienza. È altresì importante ricordare che esistono diverse sostanze che non vengono identificate dai più comuni esami tossicologici su sangue e urine, ma che possono essere ricercate in casi particolari previo accordi con un Centro Antiveleni e invio dei campioni a un laboratorio di adeguato livello (consultare Capitolo 14). Tra gli esami tossicologici da non dimenticare, la valutazione della carbossiemoglobina che è oggi misurabile anche con un coossimetro palmare.

L'esame del liquor (sempre preceduto da una TC nei pazienti in coma) può aiutare nella diagnosi di meningite o di meningoencefalite.

In questi casi è opportuno un prelievo per emocultura (positiva in più del 50% dei casi di meningite batterica) ed iniziare il trattamento antibiotico prima di procedere alla rachicentesi. La terapia antibiotica può influenzare il risultato delle colture, ma non altera la conta dei globuli bianchi, la colorazione dei Gram o la reazione a catena della polimerasi (PCR).

Gli altri esami di laboratorio sono in genere più orientativi che diagnostici, ma sono importanti per identificare insufficienze d'organo, alterazioni elettrolitiche, presenza di infezioni e altre condizioni cliniche che possono essere causa o concausa della alterazione di coscienza e comunque meritare approfondimenti o terapia (Tabella 1.1.2).

Diagnostica strumentale

La TC del cranio è l'esame di maggiore utilità nei pazienti in coma o con alterazioni della coscienza non immediatamente attribuibili ad una condizione tossico-metabolica. Una TC senza mezzo di contrasto può essere ottenuta in pochi minuti nella maggior parte dei Pronto Soccorso e consente di escludere le principali lesioni neurologiche quali un ematoma extra o subdurale, un'emorragia intraparenchimale o subaracnoidea, un ascesso, un tumore o un idrocefalo. La TC è meno sensibile nell'identificare le piccole lesioni del tronco e della fossa posteriore per le quali è più indicata una risonanza magnetica che è però solo raramente necessaria (e praticabile) in urgenza.

L'elettroencefalogramma (EEG) può essere diagnostico quando si sospetti uno stato di male non convulsivo, mentre è di scarsa utilità in tutte le altre situazioni.

TC cranio normale

Terapia

Il trattamento dei pazienti in coma può variare notevolmente in considerazione della estrema variabilità delle cause. Esistono però alcuni interventi che sono comuni a quasi tutte le diverse condizioni e che devono essere messi in atto o quanto meno considerati in attesa di porre una diagnosi definitiva.

Innanzitutto un paziente con riduzione della coscienza deve essere tenuto sotto continua osservazione diretta e in condizioni da non potersi procurare lesioni involontarie (cadute dal lettino, avulsione di cateteri o sondini etc.) e i parametri vitali devono essere rivalutati frequentemente.

È inoltre necessario assicurare la pervietà delle vie aeree (estensione del capo, eventuali presidi e, in casi selezionati, sondino naso gastrico per ridurre il rischio di *ab ingestis*). In assenza di carbonarcosi, l'ipossiemia va trattata con flussi elevati fino a quando non sia stata esclusa una intossicazione da monossido di carbonio. Di fronte ad un forte sospetto di ipertensione endocranica può essere opportuna una iperventilazione che si ponga come obiettivo una pCO_2 di 25-30 mmHg.

L'ipotensione deve essere trattata fino a raggiungere valori in grado di garantire una adeguata perfusione cerebrale, mentre l'ipertensione dovrà essere inizialmente trattata con cautela (salvo per valori estremi) in attesa di verificare con una TC la presenza di una emorragia o di un ictus cerebrale (consulta Capitolo 5.3).

La temperatura corporea deve parimenti essere riportata verso la norma riscaldando i pazienti ipotermici e abbassando la temperatura dei pazienti ipertermici con farmaci o mezzi di raffreddamento fisico.

Tabella 1.1.2. Esami di laboratorio che possono orientare alla causa del coma

Esami di laboratorio	Patologie
• Glicemia	Coma ipoglicemico, sindrome iperglicemica-iperosmolare, cheto-acidosi diabetica
• Creatinina	Insufficienza renale acuta o cronica
• Sodiemia	Alterazioni idroelettrolitiche (iper- iposodiemia)
• Calcemia	Crisi ipercalcemica
• Ammoniemia	Encefalopatia porto-sistemica
• TSH	Coma mixedematoso
• Emogasanalisi	Insufficienza respiratoria ipossiemica-ipercapnica, acidosi metabolica, intossicazione da CO e da sostanze metaemoglobinizzanti
• Esami tossicologici	Intossicazione da benzodiazepine, alcol e sostanze d'abuso

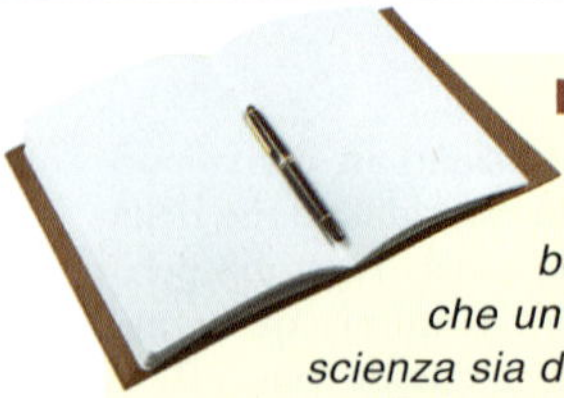

IL TACCUINO

Non bisognerebbe dare per scontato che un'alterazione della coscienza sia dovuta ad abuso alcolico semplicemente perché l'alito odora di alcol. In presenza di chetonemia l'alito può essere difficile da distinguere da un alito alcolico. Al contrario alcuni superalcolici (in particolare la vodka) non inducono la caratteristica alitosi. L'alcolemia deve raggiungere livelli particolarmente elevati (indicativamente 4 g/L) per giustificare da sola una profonda compromissione della coscienza, mentre l'abuso di alcol si associa spesso ad abuso di altre sostanze potenzialmente responsabili del coma. È importante ricordare che gli etilisti costituiscono una popolazione a rischio aumentato di traumi e di patologie potenzialmente responsabili di alterazione della coscienza (insufficienza epatica, ipoglicemia, disturbi della coagulazione, sindrome di Korsakoff). Di fronte ad un etilista in coma è sempre indicata la somministrazione di tiamina per via parenterale.

Nel sospetto di una intossicazione per via enterale bisogna considerare la indicazione ad una gastrolusi che deve essere effettuata previo protezione delle vie aeree (consultare Capitolo 14).

Il trattamento dell'ipoglicemia deve essere immediato (la valutazione della glicemia con un glucometro è obbligatoria per ogni paziente in coma). Nel caso in cui si somministri soluzione glucosata ad un etilista cronico o ad un paziente malnutrito si deve somministrare contestualmente una dose di tiamina (100 mg i.m.) per prevenire il manifestarsi di una encefalopatia di Wernicke.

Il naloxone trova indicazione nel sospetto di una intossicazione da oppiacei o quando non sia altrimenti e velocemente identificabile la causa del coma. Il naloxone (0,4-0,8 mg ripetibili dopo pochi minuti) può scatenare una crisi di astinenza in un utilizzatore abituale di eroina o di altri oppiacei ed il medico deve essere pronto a gestire questa situazione nel caso in cui si verifichi.

Un altro antidoto infine, il flumazenil, è in grado di svelare una intossicazione da benzodiazepine antagonizzandone velocemente l'effetto. Anche questo farmaco deve però essere utilizzato con cautela perché può scatenare una crisi convulsiva nei pazienti con intossicazioni miste (per esempio da benzodiazepine e fenotiazine) o nei pazienti con uso abituale di benzodiazepine a dosi elevate.

La tempestività del trattamento nella meningite batterica è fortemente correlata alla prognosi. Nel sospetto di meningite gli antibiotici devono dunque essere somministrati immediatamente, senza attendere il risultato di TC ed esame del liquor.

Bibliografia di riferimento

URGENZE GERIATRICHE

l'occhio di riguardo

EPIDEMIOLOGIA

- La causa più frequente di coma negli anziani (quasi il 50%) è uno stroke ischemico o emorragico.
- La seconda causa più frequente sono le alterazioni metaboliche (15-20%).
- L'epilessia è cinque volte più frequente dopo i 75 anni che tra i 24 e i 35 anni.
- L'età è un fattore di rischio per lo sviluppo di un ematoma subdurale post-traumatico e per una sua evoluzione sfavorevole.

CLINICA

- Un'attenta anamnesi farmacologica è particolarmente importante nei pazienti anziani, soprattutto quando siano presenti disturbi cognitivi. Un uso scorretto di sedativi, ipoglicemizzanti, anticoagulanti può determinare reazioni avverse con gravi alterazioni della coscienza.
- Una riduzione del livello di coscienza e della motilità, specialmente nelle donne e durante i mesi invernali, devono far sospettare la possibilità di un mixedema il cui trattamento può evitare l'evoluzione verso il coma franco.

DIAGNOSTICA

- L'approccio diagnostico al paziente anziano in coma o con importante riduzione della coscienza non differisce da quello generale.
- In un paziente nel quale sia difficile giungere ad una diagnosi dopo le prime valutazioni e gli esami di base è opportuno richiedere un EEG per escludere la possibilità di uno stato di male epilettico non convulsivo.
- La sepsi è una possibile causa di alterazioni della coscienza e coma. Nell'anziano è più frequente che una sepsi possa manifestarsi in assenza di febbre.

TERAPIA

- La terapia del coma dell'anziano non differisce sostanzialmente da quella del giovane.
- Nei grandi anziani con un coma secondario a condizioni gravi ed evolutive è opportuno evitare un approccio aggressivo e considerare l'indicazione a sola terapia palliativa.

LA LAVAGNA

- *Il coma è un sintomo e non una diagnosi. Mentre si conduce il processo diagnostico è essenziale assicurare il controllo delle funzioni vitali.*
- *Perché un soggetto entri in coma è necessaria una lesione della parte superiore del tronco cerebrale o di ambedue gli emisferi cerebrali.*
- *Le cause di coma possono essere ricondotte a cinque tipologie fondamentali: lesioni strutturali intrinseche, lesioni occupanti spazio, cause tossico-metaboliche, infezioni del SNC, comizialità.*
- *La raccolta dell'anamnesi da parte di familiari e testimoni è fondamentale per la diagnosi. È importante raccogliere informazioni sulle modalità di insorgenza del coma, i precedenti patologici, l'uso abituale di farmaci e l'abuso di sostanze.*
- *La glicemia e le indagini tossicologiche sono gli esami di laboratorio con maggiore potenziale diagnostico. La TC cerebrale senza mezzo di contrasto aiuta ad escludere emorragie e lesioni occupanti spazio. L'EEG può svelare uno stato di male epilettico non convulsivo.*
- *Glucosio, naloxone e tiamina non devono essere somministrati a tutti i pazienti con alterazioni della coscienza, ma devono essere utilizzati precocemente ogni volta in cui il quadro clinico sembri compatibile con una ipoglicemia, una intossicazione da oppioidi o una Sindrome di Wernicke.*

APPUNTI / COMMENTI

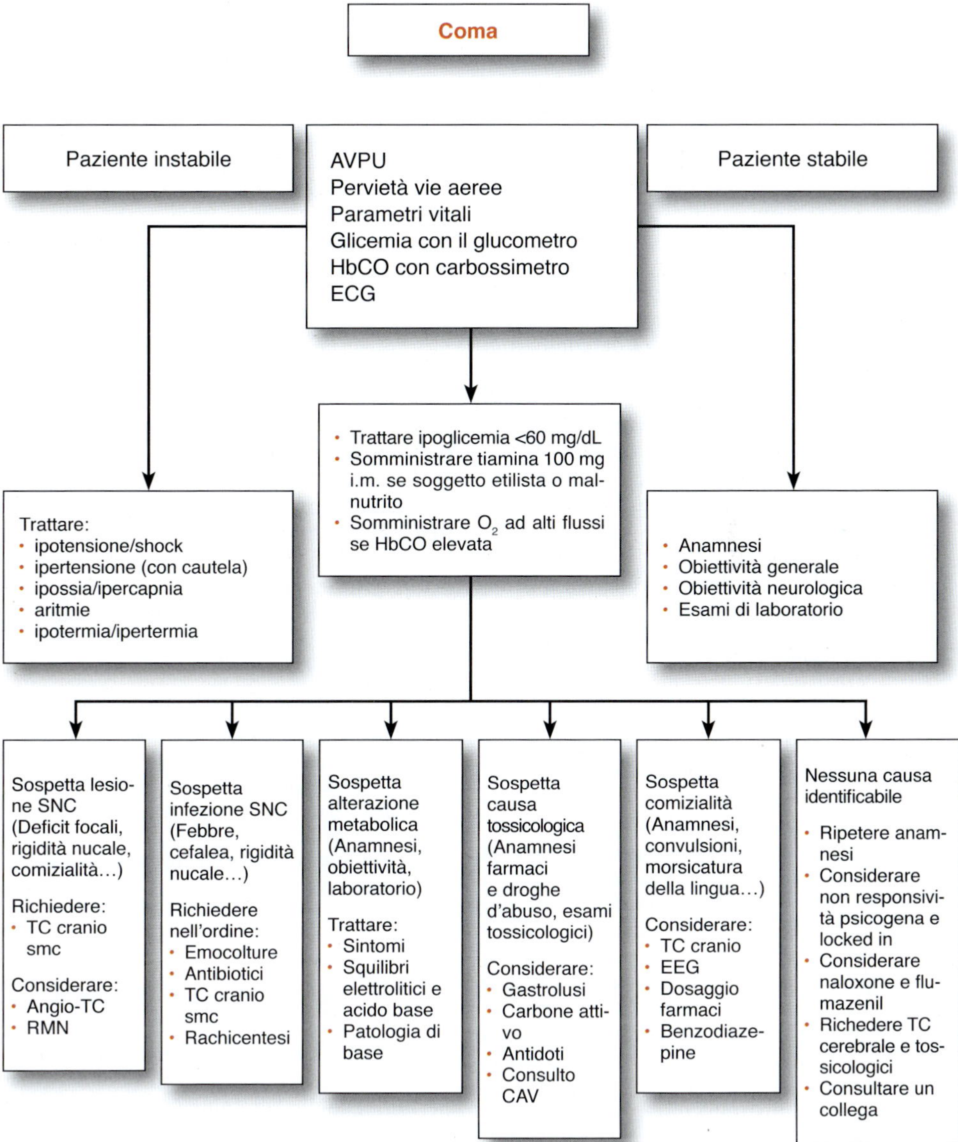
Coma
Paziente instabile
AVPU
Pervietà vie aeree
Parametri vitali
Glicemia con il glucometro
HbCO con carbossimetro
ECG
Paziente stabile
• Trattare ipoglicemia <60 mg/dL
• Somministrare tiamina 100 mg i.m. se soggetto etilista o malnutrito
• Somministrare O_2 ad alti flussi se HbCO elevata
Trattare:
• ipotensione/shock
• ipertensione (con cautela)
• ipossia/ipercapnia
• aritmie
• ipotermia/ipertermia
• Anamnesi
• Obiettività generale
• Obiettività neurologica
• Esami di laboratorio
Sospetta lesione SNC (Deficit focali, rigidità nucale, comizialità…)
Richiedere:
• TC cranio smc
Considerare:
• Angio-TC
• RMN
Sospetta infezione SNC (Febbre, cefalea, rigidità nucale…)
Richiedere nell'ordine:
• Emocolture
• Antibiotici
• TC cranio smc
• Rachicentesi
Sospetta alterazione metabolica (Anamnesi, obiettività, laboratorio)
Trattare:
• Sintomi
• Squilibri elettrolitici e acido base
• Patologia di base
Sospetta causa tossicologica (Anamnesi farmaci e droghe d'abuso, esami tossicologici)
Considerare:
• Gastrolusi
• Carbone attivo
• Antidoti
• Consulto CAV
Sospetta comizialità (Anamnesi, convulsioni, morsicatura della lingua…)
Considerare:
• TC cranio
• EEG
• Dosaggio farmaci
• Benzodiazepine
Nessuna causa identificabile
• Ripetere anamnesi
• Considerare non responsività psicogena e locked in
• Considerare naloxone e flumazenil
• Richedere TC cerebrale e tossicologici
• Consultare un collega

1.2 Astenia

Definizione

L'astenia è la perdita di forza, di efficienza fisica e la conseguente incapacità a sostenere lo sforzo. La perdita di forza da condizioni sistemiche che provocano stanchezza o riduzione della tolleranza allo sforzo, a causa di inadeguato apporto di substrati al sistema nervoso o alla muscolatura, deve essere distinta dalle lesioni neurologiche o delle fibre muscolari. Tali condizioni, causate da patologie cardiovascolari, polmonari, infettive, tossiche o metaboliche, sono spesso descritte dal paziente in modo impreciso e, a volte, fuorviante come "debolezza".

Epidemiologia

L'accesso per astenia è comune in Pronto Soccorso, ma il termine è vago e pertanto l'epidemiologia è strettamente collegata a quella delle malattie e condizioni mediche che la sottendono. L'astenia su base primariamente neurologica è meno comune dell'astenia secondaria ad altre condizioni mediche. I pazienti anziani presentano questo sintomo con più frequenza, inoltre malattie cardiovascolari, polmonari e infettive croniche, nonché il cancro e il diabete mellito avanzato possono determinare debolezza neuromuscolare per gli effetti secondari sul sistema nervoso centrale e neuromuscolare. La causa più comune di debolezza simmetrica acuta nei paesi industrializzati è la sindrome di Guillain-Barrè con un'incidenza annuale di 0,6-4 casi su 100.000 abitanti. Cause infettive acute di astenia simmetrica degli ultimi decenni sono il virus West Nile e HIV.

Cause di astenia

La presenza di un deficit di forza muscolare depone per il coinvolgimento del sistema nervoso, spesso interessante l'unità motoria; al contrario l'astenia senza deficit di forza muscolare all'esame obiettivo suggerisce un processo patologico esterno al sistema nervoso.

Astenia di origine non neuromuscolare

Spesso il sintomo lamentato dal paziente non è sostenuto da cause di tipo neuro-muscolare. L'età del paziente, lo stato di salute, la concomitanza di altri sintomi e il risultato dell'esame clinico concorrono a restringere la diagnosi differenziale. Devono pertanto essere considerate le cause infettive, endocrine, cardiovascolari, tossiche e metaboliche (Tabella 1.2.1).

Tabella 1.2.1. Cause di astenia non neuromuscolare

- Disidratazione e riduzione del volume ematico circolante.
- Alterazioni della glicemia e degli elettroliti
- Anemia, policitemia, intossicazione da CO
- Riduzione della contrattilità miocardica
- Diverse cause di shock
- Aumento della richiesta metabolica (infezioni, tossine, endocrinopatia)

Astenia di origine neuromuscolare

La debolezza neuromuscolare acuta può essere focale o generalizzata e può essere dovuta ad alterazioni presenti a qualsiasi livello del sistema nervoso centrale, dei nervi periferici, della giunzione neuromuscolare (GNM) o delle miofibre. Il deficit di forza muscolare focale, interessante un segmento del corpo (volto e/o arti in sede prossimale e/o distale, uni o bilateralmente) indica, generalmente, una patologia a carico del sistema nervoso centrale (encefalo, midollo spinale) o periferico (nervi cranici, radici spinali, nervi periferici, giunzione neuro-muscolare) (Tabella 1.2.2).

Tabella 1.2.2. Cause neuromuscolari di astenia (mono o bilaterali)

Acute	
Corteccia cerebrale o area sottocorticale	Ictus ischemico o emorragico
Tronco encefalico	Ictus ischemico o emorragico
Midollo spinale	Ischemia Compressione (discopatia, ascesso, ematoma)
Nervi periferici	Demielinizzazione acuta (sindrome di Guillain-Barré)
Giunzione neuromuscolare	Crisi miastenica o colinergica Botulismo Ciguatossina Avvelenamento da organofosforici Puntura di zecca Tetano
Muscolo	Rabdomiolisi
Croniche	
Corteccia cerebrale o area sottocorticale	Tumori Ascessi Demielinizzazione
Tronco encefalico	Demielinizzazione
Midollo spinale	Demielinizzazione (mielite trasversa) Compressione (discopatia, spondilosi)
Nervi periferici	Neuropatia da compressione (ematoma, aneurisma) Sindrome paraneoplastica Vasculiti Uremia
Muscolo	Miosite infiammatoria

Diagnosi differenziale

Anamnesi

Una corretta anamnesi consente abitualmente di risalire con buona approssimazione alla causa che ha determinato l'insorgenza dei sintomi. Le caratteristiche fondamentali che devono essere indagate sistematicamente sono elencate nella Tabella 1.2.3.

Tabella 1.2.3. Approccio anamnestico

- Descrizione del sintomo
- Modalità di esordio
- Decorso clinico
- Sintomi associati
- Antecedenti clinici
- Terapie in atto

Descrizione del sintomo. La precisa descrizione del sintomo consente di chiarire la presenza di debolezza muscolare.

Il paziente può percepire una riduzione della funzionalità muscolare, per esempio non riuscire a salire le scale per mancanza di forza muscolare o per dispnea. Importante valutare la distribuzione (prossimale, distale o generalizzata) e i fattori di aggravamento (riposo, sforzo).

Modalità di esordio. La debolezza muscolare che insorge improvvisamente o nell'arco di alcune ore suggerisce una patogenesi dismetabolica, vascolare (es. ictus cerebrale) o tossica. Un esordio subacuto, nell'arco di giorni o poche settimane, orienta verso una patologia di natura infettiva, infiammatoria (es. sclerosi multipla) o neoplastica. Se l'esordio si manifesta nell'arco di diverse settimane o mesi, la causa sottostante può essere degenerativa (sporadica o ereditaria), compressiva (es. mielopatia spondilosica) o neoplastica (Tabella 1.2.4).

Decorso clinico. Un decorso di tipo monofasico con esordio clinico seguito da stabilità o miglioramento più o meno completo è tipico delle patologie vascolari, infiammatorie o infettive. Un decorso progressivo con un peggioramento clinico variabile nel tempo è suggestivo di un problema degenerativo o neoplastico. Un decorso recidivante, dove fasi di riaccensione dei sintomi sono intervallate a fasi di stabilità o recupero, è indicativo di patologie disimmuni sia centrali che periferiche. In particolare, nella miastenia gravis le fluttuazioni dei sintomi avvengono generalmente con una distribuzione di tipo circadiano.

Sintomi associati. Sono numerosi i sintomi che associati al disturbo motorio, possono orientare verso la causa responsabile del quadro clinico. La presenza di febbre può far pensare ad una causa infettiva, metabolica, neoplastica o autoimmune. La cefalea ad esordio acuto e sincrona rispetto al disturbo motorio può essere indicativa, a seconda del contesto clinico, di emorragia cerebrale, dissezione arteriosa, meningite o neoplasia intracranica. Utili per l'orientamento causale il riscontro di ritenzione urinaria, di sintomi gastro-intestinali, di dolori muscolari o di spasmi.

Antecedenti clinici. Un episodio infettivo a carico dell'apparato respiratorio o gastrointestinale che precede di qualche settimana la comparsa dei sintomi neurologici, consente di orientarsi verso un'eziologia disimmune, come la sindrome di Guillain-Barré o la sclerosi multipla. La rievocazione di un trauma cranico, anche se banale o risalente a diverse settimane prima, può indurre il sospetto di una emorragia intracranica (es. ematoma sub-durale). Ricercare sempre l'esposizione a tossine, alcol e droghe.

Terapie in atto. L'assunzione di farmaci come diuretici, β-bloccanti o psicofarmaci, possono essere causa di astenia. Una lunga lista di farmaci è associata a alterazioni del sistema nervoso centrale e periferico. A titolo esemplificativo gli antagonisti dopaminergici (antiemetici, procinetici e antipsicotici) sono in grado di indurre forme di parkinsonismo iatrogeno, le statine possono essere causa di miopatia mentre l'amiodarone può indurre polineuropatia.

Tabella 1.2.4. Astenia e modalità di esordio

Astenia non neuromuscolare	Astenia neuromuscolare
Situazioni Critiche Infarto miocardico Aritmie Infezione severa/sepsi Insufficienza respiratoria Iperkaliemia Ipokaliemia Avvelenamento da CO	**Situazioni Critiche** Rabbia Botulismo Tetano Miastenia (crisi) Avvelenamento da organofosforici
Urgenze Anemia acuta Disidratazione Disturbi metabolici (iper- ipotiroidismi, diabete) Alterazioni elettrolitiche Rabdomiolisi Ipercalcemia Paralisi periodica familiare	**Urgenze** Guillain-Barrè Mielite trasversa Infarto spinale
Altro	
Fatica cronica Disturbi di tipo psicologico (ansia, depressione) Reumatologiche (fibromialgia, LES) Neoplasie Patologia epatica e renale Alcolismo e altre dipendenze Gravidanza	Sindrome paraneoplastica Porfiria Farmaci, tossine

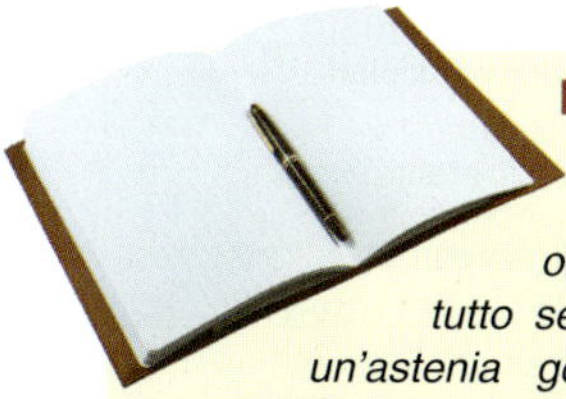

IL TACCUINO

Nei pazienti con età oltre i 50 anni, soprattutto se di sesso femminile, un'astenia generalizzata può far sospettare un danno ischemico cardiaco. Nei pazienti con età oltre i 65 anni l'astenia può essere l'unico sintomo di infezione urinaria, di alterazioni idro-elettrolitiche o di patologie cardiache.

Esame obiettivo

L'astenia diffusa, accompagnata da alterazioni dei segni vitali come tachicardia, tachipnea, febbre, ipotermia, ipotensione, orientano verso una causa sistemica di debolezza. L'esame obiettivo può dare utili informazioni sull'insufficienza funzionale di organi come cuore e polmoni. In questi pazienti l'esame neurologico non rivelerà alterazioni neurologiche focali.

Se dall'anamnesi, dall'esame obiettivo e dai test di base, il paziente non sembra avere alterazioni del volume intravascolare, della funzionalità cardiopolmonare né alterazioni metaboliche né infezioni, dovrebbero essere ricercate cause neurogene o muscolari. Un attento esame può consentire di localizzare la lesione ad un determinato livello del sistema nervoso centrale o periferico e di formulare pertanto una diagnosi di "sede", dopo che l'anamnesi ci ha indirizzato verso una diagnosi di "natura" della lesione.

Un deficit di forza confinato ad una metà del corpo (emiparesi o emiplegia), con interessamento di entità variabile degli arti superiori e inferiori dello stesso lato, solitamente associato a segni piramidali quali ipertono e iperreflessia, indica il coinvolgimento del fascio piramidale controlaterale al lato interssato (Tabella 1.2.5).

Esami diagnostici

Anche se l'anamnesi e l'esame obiettivo possono orientare nella ricerca della causa dell'astenia, tutti i pazienti dovrebbero effettuare e alcuni esami ematochimici (Tabella 1.2.6). L'ECG può evidenziare un'aritmia, i segni di ischemia miocardica o di alterazioni elettrolitiche. Nei pazienti con sintomatologia infettiva e negli anziani con sintomatologia non localizzabile, la radiografia del torace e l'esame delle urine possono essere di orientamento. L'imaging con TC o RMN cerebrale o della colonna sono indicati in presenza di deficit neuromuscolari focali, alterazione dello stato di coscienza, anamnesi oncologica o di terapia anticoagulante orale, soprattutto se in presenza di storia di trauma cranico

Tabella 1.2.5. Localizzazione della lesione

Localizzazione della lesione	Riflessi tendinei profondi	Tono muscolare	Riflesso plantare	Forza
Primo motoneurone	Aumentati	Normale (Aumentato/ spastico con l'aggravarsi della patologia)	Upgoing	Debole/Paralisi
Secondo motoneurome	Ridotti o assenti	Ridotto/flaccido (fascicolazioni)	Normali o assente	Debole/Paralisi
Giunzione neuromuscolare	Normali o ridotti	Ridotto/flaccido	Normali o assenti	Variabile debolezza
Muscolo	Normali o ridotti	Ridotto/flaccido	Normali o ridotto	Costante/progressiva Prossimale > distale

Tabella 1.2.6. Esami di laboratorio utili per la ricerca della causa dell'astenia

Test utili per un orientamento generale	Test indicati in casi particolari
Esame emocromocitometrico Glicemia Sodio, Potassio, Cloro e Calcio Transaminasi Creatininemia	Se alterazioni elettrolitiche: emogasanalisi Se febbre: leucociti, transaminasi, esame urine Se sospetta rabdomiolisi: CK, mioglobina Se donna in età fertile: Test di gravidanza Se sospetto iper o ipotiroidismo: TSH

anche lieve. La rachicentesi può confermare un sospetto per patologie infettive del SNC o una sindrome di Guillain-Barrè (elevato livello di proteine e GB ≤10/mL). In ogni paziente con segni di compromissione respiratoria o con alterazioni elettrolitiche eseguire emogasanalisi.

Terapia

Per poter programmare una terapia efficace dall'astenia è necessario fare una corretta diagnosi. Si rimanda ai singoli capitoli o ad altri testi per la terapia specifica.

Bibliografia di riferimento

ASTENIA DA NEUROPATIE PERIFERICHE ACUTE E DA DISORDINI DELLA TRASMISSIONE NEURO-MUSCOLARE

Introduzione

Le neuropatie periferiche acute sono malattie dei nervi periferici che si manifestano nell'arco di ore/giorni, distinte in polineuropatie o radicolopolineuropatie (se concomita l'interessamento dell'emergenza radicolare) e multi o mononeuropatie. Dal punto di vista patogenetico sono forme per lo più ad eziologia immuno-mediata post-infettiva (più raramente su base metabolica o infettiva).

I disordini della trasmissione neuro-muscolare sono malattie caratterizzate dalla disfunzione della giunzione neuro-muscolare per blocco post-sinaptico (in questo caso provocate da anticorpi diretti contro componenti della membrana post-sinaptica) o pre-sinaptico (in questo caso per presenza di tossine o produzione di anticorpi diretti contro componenti del terminale pre-sinaptico).

La manifestazione comune a queste patologie è la debolezza, che avrà distribuzione e gravità variabile a seconda dei casi e potrà associarsi a sintomi sensitivi nelle polineuropatie e a sintomi disautonomici nelle polineuropatie e nelle disfunzioni pre-sinaptiche della giunzione neuro-muscolare (Tabella 1.2.7).

Tabella 1.2.7. Principali cause di debolezza acuta generalizzata e sintomi associati

	Debolezza	Sintomi sensitivi	Sintomi autonomici
Sindrome di Guillain Barrè	+	+	+
Miastenia gravis	+	-	-
Botulismo	+	-	+

Sindrome di Guillain-Barrè

La sindrome di Guillain-Barré o poliradicoloneurite acuta è una malattia caratterizzata da polineuropatia acuta prevalentemente motoria ad andamento solitamente regressivo associata a aumento delle proteine liquorali.

Epidemiologia

È la causa più comune di ipostenia ad esordio acuto/subacuto ai 4 arti, con incidenza di 0,6-4:100.000 abitanti, senza differenze di sesso. Generalmente si verifica a 2-4 settimane da un evento infettivo intercorrente (vie respiratorie o apparato gastrointestinale) o una vaccinazione.

Fisiopatologia ed eziopatogenesi

È una malattia ad eziologia sconosciuta e a patogenesi immunomediata scatenata dalla risposta immunitaria contro agenti infettivi che cross-reagiscono con le cellule di Schwann con conseguente demielinizzazione del nervo periferico.

Diagnosi

La malattia si manifesta nella maggior parte dei casi con una debolezza degli arti simmetrica o asimmetrica, talora con esordio ascendente (dagli arti inferiori agli arti superiori, muscoli respiratori e bulbari) che raggiunge la massima gravità generalmente in 1-2 settimane; sono frequenti i sintomi sensitivi soggettivi, la disautonomia e i dolori al rachide di tipo radicolare; nel 50% c'è interessamento dei nervi cranici (in particolare del nervo facciale). L'assenza dei riflessi e la presenza di segni di irritazione radicolare (segno di Lasègue) suggerisce l'origine poliradicoloneuritica. A distanza di almeno una settimana dall'esordio si rilevano dissociazione albumino-citologica e una polineuropatia prevalentemente motoria e demielinizzante con blocchi di conduzione all'elettroneurografia.

Diagnosi differenziale

In diagnosi differenziale va considerata la neuropatia motoria acuta della porfiria acuta intermittente che tipicamente si presenta con dolore addominale e interscapolare, nausea, vomito, agitazione, poi rapida evoluzione verso una severa polineuropatia motoria e autonomica.

Prognosi

La malattia ha un andamento generalmente benigno, con guarigione nell'arco di settimane/mesi nel 90% dei casi. Il sospetto diagnostico deve tuttavia condurre al ricovero del paziente in ambiente ospedaliero, in quanto il 20% dei soggetti colpiti presenta lungo il decorso disautonomia e una progressione della debolezza fino alla insufficienza respiratoria con conseguente necessità di assistenza intensiva, con una mortalità che tuttora si assesta intorno al 5%. Il rischio di mortalità è maggiore negli anziani e in coloro che presentano severo deficit di forza sin dall'esordio.

Terapia

La terapia va iniziata quanto prima possibile e consiste nell'impiego della plasmaferesi o di immunoglobuline ad alte dosi (0,4 g/kg/die per 5 giorni), associate a sorveglianza intensiva.

IL TACCUINO

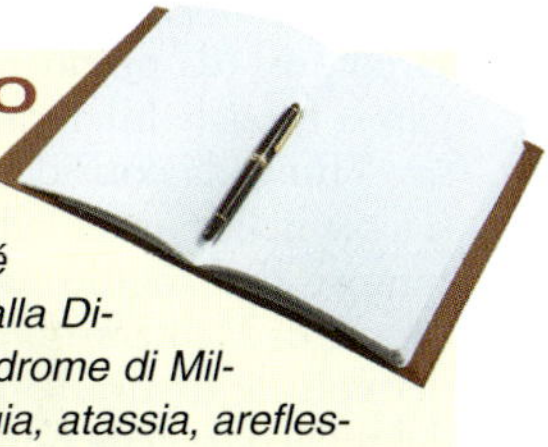

Varianti della sindrome di Guillain-Barré sono rappresentate dalla Diplegia Facciale, la Sindrome di Miller Fisher (oftalmoplegia, atassia, areflessia), dalla Neuropatia Atassica Acuta e dalla Neuropatia Motoria Acuta Assonale (quest'ultima associata a infezione da Campylobacter e a prognosi più severa).

Paralisi Facciale Periferica Idiopatica

Consiste nel difetto di forza dei muscoli di un emivolto (difficoltà o impossibilità a chiudere l'occhio con fenomeno di Bell, scomparsa del solco naso-genieno, deviazione controlaterale della rima buccale.

Epidemiologia

Incidenza di 20-30 casi per 100.000 abitanti/anno, con aumento di frequenza con l'età, senza differenze di sesso.

Fisiopatologia e patogenesi

L'eziologia è sconosciuta; è ipotizzata una infezione virale aspecifica che determina una flogosi del nervo con conseguente compressione all'interno del canale del facciale.

Diagnosi

La diagnosi è clinica: rilievo di debolezza dei muscoli di un emivolto (superiore e inferiore) che si instaura nell'arco di alcune ore, spesso preceduta da dolore in corrispondenza della mastoide omolaterale. Tipicamente si associa un difetto gustativo e della lacrimazione omolaterale. L'EMG è indicato dopo un mese se il recupero non si verifica per indicazione prognostica. Accertamenti di neuro-imaging sono indicati solo nel sospetto di danno secondario (infiammatorio/compressivo).

Diagnosi differenziale

In diagnosi differenziale vanno considerati: borreliosi, sindrome di Guillain Barré, sarcoidosi (da prendere in considerazione se paresi facciale bilaterale), sindrome di Ramsay-Hunt (da considerare se presenza di vescicole nella conca dell'orecchio), mastoiditi, tumori dell'angolo ponto-cerebellare, sindrome di Melkersson Rosenthal (se gonfiore del volto e fissurazioni della lingua), lesioni del nucleo facciale pontino.

Prognosi

Nell'80% dei casi l'evoluzione è favorevole nell'arco di 1-2 mesi. Fattori prognostici sfavorevoli sono la gravità del difetto, età avanzata, difetto di lacrimazione e la presenza di denervazione all'EMG.

Terapia

La terapia steroidea sembra l'unica in grado di influenzare favorevolmente il decorso e va iniziata quanto prima possibile con dosaggio di prednisone 1 mg/kg/die e sospesa gradualmente nell'arco di circa 3 settimane. Si segnala l'importanza di escludere in fase acuta una origine herpetica (sindrome di Ramsay Hunt) tramite la ricerca di vescicole nella conca dell'orecchio, in quanto le forme da HZV sono quelle a prognosi più sfavorevole e richiedono l'associazione della terapia antivirale a quella steroidea.

Miastenia Gravis

Si tratta di una malattia della giunzione neuro-muscolare i cui sintomi cardine sono debolezza e faticabilità con andamento oscillante, in cui tutti i distretti muscolari possono essere colpiti. L'esordio clinico è per il 50% caratterizzato da diplopia/oftalmoparesi e ptosi palpebrale uni o bilaterale, spesso asimmetrica. Nel corso della malattia la sintomatologia si estende, nell'80% dei casi e più o meno rapidamente, ai muscoli bulbari (disartria/disfagia, difficoltà a masticare), assiali (debolezza dei muscoli nucali e del tronco) e dei 4 arti con debolezza e faticabilità. Mancano i disturbi sensitivi e autonomici. Raramente la sintomatologia è caratterizzata da un esordio acuto con debolezza generalizzata ai 4 arti (senza disturbi sensitivi e con riflessi osteo-tendinei conservati); in questi casi è frequente rilevare il coinvolgimento del distretto facciale ed è elevato il rischio di insufficienza respiratoria.

Epidemiologia

La miastenia ha una prevalenza di circa 1 caso ogni 20.000 abitanti, con un picco in età giovanile (con preferenza per il sesso femminile) e uno in età avanzata (senza preferenza di sesso).

Fisiopatologia e patogenesi

Meccanismo autoimmune riconducibile alla produzione di anticorpi anti-recettore della acetilcolina (80%) o anticorpi antiMUSK (5%) che provocano disfunzione del versante post-sinaptico della giunzione neuro-muscolare. Solo nel 15% dei casi non si rilevano anticorpi specifici (Miastenie sieronegative).

Diagnosi

La diagnosi è clinica e si avvale del test del ghiaccio (rapidamente eseguibile nel paziente con ptosi palpebrale anche in PS), dello studio neurofisiologico (SNR, Stimolazione Nervosa a bassa frequenza) e della ricerca degli anticorpi anti-recettore della acetilcolina e anti-MUSK, che risultano positivi nell'80% dei casi di malattia generalizzata. Un timoma si associa nel 15-20% dei casi ad esordio in età avanzata e associato agli anticorpi anti-recettore della acetilcolina.

Prognosi

La malattia ha un decorso oscillante in cui le fasi di riacutizzazione possono avere o no fattori

IL TACCUINO

Poiché la debolezza causata da miastenia si attenua a basse temperature, l'applicazione momentanea di un cubetto di ghiaccio sulla palpebra abbassata è in grado di risolvere rapidamente la ptosi (test positivo).

precipitanti (infezioni intercorrenti, gravidanza, esposizione a farmaci). Nelle fasi di riacutizzazione (o all'esordio della malattia se con sintomi severi e coinvolgimento bulbare) è necessario ricoverare il paziente e sottoporlo a terapie a rapida efficacia (plasmaferesi e immunoglobuline e.v. ad alte dosi) oltre alla piridostigmina bromuro e alle eventuali terapie immunosoppressive già in corso (steroidi, immunosoppressori. È inoltre fondamentale sorvegliare la funzione respiratoria (è possibile ci sia la necessità di un trattamento invasivo). Il tasso di mortalità globale per miastenia è attualmente di 1-2:1.000.000; in corso di crisi miastenica la mortalità si è ridotta negli ultimi 50 anni dal 50-70% allo 0-10%.

Terapia

La terapia consiste nell'impiego di farmaci anticolinoesterasici (terapia sintomatica, con farmaco da somministrare ogni 4-6 ore), degli immunosoppressori (steroidi, azatioprina). La terapia con plasmaferesi o con immunoglobuline e.v. ad alto dosaggio è indicata in caso di esordio acuto con grave sintomatologia o durante le fasi di riacutizzazione, eventualmente associata ad assistenza ventilatoria. L'asportazione del timoma determina la guarigione in circa il 30% dei pazienti e anche la timectomia in pazienti senza timoma, se effettuata nei primi due anni di malattia, sembra migliorare la prognosi.

Botulismo

È una malattia della giunzione neuro-muscolare provocata dalla ingestione della esotossina prodotta dal *Clostridium Botulinum*.

Sono descritti anche rari casi diversi dal botulismo alimentare come quello da ferita (in particolare da iniezione di sostanze da abuso) o quello neonatale. La sintomatologia è caratterizzata clinicamente da debolezza dei muscoli facciali e bulbari, con successivo coinvolgimento dei muscoli respiratori e degli arti (paralisi discendente) e sintomi disautonomici (midriasi, stipsi, xerostomia).

Epidemiologia

Vengono diagnosticati in Italia dai 20 ai 30 casi/anno.

Fisiopatologia

La neurotossina si lega alla membrana presinaptica della giunzione neuromuscolare con blocco del rilascio di acetilcolina.

Diagnosi

La diagnosi è basata su criteri epidemiologici (esposizione a alimenti contaminati), clinici (disfunzione bilaterale dei nervi cranici, paralisi periferica ascendente, alterazioni autonomiche) e laboratoristici (isolamento del *Clostridium* dalle feci e nei residui alimentari e della tossina su campioni di sangue, feci e nei residui alimentari).

Prognosi

Il botulismo è una condizione a mortalità molto elevata se non trattata (70%). In tutti i casi è indicato il ricovero in ambiente intensivo.

Terapia

La terapia consiste nell'impiego dell'antitossina specifica (quanto prima possibile e comunque non oltre una settimana dall'esordio dei sintomi), terapia antibiotica, sorveglianza della funzione ventilatoria ed eventuale ventilazione meccanica.

Bibliografia di riferimento

LA LAVAGNA

- *Molti pazienti con astenia riconoscono una causa non neuromuscolare.*
- *Anamnesi, esame obiettivo ed i test guidano la diagnosi ed il trattamento.*
- *Gli esami di laboratorio sono utili se si sospettano cause non neuromuscolari di astenia.*
- *Negli anziani fragili l'anamnesi può essere difficile da raccogliere e le co-patologie e la politerapia possono rendere ancor più complicato l'inquadramento.*
- *Nel paziente con insorgenza improvvisa di debolezza focale, la causa dovrebbe essere considerata di natura vascolare fino a esclusione certa con uno studio di imaging.*
- *I pazienti con tachipnea sono a rischio di insufficienza respiratoria da affaticamento muscolare.*

Appunti / Commenti

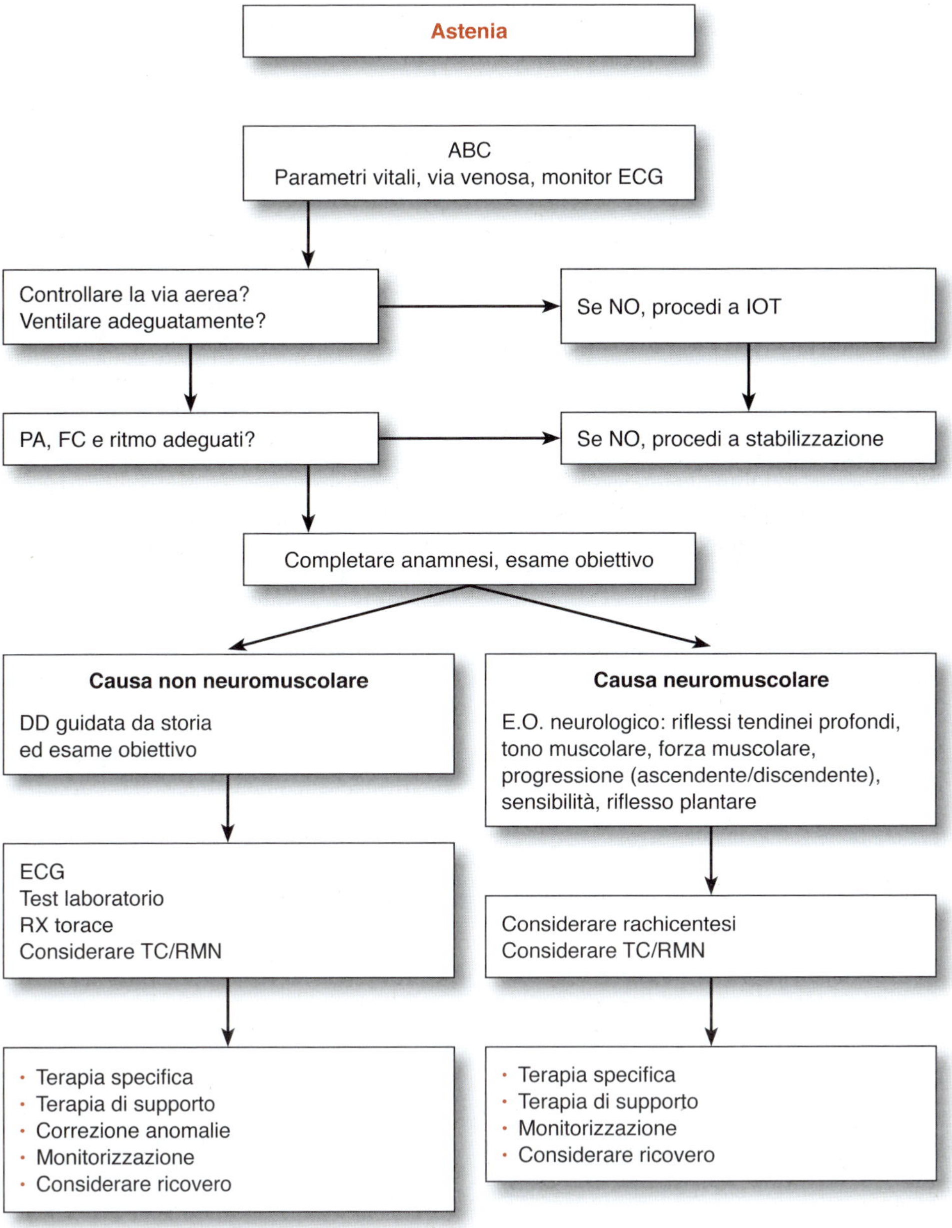
Astenia
ABC
Parametri vitali, via venosa, monitor ECG
Controllare la via aerea?
Ventilare adeguatamente?
Se NO, procedi a IOT
PA, FC e ritmo adeguati?
Se NO, procedi a stabilizzazione
Completare anamnesi, esame obiettivo
Causa non neuromuscolare
DD guidata da storia ed esame obiettivo
ECG
Test laboratorio
RX torace
Considerare TC/RMN
• Terapia specifica
• Terapia di supporto
• Correzione anomalie
• Monitorizzazione
• Considerare ricovero
Causa neuromuscolare
E.O. neurologico: riflessi tendinei profondi, tono muscolare, forza muscolare, progressione (ascendente/discendente), sensibilità, riflesso plantare
Considerare rachicentesi
Considerare TC/RMN
• Terapia specifica
• Terapia di supporto
• Monitorizzazione
• Considerare ricovero

1.3 Cardiopalmo

Definizione

In normali condizioni di riposo, l'attività cardiaca non viene percepita dagli esseri umani. Durante intensa attività fisica o in condizioni di stress emotivo, tuttavia, è normale essere consapevoli per brevi periodi della propria attività cardiaca, a causa della aumentata frequenza e gittata associate a tali condizioni. Non è ancora del tutto conosciuta la fisiopatologia dei meccanismi di percezione e delle vie di trasmissione responsabili della consapevolezza del battito cardiaco. Sono stati identificati meccanocettori miocardici, pericardici e mediastinici, oltre a meccanocettori e barocettori arteriosi. Le vie nervose sono sia parasimpatiche che simpatiche probabilmente gli impulsi vengono elaborati centralmente a livello di aree subcorticali (talamo e amigdala) e alla base dei lobi frontali. Al di fuori delle succitate condizioni, la percezione della propria attività cardiaca non è considerata normale. Il cardiopalmo viene generalmente definito come una sgradevole percezione del battito cardiaco che il paziente può avvertire come semplicemente accelerato oppure irregolare o particolarmente intenso, ed è spesso descritto come una fastidiosa percezione di colpi e movimenti all'interno del torace o in aree adiacenti (in particolare giugulo ed epigastrio). Il termine, quindi, sembra descrivere la percezione di una attività cardiaca anomala, in generale aritmica, ma non è possibile stabilire una correlazione clinica rigorosa tra sintomo e alterazione del ritmo cardiaco, in quanto il cardiopalmo riconosce una vasta gamma di cause e di condizioni cliniche associate (Tabella 1.3.1).

Epidemiologia

Non è definibile con certezza la prevalenza del cardiopalmo, in quanto essa è dipendente dalle definizioni e dalle metodologie diagnostiche utilizzate nei vari studi, condotti in popolazioni spesso diverse tra loro. Tuttavia è evidente che il cardiopalmo è un sintomo molto comune nella popolazione generale, con frequenza crescente con l'aumento dell'età e delle comorbilità (in particolare ipertensione e cardiopatie). Studi risalenti agli anni '80 e '90 del secolo scorso, prevalentemente eseguiti su popolazioni afferenti alla medicina di base o ad ambulatori cardiologici, documentano una prevalenza del cardiopalmo pari al 16% di tutti i sintomi riferiti al medico di medicina generale e nettamente superiore per quanto concerne i pazienti visitati ambulatoriamente da specialisti cardiologi. Un importante studio prospettico ha documentato che, tra i pazienti che si presentavano con palpitazioni, il 41% aveva un'aritmia documentabile. Tra questi, le aritmie riscontrate erano, in ordine decrescente di frequenza: FA/FlA, tachicardie sopraventricolari, TV. Del rimanente 59% (non riscontro di aritmia) una cardiopatia strutturale era presente nel 3%, disturbi psicosomatici nel 31%, cause sistemiche nel 4% e abuso di droghe nel 6%. Dopo completo iter diagnostico, comprensivo di utilizzo di *loop recorder*, non fu identificata alcuna causa di cardiopalmo nel 16% dei pazienti. Lo stesso studio ha documentato una prognosi favorevole nella stragrande maggioranza dei pazienti, ma un'elevatissima (77%) frequenza di recidive.

Eziologia

L'eziologia del cardiopalmo è riassunta in Tabella 1.3.1. Trattandosi di un sintomo, la fisiopatologia è totalmente dipendente dalla patologia in causa in ogni singolo caso.

Tabella 1.3.1. **Principali cause di cardiopalmo**

Aritmie cardiache	Extrasistoli sopraventricolari Extrasistioli ventricolari Tachicardie sopraventricolari Tachicardie ventricolari Fibrillazione atriale Flutter atriale Bradiaritmie (blocco seno-atriale, arresto sinusale, BAV di 2° e 3° grado) Funzionamento anomalo di pace-makers o defibrillatori impiantati (ICD)
Cardiopatie strutturali	Prolasso mitralico Insufficienza mitralica Insufficienza aortica Cardiopatie congenite Mixoma atriale Miocardiopatia ipertrofica Protesi valvolari meccaniche
Disturbi psichici	Ansia Attacchi di panico Depressione Disturbo di somatizzazione
Malattie sistemiche	Ipertiroidismo Ipoglicemia Febbre Anemia Gravidanza Ipovolemia Feocromocitoma Fistola artero-venosa Malattia di Paget ossea (funzionalmente assimilabile a fistola artero-venosa)
Farmaci e droghe d'abuso	β-stimolanti (anche inalatori) Vasodilatatori Anticolinergici Digossina β-bloccanti (recente sospensione) Alcol Cocaina Amfetamina e metamfetamine Caffeina Nicotina Cannabinoidi

Presentazione clinica

È importante comprendere che, sebbene in genere le alterazioni del ritmo cardiaco vengano percepite come cardiopalmo, spesso le aritmie (talora anche gravi) sono causa di astenia, dispnea, dolore toracico, capogiro, presincope o sincope, in assenza di cardiopalmo. In alcuni soggetti, tuttavia, per ragioni tuttora in larga parte sconosciute (talvolta a causa di neuropatia autonomica diabetica, ma nella maggior parte dei casi per cause ignote), aritmie sostenute e gravi, con pesanti implicazioni prognostiche, possono rimanere del tutto asintomatiche. Va osservato che le bradiaritmie, anche severe, solo raramente vengono percepite come cardiopalmo, mentre solitamente si manifestano con sintomatologia aspecifica, quale astenia, sincope, ipotensione, dispnea e alterazione dello stato di coscienza.

Qualora il cardiopalmo sia presente, può assumere caratteristiche diverse. L'Associazione Italiana di Aritmologia e Cardiostimolazione (AIAC) distingue cardiopalmo extrasistolico, cardiopalmo tachicardico, cardiopalmo ansioso e cardiopalmo intenso. Tale classificazione è importante, ma va sempre ricordato che molti pazienti non sono in grado di descrivere precisamente le caratteristiche del loro cardiopalmo.

Il cardiopalmo extrasistolico, causato quasi sempre da battiti extrasistolici atriali o ventricolari, generalmente produce una sensazione di “perdita del battito” o di “tonfo al cuore”, intervallata da periodi di completo benessere, durante i quali l’attività cardiaca è regolare e non percepita. Tale tipo di cardiopalmo è frequente anche in soggetti giovani e sani ed è caratterizzato da una prognosi generalmente benigna.

Il cardiopalmo tachicardico, causato in genere dall’aumento di frequenza del cuore, è spesso descritto dai pazienti come “un veloce battito d’ali” nel torace. La tachicardia all’origine del cardiopalmo può essere sopraventricolare o ventricolare, regolare o irregolare (come nel caso della FA). Se il cardiopalmo tachicardico inizia e finisce bruscamente (*on-off*) è fortemente suggestivo di tachicardia parossistica o FA parossistica, mentre se l’instaurazione è graduale, più spesso si tratta di tachicardia sinusale da varie cause sistemiche o da utilizzo di farmaci o droghe d’abuso.

Il cardiopalmo ansioso, come implicito nella definizione, è associato a stati d’ansia e solitamente è caratterizzato da lieve tachicardia, compatibile con età e condizioni cliniche del soggetto. Di norma inizia e finisce gradualmente, ad ulteriore conferma che non è causato da tachicardie parossistiche, ed è descritto in modi spesso pittoreschi e fantasiosi. Esso è frequentemente associato a – o preceduto da – un corteo sintomatologico di accompagnamento, quale: formicolii alle mani ed alla faccia, nodo alla gola, stordimento, angoscia, dolori toracici atipici, dispnea sospirosa. È necessario tuttavia rilevare che uno studio condotto su pazienti con tachicardia sopraventricolare documentata, ha riscontrato che circa due terzi dei pazienti aveva già una diagnosi di cardiopalmo ansioso. Non potendosi escludere a priori la coesistenza delle due patologie, è importante, anche nei pazienti con noti disturbi psichici, escludere una causa organica del cardiopalmo.

Il cardiopalmo intenso o pulsante è descritto come la percezione di battiti cardiaci forti, ma non particolarmente rapidi. Generalmente è causato da stati di circolo iperdinamico, quali insufficienza aortica, febbre, anemia, fistola artero-venosa, grave malattia di Paget ossea (che si comporta come una fistola artero-venosa), o altri riportati in Tabella 1.3.1.

IL TACCUINO

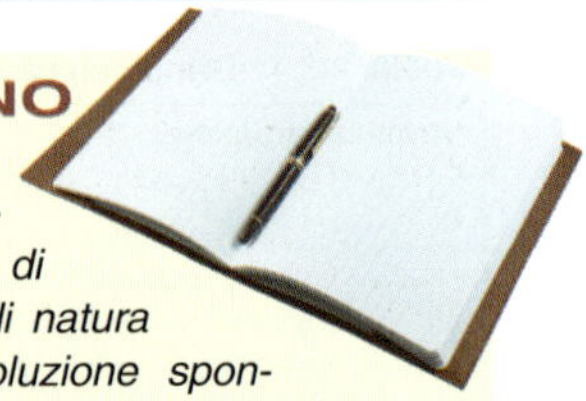

La grande maggioranza degli episodi di cardiopalmo sono di natura benigna e/o a risoluzione spontanea. Tratta il cardiopalmo solo dopo averne verificato la genesi e le implicazioni cliniche.

Strategia diagnostica

L’anamnesi rappresenta, come sempre, il punto cardinale della strategia diagnostica e in molti casi può orientare precisamente la diagnosi. In Tabella 1.3.2 sono riassunte le principali domande e caratteristiche anamnestiche che devono focalizzare le implicazioni diagnostiche del cardiopalmo. L’esame obiettivo, a meno che non sia eseguito nel momento in cui un’aritmia ovvia (es.: FA) sia in atto, è di scarsa utilità, se non per evidenziare soffi cardiaci o riscontri obiettivi caratteristici di patologie potenzialmente causanti il cardiopalmo (scompenso cardiaco, ipertiroidismo, anemia etc.).

L’elettrocardiogramma rappresenta il secondo cardine diagnostico, in quanto è in grado: 1) di porre diagnosi di aritmia qualora eseguito durante un episodio; 2) di evidenziare caratteristiche EGgrafiche sospette per sindromi aritmogene: PR corto, anomalie dell’onda P, extrasistoli frequenti o ripetitive, alterazioni morfologiche dei complessi (pattern Brugada-like, onda epsilon, ripolarizzazione precoce, sospetta ipertrofia ventricolare), QT lungo o corto, alterazioni di tipo ischemico, blocchi AV o di branca. Un ECG completamente normale si associa in genere alla migliore prognosi.

Ulteriori accertamenti cardiologici (ECG sec. Holter, *loop recorder* etc.) relativi al cardiopalmo esulano dalle competenze del medico d’urgenza e vanno considerati esami di secondo livello, da pianificare in accordo con i cardiologi in base all’impostazione diagnostica iniziale.

Tabella 1.3.2. Principali caratteristiche anamnestiche da ricercare nel paziente con cardiopalmo

Condizioni precedenti l'esordio del cardiopalmo o associate all'esordio	Attività fisica: riposo, sport, attività normale, sonno, cambio di postura Posizione: clinostatismo vs. ortostatismo Fattori scatenanti: stress emotivo, esercizio fisico, squatting, flessioni del tronco
Caratteristiche dell'esordio dell'episodio (degli episodi)	Improvviso vs. graduale Preceduto o meno da altri sintomi: dolore toracico, dispnea, parestesie, vertigine
Caratteristiche del cardiopalmo	Extrasistolico, tachicardico, intenso o pulsante Durata dell'episodio (degli episodi) Sintomi associati: dolore toracico, dispnea, sincope o presincope, vomito, ansia, parestesie
Caratteristiche della fine dell'episodio (degli episodi)	Improvvisa vs. progressivamente decrescente Associata a minzione abbondante Spontanea o indotta da manovre vagali, tosse, vomito, farmaci
Caratteristiche anamnestiche remote	Età dell'esordio, numero e frequenza degli episodi precedenti Cardiopatie note Disturbi psichici noti Malattie sistemiche note (ipertensione, distiroidismo, diabete, anemia, disturbi elettrolitici) Farmaci assunti mentre si manifestano gli episodi Abuso di alcol, farmaci o droghe d'abuso

Trattamento acuto

Non esiste evidentemente un trattamento acuto del cardiopalmo in sé: il trattamento deve essere indirizzato allo specifico tipo di aritmia eventualmente riscontrata e alla correzione delle eventuali cause scatenanti (in particolare alterazioni metaboliche, elettrolitiche, disturbi psichici, errori terapeutici, abuso di farmaci, sostanze o droghe d'abuso).

In linea di massima la semplice extrasistolia non complicata, se non sostenuta da patologie meritevoli di trattamento, non deve essere trattata con farmaci, ma può giovarsi della semplice rassicurazione e di generiche indicazioni sullo stile di vita: abolizione/riduzione di caffeina, nicotina e alcol in caso d'abuso, incoraggiamento a moderata attività fisica, controllo dell'uso di determinati farmaci (abbastanza frequente l'abuso di β-stimolanti negli asmatici).

Per il trattamento delle singole specifiche aritmie clinicamente significative si rimanda ai capitoli specifici.

Bibliografia di riferimento

LA LAVAGNA

- *Il cardiopalmo è un sintomo: non trattare senza averne verificato la genesi e le implicazioni cliniche.*
- *Cercare di registrare un ECG nel più breve tempo possibile. Spesso l'aritmia che genera il cardiopalmo si risolve spontaneamente e si rischia di perdere l'occasione per fare diagnosi.*
- *Cercare sempre attentamente eventuali cause correggibili di aritmia → alterazioni elettrolitiche o metaboliche, anemia, distiroidismo, farmaci, sostanze o droghe d'abuso.*
- *Nelle frequenti forme benigne, tipicamente extrasistolie non ripetitive, la semplice rassicurazione del paziente risulta spesso il più efficace atto terapeutico.*

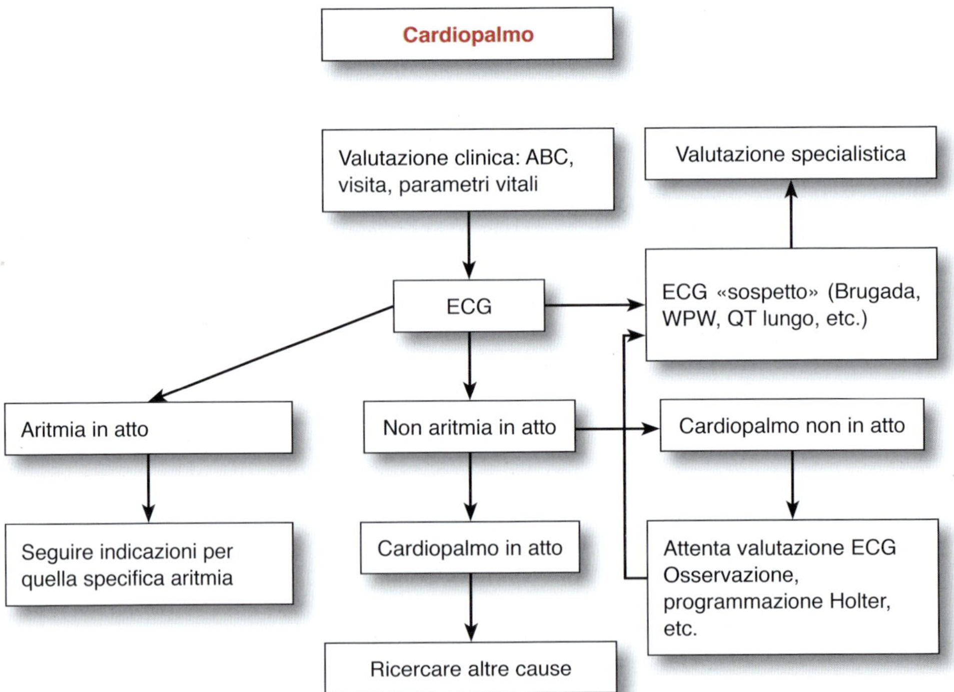

1.4 Cefalea non traumatica

Definizione

Dolore a prevalente localizzazione neurocranica, la cui topografia non coincide necessariamente con il territorio di distribuzione di singoli tronchi nervosi (diagnosi differenziale con nevralgia).

Epidemiologia

La cefalea è un sintomo estremamente comune tra la popolazione adulta, specie femminile, con eccezione delle cefalea a grappolo ed è solitamente causata da affezioni benigne.

Circa il 90% delle cefalee rientra nelle cefalee definite primarie: emicrania, cefalea tensiva, cefalea a grappolo. Solo una piccola percentuale dei soggetti lamenta dolore cefalico si reca in PS per tale problema; complessivamente questi pazienti rappresentano circa il 4% di tutti gli accessi.

Ai medici d'urgenza compete la distinzione fra cefalee primarie e secondarie. Tutte le cefalee primarie e buona parte delle secondarie possono essere considerate "benigne"; tuttavia tra le secondarie si annidano alcune affezioni a prognosi potenzialmente negativa (circa 4%), che potremmo definire "maligne" (pericolose per la vita).

Fisiopatologia

La cefalea è provocata da un evento patologico che coinvolge le strutture sensibili al dolore (potenzialmente algogene) che si trovano in prossimità del cervello (che è insensibile al dolore) o in altre parti del capo: cute, sottocute, muscoli, arterie extracraniche, periostio cranico, occhio, orecchio, cavità nasali, seni paranasali, seni venosi intracranici, dura madre (basicranio), arterie interne alle meningi, nervi ottico, oculomotore, trigemino, glosso-faringeo, vago, primi nervi cervicali (C2-C4). Sono invece insensibili al dolore: ossa craniche, meningi della convessità, parenchima cerebrale, plessi coroidei, ependima.

Cause e classificazione

Le cefalee si distinguono in primarie e secondarie. Le prime sono tipicamente l'emicrania, la cefalea tensiva, la cefalea a grappolo e altre forme primarie meno comuni. Le seconde possono essere espressione di situazioni "benigne" quali affezioni ORL (es. sinusopatie), odontostomatologiche, internistiche, oppure sottendere condizioni a prognosi potenzialmente negativa, come conseguenza sia di affezioni del SNC (emorragia subaracnoidea (ESA), emorragia cerebrale, ematomi intracranici, meningiti, encefaliti, trombosi venosa cerebrale, dissecazione carotidea-vertebrale-basilare, ischemia cerebrale, neoplasie/processo occupante spazio (POS), apoplessia pituitaria) sia di altra natura, potenzialmente fatali o invalidanti, come intossicazioni (es. CO), glaucoma acuto, arterite temporale, encefalopatia ipertensiva, pre-eclampsia, neurite ottica.

Diagnosi differenziale

Il medico d'urgenza, in prima battuta con gli strumenti dell'anamnesi e dell'esame fisico, deve identificare i pazienti con una cefalea secondaria potenzialmente pericolosa da quelli "dimissibili", onde valutare la necessità di un *work-up* diagnostico più approfondito.

È evidente che le cefalee secondarie "maligne" debbano essere prontamente riconosciute e trattate, mentre per le altre altre è possibile, nel *setting* operativo di un PS, demandare la definizione diagnostica a strutture dedicate., limitandosi qui ad agire con un trattamento sintomatico efficace. Per altro, vari studi affermano che in PS, in oltre un terzo dei casi, è impossibile classificare correttamente le cefalee secondo criteri ICHD (*International Classification of Headache Disorders*), peraltro piuttosto complessi e di non agevole e soprattutto immediata applicazione nell'ambito dell'emergenza-urgenza. Infatti l'approfondimento e la definizione diagnostica in livelli viene demandata ai Centri Cefalee, una volta risolta la fase emergenziale.

Il primo snodo decisionale è tra le forme di cefalea senza febbre o con febbre e, in questo secondo caso, se si tratta di soggetti immunocompetenti o no (vedi oltre).

Varie linee guida e *clinical policy statement* di Società scientifiche hanno tentato di codificare le indicazioni all'esecuzione della TC encefalo nei soggetti apiretici che afferiscono al PS per cefalea. L'intento è quello di non sottoporre tutti all'esame TC per i rischi espositivi oltreché per l'impegno diagnostico e per i costi, ma di non farsi sfuggire i casi ad alto rischio.

Si possono identificare condizioni ad alto rischio e a rischio moderato, per cui è indicata l'esecuzione della TC encefalo senza contrasto (Tabella 1.4.1).

Anamnesi

Nella valutazione, oltre agli elementi descritti in Tabella 1.4.1, occorre tener conto di fattori quali:

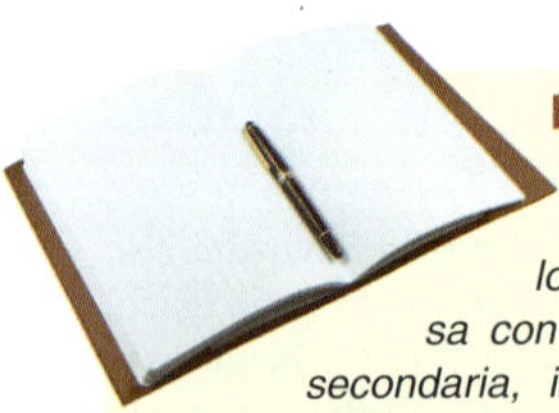

IL TACCUINO

La cefalea a grappolo può essere confusa con una forma "maligna" secondaria, in quanto l'acme del dolore può essere rapido; occorre considerare:
- *anamnesi positiva per episodi analoghi;*
- *durata dell'episodio (solitamente 1-2 ore);*
- *sintomi ipsilaterali di accompagnamento (rinorrea e lacrimazione).*

Tabella 1.4.1. Condizioni a rischio elevato e rischio moderato di cefalea secondaria "maligna" nei pazienti non febbrili

Rischio elevato
• insorgenza iperacuta – *thunderclap headache* (acme in <60 sec.): ESA, ma anche dissecazione arteriosa, apoplessia pituitaria, glaucoma ad angolo chiuso etc. • non episodi simili in passato (la "prima" o la "peggior cefalea" della vita): ESA, infezioni del SNC • obiettività neurologica anomala: – cambiamenti dello stato mentale, personalità, fluttuazioni del livello di coscienza – sintomi neurologici focali – rigor – papilledema • vomito all'esordio • sincope all'esordio • insorgenza sotto sforzo, tose, attività sessuale: ESA, dissecazione carotidea
Rischio moderato
• cefalea a insorgenza recente (<3 mesi) • cefalea in peggioramento nel tempo • la prima cefalea in soggetto con più di 40 anni (sia di nuova insorgenza che progressiva) • peggioramento evidente della cefalea abituale

IL TACCUINO

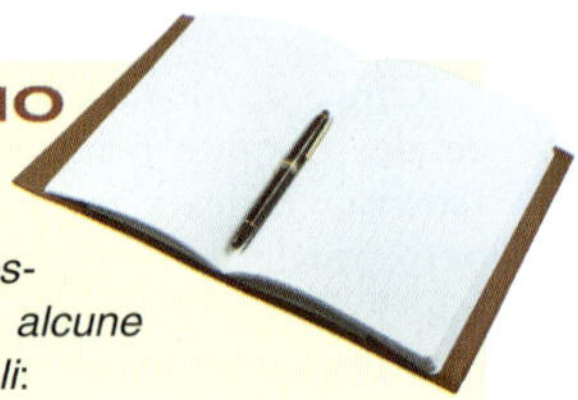

La cefalea può intensificarsi progressivamente anche in alcune condizioni gravi, quali:
- *encefalite erpetica;*
- *malattia di Lyme;*
- *ipertensione intracranica idiopatica.*

- anamnesi familiare (rischio aumentato se ESA tra consanguinei di 1° e 2° grado)
- esposizione a farmaci (in particolare anticoagulanti e antiaggreganti), droghe, tossici (CO);
- trauma cranico pregresso;
- irradiazione del dolore (al collo o tra le scapole: ESA, infezioni del SNC);
- comparsa di disturbi visivi (glaucoma, lesioni delle vie ottiche, arterite temporale, neurite ottica);
- presenza di febbre;
- infezioni concomitanti (sinusite, mastoidite, polmonite): possibile diffusione al SNC (meningite, ascessi);
- HIV o immunosoppressione (infezioni o POS);

IL TACCUINO

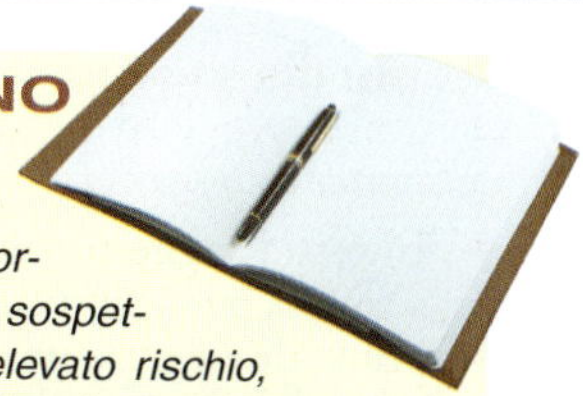

Alterazioni neurologiche di nuova insorgenza devono far sospettare condizioni ad elevato rischio, essendo questo il singolo predittore più forte di patologia endocranica.
Le crisi emicraniche possono esordire con anomalie neurologiche. Tuttavia tali anomalie non devono essere attribuite all'emicrania se non già presenti in modo analogo nell'anamnesi del paziente.

- COVID-19 (trombosi venose cerebrali);
- gravidanza e post-partum (trombosi venosa cerebrale, dissecazione arteriosa, apoplessia pituitaria);
- copatologie:
  - cancro (metastasi),
  - rene policistico o malattie del connettivo (ESA),
  - difetti della coagulazione: sia di ipo che di ipercoagulabilità;
- accentuazione con la posizione eretta (ipotensione liquorale);
- altra sintomatologia concomitante (sincope, convulsioni).

Esame fisico

La maggioranza dei pazienti con cefalea si presenta con un esame fisico e neurologico normali. Occorre tuttavia focalizzarsi su alcuni aspetti:
- temperatura corporea;
- PA e FC;
- aspetto "settico" (malattia sistemica che coinvolge il SNC o infezione del SNC);
- ricerca di segni di trauma cranico (etilisti, tossicodipendenti, vittime di violenza possono negare un pregresso trauma);
- ricerca di soffi vascolari al collo e sull'occhio;
- esame delle arterie del collo e temporali;
- esame e palpazione del capo, collo, spalle;
- ricerca di alterazioni neurologiche non focali (alterazioni dello stato mentale e della personalità, fluttuazioni del livello di coscienza);
- ricerca di segni neurologici focali;
- ricerca di meningismo;
- esame del fundus (papilledema, emorragie retiniche).

Diagnosi differenziale in base ai dati clinici

Vedi singole patologie.

Stratificazione del rischio

- Soggetti a basso rischio per cui non è indicata la TC sono quelli per i quali la cefalea si presenta:
  - con le caratteristiche abituali o con minimi scostamenti;
  - assenza di segni neurologici;
  - assenza di eventi quali traumi, febbre, convulsioni;
  - assenza di comorbilità ad alto rischio.

  Dai dati di una metanalisi di Cousins G et al. del 2011 emerge che solo il 2,4% dei soggetti con cefalea ed esame neurologico normale presentavano anomalie alla TC o alla RNM, tale percentuale scendeva allo 0,4% se la cefalea aveva le caratteristiche dell'emicrania.
- Nei soggetti apiretici in cui sono presenti almeno una delle condizioni a rischio alto o moderato (Tabella 1.4.1) è indicata l'esecuzione della TC encefalo senza mezzo di contrasto (TC smc). In assenza di tali elementi il work up diagnostico dovrà tenere conto anche degli elementi emersi da anamnesi ed esame fisico: vedi sopra.
- Nei soggetti febbrili con cefalea e immunocompromessi (in particolare HIV e COVID-19) occorre eseguire TC encefalo eventualmente seguita da puntura lombare (PL). Alcuni studi indicano una elevata probabilità di patologie intracraniche nei soggetti HIV positivi (toxoplasmosi, criptococcosi, ascessi cerebrali).
- Nei soggetti febbrili con cefalea e immunocompetenti occorre escludere le infezioni del SNC o un interessamento neurologico secondario a processi infettivi gravi (es. alterazioni neurologiche in corso di sepsi grave). Vedi singole patologie.

Esami diagnostici

TC encefalo senza mezzo di contrasto

- In tutti i soggetti con cefalea non febbrile sospetta per secondaria “maligna”;
- prima di eseguire una PL nei soggetti a rischio di lesione cerebrale (Tabella 1.4.1).

Puntura lombare (PL)

- In tutti i casi di sospetta infezione del SNC;
- in caso di negatività della TC, in presenza di un forte sospetto diagnostico per ESA, è mandatoria l’esecuzione della PL (**consultare taccuino Capitolo 5.4**). Infatti la sensibilità della TC per ESA è di poco superiore al 90% nelle prime ore e scende progressivamente con il passare del tempo. Anche se in centri altamente specializzati con neuroradiologi esperti la TC entro le 6 ore può avere una sensibilità che si avvicina al 100%, nel mondo reale questa sensibilità non è ipotizzabile; anzi, in una casistica di Tong DM et al. del 2010, la TC è risultata negativa nella metà circa dei casi di ESA di piccola entità, mentre la PL era positiva nel 100% dei pazienti. Non eseguire la PL in questi pazienti significa perdere l’opportunità di diagnosticare un’ESA proprio in quelli (poco compromessi e senza deficit neurologici) in cui l’intervento precoce avrebbe maggior beneficio.

Esami di laboratorio

Di scarsa utilità nella diagnosi differenziale della cefalea. In base all’anamnesi e all’esame fisico, in alcuni casi può essere utile eseguire: emocromo, glicemia, creatininemia, sodiemia, potassiemia, coagulazione, PCR, EGA con CO.

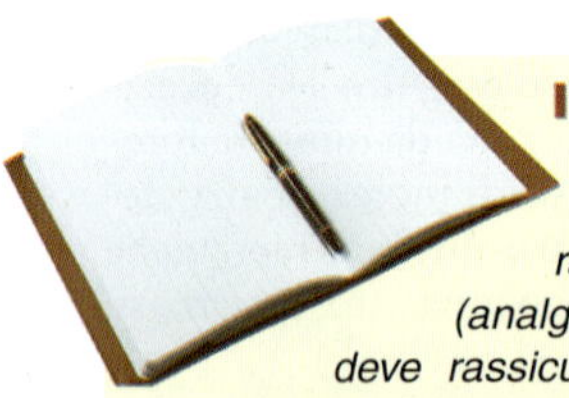

IL TACCUINO

La risposta alla terapia antidolorifica (analgesici e triptani) non deve rassicurare il medico d’urgenza sulla natura “benigna” della cefalea. Ad esempio, un effetto antinocicettivo del sumatriptan è stato osservato in pazienti in buone condizioni cliniche affetti da ESA.

Terapia d’emergenza

Vedi singole voci.

Cefalee primarie

Individuare con la maggior sicurezza possibile una cefalea primaria in PS permette al clinico di gestire l’attacco cefalalgico con terapia sintomatica, senza procedere con indagini aggiuntive e con la possibilità di rinviare il paziente al domicilio al raggiungimento di un adeguato controllo del dolore, eventualmente indirizzandolo a una valutazione neurologica ambulatoriale presso il Centro Cefalee.

Caratteristiche anamnestiche che possono rassicurare il medico su un episodio di cefalea primaria sono:

- cefalea primaria nota;
- episodi analoghi in passato (sovrapponibili per localizzazione, insorgenza, intensità di dolore, sintomi associati, fattori scatenanti, tempo trascorso);
- possibili trigger/eventi scatenanti riconoscibili (es. deprivazione di sonno, preoccupazione/stress, abuso alcolico, pasto abbondante);
- in caso di primo episodio di cefalea: età < 40 anni e caratteristiche tipiche per emicrania (dolore, nausea, foto/fonofobia, carattere invalidante); va comunque sottolineato come in caso di primo episodio con dolore severo e persistente può talora essere difficile escludere con certezza una cefalea secondaria senza eseguire esami di I livello (TC encefalo smc).

Le cefalee primarie di più frequente riscontro nella popolazione generale e in PS sono l’emicrania, la cefalea di tipo tensivo e la cefalea a grappolo (Tabella 1.4.2).

Emicrania

La cefalea primitiva più comune in PS è l’emicrania. Talvolta i pazienti, notoriamente emicranici, non sono riusciti a gestire un attacco al loro domicilio per mancanza di farmaci

Tabella 1.4.2. Cefalee primarie

Caratteristica	Emicrania	Cefalea di tipo tensivo	Cefalea a grappolo
Localizzazione	Unilaterale	Bilaterale	Orbitaria/temporale
Intensità	Moderato-severa	Lieve-moderata	Severa
Carattere	Pulsante	Costrittivo non pulsante	Continuo
Durata	4-72 ore (media 24 ore)	30 minuti - molti giorni	15-180 minuti
Periodismo	Ciclo mestruale (emicrania senza aura)	No	1-8 attacchi al giorno in periodi di settimane-mesi
Sintomi premonitori	Sì	No	No
Aura di accompagnamento	Sì (emicrania con aura)	No	No
Sintomi associati	Nausea/vomito, foto/fonofobia	No	Sudorazione emivolto, lacrimazione, miosi, ptosi, congestione nasale

o perché l'attacco è più intenso o diverso dal solito. Più frequentemente, i pazienti, non ancora diagnosticati come emicranici, riferiscono di accusare il periodico ripetersi, a frequenza variabile, di intensi episodi di dolore cefalico. Rare volte, infine, i pazienti si presentano con un primo attacco di cefalea o con un attacco isolato che pone il medico di fronte alla necessità di porre una diagnosi differenziale. Può essere presente familiarità per emicrania con presenza tra consanguinei diretti di un'anamnesi positiva nel 50% dei casi.

La cefalea emicranica nell'adulto è tipicamente ma non necessariamente unilaterale (nel bambino e nell'adolescente è più frequentemente bilaterale e fronto-temporale), a carattere pulsante, di intensità moderato-severa, associata a nausea, fotofobia e fonofobia ed esacerbata dall'esercizio fisico.

La Tabella 1.4.3 elenca le principali caratteristiche in corso di attacco emicranico sia per quanto riguarda i sintomi premonitori (aura) che per quanto riguarda le manifestazioni dell'attacco acuto.

Una modalità mnemonica utile per identificare una cefalea emicranica è l'acronimo POUND. In presenza di almeno 4 dei 5 elementi elencati nella Tabella 1.4.4 la probabilità di trovarsi di fronte ad una emicrania è del 92%. Con soli 3 elementi la probabilità scende al 56% e con 2 al 17%.

Si distinguono forme di emicrania con aura e senza aura. Nelle forme con aura la cefalea è tipicamente preceduta e talora accompagnata da sintomi neurologici quali alterazioni del visus, dell'eloquio o del linguaggio (afasia), del sensorio (sensazione di spilli a partire dalla periferia degli arti) o motorie, tipicamente unilaterali e della durata di 5-60 minuti (maggiore durata può caratterizzare i sintomi motori). L'aura visiva è la più frequente (90% dei casi) e si manifesta con spettro di fortificazione (figura scintillante di forma irregolare che si diffonde nel campo visivo a partire da una zona prossima al punto di fissazione dello sguardo). Sono inoltre descritti sintomi premonitori dell'emicrania con e senza aura, quali stanchezza, difficoltà a concentrarsi, rigidità cervicale, nausea, visione offuscata, intolleranza a suoni e luci, sbadigli, pallore, che possono precedere l'e-

Tabella 1.4.3. Aspetti caratterizzanti l'emicrania

A. La cefalea dura 4-72 ore (non trattata o trattata senza successo)
B. La cefalea presenta almeno due delle seguenti caratteristiche: • localizzazione unilaterale • tipo pulsante • dolore con intensità media o forte • è aggravata dalle attività fisiche di routine (o le limita): per es. camminare, salire le scale
C. Alla cefalea si associa almeno una delle seguenti condizioni: • presenza di nausea e/o vomito • presenza di fotofobia e fonofobia
D. Non attribuita ad altra condizione o patologia

Tabella 1.4.4. Acronimo POUND utile per identificare una cefalea emicranica (vedi testo)

- **P**ulsatile quality of headache
- **O**ne-day duration (4 to 72 hours)
- **U**nilateral location
- **N**ausea or vomiting
- **D**isabling intensity

micrania di giorni o ore. Questi sintomi, seppur aspecifici, dovrebbero rientrare nell'indagine anamnestica. Nelle forme senza aura è stata evidenziata una correlazione con il ciclo mestruale.

L'emicrania può associarsi a disturbi gastrointestinali ricorrenti (dolore addominale, nausea, vomito) e alla sindrome da vomito ciclico, costituendo nell'infanzia ed età evolutiva, prodromo per lo sviluppo di emicranaia in età adulta.

Cefalea di tipo tensivo

La cefalea di tipo tensivo è la più frequente forma di cefalea primaria, con una prevalenza nella popolazione generale del 30-78%, e notevole impatto sociale soprattutto nei soggetti con attacchi frequenti. La cefalea di tipo tensivo è caratterizzata da dolorabilità pericranica presente durante gli attacchi e nei periodi liberi ed esacerbata dalla palpazione e dalla mobilizzazione del capo (Tabella 1.4.5).

Tabella 1.4.5. Aspetti principali della cefalea di tipo tensivo

A. Durata (senza trattamento) da 30 minuti a molti giorni
B. La cefalea presenta almeno due delle seguenti caratteristiche: • localizzazione bilaterale • qualità gravativo-costrittiva (non pulsante) • intensità lieve o media • non è aggravata dall'attività fisica di routine, come camminare o salire le scale
C. Si verificano entrambe le seguenti condizioni: • assenza di nausea e vomito (può manifestarsi anoressia) • può essere presente fotofobia oppure fonofobia, ma non entrambe
D. Non attribuita ad altra condizione o patologia

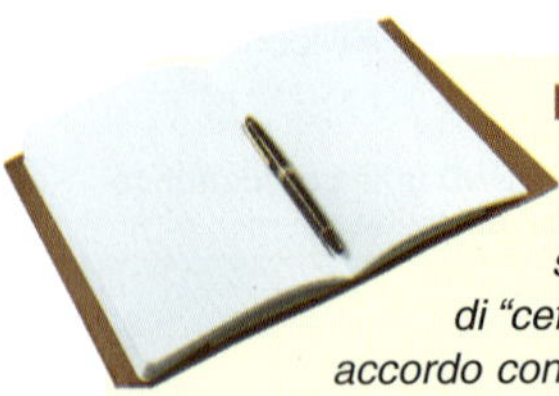

IL TACCUINO

Da ricordare che non si parla più da tempo di "cefalea mista" ma che, in accordo con IHS, andrà codificata ogni singola forma.

Cefalea a grappolo

La cefalea a grappolo o *cluster headache* è caratterizzata da attacchi della durata di 15-180 minuti di cefalea monolaterale orbitaria, sovraorbitaria e/o temporale associata a iperemia congiuntivale omolaterale, lacrimazione, miosi, ptosi, edema palpebrale, congestione nasale, rinorrea, sudorazione del volto e della fronte, agitazione motoria e irrequietezza. L'incidenza è maggiore nel sesso maschile e più frequente intorno ai 20-40 anni di età. Gli attacchi possono avere cadenza quotidiana o ripetersi fino a 8 volte al giorno nell'arco di periodi della durata di settimane-mesi (cosiddetti *cluster*) separati da periodi di benessere. Durante gli attacchi i pazienti sono fortemente prostrati e incapaci di mantenere la stazione eretta. In genere è presente, quale carattere distintivo rispetto all'emicrania, uno stato di agitazione, ansia, irrequietezza secondario all'intensità che il dolore evoca. Trigger per l'attacco acuto possono essere il consumo di alcol o cibi contenenti istamina e l'assunzione di nitroderivati. Episodi di questo tipo, soprattutto all'esordio, sono spesso difficili da distinguere da cefalee secondarie pericolose per la vita e possono pertanto richiedere l'esclusione di tali ipotesi mediante TC encefalo smc.

Trattamento dell'attacco di emicrania

Il trattamento dell'emicrania in PS può utilizzare diversi farmaci, da soli o in associazione, per via orale, nasale o parenterale. La scelta dei farmaci da impiegare nel singolo caso dipende dalle caratteristiche cliniche del paziente (comorbidità e controindicazioni), dall'intensità dell'attacco (lieve o moderato-severo), dai farmaci di cui il paziente ha già fatto uso nel corso dell'attacco e dalla risposta ai farmaci usati nel corso di precedenti attacchi.

La Tabella 1.4.6 presenta alcune indicazioni relative all'impiego dei farmaci che hanno una adeguata documentazione di efficacia nel trattamento in acuto dell'attacco emicranico:

Come pratica abituale in PS è consigliabile un primo approccio con un FANS per via orale o per via parenterale, salvo nei pazienti che ne abbiano già assunto una dose adeguata prima di presentarsi in ospedale o che presentino controindicazioni. La metoclopramide può essere utilizzata da sola nei casi lievi in considerazione del suo effetto autonomo sul sintomo doloroso. Più comunemente viene associata ai FANS, soprattutto nei pazienti con nausea o vomito. Nei pazienti che sono allergici ai FANS o nei quali la somministrazione di questi farmaci non risulti efficace è indicata la somministrazione di un triptano per via nasale, per os o per via sottocutanea alle dosi indicate per ogni singolo principio attivo. A causa dell'importante effetto sedativo l'utilizzo di fenotiazine va riservato ai casi in cui questo effetto collaterale venga ritenuto desiderabile. Il loro utilizzo in queste condizioni è però fortemente sconsigliato in quanto la possibilità di sviluppare una dipendenza è particolarmente elevata e solo raramente si incontrano pazienti con forme resistenti a tutti gli altri trattamenti disponibili. L'impiego di lidocana endonasale ha una limitata documentazione di efficacia, durata relativamente breve e una risposta interindividuale molto variabile. Ha però il vantaggio di una rapida efficacia e di una sostanziale assenza di effetti collaterali. Infine, una singola somministrazione di desametasone (10-25 mg) può essere presa in considerazione per ridurre le recidive a breve termine. L'ossigeno ad alte concentrazioni è il trattamento di scelta per la cefalea a grappolo, dove risulta efficace nella gran parte dei casi, anche se, ad oggi, lo si usa raramente, avendo il sumatriptan s.c. indicazione unica e mandatoria, ammesso che la diagnosi di cefalea a grappolo sia già nota o venga formulata in PS.

Cefalee secondarie

Le cefalee secondarie a possibile prognosi negativa costituiscono il 4% delle cefalee che si presentano in Pronto Soccorso e si associano nella maggior parte dei casi ad eventi cerebrovascolari, processi infettivi a carico del Sistema Nervoso Centrale e neoplasie a

Tabella 1.4.6. Farmaci per il trattamento acuto dell'attacco di emicrania

Farmaco	Indicazione	Note
Paracetamolo	Attacco lieve	
FANS	Attacco lieve/moderato/severo	Documentazione disponibile per aspirina, ibuprofene, naprossene, ketoprofene, ketorolac per os o per via parenterale.
Metoclopramide	Attacco lieve/moderato o in associazione con paracetamolo o FANS	Possibili reazioni distoniche, specie nei pazienti più giovani
Triptani	Attacco moderato/severo	Controindicati in caso di cardiopatia ischemica, precedenti eventi cerebrovascolari, arteriopatia periferica, ipertensione arteriosa mal controllata, terapia con inibitori dell'uptake della serotonina. Effetto più rapido con somministrazione per via nasale o sottocutanea
Fenotiazine	Attacco severo	Documentazione disponibile per clorpromazina e proclorperazina (non disponibile in Italia per via parenterale)
Desametasone	Co-terapia per ridurre l'incidenza di ricorrenze	Una recidiva entro 72 ore evitata per ogni 10 pazienti trattati.
Lidocaina		Effetto rapido, ma molto variabile da caso a caso e di breve durata. Instillare lentamente 0,5 mL di lidocaina 4% nella narice omolaterale al dolore con paziente supino e capo in iperestensione. A volte utile anche per la cefalea a grappolo.
Oppioidi	Terapia di forme severe che non rispondono a nessun altro trattamento, sotto stretto controllo medico	Potenzialmente efficaci, ma il loro utilizzo nell'emicrania deve essere evitato salvo in casi assolutamente eccezionali per il documentato rischio di indurre dipendenza in questa particolare categoria di pazienti
Ossigeno	Solo per cefalea a grappolo	Efficace entro 10-15 minuti nell'80% dei pazienti con cefalea a grappolo. Deve essere usato al 100% a flussi di 10-12 L/min con maschera con reservoire.

localizzazione encefalica (primitive o secondarie). È bene ricordare che possono esordire con cefalea patologie severe anche non di pertinenza neurologica come il glaucoma ad angolo acuto, la neurite ottica, l'intossicazione da monossido di carbonio.

Emorragia subaracnoidea spontanea

Ogni 100 pazienti che si presentano in Pronto Soccorso per cefalea solo 1 ha un'ESA. E hanno un'ESA solo 15-20 pazienti su 100 che si presentano in Pronto Soccorso con una cefalea violenta ad esordio improvviso (*thunderclap headache*).

Escludere un'ESA da rottura di aneurisma è uno dei compiti principali che il medico d'urgenza si trova a dover affrontare di fronte ad un paziente che presenta una cefalea di nuova insorgenza o una variazione improvvisa dei sintomi di una emicrania nota. Tra le diverse cause di cefalea secondaria infatti l'ESA è quella la cui prognosi è maggiormente condizionata dalla precocità della diagnosi e dei successivi interventi terapeutici (consultare Capitolo 5.4).

Stroke ed ematoma sub-durale

La cefalea è più frequente e di maggiore intensità nello *stroke* emorragico rispetto allo *stroke* ischemico. La cefalea accompagna gli eventi ischemici cerebrali in un terzo dei casi (presente con maggior frequenza nelle patologie del circolo vertebro-basilare) ed ha solitamente un'insorgenza acuta associata a deficit neurologici focali e un decorso auto-limitante. Assai più raramente, una cefalea può accompagnare un attacco ischemico transitorio (TIA). La cefalea è solitamente di intensità moderata e priva di caratteristiche tipiche di localizzazione e andamento; raramente, soprattutto nell'ischemia cerebellare, può esordire all'improvviso come *thunderclap headache* isolata. Nello *stroke* emorragico la cefalea può, talora, essere l'unico sintomo riferito dal paziente, in assenza di deficit neurologici focali, e la sua localizzazione spesso concorda con la sede del sanguinamento.

Nell'emorragia subdurale acuta la cefalea è presente nel 25-100% dei casi, è tipicamente severa e ad esordio acuto, con raggiungimento dell'acme in pochi secondi/minuti, accompagnata o seguita da deficit neurologici focali o alterazioni dello stato di coscienza. L'emorragia sub-durale può derivare dalla rottura di vasi venosi o arteriosi (rottura spontanea di arterie corticali, rottura di aneurisma, malformazione artero-venosa o fistola durale artero-venosa), soprattutto in condizioni predisponenti quali neoplasie cerebrali (anche secondarie), coagulopatie, sindrome di Moya Moya, trombosi venosa cerebrale, ipotensione intracranica.

Cefalea in corso di ipertensione arteriosa

La cefalea in corso di ipertensione arteriosa, in esordio o in iperteso noto, arriva spesso all'osservazione in PS, Il dolore è in genere diffuso, spesso ad insorgenza notturna ed al risveglio con sensazione di "testa piena", persistente e poco responsivo ad antidolorifici e per nulla ai triptani. Per ulteriori approfondimenti consultare Capitolo 2.8.

Diagnosi. La diagnosi di cefalea secondaria ad eventi cerebrovascolari si basa sulla comparsa di deficit neurologico acuto in relazione temporale con l'insorgenza della cefalea.

Nella cefalea secondaria a TIA, l'insorgenza acuta di deficit neurologico focale la distingue rispetto all'insorgenza progressiva e associata a possibili scotomi visivi che si osserva nell'aura emicranica. La presenza di una cefalea severa richiede la valutazione di un'eventuale origine arteriosa, come nella dissezione dei vasi cervicali.

Diagnosi strumentale. Mediante TC encefalo smc è possibile evidenziare aree emorragiche o ischemiche responsabili del quadro clinico del paziente. La RMN encefalo permette una definizione più precisa di un eventuale evento ischemico acuto cerebrale, soprattutto se a carico del circolo posteriore.

Terapia. Il trattamento della cefalea è sintomatico. Il medico deve ottimizzare il controllo dei valori pressori in base al quadro neurologico e alla sua eziologia, ricordando che la cefalea secondaria ad eventi cerebrovascolari è tipicamente auto-limitante.

In relazione alla cefalea secondaria a *stroke* emorragico e ad emorragia sub-durale, in presenza di altri sintomi di ipertensione intracranica (vomito, papilledema, letargia, coma), va riconosciuta precocemente la necessità di decompressione cranica chirurgica in emergenza.

Cefalea secondaria a trombosi venosa cerebrale

L'incidenza della trombosi venosa cerebrale è di 0,22-1,35 casi/100.000 abitanti/anno ed è maggiore nella popolazione giovanile e nel sesso femminile.

Una possibile trombosi venosa cerebrale va considerata in presenza di condizioni predisponenti quali:

- coagulopatie (sindrome da anticorpi anti-fosfolipidi, trombofilie ereditarie, CID cronica);
- farmaci (contraccettivi orali, androgeni, terapia estrogenica sostitutiva, anabolizzanti) vaccini per SARS-CoV-2 ChAdOx1 nCov-19 (Oxford–AstraZeneca) e Ad26.COV2.S (Janssen/Johnson & Johnson);
- gravidanza e puerperio;
- neoplasie;
- malattie infiammatorie croniche;
- malattie ematologiche;
- vasculiti;
- device intravascolari (pacemaker, alimentazione parenterale attraverso catetere venoso centrale in vena giugulare);
- disidratazione;
- infezioni contigue (otomastoiditi, sinusiti, meningiti, ascessi.

La cefalea associata a trombosi venosa cerebrale non ha caratteristiche specifiche, è spesso diffusa, severa e progressiva, ma può altresì essere monolaterale, ad esordio improvviso (*thunderclap headache*), oppure lieve e simile all'emicrania. Da sottolineare l'associazione di crisi epilettiche sintomatiche e trombosi venosa cerebrale COVID-19 correlata, in giovani donne.

La sede più frequentemente coinvolta da trombosi è il seno sagittale superiore, con frequente estensione ad altri seni e alle vene corticali superiori e la possibile comparsa di piccole emorragie cerebrali. I seni trasversi e sigmoideo sono coinvolti da trombosi in seguito a processi infettivi dell'orecchio e della mastoide, mentre sinusiti ed etmoiditi sono la causa principale di trombosi dei seni cavernosi, che si manifesta tipicamente con cefalea, febbre e diplopia a causa del passaggio dei nervi cranici III-IV-V-VI attraverso il seno stesso.

Diagnosi. La cefalea è il sintomo prevalente soprattutto all'esordio, con un'incidenza dell'80-90%. Nel 90% dei casi la cefalea si associa a segni neurologici focali (deficit neurologici o crisi comiziali) e/o segni di ipertensione endocranica, encefalopatia subacuta o sindrome del seno cavernoso. La persistenza di una cefalea recente in presenza di uno stato trombofilico noto deve sempre porre il sospetto di tale patologia.

I valori di D-dimero sono tipicamente elevati soprattutto se valutati precocemente, ma possono risultare normali in pazienti che si presentino tardivamente, con cefalea isolata o coinvolgimento limitato dei seni venosi cerebrali. Per tale motivo, il D-dimero non può essere utilizzato per escludere in maniera assoluta una trombosi venosa cerebrale in un paziente con quadro clinico suggestivo per tale patologia.

In caso di cefalea moderato-severa insorta in soggetto giovane, soprattutto se di sesso femminile, sottoposto a vaccinazione per SARS-CoV-2 ChAdOx1 nCov-19 (Oxford–AstraZeneca) e Ad26.COV2.S (Janssen/

IL TACCUINO

Pensa alla trombosi venosa cerebrale se cefalea più:

- *età giovane-media (donne in terapia estro-progestinica) con cefalea insolita e sintomi* stroke-like *(in assenza di fattori di rischio).*
- *riscontro di ipertensione intracranica.*
- *evidenza TC di infarti emorragici (multipli e non confinati a territori arteriosi).*

Johnson & Johnson) in particolare nei 28 giorni precedenti, valutare sempre emocromo e coagulazione per verificare la presenza di una sindrome trombotica trombocitopenica immune indotta da vaccino (VITT) che, in caso di trombosi venosa cerebrale, si associa a maggior rischio di coma e morte rispetto alle trombosi venose cerebrali da altra causa (consultare Capitolo 8.3).

Diagnosi strumentale. La diagnosi di trombosi venosa cerebrale si effettua mediante TC/angio-TC o RMN/angio RMN con sequenze T2-pesate ed angiografia intra-arteriosa nei casi dubbi.

Terapia. Il trattamento va avviato il più precocemente possibile e comprende la terapia sintomatica per la cefalea e la terapia eparinica (eparina a basso peso molecolare o non frazionata) seguita da anticoagulante orale per almeno 6 mesi; se indicato, va avviato precocemente il trattamento della causa sottostante (in particolare, antibioticoterapia ad ampio spettro e terapia antifungina nelle forme settiche secondarie a sinusiti e otomastoiditi) e la terapia antiedemigena in presenza di ipertensione endocranica.

Cefalea secondaria a patologia delle arterie carotidi e vertebrali

La dissezione spontanea delle arterie carotidi e vertebrali è responsabile del 2% degli *stroke* ischemici con un'incidenza di 1-2 casi/100.000 abitanti/anno e una maggior frequenza negli individui giovani e di mezza età.

Fattori predisponenti sono costituiti da:

- patologie del collagene (sindrome di Marfan);
- movimenti rapidi del capo;
- traumi (sport, tosse, vomito, cinture di sicurezza, chiropratica) negli ultimi 6 mesi.

Nella dissezione carotidea o vertebro-basilare la cefalea può costituire l'unico sintomo di presentazione o il sintomo di esordio cui fa seguito l'insorgenza di deficit neurologici focali. Il dolore ha solitamente insorgenza improvvisa e severa (*thunderclap headache*) e può estendersi al volto o al collo, tipicamente con localizzazione unilaterale e ipsilaterale rispetto al vaso coinvolto.

Diagnosi. La cefalea è presente nel 55-100% dei casi di dissezione carotidea e costituisce il sintomo d'esordio nel 33-86% dei casi; è unilaterale, ipsilaterale al vaso leso e persistente (in media 4 giorni). Può mimare altri tipi di cefalea quali emicrania e cefalea a grappolo. Segni comuni di accompagnamento sono la sindrome dolorosa di Horner, il tinnito doloroso a esordio acuto, la paralisi dolorosa del XII nervo cranico e il deficit dei nervi oculomotori. Occorre ricordare che la dissezione delle arterie cervicali può associarsi a dissezione delle arterie intracraniche, causa potenziale di emorragia subaracnoidea.

La cefalea (talora estesa al volto e al collo) può comparire anche in seguito a procedure endovascolari come l'endo-arterectomia o l'angioplastica, rappresentando in rari casi (<2%) la spia di allarme di uno *stroke* (solitamente emorragico) con deficit neurologici focali e necessità di trattamento urgente.

Diagnosi strumentale. La diagnosi di dissezione delle arterie cervicali è basata sulla valutazione iniziale con Eco-Color-Doppler (tratto extracranico dell'arteria carotide) seguito da RMN con soppressione del grasso, angio RMN e/o angio TC e, nei casi dubbi, angiografia convenzionale. Spesso sono necessari più accertamenti tra quelli indicati poiché essi possono risultare falsamente negativi.

Terapia. Non esistono *trial* randomizzati dirimenti per il trattamento, ma esiste consen-

IL TACCUINO

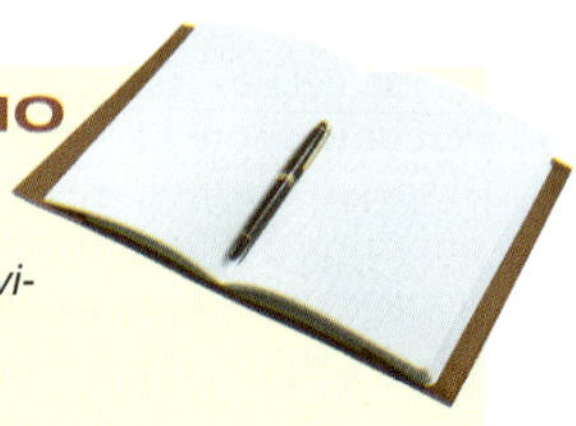

Pensa alla dissezione delle arterie cervicali se cefalea più:

- *anisocoria*
- *dolore emivolto*
- *anamnesi positiva per traumi-manipolazione rachide (anche pregressi)*
- *amaurosi/tinnito/disgeusia*

so a favore della terapia eparinica in infusione continua seguita da anticoagulante orale (warfarin) per 3-6 mesi e successivamente terapia anti-aggregante (acido acetilsalicilico 85-325 mg/die o clopidogrel 75 mg/die). La trombolisi non è indicata per possibili eventi avversi di tipo emorragico. Nei casi di mancata risposta alla terapia antitrombotica e anticoagulante, si può effettuare angioplastica carotidea con applicazione di *stent* endovascolari, le cui evidenze in letteratura sono tuttavia ridotte.

Cefalea secondaria ad apoplessia pituitaria

L'apoplessia pituitaria costituisce una condizione acuta e rara (2-10% dei pazienti con adenoma pituitario) e pericolosa per la vita; essa è comunemente dovuta a un evento emorragico o ischemico a carico di un macroadenoma pituitario tipicamente non secernente che ne determina l'aumento di volume, con possibile conseguente emorragia subaracnoiodea non aneurismatica.

La cefalea associata ad apoplessia pituitaria ha solitamente un esordio improvviso (talora tipo *thunderclap headache*) e intensità severa ed è accompagnata da sintomi visivi e/o ipopituitarismo all'esordio o durante il decorso.

Diagnosi. La valutazione iniziale mediante TC dell'encefalo può essere adeguata in caso di mancata disponibilità immediata della RMN, la quale risulta più sensibile rispetto alla TC nell'evidenziare la patologia intrasellare.

Terapia. L'approccio terapeutico è necessariamente multidisciplinare e coinvolge medico d'urgenza/rianimatore, neurologo, neurochirurgo ed endocrinologo. Il trattamento iniziale prevede il supporto volemico con cristalloidi e glucocorticoidi ad alte dosi (es. idrocortisone 100 mg e.v. tid). In caso di insorgenza di alterazioni della vista o dello stato di coscienza è indicata la decompressione chirurgica presso centri specializzati.

IL TACCUINO

Pensa all'apoplessia pituitaria se cefalea più:
- *cefalea improvvisa (retro-orbitaria)*
- *nausea e vomito*
- *alterazioni visive (riduzione visus e paresi oculare)*
- *meningismo*
- *post-partum*

Cefalea secondaria a malformazioni vascolari cerebrali in assenza di rottura

Un quinto dei pazienti con aneurisma cerebrale senza sanguinamento in atto presenta cefalea, tuttavia non è stata dimostrata una relazione causale certa tra i due elementi. Circa il 50% dei pazienti con malformazione vascolare cerebrale durante l'episodio di sanguinamento acuto riferisce un episodio di cefalea severa e improvvisa nelle 4 settimane precedenti l'evento. Fino al 58% dei pazienti portatori di malformazione artero-venosa (MAV) può manifestare emicrania con aura (emicrania sintomatica), spesso con localizzazione consensuale alla MAV.

In PS è utile ricordare che la paralisi acuta dolorosa del III nervo cranico, caratterizzata da midriasi e dolore retro-orbitario, può indicare la presenza di un aneurisma dell'arteria comunicante posteriore o del tratto più craniale dell'arteria carotide in imminente rottura o un incremento delle dimensioni di una malformazione vascolare. Caratteristico dell'aneurisma della comunicante posteriore è anche il deficit in abduzione del VI nervo cranico.

Diagnosi. La diagnosi richiede l'esecuzione di TC encefalo smc seguita da angio TC/RMN o angiografia.

Terapia. Nel *setting* di emergenza va effettuata una valutazione specialistica neurochirurgica per porre un'eventuale indicazione a intervento chirurgico o di radiologia interventistica in correzione della malformazione vascolare. In caso di centro sprovvisto del servizio di neurochirurgia, il paziente necessita di essere centralizzato presso il centro idoneo più vicino.

Cefalea e febbre

La cefalea frequentemente costituisce un sintomo di accompagnamento della febbre in corso di patologie infettive benigne, quali virosi e infezioni batteriche non complicate, soprattutto sinusiti e mastoiditi.

In presenza di cefalea associata a febbre in Pronto Soccorso, è però necessario inquadrare precocemente e correttamente lo stato immunitario del paziente, poiché nei soggetti immunodepressi la cefalea febbrile può essere secondaria a infezioni cerebrali (meningite criptococcica, meningite tubercolare, toxoplasmosi cerebrale, ascessi) e processi occupanti spazio (neoplasie, in particolare linfomi cerebrali), che indicano l'esecuzione di TC cranio smc ed eventuale successiva rachicentesi.

Nel paziente non immunocompromesso le due più pericolose cause di cefalea associata a febbre sono le infezioni del SNC (meningite ed encefalite) e l'arterite a cellule giganti. È bene ricordare che anche l'emorragia subaracnoidea può presentare febbre all'esordio.

Cefalea secondaria a meningite ed encefalite

Nelle infezioni intracraniche la cefalea è il sintomo più frequente; nel caso di una cefalea di nuova insorgenza di tipo diffuso associato a segni neurologici focali, confusione mentale, malessere e/o febbre andrebbe sempre esclusa una possibile meningite, anche in assenza di rigidità nucale In caso di encefalite, altri disturbi associati sono i deficit dell'eloquio o dell'udito, diplopia, disestesia/parestesia, debolezza muscolare, paralisi parziale degli arti, allucinazioni, cambiamenti della personalità e della capacità di giudizio, alterazioni dello stato di coscienza, deficit della memoria a insorgenza improvvisa (consultare Capitolo 6.3).

Cefalea secondaria ad arterite

L'arterite temporale o a cellule giganti (GCA) ha un'incidenza di 77 casi/100.000 abitanti/anno ed è tipica di soggetti >50 anni, con una prevalenza del 65% nel sesso femminile.

La cefalea può costituire l'unico sintomo di presentazione di un'arterite: tra tutte l'arterite temporale o a cellule giganti (GCA) è la patologia più comunemente associata a cefalea. Essa è causata dall'infiammazione delle arterie craniche, in particolare dei rami dell'arteria carotide esterna.

Diagnosi. La GCA si caratterizza per la presenza di cefalea associata a *claudicatio* della mandibola, febbre, calo ponderale e spesso si accompagna a polimialgia reumatica. Una cefalea che si protragga nel tempo in un soggetto >60 anni va indagata per escludere un'eventuale GCA. L'associazione tra cefalea e attacchi ripetuti di amaurosi fugace richiede una valutazione urgente per possibile GCA a causa dell'elevato rischio di cecità dovuto alla neuropatia ottica ischemica anteriore (l'estensione della cecità da mono a bilaterale in assenza di terapia avviene entro 7 giorni).

Valori incrementati di VES sono tipici, tuttavia una VES negativa non esclude una GCA. Gold standard diagnostico per la GCA è costituito dalla biopsia dell'arteria temporale in più punti.

Terapia. L'inizio precoce della terapia steroidea (prednisone 60 mg/die per 4 settimane e successivamente 0,5 mg/kg/die) permette di prevenire/limitare il danno visivo.

IL TACCUINO

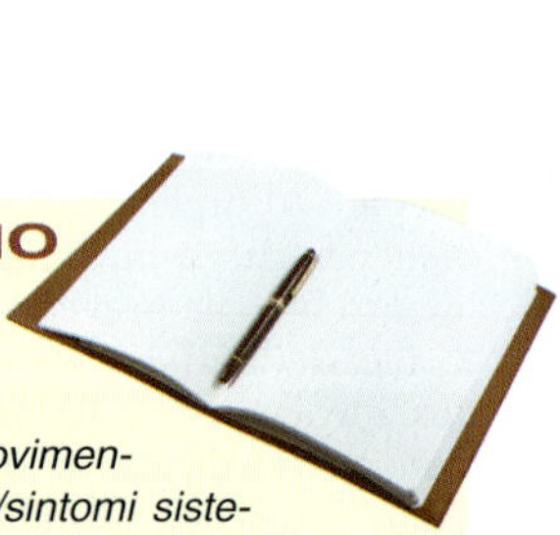

Pensa all'arterite temporale se cefalea più:

- *età avanzata + movimento indici di flogosi/sintomi sistemici*
- *alterazioni visus (amaurosi, anche fugace)*
- *dolorabilità cingolo scapolo-omerale e pelvico.*

Cefalea associata a patologia medica

Numerose condizioni di pertinenza medica possono essere associate a cefalea. Tra queste ricordiamo le cefalee secondarie a:

Ipossia/ipercapnia

Cefalea da altitudine elevata: tipicamente bilaterale e aggravata dall'esercizio fisico, insorge a >2500 m di altezza e si risolve spontaneamente entro 24 ore dal ritorno al livello del mare. Risponde agli analgesici comuni quali paracetamolo e ibuprofene. Se presente in associazione agli altri sintomi del male acuto di montagna (*Acute Mountain Sickness*, AMS) quali nausea, anoressia, astenia, fotofobia, vertigini e disturbi del sonno, l'acclimatamento graduale all'altitudine, l'acetazolamide (125 mg bid o tid) e la terapia steroidea possono attenuare il disturbo (consultare Capitolo 15.2).

Cefalea da immersione: accompagnata dai sintomi di intossicazione da CO_2, si manifesta per immersioni >10 m durante la discesa e spesso si esacerba alla risalita, in assenza di malattia da decompressione. Regredisce rapidamente con la somministrazione di ossigeno, oppure entro 3 giorni in assenza di trattamento (consultare Capitolo 15.1).

Sindrome delle apnee ostruttive (OSAS): la cefalea è tipicamente mattutina e dura <4 ore, risponde bene al trattamento specifico per OSAS. La diagnosi va effettuata mediante polisonnografia.

Intossicazione da monossido di carbonio (CO)

Consultare Capitolo 14.1.

Dialisi

Evenienza rara in corso di emodialisi dovuta prevalentemente alla riduzione dei valori pressori, si manifesta comunemente con cefalea isolata e solo raramente evolve verso il sopore e il coma associato o meno a crisi comiziali. La cefalea tipicamente regredisce entro 72 ore dal termine della dialisi e può essere evitata/prevenuta modificando i parametri dialitici.

Ipertensione arteriosa

Feocromocitoma: gli attacchi di cefalea sono solitamente severi e di breve durata (<15 min nel 50% dei casi, <1 ora nel 70% dei casi), associati a sudorazione, palpitazioni, pallore o *flushing* al viso, ansia, sintomi addominali, nausea, vomito, parestesie. Incidenza: 50-80% dei pazienti con feocromocitoma. La diagnosi prevede il riscontro di un'aumentata escrezione di catecolamine e loro metaboliti.

Aumento acuto grave della PA senza danno d'organo: la cefalea insorge per valori pressori >180/>120 e regredisce con la loro normalizzazione.

Encefalopatia ipertensiva: la cefalea è tipicamente bilaterale e pulsante e associata a valori pressori >180/>120 (>160/>100 in soggetti non cronicamente ipertesi) e sintomi di encefalopatia quali confusione, sopore, letargia, disturbi del visus, vertigini. L'*imaging* con RMN encefalo può rilevare edema cerebrale tipicamente parieto-occipitale. La regressione si verifica alla correzione dei valori pressori (consultare Capitolo 2.8).

Pre-eclampsia/eclampsia: la cefalea è più spesso bilaterale pulsante e si associa ai reperti tipici della patologia (valori pressori >140/>90, proteinuria >300 mg/die, edema, piastrinopenia e/o alterazioni della funzionalità epatica nella sindrome HELLP) (consultare Capitolo 17.4).

Ipotiroidismo

Cefalea tipicamente non associata a nausea o vomito, più frequente nel sesso femminile e in soggetti con storia di emicrania nell'età infantile. Incidenza: 30% dei pazienti affetti da ipotiroidismo. L'associazione di cefalea e ipotiroidismo richiede l'esclusione di un eventuale adenoma ipofisario.

Cefalea da farmaci

Moltissimi farmaci la possono determina- re con differenti meccanismi di azione spesso dose-dipendenti (nitroderivati, inibitori della fosfodiesterasi, calcioantagonisti, analgesici per cefalea con uso prolungato/a dosaggio elevato); può presentare caratteristiche differenti e associarsi ad altri sintomi (astenia, vertigini, tremori, insonnia). In alcuni casi può insorgere alla sospensione di alcuni farmaci (clonidina, β-bloccanti, oppioidi, estrogeni).

Terapia

La gestione di questa classe di cefalee prevede il trattamento della patologia sottostante e la somministrazione di farmaci sintomatici per il controllo del dolore.

Bibliografia di riferimento

LA LAVAGNA

- *È importante che il medico d'urgenza possegga gli strumenti per riconoscere i pazienti con cefalea secondaria ad alto rischio.*
- *È importante identificare quelle condizioni a rischio alto e moderato per cui è indicata l'esecuzione della TC.*
- *Le caratteristiche della cefalea sono l'elemento più importante per sospettare un'ESA.*
- *In presenza di cefalea associata a febbre porre la massima attenzione nell'escludere infezioni che interessino l'encefalo.*
- *In caso di TC negativa e sospetto diagnostico alto per ESA o per meningite/meningoencefalite procedere con la puntura lombare.*

Appunti / Commenti

URGENZE GERIATRICHE

l'occhio di riguardo

EPIDEMIOLOGIA

- L'anziano con cefalea ha una elevatissima probabilità di avere una cefalea secondaria/"maligna", pertanto una cefalea di nuova insorgenza in soggetto >40 anni, e in particolare nella popolazione anziana, richiede sempre un approfondimento diagnostico e l'esecuzione di TC cranio smc.
- La popolazione anziana ha maggior probabilità rispetto ai giovani di assumere farmaci anticoagulanti o antiaggreganti per patologie associate, pertanto questi soggetti hanno maggior probabilità di eventi emorragici intracranici associati al sintomo della cefalea.
- Causa comune di cefalea nell'anziano è l'arterite di Horton (incidenza annuale 1/3.000-1/25.000 adulti >50 anni, età media alla diagnosi 70-75 anni, incidenza doppia nel sesso femminile); bisogna sospettare questa affezione in particolare se la cefalea è associata a disturbi visivi, presenza di cordoncino palpabile a livello dell'arteria temporale, calo ponderale, polimialgia reumatica nota o sospetta.
- Nell'anziano, come nel giovane, la cefalea può essere sintomo di presentazione di quadri ansioso-depressivi che possono necessitare trattamento specifico per ottenere risoluzione.

CLINICA

- Nell'anziano i sintomi possono essere riferiti con difficoltà o risultare meno specifici e possono essere presenti deficit neurologici focali dovuti ad eventi cerebrali precedenti.
- In ambito geriatrico è più difficile individuare i quadri meningo-encefalitici in quanto spesso non è presente febbre e la rigidità nucale è difficile da valutare per processi artrosici del rachide cervicale e possibili sintomi extrapiramidali già presenti.
- Nell'anziano quadri emorragici intracranici possono svilupparsi in maniera più progressiva e subdola rispetto al giovane a causa della possibile presenza di atrofia cerebrale dovuta all'età. Ricordare sempre la possibilità di ematoma subdurale in un paziente anziano che si presenti per cefalea e sintomi di ipertensione endocranica (sopore, vomito) e abbia storia di una recente caduta, anche senza trauma cranico diretto.

TERAPIA

- In caso di nausea/vomito associati alla cefalea i farmaci di uso più sicuro sono il paracetamolo e la metoclopramide.
- I triptani sono controindicati se concomitano patologie piuttosto frequenti nella popolazione anziana: cardiopatia ischemica, precedenti eventi cerebrovascolari, arteriopatia periferica, ipertensione arteriosa mal controllata, terapia con inibitori dell'uptake della serotonina.
- I FANS possono essere utilizzati "una tantum", ma a lungo termine possono essere controindicati nei soggetti con IRC o che assumono anticoagulanti/antiaggreganti.
- Ricordati di adeguare i dosaggi dei farmaci, se indicato.

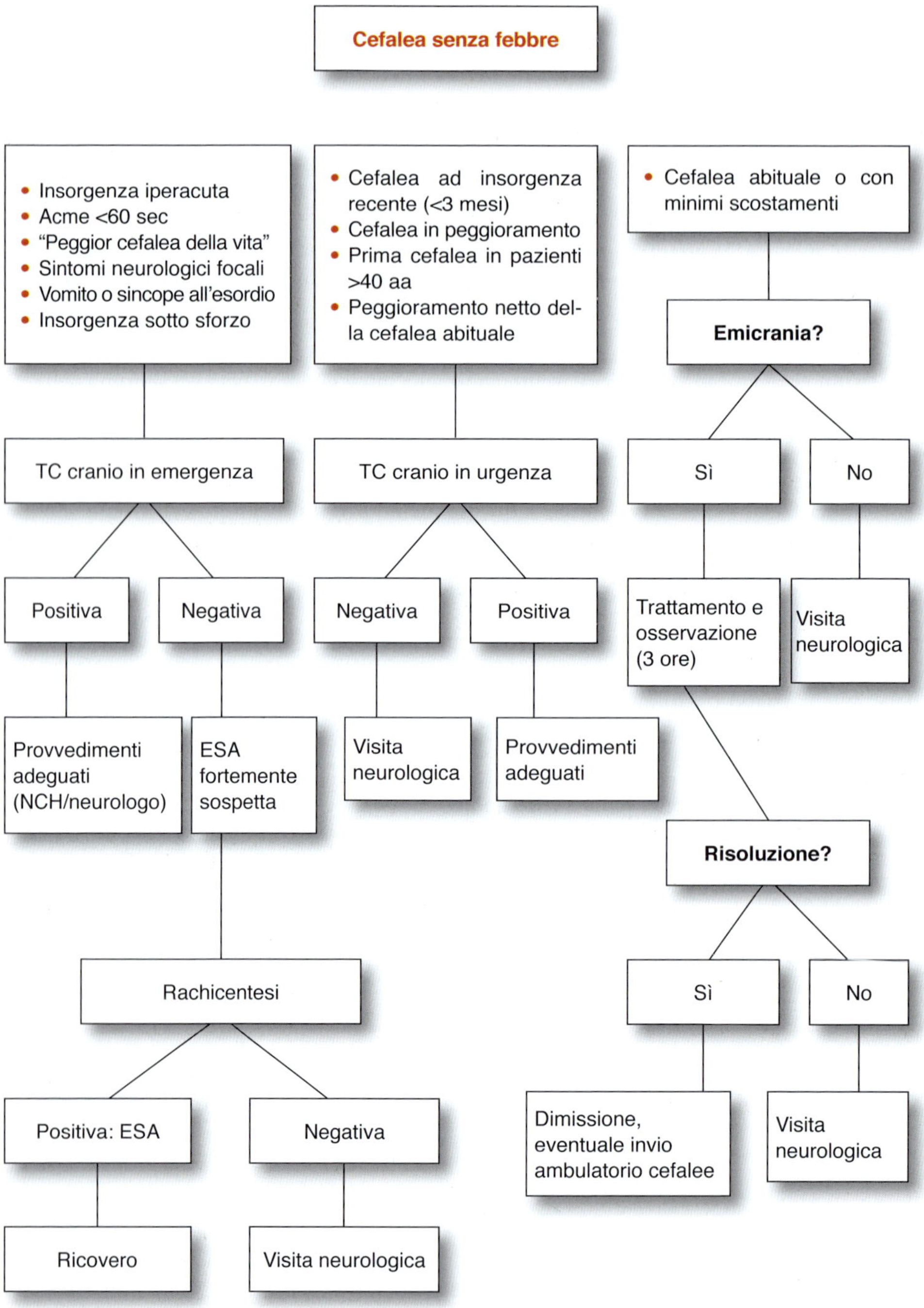
Cefalea senza febbre
• Insorgenza iperacuta
• Acme <60 sec
• "Peggior cefalea della vita"
• Sintomi neurologici focali
• Vomito o sincope all'esordio
• Insorgenza sotto sforzo
• Cefalea ad insorgenza recente (<3 mesi)
• Cefalea in peggioramento
• Prima cefalea in pazienti >40 aa
• Peggioramento netto della cefalea abituale
• Cefalea abituale o con minimi scostamenti
Emicrania?
TC cranio in emergenza
TC cranio in urgenza
Sì
No
Positiva
Negativa
Negativa
Positiva
Trattamento e osservazione (3 ore)
Visita neurologica
Provvedimenti adeguati (NCH/neurologo)
ESA fortemente sospetta
Visita neurologica
Provvedimenti adeguati
Risoluzione?
Rachicentesi
Sì
No
Positiva: ESA
Negativa
Dimissione, eventuale invio ambulatorio cefalee
Visita neurologica
Ricovero
Visita neurologica

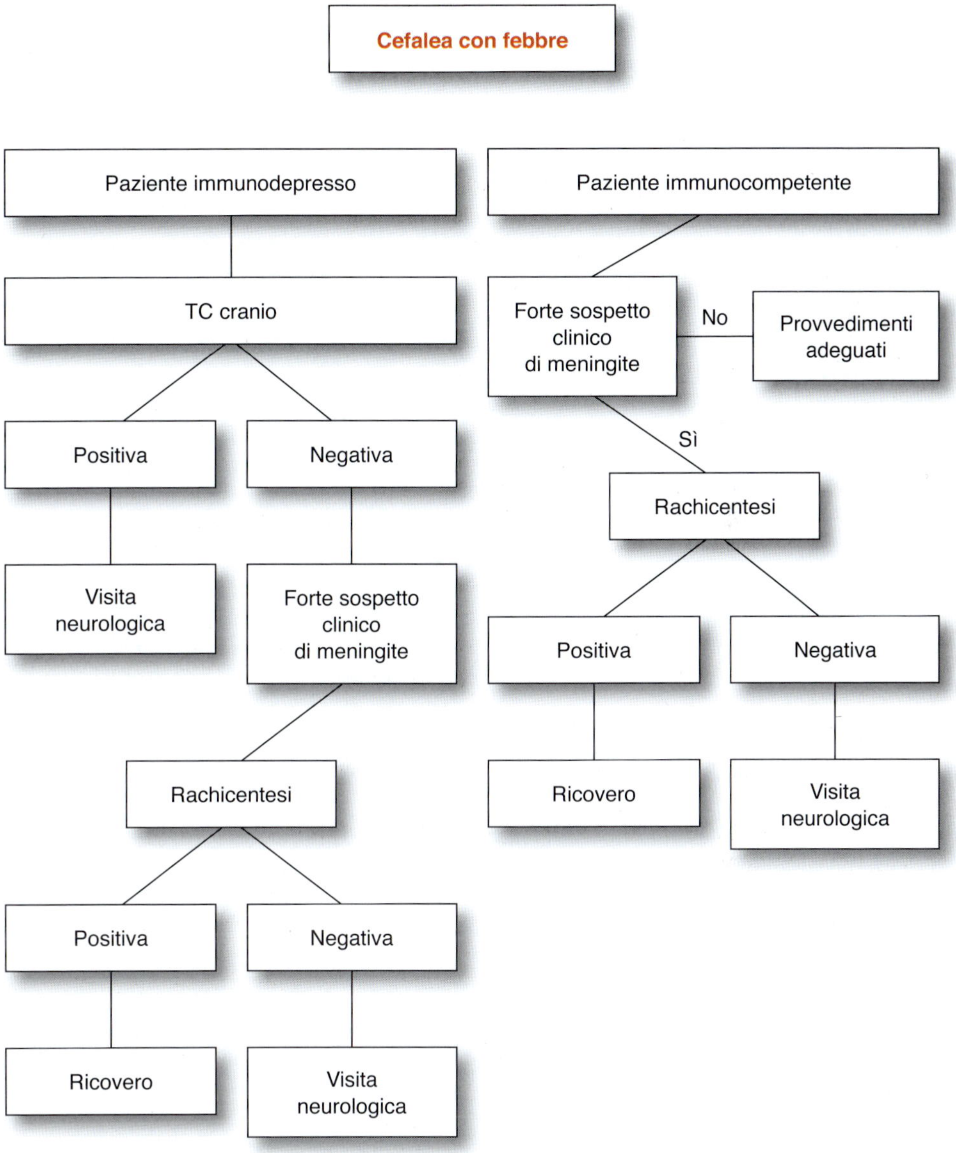
Cefalea con febbre
Paziente immunodepresso
TC cranio
Positiva
Negativa
Visita neurologica
Forte sospetto clinico di meningite
Rachicentesi
Positiva
Negativa
Ricovero
Visita neurologica
Paziente immunocompetente
Forte sospetto clinico di meningite
No
Provvedimenti adeguati
Sì
Rachicentesi
Positiva
Negativa
Ricovero
Visita neurologica

1.5 Deficit motorio acuto persistente e transitorio non traumatico

Definizione

Per deficit neurologico motorio acuto si intende un qualsiasi disordine neurologico che inizia in maniera acuta (minuti) o subacuta (ore/giorni), il cui sintomo clinico predominante è la debolezza. In base alla distribuzione si distinguono forme focali e generalizzate; in base all'andamento forme transitorie (*restitutio ad integrum* entro 24 ore) o persistenti.

I pazienti con deficit motori acuti, persistenti o transitori, giungono spesso in Pronto Soccorso e non di rado rappresentano una sfida difficile alla capacità clinica e diagnostica del medico d'urgenza.

Epidemiologia ed eziologia

L'eziologia più frequente del deficit motorio acuto focale è quella vascolare (ictus o TIA): in Italia l'incidenza dell'ictus è stimata tra 1,5 e 2,9 per 1.000 abitanti, mentre la prevalenza nella popolazione con età compresa tra 65 ed 84 anni è stimata pari al 6,5% (7,4% negli uomini e 5,9% nelle donne).

Non bisogna tuttavia dimenticare che i deficit motori acuti possono essere anche conseguenza di malattie di natura infiammatoria, infettiva, post-epilessia, lesioni occupanti spazio (Tabella 1.5.1). Vanno poi ricordate le lesioni del midollo spinale (da cause estrinseche o intrinseche), delle radici nervose e dei nervi (intrappolamento o compressione di nervi, poliradicoloneurite acuta), le disfunzioni della giunzione neuro-muscolare (miastenia gravis, botulismo) e la sofferenza muscolare primitiva (miopatie acute con rabdomiolisi), spesso di difficile inquadramento e che possono far deviare il medico dalla corretta impostazione diagnostica (ad es. una TC encefalo in un paziente con un problema del midollo spinale difficilmente contribuisce alla giusta diagnosi) (Tabella 1.5.2).

Tabella 1.5.1. Eziologie di maggior rilievo dei deficit motori acuti a partenza da deficit focali cerebrali e del tronco cerebrale

Disturbi vascolari
Attacco Ischemico Transitorio (TIA) Ictus (ischemico o emorragico) Trombosi dei seni venosi Aura emicranica
Disturbi infettivi
Ascesso cerebrale (batterico, micotico, da protozoi etc.) Encefalite focale
Lesioni occupanti spazio
Neoplasie (primitive o secondarie) Ematomi epidurali-subdurali
Epilessia
Paralisi post-critica
Disordini infiammatori
Sclerosi multipla Vasculite cerebrale

Tabella 1.5.2. Eziologie di maggior rilievo dei deficit motori acuti a partenza dal midollo spinale

Lesioni estrinseche
Spondiloartropatia Erniazione, protrusione discale Neoplasie Ascesso, ematoma epidurale Traumi
Lesioni intrinseche
Vascolari (infarto del midollo spinale) Neoplasie Infiammatorie (sclerosi multipla, mielite trasversa, vasculite)

Infine, vanno menzionate le condizioni legate all'assunzione di farmaci, ai disturbi metabolici, all'azione di sostanze tossiche, ai disordini di natura ereditaria, nonché a quelli di natura psichiatrica.

Valutazione clinica

Un'anamnesi chiara ed accurata, raccolta anche mediante l'ausilio di parenti o accompagnatori nel caso di paziente disorientati o con deficit cognitivi, può dare informazioni preziose sulle cause del deficit e permettere quindi l'impostazione dell'iter diagnostico più adeguato. L'obiettivo più importante dell'anamnesi è inquadrare nel modo più preciso e dettagliato i sintomi, la modalità d'esordio, l'andamento, la presenza di sintomi associati.

L'esame obiettivo neurologico deve essere mirato a chiarire la natura del sintomo, identificare elementi non riconosciuti dal paziente e localizzare con la maggior precisione possibile la sede lesionale.

Nella valutazione clinica iniziale vi sono alcune patologie che meritano di essere considerate per prime, non solo per la loro maggiore incidenza, ma anche perché rappresentano delle emergenze strettamente correlate al fattore temporale, in cui vi è indicazione ad una rapida valutazione ed inquadramento con gli esami di neuroimaging.

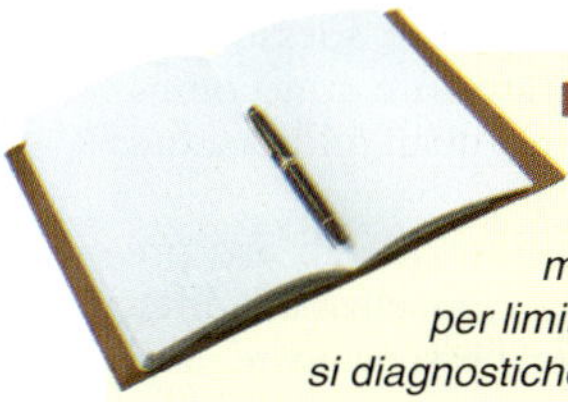

IL TACCUINO

L'anamnesi è un elemento fondamentale per limitare il numero di ipotesi diagnostiche ragionevoli. La mancata raccolta di una anamnesi adeguata può portare il medico ad effettuare costose quanto inutili indagini diagnostiche. Nei pazienti confusi o disorientati avvalersi sempre della collaborazione di un familiare.

La *flow chart* a fine capitolo mostra un algoritmo per il management iniziale del deficit motorio acuto non traumatico.

Ictus

Probabilmente è tra le cause più importanti da riconoscere nel *setting* dell'emergenza-urgenza per via della possibilità di trattamento strettamente tempo-correlata nella sua variante ischemica acuta (approssimativamente circa l'85% degli ictus è di natura ischemica, mentre il restante 15% ha una eziologia emorragica). Proprio per l'impossibilità di differenziare con certezza l'eziologia ischemica o emorragica mediante la sola valutazione clinica, la rapidità nell'esecuzione degli esami diagnostici è di cruciale importanza. Nella valutazione clinica iniziale la localizzazione del deficit suggerisce lo specifico territorio vascolare interessato. Negli ictus del territorio della arteria cerebrale media c'è una debolezza del viso e dell'arto superiore controlaterale, accompagnata o meno da debolezza dell'arto inferiore o disturbi del visus o del linguaggio. L'occlusione della cerebrale anteriore si presenta di solito con una ipostenia della gamba controlaterale, con relativo risparmio di arto superiore e viso. Nell'ictus della cerebrale posteriore c'è un deficit del campo visivo controlaterale con solo minimi deficit motori. Le lesioni del tronco cerebrale possono causare diplopia, vertigine e disequilibrio, con deficit motori mono- o bilaterali. La modalità di insorgenza e la rapidità nell'evoluzione possono suggerire il probabile meccanismo dell'ictus. Spesso un esordio improvviso con raggiungimento dell'acme nel giro di pochi minuti può indicare una occlusione embolica a partenza da un grosso vaso prossimale o dal cuore (fibrillazione atriale, infarto miocardico, cardiopatia valvolare, endocardite, mixoma atriale o shunt intracardiaci).

Attacco ischemico transitorio (TIA)

Può suggerire la presenza di una malattia ateromasica della carotide interna. È importante evidenziare che la maggior parte dei TIA che si presentano in Pronto Soccorso sono già risolti al momento dell'osservazione medica, pertanto, un'accurata anamnesi e un dettagliato resoconto dei sintomi sono di cruciale importanza per l'individuazione del deficit transitorio. La progressione di un deficit neurologico o una cefalea ingravescente e severa all'esordio può invece essere spia di una emorragia cerebrale. La causa più comune è senza dubbio la malattia degenerativa dei piccoli vasi che consegue ad ipertensione, diabete ed età avanzata. La diagnosi è confermata dalla TC, con sensibilità del 100%.

Aura emicranica

Può raramente presentarsi con debolezza o paralisi, fino all'emiplegia. La sua differenziazione dal TIA richiede un'accurata anamnesi ed una storia di attacchi simili, in cui il difetto neurologico è seguito in genere da cefalea di tipo emicranico.

Epilessia

Il paziente con epilessia può presentarsi all'attenzione del medico di PS con debolezza di uno o più segmenti, non accompagnata da alcun movimento anomalo e senza alterazione della coscienza, come manifestazione post-critica (paralisi di Todd). Tale sintomatologia si risolve in minuti o ore.

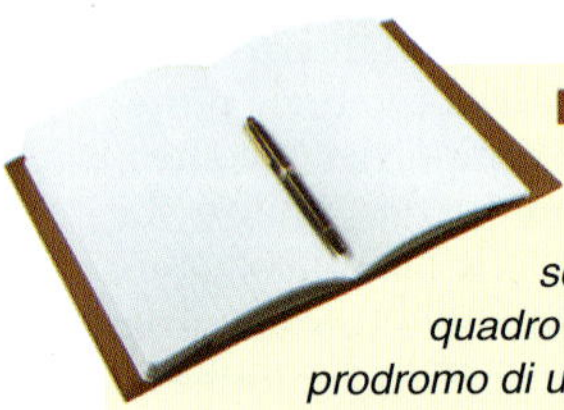

IL TACCUINO

Il TIA non deve essere considerato un quadro clinico benigno, ma il prodromo di un ICTUS.
Quello che davvero conta non è la durata del TIA ma il fatto che, al momento della visita, i sintomi siano regrediti completamente, perché questo depone per l'assenza di danno cerebrale permanente.

Lesioni del midollo spinale

L'insorgenza acuta di paraplegia e tetraplegia può indicare una lesione/compressione del midollo spinale, di natura traumatica e non, come avviene ad esempio in presenza di ascessi epidurali, ematomi o tumori solidi, infarto midollare o malattia demielinizzante. La causa più comune delle lesioni del midollo spinale rimane tuttavia il trauma: in tutti i pazienti traumatizzati si dovrebbe sempre prendere in considerazione la possibilità di una lesione spinale. La presenza di un livello sensitivo, vale a dire una riduzione di sensibilità al di sotto di un livello spinale specifico, è fortemente suggestivo di una lesione midollare spinale. Un livello motorio, caratterizzato più di frequente da una debolezza degli arti inferiori, è meno chiaramente diagnostico di un livello sensitivo, ma una lesione del midollo spinale dovrebbe comunque essere presa in considerazione in caso di debolezza marcata degli arti inferiori con forza conservata degli arti superiori. Vi può essere inoltre una dissociazione sensitivo-motoria, con danno della funzione motoria da un lato e della sensibilità termica e dolorifica dall'altro, diagnostica per lesione emimidollare spinale.

Malattie delle radici e dei nervi periferici

Possono manifestarsi con una debolezza acuta focale (lesioni radicolari da ernia discale o lesioni di nervi da compressione/intrappolamento) o generalizzata (poliradicoloneurite acuta/Sindrome di Guillain-Barré). Orientano verso il corretto inquadramento la presenza di un associato difetto sensitivo e l'assenza dei riflessi osteo-tendinei.

Malattie della giunzione neuromuscolare

Tra queste meritano una particolare attenzione la *miastenia gravis* e il botulismo. In quest'ultimo il deficit di forza ha un esordio acuto/subacuto, coinvolge più spesso il distretto facciale e respiratorio e si accompagna a disturbi autonomici quali midriasi fissa e xerostomia.

Il rilievo di deficit motorio agli arti prevalentemente prossimale, assenza di difetti sensitivi e presenza dei riflessi osteo-tendinei suggerisce fortemente un'origine muscolare.

Disionie

Una debolezza acuta focale o più spesso generalizzata può presentarsi in caso di disionia, soprattutto iper- o ipokaliemia e ipermagnesemia e di ipertiroidismo (tireotossicosi). Con riferimento, in particolare, ai deficit motori secondari a ipokaliemia, essi possono andare dalla monoparesi alla tetraparesi flaccida. In caso di debolezza pressoché simmetrica prevalente in sede prossimale o senza sostanziale differenza prossimale/distale, iporeflessia e sensibilità conservata, bisogna considerare la paralisi periodica ipokaliemica. Interessante è dal punto di vista eziologico il rapporto con una eventuale alcalosi metabolica o acidosi: paresi con ipopotassiemia e alcalosi metabolica fa pensare soprattutto ad un'eziologia che ha come meccanismo la deplezione di cloro (es. diuretici) o di potassio (es. iperaldosteronismo o abuso di lassativi); paresi, ipokaliemia e equilibrio acido-base normale fa pensare alla paralisi periodica ipokaliemica; paresi, ipokaliemia e acidosi metabolica ipercloremica fa pensare alla diarrea come causa.

Altre cause

Una iperglicemia severa si può presentare con una emiplegia acuta. Tali disordini si risolvono completamente dopo adeguata terapia specifica.

Infine, anche alcune sostanze tossiche e farmaci possono portare ad un quadro di debolezza acuta, come gli antagonisti neuromuscolari, l'intossicazione da organofosfati, il morso di animali produttori di neurotossine.

Diagnosi differenziale

Data la numerosità di patologie che possono manifestarsi con un possibile deficit motorio acuto, per giungere ad un possibile elenco da mettere in diagnosi differenziale, la eziologia deve essere considerata sia in termini di presentazione clinica (modalità e tempo d'insorgenza, sintomi di accompagnamento, ecc.) che di localizzazione anatomica del deficit stesso. L'anamnesi è essenziale, anche se può essere difficile da raccogliere se il paziente è confuso. Bisogna definire se il deficit è unilaterale o bilaterale, quale regione anatomica è interessata e se vi è anche un deficit sensitivo. Con un paziente collaborante, è possibile inoltre stabilire se il deficit è simmetrico o asimmetrico, prossimale o distale. È importante cercare di differenziare se si tratta di una lesione che interessa il motoneurone superiore o inferiore. Nelle lesioni chiaramente superiori (cervello e midollo), l'iperreflessia, un tono aumentato e il segno di Babinski sono frequenti. Per contro, nelle lesioni inferiori (dalle corna anteriori del midollo al muscolo) una areflessia con flaccidità e, con il tempo, atrofia e fascicolazioni, sono caratteristici.

Di seguito sono elencate le presentazioni cliniche dei deficit motori acuti persistenti o transitori con le loro cause più probabili.

Emiparesi

È un deficit di forza che coinvolge solo un lato del corpo. La storia e l'età del pazien te aiuta nella diagnosi differenziale, e l'esame obiettivo aggiunge ulteriori elementi di chiarezza. Assieme agli esami di laboratorio, inclusa la glicemia, una TC dell'encefalo è indispensabile nell'iter diagnostico (Tabella 1.5.3).

Tabella 1.5.3. Eziologie di maggior rilievo dei deficit motori acuti che si presentano con emiparesi

Emiparesi
Stroke acuto: ischemico, emorragico, emorragia subaracnoidea
Massa endocranica
Meningite/encefalite
Iper- o ipoglicemia
Paralisi di Todd
Emicrania
Sindrome di Brown-Sèquard

Tetraparesi/paraparesi

È un deficit di forza simmetrico o asimmetrico che coinvolge tutti e quattro gli arti o solo quelli inferiori, a volte accompagnato da livello sensitivo. Nella fase acuta vi è una tipica paralisi flaccida al di sotto del livello della lesione. L'esame neurologico dovrebbe essere in grado di chiarire tale livello. Un insulto midollare di natura non traumatica può essere dovuto a compressione, ischemia o processi infiammatori. La risonanza magnetica è l'esame strumentale di scelta nello studio di tale condizione (Tabella 1.5.4).

Tabella 1.5.4. Eziologie di maggior rilievo dei deficit motori acuti che si presentano con tetraparesi o paraparesi, con o senza livelli sensitivi

Tetraparesi/paraparesi ± livelli sensitivi
Compressione midollo spinale (ascesso epidurale, ematoma, tumore, prolasso discale)
Infarto midollare
Mielite trasversa
Trauma

Monoparesi

Si riferisce al deficit di forza di un singolo arto. Un deficit acuto che coinvolge un singolo arto può essere causato da una lesione periferica o centrale. La storia clinica e l'esame obiettivo possono essere dirimenti nel localizzare la lesione. Ad esempio, un deficit acuto che coinvolge l'arto superiore con associata disartria è legato ad un disturbo centrale. La poliomielite acuta è rara, ma deve essere considerata nei soggetti non vaccinati (Tabella 1.5.5).

Tabella 1.5.5. **Eziologie di maggior rilievo dei deficit motori acuti che si presentano con monoparesi**

Monoparesi
Stroke
Massa intracranica
Paresi di Todd
Poliomielite
Sindrome da compressione nervosa
Neuropatia diabetica
Ipopotassiemia

Deficit stenico prevalentemente prossimale

Colpisce la muscolatura del cingolo scapolare e/o pelvico. Classicamente si presenta con la difficoltà nel pettinarsi o nell'alzarsi dalla sedia (Tabella 1.5.6).

Tabella 1.5.6. **Eziologie di maggior rilievo dei deficit motori acuti che si presentano con deficit stenico prossimale**

Deficit stenico prossimale
Sindrome di Guillain-Barré
Miastenia gravis/Sindromi miasteniformi
Miopatia acuta/Rabdomiolisi
Polimialgia reumatica

Deficit stenico prevalentemente distale

Raramente il deficit motorio acuto è prevalentemente distale e interessa principalmente le estremità degli arti. Tipicamente è causato da una neuropatia periferica e si associa spesso ad alterazioni sensitive. I pazienti spesso lamentano difficoltà nell'afferrare gli oggetti o disturbi dell'andatura. Il deficit stenico distale acuto è dovuto prevalentemente a ischemia e si verifica in pazienti con vasculopatia periferica o sorgenti emboligene (Tabella 1.5.7).

Tabella 1.5.7. **Eziologie di maggior rilievo dei deficit motori acuti che si presentano con deficit stenico distale**

Deficit stenico distale
Neuropatia ischemica
Sindrome da compressione nervosa (es. sindrome del tunnel carpale, intrappolamento del nervo peroneo al capitello della fibula)

Alcune condizioni cliniche possono presentarsi con sintomi che non hanno alla base un deficit neuromuscolare, come ad esempio nella fibromialgia, nel disturbo di conversione, nella sindrome da stanchezza cronica, negli stati d'ansia e nelle simulazioni. Tuttavia, tali condizioni tendono a palesarsi durante la valutazione clinica del paziente.

Si sottolinea pertanto che la valutazione clinica (con particolare attenzione ai sintomi e segni associati al deficit motorio) ha la finalità di stabilire la sede lesionale da cui i disturbi prendono origine. In base alla sede lesionale e alle caratteristiche del paziente (sesso, età, comorbidità, esposizione a tossici) si potrà quindi ipotizzare una determinata natura lesionale.

Nella Tabella 1.5.8 sono riportati i reperti obiettivi più suggestivi a seconda della localizzazione della lesione.

Al termine della valutazione clinica il medico dovrebbe essere in grado di rispondere a queste tre domande:

1) I sintomi del paziente sono dovuti ad una lesione focale del sistema nervoso?
2) Dove è la lesione?
3) Quali sono le probabili cause della lesione?

Tabella 1.5.8. Reperti obiettivi di maggior rilievo per ogni localizzazione anatomica del deficit motorio e loro eziologie

	Pattern del deficit	Deficit sensitivo	Riflessi	Eziologia acuta
Corteccia cerebrale, tronco o midollo spinale	Distale >prossimale Estensori >flessori Emiparesi o singolo arto	Può essere presente se coinvolti i fasci sensitivi o la corteccia	Aumentati In acuto possono essere inizialmente diminuiti	Ictus acuto Emorragia subaracnoidea, encefalopatia ipertensiva
Midollo spinale	Distale >prossimale Estensori >flessori Paraparesi, tetraparesi, raramente l'emiparesi	Può essere presente se coinvolti i fasci sensitivi; un "livello sensitivo" è diagnostico	Aumentati In acuto possono essere inizialmente diminuiti	Ascesso epidurale, tumore, infarto midollare, mielite
Corno anteriore	Prossimale e distale Le fascicolazioni sono caratteristiche (non in acuto)	Assente	Diminuiti se la massa muscolare è diminuita Aumentati nella ALS	Poliomielite
Nervo periferico	Nella distribuzione del nervo	Presente Disturbo a guanto o a calzino	Diminuiti	Sindrome di Guillain-Barrè, Mono e multineuropatie
Giunzione neuromuscolare	Muscoli estrinseci dell'occhio, estensori del collo, faringe, diaframma, seguiti da disturbi più generalizzati	Assente	Normali Diminuiti se paralisi del muscolo	Miastenia, Botulismo, intossicazione da organofosfati
Muscolo	Prossimale	Assente	Normali fino all'indebolimento severo del muscolo	Rabdomiolisi

Bibliografia di riferimento

LA LAVAGNA

- *Gran parte dei deficit motori acuti transitori o persistenti sono di natura vascolare.*
- *Le gravi ipopotassiemie possono essere causa di monoparesi, paraparesi o tetraparesi.*
- *La dissezione dell'aorta deve essere presa in considerazione nei pazienti con paraplegia non traumatica, soprattutto se ipertesi.*

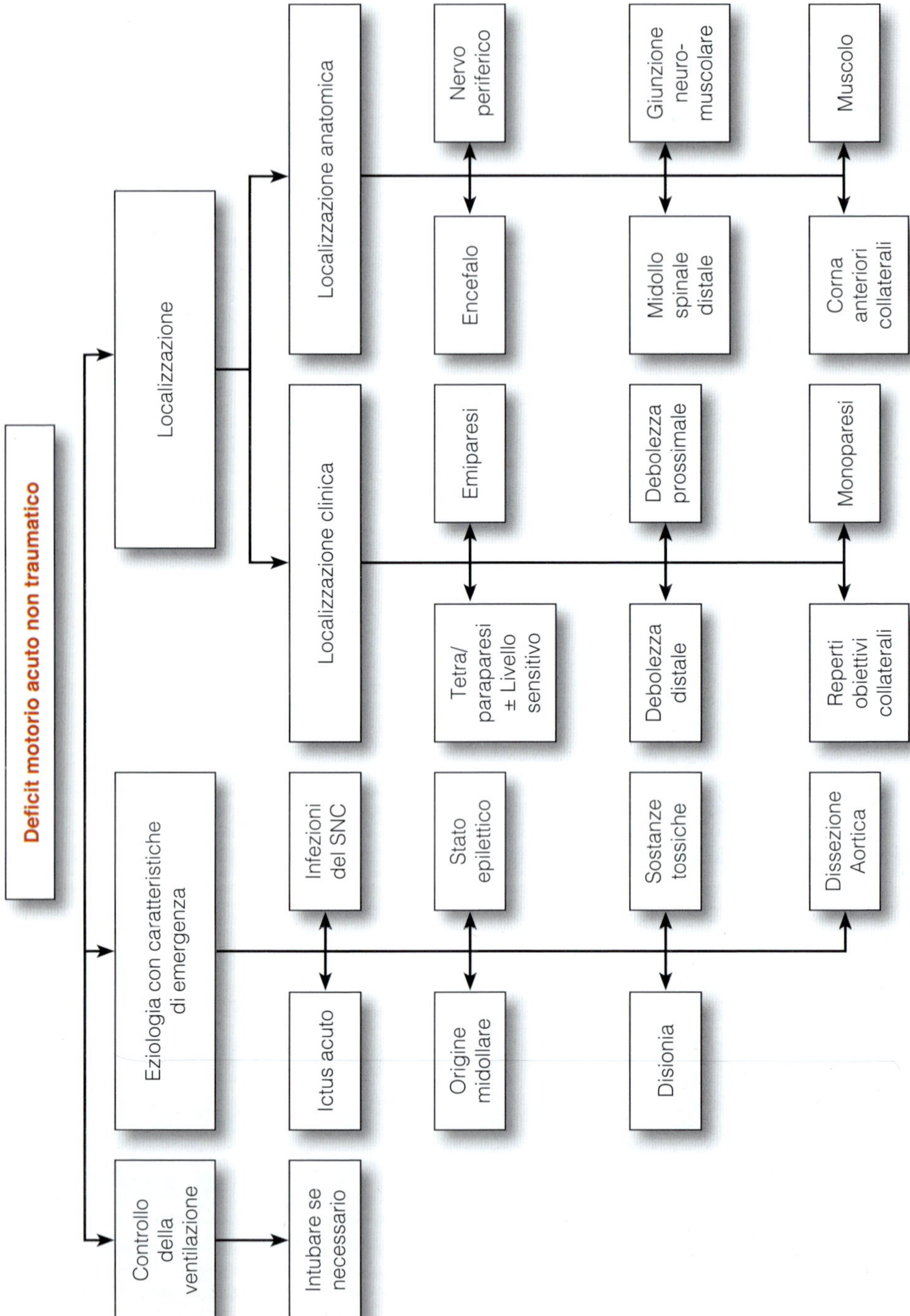
Deficit motorio acuto non traumatico
Controllo della ventilazione
Intubare se necessario
Eziologia con caratteristiche di emergenza
Ictus acuto
Infezioni del SNC
Origine midollare
Stato epilettico
Disionia
Sostanze tossiche
Dissezione Aortica
Localizzazione
Localizzazione clinica
Tetra/paraparesi ± Livello sensitivo
Emiparesi
Debolezza distale
Debolezza prossimale
Reperti obiettivi collaterali
Monoparesi
Localizzazione anatomica
Encefalo
Nervo periferico
Midollo spinale distale
Giunzione neuro-muscolare
Corna anteriori collaterali
Muscolo

1.6 Diarrea acuta dell'adulto

Definizione

Per diarrea si intende l'emissione di tre o più scariche, nelle 24 ore, di feci non formate o liquide oppure un aumento della frequenza delle evacuazioni giornaliere (con emissione di feci non formate) rispetto alle normali abitudini del soggetto. L'output fecale deve superare i 200 g/24 ore.

La diarrea è acuta se dura meno di 14 giorni, persistente se la durata è superiore a 14 giorni, cronica se il disturbo supera il mese.

Epidemiologia

Nel mondo ci sono circa 1,4 milioni di morti l'anno per diarrea, tant'è che essa rappresenta la seconda causa di morte nei bambini al di sotto dei cinque anni. Si stima che nei paesi occidentali, Italia compresa, la diarrea abbia un'incidenza compresa tra 1,2 e 1,9 episodi/persona/anno, con un'incidenza relativamente più elevata nei bambini al di sotto dei 3 anni (2,5 episodi/bambino/anno) e un picco stagionale in inverno, in coincidenza della prevalenza di agenti eziologici virali enterici (Norovirus, Rotavirus). La diarrea è causa del 5% degli accessi in Pronto Soccorso. L'eziologia più frequente è quella infettiva che nel 50-70% dei casi è di origine virale.

Fisiopatologia

In base al meccanismo fisiopatologico le diarree si dividono in infiammatorie e non infiammatorie.

Diarrea infiammatoria

È caratterizzata da un danno della mucosa intestinale dovuto allo sviluppo di un processo infiammatorio con formazione di un essudato, proveniente dai capillari, contenente proteine e sangue, a cui si associano l'alterato assorbimento di fluidi ed elettroliti, l'ipersecrezione e l'ipermotilità intestinale causate dal rilascio di citochine e di altri mediatori infiammatori (Figura 1.6.1). Dal punto di vista clinico questo tipo di diarrea si contraddistingue per la presenza di febbre, dolore addominale, emissione di feci miste a muco, sangue e pus e per fenomeni di malassorbimento.

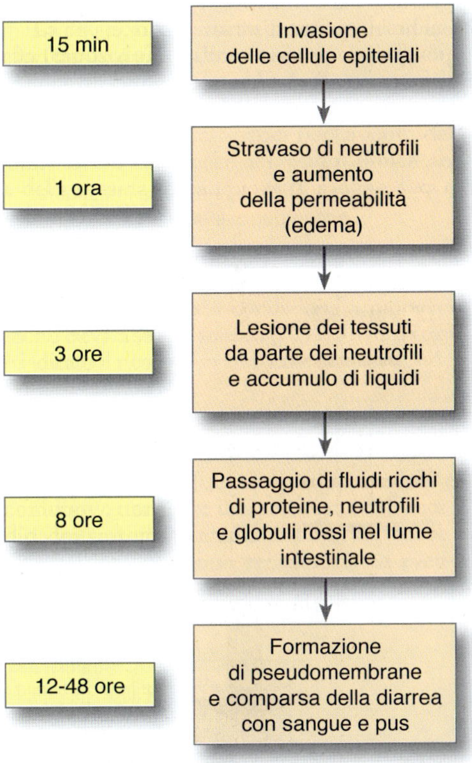

Figura 1.6.1. Processo infiammatorio che dà origine alla diarrea (es. da *Salmonella typhimurium*).

Diarrea non infiammatoria

Può essere suddivisa in:

- diarrea secretoria, caratterizzata dall'emissione di feci acquose, di volume notevole, senza dolore addominale (Figura 1.6.2);
- diarrea osmotica, che si verifica quando l'osmolalità del lume intestinale supera quella plasmatica di 50-100 $mOsm/kg/H_2O$;
- diarrea da alterata motilità, dovuta ad un aumento dell'attività peristaltica dell'intestino con conseguente aumento del tempo di transito dei nutrienti e possibilità di alterato assorbimento.

Cause di diarrea acuta

Le cause di diarrea si dividono in infettive e non infettive. Le diarree infettive possono essere determinate da microrganismi invasivi attraverso un'infiammazione, di diversa gravità, della mucosa intestinale; tuttavia, anche in assenza d'infiammazione, i patogeni possono determinare un'ipersecrezione della mucosa mediante la produzione di enterotossine o attraverso l'alterazione del normale equilibrio della flora batterica intestinale (disbiosi). Le cause non infettive sono molteplici e possono produrre diarrea con meccanismi di tipo infiammatorio o non infiammatorio.

Nell'attuale epoca di pandemia da SARS-CoV-2 non mancano le segnalazioni di diarrea da COVID-19, la cui frequenza nei diversi studi varia dal 3% fino al 40%. Il meccanismo fisiopatologico non è chiarito: si ipotizza principalmente un'infiammazione degli enterociti, benché non si escluda che alla base possa esservi una produzione di tossine. La terapia non è specifica, ma supportiva, basata sull'integrazione di liquidi e l'eventuale supplementazione di potassio.

Nella Tabella 1.6.1 sono riportate le cause più frequenti e, accanto, il meccanismo fisiopatologico che le determina.

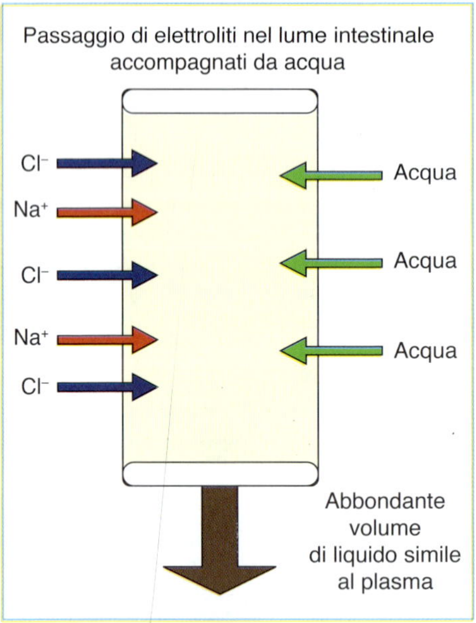

Figura 1.6.2. Processo non infiammatorio che dà origine alla diarrea secretiva.

Diagnosi differenziale

L'anamnesi e l'esame obiettivo sono molto importanti per identificare la causa della diarrea.

Anamnesi

Per ottenere una efficace e corretta anamnesi è utile porsi sei domande che riguardano: 1) le caratteristiche della diarrea; 2) i fattori di rischio per intossicazioni e tossinfezioni alimentari; 3) i sintomi di accompagnamento; 4) un recente ricovero in ospedale o in strutture assistenziali; 5) una recente terapia antibiotica; 6) l'utilizzo di lassativi, inibitori della pompa protonica (PPI) o altre sostanze che possono essere causa di diarrea (Tabella 1.6.2).

Esame obiettivo

L'esame obiettivo è volto in primo luogo a evidenziare gli effetti secondari della diarrea, in particolare i segni clinici indicativi di deplezione idro-salina (Tabella 1.6.3). Inoltre è importante valutare l'obiettività addominale per identificare la dolorabilità e l'eventuale presenza di masse. Fondamentale procedere con l'esplorazione rettale per mettere in evidenza eventuali lesioni produttive e per ispezionare il materiale fecale. Il dolore addominale in corso di diarrea infettiva è spesso

Tabella 1.6.1. Cause infettive e non infettive di diarrea e meccanismo fisiopatologico

Meccanismo fisiopatologico	Cause infettive	Cause non infettive
Infiammatorio	**Microrganismi invasivi**: *Salmonella species* *Shigella species* *Campylobacter jejuni* *Clostridium difficile** *E. coli enterotossigenico (ETEC)* *Entamoeba histolytica* *Yersinia enterocolitica* *Sars-CoV-2*	Morbo di Crohn Rettocolite ulcerosa Colite microscopica e collagena Gastroenterite eosinofila Allergie alimentari Enterocolite da radiazioni Celiachia (infiammazione dell'intestino tenue provocata da una reazione immunitaria al glutine)
Non infiammatorio	**Microrganismi enterotossici**: *Vibrio cholerae* *E. coli enterotossigenico (ETEC)* *Rotavirus* *Virus Norwalk* *Cryptosporidium hominis* *Giardia intestinalis* Tossine preformate (intossicazione alimentare)	**Diarrea secretoria** • ingestione di farmaci (lassativi) o sostanze tossiche (etanolo, tossine); • stimolo ormonale (carcinoide, VIPoma, carcinoma midollare della tiroide, mastocitosi); • riduzione della superficie intestinale (resezioni intestinali o fistole enterocoliche). **Diarrea osmotica** • lassativi e antiacidi contenenti magnesio; • patologie da malassorbimento. **Diarrea da alterata motilità** • sindrome del colon irritabile; • ipertiroidismo; • sindrome da carcinoide; • malattie neurologiche; • ostruzione del transito intestinale (fecalomi, tumori) in quanto si determina un iperafflusso di liquidi attorno all'area stenotica; • ischemia, infarto intestinale. **Diarrea da disbiosi intestinale** • prolungato uso di antibiotici; • brusche ed improvvise alterazioni dello stile alimentare; • storia di importanti interventi chirurgici a carico dell'apparato digerente (ad esempio: chirurgia bariatrica).

* La diagnosi di *Clostridium difficile* può essere effettuata seguendo differenti algoritmi diagnosti che prevedono la ricerca dei geni di resistenza con test in RT-PCR o di saggi immunoenzimatici per la rilevazione del GDH (glutammato deidrogenasi) e delle tossine A/B nelle feci. È importante che il medico d'urgenza sospetti un'infezione da *C. difficile*: in caso di prima diagnosi la terapia raccomandata è la vancomicina (il metronidazolo è sempre meno utilizzato) somministrata per quattro volte al dì, dopo aver sospeso gli antibiotici responsabili; in caso di recidive, invece, occorre avvalersi di un gastroenterologo esperto per una terapia specialistica (trapianto di microbiota, somministrazione di bezlotoxumab); infine, per limitare la diffusione dell'infezione tra pazienti e operatori sanitari il paziente va posto in isolamento da contatto e va curata l'igiene delle mani.

diffuso e non aumenta con la palpazione profonda. In caso contrario è necessario pensare alla presenza di complicanze o a patologie di tipo non infettivo. Va sospettata la Yersinia enterocolitica nel caso di dolore in fossa iliaca dx, febbricola con artrite e/o eritema nodoso.

A seguito della raccolta anamnestica e dell'esame obiettivo è possibile trovarsi di fronte ad uno dei tre scenari:

- *Scenario 1* La diarrea acuta ematica in un paziente con segni di malattia sistemica deve far pensare, oltre alla diarrea infettiva da organismi invasivi, ad una malattia organica come il cancro del colon, all'angiodisplasia, alla malattia diverticolare, nonché all'esordio acuto di una malattia infiammatoria intestinale (IBD); in quest'ultimo caso, ove disponibile, il dosaggio della calprotectina fecale può essere utile a distinguere una forma infiammatoria intestinale da una non infiammatoria (Tabella 1.6.4).
- *Scenario 2* La diarrea acuta non ematica in paziente con segni di malattia sistemica suggerisce una gastroenterite virale, un'infezione da *E. coli* tossigenico, o anche una intossicazione alimentare (Tabella 1.6.5).
- *Scenario 3* Una diarrea acuta non ematica in un paziente senza segni di malattia sistemica, generalmente suggerisce una diarrea funzionale (Tabella 1.6.6).

Tabella 1.6.2. **Sei domande utili per individuare la causa della diarrea**

Caratteristiche della diarrea	• Numero di evacuazioni al giorno (>3) • Modalità di insorgenza e decorso • Durata • Consistenza e colore delle feci • Presenza di muco o sangue
Fattori di rischio per intossicazioni o tossinfezioni alimentari	• Recenti viaggi all'estero • Ingestione di alimenti contaminati (salumi, creme, mitili, latte crudo, alimenti in scatola, acqua non potabile) • Stessi sintomi in persone che abbiano assunto gli stessi alimenti
Sintomi di accompagnamento	• Febbre e sue caratteristiche • Presenza di dolori addominali e localizzazione • Vomito e/o cefalea • Faringodinia • Artralgie e/o mialgie • Tenesmo rettale
Recente ricovero ospedaliero o in struttura	• Contatto con pazienti con enterite infettiva
Recente intervento chirurgico con ricostruzioni addominali	• Chirurgia bariatrica • Pancreasectomia • Colectomia (IBD, neoplasie…)
Recente terapia antibiotica	• Clindamicina • Penicilline ad ampio spettro (amoxicillina e ampicillina) • Cefalosporine II e III generazione • Chinolonici
Uso di farmaci o sostanze che possono causare diarrea	• Lassativi • Inibitori della pompa protonica (PPI)

Tabella 1.6.3. **Segni clinici di deplezione idrosalina**

	Lieve	**Moderata**	**Grave**
Polso	Normale	Tachicardico	Tachicardico
Pressione arteriosa sistolica	Normale	Normale o moderatamente ridotta	Riduzione >20 mmHg
Ipotensione posturale	No	Sì/No	Sì
Vene giugulari	Normale	Normale/Lievemente appiattite	Piatte
Secchezza lingua e mucose	No	Moderata	Grave
Turgore cutaneo	Normale	Lievemente ridotto	Molto ridotto
Tensione dei globi oculari	Normale	Lievemente ridotta	Ridotta
Sete	Non aumentata	Aumentata	Molto aumentata

Esami di laboratorio

Poiché - come detto - in Pronto Soccorso l'obiettivo principale è la correzione degli eventuali disturbi idro-elettrolitici, la diagnostica sensu strictu della diarrea appare nell'immediato di minore importanza. Tuttavia, è bene conoscere i principali accertamenti da effettuare su sangue e feci, specialmente se il paziente staziona molto tempo in Pronto Soccorso prima di essere ricoverato, indirizzato ad un ambulatorio specialistico o dimesso.

APPROFONDIMENTI

La sindrome di McKittrick-Wheelock, un caso "particolare" di diarrea

Il più frequente disturbo acido base che si sviluppa in pazienti con diarrea è l'acidosi metabolica, che può essere secondaria alla perdita di bicarbonato ma soprattutto alla perdita di sali di anioni organici acidi (propionato, lactato, acetato e butirrato), oppure all'ipovolemia che può causare sia insufficienza renale con conseguente accumulo di acidi fissi sia una ridotta perfusione con aumento dell'acido lattico.

Tuttavia, vi sono anche alcune specifiche condizioni cliniche, nelle quali la perdita di una grande quantità potassio è dominante, così che la diarrea risulta associata ad un'alcalosi metabolica da ipokaliemia. È, questo, il caso di una rara condizione, nota come sindrome di McKittrick-Wheelock, in cui la presenza di un adenoma villoso del colon-retto determina una significativa diarrea secretoria, responsabile non solo dell'insufficienza renale acuta da ipovolemia, ma anche di un'ingente perdita di potassio, così che si configura un quadro di diarrea associata ad alcalosi metabolica da ipokaliemia.. Pertanto, in presenza di un quadro caratterizzato da diarrea protratta, associata ad insufficienza renale acuta, alcalosi metabolica ed ipokaliemia, è importante pensare alla presenza di adenomi villosi secernenti del colon retto, la cui mancata diagnosi può determinare alterazioni idro-elettrolitiche pericolose per la vita. La terapia consiste innanzitutto nel rimpiazzo volemico e nella supplementazione di potassio (più in generale, nella correzione di tutti gli eventuali disturbi elettrolitici), ma soprattutto nell'escissione chirurgica della neoplasia.

IL TACCUINO

In Pronto Soccorso la prima valutazione da fare al paziente con diarrea riguarda lo stato di idratazione e la volemia, a cui segue necessariamente la terapia con fluidi, in genere per via parenterale. Nella formulazione delle ipotesi eziologiche è necessario tenere in considerazione l'epidemiologia locale, la presenza di microepidemie stagionali, le caratteristiche della diarrea, ematica o acquosa, e la presenza o meno di sintomi sistemici più o meno accentuati.

Tabella 1.6.4. Diarrrea acuta ematica con segni di malattia sistemica

Caratteristiche cliniche anamnestiche	Sospetto clinico
Febbre, addominalgie, artralgie	Diarrea infettiva da organismi invasivi
Fibrillazione atriale e/o vasculopatia	Ischemia/infarto intestinale
Chemioterapia recente Radioterapia	Diarrea da chemioterapici Colite attinica
Diverticolosi del colon e dolore elettivo in fossa iliaca sx	Diverticolite acuta
Variazioni delle abitudini intestinali, calo ponderale, familiarità per tumori del colon	Cancro del colon
Malattia infiammatoria intestinale nota o familiarità per la stessa	Esordio o riacutizzazione di malattia infiammatoria intestinale

Tabella 1.6.5. Diarrrea acuta non ematica con segni di malattia sistemica

Caratteristiche cliniche anamnestiche	Sospetto clinico
Prodromi infettivi (febbre, nausea, vomito, anoressia, artromialgie, faringodinia), microepidemia familiare.	Diarrea infettiva spesso di origine virale
Manifestazioni comuni a più persone dopo il consumo dello stesso pasto (uova e mitili crudi, insaccati, derivati del latte)	Intossicazione o tossinfezione alimentare
Viaggi all'estero (diarrea del viaggiatore)	Diarrea del viaggiatore (ETEC, EAEC)*
Uso di antibiotici o recente ospedalizzazione	Colite pseudomembranosa
Fibrillazione atriale e/o vasculopatia	Ischemia/infarto intestinale

* *E. coli* enteroaggregativo

Tabella 1.6.6. Diarrrea acuta non ematica senza segni di malattia sistemica

Caratteristiche cliniche anamnestiche	Sospetto clinico
Storia di alternanza di diarrea e stipsi	Sindrome del colon irritabile
Stress psicologici recenti	Diarrea funzionale
Assunzione di nuovi farmaci come antiacidi, antibiotici o lassativi	Diarrea da farmaci

Esami ematochimici

L'aumento dei leucociti e dei neutrofili può avere un certo valore in caso di diarrea infettiva nell'orientare verso una causa batterica, nonostante la sensibilità e la specificità di questo test siano ridotte, potendosi riscontrare leucocitosi neutrofila anche in altre situazioni.

Poiché un litro di feci diarroiche contiene 100-140 mEq/L di sodio, 20-40 mEq/L di potassio, 80-100 mEq/L di cloro e 40-50 mEq/L di bicarbonato, la riduzione della potassiemia e della concentrazione di bicarbonato si verifica solo nelle diarree gravi. Da sottolineare come una ridotta concentrazione del sodio urinario (<20 mEq/L) sia il miglior indice di contrazione del volume extracellulare (VEC). Nelle perdite importanti di fluidi si può manifestare insufficienza renale pre-renale (rapporto urea/creatinina >20).

La determinazione dell'acido lattico è indicata nei pazienti, in genere anziani, nel sospetto di diarrea secondaria a ischemia o infarto intestinale. La normalità della sua concentrazione ha un elevato VPN, mentre la presenza di valori significativi di lattato, in assenza di ipovolemia, pur non avendo un elevato VPP deve essere attentamente valutata. In caso di diarrea grave è indicata l'esecuzione dell'emogasanalisi, che può evidenziare un'acidosi metabolica ipercloremica. Se è presente ipovolemia è frequente il riscontro di un aumento dell'acido lattico. L'uso di lassativi può determinare alcalosi metabolica da perdita di potassio, che può essere presente anche nel caso di diarrea da adenoma villoso del retto, per lo stesso motivo.

Esami chimico-fisico delle feci

Due sono gli esami che possono essere eseguiti sulle feci in tempi molto rapidi: i leucociti e la lattoferrina. La presenza di oltre 10 leucociti per campo è considerata positiva. La sensibilità e specificità per infezione batterica sono rispettivamente del 40% e del 78% e il VPP solo del 20%. La determinazione della lattoferrina è stata testata per differenziare la diarrea infettiva infiammatoria da quella non infiammatoria, ma la sensibilità, la specificità, il VPP, il VPN e l'accuratezza sono del 52, 64, 23, 86 e 52% rispettivamente.

In caso di frequenti accessi al Pronto Soccorso per diarrea, se il paziente ha una storia di patologia pancreatica, si può consigliare il dosaggio di elastasi fecale (sensibilità 77% e specificità 89%)*, che risulta ridotta in caso di alterata funzionalità pancreatica esocrina. Queste forme di diarrea beneficiano di terapia di supplementazione con enzimi pancreatici ai pasti principali.

Coprocoltura

Nella maggior parte dei casi la diarrea acuta è autolimitante (diarrea lieve o moderata di durata non superiore a 3-5 giorni) e non necessita di accertamenti diagnostici microbiologici.

Le coprocolture sono invece raccomandate in presenza di particolari condizioni cliniche o di alcuni elementi clinico-anamnestici o di fattori di rischio legati al paziente (Tabella 1.6.7).

Per facilitare le operazioni di raccolta è possibile utilizzare il tampone floccato conservato in *Cary Blair*.

Tabella 1.6.7. Indicazione alla coprocoltura

Elementi clinico-anamnestici	Fattori di rischio individuali
Diarrea acuta grave con febbre >38,5 °C	Età avanzata >70 anni
Diarrea acuta protratta (>5 giorni) o persistente	Deficit immunitari congeniti/acquisiti
Presenza di sangue nelle feci	Rapporti anali a rischio
Dolore addominale intenso e febbre elevata	
Recente dimissione dall'ospedale	
Terapia con antibiotici	
Provenienza da aree endemiche per gastroenteriti	
Associazione con probabile evento epidemico	

Il suo utilizzo consente di prelevare il materiale o direttamente dal retto (introdurre per circa 2 cm il tampone nel retto) o attraverso la raccolta di porzioni idonee direttamente dalle feci in modo più sicuro e igienico rispetto ai tradizionali contenitori con la paletta. Routinariamente vengono ricercati *Salmonella*, *Shigella* e *Campylobacter*, le tre cause più frequenti di diarrea batterica nel mondo occidentale.

La nuova frontiera è la diagnostica in biologia molecolare rapida multiplex in grado di rilevare più microrganismi in poche ore.

Pannelli multiplex ad approccio sindromico

Sono ormai ampiamente diffusi e disponibili negli ospedali di medie e grandi dimensioni test molecolari rapidi (risposta <2 ore) in grado di rilevare contemporaneamente i principali agenti patogeni virali, batterici e protozoari responsabili di diarrea infettiva. L'uso appropriato di questi test consente una gestione efficace dei pazienti con diarrea grave febbrile.

Esami radiologici

La radiografia diretta dell'addome ha indicazione solo nei casi con intenso dolore addominale per escludere la perforazione intestinale e il megacolon tossico.

L'ecografia dell'addome può avere un ruolo nel caso di dolore addominale da masse palpabili.

La TC dell'addome ha indicazione nel caso di sospetta ischemia o infarto intestinale (angio-TC) o nel caso di sospetta diverticolite acuta, dove l'ecografia non sia stata esaustiva.

IL TACCUINO

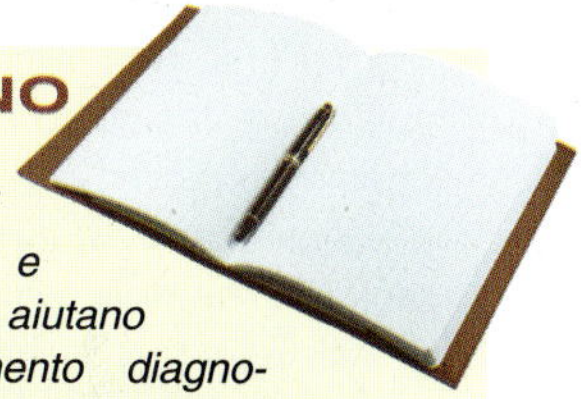

Gli esami ematici sono poco sensibili e poco specifici e non aiutano molto nell'orientamento diagnostico. Solo nel caso di diarrea profusa e con perdita abbondante di fluidi è opportuno controllare gli elettroliti sierici, in particolare il potassio. Per quel che riguarda l'esecuzione della coprocoltura questa, se del caso, dovrebbe essere eseguita nel reparto di destinazione, ma molto dipende dall'organizzazione locale e dai tempi di permanenza del paziente in Pronto Soccorso. Se è presente un laboratorio di microbiologia è opportuno l'utilizzo di protocolli condivisi. Gli esami radiologici vanno eseguiti nel sospetto di complicanze o qualora si sospetti una malattia acuta non infettiva che necessiti di trattamento immediato.

Sospetto di diarrea acuta sospetta infettiva: criteri di dimissione e ammissione

Criteri di dimissione (rischio basso)

Possono essere dimessi i pazienti:

- di età inferiore ai 70 anni;
- con diarrea non infiammatoria di entità moderata che dura da meno di 48 ore;
- senza segni di disidratazione, in grado di assumere liquidi per os.

APPROFONDIMENTI

Diarrea nel paziente oncologico

È una causa, sempre più frequente, di accesso al dipartimento di emergenza, la quale contribuisce a peggiorare lo stato di salute generale e nutrizionale di questi pazienti. La diarrea è spesso la conseguenza di terapie antitumorali come ad esempio alcuni farmaci chemioterapici (in particolare la capecitabina e l'irinotecano), alcuni trattamenti immuno-terapici (come l'ipilimumab) e/o la radioterapia del distretto addominale/pelvico (per lo sviluppo di un'enterite post-attinica).
La diarrea può anche essere causata dalla neoplasia di base (l'adenocarcinoma pancreatico è spesso causa di malassorbimento e diarrea, così come alcuni carcinoidi e VIPomi), oppure dalla presenza di malattie concomitanti (come malattie infiammatorie croniche intestinali, fistole o stomie, dopo interventi chirurgici per asportazione di una neoplasia) o dall'utilizzo di farmaci antidepressivi (come SSRI), da fenomeni paraneoplastici (come nel caso dei microcitomi polmonari) o dalla nutrizione enterale a cui spesso sono sottoposti i pazienti oncologici.
Se il paziente è a basso rischio di complicanze, il trattamento può prevedere: la loperamide (dopo aver escluso cause infettive), la terapia idro-elettrolitica, associata eventualmente ad un antibiotico intestinale (ad esempio rifaximina). Se il paziente è ad alto rischio di complicanze infettive, come in caso di neutropenia, è utile la combinazione di: terapia idro-elettrolitica; antibioticoterapia (metronidazolo, fluorochinolonici, ecc..). Da considerare l'utilizzo gli oppioidi, sia per il controllo del dolore addominale sia per il miglioramento del tono dello sfintere anale.

L'indicazione alla dimissione è quella di assumere bevande zuccherate non gassate e dieta leggera priva di scorie. Inoltre è importante l'indicazione ad un'accurata igiene per evitare un'eventuale trasmissione.

Criteri di ammissione in OBI (rischio intermedio)

- Diarrea moderata-severa con evidenza di disidratazione e/o alterazioni idroelettrolitiche;
- Diarrea associata a vomito con impossibilità del paziente ad assumere soluzioni idratanti.

Criteri di ospedalizzazione (rischio elevato)

Le linee guida IDSA 2001 suggeriscono di ricoverare i pazienti, con diarrea, nelle seguenti condizioni:

- grave stato di disidratazione;
- vomito incoercibile;
- febbre (>38,5 °C);
- durata >48 ore senza miglioramento clinico;
- età superiore a 70 aa;
- intenso dolore addominale;
- immunodepressione.

Terapia

Terapia legata alla perdita di fluidi

Il più comune rischio nel paziente con diarrea è la disidratazione e l'ipovolemia. Il primo atto terapeutico deve quindi essere la reidratazione e il rimpiazzo volemico. La somministrazione di fluidi può avvenire per os e le soluzioni sono costituite da acqua con l'aggiunta di elettroliti. L'OMS raccomanda la seguente soluzione reidratante da utilizzarsi in particolare nei paesi in via di sviluppo (**Tabella 1.6.8**).

Tabella 1.6.8. Concentrazione di elettroliti per litro di acqua

g/L	mmol/L
NaCl 2,6	NaCl 75
Glucosio 13,5	Glucosio 75
KCl 1,5	Potassio 20
Citrato trisodico 2,9	Citrato 10
	Osmolalità totale 245 mmOsm/kg

In Pronto Soccorso è più opportuno l'utilizzo di fluidi per via parenterale. Il Ringer lattato è la soluzione di prima scelta, in alternativa si può utilizzare la soluzione salina NaCl 0,9%. La velocità di somministrazione dipende dalla gravità del quadro clinico.

Terapia antibiotica

La maggior parte delle diarree si autolimita e la terapia antibiotica va somministrata solo in alcuni casi in quanto può essere causa di cronicizzazione del sintomo*. L'uso di antibiotici è raccomandato nella diarrea del viaggiatore e nella shigellosi e i fluorchinoloni (es. ciprofloxacina 500 mg bid × 3 giorni) costituiscono la prima scelta.

* **NB:** dalle più recenti evidenze emerge che una diarrea può persistere e cronicizzare non necessariamente per la presenza di uno specifico patogeno rispetto a cui la terapia antibiotica è stata inefficace, ma semplicemente perché è stata alterata la precedente composizione microbiotica intestinale (diarrea da disbiosi intestinale). In questi casi, non solo non è necessario eseguire altre terapie antibiotiche ma può essere anche dannoso: la vera terapia (oltre alla reidratazione) consiste nel ripristino del normale equilibrio della flora batterica intestinale.

Terapia per ridurre la motilità intestinale

L'uso di farmaci che riducono la motilità intestinale è sconsigliato in pazienti con diarrea infiammatoria.

Negli altri casi, in particolare nella diarrea funzionale, è possibile utilizzare loperamide con il seguente dosaggio: 4 mg per os dopo la prima scarica, poi 2 mg dopo ogni scarica successiva. Non superare i 16 mg nelle 24 ore. Normalmente la riduzione delle scariche si verifica nelle 48 ore.

Bibliografia di riferimento

LA LAVAGNA

- *Valutare lo stato di idratazione e la volemia.*
- *La gestione della diarrea inizia con la somministrazione di fluidi.*
- *In caso di diarrea acquosa ed alcalosi metabolica pensare all'adenoma villoso del retto o all'utilizzo di lassativi.*
- *La diarrea ematica non è di origine virale.*
- *Il trattamento con antidiarroici può far precipitare un megacolon tossico.*
- *Utilizzare l'antibiotico solo nei pochi casi indicati.*
- *Nei casi non chiari pensare alla dissezione dell'aorta o alla trombosi/tromboembolia della arteria mesenterica, in particolare in pazienti ipertesi o affetti da fibrillazione atriale.*

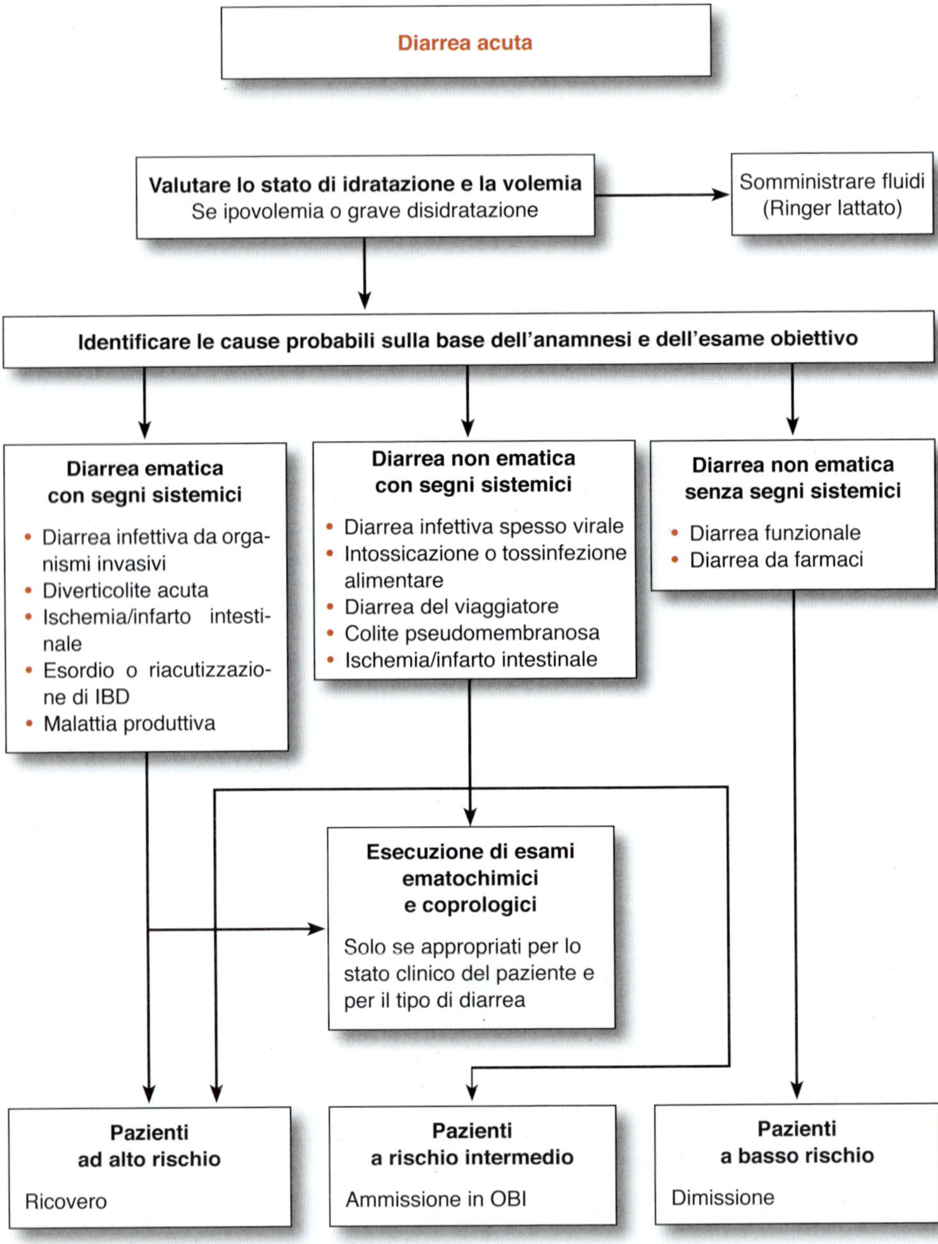
Diarrea acuta
Valutare lo stato di idratazione e la volemia
Se ipovolemia o grave disidratazione
Somministrare fluidi (Ringer lattato)
Identificare le cause probabili sulla base dell'anamnesi e dell'esame obiettivo
Diarrea ematica con segni sistemici
• Diarrea infettiva da organismi invasivi
• Diverticolite acuta
• Ischemia/infarto intestinale
• Esordio o riacutizzazione di IBD
• Malattia produttiva
Diarrea non ematica con segni sistemici
• Diarrea infettiva spesso virale
• Intossicazione o tossinfezione alimentare
• Diarrea del viaggiatore
• Colite pseudomembranosa
• Ischemia/infarto intestinale
Diarrea non ematica senza segni sistemici
• Diarrea funzionale
• Diarrea da farmaci
Esecuzione di esami ematochimici e coprologici
Solo se appropriati per lo stato clinico del paziente e per il tipo di diarrea
Pazienti ad alto rischio
Ricovero
Pazienti a rischio intermedio
Ammissione in OBI
Pazienti a basso rischio
Dimissione

1.7 Dispnea acuta

Definizione

Per dispnea si intende la sensazione soggettiva della difficoltà a respirare, non sempre associata a variazioni della modalità respiratoria. Il sintomo dispnea deve essere differenziato dalla tachipnea e dall'iperpnea che sono segni che indicano, rispettivamente, un aumento della frequenza respiratoria e un aumento della ventilazione minuto, che possono non essere accompagnati da dispnea.

Per distress respiratorio si intende una forma di dispnea in cui la sensazione di difficoltà respiratoria è grave e dove è evidente l'impegno dei muscoli della respirazione (diaframma ed intercostali) e di quelli accessori (sternocleidomastoideo e scaleno).

Questo sintomo è presente in diverse condizioni cliniche e in differenti malattie.

Fisiopatologia

Nonostante la dispnea sia un sintomo soggettivo ha comunque delle basi fisiopatologiche, in quanto i chemocettori dei glomi carotidei e i recettori di stiramento interagiscono con il cervello e il polmone (Figura 1.7.1). La riduzione della ventilazione o l'aumento dello spazio morto fisiologico causano un aumento

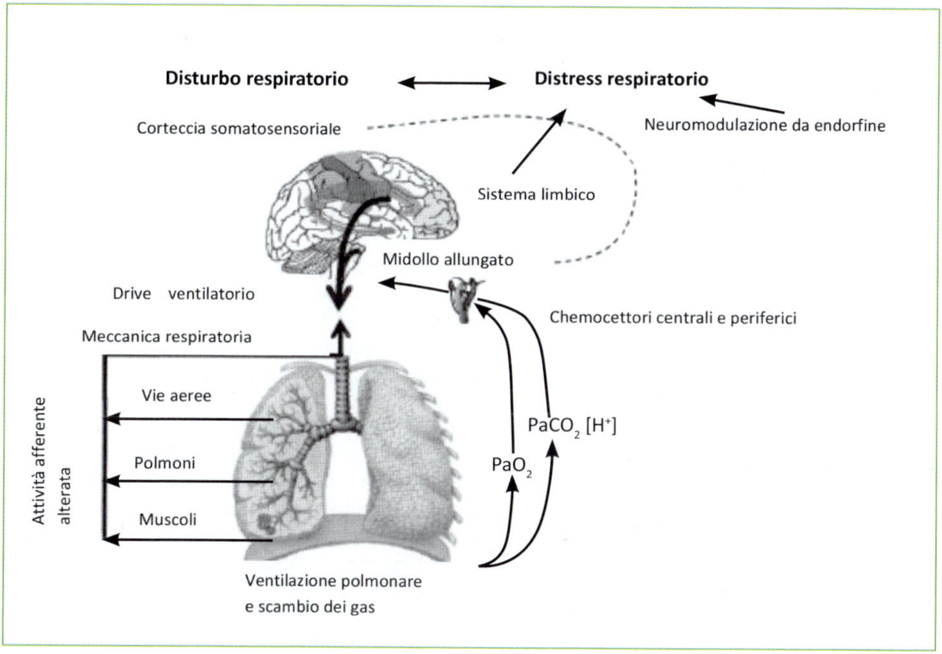

Figura 1.7.1. Basi fisiopatologiche della dispnea (modificata da O'Donnell et al.).

della CO_2 che viene rilevato dai chemocettori (H^+), i quali stimolano il drive respiratorio. Lo stesso avviene in corso di ipossiemia, la cui causa più frequente è la riduzione del V/Q per la presenza di alveoli non ventilati ma normalmente perfusi: questo crea uno shunt intrapolmonare evidenziato dall'aumento della differenza alveolo-arteriosa della PO_2 ($DA\text{-}aO_2$). La broncostruzione, l'aumento dello spazio morto e la rigidità polmonare vengono rilevati dai meccanocettori situati nelle alte vie aeree, nel parenchima polmonare e nella parete toracica, i cui segnali arrivano al cervello e sono tradotti nella sensazione di dispnea.

Epidemiologia

I pazienti con dispnea sono circa il 3,5% di tutti i pazienti che afferiscono al Pronto Soccorso e in circa tre quarti di questi la causa è dovuta a problemi cardiopolmonari.

Cause

La causa della dispnea va ricercata all'interno di sistemi quali quello respiratorio (laringe, trachea e polmoni), cardiocircolatorio (cuore), sangue (globuli rossi, alterazioni metaboliche) e neuromuscolare (Tabella 1.7.1).

Tabella 1.7.1. Cause comuni di dispnea acuta

Alte vie aeree Corpi estranei Reazione allergica Neoformazione Infezione faringe Infezione profonda del collo **Polmone/basse vie aree** Polmonite Versamento pleurico Pneumotorace Embolia polmonare Malattia interstiziale polmonare ARDS E-cigarette or vaping-associated lung injury (EVALI) Acutizzazione di BPCO Asma Neoformazione **Cuore** Sindrome coronarica acuta Scompenso cardiaco acuto o acuto su cronico Versamento pericardico (tamponamento) Valvulopatia (rottura di corda tendinea) Aritmia	**Metaboliche / ematologiche** Tireotossicosi Anemia Intossicazione da CO e CN, salicilati, organofosforici Botulismo Metaemoglobinemia Sepsi/febbre Acidosi metabolica **Neuromuscolare** Guillain-Barrè Myasthenia gravis Miopatia Neuropatia **Psicogena** Attacco di panico Iperventilazione

Diagnosi differenziale

Nel paziente con dispnea la ricerca della causa è uno dei momenti fondamentali del percorso in Pronto Soccorso. La diagnosi differenziale dovrebbe esser fatta partendo dagli strumenti classici forniti dalla clinica (anamnesi ed esame obiettivo) e proseguita con l'utilizzo appropriato degli esami strumentali e di laboratorio.

Anamnesi

L'anamnesi dovrebbe essere raccolta ponendo sei semplici domande in grado di orientare rapidamente verso la causa della dispnea (Tabella 1.7.2):

1) tempo di insorgenza;
2) gravità;
3) sintomi associati;
4) manifestazioni analoghe nel passato;
5) malattie pregresse;
6) terapia in atto.

Esame obiettivo

La valutazione dei segni vitali è importante, in particolare la frequenza respiratoria e il polso. La misurazione della temperatura permette, nel caso di febbre, di indirizzarsi verso una causa infettiva (ad interessamento polmonare).

La capacità di parlare e la lunghezza della frase ci orientano verso la gravità della dispnea, come pure lo stato mentale (agitazione, disorientamento, riduzione dello stato di coscienza), ci fornisce utili informazioni sulle condizioni di ossigenazione. Lo stesso vale per il decubito e per l'utilizzo dei muscoli accessori della respirazione. La cianosi è pure un segno utile nella valutazione del paziente con dispnea e può essere centrale (dovuta a mancato trasferimento di ossigeno dai polmoni al sangue) o periferica causata da una eccessiva estrazione di ossigeno dal letto ca-

Tabella 1.7.2. Le sei domande fondamentali per individuare la causa della dispnea

Tempo di insorgenza L'insorgenza rapida, in paziente con anamnesi patologica remota poco significativa, fa pensare ad una delle condizioni descritte a lato.	Rapido	• Ostruzione alte vie aeree • Sindrome coronarica acuta • Embolia polmonare • Polmonite • Asma bronchiale acuto • Acutizzazione di BPCO
Gravità Le condizioni che si presentano con dispnea definita grave sono essenzialmente quelle descritte a lato.	≥5 della scala di Borg	• Ostruzione alte vie aeree • Scompenso acuto di cuore • Asma bronchiale acuto • Acutizzazione di BPCO • ARDS
Sintomi associati I sintomi associati possono contribuire ad orientare verso la causa della dispnea.	Febbre - tosse produttiva Dolore toracico Dispnea parossistica notturna-ortopnea-tosse secca	• Problema infettivo bronco-polmonare • Sindrome coronarica acuta • Embolia polmonare • Scompenso cardiaco acuto
Manifestazioni analoghe nel passato I sintomi associati possono contribuire ad orientare verso la causa della dispnea.	Sintomi associati	• Stessa malattia
Malattie pregresse Molti pazienti che si presentano per dispnea sanno che la malattia di cui sono affetti può causare questo sintomo, avendolo già sperimentato nel passato.	Acutizzazione o complicazione	• BPCO • Anemia • Trombosi venosa profonda • Cardiopatia ischemica
Terapia in atto L'anamnesi farmacologica è molto utile per definire il quadro clinico del paziente. In particolare è importante indagare sulla sostituzione o aggiunta di farmaci. Sospensione	Farmaci cardio e broncospecifici	Richiamano le patologie trattate

pillare nei pazienti con insufficienza cardiaca e vasocostrizione.

L'esame dei vari distretti (collo, torace, arti inferiori) può dare delle utili indicazioni.

Collo: da valutare per la ricerca di turgore delle giugulari e per eventuale deviazione della trachea.

Torace: il torace va esaminato per evidenziare l'uso dei muscoli accessori o eventuali retrazioni o movimenti paradossi della parete toracica. La percussione può far sospettare il pneumotorace (iperfonesi) o la presenza di versamento pleurico o addensamenti parenchimali (ipofonesi). L'ascoltazione permette di apprezzare rumori da broncostenosi (ronchi) da soli o misti a rumori umidi (rantoli) da patologie ostruttive dei bronchi o rantoli crepitanti o subcrepitanti alle basi da insufficienza ventricolare sinistra. L'ascoltazione cardiaca può mettere in evidenza soffi (soffio sistolico nella stenosi valvolare aortica serrata o soffio sistolico intenso da insufficienza mitralica da rottura di un muscolo papillare) toni aggiunti (S3 da insufficienza cardiaca) o accentuazione del secondo tono in corso di embolia polmonare. Toni cardiaci lontani in caso di versamento pericardico. L'esame degli arti inferiori è utile per la ricerca sia di edemi sia di cianosi.

IL TACCUINO

Dispnea e decubito

La dispnea che insorge o cambia a seconda del decubito può dare delle utili informazioni sulla causa.

- *Bendopnea: dispnea che si manifesta quando il paziente si piega in avanti (scompenso cardiaco).*
- *Ortopnea: dispnea che si accentua con il decubito supino ed è alleviata dalla posizione seduta (scompenso cardiaco).*
- *Platipnea: dispnea che compare con la posizione eretta, ma non con il decubito supino ed è spesso associata a ortodeossia (shunt destro-sinistro intracardiaco o polmonare, mismatch ventilo-perfusorio, sindrome epato-renale, morbo di Parkinson).*
- *Trepopnea: dispnea che si presenta nel decubito su un fianco e migliora cambiando lato (scompenso cardiaco acuto o cronico, versamento pleurico, pneumotorace, paralisi di un emidiaframma).*

Diagnosi differenziale in base ai dati clinici

Nella dispnea acuta la diagnosi differenziale tra cause respiratorie e cause cardiache non è sempre facile (Tabella 1.7.3).

Tabella 1.7.3. **Cause cardiache e cause polmonari di dispnea**

Cause cardiache	Cause polmonari
Sindrome coronarica acuta	Ostruzione alte vie aeree
Insufficienza ventricolare sinistra	Asma bronchiale e BPCO riacutizzata
Tamponamento cardiaco	Embolia polmonare
Valvulopatia (rottura di corda tendinea)	Polmonite
Aritmia	Pneumotorace spontaneo

Dispnea cardiogena

Questi pazienti hanno generalmente una storia di malattia cardiaca, dolore toracico, tosse secca, ortopnea o parossismi notturni. L'esame polmonare evidenzia, accanto a turgore delle giugulari, segni di congestione polmonare come rumori da stasi, rumori da broncospasmo e rumori umidi grossolani in caso di edema polmonare acuto.

Dispnea pneumogena

In questo caso è frequente una storia clinica di malattia polmonare, la presenza di tosse con escreato, rumori da broncostenosi da soli o misti a rumori umidi in presenza o meno di febbre. Segni clinici di consolidamento del parenchima o di versamento pleurico possono orientare la diagnosi. L'esame clinico è in grado di discriminare con sufficiente accuratezza alcune cause di dispnea acuta come l'attacco di asma bronchiale, il pneumotorace iperteso e l'ostruzione delle alte vie aeree. Può risultare più difficile, in alcuni casi, differenziare lo scompenso cardiaco a prevalenza sinistra e la riacutizzazione di BPCO.

Di seguito la valutazione dell'accuratezza diagnostica dell'anamnesi e dell'esame obiettivo nella diagnosi di scompenso cardiaco (Tabelle 1.7.4 e 1.7.5) e in quella di malattia ostruttiva delle vie aeree (Tabelle 1.7.6 e 1.7.7).

IL TACCUINO

L'anamnesi rimane fondamentale per l'orientamento diagnostico e le sei domande sono molto utili. Per quel che riguarda l'esame obiettivo sono pochi i singoli segni che hanno un peso elevato per la diagnosi, ma è l'insieme dei segni e sintomi che possono orientare in modo decisivo per l'una o l'altra causa.

Esami diagnostici

Gli esami diagnostici possono essere di laboratorio o strumentali e divisi in primo livello, immediatamente disponibili, ed esami di secondo livello a cui ricorrere solo in

Tabella 1.7.4. Accuratezza diagnostica dell'anamnesi nella diagnosi di scompenso cardiaco (da Wang tradotta e adattata)

Reperto	Sn (%)	Sp (%)	LR+ (95% CI)	LR– (95% CI)
Impressione clinica inziale	61	86	4,4 (1,8-10)	0,45 (0,28-0,73)
Anamnesi				
– Scompenso cardiaco	60	90	5,8 (4,1-8,0)	0,45 (0,38-0,53)
– Infarto miocardico	40	87	3,1 (2,0-4,9)	0,69 (0,58-0,96)
– Malattia coronarica	52	70	1,8 (1,1-2,8)	0,68 (0,48-0,96)
– Dislipidemia	23	87	1,7 (0,43-6,9)	0,89 (0,69-1,1)
– Diabete	28	83	1,7 (1,0-2,7)	0,86 (0,73-1,00)
– Ipertensione arteriosa	60	56	1,4 (1,1-1,7)	0,71 (0,55-0,93)
– Fumo	62	27	0,84 (0,58-1,2)	1,4 (0,58-3,6)
– BPCO	34	57	0,81 (0,6-1,1)	1,1 (0,95-1,4)

Tabella 1.7.5. Accuratezza diagnostica dell'esame fisico nella diagnosi di scompenso cardiaco (da Wang tradotta e adattata)

Reperto	Sn (%)	Sp (%)	LR+	LR–
Esame fisico				
– Terzo tono (galoppo ventricolare)	13	99	11 (4,9-2,5)	0,88 (0,83-0,94)
– Reflusso epato-giugulare	24	96	6,4 (0,81-51)	0,79 (0,62-1,00)
– Distensione venosa giugulare	39	92	5,1 (3,2-7,9)	0,66 (0,57-0,77)
– Crepitii polmonari	60	78	2,8 (1,9-4,1)	0,51 (0,37-0,70)
– Soffio cardiaco	27	90	2,6 (1,7-4,1)	0,81 (0,73-0,90)
– Edemi arti inferiori	50	78	2,3 (1,5-3,7)	0,64 (0,47-0,87)
– Manovra di Valsalva	73	65	2,1 (1,0-4,2)	0,41 (0,17-1,00)
– PA sistolica <100 mmHg	6	97	2,0 (0,60-6,6)	0,97 (0,91-1,00)
– Quarto tono (galoppo atriale)	5	97	1,6 (0,47-5,5)	0,98 (0,93-1,00)
– PA sistolica >150 mmHg	28	73	1,0 (0,69-1,6)	0,99 (0,84-1,2)
– Sibili	22	58	0,52 (0,38-0,71)	1,3 (1,1-1,7)
– Ascite	1	97	0,33 (0,04-2,9)	1,0 (0,99-1,1)

Tabella 1.7.6. Accuratezza diagnostica dell'anamnesi nella diagnosi di patologia polmonare ostruttiva (da Holleman tradotta e adattata)

Reperto	Sn (%)	Sp (%)	LR+	LR–
Anamnesi e sintomi				
Fumo				
– ≥70 pacchetti/anno vs <70	40	95	8,00	0,63
– Sempre vs mai	92	49	1,8	0,16
Escreato ≥1/4 di tazza	20	95	4	0,84
Sintomi riferibili a BCO	30	90	3	0,78
Respiro sibilante	51	84	3,8	0,66
Dispnea da sforzo grado 4 vs 3 o meno	27	88	2,2	0,83
Tosse	51	71	1,8	0,69

situazioni particolari, quando la clinica e gli esami di primo livello non hanno permesso un orientamento diagnostico e il paziente si presenta critico o nel caso di necessità di terapia mirata e immediata (es. embolia polmonare):

- *Esami di primo livello*. Elettrocardiogramma, radiografia del torace, ecografia del torace, emogasanalisi, esami ematochimici (in particolare emocromo e D-dimero).
- *Esami di secondo livello*. Ecocardiogramma, TC torace, peptidi natriuretici.

Tabella 1.7.7. Accuratezza diagnostica dell'esame fisico nella diagnosi di patologia polmonare ostruttiva (da Holleman tradotta e adattata)

Reperto	Sn (%)	Sp (%)	LR+	LR–
Esame fisico				
Respiro sibilante	15	99,6	36	0,85
Torace a botte	10	99	10	0,90
Polso paradosso >15 mmHg	45	88	3,7	0,62
Itto in sede sub-xifoidea	8	98	4,6	0,94
Iperfonesi diffusa	32	94	4,8	0,73
Diminuita ottusità cardiaca	13	99	10	0,88
Ronchi	8	99	5,9	0,95
Ridotto murmure vescicolare	37	90	3,7	0,70

Elettrocardiogramma

L'elettrocardiogramma è un esame strumentale richiesto routinariamente nel paziente con dispnea e migliora la specificità dell'esame obiettivo nei pazienti con sospetto scompenso cardiaco. La presenza di fibrillazione atriale, di alterazioni ischemiche nella fase di ripolarizzazione, la presenza di onde Q patologiche e i segni di ipertrofia ventricolare sinistra, aumentano la probabilità di scompenso cardiaco. Nessuna singola alterazione dell'ECG è caratterizzata da un LR$^-$ sufficiente a ridurre significativamente la probabilità di scompenso cardiaco. L'ECG può essere utile nell'indirizzare verso il sospetto diagnostico di embolia polmonare (es. pattern S1 Q3 T3). Un tracciato normale rende improbabile la diagnosi di scompenso cardiaco nel paziente con dispnea, con un valore preditivo negativo del 98% per disfunzione ventricolare sinistra (Tabella 1.7.8).

Radiografia del torace

Da eseguire possibilmente in anteroposteriore o posteroanteriore e in latero-laterale, è molto utile nella valutazione della dispnea di origine non chiara. La radiografia ha alcune limitazioni per il fatto che spesso non è possibile, in Pronto Soccorso, eseguire la proiezione laterale; non è indicata nelle donne gravide ed è poco accurata per la diagnosi di alcune patologie causa di dispnea. In corso di acutizzazione di BPCO, solo nel 16% dei casi si evidenziano reperti anomali, per lo più limitati ad infiltrati infiammatori e a congestione polmonare. In corso di scompenso cardiaco la radiografia del torace è moderatamente specifica (76-83%) ma poco sensibile (67-68%). Approssimativamente un paziente su cinque, visitati in Pronto Soccorso per scompenso acuto di cuore, non ha segni di congestione polmonare. Per tale motivo i medici d'urgenza non dovrebbero escludere lo scompenso cardiaco solo sulla base dell'assenza di segni di congestione polmonare alla radiografia del torace. In corso di embolia polmonare, pur essendo molti i segni riscontrabili (es. sopraelevazione del diaframma), quello più utile è la apparente normalità della radiografia del torace, in un paziente che si presenta con dispnea accompagnata o meno da dolore tora-

Tabella 1.7.8. Accuratezza diagnostica dell'ECG nella diagnosi di scompenso cardiaco (da Wang tradotta e modificata)

Reperto	Sn (%)	Sp (%)	LR+ (95% CI)	LR– (95% CI)
Elettrocardiogramma				
– Fibrillazione	26	93	3,8 (1,7-8,8)	0,79 (0,65-0,96)
– Modificazioni recenti onda T	24	92	3,0 (1,7-5,3)	0,83 (0,74-0,92)
– Qualsiasi anomalia	50	78	2,2 (1,6-3,1)	0,64 (0,47-0,88)
– Sopraslivellamento tratto ST	5	97	1,8 (0,80-4,0)	0,98 (0,94-1,0)
– Sottoslivellamento tratto ST	11	94	1,7 (0,97-2,9)	0,95 (0,90-1,00)

cico, escludendo in tal modo altre condizioni responsabili del sintomo. Studi di confronto tra radiografia standard e TC in pazienti con polmonite altamente probabile o accertata, hanno evidenziato una sensibilità della radiografia dal 69 al 92%. Nel caso del versamento pleurico la radiografia in decubito supino ha una sensibilità del 67% e una specificità del 70% mentre l'accuratezza è del 67%. Inoltre la radiografia è poco accurata nella quantificazione del versamento e inadatta nel definirne il tipo. Nell'evidenziare il pneumotorace la sensibilità è del 52% mentre la specificità e del 100%.

In conclusione: la radiografia del torace pur essendo molto utile del determinare la causa della dispnea acuta in Pronto Soccorso, non è molto sensibile nella diagnosi di pneumotorace, versamento polmonare, edema polmonare acuto e questo in particolare con l'utilizzo degli apparecchi portatili.

RX torace in EPA

Metodo di lettura RX Torace

Ecografia del torace, ecografia integrata ed ecocardiografia

In Pronto Soccorso, il ruolo dell'ecografia nella diagnostica della dispnea è sempre più importante sia nell'evidenziare specifiche alterazioni a livello polmonare sia nella valutazione emodinamica con l'integrazione derivata dall'indagine di distretti come quello cardiaco e della vena cava inferiore (Tabella 1.7.9).

Nella evidenziazione del pneumotorace, avendo la TC come *gold standard*, l'ecografia del polmone ha una sensibilità del 92% e una specificità del 99%. Nel caso della polmonite la sensibilità è del 97% e la specificità del 94%. L'ecografia è inoltre estremamente accurata nella valutazione del versamento pleurico potendo rilevare versamenti fino a 5 mL con un'accuratezza diagnostica del 93%, una sensibilità del 90% e una specificità del 95% contro una sensibilità della radiografia del torace del 47%. Nella valutazione dell'edema polmonare acuto cardiogeno, la sensibilità dell'ecografia toracica è del 97% con una specificità del 95%, un VPP del 87% e un VPN del 99%. In conclusione: l'ecografia del torace (anche integrata) è sensibile e specifica nella diagnosi del pneumotorace, del versamento pleurico, della polmonite e dell'edema polmonare cardiogeno.

Tabella 1.7.9. Diagnostica della dispnea con l'utilizzo dell'ecografia integrata del torace

Paziente con dispnea indeterminata
↓
• Anamnesi orientata per il sintomo • Esame obiettivo
↓
Esame ecografico • Valutazione cardiaca focalizzata • Esame della VCI per valutazione dello stato volemico • Ricerca di versamento pleurico • Esame pleura e parenchima per ricerca di PNX, sindrome interstiziale (polmone umido), aree di consolidamento parenchimale

Nel sospetto di dispnea di origine cardiaca è indicata l'ecocardiografia per la valutazione della funzione diastolica sinistra e delle pressioni dell'arteria polmonare. È inoltre fondamentale nella ricerca di alterazioni segmentarie della contrattilità ventricolare sinistra, di alterazioni delle valvole e delle corde tendinee e nel sospetto di masse intracardiache.

ECO polmonare: linee A e linee B

TC spirale

È in grado di studiare sia la componente vascolare del polmone che quella strettamente parenchimale. È il *gold standard* per la diagnostica di molte delle lesioni riscontrabili a livello toracico (pneumotorace, polmonite, versamento pleurico). L'utilizzo principale in urgenza è nella diagnostica dell'embolia polmonare (angio TC). In pazienti con bassa o intermedia probabilità (*Wells score*), una TC negativa ha un elevato VPN (96% e 89% rispettivamente), mentre con un'alta probabilità pre-test il VPN è solo del 60%. Nei pazienti con probabilità intermedia o alta e una TC positiva il VPP è elevato (92-96%) mentre in quelli con bassa probabilità è appena del 58%.

Video
TC torace: EP

Immagine
TC torace: EP

Emogasanalisi

È un test di laboratorio importante nella valutazione del paziente con dispnea. Le varabili utili da considerare sono pH, $PaCO_2$, PaO_2, SaO_2, DA-aO_2, PaO_2/FiO_2 e lattato (Tabella 1.7.10).

Mentre il pH ci dà delle indicazione sullo stato acido-base del paziente, la PaO_2 è indice della capacità del polmone di trasferire ossigeno al sangue e la $PaCO_2$ indica la capacità dello stesso di ventilare. Lo studio della differenza alveolo-arteriosa (in pazienti non BPCO) è utile nella ricerca di una patologia che determini shunt intrapolmonare dx-sx (polmonite, embolia polmonare, atelettasia, contusione polmonare, edema polmonare cardiogeno in fase iniziale) e nella quantificazione della disfunzione polmonare. Questo parametro è affidabile solo se determinato in un paziente che respira aria ambiente e il valore di riferimento è dato da: età/4 + 4. Una formula utile per il calcolo della DA-aO_2 al livello del mare è la seguente: $150 - [(1{,}25 \times PaCO_2) - PaO_2]$.

Il rapporto PaO_2/FiO_2 (pressione parziale dell'O_2 nel sangue arterioso/frazione inspiratoria dell'O_2) è utile nella stratificazione del rischio in pazienti con impegno alveolare (ARDS). Esso è normale se >300, lievemente alterato se >200 e ≤300, moderatamente alterato se >100 e ≤200 e gravemente alterato se <100 (*Berlin ARDS classification criteria-2012*). La determinazione del lattato è molto utile nella valutazione della perfusione tessutale. Nel paziente con dispnea l'aumento del lattato è indice di cattiva perfusione dovuta a insufficienza cardiocircolatoria isolata o aggiuntiva a alterazioni della funzione polmonare che normalmente non determinano aumento del lattato.

Pulsossimetria

L'utilizzo della pulsossimetria nella valutazione della SpO_2 è utile per il triage del paziente e per il monitoraggio successivo. Il valore rilevato va rapportato alla presunta ventilazione alveolare del paziente. Ad esempio un paziente con una PaO_2 di 85 mmHg e una $PaCO_2$ di 30 avrà un'ottima SpO_2 (≥96%) ma è un paziente con elevata DA-aO_2 ed è probabile che abbia uno shunt intrapolmonare dx-sx. Inoltre come è noto, non è attendibile in alcune condizioni. Utili indicazioni può dare la pulsossimetria durante l'esecuzione del 6MWT (*Six minute walking test*).

IL TACCUINO

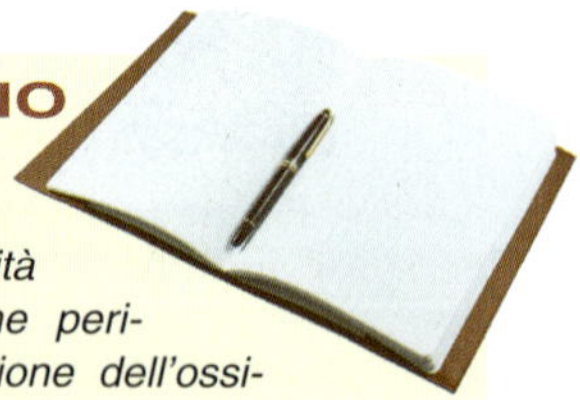

L'utilizzo di pulsossimetri di alta qualità rende la valutazione periferica della saturazione dell'ossigeno (SpO_2) attendibile, essendo la differenza con la SaO_2 meno del 2%. Esistono però alcune condizione in cui la SpO_2 non è attendibile. Di seguito le cause più comuni:

- *Configurazione e posizione della curva di dissociazione dell'emoglobina*
- *Carbossiemoglobina*
- *Metaemoglobina*
- *Stati di ridotta perfusione*
- *Frequenza cardiaca <40 o >200 bpm*
- *Intensa pigmentazione cutanea*
- *Smalto per le unghie scuro o unghie finte*
- *Artefatti da movimento*

Tabella 1.7.10. Variazioni emogasanalitiche e meccanismo fisiopatologico

pH	PCO2	PO2	DA-aO_2	Meccanismo fisiopatologico
↑	↓	↓	↑	Shunt intrapolmonare dx-sx
↔	↔	↓	↑	Alterazione V/Q con normale capacità ventilatoria
↓	↑	↓	↔ o ↑	Ipoventilazione primitiva o alterazione V/Q

D-dimero

La determinazione del D-dimero dovrebbe essere fatta al solo scopo di escludere l'embolia polmonare (EP) nei soggetti a rischio basso e intermedio (*Wells score*). Contrariamente a quanto alcuni medici credono ancora e come è ormai stato dimostrato da molti lavori, un D-dimero aumentato è poco specifico e di scarsa utilità nella diagnosi della malattia tromboembolica (alta sensibilità e bassa specificità). Uno dei problemi maggiori è costituito dalla presenza in commercio di numerosi metodi per il dosaggio del D-dimero, per cui è importante conoscere la validità del metodo utilizzato nella sua determinazione. Inoltre, dopo i 50 anni, il valore di *cut-off* del D-dimero dovrebbe essere aggiustato per l'età, secondo la formula: età del paziente × 10 µg/L (a partire dal valore di riferimento di 500 µg/L.

Quello che comunque emerge dalla letteratura, nell'interpretazione del dato di laboratorio nel sospetto clinico di malattia tromboembolica, è l'importanza della valutazione della probabilità clinica pre- test con la stratificazione in rischio basso, intermedio e alto per TVP o EP. Avendo a disposizione un test con sensibilità moderata è possibile l'esclusione dell'embolia polmonare nei soggetti con bassa probabilità mentre avendo a disposizione un test ad alta sensibilità (es. ELISA) è possibile l'esclusione nei soggetti a probabilità bassa e intermedia.

In sintesi, combinando una bassa o moderata probabilità clinica per EP con una negatività di un test ad alta sensibilità, si avrebbe la ragionevole certezza di escludere questa patologia.

IL TACCUINO

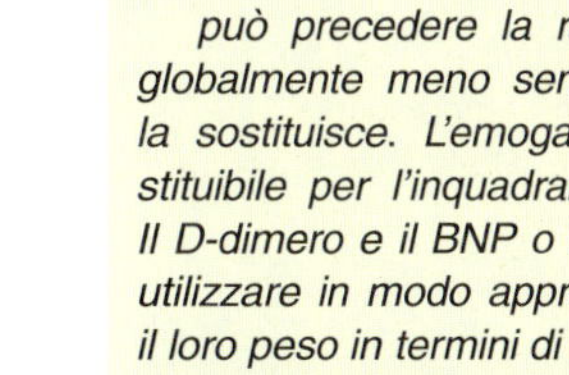

L'ecografia integrata è forse l'esame a più alta resa nella diagnostica della dispnea. La sua esecuzione può precedere la radiografia del torace, globalmente meno sensibile, anche se non la sostituisce. L'emogasanalisi rimane insostituibile per l'inquadramento fisiopatologico. Il D-dimero e il BNP o il NT-proBNP sono da utilizzare in modo appropriato avendo chiaro il loro peso in termini di VPP e VPN. La TC ha la sua indicazione principe nella diagnostica dell'embolia polmonare, il cui VPP è elevato quando la probabilità pre-test è intermedia o elevata.

BNP o NT-proBNP

Il BNP e il NT-pro BNP sono due neurormoni presenti nel plasma che vengono secreti dai ventricoli cardiaci in risposta alla loro distensione (*strech*) e/o all'aumento della pressione endocavitaria.

È noto che la loro concentrazione plasmatica correla con la disfunzione ventricolare sinistra e per questo la determinazione quantitativa di questi ormoni viene utilizzata per porre diagnosi di insufficienza venticolare sinistra e per il suo monitoraggio nel tempo. L'aumento della concentrazione plasmatica di questi due neurormoni avviene anche in corso di disfunzione del ventricolo destro, come succede ad esempio in corso di embolia polmonare acuta, nei casi in cui questa determini un'ostruzione del flusso nell'arteria polmonare tale da determinare un distress ventricolare.

In medicina d'urgenza il dosaggio plasmatico di BNP o di NT-proBNP viene utilizzato per la diagnosi differenziale della dispnea, nei casi in cui la clinica e gli altri esami non siano stati conclusivi. I lavori presenti in letteratura mettono in evidenza come sia il BNP sia il NT-proBNP abbiano, a seconda del valore soglia utilizzato, un elevato valore predittivo positivo per la diagnosi di scompenso cardiaco acuto ed un alto valore predittivo negativo per escluderlo. Infatti in pazienti con dispnea, la bassa concentrazione di BNP (*cut-off* 50 pg/mL) permette di escludere una causa cardiaca (VPN 96%), laddove una alta concentrazione di questo peptide (>500 pg/mL) fa propendere per la diagnosi di scompenso cardiaco (VPP 86%) ma non esclude la presenza di altri processi che possono essere causa di dispnea. Per il NT-proBNP il VPN con valori <300 pg/mL è del 99%, mentre il VPP al *cut off* di 900 pg/mL è del 76%. I valori di *cut off* vanno rivisti in caso di insufficienza renale e obesità per BNP e NT-proBNP e per l'età elevata per NT-proBNP. Altri esami da considerare: TSH, emoglobina, glucosio, elettroliti, creatinina, calcio.

Stratificazione del rischio e terapia d'emergenza

Anche se la stratificazione del rischio verrà trattata per ogni singola patologia che ha come sintomo più frequente o prevalente la dispnea, è importante fare un cenno a quelle manifestazioni cliniche che indicano il paziente ad alto rischio e che necessitano di terapia aggressiva ed in particolare l'intubazione oro-tracheale. Negli altri pazienti la somministrazione dell'ossigeno e la terapia mirata alla patologia sottostante rimangono il trattamento di scelta.

Pazienti ad alto rischio (pazienti in distress respiratorio)

I segni che fanno pensare ad un arresto respiratorio imminente e all'intubazione oro-tracheale come provvedimento necessario sono: riduzione del livello di coscienza, incapacità di mantenere lo sforzo respiratorio, stato di agitazione in decubito ortopnoico con utilizzo dei muscoli accessori della respirazione, posizione a tripode, respiro rapido e superficiale accompagnato da sudorazione profusa, polso paradosso e incapacità a proferire parola.

In questi ultimi anni la diffusione della pratica della ventilazione meccanica non invasiva (NIV) e della CPAP ha ridotto, nei fatti, la frequenza dell'intubazione oro-tracheale.

Questa rimane comunque prioritaria nei casi in cui:

- la via aerea sia compromessa;
- ci sia necessità di proteggere la stessa;
- ci sia un'importante alterazione, non immediatamente reversibile, del rapporto ventilazione/perfusione;
- il paziente sia apnoico;
- il paziente sia in coma;
- ci sia instabilità emodinamica.

Molti pazienti con compromissione del rapporto ventilazione/perfusione ma con vie aeree pervie e riflessi protettivi delle vie aeree presenti, possono intraprendere la NIV, tenendo bene in mente che non sostituisce l'intubazione, non permette l'aspirazione delle secrezioni tracheo-bronchiali e necessita della collaborazione del paziente.

Pazienti non ad alto rischio

Nei pazienti non ad alto rischio sono indicati la somministrazione di ossigeno con la maschera di Venturi (PaO_2 <60 mmHg), ossigenoterapia ad alti flussi tramite nasocannula (HFNC), l'utilizzo dei farmaci per la patologia causa della dispnea e l'utilizzo della NIV o della CPAP, nei casi appropriati.

Bibliografia di riferimento

LA LAVAGNA

- *La dispnea su base psicogena è una diagnosi di esclusione.*
- *Una emogasanalisi normale non esclude la diagnosi di embolia polmonare.*
- *Una normale DA-aO_2 non. esclude la diagnosi di embolia polmonare.*
- *Il valore del D-dimero va corretto per l'età, dopo i 50 anni.*
- *La pulsossimetria può essere normale in pazienti con shunt intrapolmonare dx-sn.*
- *La tosse secca può essere spia di insufficienza ventricolare sx.*
- *L'RX del torace senza segni di congestione non esclude lo scompenso di cuore.*

Appunti / Commenti

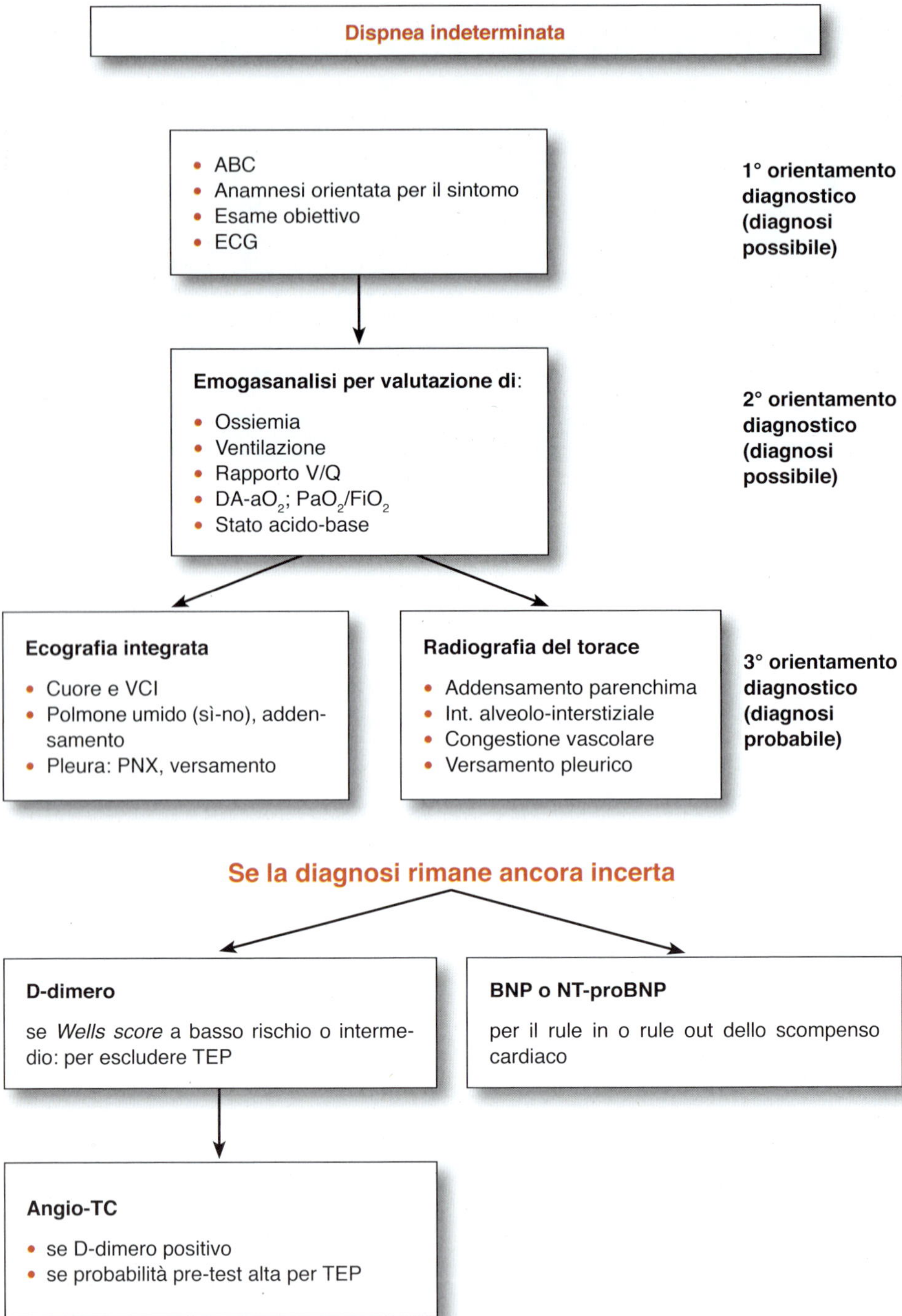
Dispnea indeterminata
• ABC
• Anamnesi orientata per il sintomo
• Esame obiettivo
• ECG
1° orientamento diagnostico (diagnosi possibile)
Emogasanalisi per valutazione di:
• Ossiemia
• Ventilazione
• Rapporto V/Q
• DA-aO2; PaO2/FiO2
• Stato acido-base
2° orientamento diagnostico (diagnosi possibile)
Ecografia integrata
• Cuore e VCI
• Polmone umido (sì-no), addensamento
• Pleura: PNX, versamento
Radiografia del torace
• Addensamento parenchima
• Int. alveolo-interstiziale
• Congestione vascolare
• Versamento pleurico
3° orientamento diagnostico (diagnosi probabile)
Se la diagnosi rimane ancora incerta
D-dimero
se Wells score a basso rischio o intermedio: per escludere TEP
BNP o NT-proBNP
per il rule in o rule out dello scompenso cardiaco
Angio-TC
• se D-dimero positivo
• se probabilità pre-test alta per TEP

1.8 Dolore addominale acuto dell'adulto

Definizione

Il dolore addominale acuto (DAA) è un sintomo della durata di poche ore o anche più prolungato, fino a 5-7 gg., correlabile ad un problema addominale, o toracico, o che può anche essere conseguenza di una malattia sistemica.

Superata la soglia dei 7 giorni il dolore viene in genere definito cronico. Ciò non toglie che un dolore cronico possa esacerbarsi improvvisamente ed assumere le caratteristiche di un dolore acuto. Il termine addome acuto viene riferito ad una condizione di urgenza tale da richiedere un intervento, non necessariamente chirurgico, entro le 24 ore.

Epidemiologia

La valutazione del paziente con DAA costituisce una delle maggiori sfide per il medico d'urgenza, infatti rappresenta il più frequente motivo di accesso al PS (Tabella 1.8.1) ed è allo stesso tempo tra le patologie che generano il maggior uso di esami di laboratorio e di imaging.

I quadri clinici possono essere tra i più disparati: dalla semplice dispepsia fino alla più severa catastrofe vascolare.

Tabella 1.8.1. Le prime 10 cause di accesso in PS

Dolore addominale	7,2
Dolore toracico	5,6
Febbre	5,3
Tosse	3,0
Dispnea	2,9
Cefalea	2,8
Dolore lombare	2,7
Mal di gola	2,5
Vomito	2,4
Dolore generalizzato	2,2

CDC 2003 (in milioni di accessi al pronto soccorso)

Identificare il motivo del dolore è spesso una sfida che non termina in PS. All'incirca in 1 caso su 2 una volta escluse le patologie più pericolose, il paziente viene dimesso con la "non-diagnosi" di dolore addominale aspecifico a cui può seguire un follow-up clinico-strumentale.

Fisiopatologia

I meccanismi che possono causare DAA sono molteplici. Il più frequente è sicuramente il dolore da distensione delle anse intestinali (occlusione) meno frequente quello da infiammazione, da perforazione (peritonite), o dalla distensione, per motivi meccanici, di un organo solido (per esempio idronefrosi da calcolo ureterale).

Inoltre non bisogna pensare alla cavità addominale come ad una cavità chiusa a sé stante, il diaframma non è un muro invalicabile. Nel 6,7% dei casi, per esempio, l'embolia polmonare si può manifestare con un DAA: il dolore in tal caso potrebbe essere dovuto ad una congestione epatica secondaria all'impegno del cuore destro. Lo stesso dicasi per la polmonite di uno dei lobi inferiori o per l'infarto acuto del miocardio.

In particolar modo nelle fasi iniziali, il paziente non riesce a ben definire la sede del dolore riferendolo vago ed in sede mediana. Questo è dovuto al fatto che il tipo di fibre nervose che avvolgono la sierosa delle anse intestinali e che trasmettono la sensazione del dolore viscerale: sono fibre amieliniche che si distribuiscono bilateralmente in modo aspecifico.

Diverso è il caso del dolore parietale (leggi peritoneo): in tal caso le fibre sono mieliniche e si trasmettono attraverso i gangli dorsali omolateralmente al lato dove è situata la lesione. Il dolore viene descritto come urente ed esacerbato da tutti quegli atti che stirano il peritoneo (per esempio il colpo di tosse, i movimenti del tronco, la palpazione dell'addome, le vibrazioni dell'automobile).

Il dolore riferito è quel dolore che viene percepito a distanza dall'organo coinvolto. Questo fenomeno si verifica a causa di vie del dolore condivise per neuroni afferenti, provenienti da sedi diverse. Gli esempi sono tanti: il dolore della colica biliare che viene descritto come un dolore alla spalla, il dolore da colica ureterale descritto come un dolore al testicolo o il dolore coronarico descritto come originato in epigastrio.

Diagnosi differenziale

Nella valutazione di un DAA è bene adottare un metodo che inizia da una accurata anamnesi seguita da un completo esame obiettivo. È un metodo valido nella stragrande maggioranza dei casi ma che in alcune circostanze andrà modificato (per esempio di fronte ad un paziente in shock).

Anamnesi

È buona cosa partire dal passato, sottolineando eventuali sintomi addominali già vissuti o pregressi interventi chirurgici o eventuali procedure diagnostiche addominali già effettuate. Il tempo di insorgenza dei sintomi è un altro fattore da considerare. Un dolore riferito da più di una settimana è molto meno preoccupante di un dolore acuto comparso da qualche ora.

Inoltre vanno valutate le caratteristiche del dolore, la sua irradiazione, la relazione con l'assunzione di cibo ed eventuali irregolarità dell'alvo.

Localizzazione del dolore. In alcuni casi localizzare il dolore può voler dire fare diagnosi: ad esempio il dolore in ipocondrio destro ha una specificità del 94% per una patologia epatobiliare. È segnalata un'alta specificità del dolore epigastrico per le patologie a carico del tratto digestivo alto, così come il dolore ipogastrico per le patologie a carico della sfera genitale femminile. La "regola" dei quadranti purtroppo non è sempre accurata: per esempio il dolore addominale riferito in fossa iliaca destra o sinistra o in ipogastrio ha una bassa specificità per fare diagnosi di malattia a carico dell'intestino. Non è da trascurare, inoltre, la bassa sensibilità del dolore evocato dalla palpazione dei quadranti e la diagnosi di malattia (**Figura 1.8.1**). Il ragionamento per "quadranti" il più delle volte è utile, ma in alcune popolazioni di pazienti, per esempio gli anziani, restringere la diagnosi differenziale solamente in base alla localizzazione del dolore può portare ad un ritardo diagnostico: un esempio su tutti è il dolore epigastrico nell'ulcera perforata che negli anziani è assente in oltre il 30% dei casi.

Vomito. Un discorso a parte merita la correlazione tra vomito e dolore. Di fronte ad un DAA provocato da una improvvisa distensione del retroperitoneo (es. distensione del rene da calcolo ostruente) il vomito è violento, e può seguire di pochissimi secondi il dolore. Nei casi di occlusione intestinale, più alta è l'occlusione e più è ravvicinato il tempo che intercorre tra dolore e vomito. Nei casi di occlusione intestinale bassa il paziente riferisce nausea mentre il vomito può comparire anche diverse ore dopo il dolore.

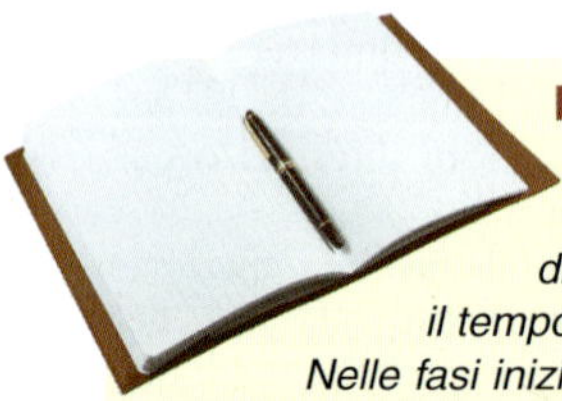

IL TACCUINO

Il dolore dell'appendicite acuta varia con il tempo.
Nelle fasi iniziali il dolore viene riferito in modo vago in regione ombelicale. Solo con l'interessamento del peritoneo il dolore viene riferito ben localizzato in fossa iliaca destra e tutte le manovre atte a stirare il peritoneo evidenzieranno un dolore marcatamente localizzato.
La difficoltà di riconoscere questo tipo di dolore sta proprio nella variabilità del tempo di presentazione.

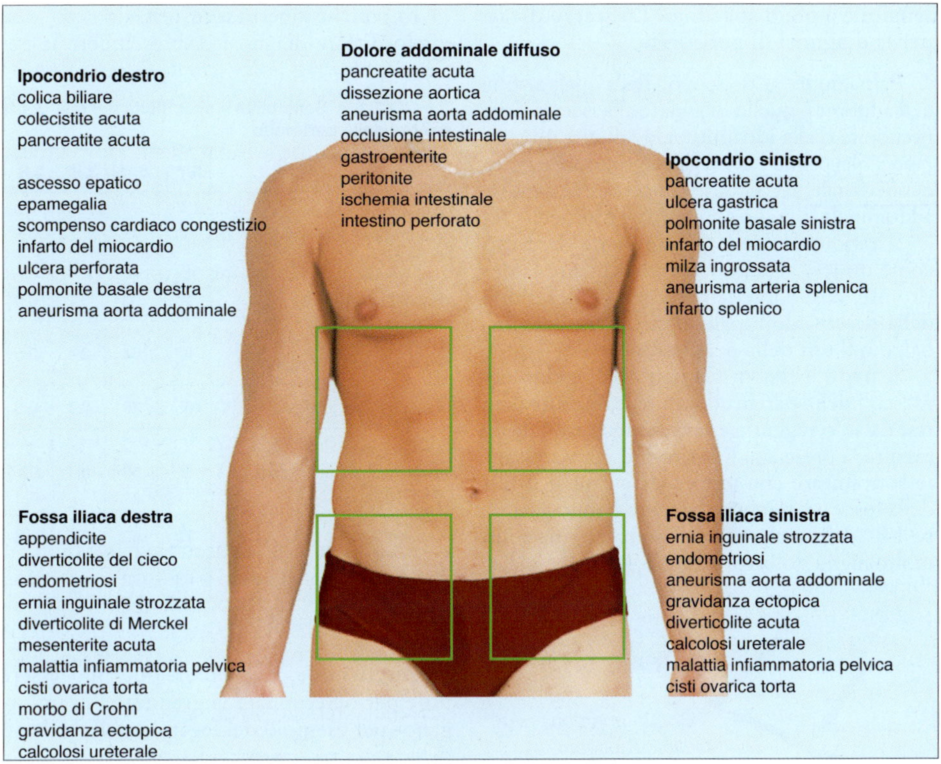

Figura 1.8.1. Dolore riferito al singolo quadrante e possibile patologia sottostante.

Farmaci. Una non meno importante valutazione riguarda i farmaci che il paziente assume, poiché questi possono mascherare o creare delle patologie. L'assunzione in cronico di analgesici o di corticosteroidi o di antibiotici può inizialmente alterare la clinica, così come l'assunzione di FANS può provocare emorragia gastrointestinale o una perforazione intestinale.

Esame obiettivo

La valutazione dell'addome non è facile. L'ispezione, l'auscultazione, la percussione e la palpazione rimangono, ad oggi, i 4 capisaldi dell'esame, ma vanno anche riconosciuti i loro limiti di sensibilità e specificità, specialmente se confrontati con l'esame ecografico e la TC.

Ispezione. La colorazione della cute e la valutazione della perfusione sono fondamentali. L'elemento dirimente è la eventuale presenza di cicatrici da pregressi interventi chirurgici che fa propendere per un dolore da occlusione da aderenze. Tra tutti, gli interventi ginecologici sono quelli che provocano più aderenze.

Auscultazione. Storicamente, l'auscultazione dell'addome è stata descritta come un test determinante dell'esame obiettivo, in particolare nelle ricerca di segni di occlusione intestinale. In realtà non esistono reali evidenze sulla utilità di questa pratica. Di recente ricorrendo all'uso dei fonendoscopi elettronici è stata studiata in modo sistematico l'accuratezza dell'auscultazione per la ricerca dei segni di occlusione intestinale. I risultati sono stati poco soddisfacenti: l'esame è molto poco sensibile e poco specifico. Lo stesso dicasi per la diagnosi di peritonite.

Palpazione. Lo scopo della palpazione dell'addome è quello di andare alla ricerca della peritonite o alla identificazione di una tumefazione. Nel primo caso la palpazione sarà leggera e superficiale, al contrario per cercare una massa addominale la mano sarà ferma e profonda.

Il rebound classicamente viene descritto come un test accurato per identificare la peritonite, così come la presenza della rigidità della parete adominale, la manovra del rimbalzo o il test della percussione.

A parte il test di Carnett e la rigidità dei muscoli della parete addominale, nessun altro test da solo raggiunge una accuratezza tale da predire la presenza di peritonite. È interessante sottolineare che test evocativi quali il test della tosse o il tamburellamento hanno lo stesso LR^+ della manovra del rimbalzo, ma sono molto meno dolorosi (Tabella 1.8.2).

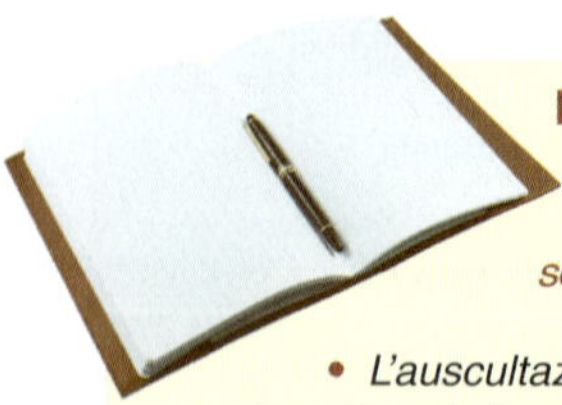

IL TACCUINO

Come andrebbe auscultato l'addome?

- *L'auscultazione andrebbe fatta prima di ogni altra valutazione, in particolare prima della palpazione, poiché questa manovra stimola la peristalsi.*
- *Il fonendoscopio va appoggiato lontano dallo stomaco, possibilmente nella regione sotto-ombelicale (lo stomaco è l'organo addominale che produce il maggior numero di rumori).*
- *Basta appoggiare il fonendoscopio su un solo quadrante: i rumori intestinali vengono trasmessi da una parte all'altra della parete addominale indipendentemente dal focolaio di partenza.*
- *La durata ideale di un'auscultazione non dovrebbe durare meno di 5 minuti, questo perché fisiologicamente si può avere l'assenza di rumori anche per diversi minuti.*

In conclusione nessun test, da solo, è in grado di fare diagnosi o di escludere la peritonite.

Tabella 1.8.2. Sensibilità e specificità dei test per la ricerca della peritonite

	Sn%	Sp%	LR^+	LR^-
Guarding (contrattura dei muscoli di parete)	50	75	2,6	0,6
Rigidità dei muscoli	23	93	3,2	0,8
Rebound (la manovra del rimbalzo)	87	64	2,4	0,5
Test della percussione	65	73	2,4	0,5
Test di Carnett (dolore di parete tendendo i muscoli)	3	52	0,1	1,87
Test della tosse	79	62	2.1	0.3
Assenza di rumori intestinali	43	70	1.4	0.8

(da McGee 2007, modificata)

Percussione. La percussione può essere utile per determinare la grandezza di un organo (per esempio del fegato o della milza o della vescica) o per evidenziare la presenza di aria o di un versamento. Con l'avvento oramai consolidato dell'ecografia, è stata evidenziata la scarsa accuratezza e riproducibilità della pratica.

Esplorazione rettale. "Un esame addominale non è completo senza l'esplorazione del retto". Questo dogma ormai non ha più ragione d'essere. Se da un lato la manovra è dolorosa e il più delle volte imbarazza il paziente, dall'altro lato, nella stragrande maggioranza dei casi, non modifica il percorso diagnostico. Uno studio condotto nel 2004 da un gruppo di chirurghi d'urgenza, aveva evidenziato che su 100 pazienti ricoverati per dolore addominale e sottoposti all'esplorazione rettale (ER), in nessun caso questa aveva influenzato il percorso diagnostico.

Anche nel caso dell'ER nel paziente con DAA da sospetta appendicite acuta i vantaggi del test sono modesti.

L'ER va considerata alla stregua di un esame di secondo livello, da non eseguire di routine nella valutazione di un addome. Essa va eseguita qualora si sospetti un'emorragia digestiva o una patologia neoplastica o infettiva dell'ano o del retto basso.

I diversi pattern di presentazione del dolore addominale

Nei precedenti paragrafi sono stati descritti i metodi dell'esame dell'addome. Lo step successivo consiste nel mettere tutto insieme per cercare di formulare o escludere un'iniziale ipotesi diagnostica. I cinque pattern più frequentemente presenti sono: il dolore, lo shock, il vomito, la peritonite e la distensione addominale. Si possono presentare da soli o in concomitanza (Tabella 1.8.3).

Dolore come unico sintomo di presentazione

La diagnosi a volte è molto semplice, il dolore viene riferito immediatamente dove c'è la patologia. Il dolore in fossa iliaca destra è suggestivo per un'appendicite, quello in fossa iliaca sinistra per una diverticolite, e il dolore in ipocondrio destro è tipico di una colica biliare. Il paziente che lamenta un DAA come unico sintomo in regione mediana, soprattutto se valutato precocemente va rivalutato dopo qualche ora.

Dolore severo e shock

Il dolore periombelicale severo (non sempre associato a reazione di difesa) accompagnato da pallore, ipotermia, ipoperfusione ed ipotensione è verosimilmente correlato con una pancreatite acuta, con un'ischemia intestinale, con un'emorragia interna, con la rottura di un aneurisma dell'aorta o con una gravidanza ectopica.

Dolore, vomito ed addome disteso

Il vomito è presente in quasi tutte le condizioni di DAA, ma se è presente in concomitanza di un addome disteso, dolente e chiuso ai gas è verosimile che la causa del dolore sia da attribuire ad una occlusione intestinale. Il vomito sarà precoce o tardivo a seconda del livello di occlusione: più questo è alto più precoce sarà il vomito.

Dolore e rigidità della parete addominale

Questo pattern è tipico della perforazione di un viscere, in genere dello stomaco e del duodeno, anche se meno di frequente può essere correlato con la perforazione di una appendice o di un diverticolo del colon.

Esami di laboratorio

Gli esami di laboratorio hanno un ruolo importante nella valutazione del DAA. Sono di aiuto nella fase del *rule out*, nella costruzione della diagnosi ma anche nella fase di osservazione e nella pianificazione del trattamento.

La conta dei globuli bianchi è l'esame di laboratorio più richiesto. La Letteratura suggerisce che questo test da solo non è specifico e non può essere usato come triage per riconoscere un DAA che richieda un trattamento d'urgenza. Lo stesso si può dire per la PCR. Un recente studio prospettico multicentrico ha inoltre sottolineato che la conta dei bianchi ed il dosaggio della PCR non sono in grado, da soli, di discernere se un DAA abbia o

Tabella 1.8.3. Esempi dei più frequenti pattern di presentazione del dolore addominale

Dolore + vomito + distensione	Dolore severo + shock	Dolore + rigidità addominale
Occlusione intestinale Volvolo	AAA rotto Sepsi addominale Ischemia intestinale Gravidanza ectopica Pancreatite emorragica	Appendicite perforata Ulcera perforata Diverticolite e/o rottura di un diverticolo

meno necessità di uno studio di imaging di secondo livello (es. TC).

Il ricorso ad una batteria di esami di laboratorio quando la clinica non è dirimente, per esempio di fronte ad un DAA aspecifico, non è una via efficace né accurata per fare diagnosi. La diagnosi basata sulla storia e sulla clinica è corretta nel 43-59% dei casi, mentre con l'aggiunta dei test di laboratorio la diagnosi è corretta nel 46-48% dei casi.

Un uso dei test di laboratorio che risponda a richieste specifiche, nate dalla storia e dell'esame obiettivo, è molto utile per fare diagnosi o per escludere una malattia (Tabella 1.8.4).

Nei casi in cui si rende necessario un periodo di osservazione attiva si possono affiancare se necessario ai controlli seriati clinici anche i controlli di laboratorio (primi fra tutti i controlli dell'emocromo e della PCR).

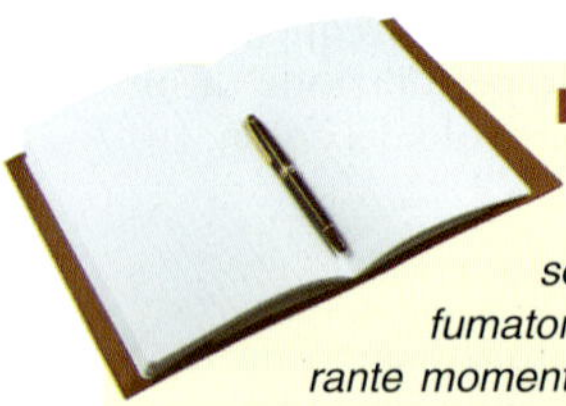

IL TACCUINO

I globuli bianchi possono aumentare nei fumatori e nelle gravide, durante momenti di stress o dopo un esercizio fisico, dopo assunzione di aspirina o cortisonici o invece ridursi a seguito dell'assunzione di antibiotici, antiistaminici e diuretici.

Esame delle urine

L'esame delle urine è un test rapido e poco costoso che va interpretato con cautela. L'indicazione per cui viene più frequentemente richiesto è nel sospetto di infezione delle vie urinarie. La presenza di piuria, leucociti, nitriti e tracce di sangue è altamente suggestiva per una infezione delle vie urinarie, anche se un quadro similare può essere correlato con una calcolosi o con un tumore delle vie urinarie. Pazienti affetti da diverticolite o da appendicite acuta possono presentare leucociti ed ematuria. I pazienti con dolore al fianco, stranguria ed ematuria possono avere una colica urinaria ma non bisogna dimenticare che anche un aneurisma dell'aorta addominale in rottura può esordire con una clinica del tutto sovrapponibile.

Da sola l'analisi delle urine è insufficiente per fare diagnosi o escludere un'infezione delle vie urinarie; se invece è associata alla clinica (disuria e pollachiuria) raggiunge una elevata specificità (Tabella 1.8.5).

Tabella 1.8.5. Esame delle urine

Test	Sensibilità %	Specificità %
Leucociti	69-91	41-87
Nitriti	0-59	8-98
Leucociti + Nitriti	38	91-100

L'esame microscopico delle urine non aggiunge nulla rispetto allo stick delle urine.

Tabella 1.8.4. Esami di laboratorio suggeriti in risposta ad un preciso sospetto clinico

Sospetto clinico	Test di laboratorio
Pancreatite acuta	Lipasi
Gravidanza	β-hCG[1]
Disidratazione, Disturbi metabolici	Elettroliti
Cheto-acidosi diabetica	βidrossibutirrato sierico e/o corpi chetonici nelle urine
Colecistite acuta	Transaminasi, bilirubinemia, γGT
Epatite acuta	Transaminasi, bilirubinemia, fosfatasi alcalinia
Colica urinaria	Urine
Ischemia intestinale	Lattati[2]
Peritonie spontanea batterica	Conta bianchi su liquido ascitico

[1] Cfr. il capitolo sulla gravidanza extrauterina.
[2] Cfr. il capitolo sulla ischemia intestinale.

CONTROVERSIE

Amilasi o lipasi per la diagnosi di pancreatite acuta? Il riscontro di elevati livelli ematici di amilasi è essenzialmente legato all'ostruzione acuta del drenaggio linfatico e venoso a causa della compressione esercitata dai tessuti pancreatici e linfatici in corso di pancreatite acuta (PA). In letteratura sono comparsi numerosi studi che evidenziano normali livelli di amilasi in pazienti affetti da PA. In effetti il fattore tempo è importante, in quanto l'amilasi aumenta nelle prime ore dall'insorgenza dei sintomi (6-24 ore) e ritorna ai valori normali dopo 5-7 giorni. Questo è il motivo per cui un ritardo di presentazione può essere accompagnato da un normale dosaggio delle amilasi. Già nel 1989 Clavien aveva evidenziato una scarsa sensibilità delle amilasi per la diagnosi di pancreatite alcolica e pancreatite cronica. D'altro canto le amilasi sono spesso elevate in numerose patologie non correlate con il pancreas (Tabella 1.8.5). Anche le lipasi non sono specifiche al 100% per la diagnosi di PA in quanto possono aumentare anche in altre situazioni, come per esempio durante l'infezione da HIV, la cheto-acidosi diabetica, l'ischemia intestinale. Una review pubblicata nel 2002 che comparava la sensibilità delle amilasi e delle lipasi (in media 60% versus 95%) per la diagnosi di PA, concludeva che l'amilasemia poteva essere tranquillamente sostituita dal dosaggio della lipasemia. Da sottolineare come la richiesta congiunta di amilasi e lipasi non aumenti l'accuratezza per la diagnosi o per l'esclusione della PA.

Tabella 1.8.6. Patologie in cui si può riscontrare l'aumento delle amilasi

Test di laboratorio
• Celiachia • HIV • Linfoma • Colite ulcerosa • Artrite reumatoide • Gammopatia monoclonale • Insufficienza renale • Gravidanza ectopica • Salpingite • Anoressia /bulimia • Parotite • Tumori che coinvolgono le ghiandole salivari

Da Yadav 2002, adattato.

Un update sulle amilasi: il dosaggio delle isoamilasi. Normalmente le amilasi dosate nel siero sono prodotte in egual misura dalle ghiandole pancreatiche (isoamilasi pancreatiche) e da quelle salivari (isoamilasi salivari); un'altra piccolissima parte viene prodotta dagli organi genitali femminili. Un aumento delle amilasi in toto può non essere correlato ad una patologia pancreatica, ne sono un esempio i tumori della sfera genitale femminile o i tumori del polmone (in questo ultimo caso si tratta di isoamilasi salivari).
Quindi è molto più sensibile monitorare l'attività di un isoenzima organospecifico piuttosto che dosare l'amilasi in toto.

Diagnostica per immagini

Radiografia del torace e la diretta dell'addome

Tradizionalmente l'*imaging workup* per il paziente con dolore addominale inizia con la diretta dell'addome. Fino agli anni '90 la diretta dell'addome era il solo esame radiografico per lo studio dell'addome. Valutando la reale utilità della diretta dell'addome è stato di recente comparato il sospetto clinico iniziale con quello espresso dopo la esecuzione della diretta dell'addome. Solo nel 10% dei casi la diretta dell'addome ha rappresentato un valore aggiunto cambiando l'iniziale indirizzo diagnostico.

Secondo le Linee guida redatte dalle società radiologiche internazionali le indicazioni all'esame radiologico tradizionale per un paziente con DAA sono il sospetto di perforazione, il sospetto di occlusione e la ricerca di corpi estranei.

La radiografia del torace va richiesta se il paziente con DAA ha una alta probabilità di essere operato d'urgenza, se si sospetta una perforazione (ricerca di falce d'aria sottodiaframmatica), o se si sospetta la presenza di una patologia toracica (p. es. una polmonite basale o una lesione del diaframma) che potrebbe essere la causa del DAA (Figura 1.8.2).

Ecografia

L'ecografia "bedside" ha un ruolo fondamentale nella valutazione di un paziente con DAA. Fornisce importanti informazioni circa l'anatomia ma soprattutto riguardo alla funzionalità dinamica di un organo, permettendo di valutare un'area dove il dolore è più intenso. I limiti maggiori sono costituiti dal fatto che le acquisizioni delle immagini e le loro interpretazioni sono operatore-dipendente, inoltre alcune caratteristiche del paziente quali l'obesità o la presenza di aria in addome possono rendere l'esame molto difficile. Resta il fatto che nel 70% dei casi l'uso dell'ecografia identifica correttamente la causa del DAA. Le patologie che risentono positivamente dell'uso dell'ecografia sono l'aneurisma dell'aorta addominale (AAA), le patologie a carico della colecisti, dell'appendice, delle vie urinarie e delle anse intestinali, nonché quelle a carico della sfera ginecologica. Il ricorso integrato e precoce all'ecografia nella valutazione di un paziente affetto da DAA riduce il numero di variabili diagnostiche e permette di formulare un più accurato sospetto diagnostico (Figura 1.8.3).

TC dell'addome

I vantaggi della TC sono numerosi: offre immagini ad alta risoluzione, che possono essere facilmente ricostruite grazie a software sempre più avanzati, ma soprattutto in mani esperte permette di raggiungere un'alta accuratezza diagnostica (Figura 1.8.4).

Gli svantaggi sono altrettanto importanti: è necessario spostare il paziente dall'area

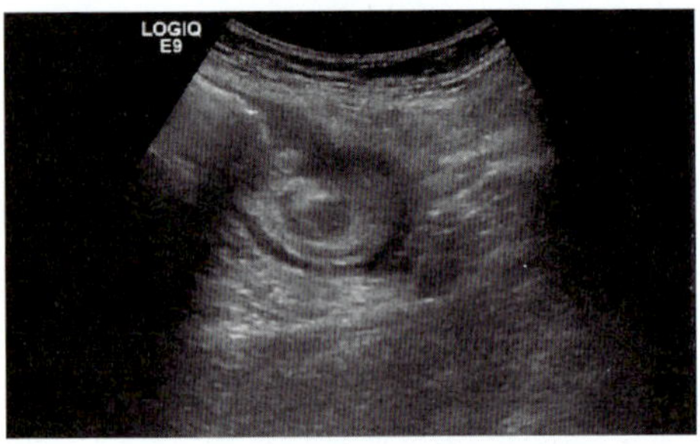

Figura 1.8.3. Ascesso appendicolare all'eco.

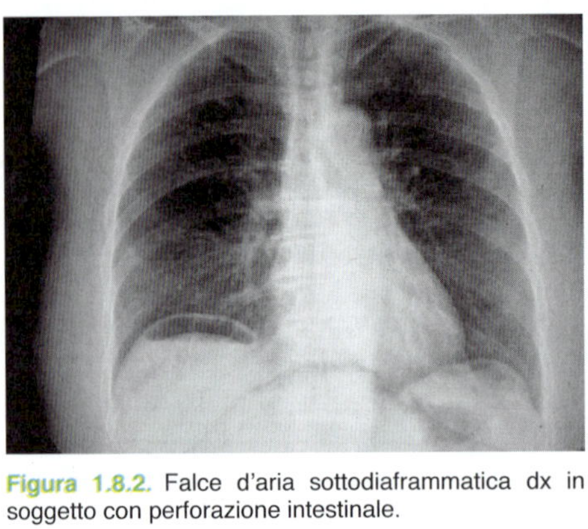

Figura 1.8.2. Falce d'aria sottodiaframmatica dx in soggetto con perforazione intestinale.

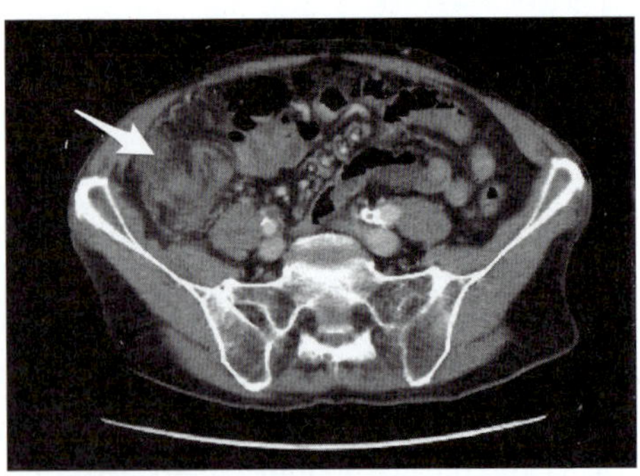

Figura 1.8.4. Ascesso appendicolare alla TC.

di emergenza, è un esame costoso, espone il paziente a radiazioni ionizzanti e richiede l'infusione del mezzo di contrasto.

Ci sono due gruppi di pazienti nei quali i costi, i tempi di attesa ed il rischio di una TC addome sono superiori ai benefici: quelli con un'alta probabilità di patologia che va trattata d'urgenza, che necessitano quindi di un immediato intervento chirurgico (pazienti instabili e pazienti con una franca peritonite) e quelli con una bassa probabilità di patologia.

La TC addome è sicuramente l'esame di scelta nei pazienti stabili emodinamicamente con il sospetto di patologie potenzialmente gravi e in quelli con sospetta occlusione intestinale o peritonite di non chiara natura (Tabella 1.8.7).

Ascesso appendicolare all'ECO

Cause sistemiche di dolore addominale

Diverse patologie sistemiche ed extra-addominali possono causare sintomi all'interno della cavità addominale. I meccanismi possono essere di natura veramente disparata. Alcune malattie possono provocare condizioni patologiche in organi addominali (per esempio la malattia falciforme e i calcoli della colecisti) o al contrario possono verificarsi situazioni patologiche sistemiche (per esempio lo scompenso cardiaco congestizio o la cheto-acidosi diabetica) scatenate da malattie dell'addome. Inoltre alcune condizioni patologiche possono avere un effetto sulla funzionalità del tratto gastrointestinale (per esempio la nausea e il vomito nella cheto-acidosi o la stipsi nella ipercalcemia). Infine condizioni patologiche di organi contigui all'addome (del polmone, miocardio o testicoli) possono provocare sintomi addominali.

Il dolore addominale è presente all'incirca nella metà dei pazienti con cheto-acidosi diabetica e la sua intensità è correlata con il peggiorare della stessa.

Non sono infrequenti le crisi neuroviscerali che sono la causa del DAA nel paziente con porfiria. Il dolore in genere è localizzato nella parte bassa dell'addome e si può accompagnare a febbre, vomito e disturbi neurovegetativi. Più raro è il DAA da angioedema viscerale. È una complicanza grave, della terapia antibiotica o della assunzione di farmaci che agiscono sull'enzima di conversione dell'angiotensina (ACE inibitori). Il paziente riferisce DAA diffuso con vomito e diarrea in genere 2-3 giorni dopo la assunzione del farmaco.

Caratteristica tipica della anemia falciforme è la formazione di micro occlusioni vascolari. L'addome è il principale bersaglio di questa malattia: microinfarti intestinali, calcolosi della colecisti e delle vie biliari, pancreatiti, sono tipici quadri del paziente con anemia falciforme.

Il DAA può essere scatenato da diverse patologie extra-addominali: è bene prenderle in considerazione quando la clinica non è ben chiara o quando si evidenzino visite ripetute per la stessa sintomatologia senza una chiara diagnosi (Tabella 1.8.8, Figura 1.8.5).

Percorso diagnostico

Come già si è detto i quadri clinici di presentazione del DAA possono essere i più di-

Tabella 1.8.7. Indicazioni all'imaging

Radiografia diretta dell'addome	Ecografia	TC
Occlusione intestinale	Calcolosi delle vie biliari	AAA rotto in paziente stabile
Aria libera	Calcolosi urinaria	Appendicite acuta
Corpi estranei	Appendicite	Diverticolite acuta
	AAA	Causa di occlusione
	Globo vescicale	Ricerca di peritonite
	Occlusione intestinale	Calcolosi urinaria

Tabella 1.8.8. Esempi di dolore addominale provocato da malattie sistemiche e da condizioni extraaddominali

Meccanismi	Esempi
Malattie sistemiche che possono causare condizioni patologiche intraaddominali	Tossicità da metalli pesanti, tubercolosi, scompenso cardiaco, cheto-acidosi diabetica e alcolica, ipercalcemia, malattia a cellule falciformi, angioedema porfiria acuta intermittente e uremia
Malattie di organi extraaddominali che possono causare dolore addominale per via contigua	Polmonite dei lobi inferiori, embolia polmonare, infarto del miocardio, pielonefrite, patologie della colonna, torsione dei testicoli

JM Fields Emerg Med Clin N Am 2011 29 195-210.

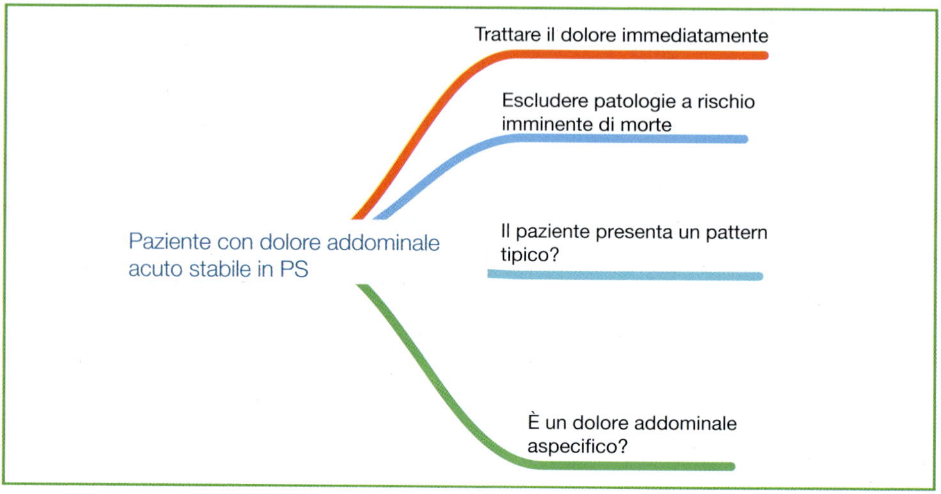

Figura 1.8.5. Paziente con dolore addominale acuto stabile in PS.

sparati. La diagnosi definitiva è spesso oscura ad una prima presentazione, anche dopo un accurato processo di work-up. Il DAA indifferenziato rappresenta all'incirca il 50% delle diagnosi di dimissione dal PS. Da qui si evince che è impossibile fare diagnosi ad ogni paziente con DAA che si presenta in PS. Allo stesso tempo però non devono sfuggire quelle patologie potenzialmente letali, da qui la necessità di una strategia (**Figura 1.8.4**) che preveda da un lato il trattamento del dolore e nello stesso tempo, grazie ad un ragionamento di *rule out*, permette di escludere patologie gravi.

Terminato il percorso diagnostico, qualora sia stata fatta una diagnosi ben precisa non complicata a basso rischio evolutivo (p. esempio DAA da calcolosi della colecisti), verrà proposto al paziente il percorso specifico coerente alla patologia diagnosticata. Nel sospetto di una DAA aspecifico in un paziente a bassa probabilità di evolutività verrà proposto al paziente una precoce dimissione. Qualora durante il percorso di work-up emergessero condizioni cliniche associate ad un'alta probabilità di malattia grave o alla necessità di un intervento chirurgico urgente sarà necessario un ricovero immediato.

Ci saranno infine pazienti con bassa o moderata probabilità di malattia potenzialmente grave che richiederanno un periodo di osservazione.

Bibliografia di riferimento

APPROFONDIMENTI

La terza via: l'osservazione

Se la dimissione direttamente dal PS di pazienti con DAA a basso rischio ma con potenziale evolutività può avere conseguenze disastrose, il ricovero può essere altrettanto una scelta precipitosa e inutile.

Il DAA è caratterizzato da presentazioni cliniche il più delle volte atipiche e da presentazioni precoci che potrebbero successivamente evolvere negativamente. In questi casi è bene ricorrere al "test del tempo", sfruttare cioè un periodo di osservazione per migliorare la definizione diagnostica da un lato o per escludere una cattiva evoluzione dall'altro.

Durante questo periodo di osservazione "attivo" vanno attuati controlli seriati clinici, e se necessari laboratoristici e di imaging.

Alla fine del periodo di osservazione la maggior parte dei pazienti saranno dimessi. Per alcuni ci sarà una diagnosi definitiva non grave, per altri ci sarà la "non diagnosi" di DAA. Andranno ricoverati quei pazienti che durante il periodo di osservazione hanno sviluppato un aggravamento della clinica tale da richiedere un intervento chirurgico immediato o quelli in cui è stata evidenziata una patologia ad alto rischio.

Cosa monitorizzare durante il periodo di osservazione?

Va monitorizzata essenzialmente l'evoluzione dei segni e dei sintomi, tra questi in particolar modo il dolore che va registrato e trattato. Certamente sarà di aiuto la rivalutazione clinica, il monitoraggio, l'eventuale esecuzione di imaging di secondo livello. La condivisione con lo specialista rimane fondamentale sia per i casi in cui la clinica non è ben chiara sia per i casi in cui è necessario il ricovero o l'intervento chirurgico.

All'incirca nel 50% dei casi il paziente verrà dimesso anche dopo il periodo di osservazione con una diagnosi di DAA indifferenziato. L'importante sarà rendere partecipe il paziente ed i parenti che durante il periodo di osservazione sono state escluse patologie gravi. È bene in questi casi dimettere il paziente con un programma che potrà prevedere ulteriori indagini se necessarie e comunque con un allertamento ed una disponibilità a rivalutare il caso se la clinica si ripresentasse.

CONTROVERSIE

L'uso degli oppiacei nel trattamento del DAA

È una tradizione diffusa rimandare l'infusione degli oppiacei dopo la valutazione del chirurgo o quantomeno dopo una chiara diagnosi.

Gli oppiacei sono il farmaco di prima scelta di fronte ad un DAA severo.

La peculiarità del DAA è rappresentata dal fatto che raramente la diagnosi è certa, inoltre il primo medico che accoglie e valuta il paziente con DAA non è quasi mai un chirurgo.

Pertanto, nell'attesa dell'esito degli esami di laboratorio, o di imaging il paziente rischia di attendere, a volte ore, patendo una sofferenza inutile.

Il peritoneo è riccamente innervato e questo spiega il perché del dolore trafittivo e ben localizzato quando il peritoneo è coinvolto in un processo infiammatorio. La capacità della morfina, attraverso le interazioni con i recettori μ del cervello e del midollo è appunto quella di bloccare la trasmissione attraverso le fibre efferenti somatiche che portano il messaggio ai muscoli ed alla cute dell'addome. In tal modo il paziente riferisce meno dolore, ma allo stesso tempo la reazione contrattura dei muscoli della parete addominale in risposta alla palpazione rimane invariata.

Numerosi studi hanno valutato gli effetti degli oppiacei sulla raccolta della storia, sull'esame obiettivo e soprattutto sulla eventuale fonte di errori.

I risultati sono stati rassicuranti: l'infusione di morfina e.v. al dosaggio di 0,1 mg/kg, anche se somministrata in boli ripetuti è una pratica sicura, che non altera la capacità di raccogliere la storia, né tantomeno altera la clinica. Dopo l'infusione di morfina il paziente lamenta meno dolore e quindi è più disponibile e collaborante alla raccolta dell'anamnesi, è più disponibile a lasciarsi visitare ed a sottoporsi ad eventuali procedure potenzialmente dolorose (in primis l'ecografia addominale).

Uno studio condotto in Pronto Soccorso qualche anno fa aveva evidenziato che erano occorsi 909 pazienti con DAA trattati con morfina per creare danno ad un solo paziente. Il danno consistette in una appendicectomia posticipata di 8 ore. Il paziente non aveva affrontato nessuna complicanza nel periodo post-operatorio.

In conclusione: la somministrazione di morfina può alterare minimamente la clinica, ma la Letteratura non ha evidenziato nessun aumento di morbilità né di mortalità correlata alla sua somministrazione.

URGENZE GERIATRICHE

l'occhio di riguardo

L'anziano con DAA consuma più tempo e risorse di qualsiasi altro paziente che si presenta in PS.

EPIDEMIOLOGIA

La gestione dell'anziano con dolore addominale acuto (DAA) in Pronto Soccorso (PS) è una sfida sempre più frequente correlata con il veloce incremento dell'età media della popolazione. Il tempo di permanenza in PS è grosso modo del 20% più lungo rispetto al paziente più giovane che lamenta la medesima clinica. Se il DAA rappresenta all'incirca il 10% degli accessi al PS, il 20% sono pazienti anziani. Di questi più della metà viene ricoverato ed un terzo va incontro ad un intervento chirurgico urgente. Il ritardo diagnostico è responsabile di un importante aumento della mortalità.

FISIOPATOLOGIA

Le presentazioni cliniche dell'anziano sono molto differenti rispetto alle età più giovanili. L'anziano tende ad aspettare molto più tempo prima di chiedere aiuto, le terminazioni nervose tendono a deteriorarsi con l'età, motivo per cui la sintomatologia riferita il più delle volte è molto vaga. Il dolore viene percepito in modo molto meno severo rispetto a quello che ci si attenderebbe il che rende la diagnosi particolarmente difficile specie nelle fasi iniziali. Il frequente uso di analgesici e di cortisone in cronico può oscurare la severità del dolore. Con l'età l'omento tende a rimpicciolirsi, perdendo così il ruolo di sentinella che accorre a demarcare il territorio infettato. Questo, associato ad un declino dei linfociti T si correla con l'elevato numero di perforazioni del tratto digerente. Con l'avanzare dell'età si riduce l'abilità di contrarsi della muscolatura della colecisti e nel contempo aumenta il contenuto di colesterolo e fosfolipidi nella bile, questo spiega l'elevato numero di anziani che soffrono di colelitiasi e delle sue complicanze. Anche i test di laboratorio risentono di questo fenomeno complesso, detto immunosenescenza: ad esempio all'incirca il 30% degli anziani che necessita di un intervento chirurgico urgente non presenta febbre, né leucocitosi, né impegno della PCR.

CAUSE

Le cause più frequenti di DAA nell'anziano riguardano principalmente le patologie del tratto biliopancreatico. Dopo gli 80 anni l'incidenza di ischemia intestinale aumenta considerevolmente. I fattori di rischio sono la fibrillazione atriale, la malattia arteriosclerotica e le condizioni di bassa portata. L'altra non meno importante catastrofe vascolare è l'aneurisma dell'aorta addominale (AAA) che colpisce all'incirca il 5% dei maschi ultrasessantacinquenni. L'anziano è suscettibile di neoplasie del digerente che sono tra le più frequenti cause di occlusione. Da ricordare infine che l'appendicite acuta non è solamente una patologia dell'età giovanile, può interessare all'incirca il 10% degli ultrasessantacinquenni con DAA.

CLINICA

La valutazione dell'anziano con DAA non può essere limitata solo all'addome. Frequentemente le patologie addominali possono presentarsi con tachicardia, aumento della frequenza respiratoria, astenia o alterazione del sensorio più che con DAA. La valutazione delle condizioni generali, della perfusione, della condizione cardiorespiratoria sono cruciali per valutare la presenza di una polmonite, di uno scompenso cardiaco, di un infarto del miocardio o di una embolia polmonare che possono essere la causa del DAA. Così come la rilevazione di una fibrillazione atriale, o la presenza di segni di ridotta perfusione periferica possono essere segni predittivi di una ischemia intestinale. L'addome va ispezionato accuratamente alla ricerca di cicatrici da pregressi interventi chirurgici o di ernie inguinali. Una gentile ma accurata palpazione è fondamentale per la ricerca di masse o di iniziali segni di difesa. Le presentazioni atipiche sono in genere più frequenti di quelle tipiche. Ad esempio in meno della metà dei casi la colecistite acuta nell'anziano presenta i classici segni di dolore in ipocondrio destro, febbre e leucocitosi. Una situazione similare avviene per la diverticolite acuta che nell'anziano raramente si manifesta con dolore in fossa iliaca sinistra febbre e leucocitosi.

ITER DIAGNOSTICO

Di fronte ad un anziano con DAA una attenta storia raccolta eventualmente con la collaborazione di parenti e di caregiver, un accurato esame obiettivo ma soprattutto un alto indice di sospetto sono cruciali per prevenire un errore o un ritardo di diagnosi. L'ecografia è di aiuto per la diagnosi di AAA, e per lo studio della colecisti e delle vie biliari. Nel sospetto di una occlusione intestinale o di una peritonite o di una patologia vascolare, o nei casi in cui la clinica non fosse ben chiara ed evidente è bene considerare un precoce accesso alla TC. Per questo tipo di pazienti il rischio/beneficio è nettamente a favore dell'imaging.

LA TERAPIA

Dato l'alto rischio di sviluppo di delirium è fondamentale monitorare e trattare accuratamente il dolore dell'anziano. Il farmaco di prima scelta per il trattamento del DAA rimane la morfina per via endovenosa somministrata a piccoli boli. Nei casi di dolore protratto si può optare per una terapia combinata associando il paracetamolo alla morfina. La terapia chirurgica rimane sostanzialmente immodificata rispetto ai soggetti più giovani, prediligendo comunque l'approccio meno invasivo possibile.

LA LAVAGNA

- *In Pronto Soccorso non si può fare diagnosi a tutti i casi di DAA.*
- *Meglio evitare di formulare precocemente le diagnosi spot (colite, gastrite, stipsi): può essere pericoloso.*
- *Il paziente over 50 dimesso con "diagnosi" di DA aspecifico va arruolato ad un follow-up.*
- *Trattare precocemente il dolore permette una migliore valutazione dell'addome ed una approfondita raccolta della storia.*
- *È bene creare una strategia partendo da una solida probabilità pretest.*
- *Non esiste l'indagine radiologica che va bene per tutti i pazienti, bisogna scegliere di volta in volta, anche coinvolgendo il chirurgo ed il radiologo.*
- *Occorre estrema prudenza nella valutazione dell'anziano con DAA.*

Appunti / Commenti

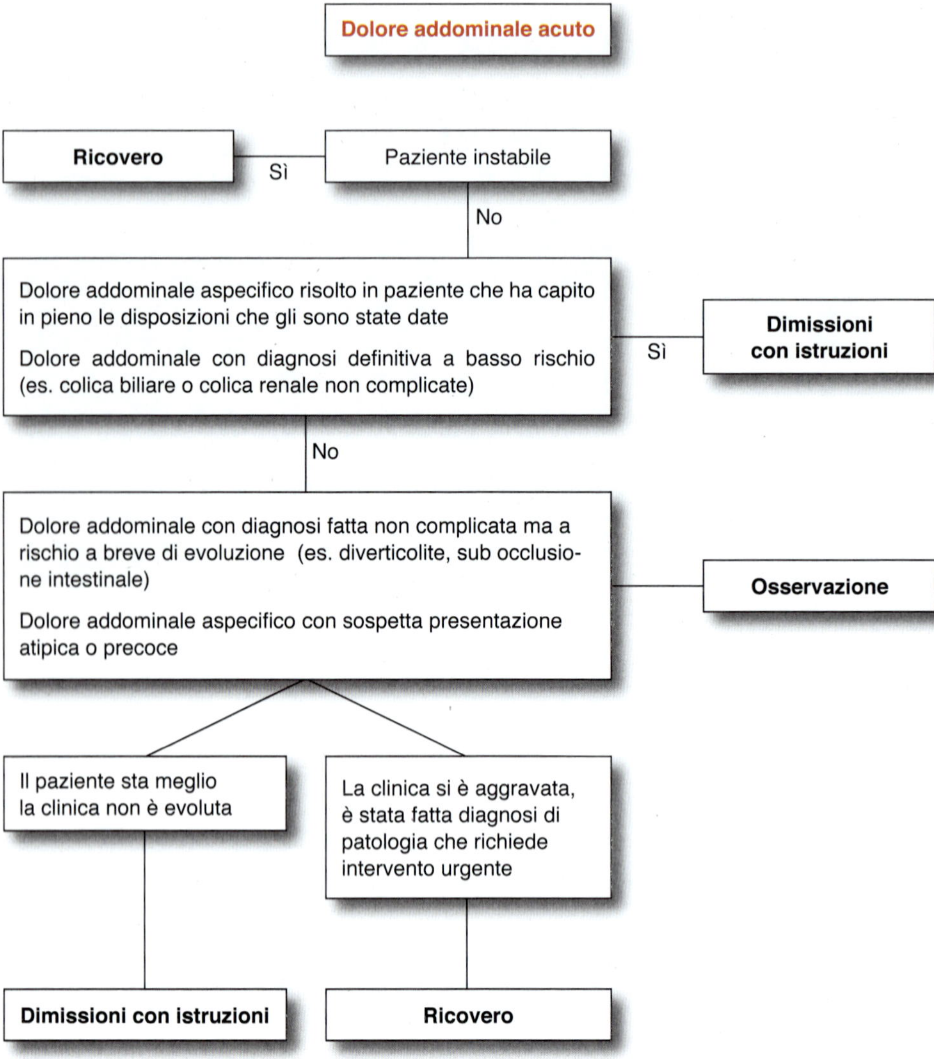
Dolore addominale acuto
Ricovero
Sì
Paziente instabile
No
Dolore addominale aspecifico risolto in paziente che ha capito in pieno le disposizioni che gli sono state date
Dolore addominale con diagnosi definitiva a basso rischio (es. colica biliare o colica renale non complicate)
Sì
Dimissioni con istruzioni
No
Dolore addominale con diagnosi fatta non complicata ma a rischio a breve di evoluzione (es. diverticolite, sub occlusione intestinale)
Dolore addominale aspecifico con sospetta presentazione atipica o precoce
Osservazione
Il paziente sta meglio la clinica non è evoluta
La clinica si è aggravata, è stata fatta diagnosi di patologia che richiede intervento urgente
Dimissioni con istruzioni
Ricovero

1.9 Dolore toracico

Definizione

Si definisce dolore toracico qualsiasi dolore localizzato tra la base del naso e l'ombelico, anteriormente, e tra la nuca e la 12ª vertebra, posteriormente, che non abbia causa traumatica o chiaramente identificabile (Figura 1.9.1a). La dizione "dolore toracico" è quella più comunemente usata in clinica, anche se più appropriatamente si dovrebbe parlare di "fastidio toracico" (*chest discomfort*), che meglio include tutte le varianti descrittive utilizzate dai pazienti.

La descrizione del dolore da parte del paziente varia grandemente, essendo influenzata a volte in modo rilevante da età, cultura, contesto psicologico ed affettivo oltre che da farmaci e droghe; può essere descritto come bruciore, fastidio, dolore trafittivo, senso di costrizione o di peso. L'attenta rilevazione della descrizione del dolore può essere di aiuto verso un'ipotesi diagnostica iniziale, pur non avendo mai di per sé alcun elemento di assoluta certezza: alcuni descrittori comunemente usati possono indirizzare in modo maggiore o minore verso una genesi ischemica del dolore (Figura 1.9.1b). È importante sottolineare che è rischioso definire come "atipico" un dolore toracico, dovendosi abbandonare tale terminologia. La qualifica più appropriata dovrebbe essere di "cardiaco", "possibilmente cardiaco" o "non cardiaco", perché questi termini sono più specifici per le possibili sottostanti cause. Al sintomo "dolore" si possono associare altre sensazioni quali nausea, vertigine o segni quali sudorazione e/o pallore cutaneo, espressione di coinvolgimento secondario del distretto nervoso autonomo.

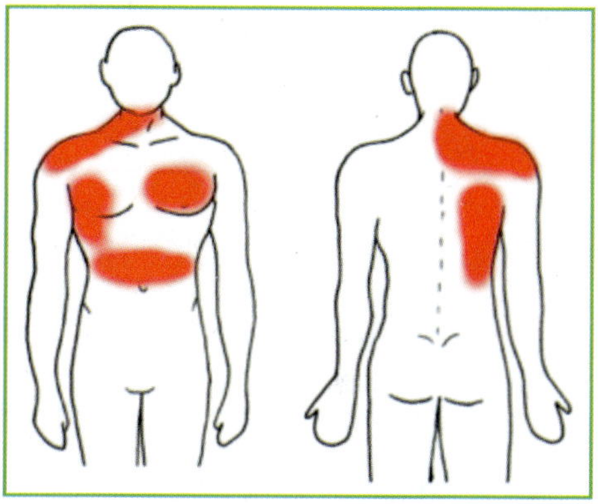

Figura 1.9.1a. Topografia più frequente del dolore toracico in corso di SCA.

Fisiopatologia

Il dolore toracico è causato dalla attivazione da parte dei differenti stimoli algogeni delle terminazioni nervose, somatiche periferiche e viscerali, che innervano sia le strutture della parete toracica (cute, ossa, muscoli), sia quelle dei visceri (cuore, polmoni, tubo digerente e vasi). Le prime determinano un dolore forte a distribuzione metamerica, in genere ben localizzato e correlato alla sede di origine dello stimolo algogeno, mentre le seconde, che entrano nel midollo a diversi livelli, sono caratterizzate da una sintomatologia diffusa e scarsamente precisabile rappresentata da senso di disagio, pesantezza, fastidio. È anche possibile che un dolore viscerale, per la vicinanza topografica con fibre somatiche, si associ a manifestazioni in aree differenti, a distribuzione metamerica (Tabella 1.9.1). Tra i dolori toracici, quello di natura coronarica esprime le alterazioni di sofferenza/danno che le fibrocellule miocardiche subiscono in corso di ridotto apporto di san-

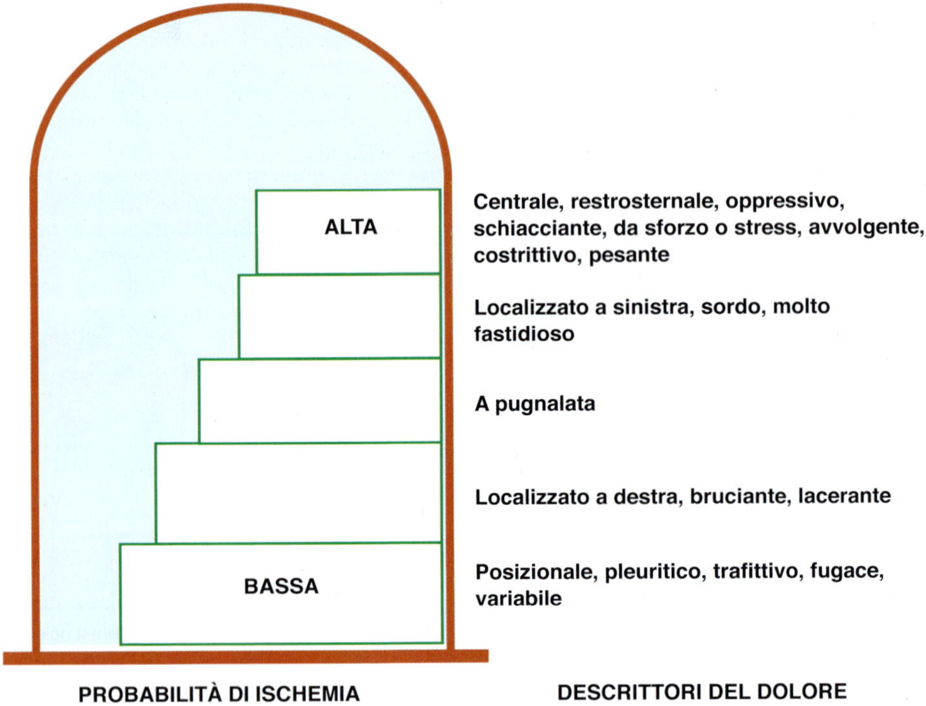

Figura 1.9.1b. Sospetto di genesi ischemica del dolore toracico sulla base dei descrittori più comuni (da Gulati M et al, 2021, modif.)

Tabella 1.9.1. Aspetti caratteristici di alcuni tipi di dolore toracico

Causa di dolore	Tipo di dolore	Dolore riferito	Risposta a postura/ movimento	Risposta a cibo/liquidi	Dolorabilità	Risposta a nitrati
Cardiaco ischemico	Viscerale	Sì	No	No	No	Sì
Cardiaco non ischemico	Viscerale	Sì	No	No	No	No
Malattia polmonare	Viscerale/ somatico	Di solito no	No	No	No	No
Pneumotorace	Viscerale/ somatico	No	Sì	No	Di solito no	No
Muscolo-scheletrico	Somatico	No	Sì	No	Sì	No
Gastrointestinale	Viscerale	A volte	No	Sì	No	Sì/No
Aneurisma aortico	Viscerale	Sì	No	No	No	No
Psichiatrico	Viscerale/ somatico/ variabile	No	No	No	No	No

gue ossigenato. L'alterata e ridotta perfusione provoca la liberazione di mediatori chimici che causano un'attivazione delle terminazioni miocardiche che si manifesta clinicamente col dolore oltre alla comparsa di possibili deficit della funzione contrattile del miocardio stesso. In relazione alla sede dell'ischemia (parete anteriore, posteriore o inferiore del cuore), la distribuzione somatica della localizzazione del dolore varierà come sede riferita dal paziente e, a seconda della entità della ischemia sino alla completa interruzione del flusso, varierà anche come intensità e come durata. Una ischemia transitoria dura da pochi minuti ad un massimo di 20 ed esprime una classica angina stabile da sforzo o un'angina instabile. Un dolore che perdura oltre 20 minuti esprime un difetto di perfusione protratto e sarà responsabile non solo di un dolore persistente, ma anche delle alterazioni dell'elettrocardiogramma e dei marcatori miocardici come si osserva nell'infarto acuto del miocardio con sopraslivellamento del tratto ST (STEMI) o nell'infarto acuto del miocardio senza sopraslivellamento del tratto ST (NSTEMI). Il dolore si definisce "acuto" quando è di nuova e rapida insorgenza o cambia le caratteristiche abituali di tipologia, modalità e durata. È invece "stabile" se esordisce e cessa con modi e tempi abituali.

Epidemiologia

Il dolore toracico rappresenta il 3-5% degli accessi di Pronto Soccorso e nel 10-30% è sostenuto da un problema coronarico. Approssimativamente il 15% dei pazienti che si presentano in PS con dolore toracico acuto hanno un infarto miocardico acuto (IMA) ed il 30% un'angina instabile (UA): il dolore toracico è comunque il sintomo di presentazione più frequente di sindrome coronarica acuta (SCA) sia per gli uomini che per le donne.

Fino al 2000 circa il 2-4% dei pazienti veniva erroneamente dimesso dal PS, con una mortalità a breve termine almeno doppia rispetto a quella attesa se fossero stati ricoverati. La percentuale si è ulteriormente ridotta dopo l'introduzione delle troponine cardiache (cTn) di ultima generazione.

Cause

Le cause di dolore toracico sono molteplici e vanno ricondotte sia al cuore e all'aorta che alla pleura-polmoni, oltre che all'esofago, allo stomaco, alle vie biliari, all'apparato muscolo scheletrico e alla parete toracica. In PS è di primaria importanza differenziare quelle che mettono a rischio la vita del paziente da quelle non immediatamente pericolose per la sopravvivenza (Tabella 1.9.2).

È anche importante ricordare che le cause principali di dolore toracico variano in modo significativo al variare dell'età, con un incremento progressivo della origine ischemica al crescere della stessa. È anche interessante notare come un dolore toracico di natura non determinata sia ampiamente presente in tutte le fasce di età, secondo alcuni autori fino al 50% degli accessi.

Tabella 1.9.2. **Cause di dolore toracico pericolose per la vita (colonna 1) e non (colonna 2)**. (Da Bean DB et al, 2003, modif.)

Colonna 1	Colonna 2
A. Sindrome Coronarica Acuta (SCA): 1. Angina instabile 2. NSTEMI 3. STEMI	A. Pericardite acuta senza versamento pericardico
B. Angina stabile	B. Pleurite
C. Dissezione aortica	C. Polmonite
D. Pneumotorace iperteso	D. Sindromi della parete toracica e rachide cervicale 1. Dolore muscolo scheletrico 2. Costo condrite 3. Herpes Zoster 4. Nevralgie cervico dorsali
E. Sindrome di Boerhaave (rottura esofagea)	E. Gastrointestinali
F. Pericardite con tamponamento	F. Pneumotorace semplice
G. Embolia polmonare	

Diagnosi differenziale

Nel paziente stabile con dolore toracico la ricerca delle cause rappresenta l'obiettivo principale e la sfida più ardua dell'attività in Pronto Soccorso, pur risultando spesso assai complessa per la possibile presenza di molteplici alterazioni.

A seconda dei contesti ove avviene la valutazione di questo sintomo cardine, la prevalenza delle varie patologie può variare grandemente: per esempio in sede extraospedaliera le cause cardiache rappresentano il 16%, mentre in PS il 45% (Tabella 1.9.3).

Il percorso di valutazione del paziente si fonda sempre su una serie di elementi che sono rappresentati dall'anamnesi, dall'esame obiettivo e dall'ECG; a questi vanno poi aggiunti in maniera mirata ulteriori elementi diagnostici tra i quali alcuni test di laboratorio, la diagnostica per immagini e, non da ultimo, il tempo, cioè quel periodo di osservazione che consente di valutare l'evoluzione dei sintomi, dei segni clinici, di eventuali variazioni o dell'ECG o dei marcatori di danno miocardico.

Storia

Nella valutazione di un paziente con dolore toracico è di estrema importanza considerare la probabilità di malattia a priori, ricercando la presenza di fattori di rischio quali l'ipertensione arteriosa, il diabete mellito, le dislipidemie, la familiarità, il fumo, il sesso e l'età e le caratteristiche del sintomo di esordio del paziente (Tabella 1.9.4). Vanno ricercati precedenti vascolari coronarici (pregresso IMA, angina stabile o instabile, procedure interventistiche effettuate quali bypass aorto-coronarico, angioplastiche con posizionamento di stent, recente positività ad un test di ischemia inducibile) o non coronarici (dissezione aortica, embolia polmonare, TIA o ictus, arteriopatie periferiche). Il primo inquadramento deve essere fatto ponendo al paziente alcune domande mirate: sul sintomo "dolore" o equivalenti: 1) tipo; 2) modalità di insorgenza e durata; 3) sede e irradiazione; 4) fattori scatenanti; 5) fattori allevianti; 6) sintomi associati. È anche importante rilevare il "*timing*" del dolore, cioè se è presente in PS, o nelle ultime 48 h o due settimane, oppure una sua variazione di frequenza nello stesso lasso di tempo (Tabella 1.9.5).

Una analisi accurata di questi dati può favorire un primo orientamento in grado di consentire una scelta mirata dei supporti diagnostici da attivare nelle fasi successive. Deve essere inoltre indagata la presenza di possibili patologie neoplastiche, recenti interventi chirurgici degli arti o recente immobilizzazione. L'accurata indagine in merito al sintomo "dolore toracico" e la raccolta puntuale delle sue caratteristiche è elemento cardine per un orientamento sulla possibile genesi del sintomo, soprattutto in relazione alla patologia coronarica acuta (Tabella 1.9.6). Va comunque tenuto presente che alcuni sintomi cardiaci in realtà non hanno alto valore diagnostico o prognostico (dolore oppressivo/costrittivo irradiato al braccio sinistro, al collo e alla mandibola) e alcuni sintomi meno caratteristici (dolore irradiato alla spalla destra) non correlano con l'esclusione

Tabella 1.9.3. Cause di dolore toracico in area non di emergenza (A) e di emergenza (B)

Cause	A prevalenza %	B prevalenza %
Muscolo scheletriche incluso le costo condriti	36	14
Gastointestinali	19	6
Cardiache	16	45
Psichiatriche	8	8
Pleuro polmonari	5	5
Altre o non identificate	16	26

IL TACCUINO

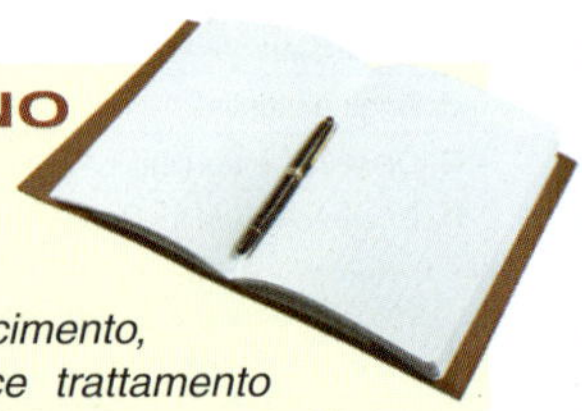

Le priorità nell'urgenza:

1) *Rapido riconoscimento, ottimale e veloce trattamento delle condizioni pericolose per la vita.*
2) *Decidere percorsi e terapie appropriate per le situazioni meno critiche.*

Tabella 1.9.4. Probabilità (%) pretest di malattia coronarica ostruttiva in relazione a età, sesso e caratteristiche del sintomo "dolore toracico" o "dispnea" come unico o principale sintomo di accesso (da Wijns W et al, ESC 2019 modif.)

	Dolore cardiaco		Dolore possibilmente cardiaco		Dolore non cardiaco		Dispnea	
ETÀ	**M**	**F**	**M**	**F**	**M**	**F**	**M**	**F**
30-39	3	5	4	3	1	1	0	3
40-49	22	10	10	6	3	2	12	3
50-59	32	13	17	6	11	3	20	9
60-69	44	16	26	11	22	6	27	14
>70	52	27	34	19	24	10	32	12

Tabella 1.9.5. Correlazioni clinico-eziologiche del dolore toracico

Patologia	Caratteristiche del dolore	Insorgenza	Localizzazione	Irradiazione	Durata	Sintomi associati
Sindrome coronarica acuta	Oppressivo Compressivo Costrittivo Schiacciante Fastidioso	Da sforzo, emozione, ingravescente	Limitata, toracica bassa/ epigastrica alta	Spalle, collo, arti superiori Non si modifica con postura o respiro (pericardite, muscolo scheletrico)	<20 min (angina) >20 min (infarto)	Dispnea Pre-sincope Sincope Sudorazione Nausea e vomito Cardiopalmo Vertigini
Dissezione aortica	Lacerante Migrante Il peggiore della vita	Improvvisa	Toracica, giugulare dorsale alta/ bassa	Dorsale e con irradiazione al collo	Intermittente, persistente, ingravescente	Ipotensione, shock
Gastrointestinale	Dispeptico Pirosi	Post pasto	Toracica bassa/ epigastrica alta	Dorsale	Correlato ai pasti	Nausea e vomito
Polmonare	Trafittivo Penetrante	Improvvisa (TEP, PNX)	Toracica periferica	Addome, spalle, dorso	Esacerbato dal respiro	Dispnea Sincope Sudorazione Emottisi
Parietale	Trafittivo Puntorio	Improvvisa, progressiva	Area piccola	No	Esacerbato dal respiro	No

di SCA, come pure una sintomatologia descritta come pirosi, "trafittura" o bruciore. Particolare attenzione deve essere rivolta alle pazienti di sesso femminile, ove il rischio di sottostima è più alto, con conseguenze gravi in termini di tempestività e appropriatezza delle cure, e dove devono essere ricercati i sintomi equivalenti in questa categoria. Analogamente nel paziente di età >75 aa una genesi coronarica deve essere sospettata in presenza di comparsa improvvisa di dispnea, alterato stato mentale, sincope o caduta a terra.

Esame obiettivo

La determinazione dei parametri vitali, della stabilità o instabilità clinica e della perfusione sono elementi fondamentali nella prima valutazione di un paziente con dolore toracico in atto.

Se il paziente è ipoteso, tachicardico o severamente ipossico, il percorso diagnostico dovrà essere estremamente rapido ed accurato, indirizzato ad escludere quelle possibili patologie quali la SCA, la dissezione aortica, l'embolia polmonare che, se non trattate tem-

Tabella 1.9.6. **Accuratezza diagnostica del sintomo dolore toracico**

Descrizione del dolore	Accuratezza diagnostica
Caratteristiche che aumentano la probabilità di infarto - Likelihood ratio + (95% CI)	
Irradiazione a braccio e spalla destra	4,7 (1,9 -12)
Irradiazione ad entrambe le braccia e spalle	4,1 (2,5 -6,5)
Irradiazione al braccio sinistro	2,3 (1,7-3,1)
Da sforzo	2,4 (1,5 -3,8)
Con sudorazione	2,0 (1,9 -2,2)
Con nausea e vomito	1,9 (1,7 -2,3)
Peggiore di una precedente angina o come un precedente infarto	1,8 (1,6 -2,0)
Oppressivo	1,3 (1,2 -1,5)
Caratteristiche che riducono la probabilità di infarto - Likelihood ratio - (95% CI)	
Pleuritico	0,2 (0,1-0,3)
Posizionale	0,3 (0,2-0,5)
Lacerante	0,3 (0,2-0,5)
Riproducibile alla palpazione	0,3 (0,2-0,4)
Inframammario	0,8 (0,7-0,9)
Non da sforzo	0,8 (0,6-0,9)

pestivamente, possono preludere ad un rapido deterioramento clinico. Elettrocardiogramma, emogasanalisi, ecografia del torace ed eventuale radiografia dello stesso sono gli strumenti basilari per il primo approccio diagnostico.

Se il paziente è stabile, l'EO si fonderà sull'auscultazione del cuore alla ricerca di sfregamenti pericardici o di terzo tono e dei polmoni per rilevare sfregamenti o crepitazioni, sulla visualizzazione dell'intera gabbia toracica, sulla palpazione addominale, sulla ricerca di edemi monolaterali degli arti inferiori, sulla palpazione e valutazione della simmetricità dei polsi periferici radiali e femorali.

Cause o condizioni pericolose per la vita

Angina stabile e sindrome coronarica acuta

Il dolore coronarico può essere secondario ad una alterazione (placca) stabile della parete che parzialmente ostruisce il flusso.

Il sintomo si manifesterà in quelle condizioni che portano ad una richiesta maggiore rispetto al flusso consentito dalla stenosi del vaso.

Tipicamente il dolore si manifesta sotto sforzo, quando le necessità di sangue ossigenato incrementano, realizzando quindi un'ischemia con la comparsa del dolore che recede rapidamente con la sospensione dell'attività fisica (angina stabile).

Questa discrepanza si può realizzare anche per altre situazioni cliniche che aumentano il lavoro cardiaco come un brusco rialzo pressorio o in situazioni anatomiche che limitano il flusso coronarico (stenosi aortica) o in situazioni aritmiche con brusco aumento della frequenza cardiaca.

Particolare attenzione riveste la situazione di instabilità che si realizza quando su una placca aterosclerotica si crea una lesione con successiva deposizione trombotica che può essere parziale o transitoria (angina instabile o NSTEMI, quadro complessivo ora definito come SCA-NSTE), con liberazione o meno di marcatori di necrosi miocardica.

Se sulla lesione della placca si forma una trombosi occludente si determinerà un vero e persistente danno miocardico con caratteristiche alterazioni dell'ECG e dei marcatori di danno miocardico (STEMI).

Il dolore tipico (meglio definito come "cardiaco" o "possibilmente cardiaco") ha le caratteristiche del dolore viscerale, profondo, solitamente intenso che si presenta in sede retrosternale con possibile irradiazione al collo, alla mandibola o alla spalla e braccio sx o all'epigastrio. Si possono associare anche sintomi quali nausea o vomito e segni quali pallore e sudorazione profusa e in caso di complicanze maggiori, per lo più aritmiche, sincope. Va precisato che il dolore tipico è presente in meno del 50% dei casi. Il dolore che accompagna la SCA può avere caratteristiche differenti di tipo trafittivo, pinzettante oppure riproducibile con la digitopressione. Il dolore può essere sostituito da equivalenti ischemici come astenia o sudorazione profusa, specie nei pazienti anziani, nelle donne e nei diabetici.

Dissezione aortica

La dissezione aortica rappresenta circa l'1% delle cause di dolore toracico in PS. Le caratteristiche del dolore sono costituite dalla elevata intensità e lunga durata, di tipo lacerante spesso irradiato al dorso con un andamento frequentemente bifasico. Caratteristica è la brusca insorgenza del dolore che persiste per alcune ore per poi recedere spontaneamente e ripresentarsi a distanza, con la rottura del vaso. La localizzazione precordiale ha una sensibilità del 67%, mentre la localizzazione dorsale del 32% e quella addominale del 23%.

Il dolore può accompagnare la dissezione con diffusione toraco-addominale. Spesso si associano aspetti clinici legati alla sede della dissezione (elevazione del tratto ST se interessata le coronarie, specie la destra), emiplegia per interessamento dell'arco aortico (anonima o carotide comune sx) o paraplegia per interessamento delle arterie midollari. La dissezione aortica trova come causa principale l'ipertensione arteriosa, le collagenopatie (Marfan) e la familiarità. Ha un andamento bimodale, essendo più frequente in giovane età (gravidanza) e oltre i 60 aa.

Pericardite acuta e tamponamento cardiaco

Nelle fasi iniziali il dolore insorge bruscamente ed è persistente, retrosternale, spesso descritto a fitte e che peggiora con l'inspirazione, col clinostatismo, con la tosse o la deglutizione.

Nella forma conclamata con tamponamento spesso il dolore tende a spegnarsi per lasciar posto a quadro di severo impegno emodinamico con ipotensione e polso paradosso.

Embolia polmonare

Il dolore secondario ad embolia polmonare solitamente è di tipo pleuritico persistente che si può accentuare con gli atti del respiro. Se il sintomo dominante è il dolore ma il paziente non presenta altri segni o sintomi clinici di instabilità, l'importanza della diagnosi sta nel prevenire il rischio di recidive emboliche massive, instaurando il più rapidamente possibile una terapia anticoagulante. In caso di grave instabilità emodinamica la corretta diagnosi precoce consente la terapia riperfusiva immediata.

È importante tenere presente che nel sospetto di embolia polmonare esistono due sistemi di stratificazione della probabilità di malattia: il GENEVA score ed il WELLS score (consultare **Capitolo 2.3**).

Pneumotorace iperteso

In questa condizione il dolore è tipicamente acuto, di tipo pleuritico, monolaterale e peggiora con i movimenti. Insorge in seguito a trauma o durante sforzi ma anche in condizioni di riposo.

Il meccanismo a valvola che si crea determina un aumento della pressione nello spazio pleurico interessato, con spostamento degli organi mediastinici a cui segue insufficienza respiratoria e compromissione emodinamica.

Rottura esofagea

La rottura esofagea è causata da vomito violento o da improvvisa espirazione a glottide chiusa, spesso in soggetti con lesioni esofagee da caustici, in intossicazione etanolica, in presenza di malattie gastrointestinali o in corso di indagini strumentali.

Il sintomo dominante è la comparsa di dolore retrosternale acuto, violento a cui si associano segni rilevanti quali dispnea e, successivamente, shock secondario a mediastinite.

La **Tabella 1.9.7a** riassume le caratteristiche del dolore toracico in queste patologie, mentre la **Tabella 1.9.7b** ne riassume gli elementi obiettivi da considerare.

In **Tabella 1.9.7c** sono indicati i principali elementi obiettivi di patologie non pericolose per la vita causa di dolore toracico.

Tabella 1.9.7a. Caratteristiche del dolore toracico nelle patologie pericolose per la vita

Patologia	Tipo di dolore prevalente	Insorgenza	Sintomi/segni associati	Sede prevalente
Sindrome coronarica acuta	Costrittivo, oppressivo, irradiato	Da sforzo, a riposo, incrementale	Dispnea, sudorazione, nausea	Retrosternale, spalla-braccio sin
Tromboembolia polmonare	Trafittivo, localizzato, pleuritico	Acuta, persistente	Dispnea, sincope	Toracica
Dissezione aortica	Trafittivo, lacerante, irradiato al dorso	Acuta, persistente, resistente agli oppiacei	Sincope, sintomi neurologici, ipotensione	Retrosternale, dorsale
Pneumotorace iperteso	Puntorio, localizzato	Acuta, remittente	Dispnea	Toracica
Rottura esofagea	Lacerante	Acuta, persistente	Dispnea, nausea, vomito, febbre	Epigastrica, retrosternale

Tabella 1.9.7b. Elementi obiettivi fondamentali nelle patologie pericolose per la vita (da Gulati M et al, 2021, modif.)

Sindrome coronarica acuta	Sudorazione, tachicardia e tachipnea, ipotensione, rantoli, terzo tono, rigurgito mitralico. NB: l'obiettività può essere negativa.
Embolia polmonare	Tachicardia + dispnea >90% dei pazienti. Dolore alla inspirazione
Dissezione aortica	Anisosfigmia distale (30% dei pazienti, tipo A>B Forte dolore a insorgenza improvvisa + anisosfigmia + slargamento mediastinico alla RX torace >80% probabilità di dissezione Sincope >10% Rigurgito aortico 40-75% (tipo A)
Rottura esofagea	Vomito, enfisema sottocutaneo, pneumotorace (20%), riduzione o assenza unilaterale dei rumori respiratori
Pneumotorace	Dispnea + dolore inspiratorio + silenzio respiratorio

Tabella 1.9.7c. Elementi obiettivi fondamentali nelle patologie non pericolose per la vita (da Gulati M et al, 2021, modif.)

Cardiache non coronariche	Stenosi aortica: soffio sistolico + polso tardus atque parvus Insufficienza aortica: soffio diastolico parasternale destro + polso scoccante Cardiomiopatia ipertrofica: soffio sistolico + dislocazione itto sistolico + onda di polso giugulare prominente
Pericardite	Febbre, dolore pleuritico incrementato dal decubito supino, sfregamenti pericardici
Miocardite	Febbre, dolore toracico, scompenso cardiaco, terzo tono
Esofagite, ulcera peptica, colelitiasi	Difesa epigastrica, dolore ai quadranti superiori destri, Murphy positivo
Polmonite	Febbre, dolore toracico parietale localizzato, pleuritico con possibili sfregamenti, ottusità alla percussione ed egofonia
Costocondrire, sindrome di Tietze	Dolore alla palpazione delle giunzioni costocondrali
Herpes zoster	Dolore a distribuzione metamerica unilaterale peggiorato dal tocco, lesioni cutanee (possono mancare all'inizio)

Esami diagnostici

Dopo l'adeguato inquadramento clinico anamnestico del paziente con dolore toracico, inizierà il percorso diagnostico più appropriato che si avvarrà di metodiche di complessità crescente, da applicarsi in relazione al paziente in gestione e agli obiettivi strategici che ci si pongono.

Elettrocardiogramma

L'ECG rimane ancora il primo gradino nella valutazione dei pazienti con dolore

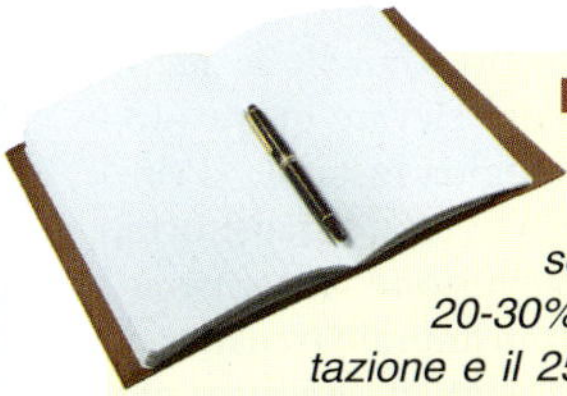

IL TACCUINO

Le alterazioni ECG sono presenti solo nel 20-30% dei casi alla presentazione e il 25% degli infarti hanno un ECG normale.

toracico, soprattutto in presenza di cardiopatia ischemica acuta. All'ingresso in PS il tracciato elettrocardiografico ha spesso una bassa sensibilità e bassa specificità, variando a seconda del quadro considerato: un ECG negativo per STEMI ha alta specificità (95-99%), con una variazione rilevante della sensibilità a seconda dei criteri più o meno restrittivi applicati (23-65%). Si può affermare che un ECG normale ha alto valore predittivo negativo solo per lo STEMI, mentre la *likelihood ratio* positiva è di 13,1 (Tabella 1.9.8).

La presenza di onda Q ha, per la diagnosi di infarto miocardico, una sensibilità del 10-34% e una specificità dal 96 al 100%. Per il sottoslivellamento del tratto ST la sensibilità varia dal 20 al 62% e la specificità dall'88 al 96% in relazione alla diagnosi di SCA-NSTE, con un VPP di 4,5 e un VPN di 0,8. Nello stesso ambito l'inversione dell'onda T ha una sensibilità del 9-39% e una specificità dall'84 al 94%. La sensibilità dell'ECG è aumentata dalla sua registrazione in corso di dolore e ridotta se eseguito al di fuori del sintomo. Va comunque ricordato come nelle fasi iperacute di ischemia/lesione si possano avere un alto numero di falsi negativi (sino ad oltre il 30%) specie se è precoce l'esecuzione dell'ECG: ne consegue quindi

Tabella 1.9.8. Principali caratteristiche elettrocardiografiche delle sindromi con dolore toracico pericolose per la vita

Sindrome coronarica acuta NSTE	Nessuna alterazione Sottoslivellamento ST localizzato/diffuso, discendente, rigido di entità variabile T simmetriche, piatte, negative simmetriche	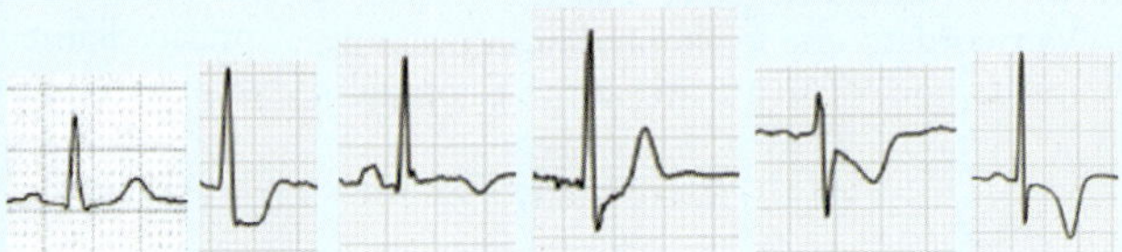
Sindrome coronarica acuta STE	Sopraslivellamento significativo del tratto ST correlato alla sede coronarica colpita. T alte e aguzze, negative	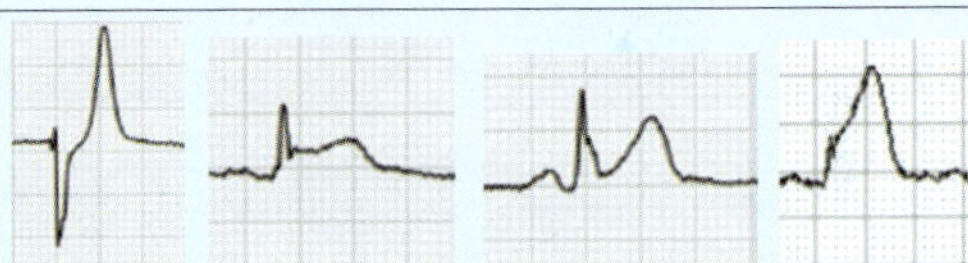
Pericardite acuta	Sopraslivellamento ST diffuso, sottoslivellamento tratto PR	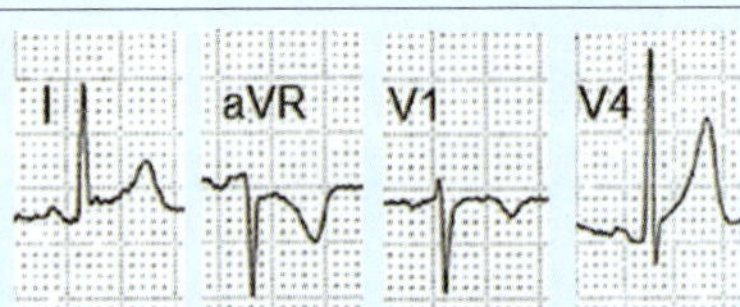
Embolia polmonare	Aritmie atriali, BBdx, sovraccarico ventricolare destro, alterazioni ST in V_2-V_4	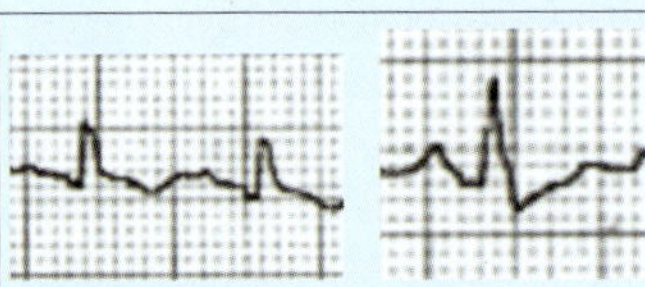
Dissezione aortica	ECG normale, alterazioni ST-T aspecifiche, sopraslivellamento ST se interessate le coronarie	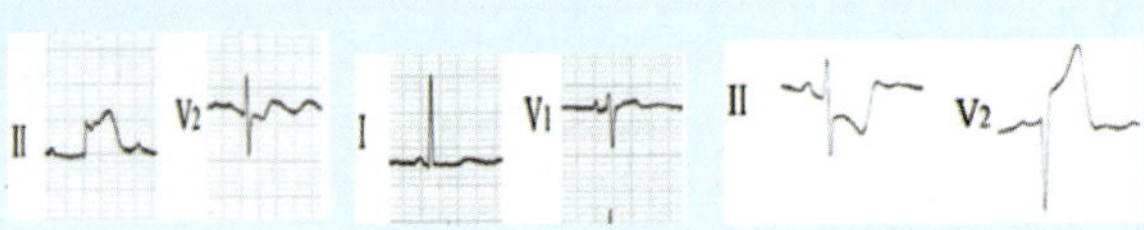

IL TACCUINO

Nelle primissime fasi si possono osservare onde T iperacute alte e simmetriche che preludono alla comparsa delle alterazioni del tratto ST (Figura 1.9.2).

che, per aumentarne la sensibilità, è necessaria la ripetizione dello stesso nel tempo (30-60-90 min).

In caso di ischemia acuta in atto le alterazioni interessano il tratto ST-T che può essere sottolivellato (angina stabile, instabile o NSTEMI) o sopraslivellato (STEMI) (Figure 1.9.3 e 1.9.4) In caso di pregressa ischemia ormai risolta al momento dell'esecuzione le alterazioni solitamente riguardano l'onda T con una sua inversione (T negativa) (Figura 1.9.5) o di una sua pseudo normalizzazione in caso di onde T negative stabili.

Va ricordato che le alterazioni in presenza di una lesione ostruente un vaso (ST sopraelevato) sono specifiche per IMA, anche se devono essere persistentemente elevate in quanto, in quadri particolari di angina instabile (Prinzmetal), si osservano solo in modo transitorio, non sottendendo una occlusione vasale persistente ma un'ischemia transmurale transitoria. Gli aspetti di sopraslivellamento inquadrano anatomicamente la sede dell'ischemia e la coronaria interessata (vaso colpevole) mentre il sottoslivellamento esprime una ischemia diffusa; maggiore è il numero delle derivazioni interessate maggiore è la gravità delle lesioni non occludenti. La comparsa di un blocco di branca sinistro in corso di dolore toracico è da considerare equivalente al sopraslivellamento del tratto ST (Figura 1.9.6).

Come già descritto in precedenza, la dissezione aortica può presentare, in rari casi, un quadro elettrocardiografico simile allo STEMI per interessamento delle coronarie (solitamente la destra).

Un'altra situazione clinica caratterizzata sia dal dolore toracico sia dalla presenza di sopraslivellamento è quella della pericardite acuta, ma in questo caso il sopraslivellamento in-

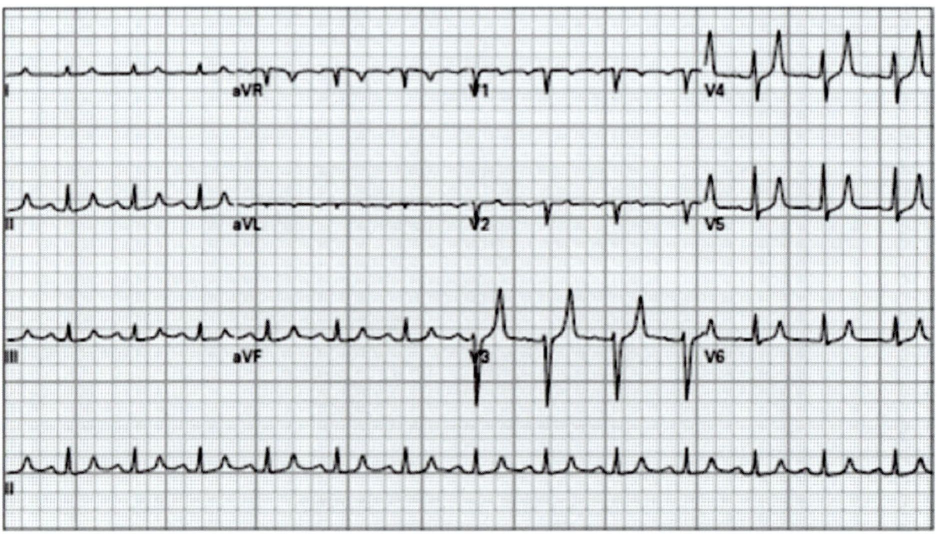

Figura 1.9.2. T iperacute.

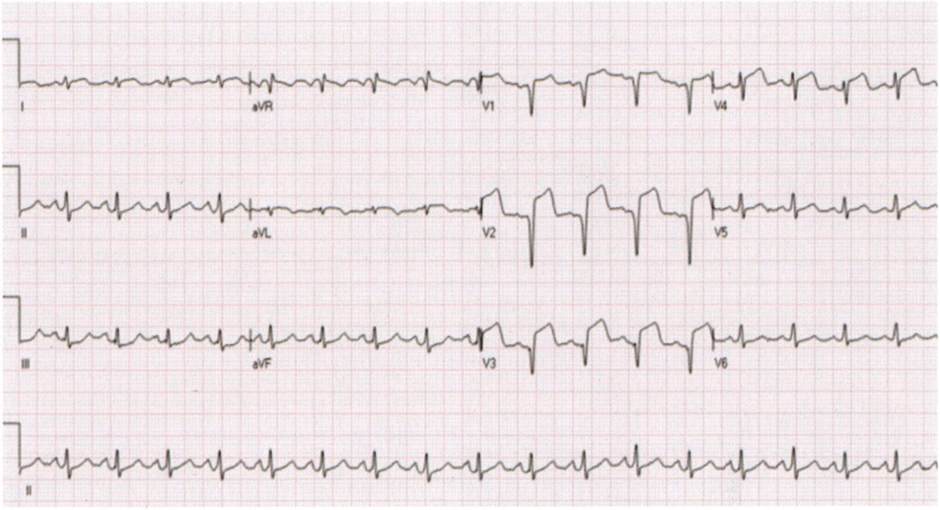

Figura 1.9.3. STEMI antero-settale.

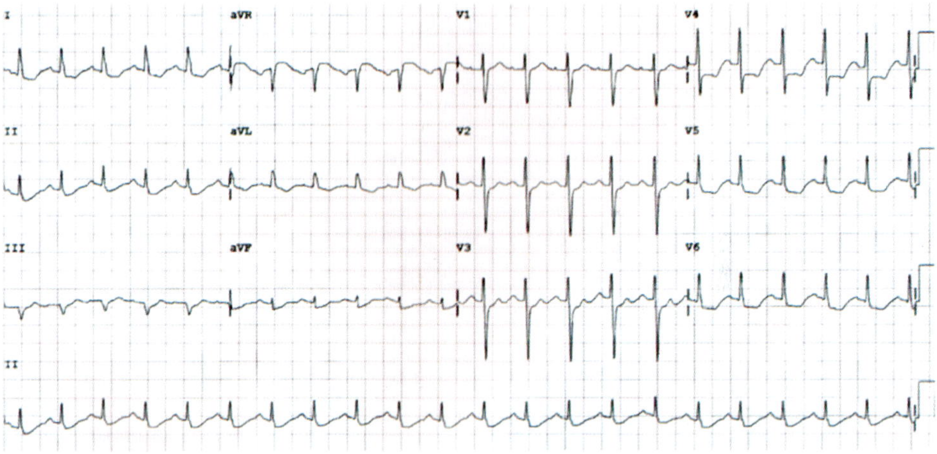

Figura 1.9.4. NSTEMI.

teressa varie derivazioni non contigue e quindi senza la logica anatomica come il sopraslivellamento da lesione coronarica sottende.

In assenza di alterazioni diagnostiche in fase acuta, il test da sforzo è utile per la diagnosi di ischemia coronarica inducibile, seppur con bassa sensibilità e specificità soprattutto nel sesso femminile: 68% e 77%, rispettivamente.

STEMI antero-laterale

Al termine di questa prima fase di studio, che comprende storia, esame obiettivo ed ECG, in relazione a quest'ultimo ci potremo trovare davanti varie possibilità:

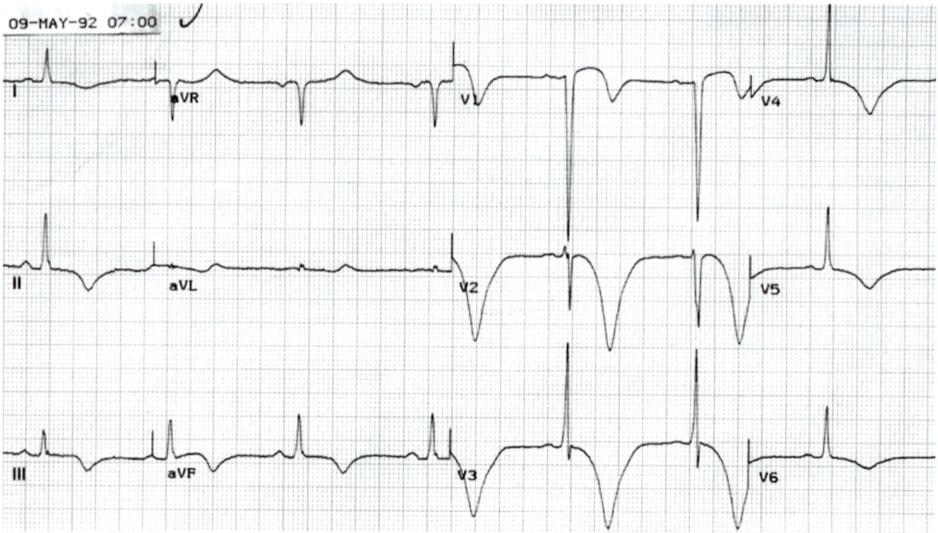

Figura 1.9.5. T negative.

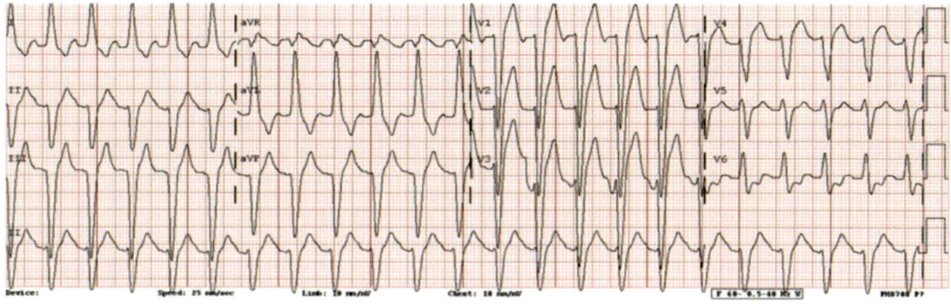

Figura 1.9.6. STEMI e BBSn.

- un quadro di infarto miocardico ST elevato (STEMI);
- aspetti di ST sottoslivellato e/o nuove T negative (infarto miocardico non ST elevato o angina instabile - NSTEMI/UA);
- aritmie cardiache;
- un sopraslivellamento ubiquitario del tratto ST compatibile con una pericardite;
- un tracciato ECG normale o non diagnostico.

Nelle prime 4 situazioni si seguiranno le indicazioni consolidate in letteratura per l'appropriata gestione e di cui si parlerà nei capitoli dedicati di questo testo.

Nell'ultimo caso invece si dovrà proseguire l'itinerario, in primis con la ripetizione seriata dei tracciati e, in seconda battuta, con approfondimenti diagnostici mirati.

Test di laboratorio

Le indagini di laboratorio con una valida accuratezza diagnostica per la determinazione della causa del dolore toracico sono rappresentate essenzialmente dai biomarcatori di danno miocardico ai fini di esclusione o conferma di IMA, che rappresenta una delle maggiori priorità in emergenza.

Quello ritenuto fondamentale è rappresentato dalla troponina cardiaca (cTn) plasmatica sia T che I ed è considerato l'unico marcatore specifico e sensibile per la diagnosi di infarto miocardico. Sono invece ritenuti obsoleti e da non utilizzare di routine ai fini diagnostici il CK e il CK-MB massa, mioglobina, h-FABP e la copeptina. Solo in associazione al dosaggio della troponina può essere valutato, e solo in alcuni particolari contesti, l'utilizzo degli stessi e della proteina C legata alla miosina, ma con precise considerazioni e valutazioni.

I metodi analitici da utilizzare per la determinazione della troponina sono quelli ad alta sensibilità (hs-cTn) in grado di dosare l'analita in oltre il 90% della popolazione sana. Il livello decisionale si ottiene quando la concentrazione dello stesso è >99 percentile della popolazione di riferimento (cioè è il valore al di sotto del quale si trova il 99% di quella popolazione), con un margine di errore (coefficiente di variabilità – CV – uguale o inferiore al 10%); sono in grado di raggiungere una sensibilità del 94-96% con un valore predittivo negativo del 97-99%.

Per quanto riguardo il *timing* di determinazione dell'analita facciamo riferimento a quanto descritto nel Capitolo 2.1.

La relazione temporale con l'inizio del sintomo, la difficoltà frequente di una sua precisa identificazione e la curva di dismissione dell'analita rendono ragione delle necessità di individuare una adeguata tempistica per la ripetizione della determinazione del biomarcatore ai fini del *rule out* dell'IMA e per un adeguato *rule in*.

Di questo si tratterà nel Capitolo 2.1. È da tenere in considerazione inoltre che per una corretta interpretazione delle alterazioni della hs-cTn va sempre valutato che 1) esistono condizioni diverse dalla cardiopatia ischemica che ne determinano la liberazione da cellule miocardiche danneggiate anche da eventi non ischemici e 2) che le variazioni sono da interpretare nel contesto clinico e di probabilità a priori di malattia (Bayes): valori alti in bassa probabilità non confermano e valori bassi in alta probabilità non escludono. Anche in altre condizioni di dolore toracico si può verificare un incremento della troponina (p. es. embolia polmonare), laddove costituisce elemento prognostico ed evolutivo più che diagnostico.

Tra gli altri biomarcatori va considerato importante il dosaggio del D-dimero, nell'ambito della possibile diagnosi di embolia polmonare, o del BNP/NT-proBNP, sia nella valutazione prognostica della SCA sia diagnostica nell'ambito di uno scompenso cardiaco acuto.

Gli altri esami di laboratorio "convenzionali" sono caratterizzati da una bassa sensibilità e specificità, in relazione alla diagnosi eziologica del dolore toracico, dovendosi interpretare nel contesto specifico (p. es. PCR e sospetta pericardite/pleurite, EGA e embolia polmonare), anche se costituiscono un pannello di base indispensabile nel contesto della gestione globale del paziente con dolore toracico.

Diagnostica per immagini

Radiografia del torace

È da considerare un esame di primo livello, pur essendo dotato di bassa sensibilità e specificità. La sua interpretazione deve tener conto delle probabilità a priori della malattia cercata. Nel contesto del dolore toracico può fornire inquadramenti diagnostici suggestivi di altre patologie potenzialmente responsabili del sintomo da confermare sempre con indagini di secondo livello. L'esecuzione va fatta, se possibile, in ortostatismo e in due proiezioni.

TC

Si tratta di indagine da eseguire in modo mirato tenendo conto della probabilità a priori di malattia non coronarica: tromboembolia polmonare (TEP), dissezione aortica (DA); pneumotorace (PNX), rottura esofagea. È possibile eseguire TC ad alta risoluzione (*multislice*) che in unica seduta valuta la presenza di TEP, dissezione aortica e patologia coronarica, il cosiddetto *triple rule out*. Il suo impiego in PS è oggetto di valutazioni e studi in corso, potendosi identificare probabilmente solo alcune popolazioni nelle quali sia utile l'utilizzo di una metodica complessa e ad alto costo (Figura 1.9.7).

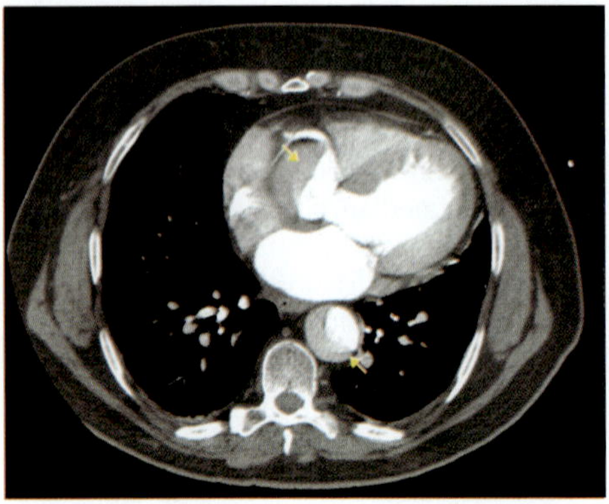

Figura 1.9.7. TC dissezione aortica toracica.

TC Torace in EP

Immagine da TC Torace in EP

Questa metodica radiologica può essere indirizzata in modo mirato alla valutazione principalmente del distretto coronarico, rappresentando l'approccio "anatomico" alternativo allo studio invasivo costituito dalla coronarografia. Essa è identificata come Angiografia Coronarica Computerizzata (CCTA), in grado di definire la entità e la estensione delle lesioni sia ostruttive che non ostruttive, le caratteristiche di rischio della placca nonché la frazione di flusso ematico endovascolare (FFR CT). La quantità di calcio arterioso presente è un ulteriore elemento diagnostico e prognoestico rilevabile con questa metodica.

Ecocardiogramma

La possibilità di eseguire una valutazione ecocardiografica può essere di grande ausilio al medico. In presenza di dolore toracico da possibile SCA si possono evi denziare aree di ipo/acinesia diagnostiche per ischemia miocardica acuta o ispessimenti/versamenti pericardici in caso di pericardite acuta. Una cardiopatia acuta da stress (Tako Tsubo, vedi) presenta un aspetto caratteristico ecografico, dirimente per la diagnosi, così come una cardiomiopatia ipertrofica. Nel sospetto di embolia polmonare l'evidenziazione di un impegno delle sezioni destre del cuore ha un alto valore predittivo positivo. Nel sospetto di dissezione aortica acuta l'ecocardiogramma transesofageo ha un'altissima specificità, ma una minore sensibilità e non poche difficoltà tecniche. Analogamente ad altre metodiche dell'emergenza, l'ecocardiografia bedside ha acquisito una importanza fondamentale nella gestione di sindromi cliniche come quella rappresentata dal dolore toracico.

Embolia polmonare ECO cuore

Scintigrafia cardiaca

Questo esame, in regime di urgenza, non è fruibile nella maggior parte degli ospedali. L'accuratezza diagnostica nell'ambito, per esempio, della cardiopatia ischemica acuta è assai variabili e con una sensibilità che varia dal 72 al 100% e una specificità dal 42 al 93% (in genere sensibilità 88%, specificità 77%), con un buon VPN compreso tra il 95 e il 100%.

La scintigrafia a riposo e da stress (PET/SPECT) rappresenta una indagine funzionale (così come l'ECG da sforzo o l'ECO-STRESS) utile per la valutazione della riserva coronarica, da utilizzare come indagine di secondo livello per una quantificazione clinica e prognostica di una eventuale SCA.

Nel sospetto di embolia polmonare la scintigrafia perfusoria è indicata qualora vi siano controindicazioni all'esecuzione dell'angio TC.

Probabilità clinica di malattia e stratificazione del rischio

Per un sintomo articolato e complesso come il dolore toracico è di fondamentale importanza fornire al medico strumenti validati per integrare le informazioni e giungere con ragionevole precisione ad una diagnosi il più possibile definita. Questo risponde anche alla necessità di avere un linguaggio comune e confrontabile, mediante l'utilizzo di parametri misurabili, standardizzati e validati. Sono stati quindi prodotti sistemi di valutazione (*rule*) a punti (*score*), riferiti sia al percorso diagnostico che alla valutazione delle complicanze/rischio dei pazienti con dolore toracico.

Tra i tanti disponibili in letteratura quelli più utilizzabili in PS sono il *Chest pain score* (Tabella 1.9.9), che valuta la probabilità che il dolore sia di natura coronarica (tenendo presenti le considerazioni fatte in precedenza sul termine "atipico") e l'*HEART score* (Tabella 1.9.10), che valuta il rischio di eventi cardiaci maggiori.

L'*HEART score* è l'acronimo anglosassone dei cinque elementi fondamentali che compongono la valutazione clninica dei pazienti con dolore toracico. Storia clinica (H-history), elettrocardiogramma (E), età (A-age), fattori di rischio (R), troponina (T); ad ognuno dei cinque elementi viene attribuito un punteggio da zero a due. La somma dei punteggi così ottenuta si traduce in un valore compreso tra 0 e 10, che consente di stratificare i pazienti in tre categorie di rischio: basso rischio (0-3), medio rischio (4-6) alto rischio (7-10). Tale score è stato validato in diverse popolazioni di pazienti ed il suo valore predittivo negativo è stato ampiamente dimostrato. In particolare, è uno strumento di stratificazione del rischio di eventi avversi cardiaci maggiori (MACE).

Tabella 1.9.9. Chest Pain Score

		Punti
Localizzazione	Restrosternale, precordiale	+ 3
	Emitorace sn, collo, mandibola, epigastrio	+ 2
	Apex	− 1
Carattere	Oppressivo, strappamento, morsa	+ 3
	Pesantezza, restringimento	+ 2
	Puntorio, pleuritico, pinzettante	− 1
Irradiazione	Braccia, spalla, posteriore, collo, mandibola	+ 1
Sintomi associati	Dispnea, nausea, sudorazione	+ 2

SCORE <4 = dolore "atipico", bassa probabilità di angina pectoris
SCORE ≥4 = dolore "tipico", intermedio-alta probabilità di angina

Tabella 1.9.10. HEART score. Fattori di rischio: diabete mellito in trattamento, abitudine tabagica attiva o recente (<30 gg), ipertensione diagnosticata e/o in trattamento, diagnosi di ipercolesterolemia, familiarità positiva per cardiopatia, obesità (BMI >30 kg/m^2) o una storia significativa di aterosclerosi (pregressa rivascolarizzazione coronarica, infarto miocardico, stroke o arteriopatia periferica)

History (anamnesi)	Altamente sospetta	2
	Moderatamente sospetta	1
	Poco sospetta	0
ECG	Significativo sottoslivellamento ST	2
	Alterazioni aspecifiche della ripolarizzazione/BBSn/Pace Maker	1
	Normale	0
Age (età)	>65	2
	45-64	1
	<45	0
Risk factor (fattori di rischio)	>3 fattori di rischio o storia di malattia aterosclerotica	2
	1 o 2 fattori di rischio	1
	Nessun fattore di rischio noto	0

Punti 0-3: basso rischio; Punti 4-6: rischio intermedio; Punti 7-10: alto rischio.

Oltre all'HEART score sono descritti e validati in letteratura altri score come il *North American chest pain rule*, il NOT *Rule*, il TMACS e l'EDACS e altri ancora. Tali score come l'HEART score, sono stati creati dai medici dell'urgenza su popolazioni che accedono al PS per dolore toracico non traumatico al fine di stratificare il rischio di MACE ed individuare la parte di popolazione dimissibile in sicurezza perché a basso rischio.

Altri score come il GRACE ed il TIMI sono invece originariamente stati sviluppati dai cardiologi per la stratificazione del rischio di pazienti già ammessi nelle Unità di Terapia Intensiva Coronarica con SCA accertata per predirne l'outcome e la mortalità.

Gestione del dolore toracico in PS

Con l'obiettivo di una ottimale gestione delle risorse, il medico di urgenza deve avere a disposizione tutti gli strumenti necessari al corretto inquadramento del sintomo "dolore toracico". Tra questi uno dei più rilevanti è costituito dalla "osservazione". Questa comune patologia quindi si giova di un periodo fino a 44 h dall'accesso in PS e in Osservazione Breve Intensiva (OBI), nella quale possono essere portati a termine i percorsi clinico-diagnostici iniziati in PS. In OBI si dovrà effettuare il completamento, (se indicato) della fase di monitoraggio biochimico ed ecografico continuo, e la eventuale esecuzione di esami di secondo livello ritenuti

APPROFONDIMENTI

Determinazione del rischio

Questo aspetto è fondamentale in quanto aiuterà a definire il successivo percorso diagnostico nell'ottica della migliore appropriatezza e strategia costo-efficacia.
Dopo questa ulteriore fase di valutazione di un paziente con dolore toracico acuto (storia, obiettività ed ECG) e di osservazione, potrò trovarmi ad alcuni snodi decisionali in riferimento alla causa del sintomo:

- dolore chiaramente non cardiaco, che dovrà essere approfondito con test specifici non cardiologici;
- dolore possibilmente cardiaco a chiara genesi non ischemica, da indagare con appropriati esami cardiologici;
- possibile sindrome coronarica acuta, il cui inquadramento è stato attuato anche con la determinazione seriata della hs-cTn.

Questa condizione richiede, prima di ulteriori passi diagnostici, la definizione della classe di rischio in cui collocare quel paziente. Come dettagliato in precedenza gli strumenti validati per la sua determinazione nelle recenti linee guida ESC sul valutazione e diagnosi del dolore toracico (2021) sono molteplici, ma si ritiene che l'HEART score sia il più fruibile nell'ambito del PS.
Avremo quindi pazienti a basso rischio con HEART score <3 e biomarcatori negativi, per i quali non sono necessari provvedimenti di urgenza e che potranno essere dimessi da PS con programmazione di test in regime ambulatoriale.
I pazienti invece a rischio intermedio (HEART score 4-6) dovranno eseguire accertamenti di secondo livello in regime di ricovero internistico/specialistico e, successivamente sulla base dei risultati, proseguire o meno l'iter diagnostico.
Qualora il rischio sia alto (HEART score 7-10) dovranno essere attivati percorsi diagnostici rapidi e aggressivi e tali pazienti devono essere ricoverati in ambiente specialistico cardiologico (di intensità correlata alla diagnosi fatta).

necessari al *rule out* delle patologie maggiormente pericolose per la vita. Al termine di questa fase (che deve essere contenuta entro le 44 ore) potrà essere presa la decisione tra ammissione/dimissione.

I pazienti a basso rischio con ECG e biomarcatori negativi potranno essere dimessi da PS con programmazione di test in regime ambulatoriale.

I pazienti nei quali sia stata fatta la diagnosi di SCA devono essere ricoverati in ambiente intensivo cardiologico.

Terapia di urgenza

Data la multiforme eziologia del dolore toracico, si rimanda ai singoli capitoli per la trattazione della terapia. In emergenza va sempre considerata la priorità di interventi in relazione a: 1) situazione clinica di stabilità/instabilità, 2) presenza di patologie pericolose per la vita, 3) presenza di patologie tempo dipendenti. La gerarchia dei provvedimenti da instaurare non potrà mai prescindere da una *flow chart* che tenga conto di tali priorità.

Bibliografia di riferimento

URGENZE GERIATRICHE

l'occhio di riguardo

EPIDEMIOLOGIA

- L'aumento dell'età è fattore di rischio indipendente per SCA e per mortalità da SCA.
- SCA-NSTE 8-15% >75 aa (vs 2% <65 aa), STEMI 30% >75 aa (vs 3% <65 aa).
- La dissezione aortica ha un picco di incidenza nella settima decade.
- L'incidenza di tromboembolia polmonare aumenta con l'età per aumento delle comorbidità a rischio: allettamento, neoplasie, BPCO e aumenta la mortalità in >70 aa.

CLINICA

- Manifestazioni cliniche atipiche sono molto comuni: 5,3% <65 aa, 14,3% >85 aa.
- L'aumento dell'età aumenta la probabilità di SCA senza dolore toracico (>60% in >85 aa).
- I sintomi più frequente dopo il dolore toracico in caso di SCA sono: dispnea (49%), sudorazione (26%), nausea e vomito (24%), sincope (19%), ma anche delirium, astenia e stroke.
- La mortalità per SCA in caso di assenza di dolore toracico è di 2,21 volte maggiore.
- Importanza della clinica delle comorbidità come confondenti: BPCO, scompenso cardiaco, diabete.

- ⚠ L'ipotensione può essere segno inquietante di shock cardiogeno.
- In caso di TEP la dispnea è presente nel 60% dei casi in >70 aa (meno che nei più giovani), come pure il dolore toracico (che è di tipo pleuritico) è meno rappresentato (35% vs 46%).
- Nel PNX il dolore è subdolo e solo nel 20% acuto e improvviso (vs il 70% nei giovani).
- Ipossiemia grave e shock sono più frequenti nel PNX iperteso.

DIAGNOSTICA

- **ECG**
  - Diagnosi di SCA secondo i criteri generali
  - Tenere presenti le possibili anomalie di base da comorbidità o eventi pregressi: onde Q patologiche, blocchi di branca, aritmie iper o ipocinetiche croniche, con mascheramento di elementi aspecifici recenti, come in caso di dissezione aortica.
- **LABORATORIO**
  - Biomarcatori specifici – hs-cTn: URL differente in età geriatrica e elevazioni non ischemiche e non cardiache per altre patologie sistemiche più rappresentate nell'anziano.
  - Esami generali: alterazioni per comorbidità più frequenti.
  - D-dimero, elevato in caso di tromboembolia polmonare, ma da valutare in relazione a età (varia URL: età x10) e sistema di dosaggio laboratoristico, ma ridotta specificità e molti falsi positivi.

  Di potenziale utilità (per *rule out*) in caso di sospetta dissezione aortica, ma da precisare il significato in caso di positività.

LA LAVAGNA

- *Guardare, ascoltare e sentire sempre il paziente.*
- *Visitare sempre il paziente.*
- *Pensare sempre alla probabilità di malattia.*
- *Fare sempre un ECG e ripeterlo.*
- *Fare accertamenti mirati.*
- *Non temere di chiamare l'"esperto".*
- *Dimettere chi ha una diagnosi definita non pericolosa.*
- *Osservare chi non ha una diagnosi definita.*
- *Ricoverare chi ne ha bisogno.*

APPUNTI / COMMENTI

Dolore toracico

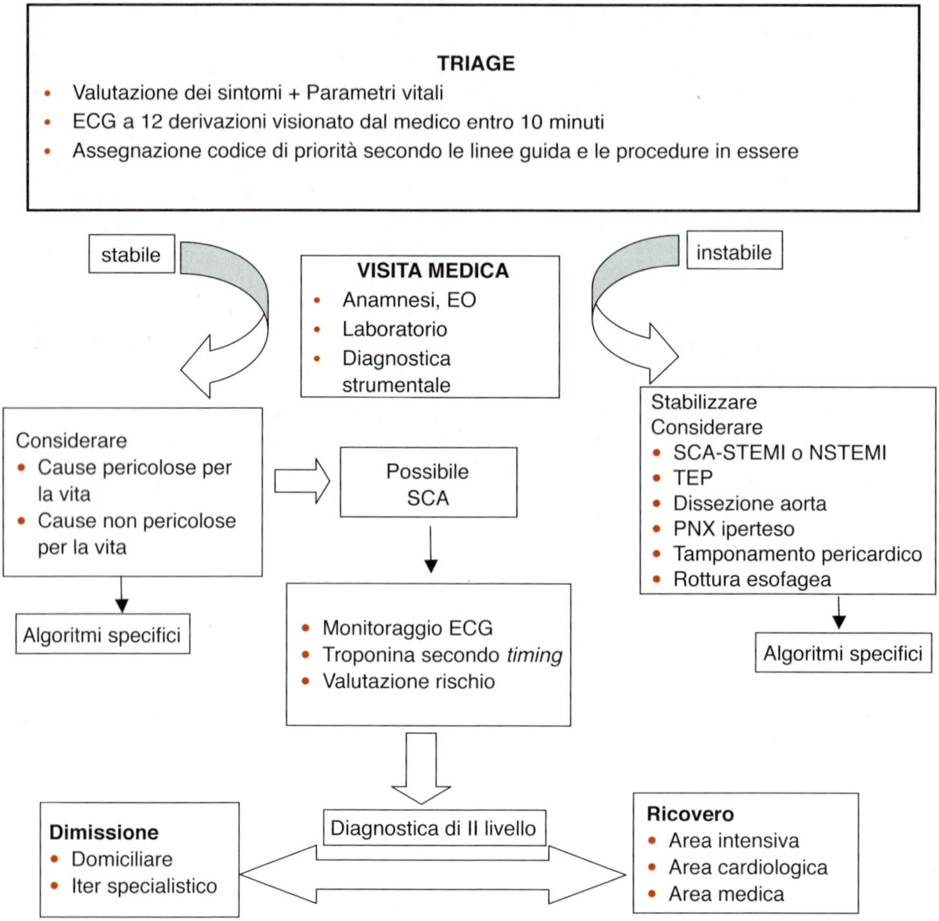

1.10 Emorragie interne non traumatiche

Definizione

Con il termine emorragia interna si indica un sanguinamento che non si manifesta al di fuori del corpo, in quanto insorto all'interno di cavità sierose che non hanno comunicazione con l'esterno come lo spazio pleurico, lo spazio pericardico o peritoneale, ovvero in distretti anatomici confinati come lo spazio endocranico, l'occhio, le fasce muscolari o lo spazio articolare. In maniera più estensiva possono essere inclusi nelle emorragie interne anche i sanguinamenti che avvengono in organi e apparati che comunicano con l'esterno quali il tratto gastro-enterico, il sistema respiratorio o il sistema genito-urinario. Non possono, invece, essere annoverate tra i sanguinamenti interni le emorragie localizzate unicamente nel parenchima di organi solidi.

Cause

Le principali cause non traumatiche di sanguinamento sono dovute a rottura di un vaso sanguigno (Tabella 1.10.1) a causa di crisi ipertensiva, sanguinamenti spontanei di tumori solidi (del tratto gastroenterico, epatici, polmonari, prostatici, pancreatici, renali), gravidanza ectopica, rottura di cisti ovarica, ipertermia maligna, malattie infettive emorragiche.

Tabella 1.10.1. Cause non traumatiche di sanguinamento

- Crisi ipertensive
- Sanguinamento di tumore solido
- Gravidanza ectopica
- Rottura di cisti ovarica
- Ipertermia maligna
- Malattie infettive emorragiche

Occorre infine considerare che le alterazioni congenite o acquisite dell'emostasi, l'uso di farmaci antiaggreganti o anticoagulanti, l'alcolismo cronico e la cirrosi epatica sono condizioni favorenti l'insorgenza di una qualsiasi manifestazione emorragica, complicandone il decorso clinico e aggravandone la prognosi.

Con l'avanzare dell'età si assiste a modificazioni dell'equilibrio emostatico. Ciò predispone la popolazione anziana più frequentemente all'insorgenza di eventi trombotici. Tuttavia, l'introduzione di terapie antiaggreganti o anticoagulanti, la concomitante progressione di insufficienza renale e di disregolazione del sistema immunitario, in associazione alla presenza di insufficienza epatica o neoplasie, possono dare origine a disturbi emorragici acquisiti.

Presentazione clinica

La presentazione clinica è estremamente variabile in relazione alla sede ed entità del sanguinamento ed alle strutture/funzioni d'organo coinvolte. Si possono pertanto verificare sanguinamenti ad andamento pauci-sintomatico nelle fasi iniziali, forme dominate dal dolore per l'azione infiammatoria dello stravaso ematico e per l'effetto compressivo sui tessuti circostanti con conseguente perdita di funzione d'organo, sino infine a condizioni di shock emorragico con insufficienza multi-organo. Un sanguinamento cerebrale spontaneo, ad esempio, può manifestarsi con dolore acuto, alterazione dello stato cognitivo sino al coma variabilmente associato a deficit neurologici focali; alcuni sanguinamenti intra-addominali possono essere spesso misconosciuti nelle fasi iniziali per poi evolvere in uno stato di shock.

Anamnesi ed esame obiettivo

Occorre compiere un'anamnesi approfondita ed un esame obiettivo completo cercando di evidenziare comorbidità e patologie scatenanti. Vanno indagati il trauma recente o pregresso, le epatopatie, le nefropatie, le connettiviti, il diabete mellito, l'ipertensione arteriosa, l'alcolismo e il trattamento con FANS, farmaci anticoagulanti, antiaggreganti (consultare Capitolo 8.3).

Clinicamente una perdita di sangue fino a 750 mL (15% in un individuo adulto del peso di 70 kg) si manifesta generalmente con minimi segni, prevalentemente con una moderata tachicardia e, in caso di arresto del sanguinamento, il volume ematico circolante viene ripristinato dai meccanismi di compenso in assenza di supporto trasfusionale. Per perdite ematiche superiori, alla tachicardia si accompagnano tachipnea, incremento compensatorio della pressione diastolica e riduzione della pressione differenziale con sensazione di ansia e agitazione. La pressione sistolica può mantenersi inalterata sino a perdite acute pari al 30% del volume ematico circolante. Nelle emorragie massive (superiori al 30% del volume circolante) si assiste invece alla comparsa di ipotensione sistolica con riduzione della diuresi oraria a valori inferiori ai 30 mL/h, segni di ipoperfusione sistemica e compromissione dello stato di coscienza sino alla letargia.

IL TACCUINO

In Pronto Soccorso il sospetto di emorragia interna si pone dopo un'attenta anamnesi ed esame obiettivo con valutazione completa dei parametri vitali del paziente. In particolare la valutazione dello stato di coscienza, il rilievo della frequenza cardiaca, della frequenza respiratoria, della pressione arteriosa sistolica diastolica e differenziale, della temperatura corporea e della diuresi forniscono indicazioni preziose riguardo allo stato emodinamico del paziente.

IL TACCUINO

In corso di perdite ematiche acute inferiori al 30% del volume ematico circolante, la pressione arteriosa sistolica può mantenersi inalterata in particolare nei soggetti giovani e privi di comorbidità con competenza dei meccanismi di compenso. Parimenti nel paziente in terapia con farmaci β-bloccanti o portatore di PM può mancare l'incremento della frequenza cardiaca nonostante il sanguinamento attivo. In condizioni acute la riduzione dell'ematocrito e dell'emoglobina plasmatica sono indicatori poco sensibili.

Approccio al paziente

L'approccio iniziale ad un qualsiasi paziente con emorragia interna accertata o presunta prevede il mantenimento della stabilità emodinamica mediante *fluid resuscitation* e terapia trasfusionale in relazione alla stima della perdita ematica, associato alla contemporanea identificazione della sede del sanguinamento e suo arresto mediante metodiche di diagnostica per immagine, angiografia con embolizzazione selettiva del vaso sanguinante, metodiche endoscopiche o trattamento chirurgico. Occorre sempre considerare l'anamnesi farmacologica per la possibile concomitanza di un difetto iatrogeno dell'emostasi che va prontamente riconosciuto e corretto.

Il paziente con emorragia interna, palese o sospetta, deve essere strettamente monitorato nei parametri vitali garantendo sempre una via aerea pervia con adeguata ossigenazione e ventilazione e posizionando almeno un accesso venoso di grosso calibro per la terapia infusiva e trasfusionale. Occorre rilevare un tracciato elettrocardiografico a 12 derivazioni per escludere l'instaurarsi di aritmie, segni di ischemia cardiaca o presenza di *pacemaker* e posizionare un catetere vescicale con monitoraggio della diuresi oraria.

Esami di laboratorio

Tra le indagini di laboratorio sono indispensabili l'emocromo completo e la coagulazione, l'emogasanalisi con la lattacidemia, gli elettroliti, la creatininemia, l'azotemia e la β-hCG su urine o meglio su siero, nel caso di emoperitoneo in donne in età fertile. Nelle prime fasi la diminuzione dell'ematocrito e della concentrazione emoglobinica non è indicativa dell'entità della perdita ematica. Ben più importante è la rilevazione dei lattati che può dare informazioni sull'ipoperfusione tissutale e sulla risposta al trattamento infusionale. Nelle fasi iniziali della perdita ematica, si può riscontrare alcalosi respiratoria lieve conseguente alla tachipnea, mentre, con il progredire del sanguinamento, può subentrare acidosi metabolica da incremento dei lattati.

Diagnostica per immagini

La diagnostica per immagini per l'identificazione della sede del sanguinamento deve essere orientata dall'obiettività sistemica, dalla sintomatologia lamentata dal paziente e dai rilievi anamnestici. La radiografia toracica in proiezione antero-posteriore e latero-laterale può evidenziare la presenza di versamento pleurico, lesioni post-traumatiche delle coste o dello sterno, contusioni polmonari, allargamento dell'ombra cardiaca. L'ecografia del torace è estremamente utile nell'identificare un versamento pleurico. L'ecografia addominale permette di escludere/confermare la presenza di versamento libero, emoperitoneo e lesioni evidenziabili a carico degli organi addominali. Nel paziente emodinamicamente stabile, la TC con mezzo di contrasto identifica con maggiore specificità e sensibilità la sede del sanguinamento e la lesione sanguinante. Nel paziente con emorragia persistente l'impiego di metodiche angiografiche con embolizzazione selettiva permette un arresto del sanguinamento ed un minor ricorso al trattamento chirurgico.

Terapia infusiva

Il ripristino del volume circolante mediante terapia infusiva deve essere considerato prioritario, procedendo parallelamente all'identificazione della sede del sanguinamento e al suo arresto. Nelle fasi iniziali possono essere sufficienti infusioni di cristalloidi associate alla trasfusione di emazie concentrate, plasma e fattori della coagulazione (nelle emorragie massive). Occorre considerare che in caso di sanguinamento persistente un ripristino troppo rapido della pressione arteriosa può causare un aumento della perdita ematica e l'eccesso di liquidi infusi può innescare una coagulazione intravascolare disseminata con attivazione della cascata infiammatoria, acidosi metabolica, ipotermia sino alla insufficienza multi-organo. La risposta del paziente alla terapia viene valutata prima di tutto sulla base dei segni vitali: normalizzazione della pressione diastolica, sistolica e differenziale, ripristino della frequenza cardiaca normale, incremento della diuresi oraria.

IL TACCUINO

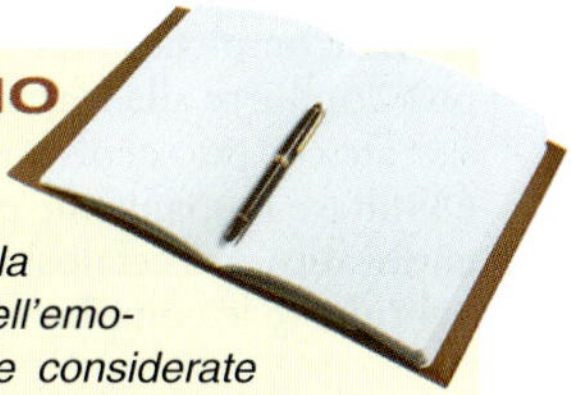

La rianimazione con fluidi e, se indicata, la normalizzazione dell'emostasi, devono essere considerate prioritarie come pure la simultanea ricerca e identificazione della sede del sanguinamento al fine di procedere con l'emostasi meccanica (angio-embolizzazione o procedure chirurgiche specifiche).

Emorragie in cavità sierose

Emotorace

Si definisce emotorace la raccolta di sangue nella cavità pleurica. Viene distinto in spontaneo atraumatico, iatrogeno e traumatico (il più frequente). L'emotorace traumatico può presentarsi massivo (raccolta di almeno 1500 cc di sangue nel cavo pleurico) con shock ipovolemico ed ipossia, o semplice (inferiore ai 1500 cc di sangue). Lo iatrogeno insorge quale complicanza agli interventi cardiochirurgici e di chirurgia toracica, al posizionamento di catetere venoso centrale in sede giugulare interna o succlavia o alle biopsie pleuro-polmonari. L'emotorace spontaneo consegue generalmente alla rottura di aderenze pleuriche, neoplasie, metastasi pleuriche, o come complicanza di terapia anticoagulante per embolia polmonare. Più raramente consegue a rottura di aneurismi delle arterie toraciche (aorta, arterie mammarie e intercostali), di malformazioni vascolari o endometriosi. Il trattamento iniziale prevede il posizionamento di un tubo di drenaggio di grosso calibro (28 French in genere, 36-40 French nell'emotorace massivo) seguito dall'esecuzione di radiografia del torace di controllo. La scelta del trattamento chirurgico si basa sulla perdita di almeno 1500 cc di sangue nelle 24 ore o di 200 cc di sangue/ora ovvero sulle condizioni cliniche del paziente (necessità di trasfusionale per il mantenimento della stabilità emodinamica). Nei pazienti con instabilità emodinamica o sanguinamento attivo persistente, la toracotomia è la procedura di scelta. L'incompleta evacuazione dell'emotorace può condurre alla formazione di una raccolta saccata che può evolvere in empiema pleurico e limitare l'espansione polmonare. La terapia antibiotica con cefalosporine è di prima scelta nel ridurre le complicanze infettive.

Emoperitoneo

L'emoperitoneo massivo rappresenta un'emergenza chirurgica associata a trauma, rottura di aneurisma aortico o vascolare, gravidanza ectopica, sanguinamento da follicolo ovarico, tumore epatico o renale, rottura di milza, processi infiammatori erosivi (pancreatiti o pseudocisti), complicanza di paracentesi o procedure invasive addominali. In alcuni rari casi può essere idiopatico, configurando il quadro dell'emorragia intraperitoneale spontanea idiopatica.

La rottura epatica atraumatica consegue in genere a neoplasie epatiche primitive benigne o maligne. L'epatocarcinoma fino al 10% dei casi si presenta clinicamente con rottura spontanea ed emoperitoneo. Più rara l'evenienza nei carcinomi metastatici per la minore angio-invasività e il minor coinvolgimento della capsula epatica. Ancora più eccezionale la rottura epatica nelle vasculiti e connettiviti (panarterite nodosa e lupus eritematoso sistemico) e nell'eclampsia. La presentazione è quella di emoperitoneo spontaneo associato a dolore improvviso epigastrico o in ipocondrio destro con segni variabili di irritazione peritoneale e distensione addominale sino allo shock. L'ecografia può identificare la lesione epatica neoplastica che ha causato la rottura dell'organo assieme alla presenza di versamento liquido libero intraddominale. La TC addome permette di localizzare il tumore e la lesione sanguinante dando informazioni sull'anatomia epatica e la concomitante presenza di cirrosi. Il trattamento prevede il controllo del sanguinamento e la terapia infusiva per il supporto del circolo. L'embolizzazione transcatetere dell'arteria epatica (TAE) generalmente è l'approccio di prima scelta, ma spesso a rischio di recidiva e complicanze con insorgenza di insufficienza epatica post-procedurale e sviluppo di ascessi peritoneali. Preferibile pertanto è l'associazione della TAE alla terapia chirurgica con resezione epatica.

La rottura spontanea di milza è una complicanza rara ma spesso mortale. Interessa in genere pazienti giovani, con presentazione dominata dalla comparsa di dolore addominale acuto atruamatico ed emoperitoneo. Può essere causata da patologie linfoproliferative, malattie infettive, malattie del tessuto connettivo, neoplasie solide, aneurismi, pancreatiti. La splenectomia è il trattamento di scelta, sebbene in letteratura siano riportati dati confortanti riguardo ad un trattamento conservativo nel paziente emodinamicamente stabile.

L'emorragia intraperitoneale spontanea idiopatica (ISIH), o apoplessia addominale, è una condizione rara e spesso fatale conseguente ad emorragia spontanea proveniente da un piccolo vaso arterioso o venoso addominale. La diagnosi viene posta dopo aver escluso le principali cause di sanguinamento addominale da aneurisma o dissezione aortica, neoplasie addominali, lesioni ginecologiche e gravidanza ectopica, trauma. È generalmente più frequente nel maschio (3:1) con presentazione attorno ai 50-60 anni. La diagnosi precoce e il pronto trattamento sono fondamentali per una prognosi favorevole, con mortalità del 100% per gli approcci non chirurgici. In circa il 30% dei casi non si riesce ad individuare la fonte del sanguinamento in seguito allo stato di shock ipovolemico con ipoperfusione dei vasi. Date le difficoltà diagnostiche e terapeutiche la ISIH deve essere sempre sospettata ed esclusa in tutti i pazienti che presentano dolore addominale con instabilità emodinamica. Il sanguinamento insorge solitamente da aneurismi dei piccoli vasi, a genesi micotica, sifilitica, traumatica, infiammatoria vasculitica o legati ad ipertensione essenziale o portale e favoriti da displasia fibromuscolare. I vasi coinvolti originano dal secondo-terzo ordine di biforcazione dei vasi aortici: nel 60% dei casi dall'arteria splenica, nel 22% dall'arteria renale, nel 10-20% dalle arterie epatiche e, meno frequentemente, dal tripode celiaco o dalle arterie mesenteriche. La rottura dei rami venosi consegue invece frequentemente ad ipertensione portale con cirrosi epatica. La clinica di presentazione è aspecifica includendo dolore addominale, nausea, vomito, instabilità emodinamica. L'indagine di prima scelta è la laparotomia esplorativa con possibilità di trattamento chirurgico immediato. Le procedure angiografiche non sempre danno risultati soddisfacenti e la TC con mezzo di contrasto iodato in gran parte dei casi non riesce ad identificare la fonte del sanguinamento.

Le più frequenti cause ginecologiche di emoperitoneo atraumatico sono la gravidanza ectopica e la rottura del corpo luteo. Meno comuni la rottura uterina, l'endometriosi e la rottura di idro-piosalpinge. La rottura del corpo luteo insorge nella fase luteinica del ciclo ovarico con segni e i sintomi variabili sovrapponibili al dolore gastrointestinale sino a segni di irritazione peritoneale che possono essere confusi con appendicite, se coinvolto l'ovaio destro. Le indagini laboratoristiche possono evidenziare anemia, lieve leucocitosi, incremento della PCR. La negatività delle β-hCG permette di escludere il sospetto di gravidanza ectopica. L'ecografia è l'indagine diagnostica di prima scelta per elevata sensibilità, scarsa invasività e rapidità di esecuzione. In alternativa la RMN che per l'elevato costo e il tempo di esecuzione ha un uso limitato in *setting* di emergenza. Con l'aggravarsi del quadro clinico, una volta esclusa la gravidanza, la TC addome con studio della pelvi è l'indagine di prima scelta. Il trattamento dell'emorragia del corpo luteo è chirurgico anche se nel paziente emodinamicamente stabile in assenza di segni di irritazione peritoneale si può tentare un trattamento conservativo. La terapia chirurgica di scelta è la laparoscopia mini-invasiva eventualmente convertita a laparotomia in caso di anemizzazione superiore ai 2 g/dL in 4-6 ore o per l'instabilizzazione emodinamica con incremento dell'emoperitoneo.

IL TACCUINO

La presenza di gravidanza ectopica deve essere presa in considerazione in tutte le donne in età fertile che presentano dolore addominale o pelvico tanto più se con emoperitoneo (consultare Capitolo 17.4).

In caso di emoperitoneo e instabilità emodinamica l'accesso alla sala operatoria deve essere immediato.

Bibliografia di riferimento

LA LAVAGNA

- *L'entità della perdita ematica deve essere sempre valutata sulla base del volume ematico circolante del paziente, delle sue comorbidità e capacità di compenso.*
- *Normali valori di pressione arteriosa sistolica e frequenza cardiaca non escludono un'emorragia acuta.*
- *L'emogasanalisi e la concentrazione plasmatica dei lattati offrono indicazioni importanti sull'ipoperfusione periferica e orientano sulla risposta alla terapia.*
- *Occorre sospettare ed escludere la presenza di anomalie concomitanti dell'emostasi primaria e secondaria e l'uso di farmaci anticoagulanti e antiaggreganti.*
- *Una rianimazione con fluidi troppo aggressiva, senza controllo del sanguinamento, può alimentare l'emorragia e condurre a insufficienza multi-organo.*
- *In caso di emoperitoneo e instabilità emodinamica, l'ingresso in sala operatoria deve essere immediato.*

Appunti / Commenti

Emorragia interna non traumatica

Controllo parametri vitali (PA, FC, SpO_2)
Accesso venoso
Ossigeno
ECG a 12 derivazioni
Catetere vescicale e controllo diuresi

Terapia infusionale
- Infusione di cristalloidi +/–
- Emotrasfusione, gradualmente fino a normalizzazione dei PV
- Considerare plasma e fattori coagulazione

Anamnesi ed esame obiettivo
- Tachicardia, tachipnea, agitazione, ipotensione
- Patologie associate
- Terapie concomitanti (antiaggreganti/anticoagulanti)

↓

Esami ematochimici
- Emocromo completo
- Coagulazione
- Emogasanalisi
- Creatinina, azotemia
- Lattati
- Elettroliti

↓

Esami strumentali

Radiografia del torace
Versamento pleurico
Lesioni costali e/o sternali
Contusioni polmonari
Allargamento ombra cardiaca
→ Emotorace → Trattamento chirurgico
→ Emopericardio → Trattamento chirurgico

Ecografia addome
Versamento libero
Emoperitoneo
Lesioni evidenziabili a carico degli organi addominali (fegato, milza)
→ Emoperitoneo → Trattamento chirurgico

TC mdc (paziente stabile o stabilizzato)
Definizione sede di sanguinamento
→ Trattamento chirurgico

Angiografia (se sanguinamento persistente)
Definizione sede di sanguinamento e trattamento
→ Trattamento chirurgico

Trattamento chirurgico
Se sanguinamento ancora attivo, dopo definizione di sede o in paziente instabile

1.11 Emottisi

Definizione

L'emottisi (o emoftoe) è definita come l'emissione dal cavo orale di sangue proveniente dai polmoni o dalle vie respiratorie inferiori (trachea e bronchi) conseguentemente ad un sanguinamento polmonare o bronchiale. Si classifica in massiva e non massiva in base al volume di sangue espettorato.

Non esiste allo stato attuale una definizione unanime di emottisi massiva. Si ritiene che per un'emottisi massiva il volume di sangue espettorato debba essere superiore ai 600 mL/die o superiore a 50 mL in una singola espettorazione. Tuttavia la quantificazione del sanguinamento è difficile in quanto non tutto il sangue perso nelle vie respiratorie viene espettorato né è possibile quantificare con precisione il volume ematico nelle singole espettorazioni. Si preferisce pertanto definire un'emottisi a rischio di vita quella con allagamento delle vie aeree, compromissione degli scambi respiratori ed effetti sulla stabilità emodinamica indipendentemente dal volume ematico perso.

Fisiopatologia

Il polmone ha due sistemi vascolari indipendenti: le arterie polmonari e il sistema arterioso bronchiale. Le arterie polmonari provvedono al 99% dell'irrorazione polmonare partecipando agli scambi gassosi. Le arterie bronchiali rappresentano l'1% della portata cardiaca e irrorano la trachea, i bronchi, i nervi, le strutture linfonodali, la pleura e l'esofago. Per il 5% questi due sistemi di circolo sono comunicanti a livello capillare e, in circostanze che riducono il circolo polmonare con conseguente ischemia (ad esempio nel tromboembolismo cronico), la circolazione bronchiale va incontro ad ipertrofia e a proliferazione vascolare capillare anastomotica supportando il circolo polmonare. D'altro canto le neoplasie e le infiammazioni croniche (ad esempio le bronchiectasie) ad opera di fattori di crescita angiogenici inducono neo-vascolarizzazione con aumento del circolo bronchiale. I vasi neoformati sono più fragili ed esposti alla pressione sistemica che ne favorisce la rottura, causando emottisi. In generale il 90% delle emottisi origina dalle arterie bronchiali con sanguinamento profuso perché sottoposto alla pressione sistemica. Il sanguinamento dal circolo polmonare è invece a piccoli volumi per i bassi valori pressori che lo caratterizzano. In alcuni casi sono implicati nel sanguinamento anche rami arteriosi non bronchiali appartenenti al circolo sistemico che giungono al polmone tramite biforcazioni dei vasi intercostali, sopra-aortici, ascellari o mammari interni.

Cause

L'emottisi può essere il sintomo di presentazione di una gran quantità di patologie con una mortalità complessiva compresa tra il 7% al 30%. L'emottisi massiva si presenta in meno del 5% dei pazienti con una mortalità che può arrivare al 50%. Le cause principali di sanguinamento dalle arterie polmonari sono le patologie con necrosi del parenchima quali la malattia tubercolare, l'ascesso polmonare, le polmoniti necrotizzanti, le neoplasie, ma anche le vasculiti, le malformazioni artero-venose e il danno polmonare iatrogeno. L'emorragia alveolare raramente si manifesta con emottisi massiva in quanto gli alveoli hanno la capacità di contenere un grande volume di liquido, causando più frequentemente insufficienza respiratoria iposssica, anemizzazione e riscontro di infiltrati polmonari alla diagnostica per immagini.

Le cause più comuni di emottisi sono le bronchiti acute e croniche, assieme alle polmoniti, neoplasie polmonari primitive o secondarie e, in aree geografiche selezionate, la tubercolosi polmonare (Tabella 1.11.1).

Tabella 1.11.1. Principali cause di emottisi

Sanguinamento dal sistema tracheo-bronchiale: • Neoplasie (carcinoma broncogeno, tumori metastatici, sarcoma di Kaposi, carcinoide bronchiale) • Bronchiti acute e croniche • Bronchiectasie • Trauma delle vie aeree/danno iatrogeno (broncoscopia, biopsia) • Corpo estraneo nelle vie aeree (generalmente bambini)
Sanguinamento dal parenchima polmonare: • Ascesso polmonare • Polmonite • Tubercolosi • Micetoma • Malattia di Goodpasture • Emosiderosi polmonare idiopatica • Poliangioite con granulomatosi (Wegener) • Polmonite lupica • Contusione polmonare
Cause cardio-vascolari: • Malformazioni artero-venose • Scompenso cardiaco/stenosi valvolare mitralica • Trombo-embolia polmonare • Ipertensione venosa polmonare
Altre cause: • Endometriosi polmonare • Disturbo dell'emostasi primitivo o indotto da anticoagulanti o anti-aggreganti • Inalazione di tossici/cocaina

La prima causa (circa 60-70% dei casi) è rappresentata dalle infezioni respiratorie. L'infezione è causa di infiammazione ed edema della mucosa bronchiale, con conseguente rottura dei vasellini superficiali. Gli agenti infettivi maggiormente implicati sono lo *Staphylococcus aureus* e lo *Pseudomonas aeruginosa* e le infezioni micotiche da *Aspergillus species*. Più raramente le forme virali da virus influenzali. L'HIV predispone a condizioni di immunodeficienza con infezioni opportunistiche o neoplasie (sarcoma di Kaposi).

La neoplasia primitiva del polmone è responsabile di emottisi fino al 23% dei casi. La forma più comune è rappresentata dal carcinoma broncogeno. Tra le forme metastatiche ricordiamo le neoplasie mammarie, renali e del colon, sebbene il sanguinamento da metastasi sia raro. Le metastasi tuttavia possono condurre a forme occlusive secondarie con infezioni e conseguente emottisi.

Tra le cause vascolari ricordiamo l'ipertensione polmonare venosa favorita prevalentemente dallo scompenso sistolico del ventricolo sinistro, dalla stenosi valvolare mitralica e dalla trombo-embolia polmonare, sebbene l'emottisi non sia un segno specifico di embolia polmonare (*likelihood ratio* positiva e negativa nell'embolia polmonare di 1,6 e 0,95 rispettivamente).

Nel 7-34% dei casi si parla di emottisi idiopatica o criptogenetica, una diagnosi di esclusione con TC torace e fibrobroncoscopia negative, a prognosi generalmente favorevole a risoluzione entro sei mesi.

Dai dati attualmente presenti in letteratura l'emottisi è riportata come manifestazione rara di infezione da SARS-CoV-2 (meno del 1-5%).

Diagnosi differenziale

Anamnesi

L'indagine anamnestica deve essere volta a differenziare l'emottisi dall'ematemesi e dalle pseudo-emottisi e nell'identificare la sede del sanguinamento (Tabella 1.11.2). Fattori come l'età, lo stato nutrizionale, le comorbidità sono fondamentali per orientale verso una diagnosi definitiva. La presenza di sangue nelle vie respiratorie inferiori si associa frequentemente a tosse, mentre la presenza di epistassi o di espettorazione senza tosse indica più frequentemente una partenza dalle vie respiratorie superiori o dal tratto gastro-enterico. La presenza di dispnea, ortopnea o dispnea parossistica notturna con astenia ed escreato striato di sangue possono orientare verso una causa cardiaca come la stenosi valvolare mitralica o l'insufficienza ventricolare sinistra. L'associazione con febbre o tosse produttiva orienta verso una genesi infettiva, con sospetto di bronchiectasia o di ascesso polmonare nelle espettorazioni abbondanti e purulente con anamnesi positiva per infezioni ricorrenti e recidivanti delle vie respiratorie inferiori. L'abitudine tabagica pone il sospetto di malattia neoplastica

Tabella 1.11.2. Diagnosi differenziale tra emottisi ed ematemesi

	Emottisi	Ematemesi
Anamnesi	Assenza di nausea e vomito o di sintomatologia gastroenterica Malattia polmonare Possibile insufficienza respiratoria	Presenza di nausea e vomito o di sintomatologia gastroenterica Malattia epatica o gastroenterica Rara insufficienza respiratoria
Espettorato	Roseo o rosso vivo con possibile presenza di coaguli di pH alcalino frammisto a leucociti	Rosso vivo, marrone/nero, caffeano di pH acido frammisto a materiale alimentare o succhi gastrici o biliari

primitiva o secondaria (storia di neoplasia del colon, mammella, rene) in particolare se associata a astenia, dimagramento e cachessia, o di bronchite acuta o cronica. L'immobilizzazione prolungata in assenza di terapia anticoagulante, la presenza di neoplasia o il riscontro di trombosi venosa profonda richiede l'esclusione di embolia polmonare.

L'anamnesi farmacologica permette di evidenziare disordini dell'emostasi indotti da farmaci anticoagulanti o antiaggreganti, mentre un'accurata anamnesi dei viaggi può rinforzare il sospetto di malattia tubercolare o parassitaria (schistosomiasi, amebiasi). Nel paziente immunodepresso frequenti sono i sanguinamenti indotti da infezioni opportunistiche o da sarcoma di Kaposi. Infine il presentarsi dell'emottisi con il ciclo mestruale pone il sospetto di endometriosi polmonare.

Esame obiettivo

Nel paziente si devono valutare i segni vitali inclusa la temperatura corporea, la pulsossimetria, le variazioni del peso corporeo. Vanno esclusi segni di coagulopatia quali ecchimosi, teleangectasie, gengiviti o segni di sanguinamento dalla mucosa orale o nasale. All'obiettività toracica è possibile riscontrare una riduzione focale o diffusa del murmure vescicolare, rantoli o crepitii, rumori di broncostenosi, segni di trauma. Il riscontro di distensione delle vene giugulari, soffio cardiaco da stenosi valvolare mitralica, edema improntabile orientano verso una causa cardiaca del sanguinamento. Vanno inoltre valutate le stazioni linfonodali cervicali, sovraclaveari e ascellari, nonché la presenza di ippocratismo digitale. L'ippocratismo digitale può presentarsi in corso di BPCO, neoplasia polmonare primitiva o metastatica, bronchiectasie o ascesso polmonare.

IL TACCUINO

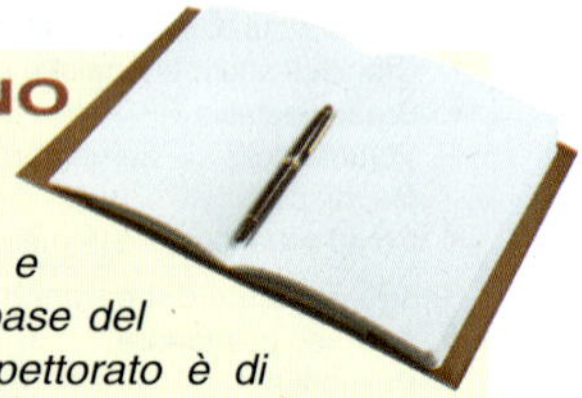

La distinzione tra emottisi massiva e non massiva sulla base del volume ematico espettorato è di difficile esecuzione nella pratica clinica e di scarsa utilità. Si preferisce pertanto introdurre il concetto di emottisi a rischio di vita indicando le condizioni con instabilità emodinamica ed insufficienza respiratoria per allagamento delle vie aeree, indipendentemente dal volume di sangue espettorato.

Esame dell'escreato ed esami ematochimici

La raccolta dell'espettorato in un recipiente graduato permette di identificare l'entità e la sede del sanguinamento. Il materiale raccolto deve essere inviato per esame chimico-fisico, colturale, ricerca di bacilli tubercolari, indagine citologica nel sospetto di neoplasia.

Gli esami ematici di base prevedono l'emocromo con formula leucocitaria, l'assetto coagulativo con D-dimero e l'emogasanalisi.

Approccio al paziente

L'obiettivo principale nella gestione del paziente con emottisi è favorire la cessazione del sanguinamento, prevenendo l'aspirazione del sangue e identificando e trattando la causa sottostante.

Il primo approccio al paziente che sanguina è la valutazione della pervietà delle vie aeree, del respiro e della stabilità emodinamica secondo algoritmo ABC. Poiché l'emottisi si presenta prevalentemente in forma lieve causata da bronchite, i pazienti sono generalmente stabili e a basso rischio in assenza di alterazioni rilevabili alla diagnostica per immagini toracica (Tabella 1.11.3). Possono essere trattati senza ospedalizzazione con stretta rivalutazione ambulatoriale e terapia antibiotica orale se indicata. Se l'emottisi persiste o rimane inspiegata occorre indirizzare il paziente ad una valutazione ambulatoriale specialistica pneumologica.

Emottisi non massiva

Nei pazienti con emottisi non massiva (vedi *flow chart, emottisi non massiva*) l'indagine di prima scelta, dopo l'anamnesi e l'esame obiettivo, è la radiografia del torace seguita eventualmente dalla TC polmonare ad alta risoluzione o con metodica angio-TC e dalla broncoscopia. Nei pazienti con radiografia del torace negativa per lesioni (la radiografia del torace fallisce nella localizzazione delle lesioni nel 20-46% dei casi) ma con fattori di rischio per neoplasia polmonare o con emottisi ricorrente è indispensabile l'esecuzione di una TC polmonare con eventuale approfondimento broncoscopico. Sono fattori di rischio per lesione maligna la storia di fumo, il sesso maschile, l'età superiore a 40 anni. La TC ad alta risoluzione permette di identificare le piccole neoplasie e localizzare le bronchiectasie; con metodica angio-TC permette di identificare gli aneurismi e le malformazioni artero-venose. I noduli centrolobulari, le opacità a vetro smerigliato e gli addensamenti parenchimali sono i principali segni di sanguinamento polmonare.

Emottisi massiva

Il paziente con emottisi massiva è potenzialmente instabile e a rischio di morte (vedi *flow chart, emottisi massiva*). La mortalità nelle emottisi massive dipende dall'entità del sanguinamento e dalla causa sottostante: un'emottisi superiore a 1000 mL nelle 24 ore in presenza di neoplasia conduce a morte il paziente nell'80% dei casi. Il paziente va ricoverato in unità di terapia intensiva con valutazione pneumologica, anestesiologica e chirurgica toracica precoce. Poiché il principale meccanismo di morte è l'aspirazione del sangue nelle vie aeree piuttosto che lo shock ipovolemico, occorre garantire la protezione delle vie aeree con supplemento di ossigeno e avviare procedure rianimatorie. Identificata la sede del sanguinamento il paziente va posto in posizione semi-seduta o in decubito nel lato della sede del sanguinamento per prevenire l'aspirazione nel polmone sano. La perdita di sangue deve essere trattata con infusione di cristalloidi, emotrasfusione, e correzione della eventuale coagulopatia. Se il sanguinamento è massivo con instabilità emodinamica e rischio di aspirazione nelle vie aeree, il paziente va intubato con un tubo di ampio calibro (superiore o uguale a 8 mm) che permetta adeguata aspirazione e accesso per la broncoscopia. Nel caso in cui il sanguinamento sia localizzabile, si può tentare un'intubazione unilaterale per proteggere il polmone sano.

Trattamento

L'identificazione della sede del sanguinamento e della causa scatenante è fondamentale per il trattamento definitivo. La modalità di scelta nel sanguinamento massivo è rappresentata dalla broncoscopia con fibre ottiche e dall'angiografia che permettono un intervento emostatico.

La broncoscopia a fibre ottiche ha il vantaggio di poter essere eseguita a letto del paziente con visualizzazione delle ramificazioni bronchiali più periferiche e dei lobi su-

Tabella 1.11.3. Segni radiografici in corso di emottisi e orientamento diagnostico

Ampliamento dell'ombra cardiaca	Scompenso cardiaco cronico, stenosi valvolare mitralica
Rafforzo della trama vascolare polmonare	Scompenso cardiaco cronico
Lesioni cavitate	Ascesso polmonare, cavitazione di neoplasia, TBC
Iperinflazione	BPCO
Infiltrati lobari o segmentali	Polmonite, neoplasia, trombo-embolia
Lesioni nodulari	Neoplasia primitiva o metastatica, vasculiti granulomatose
Infiltrati alveolari bilaterali	Edema polmonare acuto, polmonite tossica, coagulopatie
Reperto normale o pseudo-normale	Embolia polmonare, bronchite acuta o cronica

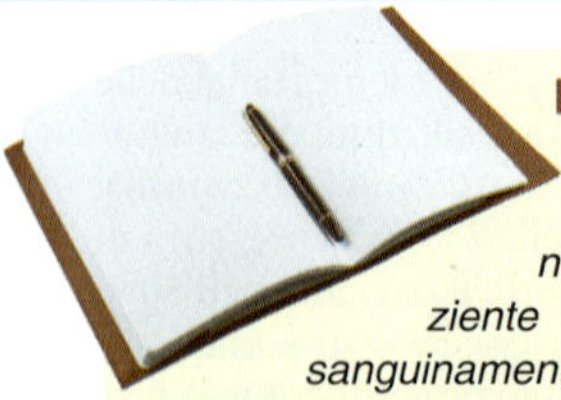

IL TACCUINO

L'obiettivo principale nella gestione del paziente è la cessazione del sanguinamento prevenendo l'aspirazione di sangue nelle vie aeree sane e identificando la lesione sottostante responsabile. In caso di emottisi massiva o a rischio di vita, le procedure di prima scelta, parallelamente alla terapia infusiva, sono la broncoscopia a fibre ottiche associata o meno alla broncoscopia con tubo rigido. Nei casi di fallimento della broncoscopia, o ove questa non fosse praticabile, si ricorre a procedure di angio-embolizzazione o alla terapia chirurgica.

periori, eseguendo biopsia tissutale, lavaggio bronco-alveolare, indagini citologiche, tuttavia è limitata nella capacità di aspirazione. Il broncoscopio rigido permette l'aspirazione di un maggior volume di sangue e il mantenimento della pervietà delle vie aeree ma è limitato nella visualizzazione delle lesioni periferiche e nell'esplorazione delle ramificazioni bronchiali dei lobi superiori. Le due tecniche possono essere combinate con passaggio del broncoscopio a fibre ottiche nel lume del broncoscopio rigido. Durante l'esame broncoscopico, l'istillazione di adrenalina (1:20.000) può essere utilizzata per il controllo del sanguinamento lieve, tuttavia nel sanguinamento massivo le terapie iniettive locali risultano inefficaci richiedendo spesso l'isolamento del segmento bronchiale sanguinante con catetere a pallone. Il tamponamento con pallone può prevenire l'aspirazione di sangue nelle grandi vie aeree mantenendo l'ossigenazione ma non deve essere utilizzato per più di 24 ore per evitare l'ischemia della mucosa e le polmoniti post-ostruttive.

Le procedure angiografiche si utilizzano nei sanguinamenti massivi a rischio di vita con broncoscopia impraticabile. Il controllo del sanguinamento con embolizzazione selettiva di un ramo arterioso bronchiale è efficace dal 64% al 100% sebbene il risanguinamento non massivo possa verificarsi fino al 53% dei pazienti per incompleta occlusione dei vasi coinvolti. Complicanze dell'embolizzazione sono la perforazione/dissezione vasale, il dolore toracico, la febbre, l'embolizzazione sistemica, le complicanze neurologiche ischemiche.

La terapia chirurgia viene presa in considerazione nelle lesioni localizzate con mortalità operatoria del 1-50% in relazione alle comorbidità associate. La chirurgia è controindicata nei pazienti con inadeguata riserva respiratoria, nelle neoplasie sanguinanti disseminate, nella mancata disponibilità o fallimento dell'embolizzazione. È il trattamento di scelta nell'emottisi da fistola bronco-aortica, malformazioni artero-venose, cisti idatidea, rottura polmonare iatrogena, trauma toracico, adenoma bronchiale, micetoma resistente al trattamento medico.

Occorre infine ricordare che in caso di emorragie polmonari indotte da coagulopatia, discrasia ematica o immunomediata, le procedure invasive emostatiche endoscopiche ed angiografiche non hanno alcuna efficacia terapeutica definitiva, mentre possono avere un ruolo di primo piano le terapie mediche con steroidi sistemici, farmaci citotossici e plasmaferesi. Il trattamento medico con farmaci anti-fibrinolitici orali come l'acido tranexamico ha dimostrato una qualche efficacia unicamente nel controllo dell'emottisi minore ricorrente.

Bibliografia di riferimento

LA LAVAGNA

- *L'emottisi non è un segno specifico di embolia polmonare.*
- *In pazienti provenienti da aree geografiche selezionate occorre considerare tra le diagnosi differenziali la tubercolosi polmonare.*
- *Nella gestione del paziente con emottisi in atto il primo atto terapeutico deve riguardare la protezione e il mantenimento della pervietà delle vie aeree.*
- *Il paziente instabile con emottisi deve essere trattato prima dell'esecuzione della TC toracica.*
- *In casi selezionati quali i disturbi dell'emostasi primitivi o secondari la terapia medica riveste un ruolo di primo piano.*

APPUNTI / COMMENTI

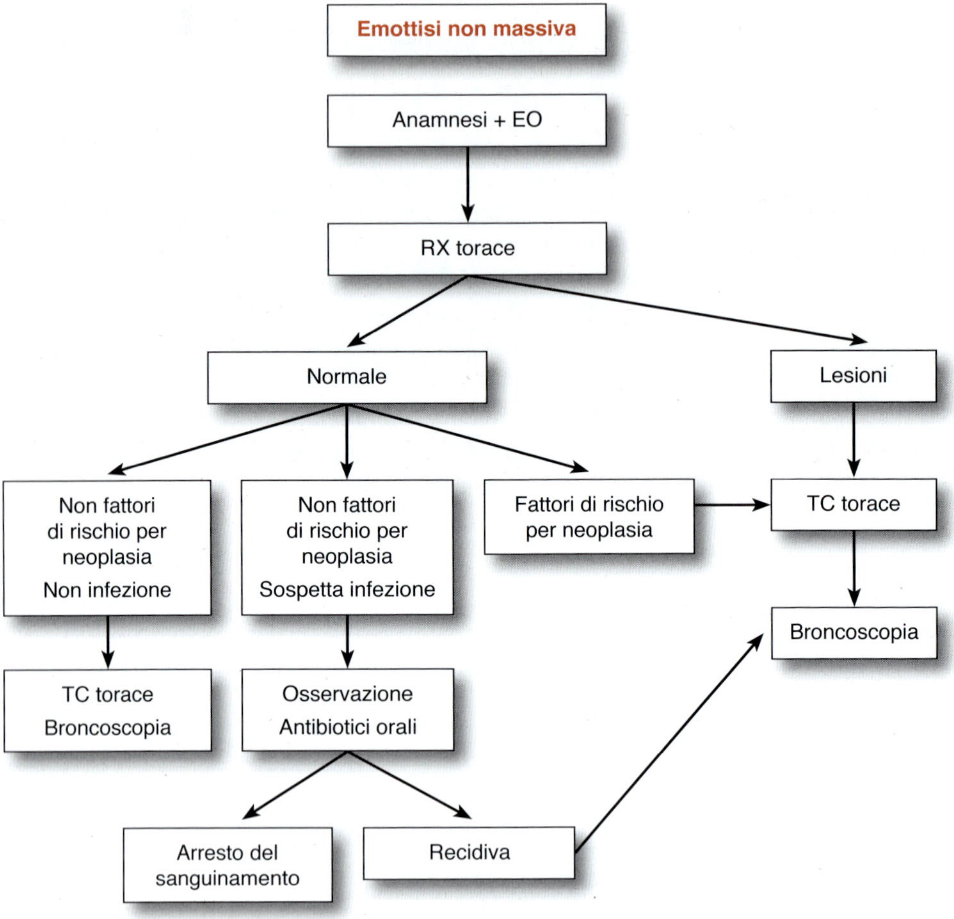
Emottisi non massiva
Anamnesi + EO
RX torace
Normale
Lesioni
Non fattori di rischio per neoplasia
Non infezione
Non fattori di rischio per neoplasia
Sospetta infezione
Fattori di rischio per neoplasia
TC torace
TC torace
Broncoscopia
Osservazione
Antibiotici orali
Broncoscopia
Arresto del sanguinamento
Recidiva

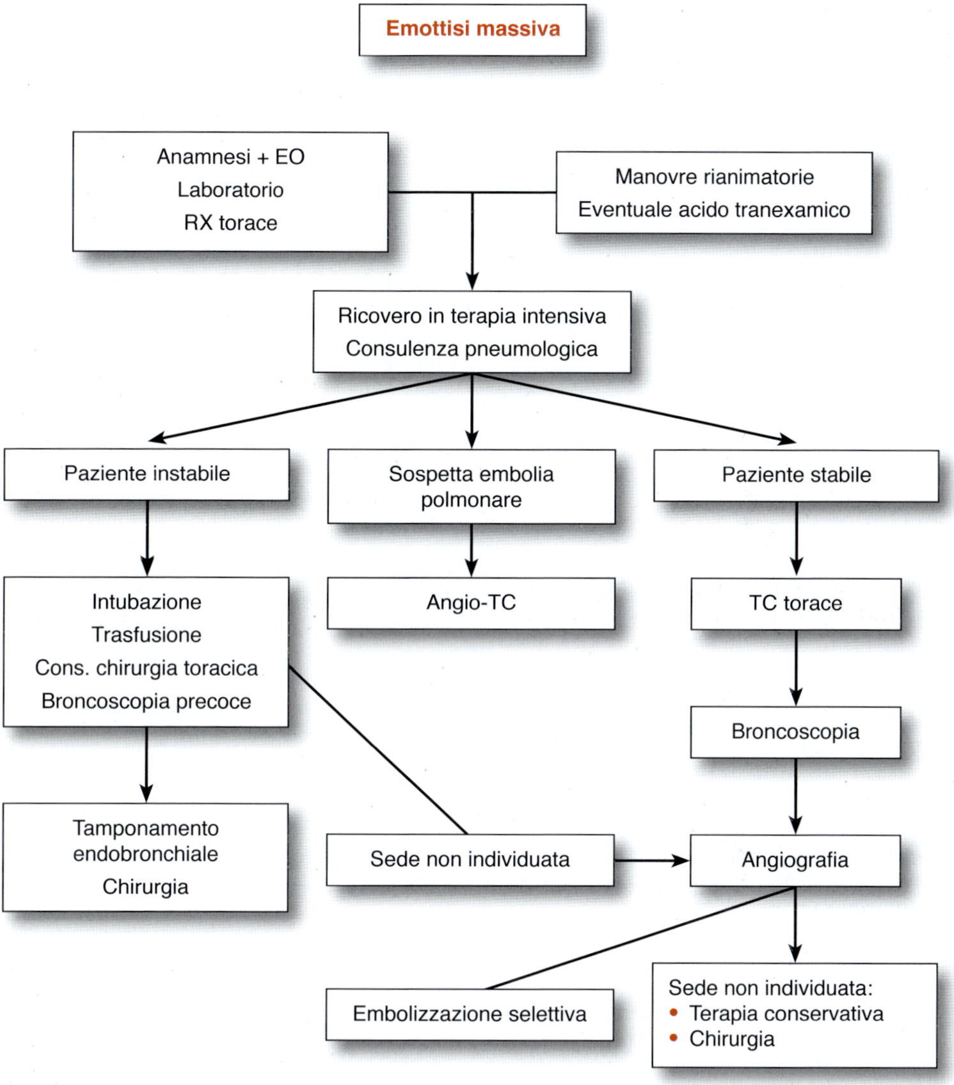
Emottisi massiva
Anamnesi + EO
Laboratorio
RX torace
Manovre rianimatorie
Eventuale acido tranexamico
Ricovero in terapia intensiva
Consulenza pneumologica
Paziente instabile
Sospetta embolia polmonare
Paziente stabile
Intubazione
Trasfusione
Cons. chirurgia toracica
Broncoscopia precoce
Angio-TC
TC torace
Broncoscopia
Tamponamento endobronchiale
Chirurgia
Sede non individuata
Angiografia
Embolizzazione selettiva
Sede non individuata:
• Terapia conservativa
• Chirurgia

1.12 Febbre

Definizioni

La febbre è l'aumento, al di sopra dei valori considerati normali, della temperatura corporea.

La temperatura corporea (TC) è considerata normale per valori compresi tra 35,3 °C e 37,7 °C (media 36,6 °C), con oscillazioni diurne mediamente nell'ordine di 0,5-1 °C. Valori di TC >37,2 °C al mattino e >37,7 °C al pomeriggio debbono essere considerati febbrili.

La TC è influenzata da ritmo circadiano (aumenta nel pomeriggio), età (minore negli anziani), stato fisiologico (ciclo mestruale, gravidanza), sede di misurazione (T ascellare <orale <sangue <rettale) e modalità di misurazione. La misurazione della temperatura orale può essere influenzata da bevande, alimenti, respiro con la bocca, tachipnea, presenza di protesi orali; la misurazione timpanica, anche se comoda, è soggetta ad una maggiore variabilità di quella rilevata a livello rettale o orale; la misurazione ascellare non è raccomandata in quanto può sottostimare i valori reali.

Ipertermia: mentre la febbre è citochino-mediata (vedi oltre), l'ipertermia non lo è; essa si manifesta quando la produzione di calore da parte del corpo o il calore ambientale superano la capacità di dispersione. In questi casi il set point del centro ipotalamico è immodificato (vedi oltre).

Iperpiressia: è definita tale una temperatura corporea molto elevata che può essere secondaria a infezione (raramente), più frequentemente a emorragia cerebrale.

Febbre ipotalamica: termine usato per definire i rari casi in cui la febbre è causata da una anomalia dell'ipotalamo (traumi, emorragia, tumori).

IL TACCUINO

Il pattern della febbre raramente è utile per formulare la diagnosi (eccezione può essere la febbre ricorrente della malaria, della borreliosi e di alcuni linfomi).

L'entità della febbre non rispecchia necessariamente la gravità della malattia (l'ipotermia in corso di sepsi è un fattore prognostico negativo).

Le cause non infettive raramente causano elevazioni della temperatura >39 °C (eccezioni possono essere m. di Still, linfomi, reazioni trasfusionali, terapie con citochine).

La temperatura >41 °C non è solitamente causata da citochine ma dall'ipertermia.

Fisiopatologia

Tutti i mammiferi sono omeotermi, cioè sono in grado, grazie a meccanismi interni di termoregolazione, di mantenere costante la TC indipendentemente, entro certi limiti, dalla temperatura dell'ambiente esterno e dal variare della produzione di calore conseguente ai processi metabolici e all'attività fisica.

La TC è controllata dai neuroni del centro per la termoregolazione, posti nell'ipotalamo anteriore e posteriore; essi ricevono e integrano due tipi di informazioni: dai nervi periferici che rilevano segnali di caldo/freddo inviati dai recettori cutanei e direttamente dalla temperatura del sangue che li irrora. Sono presenti vari tipi di neuroni: quelli responsabili della captazione e dell'integrazione dei valori di temperatura al disotto o al di sopra del *set point* ipotalamico e quelli effettori, responsabili della termodispersione o della termoconservazione.

L'omeostasi termica è assicurata dalla produzione di calore da parte del metabolismo basale, dai muscoli, dal fegato, mentre la sua dispersione è assicurata dalla cute e dai polmoni.

La febbre è una risposta dell'organismo a svariate situazioni patologiche ed è conseguente alla capacità di alcune cellule (monociti-macrofagi) di produrre citochine – pirogeni endogeni – (IL-1, IL-6, TNF, IFN, CNTF), in grado di resettare verso l'alto il set point ipotalamico, attraverso la produzione di PGE_2, come risposta ad eventi quali: infiammazione, infezioni, traumi, neoplasie. La PGE_2 può essere anche indotta da pirogeni esogeni: prodotti da agenti microbici (es. lipopolisaccaride dei Gram-negativi, tossine streptococciche, enterotossine dello *Staphylococcus aureus*), farmaci, immunocomplessi.

Come detto, la febbre deve essere distinta dall'ipertermia che non è citochino-mediata e si manifesta quando la produzione di calore da parte del corpo o il calore ambientale superano la capacità di dispersione (Tabella 1.12.1).

Tabella 1.12.1. Cause di ipertermia

- Colpo di calore
- Da farmaci/droghe: cocaina, LSD, anfetamine, fenciclidina, ecstasy, salicilati, litio, anticolinergici, simpaticomimetici, SSRIs, anti-MAO, antidepressivi triciclici, anestetici inalatori, succinilcolina
- Sindrome neurolettica maligna
- Sindrome serotoninergica
- Ipertermia maligna
- Catatonia maligna
- Endocrinopatie: tireotossicosi, feocromocitoma
- Emorragia cerebrale
- Convulsioni prolungate
- Lesioni ipotalamiche

Epidemiologia

La febbre è la terza causa di accesso in PS (20-40% nei bambini, 6% negli adulti, 10-15% per gli anziani) e tra i primi 20 motivi di visita ambulatoriale. Anche se vi sono pochi studi al riguardo e relativi a serie di pazienti piuttosto piccole, si ritiene che circa 65-80% dei soggetti con febbre in PS abbiano un processo infettivo.

Stratificazione del rischio

L'ipertemia è da considerarsi sempre un'emergenza.

La febbre, per i pazienti in PS, può essere sintomo di malattie infettive o non infettive, classificabili come critiche, urgenti/potenzialmente evolutive oppure non critiche (Tabelle 1.12.2 e 1.12.3).

La febbre di per sé determina alterazioni metaboliche in grado, in soggetti fragili o predisposti, di causare danni, anche in assenza di una grave causa:

- disidratazione e alterazioni elettrolitiche: si perdono 300-500 mL/m²/die di acqua per ogni °C di febbre;
- aumento del fabbisogno calorico che, se non compensato, può portare ad aci-

Tabella 1.12.2. Cause infettive di febbre (da Rosens, modificato).

Critiche
- Polmonite con insufficienza respiratoria
- Peritonite
- Meningite
- Trombosi dei seni cavernosi
- Sepsi/shock settico
- Fascite necrotizzante
- Tromboflebite settica dei seni cavernosi

Urgenti/potenzialmente evolutive
- Polmonite batterica
- Ascesso peritonsillare/retrofaringeo
- Epiglottite
- Endocardite
- Pericardite
- Appendicite
- Colecistite
- Diverticolite
- Ascessi intra-addominali
- Pielonefrite
- Malattia infiammatoria pelvica
- Encefalite
- Ascessi cerebrali
- Cellulite
- Ulcere da decubito infette
- Ascessi dei tessuti molli

Non critiche
- Otite media
- Sinusite
- Faringiti/bronchiti
- Influenza
- Enteriti/coliti
- Cistiti
- Epididimite
- Prostatite
- Tubercolosi

Tabella 1.12.3. **Cause non infettive di febbre** (da Rosens, modificato).

Critiche
- Infarto miocardico
- Embolia/infarto polmonare
- Emorragia intracranica
- Ictus
- Edema polmonare
- Sindrome maligna da neurolettici
- Crisi tireotossica
- Accidenti trasfusionali

Urgenti/potenzialmente evolutive
- Scompenso cardiaco
- Disidratazione
- Crisi convulsiva
- *Sickle cell disease*
- Rigetto di trapianto
- Pancreatite
- Trombosi venosa profonda
- Trauma

Non urgenti
- Febbre da farmaci
- Tumori solidi/linfomi
- Gotta
- Sarcoidosi
- Malattie autoimmuni
- Malattie infiammatorie intestinali
- Sindromi allergiche
- Febbre factizia
- Intossicazione alcolica

dosi metabolica: aumento del 12% per ogni °C;
- aumento della FC: 15 bpm/°C di temperatura;
- iperventilazione, con possibile alcalosi respiratoria;
- scompenso glicemico;
- aumentato consumo di ossigeno.

Inoltre la febbre può causare delirium e convulsioni.

A prova di ciò, si osserva che nei soggetti anziani che accedono al PS per febbre la percentuale di ricovero varia dal 70 al 90% e la mortalità a un mese è del 10% circa, contro meno dell'1% nei giovani e negli adulti.

Per stratificare il rischio dei soggetti che si presentano con febbre, occorre distinguere tra:
- giovani e adulti, per i quali è necessario escludere malattie gravi o potenzialmente evolutive (es. sepsi, meningite, peritonite - Tabella 1.12.2) o affezioni gravi per le quali la febbre è un epifenomeno (Tabella 1.12.3);
- soggetti anziani, immunodepressi, con comorbidità, i quali se febbrili sono di per sé ad alto rischio, sia perché spesso hanno infezioni batteriche clinicamente rilevanti sia per le alterazioni metaboliche e neurologiche che si associano alla febbre (vedi sopra).
- Occorre inoltre ricercare le caratteristiche di allarme della febbre:
  - molto elevata (TC >40 °C);
  - di lunga durata (>1 settimana);
  - in peggioramento;
  - associata a sintomi e segni "preoccupanti": grave cefalea, rigidità nucale, agitazione/confusione/sopore, dolore toracico, dolore addominale, dispnea, sangue nell'escreato, nelle feci o nelle orine, diatesi emorragica, segni di cellulite/tumefazioni cutanee;
  - associata a disidratazione (per sudorazione profusa, vomito, diarrea, ipoalimentazione);
  - associata a immunodepressione (vedi oltre);
  - associata a co-patologie (vedi oltre);
  - in portatori di catetere venoso centrale (CVC) o altri *devices* intravascolari;
  - associata a segni di sepsi;
  - viraggio dalla febbre all'ipotermia senza causa farmacologica.

IL TACCUINO

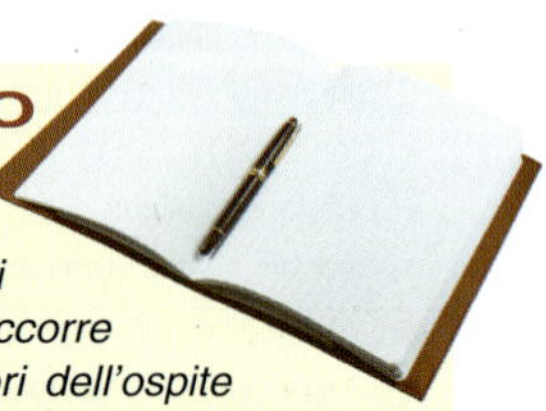

Nell'interpretare la causa e la gravità di uno stato febbrile occorre tenere conto dei fattori dell'ospite che possono influenzare il quadro clinico e l'andamento della febbre stessa: età (neonati e anziani), stato immunitario, co-patologie (uremia), farmaci (cortisonici e antipiretici).
Da uno dei pochi studi nel setting del PS, le variabili associate a febbre da malattie gravi erano: co-patologie, età >60 anni, PCR >10 mg/dL, sospetto di febbre derivante da una sede diversa dalle prime vie aeree.

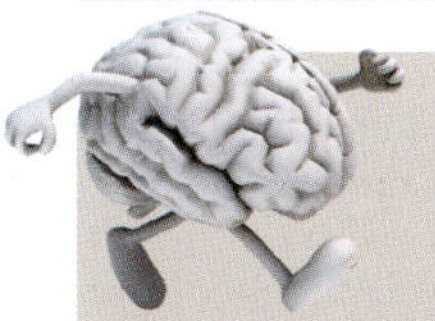

CONDIZIONI PARTICOLARI

Il paziente in terapia intensiva

L'incidenza della febbre in terapia semintensiva/intensiva varia dal 30% al 70% (nel 50% dei casi è di natura infettiva).

Le cause infettive più comuni sono: batteriemie catetere-correlate, polmonite da ventilatore o da aspirazione, batteriemie/sepsi primarie, infezioni del sito chirurgico.

Tra le cause non infettive ricorda: febbre da farmaci, reazioni trasfusionali, sindrome neurolettica maligna, ipertermia maligna, sindrome serotoninergica, colecistite alitiasica, emorragia intracranica, gotta, TEV, pancreatite acuta, colite ischemica, colpo di calore, neoplasie, crisi tireotossica, vasculiti, crisi convulsive, ARDS, ematomi, astinenza da alcol/farmaci.

Il paziente immunodepresso

Uno stato di immunodepressione, che predispone all'insorgenza di forme infettive gravi, spesso sostenute da patogeni "difficili", oltre che nelle varie forme congenite, si riscontra o è altamente probabile in numerose categorie di soggetti: anziani; affetti da insufficienza renale ed epatica, diabetici, malnutriti, portatori di neoplasie solide ed ematologiche, immunodepressi/HIV, alcolisti, tossicodipendenti, in radioterapia o chemioterapia, in trattamento steroideo o immunosoppressivo, con asplenia/splenectomia, trapiantati, con malattie autoimmuni, con ustioni diffuse etc..

Il paziente con co-patologie

Come detto in precedenza, la febbre è in grado di causare alterazioni metaboliche e neurologiche. Soggetti particolarmente a rischio sono quelli affetti da diabete, insufficienza renale, cardiaca, respiratoria, cerebrale, con precedenti di delirium e comizialità

Diagnosi e diagnosi differenziale

Anamnesi

Nella raccolta dei dati anamnestici, occorre focalizzarsi sulla durata e caratteristiche della febbre, presenza di co-morbidità, immunodeficienza, assunzione di farmaci (inclusi antibiotici e terapie immunosoppressive), abitudini di vita, contatti familiari/sociali, attività lavorative o ricreative (incluso l'utilizzo di droghe), abitudini sessuali, viaggi recenti, assunzione di cibi particolari, contatto con animali, punture di insetto, interventi chirurgici/traumi/ospedalizzazioni recenti, segni e sintomi di accompagnamento o localizzanti (tosse, disuria, diarrea etc.), allergie.

Esame obiettivo

Rilevare tutti i segni vitali (compresa la frequenza respiratoria) ed eseguire un esame generale accurato senza tralasciare la ricerca di: eruzioni cutanee, lesioni cutanee (decubiti, ascessi etc.), infezioni dell'orofaringe, soffi cardiaci, adeno- e splenomegalia, epatomegalia e ittero, manifestazioni emorragiche, esame neurologico.

Febbre: esame obiettivo

È molto importante cogliere i primi segni di una sepsi o comunque di un grave stato infettivo (Tabella 1.12.4).

Esami di laboratorio

- *Indagini di primo livello*: emocromo + formula, glicemia, creatininemia, AST, ALT, Na, K, PCR, multistick su urine, CPK (in caso di sospetta ipertermia).

Tabella 1.12.4. Rapporto di verosimiglianza (LR) positivo e negativo per la diagnosi di batteriemia

Caratteristiche cliniche	LR+ (IC 95%)	LR- (IC 95%)
Età ≥50 anni	1,4	0,3
Temperatura ≥38,5°C	1,2	0,5
Tachicardia	1,2	0,7
Frequenza respiratoria >20 a/min	0,9	1,2
Ipotensione	2,6	0,9
Confusione o sensorio depresso	1,5	0,9

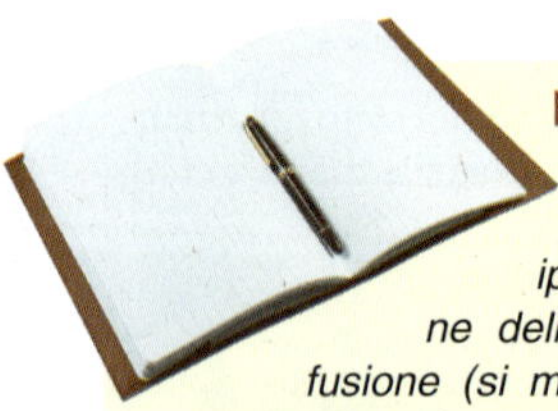

IL TACCUINO

Il principale segno di ipertermia è l'alterazione dello stato mentale/confusione (si manifesta nell'80% dei pazienti con ipertermia grave). In caso di colpo di calore, i sintomi che precedono sono spesso astenia, malessere, nausea, crampi muscolari, cefalea.
Ricorda che esiste il colpo di calore "non da esercizio fisico"; i soggetti a rischio sono quelli alle età estreme, allettati, confinati in aree calde e poco ventilate.

- *Indagini di secondo livello (guidate dalla clinica)*: LDH, procalcitonina (PCT), EGA, lattati, TSH, coagulazione, mono-test, analisi chimico-fisica del liquor, es. colturali (emocoltura, urinocoltura, coltura del liquor), diagnostica per malaria.

Indicazioni e interpretazione dei risultati

Leucociti totali

- Nel 2,5% della popolazione normale la conta leucocitaria è maggiore di due deviazioni standard rispetto alla media.
- In presenza di clinica significativa l'assenza di leucocitosi non consente di escludere un'infezione. Si è infatti osservato che negli anziani un elevato numero di pazienti batteriemici non aveva leucocitosi, mentre l'11% dei soggetti adulti e il 28% dei bambini con appendicite acuta aveva una conta normale di GB.

Formula leucocitaria. Neutrofilia non significa automaticamente infezione batterica, così come linfocitosi non significa infezione virale.

- *Cause non infettive di leucocitosi neutrofila*: fumo di sigaretta, pianto nel bambino, vomito, aritmie, esercizio fisico, gravidanza, neoplasie, convulsioni, IMA, donazioni di sangue, pregressa splenectomia/asplenia etc.
- *Cause non infettive batteriche di leucocitosi neutrofila + febbre*: micosi, virosi, rickettsiosi, neoplasie, necrosi, ematomi, CAD, RAA, collagenopatie, emorragie.

Febbre: esami laboratorio

- *Cause di linfocitosi + febbre*: virosi, brucellosi, lue, TB, toxoplasmosi, tireotossicosi, m. di Addison, IBD, leucosi.
- *Cause di monocitosi + febbre*: endocardite, TB, malaria, tifo, brucellosi, lue, candidosi, mononucleosi, IBD, neoplasie (solide ed ematologiche), AR, LES, arteriti.

IL TACCUINO

Le alterazioni della formula leucocitaria nel paziente febbrile sono aspecifiche e non possono essere utilizzate come unico criterio decisionale, ma devono essere sempre correlate con il quadro clinico generale.

- *Cause di eosinofilia + febbre*: parassitosi, scarlattina, mal. allergiche, arteriti, collagenopatie, emopatie maligne, polmonite eosinofila.
- *Cause di neutropenia + febbre*: tifo, brucellosi, TB miliare, varie infezioni virali, rickettsiosi, mal. protozoarie, mal. ematologiche (mielofibrosi, linfomi, mielomi), LES, sarcoidosi.
  Attenzione: uno stato settico può manifestarsi con neutropenia (con febbre o ipotermia).
- *Cause di basofilia + febbre*: emopatie maligne, s. mieloproliferative.
- *Cause di linfopenia + febbre*: TB miliare, AIDS, LES, l. di Hodgkin.

Proteina C reattiva (PCR). La PCR è aspecifica in quanto aumenta in caso di affezioni acute e croniche quali infiammazioni, infezioni, necrosi tissutale, neoplasie, chirurgia; fa eccezione la febbre iatrogena da farmaci. Ha una cinetica piuttosto rapida (sale dopo 6 ore, picco a 48 ore, emivita plasmatica 19 h, si normalizza in 5-7 gg).

Mente aumenti di modesta entità, indice di infiammazione di basso grado, sono causati da numerosissime condizioni anche fisiologiche, livelli elevati correlano con le infezioni: infezioni, più spesso batteriche, sono state riscontrate nell'80% di soggetti con valori >10 mg/dL e nel 90% circa dei casi con valori >50 mg/dL.

Procalcitonina (PCT). È un pro-ormone proteico normalmente non presente in circolo, con cinetica rapida (aumenta dopo 4 ore, plateau a 8-24 ore, emivita plasmatica 25-30 ore).

Aumenti consistenti si osservano nelle infezioni batteriche e fungine gravi e nei disordini immunitari con liberazione di citochine. Aumenti più modesti si hanno nelle infezioni virali, infezioni batteriche senza manifestazioni sistemiche, neoplasie (Tabella 1.12.5).

Valori elevati o in aumento permettono di riconoscere complicanze infettive di stati infiammatori non infettivi, mentre valori in calo sono considerati indice di risposta alla terapia antibiotica.

La PCT è stata studiata prevalentemente nell'ambito delle infezioni respiratorie (Tabella 1.12.6), mentre il suo utilizzo per altre malattie infettive rimane indefinito. In particolare, nel contesto del PS l'accuratezza diagnostica della PCT >50 µg/L per la diagnosi di sepsi è risultata poco soddisfacente [sensibilità 0,52 (I.C. 95% 0,45-0,60), specificità 0,73 (I.C. 95% 0,68-0,78)]. Ne consegue che non è possibile decidere se somministrare antibiotici a pazienti

Tabella 1.12.5. **Valori di PCT correlati al rischio di infezione batterica grave/sepsi**. I valori in tabella devo intendersi come indicativi e devono essere correlati al quadro clinico e alle altre indagini di laboratorio e di imaging.

PCT <0,05 ng/mL	soggetti normali
PCT <0,5 ng/mL	infezione sistemica improbabile (rischio basso)* Infezione batterica localizzata possibile
PCT ≥0,5 <2,0 ng/mL	infezione sistemica possibile (rischio moderato)**
PCT ≥2,0 <10 ng/mL	infezione sistemica probabile (rischio alto di progressione)
PCT ≥10 ng/mL	alta probabilità di sepsi o shock settico

* La misurazione precoce della PCT (indicativamente <6 ore) può esitare in valori bassi; utile il ricontrollo dopo 6-12 ore.
** Utile rivalutazione del paziente con eventuale ricontrollo della PCT.

Tabella 1.12.6. **Probabilità di eziologia batterica nelle infezioni respiratorie in base ai valori di procalcitonina**

PCT <0,1 ng/mL	Altamente improbabile
PCT ≥0,1 <0,25 ng/mL	Improbabile
PCT ≥0,25 <0,5 ng/mL	Probabile
PCT ≥0,5 ng/mL	Molto probabile

non selezionati con sospetta infezione in base al solo valore di PCT. A seguito del suo elevato potere predittivo negativo, la PCT potrebbe risultare utile per la valutazione di casi complessi, nell'ambito di una indagine clinica completa, ricordando che esiste un periodo finestra per la sua positivizzazione (quindi, in casi selezionati va ripetuto il dosaggio dopo poche ore).

Falsi positivi (per infezioni batteriche): trauma grave, arresto cardiaco, shock cardiogeno, chirurgia, ustioni, pancreatite, emorragia intracranica, periodo post-natale, agenti immunomodulanti, tumori neuroendocrini, ca. midollare della tiroide, m. di Kawasaki, malaria, candidosi invasiva. Possono presentare problemi interpretativi soggetti con valori basali di PCR elevati: insufficienza renale cronica, immunodepressione, gravidanza.

Falsi negativi/incrementi modesti: dosaggio troppo precoce, infezioni non batteriche (es. Legionella, Mycoplasma, Clamidia, infezioni fungine), infezioni localizzate (es. ascessi, empiema, ecc.), endocardite subacuta.

Esame urine con strisce reattive. Test sempre indicato se non è chiara la causa della febbre, in particolare nel sesso femminile e negli anziani dove un'infezione urinaria può essere paucisintomatica. Ricercare nitriti ed esterasi leucocitaria con stick: il test è positivo in presenza di un solo elemento. La negatività contemporanea di nitriti e leucociti ha un valore predittivo negativo per infezione urinaria del 95%.

Emocolture. Buona sensibilità se si eseguono 2-3 emocolture (consultare Capitolo 21).

Indicazioni: immunodepressi, difficoltà diagnostica in soggetti particolari (anziani, bambini piccoli, TD), sospetto di sepsi o endocardite (prima dell'antibiotico), meningite. Non indicazioni: CAP senza fattori di rischio.

Urinocoltura. Indicazioni: presenza di segni e sintomi di IVU + stick urine positivo + rischio o presenza di diffusione alle alte vie e/o urosepsi e/o patogeni resistenti (anziani, maschi, gravide, bambini, CV a permanenza, vescica neurologica, patologia ostruttiva vie urinarie), immunodepressi, diabetici, nefropatici, uremici.

Diagnostica per immagini

RX torace (2 proiezioni)

L'esame radiografico del torace è uno standard per la ricerca di focolai broncopolmonari. Occorre ricordare che è soggetto a falsi negativi (leucopenia, disidratazione, precocità nell'esecuzione, pneumocistosi) e falsi positivi (scompenso cardiaco, neoplasie, AR, LES, mal. dell'interstizio polmonare). Inoltre, non è raro il non accordo inter-osservatore e la sensibilità dell'esame varia con la sede del focolaio. L'accuratezza diagnostica è inferiore a quella della TC.

Ecografia toracica

Eseguibile rapidamente al letto del malato con buona accuratezza diagnostica per polmonite e versamento pleurico (non inferiore a RX torace).

RX diretta addome

Globalmente ha scarso valore diagnostico: 10% di anomalie in soggetti con dolore addominale. Trova indicazioni nei pazienti in cui si sospetti un'occlusione intestinale (sensibilità 50%), oppure si ricerchino aria libera (sensibilità 85%) o corpi estranei (sensibilità fino a 90%).

Ecografia addominale

Trova indicazione in caso di febbre e sintomatologia addominale (colecistite/colica biliare, litiasi renale/idronefrosi, globo vescicale, appendicite, diverticolite acuta, occlusione intestinale, aneurisma aorta addominale).

TC addome

Trova indicazione in caso di calcolosi urinaria, pielonefrite, appendicite, ricerca della causa di occlusione intestinale, peritonite, rottura di aneurisma aorta addominale, diverticolite acuta, ascesso addominale, ischemia intestinale, pancreatite.

Febbre: diagnostica per immagini

Disposizioni successive

In generale si possono dimettere con consigli terapeutici soggetti giovani e adulti senza fattori di rischio, clinicamente stabili, con un'affezione delle prime vie aeree.

Dimissibili, con consigli terapeutici ed eventuale programma per un follow up, soggetti giovani e adulti senza fattori di rischio, clinicamente stabili, con un'affezione accertata non a rischio di criticizzazione. In questo caso si consigliano esami di primo livello ed eventuali test di imaging e indagini di secondo livello mirate.

Nei soggetti anziani, con fattori di rischio, co-patologie, immunodepressione la dimissione può avvenire solo dopo attenta valutazione, stabilità clinica, work up diagnostico, accertamento di patologie non a rischio evolutivo, esclusione di peggioramento di patologie preesistenti come conseguenza della febbre o del processo infettivo, possibilità di assistenza a domicilio. In tutti gli altri casi è opportuno un ricovero o un'osservazione breve.

Osservazione breve intensiva (OBI)

Si può proporre un'osservazione di 24-48 ore per i casi in cui il ricovero non sia con evidenza necessario fin dall'inizio e per i quali tuttavia una dimissione immediata non sia possibile o prudente, come in caso di necessità di escludere diagnosi alternative, o quando si renda necessario ottenere un miglioramento soggettivo (terapia antibiotica, idratazione, antipiretici, antiemetici), valutare l'entità di co-morbidità, in soggetti fragili per i quali si rende necessario organizzare una dimissione "protetta", accertare la capacità del paziente ad assumere la terapia a domicilio, per ricontrollare alcuni parametri clinici o di laboratorio, ma anche per rassicurare/assecondare il paziente.

Polmonite acquisita in comunità (CAP)

In caso di polmonite, l'OBI può essere proposta per pazienti a basso rischio di complicanze (classi PSI: I-III o CURB-65 < 3, con ≤1 fattori di instabilità, senza fattori di rischio rilevanti, senza un'alta probabilità di patogeni resistenti o inusuali, senza complicanze) per i quali tuttavia una dimissione immediata non è consigliabile; in presenza, ad esempio, di alterazioni importanti di una sola variabile o di molteplici parametri ai limiti inferiori del range o di SO_2 ridotta ma ancora >90%; oppure nel caso di: pazienti anziani o in classe III PSI o che appaiono particolarmente sofferenti o riluttanti alla dimissione.

Infezione delle vie urinarie

Possono essere idonei all'OBI pazienti affetti da IVU con dolore rilevante e/o con febbre elevata in assenza di fattori di rischio per infezioni complicate (**Capitolo 6.2**).

Principi di trattamento

È importante distinguere la febbre dall'ipertermia in quanto i principi di trattamento differiscono.

Febbre

- Molte malattie febbrili sono autolimitanti e trattare la febbre non si è dimostrato favorevole né controproducente sul decorso della malattia. In caso di infezioni batteriche clinicamente rilevanti, l'uso di antipiretici può mascherare una mancata risposta agli antibiotici o interferire con i pattern febbrili caratteristici di alcune malattie.
- Trattare la febbre e i sintomi associati, quali mialgie, artralgie, cefalea, ha un valore sintomatico, ma in alcune categorie di pazienti ridurre la temperatura corporea può essere indicato per le condizioni cliniche associate: insufficienza cardiaca e respiratoria (la febbre aumenta il consumo di O_2), malattie cerebrali organiche e traumi cerebrali, rischio di delirium negli anziani, bambini con pregresse comizialità febbrili e non.
- Farmaci con azione antipiretica sono: paracetamolo, ASA, FANS (anche COX2-selettivi), cortisonici.
- Se non vi sono altre indicazioni, il paracetamolo per os è una buona scelta per tutte le categorie di soggetti.

- Dosaggio:
  - bambini e adolescenti: 10-15 mg/kg/dose ogni 4-6 ore (massimo 75 mg/kg/die);
  - adulti: 500-1000 mg/dose (massimo 3 g/die).
- Antibiotici: la somministrazione empirica di antibiotici può trovare indicazione nel paziente febbrile, prima della diagnosi definitiva di infezione batterica, in condizioni ad alto rischio quali instabilità emodinamica, grave neutropenia, asplenia, immunosoppressione, sospetto shock settico o meningite.

Ipertermia

- Il set point ipotalamico è normale pertanto non vi è risposta agli antipiretici.
- Sospensione di eventuali farmaci responsabili dell'ipertermia (vedi **Tabella 1.12.2**).
- Rimpiazzo volemico. Se necessari ossigeno e misure di supporto rianimatorio.
- Raffreddamento esterno: evaporazione mediante ventilatori, immersione in acqua fredda, impacchi di ghiaccio.
- Raffreddamento interno: lavaggio gastrico con acqua o soluzione salina ghiacciata, lavaggio peritoneale con soluzione salina sterile ghiacciata, emodialisi o bypass cardio-polmonare con raffreddamento del sangue.
- In caso di ipertermia maligna da anestetici, agenti depolarizzanti, neurolettici: dantrolene, 1-2,5 mg/kg/e.v. ripetibile ogni 10 minuti fino a risoluzione dei sintomi o fino a un dosaggio massimo di 10 mg/kg.
- Nella sindrome neurolettica maligna: benzodiazepine + dantrolene, seguiti da bromocriptina o amantadina.
- Nella sindrome serotoninergica: benzodiazepine e ciproeptadina.

Bibliografia di riferimento

URGENZE GERIATRICHE

l'occhio di riguardo

EPIDEMIOLOGIA

Le malattie infettive sono una causa frequente di morbilità e mortalità nella popolazione >65 anni di età. Molti fattori predispongono questi soggetti a maggiore suscettibilità alle infezioni (alterata risposta immunitaria, deficit delle difese di barriera, minore risposta ai vaccini, ecc.), a infezioni sostenuta da patogeni multiresistenti (ospedalizzazione, istituzionalizzazione, uso di antibiotici/steroidi, ecc.) e ad esiti peggiori (co-patologie, fragilità, ecc.).
Le principali cause infettive sono quelle del tratto urinario (IVU), quelle broncopolmonari (l'incidenza e la mortalità per polmonite aumentano con l'età; l'età fa parte di score di gravità per la polmonite – PORT e CURB-65) e dei tessuti molli. Inoltre gli anziani, rispetto alla popolazione generale, hanno un rischio 5 volte aumentato di endocardite infettiva, per la maggiore prevalenza di valvulopatie (su valvole naturali o protesiche), di device cardiovascolari impiantabili cardiaci e protesi.
Nella popolazione anziana sono altresì più frequenti affezioni, non di natura infettiva, che possono causare febbre quali la polimialgia reumatica e l'arterite temporale.

CLINICA

Nella popolazione anziana (fino al 50% dei casi) i sintomi di presentazione delle malattie, tra cui la febbre, e di localizzazione possono essere sfumati o assenti ("presentazione atipica della malattia"). L'età avanzata (>80 aa), le multimorbilità, le alterazioni funzionali, la politerapia, la demenza e le infezioni delle vie urinarie sono le condizioni che correlano maggiormente con presentazioni atipiche.
Negli anziani, specie se fragili, la febbre può essere assente nel 30-50% dei casi di infezioni severe. Considera potenzialmente febbrile un paziente con 1) una singola temperatura orale >37,8 °C; 2) una temperatura orale o timpanica persistentemente >37,2 °C; 3) un aumento della temperatura ≥1,1 °C rispetto al basale.
Occorre pertanto mantenere un alto indice di sospetto anche solo in presenza di sintomi o segni non specifici di nuova comparsa come apatia, anoressia, cadute, confusione mentale/delirium, incontinenza urinaria, iperglicemia, ipotermia.
Anche in caso di batteriemia, spesso a provenienza dall'intestino o dalle vie urinarie e sostenuta da batteri Gram negativi, la presentazione può mancare di segni tipici quali brividi, febbre e tremori. Pensa a un'infezione grave in presenza di tachicardia, ipotensione, ipotermia. Ricorda che l'ipotermia può essere spia di un grave processo infettivo (es. sepsi); considera ipotermico il paziente con 1) due o più riscontri di TC ≤36,0 °C; 2) due o più misurazioni che dimostrino una riduzione della TC >1,1 °C rispetto al basale.

DIAGNOSTICA

Negli anziani la presenza di febbre è più frequentemente spia di infezioni gravi, soprattutto batteriche; ma occorre mantenere un alto indice di sospetto per malattie infettive anche nei pazienti apirettici con sintomatologia aspecifica, in quanto il ritardo diagnostico può ulteriormente aggravare la prognosi, già meno favorevole rispetto alla popolazione più giovane. Anamnesi ed esame fisico accurati assieme a indagini di laboratorio e strumentali non o minimamente invasivi possono consentire la diagnosi corretta, limitando l'uso empirico di antibiotici.
Le difficoltà diagnostiche maggiori si incontrano nella diagnosi di IVU, in quanto nella popolazione anziana sono frequenti le batteriurie asintomatiche (che non richiedono trattamento) e l'uso di catetere vescicale.

LA LAVAGNA

- *Nei pazienti che si recano in PS con aumento della temperatura corporea occorre distinguere tra febbre e ipertermia. La diagnosi di gran lunga più comune è la prima.*
- *Anche se la febbre è causata più spesso da malattie infettive, non bisogna dimenticare che può essere un sintomo di accompagnamento di altre affezioni anche potenzialmente gravi.*
- *Occorre stratificare i pazienti distinguendo quelli giovani e adulti senza co-patologie e fattori di rischio, dai soggetti anziani, immunodepressi, affetti da importanti co-patologie per i quali la febbre spesso sottende infezioni potenzialmente gravi e/o evolutive e comunque, di per sé, può essere clinicamente dannosa.*
- *Occorre comunque sottoporre i pazienti per i quali si sospettino affezioni clinicamente rilevanti a un work up diagnostico (esami di primo livello), ricordando i limiti di sensibilità e specificità degli stessi.*
- *In alcune categorie di pazienti "fragili", ridurre la temperatura corporea può essere indicato per le condizioni cliniche associate.*
- *La somministrazione di antipiretici a scopo sintomatico non si è dimostrato controproducente sugli esiti clinici.*
- *Il trattamento dell'ipertermia è indispensabile.*

Appunti / Commenti

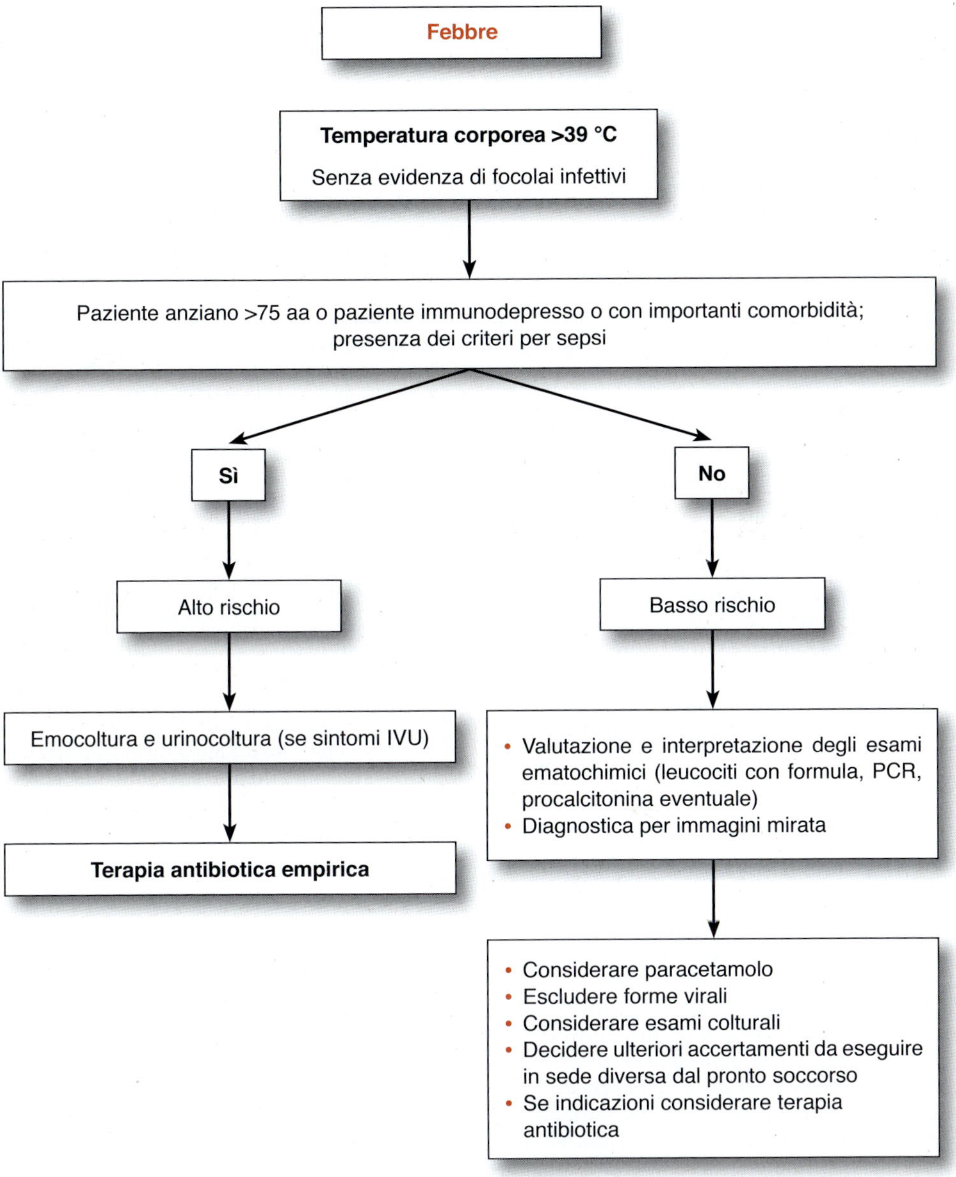
Febbre
Temperatura corporea >39 °C
Senza evidenza di focolai infettivi
Paziente anziano >75 aa o paziente immunodepresso o con importanti comorbidità; presenza dei criteri per sepsi
Sì
No
Alto rischio
Basso rischio
Emocoltura e urinocoltura (se sintomi IVU)
Terapia antibiotica empirica
• Valutazione e interpretazione degli esami ematochimici (leucociti con formula, PCR, procalcitonina eventuale)
• Diagnostica per immagini mirata
• Considerare paracetamolo
• Escludere forme virali
• Considerare esami colturali
• Decidere ulteriori accertamenti da eseguire in sede diversa dal pronto soccorso
• Se indicazioni considerare terapia antibiotica

1.13 Lombalgia acuta

Definizione

La lombalgia è un sintomo che riconosce differenti diagnosi possibili, sia di origine vertebrale che extravertebrale ed equivale al termine anglosassone di "*low back pain*" (LBP). Una diagnosi eziologica precisa viene raggiunta in un numero relativamente ristretto di pazienti. Quando si affronta questo sintomo, il medico d'emergenza deve essere consapevole che una piccola percentuale di pazienti può presentarlo come espressione di una patologia extravertebrale e che la rapida identificazione di questi casi può evitare delle conseguenze drammatiche.

Il dolore lombare si distingue in:

- acuto, se la durata è inferiore a 6 settimane;
- subacuto (oppure subcronico), se la durata è compresa tra 6 e 12 settimane;
- cronico, se la durata è superiore a 12 settimane.

Fisiopatologia

Parlare di fisiopatologia per il dolore lombare è quantomeno complesso, perché piuttosto varie sono le condizioni che possono determinarlo: oltre alle cause prettamente vertebrali, la lombalgia può essere espressione di patologie extravertebrali. In questi casi, essa è un sintomo riferito di un dolore viscerale (es. da colica renale o da patologia aortica). L'origine del dolore riferito è di tipo dermatomerico. Esso è causato da una distensione della capsula viscerale e le fibre afferenti raggiungono il midollo spinale seguendo l'origine embrionale dell'organo. Per questo motivo, la distribuzione del dolore viscerale di tipo riferito può avere una sede anche lontana rispetto all'organo coinvolto. A differenza del dolore somatico (come quello della lombalgia originata da una patologia vertebrale) il dolore viscerale riferito è più sordo, poco definito e non localizzato, non viene elicitato dalla postura e si associa spesso a sintomi neurovegetativi come la nausea e il vomito.

IL TACCUINO

Il medico d'emergenza ha due ruoli fondamentali quando valuta il dolore lombare: trattare il sintomo dolore e al contempo riconoscere potenziali cause pericolose per la vita.

Epidemiologia

Il dolore lombare è un sintomo comune, se si pensa che fino all'80% della popolazione presenta almeno un episodio nel corso della vita. È un sintomo comune anche nella pratica di pronto soccorso, arrivando a costituire fino al 3% di tutti gli accessi totali.

Cause

Nella maggior parte delle forme di lombalgia acuta non si arriva ad una diagnosi eziologica e il quadro rimane indifferenziato.

IL TACCUINO

*La lombalgia ha una causa meccanica nel 95% dei casi, non meccanica nell'1% dei casi e correlata a malattie extravertebrali nel 2% dei casi (**Figura 1.13.1** e **Tabelle 1.13.1**, **1.13.2**, **1.13.3**).*

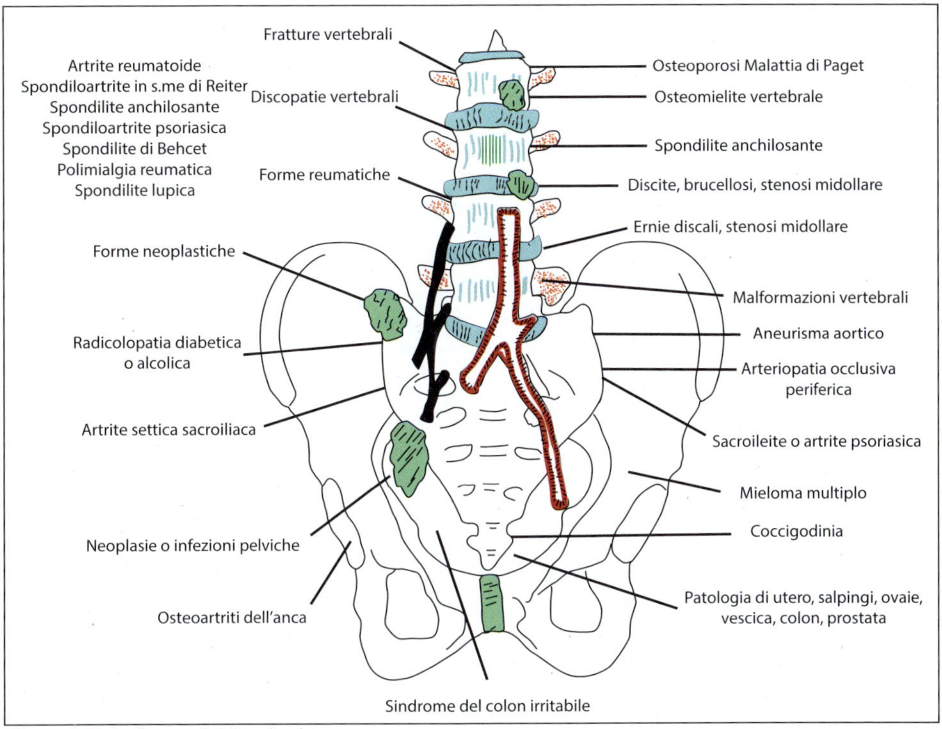

Figura 1.13.1. Cause di dolore lombare.

Durante la valutazione iniziale è essenziale riconoscere le forme non evolutive, da quelle evolutive causate da patologie a prognosi severa (sindrome aortica acuta, osteomielite o metastasi vertebrali).

Tabella 1.13.1. Cause meccaniche di dolore lombare acuto non traumatico

Ernie del disco (4%)
Fratture vertebrali patologiche (metastasi, osteoporosi grave)
Malattia degenerativa propria del disco intervertebrale
Stenosi del canale spinale (3%)
Spondilolistesi (Genetica - Degenerativa - Patologica per fratture) (2%)
Spondilolisi
Osteoartrite
Deformazioni congenite (Scoliosi - Ipercifosi - Iperlordosi lombare)

Diagnosi, diagnosi differenziale e stratificazione del rischio

Anamnesi

È opportuno indagare la modalità di insorgenza del dolore (trauma, spontaneo), la localizzazione e l'irradiazione del dolore (agli arti inferiori, segni di radicolopatia), i fattori che lo alleviano o lo peggiorano (flesso-estensione del tronco), la durata, l'intensità, lo stile di vita, i fattori sociali e quelli lavorativi. L'anamnesi patologica può evidenziare la presenza di malattie esistenti la cui espressione attuale è la lombalgia (aneurisma dell'aorta addominale, storia di tumore soprattutto polmone, mammella e prostata), terapie iniettive recenti, infezioni recenti (infezioni spinali), febbre, immunodepressione. Nella Tabella 1.13.4 sono elencate le condizioni, denominate *red flags*, che devono far sospettare che la lombagia sia espressione di una patologia sottostante grave.

Tabella 1.13.2. Cause non meccaniche di dolore lombare acuto non traumatico

Tumori (0,7%)	• Benigni: – Angioma – Osteocondroma – Osteoma osteoide – Osteoblastoma – Emangioma – Cisti aneurismatica – Granuloma eosinofilo – Tumore a cellule giganti
	• Maligni: – Mieloma multiplo – Cordoma – Condrosarcoma – Osteosarcoma – Sarcoma di Ewing – Tumori retroperitoneali
	• Metastasi in corso di carcinoma: – mammario – polmonare – prostatico – vescicale – gastrico – renale – tiroideo
	• Tumori delle meningi e nervi spinali: – Meningioma – Neurofibroma – Schwannoma – Tumori intra-midollari (Astrocitomi - Ependimomi)
Infezioni (0,01%) (10)	• Osteomielite • Spondilodiscite • Altre: – Ascesso para-spinale o epi-durale – Endocardite
Malattie auto-immuni di tipo reumatico (Spondiloartriti) (0,03%) (21-25)	• Spondilite anchilosante • Spondiloartrite psoriasica • Spondiloartrite enteropatica (in corso di morbo di Crohn oppure rettocolite ulcerosa) • Spondiloartrite "reattiva" (in corso di flogosi gastro-intestinale oppure infezioni genito-urinarie) • Spondiloartrite indifferenziata

Tabella 1.13.3. Principali cause extravertebrali di dolore lombare acuto

Vascolari	• Aneurisma dell'aorta addominale • Dissecazione aortica
Neurologiche	Meningite (soprattutto neoplastica)
Renali	• Nefrolitiasi ("Colica" renale) • Pielonefrite • Ascesso perinefritico
Gastrointestinali	• Pancreatite • Colecistite • Ulcera peptica • Perforazione gastrica oppure intestinale
Ginecologiche	• Malattia infiammatoria pelvica • Infezioni sessualmente trasmesse

La lombalgia aspecifica è di solito localizzata in regione paravertebrale o in alcuni casi ai fianchi e alle natiche, non interessa gli arti inferiori. Il dolore radicolare o sciatico è irradiato agli arti inferiori ed è associato a parestesie, ipoestesia, debolezza muscolare, iporiflessia. La radicolopatia causata da erniazione dei dischi intervertebrali è spesso esacerbata dai colpi di tosse, dagli starnuti e dalla manovra di Valsalva (Tabelle 1.13.5, 1.13.6).

Esame obiettivo

Il primo aspetto da valutare sono le condizioni emodinamiche del paziente. Se il paziente presenta alterazioni di uno o più para-

Tabella 1.13.4. "Red flags" per cause gravi o sistemiche di lombalgia

Anamnesi	Sospetto clinico per patologia "pericolosa" per la lombalgia
Età >50 o <20 anni	Infezioni, neoplasia, patologia vascolare
Neoplasia	Metastasi
Perdita di peso non spiegata	Neoplasia o infezione indolente
Febbre persistente e/o sudorazioni notturne	Ascesso epidurale, osteomielite
Immunocompromissione: • HIV o malattie ematologiche • Uso prolungato di steroidi • Abuso di sostanze e.v.	Ascesso epidurale Metastasi Discite Osteomielite
Infezione batterica recente	Osteomielite o discite
Noto aneurisma aortico	Rottura o dissecazione
Deficit neurologici motori	Compressione di una radice nervosa
Ritenzione urinaria, iscuria paradossa, incontinenza sfinteriale, ipoestesia a sella	Sindrome della cauda equina

Tabella 1.13.5. Segni e sintomi di radicolopatia lombare da irritazione della radice nervosa

Radice	Distribuzione del dolore	Distribuzione dermatomerica sensoriale	Debolezza motoria	Riflessi colpiti
L1	Regione inguinale	Regione inguinale	Flessione dell'anca	Cremasterico
L2	Regione inguinale Regione anteriore della coscia	Regione anteriore della coscia	Flessione dell'anca Adduzione dell'anca	Cremasterico Adduttori della coscia
L3	Regione anteriore del ginocchio Coscia	Regione antero-mediale distale della coscia compreso ginocchio	Estensione del ginocchio Flessione dell'anca Adduzione dell'anca	Rotuleo Adduttori della coscia
L4	Regione anteriore della coscia Regione mediale della gamba	Regione mediale della gamba	Estensione del ginocchio Flessione dell'anca Adduzione dell'anca	Rotuleo
L5	Regione posterolaterale della coscia Regione laterale della gamba Regione mediale del piede	Regione laterale della gamba Regione dorsale del piede Alluce	Dorsiflessione del piede/dita Flessione del ginocchio Adduzione dell'anca	–
S1	Regione posteriore della coscia Posteriore della gamba Laterale del piede	Posterolaterale gamba Laterale del piede	Flessione plantare del piede/dita Flessione del ginocchio Estensione dell'anca	Achilleo

Tabella 1.13.6. Segni di radicolopatia

- Dolore all'arto inferiore maggiore di quello a livello lombare
- Irradiazione del dolore verso l'arto inferiore (soprattutto gamba e piede)
- Parestesie o ipoestesia in un dermatomero
- Alterazione dei riflessi ostendinei all'arto inferiore
- Prova di Lasegue positiva (innalzamento dell'arto inferiore esteso, indice di compromissione radicolare L4-S1)
- Prova di Wasserman positiva (stiramento del nervo femorale, indice di compromissione radicolare L2-L4)
- Dolore all'arto inferiore esacerbato dal Valsalva

metri vitali, la lombalgia può essere espressione di una patologia ad elevato rischio di evolutività.

Nel paziente stabile, invece, l'esame obiettivo ha sostanzialmente tre finalità:

1) ricercare la presenza di patologie che richiedono un approccio in emergenza, come le patologie vascolari o la sindrome della cauda equina;
2) ricercare la presenza di coinvolgimento delle radici nervose midollari o altre cause che possono richiedere un approccio in urgenza (Tabelle 1.13.6, 1.13.7);
3) ricercare cause identificabili della lombalgia, mediante la valutazione mirata del rachide.

L'esame obiettivo del paziente con lombalgia non deve trascurare l'obiettività sistemica (la presenza di soffi cardiaci, la valutazione dei polsi arteriosi periferici, la valutazione polmonare, per ricercare eventuali focolai o versamenti, e quella addominale per la ricerca di masse pulsanti o segni che indirizzino nei confronti di patologie delle vie biliari o del rene. Importante l'esame neurologico per la valutazione dei livelli di sensibilità motoria e sensoriale, in caso di deficit, e per la valutazione della funzionalità sfinteriale.

L'esame obiettivo del rachide dovrebbe essere articolato in:

- ispezione: valutare la postura, la marcia, l'aspetto generale del rachide (per esempio, se è presente scoliosi) e il grado di mobilità in flessione;
- palpazione: ricercare sedi di dolorabilità elettiva e il grado di contrattura muscolare paravertebrale.

Un test comunemente utilizzato nella valutazione clinica della lombalgia, soprattutto in presenza di sciatalgia, è il test di Lasegue, ossia l'estensione operata dal medico della coscia sul bacino, eseguita a gamba estesa, che provoca uno stiramento del nervo sciatico e la comparsa (o l'accentuazione) del dolore in caso di una sofferenza nervosa. Il test, per quanto sensibile (91%), è poco specifico (26%), con LR+ 35 e LR- 1,2, e la sua sensibilità e specificità si riducono ulteriormente con l'aumentare dell'età dei pazienti.

Il test di Lasegue è altresì negativo nei pazienti con stenosi midollare. La comparsa di dolore nell'arto controlaterale a quello sollevato, al di sotto del ginocchio (segno di Lasegue crociato) è un segno poco sensibile (28%) ma molto specifico (90%) di erniazione discale, con coinvolgimento della radice nervosa omolaterale all'arto in cui compare il dolore (Tabella 1.13.7).

Diagnosi differenziale e stratificazione del rischio

Come sottolineato più volte, il compito più difficile per il medico d'emergenza è il riconoscimento delle lombalgie sostenute da una patologia sistemica evolutiva (Tabella 1.13.8).

Tabella 1.13.7. Test utili nella valutazione del paziente con lombalgia irradiata agli arti inferiori

Test	Descrizione
Test di sollevamento della gamba tesa	Con il paziente in posizione supina, l'esaminatore solleva l'estremità sintomatica lentamente. Il test è positivo se i sintomi radicolari vengono riprodotti quando l'estremità è elevata tra 30° e 70°.
Test di Lasegue	Con il paziente in posizione supina, l'estremità inferiore sintomatica è flessa a 90° a livello dell'anca e del ginocchio. Il ginocchio si estende poi lentamente, il dolore è evocato se è presente compressione della radice nervosa di L5 e S1.
Segno di Bragard	Se c'è dolore al sollevamento gamba tesa, l'estremità sintomatica viene abbassata fino a quando il dolore scompare. A quel punto si dorsiflette il piede. Se questa manovra riproduce dolore radicolare, il test è positivo.
Test di sollevamento della gamba tesa crociato	Con il paziente in posizione supina, l'esaminatore solleva l'estremità sana. Il test è positivo se questa manovra provoca dolore nell'estremità colpita.
Test di sollevamento della gamba tesa a paziente prono	Con il paziente in posizione prona, l'esaminatore estende lentamente l'estremità dolente. Se questo aggrava il dolore nella parte anteriore della coscia è presente una radicolopatia lombare alta (L2-3).

Esami di laboratorio

I tests di laboratorio non trovano applicazione nelle lombalgie aspecifiche, ma sono utili in caso di *red flags* positive. Gli esami utili per la diagnosi differenziale sono l'esame emocromo con formula leucocitaria, la PCR e l'esame delle urine ed eventuale urocultura. In presenza di febbre è indicata l'emocoltura.

Diagnostica per immagini

Le indagini radiologiche (Radiografie, TC, RMN) si sono dimostrate nella stragrande maggioranza dei casi non utili alla diagnosi. Il loro uso dovrebbe essere limitato a quei casi di lombalgia specifica con *red flags* positive.

La radiografia standard, se eseguita senza una chiara ipotesi diagnostica, frequentemente evidenzia problemi non correlati ai

IL TACCUINO

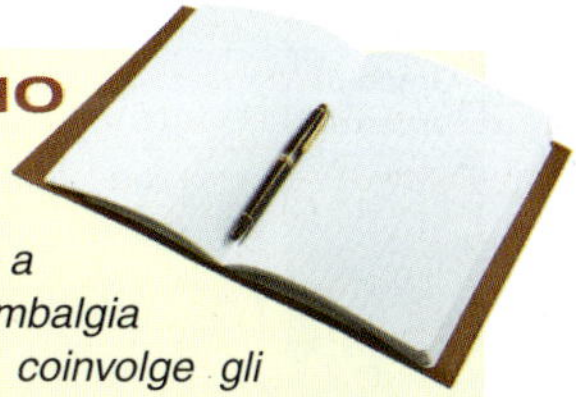

La diagnosi differenziale deve mirare a distinguere se la lombalgia acuta è aspecifica, coinvolge gli arti inferiori oppure è espressione di malattie sistemiche o viscerali importanti.
Con l'anamnesi e l'esame obiettivo si pone il sospetto e si raggiunge l'orientamento diagnostico nella maggior parte dei casi.
In particolare, le "red flags" sono indicatori di patologie anche gravi che possono manifestarsi con dolore lombare acuto.
La radiografia standard della colonna ha indicazione nel caso di red flag positive e in questi casi gli accertamenti possono successivamente essere approfonditi (TC, RMN).

Tabella 1.13.8. Diagnostica differenziale della lombalgia acuta

Grado di urgenza	Diagnosi	Clinica
CONDIZIONI DI EMERGENZA	Dissecazione aortica	Associata talvolta ad altri sintomi (come il dolore toracico), e specifici segni (elevati valori pressori, asincronia dei polsi, soffio aortico di recente insorgenza), tuttavia si può presentare come lombalgia isolata. Vedi Capitolo 2.6. La diagnosi è difficile e sebbene possa giovarsi di elementi ancillari (Rx toracico in 2 proiezioni, ecocardiografia transtoracica, ecografia addominale), nei casi con forte sospetto richiede esclusivamente l'angio TC o l'ecocardiografia transesofagea.
	Sindrome della cauda equina	Deficit sensoriale e motorio, anestesia perineale "a sella", ritenzione urinaria e incontinenza fecale.
	Ascesso epidurale o ematoma epidurale	Molto rare, si associano a febbre, sono più frequenti nei pazienti anziani e immunocompromessi, e si associano a deficit sensoriali o motori corrispondenti al livello vertebrale coinvolto.
	Aneurisma aortico in rottura o in espansione	Praticamente esclusivo dei pazienti con età superiore ai 50 anni, per i quali (se la lombalgia è di recente insorgenza, o ha cambiato caratteristiche rispetto al passato, e non si modifica con la postura o l'esercizio) richiede l'esecuzione di una ecografia addominale. Trattandosi di un organo retroperitoneale, tuttavia, la diagnostica ecografica di rottura non è sempre agevole, e nei casi sospetti, il paziente dovrà eseguire una TC.
	Meningite	Si associa a febbre, alterazioni dello stato di coscienza, rigor nucale e altri segni meningei.
	Frattura vertebrale o sublussazione con imprigionamento-incarceramento delle radici nervose	Presenza di trauma, anche minimo. Il richiamo anamnestico del trauma può mancare nel paziente anziano e demente.

Grado di urgenza	Diagnosi	Clinica
CONDIZIONI DI URGENZA	Lombalgia-lombosciatalgia con deficit neurologico	Patologia discale acuta, come l'espulsione di un disco. Il dolore si associa ad un deficit neurologico compatibile con il livello vertebrale
	Metastasi ossee	Diventano più comuni in caso di dolore di tipo cronico, e nei pazienti anziani, soprattutto in caso di determinate patologie (carcinoma prostatico, carcinoma mammario). Non tutte le secondarietà ossee richiedono un trattamento urgente (la maggior parte delle lesioni sono croniche e relativamente stabili), tuttavia in caso di lombalgia di recente insorgenza, se si sospetta una patologia secondaria, gli accertamenti devono essere rivolti all'identificazione di quadri potenzialmente evolutivi.
	Fratture vertebrali senza coinvolgimento delle radici nervose, e fratture vertebrali stabili	Il richiamo anamnestico del trauma può mancare nel paziente anziano e demente.
	Stenosi midollare	Generalmente rara, tende ad essere più frequente nei soggetti più anziani.
	Mielite trasversa	Livelli sensoriali, motori o deficit sfinteriali a seconda della sede. Si associa in genere a febbre e a sintomi specifici, e la diagnostica differenziale richiede un esame del liquor cefalorachidiano mediante puntura lombare.
	Osteomielite vertebrale	Febbre, anche se può essere assente nei processi indolenti, negli anziani e nei pazienti immunocompromessi, nei quali è una condizione relativamente più frequente.
	Colica biliare-colecistite-colica renale	Richiedono un trattamento analgesico efficace e tempestivo. Raramente causano lombalgia isolata (a volte capita con la colica renale). L'ecografia (anche clinica d'urgenza) è spesso dirimente.
	Torsione ovarica-emorragie ovariche-neoplasie ovariche	Raramente la sintomatologia lombare è isolata, e anche in questo caso un'ecografia (soprattutto se transvaginale) può essere dirimente.
	Pancreatite acuta	La lombalgia isolata è una manifestazione eccezionale della pancreatite, che generalmente si irradia anteriormente e si accompagna a sintomatologia sistemica.
	Patologia polmonare basale (versamento pleurico, polmonite, tromboembolia polmonare	È piuttosto rara in assenza di un richiamo d'organo (come tosse, dolore toracico, febbre o dispnea), ma si può osservare in casi di patologia circoscritta alle basi polmonari. La presenza di sintomi associati, e di reperti obiettivi polmonari (crepitii, riduzione del Murmure Vescicolare fino all'ottusità) può guidare il sospetto diagnostico.

Grado di urgenza	Diagnosi	Clinica
CONDIZIONI NON URGENTI	Lesioni muscolari o legamentose	Traumi e si associano a dolorabilità muscolare lombare.
	Herpes zoster	Esclusivamente monolaterale, ha una distribuzione metamerica, e si accompagna al tipico rash maculopapuloso e vescicolare, che tuttavia può mancare nelle forme molto precoci. Il dolore lombare può seguire anche a distanza una riattivazione virale, anche dopo la scomparsa del rash, soprattutto nelle forme non adeguatamente trattate.
	Discopatia vertebrale senza coinvolgimento discale e delle radici nervose	La lombalgia in questi pazienti non si associa a disturbi neurologici, e pertanto gli accertamenti non rivestono caratteristiche di urgenza.
	Spondilite anchilosante	Patologia rara, più comune nei soggetti di sesso maschile, la cui diagnostica differenziale richiede accertamenti di secondo livello (non in regime di urgenza) come la ricerca dell'antigene HLA B27.

sintomi e non si è dimostrata utile nelle scelte terapeutiche. Questa metodica mostra una bassa sensibilità (60%) e un'alta specificità (95%) per metastasi vertebrale, al contrario è molto sensibile (82%) e poco specifica (57%) per le infezioni interessanti la colonna. La radiografia standard antero-posteriore e laterale è esame appropriato quando non si ottiene miglioramento della sintomatologia dopo 6 settimane di terapia adeguata.

La RMN senza contrasto mette bene in evidenza i dischi intervertebrali normali e patologici, i legamenti, le radici nervose, il grasso epidurale, forma e dimensioni del canale spinale. Per tale motivo, la RMN è molto usata in caso di sospetto di erniazione del disco intervertebrale, metastasi ossee, difetto del tubo neurale, aracnoiditi. La RMN è raccomandata per quei pazienti con sintomi persistenti dovuti a radicolopatia che non rispondono alla terapia conservativa (sospetto di patologie sottostanti gravi) e che sono candidati all'intervento chirurgico o all'iniezione epidurale di steroidi.

La TC evidenzia meglio la struttura dell'osso. È superiore alla RMN nel mettere in evidenza anormalità ossee come malattie dell'articolazione sacro-iliaca, fratture, spondilolistesi e altre degenerazioni osse. È inoltre indicata in caso in cui la radiografia standard dimostri delle alterazioni o non sia diagnostica dopo un trauma. La TC con mezzo di contrasto può essere utile nella diagnosi di ascesso epidurale. Inoltre, la TC è sicura nei pazienti portatori di impianti metallici ferromagnetici che producono artefatti di difficile interpretazione.

L'ecografia (sia quella clinica d'urgenza che quella tradizionale) è essenziale per lo studio della patologia aortica aneurismatica (trattandosi di organo retroperitoneale si studia in modo più dettagliato con la TC) e diviene essenziale nella diagnostica differenziale delle patologie addominali (coliche biliari) o genitourinarie (coliche renali, patologie ovariche). L'ecografia permette inoltre di identificare una ritenzione urinaria acuta come elemento ancillare nella diagnosi clinica della sindrome della cauda equina.

Terapia

La terapia della lombalgia, nella maggior parte dei casi, è di tipo empirico, rivolta al controllo della sintomatologia dolorosa. Fatta eccezione per le forme secondarie caratterizzata da condizioni di emergenza (per le quali la stabilizzazione è di tipo chirurgico), nella lombalgia il trattamento analgesico richiede per lo più un adeguato controllo del dolore, basandosi sull'intensità riferita dal paziente (vedi **Tabella 1.13.9**): in caso di dolore di grado lieve-moderato (da 5 a 7 secondo la numerica classica come la *Numeric Pain Score*, o NPS) il farmaco di scelta rimane il paracetamolo (15 g/kg, che nel soggetto

Tabella 1.13.9. Schema di terapia farmacologica per la lombalgia acuta

Intensità dolore	Tipo di farmaco	Posologia
Lieve Moderato (NPS 1-7)	Paracetamolo	os 15 mg/kg /6 ore (massimo 3 g/die)
	Ibuprofene	os 1200-2400 mg/die in 3-4 dosi (adulti)
	Ketoprofene	os 80 mg/8 ore e.v. - i.m. adulti 160 mg/12 ore
Severo (NPS 8-10)	Morfina	e.v. 0,1 mg/kg (con boli refratti a 0,05 mg/kg) per adulti 0,05 mg/kg (con boli refratti a 0,025 mg/kg) per anziani
	Fentanyl	e.v. 1,5 μg/kg adulti 0,75 μg/kg anziani

adulto corrisponde a 1 g); i FANS, sebbene di seconda scelta nel dolore lieve-moderato per via di un maggior tasso di eventi avversi, nel trattamento della lombalgia di tipo osteomuscolare sembrano avere un'efficacia maggiore rispetto al paracetamolo, a causa della loro azione antinfiammatoria. In caso di dolore di tipo severo, invece, gli oppiacei rappresentano la prima scelta per il controllo della sintomatologia dolorosa, a meno di evidenti controindicazioni (ipotensione marcata, insufficienza respiratoria, obesità grave): il farmaco ideale è costituito dalla morfina, titolabile per via endovenosa con boli iniziali di 0,1 mg/kg (o 0,05 mg/kg nei soggetti anziani di età superiore ai 65 anni), eventualmente ripetibile con boli dimezzati di 0,05 mg/kg (o 0,025 nei soggetti anziani) fino al raggiungimento di una buona analgesia. L'oppiaceo ha invece un ruolo limitato nel controllo della sintomatologia dolorosa alla dimissione, perché il FANS esercita un'azione superiore proprio per la sua azione antinfiammatoria. Non esiste evidenza che supporti (soprattutto in acuto) l'utilizzo di miorilassanti muscolari nel trattamento del dolore lombare anche di origine osteomuscolare.

Le linee guida sono contrastanti riguardo l'uso di steroidi per via sistemica e comunque, se consigliato, l'utilizzo deve rimanere limitato a brevi periodi di tempo e in modo specifico nella lombosciatalgia.

L'uso degli antiepilettici è controverso. Il gabapentin sembra portare ad una diminuzione dell'intensità e della durata del dolore.

Un discorso a parte merita la lombalgia sostenuta da una colica renale, o quando il medico sospetti una colica renale: in questo particolare caso, anche in presenza di un dolore severo, il FANS (per esempio il ketoprofene e.v., o il ketorolac e.v. – che ha nelle sue poche indicazioni proprio la colica renale), ha un ruolo di primissimo piano in quanto la sua azione antiprostaglandinica è in grado di inibire ulteriormente lo spasmo ureterale. Nei pazienti allergici ai FANS, o per i quali ci sono evidenti controindicazioni (insufficienza renale cronica, scompenso cardiocongestizio, pregresse emorragie gastroduodenali o intestinali), gli oppiacei (con il dosaggio visto sopra) rappresentano il farmaco di scelta. Nelle forme di lombosciatalgia refrattarie alla terapia è necessaria una valutazione da parte di uno specialista di terapia antalgica, per eventuale trattamento epidurale.

Per quanto riguarda le indicazioni generali, tutti gli autori sono concordi che il riposo a letto è da sconsigliare e che rimanere attivi è più efficace nella risoluzione dei sintomi nei pazienti con dolore lombare (ma non in quelli con lombo-sciatalgia). Se inevitabile, il riposo a letto non dovrebbe superare i 2-3 giorni.

Indicazioni al ricovero, all'osservazione e alla dimissione

- Chi ricoverare: tutti i pazienti con diagnosi "pericolosa" (vedi *red flags*) per il trattamento specifico.
- Chi dimettere: tutti i pazienti con lombalgia aspecifica o lombosciatalgia che hanno risposto adeguatamente alla terapia medica.
- Chi trattenere in OBI: i pazienti con lombalgia aspecifica o lombosciatalgia che non hanno risposto alla terapia medica, oppure quelli con recidiva o quelli in cui sono necessari ulteriori accertamenti.

Bibliografia di riferimento

URGENZE GERIATRICHE

l'occhio di riguardo

EPIDEMIOLOGIA

Il LBP è il problema di salute che nell'anziano determina più frequentemente dolore e disabilità. La prevalenza del LBP aumenta progressivamente dall'età giovanile a quella adulta e nell'anziano probabilmente incide molto più di quanto sia segnalato per fattori legati alla alterata percezione del dolore, sopportazione e stoicismo, disturbi cognitivi.

EZIOLOGIA E CLINICA

Distinguiamo LBP aspecifico e poco definito (degenerazione discale, spondilolistesi, dolore sacroiliaco e miofasciale), dolore radiculopatico con irradiazione verso l'arto inferiore (ernie discali, patologia osteofitosica e stenosi del canale midollare) e oltre alle patologie degenerative della colonna, vanno considerate le possibilità di fratture da osteoporosi (specie nel sesso femminile), lesioni neoplastiche primitive e secondarie, patologie infettive come tbc, osteomieliti, spondilodisciti.
La diagnosi differenziale è con la patologia non vertebrale (**Tabella 1.13.8**).

TERAPIA

L'approccio deve tener conto dei fattori di rischio non modificabili (età, sesso, esposizione lavorativa pregressa, livello educazionale) e modificabili (fumo, inattività e sedentarietà, prevenzione cadute, correzione di comorbilità e condizioni psicosociali). Norme igieniche di vita, terapia fisica ed eventuali indicazioni chirurgiche esulano dalle finalità del testo mentre per la terapia farmacologica vale quanto citato nell'apposito paragrafo. Va tenuto conto che gli anziani non sono spesso adeguatamente trattati date le difficoltà a riferire la sintomatologia, e pertanto è opportuno instaurare terapie sintomatiche a dosaggi fissi e costanti piuttosto che all'occorrenza. Il paracetamolo è il farmaco da preferire nelle forme più lievi ed il passaggio ai FANS o agli oppiacei nelle condizioni più serie va ponderato sulla base degli effetti collaterali.

LA LAVAGNA

- *Per il medico d'urgenza è importante trattare il dolore ed escludere le patologie sottostanti pericolose per la vita.*
- *La diagnosi differenziale deve mirare a distinguere se la lombalgia acuta è aspecifica, coinvolge gli arti inferiori oppure è espressione di malattie sistemiche o viscerali importanti.*
- *Con l'anamnesi e l'esame obiettivo si pone il sospetto e si raggiunge l'orientamento diagnostico nella maggior parte dei casi.*
- *La radiografia della colonna non deve essere richiesta se non per quesiti specifici.*
- *Le "red flags" sono indicatori di patologie anche gravi che possono manifestarsi con dolore lombare.*

Appunti / Commenti

Lombalgia acuta nell'adulto

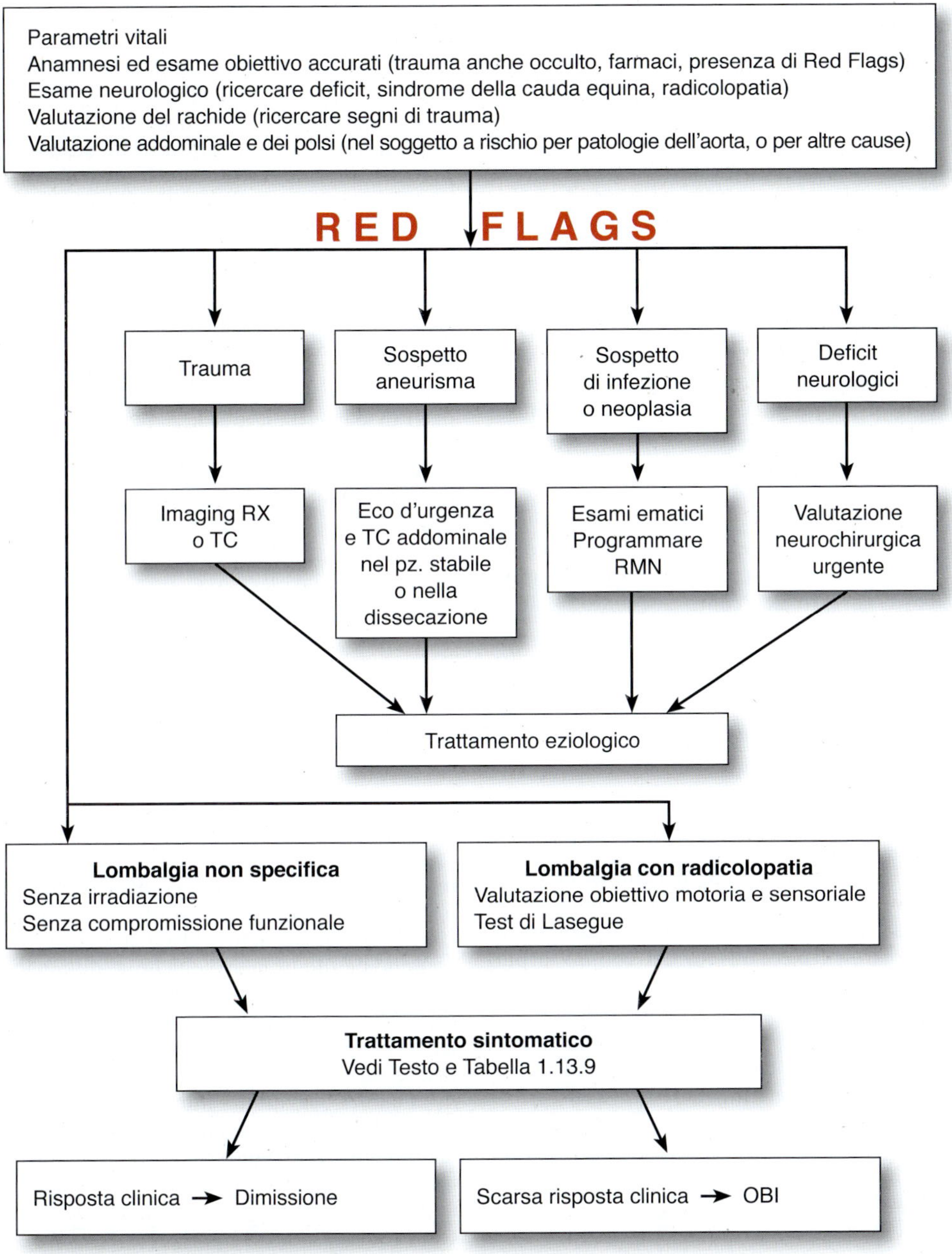

1.14 Nausea e vomito

Definizioni

La nausea è una spiacevole sensazione di malessere che può precedere il vomito.

Il vomito è la forzata espulsione di contenuto gastrico attraverso il cavo orale.

Il conato di vomito è la contrazione della parete addominale che di frequente precede il vomito.

Il rigurgito è la migrazione del contenuto gastrico nel cavo orale che avviene senza le contrazioni addominali e senza la nausea tipici del vomito.

Epidemiologia

Secondo una revisione del 2006 il vomito costituisce l'ottavo più frequente motivo di accesso in Pronto Soccorso. La diagnostica differenziale è molto ampia e può comprendere condizioni a carico del tratto addominale, gastrointestinale ma può anche essere correlato a patologie extra-addominali.

Fisiopatologia

Il meccanismo del vomito è molto complesso, deriva da molteplici riflessi che possono coinvolgere il tratto gastrointestinale, il sistema nervoso centrale ed il sistema vestibolare. Il meccanismo del vomito si può dividere in 3 momenti: la nausea, il conato ed infine il vomito.

La nausea è caratterizzata da una spiacevole sensazione di ipersalivazione e diaforesi che può precedere il vomito.

Il conato viene scatenato da una contrazione del piloro che provoca il movimento del materiale gastrico verso la parte prossimale dello stomaco.

Il vomito invece è provocato dalla contrazione di tutta la muscolatura dello stomaco, piloro compreso, in tal modo tutto il contenuto gastrico viene spinto in senso retrogrado verso l'esofago ed il cavo orale. Se la funzione dell'epiglottide è intatta la via aerea rimane protetta.

Episodi ripetuti di vomito possono provocare importanti perdite di acqua ed elettroliti, arrivando ad uno stato di disidratazione e di alcalosi metabolica causato in gran parte dalla perdita di acido cloridrico contenuto nelle secrezioni gastriche. Se il vomito è impetuoso può provocare lesioni della mucosa del tratto distale dell'esofago (sindrome di Mallory-Weiss) o addirittura la sua perforazione (sindrome di Boerhaave).

Cause

Le cause di vomito si dividono in gastrointestinali e cause extra-addominali (**Tabella 1.14.1** e **1.14.2**).

Clinica

La diagnosi differenziale del vomito è molto ampia, per districarsi è bene prendere in considerazione innanzitutto condizioni cliniche gia presenti, in acuto o in cronico, ad esempio patologie neurologiche, addominali, oculari, vestibolari, endocrine, respiratorie o cardiache. Le caratteristiche del vomito, la frequenza, la durata ed il volume possono essere un indice predittivo della severità e della natura del vomito, nonché essere un indice dello stato di disidratazione. Va valutato il contenuto del vomito (sangue, cibo, muco, feci) il colore (rosso, verdastro biliare, giallo enterico, o marrone fecaloide), nonché i sin-

Tabella 1.14.1. Le cause gastrointestinali di vomito

Patologie esofagee Esofagite Corpo estraneo in esofago Reflusso gastrico esofageo Neoplasia dell'esofago
Patologie funzionali gastrointestinali Gastroparesi Colon irritabile Occlusione funzionale dell'intestino
Patologie ginecologiche Malattia infiammatoria pelvica Torsione ovarica
Infezioni Gastroenterite Epatite acuta Peritonite spontanea batterica Ascesso addominale Pielonefrite
Occlusioni meccaniche Compressione gastrica ab estrinseco Stenosi pilorica Tutti i tipi di ernia Intussuscezione Occlusione intestinale Volvolo
Disturbi organici gastrointestinali Morbo di Crohn Colecistite acuta Ischemia intestinale Pancreatite acuta Ulcera peptica
Disturbi a carico del tratto urogenitale Colica reno ureterale Torsione del testicolo Uremia Acidosi tubulare renale

Tabella 1.14.2. Le cause extra-addominali di vomito

Infarto del miocardio
Glaucoma
Disturbi del sistema nervoso centrale Emorragia cerebrale Aumento della pressione intracranica Cefalea Idrocefalo Epilessia
Disordini endocrinologici e metabolici Cheto-acidosi diabetica Ipertiroidismo Morbo di Addison Ipo e iperparatiroidismo
Infezioni Otite Meningite Polmonite Sepsi
Disturbi vestibolari Labirintite Malattia di Ménière
Disturbi comportamentali Disturbi d'ansia Anoressia Bulimia
Ingestione di sostanze tossiche Alcol Insetticidi Nicotina Metalli pesanti Funghi Digossina Salicilati Isonazide

tomi di accompagnamento prima, durante e dopo gli episodi di vomito.

In *primis* registrare i parametri vitali che eventualmente possono evidenziare una ipovolemia. Se il paziente ha una riduzione dello stato di coscienza, proteggere le vie aeree, valutare il diametro delle pupille e la loro risposta alla luce per evidenziare un eventuale danno da ipertensione endocranica. Se il paziente è dispnoico o ha le giugulari turgide valutare per un eventuale scompenso del cuore destro. Effettuare un ECG per escludere segni di una ischemia cardiaca, o altre aritmie potenzialmente letali (per esempio un blocco atrioventricolare avanzato). Se il paziente è palesemente disidratato e non può assumere liquidi per os avviare immediatamente una terapia reidratante per via endovenosa.

Diagnosi e diagnosi differenziale

Anamnesi

L'anamnesi deve focalizzarsi sulla durata dei sintomi, le caratteristiche del vomito e i sintomi associati.

Durata dei sintomi. Le cause di nausea e vomito differiscono di molto se la nausea ed il vomito sono acuti o cronici. Se la durata dei sintomi supera un mese si parla di sintomi cronici.

Caratteristiche del vomito. Il *timing* e la descrizione del vomito vanno registrati.

Il vomito che compare al mattino prima della colazione è verosimilmente correlato alla gravidanza o alla uremia o all'aumento della pressione intracranica. Il vomito provocato dall'aumento della pressione endocranica in genere non è preceduto da nausea e spesso, ma non sempre, è descritto come "a getto".

Il vomito che compare dopo circa un'ora dalla ingestione di un pasto è correlato in genere ad un rallentato o ostruito svuotamento gastrico.

I particolari riguardanti la qualità e la quantità del vomito non vanno trascurati.

Il rigurgito di cibo non digerito è suggestivo per una patologia dell'esofago, se invece il vomito contiene materiale parzialmente digerito è da indagare una patologia a carico dello stomaco o del tenue: se il materiale vomitato è senza bile probabilmente la patologia è a carico dello stomaco, se invece il vomito è biliare allora è verosimilmente correlato ad una occlusione dell'intestino tenue. Il vomito maleodorante, a contenuto fecaloide probabilmente è una conseguenza di una occlusione del grosso intestino.

Sintomi associati. Una improvvisa cefalea con vomito va correlata con un possibile aumento della pressione intracranica da emorragia subaracnoidea, se alla cefalea si associa febbre e rigidità nucale il sospetto di meningite va valutato immediatamente. Molto spesso la cefalea si accompagna al vomito nella presentazione di un attacco di emicrania. Se al vomito si accompagna un importante dolore ad un occhio valutare per un eventuale glaucoma. Vertigini e vomito possono essere correlati con una labirintite, ma anche possono essere un sintomo correlato con una ischemia cerebellare. Vomito, pressione alta, tachicardia e diaforesi possono essere una manifestazione di ipertiroidismo.

Dolore toracico accompagnato da vomito allerta per un eventuale infarto del miocardio, e non solo, può essere legato anche ad una lesione esofagea. Le cause gastrointestinali di vomito sono le più frequenti. Non bisogna cadere nella tentazione di fare precocemente diagnosi di gastroenterite che rimane comunque una diagnosi di esclusione. La concomitante assenza di peristalsi e di chiusura dell'alvo deve far pensare all'occlusione intestinale. Un dolore addominale che si riduce con il vomito può essere correlato con un'occlusione intestinale alta. La gravidanza va sospettata se a vomitare è una donna in età fertile, così come una gravidanza extrauterina va sospettata se la donna era stata già sottoposta a legatura delle tube. La gravida che vomita invece deve far pensar ad una iperemesi gravidica. Il dolore addominale ipogastrico accompagnato a vomito e perdite vaginali può essere correlato con una infezione acuta o un ascesso della regione pelvica. Il vomito accompagnato ad una infezione delle vie urinarie può essere causato da una pielonefrite.

Esame obiettivo

L'esame obiettivo è importante per valutare sia le conseguenze del vomito sia per cercare di individuare la causa. Già l'ispezione può essere di aiuto: la presenza di ittero, o di masse addominali o di linfoadenopatie può aiutare nella diagnosi. La valutazione dell'addome è di vitale importanza. Partendo dalla semplice osservazione, un addome disteso può indirizzare verso l'occlusione intestinale. La presenza di un addome teso in epigastrio associato al vomito deve indurre a pensare ad una perforazione dell'intestino che può essere la causa o la conseguenza del vomito. Non bisogna dimenticare di valutare la zona pelvica nella donna che vomita così come i testicoli nell'uomo.

Se il vomito si associa a mal di testa o ad un qualche disturbo neurologico la valutazione neurologica è essenziale.

Esami di laboratorio

Per la valutazione dello stato idroelettrolitico è indicata la determinazione degli elettroliti (sodio e potassio). Nel sospetto di un'infezione è utile la determinazione dell'emocromo completo di formula leucocitaria ed il dosaggio della PCR. Nelle donne in età fertile va sempre considerato il test di gravidanza. Può essere utile uno screening della funzionalità tiroidea con il dosaggio dell'ormone tireostimolante (TSH). Se l'anamnesi pone il sospetto di una tossicità da farmaci è opportuno, se possibile, dosare la concentrazione del farmaco. Nel sospetto di cheto-acidosi diabetica è indicata la determinazione della glicemia, l'emogasanalisi, la funzionalità renale, gli elettroliti e la ricerca dei corpi chetonici urinari.

Diagnostica per immagini

La scelta dell'imaging viene dettata essenzialmente dalla storia e dalla clinica del paziente. Se il sospetto è quello di una perforazione acuta (dolore addominale acuto alto e vomito biliare) una radiografia del torace ed una diretta dell'addome a volte sono sufficienti per fare diagnosi di pneumoperitoneo. Se il sospetto è suggestivo di una ostruzione meccanica, può essere utile la radiografia diretta dell'addome. Recenti studi suggeriscono che la TC dell'addome con mezzo di contrasto iniettato per via endovenosa è l'*imaging* ideale per la localizzazione e la stadiazione di una ostruzione intestinale. Questa modalità ha inoltre il vantaggio di identificare eventuali patologie del pancreas, dell'albero epatobiliare o del retroperitoneo. Inoltre la TC è l'esame di prima scelta nel sospetto di una sindrome di Boerhaave, per lo studio di una sospetta perforazione dell'esofago e lo studio del mediastino.

Nel caso ci fosse il sospetto di una calcolosi della colecisti (dolore ipocondrio destro e vomito biliare) l'ecografia rimane l'esame di prima scelta.

Nel sospetto di una lesione della mucosa del tratto digestivo alto (p. es. un'ulcera) l'esofagogastroduodenoscopia (EGDS) è l'esame di prima scelta. Tra l'altro l'EGDS permette anche di effettuare biopsie di eventuali lesioni.

Oggigiorno nessun trial controllato ha evidenziato la superiorità dell'approccio di un tipo di *imaging* sull'altro di fronte ad un paziente che lamenta nausea e vomito. La scelta cambia da caso a caso ed è dettata dalla acuità della clinica, dalla stabilità emodinamica del paziente e soprattutto dalla storia e dall'esame obiettivo.

IL TACCUINO

Il ruolo del laboratorio e dell'imaging:
- *aiutare nella identificazione delle cause;*
- *valutare le eventuali conseguenze del vomito.*

Terapia

Se il vomito è copioso e protratto ne può conseguire disidratazione, ipopotassiemia ed alcalosi metabolica, in tal caso è necessaria una appropriata idratazione con soluzione salina NaCl 0,9% e supplemento di potassio.

I farmaci per il trattamento di nausea e vomito appartengono a 2 categorie: gli antiemetici e i procinetici. Tra gli antiemetici sicuramente la metoclopramide è quello più usato. È una benzammide che agisce come antagonista della dopamina, ha un effetto sia antiemetico che procinetico. Può provocare degli effetti collaterali extrapiramidali poco piacevoli: distonia, discinesia acatisia e crisi oculogire, soprattutto se somministrata velocemente ai pazienti più anziani.

L'ondansetron è un antagonista delle serotonine che ha mostrato una maggiore efficacia rispetto alla metoclopramide nel trattamento della nausea e del vomito da chemioterapia.

Tra gli agenti procinetici il domperidone è quello più noto ed usato, come la metoclopramide è una benzammide, ha il vantaggio però, rispetto alla metoclopramide, di non provocare gli effetti collaterali extrapiramidali. Purtroppo può essere somministrato solo per via orale, a differenza della metoclopamide che può essere somministrata anche per via parenterale.

I corticosteroidi, in particolare il desametasone possono essere usati in combinazione con la metolcpramide o l'ondansetron nel trattamento dei pazienti sintomatici in chemioterapia, così come nei casi più difficili e refrattari si può ricorrere alle benzodiazepine.

Bibliografia di riferimento

LA LAVAGNA

- *La diagnosi di gastrite è una diagnosi di esclusione.*
- *Nel paziente affetto da Parkinson ed in trattamento con agenti dopaminergici cercare di evitare di infondere metoclopramide pena la comparsa di pericolosi e spiacevoli fenomeni extrapiramidali.*
- *Attenzione alla somministrazione di scopolamina e atropina in pazienti affetti da glaucoma! La sommnistrazione di questi farmaci può precipitare una crisi!*
- *Nelle intossicazioni, il vomito è di solito una condizione non facilmente dominabile con la monoterapia; occorre pensare sin dall'inizio ad una associazione di farmaci.*
- *Nell'ingestione di sostanze potenzialmente inalabili (idrocarburi) è assolutamente importante prevenire il vomito per non trovarsi anche a gestire una polmonite ab ingestis spesso letale.*

Appunti / Commenti

URGENZE GERIATRICHE

l'occhio di riguardo

EPIDEMIOLOGIA

La nausea (così come il vomito) è un sintomo e non una diagnosi. Nonostante siano entrambi di frequente riferiti dalla popolazione anziana (ne riferisce essere affetto all'incirca un anziano su 3) è impossibile calcolarne una accurata incidenza.

FISIOPATOLOGIA

La riduzione della salivazione, la riduzione della produzione delle prostaglandine, l'aumento di incidenza di *Helicobacter pylori*, la alterazione della clearance di acidi gastrici, la ridotta peristalsi gastrica sono tutte condizioni che predispongono l'anziano alla nausea ed al vomito.

CAUSE

Indipendentemente dalle cause addominali, negli anziani molte patologie non addominali potenzialmente letali possono manifestarsi in modo aspecifico con anoressia, nausea e vomito. Queste condizioni includono lo stroke, la sindrome coronarica acuta, disordini metabolici, reazioni avverse a farmaci e casi di ipertensione endocranica.

LA TERAPIA

Lo step iniziale consiste nella ricerca di patologie acute che possono provocare la nausea ed il vomito. Contemporaneamente valutare la eventuale assunzione di farmaci che possono rappresentare la causa dei sintomi (ad esempio oppiacei, FANS o cortisonici), quindi trattare la patologia responsabile della sintomatologia. Se il paziente continua a lamentare nausea e vomito ricorrere alla terapia farmacologica, in primis alla clorpromazina, o alla metoclopramide che ha un importante effetto procinetico. Ricordarsi di iniziare con il più basso dosaggio possibile e poi, lentamente, titolare la dose con l'obiettivo di ridurre gli effetti collaterali.

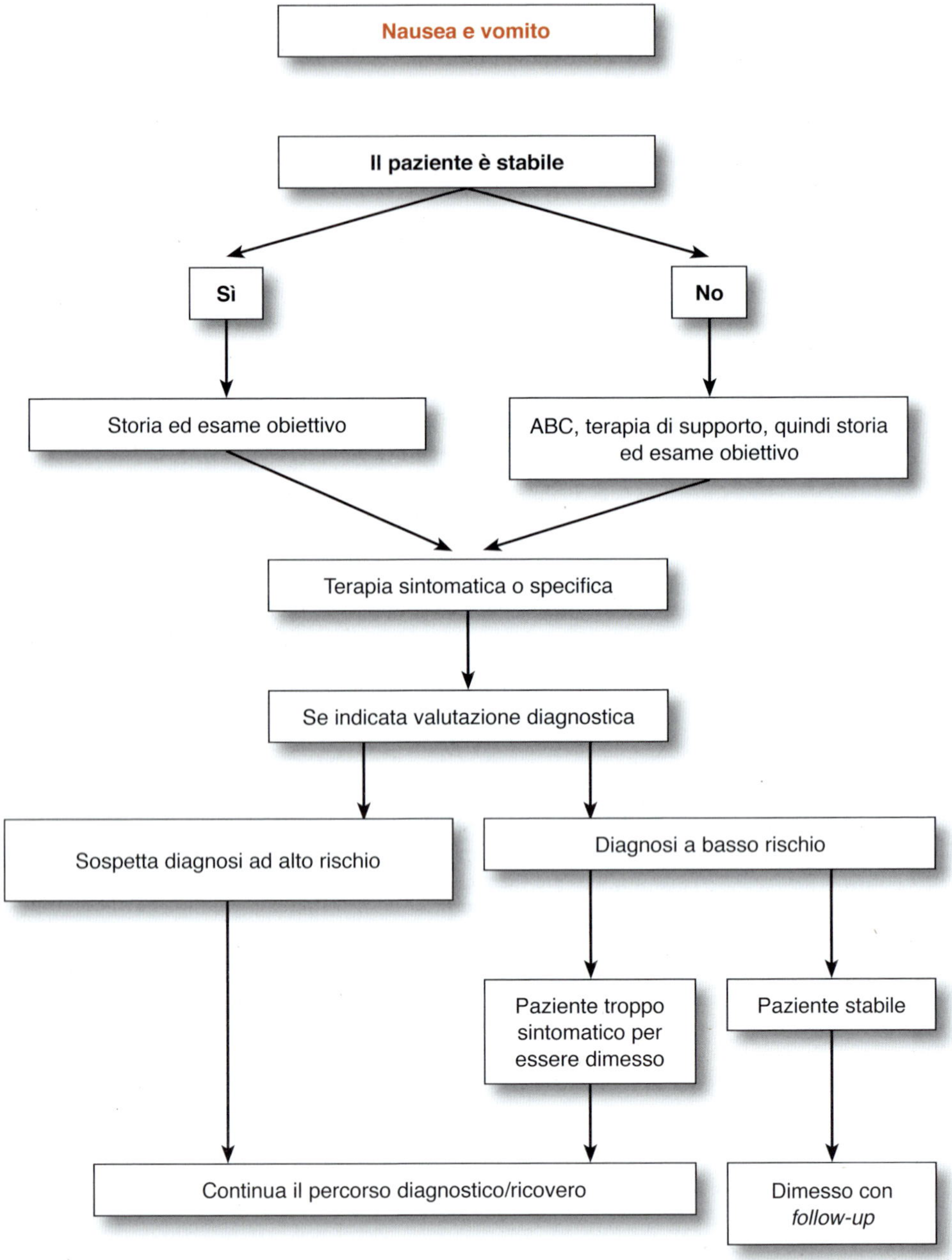
Nausea e vomito
Il paziente è stabile
Sì
No
Storia ed esame obiettivo
ABC, terapia di supporto, quindi storia ed esame obiettivo
Terapia sintomatica o specifica
Se indicata valutazione diagnostica
Sospetta diagnosi ad alto rischio
Diagnosi a basso rischio
Paziente troppo sintomatico per essere dimesso
Paziente stabile
Continua il percorso diagnostico/ricovero
Dimesso con *follow-up*

1.15 Perdita di coscienza transitoria e cadute

SINCOPE

In accordo con le Linee Guida della Società Europea di Cardiologia del 2018 (LG ESC), le perdite di coscienza transitoria (PdCT) identificano un gruppo eterogeneo di disturbi, caratterizzati da reale o apparente perdita di coscienza, con le seguenti caratteristiche distintitve:

- amnesia per il periodo di perdita di coscienza, come una lacuna nella memoria; un'esperienza tipica è quella di persone che si trovano a terra senza ricordare una caduta;
- controllo motorio anomalo, con tendenza a cadere e ulteriori caratteristiche variabili (posture anomale, come la flessione o l'estensione delle braccia, scatti mioclonici o assenza di movimenti, rigidità o flaccidità, occhi aperti o chiusi, morsus, suoni anormali, incontinenza sfinterica);
- perdita di reattività consistente in nessuna risposta al tocco o alla parola;
- durata della perdita di coscienza inferiore a 5 minuti (questo tiene conto delle stime solitamente eccessivamente lunghe dei testimoni oculari).

In base a questi criteri, i disturbi che possono essere attribuiti con sicurezza ad una PdCT sono quelle presenti in Tabella 1.15.1. Nel complesso, si tratta di un gruppo eterogeneo di disturbi, differenti sul piano fisiopatologico e caratterizzati da un significato prognostico variabile dalla pronta e completa normalizzazione al danno permanente ed anche alla morte.

In caso di sincope, la più comune forma di PdCT, la molteplicità delle diagnosi eziologiche potenzialmente in causa, anche gravi, e l'incertezza legata alla mancanza di un *gold standard* diagnostico da utilizzare in Pronto Soccorso (PS) fanno sì che nonostante la diffusione di *clinical decision rules* e linee guida, tuttora la proporzione dei pazienti che vengono ricoverati è elevata – mediamente il 50%, con frequenza compresa tra 12 e 86% – in confronto con la frequenza degli eventi avversi a breve termine (a 30 giorni), che è attorno al 12% ma che si riduce al 3,6% se si escludono gli eventi già presenti in PS. Questo gap evidenzia una delle maggiori criticità tuttora presenti nella gestione di questi pazienti: il ricovero ospedaliero è per lo più non destinato ad apportare alcun beneficio, è gravato da elevati costi, da potenziali danni e da scarsa efficacia diagnostica, visto che la percentuale di pazienti che vengono dimessi con diagnosi di sincope indeterminata è tuttora attorno al 40%. Alla luce di questi

Tabella 1.15.1. Perdite di coscienza transitoria e disturbi correlati

Amnesia	Mancata risposta	Caduta	Breve durata	
+	+	+	+	sincope; crisi tonico-clonica; psicogena; cause rare
+	+	+	-	PdCT prolungate, concussioni, metaboliche (ipoglicemia) , intossicazioni
+	+	-	+	crisi di assenza, crisi focali con consapevolezza compromessa
-	+	+	+	cataplessia

dati, le LG ESC identificano come priorità l'ottimizzazione della gestione della sincope in PS, allo scopo di ridurre ricoveri e test inappropriati, mantenendo la sicurezza del paziente. Per ottenere questi risultati focalizzano l'attenzione su percorsi organizzativi e strutture innovative, come di seguito verrà illustrato.

Definizione

La sincope è una PdCT dovuta ad ipoperfusione cerebrale globale, caratterizzata da rapida insorgenza, breve durata, recupero spontaneo e completo. Tale definizione permette di distinguere la sincope dalle forme non sincopali di PdCT che, purpresentando aspetti di somiglianza con la sincope, sono dovute a meccanismi fisiopatologici diversi dalla ipoperfusione cerebrale globale transitoria (Figura 1.15.1).

Per semplificare il compito dei medici che operano in ambito di emergenza/urgenza, le LG ESC hanno proposto di considerare la PdCT come sincope quando:

- ci sono segni e sintomi specifici per sincope riflessa, sincope da ipotensione ortostatica e sincope cardiaca;
- sono assenti segni e sintomi specifici per altre forme di PdCT (traumi cranici, crisi epilettiche, PdCT psicogena e/o cause rare).

È da sottolineare che secondo questo documento la presincope, intesa come evento clinico che presenta i prodromi della sincope ma non è seguito da vera e propria PdCT, deve essere gestita in PS con lo stesso metodo applicato alla sincope, visto che è associata alla medesima prognosi.

Fisiopatologia e classificazione

L'ipoperfusione cerebrale globale responsabile dell'evento sincopale è sempre secondaria ad una riduzione critica e transitoria della pressione arteriosa, dipendente dalla gittata cardiaca e delle resistenze vascolari periferiche. Una riduzione della gittata cardiaca può essere il frutto sia di fenomeni riflessi neuro-mediati di tipo cardioinibitorio sia di vere e proprie patologie cardiache (aritmiche o strutturali); una riduzione delle

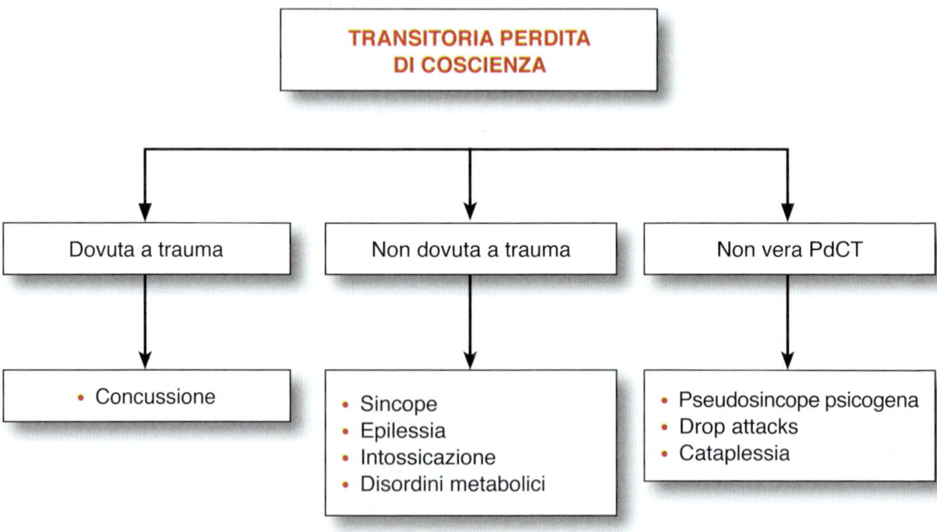

Figura 1.15.1. Diagnosi differenziale delle transitorie perdite di coscienza.

resistenze vascolari periferiche, d'altro canto, può essere dovuta sia ad alterati fenomeni riflessi vasodepressori sia ad alterazioni primitive, farmaco-indotte o funzionali, del sistema nervoso autonomo.

Sulla base di queste considerazioni, la classificazione della sincope prevede generalmente la distinzione in tre gruppi eziologici:

- sincope riflessa (neuromediata);
- sincope da ipotensione ortostatica;
- sincope cardiaca (Figura 1.15.2).

Sincope riflessa

La sincope riflessa o neuromediata identifica un eterogeneo gruppo di condizioni in cui i riflessi cardiovascolari, deputati al mantenimento dell'omeostasi circolatoria, divengono iperattivi determinando una eccessiva vasodilatazione e/o bradicardia responsabili della riduzione della pressione sistemica. A seconda che prevalga uno dei due meccanismi si distinguono forme vasodepressive e forme cardioinibitorie; se sussistono entrambe le componenti si parla di forme miste. Sulla base dei fattori scatenanti, la sincope riflessa si distingue nelle seguenti forme:

- sincope vasovagale, in cui la perdita di coscienza si verifica in coincidenza di eventi precipitanti come emozioni, strumentazione o ortostatismo protratto;
- sincope situazionale, in stretta relazione temporale con eventi scatenanti come la minzione, la defecazione, la tosse, la fase post-prandiale o post-esercizio fisico;
- sincope seno-carotidea, in cui la sincope si manifesta dopo stimolazione (compressione), spesso accidentale, dei seni carotidei.

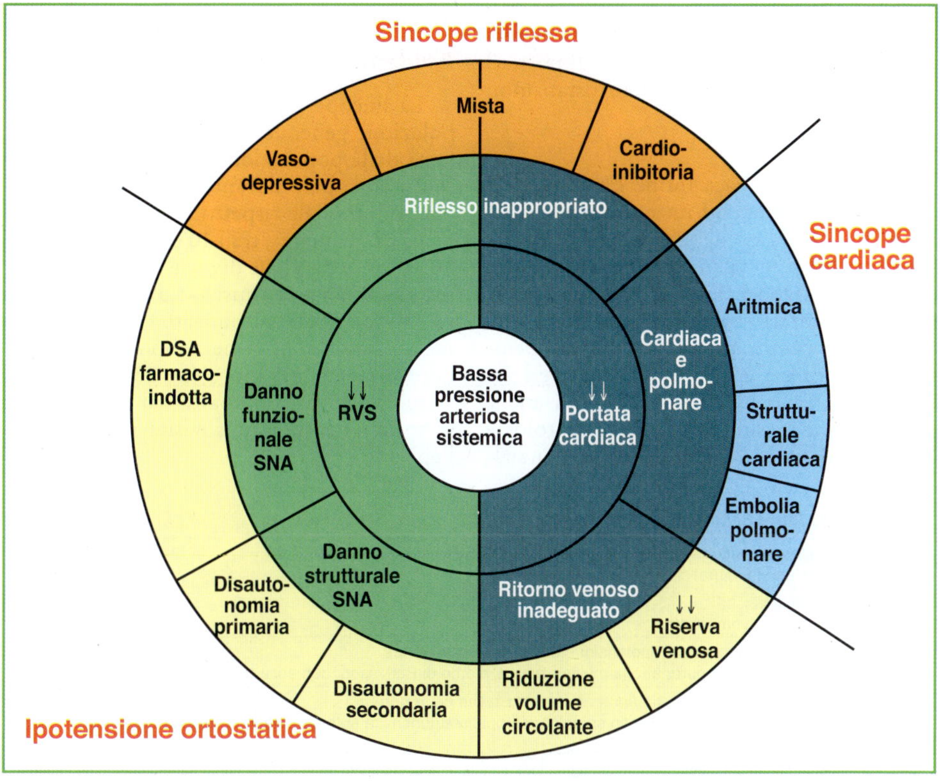

Figura 1.15.2. Fisiopatologia della sincope.

Sincope da ipotensione ortostatica

La sincope da ipotensione ortostatica, invece, consiste nella perdita di coscienza che si verifica dopo l'assunzione dell'ortostatismo, a causa di una insufficiente risposta autonomica di vasocostrizione simpatica, dovuta ad una disfunzione del sistema nervoso autonomo, di tipo primario o secondario, indotta da farmaci o favorita da deplezione di volume (Tabella 1.15.2).

Indipendentemente dal meccanismo che l'ha generata, è possibile distinguere tre forme di ipotensione ortostatica:

- ipotensione ortostatica classica, definita come la riduzione della pressione sistolica di un valore maggiore o uguale a 20 mmHg durante tre minuti di ortostatismo attivo;
- ipotensione ortostatica iniziale, definita come la riduzione della pressione sistolica immediatamente dopo l'assunzione dell'ortostatismo ma che si risolve entro 30 secondi;
- ipotensione ortostatica progressiva, definita come una riduzione lenta e progressiva della pressione arteriosa dopo vari minuti dall'assunzione dell'ortostatismo.

Sincope cardiaca

La sincope cardiaca infine è una perdita di coscienza dovuta ad un problema primitivamente cardiaco che può essere di natura aritmica (bradi o tachiaritmie) o di natura strutturale (stenosi aortica, cardiomiopatia ipertrofica, infarto miocardico acuto, severa disfunzione ventricolare sinistra, tromboembolia polmonare e tamponamento pericardico). Rientrano in questa categoria anche alcune forme di sincope dovute a patologie cardiopolmonari o dei grossi vasi, potenzialmente pericolose per la vita quali la dissecazione aortica, l'ipertensione polmonare severa.

Accanto a questo approccio tradizionale, desta interesse la classificazione basata sul meccanismo che causa perdita di coscienza (Figura 1.15.3):

- sincope da bradicardia;
- sincope da tachicardia;
- sincope con nessuna o lieve variazione del ritmo.

Questa classificazione sembra essere caratterizzata da un significato clinico maggiore, poiché l'efficacia del trattamento è determinata principalmente dal meccanismo della sincope piuttosto che dalla sua eziologia sottostante; d'altronde, una terapia meccanismo-specifica ha dato risultati positivi in molti studi, con una significativa riduzione delle recidive sincopali e un miglioramento della qualità della vita, rispetto ad un trattamento basato sull'eziologia.

Epidemiologia, prognosi e costi

La sincope è un evento comune nella popolazione generale; si stima infatti che circa metà della popolazione avrà almeno un episodio sincopale durante la vita, con andamento bimodale rispetto all'età, con doppio picco di incidenza, tra i 10 e i 30 anni e dopo i 65 anni. Secondo le diverse casistiche, si stima che la sincope causi 1-1,5% degli accessi in PS ma è stato sottolineato che l'incidenza nella popolazione generale potrebbe essere notevolmente maggiore (da 20 a 40 volte), visto che la maggior parte dei pazienti non si sottopone ad alcuna visita medica dopo l'episodio.

Tabella 1.15.2. Sincope da ipotensione ortostatica

Ipotensione ortostatica indotta da farmaci (la causa più comune): • ad es. vasodilatatori, diuretici, fenotiazine, antidepressivi
Deplezione di volume: • emorragia, diarrea, vomito, etc.
Insufficienza autonomica primaria (ipotensione ortostatica neurogena): • insufficienza autonomica pura, atrofia multisistemica, morbo di Parkinson, demenza a corpi di Lewy
Insufficienza autonomica secondaria (ipotensione ortostatica neurogena): • diabete, amiloidosi, lesioni del midollo spinale, neuropatia autonomica autoimmune, neuropatia autonomica paraneoplastica, insufficienza renale
Nota: l'ipotensione può essere esacerbata dal ristagno venoso durante l'esercizio (indotto dall'esercizio), dopo i pasti (ipotensione postprandiale) e dopo prolungata riposo a letto(decondizionamento)

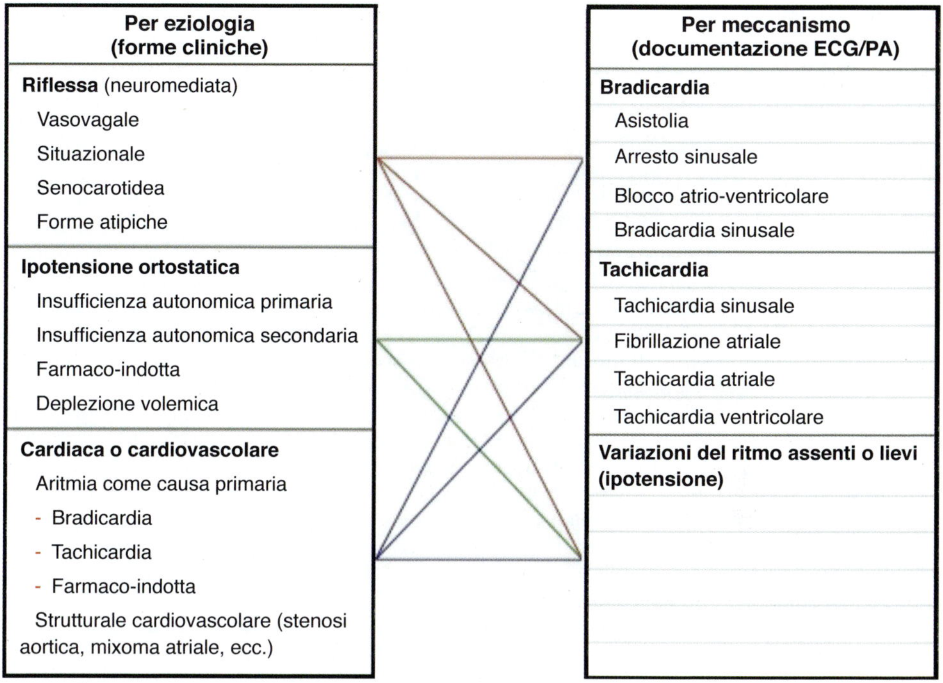

Figura 1.15.3. Classificazione della sincope per eziologia e per meccanismo.

La prevalenza delle diverse cause di sincope dipende da alcune variabili, tra cui l'età o il *setting* in cui i pazienti sono valutati: la sincope riflessa è la più frequente in tutti gli ambiti e tutte le fasce di età; la sincope cardiogena è la seconda più comune causa, con frequenza maggiore nelle casistiche raccolte nei dipartimenti di emergenza e in ambito cardiologico e nei soggetti di età più avanzata; l'ipotensione ortostatica è frequente nei pazienti anziani, mentre è rara nei pazienti di età inferiore a 40 anni; negli anziani sono spesso presenti molteplici cause e l'anamnesi può essere meno affidabile che nei giovani.

In accordo con l'orientamento delle LG ESC, la prognosi dei pazienti con sincope può essere valutata sotto diversi aspetti, che il medico dell'emergenza deve tenere attentamente in considerazione nel decidere l'iter diagnostico e il *setting* adeguato nel quale si svolga.

Va considerata innanzitutto, la "severità della sincope" cioè il rischio correlato all'episodio sincopale già avvenuto, in relazione all'eventuale presenza di una patologia acuta cardiovascolare come la tromboembolia polmonare, la sindrome aortica acuta o l'emorragia interna.

Esse sono complessivamente infrequenti (meno del 5% del totale) ma sono associate a prognosi severa, causando fino al 50% degli eventi avversi seri, fatali e non fatali (Tabella 1.15.3).

La valutazione della severità della sincope deve considerare anche il "rischio conse-

Tabella 1.15.3. Cause di sincope a potenziale rapida evolutività

Sindrome coronarica acuta	Emorragia interna
Patologia aortica acuta	Pneumotorace iperteso
Embolia polmonare	Tamponamento cardiaco
Accidente cerebro-vascolare acuto	Gravidanza ectopica

quenziale", cioè legato a lesioni traumatiche conseguenti alla perdita di coscienza, all'interferenza con le attività lavorative e scolastiche e all'aspetto psicologico (ansia, depressione, etc.).

Nella valutazione prognostica, va inoltre considerato il rischio di eventi avversi a breve/medio termine, che è stato dimostrato essere maggiormente legato alla severità della patologia di base, rispetto alla sincope di per sé, in particolare in relazione alla presenza di una severa cardiopatia (strutturale o aritmica). La presenza di multiple comorbidità di base giustifica l'incrementato rischio di morte e di patologie cardiovascolari (cardiopatia ischemica, scompenso cardiaco, stroke) osservato.

Nei pazienti anziani con ipotensione ortostatica, la gestione della sincope comporta elevate spese, dirette (cioè costi legati a multipli esami diagnostici e visite specialistiche) e indirette (legati all'impatto socio-familiare); oltre tre quarti del totale di queste spese sono legate alla gestione ospedaliera, che in Italia richiede circa 2.785 euro per ricovero.

APPROCCIO ALLA SINCOPE IN PRONTO SOCCORSO

Le tappe e gli aspetti principali della valutazione dei casi di PdCT di sospetta natura sincopale in PS sono le seguenti:

- ricerca di una patologia acuta sottostante la PdCT;
- esclusione di PdCT traumatiche e PdCT di natura non sincopale;
- valutazione iniziale della sincope;
- stratificazione del rischio per i casi di sincope indeterminata;
- definizione del percorso;
- ruolo delle strutture organizzative.

Ricerca di una patologia acuta sottostante la sincope

In accordo con il Documento di Consenso sulla gestione dei pazienti con PdCT di sospetta natura sincopale, elaborato dal Gruppo Italiano Multidisciplinare sulla sincope (GIMSI) e dalla Academy of Emergency Medicine and Care (AcEMC), la priorità fondamentale nell'approccio ai pazienti che accedono in PS per PdCT di sospetta natura sincopale consiste nell'identificazione degli episodi che sottendono una patologia. Nel caso di sincope associata a sintomi o segni d'allarme, quali dolore, dispnea o deficit neurologici, occorre sospettare che questa sia solo uno dei sintomi di una sottostante malattia organica acuta in grado di determinare eventi avversi a breve termine e che quindi deve essere tempestivamente diagnosticata e trattata. Analogamente, in questa fase andrà ricercata la presenza di danni traumatici seri, secondari alla sincope (traumi cranici con lesioni endocraniche, traumi toraco-addominali con lesioni interne, fratture delle ossa lunghe). Inoltre, considerato che tutte le forme di sincope (in particolare la s. riflessa e la s. ortostatica) occorrono più facilmente o con maggiore gravità in presenza di fattori concomitanti, quali la deplezione volemica (emorragie, diarrea e vomito, etc.) o patologie polmonari con ipossiemia, i medici dovrebbero identificare rapidamente questi elementi favorenti poiché talvolta appaiono sufficienti a giustificare la sincope

Nel caso in cui la sincope costituisca solo uno dei sintomi di una sottostante malattia organica acuta, il paziente andrà gestito secondo il percorso della malattia principale, "uscendo" da quello della sincope. Se si tratta di patologie acute severe sarà necessario il ricovero ospedaliero; diversamente, in caso di sincope secondaria a (facilitata da) una concomitante condizione medica non seria, i pazienti potranno essere efficacemente gestiti presso le unità di osservazione breve intensiva (OBI). La **Figura 1.15.4** illustra chiaramente questa modalità di approccio, accettata dalle GL ESC.

Solo dopo aver escluso la presenza di patologie acute sottostanti, la gestione dei pazienti potrà proseguire con le successive tappe, illustrate di seguito.

Esclusione di PdCT traumatiche e di natura non sincopale

Secondo il metodo suggerito dalle LG ESC, in caso di sincope come ragione predominante dell'accesso in PS (cioè non sottesa

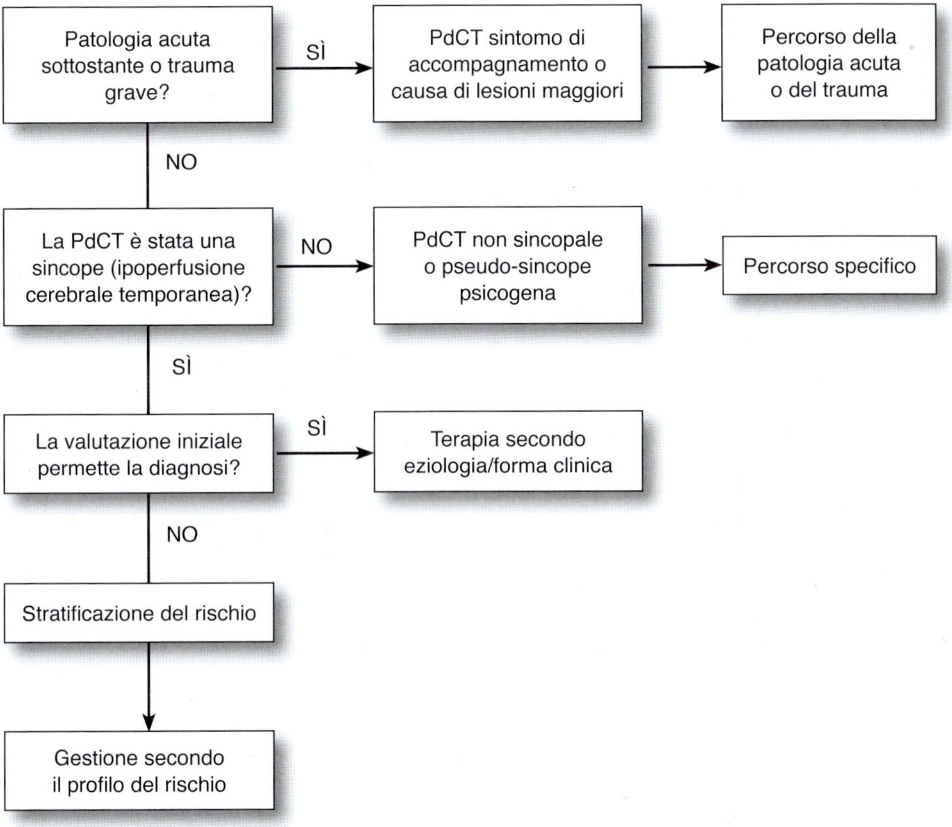

Figura 1.15.4. Modalità di approccio alla PdCT.

da patologie acute principali) occorre distinguere le forme di perdita transitoria dovute a trauma cranico e da quelle di natura non sincopale.

L'identificazione di un trauma prima della perdita di coscienza è ovviamente di grande aiuto, orientando le indagini a ricercare danni endocranici post-traumatici. Talvolta l'assenza di testimoni e l'amnesia da parte del paziente non consentono di stabilire con certezza la successione degli eventi e pertanto, nei casi dubbi, va sempre effettuato uno screening per la sincope.

In caso di episodi di perdita di coscienza di natura (apparentemente) non traumatica, occorre distinguere la sincope dalle forme di PdCT di natura non sincopale (crisi epilettiche, PdCT psicogene, miscellanea di cause rare); la Tabella 1.15.4 riporta gli elementi diagnostici utili per operare questa distinzione.

La diagnosi differenziale è guidata dalla storia del paziente, dalla descrizione dell'evento, con il prezioso contributo di eventuali testimoni (le LG ESC suggeriscono ricorso a video-registrazione, quando possibile, con utilizzo di *smartphone*), e dall'esame obiettivo, integrato da utilizzo di test point of care, quali lo stick glicemico e l'emogasanalisi arteriosa (esame in grado di fornire dati importanti quali l'emoglobina, la glicemia, gli elettroliti, la percentuale di carbossiemoglobina e i lattati).

Tabella 1.15.4. Diagnosi differenziale sincope vs. perdita transitoria di coscienza non sincopale

Condizione	Caratteristiche distintive
Convulsioni generalizzate	Assenza di *triggers*; prodromi tipo aura; contrazioni miocloniche sincrone e prolungate; morsus laterale (raro bilaterale); cianosi; durata fino ad alcuni minuti; stato post-critico
Crisi parziali complesse, epilessia con assenza	Nessuna caduta; mancata risposta verbale e poi amnesia
Pseudosincope psicogena o "pseudocoma"	Durata prolungata (minuti-ore); occhi chiusi e movimenti intenzionali; alta frequenza, fino a più volte al giorno; età giovanile, sesso femminile; disturbi psichici già noti; PA e FC normali/elevate durante l'episodio; assenza di traumi significativi
Cadute senza perdita di coscienza	Nessuna mancanza di risposta o amnesia
Cataplessia	Cadute con paralisi flaccida e non responsiva, assenza di amnesia successiva
Drop attacks	Donne (raramente uomini) che si ritrovano improvvisamente a terra, ricordano l'impatto al suolo e possono rialzarsi subito
Emorragia intracerebrale o subaracnoidea	Cefalea; deficit neurologici
TIA[1] vertebrobasilare o carotideo	Segni e sintomi neurologici focali; PdCT solitamente assente o atipica (più prolungata)
Sindrome del furto di succlavia	Segni neurologici focali
Spasmi affettivi cianotici	Età pediatrica; meccanismo riflesso che causa apnea espiratoria involontaria con ipossia, seguita da transitorio collasso circolatorio
Disturbi metabolici (ipoglicemia,ipossia, iperventilazione)	Durata prolungata; stato di coscienza alterato
Intossicazione	Durata prolungata; stato di coscienza alterato
Arresto cardiaco	Nessun recupero spontaneo
Coma	Stato di incoscienza non risvegliabile

[1] TIA, attacco ischemico cerebrale transitorio

PdCT di sospetta natura sincopale

Valutazione iniziale

La valutazione iniziale del paziente con PdCT di sospetta natura sincopale consiste nell'anamnesi, nell'esame obiettivo, comprensivo di misurazione della pressione arteriosa in clino- e orto-statismo, nella registrazione di un elettrocardiogramma a 12 derivazioni e nell'esecuzione di eventuali accertamenti aggiuntivi. Il potere diagnostico della valutazione iniziale è molto alto, consentendo di porre una diagnosi certa o sospetta nel 45-65% dei casi. Ne fanno parte I seguenti aspetti:

Anamnesi. È l'elemento centrale della valutazione. Essa è finalizzata ad ottenere informazioni relative agli aspetti riportati in Tabella 1.15.5.

Esame obiettivo. L'esame obiettivo con sincope deve essere completo ma focalizzato sulla obiettività cardiologica e neurologica alla ricerca di quei segni che possono orientare, insieme all'anamnesi, verso una forma di sincope cardiaca (come soffi cardiaci o segni di scompenso cardiaco) o di una causa non sincopale di PdCT (deficit neurologici focali, alterazioni del diametro pupillare, etc.). L'esame clinico deve comprendere anche la ricerca dell'ipotensione ortostatica, mediante test di ortostatismo attivo. La misurazione della pressione arteriosa in clinostatismo e dopo rapida assunzione dell'ortostatismo per 3 minuti, è diagnostica per ipotensione ortostatica in caso di riduzione, in ortostatismo, della PAS di almeno 20 mmHg o del riscontro di un valore inferiore a 90 mmHg o di una riduzione della PAD di almeno 10 mmHg, con contemporanea riproduzione dei sintomi (sincope/presincope).

IL TACCUINO

La diagnosi differenziale tra sincope ed epilessia non è sempre agevole, in quanto se l'ipoperfusione cerebrale che contraddistingue la sincope si protrae a lungo può indurre fenomeni irritativi anossia-dipendenti a carico della popolazione neuronale, che si possono manifestare clinicamente con movimenti convulsivi agli arti; ciò può indurre alla misdiagnosi di epilessia (spesso con conseguente prescrizione di terapia anti-epilettica), piuttosto che alla corretta diagnosi di sincope convulsiva. La attenta valutazione del paziente, la consulenza del neurologo e l'esecuzione dell'elettroencefalogramma possono in questi casi aiutare il medico nella corretta diagnosi.

IL TACCUINO

Il paziente anziano che giunge in Pronto Soccorso per "caduta" va sempre attentamente valutato, in quanto la "caduta", soprattutto se avvenuta in circostanze non ben precisate e non testimoniata, può essere dovuta ad una sincope. Il mancato riconoscimento di tale problema può determinare la ricorrenza di ulteriori sincopi e cadute che, pur benigne dal punto di vista fisiopatologico (riflesse o da ipotensione ortostatica), espongono il paziente anziano al rischio di fratture e alla perdita della propria autonomia (vedi più avanti: cadute).

Elettrocardiogramma. L'elettrocardiogramma a 12 derivazioni è indispensabile e serve fondamentalmente ad individuare alterazioni diagnostiche o suggestive per sincope cardiaca aritmica e per sincope secondaria a malattia strutturale cardiopolmonare (ad esempio, sincope associata a sindrome coronarica acuta, embolia polmonare, tamponamento cardiaco, etc).

Tabella 1.15.5. Valutazione iniziale della sincope: dati anamnestici utili nella diagnosi eziologica

Circostanze in cui si è verificato l'evento: • posizione del corpo, supina, seduta o eretta, posto che una sincope in posizione supina ha basse probabilità di essere una forma riflessa ma orienta piuttosto verso una forma cardiaca • attività fisica, cioè a riposo oppure durante o dopo esercizio fisico • dopo variazione di postura • durante o subito dopo atti fisiologici quali defecazione, minzione, tosse, deglutizione, risata intensa • fattori predisponenti, quali ambienti caldi e/o affollati, periodo post-prandiale, ortostatismo prolungato • fattori precipitanti, quali emozioni, stress, dolore, movimento del collo
Sintomi prodromici: • sintomi neurovegetativi quali nausea, vomito, sensazione di caldo o freddo, pallore, sudorazione, disturbi addominali, caratteristici della sincope riflessa • palpitazioni, dolore toracico o dispnea, suggestivi per sincope cardiaca o secondaria a malattie strutturali cardiopolmonari
Altre caratteristiche della perdita transitoria di coscienza: • modalità della caduta a terra • colorito cutaneo (pallore o cianosi) • durata della perdita di coscienza • eventuali movimenti durante la perdita di coscienza (contrazioni tonico-cloniche, mioclonie, automatismi) • segni di incontinenza fecale e/o urinaria
Sintomi dopo la ripresa della coscienza, in particolare presenza e durata di uno stato confusionale
Anamnesi personale: • familiarità per cardiopatia ischemica e morte improvvisa • precedenti episodi sincopali • precedenti patologie cardiache, neurologiche e metaboliche • terapia farmacologica in corso (farmaci in grado di causare ipotensione ortostatica, quali diuretici, anti-ipertensivi, nitrati, antidepressivi triciclici, bloccanti alfa adrenergici; farmaci antiaritmici o farmaci con possibili effetti collaterali cardiaci che possono essere invece responsabili di sincope cardiogena)

Esami aggiuntivi. In accordo con le LG ESC a completamento della valutazione iniziale è indicata l'esecuzione dei seguenti esami:

- monitoraggio ECG, in caso di sospetta sincope aritmica, da effettuarsi a letto o in telemetria, per la durata di almeno 6-24 ore. Inoltre, le LG sottolineano la potenziale utilità di *loop recorder* esterni (LRE), dispositivi che consentono un monitoraggio del ritmo cardiaco prolungato, fino a 21-30 giorni, da applicare precocemente dopo l'evento indice, in pazienti con episodi frequenti;
- ecocardiogramma, in caso di cardiopatia strutturale, già nota o sospetta;
- massaggio del seno carotideo, da effettuare in soggetti con età ≥40 anni ed episodi compatibili con sincope riflessa. Con compressione di almeno 10 secondi della zona di massima pulsatilità dell'arteria carotide, prima da una parte e poi dall'altra, sia in clino che in ortostatismo, durante monitoraggio continuo elettrocardiografico e della pressione arteriosa (possibilmente battito-battito). Si pone diagnosi di "iperriflessia carotidea", in caso di riposta asistolica >3 secondi e/o di caduta della pressione arteriosa sistolica di almeno 50 mmHg mentre la diagnosi di "sincope seno-carotidea" viene posta in caso di riproduzione della sincope associata alla iper-riflessia carotidea (uniche controindicazioni al test, anamnesi positiva per ictus cerebrale o ostruzione carotidea significativa);
- tilt-table test, in caso di sincope a sospetta genesi ortostatica o riflessa.

Massaggio seno carotideo

Tilt-table test

Esami di laboratorio. I test di laboratorio non vanno effettuati in maniera routinaria, ma vanno richiesti sulla base di un preciso sospetto clinico di una forma di PdCT non sincopale o di una sincope secondaria ad una specifica patologia acuta (ad es., emocromo in caso di sospetta emorragia acuta; dosaggio del D-dimero in caso di sospetta embolia polmonare; dosaggio della troponina in caso di sospetta sindrome coronarica acuta; dosaggio dell'acido lattico e degli enzimi muscolari nel sospetto di perdita di coscienza su base epilettica; dosaggio del β-hCG nelle donne in età fertile quando vi sia il sospetto di una gravidanza; dosaggio della carbossiemoglobina nei casi in cui la PdCT sia avvenuta in un contesto in cui venga ritenuta possibile una intossicazione da CO).

La Tabella 1.15.6 riporta le caratteristiche dell'episodio sincopale, dell'anamnesi del paziente, dell'esame clinico e del tracciato ECG compatibili/suggestive per i diversi tipi di sincope.

IL TACCUINO

Uno studio del 2019 ha evidenziato evidenziato che metà degli eventi aritmici vengono identificati entro 6 ore dall'arrivo in PS nei pazienti a rischio medio e alto e che oltre 90% del totale degli eventi aritmici si verificano entro 15 giorni dalla sincope.

IL TACCUINO

La correlazione temporale tra sincope ed esercizio fisico è estremamente importante; una sincope che si manifesti durante esercizio fisico va considerata di origine cardiaca fino a prova contraria e per questo va attentamente studiata; al contrario, una sincope che compaia dopo l'esercizio fisico è in genere di tipo riflesso, dovuta a meccanismi di vasodilatazione periferica.

Tabella 1.15.6. Criteri da utilizzare durante la valutazione iniziale e la stratificazione del rischio

SINCOPE RIFLESSA	SINCOPE ORTOSTATICA	SINCOPE CARDIOGENA
	Evento sincopale	
Presenza di prodromi tipici della sincope riflessa Dopo una vista, un suono, un odore o un dolore spiacevoli Dopo ortostatismo prolungato e/o in luoghi affollati e caldi Durante un pasto o postprandiale Innescato da tosse, defecazione o minzione Con rotazione della testa o pressione sul seno carotideo Attivazione autonomica: pallore, sudorazione, nausea/vomito	Passaggio in ortostatismo dalla posizione seduta o supina Ortostatismo prolungato o ortostatismo dopo esercizio Ipotensione post-prandiale	*Maggiori*: Assenza di prodromi Palpitazioni improvvise seguite da sincope Sincope in posizione supina *Minori*: Durante esercizio
	Anamnesi	
Lunga storia di sincope ricorrente con caratteristiche a basso rischio Assenza di cardiopatia strutturale	Relazione temporale con inizio o cambio di dosaggio di farmaci vasodepressivi o diuretici, con ipotensione Presenza di neuropatia autonomica o parkinsonismo	*Maggiori*: Cardiopatia strutturale grave ad alto rischio di sincope (es. SCC[1] con FEVSx[2] <30%, stenosi aortica grave, CMP[3] già nota ad alto rischio aritmico) Storia familiare di MCI[4] in giovane età *Minori*: Cardiopatia strutturale (CAD[5] o SCC)
	Esame obiettivo	
Normale	Diagnosi di ipotensione ortostatica (criteri LG ESC[6])	Bradicardia persistente (40 bpm) Soffio sistolico
	ECG	
Normale	Assenza di alterazioni ECG indicative per sincope cardiogena	*Maggiori*: BAV[7] II grado Mobitz 2 e III grado Bradicardia sinusale persistente o FA[8] lenta (<40 bpm) Blocchi senoatriali ripetitivi o pause sinusali >3" Disfunzione di un device intracardiaco Blocco di branca alternante VT[9] sostenuta o non sostenuta TPSV[10] o FA rapida Pattern Brugada tipo 1 QTc>460 compatibile con LQTS[11] QTc breve (≤340 ms) Alterazioni suggestive per ARVC[12] *Minori*: BAV II grado Mobitz 1 e I grado con PR >300 ms Bradicardia sinusale lieve o FA lenta (40-50 bpm) Blocco di branca o disturbo di condizione intraventricolare Segni di IVSx[13] o onde Q compatibili con CAD o cardiomiopatia Pre-eccitazione ventricolare Pattern Brugada tipo 2

Note:
1. SCC, insufficienza cardiaca congestizia; 2. FEVSx, funzione contrattile ventricolare sinistra; 3. CMP, cardiomiopatia; 4. MCI, morte cardiaca improvvisa; 5. CAD, cardiopatia ischemica; 6. criteri Linee Guida della Società Europea di Cardiologia: calo PAS ≥20 mmHg o fino a valore <90 mmHg. o calo PAD ≥10 mmHg, con riproduzione dei sintomi; 7. BAV, blocco atrioventricolare; 8. FA, fibrillazione atriale; 9. VT, tachicardia ventricolare; 10. TPSV, tachicardia parossistica sopraventricolare; 11. LQTS, sindrome del QT lungo; 12. ARVC, displasia aritmogena del ventricolo destro; 13. IVSx, ipertrofia ventricolare sinistra

Stratificazione del rischio

La stratificazione del rischio è l'ultima tappa della valutazione in PS, da effettuare dopo aver escluso patologie acute associate alla sincope e quando la valutazione iniziale non ha consentito di porre una diagnosi eziologica.

Per operare questa delicata valutazione, le LG europee suggeriscono di effettuare una rivalutazione intensiva del paziente, finalizzata ad individuare elementi utili nella storia, nell'esame obiettivo e nel tracciato elettrocardiografico, non evidenziati nelle fasi precedenti (Tabella 1.15.6). Potranno essere utili in questa fase gli strumenti aggiuntivi alla valutazione iniziale sopra citati, tra i quali il monitoraggio elettrocardiografico, l'ecocardiogramma al letto del paziente e gli esami di laboratorio. In letteratura sono disponibili diversi scores di stratificazione prognostica (le così dette "*clinical decision rules*") ma il loro ruolo nella gestione del paziente con sincope è limitato, caratterizzato da accuratezza e valore prognostico non superiore al giudizio clinico. Nonostante questo, riportiamo nella Tabella 1.15.7 l'EGSYS (*Evaluafion of Guidelines in Syncope Study Score*) in quanto nella pratica si è dimostrato utile sì a fornire informazioni prognostiche ma soprattutto a porre l'attenzione sugli elementi clinico/strumentali importanti per definire la probabilità di sincope cardiogena.

Questa fase gestionale consentirà di operare la classificazione illustrata nella Tabella 1.15.8.

Tabella 1.15.7. EGSYS Score

Parametro	Punteggio
Malattia strutturale cardiaca	4
Cardiopatia presente e/o ECG patologico*	4
Palpitazioni	3
Sincope da supino	2
Prodromi neurovegetativi (nausea e/o vomito)	-1
Fattori predisponenti**/precipitanti***	-1
TOTALE	

* Bradicardia sinusale, BAV >I°, blocco di branca, segni di ischemia (recente o pregressa), tachicardia sopraventricolare o ventricolare, segni di ipertrofia ventricolare dx o sx, preeccitazione ventricolare, QT lungo, pattern di Brugada
** Luoghi caldi e affollati, prolungato ortostatismo post-prandiale
*** Paura, dolore intenso, movimento del collo

Punteggio	Rischio sincope cardiogena
<3	1-2%
3	8-13%
4	33-35%
>4	77-88%

Definizione dei percorsi

Le LG ESC forniscono indicazioni gestionali chiare per ogni categoria di pazienti (Figura 1.15.5).

Pazienti a basso rischio. Questi pazienti possono essere dimessi, senza ulteriori accertamenti, con indicazioni volte a prevenire le recidive e a evitare danni traumatici (consultare paragrafo sulla terapia).

In caso di sincope considerata severa in relazione al rischio "consequenziale" (traumi dovuti a sintomatologia prodromica molto breve o assente, sincopi ricorrenti con incompatibilità con attività scolastiche o lavorative, etc.) questi pazienti potranno essere inviati alla Syncope Unit ambulatoriale per rivalutazione.

Pazienti ad alto rischio. Questi pazienti dovranno essere ricoverati, a scopo diagnostico o terapeutico. In caso di cardiopatia strutturale in fase di stabilità e/o criteri clinici o ECG "minori" per sincope cardiogena la gestione potrebbe essere inizialmente fatta in OBI (o meglio in apposita unità per lo studio della sincope, se presente all'interno dell'OBI).

Rischio non alto/non basso (intermedio). Questi pazienti vanno gestiti in OB invece che ricoverati o dimessi; in questo percorso potrebbero essere coinvolti anche i

Tabella 1.15.8. Stratificazione del rischio

- *Pazienti a basso rischio*:
  - caratteristiche suggestive per sincope riflessa, con prognosi eccellente, o per sincope da ipotensione ortostatica secondaria a farmaci o neuropatia autonomica già nota
  - assenza di caratteristiche suggestive per sincope cardiogena
- *Pazienti ad alto rischio*: caratteristiche suggestive per sincope cardiogena o per sincope da malattia strutturale cardiopolmonare, a maggior rischio per morte cardiaca improvvisa e mortalità complessiva
- *Pazienti a rischio non alto-non basso*: caratteristiche non comprese nelle categorie precedenti

PERDITA DI COSCIENZA TRANSITORIA

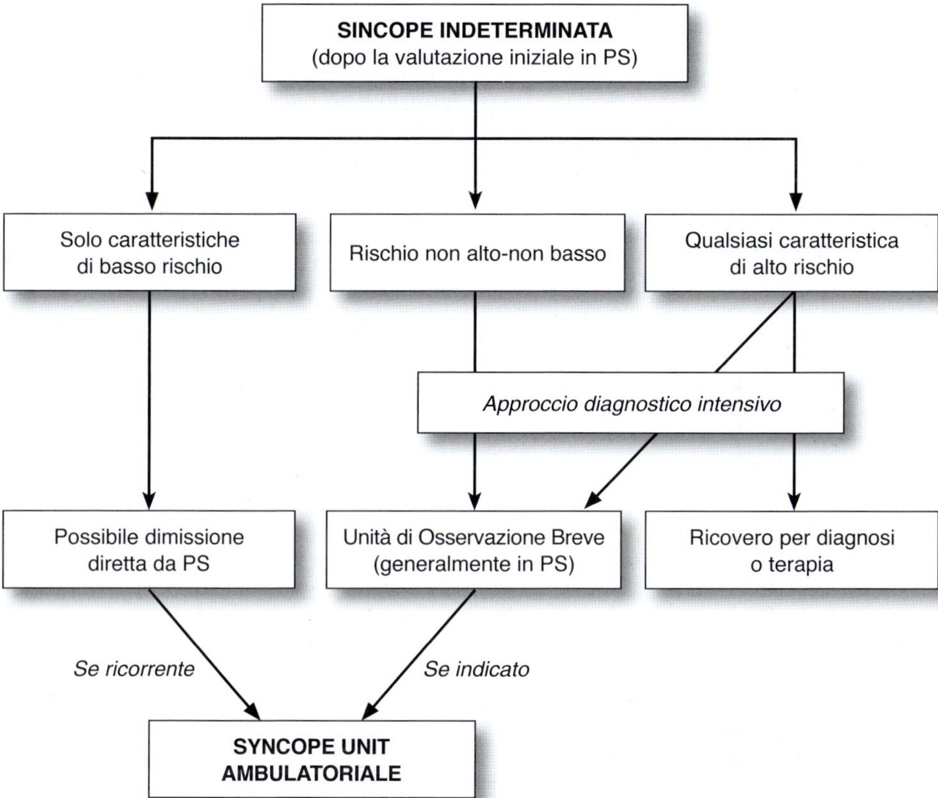

Figura 1.15.5. Gestione del paziente con sincope indeterminata in Pronto Soccorso, secondo la stratificazione del rischio.

pazienti con sincope da ipotensione ortostatica in cui sussista il sospetto di deplezione volemica.

Strutture organizzative e loro ruolo

Come sopra accennato, le LG ESC 2018 pongono grande attenzione all'implementazione di strutture e percorsi organizzativi innovativi nella gestione del paziente con sincope, al fine di raggiungere i seguenti obiettivi: sincope indeterminata alla fine degli accertamenti ≤20%; tasso di ospedalizzazione dei pazienti con sincope indeterminata dopo valutazione iniziale ≤20%; riduzione dei costi gestionali di almeno il 20% rispetto alla gestione ordinaria.

Unità di Osservazione Breve della sincope in Pronto Soccorso

Le Unità di Osservazione Breve Intensiva del PS sono aree dedicate all'osservazione prolungata di pazienti in cui la diagnosi non è stata raggiunta durante la valutazione iniziale, la cui finalità consiste nell'aumentare l'appropriatezza del ricovero e la sicurezza della dimissione. Declinando nel nostro contesto le indicazioni delle LG ESC, all'interno di aree OBI, con adeguate prerogative organizzative e adeguata dotazione strumentale, potranno essere istituite unità finalizzate all'approfondimento diagnostico ed alla ristratificazione prognostica dei pazienti con sincope. Anche se pochi, gli studi che hanno affrontato questo tema hanno evidenziato permanenza temporale contenuta (permanenza media 28,2 ore, entro i limiti ministeriali di 44 ore dalla presa in carico in PS) previsti per questo tipo di strutture, elevato potere diagnostico (cioè 67,3%), basso tasso di ospedalizzazione ordinaria (18,5%) e incidenza di eventi avversi molto bassa (2,8%). In accordo con il già citato Documento di Consenso GIMSI/AcEMC, questi protocolli organizzativi dovrebbero includere le risorse illustrate nella Tabella 1.15.9.

Syncope Unit

Le Unità della Sincope (SU) sono strutture funzionali dotate di un approccio standardizzato alla diagnosi e alla gestione della T-LOC e dei sintomi correlati, con personale dedicato (fondamentale la presenza del *syncope expert*) e accesso a diagnosi e terapie appropriate. Dopo la dimissione da PS, direttamente o dopo una fase di osservazione in OBI, è appropriato l'invio presso la SU per pazienti con persistente sospetto di sincope cardiogena o con sincope riflessa con presentazione severa.

Cenni di terapia

In accordo con la sequenza riportata nella *flow chart* finale, il primo scopo nell'approccio alla sincope è costituito dalla individuazione dei casi in cui la sincope è espressione di una patologia acuta sottostante, a rischio nell'immediato o nel breve arco di tempo; un tempestivo trattamento di queste condizioni costituisce l'unico mezzo per evitare esiti sfavorevoli. In questa fase preliminare, altrettanta attenzione va posta a eventuali lesioni traumatiche maggiori conseguenti alla sincope che possono richiedere trattamento specifico da mettere in atto in Pronto Soccorso.

In caso di pazienti stabili, la valutazione iniziale potrà consentire, in quota rilevante dei casi, l'identificazione della "eziologia" della sincope.

In caso di sincope riflessa, l'informazione ai pazienti circa la natura benigna della sincope e il potenziale rischio di lesioni traumatiche in caso di recidive e l'educazione volta a evitare potenziali fattori scatenanti (ad esempio, posizione eretta prolungata, permanenza in luoghi caldi e affollati, sforzo durante la minzione o defecazione, ecc.) e ad assumere prontamente la posizione supina in caso di ricomparsa di sintomi prodromici, costituiscono gli interventi di maggiore efficacia (classe I). In caso di forme ricorrenti e/o severe possono essere considerati anche i seguenti interventi:

- istruzione dei pazienti su come eseguire manovre di contropressione fisica all'inizio dei sintomi (classe IIa);

Tabella 1.15.9. Equipaggiamento, test e funzioni necessarie per la gestione della sincope indeterminata in OBI

Monitoraggio ECG e pressorio	Acquisire e tenere in memoria per 24 ore il monitoraggio ECG e di pressione arteriosa intermittente non invasiva
Standing test	Test dell'ortostatismo con misurazione di pressione arteriosa intermittente non invasiva
Massaggio del seno carotideo	Possibilità di eseguire il massaggio del seno carotideo in clino ed ortostatismo durante monitoraggio ECG e pressorio secondo il "metodo della riproduzione dei sintomi"* nei soggetti >50 anni, quando indicato
Ecocardiogramma	Ottenere un esame ecocardiografico, quando indicato
Esami ematochimici	Eseguire esami ematochimici, quando indicato
Syncope Expert	Avere la disponibilità di consulenza da parte di un medico esperto in sincope e attivazione di protocollo condiviso di fast track verso l'ambulatorio sincope
Consulenze specialistiche	Avere la disponibilità di consulenza specialistica neurologica, psichiatrica, geriatrica, cardiologica

* per la positività dell'esame è richiesta la riproduzione dei sintomi durante il massaggio carotideo

Manovre di contropressione

- *tilt training*, cioè allenamento con esercizi di permanenza in posizione eretta per periodi progressivamente più prolungati, in pazienti giovani e molto motivati (classe IIb);
- in caso di pazienti con età inferiore a 40 anni e fenotipo ipotensivo (cioè persistente riscontro di bassi valori pressori e/o evidenza di suscettibilià ipotensiva al tilt test) trattamento farmacologico con fludrocortisone o midodrina (classe IIb);
- revisione della terapia farmacologica con interruzione o riduzione del dosaggio di farmaci ipotensivi (classe IIa);
- stimolazione cardiaca permanente sia in caso di sincope da pausa spontanea asistolica documentata al monitoraggio sia in caso di sincope del seno carotideo e di sincope indotta con tilt asistolico (Classe I).

Anche in caso di sincope da ipotensione ortostatica, gli interventi più efficaci (classe I) sono costituiti dall'informazione ai pazienti circa la natura del sintomo, dagli accorgimenti comportamentali (evitare la permanenza prolungata in posizione eretta, effettuare con gradualità i passaggi posturali, etc.) e dall'indicazione ad assumere un sufficiente quantitativo di acqua e sale (in assenza di ipertensione, 2-3 L di liquidi e 10 g di sodio cloruro al giorno) per espandere il volume extracellulare. Con un grado di raccomandazione meno forte (classe IIa) vanno considerati anche la sospensione o riduzione della dose di farmaci ipotensivi e, in caso di persistenza dei sintomi, altri interventi quali le manovre contropressorie, l'applicazione di calze elastiche o di fasce addominali, l'elevazione della testata del letto (almeno 10°) durante le ore notturne e la terapia farmacologica (fludrocortisone o midodrina).

In caso di sincope cardiogena, il trattamento è ovviamente diversificato a seconda del meccanismo implicato (aritmico o strutturale) e della stratificazione del rischio ed è di competenza strettamente specialistica.

Bibliografia di riferimento

URGENZE GERIATRICHE

l'occhio di riguardo

EPIDEMIOLOGIA

Nell'anziano, le PdCT e le cadute ad esse associate rappresentano un importante problema clinico e sociale, con un impatto rilevante sulla prognosi e sull'autonomia funzionale dell'individuo. Pertanto, il trattamento delle PdCT gioca un ruolo fondamentale nella prevenzione della disabilità nell'anziano.

EZIOLOGIA E CLINICA

Il meccanismo più spesso responsabile della PdCT nell'anziano è rappresentato dalla vasodepressione, a causa di modificazioni età-correlate nel funzionamento del sistema nervoso autonomo, quali la riduzione dell'innervazione vagale cardiaca, della sensibilità barocettoriale e della risposta cardiaca alla stimolazione β-adrenergica. Inoltre, la riduzione della massa muscolare determina una maggiore predisposizione al pooling venoso nelle regioni declivi. A questo si aggiungono le comorbilità e la polifarmacoterapia: le comorbilità possono determinare disfunzione autonomica, così come disturbi motori e dell'equilibrio che aumentano il rischio di caduta anche a seguito di modeste variazioni pressorie; i farmaci antipertensivi possono interferire con la risposta pressoria all'ortostatismo e aumentano il rischio di vasodepressione; i farmaci psicoattivi possono alterare lo stato di vigilanza contribuendo alla PdCT e/o alla caduta, oltre a determinare a loro volta effetti ipotensivi.

CAUSE

L'ipotensione ortostatica rappresenta la causa più frequente di sincope nell'anziano, in particolare nel paziente con demenza, seguita dalla sincope cardiaca e riflessa. La forma più comune di ipotensione ortostatica nell'anziano è quella iatrogena, indotta da farmaci cardiovascolari e psicoattivi ad azione ipotensivante (anti-ipertensivi, antipsicotici, trazodone e benzodiazepine). La caratteristica principale della sincope nell'anziano risiede tuttavia nella multifattorialità, ovvero nella frequente compresenza di cause diverse nello stesso paziente ("sincope complessa").

CLINICA E TERAPIA

La presentazione degli episodi di PdCT nell'anziano si caratterizza per alcune peculiarità:
- prodromi generalmente fugaci e sfumati;
- presenza di amnesia retrograda, a causa della quale i prodromi vengono riferiti come assenti;
- confusione mentale, di breve durata, al recupero della coscienza.

Inoltre, quasi la metà degli episodi di PdCT si presentano come cadute inspiegate, ovvero cadute senza una chiara causa accidentale, di cui il paziente non sa riferire la dinamica.
Il trattamento si basa sull'identificazione del meccanismo sottostante l'evento. Nei pazienti con sincope prevalentemente ipotensiva è fondamentale la revisione della terapia farmacologica e la riduzione dei farmaci ipotensivanti, evitando un controllo pressorio intensivo nei soggetti ipertesi. Nei pazienti con prevalente meccanismo cardioinibitorio è invece indicato l'impianto di pacemaker.

LA LAVAGNA

- *L'anamnesi farmacologica è essenziale in caso di pazienti anziani.*
- *Una cardiopatia in anamnesi o un ECG alterato non escludono la sincope riflessa.*
- *Un ECG normale non esclude una sincope cardiaca.*
- *Per tutti i pazienti a rischio, necessario monitoraggio ECG in PS-OBI per almeno 6-24 ore.*
- *Utile applicazione precoce di loop recorder esterno (durata ≈ 30 gg); ECG Holter solo se sincopi molto frequenti.*
- *In pazienti >40 anni con sospetta sincope riflessa va effettuato il massaggio del seno carotideo, che è diagnostico se riproduce la sincope.*
- *Il test da sforzo è indicato in caso di sincope durante o immediatamente dopo lo sforzo.*
- *Se PdCT è sincope, non indicata l'esecuzione di TC encefalo, eccetto che in caso di trauma cranico, né di altri esami neurologici (ECD-TSA, EEG, RMN).*
- *La video-registrazione può essere molto utile per diagnosticare una PdCT non sincopale.*

Appunti / Commenti

Perdita di coscienza transitoria

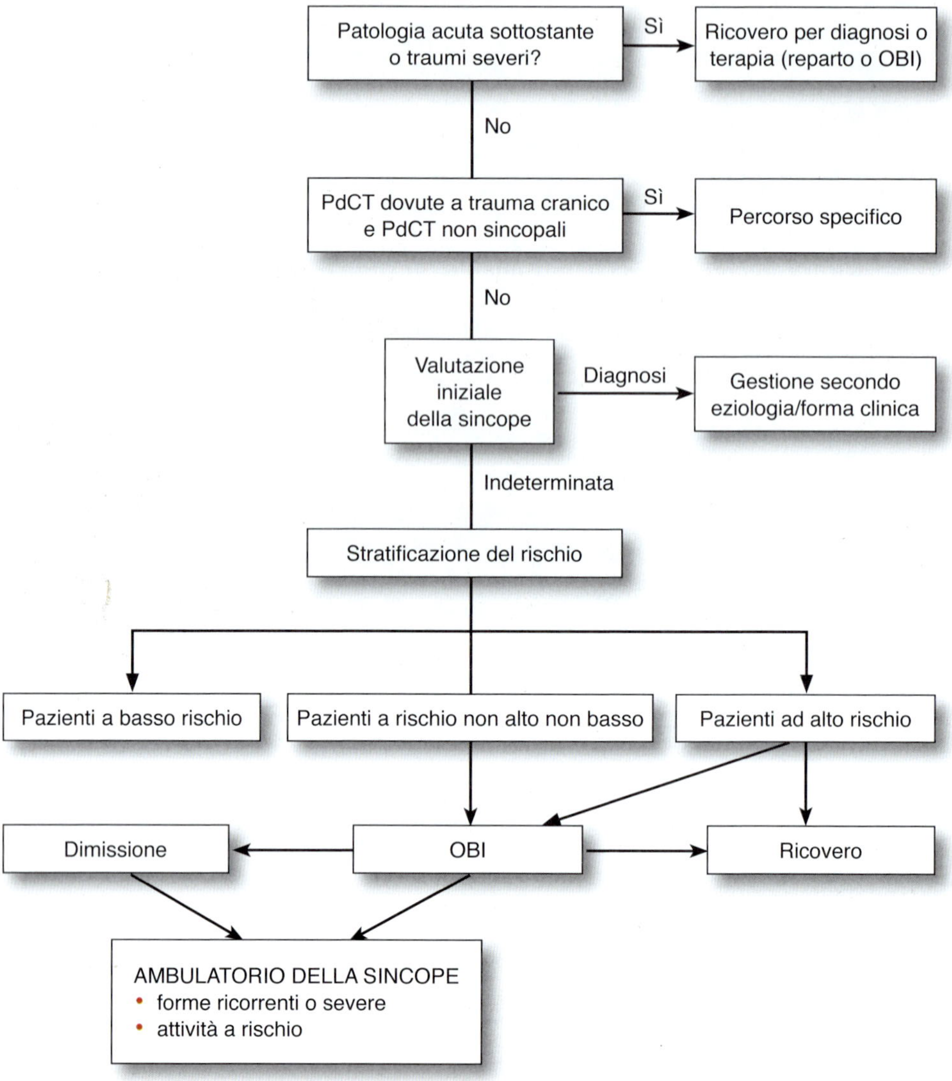

Percorso del paziente che accede in PS per perdita transitoria di coscienza.

CADUTE

Definizione

Si definisce caduta un evento improvviso che fa sì che il corpo si trovi in modo involontario ed incontrollato ad un livello più basso rispetto a quello di partenza. Nella maggior parte dei casi ne consegue un evento traumatico di entità da lieve a letale, sulla base di condizioni soggettive ed ambientali.

Epidemiologia

Le cadute sono una delle principali sindromi geriatriche, con significativo impatto su mortalità, morbilità ed incremento dell'istituzionalizzazione. Il 34% degli anziani in comunità, al di sopra dei sessantacinque anni ed il 50% degli ultra-ottantenni cade almeno una volta all'anno. L'incidenza aumenta ancora in ospedale o in residenza sanitaria-assistenziale e le complicazioni sono significativamente più elevate. Tra gli anziani, il 10% degli accessi in Pronto Soccorso ed il 6% dei ricoveri sono dovuti a trauma da caduta; il 5-10% degli stessi presenta fratture e trauma cranico ed in circa l'1% dei casi si tratta di frattura al femore, a cui può seguire una considerevole perdita di autonomia funzionale e una mortalità ad un anno del 20-30%.

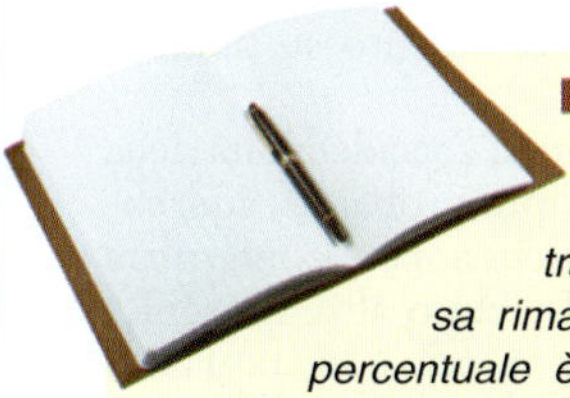

IL TACCUINO

Nel 37% dei casi con trauma severo, la causa rimane sconosciuta. Tale percentuale è quasi pari a quella delle cadute accidentali (40%) che nel sentire comune dovrebbero costituire la maggior parte degli episodi.

Patogenesi

La patogenesi delle cadute è multifattoriale e risulta dall'interazione tra modificazioni corporee età-correlate, fattori ambientali e condizioni propriamente patologiche (Figura 1.15.6). Debolezza muscolare e disturbo del cammino sono responsabili del 10-25% delle cadute. Anche se la perdita di forza muscolare si associa all'invecchiamento fisiologico, una parte considerevole di essa dipende anche da comorbidità ed inattività fisica. È più frequente che le cadute avvengano a domicilio, in quanto gli anziani trascorrono più tempo a casa, dove si sentono più sicuri e quindi rischiano di prestare meno attenzione ad ostacoli presenti in un ambiente a loro noto, ma non per questo meno insidioso. Gli anziani ricoverati o istituzionalizzati cadono più spesso dal letto, entrando o uscendo dal bagno o

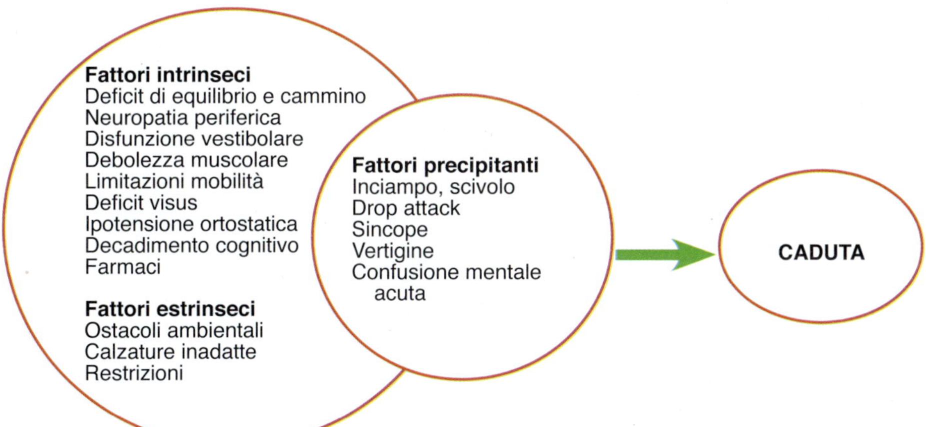

Figura 1.15.6. Patogenesi multifattoriale delle cadute. Adattato da Rubenstein LZ et al. 2006.

nei cambiamenti posturali. Le misure di contenzione fisica possono aumentare il rischio di caduta, in quanto aggravano il livello di confusione mentale e di agitazione psicomotoria. Il rischio di caduta è circa 4 volte maggiore dopo una dimissione ospedaliera o nella fase subacuta di una patologia, a seguito del prolungato allettamento o dell'immobilizzazione che concorrono a ridurre ulteriormente la forza muscolare e predispongono al decondizionamento all'ortostatismo.

Fattori di rischio e fattori predisponenti la caduta

La storia di caduta e le alterazioni di equilibrio e cammino rappresentano forti predittori di future recidive, in particolare in coloro che sono caduti nell'arco dei 12 mesi precedenti.

I fattori predisponenti possono essere presenti a livello ambientale, sia esterno (spazi e passaggi ristretti, soglie, gradini, mancanza di corrimano, pavimenti sconnessi, segnaletica inadeguata) sia a domicilio (scarsa illuminazione, pavimenti scivolosi, tappeti, mancanza di maniglie o corrimano cui aggrapparsi).

Ai fattori ambientali si sommano quelli individuali, fisico-clinici e patologia-correlati. La storia di precedenti episodi di caduta può comportare lo sviluppo di sindrome depressiva post-caduta, caratterizzata da paura di future recidive, con conseguente progressiva limitazione delle attività quotidiane, sedentarietà ed isolamento sociale.

Numerose classi di farmaci contribuiscono alla patogenesi delle cadute, tra cui si evidenziano i farmaci psicotropici, i neurolettici e soprattutto le benzodiazepine, gli oppioidi, i diuretici, i vasodilatatori, i β-bloccanti e gli antistaminici. Da considerare inoltre che l'associazione di più farmaci (>3) costituisce di per sé un fattore di rischio di caduta.

I fattori di rischio e quelli predisponenti le cadute sono presentati nella **Tabella 1.15.10**.

Diagnosi differenziale

La caduta viene distinta a seconda che la raccolta anamnestica, la presenza di testimoni e l'esame obiettivo siano in grado o meno di definirne la causa: accidentale, spiegata e inspiegata (**Figura 1.15.7**).

Caduta accidentale

È chiaramente correlata ad una collisione con un ostacolo, a scivolamento su una superficie, ad inciampo.

In assenza di testimoni, l'accidentalità della caduta nell'anziano, seppur probabile, andrebbe sempre messa in discussione e confermata dopo aver indagato ed escluso altre cause. La necessità di un simile approccio è legata al fatto che in tale fascia di età la descrizione dell'evento risulta spesso carente ed involontariamente fallace, a seguito di compromissione dello stato cognitivo, possibili deficit di memoria, confusione post-traumatica, senso di colpa.

Sarebbe opportuno, quindi, considerare come accidentali solo le cadute avvenute in presenza di testimoni in grado di riferire correttamente l'accaduto.

Tabella 1.15.10 Fattori di rischio e fattori predisponenti le cadute.

Fattori di rischio	Deficit predisponenti la caduta
Disturbi dell'equilibrio	Deficit visivo, vestibolare, somato-sensitivo, ritardo nel tempo di reazione, riduzione della forza muscolare
Disturbi della deambulazione	Difficoltà nell'evitare gli ostacoli, nel salire o scendere le scale
Ipotensione ortostatica	Ipoperfusione cerebrale transitoria responsabile di sensazione di testa vuota, perdita di equilibrio, perdita di coscienza
Farmaci	Sedazione, confusione, ipotensione ortostatica, atassia
Ambiente	Interazione tra ostacoli ambientali e limitazioni fisiche
Declino cognitivo	Deficit nella pianificazione, nelle funzioni esecutive
Depressione	Rallentamento ideomotorio, perdita di autonomia, paura di cadere

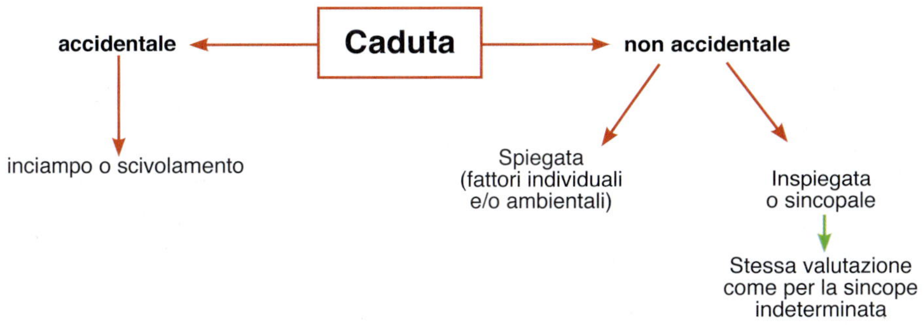

Figura 1.15.7. Cadute accidentali, spiegate e inspiegate.

Caduta spiegata

La causa è identificabile. Si verifica nel contesto di una condizione patologica sottostante, come un evento cerebrovascolare, una crisi epilettica, un'intossicazione, un chiaro evento sincopale. Il tipo di prodromi, la modalità di presentazione, i sintomi o segni di accompagnamento, possono orientare verso il meccanismo sottostante la caduta e di conseguenza guidare il successivo iter diagnostico (Tabella 1.15.11).

Caduta inspiegata

Non c'è una causa apparente. Il 40% dei pazienti anziani con caduta che arrivano in PS non ha una causa che spieghi l'accaduto. Le condizioni cliniche più frequentemente correlate sono la demenza, il diabete, la depressione e l'ipotensione ortostatica. Nel 45% dei casi la caduta inspiegata è in realtà dovuta ad una sincope (caduta sincopale).

Una serie di indizi clinici può aiutare nell'orientamento verso la sincope come causa di caduta:

- una caduta che segue a cambiamento posturale (clinostatismo o seduto/ortostatismo) pone il sospetto di ipotensione ortostatica sottostante;
- la rotazione del collo per guardare in alto o di lato potrebbe orientare per una stimolazione da compressione del seno carotideo;
- la perdita di coscienza, che precede l'episodio di caduta, richiede una diagnosi differenziale tra sincope ed epilessia;
- i segni ed i sintomi emergenti in prossimità dell'evento possono aiutare a discriminare tra caduta sincopale e non sincopale.

Recentemente, in un campione di pazienti anziani con decadimento cognitivo sono sta-

Tabella 1.15.11. La diagnosi differenziale delle cadute non testimoniate e testimoniate.

Caduta non testimoniata	Valutazione multidimensionale
Caduta testimoniata	
Scivolamento/inciampo	Esaminare fattori ambientali
Cedimento arti inferiori Instabilità, disequilibrio Cianosi, sonnolenza post-critica, morsus laterale Aritmie o angor	Escludere ipotensione ortostatica, Valutazione neurologica Pensare alla crisi comiziale Valutazione cardiologica
Vertigine rotatoria	Valutazione audio/vestibolare
Vertigine non rotatoria	Valutazione neurologica
Sincope	Algoritmo diagnostico mirato

IL TACCUINO

La valutazione multidimensionale (VMD) è un processo interdisciplinare volto a identificare e descrivere la natura e l'entità dei problemi di carattere fisico, psichico, funzionale e relazionale/ambientale di una persona anziana e viene effettuato con l'utilizzo di varie scale di valutazione validate.

ti identificati come predittori indipendenti di cadute sincopali, alcuni fattori precipitanti rilevabili all'anamnesi (principalmente i cambiamenti posturali e le rotazioni del capo) e una buona performance cognitiva. L'assenza di prodromi precedenti la caduta, l'assunzione di insulina o di benzodiazepine e una cattiva performance cognitiva si sono invece dimostrati predittori di cadute non-sincopali.

È stato quindi sviluppato uno score, che ha mostrato una buona sensibilità nell'identificare le cadute sincopali in soggetti con cadute altrimenti inspiegate (Tabella 1.15.12).

Conseguenze della caduta

Il paziente dovrebbe essere esaminato secondo lo schema testa-piedi, per evidenziare eventuali lesioni conseguenti alla caduta. I traumi più frequenti sono a carico degli arti inferiori, soprattutto nelle donne, e del cranio, soprattutto negli uomini.

Tabella 1.15.12. **Score per l'identificazione di cadute sincopali** (adattato da Mossello E. et al 2018).

	Score
Prodromi neurovegetativi	3
Fattori precipitanti	1
Assenza di terapia con benzodiazepine	1
Assenza di terapia insulinica	1
Terapia con alfa-litici	1
Punteggio MMSE >16/30	1
Totale	0-9
MMSE= Mini Mental State Examination (consultare QRC) Con uno score ≥4 valutare la probabilità di sincope	

Una caduta, tuttavia, non determina soltanto un trauma fisico; spesso infatti è ancora maggiore l'impatto psicologico correlato. Seppur con modalità meno evidenti, una delle insidie che impatta la quotidianità dei soggetti anziani che cadono, è la paura di cadere. Si innesca, cioè, una condizione psicologica (basofobia, quando invalidante) che amplifica la percezione dell'instabilità al punto di indurre il soggetto ad irrigidire gli arti inferiori e ad aggrapparsi a persone o ad appoggi di fortuna pur non avendone una reale necessità. Questa reazione compromette la plasticità del movimento, riducendo le capacità di compenso durante la marcia. La paura di cadere può quindi diventare anche più disabilitante di un trauma minore, limitando gli spostamenti e le diverse attività ad essi correlati come se ci fosse una vera e propria menomazione fisica.

Trattamento/Intervento

In caso di identificazione di una condizione patologica sottostante, la gestione terapeutica deve essere quella della causa. In caso di disidratazione/ipovolemia è necessario il rimpiazzo con i fluidi appropriati.

Il trattamento delle cadute chiaramente ortostatiche prevede misure comportamentali quali in primis la revisione della terapia farmacologica, mirata anche alla de-prescrizione, l'incremento dell'introito idrico e di sale, quando possibile, l'utilizzo di calze elastiche e/o fascia addominale, il posizionamento del letto in anti-Trendelemburg di circa 10°, in caso di ipertensione clinostatica. Necessaria, inoltre, la valutazione e modificazione dei fattori ambientali. Una corretta informazione riguardo ai rischi domiciliari predisponenti la caduta è in grado di ridurne gli episodi, solo quando dettagliatamente trasmessa in relazione alle condizioni individualizzate. I consigli generici non sembrano influire sul contenimento del rischio di caduta. In generale la rimozione dei tappeti,

MMSE, corretto per età e scolarità.

l'uso di calzature fascianti ed anti-scivolo, le luci notturne e la presenza del corrimano in caso di scale rappresentano i consigli prioritari per l'adeguamento individuale/ambientale dei pazienti anziani soprattutto a domicilio.

Bibliografia di riferimento

LA LAVAGNA

- *Le cadute determinano danno iatrogeno, depressione, disabilità e istituzionalizzazione.*
- *Hanno spesso un'origine multifattoriale "intrinseca ed estrinseca" al soggetto.*
- *Devono essere indagate differenziando le cadute spiegate da quelle non spiegate.*
- *Le cadute non spiegate devono essere indagate come sospette cadute sincopali.*

Appunti / Commenti

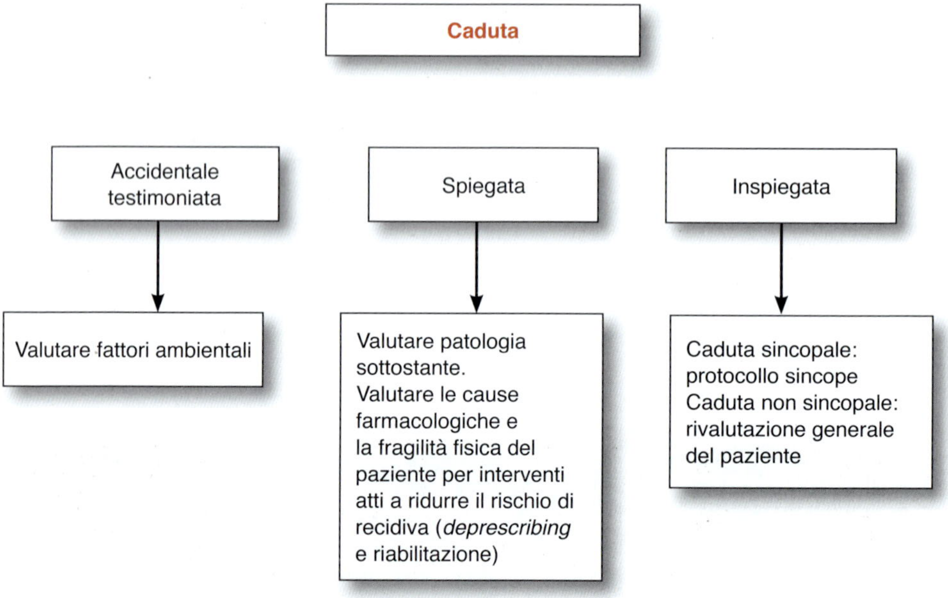
Caduta
Accidentale testimoniata
Spiegata
Inspiegata
Valutare fattori ambientali
Valutare patologia sottostante. Valutare le cause farmacologiche e la fragilità fisica del paziente per interventi atti a ridurre il rischio di recidiva (*deprescribing* e riabilitazione)
Caduta sincopale: protocollo sincope
Caduta non sincopale: rivalutazione generale del paziente

1.16 Singhiozzo

Definizione

Il singhiozzo è un sintomo dovuto a contrazioni involontarie, spasmodiche e ripetute del diaframma e di altri muscoli inspiratori, seguita da brusca chiusura della glottide. Non è stato riconosciuto uno scopo biologico del singhiozzo in alcun mammifero studiato; è possibile che si tratti di un riflesso vestigiale. Spesso è coinvolto un solo emidiaframma – nell'80% dei casi il sinistro – sebbene il coinvolgimento bilaterale non sia raro. La frequenza tipica del singhiozzo è di 4-60 contrazioni per minuto ed è piuttosto costante nel singolo individuo, inversamente correlata alla sua $PaCO_2$. Di norma è un sintomo a cessazione spontanea nel volgere di breve tempo, tuttavia, saltuariamente, può persistere più di 48 ore, comportando per il paziente un notevole disagio soggettivo, interferendo con il sonno e l'alimentazione con rischio di complicazioni. Si definiscono persistenti o protratti gli episodi che durano più di 48 ore, mentre sono definiti intrattabili gli episodi che durano più di un mese. Il più lungo attacco mai registrato è durato 6 decenni.

Pertanto, mentre brevi episodi di singhiozzo devono essere considerati come normali accadimenti della vita, gli attacchi prolungati costituiscono un fenomeno più serio, sono frequentemente associati a condizioni morbose significative, e non raramente portano il paziente al Pronto Soccorso. Il medico di PS deve essere quindi in grado di riconoscere i casi più seri e indirizzare le indagini volte alla diagnosi di eventuali patologie scatenanti.

Epidemiologia

Il singhiozzo colpisce tutte le fasce di età. È interessante notare che questa manifestazione è stata osservata ecograficamente in utero e che i nati pretermine presentano episodi anche di lunga durata. Questo sintomo persistente ed intrattabile colpisce più frequentemente l'età adulta, con tendenza a presentazione in età più giovanile nel sesso femminile. La sua incidenza globale è pressoché uguale tra i due sessi, mentre i casi di singhiozzo prolungato ed intrattabile coinvolgono il sesso maschile in circa l'82% dei casi. Da notare che, mentre negli uomini è possibile identificare una causa in circa il 90% dei casi, nelle donne meno del 10% ha una diagnosi eziologica. Nei pazienti con neoplasia in fase avanzata, episodi prolungati e/o intrattabili sono descritti in circa il 4-4,5% dei casi.

Fisiopatologia

Nonostante numerose ricerche, la precisa patogenesi di questo sintomo è tuttora sconosciuta. Nel 1943 Bailey ha proposto la seguente struttura del riflesso del singhiozzo, tutt'ora ritenuta valida:

- arco afferente: nervi vago, frenico e catena del simpatico D6-D12;
- centro del singhiozzo situato tra C3 e C5;
- connessioni con i centri respiratori di sostanza reticolare, ipotalamo e nuclei del nervo frenico;
- arco efferente: nervo frenico, muscoli scaleni anteriori, glottide, sfintere esofageo inferiore.

Cause

Spesso episodi di breve durata sono causati da distensione gastrica (cibo, bevande, aria) o eccessiva assunzione di alcol. Talvolta stati di stress o eccitazione mentale scatenano il singhiozzo. Gli episodi persistenti o intrattabili, invece, sono più frequentemente causati da processi patologici che interessano una o più parti dell'arco riflesso. Sebbene in letteratura si trovino descritte più di 100 cause di singhiozzo, in molti casi il fenomeno risulta essere idiopatico. Nella Tabella 1.16.1 sono descritte molte delle cause di singhiozzo.

Presentazione clinica

Non è richiesta alcuna competenza medica per riconoscere il singhiozzo, mentre competenze ampie e multidisciplinari sono richieste per l'inquadramento e la gestione clinica dei casi intrattabili.

Anamnesi

L'anamnesi deve essere focalizzata sui seguenti punti:

- storia di chirurgia toraco-addominale;
- anamnesi farmacologica esaustiva;
- indicatori di sospetta genesi psicogena;
- storia di reflusso gastroesofageo;
- perdita di peso;
- abuso acuto o cronico di alcol.

Esame obiettivo

L'esame obiettivo deve prendere innanzitutto in considerazione i seguenti punti:

- patologie di pertinenza ORL;
- glaucoma;
- masse cervicali, gozzo, disfonia;
- patologie broncopolmonari: neoplasie, polmonite, pleurite, asma;
- patologie cardiovascolari: pericardite, infarto del miocardio, dissecazione aortica, aneurisma aortico;
- patologie addominali: gastrite e ulcera peptica, gastroparesi, colecistite, appendicite, pancreatite, ascesso subfrenico, neoplasie;
- patologie del sistema nervoso: lesioni focali, neoplasie, sclerosi multipla.

Esami di laboratorio

Il percorso diagnostico si può avvalere di accertamenti di laboratorio. Risultano di particolare utilità:

- elettroliti sierici;
- glicemia;
- test di funzionalità renale;
- aminotransferasi;
- lipasi;
- conta dei globuli bianchi ed eventuali altri test di flogosi e infezione.

Esami strumentali e diagnostica per immagini

Risultano in primo luogo utili:

- la radiografia standard del torace;
- l'elettrocardiogramma;
- la TC e/o RMN di capo-collo, torace e addome, come indagini di secondo livello;
- la gastroscopia e la broncoscopia, solo sulla base degli esiti degli esami precedentemente menzionati.

Trattamento

Un'indicazione univoca per il trattamento del singhiozzo non esiste, anzi una recente review della Cochrane Collaboration ha concluso che al momento c'è insufficiente evidenza per raccomandare qualsiasi particolare trattamento per il singhiozzo, e che c'è necessità di trials di buona qualità per identificare i trattamenti utili o potenzialmente pericolosi. Ad oggi, quindi, i trattamenti sono suggeriti sulla base di esperienze aneddotiche, piccoli trials non randomizzati, case reports e consenso di esperti.

In ogni caso deve essere somministrata la terapia adeguata per l'eventuale patologia scatenante, quando indentificata (es.: O_2 in caso di patologie broncopolmonari; inibitori della pompa protonica (PPI) e procinetici in caso di malattia da reflusso gastroesofageo (MRGE); antibiotici in caso di infezioni correlate etc.). È necessario considerare che il reflusso gastroesofageo è strettamente associato al singhiozzo, ma può essere sia causa che effetto dello stesso: se il trattamento antireflusso risolve il problema non sono necessarie ulteriori indagini, ma nei casi dubbi il test di perfusione acida dell'esofago può risultare dirimente.

Il trattamento sintomatico del singhiozzo può essere farmacologico o non farmacologico. In alcuni selezionatissimi

Tabella 1.16.1. Più frequenti cause di singhiozzo persistente o intrattabile

Psicogene	Isteria Stress emotivi Paura, ansia Disturbi di personalità Disturbi di conversione Simulazione
Patologie del SNC	Lesioni strutturali: malformazioni congenite, neoplasie, sclerosi multipla. Lesioni vascolari Infezioni Lesioni post-traumatiche
Cause di irritazione diretta del diaframma	Ernia iatale Ernia diaframmatica; relaxatio diaframmatica Ascesso subfrenico Infarto del miocardio (specie parete inferiore) Pericardite
Cause di irritazione diretta del nervo vago o dei suoi nuclei	Meningite Glaucoma Corpi estranei nelle orecchie Faringite Laringite Masse del collo; gozzo Esofagite; GERD Polmonite Neoplasie polmonari Asma e BPCO Aneurisma aorta toracica; dissecazione aortica Trauma toracico Complicazioni da elettrodi di pace-maker Tumori intra-addominali Distensione gastrica Ulcera peptica Infezioni addominali (incluse appendicite e colecistite) Ernia, volvolo Pancreatite Malattia infiammatoria intestinale
Procedure anestesiologiche e chirurgiche	Iperestensione del collo: stiramento del nervo frenico Manipolazione di diaframma e/o stomaco Laparotomia Toracotomia Craniotomia
Metaboliche	Iponatremia Ipopotassiemia Ipocalcemia Iperglicemia Uremia Ipocapnia Febbre
Farmaci	Benzodiazepine Barbiturici Corticosteroidi Alfa-metildopa

Tabella 1.16.2. **Terapia farmacologica sintomatica del singhiozzo**

Farmaco	Dosaggio	Note
Cloropromazina	25-50 mg e.v. o i.m. ogni 8 ore	Prima scelta. Efficace nell'80% dei casi. Se non controindicato, opportuno eseguire un pre-carico di 500-1000 mL di soluzione fisiologica, per prevenire ipotensione.
Aloperidolo	2-5 mg i.m. ogni 8-12 ore	Meno documentato. Maggiori effetti extrapiramidali. Potenziale allungamento del QT.
Metoclopramide	10 mg e.v. o im ogni 8 ore	In genere ben tollerato. Possibili effetti extrapiramidali

casi intrattabili è stata proposta e praticata l'ablazione chirurgica del nervo frenico, procedura peraltro gravata da considerevole morbidità.

In Tabella 1.16.2 sono riportati i più diffusi schemi di terapia farmacologica. Tra gli agenti farmacologici il più studiato e il più frequentemente consigliato (tanto da potersi considerare, allo stato attuale delle conoscenze, farmaco di prima scelta) è la cloropromazina. Anche i neurolettici della classe dei butirrofenoni, in particolare l'aloperidolo, sono risultati efficaci. Almeno uno studio ha dimostrato l'efficacia della metoclopramide, farmaco in genere ben tollerato.

Anche diversi farmaci anticonvulsivanti (in particolare fenitoina, acido valproico e carbamazepina) sono risultati efficaci, alle dosi anticonvulsivanti, in piccoli studi. Il gabapentin si è dimostrato efficace in casi di singhiozzo dovuto a lesioni del SNC. Tra gli anestetici la ketamina è risultata efficace a dosaggi di circa un quinto della dose anestetica usuale.

L'utilizzo di qualsiasi altro agente farmacologico (baclofene, lidocaina, amitriptilina, efedrina, amfetamina, cloralio idrato, morfina) è da considerarsi basato esclusivamente sull'aneddotica e pertanto sconsigliato, almeno in un contesto non altamente specialistico.

Le benzodiazepine sono controindicate in quanto possono scatenare o esacerbare il singhiozzo.

IL TACCUINO

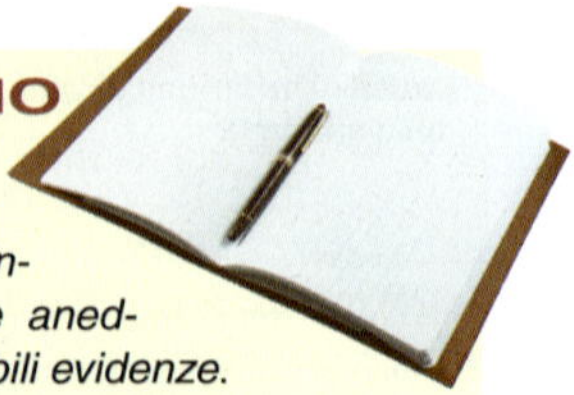

Trattamenti non farmacologici del singhiozzo. Esperienze aneddotiche, non disponibili evidenze.

Praticati dal paziente stesso

- *stimolare il faringe applicando una decisa trazione sulla lingua;*
- *inghiottire zucchero granulare;*
- *fare i gargarismi con acqua;*
- *sorseggiare acqua ghiacciata;*
- *mordere un limone.*

Praticati dal medico

- *stimolazione diretta del faringe con un catetere nasale o orale;*
- *lavaggio gastrico con acqua ghiacciata;*
- *manovra di Valsalva (eseguita dal paziente sotto guida medica);*
- *massaggio del seno carotideo;*
- *compressione dei bulbi oculari;*
- *agopuntura;*
- *ipnosi.*

Bibliografia di riferimento

LA LAVAGNA

- *La maggior parte degli episodi di singhiozzo si risolve spontaneamente.*
- *Per i casi di singhiozzo persistente il farmaco di prima scelta è la cloropromazina a dosaggi iniziali di 25 mg e.v. o i.m. ogni 8 ore.*
- *Le benzodiazepine possono scatenare o esacerbare il singhiozzo, quindi indagare accuratamente l'anamnesi farmacologica ed evitarne categoricamente la somministrazione come terapia.*
- *Per i casi di singhiozzo persistente o intrattabile sospettare sempre una patologia sottostante.*
- *Indagini di primo livello sono: elettroliti, glicemia, creatinina, aminotransferasi, lipasi, conta globuli bianchi, ECG, RX torace.*
- *In caso di mancata diagnosi dopo accurata anamnesi ed esame obiettivo, e dopo le indagini di primo livello, considerare TC o RMN di capo-collo, torace e addome, endoscopia digestiva e respiratoria.*

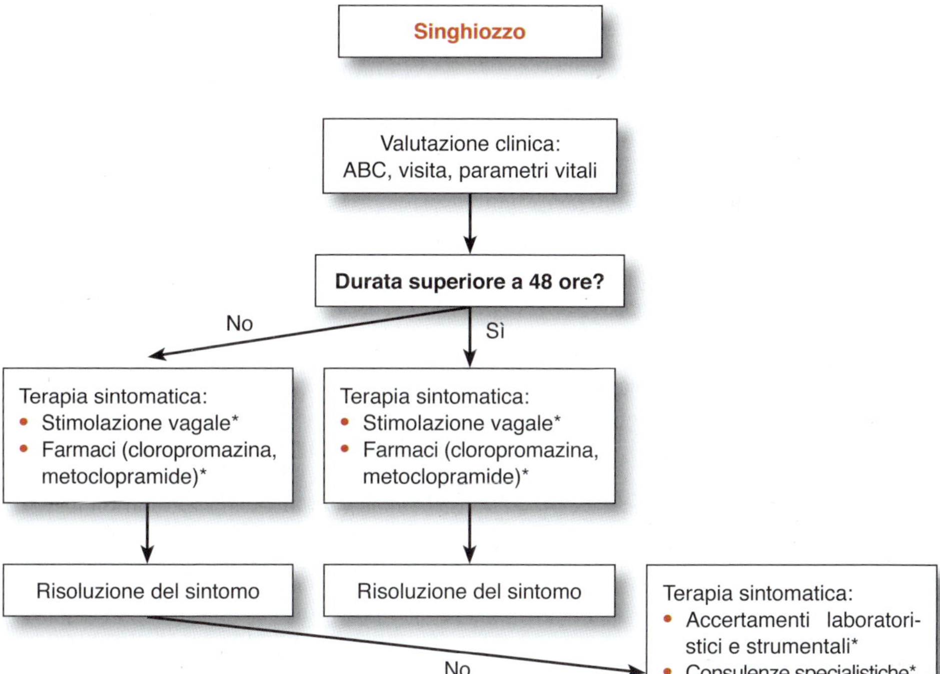

* Vedi testo.

1.17 Sintomi clinicamente inspiegabili

Definizione

I sintomi somatici clinicamente inspiegabili (*Medically unexplained physical symptoms* - MUPS) sono sintomi per i quali non si è trovata alcuna patologia organica rilevante.

Possono essere identificati diversi gruppi di pazienti con MUPS, la cui distinzione clinica può essere piuttosto complessa anche perché sia la terminologia che le classificazioni sono in costante evoluzione. I sistemi classificatori ufficiali come l'ICD-9, l'ICD-10 ed il DSM-5 pur fornendo definizioni formali precise, possono essere di scarsa utilità al medico d'urgenza, al quale risulta utile fare riferimento ad una terminologia semplice e facilmente comprensibile nella normale pratica clinica. Lo spettro di questi sintomi è alquanto esteso, spaziando da quelli puramente fisici a quelli psicologici. Fra i sintomi fisici è possibile che alcuni non siano ancora spiegabili semplicemente perché non ne è stato ancora compreso il meccanismo fisiopatologico sottostante (Tabella 1.17.1).

In questo caso una definizione più corretta sarebbe "sintomi per i quali non c'è alcuna patologia organica rilevante nota".

Tabella 1.17.1. Spettro dei sintomi fisici clinicamente non spiegabili

- Disturbi fisici d'ansia e depressione
- Ansia e depressione secondari a malattie fisiche
- Somatizzazione acuta
- Somatizzazione cronica (più sintomi e sistemi coinvolti)
- Sindromi somatiche funzionali
- Disturbi fittizi
- Sintomi la cui fisiopatologia organica non è ancora chiara/ definita/compresa

Fisiopatologia e cause

Le cause di questi sintomi non sono organiche, nel senso che il loro substrato non è costituito da un'alterazione anatomica, ma psicosociali e le manifestazioni possono essere mediate da una disregolazione di meccanismi fisiologici.

Nella loro genesi, possono interagire in vario modo tratti di personalità, disturbi psichici, fattori socio-ambientali, presenza di pregressi o concomitanti disturbi organici.

I quadri clinici non hanno origini omogenee per caratteristiche strutturali psicologiche e psicopatologiche e le ipotesi eziologiche possono variare in base agli orientamenti teorici.

Da un punto di vista psicodinamico i sintomi somatici possono essere la manifestazione di correlati psichici molto diversi. Schematicamente possiamo distinguere tre situazioni, non necessariamente escludentesi in modo assoluto l'una con l'altra.

Il sintomo somatico può essere espressione di un conflitto tra emozioni, consciamente incompatibili che porta ad una rimozione dalla coscienza dei contenuti delle emozioni, come nel caso della conversione dell'isteria classica.

Può derivare da una carenza nello sviluppo delle rappresentazioni psichiche delle emozioni e delle funzioni che danno la possibilità di metabolizzare e processare le emozioni stesse o ancora, dall'assenza di raffigurazione psichica di percezioni somatiche vegetativo-affettive, come nel funzionamento cosiddetto psicosomatico, il cui correlato ideo-affettivo può essere quello del "pensiero operatorio", caratterizzato da una più o meno completa aderenza ai fatti concreti con scotomizzazione delle componenti emotive.

In un'ipotesi comportamentista questi disturbi possono essere attribuiti a fenomeni di condizionamento e in una prospettiva cognitivo-comportamente all'attribuzione di valutazioni cognitive erronee a percezioni o manifestazioni somatiche (Tabella 1.17.2).

Tabella 1.17.2. Meccanismi fisiologici e fattori psicosociali

Meccanismi fisiologici	Fattori psicosociali
Disregolazione autonomica	Eventi stressanti recenti
Iperattività catecolaminergica	Età avanzata
Tensione muscolare	Scarsa scolarizzazione
Iperventilazione	Basso status socioeconomico e disoccupazione
Effetti fisiologici dell'inattività	Abuso sessuale o fisico nell'infanzia
Alterazioni del ritmo sonno veglia	Storia di malattia nell'infanzia
	Malattia cronica o comportamento da ammalato nei genitori
	Vantaggi secondari

Epidemiologia

I sintomi fisici senza una spiegazione organica sono comuni nella pratica clinica. Negli ambulatori medici, secondo uno studio effettuato in Nord America per i sintomi di accesso più comuni come dolore toracico, dispnea, vertigini e mal di testa, una causa organica viene dimostrata solamente nel 16% dei casi.

I dati relativi ai Pronto Soccorso sono molto limitati, attestandosi sul 3,8%, ma con riserve dovute alla validità degli studi ed ai ristretti criteri di inclusione.

A titolo orientativo riportiamo i dati di prevalenza di questi disturbi indicati dal DSM-5. Il Disturbo da sintomi somatici ha una prevalenza annua del 5-7% nella popolazione generale adulta, forse con una maggior frequenza nel genere femminile; il Disturbo da ansia di malattia è presente con una variabilità da 1,3 al 10% in studi di comunità e dal 3 a 8% nella popolazione ambulatoriale; il Disturbo di conversione riguarda il 5% dei pazienti che si rivolgono ad ambulatori neurologici, nella popolazione generale per il disturbo di conversione persistente è stimata un'incidenza di 2-5/100.000 abitanti all'anno, con un rapporto di 2-3:1 tra femmine e maschi; i Disturbi fittizi sono stimati essere presenti nell'1% dei pazienti in ambito ospedaliero.

Nonostante vi siano somiglianze quantitative nella diffusione di questi disturbi tra culture e gruppi etnici, possono invece esistere differenze qualitative nella presentazione dei sintomi.

Classificazione

Un sintomo somatico di origine psicogena può essere una delle manifestazioni della maggior parte delle sindromi psichiatriche (disturbi psicotici, disturbi dell'umore, disturbi d'ansia, disturbi dissociativi, disturbi del comportamento alimentare, etc.). In questo caso il sintomo può essere ricondotto alla sindrome a cui appartiene, ma talora possono presentarsi problemi diagnostici, in presenza di esordio di malattia o di un paziente non conosciuto.

Da questi vanno distinti i disturbi caratterizzati da una presentazione eminentemente somatica, ma che non sono giustificati da una condizione medica e quelli nei quali, benché una condizione medica sia presente, la sintomatologia somatica o la preoccupazione per essa, nelle componenti sia cognitive che emotive, eccedono incongruentemente la condizione medica stessa. I MUPS sono riconducibili a queste ultime categorie. In Tabella 1.17.3 la classificazione.

Diagnosi e diagnosi differenziale

I MUPS rappresentano un problema clinico maggiore e sono unanimemente considerati di difficile gestione. Manca, tuttavia, un approccio comune ed a volte anche un mero riconoscimento dell'esistenza del problema, soprattutto nel *setting* ospedaliero.

I pazienti con MUPS accedono frequentemente ai Pronto Soccorso, ma vengono considerati assai raramente nell'insegnamento della medicina d'urgenza, nei testi scientifici ed in letteratura. La gestione di questi pazienti è più intricata di quando è presente una evidente patologia organica; per questo possono essere fonte di errore diagnostico, terapeutico e di inappropriatezza (Tabella 1.17.4). L'approc-

Tabella 1.17.3. Classificazioni dei disturbi da sintomi somatici

DSM-5 Disturbo da sintomi somatici e disturbi correlati
• Disturbo da sintomi somatici • Disturbo da ansia di malattia • Disturbo di conversione • Fattori psicologici che influenzano altre condizioni mediche • Disturbo fittizio
ICD-9 Classificazione delle "Disfunzioni fisiologiche originate da fattori mentali"
Include: sintomi fisici psicogeni che non producono lesioni organiche manifestazioni fisiologiche psicogene che non producono lesioni organiche *Esclude*: isteria, disturbi psichici specifici non psicotici consecutivi a lesione cerebrale organica, fattori psichici associati a malattie somatiche che producono lesioni organiche, sintomi fisici dovuti a disturbi psichiatrici classificati altrove • Disfunzioni osteomuscolari (Paralisi psicogena, Torcicollo psicogeno) • Disfunzioni respiratorie (Fame d'aria psicogena, Iperventilazione psicogena, Sbadiglio psicogeno, Singhiozzo psicogeno, Tosse psicogena) • Disfunzioni cardiovascolari (Astenia neurocircolatoria, Disturbo cardiovascolare psicogeno, Nevrosi cardiaca, Nevrosi cardiovascolare) • Disturbi cutanei (Prurito psicogeno) • Disfunzioni gastrointestinali (Aerofagia, Diarrea psicogena, Dispepsia psicogena, Gastrite nervosa, Vomito ciclico psicogeno) • Disfunzioni genitourinarie • Disfunzione genitourinaria psicogena non specificata • Vaginismo psicogeno (Vaginismo funzionale) • Dismenorrea psicogena • Disuria psicogena • Altre manifestazioni genitourinarie • Disfunzioni endocrine • Disfunzioni a carico di organi di senso • Altre disfunzioni psicofisiologiche specificate (Bruxismo, Digrignamento dei denti) • Disfunzioni psicofisiologiche non specificate
ICD-10 Sindromi somatoformi
• Sindrome da Somatizzazione • Sindrome somatoforme indifferenziata • Sindrome ipocondriaca • Disfunzione vegetativa somatoforme (cuore e sistema cardiovascolare, tratto gasto-intestinale superiore e tratto g-i inferiore, sistema respiratorio, sistema genito-urinario, altro organo o sistema) • Sindrome Somatoforme da Dolore Persistente • Altre sindromi somatoformi • Sindrome somatoforme non specificata
ICD-10 Disturbi mentali con prevalenti o esclusive manifestazioni somatiche
• Sindromi dissociative dell'attività motoria e della sensibilità (sindromi dissociative motorie, convulsioni dissociative, anestesia e perdita sensoriale dissociativa) • Nevrastenia - Sottotipo caratterizzato da "sensazioni di debolezza corporea e di spossatezza dopo uno sforzo anche minimo, accompagnate da dolori muscolari ed incapacità a rilassarsi" • Elaborazione di sintomi fisici per ragioni psicologiche • Produzione intenzionale o imitazione di sintomi o disabilità, fisici o psicologici (disturbo fittizio).

Tabella 1.17.4. Alcune comuni sindromi e sintomi funzionali

• Fibromialgia • Dolore lombare • Cefalea tensiva • Dolore facciale atipico • Fatica cronica • Dolore toracico non di origine cardiaca • Palpitazioni • Dispepsia non secondaria ad ulcera • Sindrome dell'intestino irritabile • Instabilità motoria • Insonnia

cio più comune è quello di escludere tutte le possibili cause fisiche spesso concludendo con un nulla di fatto e con l'invito a fare riferimento ad uno psichiatra.

Una valutazione psicologica approfondita richiede spesso tempi prolungati e non è generalmente praticabile in corso di un accesso in Pronto Soccorso. D'altra parte, il riconoscimento precoce, la comunicazione del fatto che i sintomi possono non derivare da malattie organiche permettono di evitare indagini inutili, riducendo ricoveri ospedalieri e non rinforzando la convinzione del paziente di essere ammalato.

È importante comprendere che sintomi somatici di origine psichica possono accompagnare disturbi medici già diagnosticati, che una diagnosi medica non esclude un disturbo mentale in comorbilità e che alcuni disturbi mentali possono esordire con disturbi somatici.

Sia le differenti modalità di attenzione da parte dei medici che il contesto culturale influenzano il modo di interpretare le percezioni corporee, di concepire la malattia e di rivolgersi al medico stesso.

Anamnesi

Un'anamnesi accurata permette di accertare una precedente presenza di disturbi analoghi, l'esito degli accertamenti effettuati e implica un atteggiamento di attenzione che tende a rassicurare il paziente.

La visione dei referti e di altra documentazione sanitaria pregressa rende più oggettiva la valutazione anamnestica e rafforza nel paziente l'idea di essere preso in considerazione per i propri problemi e fattori di rischio.

Un colloquio con le persone del contesto relazionale del paziente (familiari, amici, etc.) che lo accompagnano, svolto ovviamente con il suo consenso, separatamente o assieme, può aiutare a confermare elementi anamnestici e a comprendere fattori psicosociali che contribuiscono alla sintomatologia.

Esame obiettivo e osservazione psicologica

Anche l'esame obiettivo, oltre ad orientare la valutazione diagnostica rilevando compatibilità ed incongruenze tra i sintomi lamentati ed i segni evidenziabili, rassicura il paziente.

Il colloquio permette di osservare l'atteggiamento psicologico del paziente e di rilevare fattori psicosociali indicativi di Disturbi da sintomi somatici.

Caratteristiche a supporto della diagnosi

Oltre all'identificazione di specifici fattori psicosociali e di disregolazione fisiologica, alcune caratteristiche possono essere ricercate a supporto della diagnosi: l'attenzione del paziente è focalizzata sui sintomi somatici, attribuisce normali sensazioni fisiche a malattia, tende ad attribuire i sintomi a una malattia piuttosto che a distress psicologico, ha paura di essere malato, teme che l'attività fisica possa essere nociva per il corpo e tende ad evitarla, manifesta atteggiamenti ripetuti di controllo del corpo alla ricerca di anomalie, ricerca reiteratamente aiuto e rassicurazioni mediche ma l'effetto delle rassicurazioni è di breve durata, manifesta l'impressione che il proprio disturbo non sia preso in seria considerazione.

Al disturbo di conversione sono spesso associati sintomi dissociativi (come depersonalizzazione, derealizzazione, amnesia), inoltre vanno ricercate le eventuali incongruenze tra sintomatologia ed il correlato fisiopatologico dei segni evidenziabili all'esame obiettivo o attraverso la diagnostica strumentale.

Le differenze culturali possono svolgere un ruolo rilevante nell'interpretazione soggettiva delle malattie e delle manifestazioni corporee.

I fattori psicologici e comportamentali influenzano il decorso di molte malattie mediche.

Nei disturbi fittizi, a dispetto della natura apparentemente infondata del disturbo, i soggetti sono a rischio di grave disagio psicologico o di subire compromissioni funzionali. Nei casi in cui alcuni aspetti del disturbo possano costituire un comportamento criminale (nel disturbo fittizio provocato ad altri) ciò non è elemento di esclusione di malattia mentale. I disturbi fittizi si distinguono in prima battuta dalla simulazione in quanto non sono motivati dall'intenzione deliberata di procurarsi un vantaggio, ma sono espressione di una psicopatologia che andrà indagata.

Rule out/diagnosi differenziale medica

La diagnosi differenziale rapida in medicina di emergenza (dolore toracico ischemico, embolia polmonare, TVP, etc.) offre indubbi vantaggi nel trattamento dei pazienti che beneficiano di una risposta rapida, ma potrebbe condurre a effetti psicologicamente iatrogeni nei pazienti che presentano MUPS i quali se dimessi con la sola risposta "non c'è niente di serio, può tornare a casa" restano senza spiegazioni che li orientino sulla natura dei propri disturbi.

Una maggiore attenzione nella spiegazione dei risultati negativi degli accertamenti può ridurre l'induzione iatrogena di ansia e fornire una rassicurazione adeguata.

Gestione dei pazienti e aspetti relazionali

I medici possono a volte reagire con frustrazione o ostilità al comportamento di questi pazienti. Ciò, oltre a poter condurre occasionalmente ad una mancata diagnosi di una patologia organica, può indurre reazioni negative. Il consiglio di rivolgersi ad uno specialista della salute mentale può essere colto con stupore o rifiuto dal paziente che si può sentire stigmatizzato, se non vengono presentate adeguatamente le possibili determinanti psicosociali e psicofisiologiche che possono sostenere i disturbi.

Dare credito all'esperienza soggettiva dei pazienti e mostrare loro comprensione evitando giudizi critici sul loro atteggiamento, illustrare il razionale degli accertamenti effettuati spiegando i risultati negativi, esplorare il possibile contributo dei fattori psicosociali e delle reazioni psicofisiologiche con loro, produce rassicurazione ed evita di creare ansia iatrogena.

Il riconoscimento precoce del fatto che i sintomi non possono derivare da malattie organiche e un apprezzamento del ruolo dei fattori psicosociali migliora i risultati riducendo indagini e trattamenti inutili ed evitando il rinforzo che incoraggia ulteriori presentazioni simili e meccanismi di coping inefficaci.

Si dovrebbe raggiungere la possibilità di suggerire al paziente di valutare con il proprio MMG o con uno specialista di psicologia medica (psichiatra o psicologo clinico) un piano di approfondimento delle cause e di possibile trattamento.

Bibliografia di riferimento

LA LAVAGNA

- *Per i medici d'urgenza è utile essere consapevoli che frequentemente si possono incontrare pazienti che presentano MUPS.*
- *Comprendere la terminologia e l'ambito dei MUPS.*
- *Possedere le competenze per valutare le caratteristiche psicosociali significative dei pazienti.*
- *Evitare, se possibile, indagini diagnostiche e visite specialistiche non necessarie.*
- *Il trattamento a lungo termine di questi disturbi è poco promettente, comunque una stabilizzazione e un miglioramento sono obiettivi raggiungibili, ma questo necessita di un contesto di cure primarie specialistiche e non è un obiettivo dei servizi di emergenza.*
- *Esami diagnostici, consulenze specialistiche, avvio di trattamenti farmacologici e ospedalizzazione dovrebbero essere evitati in pazienti con MUPS in assenza di nuovi riscontri clinici oggettivi.*
- *Possibilmente per le decisioni sul trattamento il paziente dovrebbe essere indirizzato al MMG.*

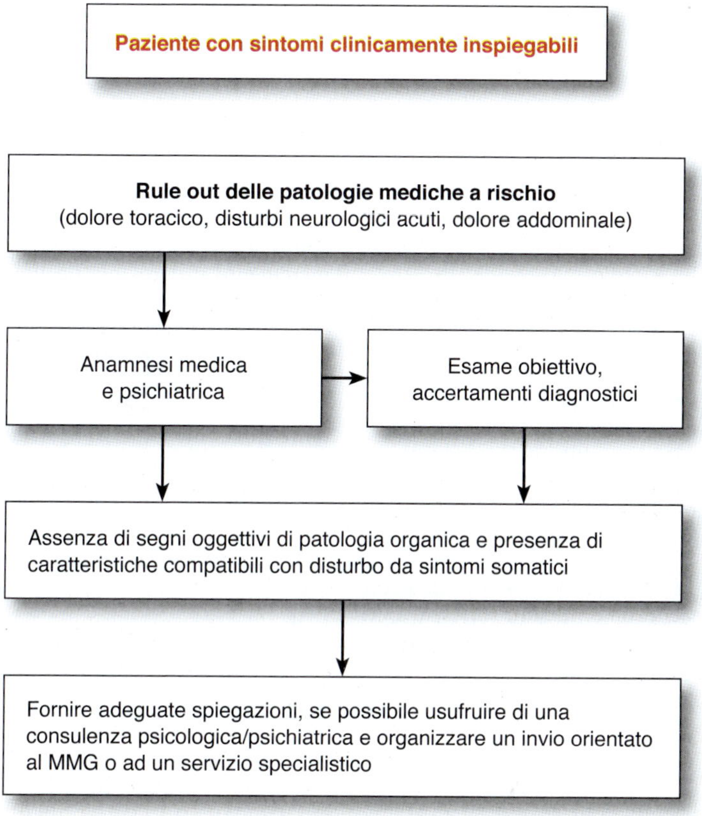
Paziente con sintomi clinicamente inspiegabili
Rule out delle patologie mediche a rischio
(dolore toracico, disturbi neurologici acuti, dolore addominale)
Anamnesi medica e psichiatrica
Esame obiettivo, accertamenti diagnostici
Assenza di segni oggettivi di patologia organica e presenza di caratteristiche compatibili con disturbo da sintomi somatici
Fornire adeguate spiegazioni, se possibile usufruire di una consulenza psicologica/psichiatrica e organizzare un invio orientato al MMG o ad un servizio specialistico

1.18 Stato confusionale e di agitazione acuto

Definizione

Lo stato di agitazione è definibile come uno stato di irrequietezza motoria e tensione psichica che richiede un rapido riconoscimento, un'appropriata valutazione ed un'accurata gestione al fine di ridurre il rischio di *escalation* verso comportamenti aggressivi e violenti. Per stato confusionale si intende una sindrome complessa a genesi multifattoriale, caratterizzata da turbe significative della coscienza, della percezione, del pensiero e del sonno. Per comportamento aggressivo o violento si intende la messa in atto di azioni verbali o fisiche, determinanti sofferenza per sé o altri o danni a oggetti, attraverso lesioni psicologiche o materiali.

Epidemiologia

Nel 1998, negli Stati Uniti si sono registrate circa 100 milioni di visite nei Pronto Soccorso (PS), delle quali circa il 4% erano causate da un'anomalia comportamentale (dati australiani pubblicati nel 2021 confermano il dato statunitense). Fra questi, iI 3% fu catalogato come un problema acuto del comportamento, l'1% come avvelenamento o lesione auto-inflitta. Fra i pazienti dei PS di età maggiore ai 70 anni, il 40% presentava alterazioni dello stato mentale e nel 24% dei casi venne diagnosticato un delirium. In Italia la stima di visite per problemi comportamentali potrebbe essere superiore a 850.000/anno. Studi più recenti hanno registrato un incremento progressivo degli accessi nei PS degli Stati Uniti: solo dal 2010 al 2014 le visite presso i dipartimenti di emergenza sembrano essere aumentati da circa 129 milioni a circa 138 milioni. Fra le maggiori cause di impegno di risorse dei PS gli stessi studi evidenziano come i disturbi psichici (includendo anomalie comportamentali da abuso di sostanze) siano al secondo posto.

Cause degli stati di agitazione e confusionali

Le cause degli stati confusionali e di agitazione sono molteplici e rimandano a problematiche cliniche molto eterogenee (Tabella 1.18.1).

Il paziente agitato, confuso e violento in Pronto Soccorso

Una percentuale significativa di contatti con il PS è determinata da emergenze comportamentali e alterazioni dello stato psichico che richiedono conoscenza e capacità di gestione da parte dello staff medico e infermieristico. Le emergenze caratterizzate da agitazione necessitano di interventi rapidi, efficaci e a elevato livello di sicurezza per tutti.

Una delle principali condizioni di emergenza che coinvolge lo psichiatra in PS è rappresentata dai soggetti aggressivi e/o violenti

Tabella 1.18.1. Cause generali di agitazione e di stato confusionale

Delirium	Intossicazione/astinenza da alcol, farmaci e droghe
Sintomi di disturbi psichiatrici in fase acuta	Comportamenti legati a disturbi di personalità
Alterazioni comportamentali in soggetti con disturbi cognitivi	Cause mediche (organiche) • infezioni • cause metaboliche (es. disionie, tireopatie) • danno d'organo (encefalo, fegato, rene)

o a rischio dei violenza. Queste manifestazioni possono essere espressione di svariate problematiche mediche, tra cui disturbi psichiatrici in fase acuta. Per un numero crescente di individui con disturbi psichici il PS rappresenta la sede di primo contatto con il servizio sanitario. Solo poco più del 30% dei pazienti accolti in PS risulta essere stato precedentemente valutato e inviato da uno specialista, mentre il 35% non ha avuto contatti con altri medici prima dell'accesso in ospedale. Le emergenze psichiatriche determinano nei medici e in tutto il personale di PS un elevato coinvolgimento e carico emotivo. È verosimile che l'atteggiamento cognitivo-affettivo del personale del PS nei confronti delle problematiche psichiatriche e più in generale del paziente agitato contribuisca ad atteggiamenti di allontanamento con rapida delega allo specialista, sottostima della clinica e conseguenti possibili errori diagnostico-terapeutici.

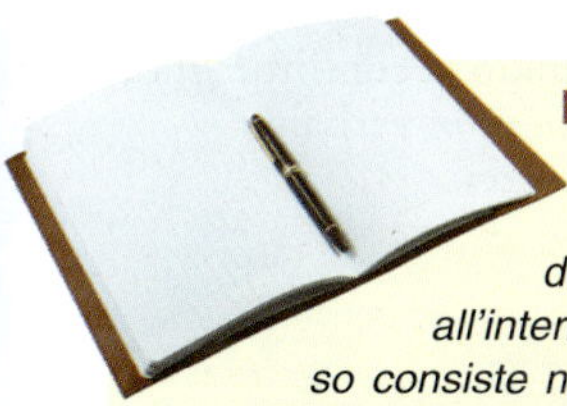

IL TACCUINO

Il primo step per ridurre i tassi di violenza all'interno del Pronto Soccorso consiste nel riconoscimento del paziente potenzialmente violento o agitato, agevolato dalla conoscenza dei maggiori fattori di rischio: abuso di sostanze, sesso maschile, età compresa tra 15 e 40 anni, precedenti episodi di violenza, accesso a armi, disagio sociale, disturbi psichiatrici maggiori. La rapida identificazione del soggetto a rischio permette misure preventive che riducono il rischio di danno e minimizzano i fenomeni di escalation.

Triage dei soggetti agitati e violenti

La gestione del paziente con anomalie comportamentali richiede grande attenzione clinica ed è sconsigliabile che venga effettuata da una sola persona al fine di contenere i rischi di aggressione. È importante ridurre al minimo i tempi di attesa ed è opportuno introdurre nell'area visita il paziente il prima possibile.

Non rientra nelle competenze dell'infermiere di triage discriminare tra sintomatologia di origine organica o psichica. È fondamentale, invece, considerare prioritariamente la valutazione ABC (*Airway Breathing Circulation*) e il problema in atto, evitando la tendenza alla sottovalutazione di sintomatologia organica in persone etichettate come "psichiatriche" e/o "etilisti cronici", soprattutto in caso di accessi ripetuti.

In generale l'attenzione al triage deve essere costantemente rivolta a:

- mantenere uno "stato di allerta" per essere pronti a fronteggiare situazioni pericolose e identificare i soggetti a rischio di comportamenti violenti;
- individuare, nel limite del possibile, i segnali di malessere nei soggetti agitati/violenti, per considerare il reale pericolo evolutivo di eventuali cause organiche;
- non sottovalutare il disagio psichico e il rischio di comportamenti aggressivi;
- ricordare che alcune situazioni violente possono essere scatenate dal comportamento stesso dell'operatore verso la persona (impazienza, spersonalizzazione dell'assistenza, eccessiva rigidità nel far rispettare norme e regole, comunicazione simmetrica, tono di voce imperativo o minaccioso, invasione dello spazio altrui, etc.);
- tenere presente che la percezione di malattia e urgenza è diversa nella visione degli utenti e degli operatori; in particolare negare o ignorare urgenze soggettive può innescare comportamenti aggressivi nei confronti degli operatori e della struttura;
- utilizzare sempre tecniche comunicative adeguate alla situazione (consultare QRC pagina succesiva) e, durante i colloqui a rischio, non dimenticare mai la propria sicurezza, assicurandosi una via di fuga;
- allontanare la persona agitata e/o aggressiva dalla sala d'attesa, per non aumentare il clima di agitazione tra gli altri utenti;
- in caso di aggressione diretta allontanarsi e richiedere immediato aiuto ai colleghi. Tenere presente che a volte può essere impossibile qualsiasi valutazione prima di aver messo in sicurezza il paziente.

Anche le persone con comportamenti più adeguati e capaci di sostenere una maggiore attesa devono essere costantemente e attentamente osservate. La rivalutazione deve mirare a identificare segnali di aggravamento della situazione per mitigare e prevenire comportamenti a rischio.

Gestione del paziente agitato e potenzialmente violento in Pronto Soccorso

L'agitazione è caratterizzata da sintomi comportamentali molto vari tra cui distruttività, disorganizzazione o disforia. Nella relazione è richiesto un atteggiamento clinico calmo, professionale e cauto; inoltre è opportuno preservare la propria sicurezza, collocandosi nell'ambiente in maniera da assicurarsi la possibilità di allontanamento qualora si rendesse necessario.

È utile presentarsi, porre domande semplici e dirette al fine di valutare i bisogni e l'orientamento del paziente (per es. "Come si chiama?" "Sa perché si trova qui?"), effettuare una rapida valutazione delle condizioni generali, formulare una prima ipotesi diagnostica tra le principali categorie (patologie organiche, disturbo dell'umore, ansia, psicosi, abuso di sostanze, disturbo di personalità, delirium), identificare il possibile intervento necessario (Tabella 1.18.2).

Nella gestione delle condotte aggressive o violente vanno considerati:

- interventi ambientali (ambiente tranquillo, ipostimolante, non rumoroso);
- psicologici (interventi verbali che mirano alla risoluzione dell'agitazione favorendo la relazione ed evitando la conflittualità);
- interventi di *de-escalation* verbale;
- interventi farmacologici.

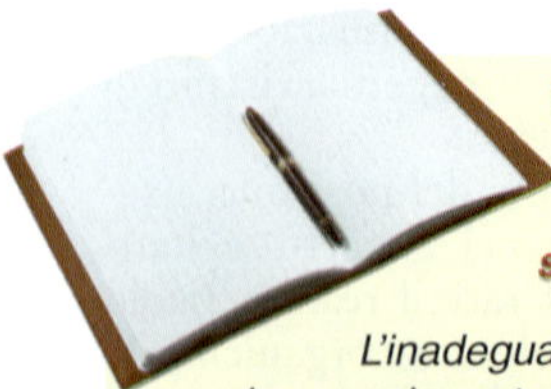

IL TACCUINO

Importanza degli spazi

L'inadeguatezza degli spazi e la pressione temporale nel DEA sovraffollato possono favorire impazienza nei confronti dei pazienti agitati con interventi terapeutici più "aggressivi", come ad esempio sovradosare farmaci sedativi con rischio di aumento degli effetti avversi dei trattamenti. Un ulteriore errore possibile è non capire la gravità del paziente "tranquillo", ad esempio in rapporto a una mascherata volontà anticonservativa.

Tecniche di comunicazione e interventi di *de-escalation*

Tabella 1.18.2. Approccio generale al paziente agitato potenzialmente violento

Raccogliere le informazioni	Principi di comunicazione
Parlare con il personale o i familiari che hanno effettuato la chiamata	Rispondere con chiarezza e con linguaggio comprensibile alle domande del paziente
Ottenere il massimo di informazioni prima di visitare il paziente	Rimanere consapevoli del linguaggio verbale e non verbale
Atteggiamento nei confronti dell'utente mirato alla *de-escalation*	Ascolto attento e interpretare i messaggi non espliciti del paziente
Chiarire il proprio ruolo nei riguardi del personale e dei familiari	Ripetere quanto compreso al paziente per rassicurarlo che la comprensione è attenta e accurata
Mantenere un approccio che salvaguardi la propria sicurezza	Mantenere uno stato empatico
Mantenere un atteggiamento che tranquillizzi il paziente, spiegando il proprio ruolo e le proprie azioni	Differenziare tra il contenuto verbale e l'affettività (cosa osserviamo) nel paziente
	Rivedere con il paziente i punti principali discussi e chiedere se ci sono delle domande

Medical Clearance: ruolo del medico d'urgenza

La valutazione clinica di tutti i pazienti che afferiscono al PS è compito del Medico d'Urgenza, pertanto anche i pazienti con sintomi apparentemente di "tipo psichiatrico" devono ricevere un adeguato approfondimento.

La *Medical Clearance* (MC) del paziente psichiatrico adulto in PS consiste nella valutazione iniziale di soggetti che si presentano con sintomi di apparente natura psichiatrica ed è volta a escludere presenza di patologie organiche che possano essere all'origine della sintomatologia o che comunque rendano il ricovero in reparto psichiatrico inappropriato o insicuro. Gli obiettivi della MC sono:

- differenziare le malattie organiche con sintomatologia di presentazione "psichiatrica" dai disordini funzionali;
- definire quale iter diagnostico debbano seguire i pazienti da avviare a visita specialistica psichiatrica e identificare quali pazienti possano essere destinati alla consulenza psichiatrica senza accertamenti aggiuntivi;
- identificare problemi clinici tali da rendere il ricovero diretto in Psichiatria inappropriato o insicuro;
- identificare altre problematiche mediche coesistenti alla malattia mentale che necessitano di trattamento durante il ricovero in Psichiatria.

La MC in PS del paziente agitato/aggressivo è forzatamente imprecisa, difficoltosa, non standardizzata. Essa deve comunque basarsi sulla raccolta dei dati anamnestici ottenuta dal paziente, familiari, caregiver, soccorritori, forze di polizia (Tabella 1.18.3).

Occorre comunque sottolineare che non sempre un completo *work up* delle problematiche mediche può essere effettuato in PS, pertanto la decisione di inviare il paziente presso l'unità di ricoverò psichiatrico, dopo aver escluso la presenza di patologia organica a carattere acuto o evolutivo, non implica l'assenza di condizioni mediche che possano necessitare di ulteriori valutazioni e trattamento in regime di ricovero. È quindi opportuno definire preventivamente, tramite protocolli locali concordati con i servizi psichiatrici di riferimento, quale livello di cura medica, per co-patologie, essi siano in grado di fornire ai pazienti ricoverati.

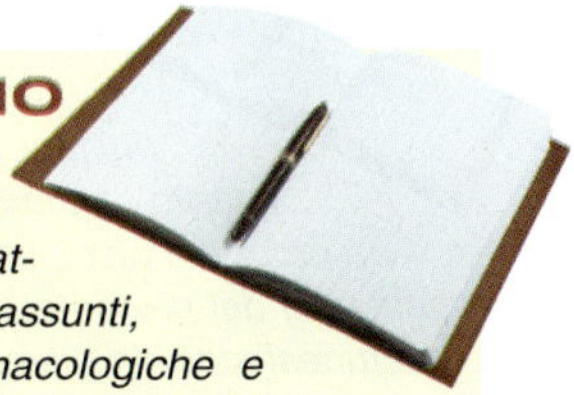

IL TACCUINO

Specie nei soggetti anziani porre molta attenzione ai farmaci assunti, alle interazioni farmacologiche e all'assunzione di sostanze parafarmaceutiche.

Oltre all'anamnesi è fondamentale la valutazione dei parametri vitali compresa la SpO_2, la temperatura corporea, la determinazione istantanea della glicemia, l'esame fisico

Tabella 1.18.3. Raccolta dell'anamnesi in corso di medical clearance

Età del paziente Stato abituale del paziente (mentale, attitudinale, sociale, etc.)	Caratteristiche dell'evento acuto (in particolare: disorientamento, perdita di memoria, alterazione dei contenuti del pensiero, allucinazioni, etc.)
Andamento temporale	Analoghi episodi ed epoca d'insorgenza
Precedenti traumi Presenza di altri segni/sintomi (es. cefalea, febbre etc.)	Precedenti di malattia mentale personali o familiari Altre malattie
Assunzione/sospensione di farmaci Recente introduzione di nuovi farmaci/variazioni nella posologia	Uso di droghe/alcol Sospensione di droghe/alcol Uso/sospensione di farmaci Assunzione di alimenti particolari/sostanze parafarmaceutiche/integratori

e neurologico e alcuni esami di laboratorio, di tipo tossicologico e strumentale. Importante la valutazione dello stato mentale da parte del medico d'urgenza utilizzando, ad esempio, il *Six Item Screener* (Tabella 1.18.4).

Tabella 1.18.4. Six Item Screener per la valutazione rapida dello stato mentale

1. Chiedete al soggetto di ricordare tre parole (es. penna, mela, sedia).
2. Chiedete al soggetto anno, mese e giorno della settimana corrente.
3. Chiedete al soggetto di ripetere le prime 3 parole.
Assegnate 1 punto a ogni risposta corretta. Un punteggio <5 denota un deficit cognitivo.

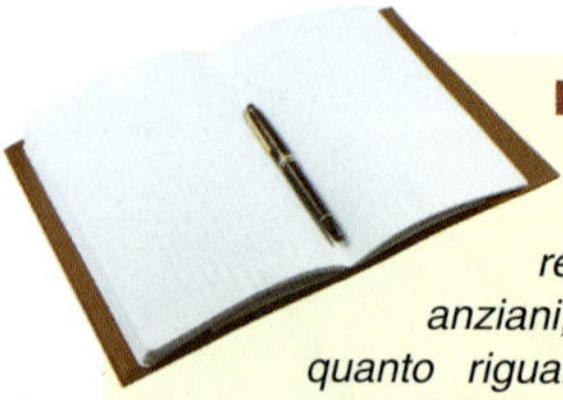

IL TACCUINO

La sepsi può esordire specie nei soggetti anziani, con ipotermia. Per quanto riguarda le intossicazioni da droghe e alcol, va ricordato che l'autodenuncia del paziente (a seguito di accurata anamnesi) correla ottimamente con la positività dell'esame tossicologico.

Pazienti con urgenza comportamentale di nuova insorgenza richiedono, oltre agli esami di laboratorio, indagini più estensive volte alla conferma/esclusione di affezioni organiche. Tali indagini possono comprendere TC encefalo e l'esame del liquido cefalorachidiano.

È opinione di vari Autori che i test diagnostici vadano limitati a quei pazienti in cui si sospetti un'affezione medica in base ad anamnesi ed esame obiettivo accurati (inclusi i segni vitali).

Gli elementi che indirizzano verso una patologia di tipo "medico" sono elencati nella Tabella 1.18.5.

Le cause di agitazione sono numerose, tuttavia in PS le diagnosi più probabili come causa di agitazione sono quelle legate a intossicazione o astinenza da alcol o farmaci/droghe.

Se consideriamo l'età dei pazienti, le principali diagnosi sono:

- per i giovani: abuso di sostanze, disturbi psichiatrici, disturbi di personalità;
- per gli anziani: delirium, demenza, effetti indesiderati da farmaci.

Bisogna comunque ricordare che ogni condizione medica può associarsi ad alterazione dello stato mentale (consulta QRC pagina seguente).

Tabella 1.18.5. Elementi che indirizzano verso una causa "medica"

Anamnesi	
Inizio improvviso dei sintomi Assenza di precedenti di malattia mentale Andamento fluttuante del sintomo/esacerbazione notturna Presenza di allucinazioni visive (sono fortemente associate a patologia medica) Difficoltà all'eloquio Sintomi neurologici/convulsioni Assunzione recente di nuovi farmaci	Età <12 >40 anni come esordio di un nuovo sintomo comportamentale (l'età mediana in cui insorgono sintomi psichiatrici è 16 anni; all'età di 38 anni oltre il 90% dei soggetti con disturbo mentale ha già sviluppato sintomi) Confusione Cefalea Perdita di coscienza Anamnesi di assunzione /sospensione di farmaci, droghe e/o alcol Malattie croniche
Segni vitali	
Segni vitali alterati, in particolare presenza di febbre	
Deficit neurologico	
Deficit neurologici	Focalità
Esame dello stato mentale	
Uno score < 5 nel SIS deve indirizzare verso una patologia medica o intossicazione	

Cause di alterazione dello stato mentale

Occorre inoltre ricordare, nell'ambito della *Medical Clearance*, l'esistenza di cause di alterazione dello stato mentale/agitazione che, se non tempestivamente riconosciute e adeguatamente trattate, espongono il paziente a rischio per la vita nell'arco di breve tempo (Tabella 1.18.6).

Tabella 1.18.6. Cause di agitazione a rischio per la vita

Avvelenamenti/intossicazioni (es. alcaloidi vegetali, monossido di carbonio, farmaci (es. psicofarmaci, benzodiazepine, antidolorifici)	Abuso/astinenza da farmaci, alcol o droghe
Emorragia intracranica	Encefalopatia di Wernicke
Encefalopatia ipertensiva	Insufficienza renale acuta
Insufficienza epatica acuta	Ipossiemia
Ipoglicemia	Sepsi
Meningite/encefalite	Tireotossicosi
Stato epilettico	

Trattamento farmacologico

Tranquillizzazione rapida

La tranquillizzazione rapida (TR) è un trattamento farmacologico finalizzato a ridurre agitazione e aggressività "senza sedazione eccessiva", da considerare quando altre strategie per calmare il paziente sono fallite. Tale obiettivo dovrebbe essere raggiunto rapidamente, essere proporzionato allo stato di agitazione e l'effetto dovrebbe perdurare per alcune ore.

La TR ben si inserisce all'interno di procedure di buona pratica clinica che considera l'agitazione una emergenza comportamentale acuta che richiede un intervento immediato finalizzato a prevenire complicazioni e mira a soddisfare molteplici obiettivi.

Quali farmaci utilizzare

In condizioni cliniche indifferenziate, due classi di farmaci presentano caratteristiche adeguate all'uso in emergenza: benzodiazepine (BDZ) e neurolettici o antipsicotici di prima generazione (es. aloperidolo, droperidolo, clorpromazina). Gli antipsicotici di seconda generazione (es. risperidone, olanzapina, aripiprazolo) possono trovare applicazione in caso di diagnosi psichiatrica già nota, ma a tutt'oggi esiste una scarsa diffusione del loro uso in PS.

Sono utilizzabili tre vie di somministrazione (sebbene non per ogni farmaco): orale (os), intramuscolare (i.m.) o endovenosa (e.v.). Vi è consenso sulla utilità di coinvolgere, quando possibile, i pazienti nella scelta sia del tipo di farmaco che della via di somministrazione.

In un *setting* dell'urgenza per l'agitazione indifferenziata sono farmaci di prima scelta le BDZ (in particolare lorazepam). In alternativa si possono utilizzare butirrofenoni: tra questi l'aloperidolo (os o i.m.), l'antipsicotico di prima generazione di gran lunga più utilizzato e di documentata efficacia e sicurezza in questo ambito di intervento.

In caso di necessità di una sedazione rapida si può considerare l'utilizzo di midazolam e/o droperidolo (butirrofenone con attività di blocco dei recettori dopaminergici D2)* per la maggiore rapidità di azione.

Per le situazioni più gravi si possono associare BDZ e aloperidolo. L'associazione potenzia l'azione sedativa e consente una riduzione dei rispettivi dosaggi. Nei casi di sospetta intossicazione/avvelenamento la prima scelta è comunque rappresentata dalle BDZ.

Precauzioni nell'utilizzo dei farmaci antipsicotici

- In caso di assunzione di sostanze ad azione simpaticomimetica o anticolinergica gli antipsicotici tipici (detti anche di prima generazione o neurolettici) o atipici (conosciuti anche come antipsicotici di seconda generazione), sono controindicati.
- Se l'agitazione è secondaria a una causa medica reversibile occorre identificarla e trattarla.
- In caso di controindicazione alle BDZ utilizzare la prometazina.

- Evitare l'uso di due farmaci della stessa classe.
- Non mescolare farmaci nella stessa siringa.
- In caso di utilizzo di aloperidolo occorre disporre di farmaci come benztropina e prociclidina per contrastare distonia e altri sintomi extrapiramidali (EPS), presenti nel 5% di soggetti agitati trattati con aloperidolo per via i.m.

Come regola generale va preferita la via orale. Se necessaria la via parenterale va preferita quella i.m., considerando quella e.v. solo per l'emergenza: la via e.v. espone a maggiori eventi avversi e il paziente deve essere monitorato dopo la somministrazione del farmaco. Da qualche anno è stata approvata negli USA e in Europa la via inalatoria orale di loxapina (antipsicotico di prima generazione) per il trattamento acuto nel *setting* ospedaliero degli stati di agitazione di media-lieve entità, in soggetti con schizofrenia o disturbo bipolare, che consente un rapido inizio di azione.

In Tabella 1.18.7 sono riportate note relative a farmaci della classe delle BDZ e degli antipsicotici utilizzati nelle situazioni di emergenza.

Indicazione al ricovero

A seguito della valutazione iniziale il paziente può essere: dimesso, inviato a consulto psichiatrico, ricoverato in reparto psichiatrico, ricoverato in altro reparto idoneo.

È possibile definire varie categorie di pazienti e relativo percorso (Tabella 1.18.8).

Ricovero ospedaliero

Per pazienti con sintomi di nuova insorgenza il ricovero è spesso indicato; la sede del ricovero deve essere decisa in base al sospetto clinico prevalente e al grado di stabilità.

Il ricovero in Reparto Psichiatrico deve rispondere a tre requisiti:
- indicazione, per la natura della malattia e la sua severità;
- valutazione documentata di possibili condizioni mediche;
- stabilità del paziente che ne consenta il trasferimento e la gestione in reparto psichiatrico.

Fornire una documentazione clinica completa, compresa la documentazione della "stabilità" del paziente.

Tabella 1.18.7. Farmaci da utilizzare nella gestione del paziente con alterazioni comportamentali acute

Dosaggi BDZ in emergenza
Lorazepam: 1-2 mg i.m./e.v. ripetibili dopo 30 minuti se inefficace. Midazolam: 2,5-5 mg i.m./e.v. incrementabili dopo 15 minuti se insufficienti.
Nei pazienti anziani e in caso di intossicazione alcolica iniziare con dose ridotta.
Butirrofenoni
I farmaci di questa classe (aloperidolo e droperidolo*) sono utilizzati in emergenza nelle situazioni di agitazione indifferenziata. Presentano analoghe caratteristiche farmacologiche e effetti collaterali, ma il secondo ha maggiore rapidità d'azione.
Aloperidolo: 2,5-10 mg i.m., agisce in circa 30 minuti. Nota: da scheda tecnica per l'aloperidolo non è prevista la somministrazione e.v. Droperidolo: 2,5-5 mg i.m., agisce dopo 15 minuti. Dosaggi ridotti del 50% negli anziani.
Effetti collaterali più comuni: distonie non dosi dipendenti a comparsa entro 24/h dalla somministrazione e l'acatisia; effetti anticolinergici e peggioramento della rigidità nei pazienti con Parkinson. Segnalato il rischio di aritmie legato all'allungamento del QTc, per cui è stata posta l'indicazione di attuare un adeguato monitoraggio del QT prima e dopo l'effettuazione della terapia.
Prometazina
Farmaco antistaminico che possiede un'efficace azione sedativa. Può essere utilizzato in alternativa alle BDZ nei soggetti intolleranti a tale classe di farmaci. Dosaggi: 25-50 mg i.m. o e.v. pro dose (massimo 100 mg per via parenterale). L'inizio dell'azione è piuttosto rapido per via e.v. (3-5 minuti), più lento per via i.m. (circa 20 minuti). Durata dell'effetto sedativo 2-6 ore. Effetti indesiderati: eccessiva sedazione, iniezione dolorosa, effetto addizionale antimuscarinico.

* In Italia il droperidolo (Xomolix®) non ha l'indicazione per gli stati di agitazione.

Tabella 1.18.8. Percorso consigliato a seconda della probabilità di patologia organica acuta

Probabilità di patologia medica acuta	Caratteristiche anamnestiche e cliniche	Percorso consigliato
Pazienti a bassa probabilità di patologia medica acuta	Storia psichiatrica compatibile e assenza di sintomi di malattia organica acuta	Valutazione psichiatrica con test mirati ad eventuale comorbidità presente (es. diabete)
Pazienti in cui è necessario escludere una patologia medica acuta.	Storia di malattia psichiatrica non compatibile con il problema manifestato, obiettività clinica positiva o sospetto di intossicazione.	Stabilizzazione clinica Consulenza psichiatrica dopo work up diagnostico in Pronto Soccorso
Pazienti a elevata probabilità di sindrome psico-organica	Pazienti con emergenza comportamentale di prima presentazione (specie se età >40 anni)	Work up diagnostico. Sede di ricovero in base a diagnosi e stabilità clinica. Consulenza psichiatrica se work up negativo.
Pazienti con intossicazione volontaria (nota o sospetta)	La sostanza assunta può essere nota o non nota come pure la quantità ingerita	Valutazione cardio-respiratoria. Work up diagnostico (eventuale consulenza Centro Antiveleni - CAV) Consulenza psichiatrica.

Bibliografia di riferimento

URGENZE GERIATRICHE

l'occhio di riguardo

Anziano con delirium in Pronto Soccorso

DEFINIZIONE E EPIDEMIOLOGIA

Il DSM V definisce il delirium come un disturbo della consapevolezza e dell'attenzione a esordio acuto e andamento fluttuante, tipicamente scatenato da una condizione medica generale o dall'effetto di sostanze, compresi i farmaci (Tabella 1.18.9). Il delirium è una condizione particolarmente frequente in ospedale per acuti e la stima della sua prevalenza tra gli anziani in Pronto Soccorso è compresa tra il 7 e il 35%. È noto che lo sviluppo di delirium costituisce un fattore prognostico negativo, individuando un gruppo di anziani ad elevato rischio di decesso, ospedalizzazione prolungata, declino dell'autonomia funzionale ed istituzionalizzazione.

Tabella 1.18.9. Delirium: criteri diagnostici (DSM-V)

Disturbo dell'attenzione (ridotta capacità di dirigere, focalizzare, sostenere e spostare l'attenzione) e della consapevolezza (ridotto orientamento nell'ambiente)
Sviluppo in un breve periodo di tempo (solitamente ore o giorni), rappresenta una variazione rispetto alla condizione di base e tende a fluttuare in gravità nel corso del giorno
Coesistenza di almeno un altro deficit cognitivo (p.e. disturbo di memoria, orientamento, linguaggio, abilità visuospaziali, percezione).
Il disturbo non è meglio spiegato da un disturbo cognitivo preesistente (stazionario o in evoluzione) e non è associato a una grave riduzione della vigilanza (coma)
Vi è evidenza da anamnesi, esame obiettivo o risultati di laboratorio che il disturbo è una diretta conseguenza di un'altra condizione medica, di intossicazione o sospensione di sostanze (inclusi i farmaci), di esposizione a tossine, o di molteplici eziologie

FISIOPATOLOGIA

Sebbene sia talora possibile individuare un fattore scatenante il delirium, la sua patogenesi è tipicamente multifattoriale e molteplici sono i meccanismi fisiopatologici alla base della sua insorgenza. Tra i fattori coinvolti vi sono, oltre all'invecchiamento neuronale, che costituisce un fattore predisponente: i meccanismi di neuro-infiammazione, tipicamente scatenati da stati infiammatori sistemici, le alterazioni del metabolismo ossidativo, frequentemente associate a condizioni di ipossia, alterazioni neuroendocrine, particolarmente a carico dell'asse ipotalamo-ipofisi-surrene, e alterazioni a carico del ritmo sonno-veglia. La conseguenza di tali alterazioni è tipicamente un'alterazione dell'equilibrio tra i neurotrasmettitori, in particolare un deficit di acetilcolina e un eccesso di dopamina, noradrenalina e glutammato.

FATTORI DI RISCHIO

Tra i fattori di rischio di delirium, è utile distinguere fattori predisponenti, legati allo stato di salute del soggetto precedentemente all'episodio acuto e tipicamente non modificabili, e fattori precipitanti, legati alla condizione che ha condotto l'anziano in Pronto Soccorso e all'ambiente di cura, almeno in parte modificabili (Tabella 1.18.10). È stato recentemente proposto un semplice score di rischio per individuare i soggetti a rischio di delirium in Pronto Soccorso (Tabella 1.18.11).

Tabella 1.18.10. Fattori di rischio di delirium: predisponenti (non modificabili) e precipitanti (in parte modificabili). Modificato da Oliveira J E, et al. Ann Emerg Med. 2021 Oct;78(4):549-565 e da Inouye SK et al. Lancet. 2014 Mar 8;383(9920):911-22.

Fattori predisponenti	Percorso consigliato
Età ≥75 anni	Effetto di farmaci: • neuro-psicoattivi (benzodiazepine, antiparkinson, anticolinergici, oppioidi) • corticosteroidi • antibiotici
Demenza/decadimento cognitivo preesistente	Alterazioni idroelettrolitiche: • disidratazione • iposodiemia • ipercalcemia
Disabilità	Infezioni (respiratorie, urinarie, sepsi)
Istituzionalizzazione	Insufficienza respiratoria acuta
Polifarmacoterapia (9+ farmaci)	Scompenso cardiaco acuto
Storia di ictus	Insufficienza renale/epatica acuta
Ipoacusia	Iper/ipoglicemia
Ipovisus	Ricovero per trauma
Abuso alcolico	Patologia acuta del sistema nervoso centrale
	Intossicazione/astinenza alcolica
	Fecaloma/ritenzione urinaria
	Dolore non controllato
	Fattori ambientali: • mezzi di contenzione • inserimento di catetere vescicale • ripetuti cambi di stanza • permanenza prolungata in Pronto Soccorso

Tabella 1.18.11. Score di rischio di delirium in Pronto Soccorso (5). ***Se punteggio totale ≥3, elevato rischio di delirium***

Fattore di rischio	Punteggio
Età ≥75 anni	2
Demenza	3
Ipoacusia	2
Farmaci attivi sul sistema nervoso centrale	1

PRESENTAZIONE CLINICA E IDENTIFICAZIONE

Il delirium può essere già presente al momento dell'accesso in Pronto Soccorso (delirium prevalente) o presentarsi dopo almeno 12-24 dall'ospedalizzazione (delirium incidente). Sul piano delle manifestazioni cliniche, si distinguono: forme iperattive, caratterizzate da agitazione motoria, aggressività, insonnia protratta, ideazione delirante; forme ipoattive, caratterizzate da apatia, ipomobilità, sonnolenza o sopore; forme miste, caratterizzate dall'alternarsi di manifestazioni iper- e ipoattive. Le forme ipoattive tipicamente vengono riconosciute con maggior difficoltà ed hanno una prognosi peggiore. Per facilitare il riconoscimento del delirium in Pronto Soccorso, è raccomandato l'utilizzo di strumenti di valutazione standardizzata, che, in considerazione del *setting*, devono essere di rapido utilizzo. Il più utilizzato allo scopo è il 4-AT (Tabella 1.18.12), che anche in Pronto Soccorso ha mostrato valori di sensibilità e specificità superiori al 90%.

Tabella 1.18.12. **La scala 4-AT (scaricabile da www.the4at.com).** ***Un punteggio totale ≥4 è indicativo della presenza di delirium***

[1] VIGILANZA *Valuta lo stato di vigilanza del paziente (dal sopore, caratterizzato ad esempio da difficoltà a risvegliarsi o addormenti durante l'esecuzione del test, all'agitazione /iperattività). Osservare il paziente. Se dorme, provare a risvegliarlo, richiamandolo, o con un leggero tocco sulla spalla. Chiedere al paziente di ripetere il proprio nome e l'indirizzo della propria abitazione.*	
Normale (completamente vigile, non agitato durante tutta la valutazione)	**0**
Moderata sonnolenza per <10 secondi dopo il risveglio, poi normale	**0**
Chiaramente anomala (iperattivo, agitato o marcatamente soporoso)	**4**
[2] AMT4 *Età, data di nascita, luogo (nome dell'ospedale e dell'edificio), anno corrente.*	
Nessun errore	**0**
1 errore	**1**
>2 errori/intestabile	**2**
[3] ATTENZIONE *Chiedere al paziente: "per favore, mi dica i mesi dell'anno in ordine contrario, partendo da dicembre"* *Per aiutare la comprensione della domanda, è consentito inizialmente questo suggerimento: "qual è il mese prima di dicembre?"*	
È in grado di ripetere senza errori >7 mesi	**0**
Inizia ma riporta <7 mesi/ rifiuta di iniziare	**1**
Test non effettuabile (paziente indisposto, assonnato o disattento)	**2**
[4] CAMBIAMENTO ACUTO O DECORSO FLUTTUANTE *Dimostrazione di un evidente cambiamento o di un decorso fluttuante relativamente all'attenzione, alla comprensione o altre funzioni cognitive-comportamentali (ad esempio ossessioni e/o allucinazioni) con esordio nelle ultime 2 settimane e ancora presenti nelle ultime 24 ore*	
No	**0**
Sì	**4**

TRATTAMENTO

Il trattamento del delirium si basa sul riconoscimento e la rimozione delle principali cause scatenanti. Il trattamento non farmacologico comprende il riorientamento, la presenza di persone familiari, la riduzione al minimo di presidi invasivi e contenzioni. Non vi sono trattamenti farmacologici di dimostrata efficacia nel trattamento dei deficit cognitivi legati al delirium. Per quanto riguarda il delirium iperattivo, i farmaci antipsicotici possono essere utili nel trattamento di agitazione psicomotoria e psicosi, quando la rassicurazione verbale non è sufficiente o vi sono rischi per il paziente. È necessaria cautela per il rischio di effetto paradosso legato al peggioramento delle capacità cognitive e di effetti avversi, particolarmente extrapiramidali. In considerazione dell'ampia variabilità nella risposta clinica è indicato l'utilizzo di bassi dosaggi, da ripetere se necessario dopo 20-30 minuti. L'utilizzo delle benzodiazepine è indicato prevalentemente in caso di delirium da astinenza da farmaci o alcol (Tabella 1.18.13).

Tabella 1.18.13. **Farmaci utilizzati per il trattamento dell'agitazione in corso di delirium**

Dose	Dose	Percorso consigliato
Aloperidolo	Iniziale: 0,5 mg Massima: 3 mg	Os, i.m., e.v. (*off label*)
Risperidone	Iniziale: 0,5 mg Massima: 3 mg	Os
Olanzapina	Iniziale: 2,5-5 mg Massima: 10 mg	Os, s.l., i.m.
Quetiapina	Iniziale: 12,5-25 mg Massima: 100 mg	Os
Lorazepam	Iniziale: 0,5-1 mg Massima: 2 mg	Os, i.m., e.v.

PREVENZIONE

Un corretto approccio assistenziale ai pazienti a rischio si è dimostrato in grado di ridurre il numero di casi incidenti. Tali misure assistenziali, non sempre di facile attuazione in Pronto Soccorso, comprendono: stimolazione cognitiva e orientamento, compresa la possibilità di accesso da parte dei familiari; stimolo all'idratazione; trattamento dei deficit sensoriali, consentendo l'utilizzo degli ausili per vista e udito; trattamento del dolore; mobilizzazione; facilitazione del ciclo sonno veglia; astensione dall'uso del catetere vescicale se non necessario.

LA LAVAGNA

- *È importante interpretare i segnali "di malessere" e quelli che precedono le alterazioni comportamentali.*
- *Ridurre al minimo i tempi di attesa alla visita.*
- *Escludere cause organiche all'origine delle alterazioni del comportamento.*
- *Utilizzare i farmaci sedativi solo quando le altre strategie sono fallite.*

Paziente agitato e violento

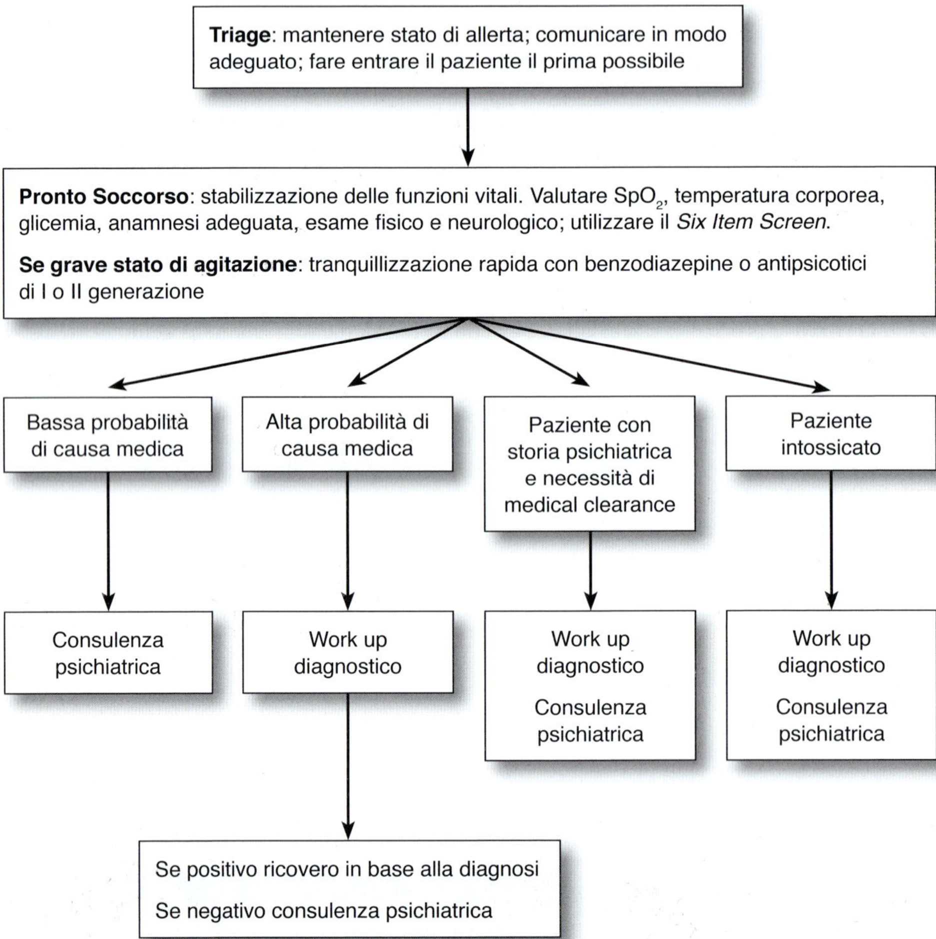

1.19 Tosse nell'adulto

Definizione

La tosse è un atto respiratorio modificato che può anche essere volontario, ma che generalmente è un atto riflesso utile a liberare le vie aeree da particelle e secrezioni mucose ed a proteggerle dalla aspirazione di materiale. Consiste in una breve fase inspiratoria seguita da una brusca, violenta e rumorosa espirazione. Quest'ultima è accompagnata o meno dall'espulsione di secrezioni e contenuto tracheobronchiale. Si distingue una tosse acuta, subacuta o cronica in base all'insorgenza ed alla durata: al massimo da 3 settimane per la tosse acuta, dalle 3 alle 8 settimane se subacuta, da oltre 2 mesi per la tosse cronica.

Fisiopatologia

L'atto tussigeno inizia con una profonda inspirazione a cui segue la chiusura della glottide che determina un aumento della pressione endotoracica. Successivamente la brusca apertura della glottide è seguita dal veloce e rumoroso passaggio di aria verso l'esterno che trascina con sé l'eventuale contenuto bronchiale. Si distingue una tosse produttiva che convoglia all'esterno materiale patologico ed una tosse secca cioè non produttiva che è determinata da stimoli irritativi vari, chimici, fisici e flogistici. Per quanto possa essere anche volontaria, e quindi con impulsi provenienti da centri superiori (tosse psicogena), la tosse è un riflesso protettivo e primitivo che può verificarsi anche in un individuo incosciente.

Il riflesso ha fibre afferenti che in prevalenza originano dal nervo vago, ma anche dal glossofaringeo, frenico e trigemino. I recettori, capaci di rispondere a stimoli chimici e meccanici sono prevalentemente localizzati nelle alte vie respiratorie (naso, orofaringe, laringe e primi segmenti tracheali) ed in sede intratoracica (segmenti distali di trachea e grossi bronchi), ma stimoli tussigeni possono provenire da zone extrarespiratorie quali orecchio esterno e medio, la pleura, il mediastino, l'esofago, il pericardio, il diaframma (Figura 1.19.1). Dal centro della tosse, localizzato nel bulbo del midollo allungato, le vie efferenti giungono ai muscoli respiratori tramite i nervi motori spinali ed il frenico ed al laringe tramite il nervo vago.

Epidemiologia

La tosse è sintomo molto frequente e può manifestarsi per patologie severe o avere cause banali e non gravi. L'incidenza nella popolazione generale varia moltissimo (dal 5 al 40%) in base a caratteristiche ambientali, abitudini di vita, all'età della popolazione, a fenomeni stagionali. Ad esempio la tosse legata al fumo di sigaretta o all'inquinamento atmosferico non è in genere vissuta come un fenomeno patologico. Molti pazienti ritengono la tosse come solo episodica e transitoria e quindi non si rivolgono al medico bensì preferiscono in un primo tempo curarsi da soli o ricorrere ai consigli del farmacista.

Cause

Le cause di tosse sono molteplici e includono agenti chimici, fisici, flogistici, infettivi, malattie organiche di varia natura. Le prevalenti cause di tosse acuta, subacuta e cronica sono elencate in Tabella 1.19.1.

Diagnosi differenziale

La diagnosi differenziale della tosse prevede un ampio spettro di condizioni patologiche ed il medico d'urgenza, che si trova più

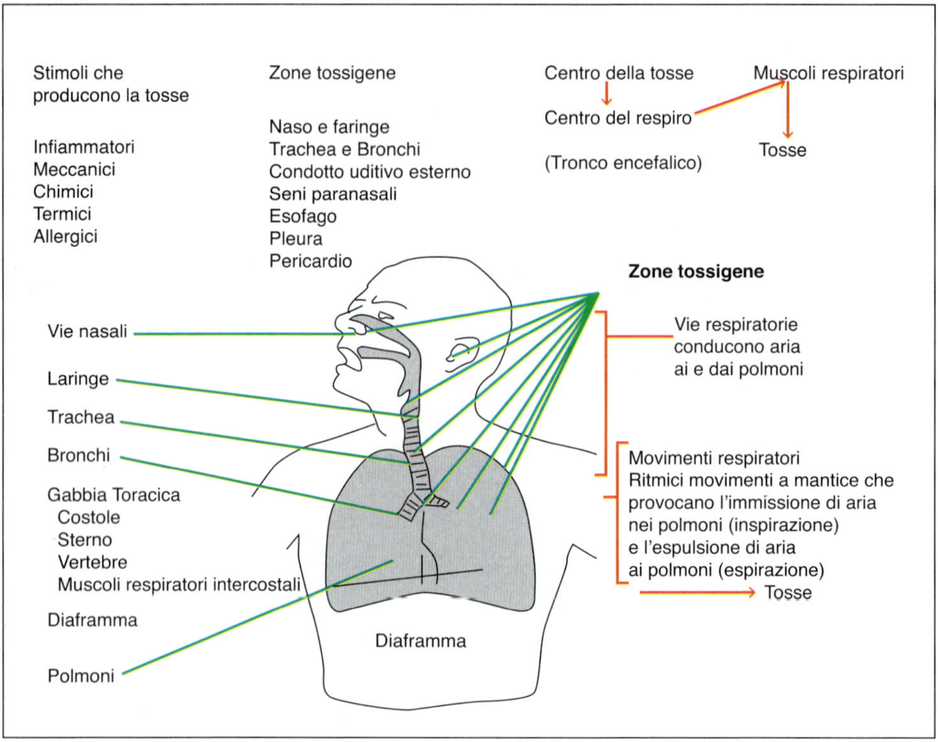

Figura 1.19.1. Meccanismo della tosse.

Tabella 1.19.1. **Cause comuni di tosse**

Tosse acuta <3 settimane	Tosse subacuta da 3 a 8 settimane	Tosse cronica >8 settimane
Infezione alte vie respiratorie, virali e batteriche (URTI – *upper respiratory tract infection*) Esposizione ad irritanti Esposizione al freddo Corpi estranei/aspirazione Sinusite batterica Rinite allergica Pertosse Riacutizzazione di BPCO Polmonite Asma bronchiale Embolia polmonare Scompenso cardiaco	Asma bronchiale Tosse postinfettiva Sinusite batterica Embolia polmonare	Asma bronchiale Reflusso gastroesofageo Bronchite cronica Bronchiectasie Stillicidio retro nasale (UACS *upper airway cough syndrome*/sinusite cronica) Tosse da ACE-inibitori Neoplasie primitive apparato respiratorio Metastasi polmonari e carcinomatosi Malattie del mediastino Scompenso cardiaco cronico Psicogena Fumo attivo e passivo

frequentemente ad affrontare stati tussigeni acuti o subacuti, deve ritenere prioritario distinguere le situazioni benigne ed autolimitanti da quelle più severe e minacciose. Se ben condotti, l'anamnesi e l'esame obiettivo forniscono preziose informazioni.

Anamnesi

La raccolta anamnestica deve seguire il classico approccio focalizzandosi particolarmente sull'abitudine al fumo, sulla attività lavorativa per l'esposizione ad agenti tussigeni o possibilità di pneumoconiosi, sulla presenza di condizioni atopiche e la relativa possibile esposizione ad allergeni negli ambienti della vita quotidiana. Semplici domande possono indagare a fondo gli aspetti della tosse (Tabella 1.19.2).

Tabella 1.19.2. Aspetti della tosse

1)	**Tempo di insorgenza (acuta, subacuta, cronica)** • Improvvisa: agenti irritanti, aspirazione, ab ingestis • Intermittente/notturna: reflusso gastroesofageo • Notturna: scompenso cardiaco, asma bronchiale • Durante lo sforzo: asma bronchiale
2)	**Gravità e caratteri** • Violenta/abbaiante: pertosse • Secca: irritativa, asma bronchiale, patologia infettiva virale • Produttiva: patologia infettiva batterica • Emottisi/emoftoe: infettiva, TBS, neoplastica, cardiogena (edema polmonare, embolia/infarto polmonare) assunzione anticoagulanti
3)	**Sintomi associati** • Febbre (patologia infettiva) • Dolore toracico (pleurite, pnx, dolori costali e di parete) • Disfagia/disfonia (patologie mediastiniche, reflusso gastroesofageo) • Dispnea (cardiogena, embolia polmonare, asma e BPCO, polmoniti, pnx)
4)	**Manifestazioni analoghe in passato** • Asma bronchiale • Broncopneumopatia ostruttiva cronica • Cardiopatie gravi
5)	**Malattie pregresse** • Scompenso cardiaco • Asma bronchiale • Broncopneumopatie ostruttive • Infezione HIV, Tbc
6)	**Terapie in atto** • Farmaci causa di tosse: ACE-inibitori, sartanici, β-bloccanti

Esame obiettivo

Gli aspetti da valutare nel corso dell'esame obiettivo di un paziente con tosse sono sostanzialmente analoghi a quelli del capitolo sulla dispnea al quale si rimanda. Nella rilevazione dei parametri vitali sarà importante ricercare la febbre, misurare la frequenza cardiaca e respiratoria, la saturazione arteriosa di ossigeno. È consigliabile, prima della valutazione obiettiva del torace, non dimenticare l'aspetto "orecchio, naso, gola" e cioè le potenziali sedi di cause tussigene dei distretti respiratori alti. Quindi ispezionare il naso per pervietà e secrezioni, l'orecchio esterno per patologia irritativa, flogistica o ostruttiva, l'orofaringe per lo stato della mucosa e delle tonsille oltre che per la valutazione di eventuali stillicidi posteriori dalle cavità nasali. Sempre per quanto riguarda le alte vie respiratorie bisogna valutare se vi è modificazione della voce, respiro particolarmente rumoroso con stridore per stenosi alta (cornage), stridore inspiratorio con rientramento delle fossette giugulari e sovraclaveari (tirage): si tratta di reperti che pongono il sospetto di ostruzione ab intrinseco o ab estrinseco delle vie aeree superiori. I reperti più caratteristici dell'auscultazione del torace hanno tutt'oggi grande valenza nell'orientare la diagnosi.

IL TACCUINO

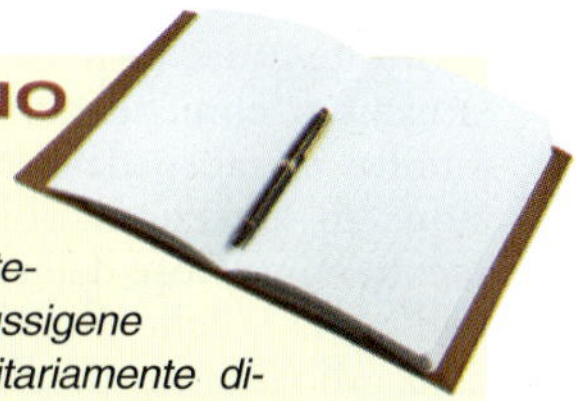

Il medico d'urgenza affronta prevalentemente situazioni tussigene acute e dovrà prioritariamente distinguere in quest'ambito le situazioni banali ed autolimitanti, da quelle importanti cioè le polmoniti, accessi severi di asma, scompenso cardiaco, riacutizzazioni di BPCO, la presenza di versamento pleurico. La storia clinica, i parametri vitali ed i reperti obiettivi consentono quasi sempre di sospettare la presenza di queste condizioni e vanno integrati, in urgenza, da semplici indagini laboratoristiche e strumentali.

Esami diagnostici

Nel corso della valutazione in urgenza di un paziente con tosse si hanno a disposizione esami di primo livello che anche se talvolta non consentono la diagnosi precisa, offrono certamente la possibilità di escludere la presenza di situazioni critiche e minacciose per la vita del paziente (Tabella 1.19.3).

Tabella 1.19.3. Esami di primo livello in urgenza

A) Laboratoristici	• Emocromo con piastrine • Coagulazione (se emottisi/emoftoe) • D-dimero per sospetta embolia polmonare • Emogasanalisi nei pazienti dispnoici
B) Strumentali	• Rx Torace sempre • Ecografia del torace (soprattutto nell'inquadramento di una dispnea) • ECG (nei pazienti dispnoici ricercare aspetti di cardiopatia, cuore polmonare, embolia polmonare) • Angio TC del torace: esclusione/conferma di embolia polmonare, sindrome mediastinica, altra patologia organica. • Laringoscopia indiretta e diretta: tirage, cornage, aspirazione corpo estraneo, angioedema

L'otoscopia ed una valutazione dell'orofaringe sono opportune per ricercare tappi di cerume, segni di otite esterna, tonsilliti, edemi dell'ugola, secrezioni nasali in orofaringe.

Gestione del paziente

Molte cause di tosse sono espressione di situazioni cliniche non gravi e gestibili in ambito extraospedaliero. In genere l'esclusione di situazioni obiettivabili potenzialmente minacciose delle alte vie aeree (edema dell'ugola e delle mucose, tirage) e la mancanza di riscontri patologici alla radiografia del torace, sono elementi tranquillizzanti che possono consentire una gestione ambulatoriale dei pazienti con tosse, se i parametri vitali sono normali. L'Osservazione Breve Intensiva è una preziosa risorsa per gestire le situazioni più incerte e potenzialmente a rischio oltre che per verificare l'efficacia della terapia effettuata in urgenza. Soggetti con crisi asmatiche e bronco-ostruttive non gravi, esposizioni accidentali ad agenti irritanti o potenzialmente lesivi per le vie aeree, angioedema di qualunque natura non ingravescente, iniziale scompenso cardiaco, stati febbrili non complicati possono giovarsi di una rapida gestione diagnostico-terapeutica in OBI con monitoraggio dei sintomi e dei parametri vitali. L'osservazione è anche consigliabile per quelle situazioni di emoftoe/emottisi in cui gli accertamenti di primo livello risultano inespressivi, in quanto consente di sorvegliare l'entità del sintomo e pianificare ulteriori indagini (TC, laringo/broncoscopia). I vari accertamenti di secondo livello potranno essere consigliati ed eseguiti in regime extraospedaliero in quei pazienti con parametri vitali normali e tosse non particolarmente severa ed invalidante. La decisione invece di ricoverare il paziente dovrà essere presa di fronte a significative alterazioni dei parametri vitali e condizioni cliniche quali quelle elencate in Tabella 1.19.4.

Tabella 1.19.4. Gestione del paziente con tosse

Ricovero
• Pazienti con significative alterazioni dei parametri vitali (FR, SpO_2, TA, FC, PA, parametri emogasanalitici) • BPCO riacutizzata • Scompenso cardiaco • Embolia polmonare • Polmoniti (soggetti anziani, soli, defedati, immunodepressi, comorbilità) • Edema/ostruzione alte vie aeree • Opacità toracomediastiniche di NDD (versamenti, noduli etc.)
Osservazione
• Pazienti con segni vitali normali o solo lievemente compromessi • Asma non grave (SpO_2 >92%) • Esposizione ad agenti inalanti potenzialmente lesivi • Angioedema non ingravescente • Scompenso cardiaco lieve/iniziale • Emoftoe/emottisi con RX torace inespressivo
Dimissione
• Paziente con parametri vitali normali - RX torace normale • Tosse postinfettiva • Reflusso gastroesofageo • Sinusiti e tonsilliti non complicate • Tosse da ACE-inibitori senza angioedema • Stati febbrili in pazienti senza fattori di rischio e adeguato contesto sociale

Terapia

La tosse acuta ha spesso andamento autolimitante e non è sempre necessario un intervento terapeutico farmacologico. Se si sono individuate le cause il trattamento dovrà innanzitutto essere mirato a curare queste. Ciò non esclude sempre un intervento sedativo empirico che è necessario quando la tosse è molto intensa e compromette la qualità di vita del paziente, oppure per evitare che il disturbo si cronicizzi o in attesa che la terapia eziologica inizi a funzionare. In genere una terapia sedativa non è consigliabile nella tosse produttiva ma solo in quella stizzosa e secca. Tutti gli agenti antitussigeni utilizzati hanno in genere un'efficacia piuttosto incerta e talvolta effetti indesiderati importanti (oppiacei) per cui bisogna ben ponderare la scelta. Vi sono antitussigeni centrali (oppiacei e non) e periferici. Gli oppiacei (morfina e codeina), sono gravati da rischio di abuso ed effetti collaterali che talvolta ne rendono l'impiego spropositato rispetto al sintomo. Quindi tra i sedativi centrali si tende a preferire il dextrometorfano che però ha efficacia di poco superiore al placebo. Molti prodotti da banco vengono utilizzati (mucolitici, decongestionanti, antiistaminici di prima generazione, mentolo) per quanto la loro efficacia non sia stata definitivamente dimostrata. Debole efficacia ma favorevole profilo beneficio/rischio possiede la levodropropizina che è un antitussigeno periferico.

Bibliografia di riferimento

URGENZE GERIATRICHE

l'occhio di riguardo

La tosse in un anziano non deve mai essere sottovalutata. Il medico non solo deve occuparsi del sintomo, ma ricercare i disturbi sottostanti.

EPIDEMIOLOGIA

L'epidemiologia della tosse nelle fasce dell'età adulta è meno definita rispetto all'età infantile per i motivi già citati nella parte generale.
Nell'anziano, a causa di malattie concomitanti, terapie farmacologiche e per lo stesso invecchiamento, il riflesso della tosse può essere alterato e così la respirazione e la deglutizione. Molti soggetti sono portati a considerare una tosse cronica come un evento fisiologico e non patologico.

EZIOLOGIA

Tra le cause hanno incidenza piuttosto elevata le infezioni delle vie respiratorie virali e batteriche. La loro diffusione è aggravata dalla permanenza in comunità e strutture sociosanitarie. Non vanno dimenticate altre cause di tosse piuttosto comuni, quali la BPCO e le bronchiectasie, lo scompenso cardiaco e l'embolia polmonare, malattie neoplastiche e professionali, farmaci come gli ace inibitori, l'aspirazione di corpi estranei e le polmoniti ab ingestis legate ai disturbi della deglutizione e alle patologie cerebrovascolari degenerative.

PROFILASSI E TERAPIA

Al di là della terapia sintomatica, il trattamento della tosse deve essere prevalentemente mirato a curare l'eziologia sottostante ma soprattutto è consigliabile la prevenzione e la profilassi delle infezioni con la vaccinazione antinfluenzale ed antipneumococcica.

LA LAVAGNA

- *Di fronte ad un paziente con tosse bisogna orientarsi temporalmente, soprattutto per distinguere la tosse acuta (<3 settimane) da quella cronica.*
- *Misurare sempre i parametri vitali al paziente con tosse per escludere le cause più serie.*
- *Spesso gli episodi di tosse acuta si risolvono senza necessità di specifica terapia.*
- *Valutare criticamente l'opportunità di una terapia unicamente sintomatica.*
- *Non prescrivere terapie antibiotiche empiriche se non di fronte a fondati sospetti di patologia infettiva batterica.*

Appunti / Commenti

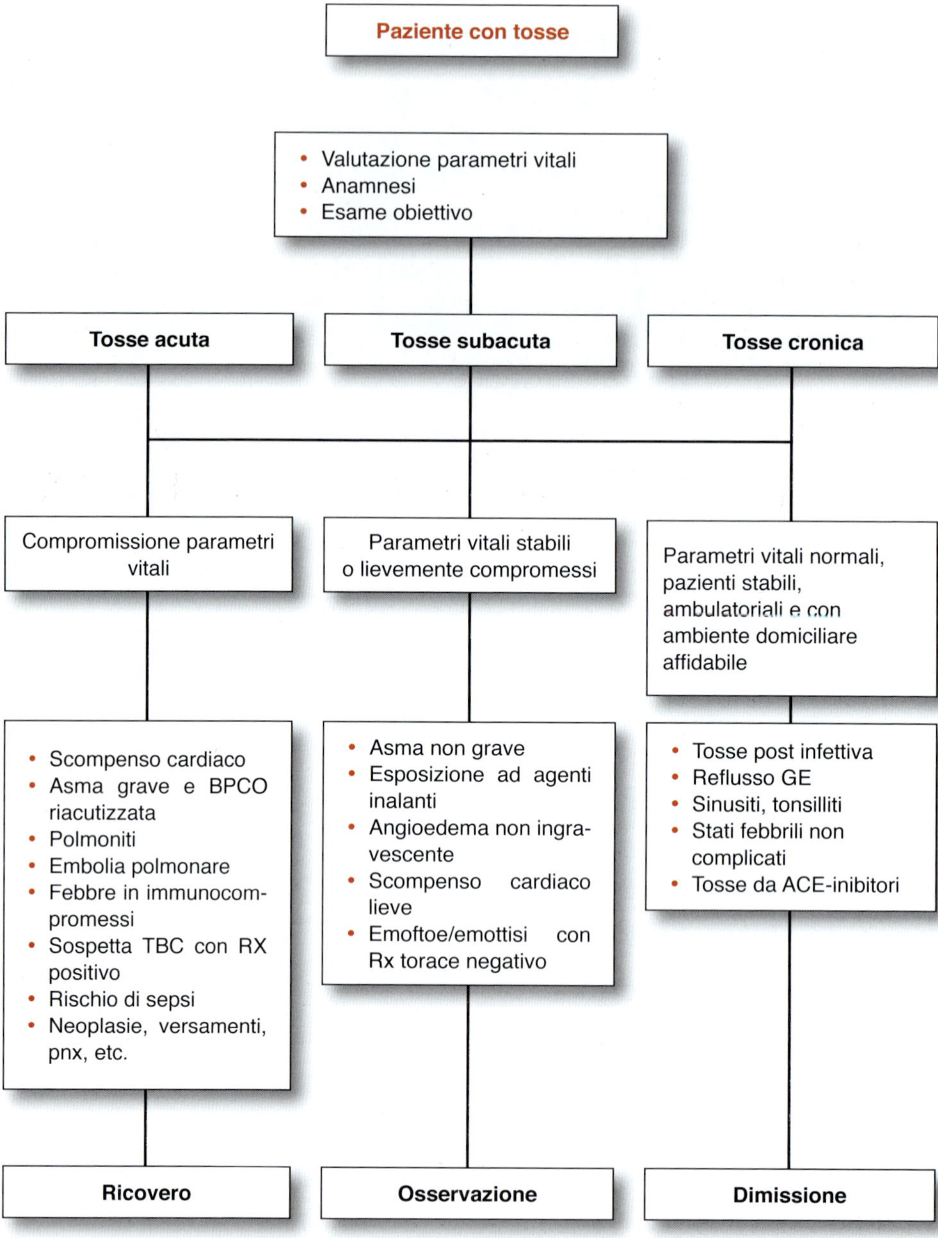
Paziente con tosse
• Valutazione parametri vitali
• Anamnesi
• Esame obiettivo
Tosse acuta
Tosse subacuta
Tosse cronica
Compromissione parametri vitali
Parametri vitali stabili o lievemente compromessi
Parametri vitali normali, pazienti stabili, ambulatoriali e con ambiente domiciliare affidabile
• Scompenso cardiaco
• Asma grave e BPCO riacutizzata
• Polmoniti
• Embolia polmonare
• Febbre in immunocompromessi
• Sospetta TBC con RX positivo
• Rischio di sepsi
• Neoplasie, versamenti, pnx, etc.
• Asma non grave
• Esposizione ad agenti inalanti
• Angioedema non ingravescente
• Scompenso cardiaco lieve
• Emoftoe/emottisi con Rx torace negativo
• Tosse post infettiva
• Reflusso GE
• Sinusiti, tonsilliti
• Stati febbrili non complicati
• Tosse da ACE-inibitori
Ricovero
Osservazione
Dimissione

1.20 Vertigine

Definizione

Il termine "vertigine" deriva dal verbo latino *vertere* = *girare*, e definisce una sintomatologia caratterizzata dalla percezione di movimento, in genere di tipo rotatorio o a volte traslatorio, di noi stessi (vertigine soggettiva) o dell'ambiente circostante (vertigine oggettiva).

La *dizziness* della letteratura anglosassone indica invece tutta una serie di sintomi, quali sensazione vaga di instabilità posturale, disequilibrio, insicurezza, senso di testa leggera che vanno distinti dalla vertigine vera.

Un altro sintomo differente dalla vertigine è l'oscillopsia, sensazione di movimento (oscillazione) durante i movimenti della testa (cammino) (Tabella 1.20.1).

Epidemiologia

La vertigine coinvolge tutte le fasce di età, compresa l'infanzia, e rappresenta circa il 4% degli accessi in Pronto Soccorso.

L'età media dei soggetti che si presentano in PS è di 51,8 anni e il 50,8% sono di sesso femminile.

Cause di vertigine

È estremamente importante conoscere le principali patologie che sono alla base di una sindrome vertiginosa e distinguere le forme benigne, spesso molto fastidiose e disturbanti dal punto di vista sintomatologico, da quelle secondarie a patologie più importanti, che possono talora essere pericolose per la vita (Tabella 1.20.2).

Tabella 1.20.2. Principali diagnosi eziologiche dei casi di vertigine che si presentano in PS

Cause benigne otovestibolari	33%
Cause cardiovascolari	21%
Cause neurologiche (di cui cerebrovascolari)	11% 4%
Cause metaboliche	11%
Cause traumatiche o tossicologiche (anche iatrogene)	10%
Cause psichiatriche	7%
Miscellanea	7%

Caratteristica propria delle sindromi vertiginose è l'elevato grado di indicazioni diagnostiche che è possibile ottenere semplicemente con i dati clinici.

Diagnosi

Per differenziare le varie cause di vertigine acuta o di disturbo dell'equilibrio, sono fondamentali l'anamnesi mirata e una attenta valutazione clinica con la cosiddetta *bedside examination vestibolare*.

Tabella 1.20.1. Comune terminologia riferita ai disturbi dell'equilibrio

Vertigine oggettiva	Sensazione erronea di rotazione dell'ambiente circostante
Vertigine soggettiva	Sensazione erronea di rotazione del soggetto rispetto all'ambiente circostante
Instabilità	Sensazione soggettiva di mancanza notevole di equilibrio durante la deambulazione senza preferenza direzionale
Latero-antero- o retro-pulsione	Sensazione di essere sospinti in una direzione durante la stazione eretta o la marcia
Oscillopsia	Sensazione di oscillazione dell'orizzonte visivo
Dizziness	Sensazione vaga di instabilità posturale, disequilibrio, insicurezza, senso di testa leggera

Anamnesi

L'anamnesi mirata rappresenta il primo e irrinunciabile momento dell'approccio clinico al paziente con vertigine acuta. Si devono indagare le variabili presenti in Tabella 1.20.3.

Tabella 1.20.3. Variabili cliniche da esaminare con l'anamnesi

1. Eventi precursori
2. Rapporti causali
3. Modalità di insorgenza
4. Durata
5. Modalità di risoluzione (eventuale)
6. Sintomi di accompagnamento
7. Habitus clinico del paziente

Eventi precursori. Episodi di vertigine nei mesi precedenti, a risoluzione spontanea e della durata di pochi minuti, possono fare sospettare un'origine vascolare della vertigine, preceduta da verosimili TIA vertebro-basilari, qualora presenti specifici fattori di rischio.

Un fatto flogistico nei giorni precedenti la vertigine acuta assieme al riscontro di un nistagmo (ny) spontaneo con caratteristiche periferiche, può indirizzare verso la diagnosi di neurite vestibolare acuta.

È necessario indagare eventuali eventi traumatici, anche di lieve entità, precedenti l'insorgenza della sintomatologia: in tal caso ci si può orientare verso una vertigine parossistica posizionale post-traumatica.

Importante inoltre domandare l'uso di farmaci ototossici (streptomicina/gentamicina) o chemioterapici (cisplatino, vincristina) o abuso di alcol.

Rapporti causali. Ricercare eventuali fattori scatenanti: la vertigine determinata dal passaggio dalla posizione seduta a quella coricata o viceversa nell'alzarsi dal letto, specie al mattino, o nel girarsi nel letto durante la notte, può fare sospettare una vertigine parossistica posizionale da distacco di otoliti. Fattori favorenti l'attacco di vertigine sono presenti soprattutto nell'emicrania vestibolare: la cefalea può precedere, accompagnare o seguire un episodio vertiginoso. Spesso gli elementi favorenti un attacco di emicrania sono i medesimi che possono determinare un attacco di vertigine per esempio lo stress, la carenza di sonno o alcuni alimenti come formaggio, cioccolata, vino.

Modalità di insorgenza. La vertigine può insorgere in maniera acuta (secondi), subacuta (minuti fino a mezzora) o graduale (giorni).

L'insorgenza acuta, improvvisa, è tipica di una vertigine vascolare da insufficienza del circolo vertebro-basilare.

Altrettanto improvviso può essere l'esordio di una vertigine ad eziologia virale (neurite vestibolare) e di una vertigine parossistica posizionale da distacco degli otoliti.

L'esordio subacuto è suggestivo di una manifestazione di tipo idropico (malattia di Ménière) o di un'emicrania vestibolare.

L'insorgenza graduale è più tipica delle labirintopatie degenerative o delle forme neoplastiche.

Durata e andamento temporale. Generalmente la Vertigine Parossistica Posizionale Benigna (VPPB) dura pochi secondi, un TIA qualche minuto, una crisi idropica da malattia di Ménière fino a 12 ore, una neurite vestibolare più di 24 ore. Durata variabile da pochi minuti fino a 72 ore può essere caratteristica dell'emicrania vestibolare.

Modalità di risoluzione. È necessario che il paziente precisi il più possibile sulla modalità di esaurimento dell'episodio vertiginoso: se la vertigine si è risolta in breve tempo l'ipotesi è che si tratti di una vertigine parossistica posizionale, di un TIA, di una malattia di Ménière o di una emicrania vestibolare. Viceversa, se la risoluzione è stata graduale si può trattare di una patologia labirintica (su base virale o vascolare) o di una patologia centrale (stroke circolo posteriore, lesioni espansive).

Sintomi di accompagnamento. Si possono distinguere sintomi uditivi e neurologici. La presenza di ipoacusia, accompagnata da ovattamento auricolare ed acufeni può fare sospettare un attacco di Malattia di Ménière, in particolare se le crisi si sono già manifestate in passato.

Una vertigine acuta ad esordio improvviso accompagnata da ipoacusia profonda può far sospettare un infarto da interessamento dell'arteria cerebellare antero-inferiore (AICA) dal lato interessato.

Sintomi neurologici quali disartria, diplopia, dismetria, deficit di nervi cranici o cefalea depongono per un'origine centrale della vertigine.

Habitus clinico del paziente. Si deve indagare sulle eventuali comorbidità che possono influenzare il quadro clinico e che indirizzano verso una diagnosi corretta. Importante valutare l'età, che rende più probabile l'ipotesi vascolare così come la presenza di fattori di rischio vascolare. L'habitus emicranico è sempre da considerare in un'anamnesi specifica per emicrania vestibolare.

Bedside Examination Vestibolare

Il termine significa letteralmente "esame vestibolare al letto del paziente" ed è stato coniato per definire la valutazione obiettiva dei segni vestibolari statici e dinamici e delle alterazioni dei riflessi vestibolo-oculomotore e vestibolo-spinale, che possono riscontrarsi in un paziente con vertigine.

L'introduzione della *bedside examination* vestibolare, a partire dalla fine degli anni ottanta del secolo scorso, ha radicalmente rivoluzionato l'approccio clinico del paziente. Essa permette un inquadramento rapido e preciso dell'obiettività vestibolare.

Necessita di una strumentazione di minima, che deve essere assolutamente presente in un Pronto Soccorso, come l'otoscopio e gli occhiali di Frenzel (Figura 1.20.1).

L'otoscopia permette di valutare eventuali patologie a carico dell'orecchio esterno e dell'orecchio medio.

Gli occhiali di Frenzel, introdotti nella pratica clinica intorno al 1940 dal medico tedesco Hermann Frenzel, sono costituiti da 2 lenti biconvesse a 20 diottrie e sono dotati di illuminazione interna.

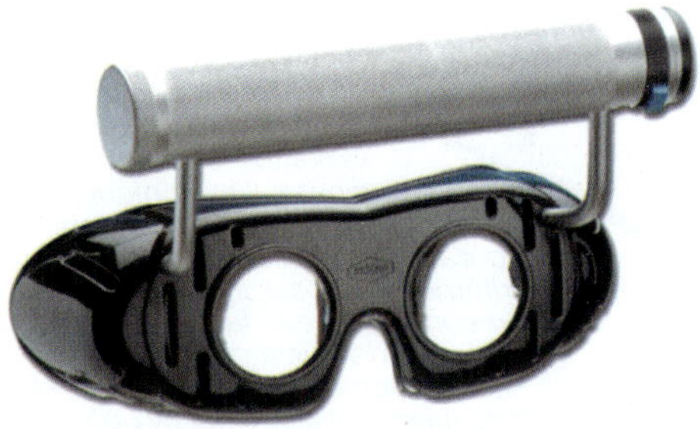

Figura 1.20.1. Occhiali di Frenzel.

IL TACCUINO

Un metodo per inibire la fissazione in assenza degli occhiali di Frenzel è il "penlight cover test", metodica introdotta nel 2009 da Newman-Toker. L'esaminatore illumina un occhio del paziente con una luce portatile e occlude l'altro occhio con un cartoncino o con la mano. In questo modo si potrà osservare l'eventuale presenza di un ny spontaneo non rilevabile ad occhio nudo.

Penlight cover test

La funzione specifica è quella di inibire la fissazione visiva, di permettere un'osservazione diretta degli occhi e di evidenziare la presenza di un eventuale nistagmo.

Una volta eseguita l'otoscopia ed applicati al paziente gli occhiali di Frenzel, si devono valutare:

- segni obiettivi non nistagmici;
- segni obiettivi nistagmici.

Segni obiettivi non nistagmici

Segno obiettivo non nistagmico è la la *skew deviation* (SD), evidenziata con gli occhiali di Frenzel.

IL TACCUINO

Nistagmo (ny): *movimento tonico-clonico coordinato, involontario e ritmico dei bulbi oculari caratterizzato da una fase lenta e una fase rapida di ritorno nella posizione oculare di partenza; per convenzione la fase rapida definisce la direzione del nistagmo, mentre la fase lenta si dirige verso il lato patologico ad attività neurale minore. Il piano del ny può essere orizzontale, verticale, torsionale, oppure su più piani contemporaneamente.*

IL TACCUINO

La SD può essere apprezzata con il Cover Test che si esegue coprendo (p.es. con un cartoncino) alternativamente gli occhi. La copertura dell'occhio ipertropico determina, in caso di positività del test, uno spostamento verso l'alto dell'occhio ipotropico. Il contrario avviene coprendo l'occhio ipotropico: l'occhio ipertropico si sposta verso il basso.

La *skew deviation* consiste in un disallineamento, non secondario a paresi, dei globi oculari sul piano verticale. In sintesi un occhio è deviato verso il basso (ipotropico) rispetto al controlaterale. È segno clinico di alterazione della via otolitica ossia di uno sbilanciamento tonico del riflesso otolitico-oculare (Figura 1.20.2).

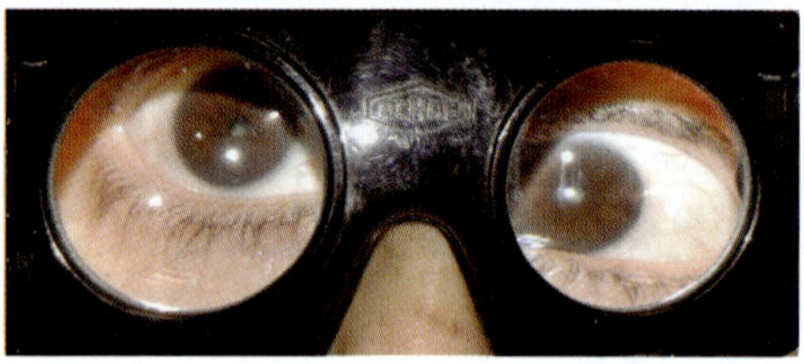

Figura 1.20.2. *Skew deviation*: occhio sinistro ipotropico.

Un danno vestibolare periferico determina un tilt della testa verso il lato affetto e una ipotropia ipsilaterale alla parte lesa.

Nel caso di danno vestibolare centrale il tilt della testa è rivolto verso il lato sano con ipotropia dalla parte sana.

Nel caso di danno vestibolare periferico (lesione situata dall'utricolo alla fossetta laterale del bulbo), l'occhio è ipotropico dalla parte patologica.

Nel caso di danno vestibolare centrale (lesione pontina o mesencefalica), l'occhio è ipotropico dalla parte sana.

Segni obiettivi nistagmici

Ny spontaneo. L'osservazione del paziente con vertigine deve iniziare sempre dalla ricerca del nistagmo spontaneo con il paziente seduto e con gli occhi in posizione primaria di sguardo. In assenza di ny si procederà a valutare la presenza del ny nello sguardo laterale: ny destro nello sguardo a destra e ny sinistro in sguardo sinistro. Il ny così evocato prende il nome di "*gaze evoked ny*": può essere fisiologico se transitorio ed è legato a una deviazione degli occhi maggiore di 30°; ha invece un chiaro significato patologico se persistente e se compare anche per minime deviazioni degli occhi inferiori ai 30°: è tipico di una disfunzione dell'integratore neurale di sguardo, nelle sue componenti bulbare e/o cerebellare. Se è presente il ny spontaneo si devono valutare le sue caratteristiche, piano e direzione: può essere pertanto un ny orizzontale, verticale o torsionale diretto con la fase rapida rispettivamente verso destra o sinistra, verso l'alto o verso il basso, orario o antiorario.

Il ny spontaneo periferico dovuto ad uno squilibrio nella attività tonica fra i nuclei vestibolari è generalmente orizzontale-rotatorio e inibito dalla fissazione.

I ny ad origine centrale si possono presentare come ny verticali puri: il ny verticale verso il basso ("*downbeat ny*") si evidenzia in posizione primaria di sguardo, si accentua nello sguardo laterale e non è inibito dalla fissazione. È caratteristico di lesioni cerebellari (flocculo, paraflocculo, nodulo ed uvula).

Il ny verticale verso l'alto (*upbeat ny*) si evidenzia in posizione primaria di sguardo e, a differenza del *downbeat ny*, non viene

Downbeat ny e upbeat ny

influenzato dalla lateralità dello sguardo. È tipico delle lesioni che coinvolgono il tronco-encefalo in particolare il mesencefalo.

Con minor frequenza si può evidenziare un ny puro rotatorio, caratteristico di lesioni del bulbo.

Ny di posizione. Si parla di ny di posizione se compare quando il paziente assume una particolare posizione della testa e del corpo.

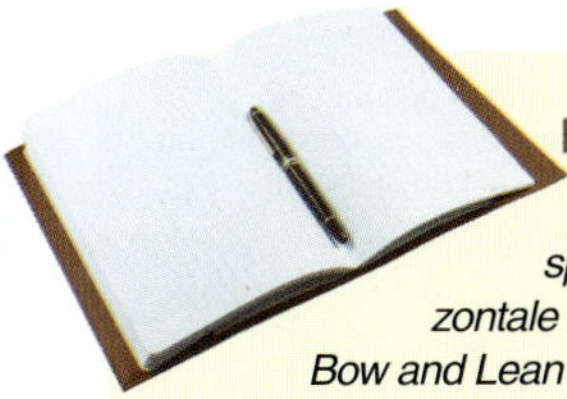

IL TACCUINO

In presenza di un ny spontaneo sul piano orizzontale si consiglia di eseguire il Bow and Lean test (o Pitch test).

Il ny spontaneo può modificare la sua direzione con manovre di flessione ed estensione della testa. Il ny viene definito "pseudo-spontaneo" in quanto non è legato ad un deficit vestibolare ma alla presenza di otoliti nel canale laterale. In questo caso sarà necessario eseguire quindi la manovra di Pagnini-McClure per diagnosi di lato.

Bow and lean

La ricerca del ny deve essere eseguita con il paziente supino quindi sui fianchi destro e sinistro. Le posizioni devono essere raggiunte lentamente e mantenute per almeno 20 secondi. Si valuteranno le caratteristiche del ny: piano, direzione e andamento nel tempo.

Il piano può essere, come per il ny spontaneo, orizzontatale, verticale o rotatorio; per quanto riguarda la direzione si parla di ny apogeotropo se il ny batte con la fase rapida verso l'alto (ny verso sinistra in fianco destro, ny verso destra in fianco sinistro) e di ny geotropo se batte con la fase rapida verso il basso (ny destro in fianco destro, ny sinistro in fianco sinistro).

Il ny può essere persistente, se mantenuto per tutto il periodo di osservazione, transitorio se di durata limitata. Con la valutazione del ny di posizione si indagano le connessioni otolitico-canalari a livello dei nuclei vestibolari.

Caratteristiche del ny centrale sono l'assenza di latenza, la persistenza e l'assenza di vertigine associata. Il ny periferico tipico di un deficit acuto (neurite vestibolare), si presenta monodirezionale (mantiene sempre la stessa direzione), pluriposizionale (si evidenzia in tutte le posizioni del capo) ed è inibito dalla fissazione (Tabella 1.20.4).

Tabella 1.20.4. Caratteristiche del ny spontaneo in un deficit vestibolare periferico

Bifasico (fase lenta e fase rapida)
Orizzontale-torsionale
Persistente
Inibito dalla fissazione visiva
HIT positivo per comparsa di saccadici di rifissazione al movimento della testa verso il lato patologico

Ny spontaneo in un deficit vestibolare periferico

Ny di posizionamento. Il ny evocato dal posizionamento si ricerca portando il paziente in modo rapido, in determinate posizioni della testa e del tronco.

Tipiche sono le manovre diagnostiche per la ricerca della vertigine parossistica posizionale da distacco degli otoliti.

Il ny evidenziato con le manovre di posizionamento rapido si definisce parossistico, perché breve ed intenso caratterizzato da una latenza generalmente di pochi secondi, un incremento, un *plateau* e un decremento fino ad esaurirsi nel giro di pochi secondi.

Manovra diagnostica di Dix-Hallpike. Si esegue con un posizionamento rapido del paziente dalla posizione seduta alla posizione coricata con la testa ruotata di 45° e estesa di 30°, prima in un lato e poi nell'altro. Il

Manovra di Dix-Hallpike

riscontro di un tipico ny parossistico verticale-torsionale *upbeating* (con componente verticale verso l'alto) e rotatorio (orario per il canale posteriore sinistro, antiorario per il canale posteriore destro), a latenza e rapidamente esauribile orienta verso la diagnosi di VPP del canale semicircolare posteriore (CSP) (Tabella 1.20.5).

Tabella 1.20.5. Caratteristiche del ny da posizionamento nella vertigine parossistica del canale posteriore

Ny verticale-rotatorio (*up beating* e antiorario per il canale destro/orario per il canale sinistro)
Breve latenza (5-10 secondi)
Parossistico (incremento-plateau-decremento)
Esauribile
Inversione del ny alla manovra di ritorno in posizione seduta (*down-beating* e orario per il canale destro/antirorario per il canale sinistro)

Manovra diagnostica di Pagnini-McClure. Si esegue con il paziente supino ed il capo sollevato di 30°, con la rotazione rapida di 180° del capo verso ciascun lato. Il riscontro di un tipico ny parossistico orizzontale bilaterale orienta verso la diagnosi di VPPB del canale semicircolare laterale (CSL), nelle sue varianti (variante geotropa o variante apogeotropa a seconda della posizione degli otoliti rispettivamente nel braccio non ampollare o ampollare).

La *bedside examination* comprende anche la valutazione di segni non nistagmici ma di fondamentale importanza in Pronto Soccorso per differenziare una vertigine periferica da una centrale: l'esame dei movimenti oculari di inseguimento rapido (saccadi) e di inseguimento lento (*smooth pursuit*) (Tabella 1.20.6).

Tabella 1.20.6. Caratteristiche del ny da posizionamento nella vertigine parossistica del canale laterale

Ny orizzontale puro (geotropo - otoliti nel braccio ampollare /apogeotropo - otoliti nel braccio non ampollare)
Breve latenza
Parossistico (incremento -plateau- decremento
Esauribile (le forme apogeotrope possono avere un tempo di esaurimento lungo anche di minuti)

Manovra diagnostica di Pagnini-McClure

IL TACCUINO

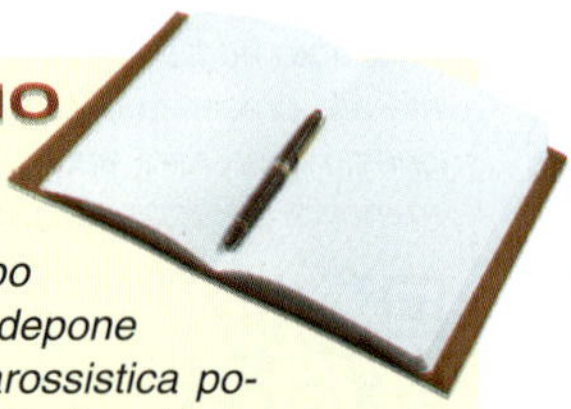

Il riscontro di un ny provocato, tipico dopo queste manovre, depone per una vertigine parossistica posizionale e il paziente dovrebbe essere indirizzato allo specialista otorinolaringoiatra per la terapia fisica specifica.

APPROFONDIMENTI

Saccadi. L'esaminatore si pone a 50 cm. dal paziente e pone gli indici a 30 cm. dal naso, invitandolo a seguire con gli occhi in maniera rapida alternativamente ora uno ora l'altro indice in direzione orizzontale, verticale ed obliqua (il riscontro di movimenti oculari non accurati è indice di patologia centrale).

Smooth pursuit. L'esaminatore si pone a circa 1 metro di distanza dal paziente ed impiega mire di piccole dimensioni (per es. una penna), che il paziente deve seguire con gli occhi su un piano orizzontale, verticale ed obliquo (ampiezza del movimento di 10° e frequenza di oscillazione di 1 Hz). Il riscontro di saccadi di compenso è indice di patologia centrale, specie se presenti da un solo lato, in assenza di ny spontaneo).

Vertigine parossistica del canale posteriore destro

Ny evocato dallo scuotimento del capo (*Head Shaking Test, HST*). Il ny post HST è un ny transitorio che si manifesta al termine di una serie di oscillazioni rapide della testa sul piano orizzontale (circa 20 oscillazioni). La positività del test è un chiaro indice di asimmetria vestibolare o da lesione vestibolare periferica acuta/subacuta o da lesione vestibolare centrale.

Fisiopatologia. L'eziologia del HST è correlata con una combinazione della seconda legge di Ewald e del meccanismo del "*velocity storage*".

Per la seconda legge di Ewald nel canale laterale la corrente ampullipeta determina una risposta maggiore rispetto a una corrente ampullifuga. Il *velocity storage* permette di migliorare le prestazioni del VOR (riflesso vestibolo-oculomotore) durante i movimenti rapidi del capo immagazzinando e memorizzando il segnale proporzionale alla velocità della testa presente a livello dei nuclei vestibolari per poi scaricarlo gradualmente nel tempo.

Nelle lesioni vestibolari periferiche il ny si presenta orizzontale-rotatorio con la fase rapida diretta verso il lato sano o migliore (Figura 1.20.3).

Nelle lesioni vestibolari centrali il ny può manifestarsi verticale puro, *downbeat* o *upbeat*: tale ny prende il nome di *perverted ny* poiché compare su un piano diverso da quello stimolato.

Il ny *perverted downbeating* si osserva con maggior frequenza e si evidenzia nelle lesioni cerebellari o nelle lesioni del tronco-encefalo (Figura 1.20.4).

Segno di lesione centrale è anche la comparsa di ny orizzonatale che si manifesta dopo poche oscillazioni: HST ny da "stimolo minimo".

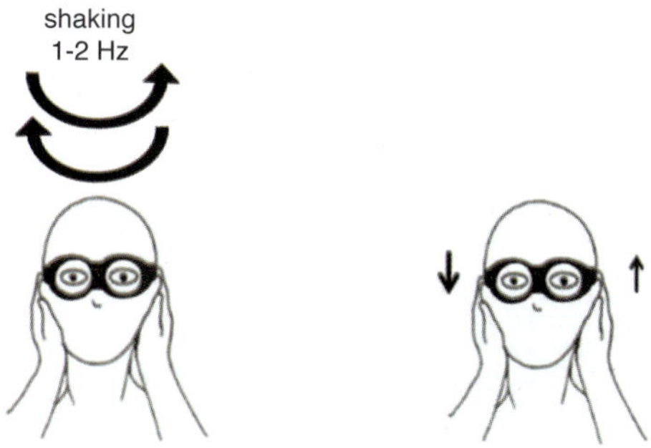

Figura 1.20.4. Esempi di "*perverted ny*": comparsa di un ny verticale (*downbeating/upbeating*).

HST preverted e HST positivo

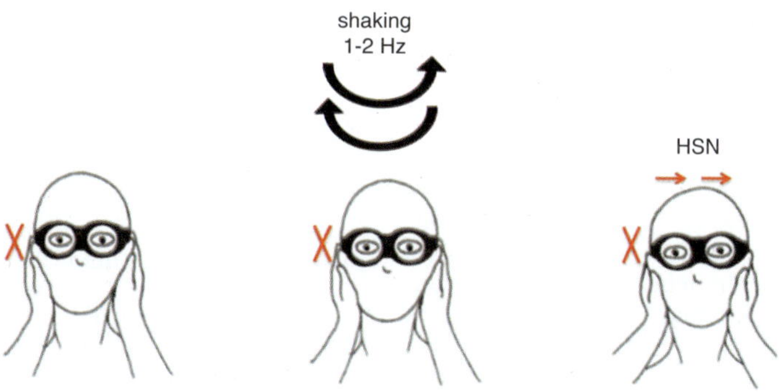

Figura 1.20.3. Esempio di HST positivo in un deficit vestibolare destro: comparsa di ny → sinistra.

Test dell'iperventilazione. È l'unico test che può scatenare nistagmo in assenza di stimolazione labirintica.

Si esegue chiedendo al paziente di eseguire per 1 minuto inspirazioni ed espirazioni profonde e frequenti quindi si valuta la presenza o meno del ny. L'iperventilazione determina alterazioni metaboliche quali ipossia, ipocapnia e alterazioni del pH del liquido cefalorachidiano con effetto eccitatorio sui tessuti nervosi.

La comparsa di ny all'iperventilazione può indicare una asimmetria vestibolare latente; ha un chiaro significato patologico se dopo l'iperventilazione compare un ny verticale, generalmente *down-beat*.

Nei pazienti con disturbi di ansia si può manifestare vertigine/instabilità solo dopo pochi secondi di iperventilazione in assenza di ny.

Test iperventilazione

Segno obiettivo non nistagmico

Head-Impulse Test (HIT) o Test di Halmagyi-Curthoys. Tenendo il capo del paziente tra le mani, si fa eseguire una serie di rapide rotazioni della testa, di piccola ampiezza (non più di 20°), non prevedibili, sul piano orizzontale, sia verso destra che verso sinistra, invitando il paziente a mantenere una mira predefinita (generalmente il naso dell'esaminatore).

Il test è positivo se compaiono saccadi di rifissazione, segno di patologia vestibolare periferica per deficit canalare del lato della rotazione del capo.

Fisiopatologia. Il test valuta il riflesso vestibolo-oculomotore (VOR) la cui funzione è quella di stabilizzare le immagini sulla retina durante i movimenti rapidi del capo, permettendo una chiara visione dell'ambiente circostante.

Se il sistema vestibolare funziona correttamente, gli occhi del paziente rimangono fissi sulla mira; in caso di deficit labirintico periferico, gli occhi perdono la mira durante il movimento di rotazione della testa e l'occhio del paziente dovrà eseguire un movimento saccadico di correzione per riportare la fissazione sulla mira. Tale evenienza è dovuta alla riduzione di guadagno del VOR (Figura 1.20.5). La positività del test è quindi tipica di una patologia periferica.

In presenza di una sindrome vestibolare acuta con ny spontaneo, la negatività dell'HIT è suggestiva per una vertigine centrale (stroke arteria cerebellare postero inferiore, PICA).

IL TACCUINO

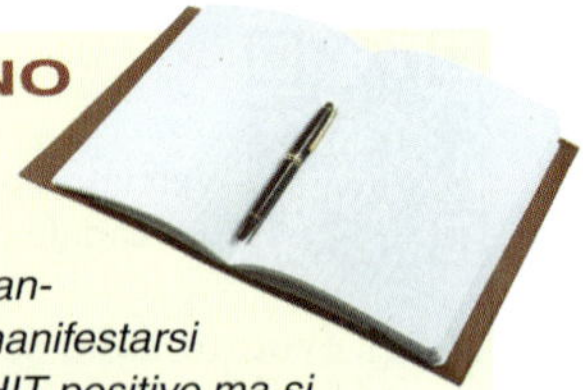

Attenzione: *uno stroke dell'AICA (arteria cerebellare antero-inferiore) può manifestarsi con ny spontaneo, HIT positivo ma si associa una ipoacusia improvvisa. È necessario sempre indagare sui sintomi audiologici associati alla vertigine.*

Head-Impulse test

Ocular lateral deviation. Un segno importante nella pratica clinica per differenziare, in presenza di un ny spontaneo, la vertigine periferica da quella centrale è la ricerca di una deviazione oculare lenta, coniugata che si evidenzia dopo una breve chiusura degli occhi (*Ocular Lateral Deviation*, OLD).

Il test si esegue in tre *steps*:

1) il paziente fissa una mira a breve distanza;
2) si chiede al paziente quindi di chiudere gli occhi per almeno 5 secondi;
3) si fanno riaprire gli occhi e si chiede al paziente di guardare nuovamente la mira.

Se alla riapertura degli occhi compare un movimento saccadico che riporta gli occhi sulla mira, il test viene considerato positivo ed è segno altamente specifico per un disturbo centrale, in particolar modo della

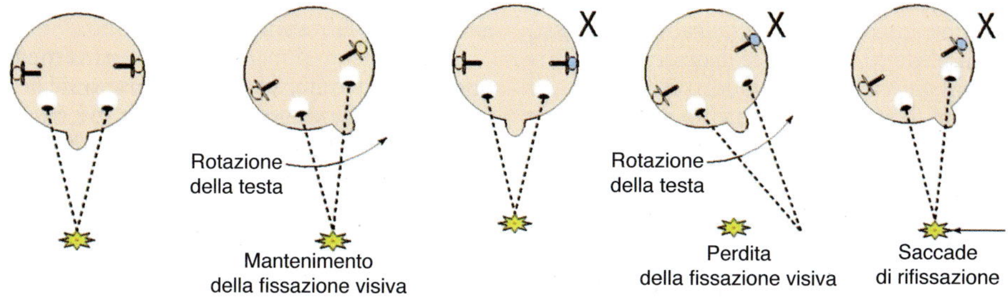

Figura 1.20.5. Sistema vestibolare funzionante correttamente (a sinistra) e deficit labirintico (a destra).

sindrome midollare laterale (sindrome di Wallemberg).

Test per la valutazione del riflesso vestibolo-spinale

Prova di Romberg. Il paziente viene posto in posizione eretta, le braccia lungo i fianchi, piedi leggermente divaricati (30°) e talloni uniti. Si esegue una valutazione ad occhi aperti e, successivamente, ad occhi chiusi.

Il paziente con lesione periferica riesce a mantenere la stazione eretta, mente quello con lesione centrale tende a cadere.

Test di Unterberger. Il paziente esegue una marcia sul posto, almeno 40 passi, con le braccia tese orizzontalmente davanti a sé. La prova viene considerata positiva se il paziente compie una rotazione di 45°.

In caso di vertigine periferica la deviazione del busto avviene verso il lato leso, sindrome armonica; se la deviazione avviene verso il lato sano, sindrome disarmonica, si deve considerare l'eventualità di una lesione cerebellare.

Protocolli diagnostici da utilizzare in PS

Da qualche anno è in uso un protocollo denominato HINTS (*Head Impulse, Nystagmus, Test of Skew*) che aiuta a differenziare, in Pronto Soccorso, la vertigine periferica da quella centrale. Questo esame utilizza alcuni dei test bedside visti precedentemente ed è descritto sommariamente nella Tabella 1.20.7.

Per ogni lesione centrale la sensibilità è del 96%, la specificità dell'84%, con un LR+ di 63,9 e LR– di 0,03. Per la vertigine periferica la sensibilità è del 95%, la specificità dell'84%, con un LR+ di 6,19 e un LR– di 0,04.

Inoltre, ancora recentemente, è stato proposto un altro protocollo da eseguirsi in Pronto Soccorso, denominato STANDING (*SponTAneous Nystagmus, Direction, head Impulse test, standiNG*), sempre per la diagnosi differenziale tra causa periferica o centrale della vertigine. In un solo studio, non validato la sensibilità è stata del 100% (VPN) 100% e la specificità del 94% con VVP del 68%. Il diagramma di flusso viene presentato alla fine di questo capitolo.

Diagnosi differenziale

Nella maggior parte dei casi, la vertigine riconosce una causa periferica benigna e riferibile a un problema dell'orecchio interno. Tuttavia, il sintomo può essere la spia di una patologia centrale, prognosticamente molto più grave, per cui è importante un'attenta valutazione per porre la diagnosi differenziale (Tabella 1.20.8).

Tabella 1.20.7. Presentazione sintetica del protocollo HINTS

Patologia periferica	HINTS	Patologia centrale
Patologico dal lato malato	Head Impulse Test	Solitamente normale
Vedere caratteristiche del ny periferico	Nistagmo	Vedere caratteristiche del ny centrale
Spesso allineamento verticale degli occhi normale	Cover test per Skew deviation	Skew deviation presente

Cause periferiche

Vertigine parossistica posizionale benigna (VPPB). Rappresenta la patologia vestibolare periferica di più frequente riscontro.

Si manifesta clinicamente con crisi di vertigine rotatoria oggettiva, scatenata da particolari movimenti del capo, della durata di secondi o al massimo di pochissimi minuti.

È presente un ny provocato che ha caratteristiche tipiche per le varie forme di VPPB.

Tipicamente si verifica al mattino al risveglio, nell'alzarsi dal letto, o durante la notte, nel girarsi nel letto.

Altri movimenti scatenanti sono l'alzare o il flettere la testa o girarla bruscamente.

La denominazione "parossistica" deriva dal fatto che dopo un periodo di latenza di pochissimi secondi, si scatena una tipica vertigine che si intensifica rapidamente, mantiene un plateau di pochi secondi e tende a decrescere altrettanto rapidamente.

La sola causa certa della VPPB è quella traumatica (un trauma cranico anche di modesta entità precede la vertigine). In oltre il 50% dei casi la VPPB è idiopatica.

La diagnosi si effettua mediante un'accurata anamnesi e con il riscontro del tipico ny parossistico.

La terapia della VPPB consiste nell'esecuzione di manovre liberatorie specifiche o di riposizionamento degli otoliti, che variano a seconda del tipo di canale interessato e della variante clinica. In questo caso è opportuna la consulenza ORL (Tabella 1.20.9).

Neurite vestibolare acuta. La NVA è una malattia idiopatica, anche se molte teorie etiopatogenetiche orientano verso una genesi virale (virus dell'Herpes Simplex - HSV-1).

La base fisiopatologica è rappresentata dalla perdita improvvisa della funzione di uno dei due apparati vestibolari periferici.

Si presenta spesso in forma epidemica, essendo frequentemente preceduta da un episodio flogistico/infettivo delle vie aeree, anche di modesta entità.

Clinicamente si manifesta con una vertigine di grande intensità, ad esordio acuto o subacuto, della durata di non meno di 24 ore ed una marcata intolleranza ai movimenti del capo, per cui il paziente tende a rimanere immobile, preferibilmente nel decubito sul lato sano.

Si accompagnano fenomeni neurovegetativi molto marcati, quali nausea, vomito e sudorazione.

È presente marcata atassia statica e dinamica.

L'otoscopia dimostra una membrana timpanica senza segni di flogosi.

Sono assenti disturbi della sfera uditiva e non c'è peggioramento di sintomi uditivi preesistenti.

È tipica l'assenza di deficit neurologici in concomitanza con la vertigine acuta.

Obiettivamente si riscontra un ny spontaneo con le caratteristiche del ny di origine periferica. L'HIT è positivo verso il lato patologico, mentre risulta normale nel lato non affetto. Il paziente con NVA, pur con difficoltà, riesce a mantenere la stazione eretta senza aiuto.

La terapia prevede l'utilizzo in fase acuta di corticosteroidi per via venosa, associati ad antiemetici (Tabella 1.20.10).

Labirintite acuta. È dovuta alla diffusione di un processo flogistico dell'orecchio medio al labirinto.

L'otoscopia dimostra il quadro di un'otite media acuta oppure di un colesteatoma nell'orecchio affetto.

L'obiettività vestibolare è identica rispetto alla NVA.

La terapia prevede l'utilizzo in fase acuta di antibiotici ad ampio spettro, corticosteroidi, antivertiginosi sintomatici e antiemetici. Si impone la consulenza specialistica ORL anche per le possibili implicazioni chirurgiche otologiche.

Tabella 1.20.8. Cause periferiche, miste o centrali di vertigine

Cause periferiche	Cause miste (periferica/centrale)	Cause centrali
• VPPB • Deficit vestibolare acuto • Malattia di Ménière • Deiescenza del CSS • Patologia traumatica labirintica	• Emicrania vestibolare • Intossicazione acuta da alcol	• Patologia vascolare del circolo vertebro-basilare • Neoplasia dell'angolo ponto-cerebellare (esordio acuto) • Patologia degenerativa delle vie vestibolari (esordio acuto)

Tabella 1.20.9. Vertigine parossistica posizionale

Sintomatologia Vertigini ricorrenti oggettive della durata di pochi secondi (al massimo qualche minuto), scatenati dai cambi posturali, a risoluzione spontanea
Esame clinico per i canali posteriori Assenza di ny spontaneo Ny verticale-rotatorio (*up beating* e antiorario per il canale destro/orario per il canale sinistro) Breve latenza (5-10 secondi) Parossistico (incremento-plateau-decremento) Esauribile Inversione del ny alla manovra di ritorno in posizione seduta (*down-beating* e orario per il canale destro/antirorario per il canale sinistro) **Esame clinico per i canali laterali** Ny orizzontale puro (geotropo - otoliti nel braccio non ampollare/apogeotropo - otoliti nel braccio ampollare) Breve latenza Parossistico (incremento-plateau-decremento) Esauribile (le forme apogeotrope possono avere un tempo di esaurimento di parecchi minuti)
Meccanismo fisopatologico Presenza di materiale otolitico nei canali
Eziologia Idiopatica Secondaria se si manifesta in pazienti con patologie otologiche (malattia di Ménière) Certa se di origine post-traumatica
Prognosi Recupero spontaneo
Terapia In fase acuta farmaci antiemetici se presenti sintomi neurovegetativi Manovra liberatoria di Semont per il canale posteriore Manovra liberatoria di Gufoni per il canale laterale (il paziente viene portato sul lato sano nelle forme geotrope, sul lato malato nelle forme apogeotrope)
Diagnosi differenziale Pseudo VPP da patologia cerebellare

Malattia di Ménière (MM). È caratterizzata da episodi di vertigine spontanea, associata ad ipoacusia neurosensoriale unilaterale fluttuante, acufeni e pienezza auricolare (*aural fullness* secondo la letteratura anglosassone).

La base fisiopatologica è un idrope endolinfatico dell'orecchio interno.

La MM può, in un singolo attacco, manifestarsi con tutto il corredo sintomatologico descritto, ma, specie nella fase iniziale della malattia, l'esordio può manifestarsi soltanto con i sintomi uditivi (circa i 2/3 dell'esordio monosintomatico), oppure con la sola sintomatologia vertiginosa nel restante 1/3 dei casi.

Durante l'attacco tipico di MM il paziente lamenta una vertigine vera rotatoria, che ha una durata non inferiore a 20 minuti e può protrarsi fino a 24 ore ed è frequentemente accompagnata da nausea e vomito. È presente ipoacusia con ovattamento auricolare monolaterale ed il paziente lamenta anche acufeni, solitamente non pulsanti e di variabile intensità.

L'otoscopia appare nella norma.

Obiettivamente è presente un ny spontaneo orizzontale-torsionale che nella fase precoce dell'attacco può essere diretto verso il lato patologico (ny irritativo), ma dopo pochi minuti, cambiando direzione, batte verso il lato sano (ny deficitario).

Manovra di Semont diagnostica e manovra di Semont liberatoria

Tabella 1.20.10. Deficit vestibolare acuto

Sintomatologia Vertigine ad insorgenza improvvisa della durata di giorni senza fattori scatenanti, senza sintomi uditivi associati; importante sintomatologia neurovegetativa
Esame clinico Ny spontaneo-posizionale monodirezionale, pluriposizionale, persistente e stazionario, inibito dalla fissazione cHIT positivo per comparsa di movimenti saccadici quando la testa viene ruotata verso il lato leso Deviazioni segmentario toniche verso il lato leso
Meccanismo fisopatologico Perdita improvvisa della funzione vestibolare monolaterale
Sito della lesione Nervo vestibolare (specialmente la branca superiore – canale semicircolare laterale e anteriore; meno frequentemente è interessata la branca posteriore – canale semicircolare posteriore)
Eziologia Spesso di origine virale (riattivazione del Herpes simplex virus di tipo 1)
Prognosi Recupero graduale in qualche settimana grazie a meccanismi di compenso centrale
Terapia In fase acuta: farmaci antiemetici e cortisonici Esercizi di rieducazione vestibolare
Diagnosi differenziale Ischemie nel territorio della arteria cerebellare postero-inferiore Malattia demielinizzante Processi espansivi cerebrali

La terapia della fase acuta prevede il ricorso a farmaci vestibolo-soppressori, in associazione agli anti-emetici. L'utilizzo del cortisone ha un suo razionale nella riduzione dell'intensità e della durata della crisi. Possono anche essere usati i diuretici osmotici (Mannitolo 18% o Glicerolo 10% per infusione endovenosa).

È necessario ricorrere ad una consulenza ORL (Tabella 1.20.11).

Deiscenza del canale semicircolare superiore (DCSS). È un'affezione rara dovuta ad un difetto dell'osso soprastante il CSS, che si manifesta clinicamente con vertigine ed instabilità, associata o meno a sintomi uditivi (autofonia, ipoacusia, acufeni ed iperacusia) in seguito all'esposizione a suoni di elevata intensità o per incremento della pressione intracranica.

Non riveste carattere di urgenza e necessita di una consulenza ORL differibile.

Fistola perilinfatica. È dovuta ad un'anomala comunicazione tra orecchio interno ed orecchio medio per un difetto a livello del labirinto osseo (più frequentemente finestra ovale o finestra rotonda) e conseguente fuoriuscita di liquido perilinfatico.

Tabella 1.20.11. Malattia di Ménière

Sintomatologia Vertigini ricorrenti della durata di parecchi minuti fino a 12 ore, accompagnate da sintomi uditivi monolaterali (ipoacusia, acufeni e ovattamento auricolare); sintomatologia neurovegetativa
Esame clinico In fase acuta ny spontaneo-posizionale monodirezionale, pluriposizionale, persistente e stazionario, inibito dalla fissazione (come un quadro di deficit vestibolare acuto) cHIT spesso negativo Deviazioni segmentario toniche verso il lato leso
Meccanismo fisopatologico Idrope endolinfatica (ridotto assorbimento di endolinfa)
Eziologia Idiopatica
Prognosi Remissione spontanea delle crisi di vertigine
Terapia In fase acuta farmaci antiemetici e benzodiazepine In fase intercritica Betaistina cpr 24 mg per 3 settimane Terapia dietetica (dieta iposodica/iperidrica)
Diagnosi differenziale Emicrania vestibolare Fistola perilinfatica Neoplasie angolo ponto-cerebellare

Una tipica presentazione può evidenziarsi dopo una immersione subacquea ed è secondaria al barotrauma oppure dopo un trauma con frattura dell'osso temporale.

Può manifestarsi anche come complicanza di intervento chirurgico per il trattamento dell'otosclerosi.

Si presenta con vertigine intensa e ipoacusia ingravescente con acufeni, indotti in particolare da tosse, starnuti e sforzi fisici.

La terapia si avvale del riposo a letto, evitando tutte le manovre che possono aumentare la pressione intratoracica e a livello cefalico (tosse, starnuti, etc.), ma la possibilità di una soluzione chirurgica al problema impone il ricorso ad una consulenza otorinolaringoiatrica.

Concussione labirintica. Vertigine di tipo periferico e disturbo posturale intenso, conseguente a traumi cranici di diverso tipo o a colpo di frusta, con deficit labirintico e manifestazioni cliniche conseguenti. La terapia prevede l'utilizzo di corticosteroidi e di sintomatici antivertiginosi.

Cause miste

Emicrania vestibolare (EV). È caratterizzata da tube vertiginose-posturali ricorrenti, equivalenti o concomitanti alla cefalea, per sofferenza delle strutture vestibolari periferiche e/o centrali, mono o bilaterali, sostenuta da meccanismi patogenetici neurochimico-vascolari su base emicranica.

La EV si manifesta in soggetti che soffrono di emicrania. Può presentarsi con episodi ricorrenti di vertigine spontanea o posizionale di durata variabile da pochi minuti fino a 72 ore accompagnata da sintomi neurovegetativi e da foto e fonofobia.

La terapia dell'attacco di EV si avvale dei farmaci ad azione antivertiginosa ed eventualmente antiemetica.

Potranno poi essere eseguite, in maniera differita, le consulenze neurologica e otoneurologica (Tabella 1.20.12).

Intossicazione da alcol. Dopo circa mezz'ora dall'assunzione di una bevanda alcolica, il paziente può, insieme con un'instabilità posturale per coinvolgimento cerebellare, avvertire una vertigine posizionale associata ad un ny posizionale alcolico, che compare quando il paziente è supino con la testa lateroruotata ed è bidirezionale, persistente, geotropo (in decubito laterale batte verso il basso) e parzialmente inibito dalla fissazione. Dopo 3 ore il ny scompare e viene successivamente sostituito da un ny che batte in direzione opposta, apogeotropa (in decubito laterale batte verso l'alto).

Tabella 1.20.12. Emicrania vestibolare

Sintomatologia Vertigini ricorrenti oggettive o soggettive, a carattere posizionale o spontanee, della durata variabile da minuti fino a 72 ore con sintomatologia neurovegetativa, senza sintomi cocleari Talora foto e fonofobia. Habitus emicranico
Esame clinico Si può evidenziare un ny spontaneo, un ny di posizione, persistente, non parossistico Di particolare importanza è il test dell'iperventilazione che può evocare un ny *down-beating*
Meccanismo fisopatologico Sofferenza delle vie vestibolari periferiche o centrali su base emicranica
Prognosi Recupero spontaneo; tendenza alla ricorrenza delle crisi di vertigine
Terapia In fase acuta farmaci antiemetici se presenti sintomi neurovegetativi Antiistaminici e Calcio antagonisti (Cinnarizina e Dimenidrinato), β-bloccanti Stile di vita: ridurre l'alcol, dormire ore sufficienti
Diagnosi differenziale Ischemie nel territorio della arteria cerebellare postero-inferiore Malattia demielinizzante Processi espansivi cerebrali

Cause centrali

Nella presentazione acuta in PS il paziente si presenta generalmente con vertigine e difficoltà/impossibilità a mantenere la stazione eretta.

In caso di vertigine associata ad alterazioni del visus, diplopia, cefalea, disfagia, disfonia si impone la consulenza neurologica urgente. Può essere presente ny spontaneo di tipo centrale (Tabella 1.20.13).

Tabella 1.20.13. Tipi di ny centrale

- ny spontaneo verticale *down-beating* (batte in basso)
- ny spontaneo verticale *up-beating* (batte in alto)
- ny spontaneo torsionale
- ny in direzione di sguardo o *gaze evoked* ny (nello sguardo laterale destro batte a destra e nello sguardo laterale sinistro batte a sinistra)

Il ny di origine centrale in genere è poco o nulla influenzato dalla fissazione visiva

Patologia vascolare del circolo vertebro-basilare. La causa più frequente è l'infarto cerebellare e il territorio maggiormente coinvolto è quello della PICA (a. cerebellare postero-inferiore), in circa l'80% dei casi. Nei soggetti giovani considerare l'eventualità di una dissecazione dell'arteria vertebrale che si può presentare con cervicalgia intensa associata a vertigine.

Altre cause centrali di vertigine. Altre cause di vertigine centrale possono riguardare le neoplasie, in particolare a carico del nervo acustico-vestibolare e dell'angolo ponto-cerebellare oppure la sclerosi multipla, per localizzazione di una placca demielinizzante a livello delle vie vestibolari.

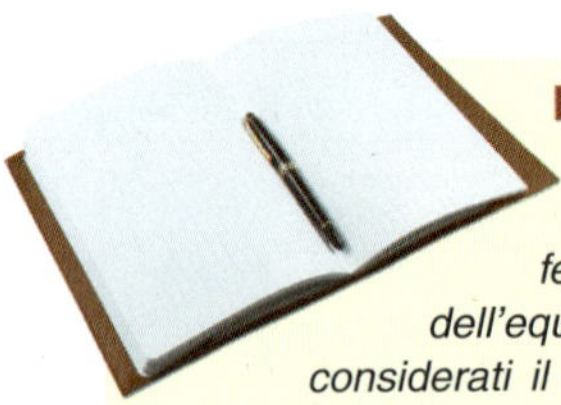

IL TACCUINO

Nella diagnosi differenziale dei disturbi dell'equilibrio vanno inoltre considerati il drop-attack, la sincope, l'acrofobia e l'agorafobia.

Diagnostica per immagini

Il sospetto di una causa centrale di vertigine acuta in Pronto Soccorso richiede il ricorso all'imaging.

La TC del cranio senza mezzo di contrasto presenta una bassa sensibilità diagnostica (40%).

Il *gold standard* nella diagnosi per neuroimaging è rappresentato dalla RMN cranio-encefalica, che può dare luogo a falsi negativi nel 24% nelle prime 3 ore e nel 19% nelle prime 12 ore dall'esordio dell'evento acuto.

La corretta diagnosi di patologie vestibolari centrali ad esordio acuto richiede quindi la stretta collaborazione tra il medico di Pronto Soccorso, e gli specialisti otorinolaringoiatra, neurologo e neuroradiologo.

IL TACCUINO

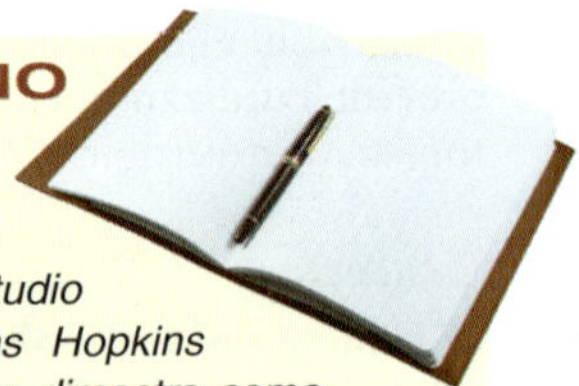

Nella valutazione di una sindrome vestibolare acuta uno studio del 2009 del Johns Hopkins Hospital di Baltimora dimostra come la positività di 3 test della bedside examination vestibolare (HIT negativo; presenza di Gaze-Evoked Ny e Skew deviation) sia predittiva di un'origine centrale ed abbia una sensibilità più elevata della RMN cranio-encefalica in diffusione nelle prime 48 ore dell'evento vascolare acuto.

Terapia

L'obiettivo della terapia in Pronto Soccorso è quello di eliminare la vertigine e i sintomi di accompagnamento (nausea, vomito). In Tabella 1.20.14 sono descritti i farmaci di più comune uso. Nel caso sia presente uno stato di ansia è consigliato l'utilizzo di benzodiazepine.

Tabella 1.20.14. Esempi di schemi terapeutici per il trattamento farmacologico acuto della vertigine

Farmaco	Dosaggio	Note
Metoclopramide	10 mg e.v. o i.m. ogni 8 ore	In genere ben tollerato. Possibili effetti extrapiramidali.
Levosulpiride	25 mg e.v. o i.m. ogni 8 ore	In genere ben tollerato. Possibili effetti extrapiramidali.
Cloropromazina	25-50 mg e.v. o i.m. ogni 8 ore	Più sedativo rispetto ai precedenti. Se non controindicato, opportuno eseguire un pre-carico di 500-1000 mL di soluzione fisiologica, per prevenire ipotensione.
Clorfenamina	10 mg e.v. o i.m. ogni 8-12 ore	Moderatamente sedativo. In genere ben tollerato.
Ondansetron	8 mg e.v. ogni 8-12 ore	Esperienza limitata in questo contesto. Eventuale terapia di seconda linea.

Quando dimettere, quando ricoverare, quando ammettere in OBI

Espletati tutti gli accertamenti del caso, il paziente può essere dimesso dal Pronto Soccorso in sicurezza, con un programma terapeutico e di *follow-up*.

Nei casi di dubbia interpretazione e con una sintomatologia non ancora sufficientemente compensata è opportuno ammettere il paziente in OBI. Alla fine del periodo di osservazione si provvederà alla dimissione o, se necessario, al ricovero nel reparto di competenza. Nel caso di vertigine di origine centrale il paziente va ricoverato.

Bibliografia di riferimento

URGENZE GERIATRICHE

l'occhio di riguardo

EPIDEMIOLOGIA

- Si stima che i disturbi posturali siano presenti nel 10-35% dei soggetti in età superiore ai 65 anni e nel 50% dei soggetti al di sopra degli 80 anni.
- I disturbi posturali negli anziani rappresentano un rischio di caduta con conseguente aumento di comorbidità e mortalità.
- I disturbi posturali nell'anziano determinano una riduzione della qualità di vita.

FISIOPATOLOGIA

Tutti i sistemi sensoriali deputati al mantenimento dell'equilibrio vanno incontro a modificazioni degenerative con l'età: l'invecchiamento del sistema visivo determina una riduzione dell'acuità visiva, l'invecchiamento del sistema vestibolare provoca una diminuzione della capacità di detenzione della posizione e dei movimenti della testa infine l'invecchiamento del sistema propriocettivo riduce la sensibilità tattile della pianta dei piedi con conseguente diminuzione dei segnali afferenti al centro di pressione. Inoltre, a livello centrale si ha una riduzione della capacità dei centri che controllano la postura e il cammino. A ciò si aggiunge un declino delle funzioni cognitive.

QUADRI CLINICI

- *Vertigine parossistica posizionale*: la maggiore fragilità degli otoliti rende nell'anziano la vertigine parossistica la più frequente con tendenza alla recidiva e con alto rischio di cadute. Spesso il paziente anziano con VPP non riferisce vertigine oggettiva ma instabilità con conseguente ritardo nella diagnosi. È necessario eseguire sempre le manovre di posizionamento rapido per una diagnosi rapida della patologia e per una migliore qualità di vita.
- *Deficit vestibolare acuto*: nel paziente anziano con esordio acuto della vertigine è necessaria la diagnosi differenziale con gli eventi ischemici/emorragici che interessano la fossa cranica posteriore.
- L'associazione con fattori di rischio vascolare rende necessaria l'esecuzione in pazienti anziani di TC e angio TC per la diagnosi precoce.
- *Malattia di Ménière*: negli anziani l'idrope endolinfatica di nuova insorgenza è relativamente rara. Si manifesta con crisi di vertigine ricorrenti di frequenza ridotta rispetto ai soggetti giovani.

TERAPIA

La terapia è la stessa dell'individuo adulto.

LA LAVAGNA

- *La sfida per il medico d'urgenza è differenziare la vertigine periferica da quella centrale.*
- *L'anamnesi e la bedside examination vestibolare sono gli elementi fondamentali per affrontare con metodo il paziente affetto da vertigine.*
- *È consigliato utilizzare in PS dei protocolli condivisi con gli specialisti otorinolaringoiatra e neurologo purché siano supportati da evidenze scientifiche.*
- *La TC del cranio smc ha una bassa sensibilità diagnostica e la RNM può dar luogo a falsi negativi nelle prime 24 ore dall'esordio acuto.*

APPUNTI / COMMENTI

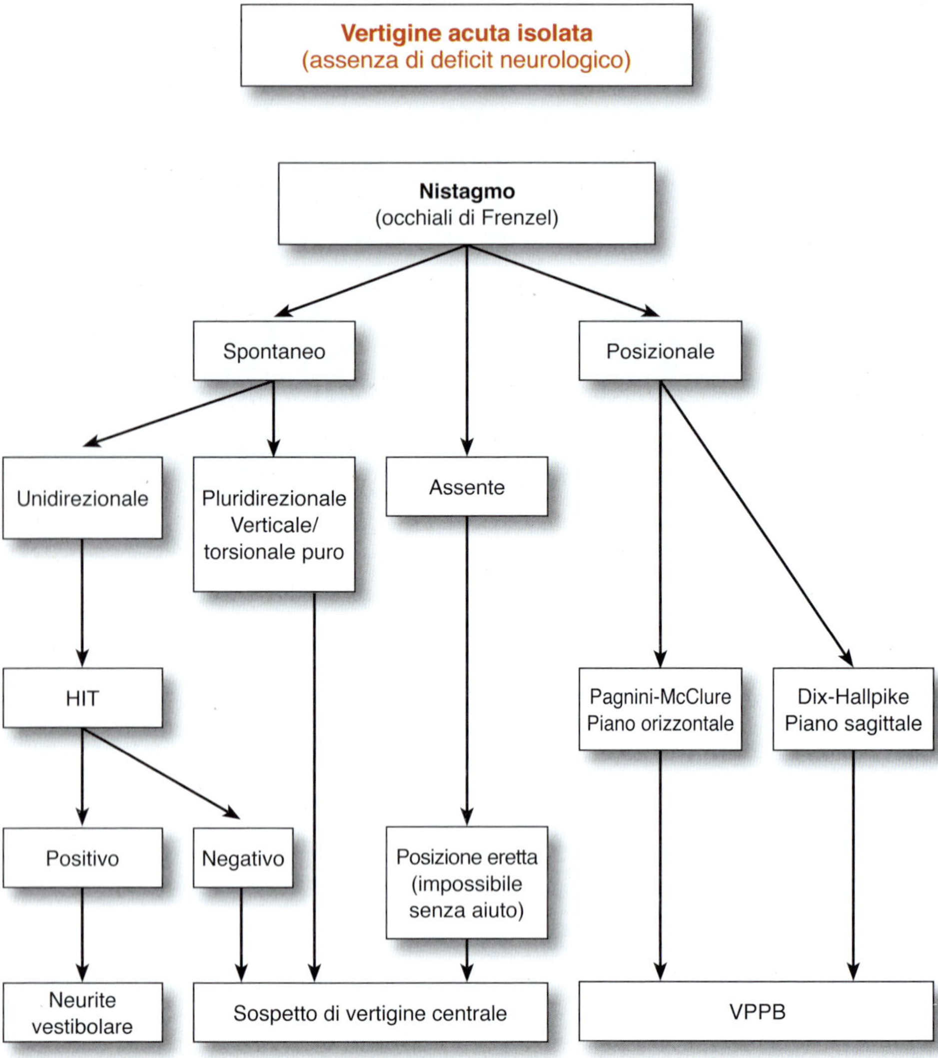

NV: Neurite Vestibolare; VPPB: Vertigine Parossistica Posizionale Benigna.

1.21 Ittero nell'adulto

Definizione

L'ittero è una manifestazione clinica causata da una elevata concentrazione di bilirubina plasmatica che si deposita nei vari tessuti dell'organismo conferendo una tipica pigmentazione giallastra dapprima a livello della congiuntiva o della mucosa orale e poi a livello cutaneo.

I valori normali della concentrazione di bilirubina nel siero sono <1 mg/dL; per concentrazioni inferiori a 2,5 mg/dL i segni sistemici non sono rilevabili.

Considerato come indicatore di disfunzioni ematologiche (e.g. emolisi massiva) ed epatobiliari (e.g. insufficienza epatica acuta, colangite ascendente) potenzialmente gravi, l'ittero si presenta, tuttavia, spesso come epifenomeno di patologie a decorso più lento.

Epidemiologia

L'ittero non è generalmente l'unico segno della patologia sottostante, portandosi piuttosto all'attenzione clinica in associazione ad altre manifestazioni quali calo ponderale, dolore addominale, prurito e vomito.

Dall'analisi di circa 1,2 miliardi di accessi ai servizi di cura ambulatoriali, compresi quelli ai Dipartimenti di Emergenza registrati nella "*National Hospital Ambulatory Medical Care Survey*" statunitense tra il 2003 e il 2012 emerge una media di 52.500 visite/anno per cui l'ittero era il problema principale o la diagnosi finale. Tale dato rappresenterebbe una sottostima del numero reale se si considerano i casi in cui, la manifestazione clinica rappresentata dall'ittero è stata inclusa nella formulazione di una diagnosi diversa (e.g. cirrosi alcolica, colelitiasi).

Fisiopatologia

La bilirubina è il prodotto dell'emolisi delle emazie a livello delle cellule reticoloendoteliali di fegato e milza ed è responsabile della maggior parte delle attività antiossidanti del siero. A seguito del legame con l'albumina, la bilirubina non coniugata viene trasportata nel torrente ematico per raggiungere gli epatociti dove avviene il processo di glucoronidazione, ovvero di coniugazione, che la rende idrosolubile e quindi, eliminabile da parte dell'organismo.

La bilirubina coniugata contribuisce alla sintesi della bile raccolta nella colecisti e viene quindi metabolizzata dai batteri in stercobilina e urobilinogeno che sono rispettivamente responsabili del fisiologico colore delle feci e dell'urina (Figura 1.21.1). Una piccola quantità di bilirubina coniugata viene riassorbita a livello dell'epitelio intestinale e ritorna al fegato tramite il flusso portale.

Eziologia

Comunemente si identificano per l'ittero due categorie eziologiche principali:

- ittero dovuto all'aumento della bilirubina indiretta o non coniugata, causato da alterazioni che precedono la glucoronidazione epatica;
- ittero da bilirubina diretta o coniugata, legato a meccanismi patologici che si instaurano dopo la glucoronidazione.

Iperbilirubinemia indiretta

È riconducibile a tre principali meccanismi patogenetici, sintetizzati nella Tabella 1.21.1.

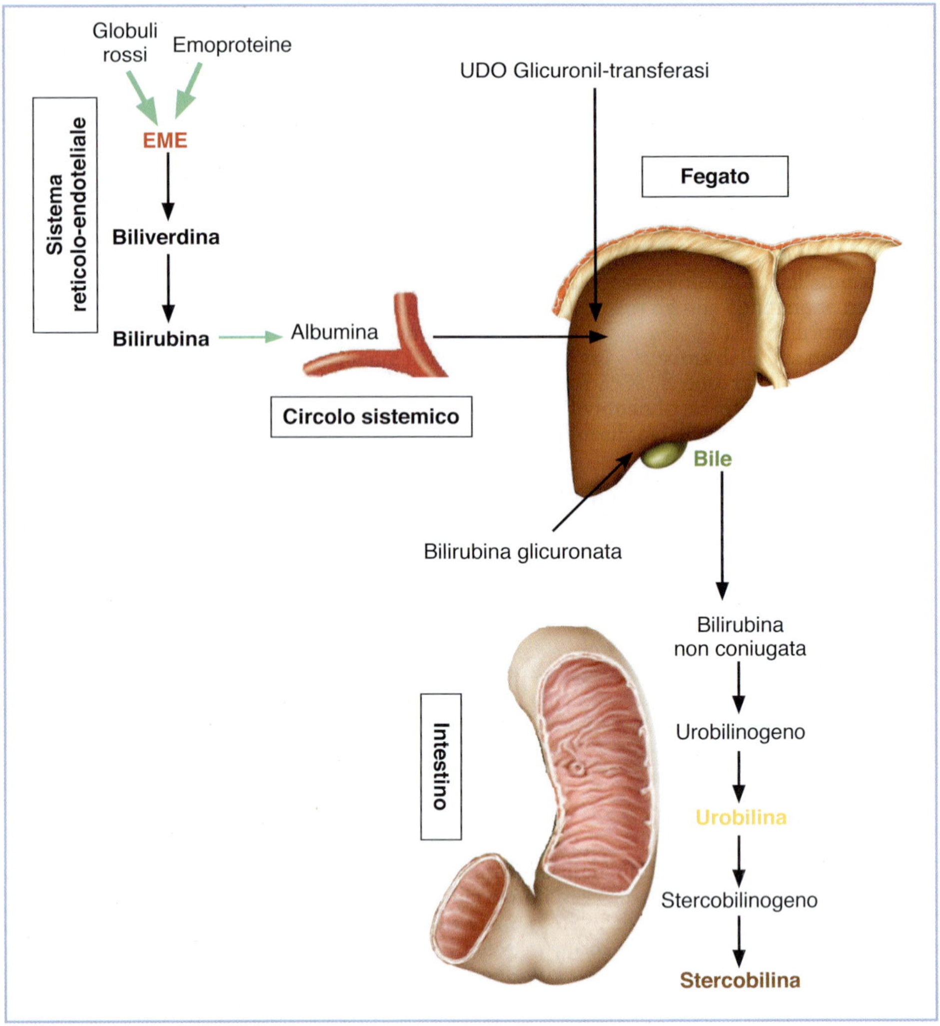

Figura 1.21.1. Sintesi della bilirubina.

Iperbilirubinemia diretta

Si identificano cause ereditarie e acquisite.

Le condizioni di iperbilirubinemia diretta ereditaria si manifestano nel periodo neonatale, risolvendosi durante l'infanzia (Tabella 1.21.2).

Le condizioni di iperbilirubinemia diretta acquisita comprendono i quadri ostruzione biliare extraepatica e intraepatica (Tabelle 1.21.3 e 1.21.4).

L'ostruzione biliare extraepatica è dovuta a meccanismi patogenetici che si instaurano nel fegato e può causare aumento della bilirubina sia coniugata che non coniugata, con una predominanza della prima (Tabella 1.21.3).

L'ostruzione biliare intraepatica è causata da affezioni primitive o secondarie (danno

Tabella 1.21.1. **Cause di iperbilirubinemia indiretta**

Aumento della produzione di bilirubina	• Incremento dell'emolisi (intra- o extravascolare) • Alterata sintesi dei globuli rossi (anemia sideropenica, megaloblastica, intossicazione da piombo)
Alterata captazione epatica della bilirubina	• Insufficienza cardiaca congestizia, shunt porto-sistemici • Farmaci (rifampicina, probenecid)
Ridotta o alterata attività dell'enzima epatico difosfo-glucuronosiltransferasi (UGT)	• Cause ereditarie (sindrome di Gilbert, sindrome di Crigler-Najjar) • Cause acquisite (epatopatie, disordini ormonali con eccesso di levotiroxina o etinilestradiolo, farmaci e.g. gentamicina)

Tabella 1.21.2. **Cause ereditarie di iperbilirubinemia diretta**

- Sindrome di Dubin-Johnson
- Sindrome di Rotor
- Colestasi intraepatica familiare progressiva
- Colestasi intraepatica ricorrente

epatocellulare indiretto) caratterizzate da elevata bilirubina coniugata; l'aumento delle transaminasi maggiore rispetto alla bilirubina e alla fosfatasi alcalina suggerisce un danno epatocellulare mentre se bilirubina e fosfatasi alcalina sono più elevate delle transaminasi sarà più probabile una colestasi (Tabella 1.21.4).

Le cause dell'ittero epatocellulare, a loro volta, possono essere classificate nel seguente modo (Tabella 1.21.5).

Diagnosi e diagnosi differenziale

L'obiettivo principale dei medici di Pronto Soccorso non è tanto quello di formulare una precisa diagnosi differenziale dell'ittero, quanto quello di individuare le cause di ittero pericolose per la vita e la stabilizzazione dei pazienti itterici in condizioni critiche.

Le patologie che si manifestano con ittero pericolose per la vita sono l'insufficienza epatica fulminante, la colangite acuta, l'emo-

Tabella 1.21.3. **Cause di ostruzione biliare extraepatica**

- Colangiopatie: coledoco litiasi, stenosi biliare, colangite sclerosante primitiva, disfunzionalità dello sfintere di Oddi
- Pancreatite acuta o cronica
- Neoplasie delle vie biliari, epatiche, pancreatiche e metastatiche
- Colangiopatia da AIDS (Cryptosporidium spp, Cytomegalovirus, HIV)
- Infezioni parassitarie (e.g. Ascaris lumbricoides, trematodi).

Tabella 1.21.4. **Cause acquisite di ostruzione biliare intraepatica**

- Danno epatocellulare acuto: epatite virale, steatoepatite alcolica e non alcolica
- Danno epatocellulare cronico: cirrosi biliare primitiva, colangite sclerosante primitiva, danno da farmaci, cirrosi epatica
- Malattie infiltrative: amiloidosi, linfoma, sarcoidosi, tubercolosi
- Cause multifattoriali: nutrizione parenterale totale, stato settico, trapianto d'organo, crisi falcemica, insufficienza cardiaca congestizia e condizioni di bassa portata, sindrome di Budd-Chiari.

Tabella 1.21.5. **Cause di ittero epatocellulare**

- Neoplasie: carcinoma epatocellulare, colangiocarcinoma, malattia metastatica
- Ereditarie: malattia di Wilson, deficit di alfa-1-antitripsina, emocromatosi
- Infezioni batteriche: tubercolosi, leptospirosi, sifilide, ascessi, brucellosi, rickettsiosi (febbri emorragiche e tifoidi), malattia di Whipple.
- Infezioni virali: epatite (A-E), Herpes virus (Herpes simplex virus, Cytomegalovirus), virus emorragici (Ebola, Marburg, Lassa, febbre gialla), Adenovirus, Enterovirus
- Infezioni fungine: candida, Blastomyces dermatidis, Coccidioides, Istoplasmosi, Cryptococcus
- Infezioni parassitarie: elminiti (Ascaris, Clonorchis sinesi, schistosomi, Echinococcus spp), protozoi (Amebiasi, malaria, babesiosi, toxoplasmosi, leishmaniosi
- Immunologiche: epatite autoimmune, cirrosi biliare primitiva, colangite sclerosante primitiva, epatopatie steatosi che non alcoliche
- Varie: cirrosi criptogenetica, cirrosi biliare secondaria.

lisi massiva, l'iperbilirubinemia neonatale (kernittero), l'epatosteatosi acuta gravidica, il sovradosaggio di paracetamolo (Tabella 1.21.6).

Anamnesi

Anamnesi ed esame obiettivo hanno una sensibilità superiore all'85% nel distinguere l'ittero intraepatico da quello extraepatico.

I principali aspetti anamnestici di cui tenere conto possono essere schematizzati nel modo seguente (Tabella 1.21.7):

- anamnesi familiare: epatopatie e neoplasie a carattere eredo-familiare;
- anamnesi fisiologica: abitudini di vita (uso di alcol, funghi e droghe), rischio professionale per esposizione ad agenti epatotossici, storia di viaggi;
- anamnesi patologica remota: epatopatia, infezione da HIV;
- anamnesi farmacologica: prodotti erboristici, farmaci da banco (specialmente contenenti paracetamolo), terapie croniche (statine, contraccettivi orali);
- anamnesi patologica prossima: calo ponderale, febbre, prurito, nausea, febbre, dolore addominale, assunzione incongrua di farmaci.

L'associazione di uno o più dei fattori clinico/anamnestici sopra elencati contribuisce a orientare verso specifiche sindromi cliniche. Per esempio, l'associazione di febbre, ittero e dolore al quadrante superiore di destra (triade di Charcot) è suggestiva di un quadro di colangite ascendente; ittero e dolore addominale orientano invece per un quadro di ostruzione biliare intraepatica o di epatite; l'assenza di dolore e/o la perdita di peso associate a ittero, possono suggerire la presenza di una formazione eteroplastica della testa del pancreas condizionante ostruzione biliare.

IL TACCUINO

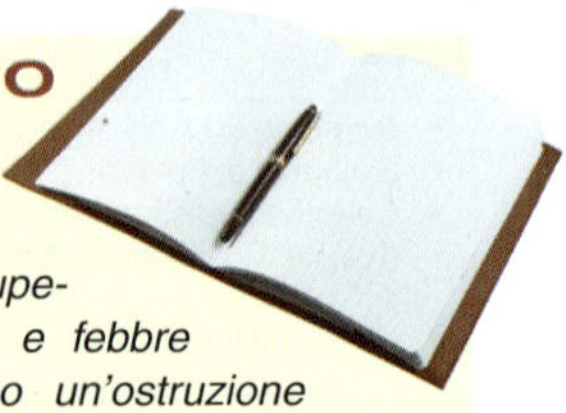

Paziente anziani con dolore addominale al quadrante superiore destro, vomito e febbre probabilmente hanno un'ostruzione extraepatica.
Gli alcolisti con febbre e dolore addominale possono avere una epatite alcolica o cirrosi.

Esame obiettivo

Valutazione iniziale

Parametri vitali. Frequenza cardiaca e respiratoria, pressione arteriosa, saturazione periferica d'ossigeno, temperatura e GCS.

Le alterazioni dello stato mentale identificano una condizione di encefalopatia che può essere associata sia ad un quadro di insufficienza epatica acuta che cronica.

Tabella 1.21.6. Sindromi cliniche più comunemente associate a ittero

Colangite ascendente	Febbre, ittero, dolore al quadrante addominale superiore destro (triade di Charcot)
Neoplasie della testa del pancreas	Ittero senza dolore e/o calo ponderale
Ostruzione biliare o epatite	Ittero con dolore addominale

Tabella 1.21.7. Fattori anamnestici rilevanti nell'approccio al paziente con ittero

Familiarità per neoplasie ed epatopatie a carattere ereditario
Pregressa diagnosi di epatopatia su base infettiva o metabolica
Terapie croniche con farmaci a prevalente metabolizzazione epatica (statine, contraccettivi orali)
Esposizione lavorativa ad agenti chimici
Abuso di alcol e droghe
Caratteristiche di presentazione della sintomatologia: febbre, dolore addominale, nausea, vomito, calo ponderale, prurito

Generalmente si osserva la coesistenza di elevati valori di ammoniemia che può determinare, inoltre, un quadro di tremore delle mani evocato dall'estensione delle braccia e dalla dorsiflessione dei polsi, che è definito asterixis.

Obiettività cardiopolmonare e addominale. L'ispezione e l'auscultazione toracica devono essere focalizzati alla ricerca di segni di insufficienza cardiaca quali la distensione venosa giugulare, il reflusso epatogiugulare, versamenti pleuro-pericardici, edemi declivi.

L'esame obiettivo addominale prenderà in considerazione, oltre che la dolorabilità spontanea e/o evocata dalla palpazione, la positività del segno di Murphy, la presenza di epato-splenomegalia e di ascite.

Esame della cute. I segni di epatopatia cronica sono rappresentati da teleangectasie, caput medusae e ginecomastia.

La valutazione cutanea dell'ittero dovrebbe essere effettuata in presenza di luce naturale, ricordando che, secondo i principi della semeiotica classica, esso compare dapprima nelle sclere, quindi nelle congiuntive e nelle regioni ipoglossiche, estendendosi in senso cefalo-caudale.

Alcuni fattori, in particolare gli stati di deplezione o incremento dell'albumina (principale trasportatore della bilirubina nel siero), possono influenzare il grado di ittero osservato e la concentrazione totale della bilirubina; l'ipovolemia, ad esempio, può causare un incremento dell'albuminemia e di conseguenza della concentrazione di bilirubina circolante; diversamente, la presenza di farmaci come salicilati e sulfonamidi che separano la bilirubina dalla albumina, provocherà il deposito della bilirubina nei tessuti, rendendo i segni clinici dell'ittero sproporzionati rispetto ai rilievi di laboratorio.

Esami diagnostici

Esami di laboratorio

Indicatori di epatopatia alcolica. Transaminasi (Alanina aminotransferasi o ALT e Aspartato aminotransferasi o AST), bilirubina, ammoniemia, emocromo e assetto coagulativo. Il dosaggio della transferrina desialata è un marker diagnostico abbastanza specifico ed utile per documentare una cronica assunzione di alcool, qualora il dato non fosse anamnesticamente evidente.

Il valore assoluto delle transaminasi non è specifico dell'eziologia del danno, sebbene sia noto che un rapporto AST/ALT di 2:1 è indice di epatopatia alcolica.

Emolisi. Nel sospetto di ittero emolitico, l'aumento della bilirubina si accompagnerà all'incremento di LDH e riduzione dell'aptoglobina e al riscontro di sferociti o cellule falciformi sullo striscio di sangue periferico.

Colestasi. Si caratterizza per un incremento della Fosfatasi Alcalina (ALP) e della bilirubina relativamente superiore alle transaminasi.

L'aumento della ALP è da concordare con quello degli altri indici di colestasi, ovvero della GGT per confermarne l'origine epatica, in quanto essa ha anche origine renale, ossea e placentare.

Disordini ereditari con iperbilirubinemia isolata. L'iperbilirubinemia si manifesta come unico valore alterato. Tra le patologie appartenenti a questa categoria la sindrome di Crigler-Naijar tipo 1 è l'unica pericolosa per la vita che richieda una diagnosi precoce nei primi giorni di vita.

Marcatori di epatite virale. Comprendono la sierologia per i virus che possono causare insufficienza epatica acuta: epatite A e B, Cytomegalovirus, Epstein-Barr virus, Varicella-Zoster virus, Herpes Simplex virus.

In definitiva, se l'anamnesi e l'esame obiettivo non consentono di orientare le ipotesi verso una determinata diagnosi, gli esami di laboratorio da richiedere dovranno sempre comprendere l'emocromo completo, la coagulazione, il dosaggio di LDH, lipasi, acido lattico, gli indici di funzionalità renale ed epatica, il pannello per l'epatite. In caso di forte sospetto di intossicazione da paracetamolo, sarà utile provvedere anche al dosaggio di quest'ultimo, la cui concentrazione plasmatica varia con il tempo trascorso dall'assunzione.

Diagnostica per immagini

Ecografia

L'ecografia è una metodica di imaging molto vantaggiosa, in quanto poco costosa e non invasiva, che permette di rilevare direttamente calcoli nella colecisti con elevata sensibilità e specificità e al contempo valutare strutture adiacenti come il rene e l'aorta. Può inoltre consentire di diagnosticare con alta sensibilità e specificità un'ostruzione. Una VBP >5 mm (nei pazienti con età <50 anni) induce il sospetto di un'ostruzione, ad eccezione di pazienti anziani, colecistectomizzati e con esiti di trapianto epatico. Infatti, in queste categorie di pazienti, la VBP può essere leggermente dilatata senza che ci sia di fatto un'ostruzione.

Lo svantaggio di questa metodica sta nella sua scarsa sensibilità nel rule-out di coledocolitiasi e nella scarsa precisione rispetto alla TC o all'ERCP nel determinare la causa e il sito dell'ostruzione.

TC

La TC addominale con mezzo di contrasto ha una sensibilità inferiore (79%) a quella dell'ecografia, nonostante una simile specificità (99%) nel rilevare i calcoli biliari comuni.

La decisione deve propendere nel richiedere la TC quando si ha il sospetto di una patologia maligna. La TC infatti è superiore all'ecografia nell'individuare patologie maligne e loro stadiazione.

Colangiopancreatografia endoscopica retrograda

L'ERCP è una procedura invasiva che permette la diretta visualizzazione dell'albero biliare e dei dotti pancreatici.

Essa è migliore della TC o dell'ecografia nell'individuare i siti di ostruzione. Il suo vantaggio principale sta nel fatto che durante la sua esecuzione è possibile effettuare procedure terapeutiche e diagnostiche allo stesso tempo, come la rimozione di calcoli, l'inserimento di stent nelle stenosi, la riparazione di fissurazioni biliari, il trattamento della disfunzione dello sfintere di Oddi e il trattamento della colangite acuta in caso di pancreatite biliare.

Colangio-RMN

Imaging non invasivo valido in presenza di dotti dilatati, raggiungendo sensibilità e specificità alte, rispettivamente del 90% e 100%.

Valida alternativa all'ERCP nella valutazione della colecodolitiasi, della ostruzione biliare da tumore duttale e della compressione periduttale.

Colangiografia transepatica percutanea

Metodica invasiva che prevede l'introduzione di un ago attraverso la cute per raggiungere il parenchima epatico e successivamente inoltrato nel dotto biliare periferico. Con l'uso del mezzo di contrasto si visualizza l'intero albero biliare. Sensibilità e specificità del 100% nella diagnosi di ostruzione della via biliare.

Stesse indicazioni dell'ERCP e stesse opzioni terapeutiche, quali la dilatazione di stenosi (con o senza stent) e rimozione di calcoli, ma con un tasso del 3-5% di complicanze (emorragie, ascessi, dilatazione del dotto biliare.

Trattamento

Il trattamento dipende dalla causa e per questo ci si riferisce ai rispettivi capitoli.

Condizioni particolari

Donne gravide

Colestasi intraepatica gravidica. Causa idiopatica, quadro colestatico, diagnosi di esclusione, maggior rischio di parto pretermine e morte intrauterina.

Steatosi epatica acuta gravidica. Terzo trimestre, emolisi, enzimi epatici elevati, piastrinopenia.

Se non trattata può dare insufficienza epatica con encefalopatia, insufficienza renale, coagulopatia, coma e morte.

Pazienti trapiantati

Quadri clinici più frequenti:

- infezioni: possono insorgere soprattutto nel periodo post-operatorio;
- ostruzione meccanica: blocco dell'anastomosi dei dotti biliari comuni;
- malfunzionamento dell'organo trapiantato: insufficienza epatica acuta con elevate ALT, AST, ALP e con iperbilirubinemia;
- trombosi dell'arteria epatica;
- rigetto: soprattutto nel primo mese;
- intossicazione da farmaci: anche dagli agenti immunosoppressori stessi.

Nel sospetto di una di tali condizioni è necessario eseguire prontamente esami ematici (emocromo completo, quadro metabolico di base, AST, ALT, bilirubina totale e frazionata, PT/PTT/INR, sierologia dell'epatite e dosaggio degli agenti immunosoppressori) ed esame ecografico per ricercare eventuale trombosi dell'arteria epatica o della vena porta.

Bibliografia di riferimento

LA LAVAGNA

- *L'ittero può essere espressione di patologia epatica o patologia ematologica.*
- *Il sito della colestasi può essere sia intra che extraepatico.*
- *La colestasi è probabile in presenza di livelli di fosfatasi alcalina oltre tre volte la norma.*
- *Un rapporto AST/ALT 2:1 è frequente in corso di epatopatia alcolica*
- *Nell'ittero emolitico, l'aumento della bilirubina si accompagnerà all'incremento di LDH e alla riduzione dell'aptoglobina.*
- *L'ecografia permette di rilevare direttamente i calcoli nella colecisti con elevata sensibilità e specificità.*
- *Richiedere la TC quando si ha il sospetto di una patologia maligna.*
- *Casi particolari sono rappresentati da donne gravide e pazienti trapiantati.*

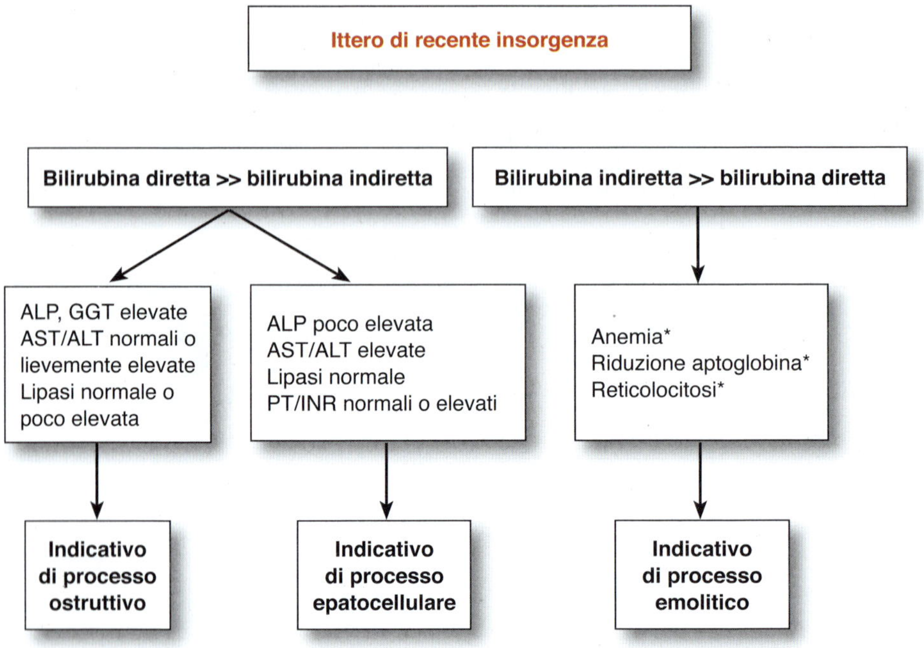

* Se assenti pensare ai farmaci (es.rifampicina)

2. Emergenze-urgenze cardio-circolatorie

2.1 Sindrome coronarica acuta

Definizione

Per Sindrome Coronarica Acuta (SCA) si intende una varietà di condizioni cliniche il cui sintomo cardine è rappresentato dal dolore toracico, ma che possono presentarsi anche con un ampio spettro di manifestazioni che vanno dall' assenza di sintomi alla dispnea, dalla instabilità emodinamica allo shock conclamato e dalle aritmie maggiori fino all'arresto cardiaco da fibrillazione ventricolare. Tutto ciò è correlato ad una ischemia miocardica acuta, in genere determinata da un improvviso squilibrio tra apporto di ossigeno coronarico e fabbisogno miocellulare.

La SCA si divide in tre grandi categorie a seconda dell'aspetto elettrocardiografico e dalla presenza o meno di biomarcatori (troponina-cTn) di danno miocardico:

1) infarto del miocardio con sopraslivellamento stabile del tratto ST(STEMI);
2) infarto del miocardio senza sopraslivellamento del tratto ST (NSTEMI), caratterizzato da pattern elettrocardiografici che vanno dalla normalità o non significatività, alla presenza di sottoslivellamento del tratto ST o da inversione simmetrica dell'onda T;
3) angina instabile (AI): essa (sempre più minoritaria) può avere gli stessi pattern elettrocardiografici del NSTEMI: quello che differenzia le due entità cliniche è la presenza significativa (NSTEMI) o assenza (AI) di biomarcatori (cTn) di danno miocardico.

Quarta definizione universale di infarto acuto del miocardio

Nel 2018 la task force costituita da esperti di ESC/ACC/AHA/WHF ha prodotto un documento di consenso sulla definizione di infarto acuto del miocardio (IMA) dopo che altri tre documenti (2000-2007-2012) erano già stati pubblicati.

Il termine infarto miocardico acuto dovrebbe essere utilizzato in presenza di un danno miocardico acuto (Tabella 2.1.1) in un contesto clinico di ischemia miocardica acuta, e di un aumento e/o di una caduta (*rise and/or fall*) dei valori di cTn con almeno un valore al di sopra del 99° percentile del limite superiore di riferimento (URL) e almeno uno dei seguenti criteri:

- sintomi di ischemia;
- variazioni ECG suggestive di nuova ischemia;
- comparsa di nuove onde Q patologiche all'ECG;
- riscontro con tecniche di imaging di una nuova perdita di miocardio vitale o di nuove alterazioni della cinesi parietale regionale;
- identificazione di trombo coronarico all'angiogafia o all'autopsia.

In base a questa definizione si identificano 5 tipi di infarto acuto del miocardio di cui i primi tre sono di preponderante interesse del medico d'urgenza. I primi due sono quelli che aderiscono in maniera più evidente ai criteri visti. Ciò che li distingue è la fisiopatologia dell'ischemia miocardica:

- *tipo 1*: rottura o erosione di placca aterosclerotica con formazione di trombo occlusivo o non occlusivo;
- *tipo 2*: a) lesione coronarica aterosclerotica che determina squilibrio tra domanda e fornitura di ossigeno; b) vasospasmo o disfunzione del microcircolo coronarico; c) dissezione coronarica non aterosclerotica; d) sbilanciamento tra domanda

e disponibilità di ossigeno senza lesione coronarica;

- *tipo 3*: morte improvvisa come prima presentazione clinica con sintomi suggestivi per ischemia miocardica associata a alterazioni ECG ischemiche di presunta nuova insorgenza o fibrillazione ventricolare. La morte interviene prima che sia possibile rilevare un aumento dei biomarcatori di danno miocardico;
- *tipo 4*: infarto entro 48 h post angioplastica percutanea coronarica (4a), con trombosi intrastent (4b);
- *tipo 5*: infarto entro 48 h post intervento di by pass aorto coronarico.

Tabella 2.1.1. Definizione di danno miocardico e cause ischemiche e non

Definizione di danno cardiaco
Il termine di danno cardiaco dovrebbe essere usato quando c'è evidenza di un aumento della troponina (cTn) con almeno un valore al di sopra del 99° percentile del limite superiore di riferimento (URL). Il danno si considera acuto se vi è una salita e/o una discesa (*rise and/or fall* dei valori di cTn)
Cause ischemiche
Rottura di placca con formazione di trombo
Spasmo coronarico o disfunzione del microcircolo
Dissezione coronarica
Bradiaritmia o tachicardia sostenute
Ipotensione o shock
Anemia grave
Ipertensione grave
Cause cardiache non ischemiche
Insufficienza cardiaca
Miocarditi o miocardiopatie
Sindrome di Takotsubo
Procedure cardiache
Contusione cardiaca
Danno elettrico (folgorazione, cardioversione/defibrillazione)
Cause sistemiche
Sepsi
Insufficienza renale cronica
Ictus; emorragia subaracnoidea
Embolia polmonare; ipertensione polmonare
Chemioterapici
Pazienti critici
Esercizio fisico strenuo

SCA-STEMI

Definizione

Per SCA-STEMI si intende una sindrome coronarica acuta caratterizzata dalla comparsa di segni laboratoristici di lesione miocardica nel contesto di un quadro clinico suggestivo per ischemia del miocardio e con reperti elettrocardiografici caratterizzati da un sopraslivellamento significativo e persistente (>20 min) del tratto ST o da un blocco di branca sinistro di presumibile nuova insorgenza o dal pattern di IMA posteriore isolato.

Epidemiologia

Negli ultimi 20 anni l'incidenza dello STEMI ha mostrato una riduzione rispetto al NSTEMI, con un passaggio da 126 a 72/100.000, e al momento rappresenta il 25-40% di tutti gli infarti che si presentano ad un Pronto Soccorso. Tale riduzione ha mostrato anche estrema variabilità regionale con un rapporto maschi/femmine di circa 2:1. Una popolazione in netto aumento è rappresentata dagli ultra 65 anni che costituiscono un gruppo ad alto rischio sia per la fragilità intrinseca e per le comorbidità sia per l'alta incidenza di effetti collaterali delle molteplici terapie farmacologiche in atto e dei trattamenti specifici. Un terzo dei pazienti con STEMI decede per morte improvvisa (aritmica) prima di giungere in ospedale. Il 23% circa dei pazienti con STEMI è portatore di diabete mellito e nei tre quarti dei casi lo stesso è causa di morte in questi pazienti. La mortalità globale, sia per il miglioramento dell'accesso alle cure sia per le cure stesse, è passata dal 20 al 5% negli ultimi anni.

Fisiopatologia

Lo STEMI è conseguenza di una erosione o rottura improvvisa di placca, con trombosi occlusiva o non occlusiva di un grosso vaso coronarico, che può portare ad embolizzazione distale; la rottura della placca può portare ad emorragia nella stessa. Nel processo fisiopatologico viene interessato un solo vaso ("vaso colpevole") sul quale è mirato il trattamento eziologico con PTCA o con terapia riperfusiva farmacologica. A seguito del ridotto flusso coronarico, l'ischemia coinvolge tutto lo spessore del tessuto miocardico (infarto "trans-murale"), causandone la necrosi. Nel tempo le cellule necrotiche saranno sostituite da tessuto riparativo di tipo fibroso, responsabile delle conseguenze aritmiche ed emodinamiche a distanza.

Clinica

La sintomatologia è rappresentata principalmente dal dolore di cui si è parlato nel capitolo dedicato e che, accanto ad una intensità che può essere anche molto variabile, ha comunque sempre la caratteristica di essere persistente, cioè di avere una durata superiore ai 20 minuti. È da tenere presente però che in una consistente percentuale di casi l'esordio può non essere rappresentato da questo sintomo: fino al 30% dei casi si può presentare con sintomi atipici (nausea, vomito, palpitazioni, faticabilità, dispnea o sincope), soprattutto nei pazienti diabetici, nel sesso femminile o negli anziani. Inoltre sul piano clinico il pazieinte si può presentare con i segni dell'insufficienza ventricolare sinistra (vedere classi Killip) o ventricolare destra.

IL TACCUINO

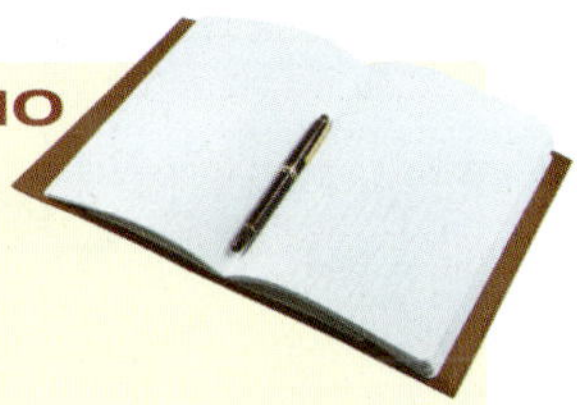

KILLIP e SCA

CLASSE	CLINICA	Mortalità a 30 gg
1	No scompenso	6%
2	Ritmo di galoppo (T3) Crepitii polmonari	17%
3	Edema polmonare	38%
4	Shock cardiogeno	81%

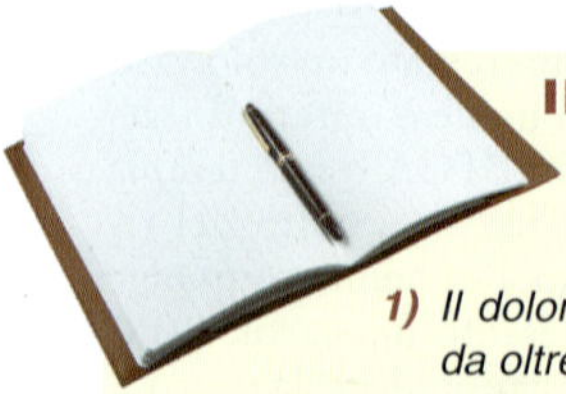

IL TACCUINO

Chiedersi:

1) *Il dolore è tipico e persiste da oltre 20 minuti?*
2) *Riesco a identificare il momento preciso di inizio del dolore?*
3) *La nausea, il vomito, la sincope, la dispnea improvvisa e il cardiopalmo possono essere equivalenti del dolore?*
4) *Il sopraslivellamento del tratto ST è ischemico o da pericardite, ripolarizzazione precoce, sindrome di Brugada, blocco di branca?*

Diagnosi

ECG

L'elemento cardine è rappresentato dall'elettrocardiogramma, da interpretare nel contesto di un quadro clinico suggestivo di ischemia miocardica, secondo quanto espresso nella definizione universale di infarto miocardico. Il punto fondante è quindi rappresentato dalla elevazione persistente del tratto ST "significativo", in assenza di segni di ipertrofia ventricolare sinistra o blocco di branca sinistro (BBSn), al punto J (Figura 2.1.1), in due o più derivazioni contigue, ≥2 mm nell'uomo (2,5 mm M <40 aa) e 1,5 mm nella donna nelle precordiali V2 e V3 e/o ≥1 mm nelle altre derivazioni precordiali o nelle periferiche (Figura 2.1.2). Un blocco di branca sinistro di nuova o presumibilmente nuova insorgenza deve essere considerato come un equivalente dello STEMI e gestito allo stesso modo, a condizione che esso non sia isolato ma inserito nel contesto clinico di una sospetta ischemia coronarica.

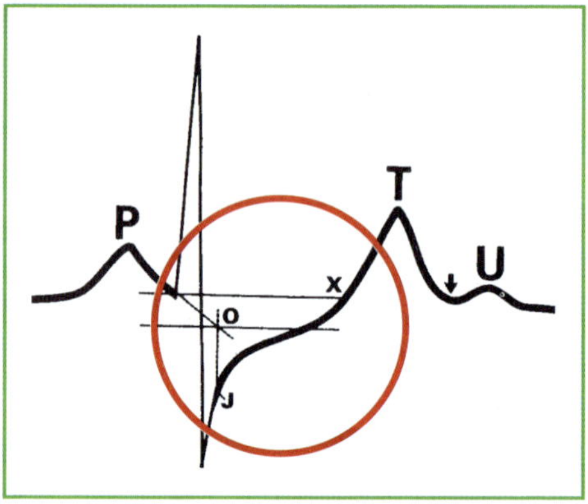

Figura 2.1.1. Il tratto ST e il punto J.; X: isoelettrica; JO: vero sottoslivellamento del tratto ST (da Shamroth, modif).

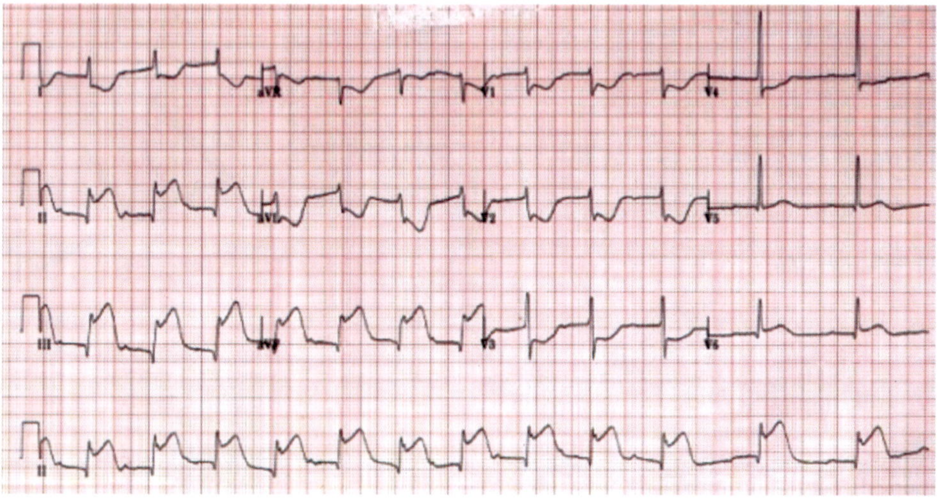

Figura 2.1.2. Marcato sopraslivellamento del tratto ST in corso di STEMI.

Alle suddette caratteristiche va aggiunta l'eccezione del sottoslivellamento >0,5 mm in V1-V3 (con T positiva) che è espressione di uno STEMI posteriore (Figura 2.1.3). Tale dato può essere confermato dalla presenza di un sopraslivellamento >0,5 mm nelle derivazioni aggiuntive posteriori eseguite al V spazio intercostale: V7 (ascellare posteriore), V8 (medio scapolare sin), V9 (paraspinale sin). Anche il ventricolo destro non è esplorato dalle derivazioni standard, ma in caso di sospetto fondato (come in presenza di IMA inferiore), la esecuzione di derivazioni precordiali destre (V3r e V4r) può mostrare un sopraslivellamento significativo in quell'area. La presenza di un BBSn nasconde i segni "tradizionali" di uno STEMI e pertanto il suo riscontro di nuova insorgenza in un paziente con un quadro clinico suggestivo di ischemia miocardica acuta, è considerato analogo ad un sopraslivellamento significativo del tratto ST e lo rende eleggibile ai trattamenti indicati. Però anche in questo caso una attenta osservazione del tracciato può offrire al medico di urgenza elementi suggestivi di sospetto, anche se non di certezza: un ST sopraslivellato (>1 mm) con QRS positivo (OR 25,2) o sottoslivellato (>1 mm) con QRS negativo (V1-3, "concordanza inappropriata", OR 6,0), o un ST sopraslivellato >5 mm con QRS negativo (OR 4,3), come pure un ST/S ratio >0,25, possono suggerire la presenza di una sottostante onda di lesione acuta (Figura 2.1.4).

IL TACCUINO

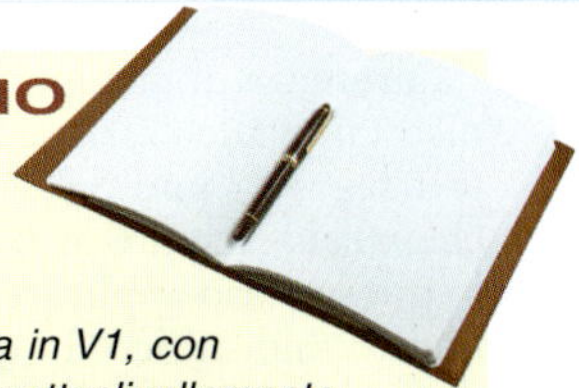

Quello "dietro" può essere nascosto!

In presenza di R alta in V1, con R/S >1, associato a sottoslivellamento ST >0,5 mm in V1-3 con T positiva penso a segni reciproci di uno STEMI a sede posteriore.
Posso cercare conferma con V7-8-9 (V spazio intercostale su ascellare posteriore/apice scapola/paravertebrale sinistra).

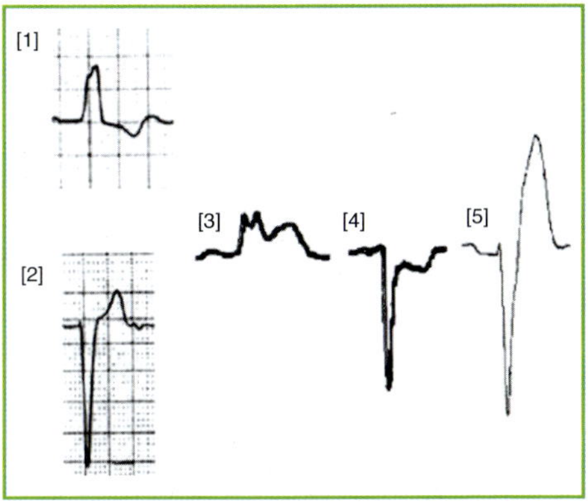

Figura 2.1.4. 1,2 BBSn; 3,4,5 BBSn + STEMI (da Sgarbossa modif.).

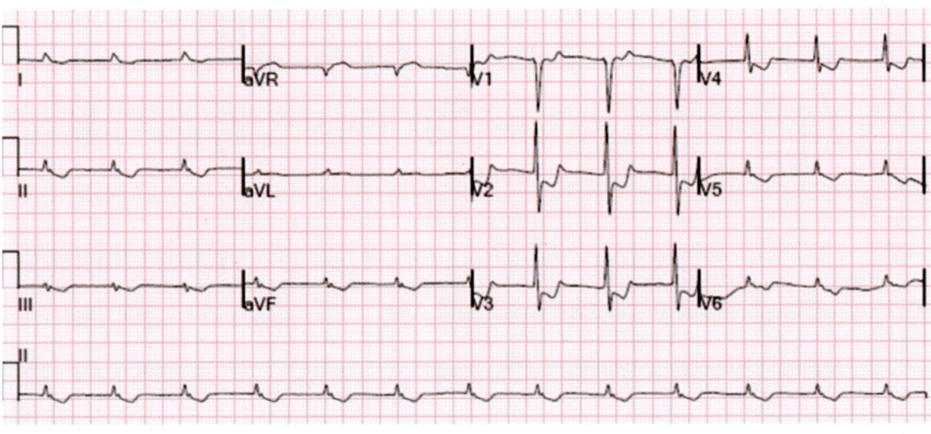

Figura 2.1.3. STEMI posteriore.

La presenza di una ipertrofia ventricolare sinistra può anch'essa nascondere parzialmente i segni di uno STEMI, per cui si ritiene che, analogamente al BBSn, non si possano in questo caso applicare i criteri universali di infarto miocardico. In questo ambito ancora di più bisogna effettuare una accurata analisi del contesto clinico e degli altri ausili diagnostici. Come indicato nella descrizione dello NSTEMI, un sottoslivellamento significativo e diffuso nelle precordiali e un sopraslivellamento in aVR (**Figura 2.1.5**) sono espressione di una verosimile ostruzione prossimale della discendente anteriore o del tronco comune e devono costituire un campanello di allarme, così come la comparsa di onde T "iperacute" (alte, appuntite e simmetriche) che sono espressione di ischemia precoce (**Figura 2.1.6**). Una sfida importante per il medico d'urgenza è la corretta valutazione di un tracciato con alterazioni del tratto ST che possono essere presenti in molti quadri clinici acuti o varianti normali (**Tabella 2.1.2**). La sede della elevazione del tratto ST è correlata al vaso chiuso e consente una localizzazione topografica della area necrotica (**Tabella 2.1.3** - **Figura 2.1.7**).

IL TACCUINO

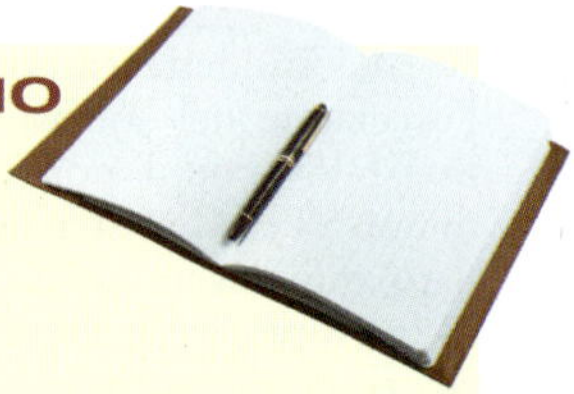

Non sempre il BBSn è cieco: Sgarbossa rules.

- *ST sopra ≥1 mm con QRS positivo o ST sotto ≥1 mm con QRS negativo*
- *ST sopra ≥5 mm con QRS negativo*
- *ST/S ≥0,25*

Pensare allo STEMI!!

Cosa vedono le derivazioni

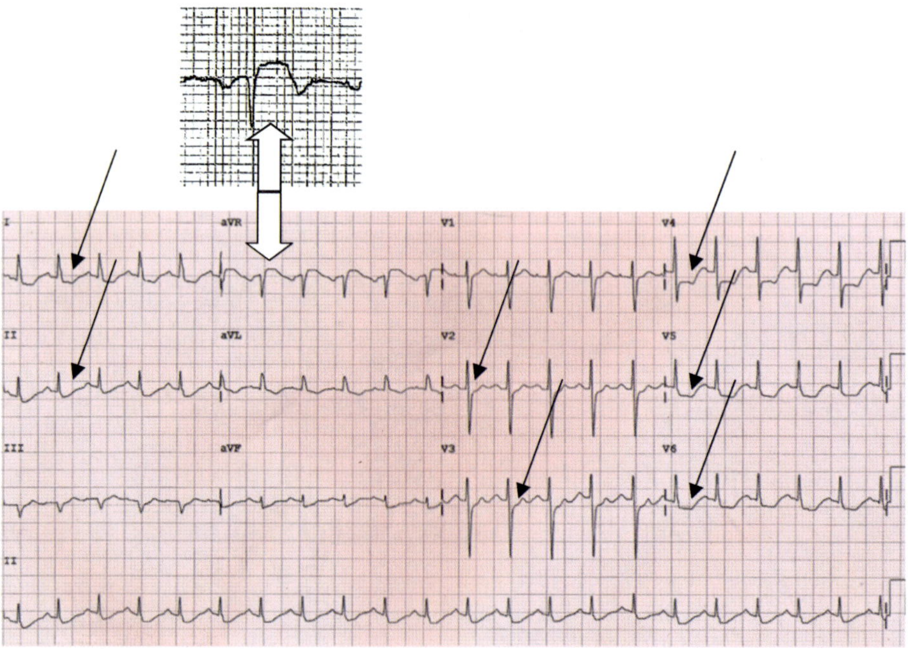

Figura 2.1.5. ST sottoslivellato diffusamente con sopraslivellamento in aVR: malattia del tronco comune.

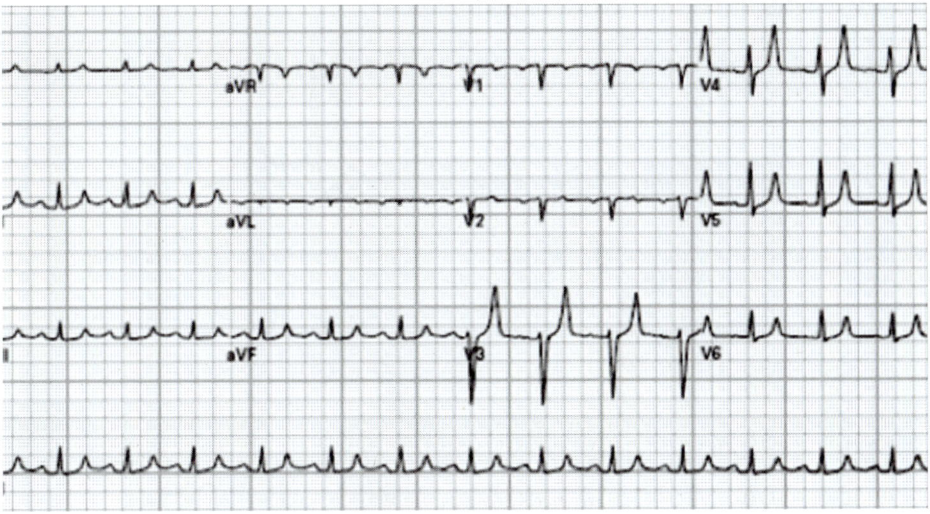

Figura 2.1.6. Onda T iperacuta (alta >75% QRS e ad ampia base).

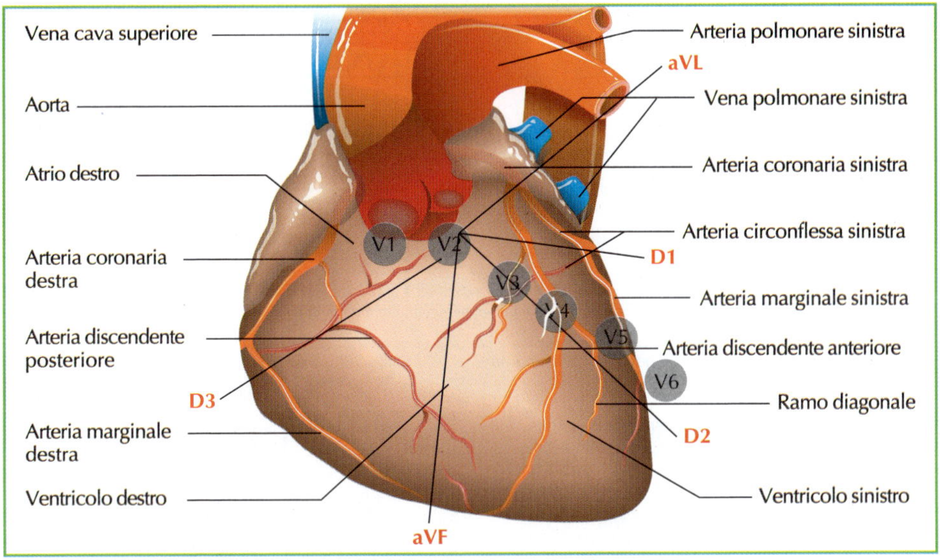

Figura 2.1.7. Correlazione tra derivazioni ecografiche e topografia coronarica.

Esami di laboratorio

Del dosaggio dei biomarcatori se ne parlerà diffusamente. Riguardo all'utilizzo nella diagnosi di STEMI della troponina si deve tenere presente che essa non è da considerare elemento determinante e vincolante nella fase iniziale: la presenza di un quadro clinico suggestivo associato a elevazione significativa del tratto ST sono elementi sufficienti per iniziare la terapia specifica. I livelli di troponina potranno costituire elemento di moni-

Tabella 2.1.2. **Principali alterazioni non ischemiche del tratto ST**

Pericardite acuta	ST sopraslivellato (concavo) ubiquitariamente, nessuna specularità col circolo coronarico. PQ sottoslivellato. ST/T >0,25.	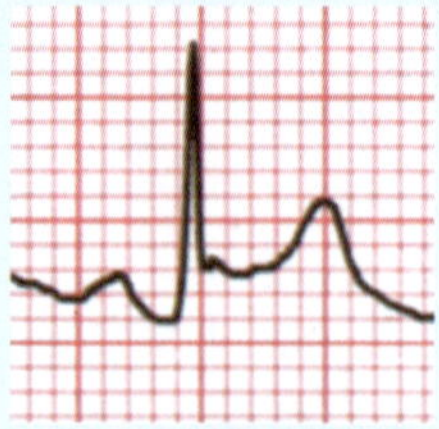
Ripolarizzazione precoce	Punto J sopraelevato a gibbo o con incisura (intagliato), sovra concavità dello slivellamento nelle precordiali anteriori (V3-4). ST/T <0,25, no evoluzione.	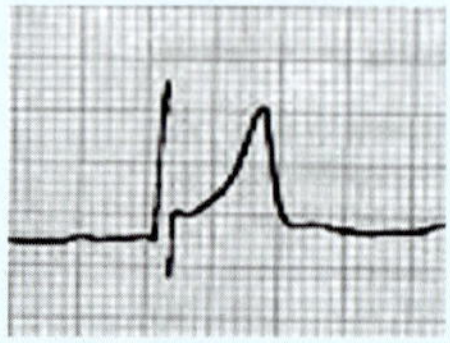
Sindrome di Brugada	1. Pattern rSR' e ST sopra >0,2 mv con T negativa in V1 e V2 (V3) (tipo 1); 2. Pattern rSR' e ST sopra >0,2 mv a sella con T positiva/bifasica in V1 e V3 (tipo 2); 3. Pattern rSR' e ST sopra <0,1 mv (tipo 3).	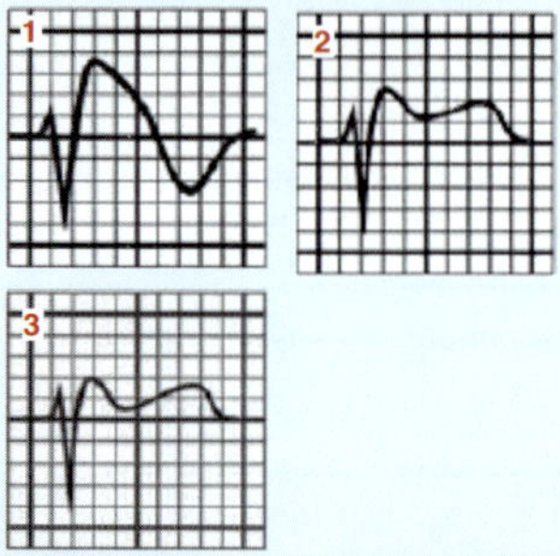
Iperkaliemia	Sopraslivellamento "downsloping". Si associano T alte e aguzze, P piatte, QRS largo.	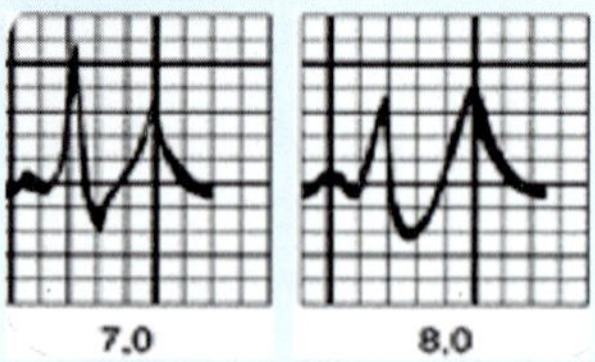
Blocchi di Branca	Sopraslivellamento ST discordante rispetto al QRS QRS/T >1 Sopraslivellamento ST <5 mm Onde T negative asimmetriche.	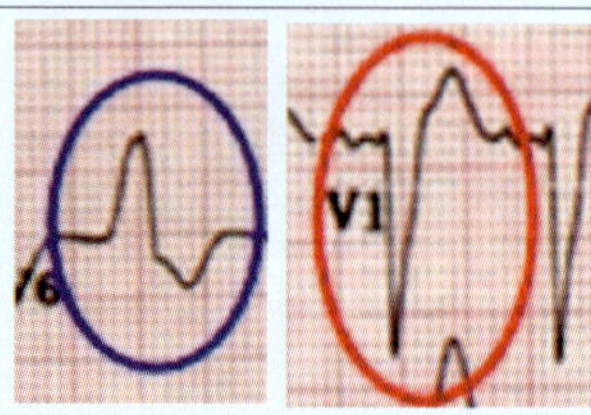
Onda di OSBORNE (onda J)	Onda presente in caso di ipotermia, positiva al punto J (negativa in aVR e V1), più evidente nelle precordiali. Compare a temperature <30 °C.	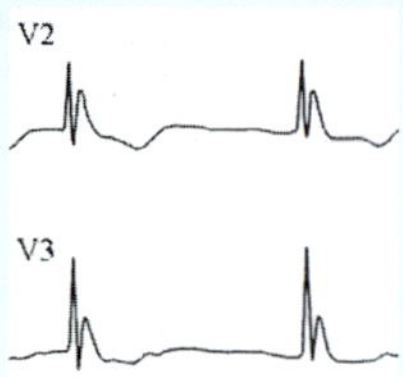

Tabella 2.1.3. Correlazione tra alterazione ECG e sede dell'infarto

Sede topografica	Derivazioni principali	Derivazioni reciproche	Vaso colpevole
Anteriore	V2-V4	nessuna	IVA media dopo il r. diagonale
Anterosettale	V1-4	nessuna	IVA prossimale
Laterale	D1, aVL, V5-6	D2-3, aVF	Diagonale IVA Se ST sotto V1-3, Cx
Anterolaterale	D1, aVL, V3-6	D2-3, aVF	IVA media o Cx
Anteriore esteso	D1, aVL, V1-6	D2-3, aVF	IVA prossimale+ diagonale
Laterale alto	D1, aVL	D2-3, aVF	Cx o branca di IVA
Inferiore	D2-3, aVF	aVL	Dx dominante 80% (D3 >D2 + sotto D1) Cx dominante (D2 >D3 + D1 norm) + V1: Dx prossimale + V4R : Dx prossimale (+ IMA Dx) + sotto V1-4:Dx dominante (70%) o Cx dominante (30%)
Inferolaterale	D2-3, AVF+ D1, AVL, V5-6	Nessuna	Cx dominante o Dx dominante con rami laterali
Posteriore	Nessuna /V7-9	V1-2	Discendente posteriore: Dx o Cx distale
Destro	V3R-4R	Nessuna	Dx

Legenda: IVA = discendente anteriore; Cx = circonflessa; Dx= coronaria destra

IL TACCUINO

Non trascurare la aVR!

ST sopra in aVR e/o V1 + ST sotto ≥1 mm in >8 derivazioni: ostruzione tronco comune o malattia dei tre vasi!

IL TACCUINO

La faccia nascosta del cuore

ST sotto ≥0,5 mm in V1-3 e ST elevato ≥0,5 mm in V7-9
Infarto posteriore isolato

toraggio evolutivo o di quantificazione del danno cellulare, oltre che in caso di rilevante dubbio diagnostico.

IL TACCUINO

Alterazioni ECG ad alto rischio:

- *STE anteriore + BB dx: ostruzione IVA prox*
- *STE anteriore + ST sotto D2,D3,aVF: ostruzione IVA prox*
- *STE inferiore + ST sotto V1-V6: malattia multivasale*
- *STE in aVR + diffuso ST sotto: tronco comune*

Diagnostica per immagini

Ecocardiografia

L'esame eseguito in 2D transtoracico fornisce informazioni su dis/ipocinesie segmentarie, espressione della sede della possibile ostruzione vascolare e può essere utile in situazioni in cui il dato elettocardiografico non sia di chiara ed immediata interpretazione, anche se, non potendo distinguere tra una condizione ischemica attuale e una pregressa o tra altre cause responsabili di alterata contrattilità, risulta dotato di bassa specificità.

La sua importanza è quindi legata al suo alto valore predittivo negativo (VPN) o alla capacità di identificare altre cause di dolor toracico, come pericardite o embolia polmonare.

Radiologia

L'esame radiologico del torace standard non ha alcun valore specifico, ma può avere significato nella valutazione di eventuali patologie correlate, come uno scompenso cardiaco, mentre l'angio-TC toracica trova spazio nel contesto di una diagnostica differenziale con la dissezione aortica o l'embolia polmonare.

Percorso in urgenza e terapia

Trattamento del vaso colpevole

Tenuto conto della fisiopatologia dello STEMI la terapia da mettere in atto è mirata al tentativo di ricanalizzazione del vaso occluso, da ottenersi nel più breve tempo possibile e con la metodica più efficace e sicura possibile. Sono ben note le componenti del ritardo tra insorgenza dei sintomi e inizio della terapia, ma va perseguito ogni tentativo perché siano ridotte il più possibile ("tempo è muscolo"). L'angioplastica percutanea coronarica è quindi allo stato attuale l'obiettivo primario da perseguire nel tempo più rapido dall'esordio dei sintomi (<120 minuti) e/o dal primo contatto medico e comunque, indipendentemente dal tempo di esordio, in caso di shock cardiogeno o di grave insufficienza cardiaca o di angina refrattaria. Questo tipo di trattamento deve costituire l'offerta terapeutica prioritaria, indipendentemente da età, sesso o condizioni neurologiche dopo arresto cardiaco ripreso. Il percorso STEMI con i tempi ottimali è espresso nella *flow chart* di pagina 293.

Deve comunque essere tenuto presente che, in caso di non fruibilità rapida della metodica, la trombolisi farmacologica costituisce ancora un efficace presidio. Nel contesto dell'emergenza dovrà essere stabilito un percorso, il più rapido possibile, per giungere al trattamento migliore, tenendo conto della situazione e delle risorse locali (vedi schema riassuntivo finale). Le possibili opzioni terapeutiche per la fibrinolisi e le cautele da osservare sono sintetizzate nelle **Tabelle 2.1.4** e **2.1.5**.

IL TACCUINO

Timigrade flow

Sistema di misurazione del flusso coronarico dopo PTCA.

- *Grado 0: nessuna perfusione*
- *Grado 1: debole flusso oltre lo stop con riempimento incompleto distale.*
- *Grado 2: flusso lento o ritardato con riempimento completo distale.*
- *Grado 3: flusso normale con completo riempimento distale.*

IL TACCUINO

L'ST sopra non c'è, ma è come se...

In caso di:

- *sintomi persistenti*
- *sintomi ingravescenti*
- *onde T iperacute*
- *pacing ventricolare*
- *ST sotto diffuso + ST sopra in aVR*
- *instabilità emodinamica*
- *instabilità elettrica*

Tratta come ST sopra!!

Terapia antitrombotica

Nell'ambito del trattamento dello STEMI di fondamentale importanza è la terapia associata a quella eziologica, che è la riperfusione, volta alla limitazione/prevenzione degli eventi trombotici.

In questo ambito si collocano i farmaci antipiastrinici e gli anticoagulanti. Diverse sono le strategie da attuare che sono determinate da molteplici fattori legati al paziente, alla strategia riperfusiva adottata, alla tipologia di stent eventualmente inserito in corso

Tabella 2.1.4. Controindicazioni assolute e relative alla terapia trombolitica

Assolute	Relative
Pregressa emorragia cerebrale o stroke da causa ignota (sempre)	Pregresso TIA o stroke ischemico (>3 mesi AHA, >6 mesi ESC)
Pregresso stroke ischemico (<3 mesi AHA, <6 mesi ESC) - escluso stroke acuto <4,5 h	TAO (in range)
Malattia del SNC, neoplasia cerebrale primitiva o metastatica o MAV	Gravidanza o parto (1 settimana)
Recente trauma maggiore, trauma cranico significativo, chirurgia maggiore (3 settimane)	Ipertensione refrattaria: PAS >180 mmHg, PAD >110 mmHg
Alterazioni emocoagulative (eccetto ciclo mestruale)	Malattia epatica avanzata
Dissezione aortica	Endocardite infettiva
Iniezioni in zone non comprimibili: biopsia epatica, puntura lombare (24 h)	Ulcera peptica in fase attiva
Emorragia gastrointestinale (1 mese)	Prolungata RCP >10 min
Chirurgia cerebrale o spinale recente (2 mesi)	Recente emorragia interna (2-4 settimane)
	Demenza grave

Tabella 2.1.5. Farmaci trombolitici fibrino-specifici

Farmaco	Somministrazione	Efficacia a 90 min (TIMI 2-3) (%)
rt-PA (alteplase)	Infusione in 90 min, dose correlata al peso 15 mg e.v. bolo + 0,75 mg/kg in 30 min (max 50 mg) poi 0,5 mg/kg in 60 min e.v. (max 35 mg)	85
TNK-tPA (tenecteplase)	Bolo singolo correlato al peso 30 mg se <60 kg 35 mg se 60-70 kg 40 mg se 70-80 kg 45 mg se 80-90 kg 50 mg se >90 kg	84
r-PA (reteplase)	Boli 10 UI x 2 a 30 min	73-84

di angioplastica e al tempo di intervento. Le possibili associazioni e combinazioni possono essere in gran numero e il medico di urgenza, cosciente di queste opzioni, deve concordare con la cardiologia di riferimento lo standard di cura migliore e più praticabile nello specifico contesto (Tabelle 2.1.6, 2.1.7).

Terapia aggiuntiva (ancillare)

La terapia dell'infarto miocardico acuto STE prevede oltre ai presidi dedicati a tentare di riperfondere il vaso occluso e a limitare/prevenire una riocclusione, l'utilizzo di farmaci di fondamentale importanza per il trattamento della sintomatologia clinica e/o della insorgenza di complicanze immediate o tardive. In questo gruppo consideriamo alcuni farmaci storici, quali quelli costituenti l'acronimo ben noto "MANO", e cioè **M**orfina, **A**spirina, **N**itroglicerina e **O**ssigeno (Tabella 2.1.8). La morfina riveste grande importanza nella sedazione del dolore che, come noto, causa una attivazione del simpatico con vasocostrizione e aumento del consumo miocardico di ossigeno: va quindi dosata in relazione all'effetto analgesico ottenuto. Accanto a ciò va considerata una sedazione con altri farmaci in caso di ansia particolarmente spiccata e non controllata dall'oppiaceo. L'ossigeno come farmaco di supporto fu descritto nel 1975 per la prima volta e per lungo tempo utilizzato sempre e comunque, ma in tempi relativamente recenti è stata evidenziata una possibile azione vasocostrittrice della iperossia, causa di peggioramento della ischemia e di una riduzione di contrattilità, tanto da ridefinire l'uso dello stesso e indicarlo esclusivamente in situazioni di ipossiemia significativa (SpO_2 <92%) o di complicanza emodinamica in atto. Merita una breve riflessione l'impiego dei nitroderivati il cui uso nello STEMI è

Tabella 2.1.6. **Farmaci antipiastrinici nello STEMI**

Farmaco	Con PTCA primaria	Con trombolisi	Nessuna strategia
Prima possibile			
ASA	Carico: 150-300 mg per os 80-150 mg e.v. se per os non possibile + 75-100 mg/die	Dose di inizio 150-500 mg per os 250 e.v. se per os non possibile	Dose di inizio 150-500 mg per os
+ un bloccante recettori ADP			
Prasugrel (no stroke, <75 aa, no clopidogrel in terapia	60 mg per os + 10 mg/die		
Ticagrelor	180 mg per os + 90 mg/bid		
Clopidogrel (quando Prasugrel e Ticagrelor non disponibili o controindicati)	600 mg per os + 75 mg/die	<75 aa: 300 mg per os + 75 mg per os >75 aa: no carico, 75 mg	75 mg/die
Inibitori gpIIb/IIIa	Da usare in condizioni particolari e su indicazione dello specialista cardiologo		
Abciximab	bolo 0,25 mg/kg + infusione		
Eptifibatide	doppio bolo 180 mg/kg + infusione		
Tirofiban	25 mg/kg/3 min + infusione		

Tabella 2.1.7. **Farmaci anticoagulanti nello STEMI**

Farmaco	Con PTCA primaria	Con trombolisi	Nessuna strategia
Eparina non frazionata	Bolo 70-100 UI/kg senza inib. glicoproteine 50-60 UI/kg con inib. glicoproteine ipotensione nello STEMI destro	60 UI/kg e.v. bolo (max 4000 UI) + 12 UI/kg inf (max 1000 UI/h per 24-48 h). Target aPTT: "50-70" s o 1,5-2,0 vv controllo	Come con trombolisi
Enoxaparina	50 UI/kg e.v. bolo	<75 aa 3000 UI bolo + (a 15 min) 100 UI/kg sc /12 h >75 aa no bolo + 75 UI/kg sc/12 h <o>75 aa, Cl Cr <30 mL/min: 100 UI/kg sc/24 h	Come con trombolisi
Bivaluridina	0,75 mg/kg e.v. bolo + 1,75 mg/kg/h inf. X 4 h post PTCA		
Fondaparinux		2,5 mg e.v. bolo + 2,5 mg sc/24 h Se Cl Cr <30 mL/min: NO	Come con trombolisi

andato riducendosi in modo rilevante nel tempo, fino a lasciare uno spazio solo nel trattamento acuto di alcune complicanze, come una severa ipertensione o scompenso acuto, peraltro avendo ben presenti i possibili e rilevanti effetti collaterali (per esempio STEMI destro). Alterne fortune hanno visto anche i β-bloccanti, i calcio-antagonisti e gli ACE-inibitori per i quali sono praticamente scomparse le indicazioni ad un uso nell'urgenza (Tabella 2.1.8), pur mantenendo un grande spazio nella terapia a lungo termine da iniziarsi durante la degenza, ma non nell'immediatezza dell'evento.

Tabella 2.1.8. Farmaci ancillari nello STEMI

Farmaco	Dosaggio	Pro	Contro
Morfina	4-8 mg e.v., poi 2-8 mg/5-15 min	Dolore Ansia Edema polmonare	Bradicardia Ipotensione Turbe della coscienza Età anziana
Nitroderivati	per os 0,4 mg sl/5 min x 3 vv e.v. a partire da 10 μg/min	Angina vasospastica Ipertensione severa Scompenso cardiaco	Bradicardia, ipotensione, STEMI dx, uso di inibitori fosfodiesterasi
Ossigeno	Se SpO_2 <90-95% 2-4 L via cannula nasale; se necessario aumento del flusso e utilizzo di maschere; attenzione alla NIV (CPAP)	Dispnea Desaturazione <90% Scompenso cardiaco	Attenzione in caso di BPCO con aumento della CO_2
β-bloccanti	per os non in emergenza metoprololo 5 mg/5 min x 3 dosi	Ipertensione refrattaria Sintomi ischemici persistenti	Controindicazioni al beta blocco
ACE inibitori	per os, non in emergenza		
Calcio antagonisti	Non diidropiridinici: verapamil, diltiazem	Ipertensione, tachiaritmie se controindicati β-bloccanti	No diidropiridinici

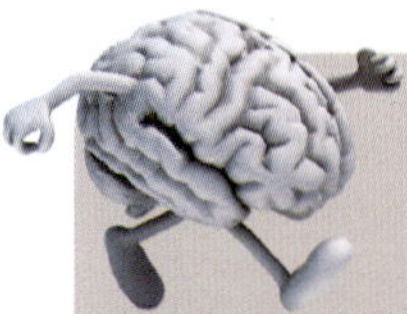

CONDIZIONI PARTICOLARI

In emergenza deve essere inoltre tenuta presente la possibilità che un dolore toracico associato ad alterazioni ECG del tratto ST e della onda T, con un modesto incremento della troponina plasmatica, sia ascrivibile ad una cardiopatia acuta da catecolamine piuttosto che a un danno evidente coronarico. Tale entità clinica è stata descritta di recente (Sato, 1990) e denominata *Tako-Tsubo*.

Tale cardiomiopatia acuta da stress ("sindrome del cuore spezzato") presenta alcuni aspetti clinici e fisiopatologici caratteristici, con implicazioni diagnostiche e terapeutiche tali da avere portato alla necessità di identificarla come una entità nosografica specifica.

Il nome deriva dall'aspetto ecocardiografico nella fase acuta, che evidenza una disfunzione cardiaca apicale con ipercontrattilità della base del ventricolo sinistro, la cui morfologia ricorda l'oggetto che i pescatori giapponesi usano per la cattura dei polipi, chiamato appunto "tako-tsubo". La localizzazione "apicale" è la più comune (>80%), anche se sono state descritte forme "medio ventricolari" (15%), "basali" (2%) e "focali" (1,5%). Tale disfunzione sistolica è in genere transitoria e reversibile, attribuita, anche se tutti i meccanismi fisiopatolgici non sono noti, a eccesso di stimolazione adrenergica (tossicità cardiaca mediata da catecolamine come nel feocromocitoma) con "stordimento" neurogeno del miocardio (Figura 2.1.8). La differente innervazione tra atri-base del cuore e apice, associata ad una diversa densità di β-recettori in queste aree con differente risposta allo stimolo adrenergico in relazione alle diverse quantità di sostanza liberata,

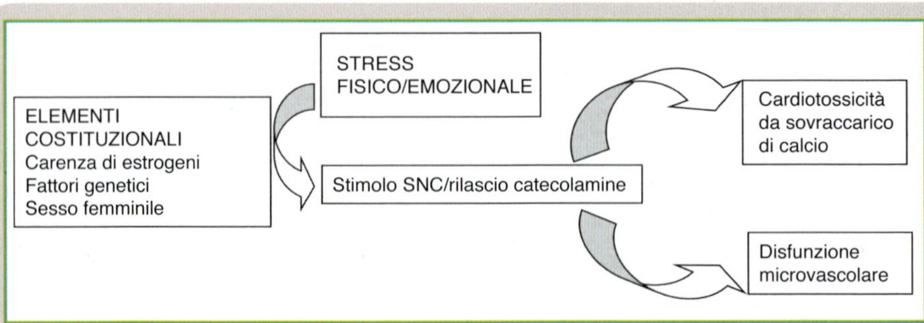

Figura 2.1.8. Meccanismi della Cardiopatia di Tako-Tsubo (da Hamin ZH,2019, modif.).

potrebbe spiegare la genesi della alterata motilità muscolare, così caratteristica.

La prevalenza della sindrome è del 2-3% dei casi di sospetta SCA. Tipicamente colpisce donne (F/M 9/1), di età >55 aa (>4,8 volte vs <55 aa) in fase postmenopausale, che hanno appena subito un importante stress fisico o psicologico.

La diagnosi è supportata dai criteri formulati della Mayo Clinic e revisionati nel 2008 (**Tabella 2.1.9**).

Le alterazioni ECG come detto sono comparabili a quelle riscontrate in corso di SCA (**Figura 2.1.9**), anche se la estensione delle stesse può interessare le derivazioni laterali e precordiali, al di là di un preciso territorio coronarico. Analogamente a quanto accade in corso di IMA si possono verificare aritmie maggiori alla presentazione o al monitoraggio, quali tachicardia o fibrillazione ventricolare, torsione di punta. I livelli di elevazione della troponina non

Tabella 2.1.9. Criteri diagnostici per Tako-Tsubo della Mayo Clinic (da Prasad A, Am H J. 2008)

Ipocinesia/discinesia/acinesia temporanea di parte del ventricolo sinistro, con/senza coinvolgimento apicale; alterazioni della motilità parietale eccedente un solo territorio coronarico; precedente stress scatenante
Assenza di significative alterazioni coronariche
Recenti modificazioni dell'ECG (ST sopraslivellato/T invertita) o alterazioni dei marcatori di necrosi (troponina)
Assenza di feocromocitoma o miocardite

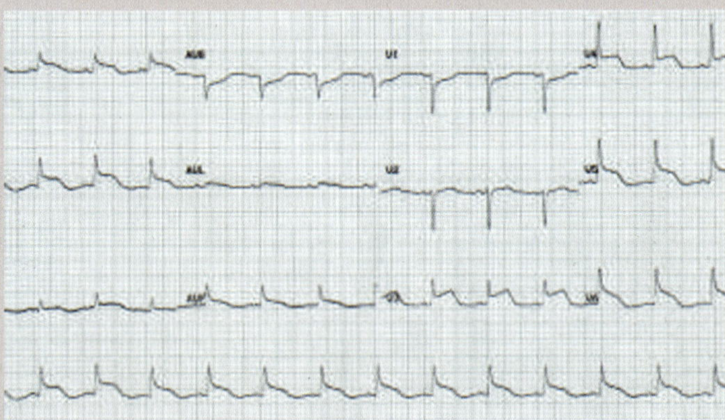

Figura 2.1.9. ECG in corso di Tako-Tsubo.

sono marcati e assai più bassi di quanto ipotizzabile in relazione alle alterazioni ECG ed ecocardiografiche. La prognosi è in genere buona (guarigione nel 96% entro 3-4 settimane), con recupero della funzione miocardica, anche se durante la fase acuta la Tako-Tsubo può essere una situazione pericolosa per la vita (mortalità 0-8%) e necessita di attento monitoraggio nelle prime fasi, analogamente a quanto si fa in corso di sindrome coronarica acuta. In caso di complicanze emodinamiche il recupero avviene in alcuni mesi.

Il trattamento in acuto prevede gli stessi farmaci usati nella SCA, fino a che viene documentata la assenza di significative alterazioni coronariche e confermata la diagnosi di cardiopatia acuta da stress. A questo punto è apparso ragionevole l'utilizzo di β-bloccanti, a meno che non sia documentata la presenza di vasospasmo coronarico associato, e comunque da iniziare nella fase post-acuta. Va rilevato però che alcuni recenti studi non hanno evidenziato benefici effetti di questa categoria di farmaci né sulla mortalità né sulle recidive. L'aspirina può essere sospesa, mentre è possibile continuare il trattamento con anticoagulante per la prevenzione di trombosi endoventricolare e di eventi embolici. Per il trattamento delle alterazioni contrattili è utile l'impiego di ACE inibitori e di bloccanti i recettori della angiotensina (ARB).

Nella fase acuta, in presenza di problematiche aritmiche o emodinamiche pericolose per la vita il trattamento sarà quello utilizzato abitualmente secondo le linee guida ACLS.

Una volta valutate le possibili situazioni causali e gli eventuali elementi psicologici preesistenti, può essere indicato l'inizio di una psicoterapia e l'impiego di psicofarmaci per prevenire possibili recidive della sindrome.

Video-angiografia di Tako-Tsubo
https://vimeo.com/user25145392

IL TACCUINO

Pensa alla Tako-Tsubo se:

- *La clinica e le alterazioni ECG sono eccessive rispetto alla elevazione delle troponina.*
- *La topografia delle alterazioni della motilità di parete non correla con una specifica distribuzione coronarica.*

APPROFONDIMENTI

MINOCA

Nell'ambito delle SCA va tenuto presente la sempre maggiore rilevanza di una entità clinica ipotizzata già più di 80 anni fa, ma definita solo di recente: l'Infarto miocardico con coronarie normali (MINOCA, *Myocardial Infarction with Non-Obstructive Coronary Artery disease*). Tale sindrome è costituita sostanzialmente da un quadro di IMA. In considerazione della multiformità degli aspetti clinici e delle condizioni patologiche segnalate fin qui in letteratura, nel 2017 l'ESC ha proposto dei criteri diagnostici clinici (conformità alla terza definizione universale di IMA e assenza di altre cause dimostrabili del quadro acuto) e angiografici (assenza di stenosi significative coronariche). Nel 2019 la task force specifica dell'AHA ha aggiornato i criteri per la diagnosi, inserendo il riferimento alla quarta definizione universale di IMA, e non più alla terza, evitando l'errata inclusione nel MINOCA di altre sindromi che potevano soddisfare i precedenti criteri, quali la miocardite o la Tako-Tsubo (Tabella 2.1.10).

In confronto ai pazienti con SCA-NSTE, questa sindrome colpisce più frequentemente giovani donne (F 10-15% vs M 3-4% degli IMA) e meno frequentemente si associa diabete, ipertensione o dislipidemia ipotizzando una genesi non aterosclerotica della malattia. Rappresenta il 5-15% di tutti gli IMA e ha una mortalità ad un anno del 5%.

I meccanismi patogenetici sono molteplici: rottura di placca con embolizzazione distale, dissezione coronarica, vasospasmo coronarico, trombosi/embolia coronarica con dissoluzione del trombo pre-angiografia, meccanismi infiammatori acuti/pro trombotici/stati ipercoagulativi da molteplici fattori, come evidenziato di recente nella infezione da COVID-19.

La diagnosi può essere molto complessa e richiede una valutazione specialistica articolata multimodale, per poter instaurare una terapia specifica atta a migliorare in modo sostanziale la prognosi e ad evitare dimissioni con indicazioni diagnostiche e terapeutiche incomplete.

Tabella 2.1.10. **Criteri per la diagnosi di MINOCA** (da AHA, 2019 modif.)

1. IMA Quarta definizione	a. Variazioni tipiche della troponina b. Evidenza clinica di infarto (sintomi di ischemia, nuove alterazioni ECG, comparsa di onde Q, imaging suggestivo di perdita di miocardio vitale o anomalie motorie di parete, riscontro di trombo angiografico o autoptico)
2. Coronarie non ostruite	Assenza di stenosi significative (≥50%) nei vasi maggiori. Possono essere presenti alla angiografia: a. Coronarie normali b. Lievi irregolarità del lume con stenosi <30% c. Medie irregolarità con stenosi >30% ma <50%
3. Assenza di diagnosi alternative specifiche	Per es. sepsi, miocardite, embolia polmonare

NB. In assenza di documentata morte cellulare parleremo di INOCA: Ischemia and Non-Obstructive Coronary Artery disease.

Bibliografia di riferimento

LA LAVAGNA

- *Non considerare età, sesso o etnia nella valutazione delle eleggibilità alla terapia riperfusiva.*
- *Il livello di coscienza post-arresto non influenza la eleggibilità alla terapia riperfusiva.*
- *Bisogna cercare di offrire a tutti il migliore trattamento: la "golden hour" nella "golden house".*

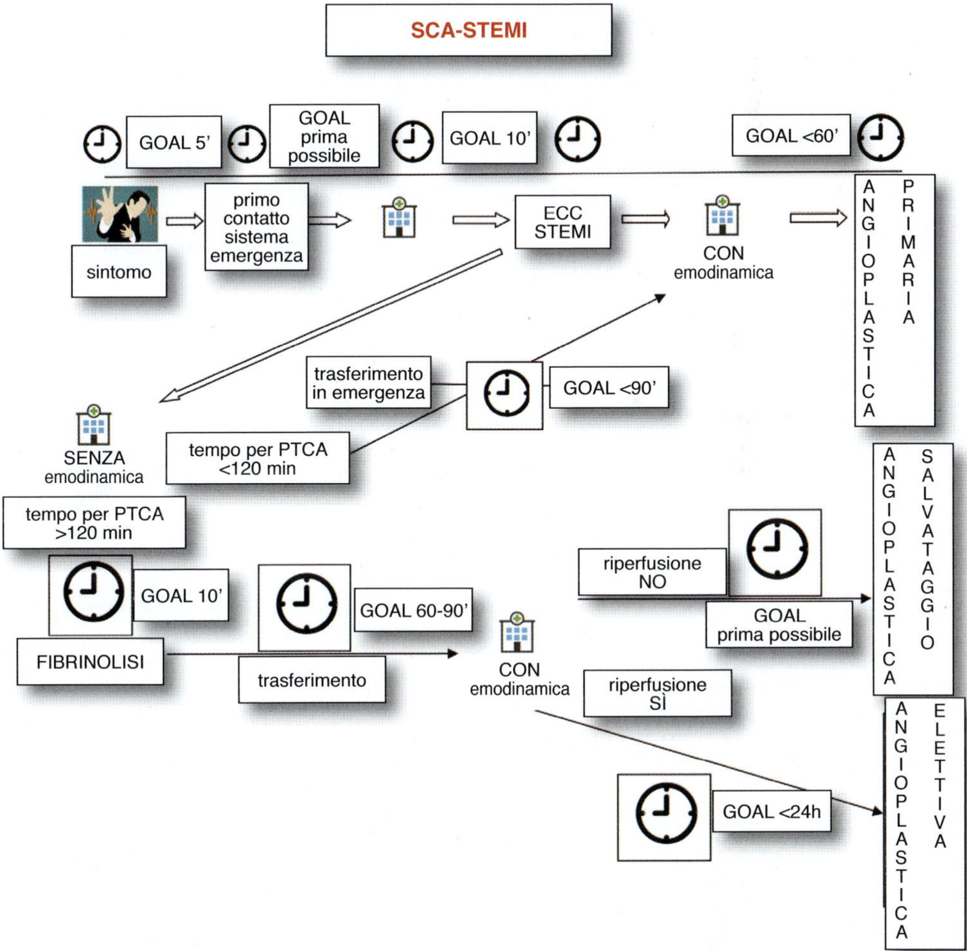

SCA-NSTEMI

Definizione

Per SCA-NSTEMI si intende una sindrome coronarica acuta caratterizzata dalla comparsa, nel contesto di un quadro clinico suggestivo per ischemia del miocardio di alterazioni elettrocardiografiche caratterizzate da un sopraslivellamento transitorio (<20 min) del tratto ST, un sottoslivellamento del tratto ST transitorio o persistente, un appiattimento, inversione o pseudo normalizzazione dell'onda T o, in un numero non trascurabile di casi, da un tracciato normale o non diagnostico. La comparsa di una elevazione dei biomarcatori di danno miocardico (hs-cTn) identifica un infarto miocardico senza sopraslivellamento ST (NSTEMI), mentre la persistenza di normali valori di tali biomarcatori qualifica la sindrome come angina instabile (UA).

Epidemiologia

La sindrome coronarica acuta NSTE è più frequente di quella STE (70 vs 30%) con una incidenza annuale di 3/1000 abitanti, pur con notevoli variazioni tra paese e paese. L'età di esordio è in genere tra i 56 e i 79 anni (68 media) con un rapporto maschi/femmine di 3:2. La mortalità intraospedaliera è più alta per lo STEMI (7% vs 5%), l'aumento importante dell'uso di procedure invasive precoci ha ridotto la mortalità per NSTEMI a 6 mesi dal 17,2% al 6,3%.

Fisiopatologia

Il principale aspetto fisiopatologico è uno squilibrio tra domanda e offerta di ossigeno al miocardio, come descritto a pag. 277 sulla base della definizione universale di infarto miocardico. Una piccola parte di pazienti si può presentare con un quadro di ischemia continua o in evoluzione, caratterizzata da sintomi recidivanti, marcato sottoslivellamento del tratto ST e instabilità emodinamica o elettrica: questa condizione richiede un approccio rapido e invasivo, per l'altissimo rischio evolutivo.

Clinica

La sintomatologia d'esordio più frequente è costituita da un dolore toracico acuto, tipico, che insorge o a riposo o dopo sforzo e che impone un lavoro diagnostico differenziale di cui si è trattato nel capitolo dedicato. Il dolore può essere di durata <20 min (80%) a riposo o di insorgenza recente da sforzo <3 mesi (*de novo*) o modifica delle caratteristiche di una angina stabile nota (destabilizzazione in crescendo), in presenza o meno di un pregresso IMA. Lo spettro clinico di esordio però può essere assai variabile, anche in relazione alla diversità delle caratteristiche della popolazione: nei pazienti anziani (>75 aa), nelle donne e nei diabetici o portatori di insufficienza renale cronica, la SCA può presentarsi senza dolore, ma con altri sintomi quali dispnea, nausea, vomito, diaforesi, sincope e infine morte improvvisa. Accanto a ciò possono essere presenti i sintomi di una condizione precipitante, come una anemia, una aritmia ipercinetica, una iperpiressia o un distiroidismo, che vanno sempre ricercati soprattutto in caso di destabilizzazione di una angina nota.

IL TACCUINO

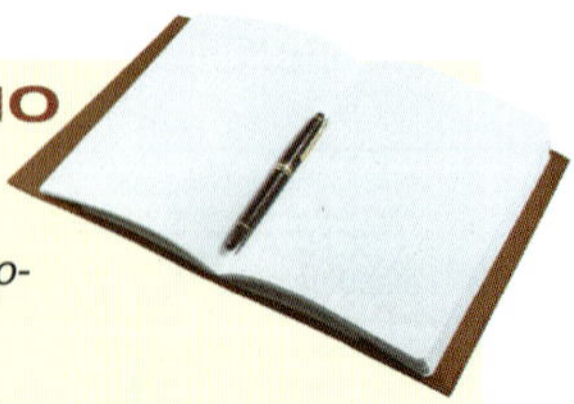

Ricordare che SCA non è solo dolore toracico.
Pensarci sempre:
- *se la dispnea non è spiegabile*
- *se compare una nuova aritmia*
- *se la sincope non ha ragioni chiare*
- *se l'ECG prima era normale*

Obiettività

Il quadro clinico può essere vario, andando da una assoluta normalità fino alla presenza di segni di scompenso cardiaco acuto o shock. Alla ascoltazione cardiaca è possibile evidenziare uno sdoppiamento paradosso del secondo tono, la comparsa di un ritmo di galoppo o un soffio da rigurgito mitralico. La sensibilità e la specificità di questi elementi è però molto bassa. Il dato obiettivo può e deve essere valutato nella ricerca di segni clinici sospetti per patologia acuta non coronarica, quali pericardite (sfregamenti pericardici), dissezione aortica (anisosfigmia), embolia polmonare o pneumotorace (dispnea e dolore trafittivo).

ECG

Come ampiamente consolidato in letteratura, l'ECG costituisce il primo strumento diagnostico a disposizione del medico di urgenza in caso di dolore toracico e deve essere eseguito e valutato entro 10' dal contatto con il sistema dell'emergenza. Un concetto base nella valutazione dell'ECG è che la specificità clinica di alterazioni del tracciato è legata maggiormente al contesto in cui si manifestano che al loro aspetto morfologico di per sé. La definizione quindi di "alterazioni aspecifiche" non significa che non siano importanti, ma che devono essere interpretate nel caso in esame, in "quel" contesto clinico. Le modificazioni elettrocardiografiche comprendono (Tabella 2.1.11) una elevazione transitoria (<20 min) del tratto ST o un suo sottoslivellamento transitorio o protratto, associato o meno a modifiche dell'onda T. È fondamentale ricordare che il tracciato può essere normale o non significativo in circa 1/3 dei casi o modificarsi nel tempo, per cui è indispensabile eseguire ECG seriati, in particolare ad ogni ripresa o modificazione dei sintomi. La assenza di modificazioni dell'ECG può essere legata alla sede dell'ischemia, non registrabile dalle 12 derivazioni utilizzate, come nel caso di un interessamento della circonflessa distale, rilevabile con derivazioni V7 e V8 o della destra, rilevabile con le precordiali destre V3r e V4r. Utile, soprattutto in presenza di alterazioni di base (turbe della conduzione o ipertrofia ventricolare) un confronto con tracciati precedenti eseguiti in assenza di sintomi. La presenza di un sopraslivellamento transitorio del tratto ST >0,5 mV durante dolore è altamente predittivo di malattia severa, come pure lo sono un sottoslivellamento orizzontale o discendente e/o la comparsa di T negative ampie e simmetriche (>2 mm). La presenza di un sottoslivellamento <0,5 e di T negative <2 mm (alterazioni aspecifiche del tratto ST-T) hanno valore predittivo basso. La presenza di un sottoslivellamento del tratto ST in più di 8 derivazioni associato ad un sopraslivellamento del tratto ST >1 mm in aVR (+ V1) è elemento fortemente predittivo (75%) di malattia multivasale severa (Figura 2.1.10).

La *likelihood ratio* positiva delle principali alterazioni elettrocardiografiche è riportato in Tabella 2.1.12. In questo ambito va comunque sempre tenuto presente che, accanto ad alterazioni "primarie", legate cioè a malattia primitiva del miocardio (segnatamente una SCA-NSTEMI – ma anche turbe elettrolitiche o metaboliche, farmaci o malattie neurologiche), esistono modificazioni "secondarie" ad alterazioni della fase di depolarizzazione del cuore, come nel caso dei blocchi di branca completi o incompleti, di vie accessorie, di aritmie ipercinetiche e ritmi da pace-maker. In presenza di blocco di branca destra un sottoslivellamento del tratto ST in V2-6 e D1/aVL è indicativo di possibile NSTEMI. In questo ambito vale la pena comunque di ricordare che il 50% dei pazienti con dolore toracico e BBSn o BBDx possono avere hanno una diagnosi diversa da quella di SCA: trombo-embolia polmonare, dissezione aortica, fatte salve le considerazioni sui livelli dei biomarcatori. Nel contesto dell'emergenza anche questo elemento costituisce una sfida diagnostica per il medico di Pronto Soccorso.

NSTEMI

IL TACCUINO

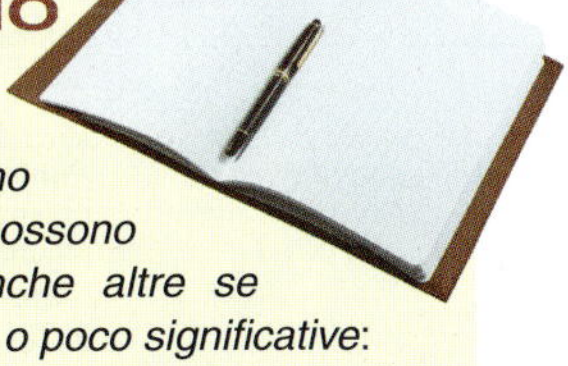

Le derivazioni elettrocardiografiche sono di solito 12, ma ne possono essere utilizzate anche altre se queste sono normali o poco significative:
- *V7 e V8, se si pensa alla parete posteriore*
- *V3r e V4r, se si pensa al ventricolo destro.*

Tabella 2.1.11. Alterazioni ECG in corso di SCA NSTEMI (da LG ESC 2020 modif.)

Alterazione ECG	Descrizione	Significato	Esempio
Nessuna		Nel 30% dei casi con documentata patologia coronarica	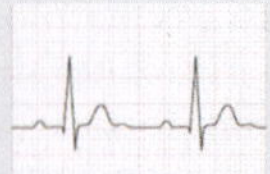
Sopraslivellamento transitorio del tratto ST (<20 min)	Identiche a quelle in corso di SCA-STEMI ma a regressione spontanea/ farmacologica	Indicatore prognostico solo lievemente peggiorativo	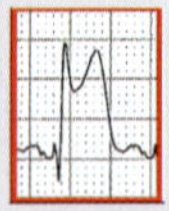
Sottoslivellamento del tratto ST	• Punto J sottoslivellato ≥0,5 mm V2-3 • ≥1 mm altrove CON ST sottoslivellato orizzontale/discendente per ≥0,08 sec in ≥1 derivazione (eccetto aVR)	Segni di ischemia severa: l'entità del sottoslivellamento e il numero di derivazioni interessate correlano con la prognosi	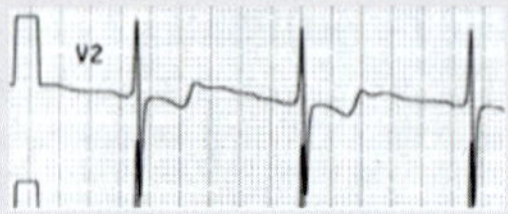 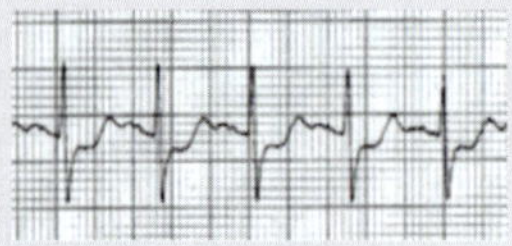
Sottoslivellamento del tratto ST + sopraslivellamento del tratto ST	>1 mm in >6 derivazioni in aVR e/o V1	Malattia multi vasale o severa stenosi della discendente anteriore, Indicatore prognostico gravemente peggiorativo	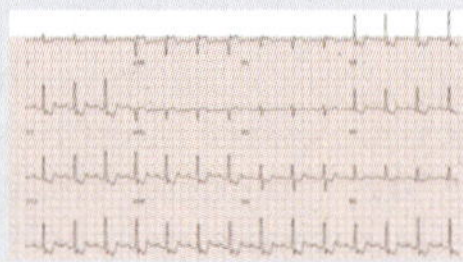
Inversione isolata dell'onda T	T negativa >1 mm in >5 derivazioni (considerando D1-2, aVL, V2-6 NB Valuta simmetria branche appiattimento	Indicatore prognostico lievemente peggiorativo (inferiore al sottoslivellamento del tratto ST)	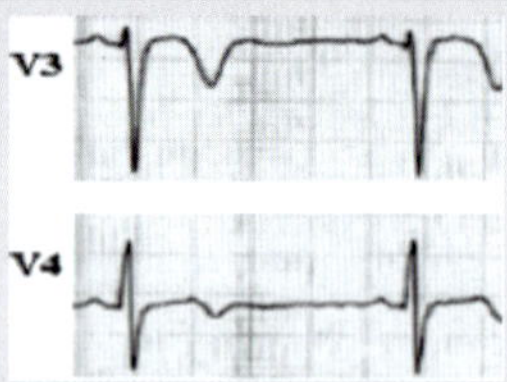
Bassi voltaggi del QRS	Voltaggio complessivo del QRS • <0,5 mV nelle periferiche • <1 mV nelle precordiali	Correla ad alto rischio di mortalità ospedaliera. Indicatore prognostico gravemente peggiorativo	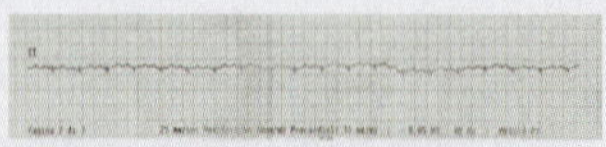
Segno di De Winter	Sottoslivellamento al punto J di 1-3 mm con tratto ST ascendente in V1-6, e onda T alta e simmetrica	Stenosi severa/ occlusione prossimale della coronaria discendente anteriore (LAD) Indicatore prognostico peggiorativo	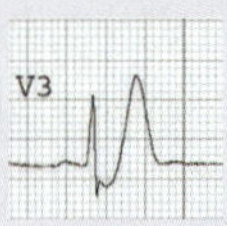
Segno di Wellens	Punto J isoelettrico o minimamente (< 1mm) elevato CON • tipo A: T bifasica V2-3 • tipo B: T simmetriche e profondamente invertite in V2-3 (a volte V 1-4-5-6)	Stenosi severa/ occlusione prossimale della coronaria discendente anteriore (LAD) Indicatore prognostico peggiorativo	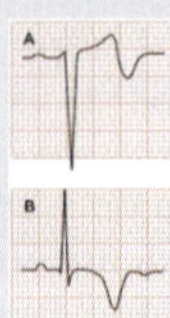

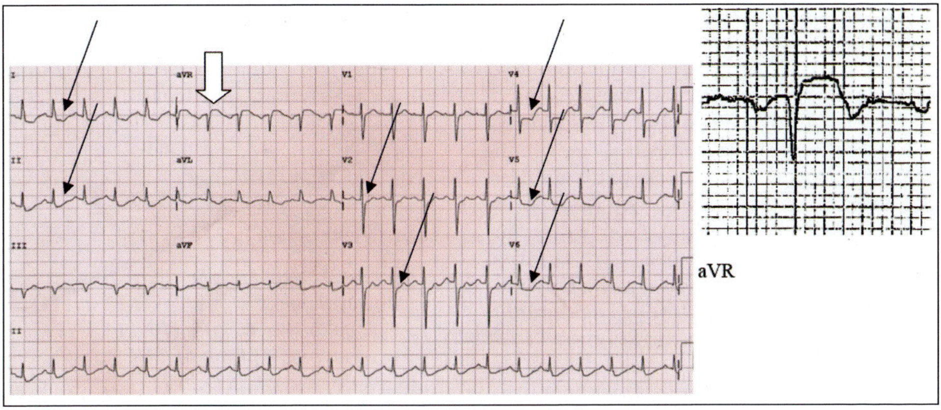

Figura 2.1.10. Alterazioni elettrocardiografiche suggestive di malattia dei tre vasi.

Tabella 2.1.12. **Alterazioni elettrocardiografiche e correlazione con la diagnosi di SCA** (da Panju AA, 1998 modif.)

Aspetto ECG	Likelihood Ratio + (95% CI)
Nuovo sottoslivellamento ST	3,0 -5,2
Nuovo difetto di conduzione	6,3 (2,5 -15,7)
Ogni difetto di conduzione	2,7 (1,4-5-4)
Ogni sottoslivellamento ST	3,2 (2,5-4,1)
Nuova inversione onda T	2,4-2,8

Esami di laboratorio

Anche se alcuni concetti base sulle troponine cardiache sono già stati espressi nel capitolo sul dolore toracico, è opportuno ricordare che:

- sono i marcatori indicati dalle linee guida specifiche per la diagnosi di IMA sia STE che NSTE;
- i metodi analitici da utilizzare per la determinazione della troponina sono quelli ad alta sensiblità (hs-cTn) in grado di dosare l'analita in oltre il 90% della popolazione sana. Il livello decisionale si ottiene quando la concentrazione dello stesso è >99 percentile della popolazione di riferimento (cioè è il valore al di sotto del quale si trova il 99% di quella popolazione), con un margine di errore (coefficiente di variabilità – CV – uguale o inferiore al 10%);
- sono in grado di raggiungere una sensibilità del 94-96% con un valore predittivo negativo del 97-99%.

Le linee Guida ESC 2020 propongono solo gli algoritmi 0-1/0-2 h, pur ammettendo la possibilità dell'uso del algo 0-3, affermano che il rapporto efficcia sicurezza sia a favore degli algoritmi 01 e 02 h.

Le stesse linee guida suggeriscono la possibilità di un rule out con singolo prelievo a tempo 0, qualora la durata della sintomatologia prima del arrico in PS sia <1 ore e non 3 come nelle precedenti linee guida, a patto che si usi il *cut-off* "molto basso", determinato per ogni singola casa produttrice delle hs-cTn (Tabella 2.1.13). Il ptrelievo a tre ore è lasciato alla zona non rule out non rule in o in casi particolari, poco chiari a giudizio del medico valutante.

Il valore della troponina (T o I) deve essere determinato all'arrivo in pronto soccorso, (T0), e successivamente a distanza di 1 o 2 h. (T1), in relazione al percorso validato e al tipo di metodo analitico utilizzato, per poter disegnare una possibile curva di dismissione del biomarcatore. Le linee guida ESC 2020 attribuiscono all'algoritmo 0-1 h la maggior validità e, in seconda istanza, all'algoritmo 0-2 h. Deve essere sempre tenuto presente che il T1 a 1 o 2 ore è utilizzabile solo se la sintomatologia riferibile a SCA risale a più di tre ore prima dell'accesso al pronto soccorso. Il precedente algoritmo 0-3 h viene ritenuto meno sicuro ed efficacie rispetto agli altri che utilizzano più basse concentrazioni di biomarcatore per il *rule out*. Con le determinazioni ripetute il valore predittivo negativo che si può raggiungere è vicino al 100%. Oltre al valore assoluto al di sopra del limite si dovranno considerare le variazioni nei controlli seriati, secondo la Tabella 2.1.13, che tiene conto dei diversi metodi analitici.

Esistono peraltro numerose condizioni cliniche nelle quali si evidenzia un aumento dei valori di troponina, nelle quali il danno cellulare miocardico responsabile di tal aumento non è legato a patologia schemica acuta (Tabella 2.1.14) bensì a danno cellulare altrimenti determinato. L'andamento dei valori valori seriati delle troponine è di supporto alla ipotesi diagnostica: mentre una curva "piatta" o "bassa" indica un danno miocardico cronico, verosimilmente non ischemico, un andamento "ampio" della stessa suggerisce una genesi coronarica del danno, che diventa più probabile più la curva

IL TACCUINO

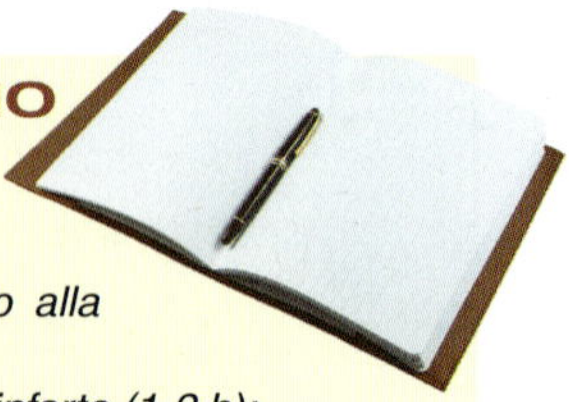

Leggere le troponine

1. *la hs-cTn rispetto alla convenzionale*:
   - *vede "prima" l'infarto (1-2 h);*
   - *vede "meglio" l'infarto (>VPP);*
   - *vede "più" infarti (>2 vv);*
2) *più alto è il livello di hs-cTn più probabile è l'infarto;*
3) *la salita /discesa della hs-cTn evidenzia il danno acuto (infarto);*
4) *la stabilità della hs-cTn evidenzia un danno cronico (non infarto);*
5) *la negatività della hs-cTn esclude l'infarto acuto, non la malattia coronarica.*

Tabella 2.1.13. Livelli di *cut-off* specifici per ciascun metodo analitico all'interno degli algoritmi 0h/1 h e 0h/2 h. Questi *cut-off* sono da applicare a prescindere dall'età e dalla funzione renale

0 h/1 h algoritmo	**Molto basso**	**Basso**	**No 1 hΔ**	**Alto**	**1 hΔ**
hs-cTn T (Elecsys; Roche)	<5	<12	<3	≥52	≥5
hs-cTn I (Architect; Abbott)	<4	<5	<2	≥64	≥6
hs-cTn I (Centaur; Siemens)	<3	<6	<3	≥120	≥12
hs-cTn I (Triage True; Quidel)	<4	<5	<3	≥60	≥8
0 h/2 h algoritmo	**Molto basso**	**Basso**	**No Δ a 2 ore**	**Alto**	**2 hΔ**
hs-cTn T (Elecsys; Roche)	<5	<14	<4	≥52	≥10
hs-cTn I (Architect; Abbott)	<4	<6	<2	≥64	≥15
hs-cTn I (Centaur; Siemens)	<3	<8	<7	≥120	≥20
hs-cTn I (Triage True; Quidel)	<4	Non determinato	Non determinato	≥60	Non determinato

Tabella 2.1.14. Patologie non ischemiche con aumento della troponina

Tachi-bradi aritmie	Scompenso cardiaco severo acuto o cronico
Insufficienza renale acuta o cronica	Embolia polmonare
Miocarditi	Patologia vascolare cerebrale acuta
Crisi ipertensive	Trauma cardiaco
Dissezione aortica	Ablazione, cardioversione, pacing
Sepsi o altre condizioni critiche	Ustioni >30%
Cardiopatia valvolare aortica o ipertrofica	Cardiomiopatie (Tako Tsubo)
Distiroidismi	Malattie infiltrative (amiloidosi etc.)
Farmaci antineoplastici	Rabdomiolisi

è pronunciata: infatti un aumento di 5 volte l'URL (*Upper Reference Limit*) avrebbe un VPP >90% per questa malattia, mentre un valore di 3 volte solo del 50-60%. Sulla base di questi elementi sono stati proposti algoritmi utilizzabili nel contesto dell'emergenza, che tengono conto del dato clinico ed elettrocardiografico e dei biomarcatori (hs-cTn), insieme ai livelli delle hs-cTn e delle loro variazioni, sia per escludere l'IMA (*rule out*) che per confermarlo (*rule in*). Gli algoritmi proposti in un percorso terapeutico specifico e codificato sono evidenziati nella **Figura 2.1.11** e nella **Tabella 2.1.14**. Come detto, algoritmi a 1 h, 2 h, 3 h sono stati proposti, con iniziali risultati molto promettenti. È comunque di fondamentale importanza che venga adottato un algoritmo validato e compatibile con la realtà e le risorse locali. Altri marcatori possono essere dosati in corso di sospetta sindrome coronarica acuta, ma aggiungono poco in termini di miglioramento della accuratezza diagnostica.

Diagnostica per immagini

Ecocardiogramma

È un esame facile e ripetibile, anche se non fruibile sempre e in tutti i setting dell'emergenza pur essendo fortemente raccomandata la sua diffusione. Fornisce informazioni fondamentali sulla cinetica ventricolare che può essere compromessa in modo globale o segmentale dall'ischemia, con ipocinesia o anche acinesia completa. Inoltre l'esame può fornire fondamentali informazioni sulla eventuale genesi alternativa del dolore, dimostrando ad esempio dilatazione ventricolare destra (embolia polmonare) o segni di mio pericardite o di dissezione aortica.

Ecocardiogramma: IMA

Test di secondo livello

Qualora ci si trovi in presenza di una sospetta SCA certamente non dovuta ad infarto miocardico acuto, ci si può avvalere di esami idonei per la valutazione della presenza o meno di una patologia coronarica alla base del sintomo di prsentazione.

Le possibilità offerte attualmente sono rappresentate da test di tipo anatomico o funzionale, costituiti da test da sforzo, eco stress o coronaro TC con annessa determinazione del calcio arterioso, fino allo studio angiografico, premessa ad eventuale trattamento invasivo se necessario. L'uso della coronaro TC è oggetto comunque ancora di valutazione nell'ambito della urgenza, per la non ampia diffusione della strumentazione e la complessità del suo impiego. La sua importanza risiede forse nel più ampio spettro dello studio del dolore toracico, con la contemporanea possibile visualizzazione dei vasi polmonari, del letto coronarico e della aorta (*triple rule out*). La scelta tra le metodiche e il loro timing dipenderà principalmente dalla valutazione del quadro clinico e del rischio determinato nel singolo caso, che può variare grandemente in relazione al sesso, all'età, alla probabilità di malattia, alla preesistenza di coronaropatia nota o al quadro clinico di esordio. In caso di bassa probabilità pre-test potranno non effettuarsi accertamenti, ad eccezione di una stratificazione globale del rischio cardiovascolare. In caso di probabilità intermedio alta in paziente <65 aa, in cui minore è il sospetto di coronaropatia ostruttiva si opterà per uno studio coronaro TC, mentre se l'età è >65 aa e maggiore il sospetto di coronaropatia occlusiva, si opterà per test di ischemia inducibile ed eventuale angiografia.

IL TACCUINO

Ricordare che in emergenza si possono identificare tre gruppi di pazienti con possibile SCA:

- *Sì infarto (rule in)*
- *No infarto (rule out)*
- *Forse infarto (zona di osservazione)*

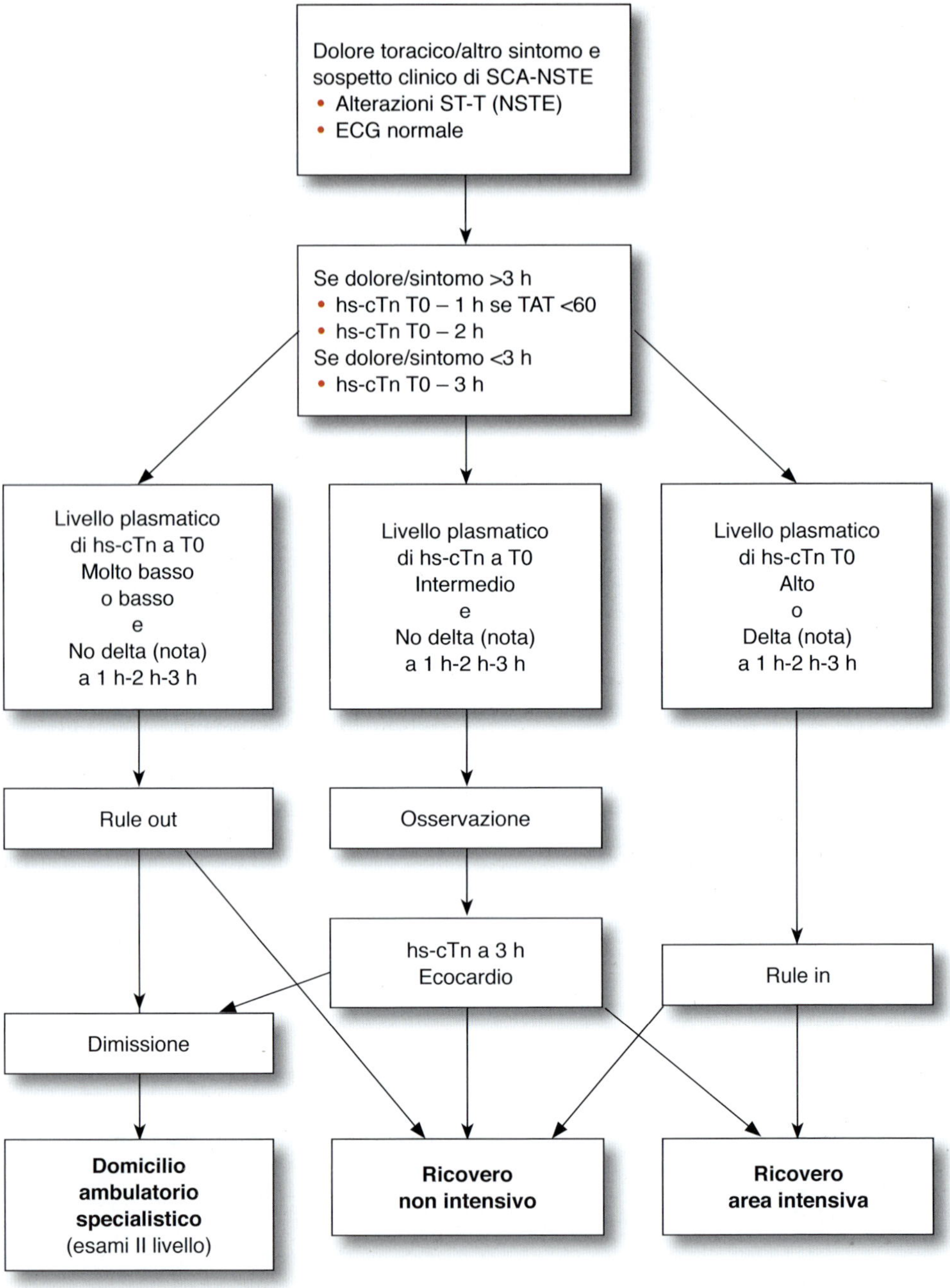

Figura 2.1.11. Algoritmo diagnostico per sospetta SCA-NSTE (*rule in* e *rule out*) Da ESC 2020 modif. Nota: i valori di riferimento sono espressi nella **Tabella 2.1.13**.

Se invece ci troviamo di fronte a un paziente a basso rischio con sintomatologia acuta ci si potrà avvalere di test funzionali differibili, mentre in caso di rischio intermedio/alto sarà gestibile in regime ambulatoriale, se cardiopatico noto e con un quadro clinico stabile, scegliendo l'approccio funzionale o anatomico/invasivo in relazione al contesto di trattamento ipotizzabile. Un rischio intermedio/alto invece in una condizione di acuzie clinica imporrà una gestione aggressiva con metodiche anatomiche e funzionali immediate e, in caso di particolare rilevanza del rischio, con impiego di strategia invasiva (angiografica). Tutto questo andrà poi collocato nelle singole realtà organizzative locali, con definizione di percorsi integrati ottimali e, più in generale, in una ottica di migliore gestione costo – efficacie.

Radiologia

L'esame radiologico standard del torace o la TC toracica sono esami privi di valore predittivo positivo o negativo. Il loro utilizzo è da inquadrare nell'ambito dell'approccio generale al dolore toracico (vedi).

Prognosi e rischio

Esistono fattori "universali" di rischio costituiti dall'età avanzata e dalle comorbidità, principalmente diabete e insufficienza renale, insieme alla familiarità per cardiopatia ischemica giovanile o morte improvvisa e alla vasculopatia extracardiaca. Accanto a questi va considerato il quadro di presentazione del quale alcuni indicatori prognostici negativi sono evidenziati in Tabella 2.1.15. Un inquadramento corretto in termini di rischio costituisce la base per le scelte in emergenza: 1) strategia di trattamento e 2) collocazione del paziente per intensità di cura. Le percentuali di rischio di eventi maggiori sono diverse a seconda dello score clinico utilizzato, il GRACE score identifica una mortalità intraospedaliera dello 0,2% per un punteggio <60 e del 50,2% se >250 ed è quello applicato nelle linee guida ESC 2020.

Terapia

La fase di trattamento della SCA-NSTEMI prevede un momento precoce comune a tutte le sottopopolazioni di rischio (Tabella 2.1.16) e una fase specifica correlata invece ai singoli profili evidenziati nella fase diagnostica. Successivamente si dovrà iniziare un trattamento antitrombotico in relazione ai meccanismi fisiopatogenetici con l'obiettivo di rallentare la progressione dell'evento trombotico, la sua eventuale recidiva e la riduzione dei fenomeni vascolari, endoteliali e flogistici, responsabili del deficit di flusso coronarico. Le armi di cui disponiamo sono i farmaci antitrombotici (antipiastrinici e anticoagulanti) il cui meccanismo di azione è schematizzato nella Figura 2.1.12, e la modalità di utilizzo è riassunta nella Tabella 2.1.17.

Comunque, prima di ogni scelta farmacologica si dovrà effettuare una attenta valutazione del rapporto rischio (emorragico)/beneficio (antitrombotico) connesso all'uso di questa categoria di farmaci (Figura 2.1.13).

Tabella 2.1.15. Elementi clinici di esordio a prognosi negativa

Alterazioni ECG (T negativa; se anteriore e >0,2 mV alto rischio)	Alterazioni ECG (T negativa isolata minor rischio vs ST sottoslivellato)
Alterazioni ECG (ST sottoslivellato). Se alto numero di derivazioni, alto rischio	Alterazioni ECG (ST sottoslivellato. Entità del sottoslivellamento: >0,1 mV, 11% eventi avversi; >0,2 mV × 6 volte eventi avversi)
Alterazioni ECG (ST sopraslivellato in aVR, alto rischio)	Alterazioni ECG (ST sottoslivellato con transitorio ST sopraslivellato, alto rischio)
Sintomi a riposo	
Sintomi recidivanti	Sintomi in aumento prima dell'accesso al PS
Presenza di tachicardia, ipotensione, scompenso	Possibile uso di cocaina

Tabella 2.1.16. **Trattamento iniziale (standard) dello SCA-NSTEMI e dell'angina instabile**

Ossigeno	Somministrare solo se SO_2 <90 (ESC)-94%, se c'è distress respiratorio o altri segni di ipossiemia pericolosa
Nitrati NO se: a) sildenafil <24 h b) tadalafil <48 h	NTG sl q 5 min × 3, NTG e.v. se persiste dolore, scompenso acuto o ipertensione non controllata. NTG e.v. monitorato sul dolore o sintomi (a partire da 0,4 μg/kg/min)
Analgesici	Morfina e.v. se persiste dolore con terapia anti ischemica massimale. Possibile interferenza con assorbimento antipiastriniuci
	No FANS (solo ASA)
β-**bloccanti** NO se controindicazioni	Se sintomi ischemici persistenti inizio precoce (ESC). No se rischio shock, FE non nota, cocaina/vasospamo. Entro 24 ore per os se non controindicazioni (AHA)
Calcio antagonisti (non diidropiridinici)	Se ischemia ricorrente, controindicazioni ai β-bloccanti, non controindicazioni ai calcio antagonisti, sospetta angina vasospastica
ACE-inibitori	Non in urgenza

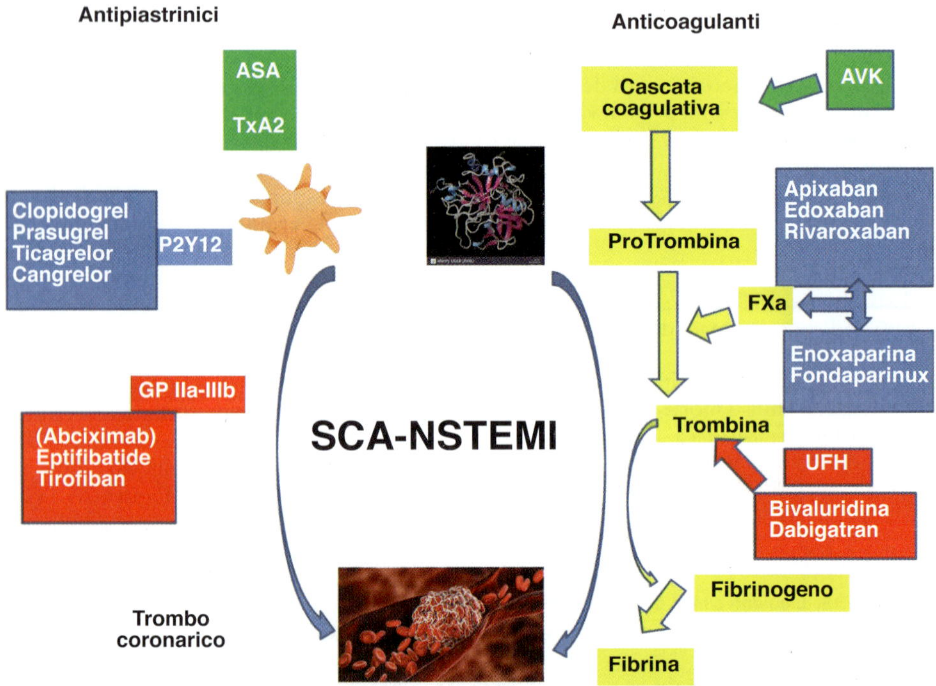

Figura 2.1.12. Siti di azione dei farmaci antitrombotici in uso nella SCA-NSTEMI: TxA2, recettore prostaglandinico; P2Y12, recettore, GpIIa-IIIb: recettore glicoproteico, ASA: ac. Acetilsalicilico; AVK: anti-vitamina K, UFH: eparina non frazionata.

Tabella 2.1.17. Terapia antitrombotica SCA-NSTEMI e angina instabile

ASA	Non gastroprotetto, solubile o masticabile. Da somministrare il più precocemente possibile PO150-300 mg, poi 75-100 mg/die. Se allergia o intolleranza Clopidogrel.
+ inibitori recettori P2Y12 NO se eccessivo rischio emorragico	Uso precoce non raccomandato se la anatomia coronarica non è nota ed è pianificata strategia early invasive. (dare post coronarografia – pre angioplastica). Se non pianificato studio precoce valutare rischio emorragico.
Clopidogrel	300-600 mg carico poi 75 mg/die (se non disponibili o controindicati Prasugrel e Ticagrelor o necessità di anticoagulanti orali)
Prasugrel	Non terapia precedente con inibitori P2Y12. 60 mg carico poi 10 mg/die (5 mg se <60 kg/>75 aa). NO se pregresso stroke – Meglio di ticagrelor se pianificata strategia invasiva
Ticagrelor	Indipendentemente dalla strategia scelta: 180 mg carico poi 90 mg/die
Cangrelor	Bolo e.v. 30 microg/kg +4 microg/kg/min x 2 h (o durata procedura)
Inibitori GPIIb/IIIa	Insieme agli antipiastrinici/eparina in alto rischio e indicazione a terapia "precocemente invasiva" (upstream o periprocedurale decisa dall'emodinamista): abciximab, eptifibatide o tirofiban
Anticoagulanti (uso prima e durante procedura)	Enoxaparina: 0,5 mg/kg e.v. bolo
	Bivaluridina 0,75 mg/kg e.v. carico poi 1,75 mg/kg/h, se strategia "precocemente invasiva" pianificata (alternativa a UFH)
	Fondaparinux 2,5 mg sc/die Utilizzo in caso di trattamento medico o di ritardo procedurale
	UFH Uso raccomandato in caso di strategia early aggressive 70-100 UI/kg se pianificato impiego GPIIa/IIIb (aPTT 250-350s) 50-70 UI/kg se non pianificato (aPTT 200-250 s)

Per quanto riguarda la rivascolarizzazione, si devono considerare due possibili strategie.

Strategia invasiva

Avvio precoce allo studio coronarografico e all'eventuale angioplastica. È indicata in caso di angina refrattaria o a riposo, instabilità elettrica, segni o sintomi di scompenso cardiaco. In queste situazioni il trattamento è indicato entro 2 h (invasiva immediata).

In assenza dei quadri suddetti ma in presenza di nuove alterazioni del tratto ST, di variazioni temporali della troponina e di un GRACE score >140 è indicato un sollecito trattamento invasivo, da effettuarsi però entro 24 h (invasiva precoce).

In assenza poi di tutte le condizioni precedenti, ma in presenza di diabete, insufficienza renale, di una FE <40% o di un GRACE score tra 109 e 140, questo tipo di trattamento sarà effettuato tra 24 e 72 h dall'esordio (invasiva selettiva).

I percorsi sono rappresentati nella Figura 2.1.14.

Strategia conservativa (o guidata dall'ischemia)

In tutte le condizioni con severe comorbidità di tipo epatico, renale, neoplastico la strategia invasiva non ha mostrato benefici in presenza di un importante incremento dei rischi.

Inoltre non sono candidati all'angiografia i pazienti con evidenza di albero coronarico non più trattabile o senza alterazioni significative (es. MINOCA). In questo caso la terapia è farmacologica.

In caso di concomitante insufficienza renale i dosaggi dei farmaci vanno regolati secondo il valore del filtrato glomerulare calcolato secondo le formule usuali. In caso

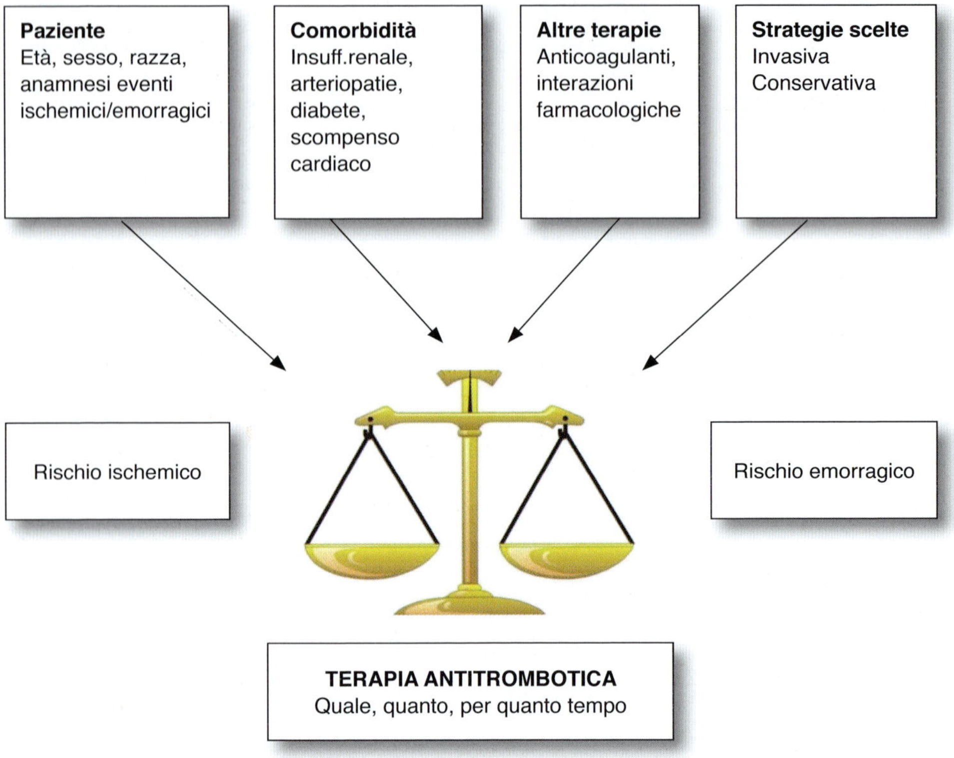

Figura 2.1.13. Determinanti rischio/beneficio del trattamento antitrombotico nella SCA-NSTEMI (da ESC 2020 modif.).

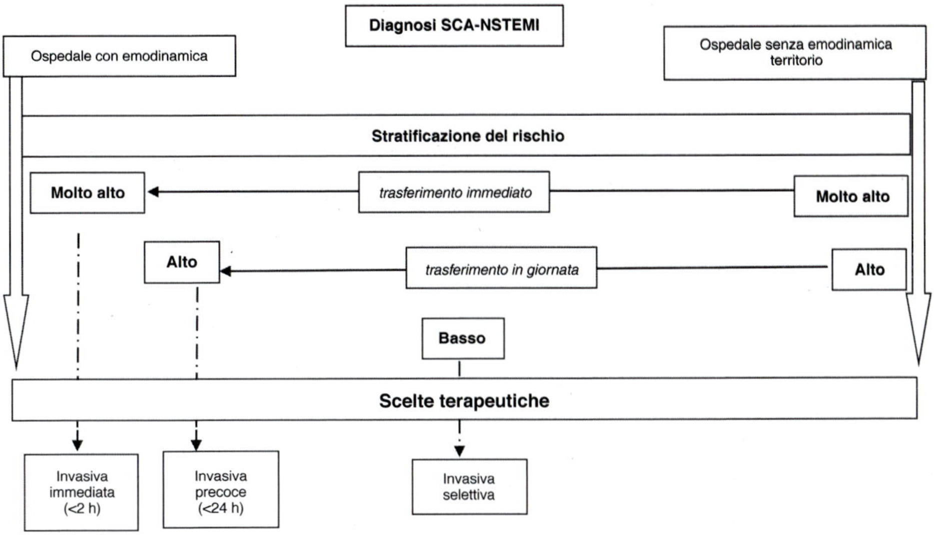

Categorie di rischio

Molto alto: instabilità emodinamica, shock cariogeno, angina ricorrente/persistente con terapia medica massimale, aritmie maligne, scompenso cardiaco acuto correlato all'ischemia, ST sottoslivellato >1 mm >6 derivazioni + ST sopraslivellato in aVR e/o V1
Alto: diagnosi certa di NSTEMI, nuove o presumibilmente nuove modifiche ST/T contigue (con/senza sintomi), arresto cardiaco ripreso senza alterazioni ST o shock cariogeno, GRACE score >140.
Basso: nessuno degli elementi di rischio ALTO/MOLTO ALTO

Figura 2.1.14. NSTEMI e UA: stratificazione del rischio e percorsi assistenziali (da ESC 2020 modif.).

di comparsa di sindrome coronarica acuta in soggetti con fibrillazione atriale cronica in trattamento anticoagulante, la terapia antitrombotica dovrà essere gestita tenendo conto dell'importante aumento del rischio emorragico legato alla associazione di più farmaci che agiscono sulle varie fasi della trombo genesi e della coagulazione (Figura 2.1.11).

Bibliografia di riferimento

URGENZE GERIATRICHE

l'occhio di riguardo

EPIDEMIOLOGIA

I pazienti in età geriatrica con SCA-NSTE sono in netto incremento rispetto al recente passato, sia per l'aumento percentuale degli stessi nella popolazione generale (ipotizzato un aumento di tre volte tra il 2010 e il 2050), sia per il miglioramento del trattamento e della prognosi nei giovani adulti, con cronicizzazione della sindrome coronarica.
Essi costituiscono una importante sfida diagnostico-terapeutica in quanto, nonostante la SCA-NSTEMI interessi soprattutto gli ultrasessantacinquenni, questi sono scarsamente rappresentati negli studi clinici (<9).

FISIOPATOLOGIA

Nella SCA-NSTEMI dell'anziano intervengono, rispetto all'adulto, elementi fisiopatologici importanti che spiegano anche l'elevata mortalità:
- presenza di comorbidità;
- maggiore complessità delle lesioni coronariche;
- invecchiamento fisiologico del sistema cardiovascolare, con perdita della elasticità vascolare, disfunzione endoteliale, ridotta capacità rigenerativa cellulare, aumento della attività pro coagulativa e pro infiammatoria;
- invecchiamento dei vari apparati con alterazione delle risposte ai farmaci e maggiori effetti collaterali.

CLINICA, ESAMI STRUMENTALI E DI LABORATORIO

Differenti rispetto ai più giovani:
- maggiore frequenza di esordio con manifestazioni cliniche diverse dal dolore toracico, principalmente dispnea o scompenso (Killip 3 e 4), ma anche confusione mentale, stanchezza o sincope;
- minore incidenza del sottoslivellamento del tratto ST in acuto;
- presenza di alterazioni confondenti all'ECG di base;
- ridotta specificità delle hs-cTn: l'URL delle hs-cTn dovrebbe essere correlato all'età e la presenza di patologie cardiache non ischemiche o non cardiache (es. insufficienza renale) determinano un aumento del biomarcatore.

TERAPIA

Pur nel rispetto di quanto suggerito dalle linee guida, la gestione terapeutica deve tenere in considerazione le specificità biologiche dell'anziano soprattutto nel dosaggio di farmaci gravati da importanti effetti collaterali.
- L'attenzione maggiore deve essere rivolta all'utilizzo di anticoagulanti e antitrombotici:
  - tenere conto di peso e funzione renale;
  - considerare con attenzione l'uso di doppia o tripla terapia antitrombotica;
  - considerare la riduzione del tempo di trattamento di duplice/triplice terapia dopo un evento acuto, con passaggio precoce a un livello inferiore o mantenere livelli più bassi di coagulazione con anticoagulanti orali;

- valutare con attenzione il rapporto rischio/beneficio perché le complicanze emorragiche sono più frequenti e più invalidanti;
- utilizzare inibitori di pompa protonica per la prevenzione delle emorragie digestive.

- La rivascolarizzazione di fatto viene effettuata in misura minore nell'anziano nell'errata ipotesi di maggiori rischi. In realtà un trattamento precoce fornisce importanti benefici sia a breve che a lungo termine, tenuto conto che la mortalità a 1 anno dopo IMA-NSTEMI è legata per lo più a ischemia miocardica, che avrebbe tratto beneficio da un trattamento invasivo.

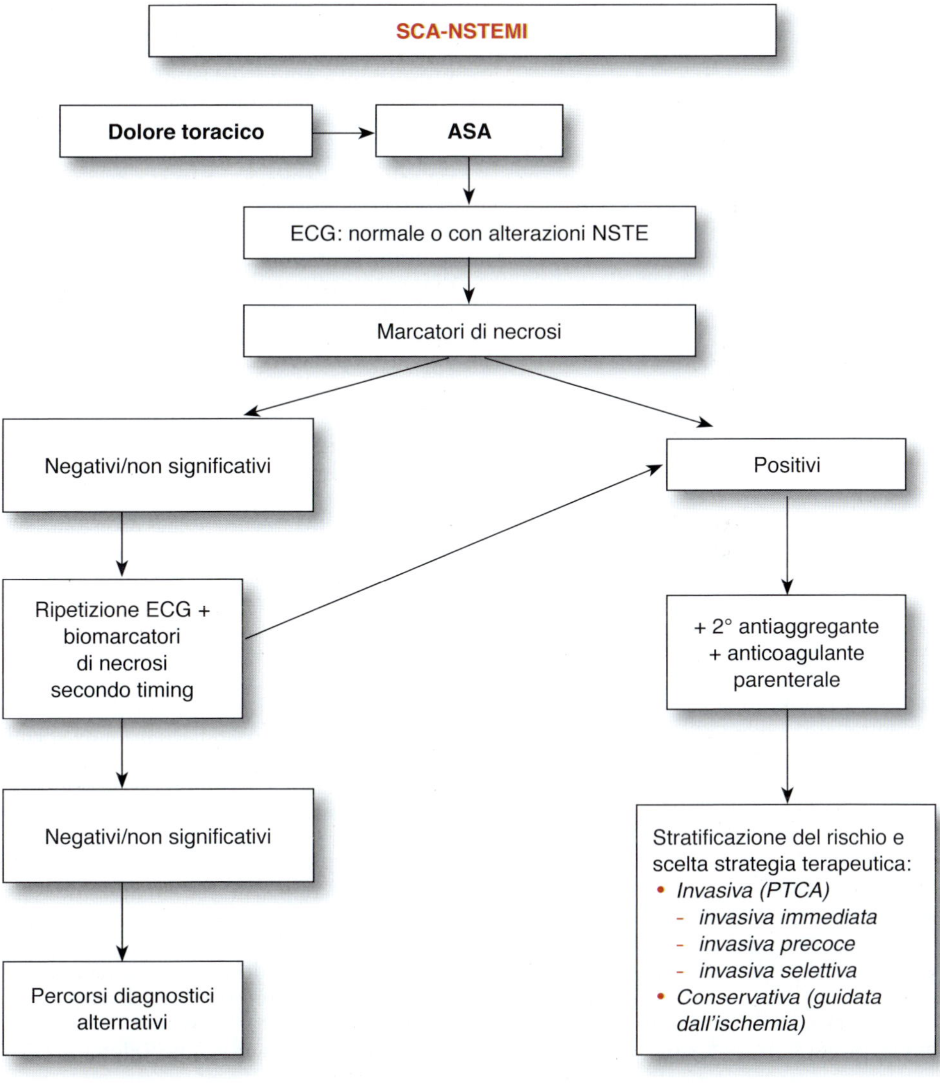

2.2 Edema polmonare acuto cardiogeno

Definizione

L'edema polmonare acuto cardiogeno (EPAc) è una condizione patologica caratterizzata da aumento della pressione idrostatica a livello dei capillari polmonari con conseguente aumento della pressione netta di filtrazione per l'equazione di Starling:

$$F = k\,[(Pcp - Pi) - \delta\,(\pi cp - \pi ci)] - Qlinf$$

F = pressione netta di filtrazione
k = costante di permeabilità
Pcp = pressione idrostatica capillari polmonari
Pi = pressione idrostatica interstizio polmonare
δ = coefficiente di riflessione
πcp = pressione oncotica capillari polmonari
πci = pressione oncotica interstizio polmonare
Qlinf = flusso linfatico.

Epidemiologia

Non esistono dati affidabili riguardo la prevalenza dell'edema polmonare acuto su popolazioni vaste. I dati epidemiologici più significativi riguardano lo scompenso cardiaco in genere (acuto e cronico) e sono desumibili dalle Linee Guida Europee e Americane. In Europa ad esempio lo scompenso cardiaco e la disfunzione ventricolare asintomatica sono riscontrabili nel 4% circa della popolazione. La prevalenza dello scompenso cardiaco risulta del 2-3% ed aumenta con l'età raggiungendo il 10-20% nella settima ed ottava decade di vita. Lo scompenso cardiaco costituisce il 5% di tutte le cause di ospedalizzazione per un episodio acuto in Europa ed è riscontrabile almeno nel 10% dei pazienti ospedalizzati.

Fisiopatologia

L'aumento della pressione netta di filtrazione provoca trasudazione di liquidi dal lume vascolare dapprima nell'interstizio polmonare quindi negli alveoli: a questo livello viene alterata la funzione del surfattante con fenomeni di collabimento e sommersione alveolare. Gli alveoli vengono così esclusi dal processo di scambio dei gas (effetto "*shunt*") e questo comporta una ipossiemia che il paziente tenta di compensare iperventilando qualora la sua pompa muscolare respiratoria sia valida (all'emogasanalisi si rileva ipossiemia con alcalosi respiratoria). Nelle fasi più avanzate del quadro e in presenza di "*shunt*" importante si realizza anche una condizione di ipoventilazione alveolare globale (all'emogasanalisi in questo caso si rilevano ipossiemia con ipercapnia e acidosi in genere mista).

Cause

L'aumento della pressione idrostatica nei capillari polmonari, in corso di edema polmonare acuto cardiogeno, è in genere conseguenza dell'aumento della pressione venosa polmonare che in maniera retrograda si ripercuote sui capillari stessi: la causa è una insufficienza acuta (scompenso) del cuore sinistro che può essere provocata da fattori scatenanti in presenza o meno di una cardiopatia sottostante (Tabella 2.2.1).

Lo scompenso del cuore sinistro, a seconda della fase del ciclo cardiaco primitivamente compromessa, in passato veniva classificato in:

- *Sistolico*: quando è compromessa primariamente la sistole, con ridotta frazione di eiezione del ventricolo sinistro e bassa gittata cardiaca. Può essere provocato, ad esempio, da deficit contrattile (infarto del miocardio, miocardite etc) od ostacolo all'eiezione (per esempio stenosi aortica severa).
- *Diastolico*: quando è compromessa primariamente la diastole (frazione di eiezione del ventricolo sinistro conservata, >40-45%), per alterato rilasciamento/ridotta disten-

Tabella 2.2.1. Cardiopatie e fattori scatenanti dello scompenso cardiaco

Cardiopatie	Fattori Scatenanti
Cardiopatia ischemica	Sindrome coronarica acuta
Cardiopatia ipertensiva	Emergenza ipertensiva
Cardiopatia valvolare	Sforzo fisico
Cardiopatia dilatativa	Aritmie
Miocardiopatia dilatativa/ipertrofica primitiva	Insufficienza valvolare acuta
Cardiopatie restrittive (sarcoidosi, amiloidosi, emocromatosi...)	Endocardite/Miocardite
Cardiopatie congenite	Tireotossicosi
	Farmaci/Tossici esogeni
	Eccessiva assunzione di liquidi/sodio
	Scarsa compliance alla terapia
	Insufficienza renale
	Anemia
	Infezioni
	Gravidanza

sibilità della parete ventricolare (ipertrofia ventricolare, pericardite costrittiva... etc.).

Questa distinzione non va interpretata rigidamente in quanto nei pazienti in fase acuta coesistono frequentemente i 2 meccanismi. Peraltro oggi la definizione è di insufficienza cardiaca a frazione di eiezione preservata (≥50%), depressa (≤40%) oppure ancora *mildly reduced* (41-49%).

Lo scompenso cardiaco acuto è rappresentato da un ampio spettro di condizioni cliniche ad eziologia e patogenesi diverse delle quali l'edema polmonare può rappresentare il quadro clinico comune: le classificazioni sono spesso incomplete e presentano dei limiti, in figura ne riportiamo una, quella utilizzata delle linee guida della società europea di cardiologia (Figura 2.2.1).

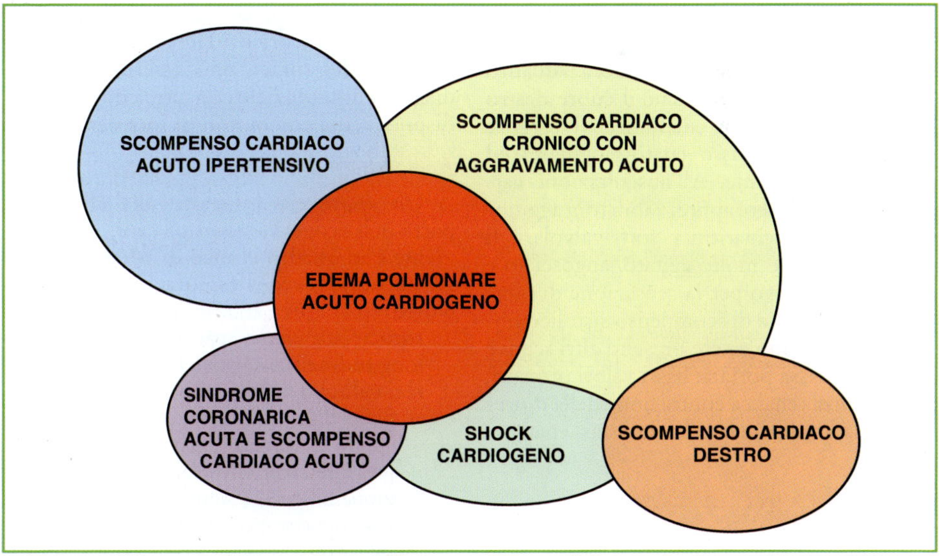

Figura 2.2.1. Classificazione clinica dello scompenso cardiaco acuto, modificata da Filippatos G et al, Heart Fail Rev 2007; 12:87-90.

Diagnosi differenziale

Anamnesi

Spesso il paziente con sospetto edema polmonare acuto cardiogenico ha già una diagnosi di cardiopatia/valvulopatia sottostante e questo dato, se presente, supporta il sospetto diagnostico. Altre volte, seppur raramente, il paziente che si presenta in urgenza con dispnea, ortopnea, rantoli al torace ed ipossiemia non ha una storia di cardiopatia/valvulopatia note: in questo caso sarà utile focalizzare l'anamnesi sulla presenza di eventuali fattori di rischio cardiovascolare e sulla familiarità per malattie cardiovascolari, oltre che sugli eventuali fattori precipitanti che hanno contribuito a scatenare l'episodio.

Esame obiettivo

Il quadro è dominato dall'insufficienza respiratoria, i sintomi sono a rapida insorgenza. Il paziente in edema polmonare acuto cardiogeno si presenta dispnoico, tachipnoico, polipnoico, ortopnoico (posizione che favorisce la ventilazione polmonare e tenta di ridurre il ritorno venoso). Può presentare, inoltre, tosse con escreato rosato, cute pallida, fredda e cianosi delle estremità. Obiettivamente, all'auscultazione del torace, si apprezzano rantoli bilaterali prevalenti alle basi; qualora il quadro di scompenso interessi anche il cuore destro si possono evidenziare edemi declivi, turgore giugulare (con reflusso epato-giugulare) ed epatomegalia dolente. All'auscultazione cardiaca possono essere apprezzabili toni aggiunti, tachicardia/tachiaritmia, soffi valvolari. Il paziente è spesso molto agitato, angosciato e poco collaborativo per la sensazione di fame d'aria. In presenza di scompenso sistolico importante potranno essere presenti altri segni e sintomi di bassa portata: bassi valori pressori, insufficienza renale e contrazione della diuresi, astenia, confusione mentale e stasi epatica.

Diagnostica per immagini

ECG

Le alterazioni elettrocardiografiche sono di frequente riscontro nei pazienti con sospetto edema polmonare e per questo un ECG alterato ha scarso valore predittivo. Di contro qualora l'ECG sia assolutamente nella norma, l'edema polmonare è improbabile, in particolare quello da disfunzione sistolica. Le alterazioni riscontrate sono le più disparate e spesso in relazione al quadro di disfunzione acuta cardiaca, alla cardiopatia/valvulopatia sottostante, alle comorbidità: tachicardia/bradicardia, fibrillazione e flutter atriale, aritmie ventricolari, onde Q, segni di ipertrofia ventricolare sinistra, di ischemia o infarto, blocco atrio-ventricolare ed altre turbe di conduzione, bassi voltaggi, alterazioni della ripolarizzazione, variazioni dell'intervallo QT.

RX torace

È l'esame radiologico storicamente più utilizzato anche se può avere dei limiti in termini di bassa sensibilità. È noto infatti come la radiografia standard del torace mostri segni di congestione polmonare solo quando l'acqua extravascolare polmonare risulti superiore al 20% della componente ematica polmonare totale. In presenza di edema polmonare acuto cardiogeno la radiografia standard del torace mostra congestione del circolo polmonare con segni di edema interstizio-alveolare, ili congesti, cardiomegalia, versamento pleurico. L'esame radiologico standard del torace può essere utile nella diagnosi differenziale con altre condizioni di dispnea acuta con rantoli ed ipossiemia.

Ecografia polmonare e cardiaca

Un approccio integrato alla clinica da parte dell'ecografia *point of care*, in un paziente con quadro clinico di edema polmonare acuto, prevede l'esplorazione di almeno 3 distretti (Figura 2.2.2):

1. **torace**: attraverso scansioni intercostali e longitudinali, anteriori, laterali e posteriori si valuterà la presenza di:
   - linee B (artefatti verticali iperecogeni a "coda di cometa") espressione di impegno interstizio/alveolare; la loro distribuzione bilaterale, simmetrica e gravitazionale depone per un incremento dell'acqua extravascolare polmonare e quindi per uno scompenso sistolico o diastolico ventricolare sinistro;

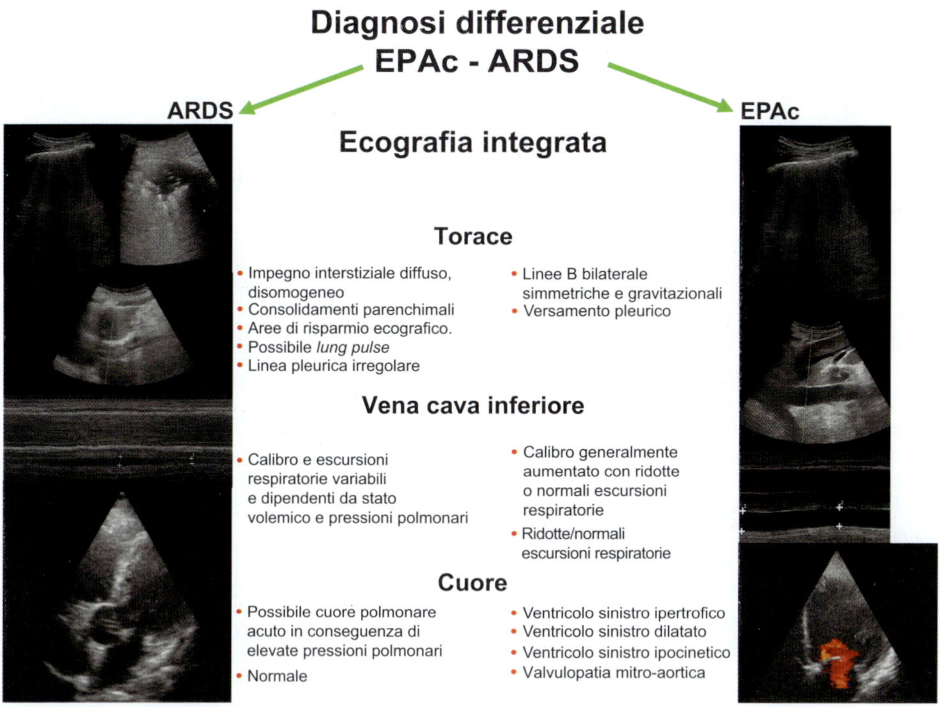

Figura 2.2.2. Eco integrata: diagnosi differenziale EPAc versus ARDS.
Legenda: ARDS sindrome da distress respiratorio acuto, EPAc edema polmonare acuto cardiogeno.

- versamento pleurico: l'ecografia è più sensibile della radiografia standard nel rilevare anche minime quantità di liquido pleurico (menisco anecogeno). Se bilaterale, associato a linee B bilaterali e simmetriche, depone per scompenso cardiaco;

2. **vena cava inferiore**: attraverso scansione longitudinale sottoxifoidea.
Si valuteranno calibro massimo (2 cm circa) e collassabilità (Indice Cavale).
In corso di EPAc la vena cava inferiore può presentarsi generalmente dilatata e avrà scarsa o nulla variabilità respiratoria;
3. **cuore**: la fisiopatologia ci insegna che un paziente in EPAc avrà un problema di insufficienza sistolica e/o diastolica del ventricolo sinistro. Si rende pertanto necessaria una valutazione degli spessori parietali, delle dimensioni endocavitarie e della funzione sistolica globale del Vsx.

Bisogna avere una particolare attenzione ad identificare eventuali disfunzioni delle valvole mitrale ed aortica: le stenosi sono facilmente identificabili perché si associano spesso a degenerazione fibrocalcifiche dei lembi e ad evidente scarsa escursione in apertura; per le insufficienze valvolari bisogna avere un elevato indice di sospetto e non trascurare la valutazione color-Doppler. La presenza di un Vsx con cinetica sistolica conservata ma marcatamente ipertrofico deve indurre il sospetto di un problema diastolico (spesso concomita ingrandimento atriale bilaterale).

Vena cava fissa

Esami di laboratorio

Emogasanalisi arteriosa

Nelle prime fasi si potrà evidenziare una severa ipossiemia (compromissione del rapporto PaO_2/FiO_2) con ipocapnia (DA-AO_2), quindi, nelle fasi avanzate ed in presenza di shunt significativo, ipossemia con ipercapnia e acidosi mista.

Peptidi natriuretici

I peptidi natriuretici sono utili marcatori biochimici per la diagnosi di scompenso cardiaco. Le evidenze a supporto di un loro utilizzo nel processo diagnostico e nella valutazione prognostica sono consistenti. I peptidi natriuretici sembrano inoltre utili anche nell'identificazione precoce dei pazienti ad alto rischio e nel guidare quindi il processo decisionale di ospedalizzazione versus dimissione. Il riscontro di livelli normali ha un valore predittivo negativo elevato e consente di escludere la genesi cardiogena di una dispnea. Valori elevati di peptidi natriuretici correlano con la presenza di uno scompenso cardiaco, ma non sono sufficienti per una diagnosi di EPAc che deve essere confermata dalla clinica associata ad un esame per immagini. Il riscontro di elevati livelli, anche in corso di adeguata terapia, correla comunque con una prognosi sfavorevole.

La determinazione delle concentrazioni di peptide natriuretico di tipo B (BNP) e della porzione N-terminale del proBNP (NT-proBNP) è utilizzata da tempo per la gestione del paziente con sospetto scompenso cardiaco, ma ad oggi non vi è ancora consenso unanime sui valori di *cut-off*. Nonostante queste considerazioni in letteratura sono stati proposti alcuni intervalli di riferimento come riportato in Tabella 2.2.2.

È bene infine ricordare che oltre allo scompenso cardiaco, altre condizioni possono provocare un aumento, seppur non importante, delle concentrazioni plasmatiche dei peptidi natriuretici. Tra queste ricordiamo: l'ipertrofia ventricolare sinistra, le tachiaritmie, la fibrillazione atriale, il sovraccarico ventricolare destro (embolia polmonare, ipertensione polmonare), l'ischemia miocardica, l'ipossiemia, la disfunzione renale, l'età avanzata, la cirrosi epatica, i distiroidismi, la sepsi e gli stati infettivi.

Troponine cardiache

Le troponine cardiache possono aumentare in corso di edema polmonare acuto/scompenso cardiaco senza che alla base vi sia per forza un danno miocardico su base ischemica: più spesso in questo contesto l'aumento è lieve e non vi è di solito il "picco" tipico dell'evento ischemico. Un incremento dei valori di troponina correla con una prognosi peggiore.

Altri test di laboratorio

I test di laboratorio che routinariamente sono indicati nei pazienti con sospetto edema polmonare acuto cardiogeno comprendono:

- emocromo completo;
- funzione renale ed elettroliti;
- glicemia;
- transaminasi;
- esame urine;
- test coagulativi di base.

La presenza di alterazioni di questi test ha diverse implicazioni cliniche che devono essere considerate nella gestione del paziente.

Diagnosi differenziale

In un paziente che si presenta con quadro clinico suggestivo di edema polmonare acuto (ipossiemia, dispnea, polipnea, tachipnea, ortopnea, rantoli al torace), l'anamesi e la storia clinica dovrebbero in primis indirizzarci verso la diagnosi corretta: storia di cardiopatia/valvulopatia, altri ricoveri per scompenso

Tabella 2.2.2. ***Cut-off*** **dei valori di BNP/NT-proBNP per la diagnosi di scompenso cardiaco**

BNP <100 pg/mL NT-proBNP <400 pg/mL	BNP 100-400 pg/mL NT-proBNP 400-2000 pg/mL	BNP >400 pg/mL NT-proBNP >2000 pg/mL
Scompenso cardiaco improbabile	Diagnosi dubbia Considerare anche altre cause di aumento	Scompenso cardiaco probabile

cardiaco, fattori di rischio cardiovascolare da un lato depongono per dispnea ad origine cardiogena. In tale contesto è anche utile indagare la presenza di broncopneumopatia cronica ostruttiva o di altra e già nota patologia polmonare per escludere dispnea ad origine prevalentemente pneumologica. Se presenti, i segni di impegno del cuore destro (edemi declivi, turgore giugulare) possono esserci d'aiuto ma non godono di elevata specificità in questo contesto, analoghe considerazioni possono valere per il rilievo di obiettività cardiaca patologica (soffi cardiaci, toni aggiunti) peraltro spesso non facilmente apprezzabile in un paziente dispnoico, agitato, poco collaborante e con grossolani rantoli polmonari. Utile inoltre indagare se vi sia stata iperpiressia, tosse, recenti eventi infettivi, esposizione a tossici, inalazione di vapori, fumi o altre sostanze, che potrebbero indirizzare verso una genesi flogistica/lesionale del quadro.

Nel setting dell'urgenza, se la storia clinica e l'obiettività non sono sufficienti, prima o in attesa di eseguire gli accertamenti radiologici e bioumorali che ci guideranno successivamente nel perfezionamento diagnostico ma che hanno inevitabilmente dei tempi tecnici di esecuzione, è comunque utile oggi avvalersi dell'ecografia con un approccio integrato alla clinica, in modo da utilizzare la metodica come naturale completamento dell'esame obiettivo.

La polmonite COVID-19 è entrata spesso in diagnosi differenziale con quadri clinici e radiologici suggestivi per edema polmonare (dispnea con ipossiemia, rantoli, pattern ecografico con impegno interstizio alveolare, aree di *ground glass* alla TC del torace) specie se assenti altri sintomi tipici dell'infezione da SARS-CoV-2; nel dubbio, i criteri epidemiologici e il tampone molecolare saranno utili per discriminare.

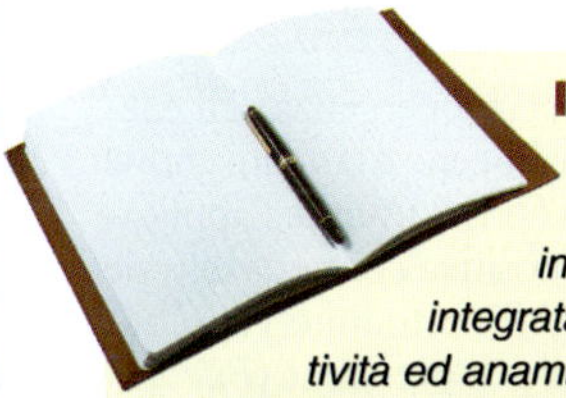

IL TACCUINO

L'ecografia utilizzata in urgenza in maniera integrata con la clinica (obiettività ed anamnesi) nel paziente con insufficienza respiratoria acuta può essere un utile sussidio per una prima definizione diagnostica. L'esplorazione del polmone, della vena cava inferiore e del cuore con scansioni semplici nell'edema polmonare acuto cardiogeno mostrerà: segni di impegno interstizio-alveolare (linee B) in maniera bilaterale, simmetrica e gravitazionale, vena cava inferiore in genere di calibro aumentato e scarsamente collassabile, cuore dilatato e/o ipocinetico in caso di scompenso sistolico.

Terapia in emergenza

In questa sezione saranno trattati soltanto i principi di terapia in urgenza, in particolare i trattamenti da attuare precocemente per ottenere una prima stabilizzazione del quadro clinico.

Gli obiettivi del nostro trattamento in urgenza devono mirare a: ridurre il precarico e postcarico del ventricolo sn, ridurre il lavoro respiratorio, reclutare alveoli migliorando l'ossigenazione tissutale. Mantenere il paziente in posizione semiseduta contribuisce a questi scopi: si riduce il ritorno venoso al cuore, aumenta la capacità polmonare totale e la capacità vitale.

Terapia farmacologica

I farmaci da utilizzare in urgenza, le dosi e il loro razionale di utilizzo sono riportati in Tabella 2.2.3.

In caso di EPAc secondario ad infarto miocardico o ad aritmie, le cause scatenanti andranno trattate adeguatamente. In caso di EPAc su base ipertensiva, sarà essenziale e prioritario ridurre il postcarico. Andrà preferito l'approccio endovenoso trattandosi in questo caso di una emergenza ipertensiva.

- **Ossigeno**. I pazienti in EPAc devono ricevere ossigeno a flussi sufficienti per mantenere i valori di SpO_2 >90%.
- **Nitroglicerina (TNT)**. È il farmaco più efficace e veloce per la riduzione sia del precarico che del postcarico. Il trattamento per via endovenosa è titolabile e può fungere da

Tabella 2.2.3. Farmaci utilizzati in urgenza in corso di edema polmonare acuto cardiogeno

Farmaco	Dosi	Azione
Furosemide	boli e.v. da 40-60 mg sulla base dell'effetto clinico	Aumento della diuresi con ipovolemia relativa e riduzione del precarico ventricolare
Nitroglicerina	Fiale con diluizione 1 mg per mL in pompa siringa a dosaggi a partire da 0,4 µg/kg/m	Effetto dose dipendente: a basse dosi è venodilatatore (riduzione del precarico ventricolare), a dosi elevate è dilatatore arteriolare (riduzione del post carico ventricolare)
Morfina	boli-ripetuti 2-4 mg e.v.	Blanda sedazione e riduzione della dispnea
Amine (in caso di bassa portata)	2-20 µg/kg/min	
• *dobutamina* se pressione arteriosa sistolica 70-100 mmHg,		Aumento gittata cardiaca per stimolazione recettori β 1 e α 1 adrenergici a livello cardiaco, diminuzione resistenze periferiche per stimolazione recettori β 2 adrenergici sull'apparato vascolare
• *dopamina* se pressione arteriosa sistolica <70 mmHg con segni di shock cardiogeno	dosaggio α-adrenergico 10-20 µg/kg/min	Aumento delle resistenze vascolari periferiche per stimolazione dei recettori alfa 1 sull'apparato vascolare
se inefficace		
• *noradrenalina*	0,02 µg/kg/min	Aumento delle resistenze vascolari periferiche per stimolazione dei recettori α 1 sull'apparato vascolare, aumento gittata cardiaca per stimolazione recettori β 1 e α 1 adrenergici a livello cardiaco
Eventuale tentativo con riempimento volemico (Fluid Challenge test)		

oterapia. La breve emivita della TNT sente un suo utilizzo sicuro anche a dosi vate nei pazienti ipertesi e con intensa attivazione adrenergica. La TNT deve essere evitata nei pazienti ipotesi e va somministrata con estrema cautela nei pazienti con stenosi aortica o con ipertensione polmonare.

- **Diuretici.** I diuretici dell'ansa e in particolare la furosemide sono considerati da anni una pietra miliare nel trattamento dello scompenso cardiaco acuto. Il loro effetto non è però immediato (20-90 min) ed è opportuno somministrarli dopo un primo trattamento con nitroglicerina. Molti pazienti con EPAc non hanno un sovraccarico di volume. In questi pazienti la somministrazione eccessiva e continuata di diuretici può causare alterazioni elettrolitiche e insufficienza renale.
- **Morfina.** Anche se si tratta di un farmaco frequentemente utilizzato, i suoi effetti emodinamici sono dubbi e probabilmente secondari all'ansiolisi. Alcuni studi hanno documentato un incremento dei ricoveri in terapia intensiva e delle intubazioni nei pazienti in EPAc trattati con morfina.
- **Amine.** Per quanto riguarda l'indicazione al trattamento con amine dell'edema polmonare si rimanda al capitolo sullo shock cardiogeno (vedi *infra*).

Ventilazione meccanica non invasiva

Il cardine della terapia in emergenza dell'edema polmonare acuto cardiogeno è la ventilazione meccanica non invasiva (NIV) tramite l'applicazione di una pressione positiva continua alle vie aeree del paziente (CPAP) o tramite l'applicazione di un doppio livello di pressione (*Bilevel*), inspiratorio più elevato ed espiratorio più basso. L'applicazione di una pressione positiva all'interno del torace (aumento della PIT) conduce ad una riduzione dell'edema interstizio-alveolare sia per la riduzione del precarico del ventricolo destro sia per l'incremento dell'output cardiaco attraverso la riduzione del postcarico del ventricolo sinistro (espressione della riduzione della pressione transmurale ventricolare sinistra). (**Figura 2.2.3**). Da anni il trattamento ventilatorio non invasivo nell'edema polmonare acuto cardiogeno ha raggiunto livelli di evidenza elevati in letteratura ed è considerato ormai di comprovata

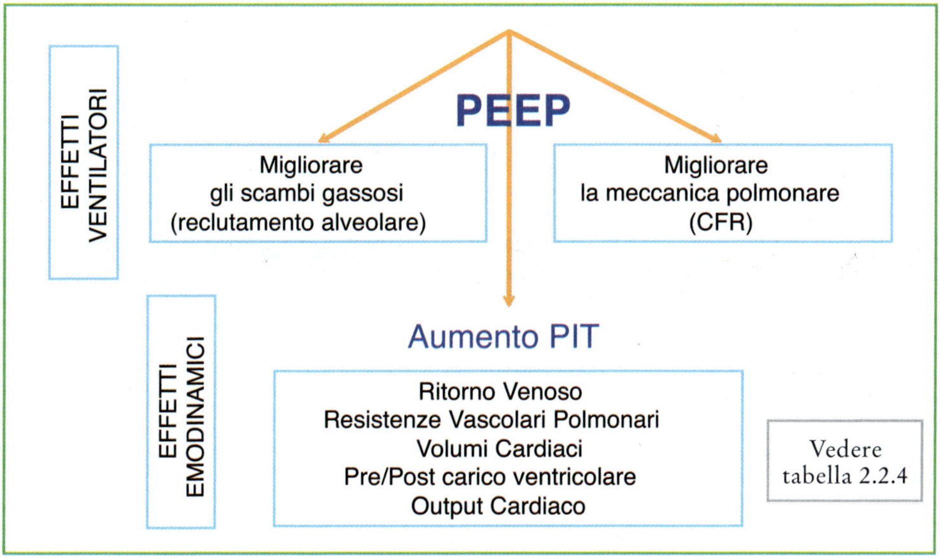

Figura 2.2.3. Effetti ventilatori e emodinamici dell'applicazione di una pressione positiva alle vie aeree del paziente. *Legenda*: PEEP pressione positiva di fine espirazione, CFR capacità funzionale residua, PIT pressione intra-toracica.

efficacia e da attuare sin dall'esordio dei sintomi. Elementi del successo di queste metodiche sembrano essere: la precocità di applicazione, la presenza di un team esperto, la possibilità di un adeguato nursing e monitoraggio del paziente. La NIV nell'edema polmonare acuto cardiogeno è in grado di ridurre la necessità di intubazione, prevenire il deterioramento della *performance* cardiorespiratoria e in ultimo ridurre la mortalità in acuto. Inoltre è in grado di migliorare gli scambi gassosi, la sensazione di dispnea, ridurre i tempi e i costi di ospedalizzazione. Il razionale fisiopatologico della NIV in corso di edema polmonare acuto cardiogeno è solido e trova spiegazione negli effetti che la pressione positiva applicata alle vie aeree del paziente provoca (Tabella 2.2.4) in questo particolare contesto clinico.

Un esempio per il settaggio delle metodiche NIV in corso di EPAc è riassunto in Figura 2.2.4.

Il passaggio alla intubazione endotracheale e alla ventilazione meccanica invasiva deve essere considerato quando il paziente resta ipossiemico nonostante una massima ossigenoterapia non invasiva, quando compaiono segni di imminente arresto respiratorio (letargia, diaforesi, irrequietezza crescente) quando il paziente è emodinamicamente instabile (ipotensione, tachiaritmie).

CPAP in edema polmonare acuto

Stratificazione del rischio

Non esiste in letteratura uno score validato o una scala specifica per valutare il rischio clinico evolutivo e la prognosi in acuto del paziente con edema polmonare acuto cardiogeno.

I diversi fattori indipendentemente associati ad una prognosi sfavorevole nel paziente con scompenso cardiaco acuto indicati nei vari studi controllati randomizzati pubblicati e nei registri internazionali sono riportati in Tabella 2.2.5 e sono simili a quelli tipici dello scompenso cardiaco cronico.

La mortalità intraospedaliera risulta particolarmente elevata nei pazienti con shock cardiogeno (40-60%), mentre è bassa in quelli con scompenso cardiaco acuto su base ipertensiva. Nella *EuroHeart Failure Survey*

Tabella 2.2.4. Effetti emodinamici e ventilatori della NIV in corso di edema polmonare acuto cardiogeno

Effetti emodinamici (aumento della pressione intratoracica)	Effetti ventilatori
Riduzione del precarico ventricolare destro (riduzione del ritorno venoso)	Reclutamento alveolare, miglioramento dell'ossigenazione, degli scambi gassosi
Riduzione del postcarico ventricolare sinistro (riduzione della pressione transmurale)	Aumento della capacità funzionale residua, miglioramento della meccanica respiratoria
	Riduzione del lavoro respiratorio

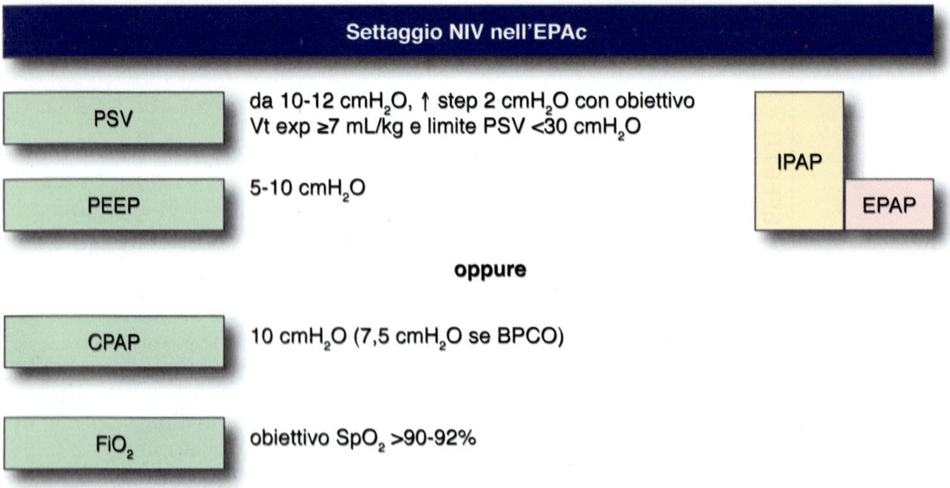

Figura 2.2.4. Settaggio della NIV in corso di edema polmonare acuto cardiogeno.

Tabella 2.2.5. Fattori prognostici dello scompenso cardiaco

Demografici	Clinici	Laboratoristici	Funzionali	Altri	Elettrofisiologici
Età avanzata	Ipotensione/shock cardiogeno	Alterazione della funzione renale	Ridotta capacità di lavoro	Ridotto indice cardiaco	Tachicardia
Arresto cardiaco rianimato	Classe NYHA III-IV	Anemia	Limitata capacità al test del cammino (6 minuti)	Dilatazione ventricolare sinistra	Onde Q
Eziologia ischemica	Pregressa ospedalizzazione per scompenso cardiaco	Elevati livelli di peptidi natriuretici	Respiro periodico	Elevata pressione di riempimento ventricolare sinistra	QRS largo, aritmie ventricolari complesse
Comorbidità (diabete, BPCO, depressione)	Tachicardia	Iponatriemia	Ridotto consumo di ossigeno di picco	Pattern restrittivo di riempimento mitralico, ipertensione polmonare	Ipertrofia ventricolare
Scarsa compliance alla terapia	Stenosi aortica	Iperbilirubinemia	Elevato rapporto ventilazione/ produzione di CO_2	Alterata funzione ventricolare destra	Ridotta variabilità della frequenza cardiaca
	Apnee del sonno	Elevati livelli di acido urico		Acidosi e ipercapnia	Fibrillazione atriale
	Ridotto body mass index	Elevati livelli di troponine cardiache			Alternanza dell'onda T

Legenda: NYHA New York Heart Association, CO_2 anidride carbonica, BPCO broncopneumopatia cronica ostruttiva.

II, la degenza media dei pazienti ospedalizzati per scompenso cardiaco acuto è stata di 9 giorni. I dati dei registri indicano anche che quasi la metà dei pazienti ricoverati con scompenso cardiaco acuto va incontro ad una nuova ospedalizzazione entro 1 anno.

Bibliografia di riferimento

LA LAVAGNA

La NIV in corso di edema polmonare acuto cardiogeno:

- ***migliora rapidamente ossigenazione, pH e CO_2 arteriosi, dispnea;***
- ***riduce la necessità di intubazione oro-tracheale;***
- ***riduce la mortalità in acuto;***
- ***riduce il tempo di degenza e i costi dell'ospedalizzazione;***
- ***va eseguita contestualmente alla terapia medica standard;***
- ***non aumenta il rischio di sindrome coronarica acuta;***
- ***va applicata precocemente da un team esperto e con possibilità di adeguato monitoraggio;***
- ***non ha mostrato differenze tra diverse metodiche applicate, in particolare la CPAP si è dimostrata egualmente efficace alle metodiche a doppio livello di pressione.***

Appunti / Commenti

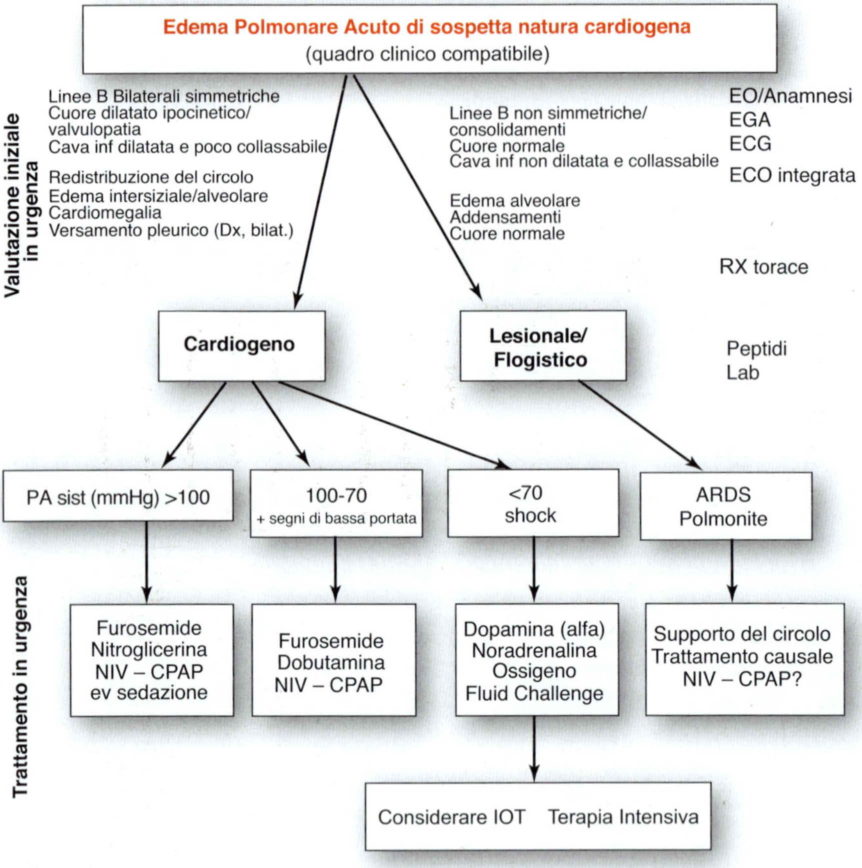

Legenda: EPA edema polmonare acuto, EO esame obiettivo, EGA emogasanalisi arteriosa, ECG elettrocardiogramma, ECO ecografia, PA sist pressione sistolica, Lab esami di laboratorio, NIV ventilazione non invasiva, CPAP (pressione positiva continua nelle vie aeree), IOT intubazione oro tracheale, ARDS sindrome da distress respiratorio acuto, O_2 ossigenoterapia, mmHg millimetri di mercurio.

2.3 Malattia tromboembolica venosa

Definizione

La malattia tromboembolica venosa è una condizione anatomo-clinica costituita da una trombosi del circolo venoso profondo, in particolare degli arti inferiori associata o meno ad embolia polmonare. Poiché la malattia tromboembolica venosa rappresenta in qualche modo un *continuum*, si ritiene più corretto parlare di tromboembolismo venoso (TEV), entità nosologica comprendente la trombosi venosa profonda (TVP) e l'embolia polmonare (EP).

Epidemiologia

L'incidenza del TEV è stimata intorno a 160/100.000 casi/anno di cui 2/3 circa rappresentati dalla trombosi venosa profonda (TVP) isolata e 1/3 dall'embolia polmonare (EP). Significativamente differente è l'incidenza nelle varie età: 11/100.000 tra 20 e 29 anni, 263/100.000 oltre gli 80 anni. Dai dati statunitensi emerge chiaramente come il riconoscimento precoce e il trattamento del TEV riducano in modo significativo la mortalità: dei 300.000 decessi/anno stimati, correlati al TEV, il 7% avveniva in pazienti correttamente diagnosticati e trattati, il 59% nel caso di EP non diagnosticate in vita e il 34% a seguito di EP fatali.

In riferimento alla pandemia di SARS-CoV-2, l'incidenza del TEV, nei pazienti ospedalizzati per COVID-19, è ~9,5%.

Fisiopatologia

Il tromboembolismo venoso è una malattia multifattoriale causata da uno sbilanciamento tra produzione e rimozione del materiale coagulativo all'interno dei vasi venosi, a seguito di uno o più dei classici fattori di Virchow (ipercoagulabilità, stasi venosa, danno endoteliale), a loro volta conseguenti a fattori genetici (es. trombofilie ereditarie) o acquisiti (es. età avanzata), permanenti (es. pregressa TVP) o transitori (es. immobilizzazione a seguito di frattura).

EMBOLIA POLMONARE

Definizione

L'embolia polmonare (EP) è l'occlusione di parte della circolazione arteriosa polmonare provocata, nella maggioranza dei casi, dalla mobilizzazione di trombi originati nel circolo venoso profondo degli arti inferiori (trombosi venosa profonda – TVP). Meno frequentemente l'EP origina in altri distretti come le vene della pelvi, degli arti superiori, le vene renali, eccezionalmente le camere cardiache di destra. L'insieme di EP e TVP definisce il tromboembolismo venoso (TEV).

L'EP rappresenta un'emergenza cardiovascolare con potenziale evoluzione fatale, ma reversibile se prontamente riconosciuta e trattata.

Epidemiologia

L'embolia polmonare interessa 1-2 persone/1000/anno negli Stati Uniti. La mortalità in pazienti emodinamicamente stabili alla presentazione è meno del 5% ma sale al 20% in quelli con ipotensione persistente. Molti casi non vengono riconosciuti e quindi non trattati. Dati basati su studi storici attribuiscono alla EP non diagnosticata una mortalità prossima al 30%, anche se la letteratura recente considera sovrastimati questi valori. La maggior parte delle morti per EP si verifica precocemente e si stima che nel 25% dei pazienti l'EP si manifesti come morte improvvisa.

Fisiopatologia

Gli emboli di origine venosa che vanno ad interessare le arterie polmonari causano alterazioni emodinamiche (ipotensione e shock) e degli scambi gassosi (ipossiemia). Le alterazioni emodinamiche sono determinate dalle dimensioni dell'embolo, dall'adattamento compensatorio neuroumorale e dalle condizioni cardio-circolatorie preesistenti (Figura 2.3.1).

Le alterazioni dello scambio gassoso sono dovute alle modificazioni del rapporto V/P, all'aumento dello spazio morto fisiologico e allo shunt destro-sinistro.

Presentazione clinica

La presentazione clinica della EP è spesso insidiosa: nel 90% dei casi il sospetto di EP è evocato dalla presenza di sintomi aspecifici (comuni a molte altre condizioni) come dispnea, dolore toracico, sincope, emottisi, tosse; nei casi più gravi la presentazione è invece drammatica con shock e morte improvvisa (Tabella 2.3.1).

Tabella 2.3.1. Caratteristiche cliniche dei pazienti con sospetta EP in Pronto Soccorso (da Pollack et al. 2011 tradotto e modificato).

Variabili cliniche	EP confermata (n. 1880 pz)	EP non confermata (n. 528 pz)
Dispnea	50%	51%
Dolore toracico (pleurico)	39%	28%
Tosse	23%	23%
Dolore toracico retrosternale	15%	17%
Febbre	10%	10%
Emottisi	8%	4%
Sincope	6%	6%
Dolore unilaterale alla gamba	6%	5%
Segni di TVP (unilaterale)	24%	18%

Esame obiettivo

È frequente il riscontro di tachipnea e di tachicardia (anche isolata!). È possibile il riscontro di murmure sistolico sull'area di ascoltazione della polmonare come pure è possibile evidenziare un S2 accentuato o la comparsa di S3 e S4. Il valore dell'esame obiettivo nella diagnosi di embolia polmonare è però purtroppo scarso.

Diagnosi differenziale e probabilità di malattia

Poiché i singoli segni o sintomi hanno una bassa sensibilità e specificità, sono stati derivati e validati degli score che possono aiutare nel conferimento della probabilità di embolia polmonare dei singoli

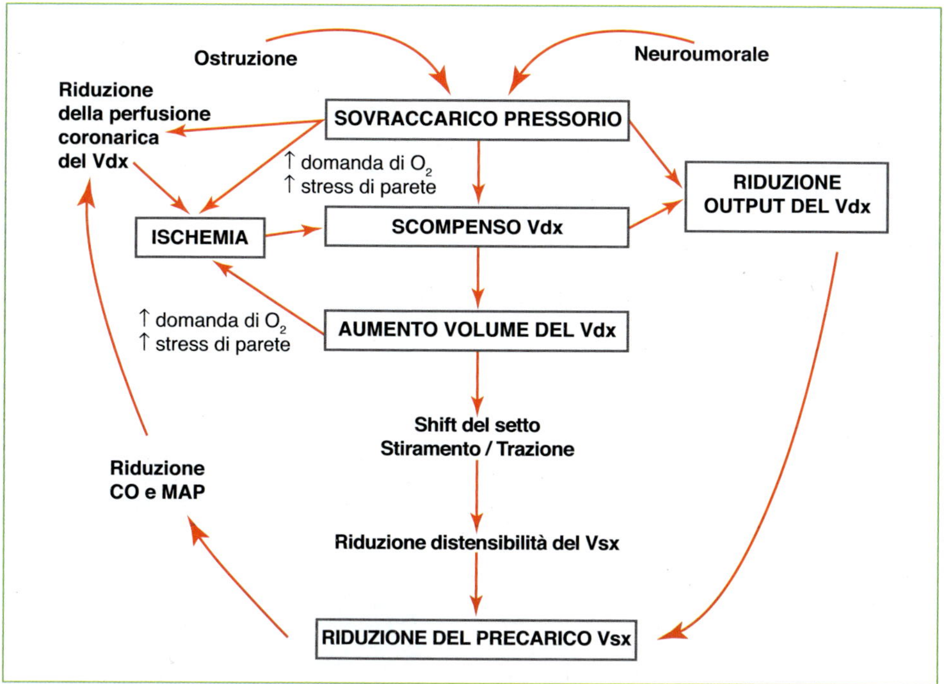

Figura 2.3.1. Alterazioni emodinamiche in corso di embolia polmonare (dal web modificato).

pazienti. Questi score considerano anche i fattori di rischio per EP (Tabella 2.3.2).

In particolare due di queste *clinical prediction rule* (*Wells rule* e *revised Geneva rule*) sono state validate in modo esteso e permettono di definire la probabilità di embolia polmonare in alta, intermedia e bassa oppure, semplificando, in probabile e improbabile (Tabella 2.3.3).

Esami diagnostici

La scelta dei test diagnostici dovrebbe essere fatta considerando prima la probabilità di embolia polmonare (probabilità pre-test) in modo tale da rendere più significativo ai fini diagnostici il risultato del test richiesto (probabilità post test).

Tabella 2.3.2. **Fattori di rischio per tromboembolia venosa*** (dal 2104 ESC Guideline modificato)

Alto rischio (Odds ratio >10)	Rischio intermedio (Odds ratio 2-9)	Basso rischio (Odds ratio <2)
Trauma maggiore	Chirurgia artroscopica di ginocchio	Chirurgia laparoscopica
Fratture agli arti inferiori	Cancro (++ se metastasi)/chemioterapia	Obesità
Artroprotesi anca e ginocchio	Paralisi da stroke	Gravidanza
IMA nei tre mesi precedenti	Infezione in atto* o stato infiammatorio cronico	Vene varicose
Ricovero per scompenso cardiaco	Uso di contraccettivi	Diabete mellito
Ricovero per FA/flutter atriale	Trombosi venosa superficiale	Letto >3 giorni
Lesioni al midollo spinale	Periodo peripartum	Ipertensione arteriosa
Precedente TEV	Trombofilia	Età avanzata

*L'infezione di SARS-CoV-2 (COVID-19) si è rivelata essere un fattore di rischio per embolia polmonare.

Tabella 2.3.3. Clinical Prediction Rule secondo Wells per l'embolia polmonare (EP)

Variabili cliniche	Punteggio
Segni clinici di TVP	3
Altre diagnosi meno probabili dell'EP	3
Frequenza cardiaca ≥100 battiti per minuto	1,5
Immobilizzazione o intervento chirurgico nelle ultime 4 settimane	1,5
Precedenti di TVP o EP	1,5
Emottisi	1
Neoplasia in fase attiva	1
Probabilità a tre livelli	**Probabilità a due livelli**
• >6 punti: alto rischio (78,4%) • da 2 a 6 punti: rischio intermedio (27,8%) • <2 punti: basso rischio (3,4%)	• EP improbabile 0-4 • EP probabile >4

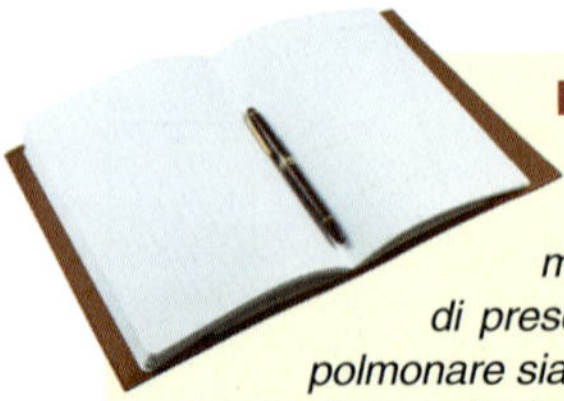

IL TACCUINO

La Tabella 2.3.1 dimostra come i sintomi di presentazione dell'embolia polmonare siano aspecifici. Per questo la ricerca dei fattori di rischio (Tabella 2.3.2) è importante. L'utilizzo degli score e la validazione delle clinical prediction rules costituiscono un ottimo modello e rendono edotti di come la teoria Bayesiana possa funzionare in clinica e aiutare il processo decisionale.

Gli esami possono essere classificati a seconda del loro grado di sensibilità e specificità rapportato alla probabilità di malattia (Tabella 2.3.4).

Esami a bassa sensibilità e specificità

Elettrocardiogramma. È utile e può orientare quando sono presenti i pattern indicativi di sovraccarico del ventricolo dx: S1Q3T3, QR in V1, l'inversione dell'onda T in V1-V3 e la presenza di BBdx destro. Frequente è il riscontro di tachicardia sinusale o di tachiaritmia sopraventricolare.

ECG in TEP

ECG in TEP

RX torace. In corso di embolia polmonare si possono riscontrare diverse anomalie che sono però aspecifiche (elevazione dell'emidiaframma, versamento pleurico, atelettasia laminare). Il valore dalla radiografia del torace sta nell'escludere o evidenziare cause alternative di dispnea o dolore toracico.

RX torace in TEP

Tabella 2.3.4. Sensibilità e specificità degli esami diagnostici

Bassa sensibilità e specificità	Alta sensibilità e bassa specificità	Bassa sensibilità e alta specificità	Alta sensibilità e specificità
Elettrocardiogramma	D-dimero	Ecografia compressiva (CUS)	Angio TC (angio-TC)
Radiografia del torace			Ecocardiogramma*
Ecocardiogramma			
Emogasanalisi			

* Limitatamente ai pazienti con istabilità emodinamica.

Emogasanalisi. Il quadro emogasanalitico di più frequente riscontro in corso di EP è quello caratterizzato da ipossiemia e ipocapnia con elevata differenza alveolo-arteriosa (DA-aO_2). Questo pattern, considerato caratteristico, ha una bassa specificità potendosi riscontrare in altre condizioni cliniche caratterizzate da shunt intrapolmonare, come pure la sensibilità non è elevata, potendosi riscontrare in corso di embolia polmonare valori di PaO_2 e PaCO_2 normali con normale DA-aO_2. In molti casi la PaO_2 può essere vicino alla norma come valore assoluto, ma in realtà non è adeguata tenuto conte della riduzione della PaCO_2 (iperventilazione), tanto da determinare un aumento della DA-aO_2.

Ecocardiografia transtoracica (ETT) e transesofagea (ETE). L'esame ecocardiografico, sebbene sia estremamente utile nella diagnosi differenziale della dispnea acuta e del dolore toracico non è solitamente raccomandato nell'iter diagnostico dei pazienti emodinamicamente stabili con sospetta EP, poiché in questo ambito, complessivamente, risulta essere un test a bassa sensibilità e specificità. L'integrazione con una ecografia venosa compressiva (CUS) e con l'ecografia polmonare incrementa significativamente l'accuratezza diagnostica. L'ecografia polmonare consente frequentemente di identificare piccoli consolidamenti periferici (12-15 mm), di forma ovalare o più tipicamente triangolare a base pleurica, prevalenti nei campi polmonari posteriori e basali, che corrispondono a lesioni infartuali identificate con l'esame angio-TC. In alcuni studi l'ecografia polmonare nella diagnosi di EP è risultata avere una sensibilità del 60% ed una specificità del 96%. I valori di sensibilità risultano significativamente aumentati nella sottopopolazione di pazienti emodinamicamente stabili che presentano dolore toracico pleuritico e sospetta EP.

In uno studio (Nazerian 2014) la valutazione ecografica multiorgano (cuore, polmone e vene degli arti) nella la diagnosi di EP ha mostrato valori di sensibilità pari al 90% e di specificità dell'86,2%. Al contrario, la ETT, come singolo test diagnostico, risulta essere significativamente sensibile e marcatamente specifico in un particolare sottogruppo di pazienti con EP, quelli con presentazione clinica in shock/peri-arresto: in questo specifico scenario clinico l'ETT riveste un ruolo di fondamentale importanza sia ai fini diagnostici che gestionali poiché consente di escludere o porre diagnosi di EP con elevata accuratezza diagnostica e quindi di intraprendere con tempestività ed appropriatezza la terapia trombolitica. I segni ecocardiografici che consentono di porre diagnosi di disfunzione ventricolare destra acuta sono: dilatazione del VD in assenza di segni di ipertrofia parietale, anomalo movimento del SIV (segno della D-shape in PSAx), riscontro del segno di McConnell (ipocinesia diffusa della parete libera del VD con risparmio apicale), riduzione della TAPSE, presenza di insufficienza tricuspidalica ed incremento della PAP, segno del 60/60. La ETE è in grado di rilevare la presenza di trombi nei rami maggiori della arteria polmonare e trova la sua indicazione nel paziente instabile, in cui è alta la prevalenza di emboli centrali.

Per una trattazione più estesa ed approfondita degli aspetti ecocardiografici si invita il lettore a consultare il corrispondente QR Code.

Embolia polmonare ECO cuore

Esami ad alta sensibilità e bassa specificità

D-dimero. Il D-dimero è un prodotto di degradazione della fibrina organizzata nel coagulo e il riscontro di un suo valore elevato nel sangue indica attivazione della coagulazione. L'EP è improbabile se il D-dimero è normale (<500 ng/mL) e la normalità del D-dimero determinato con metodica ELISA o ELISA-derivata è in grado di escludere l'EP con una sensibilità superiore al 95%. Può quindi essere utilizzato per escludere la diagnosi di embolia polmonare in quei pazienti con probabilità pre-test bassa o intermedia. Il limite fondamentale dell'esame è costituito dalla sua bassa specificità, risultando elevato in molte circostanze diverse dalla EP, spesso a questa associate, come trauma, infezione, intervento chirurgico e età avanzata.

Dati recenti indicano che l'aggiustamento del *cut-off* in base all'età (anni × 10 ng/mL) migliora la performance del D-dimero nei soggetti di età superiore ai 50 anni.

In Pronto Soccorso un D-dimero negativo (con metodica ad alta sensibilità) associato a bassa o intermedia probabilità clinica o EP improbabile è in grado di escludere l'EP senza ulteriori test. Il D-dimero non andrebbe eseguito nei soggetti con alta probabilità clinica di EP; in questi casi infatti la sua negatività non sarebbe sufficiente ad escludere la diagnosi ed è indicato passare direttamente alla angio-TC.

Esami a bassa sensibilità e alta specificità

Ecografia compressiva delle vene profonde degli arti inferiori (CUS). La CUS, completa o limitata alla ricerca bilaterale della comprimibilità della vena femorale comune all'inguine e della vena poplitea al cavo popliteo, è la metodica di prima scelta nella diagnostica della TVP degli arti inferiori. La CUS è positiva nel 30-50% dei pazienti con sospetta EP e una CUS positiva, in un paziente con sospetta EP associata a sintomatologia suggestiva per TVP, è considerata sufficiente per confermare la EP senza ricorso a ulteriori test e autorizza a intraprendere la terapia anticoagulante (specificità ~95%). Infine la CUS è considerata l'esame di scelta nell'approccio alla sospetta EP nei soggetti con controindicazione alla angio-TC e nella donna in gravidanza. La negatività della CUS (sensibilità 41%) ovviamente non permette l'esclusione dell'embolia polmonare neanche nei pazienti a basso rischio.

ECO CUS tecnica

ECO CUS in TVP

Esame ad alta sensibilità e alta specificità

Angiotomografia computerizzata del torace (angio-TC). I soggetti con sospetta EP e probabilità clinica elevata o con probabilità clinica bassa o intermedia e D-dimero positivo devono essere sottoposti ad angio-TC. Il risultato dell'esame va rapportato, in ogni caso, alla probabilità clinica di malattia. Per esempio, se il valore predittivo positivo di un deficit di opacizzazione di un ramo centrale della arteria polmonare, in un soggetto con bassa probabilità clinica di malattia è del 97%, in caso di opacizzazione isolata di un ramo segmentario, il valore predittivo positivo si riduce al 68%. Oltre all'accuratezza diagnostica dell'esame tomografico per la diagnosi di embolia polmonare bisogna poi valutare la concordanza nella lettura degli esami da parte dei diversi radiologi. In caso di embolie polmonari anatomicamente massive è molto elevata, in tutti gli altri casi è molto bassa.

angio-TC in EP

IL TACCUINO

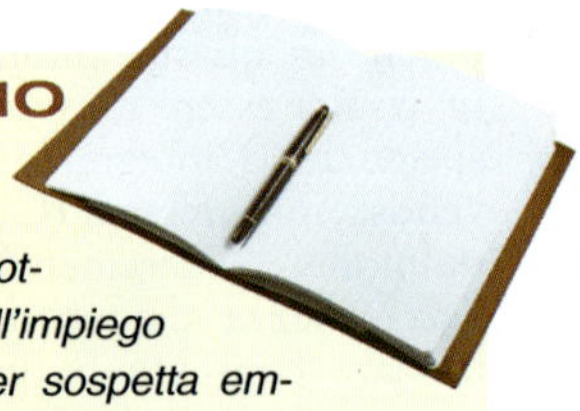

La facilità di accesso alla angio-TC ha indotto un incremento dell'impiego di questo esame per sospetta embolia polmonare, ma la maggiore sensibilità della angio-TC nel rilevare la EP non ha portato a una riduzione della mortalità per la stessa e la letteratura recente ha richiamato l'attenzione sul problema della "sovradiagnosi" di embolia polmonare. Il fatto che i tassi di mortalità per EP restino immodificati, a fronte di una incidenza di malattia che risulterebbe quasi raddoppiata, induce a ritenere che un gran numero di soggetti siano esposti ai rischi della terapia in assenza di benefici. Tutto questo pone il medico di fronte a un problema nuovo che è quello del riscontro di alterazioni radiologiche che potrebbero essere insignificanti dal punto di vista clinico e il cui trattamento potrebbe essere causa di danno al paziente. Tutto ciò pone ancora una volta il problema dell'appropriatezza nella richiesta degli esami diagnostici.

Scintigrafia polmonare. Meno frequentemente impiegata oggi è la scintigrafia polmonare (SP) ventilo-perfusoria (V/Q) o solo perfusoria, avendo come riferimento la radiografia del torace. La SP è da considerarsi la metodica di imaging da scegliere nella donna gravida, quando la radiografia del torace è negativa oppure nei casi di insufficienza renale o importante allergia al mezzo di contrasto iodato che rendono la angio-TC troppo rischiosa.

Scintigrafia polmonare in TEP

Percorso diagnostico

Il percorso diagnostico è fortemente condizionato dallo stato emodinamico del paziente.

- Nel caso di condizioni emodinamiche normali, una volta definita la probabilità clinica di embolia polmonare, il percorso prosegue con l'esecuzione della CUS. Se positiva si passa all'anticoagulazione. Se negativa si procede con la determinazione del D-dimero nel caso di probabilità bassa o intermedia o con l'esecuzione della angio-TC nel caso di probabilità elevata o di positività del D-dimero nella bassa o intermedia (Figura 2.3.2).
- Nel caso di sospetta EP in un quadro di instabilità emodinamica (Tabella 2.3.5) si richiede un approccio immediato basato sulla ecocardiografia transtoracica (ETT). Se la ETT evidenzia dilatazione e disfunzione del VD in assenza di altre cause evidenti, vi è generale accordo sulla opportunità di avviare immediatamente una terapia di riperfusione. Per converso, nel paziente con instabilità emodinamica, l'assenza di dilatazione/disfunzione ventricolare destra esclude l'EP come causa. In questo caso entrano in diagnosi differenziali altre patologie caratterizzate da instabilità emodinamica quali sindrome aortica acuta, sindrome coronarica acuta, tamponamento cardiaco, disfunzione valvolare acuta (Figura 2.3.3).

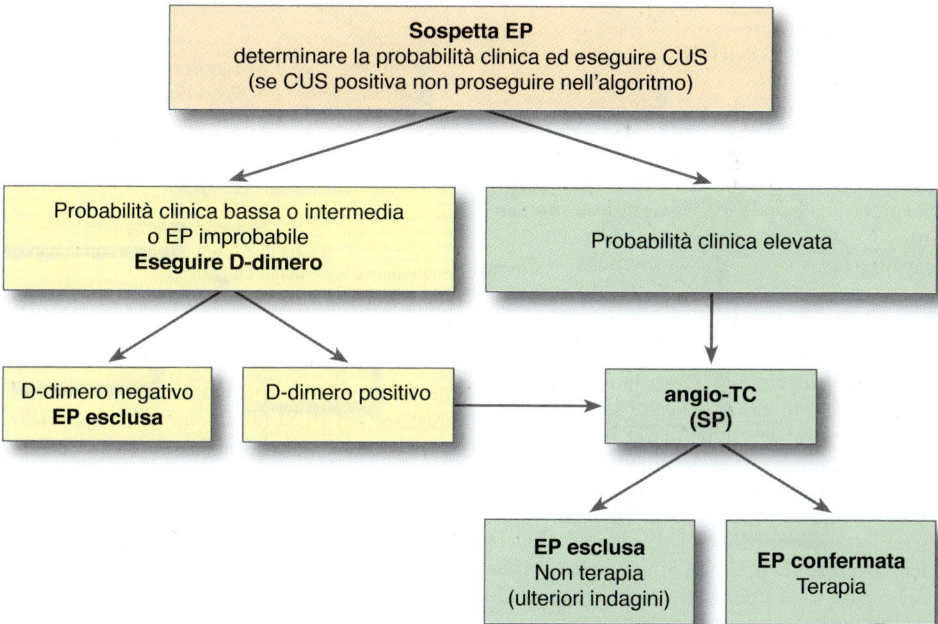

Figura 2.3.2. Sospetta EP nel paziente senza instabilità emodinamica, percorso diagnostico.

Tabella 2.3.5. Definizione di instabilità emodinamica da 2019 ESC Guidelines for the diagnosis and management of acute pulmonary embolism (modificata).

Arresto cardiaco	Shock ostruttivo	Ipotensione persistente
Manovre rianimatorie (ACLS)	PA sistolica <90 mmHg o necessità di vasopressori per raggiungere valori di PA sistolica ≥90 mmHg, nonostante adeguato riempimento volemico e Segni di ipoperfusione d'organo (alterato stato mentale; cute fredda, sudata; oliguria/anuria; aumento del lattato sierico)	PA sistolica <90 mmHg o caduta pressoria ≥40 mmHg di durata >15 min e non causata da aritmie di nuova insorgenza, ipovolemia o sepsi

PA = pressione arteriosa

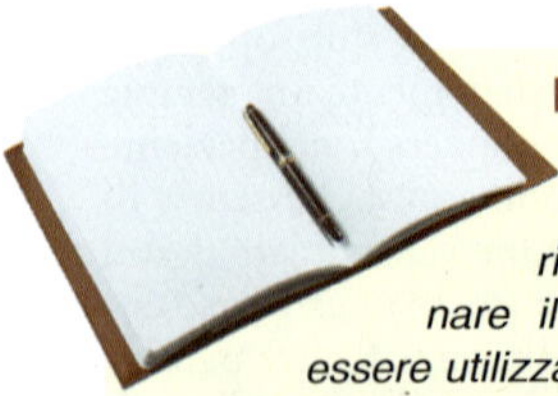

IL TACCUINO

Nei pazienti a basso rischio (senza determinare il D-dimero), possono essere utilizzati I criteri PERC (Pulmonary Embolism Rule Out Criteria) che se tutti negativi permettono di dimettere il paziente con ragionevole sicurezza.

Criteri PERC

Nel caso sia immediatamente disponibile e le condizioni emodinamiche del paziente lo permettano, è indicata l'esecuzione dell'angio-TC, anche a conferma del reperto ecocardiografico.

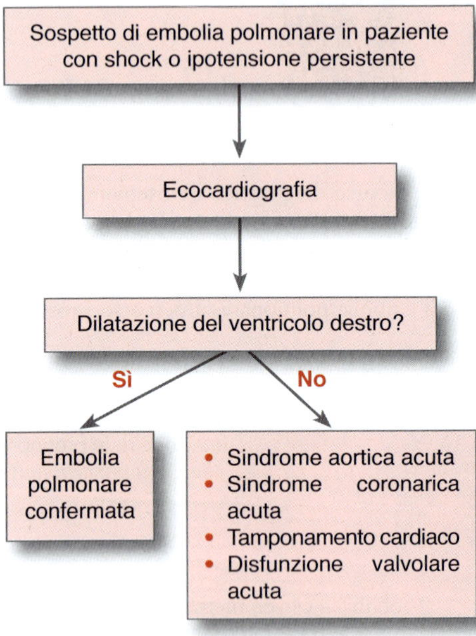

Figura 2.3.3. Sospetta EP nel paziente con instabilità emodinamica, percorso diagnostico.

Stratificazione del rischio

Nell'approccio all'EP, un fattore determinante che condiziona le scelte terapeutiche e la destinazione del paziente è la stratificazione prognostica, ovvero la definizione del rischio di mortalità e di altri esiti sfavorevoli durante il ricovero in ospedale o a 30 giorni. Vanno presi in considerazione le condizioni cliniche del paziente alla presentazione, le comorbidità, i reperti ecocardiografici o dell'angio-TC e i valori dei biomarcatori di danno cardiaco e di stress di parete (Tabella 2.3.6).

Un utile approccio clinico di stratificazione del rischio del paziente con embolia polmonare è il PESI (*Pulmonary Embolism Severity Index*), anche nella sua versione semplificata (sPESI) (Tabella 2.3.7, 2.3.8) oppure i criteri Hestia. La stratificazione del rischio oltre a essere importante per l'iter diagnostico e il setting di ospedalizzazione è molto importante anche per identificare alcuni pazienti che possono non essere ricoverati utilizzando i criteri Hestia (Tabella 2.3.9).

Tabella 2.3.6. Stratificazione del rischio del paziente con embolia polmonare

	Instabilità emodinamica	Segni ecocardiografici o angio-TC di disfunzione del ventricolo dx	sPESI ≥1 (Tabella 2.3.8)	Biomarcatori cardiaci (cTn I o T; BNP o NT-proBNP)
Alto	+	+		
Intermedio alto		+	+	+
Intermedio basso		+/–*	+	+/–*

* Solo uno dei due deve essere positivo.

Tabella 2.3.7. Pulmonary Embolism Severity Index (PESI)

Variabile	Punteggio
Demografica	
Età per anno	Un punto/anno
Maschio	+ 10
Comorbidità	
Cancro	+ 30
Scompenso cardiaco	+ 10
Malattia polmonare cronica	+ 10
Clinica	
Frequenza cardiaca >110	+ 20
Pressione sistolica <100 mmHg	+ 30
Frequenza respiratoria ≥30	+ 20
Temperatura <36	+ 20
Alterazione dello stato mentale	+ 60
Saturazione arterosa O_2 <90%	+ 20
Punteggio totale: ≤65 classe I (rischio molto basso); 66-85 classe II (basso rischio); 86-105 classe III (rischio intermedio); 106-125 classe IV (alto rischio); ≥126 classe V (rischio molto alto).	

Tabella 2.3.8. Pulmonary Embolism Severity Index semplificato (sPESI)

Variabile	Punteggio
Età >80 aa	1
Storia di cancro	1
Malattia cardiaca o polmonare cronica	1
Frequenza cardiaca ≥100 bpm	1
Pressione arteriosa sistolica <100 mmHg	1
Saturazione arteriosa O_2 <90%	1

Basso rischio: 0

Terapia di emergenza-urgenza

Le scelte terapeutiche in emergenza urgenza sono condizionate dalla stratificazione del rischio nel singolo paziente.

Paziente ad alto rischio

Nei paziente con embolia polmonare massiva, in shock o con ipotensione prolungata, è indicato il supporto respiratorio e emodinamico accanto al trattamento trombolitico.

Supporto respiratorio

- Mantenimento di una SaO_2 >95% con maschera di Venturi o maschera con reservoir.
- Nel caso di shock non reversibile, ipossiemia grave o insufficienza respiratoria acuta va considerata l'intubazione oro-tracheale e la ventilazione meccanica.

Supporto emodinamico

- Espandere moderatamente il volume con cristalloidi (≤500 mL). La terapia aggressiva con fluidi non è consigliata.
- La noradrenalina è il farmaco indicato in caso di shock e ipotensione prolungata, durante la terapia fibrinolitica, se non vi è stata risposta con la somministrazione di cristalloidi. Iniziare con il dosaggio di 0,2 μg/kg/min con aumenti progressivi fino a 1 μg/kg/min.
- La dobutamina è utilizzata per aumentare la contrattilità miocardica in associazione con noradrenalina che ne mitiga gli effetti vasodilatatori. Iniziare con il dosaggio di 2 μg/kg/min con aumenti progressivi secondo l'evoluzione clinica.

Trattamento trombolitico

- Prima del trattamento trombolitico e in attesa di questo è possibile iniziare l'anticoagulazione con eparina non frazionata (UHF) dosata in rapporto al peso o secondo uno schema fisso (Tabella 2.3.10).

Tabella 2.3.9. Criteri Hestia

Emodinamicamente instabile?*
Necessita trombolisi o embolectomia?
Sanguinamento attivo o alto rischio di sanguinamento?**
Necessità di continuare ossigeno-terapia per mantenere SpO_2 >90% per più di 24 h?
La EP è stata diagnosticata durante la terapia anticoagulante?
Sono stati somministrati antidolorifici e.v. per più di 24 h?
C'è un motivo medico o sociale per richiedere un trattamento ospedaliero per più di 24 h?
Clearance della creatinina <30 mL/min?***
Grave insufficienza epatica?****
Gravidanza?
Storia documentata di trombocitopenia eparina-indotta?
Se ad una delle domande la risposta è sì, il paziente non può essere dimesso. * PAS <100 mmHg con FC >100 bpm o condizioni che richiedono il ricovero in una unità di terapia intensiva. ** Sanguinamento gastrointestinale nei precedenti 14 giorni, recente stroke (meno di 4 settimane), recente intervento (meno di 2 settimane), difetti dell'emostasi o trombocitopenia (conta piastrinica <75x10⁹/L), ipertensione non controllata (PAS >180 mmHg o pressione diastolica >110 mmHg). *** Clearance calcolata della creatinina secondo la formula di Cockcroft-Gault. **** A discrezione del curante.

Tabella 2.3.10. Terapia della EP: farmaci, via di somministrazione e dose

Eparina non frazionata infusione e.v./kg	Bolo di 80 UI/kg seguito da 18 UI/kg/ora Controllo ogni 6 ore, obiettivo aPTT 1,5-2,5 volte il valore di controllo
Eparina non frazionata e.v. Dose fissa	5000 UI in bolo poi 1000-1500 UI/ora per un totale di 30.000-40.000/24 ore aPTT 1,5-2,5 volte valore di controllo
Enoxaparina s.c.	1 mg/kg × 2/die/100 UI 1,5 mg/kg/24 h/150 UI
Nadroparina s.c.	92,7 UI/kg × 2/die 190 UI/kg/24 h
Fondaparinux s.c.	peso <50 kg: 5 mg/24 h peso 50-100 kg: 7,5 mg/24 h peso >100 kg: 10 mg/24 h
Alteplase e.v.	10 mg in bolo seguito da 90 mg in 2 h Nel paziente con peso <65 kg: 1,5 mg/kg. In presenza di elevato rischio emorragico: 50 mg
Warfarin o.s.	Inizio 5-10 mg/die, obiettivo INR 2-3
Rivaroxaban o.s.	15 mg × 2/die per 3 settimane, poi 20 mg/24 h
Apixaban	10 mg × 2/die per 7 gg poi 5 mg × 2/die
Dabigratan	150 mg × 2/die (dopo trattamento per almeno 5 giorni con un anticoagulante iniettabile)
Edoxaban	60 mg/24 h; 30 mg/die se peso corporeo <60 kg (dopo trattamento per almeno 5 giorni con un anticoagulante iniettabile)

La somministrazione di eparina va sospesa appena si inizia la trombolisi.

- Trombolisi. La somministrazione sistemica di un trombolitico accelera la lisi del trombo e induce una più rapida risoluzione della disfunzione del VD. L'alteplase è il farmaco di scelta.

Dose raccomandata in base al peso:
- peso >65 kg: 10 mg e.v. in bolo seguiti da 90 mg e.v. in 2 ore;
- peso <65 kg: 10 mg e.v. in bolo, seguito dall'infusione in 2 ore. La dose totale è 1,5 mg/kg, comprensiva del bolo di 10 mg.

In corso di arresto cardiaco (Capitolo 16.4) il dosaggio è di 0,6 mg/kg (max 50 mg) in 15 minuti.
In presenza di elevato rischio emorragico può essere opportuno ridurre la dose a 50 mg.
La trombolisi non va effettuata in presenza di controindicazioni assolute (Tabella 2.3.11).
- Dopo la trombolisi iniziare o riprendere la somministrazione di eparina non frazionata avendo prima controllato l'aPTT che deve essere meno del doppio del valore normale. Nel caso di aPTT uguale o superiore del doppio ricontrollarlo, prima di infondere, ogni quattro ore.
Dopo un congruo numero di ore è possibile passare alla eparina a basso peso molecolare (LMWH) o al fondaparinux.

Tabella 2.3.11. Controindicazioni assolute al trattamento trombolitico

Pregressa emorragia cerebrale o stroke di origine non conosciuta
Stroke ischemico nei precedenti sei mesi
Lesioni o neoplasia del sistema nervoso centrale
Trauma maggiore, intervento chirurgico/trauma cranico nelle tre settimane precedenti l'evento
Sanguinamento gastrointestinale nell'ultimo mese
Rischi di sanguinamento noti

Paziente non ad alto rischio

Anticoagulazione

L'anticoagulazione rappresenta la terapia standard dell'embolia polmonare, senza compromissione emodinamica. I farmaci anticoagulanti non dissolvono attivamente il coagulo, ma prevengono l'estensione della trombosi e indirettamente riducono il carico trombotico consentendo l'azione non contrastata del sistema fibrinolitico endogeno. La terapia anticoagulante può essere iniziata con eparina non frazionata, eparina a basso peso molecolare, fondaparinux, anticoagulanti orali ad azione diretta (DOAC) (Tabella 2.3.10).

Modalità operativa
- In presenza di probabilità elevata di EP, se la angio-TC non può essere eseguita immediatamente, la terapia anticoagulante va intrapresa prima della conferma diagnostica. Da preferire l'utilizzo di eparine a basso peso molecolare o il fondaparinux.
- Una volta avuta la conferma diagnostica, è necessario procedere con l'anticoagulazione. La scelta dovrebbe comprendere le eparine a basso peso molecolare, il fondaparinux o uno dei DOAC.
- LMWH e fondaparinux devono essere embricati, fin dai primi giorni, con un antagonista della vitamina K (AVK) come warfarin o acenocumarolo. LMWH e fondaparinux devono essere proseguiti per almeno 5 giorni e comunque fino a stabile (2 giorni) conseguimento di anticoagulazione (INR tra 2 e 3). L'anticoagulazione va proseguita per almeno 3 mesi e in ogni caso per un periodo variabile in relazione al rischio di recidiva tromboembolica. Nei pazienti affetti da COVID-19 con TEV, il trattamento dovrebbe essere fatto secondo le linee guida correnti, con preferenza per LMWH nel setting ospedaliero e DOAC alla dimissione.
- In caso di deterioramento clinico, dopo l'avvio della terapia anticoagulante, è indicato passare alla terapia trombolitica.
- I DOAC non necessitano di essere preceduti dalla somministrazione di eparina (rivaroxaban - apixaban). Nel caso questo sia avvenuto è possibile la somministrazione di un DOAC, al tempo in cui sarebbe dovuta avvenire la seconda somministrazione di eparina.
- L'eparina non frazionata è da preferire nel caso di insufficienza renale grave, nel paziente emodinamicamente instabile, nel rischio intermedio-alto nel caso si pensi di passare alla trombolisi o se ci sono problemi di assorbimento sottocutaneo (obesità grave, anasarca).

Pazienti a basso rischio. In considerazione delle disponibilità dei DOAC, nei pazienti in classe PESI I o II o SPESI = 0 o Hestia negativa (risposta negativa a tutte le domande) potrebbe essere presa in considerazione la dimissione precoce e il trattamento a domicilio se le condizioni familiari lo permettono, dopo avere valutato la funzione del ventricolo destro e aver effettuato il dosaggio dei biomarcatori (Tabella 2.3.9).

Procedure transcatetere ed embolectomia chirurgica

Le procedure transcatetere sono interventi potenzialmente salvavita nella embolia polmonare con compromissione emodinamica e controindicazione alla trombolisi sistemica o quando sia impossibile o inappropriata l'embolectomia chirurgica. Nella maggior parte dei casi, queste procedure sono associate alla trombolisi locale (in genere con alteplase a dose ridotta). Il successo clinico di queste procedure si ha nell'87% circa dei casi trattati. L'embolectomia chirurgica è legata all'esperienza locale ed è indicata nel caso di EP massiva, con controindicazione alla trombolisi o fallimento della stessa o trombo particolarmente grosso in atrio dx. I risultati migliori si hanno con il supporto ECMO.

Bibliografia di riferimento

CONTROVERSIE

Embolia polmonare isolata di rami minori dell'arteria polmonare e EP "incidentale"

Il riscontro di embolia polmonare inaspettata ricorre con una certa frequenza nell'esame angiotomografico del torace. I quadri radiologici che si presentano con più frequenza sono: 1) segni TC compatibili con EP circoscritta ai rami periferici dell'arteria polmonare (circa 5% degli esami); 2) il riscontro inaspettato, incidentale, di EP nel corso di esame eseguito per un motivo diverso dalla esclusione/conferma della EP, il più delle volte per stadiazione di neoplasia maligna (2,6% degli esami, di cui nel 6% di pazienti con cancro).

La gestione terapeutica con anticoagulanti è ancora discussa. Una recente revisione Cochrane (2020) conclude che non c'è nessuna prova che il trattamento con anticoagulanti sia efficace e sicuro nei pazienti con EP subsegmentale isolata o incidentale. Tuttavia, le linee guida ESC 2019 consigliano l'anticoagulazione nei pazienti ospedalizzati, in quelli con neoplasia maligna e in quelli con CUS positiva e nei pazienti con embolia polmonare subsegmentaria multipla, mentre negli altri è consigliata la sorveglianza clinica.

Ruolo della trombolisi nel paziente emodinamicamente stabile, ma con evidenza di disfunzione del VD (EP submassiva)

Dati recenti evidenziano una riduzione di mortalità con la trombolisi a prezzo di un elevato tasso di emorragia maggiore. La scelta in favore della trombolisi, considerato il rischio di emorragia, deve essere supportata da un elevato PESI score, tenendo conto della presenza di fattori prognostici negativi, inclusa l'età. È verosimile che possano trarre beneficio dalla trombolisi pazienti con queste caratteristiche e di età inferiore a 65 anni.

Embolia polmonare e trombo in atrio destro

La dimostrazione ecografica del trombo in atrio destro in corso di embolia polmonare, avviene in circa il 4% dei casi. Si distinguono tre tipi di trombi. Tipo A: mobile, sottile, vermiforme, associato ad embolia polmonare grave e a mortalità precoce; tipo B: fisso alla parete atriale; tipo C mobile non sottile e in grado di ostruire l'atrio o il deflusso ventricolare. La gestione ottimale dei trombi in atrio non è chiara. Tuttavia allo stato attuale delle conoscenze si ritiene di procedere come segue: nel tipo A è indicata la trombolisi, nel tipo B è opportuno utilizzare la terapia anticoagulante, mentre nel tipo C, se particolarmente grosso, è indicata l'embolectomia chirurgica.

CONDIZIONI PARTICOLARI

Diagnosi di EP nel paziente con BPCO

I pazienti con BPCO sono ad alto rischio per embolia polmonare a causa della presenza di alcuni fattori di rischio come l'immobilità, lo stato infiammatorio e alcune comorbidità. La prevalenza della EP nel paziente con BPCO non è chiara. Si stima che un paziente su quattro con BPCO riacutizzata che richiede ospedalizzazione, possa avere un'embolia polmonare. L'EP dovrebbe essere presa in considerazione in quei pazienti con grave riacutizzazione della BPCO e con probabilità pre-test per EP di grado intermedio o elevato.

In particolare sono da considerare sospetti quei pazienti nei quali non sia chiara la causa della riacutizzazione della BPCO o che si presentano con dolore toracico o sincope oppure quelli dove il peggioramento della BPCO non sia accompagnato da tosse o da escreato purulento. L'emogasanalisi non sembra essere di grande aiuto nella diagnosi differenziale tra acutizzazione di BPCO ed embolia polmonare.

Diagnosi e terapia della EP in gravidanza

L'embolia polmonare è la causa più frequente di mortalità materna in gravidanza e la diagnosi è più difficile a causa del sovrapporsi di segni e sintomi propri della gestazione con quelli della EP e della TVP. Inoltre il D-dimero è poco specifico essendo spesso elevato durante le gravidanza e la valutazione della probabilità clinica pre-test ha poco valore perché non esistono studi di validazione.
Gli esami strumentali diagnostici più importanti sono l'angio-TC e la SP che comportano un'esposizione radiologica trascurabile del feto. Delle due metodiche, la SP comporta, comunque, una minore esposizione rispetto all'angio-TC. La SP viene oggi riproposta nella diagnosi della EP anche alla luce dei miglioramenti conseguiti relativamente a due aspetti: una più efficace e praticabile modalità di refertazione e l'evidenza che in molti casi la scintigrafia ventilatoria può essere omessa. La maggior parte degli Autori ritiene oggi che, se la radiografia del torace è normale, la SP rappresenta l'esame di scelta nel sospetto di EP in gravidanza. La angio-TC mantiene il suo ruolo quando la SP non è disponibile e nel paziente con instabilità emodinamica e/o grave distress respiratorio (fatto salvo il ruolo della ecografia del cuore in queste situazioni). Il ruolo della CUS è importante in caso di sospetta EP e sintomatologia suggestiva per TVP. Nella **Figura 2.3.4** è rappresentato il percorso diagnostico per la EP in gravidanza.

Terapia

L'eparina a basso peso molecolare è l'anticoagulante di scelta in gravidanza, essendo il gli AVK controindicati come pure i DOAC. LMWH non passano la barriera placentare e non si trovano nel latte materno. In caso di embolia polmonare massiva è indicata la trombolisi sistemica. Se il rischio di sanguinamento è elevato, come nel periodo peripartum, è consigliato l'intervento meccanico o chirurgico.

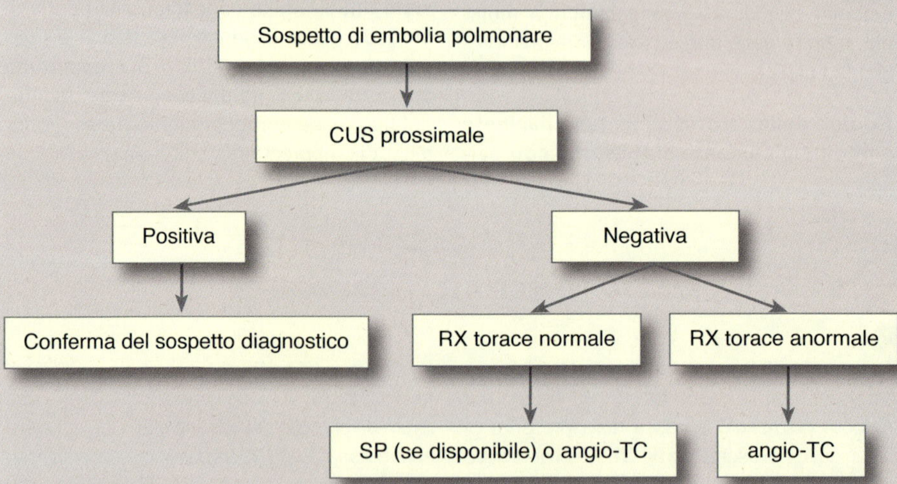

Figura 2.3.4. Algoritmo diagnostico nel sospetto di embolia polmonare in gravidanza.

URGENZE GERIATRICHE

l'occhio di riguardo

EPIDEMIOLOGIA

L'incidenza dell'embolia polmonare aumenta con l'età, così come la mortalità. L'incidenza annuale di EP e TVP per 1000 abitanti nell'intervallo di età 65-69 anni è di 1,3 e 1,8 rispettivamente. Questa incidenza aumenta con l'età portandosi nella fascia 85-89 anni a 2,8 e 3,1. Due terzi di tutte le TEV si hanno nei pazienti >75 anni e l'EP è più frequente nei maschi che nelle femmine.

FISIOPATOLOGIA

I cambiamenti fisiologi del sistema emostatico come l'aumento della concentrazione dei fattori procoagulanti (F VII, F VIII e fibrinogeno) assieme al cattivo funzionamento della via fibrinolitica che si manifesta nell'età avanzata, contribuiscono all'elevato rischio di TEV negli anziani. In aggiunta entrano in gioco fattori di rischio acquisiti come il cancro e le malattie infiammatorie croniche che aumentano il rischio di TEV.

CLINICA E DIAGNOSI

La diagnosi di embolia polmonare è difficile e spesso non viene fatta perché i sintomi, come ad es. la dispnea, che nelle persone più giovani possono indirizzare alla diagnosi, nella persona anziana possono essere attribuiti all'età o alle comorbidità cardiovascolari (scompenso cardiaco) o polmonari (BPCO). La sincope si presenta più frequentemente nel paziente anziano rispetto alle persone più giovani mentre la dispnea, la tosse e l'emoftoe sono meno presenti e pure la febbre è rara. Anche la dispnea in pazienti senza precedenti cardiovascolari è meno frequente che nel giovane. Tra i segni la tachicardia e la tachipnea sono quelli più frequenti. Degli *score Wells* e *Geneva*, quest'ultimo sembra funzionare meglio.

ESAMI

D-dimero: il valore del D-dimero, utile nell'esclusione del EP in caso di probabilità bassa e intermedia, deve essere corretto per l'età moltiplicata per 10.

TERAPIA

Nell'anticoagulazione, preceduta o meno da LMWH, sono da preferire i DOAC agli AVK. Questi vanno evitati in presenza di insufficienza renale (GFR <30 mL/min) e vanno attentamente valutate le interazioni con altri farmaci che il paziente sta assumendo. La terapia trombolitica in corso di EP massiva e paziente emodinamicamente instabile è indicata anche nei pazienti >65 anni. Questa è sottoutilizzata per la paura di complicanze emorragiche anche se in realtà, in assenza di precise controindicazioni, il rischio di emorragia è lo stesso dei pazienti più giovani.

LA LAVAGNA

- *La tachicardia isolata, in presenza di fattori di rischio, può essere un sintomo sospetto di embolia polmonare.*
- *L'emogasanalisi può essere normale in pazienti con embolia polmonare.*
- *Il D-dimero non va richiesto nel caso di probabilità elevata per embolia polmonare.*
- *Il D-dimero negativo in gravidanza ha lo stesso significato che in altri contesti.*
- *Alcuni DOAC non necessitano di essere preceduti dalla somministrazione di eparina.*
- *L'angio-TC può essere utilizzata in gravidanza essendo basso il grado di esposizione a radiazioni ionizzanti del feto.*
- *La trombolisi può essere eseguita in gravidanza, nei casi appropriati.*

APPUNTI / COMMENTI

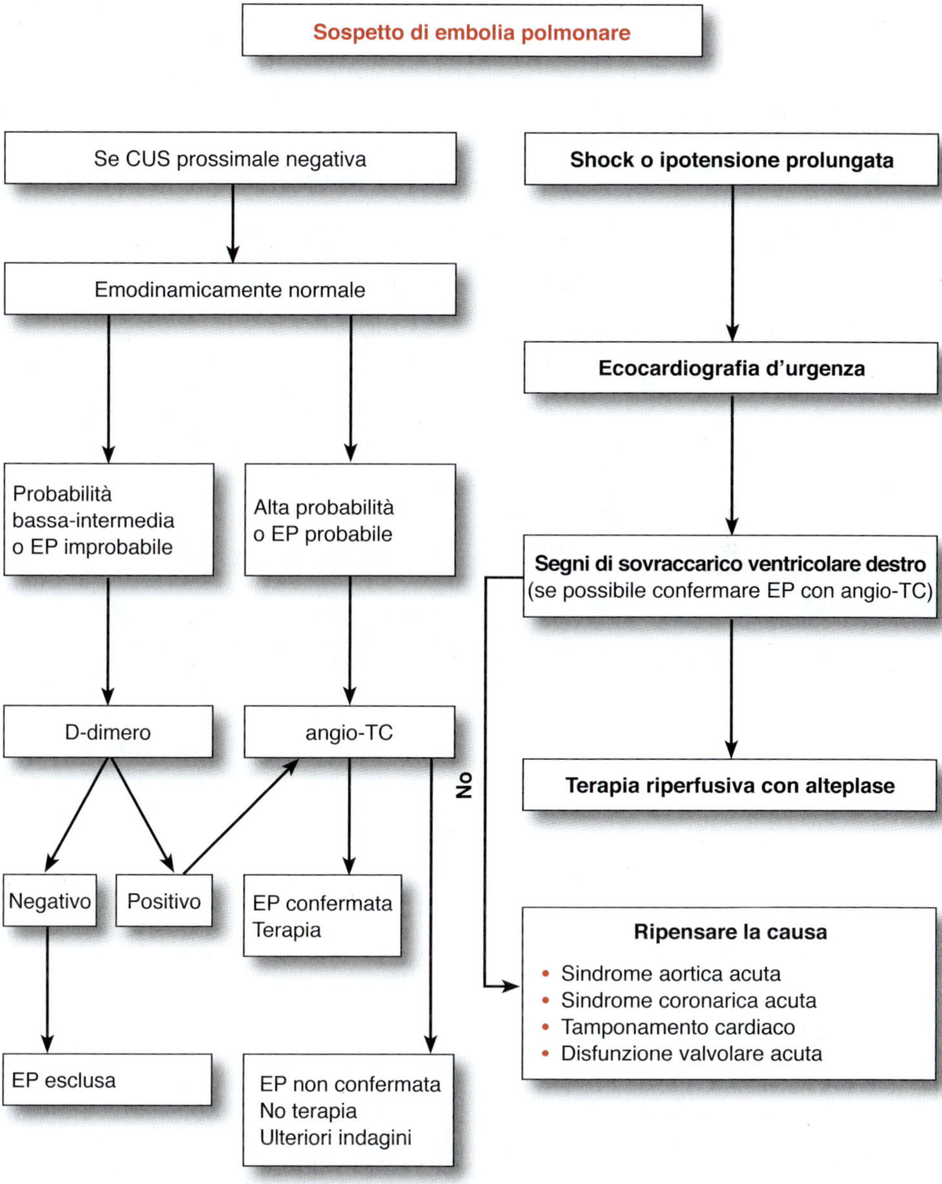
Sospetto di embolia polmonare
Se CUS prossimale negativa
Emodinamicamente normale
Probabilità bassa-intermedia o EP improbabile
Alta probabilità o EP probabile
D-dimero
angio-TC
Negativo
Positivo
EP confermata Terapia
EP esclusa
EP non confermata No terapia Ulteriori indagini
Shock o ipotensione prolungata
Ecocardiografia d'urgenza
Segni di sovraccarico ventricolare destro (se possibile confermare EP con angio-TC)
No
Terapia riperfusiva con alteplase
Ripensare la causa
• Sindrome aortica acuta
• Sindrome coronarica acuta
• Tamponamento cardiaco
• Disfunzione valvolare acuta

TROMBOSI VENOSA PROFONDA

Definizione

La trombosi venosa profonda (TVP) è una flebotrombosi causata dalla formazione di un coagulo di sangue all'interno di una o più vene profonde del corpo, prevalentemente il circolo venoso profondo degli arti inferiori, che causa un'ostruzione parziale o totale al flusso e può generare embolizzazione polmonare (EP), creando così un *continuum* di patologia caratteristico del tromboemolismo venoso (TEV).

Epidemiologia

La diagnosi di TVP viene fatta in circa 1/1000 pazienti/anno che afferiscono al Pronto Soccorso (PS). La frequenza della TVP nei vari distretti è all'incirca la seguente: arti inferiori in toto 84%, distali isolate arti inferiori 13%, arti superiori 16%. Se non diagnosticata e trattata correttamente la TVP (in particolare quella prossimale degli arti inferiori) può causare sia morbilità che mortalità significative: TVP ricorrenti, sindrome post-trombotica, EP; si stima che circa la metà delle TVP si associno a una EP asintomatica.

Anatomia

La vena cava inferiore si biforca nelle vene (vv.) iliache, dividendosi nei rami interno ed esterno; la v. iliaca esterna, passata dietro il legamento inguinale, prende il nome di v. femorale comune e riceve la v. grande safena, poco dopo si biforca nella v. femorale profonda e nella v. femorale detta impropriamente "superficiale" (anche se è una vena profonda della coscia). Quest'ultima, attraversando il cavo popliteo, prende il nome di v. poplitea che riceve la v. piccola safena (o s. esterna) e successivamente si triforca nelle vene profonde del polpaccio: v. tibiale anteriore, v. tibiale posteriore, v. peroneale; a queste vv. affluiscono le vv. muscolari (gastrocnemia, soleale, ecc). Si considera distretto venoso superficiale quello delle vv. grande safena e piccola safena; distretto venoso profondo prossimale quello dalle vv. iliache fino alle poplitee; distretto venoso profondo distale quello distale alle vene poplitee.

Approccio diagnostico/decisionale

Gli strumenti diagnostici e decisionali di cui dispone oggi il medico d'urgenza sono nettamente migliorati rispetto a due decenni fa, consentendo nella maggior parte dei casi di porre diagnosi in modo accurato, non invasivo e nello stesso setting del PS. Il giudizio clinico deve essere sostenuto da strumenti standardizzati di stratificazione del rischio (*score di Wells*), avvalendosi di indagini di *imaging* non invasive (ecografia ed eco-Doppler) e utilizzando un test di laboratorio (D-dimero) adeguatamente inserito in un algoritmo diagnostico.

IL TACCUINO

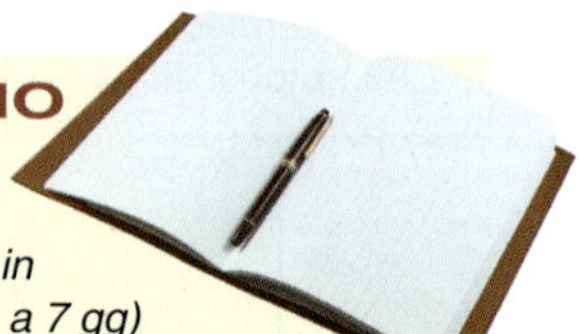

Classicamente la TVP si suddivide in tre fasi: iniziale (da 0 a 7 gg) dove l'obiettivo è prevenirne l'estensione e due fasi successive, precoce (da 7 gg a 3 mesi) e tardiva (oltre 3 mesi), dove l'obiettivo è prevenire le recidive.

Sintomi di presentazione e diagnosi differenziale

In molti casi la TVP è clinicamente silente: quasi l'80% delle TVP e circa il 50% delle TVP prossimali sono a- o paucisintomatiche; inoltre, meno di 1/3 dei pazienti con EP mostra segni o sintomi di TVP.

I pazienti si possono presentare con sintomi molto sfumati e difficilmente inquadrabili quali crampi al polpaccio e/o senso di tensione all'arto inferiore, fino a quadri facili da diagnosticare ma disastrosi per l'integrità dell'arto quali *phlegmasia alba* o *cerulea dolens*. Nel mezzo sono comuni segni e sintomi quali: dolore unilaterale dell'arto, turgore, eritema/calore, dolore alla palpazione, dilatazione delle vene superficiali, edema unilaterale.

IL TACCUINO

In caso di edema unilaterale di un arto, oltre alla TVP, pensare a:

- *Infezione dei tessuti molli*
- *Cisti di Baker*
- *Strappo muscolare*
- *Compressione*
- *Sindrome compartimentale*

La scarsissima specificità dei segni e sintomi comportano la necessità di diagnosi differenziale tra TVP e numerose altre affezioni (vedi Tabella 2.3.12).

Tabella 2.3.12. **TVP – diagnosi differenziale**

- Traumi/lesioni/ematomi muscolari
- Cisti poplitea (Baker)
- Linfedema
- Cellulite
- Eresipela
- Vasculiti
- Fratture
- Tromboflebite superficiale
- Insuff. venosa cronica
- Compressione venosa prossimale (es. neoplasie, gravidanza)
- Scompenso cardiaco
- Ipoalbuminemia

IL TACCUINO

Valutando un paziente per sospetta TVP il primo passo è decidere se la probabilità è bassa, intermedia media o alta: applicare lo score di Wells.

Fattori di rischio e stratificazione del rischio

Numerosi fattori (segni, sintomi, fattori di rischio, possibili diagnosi alternative) modificano in senso positivo o negativo le probabilità di TVP (Tabella 2.3.13). Considerando tutto ciò, nel 1995 Wells ha introdotto un modello clinico, con successive modifiche, per stratificare la probabilità pre-test di TVP di prima insorgenza; successivamente al modello è stato aggiunto come fattore di rischio la pregressa TVP.

Tabella 2.3.13. **Probabilità (LR+/-; 95% CI) di TVP in base a varie caratteristiche cliniche e al giudizio clinico dicotomico dei medici**

Valore diagnostico positivo	
Neoplasia	2,71
Precedente TVP	2,25
Recente immobilizzazione	1,98
Differente diametro polpacci	1,80
Recente chirurgia	1,76
Edema polpaccio	1,45
Segno di Homans	1,40
Dolore polpaccio	1,08
Giudizio clinico di alto rischio	6,20
Valore diagnostico negativo	
Assenza di edema alla gamba	– 0,67
Assenza differente diametro polpacci	– 0,57
Giudizio clinico di basso rischio	– 0,18

Score di Wells

Facciamo riferimento allo score a 9 punti a cui è stata aggiunta la pregressa TVP (Tabella 2.3.14). Il metodo di valutazione può essere a 3 livelli (probabilità alta, intermedia o bassa) o a 2 livelli (TVP probabile o non probabile). Nei gruppi a rischio basso è necessaria l'esecuzione del D-dimero (vedi oltre).

D-dimero

Come noto il D-dimero è un biomarcatore non specifico ma sensibile; risulta pertanto utile se negativo nei soggetti a basso rischio. Come già scritto in precedenza (embolia polmonare), occorre inoltre sapere che i diversi metodi di dosaggio hanno differenti gradi di sensibilità e specificità; è necessario pertanto conoscere quale metodo utilizza il nostro laboratorio. Ad esempio: in un soggetto con probabilità pre-test bassa ci si può accontentare della negatività di un D-dimero con sensibilità media, ma questo non è più valido se la probabilità pre-test è intermedia. Anche in questo caso il valore del D-dimero dopo i 50 anni va corretto per l'età moltiplicata per 10.

Tabella 2.3.14. **Score di Wells rivisto con l'introduzione della pregressa TVP come fattore di rischio**

Caratteristica	Punteggio
Neoplasia attiva (pazienti in trattamento attivo o entro 6 mesi, cure palliative)	+1
Paralisi, paresi, recente immobilizzazione con ingessatura arti inferiori	+1
Recente allettamento ≥3 gg o interventi di chirurgia maggiore	+1
Dolore localizzato lungo il decorso del sistema venoso profondo	+1
Edema di tutta la gamba	+1
Aumento del diametro del polpaccio ≥3 cm rispetto al controlaterale (misurato 10 cm sotto la tuberosità tibiale)	+1
Edema con fovea localizzato alla gamba sintomatica	+1
Vene superficiali collaterali (non varicose)	+1
Precedente TVP documentata	+1
Diagnosi alternativa almeno altrettanto probabile della TVP	–2
Valutazione a 3 livelli: probabilità alta ≥3, intermedia = 1-2, bassa ≤0 (a questi punteggi corrispondono rispettivamente probabilità di TVP del 53, 17 e 5%)	
Valutazione a 2 livelli: TVP probabile ≥2, non probabile ≤1	

Diagnostica per immagini

Ecografia compressiva delle vene profonde degli arti inferiori (CUS)

La CUS utilizza come unico elemento diagnostico la non comprimibilità parziale/totale del vaso venoso esaminato: un esame positivo indica inequivocabilmente la presenza di trombosi. La tecnica è estremamente semplice da praticare e da apprendere: si visualizza il vaso venoso in scansione trasversale (il vaso appare come una struttura circolare anecogena), in modo da poterlo distinguere dall'omonimo vaso arterioso adiacente (a livello inguinale la vena è mediale rispetto all'arteria; a livello popliteo la vena è anteriore rispetto all'arteria) e da poterne osservare la variazione di calibro durante la manovra di compressione. Normalmente, ad una manovra di compressione graduata a bassa intensità, si osserva una progressiva riduzione del calibro venoso fino al completo collabimento dello stesso e solo una lieve variazione del calibro dell'arteria che si presenta chiaramente "pulsante". L'indagine semplificata (compressione solo a livello inguinale e popliteo, bilateralmente) risulta essere la modalità preferibile per la diagnosi di TVP poiché è più semplice e di rapida esecuzione rispetto all'indagine completa; inoltre, la sua accuratezza e riproducibilità è stata ampiamente valutata da un maggior numero di studi clinici. Una meta-analisi del 2016 ha dimostrato una elevata specificità diagnostica (96%) a fronte di una bassa sensibilità (41%). Nell'ultimo ventennio la CUS degli arti inferiori ha ampiamente sostituito la venografia per la diagnosi di TVP. Il riscontro di una CUS positiva, in un paziente con sospetta EP, è considerato una condizione sufficiente per confermare la presenza di EP con una accuratezza diagnostica talmente elevata da non rendere necessario il ricorso ad ulteriori test diagnostici più specifici (es. angio-TC) ed autorizzare l'inizio, senza ulteriori esitazioni, della terapia anticoagulante. Per tali motivi è considerata l'esame di scelta nell'approccio ai pazienti con sospetta embolia polmonare che presentano controindicazioni all'angio-TC e nelle donne in gravidanza. Una CUS negativa, in considerazione della sua bassa sensibilità, non permette ovviamente l'esclusione di una embolia polmonare neanche nei pazienti identificati a basso rischio.

ECO compressiva delle vene

Angio-TC e RMN

La angio-TC (sensibilità 96% e specificità 95,2%) e la RMN (sensibilità 91,5% e specificità 94,8%) trovano indicazioni nel work up diagnostico della EP, nella diagnostica di distretti venosi prossimali (pelvico, iliaco e cavale), in caso di eco non diagnostico o con impossibilità ad eseguirlo.

Trattamento della TVP prossimale

A disposizione del medico vi sono:

- anticoagulanti parenterali: eparina non frazionata (UFH), eparine a basso peso molecolare (LMWH), fondaparinux;
- anticoagulanti orali: antagonisti della vitamina K o AVK (warfarin e acenocumarolo) e gli anticoagulanti orali ad azione diretta (DOAC) che sono inibitori diretti della trombina (dabigatran) o inibitori diretti del fattore Xa (apixaban, rivaroxaban, edoxaban).

Come noto gli AVK necessitano di un pre-trattamento con anticoagulanti parenterali embricando le due terapie fino al raggiungimento, in 2 giornate consecutive, del range terapeutico (INR 2-3); per dabigatran e edoxaban è necessario un pre-trattamento con anticoagulanti parenterali da continuare per almeno 5 giorni e sospendere al momento di iniziare i DOAC; apixaban e rivaroxaban invece possono essere somministrati immediatamente ottenendo un rapido effetto anticoagulante (*Single Drug Approach*).

Per i dosaggi vedi Tabelle 2.3.15 e 2.3.16.

Le seguenti raccomandazioni si basano sulle linee guida dell'American College of Chest Physicians pubblicate nel 2016 e confermate sostanzialmente da Linee Guida più recenti (ASH 2020).

Tabella 2.3.16. **Dosaggi dei DOAC per il trattamento della TVP** (dosaggi con clearance della creatinina >50 mL/min). Per i pazienti con compromissione renale moderata (ClCr 30-50 mL/min) o severa (ClCr 15-30 mL/min) e/o basso peso corporeo (≤60 kg), consultare le schede tecniche dei singoli farmaci.

Apixaban	10 mg × 2/die per 7 giorni; a seguire 5 mg × 2/die
Edoxaban	60 mg/die (*)
Rivaroxaban	15 mg × 2/die per 3 settimane; a seguire 20 mg/die
Dabigatran	150 mg × 2/die (*)

(*) La somministrazione deve essere preceduta da un trattamento di almeno 5 giorni con un anticoagulante iniettabile (vedi Tabella 2.3.15); l'anticoagulante iniziale per via parenterale non deve essere somministrato contemporaneamente al DOAC.

- In tutti i pazienti con TVP prossimale è indicato un trattamento anticoagulante per almeno 3 mesi.
- Nei pazienti senza malattia neoplastica si consiglia dabigatran, rivaroxaban, apixaban o edoxaban, da preferire agli antagonisti della vitamina K (AVK), in alternativa si consiglia AVK da preferire alle LMWH.
  Un trattamento anticoagulante parenterale si deve embricare con i AVK e deve essere somministrato prima di dabigatran ed edoxaban; questo non è necessario prima di rivaroxaban e apixaban che vengono iniziati direttamente.

Tabella 2.3.15. **Dosaggi delle LMWH e del fondaparinux per il trattamento del TEV** (in soggetti con normale funzione renale).

Molecola	Dosaggio	Intervallo di somministrazione
Bemiparina	115/UI/kg	24 h
Dalteparina	100 UI/kg	12 h
Enoxaparina*	100 UI (= 1 mg)/kg	12 h
	150 UI (= 1,5 mg)/kg	24 h
Nadroparina	92,5 UI/kg	12 h
Parnaparina	6400 UI (0,6 mL)	12 h
Reviparina	88 UI/kg	12 h
Tinzaparina	175 UI/kg	24 h
Eparina non frazionata (UFH)	80 UI/kg in bolo +18 UI/kg/h in infusione continua (controllo della posologia con aPTT)	
Fondaparinux	*in base al peso corporeo*	
	<50 kg = 5 mg*	24 h
	50-100 kg = 7,5 mg**	24 h
	>100 kg = 10 mg***	24 h

* In caso di clearance creatininica <30 mL/min dimezzare il dosaggio; in caso di insufficienza renale grave preferire UFH.
** Non sono richiesti aggiustamenti in caso di insufficienza renale.
*** Con Cl Creat <50 riduzione del dosaggio; con Cl Cr <20 mL/min è sconsigliato l'impiego.

- Nei pazienti con estesa DVP in cui la trombolisi appare appropriata le linee guida ASH suggeriscono di utilizzare la trombolisi diretta con catetere invece di quella sistemica.
- Nei pazienti con cancro sono da preferire le LMWH o i DOAC (apixaban o edoxaban).
- Nei pazienti con TVP prossimale in trattamento anticoagulante le raccomandazioni sono contro l'uso di filtri cavali.
- In pazienti con TVP in fase acuta le raccomandazioni sono contro l'uso di calze a compressione graduata per prevenire la sindrome post-trombotica. Un tentativo di utilizzo è giustificato in caso di sintomatologia acuta o cronica.

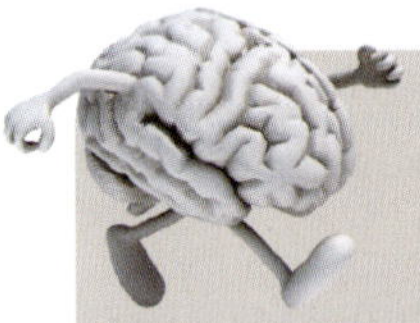

CONDIZIONI PARTICOLARI

TVP isolata distale della gamba

Si intendono le TVP del polpaccio, senza interessamento della v. poplitea; sono a basso rischio di EP, ma nel 15-25% diventano prossimali.

Strategia: le ultime line guida consigliano, nei soggetti senza sintomatologia grave o fattori di rischio per estensione della trombosi (vedi **Tabella 2.3.17**), di preferire al trattamento anticoagulante un *follow-up* ecografico per 2 settimane: nessun trattamento se il trombo non si estende, mentre viene consigliato il trattamento anticoagulante nel caso il trombo si estenda, rimanendo confinato al polpaccio oppure raggiunga le vene prossimali. Nella scelta valutare anche il rischio emorragico del paziente e la sua volontà.

Trattamento: nei casi in cui sia indicato un trattamento questo è uguale a quello della TVP prossimale.

Tabella 2.3.17. Fattori di rischio di estensione prossimale di una TVP del polpaccio che devono guidare la scelta tra sorveglianza e trattamento anticoagulante

- D-dimero positivo: specie se molto elevato senza altra causa apparente.
- Trombosi estesa: >5 cm in lunghezza, interessamento di più vene, massimo diametro del trombo >7 mm.
- Trombosi vicina alle vene prossimali.
- Assenza di fattori reversibili causa della TVP.
- Cancro attivo.
- Anamnesi positiva per TEV.
- Paziente ricoverato.

TVP in gravidanza

Le donne in gravidanza sono soggette a rischio aumentato di 3-4 volte per TVP, sono escluse da trials e score, hanno con una clinica più complessa (per presenza frequente di edemi e la possibilità di trombosi delle vene iliache: fino al 17% dei casi) e maggiori difficoltà diagnostiche (D-dimero spesso aumentato e controindicazioni a indagini radiografiche).

Strategia: eseguire ecografie seriate; dosare D-dimero ad elevata sensibilità (valore predittivo negativo); mantenere un forte sospetto clinico se i sintomi sono a carico dell'arto inferiore sinistro (80% dei casi) e il polpaccio >2 cm rispetto al controlaterale. *Trattamento*: LMWH a dosaggi terapeutici (vedi **Tabella 2.3.15**); in alternativa, se le LMWH sono controindicate; eparina non frazionata sc o fondaparinux. AVK e DOAC sono controindicati.

IL TACCUINO

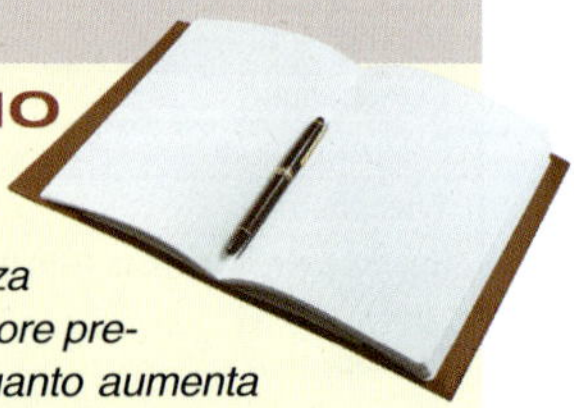

La negatività del D-dimero in gravidanza ha unicamente un valore predittivo negativo, in quanto aumenta linearmente nel corso di una gravidanza fisiologica; complessivamente il 75% delle gravide ha un valore superiore a 500 ng/mL.

TVP arti superiori

Hanno un'incidenza nettamente inferiore a quelle degli arti inferiori. Solo nel 20% dei casi sono primitive, nell'80% sono secondarie a devices endovasali (CVC, PM), trauma, interventi chirurgici, TVP "da sforzo" (causata da intesa e ripetitiva attività degli arti superiori). Si ritiene che spesso sia presente qualche anomalia anatomica all'ingresso delle vene nel torace. Per quanto siano emboligene, le TVP degli arti superiori causerebbero EP meno severe rispetto a quelle degli arti inferiori.

L'ecografia ha una sensibilità del 97% e una specificità del 96%; il D-dimero è poco studiato in questi pazienti.

Strategia: mantenere un alto sospetto diagnostico se sono presenti dolore, edema, dispositivi endovasali, in assenza di una valida alternativa diagnostica. Eseguire D-dimero ed ecografia.

Trattamento: gli obiettivi terapeutici sono gli stessi delle TVP degli arti inferiori e il trattamento è sostanzialmente analogo. CVC o altri devices endovasali devono essere mantenuti in sede finché necessari, proseguendo l'anticoagulazione.

TVP ricorrenti

I soggetti che hanno già sofferto di TVP sono a rischio aumentato di TEV, con clinica complessa (per la possibile presenza di sindrome post-trombotica) e indagine ecografica "difficile" (diagnosi differenziale tra nuovo episodio vs trombosi pregressa). Se eccezionalmente la recidiva avviene in corso di trattamento anticoagulante ben condotto, occorre valutare: correttezza della diagnosi di recidiva, compliance del paziente, presenza di neoplasia sottostante non diagnosticata.

Strategia: utilizzare la scala di Wells modificata (che attribuisce un punto alla pregressa TVP – vedi **Tabella 2.3.14**), utilizzare D-dimero con metodo ad elevata sensibilità (valore predittivo negativo), eseguire ecografie seriate.

Trattamento: nei pazienti con ricorrenza di TVP in corso di trattamento con AVK (in range terapeutico) o DOAC (e compliance verosimile) viene suggerito di passare al trattamento, anche temporaneo per almeno 1 mese, con LMWH. Se invece la recidiva avviene in corso di trattamento con LMWH (in paziente compliante) la raccomandazione è di aumentare la dose da 1/4 a 1/3.

Phlegmasia cerulea dolens

L'occlusione massiva del tronco venoso ilio-femorale con edema esteso dell'arto inferiore, congestione vascolare e ischemia venosa causa un'estremità notevolmente aumentata di volume, intensamente cianotica e molto dolente. In caso di compressione/spasmo arterioso, l'arto ischemico assume un colorito bianco che può far pensare a un'occlusione arteriosa acuta (*phlegmasia alba dolens*).

Si tratta di un'emergenza che mette a repentaglio l'arto inferiore e, talvolta, la vita stessa del paziente, richiede un'immediata valutazione vascolare per eventuale rivascolarizzazione. Le metodiche a disposizione sono: trombolisi sistemica, trombolisi catetere-guidata, rimozione del coagulo mediante intervento meccanico o trombectomia chirurgica. La trombolisi catetere-guidata, con o senza frammentazione-aspirazione meccanica del trombo, può abbreviare i tempi necessari alla ricanalizzazione del vaso, riducendo la dose di trombolitico rispetto alla trombolisi sistemica.

Le cose inutili, quindi da non prescrivere salvo casi specifici, sono: antibiotici, FANS, immobilità/stare a letto, calze a compressione graduata per prevenire la sindrome post-trombotica (vedi sopra).

Sede del trattamento

Per i pazienti con TVP non complicata è da preferire il trattamento ambulatoriale. La scelta se ospedalizzare o dimettere a domicilio deve essere guidata anche da alcune valutazioni: affidabilità del paziente, fattori sociali, funzionalità renale (anche in base al trattamento prescelto), altre co-patologie, necessità di monitoraggio (clinico/laboratoristico/strumentale), scelta del trattamento (os/parenterale/*Single Drug Approach*).

Oltre alle valutazioni sopra citate, indicazioni certe all'ospedalizzazione sono:

- TVP ilio-femorale estesa, specie se con segni di compromissione circolatoria;
- rischio emorragico aumentato;
- riserva cardio-respiratoria ridotta.

Bibliografia di riferimento

LA LAVAGNA

- ***La TVP si presenta spesso con una sintomatologia molto sfumata e aspecifica, in assenza di edemi.***
- ***Poiché il quadro clinico della TVP è spesso aspecifico e paucisintomatico, nella valutazione dei pazienti il primo passo è decidere se la probabilità è bassa, intermedia o alta, tramite lo score di Wells.***
- ***Il D-dimero è un biomarcatore non specifico ma sensibile; risulta pertanto utile se negativo nei soggetti a basso rischio. Occorre anche conoscere quale sensibilità ha il metodo utilizzato dal laboratorio del proprio ospedale.***
- ***L'indagine strumentale più diffusa e appropriata per la diagnosi di TVP è la CUS.***
- ***La phlegmasia cerulea dolens è un'emergenza vascolare che mette a repentaglio l'arto inferiore e in alcuni casi la vita del paziente, richiede una immediata valutazione da parte del chirurgo vascolare per una rapida rivascolarizzazione.***

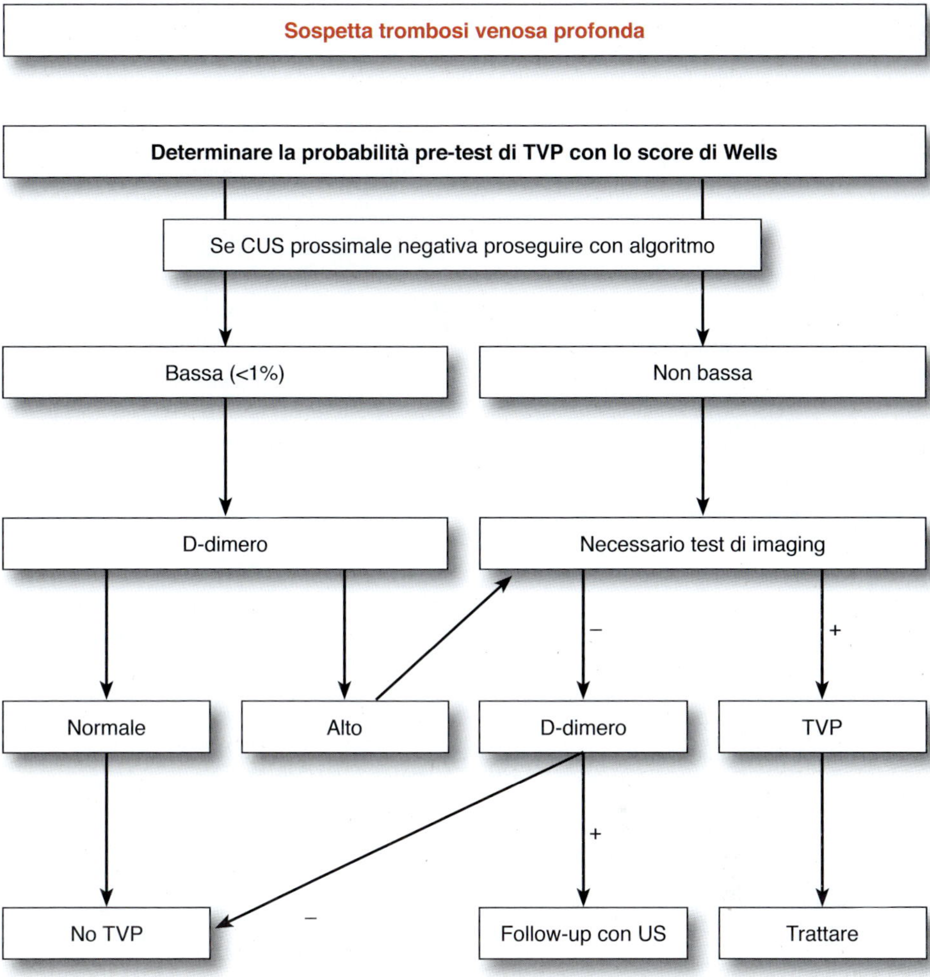
Sospetta trombosi venosa profonda
Determinare la probabilità pre-test di TVP con lo score di Wells
Se CUS prossimale negativa proseguire con algoritmo
Bassa (<1%)
Non bassa
D-dimero
Necessario test di imaging
–
+
Normale
Alto
D-dimero
TVP
+
–
No TVP
Follow-up con US
Trattare

2.4 Pericardite e tamponamento cardiaco

PERICARDITE

Definizione

Per pericardite si intende una condizione infiammatoria acuta, subacuta o cronica del pericardio che può comparire come entità isolata o associata a malattie sistemiche. Può essere concomitante un coinvolgimento del miocardio sottostante e in tal caso si parla di miopericardite o perimiocardite (Capitolo 2.5).

Cause

Le cause più frequenti di pericardite acuta sono riportate in Tabella 2.4.1. Il persistere per più di tre mesi di stimoli flogistici con reazione fibrotica riparativa del pericardio stesso, può portare alla cronicizzazione della malattia che include forme adesive e costrittive, come riportato in Tabella 2.4.2. Esistono infine forme di pericardite definite come ricorrenti che recidivano dopo un intervallo libero di almeno 4-6 settimane (Tabella 2.4.3).

Tabella 2.4.2. Cause di pericardite costrittiva

Trauma cardiaco con sanguinamento intra-pericardico
Post pericardiotomia (interventi cardiochirurgici, inclusa rivascolarizzazione miocardica)
Pericadite tubercolare o fungina
Pericardite uremica
Pericardite post-attinica

Tabella 2.4.3. Cause di pericardite ricorrente

Dose/durata della terapia con FANS insufficiente o uso di steroidi in caso di patologie autoimmuni
Utilizzo precoce di steroidi in caso di patologia virale
Reinfezione
Riacutizzazione di connettivopatia
Non utilizzo di colchicina

Tabella 2.4.1. Cause di pericardite acuta

Tipo	Causa	Incidenza stimata %
Idiopatica		85-90
Infettiva	Virali (coxsackie virus, echovirus, HIV, coronavirus) (30-50%)	1-2
	Batteriche (in particolare *Staphylococcus aureus, Streptococcus pneumoniae, Streptococcus haemoliticus*) Micobatterio tubercolare	1-2 4
	Fungine (in particolare *Histoplasma capsulatum*)	Rara
Neoplastica	Leucemie, linfomi, neoplasia polmonare e mammaria, melanomi (5%). Raro: mesotelioma pericardico	7
Correlata ai farmaci	Procainamide, idralazina	Rara (<1)
Malattie Autoimmuni	Artrite, LES, sclerodermia, panarterite nodosa, dermatomiosite (10-15%)	3-5
Varie	Post-radioterapia	Rara (<1)
	Post-infartuale (sindrome di Dressler) Post chirurgica	nel 5-20% degli IMA Rara (1)
	Uremica	nel 3% pre-dialisi, nel 15% post-dialisi
	Mixedematosa	Rara (<1)
	Post-trauma	Rara (<1)

Fisiopatologia

Il pericardio è costituito da una membrana sierosa che riveste l'epicardio (pericardio viscerale) e il denso involucro di collagene che contiene il cuore (pericardio parietale). Lo spazio tra pericardio viscerale e parietale può contenere 15-50 mL di liquido in condizioni fisiologiche, che serve a lubrificare il movimento del cuore nel mediastino. Poiché tali strati sono superfici sierose in stretta prossimità con altre strutture, possono essere coinvolti in numerosi processi patologici sistemici o localizzati. La flogosi della sierosa provoca stimolazione dei recettori del dolore, sollecitati dal continuo movimento del cuore. Al possibile aumento del liquido pericardico reattivo (che può essere essudativo, siero-fibrinoso o fibro-adesivo), si associa la riduzione/scomparsa della sintomatologia dolorosa e la comparsa invece di sintomi da ridotta compliance/contrattilità. La pericardite costrittiva si verifica quando la risposta fibrotica determina una perdita di elasticità della sierosa che impedisce il riempimento diastolico cardiaco. Essendo un processo a lenta evoluzione, nelle sue fasi iniziali i sintomi possono essere assenti ed è solo quando il fluido si accumula nel sacco pericardico e rende non distendibile il cuore in fase diastolica che emerge il quadro clinico sintomatico.

Epidemiologia

Mancano dati certi di prevalenza ed incidenza della pericardite nella popolazione; è noto però che è rilevata in 1-2/1000 ospedalizzazioni, mentre in area Italia del nord è riferita una incidenza di 27,7 casi x 100.000 abitanti/anno e, su casistiche autoptiche, l'incidenza arriva al 2-6%. Nel 15% dei casi concomita miocardite e rappresenta il 5% dei pazienti che giungono in PS con dolore toracico non ischemico.

Presentazione clinica ed esame obiettivo

Pericardite acuta (<4-6 settimane)

La presentazione clinica è variabile e dipende dalla risposta pericardica all'agente eziologico e dal suo effetto sull'attività miocardica. L'esordio clinico è spesso insidioso e può essere preceduto da infezioni locali o sistemiche. Sintomi prodromici sono rappresentati da malessere, mialgie e febbre, spesso assenti soprattutto negli anziani.

Anamnesi. I sintomi più frequenti sono:

- dolore toracico improvviso, acuto, pungente, lancinante, sordo o vago in caso di versamento; il dolore può essere retrosternale/precordiale, esteso al margine del muscolo trapezio di uno o entrambi i lati (da irritazione del nervo frenico che attraversa il pericardio per innervarli), irradiato agli arti o al dorso ed esacerbato dagli atti del respiro (pleuritico); tipico è l'aumento di intensità del dolore in decubito supino e il suo alleviamento con la posizione seduta (Diagnosi differenziale: dolore toracico da cardiopatia ischemica, Tabella 2.4.4);
- febbre intermittente (soprattutto per pericarditi infettive o idiopatiche);
- dispnea;
- disfagia (da irritazione dei foglietti pericardici ai movimenti dell'esofago).

Esame obiettivo. Sfregamenti pericardici, presenti nell'85% dei casi, sono altamente specifici anche se incostanti (transitori). Si ascoltano durante tutte le fasi del ciclo cardiaco (trifasici) o, meno frequentemen-

Tabella 2.4.4. Diagnosi differenziale. Dolore toracico pericardite vs cardiopatia ischemica

	Pericardite	Cardiopatia ischemica
Localizzazione	Precordiale, margine sn del trapezio	Retrosternale, arto superiore sn
Tipo	Acuto, raramente sordo-oppressivo	Gravativo, costrittivo
Influenza movimenti toracici	Aumentato	Non correlato
Durata	Ore-giorni	Minuti-ore
Sforzo	Non correlato	Correlato
Postura	Alleviato in ortostatismo	Non correlato
Feomeni neuro-vegetativi	Assenti	Nausea, vomito, sudorazione algida

te mono o bifasici, di tonalità acuta, meglio udibili al bordo sternale sinistro.

Qualora la sintomatologia e/o le alterazioni laboratoristico/strumentali persistano per:

- >4-6 settimane si parla di pericardite incessante;
- >3 mesi, si parla di pericardite cronica;
- se recidivano dopo intervallo libero di 4-6-settimane si parla di pericardite ricorrente.

Sono di recente stati descritti casi di pericardite acuta con miocardite in corso di infezione da COVID-19 o di pericardite acuta isolata, come unico segno della infezione da coronavirus. Non sono però ancora disponibili dati epidemiologici certi, ma la condizione deve essere tenuta sempre presente in un contesto pandemico da parte del medico di urgenza.

Pericardite costrittiva

È una forma di relativo interesse nell'ambito dell'urgenza viene presa in considerazione in quanto i sintomi si sviluppano gradualmente e mimano quelli dello scompenso cardiaco cronico e della cardiomiopatia restrittiva (DD). Dispnea e ridotta tolleranza allo sforzo sono frequenti; meno frequenti sono ortopnea, dispnea parossistica notturna e dolore toracico. Frequenti sono inoltre edemi declivi e ascite per un ridotto ritorno venoso.

Diagnosi

La diagnosi di pericardite in Pronto Soccorso nasce dal sospetto clinico del medico e si avvale di alcuni elementi che confermano tale sospetto. Secondo le linee guida ESC esistono alcuni criteri che devono essere soddisfatti (almeno 2 su 4) per confermare il sospetto:

1. Dolore toracico "pericarditico".
2. Sfregamenti pericardici.
3. Alterazioni elettrocardiografiche diagnostiche.
4. Versamento pericardico.

Esami

La diagnostica strumentale della pericardite acuta si basa su esami di I livello, fruibili per la maggior parte in Pronto Soccorso e di II livello, attivabili da parte del medico che prenderà in gestione il paziente dopo la fase di emergenza.

Elettrocardiogramma

L'evoluzione elettrocardiografica della pericardite acuta (caratteristicamente rilevabile nelle derivazioni D1-2, aVL – aVF, V3-4) viene classificata in 4 stadi (Figura 2.4.1). Nello stadio 1 (fase acuta) si osserva un'elevazione del tratto ST sovraconcavo, frequentemente diffusa alle derivazioni anteriori e inferiori e quindi non correlata alla topografia coronarica. Tale ele-

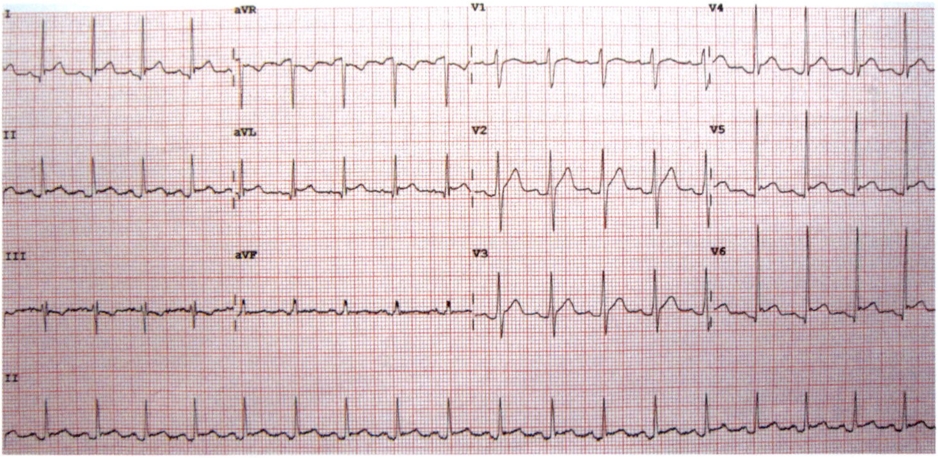

Figura 2.4.1. ECG: quadro di pericardite acuta.

vazione è espressione di un interessamento del miocardio subepicardico (il pericardio è elettricamente silente). Talora concomita depressione del segmento PR nelle derivazioni inferiori e in V1, a volte unico elemento diagnostico di pericardite, con sopraslivellamento del tratto ST reciproco in aVR. Nello stadio 2 precoce, il tratto ST torna all'isoelettrica mentre peresiste la deviazione del tratto PR opposta alla P. Nello stadio 2 tardivo l'ampiezza delle onde T si riduce fino all'appiattimento. Solo nello stadio 3 si può osservare l'inversione delle onde T e la completa normalizzazione del tratto ST. Infine la completa normalizzazione delle onde T è caratteristica dello stadio 4. Le alterazioni della fase acuta sono presenti nell'80% dei casi e la tipica evoluzione nel 60%. Una delle sfide per il medico di urgenza è la necessità di distinguere le alterazioni ecografiche da pericardite acuta da quelle legate all'ischemia o alla ripolarizzazione precoce. Nel primo caso l'elemento caratteristico per le alterazioni in corso di pericardite è la loro presenza in molte derivazioni e senza una distribuzione compatibile con la anatomia coronarica, associata inoltre al sottoslivellamento del tratto PR assente in caso di SCA. Nella sindrome da ripolarizzazione precoce le alterazioni ST-T sono descritte come reperti fisiologici nel 2% dei giovani sani (Figura 2.4.2). Un criterio affidabile risulta essere il seguente: utilizzando la fine del segmento PR come linea basale di riferimento, si misura l'ampiezza/altezza del segmento ST al suo inizio in V5-V6, DI in mV. L'ampiezza dell'onda T nelle stesse derivazioni si valuta similmente a partire dalla base dell'onda T. Se il rapporto ampiezza ST (in mV) e ampiezza onda T (in mV) è superiore a 0,25, è verosimile che si abbia a che fare con un caso di pericardite; se tale rapporto è inferiore a 0,25, la pericardite acuta è improbabile (sensibilità 85% e specificità 80%). Tale semplice criterio appare estremamente utile per differenziare

IL TACCUINO

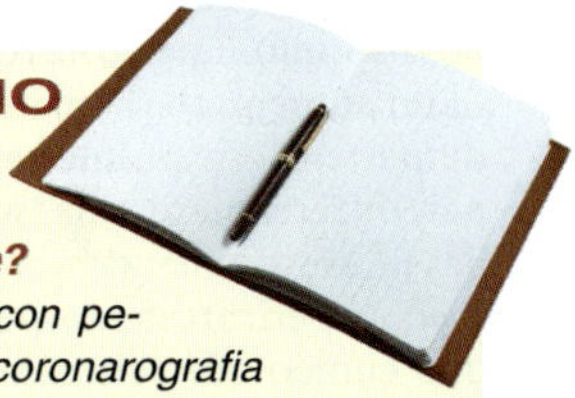

La sfida nell'urgenza: IMA o pericardite?

Il 17% dei pazienti con pericardite acuta fa la coronarografia urgente.

- *Le alterazioni ECG sono diverse*
- *Il dolore è diverso*
- *La contrattilità è diversa*
- *I biomarcatori sono diversi*

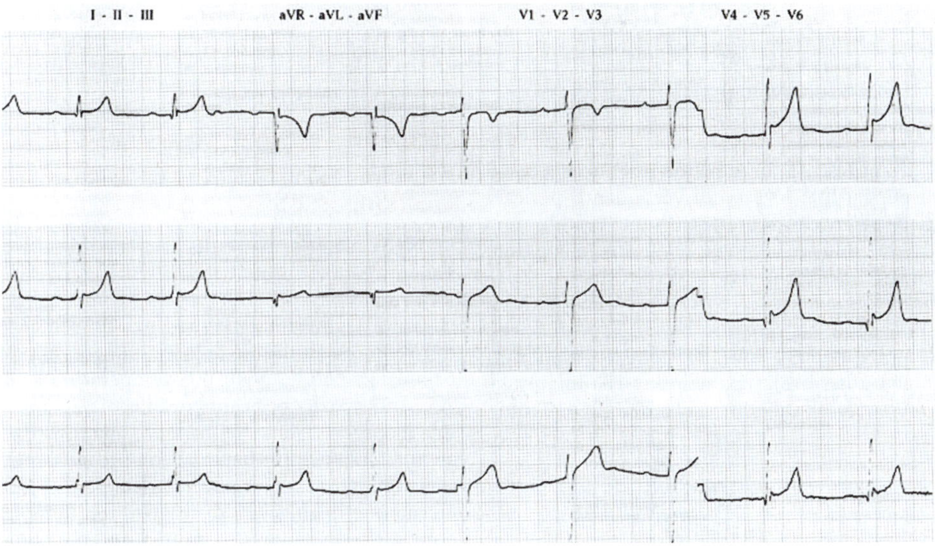

Figura 2.4.2. ECG: ripolarizzazione precoce benigna.

la ripolarizzazione precoce dalla fase acuta della pericardite in Pronto Soccorso.

ECG pericardite acuta

Radiografia del torace

Significato molto limitato in PS. L'ombra cardiaca può essere normale in caso di pericardite acuta ma anche in corso di tamponamento cardiaco, come pure raggiungere l'aspetto "a fiasca". Qualora precedenti radiografie siano disponibili per confronto, l'identificazione di un aumentato diametro cardiaco in assenza di ipertensione polmonare può essere di aiuto per differenziare una soffusione pericardica da un'insufficienza ventricolare sinistra. In caso di pericardite sospetta alla luce del quadro clinico ed elettrocardiografico, la radiografia del torace può mostrate un'anomalia mediastinica o pleuro-polmonare di aiuto nella diagnosi eziologica della pericardite (neoplastica, infettiva, etc.).

RX in pericardite

Ecocardiogramma

Rappresenta un'indagine utile nel sospetto di pericardite: in caso di versamento pericardico all'ecocardiogramma sarà visibile una separazione tra il ventricolo destro e la parete toracica e/o tra il ventricolo sinistro ed il pericardio posteriore, correlabile alla quantità del liquido: *versamento minimo* (posteriore), separazione <10 mm; *versamento moderato* (anche anteriore), separazione >10 mm; *versamento esteso* (ant-post), separazione >10 mm.

ECO in pericardite acuta

TC e RMN

Entrambe le metodiche sono utilizzabili, anche se non di pronta e diffusa disponibilità in area di emergenza. Sono in grado di mostrare sia versamenti diffusi che saccati insieme alla misurazione dello spessore del foglietto pericardico (>4 mm).

TC e RMN pericardite

Laboratorio

I dati di laboratorio, valutati nell'ambito del contesto clinico, possono confermare il sospetto di pericardite e permettere a volte una diagnosi eziologica (Tabella 2.4.5). In particolare, in corso di pericardite acuta si avrà una leucocitosi significativa con associato rialzo degli indici di flogosi (PCR in particolare). In caso di pericardite associata a miocardite si può osservare un rialzo di troponina (vedi miocardite), comunque presente nel 32-49% dei casi.

Tabella 2.4.5. Analisi di laboratorio nella pericardite acuta

Laboratorio	Sospetto diagnostico
Emocromo con formula, PCR, LDH	Infezione acuta/leucemia
Creatinina	Uremia
Troponina	Miocardite associata
Emocolture	Infezione acuta

Gestione in PS

Nella maggior parte dei casi la patologia è benigna e non richiede trattamenti aggressivi. Però una volta posta la diagnosi il medico di urgenza deve valutare la presenza di elementi di rischio che indicano la assoluta necessità di ospedalizzazione, quali una temperatura >38 °C, uno spazio pericardico all'eco >20 mm, una insorgenza lenta dei sintomi, una resistenza alla terapia antiinfiammatoria protratta per una settimana, una importante leucocitosi e/o elevazione degli indici di flogosi, una terapia con anticoagulanti, un trauma recente, una terapia immunosoppressiva o una elevazione della troponina. Negli altri casi una dimissione precoce o una breve osservazione nei casi dubbi, con terapia e riferimento specialistico, appaiono strategie sicure e costo-efficaci.

Terapia

Pericardite acuta

I farmaci anti-infiammatori non steroidei (FANS) rappresentano la terapia standard per la pericardite acuta. Tra questi, l'ibuprofene è preferibile per i suoi scarsi effetti collaterali, l'azione favorevole sul flusso coronarico e l'ampio range di dosaggi disponibili. A seconda della severità del quadro, da 300 a 800 mg ogni 6-8 ore possono essere necessari nelle fasi iniziali del trattamento e dovrebbero essere proseguiti fino a completa risoluzione della flogosi, sempre in associazione con un protettore gastrico. ASA, elencato in Tabella 2.4.6, è utilizzabile ai dosaggi indicati, sia in caso di primo episodio che di recidiva. L'indometacina dovrebbe essere evitata nei pazienti anziani per i possibili effetti di riduzione del flusso coronarico. Solo in caso di pericardite da patologia autoimmune o uremica è indicato l'uso di steroidi (prednisone). L'utilizzo della colchicina riduce le recidive. Solo in casi selezionati può essere indicato il ricorso alla pericardiocentesi, anche in assenza di tamponamento cardiaco (vedi pericardiocentesi).

È opportuno evitare l'uso di corticosteroidi (eccetto nei casi certi di una eziologia reumatologica) per la possibile evoluzione in "pericardite ricorrente" in una notevole percentuale di casi, associata alla descritta riduzione dell'efficacia della colchicina nella prevenzione delle recidive.

Pericardite costrittiva

L'identificazione dell'agente eziologico permette un trattamento mirato (tubercolosi, toxoplasmosi, patologie autoimmuni, mixedema...). Il trattamento non è in genere compito del medico di urgenza che deve riferire il paziente, una volta ipotizzata o accertata la diagnosi, ad un centro specialistico cardiologico/cardiochirurgico.

Pericardite ricorrente

Il sesso femminile è a rischio maggiore di evoluzione in questa forma, come pure lo sono i pazienti con scarsa risposta ai FANS. La terapia consiste nella rapida assunzione di FANS allo stesso dosaggio dell'ultimo episodio, associati subito a colchicina se non assunta in precedenza. In caso di scarsa risposta o ricorrenza precoce è indicato l'uso di corticosteroidi. In centri specialistici è possibile l'utilizzo, seppur senza documentazione inequivocabile di efficacia, di immunomodulatori, anti TNF-α, metotrexate, azatioprina, antagonisti IL1 β (Tabella 2.4.7).

In caso di mancata diagnosi o adeguato trattamento la forma può evolvere in una pericardite costrittiva (2-5%).

Tabella 2.4.6. Terapia medica della pericardite acuta

Farmaco	Dosi	Durata terapia	Riduzione
Aspirina	750-1000 mg/8 h	1-2 settimane	Dosi ridotte di 250-500 mg/1-2 settimane
Ibuprofene	600 mg/8 h	1-2 settimane	Dosi ridotte di 200-400 mg/1-2 settimane
Colchicina	0,5 mg x 1/die (<70 kg) 0,5 mg x 2/die (≥70 kg)	3 mesi	Non indispensabile. Oppure somministrare dosi di: • 0,5 mg a giorni alterni (<70 kg) • 0,5 mg una sola volta (≥70 kg)

Tabella 2.4.7. **Terapia medica della pericardite ricorrente**

Farmaco	Dosi	Durata della terapia
Aspirina	500-750-1000 mg x 3-4/die	7-10 giorni con graduale riduzione a 500 mg/settimana x 3 settimane
Ibuprofene	400-800 mg x 3-4/die	2 settimane
Colchicina	0,5 mg x 1/die (<70 kg) 0,5 mg x 2/die (≥70 kg)	6 mesi
Indometacina	50 mg x 3/die	1-2 settimane
Prednisone	0,25-0,5 mg/kg/die	2-4 settimane
Immunomodulatori (anakinra, rilonacept ecc)	Risultati promettenti	Da prescriversi in centri specializzati

LA LAVAGNA

- *Se c'è il singhiozzo, pensare alla irritazione del frenico (versamento).*
- *Se c'è il cardiopalmo, pensare alla miocardite e al versamento.*
- *Se c'è la (pre-)sincope, pensare al tamponamento.*
- *Se c'è la disfagia, pensare alla compressione sull'esofago da versamento.*
- *Se c'è anche dolore pleuritico, pensare a interessamento polisieroso.*
- *Se c'è un trauma recente o TAO, pensa a emopericardio.*

Appunti / Commenti

TAMPONAMENTO CARDIACO

Definizione

Il costante incremento del fluido contenuto nel sacco pericardico determina aumento della pressione intra-pericardica. Quando tali valori eccedono la pressione di riempimento delle cavità cardiache si ha un ridotto riempimento ventricolare con compromissione dell'emodinamica. Si parla in tal caso di tamponamento cardiaco. La Tabella 2.4.8 ne mostra le cause più comuni.

Tabella 2.4.8. Cause di tamponamento cardiaco

Neoplasia (40%)
Pericardite acuta idiopatica (15%)
Uremia (10%)
Pericardite idiopatica cronica (10%)
Pericardite tubercolare o batterica (10%)
Emorragia (anticoagulanti) (5%)
Patologie autoimmuni, mixedema, terapia radiante (10%)

Fisiopatologia

Le fasi emodinamiche del versamento pericardico sono così rappresentabili:

Presenza di liquido/materiale trombotico nel pericardio

↓

Aumento della pressione intra-pericardica > della pressione atriale dx (4-5 mmHg)

↓

Ostacolato ritorno venoso e riempimento diastolico

↓

Ridotta portata cardiaca e polso paradosso (riduzione PAS >10 mmHg durante l'inspirazione)
Aumento della pressione venosa (epatomegalia, turgore giugulare, edemi declivi)

Presentazione clinica

La sintomatologia è aspecifica. I pazienti lamentano frequentemente dispnea e profonda intolleranza all'esercizio fisico. Sintomi collaterali sono spesso correlati alla causa sottostante il tamponamento (uremia) o ad un lento e progressivo sviluppo del tamponamento (tubercolosi): si possono osservare calo ponderale, edemi, ascite.

IL TACCUINO

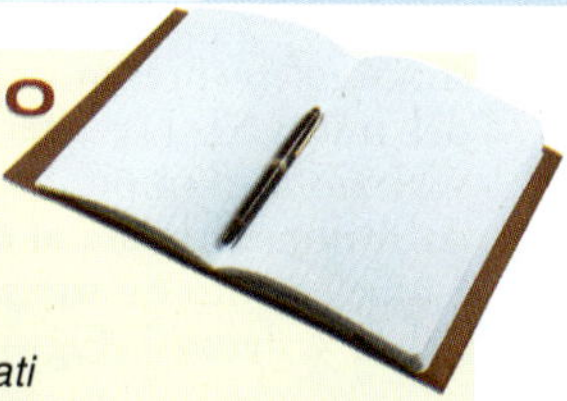

Ricorda la triade di Beck:

1) *toni cardiaci ovattati*
2) *alta PVC (>15 cmH_2O)*
3) *bassa PAS (<90 mmHg) + polso arterioso paradosso*

Esame obiettivo

Frequenti sono tachicardia e ridotta pressione arteriosa sistolica, con un polso piccolo. Un polso arterioso paradosso è presente: durante l'inspirazione e in clinostatismo si osserva una riduzione significativa della pressione arteriosa sistolica (>10 mmHg). Le vene giugulari sono distese (segno di Kussmaul). I toni cardiaci all'auscultazione posso apparire distanti o ridotti. Più raramente sono apprezzabili rumori da sfregamento pericardico.

Esami diagnostici

Radiografia del torace

Nel contesto della valutazione in urgenza la radiografia standard del torace può mostrare un importante allargamento dell'ombra cardiaca che, in associazione a polmoni chiari, potrebbe far sospettare una significativa quantità di fluido nel sacco pericardico, reperto comunque da confermare con un esame ecocardiografico o TC e da inserire nel contesto clinico.

Elettrocardiogramma

Può essere normale, ma in genere mostra ridotti voltaggi del complesso QRS (inferiore a 0,7 mV) ed elevazione del segmento ST (dovuto ad infiammazione dell'epicardio) con depressione del segmento PR, simile a quello osservato nella pericardite acuta. Possono essere presenti alterazioni aspecifiche del tratto ST-T e alternanza elettrica, ossia variazione di ampiezza dell'onda P e dell'onda R non correlata al ciclo respiratorio, che è un elemento caratteristico ma si rileva solo nel 20% dei casi (Figura 2.4.3).

Ecocardiogramma

È l'indagine di prima scelta per la diagnosi. Oltre ad un aumento del volume del fluido pericardico, si osserva compressione dell'atrio destro, collasso durante la diastole del ventricolo destro, variazioni anormali durante il ciclo respiratorio del flusso tricuspidalico e mitralico visibile all'eco Doppler cardiaco e dilatazione della vena cava inferiore che non collassa durante l'inspirazione (Figura 2.4.4).

Ecografia vena cava inferiore

Terapia

La procedura salva vita in caso di tamponamento cardiaco è rappresentata dalla pericardiocentesi. La pericardiocentesi viene ese-

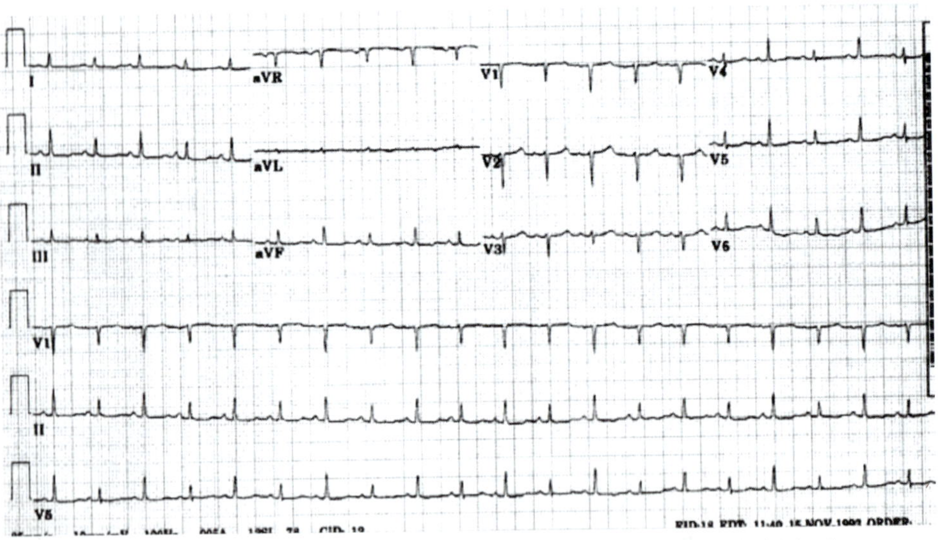

Figura 2.4.3. Elettrocardiogramma con bassi voltaggi diffusi, T piatte/negative e alternanza elettrica da versamento pericardico.

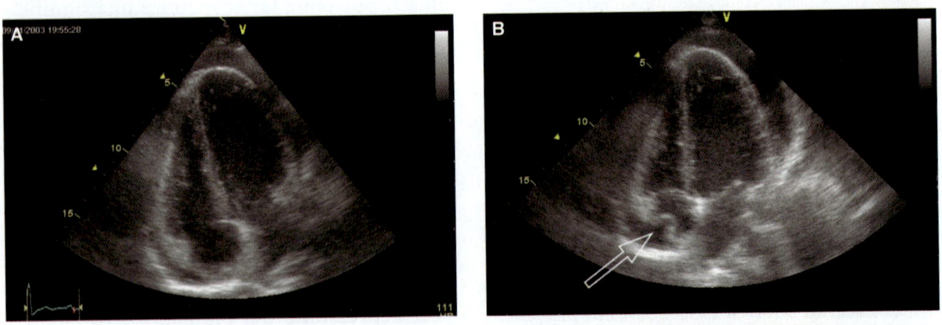

Figura 2.4.4. A. Scansione 4C: versamento pericardico. B. Scansione 4C: è evidente (freccia) il collasso dell'atrio dx.

guita in maniera ottimale per via eco-guidata e con costante monitoraggio elettrocardiografico. Con tale accorgimento, il rischio delle maggiori complicanze, ossia la perforazione cardiaca e la lacerazione coronarica (1,3-1,6% dei casi), può essere minimizzato. Complicanze meno frequenti sono embolismo, pneumotorace, aritmie. Un'altra rara complicanza è rappresentata dalla comparsa di insufficienza ventricolare sinistra con edema polmonare, la cui genesi non è nota. Si è ipotizzata come causa la concomitanza di una disfunzione ventricolare acuta, associata ad un improvviso aumentato ritorno venoso. Una pericardiocentesi in emergenza si impone in caso d'instabilità emodinamica del paziente; dopo tale procedura il paziente va sempre ricoverato per adeguato monitoraggio. Le controindicazioni alla esecuzione della procedura sono espresse nella Tabella 2.4.9.

In alcuni casi può evidenziarsi un tamponamento cardiaco precoce, senza o con minimi segni di impegno emodinamico. In questa situazione può essere sufficiente un trattamento conservativo, con monitoraggio emodinamico non invasivo ed ecocardiografico (ogni 2-3 giorni), senza trattamenti depletori di volume, ma solo terapie mirate alla possibile causa eziologica. Nella maggioranza delle situazioni sarà sufficiente una terapia antiinfiammatoria a risolvere il versamento che, qualora viceversa peggiorasse, dovrà essere drenato secondo le procedure usuali.

È opportuno ricordare che in presenza di un tamponamento cardiaco è necessario attuale una significativa espansione volemica con soluzioni saline, destrano, sangue o plasma in attesa della esecuzione della pericardio centesi. Vanno invece evitati se possibile gli inotropi e i presidi ventilatori a pressione positiva, in quanto in grado di peggiorare la situazione emodinamica del paziente.

Emodinamica nel versamento pericardico

Tabella 2.4.9. Controindicazioni alla pericardiocentesi

Controindicazioni assolute	Dissezione aortica
Controindicazioni relative	Coagulopatia
	Terapia anticoagulante
	Trombocitopenia (< 50.000)
	Versamento pericardico minimo o posteriore

Bibliografia di riferimento

LA LAVAGNA

- *Un evento non raro è il versamento asintomatico occasionale*
- *Considerare l'età del paziente, l'entità del versamento, le possibili cause*
- *Essere certi che il versamento ci sia*
- *È lieve se solo posteriore <1 cm, moderato se = 1 cm, ampio se >1 cm*
- *Raro è il versamento idiopatico*
- *Pensare alla neoplasia e alla TBC*
- *Rara la necessità di provvedimenti*
- *Importante il monitoraggio*
- *La prognosi dipende dalla malattia di base*

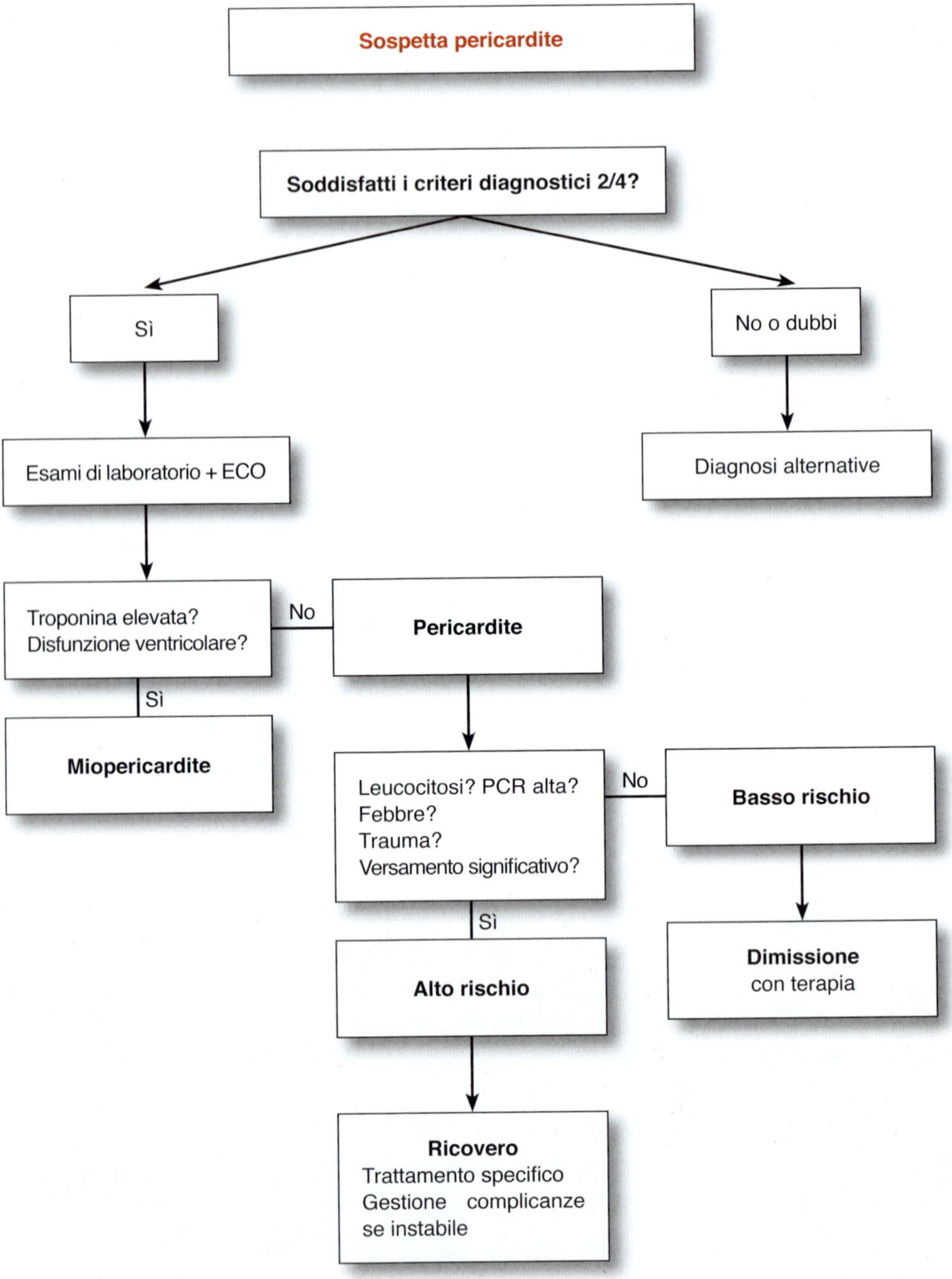
Sospetta pericardite
Soddisfatti i criteri diagnostici 2/4?
Sì
No o dubbi
Esami di laboratorio + ECO
Diagnosi alternative
Troponina elevata?
Disfunzione ventricolare?
No
Pericardite
Sì
Miopericardite
Leucocitosi? PCR alta?
Febbre?
Trauma?
Versamento significativo?
No
Basso rischio
Sì
Alto rischio
Dimissione
con terapia
Ricovero
Trattamento specifico
Gestione complicanze
se instabile

2.5 Miocarditi

Premessa

La contiguità anatomica del miocardio e del pericardio determinano in una grandissima percentuale di casi un simultaneo, seppur quantitativamente differente, coinvolgimento di entrambi nei processi patologici di qualunque origine. Si parlerà più propriamente quindi di "miopericardite" nel caso di un processo coinvolgente, in primo luogo, il pericardio con successivo interessamento del miocardio e invece di "perimiocardite" nel caso contrario. Frequentemente però questi termini sono usati in modo intercambiabile, non essendoci un univoco inquadramento nosografico. Le diagnosi di "miocardite" e "pericardite" saranno riservate a quelle rare condizioni di chiaro singolo coinvolgimento e, nel nostro caso, per la trattazione sistematica dell'argomento.

Definizione

Per "miocardite" si intende una malattia infiammatoria del miocardio identificata da precisi criteri istologici (criteri di Dallas: evidenza istologica di infiltrati infiammatori nel miocardio con degenerazione miocellulare e minecrosi non ischemica), immunologici e immunoistochimici. Come sopra indicato il coinvolgimento del miocardio è spesso associato a quello del pericardio e dell'endocardio, a volte nell'ambito di malattie sistemiche.

Fisiopatologia

Nel caso di agenti infettivi la replicazione virale libera in circolo antigeni cellulari (miosina) innescanti una risposta immunitaria. La liberazione locale di citochine (IL 1, 2 e 6, TNF e ossido nitrico) sono responsabili delle risposta T mediata e dell'automantenimento del processo lesivo. In fase acuta questi mediatori possono essere responsabili di una transitoria compromissione della funzione miocardica in assenza di morte cellulare vera e propria. L'attivazione successiva della componente immunitaria, mediata dai linfociti CD8 e dagli autoanticorpi a reattività crociata, causa il danno permanente e irreversibile del miocardio. Alcuni agenti microbici *(Corynebacterium diphteriae)* producono anche una tossina avente azione diretta cardiolesiva. Nelle fasi avanzate della malattia gli elevati livelli di citochine e TNF conducono alla cardiomiopatia pur in assenza di replicazione virale (Figura 2.5.1). Il danno prodotto a carico dei miociti determina la disfunzione sistolica del cuore mentre l'infiltrazione fibroblastica causa la disfunzione diastolica.

Epidemiologia

L'estrema variabilità della presentazione clinica delle miocarditi, unita alla mancanza di un test diagnostico facile e non invasivo, ha determinato una scarsa conoscenza della loro reale incidenza e prevalenza. La miocardite è stata riscontrata nel 2-42% delle autopsie in morti improvvise del giovane e nel 9-16% delle cardiopatie dilatative dell'adulto, così come nel 46% dei bambini con scompenso all'esordio. Nell'1-3% delle infezioni enterovirali può essere presente un coinvolgimento miocardico. Nel 50% dei casi la miocardite si risolve in 2-4 settimane, ma nel 25% sviluppa una disfunzione cardiaca e nel 12-25% porta a morte in acuto o evolve in una cardiopatia dilatativa severa.

Cause

Gli agenti coinvolti possono essere infettivi (Tabella 2.5.1) o non infettivi (Tabella 2.5.2).

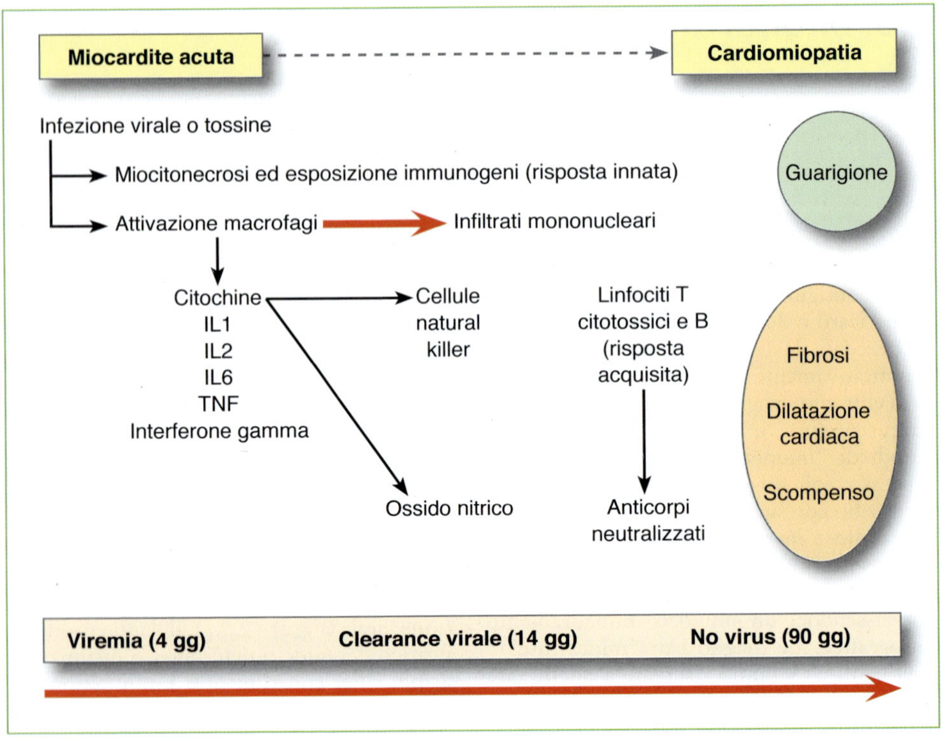

Figura 2.5.1. Fisiopatologia clinica della miocardite.

Tra gli agenti virali i più frequentemente coinvolti sono gli enterovirus, (*coxsackie* ed *echo*) e gli *adenovirus tipo 2* e *5*.

La recente pandemia da SARS-CoV-2 ha evidenziato che anche in corso di questa infezione virale le strutture miocardiche possono essere coinvolte; i recettori dell'ACE-2 possono essere danneggiati dall'agente patogeno tramite la proteina spike e determinare il danno cellulare responsabile di disfunzione cardiaca anche grave. I meccanismi fisiopatogenetici precisi devono ancora essere identificati, ma tutti conducono ad una danno miocardico manifestato da un incremento dei valori delle troponine T o I plasmatiche. Di fatto verosimilmente tali meccanismi ripercorrono quanto descritto per altri agenti patogeni con danno diretto alle miocellule, risposta infiammatoria sistemica e localmente fibrosi miocardica, risposta immunomedita con interferone e risposta citochimica esagerata da parte di cellule T helper, il tutto associato a danno di placca e ipossia.

Presentazione clinica ed esame obiettivo

Considerando che lo spettro clinico della malattia può andare dalle forme subcliniche alla morte improvvisa, il medico di urgenza deve considerare questi quadri principali "maggiori" di presentazione:

- scompenso cardiaco acuto di nuova insorgenza (con recente possibile virosi) e in assenza di documentata malattia ischemica. È caratterizzata da:
  - insorgenza progressiva in 2 settimane/3 mesi, con dispnea, edemi declivi, faticabilità e fastidio toracico;
  - deficit contrattile Vsn e/o Vdx;
  - sintomi insorti in prossimità di virosi o peripartum;

- alterazioni aspecifiche all'ECG, aritmie, blocchi di branca o BAV di nuova insorgenza;
- dolore toracico sospetto per sindrome coronarica acuta (35%) insorto a 1-4 settimane da una virosi acuta, in assenza di anomalie coronariche; alterazioni del tratto ST (sopra/sottoslivellato) e/o della T (negativizzazione), con/senza alterazioni della contrattilità miocardica; con/senza incremento della troponina con pattern simil infartuale o persistente e protratto nel tempo (settimane o mesi);
- scompenso cardiaco cronico in peggioramento in assenza di malattia coronarica o altra patologia nota, con sintomi come al punto 1;
- sindromi acute pericolose per la vita, come aritmie maggiori, morte improvvisa abortita, shock cardiogeno.

Tabella 2.5.1. Più comuni agenti infettivi responsabili di miocardite acuta

Virus	Batteri
Coxsackie A e B Echovirus Poliovirus Adenovirus Influenza A e B Parvovirus B19 HIV Citomegalovirus Coronavirus Virus respiratorio sinciziale Virus della rosolia Virus dell'epatite B Virus dell'epatite C Virus della dengue Virus della febbre gialla Virus della Chikungunya Virus Herpes Simplex Virus di Epstein-Barr Virus Varicella-Zoster	*Corynebacterium diphtheriae* *Neisseria meningitidis* *Mycoplasma pneumoniae* *Streptococcus pyogenes* *Streptococcus pneumoniae* *Salmonella* spp. *Staphylococcus* spp. *Borrelia burgdorferi* *Haemophilus influenzae* *Brucella* spp. *Mycobacterium tubercolosis* *Leptospira* spp. *Nocardia* spp. *Actinomyces israelii*
Miceti	**Protozoi**
Candida spp. *Aspergillus* spp. *Cryptococcus neoformans* *Histoplasma capsulatum* *Coccidioides immitis* *Blastomyces dermatitidis* *Sporotrix schenckii*	*Trypanosoma cruzi* *Trypanosoma brucei gambiense* *Trypanosoma brucei rhodesiense* *Toxoplasma gondii* *Leishmania* spp. *Entamoeba hystolytica*
	Elminti
	Trichinella spiralis *Taenia solium* *Echinococcus granulosus*

Tabella 2.5.2. Più frequenti cause non infettive di miocardite acuta

Farmaci (meccanismo tossico): anfetamine, cocaina, alcol, litio, clozapina, interleuchina, catecolamine, antineoplastici, ormoni	**Cause varie**: morso di scorpione-serpente,-ragno, puntura di ape-vespa, CO, arsenico, inalanti
Farmaci (meccanismo immunomediato - ipersensibilità): antibiotici, clozapina, lidocaina, fenitoina, tizidici, amitriptilina, vaccini, tossoide tetanico, malattia da siero	**Malattie immunologiche**: Kawasaki, Churg-Strauss, sarcoidosi, LES, malattie infiammatorie intestinali, Wegener, malattia reumatica, miastenia, tireotossicosi, rigetto
Agenti fisici: radiazioni, shock elettrico	**Metalli pesanti**: ferro, rame

Le correlazioni clinico patologiche delle miocarditi sono riassunte in Tabella 2.5.3.

Oltre a queste condizioni più severe una miocardite acuta deve essere sospettata in presenza di febbre con tachicardia e ipotensione sproporzionate, in recente possibile virosi con/senza sintomi sistemici. Questi quadri "minori" presentano il grande rischio di passare inosservati e non trattati fino alla più grave evoluzione successiva. All'ascoltazione cardiaca si può evidenziare un ritmo di galoppo (S3 e S4) con soffio da rigurgito mitralico e/o tricuspidale, oltre ai possibili segni ascoltatori di scompenso cardiaco acuto. La dispnea è presente nel 72% dei casi, un dolore toracico nel 32% e aritmie nel 18%. In presenza di dolore toracico va valutata la possibile presenza di interessamento pericardico.

Diagnosi

Il *gold standard* diagnostico è rappresentato dalla biopsia endomiocardica, esame non eseguibile in tutte le condizioni di sospetto clinico di malattia. Il criterio diagnostico per il medico di urgenza è rappresentato quindi dai dati clinici e strumentali di primo livello.

Nell'ambito dell'urgenza un'importante sfida diagnostica è nella differenziazione con la cardiopatia ischemica acuta, potendosi presentare la miocardite con dolore toracico, alterazioni ECG tipo STE o NSTE e T negativa. La diagnosi differenziale sarà basata sulla corretta interpretazione del dato anamnestico, della evoluzione temporale della clinica, dell'ECG e degli esami ematochimici, nonché dai risultati di eventuali esami di secondo livello.

Nel 2013 Caforio ha proposto dei criteri per porre il sospetto clinico di miocardite (Tabella 2.5.4).

Una volta formulato il sospetto clinico è altrettanto importante che il medico di urgenza identifichi per quanto possibile la classe di rischio, onde attivare il percorso gestionale più opportuno (Tabella 2.5.5).

Diagnostica strumentale e per immagini

Tutti gli strumenti a disposizione sono caratterizzati da una scarsa sensibilità e specificità, che migliora in modo rilevante in correlazione con dati clinico anamnestici suggestivi per la diagnosi.

Tabella 2.5.3. **Correlazioni clinico patologiche delle miocarditi** (da Cooper LT, Modif. NEJM 2009)

Quadro clinico	Durata della malattia	Quadro istopatologico	Prognosi
Sindrome simil infartuale a coronarie normali	Poche ore o giorni	Miocardite linfocitaria attiva. Raramente miocardite necrotizzante eosinofila o a cellule giganti	Buona
Scompenso cardiaco, Vsn normale/dilatato, compromissione emodinamica	Meno di 2 settimane	Miocardite linfocitaria attiva. Raramente miocardite necrotizzante eosinofila o a cellule giganti	Buona, se trattamento intensivo
Scompenso cardiaco e Vsn dilatato, con nuove aritmie ventricolari, BAV di alto grado non responsive a terapia in 2 settimane	**1)** Poche settimane o mesi **2)** Molti mesi	**1)** Miocardite a cellule giganti o eosinofila o linfocitica **2)** Sarcoidosi cardiaca o specifiche infezioni (Tripanosoma, Borrelia)	**1)** Cattiva, a rischio di trapianto **2)** A rischio di impianto di PM/AICD
Scompenso cardiaco e VSn dilatato, senza nuove aritmie ventricolari, BAV di alto grado	Poche settimane o mesi	Alterazioni non specifiche	Buona in acuto. A rischio evolutivo in scompenso
Scompenso cardiaco con eosinofilia	Qualunque durata	Miocardite eosinofila o da ipersensibilità, endocardite eosinofila	Cattiva

Tabella 2.5.4. Criteri per diagnosi di "sospetto clinico di miocardite": ≥1 criterio clinico principale con/senza criteri clinici secondari + ≥1 criterio strumentale/laboratoristico o, se asintomatico, ≥2 criteri strumentali/laboratoristici. (in assenza di stenosi coronarica angiografica >50% e di malattia valvolare/congenita, ipertiroidismo o altro che possano spiegare la sindrome di presentazione) (da Caforio ALP et al, EHJ 2013, modif.)

Criteri clinici principali	Criteri clinici secondari	Criteri strumentali/laboratoristici
Dolore toracico acuto, pericardico o pseudo-ischemico	Febbre ≥38 °C all'esordio o nel corso dei 30 giorni precedenti +/- elementi suggestivi di infezione del tratto digerente o delle vie respiratorie	Anomalie elettrocardiografiche: blocco AV, blocco di branca, anomalie ST/T, arresto sinusale, tachicardia o fibrillazione ventricolare, fibrillazione atriale, QRS slargato, onda Q, bassi voltaggi, extrastasistolia frequente, tachicardia sopraventricolare.
Dispnea a riposo o da sforzo e/o astenia con o senza segni clinici di insufficienza cardiaca sinistra e/o destra acuta (comparsa da meno di 3 mesi)	Peripartum	Incremento della troponina T o I
Dispnea a riposo o da sforzo e/o astenia con o senza segni clinici di insufficienza cardiaca sinistra e/o destra (comparsa da più di 3 mesi)	• Storia personale di miocardite • Storia familiare di cardiomiopatia dilatativa	Anomalie ecocardiografiche: anomala funzione o alterazione strutturale sinistra e/o destra: anomalia della funzionalità miocardica locale o globale, anomalie della funzione diastolica, dilatazione del ventricolo, ispessimento parietale, versamento pericardico, trombosi intracardiaca.
Cardiopalmo e/o aritmie e/o sincope e/o morte improvvisa	Malattie autoimmuni	Edema e/o anomalie dell'enanchment precoce o tardivo alla RMN cardiaca
Shock cardiogeno senza altra causa	Asma allergico	
	Esposizione ad agenti cardio-tossici	

Tabella 2.5.5. Classi di rischio (da Ammirati E, 2020, modif.)

Pressione arteriosa e scompenso	Riduzione gittata cardiaca	Tachiaritmie (TV/FV) Bradiaritmie (Blocchi)	Rischio
Shock cardiogeno	Severa (<30%)	Presenti/assenti	**Altissimo**
Scompenso cardiaco acuto	importante (30-40%)	Presenti	**Alto**
Scompenso cardiaco acuto	Importante (30-40%)	Assenti	**Intermedio**
Lieve scompenso	Moderata (41-49%)	Presenti	**Intermedio**
Assente	Lieve-assente (>50%)	Assenti	**Basso**

Esami di primo livello

Elettrocardiogramma. I reperti elettrocardiografici sono molto variabili e con bassa sensibilità globale (47%): la presenza di un ECG completamente normale è infrequente in corso di miocardite acuta (25%), che comunque non può essere esclusa in presenza di una clinica suggestiva solo sulla base della normalità del tracciato.

Le alterazioni più significative sono sostanzialmente raggruppabili in:

- Alterazioni del tratto ST-T, con sopra o sottoslivellamento (prevalenza 42%) e negatività dell'onda T, simulante un infarto miocardico acuto o recente, se presente onda Q patologica (prevalenza 13%). Il tratto ST è sovra concavo piuttosto che convesso come nell'ischemia acuta, e diffuso nelle derivazioni senza segni reciproci. In caso di cointeressamento del pericardio il quadro elettrocardiografico sarà costituito dai segni di una pericardite acuta. In questa situazione la presenza di un dolore toracico sospetto per una SCA, spesso associato ad un significativo rialzo delle troponina plasmatica, può indurre alla esecuzione di uno studio coronarografico urgente che mostra quasi sempre coronarie normali.

- Aritmie ipercinetiche o ipocinetiche. Il dato più comune è rappresentato dalla tachicardia sinusale "sproporzionata", ma possono essere presenti anche altre tachiaritmie sia sopraventricolari (tachicardia giunzionale caratteristicamente di difficile controllo, fibrillazione atriale) che ventricolari (BEV, TV) o blocchi AV o di branca.
- Un allargamento del QRS >120 msec è espressione di una dissincronia elettrica intraventricolare con valore predittivo alto di mortalità a breve e lungo termine e indicatore di bassa FE.
- Allungamento del QT. Un valore dello stesso >440 msec è predittore non indipendente di outcome negativo.

Radiografia del torace. Il quadro radiologico dipenderà dal grado di coinvolgimento del miocardico, potendo essere assolutamente nella norma o presentare segni di scompenso cardiaco con cardiomegalia e cuore cosiddetto "a fiasca" in caso di versamento pericardico.

Ecocardiogramma. Costituisce il secondo test più importante in PS, in quanto non invasivo e ripetibile, molto importante per il *rule-out* di quadri disfunzionali non miocarditici (es. malattia valvolare). Non esistono segni ecocardiografici specifici di miocardite anche se le alterazioni della contrattilità diffuse o segmentarie non sono correlate alla distribuzione coronarica. Si possono evidenziare elementi di disfunzione ventricolare globale, anomalie segmentali e disfunzione diastolica con FE conservata. Quadri istologici documentati di miocardite possono presentare un quadro ecocardiografico di cardiopatia dilatativa, restrittiva o ipertrofica o simulare una malattia ischemica. Nelle forme fulminanti si può riscontrare il setto e le pareti ispessite (edema miocardico), con ventricoli non dilatati e ipocinetici mentre nella forma acuta non fulminante le camere sono marcatamente dilatate e le pareti normali. Il coinvolgimento ventricolare destro è più frequente nelle forme fulminanti ed è indicatore prognostico negativo.

Video miocardite

TC torace – Angio-TC. In presenza di una sintomatologia severa/alto rischio, l'esecuzione di un esame TC (angio-TC, TC multislice) può costituire un approccio globale, laddove possibile) molto efficacie, consentendo la valutazione delle arterie coronarie e polmonari, nonché del parenchima polmonare anche in caso di sospetto interessamento da COVID-19.

Esami di secondo livello (non in Pronto Soccorso)

Scintigrafia miocardica. Può essere eseguita con Indio 111 e anticorpi antimiosina (per evidenziare il danno miocardico) o Gallio 67 (che mostra lo stato infiammatorio del mio e del pericardio).

RMN. I reperti includono un aumento dell'intensità del segnale in T1 e T2, compatibile con edema, un aumento dell'enhancement precoce del contrasto miocardico (gadolinio) relativo al muscolo scheletrico, dovuto ad iperemia da infiammazione e presenza di tardivo enhancement del gadolinio da necrosi o cicatrice con fibrosi. Questi riscontri hanno elevata specificità, ma scarsa sensibilità. L'esame comunque è di grande utilità nella diagnostica differenziale (non in urgenza) con altre condizioni quali la displasia aritmogena del ventricolo destro, la cardiopatia ipertrofica, il miocardio non compatto.

Esami di terzo livello (in settori dedicati)

Se sono fondati i sospetti di una miocardite si deve procedere ad esami di terzo livello, rappresentati dalla coronarografia e dalla

Tabella 2.5.6. Caratteristiche cliniche delle miocarditi acute (da Ginsberg, modif.)

Miocardite	Insorgenza	Classe scompenso	Ipotensione	Shock
Fulminante	Tempo identificabile 1-2 settimane prima	NYHA IV	Sì: trattamento con inotropi	Sì: necessità di trattamento aggressivo
Acuta/severa	Subdola	NYHA III-IV	No o moderata	No

biopsia endomiocardica, *gold standard* per la diagnosi.

Esami di laboratorio

Alcuni dati di laboratorio possono indicare lo stato infiammatorio (conta leucocitaria, PCR etc.) o lo scompenso cardiaco (BNP), ma hanno sensibilità e specificità nei confronti della diagnosi di miocardite molto variabili. Tra i marcatori vanno preferite le troponine T o I. La loro sensibilità appare assai bassa (34-53%), ma la specificità (89-94%) e il valore predittivo positivo del 93% le rendono marcatori affidabili soprattutto se testati entro quattro settimane dall'esordio dei sintomi. Rispetto all'infarto miocardico acuto, l'andamento dei livelli plasmatici della troponina non è caratterizzato dal tipico e diagnostico andamento (crescita e diminuzione), ma manifesta un pattern di elevazione stabile o, comunque, ad andamento lento, con normalizzazione in 7-10 gg.

Terapia

I target terapeutici sono sostanzialmente due:

1) trattamento eziopatogenetico da effettuarsi in sede specialistica, variabile a seconda della fase della malattia e della sua origine, che include l'uso di antivirali, di interferone beta o la somministrazione endovenosa di immunoglobuline.
2) Trattamento dello scompenso cardiaco secondo le linee guida.
    - Nelle forme fulminanti il trattamento intensivo con ventilazione invasiva/non invasiva o extracorporea (ECMO), supporto circolatorio con inotropi e vasopressori.
    - Nelle forme acute severe il trattamento sarà meno aggressivo, ma sempre con caratteristica di intensività.
    - Le forme emodinamicamente stabili si giovano di trattamento con diuretici, ACE inibitori/SRAA e β-bloccanti. In caso di resistenza al diuretico sono indicati gli antialdosteronici. I FANS (ASA in particolare), indicati nel trattamento delle pericarditi, sono correlati ad aumento di mortalità nelle miocarditi. Controverso è l'uso di digossina: riduce la morbilità nella disfunzione sistolica sintomatica di classe NYHA II-IV, ma aumenta la produzione di citochine pro infiammatorie con peggioramento delle forme virali e aumento della tossicità del β-bloccante. Il glicoside non aumenta la sopravvivenza e quindi nelle miocarditi acute andrebbe evitato. Le aritmie della fase acuta sono da trattarsi secondo le linee guida. Le bradiaritmie emodinamicamente instabili sono da trattare con impianto di PM temporaneo, mentre l'inserimento di AICD e/o di risincronizzazione va differito alla fase post acuta, se ancora necessario (Tabella 2.5.6).

Bibliografia di riferimento

LA LAVAGNA

Pensare alla miocardite, in una persona fino ad allora in buono stato di salute, in presenza di:

- *dolore toracico acuto pericarditico o pseudo-ischemico;*
- *insorgenza recente o peggioramento (<3 mesi) di dispnea da sforzo o a riposo con/senza segni di insufficienza ventricolare;*
- *palpitazioni, aritmie, presincope o sincope non spiegabili;*
- *shock cardiogeno inspiegato.*

Appunti / Commenti

Sospetta miocardite acuta

Sospetto clinico: dolore toracico in basso rischio SCA
dispnea acuta <2 settimane in cuore sano
aritmie <2 settimane in cuore sano

Esami di I livello: ECG, RX torace, biomarcatori

Esami compatibili con miocardite:
ECG. Alterazioni ST e T, onda Q: escludere SCA (sede, evoluzione, alterazioni reciproche...), aritmie ipercinetiche o blocchi
Biomarcatori: elevazione troponina stabile o lenta
RX torace: scompenso cardiaco in cuore sano
Ecocardiogramma: ipocinesia globale, segmentale non coronarica, con ispessimento delle pareti, con/senza dilatazione delle camere

- Se sospetto non fugato con funzione/dimensione ventricolare normale, affidamento specialistico per diagnostica di II livello e *follow-up*.
- Se alterazione contrattilità e dilatazione camere ventricolari:

Clinicamente instabile
(fulminante/acuta severa)

Trattamento farmacologico aggressivo

Ventilazione e sostegno meccanico del respiro

Affidamento all'area intensiva cardiologica/cardiochirurgica per trattamento specifico, *follow-up* e valutazione pre-trapianto

Clinicamente stabile

Terapia di supporto e affidamento specialistico per diagnostica di II livello e *follow-up*

2.6 Sindrome aortica acuta

Definizione

La sindrome aortica è il quadro clinico che si verifica quando una breccia o una placca ulcerata permettono l'ingresso del sangue dal lume aortico nel contesto della tunica media o quando la rottura di un *vasa vasorum* causa un sanguinamento all'interno della media. Nei casi in cui tale quadro clinico insorga entro le due settimane precedenti la diagnosi, si parla di sindrome aortica acuta (SAA); tutti gli altri casi vengono classificati come sindrome aortica cronica. La SAA comprende i seguenti aspetti anatomopatologici: la dissezione aortica (80-90% dei casi), l'ematoma intramurale (5-20%) e l'ulcera aterosclerotica penetrante (2-7%). Altre condizioni particolari che possono essere considerate fra le SAA sono la lesione traumatica dell'aorta e la dissezione iatrogena dell'aorta.

Nella dissezione aortica si ha una separazione degli strati che compongono la parete aortica e la conseguente formazione di un vero lume e di un falso lume separati da un setto (*flap*). L'ematoma intramurale è caratterizzato da un ematoma all'interno della tunica media della parete aortica in assenza di un falso lume. L'ulcera aterosclerotica penetrante è definita come l'ulcerazione di una placca aterosclerotica aortica che penetra nella media attraverso la lamina elastica interna (Figura 2.6.1).

In Figura 2.6.2 sono riportate le due classificazioni anatomiche più comunemente usate, cioè quella di Stanford e di DeBakey. La classificazione di Stanford considera due tipi di dissezione aortica: il tipo A (70% dei casi), che coinvolge l'aorta ascendente o l'arco e il tipo B (30%) che coinvolge l'aorta distalmente all'origine dell'arteria succlavia sinistra. Il tipo A è gravato da una più alta mortalità, che però può essere ridotta da un intervento chirurgico tempestivo.

Epidemiologia

La SAA è rara ma ha un'alta mortalità. La sua incidenza è di 3-4 casi/100.000 persone/anno. In 2/3 dei casi sono interessati gli uomini, anche se la prognosi è peggiore nelle donne a causa di una diagnosi più tardiva dovuta a una più frequente presentazione atipica. Tutte le età possono essere interessate da tale patologia e l'età media di presentazione è di 63

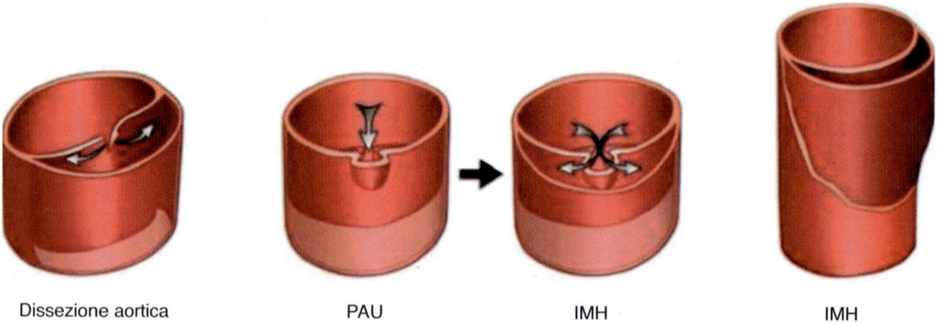

Figura 2.6.1. Rappresentazione grafica dei diversi quadri anatomopatologici alla base della sindrome aortica acuta (PAU = ulcera aterosclerotica penetrante; IMH = ematoma intramurale).

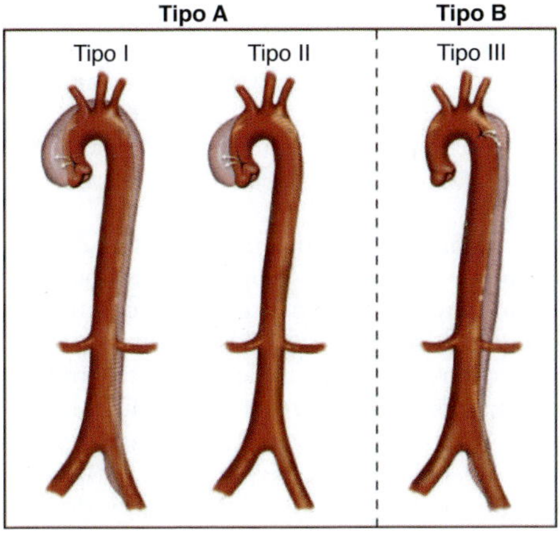

Figura 2.6.2. Classificazione della sindrome aortica acuta secondo Stanford e DeBakey.

anni. Fino al 38% delle SAA sono misconosciute alla valutazione iniziale e il 28% delle diagnosi sono stabilite *post-mortem*.

Fisiopatologia

Lo scollamento progressivo della parete aortica e la risposta infiammatoria conseguente possono determinare la dilatazione o la rottura del vaso determinando complicanze come il tamponamento cardiaco, l'emotorace, l'insufficienza valvolare aortica e complicanze ischemiche (a carico del distretto coronarico, cerebrale, degli arti, mesenterico o renale). Tali deficit di perfusione distrettuali sono dovuti all'ostruzione dei rami dell'aorta; l'ostruzione può essere dinamica (il flap ostruisce con meccanismo a valvola l'origine di un vaso) o statica (coinvolgimento diretto del vaso). Altri meccanismi patogenetici sono la trombosi post-ostruttiva, l'embolizzazione distale e la compressione diretta del vaso da parte del falso lume.

Fattori di rischio

I fattori di rischio per sindrome aortica acuta sono legati a condizioni determinanti la degenerazione della parete aortica o ad eccessivo stress sulla parete stessa; tali fattori di rischio sono sovrapponibili per i vari quadri anatomopatologici. I fattori di rischio e le condizioni predisponenti per SAA comprendono l'ipertensione arteriosa, il fumo di sigaretta, l'abuso di sostanze come cocaina e amfetamine, l'uso di antibiotici flurochinolonici, la gravidanza, il feocromocitoma, le connettiviti e le vasculiti (malattia di Takayasu, arterite a cellule giganti, aortiti a diversa eziologia), le connettivopatie congenite (sindrome di Marfan, sindrome di Ehlers-Danlos, sindrome di Turner), la familiarità per patologia aortica, alcune cardiopatie congenite (es. valvola aortica bicuspide, coartazione aortica), le procedure chirurgiche o interventistiche sull'aorta e il cuore, i traumi toracici chiusi o penetranti e l'aneurisma dell'aorta.

Presentazione clinica

I pazienti con SAA, indipendentemente dal quadro anatomopatologico, tendono a presentarsi con sintomatologia sostanzialmente simile. Il dolore toracico ad insorgenza improvvisa e di forte entità è il sintomo più frequentemente riportato. I pazienti tendono a riferire tale sintomo come improvviso (che raggiunge l'acme entro pochi secondi) ed intenso, pugnalante, lacerante o strappante; il carattere migrante del dolore ha un'incidenza variabile. La localizzazione del dolore è spia del tratto d'inizio del processo dissecativo e può variare durante l'estensione del processo lungo l'aorta e le sue diramazioni principali. I pazienti con dissezione tipo A presentano più frequentemente dolore toracico e più spesso a localizzazione anteriore rispetto a quella posteriore, meno frequentemente il dolore si presenta all'addome. I pazienti con dissezione tipo B riferiscono invece dolore toracico anteriore o posteriore in circa il 70% dei casi e dolore addominale nel 43%. In alcuni casi la SAA può presentarsi senza dolore e ciò succede soprattutto negli anziani, nella sindrome di Marfan e durante utilizzo di steroidi. In alcuni casi la dissezione può essersi interrotta spontaneamente, il dolore essersi conseguentemente autolimitato e il paziente essere asintomatico alla presentazione in Pronto Soccorso. Si può però avere una progressione della dissezione in due tempi.

La sincope si presenta come sintomatologia iniziale di una SAA nel 10% circa dei casi. Molti sono i meccanismi alla base di questo sintomo. Riconosciamo cause prettamente cardiache (tamponamento cardiaco, insufficienza aortica severa e ostruzione all'eiezione cardiaca), secondarie ad ipovolemia acuta (ad esempio in caso di rottura del vaso in cavità mediastinica o pleurica) o neuro mediate, legate al dolore acuto ed intenso. I pazienti con sincope risultano avere una prognosi peggiore.

Il cuore è l'organo più spesso colpito nella SAA. L'insufficienza valvolare acuta aortica è la più frequente complicazione della dissezione di tipo A ed avviene nel 40-75% dei casi. Le manifestazioni di tali quadri variano da un soffio diastolico senza compromissione dell'emodinamica fino allo shock cardiogeno. L'ischemia miocardica legata alla SAA, non essendo distinguibile elettrocardiograficamente dall'ischemia primaria dell'organo, può portare ad errori nella diagnosi. Data comunque la relativa rarità dell'occlusione coronarica secondaria alla dissezione aortica, un infarto miocardico con ST elevato dovrebbe essere trattato come un evento cardiaco primario senza ritardo a meno che il paziente non sia ad alto rischio di SAA. Il versamento pericardico nella sua forma dovuta a lieve trasudazione di liquido dal falso lume allo spazio pericardico è presente in un terzo dei casi delle dissecazioni di tipo A. Più raramente l'aorta si rompe nel pericardio determinando tamponamento cardiaco acuto. L'insufficienza cardiaca, dovuta a insufficienza valvolare, ischemia miocardica o tamponamento, non è molto comune e può essere motivo di ritardo diagnostico.

Il deficit di polsi è presente in circa il 30% dei casi e tale reperto è molto suggestivo per SAA. Nei pazienti con ischemia acuta di un arto, un'associata ipoperfusione renale ed intestinale risulta circa due volte più frequente e la mortalità due volte più alta.

Il versamento pleurico può essere di piccole dimensioni e di natura infiammatoria o di grandi dimensioni e dovuto invece a rottura del falso lume nello spazio pleurico. Altre complicanze polmonari sono la fistola aorto-polmonare, la compressione del parenchima polmonare e la rottura dell'aorta nel polmone; l'emottisi è un sintomo presente fino nel 3% dei casi di SAA. Sintomi rari possono essere la sindrome di Horner e la disfagia.

Le complicanze neurologiche sono deficit neurologici focali e raramente coma o paraplegia secondaria ad ischemia del midollo spinale.

L'ischemia mesenterica, dovuta ad ipotensione sistemica o ipoperfusione locale, è la complicanza gastroenterica più comune. Il dolore addominale risulta sproporzionato rispetto ai reperti obiettivi e per questo motivo la causa del sintomo resta spesso inizialmente non riconosciuta. La rara emorragia gastrointestinale può essere limitata, se dovuta ad infarto mesenterico o massiva se dovuta ad fistola aorto-esofagea o aorto-enterica (Tabelle 2.6.1 e 2.6.2).

Tabella 2.6.1. Presentazione clinica e complicazioni in pazienti con dissezione aortica acuta tipo A e B

	Dissezione tipo A	Dissezione tipo B
Dolore toracico	80%	70%
Dolore posteriore	40%	70%
Esordio improvviso	85%	85%
Dolore migrante	<15%	20%
Asimmetria dei polsi	30%	15%
Rigurgito aortico	40-75%	
Tamponamento cardiaco	<20%	
Sindrome coronarica acuta	10-15%	10%
Scompenso cardiaco	<10%	<5%
Versamento pleurico	15%	20%
Sincope	15%	<5%
Deficit neurologico (coma/stroke)	<10%	<5%
Danno midollare	<1%	
Ischemia mesenterica	<5%	
Ischemia degli arti inferiori	<10%	<10%

Diagnosi differenziale e probabilità di malattia

La SAA rappresenta la causa dello 0,2-2% dei casi di dolore toracico che si presentano in Pronto Soccorso. I singoli segni o sintomi clinici hanno un bassa sensibilità e specificità che pone tale sindrome in diagnosi differenziale con numerose patologie (Tabella 2.6.3). Con lo scopo di ridurre le mancate diagnosi

Tabella 2.6.2. Markers di rischio in 1328 pazienti sottoposti a angio-CT o ETE in Pronto Soccorso per sospetta SAA (modificato da Nazerian et al 2014)

Markers per SAA	Odds ratio
Condizioni predisponenti	
Marfan/connetivopatie	1,6
Familiarità per SAA	2,2
Caratteristiche del dolore	
Esordio improvviso	2,3
Dolore intenso (VAS >7)	3,4
Esame obiettivo	
Asimmetria dei polsi o della PAS	2,9
Deficit neurologico	2,6
Soffio da insufficienza valvolare aortica	2,1
Shock/Ipotensione	4,9

Tabella 2.6.3. Diagnosi differenziale

Aneurisma senza dissezione
Cardiomiopatia
Insufficienza aortica
Stenosi aortica
Miocardite Pericardite
Shock cardiogeno
Sindrome coronarica acuta
Tamponamento cardiaco
Urgenza ipertensiva
Embolia polmonare
Sindrome dello stretto toracico
Versamento pleurico
Polmonite
Dolore muscoloscheletrico
Mediastinite o lesione occupante spazio mediastinica
Shock emorragico
Colecistite
Gastrite
Sanguinamento gastrointestinale
Evento cerebrovascolare

di tale patologia mortale e allo stesso tempo limitare l'utilizzo di test di imaging di secondo livello costosi e non scevri da controindicazioni ed effetti collaterali, il giudizio clinico (*clinical gestalt*) può essere affiancato da uno *score* standardizzato che considera i fattori di rischio, i sintomi e i segni clinici alla presentazione per determinare il rischio pretest di SAA e per creare un algoritmo diagnostico simile a quello già validato per l'embolia polmonare.

Nel 2010 le linee guida dell'American Heart Association hanno proposto un algoritmo standardizzato, poi ripreso anche dalle linee guida dell'European Society of Cardiology nel 2014 che suddivide i pazienti in basso, intermedio ed alto rischio in base ai fattori di rischio, alle caratteristiche del dolore toracico e ai reperti evidenziati all'esame obiettivo. Tale score è stato validato in una popolazione di pazienti afferenti a due Dipartimenti di Emergenza italiani con sospetta SAA: in tale popolazione la incidenza di SAA nel gruppo a basso, intermedio ed alto rischio è risultata del 6%, 27% e 39% rispettivamente (Figura 2.6.3).

Esami diagnostici

La scelta dei test diagnostici dovrebbe essere fatta considerando la gravità del quadro sindromico e la probabilità di SAA. Il D-dimero e l'ecocardiogramma transtoracico sono esami di primo livello utili all'inquadramento clinico e possono essere utilizzati per meglio selezionare i pazienti da sottoporre a diagnostica per immagini di secondo livello come angio-TC, ecocardiografia transesofagea o più raramente RMN (Tabella 2.6.4).

Esami di laboratorio

Analogamente alla troponina nella patologia ischemica miocardica ed al D-dimero nella malattia tromboembolica venosa, si cerca ormai da anni di trovare uno o più

Tabella 2.6.4. Sensibilità e specificità degli esami diagnostici

Non sufficiente sensibilità e specificità	Alta sensibilità bassa specificità	Alta sensibilità e specificità
RX torace	D-dimero	Angio-TC
Ecocardiogramma transtoracico		RMN
Aortografia		Eco transesofagea (accuratezza più bassa per dissezione tipo B)

Triage

Parametri, codice colore secondo codifica ed ECG secondo protocollo sintomo di presentazione

Considera SAA in tutti i pazienti con:

- dolore toracico, addominale o dorsale
- shock, arresto cardiorespiratorio, sincope
- sintomi correlabili a deficit di perfusione (es. cerebrali, spinali, mesenterici, miocardici e ischemia degli arti) se associati a dolore

In PS

Anamnesi remota, farmacologica, prossima, esame obiettivo ECG, EE con D-dimero, monitoraggio cardiaco, PA, SpO_2, FR, sensorio
Ecografia integrata in emergenza per conferma SAA o identificazione altra patologia

Considera presenza di instabilità emodinamica (shock/Ipotensione, arresto cardiaco o periarresto)
Stratificazione bedside del rischio pretest di SAA divise in 3 categorie in base a condizioni, sintomi e segni clinici (*Aortic Dissection Detection Risk Score*, ADD-RS)

Condizioni a rischio:

- Sindrome di Marfan
- Connettivopatia
- Storia familiare di patologia aortica
- Valvulopatia aortica nota
- Recente intervento CCH o cateterismo con manipolazione dell'aorta
- Aneurisma noto dell'aorta toracica

+

Caratteristiche del dolore toracico, addominale o dorsale a rischio:

- Acme in pochi minuti/ intensità severa
- in qualità lacerante, strappante

+

Segni clinici a rischio:

- Evidenza di deficit di perfusione:
  - deficit dei polsi
  - deficit neurologico focale (in presenza di dolore)
  - differenza della PAS >20 mmHg fra gli arti
- Soffio da insufficienza aortica (nuovo o non noto se preesistente e in presenza di dolore)
- Ipotensione o shock

Rischio basso = nessun item (score 0)
Rischio intermedio = Item di una sola categoria (score 1)
Rischio alto= item appartenenti a 2 o 3 categorie di rischio (score 2-3)

Figura 2.6.3. Schema di approccio al paziente con sospetta sindrome aortica acuta (tratto da Braverman AC et al.).

biomarkers utili nella diagnosi o nell'esclusione della SAA. Hanno mostrato risultati promettenti in tal senso varie molecole, tra le quali i frammenti solubili dell'elastina e le catene pesanti miosiniche delle cellule muscolari lisce, ma l'unico biomarcatore che può essere attualmente utilizzato nella pratica clinica risulta essere il D-dimero (data l'ampia disponibilità di tale test nei laboratori, il relativo basso costo e la velocità del dosaggio). Tipicamente nella dissezione aortica il livello di D-dimero è immediatamente molto alto all'esordio dei sintomi e la sua sensibilità è maggiore per la dissezione aortica rispetto all'ematoma intramurale e all'ulcera penetrante. Il D-dimero (considerando un *cut-off* di 500 ng/mL o secondo un recente studio il valore corretto per l'età che necessità però di ulteriori studi di validazione) ha una sensibilità del 98%, un *likelihood ratio* negativo di 0,05, una specificità del 42% e un *likelihood ratio* positivo di 2 per la diagnosi di SAA e può pertanto essere utilizzato nei pazienti non ad alto rischio per escludere la SAA.

IL TACCUINO

Il D-dimero può essere utilizzato per escludere la SAA nei pazienti non ad alto rischio. Il cut-off da considerare dipende dalla metodica utilizzata ma nella maggior parte degli studi è stato utilizzato lo stesso cut-off che viene utilizzato per l'embolia polmonare, cioè <500 ng/dL. Il clinico deve però ricordare che il D-dimero ha una bassa specificità e un suo uso inappropriato in pazienti con sintomi non specifici per i quali non considererebbe normalmente un valutazione diagnostica per SAA potrebbe risultare in un paradossale aumento delle richieste di test diagnostici di secondo livello per escludere la SAA. L'approccio del clinico deve essere quindi di considerare il D-dimero per escludere la SAA nei pazienti non ad alto rischio in cui avrebbe richiesto un test di imaging in caso il D-dimero non fosse stato disponibile.

Diagnostica per immagini

Radiografia del torace

La radiografia del torace, inserita nella valutazione del paziente con eventuale SAA, serve in primo luogo per evidenziare eventuali cause alternative che giustifichino i sintomi di presentazione, ma anche come screening per identificare possibili reperti correlati a patologia aortica come lo slargamento del mediastino, il doppio contorno aortico, lo spostamento interno delle calcificazione della parete aortica maggiore di 10 mm, lo spostamento della trachea o di un eventuale SNG a destra, il versamento pleurico (più comunemente a sinistra), l'addensamento pleurico apicale sinistro, etc. Lo slargamento del mediastino è il segno radiologico più studiato e può essere definito come una larghezza del mediastino superiore a 80 mm a livello del contorno aortico o un rapporto tra mediastino e torace >0,25. Questo segno radiologico ha una sensibilità del 64%; pure considerando tutti gli altri segni radiologici la sensibilità della radiografia del torace non supera il 90%, non risultando quindi un esame sufficiente per escludere una patologia mortale come la SAA in tutti i casi di sospetto clinico e anche nei pazienti a basso rischio. La specificità della radiografia è dell'86%, quindi in caso di radiografia anormale è necessario effettuare una indagine di secondo livello (Figura 2.6.4).

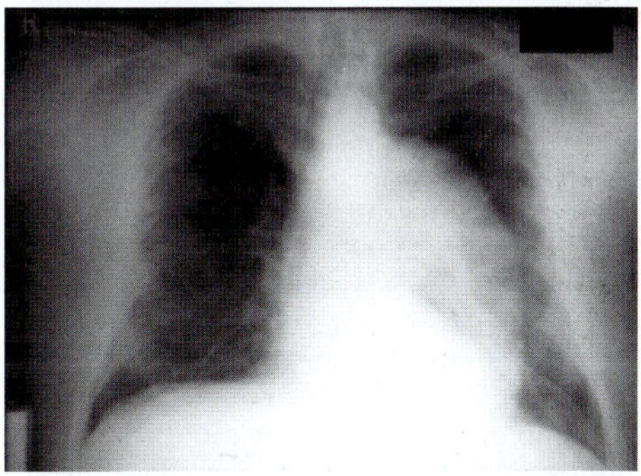

Figura 2.6.4. Slargamento del mediastino all'RX torace.

Ecocardiografia transtoracica e transesofagea

L'ecocardiografia transtoracica a letto del paziente può evidenziare segni diretti di SAA (quali il flap intimale, l'ematoma intramurale o l'ulcera aortica penetrante) e segni indiretti (quali la dilatazione dell'aorta toracica ascendente ≥40 mm, il versamento/tamponamento cardiaco e il rigurgito valvolare aortico). Oltre alle proiezioni parasternale, apicale e sottocostale è utile anche la proiezione transgiugulare per la valutazione dell'arco aortico.

Inoltre l'ecografia è in grado di identificare segni di flap intimale o occlusione a livello dei vasi sopraortici, dell'aorta addominale o delle arterie degli arti superiori e inferiori, indicativi di una interessamento da parte della dissezione di tali distretti. L'ecocolor cardiaco transtoracico risulta avere una sensibilità tra il 57% e l'88% e una specificità tra il 65% ed il 96% per la dissezione tipo A e una sensibilità tra il 31% e il 55% e una specificità tra il 60% e l'83% per la dissezione tipo B. L'ecocardiografia transtoracica eseguita da medici di emergenza può essere utilizzata come test di screening a letto del paziente per procedere nei casi sospetti più rapidamente ad una diagnostica di secondo livello o al trasporto immediato del paziente ad un centro hub dotato di cardiochirurgia per la conferma diagnostica definitiva e può inoltre dare informazioni cruciali per la gestione dei pazienti con shock/ipotensione o arresto cardiaco. Bisogna però considerare che una ecocardiografia transtoracica normale non esclude la SAA e che l'identificazione di segni diretti di SAA da parte del medico di emergenza, deve essere confermata prima dell'eventuale intervento cardiochirurgico con altre metodiche come angio-TC o eco transesofagea (eventualmente anche in sala operatoria).

L'ecocardiografia transesofagea ha una sensibilità fino al 99% in mani esperte e una specificità variabile dal 68 all'89% per la SAA. Da ricordare che dissecazioni ed ematomi intramurali della parte distale dell'aorta ascendente o del primo tratto dell'arco possono essere visualizzate più difficilmente nonostante l'utilizzo di una sonda transesofagea a causa dell'interposizione della trachea e del bronco sinistro tra la sonda in esofago e il vaso. I vantaggi di questa metodica risultano essere la possibilità di eseguire l'esame a letto del malato anche se severamente instabile, la rapidità dell'esame, la possibilità di ripetizione, la possibilità di studiare le varie complicazioni cardiache (insufficienza valvolare aortica, interessamento degli osti coronarici, significatività emodinamica del tamponamento cardiaco), il non impiego di radiazioni ionizzanti o di mezzo di contrasto iodato; gli svantaggi risultano essere l'operatore-dipendenza e l'eventuale necessità di sedazione del paziente.

Ecografia addominale, transtoracica e transgiugulare

Angio-TC

La angio-TC è l'esame diagnostico di secondo livello più comunemente utilizzato nei PS nei pazienti con sospetta SAA. La sensibilità e specificità di questo esame risultano rispettivamente del 100% e 98% quando vengono utilizzati apparecchi con più di 16 detettori e in presenza di radiologi esperti. I vantaggi di questo studio d'imaging risultano essere l'ampia disponibilità e la possibilità con le nuove TC di acquisire le immagini in pochissimo tempo e quindi di studiare tutto l'asse aortico, le possibili varianti anatomiche e l'eventuale interessamento di vasi collaterali da parte del processo patologico. Inoltre è possibile distinguere i tre diversi quadri anatomopatologici alla base della sindrome aortica acuta (ematoma intramurale, ulcera penetrante o dissezione classica) e le eventuali complicanze (**Figura 2.6.5**). L'angio TC per sospetta SAA deve comprendere routinariamente il torace e l'addome e in casi selezionati i vasi epiaortici. L'utilizzo del gating cardiaco riduce gli artefatti da pulsazione e inoltre permette di valutare meglio l'eventuale coinvolgimento del piano valvolare e degli osti coronarici. Oggi la metodica può essere utilizzata anche per il cosiddetto *triple-rule-out* cioè la contemporanea diagnosi o esclusione della SAA, dell'embolia polmonare o della malattia coronarica. L'angio-TC presenta però degli svantaggi quali il rischio legato all'esposizione a radiazioni ionizzanti, il possibile danno da mezzo di contrasto e gli alti costi. Il medico di emergenza si trova di fronte ad una scelta difficile in quanto deve evitare l'utilizzo indiscriminato di tale esame e al contempo non "perdere" nessuna diagnosi di SAA; in questo senso è quindi fondamentale una accurata e attenta selezione dei pazienti attraverso la clinica e gli esami *bedside* di primo livello. Nonostante l'alta accuratezza dell'angio-TC per la SAA, le linee guida consigliano in caso di alto sospetto

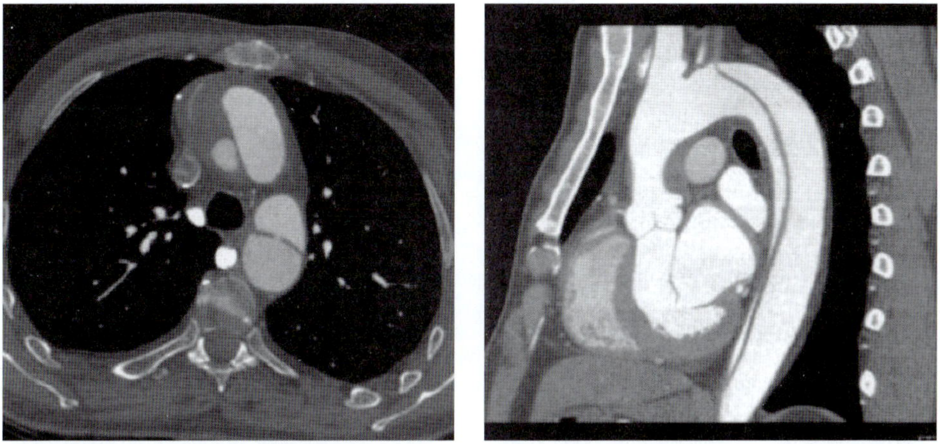

Figura 2.6.5. Dissezione aortica all'angio-TC.

clinico e in caso di angio-TC non adeguata o dubbia la ripetizione dell'esame o la conferma mediante altro esame di secondo livello.

Video TC dissezione aorta

Immagine TC dissezione aorta

RMN

La risonanza magnetica ha un'accuratezza per lo meno analoga all'angio TC e permette di ottenere tutte le informazioni fornite dall'angio TC senza radiazioni ionizzanti o mezzo di contrasto iodati e contemporaneamente di valutare la funzione cardiaca. Non viene però utilizzata come primo esame nei dipartimenti di emergenza dati i protratti tempi tecnici di esecuzione (durante il quale il paziente non è accessibile al personale sanitario), l'eventuale presenza di pacemaker o impianti metallici ferromagnetici e soprattutto la scarsa disponibilità in emergenza-urgenza.

Aortografia

L'aortografia ha una sensibilità compresa tra l'86% e l'88% ed una specificità del 75-94% e fino a 25 anni fa era considerata l'esame *gold standard* per la diagnosi di SAA; è stata progressivamente abbandonata, data la affidabilità delle tecniche non invasive e oggi ha un ruolo nella diagnosi di dissezione aortica solo se eseguita durante angiografia coronarica (per es. in paziente con STEMI avviati direttamente a coronarografia in assenza di una *culprit lesion*) o interventi endovascolari.

IL TACCUINO

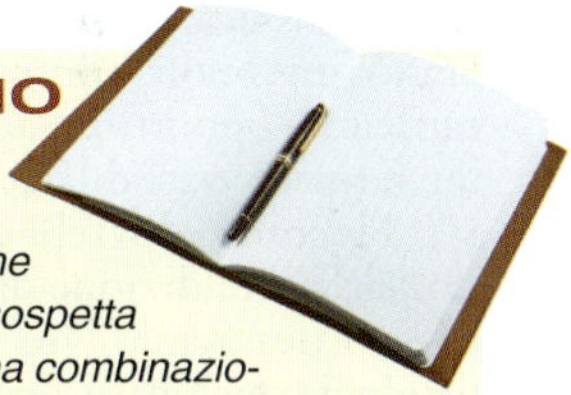

Le evidenze disponibili suggeriscono che nei pazienti con sospetta SAA non esiste alcuna combinazione di anamnesi, esame obiettivo, risultato RX torace in grado di eliminare la necessità di in- dagini radiologiche avanzate in tutti i pazienti sospetti. Studi recenti propongono un algoritmo decisionale che integri l'ADD-RS, l'ecocardiografia transtoracica bedside e il dosaggio del D-dimero in pazienti a probabilità clinica non alta; ulteriori studi sono però necessari per confermare la sicurezza di tale strategia (vedi *algoritmo pag. 375*).

Terapia in emergenza-urgenza

La terapia medica è volta a mantenere le funzioni vitali, al controllo dello stato emodinamico, a ridurre lo stress di parete controllando la frequenza cardiaca e la pressione arteriosa e al controllo del dolore; deve iniziare il prima possibile anche prima della conferma diagnostica in tutti i pazienti con sospetta SAA. In Figura 2.6.6 è riportata la flowchart per il management della dissezione aortica in base alla presenza assenza di shock/ipotensione e in base al tipo di dissezione.

In un paziente emodinamicamente stabile ed in assenza di controindicazioni è raccomandato somministrare un β-bloccante e.v. sino a raggiungere una frequenza cardiaca non superiore a 60 battiti/min. Se la pressione sistolica permane >120 mmHg malgrado un buon controllo della frequenza cardiaca è opportuno aggiungere alla terapia un farmaco vasodilatatore (es. nitrati e.v.). I β-bloccanti dovrebbero essere usati con cautela in condizione di insufficienza valvolare aortica acuta dato che essi riducono la fisiologica tachicardia compensatoria. I vasodilatatori non dovrebbero essere usati prima di ottenere il controllo della frequenza per la loro azione tachicardizzante che aumenterebbe lo stress di parete.

Nella dissezione aortica tipo A, la chirurgia è il trattamento di prima scelta e non deve essere ritardato in alcun modo; infatti la mortalità aumenta dell'1-2% per ogni ora intercorsa dalla comparsa dei sintomi. La chirurgia riduce la mortalità ad un mese dal 90% al 30% ed è indicata anche nella maggior parte dei pazienti con comorbilità o gravemente compromessi. Da qui l'importanza della diagnosi tempestiva e del trasferimento presso un centro cardiochirurgico senza ritardi. La pericardiocentesi in emergenza è da considerarsi come ponte alla terapia chirurgica nei pazienti con tamponamento cardiaco e severa instabilità emodinamica (periarresto/arresto cardiaco), incompatibile con la tempistica chirurgica. Nei pazienti con dissezione tipo B in assenza di complicanze evolutive è raccomandata la terapia medica e può essere presa in considerazione una riparazione con metodiche endovascolari (TEVAR: *thoracic endovascular aortic repair*); la TEVAR è raccomandata nelle dissezione tipo B con complicazioni (dolore persistente o ricorrente, ipertensione non controllata dalla terapia medica, dilatazione precoce dell'aorta o segni di rottura) con grado di evidenza maggiore rispetto all'approccio chirurgico. L'approccio terapeutico in acuto all'ematoma intramurale o all'ulcera aterosclerotica penetrante è simile a quello per la dissezione aortica.

Bibliografia di riferimento

Protocollo management Dissezione aortica (DAo)

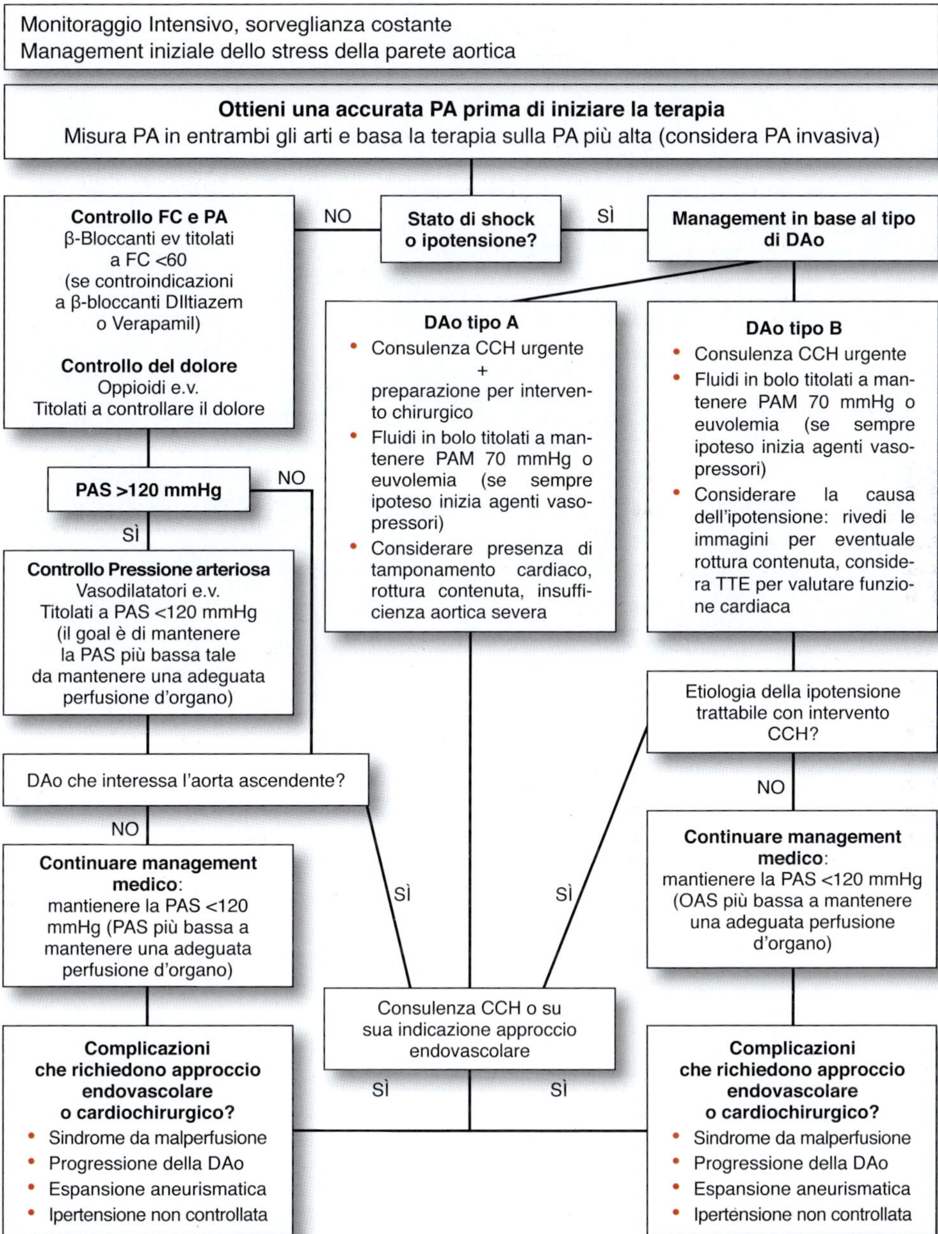

Figura 2.6.6.
Abbrevazioni: SAA: sindrome aortica acurta; DAo: Dissezione aortica; CCH: Cardiochirurgico/a; PA: Pressione Arteriosa; PAM: Pressione Arteriosa Media = PAS + 2PAD/3; PAS: Pressione Arteriosa Sistolica; PAD: Pressione Arteriosa Diastolica; FC: Frequenza Cardiaca; EV: EndoVena; TTE: ecocardiogramma TransToracico.

LA LAVAGNA

- *La presentazione clinica della SAA è molto eterogena ed è fondamentale un alto indice di sospetto da parte del clinico. La diagnosi tardiva avviene più spesso nei pazienti di sesso femminile, nei casi di dolore lieve o assente, nei pazienti normotesi, con febbre o segni scompenso cardiaco o nei pazienti con RX torace normale o con segni ECG grafici di sindrome coronarica acuta.*
- *Nel caso di alto sospetto clinico di SAA il paziente va inviato immediatamente ad esami diagnostici di secondo livello, eliminando qualsiasi ritardo, compreso quello per l'esecuzione della radiografia del torace o il dosaggio del D-dimero.*
- *In caso di fondato sospetto di SAA in gravidanza l'angio-TC va richiesta, dato che il beneficio di una diagnosi precoce è superiore al rischio di esposizione a radiazioni ionizzanti del feto.*
- *La terapia medica deve iniziare il prima possibile, anche prima della conferma diagnostica in tutti i pazienti con SAA.*
- *Il paziente con dissezione tipo A deve essere valutato dal cardiochirurgo e inviato in sala operatoria in emergenza senza nessun ritardo.*

Appunti / Commenti

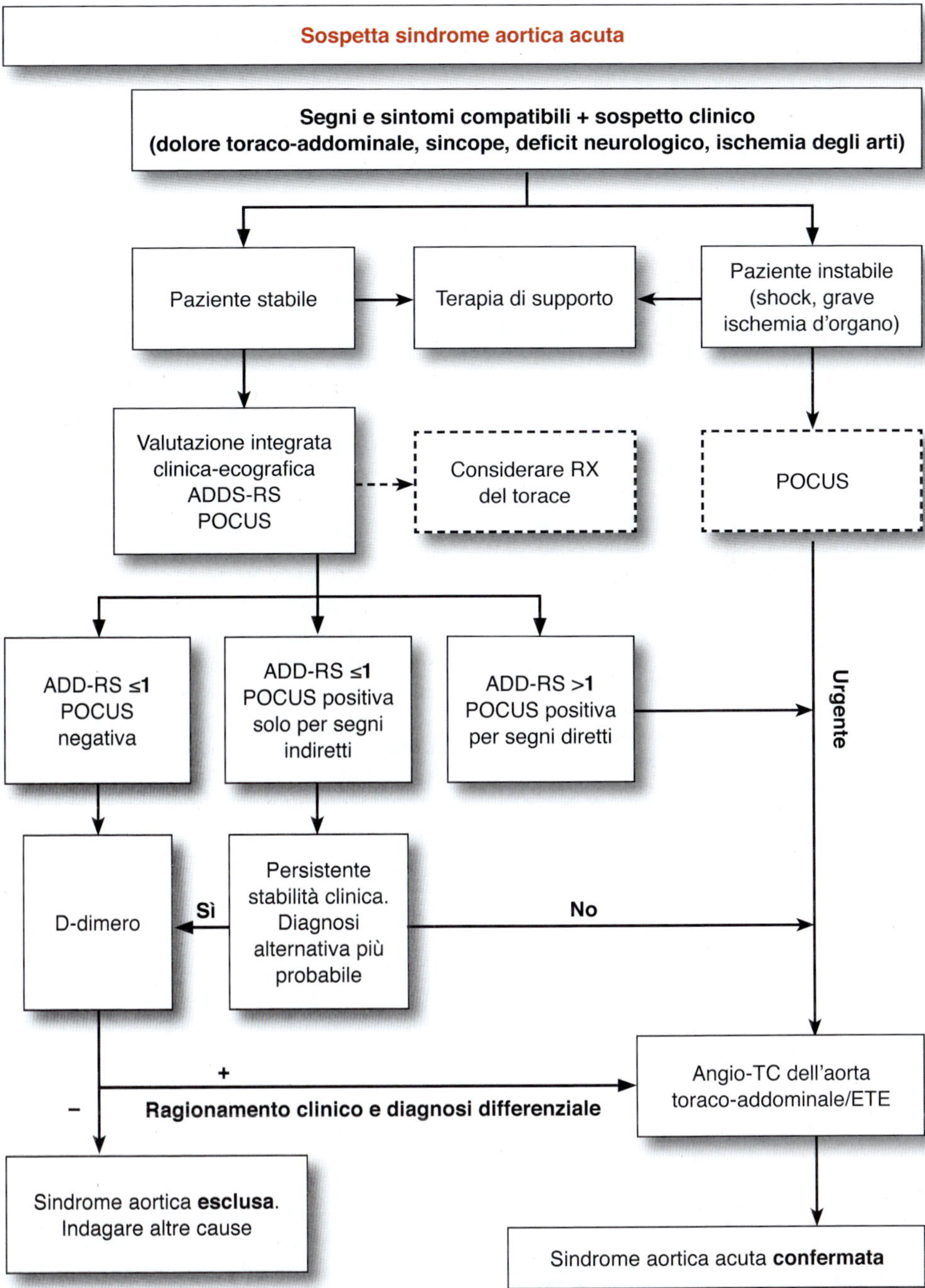

ADD-RS = Aortic dissection detection risk scor. POCUS = Point of Care Ultrasound. ETE = ecocardiografia transesofagea

2.7 Aneurisma dell'aorta addominale in fase acuta

Definizione

Con il termine di aneurisma dell'aorta addominale si indica un incremento patologico di almeno il 50% del diametro del vaso; conseguentemente può essere considerata aneurismatica un'aorta addominale con diametro superiore ai 3 cm. Tale dilatazione può colpire qualsiasi tratto dell'aorta addominale, con vario coinvolgimento di rami viscerali e/o delle arterie iliache, ma si localizza nella grande maggioranza dei casi in sede sottorenale (>90% dei casi complessivi) (**Figura 2.7.1**).

Epidemiologia

La prevalenza dell'aneurisma dell'aorta addominale nella popolazione generale è dello 0,5-3,5%; ne sono particolarmente colpiti gli uomini di età >55 anni. La rottura del vaso, principale problematica correlata a tale patologia nell'ambito della medicina di emergenza-urgenza, ha una incidenza di circa 4 casi/100.000 abitanti. Negli uomini di età >55 anni, essa rappresenta il 2% delle cause complessive di morte.

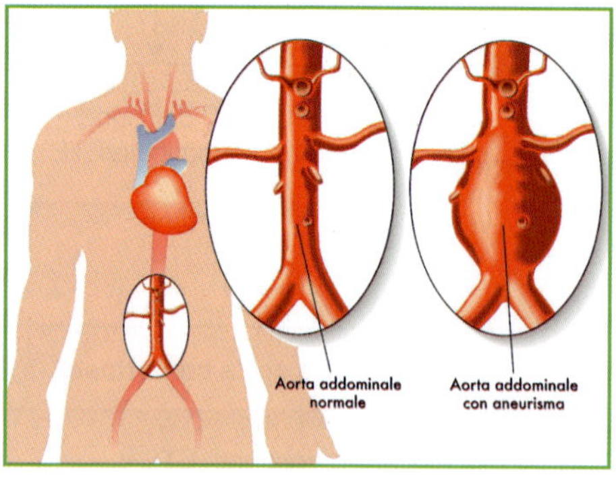

Figura 2.7.1. Aneurisma aorta addominale.

Fisiopatologia

La formazione di un aneurisma è dovuta a un processo degenerativo della parete vasale, secondario a processi di aterosclerosi (condividendone quindi i principali fattori di rischio, quali sesso maschile, età, fumo, ipertensione e dislipidemie), connettivopatie, traumatismi (anche iatrogeni) o processi flogistici. La presenza di una già nota patologia aortica aneurismatica, a qualsiasi livello, è anch'essa un significativo fattore di rischio per la presenza di un aneurisma a livello addominale. Una volta avviatosi, il processo di dilatazione prosegue, essendo la tensione di parete direttamente proporzionale al raggio del vaso, portando inevitabilmente ad una sua espansione nel tempo (+ 10%/anno). Le complicanze di tale patologia sono fondamentalmente di natura meccanica; tra esse spicca la rottura, con conseguente emorragia retroperitoneale o intraperitoneale. Il rischio annuo di rottura del vaso è direttamente proporzionale al diametro raggiunto, verificandosi in meno del 5% dei pazienti con aneurisma di dimensioni <5 cm, in circa il 10-20% dei pazienti con aneurismi di diametro compreso tra 6 e 7 cm e nel 30-50% dei pazienti nel caso il diametro sia superiore a 8 cm. La patologia tromboembolica, secondaria alla formazione di trombosi intraluminale con embolizzazione distale, può coinvolgere sia il circolo splancnico che il distretto arterioso degli arti inferiori.

Presentazione clinica

L'aneurisma dell'aorta addominale è una patologia che decorre generalmente silente fino allo sviluppo di complicanze. Clinicamente, la rottura dell'aneurisma è responsabile dei quadri più acuti e gravi: fino al 60% delle rotture di aneurisma porta al decesso del paziente per morte improvvisa o shock emorragico prima dell'arrivo in ospedale. I segni e sintomi sono molto variabili e la classica triade (dolore addominale, lombare o dorsale, massa addominale pulsante palpabile ed ipotensione) è riscontrabile in non più del 30-50% dei pazienti. Il sintomo di esordio è generalmente un dolore acuto a carico di addome, regione lombare o dorso; il dolore può irradiarsi all'inguine, allo scroto, o agli arti inferiori, anche con caratteristiche neuropatiche. I segni e sintomi di instabilità emodinamica sono frequenti, e più eclatanti in caso di rottura in sede intraperitoneale rispetto alla rottura in sede retroperitoneale, dove la perdita di volume ematico può autolimitarsi per l'effetto compressivo delle strutture circostanti: il paziente può andare incontro a transitoria ipotensione (clinicamente espressa ad esempio da un episodio sincopale) o sviluppare rapidamente un quadro di shock emorragico. Più raramente la rottura del vaso può avvenire nel lume gastro-intestinale (fistole aorto-enteriche, prevalenti a livello duodenale), con conseguente sanguinamento digestivo acuto (talvolta preceduto da sanguinamenti più modesti). Le complicanze trombo-emboliche si manifestano con segni e sintomi di ischemia acuta a carico del circolo splancnico o degli arti inferiori (Tabella 2.7.1).

Tabella 2.7.1. Sintomi di esordio dell'aneurisma addominale in fase acuta

Sintomi di esordio	Frequenza percentuale (Rose 2001)
Dolore addominale	39%
Dolore lombare	36%
Sincope/ipotensione/shock	29%
Massa pulsatile	16%
Vomito	19%

Diagnosi differenziale

La diagnosi di aneurisma dell'aorta addominale in rottura, per la sintomatologia spesso aspecifica, può inizialmente essere misconosciuta nel 25-40% dei casi; in più dell'80% dei pazienti, inoltre, l'aneurisma viene diagnosticato soltanto nel momento della rottura, in pazienti con anamnesi del tutto muta in tal senso. Le principali patologie che entrano in diagnosi differenziale con l'aneurisma dell'aorta addominale complicato, e che possono a volte causare la mancata diagnosi di tale patologia, sono elencate in Tabella 2.7.2.

IL TACCUINO

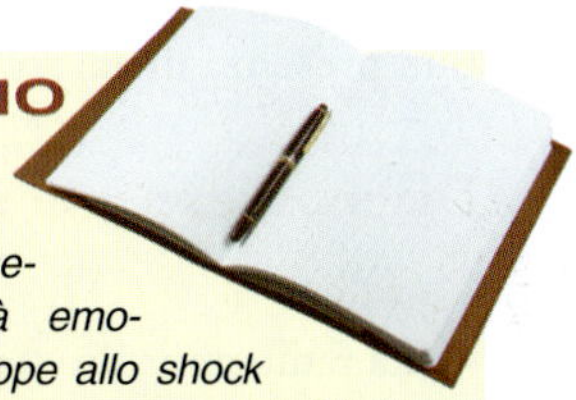

Nel paziente con sintomi di esordio secondari all'instabilità emodinamica (dalla sincope allo shock emorragico) deve essere sempre considerata la possibilità di un aneurisma dell'aorta addominale in rottura. L'errore più frequente nella diagnosi differenziale è la colica ureterale.

Esame obiettivo

La palpazione dell'addome presenta una scarsa sensibilità nel rilievo di una massa addominale e, anche se considerata assieme ai restanti reperti obiettivi ed anamnestici, non può essere utilizzata da sola per escludere la diagnosi di aneurisma dell'aorta addominale. La sensibilità della palpazione non è maggiore del 50% per gli aneurismi fino a 5 cm e raggiunge il 75% per gli

Tabella 2.7.2. Patologie che entrano in diagnosi differenziale

Nefrolitiasi	**Dolore di origine osteo-muscolare o neuropatico**
Sindrome coronarica acuta	**Emorragia digestiva**
Patologie chirurgiche addominali: • Pancreatite • Colica biliare/colecistite • Diverticolite • Malattia peptica • Gravidanza extra-uterina	**Quadro ischemico del circolo splancnico o degli arti inferiori**

aneurismi >5 cm. La specificità è anch'essa bassa nei pazienti obesi o particolarmente magri, in cui la palpazione dell'aorta può essere possibile anche in caso di diametro normale. La dolorabilità della massa è generalmente considerata segno di instabilità di parete, sebbene l'assenza di tale segno non escluda tale possibilità. In alcuni casi è possibile riscontrare altri reperti obiettivi, quali ematomi/ecchimosi in sede periombelicale, ai fianchi od in regione lombare, all'inguine, allo scroto, segni di irritazione del muscolo psoas o deficit neurologici a carico degli arti inferiori, tutti segni secondari allo stravaso ematico in espansione; i polsi femorali sono generalmente preservati in presenza di valori pressori arteriosi.

Diagnostica per immagini

Radiografia

La radiografia diretta dell'addome non ha nessuna indicazione.

Ecografia

L'ecografia addominale è una metodica rapida e dotata di elevata sensibilità e specificità nella diagnosi di aneurisma dell'aorta addominale (accuratezza diagnostica di circa il 95-98%). Inoltre, può essere eseguita agevolmente al letto del paziente dal medico d'emergenza-urgenza in caso di instabilità, evitando così il trasferimento per l'esecuzione di esami radiologici. Il vaso viene esplorato con una sonda Convex sia longitudinalmente che trasversalmente, dall'epigastrio al carrefour iliaco (situato in prossimità dell'ombelico); la diagnosi di aneurisma può essere posta nel caso di riscontro di un diametro >3 cm (avendo cura di considerare la distanza tra le pareti esterne del vaso). La misurazione può essere resa difficoltosa da obesità, meteorismo e presenza di trombosi intraluminale (che può indurre una stima per difetto del diametro).

Tale esame ha però bassa sensibilità e specificità nell'identificare segni di rottura

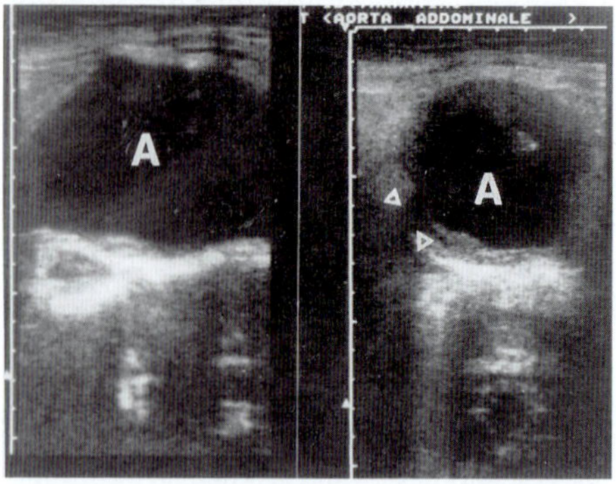

Figura 2.7.2. Voluminosa formazione aneurismatica. Modesta apposizione trombotica periferica. Area ipoecogena associata a scarsa definizione della parete vasale (frecce) come da ematoma secondario a rottura.

dell'aneurisma, in particolare la presenza di raccolte perivasali in sede retroperitoneale; la sensibilità è maggiore invece in caso di emoperitoneo (Figura 2.7.2). Di conseguenza, in un paziente con sospetto clinico e in cui sia stato riscontrato ecograficamente un aneurisma dell'aorta addominale, la diagnosi deve essere esclusa o confermata utilizzando una seconda metodica.

Video ECO aneurisma aorta addominale

Angio-TC

L'esame *gold standard* per la diagnosi di aneurisma dell'aorta addominale e per le sue complicanze è lo studio angio-TC dell'aorta in toto. Tale studio permette di diagnosticare l'aneurisma, la sua estensione, il coinvolgimento di altri vasi, la presenza di segni di rottura ed eventualmente il punto stesso di rottura. Inoltre, è in grado di fornire tutte le informazioni necessarie al chirurgo vascolare per la scelta del miglior trattamento definitivo (Figura 2.7.3).

Le limitazioni di questo esame comprendono la necessità di trasferire il paziente in sala radiologica (possibilità che presuppone una stabilità del paziente) e la somministrazione di mezzo di contrasto.

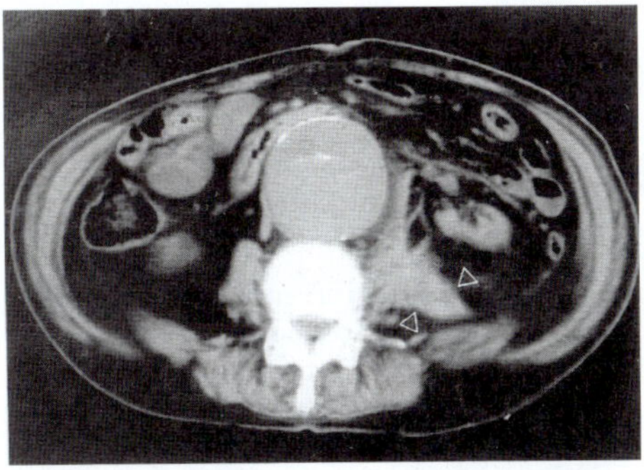

Figura 2.7.3. Aneurisma, rottura contenuta. Modesta raccolta liquida a sinistra con interessamento del muscolo *psoas* (frecce).

TC AAA

TC aorta addominale

Percorso diagnostico

Nel caso di sospetto clinico (pazienti in shock emorragico ad eziologia non definita o con segni e sintomi suggestivi, associati o meno a segni di instabilità emodinamica) l'esame di prima scelta è l'ecografia addominale a letto del paziente. Nel paziente instabile, il riscontro ecografico di aneurisma dell'aorta addominale rappresenta una indicazione alla consulenza chirurgica vascolare per il conseguente trattamento operatorio. Nel paziente stabile, è indicato l'approfondimento angio TC.

Terapia in emergenza-urgenza

L'aneurisma in rottura dell'aorta addominale è una emergenza chirurgica e il trattamento definitivo del paziente prevede una consulenza chirurgica vascolare o il trasferimento del paziente in un centro ospedaliero dotato di tale specialità. Nonostante l'impostazione di una terapia adeguata, la mortalità è elevata e circa il 35% dei pazienti sottoposti a trattamento chirurgico va incontro al decesso. Nell'attesa del trasferimento in sala operatoria per il trattamento definitivo, la terapia medica ha obiettivi diversi nel caso in cui il paziente si presenti emodinamicamente stabile (eventualmente iperteso) o, al contrario, con una instabilità emodinamica. Nel primo caso, gli obiettivi della terapia medica sono mirati al ridurre il più possibile la tensione della parete aneurismatica già in rottura, attraverso un controllo dei valori pressori (anche mediante una adeguata gestione della sintomatologia dolorosa). I valori di pressione arteriosa sistolica target in questo caso sono i valori pressori più bassi in grado di mantenere una adeguata perfusione sistemica (generalmente, <100/120 mmHg). La principale classe di farmaci impiegata per ottenere tali valori è costituita dai β-bloccan-

IL TACCUINO

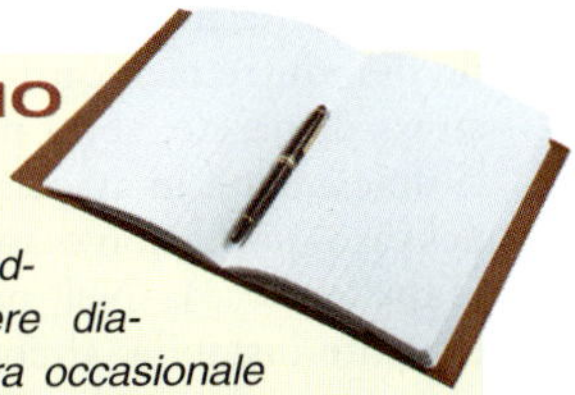

Talvolta un aneurisma dell'aorta addominale può essere diagnosticato in maniera occasionale durante accertamenti per altre patologie, con particolare frequenza nei pazienti di sesso maschile >60 anni di età e con coesistenti fattori di rischio. Una volta esclusa clinicamente la possibilità che la sintomatologia presentata dal paziente presenti una correlazione con l'aneurisma in questione, non sono necessarie ulteriori indagini nell'immediatezza ma è necessario inserire il paziente in un percorso di follow-up. L'indicazione all'intervento chirurgico in elezione prende in considerazione le dimensioni dell'aneurisma, il tasso di accrescimento e l'anamnesi del paziente. Gli aneurismi di minore dimensione necessitano di monitoraggio ecografico periodico (annuale se >45 mm). Inoltre nel caso il diametro sia >50 mm, o ne sia dimostrabile una crescita >10 mm/anno, il paziente dovrebbe essere precocemente indirizzato ad un servizio ambulatoriale di chirurgia vascolare. Il corretto inquadramento in elezione del paziente deve comprendere un imaging di tutti i segmenti aortici, rappresentando il riscontro di un aneurisma aortico addominale un fattore di rischio per la presenza di aneurismi misconosciuti a carico di altri segmenti del vaso.

Tabella 2.7.3. **Farmaci potenzialmente utili nell'aneurisma addominale in fase acuta**

Esmololo	250-500 μg/kg in un minuto seguito da 50 μg/kg/min per 4' In assenza di risposta nuovo bolo e a seguire infusione a dosaggio crescente: 100 μg/kg, 150 μg/kg, 200 μg/kg.
Nitroprussiato di sodio	infusione iniziale 0,25-0,3 μg/kg/min, con incrementi di 0,5 μg/kg/min. Effetto terapeutico solitamente ottenuto con infusioni di 3-4 μg/kg/min

ti e.v. (esmololo, labetalolo), i quali sono in grado di ridurre i valori pressori inducendo al contempo una favorevole riduzione della frequenza cardiaca. L'utilizzo dell'esmololo, in particolare, è favorito dalla brevissima emivita di questa molecola (10'), proprietà che permette di evitare deleteri episodi ipotensivi. L'utilizzo di farmaci vasodilatatori come i nitrati e.v. non è raccomandato come prima scelta in quanto tale effetto è in grado di indurre tachicardia riflessa ed ulteriore stress di parete; sono pertanto da utilizzarsi unicamente in associazione a β-bloccanti, nel caso questi non diano risultati sufficienti (Tabella 2.7.3). Nel paziente emodinamicamente instabile, al contrario, è necessario un supporto emodinamico con cristalloidi, emocomponenti ed un eventuale supporto aminico. Non vi sono allo stato attuale forti raccomandazioni inerenti i valori pressori target da raggiungere, considerandosi però raccomandabile una ipotensione permissiva. È altresì necessario il trattamento rapido dei deficit coagulativi (es. pazienti in terapia eparinica od anticoagulante orale).

La modalità di trattamento chirurgico è competenza dello specialista. L'approccio classico a cielo aperto, con accesso addominale o retroperitoneale, può essere sostituito da un trattamento endovascolare (EVAR) con accesso femorale.

Bibliografia di riferimento

LA LAVAGNA

- *L'aneurisma dell'aorta addominale in rottura è una emergenza chirurgica gravata da alta mortalità, necessitante diagnosi e trattamento chirurgico precoce.*
- *Il sospetto clinico deve essere sempre elevato, considerata la scarsa specificità dei segni e sintomi e l'ampio spettro di patologie con cui tale problematica entra in diagnosi differenziale.*
- *L'ecografia mirata al letto del paziente è una metodica accurata nella diagnosi di aneurisma dell'aorta addominale.*
- *Il rilievo ecografico di un aneurisma aortico, associato a segni e sintomi compatibili con rottura, pone indicazione ad una consulenza chirurgica vascolare in emergenza per il trattamento operatorio.*
- *L'esame gold-standard per la diagnosi è l'angio-TC; esso non è indicato nel paziente instabile.*
- *Il trattamento medico è mirato esclusivamente a mantenere la stabilità emodinamica del paziente in attesa dell'intervento chirurgico, riducendo se necessario al contempo la tensione parietale dell'aneurisma causata da eventuali elevati valori pressori.*

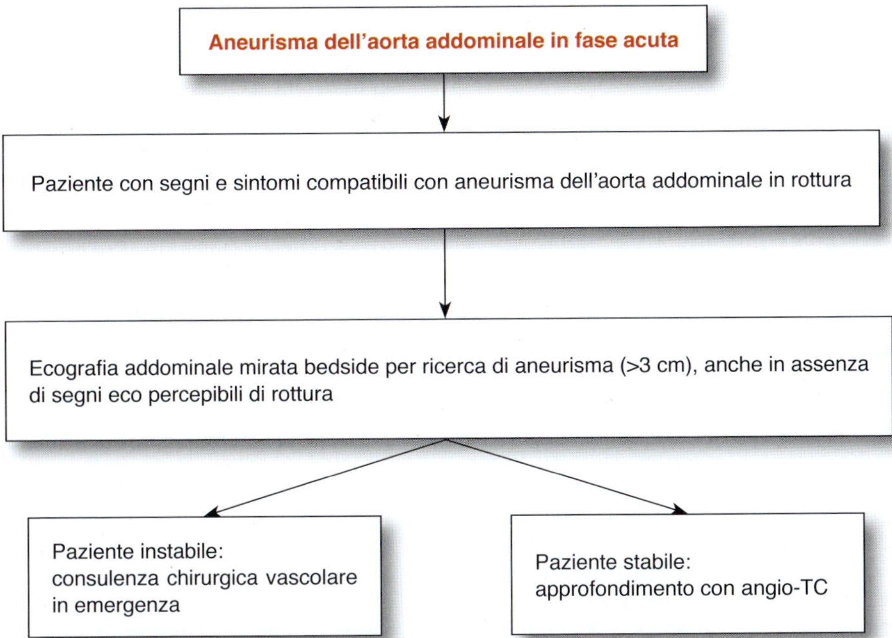

2.8 Emergenze ipertensive

Definizione

Un'emergenza ipertensiva è caratterizzata da un grave aumento (>180/110 mmHg) dei valori di pressione arteriosa (PA) associato con un quadro clinico di danno d'organo acuto mediato dall'ipertensione (*Hypertension Mediated Organ Damage*, HMOD). Gli organi bersaglio includono la retina, il cervello, il cuore, le grandi arterie ed i reni (Figura 2.8.1).

L'emergenza ipertensiva è una condizione clinica che richiede un rapido esame diagnostico e un'immediata riduzione della PA per evitare un'insufficienza progressiva dell'organo interessato, per cui di solito è necessaria la somministrazione di terapia per via endovenosa. La scelta del trattamento antipertensivo è determinata dal tipo di danno d'organo.

Nel 2018 le linee guida ed una specifica *task force* di esperti internazionali hanno suggerito di usare il termine di emergenza ipertensiva solo per fare riferimento a quelle situazioni in cui è giustificato un trattamento immediato e di non utilizzare più i termini di "urgenza ipertensiva" e soprattutto di "crisi ipertensiva". Infatti, il riscontro di un aumento acuto della PA, seppur grave, in assenza di sintomi legati ad un danno d'organo mediato dall'ipertensione, non è associato ad un aumento del rischio cardiovascolare rispetto ai pazienti con ipertensione arteriosa asintomatica cronica non controllata. Inoltre il ricovero di questi pazienti dal Pronto Soccorso non sembra migliorare la prognosi cardiovascolare né il successivo controllo dei valori di PA. Poiché questa condizione non deve essere considerata un'emergenza ipertensiva, i pazienti possono essere tipicamente trattati con terapia antipertensiva orale.

Presentazione clinica

Le presentazioni cliniche specifiche delle emergenze ipertensive includono:

- *Ipertensione maligna*: presenza di grave aumento della PA (solitamente >200/120 mmHg) e di retinopatia bilaterale di grado avanzato (emorragie a fiamma, essudati cotonosi - grado III - con o senza la presenza di papilledema – grado IV) (Figura 2.8.2). La presenza di retinopatia ipertensiva avanzata nei pazienti che si presentano al pronto soccorso con una sospetta emergenza ipertensiva è associata ad una elevata probabilità di danno d'organo mediato dell'ipertensione.
- *Encefalopatia ipertensiva*: grave aumento della PA in associazione ad una o più delle seguenti condizioni: convulsioni, letargia, cecità corticale e coma, in assenza di una causa alternativa. È una delle cause di sindrome da leuco-encefalopatia posteriore reversibile (PRES), caratterizzata da lesioni della sostanza bianca nelle regioni posteriori dell'encefalo che sono completamente reversibili, con una tempestiva diagnosi e riduzione dei valori di PA. La PRES si osserva anche in altre malattie caratterizzate da danno acuto del micro-circolo, tra cui la sindrome da anticorpi anti-fosfolipidi, la porpora trombotica trombo-citopenica, la sindrome emolitico-uremica, e l'uso di farmaci citotossici ed anti-angiogenici. In questi casi non si assiste ad un grave aumento della PA, sebbene l'ipertensione sia spesso presente.
- *Microangiopatia trombotica ipertensiva*: grave aumento della PA associato a emolisi (test di di Coombs negativo, livelli elevati di lattico-deidrogenasi, aptoglobina non misurabile, o presenza di schistociti) e trombocitopenia in assenza di altre cause

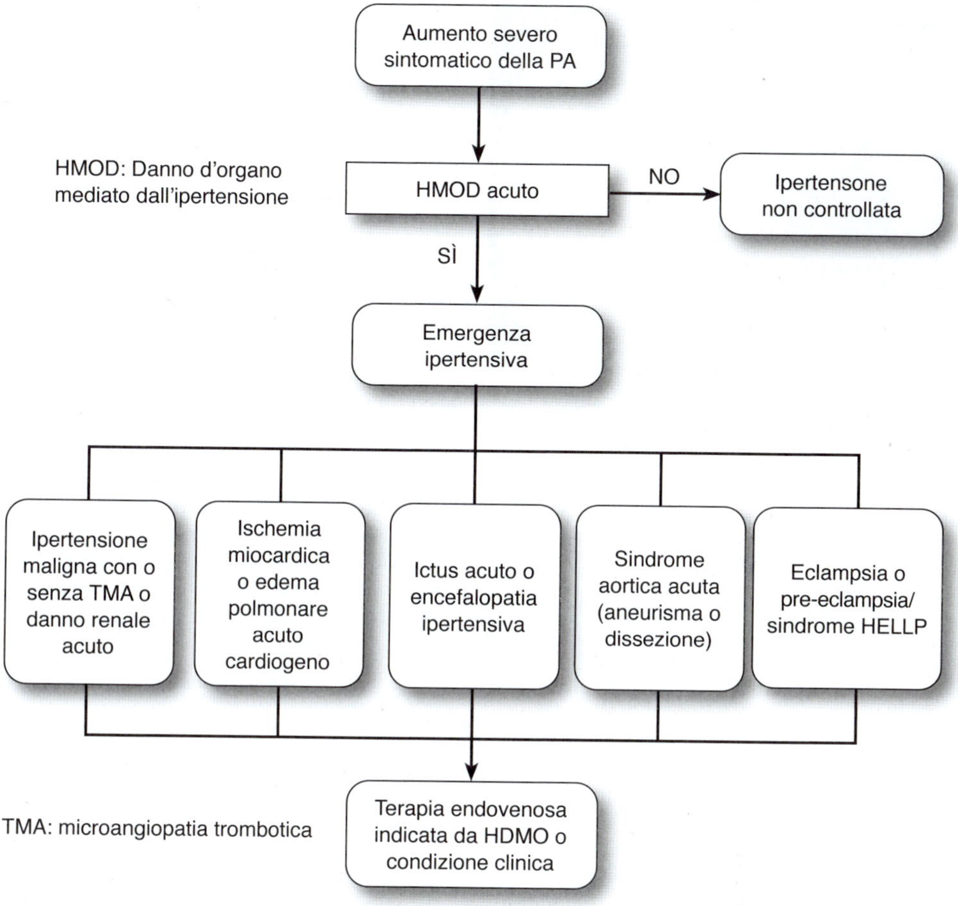

Figura 2.8.1. Algoritmo di definizione delle emergenze ipertensive.

di trombocitopenia. La trombocitopenia migliora con la riduzione della PA. La diagnosi differenziale con altre condizioni di microngiopatia trombotica, come la porpora trombotica trombocitopenica e la sindrome emolitico-uremica, può essere difficile, anche se la trombocitopenia è di solito moderata e sono presenti scarsi schistociti nello striscio di sangue periferico. Inoltre, la coesistenza di un grave aumento della PA è di solito sufficiente per discriminare la microngiopatia trombotica da altre cause. La riduzione della PA di solito la migliora la trombocitopenia entro 24-48 h.

- *Altre manifestazioni di emergenze ipertensive* (Figura 2.8.1) comprendono un grave aumento della PA associato alle patologie elencate in Tabella 2.8.1.

Tabella 2.8.1. Principali emergenze ipertensive

Emorragia cerebrale
Ictus ischemico acuto
Sindrome coronarica acuta
Edema polmonare acuto cardiogeno
Aneurisma/dissezione aortica
Grave pre-eclampsia ed eclampsia
Condizioni di aumento dell'attività simpatica (abuso di sostanze, feocromocitoma)

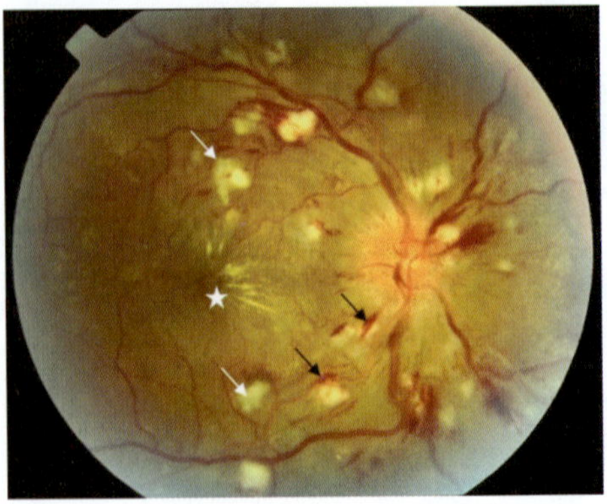

Figura 2.8.2. Immagine del fondo dell'occhio di un paziente con ipertensione maligna che mostra a livello della retina la presenza di emorragie a forma di fiamma (frecce nere), essudati molli (freccia bianca) e di papilledema con essudati duri nella macula (stella bianca).

Dati epidemiologi

Spesso i pazienti ipertesi si rivolgono al Pronto Soccorso per il semplice rilievo di elevati valori pressori, con una prevalenza che oscilla dall'1% al 25% degli accessi. Di questi, un paziente su 200 si presenta al Pronto Soccorso con un sospetto di emergenza ipertensiva, proporzione che negli ultimi due decenni non è cambiata rispetto al passato; meno del 30% dei soggetti è affetto da una reale emergenza ipertensiva.

Lo scompenso cardiaco, l'ictus e l'infarto acuto del miocardio rappresentano le emergenze ipertensive più frequenti, seguite dall'emorragia intracranica e dalla dissezione aortica.

Nonostante il miglioramento del trattamento per l'ipertensione arteriosa negli ultimi decenni l'incidenza delle emergenze ipertensive non è diminuita. Un recente studio italiano ha dimostrato che tra i pazienti con un severo aumento della PA, l'incidenza di quelli con emergenza ipertensiva era di circa il 20% nel 2008 e del 15% nel 2015.

Tra le cause principali di tale fenomeno vi è la mancata aderenza ai farmaci antipertensivi, ipotesi supportata dalla dimostrazione che molti pazienti che si presentano con un'emergenza ipertensiva non hanno assunto farmaci anti-ipertensivi.

Inoltre, l'accesso limitato all'assistenza sanitaria può spiegare, almeno in parte, la prevalenza di emergenze ipertensive soprattutto tra i migranti dell'Africa subsahariana e gli afro-americani.

Eziologia/Fisiopatologia

È di comune accezione che un aumento improvviso della PA determini una serie di eventi vascolari che si manifestano con la disfunzione di un organo. Esistono due teorie: un'ipotesi "pressoria", per cui lo stress meccanico induce danno dell'endotelio vascolare e fuoriuscita di proteine e fibrinogeno plasmatici ed un'ipotesi "umorale" caratterizzata dalla alterazione del sistema renina-angiotensina e di altri mediatori locali sul sistema vascolare.

È probabile che le modificazioni nei diversi distretti vascolari degli organi che definiscono le emergenze ipertensive rappresentino una combinazione di queste due teorie con meccanismi patogenetici che agiscono di concerto (Figura 2.8.3).

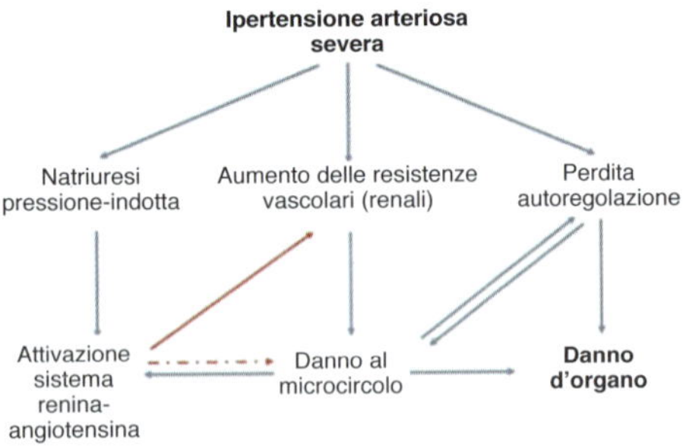

Figura 2.8.3. Meccanismi con i quali un improvviso e grave aumento della PA determinano la disfunzione di un organo.

Il concetto di autoregolazione del flusso arterioso è centrale per comprendere il rischio associato al grave aumento della PA ma anche il pericolo che una riduzione troppo rapida e/o eccessiva dei valori pressori può comportare nelle emergenze ipertensive. L'autoregolazione serve a mantenere costante il flusso sanguigno e la pressione di perfusione ai cosiddetti organi bersaglio (cervello, reni, cuore, grossi vasi arteriosi) anche in presenza di ampie variazioni della PA. In particolare, il flusso arterioso cerebrale negli individui normotesi viene mantenuto attraverso la vasocostrizione e la vasodilatazione quando la PA media [PA diastolica + 1/3 della PA differenziale (PA sistolica – PA diastolica] si mantiene fra i 70 e i 120 mmHg; in questo intervallo la pressione di perfusione cerebrale rimane relativamente costante (Figura 2.8.4).

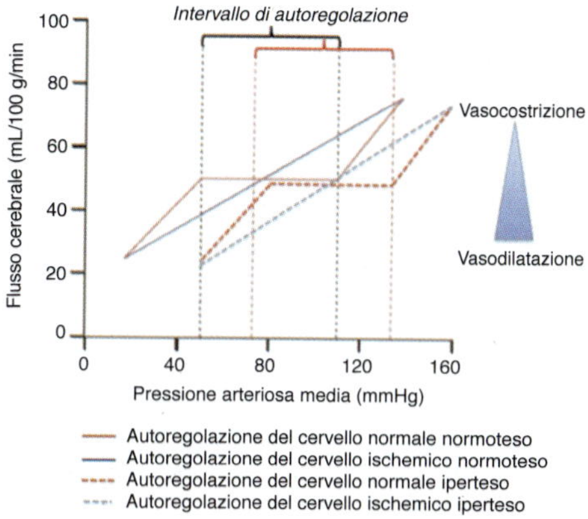

Figura 2.8.4. Curva di autoregolazione del flusso arterioso cerebrale e PA media in assenza o in presenza di ischemia e ipertensione.

Quando vengono superati i limiti di questo intervallo, in assenza di ulteriore vasodilatazione o vasocostrizione, si manifestano rispettivamente ipoperfusione o iperperfusione. Nei pazienti ipertesi l'intervallo dell'autoregolazione è spostato verso destra, cosicché PA più elevate vengono tollerate meglio mentre la riduzione della PA è tollerata peggio. Tuttavia, quando la PA è marcatamente elevata e l'autoregolazione cerebrale non può prevenire un aumento della pressione intracranica, possono svilupparsi edema cerebrale, micro-emorragie e microinfarti. La presenza di retinopatia ipertensiva avanzata nei pazienti che si presentano al pronto soccorso con una sospetta emergenza ipertensiva è un tipico segno della perdita di autoregolazione del flusso cerebrale. Sulla comprensione della fisiopatologia si basano le raccomandazioni sul trattamento delle emergenze ipertensive: inizialmente la pressione arteriosa dovrebbe essere ridotta di non più del 25% della PA media iniziale. Una marcata riduzione della PA, quando la curva di autoregolazione è spostata verso destra causa infatti ipoperfusione con il rischio di estensione della zona ischemica, in particolare nei pazienti con ictus ischemico (Figura 2.8.4).

Nella microangiopatia trombotica ipertensiva l'aumento della PA e dell'angiotensina II sarebbero la conseguenza della attivazione delle vie pro-infiammatorie e pro-coagulanti, attraverso la disfunzione endoteliale, e la attivazione piastrinica che determinano la formazione di trombi ricchi di piastrine con obliterazione del microcircolo, consumo di piastrine ed emolisi intravascolare, per l'intrappolamento e la distruzione degli eritrociti all'interno della rete di fibrina.

Valutazione clinica

Come è già stato ricordato, anche se spesso i valori che caratterizzano una emergenza o urgenza ipertensiva sono molto elevati (PA >180/110 mmHg), non esiste un valore soglia di PA specifica per definire le emergenze ipertensive perché allo stesso livello di PA il danno d'organo mediato dall'ipertensione può essere presente o assente. La valutazione clinica del paziente ovviamente varia in ambiente pre-ospedaliero ed ospedaliero.

Intervento pre-ospedaliero

I pazienti con una presunta emergenza ipertensiva dovrebbero essere trasportati immediatamente in ospedale, con almeno un accesso venoso, ossigeno supplementare se ipossiemici, e monitoraggio ECG.

In base al quadro di presentazione, il personale del sistema di emergenza sanitaria territoriale dovrebbe notificare alla struttura ricevente l'arrivo di un paziente potenzialmente instabile (pre-eclampsia in gravidanza, infarto del miocardio acuto, ictus acuto).

Triage ospedaliero

Se i valori pressori si mantengono costantemente elevati è importante valutare accuratamente i sintomi associati al rialzo pressorio. La presenza di PA marcatamente elevata,

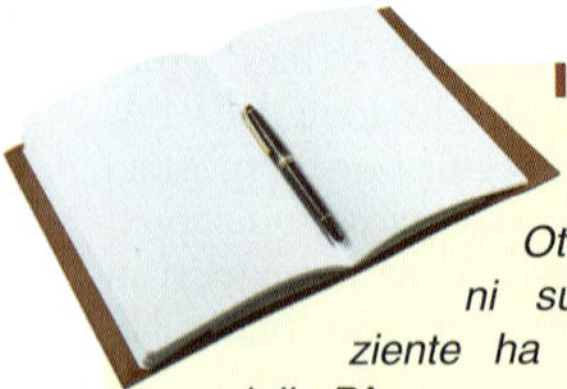

IL TACCUINO

Ottenere informazioni sul perché quel paziente ha un severo aumento della PA:
- *scarsa compliance/aderenza alla terapia antipertensiva*
- *uso di simpaticomimetici (efedrina, pseudo-efedrina...)*
- *uso sostanze illecite (cocaina, anfetamine)*
- *rebound da sospensione improvvisa clonidina.*

in assenza di sintomi o segni di danno acuto agli organi bersaglio, non deve essere considerata un'emergenza. Devono comunque essere raccolte notizie anamnestiche riguardo alla durata e alla gravità dell'ipertensione arteriosa preesistente, alla presenza di complicanze d'organo e/o di malattie concomitanti e al tipo, al dosaggio e al numero di somministrazioni della terapia antipertensiva.

Anamnesi

L'anamnesi dovrebbe concentrarsi su sintomi di emergenza, possibili cause (es. non aderenza alla terapia), l'uso di farmaci che possono aumentare la PA (ad es. steroidi, anti-infiammatori non steroidei, ciclosporina, simpaticomimetici, cocaina, terapia anti-angiogenica) e cause secondarie di ipertensione arteriosa (es. malattie renali, stenosi dell'arteria renale). Nei pazienti con ipertensione pre-esistente, trattamento antipertensivo in corso o sospensione del trattamento, la durata della malattia e il precedente controllo della PA devono essere documentati.

Sintomi

I sintomi che suggeriscono la presenza di un'emergenza ipertensiva includono quelli correlati al danno d'organo, quali cefalea, disturbi visivi, dolore toracico, dispnea e sintomi neurologici focali o generali (Tabella 2.8.2).

Nei pazienti con un'emergenza ipertensiva una strategia proposta per diagnosticare un'encefalopatia ipertensiva si basa sulla presenza di sonnolenza, letargia, crisi tonico-cloniche e corticali. La cecità può precedere la perdita di coscienza. I disturbi neurologici focali sono rare nell'encefalopatia ipertensiva e dovrebbero aumentare la sospetto di emorragia intracranica o di ictus ischemico.

Tabella 2.8.2. Sintomi e segni suggestivi di possibile emergenza ipertensiva

Cefalea
Disturbi visivi
Deficit neurologici focali
Dolore toracico
Dispnea

Altri sintomi frequenti, ma meno specifici, includono le vertigini, derivanti da alterata autoregolazione cerebrale e disturbi gastrointestinali (dolore addominale, nausea e anoressia).

Non sono invece specifici per un'emergenza ipertensiva altri sintomi o segni quali senso di instabilità posturale, epistassi, o emorragie congiuntivali.

Esame obiettivo

L'esame obiettivo dovrebbe concentrarsi sulla valutazione cardiovascolare e neurologica.

La corretta misurazione dei valori pressori è un punto imprescindibile della valutazione clinica. La misurazione deve essere ripetuta più volte, seguendo i criteri metodologici suggeriti dalle linee guida internazionali (adeguata dimensione del manicotto del bracciale dello sfigmomanometro, posizione del paziente in clino- e ortostatismo e in posizione seduta, ottenendo la media di più misurazioni), laddove possibile, in base alla presentazione clinica.

Il rilevamento della PA deve essere eseguita sempre su entrambe le braccia. Nel caso di riscontro di un'ampia differenza tra un arto e il controlaterale, è sempre bene ripetere la misurazione e, se la differenza è confermata, è giusto avanzare l'ipotesi diagnostica di dissezione aortica.

È necessario eseguire misurazioni ripetute nel tempo, poiché in una percentuale significativa di pazienti, la PA diminuirà considerevolmente, senza utilizzare farmaci antipertensivi.

L'esame obiettivo deve essere mirato alla rilevazione di un danno specifico degli organi bersaglio, con metodica di valutazione "testa-piedi", iniziando dalla testa, con esame neurologico dello stato mentale e di segni focali, non tralasciando l'esame del campo visivo e del fondo oculare, per la ricerca di papilledema, emorragie o essudati. L'obiettività cardiovascolare dovrebbe essere focalizzata all'identificazione dei segni di scompenso cardiaco, come un aumento della pressione venosa giugulare, i rumori aggiunti polmonari, un ritmo di galoppo e gli edemi periferici. È necessario osservare con particolare attenzione i caratteri del polso arterioso (compresa la simmetria dei polsi) e la simmetria dei valori di pressione arteriosa nell'ipotesi diagnostica di dissezione aortica.

Esami di laboratorio e test diagnostici

Le principali analisi di laboratorio ed i test diagnostici proposti per la valutazione dell'emergenze ipertensive sono elencati nele Tabelle 2.8.3 e 2.8.4.

Le analisi biochimiche (creatininemia con clearance, glucosio, elettroliti), possono confermare la presenza di varie alterazioni caratteristiche dell'insufficienza renale, talora è rivelabile ipopotassiemia conseguente ad iperaldosteronismo secondario. L'emocromo con striscio periferico e l'esame urine sono importanti nel sospetto di ipertensione maligna, confermata da una anemia emolitica microangiopatica, con frammentazione delle emazie. L'analisi delle urine viene eseguita per valutare la presenza di proteinuria e/o ematuria, e può indicare una diagnosi eziologica di glomerulonefrite. La proteinuria (>300 mg al giorno) o positività allo stick urinario indica la pre-eclampsia in una paziente gravida con pressione arteriosa elevata.

Nei pazienti in cui si sospetti una sindrome coronarica acuta i livelli di troponina possono indirizzare rapidamente la diagnosi.

Tabella 2.8.3. Test diagnostici utili per la valutazione delle emergenze ipertensive

Test di laboratorio
Emocromo (emoglobina conta piastrinica)
Creatinina, sodio, potassio, lattico-deidrogenasi, aptoglobina
Esame urine (proteine; eritrociti, leucociti, cilindri)
Test diagnostici
Elettrocardiogramma
Esame del fondo oculare
Dispnea

Tabella 2.8.4. Test diagnostici per la valutazione delle emergenze ipertensive sulla base di segni o sintomi specifici

Test di laboratorio
Troponina
Striscio del sangue periferico (per schistociti)
Esami strumentali
RX torace
Ecografia toracica
Ecografia cardiaca
Ecografia toracica e cardiaca point of care
Eco-color Doppler cardiaco
TC (o RMN) cerebrale
TC toraco-addominale
Eco-color Doppler addominale e renale

Esami strumentali

La diagnostica strumentale ha lo scopo di verificare la presenza di un danno d'organo mediato dall'ipertensione e dovrebbe includere un ECG per la rilevazione dei segni di ischemia.

Un esame fondoscopico dovrebbe essere eseguito in caso di sospetto di ipertensione maligna. L'esame è facilitato dall'utilizzo di specifici device applicabili agli smart-phones che permettono anche l'eventuale referto specialistico in remoto.

La radiografia del torace o l'ecografia point of care può essere utilizzata per discriminare una causa di dispnea cardiaca da non cardiaca. Un ecocardiogramma transtoracico può essere utile per valutare la struttura e la funzione del ventricolo sinistro.

L'ulteriore iter diagnostico dipende dalla presentazione clinica e può includere TC o risonanza magnetica cerebrale in caso di sospetto di emorragia cerebrale. Nel sospetto di encefalopatia ipertensiva la risonanza magnetica può essere utile poiché mostra un aumento intensità del segnale sull'inversione recovery pesata in T2 o attenuata dal fluido (FLAIR).

La TC toraco-addominale e un esame ecografico addominale e vascolare sono indicati nel sospetto di dissezione aortica.

Trattamento delle emergenze ipertensive

Ad oggi, non esistono studi clinici randomizzati che abbiano valutato l'effetto di differenti strategie terapeutiche per la maggior parte delle emergenze ipertensive con l'eccezione di alcuni studi che hanno valutato l'effetto della riduzione acuta della PA in pazienti che si presentano con ischemia acuta o ictus emorragico.

Pertanto, la maggior parte delle strategie si basa sul consenso di esperienza clinica, osservazioni e confronti di risultati intermedi di studi clinici, anche per quanto riguarda la valutazione del tempo necessario per raggiungere obiettivi di PA predefiniti e (surrogati della) perfusione tissutale.

Nei pazienti con emergenza ipertensiva il trattamento farmacologico ha l'obiettivo del trattamento è prevenire o limitare la progressione del danno d'organo con una riduzione controllata della PA. Nella maggior parte dei casi, questo obiettivo può essere ottenuto con la somministrazione di farmaci per via endovenosa in un'area clinica con strutture per stretto monitoraggio emodinamico del paziente. La rapidità e l'entità della riduzione della PA, così come il tipo di farmaco per abbassare la PA, è fortemente dipendente dal contesto clinico (Tabella 2.8.5).

Ad esempio, è necessario una rapida riduzione della PA in pazienti con edema polmonare e dissezione aortica acuta, mentre i farmaci antipertensivi possono addirittura essere sospesi nei pazienti con ictus ischemico. È ancora oggetto di dibattito se la PA debba essere ridotta in tempi particolarmente rapidi nei pazienti con ipertensione grave ed emorragia intracranica acuta.

Tabella 2.8.5. Trattamento delle emergenze ipertensive in base al danno organo clinico

Presentazione clinica	Tempistica ed entità riduzione PA	Trattamento di prima scelta	Alternativa
Ipertensione maligna con o senza TMA o insufficienza renale acuta	Alcune ore, PA media -20/-25%	Labetalolo, nicardipina	Nitroprussiato, urapidil
Encefalopatia ipertensiva	Immediata, PA media -20/-25%	Labetalolo, nicardipina	Nitroprussiato
Ictus ischemico acuto con PA sistolica >220 mmHg o diastolica >180 mmHg	1 ora, PA media -15%	Labetalolo, nicardipina	Nitroprussiato
Ictus ischemico acuto con indicazione a trombolisi e PA sistolica >185 mmHg o diastolica >110 mmHg	1 ora, PA media -15%	Labetalolo, nicardipina	Nitroprussiato
Ictus emorragico acuto con PA sistolica >180 mmHg	Immediata, PA sistolica tra 130 e 180 mmHg	Labetalolo, nicardipina	Urapidil
Evento coronarico acuto	Immediata, PA sistolica <140 mmHg	Nitroglicerina, labetalolo	Urapidil
Edema polmonare acuto cardiogeno	Immediata, PA sistolica <120 mmHg e FC <60 bpm	Nitroprussiato o nitroglicerina (con diuretico dell'ansa)	Urapidil (con diuretico dell'ansa)
Sindrome aortica acuta	Immediata, PA sistolica <120 mmHg e FC <60 bpm	Esmololo con nitroprussiato o nitroglicerina o nicardipina	Labetalolo o metoprololo
Eclampsia e pre-eclamsia severa/sindrome HELLP	Immediata, PA sistolica <160 mmHg e diastolica <105 mmHg	Labetalolo o nicardipina con solfato di magnesio	

La scelta del tipo di farmaco da somministrare è guidata dal tipo di danno d'organo ipertensivo, che include ictus (ischemico o emorragico), microangiopatia ed encefalopatia ipertensiva acuta, edema polmonare, ischemia coronarica e malattia aortica acuta.

Sebbene esistano differenze di preferenza ed esperienza riguardo all'uso dei farmaci antipertensivi per via endovenosa, la maggior parte delle emergenze ipertensive può essere trattata con labetalolo o nicardipina. Questi farmaci sono ampiamente disponibili in tutta Europa (la nicardipina è però poco disponibile in Italia) e dovrebbero essere inclusi nella lista dei farmaci essenziali di ogni ospedale in pronto soccorso o nelle unità di terapia intensiva. La posologia dei farmaci raccomandati utilizzabili per il trattamento delle emergenze ipertensive è elencata nelle Tabelle 2.8.6. e 2.8.7.

Ipertensione maligna e encefalopatia ipertensiva

Ampie riduzioni della PA (superiore a una diminuzione >50% della PA media) sono state associate ad aumento del rischio di a ictus ischemico e mortalità. Nitroprussiato di sodio, labetalolo, nicardipina e urapidil sembrano tutti sicuri ed efficaci per il trattamento dell'ipertensione maligna. Il fenoldopam, un agonista selettivo della dopamina-1

Tabella 2.8.6. Posologia, durata d'azione, effetti avversi e controindicazioni dei principali farmaci utilizzati per via endovenosa nelle emergenze ipertensive

Farmaco	Dose	Inizio azione	Durata azione	Effetti avversi	Controindicazioni
Vasodilatatori					
Nitroglicerina	5-200 μg/min, aumento di 5 μg/min ogni 5 min	1-5 min	3-5 min	Cefalea, tachicardia	
Nitroprussiato di sodio	0,3-10 μg/kg/min, aumento di 0,5 mg/kg/min ogni 5 min fino a bersaglio PA	immediato	1-2 min	Intossicazione da cianuro	Insufficienza epatica e renale (relativa)
Fenoldopam	0,1 μg/kg/min, aumento ogni 5 min fino a bersaglio PA	5-10 min	30-60 min		
Nicardipina	5-15 mg/ora, dose inizio 5 mg/ore, aumento di 2,5 mg ogni 15-30 min fino a bersaglio PA, poi diminuire a 3 mg/ora	5-15 min	30-40 min	Cefalea, tachicardia	Insufficienza epatica
Inibitori adrenergici					
Labetalolo	0,25-0,5 mg/kg; 2-4 mg/min fino a bersaglio PA, poi 5-20 mg/ora	5-10 min	3-6 ore	Bradicardia	Blocco AV II-II grado, scompenso sistolico, bradicardia, asma
Metoprololo	15 mg: inviare con 5 mg e ripetere ogni 5 min se necessario	1-2 min	5-8 ore	Bradicardia	Blocco AV II-III grado, scompenso sistolico, bradicardia, asma
Esmololo	0,5-1 mg/kg in bolo, poi 50-100 μg/kg/min	1-2 min	10-30 min	Bradicardia	Blocco AV II-III grado, scompenso sistolico, bradicardia, asma
Urapidil	1,5-25 mg in bolo, poi 5-40 mg/ora	3-4 min	4-6 h		
Fentolamina	0,5,1,0 mg/kg/min in boli ripetuti o 0,3 mg/kg/min in infusione continua	1-2 min	10-30 min		Tachicardia, dolore toracico

Tabella 2.8.7. Posologia, durata d'azione, effetti avversi di alcuni farmaci che possono essere utilizzati per via orale nell'aumento acuto grave dei valori pressori in assenza di danno d'organo acuto mediato dall'ipertensione

Farmaco	Classe	Inizio azione	Durata azione	Dose	Effetti avversi
Captopril	ACE-inibitore	5-15 min	2-6 ore	25 mg (max 50 mg)	Tipici ACE-inibitori
Clonidina	α2-agonista, azione centrale	5-30 min	2-8 ore	0,1-0,2 mg (max 0,8 mg)	Secchezza fauci, sedazione, ipotensione ortostatica
Labetalolo	α1-selettivo, β-bloccante non selettivo	2 ore	4 ore	200 mg (max 1200 mg)	Ipotensione, nausea, vomito, cefalea

a breve durata d'azione, e la clevidipina, un calcio-antagonista ad azione ultra breve per via endovenosa, sono stati utilizzati per il trattamento di pazienti con ipertensione grave, ma non sono ampiamente disponibili.

In alternativa, la somministrazione orale di ACE-inibitori è attualmente utilizzata da alcuni, ma deve essere iniziato a una dose molto bassa per evitare una improvvisa riduzione della PA. Poiché i pazienti con una emergenza si presentano spesso con una deplezione di volume a causa della natriuresi da pressione, l'infusione endovenosa di soluzione salina può essere utilizzata per correggere l'eccessiva riduzione della PA, se necessario.

Nei pazienti con encefalopatia ipertensiva può essere preferito il labetalolo, in quanto a parità di riduzione della PA, interferisce meno con la modificazione del flusso arterioso cerebrale rispetto al nitroprussiato di sodio e non aumenta la pressione intracranica. Il nitroprussiato e la nicardipina possono essere utilizzati in alternativa al labetalolo per questo tipo di emergenza.

Ictus ischemico acuto ed emorragico

Nell'ictus ischemico una riduzione acuta della PA entro i primi 5-7 giorni dalla comparsa dell'evento, è associata ad un esito neurologico sfavorevole. Se la pressione arteriosa è molto elevata (>220/120 mmHg) o la terapia per ridurre la PA è indicata per un altro motivo (ad es. concomitante evento coronarico acuto, insufficienza cardiaca acuta, dissezione aortica), è probabilmente più sicuro ridurre la PA media del 15% nelle prime 24 ore o più velocemente se ritenuto necessario dalla presenza di una condizione concomitante.

Nell'ictus ischemico acuto con indicazione a terapia trombolitica, è raccomandato di ridurre la PA a valori <185 mmHg di sistolica e 110 mmHg di diastolica prima di eseguire la trombolisi. Gli stessi criteri di PA sono stati utilizzati in recenti studi che hanno esaminato l'effetto della trombectomia, con o senza precedente trombolisi.

La riduzione acuta della PA sistolica <140 mmHg in pazienti con emorragia cerebrale intraparenchimale riduce il volume dell'ematoma intracranico e si è associata ad un migliore esito funzionale nello studio INTERACT-2, ma non nello studio ATACH-2. Sebbene entrambi gli studi abbiano ottenuto la stessa riduzione della PA, le discrepanze nell'obiettivo di PA desiderato e il livello di PA raggiunto possono spiegare le differenze dei risultati ottenuti nei 2 studi.

Il labetalolo è il farmaco di prima scelta, con nicardipina e nitroprussiato di sodio come utili alternative.

Eventi coronarici acuti

Per i pazienti che presentano una sindrome coronarica acuta si fa anche riferimento alle linee guida della Società Europea di Cardiologia. In caso di ipertensione grave associata a sindrome coronarica acuta (ischemia cardiaca o infarto del miocardio), il post-carico deve essere ridotto senza determinare un aumento della frequenza cardiaca per diminuire la richiesta di ossigeno del miocardio, senza compromettere il tempo di riempimento diastolico. Sono stati utilizzati sia nitroglicerina che labetalolo per ridurre la PA in pazienti con un evento acuto coronarico. Un β-bloccante può essere indicato nei pazienti a cui è somministrata nitroglicerina, soprattutto se è presente tachicardia. L'urapidil può essere una alternativa terapeutica.

Edema polmonare acuto cardiogeno

In pazienti con edema polmonare acuto causato da ipertensione, sia la nitroglicerina che il nitroprussiato di sodio possono essere utilizzati per ottimizzare il precarico e diminuire il post-carico. Il nitroprussiato è il farmaco di scelta in quanto abbasserà acutamente pre- e post-carico. La nitroglicerina può essere una valida alternativa, sebbene possano essere necessarie dosi elevate (>200 mg/min) per raggiungere la riduzione pressoria desiderata. Rispetto alla nitroglicerina, l'urapidil determina una maggiore riduzione della PA e un miglioramento della pressione parziale di ossigeno arterioso senza tachicardia riflessa.

La ventilazione non invasiva continua a pressione positiva può essere di ulteriore beneficio in quanto riduce acutamente pressione polmonare, edema alveolare e ritorno venoso. La somministrazione concomitante dei diuretici dell'ansa riduce il sovraccarico di volume e contribuisce, anche se in modo modesto, alla riduzione della PA.

Sindrome aortica acuta

Nei pazienti con sindrome aortica acuta (dissezione o rottura) la PA sistolica e la frequenza cardiaca devono essere immediatamente ridotte a 120 mmHg o inferiore e 60 b.p.m. o meno, rispettivamente, per ridurre lo stress e la progressione della lesione della parete aortica. I β-bloccanti sono quindi considerati un trattamento di prima linea. L'esmololo può essere usato insieme a un vasodilatatore ad azione ultrabreve, come nitroprussiato o clevidipina. In alternativa, possono essere utilizzati metoprololo o labetalolo, con il possibile svantaggio che la sua lunga emivita impedisce la correzione immediata di PA in caso di ipotensione.

Eclampsia e grave pre-eclampsia

Nelle pazienti con eclampsia o grave pre-eclampsia (con o senza emolisi, aumento degli enzimi epatici e piastrinopenia) la terapia antipertensiva deve essere somministrata in parallelo alla somministrazione endovenosa di solfato di magnesio con l'obiettivo di raggiungere valori di PA sistolica e diastolica pressione diastolica <160/105 mmHg per evitare la comparsa di complicanze nella madre.

Sia labetalolo che nicardipina hanno dimostrato di essere un trattamento sicuro ed efficace della pre-eclampsia, se è necessaria la somministrazione endovenosa di farmaci antipertensivi.

In entrambi i casi è necessario il monitoraggio della frequenza cardiaca fetale. Per impedire la comparsa di bradicardia fetale la dose cumulativa di labetalolo non dovrebbe superare 800 mg/24 h. L'istituzione tempestiva di una terapia antipertensiva orale (ad es. metildopa o nifedipina a lunga durata d'azione) o l'adattamento delle dosi può aiutare a migliorare il controllo della PA e riduce il rischio di bradicardia fetale in caso di utilizzo di labetalolo. Il trattamento con nitroprussiato è controindicato perché comporta il rischio di tossicità fetale da cianuro.

Situazioni specifiche

I pazienti con iperreattività autonomica a causa di sospetta intossicazione da anfetamine o cocaina, dovrebbero essere trattati subito con benzodiazepine. Nel caso in cui sia necessario ottenere anche una riduzione della PA è necessario somministrare per via endovenosa un alfa bloccante come la fen-

IL TACCUINO

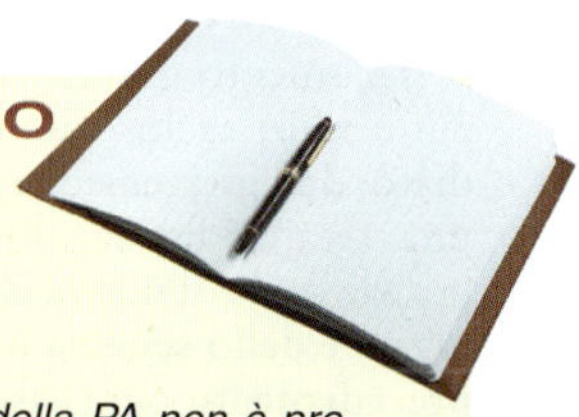

Un mito da sfatare: la nifedipina sublinguale

Poiché la riduzione della PA non è prevedibile né controllabile, la somministrazione di questo farmaco per via sublinguale non è raccomandato in nessun caso di nell'aumento dei valori pressori per una maggiore incidenza di infarto miocardico, sincope, stroke, e morte improvvisa.

tolamina. Si può prendere in considerazione anche l'uso di nicardipina o di nitroprussiato. In alternativa, si può usare la clonidina, che oltre alla sua azione simpaticolitica, ha anche effetti sedativi.

In caso di ischemia coronarica, il trattamento con nitroglicerina ed aspirina è raccomandato accanto alle benzodiazepine. I calcio-antagonisti non diidropiridinici come diltiazem e verapamil possono essere usati preferibilmente nei pazienti con tachiaritmie.

I β-bloccanti (incluso il labetalolo) sono controindicati perché possono aumentare il grado di vasocostrizione coronarica indotto dalle amine simpaticomimetiche.

Nei pazienti con feocromocitoma, sono stati utilizzati con successo (ad esempio nella gestione perioperatoria) fentolamina, nitroprussiato e urapidil. La nicardipina può rappresentare una buona alternativa. Il trattamento con labetalolo, in assenza della concomitante somministrazione di alfalitico (anche per via orale) è stato associato ad un aumento della PA in alcuni casi.

Nei pazienti con una emergenza ipertensiva provocata da farmaci citotossici o anti-angiogenici, l'agente farmacologico responsabile dovrebbe essere sospeso fino al raggiungimento del controllo della PA con farmaci per via orale.

Trattamento dell'aumento grave della PA in assenza di danno d'organo

L'aumento grave della PA nei pazienti in cui è stato escluso un danno d'organo mediato dall'ipertensione dovrebbe prevedere una terapia farmacologica somministrabile per via orale di nuova istituzione o la modificazione dello schema di trattamento cronico precedente. In ogni caso, non è raccomandata la riduzione rapida della pressione arteriosa, in quanto potrebbe favorire, come già ricordato, la comparsa di complicanze cardiovascolare di natura ischemica. Ciò significa che una riduzione della PA meno aggressiva, senza il rischio di incorrere in una ipotensione acuta, dovrebbe rappresentare l'obiettivo terapeutico.

Pertanto la somministrazione per via sublinguale di nifedipina, un farmaco a breve durata d'azione che determina rapide riduzioni della PA, non dovrebbe essere mai utilizzata, in nessun contesto clinico di aumento dei valori di PA per il documentato rischio di eventi avversi cardiaci.

È stato suggerito che l'uso di alcune molecole di farmaci antipertensivi (Tabella 2.8.7), somministrati per via orale anche in associazione, consente di raggiungere l'obiettivo di ridurre gradualmente i valori di pressione arteriosa (nelle 24-48 ore), spesso senza la necessità di ricovero ospedaliero.

Una volta presa la decisione di somministrare un farmaco antiipertensivo (o una combinazione di farmaci), si suggerisce un'osservazione clinica per un periodo di almeno 2 ore per valutare l'efficacia e sicurezza della riduzione della PA.

Prognosi e follow-up dei pazienti con emergenza ipertensiva

È ovvio che i pazienti con un'emergenza ipertensiva debbano esser trasferiti in reparto di terapia intensiva o di degenza semintensiva in base al quadro clinico di presentazione.

La sopravvivenza è migliorata drasticamente negli ultimi decenni, ma i pazienti ricoverati per emergenza ipertensiva rimangono ad aumentato rischio di eventi cardiovascolari e di malattia renale rispetto ai pazienti ipertesi che non hanno avuto un'emergenza. Nei pazienti ricoverati in unità coronarica in emergenza ipertensiva, la mortalità è più alta (4,6%), rispetto ai pazienti ipertesi senza emergenza ipertensiva (0,8%).

I fattori che influenzano negativamente la prognosi in pazienti che presentano un'emergenza ipertensiva legata ad un evento cardiaco o cerebrovascolare sono il riscontro di elevati livelli di troponina e la presenza di insufficienza renale alla presentazione, mentre il controllo della PA e la quantità di proteinuria misurati durante il *follow-up* sono i principali fattori di rischio per il peggioramento della funzione renale durante il *follow-up*.

Pochi studi hanno affrontato il problema del *follow-up* ottimale nei pazienti con precedente emergenza ipertensiva. In assenza di dati specifici, sembra ragionevole estrapolare quanto suggerito dalle linee guida per la gestione dell'ipertensione grave (3° grado) in generale.

Nei pazienti con aumento acuto grave della PA in assenza di danno d'organo la prognosi è invece migliore. In questi pazienti il ricovero in ambiente ospedaliero non sembra modificare l'incidenza di eventi cardiovascolari a breve termine (6 mesi) né il successivo controllo della PA.

Nei pazienti con emergenza ipertensiva al momento della dimissione dal reparto di degenza, ma anche nei pazienti con ipertensione grave senza danno d'organo acuto, dimessi dopo osservazione al Pronto Soccorso, è fondamentale ottenere un miglioramento dell'aderenza e della persistenza alla terapia orale per riuscire a raggiungere la riduzione del rischio di complicanze e di nuovi ricoveri e/o accessi al Pronto Soccorso per aumento acuto dei valori pressori. È necessario titolare la dose di farmaci antipertensivi, con la successiva aggiunta di diuretici o altre molecole ad azione antipertensiva, preferibilmente con l'utilizzo di combinazioni fisse, rinforzando la restrizione dietetica di sodio. In parallelo con l'intensificazione del trattamento e l'ottimizzazione dell'aderenza, è raccomandato un approfondito work-up diagnostico per escludere forme secondarie di ipertensione ed una attenta valutazione del danno d'organo (cronico) mediato dall'ipertensione.

Per ottenere tali obiettivi è necessario suggerire visite frequenti possibilmente attraverso percorsi ambulatoriali già attivati, almeno mensili, in un ambiente specialistico fino al raggiungimento della PA ottimale ed un *follow-up* prolungato fino alla regressione del danno d'organo mediato dall'ipertensione (funzione renale, proteinuria, massa ventricolare sinistra).

Conclusioni

La gestione delle emergenze ipertensive si basa principalmente sul consenso che deriva dalla esperienza clinica, studi osservazionali e studi di intervento che abbiano valutato gli esiti intermedi. È raccomandata la valutazione della presenza di danno d'organo in base a sintomi segni ed esami di I e II livello che indirizzano diagnosi (consultare *flow chart* di fine capitolo); i pazienti richiedono stretto monitoraggio e terapia farmacologica con lo scopo di ridurre rapidamente i valori pressori ed impedire la progressione del danno.

L'esclusione di una patologia cardiaca, vascolare, neurologica, retinica, renale – che caratterizzano le emergenze ipertensive – autorizza la gestione del paziente in pronto soccorso, con l'implementazione di una terapia farmacologica per via orale e garantendo la dimissione dal Pronto Soccorso dopo alcune ore di osservazione.

Le decisioni terapeutiche basate sull'evidenza per le emergenze ipertensive potranno essere migliorate in futuro, verificando la sicurezza e l'efficacia di farmaco orale rispetto alla terapia per via endovenosa per il trattamento dell'ipertensione maligna e definendo con maggiore precisione il target ottimale della PA da raggiungere nei pazienti con ictus e emorragia intracerebrale acuta.

Bibliografia di riferimento

URGENZE GERIATRICHE

l'occhio di riguardo

EPIDEMIOLOGIA

- Circa 3/4 dei soggetti con età superiore a 75 anni è iperteso.
- L'aumento della rigidità delle grandi arterie con l'età determina nell'anziano un prevalente aumento della PA sistolica con riduzione della PA diastolica.
- L'invecchiamento è un fattore di rischio indipendente per eventi acuti cardiaci e cerebro-vascolari che caratterizzano il danno acuto indotto dall'ipertensione.
- La dissezione aortica ha un picco di incidenza nella settima decade di età.

CLINICA

- Frequente riscontro di aumento acuto grave della PA sistolica nel paziente anziano, a causa dell'aumento della rigidità arteriosa, anche in assenza di danno d'organo acuto indotto dall'ipertensione.
- L'aumento dell'età aumenta la probabilità di sindrome coronarica acuta senza dolore toracico (>60% in >85 anni).
- Importanza delle comorbidità croniche come confondenti: pregresso infarto e ictus, scompenso cardiaco.

DIAGNOSTICA

- Misurazione PA: possibilità di riscontro di PA molto più elevati di quelli reali per la rigidità arteriosa; necessità quindi di utilizzare misuratori oscillometrici.
- ECG: le possibili anomalie di base da comorbidità o eventi pregressi: onde Q patologiche, blocchi di branca, aritmie iper o ipocinetiche croniche, che possono mascherare alterazioni più recenti, come in caso di dissezione aortica.
- TC/RMN cerebrale: tenere presenti le possibili anomalie ischemiche di base, anche diffuse, dovute a eventi pregressi che possono essere stati asintomatici.
- Laboratorio
  - Esami generali: frequente riscontro di alterazioni, in particolare della funzione renale.
  - Troponina: URL differente in età geriatrica.
  - D-dimero, di potenziale utilità (per escludere) in caso di sospetta dissezione aortica, ma da precisare il significato in caso di positività.

TERAPIA

- Minor efficacia della terapia: sebbene valgano le indicazioni generali di gestione delle emergenze ipertensive, la terapia farmacologica pazienti anziani potrebbe essere meno efficace nella riduzione della PA sistolica per l'elevata rigidità aortica.
- Aumentato rischio di ipoperfusione degli organi bersaglio per eccessiva riduzione della PA media (la terapia antiipertensiva ha effetto in misura maggiore sulla PA diastolica che sulla sistolica).

LA LAVAGNA

- *Le "5 domande sequenziali" di fronte ad una possibile crisi ipertensiva (PA >180/110 mmHg).*
  1. *Paziente in gravidanza?*
  2. *Sospetta sindrome tossicologica?*
  3. *Presenza di dolore toracico sospetto o dorsale irradiato?*
  4. *Presenza di disturbo di vigilanza, confusione mentale, disturbo visivo, con disturbo neurologico focale?*
  5. *Ipertensione arteriosa nota non controllata?*
- *Nell'emergenza ipertensiva il primo obiettivo è ridurre la pressione arteriosa del 25% indipendentemente dal valore di partenza, in un tempo variabile tra 30 e 60 minuti.*
- *Nell'aumento grave della PA in assenza di danno d'organo l'obiettivo è di ridurre gradualmente i valori pressori, nelle 24-48 ore.*

Appunti / Commenti

Emergenze ipertensive

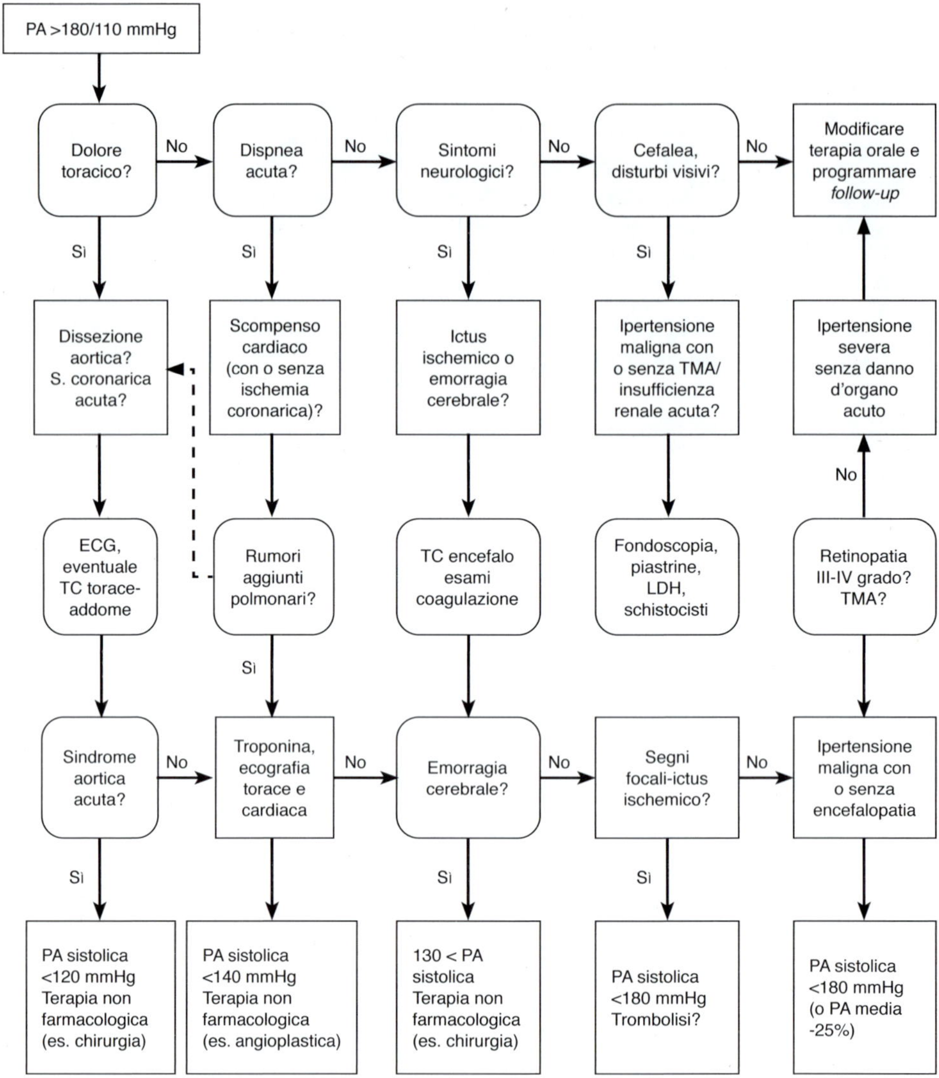

2.9 Aritmie cardiache

Introduzione

Le aritmie cardiache costituiscono una evenienza clinica di frequente riscontro in PS, potendo rappresentare la causa che ha determinato l'accesso al PS oppure, molto frequentemente, un riscontro occasionale nel corso di una valutazione per altri motivi. Nel primo caso al medico di urgenza è richiesta una adeguata competenza per un corretto inquadramento ed una adeguata gestione terapeutica, mentre nella seconda evenienza dovrà essere effettuata una esaustiva disamina della rilevanza delle stesse in quel preciso contesto clinico.

Epidemiologia

Tenuto conto delle premesse di cui sopra, il dato epidemiologico sarà estremamente diverso a seconda dei casi e dei singoli tipi di aritmia. Da un punto di vista generale sappiamo che l'incidenza delle aritmie cardiache come patologia rappresenta il 7-8%.

Clinica

Lo spettro delle manifestazioni cliniche è forse il più ampio tra tutti, potendo andare da una assoluta asintomaticità fino all'arresto cardiaco, passando dal cardiopalmo alla dispnea soggettiva, dai segni e sintomi dello scompenso cardiaco lieve o emodinamicamente rilevante al dolore toracico e alla sindrome coronarica acuta. I due fattori determinanti la espressione clinica sono legati a:

- situazione anatomica del cuore (sano o malato);
- frequenza cardiaca (troppo alta o troppo bassa).

Dalla variabile combinazione di questi due elementi, scaturirà la manifestazione clinica riscontrata in emergenza.

Fisiopatologia

I meccanismi fisiopatologici essenziali che costituiscono la base della genesi di tutte le aritmie, sono rappresentati da alcune proprietà elettriche del cuore: a) automatismo ed eccitabilità; b) conduzione e refrattarietà; la diversa associazione di questi due elementi (propri del miocardio specifico ma presenti in varia misura anche nel miocardio contrattile) dà origine all'evento aritmico (Figura 2.9.1). In tutto questo giocano un ruolo importante tutte le condizioni patologiche generali e miocardiche che determinano gli eventi elettrofisiologici alla base del ritmo cardiaco e che influenzano la frequenza cardiaca (catecolamine, elettroliti e farmaci), la conduzione (farmaci e ischemia), la refrattarietà (farmaci, malattie del miocardio) e l'eccitabilità (ischemia, lesioni anatomiche).

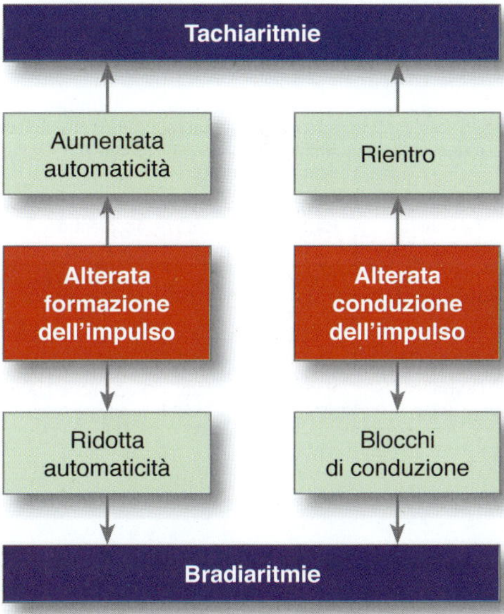

Figura 2.9.1. Schema generale sulla elettrogenesi delle aritmie.

Diagnosi

Il *gold standard* è rappresentato dall'elettrocardiogramma che deve essere sempre eseguito appena possibile, cercando di ottenere un tracciato il più possibile privo di artefatti e interferenze che, soprattutto in caso di eventi aritmici, possono inficiare anche in modo assai rilevante l'interpretazione corretta. Non va comunque trascurato il dato anamnestico: tempo di insorgenza dell'aritmia, sintomatologia percepita e malattie cardiache pregresse o in atto, quali la cardiopatia ischemica, la malattia valvolare o lo scompenso cronico. Come accertamento di secondo livello si colloca l'ECG dinamico secondo Holter o il monitoraggio ECG prolungato mediante *event recorder* o *loop recorder* esterno, da eseguire sia per identificare eventi aritmici sospettati ma non documentati in acuto, sia per valutare la frequenza degli stessi.

Obiettività

L'unico sintomo da considerare come specifico è rappresentato dal "cardiopalmo", determinato dalla percezione soggettiva di una alterazione del ritmo (un ritmo normale non è avvertito) che causa variazioni della gittata cardiaca con sensazione di fastidio, di battito forte o lento, a volte associata anche a reazione di allarme. Tale sintomo è estremamente soggettivo e non correla con la presenza di cardiopatia strutturale, rappresentando il 16% degli accessi all'ambulatorio di medicina generale negli USA. In una casistica pubblicata, le aritmie come substrato del cardiopalmo rappresentavano il 41% dei casi e in tre quarti si trattava di aritmie sopraventricolari (Tabella 2.9.1).

IL TACCUINO

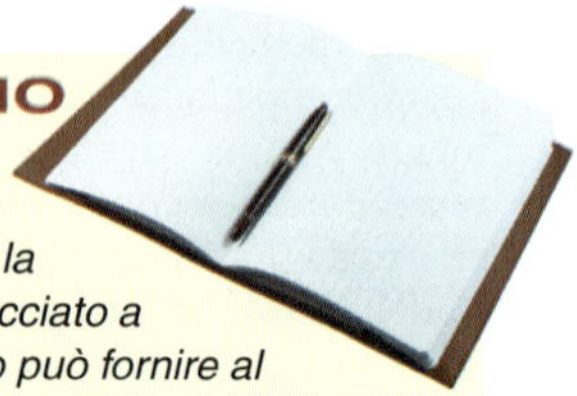

- *L'ECG è un film e non una foto: la ripetizione del tracciato a distanza di tempo può fornire al medico d'urgenza preziose informazioni diagnostiche e prognostiche.*
- *L'interpretazione di "quel" tracciato va fatta per "quel" paziente e in "quel" momento.*

Tabella 2.9.1. Tipi e caratteristiche cliniche del cardiopalmo aritmico (da Raviele et al., 2011 modif.)

Tipo	Percezione	Battito	Inizio	Eventi scatenanti	Clinica associata
Extrasistoli	Battito che scappa, si perde, salta	Irregolare	Improvviso	Non specifici	Scarsa
Tachicardia ritmica (TSV)	Battito di ali	Accelerato	Improvviso	Sforzo, freddo	Nessuna o sincope, dipnea, angor
Tachicardia aritmica (FA)	Battito di ali	Accelerato ma irregolare	Improvviso	Sforzo, pasto, alcol, freddo	Nessuna o sincope, dipnea, angor
Tachicardia ritmica (TV)	Battito di ali	Molto accelerato	Improvviso	Nulla o sforzo	Segni o sintomi di impegno emodinmico
Correlata all'ansia	Variabile, correlata all'ansia	Poco accelerato, regolare	Graduale	Nulla o stress	Segni e sintomi da stato di ansia acuto

TACHICARDIE SOPRAVENTRICOLARI A QRS STRETTO

Definizioni

Con il termine tachicardia a QRS stretto (TSV) si intende ogni ritmo cardiaco con frequenza maggiore di 100 battiti/minuto e una durata del QRS minore di 0,12 secondi. Un'aritmia con queste caratteristiche origina a livello o al di sopra del fascio di His. In alcuni casi o per la presenza di un blocco di branca frequenza dipendente o di un preesistente disturbo di conduzione intraventricolare o di una via accessoria atrio-ventricolare, il QRS in corso di tachicardia può essere largo.

- *Tachicardia sinusale inappropriata*. Un ritmo sinusale >100 battiti/minuto non secondario a risposte fisiologiche appropriate o a cause secondarie quali anemia o ipertiroidismo.
- *Tachicardia atriale* (*TA*). Un ritmo che origina nel tessuto atriale e che riconosce come meccanismo un'attività focale o un microrientro. La tachicardia da rientro sinusale (TRS) è una particolare variante nella quale il meccanismo di rientro è localizzato nel nodo del seno.
- *Tachicardia da rientro nodale* (*TRNAV*). Una tachicardia il cui meccanismo è un rientro che coinvolge due distinte vie funzionali ("rapida" e "lenta") del nodo atrio-ventricolare.
- *Tachicardia da rientro atrio-ventricolare* (*TRAV*). Una tachicardia il cui meccanismo di rientro coinvolge una via accessoria extranodale che connette direttamente il miocardio atriale con quello ventricolare.
- *Tachicardia automatica giunzionale*. Una tachicardia focale che origina dalla giunzione atrioventricolare (compreso il fascio di His).
- *Tachicardia atriale multifocale*. Una tachicardia sopraventricolare irregolare con oltre tre onde P di diversa morfologia a diversa frequenza.

Epidemiologia

La prevalenza delle TSV nella popolazione generale è 2,25 persone/1000 mentre l'incidenza stimata negli Stati Uniti è di 35 persone/100.000/anno. La TRNAV è l'aritmia più frequente (50-60% dei casi) seguita dalla TRAV (30%) e dalla TA (10%). La TRNAV è più frequente nel sesso femminile e presenta una distribuzione bimodale in funzione dell'età, con un picco nella terza decade ed un secondo che inizia con la sesta decade e si estende alle età più avanzate. La TRAV è più comune nel sesso maschile e l'età media del primo evento è 23 anni. L'incidenza delle TA aumenta con l'età ed è più comune nei pazienti con cardiopatia strutturale. Le TSV sono responsabili del 5‰ degli accessi in Pronto Soccorso e nel 3,2% dei casi il paziente viene ricoverato.

Fisiopatologia

Nella TRNAV un impulso atriale prematuro viene bloccato nella via rapida nodale (che di solito ha un periodo refrattario più lungo) e condotto lungo la via lenta fino a raggiungere la via finale comune. Da qui può propagarsi ai ventricoli ma anche risalire agli atri lungo la via rapida e nuovamente percorrere in senso anterogrado la via lenta. Se questo fenomeno si mantiene, si instaura la tachicardia.

Nella TRAV ortodromica (91% delle TRAV) un impulso atriale prematuro percorre il nodo AV e mentre viene bloccato nella via accessoria, attiva i ventricoli e risale in senso retrogrado lungo la via accessoria verso l'atrio. L'impulso viene condotto nuovamente al ventricolo attraverso il nodo AV. Se questo meccanismo si perpetua si instaura la tachicardia.

Nella TRAV antidromica l'impulso extrasistolico viene condotto in senso anterogrado lungo la via accessoria e ricondotto agli atri attraverso il nodo AV. In tal caso il QRS in corso di tachicardia sarà largo, in quanto l'attivazione ventricolare non avviene lungo le normali vie di conduzione.

Le TA focali e la tachicardia giunzionale riconoscono principalmente quale meccanismo responsabile un esaltato automatismo (Figura 2.9.2).

Presentazione clinica

Il sintomo più frequente è il cardiopalmo (Tabella 2.9.2). Nel 35% circa dei casi il paziente può riferire anche dolore toracico senza che questo esprima, necessariamente, la presenza di una patologia coronarica. Talora i pazienti riferiscono dispnea. Nei pazienti con TRNAV una abnorme sensazione di pulsazione al collo viene percepita del 40% dei casi. La tachicardia può causare sincope, più frequente nei pazienti anziani nei quali la transitoria perdita di coscienza può costituire l'unica manifestazione clinica dell'aritmia. In quelli con TRNAV è particolarmente frequente la poliuria (fino al 90% dei casi) durante o al termine dell'episodio. Nei pazienti con associata cardiopatia strutturale l'elevata frequenza cardiaca può causare insufficienza ventricolare sinistra, ischemia miocardica o severa ipotensione. Nel 1,2% dei casi l'aritmia, se a carattere incessante, è responsabile di una tachi-cardiomiopatia.

Tabella 2.9.2. Prevalenza di sintomi nei pazienti con TRNAV e TRAV

Sintomo	TRNAV (%)	TRAV (%)
Palpitazioni	98	99
Palpitazioni nel collo	40	17
Capogiro	69	72
Dispnea	41	32
Astenia	24	19
Sincope	11	8,5
Dolore toracico	35	37
Sudorazione/nausea	17	15
Visione offuscata	3	2

Esame obiettivo

In tutti i tipi di TSV regolare il polso è regolare, la pressione arteriosa e l'intensità del I tono sono costanti. In alcuni pazienti l'ispezione delle vene del collo può evidenziare il "segno della rana" cioè una pulsazione venosa rapida e regolare che si verifica quando gli atri ed i ventricoli sono attivati simultaneamente. Questo segno risulta essere specifico per la TRNAV (specificità 97%, potere predittivo positivo 83%).

Segno della rana

Esami diagnostici

Elettrocardiogramma

L'ECG a 12 derivazioni costituisce l'esame strumentale fondamentale per la diagnosi del meccanismo dell'aritmia. Un'analisi sistematica del tracciato in quattro fasi successive, integrata eventualmente da alcune semplici manovre al letto del paziente, consente di arrivare ad una corretta diagnosi nel 85% dei casi (Figura 2.9.3).

1) Esiste irregolarità degli intervalli RR?
2) Sono visibili le onde P?

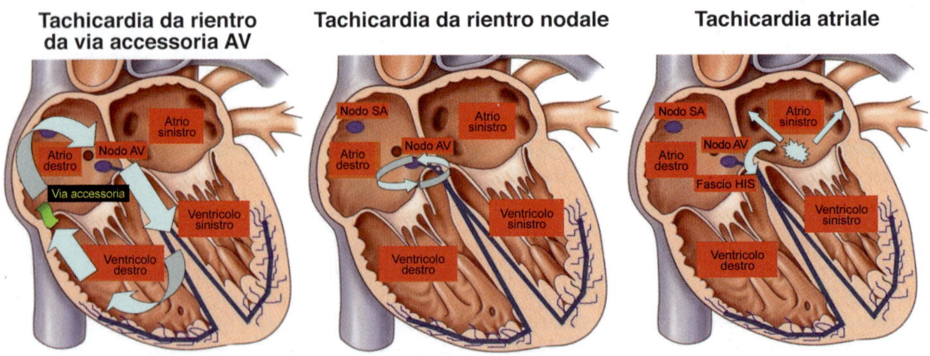

Figura 2.9.2. Meccanismi elettrofisiologici delle diverse tachicardie sopraventricolari.

3) Rapporto temporale tra onda P e QRS (Figura 2.9.4):
   - Onda P dentro il QRS (Figura 2.9.5);
   - Onda P separata dal QRS e RP < PR (Figura 2.9.6);
   - Onda P separata dal QRS e RP > PR.
4) Morfologia dell'onda P.

Manovre di stimolazione vagale

Queste manovre causano rilascio di acetilcolina dai nervi parasimpatici che rallenta o blocca transitoriamente la conduzione a livello del nodo AV. Quando una manovra vagale blocca completamente il nodo

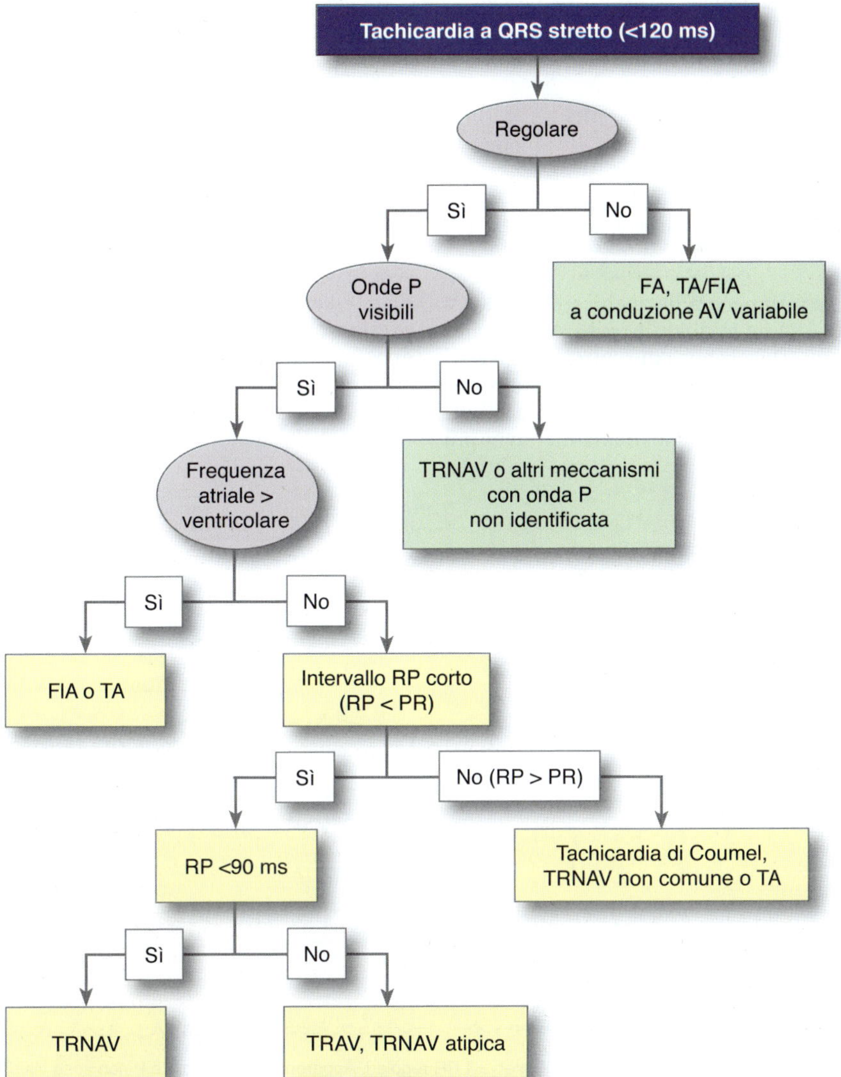

Figura 2.9.3. Algoritmo per la diagnosi differenziale della tachicardie a QRS stretto secondo le linee guida ACC/AHA/HRS 2015 (FIA = flutter atriale).

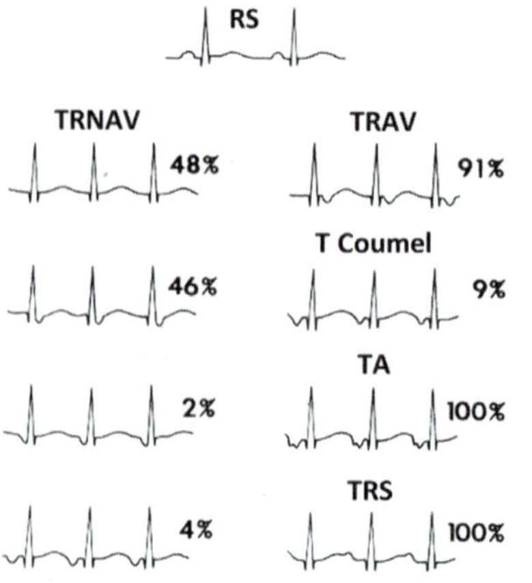

Figura 2.9.4. Rapporti temporali tra onde P e vari tipi di tachicardia sopraventricolare nella derivazione D2. RS: ritmo sinusale, le altre abbreviazioni come nel testo.

IL TACCUINO

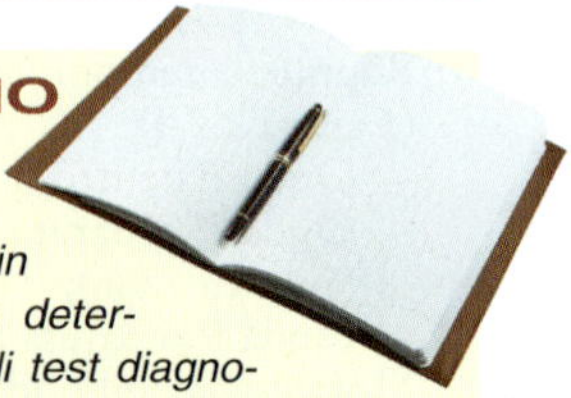

Il dosaggio routinario della troponina in questi pazienti può determinare la richiesta di test diagnostici non necessari o esitare in ricoveri impropri. Nei pazienti con TSV ulteriori indagini per la diagnosi di cardiopatia ischemica ed un eventuale ricovero, sono indicati solo nel caso di sintomi o modificazioni ECG persistenti dopo il ripristino del ritmo sinusale o in quelli che hanno un significativo rischio di coronaropatia.

AV interrompe quelle tachicardie (TRAV e TRNAV) nelle quali il nodo AV fa parte integrante del circuito di rientro. Negli altri casi (TA, flutter atriale o fibrillazione atriale) rivela il meccanismo della aritmia (Figura 2.9.7). Ai fini diagnostici la manovra più correntemente utilizzata è il massaggio del seno carotideo (Tabella 2.9.3). Il massaggio deve essere eseguito dopo aver escluso la presenza di soffi carotidei autoctoni. Si esegue applicando una pressione con i polpastrelli di indice e pollice per 5-10 sec. sulla carotide in corrispondenza dell'angolo inferiore della mandibola. La manovra viene

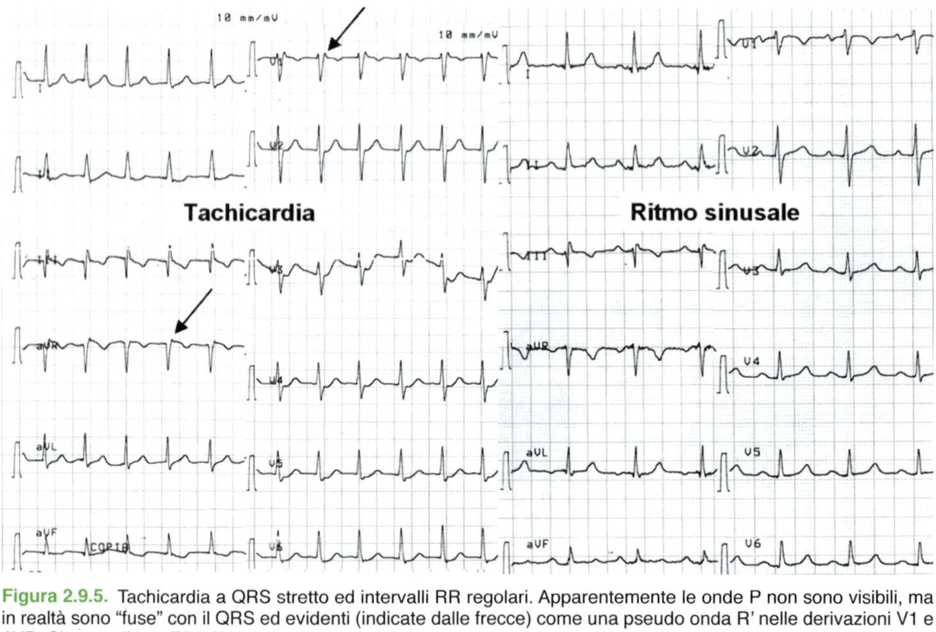

Figura 2.9.5. Tachicardia a QRS stretto ed intervalli RR regolari. Apparentemente le onde P non sono visibili, ma in realtà sono "fuse" con il QRS ed evidenti (indicate dalle frecce) come una pseudo onda R' nelle derivazioni V1 e AVR. Si tratta di una TRNAV di tipo comune.

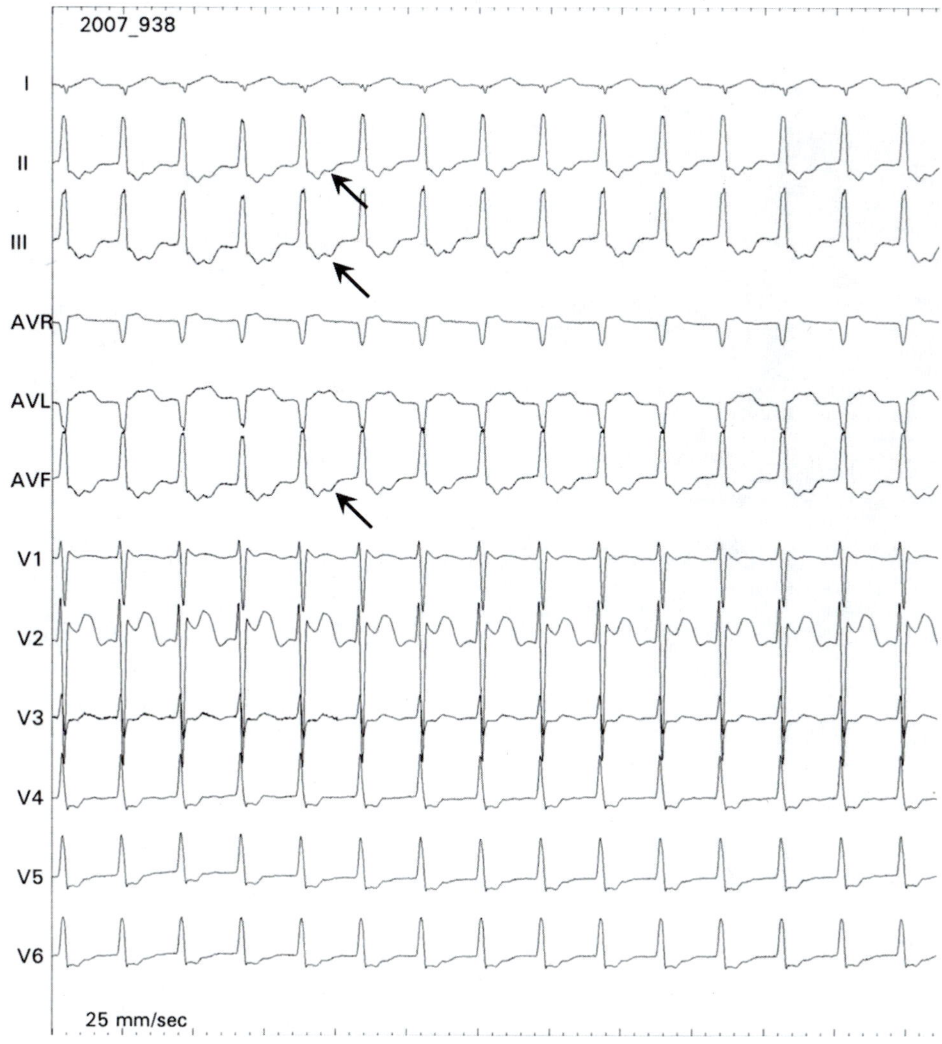

Figura 2.9.6. Tachicardia a QRS stretto ed intervalli RR regolari. Onde P negative sono ben evidenti nelle derivazioni inferiori come una incisura sull'onda T. L'intervallo RP < PR. Si tratta di una TRAV da via accessoria posterosettale destra.

eseguita prima sulla carotide destra e, se inefficace, ripetuta sul lato sinistro.

Esami di laboratorio

Il 35% dei pazienti con TSV lamenta dolore toracico durante l'aritmia. Un modesto incremento dei livelli di troponina si rileva, dopo episodi prolungati di tachicardia, nel 12-48% dei casi, in completa assenza di una patologia aterosclerotica coronarica.

Trattamento in acuto

Vedi Figura 2.9.8.

- Per ottenere il ripristino del ritmo sinusale, le manovre di stimolazione vagale possono

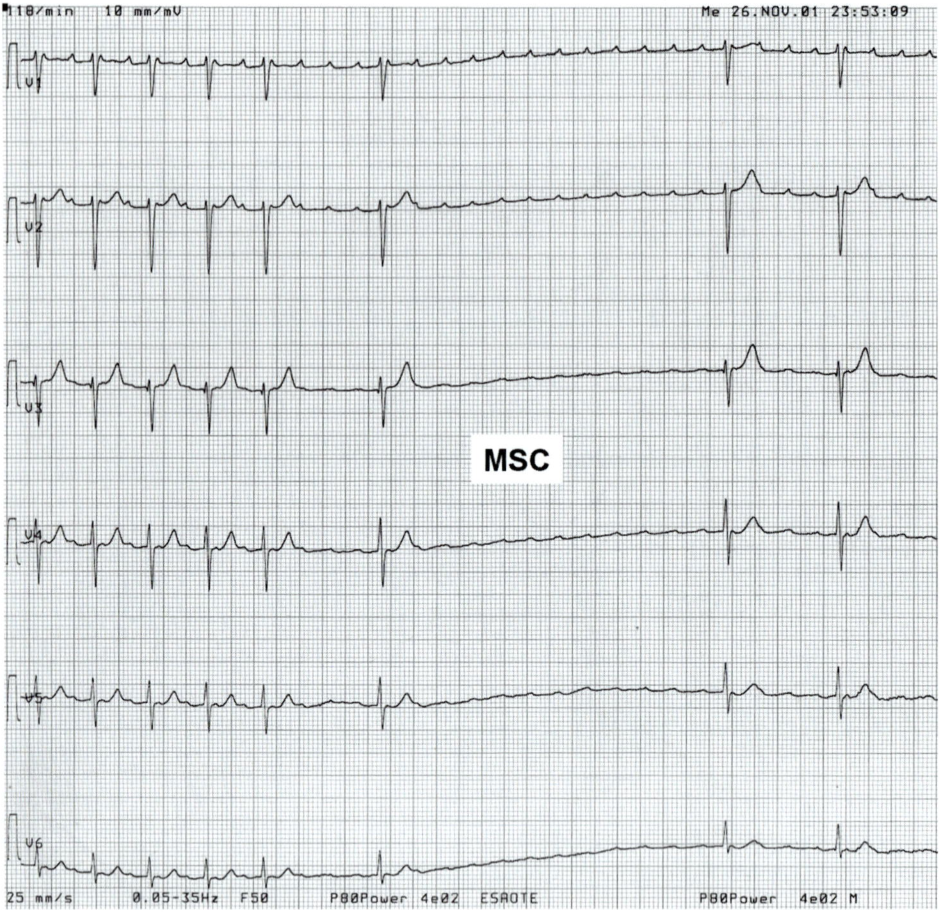

Figura 2.9.7. Tachicardia a QRS stretto ed intervalli RR regolari. L'aritmia simula una tachicardia atriale a conduzione 1:1. Il massaggio seno carotideo (MSC) non interrompe la tachicardia ma, provocando un blocco AV avanzato, evidenzia un flutter atriale atipico.

Tabella 2.9.3. **Effetti del massaggio del seno carotideo**

Tipo di TSV	Effetti del massaggio del seno carotideo
Tachicardia sinusale	Graduale e transitorio rallentamento della frequenza cardiaca
Tachicardia da rientro sinusale	Interruzione o nessun effetto
Tachicardia atriale	Blocco AV transitorio o nessun effetto
Tachicardia di Coumel	Interruzione transitoria
Flutter atriale	Blocco AV transitorio o nessun effetto
Fibrillazione atriale	Blocco AV transitorio o nessun effetto
TRAV	Interruzione o nessun effetto
TRNAV	Interruzione o nessun effetto

essere eseguite rapidamente e costituiscono pertanto il primo trattamento nel paziente con TSV. Queste manovre devono essere eseguite con il paziente in posizione supina e sono efficaci nell'interrompere la tachicardia, se il nodo AV fa parte integrante del circuito di rientro della aritmia.

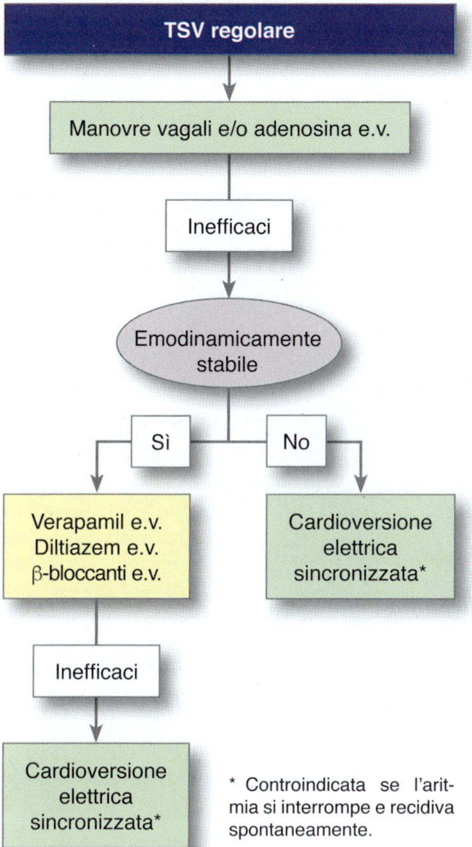

* Controindicata se l'aritmia si interrompe e recidiva spontaneamente.

Figura 2.9.8. *Flow chart* per il trattamento della tachicardia sopraventricolare nell'adulto secondo le linee guida ACC/AHA/HRS 2015.

Manovra di Valsalva modificata

- In caso di non risposta alle manovre vagali, il farmaco di prima scelta è l'adenosina con efficacia dal 78% al 96%.
  In caso di fibrillazione/flutter atriale o TA il farmaco non è in grado di ripristinare il ritmo sinusale ma, inducendo un blocco AV transitorio, può evidenziare l'attività atriale e facilitare la diagnosi del meccanismo della tachicardia. Il farmaco, per essere efficace, deve essere iniettato in bolo rapido (1-2 sec) in una vena prossimale di grosso calibro. Si somministrano 6 mg; se inefficaci, dopo 1-2 minuti si somministrano ulteriori 12 mg. In considerazione della breve emivita, gli eventuali effetti collaterali sono di brevissima durata.
- Se l'adenosina è inefficace o se il paziente manifesta una recidiva precoce si possono utilizzare i calcio antagonisti (verapamil o diltiazem) che risultato efficaci nel 64%-98% dei casi. Questi farmaci possono essere impiegati solo nei pazienti emodinamicamente stabili e sono controindicati qualora si sospetti una insufficienza ventricolare sinistra come pure se il paziente, in ritmo sinusale, presenta preeccitazione ventricolare (Tabella 2.9.4).
- La cardioversione elettrica è indicata:
  a. nel paziente emodinamicamente instabile (ipotensione, shock, stato confusionale, angor, insufficienza ventricolare sinistra), se le manovre vagali o l'adenosina sono risultate inefficaci;

Tabella 2.9.4. Farmaci per il trattamento acuto delle tachicardie sopraventricolari

Farmaco	Dose iniziale	Dose successiva
Adenosina	6 mg e.v. in bolo rapido (1-2 sec.) seguito da rapido lavaggio con fisiologica	12 mg e.v. se inefficace la prima somministrazione
Verapamil	5-10 mg e.v. in bolo in 2 min	Se inefficace la prima dose, 10 mg e.v. in bolo dopo 30 min seguito da infusione alla velocità di 0,005 mg/kg/min
Diltiazem	0,25-mg/kg e.v. in bolo in 2 min	Infusione a 5-10 mg/h, fino a 15 mg/h
Metoprololo	2,5-5 mg e.v. in bolo in 2 min	2,5-5 mg e.v. in 10 min (il farmaco si può ripetere 3 volte)

b. nel paziente emodinamicamente stabile, in caso di inefficacia della terapia farmacologica.

Nella maggior parte dei pazienti con TSV uno shock sincrono a 25-50 Joule risulta sufficiente alla cardioversione.

Bibliografia di riferimento

LA LAVAGNA

Approccio di emergenza al paziente con TSV

1. ***Eseguire un ECG a 12 derivazioni durante la tachicardia. Valutare le condizioni emodinamiche***
2. ***Paziente emodinamicamente instabile***
   - ***Cardioversione***
   - ***Raccogliere anamnesi***
   - ***Ripetere ECG in ritmo sinusale e confrontarlo con quello durante la tachicardia per determinare il meccanismo dell'aritmia***
3. ***Paziente emodinamicamente stabile***
   - ***Cercare il segno della rana nel polso giugulare***
   - ***Effettuare stimolazione vagale. Se inefficace***
   - ***Somministrare adenosina. Se inefficace***
   - ***Cardioversione elettrica***
   - ***Ripetere ECG in ritmo sinusale e confrontarlo con quello durante la tachicardia per determinare il meccanismo dell'aritmia***

Appunti / Commenti

FIBRILLAZIONE E FLUTTER ATRIALE

Costituiscono nel loro complesso le aritmie di più frequente riscontro nella pratica clinica. Anche se diverse dal punto di vista elettrofisiologico ed epidemiologico (in particolare con una incidenza nettamente superiore della prima rispetto alla seconda), l'espressività clinica, il profilo di rischio e il trattamento del disturbo e delle sue complicanze sono praticamente sovrapponibili e quindi, seppur con minime differenze, si possono sviluppare congiuntamente.

Definizioni, elettrofisiologia e classificazioni

Fibrillazione atriale

La fibrillazione atriale (FA) è una aritmia caratterizzata da una serie elevatissima di attivazioni elettriche del miocardio atriale, originate da altrettanti microcircuiti di rientro intra-atriale o da foci ectopici di aumentata eccitabilità e aventi una genesi multifattoriale che comprende patologie sistemiche e/o del miocardio, acute o croniche (Tabella 2.9.5). Comunque sia stato determinato l'avvio dell'aritmia, essa poi si mantiene attraverso innumerevoli circuiti di rientro, con refrattarietà e ampiezza variabile ("micro rientri") che a loro volta rendono le miocellule instabili e predisposte al mantenimento della aritmia: "la fibrillazione atriale mantiene la fibrillazione atriale".

La mancanza di attività elettrica sincrona determina la perdita della contrazione atriale meccanica, con i noti effetti emodinamici. La classificazione della FA è basata sulle caratteristiche della sua insorgenza e delle eventuali recidive (Tabella 2.9.6). La genesi di queste alterazioni è multifattoriale, vedendo coinvolti elementi cardiaci ed extracardiaci (Tabella 2.9.7).

Tabella 2.9.5. Condizioni cardiache ed extracardiache più comunemente associate alla FA

Patologie Cardiache	Patologie Sistemiche
Malattia coronarica	BPCO
Valvulopatie	Diabete
Miocarditi	Anemia
Cardiochirurgia	Ipertiroidismo
Traumi	Farmaci ed esogeni
Cardiomiopatie	Catecolamine
Ipertensione	Disionie

Flutter atriale

Il flutter atriale (FlA) riconosce anch'esso in un circuito di rientro la sua genesi, ma esso è caratterizzato da un percorso ampio e regolare ("macrorientro"). Si parla quindi di un flutter atriale comune (o classico o tipico) in cui il circuito di rientro è localizzato nell'atrio destro con decorso cranio caudale. L'andamento di questo tipo di circuito è, se ci poniamo di fronte al cuore, antiorario e rappresenta la tipologia di maggior riscontro. Se invece, lungo le stesse vie, il fronte d'onda procede in senso opposto, cioè orario, parleremo di flutter non comune. Esistono altri tipi di flutter, definiti atipici, in cui la genesi elettrofisiologica è più complessa e coinvolge circuiti di rientro a diversa localizzazione in atrio destro o in atrio sinistro (Figura 2.9.9).

Epidemiologia

La FA coinvolge un numero assai elevato di persone ed è certamente l'aritmia di più

Tabella 2.9.6. Classificazione della FA (da 2020 ESC Guidelines for the diagnosis and management of atrial fibrillation developed in collaboration with the European Association for Cardio-Thoracic Surgery).

Definizione	Caratteristiche
Di prima diagnosi	Non diagnosticata in precedenza, a prescindere dalla sua durata o dalla presenza/severità dei sintomi correlati alla FA
Parossistica	Termina spontaneamente o con trattamento entro 7 giorni dall'inizio
Persistente	Durata >7 giorni
Persistente di lunga durata	Durata >12 mesi
Permanente	Quando il medico/paziente cessano i tentativi di ripristinare e mantenere il ritmo sinusale

Tabella 2.9.7. **Meccanismi della FA** (da 2014 AHA/ACC/HRS Guidelines for the management of patients with atrial fibrillation, modif.).

Fattori extracardiaci	Anormalità cardiache	Anomalie elettriche	Varianti genetiche
Ipertensione	Fibrosi	Riduzione: • refrattarietà • conduzione	Canalopatie
Diabete	Dilatazione	Aumento: • eterogeneicità • automaticità	Miocardiopatie
Obesità	Ischemia		
Alcol/droghe	Ipertrofia		
Ipertiroidismo	Infiltrati		
Sleep apnea			

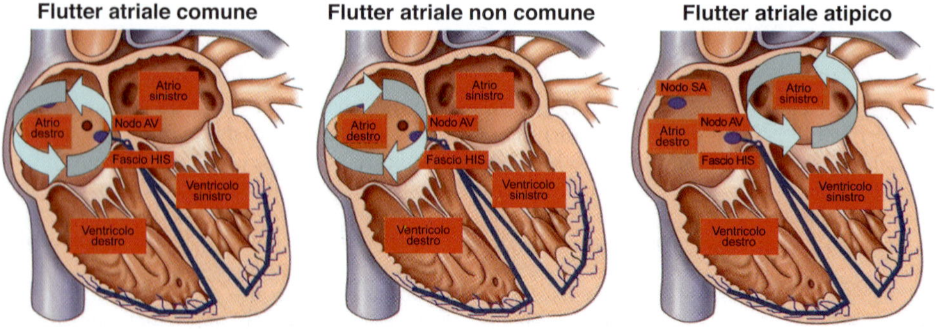

Figura 2.9.9. Meccanismi elettrofisiologici dei diversi tipi di flutter atriale.

frequente riscontro in PS e una delle prime cause di ospedalizzazione. Colpisce dall'1 al 2% della popolazione generale (<65 aa) con un incremento progressivo con l'avanzare dell'età, raggiungendo il 12% nei soggetti >85 aa. Negli uomini ha una incidenza di 1,5 volte maggiore che nelle donne. La rilevanza clinica dell'aritmia è legata sia alle possibili implicazioni emodinamiche correlate, in particolare al declino della funzione contrattile, sia, in modo molto più rilevante, alle complicanze tromboemboliche. Il rischio di stroke è cinque volte maggiore in presenza di FA, aumenta anch'esso con l'età ed in genere è più grave di quello non correlato alla FA. L'aritmia, inoltre, aumenta di tre volte il rischio di scompenso cardiaco e di due volte quello di demenza e morte. Il FlA è meno frequente e colpisce circa lo 0,1% della popolazione.

Clinica

La fibrillazione atriale e il flutter atriale possono presentarsi in PS con un ampio ventaglio di possibilità: dall'assoluta asintomaticità, al semplice cardiopalmo, dall'astenia, all'ipotensione, alla sincope. Il riscontro può avvenire anche in corso di ictus, di scompenso cardiaco o di sindrome coronarica acuta.

Esame obiettivo

La caratteristica peculiare è rappresentata dalla presenza di una aritmia completa del battito cardiaco nella quasi totalità dei casi. Alcune eccezioni possono essere rappresentate dal flutter a risposta ventricolare fissa o da una FA/FlA in presenza di blocco atrioventricolare totale. Tutti gli altri elementi obiettivi saranno espressione dalla possibile presenza di patologia cardiaca o extracardiaca.

Diagnosi

La diagnosi di FA/FlA è una diagnosi elettrocardiografica. L'ECG a dodici derivazioni è il *gold standard*.

Elettrocardiogramma

Fibrillazione atriale

La caratteristica principale dell'ECG in presenza di FA è rappresentata dalla assenza delle onde P di attivazione atriale, sostituite da una serie di onde "f" di ampiezza varia, ad alta frequenza (400-600 min), a volte scarsamente visibili sull'isoelettrica e con presenza di complessi QRS totalmente irregolari e senza rapporto temporale con queste oscillazioni (Figura 2.9.10). L'irregolarità pressoché totale è determinata dalla capacità di conduzione del nodo AV che viene depolarizzato in parte da alcuni stimoli (conduzione occulta) e solo alcuni di questi, trovando la via completamente eccitabile, riescono a raggiungere i ventricoli. L'unica situazione in cui il ritmo ventricolare è regolare accade quando ci sia un blocco atrioventricolare di III grado. In questo caso la conduzione AV è bloccata e i complessi ventricolari (stretti, giunzionali; più larghi sottonodali) sono ritmici. La morfologia del QRS in corso di FA potrà avere aspetto stretto o largo, per una preesistente turba di conduzione o per un difetto frequenza-dipendente che cessa al ridursi della risposta ventricolare agli stimoli atriali. Una condizione potenzialmente critica è l'insorgenza di una fibrillazione atriale nel paziente affetto da preeccitazione ventricolare (Figura 2.9.11). In questo caso le vie anomale non solo hanno una refrattarietà come il nodo AV, ma sono in grado di condurre con velocità infinitamente maggiore gli stimoli atriali, con conseguenze emodinamiche ed elettrofisiologiche a livello ventricolare potenzialmente catastrofiche.

Flutter atriale

Anche in questo caso la caratteristica peculiare è quella della assenza di onde P caratteristiche, sostituite da altre onde (F). Il circuito

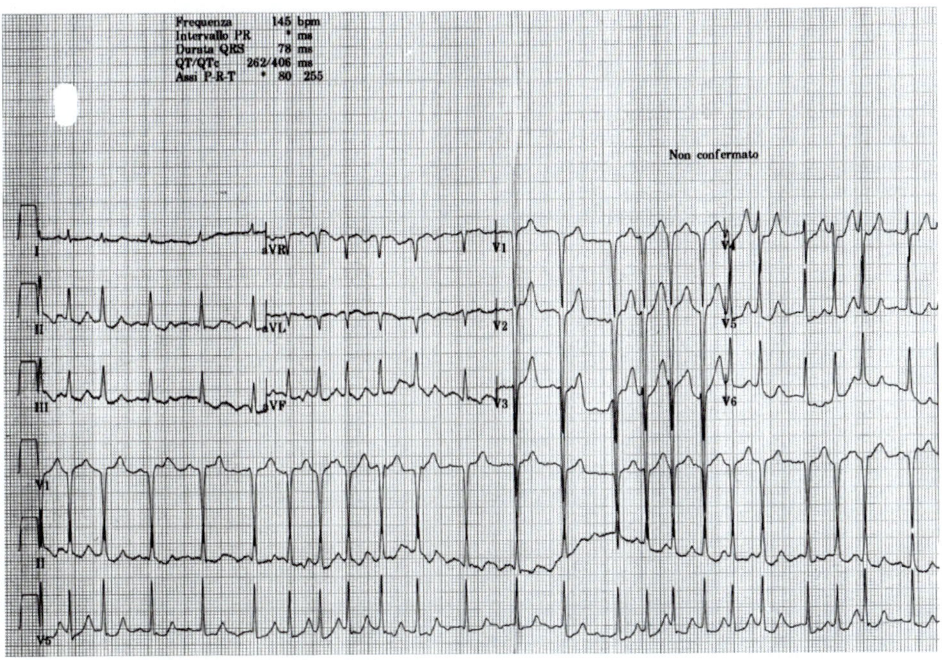

Figura 2.9.10. ECG in corso di fibrillazione atriale.

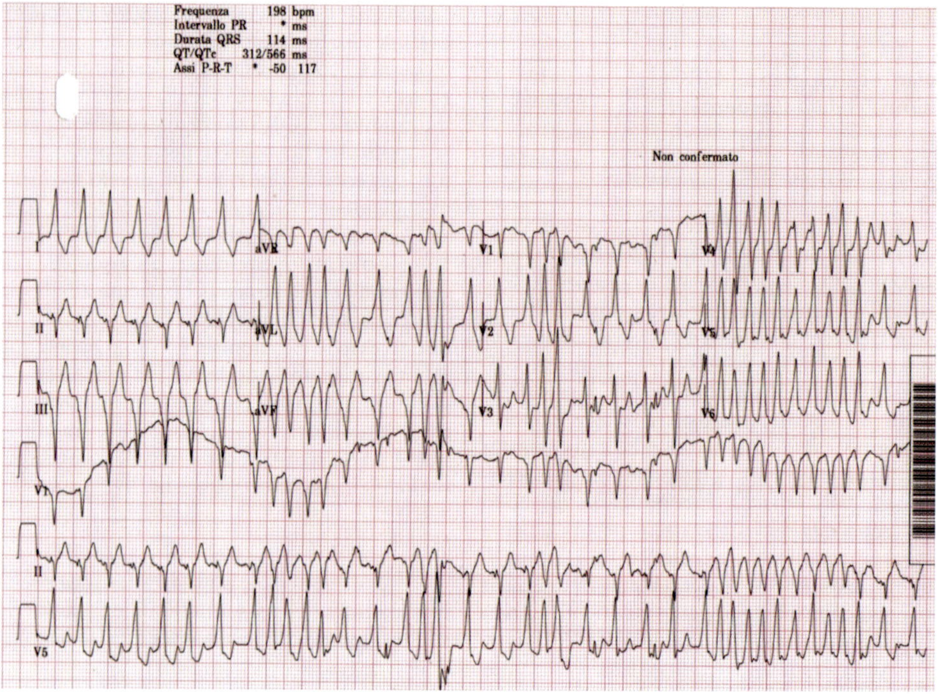

Figura 2.9.11. FA in presenza di via accessoria: notare la brevità dell'RR in alcuni cicli cardiaci (<240 msec).

intra-atriale alla base della elettrofisiologia del flutter determina l'aspetto elettrocardiografico riscontrato nell'ECG di superficie e maggiormente evidente nelle derivazioni che meglio esplorano l'atrio, D2-3, aVF, V1. Nel flutter atriale tipico e nella sua manifestazione più comune, l'andamento antiorario del fronte d'onda determinerà onde a "dente di sega" o "onde del mare", con salita ripida e discesa lenta, negative in D2-3,aVF e positive in V1. Nel caso meno comune, di circuito inverso (flutter non comune), ad andamento orario, le onde saranno simili ma dotate di simmetricità delle branche e positive in D2-3 e aVF, negative in V1. Nel flutter "atipico" (o raro) la morfologia delle onde F sarà assolutamente variabile, mantenendo le caratteristiche di base di regolarità. La conduzione AV è legata come nella FA alla capacità di conduzione del nodo AV che però viene raggiunto in modo regolare ("circolare") dagli stimoli atriali: la frequenza usuale del rientro nel flutter tipico è compresa tra 250 e 350/min (in genere 300/min). Le caratteristiche del nodo AV normale non consentono il passaggio di tutti gli stimoli e, usualmente, il rapporto di conduzione è di 2:1. In alcuni casi

IL TACCUINO

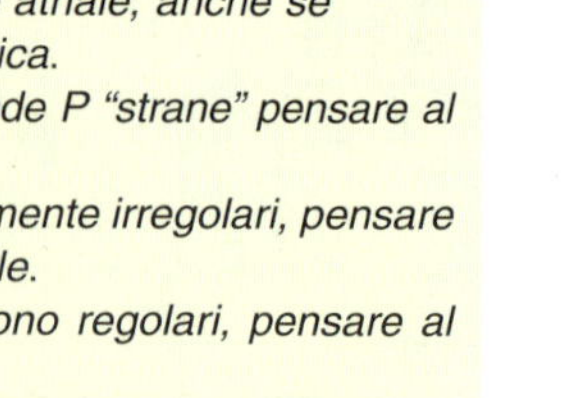

Guardare le P, guardare gli RR

Se non si vedono onde P pensare alla fibrillazione atriale, anche se sembra una isoelettrica.
Se non si vedono onde P "strane" pensare al flutter atriale.
Se gli RR sono totalmente irregolari, pensare alla fibrillazione atriale.
Se gli RR a volte sono regolari, pensare al flutter.
Se non si vedono P e gli RR sono regolari e la frequenza è 150 pensare al flutter.

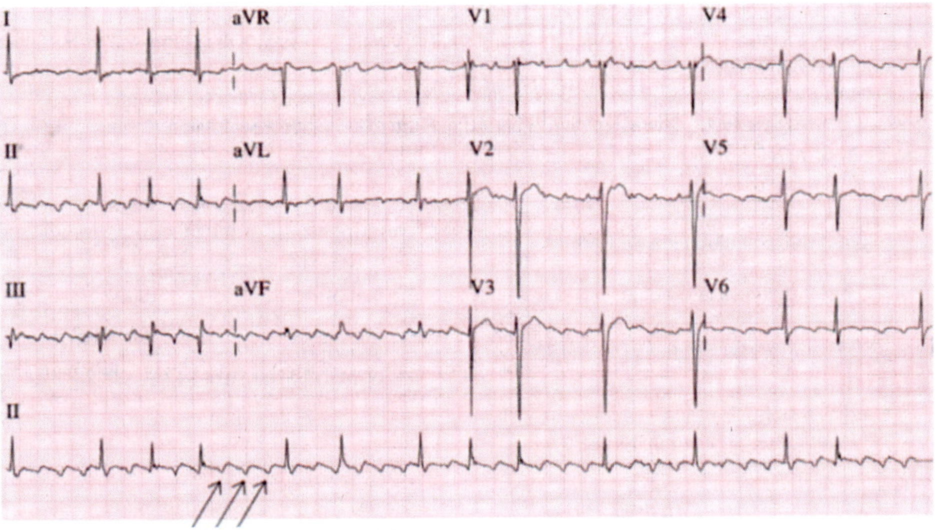

Figura 2.9.12. ECG in corso di flutter atriale tipico.

più rari tale rapporto può essere dispari (3:1, 5:1) o pari (4:1) o alternato (2:1-4:1) (Figura 2.9.12). Eccezionale la conduzione AV 1:1.

Diagnostica per immagini

Radiografia del torace

L'esame radiologico del torace è da eseguirsi in PS per valutare da un lato la presenza di scompenso cardiaco cronico riacutizzato, di cui FA/FlA possono essere una manifestazione o, se acuto, elemento causale. Allo stesso modo l'ombra cardiaca può evidenziare i segni indiretti di una patologia miocardica o valvolare nota o misconosciuta. Come detto nulla aggiunge alla diagnosi dell'aritmia.

TC

La TC toracica può invece rientrare nel *work up* diagnostico di patologie eventualmente causali, quali, ad esempio, l'embolia polmonare.

Ecocardiogramma

Rappresenta un esame di secondo livello da attuarsi per la ricerca di elementi di patologia miocardica responsabile dell'aritmia.

Esami di laboratorio

Come detto precedentemente per altre aritmie, il dosaggio delle troponina è elemento altamente confondente. Esso è da effettuarsi, e successivamente interpretare, nel contesto clinico specifico. Una valutazione degli elettroliti plasmatici è fondamentale soprattutto nella fase del trattamento, mentre la determinazione del TSH rappresenta un elemento decisivo per l'individuazione delle forme aritmiche secondarie a disendocrinopatia.

Gestione in Pronto Soccorso

La corretta gestione della FA/FlA fin dal PS riveste grande importanza, sia per la gestione delle complicanze precoci (emodinamiche) che tardive (tromboemboliche). Le fasi fondamentali di tale trattamento sono espresse nella Figura 2.9.13.

Il medico di urgenza valuterà subito la condizione emodinamica e provvederà al trattamento in emergenza in tutte le condizioni di severa instabilità (Figura 2.9.14). In tutte le altre situazioni effettuerà una valutazione per step successivi.

- Valutazione rischio trombo embolico (CHA_2DS_2-VASc) ed emorragico

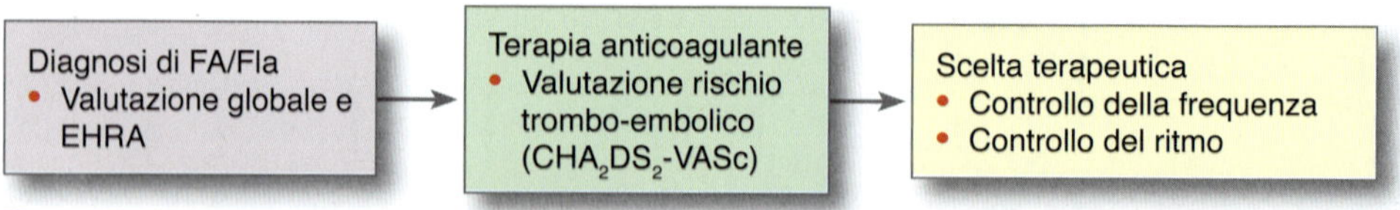

Figura 2.9.13. Approccio terapeutico di base a FA/FIA.

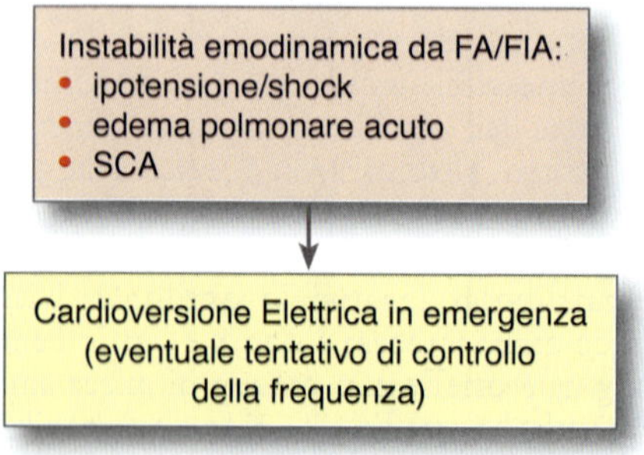

Figura 2.9.14. Trattamento FA/FIA con instabilità emodinamica.

(HAS-BLED) (Tabella 2.9.8) e successiva congruente scelta terapeutica (Tabella 2.9.9); è da sottolineare che in presenza di FA valvolare o di protesi valvolare meccanica, la terapia anticoagulante va sempre fatta utilizzando dicumarolici con target INR di 2,5-3,5.

- Trattamento in urgenza: controllo dei sintomi (EHRA score - Tabella 2.9.10) e/o della aritmia (Figura 2.9.15) con:
  a) controllo della frequenza (Tabella 2.9.11);
  b) controllo del ritmo (Tabella 2.9.12).

IL TACCUINO

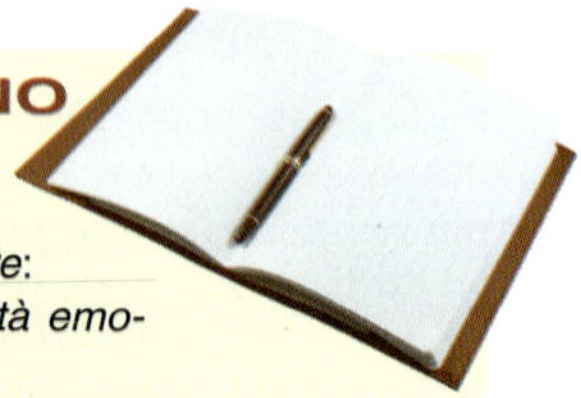

Quando si vede una FA/FIA in PS pensare:
- *come è la stabilità emodinamica?*
- *qual è il rischio embolico?*
- *qual è la strategia migliore per quel paziente?*

Tabella 2.9.8. **Score di rischio trombotico ed emorragico in corso di FA/FIA**

CHA_2DS_2-VASc	Punti	HAS-BLED	Punti
Scompenso cardiaco	1	Ipertensione (>160 mmHg)	1
Ipertensione	1	Alterazione funzione renale (Cr >2,6)/epatica (Bil x 2, Trans x 3 URL)	1
Età 65-74 aa	1	Ictus	1
Età >75 aa	2	Emorragie maggiori pregresse	1
Diabete	1	Labile controllo INR (<60% TTR)	1
Ictus/TIA	2	Età >65 aa	1
Malattia vascolare	1	Uso di droghe, alcol, antipiastrinici, FANS	1
Sesso femminile	1		

Tabella 2.9.9. **Indicazioni al trattamento antitrombotico in caso di FA/FIA non valvolare. TAO: terapia anticoagulante orale con warfarin, apixaban, dabigatran, rivaroxaban e edoxaban**

CHA_2DS_2-VASc	ESC/EACTS 2020	AHA/HCC/HRS 2019
0 maschi, 0-1 femmine	No terapia	No terapia
1 (maschi) o 2 femmine	TAO considerata	Considera TAO (maschi)
≥2 (maschi) o ≥3 (femmine)	TAO raccomandata	TAO

Tabella 2.9.10. EHRA score per la valutazione dei sintomi correlati all'aritmia

EHRA I	Nessun sintomo
EHRA II	Sintomi lievi che non modificano la attività ordinaria
EHRA III	Sintomi severi che interferiscono con la attività ordinaria
EHRA IV	Sintomi disabilitanti che interrompono la attività ordinaria

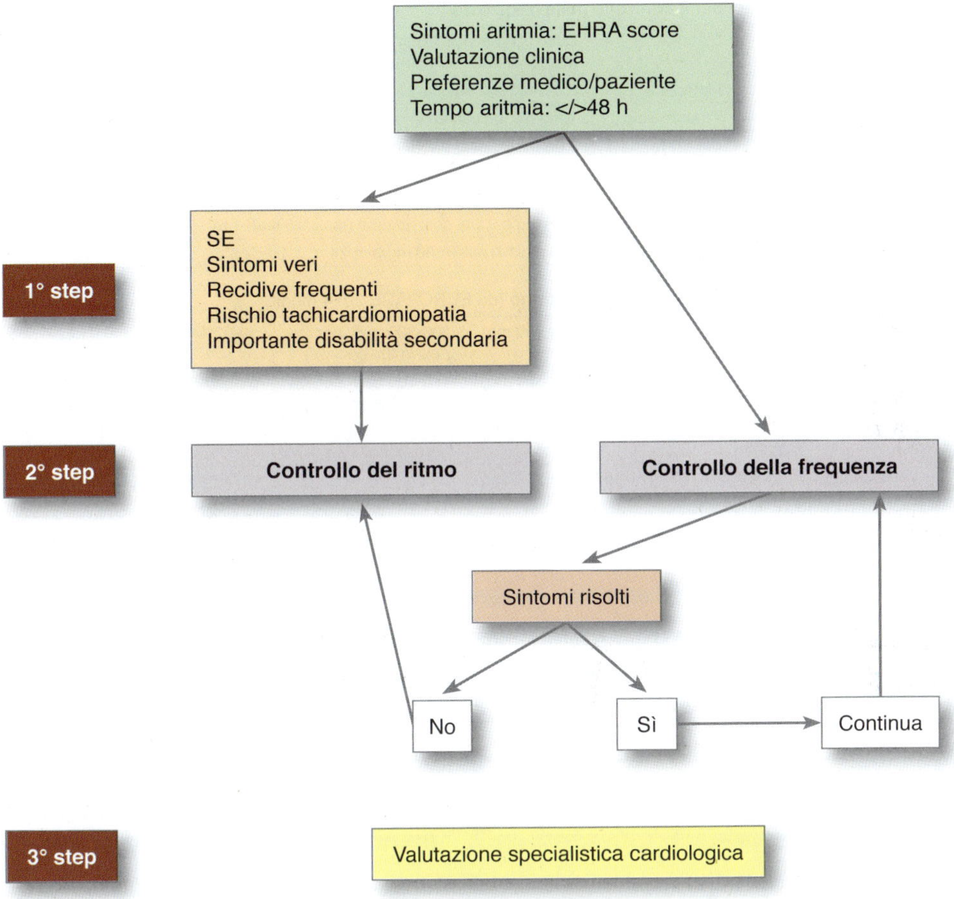

Figura 2.9.15. Scelta tra controllo della frequenza e controllo del ritmo.

La decisione finale deve essere valutata nel contesto clinico generale e dopo una valutazione attenta da parte del medico insieme al paziente, soppesando rischi e benefici che ogni strategia porta con sé (Figura 2.9.16).

Bibliografia di riferimento

Tabella 2.9.11. Farmaci per il controllo della frequenza

β-bloccanti	Esmololo	Dose d'attacco: 500 μg/kg e.v. bolo in un minuto. Mantenimento: 50-300 μg/kg/minuto
	Metoprololo	2,5-5 mg e.v. bolo in due minuti fino a tre dosi
	Propranololo	1 mg e.v. bolo in un minuto fino a 3 dosi ogni 2 minuti
Ca antagonisti (non diidropiridinici)	Diltiazem	0,25 mg/kg bolo e.v. in due minuti, poi mantenimento con 5-15 mg/h
	Verapamil	0,075-0,15 mg/kg bolo e.v. in due minuti, poi 10 mg a 30 minuti e mantenimento con 0,005 mg/kg/min infusione
Digossina		0,25 mg e.v. poi dosi ripetute (max 1,5 mg/24 h)
Amiodarone		300 mg/1 h poi 10-50 mg/h in 24 h

Tabella 2.9.12. Farmaci per il controllo del ritmo (da EUROPACE 2014 modif.)

Flecainide	2 mg/kg e.v. in 10-20 min (max 150 mg)	200-300 mg per os ("pill in the pocket")	59-92% RS	Effetto in 2-4 h
Propafenone	2 mg/kg e.v. in 10-20 min (max 150 mg)	450-600 mg per os ("pill in the pocket")	51-82% RS	Effetto in 2-4 h
Amiodarone	5-7 mg/kg e.v. in 60 min poi 15 mg/kg in 24 h		34-69% RS	Effetto in 6-24 h
Vernakalant	3 mg/kg in 10 min, poi 2 mg/kg dopo 15 min		51-70% RS	Effetto in 90 min
Ibutilide	1 mg in 10 min poi 0,5-1 mg in 10 min		44-51% RS	Effetto in 90 min

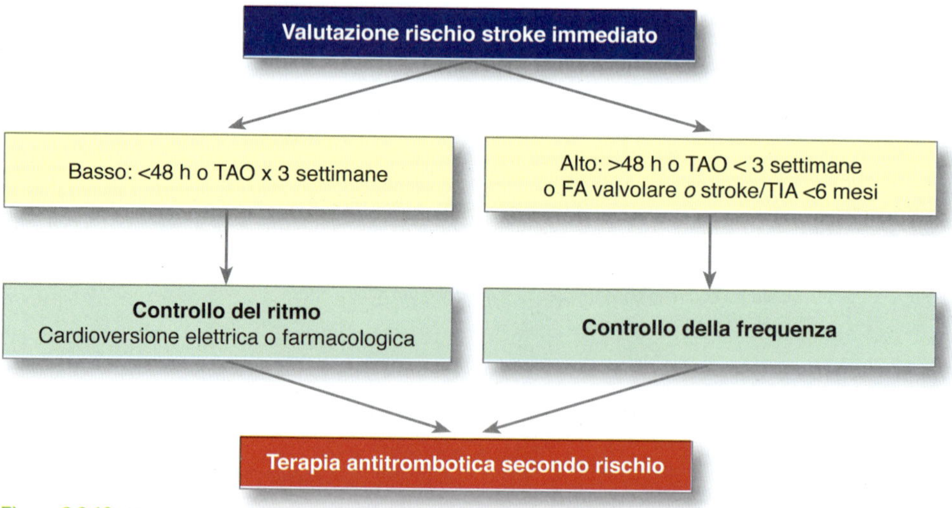

Figura 2.9.16. Trattamento del paziente con stabilità emodinamica in PS.

LA LAVAGNA

- *La maggiore difficoltà nel paziente con FIA o FA è definire la durata dell'aritmia soprattutto nel paziente anziano nel quale il cardiopalmo spesso non è il sintomo di presentazione clinica.*
- *I farmaci di classe 1C per uso endovenoso sono i più efficaci nel ottenere un rapido ripristino del ritmo sinusale ma sono controindicati in caso di disfunzione ventricolare sinistra o disturbi della conduzione intraventricolare. Nel sospetto clinico di cardiopatia strutturale prima di ricorrere a tali farmaci eseguire sempre un ecocardiogramma.*
- *L'amiodarone è un farmaco sicuro nei pazienti con cardiopatia strutturale ma il ripristino del ritmo sinusale avviene dopo 6-24 ore.*
- *Nei pazienti con cardiopatia strutturale il ricorso alla cardioversione elettrica è una valida alternativa al trattamento farmacologico.*

Appunti / Commenti

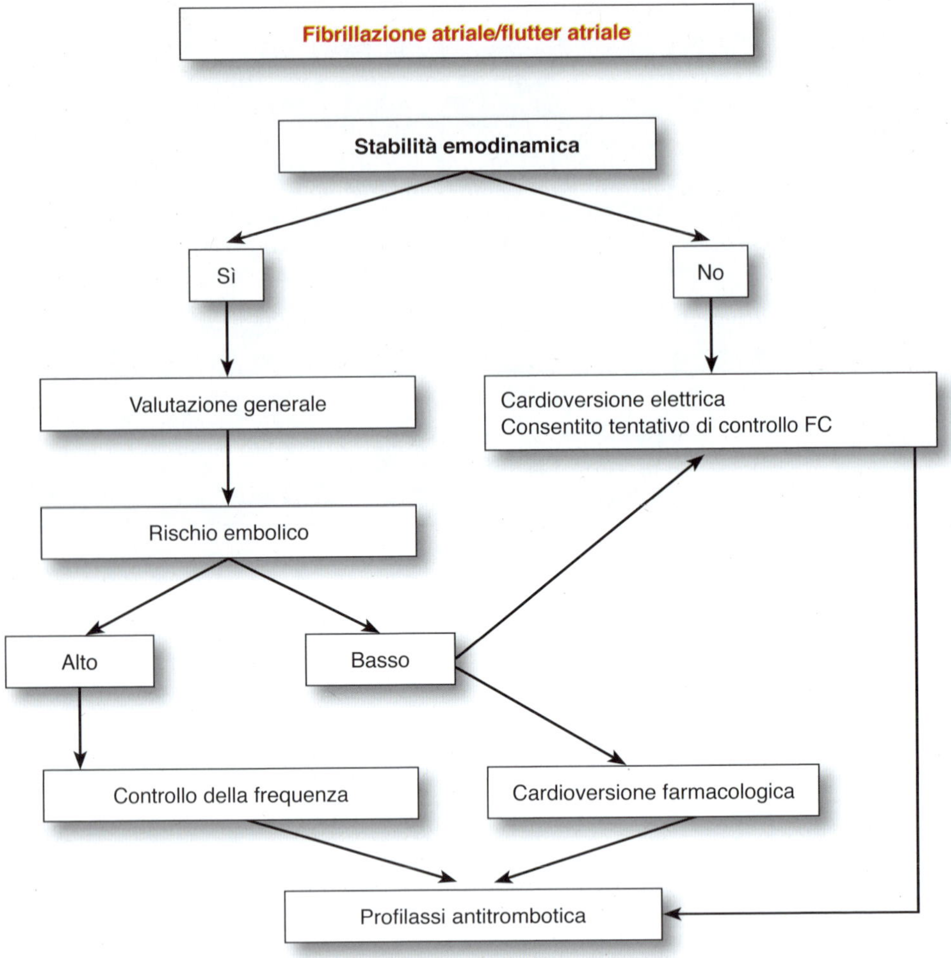
Fibrillazione atriale/flutter atriale
Stabilità emodinamica
Sì
No
Valutazione generale
Cardioversione elettrica
Consentito tentativo di controllo FC
Rischio embolico
Alto
Basso
Controllo della frequenza
Cardioversione farmacologica
Profilassi antitrombotica

TACHICARDIE A QRS LARGO

Definizione

Con il termine tachicardia a QRS largo (TCL) si intende ogni ritmo cardiaco con frequenza superiore a 100 battiti/minuto ed una durata del QRS ≥0,12 secondi. La tachicardia ventricolare (TV) è una aritmia che origina da tessuto distale al fascio di His e costituisce la causa più frequente delle TCL. Si definisce monomorfa quando i complessi QRS hanno tutti la medesima morfologia ed asse e polimorfa quando i complessi QRS sono ben definiti ma presentano una rapida e frequente variazione di morfologia e/o dell'asse. Anche una tachicardia sopraventricolare (TSV), in caso di conduzione intraventricolare aberrante, si può manifestare con QRS largo. La diagnosi differenziale tra queste due condizioni è sfidante per il medico d'urgenza in quanto il significato clinico/prognostico di queste aritmie è completamente diverso.

Epidemiologia

L'incidenza stimata delle TCL al pronto soccorso oscilla da 36,9 a 215,6/anno/100.000 visite. In un pronto soccorso di medie dimensioni possono accedere da 1,6 a 7,6 TCL per mese. Nelle casistiche di pazienti con TCL afferiti a centri di elettrofisiologia il meccanismo più frequentemente riscontrato è la TV (80% dei casi) mentre nel 15-20% dei casi si rileva una TSV con conduzione aberrante e solo nell'1-5% dei pazienti tachicardie con preeccitazione ventricolare, ritmi indotti da pacemaker o TCL indotte da farmaci antiaritmici. Tuttavia i pazienti non selezionati afferiti al PS evidenziano nel 49% dei casi una tachicardia sinusale con blocco di branca, nel 35% una TCL irregolare e solo nel 10% dei casi una TV.

Cause

Una TCL può riconoscere cause intrinseche o estrinseche al cuore.

Le cause intrinseche comprendono:

- la tachicardia ventricolare;
- le tachicardie sopraventricolari con blocco di branca preesistente o frequenza dipendente;
- le tachiaritmie sopraventricolari con conduzione lungo una via accessoria;
- la tachicardia reciprocante atrio-ventricolare con conduzione anterograda lungo una via accessoria e retrograda attraverso il nodo AV;
- le tachicardie mediate da pacemaker.

Le cause estrinseche comprendono:

- I farmaci bloccanti i canali del sodio (antiaritmici di classe 1 e antidepressivi triciclici) che inibendo la fase 0 della depolarizzazione possono rallentare significativamente la conduzione intraventricolare.
- L'iperpotassemia che modificando il potenziale di membrana inibisce la corrente del sodio.
- Patologie sistemiche acute (come sepsi, grave anemia) che possono determinare l'insorgenza di tachiaritmie sopraventricolari con conduzione aberrante (**Figura 2.9.17**).

Presentazione clinica

Il paziente con TCL può manifestare sincope, palpitazioni, dolore toracico, dispnea o agitazione. In caso di TV lenta (frequenza compresa tra 100 e 140 bpm) il paziente può non percepire la tachicardia e questa manifestarsi con i sintomi dello scompenso cardiaco.

Il primo step diagnostico consiste nella valutazione dei segni vitali. La stabilità emodinamica non è un criterio utile per la diagnosi differenziale tra TV e TSV con conduzione aberrante.

Anamnesi

L'anamnesi di una cardiopatia clinicamente rilevante (pregresso infarto miocardio, cardiomiopatia primitiva, scompenso cardiaco) o la presenza di un defibrillatore automatico suggeriscono una genesi ventricolare della tachicardia; la presenza di un pacemaker una possibile tachicardia mediata dal device, l'insufficienza renale cronica una iperpotassemia, l'assunzione di triciclici o di farmaci antiaritmici di classe 1C una tachicardia con aberranza di conduzione (**Tabella 2.9.13**).

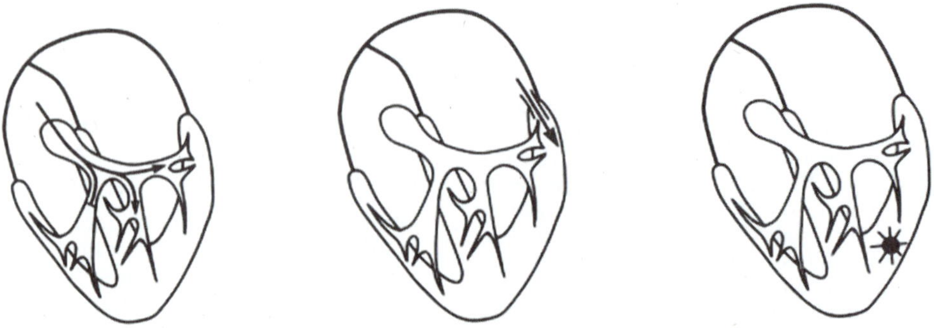

Figura 2.9.17. Meccanismi elettrofisiologici dei diversi tipi di tachicardia a QRS largo.

Tabella 2.9.13. Caratteristiche cliniche nei diversi tipi di tachicardia a QRS largo

Tipo di tachicardia	Anamnesi	Esame obiettivo	Regolarità
Bloccanti canali del Na	Triciclici o cocaina	Alterato stato mentale, midriasi, iperpiressia	Regolare
Iperpotassemia	Insufficienza renale	Fistola artero-venosa	Regolare
TSV con aberranza	–	–	Regolare
TSV con via accessoria	WPW	–	Regolare
FA preeccitata	WPW	–	Irregolare
TV monomorfa	Miocardiopatia	Onde cannone T1 variabile	Regolare
TV polimorfa	QT lungo, SCA, metadone	–	Irregolare
Mediata da pacemaker	Pacemaker	Pacemaker	Regolare

(SCA: sindrome coronarica acuta, WPW: Wolff-Parkinson-White, FA: fibrillazione atriale, altre abbreviazioni come nel testo)

Esame obiettivo

Alcuni segni clinici quali la presenza di onde "cannone" al polso venoso giugulare o la variazione di intensità del I tono (espressione di una dissociazione atrio-ventricolare) rendono estremamente probabile la diagnosi di TV. Tuttavia la ricerca di questi segni può essere difficile per personale non esperto e pertanto di modesta utilità clinica nel contesto convulso del PS.

Esami di laboratorio

Un rapido dosaggio degli elettroliti plasmatici (potassio e magnesio) può essere utile per escludere situazioni che favoriscono l'aritmia e che possono rendere più difficoltoso il ripristino del rimo sinusale. Uno screening tossicologico può essere eseguito nel caso si sospetti una intossicazione da cocaina. Il dosaggio della troponina risulta di scarsa utilità clinica in quanto modesti incrementi sono secondari a ischemia miocardia da discrepanza. In questi casi il paziente deve pertanto essere gestito nello stesso modo di quello con valori normali di troponina.

Elettrocardiogramma

L'integrazione dei dati clinici con una analisi sistematica dell'ECG (Figura 2.9.18) permette di arrivare alla corretta diagnosi in oltre il 95% dei casi (Tabella 2.9.14). Sono stati proposti diversi algoritmi per la diagnosi differenziale tra TV e TSV, ma poiché questi sono complessi e difficili da ricordare, raramente vengono utilizzati nell'emergen-

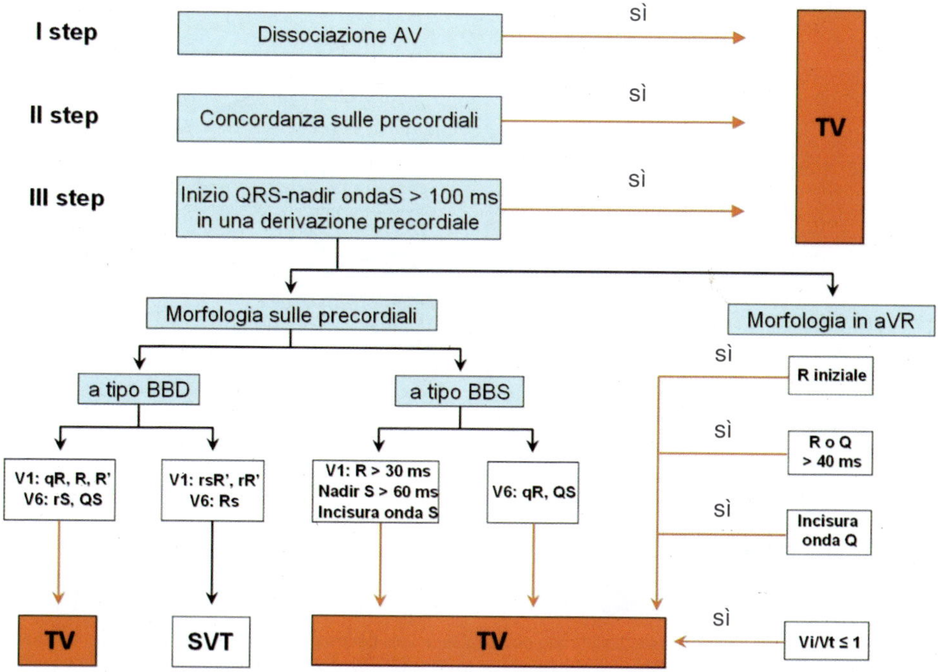

Figura 2.9.18. Algoritmo per la diagnosi differenziale delle tachicardie a QRS largo.

Tabella 2.9.14. Sensibilità e specificità di dati anamnestici ed elettrocardiografici ai fini della diagnosi differenziale tra TV e TSV

Parametro	Sensibilità (%)	Specificità (%)	PP+	PP-
Sesso maschile	79	37	1,3	0,55
Precedente TV	26	98	15	0,75
Pregresso IM	72	82	3,9	0,34
CABG	19	86	1,3	0,94
Cardiopatia o ridotta FE	76	75	3,0	0,32
Asse tra -180° e -90°	23	94	1,0	0,90
QRS >140 ms	76	60	1,9	0,40
QRS >160 ms	64	83	3,7	0,40
Concordanza precordiale	17	93	2,2	0,90
Dissociazione AV	26	100	∞	0,74

(IM: infarto miocardio, CABG: rivascolarizzazione miocardica chirurgica; FE: frazione di eiezione; PP+: potere predittivo positivo; PP-: potere predittivo negativo; altre abbreviazioni come nel testo).

za. È indispensabile registrare sempre un ECG a 12 derivazioni in corso di tachicardia, a meno che il paziente non manifesti una tachicardia senza polso che richiede un'immediata defibrillazione elettrica. La derivazione di Lewis può essere utilizzata al fine di facilitare l'identificazione dell'attività atriale (**Figura 2.9.19**). La registrazione di una singola derivazione è assolutamente inadeguata per una corretta diagnosi. Se disponibile un ECG precedente, il confronto con quello eseguito in corso di tachicardia può aiutare

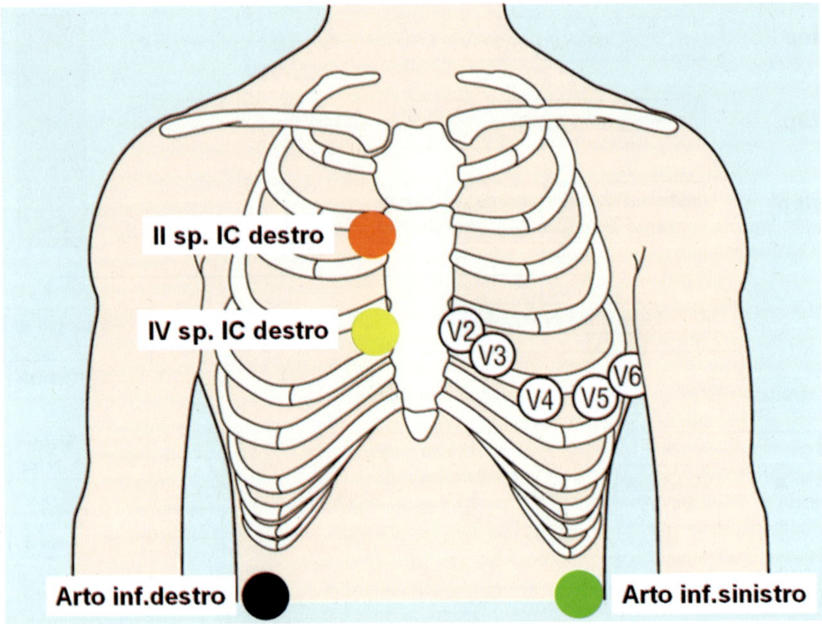

Figura 2.9.19. Derivazione di Lewis. L'elettrodo dell'arto superiore destro (rosso) viene posto sul secondo spazio intercostale di destra, mentre quello dell'arto superiore sinistro (giallo) viene posto nel quarto spazio intercostale destro. La derivazione da esaminare è la D1.

nella diagnosi. In particolare, se l'ECG in ritmo sinusale mostra QRS larghi di diversa morfologia da quelli in corso di tachicardia è estremamente probabile la diagnosi di TV. Se il QRS in ritmo sinusale è stretto, questo invece non è di alcun aiuto per la diagnosi.

Occorre anzitutto stabilire se la tachicardia è regolare o irregolare.

1) Una TCL con intervalli RR irregolari è causata da tre condizioni cliniche:
   a) TV polimorfa nella quale la frequenza cardiaca in genere è >200 min e l'ampiezza e morfologia dei QRS varia da battito a battito (Figura 2.9.20).
   b) Fibrillazione atriale con conduzione aberrante nella quale la frequenza è in genere <200 min e non c'è una variazione di morfologia o ampiezza dei QRS.
   c) Fibrillazione atriale preeccitata (Figura 2.9.21) nella quale la frequenza può essere >200 min, ma si osservano solo modeste variazioni della ampiezza e morfologia del QRS non così marcate come nella TV polimorfa.
2) In una TCL con intervalli RR irregolari bisogna cercare:
   a) segni di dissociazione *A-V*, presente tra il 25% e il 50% dei casi. La presenza di dissociazione A-V è altamente specifica per la diagnosi di TV ma spesso è difficile identificarla, perché le onde atriali coincidono con il QRS o l'onda T.
   b) Ricercare i battiti di cattura o fusione, cioè complessi QRS stretti preceduti da una onda P compatibile con una conduzione anterograda dell'impulso. Pur costituendo un segno specifico di TV le catture e/o fusioni sono evidenti in una minoranza di casi (0,5-4%) e pertanto di limitata utilità clinica.
   c) Un aspetto concordante del QRS sulle derivazioni precordiali è suggestivo di una TV. In particolare una concordanza negativa, cioè complessi QS da V1 a V6, è assolutamente specifica per una TV, mentre una concordanza positiva cioè una R monofasica su tutte le derivazioni precordiali (Figura 2.9.22) è

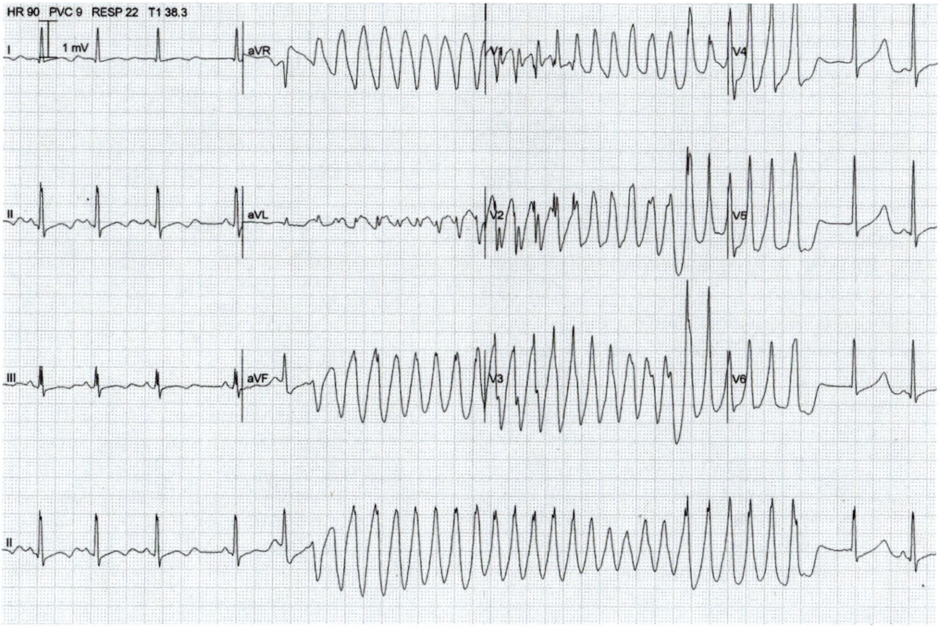

Figura 2.9.20. TV polimorfa. Torsione di punta in corso di ipopotassemia.

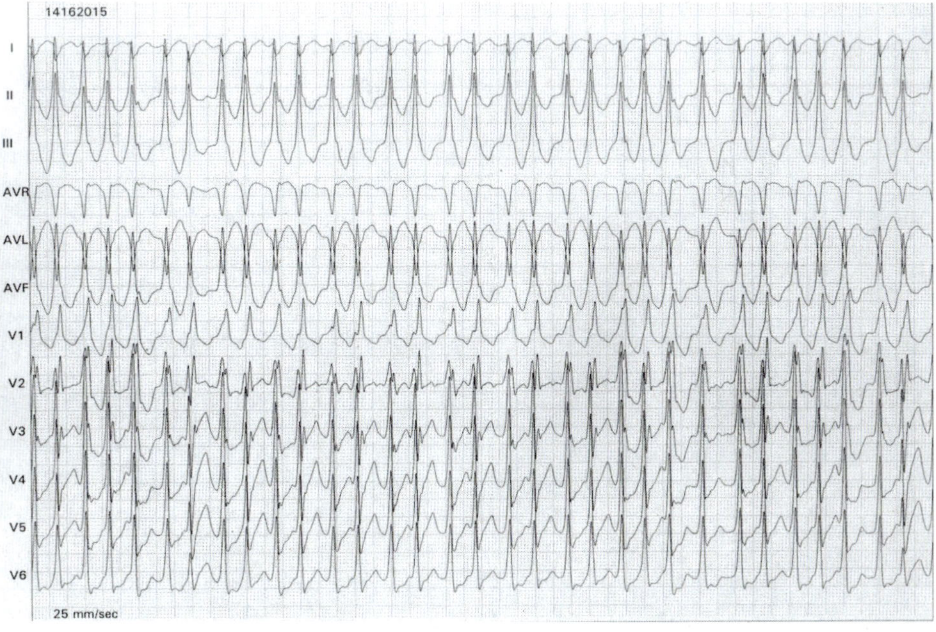

Figura 2.9.21. TCL con intervalli RR irregolari. Si tratta di una fibrillazione atriale con complessi preeccitati in paziente con via accessoria.

diagnostica di TV, a patto che si possa escludere una preeccitazione ventricolare da via accessoria posteriore sinistra.

d) Intervallo ≥100 ms tra inizio del complesso QRS e nadir dell'onda S in almeno una delle derivazioni precordiali. Questo criterio si rileva dal 40 al 50% dei casi di TV ma si può osservare anche in ritmo sinusale, se è presente una conduzione intraventricolare molto rallentata.

Nel caso in cui non siano presenti i precedenti criteri ECG occorre valutare la morfologia del QRS nelle derivazioni precordiali ed in aVR.

e) Criteri morfologici del QRS in V1 e V6:
   - In caso di morfologia a tipo blocco di branca destro (QRS positivo in V1).
     - In V1 onde R, Rr', qR o RQ depongono per una TV, onde rR' o rsR' depongono per TSV.
     - In V6 onde rS, QS (**Figura 2.9.23**) o qR depongono per TV, onde Rs depongono per TSV, mentre un aspetto RS non è discriminante.
   - In caso di morfologia a tipo blocco di branca sinistro (QRS negativo in V1)
     - In V1 una R >30 ms o nadir onda S >60 ms (**Figura 2.9.24**), o incisura su branca discendente della onda S depongono per TV.
     - In V6 onde qR o QS depongono per TV (**Figura 2.9.24**) mentre una onda R monofasica non è discriminante (**Figura 2.9.25**).

f) Criteri morfologici del QRS in aVR:
   - Una onda R dominante è specifica di TV (**Figura 2.9.23**).
   - Una onda r o q di durata >40 ms depone per una TV (**Figura 2.9.24**).
   - Una incisura sulla branca discendente della onda Q depone per TV.

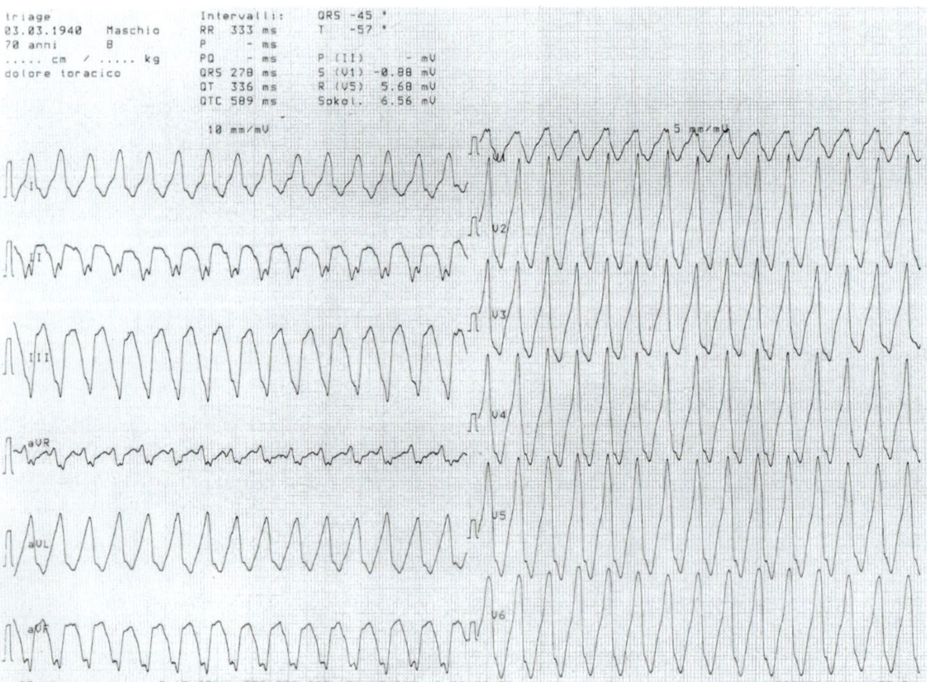

Figura 2.9.22. TCL con intervalli RR regolari. Sulle derivazioni precordiali è presente una concordanza positiva dei complessi QRS, che rende estremamente probabile la diagnosi di TV.

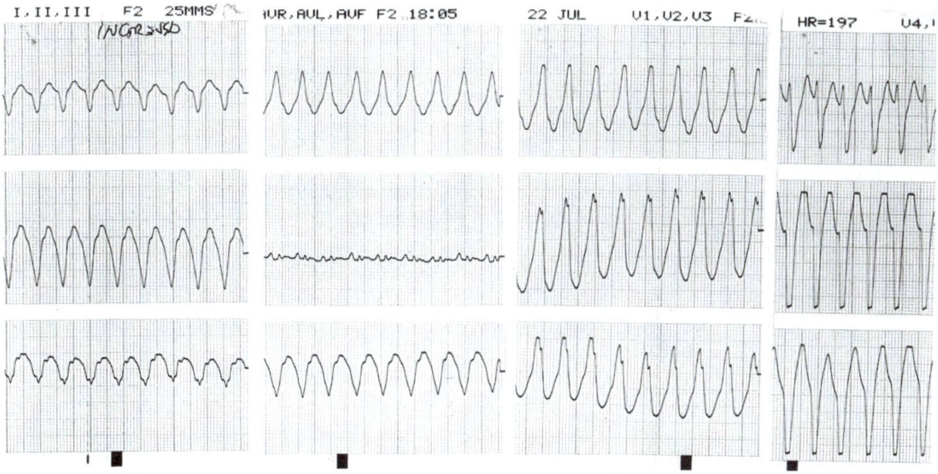

Figura 2.9.23. TCL con intervalli RR regolari. La morfologia a tipo blocco di branca destro con onda **R** monofasica in V1 e onda Q in V6 è diagnostica per tachicardia ventricolare.

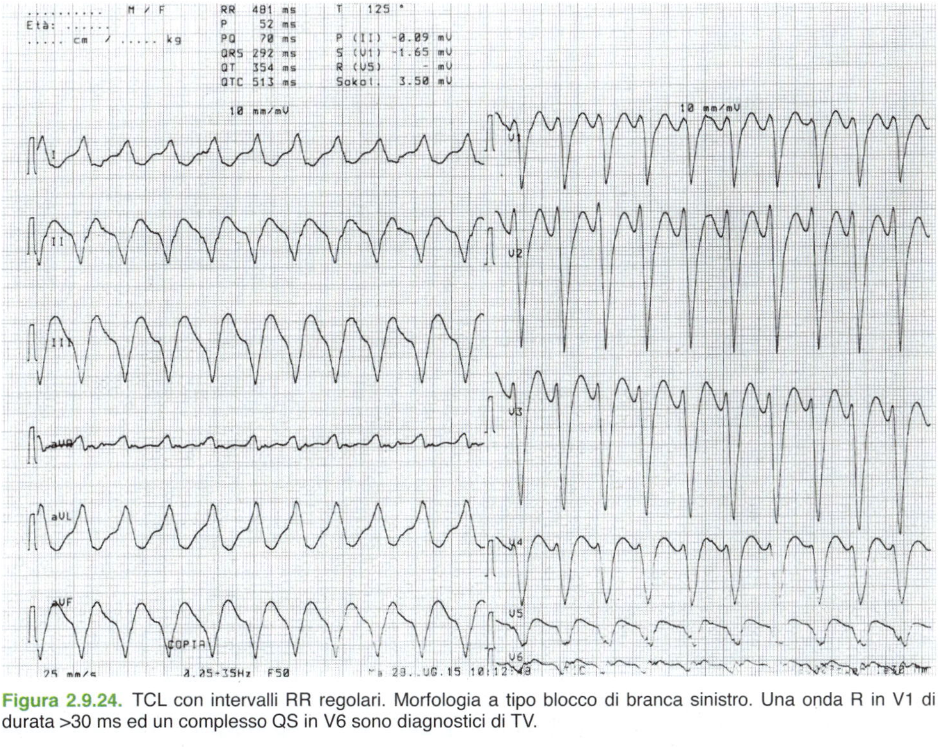

Figura 2.9.24. TCL con intervalli RR regolari. Morfologia a tipo blocco di branca sinistro. Una onda R in V1 di durata >30 ms ed un complesso QS in V6 sono diagnostici di TV.

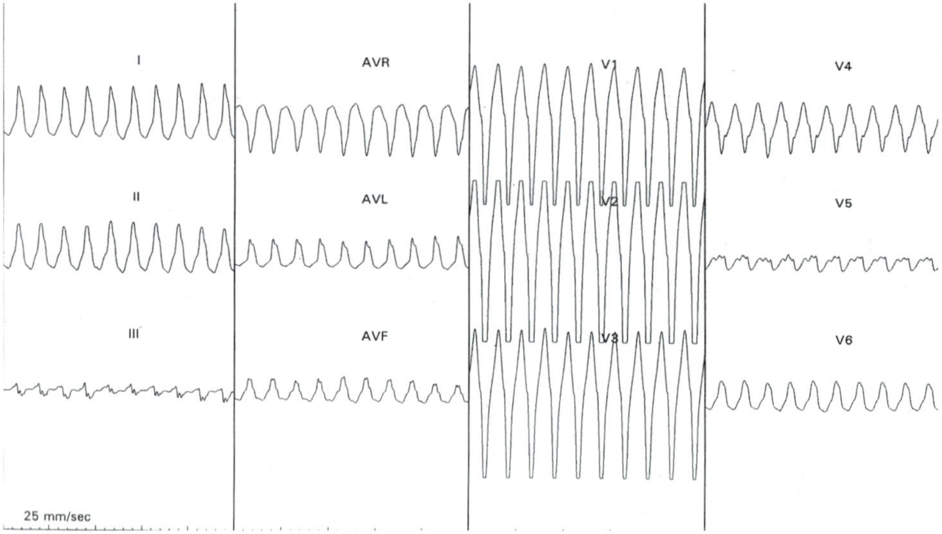

Figura 2.9.25. TCL con intervalli RR regolari. La morfologia è a tipo blocco di branca sinistro. Non è presente alcun criterio diagnostico di tachicardia ventricolare. Si tratta di una tachicardia sopraventricolare con aberranza.

- Un rapporto Vi/Vt >1, cioè il rapporto tra la somma dei valori assoluti dei voltaggi registrati in aVR nei 40 ms iniziali (voltaggio iniziale, *Vi*) e quelli osservati nei 40 ms finali (voltaggio terminale, *Vt*) del QRS depone per una TV.

Ruolo dell'adenosina

Nelle TCL l'adenosina può aiutare sia nella diagnosi che nel trattamento della aritmia:

- Inducendo un blocco AV transitorio può interrompere le tachicardie da rientro nelle quali il nodo AV fa parte del circuito di rientro.
- Nelle tachiaritmie quali flutter o fibrillazione atriale può mettere in evidenza il ritmo atriale sottostante (Figura 2.9.26).
- In caso di TV con conduzione VA 1:1 il farmaco può determinare un blocco VA transitorio e confermare il sospetto di TV.
- Anche la mancata risposta all'adenosina ha un ruolo diagnostico in quanto aumenta di 9 volte la probabilità che la tachicardia sia di origine ventricolare.

L'adenosina è controindicata in caso di FA preeccitata in quanto può accelerare la conduzione lungo al via accessoria e far degenerare l'aritmia in fibrillazione ventricolare.

Terapia

TCL senza polso

In tal caso il circolo deve essere immediatamente ripristinato mediante la defibrillazione elettrica con shock 200 Joule (bifasico) o 360 Joule monofasico seguito dalle manovre rianimatorie secondo i protocolli ACLS.

TCL emodinamicamente instabile

Nel paziente ipoteso, pallido/sudato, con angor o dispnea o con alterato stato mentale esiste indicazione ad immediata cardioversione elettrica con shock sincronizzato, a prescindere dalla origine sopraventricolare o ventricolare della aritmia. L'energia iniziale dello shock dovrebbe essere 100 Joule (bifasico) per le tachicardie regolari incrementando progressivamente l'energia in caso di shock inefficace. In presenza di una tachicardia ventricolare polimorfa è consigliabile eseguire la defibrillazione (200 Joule) e non lo shock sincrono in quanto l'ampiezza variabile del QRS può ostacolare la sincroniz-

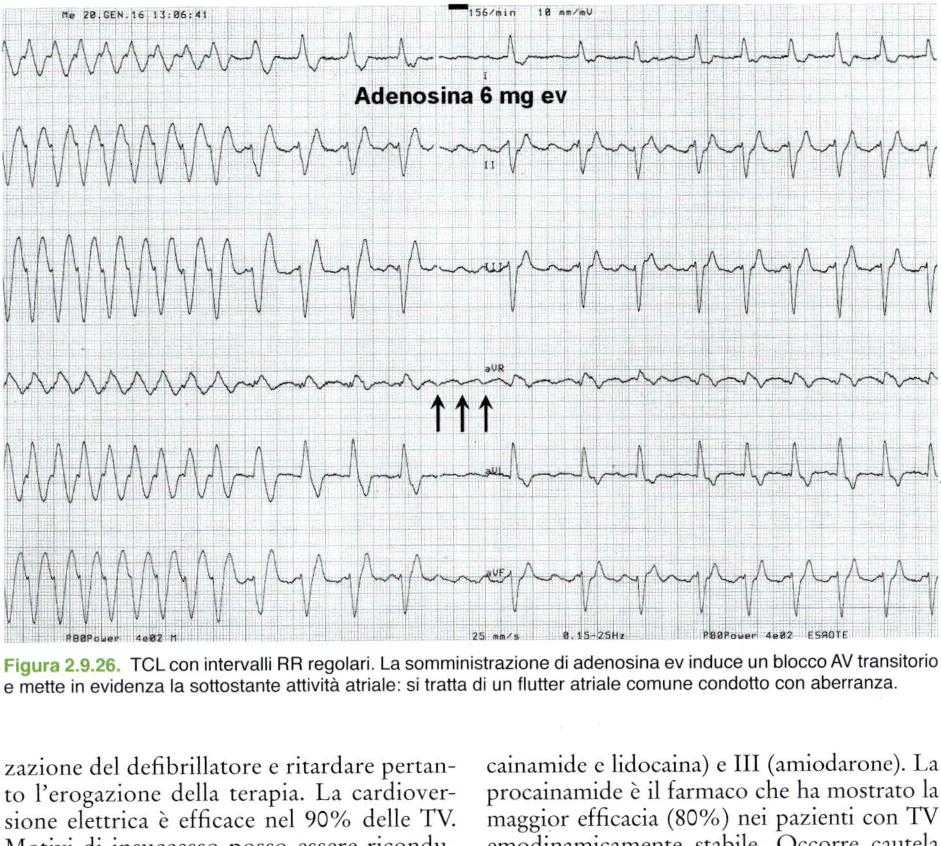

Figura 2.9.26. TCL con intervalli RR regolari. La somministrazione di adenosina ev induce un blocco AV transitorio e mette in evidenza la sottostante attività atriale: si tratta di un flutter atriale comune condotto con aberranza.

zazione del defibrillatore e ritardare pertanto l'erogazione della terapia. La cardioversione elettrica è efficace nel 90% delle TV. Motivi di insuccesso posso essere riconducibili ad una scarsa conduzione all'interfaccia tra cute e superficie dell'elettrodo, turbe elettrolitiche, acidosi e ipossia. In tali casi è necessario pertanto rapidamente correggere tali condizioni prima di ripetere la cardioversione.

TCL emodinamicamente stabile

La correzione di ogni circostanza aggravante o facilitante (ipopotassemia, ischemia miocardica) deve avere la priorità nel trattamento di tali pazienti. L'approccio terapeutico (di tipo farmacologico) sarà diverso se la tachicardia è regolare (Figura 2.9.27) o irregolare (Figura 2.9.28).

Tachicardia con intervalli RR regolari. Se l'ECG è diagnostico di TV i farmaci antiaritmici consigliati sono quelli di classe I (procainamide e lidocaina) e III (amiodarone). La procainamide è il farmaco che ha mostrato la maggior efficacia (80%) nei pazienti con TV emodinamicamente stabile. Occorre cautela nel suo impiego in quanto può provocare ipotensione e va evitato nei pazienti con severa disfunzione ventricolare sinistra. L'amiodarone è stato valutato in studi randomizzati solo in caso di pazienti affetti da *storm* aritmico o da fibrillazione ventricolare resistente alla defibrillazione. Non esistono studi randomizzati che abbiano valutato l'efficacia del farmaco nei pazienti con TV monomorfa emodinamicamente stabile. Nonostante i dati di tipo retrospettivo abbiano evidenziato una efficacia variabile tra il 25 ed il 44% in questo contesto clinico, per il profilo di sicurezza, l'amiodarone è raccomandato dalle linee guida ACLS 2015 per il trattamento delle TV monomorfe emodinamicamente ben tollerate. La lidocaina per la sua modesta efficacia (26%) non è più raccomandato come farmaco di prima linea per il trattamento della TV monomorfa,

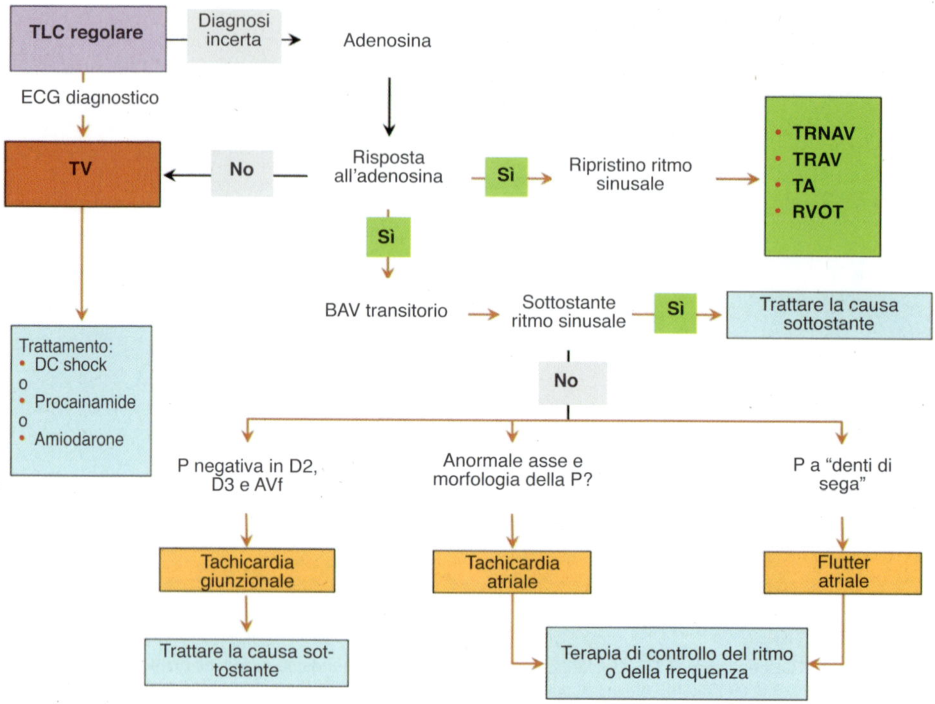

Figura 2.9.27. Algoritmo per il trattamento delle TCL con intervalli RR regolari.

con l'eccezione delle TV in corso di infarto miocardico o ischemia miocardica acuta. Se la diagnosi del meccanismo della tachicardia rimane dubbio è ragionevole ricorrere all'adenosina che può essere utilizzata con sufficiente sicurezza in questa situazione, al fine di interrompere la tachicardia o aiutare nella diagnosi. Nel caso in cui si dimostri la presenza di una tachiaritmia atriale (tachicardia o flutter atriale) il trattamento sarà quello specifico per tali condizioni (Tabella 2.9.15).

Tachicardia con intervalli RR irregolari. Se il ritmo è irregolare, può trattarsi di

IL TACCUINO

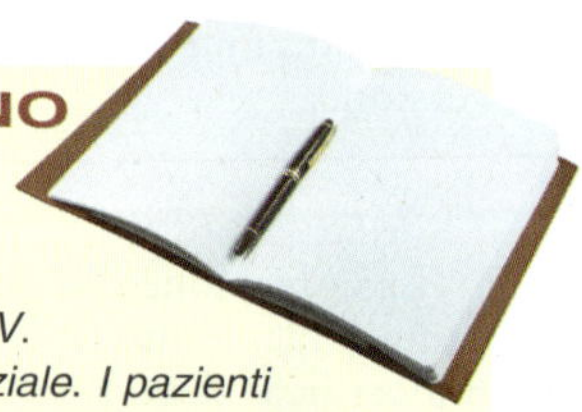

- *Evitare di fare diagnosi basandosi su una sola derivazione.*
- *Nel dubbio è sempre preferibile considerare una TCL come TV.*
- *La stabilità emodinamica non è un criterio valido per escludere una TV.*
- *La frequenza cardiaca non è un criterio utile per la diagnosi differenziale. I pazienti in terapia cronica con amiodarone possono sviluppare TV relativamente lente ben tollerate emodinamicamente.*
- *La corretta diagnosi deriva dalla combinazione dei dati clinici, dei segni fisici e dei criteri ECG.*
- *In corso di tachiaritmie atriali, le turbe elettrolitiche (iperpotassemia) o alcuni farmaci (antiaritmici di classe 1 C e i triciclici) possono determinare morfologie del QRS bizzarre e indistinguibili da una TV.*

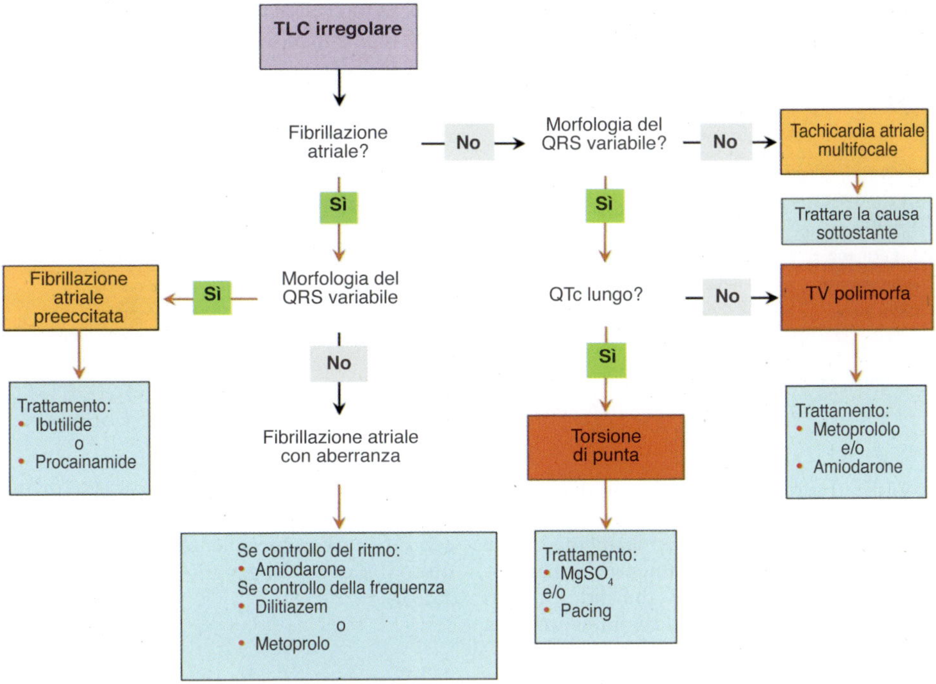

Figura 2.9.28. Algoritmo per il trattamento delle TCL con intervalli RR irregolari.

Tabella 2.9.15. Farmaci per il trattamento acuto delle tachicardie ventricolari monomorfe tollerate emodinamicamente

Farmaco	Dose iniziale	Dose successiva
Amiodarone	150 mg e.v. in 10 min	1 mg/min e.v. per 6 ore e poi 0,5 mg/min per 18 ore
Lidocaina	0,5-1,5 mg/kg e.v. in 2 min, seguiti da una infusione di 1-4 mg/min	Una dose supplementare di 0,5-0,75 mg/kg può essere somministrata ogni 5-10 min. fino a una dose massima totale di 3 mg/kg
Procainamide	20 mg/min (fino ad una dose massima di 17 mg/kg)	La dose di mantenimento è 1-4 mg/min con il dosaggio più basso nei pazienti con insufficienza renale. Il farmaco va interrotto in caso di ipotensione (PAS <90 mmHg), prolungamento del QRS >50%, accelerazione della tachicardia o dose totale somministrata di 1 g

una TV polimorfa. Se il QTc è prolungato (>500 ms) si tratta di una torsione di punta. La terapia consiste nel sospendere ogni farmaco potenzialmente in grado di allungare il QT, somministrare solfato di magnesio per via endovenosa e correggere un'eventuale ipopotassemia. In caso di inefficacia è necessario ricorrere all'isoprotenerolo per via endovenosa (Tabella 2.9.16). Se la torsione di punta è TV polimorfa non correlata al QT lungo è in genere su base ischemica e in tal caso i farmaci indicati sono l'amiodarone o il metoprololo per via endovenosa (Tabella 2.9.17). Occorre tuttavia ricordare che questa aritmia, nella maggior parte dei casi, è mal tollerata emodinamicamente, e pertanto il trattamento più adeguato è la defibrillazione e l'intervento terapeutico risolutivo sarà il trattamento dell'ischemia miocardica. Nella fibrillazione atriale preeccitata sono con-

Tabella 2.9.16. Farmaci per il trattamento acuto delle tachicardie ventricolari polimorfe associate a QT lungo

Farmaco	Dose iniziale	Dose successiva
Magnesio solfato	2 g e.v. in bolo in 5 min	Infusione di 1-2 g/h per 4-6 ore
Isoproterenolo	0,02-0,06 mg in bolo poi dosi di 0,01-0,2 mg	5 μg/min inizialmente, poi 2-20 μg/min al fine di mantenere una frequenza cardiaca >90 bpm

Tabella 2.9.17. Farmaci per il trattamento acuto delle tachicardie ventricolari polimorfe non associate a QT lungo

Farmaco	Dose iniziale	Dose successiva
Amiodarone	150 mg e.v. in 10 min	1 mg/min e.v. per 6 ore e poi 0,5 mg/min per 18 ore
Lidocaina	0,5-1,5 mg/kg e.v. in 2 min, seguiti da una infusione di 1-4 mg/min	Una dose supplementare di 0,5-0,75 mg/kg può essere somministrata ogni 5-10 min fino a una dose massima totale di 3 mg/kg
Metoprololo	5 mg e.v. in bolo ogni 5 min per 3 volte	50 mg per os ogni 6 ore

troindicati tutti i farmaci che possono rallentare la conduzione lungo il nodo AV.

Se il paziente è emodinamicamente stabile si può optare per il trattamento farmacologico con procainamide o ibutilide. Questi farmaci rallentano la conduzione lungo la via accessoria e possono facilitare il ripristino del ritmo sinusale. La flecainide per via endovenosa costituisce farmaco di seconda scelta in questa specifica situazione. In caso di fibrillazione atriale con aberranza la strategia terapeutica più appropriata (controllo del ritmo o controllo della frequenza) andrà valutata di volta in volta in base al contesto clinico. In caso di refrattarietà alle terapie, seppure ancora sperimentale, può essere eseguito il blocco del ganglio stellare (Capitolo 22.3).

Bibliografia di riferimento

LA LAVAGNA

- *Secondo le linee guida ERC (European Council of Resuscitation) l'amiodarone è il farmaco di scelta per il trattamento delle TV emodinamicamente stabili. La procainamide è il farmaco di prima scelta raccomandato da ACC/AHA.*
- *La maggior parte delle TSV risponde all'adenosina e la sua inefficacia non esclude in modo assoluto tale diagnosi. È necessario sempre somministrare 12 mg in bolo rapido se la prima dose di 6 mg è risultata inefficace.*
- *Occorre inoltre ricordare che l'adenosina può cardiovertire le TV da tratto di efflusso del ventricolo destro (morfologia a tipo blocco di branca sinistro e asse elettrico verticale).*
- *Occorre cautela nel ripetere i trattamenti (compresa la cardioversione elettrica) se il paziente non risponde in maniera attesa. L'iperpotassiemia e l'intossicazione da farmaci possono simulare una TV così come una tachicardia sinusale con blocco di branca. In queste situazioni anche la cardioversione elettrica risulterà inefficace.*
- *Il QT lungo è solo una delle potenziali cause di TV polimorfa pertanto quando un paziente presenta questa aritmia è necessario escludere anche l'ischemia miocardia acuta.*
- *Nel sospetto di iperpotassemia il trattamento non consiste nel somministrare farmaci antiaritmici ma calcio gluconato.*

Appunti / Commenti

BRADICARDIE E BRADIARITMIE

Definizioni

Con il termine bradicardia si intende ogni ritmo cardiaco con frequenza inferiore a 60 battiti per minuto (bpm). Qualora la bradicardia coesista con una turba della ritmicità dell'attività cardiaca si parla di bradiaritmia. Con il termine bradiaritmia si intende pertanto un'attività cardiaca lenta e non ritmica.

Come nel caso delle tachicardie, anche le bradiaritmie possono essere a complessi stretti o a complessi larghi, a seconda della durata del QRS (< o >di 120 msec.), ed anche in questo caso le implicazioni cliniche posso essere molto diverse. Va comunque ricordato che i complessi QRS stretti indicano che il ciclo cardiaco è sicuramente iniziato da una depolarizzazione sopraventricolare (non necessariamente nodale SA, ma eventualmente anche da pace-maker atriali ectopici) e che la depolarizzazione dei ventricoli è transitata normalmente attraverso il fascio di His, le due branche e le fibre di Purkinje, prima di diffondere al miocardio ventricolare. Nel caso, invece, di complessi QRS allargati (>120 msec) è possibile che il ritmo sia di origine sopraventricolare con disturbo di conduzione sottonodale, o viceversa che il ritmo sia di origine idioventricolare. Saranno le caratteristiche accessorie a fornire un possibile orientamento diagnostico.

Classificazione e ECG

Le bradicardie possono essere più comunemente conseguenti ad una disfunzione del nodo seno-atriale (SA) o ad una disfunzione della conduzione atrio-ventricolare (AV). In termini pratici, la stragrande maggioranza delle bradiaritmie clinicamente significative sono dovute a disturbo della conduzione AV, tanto che vengono spesso classificate sotto il termine generico di "blocco cardiaco".

Schematicamente si possono quindi distinguere:

1. **Depressione della funzione del nodo SA**
   - *Bradicardia sinusale.* Il potenziale d'azione origina, come di norma, dal nodo seno-atriale (NSA) e si propaga attraverso gli atri, generando un'onda P normale sull'ECG di superficie. Inoltre, per poter parlare di bradicardia sinusale, è necessario che ogni onda P, di morfologia normale ed abituale per il soggetto, sia seguita da un complesso QRS, sempre con costante e normale intervallo di conduzione.
   - *Blocco seno-atriale (BSA).* In questa aritmia non vi sono anomalie del processo di depolarizzazione del nodo SA, ma piuttosto un ostacolo (in genere transitorio) alla propagazione dell'impulso dal nodo SA al miocardio atriale circostante. All'ECG di superficie si osserva, nel contesto di un normale ritmo sinusale, la mancanza di un'onda P, con conseguente transitorio raddoppio di durata del ciclo cardiaco, a meno che non si verifichi un battito giunzionale (origine dal nodo, o giunzione, AV) di scappamento, rima della successiva onda P. Più raramente si può verificare un BSA per due o più cicli consecutivi: in tal caso l'intervallo RR risulterà triplo (o più) del normale (**Figura 2.9.29**).
   - *Arresto sinusale.* In questo caso si verifica una transitoria cessazione dell'attività sinusale, generalmente di durata molto breve. Non sempre di facile differenziazione rispetto al BSA: l'unica differenza riscontrabile all'ECG di superficie consiste nel fatto che nel BSA la pausa risultante è un multiplo del normale intervallo RR, mentre nell'arresto sinusale la pausa è casuale, e solo casualmente può coincidere con un multiplo.
2. **Depressione della conduzione AV**
   - *Blocco atrio-ventricolare (BAV) di 1° grado.* In realtà questo disturbo di conduzione, che è caratterizzato dall'aumento dell'intervallo PR (o PQ) oltre i 200 msec. non determina bradicardia (a meno che non coesista bradicardia sinusale), in quanto tutte le onde P sono seguite da complessi QRS, ma può sottendere un disturbo evolutivo che prelude a gradi maggiori di blocco. È necessario comprendere che un blocco AV di 1° grado può verificarsi in asso-

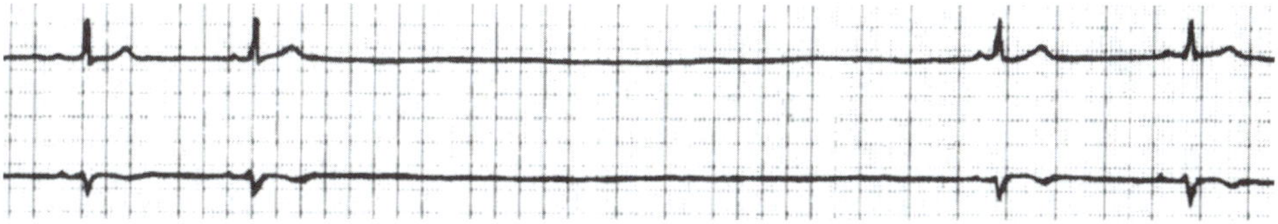

Figura 2.9.29. Blocco seno-atriale. L'impulso atriale (e quindi l'onda P) viene a mancare per un intervallo pari a 4 intervalli normali, determinando una marcata ma transitoria bradicardia.

ciazione con frequenza sinusale bassa, normale o elevata (Figura 2.9.30).

- *Blocco atrio-ventricolare (BAV) di 2° grado.* In questo caso non tutte le onde P sono seguite da un complesso QRS, ma ciò avviene con diverse modalità a seconda della sede anatomica del blocco (Figura 2.9.31). Infatti i blocchi AV di 2° grado si suddividono ulteriormente in:
  - *BAV di 2° grado tipo 1 di Mobitz*, caratterizzato dal fenomeno di Wenckebach, cioè dall'allungamento progressivo del tratto PR (un po' più lungo ad ogni battito successivo) fino a giungere ad un impulso completamente bloccato (onda P non seguita da alcun QRS), dopodiché il PR si accorcia bruscamente ed il ciclo ricomincia. Il rapporto di conduzione atrio-ventricolare risulterà pertanto essere pari a n:(n-1), dove "n" solitamente corrisponde ad un numero variabile tra 3 e 5 (in pratica, i rapporti tipici di conduzione AV saranno pari a 5:4, 4:3 o 3:2. Di regola in questo tipo di blocco il disturbo di conduzione è a livello del nodo AV (Figura 2.9.32).
  - *BAV di 2° grado tipo 2 di Mobitz*, caratterizzato dal fatto che non tutte le onde P sono condotte, cioè seguite da un QRS, ma non si verifica l'allungamento progressivo tipico del fenomeno di Wenckebach. Anche in questo caso il rapporto di conduzione atrio-ventricolare risulterà pertanto essere pari a n:(n-1), ma in questo caso "n" corrisponde ad un numero variabile tra 3 e un numero molto grande, in quanto talora solo occasionalmente un battito risulta bloccato. Di regola in questo tipo di blocco il disturbo di conduzione è al di sotto del nodo AV, con conseguenti implicazioni prognostiche più pesanti (Figura 2.9.33).
  - *BAV di 2° grado 2:1*, caratterizzato dal fatto che ogni due onde P una è bloccata. Non è pertanto possibi-

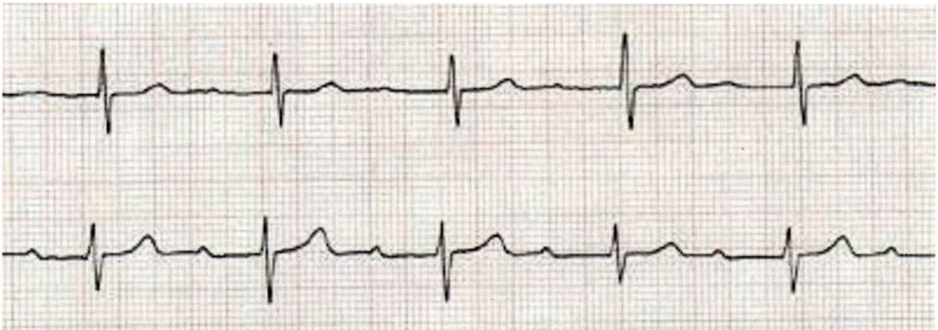

Figura 2.9.30. Blocco atrio-ventricolare di 1° grado nel contesto di un normale ritmo sinusale. L'intervallo PR è marcatamente allungato: circa 380 msec. Tutte le onde P sono seguite, con costante intervallo di conduzione, da un complesso QRS.

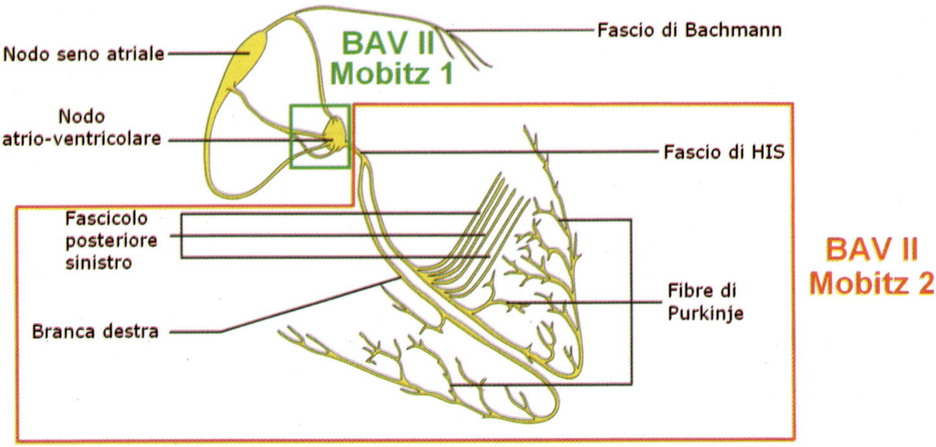

Figura 2.9.31. Il sistema di eccito-conduzione cardiaco. Il blocco AV di II grado Mobitz 1 è localizzato nel nodo AV e pertanto ha un significato prognostico benigno in quanto anche in caso di evoluzione verso il blocco AV totale, emerge un ritmo di scappamento valido dalle strutture sottostanti. Il contrario si verifica in caso di blocco AV di II grado Mobitz 2, localizzato nelle strutture periferiche. In questo caso può evolvere verso il blocco AV totale in assenza di un ritmo di scappamento valido.

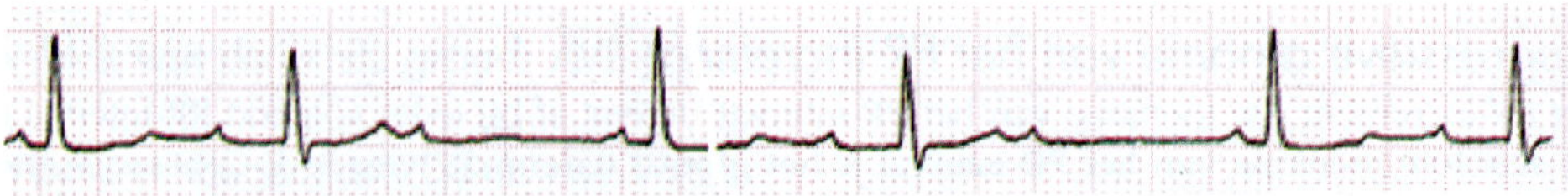

Figura 2.9.32. Blocco atrio-ventricolare di 2° grado tipo 1 di Mobitz, con fenomeno di Wenckebach. Dopo una conduzione AV con PR normale, ad ogni 2° impulso il PR si allunga, ed ogni 3° impulso atriale risulta bloccato, cioè non seguito da QRS. In questo caso di parla di blocco AV con rapporto 3:2 (cioè: ogni 3 depolarizzazioni atriali si hanno 2 depolarizzazioni ventricolari).

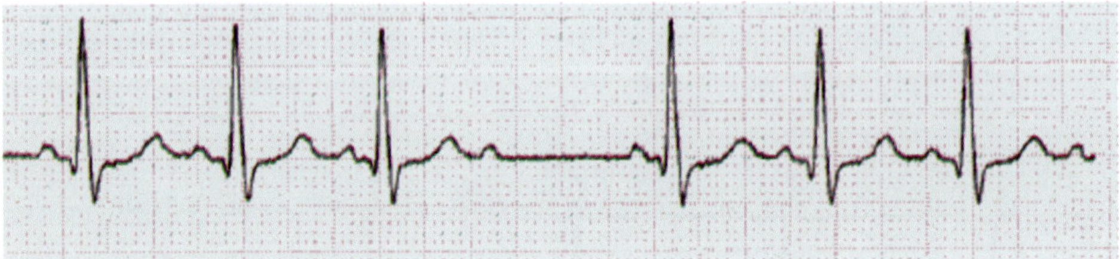

Figura 2.9.33. Blocco atrio-ventricolare di 2° grado tipo 2 di Mobitz. Una singola onda P, con cadenza imprevedibile ed irregolare, non viene condotta e non è pertanto seguita da complesso QRS.

le capire all'ECG di superficie se il blocco sia dovuto a problemi a livello del nodo AV o, viceversa, sottonodali. Dal punto di vista nosologico, pertanto, il blocco 2:1 viene classificato a parte, in quanto non è distinguibile, se non con studio elettrofisiologico, dal tipo 1 e dal tipo 2. Se la somministrazione di atropina e.v. ripristina una conduzione 1:1 il blocco è a livello nodale, se aumenta il grado di blocco questo è a livello sottonodale.

– *AV di alto grado, o di grado avanzato*, caratterizzato dal fatto che il rapporto di conduzione AV è pari a 3:1 o superiore (in genere fino a 6:1). È ancora un BAV di 2° grado, e si distingue dal blocco AV di 3° grado, o completo, per il fatto che alcuni impulsi atriali sono condotti, come dimostrato dal fatto che tutte le P condotte sono caratterizzate da un intervallo PR costante. Quasi sempre prelude al BAV completo.

- *Blocco atrio ventricolare (BAV) di 3° grado o completo o totale*, caratterizzato dalla completa assenza di conduzione AV. Le depolarizzazioni ventricolari avvengono solo in virtù di battiti di scappamento ventricolare, e le depolarizzazioni atriali e ventricolari sono del tutto indipendenti tra di loro: si dice infatti che vi è dissociazione AV. Frequentemente associato a disturbi di conduzione intraventricolare, per cui i complessi QRS sono larghi e spesso diversi tra loro (origine variabile dell'impulso). Il ritmo idioventricolare conseguente è di solito marcatamente bradicardico (20-40 bpm) e tale aritmia costituisce pertanto sempre una vera emergenza clinica (Figura 2.9.34).
- *Situazioni complesse. Es.: fibrillazione atriale (FA) associata a disturbo di conduzione AV di alto grado.* Si tratta di una associazione piuttosto frequente. Il grado di blocco, mancando le onde P, espressione di una regolare attività atriale, non è facilmente determinabile. Un'indicazione può essere fornita dalla valutazione degli intervalli RR: qualora gli intervalli siano regolari e marcatamente bradicardici (in genere tra 20 e 40 bpm), associati a complessi QRS di durata >120 msec, è quasi certo un BAV completo con dissociazione AV e ritmo idioventricolare. Per gradi di blocco minore si avrà una bassa frequenza dei complessi QRS che potranno essere larghi o stretti in dipendenza da svariati fattori (coesistenza di blocco di branca destra o sinistra, genesi intraventricolare dell'impulso), ma che saranno tipicamente aritmici, come normalmente accade nella FA. Analogo discorso deve essere fatto per il flutter atriale, ricordando tuttavia che l'associazione di FlA e BAV completo è piuttosto rara, mentre prevalgono i rapporti di conduzione da 2:1 a 5:1, con risultante frequenza ventricolare variabile tra 150 e 60 bpm.

Epidemiologia

La bradicardia sinusale è, nella maggior parte dei casi, fisiologica, benigna e conse-

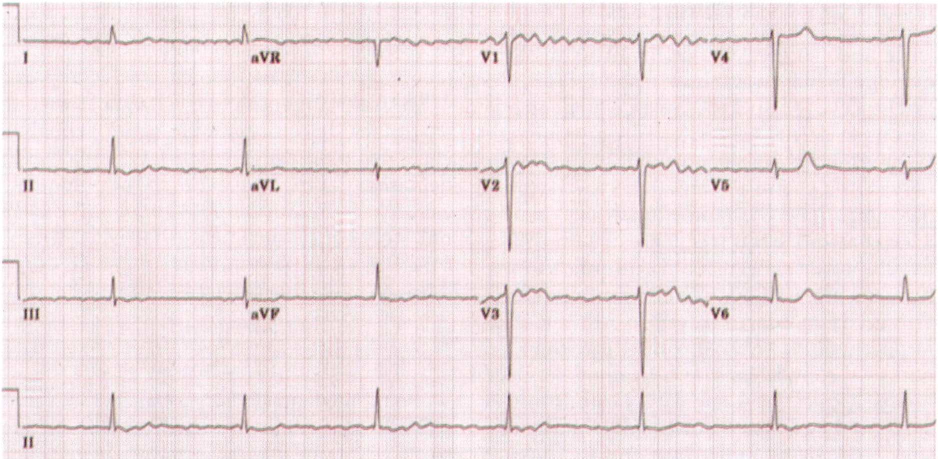

Figura 2.9.34. FA con BAV completo.

guente a condizionamento fisico. Qualora riscontrata in soggetti più anziani o non fisicamente allenati una causa iatrogenica è quasi sempre facilmente documentabile. Non vi sono dati epidemiologici documentati. Il blocco AV di 1° grado può essere riscontrato in adulti sani e la sua incidenza è variabile con l'età. All'età di 20 anni l'intervallo PR può superare i 200 msec nel 0,5-2% dei soggetti sani.

All'età di 60 anni, più del 5% dei soggetti sani ha un PR eccedente i 200 msec. Il BAV 2° grado tipo 1 di Mobitz è riscontrabile nel 1-2% dei soggetti giovani e sani, in particular modo durante il sonno (registrazioni Holter).

Il BAV 2° grado tipo 2 di Mobitz, per contro, è quasi sempre espressione di cardiopatia strutturale e l'incidenza aumenta con l'età dei pazienti, in particolare dopo i 70 anni. Va sottolineato che approssimativamente il 5% dei pazienti con cardiopatia strutturale manifesta un BAV 1° grado, mentre il 2% manifesta un BAV 2° grado. Il 5-10% dei pazienti ultresettantenni con cardiopatia strutturale manifesta un BAV 3° grado o completo, con un rapporto maschi:femmine pari a circa 3:2. Per quanto raro (circa 1 caso ogni 20.000 nati), va considerato che esiste anche un BAV 3° grado congenito, spesso associato alla presenza di autoanticorpi materni in corso di lupus.

Eziologia e fisiopatologia

Il nodo AV, sede del disturbo di conduzione nella stragrande maggioranza dei casi, riceve l'apporto ematico dall'arteria coronaria destra nel 90% dei soggetti e dalla circonflessa nel rimanente 10%, ed è innervato sia da fibre simpatiche che da fibre parasimpatiche. Pertanto, in caso di infarto del miocardio, è più frequente che un BAV a livello nodale sia causato da un infarto inferiore, mentre un BAV a livello infranodale sia causato da un infarto anteriore. Modificazioni degenerative (fibrosi o calcificazione) del nodo AV sono la causa più comune dei BAV non ischemici. In particolare, la sindrome di Lenegre-Lev è un disturbo di conduzione (fino al BAV completo) acquisito, dovuto a fibrosi idiopatica e calcificazione del tessuto di conduzione elettrica del cuore. Comunemente riscontrata in soggetti anziani, viene talora descritta come degenerazione senile del sistema di conduzione. Altre cause meno comuni di infiltrazione e conseguente disfunzione del sistema di conduzione includono, tra le altre, sarcoidosi, mixedema ed emocromatosi. Endocardite e varie forme di miocardite (inclusa, con frequenza crescente, la malattia di Lyme) possono portare a vari gradi di blocco AV, non sempre clinicamente significativo. In condizioni normali, gli impulsi provenienti dagli atri sono trasmessi ai ventricoli in rapporto 1:1. Di norma, quanto più frequenti sono gli impulsi atriali, tanto più è lenta la conduzione AV: questo fenomeno (filogeneticamente protettivo) è noto come conduzione decrementale. Può accadere che l'impulso attraversi normalmente il nodo AV e trovi poi un ostacolo a livello del sistema di His-Purkinje. In tali casi, a seconda del livello, più o meno prossimale, del disturbo di conduzione, si può verificare un BAV o un blocco di branca (BBD o BBS). Questi ultimi non determinano bradicardia. Mentre il BAV 1° grado e il BAV 2° grado tipo 1 di Mobitz di norma sono conseguenti ad un ritardo di conduzione a livello nodale, il BAV 2° grado tipo 2 di Mobitz (o grado superiore) sono generalmente conseguenti a blocco dell'impulso a livello nodale o infranodale (sistema di His-Purkinje). Nella maggior parte dei casi di BAV 3° grado o completo si genera, a livello ventricolare, un ritmo di scappamento marcatamente bradicardico (generalmente 20-40 bpm), con complessi QRS larghi. Quanto più è "alta" la locazione anatomica del blocco, tanto più è probabile che il ritmo di scappamento si generi a livello del fascio di His, in questo caso con frequenze leggermente superiori (40-60 bpm) e QRS più stretti (rarissimamente normali). Bradicardie gravi si possono riscontrare in corso di iperpotassiemia (**Figura 2.9.35** e **2.9.36**).

Presentazione clinica

Pochi pazienti diventano sintomatici fino a che la loro frequenza cardiaca non scende sotto i 50 bpm, e anzi in molti soggetti che svolgono attività fisica si riscontrano di nor-

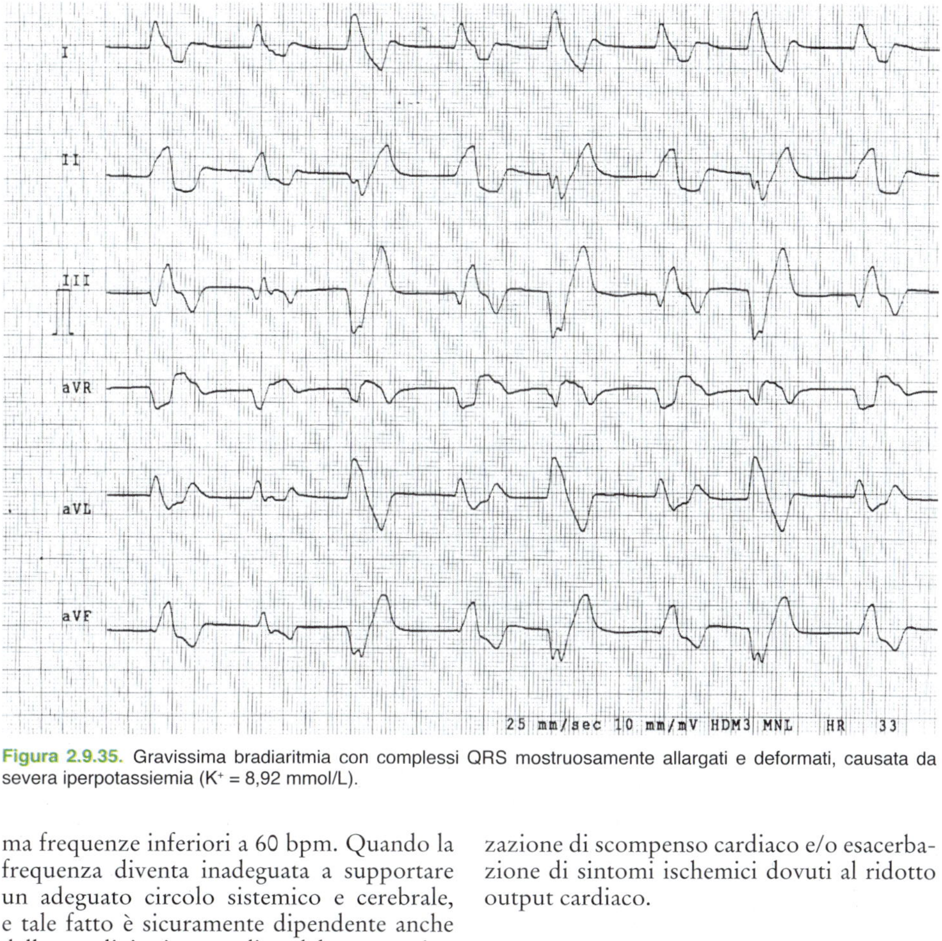

Figura 2.9.35. Gravissima bradiaritmia con complessi QRS mostruosamente allargati e deformati, causata da severa iperpotassiemia (K^+ = 8,92 mmol/L).

ma frequenze inferiori a 60 bpm. Quando la frequenza diventa inadeguata a supportare un adeguato circolo sistemico e cerebrale, e tale fatto è sicuramente dipendente anche dalle condizioni generali e dal progressivo adattamento del soggetto, compaiono i sintomi, che sono tipicamente rappresentati, in ordine alla gravità della bradicardia, da astenia, confusione mentale, ipotensione, dispnea, sincopi, grave e persistente alterazione dello stato di coscienza. La popolazione anziana, in considerazione della frequente cardiopatia strutturale coesistente, manifesta sintomi causati da bradicardia con molto maggior frequenza rispetto alla popolazione giovane. Da considerare inoltre che la grave bradicardia riscontrabile nei BAV severi (2° avanzato o 3° grado) può portare ad episodi sincopali imprevedibili, a cui possono seguire traumi (cadute, traumi stradali), riacutizzazione di scompenso cardiaco e/o esacerbazione di sintomi ischemici dovuti al ridotto output cardiaco.

Esami diagnostici

A parte l'elettrocardiogramma, che costituisce ovviamente il cardine fondamentale della diagnostica di qualsiasi aritmia cardiaca, è sempre necessario chiedersi, di fronte ad un disturbo del ritmo – in questo caso bradicardia o bradiaritmia – di recente insorgenza, se siano presenti cause scatenanti organiche (endocardite, miocardite, ischemia), metaboliche (elettroliti, funzione tiroidea) o farmacologiche (β-bloccanti, ca-antagonisti, digossina, antiaritmici). Una accurata anamnesi, patologica e farmacologica, permette nella stragrande maggioranza dei casi di sospettare correttamente l'eventuale causa sottostante.

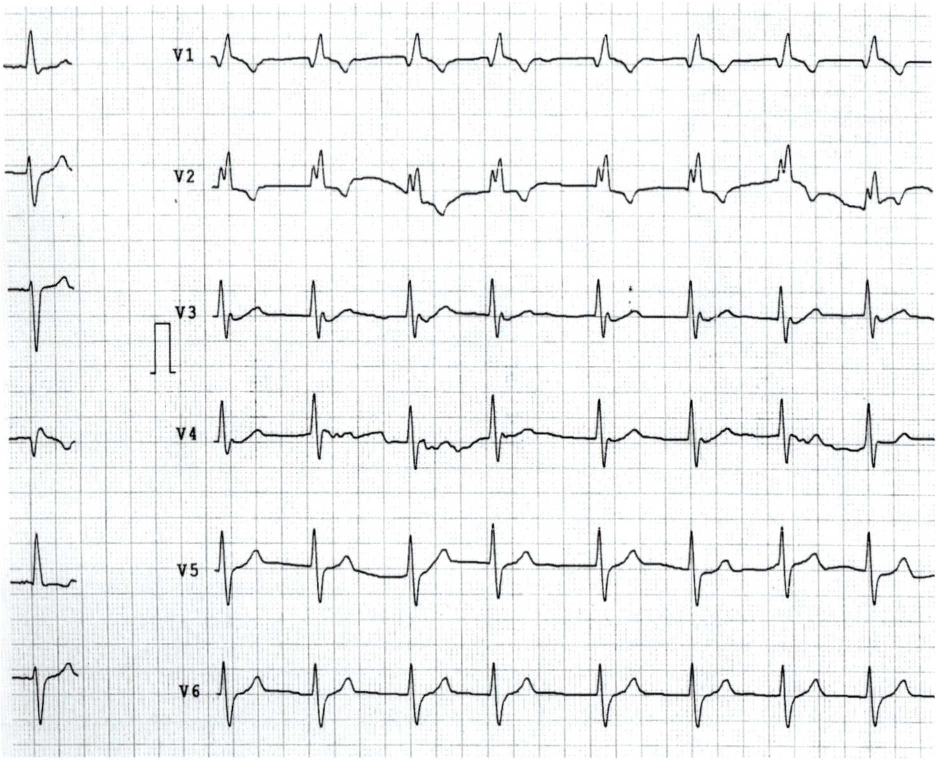

Figura 2.9.36. Tracciato registrato nella stessa paziente della **Figura 2.9.35** dopo circa 3 ore e dopo correzione parziale della potassiemia (al momento della seconda registrazione K^+ = 5,95 mmol/L).

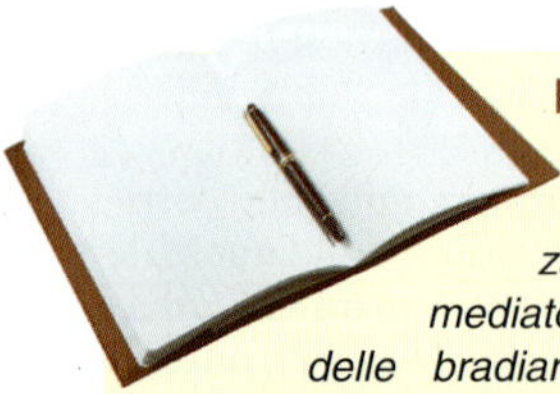

IL TACCUINO

Il grado di emergenza che impone un immediato trattamento elettrico delle bradiaritmie è determinato dallo stato clinico del paziente e non dalla sola frequenza cardiaca. Un soggetto in buone condizioni generali può tollerare senza problemi anche frequenze molto basse (attorno ai 40 bpm), mentre soggetti più anziani, specie se con comorbidità, possono manifestare gravi sintomi anche con frequenze di 45-50 bpm.

Va tuttavia ricordato che un elevatissimo numero di gravi disturbi di conduzione, specie in soggetti anziani, sono semplicemente dovuti a degenerazione, post-ischemica o idiopatica, del tessuto di conduzione e non potranno pertanto giovarsi del trattamento di una condizione scatenante.

Terapia

Come sempre è prioritario valutare e correggere l'ABC. In tali casi la C coincide con il problema clinico. Come regola generale, le bradicardie vanno trattate in emergenza solo quando determinano sintomi significativi (in particolare alterazioni dello stato di coscienza, dispnea, sincope). Salvo casi di estrema emergenza clinica, la terapia elettrica va applicata solo dopo aver escluso e trattato cause risolvibili di bradiaritmia, in particolare cause iatrogeniche o diselettrolitemie. In tali casi, per il trattamento, si rimanda ai relativi capitoli. Qualora, invece, la bradiaritmia, clinicamente significativa, costituisca il problema dominante, non essendo secondaria a cause scatenanti potenzialmente risolvibili, questa andrà trattata nell'unico modo possibile, cioè fornendo al cuore quegli impulsi elettrici, a frequenza adeguata, di cui ha bisogno per fornire adeguato apporto ematico agli organi vitali. Tale pratica terapeutica prende il nome di *"pacing"*, che può essere esterno (solo temporaneo) o interno (temporaneo o permanente). In PS l'unica forma di stimolazione elettrica diffusamente praticata è il *pacing* esterno, facilmente realizzabile con uno qualsiasi dei moderni monitor-defibrillatori, che sono tutti abilitati alla funzione di pacing. Si applicano le placche esattamente come per la cardioversione elettrica transtoracica, si "settano" le funzioni della strumentazione su "pacing", si regola la frequenza di stimolo desiderata, e quindi si procede a somministrare gli impulsi, incrementando progressivamente l'intensità della corrente (in milliampère, mA), fino ad ottenere la cosiddetta "cattura", cioè la sistole efficace conseguente all'impulso somministrato. Tale pratica può risultare dolorosa, per cui è necessario provvedere ad una adeguata analgesia, o sedo-analgesia, da effettuarsi in base alle competenze ed ai protocolli locali.

IL TACCUINO

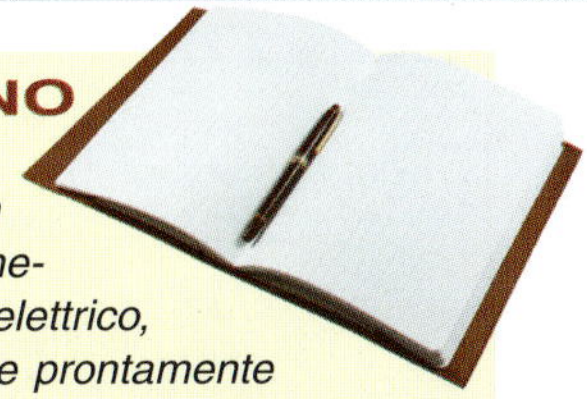

Ogniqualvolta non sia indicato un immediato trattamento elettrico, identificare e trattare prontamente le cause risolvibili di bradiaritmia: disordini elettrolitici, effetti farmacologici, disturbi endocrino-metabolici.

Deve inoltre essere ben chiaro che il pacing transtoracico esterno rappresenta una pratica terapeutica provvisoria, necessaria a creare un "ponte" o verso l'impianto di un *pace-maker* permanente o verso la risoluzione di problematica clinica sottostante (vedi sopra).

I pazienti con BAV completo trattati con pacing permanente hanno in genere una buona prognosi. Se non trattati, oltre ai sintomi già descritti, presentano un elevato rischio di morte cardiaca improvvisa.

Bibliografia di riferimento

URGENZE GERIATRICHE

l'occhio di riguardo

TACHICARDIE SOPRAVENTRICOLARI (TSV)

EPIDEMIOLOGIA

Queste aritmie costituiscono un evento comune che colpisce pazienti di tutte le fasce di età ma la prevalenza dei vari tipi di tachicardia si modifica in funzione dell'età stessa. Mentre nei pazienti giovani la tachicardia da rientro AV da via accessoria è la TSV più frequente, nel paziente anziano la tachicardia da rientro nodale rappresenta il tipo più comune (65%) seguita dalla tachicardia atriale (35% dei casi).

FISIOPATOLOGIA

Il meccanismo che predispone il paziente anziano a sviluppare queste aritmie con maggior frequenza è verosimilmente rappresentato sia dalla maggior frequenza del trigger (extrasistolia atriale) indispensabile per innescare l'aritmia, sia dalle modificazioni età correlate delle proprietà elettrofisiologiche del nodo AV che costituiscono il substrato della aritmia stessa.

CLINICA

Mentre nel paziente giovane il sintomo dominante delle TSV è rappresentato dal cardiopalmo, nel paziente di età avanzata questo sintomo può mancare e l'unica manifestazione clinica può essere costituita da una sincope o una caduta inspiegata (18% dei casi). In molti di questi casi la diagnosi si ottiene mediante un monitoraggio ECG prolungato che documenti l'aritmia in concomitanza dei sintomi.

FIBRILLAZIONE/FLUTTER ATRIALE

EPIDEMIOLOGIA

La fibrillazione atriale è l'aritmia tipica dell'anziano con una prevalenza che supera il 10% nei pazienti di età superiore a 80 anni.

FISIOPATOLOGIA

L'età costituisce un rilevante fattore di rischio tromboembolico nel paziente con fibrillazione atriale. L'insorgenza della aritmia si associa inoltre ad una maggior prevalenza di scompenso cardiaco (a funzione ventricolare sinistra preservata) e di demenza.

CLINICA

Il cardiopalmo, sintomo dominante nel giovane, spesso è assente nel paziente di età avanzata nel quale l'aritmia può essere del tutto asintomatica o manifestarsi con i sintomi dello scompenso cardiaco o con una complicanza tromboembolica. Obiettivo del trattamento in questi pazienti deve essere anzitutto rappresentato dalla prevenzione della tromboembolia mediante la terapia anticoagulante orale, dando la preferenza ai nuovi anticoagulanti orali, in considerazione del loro profilo di maggior sicurezza rispetto al warfarin. Nel paziente anziano fragile si può perseguire una strategia di controllo della frequenza. Nel paziente anziano "fit", soprattutto se sintomatico, si può perseguire una strategia di controllo del ritmo come per il paziente più giovane.

TACHICARDIE A QRS LARGO

EPIDEMIOLOGIA

Nel paziente anziano la frequente coesistenza di disturbi di conduzione intraventricolare può rendere difficile la diagnosi differenziale tra tachicardia ventricolare e tachicardia sopraventricolare con conduzione aberrante.

FISIOPATOLOGIA

La presenza di cardiopatia strutturale, disturbi metabolici, copatologie e polifarmacia favoriscono l'insorgenza di aritmie ventricolari in questi pazienti.

CLINICA

Particolare attenzione deve essere posta nel paziente anziano al rischio di torsione di punta secondaria a QT lungo acquisito. L'età avanzata, i disturbi elettrolitici, il concomitante trattamento con farmaci (antibiotici, sedativi, antiaritmici) potenzialmente in grado di allungare l'intervallo QT, sono tutte condizioni che pongono a rischio di torsione di punta questi pazienti. Pertanto, è necessario misurare questo parametro ogni volta che si esegue un ECG in un paziente potenzialmente a rischio.

LA LAVAGNA

- *Soggetti sani e fisicamente attivi tollerano bene frequenze cardiache anche notevolmente rallentate (in genere fino a 40 bpm, ma eccezionalmente anche inferiori).*
- *Soggetti più anziani, specie se con comorbidità, possono manifestare gravi sintomi anche con frequenze di 45-50 bpm.*
- *La grande maggioranza delle bradiaritmie clinicamente significative sono dovute a disturbo della conduzione AV.*
- *Valutare sempre attentamente: frequenza e ritmo delle onde P (talvolta "nascoste" nel QRS o nell'onda T), frequenza e ritmo dei complessi QRS, morfologia dei complessi QRS (in particolare >o <120 msec).*
- *In corso di FA la presenza di complessi QRS slargati, marcatamente bradicardici (≤40 bpm), ad intervallo regolare, indica un BAV 3° grado o completo.*
- *La presenza di alterazione dello stato di coscienza, ipotensione, dispnea, sincopi subentranti, configura un'emergenza clinica che impone l'immediato trattamento elettrico.*
- *Quando il trattamento elettrico non è immediatamente indicato è indispensabile identificare e possibilmente trattare le cause scatenanti la bradiaritmia (disordini elettrolitici, effetti farmacologici, disturbi endocrino-metabolici).*

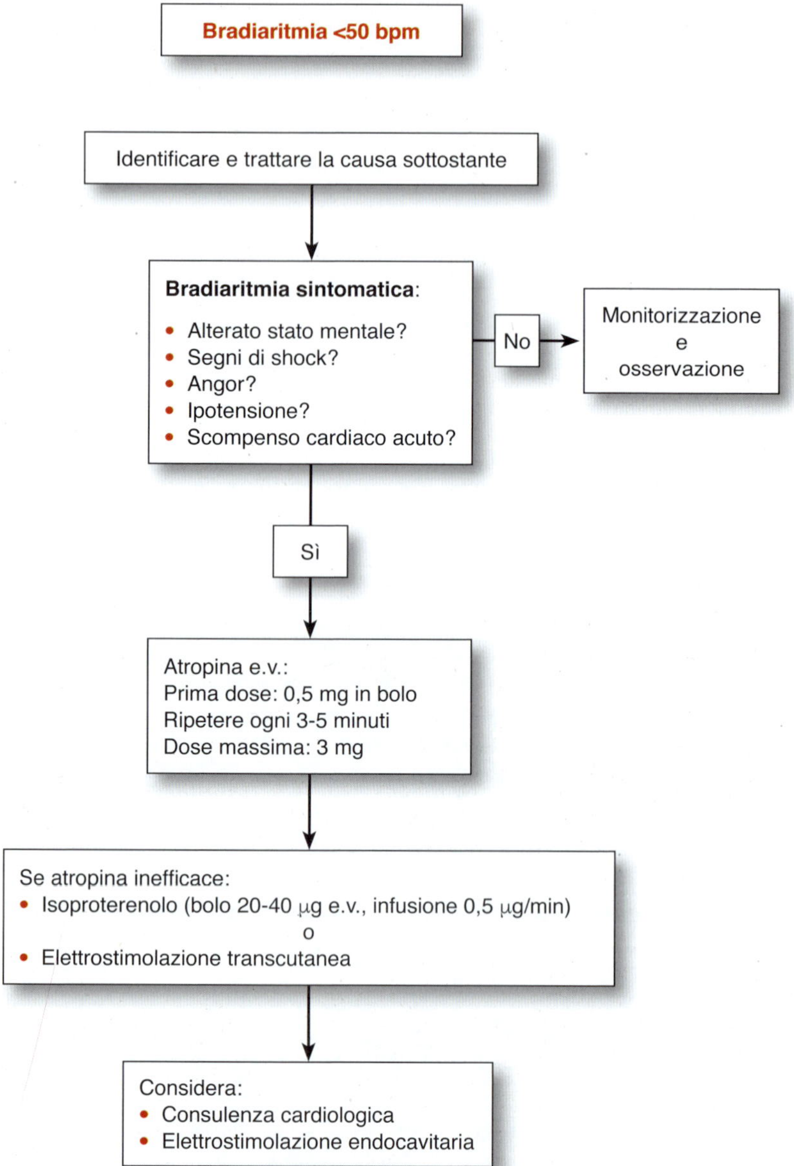

Bradiaritmia <50 bpm
Identificare e trattare la causa sottostante
Bradiaritmia sintomatica:
• Alterato stato mentale?
• Segni di shock?
• Angor?
• Ipotensione?
• Scompenso cardiaco acuto?
No
Monitorizzazione e osservazione
Sì
Atropina e.v.:
Prima dose: 0,5 mg in bolo
Ripetere ogni 3-5 minuti
Dose massima: 3 mg
Se atropina inefficace:
• Isoproterenolo (bolo 20-40 μg e.v., infusione 0,5 μg/min)
o
• Elettrostimolazione transcutanea
Considera:
• Consulenza cardiologica
• Elettrostimolazione endocavitaria

2.10 Ischemia acuta degli arti

Introduzione

L'ischemia d'arto, per definizione, è l'insufficiente apporto di sangue arterioso all'estremità interessata. Nella maggior parte dei casi si tratta di un quadro clinico dominato dal sintomo dolore, che spesso è la causa di accesso in Pronto Soccorso, e dall'assenza di polsi periferici a livello dell'arto interessato quale conseguenza dell'ostruzione dell'asse arterioso a monte.

Anatomia arterie

Diventa quindi obiettivo della prima valutazione identificare i differenti quadri per una loro adeguata gestione. Come in molti altri campi, esistono precise classificazioni che correlano la clinica con la gravità del quadro e con la prognosi. Tali classificazioni, tuttavia, spesso utilizzano termini del linguaggio comune: ecco perché alcuni aggettivi in questo campo non devono essere usati come sinonimi intercambiabili.

Distinguere un ischemia critica (vedi approfondimento), quadro grave dell'arteriopatia ostruttiva periferica cronica, dall'ischemia acuta è quindi il primo obiettivo nella gestione dell'ipoperfusione arteriosa dell'arto inferiore.

L'improvvisa insorgenza del dolore è la prima caratteristica per distinguere un quadro di ischemia acuta da quello di ischemia critica. Vi sono poi numerose caratteristiche, più o meno peculiari, che aiuteranno il medico d'urgenza nella diagnosi differenziale.

Definizione

L'ischemia acuta è l'improvvisa riduzione della perfusione arteriosa di un arto che ne mette a rischio la sopravvivenza. Proprio per questo motivo, come per le altre urgenze ischemiche che si presentano in Pronto Soccorso (infarto miocardico e ictus), si tratta di un quadro da riconoscere e trattare con urgenza onde preservare la maggior vitalità possibile di tessuto (*time is tissue*) e ridurre, per quanto possibile, i rischi *quoad vitam* e *quoad valitudinem* del paziente. È necessario sottolineare, infatti, che l'ischemia acuta d'arto si presenta spesso associata ad un corteo di patologie concomitanti che rendono necessaria un'accurata valutazione e gestione del paziente anche dal punto di vista generale (Tabella 2.10.1).

Epidemiologia

L'incidenza dell'ischemia acuta degli arti inferiori è di 14 su 100.000 persone per anno. Il rischio di perdita d'arto in caso di ischemia acuta può raggiungere il 40% con una mortalità del 15-20%, a seconda delle diverse casistiche.

Tabella 2.10.1. Incidenza delle comorbidità nei pazienti che si presentano con ischemia acuta degli arti

Comorbidità	Incidenza (%)
Malattia cerebrovascolare	11,5-15,4
Insufficienza cardiaca	12,5-15,5
Coronaropatia	42,5-47,1
Diabete mellito	28,1-36,7
Ipercolesterolemia	23,5-31,6
Ipertensione	60,3-69,6
Neoplasie	11,5-11,9
Tabagismo	51,8-79,3

Modificata da Pamoukian VN et al. in ACS Surgery Principles and Practice 6th ed.

IL TACCUINO

La fibrillazione atriale: è responsabile del 66-75% dei casi di embolia arteriosa, mentre l'infarto miocardico è la seconda causa cardiaca di embolia, soprattutto in virtù della formazione di trombi a livello di aneurismi ventricolari o aree di acinesia; alcuni studi hanno identificato come periodo a rischio di embolia i giorni tra il 3° ed il 28°.

IL TACCUINO

Nei pazienti affetti da COVID-19, l'ALI è principalmente dovuto alla trombosi di arterie di medio e grande calibro con susseguente embolia, anche se possono intervenire altre etiologie. Così come l'ALI nei pazienti non COVID-19, gli arti inferiori sono maggiormente interessati dal processo di trombosi rispetto agli arti superiori.

L'ischemia degli arti superiori rappresenta un quinto delle ischemie degli arti (2,4 casi/100.000 popolazione/anno). Quest'ultima ha una prognosi migliore sia per la vita dei pazienti sia per l'arto stesso, anche se il trattamento conservativo è associato a un'alta percentuale di disfunzione dell'arto.

Eziopatogenesi

L'ischemia acuta inizia con l'ostruzione di tipo trombotico o embolico di un asse arterioso nativo o di un bypass. Sulla basse della sua eziologia può instaurasti più o meno rapidamente ed essere quindi brutale o più lieve qualora ci sia tempo sufficiente per i circoli collaterali di provvedere a garantire un minimo flusso residuo verso i segmenti arteriosi a valle. In Tabella 2.10.2 sono elencate le cause di ischemia acuta.

Valutazione clinica

Anamnesi

Il paziente riferisce l'insorgenza acuta di dolore e/o l'impotenza funzionale dell'arto.

Già con l'accurata anamnesi il medico d'urgenza può orientare il sospetto diagnostico su un'ischemia acuta o sul dolore di un paziente affetto da arteriopatia periferica con ischemia critica.

È importante determinare il tempo dall'insorgenza del dolore e quindi di insorgenza dell'ischemia: i tessuti maggiormente rappresentati a livello degli arti sono quelli muscolo-scheletrici e nervoso che mediamente hanno un tempo di resistenza all'ischemia assoluta di 6 ore. Occorre tener presente che, per quanto meno rappresentato in termini percentuali, il tessuto nervoso periferico ri-

Tabella 2.10.2. Cause di ischemia acuta degli arti

Cause di embolia	Cause di trombosi	Altre cause
• Fibrillazione atriale • Infarto miocardico • Valvulopatia o esiti di sostituzione valvolare • Endocarditi • Mixoma atriale • Aterotrombosi • Masse tumorali (melanoma) • Embolia paradossa (difetti interatriali e interventricolari) • Causa ignota	• Arteriopatia ostruttiva periferica • Aneurisma popliteo • Trombosi di bypass, stent ed endograft	• Dissecazione aorto-iliaca • Traumi • Corpi estranei (proiettili) • COVID-19

chiede tempi di rivascolarizzazione i più rapidi possibili per evitare sequele rilevanti.

Da ricercare:

- patologie cardiache quali infarto miocardico, fibrillazione atriale e valvulopatie che potrebbero indirizzare verso l'ischemia di tipo cardioembolico;
- patologia aneurismatica nota (aortica, aorto-iliaca, degli assi succlavio-ascellari o femoro-poplitei);
- la presenza, già in precedenza, di una qualche forma di dolore cronico a tale livello che potrebbe indirizzare il sospetto verso un'ischemia acuta sovrapposta a patologia ostruttiva cronica oppure verso un peggioramento dell'arteriopatia stessa con comparsa di dolore a riposo (ischemia critica);
- le caratteristiche del dolore, tempi e modalità di insorgenza, eventuali posizioni antalgiche (utili per la diagnosi differenziale) e precedenti episodi acuti analoghi, visto che la maggior parte dei pazienti che hanno già sperimentato un'ischemia acuta (precedenti embolie in pazienti fibrillati o precedenti trombosi di bypass) possono facilmente riconoscere il sintomo;
- precedenti rivascolarizzazioni degli arti: possono indicare arteriopatia periferica cronica sottostante. Se presenti rivascolarizzazioni chirurgiche (*bypass*) o endovascolari (*PTA/stenting/endograft*) nell'arto in questione, l'ischemia potrebbe essere dovuta alla trombosi proprio a tale livello;
- fattori di rischio per l'aterosclerosi (fumo, diabete mellito, ipertensione arteriosa, iperlipidemia e precedenti eventi cerebrovascolari);
- precedenti eventi trombotici o rilievi di alterazioni emocoagulative.

Esame obiettivo

Il quadro clinico dell'ischemia acuta è sintetizzato dalle 6 P di Pratt: assenza di polso (*pulslessness*), dolore (*pain*), pallore, parestesia, paralisi, poikilotermia. Un ultimo elemento – sempre con P iniziale – spesso presente nelle gravi ischemie con rilevante sintomatologia dolorosa è la prostrazione del paziente.

- Polsi: valutarli e documentarli tutti (con eventuali variazioni rispetto a precedenti rilevazioni). È importante ricordare che quando l'ostruzione è determinata da trombo fresco, questo può trasmettere ancora il polso che scomparirà solo nelle fasi tardive con l'organizzarsi del coagulo.
- Dolore: valutarne la gravità, l'area e l'eventuale progressione.
- Pallore: rilevabile negli stadi iniziali e che può essere sostituito, nelle ischemie tardive, dalla cianosi.

Piede ischemico prima rivascolarizzazione

Piede ischemico dopo rivascolarizzazione

- Poikilotermia: definita come l'equilibrarsi della temperatura dell'arto con quella ambientale (raffreddamento progressivo) e che può, con la conseguente vasocostrizione, aggravare le manifestazioni ischemiche tissutali.
- Parestesia: è un dato essenziale da ricercare; uno dei primi segni di compromissione

IL TACCUINO

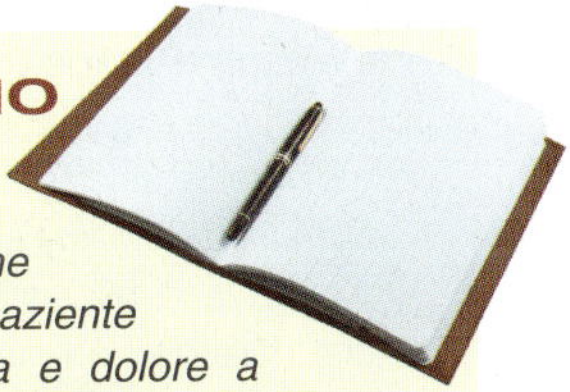

Quando il piede ischemico è anche edematoso? Il paziente con ischemia critica e dolore a riposo può essere indotto ad assumere alcuni atteggiamenti antalgici, quale il piede in posizione declive durante il riposo in clinostatismo o la flessione della gamba sulla coscia. Il dolore recede perché la stasi venosa aumenta l'estrazione d'ossigeno. Questo è il caso in cui possono coesistere edema ed ischemia monolaterale d'arto. In tutti gli altri casi l'ischemia e l'edema sono dovuti a cause diverse (es. ischemia acuta di origine cardioembolica in paziente fibrillante scompensato).

tissutale è la perdita della sensibilità superficiale, della sensibilità discriminativa, vibratoria e propriocettiva, in particolare sulla superficie dorsale del piede.

- Paralisi: è di per sé indicatore di pericolo imminente di perdita d'arto ed è importate valutarne l'estensione; se coinvolge i muscoli intrinseci del piede si tratta di un'ischemia distale, se è interessata anche la dorsiflessione e la flessione plantare, l'ischemia è prossimale.

Nell'ottica di effettuare una diagnosi differenziale con i quadri di ischemia critica, occorre ricercare quegli elementi peculiari dell'arteriopatia cronica: ipotrofia delle masse muscolari, rarefazione degli annessi cutanei, ulcere ed aree gangrenose.

Stratificazione del rischio

La sopravvivenza e le eventuali sequele ischemiche a carico dell'arto anche dopo rivascolarizzazione, possono essere stimate mediante l'utilizzo della classificazione di Rutherford delle ischemie acute. Questa non va confusa con la classificazione omonima dedicata alle arteriopatie croniche ostruttive: tale classificazione viene utilizzata dal chirurgo vascolare anche per guidare le indicazioni al trattamento (Tabella 2.10.3).

Esami di laboratorio

Il paziente deve essere sottoposto ad indagini ematochimiche che comprendano le determinazioni di *routine* preoperatoria. Può essere utile per la conferma diagnostica,

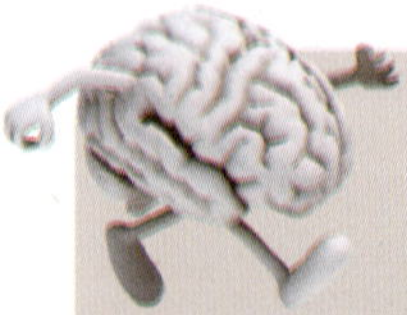

CONDIZIONI PARTICOLARI

I "piedi ischemici" con il polso presente

Si tratta di quadri che si instaurano acutamente, ma che per lo più non richiedono rivascolarizzazioni in regime d'urgenza. È necessario comunque per il medico d'urgenza saperli riconoscere per indirizzarli a valutazione di chirurgia vascolare.

- *Blue-toe syndrome* e *trash-foot syndrome*. Si manifestano rispettivamente con cianosi di una delle dita del piede (spesso il I dito) oppure con aree di cianosi figurata su un piede altrimenti roseo e caldo (QRC). I polsi tibiale posteriore e pedidio possono essere palpabili. Sono espressione di aterombolismo da parte di placche aterosclerotiche vulnerabili o aneurismi aortici o dei grossi vasi a monte (distretto aorto-iliaco o femoropopliteo).

Trash-foot

- Piede diabetico vascolare. Il piede diabetico vascolare può esordire nella sua manifestazione clinica con lesioni trofiche o gangrena acrale. Pur potendosi palpare un polso periferico e rilevando cute rosea e calda altrove, l'assenza del polso corrispondente all'arteria dell'angiosoma relativo all'area con la lesione (es. gangrena del I dito in piede con assenza del polso pedidio, ma presenza di valido polso tibiale posteriore) indica il nesso di causalità tra l'arteriopatia ed il quadro clinico. In caso di conferma diagnostica, pur in presenza di valida perfusione del piede, vi è indicazione alla rivascolarizzazione elettiva del vaso in questione.

Angiosomi del piede

Tabella 2.10.3. Classificazione della gravità dell'ischemia acuta su base clinica e prognostica (Classificazione secondo Rutherford in tre categorie (I, IIa e IIb; III).

	VITALE (I)	PARZIALMENTE A RISCHIO (IIa)	A RISCHIO IMMEDIATO (IIb)	NON VITALE (III)
Dolore	**Medio**	**Moderato**	**Grave**	**Variabile**
Riempimento capillare	Normale	Ritardato	Ritardato	Assente
Deficit motorio	Nessuno	Nessuno	Parziale	Paralisi
Deficit sensitivo	Nessuno	Nessuno o minimo (solo alle dita)	Oltre le dita	Totale, anestesia dell'arto interessato
Esame Doppler arterioso	Flusso presente	Nessun flusso	Nessun flusso	Nessun flusso
Esame Doppler venoso	Flusso presente	Flusso presente	Flusso presente	Nessun flusso
Gestione	**Valutazione urgente**	**Rivascolarizzazione in urgenza**	**Rivascolarizzazione in emergenza**	**Amputazione**

ma anche come "punto 0" del monitoraggio successivo alla determinazione dei markers di ischemia/necrosi periferica (LDH, lattati, CK totale e mioglobina).

Diagnostica per immagini

Radiografia del torace e diretta dell'addome

È sempre consigliata l'esecuzione della radiografia del torace e alcuni autori consigliano anche la radiografia diretta dell'addome quale primo screening di patologia cronica del distretto aorto-iliaco.

Calcificazioni del distretto aorto-iliaco

Esame eco-color Doppler

L'*eco-color Doppler* è un esame da richiedere in urgenza e permette di definire lo stato delle arterie degli arti inferiori, valutare la presenza o meno di arteriopatia cronica rilevante e/o patologia aneurismatica, identificare la sede dell'ostruzione e del flusso nei segmenti a valle ed effettuare la valutazione di eventuale patrimonio venoso adeguato all'eventualità di una rivascolarizzazione chirurgica.

ECO Doppler con ostruzione

Video ECO Doppler

Angio-TC

In caso di ostruzione a livello del distretto aorto-iliaco o di difficoltosa definizione del quadro a livello degli arti inferiori oppure nel sospetto di dissecazione aortica, possono essere necessarie indagini di II livello quali angio-TC, sempre che tale approfondimento diagnostico non ritardi il trattamento di un

IL TACCUINO

Il doppler ad onda continua (CW). Questa tecnologia, che oggi rappresenta per lo più la storia della diagnostica vascolare, fornisce un segnale di flusso (sonoro e/o grafico) posizionando la sonda lungo un vaso periferico e può permettere un preliminare inquadramento del quadro ischemico. Disponibile in formato tascabile, può essere uno strumento utile anche per medico d'urgenza.

quadro ischemico con necessità di immediata rivascolarizzazione.

Angio-TC stenosi iliaca

Arteriografia

L'arteriografia tradizionale, o meglio a sottrazione digitale (*digital subtraction angiography*, DSA), è stata per anni il gold-standard della diagnostica, ma attualmente il suo ruolo è per lo più quello di essere il primo tempo del trattamento endovascolare (v. oltre).

Ecocardiografia

L'ecocardiografia è utile per valutare l'eventuale compromissione cardiaca (concomitante oppure con ruolo causale diretto nei confronti dell'ischemia, come nel caso delle embolie da malattia cardiaca emboligena).

Trattamento

Il trattamento dell'ischemia acuta è una situazione d'urgenza: il rapido ripristino del flusso arterioso in periferia riduce sostanzialmente la morbi-mortalità. Il trattamento, salvo i casi di ischemia irreversibile, è la rivascolarizzazione.

Già in Pronto Soccorso, tuttavia, possono essere posti in essere molti provvedimenti volti a ridurre il perpetrarsi del danno ischemico in atto e l'aggravarsi del danno tissutale, in attesa della rivascolarizzazione:

- iniziare l'anticoagulazione sistemica con infusione endovenosa di eparina non frazionata (ENF) mediante bolo di 80 UI/kg seguito da 18 UI/kg/h titolate su un aPTT ratio di 1,5-2,0;
- mettere in posizione declive l'arto interessato (aumenta l'estrazione d'ossigeno dei tessuti ischemici ed evita il decubito sugli stessi);
- evitare la perdita di calore avvolgendo l'arto, dopo le valutazioni cliniche ed in attesa dell'intervento, in agugliata di cotone (cotone di Germania) evitando assolutamente l'applicazione di calore diretto all'arto ischemico;
- migliorare l'ossigenazione tissutale intervenendo ove necessario mediante:
  - l'ottimizzazione della funzione cardiaca
  - il ripristino del volume intravascolare
  - l'emotrasfusione

Per prevenire il rapido deterioramento delle condizioni del paziente è cruciale un'appropriata e tempestiva preparazione preoperatoria.

Terapia dell'ischemia acuta

I grandi trial della fine del secolo scorso hanno stratificato la gravità delle ischemie acute sulla base della gravità e della prognosi indirizzandone anche il trattamento alla luce dei loro risultati e soprattutto del tempo previsto per ottenere la rivascolarizzazione stessa (**Tabella 2.10.3**).

Trombectomia/embolectomia chirurgica

Si tratta di uno degli interventi di chirurgia vascolare più comune. La rimozione del trombo si ottiene mediante accesso chirurgico all'asse arterioso, facendo avanzare un catetere dotato di pallone all'estremità (catetere di Fogarty) sino a superare il materiale tromboembolico. Dopo l'inflazione del pallone il catetere viene retratto estraendo il materiale endoluminale.

Trombectomia endovascolare

La rimozione di materiale tromboembolico può essere eseguita per via endovascolare mediante tromboaspirazione tramite catetere lungo il quale viene esercitata aspirazione mediante siringa oppure mediante apparecchiature dedicate. Con uno strumentario simile si può eseguire la trombectomia meccanica, sempre tramite accesso percutaneo (*percutanous mechanical thrombectomy*, PMT), mediante la frantumazione/aspirazione del trombo. Queste tecniche sono spesso utilizzate in associazione alla trombolisi intrarteriosa.

Trombolisi

Quando si parla di trombolisi nel trattamento dell'ischemia acuta degli arti, oggi, si intende la trombolisi intra-arteriosa (*catheter-directed thrombolysis*). Pur restando ancora un argomento controverso in letteratura, ha sicuramente al suo attivo migliori evidenze della trombolisi sistemica, la quale non ha un'efficacia dimostrata in tale ambito. Utilizzata come tecnica a sé, può essere eseguita mediante un accesso percutaneao arterioso dall'arto controlaterale (distante dal sito di infusione onde minimizzare i rischi di sanguinamento), portando su guida un catetere dedicato all'interno del vaso trombizzato (arteria o bypass) che permette l'infusione di trombolitico (urochinasi o r-tPA) direttamente nel trombo, con o senza aiuto di lisi meccanica indotta da tecniche particolari (*pulse spray*). Il catetere viene lasciato in sede in infusione ed il paziente deve essere monitorizzato in unità di terapia intensiva (UTI) con arteriografie di controllo seriate a confermare l'efficacia del trattamento. Una volta ottenuta la lisi del trombo, attraverso il medesimo accesso si può completare il trattamento con procedure endovascolari a livello della lesione responsabile della trombosi (PTA/*stenting* a livello di stenosi aterosclerotiche nel caso di trombosi su placca o di restenosi anastomotiche in caso di trombosi di bypass). Alcuni grandi trial (Rochester, STILE e TOPAS) hanno confrontato l'efficacia della trombolisi con la chirurgia, evidenziando un beneficio della trombolisi in termini di ridotti tassi d'amputazione per le trombosi recenti, con migliori risultati a favore della chirurgia in caso di materiale tromboembolico non fresco. Tale minimo margine di beneficio, considerando anche i rischi della terapia trombolitica, fa della trombolisi intrarteriosa la scelta corretta solo in casi ben selezionati.

Rivascolarizzazione chirurgica con bypass

Nei casi in cui il materiale trombotico o tromboembolico non sia rimovibile oppure la patologia arteriosa sottostante causa della trombosi non sia altrimenti correggibile, la rivascolarizzazione prevede l'esecuzione del bypass per rivascolarizzare il territorio arterioso pervio a valle.

Amputazione d'arto

L'intervento demolitivo è indicato per le ischemie irreversibili e per quelle ischemie che, nonostante la rivascolarizzazione, si accompagnano a sofferenza e successiva necrosi tissutale rilevante. Sulla base dell'eventuale presenza di aree di tessuto necrotico, il salvataggio d'arto potrà essere completato da amputazioni minori (definite, come tutte le amputazioni da quelle parziali delle dita fino all'amputazione, trans-metatarsale) oppure in caso di un'ischemia irreversibile di piede o gamba senza possibilità di salvataggio d'arto, saranno necessarie amputazioni maggiori (amputazioni prossimali di piede, amputazione di gamba o di coscia).

Bibliografia di riferimento

APPROFONDIMENTI

L'arteriopatia ostruttiva periferica e l'ischemia critica

L'aterosclerosi periferica, prima causa di arteriopatia ostruttiva cronica degli arti inferiori, induce la formazione di placche parietali arteriose con stenosi che possono progressivamente ostruire il lume vasale. Si tratta di un quadro cronico che nella maggior parte dei casi, ma non in tutti, si manifesta con sintomi gradualmente più rilevanti mano a mano che aumenta l'impatto della malattia nei confronti della perfusione periferica.
Esistono due classificazioni che mettono in correlazione la clinica con la gravità della malattia e con la sua prognosi, espressa come rischio di perdita d'arto: la classificazione di Leriche-Fontaine e la classificazione di Rutherford.

Classificazioni

Queste classificazioni distinguono:
- paziente con arteriopatia periferica asintomatica evidente agli esami strumentali (es. eco-color Doppler);
- paziente con *claudicatio intermittens*, cioè con dolore alla deambulazione tipicamente localizzato a livello delle masse muscolari (a valle della localizzazione delle stenosi e/o delle ostruzioni arteriose), espressione dell'insufficiente perfusione muscolare durante lo sforzo fisico, ma con soddisfacente perfusione basale;
- paziente con dolore a riposo che può non essere presente in posizione seduta o ortostatica, ma che spesso diviene evidente in clinostatismo, soprattutto la notte, quando la fisiologica riduzione dei regimi pressori riduce ulteriormente la perfusione tissutale;
- paziente con lesioni trofiche che possono andare dalle ulcere di origine arteriosa alla gangrena e sono espressione di una perfusione tissutale così ridotta da non riuscire a mantenere la vitalità del tessuto.

Ulcere 1

Ulcere 2

La gravità della prognosi degli ultimi stadi in termini di rischio di perdita d'arto e di mortalità (ad 1 anno vi è un rischio del 30% di perdita d'arto e del 25% di morte) induce il loro raggruppamento in quella che viene definita come ischemia critica: dolore a riposo e/o lesioni trofiche presenti da oltre due settimane. È importante riservare questo termine solo a questa condizione che configura i quadri più gravi dell'arteriopatia ostruttiva cronica periferica. Ecco perché, per quanto sia un quadro associato a grave prognosi e con indicazioni al trattamento elettivo, questa condizione va distinta dall'ischemia acuta come prima delle diagnosi differenziali.
Vi sono poi casi di arteriopatie non aterosclerotiche, ma ad impronta vasculitica, che possono coinvolgere i vasi di grande e medio calibro. Essendo più rare costituiscono un numero inferiori di accessi, ma analogamente ad un quadro di aterosclerosi avanzata possono portare il paziente in Pronto Soccorso, tipicamente per l'esacerbazione del dolore o per i quadri infettivi sovrapposti alle lesioni trofiche.
La tromboangioite obliterante (morbo di Buerger) interessa pazienti giovani (IV decade), caucasici (correlazione particolare con le origini est-europee) ed è strettamente correlata all'utilizzo di tabacco; questa patologia deter-

mina una grave arteriopatia degli arti (inferiori e superiori) dalle caratteristiche cliniche ed arteriografiche peculiari, con scarse possibilità di rivascolarizzazione ed elevato rischio di perdita d'arto/i in giovane età. L'arterite di Takayasu è un'arteriopatia ad impronta infiammatoria che coinvolge principalmente i tronchi sovraortici, può avere localizzazioni anche a livello dell'aorta addominale determinando ipoperfusione degli arti inferiori.

LA LAVAGNA

- *Farsi descrivere con precisione il dolore.*
- *Guardare, toccare e confrontare l'arto con il controlaterale.*
- *Cercare il polso periferico.*
- *Valutare l'eventuale deficit neurologico periferico dell'arto.*
- *Distinguere l'ischemia acuta dall'ischemia critica.*
- *Escludere concomitanti acuzie sistemiche, in particolare cardiache (IMA, aritmia, scompenso) e la dissecazione acuta dell'aorta.*
- *Preparare rapidamente il paziente per la rivascolarizzazione.*

Appunti / Commenti

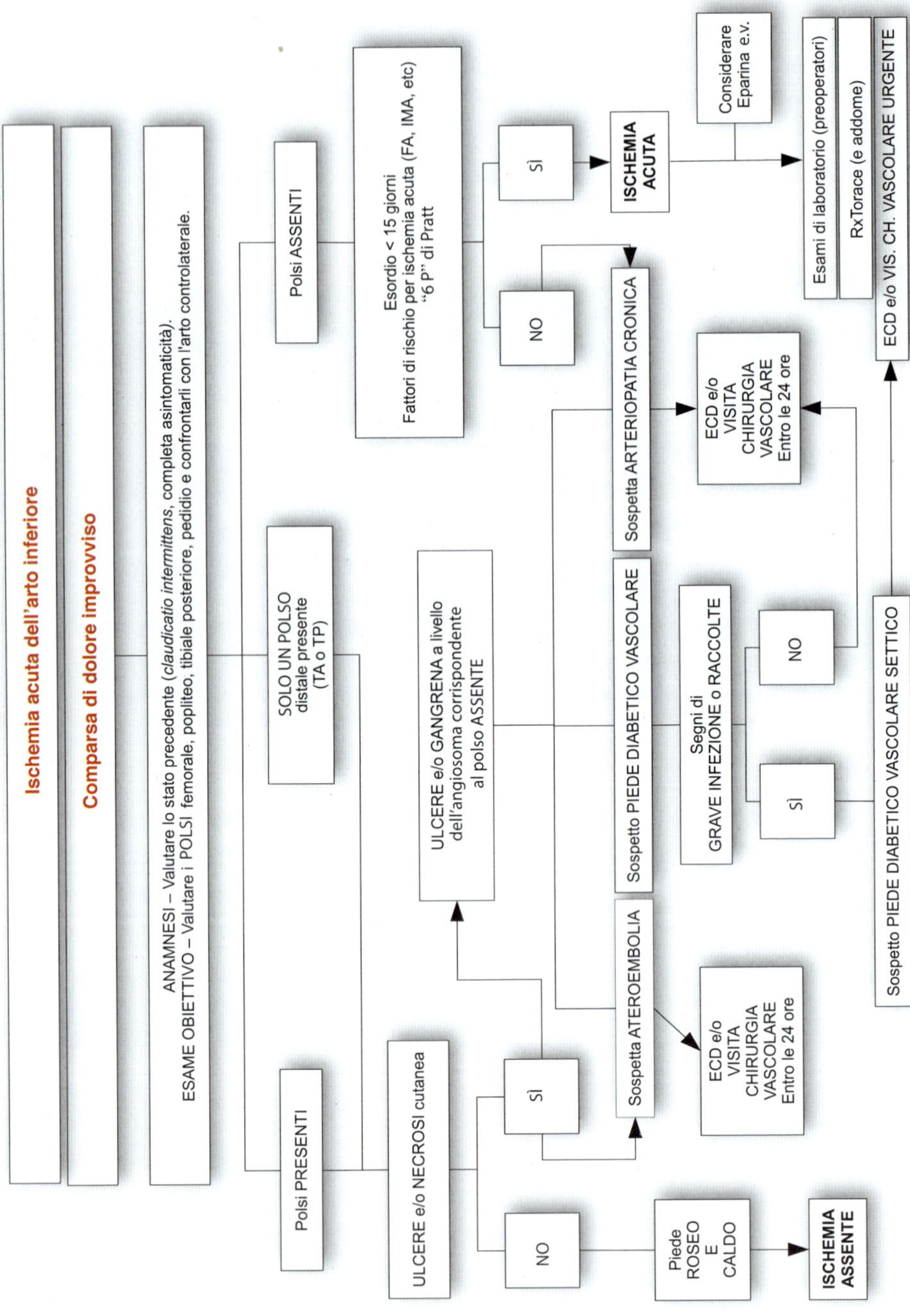
Ischemia acuta dell'arto inferiore
Comparsa di dolore improvviso
ANAMNESI – Valutare lo stato precedente (claudicatio intermittens, completa asintomaticità).
ESAME OBIETTIVO – Valutare i POLSI femorale, popliteo, tibiale posteriore, pedidio e confrontarli con l'arto controlaterale.
Polsi ASSENTI
SOLO UN POLSO distale presente (TA o TP)
Polsi PRESENTI
Esordio < 15 giorni
Fattori di rischio per ischemia acuta (FA, IMA, etc)
"6 P" di Pratt
ULCERE e/o GANGRENA a livello dell'angiosoma corrispondente al polso ASSENTE
ULCERE e/o NECROSI cutanea
SÌ
NO
SÌ
NO
NO
SÌ
ISCHEMIA ACUTA
Sospetta ARTERIOPATIA CRONICA
Sospetto PIEDE DIABETICO VASCOLARE
Sospetta ATEROEMBOLIA
Piede ROSEO E CALDO
Considerare Eparina e.v.
ECD e/o VISITA CHIRURGIA VASCOLARE Entro le 24 ore
Segni di GRAVE INFEZIONE o RACCOLTE
ECD e/o VISITA CHIRURGIA VASCOLARE Entro le 24 ore
ISCHEMIA ASSENTE
Esami di laboratorio (preoperatori)
RxTorace (e addome)
ECD e/o VIS. CH. VASCOLARE URGENTE
Sospetto PIEDE DIABETICO VASCOLARE SETTICO

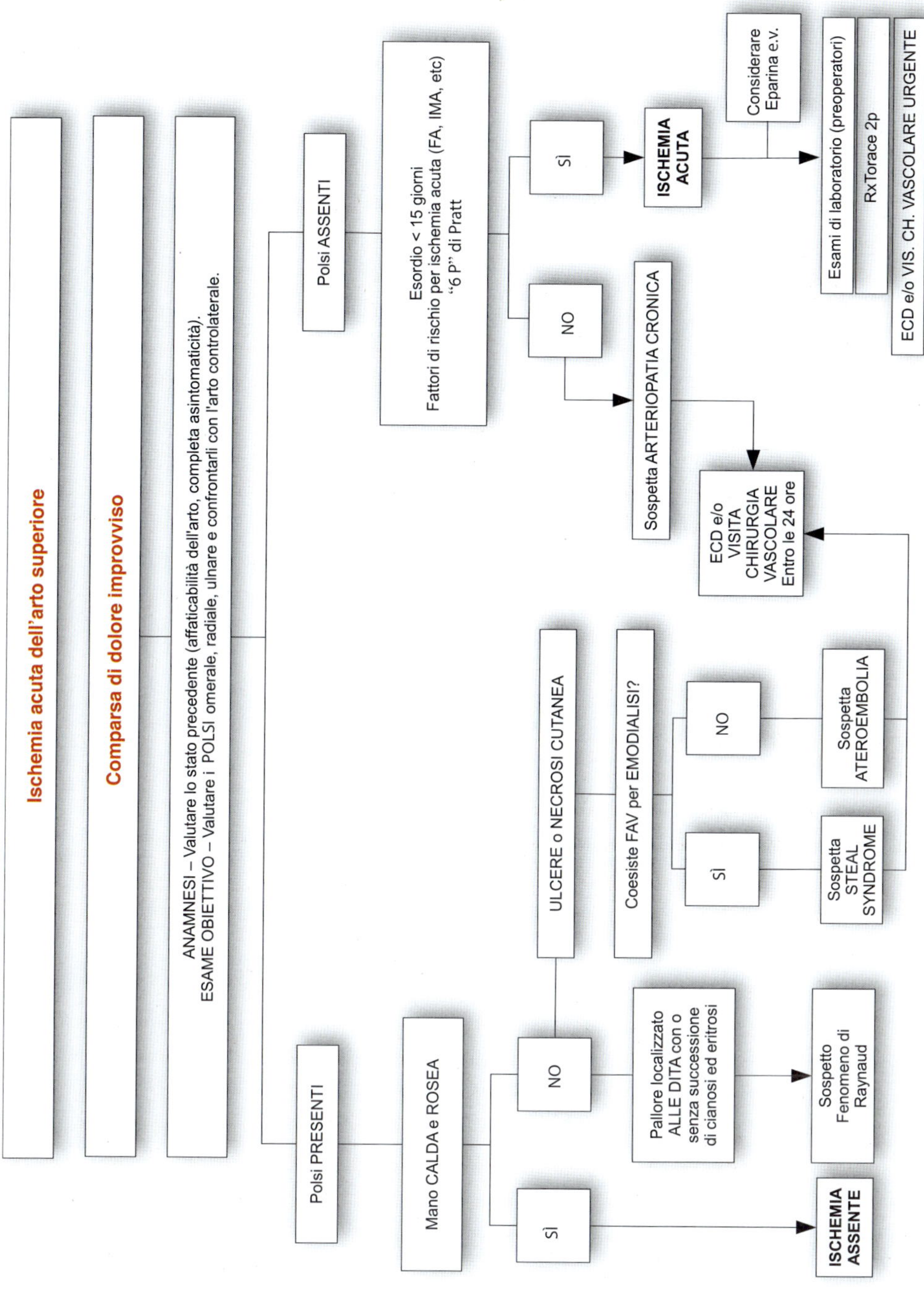

Ischemia acuta dell'arto superiore
Comparsa di dolore improvviso
ANAMNESI – Valutare lo stato precedente (affaticabilità dell'arto, completa asintomaticità).
ESAME OBIETTIVO – Valutare i POLSI omerale, radiale, ulnare e confrontarli con l'arto controlaterale.
Polsi ASSENTI
Esordio < 15 giorni
Fattori di rischio per ischemia acuta (FA, IMA, etc)
"6 P" di Pratt
SÌ
ISCHEMIA ACUTA
Considerare Eparina e.v.
Esami di laboratorio (preoperatori)
RxTorace 2p
ECD e/o VIS. CH. VASCOLARE URGENTE
NO
Sospetta ARTERIOPATIA CRONICA
ECD e/o VISITA CHIRURGIA VASCOLARE Entro le 24 ore
Polsi PRESENTI
Mano CALDA e ROSEA
SÌ
ISCHEMIA ASSENTE
NO
Pallore localizzato ALLE DITA con o senza successione di cianosi ed eritrosi
Sospetto Fenomeno di Raynaud
ULCERE o NECROSI CUTANEA
Coesiste FAV per EMODIALISI?
SÌ
Sospetta STEAL SYNDROME
NO
Sospetta ATEROEMBOLIA

3. Emergenze-urgenze polmonari

Tutorial ecografia

3.1 Asma bronchiale acuto

Definizione

L'asma bronchiale è una condizione respiratoria cronica causata dall'infiammazione che determina modifiche strutturali e funzionali delle vie aeree. È caratterizzata da attacchi ricorrenti di dispnea e respiro sibilante che possono variare in severità e frequenza da persona a persona.

Epidemiologia

L'asma è una delle più comuni patologie nei paesi sviluppati ed ha una prevalenza del 7-10% nella popolazione. Negli USA, negli anni dal 2001 al 2003, è stata responsabile di una media di 4210 morti/anno e di 8,8 per 1000 abitanti/anno di visite mediche presso i PS. Le ospedalizzazioni per asma rappresentano circa il 10% delle visite. La frequenza è maggiore nei bambini rispetto agli adulti, nella popolazione nera rispetto alla bianca e nella popolazione ispanica rispetto alla non ispanica.

Fisiopatologia

Durante l'attacco acuto di asma si assiste ad edema della mucosa bronchiale, ipersecrezione e contrazione della muscolatura liscia bronchiale che causano broncocostrizione delle vie aeree con riduzione del flusso in entrata e particolarmente in uscita (espirazione). Ciò può determinare iperinflazione alveolare e alterazione del rapporto V/Q. Questa broncocostrizione si può verificare in risposta ad una varietà di stimoli che includono allergeni che stimolano il rilascio di mediatori dai mastociti o altri fattori come l'esercizio, l'aria fredda o irritanti atmosferici che determinano una sequela di modificazioni fisiopatologiche (Tabella 3.1.1).

Tabella 3.1.1. **Fisiopatologia dell'asma acuto**

Stimolo allergico (IgE mediato) o non allergico (flogosi) > aumento tono muscolatura liscia > tappi di muco > edema della mucosa
Aumento della resistenza al flusso aereo espiratorio
Comparsa di iperinflazione alveolare dinamica
Alterazione della distribuzione del rapporto V/Q
Progressivo affaticamento della muscolatura respiratoria

In corso di asma acuto severo, il lavoro muscolare inspiratorio può aumentare di 10 volte rispetto al normale. Con un rischio, in caso di scarsa risposta al trattamento, di andare incontro ad esaurimento muscolare con ipoventilazione "relativa" e quindi ipercapnia. In aggiunta, la presenza di significative riduzioni della pressione intratoracica determinano un aumento abnorme del ritorno venoso con un conseguente aumento del riempimento ventricolare dx e ridotta compliance ventricolare sinistra (disfunzione diastolica).

Presentazione clinica

La priorità dell'esame clinico è la conferma della diagnosi di asma. Solitamente, la presentazione del paziente con asma acuto si caratterizza per la presenza di difficoltà a parlare, un aumento della frequenza respiratoria e della frequenza cardiaca (FC). L'aumento della frequenza cardiaca è strettamente correlato alla severità dell'asma e non all'impiego di broncodilatatori. Vi sono evidenze che correlano la risposta ai β_2-agonisti alla riduzione della FC. Poiché è ampiamente risaputo che molti pazienti hanno una scadente percezione della severità del loro stato e che di conseguenza possono richiedere aiuto tardivamente, risulta necessaria una valutazione oggettiva della funzionalità respiratoria, in grado di riconoscere velocemente l'aggravarsi del quadro clinico.

La presenza inoltre di difficoltà a parlare, di polso paradosso e l'attivazione della muscolatura respiratoria accessoria suggeriscono un quadro di severità dell'asma.

I quadri clinici di presentazione dell'asma acuto risultano secondari alla rapidità d'insorgenza dei sintomi stessi (Tabella 3.1.2).

Stratificazione di rischio

L'asma riacutizzato (attacco di asma acuto) è strettamente associato a un progressivo aumento dei sintomi "asmatici", tipicamente, dispnea, tosse, sibili, sensazione di costrizione toracica o una combinazione di questi). Poiché spesso i pazienti tendono a sottostimare i sintomi, una valutazione oggettiva, quando possibile, dovrebbe essere presa in considerazione. Ad esempio, un picco di flusso espiratorio (PEF) o un volume espirato al primo secondo (FEV1) <50% del predetto assumono un significato predittivo per la necessità di ospedalizzazione. Analogo significato assume il riscontro di un valore SpO_2 <92% in aria ambiente.

La valutazione della severità della riacutizzazione si determina in 4 livelli: lieve, moderata, severa o a rischio di vita. L'asma severo e/o l'asma a rischio di vita devono essere valutati in Pronto Soccorso. I pazienti con caratteristiche di asma a rischio di vita, dopo l'iniziale valutazione presso il Pronto Soccorso, devono essere monitorizzati (traccia ECG e SpO_2 in continuo e PA ogni 2 ore) per le successive 24 ore.

Pertanto è fondamentale stratificare il rischio in corso di asma acuto secondo la classificazione riportata in Tabella 3.1.3.

Successivamente è opportuno ricercare i criteri per asma a rischio di vita come segue (Tabella 3.1.4).

IL TACCUINO

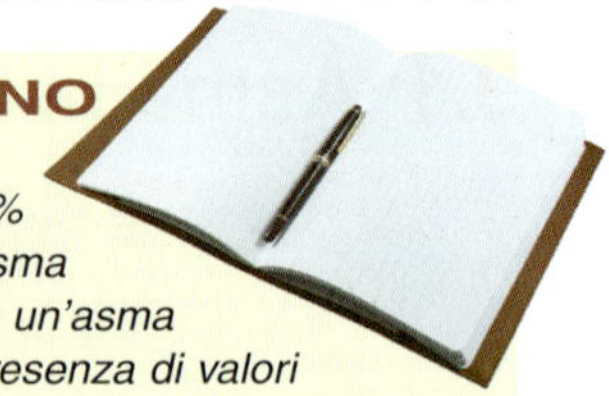

Una SpO_2 >92% non significa asma lieve: si può avere un'asma severo anche in presenza di valori conservati o lievemente ridotti di ossiemia. I fattori di rischio vanno sempre tenuti in considerazione per prevenire il rischio di sottostimare l'attacco d'asma.

Tabella 3.1.3. Livelli di severità nell'adulto

Asma a rischio di vita
PEF <33% del predetto SpO_2 <92% Impossibilità a parlare, cianosi Esaurimento - confusione - coma Silenzio respiratorio (MV abolito)
Asma severo
Non caratteri di asma a rischio di vita PEF 33-50% del predetto SpO_2 >92% Difficoltà a terminare la frase Frequenza respiratoria >25 respiri/min Frequenza cardiaca >110 bpm
Asma moderato
Non caratteri di asma a rischio di vita PEF fra i 50-75% del predetto SpO_2 >92% Frequenza respiratoria <25 respiri/min Tachicardia lieve, sempre minore di 110 b/min PA Normale Eloquio normale
Asma lieve
Non caratteri di asma a rischio di vita PEF >75% del predetto SpO_2 normale - quasi normale Frequenza respiratoria <20 respiri/min FC sempre <100 b/min PA Normale Eloquio normale

Tabella 3.1.2. Modalità di presentazione dei quadri clinici

Ad insorgenza progressiva (80% dei casi)	Ad esordio iperacuto (20% dei casi)
Progressivo peggioramento (>6 ore, in genere giorni)	Rapido deterioramento
Prevalenza femminile	Prevalenza maschile
Spesso secondario a infezione delle vie aeree superiori	Spesso secondario ad allergeni
Presentazione spesso non grave ma con una risposta lenta	Quadro clinico grave ma con pronta risposta alla terapia

Tabella 3.1.4. Fattori di rischio per asma a rischio di vita

Attacchi precedenti • Esacerbazioni severe in precedenza (es. intubazione o ricovero in ICU per asma) • Due o più ospedalizzazioni per asma nell'anno precedente • Tre o più accessi in PS per asma nell'anno precedente • Ospedalizzazione o accesso in PS per asma nel mese precedente • Uso >2 confezioni di SABA al mese • Difficoltà nel riconoscere i sintomi dell'asma o la gravità dell'esacerbazione
Condizioni sociali • Basso stato socio-economico o residenza in centri urbani • Uso di sostanze stupefacenti • Problemi psicosociali
Co-morbidità • Malattia cardiovascolare • Altra malattia polmonare cronica • Malattia psichiatrica cronica

Diagnosi differenziale

La diagnosi differenziale va ricercata con la BPCO, lo scompenso cardiaco, la tosse da ACE inibitori, la presenza di disfunzione della laringe o delle corde vocali o di ostruzioni meccaniche delle vie aeree e, infine, di reflusso gastro-esofageo.

In Tabella 3.1.5 vengono riportati i criteri di diagnosi differenziale dell'asma con la BPCO.

Recentemente la *Global Initiative for Asthma* (GINA) e la *Global Initiative for COPD* (GOLD) hanno descritto una nuova sindrome che include le caratteristiche dell'asma e della BPCO con il termine ACOS (*asthma-COPD overlap syndrome*). In pratica, se sono presenti più di 3 caratteristiche di asma e BPCO, è suggerita la diagnosi di ACOS. Si stima che la sindrome sia presente nel 15-45% della popolazione con ostruzione delle vie aeree e la prevalenza aumenti con l'età. Nella nostra realtà clinica, questi sono una parte di pazienti, originariamente etichettati come "BPCO ad impronta spastica", i quali presentano perlopiù:

- Episodi ricorrenti di broncospasmo.
- Sintomi per lo più notturni.
- Scarsa reversibilità della limitazione funzionale espiratoria.
- Presenza di iperinflazione alveolare.
- Dispnea per minimi sforzi.
- Iperreattività bronchiale.
- Infezione basse vie respiratorie.

Esami strumentali e test di laboratorio

Ossimetria periferica

La misura della SpO_2 è indispensabile. L'obiettivo dell'ossigenoterapia è quello di mantenere una SpO_2 fra 94 e 98%.

PEF o FEV_1

Utile la misura del PEF in PS, se la misura dello stesso fa parte della valutazione giornaliera del paziente al domicilio e se è possibile ottenere la collaborazione da parte del paziente.

Emogasanalisi

I pazienti con SpO_2 <92% (in aria ambiente o in ossigeno) e con le caratteristiche compatibili con asma acuto a rischio di vita,

Tabella 3.1.5. Criteri di diagnosi differenziale dell'asma con la BPCO

Asma	BPCO
Anamnesi: atopia, asma da sforzo, asma da modificazioni chimico-fisiche dell'aria (freddo, nebbia, etc.)	Anamnesi: fumo di sigaretta, esposizione a inalanti "tossici"
Infiammazione: presenza di linfociti T CD4+, eosinofili	Infiammazione: presenza di linfociti T CD8+, mastociti, neutrofili
Aumento CD4+/CD8+	Diminuzione CD4+/CD8+
Riduzione flusso aereo reversibile	Riduzione flusso aereo irreversibile
VR: incremento minore e reversibile	VR: incremento severo e persistente
DLCO: minore riduzione	DLCO: riduzione significativa

DLCO = diffusione alveolo-capillare del monossido di carbonio; VR = volume residuo.

sono spesso a rischio di ipercapnia e pertanto risulta fondamentale l'esecuzione della emogasanalisi arteriosa.

IL TACCUINO

In parecchi casi di asma acuto, si verifica un incremento dei lattati. Questo incremento non è espressione di ipoperfusione o ridotto rilascio di ossigeno ai tessuti, non è secondario ad un sovraccarico imposto ai muscoli inspiratori, ma piuttosto è un fenomeno strettamente correlato all'impiego di β_2-agonisti.

Radiografia del torace

L'esecuzione di una radiografia del torace non trova indicazione a meno che non ci sia:

- Insufficiente risposta al trattamento.
- Necessità di ventilazione meccanica (non-invasiva, invasiva).
- Sospetto di pneumotorace, consolidamento parenchimale, versamento pleurico.
- Asma a rischio di vita.

Ecografia bedside

L'ecografia bedside del torace trova una sua ragione nell'ambito della diagnostica differenziale. La presenza di un pattern A esclude la componente "congestizia" e quindi l'eziologia cardiogena della dispnea acuta e broncospasmo. Quindi di estrema utilità nella diagnosi differenziale fra asma cardiaca e asma "polmonare".

Ricovero o dimissione

La decisione di ricoverare un paziente va fatta sulla base di un insieme di criteri che aiutano il medico d'urgenza a meglio definire il bisogno di ospedalizzazione, evitando il rischio di sottostimare la problematica clinica in atto (Tabella 3.1.6).

Non esistono criteri definiti o linee-guida circa la possibilità di "ricovero in OBI";

Tabella 3.1.6. Criteri di ricovero ospedaliero

Tutti i pazienti con caratteristiche di asma a rischio di vita
Tutti i pazienti con qualsiasi caratteristica di attacco severo persistente dopo iniziale terapia
Problematiche psicologiche/sociali
Difficoltà di comprensione
Presentazione notturna/gravidanza
Uso di steroidi nei gg precedenti l'accesso in PS/Precedente episodio di asma severo a rischio di vita

è ragionevole suggerire un razionale per una gestione in OBI per tutti i pazienti con asma riacutizzato "moderato". In questo setting, l'osservazione nelle 24 ore con monitoraggio della SpO_2 e la corretta gestione della terapia inalatoria, consente di valutare l'evoluzione clinica del paziente e la sua eventuale dimissibilità a breve. La gestione in OBI di pazienti con asma severo dipende dalle caratteristiche del reparto in oggetto, dalle competenze/esperienza dei medici d'urgenza e dal contesto logistico dell'ospedale.

È in genere raccomandabile la prescrizione di alcuni giorni di terapia cortisonica per via orale, dopo il rinvio al domicilio dal PS per tutte le crisi asmatiche di intensità più che lieve.

Terapia intensiva

I criteri per l'accesso in terapia intensiva di pazienti con asma severo o a rischio di vita che non rispondono alla terapia sono riportati in Tabella 3.1.7.

Tabella 3.1.7. Criteri di accesso in Terapia Intensiva

Ipossiemia persistente o in peggioramento
Ipercapnia e pH in peggioramento
Respiro flebile, fatica acuta, confusione con deterioramento del sensorio
Arresto respiratorio

Non tutti i pazienti in terapia intensiva o sub-intensiva necessitano di ventilazione meccanica invasiva, tenuto conto delle difficoltà intrinseche legate all'intubazione di questi pazienti. Pertanto l'impiego di ventilazione non-invasiva con pressione positiva a 2 livelli può risultare una strategia utile e efficace in casi selezionati. Si raccomandano valori bassi di pressione di supporto e minimi valori di Pressione positiva di fine espirazione al fine di prevenire il rischio di barotrauma e compromissione emodinamica.

Terapia dell'asma acuto

Gli obiettivi primari del trattamento dell'asma riacutizzato devono mirare a contrastare la bronco-ostruzione e l'ipossiemia arteriosa attraverso un supplemento di ossigeno, una precoce introduzione della terapia con β_2-agonisti a breve emivita e corticosteroidi sistemici.

Ossigeno

L'ossigeno deve essere somministrato da subito nei pazienti ipossiemici tramite la maschera di Venturi con un target di SpO_2 >93%. La comparsa di ipercapnia riflette la presenza di asma a rischio imminente di vita e può richiedere un intervento dello specialista rianimatore.

β_2-agonisti a breve emivita e anticolinergici

Nell'asma acuto severo i β_2-agonisti inalatori a breve emivita e gli anticolinergici inalatori rappresentano la terapia di scelta. La combinazione di ipratropium bromuro e β_2-agonisti per via inalatoria può avere un effetto sinergico nel migliorare la broncodilatazione nel trattamento dell'asma acuto (Tabella 3.1.8). L'utilizzo di un distanziatore può facilitare la somministrazione dei farmaci per via inalatoria nei pazienti dispnoici.

β_2-agonisti per via venosa

Non vi è evidenza che i β_2-agonisti somministrati per via venosa siano superiori alla via inalatoria anzi aumentano gli effetti avversi senza indurre vantaggi. La tachicardia e il tremore aumentano senza aumentare l'effetto di broncodilatazione.

IL TACCUINO

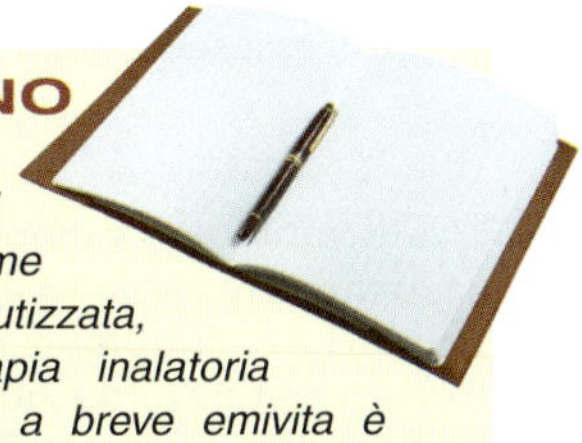

Anche in corso di asma acuto così come nella BPCO riacutizzata, l'utilizzo della terapia inalatoria con β_2-adrenergico a breve emivita è l'elemento fondamentale della terapia. Non bisogna dimenticare l'importanza di ripetere la somministrazione di β_2-adrenergici nella prima ora dell'attacco asmatico (ogni 15-20 min) e ricordare che i β_2-agonisti per via venosa hanno più svantaggi che vantaggi rispetto alla terapia inalatoria.

Glucocorticosteroidi

Gli steroidi riducono la mortalità, la necessità di ricovero ospedaliero e l'utilizzo della terapia con β_2-agonisti. La loro somministrazione "precoce" negli attacchi di asma acuto migliora l'outcome dei pazienti. Il dosaggio dovrebbe essere di 0,5-1 mg/kg/die con metil-prednisone e.v. o prednisone per os.

Magnesio solfato

Vi sono evidenze che il magnesio solfato ha un effetto broncodilatatore. Pertanto la sua somministrazione va contemplata in caso di asma acuto severo, in assenza di una risposta ottimale alla terapia broncodilatatrice e/o nel caso di asma a rischio di vita.

Il dosaggio ideale prevede 1,2-2 g in 250 di soluzione salina normale in 20 minuti.

Tabella 3.1.8. Trattamento dell'asma acuta con broncodilatatori

β-2 agonisti "short"	Vagolitici
Salbutamolo per aerosol: 2,5-5 mg in 2,5 mL di SF all'ingresso e successivamente a intervalli di 20 minuti la prima ora. Poi 1 volta all'ora.	Ipratropium per aerosol: 0,25-0,5 mg in 2,5 mL di SF all'ingresso e dopo 30 minuti la prima ora. Poi 1 volta ogni 3 ore.
Salbutamolo tramite inalatore: 400-600 μg all'ingresso e successivamente a intervalli di 20 minuti la prima ora. Poi 1 volta all'ora.	Ipratropium tramite inalatore: 80 μg all'ingresso e dopo 30 minuti la prima ora. Poi una volta ogni 3 ore.

Teofillina

La teofillina, in virtù del rischio di eventi avversi, non è raccomandata, sebbene vi siano evidenze relative ad un suo impiego "rescue" in casi selezionati di asma refrattaria.

Antibioticoterapia

Gli antibiotici vanno utilizzati in presenza di un forte sospetto di infezione batterica. L'impiego di antibiotici in corso di asma acuto è sovrautilizzato e non tiene conto dell'eziologia virale come prevalente negli episodi di asma post-infettivo.

Terapie non convenzionali

L'utilizzo dell'adrenalina sottocute a dosaggio di 0,3-0,5 mg può avere un ruolo "salva vita", in particolare, in pazienti in cui si sospetta una reazione anafilattica o in pazienti non responsivi a tutti i farmaci precedentemente utilizzati. L'adrenalina per via aerosolica non aumenta l'effetto di broncodilatazione rispetto al salbutamolo. In aggiunta, il salbutamolo ha un effetto più prolungato nel tempo rispetto all'adrenalina inalatoria.

Vi sono inoltre alcune evidenze relative alla ketamina in infusione continua per il controllo dell'asma severo non responsivo a terapia medica standard, alla dose iniziale somministrata in bolo da 0,5 a 1 mg/kg in 3-4 minuti, seguita da un'infusione continua da 0,5 a 2 mg/kg.

La ventilazione non invasiva è spesso utilizzata nei pazienti con asma severo, anche se non sono presenti evidenze scientifiche sull'effettiva efficacia. Un adeguato approccio potrebbe essere quello di utilizzare la NIV, nei pazienti che non hanno risposto in modo soddisfacente alla terapia medica, per un trial di circa 2 o 3 ore. Utilizzi più prolungati sono sconsigliati poiché la NIV è gravata dal rischio di peggiorare l'iperinflazione e aumentare il rischio di barotrauma. È importante fare attenzione al settaggio del ventilatore che deve utilizzare bassi livelli di pressione di supporto (PS) e pressione positiva di fine espirazione (PEEP) per ridurre al minimo il rischio barotraumatico e la compromissione emodinamica.

Riempimento volemico

Non vi sono evidenze sulla necessità di implementare una terapia con fluidi in corso di asma acuto. È necessario correggere l'ipokaliemia che può essere esacerbata dalla terapia con β_2-agonisti.

Bibliografia di riferimento

LA LAVAGNA

- ***L'asma acuto non va mai sottostimato. Ancora oggi è una possibile causa di morte.***
- ***È fondamentale definire il grado di severità dell'asma e valutare i criteri in grado di predire il rischio di un outcome sfavorevole o a rischio di vita.***
- ***La terapia inalatoria si avvale dell'impiego di distanziatori e/o nebulizzatori per ottimizzare la deposizione "periferica" del farmaco.***
- ***Nei casi gravi di asma, il progressivo peggioramento della capnia con un sensorio obnubilato rende urgente il ricovero in Terapia Intensiva.***

URGENZE GERIATRICHE

l'occhio di riguardo

EPIDEMIOLOGIA

Nonostante l'asma sia considerata una patologia tipica dell'età pediatrica, l'incidenza dell'asma è 2,4, 3,1 e 5,4/1000/anno rispettivamente per i gruppi di età da 15 a 29, da 30 a 45 e da 50 a 70 anni.
I pazienti con età superiore a 65 anni con asma hanno più elevati tassi di ospedalizzazione, maggiore mortalità e crisi acute molto spesso fatali.

FISIOPATOLOGIA

Caratteristica tipica nel paziente anziano asmatico è l'ostruzione diffusa della parete bronchiale con ispessimento della membrana basale reticolare e un aumento della massa muscolare liscia bronchiale contribuendo notevolmente allo spessore della parete delle vie aeree rispetto al paziente adulto. L'architettura delle vie aeree, inoltre, presenta deposizione di collagene di tipo I, III e V e fibronectina che determinano la presenza "fibrosi subepiteliale", tipica del paziente anziano asmatico.

CAUSE

La lunga durata e la gravità della malattia pregressa nell'anziano determinano durante la fase acuta dell'asma un livello più grave di ostruzione sebbene la riduzione del flusso aereo osservata nell'asmatico più anziano potrebbe essere attribuibile anche alle modificazioni patologiche del normale processo di invecchiamento: la riduzione età-correlata della capacità elastica del parenchima polmonare determina il rimodellamento delle vie aeree rendendo l'ostruzione al flusso d'aria "fissa" o "irreversibile".

CLINICA

Rispetto alla dispnea che nel paziente anziano può essere la manifestazione clinica di condizioni come l'insufficienza cardiaca, la broncopneumopatia cronica (BPCO), la malattia da reflusso gastro-esofageo e i tumori endobronchiali, la tosse può essere l'unico sintomo di presentazione dell'attacco acuto asmatico. Il respiro sibilante, al contrario, può non essere così prominente, e la sua presenza non è specifica e non è correlata alla gravità dell'ostruzione. Frequentemente, pazienti anziani che sviluppano l'asma dopo i 65 anni, hanno il primo sintomo di asma preceduto immediatamente da o concomitante con un'infezione del tratto respiratorio superiore e presentano rispetto ai pazienti più giovani, una ridotta percezione della broncocostrizione, ritardandone spesso la diagnosi.

ITER DIAGNOSTICO

Non differisce da quanto già esposto nel capitolo generale. Particolare attenzione nell'iter diagnostico va posta alla diagnosi differenziale con altre comorbilità, tipiche dell'età geriatrica, che possono simulare l'attacco asmatico acuto nell'anziano: l'insufficienza car diaca decompensata con l'esecuzione di un ecocardiogramma e rilevamento delle sezioni destre per l'eventuale presenza di un cuore polmonare cronico riacutizzato e la presenza del reflusso gastro-esogageo con l'esecuzione dell'esofagogastroduodenoscopia e della manometria esofagea. Va inoltre valutata, in corso di diagnosi differenziale, l'overlap dell'asma con la BPCO. Infine, quando possibile, utile la valutazione spirometrica per stimare la reversibilità dell'ostruzione bronchiale e quindi personalizzare la terapia.

TERAPIA

La terapia dell'attacco bronchiale acuto nel paziente anziano deve essere sempre tempestiva, con particolare attenzione alla modalità di somministrazione della via inalatoria (aerosol vs distanziatore). Particolare attenzione va rivolta alla possibilità di una possibile diatesi allergica che, anche se raramente, può presentarsi in età avanzata come, per esempio, la sindrome di "Samter" caratterizzata da una grave rinosinusite cronica, poliposi nasale e attacco acuto di asma in seguito dell'ingestione di inibitori della cicloossigenasi-1 come l'aspirina e farmaci antinfiammatori non steroidei.

Asma acuto

Presenza di una delle seguenti condizioni:
- SpO_2 <92%
- Impossibilità a parlare
- Esaurimento - confusione - coma
- Silenzio respiratorio
- Ipotensione
- Aritmia

Sì

RISCHIO DI VITA
Assicurare via venosa
Somministrare O_2
Monitorare i parametri vitali
Allertare la Terapia Intensiva
Iniziare la terapia farmacologica

Ricovero in Terapia Intensiva

No

SpO_2 >92%
Difficoltà a terminare la frase
FR >25/min
FC >110/min

ASMA GRAVE*
Assicurare la via venosa
Somministrare O_2
Monitorare parametri vitali
- Salbutamolo + anticolinergici inalatori ad alte dosi ripetuti
- Steroidi os/e.v.
- Considera magnesio e.v.

Ricovero in Medicina di Urgenza/Medicina Interna

SpO_2 normale/lievemente ridotta
Completa la frase
FR <25/min
FC <110/min

ASMA LIEVE/MODERATO*
- Salbutamolo + anticolinergici inalatori
- Steroidi os/e.v.
- Rivalutazione ogni 2 ore

In base alla risposta alle terapie:
Ricovero in murg/mint
Osservazione in OBI
Dimissione da PS (con adeguamento della terapia e indicazione a controlli)

* Considerare sempre fattori di rischio aggiuntivi quali: pregressi episodi di asma a rischio di vita, recente ricovero o ripetuti accessi al PS, uso abituale di steroidi per via orale, uso crescente di β_2-agonisti, problemi psicologici o sociali.

3.2 Broncopneumopatia cronica riacutizzata

Definizione

La Broncopneumopatia Cronica Ostruttiva (BPCO) è definita come una malattia trattabile e prevenibile, caratterizzata da una limitazione al flusso aereo solo parzialmente reversibile. La limitazione al flusso aereo è solitamente progressiva ed associata ad una anormale risposta infiammatoria dei polmoni a particelle o gas, per lo più il fumo di sigaretta.

Recentemente alla luce di nuove e recenti evidenze la BPCO va considerata come una componente polmonare di una sindrome sistemica (le condizioni di comorbilità sono molto presenti in pazienti BPCO ma non correlate alla funzione polmonare).

The *Global Initiative for Chronic Obstructive Lung Disease* (GOLD), un report prodotto dalla *National Heart, Lung, and Blood Institute* (NHLBI) e dalla *World Health Organization* (WHO), definisce la riacutizzazione della BPCO come un evento acuto caratterizzato dal peggioramento dei sintomi respiratori, al di là delle normali variazioni giornaliere e che comporta la necessità di cambiare il trattamento. Questo generalmente include la modificazione di uno o più dei seguenti sintomi cardine:

- La tosse aumenta in frequenza e severità.
- La produzione di catarro aumenta in volume o modifica le sue caratteristiche.
- La dispnea peggiora.

Fattori di rischio per la BPCO riacutizzata

Secondo studi osservazionali il rischio di sviluppare una riacutizzazione di BPCO correla con i fattori elencati nella Tabella 3.2.1.

In generale, il peggioramento della limitazione al flusso aereo che si traduce in una riduzione del volume espirato al primo secondo (FEV1) è associato con un rischio aumentato di riacutizzazione di BPCO.

Tabella 3.2.1. Fattori di rischio per la riacutizzazione della BPCO

Età avanzata
Tosse produttiva
Storia di antibioticoterapia
Frequenti ospedalizzazioni negli anni precedenti la valutazione clinico-funzionale
Terapia teofillinica
Uno o più tra: scompenso cardiaco cronico, diabete mellito, cardiopatia ischemica

Epidemiologia

La BPCO dal 2020 è diventata la terza causa di morte negli USA e diventerà la terza causa a partire dal 2020. Attualmente interessa pressoché in egual misura uomini e donne. Nel 2000, la BPCO è stata responsabile di 8 milioni di visite mediche e di 1,5 milioni di visite presso i PS. Le ospedalizzazioni per BPCO rappresentano circa il 13% del totale.

Fisiopatologia

I pazienti affetti da BPCO riacutizzata presentano un aumento abnorme delle resistenze delle vie aeree in virtù del broncospasmo, dell'edema della mucosa bronchiale e dell'ispissatio dell'escreato. Questo determina una ulteriore riduzione del flusso aereo espiratorio, cui consegue un peggioramento del volume polmonare di fine-espirazione (EELV). La costante di tempo, cioè il prodotto della resistenza e della compliance polmonare, che riflette il tempo di svuotamento del compartimento alveolare, risulta così severamente prolungata determinando un aumento dinamico del volume polmonare a fine espirazione. Poiché in corso di riacutizzazione i pazienti adottano un pattern ventilatorio caratterizzato da respiri rapidi e superficiali, questa condizione riduce ulteriormente il tempo a disposizione per lo svuotamento alveolare, creando così un circolo vizioso caratterizzato da iperinflazione dinamica. Il risultato complessivo dello stato di iperinflazione dinamica comporta plurimi effetti deleteri (Tabella 3.2.2).

Tabella 3.2.2. **Effetti indotti da una condizione di iperinflazione alveolare dinamica in corso di BPCO riacutizzata**

Aumento dei volumi e delle capacità polmonari
Comparsa di pressione positiva intrinseca di fine espirazione (PEEPi)
Disaccoppiamento della porzione sterno-costale e crurale del diaframma e scomparsa della zona "apposizionale"
Dissociazione neuro-meccanica con aumentata sollecitazione del drive respiratorio "centrale"
Peggioramento della distribuzione del rapporto ventilazione/perfusione
Effetti deleteri sul sistema cardiovascolare

Presentazione clinica

Le manifestazioni cliniche della BPCO riacutizzata variano da un lieve peggioramento della dispnea o della tosse produttiva ad un quadro clinico caratterizzato da insufficienza respiratoria secondaria ad acidosi respiratoria acuta o acuta su cronica e/o ipossiemia severa (Tabella 3.2.3).

Esame obiettivo

Gli aspetti clinici associati ad una BPCO riacutizzata spesso includono respiro sibilante e tachipnea e possono essere associati a difficoltà a parlare, all'utilizzo della muscolatura respiratoria accessoria, alla presenza di movimenti asincroni fra torace ed addome durante la respirazione. La presenza di un sensorio obnubilato potrebbe riflettere ipercapnia o ipossiemia.

Bisognerebbe sempre porre l'attenzione alle possibili diagnosi alternative soprattutto in presenza di febbre, allettamento forzato, comorbilità severa o sintomatologia aspecifica.

Esami strumentali e di laboratorio

Per i pazienti che richiedono un trattamento presso il Pronto Soccorso, la valutazione deve contemplare:

- valutazione della saturazione periferica di ossigeno (SpO_2);
- una radiografia del torace allo scopo di escludere polmonite, pneumotorace, edema polmonare e versamento pleurico;
- esami ematochimici che includano emocromo + formula, PCR, elettroliti, glicemia, creatinina;
- elettrocardiogramma per evidenziare segni eventuali di impegno ventricolare destro (per lo più onda P polmonare) ed escludere tachicardia e ischemia miocardica;
- emogasanalisi arteriosa, soprattutto nel sospetto di ipercapnia in corso di insufficienza respiratoria acuta su cronica e nella valutazione dei criteri di inclusione per una ventilazione non-invasiva;
- test aggiuntivi possono essere richiesti in funzione delle caratteristiche del paziente;
- ecografia toracica mirata ad escludere pneumotorace, polmonite, versamento pleurico, e/o la presenza di una sindrome interstiziale (pattern B caratterizzato da linee B diffuse) espressione di edema polmo-

Tabella 3.2.3. **Manifestazioni cliniche in corso di BPCO riacutizzata**

Livello di gravità lieve	Livello di gravità moderato	Livello di gravità severo
➢ pH 7,34-7,30 ➢ $PaCO_2$ 46-69 mmHg ➢ PaO_2 41-55 mmHg • Incremento graduale della dispnea • Escreato purulento • Cianosi • Edemi periferici • Tachicardia	➢ pH 7,29-7,25 ➢ $PaCO_2$ 70-80 mmHg ➢ PaO_2 30-40 mmHg • Dispnea a riposo • Respiro rapido e superficiale • Muscolatura accessoria attiva • Turgore giugulare • Fegato da stasi • Sensorio compromesso • Flapping	➢ pH <7,25 ➢ $PaCO_2$ >80 mmHg ➢ PaO_2 <30 mmHg • Fatica muscolare • Asincronismi respiratori • Apnea • Coma • Ipotensione

Tabella 3.2.4. Vantaggi dell'ecografia toracica nel paziente con BPCO

Consente una valutazione rapida in attesa degli esami e della radiografia del torace
Permette un'accuratezza diagnostica superiore alla radiografia del torace, soprattutto nel paziente allettato
Rende possibile l'evidenziazione, con elevata specificità e sensibilità, di una condizione di sovraccarico idrico del circolo polmonare
Permette di evidenziare la presenza di un versamento pericardico
Consente una stima indiretta della PVC in rapporto al diametro e all'indice di collabimento della vena cava inferiore
Permette di evidenziare la presenza di aree di consolidamento polmonare o di versamento pleurico o di pneumotorace
Consente di evidenziare la presenza di valvulopatia severa, l'aumento del diametro delle cavità cardiache destre e/o lo sbandieramento del setto interventricolare

nare lesionale o non-lesionale. L'utilizzo dell'ecografia al letto del paziente presenta i vantaggi descritti nella Tabella 3.2.4.

Diagnosi differenziale

Pazienti con BPCO che giungono in Pronto Soccorso con un peggioramento acuto della dispnea dovrebbero essere sempre valutati per possibili diagnosi alternative, come lo scompenso cardiaco, la tromboembolia polmonare, la polmonite e lo pneumotorace. Una ecografia toracica e la radiografia del torace (seppur in misura minore) possono differenziare queste ipotesi alternative soprattutto quando la dispnea e l'ipossiemia sono più rilevanti rispetto alla presenza di tosse e alla produzione di catarro (Figura 3.2.1). L'errore nella diagnosi differenziale della dispnea acuta è del 20% circa in un qualsiasi Pronto Soccorso.

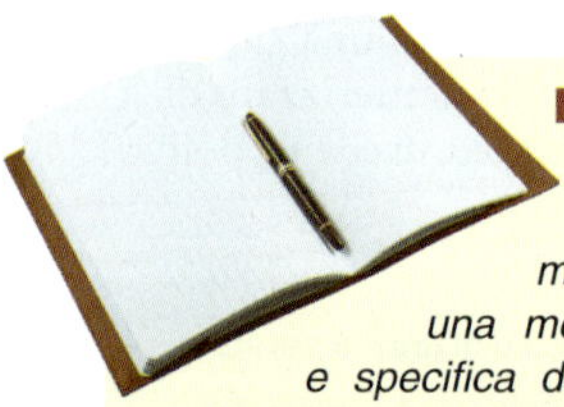

IL TACCUINO

L'ecografia del polmone risulta essere una metodica più sensibile e specifica della radiografia standard del torace. La presenza di un pattern A polmonare in corso di BPCO riacutizzata esclude con estrema accuratezza la presenza di liquido interstizio-alveolare (sindrome interstiziale) caratterizzato da un pattern B (linee B) polmonare.

Ricovero o dimissione

Uno step fondamentale nella valutazione iniziale è quello di determinare se il paziente necessita di ospedalizzazione o può essere inviato, in sicurezza, al domicilio.

I criteri che dovrebbero guidare la decisione di ospedalizzare i pazienti con BPCO riacutizzata sono riportati in Tabella 3.2.5.

Tabella 3.2.5. Criteri per ospedalizzazione in corso di BPCO riacutizzata

- Marcato incremento della dispnea e/o insorgenza di nuovi segni (cianosi, edemi periferici, aritmie cardiache)
- Presistente severa BPCO (pazienti in OLT)
- Inadeguata risposta dei sintomi alla terapia domiciliare
- Anamnesi di frequenti riacutizzazioni
- Diagnosi incerta
- SaO_2 <90%
- Modificazione dello stato mentale
- Età avanzata
- Impossibilità da parte del paziente di gestire le cure (mancanza di supporto domiciliare o "*inadeguat home care*")
- Presenza di alto rischio per comorbidità (polmonite, aritmia cardiaca, insufficienza cardiaca, diabete mellito insulino-dipendente, insufficienza renale o epatica).

Terapia

I principali presidi del trattamento ospedaliero in corso di BPCO riacutizzata mirano a ridurre la limitazione del flusso aereo tramite l'utilizzo di farmaci broncodilatatori per via inalatoria a breve emivita oltre a corticosteroidi per via sistemica. Inoltre è importante trattare l'infezione con antibiotici e garantire un'adeguata ossigenazione. Per ridurre il rischio di ricorrere a intubazione oro-tracheale, è indicato iniziare, se possibi-

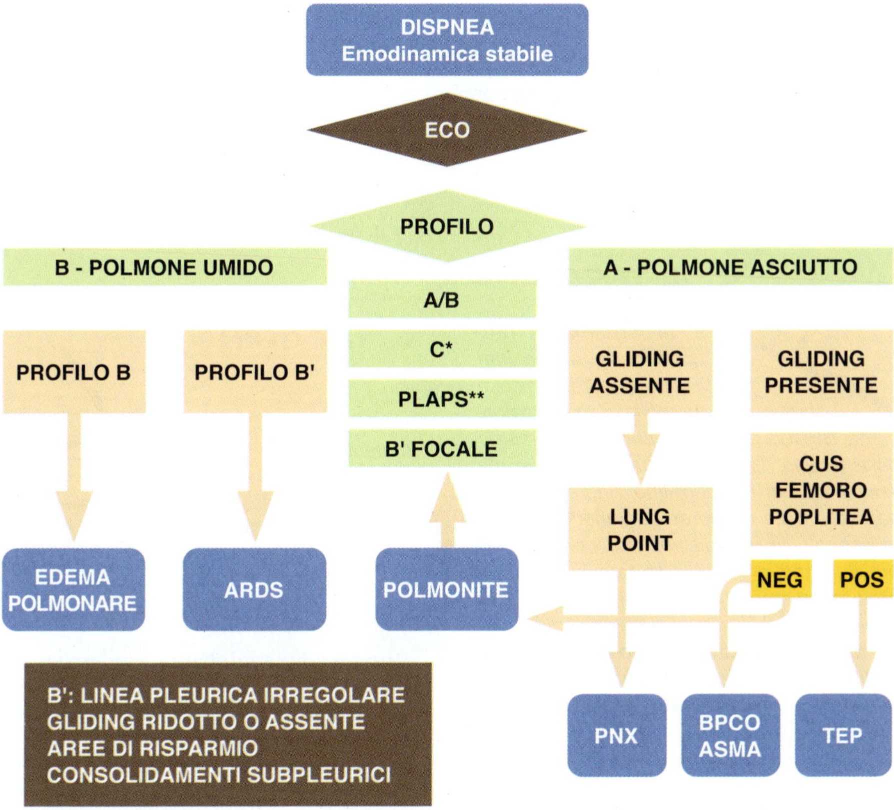

* Presenza di noduli solidi anteriori segno di polmonite anteriore.

** Aree di consolidamento associate o meno a versamento pleurico (*posterior lateral alveolar pleural sindrome*)

Figura 3.2.1. Algoritmo diagnostico della BPCO riacutizzata (eco-guidato).

le, (in assenza di controindicazioni: arresto respiratorio, impossibilità a cooperare) un tentativo di ventilazione non-invasiva mediante pressione positiva delle vie aeree a due livelli.

Ossigenoterapia

Il supplemento di ossigeno rappresenta una componente cruciale della terapia acuta. Poiché è presente il rischio di una risposta ipercapnica alla terapia con ossigeno, la sua somministrazione dovrebbe avere come target una SpO_2 compresa fra 88 e 92% o una pressione parziale di ossigeno (PaO_2) tra i 60 ed i 70 mmHg.

IL TACCUINO

La maschera di Venturi è il mezzo preferito per somministrare ossigeno in tali pazienti poiché permette una precisa erogazione di FiO_2 prevenendo il rischio di una risposta ipercapnica all'ossigenoterapia.

β_2-agonisti adrenergici

La somministrazione di farmaci inalatori β adrenergici a breve emivita è la chiave della terapia della BPCO riacutizzata in virtù della rapidità d'azione e della potenza broncodilatatrice. Questi medicamenti possono essere somministrati via nebulizzatore o erogatore dosato con distanziatore, anche con l'aggiunta di un farmaco anti-muscarinico a breve emivita (Tabella 3.2.6).

IL TACCUINO

Si raccomanda l'utilizzo della terapia inalatoria con β_2-adrenergico a breve emivita nelle riacutizzazioni da BPCO. È il più importante elemento della terapia. La terapia inalatoria deve utilizzare presidi che facilitino l'ingresso delle particelle nelle vie aeree periferiche. Pertanto, vanno utilizzati i distanziatori con gli spray pressurizzati o il nebulizzatore in grado di produrre microparticelle di calibro inferiore ai 5 micron.

Gli agenti mucoattivi, secreto-regolatori e le metilxantine non hanno mostrato evidenze di beneficio, quando utilizzate nella BPCO riacutizzata.

Glucocorticoidi sistemici

In aggiunta alla terapia broncodilatatrice, migliorano i sintomi e la funzionalità polmonare e riducono la degenza ospedaliera.

I corticosteroidi orali sono rapidamente assorbiti con una completa biodisponibilità risultando quindi efficaci tanto quanto i corticosteroidi somministrati per via venosa. Il dosaggio ottimale dei corticosteroidi sistemici non è conosciuto e varia, in funzione della severità della riacutizzazione. In genere viene consigliato un trattamento con 40-60 mg/die di prednisone da proseguire per un periodo di 7 giorni.

Antibiotici

Gli antibiotici sono indicati per i pazienti con riacutizzazione moderata-severa della BPCO che necessitano di essere ospedalizzati (Tabella 3.2.7).

IL TACCUINO

L'ospedalizzazione per BPCO riacutizzata aumenta il rischio di trombosi venosa profonda e pertanto è indicata la profilassi del tromboembolismo venoso.

Rimpiazzo volemico

Interessanti studi hanno evidenziato una riduzione del volume telediastolico ventricolare sinistro in corso di BPCO riacutizzata, suggerendo un supporto di "volume" (cristalloidi) come elemento complementare della terapia.

Ventilazione non invasiva

I pazienti affetti da BPCO riacutizzata e acidosi respiratoria acuta o acuta su cronica, in presenza di pH <7,35 e $PaCO_2$ >45 mmHg, nonostante 30-60 minuti di terapia farmacologica ed ossigeno, hanno indicazione ad iniziare una ventilazione non invasiva con pressione positiva delle vie aeree a 2 livelli. La modalità ventilatoria preferita è una modalità spontanea, con una pressione di

Tabella 3.2.6. Farmaci broncodilatatori

β_2-agonisti "short acting"	Vagolitici
Salbutamolo per aerosol 2,5-5 mg in 2,5 mL di SF all'ingresso e successivamente a intervalli di 3 ore	Ipratropium bromuro per aerosol 0,25-0,5 mg in 2,5 mL di SF all'ingresso e successivamente ogni 2-6 ore
Salbutamolo tramite inalatore/distanziatore 400 µg all'ingresso (4 puff) e dopo 30 minuti e successivamente 200-400 µg ogni 2-6 ore	Ipratropium bromuro tramite inalatore/distanziatore 80 µg all'ingresso e dopo 30 minuti e successivamente ogni 6 ore

Tabella 3.2.7. Antibioticoterapia in corso di BPCO riacutizzata

Tipo di riacutizzazione	Terapia
BPCO riacutizzata non complicata FEV1 >50% o meno di 4 riacutizzazioni/anno o assenza di comorbidità*	• cefalosporine orali di II generazione (cefuroxime 500 mg ogni 12 ore o cefpodoxime 200 mg ogni 12 ore) • azitromicina (500 mg ogni 24 ore) o claritromicina (500 mg ogni 12 ore)
BPCO riacutizzata complicata 50% > FEV1 >35% o più di 4 riacutizzazioni/anno o presenza di comorbidità* o età >65 anni	• amoxicillina/acido clavulanico (1 g per os o 2,2 g e.v. ogni 6-8 ore) • chinolone specifico sull'apparato respiratorio (moxifloxacina 400 mg per os/e.v. ogni 24 ore o levofloxacina 500 mg per os/e.v. ogni 24 ore) • cefalosporine di III generazione [cefotaxime (2 g e.v. ogni 6-8 ore) o ceftriaxone (2 g e.v. ogni 24 ore)]
BPCO riacutizzata complicata a rischio di infezione da Pseudomonas aeruginosa Infezione bronchiale cronica o FEV1 <35% o bronchiectasie o frequente ricorso ad antibiotici (più di 4 volte/anno) o terapia cronica con steroidi	• chinolone anti *Pseudomonas* (ciprofloxacina 500 mg per os o 400 mg e.v. ogni 12 ore) • cefalosporine anti-*Pseudomonas* [ceftazidime (2 g ogni 8 ore) o cefepime (2 g ogni 8 ore)]

* scompenso cardiaco, diabete, insufficienza renale cronica, epatopatia cronica etc.

supporto (PS) fra i 10 ed i 15 cmH_2O ed una pressione espiratoria (PEEP) che varia da 5 a 7 cmH_2O. Numerosi studi hanno evidenziato una riduzione del ricorso all'intubazione tracheale, una riduzione della mortalità, un miglioramento della dispnea e degli scambi gassosi ed infine della qualità di vita nei pazienti con BPCO riacutizzata sottoposti a ventilazione non-invasiva (Tabella 3.2.8).

Tabella 3.2.8. Settaggio NIV in corso di BPCO riacutizzata

Iniziare con 8 cmH_2O di PS e salire di 2 cmH_2O alla volta fino ad ottimizzare VTe (7 mL/kg con un massimo di 15 cmH_2O di PS)
Impostare routinariamente 5 cmH_2O di PEEP (controbilanciare PEEPi)
Privilegiare la maschera fullface per una migliore interazione ventilazione/paziente
Impostare FiO_2 tale che SpO_2 ottimale fra i 88-92%
Impostare un trigger inspiratorio sensibile (attenzione all'auto-trigger)
Impostare un trigger espiratorio che prolunghi la fase espiratoria

Ossigenoterapia ad alto flusso con cannule nasali

Per i pazienti con riacutizzazione di BPCO la NIV è diventata ormai la principale

IL TACCUINO

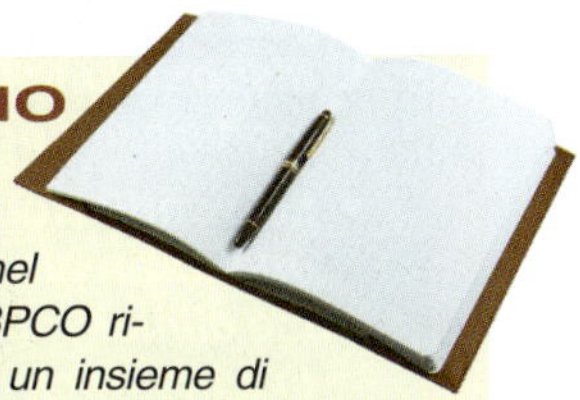

La presenza di PEEP intrinseca (PEEPi) nel paziente affetto da BPCO riacutizzata comporta un insieme di ripercussioni negative sull'emodinamica cardiocircolatoria, sul drive respiratorio, sugli scambi gassosi e sulla meccanica respiratoria. L'utilizzo di una PEEP esterna mediante ventilazione non invasiva con pressione poistiva a 2 livelli, quando indicata, ha l'effetto principale di controbilanciare la PEEPi.

modalità di supporto respiratorio. Tuttavia, a causa della scarsa tolleranza di alcuni pazienti alla maschera, alcune volte essa non è utilizzabile. L'uso delle cannule nasali ad alto flusso d'ossigeno (HFNC, *High Flow Nasal Cannula*) sta diventando sempre più diffuso come mezzo alternativo di supporto respiratorio per i pazienti critici.

Questo dispositivo somministra una miscela di aria/ossigeno con un flusso totale che può arrivare fino a 60 L/min e che viene riscaldato e umidificato. I vantaggi di questo sistema sono rappresentati dalla capacità dell'alto flusso di "lavare" l'anidride carbonica nello spazio morto anatomico, di creare una pressione positiva naso-faringea che funziona da PEEP esterna, dalla FiO_2 che rimane relativamente costante, dalla conservazione delle funzioni mucociliari e dalla maggiore tollerabilità da parte del paziente. Sono molti gli elementi che suggeriscono che l'HFNC sia un trattamento altamente promettente. Tuttavia, sono necessari ulteriori studi che dimostrino il suo effetto in pazienti con BPCO con insufficienza respiratoria acuta ipossiemica/ipercapnica, anche e soprattutto in virtù della possibilità di generare un'effetto PEEP quando il flusso supera almeno i 50 L/min.

Bibliografia di riferimento

LA LAVAGNA

- ***La diagnosi differenziale è un processo fondamentale per poter meglio trattare i nostri pazienti e deve avvalersi di tutti gli strumenti a disposizione (anamnesi, clinica, radiografia del torace, ecografia polmonare, emogasanalisi) integrati fra loro.***
- ***La ventilazione non-invasiva a due livelli di pressione rappresenta una strategia in grado di influenzare positivamente numerosi outcome clinici, inclusa la mortalità, nel trattamento della BPCO riacutizzata e insufficienza respiratoria acuta o acuta su cronica con pH <7,35 e $PaCO_2$ >45 mmHg (nonostante terapia medica + ossigeno).***

Appunti / Commenti

URGENZE GERIATRICHE

l'occhio di riguardo

EPIDEMIOLOGIA

La broncopneumopatia cronica (BPCO) riacutizzata è una condizione frequente nell'anziano e si stima che nel paziente con BPCO con età >70 anni la frequenza delle ospedalizzazioni per anno sia >40%/anno. Aspetto peculiare del paziente anziano con BPCO riacutizzata è l'elevata presenza di comorbilità, soprattutto cardiovascolare, incluso l'ipertensione arteriosa (~30%) e la cardiopatia ischemica complicata da insufficienza cardiaca e fibrillazione atriale (~40%). Tali caratteristiche cliniche rendono la BPCO riacutizzata nell'anziano un evento frequente e complicato da gestire.

FISIOPATOLOGIA

L'invecchiamento del polmone è associato a modifiche negative nella capacità ventilatoria, alla distribuzione e al trasferimento dell'ossigeno. Sembra che il fattore principale associato a tali modificazioni sia la perdita dell'elasticità del parenchima polmonare, con il concomitante aumento del diametro e del volume medio alveolare e riduzione del flusso espiratorio forzato. Altri elementi che contribuiscono a tali modifiche negative età-correlate sono una maggiore rigidità della gabbia toracica e una riduzione della forza e della muscolare dei muscoli respiratori (sarcopenia).

CAUSE

L'elevata presenza di comorbidità, soprattutto cardiovascolare, e le sovrapposte modifiche età-correlate della meccanica respiratoria rendono il quadro clinico nel paziente anziano con BPCO riacutizzata, estremamente complesso. La presenza di cuore polmonare cronico può influenzare negativamente la prognosi. La concomitante infiammazione correlata alle patologie cronico-degenerative che frequentemente accompagnano il paziente anziano, possono determinare il peggioramento del quadro infiammatorio già intenso nella BPCO riacutizzata nell'anziano.

CLINICA

Rispetto all'adulto il quadro clinico della BPCO riacutizzata nell'anziano è decisamente più grave. In particolare, la dispnea e i rantoli che spesso dominano il quadro clinico rendono significativamente complicata la diagnosi differenziale tra dispnea di origine cardiaca e quella di origine polmonare e il conseguente approccio terapeutico.

ITER DIAGNOSTICO

Non differisce da quanto già esposto nel capitolo generale. Sicuramente l'ecografia del torace ha ridotto significativamente il rischio di errore nella diagnosi differenziale della dispnea acuta. Particolare attenzione va riservata alla valutazione dello stato volemico dell'anziano con BPCO riacutizzata, tenuto conto che spesso questi pazienti presentano una riduzione del letto vascolare polmonare e conseguente ridotto volume tele-diastolico ventricolare sinistro (VTDV sin). In questi casi l'utilizzo della stima della collassabilità della vena cava inferiore può essere di aiuto nell'orientare la terapia (infusione di liquidi vs diuretici).

TERAPIA

Grande attenzione sull'utilizzo dei farmaci β-bloccanti nel paziente con comorbidità cardiovascolare: in caso di assoluta necessità è preferibile l'uso di β-bloccanti β1-selettivi quali il bisoprololo e, in caso di intolleranza e necessità di ridurre un'elevata frequenza cardiaca, è consigliabile l'uso di ivrabradina. Per quanto riguarda l'ossigenoterapia, in casi selezionati, si può ipotizzare l'utilizzo della metodica "ad alti flussi" per la migliore "compliance" che questo metodo presenta nel paziente anziano rispetto alla metodica tradizionale.

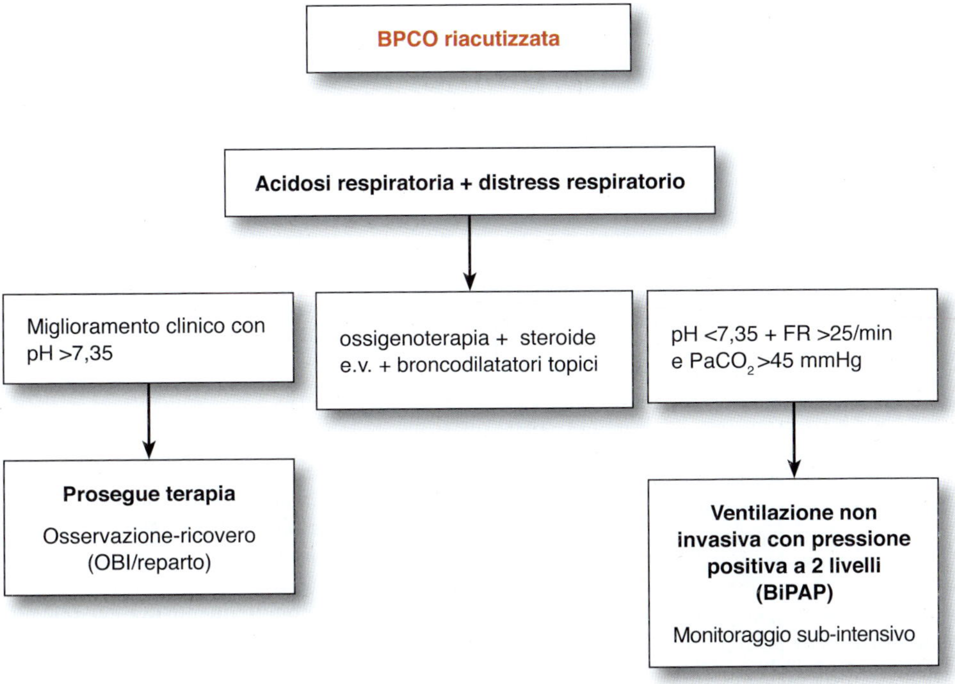
BPCO riacutizzata
Acidosi respiratoria + distress respiratorio
Miglioramento clinico con pH >7,35
ossigenoterapia + steroide e.v. + broncodilatatori topici
pH <7,35 + FR >25/min e $PaCO_2$ >45 mmHg
Prosegue terapia
Osservazione-ricovero (OBI/reparto)
Ventilazione non invasiva con pressione positiva a 2 livelli (BiPAP)
Monitoraggio sub-intensivo

3.3 Polmoniti e sindrome da aspirazione polmonare

Definizione e classificazione

La polmonite è un processo flogistico acuto del parenchima polmonare, nella maggior parte dei casi di origine infettiva. Le polmoniti possono essere classificate sulla base di vari criteri: eziologico (batteriche, virali, micotiche, protozoarie, elmintiche), anatomo-patologico (alveolari, interstiziali, necrotizzanti), epidemiologico (età, via di acquisizione, status immunitario). In particolare, la classificazione epidemiologica basata sulla via di acquisizione è da alcuni anni la più utilizzata (Tabella 3.3.1). Da segnalare che le più recenti linee guida hanno eliminato la definizione di polmonite associata alle cure sanitarie [*Healthcare-Associated Pneumonia* (HCAP)], che in precedenza definiva polmoniti in pazienti con determinate caratteristiche di fragilità per patogeni antibiotico-resistenti [ospedalizzazione recente (almeno due giorni negli ultimi tre mesi), residenza in strutture di riabilitazione o di lungodegenza, trattamento emodialitico nell'ultimo mese, recente terapia per via parenterale con antibiotici o chemioterapici o trattamento domiciliare di ulcere da pressione negli ultimi trenta giorni]. Questo a ragion del fatto che l'eziologia microbica delle polmoniti insorte in questi pazienti non sembra significativamente diversa rispetto a quella che si identifica nelle altre polmoniti comunitarie (*Community-Acquired Pneumonia*, CAP), rendendo superfluo un ampliamento dello spettro della terapia antibiotica empirica verso patogeni antibiotico-resistenti.

Epidemiologia

Le polmoniti costituiscono la prima causa infettiva per morbilità e mortalità nel mondo con circa 4 milioni di decessi l'anno e la quarta causa per mortalità globale nella popolazione adulta (la sesta in Europa e USA, l'ottava in Italia). Le polmoniti acquisite in ospedale sono il secondo tipo più frequente di infezione nosocomiale dopo le infezioni delle vie urinarie, e sono la prima causa di morte per infezione contratta in ospedale, con una letalità complessiva intorno al 30%. Inoltre, rappresentano una delle principali cause di ospedalizzazione e di spesa per antibioticoterapia.

In Italia, pur non essendoci dati epidemiologici dettagliati, si stima che vi sia un'incidenza complessiva di 10-12 casi/1000 abitanti/anno, con circa 700.000 casi di polmonite l'anno. Il sesso maschile è più colpito di quello femminile e la fascia di età adulta più interessata è quella degli ultrasettantacinquenni (circa 30 casi/1000/anno). Sempre nel nostro Paese, la mortalità per polmonite è del 13,7% nella popolazione generale, ma sale al 17,6% negli ultrasessantacinquenni.

Tabella 3.3.1. Classificazione delle polmoniti in base alla via di acquisizione

Classificazione	Definizione
Polmonite acquisita in comunità (*Community-Acquired Pneumonia*, CAP)	Quadro clinico insorto in un paziente non ospedalizzato
Polmonite nosocomiale (*Hospital-Acquired Pneumonia*, HAP)	Quadro clinico non presente all'ingresso in ospedale, nemmeno in incubazione, insorto in un paziente ricoverato da almeno 48 ore e non sottoposto a ventilazione meccanica
Polmonite associata alla ventilazione meccanica (*Ventilator-Associated Pneumonia*, VAP)	Quadro clinico insorto 48 ore dopo l'intubazione oro-tracheale

Fisiopatologia

L'infezione polmonare avviene generalmente per aspirazione di microorganismi colonizzatori delle alte vie aeree oppure per inalazione di microorganismi presenti in particelle aerosolizzate nell'ambiente. In caso di soggetti defedati, o più in generale con difetto del riflesso della tosse e/o di deglutizione, la localizzazione polmonare del microorganismo può verificarsi per ingestione nelle basse vie aeree di materiale proveniente dall'orofaringe o dallo stomaco (polmonite da aspirazione batterica); più raramente la colonizzazione del parenchima polmonare avviene per via ematogena.

La polmonite si verifica allorché coesistono colonizzazione di microorganismi con elevata carica infettante e/o particolarmente virulenti e deficit dei meccanismi di difesa dell'apparato respiratorio (riflesso della tosse, clearance mucociliare, composizione del muco bronchiale, fagocitosi dei macrofagi alveolari), associati o meno a deficit della funzione immunitaria sistemica. I principali fattori di rischio per polmonite sono: età superiore ai 65 anni, fumo di sigaretta, alcolismo, broncopneumopatia cronica ostruttiva (BPCO), cardiopatie, neoplasie, diabete mellito, terapie steroidee prolungate, immunodepressione congenita o acquisita, fibrosi cistica, tossicodipendenza, esposizione professionale a polveri o animali, traumi cranici o alterazioni dello stato di coscienza. A tali fattori sono da aggiungere, per ciò che concerne le polmoniti nosocomiali, i cateterismi, gli interventi chirurgici, l'utilizzo di nebulizzatori e di sondini naso-gastrici. In particolare, l'utilizzo di un tubo endotracheale per la ventilazione meccanica è il più evidente strumento di superamento delle barriere di difesa meccanica dai patogeni respiratori e la formazione di un biofilm sulla superficie del tubo stesso rende i batteri enormemente più resistenti all'azione degli antibiotici.

Eziologia

L'agente eziologico responsabile di quadri di polmonite infettiva è isolato in una percentuale variabile di casi, che nelle diverse casistiche raramente supera il 30-40%.

Le polmoniti acquisite in comunità sono causate da un numero relativamente limitato di patogeni, che vengono classicamente distinti in "tipici" ed "atipici". Tra i primi, il più frequente ed importante è *Streptococcus pneumoniae* (pneumococco), seguito da *Haemophilus influenzae*. Tra i batteri "atipici" i più comuni sono *Mycoplasma pneumoniae*, *Legionella pneumophila* e *Chlamydophila* (una volta *Chlamydia*) *pneumoniae*. I patogeni "atipici" sono così definiti in quanto non sono evidenziabili con la colorazione di Gram e non crescono nei terreni di coltura tradizionali. Importanti agenti di polmonite comunitaria sono anche i virus a tropismo per l'apparato respiratorio quali i virus influenzali e parainfluenzali, *Adenovirus* e il virus respiratorio sinciziale. La Tabella 3.3.2 riporta gli agenti eziologici causa di CAP, in ordine decrescente per frequenza e stratificati per luogo di cura (pazienti ambulatoriali o ospedalizzati).

L'eziologia di HAP e VAP include invece patogeni che si riscontrano più raramente nelle polmoniti acquisite in comunità, quali i bacilli Gram-negativi (*Pseudomonas aeruginosa*, *Escherichia coli*, *Klebsiella pneumoniae* e *Acinetobacter* spp.) e *Staphylococcus aureus*. Inoltre,

Tabella 3.3.2. Agenti eziologici più frequentemente causa di polmonite acquisita in comunità

Pazienti trattati a domicilio	Pazienti ospedalizzati non in terapia intensiva	Pazienti ospedalizzati in terapia intensiva
Streptococcus pneumoniae	*Streptococcus pneumoniae*	*Streptococcus pneumoniae*
Mycoplasma pneumoniae	*Mycoplasma pneumoniae*	*Staphylococcus aureus* (anche MRSA)
Haemophilus influenzae	*Chlamydophila pneumoniae*	*Legionella pneumophila*
Chlamydophila pneumoniae	*Haemophilus influenzae*	Bacilli Gram-negativi (anche MDR)
Virus respiratori*	*Legionella pneumophila*	*Haemophilus influenzae*
	Virus respiratori*	

* Virus influenzali (A e B), *Adenovirus*, virus respiratorio sinciziale, virus parainfluenzali.

è tipico di queste polmoniti il problema dell'antibiotico-resistenza, con un numero sempre crescente di infezioni polmonari causate da batteri multiresistenti (*multidrug resistant*, MDR), inclusi *Staphylococcus aureus* meticillino-resistente (*methicillin-resistant Staphylococcus aureus*, MRSA), *Pseudomonas aeruginosa* e altri batteri Gram-negativi MDR simili. Il medico di Pronto Soccorso deve riuscire ad individuare i pazienti con polmonite e con fattori di rischio specifici per quest'ultimi (Tabella 3.3.3), adeguando la scelta della terapia antibiotica empirica.

Infine, va ricordato che alcuni elementi anamnestici possono aiutare ad orientare il quadro clinico verso una precisa diagnosi eziologica (Tabella 3.3.4).

Tabella 3.3.3. Fattori di rischio per polmonite causata da *MRSA/Pseudomonas aeruginosa* e altri batteri Gram-negativi MDR similari

- Nota colonizzazione da parte di questi batteri
- Precedente infezione - soprattutto del tratto respiratorio - da parte di questi batteri
- L'essere stato ospedalizzato e aver ricevuto terapia antibiotica parenterale negli ultimi 90 giorni

Manifestazioni cliniche

Il paziente con polmonite di solito accede al Pronto Soccorso lamentando sintomi respiratori che possono includere febbre, tosse (secca o produttiva, con escreato mucoso, purulento o ematico), dispnea, tachipnea e dolore toracico puntorio (in caso di coinvolgimento pleuri-

Tabella 3.3.4. Fattori di rischio/condizioni predisponenti per polmonite e microorganismi associati

Fattore anamnestico	Microorganismi associati
Alcolismo	*Streptococcus pneumoniae*, batteri anaerobi, *Klebsiella pneumoniae*, *Acinetobacter* spp., *Mycobacterium tubercolosis*
Broncopneumopatia cronica ostruttiva Fumo di sigaretta	*Haemophilus influenzae*, *Pseudomonas aeruginosa*, *Legionella pneumophila*, *Streptococcus pneumoniae*, *Moraxella catarrhalis*, *Chlamyophila pneumoniae*
Inalazione	Bacilli Gram-negativi enterici, infezioni miste da batteri aerobi/anaerobi
Ostruzione bronchiale	Batteri anaerobi, *Streptococcus pneumoniae*, *Haemophilus influenzae*, *Staphylococcus aureus*
Ascesso polmonare	*Staphylococcus aureus* meticillino-resistente, batteri anaerobi, miceti, *Mycobacterium tubercolosis*, micobatteri atipici
Esposizione a pipistrelli, escrementi di uccelli	*Histoplasma capsulatum*
Esposizione ad uccelli	*Chlamyophila psittaci*
Esposizione in fattorie	*Coxiella burnetii* (ovini, bovini, caprini e contatto con prodotti del parto-liquido amniotico, placenta di animali infetti), *Aspergillus* spp. (granai/fienili)
Esposizione a conigli	*Francisella tularensis*
Infezione da HIV	*Streptococcus pneumoniae*, *Haemophilus influenzae*
AIDS	*Pneumocystis jirovecii*, *Cryptococcus neoformans*, *Histoplasma capsulatum*, *Coccidioides immitis*, *Citomegalovirus*, *Aspergillus* spp., *Mycobacterium tubercolosis*, micobatteri atipici (soprattutto *Mycobacterium kansasii*), *Pseudomonas aeruginosa*, *Haemophilus influenzae*
Soggiorno in hotel o crociera	*Legionella pneumophila*
Post-influenza	*Streptococcus pneumoniae*, *Staphylococcus aureus*, *Haemophilus influenzae*
Anomalie anatomiche polmonari (bronchiectasie, fibrosi cistica etc.)	*Pseudomonas aeruginosa*, *Burkholderia cepacia*, *Staphylococcus aureus*
Neutropenia	*Aspergillus* spp., zigomiceti
Asplenia	*Streptococcus pneumoniae*, *Haemophilus influenzae*
Terapia antibiotica recente o ospedalizzazione	*Enterobacteriaceae*, *Pseudomonas aeruginosa*
Terapia cronica steroidea	*Pseudomonas aeruginosa*, *Enterobacteriaceae*, *Aspergillus* spp.
Tossicodipendenza per via venosa	*Staphylococcus aureus*, *Streptococcus pneumoniae*, *Mycobacterium tubercolosis*, batteri anaerobi
Viaggio negli Stati Uniti sud-occidentali	*Coccidioides* spp., *Hantavirus*
Viaggio nel sud-est asiatico	Influenza aviaria, SARS, *Burkholderia pseudomallei*

co), eventualmente associati a sintomi aspecifici quali malessere, astenia, cefalea.

In generale le forme batteriche “tipiche” sono caratterizzate da processi infettivi alveolari ad esordio brusco con febbre elevata, tosse produttiva, dispnea, dolore toracico. I reperti obiettivi riscontrabili sono alterazione della mobilità respiratoria toracica, ipofonesi plessica, aumento del fremito vocale tattile, rantoli crepitanti inspiratori (*crepitatio indux*) o espiratori (*crepitatio redux*), riduzione o eventuale assenza di murmure vescicolare e comparsa di soffio bronchiale, eventuali rumori da sfregamento in caso di coinvolgimento pleurico.

Le polmoniti virali e quelle batteriche “atipiche” colpiscono principalmente i giovani adulti e sono a localizzazione interstiziale; sono caratterizzate da esordio graduale dei sintomi (astenia, malessere, tosse non produttiva, febbre modesta) e sono associate ad un reperto obiettivo modesto o assente.

Sfortunatamente, non tutti i pazienti hanno i sintomi classici. Nei pazienti anziani i sintomi di presentazione possono non indirizzare direttamente all'apparato respiratorio (ad esempio, confusione mentale e dolori aspecifici).

Le possibili complicanze di un'infezione polmonare, escludendo le eventuali disseminazioni settiche, sono rappresentate dall'estensione del processo infettivo alla pleura che può determinare segni clinici di pleurite e/o empiema, oppure la formazione di ascessi polmonari osservabili generalmente in caso di polmoniti ad andamento necrotizzante (polmonite da aspirazione batterica da batteri anaerobi o polmoniti da *Staphylococcus aureus* e *Klebsiella pneumoniae*).

Esami di laboratorio ed emogasanalisi

Gli esami emato-chimici fondamentali nel corso di polmonite sono rappresentati dalla determinazione degli indici di flogosi [proteina C reattiva (PCR) e procalcitonina (PCT)] e dall'esame emocromocitometrico. Le alterazioni della PCR e della PCT sono generalmente più rilevanti nei soggetti affetti da polmonite ad eziologia batterica. L'esame emocromocitometrico è utile principalmente per valutare il numero totale e la formula dei globuli bianchi: il riscontro di una leucocitosi neutrofila orienta verso un'eziologia batterica, mentre una linfocitosi può indirizzare verso un'eziologia virale.

A questi vanno aggiunti gli esami biochimici principali, quali il dosaggio degli elettroliti e gli indici di funzionalità epatica e renale. Tra questi, sono da tener presenti quelli utilizzati per il calcolo degli *scores* di gravità (azotemia, glicemia, sodiemia).

Da segnalare che, in corso di polmonite da *Legionella*, è frequente il riscontro di iposodiemia.

L'emogasanalisi va sempre eseguita nei casi in cui la dispnea costituisca un sintomo rilevante ed ha lo scopo di fornire elementi utili ad una valutazione degli scambi gassosi polmonari e dell'equilibrio acido-base. Nella polmonite gli alveoli interessati dal processo infettivo vengono esclusi dalla ventilazione mentre permane, anche se ridotta, la loro perfusione, da cui uno *shunt* intrapolmonare con riduzione significativa della pressione parziale dell'ossigeno (PaO_2) e del contenuto di ossigeno nel sangue arterioso (CaO_2) (ipossiemia). Se lo *shunt* intrapolmonare è la più importante causa dell'ipossiemia, va sottolineato che esiste come causa aggiuntiva lo squilibrio del rapporto ventilazione/perfusione. Quanto più la polmonite è clinicamente grave, tanto maggiori saranno il grado di *shunt* e lo squilibrio ventilo/perfusorio. La pressione parziale dell'anidride carbonica ($PaCO_2$) si riduce spesso per l'iperventilazione causata dall'ipossiemia. Nella polmonite estesa, accanto ad una riduzione marcata della PaO_2, vi può essere ipercapnia da alterazione del rapporto ventilazione/perfusione, da ipoventilazione secondaria alla fatica respiratoria o da riduzione dei volumi polmonari, evento questo comune nei pazienti con polmonite e BPCO. Le alterazioni dell'equilibrio acido-base possono essere un'alcalosi respiratoria (nel caso in cui vi sia ipocapnia da iperventilazione) o un'acidosi respiratoria (nel caso di ipercapnia da alterazioni del rapporto ventilo/perfusione e/o da ipoventilazione).

Esami microbiologici e sierologici

Le raccomandazioni per l'esecuzione degli esami microbiologici e sierologici rimangono tuttora controverse, soprattutto nei pazienti con CAP. In particolare, in caso di polmonite comunitaria trattabile a domicilio l'isolamento microbico ha una finalità di natura puramente epidemiologica, in quanto la rosa degli agenti eziologici è relativamente ridotta. Al contrario, questi esami andrebbero eseguiti nei pazienti con polmonite comunitaria qualora il risultato possa modificare in modo significativo la terapia empirica inizialmente impostata e nel caso in cui si sospetti la presenza di determinati patogeni non comuni in base al quadro clinico di presentazione o al contesto epidemiologico. Per il medico che lavora in Pronto Soccorso rimane comunque fondamentale la stratificazione del rischio: quanto più severa è la polmonite, tanto maggiori devono essere gli sforzi diagnostici per determinarne l'effettiva eziologia. La Tabella 3.3.5 riassume le indicazioni cliniche ad eseguire i rispettivi accertamenti.

Nel paziente con HAP e VAP diventa invece fondamentale cercare di eseguire questi esami, in quanto arrivare alla diagnosi eziologica può avere importanti ripercussioni sulla gestione clinica e terapeutica.

L'esecuzione dell'esame diretto e colturale dell'espettorato rappresenta teoricamente il cardine per la diagnosi di infezione polmonare: si tratta di un esame semplice, tuttavia la sua sensibilità e specificità sono basse.

In caso di sospetta diffusione ematogena a partenza da un focolaio broncopneumonico (o qualora questo sia secondario a diffusione ematogena di infezioni localizzate in altri siti corporei), le emocolture (eseguite prima di iniziare la terapia antibiotica) possono consentire la corretta diagnosi eziologica, tenendo presente che sono un esame altamente specifico, ma dotato di bassa sensibilità. In plurime ed ampie casistiche di pazienti ospedalizzati per CAP, la positività delle emocolture è risultata essere relativamente bassa, variabile tra il 5 ed il 14%; peraltro il patogeno più spesso isolato è stato lo pneumococco, già noto per essere la causa più frequente di CAP e per cui il risultato delle emocolture non ha influito sulla

Tabella 3.3.5. Indicazioni cliniche per l'esecuzione degli esami microbiologici in caso di CAP

Indicazione	Emocolture	Coltura dell'espettorato	Antigene urinario *Legionella pneumophila*	Antigene urinario pneumococco	Altro
Polmonite severa/ricovero in Terapia intensiva	✓	✓	✓	✓	✓[a]
Fattori di rischio per MRSA/ Pseudomonas aeruginosa e altri batteri Gram-negativi MDR similari	✓	✓			✓
Precedente terapia antibiotica a domicilio inefficace		✓	✓	✓	
Infiltrati cavitari	✓	✓			✓[b]
Leucopenia	✓			✓	
Alcolismo	✓	✓	✓	✓	
Epatopatia severa	✓			✓	
BPCO severa Anomalie anatomiche polmonari		✓			
Asplenia	✓			✓	
Recente viaggio (ultime due settimane)			✓		✓[c]
Versamento pleurico	✓	✓	✓	✓	✓[d]

[a] Se intubato, eseguire sempre l'aspirato endotracheale, possibilmente anche la broncoscopia con BAL e i test per la diagnosi di influenza in caso di stagionalità.
[b] Colture per miceti e micobatteri.
[c] Indagini specifiche in base all'anamnesi e all'eventuale viaggio in zone endemiche (cfr. Tabella 3.3.4).
[d] Toracentesi e coltura del liquido pleurico.

IL TACCUINO

In un contesto di lavoro come quello del Pronto Soccorso diventa particolarmente difficile garantire un'ottima qualità del prelievo del campione di espettorato ed assicurarne la rapidità di trasporto al laboratorio di microbiologia per l'analisi tempestiva. Sempre per il medico che lavora in urgenza, è ancor più difficile raccogliere altri campioni (per esempio liquido pleurico, aspirato endotracheale, broncoaspirato, liquido di broncolavaggio) che prevedono l'esecuzione di manovre di tipo invasivo, non sempre immediatamente necessarie ed eseguibili in tutti i contesti.

terapia antibiotica precedentemente impostata. Per tale ragione, nel caso di CAP le emocolture non devono essere eseguite di routine, ma in pazienti selezionati (Tabella 3.3.5): esse trovano un senso nei pazienti con CAP severa e nei pazienti con fattori di rischio per polmoniti da MRSA, da Pseudomonas aeruginosa e altri batteri Gram-negativi MDR similari. Le emocolture vanno invece sempre eseguite nel caso di pazienti con HAP e VAP, ove è maggiore il rischio di infezioni da patogeni MDR e per cui non sempre viene impostata un'adeguata terapia empirica.

Altri esami utili sono rappresentati dalla ricerca degli antigeni urinari. La ricerca dell'antigene urinario di *Legionella pneumophila*, sebbene limitata al sierotipo 1 (responsabile della maggioranza dei quadri clinici di legionellosi), ha un valore diagnostico fondamentale. La ricerca antigenica ha una sensibilità di circa il 90% ed una specificità del 95% ed è già positiva in prima giornata di malattia e rimane tale per settimane, fornendo un importante elemento diagnostico. La ricerca dell'antigene urinario dello pneumococco è di altrettanto semplice esecuzione ed ha una sensibilità ed una specificità dell'80% nell'adulto. Tuttavia, considerata la preponderanza eziologica dello pneumococco nell'epidemiologia della polmonite comunitaria, tale ricerca può risultare pleonastica ai fini epidemiologici. Uno dei vantaggi dei test urinari è la persistente positività anche dopo l'inizio della terapia antibiotica: questo consente al medico di Pronto Soccorso di rimandarne l'esecuzione una volta che il paziente sia ricoverato, senza tuttavia ritardare l'inizio dell'antibioticoterapia.

In caso di pazienti con polmonite interstiziale ed insufficienza respiratoria severa in periodo di stagionalità, devono essere sempre considerati i test per l'influenza, preferendo test rapidi di diagnostica molecolare [ad esempio, ricerca dell'RNA virale con PCR (*polymerase chain reaction*)], piuttosto che test rapidi antigenici.

Diagnostica per immagini

Radiografia del torace

La radiografia del torace in duplice proiezione (antero-posteriore e latero-laterale) rappresenta un ausilio diagnostico insostituibile per la diagnosi di polmonite; la realizzazione in doppia proiezione è molto importante poiché consente anche l'eventuale identificazione di focolai localizzati nella porzione posteriore del parenchima. Viene considerata il *gold standard* anche se non ha una sensibilità ed una specificità del 100%. Le polmoniti prevalentemente alveolari sono caratterizzate da addensamenti ipodiafani (singoli o multipli) con broncogramma aereo, mentre le forme di polmonite prevalentemente interstiziale sono

IL TACCUINO

L'esecuzione di esami sierologici per patogeni che causano polmonite (soprattutto per Legionella pneumophila, Mycoplasma pneumoniae, Chlamydophila pneumoniae) non ha molta utilità in urgenza, in quanto il valore diagnostico dei test sierologici è fortemente limitato dalla necessità di iniziare rapidamente una terapia antibiotica empirica prima di avere ottenuto i risultati di questi esami.

caratterizzate dal cosiddetto rinforzo della struttura interstiziale broncopolmonare.

RX torace: quadri di polmonite

Ecografia del torace

L'ecografia del torace, rapida ed eseguibile al letto del paziente, sta diventando uno strumento fondamentale per il medico d'urgenza nell'ambito della valutazione iniziale del malato, complementare all'esame clinico. In una revisione sistematica e metanalisi del 2014 (Chavez M. A. et al.) la metodica ha mostrato avere una sensibilità del 94% e una specificità del 96%.

Le polmoniti sono visibili all'esame ecografico poiché coinvolgono le zone mantellari polmonari e, quindi, tra fascio ultrasonoro e lesione non s'interpone aria. Gli addensamenti polmonari appaiono caratteristicamente come aree ipoecogene nei confronti del parenchima sano. Nel contesto dell'area di consolidamento è possibile trovare anche broncogrammi fluidi, ovvero immagini iperecogene a binario ripiene di contenuto anecogeno che corrispondono a bronchi ripieni di contenuto fluido. Il broncogramma fluido in tale contesto è in genere conseguenza di fenomeni ostruttivi bronchiolari. D'altro canto il riscontro di broncogrammi aerei dinamici nel contesto di un'area di consolidamento così periferica denota con assoluta certezza la pervietà del sistema bronchiale escludendo la possibilità che quel dato consolidamento possa vere una genesi atelettasica ostruttiva. Posteriormente il tessuto polmonare non interessato dal processo flogistico, essendo normalmente aereato, configura all'immagine una specie di rinforzo ecogeno posteriore.

Per quanto riguarda la forma e i margini dell'immagine ecografica di consolidamento, bisogna tenere conto che essi dipendono dal tipo di processo flogistico: in genere una polmonite lobare appare come un'area di consolidamento ampia e con contorni ben definiti; una broncopolmonite appare invece come un'area di consolidamento di piccole dimensioni e a contorni mal definiti. Si tenga anche conto che in genere non vi è concordanza tra le dimensioni radiologiche (RX e TC) del processo flogistico e quelle ecografiche.

Nel caso di polmoniti interstiziali, il quadro ecografico evidenzia artefatti a tipo "linee B" (ovvero linee iperecogene verticali perpendicolari alla linea pleurica che partendo dalla superficie pleurica si proiettano in profondità a tutto schermo, mobili con le escursioni respiratorie), numerosi (>5 per lato). Tale *pattern*, a seconda delle caratteristiche e dell'estensione del processo flogistico, può avere un interessamento plurifocale (ovvero interessare alcune aree di uno e entrambi i polmoni) oppure essere diffuso. In quest'ultimo caso l'impegno polmonare sarà comunque disomogeneo presentando diverse aree di risparmio, ovvero aree di polmoni ecograficamente normali in quanto non coinvolto dal processo flogistico.

Altri reperti ecografici rilevabili nella polmonite interstiziale sono la diffusa irregolarità della linea ecogena pleuro-polmonare e la possibile presenza di piccoli addensamenti ipoecogeni subpleurici.

ECO polmonare in polmonite

TC del torace

Nel caso di immagini radiografiche non dirimenti, quadri dubbi, sintomatologie particolarmente aggressive e soprattutto nel caso non ci sia corrispondenza tra il quadro clinico e quanto evidenziato alla radiografia del torace, è fondamentale ricorrere ad uno studio più approfondito con la TC del torace ad alta risoluzione, dotata di maggior sensibilità della radiografia e che permette di identificare e valutare eventuali complicanze quali l'ascesso polmonare o l'empiema pleurico.

Immagine TC polmonite

Diagnosi differenziale

I sintomi respiratori lamentati dal paziente all'arrivo in Pronto Soccorso possono essere causati anche da una patologia non polmonare. Il medico d'urgenza deve pertanto saper identificare il paziente con una reale possibilità di infezione polmonare e differenziare i pazienti che si presentano con sintomi simili, ma affetti da altre patologie. L'anamnesi (anche farmacologica), l'esame obiettivo e gli esami emato-chimici, microbiologici e strumentali sono utili nel porre una diagnosi alternativa più o meno probabile (Tabella 3.3.6).

Tabella 3.3.6. Principali diagnosi differenziali nel paziente con sintomi respiratori

Patologia	Reperti
Bronchite acuta	RX del torace normale
BPCO riacutizzata	Peggioramento della dispnea, aumento della produzione di espettorato, modificazioni del colore dell'espettorato
Asma	Precedenti episodi, sibili espiratori
Pleurite	Dolore toracico di tipo pleuritico
Infarto miocardico	Coronaropatia nota, dolore toracico tipico, fattori di rischio
Scompenso cardiaco	Pregresso infarto miocardico, ortopnea, edemi periferici
Embolia polmonare	Trombosi venosa profonda, dolore toracico, anamnesi per neoplasia, allettamento prolungato, lungo viaggio in auto o in aereo
Neoplasia del polmone	Perdita di peso, emottisi, tabagismo
Rottura dell'esofago	Vomito protratto, dolore toracico severo

APPROFONDIMENTI

Nell'approccio al paziente con polmonite non va dimenticata la tubercolosi. Per quanto la maggior parte dei casi si osservi nei Paesi in via di sviluppo, in particolare Asia ed Africa, durante gli ultimi anni Ottanta ed i primi anni Novanta del Novecento il numero di nuovi casi nei Paesi industrializzati ha conosciuto un progressivo incremento. Questo fenomeno appare correlato all'aumento dell'immigrazione da Paesi ad alta prevalenza di tubercolosi, alla diffusione dell'infezione da HIV e a problematiche sociali quali la tossicodipendenza o l'accresciuta povertà urbana. Il medico di Pronto Soccorso deve ricordare che, oltre ai contatti stretti di pazienti con tubercolosi, sono considerati a rischio i soggetti anziani, i pazienti in terapia immunosoppressiva e quelli con infezione da HIV, gli immigrati e gli individui in condizione di particolare disagio sociale o emarginazione. La sintomatologia è purtroppo aspecifica, caratterizzata da tosse poco produttiva, anoressia, astenia, calo ponderale, febbricola serotina e sudorazioni notturne. L'emottisi è un evento meno frequente e di solito connota uno stato avanzato di malattia. Il reperto radiologico classico è quello di un'affezione dei lobi polmonari superiori con lesioni variabili da piccoli infiltrati ad estese cavitazioni polmonari; tuttavia le lesioni spaziano dalla presenza di un nodulo solitario polmonare ad infiltrati alveolari diffusi, ma può anche esservi assenza di alterazioni a carattere patologico. Anche in questo caso la TC può essere utile nell'interpretazione di reperti dubbi alla radiografia del torace. Una volta posto il sospetto, è fondamentale coinvolgere gli specialisti in Malattie dell'apparato respiratorio e in Malattie Infettive per ricoverare il paziente in regime di isolamento respiratorio, proseguire gli accertamenti per arrivare alla diagnosi definitiva ed impostare la terapia corretta.

Stratificazione del rischio

La decisione successiva alla diagnosi di polmonite è il luogo dove curare il paziente. Infatti, il gran parte delle decisioni diagnostiche e terapeutiche delle polmoniti sono condizionate dalla valutazione iniziale della gravità del quadro clinico e della conseguente scelta del luogo di cura.

Al fine di indirizzare il paziente verso percorsi diagnostico-terapeutici appropriati sono stati sviluppati alcuni sistemi di punteggio che consentono di impostare e di attuare il percorso terapeutico più idoneo per il paziente.

Il più diffuso e validato è il *Pneumonia Severity Index* (PSI). Il punteggio viene calcolato in base ad una serie di variabili (Tabella 3.3.7a), quindi il paziente viene assegnato ad una delle cinque classi di rischio (*Patient Outcomes Research Team*-PORT) cui corrispondono percentuali di mortalità assai diverse: praticamente nulla nelle prime due classi e poi sempre più elevata (Tabella 3.3.7b). Le classi di rischio IV e V sono indicative di necessità di ospedalizzazione e terapia antibiotica per via endovenosa, mentre per la classe III si possono prospettare sia il trattamento a domicilio che l'osservazione breve o un rapido ricovero. Questo metodo è stato validato su un ampio numero di soggetti, ma è riportato un 30% di ricoveri per pazienti in classe I-III dovuti alla mancata applicazione delle linee guida o alla presenza di altre condizioni non codificate (*compliance* non certa, indigenza, impossibilità all'assistenza domiciliare, alterazioni psichiche, alcolismo, vomito, immunodepressione, diabete, insufficienza renale, malattie polmonari, tossicodipendenza).

In alternativa al PSI è stato proposto un altro *score* di gravità, il CURB-65 (acronimo di *Confusion, Urea, Respiratory rate, Blood pressure, age* ≥65), elaborato dalla *British Thoracic Society*, ritenuto più semplice e di più immediato utilizzo in quanto include solo cinque variabili, cui si assegna un punto ciascuna (Tabelle 3.3.8a e 3.3.8b).

Tabella 3.3.7a. **Pneumonia Severity Index: variabili da considerare per l'assegnazione delle classi di PORT**

Variabile	Punti
Caratteristiche anagrafiche/demografiche	
Età <50 anni	0
Età maschi	n° anni
Età femmine	n° anni – 10
Provenienza da struttura socio-assistenziale	+ 10
Comorbidità	
Neoplasie	+ 30
Epatopatie	+ 20
Insufficienza cardiaca	+ 10
Vasculopatie cerebrali	+ 10
Nefropatie	+ 10
Reperti obiettivi	
Alterazioni dello stato mentale	+ 20
Frequenza respiratoria ≥30 atti/minuto	+ 20
Pressione arteriosa sistolica <90 mmHg	+ 20
Temperatura corporea <35 °C o >40 °C	+ 15
Frequenza cardiaca ≥125 battiti/minuto	+ 10
Risultati esami di laboratorio e radiologici	
pH <7,35	+ 30
Azotemia >10,7 mmol/L (o >30 mg/dL)	+ 20
Sodio <130 mEq/L	+ 20
Glucosio >13,9 mmol/L (o >250 mg/dL)	+ 10
Ematocrito <30%	+ 10
PaO_2 <60 mmHg e/o SpO_2 <90%	+ 10
Versamento pleurico	+ 10

Tabella 3.3.7b. **Pneumonia Severity Index: classi di rischio ed indicazioni gestionali**

Punteggio	Classe di rischio	Rischio	Mortalità % a 30 giorni	Indicazione
0	Classe I (età <50 anni in assenza di co-patologie ed alterazione dei parametri vitali)	Minimo	0,1	Trattamento a domicilio
≤70	Classe II	Basso	0,6	Trattamento a domicilio
71-90	Classe IIII	Basso	2,8	Trattamento a domicilio, osservazione breve o ricovero breve
91-130	Classe IV	Medio	8,2	Ricovero
>130	Classe V	Alto	29,2	Ricovero

Bisogna tener presente che il PSI include anche i dati anamnestici del paziente, che possono aumentare la probabilità di morte, ma può sottostimare la gravità della polmonite, soprattutto nei giovani che non hanno patologie. Il CURB-65 non considera invece le comorbidità del paziente, che spesso rappresentano uno dei motivi per cui si rende necessario il ricovero ospedaliero. In uno studio che ha confrontato il loro utilizzo in Pronto Soccorso, entrambi gli *scores* si sono dimostrati validi per predire in modo adeguato quali pazienti avessero un basso rischio di mortalità, per cui entrambi possono essere utilizzati per identificare quali pazienti possono essere dimessi. Ugualmente, entrambi sono utili per la decisione iniziale sul luogo di cura, ma devono essere applicati congiuntamente al giudizio clinico.

La decisione di ricoverare un paziente direttamente in Terapia Intensiva deve essere comunque suffragata da un'accurata valutazione prognostica. Nel 2007 l'*Infectious Diseases Society of America* e l'*American Thoracic Society* hanno elaborato una serie di criteri per definire la CAP come severa (Tabella 3.3.9). Vi sono due criteri maggiori di cui ciascuno definisce la CAP come grave e pone un'indicazione assoluta al ricovero in Terapia Intensiva: lo shock settico e la necessità di intubazione endotracheale con ventilazione meccanica. La contemporanea presenza di almeno tre criteri minori definisce altresì la CAP come grave e pone l'indicazione al ricovero in Terapia Intensiva.

Tabella 3.3.8a. **CURB-65: variabili da considerare**

Variabile	Punti
Stato mentale alterato	1
Urea >7 mmol/L (o >20 mg/dL)	1
Frequenza respiratoria ≥30 atti/minuto	1
Pressione arteriosa sistolica <90 mmHg o diastolica ≤60 mmHg	1
Età ≥65 anni	1

Tabella 3.3.8b. **CURB-65: classi di rischio ed indicazioni gestionali**

Punteggio	Mortalità % a 30 giorni	Indicazione
0	0,7	Trattamento a domicilio
1	2,1	Trattamento a domicilio
2	9,2	Ricovero
3	14,5	Ricovero in Terapia Intensiva
4	40	Ricovero in Terapia Intensiva
5	57	Ricovero in Terapia Intensiva

Tabella 3.3.9. **2007 IDSA/ATS criteri maggiori e minori per definire la severità di CAP**

Criteri maggiori (presenti all'ingresso o dopo il ricovero)
Shock settico con necessità di farmaci vasopressori
Insufficienza respiratoria acuta che richieda l'intubazione e la ventilazione meccanica
Criteri minori (presenti all'ingresso)
Frequenza respiratoria ≥30 atti/minuto
$PaO_2/FiO_2 \leq 250$
Infiltrati multilobari
Confusione/disorientamento
Uremia ≥20 mg/dL
Leucopenia (conta globuli bianchi <4000 cellule/ mm^3)
Trombocitopenia (conta piastrinica <100.000 cellule/ mm^3)
Ipotermia (temperatura interna <36 °C)
Ipotensione che richieda una reintegrazione aggressiva di liquidi

Prognosi

La prognosi della polmonite è strettamente correlata alla precocità della diagnosi, alla presenza di comorbidità, all'età anagrafica e alle condizioni generali del paziente. I punteggi di valutazione sopra descritti permettono di definire un rischio teorico di mortalità o di gravità clinica in base agli elementi anamnestici, clinici e laboratoristici nel caso di polmonite acquisita in comunità. Le forme di polmonite nosocomiale sono gravate da un rischio prognostico ancor peggiore, in funzione delle condizioni cliniche del paziente e dell'eziologia batterica, spesso caratterizzata da profili di antibiotico-resistenza che rendono più difficile il raggiungimento di un successo terapeutico.

Terapia antibiotica

Una volta posta la diagnosi di polmonite è necessario iniziare un trattamento antibiotico empirico, utilizzando una molecola diversa da quella eventualmente già assunta a domicilio senza beneficio.

La terapia antibiotica andrebbe iniziata in Pronto Soccorso e, se possibile, somministrata entro quattro ore dall'arrivo del paziente, tempistica correlata ad una miglior prognosi.

La prima dose andrebbe somministrata in Pronto Soccorso anche qualora il paziente venga dimesso.

Per quanto riguarda le polmoniti acquisite in comunità, le raccomandazioni vengono suddivise a seconda che il paziente sia curato in regime extraospedaliero o in regime di ricovero ordinario o in Terapia Intensiva.

L'epidemiologia italiana, che vede un'elevata prevalenza di ceppi di *Streptococcus pneumoniae* resistente ai macrolidi (20,3% degli isolati nel 2018 secondo i dati dell'*European Antimicrobial Surveillance Network*), induce a non impiegare questa classe di farmaci in monoterapia, nemmeno nel caso di pazienti senza comorbidità e che non abbiano assunto antibiotici nei tre mesi precedenti.

Pazienti curati in regime extraospedaliero

- β-lattamico (amoxicillina/acido clavulanico, ceftriaxone, cefpodoxime, cefuroxime) + macrolide (claritromicina o azitromicina).
  La doxiciclina è un'alternativa al macrolide.
- Fluorochinolone respiratorio (levofloxacina o moxifloxacina).
  Schema da utilizzare anche nei pazienti allergici ai β-lattamici.

La durata della terapia è normalmente di sette giorni, ma può essere abbreviata a cinque giorni qualora il paziente sia clinicamente stabile e sfebbrato da almeno 48 ore.

Quando si dimette il paziente, è necessario fornire informazioni dettagliate sulla modalità di assunzione della terapia, ed è indicato rimandarlo all'attenzione del proprio Medico di Medicina Generale per il *follow-up*. Bisogna comunque segnalare la possibilità di un'eventuale rivalutazione in urgenza in caso di segni clinici critici (persistenza di febbre, comparsa di dispnea, rallentamento ideo-motorio etc.). L'eventuale controllo radiologico va prescritto dopo almeno due settimane dal termine della terapia antibiotica e va suggerito in caso di andamento clinico non ottimale, per escludere un'altra patologia associata.

Pazienti in regime di ricovero ordinario

- β-lattamico (ampicillina/sulbactam, amoxicillina/acido clavulanico, ceftriaxone, cefotaxime) + macrolide (claritromicina o azitromicina). La doxiciclina è un'alternativa al macrolide.
- Fluorochinolone respiratorio (levofloxacina o moxifloxacina).
  Schema da utilizzare anche nei pazienti allergici ai β-lattamici.

La scelta dell'impiego dei farmaci per os o per via endovenosa è da definire in base alle condizioni cliniche e alla possibilità di aderenza alla terapia. La durata della terapia è in genere di sette-dieci giorni.

Pazienti ricoverati in Terapia Intensiva

- β-lattamico (ceftriaxone, cefotaxime, ampicillina/sulbactam) + fluorochinolone respiratorio (levofloxacina o moxifloxacina) o macrolide (claritromicina o azitromicina).
  Nei pazienti allergici ai β-lattamici, utilizzare fluorochinolone respiratorio e aztreonam.

I regimi terapeutici sopra indicati coprono la grande maggioranza degli agenti eziologici delle polmoniti acquisite in comunità. Restano esclusi da questi schemi *Pseudomonas aeruginosa* e *Staphylococcus aureus* meticillino-resistente, responsabili di CAP in una piccola quota di pazienti con determinati fattori di rischio (**Tabella 3.3.3**).

Nel sospetto eziologico di *Pseudomonas aeruginosa* le opzioni terapeutiche includono piperacillina/tazobactam, cefepime, ceftazidime o un carbapenemico (imipenem, meropenem).

Nel sospetto eziologico di *Staphylococcus aureus* meticillino-resistente vanno aggiunti alla terapia antibiotica empirica vancomicina, ceftarolina o linezolid.

Si raccomanda una rivalutazione della terapia antibiotica empirica dopo 48-72 ore, per valutare la possibilità di una semplificazione qualora gli accertamenti microbiologici risultassero negativi per infezione da MRSA e *Pseudomonas aeruginosa*.

In periodo di stagionalità dell'influenza va considerato il trattamento antivirale [oseltamivir (75 mg 1 cp bid per 5 giorni) o zanamivir (2 inalazioni da 5 mg bid per 5 giorni)], in particolare in caso di pazienti ospedalizzati e ad alto rischio di complicanza (Tabella 3.3.10), indipendentemente dalla durata dei sintomi prima della diagnosi (i benefici maggiori si hanno qualora la sintomatologia respiratoria sia presente da meno di 48 ore, ma si osservano anche dopo 4 o 5 giorni dall'insorgenza dei sintomi). La terapia antibiotica va comunque proseguita anche in caso di positività dei test per l'influenza, poiché le sovra-infezioni batteriche sono una frequente e seria complicanza dell'influenza.

La durata della terapia in caso di CAP è tradizionalmente di una settimana, ma può essere ridotta fino a 5 giorni se la terapia empirica iniziale è stata corretta, se vi è stata una buona risposta clinica e se non c'è evidenza di infezione da bacilli Gram-negativi non fermentanti (quale *Pseudomonas aeruginosa*) o da MRSA.

Tabella 3.3.10. Condizioni che definiscono un alto rischio di complicanze per influenza nell'adulto

Asma bronchiale o altra malattia respiratoria cronica
Cardiopatia emodinamicamente significativa
Immunodepressione, terapia immunosoppressiva
Infezione da HIV
Anemia falciforme o altra emoglobinopatia
Terapia antiinfiammatoria cronica
Insufficienza renale cronica
Neoplasia
Diabete mellito o altra malattia metabolica
Patologia neuromuscolare, convulsioni, disturbi cognitivi che possono ostacolare l'espettorazione
Età >65 anni
Pazienti istituzionalizzati
Gravidanza

La Tabella 3.3.11 riporta le dosi e la frequenza di somministrazione degli antibiotici utilizzati per la terapia empirica della polmonite.

Altre misure terapeutiche

Nell'approccio al paziente con polmonite è necessario valutare la necessità di altre misure di supporto.

L'emogasanalisi durante la valutazione iniziale dà già indicazioni sulla necessità o meno di ossigenoterapia.

I parametri emodinamici possono orientare verso un quadro di sepsi a partenza polmonare, con l'indicazione ad effettuare il riempimento volemico con cristalloidi, fino ad arrivare all'utilizzo di farmaci vasopressori nel caso di evoluzione verso lo shock settico.

I trials clinici randomizzati controllati circa l'utilizzo degli steroidi nei pazienti con polmonite non sono ancora conclusivi e, ad oggi, le linee guida non ne raccomandano l'utilizzo, se non nel caso di shock settico refrattario alla terapia, come indicato dalle linee guida della *Surviving Sepsis Campaign*.

I dati circa l'utilizzo della ventilazione meccanica non invasiva (NIV) nella polmonite nei soggetti immunocompetenti sono contrastanti. L'utilizzo precoce della ventilazione a pressione positiva intermittente (Tabella 3.3.12) (*Bi-level Positive Airway Pressure*, BiPAP) è da proporre in pazienti affetti da BPCO con acidosi respiratoria e sovrapposta polmonite, mentre il suo beneficio al di fuori di questo contesto non è ancora dimostrato. La ventilazione continua a pressione positiva (*Continuous Positive Airway Pressure*, CPAP) potrebbe trovare indicazione, almeno all'inizio, nei pazienti con polmonite senza un quadro di BPCO sottostante, che rimangono ipossiemici nonostante l'ossigenoterapia e la terapia standard massimale, ma senza dilazionare l'intubazione laddove indicata. L'uso precoce della NIV è invece considerato il trattamento di scelta nel caso di insufficienza respiratoria acuta per polmonite nei pazienti immunodepressi, soprattutto nelle polmoniti da *Pneumocystis jirovecii*

Tabella 3.3.11. Dosi e frequenza di somministrazione degli antibiotici usati per il trattamento della polmonite nei pazienti con eGFR nella norma

Antibiotico	Dosaggio per os	Dosaggio per via endovenosa
Ampicillina	–	2 g ogni 6-8 ore
Amoxicillina	1 g ogni 6-8 ore	–
Amoxicillina/acido clavulanico	1 g ogni 6-8 ore	2,2 g ogni 6-8 ore
Ampicillina/sulbactam	–	3 g ogni 6-8 ore
Azitromicina	500 mg ogni 24 ore	500 mg ogni 24 ore
Aztreonam		2 g ogni 6-8 ore
Claritromicina	500 mg ogni 12 ore	500 mg ogni 12 ore
Cefuroxime	500 mg ogni 12 ore	
Cefpodoxime	200 mg ogni 12 ore	–
Cefotaxime	–	2 g ogni 6-8 ore
Ceftazidime	–	2 g ogni 8 ore
Cefepime	–	2 g ogni 8 ore
Ceftriaxone	–	2 g ogni 24 ore (anche i.m.)
Ceftarolina	–	600 mg ogni 12 ore
Levofloxacina	750 mg ogni 24 ore	750 mg ogni 24 ore 500 mg ogni 12 ore
Ciprofloxacina	500 mg ogni 12 ore	400 mg ogni 12 ore
Moxifloxacina	400 mg ogni 24 ore	400 mg ogni 24 ore
Doxiciclina	100 mg ogni 12 ore	–
Piperacillina/tazobactam	–	4,5 g ogni 6-8 ore
Meropenem	–	1 g ogni 8 ore
Imipenem	–	500 mg ogni 6 ore
Ertapenem	–	1 g ogni 24 ore
Vancomicina		500 mg ogni 6 ore o 1 g ogni 12 ore o 2 g in 24 ore in infusione continua
Linezolid	600 mg ogni 12 ore	600 mg ogni 12 ore

CONTROVERSIE

L'utilizzo dei corticosteroidi per via sistemica nei pazienti ospedalizzati con CAP:

- 👎 non riduce i tassi di mortalità;
- 👍 abbrevia il tempo necessario ad ottenere la stabilità clinica;
- 👍 accorcia la durata dell'ospedalizzazione (in media di un giorno);
- 👍 limita la durata della terapia antibiotica per via endovenosa;
- 👍 riduce la necessità di ricorrere alla ventilazione meccanica;
- 👍 diminuisce il rischio di sviluppare *Acute Respiratory Distress Syndrome* (ARDS);
- 👎 ha effetti collaterali, tra cui iperglicemia con necessità di trattamento.

Tabella 3.3.12. Ventilazione meccanica non invasiva nella polmonite

Indicazioni
• PaO_2/FiO_2 ≤300 • frequenza respiratoria ≥30 atti/minuto • dispnea grave a riposo • uso muscoli accessori • stato di coscienza conservato • emodinamica stabile
Controindicazioni
• Kelly ≥5 • arresto respiratorio o necessità di intubazione oro-tracheale • instabilità emodinamica con PA ≤90 mmHg • gravi aritmie • grave sanguinamento delle vie digestive superiori • impossibilità di rimuovere le secrezioni • impossibilità di proteggere le vie aeree • pneumotorace (non drenato) • recente intervento chirurgico • trauma o ustione cranio-facciale • paziente non collaborante • vomito
Modalità
CPAP se normo-ipocapnia • PEEP ≥10 cmH_2O iniziali • scafandro >> maschera oro-nasale BiPAP se ipercapnia • EPAP = 5 cmH_2O • IPAP = 15 cmH_2O iniziali (PEEP = 5 cmH_2O e PS = 10 cmH_2O) iniziali • maschera oronasale • FiO_2 tale che SpO_2 ≥94%
Monitoraggio efficacia
• miglioramento della coscienza • ↓ frequenza respiratoria e ↓ fatica respiratoria • ↑ PaO_2/FiO_2 • ↓ $PaCO_2$ e ↑ pH
Fallimento
• confusione mentale, peggioramento dello stato di coscienza • frequenza respiratoria e fatica muscolare invariate • PaO_2/FiO_2 invariato oppure ↓ • pH invariato oppure ↓ • ↑ $PaCO_2$ e ↓ pH

in pazienti con infezione da HIV. Il ricorso precoce alla NIV in questi soggetti migliora significativamente gli scambi gassosi e soprattutto riduce le complicanze infettive e la necessità di ricorrere all'intubazione, gravata da un pessimo *outcome* con una mortalità superiore al 90%.

La radiografia del torace come *follow-up* non va prescritta di routine in caso di CAP risolta in 5-7 giorni (ma va suggerita in pazienti con fattori di rischio per tumore al polmone).

Bibliografia di riferimento

APPROFONDIMENTI

Sindrome da aspirazione polmonare

La sindrome da aspirazione polmonare è provocata dall'inalazione nelle vie respiratorie inferiori di materiale proveniente dall'orofaringe o dallo stomaco. L'ingestione di materiale estraneo, che normalmente dovrebbe attivare i meccanismi di difesa quali il riflesso della tosse e la chiusura della glottide, talvolta avviene in modo silente, soprattutto nel caso in cui vi siano alcune condizioni predisponenti (Tabella 3.3.13).

Tabella 3.3.13. Condizioni predisponenti la sindrome da aspirazione polmonare

Alterazioni dello stato mentale • intossicazione alcolica • ictus • uso di sedativi, aloperidolo, fenotiazine, antistaminici, anticolinergici • overdose • anestesia generale • convulsioni • trauma cranico • *Glasgow Coma Scale* alterato
Disfagia • disordini della motilità esofagea • neoplasie, stenosi, diverticoli esofagei • incontinenza dello sfintere cardiale
Disordini neuro-muscolari • morbo di Parkinson • demenza • SLA, sclerosi multipla • miastenia gravis
Alterazione dei meccanismi di protezione • sondino naso-gastrico • intubazione oro-tracheale • tracheotomia • endoscopia digestiva o bronchiale
Varie • malattia da reflusso gastroesofageo • occlusione intestinale • vomito protratto • decubito supino • nutrizione enterale con SNG o PEG • cachessia • anziani con perdita del riflesso della tosse, scarsa igiene orale

Il medico di Pronto Soccorso deve tener presente l'esistenza di questa sindrome nel caso in cui l'inalazione sia stata testimoniata e, più frequentemente, quando sono presenti le condizioni che facilitano l'aspirazione e sono state escluse tutte le altre cause di insufficienza respiratoria acuta.

La sindrome da aspirazione polmonare include due quadri distinti: la polmonite chimica e la polmonite da aspirazione batterica, che si differenziano sulla base del materiale aspirato. La polmonite chimica, nota anche come sindrome di Mendelson, si riferisce al danno polmonare provocato dall'inalazione di una notevole quantità di materiale acido gastrico sterile. La polmonite da aspirazione batterica, invece, è causata dall'inalazione di batteri patogeni che provengono dall'orofaringe o che colonizzano lo stomaco.

La polmonite chimica è tanto più grave quanto maggiore è il quantitativo e quanto più acido è il pH del contenuto gastrico inalato. Il danno si sviluppa in due fasi: la prima si manifesta entro una o due ore dall'inalazione ed è causata direttamente dall'azione caustica del secreto gastrico, che porta ad ustioni nell'albero tracheo-bronchiale. La seconda fase consiste in una risposta infiammatoria ritardata, che raggiunge il picco tra la quarta e la sesta ora dall'evento iniziale.

La polmonite da aspirazione batterica è invece un processo infettivo che si sviluppa dopo l'inalazione di batteri patogeni: in tal caso la proliferazione batterica continua e nei casi più gravi porta allo sviluppo di un ascesso o di un empiema, a meno che non venga iniziato un adeguato trattamento antibiotico.

La polmonite chimica si presenta solitamente in modo acuto con tosse, dispnea, sibili, fino ad un quadro di distress respiratorio acuto. La polmonite da aspirazione batterica si manifesta più frequentemente in modo subdolo, a volte dopo un intervallo di giorni o settimane, con tosse produttiva, espettorato purulento, dispnea, febbre, talvolta perdita di peso ed anemia. Tuttavia, spesso i quadri clinici si sovrappongono e sono indistinguibili, rendendo difficile il riconoscimento della vera eziologia ed il trattamento ottimale. In entrambi i casi la radiografia del torace può mostrare infiltrati polmonari che in un paziente in posizione semisupina si distribuiscono tipicamente nei segmenti posteriori dei lobi polmonari superiori e nei segmenti superiori dei lobi inferiori. Nessun biomarker tra quelli analizzati (PCR, procalcitonina, concentrazione di pepsina nel liquido di broncolavaggio e di glucosio nelle secrezioni tracheali) si è dimostrato utile per distinguere i due quadri. I medici sono quindi spesso costretti a fare affidamento sugli esami colturali di campioni prelevati dalle basse vie respiratorie per documentare o meno l'origine batterica della polmonite.

Il trattamento della polmonite chimica prevede l'aspirazione immediata delle vie aeree, il cambiamento della posizione del paziente per evitare l'inalazione di altro materiale, l'ossigenoterapia e l'eventuale supporto ventilatorio (valutando l'intubazione oro-tracheale). I corticosteroidi non sono raccomandati in quanto non influenzano la mortalità e favoriscono lo sviluppo di una polmonite secondaria soprattutto da batteri Gram-negativi; gli antibiotici non devono essere somministrati di routine, proprio perché l'evento iniziale non è di tipo infettivo. Normalmente la polmonite chimica si risolve in uno o due giorni, per cui può essere ragionevole iniziare la terapia antibiotica solo se non si osserva un miglioramento dopo le prime 48 ore: l'aspirazione di materiale acido predispone ad una sovra-infezione e allo sviluppo di una polmonite secondaria nel 15-25% dei casi.

Al contrario, la polmonite da aspirazione batterica richiede un trattamento antibiotico per definizione. In passato i batteri anaerobi (*Bacteroides spp., Peptostreptococcus spp., Fusobacterium spp.*) erano considerati gli agenti eziologici principali, mentre gli ultimi studi dimostrano un significativo coinvolgimento di patogeni Gram-positivi *(Staphylococcus aureus, Streptococcus pneumoniae*) e Gram-negativi (*Haemophilus influenzae, Enterobacteriaceae*). Pertanto, nella scelta della terapia antibiotica empirica nel caso di polmonite da aspirazione batterica oggi non sono più indicate molecole attive contro i batteri anaerobi (quali β-lattamici + inibitore delle β-lattamasi, clindamicina, metronidazolo, moxifloxacina, carbapenemici), a meno che si sospettino un ascesso polmonare o un empiema pleurico. Qualora non si riesca a distinguere dall'inizio se si tratta di una polmonite chimica o di una polmonite da aspirazione batterica, può essere comunque utile iniziare un trattamento antibiotico empirico una volta raccolti i campioni per gli esami colturali, in modo tale che la terapia antibiotica possa essere rivalutata ed eventualmente sospesa all'arrivo dei risultati.

LA LAVAGNA

- *Il medico che lavora in Pronto Soccorso deve tener ben presente la distinzione tra polmonite acquisita in comunità e polmonite nosocomiale.*
- *Nei pazienti con sospetta polmonite va sempre eseguita l'emogasanalisi.*
- *Quanto più severa è la polmonite, tanto maggiori devono essere gli sforzi diagnostici per determinarne l'effettiva eziologia.*
- *Le emocolture non devono essere richieste di routine nel caso di pazienti con CAP, vanno invece sempre eseguite nel caso di pazienti con HAP e VAP.*
- *Ricorrere alla TC nel caso di immagini radiografiche non dirimenti, quadri dubbi, sintomatologie particolarmente aggressive e nel caso in cui non ci sia corrispondenza tra il quadro clinico e quanto evidenziato alla radiografia del torace.*
- *Utilizzare gli score di gravità nella stratificazione del rischio e nella decisione di ospedalizzare il paziente.*
- *Lo shock settico nel paziente con polmonite e la necessità di intubazione endotracheale con ventilazione meccanica sono indicazioni assolute al ricovero in Terapia Intensiva.*
- *La terapia antibiotica andrebbe iniziata in Pronto Soccorso e somministrata entro quattro ore dall'arrivo del paziente.*
- *È ancora controverso l'uso dei corticosteroidi per via sistemica nei pazienti ospedalizzati con CAP.*
- *L'uso precoce della NIV è considerato il trattamento di scelta nel caso di insufficienza respiratoria acuta per polmonite nei pazienti immunodepressi.*
- *Ricordare l'esistenza della sindrome da aspirazione polmonare quando sono presenti condizioni che facilitano l'aspirazione e sono state escluse tutte le altre cause di insufficienza respiratoria acuta.*

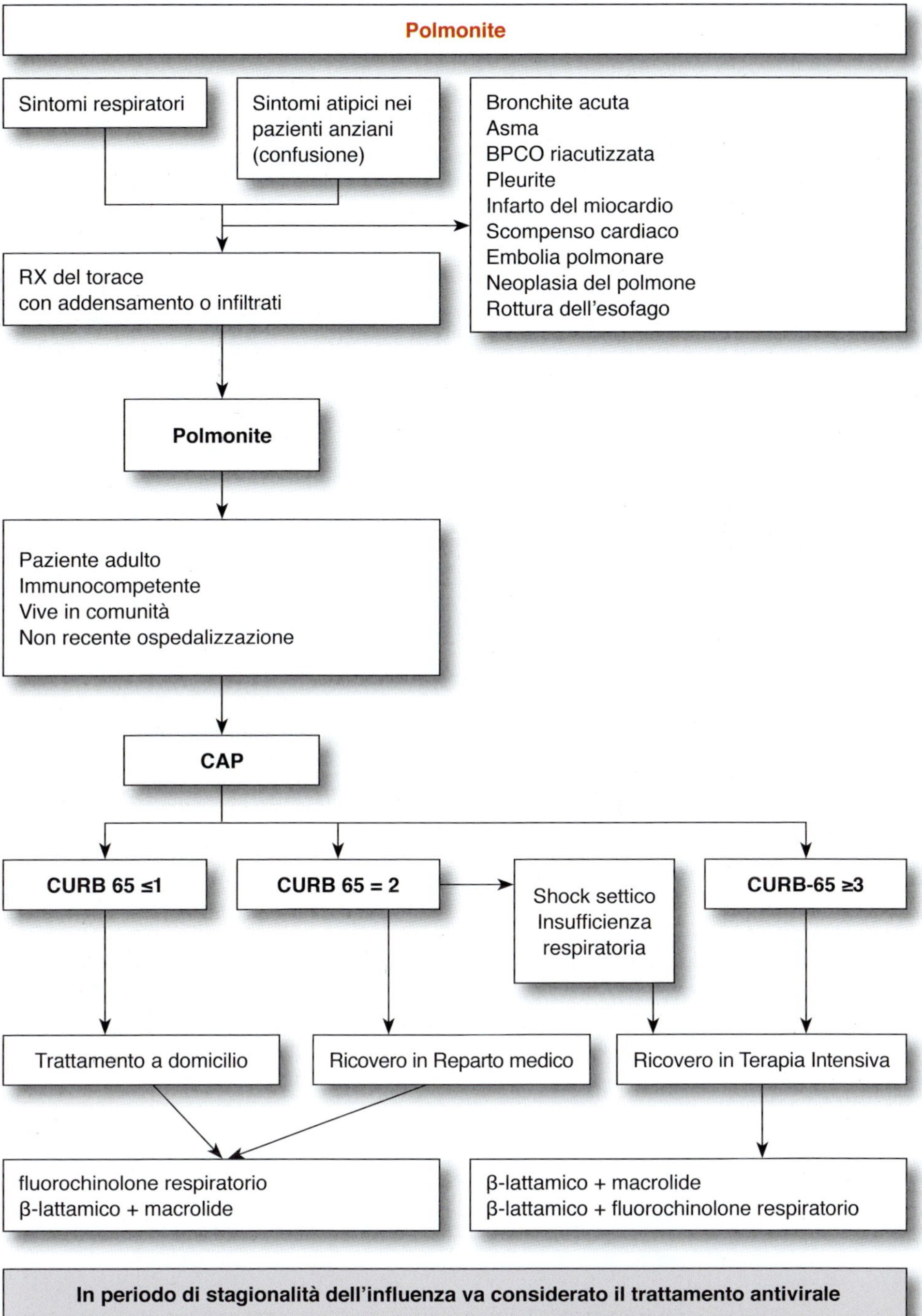
Polmonite
Sintomi respiratori
Sintomi atipici nei pazienti anziani (confusione)
Bronchite acuta
Asma
BPCO riacutizzata
Pleurite
Infarto del miocardio
Scompenso cardiaco
Embolia polmonare
Neoplasia del polmone
Rottura dell'esofago
RX del torace con addensamento o infiltrati
Polmonite
Paziente adulto
Immunocompetente
Vive in comunità
Non recente ospedalizzazione
CAP
CURB 65 ≤1
CURB 65 = 2
Shock settico Insufficienza respiratoria
CURB-65 ≥3
Trattamento a domicilio
Ricovero in Reparto medico
Ricovero in Terapia Intensiva
fluorochinolone respiratorio
β-lattamico + macrolide
β-lattamico + macrolide
β-lattamico + fluorochinolone respiratorio
In periodo di stagionalità dell'influenza va considerato il trattamento antivirale

MA SE...

Nota colonizzazione o precedente infezione-soprattutto del tratto respiratorio-da MRSA o *Pseudomonas aeruginosa*

Ospedalizzazione e/o terapia antibiotica parenterale negli ultimi 90 giorni

→ se sospetta infezione da MRSA

→ Aggiungere vancomicina
o
ceftarolina
o
linezolid

→ se sospetta infezione da *Pseudomonas aeruginosa*

→ Considerare fluorochinolonico anti-*Pseudomonas* (*levofloxacina o ciprofloxacina*)
o
cefalosporina anti-*Pseudomonas* (cefepime o ceftazidime)
o
piperacillina-tazobactam
o
carbapenemico anti-*Pseudomonas* (meropenem o imipenem)

In periodo di stagionalità dell'influenza va considerato il trattamento antivirale

3.4 Pleurite acuta e versamento pleurico

Definizione

Per versamento pleurico si intende la presenza di un'eccessiva quantità di liquido in una o entrambe le cavità pleuriche che, in circostanze normali, ospitano solo un minimo quantitativo di fluido necessario allo scorrimento della pleura viscerale sulla pleura parietale. Per pleurite si intende un'infiammazione di parte o in toto di uno o entrambi i foglietti sierosi pleurici e le cellule mesoteliali. La pleurite può associarsi, ma non sempre, ad un versamento pleurico concomitante che va da minimo fino a massivo (nei casi più rari).

Epidemiologia

La prevalenza del versamento pleurico nei paesi industrializzati è di 320 casi ogni 100.000 abitanti. Le malattie che rappresentano più del 90% delle cause di versamento pleurico sono lo scompenso cardiaco, le malattie infettive polmonari, le neoplasie e l'embolia polmonare. La pleurite è una presentazione comune per una vasta gamma di processi di malattia, da sindromi autolimitantesi virali a condizioni acute più gravi, come la polmonite e l'embolia polmonare, a malattie croniche, come il lupus eritematoso sistemico e altre malattie del tessuto connettivo.

Fisiopatologia

La maggior parte del liquido pleurico è sia prodotto che assorbito dalla pleura parietale. La quantità di fluido presente nelle cavità pleuriche dipende dall'equilibrio tra pressione idrostatica e pressione oncotica del circolo polmonare (e sistemico), rispetto allo spazio pleurico. Poiché fisiologicamente la pleura parietale presenta una pressione idrostatica maggiore, mentre la pressione oncotica è equivalente, il liquido pleurico viene prodotto dalla pleura parietale. Allo stesso modo, i vasi linfatici della pleura parietale sono responsabili del riassorbimento del liquido pleurico che, in condizioni fisiologiche, è pari a circa 0,26 mL di fluido per kilogrammo di peso in ogni cavità pleurica.

Il versamento pleurico diventa manifesto quando la produzione di fluido supera la capacità di riassorbimento dei vasi linfatici; quest'ultima, infatti, può incrementarsi fino a 20 volte il valore basale. I versamenti pleurici classicamente sono suddivisi in due gruppi – trasudati ed essudati – secondo la loro composizione chimica.

I *trasudati* sono ultrafiltrati di plasma, contenenti poche proteine. Si sviluppano quando vi è un aumento della pressione idrostatica o una diminuzione della pressione oncotica all'interno dei capillari pleurici. Nella cirrosi epatica e nella sindrome nefrosica, l'aumento della pressione idrostatica è associato a riduzione dell'albumina sierica. I pazienti affetti da grave malnutrizione possono sviluppare versamenti di tipo trasudativo derivanti da grave ipoalbuminemia isolata.

Gli *essudati* contengono elevate quantità di proteine, a causa o di un aumento della permeabilità della membrana capillare o del ridotto drenaggio linfatico. Qualsiasi processo flogistico polmonare o pleurico può complicarsi con un versamento essudativo. In assenza di versamento clinicamente significativo, i sintomi pleuritici (ad es.: dolore puntorio) possono essere comunque presenti. La pleurite senza versamento pleurico è tipica, per esempio, della maggior parte delle pleuriti virali. La forma più comune di essudato è il versamento parapneumonico, dove l'infezione del polmone adiacente suscita una risposta infiammatoria della pleura, alterando la normale permeabilità della membrana capillare. La seconda forma più comune di essudato è quella neoplastica che riflette alterazioni della permeabilità della pleura e del drenaggio linfatico. Essudati possono anche prodursi in risposta a processi infiammatori addominali, come la pancreatite o l'ascesso subfrenico, presumibilmente a causa dell'aumento della permeabilità del diaframma stesso. Gli essudati possono essere riassorbiti o andare incontro a un processo di organizzazione, con conseguente formazione di aderenze fibrose tra i foglietti pleurici. Alcuni versamenti pleurici possono manifestarsi sia come trasudati che essudati o possono avere le caratteristiche di entrambi. Nell'embolia polmonare, ad esempio, la patogenesi del versamento è spesso multifattoriale, poiché riflette sia un aumento della pressione capillare polmonare (produzione di trasudato), sia danno ischemico e lesioni della membrana dei capillari (produzione di essudato).

I versamenti più cospicui (>1,5-2 L) possono limitare le escursioni respiratorie, comprimere i polmoni, sfociare in shunt intrapolmonare e, in casi estremi, provocare uno spostamento del mediastino e compromissione del circolo (Figura 3.4.1).

La distinzione tra trasudato ed essudato è di fondamentale importanza, sia per un corretto iter diagnostico sull'eziologia del versamento pleurico, sia perché gli essudati pleurici sono generalmente associati a patologie più gravi ed una più alta mortalità. L'unico modo per distinguere tra essudato e trasudato è mediante l'analisi del liquido pleurico. I criteri biochimici (criteri di Light) che contraddistinguono gli essudati sono:

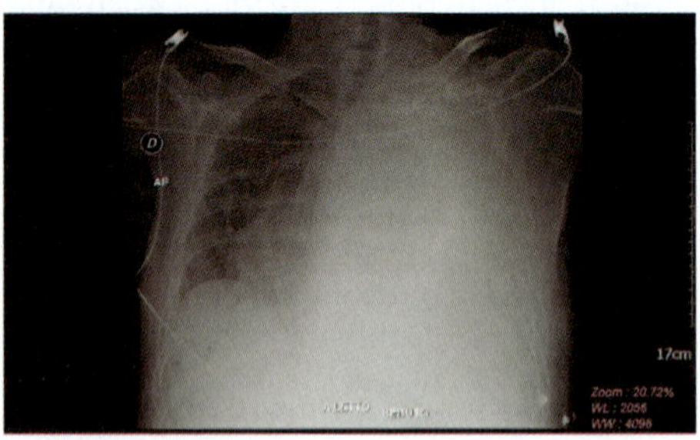

Figura 3.4.1. RX versamento massivo.

- ratio proteine pleuriche/proteine sieriche >0,5;
- ratio LDH pleurico/LDH sierico >0,6;
- LDH pleurico >200 UI/L.

Diagnosi

Il riconoscimento di un versamento pleurico generalmente non comporta particolari difficoltà. Al contrario, la diagnosi eziologica (pleurica, polmonare o extrapolmonare) risulta complessa e non di rado (15% dei casi) resta misconosciuta (Tabella 3.4.1). Anamnesi ed esame obiettivo sono gli strumenti più efficaci per una corretta ipotesi eziologica, che ovviamente andrà confermata mediante test laboratoristici e strumentali.

Tabella 3.4.1. Cause di versamento pleurico

Trasudati	Essudati
Molto comuni Scompenso cardiaco congestizio Cirrosi con ascite	**Comuni** Polmonite Tubercolosi Sindrome di Meigs Neoplasie
Meno comuni Sindrome nefrosica, ipoalbuminemia Embolia polmonare (10-20%) Atelettasie Ipotiroidismo Cancro (5%)	**Meno comuni** Embolia polmonare Infezioni virali Post BPAC, post IMA Artrite reumatoide, LES Pancreatite Asbestosi
Rare Pericardite costrittiva Urinotorace	**Rare** Da farmaci Infezioni fungine Chilotorace Rottura dell'esofago Ascesso sottodiaframmatico

Anamnesi

I sintomi sono aspecifici: la dispnea, in genere ingravescente, è uno dei più frequenti. Indagando i sintomi polmonari ed extrapolmonari, associati all'epidemiologia, si possono formulare ipotesi diagnostiche che poi andranno confermate con test di secondo livello. Ad esempio:

- versamenti in pazienti con storia di cardiopatia suggeriscono uno scompenso cardiaco;
- versamenti monolaterali associati a febbre, tosse con espettorato e dolore pleuritico, suggeriscono un versamento parapneumoico o empiema polmonare.

- versamenti in pazienti giovani (soprattutto donne) con storia di artralgie, malessere generale e, talvolta, insufficienza renale, possono suggerire una genesi sia infettiva che autoimmune;
- versamenti pleurici, in genere di piccola entità, associati ad emottisi possono suggerire patologie endobronchiali o anche embolia polmonare.

Altri sintomi, anch'essi aspecifici sono: febbre, sudorazioni notturne, calo ponderale, anoressia e astenia. È utile indagare accuratamente su pregresse esposizioni ad asbesto (mesotelioma), sulla assunzione di terapie (Tabella 3.4.2) e su patologie pregresse ed in atto.

Tabella 3.4.2. Farmaci e terapie possibili cause di versamento pleurico (*http://www.pneumotox.com*)

Amiodarone
β-bloccanti
Bromocriptina
Carbamazepina
Ciclofosfamide
Ergotamina
Fattore stimolante la crescita dei neutrofili
Fenitoina
Metotrexato
Nitrofurantoina
Penicillamina
Procainamide
Propiltiouracile
Radioterapia
Sulfamidici

Quest'ultimo è un passaggio cruciale, poiché spesso il paziente non riferisce spontaneamente le esposizioni avvenute nel passato, pertanto solamente una precisa richiesta può condurre alla diagnosi.

Esame obiettivo

I versamenti liberi sono caratterizzati da una netta ottusità a limite superiore curvilineo e con maggiore altezza sulla linea ascellare, dall'abolizione/riduzione del fremito vocale tattile e dalla scomparsa del murmure vescicolare, occasionalmente è apprezzabile un rumore di sfregamento pleurico o il cosiddetto soffio bronchiale durante l'auscultazione. Allo scopo di incrementare l'accuratezza diagnostica dei test di secondo livello, è inoltre opportuno ricercare la presenza di linfoadenopatie, segni di cachessia, segni di cirrosi (es.: spider naevi, ascite, flapping tremor, etc.), edemi diffusi.

Diagnostica per immagini

Radiografia del torace

Nel caso di sospetto versamento pleurico è indicata la radiografia del torace in PA; piccoli versamenti (<200 mL) nell'angolo costo frenico posteriore possono però risultare evidenti solo ad una radiografia laterale.

Quantificazione del versamento pleurico

- *Minimo* se è evidente solo nello sfondato costo-frenico.
- *Lieve*: se è visibile in uno spazio intercostale (<500 mL).
- *Moderato*: se la raccolta si apprezza in due spazi intercostali (500-1000 mL).
- *Massivo*: se la raccolta supera due spazi intercostali).

Nel paziente in clinostatismo la diagnosi può essere più difficile, soprattutto in caso di versamento bilaterale che maschera la differenza di trasparenza tra i due emitoraci tipica del versamento monolaterale. In questi casi una radiografia in decubito laterale (sul lato affetto) può aumentare la sensibilità dell'esame. I versamenti localizzati, circoscritti o saccati danno quadri radiografici diversi, a volte sovrapponibili con quelli di altre patologie.

Ecografia polmonare

L'ecografia polmonare è uno strumento con un'ottima accuratezza diagnostica per la valutazione dei versamenti pleurici (sensibilità 92%, specificità 93% e accuratezza diagnostica 93%). L'ecografia polmonare permette di stimare la dimensione dei versamenti meglio della radiografia e di valutare le caratteristiche (setti o flocculazioni) meglio della TC. L'ecografia polmonare, inoltre, permette di stimare il volume del versamento con un'ottima accuratezza. Diverse formule sono state validate (su piccoli studi) per ottenere una stima quantitativa del volume, quella che proponiamo (anche perché di facile esecuzione) è quella validata da Balik et al.

A paziente supino con il tronco rialzato a 15°, si misura la massima distanza intrapleurica (DIP), salendo cranialmente con la sonda all'altezza della linea ascellare posteriore. Il risultato espresso in mm e moltiplicato per 20 dà una stima del volume in mL (V_{mL} = DIP x 20), la DIP deve essere di almeno 15 mm ma inferiore ai 50 mm. In caso risultasse una DIP maggiore di 50 mm il volume tende ad essere sottostimato, indicando quindi un versamento pleurico di grandi dimensioni meritevole di drenaggio.

L'ecografia polmonare permette, inoltre, di valutare le caratteristiche del versamento che, associate ad anamnesi ed esame obiettivo, possono suggerire un'ipotesi eziologica. Attualmente, i versamenti pleurici sono distinti ecograficamente in: anecogeno, complesso non settato e complesso settato. È di estrema importanza inoltre valutare la pleura alla ricerca di: ispessimento pleurico diffuso o localizzato (gettoni pleurici). I versamenti pleurici complessi (sia settato che non) e l'ispessimento pleurico (sia diffuso che irregolare) nella stragrande maggioranza dei casi indicano un essudato, al contrario i versamenti anecogeni possono essere sia trasudati

IL TACCUINO

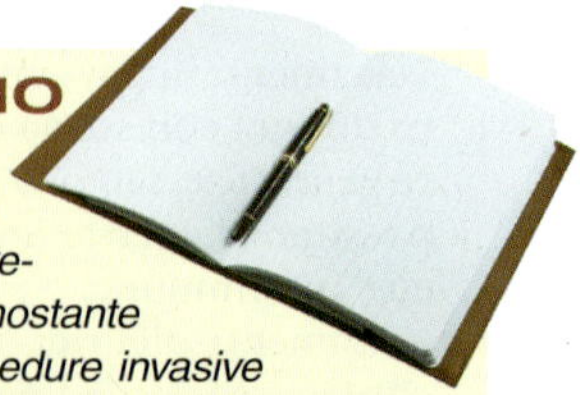

Nel 15-20% dei casi circa, la diagnosi resta non definita, nonostante l'applicazione di procedure invasive come la toracoscopia e la biopsia. Molti versamenti si risolvono spontaneamente altri no. Una mancata diagnosi in caso di embolia polmonare o tubercolosi aumenta significativamente la morbilità e mortalità del paziente, al contrario un ritardo diagnostico in caso di metastasi pleurica non incide in modo significativo.

APPROFONDIMENTI

La toracentesi può essere effettuata a scopo sia diagnostico che terapeutico e viene effettuata al letto del malato. La toracentesi diagnostica è indicata in caso di versamento di nuova insorgenza di spessore superiore a 10 mm (evidenziato ecograficamente o con radiografia in decubito laterale) e quando, nonostante la terapia, il versamento persiste per più di tre giorni, se il versamento è monolaterale.

La toracentesi terapeutica è in linea di massima sempre indicata se il paziente è dispnoico a riposo a causa di un versamento particolarmente abbondante. Una toracentesi è indicata anche nell'empiema pleurico e negli essudati parapneumonici concamerati. L'utilizzo di drenaggi di calibro limitato (7-14 Fr) si è in alcuni studi dimostrato altrettanto efficae e meglio tollerato del classico drenaggio con tubi di grande calibro (20-36 Fr). In caso di patologie che possono evolvere con la formazione di un versamento essudatizio, come la pancreatite, l'infarto polmonare e le malattie autoimmuni, la toracentesi non è indicata.

I dati riguardo le controindicazioni nel paziente in terapia anticoagulante o affetti da coagulopatia o trombocitopenia sono piuttosto limitati. La procedura sembra essere sicura, pertanto non è consigliato ricoagulare il paziente con modesto aumento del tempo di protrombina o di tromboplastina parziale (minore di 1,5 volte il limite superiore del range di normalità del test). La toracentesi non è infine indicata in caso di versamento bilaterale in contesto clinico suggestivo per trasudato, a meno che non sussistano aspetti atipici o non congruenti con il sospetto diagnostico, o in caso di mancanza di risposta alla terapia.

che essudati. Alcuni autori suggeriscono dei pattern ecografici che, se compatibili con epidemiologia, anamnesi ed esame obiettivo del paziente, possono suggerire l'eziologia del versamento, ad esempio:

- versamenti anecogeni bilaterali, maggiori a destra, in storia di cardiopatia sono secondari a scompenso;
- versamenti settati con ispessimento pleurico diffuso in storia di febbre, tosse e/o dolore pleuritico, sono generalmente empiemi;
- versamenti monolaterali, complessi non settati in presenza di gettoni pleurici o diaframmatici, in pazienti di età maggiore di 60 anni sono spesso secondari a neoplasie.

I vantaggi del supporto ecografico (sia in ecoassistenza che in ecoguida) nel drenaggio dei versamenti è ormai ampiamente riconosciuto in letteratura, ma la trattazione di questo argomento esula dallo scopo di questo capitolo.

ECO polmonare versamento pleurico

TC torace

La TC non è un esame di primo livello nel la valutazione di un versamento pleurico. La sua sensibilità è buona (anche se piccoli ver samenti possono confondersi con un ispessi mento pleurico), ma non è migliore di quella dell'ecografia. Anche la capacità di distinguere un essudato da un trasudato non è miglio re di quella degli ultrasuoni, mentre è elevata la sua capacità di identificare un emotorace. L'identificazione di versamenti concamerati, che richiede la mobilizzazione del paziente, è più indaginosa che con l'ecografia. La TC con enhancement della pleura resta indicata prima del completo drenaggio del liquido pleurico nei versamenti di origine non definita, per visualizzare meglio le anomalie della pleura, facilitando la distinzione tra ispessimenti benigni e maligni. La TC può avere inoltre un ruolo in caso di posizionamento di drenaggio toracico non efficace e in previsione di un intervento di chirurgia toracica.

TC versamento pleurico

RX torace: quadri di versamento pleurico

Esami di laboratorio

L'esame chimico-fisico, morfologico e microbiologico del liquido pleurico consente una diagnosi eziologica definitiva nel 25% dei pazienti e la conferma o esclusione di diagnosi presuntive in un ulteriore 50-60%. Il liquido aspirato dalla cavità pleurica deve essere raccolto e rapidamente analizzato per il dosaggio di pH, LDH, proteine, citologia (per ricerca cellule tumorali maligne), batteriologico completo più ricerca di BK diretto e colturale più micobatteri atipici e dosaggio del CEA (elevati livelli nel liquido pleurico possono indirizzare verso una ipotesi neoplasica soprattutto nei tabagisti). I criteri di Light per la distinzione tra essudato e trasudato sono stati già descritti precedentemente. Se il liquido è un trasudato di solito non sono necessari altri test, mentre se risulta essere un essudato la diagnosi differenziale richiede ulteriori analisi. In questo caso sono necessarie altre provette ed una siringa eparinata mantenuta nel ghiaccio per la determinazione del pH. Per ulteriore approfondimento si rimanda ai contenuti presenti nel successivo QRC.

Approfondimento sulle caratteristiche fisico-chimiche del versamento pleurico

Terapia

I versamenti pleurici da scompenso cardiaco rispondono bene alla terapia diuretica, in caso contrario è indicata la toracentesi a scopo diagnostico.

In caso di polmonite nella maggior parte dei casi c'è una buona risposta alla terapia antibiotica, ma nonostante gli antibiotici le effusioni pleuriche parapneumoniche possono organizzarsi rapidamente, formando aree fibrose che possono creare concamerazioni saccate e/o richiedere una decorticazione. In caso di comparsa di versamento pleurico parapneumonico è indicato l'utilizzo di steroide dopo che il paziente è apiretico da 24 ore, per ridurre la formazione di aree fibrotiche che possono determinare una sindrome restrittiva polmonare. È quindi essenziale valutarne precocemente lecaratteristiche per identificare i versamenti che necessitano di essere evacuati. Le indicazioni generalmente condivise per una toracentesi terapeutica sono:

- essudato francamente purulento;
- effusioni concamerate;
- pH del liquido pleurico <7,1 (evolvono rapidamente in empiema);
- presenza di batteri alla colorazione di Gram.

Nei pazienti con grandi versamenti, la to racentesi terapeutica urgente ha una finalità di stabilizzazione rapida della ventilazione e del circolo. Le effusioni neoplastiche recidivano in quasi il 90% dei casi e possono richiedere toracentesi ripetute, una pleurodesi (anche utilizzando la tecnica *slurry* con diluizone di 4-6 g di steriltalc previa anestesia del cavo pleurico con 10 mL di lidocaina 2%) o l'utilizzo di cateteri tunnellizzati a permanenza, controllando il dosaggio dell'albumina ed elettroliti.

Anche la presenza di emotorace richiede il drenaggio toracico per evacuare lo spazio pleurico, quantificare il sanguinamento e fa vorire il tamponamento dell'emorragia con l'apposizione delle due superfici. Se l'emorragia è massiva (rifornimento del versamento superiore a 200 mL/ora), bisogna prendere in considerazione la toracotomia.

Per la gestione del dolore i farmaci anti-infiammatori e gli oppioidi sono sicuri ed efficaci.

Per la tecnica delle toracentesi consultare il Capitolo 22.2.

Bibliografia di riferimento

LA LAVAGNA

- *La causa più comune di versamento pleurico nei paesi occidentali è l'insufficienza cardiaca congestizia, seguito da neoplasia e polmonite batterica.*
- *Nel 20% del versamenti pleurici, nessuna diagnosi definitiva può essere stabilita anche dopo un'ampia indagine.*
- *La pleurite virale, con o senza versamento, è in genere auto-limitantesi e si risolve senza trattamento specifico.*
- *Nei pazienti con insufficienza cardiaca congestizia, il versamento pleurico in genere risponde bene alla terapia diuretica. Se persiste nonostante diversi giorni di diuresi aggressiva, è indicata una toracentesi diagnostica.*
- *Il versamento pleurico in corso di polmonite contribuisce alla morbilità e mortalità dei pazienti. La presenza di un versamento parapneumonico influenza la decisione di ricoverare un paziente con polmonite acquisita in comunità.*
- *Il drenaggio precoce dei versamenti parapneumonici garantisce tempi di degenza più brevi rispetto all'atteggiamento conservativo.*

Appunti / Commenti

Versamento pleurico

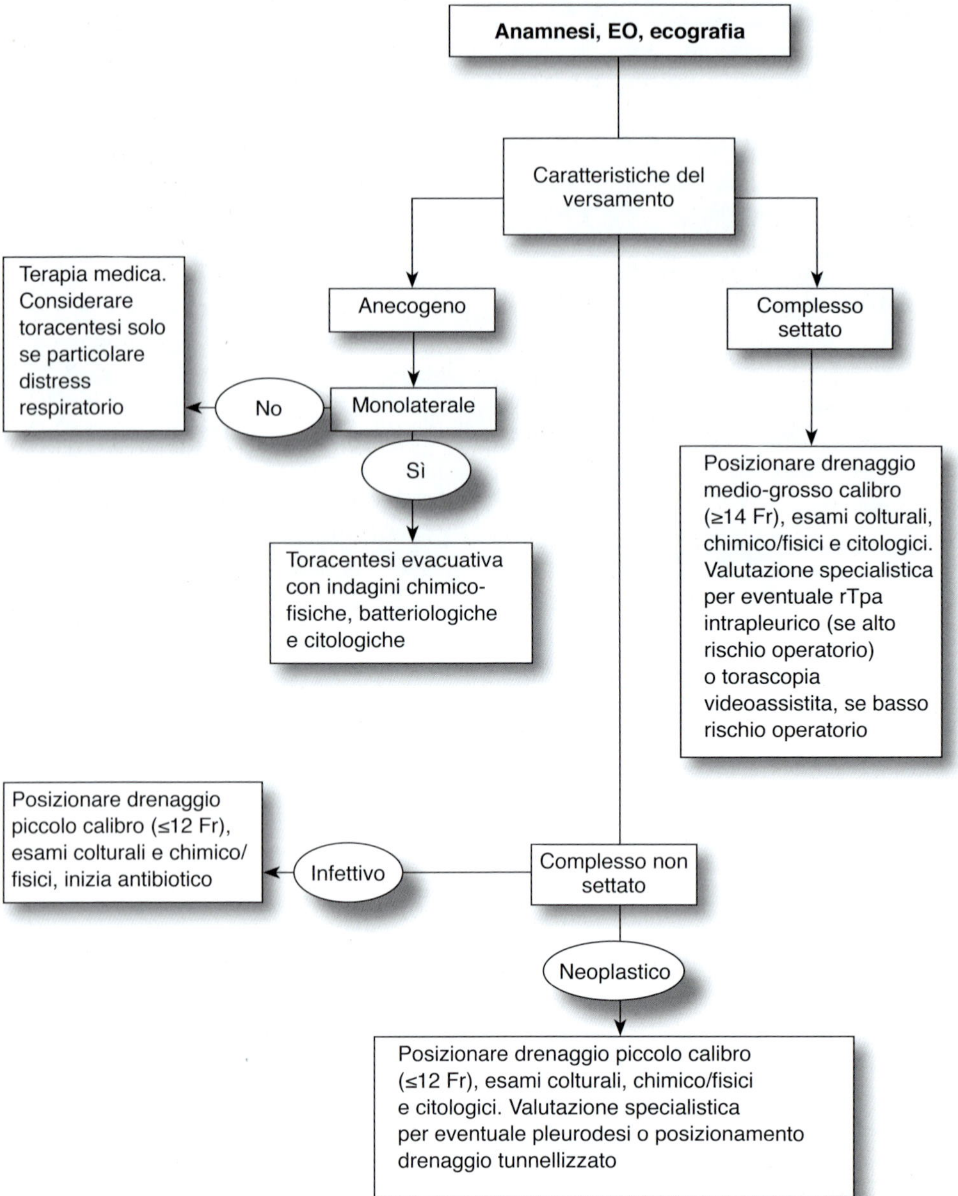

3.5 Pneumotorace non traumatico

Definizione

Il termine pneumotorace (PNX) fu coniato per la prima volta nel 1803 dal medico francese Itard per indicare una condizione patologica caratterizzata da presenza di aria all'interno della cavità pleurica: spazio potenziale compreso tra la pleura viscerale, che riveste la superficie esterna del polmone e quella parietale, che riveste la parete interna del torace. È una patologia relativamente comune, ad eziologia varia, che rappresenta un importante problema di salute sia per la morbilità che per gli elevati costi sanitari ad essa correlati. Il PNX può presentarsi con un ampio spettro di gravità: dalla forma asintomatica ed autolimitante a quella ipertesa, che può rappresentare un immediato pericolo di vita per il paziente.

Classificazione

Il PNX viene comunemente classificato in spontaneo (60% dei casi) e traumatico (40% dei casi) (Tabella 3.5.1). La forma spontanea viene ulteriormente suddivisa in primaria, secondaria e catameniale. Lo pneumotorace spontaneo primario (PSP) si verifica in soggetti sani, in assenza di evidenza clinica o strumentale di concomitanti patologie. Lo pneumotorace spontaneo secondario (PSS) presenta invece una correlazione con una patologia polmonare o sistemica predisponente. La BPCO è responsabile di circa il 70% dei casi di PSS ma innumerevoli altre patologie possono esserne causa (Tabella 3.5.2). Il PNX catameniale è raro e si associa di solito all'endometriosi. La variante traumatica si verifica in conseguenza di traumi toracici penetranti o chiusi e viene ulteriormente suddivisa in iatrogena e non iatrogena. La forma iatrogena è più comune ed è generalmente conseguente a procedure diagnostiche/terapeutiche eseguite sul collo e/o torace (es. biopsia transtoracica, pleurica o transbronchiale; cateterismo venoso centrale, toracentesi etc.). La forma non iatrogena più frequente è quella secondaria a trauma toracico chiuso.

Tabella 3.5.1. **Classificazione dello pneumotorace**

Pneumotorace spontaneo
Primitivo (PSP) Secondario (PSS) Catameniale
Pneumotorace traumatico
Iatrogeno Non iatrogeno

Tabella 3.5.2. **Cause di pneumotorace spontaneo secondario (PSS)**. Modificato da Noppen M. Eur Respir Rev 2010; 19: 117, 217-219

Patologie delle vie aeree
Enfisema Fibrosi cistica Asma severa
Patologie infettive
Polmonite da *Pneumocistis jirovecii* Tubercolosi Polmonite necrotizzante
Patologie interstiziali
Fibrosi polmonare idiopatica Sarcoidosi Istiocitosi X Linfangioleiomiomatosi
Patologie connettivali
Artrite reumatoide, sclerosi sistemica, spondilite anchilosante S. di Marfan, s. di Elhers-Danlos
Patologie neoplastiche
Carcinoma polmonare Sarcoma

Epidemiologia

Il PNX spontaneo interessa prevalentemente i giovani adulti con un primo picco intorno ai 25 anni per l'uomo (30-34 anni per le donne) ed un secondo che si osserva alla quinta-sesta decade di vita.

Il rapporto tra il sesso maschile e femminile è circa 6:1 e tale differenza sembra essere correlata a fattori di rischio, in particolare alle caratteristiche antropometriche e al maggior consumo di tabacco nell'uomo.

Il tasso di incidenza annuo è sottostimato in quanto questa patologia nel 10% dei casi rimane asintomatica ed è più o meno sovrapponibile nei vari paesi. In Europa si può stimare un'incidenza variabile tra 7,4-18/100.000 abitanti/anno nel sesso maschile e 1,2-6/100.000 abitanti/anno per quello femminile. Nelle forme primarie la recidiva è di circa il 30% a 3-12 mesi mentre nelle secondarie del 40-56% e si verifica generalmente entro i 6 mesi dal primo episodio.

Il tasso di mortalità/anno nei giovani è di circa 1/1.000.000 ed aumenta di 2-3 volte nei soggetti al di sopra di 55 anni. La mortalità è più frequente nelle forme secondarie in quanto la patologia di base è responsabile di una minore riserva respiratoria.

Fisiopatologia

Il meccanismo fisiopatologico alla base del PNX spontaneo è ancora poco conosciuto: la presenza di bolle sub-pleuriche (*blebs*), presenti prevalentemente all'apice del polmone, sembra giocare un ruolo determinante. Bolle apicali sono presenti fino al 90% dei casi di PSP e sono ben distinguibili dal parenchima polmonare durante l'esplorazione chirurgica toracoscopica, tanto che è stata proposta anche una classificazione dello pneumotorace secondo Vandershueren in base alla presenza ed entità di tali *blebs*. Per spiegare la loro formazione e la loro localizzazione apicale si ricorda che a causa della pressione intrapleurica più negativa, la distensione intra-alveolare è maggiore agli apici che alle basi polmonari. Stimoli flogogeni (fumo, allergeni, sostanze inquinanti, etc.) condizionerebbero il richiamo di cellule dell'infiammazione e il rilascio di radicali liberi, proteasi ed enzimi lisosomiali, responsabili della degradazione delle fibre elastiche delle pareti alveolari con secondaria formazione delle bolle sub-pleuriche. La rottura delle bolle è spesso dovuta ad un aumento improvviso della pressione bronchiolare (es. tosse e starnuti) oppure ad un rapido incremento della pressione all'interno delle bolle stesse: si può formare così una breccia tra parenchima polmonare e cavo pleurico (*air-leak*) con conseguente progressivo accumulo di aria.

Fattori di rischio

I fattori di rischio per lo PSP sono numerosi, ma solo alcuni di essi trovano unanime conferma nella letteratura scientifica internazionale. Il tipico paziente a rischio è alto e magro: queste caratteristiche antropometriche rappresentano un substrato potenziale per lo sviluppo del PNX in quanto accentuano il gradiente negativo di pressione intrapleurica a livello degli apici polmonari. Un elemento che interessa prevalentemente il sesso maschile è il fumo: il rischio stimato per gli uomini che fumano oltre 20 sigarette/die è del 12,3% rispetto a quello dei non fumatori che è dello 0,1%. A parità di consumo di sigarette, il rischio relativo rimane significativamente superiore negli uomini. Per quanto riguarda il fumo nella letteratura più recente c'e evidenza, inoltre, di forte incremento del rischio di pneumotorace negli abituali utilizzatori di sostanze di abuso aeroinalate, soprattutto in merito all'abituale abuso di cannabinoidi. Il deficit di alfa-1 antitripsina alla base dell'enfisema è correlato a PNX nell'80% dei casi. Anche l'età rappresenta un fattore di rischio: con l'invecchiamento il parenchima polmonare diventa meno elastico e più soggetto alle modifiche enfisematose sopra descritte che si osservano soprattutto nei soggetti con patologie polmonari pre-esistenti.

Clinica

I sintomi tipici del PNX sono la dispnea e il dolore toracico, generalmente puntorio ed esacerbato dagli atti respiratori. In un significativo numero di casi essi possono essere lievi o assenti e quindi la diagnosi richiede un alto indice di sospetto. Nel giovane adulto con PSP il sintomo unico o cumunque prevalente è il dolore toracico. La gravità dell'insufficienza respiratoria varia in relazione all'entità del PNX ed alla capacità compensatoria del paziente: soggetti privi di patologie concomitanti a carico dell'apparato cardio-vascolare e respiratorio riescono a compensare la disfunzione ventilo-perfusiva anche per periodi di tempo prolungati. Specie in caso di PSP la diagnosi può quindi essere ritardata, comportando un maggior rischio di edema polmonare da riespansione. In generale i sintomi sono più precoci e severi in caso di PSS, anche a prescindere dall'entità dello pneumotorace.

Diagnosi

L'anamnesi patologica recente è finalizzata alla descrizione dei sintomi e alla loro localizzazione temporale. In tale contesto è sempre indispensabile indagare sulle comorbidità del soggetto in esame. L'esame obiettivo può risultare nei limiti della norma nelle forme subcliniche. Nelle forme sintomatiche si può osservare una ridotta escursione toracica omolaterale al PNX, ipertimpanismo alla percussione, modesto/assente fremito vocale tattile e ridotto/assente murmure vescicolare; occasionalmente e specie nelle forme traumatiche si può osservare enfisema sottocutaneo. Nel paziente sedato e ventilato, mancando i sintomi guida, la diagnosi va sospettata in caso di improvviso e repentino peggioramento degli scambi respiratori o dei volumi ventilatori.

Esami di laboratorio

Emogasanalisi

L'emogasanalisi è fondamentale per valutare l'efficienza degli scambi gassosi ma non è mandatoria nei pazienti stabili con PSP: valori normali non escludono il PNX.

Se il paziente è tachipnoico l'emogasanalisi mostra un'alcalosi respiratoria inizialmente normossiemica. Talvolta, specie in caso di PSS, si può riscontrare ipossiemia con normo o ipercapnia, quest'ultima è espressione di un concomitante deficit ventilatorio.

Diagnostica per immagini

Radiografia del torace

La radiografia standard del torace rappresenta la tecnica d'immagine fondamentale per la diagnosi di PSP e PSS. L'immagine radiologica mostra uno spazio aereo radiotrasparente che separa la linea pleurica viscerale dalla parete toracica. In tale spazio non sono radiologicamente riconoscibili l'interstizio polmonare e le strutture vascolari che sono invece ben evidenti al di sotto della pleura viscerale stessa. In circa il 50% dei casi si rileva anche un'immagine di livello idroaereo nel seno costo frenico. La proiezione laterale e l'immagine in espirio non sono utili nell'indagine di routine. In caso di radiografia a paziente supino, come si verifica nel paziente traumatizzato o ricoverato in terapia intensiva, la sensibilità della radiografia si attesta sul 50% (specificità del 99%).

Nella valutazione diagnostica del PNX generalmente si cerca di stimarne la grandezza.

Secondo le linee guida della BTS (*British Thoracic Society*; 2010) la differenza fra grande e piccolo PNX è determinata dalla presenza alla RX del torace, di una rima >2 cm fra il margine del polmone e la parete toracica misurata a livello dell'ilo (**Figura 3.5.1**). La scelta di un *cut-off* di 2 cm è frutto di un compromesso: fra il rischio correlato al trattamento di un piccolo PNX, quindi di un trauma da puntura con un peggioramento del pneumotorace e la bassa probabilità di una risoluzione spontanea in caso di grande PNX.

RX torace: quadri di pneumotorace

Ecografia toracica

L'ecografia toracica è una tecnica molto utile specie nel paziente in decubito obbligato supino dove sensibilità e specificità raggiungono rispettivamente 90 e 98%. Nel

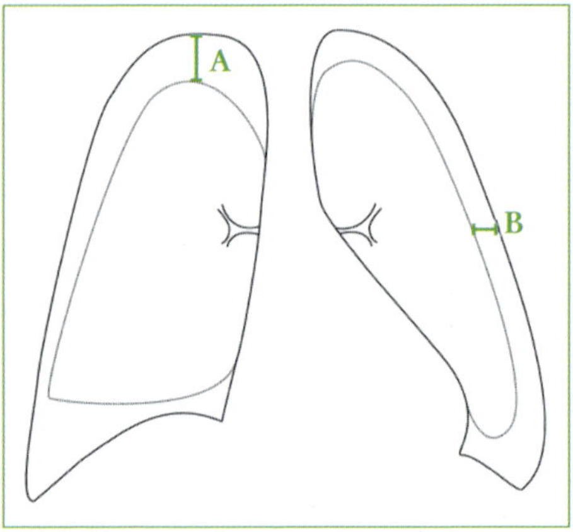

Figura 3.5.1. Dimensioni del PNX (Modificato da Management of spontaneous pneumothorax: British Thoracic Society pleural disease guideline 2010). **A** = distanza apice-cupola; **B** = distanza interpleurica a livello dell'ilo.

trauma l'ecografia consente anche di riconoscere lo "pneumotorace occulto", in genere clinicamente silente, con una sensibilità doppia rispetto alla radiografia standard del torace eseguita in paziente in posizione supina obbligata. La valutazione ecografica del polmone può inoltre essere eseguita rapidamente anche a letto del malato ed è ripetibile in qualunque momento.

La diagnosi ecografica di pneumotorace si basa su 4 diversi segni:

1) assenza dello *sliding sign*: ovvero l'assenza del movimento di scorrimento dei foglietti pleurici. La presenza dello *sliding* ha elevata sensibilità (100%) ma specificità inferiore (60-90%). Tale segno va ricercato a paziente supino, iniziando l'esame nelle regioni del torace più antideclivi (area del *deep sulcus* situata sul torace anteriore, immediatamente contigua al profilo dello sterno inferiore);
2) assenza di linee B: in presenza di PNX, non sono apprezzabili in quanto mascherate dall'aria interposta tra i due foglietti pleurici. La presenza anche di una sola linea B esclude con maggiore specificità la presenza di PNX anche in assenza di *sliding*;
3) presenza di *lung point*: rappresenta il segno con specificità massima; indica i punti in cui i due foglietti pleurici riprendono contatto fra loro e quindi i punti in cui ricompare il loro movimento di scorrimento (*sliding*). La specificità di tale segno è del 100% ed ha una sensibilità del 66% che incrementa al 76% negli pneumotoraci occulti non documentabili nei radiogrammi eseguiti al letto del paziente. *Lung points* anteriori indicano piccole falde di PNX, *lung points* molto posteriori o assenti indicano la presenza di PNX massivo;
4) assenza di *lung pulse*: per *lung pulse* si intende il sottile movimento sussultorio del parenchima polmonare trasmesso dal battito cardiaco; questo segno indica la presenza di "polmone a parete" e pertanto è caratteristicamente assente in caso di PNX.

In un setting di emergenza-urgenza (es. trauma toracico con paziente dispnoico) l'assenza di *sliding* pleurico, di linee B e di *lung pulse* consentono di porre una diagnosi rapida e sicura di PNX, senza la necessità di ricercare il segno del *lung-point*.

ECO pneumotorace

TC del torace

La TC del torace, pur rappresentando il *gold standard*, non è di utilizzo routinario nella diagnostica dello pneumotorace spontaneo in ambito di Pronto Soccorso, perché l'entità di radiazioni ionizzanti ne sconsiglia l'uso nelle donne in età fertile, nei giovani e soprattutto nei bambini. Inoltre nel paziente critico l'esecuzione di una TC può comportare un ritardo diagnostico che può essere rilevante ai fini della tempestività del trattamento. Nel PSP la TC del torace senza mezzo di contrasto invece è utilizzata una volta risolto il fatto acuto o in caso di pneumotorace recidivo e/o fughe aeree persistenti dal drenaggio, per rilevare eventuali patologie polmonari misconosciute (LAM, enfisema precoce da deficit alfa-1 antitripsina e altre) o quando ci sono dubbi o difficoltà di interpretazione (es. enfisema sottocutaneo) della radiografia standard.

La TC resta la metodica più accurata per il calcolo delle dimensioni del PNX.

Nel PSS la TC torace si esegue, eventualmente, una volta stabilizzato il malato per valutare l'eventuale aggravamento della patologia polmonare di base.

TC pneumotorace

Trattamento

Il trattamento del PNX ha come principali obiettivi la risoluzione dei sintomi, la riespansione del polmone, la chiusura dell'*air-leak* e la prevenzione delle recidive. Nei pazienti con PSS è inoltre necessario valutare ed eventualmente trattare anche la patologia di base.

Sulla base delle linee guida BTS (2010) e della *consensus conference American College of Chest Physicians* (ACCP, 2001) è possibile schematizzare, sulla base della modalità di presentazione clinica ed estensione radiografica dello pneumotorace, tre classi di pazienti ed il conseguente approccio terapeutico:

1. Pazienti clinicamente stabili con pneumotorace di piccole dimensioni (<1 cm secondo i criteri BTS rappresentati in **Figura 3.5.1**).
2. Pazienti clinicamente stabili con pneumotorace di grandi dimensioni (>2 cm secondo i criteri BTS rappresentati in **Figura 3.5.1**).
3. Pazienti emodinamicamente instabili con pneumotorace di grandi dimensioni/ipertesi.

La strategia di trattamento è inoltre condizionata dal successo o fallimento della gestione iniziale, dalla necessità clinica di un trattamento ventilatorio o di un trasporto sicuro del paziente, dall'evidenza di una concomitante patologia predisponente.

Nei pazienti con malattia polmonare preesistente il PNX è generalmente mal tollerato e clinicamente più evidente: la distinzione tra PSP e PSS deve essere pertanto effettuata al momento della diagnosi iniziale al fine di poter orientare correttamente il successivo trattamento.

Le ultime linee guida della BTS considerano l'assenza di dispnea come un parametro di stabilità clinica. Il paziente è invece definito instabile in caso di frequenza respiratoria >24 atti/minuto, frequenza cardiaca >110-120 battiti per minuto, ipotensione (PA <90/60 mmHg), saturazione <90%, oliguria ed alterazione dello stato di coscienza.

Pazienti clinicamente stabili con pneumotorace di piccole dimensioni: strategia conservativa

Un piccolo PSP in assenza di dispnea non richiede un trattamento specifico perché tende a risolversi spontaneamente ed è improbabile che causi problemi respiratori o evolva in una forma ipertesa. Un breve periodo di osservazione di 4-6 ore è utile per verificare la stabilità clinica ed indirettamente l'ulteriore incremento del PNX. È documentato che la quasi totalità dei piccoli PNX non si associa a perdita d'aria persistente (*air-leak*).

Al momento della dimissione vanno date ai pazienti chiare istruzioni su sintomi e segni di un possibile peggioramento, invitandoli in tal caso a fare immediato ritorno in ospedale. Va inoltre prevista una visita di *follow-up* ambulatoriale, generalmente entro 2 settimane dalla dimissione, per confermare il miglioramento o la completa risoluzione della patologia.

Un piccolo PSS può essere trattato in modo conservativo se la sintomatologia è assente, prolungando l'osservazione per almeno 24 ore.

È descritto che il trattamento con ossigeno ad alto flusso può significativamente accelerare il naturale processo di riassorbimento.

Il tasso di recidiva di PNX nei pazienti gestiti con strategia conservativa risulta inferiore rispetto a quelli trattati con drenaggio toracico.

Pazienti clinicamente stabili con pneumotorace di grandi dimensioni: trattamento di riespansione polmonare

Per questa categoria di pazienti possono essere messe in atto due differenti metodiche per favorire la riespansione polmonare: aspirazione con ago/piccoli cateteri e inserimento di un drenaggio toracico. Non esiste ad oggi una strategia universalmente condivisa. Le linee guida americane propongono il posizionamento del drenaggio toracico, quelle inglesi invece l'aspirazione con ago e, solo in caso di insuccesso della prima procedura, il posizionamento del drenaggio toracico. L'aspirazione presenta il vantaggio di essere una procedura meno dolorosa e meglio tollerata dal paziente, inoltre riduce in modo significativo la necessità e la durata del ricovero ospedaliero senza peraltro aumentare il tasso di complicanze. Recenti studi però sottolineano il minor tasso di successo dell'aspirazione con ago (20-50%) e il potenziale svantaggio di dover sottoporre il paziente a una doppia manovra invasiva in caso di insuccesso. Una revisione della Cochrane del 2017 identifica un tasso di maggior successo del trattamento con drenaggio rispetto all'aspirazione con ago.

Inoltre, si stanno aprendo prospettive di gestione ambulatoriale di questa categoria di pazienti con posizionamento di tubo di drenaggio con annessa valvola unidirezionale o con appositi *pocket devices*.

Gli studi ad ora disponibili offrono dei risultati incoraggianti in termini di sicurezza per il paziente, efficacia, incidenza di complicanze e riduzione dei tempi e costi legati all'ospedalizzazione. Per approfondire le procedure (aspirazione con ago e drenaggio toracico) si rimanda al Capitolo 22.2.

Lo pneumotorace spontaneo è una patologia il cui andamento clinico è caratterizzato dalla tendenza a frequenti recidive. Nel caso del PSS il rischio di recidiva dipende dal tipo e dall'entità della malattia polmonare di base, come anche l'indicazione ad eventuali approcci terapeutici chirurgici e/o mininvasivi (pleurodesi chimica trans drenaggio). Nel PSP il rischio di recidiva ha un andamento in progressione statistica, passando dal 10% di rischio di recidiva al 1° episodio al 30% di rischio di recidiva al 2° episodio, aumentando successivamente ad ogni recidiva. Pertanto, pur essendo le linee guida internazionali basate unicamente su *Consensus Conference* o studi DELPHI alla 2° recidiva di PSP o in caso di persistere di *air-leak* oltre i 5 giorni dopo il posizionamento del drenaggio, si consiglia il trattamento chirurgico toracoscopico.

Il trattamento chirurgico è composto di due atti chirurgici distinti: il primo consiste nell'accurata ricerca e successiva resezione tangenziale con suturatrici meccaniche delle aree macroscopicamente distrofiche (*blebs*) presenti sulla superficie pleurica; il secondo prevede una manovra di pleurodesi intesa come l'insieme delle procedure volte a causare la sinfisi flogistica dei due foglietti pleurici, meccanica con abrasione chirurgica o chimica con talco. La sola associazione dei due tempi chirurgici è dimostrata riportare il rischio di recidiva di pneumotorace a quello della popolazione generale, che è inferiore al 1%. L'intervento chirurgico viene svolto in anestesia generale con metodica toracoscopia, dura circa 30 minuti e comporta una ospedalizzazione è circa 3-4 giorni.

Paziente emodinamicamente instabile con pneumotorace di grandi dimensioni

È di fondamentale importanza saper riconoscere il PNX iperteso, che si instaura quando l'ingresso progressivo dell'aria all'interno dello spazio pleurico crea un aumento della pressione intrapleurica, tale da indurre un completo collasso del polmone con spostamento controlaterale del mediastino ed ostacolo al ritorno venoso al cuore (blocco cavale). È una condizione rischiosa per la vita, che va riconosciuta clinicamente e richiede una decompressione immediata con posizionamento di agocannula 14 G nel secondo spazio intercostale, sulla linea emiclaveare e successivo posizionamento di drenaggio toracico come indicato nel Capitolo 22.2.

Bibliografia di riferimento

LA LAVAGNA

- *Lo pneumotorace può essere traumatico o spontaneo. Gli pneumotoraci spontanei secondari (PSS) a patologie polmonari croniche (es. BPCO) danno i sintomi più accentuati e richiedono un approccio più aggressivo rispetto agli pneumotoraci spontanei primitivi (PSP).*
- *La sintomatologia dolorosa e la dispnea possono variare molto da soggetto a soggetto. La dispnea non correla strettamente con le dimensioni del PNX ma condiziona la strategia terapeutica.*
- *La radiografia del torace ha bassa sensibilità quando il paziente viene esaminato in posizione supina. L'ecografia polmonare ha maggiore sensibilità e può essere considerata la tecnica di imaging da preferire in urgenza.*
- *In considerazione di dimensioni e sintomatologia il PSP può essere osservato o aspirato con agocannula. Il PSS deve essere sempre trattato con aspirazione o drenaggio. I casi di PSP che non rispondono al primo trattamento e tutti i PSS "maggiori" devono essere sottoposti a drenaggio toracico.*
- *Il PNX iperteso richiede una decompressione immediata.*

Appunti / Commenti

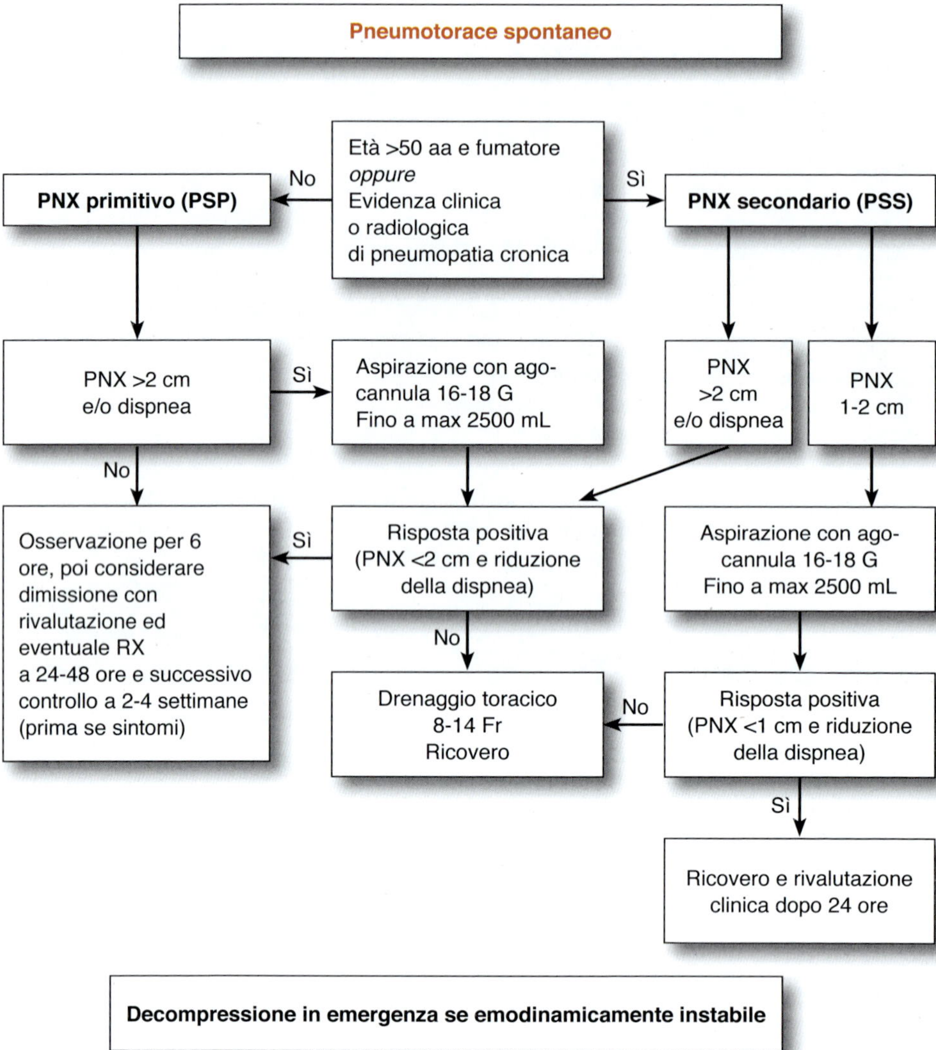
Pneumotorace spontaneo
Età >50 aa e fumatore
oppure
Evidenza clinica
o radiologica
di pneumopatia cronica
No
PNX primitivo (PSP)
Sì
PNX secondario (PSS)
PNX >2 cm
e/o dispnea
Sì
Aspirazione con ago-
cannula 16-18 G
Fino a max 2500 mL
PNX
>2 cm
e/o dispnea
PNX
1-2 cm
No
Osservazione per 6
ore, poi considerare
dimissione con
rivalutazione ed
eventuale RX
a 24-48 ore e successivo
controllo a 2-4 settimane
(prima se sintomi)
Sì
Risposta positiva
(PNX <2 cm e riduzione
della dispnea)
Aspirazione con ago-
cannula 16-18 G
Fino a max 2500 mL
No
Drenaggio toracico
8-14 Fr
Ricovero
No
Risposta positiva
(PNX <1 cm e riduzione
della dispnea)
Sì
Ricovero e rivalutazione
clinica dopo 24 ore
Decompressione in emergenza se emodinamicamente instabile

3.6 Sindrome da distress respiratorio acuto

Definizione

La sindrome da distress respiratorio acuto (*acute respiratory distress syndrome* - ARDS) è una patologia infiammatoria acuta e diffusa del parenchima polmonare che porta all'aumento della permeabilità vascolare polmonare e a perdita di tessuto polmonare aerato; la sua principale caratteristica clinica è la severa ipossiemia refrattaria all'ossigenoterapia. È una patologia che presenta un'incidenza di circa 59 casi/100.000 abitanti/anno, un'elevata mortalità a breve termine e significativi reliquati a lungo termine per chi sopravvive.

La prima descrizione di tale patologia in letteratura risale al 1967; la sua definizione tuttavia fu oggetto di controversia fino al 1994, quando una *Consensus Conference* americana ed europea (AECC) ne stabiliva nuovi criteri diagnostici: 1) insorgenza acuta; 2) severa ipossia ($PaO_2/FiO_2 \leq 200$); 3) infiltrato polmonare bilaterale alla radiografia del torace; 4) esclusione di edema polmonare cardiogeno mediante assenza di segni clinici di ipertensione atriale sinistra oppure attraverso cateterismo cardiaco destro (pressione polmonare bloccata <18 mmHg). Mediante criteri meno restrittivi, veniva invece definito come "*acute lung injury*" (ALI) un danno polmonare in cui il PaO_2/FiO_2 fosse ≤300.

Classificazione e criteri diagnostici

Nel 2012 sono stati pubblicati dei nuovi criteri diagnostici noti come "*Berlin definition*" che scaturiscono da una nuova *Consensus Conference* convocata con l'intento di superare i limiti della definizione diagnostica in uso. In particolare si prendono in considerazione i seguenti 4 criteri: 1) *timing* di insorgenza 2) eziologia dell'edema 3) aspetto radiologico 4) ossigenazione.

1. *Timing*: viene meglio specificato il significato dell'insorgenza acuta; deve infatti esserci un intervallo temporale massimo di una settimana tra l'insulto clinico e l'insorgenza della patologia (più frequentemente tale intervallo è 72 ore).
2. *Eziologia dell'edema*: si riconosce che l'ipertensione atriale sinistra può coesistere con l'ARDS per l'elevata pressione transpolmonare o per il sovraccarico dei fluidi somministrati per la rianimazione. Per la diagnosi differenziale con l'edema polmonare acuto, il distress respiratorio non deve essere completamente spiegato dalla disfunzione cardiaca o dal sovraccarico di fluidi. Se invece, all'anamnesi, il paziente non presenta alcun fattore di rischio per lo sviluppo dell'ARDS è necessario effettuare un ecocardiogramma al fine di indicare una diagnosi differenziale.
3. *Aspetto radiologico*: le opacità bilaterali, compatibili con edema polmonare, non devono essere completamente attribuibili a versamenti pleurici, collabimento lobare o polmonare o noduli. La TC toracica può consentire una migliore definizione del quadro.
4. *Ossigenazione*: per quanto riguarda la definizione di ipossiemia viene mantenuto il valore di PaO_2/FiO_2 inferiore a 300 ma la valutazione avviene mentre il paziente respira a pressione positiva di fine espirazione (PEEP) minima di 5 cmH_2O, che può essere fornita da un ventilatore meccanico oppure da un dispositivo CPAP o di ventilazione non invasiva nelle forme di minor entità. In genere nelle forme severe si utilizza una PEEP minima di 10 cmH_2O.

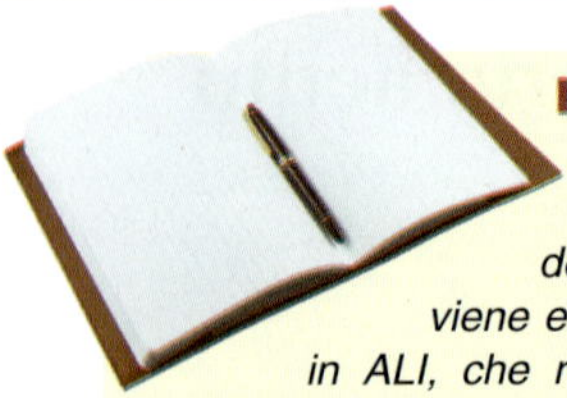

IL TACCUINO

Nella definizione dell'ARDS di Berlino viene eliminata la distinzione in ALI, che risultava confondente, mentre vengono introdotte 3 classi di gravità della patologia, cui corrispondono diverse mortalità (Tabella 3.6.1).

Cause e fattori predisponenti

Nella *Consensus Conference* di Berlino viene inoltre definita una serie di fattori di rischio per la patologia che sono: infezioni polmonari, sepsi, aspirazione di contenuto gastrico, trauma multisistemico, contusione polmonare, pancreatite acuta, inalazione, ustioni, shock non cardiogeno, abuso di droghe, trasfusione di emoderivati, vasculite polmonare, ossigenazione prolungata ad elevate FiO_2 e annegamento. Tali fattori possono agire con un effetto diretto sul parenchima polmonare oppure quest'ultimo può essere coinvolto secondariamente per un'attivazione globale del sistema infiammatorio.

Vengono riconosciuti infine fattori predisponenti come il fumo (attivo e passivo), l'alcolismo, fattori genetici, il diabete, l'ipoalbuminemia, l'ossigenoterapia e la chemioterapia (Tabella 3.6.2).

Tra le cause infettive con danno diretto a livello polmonare è da riportare la polmonite interstiziale SARS-CoV-2 relata nell'ambito della malattia COVID-19 che può evolvere in ARDS (CARDS).

Fisiopatologia

Il meccanismo patogenetico è innescato da un danno alla barriera alveolo-capillare, con aumento della permeabilità vascolare, secondario accumulo di cellule infiammatorie e trasudato nello spazio interstiziale e negli alveoli polmonari, formazione di membrane ialine ed emorragia alveolare (danno alveolare diffuso *diffuse alveolar damage* DAD); tale danno evolve poi in alveolite fibrosante. L'apoptosi e la necrosi degli pneumociti determina inoltre una ridotta produzione di surfactante, che causa il collasso alveolare.

In seguito a tali alterazioni il parenchima polmonare diviene più rigido, meno distensibile e si crea un'alterazione del rapporto ventilazione perfusione per effetto shunt (zone di parenchima polmonare perfuse ma non ventilate per presenza di edema o atelettasia) e aumento dello spazio morto fisiologico (zone polmonari ventilate ma in cui non avvengono scambi respiratori).

Pertanto sul piano istopatologico si distinguono essenzialmente tre fasi nell'evoluzione dell'ARDS: 1) la prima, precoce ed essenzialmente essudativa, nella quale possono però già evidenziarsi danni alveolari e lesioni endoteliali; 2) la seconda, proliferativa, che inizia dopo che la lesione si è verificata,

Tabella 3.6.2. Fattori di rischio

Diretti	Indiretti
• Polmonite • Aspirazione di contenuto gastrico • Lesione da inalazione • Contusione polmonare • Annegamento	• Sepsi • Grave trauma • Trasfusioni multiple • Gravi ustioni • Pancreatite • Shock non cardiogeno • Overdose di droga

Tabella 3.6.1. Nuova classificazione dell'ARDS secondo la consensus conference di Berlino 2012

Timing	Nuova insorgenza o insorgenza di sintomi respiratori entro 1 settimana da danno clinico		
RX torace	Opacità bilaterali non giustificate da versamento, atelettasia, lesioni nodulari		
Cause dell'edema	Insufficienza respiratoria in assenza di scompenso cardiaco. Necessita di conferma ecocardiografica in assenza di fattori di rischio		
	Lieve	**Moderata**	**Severa**
	$200 < PaO_2/FiO_2 \leq 300$ con PEEP o CPAP ≥ 5 cmH_2O	$100 < PaO_2/FiO_2 \leq 200$ con PEEP o CPAP ≥ 5 cmH_2O	$PaO_2/FiO_2 < 100$ con PEEP o CPAP ≥ 5 cmH_2O
	Mortalità 27%	Mortalità 32%	Mortalità 45%

a distanza di qualche giorno, caratterizzata dalla riparazione del danno alveolare e dal ripristino della funzione di barriera, insieme con la proliferazione di fibroblasti; 3) la terza, essenzialmente fibrotica, caratterizzata dall'infiammazione cronic a e dalla fibrosi degli alveoli.

A riguardo è opportuno ricordare al medico d'urgenza la notevole importanza che può rivestire la precoce correzione di un'ipossiemia nell'evoluzione del quadro istopatologico; un più precoce riconoscimento del deficit dello scambio polmonare e, di conseguenza, un altrettanto precoce e mirato intervento terapeutico (CPAP), potrebbe condizionare la stessa evoluzione del quadro clinico ed istopatologico. Non esistono studi a riguardo che supportino quanto appena affermato; è tuttavia ipotizzabile che il *timing* dell'intervento terapeutico incida in modo significativo sull'evoluzione della patologia. L'attuale evidenza scientifica sugli effetti di un ritardo nella correzione di una ipossiemia non lascia spazio a dubbi: ritardare la correzione di un'ipossiemia significa aumentare sia la mortalità che la possibilità che si realizzi un'insufficienza multiorgano.

Peculiare è la patogenesi del danno polmonare nel paziente con polmonite COVID-19 correlata e CARDS. Sono presenti: danno endoteliale (forse il problema principale) con trombosi vascolare e coagulazione intravasale, perdita della vasocostrizione ipossica, danno alveolare diffuso, infiltrati infiammatori, edema-essudato. Le alterazioni endoteliali e vascolari sembrano essere i principali determinanti della genesi del danno d'organo (anche di altri distretti come rene, cuore, SNC). Il paziente con IRA secondaria a polmonite da SARS-CoV-2 si presenta tipicamente ipossiemico, generalmente con alcalosi respiratoria se non concomitano problemi ventilatori, riduzione del rapporto PaO_2/FiO_2, aumento del gradiente alveolo arterioso di O_2 ($DA\text{-}aO_2$).

L'ipossiemia, almeno nella prima fase di malattia, è principalmente secondaria al danno vascolare ed alla perdita della vasocostrizione ipossica, che determinano l'alterazione del rapporto V/P. Ciò spiegherebbe, almeno in parte, la scarsa risposta nelle prime fasi dell'insufficienza respiratoria alla ventilazione meccanica specie quella invasiva che, se applicata con pressioni elevate, potrebbe anche peggiorare il problema respiratorio. Col progredire della malattia si associano le consolidazioni polmonari causa dell'effetto shunt (Figura 3.6.1). In questa fase la ventilazione meccanica, spesso invasiva, diviene necessaria. La durata dell'insufficienza respiratoria è in genere prolungata per cui i pazienti che hanno necessità di supporto respiratorio vengono solitamente trattati per lungo periodo.

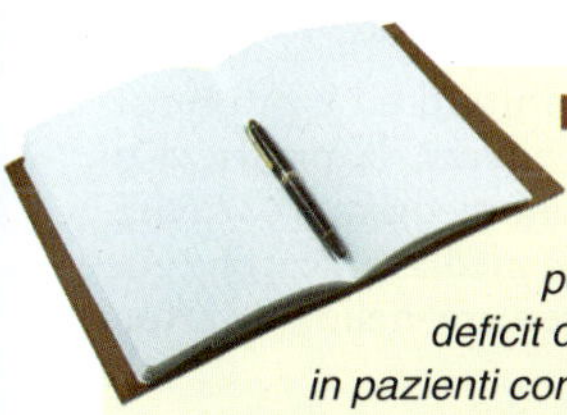

IL TACCUINO

$DA\text{-}aO_2$ è utile sia per slatentizzare un deficit dello scambio gassoso in pazienti con PaO_2/FiO_2 borderline sia per quantificarne grossolanamente l'entità, pertanto andrebbe utilizzato routinariamente).

Diagnosi differenziale

La diagnosi differenziale è, come già anticipato, con l'edema polmonare acuto cardiogeno (EPAc), ma anche con patologie più rare, quali la polmonite criptogenetica organizzata, la polmonite eosinofila acuta, la polmonite acuta interstiziale, l'esacerbazione acuta di fibrosi polmonare idiopatica, l'emorragia diffusa alveolare e la proteinosi alveolare polmonare. In assenza di fattori di rischio che spieghino l'insorgenza della patologia o in assenza di risposta alla terapia non bisogna trascurare ipotesi alternative, da valutare mediante lavaggio broncoalveolare o biopsia polmonare.

Il valore di BNP o NT-proBNP e l'ecocardiografia possono aiutare nella diagnosi differenziale con EPAc.

Diagnostica per immagini

L'imaging è fondamentale per porre una diagnosi di ARDS e per evidenziare una even-

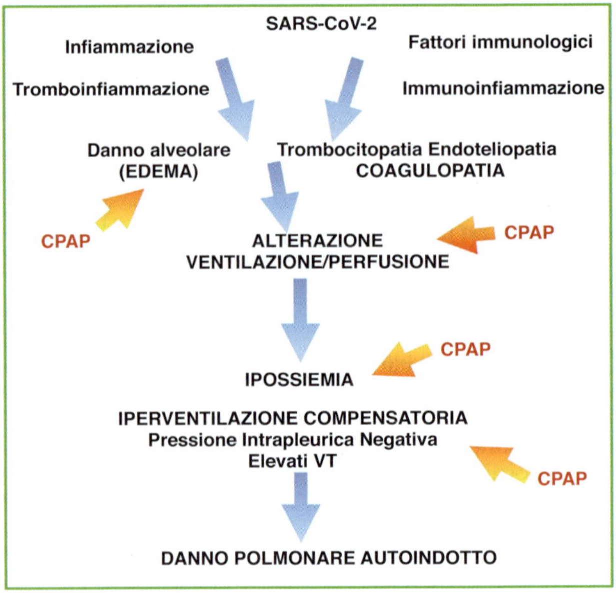

Figura 3.6.1. Patogenesi del danno polmonare in corso di CARDS.

tuale lesione sottostante come una polmonite da aspirazione o una contusione polmonare.

Radiografia del torace

Mostra gli infiltrati polmonari molto precocemente, subito dopo la evidenza emogasanalitica di una insufficienza respiratoria. Il quadro radiologico raggiunge la massima estensione entro 24-72 ore e si normalizza poi nel corso di 10-14 giorni o più. Gli infiltrati possono essere interstiziali o alveolari, hanno inizialmente una distribuzione irregolare e periferica, ma tendono poi ad una distribuzione diffusa e bilaterale. Il quadro radiologico non correla con la gravità dell'ipossiemia.

Ecografia polmonare

L'ARDS si presenta con linee B indicative di una sindrome interstiziale diffusa, ovvero di un interessamento di almeno due settori per ciascun polmone.

Da un punto di vista ecografico la diagnosi differenziale tra EPAc ed ARDS non è sempre agevole: il riscontro di consolidamenti sub-pleurici, aree di risparmio da impegno interstiziale, riduzione/assenza di *sliding* e irregolarità della linea pleurica, orientano fortemente per una genesi non cardiogena.

In particolare preme evidenziare che la presenza di aree ecografiche di risparmio interstiziale, ovvero di settori polmonari perfettamente areati ed ecograficamente "normali", rappresenta il segno con maggiore specificità. Inoltre, ai fini della diagnosi differenziale EPAc/ARDS, appare estramemente utile la valutazione ecografica del cuore.

TC polmonare

Non è sempre indicata, dato che per la diagnosi sono spesso sufficienti la clinica e la radiografia del torace. Questa metodica però offre una migliore definizione della quantità e della qualità degli infiltrati ed è più sensibile nel mettere in evidenza la presenza di pneumotorace, pneumomediastino, cavitazioni e linfoadenopatia mediastinica, che può essere opportuno ricercare nelle situazioni più complesse.

Peculiari sono la condizione clinica e radiologica del paziente con IRA secondarie a polmonite da SARS-CoV-2. Egli può mantenere un pattern respiratorio non francamente patologico: in genere la frequenza respiratoria non è eccessivamente elevata, il respiro è profondo, con volumi correnti elevati, non vi sono segni di distress respiratorio o impegno della muscolatura accessoria alla respirazione (ad esempio assenza di contrazione fasica dello sternocleidomastoideo) e il paziente può tollerare agevolmente valori di ossigenazione compromessi. Ricordiamo che il danno d'organo in corso di ipossiemia dipende non solo dai valori assoluti di PaO_2 ma anche dall'output cardiaco e dall'estrazione tissutale di O_2 che di solito aumentano in maniera compensatoria in corso di ipossiemia, rendendo manifesto il danno d'organo per valori di PaO_2 inferiori a 40 mmHg. Il corrispettivo radiologico è in genere un impegno interstiziale diffuso alla HRTC, aree di *ground glass* sparse (preferenzialmente perisettali all'inizio), addensamenti/consolidamenti più frequentemente sub-pleurici, a volte minimo versamento pleurico. L'ecografia mostra un pattern misto con linee B bilaterali non simmetriche e aree di *white lung*; saranno inoltre ben apprezzabili le irregolarità della linea pleurica, gli addensamenti sub-pleurici ed eventualmente il versamento pleurico. Un paziente di questo tipo è classificabile, secondo le indicazioni della letteratura, come fenotipo L, nel quale la compliance polmonare risulta normale/lievemente ridotta e questo fenomeno potrebbe spiegare l'assenza di distress respiratorio differenziando il quadro da altre forme di ARDS (consultare Approfondimenti).

Terapia

La terapia consiste nella ventilazione meccanica del paziente, necessaria per garantire adeguati scambi gassosi, con un approccio definito "ventilazione protettiva", data la diminuita compliance polmonare. Il concetto di *baby lung*, derivato essenzialmente dall'osservazione delle immagini di tomografia assiale computerizzata, sta ad indicare che la quantità di polmone realmente aerato è drasticamente diminuito, riducendosi di fatto ad un volume pari a quello di un polmone di un bambino di 5-6 anni. Pertanto vengono impiegati piccoli volumi correnti per ridurre il volutrauma, che può, di per sé, peggiorare il danno polmonare; è utile inoltre l'impiego di una PEEP per ridurre il collasso alveolare e la prevenzione dell'esposizione ad elevate concentrazione di ossigeno potenzialmente tossico (in genere si tende a non superare il 60% di FiO_2).

Si utilizza un volume corrente di 6 mL/kg peso ideale, con una pressione plateau (misurata dopo una pausa alla fine dell'inspirazione; tale parametro riflette un effetto combinato di volume corrente, PEEP e compliance del sistema respiratorio) minore di 30 cmH_2O, accettando un pH fino a 7,15.

Bisogna considerare che la ventilazione a bassi volumi correnti implica un innalzamento dei valori di pressione parziale di CO_2. In vari studi tuttavia si è visto che appare sicuro tollerare una pCO_2 fino a 66,5 mmHg ed un pH fino a 7,23 (in assenza di ipertensione endocranica).

Nei pazienti con le forme lievi-moderate si può effettuare una ventilazione a respiro spontaneo con supporto ventilatorio parziale (permette la miglior sincronia paziente-ventilatore e una sedazione molto blanda, ma non garantisce la ventilazione a bassi volumi), mentre nei pazienti con le forme più severe bisogna utilizzare una sedazione più profonda e miorilassanti.

Nelle forme lievi si può tentare un approccio non invasivo con CPAP o ventilazione non invasiva, ma nella maggior parte dei casi è necessario intubare e ventilare meccanicamente il paziente.

Un altro approccio terapeutico raccomandato è la restrizione di fluidi, ove le condizioni emodinamiche lo consentano: ciò permette di ridurre l'edema mantenendo una bassa pressione di perfusione a livello polmonare, dato che non è ancora possibile trattare terapeuticamente l'aumentata permeabilità capillare. Bisogna comunque porre attenzione ad evitare l'ipovolemia soprattutto nei pazienti ventilati meccanicamente, al fine di non peggiorare la gittata cardiaca e, di conseguenza, il trasporto di ossigeno.

È necessario inoltre il trattamento della patologia sottostante. Se ad esempio l'ARDS è una complicanza di un focolaio bronco-pneumonico o di una sepsi è necessario in-

APPROFONDIMENTI

Fenotipo L e H

In uno studio di Gattinoni et al. pubblicato nell'aprile 2020 viene ipotizzata l'esistenza di due fenotipi fisiopatologici di COVID-19: il cosiddetto fenotipo *light* (*type L*) e, come possibile fase evolutiva, il fenotipo *heavy* (*type H*).

Fenotipo L

Il fenotipo L è tipico delle prime fasi della malattia.

Caratteristiche del fenotipo L

- Compliance normale: il contenuto di gas nei polmoni è quasi normale o poco alterato. Il peso del polmone è solo lievemente aumentato per la presenza di aree di *ground glass* e minime consolidazioni. Questa situazione anatomica determina una scarsa reclutabilità (utilizzo di basse PEEP).
- Il principale determinante dell'ipossiemia è l'alterazione rapporto ventilazione/perfusione.
- Assente o lieve dispnea ed assenza di distress respiratorio valutabile clinicamente con il reclutamento della muscolatura accessoria (es: assenza di contrazione fasica dello sternocleidomastoideo).
- Discreta risposta a ossigenoterapia/NIV.

Fenotipo H

Interessa circa il 20% dei pazienti con polmonite da SARS-CoV-2 e insufficienza respiratoria. Rappresenta la fase evolutiva del fenotipo L. Si caratterizza per una compliance polmonare ridotta. Il danno polmonare può essere secondario all'importante negativizzazione della pressione intratoracica in fase inspiratoria (misurabile con manometria esofagea) P-SILI (*Patient Self Inflicted Lung Injury*) o addirittura provocato da elevate pressioni all'interno delle vie aeree durante ventilazione meccanica (danno polmonare indotto dal ventilatore VILI). In questi pazienti la compromissione polmonare è severa con peggioramento dei fenomeni edemigeni, ampie zone di consolidamento e conseguente grave riduzione dell'areazione polmonare. Questa condizione è molto simile ad altre forme di ARDS e soddisfa i criteri di definizione della Consensus di Berlino 2012.

Caratteristiche del fenotipo H

- Compliance ridotta: importante riduzione dei gas polmonare per la presenza di grandi quantità di edema e conseguente effetto shunt come meccanismo predominante dell'ipossiemia.
- Consegue incremento del peso polmonare ed elevata reclutabilità (utilizzo di PEEP elevate).
- Reclutamento della muscolatura accessoria (es: presenza di contrazione fasica dello sternocleidomastoideo) come indice dell'elevato distress respiratorio.
- Mancata risposta a ossigenoterapia/NIV.

Da quanto descritto sopra appare chiaro come differente sia l'approccio terapeutico ai pazienti in base alla fase evolutiva di malattia nella quale vengono valutati.

staurare una terapia antibiotica tempestiva e mirata.

Nelle forme gravi/refrattarie si possono considerare anche i seguenti provvedimenti la cui utilità in termini prognostici è ancora discussa in letteratura: le manovre di reclutamento alveolare che causano un transitorio aumento della pressione transpolmonare per riaprire gli alveoli atelettasici; la ventilazione in posizione prona, per garantire una distribuzione della ventilazione più omogenea, soprattutto nel paziente obeso; il blocco neuromuscolare che migliora la sincronia con il respiratore e riduce il consumo di ossigeno; le metodiche di supporto extracorporeo della funzione polmonare, come l'ECMO, ossia l'ossigenazione meccanica extracorporea mediante membrana (Figura 3.6.2).

I restanti approcci terapeutici descritti in letteratura non presentano una validazione scientifica di efficacia e pertanto non sono raccomandati: trattamento con NO, prostaglandine, steroidi, surfactante, N-acetilcisteina, anticoagulanti, broncodilatatori, etc.

La gestione con supporto respiratorio della CARDS ha aspetti peculiari che meritano alcune considerazioni supplementari. Il primo approccio per correggere l'ipossiemia dovrebbe essere attraverso i sistemi per ossigenoterapia tradizionale, come la maschera di Venturi che garantisce alti flussi oltre che precise ed elevate FiO_2. Opportuno aumentare la FiO_2 progressivamente se non si corregge l'ipossiemia e avere cura di mantenere una mascherina chirurgica sopra la maschera Venturi per limitare la dispersione del virus

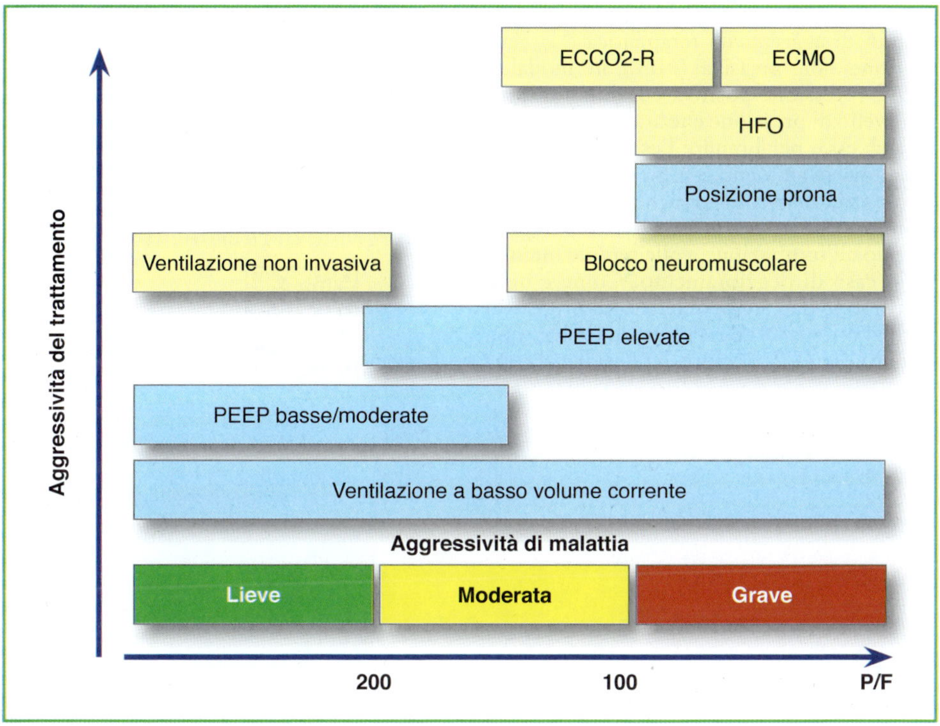

Figura 3.6.2. Strategie di trattamento in funzione dello stadio di malattia nell'ARDS.
Legenda: HFO ventilazione ad alta frequenza oscillatoria; $ECCO_2$-R rimozione extracorporea di CO_2; ECMO ossigenazione extracorporea a membrana.

nell'ambiente. Gli occhialini nasali oltre che meno efficaci nel paziente acuto in termini di flusso e FiO_2 sembrerebbero aumentare la dispersione ambientale per cui non sarebbero indicati. Se la maschera di Venturi non è sufficiente a garantire ossigenazioni adeguate si potrebbe passare alla maschera con reservoir che garantisce FiO_2 elevate nei pazienti senza picchi di flusso inspiratorio elevati (poco dispnoici) o alle cannule nasali ad alto flusso con miscela riscaldata e umidificata (HFNC): questo sistema, seppur gravato anch'esso da rischi di dispersione ambientale del virus (e quindi utilizzabile preferenzialmente in ambienti dotati di pressione negativa), risulta efficace perché garantisce alti flussi, precise FiO_2 anche elevate e ottimo confort per il paziente. Anche in questo caso è d'obbligo la mascherina chirurgica correttamente posizionata al di sopra del naso e della bocca del paziente. Se inefficaci questi primi semplici presidii, il passo successivo in termini di aggressività terapeutica è la ventilazione non invasiva (NIV) in modalità CPAP (pressione positiva continua) o doppio livello di pressione che andrebbe praticata anch'essa, per limitare l'esposizione degli operatori, in ambienti con pressione negativa e soprattutto in aree critiche con adeguato monitoraggio, personale esperto e rapido accesso all'intubazione e alle terapie intensive in caso di peggioramento. Come è noto non ci sono dati solidi in letteratura riguardo l'utilizzo della NIV in questi pazienti, non bisogna però fare l'errore di considerarla una metodica non efficace alla stregua di quanto accade in corso di ARDS perché, come abbiamo già detto, il fenotipo L è un paziente con caratteristiche assolutamente diverse e peculiari. L'applicazione di una pressione positiva (ad esempio CPAP) troverebbe il suo razionale nel ridurre le negativizzazioni della pressione intratoracica durante l'inspirazione, nel migliorare il rapporto ventilazione/perfusione reclutando in parte unità alveolari con effetti positivi sull'ossigenazione. Non bisogna però trascurare gli effetti emodinamici dell'applicazione di pressioni positive (PEEP pressioni positive di fine espirazione) perché se troppo elevate, oltre che rischiare di peggiorare il danno polmonare per sovradistensione di alveoli non interessati da essudato, potrebbero compromettere il ritorno venoso e l'output cardiaco e, di conseguenza, il trasporto di ossigeno ai tessuti. In genere pressioni di supporto in fase inspiratoria non sono necessarie in questi pazienti che nella maggior parte dei casi mantengono volumi correnti normali/elevati e buona ventilazione polmonare, a meno che non vi siano deficit ventilatori cronici preesistenti. Anzi è importante non contribuire ad aumentare il volume corrente che potrebbe peggiorare il danno polmonare.

Bibliografia di riferimento

LA LAVAGNA

- *ARDS è innescata dal danno della barriera alveolo-capillare, che può realizzarsi con meccanismo diretto (es. trauma) o indiretto (sistemico: es. pancreatite acuta, emorragia acuta etc.).*
- *È causa di una elevata percentuale dei pazienti ricoverati in terapia intensiva.*
- *La mortalità, anche se migliorata, a tutt'oggi rimane elevata.*
- *In mancanza di terapie farmacologiche efficaci, le modalità di posizionamento del paziente e la ventilazione meccanica costituiscono i pilastri della sua gestione in terapia intensiva.*
- *Nonostante la varietà dei fattori scatenanti, nella sua fase tardiva mostra un uniforme assetto clinico e patologico.*

Appunti / Commenti

Sindrome da distress respiratorio acuto (ARDS)

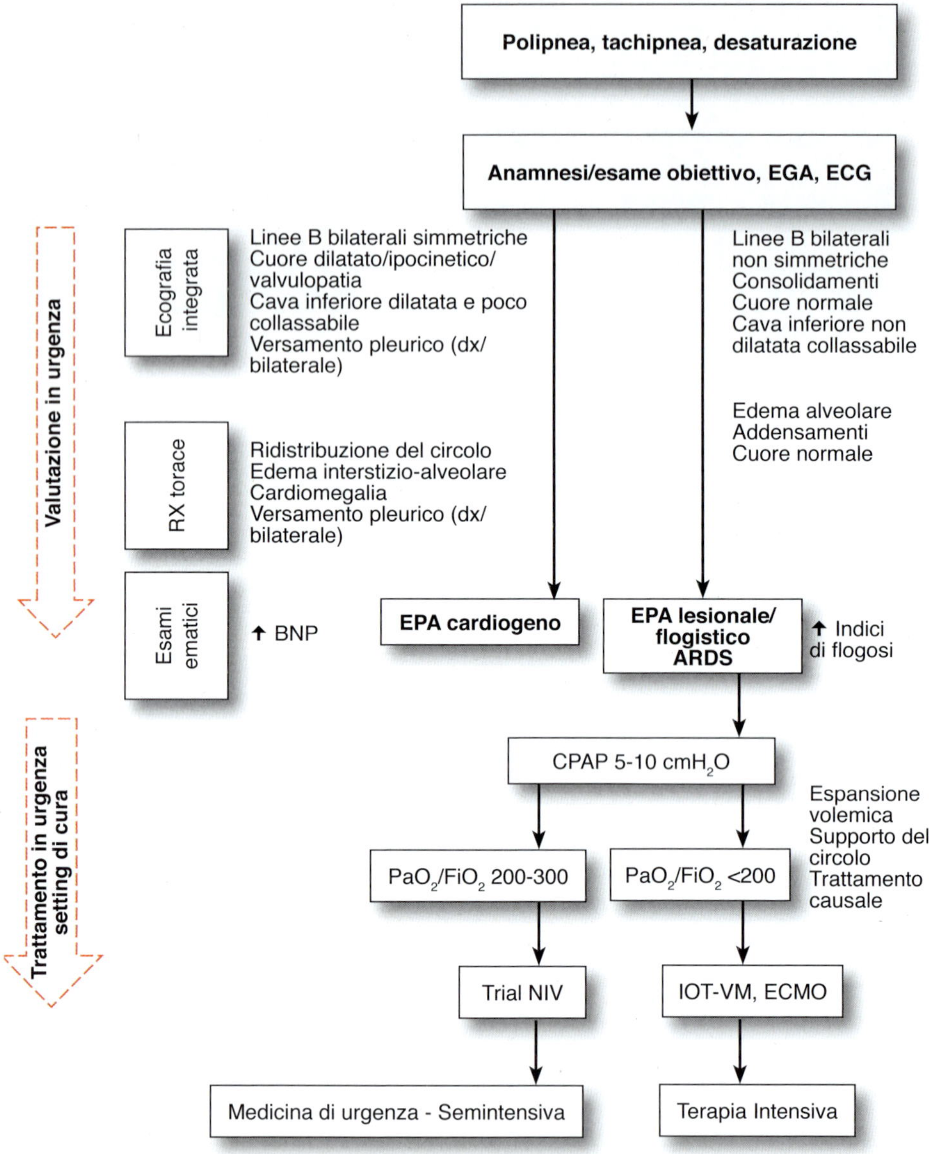

4. Emergenze-urgenze del tratto digestivo, del pancreas e delle vie biliari

4.1 Emorragie digestive superiori

Definizione

Si definiscono emorragie digestive superiori (EDS) i sanguinamenti che insorgono prossimalmente al legamento di Treitz. Nelle forme acute sono ad elevata mortalità e richiedono un rapido riconoscimento con una gestione appropriata per prevenire un esito sfavorevole. Nonostante gli avanzamenti nella terapia endoscopica e medica, la mortalità rimane elevata soprattutto in relazione all'età avanzata dei pazienti e le numerose comorbidità che presentano.

Epidemiologia

Le EDS hanno un'incidenza variabile compresa a seconda delle aree geografiche tra i 48 e i 160 casi/100.000 adulti/anno con mortalità generale compresa tra il 4 e il 15%. Sono due volte più frequenti negli uomini e la prevalenza aumenta con l'età. La mortalità intraospedaliera è elevata (fino al 13%), così come il rischio di risanguinamento (15%).

Eziologia

Le principali cause di EDS (Tabella 4.1.1) sono rappresentate da:

- Ulcera peptica: circa il 60% dei sanguinamenti gastroenterici superiori e ad andamento autolimitante fino all'80% dei casi.
- Erosioni gastroduodenali: 10% circa.
- Varici: conseguenti a cirrosi epatica. Riguardano il 6% dei sanguinamenti gastroenterici superiori con mortalità al primo episodio fino al 30-50% dei casi e del 60-70% entro un anno.
- Cause meno frequenti: sindrome di Mallory-Weiss, duodenite erosiva, malformazioni vascolari come l'ulcera di Dieulafoy, lesioni vascolari, fistole aorto-enteriche, neoplasie, ectasie vascolari dell'antro gastrico, prolasso gastrico.

Tabella 4.1.1. Cause di EDS, caratteristiche anamnestiche e cliniche, prevalenza

Cause di EDS	Caratteristiche anamnestiche e cliniche	Prevalenza (%)
Ulcera peptica	Anamnesi positiva per: • terapia con FANS o ASA, • dolore addominale prevalentemente notturno e responsivo all'assunzione di cibo, • storia di ulcera peptica sanguinante o infezione da *Helicobacter pylori*	62%
Gastrite e duodenite	Stesse caratteristiche anamnestiche dell'ulcera peptica	8%
Varici esofagee	Storia di cirrosi epatica ed ipertensione portale, abuso alcolico	6-10%
Sindrome di Mallory-Weiss	Vomito ripetuto	4%
Neoplasia	Anamnesi positiva per abitudine tabagica, assunzione di alcol, perdita di peso, cachessia e sintomatologia dispeptica o dolore addominale	2%
Malformazioni artero-venose	Sanguinamento non dolente prevalentemente nei pazienti di età superiore ai 70 aa	10%
Fistola aorto-enterica	Sanguinamento profuso dolente	
Esofagite o ulcera esofagea	Dolore precordiale e disfagia	
Ulcera di Dieulafoy	Indolente, prevalentemente del sesso maschile	
Causa non identificabile		8%

Occorre considerare la presenza di emorragie non digestive che possono presentarsi o essere riferite dal paziente come vomito ematico o melena per ingestione del materiale ematico o ematochezia (Tabella 4.1.2).

Tabella 4.1.2. Diagnosi differenziale di EDS

Diagnosi differenziale
• Epistassi/Frattura delle ossa nasali • Traumatismo del massiccio facciale • Emorragie del cavo orale o faringee • Disturbi congeniti o acquisiti della coagulazione • Sanguinamenti uro-ginecologici

Segni di presentazione

I principali segni di presentazione di EDS sono l'ematemesi, il vomito caffeano e la melena. Circa il 30% dei pazienti con ulcera sanguinante presenta ematemesi, il 20% melena e il 50% può presentare entrambe. L'ematochezia (sangue rosso vivo nelle feci) suggerisce generalmente un sanguinamento dal tratto digerente inferiore, tuttavia fino al 10% dei pazienti con ulcera sanguinante può presentare ematochezia conseguentemente ad un sanguinamento superiore abbondante, del volume di almeno 1 litro (Tabella 4.1.3). Di conseguenza l'emissione di abbondante sangue rosso vivo con le feci deve far sospettare un sanguinamento superiore, soprattutto se associato a segni e sintomi di ipovolemia quali sincope, ipotensione posturale, tachicardia e shock. La melena, che si manifesta generalmente in conseguenza alla perdita di un volume di sangue pari a 50-100 mL, in rari casi può essere anche segno di un sanguinamento digerente inferiore in particolare nelle condizioni di peristalsi rallentata. Pertanto, nella condizione di sanguinamento persistente con melena ed esofagogastroduodenoscopia (EGDS) negativa per lesioni identificabili, occorre considerare ed indagare una fonte di sanguinamento inferiore.

Tabella 4.1.3. Cause di ematochezia in corso di EDS

Cause	Prevalenza (%)
Ulcera peptica	40-79
Gastrite/duodenite	5-30
Varici esofagee	6-21
Mallory-Weiss	3-15
Esofagite	2-8
Neoplasia gastrica	2-3
Lesione di Dieulafoy	<1
Malformazioni artero-venose gastriche	<1
Gastropatia portale	<1

Valutazione e stabilizzazione emodinamica

Il paziente deve essere valutato prima di tutto in relazione alla stabilità emodinamica mediante controllo della pressione arteriosa in clinostatismo ed ortostatismo, della frequenza cardiaca e dello stato di coscienza. La tachicardia a riposo, l'ipotensione in clinostatismo, l'ipotensione ortostatica o l'insorgenza di sintomatologia vagale possono indicare una perdita di un volume considerevole di sangue. La contrazione della diuresi, il riscontro di mucose asciutte, il collasso delle vene giugulari sono altri segni utili per la definizione di uno stato ipovolemico. Attenzione particolare deve essere posta nel paziente in terapia con β-bloccanti che potrebbe non presentare tachicardia compensatoria all'ipovolemia e nel paziente anziano, con comorbidità maggiori associate o storia di cardiopatia.

Se sono presenti segni di ipovolemia il trattamento deve prevedere il ripristino del volume circolante dopo posizionamento di due accessi venosi di grosso calibro, mediante infusione di cristalloidi ed eventuale emotrasfusione. La trasfusione di sangue è indicata come segue. Per i pazienti non epatopatici: Hb >10, non richiesta; Hb <7: necessaria; Hb tra 7 e 10: valutazione in base alle comorbidità, entità del sanguinamento, stato emodinamico. Per i pazienti epatopatici come da linee guida Baveno 2010: Hb >8, non richiesta; Hb <7: necessaria; Hb tra 7e 8 valutazione soggettiva in base alle comorbidità, entità del sanguinamento, stato emodinamico. Nei pazienti epatopatici spesso la causa del sanguinamento è dovuta a complicanza dell'ipertensione portale, pertanto può essere utile evitare di sovraccaricare il circolo. La scelta del target di riferimento va decisa sul singolo paziente valutandone le comorbidità, l'anamnesi patologica, lo stato emodinamico e gli indicatori di ipossia tissutale. Occorre comunque considerare che la terapia trasfusionale si associa un maggior rischio di morte, infezioni nosocomiali, disfunzione multi-organo, ARDS. Pur non esistendo allo stato attuale raccomandazioni condivise relative alla trasfusione di piastrine, appare ragionevole mantenere la conta piastrinica superiore alle 50.000/mmc nel sanguinamento attivo.

In casi selezionati può essere utile la somministrazione di ossigeno a bassi flussi mantenendo una saturazione di ossigeno superiore al 95%.

IL TACCUINO

Nella valutazione iniziale del paziente, in particolare in quello con ematemesi, è indicato il posizionamento di un sondino naso-gastrico (SNG), al fine di proteggere le vie respiratorie, osservare l'aspirato gastrico, decomprimere lo stomaco e procedere al lavaggio dello stesso, in preparazione delle manovre diagnostiche e terapeutiche endoscopiche.

In caso di presenza di sangue rosso vivo il paziente deve essere indirizzato immediatamente all'endoscopia in un setting intensivo di cura; la presenza materiale caffeano richiede l'ospedalizzazione con endoscopia entro 24 ore dall'insorgenza del sanguinamento. Il riscontro di un aspirato normale non permette comunque di escludere una EDS. Circa il 15% dei pazienti con EDS presenta aspirato negativo pur avendo lesioni ad alto rischio evidenziabili all'endoscopia.

Occorre registrare anche un tracciato elettrocardiografico a 12 derivazioni e nel paziente con instabilità emodinamica eseguire un monitoraggio continuo dell'attività elettrica cardiaca. La presentazione concomitante di sindrome coronarica acuta (SCA) e EDS è comune e molto seria. La SCA generalmente viene fatta precipitare dal sanguinamento massivo con ipovolemia. La manifestazione dominante è quella dello shock. Diversa invece è la presentazione, nelle fasi immediatamente successive all'insorgenza di SCA per altra causa, di EDS come conseguenza dell'uso ad alti dosaggi di farmaci antiaggreganti, anticoagulanti e trombolitici. In quest'ultimo caso l'endoscopia è a più elevato rischio di morte e va praticata sotto monitoraggio in unità coronarica, pur essendo il sanguinamento generalmente auto-limitante dopo il ripristino della funzione coagulativa.

Nel paziente con dolore addominale e sospetto di perforazione gastro-intestinale è utile l'esecuzione di una radiografia diretta addome per escludere la presenza di aria libera.

Diagnosi differenziale

Anamnesi

Parallelamente alla stabilizzazione del paziente, o nel paziente emodinamicamente stabile, occorre condurre un'anamnesi il più accurata possibile per escludere la presenza di epatopatia nota, storia di ulcera peptica, chirurgia, abuso di alcol o droghe, presentazione clinica con dolore addominale, ematemesi, vomito caffeano, disfagia, melena, ematochezia, dolore toracico e uso di farmaci gastrolesivi come clopidogrel, warfarin, anti-infiammatori non steroidei, aspirina, inibitori selettivi della ricaptazione della serotonina (SSRI), corticosteroidi.

IL TACCUINO

La valutazione iniziale del paziente con EDS riguarda prima di tutto la stabilità emodinamica con rapido ripristino del volume circolante mediante fluid resuscitation ed eventuale emotrasfusione. Nel paziente con ematemesi persistente il posizionamento di un sondino naso-gastrico mette a riparo le vie aeree dall'aspirazione di sangue e contenuto gastro-intestinale.

Esame obiettivo

L'obiettività deve indagare la presenza di cicatrici da pregressi interventi chirurgici, i segni di cirrosi epatica (*spider naevi*, eritema palmare, ittero, ginecomastia, reticolo venoso addominale superficiale, ascite) e di coagulopatia. L'esplorazione rettale è indicata per escludere la presenza di sangue rosso vivo e per valutare il colore delle feci.

Esami di laboratorio

Le indagini di laboratorio comprendono emocromo, emogasanalisi con rilevazione della lattacidemia, azotemia, creatinina, coagulazione, funzionalità epatica, emogruppo e prova crociata.

Score di gravità

La prima cosa da fare di fronte ad una EDS acuta è la valutazione della severità clinica del paziente per orientarsi al più idoneo trattamento. Predittori clinici di gravità in corso di EDS sono l'età superiore ai 65 anni, l'instabilità emodinamica, le policomorbidità, pregressi valori di anemia, la presenza di melena o di sangue rosso vivo all'esplorazione rettale o dal SNG, la necessità trasfusionale, la presentazione con ematemesi, elevati livelli di azotemia (con rapporto BUN/creatinina >30) o di transaminasi. Un APACHE II score (*Acute Physiology and Chronic Health Evaluation*) superiore o uguale a 11 indica un paziente a rischio elevato indirizzando a un trattamento più aggressivo.

Sono stati validati numerosi sistemi di scoring per le EDS, ma allo stato attuale esiste consenso unanime nell'utilizzo del *Blatchford score* per la scelta del trattamento più appropriato e il *Rockall score* per stimare il rischio di morte e di risanguinamento dopo il trattamento endoscopico.

- *Blatchford score*: score clinico che non prevede la valutazione endoscopica. Orienta nella scelta del più appropriato trattamento trasfusionale, endoscopico o chirurgico. Il punteggio varia da 0 a 23. Fino il 22% dei pazienti con EDS presenta un *Blatchford score* di 0 escludendo la necessità di un intervento terapeutico urgente. Pazienti con score compreso tra 0 e 3 possono essere gestiti con sicurezza senza ospedalizzazione. Valori superiori o uguali a 6 richiedono un intervento terapeutico in regime ospedaliero (Tabella 4.1.4).

Tabella 4.1.4. Blatchford Scoring System

Variabili	Punteggio
Pressione arteriosa sistolica (mmHg)	
100-109	1
90-99	2
<90	3
Azoto ureico (mmol/L)	
6,5-7,9	2
8,0-8,9	3
10-24,9	4
>25	6
Emoglobina (g/dL) uomini	
12,0-12,9	1
10,0-11,9	3
<10,0	6
Emoglobina (g/dL) donne	
10,0-11,9	1
<10,0	2
Altre variabili	
Frequenza cardiaca >100 bpm	1
Presentazione con melena	1
Epatopatia	2
Insufficienza cardiaca	2

- *Rockall score*: stima il rischio di morte e di risanguinamento. Riguarda tre variabili cliniche (età, stato emodinamico, comorbidità) e due variabili endoscopiche (diagnosi endoscopica e segni endoscopici di sanguinamento). Lo score varia da 0 a 11 con prognosi eccellente per score compreso tra 0 e 2 (Tabella 4.1.5). La variante pre-endoscopica del Rockall score, ottenuta prendendo in considerazione unicamente le variabili cliniche, può essere utilizzata prima dell'esecuzione dell'endoscopia per la stratificazione della gravità del paziente e la scelta terapeutica più appropriata. Tuttavia si è dimostrata inferiore al Blatchford score e pertanto abbandonata dalla pratica clinica (Tabella 4.1.6).

Trattamento endoscopico

Nel sospetto clinico di EDS dopo la valutazione clinica iniziale e l'eventuale stabilizzazione emodinamica, tutti i pazienti devono essere sottoposti ad EGDS per l'identificazione della lesione, la stratificazione del rischio e il trattamento emostatico (Figura 4.1.1).

L'esecuzione entro 24 ore dal sanguinamento di EGDS associata al trattamento

Tabella 4.1.5. Rockall Risk Score

Variabili	Punteggio			
	0	1	2	3
Età (anni)	<60	60-79	>80	–
Stato emodinamico Frequenza cardiaca (bpm) Pressione arteriosa sistolica (mmHg)	 <100 >100	 >100 >100	 <100	
Comorbidità	Nessuna	–	Cardiopatia ischemica, scompenso cardiaco congestizio, altre comorbidità maggiori	Insufficienza renale, insufficienza epatica, neoplasie metastatiche
Diagnosi endoscopica	Nessuna lesione, nessun segno di sanguinamento, Mallory-Weiss	Lesione non neoplastica	Neoplasia del tratto gastro-intestinale superiore	–
Segni endoscopici di emorragia recente	Nessun segno di sanguinamento	–	Vaso sanguinante, vaso visibile non sanguinante, coagulo adeso, sangue	–

Tabella 4.1.6. Sensibilità, specificità, valore predittivo positivo e negativo per rischio di sanguinamento e morte relativi ai principali sistemi di scoring delle emorragie digestive superiori

Score	Morte	Risanguinamento
Rockall risk score pre-endoscopico		
• Sensibilità	100 (43,8-100)	69,9 (49,1-84,4)
• Specificità	18,5 (14,8-22,9)	17,5 (13,8-22,0)
• Valore predittivo positivo	1,0 (0,4-3)	5,5 (3,4-8,8)
• Valore predittivo negativo	100 (94,4-100)	89,2 (79,4-94,7)
Rockall risk score post-endoscopico		
• Sensibilità	33,3 (6,1-79,2)	87,0 (67,9-95,5)
• Specificità	29,6 (25,1-34,6)	31,1 (26,4-36,3)
• Valore predittivo positivo	0,4 (0,1-2,2)	8,1 (5,3-12,1)
• Valore predittivo negativo	98,1 (93,4-99,5)	97,2 (92,0-99,0)
Blatchford score		
• Sensibilità	100 (83,89-100)	94,29 (81,40-98,42)
• Specificità	1,83 (0,71-4,61)	0,98 (0,27-3,50)
• Valore predittivo positivo	8,51 (5,58-12,79)	14,04 (10,17-19,06)
• Valore predittivo negativo	100 (51,01-100)	50,00 (15,00-85,00)

emostatico riduce significativamente la durata dell'ospedalizzazione e il ricorso alla terapia chirurgica. Nei pazienti con sanguinamento persistente, segni di shock o sanguinamento massivo l'endoscopia deve essere eseguita urgentemente (entro 6-12 ore) per controllare l'emorragia e ridurre il rischio di morte.

Il lavaggio gastrico e gli agenti pro-cinetici, come l'eritromicina al dosaggio di 3 mg/kg in infusione e.v. per 20-30 minuti, somministrati almeno 30 minuti prima dell'endoscopia, possono favorire una migliore visualizzazione del fondo gastrico con un accorciamento del tempo dell'esame senza tuttavia un miglior outcome. Il loro impiego è giustificato unicamente nei sanguinamenti massivi per ridurre la durata dell'esame e migliorare il potere diagnostico dell'esame e l'efficacia della terapia emostatica.

L'accuratezza diagnostica dell'endoscopia nelle EDS è del 90-95% e circa il 25% delle procedure include un trattamento emostatico. La terapia emostatica endoscopica interrompe il sanguinamento nel 90% dei pazienti, con un rischio di recidiva di sanguinamento dal 10 al 25% nonostante la terapia acido-soppressiva con inibitore di pompa protonica (IPP) a dosaggi adeguati.

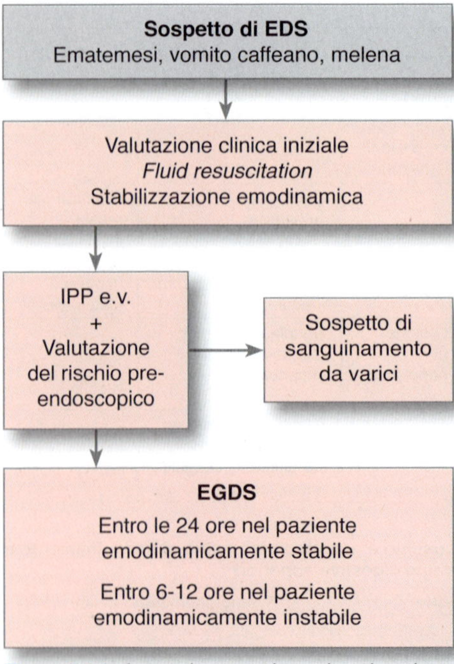

Figura 4.1.1. Approccio pre-endoscopico al paziente con sospetto EDS.

La caratterizzazione endoscopica delle lesioni permette di distinguere lesioni ad alto rischio e lesioni a basso rischio di risanguinamento secondo la classificazione di Forrest (Tabella 4.1.7, Figure 4.1.2, 4.1.3, 4.1.4):

- *Lesioni ad alto rischio*: Forrest Ia (sanguinamento attivo a getto), Ib (sanguinamento attivo a nappo), IIa (vaso visibile non sanguinante) and IIb (coagulo adeso).
- *Lesioni a basso rischio*: Forrest IIc (chiazza di ematina) e III (ulcera a fondo deterso).

Le lesioni di tipo I indicano un sanguinamento attivo, le lesioni di tipo II sono segni di sanguinamento recente, le lesioni di tipo III permettono di escludere una emorragia recente da quella fonte.

La terapia emostatica endoscopica è raccomandata nei pazienti con lesioni ad alto rischio, mentre non trova indicazione nei pazienti con lesioni a basso rischio.

I metodi emostatici endoscopici vengono classificati in base al loro meccanismo d'azione in:

- *terapie iniettive*: generalmente viene impiegata l'iniezione di adrenalina diluita che induce emostasi locale mediante vasocostrizione. L'iniezione di adrenalina è superiore al trattamento medico esclusivo nei pazienti ad alto rischio, ma inferiore alle altre monoterapie emostatiche endoscopiche o alla terapia di associazione. Sono possibili anche altre terapie iniettive usando sostanze sclerosanti o colle tissutali;
- *terapie meccaniche*: la più comune è l'*emoclip*. Le clip vengono utilizzate per praticare l'emostasi e chiudere le lesioni mucose. L'applicazione delle clip è difficoltosa in caso di lesioni localizzate nel fondo gastrico, nella piccola curvatura gastrica o nella parete posteriore del bulbo duodenale;
- *termocoagulazione*: si distingue in modalità da contatto che inducono coagulazione tissutale a pressione o modalità senza contatto che hanno il limite di indurre una co-

Tabella 4.1.7. Diagnosi endoscopica e predittori di outcome clinico (rischio di risanguinamento con o senza trattamento endoscopico efficace, ricorso alla terapia chirurgica, mortalità)

Diagnosi endoscopica	Prevalenza (%)	Risanguinamento senza trattamento endoscopico entro 72 h (%)	Risanguinamento dopo trattamento endoscopico di successo (%)	Chirurgia (%)	Mortalità (%)
Sanguinamento attivo arterioso	12	90	15-30	35	11
Vaso visibile	22	50	15-30	34	11
Coagulo adeso	10	33	5	10	7
Chiazza di ematina	24	17	Dati non disponibili	6	3
Ulcera a fondo deterso	32	3	Dati non disponibili	0,5	2

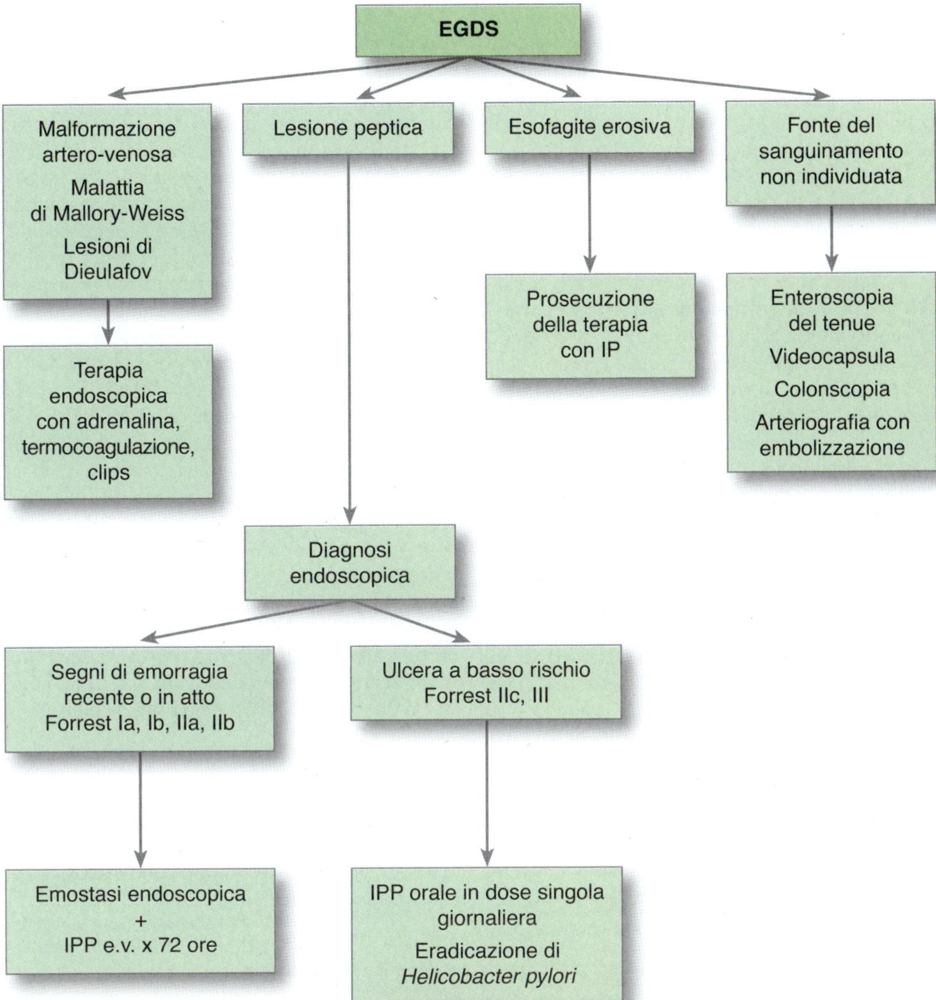

Figura 4.1.2. Caratterizzazione endoscopica delle lesioni digestive superiori e approccio terapeutico.

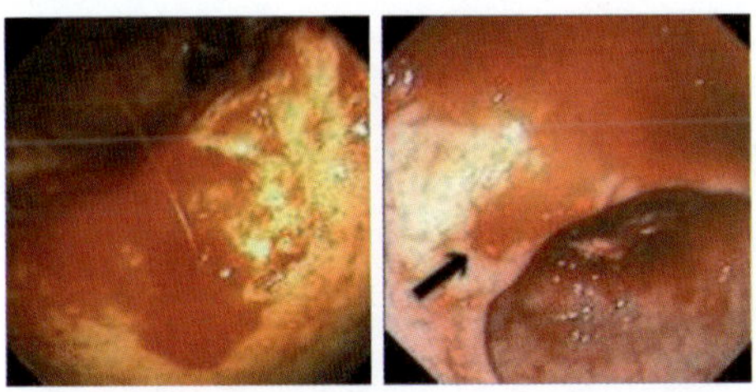

Figura 4.1.3. FIa: sanguinamento a getto (a sinistra); FIb: sanguinamento a nappo (a destra).

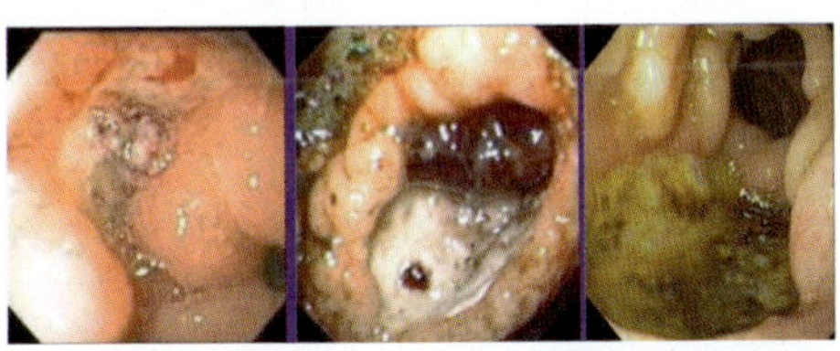

Figura 4.1.4. FIIa: vaso visibile (a sinistra); FIIb: coagulo adeso (al centro); FIIc: area pigmentata piana (a destra).

agulazione superficiale (<1 mm di profondità di penetrazione) a volte insufficiente per il sanguinamento di vasi più profondi;
- *combinazione dei precedenti metodi*: sebbene la monoterapia con iniezione di adrenalina si sia dimostrata più efficace della terapia medica nei pazienti con lesioni ad alto rischio, questa è inferiore ad altre monoterapie o terapie di combinazione endoscopiche. Viene ormai raccomandata unicamente per arrestare o rallentare il sanguinamento arterioso garantendo una migliore visualizzazione della lesione che deve essere trattata quindi con apposizione di *emoclip* o termocoagulazione. Numerose meta-analisi dimostrano che l'iniezione di adrenalina associata ad un secondo metodo emostatico riduce il rischio di sanguinamento (OR 0,51 [CI 0,39-0,66]), il ricorso alla chirurgia (OR 0,63 [CI 0,45-0,89]), la mortalità (OR 0,50 [CI 0,30-0,82]) rispetto l'iniezione in monoterapia di adrenalina. La monoterapia con termocoagulazione, sostanze sclerosanti, *emoclip* è più efficace della monoterapia con iniezione di adrenalina o la farmacoterapia da sola. Le emoclip e la termocoagulazione sono simili nella loro efficacia emostatica. La terapia di combinazione (iniezione di adrenalina + una seconda terapia iniettiva, termica o clip) è superiore alla monoterapia iniettiva ma non alla monoterapia con termocoagulazione o clip (Tabella 4.1.8).

In caso di reperto endoscopico di coagulo, questo va irrigato al fine di dislocarlo e trattare la lesione sottostante. Un lavaggio vigoroso per almeno 5 minuti disloca i coaguli adesi al fondo di un'ulcera fino al 45% dei pazienti, rivelando lesioni ad alto rischio fino al 70% dei casi. I coaguli che non si dislocano nonostante irrigazione aggressiva sono considerati aderenti. Il ruolo della terapia endoscopica nelle ulcere con coagulo adeso è controversa. Si ritiene che la terapia endoscopica possa essere utile nei pazienti ad alto rischio di risanguinamento, mentre nei pazienti a basso rischio di risanguinamento possa essere sufficiente la terapia infusiva con IPP ad alte dosi.

Le rare complicazioni (0,5%; 95% CI 0,4-0,8) che possono insorgere durante il trattamento endoscopico riguardano principalmente le polmoniti da aspirazione e la perforazione. Le clip e l'iniezione di adrenalina sono a minor rischio di perforazione rispetto la termocoagulazione. Al di là della tecnica di emostasi endoscopica sono fattori di rischio la scarsa abilità dell'endoscopista, l'instabilità emodinamica del paziente, la scarsa sedazione, la scarsa visione a causa del sanguinamento profuso, l'area difficile da raggiungere.

Terapia farmacologica

L'ambiente acido e la pepsina rallentano la guarigione delle lesioni ulcerative e facilitano la disgregazione del tappo piastrinico promuovendo i processi fibrinolitici. Pertanto è

Tabella 4.1.8. Principali terapie endoscopiche per l'ulcera peptica e rischio di risanguinamento

Terapia endoscopica	Odds ratio risanguinamento	
Terapia endoscopica vs terapia farmacologica	0,35-0,56	Significatività statistica in favore della terapia endoscopica
Termocoagulazione + terapie iniettive *vs* terapia iniettiva isolata	0,36-0,41	Significatività statistica in favore della termocoagulazione + terapie iniettive
Terapia meccanica + terapia iniettiva *vs* terapia iniettiva isolata	0,33-0,47	Significatività statistica in favore dell'associazione terapia meccanica + iniettiva
Terapia iniettiva + terapia iniettiva *vs* terapia iniettiva isolata	0,60-0,66	Significatività statistica in favore della duplice terapia iniettiva
Terapia meccanica *vs* termocoagulazione	0,24-0,65	Non differenze significative
Terapia iniettiva + termocoagulazione *vs* termocoagulazione isolata	0,35-0,79	Nessuna differenza significativa
Terapia iniettiva + terapia meccanica *vs* terapia meccanica isolata	0,92-1,22	Nessuna differenza significativa

opportuna l'inibizione della secrezione acida gastrica aumentando il pH fino a valori pari o superiori a 6 per favorire la stabilizzazione del tappo piastrinico. I farmaci anti-acido di scelta sono gli inibitori di pompa protonica (IPP) che innalzano il pH gastrico mantenendolo elevato. A dosi elevate riducono il rischio di recidiva e la necessità trasfusionale, il ricorso alla chirurgia e la durata dell'ospedalizzazione ma non la mortalità. La dose raccomandata nei pazienti con riscontro endoscopico ad alto rischio prevede l'infusione di pantoprazolo/omeprazolo/esomeprazolo 80 mg in bolo seguiti da infusione e.v. al dosaggio di 8 mg/h per 72 ore. L'uso degli IPP è consigliabile anche prima dell'endoscopia in quanto è stata dimostrata una riduzione della frequenza di ulcere attivamente sanguinanti all'esame endoscopico, della durata dell'ospedalizzazione e della necessità di controllo endoscopico del sanguinamento. Dopo la stabilizzazione del paziente, la terapia endovenosa viene sostituita dalla terapia orale singola a durata variabile in relazione all'etiopatogenesi del sanguinamento e considerando il possibile aumento del rischio di infezione da *Cl. difficile*, polmoniti comunitarie e fratture osteoporotiche per terapie a lungo termine.

Gli antagonisti del recettore 2 dell'istamina non hanno dimostrato pari efficacia nell'innalzare efficacemente il pH gastrico e nell'arrestare il sanguinamento rispetto agli IPP in numerosi trials clinici.

Gli analoghi della somatostatina (octreotide) riducono il flusso splancnico, la secrezione acida ed esocrina gastrica e stimolano la produzione di mucina. Hanno dimostrato benefici unicamente nel trattamento dei sanguinamenti da varici e in casi selezionati nei pazienti con sanguinamento da lesioni peptiche non controllato dagli IPP.

Nei pazienti con riscontro endoscopico di lesione ulcerativa occorre prendere in considerazione l'iter diagnostico per l'eventuale infezione da *Helicobacter pylori* al fine da eradicarla, riducendo il rischio di risanguinamento futuro.

Risanguinamento

Fino al 25% dei pazienti va incontro a risanguinamento precocemente, entro le 72 ore successive al trattamento emostatico, nonostante la terapia con IPP e.v.

Fattori endoscopici che aumentano il rischio precoce di risanguinamento sono rappresentati da:

- sanguinamento attivo, specialmente arterioso;
- instabilità emodinamica e comorbidità maggiori;
- vaso visibile non sanguinante o coagulo adeso;
- dimensioni dell'ulcera (diametro superiore a 2 cm);
- localizzazione dell'ulcera (piccola curvatura gastrica parete duodenale posteriore);
- tipo di lesioni (ulcera, varici, neoplasia).

I pazienti con sanguinamento refrattario alla terapia endoscopica sono candidati ad una seconda endoscopia con trattamento emostatico e in caso di fallimento all'angiografia o alla chirurgia (Figura 4.1.5).

Le procedure angiografiche sono un'alternativa alla chirurgia nei pazienti ad alto-rischio che continuano a sanguinare nonostante il trattamento endoscopico (Tabella 4.1.9). Il paziente candidabile alla embolizzazione arteriosa transcatetere (TAE) presenta

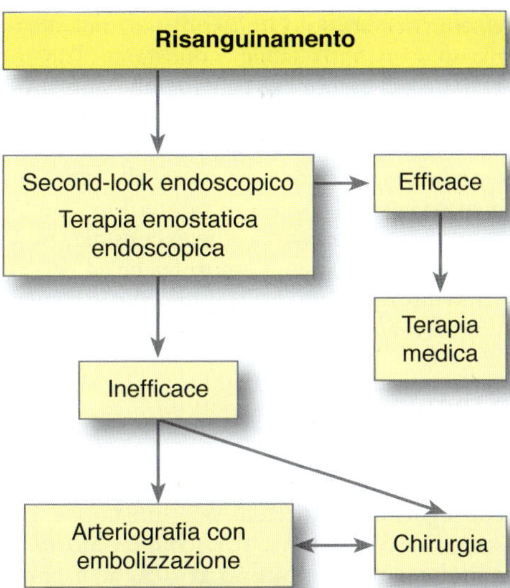

Figura 4.1.5. Approccio al risanguinamento succcessivo a terapia endoscopica.

Tabella 4.1.9. Confronto tra le principali procedure diagnostiche per le emorragie digestive superiori

Test diagnostici per le EDS		
Test diagnostico	**Vantaggi**	**Svantaggi**
Esofago-gastro-duodenoscopia (EGDS)	Conferma la diagnosi Permette il trattamento emostatico Riduce il rischio di risanguinamento Riduce la necessità trasfusionale Accorcia la durata dell'ospedalizzazione	Procedura invasiva Rischio legato alla sedazione, aspirazione e perforazione
Arteriografia	Individua la sede del sanguinamento Permette l'embolizzazione Previene il ricorso alla chirurgia	Procedura invasiva e costosa Richiede personale esperto Esposizione a radiazioni Rischio di nefropatia mdc-indotta Puntura arteriosa Rischio di sanguinamento
Video-capsula	Permette la visualizzazione del piccolo intestino in caso di lesione misconosciuta all'endoscopia superiore Non invasiva Non richiede sedazione	Rischio di ritenzione della capsula Rischio di misconoscere alcune lesioni Impossibilità di intervenire endoscopicamente
Enteroscopia del piccolo intestino	Individuazione della lesione del piccolo intestino in caso di lesione misconosciuta all'endoscopia superiore Trattamento endoscopico Localizzazione delle lesioni con tattooing se indicata la chirurgia	Operatore dipendente Richiede personale esperto Costosa Rischio legato alla sedazione Rischio di perforazione

un sanguinamento massivo con necessità trasfusionale di almeno 4 U di emazie concentrate nelle 24 ore, instabilità emodinamica e persistenza del sanguinamento nonostante terapia medica ed endoscopica.

La scelta del trattamento chirurgico deve essere riservata solo in casi di sanguinamento massivo incontrollabile nonostante l'angiografia o nei casi in cui l'angiografia non risulti indicata o impraticabile. La perforazione, il sanguinamento incontrollato e l'instabilità emodinamica sono indicazioni alla chirurgia d'emergenza. Il rischio di morte dopo la chirurgia è molto elevato anche in considerazione del fatto che le lesioni emorragiche ad alto rischio insorgono più frequentemente in pazienti in età avanzata e con importanti comorbidità.

IL TACCUINO

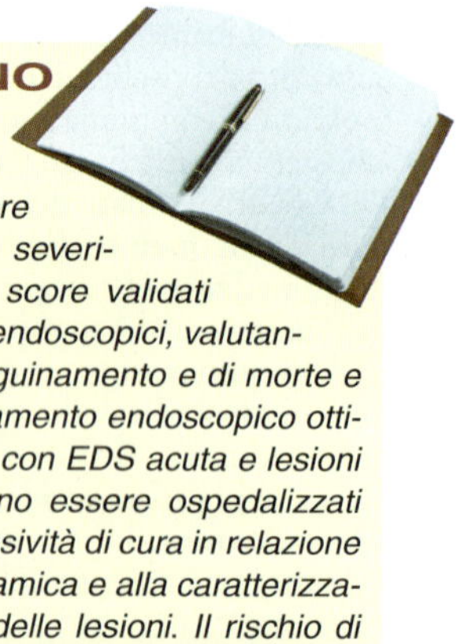

Il paziente con EDS deve essere valutato nella sua severità clinica mediante score validati pre-endoscopici ed endoscopici, valutando il rischio di risanguinamento e di morte e orientandolo al trattamento endoscopico ottimale. Tutti i pazienti con EDS acuta e lesioni ad alto grado devono essere ospedalizzati con un livello di intensività di cura in relazione alla stabilità emodinamica e alla caratterizzazione endoscopica delle lesioni. Il rischio di risanguinamento nelle lesioni ad alto grado è massimo nelle 72 ore successive alla terapia endoscopica.

Sanguinamento da varici

Il 10% circa dei pazienti con EDS presenta un sanguinamento attribuibile a varici conseguente a ipertensione portale e gastropatia congestizia. Il rischio di mortalità è molto più elevato, fino al 70% ad 1 anno. Nel 90% sono varici esofagee sanguinanti, più rare le varici gastriche. Le condizioni di rischio principali riguardano la storia di precedenti sanguinamenti da varici, la presenza di epatopatia all'esame obiettivo o anamnestica e il riscontro di piastrinopenia.

Tutti i pazienti con sospetto di sanguinamento da varici devono essere ospedalizzati con livello intensivo di cura e stretto monitoraggio nonostante siano emodinamicamente stabili (**Figura 4.1.6**). Nel sospetto di sanguinamento acuto da varici, l'EGDS deve essere eseguita entro le prime 6 ore per confermare la diagnosi e trattare l'emorragia. La legatura endoscopica è preferibile alla scleroterapia. Occorre iniziare un analogo della somatostatina prima dell'endoscopia e proseguirlo per 5 giorni per ridurre la pressione portale. La terlipressina è l'unico farmaco che si è dimostrato efficace nel migliorare la sopravvivenza nei sanguinamenti acuti da varici, con dosaggio di 2 mg e.v. ogni 6 ore fino all'emostasi seguito da 1 mg ogni 6 ore per 5 giorni. L'octreotide è efficace ma non migliora la sopravvivenza o il rischio di risanguinamento. La dose consigliata di octreotide è 50 µg in bolo intravenoso seguito da 50 µg/ora in infusione per 5 giorni. La terapia antibiotica è parte integrante del trattamento dei pazienti con cirrosi e sanguinamento da varici e deve essere instaurata precocemente, possibilmente ancor prima dell'esame endoscopico o entro otto ore da questo, per prevenire infezioni quali la peritonite batterica spontanea, le polmoniti da aspirazione, le infezioni delle vie urinarie fino alla sepsi e allo shock settico. I chinoloni sono raccomandati per la maggioranza dei pazienti (ad esempio norfloxacina 400 mg ogni 12 ore per os o attraverso il sondino naso-gastrico o, qualora la somministrazione orale non sia possibile, ciprofloxacina 400 mg e.v. ogni 12 ore). Nei pazienti con cirrosi avanzata, in contesti con elevati tassi di resistenza ai chinoloni e nei pazienti già in profilassi con chinoloni deve essere preso in considerazione l'utilizzo di una cefalosporina di terza generazione (ad esempio ceftriaxone e.v. 2 g ogni 24 ore). Il trattamento antibiotico deve essere proseguito per una settimana.

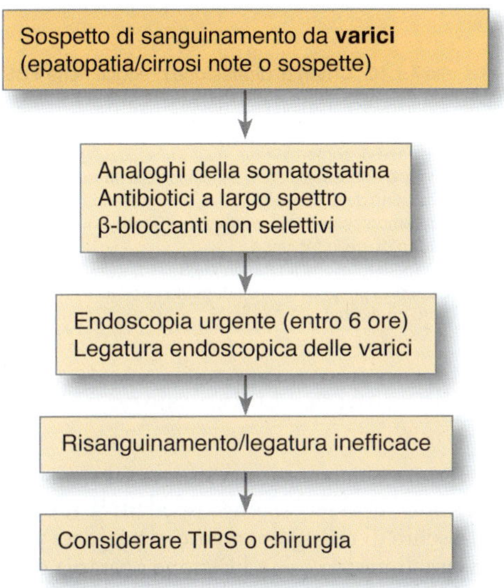

Figura 4.1.6. Gestione del sanguinamento digestivo superiore da varici.

Nel caso di sanguinamento massivo non controllato nonostante la legatura può essere utile il trattamento con tubo a doppio pallone di Sengstaken-Blakemore, con iniziale insufflazione del pallone gastrico e successivamente, al perdurare del sanguinamento, del pallone esofageo, con pressione non superiore ai 40-50 mmHg e una durata inferiore alle 24 ore per evitare la necrosi della mucosa esofagea. Le complicanze che possono insorgere sono rappresentate dall'ulcerazione della mucosa sino alla rottura gastrica o esofagea e la compressione tracheale. L'inserimento del tubo a doppio pallone deve essere eseguito dopo una eventuale intubazione tracheale per garantire la protezione delle vie aeree (consultare **Capitolo 22.5**).

Quando fallisce il trattamento medico ed endoscopico, il trattamento di salvataggio è rappresentato dalla *trans-jugular intrahepatic portosystemic shunt* (TIPS) o dalla chirurgia.

Occorre comunque sempre considerare che il paziente cirrotico può presentare sanguinamenti non da varici che riguardano circa il 30-40% delle EDS, in particolare da ulcera gastrica (24,2%) e duodenale (7,6%), favorite dall'ipertensione portale e dall'abuso alcolico.

Alla dimissione, fondamentale è la prescrizione di β-bloccanti non selettivi come il nadololo o il propranololo in dosi che riducano la frequenza cardiaca del 25%, al fine di prevenire ulteriori sanguinamenti.

Ospedalizzazione

Tutti i pazienti con EDS acuta devono essere ospedalizzati con un livello di intensività di cura in relazione alle condizioni cliniche e al reperto endoscopico (**Figura 4.1.7**).

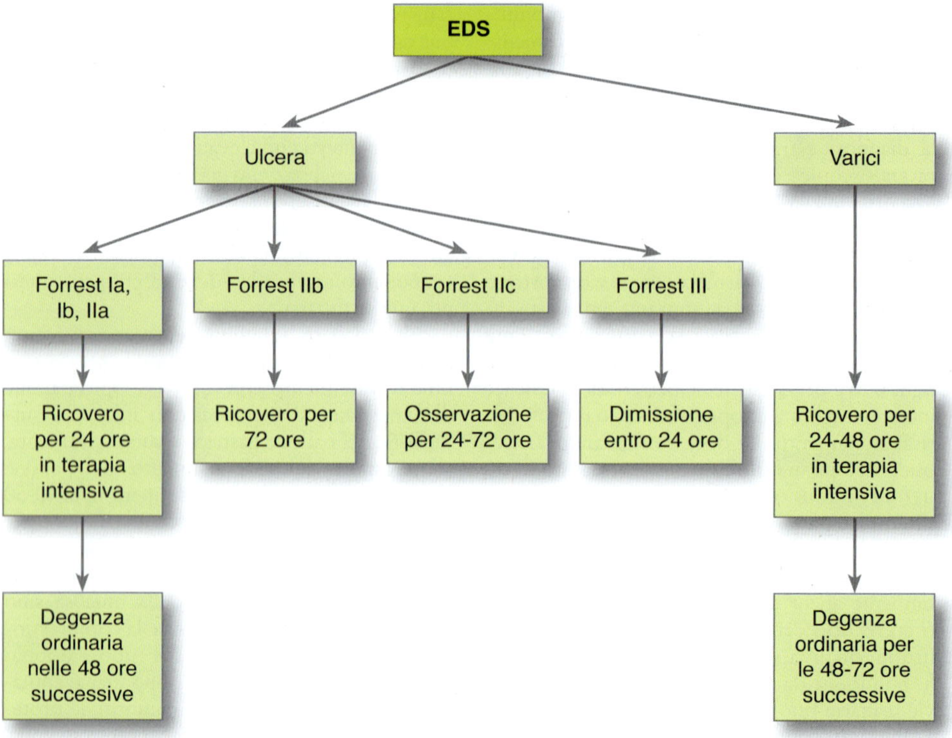

Figura 4.1.7. Indicazioni per l'ospedalizzazione nelle emorragie digestive superiori.

I pazienti ad alto rischio (età superiore a 60 anni, comorbidità severe, instabilità emodinamica) o con riscontro endoscopico di sanguinamento attivo (ematemesi, drenaggio ematico dal SNG, ematochezia) o con vaso visibile non sanguinante devono essere monitorati in un reparto di terapia intensiva o di medicina semi-intensiva. I pazienti ad alto rischio con riscontro endoscopico di coagulo adeso possono essere osservati in degenza medica ordinaria. Le lesioni ad alto rischio richiedono almeno 72 ore per evolvere a basso rischio con probabilità massima di risanguinamento proprio nelle 72 ore successive all'emostasi endoscopica.

I pazienti a basso rischio possono essere dimessi entro le 24 ore dall'endoscopia con *follow-up* programmato e ripresa dell'alimentazione orale (Tabella 4.1.10).

Tabella 4.1.10. Criteri di dimissione precoce nelle EDS

• Età inferiore ai 60 anni • Stabilità emodinamica • Assenza di comorbidità • Lesione endoscopica non sanguinante a basso rischio • Ripristino della concentrazione emoglobinica ≥8 g/dL con emoglobinemia di partenza ≥13 g/dL nei maschi e 12 g/dL nelle femmine • Normale funzionalità coagulativa • Supporto socio-familiare adeguato per l'accesso alle cure domiciliari

Indicazioni per la dimissione e *follow-up*

Eseguita con successo l'emostasi, dopo un periodo di osservazione ospedaliera idoneo al rischio di risanguinamento, il paziente può essere dimesso con indicazione a terapia orale con IPP in unica dose giornaliera. Nei casi di sanguinamento da lesione peptica deve essere esclusa l'infezione da *Helicobacter pylori* e trattata se presente. Occorre valutare l'opportunità di riprendere la terapia con farmaci gastrolesivi o ad aumentato rischio di sanguinamento quali FANS, anticoagulanti e antiaggreganti (**Figura 4.1.8**).

Pazienti in terapia anticoagulante orale

Le EDS possono insorgere come complicanza a lungo termine della terapia anti coagulante orale nei pazienti con ulcere già presenti e non note. Il rischio di sanguinamento gastro-intestinale nei pazienti in terapia con warfarin è stimato da 2,3 a 4,9 volte superiore alla popolazione non in trattamento. L'endoscopia può essere eseguita senza problemi nei pazienti con sanguinamento acuto con valore di INR fino a 2,5. Se l'INR è superiore a 3 risulta indicato ripristinare farmacologicamente lo stato coagulativo senza che questo ritardi l'endoscopia. Occorre comunque considerare che un valore di INR superiore a 1,5 alla presentazione è un fattore prognostico sfavorevole per il rischio di risanguinamento.

Gli anticoagulanti orali inibitori diretti della trombina (dabigatran) e del fattore Xa (rivaroxaban e apixaban) aumentano il rischio di sanguinamento gastro-intestinale soprattutto in corso di insufficienza renale e interazioni farmacologiche che ne aumentano i livelli sierici. Allo stato attuale non esistono indicazioni specifiche riguardo alla gestione del sanguinamento in pazienti che assumono tali farmaci, in particolare riguardo le tecniche emostatiche endoscopiche e l'efficacia terapeutica nell'uso degli IPP, sebbene appare ragionevole che l'uso di IPP ad alte dosi possa sortire effetti benefici nutra-

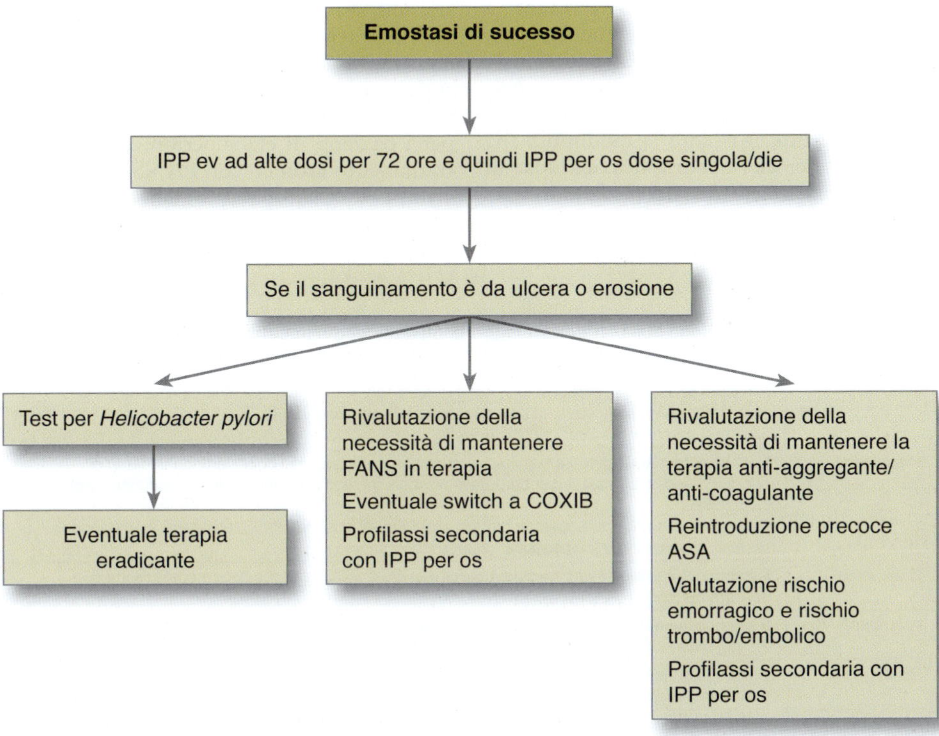

Figura 4.1.8. Indicazioni per la dimissione, la ricerca dell'infezione da *Helicobacter pylori*, ripresa della terapia con FANS, anti-aggreganti e anti-coagulanti.

lizzando il pH acido gastrico e stabilizzando il trombo piastrinico. Si consiglia comunque di sospendere la somministrazione dei nuovi anticoagulanti orali soppesando il rischio emorragico con il rischio trombo-embolico. La coagulopatia farmaco-indotta si risolve rapidamente alla sospensione del farmaco per la breve emivita (tempo di dimezzamento 9-14 ore in base alla funzione renale). Nei casi più gravi la somministrazione di complesso protrombinico concentrato (PCC) può favorire la risoluzione della coagulopatia farmaco-indotta. La reintroduzione della terapia anticoagulante con apixaban 5 mg/bid, o la riduzione della dose di dabigatran a 110 mg/bid può ridurre il rischio di recidiva di EDI nei pazienti già in trattamento con warfarin, dabigatran 150 mg/bid o rivaroxaban (Tabella 4.1.11).

Pazienti in terapia antiaggregante

L'acido acetil-salicilico (ASA) riduce la produzione di prostaglandine indebolendo la protezione della mucosa gastroduodenale e predisponendo a ulcerazione e sanguinamento. Nei pazienti con storia di ulcera peptica sanguinante il rischio si raddoppia alla dose di 75 mg/die, quadruplica alla dose di 300 mg/die. Circa il 15% dei pazienti in trattamento con ASA e storia di sanguinamento peptico risanguina entro un anno. Occorre pertanto fare un bilancio tra il rischio cardio-vascolare nella sospensione dell'ASA e il rischio gastroenterico nella prosecuzione della terapia antiaggregante. Se nella EDS acuta è ragionevole la sospensione dell'ASA, i pazienti ad elevato rischio cardio-vascolare che devono ripristinare la terapia antitrombotica il prima possibile possono farlo in associazione a IPP entro 3-7 giorni dall'emostasi endoscopica efficace. Nei pazienti in doppia anti-aggregazione il mantenimento dell'ASA associata a IPP ritarda e limita le complicanze trombotiche rispetto alla sospensione concomitante dell'ASA e delle tienopiridine.

Pazienti in terapia con farmaci antinfiammatori non steroidei (FANS)

Circa 1 paziente ogni 20 che assume FANS cronicamente, generalmente per malattie reumatiche, sviluppa complicanze gastro-intestinali e ulcera peptica a diversi livelli di gravità (Tabella 4.1.12). La prevalenza aumenta di 1 ogni 7 casi nei pazienti di età superiore a 65 anni. Appare indicato pertanto l'uso di IPP in associazione al FANS per i pazienti di età superiore ai 65 anni in trattamento cronico con FANS che abbiano sviluppato gastropatia o siano a rischio di sanguinamento. Gli inibitori selettivi della ciclo-ossigenasi-2 (COXIB) sono preferibi-

Tabella 4.1.11. Reintroduzione della terapia antiaggregante/anticoagulante dopo EDS acuta.

	Ripresa della terapia dopo EDS
Aspirina	Profilassi secondaria: prosecuzione della terapia se il rischio di risanguinamento è basso o comunque ripresa della terapia entro 3 giorni se rischio medio-alto. Profilassi primaria: verificare rischio/beneficio.
Clopidogrel	Nel paziente in monoterapia sostituire con aspirina a basse dosi considerando il tempo di 5-7 giorni necessario per il recupero della normale funzione piastrinica dopo sospensione di clopidogrel. Nel paziente in duplice terapia (aspirina + clopidogrel) sospendere il clopidogrel mantenendo l'aspirina in terapia con successiva rivalutazione cardiologica.
Dabigatran	Reintroduzione dopo il raggiungimento dell'emostasi efficace. Considerare sostituzione con apixaban 5 mg/bid
Apixaban	Reintroduzione dopo il raggiungimento dell'emostasi efficace. Considerare riduzione dosaggio a 2,5 mg/bid se EDS insorta con apixaban 5 mg/bid
Rivaroxaban	Reintroduzione dopo il raggiungimento dell'emostasi efficace. Considerare sostituzione con apixaban 5 mg/bid
Warfarin	Reintroduzione a 7-15 giorni dall'evento acuto. Nei pazienti ad elevato rischio trombo-embolico (es. protesi valvolare meccanica, coagulopatia) considerare rischio/beneficio nella reintroduzione entro i 7 giorni.

Tabella 4.1.12. Terapia con anti-infiammatori non steoidei e rischio di emorragia digestiva superiore

Rischio relativo di EDS nel trattamento con FANS	
FANS	**Rischio relativo**
Ibuprofene	2,7
Diclofenac	4,0
Naprossene	5,2
Indometacina	5,3
Ketoprofene	5,7
Piroxicam	9,3
Ketorolac	14,0

li in quanto sembrano avere gli stessi effetti anti-infiammatori dei FANS tradizionali con minor lesività gastrointestinale.

Bibliografia di riferimento

LA LAVAGNA

- *Le emorragie digestive superiori massive possono presentarsi con ematochezia.*
- *Nelle emorragie digestive con dolore addominale è indicato eseguire una radiografia diretta addome per escludere la presenza di aria libera nel cavo addominale conseguente a perforazione gastro-intestinale.*
- *Registrare sempre un ECG a 12 derivazioni considerando la frequente associazione tra sindrome coronarica acuta e emorragia digestiva superiore.*
- *L'utilizzo precoce di inibitori di pompa protonica ad alte dosi prima dell'endoscopia favorisce l'arresto del sanguinamento e la riuscita della terapia emostatica.*
- *Nelle lesioni ad alto rischio il risanguinamento è massimo nelle 72 ore successive all'emostasi endoscopica.*

Appunti / Commenti

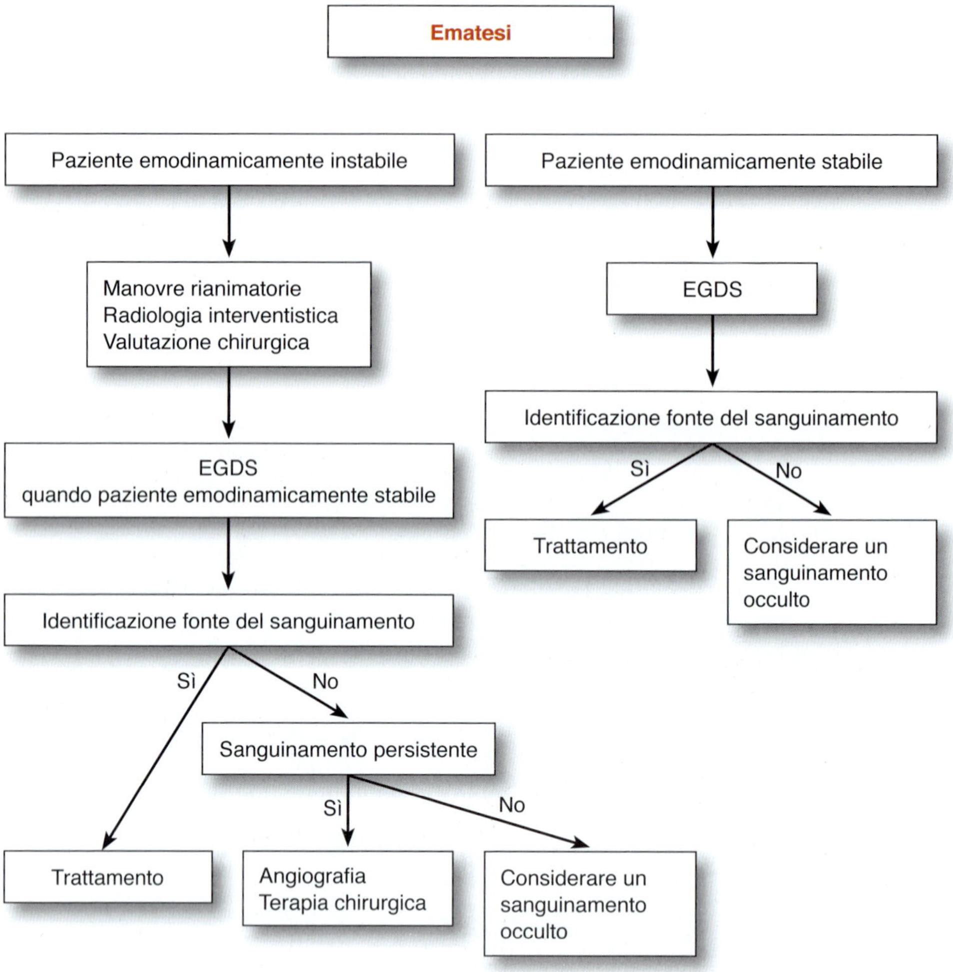
Ematesi
Paziente emodinamicamente instabile
Paziente emodinamicamente stabile
Manovre rianimatorie
Radiologia interventistica
Valutazione chirurgica
EGDS
EGDS
quando paziente emodinamicamente stabile
Identificazione fonte del sanguinamento
Sì
No
Trattamento
Considerare un sanguinamento occulto
Identificazione fonte del sanguinamento
Sì
No
Sanguinamento persistente
Sì
No
Trattamento
Angiografia
Terapia chirurgica
Considerare un sanguinamento occulto

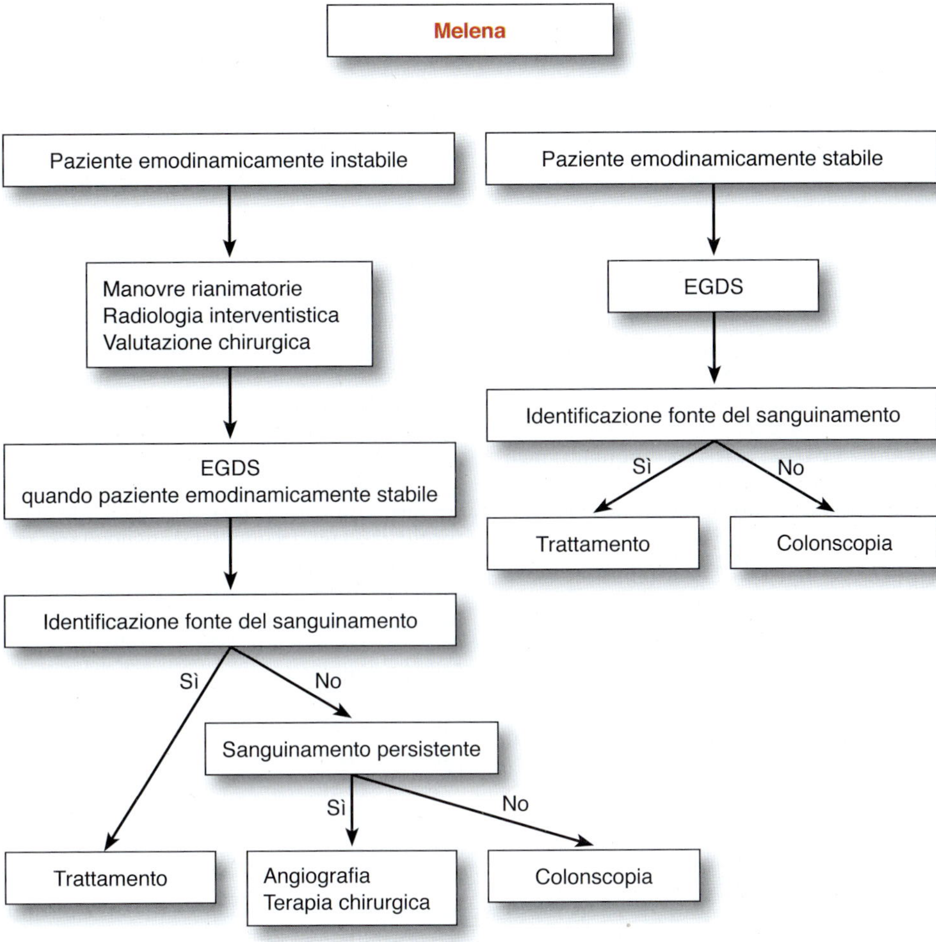
Melena
Paziente emodinamicamente instabile
Paziente emodinamicamente stabile
Manovre rianimatorie
Radiologia interventistica
Valutazione chirurgica
EGDS
EGDS
quando paziente emodinamicamente stabile
Identificazione fonte del sanguinamento
Sì
No
Trattamento
Colonscopia
Identificazione fonte del sanguinamento
Sì
No
Sanguinamento persistente
Sì
No
Trattamento
Angiografia
Terapia chirurgica
Colonscopia

4.2 Emorragie digestive inferiori

Definizione

Si definiscono emorragie digestive inferiori (EDI) i sanguinamenti che insorgono distalmente al legamento di Treitz con prevalente coinvolgimento del colon-retto e più raramente dell'intestino tenue. Generalmente meno severe delle emorragie digestive superiori, le EDI si arrestano spontaneamente fino all'85% dei casi, con mortalità complessiva riportata del 2-4%.

Epidemiologia

Le EDI hanno un'incidenza annua nei paesi occidentali compresa tra i 20 e 30 casi/100.000 adulti/anno, la metà circa rispetto alle emorragie digestive superiori (EDS). L'incidenza aumenta con l'età in relazione all'incremento della prevalenza di malattia diverticolare del colon e di angiodisplasia intestinale, con età media dei pazienti variabile tra i 63 e i 77 anni.

Eziologia

Le cause più frequenti di EDI sono rappresentate dalla malattia diverticolare del colon (prima causa fino al 30%), angiodisplasia, emorroidi, colite ischemica e sanguinamento post-polipectomia favorito dalle numerose comorbidità dei pazienti anziani e dall'uso di farmaci anti-aggreganti e anti-coagulanti (Tabelle 4.2.1 e 4.2.2). L'eziologia prevalente varia con l'età. I bambini e gli adolescenti presentano più frequentemente un sanguinamento dal diverticolo di Meckel, da malattie infiammatorie intestinali o da polipi giovanili con manifestazioni emorragiche generalmente autolimitanti. Negli adulti la forma più comune è rappresentata dal diverticolo sanguinante del colon (3-5% dei pazienti con diverticolosi) autolimitante fino nell'80% dei casi ma con rischio di risanguinamento nel 38% dei pazienti. Con l'avanzare dell'età aumenta la probabilità di sanguinamento da lesione neoplastica, che generalmente si

Tabella 4.2.1. Cause principali di EDI e caratteristiche anamnestiche e cliniche

Cause di EDI	Caratteristiche anamnestiche e cliniche	Prevalenza (%)
Malattia diverticolare	Età superiore ai 60 anni. Sanguinamento indolente.	17-40%
Angiodisplasia	Età superiore ai 60 anni. Sanguinamento indolente.	2-30%
Neoplasia del colon	Età superiore ai 50 anni. Perdita di peso, astenia, anoressia. Possibile dolore addominale. All'obiettività possibile massa addominale palpabile/epatomegalia. Storia personale o familiare di poliposi. Storia di radioterapia.	11-14%
Post-polipectomia	Recente polipectomia endoscopica	6-10%
Malattia infiammatoria intestinale	Giovani (20-40 anni). Diarrea sanguinolenta con muco. Febbre. Dolore addominale.	9-21%
Colite ischemica	Adulti di età superiore ai 60 anni. Dolore addominale.	
Colite da radiazioni	Anamnesi positiva per radioterapia pelvica o addominale.	
Cause ano-rettali	Emorroidi prolassate (dolenti) o interne (indolenti). Fistole anali. Ulcera solitaria del retto.	4-10%
Fistola aorto-enterica	Anamnesi positiva di aneurisma dell'aorta addominale con o senza trattamento chirurgico.	<1%
Altre cause		6%

Tabella 4.2.2. Diagnosi differenziale di emorragia digestiva inferiore

Diagnosi differenziale di emorragia digestiva inferiore
• Carne rossa • Frutta e verdura rossa • Ferro • Sanguinamento genito-urinario

manifesta con anemia cronica sideropenica da stillicidio ematico, e da angiodisplasia o malformazione artero-venosa. Nonostante i progressi nelle metodiche diagnostiche, l'evoluzione generalmente autolimitante del sanguinamento fa sì che la causa venga identificata in meno del 50% dei pazienti.

Presentazione clinica

Il sintomo preponderante di presentazione delle EDI è l'ematochezia, tuttavia il 10-15% dei pazienti con ematochezia severa presenta un sanguinamento originante dal tratto gastrointestinale superiore. Nelle ematochezie massive è fondamentale pertanto l'esecuzione di una EGDS per escludere una emorragia digestiva superiore. Parimenti, ma più raramente, la melena può essere un segno di sanguinamento dell'intestino tenue o del colon destro soprattutto nelle emorragie intermittenti o nei pazienti anziani con transito intestinale rallentato. Solo lo 0,7-0,9% delle ematochezie severe origina dall'intestino tenue. Nelle EDI il sanguinamento generalmente non si accompagna a dolore, fatta eccezione per la colite ischemica e le malattie infiammatorie intestinali, ed evolve verso l'arresto spontaneo permettendo una valutazione non urgente del paziente. Il riscontro di sangue rettale rosso vivo si associa spesso a lesioni ano-rettali o del colon distale, mentre l'emorragia massiva indolente con coaguli è di più frequente pertinenza diverticolare. La diarrea sanguinolenta è tipica nelle coliti ischemiche o infiammatorie.

Diagnosi differenziale

Anamnesi

Vanno indagati:

- i sintomi di presentazione che accompagnano il sanguinamento quali la presenza di dolore addominale o la perdita di peso (aspecifico per malattia infiammatoria intestinale, ischemia, neoplasia), segni di subocclusione, febbre, vomito, diarrea;
- la storia farmacologica (uso di FANS, farmaci anti-aggreganti o anti-coagulanti);
- la storia di recenti interventi sul tratto gastro-enterico (colonscopia recente con polipectomia, pregressa radioterapia pelvica o addominale, pregressi interventi chirurgici, aneurisma dell'aorta addominale con o senza terapia chirurgica);
- la storia di alcolismo o epatopatia.

Esame obiettivo

L'esame obiettivo deve prevedere la rilevazione dei parametri vitali anche in ortostatismo per la valutazione dello stato emodinamico del paziente, l'esclusione dei segni obiettivi di epatopatia, l'esecuzione dell'esplorazione rettale per escludere lesioni neoplastiche o patologia emorroidaria. Nelle ematochezie massive occorre considerare l'eventuale posizionamento del sondino naso-gastrico per smascherare un sanguinamento digestivo superiore.

Esami ematochimici

Emocromo, coagulazione, emogruppo, prova crociata, emogasanalisi con rilevazione della lattacidemia, creatininemia e azotemia (l'incremento dell'azotemia nel paziente con normale funzionalità renale può smascherare una EDS), transaminasi.

Gestione del paziente

Per una corretta gestione del sanguinamento è opportuno stratificare i pazienti in differenti categorie di rischio (Tabella 4.2.3) in relazione alla presentazione clinica delle EDI e alla stabilità emodinamica del paziente.

Nel 15% dei casi il sanguinamento digestivo inferiore non si arresta e può diventare massivo, in particolare nelle forme conseguenti a malattia diverticolare e angiodisplasia. Tali pazienti possono presentarsi con segni e sintomi di instabilità emodinamica (pallore, astenia, dolore toracico, cardiopalmo, dispnea, tachipnea, ipotensione postu-

Tabella 4.2.3. Gestione del paziente con EDI in relazione alla presentazione clinica

Presentazione clinica	Approccio diagnostico-terapeutico
Sanguinamento minore autolimitante	Terapia conservativa
Sanguinamento cronico intermittente	Colonscopia in elezione
Sanguinamento severo (diminuzione di almeno 2 g/dL nella concentrazione emoglobinica) con stabilità emodinamica	Colonscopia urgente ed eventuale angiografia
Sanguinamento severo continuativo con instabilità emodinamica	Angiografia urgente ed eventuale trattamento chirurgico

rale o sincope) che richiedono l'attuazione delle manovre rianimatorie parallelamente alla identificazione e trattamento della fonte del sanguinamento. Generalmente vengono definite EDI acute massive quelle che richiedono supporto trasfusionale da 3 a 5 U di emazie concentrate nelle 24 ore dall'insorgenza del sanguinamento.

Il tempo e il setting della valutazione del paziente con EDI è strettamente dipendente dalle caratteristiche del paziente e dall'entità del sanguinamento. L'ospedalizzazione è più elevata nella popolazione anziana e nei pazienti con comorbidità multiple (Tabella 4.2.4). Il sanguinamento profuso continuo con instabilità emodinamica richiede il ricovero in unità di terapia intensiva con monitoraggio stretto del paziente. Pazienti a basso rischio con sanguinamento persistente possono essere trattenuti temporaneamente in osservazione breve intensiva sino all'esecuzione delle indagini endoscopiche o destinati al ricovero in degenza ordinaria. Pazienti giovani a basso rischio, con sanguinamento isolato e di minore entità, possono essere valutati ambulatorialmente.

Occorre infine considerare che nel 3-5% dei pazienti le indagini endoscopiche (EGDS e ileocolonscopia) sono negative configurando il quadro di un sanguinamento gastro-intestinale occulto. La localizzazione è generalmente nel piccolo intestino, dalla seconda parte del duodeno alla valvola ileocecale, e clinicamente si può manifestare con melena o ematochezia. Nei pazienti più giovani di 50 anni la causa principale è una neoplasia sanguinante che richiede trattamento chirurgico. La causa più comune nei pazienti di età superiore a 60 anni è l'angiodisplasia del tenue. Nei pazienti emodinamicamente stabili si può tentare l'enteroscopia con visualizzazione dei primi 60 cm del digiuno prossimale ed identificazione della lesione sanguinante con emostasi fino al 70% dei casi, o altrimenti la videocapsula che permette l'identificazione del sanguinamento fino al 55-65% dei pazienti. Nei pazienti con EDI massiva attiva o instabilità emodinamica l'indagine di scelta rimane l'angiografia mesenterica.

Diagnostica per immagini

Nelle EDI acute la colonscopia è l'esame di scelta, eventualmente anticipata da una retto-sigmoidoscopia. La colonscopia preceduta da una rapida preparazione intestinale è sicura, diagnostica e permette un intervento emostatico. Poiché generalmente il sanguinamento si arresta spontaneamente, la colonscopia viene eseguita preferibilmente in modalità semi-elettiva a 24 ore dall'ospedalizzazione, permettendo una più idonea preparazione intestinale e la stabilizzazione emodinamica del paziente. L'accuratezza diagnostica della

Tabella 4.2.4. Indicazione al ricovero nei pazienti con EDI

Pazienti ad alto rischio[1]	Ricovero in unità di terapia intensiva o semi-intensiva
Pazienti a basso rischio	Ricovero in degenza ordinaria
Pazienti a basso rischio selezionati[2]	Valutazione ambulatoriale

[1] Instabilità emodinamica; sanguinamento persistente; comorbidità maggiori; età superiore ai 70 anni; sanguinamento nel paziente ospedalizzato per altra causa; anamnesi positiva per sanguinamento GI inferiore (diverticoli/angiodisplasia/neoplasia/ischemia intestinale); uso di farmaci antiaggreganti/anticoagulanti; coagulopatia; anemizzazione con necessità trasfusionale superiore alle 2 UI di emazie concentrate.

[2] Pazienti giovani; Assenza di comorbidità; sanguinamento rettale minore o auto-limitante e fortemente sospetto per fonte anale.

IL TACCUINO

La colonscopia urgente viene riservata ai pazienti emodinamicamente stabili ma con sanguinamento digestivo inferiore persistente e anemizzazione di almeno 2 g/dL di emoglobina. Il paziente emodinamicamente stabile con sanguinamento intermittente o minore autorisoltosi viene indirizzato a colonscopia in elezione. Nel paziente emodinamicamente instabile l'indagine di prima scelta è l'angiografia con eventuale embolizzazione o la terapia chirurgica laparotomica, parallelamente alle manovre rianimatorie e la terapia infusiva e trasfusionale.

colonscopia, con preparazione intestinale, varia dal 72 all'86% permettendo un trattamento precoce che previene il risanguinamento e il ricorso alla chirurgia e riducendo la durata dell'ospedalizzazione. Come per le EDS la terapia emostatica endoscopica prevede nelle lesioni ad alto grado (sanguinamento attivo o coagulo adeso) l'iniezione di adrenalina associata alla termocoagulazione o clip. Nei pazienti con ematochezia severa e massiva spesso la colonscopia ha una visualizzazione inadeguata e un alto rischio di perforazione.

La retto-sigmoidoscopia permette di valutare il retto e il colon di sinistra e può essere effettuata nel colon non preparato o dopo clistere. È una modalità diagnostica a basso rischio appropriata nei pazienti giovani con sanguinamento altamente suggestivo per fonte distale.

I rischi nelle procedure endoscopiche sono più elevati nella popolazione anziana. Le principali complicanze (fino al 4% dei pazienti) riguardano il sanguinamento, le polmoniti da aspirazione, l'infarto miocardico, la perforazione intestinale e la sindrome da post-coagulazione dopo terapia endoscopica (dolore addominale autolimitante e peritonismo causato dalla bruciatura delle sierose). Il rischio può essere minimizzato mediante adeguate manovre rianimatorie nel paziente instabile, appropriata sedazione e monitoraggio dei parametri vitali durante l'esame. Il monitoraggio ECG continuo è ragionevole nel paziente ad alto rischio cardiovascolare in particolare se con storia o presenza di aritmia, cardiopatia ischemica e scompenso cardiaco. La somministrazione di ossigeno supplementare riduce il rischio di ipossia e insufficienza respiratoria legata alla sedazione e alla procedura.

Non esiste al momento alcuna evidenza in favore all'uso di analoghi della somatostatina nelle EDI. Nelle proctiti emorragiche con ulcerazioni della mucosa il trattamento locale con sucralfato può rallentare il sanguinamento e prevenire la recidiva.

Angiografia

L'angiografia mesenterica è indicata purché il sanguinamento sia di almeno 1 mL/min. Tuttavia generalmente le EDI sono intermittenti e autolimitanti. L'esame diventa pertanto di scelta nei sanguinamenti acuti massivi e nei pazienti instabili che non riescono a tollerare l'endoscopia. L'angiografia ha una specificità del 100% e una sensibilità del 42-86%. Il vantaggio è nella mancanza di preparazione intestinale, nella possibilità di individuare la sede del sanguinamento e nella possibilità terapeutica di embolizzazione arteriosa mediante catetere. L'embolizzazione superselettiva di rami arteriosi distali raggiunge l'emostasi fino al 96% dei casi con risanguinamento precoce nel 22% dei pazienti, complicanze minori nel 10% e complicanze maggiori nel 2%. Sono considerate complicanze maggiori l'ischemia intestinale, gli ematomi e la trombosi dell'arteria femorale, le reazioni da mezzo di contrasto, l'insufficienza renale acuta, gli attacchi ischemici transitori. Le lesioni localizzate nel colon destro e nel ceco sono di più difficile embolizzazione con maggior rischio di fallimento o recidiva e di ricorso alla terapia chirurgica.

Angio-TC

L'angio-TC ha una sensibilità dell'86% e una specificità del 95% nell'identificare la fonte del sanguinamento acuto permettendo di pianificare il successivo trattamento endoscopico, angiografico o chirurgico. Il tasso di rilevazione di lesioni vascolari in sede endoscopica è maggiore per la colonscopia dopo l'esecuzione di angio-TC rispetto alla sola colonscopia portando a un maggior successo terapeutico. Tuttavia, la natura intermittente del sanguinamento diverticolare può ridurre la sensibilità della angio-TC nella diagnosi di sanguinamento diverticolare.

Terapia chirurgica

La terapia chirurgica è indicata nel momento in cui persista l'instabilità emodinamica nonostante manovre aggressive rianimatorie, la necessità trasfusionale sia superiore a 6 U di emazie concentrate, le strategie conservative (colonscopia/angiografia) si dimostrino inefficaci o la fonte del sanguinamento non sia individuabile. La mortalità si riduce nell'identificazione pre-chirurgica della sede del sanguinamento, mediante tecniche conservative, permettendo resezioni intestinali più limitate. Sono indicazioni assolute alla terapia chirurgica il sanguinamento da neoplasie, la colite ulcerosa e la colite ischemica con sanguinamento massivo resistente alla terapia medica, i sanguinamenti ricorrenti da diverticolo.

Terapia antiaggregante e anticoagulante nelle EDI

La reintroduzione della terapia antiaggregante e anticoagulazione dopo un episodio di EDI acuta dipende in gran parte dalla gravità del sanguinamento e dalla portata dell'intervento necessario per ottenere l'emostasi. I dati esistenti supportano la ripresa del trattamento antiaggregante e anticoagulante rispetto alla sua sospensione. In assenza di indicazioni definitive, è importante tenere conto delle comorbidità che pongono il paziente in condizioni di rischio di sanguinamento e tromboembolia.

Gli agenti antipiastrinici aumentano il rischio sia di evento primario che di recidiva di EDI. L'aspirina per la profilassi secondaria in pazienti con malattia cardiovascolare accertata non deve essere interrotta in corso di EDI acuta. Tuttavia, l'uso in profilassi primaria in pazienti non ad alto rischio di eventi cardiovascolari dovrebbe essere sospeso. Il rischio di infarto miocardico e morte dopo l'interruzione della terapia con duplice antiaggregante è maggiore nei primi 30 giorni successivi al posizionamento di stent coronarico e nei primi 90 giorni successivi a sindrome coronarica acuta. Si consiglia pertanto in tali pazienti la prosecuzione del trattamento con doppia antiaggregazione. Al contrario, l'interruzione del secondo agente antiaggregante non aspirinico per un massimo di 7 giorni è consentito per i pazienti con stenting coronarico posizionato a più di 30 giorni o sindrome coronarica intercorsa oltre i 90 giorni precedenti.

I FANS diversi dall'aspirina devono essere interrotti dopo EDI acuta, soprattutto in caso di emorragia diverticolare. Il passaggio da un FANS non selettivo a un FANS inibitore selettivo delle cicloossigenasi-2 potrebbe risultare inefficace nella prevenzione delle recidive.

Il timing ottimale di reintroduzione della terapia anticoagulante dopo un episodio di EDI acuta rimane incerto. Occorre considerare il rischio di sanguinamento dei singoli pazienti. Passare ad apixaban, o la riduzione della dose di dabigatran a 110 mg/bid può ridurre il rischio di recidiva di EDI nei pazienti già in trattamento con warfarin, dabigatran 150 mg/bid o rivaroxaban.

Bibliografia di riferimento

LA LAVAGNA

- *La prima causa di sanguinamento digestivo inferiore è la malattia diverticolare del colon*
- *L'ematochezia massiva può essere spia di sanguinamento digestivo superiore massivo*
- *Nei pazienti anziani o con rallentato transito intestinale, il sanguinamento dall'intestino tenue o dal colon destro può presentarsi come melena*
- *Le lesioni sanguinanti del colon destro sono di più difficile trattamento endoscopico e angio-embolizzante e richiedono più frequentemente la terapia chirurgica*
- *Nel 3-5% delle emorragie digestive l'EGDS e l'ileocolonscopia sono negative configurando il quadro di emorragia gastro-intestinale occulta*

URGENZE GERIATRICHE

l'occhio di riguardo

EDI NEL PAZIENTE GERIATRICO

Con l'incrementare dell'età aumenta l'incidenza di sanguinamenti del tratto digestivo inferiore, prevalentemente a carico del colon. Le principali cause sottostanti nella popolazione geriatrica riguardano i diverticoli e le neoplasie. La gestione della EDI nel paziente anziano è di maggiore complessità in relazione all'elevato rischio trombo-embolico e di sanguinamento conseguentemente a malnutrizione, epatopatia concomitante, utilizzo di farmaci antiaggreganti e anticoagulanti in presenza di patologie aritmiche, tromboembolismo venoso, patologie ortopediche. Inoltre la progressiva insufficienza renale che si verifica in tali pazienti induce un'anomala clearance dei farmaci. Nel paziente anziano risulta pertanto fondamentale l'esecuzione di un'accurata anamnesi volta ad indagare patologie pre-esistenti a carico del sistema cardio-polmonare, epatopatie, insufficienza renale e uso di farmaci. Di grande importanza inoltre l'anamnesi patologica chirurgica per escludere possibili cause vascolari di sanguinamento quali l'ischemia intestinale o fistole vasculo-enteriche. L'età avanzata, l'ischemia intestinale e le comorbidità maggiori sono i maggiori predittori di mortalità nelle EDI del paziente geriatrico.

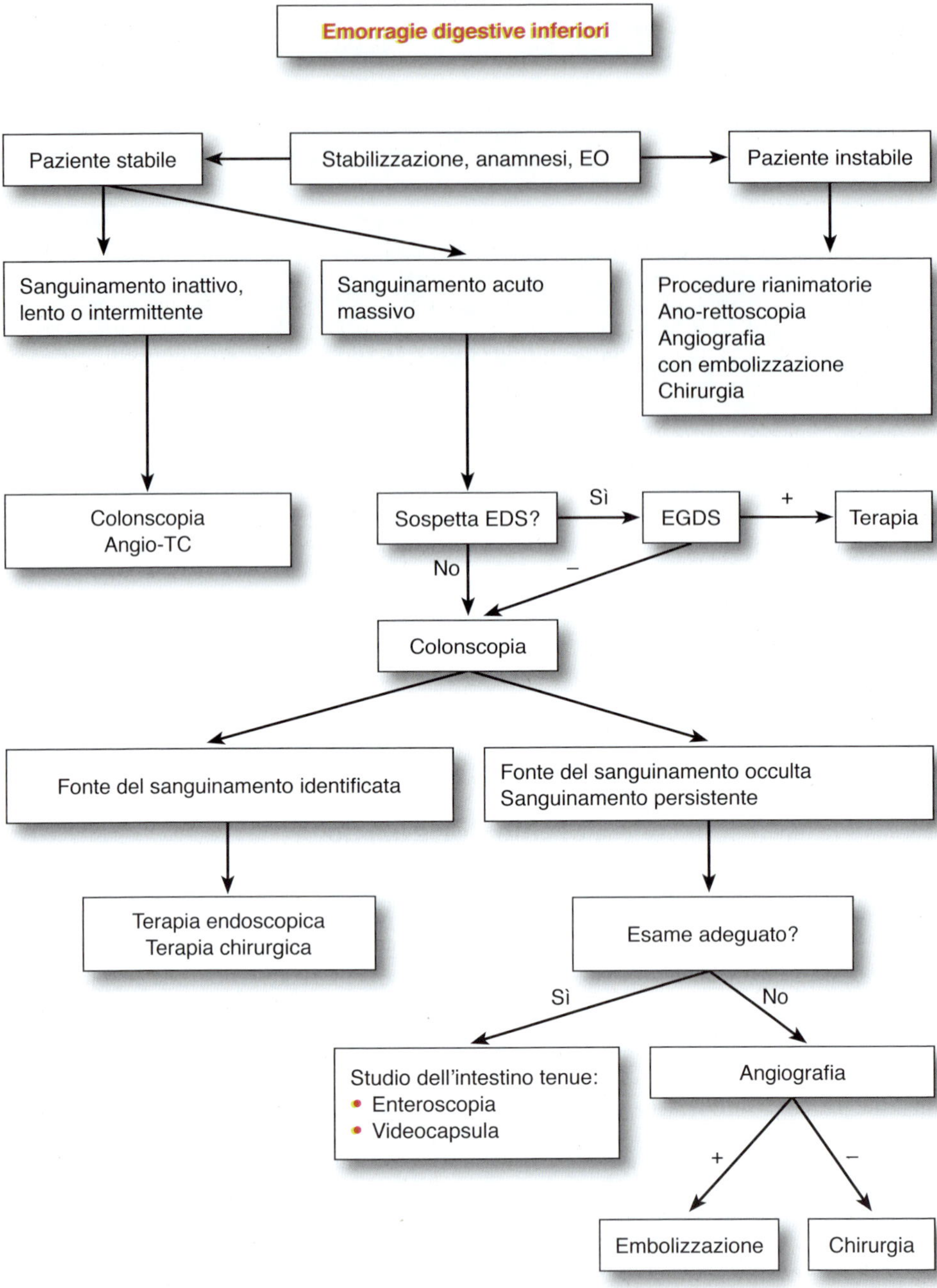
Emorragie digestive inferiori
Paziente stabile
Stabilizzazione, anamnesi, EO
Paziente instabile
Sanguinamento inattivo, lento o intermittente
Sanguinamento acuto massivo
Procedure rianimatorie
Ano-rettoscopia
Angiografia con embolizzazione
Chirurgia
Colonscopia
Angio-TC
Sospetta EDS?
Sì
EGDS
+
Terapia
No
–
Colonscopia
Fonte del sanguinamento identificata
Fonte del sanguinamento occulta
Sanguinamento persistente
Terapia endoscopica
Terapia chirurgica
Esame adeguato?
Sì
No
Studio dell'intestino tenue:
Enteroscopia
Videocapsula
Angiografia
+
–
Embolizzazione
Chirurgia

4.3 Rottura dell'esofago

Nel 1724 Hermann Boerhaave, professore di medicina all'Università di Leyden, per primo descrisse dettagliatamente la sindrome che in seguito porterà il suo nome, riportando il caso del Barone Jan Gerrit van Wassenaer, Grand'Ammiraglio della flotta Olandese, morto fra atroci sofferenze in seguito alla rottura spontanea dell'esofago, indotta da ripetuti episodi di vomito insorti dopo un abbondante pasto ed una copiosa libagione. Solo nel 1947 Norman Barrett descrisse il primo trattamento chirurgico con esito favorevole di una perforazione esofagea. Da allora la rottura dell'esofago rappresenta una delle urgenze più difficili che il chirurgo sia chiamato a gestire, sia in termini diagnostici, con il medico d'urgenza, sia in termini terapeutici; infatti nonostante i notevoli progressi fatti in questi campi, la mortalità rimane ancora alta con una variabilità fra le varie casistiche cha va dal 7,4% al 38,8%. I tre momenti di maggiore criticità sono rappresentati dal raggiungimento di una corretta diagnosi, dal timing diagnostico-terapeutico e dalla scelta di una adeguata strategia di trattamento.

Definizione

Per rottura dell'esofago si intende una lesione che interessa, a qualsiasi livello, la parete esofagea parzialmente o a tutto spessore.

Cause

Per lungo tempo le cause principali di rottura esofagea sono state quella spontanea post-emetica, quella da ingestione di corpi estranei e quella traumatica. Negli ultimi decenni invece, con la progressiva ed ampia diffusione di metodiche diagnostiche e terapeutiche endoscopiche o mininvasive, la causa in assoluto più frequente è divenuta quella jatrogena, responsabile in gran parte delle casistiche di ben oltre il 50% delle perforazioni di esofago. Nell'arco degli ultimi 30 anni il rischio di perforazione durante EGDS diagnostica è rimasto sostanzialmente invariato attorno allo 0,03%. Ma il rischio risulta notevolmente aumentato in caso di procedure operative quali la scleroterapia (1-6%), o la dilatazione endoscopica (1-6%). Sono stati segnalati casi di perforazione esofagea anche in corso di altre procedure, quali per esempio il posizionamento di capsula per pH-metria BRAVO, di pallone intragastrico (B.I.B.) e di bendaggio gastrico per il trattamento dell'obesità o in seguito a chirurgia del rachide cervicale anteriore o ad ablazione di fibrillazione atriale con radiofrequenze. Questa osservazione riveste un'importanza notevole non solo dal punto di vista medico-legale, ma anche dal punto di vista clinico, in quanto implica che, almeno teoricamente, gran parte dei pazienti potrebbero essere sottoposti ad un corretto iter diagnostico e terapeutico in tempi brevi, riducendo così morbilità e mortalità. Nella Tabella 4.3.1 sono riassunte le principali cause di rottura esofagea.

Presentazione clinica

La gravità del quadro clinico con cui può presentarsi la rottura d'esofago è estremamente variabile e dipende da vari fattori (Tabella 4.3.2), in parte interdipendenti fra di loro, quali per esempio il meccanismo ed il timing diagnostico-terapeutico. L'esofago è un organo che attraversa il collo, il torace e l'addome e non è avvolto da una sierosa o da altre strutture che siano in grado di arginare efficacemente un processo infettivo e la sua vascolarizzazione è precaria. Ecco quindi che una perforazione mediastinica, ma anche cervicale, può trasformarsi facilmente con il passare

Tabella 4.3.1. Principali cause di rottura dell'esofago (%)

Autore	Iatrogena	Spontanea	Traumatica	Corpo estraneo	Tumori	Altro
Brinster CJ, 2004	59	15	9	12	1	4
Gupta NM, 2004	77	10,5	3,5	10	0	0
Richardson JD, 2005	53	33	14	0	0	0
Vogel SB, 2005	57	36	7	0	0	0
Vallbohmer AH, 2010	64	20,5	9	0	0	6,5
Biancari F, 2013	49	30,7	2,2	8,3	0	0

Tabella 4.3.2. Modalità di presentazione della rottura d'esofago

Sintomi	Frequenza (%)
Dolore	70-90
Enfisema sottocutaneo	30-95
Febbre	60
Vomito	80
Disfagia	20
Dispnea	55

delle ore in un processo infettivo in grado di diffondere nel mediastino ma anche nel cavo pleurico o peritoneale, sostenuto anche dall'azione chimica della saliva stessa. Per tale motivo è essenziale riuscire a porre una diagnosi precocemente, evitando quindi di trovarsi a dover fronteggiare una sepsi generalizzata.

Essendo il quadro clinico di presentazione estremamente variabile e potendo mimare altre condizioni cliniche come l'infarto del miocardio, la perforazione di ulcera gastrica, la pancreatite acuta, la dissecazione aortica, lo pneumotorace spontaneo, il primo momento di criticità è rappresentato proprio dalla diagnosi.

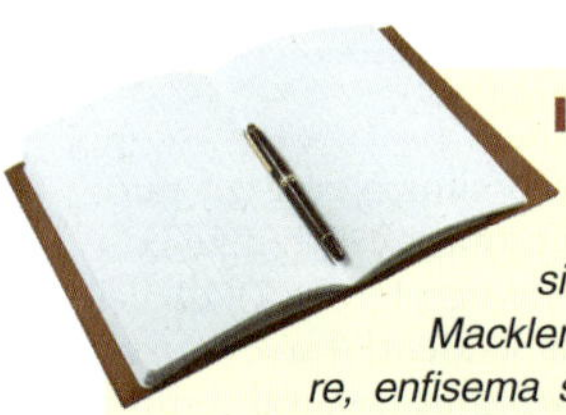

IL TACCUINO

La classica triade sintomatologica di Mackler, composta da dolore, enfisema sottocutaneo e febbre è presente effettivamente solo in un terzo dei casi.

Possono associarsi anche altri sintomi, quali vomito, disfagia e dispnea. Pertanto l'atteggiamento clinico migliore in caso di insorgenza di uno o più di questi sintomi, dopo l'esecuzione di una manovra endoscopica delle alte vie digestive o dopo un episodio di vomito, è quello di sospettare la presenza di una rottura d'esofago e di avviare il paziente ad un approfondimento diagnostico per confermare od escludere l'ipotesi.

Diagnostica per immagini

La diagnostica strumentale si avvale della radiologia convenzionale (RX torace, RX addome in bianco, RX transito esofago-stomaco), della TC collo-torace ed addome e della EGDS.

Radiografia del torace e diretta dell'addome

La radiografia del torace permette l'identificazione dell'eventuale presenza di pneumomediastino, enfisema sottocutaneo cervicale, pneumotorace e versamento pleurico. Complessivamente almeno una di queste alterazioni è evidente in circa il 90% dei casi. È stato osservato come la comparsa di pneumomediastino alla radiografia richieda almeno un'ora dall'evento perforativo e come la comparsa di versamento pleurico necessiti invece di alcune ore, pertanto va tenuto in considerazione che, se tali indagini sono effettuate troppo precocemente, potrebbero risultare falsamente negative. La radiografia dell'addome in bianco permette invece di mettere in evidenza l'eventuale presenza di pneumperitoneo o retropneumoperitoneo.

Rottura esofago toracico

Rottura esofago addominale

RX transito esofago-stomaco

L'RX transito esofago-stomaco rappresenta l'esame standard di prima linea per avere una conferma strumentale di rottura d'esofago. Questa indagine può evidenziare la presenza della perforazione, la sua sede, la sua entità e l'eventuale comunicazione con le cavità corporee. Può inoltre dimostrarsi utile nell'identificazione di eventuali patologie esofagee coesistenti (neoplasie, diverticoli, acalasia etc.). Globalmente questa indagine presenta circa un 10% di falsi negativi. Tradizionalmente si raccomanda l'utilizzo di mezzo di contrasto idrosolubile (Gastrografin®), in quanto la fuoriuscita di solfato di bario dal lume esofageo potrebbe indurre un'intensa risposta infiammatoria mediastinica e pleurica. Tuttavia il mezzo di contrasto idrosolubile ha una sensibilità del 50% nelle fistole cervicali e del 75% in quelle toraciche, contro il 60 e 90% rispettivamente del solfato di bario, ed inoltre, se aspirato nelle vie respiratorie, può indurre una grave polmonite necrotizzante data dalla sua ipertonicità. Pertanto alcuni autori suggeriscono di eseguire tale indagine inizialmente con Gastrografin e, se negativa, ripeterla con solfato di bario, per aumentarne la sensibilità.

TC

Esame radiologico di fondamentale importanza è la TC del collo, torace ed addome. Tale indagine possiede infatti un'accuratezza del 92%, se effettuata con somministrazione anche di mezzo di contrasto per os, evidenziando più facilmente spandimenti non presenti alla radiologia convenzionale. Possono essere presenti anche segni indiretti di perforazione come pneumomediastino, versamento pleurico, idro-pneumotorace, ascessi cervicali, mediastinici o addominali o pneumoperitoneo. Anche questo esame può dimostrarci la presenza di un'eventuale comorbidità esofagea. Il ruolo centrale della TC risiede anche nel fatto che rappresenta lo strumento cardine per programmare una corretta strategia terapeutica, permettendoci non solo di localizzare con precisione la sede della perforazione ma anche di visualizzare l'estensione del processo infettivo all'interno dei vari distretti corporei.

TC rottura esofago

EGDS

L'EGDS (esofagogastroduodenoscopia) è l'esame con la più alta sensibilità e specificità per la rottura dell'esofago (100% e 83% rispettivamente). Permette una precisa individuazione della sede e dell'entità della perforazione, una valutazione dello stato della parete esofagea in corrispondenza della lesione e la dimostrazione di eventuale comorbidità esofagea. Sull'utilizzo dell'EGDS vi può essere da parte di alcuni chirurghi una certa diffidenza, legata principalmente al timore che la necessità di insufflare aria possa determinare un peggioramento dell'entità della lesione. Tuttavia tale timore in recenti studi non si è dimostrato fondato, se l'indagine viene effettuata con cautela e da mani esperte. Inoltre l'EGDS oggigiorno può ricoprire un ruolo fondamentale non solo diagnostico ma anche terapeutico.

Trattamento

La scelta della strategia terapeutica resta sicuramente il passo più difficile nella gestione del paziente con rottura dell'esofago. In letteratura sono presenti numerosi studi che riportano esperienze con varie tipologie di trattamento, tuttavia i piccoli numeri e l'eterogeneità degli approcci sono tali da non poter essere conclusivi sull'argomento, per poter tracciare delle linee guida certe e universalmente condivise. Nonostante ciò, sono però riconoscibili alcuni principi che fungono da punti di riferimento e che vanno tenuti in considerazione nella scelta del piano terapeutico, sebbene ogni perforazione costituisca un caso a sé stante diverso dagli altri.

In linea generale i quattro fattori fondamentali da prendere in considerazione nella scelta del trattamento sono il timing, la sede della perforazione, la presenza di eventuali comorbidità esofagee e le condizioni generali del paziente. Gli obiettivi principali della terapia sono il controllo dell'infezione, la prevenzione di ulteriori contaminazioni dalla sede di perforazione, la ricostituzione dell'integrità del tratto digestivo e l'instaurazione di un adeguato supporto nutrizionale.

Essendo la rottura d'esofago un processo morboso rapidamente evolutivo, la tempestività del trattamento rappresenta la chiave di volta per ridurre la mortalità. Molti autori infatti riportano una riduzione della mortalità mediamente del 50% fra i pazienti trattati entro le 24 ore dall'evento perforativo, rispetto a quelli trattati più tardivamente.

Molto frequentemente tuttavia la diagnosi viene posta in ritardo e quindi con una compromissione delle condizioni generali del paziente, che non raramente può trovarsi in uno stato di shock settico. In tali condizioni la scelta del trattamento può risultare particolarmente difficile dovendo bilanciare la necessità di trattare la perforazione con le scadute condizioni del paziente. Allo scopo di stratificare il rischio di tali pazienti è stato costruito presso l'Università di Pittsburgh uno score clinico di classificazione delle perforazioni esofagee, denominato *Perforation Severity Score* (PSS) (Tabella 4.3.3). Tale score ha evidenziato come morbilità ed mortalità siano direttamente proporzionali alla severità dello score stesso, permettendo di stratificare il rischio di questi pazienti (Tabella 4.3.4). Tale score è stato successivamente validato in uno studio retrospettivo su 288 pazienti, confermando le osservazioni su morbilità e mortalità ed evidenziando come i pazienti stratificati nel gruppo ad alto PSS avessero 3,37 volte maggiore probabilità di essere trattati con approccio chirurgico rispetto a quelli a basso PSS.

Tabella 4.3.3. Perforation Severity Score (PSS)

	1 punto	2 punti	3 punti
Età >75	✓		
Frequenza cardiaca >100	✓		
Leucocitosi >10.000 WBC/mL	✓		
Versamento pleurico	✓		
Febbre >38,5 °C		✓	
Leakage di m.d.c. non contenuto		✓	
Compromissione respiratoria		✓	
Diagnosi >24 ore		✓	
Cancro			✓
Ipotensione			✓

Gruppo a PSS basso (≤2 punti), Gruppo a PSS intermedio (3-5 punti), Gruppo a PSS elevato (>5 punti).

Tabella 4.3.4. Stratificazione del rischio in base al PSS

	Score		
	≤2	3-5	6-18
Morbilità	53%	65%	81%
Mortalità	2%	6%	27%

IL TACCUINO

Muir nel 2003 in un elegante studio condotto su 75 pazienti con rottura dell'esofago e trattati sia chirurgicamente che conservativamente osservò come fosse predittivo di successo non il trattamento entro le 24 ore, bensì la diagnosi entro le 24 ore, perché questo permetteva una corretta e rapida programmazione dell'eventuale atto chirurgico.

I vari tipi di trattamento possono essere sommariamente raggruppati in due grosse ed eterogenee categorie: il trattamento conservativo ed il trattamento operatorio aggressivo. Storicamente per larga parte del novecento il trattamento aggressivo operatorio è stato quello più utilizzato; successivamente dagli anni novanta in poi si sono fatti strada invece trattamenti di tipo conservativo sia sulla scorta delle importanti evoluzioni delle tecniche endoscopiche sia sulla scorta di riconsiderazioni cliniche strategiche.

Trattamento conservativo

I primi tentativi di definire dei criteri di applicabilità e le modalità di un trattamento conservativo furono fatti da Mengoli nel 1965 e da Cameron nel 1979, ma solo Altorjay nel 1997 ne stabilì con precisione i confini. L'autore prevedeva l'ipotesi di trattamento conservativo che consisteva nel digiuno assoluto, posizionamento di un sondino naso-gastrico, nutrizione parenterale totale, terapia antibiotica ad ampio spettro ed un stretto monitoraggio dell'evoluzione clinica, solo nel caso di perforazioni intramurali o, nel caso di transmurali, solo se diagnosticate precocemente, con minimo spandimento ben contenuto, passaggio del mezzo di contrasto prevalentemente in esofago e non in sede extraluminale, assenza di patologia neoplastica od ostruzioni a valle della perforazione, non segni di sepsi generalizzata, rapido miglioramento delle condizioni generali. I pazienti trattati conservativamente presentarono una morbilità del 20% rispetto al 50% di quelli sottoposti a trattamento chirurgico, con una mortalità sovrapponibile del 10% e del 13,6% rispettivamente. Buoni risultati con il trattamento conservativo sono stati confermati anche di recente con mortalità sovrapponibile a quella dei pazienti trattati con terapia chirurgica, attestandosi rispettivamente fra il 6% ed il 23% e fra il 2% ed il 25%.

Progressivamente negli ultimi 20 anni si è assistito ad un graduale ma costante aumento dell'utilizzo del trattamento conservativo. Tuttavia con questo termine oggigiorno non bisogna più intendere solo quanto specificato sopra, ma piuttosto un trattamento endoscopico con stents o clips. Attualmente vengono in gran parte utilizzate protesi autoespnsibili metalliche parzialmente ricoperte, con l'intento di occludere il punto di perforazione, arrestare la contaminazione e favorire quindi la riepitelizzazione, ed associando il drenaggio radiologico o chirurgico di eventuali raccolte. Presso il Karolinska Institutet di Stoccolma tale strategia terapeutica è stata quella di scelta per oltre 10 anni con una percentuale di successo dell'82,5% ed una mortalità del 7,5%, evidenziando come l'unica variabile predittiva di successo statisticamente significativa sia un trattamento precoce entro le 24 ore. Tuttavia il trattamento con protesi è gravato dalla frequente migrazione delle stesse in circa il 30% dei casi e quindi dalla necessità di riposizionamento o di trattamento chirurgico in circa il 15-35% dei casi. Inoltre il loro utilizzo è spesso poco percorribile in sede cervicale, dove sono mal tollerate dal paziente, ed in sede distale dove sono più inclini alla migrazione ed alla ridotta efficacia. L'utilizzo invece di clips endoscopiche per la chiusura di perforazioni esofagee deriva dall'utilizzo di queste nel trattamento di soluzioni di continuo delle pareti gastriche o coliche. Sebbene i risultati riportati finora siano buoni, con tassi di guarigione del 90% circa, tuttavia si tratta in gran parte di case-reports o piccole serie, su perforazioni molto recenti, spesso iatrogene e di piccole dimensioni; pertanto il loro utilizzo al momento appare giustificabile solo in casi molto selezionati.

Terapia antibiotica

La rottura dell'esofago può portare ad una mediastinite generalmente di natura polimicrobica, provocata da batteri provenienti dal cavo orale, sia anaerobi (*Peptostreptococcus* spp., *Prevotella* spp., *Porphyromonas* spp., *Bacteroides* spp., *Veillonella*, *Actinomyces*, *Fusobacterium* spp.) che aerobi o facoltativi (*Streptococcus* spp., *Staphylococcus* spp., *Corynebacterium*, *Enterobacteriaceae*, *Pseudomonas* spp., *Neisseria* spp., *Haemophilus* spp.). La terapia antibiotica deve essere pertanto volta a coprire una grande varietà di batteri, inclusi gli anaerobi. I regimi consigliati sono:

- amoxicillina/acido clavulanico (2,2 g e.v. ogni 6-8 ore) o ampicillina/sulbactam (3 g ogni 6-8 ore);
- un chinolone (ciprofloxacina 400 mg e.v. ogni 12 ore/levofloxacina 500 mg e.v. ogni 12 ore) o una cefalosporina di III generazione (cefotaxime 2 g ogni 6-8 ore o ceftriaxone 2 g al giorno) associati a clindamicina (600 mg ogni 6-8 ore) o metronidazolo (500 mg ogni 6-8 ore).

Trattamento chirurgico

La scelta del tipo di trattamento chirurgico dipende da molteplici variabili: la sede di perforazione, l'entità della perforazione, la vitalità dei tessuti esofagei, il grado di sepsi dei tessuti perilesionali, la presenza di eventuali comorbidità esofagee e le condizioni generali del paziente.

Conclusioni

La gestione del paziente con perforazione dell'esofago è estremamente complessa ed è spesso necessario prendere decisioni in breve tempo. Nonostante siano stati elaborati degli algoritmi gestionali, la cui utilità è indiscussa, l'atteggiamento migliore a nostro parere è quello di cercare di individualizzare al massimo il trattamento di ciascun paziente, cercando di bilanciare fra di loro la necessità di trattare la sepsi e salvare l'esofago, senza arrecare un danno chirurgico eccessivo ad un paziente già spesso compromesso. Appare evidente che una gestione efficiente e moderna delle perforazioni dell'esofago richieda la presenza contemporanea di più specialisti altamente preparati (radiologo, endoscopista, medico d'urgenza, chirurgo, rianimatore) che siano in grado di cooperare all'interno di un team multidisciplinare. Tale obiettivo è a nostro parere raggiungibile solo attraverso la centralizzazione del paziente in centri ad alto volume, riducendo così morbilità, mortalità e costi.

Bibliografia di riferimento

LA LAVAGNA

- *Sospetta sempre la rottura d'esofago se vi è comparsa di febbre, o dolore o enfisema sottocutaneo dopo episodi di vomito o l'esecuzione di un'indagine invasiva come l'EGDS.*
- *In fase diagnostica avvalersi oltre che dell'RX transito esofago-stomaco anche della TC con mezzo di contrasto per os e dell'EGDS.*
- *Diagnosi e trattamento precoci sono l'elemento chiave per ridurre morbilità e mortalità.*
- *Indipendentemente dal tipo di trattamento chirurgico messo in atto, posiziona sempre una digiunostomia nutrizionale.*
- *Il trattamento della rottura d'esofago è complesso e richiede la presenza di più specialisti, pertanto l'atteggiamento migliore, una volta terminato l'inquadramento diagnostico è quello di stabilizzare il paziente e trasferirlo in un centro di riferimento.*

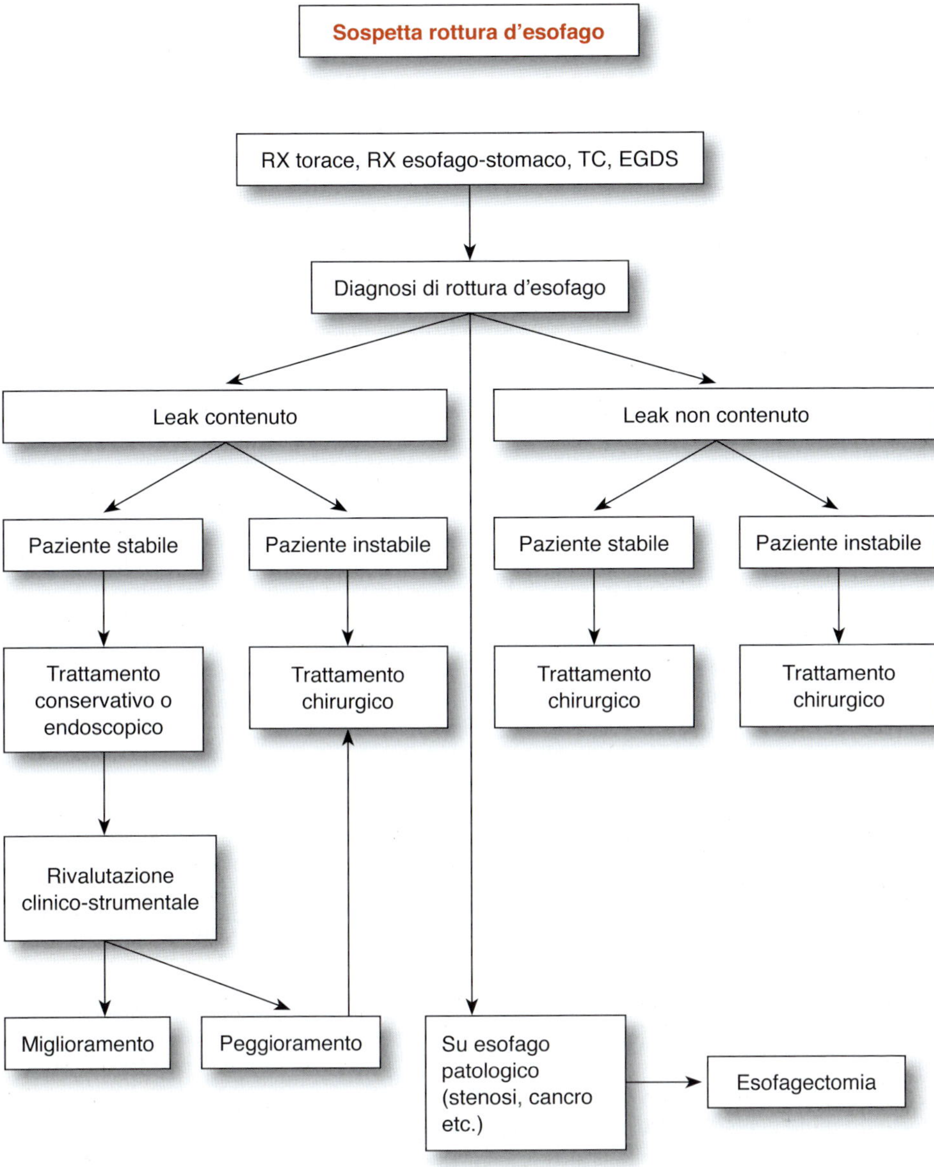
Sospetta rottura d'esofago
RX torace, RX esofago-stomaco, TC, EGDS
Diagnosi di rottura d'esofago
Leak contenuto
Leak non contenuto
Paziente stabile
Paziente instabile
Paziente stabile
Paziente instabile
Trattamento conservativo o endoscopico
Trattamento chirurgico
Trattamento chirurgico
Trattamento chirurgico
Rivalutazione clinico-strumentale
Miglioramento
Peggioramento
Su esofago patologico (stenosi, cancro etc.)
Esofagectomia

4.4 Appendicite acuta

Definizione

Per appendicite acuta si intende l'infiammazione acuta dello strato interno dell'appendice causata per lo più da batteri.

L'appendicite acuta rappresenta un frequente motivo di accesso per dolore addominale in Pronto Soccorso ed allo stesso tempo l'appendicectomia è il più frequente intervento chirurgico eseguito al mondo, in urgenza.

Epidemiologia

Tra i pazienti che si presentano in PS lamentando un dolore addominale da meno di 1 settimana l'incidenza di appendicite acuta varia dal 12 al 28%, e sebbene raggiunga il suo picco tra la seconda e la terza decade di vita, essa può colpire tutte le età. Il tasso di mortalità si è attestato negli ultimi anni intorno all'1%, può aumentare al 3% in caso di appendicite complicata e addirittura arrivare al 15% nell'anziano.

Fisiopatologia

L'appendice è localizzata nella porzione posteromediale del cieco, approssimativamente a 3 cm dalla valvola ileocecale. La sua lunghezza varia dagli 8 ai 13 cm e la localizzazione della sua parte terminale può variare all'interno dell'addome. La funzione dell'appendice non è ben nota: alcuni ipotizzano che giochi un ruolo nello sviluppo e maturazione del sistema immunitario, altri, partendo dalla sua particolare disposizione anatomica (è situata alla porta del colon) hanno ipotizzato che essa possa svolgere il delicato compito di impedire la contaminazione da parte degli organismi che transitano nel tratto fecale. Grazie alla sua particolare conformazione anatomica, lunga e stretta, proteggerebbe i batteri commensali presenti nell'appendice stessa. Questi batteri sarebbero responsabili della produzione del biofilm il cui compito è quello di facilitare la eliminazione di patogeni dalla cavità intestinale. Sono teorie affascinanti ma la funzione fisiologica della appendice rimane ancora oscura. Certamente la appendice svolge un ruolo importante di interazione tra il tessuto linfatico ed i germi commensali.

La patogenesi dell'appendicite acuta viene didatticamente attribuita alla ostruzione del lume appendicolare da cause diverse: iperplasia linfonodale, presenza di coproliti o di corpi estranei e neoplasie. Avvenuta l'occlusione la pressione intraluminale aumenta, le secrezioni della mucosa si accumulano e l'appendice si distende. Se l'ostruzione continua la pressione all'interno della appendice impedisce il drenaggio venoso e linfatico, permettendo ai batteri di invadere la sua parete che si infiamma. Recenti studi hanno rivalutato questo meccanismo evidenziando che solo nel 25% dei casi la pressione del lume appendicolare aumentata, così come i coproliti sono presenti solo nel 18% dei pazienti con appendicite acuta. Altri Autori hanno individuato nella alterazione della flora microbica e nell'aumento dei germi la causa innescante la cascata patogenetica.

Diagnosi e diagnosi differenziale

L'appendicite va sospettata nei pazienti che lamentano dolore epigastrico o periombelicale o al fianco e alla fossa iliaca destra. La diagnosi di appendicite acuta va fatta tenendo conto di tutte le informazioni che provengono dalla storia, dai sintomi, dalla clinica, dagli esiti degli esami di laboratorio e dall'imaging. L'importante è essere consapevoli che nessun test preso da solo, sia esso laboratoristico o clinico o radiologico è in grado di fare diagnosi.

Anamnesi

Classicamente il paziente con appendicite presenta un dolore costante che viene riferito alla regione periombelicale o epigastrica accompagnato da anoressia, nausea e vomito. Progredendo la malattia, il dolore migra nel quadrante inferiore destro dell'addome e viene accompagnato, spesso, da febbricola.

Esame obiettivo

Molteplici sono i segni clinici che sono di aiuto nella diagnosi di appendicite.

Primo fra tutto il dolore evocato dalla palpazione del punto di McBurney, localizzato su una linea che congiunge la cresta iliaca destra all'ombelico, cadendo grosso modo tra il terzo laterale ed i due terzi mediali della linea stessa. Il segno di Rosving invece viene evocato quando la palpazione dei quadranti di sinistra provoca dolore in fossa iliaca destra. Il segno del rimbalzo o di difesa, se positivo, evidenzia un impegno del peritoneo parietale. Ulteriori segni che possono aiutare nel fare diagnosi sono il segno dello psoas, evocato facendo flettere l'anca destra contro resistenza o il segno dell'otturatore che è positivo se, facendo ruotare internamente l'anca destra con il ginocchio in flessione, si evoca dolore.

Purtroppo la classica presentazione è presente solo in un caso su due per una serie di motivi: primo fra tutti la variabilità della posizione dell'appendice all'interno dell'addome; una appendice retrocecale raramente esordisce con il dolore tipico in fossa iliaca destra ma può essere accompagnata da una clinica molto sfumata; l'appendicite pelvica invece del dolore in fossa iliaca destra può presentare tenesmo, diarrea e sintomi urinari.

Nessun elemento della storia così come nessun segno o sintomo è in grado di fare diagnosi o di escludere un'appendicite acuta. Certamente il dolore in fossa iliaca destra è il segno clinico più utile per fare diagnosi. Questo, quando è associato ad una storia di dolore che migra dalla regione periombelicale fino alla fossa iliaca destra, soprattutto se è preceduto da astenia e vomito, si associa ad una elevata probabilità di appendicite acuta. Se valutati da soli la nausea, il vomito, la migrazione del dolore non sembrano di grande utilità (Tabella 4.4.1).

Tabella 4.4.1. LR dei sintomi per la diagnosi di appendicite

Sintomi	LR+	LR–
Dolore in FID	7,31-8,46	0-0,28
Migrazione del dolore	3,18	0,50
Anoressia	1,27	0,64
Nausea	0,69-1,20	0,7-0,84
Vomito	0,92	1,12

Discorso simile vale per i segni clinici. Presi da soli non fanno fare diagnosi né di inclusione né di esclusione. Ovvio che un paziente con febbre che presenta un addome teso e dolente in fossa iliaca destra, con una manovra dello psoas positiva, con il segno del rimbalzo marcatamente dolente ha un'alta probabilità di avere una appendicite acuta (Tabella 4.4.2).

Tabella 4.4.2. LR dei segni clinici per la diagnosi di appendicite

Sintomi	LR+	LR–
Rigidità addominale	3,76	0,82
Addome teso in FID	2,30	0,0-0,1
Dolorabilità	1,29	0,25
Segno dello psoas	0,85	2,31
Test della tosse	0,38	1,49

Esami di laboratorio

Nessun test di laboratorio è specifico per la diagnosi di appendicite acuta.

L'utilità della conta bianchi rimane incerta. Recenti studi hanno evidenziato che l'aumento dei bianchi al di sopra di 10.000/mm^3 ha una sensibilità del 76% ed una specificità del 52%, per la diagnosi di appendicite acuta. La leucocitosi da sola è di poco aiuto nel fare diagnosi e non riesce a discriminare una appendicite non complicata da una complicata. La stessa ripetizione del dosaggio dopo alcune ore pare sia di scarsa utilità (Tabella 4.4.3).

Tabella 4.4.3. LR degli esami di laboratorio e della clinica per sospetta appendicite acuta ripetuti dopo 6-8 ore

	LR+	LR-
Conta bianchi	1.47	0.74
PMN %	1.92	0.36
PCR	2.70	0.32
Temperatura	3.06	0.30
Giudizio clinico	4.16	0.13

La PCR ha un comportamento un po' diverso, se da sola ha poca specificità, combinata con la conta dei bianchi può essere di maggiore aiuto.

Il dosaggio del β-hCG è di aiuto nella esclusione di una gravidanza ectopica, anche se la sua positività non esclude la diagnosi di appendicite acuta.

L'esame delle urine viene utilizzato per escludere un'infezione delle vie urinarie, ma il suo uso può portare fuori strada: causa la vicinanza dell'appendice alla vescica e all'uretere, più di un terzo dei pazienti affetti da appendicite acuta può presentare una ematuria o una piuria microscopica.

Nel sospetto di appendicite acuta gli esami di laboratorio vanno valutati in aggiunta ad altri elementi, quali la storia e l'esame obiettivo, ma non sono in grado da soli di fare diagnosi, né tantomeno sono utili per escludere la malattia.

Il paziente con dolore in fossa iliaca destra: diagnosi differenziale

Il dolore in fossa iliaca destra è una presentazione clinica molto frequente in Pronto Soccorso. Può derivare da un ampio spettro di patologie, spesso benigne ma a volte anche pericolose per la vita, tali da richiedere un intervento chirurgico d'urgenza.

Una valutazione ottimale richiede inevitabilmente di integrare la storia, l'esame obiettivo, il laboratorio e l'imaging. L'imaging costituisce un ruolo cruciale nella diagnostica differenziale perché la clinica spesso è poco specifica.

La prima ipotesi da prendere in considerazione è la appendicite acuta ma certamente altre condizioni cliniche vanno considerate (Tabella 4.4.4).

Tabella 4.4.4. Condizioni cliniche da considerare nella diagnosi differenziale con l'appendicite acuta

Appendicite acuta
Adenite mesenterica
Diverticolo di Meckel
Colite neutropenica
Diverticolite del colon destro
Appendagite epiploica
Infarto dell'omento
Neoplasia del colon destro
Malattia infiammatoria intestinale
Aneurisma dell'aorta addominale
Colica renale
Gravidanza extrauterina

Gli score clinici

Sono stati creati numerosi score che integrando i segni clinici, la storia, i sintomi, ed i risultati di laboratorio hanno provato a stratificare il rischio del paziente nel sospetto di un'appendicite acuta. Uno *scoring system* ideale dovrebbe aumentare l'accuratezza delle disposizioni cliniche e allo stesso tempo ridurre la necessità di effettuare immagini radiografiche.

Gli score più di frequente usati sono essenzialmente due: l'*Alvarado score*, che rimane quello più conosciuto e il più recente *appendicitis inflammatory response (AIR) score* conosciuto anche come lo score di Andersson dal nome dei chirurghi svedesi che lo hanno ideato.

Score di Alvarado

Lo score di Alvarado tiene conto di 8 variabili: la migrazione del dolore, l'anoressia, la nausea o il vomito, il dolore da rimbalzo, la febbre e l'aumento dei neutrofili, dando maggior risalto al dolore in fossa iliaca destra ed alla presenza di leucocitosi (Tabella 4.4.5).

Tabella 4.4.5. Score di Alvarado

Sintomi	
Dolore migrante in fossa iliaca dx	1 punto
Anoressia	1 punto
Nausea e vomito	1 punto
Segni	
Dolore alla palpazione in fossa iliaca destra	2 punti
Manovra di Blumberg positiva	1 punto
Febbre	1 punto
Esami di laboratorio	
Leucocitosi	2 punti
Neutrofilia	1 punto
Punteggio totale	**10 punti**

CONTROVERSIE

Gli score clinici e l'ecografia nella diagnosi di appendicite acuta

La diagnosi di appendicite acuta a volte può essere molto difficile. Tutt'oggi il rischio di ritardarne la diagnosi può superare il 10% dei casi; d'altro canto l'esame istologico non conferma la diagnosi preoperatoria all'incirca nel 5-10% delle appendici asportate. Sono molte le variabili che possono complicare il percorso diagnostico, tra queste la presentazione clinica, l'età, il sesso, l'obesità, la presenza di comorbidità. L'*imaging* (l'ecografia e la TC) sono di grande aiuto nel dirimere i casi dubbi ma questo ha un prezzo come le radiazioni, l'iniezione di mezzo di contrasto, i tempi ed i costi. Da qui la necessità di sviluppare degli score clinici che riescano a stratificare il rischio ricorrendo ad un metodo. In questi ultimi anni sono stati validati 2 score, quello di Alvarado che risale agli anni 80 e quello di Andersson, pubblicato appena qualche anno fa. Entrambi sono derivati da studi prospettici ed entrambi hanno diviso I pazienti con sospetta appendicite in tre gruppi, quelli a basso rischio che potrebbero essere dimessi senza ulteriori indagini, quelli ad alto rischio che potrebbero essere accompagnati direttamente in sala operatoria, e quelli a rischio intermedio che meriterebbero un periodo di osservazione ed eventuali ulteriori indagini. Ebell nel 2014 aveva calcolato il test di soglia, evidenziando che si poteva definire ragionevolmente un paziente a basso rischio se la sua probabilità post test era inferiore al 3-5%; al contrario poteva essere operato il paziente con probabilità post test superiore all'85%. Ebell aveva provato a calcolare prima la probabilità pre test del paziente e poi ad applicare lo score di Alvarado. Un paziente che aveva una probabilità pretest alta, superiore per esempio al 66%, con un Alvarado score superiore ad 8 (LR+4) poteva arrivare all'85% di probabilità post test; al contrario solo se la probabilità pretest era inferiore al 50% un Alvarado score inferiore a 4 poteva ridurre la probabilità postest al di sotto del 5%.

L'update delle linee guida WSES di Gerusalemme sull'appendicite acuta (2020) ha evidenziato al riguardo 3 punti essenziali:

- il potere degli score nella costruzione della diagnosi di appendicite acuta dipende essenzialmente dalla probabilità pre-test;
- gli score generalmente usati (Alvarado o Andersson) sono utili essenzialmente per identificare i pazienti a basso rischio;
- per i casi a rischio intermedio è utile l'*imaging* ed un periodo di osservazione. L'ecografia è stata identificata come l'indagine di primo livello, in grado di aumentare, in mani esperte, l'accuratezza dello score clinico sia in termini di sensibilità che di specificità.

È da sottolineare che questi score nascono da studi con un errore di fondo: sono stati effettuati reclutando una popolazione selezionata, con probabilità di avere una appendicite acuta, molto diversa dal mondo reale dove la prevalenza di appendicite acuta è molto inferiore.

Certamente vanno usati con giudizio ed incorporati in un ragionamento clinico più ampio dove l'acume e l'esperienza clinica costituiscono sicuramente le fondamenta per la costruzione della diagnosi e sicuramente integrati laddove indicati con l'*imaging*.

Tabella 4.4.6. **Sensibilità (Sn) e Specificità (Sp) dello score di Alvarado**

Score di Alvarado	Sn %	Sp %	LR+	LR–
Pazienti con bassa probabilità (score 1-3)	96,2	67	2,92	0,06
Pazienti con probabilità intermedia (score 4-6)	35,6	94	5,93	0,69
Pazienti con alta probabilità (score 7-9)	77	100	infinito	0,23

Un paziente con uno score di Alvarado <3 è considerato a basso rischio, mentre un paziente con uno score >7 ha una elevata probabilità di avere l'appendicite acuta.

McKay nel 2007 aveva evidenziato che uno score di Alvarado inferiore a tre raggiungeva una sensibilità del 96% ed una specificità del 67%; in tal caso era molto verosimile che il paziente non avesse una appendicite acuta e potesse essere dimesso; mentre con un punteggio superiore ai sette ed una specificità del 100%, il paziente poteva essere direttamente indirizzato in sala operatoria. Rimaneva una zona grigia (da >3 a <7), con una sensibilità del 35% e una specificità del 94%, che richiedeva l'ausilio di ulteriori indagini (per esempio imaging) per aumentare la sensibilità e la specificità (Tabella 4.4.6).

Dimettere di routine tutti i pazienti con sospetta appendicite e con un punteggio di Alvarado inferiore a 4 può essere una scelta potenzialmente pericolosa e non è raccomandabile in particolare modo quando i pazienti in questione sono anziani. Nel caso di score <4 ed ecografia negativa il paziente può essere dimesso con ragionevole sicurezza.

Score di Andersson

Nel 2008 due chirurghi svedesi, Manne e Roland Andersson, proposero un nuovo modello che teneva conto di 7 variabili: il dolore in fossa iliaca destra, il vomito, la reazione di difesa, la febbre, i globuli bianchi, la percentuale di neutrofili e la PCR (Tabella 4.4.7). Gli Autori dimostrarono che rispetto allo score di Alvarado avevano ideato un sistema più semplice, con minori variabili, ma soprattutto dimostrarono una migliore sensibilità nel riconoscere i pazienti a basso rischio ed allo stesso tempo una maggiore specificità nell'individuare i pazienti con alta probabilità di appendicite acuta, riducendo notevolmente la fetta dei pazienti a rischio intermedio (Tabella 4.4.8).

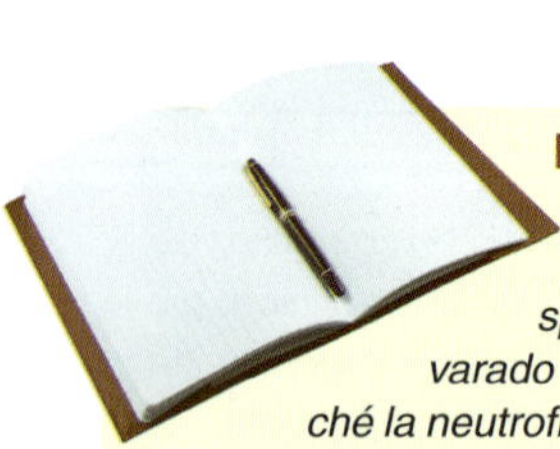

IL TACCUINO

I clinici utilizzano spesso lo score di Alvarado modificato che, anziché la neutrofilia, prende in considerazione la presenza di ulteriori uno o più segni clinici (segno di Rosvig, dolore all'esplorazione rettale e test della tosse).

Tabella 4.4.7. **Score di Andersson**

Vomito		1
Dolore in fossa iliaca destra		1
Reazione di difesa	Lieve Media Grave	1 2 3
Temperatura >38,5 °C		1
Polimorfoncleati	70-84% >85%	1 2
Conta bianchi	10,0-14,9 >15,0	1 2
PCR	10-49 mg/L >50	1 2
	Totale	**12**

Tabella 4.4.8. **Sn e Sp dello score di Andersson**

Score di Andersson	Sn%	Sp%	LR+	LR–
Bassa probabilità (0-4)	96	73	3,56	0,05
Probabilità intermedia (5-8)	83	63	2,3	0,27
Alta probabilità (9-12)	37	99	37	0,64

Diagnostica per immagini

Radiografia diretta dell'addome

La diretta addome non viene raccomandata per la valutazione routinaria di un paziente con sospetta appendicite acuta. I reperti suggestivi per appendicite acuta, quali la visualizzazione di un coprolita o una anormale rappresentazione di gas intestinale in fossa iliaca destra, sono molto poco specifici, in particolare un coprolita è visibile alla diretta sono nel 5% delle appendiciti acute. Nel caso di appendiciti complicate da un ascesso si può visualizzare del gas, o anche un quadro di occlusione intestinale, raramente è visibile aria libera. Nel complesso la diretta addome è di scarsa utilità per fare diagnosi o per escludere una appendicite acuta.

Ecografia

In una recente revisione sistematica l'ecografia ha dimostrato valori di specificità ed LR+ sovrapponibili a quelli TC ma valori di sensibilità ed LR- significativamente inferiori (Tabella 4.4.9). È stato inoltre osservato che in caso di bassa probabilità pre-test allo score di Alvarado una ecografia negativa migliora ulteriormente la probabilità post-test di appendicite rendendo sicura la dimissione del paziente. Invece, nei casi di probabilità pre-test media o elevata un'eventuale ecografia negativa non è sufficiente ad escludere in modo attendibile la malattia e pertanto in tali casi si rende necessario un approfondimento TC. Se nei casi di media o alta probabilità l'eco è positiva i valori post-test di probabilità diventano talmente elevati da non rendere necessari altri esami. Questa revisione dimostra che integrando le probabilità pre-test (es. score di Alvarado) e quelle post test dell'eco, è possibile risparmiare un numero significativo di TC, con evidenti benefici economici e per il paziente, senza interferire sull'accuratezza diagnostica complessiva (Tabella 4.4.10).

Da un punto di vista semeiologico la diagnosi ecografica di appendicite si fonda su segni diretti ed indiretti (vedi QRC). I due segni diretti più specifici sono l'incomprimibilità dell'appendice ed il diametro trasverso >6 mm. È opinione comune degli esperti che nei casi di mancata visualizzazione dell'appendice bisognerebbe posizionare il paziente in decubito laterale sx in modo che eventuali appendici retrocecali possano "cadere" in basso in pelvi e rendersi ecograficamente evidenti nello spazio compreso tra i vasi iliaci e il muscolo ileopsoas di dx. È consigliabile utilizzare una sonda lineare ad alta frequenza esercitando una compressione graduale in prossimità della regione addominale (in genere FIDx) in cui il paziente localizza il maggior dolore.

Ecografia appendice acuta

Tabella 4.4.9 Accuratezza ECO e TC nella diagnosi di appendicite acuta (Cochon L. Am J Emerg Med 2016; 34:2070-2073).

	SN	SP	LR+	LR-
ECO	0,830	0,930	12,0	0,18
TC	0,940	0,940	16,0	0,06

Tabella 4.4.10 Confronto tra score di Alvarado e probabilità post-test Eco e TC (Tradotta da Cochon L. Am J Emerg Med 2016; 34:2070-2073).

Alvarado SCORE	Probabilità pre-test		Probabilità post-ECO +	Probabilità post-ECO -
1 – 4	BASSA	30%	83,72%	7,16%
5 – 6	MEDIA	66%	95,88%	25,89%
7 – 10	ALTA	93%	99,37%	70,51%
Alvarado SCORE	**Probabilità pre-test**		**Probabilità post-TAC +**	**Probabilità post-TAC -**
1 – 4	BASSA	30%	87,27%	2,50%
5 – 6	MEDIA	66%	96,88%	10,43%
7 – 10	ALTA	93%	99,53%	44,35%

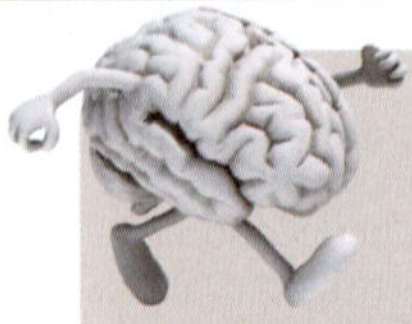

CONDIZIONI PARTICOLARI

L'appendicite nella gravida

L'appendicectomia nella gravida rappresenta il più frequente intervento chirurgico per cause non ostetriche. L'appendicite acuta complica all'incirca 1 gravidanza su 1500 e può avere un negativo impatto sia sulla madre che sul feto: il basso peso alla nascita, la nascita pretermine, lo score di Apgar basso, la preeclampsia/eclampsia possono essere associati ad un episodio di appendicite acuta durante la gravidanza. L'incidenza, la fisiopatologia ed il trattamento della appendicite nelle gravide è simile a quello delle non gravide. Il problema della migrazione della posizione della appendice con il progredire della gravidanza è stato rivalutato: Hodjaty nel 2003 studiando 291 donne con sospetta appendicite acuta e comparando la localizzazione della appendice tra donne in stato di gravidanza e donne fertili ma non gravide, aveva evidenziato che con la gravidanza non cambiava la localizzazione della appendice. Resta il problema che la storia e la presentazione clinica sono spesso atipiche, il vomito e la anoressia sono piuttosto frequenti nelle gravide non affette da appendicite, la leucocitosi e la febbre non sono specifiche. Il problema principale è di bilanciare il rischio: da un lato il rischio di perforazione se la diagnosi viene ritardata dall'altro lato il rischio di una appendicectomia negativa. In passato si preferiva un approccio chirurgico aggressivo perché si pensava che il pericolo di una perforazione fossa molto maggiore rispetto ad una appendicectomia negativa. I lavori di Stone e di Scharp pubblicati nel 2002 avevano evidenziato un'alta percentuale di appendicectomie negative effettuate in gravide, addirittura del 50% (più del doppio della frequenza rispetto alle non gravide con sospetta appendicite). In realtà, e questa è una visione più recente, prima di effettuare una appendicectomia è necessario comunque valutare il rischio di perdita del feto o di una gravidanza pretermine. McGory nel 2007 pubblicò uno studio retrospettico eseguito su 3.133 gravide sottoposte ad appendicectomia. La perdita del feto e il parto prematuro avvenivano con una frequenza (6 e 11% rispettivamente) di poco più alta rispetto alle appendicectomie negative (4 e 10%): in particolare il parto prematuro avveniva nella settimana seguente l'appendicectomia. Altro dato interessante che veniva fuori dallo studio di McGory era che la perdita del feto dopo l'appendicectomia per via laparoscopica nelle gravide avveniva in una percentuale più alta rispetto alle appendicectomie "open" (7% *vs.* 3%).

Da qui la necessità di costruire una solida probabilità pretest: la diagnostica di base rimane comunque la raccolta della storia, l'esame obiettivo, i test di laboratorio e l'ecografia pelvica. Tale esame può non risultare facile, in particolare la manovra di compressione ecografia per la ricerca dell'appendice può essere proibitiva se la paziente ha un volume addominale importante. Secondo Lim, in una serie di 22 pazienti l'ecografia raggiungeva il 95% di specificità ma solo il 66% di sensibilità; ricerche più recenti eseguite da Israel e da Pedrosa hanno evidenziato grossi limiti dell'ecografia nell'evidenziare l'appendice, addirittura la percentuale di appendici non infiammate evidenziate con l'ecografia non superava il 2%. Se la probabilità di appendicite rimane medio-alta bisogna ricorrere a tecniche di imaging di secondo livello. In tal caso è bene ricorrere a tecniche radiologiche che non fanno uso di radiazioni ionizzanti. Secondo le ultime Raccomandazioni pubblicate dall'American College of Radiology, rivalutate nel 2013 nell'ottica di ridurre al minimo le radiazioni ionizzanti in particolare nel primo trimestre, l'ecografia dell'addome rimane l'esame di prima scelta, a seguire, se questa è equivoca, la RMN addome e pelvi senza contrasto. La TC dell'addome con contrasto per via endovenosa andrebbe eseguita dopo una ecografia ed una RMN non dirimenti o se non fosse possibile trasferire la paziente in un Centro con la RMN, comunque condividendo prima di eseguirla, il rapporto rischio/beneficio con la paziente stessa. Secondo Pedrosa, analizzando 148 gravide con sospetta appendicite acuta con la RMN, non ci furono falsi negativi e 9 falsi positivi, evidenziando una sensibilità del 100% ed una specificità del 93%. In una survey pubblicata nel 2007 che coinvolgeva 183 radiologi intervistati sul loro atteggiamento di fronte ad una gravida con sospetto di appendicite e con una ecografia non dirimente, la maggior parte rispose che avrebbe sottoposto la paziente ad RMN in prima istanza nel primo trimestre di gravidanza e avrebbe sottoposto la gravida ad una TC piuttosto che ad una RMN nel restante periodo della gravidanza (Tabella 4.4.11).

Tabella 4.4.11. Ricorso all'imaging nel sospetto di appendicite acuta in gravida

1° trimestre	2° trimestre	3° trimestre
Ecografia	Ecografia	Ecografia
RMN	RMN	RMN
	TC	TC

Gjelsteen AC, CT, MRI, PET, PET/TC, and ultrasound in the evaluation of obstetric and gynecologic patient. Surg Clin N Am 2008;88:361-90.

TC

La TC è la modalità di immagini per la valutazione di un paziente con sospetta appendicite acuta con la maggiore accuratezza ed efficacia, ha una eccellente risoluzione ed in mani esperte fornisce importanti informazioni anche su eventuali altre patologie addominali. Secondo Birnbaum la TC ha una sensibilità che si attesta tra il 90 ed il 100% ed una specificità tra il 91 ed il 100%.

La diagnosi di appendicite acuta alla TC è suggerita dal reperto di una appendice ispessita, con un diametro che supera i 7 mm, con un aumento della densità delle pareti (è il classico reperto definito del *target sign*). Suggerisce inoltre la diagnosi di appendicite acuta il reperto di una infiammazione periappendicolare, accompagnato eventualmente dalla presenza di versamento. Nei casi di appendicite complicata si evidenzia la presenza di gas extraluminale o di un ascesso che può coinvolgere anche il meso.

La causa più frequente di reperti falsi negativi alla TC è la scarsità di grasso intraaddominale che di per sé costituisce un mezzo di contrasto naturale e che evidenzia precocemente anche minimi processi infiammatori.

Sono stati descritti molti protocolli sulla TC nel sospetto di una appendicite acuta. Una review sistematica pubblicata da Andersson nel 2005, comprendente 23 studi che comparavano la sensibilità e la specificità della TC senza contrasto verso la TC con contrasto iniettato per via endovenosa per via orale o per via rettale, aveva evidenziato che la iniezione di contrasto per via orale e per via rettale non aumentava la accuratezza dell'esame.

Secondo gli esperti il valore aggiunto del mezzo di contrasto consiste in una migliore definizione del quadro infiammatorio ed anche, momento non trascurabile, nella evidenziazione di eventuali diagnosi alternative.

Rao invece aveva sperimentato su 100 pazienti con sospetta appendicite acuta una metodica TC focalizzata alla fossa iliaca destra (definendo una zona con all'incirca 15 cm di raggio, tenendo il cieco come centro), dopo aver iniettato del contrasto per via rettale. Il vantaggio di questa metodica era che usava circa 1/3 di radiazioni rispetto ad una classica TC dell'addome, riuscendo comunque a visualizzare l'appendice nel 94% dei casi. Il limite era che essendo focalizzata alla

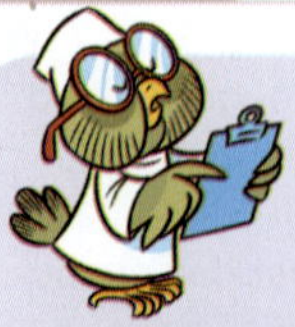

IL PARERE DELL'ESPERTO

La appendicite acuta: un rompicapo, non solo terapeutico, da semplificare

L'appendicite acuta è una patologia estremamente attuale se si valutano il numero di citazioni su PubMed. Con la parola chiave "acute appendicitis" si ottengono quasi 11.000 citazioni a Settembre 2015, più di 2.000 negli ultimi 5 anni e 470 nell'ultimo anno. Questi numeri sono a testimonianza che esistono ancora delle zone d'ombra nella comprensione della funzione dell'appendice, nella diagnosi di appendicite acuta e nella sua terapia; per buona parte il rinnovato interesse è scaturito dalla messa in discussione del dogma "appencite acuta-intervento chirurgico".

L'aspetto diagnostico recentemente ha subito un'accelerazione, in quanto in passato non se ne sentiva la necessità: la terapia dell'appendicite era esclusivamente l'intervento chirurgico ed era accettabile (rispetto ai terribili quadri di peritonite da appendicite descritti in era preantibiotica) un 20% di appendicectomie negative.

Mentre per molte patologie è presente un algoritmo diagnostico, per l'appendice siamo ancora lontani: i lavori scientifici oscillano da criteri esclusivamente clinici (alcuni basati sul giudizio clinico del singolo, pochi su scale validate) all'esecuzione di TC a tutti i pazienti affetti da dolore in fossa iliaca destra. Solo recentemente si stanno sviluppando dei percorsi diagnostici costitutiti da validati score clinici affiancati dall'ecografia, eseguita in maniera standardizzata. Tra gli score clinici che coniugano semplicità di calcolo e un maggiore Likelood Ratio (LR), va citato l'*Appendicitis Inflammatory Response Score* o *Andersson's score* che ha dimostrato di essere maggiormente accurato rispetto al più noto *Alvarado's score*. Nello score di Andersson si individuano tre categorie di pazienti quelli a bassa e quelli ad elevata probabilità di appendicte acuta. la fascia intermedia la zona grigia, è quella in cui la clinica, gli esiti dei test di laboratorio e l'imaging possono giocare un ruolo dirimente (**Tabella 4.4.1**).

In ogni caso, sembra ragionevole che ogni Ospedale si doti di un protocollo per la diagnosi e cura della appendicite acuta.

La naturale conseguenza delle zone grigie sul piano diagnostico, è che esista un'altrettanta indecisione nella parte terapeutica.

La terapia rappresenta da circa 15 anni un terreno di confronto tra chirurgia e terapia antibiotica: ad oggi l'intervento chirurgico è il trattamento di scelta. Tuttavia evidenze cliniche da report, da studi retrospettivi, da metanalisi hanno aperto il campo all'opzione antibiotica. Sebbene l'intervento chirurgico, laparoscopico o laparotomico, sia a basso rischio in termini di morbilità e mortalità, quest'ultima va dallo 0,07 allo 0,7% e dallo 0,5 al 2,4% per le appendiciti con o senza perforazione.

Gli studi randomizzati purtroppo non consentono di arrivare ad una conclusione, in quanto inficiati da alcuni bias in maniera varia (limiti della randomizzazione, diagnosi spesso basata sulla valutazione soggettiva o sulla esecuzione della TC (senza definizione corretta dei parametri utilizzati), diversi regimi terapeutici antibiotici all'interno dello steso studio, obiettivi primari differenti per i due bracci campione, etc.). Le metanalisi sono anch'esse non conclusive ed in più giungono a volte a conclusioni differenti pur partendo sostanzialmente dagli stessi studi.

La terapia antibiotica presenta una percentuale di fallimento primario (fallimento in corso di terapia antibiotica) estremamente variabile, dal 5 al 47%. La recidiva di appendicite acuta entro un anno dopo un trattamento antibiotico efficace, si attesta intorno al 15%.

Il trattamento chirurgico di riferimento è l'appendicectomia laparoscopica. Per il regime terapeutico antibiotico vedere gli approfondimenti che seguono.

fossa iliaca destra non era in grado di evidenziare eventuali diagnosi alternative.

TC appendicite acuta

Risonanza magnetica

La RMN ha avuto in passato un ruolo marginale nello studio del dolore addominale acuto. Tuttavia, aumentando la sensibilità circa gli effetti deleteri delle radiazioni ionizzanti, l'RMN è diventato l'esame ideale di secondo livello per valutare i bambini e le gravide con sospetta appendicite acuta e già sottoposti ad una ecografia non dirimente.

La RMN viene considerata positiva se si evidenzia una appendice ispessita, aumentata di volume (>7 mm) e se si evidenziano segni di infiammazione nel tessuto periappendicolare. Cobben ha paragonato la accuratezza della RMN rispetto alla ecografia valutando 138 pazienti con sospetta appendicite acuta. La RMN è molto più accurata dell'ecografia raggiungendo una sensibilità del 100% verso l'88% della ecografia e una specificità del 98% rispetto al 99% dell'eco. Lo stesso studio, paragonando i costi di una RMN eseguita su un paziente con sospetta appendicite acuta rispetto ai costi di una giornata di osservazione in ospedale per un paziente già sottoposto ad una ecografia non dirimente, evidenziava che i costi della RMN erano inferiori rispetto ad una giornata di osservazione. Certamente la RMN ha un importante ruolo nella gravida raggiungendo una sensibilità del 100% ed una specificità del 93,6% per la diagnosi di appendicite acuta (Tabella 4.4.12).

Tabella 4.4.12. Sn e Sp dell'imaging

	Sensibilità %	Specificità %	LR+	LR–
Ecografia	66-100	83-96	8	0,22
TC	90-100	91-99	15,8	0,05
RMN	97-100	92-98	19	0,02

Parks NA, et al. Update on imaging for acute appendicitis. Surg Clin N Am 2011;91:141-54.

Disposizioni

Sono stati pubblicati numerosi percorsi dedicati alla valutazione dei pazienti con sospetta appendicite acuta, tutti hanno in comune la iniziale valutazione clinica da cui nasce la probabilità di malattia. Nei casi in cui la clinica ed il laboratorio suggeriscano un'alta probabilità pretest ed una diagnosi alternativa sembri poco probabile, la valutazione del chirurgo e l'appendicectomia senza immagini sembra un percorso più che ragionevole. Nei casi in cui la clinica ed il laboratorio da soli non bastano per fare diagnosi è necessario l'imaging: l'ecografia può essere considerato l'esame di prima scelta in particolare nei pazienti in cui è potenzialmente dannoso iniettare il mezzo di contrasto (esempio i bambini, le donne in età fertile e le gravide). Se l'ecografia è positiva è indicata la valutazione del chirurgo. Se l'ecografia è negativa o non diagnostica il percorso successivo dipenderà dalla probabilità pretest della appendicite: se la probabilità è bassa osservare o rivalutare il paziente dopo 8-12 ore può essere utile. Se la probabilità è alta è bene condividere con il chirurgo i passi successivi. Nei pazienti in cui il rischio di appendicite è alto ma la diagnosi differenziale è ampia ed il rischio di radiazioni è basso (tipico esempio sono gli anziani), è indicata la TC dell'addome con contrasto endovena.

CONTROVERSIE

Cosa fare nei casi equivoci di appendicite durante il periodo di osservazione?

Il più delle volte i pazienti con diagnosi non ben chiara di sospetta appendicite sono trattenuti in osservazione e sottoposti ad una rivalutazione clinica ed alla ripetizione degli esami di laboratorio. La reale utilità di questa pratica molto diffusa in realtà è stata poco studiata. Solo di recente è stata valutata l'accuratezza della ripetizione del dosaggio dei bianchi e della PCR. Thompson nel 1992 e Andersson nel 1999 avevano evidenziato che le variazioni della conta dei globuli bianchi non erano un buon discriminante, in particolare questi aumenterebbero precocemente durante una iniziale risposta infiammatoria e si ridurrebbero grazie al meccanismo di difesa che avrebbe temporaneamente successo, indipendentemente dal grado l'infiammazione dell'appendice. Il dosaggio ripetuto della PCR sembrerebbe di maggiore utilità, Andersson nel 2000 aveva riscontrato un aumento della concentrazione della PCR nei pazienti con appendicite, a fronte di un dosaggio invariato nei pazienti senza appendicite.
La monitorizzazione della temperatura corporea sembra avere un basso valore diagnostico. Al contrario sia Graff nel 1991 che Andersson nel 2000 hanno evidenziato che l'accuratezza della valutazione clinica, il più delle volte, aumenta dopo il periodo di osservazione, mettendo insieme le informazioni che derivano dalla integrazione della valutazione clinica, dal laboratorio, dalla temperatura e dall'*imaging*.

APPROFONDIMENTI

Appendicite acuta e terapia antibiotica

La terapia antibiotica deve essere somministrata a tutti i pazienti con diagnosi di appendicite: la differenza tra appendicite non complicata e appendicite gangrenosa o perforata con peritonite determina la durata del trattamento.
In caso di appendicite acuta senza evidenza di ascesso o perforazione con peritonite è raccomandata solo la profilassi antibiotica, da somministrare immediatamente prima dell'intervento. In questi casi infatti il focus infettivo viene completamente eliminato per via chirurgica, per cui non è necessario proseguire ulteriormente l'antibiotico. In questi casi vanno prescritti antibiotici che coprano i Gram-negativi (principalmente *Enterobacteriaceae* non produttrici di ESβL) e gli anaerobi. La scelta può essere tra:

- cefoxitina 2 g;
- cefazolina 2 g + metronidazolo 500 mg;
- metronidazolo 1 g + gentamicina 1,5 mg/kg (in caso di allergia ai β-lattamici).

L'appendicite gangrenosa e quella perforata con peritonite richiedono invece un ciclo di terapia antibiotica empirica, solitamente di 4-7 giorni. La scelta deve essere fatta identificando i pazienti più o meno critici e senza o con rischio per infezione da *Enterobacteriaceae* produttrici di ESβL [i fattori di rischio più significativi sono la precedente esposizione a farmaci antibatterici (in particolare cefalosporine di terza generazione e chinoloni) e la presenza di comorbidità con esposizione a diversi cicli di terapia antibiotica] e per possibile infezione da Enterococchi (immunocompromessi, portatori di protesi valvolare o di altro materiale protesico e che hanno ricevuto in precedenza cefalosporine o altri antibiotici che selezionano gli Enterococchi). In base a queste caratteristiche, lo schema antibiotico raccomandato è:

- *pazienti non critici*
  - non fattori di rischio per ESβL:
    - amoxicillina/acido clavulanico (2,2 g ogni 6-8 ore);
    - ceftriaxone (2 g ogni 24 ore) + metronidazolo (500 mg ogni 6-8 ore);
    - ciprofloxacina (400 mg ogni 12 ore) o levofloxacina (500 mg ogni 24 ore) + metronidazolo (500 mg ogni 6-8 ore)
  - con fattori di rischio per ESβL:
    - ertapenem 1 g ogni 24 ore (non attivo contro *Pseudomonas aeruginosa ed Enterocococcus* spp.);
    - tigeciclina 100 mg come dose da carico, quindi 50 mg ogni 12 ore (attivo anche contro gli Enterococchi ma non contro *Pseudomonas aeruginosa e Proteus*).
- *pazienti critici*
  - non fattori di rischio per ESβL:
    - piperacillina-tazobactam 4,5 g ogni 6-8 ore
  - fattori di rischio per ESβL:
    - imipenem (500 mg ogni 6 ore) o meropenem (1 g ogni 8 ore), attivi anche contro *Pseudomonas aeruginosa* e contro i Gram-positivi non multi-resistenti.

La terapia antifungina contro *Candida* (fluconazolo 800 mg come dose da carico, quindi 400 mg ogni 24 ore) va prescritta nel caso di pazienti immunocompromessi (neutropenici, in trattamento immunosoppressivo inclusi corticosteroidi, chemioterapici, immunomodulatori) e nei pazienti che hanno ricevuto una recente terapia antibiotica ad ampio spettro.

Ad ogni paziente dimesso con bassa probabilità di appendicite acuta, andrebbe assegnato un programma che prevede una dieta, una terapia analgesica e un indirizzo clinico (ambulatorio del curante o del chirurgo o ambulatorio rivalutazioni del Pronto Soccorso, in base agli accordi aziendali) e la raccomandazione di ritornare immediatamente in Pronto Soccorso se la clinica dovesse aggravarsi.

Bibliografia di riferimento

LA LAVAGNA

- *Mantieni un alto sospetto di appendicite per i pazienti che lamentano dolore addominale ed epigastralgia.*
- *Fabbrica una solida probabilità pretest ricorrendo alla storia, all'esame obiettivo e se necessario al laboratorio.*
- *Rivaluta il tutto prima di approntare un piano diagnostico ed una eventuale disposizione.*
- *Ricorda che nei bambini e nell'anziano le presentazioni atipiche superano di gran lunga quelle tipiche.*
- *Raccomanda vivamente al paziente dimesso con bassa probabilità di appendicite, di tornare immediatamente se la clinica dovesse aggravarsi.*

Appunti / Commenti

URGENZE GERIATRICHE

l'occhio di riguardo

EPIDEMIOLOGIA

La diagnosi di appendicite nell'anziano è una vera sfida. Sebbene sia considerata una patologia rara dell'età avanzata, l'appendicite è responsabile all'incirca del 7-10% delle cause di dolore addominale acuto (DAA) dell'anziano e per frequenza è la terza indicazione ad intervento chirurgico addominale. Se la prognosi delle appendiciti non complicate è similare per i giovani e per gli anziani, l'elevata percentuale di appendiciti perforate tra gli anziani aumenta considerevolmente i rischi di morbilità e mortalità, che può arrivare al 50%.

FISIOPATOLOGIA

Con l'età l'aterosclerosi altera la vascolarizzazione dell'appendice, la sua parete si ispessisce, diventa fibrotica, questo può predisporre l'appendice a perforarsi anche a minimi aumenti di pressione del lume.

CLINICA

A causa della atrofia dei muscoli addominali i classici sintomi di peritonismo sono meno evidenti. La classica triade di dolore in fossa iliaca destra, febbre e leucocitosi è presente in meno di ¼ di pazienti anziani affetti da DAA da appendicite acuta. L'alto numero di appendiciti perforate e complicate è correlato ad un ritardo di diagnosi spesso non dovuto ad un ritardo intraospedaliero ma ad un ritardo di presentazione in ospedale. È stata valutata l'utilità degli score clinici, ma per questa fetta di popolazione non hanno un sufficiente potere discriminatorio.

ITER DIAGNOSTICO

Un precoce utilizzo della TC sicuramente è dirimente sia per la diagnostica differenziale che per la stadiazione della patologia.

TERAPIA

Gli Esperti consigliano di approcciare l'anziano da operare per appendicite acuta con la tecnica laparoscopica. È una tecnica gravata da una bassa mortalità, una ridotta possibilità di complicanze infettive, ed un ridotto periodo post-operatorio.

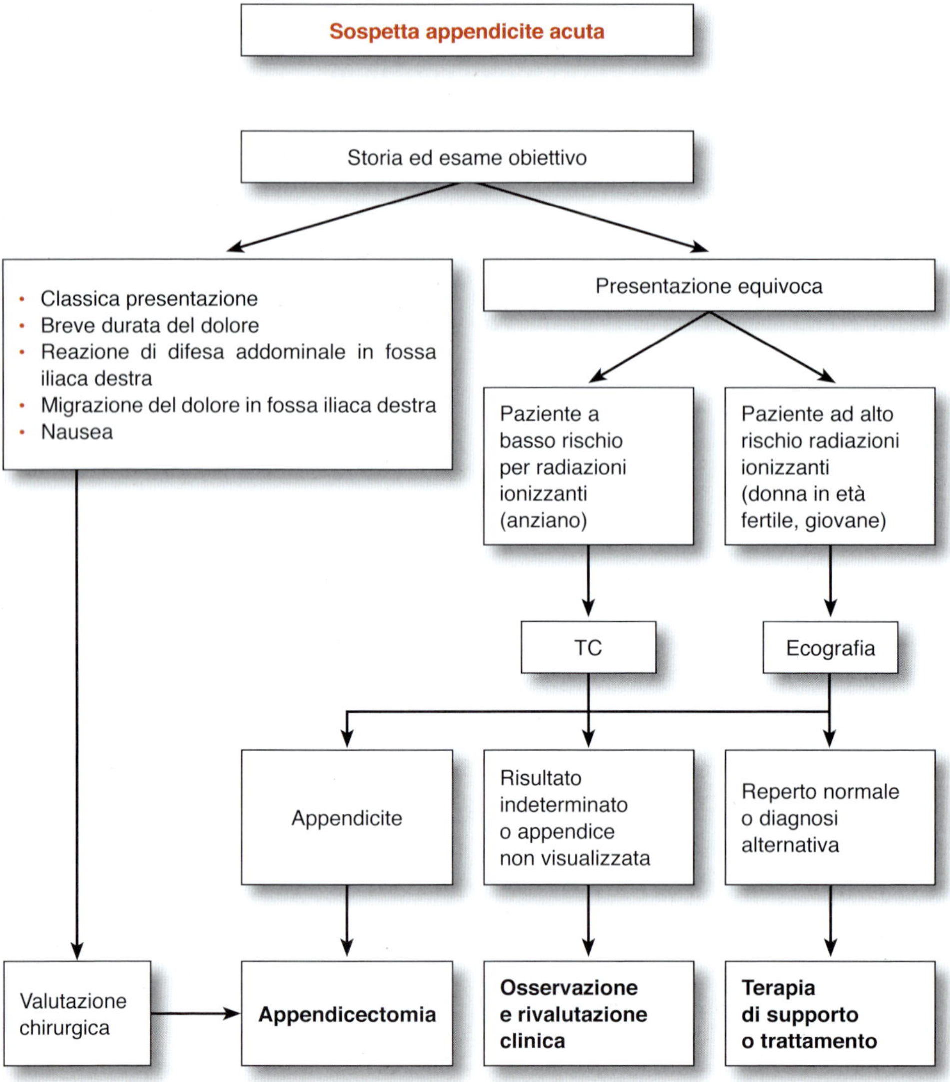
Sospetta appendicite acuta
Storia ed esame obiettivo
• Classica presentazione
• Breve durata del dolore
• Reazione di difesa addominale in fossa iliaca destra
• Migrazione del dolore in fossa iliaca destra
• Nausea
Presentazione equivoca
Paziente a basso rischio per radiazioni ionizzanti (anziano)
Paziente ad alto rischio radiazioni ionizzanti (donna in età fertile, giovane)
TC
Ecografia
Appendicite
Risultato indeterminato o appendice non visualizzata
Reperto normale o diagnosi alternativa
Valutazione chirurgica
Appendicectomia
Osservazione e rivalutazione clinica
Terapia di supporto o trattamento

4.5 Ischemia-infarto intestinale

Definizione

L'ischemia intestinale è una condizione clinica potenzialmente devastante causata da un inadeguato apporto sanguigno ai vasi mesenterici con conseguente ischemia e, se la situazione persiste, necrosi intestinale.

Il Prof. Cokkinis, emerito chirurgo londinese dell'inizio del ventesimo secolo, riferendosi all'ischemia intestinale affermava: "La diagnosi è impossibile, la prognosi senza speranza, ed il trattamento è inutile".

Nonostante gli enormi passi avanti fatti, la percentuale di mortalità rimane tutt'oggi molto alta – grosso modo invariata – rispetto a 30 anni orsono (all'incirca il 50-80% dei casi).

Epidemiologia

Tra il 1970 ed il 1982 fu condotto uno studio epidemiologico in Svezia. Nell'ambito di un progetto che valutava l'incidenza delle patologie a carico delle arterie fu ricercata anche l'incidenza di occlusione trombo embolica a carico della arteria mesenterica superiore. Furono analizzate 31.000 autopsie, (le morti in quel periodo erano state in totale 35.000). L'incidenza di occlusione della mesenterica superiore fu di 6,8/100.000 persone all'anno, con una mortalità del 93% circa. In tutto furono diagnosticati 213 casi di occlusione della mesenterica superiore (6,9/1000 autopsie) con una impennata (11,8/1000 autopsie) dopo gli 80 anni. Nessun caso di occlusione della mesenterica era stato segnalato al di sotto dei 35 anni. L'occlusione tromboembolica è sicuramente un fenomeno non frequente, certamente l'età è un fattore di rischio da prendere in grande considerazione. È importante sottolineare che dei 213 casi esaminati, era stato documentato un sospetto clinico di ischemia solo in 69 (33%).

IL TACCUINO

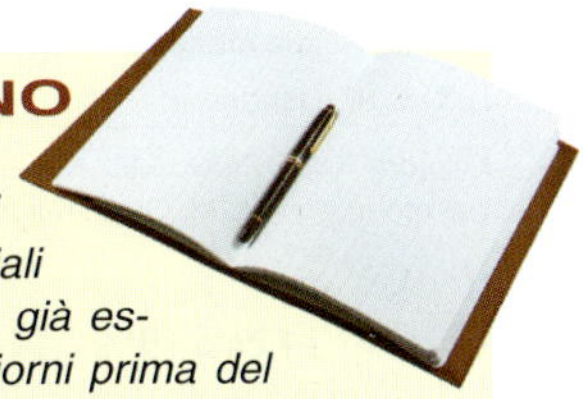

In più del 50% dei casi i sintomi iniziali di malattia possono già essere presenti 3-4 giorni prima del consulto medico. In genere vengono descritti in forma molto leggera. Per questo è importante individuare il profilo del paziente a rischio di ischemia intestinale.

Fisiopatologia e cause

L'ischemia intestinale non è un'entità clinica isolata, ma comprende un gruppo di processi fisiopatologici che hanno un comune esito, la necrosi intestinale (per la classificazione si rimanda alla **Tabella 4.5.1**). La causa più frequente di ischemia è sicuramente l'occlusione arteriosa da embolo (40-50% dei casi); gli emboli partono dalle camere cardiache di sinistra e si fermano in qualche restringimento vascolare. La trombosi arteriosa invece è meno frequente (15% dei casi) e origina su un tessuto aterosclerotico. La trombosi venosa nasce da uno stato di ipercoagulabilità e ha gli stessi fattori di rischio della trombosi venosa profonda. Il cancro, l'età avanzata, stati di infiammazione localizzata come la pancreatite e i primi tre mesi della fase *post partum* sono tutti fattori predisponenti alla trombosi portale. Una ridotta perfusione può anche avvenire in seguito ad una compressione vascolare da parte di una massa addominale o di un volvolo o di una occlusione intestinale complicata (uno studio effettuato in Grecia pubblicato nel 2007, revisionando 150 pazienti affetti da occlusione intestinale, aveva evidenziato come l'ischemia fosse presente in 21 casi (14%) e la ne-

Tabella 4.5.1. Meccanismi fisiopatologici più frequenti dell'ischemia intestinale

	Incidenza
1. Ischemia intestinale acuta	
a. Ostruzione da embolo	40-50%
b. Ostruzione da trombo	15%
c. Trombosi venosa mesenterica	5-10%
d. Vasocostrizione splancnica	20-30%
2. Ischemia mesenterica cronica	
3. Colite ischemica	

Gilmore RMN, Plewa MC: Mesenteric Ischemia. In Abdominal emergencies. McGraw-Hill 2008.

Tabella 4.5.2. Anatomia dei vasi addominali

Vasi arteriosi	Organi irrorati
Tronco celiaco	Esofago, stomaco, pancreas, fegato, parte prossimale del duodeno
Arteria mesenterica superiore	Pancreas, parte distale del duodeno, digiuno e ileo, cieco, appendice, colon ascendente e trasverso
Arteria mesenterica inferiore	Colon discendente, sigma, retto
Vasi venosi	**Organi drenati**
Vena porta	Fegato, milza e tutto l'intestino

crosi in 14 casi (9%). Non meno importante è la ischemia intestinale da vasocostrizione splancnica che nasce essenzialmente da uno stato di bassa portata; per esempio l'ischemia intestinale rappresenta dal 10 al 67% delle complicanze addominali dei pazienti operati di *bypass* aortocoronarico, come può essere una complicanza spesso letale del paziente in dialisi.

In letteratura sono stati segnalati casi di ischemia mesenterica acuta come complicanza extrapolmonare in corso di COVID-19.

Il vaso più frequentemente coinvolto è l'arteria mesenterica superiore, responsabile della irrorazione dell'intestino tenue e della metà destra del colon. Tra i rami di divisione delle arterie viscerali esistono arcate e circoli collaterali che rivestono un ruolo clinico rilevante consentendo, tramite una ricca rete di interconnessioni, il mantenimento della perfusione viscerale in caso di ostruzione delle vie principali, soprattutto se tale rete si sviluppa lentamente come nel caso della patologia aterosclerotica. Questo sistema fa in modo che se avviene un'occlusione, si instauri una sorta di "inversione del flusso" che favorisce il distretto ischemizzato. Purtroppo questo non è possibile se l'occlusione avviene in alcuni punti critici che sono essenzialmente costituiti dall'arcata di Drummond e dall'arcata di Riolano (Tabella 4.5.2).

Presentazione clinica

Didatticamente la presentazione di una ischemia intestinale viene descritta come una triade costituita da un dolore addominale sproporzionato rispetto al minimo reperto clinico, diarrea/rettorragia e il riconoscimento di una fonte embolica.

Secondo Chang solo un terzo dei pazienti si presenta con la classica sintomatologia. Il più delle volte purtroppo il dolore addominale si presenta come un dolore diffuso e poco specifico nelle fasi iniziali o con un quadro di peritonite nelle fasi avanzate. Edwards nel 2003 e già Deehan nel 1995 avevano rilevato che il quadro di presentazione iniziale era una peritonite in più del 50% dei pazienti affetti da ischemia intestinale. Il dolore può presentarsi a livello periombelicale, delle volte accentuato dalla assunzione di cibo e accompagnato da nausea; a volte una storia più attenta evidenzia episodi di dolore addominale nelle settimane o nei mesi precedenti. I rumori intestinali possono risultare aumentati nella fase iniziale della malattia e poi con il progredire dell'ischemia possono ridursi fino ad essere totalmente assenti. I parametri vitali, almeno nelle fasi iniziali di malattia, sono spesso nella norma. La comparsa di febbre, tachicardia ed ipotensione sono in genere segni di uno stato già avanzato di malattia che il più delle volte equivale alla gangrena dell'intestino.

In uno studio presentato nel 1989 da Finucane erano stati valutati in modo retrospettico 32 pazienti, con una età media di 78 anni. 1 su 3 non lamentava dolore addominale né una reazione di difesa. Il 29% al contrario si presentava con uno stato acuto di confusione.

La diagnosi di ischemia intestinale è certamente tempo dipendente. Il medico d'urgenza che spesso, per primo, valuta il paziente ha un ruolo fondamentale; la mortalità di una ischemia intestinale che evolve verso una necrosi intestinale è superiore al 90%, se invece la diagnosi è precoce, il 50% dei pazienti sopravvive (Tabella 4.5.3).

Tabella 4.5.3. Identikit del paziente con dolore addominale che richiede una precoce ed aggressiva valutazione per una sospetta ischemia intestinale

>50 anni
Cardiopatia valvolare o aterosclerotica
Vasculopatia periferica
Cardiopatia congestizia
Recente infarto del miocardio
Aritmia
Pregressi eventi embolici in anamnesi
Paziente critico con ipotensione e sepsi
Recente by-pass aortocoronarico
In trattamento con diuretici, digitale o vasocostrittori
Puerpera entro 2 mesi dal parto
Infiammazionii del tenue e del colon
Ipovolemia
Emodialisi

Esami di laboratorio

Tra i numerosi marker sierologici testati nell'ultimo ventennio per la diagnosi precoce di ischemia intestinale nessuno è in grado di far fare diagnosi di ischemia intestinale, al massimo qualcuno la può suggerire, ma nessuno può escluderla.

Classicamente il paziente con ischemia intestinale può presentare leucocitosi, un quadro di acidosi metabolica con anion gap elevato ed un aumento dei lattati.

I globuli bianchi nella fase iniziale di malattia possono anche essere nella norma e aumentare solo in un secondo momento.

L'acidosi metabolica si segnala nelle fasi avanzate di malattia e non è specifica, lo stesso dicasi per le amilasi, le transaminasi, la creatinfosfokinasi (CPK) che possono essere aumentate nel 50% dei casi ma non sono specifiche.

Gli studi in letteratura riguardo l'uso del D-dimero nello studio dell'ischemia intestinale non hanno dato risultati definitivi. Uno studio prospettico pubblicato nel 2009 eseguito su 67 pazienti aveva concluso che il D-dimero era un marcatore debole per la diagnosi di ischemia intestinale, se positivo e se negativo non era in grado di escludere la ischemia intestinale (sensibilità del 96% e specificità del 18%, con un LR+ di 1,17 ed un LR- di 0,24).

Lattati

Già nel 1994 uno studio europeo aveva valutato il livello ematico di lattati in 85 pazienti affetti da dolore addominale. I livelli erano aumentati nei 20 casi di ischemia intestinale, nei 15 casi di peritonite, in 10 su 20 casi di occlusione ed in 3 pancreatiti su 10. Lo studio concludeva che se la sensibilità dei lattati era molto alta (100%), la specificità non superava il 40%. Una ricerca su modello animale pubblicata nel 2015 ha evidenziato un aumento dei lattati solo dopo 8 ore dalla legatura vascolare. Negli ultimi 10 anni gli studi sui lattati hanno dato esiti altalenanti. Si deve però dare atto a Murray che per primo nel 1993 ha studiato i 2 stereoisomeri dei lattati (D-lattato e L-lattato) caratterizzati da 2 differenti origini.

L-lattato viene prodotto dalla glicolisi anaerobica. L'origine del D-lattato è diversa in quanto deriva dalla fermentazione batterica. Durante l'ischemia intestinale si registra un aumento della flora batterica che rilascia D-lattato nel sistema portale e sistemico. Secondo Evennett tra i 18 marker investigati il D-lattato ha dimostrato la migliore accuratezza diagnostica che comunque di fatto non risulta particolarmente utile sia nel fare diagnosi di ischemia intestinale che per escluderla (LR+ di 3,04 e LR– di 0,35). Da sottolineare come siano rari i laboratori che dosano il D-lattato.

Diagnostica per immagini

Radiografia diretta dell'addome

All'incirca il 25% dei pazienti con ischemia intestinale ha una diretta addome pressoché normale. Se da un lato essa può essere utile nella diagnosi di alcune ben definite patologie (es. volvolo), dall'altro può dare dei falsi positivi (per esempio la presenza di livelli) che possono essere fuorvianti.

Il ruolo della diretta dell'addome potrebbe essere quello di escludere altre cause di dolore addominale (perforazione o occlusione intestinale). Il riscontro di ispessimento della parete o il segno della pneumatosi intestinale o il riscontro di gas nel sistema portale sono segni abbastanza specifici di ischemia intestinale ma di rado presenti.

Ecografia

L'ecografia addominale può essere di ottimo aiuto nel fare diagnosi di esclusione, si pensi all'aneurisma dell'aorta addominale, alla colecistite acuta o all'appendicite acuta ma è anche di grande aiuto nell'evidenziare la presenza di liquido libero in addome.

TC

La TC addome con mezzo di contrasto iniettato endovena gioca un ruolo fondamentale nella diagnosi di ischemia intestinale. Il protocollo radiologico prevede una fase arteriosa che concentra il mezzo di contrasto nell'aorta e nei rami arteriosi, ed una fase portale che cattura il contrasto una volta arrivato nel sistema della vena porta. Il protocollo prevede tagli molto sottili alla ricerca anche di piccole occlusioni vascolari. La TC evidenzia anche segni secondari di ischemia intestinale come la pneumatosi intestinale, l'ispessimento della parte dell'intestino e l'ispessimento del grasso mesenteriale. Sono tutti segni poco specifici ma messi insieme possono contribuire alla diagnosi di ischemia intestinale. Possono inoltre essere evidenti alla TC segni di infarto embolico di organi solidi addominali (fegato, milza o reni) (Tabella 4.5.4).

Questa metodica sembra dotata di una buona sensibilità (secondo diversi studi essa non scende mai al disotto del 92%) e di una ottima specificità (in genere supera il 95%).

Nel caso la clinica e la storia abbiano portato ad un'alta probabilità pretest per diagnosi di ischemia intestinale e la TC addome venga descritta come negativa è bene comunque rivalutare le immagini e non abbandonare la iniziale ipotesi diagnostica.

IL TACCUINO

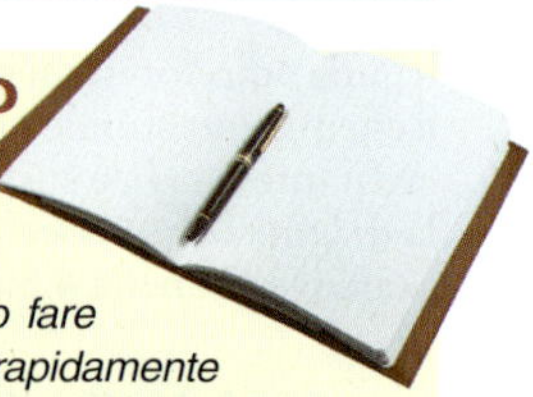

A differenza del cuore o del fegato, dove i marker sierologici fanno fare diagnosi di ischemia rapidamente ed accuratamente, i marker per l'ischemia interstinale non funzionano così bene. I motivi sono diversi: l'intestino ha una struttura a strati complessa, occorrerebbe un marker che riuscisse a discriminare tra un parziale danno confinato alla sola mucosa ed un danno più grave che impegni sia la mucosa che la muscolare fino alla avventizia. Il secondo motivo è dato dal filtro epatico: qualsiasi marker prodotto dall'intestino deve attraversare il filtro portale. L'ultimo e non meno importante motivo è "l'overlap" tra fegato e intestino: questi due organi producono proteine molto simili, il che rende difficile riconoscere con sicurezza l'organo di provenienza.

TC ischemia intestinale

Terapia

Se necessario il paziente va trattato con aggressiva infusione di liquidi e se presenti segni di sepsi sono necessari antibiotici ad ampio spettro. Il sondino naso gastrico può essere utile per ridurre la pressione endoluminale.

Tabella 4.5.4. Reperti TC suggestivi per una ischemia intestinale

Segni diretti
Occlusione arteriosa o venosa
Segni indiretti
Pneumatosi intestinale
Ispessimento della parete intestinale con infarcimento
Pneumoperitoneo
Soffusione del grasso mesenterico
Segni a distanza
Ipodensità come da infarto embolico a carico di organi solidi addominali (fegato, reni, milza)

CONTROVERSIE

I marker sono veramente utili?

La diagnosi precoce di ischemia intestinale è una vera sfida. Sia la storia che l'esame obiettivo non presentano caratteristiche patognomoniche. I classici segni: il dolore addominale sproporzionato rispetto alla clinica, la presenza di rettorragia e il riconoscimento di una fonte embolica il più delle volte sono assenti. È bene considerare la possibilità di una ischemia intestinale quando si valuta l'addome di un anziano soprattutto quando non è presente una diagnosi alternativa.

È stato didatticamente calcolato come il 2% sia la soglia sotto la quale la probabilità di malattia è così bassa da non richiedere ulteriori indagini. Secondo la Letteratura il D-lattato e l'L-lattato sono i migliori test performanti per escludere una ischemia intestinale (LR negativo tra 0,2 e 0,1). Questo vuol dire che abbassano la probabilità di malattia del 45%. Ma sono dati davvero rassicuranti?

Partiamo dalla probabilità pretest.

Un uomo di 78 anni che lamenta dolore addominale diffuso, già amputato di coscia anni fa per un embolo, tutt'ora fibrillante ha una probabilità di avere una II intorno al 60%. Considerando negativi i lattati e usando il diagramma di Fagan otterremmo una probabilità post test all'incirca del 15%, ben lontano dal *test threshold* del 2%.

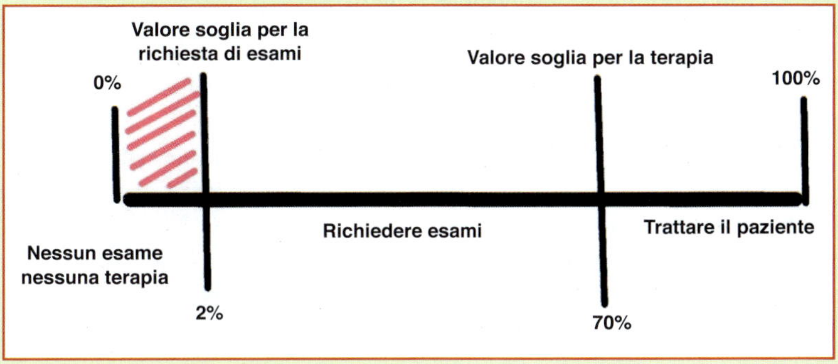

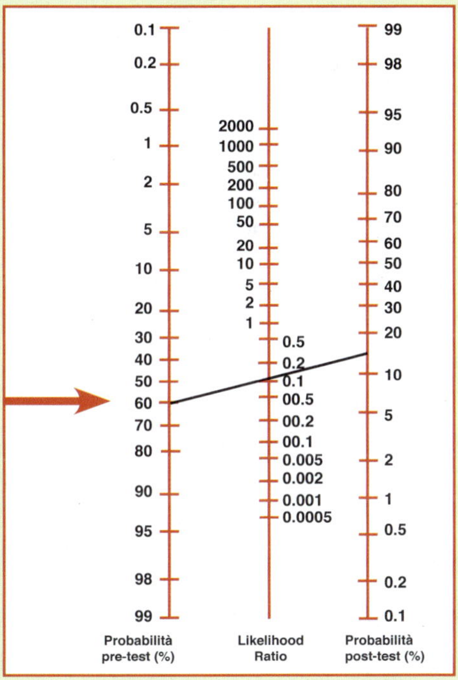

Il trattamento definitivo dipende dalla causa di ischemia intestinale. Se è stata evidenziata una ostruzione arteriosa acuta può essere appropriato l'intervento chirurgico di resezione del tessuto necrotico e di rivascolarizzazione o anche un intervento percutaneo (terapia litica trans catetere, angioplastica e *stenting*). Le linee guida American Heart del 2005 e poi rielaborate del 2011 pongono l'approccio chirurgico come Classe I e livello di evidenza B, invece l'approccio endovascolare come classe IIb e livello di evidenza C. Se compaiono segni di peritonite è raccomandato l'intervento chirurgico.

Se si sospetta una ischemia intestinale da bassa portata è bene trattate inizialmente lo stato di shock. È indicata la laparotomia e la eventuale resezione intestinale se la clinica persiste nonostante il trattamento. Le linee guida consigliano l'infusione di vasodilatatori nell'area di vasospasmo in caso di intossicazione da cocaina o da alcaloidi della segale cornuta.

Se infine si sospetta una trombosi venosa della mesenterica la trombectomia non è consigliata ameno che ci si trovi di fronte ad un trombo fresco (<3 giorni). Sono stati riportati in letteratura successi ricorrendo alla iniezione di un trombolitico attraverso la arteria mesenterica superiore o attraverso la vena giugulare interna o attraverso il sistema portale.

La terapia medica può essere una opzione valida: è consigliata l'eparina e.v. in bolo 5.000 UI seguita dalla infusione endovenosa, quindi terapia anticoagulante orale per 3-6 mesi.

Al momento nessun trial ha comparato l'efficacia e l'outcome della trombolisi versus la terapia con eparina.

Bibliografia di riferimento

LA LAVAGNA

- *La fibrillazione atriale non sempre è presente.*
- *Il dolore può essere riferito a livello addominale diffuso o anche localizzato, raramente viene descritto come sproporzionato.*
- *La presenza di leucocitosi non deve distrarre dalla diagnosi di ischemia intestinale.*
- *I lattati alti sono poco specifici per la diagnosi di ischemia intestinale.*
- *L'osservazione può essere devastante: l'intestino ischemico può evolvere verso l'infarto nell'arco di poche ore.*
- *I parametri vitali normali e i normali parametri di laboratorio non devono esimere dal sospetto di ischemia intestinale.*
- *Una buona comunicazione con il radiologo è essenziale: condividere il sospetto di ischemia intestinale permette di effettuare una TC impostata secondo un protocollo dedicato.*
- *Una volta sospettata l'ischemia intestinale è fondamentale il coinvolgimento del chirurgo. Un veloce accesso all'imaging ed una aggressiva terapia chirurgica sono le due chiavi per ridurre al minimo la mortalità.*

Appunti / Commenti

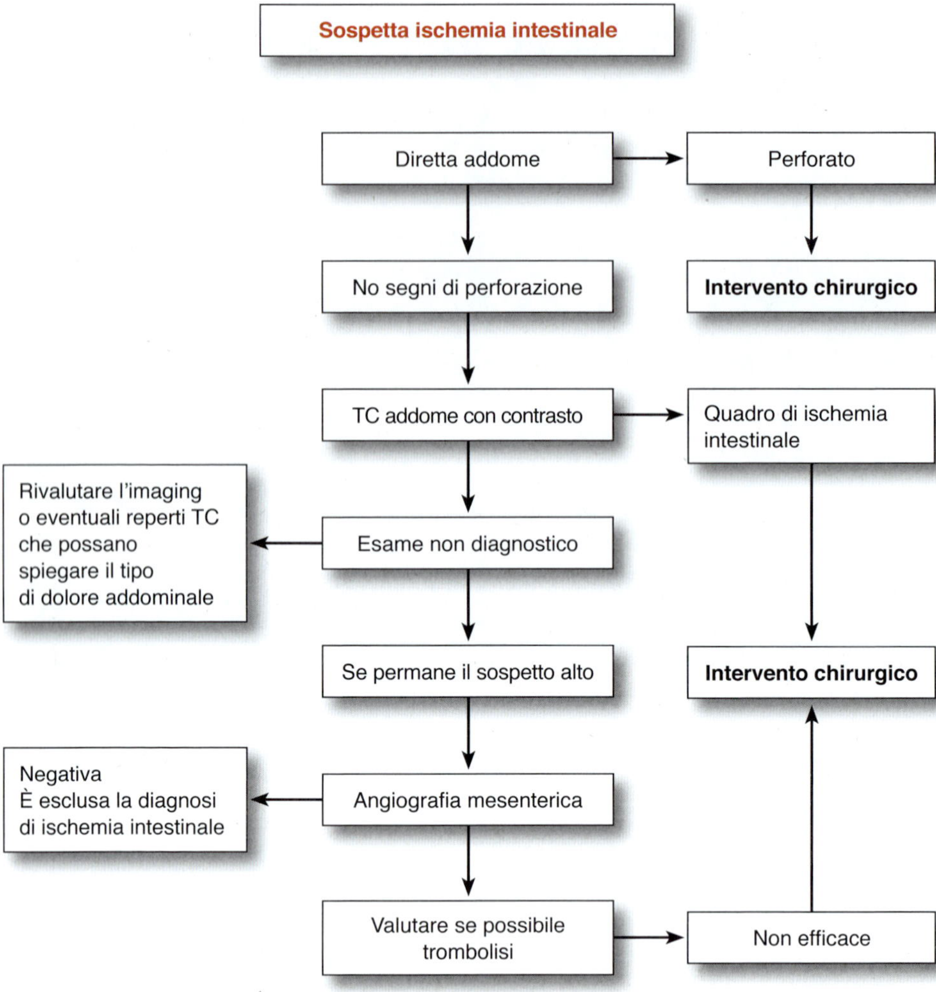
Sospetta ischemia intestinale
Diretta addome
Perforato
No segni di perforazione
Intervento chirurgico
TC addome con contrasto
Quadro di ischemia intestinale
Rivalutare l'imaging o eventuali reperti TC che possano spiegare il tipo di dolore addominale
Esame non diagnostico
Se permane il sospetto alto
Intervento chirurgico
Negativa
È esclusa la diagnosi di ischemia intestinale
Angiografia mesenterica
Valutare se possibile trombolisi
Non efficace

4.6 Perforazione gastrointestinale

Definizione

Si intende per perforazione di un viscere cavo una lesione a tutto spessore della parete dell'organo interessato.

La definizione di pneumoperitoneo identifica la presenza di gas libero in cavità addominale, conseguenza della perforazione dei visceri cavi (stomaco, duodeno, piccolo e grosso intestino) e di traumi addominali penetranti.

Epidemiologia

L'incidenza varia a seconda del tratto del sistema gastroenterico coinvolto e delle cause. Inoltre le condizioni socio economiche e le abitudini di vita condizionano sia l'incidenza sia la mortalità.

La perforazione gastrica rappresenta la prima causa di peritonite perforativa.

La prevalenza della malattia peptica è in netta riduzione e attualmente stimata in torno al 5-10%. Tende ad essere inferiore nei paesi sviluppati, così come le relative complicanze. Anche se l'incidenza complessiva delle complicanze sta diminuendo, le complicanze (tra cui sanguinamento, perforazione e ostruzione) sono responsabili di quasi 150.000 ricoveri all'anno negli Stati Uniti. Il sanguinamento del tratto gastrointestinale superiore è la complicanza più comune dell'ulcera peptica; la seconda più comune è la perforazione (4-14 casi/100.000 abitanti). L'età avanzata è un fattore di rischio poiché circa il 60% dei pazienti con malattia peptica ha più di 60 anni. Le infezioni da *Helicobacter pylori* e l'uso di farmaci antinfiammatori non steroidei (FANS) sono identificati come fattori di rischio per lo sviluppo di ulcere sanguinanti e perforazione dell'ulcera peptica.

Fisiopatologia

Lo pneumoperitoneo si manifesta per perforazioni a tutto spessore della parete dell'organo interessato. Può essere anche una evoluzione di una lesione inizialmente limitata (cauterizzazioni endoscopiche, trauma chiuso etc.). Le neoplasie (maggiormente il tumore colico) possono causare perforazione diretta per infiltrazione della parete del viscere o per occlusione del lume e sovradistensione dei visceri a monte, tipicamente il cieco (rottura diastasica). La perforazione spontanea può correlarsi con le malattie infiammatorie croniche o con le malattie dei tessuti (connettivopatie) o le vasculopatie condizionanti ipoperfusione intramurale. L'occlusione intestinale può essere alla base di una perforazione, per l'aumento di pressione sulle zone limitrofe, causando ischemia intramurale e conseguente gangrena. La presenza di enteroliti o di calcoli biliari nel lume intestinale può esser causa più rara di perforazione, per decubito sulla parete o per fenomeni occlusivi (ileo biliare).

Cause di perforazione

Come già detto, molte sono le cause che possono portare alla perforazione intestinale. Nella Tabella 4.6.1 sono riportate le cause che possono essere endogene o esogene:

- *perforazione gastrica*: ulcera peptica, corpi estranei, chirurgia, endoscopia operativa, ischemia, traumi, neoplasie;
- *perforazione duodenale*: ulcera peptica, corpi estranei, chirurgia, traumi;
- *perforazione del piccolo intestino*: occlusione intestinale, diverticolo di Meckel, duodeniti, corpi estranei, chirurgia, sofferenza ischemica;
- *perforazione appendicolare*: coproliti, appendicite acuta;

Tabella 4.6.1. Cause e sede perforazione

Organo	Causa
Stomaco	Chirurgia, endoscopia, traumi, ingestione di corpi estranei, ulcera peptica, neoplasie
Duodeno	Chirurgia, endoscopia, traumi, corpi estranei, ulcera peptica, neoplasie
Tenue	Chirurgia, corpi estranei, connettivopatie (Enhler-Danlos), malattie infettive sistemiche (CMV, tifo etc), ernie interne e volvoli, occlusione intestinale, ischemia, vasculopatie, neoplasie, appendicite, diverticolo di Mekel
Intestino	Chirurgia, endoscopia, traumi, ingestione corpi estranei, malattie infiammatorie croniche intestinali, neoplasie, connettivopatie e vasculopatie, diverticoli, occlusione intestinale, ischemia, volvoli

- *perforazione colica*: occlusione intestinale (maggiormente in sede ciecale per sovradistensione), corpi estranei, chirurgia, endoscopia operativa, ischemia, traumi, raccolte addominali con fistole, emorragia, neoplasie, diverticoliti.

Diagnosi

La presentazione clinica può essere differente a seconda dell'organo interessato e dalla tipologia di contenuto che viene rilasciato in cavità addominale (acqua, succhi gastrici, feci) e dalla capacità degli organi viciniori di contenere tale rilascio. Può insorgere acutamente od essere indolente (ascessi e fistole).

Anamnesi

I pazienti più frequentemente manifestano dolore addominale acuto di tipo trafittivo e che rimane continuo dopo l'insorgenza. La localizzazione del dolore varia a seconda della sede della perforazione e può essere dapprima generalizzato e poi localizzato ad uno o più quadranti dell'addome in caso di irritazione peritoneale. Il dolore localizzato è più frequente in caso di presenza di masse addominali che possono esordire con dolore gravativo nella sede della zona interessata dalla massa responsivo agli analgesici e successivamente evolvere in dolore acuto. Lo stesso tipo di dolore può esserci nel caso di formazione di fistole. Può essere presente il vomito di cui andranno indagate le caratteristiche (gastrico, enterico, ematico, biliare), variazione in senso qualitativo e quantitativo dell'alvo (diarrea, etc.). La febbre può esser presente sia come segno primario (malattia infettiva) sia come segno secondario di sepsi.

Esame obiettivo

L'esame obiettivo deve essere eseguito molto dettagliatamente. L'addome si presenta generalmente dolente e dolorabile all'esame obiettivo; per la disposizione antideclive dell'aria vi è la scomparsa dell'aia di ottusità epatica alla percussione. L'addome può esser francamente peritonitico con i segni e sintomi della difesa peritoneale: addome a tavola, ipoperfusione e cianosi. Da ricercare sempre i segni della sepsi e dello shock settico.

Esami di laboratorio

Gli esami ematochimici sono influenzati dal timing di insorgenza dei sintomi e dall'organo interessato dalla perforazione. Nei casi di sepsi potrà esserci leucocitosi o leucopenia (a seconda del grado), incremento degli indici di necrosi (tra cui LDH e lattati) ed alterazione dell'equilibrio acido base. È opportuno sottoporre il paziente ad esami ematochimici completi in caso di sospetto di perforazione intestinale, tra cui: emocromocitometrico, funzionalità epatica e renale, indici di necrosi, emogasanalisi e test di coagulazione.

Diagnostica per immagini

Radiografia diretta dell'addome

Di rapida esecuzione e di basso costo è da ritenersi l'indagine di primo livello in caso di sospetta perforazione gastrointestinale. L'aria si disporrà in sede subfrenica se il radiogramma verrà effettuato in ortostatismo; in caso di esecuzione in decubito supino, nelle proiezioni laterali l'aria si disporrà in sede antideclive. Nel caso di perforazione secondaria ad occlusione la radiografia diretta dell'addome potrà mostrare anche distensione delle anse intestinali e la presenza di livelli idro-aerei. Anche in caso di perforazione secondaria a volvolo, la radiografia diretta all'addome mostrerà la presenza di distensione gassosa del sigma con la patognomonica forma ad "u" (Figure 4.6.1 e 4.6.2).

RX perforazione

TC con mezzo di contrasto

La TC con mdc rappresenta per la sua sensibilità e specificità l'indagine diagnostica *gold standard* nei casi di pneumoperitoneo. Infatti non solo è in grado di confermare la presenza di aria libera, ma rende possibile identificare la sede della perforazione, la presenza e le caratteristiche del liquido libero in addome (materiale ematico, versamento, raccolte corpuscolate con componente idroaerea) ed allo stesso tempo, nelle acquisizioni vascolari, consente di valutare la perfusione del tubo gastroenterico mostrando anche eventuale sofferenza ischemica dei segmenti coinvolti.

La sola TC senza mdc risulta un'indagine parziale e deve essere riservata, nei casi di urgenza, solo a casi particolari (gravi pazienti allergici in ospedali non provvisti di rianimatore, IRC grave con elevato rischio dialitico) (Figure 4.6.3 e 4.6.4).

TC perforazione

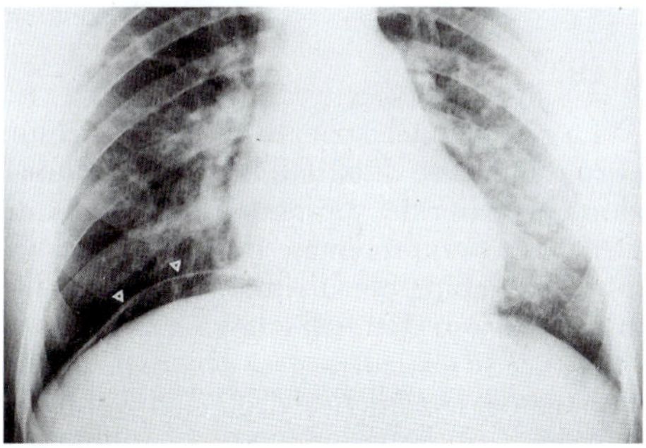

Figura 4.6.1. Esame diretto (ortostasi). Pneumoperitoneo. Modica falda gassosa sottodiaframmatica a destra (frecce).

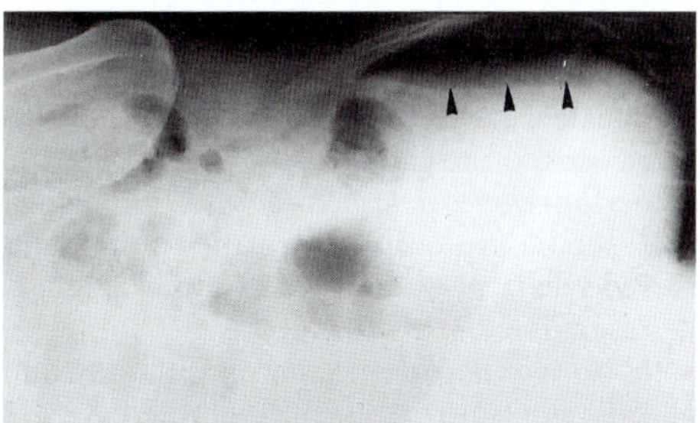

Figura 4.6.2. Esame diretto (d.l.s.). Pneumoperitoneo. Il gas intraperitoneale si raccoglie tra il margine epatico esterno e la parete addominale laterale (frecce).

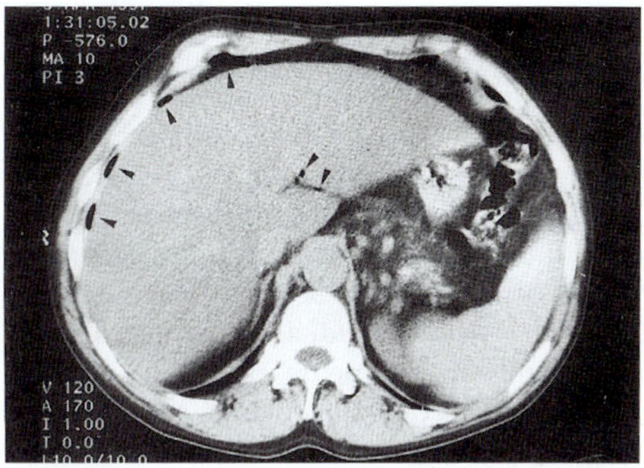

Figura 4.6.3. TC pneumoperitoneo. Bolle gassose nello spazio tra superficie epatica antero-laterale e parete addominale anteriore ed in corrispondenza dell'ilo epatico (frecce).

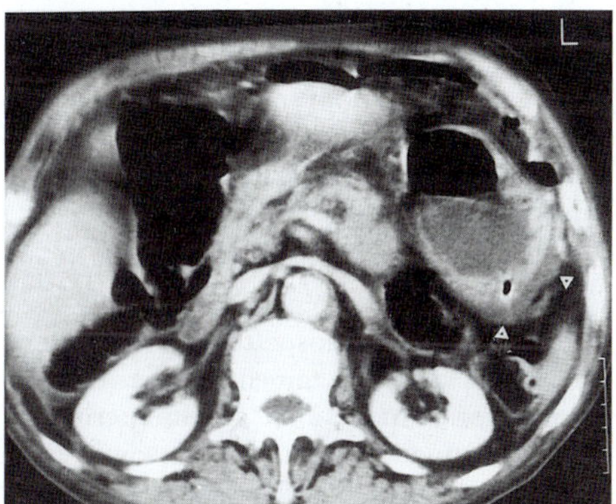

Figura 4.6.4. TC (mdc e.v.). Perforazione gastrica. Piccola raccolta liquida (frecce) in contiguità con la parete posteriore dello stomaco, indice di perforazione (conferma chirurgica).

Ecografia

Alcuni autori hanno dimostrato che l'ecografia, se confrontata con la radiologia tradizionale, ha una maggiore sensibilità (93% vs 79%) ed accuratezza (90% vs 77%) nell'evidenziare l'aria libera intraperitoneale; pertanto è da considerarsi una modalità diagnostica *point of care* estremamente utile nei pazienti con sospetto clinico di pneumoperitoneo. Sebbene la TC rappresenti il *gold standard* diagnostico, gli ultrasuoni vanno adeguatamente considerati anche nei pazienti in cui l'esposizione a radiazioni ionizzanti andrebbe limitata (es. bambini e donne incinte). L'esame richiede un elevato livello di competenza: è da preferire l'utilizzo di sonda lineare ed il decubito del paziente sul fianco sinistro, in modo da poter meglio visualizzare l'interfaccia fegato-diaframma (che viene ad assumere una posizione anti-declive, dove l'aria libera tenderà a raccogliersi), a livello della linea ascellare media. La diagnosi ecografica di aria libera sottodiaframmatica si basa sulla rilevazione di artefatti da riverbero (segno diretto altamente specifico). Tipicamente appare come una piccola e sottile linea iperecogena, localizzata tra diaframma e glissoniana epatica, che presenta artefatti da riverbero posteriori con caratteristico aspetto a coda di cometa che mascherano, nel punto di passaggio, la normale visualizzazione del parenchima epatico (Figura 4.6.5). Talvolta è possibile rilevare segni ecografici indiretti che presentano minore specificità: versamento peri-epatico o libero tra le anse, ispessimento delle pareti colecistiche o di anse intestinali, ileo paralitico.

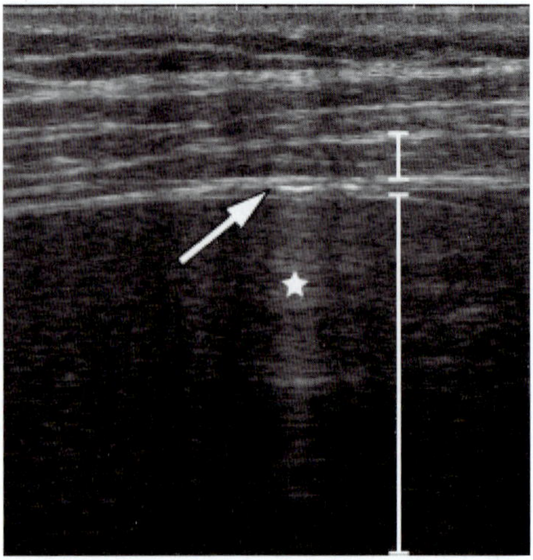

Figura 4.6.5. Aria libera sottodiaframmatica: si noti la sottile linea iperecogena (freccia) tra diaframma e fegato (calipers) con tipico riverbero posteriore a coda di cometa (stella).

Radiografia del torace

Da eseguirsi nel sospetto di pneumomediastino ed a completamento delle indagini preoperatorie. In caso di pneumoperitoneo associato a pneumomediastino, bisogna esser molto prudenti nella ricerca delle cause primarie o secondarie. Nel 5-15% dei casi infatti potrebbe trattarsi di pneumoperitoneo spontaneo idiopatico (in assenza di quadro patologico).

Management

La gestione del paziente prevede il riequilibro e supporto di liquidi durante la valutazione primaria del paziente. Le infusioni di scelta sono rappresentate dai cristalloidi ad infusione rapida per il ripristino della volemia. In base ai dati dell'emogasanalisi potrà essere necessario correggere eventuali alterazioni emogasanalitiche e degli elettroliti.

L'opportunità di una terapia antibiotica va sempre considerata. La terapia è chirurgica. L'approccio varia a seconda della sede interessata dalla perforazione:

- *perforazione gastrica o duodenale*: laparoscopia esplorativa, rafia gastrica/duodenale o eventuale gastroresezione con ricostruzione gastrodigiunale;
- *perforazione del piccolo intestino*: laparoscopia esplorativa identificazione della sede della perforazione; eventuale rafia o resezione;
- *perforazione colica*: laparoscopia da considerarsi solo in assenza di marcata distensione addominale. In tal caso il rischio di lesioni organiche e di impossibilità di corretta mobilizzazione della matassa in-

testinale, rappresenta uno svantaggio rispetto alla laparotomia.

La scelta della tecnica laparoscopica può essere di importante ausilio diagnostico. Permette infatti di valutare la perfusione degli organi coinvolti, avere una ampia visualizzazione del cavo peritoneale. Può permettere di ridurre l'incisione laparotomica in caso di conversione, in base al quadro clinico osservato durante la laparoscopia esplorativa.

Spesso sono necessari drenaggi addominali per il monitoraggio post-operatorio.

In particolare, nel caso di perforazioni da malattia peptica, alcuni trials clinici randomizzati più recenti hanno dimostrato la significativa superiorità della tecnica laparoscopica rispetto alla laparotomia nella riduzione della morbilità postoperatoria, dell'incidenza di infezioni di ferita e della degenza postoperatoria. Non vi sono differenze significative altresì per quanto riguarda la durata dell'intervento chirurgico, tasso di deiscenza delle suture, incidenza di ascessi intraddominali, sepsi postoperatoria, complicanze respiratorie, tasso di reintervento o mortalità. La laparoscopia dovrebbe pertanto essere considerata come la tecnica di scelta in questi casi.

La terapia antibiotica deve essere ad ampio spettro (consultare pag. 590), eventuali esami colturali intraoperatori permetteranno di ottenere una diagnosi microbiologica precisa.

Bibliografia di riferimento

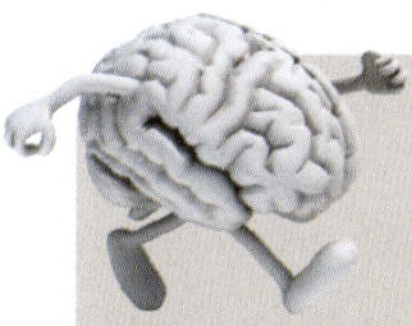

CONDIZIONI PARTICOLARI

Una condizione particolare è rappresentata dallo pneumoperitoneo radiologico in assenza di perforazione viscerale, con un'incidenza del 5-10% dei quadri radiologici di pneumoperitoneo. La via toracica rappresenta l'origine più frequente di pneumoperitoneo spontaneo. L'aumento della pressione nelle vie aeree, unita o meno all'aumento pressorio all'interno della gabbia toracica, sembra il fattore determinante nel causare lo spostamento dell'aria dal torace alla cavità addominale. Le cause sono elencate nella Tabella 4.6.2.

L'esame obiettivo evidenzia una dolorabilità e una distensione addominale modeste, non accompagnate da segni d'irritazione peritoneale, febbre o leucocitosi. La chiara assenza di segni d'irritazione peritoneale inducono a trattare conservativamente questi pazienti, che andranno rivalutati frequentemente e l'atteggiamento deve essere sempre critico.

Tabella 4.6.2. Cause di pneumoperitoneo benigno

Causa	Fisiopatologia
Idiopatica postoperatoria	Ritenzione aerea da intervento laparotomico o laparoscopica
Toracica	Aumento pressione vie aeree ed intratoracica, ventilazione con pressione positiva, barotrauma, asma, broncoscopia, trauma chiuso, RCP, TBC, fistola broncopolmonare, rottura spontanea di bolle aeree
Addominale	Pneumatosi cistica, procedure endoscopiche, sdr post polipectomia, dialisi peritoneale, malattie del collagene, pneumocolecistite, diverticolosi digiunale e colica, distensione di viscere cavo, perforazione intestinale sublicinica
Ginecologica	Lavaggi vaginali, PID, coito, esame ginecologico, ginnastica postpartum

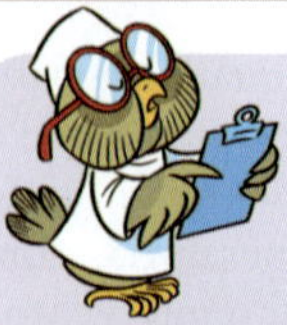

IL PARERE DELL'ESPERTO

La perforazione del tratto gastroenterico rappresenta una condizione di urgenza con un elevato rischio di morbidità e mortalità. L'attenta raccolta amamnestica, la rapidità di formulazione della corretta diagnosi rappresentano un punto chiave nel trattamento di questi pazienti. Infatti la precocità di intervento evita di compromettere lo stato generale del paziente, che è da considerarsi rapidamente evolutivo in queste condizioni. L'intervento chirurgico è molto spesso mandatorio. L'accesso laparoscopico può essere scelto nelle perforazioni del tratto digestivo alto perché la visualizzazione diretta degli spazi subfrenici rappresentano un innegabile vantaggio nella gestione delle raccolte in tale sede. Tale accesso può essere utilizzato anche nei quadri di perforazione colica ma da evitare nei quadri di sovradistensione da occlusione, per l'aumentato rischio di lesioni iatrogene e per la ridotta spazialità che comporterebbe una gestione più difficile. Il tipo di intervento da compiere dipenderà dall'imaging e dai reperti intraoperatori. Nei casi di perforazione tamponata, in assenza di segni clinici di peritonismo e di uno stato settico, si dovrà valutare un eventuale trattamento conservativo, qualora possibile. Bisogna attentamente rivalutare il paziente ad intervalli ravvicinati ed essere pronti ad intervenire in caso di variazioni delle condizioni del paziente.

L'utilizzo della laparoscopia in urgenza rappresenta un goal terapeutico; infatti unisce la fase diagnostica con quella operativa e curativa ed in caso di conversione permette di ottenere informazioni importanti e di guidare l'accesso laparotomico sulla base del quadro evidenziato in laparoscopia.

Questa scelta terapeutica permette, come già ampiamente illustrato in letteratura, una ripresa più rapida del paziente.

LA LAVAGNA

- ***La radiografia diretta dell'addome trova la sua indicazione principale nel sospetto di perforazione gastrointestinale.***
- ***La TC con mezzo di contrasto rappresenta il gold standard dell'indagine diagnostica.***
- ***Ricordarsi del pneumoperitoneo radiologico senza perforazione intestinale.***
- ***Ricercare sempre i segni delle sepsi e dello shock settico.***

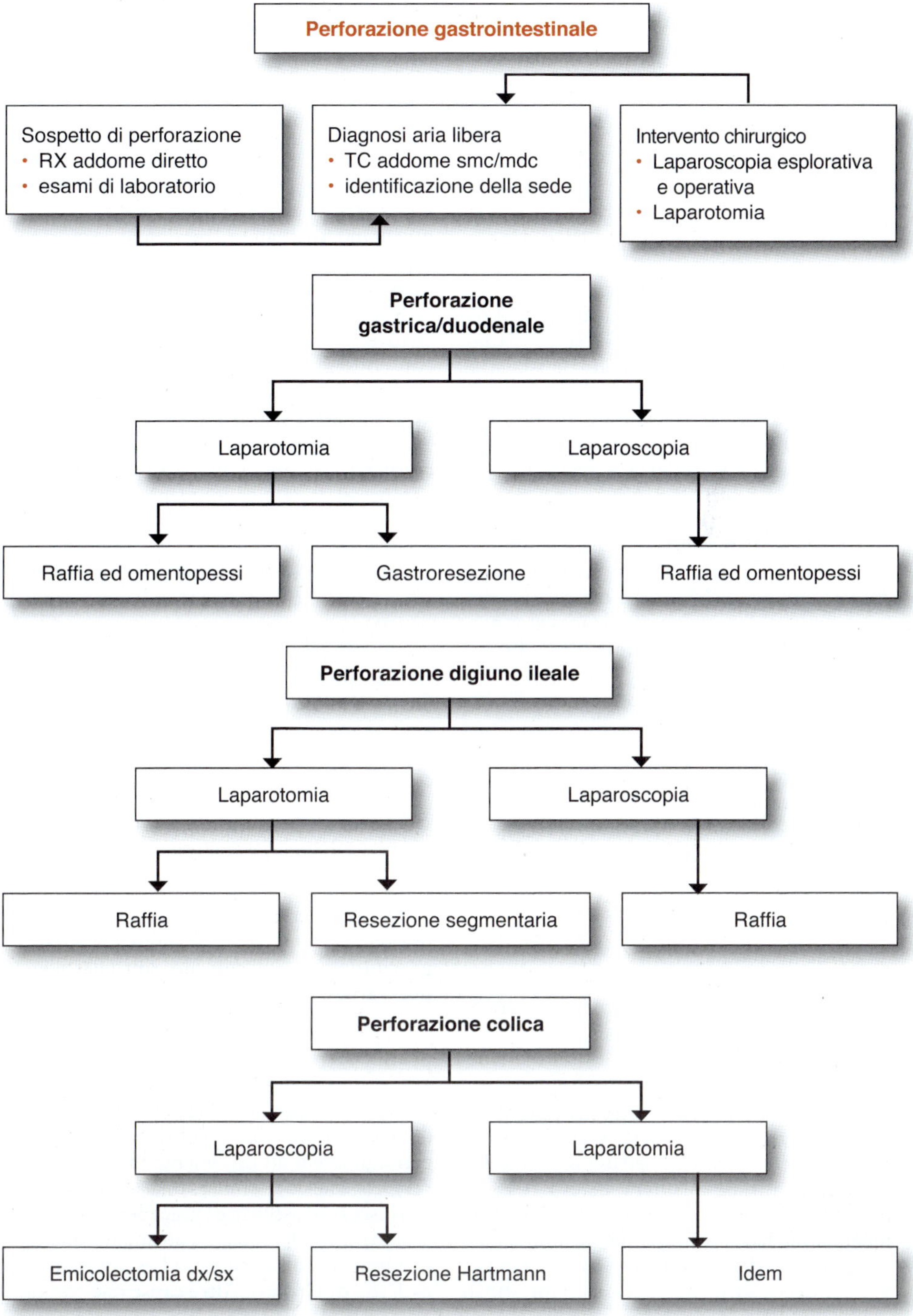
Perforazione gastrointestinale
Sospetto di perforazione
• RX addome diretto
• esami di laboratorio
Diagnosi aria libera
• TC addome smc/mdc
• identificazione della sede
Intervento chirurgico
• Laparoscopia esplorativa e operativa
• Laparotomia
Perforazione gastrica/duodenale
Laparotomia
Laparoscopia
Raffia ed omentopessi
Gastroresezione
Raffia ed omentopessi
Perforazione digiuno ileale
Laparotomia
Laparoscopia
Raffia
Resezione segmentaria
Raffia
Perforazione colica
Laparoscopia
Laparotomia
Emicolectomia dx/sx
Resezione Hartmann
Idem

4.7 Occlusione intestinale e volvolo

OCCLUSIONE INTESTINALE ACUTA

Per occlusione intestinale si intende una interruzione nel normale transito del contenuto intestinale che può essere su base funzionale (per un'alterazione nella peristalsi) o meccanica. Questa ultima condizione causa una dilatazione dell'intestino a monte della sede dell'ostruzione; se non rapidamente corretta, porta a sofferenza ischemica e perforazione del viscere nel 7-42% con un notevole incremento della mortalità associata.

L'occlusione intestinale, nella sua presentazione acuta, è una delle urgenze chirurgiche più frequenti. Nell'80% dei casi è coinvolto il piccolo intestino e nella maggior parte dei casi la causa sottostante è una briglia aderenziale; si stima infatti che solo negli Stati Uniti d'America vengano eseguite 300.000 laparotomie ogni anno per occlusioni su base aderenziale.

Tra i fattori di rischio più importanti possiamo elencare:

- pregressa chirurgia addomino-pelvica;
- difetti di parete addominale ed ernie inguinali;
- pregressi eventi flogistici intestinali;
- elevato rischio neoplastico o storia di pregressa neoplasia;
- pregressa radioterapia;
- anamnesi di ingestione di corpo estraneo.

Fisiopatologia

L'occlusione su base ostruttiva comporta una progressiva dilatazione dell'intestino a monte della sede dell'ostruzione, laddove l'intestino a valle risulterà deteso. Con il passare del tempo i gas prodotti dalla fermentazione batterica possono accumularsi e peggiorare la distensione intestinale; con l'evolvere del quadro clinico le pareti intestinali diventano edematose, perdendo la normale capacità di assorbimento e causando un sequestro di liquidi all'interno dell'intestino.

Soprattutto nei casi in cui la sede dell'ostruzione è prossimale, si manifesta emesi con conseguente perdita di liquidi e conseguenti squilibri elettrolitici ed alterazioni dell'equilibrio acido-base.

Se la distensione intestinale diviene eccessiva, i vasi sanguigni intramurali risultano compressi con un conseguente deficit di perfusione che può portare ad ischemia o necrosi con successiva traslocazione batterica.

L'occlusione viene infine definita ad ansa aperta quando è presente solo una sede di ostruzione oppure ad ansa chiusa quando le ostruzioni isolano un segmento che pertanto non ha possibilità di detensione retrograda. Ciò si verifica con maggiore frequenza nelle ostruzioni coliche in cui la valvola ileo-ciecale risulta continente e si comporta quindi come una seconda sede di ostruzione.

Occlusione acuta del piccolo intestino

Sebbene la maggior parte dei pazienti presenti dolore, nausea, vomito e distensione addominale, il corredo sintomatologico può variare a seconda della sede e del tipo di ostruzione.

Cause

La più frequente causa di occlusione acuta del piccolo intestino è la briglia aderenziale, conseguente a un precedente intervento chirurgico che determina una compressione estrinseca. In assenza di precedenti chirurgici la sindrome aderenziale può anche conseguire a un insulto flogistico (ad es. diverticolite, malattia di Crohn). Altre cause che comportano una compressione *ab estrinseco* sono costituite dalla patologia erniaria e dai volvoli e dalla carcinosi. Aderenze, ernie e neoplasie giustificano la quasi totalità dei casi.

L'occlusione intestinale del piccolo intestino può anche essere dovuta a cause intrinseche alla parete intestinale stessa quali processi espansivi afinalistici (neoplasie), stenosi infiammatorie o ematomi intraluminali postraumatici (soprattutto duodenale). Altre cause che possono portare ad una ostruzione intraluminale sono l'invaginazione intestinale, l'ileo biliare (dovuto alla migrazione di una voluminosa formazione litiasica attraverso una fistola colecisto-intestinale) oppure all'ingestione di corpi estranei.

Riassumendo: le più frequenti cause di occlusione acuta del piccolo intestino sono aderenze, ernie e neoplasie, che sommate giustificano la quasi totalità dei casi. Più rari i volvoli (8%), le intussuscezioni (6%), le malattie infiammatorie (5%) e l'ileo biliare (2%).

Alcuni pazienti presentano ostruzioni parziali o ricorrenti legate a cause infiammatorie croniche, per la lenta crescita neoplastica o la presenza cronica di aderenze.

Circa il 20% dei pazienti affetti da sindrome aderenziale con un pregresso episodio di sub-occlusione può presentare nei successivi 5 anni un nuovo e potenzialmente peggiore episodio occlusivo, con una probabilità di ostruzione completa via via maggiore e con un intervallo libero tra i diversi episodi minore. Sono descritte casistiche minori anche di occlusioni ileali dovute a stenosi insorte in seguito all'assunzione cronica di farmaci (FANS e potassio cloruro) e rare condizioni come la peritonite idiopatica incapsulante sclerosante.

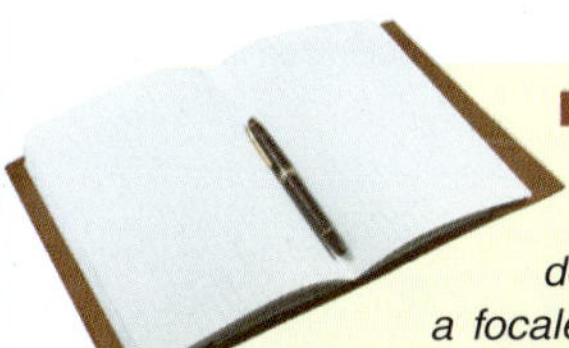

IL TACCUINO

Una variazione del dolore da crampiforme a focale e continuo, in particolare se associato a febbre e tachicardia, può indicare un coinvolgimento peritoneale secondario allo sviluppo di una complicanza come l'ischemia intestinale.

Presentazione clinica

I sintomi più comunemente associati a questa condizione sono la nausea, il vomito, il dolore addominale di tipo crampiforme e la chiusura dell'alvo alle feci ed ai gas (quest'ultimo presente nell'80-90% dei pazienti).

Il dolore è solitamente descritto come centro-addominale con crampi che si susseguono ogni 4-5 minuti.

Nelle ostruzioni alte (duodeno o digiuno prossimale) il sintomo preponderante sarà il vomito.

In alcuni casi la presenza di una "falsa" canalizzazione (il transito di gas o feci nel tratto di intestino più distale, a valle della sede ostruttiva) può rappresentare un elemento fuorviante nella diagnosi di occlusione intestinale.

L'esame obiettivo andrebbe eseguito sempre in modo completo per non tralasciare i segni sistemici del quadro occlusivo, primo fra tutti la disidratazione e l'ipovolemia.

All'ispezione dell'addome, oltre alla distensione (quasi sempre evidente), andranno ricercate le cicatrici di eventuali pregressi interventi chirurgici, che qualora presenti aumenteranno la probabilità dell'origine ostruttiva del quadro occlusivo. È bene ricordare che nelle ostruzioni ad ansa chiusa, la distensione addominale può essere minima.

All'auscultazione potrebbe inizialmente apprezzarsi un quadro di iperperistalsi con i timbri metallici tipici della sovradistensione intestinale; quando inveterata l'occlusione può dare un intorpidimento della peristalsi.

Alla percussione si apprezza, spesso, un diffuso ipertimpanismo. È opportuno valutare sempre l'aia di ottusità epatica, per riconoscere eventuali segni indiretti di perforazione.

Con la palpazione andranno ricercate eventuali porte erniarie nella parete addominale e nelle regioni inguinali e crurali ed eventuali masse. L'esame obiettivo si completerà con l'esplorazione rettale per escludere la presenza di fecalomi o eteroformazioni.

Gli esami di laboratorio non sono sufficientemente specifici per definire la diagnosi, tuttavia possono essere utili per stimare la presenza e la severità degli squilibri elettrolitici e dell'equilibrio acido-base. Pertanto è indicata la determinazione di azotemia, creatinemia, elettroliti, LDH, leucociti, lattato e emogasanalisi. Utile l'esame delle urine.

Diagnostica per immagini

Sebbene la diagnosi di occlusione acuta del piccolo intestino possa essere formulata sulla base della raccolta anamnestica (ricerca dei fattori di rischio) e sulla presentazione clinica, le indagini strumentali sono fondamentali per confermare l'ipotesi diagnostica, definire il tipo e la sede dell'ostruzione e individuare precocemente le possibili complicanze.

Radiografia diretta dell'addome. Consente di confermare rapidamente l'ipotesi di occlusione intestinale; inoltre consente di individuare quelle complicanze quali, ad esempio, la perforazione intestinale. La radiografia andrebbe eseguita sia in clinostatismo che in ortostatismo per facilitare il riconoscimento dei livelli idro-aerei. Altro reperto tipico è la sovradistensione delle anse sino al punto di ostruzione. Sebbene la sensibilità di questa metodica sia dell'80%, solitamente la semplice radiografia non consente di individuare la sede dell'ostruzione né il tipo (occlusione meccanica VS ileo paralitico) (Figura 4.7.1).

TC addome con mdc. È molto utile nell'identificare la sede dell'occlusione (riconoscibile spesso quale improvviso salto di calibro delle anse intestinali), la severità (occlusione completa o subocclusione) e l'eziologia, potendo individuare eventuali ernie, eteroformazioni, malrotazioni od eventuali cause flogistiche. Consente inoltre di identificare i segni delle possibili complicanze quali ischemia, necrosi e perforazione intestinale (Figura 4.7.2).

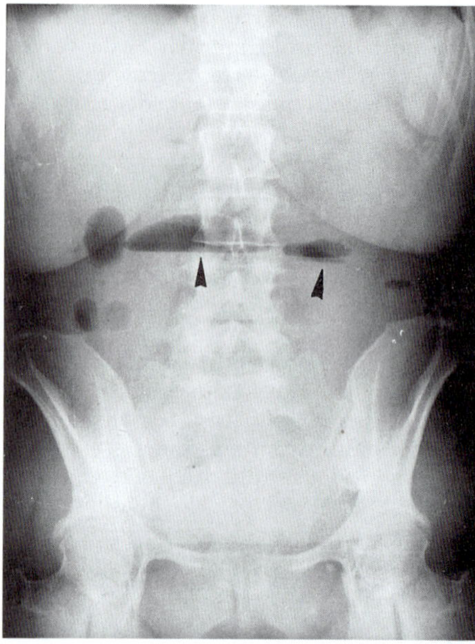

Figura 4.7.1. Esame diretto (ortostasi). Occlusione intestinale del tenue. Immagini di livello idroaereo (frecce).

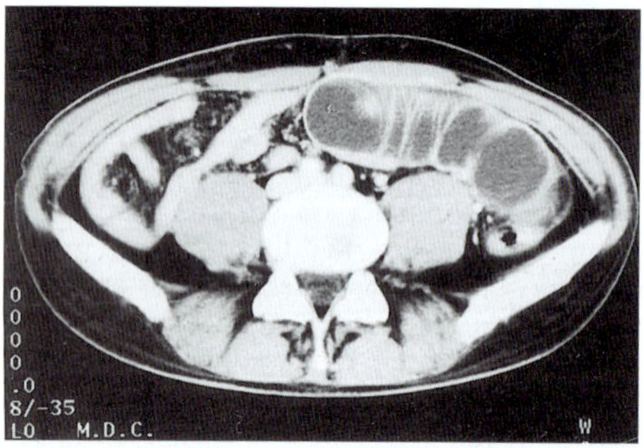

Figura 4.7.2. TC (mdc ev). Occlusione del tenue. Anse intestinali dilatate per fenomeni aderenziali. A valle dell'ostruzione anse del tenue e del colon con la vite.

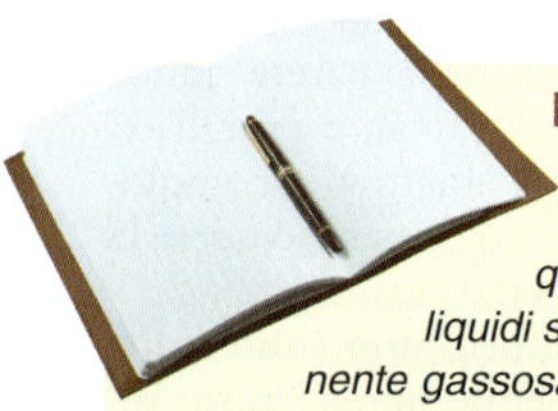

IL TACCUINO

Nei casi in cui il sequestro intraluminale di liquidi sia massivo, la componente gassosa potrebbe ridursi fino a scomparire, questo non deve far sottostimare la severità dell'occlusione.

TC volvolo intestinale

Nel caso di briglie aderenziali o di ernie interne è possibile individuare la briglia stessa o la porta erniaria (tipicamente dopo pregressa chirurgia addominale con ricostruzioni) e il conseguente *twisting* del mesentere.

Ecografia. È un esame affidabile e la dilatazione viene evidenziata con una sensibilità del 90% e una specificità dell'84% (Figura 4.7.3). Tuttavia spesso (salvo casi specifici e riguardanti soprattutto le ernie di parete) è necessario integrare le informazioni ecografiche con quelle TC, soprattutto sulla definizione eziologica dell'ostruzione e sulla vitalità delle anse coinvolte.

ECO occlusione intestinale

RX transito con mezzo di contrasto idrosolubile per os. Viene diffusamente utilizzato nei pazienti affetti da occlusione del piccolo intestino secondaria a sindrome aderenziale nel trattamento conservativo (NOM). Diverse reviews e meta-analisi ne hanno definito l'utilità nel decretare il fallimento del trattamento conservativo qualora il contrasto non raggiunga il colon ad un RX addome eseguita a 24 h dopo la somministrazione (Figura 4.7.4).

Numerosi studi hanno dimostrato che l'uso del mdc idrosolubile ha un elevato valore predittivo sulla necessità di un trattamento chirurgico oltre che avere un ruolo terapeutico attivo come catartico. La somministrazione del farmaco nelle occlusioni del tenue su base aderenziale è sicura in termini di morbilità e mortalità, sebbene siano stati descritti alcuni effetti collaterali: complicanze anche temibili sono la polmonite *ab ingestis* e l'edema polmonare. Queste complicanze sono evitabili quando il mdc viene somministrato dopo una adeguata aspirazione del contenuto gastrico con un sondino nasogastrico. Un ulteriore effetto collaterale è rappresentato dalla disidratazione potenziale secondaria alla somministrazione del mdc, che essendo dotato di alta osmolarità, può determinare un ulteriore sequestro di fluidi intraluminare. Questa condizione si verifica più comunemente nei pazienti pediatrici e negli anziani, con un quadro clinico simile allo stato di shock. Il dosaggio terapeutico del farmaco varia dai 50-150 mL, somministrato per via orale o attraverso il sondino nasogastrico.

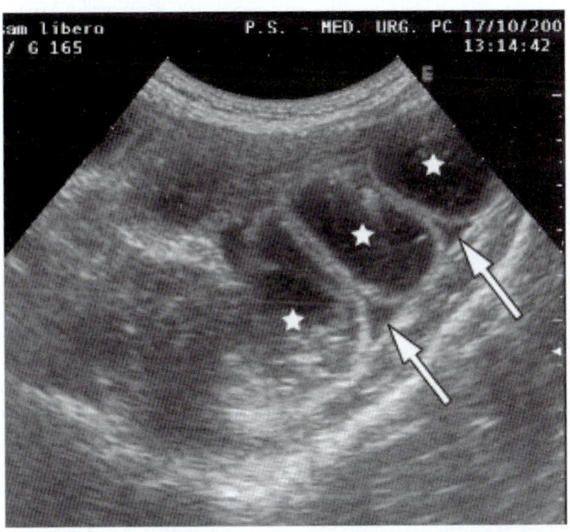

Figura 4.7.3. Occlusione intestinale: anse ileali distese, a contenuto liquido (stella). Versamento liquido libero tra le anse (freccia).

Diagnosi differenziale

È doveroso ricordare come il dolore addominale e la nausea siano sintomi assolutamente aspecifici e comuni a un gran numero di condizioni morbose (Tabella 4.7.1). Nell'occlusione acuta del piccolo intestino la diagnosi differenziale si concentrerà principalmente sull'ileo paralitico e sulla pseudo-ostruzione.

Tabella 4.7.1. Patologie che entrano nella diagnosi differenziale con l'occlusione intestinale acuta

• Rottura dell'esofago
• Gastroenterite acuta
• Malattia infiammatoria intestinale
• Ischemia mesenterica
• Torsione ovarica
• Pancreatite acuta
• Appendice acuta
• Cheto-acidosi diabetica
• Malattia infiammatoria pelvica

Ileo dinamico paralitico. Si manifesta, in varia misura, dopo ogni intervento chirurgico laparotomico, ma può anche essere dovuto a peritonite, politrauma, ischemia intestinale, squilibri elettrolitici (ipocalemia), e come effetto collaterale di alcuni farmaci (ad esempio oppiacei ed anticolinergici). Con la distensione intestinale che consegue alla paralisi

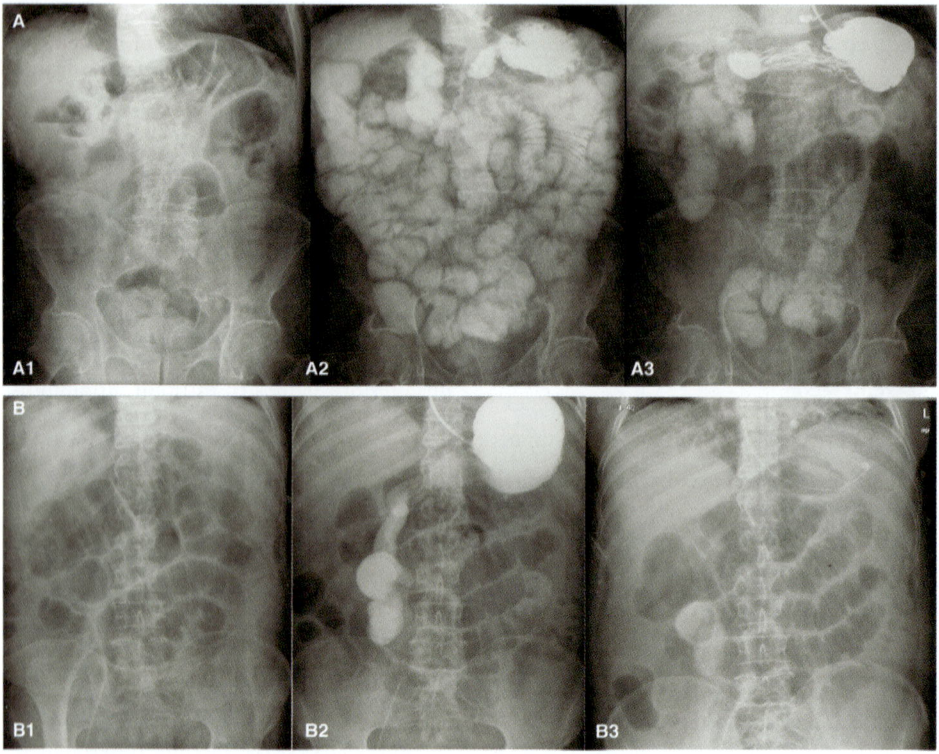

Figura 4.7.4. Occlusione intestinale,
A). RX transito con mezzo di contrasto idrosolubile per os, in un caso di successo di NOM: il mdc opacizza progressivamente le anse ileali distese, sino ad opacizzare il colon. RX seriate: A1: basale, A2 a 60 minuti dalla somministrazione, A3 a 180 minuti. Il quadro occlusivo veniva risolto conservativamente.
B). RX transito con mezzo di contrasto idrosolubile per os, in un caso di fallimento di NOM: il mdc opacizza solo stomaco e le prime anse duodeno-digiunali, senza mai opacizzare il colon. RX seriate: B1: basale, B2 a 240 minuti dalla somministrazione, B3 a 24 ore. Il paziente veniva quindi sottoposto a intervento chirurgico.

intestinale i sintomi possono essere del tutto simili al quadro occlusivo meccanico tuttavia le indagini radiologiche non identificheranno una causa ostruttiva, inoltre il retto ed il colon mostreranno la presenza di gas al loro interno.

Pseudo-ostruzione intestinale. È un disordine motorio intestinale, caratterizzato da un rallentato transito secondario ad una ridotta capacità peristaltica. Questa malattia ha solitamente caratteristica di cronicità con sintomi ricorrenti (distensione, nausea, vomito ed alvo alterno) benché possa anche manifestarsi in modo acuto (sindrome di Ogilvie). Il grosso intestino ne è interessato con maggiore frequenza. Nella storia anamnestica di questi pazienti può esserci traccia di pregressi interventi chirurgici per quadri occlusivi senza riscontro di cause evidenti.

Gestione del paziente con occlusione meccanica del piccolo intestino

Il trattamento del paziente con quadro occlusivo meccanico del piccolo intestino dipende dall'eziologia, dalla severità del quadro e dalla sede della causa ostruttiva. Gli obiettivi sono, innanzitutto, il ripristino di una corretta volemia, il controllo degli squilibri elettrolitici, e la corretta scelta del trattamento (conservativo vs chirurgico).

Il paziente che presenti un quadro occlusivo deve essere gestito in ambiente ospedaliero, così da consentire la somministrazione di infusioni endovenose. La valutazione chirurgica consentirà di distinguere i casi con indicazione chirurgica assoluta, dai pazienti inizialmente gestibili in modo conservativo. In entrambi i casi, si suggerisce tuttavia una presa in carico in ambiente chirurgico.

Terapia infusionale. I pazienti potranno presentare ipovolemia (anche severa), acidosi o alcalosi metabolica (in caso di ostruzione gastro-duodenale), e alterazioni elettrolitiche come causa del vomito e del sequestro intraluminale di liquidi. Al ricovero sarà pertanto consigliabile ottenere 2 accessi venosi periferici di grosso calibro. La scelta della terapia infusionale andrà valutata sulla scorta dell'assetto elettrolitico e sulla funzionalità renale del paziente (che potrebbe essere compromessa dallo stato di disidratazione); generalmente la soluzione di Ringer lattato può risultare adeguata. Una supplementazione di potassio potrà rendersi necessaria specialmente nei pazienti con storia di abbondante emesi. La terapia infusionale è fondamentale sia nel trattamento conservativo sia nel trattamento chirurgico per migliorare le condizioni generali così da minimizzare i rischi relativi alla chirurgia.

Dieta. Al paziente occluso andrà imposto il digiuno assoluto per liquidi e solidi per non aggravare la distensione addominale.

Detensione gastro-intestinale. Quando presenti distensione addominale marcata, nausea e vomito il sondino naso-gastrico (SNG) consente una detensione del tubo gastro-enterico, alleviando i sintomi della gastrectasia e riducendo il passaggio di gas e liquidi dallo stomaco al piccolo intestino contrastando così la distensione anche delle anse intestinali. Da ricordare infine come la terapia farmacologica abbia un'efficacia limitata nel ridurre i sintomi e il dolore dell'occlusione fino a quando la causa non sia stata rimossa.

Indicazioni alla chirurgia. Esistono alcune condizioni che riconoscono una indicazione assoluta al trattamento chirurgico e altre che permettono un tentativo di approccio conservativo. In particolare le seguenti condizioni si configurano come urgenze chirurgiche:

- segni di sofferenza ischemica o perforazione di ansa;
- occlusione ad ansa chiusa (cfr sezione volvolo);
- occlusione sostenuta da ernia strozzata;
- fallimento della terapia conservativa.

L'approccio conservativo è indicato nei quadri occlusivi non complicati, secondari a sindrome aderenziale. È tuttavia necessario eseguire delle rivalutazioni cliniche seriate e porre indicazione chirurgica in mancanza di segni di miglioramento. Non vi è evidenza per un'ideale durata del tentativo di approccio conservativo, ma la maggior parte degli autori conviene su un cutoff sicuro e appropriato di 72 h.

Tutti i pazienti in cui insorgano i segni di complicanze (ischemia intestinale, necrosi parietale e perforazione) devono essere avviati al trattamento chirurgico.

L'approccio laparoscopico è stato introdotto più recentemente e sembrerebbe gravato da morbilità inferiore in casi selezionati di pazienti affetti da quadro occlusivo su base aderenziale. Il rischio di recidiva di occlusione intestinale è leggermente inferiore dopo un trattamento chirurgico laparoscopico se confrontato con il NOM: 8% dopo un anno e 16% dopo 5 anni.

Occlusione intestinale del grosso intestino

L'occlusione meccanica del colon può essere dovuta a eziologie differenti sia di tipo benigno che tumorale. L'occlusione è il sintomo di presentazione del cancro del colon in circa il 30% dei casi (con frequenza ancora maggiore nei tumori del sigma-retto); a differenza del piccolo intestino la causa benigna più frequente di ostruzione colica è il volvolo del sigma.

Tra i fattori di rischio principali emergono la familiarità per i tumori del colon, una pregressa resezione colica, pregresse infiammazioni (es pregresse diverticoliti), ernie della parete addominale e anomalie anatomiche predisponenti ai volvoli (come il dolico sigma).

Cause

Le cause più frequenti di occlusione intestinale del grosso intestino sono indicate nella Tabella 4.7.2.

Tabella 4.7.2. Cause di occlusione del colon

- Neoplasie benigne e maligne
- Volvolo
- Stenosi da diverticoli o ischemia
- Intussuscezione
- Compressione
- Costipazione

Presentazione clinica

La presentazione clinica può variare a seconda che il quadro occlusivo si presenti acutamente o in modo subacuto/cronico: nel primo caso i sintomi prevalenti saranno il dolore crampiforme e la chiusura dell'alvo, laddove il progressivo manifestarsi di un quadro subocclusivo generalmente si palesa con una progressiva modifica nell'alvo; questa può perdurare per settimane o mesi prima di giungere ad una franca occlusione. In questo caso la perdita involontaria di peso corporeo dovrà orientare la nostra diagnosi verso una eziologia di tipo tumorale.

La diagnosi di occlusione colica può essere sospettata sulla base della presentazione clinica in relazione alla compresenza dei fattori di rischio sopra citati, tuttavia la conferma diagnostica richiede l'impiego di indagini strumentali che consentano di identificare la sede dell'ostruzione, la severità (occlusione completa o subocclusione) e l'eziologia. Nella patologia neoplastica l'imaging radiologico sarà inoltre mandatorio per la corretta stadiazione della patologia.

Esame obiettivo. L'esame obiettivo evidenzia nella maggior parte dei casi un addome disteso con ipertimpanismo diffuso. I rumori addominali sono normali all'inizio per poi scomparire. Alla palpazione è presente con frequenza dolorabilità diffusa. L'accentuarsi della dolorabilità e la comparsa della febbre devono far sospettare una peritonite da perforazione. All'esplorazione rettale, in genere, vi è assenza di feci in caso di ostruzione, feci dure nel caso di compressione estrinseca e molli se costipazione.

Diagnosi differenziale

La diagnosi differenziale dell'ostruzione del colon si pone con le patologie elencate nella Tabella 4.7.3.

Tabella 4.7.3. Patologie che entrano in diagnosi differenziale con l'occlusione del colon

- Ernia addominale
- Appendicite acuta
- Megacolon cronico
- Diverticolite
- Megacolon tossico
- Colite pseudomembranosa
- Ostruzione del piccolo intestino

Esame di laboratorio

Gli esami di laboratorio sono utili per la valutazione dello stato idroelettrolitico del paziente e per evidenziare una condizione settica e/o ischemica. È indicata, pertanto, la determinazione di leucociti con formula, creatininemia, azotemia, elettroliti, LDH, acido lattico ed esame delle urine.

Nel caso di stato settico da sospetta perforazione o ischemia intestinale, è utile eseguire emocolture.

Diagnostica per immagini

La RX addome in bianco in clino ed ortostatismo può porre il sospetto di occlusione colica repertando la dilatazione delle anse del piccolo intestino e del colon destro fino alla presunta sede occlusiva.

Tuttavia l'indagine strumentale di scelta, è la tomografia computerizzata con mezzo di contrasto, che risulta avere un'elevata sensibilità e specificità nella diagnosi di neoplasia colica, tale metodica inoltre consente generalmente di stimare la severità del quadro occlusivo, differenziando così i quadri pseudo-occlusivi (Figura 4.7.5). Tra i segni radiologici dell'occlusione colica si possono elencare:

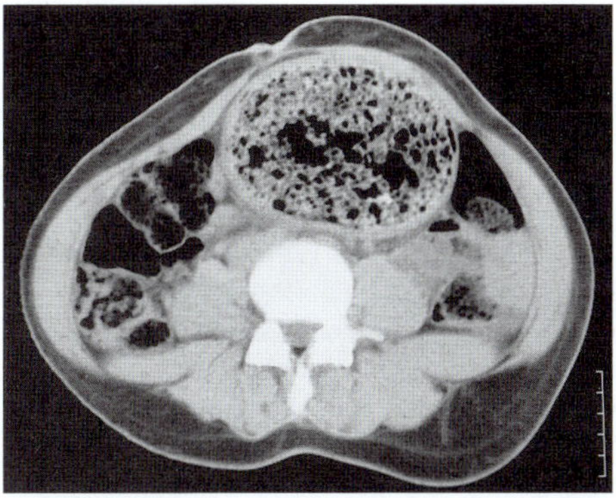

Figura 4.7.5. TC. Marcata distensione del sigma ad opera di un voluminoso fecaloma; segni di coprostasi anche negli altri segmenti colici.

- distensione colica con segno di transizione e colon a valle deteso (assenza di gas o feci);
- ispessimento patologico intramurale (massa);
- segni tipici del volvolo (segno del vortice);
- alterazioni del contenuto colico (fecaloma o corpi estranei).

Gestione clinica

La gestione clinica dei pazienti con occlusione colica prevede l'ospedalizzazione al fine di poter instaurare un'adeguata terapia di supporto con infusioni intravenose volte a ristabilire una corretta volemia e a ripristinare eventuali squilibri idroelettrolitici. Una decompressione mediante sondino naso-gastrico sarà indicata per tutti i pazienti che presentino nausea o vomito. Il successivo iter terapeutico dipenderà dalla causa eziologica e dalle condizioni generali del paziente. L'occlusione completa è quasi sempre un'urgenza chirurgica. La scelta dell'intervento deve tener conto di diversi fattori: quando possibile l'intento dell'intervento resettivo è di rimuovere la causa dell'occlusione in modo radicale e ripristinare la fisiologica continuità del tubo digerente. Un'accurata analisi dovrà indirizzare il chirurgo ad una ricanalizzazione diretta piuttosto che ad una chirurgia in due tempi (nei pazienti più ad alto rischio). I pazienti con una patologia oncologica avanzata o con controindicazioni assolute o temporanee alla chirurgia, possono giovarsi di un approccio endoscopico mediante il posizionamento di endoprotesi.

Quest'approccio è abitualmente proposto per neoplasie del sigma-retto, benché alcuni centri presentino esigue casistiche di occlusioni del colon destro con tassi di successo ragionevoli. La metodica, che può comunque essere gravata dal rischio di complicanze (perforazione, migrazione, insuccesso), va valutata anche come *bridge to surgery*: questo permetterebbe un trattamento chirurgico radicale dal punto di vista oncologico, consentendo al paziente di giungere al momento dell'intervento in condizioni sistemiche migliori in termini di volemia e bilancio elettrolitico (mediamente sette giorni), nonché di essere sottoposto ad un intervento con inferiore probabilità di confezionamento di enterostomia e aumentando la possibilità di condurre lo stesso per via laparoscopica.

L'approccio laparoscopico, quando percorribile, si è dimostrato altrettanto valido rispetto all'approccio laparotomico avendo tassi di mortalità e radicalità sovrapponibili.

VOLVOLO

Definizione

Con il termine volvolo si identifica la torsione di un segmento del tubo digerente che generalmente porta a un quadro clinico di occlusione; in alcuni casi, specialmente quando la torsione del viscere raggiunge i 360°, si può incorrere in ischemia, necrosi e conseguente perforazione.

Le sedi maggiormente interessate da questa patologia sono il sigma e il cieco; l'interessamento di altri distretti quali stomaco, piccolo intestino e colon trasverso è sicuramente più raro.

Epidemiologia

Nella casistica statunitense il volvolo del sigma è una patologia relativamente rara, risultando essere la causa di meno del 10% dei quadri di occlusione intestinale. L'epidemiologia aumenta in modo esponenziale nelle

APPROFONDIMENTI

Come utilizzare le risorse radiologiche

Nel paziente con dolore addominale ed addome disteso alla visita, la prima indagine radiologica da considerare è la radiografia diretta dell'addome. Il basso costo dell'indagine e l'ampia disponibilità la rende di facile utilizzo. La bassa specificità e sensibilità la rendono comunque un'immagine di primo livello. Fornisce importanti informazioni e può già essere di grande ausilio nelle decisioni dell'iter terapeutico in quanto identifica condizioni ad elevata urgenza come lo pneumoperitoneo.

La disponibilità ormai su larga scala della TC la rende la scelta diagnostica principale nelle patologie gastrointestinali. Fornisce con elevata sensibilità e specificità la diagnosi, valuta il grado di perfusione del tratto gastroenterico ed identifica eventuali ulteriori comorbidità o complicanze misconosciute che concomitano allo stato di urgenza.

Occlusione intestinale e terapia antibiotica

Nel caso di pazienti con occlusione intestinale è sempre necessario il ricovero ospedaliero con somministrazione per via parenterale di una terapia antibiotica che copra i principali batteri Gram-negativi (prevalentemente *Enterobacteriaceae*), gli Streptococchi e gli anaerobi. La terapia antibiotica è volta a controllare la possibile insorgenza di peritonite secondaria alla perforazione intestinale o alla traslocazione batterica attraverso la parete intestinale stessa.

Tra questi pazienti, vanno identificati quelli a rischio per infezione da *Enterobacteriaceae* produttrici di ESβL [i fattori di rischio più significativi sono la precedente esposizione a farmaci antibatterici (in particolare cefalosporine di terza generazione e chinoloni) e la presenza di comorbidità con esposizione a diversi cicli di terapia antibiotica] e per possibile infezione da Enterococchi (immunocompromessi, portatori di protesi valvolare o di altro materiale protesico e che hanno ricevuto in precedenza cefalosporine o altri antibiotici che selezionano gli Enterococchi).

In base a queste caratteristiche, lo schema antibiotico raccomandato è:

- *pazienti non critici, non fattori di rischio per ESβL*:
  - amoxicillina/acido clavulanico (2,2 g ogni 6-8 ore);
  - ceftriaxone (2 g ogni 24 ore) + metronidazolo (500 mg ogni 6-8 ore);
  - ciprofloxacina (400 mg ogni 12 ore) o levofloxacina (500 mg ogni 24 ore) + metronidazolo (500 mg ogni 6-8 ore)
- *pazienti non critici, con fattori di rischio per ESβL*:
  - ertapenem 1 g ogni 24 ore (non attivo contro *Pseudomonas aeruginosa* ed *Enterocococcus* spp.);
  - tigeciclina 100 mg come dose da carico, quindi 50 mg ogni 12 ore (attivo anche contro gli Enterococchi ma non contro *Pseudomonas aeruginosa e Proteus*);
- *pazienti critici*
  - non fattori di rischio per ESβL:
    - piperacillina-tazobactam 4,5 g ogni 6-8 ore;
  - fattori di rischio per ESβL:
    - imipenem (500 mg ogni 6 ore) o meropenem (1 g ogni 8 ore), attivi anche contro *Pseudomonas aeruginosa* e contro i Gram-positivi non multi-resistenti.

La terapia antifungina contro *Candida* (fluconazolo 800 mg come dose da carico, quindi 400 mg ogni 24 ore) va prescritta solo nel caso di pazienti immunocompromessi (neutropenici, in trattamento immunosoppressivo inclusi corticosteroidi, chemioterapici, immunomodulatori) e nei pazienti che hanno ricevuto una recente terapia antibiotica ad ampio spettro.
La terapia va proseguita per 7-10 giorni, adeguandola e/o semplificandola in base ai risultati degli esami colturali.

aree interessate dalla malattia di Chagas, in cui può raggiungere il 50-80%.

Il volvolo del cieco è invece responsabile di circa l'1-3% di tutti i quadri di occlusione intestinale colica, con una incidenza che varia da 2.8 a 7.1 casi per milione ogni anno con età media di 53 anni.

Il volvolo del sigma generalmente interessa persone anziane, l'età media di insorgenza si attesta infatti attorno ai 70 anni di età.

I pazienti affetti da questa patologia sono spesso istituzionalizzati e debilitati solitamente per sottostanti condizioni morbose di carattere neurologico e/o psichiatrico (quali malattia di Parkinson e schizofrenia) ed hanno frequentemente un'anamnesi fisiologica caratterizzata da alvo stitico.

Fisiopatologia e fattori di rischio

Volvolo del sigma

Il volvolo del sigma si verifica quando una circonvoluzione del sigma a contenuto gassoso si torce attorno al suo meso. L'occlusione del lume intestinale si verifica oltre i 180° di rotazione, se la torsione raggiunge o supera i 360° si ha ipoperfusione tissutale.

Una rara variante del volvolo del sigma, nota come volvolo composto o *ileosigmoid knotting* si verifica quando l'ileo si avvolge attorno al sigma (generalmente in senso orario).

Tra le caratteristiche anatomiche predisponenti si annoverano il dolico-sigma (condizione caratterizzata da aumentata lunghezza del sigma con circonvoluzioni ridondanti) ed una stretta attaccatura del meso-sigma definita "a forma di freccia". È ipotizzato che la stipsi cronica, determinante un iperaccumulo di feci in questo segmento intestinale possa esitare in una dilatazione ed allungamento del sigma stesso con conseguente predisposizione al volvolo.

Numerosi studi hanno inoltre evidenziato come alterazioni nella corretta motilità colica possano essere associate ad un'aumentata incidenza di volvoli; questo si verifica ad esempio nella malattia di Hirschprung dove il volvolo del sigma può essere la prima presentazione di questa condizione morbosa di interesse pediatrico.

Volvolo del cieco

Analogamente a quanto si verifica nel volvolo del sigma, il volvolo del cieco necessita di una condizione di aumentata mobilità del segmento colico coinvolto; studi autoptici hanno evidenziato come circa il 10-25% della popolazione presenti caratteristiche anatomiche tali da consentire una torsione o ripiegamento del cieco causando un volvolo. È ipotizzato che questa condizione di ipermobilità del cieco sia nella maggior parte dei casi secondaria ad un'alterazione congenita consistente in un difetto di fusione del mesentere del colon ascendente con il peritoneo parietale posteriore. Inoltre alterazioni anatomiche acquisite, quali ad esempio le aderenze post-chirurgiche, possono avere un ruolo nella formazione dei volvoli.

Si distinguono tre tipologie di volvoli del cieco:

- *tipo 1*: torsione assiale del cieco (compreso colon ascendente ed ileo terminale) attorno al proprio mesentere in senso orario;
- *tipo 2*: torsione assiale antioraria;
- *tipo 3*: ripiegamento longitudinale.

La torsione assiale è responsabile dell'80% dei volvoli del cieco.

Diagnosi

Il volvolo va sospettato nella diagnosi differenziale per tutti i pazienti che lamentano dolore addominale (sia acuto che intermittente o progressivamente ingravescente) associato a quadro occlusivo o subocclusivo. La diagnosi di volvolo va costruita tenendo conto di tutte le informazioni che provengono dalla storia, dai sintomi, dalla clinica, dagli esiti degli esami di laboratorio e dall'imaging.

Anamnesi ed esame obiettivo

Volvolo del sigma

La maggior parte dei pazienti presenta un andamento "insidioso" caratterizzato dalla comparsa di dolore addominale lentamente ingravescente associato a nausea, distensione addominale e stipsi. Generalmente il vomito compare diversi giorni dopo l'insorgenza dei primi sintomi. Il dolore tipico del volvolo è infine continuo e intenso con una sovrapposizione di dolore crampiforme dovuto alle contrazioni peristaltiche del viscere. In considerazione di ciò i pazienti generalmente giungono alla nostra attenzione anche 3-4 giorni dopo l'inizio dei sintomi.

Nei pazienti anziani inoltre, specialmente se istituzionalizzati e sottoposti a trattamento farmacologico neurolettico cronico, i sintomi possono essere più attenuati; viceversa i pazienti più giovani possono avere presentazioni atipiche con maggiore frequenza caratterizzate da accessi di dolore addominale acuto a risoluzione spontanea per derotazione del volvolo stesso.

In circa il 17% dei casi il corredo sintomatologico si presenta in meno di 48 ore con comparsa di dolore addominale acuto, occlusione intestinale e vomito; raramente l'ipovascolarizzazione secondaria alla torsione del viscere può esitare in gangrena con conseguente peritonite e sepsi.

All'esame obiettivo l'addome risulta disteso, ipertimpanico, dolorabile alla palpazione. Il peritonismo con positività del segno di Blumberg e rigidità parietale è solitamente assente almeno nelle fasi iniziali ma deve far sospettare, qualora presente, la perforazione del viscere, specialmente se associato a sintomi sistemici quali febbre e deterioramento dei parametri emodinamici.

Nelle pazienti di sesso femminile può essere utile eseguire inoltre un esame ginecologico per escludere patologie di pertinenza pelvica.

Volvolo del cieco

Analogamente al volvolo del sigma, la presentazione del paziente con volvolo del cieco è quanto mai varia passando dagli episodi di dolore addominale intermittente al quadro di occlusione addominale franca, fino all'addome acuto. Tuttavia nella maggior parte dei casi l'insorgenza è graduale con dolore addominale ingravescente (di tipo crampiforme) e successiva comparsa di stipsi ed emesi.

L'obiettività addominale è caratterizzata da distensione addominale e ipertimpanismo, in alcuni casi questi segni possono essere maggiormente rappresentati a carico dei quadranti addominali di destra.

Similmente, la presenza di peritonismo, febbre e ipotensione deve far sospettare la sofferenza vascolare del segmento interessato dal volvolo.

Gli esami di laboratorio

Gli esami ematochimici non sono diagnostici nella patologia del volvolo e generalmente possono essere nella norma soprattutto nelle prime fasi di presentazione della patologia (in assenza di ischemia, perforazione e sepsi). Tuttavia è opportuno sottoporre il paziente ad alcuni accertamenti laboratoristici per avvalorare la diagnosi ed eliminare altre possibili cause di dolore addominale dal processo diagnostico.

Gli esami dovranno comprendere un emocromocitometrico completo (una leucocitosi deve porre il sospetto di una perforazione secondaria a gangrena ischemica), elettroliti (il vomito potrebbe aver causato ipopotassiemia o altri squilibri elettrolitici), lattati, indici di colestasi e necrosi epatica, amilasi e lipasi. Può inoltre essere opportuno eseguire una routine preoperatoria completa nell'eventualità di un trattamento chirurgico.

Diagnostica per immagini

Nella patologia del volvolo l'imaging radiologico riveste un ruolo imprescindibile nel percorso diagnostico, la raccolta anamnestica e la semeiotica infatti non possono essere dirimenti.

Radiografia diretta dell'addome

In considerazione della rapidità di esecuzione e del basso costo questa metodica può rivelarsi utile come indagine di primo livello nel sospetto di un volvolo intestinale (esordio caratterizzato da dolore addominale, distensione e quadro occlusivo/subocclusivo) (Figura 4.7.6).

Il radiogramma dell'addome ci consente inoltre di riscontrare i segni di una eventuale perforazione intestinale (pneumoperitoneo). Nel caso si identifichi una chiara falce d'aria libera sottodiaframmatica, ulteriori indagini strumentali possono (a seconda delle condizioni cliniche) non essere indispensabili ed il paziente può essere indirizzato direttamente alla sala operatoria.

Nel volvolo del cieco la diretta addome evidenzierà i segni indiretti di una occlusione intestinale con distensione del piccolo intestino e livelli idro-aerei (il colon a valle risulterà nei limiti di norma); solo nel 25% dei casi si potranno osservare immagini tipicamente diagnostiche come la conformazione del cieco a virgola o a chicco di caffè con associato livello idro-aereo. Nel volvolo di 3° tipo il cieco risulterà inoltre maggiormente spostato verso il mesogastrio.

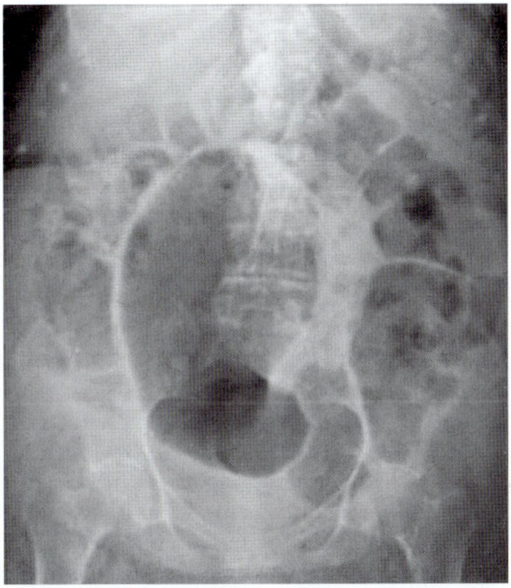

Figura 4.7.6. Radiografia diretta dell'addome. Immagine di volvolo del sigma.

Nel volvolo del sigma può osservarsi una distensione del sigma caratterizzata da una forma ad "U" che può estendersi dallo scavo pelvico fino ad arrivare al quadrante superiore destro all'altezza del diaframma. Spesso si associa distensione colica retrograda e distensione ileale con livelli idro-aerei. La presenza, quando osservabile, di pneumatosi intraparietale è indice di imminente perforazione intestinale.

In considerazione della bassa specificità di questa metodica la diagnosi univoca di volvolo del sigma può essere raggiunta in non più del 60% dei casi.

TC con mezzo di contrasto

Con la sua elevata sensibilità e specificità la TC con mezzo di contrasto riveste un ruolo chiave come diagnostica strumentale *gold standard* nella diagnosi di volvolo.

Nel volvolo del sigma i reperti TC comprendono la configurazione del sigma a vortice causata dalla torsione del sigma, dilatato, attorno al proprio meso e peduncolo vascolare e la conformazione a becco di uccello dei segmenti colici afferenti ed efferenti al volvolo stesso (Figura 4.7.7). Tuttavia questi reperti patognomonici possono essere assenti nel 25% dei casi.

Altri reperti suggestivi sono l'assenza di gas nel colon retto e la presenza di 2 lumi apparentemente separati dal grasso mesenteriale nei punti di incompleta torsione.

Nel volvolo del cieco secondario a torsione del viscere si osserva un'analoga immagine di "vortice" con importante retrodilatazione del cieco e del piccolo intestino; nel caso di volvolo di 3° tipo si osserverà un quadro occlusivo caratterizzato dal ripiegamento del cieco verso l'alto senza torsione assiale del meso.

Sia nel volvolo del sigma che nel volvolo del cieco possono osservarsi, specialmente se la diagnosi non è tempestiva, segni di soffe-

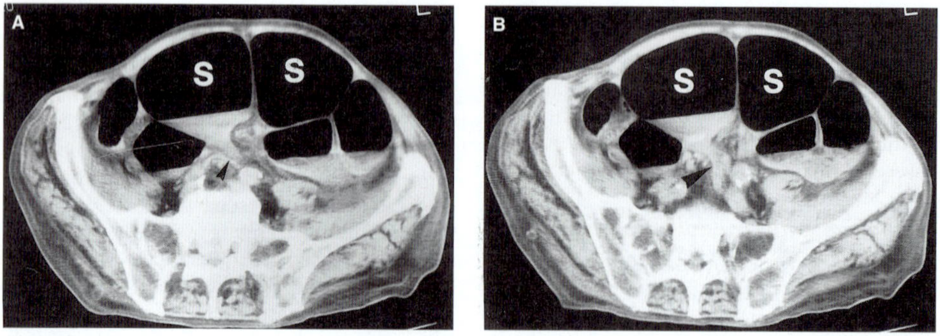

Figura 4.7.7. TC (due scansioni contigue). Volvolo del sigma. La TC consente di apprezzare, oltre alle due branche del volvolo sigmoideo distese da gas (S), il restringimento «a becco d'uccello» sia a monte (freccia in A) che a valle (freccia in B) del punto di torsione.

renza vascolare ovvero edema del mesentere e ispessimento parietale con mancata presa di contrasto.

TC volvolo

Diagnosi differenziale

Volvolo del sigma

- *Megacolon tossico*: è una condizione caratterizzata da una segmentaria o completa dilatazione colica associata a segni clinici di tossicità sistemica. I pazienti si presentano generalmente con febbre e distensione addominale. Nella maggior parte dei casi la raccolta anamnestica evidenzia una storia di malattia infiammatoria intestinale cronica o la recente comparsa di diarrea con componente ematica. L'imaging può evidenziare, analogamente al volvolo del sigma, la distensione del sigma stesso con forma ad "U", tuttavia il segno del vortice o il segno del becco di uccello sono assenti.
- *Sindrome di Ogilvie o pseudo-ostruzione intestinale* è una condizione caratterizzata da un rallentato transito per una ridotta capacità propulsiva del tubo digerente che si manifesta con nausea, sindrome dispeptica, stipsi in associazione a frequenti coliche addominali in assenza di una causa ostruttiva di tipo meccanico.

Volvolo del cieco

- *Volvoli in altre sedi*, quali ad esempio volvolo del sigma (più frequente), volvolo gastrico, volvolo del colon trasverso o della flessura splenica.
- *Occlusione intestinale dell'ileo distale* (ad esempio secondaria ad una briglia aderenziale).
- *Ischemia mesenterica.*
- *Diverticolosi del colon cieco*, caratterizzata da dolore ai quadranti di destra spesso associata a nausea e vomito.
- *Appendicite*, specialmente nelle sue presentazioni atipiche.

Gestione del volvolo del sigma

L'obiettivo terapeutico è la risoluzione del volvolo e la prevenzione delle recidive, per raggiungere questi risultati ci si avvale di un duplice approccio endoscopico e chirurgico, tuttavia la scelta tra queste due metodiche è controversa.

Se nei pazienti con sospetto di perforazione intestinale l'approccio chirurgico è mandatorio, nei pazienti senza apparenti segni di complicanze l'endoscopia può risultare efficace nella derotazione del volvolo nel 75-95% dei casi; tuttavia l'elevato tasso di recidive (circa 60%) pone la chirurgia come unica metodica definitivamente risolutiva.

Endoscopia

L'endoscopio può derotare il volvolo avanzando ed insufflando delicatamente aria attraverso il segmento torto ripristinando così la vascolarizzazione ed il transito del contenuto endoluminale. Endoscopicamente, il volvolo appare come uno pseudo-sfintere spiraliforme generalmente posto a circa 25 cm dalla rima anale. La visualizzazione del colon retrodilatato unita alla contestuale emissione di gas e feci confermerà il successo della procedura. La mucosa dovrà essere attentamente valutata (anche a monte della stenosi) e la procedura interrotta immediatamente qualora si riscontrassero aree di mucosa necrotica. Prima di interrompere la procedura il contenuto endoluminale va evacuato. È inoltre consigliabile lasciare in sede una sonda rettale con estremità a monte della stenosi con il duplice fine di detendere il viscere ed impedirne la precoce recidiva.

Chirurgia

L'approccio chirurgico consiste nella resezione del sigma, sede del volvolo. La decisione riguardo l'eventuale confezionamento di una colostomia piuttosto che una sutura diretta dovrà essere attentamente valutata sulla base di eventuali segni di sofferenza ischemica.

La procedura è da eseguirsi in regime di urgenza qualora il volvolo non sia stato precedentemente risolto endoscopicamente.

Gestione del volvolo del cieco

Se le condizioni generali del paziente lo consentono, l'approccio terapeutico ottimale nel volvolo del cieco è primariamente chirurgico; infatti in questa patologia la derotazione per mezzo di procedure edoscopiche o fluoroscopiche ha dato risultati del tutto insoddisfacenti.

L'estensione della resezione varierà dalla resezione del cieco, alla resezione ileo-ciecale, fino all'emicolectomia destra sulla base dell'estensione di un'eventuale sofferenza ischemica e sulla base della ipermobilità del segmento interessato. Se solamente il cieco propriamente detto risulterà staccato rispetto al peritoneo posteriore, una limitata resezione ileo-ciecale sarà sufficiente; se al contrario l'intero emicolon destro risulterà ipermobile, al fine di evitare recidive postoperatorie l'emicolectomia destra sarà da preferirsi.

La scelta dell'approccio (laparoscopico vs laparotomico) dovrà necessariamente tener presente, oltre alle condizioni generali del paziente ed eventuali comorbidità associate, l'entità del quadro occlusivo: la frequente sovradistensione delle anse intestinali renderà l'approccio laparotomico di scelta nella maggior parte dei casi.

Bibliografia di riferimento

LA LAVAGNA

- *La più frequente causa di occlusione del piccolo intestino è la briglia aderenziale.*
- *La radiografia diretta dell'addome trova nel sospetto di occlusione intestinale una delle sue indicazioni principali.*
- *L'ipovolemia e le alterazioni idroelettriche sono di frequente riscontro.*
- *Nel volvolo del cieco la derotazione con l'endoscopio è spesso efficace.*

Occlusione intestinale

Inquadramento del paziente:

- raccolta anamnestica
- visita
- terapia di supporto
- esami strumentali

Occlusione ad ansa chiusa:

- chirurgia

Occlusione ad ansa aperta:

- trattamento conservativo, detensione con SNG ed e.v. sonda rettale, terapia di supporto
- rivalutazioni a brevi intervalli eventuali shift a chirurgia

4.8 Diverticolite acuta

La malattia diverticolare del colon rappresenta un problema significativo per i sistemi sanitari delle società industrializzate in termini di ricoveri ospedalieri e dei costi ad essi associati. Questa comune affezione addominale si presenta spesso sotto forma di esacerbazione lieve della flogosi diverticolare e può essere gestita in regime ambulatoriale. Oltre alle complicanze infiammatorie i diverticoli possono complicarsi dando origine a un sanguinamento. Esso rappresenta la causa più frequente di emorragia ad origine dal tratto inferiore del sistema digestivo. Sorprendentemente l'emorragia è raramente associata a infiammazione. Qualora si manifestino complicanze infiammatorie, la gravità può variare sino a comprendere diversi gradi di flogosi, definiti generalmente con il termine di diverticolite acuta. La malattia diverticolare complicata può evolvere in perforazione, stenosi e nei casi più gravi in peritonite stercoracea ed il trattamento deve essere conseguentemente intrapreso in base alle necessità.

Definizione

Il diverticolo è una protrusione sacciforme della parete del colon. Il termine 'diverticolosi' descrive soltanto la presenza di diverticoli. I diverticoli, infatti, non sono necessariamente sintomatici o associati a complicanze. Si parla di 'malattia diverticolare' quando la presenza di diverticoli è clinicamente significativa e la diverticolosi è sintomatica.

I sintomi possono essere legati al sanguinamento diverticolare, alla così detta malattia diverticolare sintomatica non complicata, alla diverticolite, o alla colite segmentaria associata a diverticolosi. La diverticolite è un'infiammazione del diverticolo quasi sempre associata ad una micro-perforazione dello stesso, e può essere acuta o cronica, non complicata o complicata (da ascesso diverticolare, fistola, ostruzione intestinale o perforazione libera).

Epidemiologia

L'incidenza della diverticolosi è rara tra i giovani e aumenta progressivamente con l'età variando tra una percentuale pari a meno del 20% all'età di 40 anni fino al 60% all'età di 60 anni.

La distribuzione della diverticolosi nel colon è legata a fattori geografici. In Occidente, essa è comunemente situata nel lato sinistro del colon (ed in particolar modo nel sigma). Nel continente asiatico, la diverticolosi interessa con maggiore frequenza l'emicolon di destra. L'incidenza della diverticolosi è maggiore nelle società che hanno adottato uno stile di vita occidentale; per esempio, in Giappone si è evidenziato un aumento del tasso di incidenza della diverticolosi del lato destro paragonabile all'aumento della diverticolosi del lato sinistro nei paesi occidentali.

Tra i pazienti con diverticolosi, il sanguinamento diverticolare si presenta in una percentuale che varia dal 5 al 15% ed è clinicamente rilevante in un terzo dei pazienti. Benché, come detto, la diverticolosi interessi maggiormente l'emicolon di sinistra in una discreta percentuale dei pazienti, il sanguinamento può originare dal lato destro del colon. Ciò è forse dovuto al fatto che i diverticoli del lato destro hanno mediamente dimensioni maggiori, ed espongono pertanto a possibili lesioni un maggior numero di vasa recta. Un altro fattore che contribuisce a questo fenomeno potrebbe essere costituito dal fatto che le pareti del colon destro sono più sottili. La diverticolite acuta si sviluppa in circa il 4-15% dei pazienti affetti da diverticolosi. Come per la diverticolosi, l'incidenza della diverticolite è legata all'età. L'età media di ricovero per diverticolite acuta è 63 anni. Mentre l'incidenza della diverticolite acuta è più bassa in individui più giovani. Il 16% circa dei ricoveri per diverticolite acuta riguarda pazienti al di sotto dei 45 anni. Al di sotto dei 50 anni, la diverticolite è più frequente negli uomini; tra i 50 e i 70 anni vi è una lieve prevalenza fra le donne e una marcata maggioranza femminile dopo i 70 anni.

Fisiopatologia

I diverticoli si sviluppano in punti di debolezza della parete colica, dove i vasa recta penetrano nella tonaca muscolare. Lo sviluppo di diverticoli è dovuto a fattori molteplici ed è legato ad un aumento della pressione intraluminale causata da anomalie nella motilità e da anomalie tissutali delle pareti del colon che ne diminuiscono la resistenza.

La deformazione della parete colica in corrispondenza delle estroflessioni diverticolari indebolisce e predispone alla rottura dei vasi adiacenti. La debolezza segmentaria dell'arteria nella parete diverticolare predispone alla rottura della stessa nel lume, esitando nel sanguinamento diverticolare intraluminale.

Nella diverticolite si verifica la perforazione microscopica o macroscopica del diverticolo stesso. L'infiammazione è più

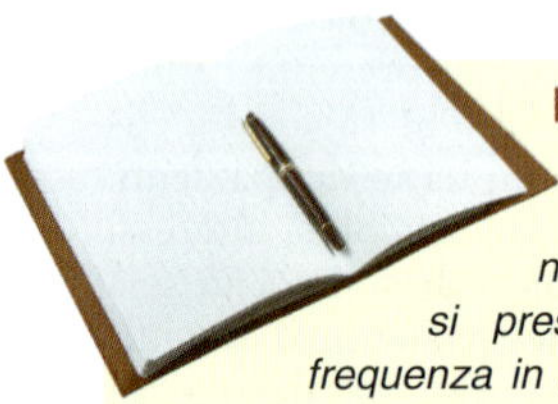

IL TACCUINO

Si noti che il sanguinamento diverticolare si presenta con maggiore frequenza in assenza di flogosi diverticolare.

comunemente lieve e una perforazione di piccole dimensioni è di solito tamponata dal grasso pericolico e mesenterico. Questo processo flogistico può esitare in alcune complicanze quali: un ascesso localizzato o, se vi sono organi adiacenti, una fistola o un quadro occlusivo. La macroperforazione e l'ascesso non tamponato possono esitare in una peritonite diffusa. Inoltre, nella patogenesi della colite segmentaria associata ai diverticoli e nella malattia diverticolare sintomatica non complicata sembrano coinvolte le alterazioni della flora batterica, l'infiammazione cronica e la malattia del colon irritabile.

Fattori di rischio

Importanti fattori di rischio della malattia diverticolare includono fattori ambientali e stile di vita.

Dieta

Per quanto riguarda la dieta, il ruolo della fibra nello sviluppo della diverticolosi non è chiaro. Tuttavia, il consumo di alimenti ricchi di fibre così come l'adozione di una dieta vegetariana sono associate a una riduzione dell'incidenza della malattia diverticolare sintomatica, poiché riducono l'infiammazione intestinale e sono correlate ad una minore incidenza di stipsi. Al contrario, il rischio di malattia diverticolare risulta maggiore in diete povere di fibre e ricche di grasso e carne rossa. Il consumo di frutta a guscio, non è stato associato a un rischio maggiore di diverticolosi, diverticolite e sanguinamento diverticolare.

Attività fisica

Non è chiaro se la mancanza di esercizio fisico costituisca un fattore di rischio per la malattia diverticolare. Tuttavia, l'attività fisica intensa, quale ad esempio la corsa, sembra ridurre il rischio di diverticolite e sanguinamento diverticolare.

L'obesità e l'assunzione di diverse tipologie di farmaci (anti-infiammatori non steroidei, steroidi e oppiacei) si associano a un aumento del rischio sia di diverticolite sia di sanguinamento diverticolare. L'utilizzo di statine per il controllo del colesterolo, invece, è associato ad un rischio minore di perforazione diverticolare. Inoltre, livelli più alti di vitamina D sono stati associati a un rischio minore di ospedalizzazione per diverticolite. Infine, il fumo sembra essere un fattore di rischio per perforazione e ascesso diverticolare; per contro, non è certa l'associazione tra l'assunzione di caffeina e alcolici e un maggiore rischio di malattia diverticolare sintomatica.

Diagnosi

La presentazione clinica della diverticolite dipende dalla posizione del diverticolo coinvolto, dalla gravità del processo infiammatorio e dalla presenza di complicanze. La diagnosi finale non è mai dedotta da un unico approccio (clinico, laboratoristico o radiologico), ma dall'insieme delle informazioni raccolte, poiché i quadri possono essere molteplici e, non raramente, di difficile interpretazione.

La valutazione iniziale di un paziente con sospetta diverticolite acuta dovrebbe includere l'anamnesi, l'esame obiettivo, analisi del sangue e delle urine e le radiografie addominali. La diagnosi di diverticolite acuta può spesso essere intuita solo sulla base dell'anamnesi soprattutto in pazienti con storia di diverticolite ricorrente in cui la malattia è stata confermata in precedenza. La dolorabilità in fossa iliaca sinistra con o senza peritonismo, febbre e leucocitosi è indicativa di diverticolite sigmoidea. La presenza di piuria può suggerire un coinvolgimento del distretto urinario nel processo flogistico mentre pneumaturia o fecaluria sono segni patognomonici di fistola colovescicale. Le analisi delle urine e radiografie addominali sono utili nella diagnosi differenziale con infezioni delle vie urinarie, calcoli renali e occlusione intestinale. Altre patologie che possono mimare la presentazione di una diverticolite acuta includono la sindrome dell'intestino irritabile, appendicite, IBD, ischemie intestinali, neoplasie colorettali e patologie ginecologiche. Nel tentativo di ridurre il tasso di diagnosi errata fra i pazienti con diverticolite sono stati messi a punto alcuni score clinici basati su storia clinica, esame obiettivo e *work up* diagnostico.

Anamnesi ed esame obiettivo

Il dolore addominale è il sintomo più comunemente accusato dai pazienti con diverticolite acuta, localizzato nel quadrante inferiore sinistro nell'85% dei casi e frequentemente associato a reattività di parete. Tuttavia, tutti i quadranti inferiori possono essere coinvolti a causa di un dolicosigma o di diverticolite del lato destro (ciecale), più comune nelle popolazioni asiatiche. Talvolta i pazienti possono presentare iperpiressia. Possono associarsi altri sintomi quali nausea, vomito, costipazione o diarrea. Sintomi di frequenza più rara includono emotochezia, pollacchiuria e disuria. Nei casi di diverticolite perforata con peritonite diffusa il quadro clinico evolverà verso l'instabilità emodinamica con ipotensione e shock. All'incirca il 25% dei pazienti con diverticolite acuta presenta complicanze associate, acute o croniche. Le complicanze acute includono ostruzione intestinale, raccolte addominali ascessuali, fistole, o perforazione libera con peritonite. Episodi ricorrenti di diverticolite o persistente infiammazione diverticolare cronica possono esitare nella formazione di una stenosi colica.

Esami di laboratorio

La leucocitosi è presente nel 55% dei pazienti con diverticolite acuta. L'esame delle urine è utile per escludere infezioni delle vie urinarie e un dosaggio nelle urine della gonadotropina corionica umana è indispensabile nelle donne in premenopausa per escludere la gravidanza, specialmente se si rende necessaria una antibioticoterapia, una diagnostica radiologica o un intervento chirurgico in urgenza. Nell'assetto ematochimico deve essere compresa la valutazione degli elettroliti, della funzionalità renale e della PCR (Tabella 4.8.1).

Diagnostica per immagini

La diagnosi di diverticolite acuta deve essere sospettata nei pazienti con dolore ai quadranti addominali inferiori e dolorabilità alla palpazione e viene confermata tramite indagini radiologiche.

TC

La TC con contrasto ha un'alta sensibilità e specificità nella diagnosi di diverticolite acuta e contribuisce ad escludere altre cause di dolore addominale. Risultati indicativi di diverticolite acuta includono la presenza di ispessimento della parete del colon (>4 mm), aumento della densità del tessuto molle nel grasso pericolico secondario all'infiammazione e presenza di diverticoli nel colon. La TC è inoltre in grado di identificare complicanze

Tabella 4.8.1. Accuratezza dei segni e sintomi, test di laboratorio e imaging nella diagnosi di diverticolite acuta

	LR+	LR–
Sintomi e segni		
Dolorabilità localizzata in FIS	10,4	0,7
Anamnesi positiva per dolore in FIS	3,3	0,5
Assenza di vomito	1,4	0,2
Iperpiressia	1,4	0,8
Test di laboratorio e imaging		
TC addome	9,4	0,1
Ecografia addome	9,2	0,09
Risonanza magnetica nucleare 14*	7,8	0,07
PCR >50 mg/L (476,20 nmol per L)	2,2	0,3
Combinazioni		
Concomitanza di: dolorabilità in FIS, assenza di vomito, e PCR >50 mg/L	18	0,65

FIS = fossa iliaca sinistra; LR+ = likelihood ratio positiva; LR– = likelihood ratio negativa.

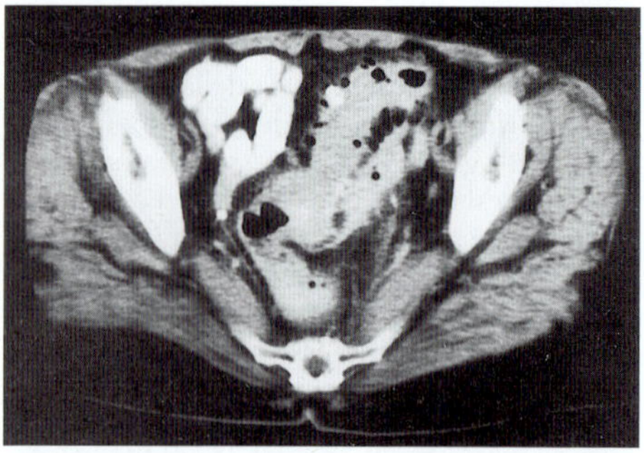

Figura 4.8.1. TC. Diverticolite. Sigma stenotico con pareti ispessite e diverticoli murali. Aspetto addensato del cellulare adiposo e raccolta flemmonosa a livello del mesosigma.

della diverticolite quali ascessi e/o ostruzione intestinale. Essa è diventata uno strumento standard per la diagnosi e la stadiazione di Hinchey nei pazienti con sospetta diverticolite, estremamente utile per valutare la gravità della malattia e programmare il piano di trattamento. La TC multislice con contrasto endovenoso ha un'eccellente sensibilità e specificità (98% e 99%, rispettivamente). In caso di diverticolite lieve, la TC può non essere diagnostica. I reperti TC nella malattia diverticolare più comunemente includono: diverticolosi con associato ispessimento della parete del colon, flemmone, aria extraluminale, ascesso e fistola. Inoltre la TC è in grado di diagnosticare con precisione altri processi di malattia che possono mimare la presentazione della diverticolite (Figura 4.8.1).

TC diverticolite acuta

Ecografia

L'ecografia costituisce un'alternativa facilmente accessibile, economica e priva di costi biologici per il paziente.

L'ecografia ha buona accuratezza diagnostica nella diverticolite rispetto alla TC. Per contro risulta inferiore alla TC nella stima dell'entità degli ascessi paracolici e nella valutazione della presenza di aria libera. L'accuratezza dell'ecografia è inoltre suboptimale nei pazienti obesi e nei pazienti con distensione gassosa del colon che può ostacolare la visione. Questa metodica è la prima scelta nelle donne gravide in cui ci sia un sospetto di diverticolite onde evitare le radiazioni ionizzanti, notoriamente dannose per il feto.

Da un punto di vista della semeiotica ecografica la diagnosi di diverticolite acuta non complicata viene posta sulla base del riscontro di: -ispessimento segmentario parietale del sigma >5 mm, con stratificazione di parete conservata; - presenza di uno o più estroflessioni diverticolari, talvolta contenente coproliti endoluminali; - diffuso incremento dell'ecogenicità dei tessuti pericolici. In caso di forme complicate è possibile rilevare ascessi pericolici e minuti spots iperecogeni tipici, corrispondenti a microbolle di aria libera nei tessuti (Figura 4.8.2).

ECO diverticolite acuta

APPROFONDIMENTI

La TC e la diagnosi di diverticolite acuta

L'utilità delle informazioni dedotte dalle immagini TC va oltre la diagnosi esatta di diverticolite. Il grado di gravità alla TC correla con il rischio di fallimento del trattamento conservativo a breve termine e con le complicanze a lungo termine come ripresa di malattia, la persistenza dei sintomi e lo sviluppo di stenosi colica e fistola.
Sono due le classificazioni radiologiche che tentano di valutare la gravità della diverticolite acuta basandosi sul reperto TC (Buckley e Hinchey) (Tabella 4.8.2 e 4.8.3).

Tabella 4.8.2. **Classificazione di Buckley**

Reperti TC
Diverticolite lieve: lieve ispessimento della parete delle viscere
Diverticolite moderata: ispessimento di parete >3 mm, flemmone o ispessimento della parete intestinale
Diverticolite severa: ispessimento di parete >5 mm, franca perforazione con aria libera sottodiaframmatica, ascesso >5 cm

Tabella 4.8.3. **Classificazione di Hinchey (diverticolite perforata)**

Stadio I: ascesso pericolico o perforazione
Stadio II: ascesso pelvico, intraddominale o retroperitoneale
Stadio III: peritonite purulenta generalizzata
Stadio IV: peritonite fecale generalizzata

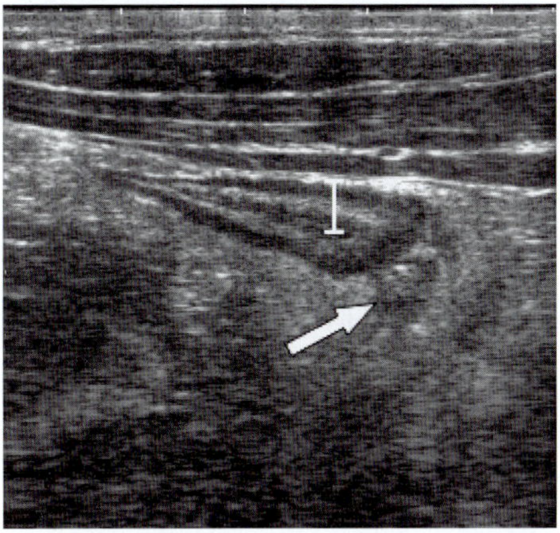

Figura 4.8.2. Diverticolite acuta del sigma: sigma a pareti ispessite (caliper), diverticolo (freccia).

Radiografia del torace e diretta dell'addome

Infine, anomalie non-specifiche possono essere visualizzate nel 30-50% dei casi da radiografie addominali e del torace, queste includono la presenza di livelli idro-aerei e la presenza di aria libera sottodiaframmatica (presente dal 3 al 12%).

Diagnosi differenziale

Nella diagnosi differenziale di diverticolite acuta è opportuno considerare altre cause di dolore addominale, quali appendicite acuta, IBD, colite infettiva e colite ischemica, ma soprattutto escludere la possibilità di una neoplasia colo-rettale (non sempre facilmente distinguibile dallo pseudotumor infiammatorio) (Tabella 4.8.4).

Per escludere definitivamente la presenza di un sottostante tumore colorettale è necessario eseguire una colonscopia sei-otto settimane dopo la guarigione da un attacco di diverticolite. I pazienti che lamentano dolore addominale e presentano ispessimento di parete colica alla TC, alla risoluzione dei sintomi di acuzie dovrebbero essere sottoposti a una colonscopia. Lo scopo dell'indagine è quello di escludere una diagnosi diversa dalla diverticolite, quali ischemia, IBD o neoplasia. In alternativa, in questo setting, può essere utilizzata la colonscopia virtuale.

Tabella 4.8.4. **Diagnosi differenziale nei pazienti con quadro di presunta diverticolite acuta**

Diagnosi	Reperti
Appendicite	Dolore FID, febbre, leucocitosi
Occlusione intestinale	Dolore addominale, nausea, vomito, alterazioni radiologiche
Neoplasia colorettale	Calo ponderale, anemia, proctorragia
Gravidanza extrauterina	Gravindex positive, dolore addominale e pelvico, metrorragia
Gastroenterite	Dolore addominale, nausea, vomito, diarrea
IBD	Diarrea, calo ponderale, proctorragia, mucorrea
Ernia inguinale	Dolore associate a tumefazione palpabile inguinale che si espande sotto stimolo tussigeno
Sindrome del colon irritabile	Dolore a spasmo in corrispondenza della defecazione
Colite ischemica	Dolore addominale e storia di malattia aterosclerotica
Nefrolitiasi	Dolore al fianco, ematuria, nefrolitiasi alla radiografia in bianco dell'addome
Neoplasia ovarica	Vaghi e mal definiti sintomi localizzati nell'area pelvica
Torsione ovarica	Dolore urente ai quadranti addominali inferiori con nausea e vomito
Pancreatite	Dolore epigastrico con nausea e vomito
Ascesso tubo-ovarico	Dolore pelvico, febbre
Infezioni delle vie urinarie	Dolore in fianco, esame urine patologico, febbre

Gestione del paziente

Gli avanzamenti recenti nella comprensione della fisiopatologia della malattia diverticolare e della sua storia naturale hanno portato a cambiamenti sostanziali nelle linee guida di trattamento.

Uno dei punti più controversi nella gestione della diverticolite è la selezione appropriata dei pazienti da candidare a chirurgia colica elettiva dopo la guarigione da un episodio non complicato di acuzie.

La decisione di raccomandare una chirurgia elettiva dovrebbe essere individualizzata per ogni paziente e dovrebbe prendere in considerazione i rischi di una terapia medica, la presenza di comorbidità e altri fattori quali gli effetti sullo stile di vita (professionali e personali) imposto da episodi ricorrenti, impossibilità di escludere la concomitante presenza di un carcinoma, la severità degli attacchi o la presenza di sintomi cronici o persistenti.

Dopo un primo episodio di diverticolite non complicata, il tasso di recidiva dell'acuzie si attesta intorno al 15%, e circa il 90% delle ricadute sono dello stesso grado del primo. Il principale fattore predittivo di recidiva dopo un primo attacco sembra essere un elevato valore di PCR (>240 mg/L). Il rischio maggiore di recidiva è entro il primo anno (nel 10% dei pazienti) e si riduce al 3% negli anni successivi). Il 20-40% dei pazienti con TC negativa al primo episodio di diverticolite acuta avrà episodi ricorrenti di acuzie e il 20% continuerà ad accusare dolore addominale cronico.

In circa il 5% dei pazienti il dolore può essere dovuto a una diverticolite latente o di lieve entità con persistente infiammazione diverticolare cronica. Attacchi frequenti di diverticolite o persistente infiammazione diverticolare cronica possono risultare in stenosi del colon.

Una strategia conservativa, dopo un primo episodio di diverticolite semplice è associata a un tasso di colostomia che è simile al rischio di deiscenza anastomotica dopo una colectomia sigmoidea elettiva. La maggior parte delle perforazioni non si verifica dopo le ricadute di malattia, ma dopo il primo at-

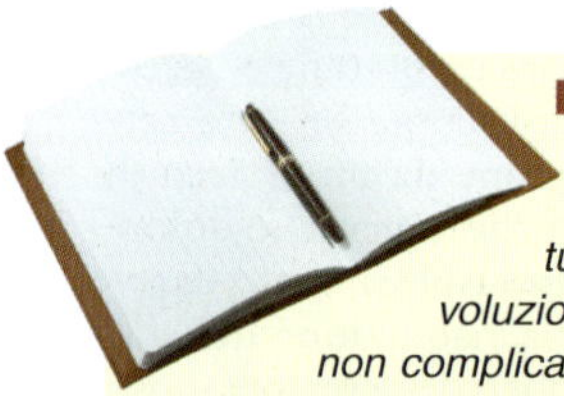

IL TACCUINO

Dai dati della letteratura si evince che l'evoluzione della diverticolite non complicata in un quadro grave di acuzie è un evento raro e pertanto una strategia non chirurgica per il trattamento della diverticolite semplice è sicura con buoni risultati sia a breve che a lungo termine.

tacco di diverticolite acuta. Tra i diversi fattori di rischio per la recidiva è stata spesso citata l'età del paziente.

La giovane età è stato un parametro utilizzato come indicazione per la chirurgia elettiva dopo guarigione da un singolo episodio acuto di diverticolite acuta non complicata. I dati della letteratura in merito sono contrastanti e soffrono di scarsa metodologia, bias di selezione e alti tassi di diagnosi errate o ritardate.

Dalle nuove linee guida si evince che i pazienti più giovani hanno un rischio assoluto di recidiva simile a quello dei pazienti più anziani. Perciò lo *shift* verso una gestione più conservativa della diverticolite sembra essere efficace per tutti i gruppi di età e appare condivisibile. Non ci sono dati robusti a sostegno che i pazienti più giovani dovrebbero essere trattati diversamente dai pazienti più anziani. La resezione colica elettiva sistematica basata sull'età giovane (<50 anni) non è pertanto più raccomandata.

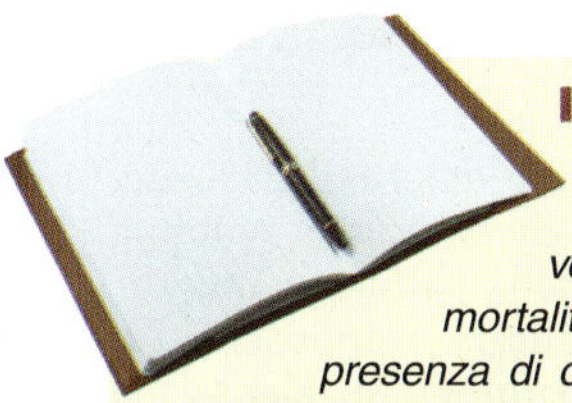

IL TACCUINO

Nei pazienti con diverticolite, i tassi di mortalità variano in base alla presenza di complicanze e comorbidità. In pazienti con diverticolite acuta non complicata, il trattamento conservativo ha successo nel 70-100% dei casi e la mortalità è trascurabile. Nei pazienti con diverticolite complicata sottoposti a intervento chirurgico, il tasso di mortalità è dello 0,6-5%; esso può aumentare fino al 20% nei pazienti con diverticolite perforata o peritonite fecale, sebbene tali complicazioni siano rare.

Trattamento conservativo delle diverticoliti acute non complicate

La diverticolite acuta non complicata è una patologia caratterizzata da una flogosi localizzata, generalmente secondaria ad una microperforazione diverticolare priva di complicanze quali ascessi, peritoniti, occlusione intestinale o fistole.

La gestione può essere sia ospedaliera che ambulatoriale, a patto che sussistano le seguenti condizioni:

- possibilità per il paziente di una tempestiva rivalutazione nel caso di un peggioramento delle condizioni cliniche;
- affidabilità del paziente ad aderire al piano di trattamento domiciliare;
- sintomi di modesta entità (buon controllo antalgico);
- temperatura corporea non superiore ai 39 °C;
- buone condizioni generali (assenza di comorbidità maggiori).

Terapia farmacologica. Recentemente, a seguito di alcuni recenti studi nord-europei, è emerso un dibattito riguardo l'effettiva utilità della terapia antibiotica nei casi di diverticolite non complicata. Sembrerebbe infatti che il decorso delle forme non complicate non sia influenzato dall'utilizzo di terapia antibiotica empirica. Tuttavia, questi studi sono stati condotti in pazienti ricoverati, in costante monitoraggio clinico, e la terapia antibiotica è stata subito somministrata ai primi segni di peggioramento. Sulla base di ciò ci sembra pertanto ancora prematuro modificare una consolidata quanto efficace pratica clinica sulla base di studi non ancora validati.

Nel caso di diverticolite non complicata (ovvero paziente non critico, senza comorbidità o altri rischi di complicanze) può essere proposto un trattamento antibiotico domiciliare che copra i principali batteri Gram-negativi (prevalentemente *Enterobacteriaceae* non produttrici di ESβL), gli Streptococchi e gli anaerobi, da proseguire per 7-10 giorni. Gli stessi antibiotici, somministrati per via parenterale, sono indicati nel caso in cui il paziente non sia dimissibile a causa dell'impossibilità di assumere la terapia per os (ad esempio per vomito) o per l'eccessivo dolore.

È raccomandato uno tra i seguenti schemi:

- amoxicillina/acido clavulanico (1 g 1 cp ogni 6-8 ore o 2,2 g e.v. ogni 6-8 ore);

- ceftriaxone (2 g i.m. o e.v. ogni 24 ore) + metronidazolo (500 mg ogni 6-8 ore, per os o e.v.);
- ciprofloxacina (500 mg 1 cp ogni 12 ore o 400 mg e.v. ogni 12 ore) o levofloxacina (500 mg per os o e.v. ogni 24 ore) + metronidazolo (500 mg ogni 6-8 ore, per os o e.v.).

Recenti studi stanno inoltre evidenziando risultati incoraggianti riguardo l'uso di antinfiammatori non steroidei (in primo luogo la mesalazina) nel trattamento delle diverticoliti acute.

IL TACCUINO

Sebbene una dieta ricca di fibre correli con una minore incidenza di diverticoliti il consumo delle stesse andrebbe evitato nella fase acuta di malattia.

Raccomandazioni dietetiche. I pazienti gestiti ambulatorialmente andranno istruiti riguardo l'opportunità di una dieta rigorosamente liquida per i primi 2 o 3 giorni, trascorsi i quali un significativo miglioramento clinico dovrebbe essere evidente e tale da consentire la reintroduzione di una dieta gradualmente più completa. I pazienti ospedalizzati potranno invece, se indicato, mantenere il tubo digerente a completo riposo con il supporto di una terapia idroelettrolitica.

Come già accennato precedentemente il consumo di semi e frutta a guscio, sebbene abitualmente sconsigliato per i pazienti affetti da diverticolosi, non è mai stato scientificamente correlato con una maggiore incidenza di diverticolite o complicanze.

IL TACCUINO

Nella diverticolite acuta non complicata il tasso di successo del trattamento conservativo varia dal 70 al 100%.

Monitoraggio. I pazienti seguiti ambulatorialmente andranno istruiti sulla necessità di contattare il curante nei casi di aumento della sintomatologia algica addominale, febbre o intolleranza alla nutrizione per os, per la prosecuzione in regime di ricovero.

La mancanza di miglioramento delle condizioni cliniche generali dopo 2-3 giorni di trattamento conservativo dovrà spingere alla ricerca di possibili complicanze così come rivalutare le possibili diagnosi differenziali.

Gestione clinica delle diverticoliti acute complicate

Approssimativamente dal 10 al 25% dei pazienti portatori di diverticolosi sviluppa nella storia naturale della patologia una diverticolite acuta complicata. L'approccio terapeutico per questa patologia spazierà dalla terapia antibiotica, alle procedure interventistiche di drenaggio percutaneo di eventuali raccolte, alle procedure chirurgiche di toilette addominali, fino alle resezioni coliche con eventuale confezionamento di stomie.

Le complicanze della diverticolite acuta sono: la formazione di raccolte addominali (ascessi), la perforazione colica, la peritonite, l'occlusione intestinale e la fistola (**Tabella 4.8.3**).

Peritonite diffusa. La peritonite diffusa si verifica come conseguenza di una macroperforazione diverticolare con contaminazione batterica della cavità peritoneale.

Il trattamento delle peritoniti diffuse comprenderà un supporto attivo delle funzioni emodinamiche del paziente, terapia antibiotica ad ampio spettro e non ci si potrà esimere da un intervento chirurgico urgente che renderà superflua, nella maggior parte dei casi, la necessità di condurre ulteriori indagini di diagnostica strumentale. La mortalità varierà dal 6% per le peritoniti purulente al 35% per le peritoniti con contaminazione fecale.

Occlusione intestinale. Di primaria importanza è discriminare l'eziologia del quadro occlusivo: lo pseudotumor infiammatorio secondario alla flogosi diverticolare può essere di difficile discernimento rispetto ad una patologia afinalistica. Perciò l'approccio chirurgico resettivo avrà la duplice finalità di risolvere il quadro clinico e di ottenere un dato istopatologico. In assenza di una contaminazione peritoneale, la ricanalizzazione con anastomosi primaria è una strada percorribile nella maggior parte dei casi.

Raccolte addominali ascessuali. Circa la metà dei pazienti che vengono sottoposti a chirurgia per una diverticolite acuta complicata ha una raccolta addominale. Prima dell'avvento delle procedure di radiologia interventistica (posizionamento di drenaggi sotto guida radiologica) la presenza di questa condizione comportava la assoluta necessità di interventi chirurgici, nella maggior parte dei casi con confezionamento di stomie.

La possibilità di drenare efficacemente le raccolte pelviche ha consentito di portare a termine interventi di chirurgia con anastomosi diretta nel 60-80% dei casi e, soprattutto, di trattare con maggiore efficacia i pazienti con controindicazioni assolute o relative alla chirurgia. In questi pazienti il drenaggio viene nella maggior parte dei casi posizionato per via anteriore (più raramente trans-gluteo o attraverso la vagina, o il retto). Il drenaggio viene mantenuto in sede fino alla risoluzione dell'ascesso (generalmente fino a quando la portata raggiunge o scende al di sotto dei 10 mL die). Nei casi in cui il drenaggio non si dimostri efficace nella risoluzione del quadro infettivo entro le prime 24-48 ore, la chirurgia diventa una scelta obbligatoria.

Recentemente, con il potenziamento delle metodiche di imaging TC, si possono identificare raccolte ascessuali talmente piccole (diametro minore di 3 cm) che risultano difficilmente passibili di drenaggio percutaneo, in questi casi la sola antibioticoterapia consente di raggiungere risultati incoraggianti. Il drenaggio percutaneo, infatti, va indicato quando la raccolta supera i 5 cm di diametro.

Nei pazienti efficacemente trattati tramite drenaggio e/o terapia antibiotica una attenta rivalutazione sarà fondamentale per indicare eventualmente la necessità di un intervento chirurgico definitivo al fine di prevenire recidive o un outcome sfavorevole.

Formazione di fistole. Una diverticolite acuta può complicarsi con la formazione di un tramite fistoloso. Gli organi maggiormente coinvolti saranno la vescica, la vagina, l'utero, e altri segmenti intestinali, nonché la parete addominale stessa. Le fistole in esiti di diverticoliti raramente raggiungono una guarigione spontanea, e la chirurgia resettiva è quasi sempre l'unica soluzione. Per la sua complessità, la gestione di questa condizione patologica merita una discussione a sè stante che verrà intrapresa successivamente.

Trattamento antibiotico. Nel caso di diverticolite complicata (ovvero con presenza di ascesso, fistola, occlusione o perforazione intestinale), nei pazienti anziani, con significative comorbidità o immunodepressi, è necessario il ricovero con somministrazione dell'antibiotico per via parenterale. Tra questi pazienti, vanno identificati quelli a rischio per infezione da *Enterobacteriaceae* produttrici di ESβL [i fattori di rischio più significativi sono la precedente esposizione a farmaci antibatterici (in particolare cefalosporine di terza generazione e chinoloni) e la presenza di comorbidità con esposizione a diversi cicli di terapia antibiotica] e per possibile infezione da Enterococchi (immunocompromessi, portatori di protesi valvolare o di altro materiale protesico e che hanno ricevuto in precedenza cefalosporine o altri antibiotici che selezionano gli Enterococchi).

In base a queste caratteristiche, lo schema antibiotico raccomandato è:

- pazienti non critici, con fattori di rischio per ESβL:
  - ertapenem 1 g ogni 24 ore (non attivo contro *Pseudomonas aeruginosa* ed *Enterocococcus* spp.);
  - tigeciclina 100 mg come dose da carico, quindi 50 mg ogni 12 ore (attivo anche contro gli Enterococchi ma non contro *Pseudomonas aeruginosa* e *Proteus*);
- pazienti critici:
  - non fattori di rischio per ESβL: piperacillina-tazobactam 4,5 g ogni 6-8 ore;
  - fattori di rischio per ESβL: imipenem (500 mg ogni 6 ore) o meropenem (1 g

ogni 8 ore), attivi anche contro *Pseudomonas aeruginosa* e contro i Gram-positivi non multi-resistenti.

La terapia antifungina contro *Candida* (fluconazolo 800 mg come dose da carico, quindi 400 mg ogni 24 ore) va prescritta solo nel caso di pazienti immunocompromessi (neutropenici, in trattamento immunosoppressivo inclusi corticosteroidi, chemioterapici, immunomodulatori) e nei pazienti che hanno ricevuto una recente terapia antibiotica ad ampio spettro.

Anche in questo caso la terapia va proseguita per 7-10 giorni, adeguandola e/o semplificandola in base ai risultati degli esami colturali e con la possibilità di passare ad una terapia antibiotica orale per completare il ciclo di trattamento.

Indicazioni alla chirurgia, principi di trattamento e gestione chirurgica. Le complicanze delle diverticoliti acute come la peritonite diffusa, le fistole enterocutane ed i quadri occlusivi sono le principali indicazioni alla terapia chirurgia d'emblée, così come lo sono il fallimento della terapia medica e/o interventistica e la ricadute di episodi di diverticoliti acute. Ques'ultima evenienza deve essere attentamente valutata caso per caso sulla base dell'assetto clinico generale del paziente e sulla scorta della sua storia clinica.

Dopo un episodio di diverticolite acuta efficacemente gestita con un trattamento medico, approssimativamente un terzo dei pazienti svilupperà un secondo attacco che nel 20% dei casi necessiterà di un trattamento chirurgico in regime di urgenza.

A tal proposito è interessante evidenziare come negli ultimi anni sia cambiata l'indicazione chirurgica sulla base della frequenza degli episodi diverticolitici. Se in passato 2 episodi acuti occorsi entro 12 mesi costituivano un'indicazione chirurgica a prescindere dalla loro severità, gli ultimi studi hanno evidenziato come non vi sia correlazione tra la frequenza degli episodi e il rischio di ulteriori recidive nemmeno in termini di maggior rischio di complicanze. Alcuni autori suggeriscono un'indicazione chirurgica elettiva per tutti i pazienti che siano guariti in seguito a un evento diverticolitico complicato. Questa indicazione è tuttavia oggetto di discussione poiché altri autori, prevalentemente europei, suggeriscono di ponderare caso per caso l'indicazione chirurgica elettiva per le diverticoliti caratterizzate unicamente da ascessi di piccole dimensioni <3 cm.

Ovviamente l'indicazione chirurgica andrà poi attentamente valutata caso per caso nelle popolazioni di pazienti non immunocompetenti in cui l'esordio della diverticolite è generalmente più grave e diagnosticato mediamente in una fase più avanzata. In questi casi (quando le condizioni cliniche generali lo consentano) l'opzione chirurgica elettiva è da caldeggiarsi poiché l'alternativa emergente sarebbe certamente gravata da elevatissimi rischi di morbilità e mortalità. Non è da escludere che i pazienti non immunocompetenti debbano essere candidati a chirurgia già in corso del ricovero per il primo episodio acuto.

L'obiettivo primario del trattamento chirurgico è quello di rimuovere il focolaio settico resecando il segmento colico interessato, così come risolvere le possibili complicanze quali l'occlusione intestinale o la presenza di fistole ripristinando poi la continuità del tubo digerente minimizzando mortalità, morbidità e rischio di recidive. La percentuale di mortalità in questo tipo di chirurgia varia dal 1,3 al 5% e dipende dalla severità della patologia e dalle condizioni generali del paziente (comorbidità).

Bibliografia di riferimento

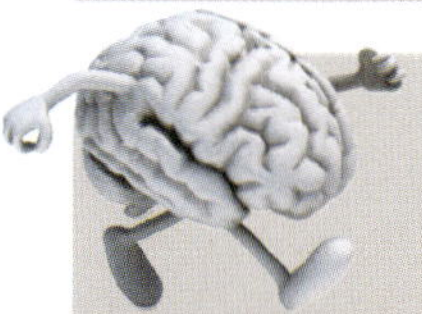

CONDIZIONI PARTICOLARI

I pazienti sottoposti a trapianto e i pazienti in trattamento steroideo cronico e in chemioterapia con diverticolite acuta rappresentano un sottogruppo nel quale la terapia medica ha più probabilità di fallire e in cui i tassi di mortalità sono drammaticamente più elevati. La stesso scenario si manifesta anche nelle collagenopatie e nella insufficienza renale cronica. Il rischio di recidive è notevolmente aumentato e la necessità di intervento chirurgico si profila più frequentemente. In questa fascia di popolazione i chirurghi dovrebbero mantenere una soglia bassa per raccomandare l'intervento resettivo come trattamento definitivo già in occasione del primo ricovero per diverticolite acuta. Per contro la colectomia elettiva pretrapianto rimane ancora fonte di discussione. L'indicazione a eseguire una resezione del colon profilattica prima del trapianto nei pazienti con malattia diverticolare non è mai stata chiaramente stabilita. È intuitivo che nella scelta di eseguire un intervento di chirurgia maggiore, quale è la resezione colica per malattia diverticolare in un paziente affetto da importante fattore comorbido quale è l'ESRD, si apre la strada a tutta una serie di problematiche cui è indispensabile rispondere. Prima fra tutti: quali dei pazienti con documentata malattia diverticolare devono essere sottoposti alla resezione colica pretrapianto? Per poter rispondere a questo quesito è fondamentale dividere i pazienti in coloro i quali hanno solo il riscontro di diverticolosi da quelli che hanno avuto una diverticolite non complicata e infine da quelli in cui la diverticolite si è complicata.

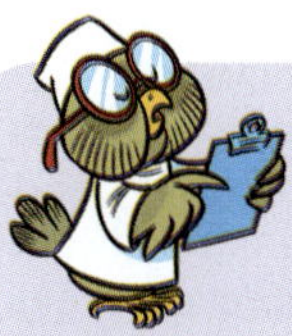

IL PARERE DELL'ESPERTO

È assodato che la diverticolite non complicata ha un andamento benigno nella maggior parte dei casi, con un tasso molto basso di recidiva e, soprattutto, con un rischio molto ridotto di manifestarsi con una peritonite nei successivi episodi che dovessero emergere. Il rischio di complicanze dopo sigmoidectomia per diverticolite non complicata è superiore rispetto al rischio di sviluppare una complicanza legata alla malattia stessa. La vecchia logica per la quale la chirurgia elettiva era prescritta come trattamento preventivo di gravi episodi settici o di una colostomia non è più sostenibile. Anche se la maggior parte dei pazienti ospedalizzati per diverticolite risponde al trattamento conservativo, il 25% di essi deve essere operato in urgenza. La resezione colica in emergenza è indicata per i pazienti con peritonite diffusa o per quelli in cui la gestione conservativa fallisce. Dopo la resezione, la decisione di ripristinare la continuità delle viscere deve tenere in considerazione fattori correlati al paziente, all'andamento intraoperatorio e alle preferenze del chirurgo. Dopo la resezione, il chirurgo può completare l'operazione eseguendo un'anastomosi colorettale con o senza una stomia a protezione o con una stomia definitiva.

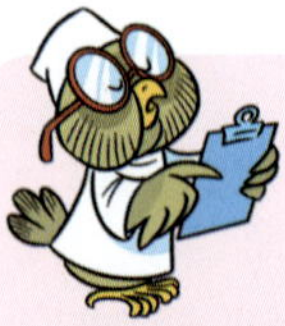

CENNI DI TECNICA CHIRURGICA IN REGIME DI URGENZA

Le indicazioni a una chirurgia in urgenza per malattia diverticolare complicata rimangono ancora oggi fonte di grandi dibattitti. Non solo, ma stabilita la necessità di un intervento sono molteplici gli approcci la cui scelta non può prescindere dalla scenario che rende l'intervento indifferibile. Un'indicazione codificata è la peritonite diffusa.

Gli obiettivi del trattamento chirurgico sono in ordine di importanza:

1) il controllo della fonte infettiva (*source control*);
2) la prevenzione delle possibili complicanze e recidive;
3) il ripristino della fisiologica continuità del tubo digerente.

Il tipo di trattamento chirurgico andrà attentamente valutato caso per caso al fine di offrire ad ogni paziente l'opzione migliore, su misura per le sue esigenze. I parametri da considerare nella scelta del tipo di intervento sono svariati. Tra questi l'età, le comorbidità, la gravità dei sintomi, e condizioni generali paiono essere i più importanti.

Oltre alla resezione del segmento colico interessato dalla malattia, è stato proposto, quale alternativa miniinvasiva, il lavaggio peritoneale videolaparoscopico. Questa tecnica consiste nell'eseguire una toilette addominale mediante lavaggio con abbondante soluzione fisiologica con posizionamento di un drenaggio plurifenestrato in scavo pelvico. Questo trattamento ha trovato un discreto spazio ma molti sono i chirurghi che schierano a favore dell'intervento resettivo. La letteratura in favore dell'approccio tradizionale è ampia e non raramente ha dimostrato la superiorità dell'intervento resettivo rispetto al lavaggio peritoneale laparoscopico nei casi di diverticolite perforata conclamata.

L'intervento resettivo prevede l'asportazione del segmento colico sede di perforazione e di malattia diverticolare, questo si traduce in una resezione del colon sinistro, oppure in una resezione del solo sigma nei casi in cui ciò sia possibile, a patto cioè che il colon discendente sia sufficientemente mobile e ovviamente libero da malattia diverticolare.

Quando le condizioni generali del paziente lo consentono (stabilità emodinamica, assenza di controindicazioni assolute cardiologiche/anestesiologiche) la tecnica laparoscopica è da preferirsi poiché meno gravata da complicanze legate a lesioni del plesso sacrale e minor dolore postoperatorio con tempi di recupero inferiori. Quando tecnicamente possibile, è proponibile il risparmio dell'arteria mesenterica inferiore e la legatura dei soli vasi sigmoidei con risparmio delle arterie emorroidarie superiori che garantiscono una migliore vascolarizzazione del moncone rettale. Tale procedura consentirebbe di ridurre del 35% l'incidenza di fistole anastomotiche.

Sebbene la sigmoidectomia per patologia diverticolare non debba sottostare ai vincoli di radicalità propri della chirurgia oncologica, è assai importante che l'asportazione del sigma sia completa e che l'anastomosi sia confezionata distalmente su tessuto rettale al fine di ridurre notevolmente il rischio di recidiva di patologia diverticolare.

La stomia di protezione, sia colostomia o ileostomia, riveste grande importanza: essa infatti, sebbene non riduca il rischio di fistola anastomotica, ne previene gli effetti più devastanti. La scelta se confezionare o meno una stomia riveste grande importanza ed è frutto di un'attenta valutazione, da parte del chirurgo, di molteplici fattori: condizioni generali, età, fattori comorbidi, livello di contaminazione, gravità dello stato settico, entità della flogosi locale. Anche l'esperienza del chirurgo gioca un ruolo importante, se l'anastomosi non dovesse essere considerata sicura, o se la prova idro-pneumatica dovesse risultare positiva, la stomia di protezione risulterebbe una scelta quasi obbligata.

Il confezionamento di una stomia terminale (o procedura di Hartmann) è infine appannaggio dei casi più gravi: principalmente associati a peritonite stercoracea e shock settico. In questi casi la tecnica laparotomica risulterà la più indicata.

La tecnica di Hartmann, sebbene vista con diffidenza da molti pazienti a causa della più difficile procedura di ricanalizzazione (circa la metà dei pazienti non verrà mai ricanalizzato) consente di ridurre drammaticamente il rischio di mortalità postoperatorio ed è ancora la procedura più frequentemente utilizzata nelle peritoniti diffuse, sebbene la crescente esperienza laparoscopica la stia progressivamente relegando ai soli casi più gravi come già esposto.

URGENZE GERIATRICHE

l'occhio di riguardo

EPIDEMIOLOGIA

- La malattia diverticolare ha una prevalenza associata con l'età, che sta aumentando negli anni per l'aumento dell'età media (prevalenza di 52,5% nella decade 80-89 anni, di 25,1% nel gruppo 60-79 anni e di 20% nel gruppo 40-59 anni).
- La diverticolite viene riscontrata nella metà dei casi in pazienti di età >65 anni.
- Tra i pazienti ricoverati per diverticolite acuta negli anziani sono maggiori la lunghezza della degenza, le complicanze e la mortalità.
- L'età anziana è un fattore prognostico indipendente di mortalità, sia per gli esiti della diverticolite sia per le possibili complicanze legate all'ospedalizzazione e in senso lato all'evento acuto (esacerbazione delle comorbidità pre-esistenti).
- La mortalità dopo intervento per diverticolosi in elezione è del 3% nell'anziano e dello 0,07% nell'adulto; dopo l'intervento in urgenza per diverticolite è del 12% nell'anziano e dello 0,5% nell'adulto.

CLINICA

- Il paziente anziano ha una presentazione differente, forse per la diversa percezione del dolore o la difficoltà nel comunicarlo (la demenza è un fattore che influenza negativamente l'outcome). I sintomi meno presenti sono dolore e febbre, mentre sono riferiti maggiormente proctorragia e astenia.
- Le comorbidità pre-esistenti influiscono negativamente sulla già ridotta riserva funzionale del paziente anziano e generalmente possono esacerbarsi durante la malattia (vengono registrate molte complicanze "non chirurgiche" dopo gli interventi per diverticolite acuta).
- È fondamentale un approccio multidimensionale e multidisciplinare per valutare lo stato funzionale, cognitivo, fisiologico e nutrizionale, parallelamente alla diagnosi di diverticolite.
- Gli esiti chirurgici sono significativamente influenzati dallo stato di salute generale e dall'aspettativa di vita dei pazienti. Il bilancio preoperatorio geriatrico richiede di andare oltre una valutazione basata sull'organo o sulla malattia.
- Nella visita preoperatoria, è importante stabilire gli obiettivi e le preferenze del paziente e determinare se i rischi e i benefici della chirurgia corrispondono a questi obiettivi e preferenze. Inoltre è fondamentale valutare le capacità cognitive del paziente e la sua vita di relazione, soprattutto qualora si prospetti un decorso in terapia intensiva, una riabilitazione prolungata e una conseguente perdita di indipendenza.
- Il delirio, la demenza, la depressione, una riduzione del sensorio sono fattori correlati a un aumentato rischio di complicanze postoperatorie.

SCELTA CHIRURGICA

- Nell'anziano mediamente si eseguono meno resezioni coliche elettive per malattia diverticolare, gravate da un maggior rischio di fistola anastomotica.
- Alla luce delle maggiori complicanze postoperatorie (sia chirurgiche che non chirurgiche), il trattamento conservativo è, quando possibile, la migliore scelta per la diverticolite non complicata da perforazione o occlusione.
- Se la diverticolite non è complicata può essere instaurato un trattamento conservativo domiciliare, efficace in almeno metà dei pazienti anziani, nonostante l'età e le comorbidità. Tuttavia, il paziente anziano ha un maggior rischio di sviluppare una diverticolite complicata: va quindi attentamente valutata l'opportunità di un ricovero per un miglior *follow-up*, soprattutto se il paziente anziano vive solo o senza un adeguato supporto familiare.
- Quando va posta l'indicazione chirurgica vanno considerati: la gravità della diverticolite, lo status generale (paziente fit/vulnerabile/fragile), la stabilità emodinamica e le comorbidità pre-esistenti.
- È fondamentale una *individually tailored strategy*.
  - Se il paziente anziano è emodinamicamente instabile meglio scegliere una stomia a canna di fucile o una strategia *damage control surgery*.
  - Se il paziente anziano è *fit for sugery* ed emodinamicamente stabile, vanno considerate le medesime indicazioni chirurgiche per il paziente giovane (con simili complicanze).
  - Se il paziente anziano è fragile ed emodinamicamente stabile potrebbe essere scelta la procedura di Hartmann.
- È poco utilizzata nel paziente anziano la laparoscopia, verosimilmente il suo utilizzo andrebbe incentivato.

LA LAVAGNA

- *La conta dei globuli bianchi può essere normale nei pazienti immunocompromessi e negli anziani.*
- *L'esame diagnostico di elezione è la TC.*
- *Nella diverticolite non complicata è indicato l'approccio conservativo.*
- *L'associazione di antibiotici per os consigliata è quella costituita da β-lattamico/inibitore delle β-lattamasi o ciprofloxacina + metronidazolo.*
- *Eseguire sempre il test di gravidanza nelle donne in età fertile.*
- *Il fallimento della terapia medica, le ricadute di episodi di diverticolite acuta e le complicanze sono le principali indicazioni alla terapia chirurgica.*

APPUNTI / COMMENTI

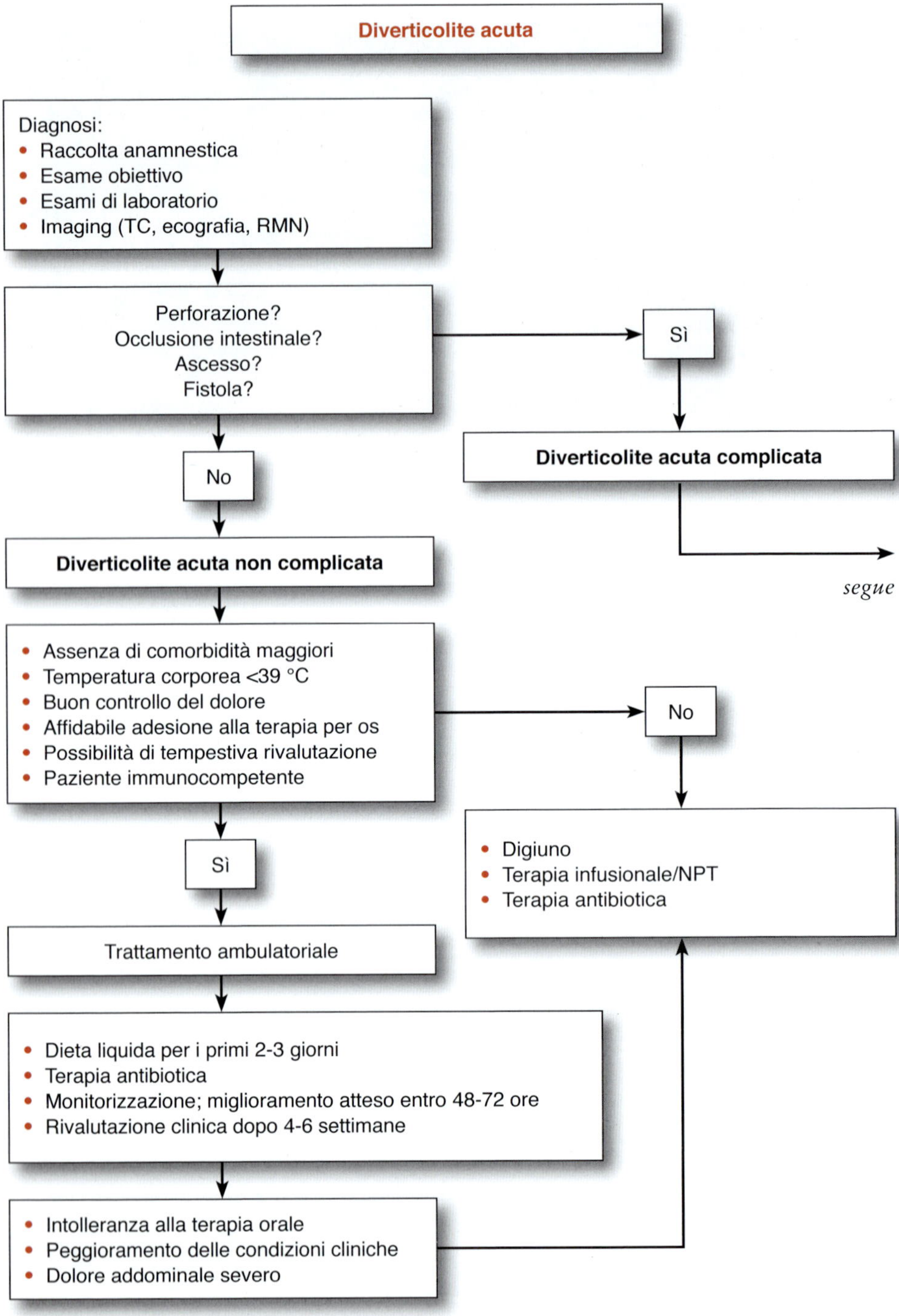
Diverticolite acuta
Diagnosi:
• Raccolta anamnestica
• Esame obiettivo
• Esami di laboratorio
• Imaging (TC, ecografia, RMN)
Perforazione?
Occlusione intestinale?
Ascesso?
Fistola?
Sì
Diverticolite acuta complicata
No
Diverticolite acuta non complicata
• Assenza di comorbidità maggiori
• Temperatura corporea <39 °C
• Buon controllo del dolore
• Affidabile adesione alla terapia per os
• Possibilità di tempestiva rivalutazione
• Paziente immunocompetente
No
• Digiuno
• Terapia infusionale/NPT
• Terapia antibiotica
Sì
Trattamento ambulatoriale
• Dieta liquida per i primi 2-3 giorni
• Terapia antibiotica
• Monitorizzazione; miglioramento atteso entro 48-72 ore
• Rivalutazione clinica dopo 4-6 settimane
• Intolleranza alla terapia orale
• Peggioramento delle condizioni cliniche
• Dolore addominale severo

segue

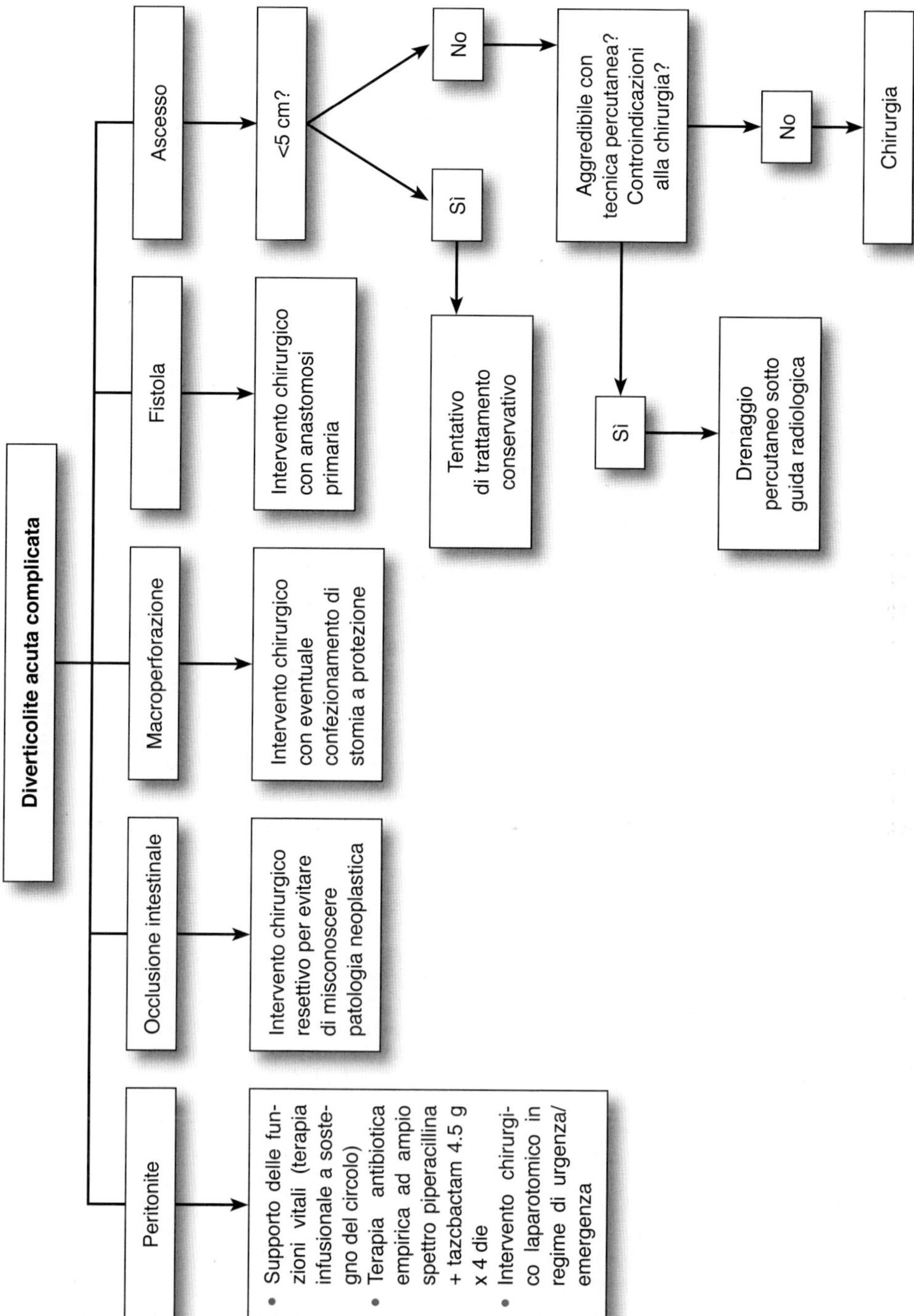
Diverticolite acuta complicata
Ascesso
Fistola
Macroperforazione
Occlusione intestinale
Peritonite
<5 cm?
Sì
No
Tentativo di trattamento conservativo
Aggredibile con tecnica percutanea? Controindicazioni alla chirurgia?
Sì
No
Drenaggio percutaneo sotto guida radiologica
Chirurgia
Intervento chirurgico con anastomosi primaria
Intervento chirurgico con eventuale confezionamento di stomia a protezione
Intervento chirurgico resettivo per evitare di misconoscere patologia neoplastica
• Supporto delle funzioni vitali (terapia infusionale a sostegno del circolo)
• Terapia antibiotica empirica ad ampio spettro piperacillina + tazcbactam 4.5 g x 4 die
• Intervento chirurgico laparotomico in regime di urgenza/emergenza

4.9 Colica biliare e colecistite acuta

Definizioni

Per colica biliare si intende un dolore crampiforme che si localizza più frequentemente all'epigastrio e/o all'ipocondrio di destra ed è la manifestazione clinica più caratteristica della colelitiasi.

Per colecistite acuta si intende un'infiammazione acuta della parete della colecisti, in genere secondaria all'ostruzione del dotto cistico.

Il dolore in ipocondrio destro è uno dei motivi più frequenti di accesso in Pronto Soccorso, le cui cause sono elencate in tabella 4.9.1.

Nella stragrande maggioranza dei casi la colica biliare e la colecistite acuta sono causate dalla presenza di una calcolosi. Studi autoptici hanno evidenziato che dall'11 al 35% della popolazione americana è portatrice di calcoli della colecisti. Di questi l'1-2% sviluppa una complicanza almeno una volta all'anno: la colica biliare, la colecistite acuta, la pancreatite, la coledocolitiasi, la colangite e la neoplasia della colecisti sono le complicanze più frequenti.

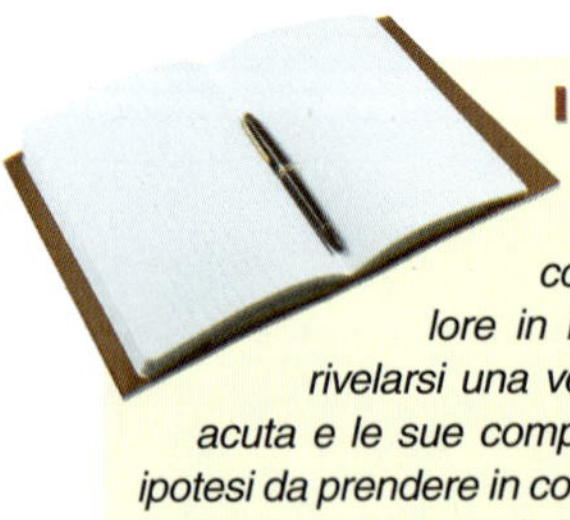

IL TACCUINO

L'approccio diagnostico al paziente con dolore in ipocondrio destro può rivelarsi una vera sfida: la colecistite acuta e le sue complicanze sono la prima ipotesi da prendere in considerazione ma eventuali altre condizioni cliniche vanno considerate.

Tabella 4.9.1. Il paziente con dolore in ipocondrio destro: la diagnosi differenziale

colica biliare
calcolosi della via biliare
epatite acuta
ascesso epatico
trombosi portale
sindrome di Budd-Chiari
neoplasia epatica
colangite
ulcera gastroduodenale
pancreatite acuta
occlusione intestinale
neoplasia della colecisti

Fisiopatologia

La colecisti funziona da magazzino della bile prodotta dal fegato. Per contenerne il più possibile, la colecisti ha la capacità di concentrare la bile di circa 10 volte, assorbendo acqua e sodio. Inoltre secerne glicoproteine e ioni idrogeno che hanno la funzione di ridurre il pH della bile, normalmente alcalino, e rendere quindi il calcio più solubile.

Il processo di produzione, immagazzinamento e secrezione della bile è molto ben regolato. È fondamentale, per avere una soluzione pura, che le concentrazioni dei vari componenti della bile siano ben bilanciate altrimenti si formano i calcoli all'interno della colecisti partendo dal precipitato di colesterina.

La calcolosi della colecisti rimane asintomatica in più della metà dei casi. I calcoli a volte possono temporaneamente ostruire il dotto cistico provocando una distensione della colecisti ed un aumento temporaneo della tensione della parete provocando una colica biliare.

La colecistite acuta invece è provocata da una prolungata e totale ostruzione del dotto cistico con conseguente attivazione dei mediatori dell'infiammazione tra cui la trasformazione della lecitina in lisolecitina. Questa attivazione comporta un aumento della secrezione di acqua intra-luminale con conseguente aumento della pressione all'interno della colecisti. Tale aumento, attraverso un meccanismo neuro ormonale mediato dal vago e dalla produzione di prostaglandine, stimola un ulteriore aumento di secrezione di acqua alimentando così un circolo vizioso che porta a un aumento crescente della pressione intra-luminale. Quando la pressione intra-luminale supera la pressione di perfusione parietale, si verificano ischemia e poi necrosi delle pareti della colecisti con conseguente possibile perforazione.

Un'ulteriore complicanza un pò più tardiva è rappresentata dalla sovra-infezione con empiema della colecisti, fenomeni ascessuali di parete, complicati persino da ascessi epatici (Tabella 4.9.2).

Tabella 4.9.2. La classificazione anatomopatologica delle complicanze della colecistite acuta

	stadio	giorni
Colecistite edematosa	I	2-4 giorni
Colecistite necrotica	II	3-5 giorni
Colecistite suppurata	III	7-10 giorni

La colica biliare e la colecistite sono le due manifestazioni patologiche della colecisti secondaria a calcolosi. Si inseriscono in un quadro più complesso di manifestazioni patologiche delle vie biliari, la coledocolitiasi, la colangite e la pancreatite acuta.

Epidemiologia

L'età, il sesso e la razza sono i fattori di rischio primari per lo sviluppo dei calcoli della colecisti. Superati i sessant'anni il 33% delle donne e il 25% degli uomini è portatore di calcolosi della colecisti. La prevalenza di calcolosi della colecisti è maggiore nelle popolazioni nord europee, ispaniche nei nativi americani, ed è minore negli asiatici e afro-americani. Il 21% degli anziani che si presenta in Pronto Soccorso con dolore addominale è affetto da colecistite acuta. L'obesità è un altro fattore di rischio verosimilmente correlato con l'aumentata produzione di colesterolo. Le donne obese hanno una probabilità 7 volte maggiore di sviluppare calcolosi della colecisti rispetto alle donne normopeso. Non è da trascurare anche la perdita repentina di peso (all'incirca il 30% dei pazienti sottoposti a chirurgia bariatrica sviluppa successivamente una calcolosi della colecisti).

La mortalità, ad oggi, per colecistite acuta si è attestata al di sotto dell'1%.

Diagnosi e diagnosi differenziale

Presentazione clinica

Il dolore da colica biliare si presenta molto spesso come un dolore severo, costante, che può durare da 1 a 5 ore, localizzato in principio nei quadranti alti centrali dell'addome e che a volte si irradia alla regione scapolare destra o all'ipocondrio destro o posteriormente all'angolo della regione scapolare destra. Meno di frequente il dolore si può irradiare alla regione acromiale destra ed alle regioni cervicali inferiori (Figura 4.9.1).

Le strutture che costituiscono "l'albero" biliare, la colecisti, il cistico, il dotto epatico ed il dotto comune hanno una struttura muscolare poco innervata per cui la loro irritazione non provoca le contrazioni tipiche dell'uretere o dell'intestino. Il dolore in genere inizia qualche ora dopo il pasto e spesso viene accompagnato da sintomi dispeptici, nausea, vomito, eruttazioni e reflusso acido. I sintomi possono seguire un ritmo circadiano, in genere subentrano tra le otto di sera e le quattro del mattino. Questo è in parte dovuto alla anatomia della colecisti: durante il giorno, mentre si è in piedi, il fondo della colecisti è situato in basso mentre il dotto cistico è in alto. Eventuali calcoli si posizionano al fondo, lasciando libero il dotto cistico durante la peristalsi della colecisti. Di notte, quando si è distesi, la colecisti è posizionata in orizzontale, eventuali calcoli, mobilizzandosi, possono ostruire il dotto cistico. Se poi di sera interviene un pasto grasso la colecisti si riempie di bile e da qui parte una vigorosa contrazione per svuotarsi. Il calcolo può attraversare il cistico e da qui finire nel duodeno provocando una "colica" biliare non

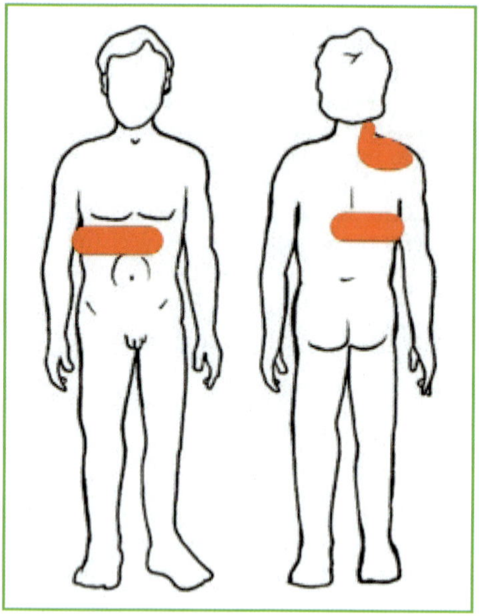

Figura 4.9.1. Le irradiazioni del dolore biliare.

complicata. Se invece si ferma nel dotto cistico o nel dotto comune gli attacchi dolorosi possono essere più prolungati.

Colecistite acuta litiasica. Il rischio per i portatori di calcolosi della colecisti di sviluppare una colecistite acuta è di circa 1% all'anno. Non esiste nessun sintomo che permetta nell'immediato di differenziare una colica biliare da una colecistite acuta. Verosimilmente il paziente con colecistite acuta è più sofferente, è tachicardico, riferisce di aver sofferto già di una colica nei giorni o nelle ore precedenti. Può presentare segni di peritonite localizzata al quadrante superiore destro, causa una maggiore distensione della colecisti che va a diretto contatto con la parete addominale. I sintomi vegetativi in caso di colecistite possono essere più vistosi e la durata del dolore più prolungata. La febbre è presente solo nel 10-30% dei casi. Può essere presente un ittero sclerale e si può palpare una tumefazione dolente in ipocondrio destro.

In effetti valutati da soli la febbre, il dolore in ipocondrio destro e la dolorabilità sono di scarso aiuto sia per fare diagnosi sia per la esclusione di una colecistite acuta (Tabella 4.9.3).

I segni clinici tipici di colecistite acuta più studiati sono il segno di Murphy ed il segno di Courvoisier. Il segno di Murphy consiste nella incapacità del paziente di portare a termine un respiro completo nel momento in cui la mano provoca una pressione a livello del margine inferiore epatico. Il segno di Courvoisier invece correla la palpazione della colecisti tesa in un paziente itterico con la presenza di una ostruzione extraepatica. Le Tokyo Guidelines 2013 indicano i criteri diagnostici della colecistite acuta valvolare (consultare approfondimenti pag. 621).

Colecistite acuta alitiasica. La colecistite acuta senza calcoli è responsabile del 2-15% delle colecistiti.

I fattori di rischio sono l'età avanzata, le ustioni, il diabete, uno stato di immunodepressione, la nutrizione parenterale totale prolungata.

Le complicanze (la gangrena, l'empiema e la perforazione) sono più frequenti nella colecistite acalcolosa che in quella con calcoli.

La fisiopatologia non è ben chiara. La stragrande maggioranza dei fattori di rischio è correlata con la stasi biliare all'interno della colecisti. La stasi favorisce l'aumento della viscosità della bile e di qui la proliferazione batterica. Nel paziente anziano o in quello ipoperfuso, questo stato di sofferenza evolve facilmente verso l'ischemia e la necrosi.

La presentazione clinica in genere è simile a quella della colecistite calcolotica con dolore in ipocondrio destro e febbre. Si può presentare anche in modo aspecifico con sensazione di nausea, astenia e peso epigastrico. Spesso la febbre è l'unica manifestazione.

Tabella 4.9.3. Sensibilità e specificità di segni e sintomi per la diagnosi di colecistite acuta

	Sensibilità	Specificità	LR–	LR+
Febbre	35%	80%	0,9	1,5
Dolore in ipocondrio destro	81%	67%	0,7	1,5
Tumefazione dolente in ipocondrio destro	77%	54%	0,4	1,6

CONTROVERSIE

Il segno di Murphy

Questo segno fu descritto per la prima volta da uno dei più bravi chirurgi americani dell'epoca, John B. Murphy, nel 1903. Fu presentato come un segno caratteristico che evidenziava la "ipersensibilità" della colecisti. Era impossibile per il paziente affetto da colecistite acuta portare a termine un inspirio profondo se le dita del medico a mo' di uncino contrastavano il margine inferiore del fegato.
In effetti la manovra eseguita oggi è ben diversa da quella proposta dal chirurgo ad inizio secolo. Murphy raccomandava di posizionare il paziente seduto e di visitarlo posizionandosi da dietro e nel mentre lo si invitava ad effettuare un profondo inspirio consigliava di appoggiare le dita a forma di uncino al di sotto dell'arco costale destro. Oggi il più delle volte il paziente viene valutato da disteso e la mano viene appoggiata a piatto con le punte delle dita che raggiungono l'arco costale.
Nel corso degli anni è stata rivalutata la reale accuratezza di questa manovra che risulta poco specifica, in quanto numerosi processi infiammatori non causati da una colecistite ma che coinvolgono il peritoneo viscerale intorno alla colecisti o al fegato possono riprodurre un segno di Murphy positivo. D'altro canto il segno è gravato da un'alta percentuale di falsi negativi. In conclusione un Murphy clinico positivo da solo è di scarsa utilità nel fare diagnosi, così come se negativo nell'escludere una colecistite acuta (**Tabella 4.9.4**).

Tabella 4.9.4. Sensibilità e specificità del segno di Murphy

	Sensibilità	Specificità	LR–	LR+
Segno di Murphy	48-97%	48-79%	0,06	1,9

Il segno di Courvoisier

Il segno di Courvoisier è un esempio di come creiamo dei miti senza solide basi scientifiche. Nel 1890, Ludwig Courvoisier pubblicò uno studio osservazionale su 187 pazienti affetti da ittero e portatori di una colecisti distesa, palpabile e non dolente. Nel 92% dei casi questi pazienti erano affetti da un tumore, nei rimanenti casi un calcolo ostruttivo era responsabile dell'ostruzione. Da qui Courvoisier concluse che raramente un calcolo ostruente non dolente potesse essere responsabile dell'ittero. Negli anni a seguire fu data tale enfasi a questo segno che divenne legge, appunto legge di Courvoisier, secondo la quale un paziente itterico con una colecisti palpabile era sicuramente affetto da un cancro della ampolla di Vater o della testa del pancreas.
Se vogliamo proprio definirlo "una legge" potremmo associarlo alla presenza di un patologia ostruttiva extraepatica (calcolo o tumore), ma sicuramente non univocamente ad un cancro (**Tabella 4.9.5**).

Tabella 4.9.5. Sensibilità e specificità del segno di Courvoisier

	Sensibilità	Specificità	LR–	LR+
Segno di Courvoisier ed occlusione extraepatica	31%	99%	0,7	2,6
Segno di Courvoisier ed occlusione da un tumore	26-55%	83-90%	0,7	2,6

Gli esami di laboratorio sono spesso aspecifici, così come per la colecistite calcolosa, mentre l'ecografia evidenzia la colecisti con pareti ispessite, con fluido pericolecistico ma senza calcoli.

Il trattamento della colecistite acalcolosa è simile a quello della classica colecistite con calcoli: terapia di supporto, antibiotici e se necessario colecistectomia.

Esami di laboratorio

Al momento nessun biomarcatore è specificamente correlato con la malattia colecistica. La colecistite acuta, come tutte le condizioni infiammatorie, è in genere associata ad un impegno degli indici di flogosi (leucocitosi ed aumento della PCR). Nel 1996 Gruber pubblicò i risultati di un report eseguito su 198 pazienti affetti da colecistite acuta. Di questi solo il 61% aveva una leucocitosi (bianchi >11.000/mm^3), inoltre nel gruppo dei 103 pazienti affetti da colecistite gangrenosa solo il 73% aveva una leucocitosi. Nello stesso gruppo di pazienti la combinazione di febbre e leucocitosi era di scarso aiuto, il 31% dei pazienti con colecistite acuta non manifestava né febbre né leucocitosi (Tabella 4.9.6). Allo stesso modo si comporta la PCR.

Se l'infiammazione della colecisti coinvolge anche il parenchima epatico si può riscontrare un lieve aumento delle γ-GT, delle transaminasi e della bilirubina, ma tali valori di laboratorio sono di scarso aiuto da sole nel fare diagnosi.

Diagnostica per immagini

Ecografia

L'ecografia costituisce l'imaging di prima scelta nello studio di una sospetta patologia acuta della colecisti. Non è invasiva, è ripetibile, non fa ricorso al mezzo di contrasto ed è poco costosa.

L'accuratezza dell'ecografia aumenta se combinata con il sospetto clinico e con i risultati degli esami di laboratorio.

Secondo una metanalisi pubblicata da Klewiet nel 2012 la sensibilità della ecografia per la diagnosi di colecistite acuta varia a seconda degli studi dal 50% al 100% mentre la specificità dal 33% al 100%, da qui la sensibilità calcolata è dell'81% e la specificità dell'83%.

Klewiet conclude il suo lavoro, sottolineando che l'ampio range di sensibilità e specificità era dovuto alla eterogeneità degli studi esaminati: per esempio in 26 pubblicazioni venivano elencati ben 14 differenti segni ecografici correlabili alla diagnosi di colecistite acuta.

I reperti ecografici riconosciuti caratteristici di una colecistite acuta sono essenzialmente quattro: evidenza di litiasi, riscontro di pareti ispessite (>4 mm) (Figura 4.9.2) e con aspetto pluristratificato, idrope della colecisti (diametro trasverso massimo >4 cm) e presenza di raccolte fluide peri-colecistiche. La contestuale presenza di tutti i segni sopra elencati conferisce al dato ecografico elevatissima specificità diagnostica. Da non tralasciare inoltre il segno di Murphy ecografico, elicitato dal dolore provocato dalla sonda appoggiata direttamente sulle colecisti. Questo segno ha una accuratezza molto maggiore

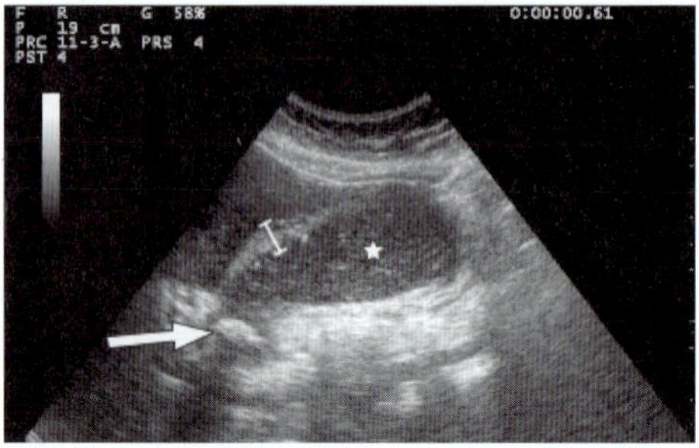

Figura 4.9.2. Colecistite acuta litiasica: pareti ispessite (caliper), sludge biliare (stella); calcolo infundibolare con cono d'ombra (freccia).

Tabella 4.9.6. Sensibilità e specificità della conta dei globuli bianchi per la diagnosi di colecistite acuta

	Sensibilità	Specificità	LR–	LR+
Leucocitosi	63%	57%	0,6	1,5
Leucocitosi + febbre	24%	85%	0,9	1,6

rispetto al Murphy clinico preso a paragone (Tabella 4.9.7).

ECO litiasi colecisti

TC

I reperti della TC di colecistite acuta sono simili a quelli ecografici. Si possono inoltre visualizzare la distensione della colecisti con edema dello strato sotto sieroso, lo stiramento del grasso pericolecistico, la attenuazione della immagine della colecisti, ulteriori segni di colecistite acuta. La TC inoltre è di aiuto nella esclusione di altre patologie che possono mimare una colecistite acuta.

In effetti pochi sono gli studi che hanno comparato la sensibilità della TC rispetto alla ecografia nel fare diagnosi di colecistite acuta. Harvey nel 1999 pubblicò i risultati di uno studio retrospettico che comparava i risultati della ecografia e della TC addome eseguiti su 123 pazienti affetti da dolore in ipocondrio destro. La TC aveva una sensibilità del 39% ed una specificità del 93% nell'evidenziare una patologia a carico del sistema biliare. L'ecografia d'altro canto si comportava molto meglio con una sensibilità dell'83% ed una specificità del 95%. Il lavoro concludeva che l'ecografia era molto più sensibile della TC nell'identificare una malattia a carico della colecisti e che una volta fatta la diagnosi ecografica una TC di controllo non era indicata.

TC litiasi colecisti

Terapia

Terapia del dolore

Per il trattamento del dolore severo da colica biliare la morfina cloridrato è il farmaco di prima scelta (0,1 mg/kg e successivamente 0,025-0,05 mg/kg ogni 5 minuti fino all'ottenimento dell'effetto). Per il trattamento del dolore moderato le evidenze circa l'uso dei FANS sono deboli. I FANS hanno un interessante meccanismo di azione: da un lato l'azione antiinfiammatoria e dall'altro la capacità di favorire il rilassamento delle fibre muscolari. Non sono trascurabili le potenziali complicanze da FANS: interferiscono sulla funzionalità delle piastrine, aumentano il rischio di sanguinamento post-chirurgico così come dopo procedure invasive (p.es ERCP). Alternativa ai FANS per il dolore moderato sono i farmaci antispastici (p. es. joscina butilbromide) Una revisione Cochraine del 2016 ha evidenziato che certamente i FANS sono superiori sia al placebo che ai farmaci spasmolitici nel trattamento del dolore moderato. Mancano purtroppo trial randomizzati che includano anziani e pazienti con comorbidità. In conclusione, il ricorso ai FANS è indicato per quei pazienti con dolore moderato a basso rischio di sanguinamento e con bassa probabilità di andare incontro ad un intervento chirurgico o ad una procedura invasiva a breve.

Terapia chirurgica

Il ricorso all'intervento deve tener conto non solo della probabilità di recidiva o della comparsa di complicanze della litiasi ma anche del rischio anestesiologico/chirurgico e del parere del paziente.

Il trattamento della colecistite acuta è la colecistectomia laparoscopica. Le linee guida più recenti raccomandano il timing precoce della colecistectomia, meglio se entro 72

Tabella 4.9.7. Differenza di sensibilità e specificità tra Murphy clinico e Murphy ecografico

	Sensibilità	Specificità	LR–	LR+
Murphy ecografico	42-63%	94-99%	0,4	10,5
Murphy clinico	48-97%	48-79%	0,06	1,9

ore dall'inizio dei sintomi. Nei pazienti che giungono più tardivamente all'osservazione, le indicazioni dipendono dalla risposta alla terapia medica iniziale e dalle condizioni generale del paziente.

L'approccio al trattamento di una colecistite complicata è guidato dalle condizioni generali del paziente e dal rischio anestesiologico. In pazienti con rischio anestesiologico accettabile è indicata la colecistectomia laparoscopica, con timing il più precoce possibile. In pazienti con elevato rischio anestesiologico la colecistostomia percutanea eco-guidata può essere proposta come soluzione ponte, in modo da consentire la stabilizzazione di eventuali comorbidità e l'ottimizzazione dello stato generale del paziente prima della colecistectomia laparoscopica.

Terapia antibiotica

I batteri più frequentemente isolati nelle infezioni delle vie biliari sono i Gram-negativi aerobi (principalmente *Escherichia coli* e *Klebsiella pneumoniae*). La presenza degli anaerobi è meno significativa, a meno della presenza di un'anastomosi o di una fistola bilio-enterica: in tal caso i batteri più comuni sono *Clostridium* spp. e *Bacteroides* spp. La copertura antibiotica nei confronti degli Enterococchi non è indicata, in quanto la loro patogenicità rimane incerta (a meno di pazienti immunocompromessi, soprattutto dopo trapianto epatico).

Nel caso di colecistite acuta non complicata, quando la sorgente di infezione viene rimossa efficacemente con la colecistectomia, non è indicata la somministrazione di alcun antibiotico ad eccezione della sola profilassi (ad esempio cefazolina 2 g). Gli antibiotici sono invece sempre raccomandati nel caso di colecistite complicata o di colecistite non complicata in cui si ritarda l'intervento e nelle colangiti; normalmente per una durata di 4-7 giorni.

Nel caso di infezioni lievi-moderate, senza precedente esposizione a terapia antibiotica sono indicati:

- ampicillina/sulbactam 3 g ogni 6-8 ore;
- amoxicillina/acido clavulanico 2,2 g ogni 6-8 ore;
- cefazolina 1 g ogni 8 ore;
- ceftriaxone 2 g ogni 24 ore;
- ciprofloxacina 400 mg ogni 12 ore;
- levofloxacina 500 mg ogni 24 ore;
- moxifloxacina 400 mg ogni 24 ore.

Nel caso della presenza di anastomosi o fistola bilio-enterica, qualora si utilizzi una cefalosporina o un chinolone, è indicata l'associazione con metronidazolo 500 mg ogni 6-8 ore.

Nel caso di infezioni severe è indicato uno dei seguenti schemi, tenendo in considerazione la possibile presenza di *Enterobacteriaceae* produttrici di ESβL [i fattori di rischio più significativi sono la precedente esposizione a farmaci antibatterici (in particolare cefalosporine di terza generazione e chinoloni) e la presenza di comorbidità con esposizione a diversi cicli di terapia antibiotica]:

- non fattori di rischio per ESβL:
  - piperacillina/tazobactam 4,5 g ogni 8 ore;
- con fattori di rischio per ESβL:
  - ertapenem 1 g ogni 24 ore (non attivo contro *Pseudomonas aeruginosa*);
  - meropenem 1 g ogni 8 ore;
  - imipenem 500 mg ogni 6 ore;
  - tigeciclina 100 mg come dose da carico, quindi 50 mg ogni 12 ore (non attivo contro *Pseudomonas aeruginosa e Proteus*).

Complicanze della colecistite acuta

Colecistite gangrenosa

Questa complicanza severa è una conseguenza di un calcolo incuneato nel dotto cistico con progressiva distensione della colecisti ed evoluzione in una necrosi ischemica della parete della colecisti stessa. L'incidenza di questa complicanza può avvenire tra il 2 ed il 30%, colpisce principalmente gli uomini anziani. Se non viene effettuata una colecistectomia d'urgenza la necrosi può evolvere in una perforazione o nella formazione di un ascesso.

Il reperto ecografico è quello di una colecisti molto distesa a pareti ispessite ma a contorno irregolare, con abbondante liquido pericolecistico.

APPROFONDIMENTI

Come arrivare alla diagnosi di colecistite acuta assemblando clinica laboratorio ed immagini: le linee guida di Tokyo

Nel 2003 la Società giapponese di chirurgia epato-biliare e la Società giapponese di medicina d'urgenza formarono un gruppo di lavoro per la produzione delle Linee guida per il trattamento della colecistite e della colangite. Nel 2006 fu prodotto un primo documento di consenso, nel 2007 le prime linee guida (TG07),e nel 2013 il primo update (TG13), cui ha fatto seguito un ulteriore aggiornamento nel 2018 (TG18).

Le Linee Guida prodotte nel 2018 hanno confermato quanto già documentato nel 2013: per la diagnosi di colecistite acuta occorrono che siano positivi almeno tre criteri: segni locali di infiammazione, segni sistemici di infiammazione e l'imaging.

Tabella 4.9.8. I criteri diagnostici delle Tokyo Guidelines

Segni locali di infiammazione	Segni sistemici di infiammazione	Imaging
Il segno di Murphy	Febbre	La presenza dei segni specifici di colecistite acuta
Dolore in ipocondrio destro	Leucocitosi	
Tumefazione in ipocondrio destro	PCR elevata	

Secondo le TG13 si sospetta la diagnosi di colecistite acuta allorquando è presente almeno un segno di infiammazione locale ed un segno di infiammazione sistemica. La diagnosi definitiva viene confermata quando al sospetto diagnostico viene affiancato il reperto radiologico. Questo supporta il ruolo determinante dell'imaging per la diagnosi definitiva. Nel 2012 Yokoe ha pubblicato i risultati di un lavoro retrospettivo analizzando 451 pazienti operati di colecistite acuta valutati secondo i criteri delle TG13. Da questi dati si evinceva una ottima sensibilità e specificità (Sn 91,2%, Sp 96,9%) del metodo consigliato dalle linee guida di Tokyo (Tabella 4.9.8).

Purtroppo nella realtà quotidiana, l'accuratezza di queste linee guida si riduce notevolmente; spesso la febbre e la leucocitosi non sono presenti, così come il segno di Murphy le stesse TG13 raccomandavano di escludere altre cause di dolore in ipocondrio destro.

Un apporto dell'update del 2013 è stato sicuramente l'aver ben definito il grado di severità della colecistite acuta, basandosi sui segni clinici locali, sistemici e sull'imaging. In effetti le TG18 non hanno potuto che confermare le TG13 (Tabella 4.9.9).

Tabella 4.9.9. I criteri per definire il grado di severità della colecistite acuta

Grado III colecistite acuta severa, con associata a disfunzione d'organo
Ipotensione refrattaria che richiede l'uso di amine
Ridotto livello di coscienza
Ipossia con P/F ridotto
Oliguria
Piastrinopenia
Grado II colecistite acuta moderata
Marcata leucocitosi (WBC >18.000/mm^3)
Tumefazione palpabile in ipocondrio destro
Durata della sintomatologia superiore alle 72 ore
Segni di marcata flogosi localizzata, colecistite gangrenosa, ascesso pericolecistico, peritonite biliare
Grado I colecistite acuta non complicata
Si trattata di una colecistite acuta in un paziente che non presenta disfunzioni d'organo (Grado III) né segni di marcata flogosi localizzata (Grado II)

Il reperto TC è similare all'ecografia, in più, come segno caratteristico di questa complicanza, si può evidenziare la presenza di gas nella parete della colecisti ed una assenza di enhancement a livello della parete, segno di un difetto di perfusione.

Colecistite emorragica

È una complicanza della colecistite, piuttosto rara. È una conseguenza della necrosi e della ulcerazione della parete della colecisti che può evolvere in emorragia all'interno della colecisti stessa. Clinicamente il paziente può presentare oltre ai segni della colecistite anche ematemesi e melena. Reperto caratteristico è la presenza all'ecografia di coaguli irregolari nel lume della colecisti, di consistenza più ecogena rispetto al normale contenuto biliare.

Colecistite enfisematosa

È una complicanza gravissima, potenzialmente mortale ma per fortuna rara. Colpisce in genere uomini anziani diabetici. È causata da un'infezione batterica da (*Clostridium perfrigens*, *Escherichia coli* e *Klebsiella sp.*). Se non trattata tempestivamente può evolvere verso la perforazione e la gangrena. L'immagine ecografica è rappresentata dalla presenza di gas nel lume della colecisti o tra le pareti o addirittura nei tessuti pericolecistici. In questo caso la TC è più sensibile della ecografia nell'evidenziare anche piccole raccolte di aria all'interno della parete della colecisti.

Perforazione della colecisti

Se la colecistite non viene trattata, la progressiva distensione, infiammazione e necrosi della colecisti ne determina la perforazione. Il fondo di questa, a causa dell'irrorazione deficitaria, è il sito che più frequentemente si perfora. Le conseguenze della perforazione possono essere la peritonite, la formazione dell'ascesso e lo shock settico. L'ascesso può essere confinato alla loggia colecistica o coinvolgere gli organi contigui o, infine, dare una peritonite generalizzata. L'ecografia evidenzia in genere una grande quantità di liquido pericolecistico ed un difetto della parete. La TC dell'addome nel sospetto di perforazione della colecisti è utile per stadiare una raccolta ascessuale e l'entità dello stato infiammatorio.

IL TACCUINO

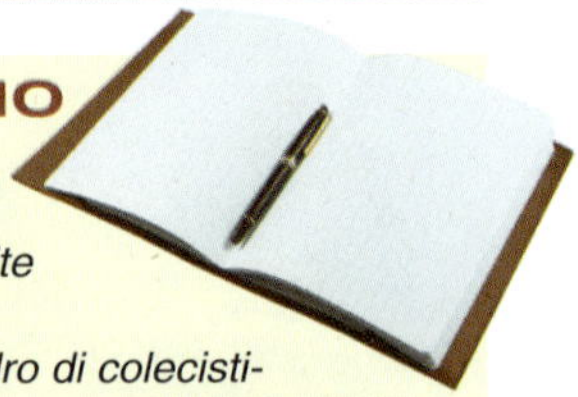

È possibile predire che una colecistite acuta si complichi?
Di fronte ad un quadro di colecistite acuta quattro sono i segni predittivi di una progressione verso la colecistite acuta complicata: la febbre persistente; la distensione della colecisti; l'edema della parete e la presenza di eventi avversi durante il percorso clinico.
Gli eventi avversi pre-operatori erano la mancata risposta alla terapia medica (dolore persistente), parametri vitali alterati, lo scompenso di malattie associate (es. diabete).
La presenza di almeno 3 dei segni succitati ha un alto valore predittivo (LR+ 11,25) per l'evoluzione verso una colecistite complicata.

Bibliografia di riferimento

CONTROVERSIE

Il trattamento del dolore da colica biliare. Morfina *vs* meperidina

Il trattamento del dolore da colica biliare è ancora purtroppo dettato da lavori frutto della opinione di esperti, mancano ancora studi randomizzati controllati. Alcuni raccomandano di evitare l'infusione della morfina in quanto ritenuta responsabile di provocare spasmi dello sfintere di Oddi e quindi peggiorare lo stato di malattia, altri consigliano l'infusione di meperidina per la riferita proprietà di non elevare la pressione dello sfintere di Oddi.

Nel 1986 Coelho aveva sperimentato gli effetti della morfina, della meperidina, della pentazocina, del tramadolo e dell'acido acetilsalicilico sullo sfintere di Oddi degli opossum. Se il tramadolo e l'acido acetilsalicilico non aumentavano l'attività dello sfintere di Oddi, la morfina, la meperidina e la pentazocina aumentavano nella stessa maniera la sua pressione. Alla stessa conclusione di Coelho erano giunti Greenstein (1972), Economou (1971) e McCammon (1983) usando cateterini inseriti nelle vie biliari di pazienti, da poco colecistectomizzati.

Nel 1980 con lo sviluppo della manometria e della ERCP gli studi sugli effetti dei farmaci analgesici sullo sfintere di Oddi divennero più specifici. Goff nel 1988 evidenziò che lo sfintere di Oddi non funziona nel modo *on-off* (aperto-chiuso), bensì come una pompa peristaltica che in modo attivo facilita la propulsione della bile e delle secrezioni pancreatiche verso il duodeno. In effetti la bile viene versata nell'intestino non durante le contrazioni, ma durante l'intervallo tra una contrazione e l'altra. La stragrande maggioranza dei lavori eseguiti negli ultimi due decenni ha evidenziato che tutti gli oppiacei (morfina e petidina comprese) aumentano la frequenza delle contrazioni riducendo il tempo di "riempimento diastolico" dello sfintere ed aumentando in tal modo la pressione della via biliare, senza alterare la pressione basale dello sfintere. Al momento non esistono lavori che evidenziano che la petidina sia da usare come analgesico di prima scelta così come la morfina sia da proscrivere di fronte ad un paziente con colica biliare. Certamente nella scelta andranno considerati gli effetti collaterali dei farmaci, numerosi quelli della petidina, ben pochi quelli della morfina.

URGENZE GERIATRICHE

l'occhio di riguardo

INTRODUZIONE ED EPIDEMIOLOGIA

La colecistite acuta costituisce il più frequente motivo di dolore addominale acuto nell'anziano ed allo stesso tempo è l'indicazione chirurgica più frequente, interessando dal 3 al 18% (a seconda degli studi) della popolazione oltre i 70 anni.

FISIOPATOLOGIA

Gli anziani sono predisposti alla formazione di calcoli in quanto con l'avanzare degli anni cambia la produzione di bile, aumenta la saturazione del colesterolo e si riduce la sensibilità della colecisti alla colecistochinina.

CLINICA, LABORATORIO E IMAGING

A differenza della popolazione più giovane, più di un quarto degli anziani affetti da colecistite acuta presenta un quadro clinico aspecifico, non correlato con la severità della malattia: la nausea ed il vomito possono essere assenti, il dolore addominale può essere non ben localizzato e non accompagnato da alcun segno di peritonite. La febbre è un segno poco sensibile, nel 50% dei casi può essere assente. La leucocitosi può essere assente nel 30% dei casi e in una significativa percentuale di casi i test di funzionalità epatica possono essere normali.

In questa fetta di popolazione l'incidenza di complicanze da colecistite acuta può essere molto alta: queste sono gravate da un'elevata mortalità che può addirittura essere superiore di ben oltre cinque volte, rispetto alla colecistite acuta non complicata.

Certamente in questi casi il sospetto clinico precoce costituisce la vera sfida e il ricorso precoce all'*imaging* (ecografia addominale *in primis* e TC se necessaria) è dirimente nella stragrande maggioranza dei casi.

LA LAVAGNA

- *Durante il work up di una apparente patologia biliare includere sempre nella diagnosi differenziale il sistema cardiaco e respiratorio.*
- *Acquistare esperienza nelle studio ecografico della colecisti.*
- *Se il sospetto clinico è alto per una colecistite acuta e l'ecografia evidenzia una colecisti senza calcoli ma con pareti ispessite pensare ad una colecistite acalcolosa.*
- *Nell'anziano con diagnosi di colecistite acuta prescrivere precocemente antibiotici ad ampio spettro che coprono Gram-negativi ed anaerobi.*
- *Condividere al più presto con il chirurgo un caso di sospetta colecistite acuta, soprattutto se il paziente è anziano.*

Sospetto di colecistite acuta

Almeno 1 segno locale di infiammazione
- Il segno di Murphy
- Dolore in ipocondrio destro
- Tumefazione palpabile in ipocondrio destro

+

Almeno 1 segno sistemico di infiammazione
- Febbre
- Leucocitosi
- PCR elevata

→

Diagnosi definitiva
- Segni specifici di colecistite all'imaging

4.10 Pancreatite acuta

Definizione

La pancreatite acuta (PA) è un processo infiammatorio acuto del pancreas che inizia a livello della ghiandola pancreatica e può coinvolgere sia i tessuti peripancreatici che gli organi a distanza. A livello della ghiandola pancreatica il processo infiammatorio può determinare edema o necrosi del pancreas, oppure può coinvolgere i tessuti vicini e/o gli organi a distanza; pertanto, le manifestazioni cliniche spaziano da quadri di lieve dolore addominale transitorio a forme gravissime con elevata mortalità.

La PA rappresenta un'emergenza addominale con possibile evoluzione fatale in una minoranza di casi, e la classificazione di gravità della malattia e delle sue complicanze è una classificazione preminentemente clinica:

- *PA lieve*: si caratterizza per un decorso clinico favorevole in assenza di complicanze locali e/o sistemiche. La espressione anatomopatologica prevalente è l'edema interstiziale più o meno associato a steatonecrosi peripancreatica.
- *PA moderata*: è definita dalla presenza di insufficienza d'organo transitoria (che si risolve entro le 48 ore), complicanze locali o esacerbazione di comorbidità del paziente.
- *PA grave*: è caratterizzata dalla insufficienza d'organo persistente, di durata maggiore delle 48 h e complicanze locali quali raccolte fluide peripancreatiche e/o necrosi pancreatica e peripancreatica (sterile o infetta), pseudocisti e necrosi con parete propria (sterile o infetta). L'insufficienza d'organo è definita come shock (pressione arteriosa sistolica <90 mmHg), insufficienza polmonare (PaO_2 <60 mmHg), insufficienza renale (creatinina sierica >2 mg/dL dopo reidratazione) o emorragia gastrointestinale (>500 cc/24h).

Complicanze locali

- *Raccolte fluide acute*: versamenti localizzati nel o vicino al pancreas, senza parete fibrosa di granulazione. Compaiono precocemente e tendono in buona parte a regredire spontaneamente. A meno che non si infettino non sono segno di gravità della malattia.
- *Necrosi pancreatica*: area focale o diffusa di parenchima non vitale che si associa a steatonecrosi peripancreatica. La necrosi pancreatica raramente coinvolge tutta la ghiandola; in genere è periferica con risparmio del tessuto ghiandolare e sono presenti talora focolai emorragici. La necrosi può infettarsi (10-30% dei casi) e la distinzione fra necrosi pancreatica infetta e sterile è importante in quanto l'atteggiamento terapeutico (terapia prevalentemente medica nelle necrosi pancreatiche sterili, chirurgica in quelle infette) e la prognosi (mortalità tre volte circa più elevata nelle necrosi pancreatiche infette rispetto alle sterili) differiscono sensibilmente. Il *gold standard* diagnostico nel sospetto di infezione delle necrosi pancreatica è costituito dall'esame colturale su agoaspirati percutanei.
- *Walled-off pancreatic necrosis*: raccolta intraaddominale di materiale purulento (in genere in vicinanza del pancreas), che compare dopo un attacco di pancreatite acuta o in seguito a trauma pancreatico. Predomina il pus e vi sono solo piccole quantità di tessuto necrotico e ciò la distingue dalle necrosi pancreatiche infette. Una pseudocisti che presenti pus nel suo interno viene anch'essa definita come *walled-off pancreatic necrosis*.
- *Pseudocisti*: raccolta di succo pancreatico delimitata da una parete non epitelizzata. La maturazione di una pseudosisti dopo pancreatite acuta richiede un periodo di almeno 4 settimane dall'esordio della malattia.

Cause

Le cause di pancreatite acuta sono numerose e nella Tabella 4.10.1 vengono elencate quelle più frequenti.

Tabella 4.10.1. Cause di pancreatite acuta

- Calcolosi delle vie biliari
- Alcolismo
- Ipertrigliceridemia
- Post-ERCP
- Farmaci
- Autoimmune
- Genetica
- Trauma addominale
- Post-intervento chirurgico
- Ischemia
- Infezione
- Ipercalcemia ed iperparatiroidismo
- Ulcera posteriore penetrante

Epidemiologia

La PA in Italia è una malattia dalla incidenza annua crescente. I dati ISTAT riportano un numero di casi pari a circa 200.000 episodi di PA per anno. Negli Stati Uniti si calcola che la malattia, specie la forma grave, consumi enormi risorse sanitarie, ma in Italia non abbiamo informazioni su questo aspetto. Di solito la maggior parte dei pazienti viene ricoverato in ospedale per malattia a decorso clinicamente lieve (86%), mentre il 14% ha una malattia a decorso clinicamente grave; il tasso di mortalità è del 3,1% prendendo in considerazione tutti i pazienti con PA e circa il 19% considerando solo quelli con PA a decorso clinicamente grave.

Fisiopatologia

I meccanismi attraverso cui i vari fattori eziologici scatenano la flogosi pancreatica non sono stati ancora completamente identificati ma sembra dimostrato con sufficiente sicurezza che, qualunque sia la noxa patogena iniziale, gli eventi patogenetici più precoci vengono innescati all'interno delle cellule acinose. In condizioni normali queste cellule producono sia enzimi lisosomiali che enzimi digestivi, gli uni segregati nei vacuoli lisosomiali, gli altri nei vacuoli di zimogeno. Nella PA questa stretta compartimentalizzazione può venir meno per alterazione di un complesso processo biologico, calcio dipendente, definito "accoppiamento stimolo-secrezione". Si determina quindi una colocalizzazione di lisosomi e granuli di zimogeno in un unico sistema vacuolare; la catepsina B lisosomiale può a questo punto attivare il tripsinogeno con conseguente attivazione a cascata di altre proteasi e fosfolipasi. Ne consegue la rottura dei vacuoli, danno cellulare, necrosi e liberazione di enzimi attivati nell'interstizio cellulare. Processi locali di vasocostrizione-dilatazione determinano infiltrazione di cellule infiammatorie ed incremento della necrosi. Nelle forme più gravi di PA si realizza una complessa risposta biochimica cellulare ed umorale sostanzialmente non differente da quanto avviene in altre gravi affezioni quali lo shock settico, i poli-traumi e le ustioni estese (Figura 4.10.1). L'entità ed il protrarsi di tali eventi, inquadrabili nella cosiddetta SIRS (*systemic inflammatory response syndrome*), condizionano la estensione e la gravità del danno locale e la progressione verso complicanze di ordine sistemico. I mediatori implicati sono varie citochine quali la interleuchina-1 (IL-1), la IL-6, la IL-8, il TNF (*tumor necrosis factor*), il PAF (fattore di attivazione delle piastrine). Tutti questi mediatori risultano nettamente elevati nelle prime 24 ore di malattia, mentre le citochine ad attività antinfiammatoria (IL-2, IL-10) sono ridotte. Il risultato è la attivazione dei neutrofili, monociti, linfociti, piastrine e cellule endoteliali. La presenza di tripsina, chimotripsina ed elastasi nell'interstizio pancreatico, nel siero e nel fluido peritoneale è responsabile di una attivazione dei sistemi di coagulazione-fibrinolisi, delle cellule endoteliali, dei polimorfonucleati e dei monociti-macrofagi con sintesi e rilascio di citochine, ioni superossido e PAF. Quest'ultimo appare un mediatore chiave, capace di stimolare il rilascio di altre citochine pro-infiammatorie, aumentare la permeabilità vascolare, indurre un effetto inotropo negativo, chemiotassi leucocitaria, edema tissutale e danno cellulare. Ben si comprende quindi la possibilità di un grave impegno di organi a distanza fino allo sviluppo della temibilissima insufficien-

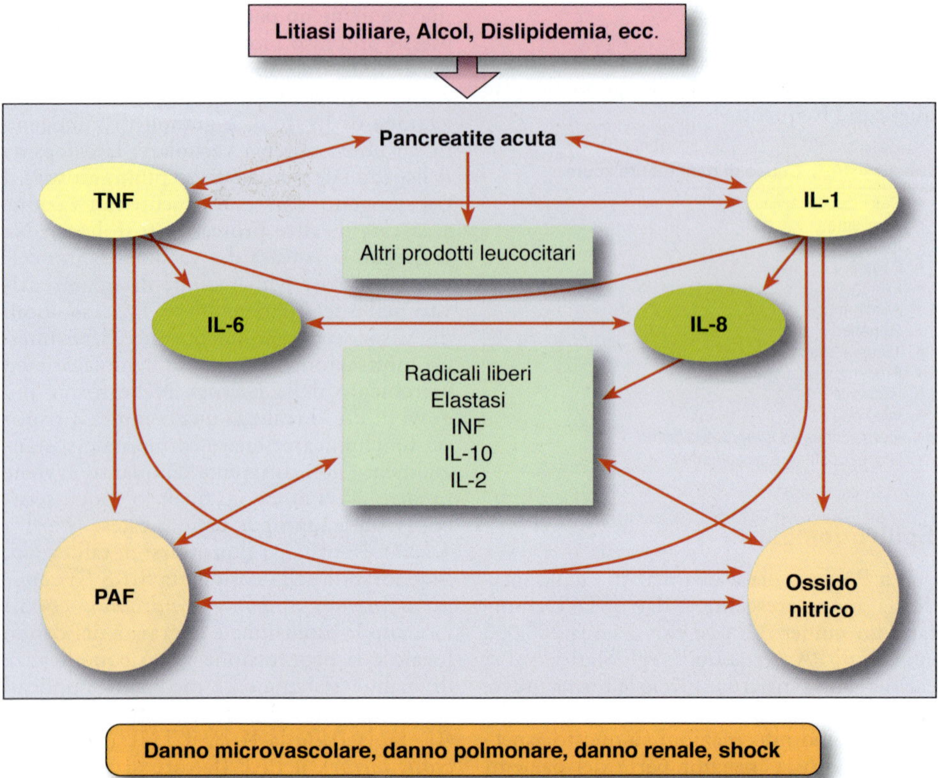

Figura 4.10.1. Ipotesi fisiopatologica delle complicanze sistemiche in corso di pancreatite acuta. TNF: tumor necrosis factor; IL: interleuchina, IFN: interferone; PAF: fattore di attivazione delle piastrine.

za multi-organo.

Diagnosi e diagnosi differenziale

Presentazione clinica

I sintomi clinici sono rappresentati principalmente dal dolore addominale persistente e generalmente localizzato all'epigastrio, talora irradiato ai due ipocondri e posteriormente in regione lombare. Il dolore ha la caratteristica di aumentare progressivamente e raggiungere un plateau; è presente in oltre il 98% dei pazienti che si presentano in Pronto Soccorso ed è generalmente associato a vomito, talora gonfiore e tensione addominale, alvo chiuso a feci e gas. Importante è sottolineare che la intensità del dolore non è legata alla gravità della PA.

Esame obiettivo

L'addome è generalmente teso e dolente; spesso vi sono segni di peritonismo. Particolare attenzione deve essere posta alla rilevazione dei parametri vitali e all'esame obiettivo polmonare per riconoscre la presenza di versamento pleurico o alterazioni compatibili con la sindrome da distress respiratorio dell'adulto. Nei casi più gravi il paziente giunge in stato di shock ed in tal caso non è possibile valutare il dolore addominale.

Diagnosi differenziale

Le condizioni che più frequentemente entrano in diagnosi differenziale con la PA sono la colica biliare, la riacutizzazione di ulcera duodenale, la perforazione intestinale, l'occlusione intestinale meccanica, la colica renale, la dissezione aortica e l'infarto miocardio acuto.

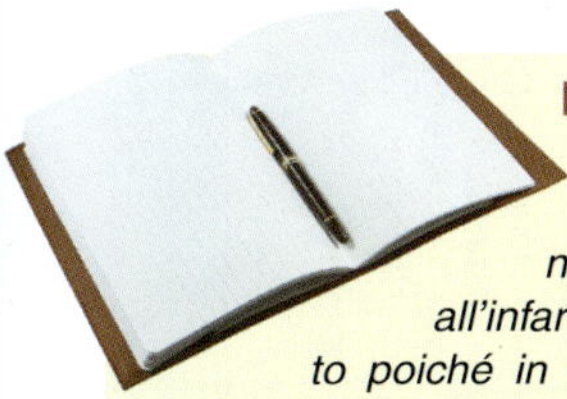

IL TACCUINO

Particolare attenzione deve essere rivolta all'infarto miocardico acuto poiché in corso di PA possono comparire alterazioni elettrocardiografiche che mimano questa malattia e possono essere alterati anche gli esami di citonecrosi miocardica. Inoltre in corso di PA può essere anche presente un versamento pericardico.

Esami di laboratorio

La determinazione dell'amilasi è ampiamente disponibile in tutti gli ospedali e fornisce un livello accettabile di accuratezza nella diagnosi. Tutte le linee guida indicano la lipasi come test di scelta in quanto enzima pancreas-specifico.

La prima determinazione degli enzimi pancreatici potrebbe essere in circa il 10% dei casi normale all'inizio e la loro elevazione avviene nelle 24 ore successive.

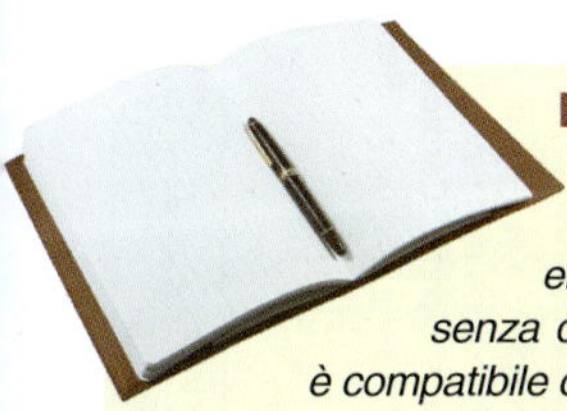

IL TACCUINO

Un'elevazione degli enzimi pancreatici sierici senza dolore addominale non è compatibile con la diagnosi di PA.

Diagnostica per immagini

TC

La morfologia pancreatica si valuta con la tomografia computerizzata con mezzo di contrasto; tale esame deve essere effettuato dopo 48-72 h dalla comparsa dei sintomi (Figura 4.10.2) ed in pazienti con probabile pancreatite grave; infatti, l'evidenza di necrosi correla bene con il rischio di sviluppare altre complicanze locali e sistemiche. Pazienti con persistente insufficienza d'organo, segni di sepsi, o il deterioramento dello stato clinico 6-10 giorni dopo il ricovero possono richiedere una esame tomografico aggiuntivo.

TC pancreatite acuta

RMN

La risonanza magnetica, se disponibile, fornisce le stesse indicazioni della tomografia computerizzata con mdc nella valutazione di gravità della PA, ed entrambe le tecniche di immagine sono ugualmente efficaci nel predire le complicanze locali e sistemiche di PA. La risonanza magnetica ha un potenziale vantaggio rispetto tomografia computerizzata nel rilevare litiasi biliare e l'emorragia pancreatica.

Ecografia

L'ecografia transaddominale non è indicata nella diagnosi di PA poiché il meteorismo dovuto all'ileo paralitico ma può essere indicata nella valutazione eziologica della malattia se dimostra la presenza di litiasi colecistica e dilatazione della via biliare principale.

Percorso diagnostico

Il percorso diagnostico è condizionato dalla valutazione di gravità del paziente.

Nel caso di una forma predittivamente lieve di malattia il paziente può essere ricoverato in reparto medico.

Nel caso di una forma predittivamente grave di malattia il paziente può essere attentamente monitorato in reparto ad alta intensità di cura.

Stratificazione del rischio

Tra i molti punteggi di gravità esistenti, quello suggerito dalla maggior parte delle linee guida è l'*Acute Physiology and Chronic Health Evaluation* (APACHE) II (Tabella 4.10.2): l'APACHE II è semplice, ripetibile

Tabella 4.10.2. APACHE-II score: la presenza di un punteggio <8 indica una pancreatite acuta grave

Variabile fisiologica	Range di anormalità elevata					Range di anormalità bassa				Punti
	+ 4	*+ 3*	*+ 2*	*+ 1*	*0*	*+ 1*	*+ 2*	*+ 3*	*+ 4*	
Temperatura rettale (°C)	≥41	30-40,9		38,5-38,9	36-38,4	34-35,9	32-33,9	30-31,9	≤29,9	
Pressione arteriosa media	≥160	130-159	110-129		70-109		50-69		≤49	
Frequenza respiratoria (ventilato o non ventilato)	≥50	36-49		25-34	12-24	10-11	6-9		≤5	
Ossigenazione: A-aDO_2 o PaO_2 (mmHg) a. FiO_2 ≥ 0,5 A-aDO_2 registrata	≥500	350-499	200-349		<200					
b. FiO_2 ≥ 0,5 PaO_2 registrata					PO_2 >70	PO_2 61-70		PO_2 55-60	PO_2 <55-70	
PH arterioso (preferito)	≥7,7	7,6-7,69		7,5-7,59	7,33-7,49		7,25-7,32	7,15-7,24	<7,15	
HCO_3^- sierico (mEq/L venoso)	≥52	41-51,9		32-40,9	22-31,9		18-21,9	15-17,9	<15	
Sodio sierico (mEq/L)	≥180	160-179	155-159	150-154	130-149		120-129	111-119	≤110	
Potassio sierico (mEq/L)	≥7	6-6,9		5,5-5,9	3,5-5,4	3-3,4	2,5-2,9		<2,5	
Creatinemia (mg/dL); doppio punteggio per insufficienza renale acuta	≥3,5	2-3,4	1,5-1,9		0,6-1,4		<0,6			
Ematocrito (%)	≥60		50-59,9	46-49,9	30-45,9		20-29,9		<20	
Leucociti (numero/mm³)	≥40		20-39,9	15-19,9	3-14,9		1-2,9		<1	
Glasgow Coma Score (Score = 15 menoscore attuale)										
A. Punteggio totale (somma dei 12 punti precenti)										
B. Età	≤44 = 0 45-54 = 2 55-64 = 3 65-74 = 5 ≥75 = 6									
C. Punti patologie croniche	5 punti per pazienti non operati o per pazienti operati in emergenza; 2 punti per pazienti operati in elezione									
Totale punteggio APACHE II	Sommare i punteggi A +B + C									

Definizioni: L'insufficienza d'organo o la stato di immunodeficienza deve essere evidente prima dell'ammissione in ospedale e conforme ai seguenti criteri: **Fegato**: biopsia compatibile con cirrosi e ipertensione portale documentata; episodi di pregressa emorragia delle alte vie digestive attribuita ad ipertensione portale; o precedenti episodi di insufficienza epatica/encefalopatia/coma. **Cardiovascolare**: classe IV NYHA. **Respiratoria**: malattia cronica restrittiva, ostruttiva o vascolare che determina severo degrado dell'esercizio fisico o dipendenza dal respiratore. **Renale**: dialisi. **Immunocompromissione**: il paziente riceve terapia che sopprime la resistenza alle infezioni.

Interpretazione del punteggio

0-4 = circa 4% di mortalità	10-14 = circa 15% di mortalità	20-24 = circa 40% di mortalità	30-34 = circa 75% di mortalità
5-9 = circa 8% di mortalità	15-19 = circa 25% di mortalità	25-29 = circa 55% di mortalità	>34 = circa 85% di mortalità

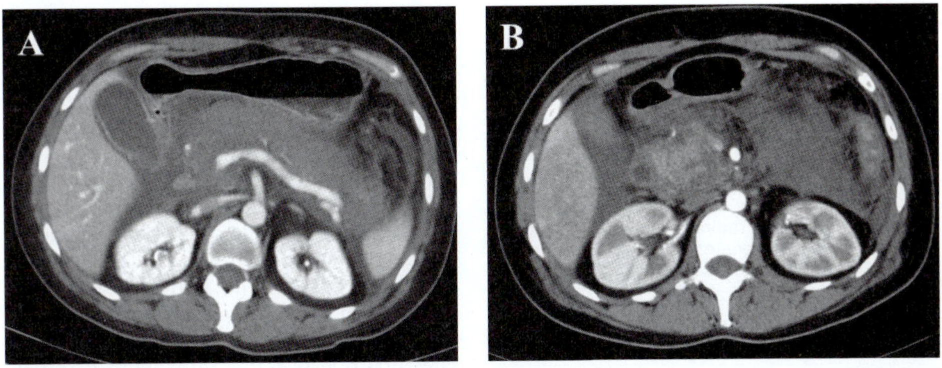

Figura 4.10.2. La tomografia computerizzata con mezzo di contrasto (TC) deve essere eseguita almeno 48-72 dall'inizio dei sintomi per permettere alla necrosi pancreatica di rendersi evidente. La prima TC eseguita 6 ore dopo l'inizio del dolore rivela solo la presenza di edema ghiandolare (A), mentre la seconda TC eseguita dopo 72 ore dall'inizio del dolore rivela la presenza di necrosi che coinvolge testa e corpo del pancreas (B).

e dovrebbe essere valutato almeno due volte al giorno; un punteggio uguale o superiore è predittivo di una PA grave.

Altri indici di gravità sono i criteri clinico-laboratoristici quali i criteri di Ranson (Tabella 4.10.3). Cinque degli 11 criteri sono valutati al ricovero in ospedale e 6 nelle 48 ore successive. La maggior parte dei pazienti con due criteri positivi sopravvive; nei pazienti in cui sono presenti da 3 a 5 criteri la mortalità è del 10-20%, in quelli in cui sono presenti sei o più criteri la mortalità è maggiore del 50%. Nei pazienti con positivi 3 o più criteri di Ranson la presenza di necrosi pancreatica e di complicanze sistemiche è più elevata di quelli con meno di tre criteri. Studi successivi hanno riportato una sensibilità di tali criteri nel valutare la gravità della malattia in una percentuale variabile dal 40 al 90%. Ai criteri di Ranson sono state rivolte di recente alcune critiche quali il fatto che una buona valutazione di gravità della malattia implica la valutazione di tutti i criteri, la loro applicazione richiede 48 ore e pertanto si perde la possibilità di ottimizzare la terapia entro le prime ore dall'insorgenza dei sintomi; la valutazione dei soli criteri determinabili all'ammissione ha scarsa utilità, tali criteri hanno utilità agli estremi (<2 criteri e >6) ma sono di poco aiuto in quei pazienti che hanno una positività compresa tra 3 e 5 criteri.

Altri indici di gravità possono essere basati solo sul laboratorio o sulla radiologia. La determinazione della proteina C-reattiva (PCR) è largamente utilizzata per la valutazione della gravità della PA; valori superiori a 100 mg/L sono indicativi di PA grave nel 60-80% dei casi. La determinazione di tale indice è automatizzabile, la misura ripetibile e di basso costo. Tuttavia, la sua sensibilità è elevata solo dopo le prime 48 ore dall'inizio dei sintomi.

Tabella 4.10.3. Criteri di Ranson per la prognosi della pancreatite acuta; tre o più criteri calcolati nelle 48 ore dall'ammissione in ospedale indicato una pancreatite acuta grave

All'ammissione	Durante le prime 48 ore di malattia
Età >55 anni	Diminuizione dell'ematocrito >10%
Globuli bianchi >16.000/mm^3	Aumento della BUN >5 mg/dL
Glicemia >200 mg/dL	Calcemia <8 mg/dL
LDH >350 U/L	PaO_2 <60 mmHg
GOT >250 U/L	Deficit di basi >4 mEq/L
	Perdita di liquidi >6 L

L'indice di gravità basato sulla tomografia computerizzata e proposto da Balthazar et al. è largamente utilizzato (Tabella 4.10.4) ma bisogna sottolineare che la necrosi pancreatica richiede almeno 48-72 per rendersi evidente e pertanto lo score radiologico è utilizzabile solo tardivamente.

Tabella 4.10.4. Criteri radiologici di Baltahzar per la prognosi della pancreatite acuta. Il punteggio correla con la comparsa di complicanze e la mortalità

Alterazioni alla tomografia computerizzata	Punteggio
Pancreas normale	0
Edema pancreatico	1
Edema pancreatico ed alterazioni extra-pancreatiche	2
Gravi alterazioni extrapancreatiche che includono	
Raccolta fluida singola	3
Raccolte fluide multiple o estese	4
Necrosi pancreatica	
Assente	0
Meno di un terzo del pancreas	2
Più di un terzo e meno della metà del pancreas	4
Più della metà del pancreas	6
Punteggio di gravità	**Complicanze**
0-3	8%
4-6	35%
7-10	92%
Mortalità	
0-3	3%
4-6	6%
7-10	17%

Valutazione eziologica in urgenza

È necessaria la precoce identificazione della sua eziologia a causa della considerevole differenza del trattamento da riservare ai pazienti con pancreatite da calcolosi biliare rispetto a quelli con pancreatite di diversa origine. L'anamnesi spesso non consente il riconoscimento dell'eziologia. L'abuso acuto o cronico di alcol deve essere valutato sulla base di una corretta raccolta anamnestica oltre che su esami specifici quali per esempio la transferrina desialata. L'ultrasonografia è in grado di rivelare la presenza di calcoli nella colecisti nel 60-80% dei pazienti affetti da pancreatite in fase acuta e nei dotti biliari solo nel 25%; i risultati delle indagini tomografiche sono anche meno soddisfacenti. La colangiopancreatografia retrograda in risonanza magnetica e la ecoendoscopia sono utili l'individuazione di calcoli ma non sono generalmente disponibili in urgenza. L'impiego di un semplice test biochimico attendibile può essere utile per il riconoscimento di quei pazienti da sottoporre ad indagini più aggressive. Infatti, il dosaggio di transaminasi, bilirubina, fosfatasi alcalina, gamma-GT, è stato proposto a questo scopo dal momento che tutti questi esami aumentano di più in caso di PA associata a calcolosi biliare rispetto a quelle di altra eziologia; inoltre, i test biochimici godono pure di numerosi vantaggi tra cui costo modesto, minima invasività, ripetibilità ed esecuzione in tempi brevi. Le transaminasi risultano un buon test per il riconoscimento della eziologia biliare ma vi sono opinioni diverse se sia utile l'impiego di un livello decisionale e in caso positivo di quale sia il cut-off ideale.

Valutazione eziologica differita

Soprattutto nei soggetti nei quali la malattia è in forma ricorrente, l'eziologia è idiopatica. In questi casi possono essere individuate alterazioni del gene della pancreatite ereditaria e quello della fibrosi cistica, quelle del gene del tripsinogeno cationico (PRSS1) e le mutazioni del gene *SPINK1* (*serine protease inhibitor Kazal 1*) detto anche PSTI (*pancreatic secretory trypsin inhibitor*). Il riscontro della associazione tra alcune mutazioni del gene *SPINK1* e la pancreatite idiopatica non è sufficiente per definire se la mutazione è di per sé responsabile di pancreatite o se modifica la malattia.

Quando la PA è stata classificata come idiopatica dopo la valutazione di emergenza, sono necessarie ulteriori indagini quando l'episodio acuto si è risolto: è importante eseguire esami di laboratorio quali IgG4 e marcatori autoimmuni, la valutazione dei trigliceridi a digiuno nel siero e la calcemia, la ecoendoscopia per la ricerca di litiasi o microlitiasi, segni di pancreatite cronica, neoplasie, cisti del coledoco, malformazioni bilio-pancreatiche, la duplicazione duodenale e la presenza di diverticolo paravateriano. Molti agenti infettivi sono stati associati a PA, ma i titoli anticorpali di routine per valutare una possibile eziologia infettiva non sono raccomandati nella pratica clinica.

Terapia di emergenza-urgenza

Le scelte terapeutiche in emergenza-urgenza sono condizionate dalla stratificazione di gravità del paziente. Tuttavia la terapia medica è comune sia alle forme predittivamente lievi che alle forme predittivamente gravi.

Gli obiettivi primari da realizzare nel trattamento della PA sono essenzialmente costituiti da:

- controllo della sintomatologia dolorosa;
- supporto idroelettrolitico e calorico;
- rimozione dell'agente causale, quando possibile;
- attenuazione dei processi infiammatori ed autolitici a livello ghiandolare (terapia "specifica");
- prevenzione ed eventuale trattamento delle complicanze locali e sistemiche nelle forme necrotizzanti.

Per le forme lievi di malattia, nella stragrande maggioranza dei casi sono sufficienti per la risoluzione clinica i primi tre presìdi. Nelle forme gravi, l'impegno terapeutico è più complesso e i pazienti possono, con discreta frequenza, richiedere il ricovero in terapia intensiva.

Il controllo della sintomatologia dolorosa deve essere rapido ed efficace: è possibile iniziare con i farmaci antiinfiammatori non steroidei e se il controllo del dolore non è soddisfacente si possono somministrare farmaci oppiodi o la morfina.

La terapia di supporto costituisce una misura di fondamentale importanza che controbilancia il sequestro di fluidi e lo stato ipercatabolico, particolarmente importanti nelle forme gravi. Il mantenimento dei parametri cardiocircolatori, renali e respiratori è in grado di prevenire in molti casi la comparsa di complicanze multisistemiche. La ipoperfusione pancreatica, secondaria ad un inadeguato mantenimento del volume plasmatico è difatti in grado di innescare ed incrementare i fenomeni di necrosi pancreatica. I pazienti affetti da forme lievi, per i quali è prevedibile una rialimentazione per os entro 4-6 giorni dalla ospedalizzazione, non necessitano di un approccio nutrizionale aggressivo. Nelle prime 24 ore dopo il ricovero, la quantità di liquidi da somministrare deve essere di 2 mL/kg/h, con un bolo iniziale di 20 mL/kg entro 30-45 minuti; la migliore combinazione è rappresentata da cristalloidi e la soluzione di Ringer lattato è da preferire. La somministrazione di fluidi deve essere attentamente monitorata in modo da evitare una eccessiva idratazione che potrebbe aggravare l'edema dei tessuti e la sua disfunzione d'organo. La somministrazione di liquidi deve mirare al raggiungimento dei seguenti valori: out-put urinario >0,5-1 mL/kg/h, pressione arteriosa media >65 mmHg, frequenza cardiaca <120 battiti al minuto; azotemia <20 mg/dL o, se superiore, una riduzione di almeno 5 mg/dL nelle prime 24 ore, livelli di ematocrito tra il 35 e il 44%, e, se necessario, il monitoraggio della pressione venosa centrale con valori compresi fra 8 a 12 mmHg.

Nei pazienti affetti da forme gravi di PA dovrebbe essere utilizzata la nutrizione enterale mediante sonda naso-digiunale al posto della nutrizione parenterale totale. Il presupposto fisiopatologico è che la nutrizione parenterale totale non fornisce tutti i nutrienti essenziali (ad esempio la glutammina) e non protegge la funzione di barriera intestinale con possibile incremento della permeabilità intestinale alle tossine e della traslocazione batterica. La nutrizione parenterale totale può in casi selezionati essere aggiunta alla nutrizione enterale se non si raggiungono livelli nutrizionali adeguati.

Studi randomizzati e studi non controllati hanno confrontato la nutrizione enterale con sondino gastrico rispetto a quello con sondino digiunale e non si sono osservate differenze significative in termini di mortalità, aspirazione tracheale, diarrea, esacerbazione del dolore. Il sondino naso-gastrico ha anche il vantaggio di essere più semplice da posizionare e più economico. Per ultimo, la infusione enterale continua è da preferire rispetto a quella ciclica o con boli ripetuti.

Nel caso di pancreatite acuta, la terapia antibiotica è raccomandata solo nel caso di forme severe di pancreatite necrotica e con evidenza clinica di infezione, complicanza che di solito si presenta dopo 2-3 settimane dall'esordio. In tali casi è indicata l'aspirazione di materiale da inviare per l'esame colturale ed idealmente la terapia antibiotica andrebbe iniziata sulla scorta del risultato dello stesso. Qualora si voglia iniziare una terapia antibiotica empirica per la pancreatite necrotica infetta sono indicati i carbapenemici [imipenem (500 mg ogni 6 ore) o meropenem (1 g ogni 8 ore)].

Obiettivi e indicazioni della terapia interventistica nelle forme gravi di PA

Approccio endoscopico

L'ERCP svolge un ruolo importante nella PA biliare; i pazienti che si presentano con sospetta litiasi ostruente il dotto pancreatico beneficiano di una ERCP precoce e della sfinterotomia che deve essere effettuata entro le prime 72 ore dall'insorgenza del dolore; in presenza di segni di colangite acuta, il tempo ottimale per la esecuzione della sfinterotomia è entro 24 ore. Altre modalità di imaging, come la colangio-pancreatografia in risonanza magnetica e l'ecoendoscopia, sono raccomandate prima di eseguire la ERCP in pazienti con PA a decorso clinicamente lieve e sospetta litiasi coledocica.

Approccio radiologico interventistico e chirurgico

Di recente l'approccio interventistico è stato completamente rivoluzionato da una sequenza di impieghi combinati di radiologia interventistica e chirurgia mini-invasiva, cosiddetto *step-up approach*. Questa sequenza consiste prima in un approccio radiologico delle complicanze locali della PA e poi in un approccio chirurgico e si attuano solo dopo che la terapia medica ha fallito. Da tenere presente che le indicazioni per il trattamento invasivo sono la presenza di sintomi compatibili con ostruzione intestinale o infezione delle raccolte fluide o necrotiche. Un approccio percutaneo è il trattamento da preferirsi in caso di raccolte fluide acute per la loro mancanza di parete ben definita; l'alto tasso di risoluzione spontanea di raccolte di liquidi rende la necessità di trattamento invasivo raro. Per quanto riguarda il trattamento tardivo delle complicanze della PA grave, quali fistole ad alta portata e pseudocisti, in presenza di dolore ed infezione l'approccio interventistico è prima radiologico, poi chirurgico.

Nei pazienti con PA biliare e presenza di litiasi colecistica, la colecistectomia laparoscopica deve essere eseguita nel corso della stessa permanenza in ospedale. La colecistectomia nella PA grave dovrebbe essere ritardata fino a quando non vi è una risoluzione sufficiente della risposta infiammatoria ed un accettabile recupero clinico del paziente.

Rialimentazione dopo l'episodio acuto di pancreatite

Mentre una precoce rialimentazione è consigliabile nelle forme lievi di PA, nella PA grave, la rialimentazione è spesso non tollerata per la ricomparsa talora di dolore, nausea e vomito correlate all'ileo paralitico o alla presenza di raccolte fluide che compromettono lo svuotamento gastrico; in questi casi l'alimentazione enterale è indicata per ulteriori 7-10 giorni fino al trattamento e risoluzione delle complicanze.

Follow-up del paziente con PA

La valutazione della funzione pancreatica esocrina è consigliabile ogni 6 mesi dopo la guarigione da una PA grave per un periodo di livello almeno 18 mesi. Infatti la frequenza di insufficienza esocrina dopo un episodio di PA grave varia dal 61 all'85%. Nel 20-60% dei casi, la funzione pancreatica esocrina ritorna normale dopo 3 anni. Alcuni specifici sottogruppi di pazienti devono essere monitorati più accuratamente e per un periodo di tempo più lungo, come quelli trattati di necrosectomia e pazienti con eziologia alcolica della malattia. Lo stesso monitoraggio va effettuato per la funzione endocrina in quanto questa è compromessa in circa un terzo dei pazienti che hanno superato con successo una PA grave.

Bibliografia di riferimento

LA LAVAGNA

- *L'intensità del dolore non è legata alla gravità della PA.*
- *Tutte le linee guida indicano la lipasi come test di scelta.*
- *La prima determinazione enzimatica potrebbe essere normale.*
- *L'evidenza di necrosi alla TC correla con il rischio di sviluppare complicanze locali e sistemiche.*
- *La necrosi pancreatica richiede almeno 48-72 ore per evidenziarsi.*
- *I criteri di Ranson e quelli radiologici di Baltahzar sono utili per la stratificazione del rischio.*
- *Il controllo del dolore deve essere rapido ed efficace.*
- *Particolare attenzione deve essere posta al ripristino e mantenimento della volemia.*
- *La terapia antibiotica è raccomandata solo nei casi di pancreatite necrotica con infezione evidente.*

Appunti / Commenti

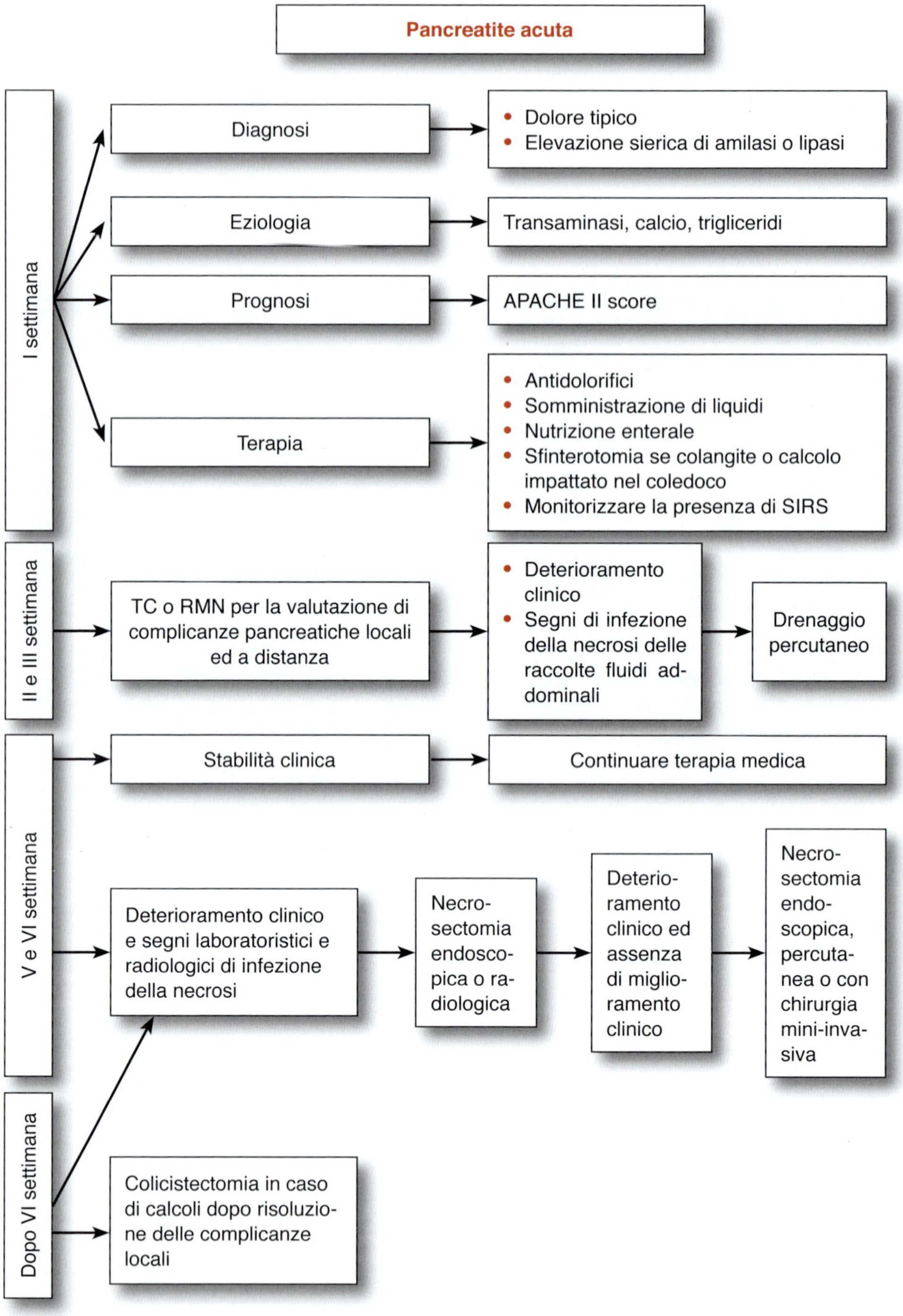
Pancreatite acuta
I settimana
Diagnosi
• Dolore tipico
• Elevazione sierica di amilasi o lipasi
Eziologia
Transaminasi, calcio, trigliceridi
Prognosi
APACHE II score
Terapia
• Antidolorifici
• Somministrazione di liquidi
• Nutrizione enterale
• Sfinterotomia se colangite o calcolo impattato nel coledoco
• Monitorizzare la presenza di SIRS
II e III settimana
TC o RMN per la valutazione di complicanze pancreatiche locali ed a distanza
• Deterioramento clinico
• Segni di infezione della necrosi delle raccolte fluidi addominali
Drenaggio percutaneo
V e VI settimana
Stabilità clinica
Continuare terapia medica
Deterioramento clinico e segni laboratoristici e radiologici di infezione della necrosi
Necrosectomia endoscopica o radiologica
Deterioramento clinico ed assenza di miglioramento clinico
Necrosectomia endoscopica, percutanea o con chirurgia mini-invasiva
Dopo VI settimana
Colicistectomia in caso di calcoli dopo risoluzione delle complicanze locali

4.11 Insufficienza epatica acuta

Definizione

Si definisce insufficienza epatica acuta (ALF) la condizione clinica caratterizzata da un grave danno epatico con compromissione della funzione di sintesi (INR ≥1,5) ed encefalopatia (EE) correlata, in paziente senza cirrosi o malattia epatica preesistente. Il criterio temporale comunemente utilizzato per differenziare la condizione acuta da quella cronica è la durata della malattia <6 mesi.

Tale condizione, se non adeguatamente e tempestivamente trattata, è gravata da una prognosi sfavorevole. Il danno epatico acuto può precedere, anche di settimane, l'insorgenza dell'encefalopatia epatica (EE) che, nelle prime fasi di malattia, può presentarsi in forma molto sfumata (*Covert Hepatic Encephalopathy*).

Quando possibile, i pazienti con insufficienza epatica acuta dovrebbero essere gestiti in unità di terapia intensiva, presso centri trapianti specializzati.

Epidemiologia

Non esiste un registro che consenta di definire precisamente l'incidenza della patologia. Tuttavia, basandosi sulle coorti di pazienti analizzati in alcuni paesi europei e negli Stati Uniti, si tratta di una patologia rara con un'incidenza stimata di circa 1 caso per 100.000 abitanti/anno. La mortalità è molto elevata con picchi che raggiungono l'80% in assenza di trapianto.

Classificazione

La classificazione dell'insufficienza epatica acuta (Tabella 4.11.1) si basa sul tempo di insorgenza dell'encefalopatia dopo il verificarsi del danno epatico acuto:

- *iperacuta* in caso di sviluppo di EE in meno di 7 giorni, solitamente caratterizzata da grave coagulopatia, incremento marcato delle transaminasi e lieve della bilirubina; è frequentemente gravata da altre insufficienze d'organo (oltre a quella epatica) e spesso si può verificare risoluzione spontanea con recupero completo;
- *fulminante* in caso di sviluppo di EE tra 7 e 21 giorni, solitamente caratterizzata da coagulopatia lieve/moderata, incremento moderato delle transaminasi e marcato della bilirubina;
- *subacuta* in caso di sviluppo di EE tra i 21 giorni e le 26 settimane, caratterizzata da alterazioni degli esami di laboratorio analoghe a quella fulminante ma accompagnata da epato-splenomegalia ed ascite. Evolve frequentemente verso l'insufficienza epatica terminale.

Tabella 4.11.1. Classificazione, caratteristiche cliniche e prognosi nei sottotipi di ALF

Caratteristiche cliniche	Iperacuta	Acuta	Subacuta
Tempo dall'ittero all'EE	0-1 settimane	1-4 settimane	4-12 settimane
Gravità della coagulopatia	Severa	Moderata	Lieve
Gravità dell'ittero	Lieve	Moderata	Severa
Grado di ipertensione endocranica	Moderata	Moderata	Lieve
Sopravvivenza senza trapianto	Buona	Moderata	Scarsa
Tipica eziologia	Paracetamolo, epatite A-E	Epatite B	Da farmaci

La classificazione dell'insufficienza epatica acuta nelle tre forme sopra descritte non esclude che queste possano essere fasi differenti della medesima malattia in evoluzione. In particolare, le forme fulminante e subacuta sono frequentemente espressione della stessa malattia in fasi temporali differenti. La forma iperacuta, al contrario, è spesso una manifestazione di insufficienza epatica acuta sostenuta da noxae patogene differenti a prognosi favorevole e risoluzione spontanea.

Si utilizza la definizione di insufficienza epatica cronica in caso di insorgenza di EE dopo 6 mesi di persistenza del danno epatico.

Eziologia

Svariate patologie possono esser causa di danno epatico primario. L'identificazione di una causa eziologica è fondamentale per un corretto inquadramento diagnostico, per prevedere la potenziale evoluzione e valutare le opzioni terapeutiche, in particolare la candidabilità a trapianto di fegato (Tabella 4.11.2).

Tabella 4.11.2. Possibili eziologie dell'ALF

Farmaco
• Paracetamolo • Antibiotici: amoxicillina-clavulanato, ciprofloxacina, nitrofurantoina, minociclina, dapsone, doxiciclina, trimetoprim sulfametossazolo, didanosina, abacavir, ketoconazolo • Antiepilettici: acido valproico, fenitoina, carbamazepina • Antitubercolotici: isoniazide, rifampicina, pirazinamide • Antiipertensivi: labetalolo, metildopa, idralazina, acido nicotinico • FANS: diclofenac, ibuprofene, indometacina, naprossene • Erbe e integratori: ma huang, kava kava, estratto di tè verde, ginseng, steroidi anabolizzanti • Anestetici: alotano • Vari: amitriptilina, statine, amiodarone, metotrexate, propiltiuracile.
Secondaria a malattie infettive
• Epatite A, B (+/- D), C ed E • CMV, EBV, Parvovirus, VVZ • Leptospirosi, amebiasi epatica, malaria, rickettsia
Patologia legata alla gravidanza
• HELLP sindrome • Pre-eclampsia associata a patologia epatica • Rottura epatica acuta • Fegato grasso acuto della gravidanza
Epatite ischemica
• Ipotensione sistemica • Sindrome di Budd-Chiari • Trombosi dell'arteria epatica • Epatopatia congestizia
Patologie genetica
• Malattia di Wilson • Galattosemia • Intolleranza ereditaria al fruttosio • Emocromatosi • Deficit di alfa1 antitripsina • Tirosinemia
Varie
• Infiltrazione neoplastica • Avvelenamento da funghi • Colpo di calore • Sindrome di Reye • Epatiti autoimmuni

Fisiopatologia e storia naturale della malattia

Il danno epatico acuto è la conseguenza di una necrosi epatica massiva generalmente innescata da agenti tossici e infettivi (danno epatico diretto) oppure da processi immunomediati. Nel primo caso l'insorgenza del danno epatico acuto è più rapida mentre, nel secondo, avviene generalmente più lentamente. Non sono infrequenti i quadri in cui alla genesi del danno epatico contribuiscono entrambi i meccanismi.

Tipicamente, nella prima fase dell'insufficienza epatica acuta si evidenzia un incremento delle transaminasi e un contestuale aumento del volume del fegato legato alla presenza di edema ed infiltrato infiammatorio. Nella seconda fase si verifica un incremento della bilirubina, un calo delle transaminasi ed una riduzione del volume epatico: in questi casi la riduzione dei livelli di transaminasi correla con il declino del numero degli epatociti conseguente alla necrosi massiva e non deve essere erroneamente interpretato come un miglioramento del quadro. Ne consegue che gli esami di laboratorio devono essere attentamente interpretati e correlati al quadro clinico globale: un incremento progressivo della bilirubina, l'allungamento dei tempi della coagulazione e la presenza di encefalopatia epatica devono far sospettare l'insorgenza di un'insufficienza epatica grave, anche a fronte di valori di transaminasi normali o solo lievemente incrementate.

Manifestazioni epatiche

L'insufficienza epatica acuta comporta la comparsa di una serie di manifestazioni cliniche e laboratoristiche strettamente correlate al danno epatico:

- *iperbilirubinemia*: prevalentemente diretta, spesso di entità tale da comportare un franco ittero;
- *encefalopatia epatica*: causata dall'accumulo di sostanze che in condizioni fisiologiche subiscono un processo di detossificazione da parte del fegato: in particolare l'accumulo di ammonio, i cui livelli ematici correlano con la prognosi, con lo sviluppo di edema cerebrale da ipertensione endocranica e con il rischio di insufficienza multiorgano. L'ammonio è prodotto prevalentemente a livello intestinale come risultato del catabolismo proteico e degli aminoacidi e in seguito a reazioni chimiche che coinvolgono l'ureasi batterica della flora intestinale. Tuttavia, alcune reazioni biochimiche coinvolgenti la glutamina-sintetasi e la glutaminasi conducono alla produzione di ammonio anche a livello cerebrale, renale e muscolare;
- *coagulopatia*: causata dal difetto di produzione di fattori della coagulazione e dalla trombocitopenia che può essere sostenuta da condizioni di concomitante ipersplenismo, mielodepressione o coagulazione intravascolare disseminata;
- *ipoalbuminemia*: che, causando una riduzione della pressione oncotica, conduce ad uno "shift" di acqua libera nel terzo spazio.
- *ipertensione portale intraepatica*: causata dalla progressiva ostruzione del circolo sinusoidale epatico in seguito ai processi di rigenerazione e fibrosi che alterano il parenchima epatico. Il risultato è un ostacolo all'afflusso di sangue con incremento della pressione venosa portale.

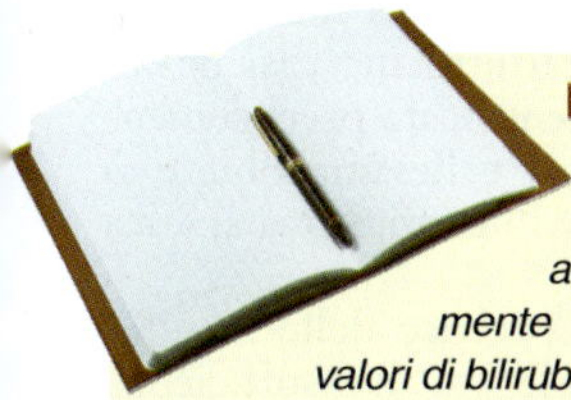

IL TACCUINO

La bilirubina indiretta aumenta progressivamente con il progredire dei valori di bilirubina totale.

Manifestazioni extraepatiche

La manifestazione più grave dell'insufficienza epatica acuta è l'evoluzione in insufficienza multiorgano secondaria (Tabella 4.11.3). La fisiopatologia dell'insufficienza multiorgano nel contesto dell'insufficienza epatica acuta ha aspetti simili a quelli della sepsi. Infatti, sia in seguito alla presenza di patogeni responsabili dell'insorgenza di epatite, sia in seguito alla morte cellulare massiva degli epatociti secondaria a danno tossico, si verifica attivazione dell'immunità innata con lo sviluppo di una risposta infiammatoria locale e sistemica sostenuta dalla liberazione di citochine e specie reattive dell'ossigeno. La risposta infiammatoria sistemica causa una disregolazione del tono vascolare con insorgenza di ipotensione e vasodilatazione del microcircolo che conducono ad un'ipoperfusione tissutale e all'acidosi metabolica iperlattacidemica.

Tabella 4.11.3. Coinvolgimento dei vari apparati e organi nell'insufficienza multiorgano secondaria all'ALF

Encefalo
• Encefalopatia epatica • Edema cerebrale • Ipertensione endocranica
Polmoni
• Danno polmonare acuto • Sindrome da distress respiratorio acuto • Sindrome epatopolmonare
Cuore
• Danno miocardico acuto • Sindrome epatocardiaca
Pancreas
• Pancreatite
Ghiandole surrenaliche
• Insufficienza corticosurrenalica
Reni
• Danno renale acuto • Sindrome epatorenale • Disionie
Midollo osseo
• Mielosoppressione • Anemia • Trombocitopenia

Il successivo contrasto compensatorio alla risposta infiammatoria sistemica innesca la produzione di citochine antinfiammatorie che innescano un'immunosoppressione secondaria che espone l'organismo ad un elevato rischio di infezioni che possono evolvere in sepsi.

L'insufficienza multiorgano può manifestarsi con sindromi complesse che possono coinvolgere vari organi e apparati.

Diagnosi

L'insufficienza epatica acuta dovrebbe essere considerata in tutti i casi di pazienti con una recente insorgenza (da meno di 26 settimane) di alterazioni dello stato mentale, ittero o dolore in ipocondrio destro. E dovrebbe anche essere considerata nei pazienti con sintomi aspecifici come nausea, vomito e malessere generale.

La diagnosi di insufficienza epatica acuta può essere effettuata in caso di concomitante:
- danno epatico acuto dimostrato dall'alterazione degli indici di funzionalità epatica: valori di INR ≥1,5 in presenza di eventuale ipertransaminasemia e iperbilirubinemia;
- alterazione acuta dello stato di coscienza correlata all'insorgenza di encefalopatia epatica.

Presentazione clinica

L'insufficienza epatica acuta può manifestarsi con segni e sintomi variabili e del tutto aspecifici, anche ai limiti dell'evidenza clinica (Tabella 4.11.4).

Tabella 4.11.4. Segni e sintomi dell'ALF

Alterazioni del sensorio
Flapping tremor (o asterixis)
Ittero
Diatesi emorragica o emorragie manifeste
Dolore addominale
Epatomegalia
Febbre
Astenia, malessere, anoressia
Instabilità emodinamica

La valutazione clinica deve comprendere un'attenta considerazione del quadro neurologico e del sensorio che può essere anche solo minimamente alterato oppure compromesso fino al coma. Le forme più lievi di encefalopatia epatica possono non essere clinicamente manifeste ma produrre lievi alterazioni cognitivo comportamentali che tuttavia possono essere evidenti per i familiari del paziente (*Covert Hepatic Encephalopathy*).

Una volta sospettata tale patologia è fondamentale identificare la causa scatenante poiché essa andrà ad influenzare sia la gestione che la prognosi. Parallelamente all'iter diagnostico vi è indicazione ad iniziare una terapia empirica soprattutto nei casi in cui la causa può essere identificata precocemente solo con l'anamnesi e l'esame obiettivo (come ad esempio per l'insufficienza epatica da paracetamolo).

Il riconoscimento precoce delle manifestazioni extraepatiche legate all'insufficienza epatica acuta consente l'avvio precoce di terapie di supporto e l'eventuale trasferimento del paziente in centri ad alta specializzazione in caso di necessità.

Gli aspetti da valutare per giungere alla diagnosi e parallelamente alla causa sono i seguenti:

Anamnesi

È fondamentale una raccolta anamnestica dettagliata per comprendere il tempo e la modalità di insorgenza dei sintomi, l'eventuale assunzione di farmaci o alimenti potenzialmente tossici o per escludere la presenza di epatopatia cronica nota (Tabella 4.11.5).

Le sindromi da avvelenamento da funghi più frequentemente correlate all'insorgenza di danno epatico acuto sono elencate in Tabella 4.11.6.

Esame obiettivo

Nella maggior parte dei casi i rilievi sono aspecifici. Come già descritto in precedenza il paziente spesso si presenta con ittero, astenia e malessere generale. Fondamentale è un attento esame obiettivo neurologico per identificare la presenza di encefalopatia epatica (alterazioni del sensorio di vario grado, presenza di asterixis, ipocinesia, alterazioni

Tabella 4.11.5. Informazioni anamnestiche fondamentali per la diagnosi dell'ALF

Timing dell'insorgenza dei sintomi
Abuso di alcol
Precedenti episodi di ittero
Anamnesi farmacologica • abuso di paracetamolo • uso di droghe • utilizzo di integratori erboristici o dietetici
Fattori di rischio per overdose di farmaci come depressione o precedenti tentativi autolesivi
Ingestione di funghi
Fattori di rischio per epatite virale • viaggi in aree endemiche • uso di droghe per via endovenosa • nota infezione da HBV • storia di trasfusioni • esposizione sessuale • immunosoppressione
Fattori di rischio per epatite ischemica • ipotensione • scompenso cardiaco • patologie neoplastiche • diatesi trombofilica
Anamnesi familiare di patologie ereditarie con coinvolgimento epatico • morbo di Wilson

del ritmo sonno-veglia) e, nei casi più severi, di edema cerebrale e ipertensione endocranica. All'esame obiettivo addominale si può riscontrare epatomegalia (che può essere dovuta a diverse cause) o segni di patologia epatica cronica (splenomegalia, *caput medusae*, ginecomastia, *spider naevi*, ascite).

In rari casi, invece, l'esame obiettivo può indirizzare verso una causa specifica:

- lesioni vescicolari (herpes simplex);
- Anelli di Kayser-Fleischer (morbo di Wilson);
- gravidanza con sintomi di pre-eclampsia (HELLP sindrome).

Esami di laboratorio

Gli esami di laboratorio sono utili per definire l'inquadramento della malattia sia in termini di gravità che per chiarirne l'eziologia (Tabella 4.11.7).

Diagnostica strumentale

Per la diagnosi di ALF non sono necessari esami strumentali che invece diventano importanti per risalire all'eziologia. L'esame di primo livello è l'ecografia addominale con eco-Color Doppler per valutare la presenza di sindrome di Budd-Chiari, ipertensione portale, steatosi epatica, cirrosi epatica, eventuale infiltrazione maligna.

Le indagini di secondo livello sono la *TC* addome e la risonanza magnetica, considerando che dovendo essere effettuate con il mezzo di contrasto, bisogna ponderare il rapporto rischio-beneficio legato a tali metodiche diagnostiche. Il rischio di danno da mezzo di contrasto deve dunque essere ponderato con i benefici legati a tali metodiche. Sono perciò consigliate nel caso in cui nonostante un'ecografia addominale negativa permanga elevato il sospetto di sindrome di Budd-Chiari o di presenza di neoplasie.

In presenza di sospetta epatite ischemica è indicata l'esecuzione di ecocardiogramma per la valutazione della funzione cardiaca. In presenza di encefalopatia è utile l'esecuzione di TC cranio per avere informazioni sull'edema e l'ipertensione endocranica.

Nel caso in cui i test di laboratorio e gli esami strumentali falliscano nell'identificare l'eziologia dell'insufficienza epatica può essere d'aiuto per la diagnosi la biopsia epatica. In particolare, tale esame può aiutare nella

Tabella 4.11.6 Sindromi correlate a danno epatico acuto in seguito all'ingestione di funghi

Sindrome falloidea danno epatocellulare	Tossina amanitina Inibizione di RNA polimerasi II con blocco della sintesi di molteplici enzimi e proteine	Funghi del genere Amanita (specie phalloide, verna, virosa, etc) Funghi del genere Lepiota Funghi del genere Galerina
Sindrome giromitrica danno da stress ossidativo (colpisce prevalentemente il fegato e il SNC)	Tossina giromitrina la monometilidrazina, prodotto di degradazione della giromitrina, genera stress ossidativo	Funghi del genere Gyromitra

Tabella 4.11.7. Test di laboratorio

Chimica	Sodio, potassio, cloro, creatinina, urea, glucosio, calcio, magnesio, LDH, fosfati, amilasi e lipasi, lattati sierici
Test epatici	AST, ALT, fosfatasi alcalina, GGT, bilirubina totale e diretta, ammoniemia
Esami tossicologici	Alcolemia, livelli di paracetamolo, screening tossicologico urine, livelli di salicilati
Esami ematologici	Emocromo, D dimero, coagulazione (PT/INR, fibrinogeno, PTT, TEG), gruppo sanguigno
Sierologie virus epatotropi	HAVAb IgM, HBsAg, HBcAb IgM, HAD Ab, HDV RNA (in pazienti con diagnosi di HBV acuta o cronica), HCVAb, HCV, RNA, PCR, HEV, IgM (nei pazienti provenienti da aree endemiche come Russia, Pakistan, Messico, India, Africa), VZV Ab IgM, HSV Ab IgM
Marker autoimmuni	Anticorpi antinucleari, antiöipi anti muscolo liscio, livelli IgG
Esami urine	Urinocoltura ed esame urine, test di gravidanza
Test specifici	Ceruloplasmina (Malattia di Wilson)
Emogasanalisi	Da farmaci

diagnosi di: infiltrazione neoplastica, epatiti autoimmuni, malattia di Wilson, epatite da *Herpes Simplex*, steatosi epatica acuta della gravidanza. Le linee guide consigliano di eseguire l'esame in centri specializzati.

Diagnosi differenziale

Una prima patologia che entra in diagnostica differenziale con l'insufficienza epatica acuta è l'epatite acuta severa. In questo caso il paziente presenta ittero, coagulopatia ma non ha segni di encefalopatia epatica. È importante distinguere queste due entità perché nell'epatite acuta si ha tendenzialmente una prognosi favorevole, nel caso in cui invece progredisca arrivando ad una insufficienza epatica acuta il tasso di mortalità aumenta e si rende spesso necessario il trapianto.

Il quadro clinico e strumentale dell'ALF, soprattutto nei casi subacuti, può mimare la cirrosi. La storia clinica, la dimostrazione ecografica di noduli di rigenerazione e contorno irregolare del fegato con la presenza di ascite e moderata splenomegalia dovrebbero orientare verso la diagnosi di cirrosi. In caso di dubbio la biopsia può rendersi necessaria.

Gestione e trattamento

L'aspetto più importante nella gestione dell'ALF è una rapida diagnosi perché un ritardo può portare ad un grande incremento della mortalità. In generale, nella gestione dell'ALF, possiamo identificare i seguenti obiettivi:

- identificazione dell'eziologia;
- trattamento sintomatico e di supporto con pronto trasferimento nell'unità di cura appropriata;
- precoce consultazione con un centro specializzato nei trapianti per valutare la necessità di trapianto e rapido trasferimento, se indicato.

Trattamento sintomatico e di supporto

Encefalopatia epatica (consultare Capitolo 4.12). Gli obiettivi di trattamento includono la prevenzione dell'insorgenza dell'encefalopatia, quando possibile, rallentarne la progressione e minimizzare lo sviluppo di edema cerebrale ed ipertensione endocranica. Non ci sono però trattamenti specifici che abbiano mostrato di migliorare l'outcome. Mancano infatti evidenze sull'efficacia dei classici trattamenti dell'encefalopatia epatica (lattulosio e rifaximina) nell'ALF. L'utilizzo rutinario del lattulosio non è dunque raccomandato. Nel caso in cui si decidesse di utilizzare il lattulosio (per esempio nei casi di elevato grado di encefalopatia) è consigliato iniziare con una dose di 45 mL per os seguito da dosi ripetute ogni ora fino a canalizzazione. Nei pazienti in cui non è possibile la somministrazione per os dovrebbe essere somministrato via clistere ogni 2 ore fino a miglioramento della clinica. Il paziente con elevato grado di encefalopatia, quindi ad elevato rischio di sviluppare edema cerebrale, dovrebbe essere sottoposto a monitoraggio della pressione intracranica il cui sviluppo è caratterizzato dalla comparsa di ipertensione, bradicardia, irregolarità del respiro (Triade di Cushing). Per prevenire l'insorgenza di ipertensione endocranica si dovrebbe: ridurre al minimo le sollecitazioni esterne, elevare la testa del paziente, mantenere un ottimale bilancio di fluidi e somministrare in profilassi soluzione salina ipertonica (al 3%, bolo di 200 mL in modo da mantenere una sodiemia tra 145 e 150). Nel caso in cui l'ipertensione sia già presente le principali terapie sono le seguenti:

- *terapia iperosmotica*: mannitolo in bolo (0,5-1 g/kg), eventualmente ripetibile. La soluzione salina ipertonica è stata invece più studiata per la prevenzione che per il trattamento dell'ipertensione;
- *iperventilazione*: terapia transitoria, indicata solo per pazienti con imminente erniazione;
- *barbiturici*: il coma farmacologico con barbiturici dovrebbe essere indotto se le altre misure non funzionano.

Coagulopatia. In assenza di sanguinamento, la correzione di routine della piastrinopenia o dell'elevazione dell'INR non è indicata. Si raccomanda, invece, la somministrazione di Vitamina K (5-10 mg e.v.). Se invece il paziente dovesse sanguinare o dovesse essere sottoposto ad una procedura invasiva ad elevato rischio di sanguinamento allora la coagulopatia dovrebbe essere corretta inizialmente con plasma. Il paziente con una conta piastrinica <50.000/µL con sanguinamento attivo dovrebbe essere trasfuso con pool piastrinici. In assenza di sanguinamento non c'è indicazione a trasfusione. Per i pazienti che devono essere sottoposti a procedure a basso rischio le trasfusioni sono indicate in caso di PLT <30.000/µL, per quelle ad alto rischio il limite è di 50.000/µL. Essendo il tratto gastroenterico la sede più frequente di sanguinamento è indicata profilassi con inibitori di pompa protonica.

Infezioni. Visto l'elevato rischio di infezioni, in tutti i pazienti dovrebbero essere raccolte emocolture, urinocolture ed escreatocolture. Il ruolo della profilassi antibiotica è invece controverso. Le principali linee guida consigliano antibioticoterapia solo in presenza di infezione attiva, positività degli esami colturali o deterioramento clinico. Gli antibiotici consigliati sono cefalosporine di terza generazione o piperacillina/tazobactam.

Insufficienza renale. L'insorgenza di insufficienza renale acuta è correlata con una prognosi infausta senza trapianto. L'insufficienza prerenale è trattata mantenendo l'emodinamica stabile, correggendo l'ipovolemia e utilizzando vasopressori se necessario (la Noradrenalina è la prima scelta). La sindrome epatorenale invece migliora solo al miglioramento della funzionalità epatica o dopo trapianto. Se indicata, l'emodialisi dovrebbe essere considerata precocemente. Le alterazioni elettrolitiche più comuni (ipokaliema, iponatriemia, ipofosfatemia), così come l'ipoglicemia, dovrebbero essere trattate prontamente. Esami di laboratorio seriati sono fondamenti per poter identificare e trattare correttamente tali alterazioni.

Alterazioni cardiovascolari. Le alterazioni cardiovascolari sono caratterizzate da riduzione delle resistenze vascolari sistemiche e ad elevato output cardiaco in modo simile a quanto accade nello shock settico. La gestione appropriata prevede riempimento volemico ed impiego di vasopressori. Una condizione spesso presente è l'insufficienza surrenalica: in presenza di ipotensione persistente nonostante adeguato riempimento e utilizzo di vasopressori, l'utilizzo empirico di steroide e.v. potrebbe essere indicato (idrocortisone 200-300 mg/die per una settimana).

Identificazione dell'eziologia e trattamento specifico

Come detto già in precedenza è di fondamentale importanza fin dalle prime valutazioni cercare di identificare la causa scatenante l'ALF.

Nella Tabella 4.11.8 sono mostrate alcune caratteristiche cliniche che possono orientarci nella diagnostica differenziale delle varie eziologie.

Da ricordare che solo alcune cause di ALF hanno indicazione al trapianto di fegato in emergenza (Tabella 4.11.9).

Tossicità da paracetamolo. L'N-acetilcisteina dovrebbe essere somministrata in tutti i pazienti con sospetta o confermata intossi-

Tabella 4.11.8. Diagnosi differenziale di ALF sulla base delle caratteristiche cliniche

Eziologia	Caratteristiche cliniche
Infiltrazione maligna	Storia di tumori, epatomegalia massiva; elevazione fosfatasi alcalina o altri marcatori tumorali
Danno acuto ischemico	Marcata elevazione di AST-ALT, incremento di LDH e creatinina, che si normalizza a seguito di stabilizzazione dell'emodinamica. Paziente con severo scompenso cardiaco o patologia respiratoria
Paracetamolo	Livelli molto alti di AST-ALT e bassi livelli di bilirubina. Patologia rapidamente progressiva con acidosi e insufficienza renale. Fosfati bassi possono essere un fattore prognostico positivo
Tossicità da altri farmaci	Decorso subacuto che può mimare la cirrosi clinicamente e radiologicamente
Sindrome di Budd-Chiari	Dolore addominale, ascite ed epatomegalia, perdita del segnale venoso epatico e flusso invertito in vena porta all'ecografia
Malattia di Wilson	Paziente giovane con anemia emolitica con Coombs negativo con elevati valori del rapporto tra bilirubina e fosfatasi alcalina. Anelli di Kayser-Fleisher, bassi livelli di acido urico, incremento di rame urinario
Avvelenamento da funghi	Gravi sintomi gastroenterici dopo l'ingestione, precoce insufficienza renale
Autoimmune	Solitamente subacuta, può avere autoanticorpi

cazione da paracetamolo anche se l'ingestione è avvenuta oltre 8 ore prima (anche se il farmaco è molto efficace entro le prime 8 ore dall'ingestione). Anzi, dovrebbe essere somministrato anche nei pazienti in cui l'ALF è di origine sconosciuta considerando il profilo di sicurezza del farmaco e il beneficio che si ha dalla sua somministrazione (migliora drammaticamente la prognosi del paziente) (Tabella 4.11.10).

Tossicità da farmaci. Si tratta di una diagnosi di esclusione. Anche se l'efficacia dell'N-acetilcisteina non è dimostrata, vi è indicazione alla sua somministrazione con le stesse dosi dell'intossicazione da paracetamolo.

Avvelenamento da funghi. Nelle ore iniziali è importante la somministrazione precoce di carbone attivo e l'eventuale lavanda gastrica. Alcuni farmaci che sono stati proposti per il trattamento dell'ALF da funghi sono:

- penicillina G intravenosa (300.000-1 milione di unità/kg/die);
- silibinina 30-40 mg/kg/die e.v. o per os per 3-4 giorni;

Tabella 4.11.9. ALF con indicazione a trapianto di fegato in emergenza

Gruppo di patologia	ALF primaria/epatica (trapianto può essere un'opzione)	ALF secondaria a patologia extraepatica (trapianto non è un'opzione
ALF	Da farmaci, epatite acuta virale, ALF da tossine, Sindrome di Budd-Chiari, autoimmune, correlata alla gravidanza	Epatite ischemica, patologie sistemiche (sindrome emofagocitica, patologie metaboliche, patologie infiltrative, linfoma, infezioni)
Patologie croniche che si presentano con fenotipo ALF	Patologia di Wilson Fulminante, patologie autoimmuni, Sindrome di Budd-Chiari, riattivazione di HBV	Epatite alcolica, resezione epatica con neoplasia

Tabella 4.11.10. Modalità di somministrazione e posologia di N-acetilcisteina nell'ALF

Modalità di somministrazione	Dose carico	Dose di mantenimento
Endovenosa	150 mg/kg in glucosata al 5% in 15 minuti	50 mg/kg somministrati in 4 ore seguiti da 100 mg/kg in 16 ore
Orale	140 mg/kg per os o diluiti in soluzione di glucosata al 5% tramite SNG	70 mg/kg ogni 4 ore per un totale di 17 dosi

- N-acetilcisteina al dosaggio descritto in precedenza;

Epatite virale. L'epatite A ed E non hanno trattamenti specifici. Nell'epatite B è raccomandata la Lamivudina. Nell'epatite da Herpes Virus o Varicella zoster dovrebbe essere somministrato Aciclovir al dosaggio di 5 mg/kg e.v. ogni 8 ore per almeno 7 giorni.

Malattia di Wilson fulminante. Il trapianto di fegato è mandatario per la sopravvivenza, nell'attesa la dialisi o la plasmaferesi sono raccomandati.

Epatite autoimmune. Il trattamento con Prednisone al dosaggio di 60 mg/die o la combinazione Prednisone (30 mg/die) e Azatioprina (50 mg/die) può portare ad un miglioramento del quadro clinico ma la maggior parte dei casi richiede il trapianto di fegato.

Epatite legata a gravidanza. Si risolve solitamente con il parto anche se una minoranza di casi richiede il trapianto.

Trapianto di fegato

Nonostante una gestione precoce e aggressiva molti pazienti con ALF peggiorano fino ad arrivare al punto in cui l'unica possibilità di sopravvivenza è il trapianto di fegato. Una volta effettuata la diagnosi di ALF è fondamentale identificare precocemente i pazienti candidabili a trapianto di fegato (che quindi possono beneficiarne) rispetto a quelli che non hanno indicazione e quelli che hanno elevate probabilità di riprendersi con terapia medica o spontaneamente, e contattare immediatamente il centro trapianti di riferimento. Dei pazienti sottoposti a trapianto il tasso di sopravvivenza ad 1 anno è dell'80%.

Come valutare la probabilità di sopravvivenza spontanea? Come regola generale, i fattori più importanti che predicono l'outcome dell'ALF sono:

- il grado di encefalopatia: nei bassi gradi la probabilità di recupero sono più elevate (si va dal 65-70% per i gradi I-II a meno del 20% del IV grado);
- l'età del paziente: con meno di 10 anni e più di 40 le probabilità di recupero sono ridotte;
- la causa dell'ALF.

Oltre questi sono solitamente valutati anche i valori di Bilirubina e la presenza di coagulopatia.

Per aiutare i clinici nella decisione di indicazione a trapianto sono stati proposti dei modelli prognostici, tra i quali quelli raccomandati sono i King's College Criteria (**Tabella 4.11.11**).

Tabella 4.11.11. King's College Criteria per l'indicazione al trapianto di fegato in pazienti con ALF

ALF causata da paracetamolo	ALF non causata da paracetamolo
pH arterioso <7,3 dopo 24 dall'ingestione dopo terapia appropriata	INR >6,5 oppure
Lattati >3 mmol/L	Tre dei cinque criteri seguenti: 1) epatite ad eziologia indeterminata o indotta da farmaco 2) età <10 aa o >40 aa 3) encefalopatia insorta dopo l'ittero in un intervallo di tempo superiore a 7 gg 4) bilirubina totale >5 mg/dL 5) INR >3,5
I tre seguenti criteri: 1) Encefalopatia epatica di grado III o superiore 2) Creatinina >5 mg/dL 3) INR >6,5	

Prognosi

Il tasso di sopravvivenza nei pazienti trattati per ALF è superiore al 60% e circa il 55% sopravvive senza necessità di trapianto. La prognosi ovviamente è variabile e non sempre può essere prevista accuratamente. Dopo il trapianto il tasso di sopravvivenza ad 1 anno si assesta sull'80%. La principale causa di morte tra i pazienti trapiantati sono le infezioni e complicanze neurologiche che solitamente si presentano nei primi 3 mesi dal trapianto.

Bibliografia di riferimento

LA LAVAGNA

- *Considera la diagnosi di insufficienza epatica acuta in caso di alterazioni della coagulazione, delle transaminasi e del sensorio.*
- *Confrontati con i familiari del paziente per rilevare anche le minime alterazioni del sensorio.*
- *Raccogli un'anamnesi dettagliata per capire l'eziologia dell'epatite e avviare precocemente le terapie.*
- *Considera il trasferimento del paziente in un centro ad alta specializzazione in caso di presentazione clinica grave anche al fine di iscriverlo nella lista trapianti.*
- *In caso di epatite ad eziologia indeterminata, non escludere di somministrare comunque N-acetilcisteina.*

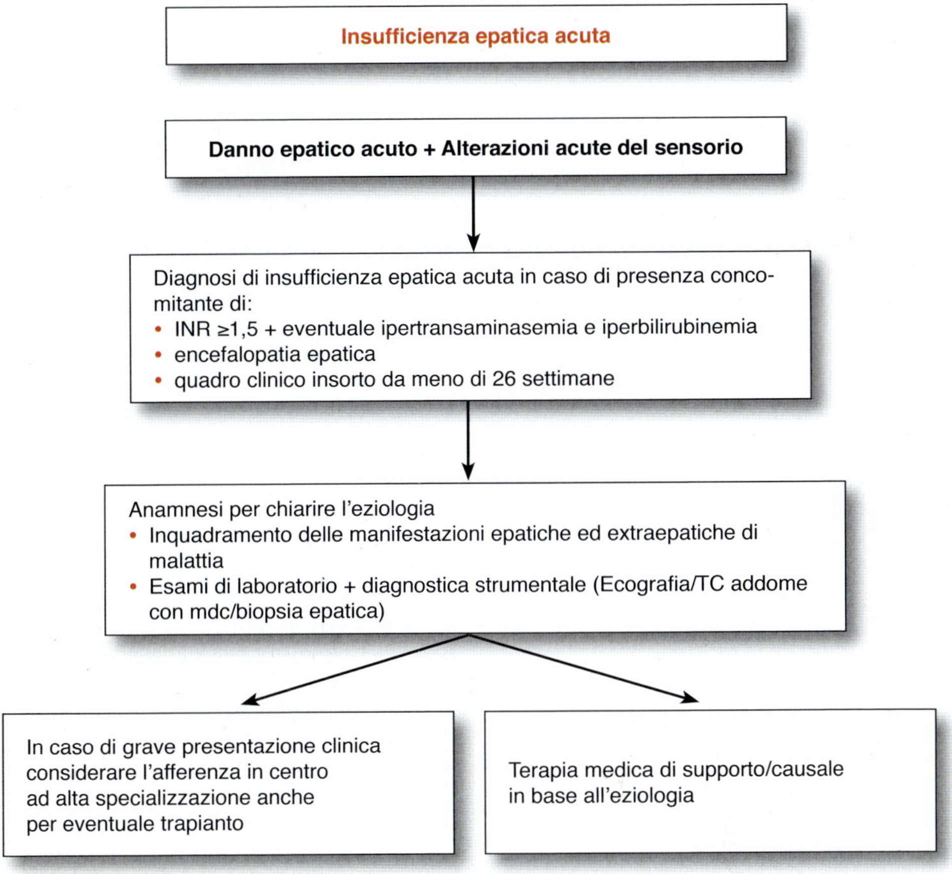
Insufficienza epatica acuta
Danno epatico acuto + Alterazioni acute del sensorio
Diagnosi di insufficienza epatica acuta in caso di presenza concomitante di:
• INR ≥1,5 + eventuale ipertransaminasemia e iperbilirubinemia
• encefalopatia epatica
• quadro clinico insorto da meno di 26 settimane
Anamnesi per chiarire l'eziologia
• Inquadramento delle manifestazioni epatiche ed extraepatiche di malattia
• Esami di laboratorio + diagnostica strumentale (Ecografia/TC addome con mdc/biopsia epatica)
In caso di grave presentazione clinica considerare l'afferenza in centro ad alta specializzazione anche per eventuale trapianto
Terapia medica di supporto/causale in base all'eziologia

4.12 Encefalopatia epatica

Definizione

L'encefalopatia epatica (EE) è una disfunzione cerebrale causata da insufficienza epatica e/o *shunt* porto-sistemici che si manifesta come un ampio spettro di alterazioni neurologiche e psichiatriche che variano da alterazioni subcliniche al coma.

Si tratta di una condizione generalmente reversibile specie se sono opportunamente identificati e trattati i fattori clinici precipitanti.

Epidemiologia

La prevalenza e l'incidenza dell'EE non sono facilmente definibili considerando il fatto che i sintomi variano da forme molto lievi, che possono non essere diagnosticate, fino al coma. L'EE, con il sanguinamento da varici e l'ascite, rappresenta uno degli eventi che definiscono lo stato di compenso della cirrosi. L'encefalopatia si verifica nel 30-40% dei pazienti cirrotici. Il rischio di un primo episodio varia dal 5 al 25% entro i primi 5 anni dalla diagnosi di cirrosi; dipende dalla presenza di altre complicanze oppure da fattori precipitanti (vedi Tabella 4.12.3). Dopo il primo episodio di EE il rischio di recidive ad 1 anno è del 40%. Dopo un eventuale trattamento dell'ipertensione portale con TIPS, l'incidenza cumulativa ad 1 anno è compresa tra il 10 e il 50%.

L'encefalopatia epatica negli Stati Uniti è responsabile di 110.000 ospedalizzazioni/anno con una spesa totale che, includendo le risorse utilizzate, le procedure effettuate e la lunghezza del ricovero, è passata da 4,5 a più di 7 miliardi di dollari dal 2004 al 2009.

Fisiopatologia

I meccanismi che determinano le alterazioni cerebrali che caratterizzano l'EE non sono ancora pienamente elucidati.

Il fattore determinante è l'insufficiente filtrazione del sangue portale a livello epatico, come succede in presenza di shunt porto-sistemici nell'ipertensione portale o a seguito di interventi di anastomosi porto-cavale (TIPS). Venendo meno l'azione metabolica di filtro del fegato varie sostanze raggiungono e superano la barriera ematoencefalica (BEE) e, con vari meccanismi, svolgono un effetto tossico sul sistema nervoso.

Ammonio

È la più importante tossina responsabile dell'EE. Viene prodotto a livello del muscolo scheletrico (dove viene anche rimosso dal circolo, contributo che viene a mancare in presenza di sarcopenia che spesso colpisce il paziente con cirrosi), a livello del rene e soprattutto a livello intestinale. In tale sede è prodotto dagli enterociti e dalla flora batte-

IL TACCUINO

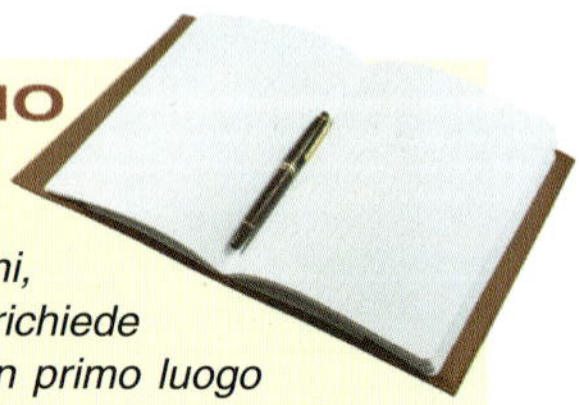

Come da linee guida e raccomandazioni, la gestione dell'EE richiede l'ospedalizzazione, in primo luogo per identificare e trattare i fattori causali. Fondamentali in Pronto Soccorso un'anamnesi patologica e farmacologica accurata, un esame obiettivo completo ed attento e l'utilizzo di esami di laboratorio. Accanto a queste buone pratiche il medico di PS deve associare un altro requisito fondamentale: deve "avere fiuto". Deve cioè riconoscere quel caratteristico odore che accompagna il paziente, definito fin dai tempi antichi foetor hepaticus.

rica che lo sintetizza dalla degradazione delle proteine alimentari e dall'azione ureasica sull'urea secreta a livello intraluminale. Normalmente a livello epatico il ciclo dell'urea provvede alla detossificazione dell'ammonio trasformandolo in glutammina prevenendone così la circolazione. Nella cirrosi la disfunzione epatocitaria e gli shunt portosistemici determinano elevati livelli di ammonio e di altre neurotossine (mercaptani, acidi grassi a catena corto-media) che superano la BEE.

Effetti dell'ammonio a livello cerebrale

- *Edema cerebrale intracellulare*. Le uniche cellule cerebrali in grado di metabolizzare l'ammonio sono gli astrociti. Qui il glutammato e l'ammonio vengono convertiti in glutammina. L'aumento dei livelli intracellulari di glutammina provoca per osmosi un rigonfiamento degli astrociti e conseguente edema. Ciò ha ripercussioni in generale sulla funzionalità cellulare e in particolare sulla comunicazione glioneuronale e sulla trasmissione neurosinaptica (Figura 4.12.1).
- *Stress ossidativo*. L'ammonio induce ossidazione dell'RNA andando ad alterare la normale produzione delle proteine.
- *Alterazione del metabolismo energetico cerebrale*. L'iperammoniemia sembrerebbe inibire il metabolismo glucidico e ridurre i livelli di ATP.
- *Alterazione della neurotrasmissione*. Nella EE risultano alterate varie fasi della neurotrasmissione: dalla sintesi dei neurotrasmettitori, al rilascio ed al *reuptake* degli stessi, all'espressione dei recettori dei neurotrasmettitori, all'attività enzimatica. L'effetto finale è un incremento della neuroinibizione e un calo della neuroeccitazione. In particolare:
  - l'aumentato effetto neuroinibitorio è dato da: aumentata espressione dei recettori periferici per le benzodiazepine la cui attivazione provoca aumentata sintesi di agonisti del recettore per il GABA; aumentati livelli di aminoacidi aromatici come triptofano e tiroxina (scambiati con glutammina presente in eccesso) da cui derivano serotonina e altri falsi neurotrasmettitori con azione sedativa/inibitoria;
  - il ridotto effetto neuroeccitatorio è in parte causato dalla ridotta attività dei recettori post-sinaptici del glutammato, il principale neurotrasmettitore eccitatore cerebrale.

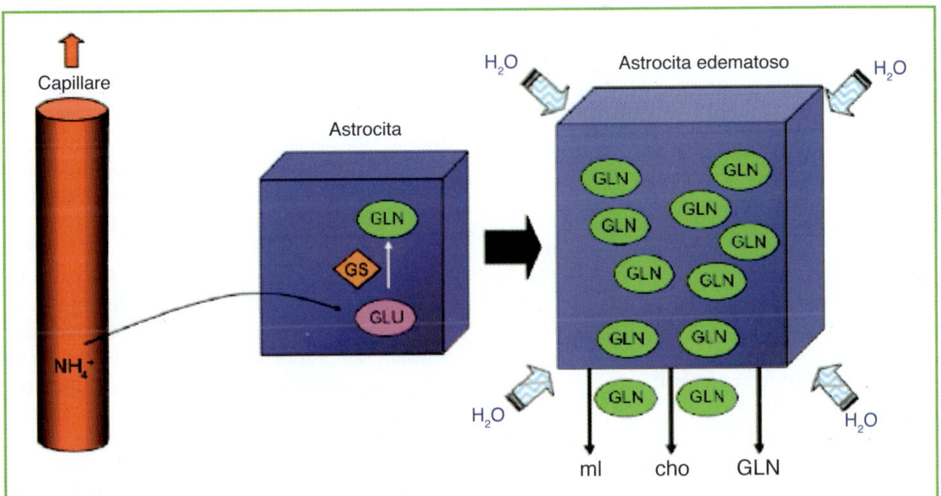

Figura 4.12.1. Ipotesi del rigonfiamento degli astrociti come causa di edema cerebrale di grado lieve. Abbreviazioni: GLN, glutammina; GS, glutammina sintetasi; GLU, glutammato; ml, mio-inositolo; cho, colina.

Altri meccanismi importanti per l'insorgenza della EE

Alterazione della BEE. L'incremento della sua permeabilità, per meccanismi non conosciuti, facilita il passaggio delle sostanze neurotossiche.

Infiammazione. Pazienti con funzione psicometriche alterate hanno un incremento più marcato dei marcatori dell'infiammazione. Alcuni di questi (TNF, IL6 e IL1b) prodotti in corso di stati infiammatori/infettivi contribuiscono ad alterare l'integrità della BEE e favoriscono lo stato di neuroinfiammazione.

Disbiosi intestinali. Recenti evidenze mostrano inoltre che il microbiota intestinale è coinvolto nello sviluppo di encefalopatia epatica. Nei pazienti con EE è stata dimostrata la presenza di disbiosi intestinale. Varie alterazioni intestinali e sistemiche sono sia causa che effetto della disbiosi e dei processi patologici che sostengono l'encefalopatia epatica.

Correlazioni intestino-fegato-cervello. Le correlazioni che caratterizzano e influenzano reciprocamente la fisiologia di intestino, fegato e cervello hanno condotto a considerare l'asse intestino-fegato-cervello come un'entità funzionale. I vari processi patologici che esitano nello sviluppo di encefalopatia epatica sono strettamente interconnessi e si sostengono vicendevolmente:

- infiammazione locale;
- traslocazione batterica;
- alterata permeabilità intestinale;
- incremento della produzione di endotossine e prodotti del metabolismo che penetrano nella mucosa e raggiungono la circolazione sanguigna;
- alterata immunomodulazione locale e sistemica;
- infiammazione sistemica;
- compromissione della detossificazione epatica dei prodotti nocivi.

Classificazione

L'EE può essere classificata sulla base di quattro fattori:

1. *patologia sottostante*:
   - tipo A: EE in corso di insufficienza epatica acuta;
   - tipo B: EE in corso di *bypass* porto sistemico senza patologia epatocellulare;
   - tipo C: EE in corso di cirrosi epatica con ipertensione portale;
2. *gravità delle manifestazioni cliniche*:
   - minima: alterazione dei test psicometrici e/o neuropsicologici senza manifestazioni cliniche (*Covert Hepatic Encephalopathy*);
   - grado 1: cambiamenti comportamentali, lieve confusione, eloquio impacciato, disturbi del sonno (insonnia o ipersonnia);
   - grado 2: sonnolenza, confusione moderata;
   - grado 3: grave confusione, severo disorientamento, sonnolento ma risvegliabile alla chiamata;
   - grado 4: coma non responsivo al dolore;
3. *decorso clinico*: episodico, ricorrente o persistente;
4. *fattori precipitanti.*

Diagnosi e diagnosi differenziale

Presentazione clinica

L'EE può presentare un'ampia gamma di sintomi neurologici e psichiatrici che possono essere propri anche di altre situazioni cliniche (ipossia, intossicazioni da farmaci, insulti tossici o metabolici). È importante escludere altre ipotesi diagnostiche mediante anamnesi, esame obiettivo e strumenti diagnostici: la diagnosi rimane dunque di esclusione (**Tabella 4.12.1**).

Come accennato in precedenza esiste una forma subclinica (minima) difficilmente riconoscibile in quanto sintomi come lieve ipocinesia, rallentamento psicomotorio e disattenzione possono essere trascurati all'esame clinico ma possono condizionare le capacità lavorative o di guidare l'auto. Tale forma è diagnosticata con test neuropsicometrici (nell'ambito della ricerca scientifica) o, nella pratica clinica, è sospettata grazie ad un elevato indice di sospetto nei soggetti a rischio e alla risposta benefica ad un tentativo terapeutico.

Tabella 4.12.1. **Diagnosi differenziale con encefalopatia epatica**

Encefalopatia epatica o stato confusionale acuto	
Diabete	Ipoglicemia, cheto-acidosi, iperosmolarità, acidosi lattica
Alcol	Intossicazione, astinenza, sindrome di Wernicke
Droghe	Benzodiazepine, neurolettici, oppioidi
Meningoencefaliti	
Alterazioni elettrolitiche	Iponatriemia, ipercalcemia
Epilessia non convulsiva	
Disordini psichiatrici	
Emorragia/ischemia cerebrale	
Stress	Insufficienza d'organo, infiammazione, sepsi
Altre presentazioni	
Demenza	Primaria o secondaria
Lesioni cerebrali	Trauma, neoplasie, idrocefalo normoteso
Sindrome delle apnee notturne	
Iponatriemia e sepsi possono causare encefalopatia di per sé oppure precipitare EE per interazione con i meccanismi fisiopatologici. Nella malattia epatica terminale encefalopatia uremica ed EE si possono sovrapporre.	

Con la progressione nelle forme conclamate le anomalie diventano sempre più appariscenti e possono essere inserite in una scala di gravità che riflette gradi crescenti di disfunzione neurologiche. Una valutazione semiquantitativa dello stato mentale del paziente è possibile sulla base della valutazione del comportamento, delle funzioni intellettive, dell'alterazione della coscienza e delle funzioni neuromuscolari (Tabella 4.12.2).

Fattori precipitanti

Alla base della EE vi sono generalmente dei fattori precipitanti (Tabella 4.12.3). La loro identificazione supporta la diagnosi e la loro correzione rende questa condizione reversibile. Le più frequenti cause precipitanti in particolare sono:

- *insufficienza renale, disidratazione/ipovolemia e uso di diuretici*: si riduce la clearance dell'urea e dei composti azotati con iperproduzione di ammonio. Sono spesso associati ad ipokaliemia e alcalosi metabolica favorendo il trasporto dell'ammonio nelle cellule cerebrali;
- *emorragie digestive*: determinano catabolismo del sangue da parte della flora batterica intestinale con iperproduzione di ammonio;

Tabella 4.12.2. **West Haven Criteria e descrizione clinica**

	Livello di coscienza	Funzioni intellettive	Alterazione della personalità	Alterazioni neuromuscolari
Grado 1	Disordini del sonno	Compromissione dell'attenzione, difficoltà ad eseguire attività complesse	Euforia o depressione	Tremore, incoordinazione, aprassia
Grado 2	Torpore	Lieve disorientamento temporo spaziale	Ansietà, alterazioni comportamentali	Asterissi, eloquio rallentato, atassia
Grado 3	Sonnolenza, torpore	Confusione, severo disorientamento temporo spaziale	Alterazioni comportamentali, ira, rabbia	Iporeflessia, nistagmo, clonie, rigidità muscolare
Grado 4	Stupor e coma	Non valutabili	Non valutabili	Midriasi, postura in decerebrazione, assenza di risposta agli stimoli

IL TACCUINO

L'iponatremia in pazienti con cirrosi epatica scompensata è caratterizzata da un aumento del volume extracellulare, del pool totale del sodio e dell'acqua totale corporea con una riduzione del volume circolante efficace. L'ipotonicità dei fluidi extracellulari favorisce l'effetto osmotico della glutammina aumentando così il rigonfiamento astrocitario e l'edema cerebrale indotti dall'iperammoniemia. L'iponatriemia diventa così un fattore di rischio maggiore per EE, in particolare se associata a terapie diuretiche, infezioni batteriche o TIPS. È direttamente correlata con l'incidenza di EE ed è predittiva della sua evoluzione.

- *farmaci psicotropi*: possono interferire con il sistema GABAergico e dopaminergico;
- *stipsi*: può incrementare l'ammonio.

Esami di laboratorio

- *Ammoniemia*: misurata a scopo diagnostico e per monitorare l'efficacia della terapia (sempre parallelamente alla valutazione clinica). Valori normali rendono poco probabile la diagnosi di EE. Sono tuttavia possibili falsi positivi, spesso dovuti a ritardi fra il momento del prelievo e l'analisi in laboratorio. Ma attenzione: esso non rappresenta un indice affidabile di EE. Elevati valori di ammonio non sono sufficienti per la diagnosi di EE (i criteri di West Haven hanno maggiore accuratezza) e non sono specifici per la stessa. L'ammoniemia non deve dunque essere utilizzata per lo screening nei pazienti cirrotici asintomatici o in paziente con alterazioni dello stato cognitivo in assenza di segni di alterazione epatica.
- *Esami per ricercare le cause precipitanti*: emocromo, indici di funzionalità epatica, elettroliti sierici, creatinina, dosaggio di benzodiazepine ed etanolo, alfafetoproteina. Importante è l'esecuzione di emogasanalisi per individuare un'alcalosi metabolica ipokaliemica o un'acidosi metabolica da accumulo di lattati. Nel sospetto di sepsi è utile eseguire esami colturali su sangue, urine e liquido ascitico.

Esami strumentali

- *EEG*. Nell'EE è tipico un rallentamento generalizzato dell'attività elettrica di fondo. Tale reperto non è tuttavia specifico, potendosi riscontrare anche in altre forme

Tabella 4.12.3. Fattori precipitanti

Farmaci	Benzodiazepine Ipnotici non benzodiazepinici (zolpidem) Narcotici Alcol
Aumentata produzione, assorbimento ed ingresso nel cervello di ammonio	Dieta iperproteica Sanguinamento gastrointestinale Infezioni Alterazioni elettrolitiche (ipokaliemia) Stipsi Alcalosi metabolica
Disidratazione/ipovolemia	Vomito Diarrea Emorragia Diuretici Paracentesi
Shunt porto-sistemici	Spontanei o chirurgici
Trombosi vascolari	Trombosi delle vene epatiche Trombosi della vena porta
Carcinoma epatocellulare	

di encefalopatia (da farmaci, da abuso di droghe, da encefaliti). Può essere utile, oltre che nella diagnostica differenziale, nella diagnosi iniziale delle forme subcliniche e nel monitoraggio evolutivo delle forme severe.
- *TC e RMN*. Non contribuiscono alla diagnosi ma sono utili in occasione del primo episodio per la diagnostica differenziale nei confronti delle emorragie cerebrali che nei pazienti epatopatici sono 5 volte più frequenti rispetto alla popolazione normale.

Terapia

Vi sono varie opzioni terapeutiche per il trattamento dell'EE conclamata (Grado I-IV), nessuna evidenza invece supporta il trattamento della forma subclinica.

I principi di trattamento sono:
- supporto delle funzioni vitali minimizzando le potenziali complicanze legate alla depressione del livello di coscienza;
- identificazione e correzione delle cause precipitanti (vedi Tabella 4.12.3);
- terapia empirica per ridurre l'ammoniemia.

Il primo step è il *general supportive care* che sarà differente a seconda del grado di compromissione del paziente. Ad esempio, se il paziente ha un GCS (*Glasgow Coma Scale*) basso e dunque non è in grado di proteggere le vie aeree è necessaria l'intubazione e il ricovero in terapia intensiva. Se invece il paziente protegge le vie aeree ma è disfagico è necessario posizionare un sondino naso gastrico per la somministrazione della terapia orale. In generale è fondamentale garantire un supporto nutrizionale adeguato, evitare la disidratazione e le alterazioni elettrolitiche (i diuretici andrebbero sospesi fino al miglioramento dello stato mentale del paziente monitorizzando gli elettroliti sierici).

La terapia empirica per ridurre l'ammoniemia si basa sul principio di ridurre la produzione e assorbimento di ammonio nell'intestino.
- *Lattulosio* e *lattitolo* acidificano il colon promuovendo la conversione dell'ammonio a ione ammonio non riassorbibile, riducono la flora batterica ureasi produttrice e hanno azione catartica. Il lattulosio può essere somministrato per os o tramite sondino naso gastrico (SNG) fino a 30 mL 3-4 volte die o per clistere (300 mL di lattulosio + 700 mL di acqua) ogni 4-6 ore. L'obiettivo è ottenere almeno 2 evacuazioni giornaliere di feci abbondanti. L'effetto collaterale più importante è la distensione meteorica. Il sovradosaggio può comportare disidratazione ed iponatriemia.
- *Rifamixina* è il trattamento antibiotico di prima scelta. Si tratta di un antibiotico ad ampio spettro del quale si somministrano 400 mg 3 volte die. Esso altera la flora batterica riducendo la produzione di ammonio. L'associazione con lattulosio ha dimostrato di essere superiore alla sola terapia con lattulosio in termini di percentuale di guarigione, mortalità e durata della degenza ospedaliera.
- *Neomicina* (500 mg 4 volte die per os) e *metronidazolo* (250 mg 3/4 volte die per os) rappresentano una seconda scelta per i possibili effetti collaterali (nefro- ed ototossicità per la prima e neurotossicità per il secondo).
- La correzione dell'*ipokaliemia*, che aumenta la produzione renale di ammonio, è un componente importante della terapia.

In caso di non soddisfacente risposta si possono associare altre terapie il cui beneficio è riportato da alcuni report ma non è stato avvalorato da ampi studi.
- L'infusione di aminoacidi ramificati consente una più rapida regressione dei sintomi ma non è stato estesamente dimostrato un impatto favorevole su mortalità, qualità della vita o parametri nutrizionali. Se possibile andrebbe associata l'infusione di soluzione glucosata al 10%.
- *PEG* (glicole polietileni, macrogol): agente catartico utilizzato nella stipsi e per la toilette intestinale, aumenta la massa fecale ed il suo transito intestinale, consentendo di aumentare l'escrezione intestinale di ammonio. Uno studio ha dimostrato un miglioramento clinico più rapido rispetto al lattulosio.

- *LOLA* (L-Ornitina-L-Aspartato): è un composto salino capace di ridurre i livelli ematici di ammonio. Per via parenterale (5 mg e.v.) ha dimostrato di essere efficace nel ridurre i sintomi nelle forme persistenti di encefalopatia mentre vi sono poche evidenze nell'efficacia in caso di attacco acuto. Può essere utilizzato per os come adiuvante nelle forme severe o lievi recidivanti (6 g os x 3 die).
- *Zinco*: la supplementazione orale di zinco può ridurre i livelli ematici di ammonio migliorando i sintomi dell'encefalopatia di I-II grado senza però ridurre le recidive di malattia. Può essere utilizzato come adiuvante nelle forme severe o nelle forme lievi recidivanti (600 mg die os).

In centri specializzati, le forme di EE di III-IV grado non responsive alla terapia medica possono essere trattate con dialisi extracorporea di albumina (*molecular adsorbent recirculating system*, *MARS*): metodica di emofiltrazione che consente l'eliminazione combinata di tossine legate all'albumina e tossine idrosolubili. È stata approvata dall'FDA e ha dimostrato un miglioramento nel quadro clinico ma non un miglioramento della sopravvivenza.

L'EE intrattabile e ricorrente è una indicazione al trapianto di fegato.

In caso di agitazione psicomotoria è possibile somministrare, con cautela, una benzodiazepina non metabolizzata a livello epatico come *oxazepam* 10-30 mg per os o tramite SNG. In alternativa può essere somministrato *aloperidolo*.

Per risolvere gli effetti iatrogeni delle benzodiazepine e per aiutare la formulazione di una diagnosi, può essere utile la somministrazione dell'antagonista selettivo del recettore GABAergico delle benzodiazepine (flumazenil 1-3 mg).

La maggior parte dei pazienti mostra un miglioramento clinico entro 24-48 ore di trattamento dell'ammoniemia e delle cause precipitanti. In caso di persistenza dei sintomi dopo le 72 ore vanno presi in considerazione i seguenti fattori:

- altre cause di encefalopatia;
- altri fattori precipitanti precedentemente non individuati;
- terapia inadeguata.

Dal punto di vista dietetico: in caso di encefalopatia di I-II grado è indicato un regime ipoproteico (60 g die); in caso di forme di III-IV grado è indicata una dieta aproteica fino ad un miglioramento significativo del quadro clinico (Tabella 4.12.4).

Nuove terapie in sperimentazione clinica

Trapianto di microbiota fecale. È una terapia sperimentale che prevede il trapianto di microbiota intestinale prelevato da donatori sani in pazienti con cirrosi. Non sono disponibili studi su grandi coorti di pazienti ma i

Tabella 4.12.4. Terapia in acuto

	Principio attivo	Posologia
I scelta	Lattulosio	30 mL × 3/4 volte die (os/sng) 300 mL + acqua (700 mL) ogni 4/6 ore (clistere)
	Rifaximina	400 mg × 3 volte die (os)
II scelta	Neomicina	500 mg × 4 volte die (os)
	Metronidazolo	250 mg × 3/4 volte die (os/e.v.)
Beneficio non accertato	Aminoacidi ramificati	500 mL infusi in 8 ore x 1/2 volte die (e.v.), associata a soluzione glucosata 10%
Adiuvanti	LOLA (L-ornitina-O-aspartato)	Da 5 a 20 g die in glucosata (e.v.), fino a 6 g x volte die (os)
	Zinco	600 mg die (os)
	PEG (macrogol)	Fino a 4 litri (os/sng)
Se agitazione	Oxazepam	10-30 mg (os/sng)
	Flumazenil	1-3 mg (e.v.)

risultati sembrano promettenti in termini di riduzione delle ospedalizzazioni e miglioramento dell'encefalopatia epatica. I problemi da risolvere riguardano la sicurezza, la selezione dei pazienti donatori e la scelta della miglior via di somministrazione del microbiota, al fine di redigere protocolli standardizzati per un'applicazione routinaria.

Ornitina-fenilacetato. Composto capace di ridurre i livelli di ammonio in circolo tramite la stimolazione dell'enzima glutammina sintetasi e tramite il chelaggio della glicina. Tale terapia è da somministrare per via infusiva. Studi di fase 2 hanno dato risultati promettenti. Sono in fase di programmazione studi di fase 3.

Glicerolo e sodio fenilbutirrato. Farmaco che si somministra per os. In piccoli studi l'utilizzo di glicerolo e sodio fenilbutirrato è stato collegato ad una diminuzione dei livelli di ammonio in circolo e con il miglioramento dello stato neurologico.

Prevenzione di attacchi ricorrenti

Le recidive si accompagnano ad un peggioramento della qualità di vita e possono contribuire all'instaurarsi di deficit cognitivi persistenti. Le conseguenze economiche e cliniche delle preospedalizzazioni spiegano l'importanza di una terapia di prevenzione secondaria e la necessità di comprendere sempre le cause di un trattamento inadeguato dopo il risolversi del fatto acuto.

Lattulosio e rifamixina sono i due soli farmaci approvati dall'FDA per il trattamento a lungo termine della EE. Generalmente viene mantenuto in cronico il trattamento con lattulosio (15-30 mL 2 volte die). In caso di scarsa compliance o effetti collaterali è possibile sostituire il lattosio con la rifaximina.

In paziente con attacchi ricorrenti di EE di grado avanzato e con funzione epatica conservata va considerata la ricerca di shunt porto-sistemici spontanei come i circoli collaterali splenorenali che possono essere sottoposti ad embolizzazione. Collateralmente però, aumenterà il rischio di sanguinamento di varici esofagee.

Da quando si è iniziato ad utilizzare la TIPS per il trattamento delle complicanze dell'ipertensione portale si è osservato un incremento dei casi di EE. In questi pazienti si può considerare di operare una riduzione del diametro dello shunt porto-sistemico.

Da un punto di vista dietetico è indicato un introito calorico di circa 35-40 kcal/kg di peso corporeo ed un introito di proteine pari a 1,2 g/kg.

Prognosi

L'encefalopatia epatica è una complicanza dell'insufficienza epatica che insorge tardivamente nella storia naturale della malattia. È un fattore che determina un significativo incremento del rischio di mortalità e il grado di encefalopatia è correlato con la gravità della prognosi. Quando l'encefalopatia epatica conduce ad ospedalizzazione, la prognosi dei pazienti ne è peggiorata e la sopravvivenza a 1 e 3 anni può calare rispettivamente fino a percentuali inferiori al 50 e al 70% se non si ricorre al trapianto di fegato. Il rischio di incorrere in episodi di encefalopatia epatica è maggiore in caso di pregressi episodi, ma la mortalità non rispetta un andamento lineare, calando gradualmente in caso di un numero di episodi di encefalopatia epatica maggiore di 3. Il calo di mortalità potrebbe essere riferibile all'introduzione di terapie croniche per ridurre il rischio di nuove recidive, attribuibile in particolare all'uso della rifaximina.

Bibliografia di riferimento

LA LAVAGNA

- *Individuare le forme subcliniche.*
- *Riconoscere e trattare i fattori precipitanti.*
- *Evidenziare eventuali sanguinamenti gastrointestinali.*
- *I livelli di ammonemia non correlano con la gravità dell'encefalopatia epatica.*

Gestione dell'encefalopatia

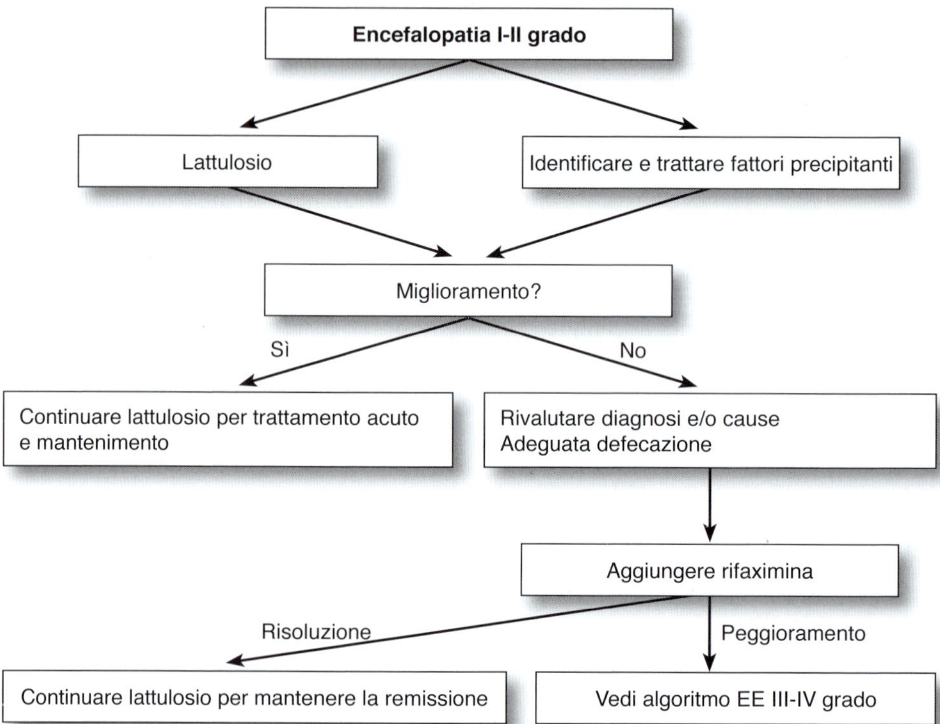

segue

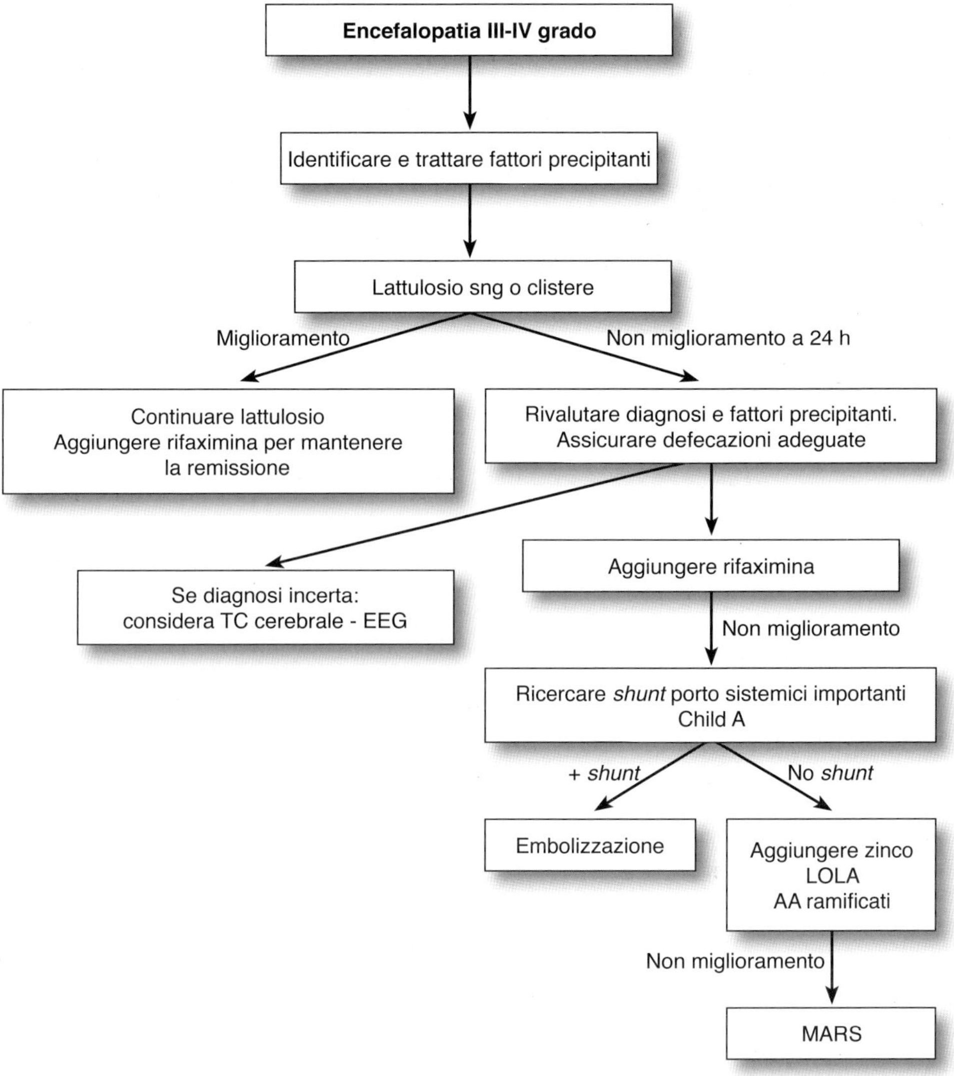

Modificato da Leise

5. Emergenze-urgenze neurologiche non traumatiche

5.1 Crisi epilettica e stato di male epilettico

Definizione

L'epilessia è una malattia cronica che colpisce l'encefalo caratterizzata dalla ripetizione spontanea di crisi epilettiche con le loro conseguenze neurobiologiche, cognitive, psicologiche e sociali.

Una crisi epilettica è un evento transitorio di segni e/o sintomi dovuti ad attività neuronale anomala eccessiva o sincrona nel cervello.

A seconda della distribuzione delle scariche parossistiche neuronali la clinica può avere diverse manifestazioni: dalla drammatica attività convulsiva a fenomeni esperienziali non facilmente distinguibili da un osservatore.

La crisi epilettica può essere distinta in non provocata (spontanea) e in provocata (sintomatica). La prima si manifesta in assenza di fattori precipitanti e può occorrere anche in presenza di danno non recente del SNC, la seconda rappresenta una crisi che si manifesta in stretta associazione temporale con un danno acuto strutturale, metabolico o tossico del SNC.

L'epilessia è una malattia caratterizzata da una durevole predisposizione a generare crisi epilettiche non provocate.

Questa definizione implica che una persona con una singola crisi o crisi ricorrenti dovute a circostanze correggibili o evitabili non ha necessariamente l'epilessia.

Le convulsioni febbrili rientrano in una categoria separata.

Epidemiologia

La prevalenza dell'epilessia nella popolazione generale è compresa tra 2-16 per 1000 abitanti nei paesi industrializzati. Due sono i picchi di incidenza, nelle prime due decadi di vita e dopo i 65 anni. L'incidenza diventa particolarmente elevata dopo gli 80 anni. Circa il 30% di tutti i pazienti che hanno una prima crisi epilettica successivamente sviluppa epilessia.

Classificazione

La classificazione delle crisi e dell'epilessia si è evoluta nel corso degli anni. La recente classificazione delle crisi epilettiche (ILAE, 2017) divide le crisi in quattro categorie in base alla presunta modalità di esordio (Tabella 5.1.1):

1. esordio focale;
2. esordio generalizzato;
3. esordio sconosciuto;
4. crisi non classificata.

Crisi ad esordio focale

Originano da *network* neuronali limitati ad un emisfero cerebrale. Le crisi focali (precedentemente note come parziali) possono essere descritte come motorie o non motorie e possono essere ulteriormente distinte in base al livello di *awareness*, ossia il grado di consapevolezza di sé e dell'ambiente circostante durante la crisi. Per le crisi ad esordio focale esistono dei descrittori ulteriori opzionali, in particolare per lo stato di consapevolezza durante la crisi. Mantenuta consapevolezza significa che la persona è consapevole di sé e dell'ambiente circostante nel corso della crisi, anche se rimane immobile. Il termine crisi focale con consapevolezza integra corrisponde alla precedente terminologia crisi parziale semplice. Il termine crisi focale con consapevolezza compromessa corrisponde alla precedente terminologia crisi parziale complessa. Il grado di consapevolezza non è generalmente specificato nel caso di crisi atoniche o di spasmi epilettici o nelle crisi ad esordio generalizzato.

Tabella 5.1.1. Classificazione dei tipi di crisi *International League Against Epilepsy* (ILAE), 2017

1. **ESORDIO FOCALE** A. ***Motorio*** • con automatismi • tonico • clonico • atonico • mioclonico • spasmi epilettici • ipercinetico B. ***Non Motorio*** • autonomico • arresto del comportamento • cognitivo • emozionale • sensoriale *Descrittore di consapevolezza* • consapevolezza integra • consapevolezza compromessa *Descrittore di generalizzazione* • evoluzione possibile in crisi generalizzata
2. **ESORDIO GENERALIZZATO** A. **Motorio** • tonico-clonico • tonico • clonico • atonico • mioclonico, mioclonico-atonico, mioclonico-tonico-clonico • spasmi epilettici B. **Non Motorie (assenza)** • tipica • atipica • mioclonica • con mioclonie palpebrali
3. **ESORDIO SCONOSCIUTO** A. **Motorio** • tonico-clonico • spasmi epilettici B. **Non Motorio** • arresto comportamentale
4. **NON CLASSIFICATA**

Crisi ad esordio generalizzato

Originano in un dato punto e rapidamente coinvolgono *network* cerebrali distribuiti bilateralmente. Anche le crisi generalizzate si distinguono in motorie o non motorie. Si distinguono pertanto nell'ambito delle crisi motorie: crisi tonico-cloniche (le più frequenti, un tempo note come crisi di grande male), toniche, cloniche, miocloniche, etc. Le crisi non motorie sono note come assenze (precedentemente chiamate piccolo male) distinte in tipiche ed atipiche a seconda che l'inizio e la fine della sintomatologia siano bruschi o meno, in base alla durata, all'eventuale stato confusionale post-critico e fenomeni concomitanti (automatismi buccali e/o gestuali).

Crisi ad esordio sconosciuto

Una crisi può essere etichettata come ad esordio sconosciuto se non sono disponibili sufficienti informazioni cliniche per determinare se la crisi sia focale o generalizzata.

Crisi non classificata

Se le caratteristiche cliniche di una crisi sono insolite e una determinazione dell'esordio non può essere effettuata nonostante un esame adeguato, la crisi può essere etichettata come non classificata.

Struttura della classificazione delle epilessie

La *Task Force* dell'ILAE nel 2017 ha proposto un quadro multilivello per la classificazione dell'epilessia (Figura 5.1.1 e Tabella 5.1.2). Una volta riconosciuta una crisi e distinta da possibili imitatori epilettici (*mimics*) è opportuno classificarla in modo specifico per rendere più pratica la comunicazione in ambito clinico, didattico e di ricerca. L'obiettivo è anche quello di fornire informazioni rilevanti per guidare le decisioni terapeutiche e fornire aspetti prognostici.

Le varie eziologie dell'epilessia sono riportate nella Tabella 5.1.3.

Fisiopatologia

Alla base della crisi epilettica vi è:

- un'eccessiva e abnorme attività (scarica epilettica) sia di singoli sia di un pool di neuroni (focolaio epilettico);
- uno sbilanciamento fra neurotrasmettitori eccitatori (glutammato ed aspartato) ed inibitori (GABA);
- un'alterazione dei sistemi corticali e sottocorticali.

La transizione dalla funzione normale alla condizione epilettica avviene quando popolazioni neuronali contigue iniziano a scaricare in maniera sincrona ("attivazione ipersincrona").

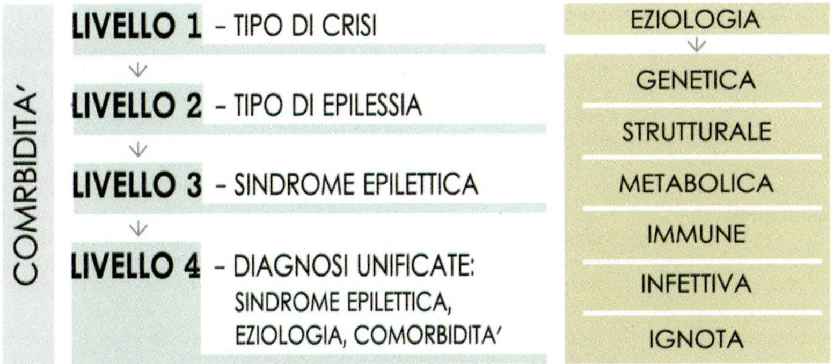

Figura 5.1.1. Classificazione multilivello dell'epilessia della *Task Force* ILAE, 2017.
Livello 1: determinare se l'evento è configurabile come una crisi epilettica e, in tal caso, caratterizzare il tipo o i tipi di crisi sulla base delle informazioni cliniche disponibili come focali, generalizzate o sconosciute.
Livello 2: determinare il tipo di epilessia (focale, generalizzata, combinata [focale + generalizzata], sconosciuta).
Livello 3: determinare se l'epilessia si adatta a una particolare sindrome epilettica.
Livello 4: stabilire una diagnosi unificante che tenga conto della sindrome epilettica, delle eziologie sottostanti e delle comorbidità associate. L'eziologia e le comorbidità delle crisi epilettiche dovrebbero essere considerate a tutti i livelli di una diagnosi di epilessia.

Tabella 5.1.2. Classificazione multilivello dell'epilessia

Livello 1: tipo di crisi	Livello 2: tipo di epilessia	Livello 3: tipo di sindrome epilettica	Livello 4: diagnosi unificante
Al livello più elementare l'epilessia di un paziente può essere classificata in base al tipo di crisi: • focale; • generalizzata; sconosciuta. È dato per scontato che gli eventi siano crisi epilettiche, pertanto non viene fatto nessun riferimento alla diagnosi differenziale fra crisi epilettiche e crisi di altra natura. Talvolta è l'unico livello diagnostico possibile per scarse informazioni o mancanza di EEG o *neuroimaging* (es. paesi in via di sviluppo).	Sulla base dei dati clinici disponibili e della tipologia di crisi, si distinguono: • epilessia focale generalizzata; • combinato focale e generalizzata; • sconosciuta.	Una sindrome epilettica è definita dalla associazione di specifiche caratteristiche che comprendono tipi di crisi, reperti dell'EEG e delle neuroimmagini (esempio l'epilessia mioclonica giovanile, l'epilessia con assenze dell'infanzia, la sindrome di West e Lennox-Gastaut). Le variabili condivise all'interno di una sindrome sono rappresentate dall'età di esordio, prognosi, fattori scatenanti le crisi, variazioni diurne, presenza o assenza di distintive disfunzioni intellettive o comorbidità psichiatriche	Al livello finale di categorizzazione viene espressa una diagnosi unificante che prenda in considerazione la sindrome epilettica, l'eziologia sottostante e le comorbidità associate.

Il correlato EEG dell'attività della popolazione neuronale coinvolta consiste in un potenziale di aspetto puntuto (la cosiddetta punta o, in termine anglosassone, *spike*). Questa viene solitamente seguita da un potenziale lento (onda lenta o *slow wave*), espressione dei meccanismi inibitori messi in moto dalla scarica parossistica.

Una volta avviata, infatti, la scarica parossistica investe anche circuiti inibitori e questo spiega l'autolimitazione della crisi e la coesistenza, nel corso della crisi, di eventi clinico-EEG di natura positiva come le mioclonie ed i potenziali puntuti accanto a eventi negativi come l'improvvisa decontrazione muscolare del mioclono negativo, il disturbo di coscienza e le onde lente dell'EEG.

Il concetto di circuito o *network* neuronale è fondamentale per comprendere la fenomenologia delle crisi generalizzate e/o focali.

Tabella 5.1.3. Classificazione eziologica delle epilessie

Epilessia genetica	Precedentemente chiamata anche epilessia idiopatica, implica che la sindrome epilettica sia il risultato diretto di un difetto genetico noto o presunto da studi familiari in assenza di un disturbo strutturale o metabolico. Questa categoria comprende le epilessie genetiche generalizzate (precedentemente chiamate epilessie generalizzate idiopatiche) come l'epilessia dell'assenza infantile, nonché le epilessie causate da un difetto genetico noto, come la sindrome di Dravet causata da mutazioni nel gene SCN1A o l'encefalopatia da deficit di GLUT1 (trasportatore del glucosio tipo 1).
Epilessia strutturale	Precedentemente chiamata epilessia sintomatica, si riferisce a una sindrome epilettica causata da un disturbo cerebrale strutturale sottostante che può essere genetico o meno. Sono incluse eziologie come l'ictus, la sofferenza ipossico-ischemica, i tumori, nonché l'epilessia secondaria a danni/malformazioni corticali (come le displasie corticali o gli amartomi della sclerosi tuberosa).
Epilessia immuno-mediata	È una categoria importante che descrive le epilessie secondarie all'infiammazione del sistema nervoso centrale immuno-mediata (come l'encefalite da anticorpi anti-NMDA o l'encefalite limbica anti-LG1).
Epilessia infettiva	Descrive le epilessie secondarie a condizioni infettive croniche come la tubercolosi e l'HIV piuttosto che le infezioni acute come la meningite batterica o l'encefalite da virus dell'herpes simplex (HSV).
Epilessia metabolica	Il concetto di epilessia metabolica è quello di un disturbo in cui le crisi sono un sintomo principale, conseguente a un disturbo metabolico noto o presunto. Le cause metaboliche si riferiscono a un difetto metabolico ben delineato con manifestazioni o alterazioni biochimiche sistemiche quali porfiria, uremia, amminoacidopatie o crisi piridossino-dipendenti. In molti casi, i disordini metabolici sottendono una causa genetica.
Epilessia di tipo sconosciuto	I vecchi termini di epilessia criptogenica e presunta epilessia sintomatica si riferiscono a una sindrome epilettica in cui vi è un presunto disturbo cerebrale sottostante che causa l'epilessia e che influisce sulla funzione neurologica ma il disturbo sottostante non è noto.
Queste categorie non si escludono a vicenda. L'epilessia di un paziente può avere più eziologie concomitanti (ad es. genetica e strutturale come la sclerosi tuberosa).	

Il termine identifica un insieme di strutture cerebrali corticali e sottocorticali connesse anatomicamente e funzionalmente coinvolte nella crisi. Le manifestazioni cliniche ed EEGrafiche hanno luogo quando la scarica coinvolge un *network* sufficientemente ampio e strutturato.

Nelle crisi generalizzate la scarica coinvolge simultaneamente o in rapidissima successione entrambi gli emisferi cerebrali, ed è logico supporre che l'attività patologica abbia origine da strutture intermedie in grado di pilotare la funzione dell'intera corteccia: queste strutture sono state identificate nel talamo.

Nelle forme focali, la disorganizzazione funzionale focale genera scariche epilettogene che partendo da una specifica area corticale tendono a reclutare le strutture collegate.

Anche nel caso delle crisi focali, l'origine della scarica può avvenire in differenti segmenti del circuito e le manifestazioni cliniche riflettono l'interessamento e la disorganizzazione progressiva e sequenziale dell'intero sistema.

Diagnosi

Il medico d'urgenza dovrebbe sempre porsi quattro domande:

1) il paziente ha una vera crisi epilettica o ha un'altra condizione che la imita?
2) ci sono delle cause non idiopatiche che hanno prodotto la crisi epilettica?
3) è la prima crisi o è presente una storia di epilessia?
4) il paziente è in stato di male epilettico?

Il percorso diagnostico prevede innanzitutto la distinzione tra gli eventi critici di natura epilettica e quelli di differente origine. Una volta accertato che si è di fronte a un fenomeno epilettico, occorre precisare il tipo di crisi e l'eziologia.

Gli strumenti più potenti a disposizione del medico sono l'anamnesi e l'esame obiettivo.

Anamnesi

Una storia accurata ottenuta interrogando il paziente o un testimone fornisce informazioni insostituibili per la diagnosi. Distinguere una crisi epilettica da un evento non epilettico, in particolare una sincope o una crisi psicogena, non è sempre facile (Tabella 5.1.4).

Nella valutazione iniziale bisogna ricordare che nessun sintomo è di per sé specifico, ma l'associazione di sintomi congrui porta alla diagnosi. È fondamentale chiedere al paziente e a eventuali testimoni di descrivere quanto accaduto prima, durante e dopo la perdita di coscienza.

Nell'indagine anamnestica è importante ricercare eventuali cause responsabili della crisi epilettica sia in pazienti con storia di epilessia sia in pazienti con prima crisi (Tabella 5.1.5).

IL TACCUINO

Le crisi psicogene non epilettiche o pseudocrisi interessano in circa il 75% dei casi il sesso femminile, specialmente in età adolescenziale. Ci può essere anche un'alternanza di crisi vere con pseudocrisi (in una percentuale variabile dal 5% al 20% dei pazienti con epilessia).
La diagnosi differenziale deve essere fatta, successivamente all'arrivo in Pronto Soccorso, in ambiente specialistico.

IL TACCUINO

Circa il 20% dei pazienti studiati con registrazioni video-EEG critiche per epilessia farmacoresistente risulta affetto da crisi non epilettiche.
Spesso gli errori diagnostici consistono in una sovrastima della natura epilettica dei fenomeni parossistici, che può essere causata da fattori culturali, difficoltà anamnestiche (specie negli anziani), errata interpretazione di sintomi aspecifici (perdita di coscienza, incontinenza, mioclonie) e di anomalie EEG.

Tabella 5.1.4. Elementi clinici per la diagnosi differenziale tra crisi epilettica, sincope e crisi psicogene non epilettiche

	Epilessia	Sincope	Crisi psicogena non epilettica
Prima dell'evento	Possibile aura	Sintomi neurovegetativi	Spesso precipitata da situazioni stressanti e in risposta a suggestioni. Si manifesta in uno stato di coscienza vigile e in presenza di testimoni
Durante l'evento	Movimenti tonico-clonici prolungati che coincidono con la perdita di coscienza Contrazioni cloniche localizzate ad un emisoma o bilaterali Presenza di automatismi (masticare, schioccare la bocca, battere le palpebre) Cianosi al volto Morsicatura laterale della lingua Incontinenza sfinterica comune	Movimenti tonico-clonici di breve durata (<15 secondi) che cominciano dopo la perdita di coscienza Contrazioni asimmetriche, asincrone Assenza di automatismi Pallore Morsicatura della punta della lingua Incontinenza sfinterica rara	Mancanza di stereotipicità Le "convulsioni" sono asincrone, asimmetriche, in crescendo e in calando, accelerano e decelerano, movimenti simil-convulsivi spesso con spinte pelviche, con sbattimenti e tremori. Questi movimenti possono essere interrotti o resistere ai tentativi di contenimento. I tentativi di aprire gli occhi passivamente spesso sfociano nel serrare con maggior forza le palpebre. Lo stato di coscienza può essere mantenuto per tutto il tempo o mostrare forti fluttuazioni.
Dopo l'evento	Stato confusionale prolungato Dolori muscolari	Stato confusionale breve o assente Astenia e sintomi neurovegetativi	Stato confusionale assente Stato emotivo con pianto dopo la fine della crisi Nessuna risposta alla terapia antiepilettica

Tabella 5.1.5. Cause di crisi comiziale da ricercare con l'anamnesi

Mancata o ridotta assunzione dei farmaci antiepilettici	Storia di neoplasia a rischio di metastatizzazione cerebrale e ossea (ipercalcemia)	Storia di lesioni del sistema nervoso centrale o di interventi chirurgici SNC recenti.
Storia di alcolismo cronico (sospensione) o di assunzione cronica di benzodiazepine (sospensione)	Traumi cranici recenti o cadute (soprattutto anziani)	Alterazioni metaboliche e disionie. Ingestione di sostanze tossiche
Infezioni del sistema nervoso centrale	Gravidanza in atto	Soggiorno in paesi dove la malaria è endemica

Esame obiettivo

Nel caso delle crisi epilettiche generalizzate, ci possono essere movimenti convulsivi bilaterali accompagnati da perdita di coscienza, morsicatura laterale della lingua, scialorrea, incontinenza sfinterica (quest'ultima peraltro non specifica riscontrandosi anche nelle sincopi) e seguiti da stato confusionale e/o alterazione del sensorio con non piena responsività post-critica (definito stato post-critico), cefalea e mialgie diffuse.

Le crisi ad esordio focale a consapevolezza integra possono presentarsi con segni motori focali e sintomi sensitivi che hanno solitamente breve durata (pochi minuti) e possono essere seguiti da evoluzione tonico-clonica bilaterale. La coscienza è costituita da (1) un livello e da (2) un contenuto. Il livello è rappresentato dalla vigilanza (*wakefulness*), il contenuto dalla consapevolezza (*awareness*). Indagare il *livello* dello stato di coscienza durante una crisi, è fondamentale per orientare la diagnosi su eventuale crisi ad esordio focale con compromissione o meno della consapevolezza.

Diagnosi differenziale

Un'alterazione improvvisa e transitoria della coscienza, se preceduta da presincope (debolezza, annebbiamento visivo, sensazione di "testa vuota") può essere dovuta ad una delle seguenti cause:

- *sincope neuromediata*: si verifica spesso in ortostatismo e viene precipitata da stimoli emozionali o dolorosi;
- *attacco di panico*: è preceduto da tachicardia e fame d'aria.

In assenza di sintomi prodromici invece la causa della perdita di coscienza può essere una di quelle presenti in Tabella 5.1.6.

Tabella 5.1.6. Perdita di coscienza transitoria e assenza di prodromi

Sincope cardiogena
Sincope vaso-vagale non classica
Patologia cerebrovascolare (ESA, TIA)
Crisi psicogene
Emicrania basilare (nel giovane, con anamnesi di emicrania)

Gli eventi epidemiologicamente più frequenti sono le sincopi e le crisi psicogene (20% degli accessi per epilessia ritenuta farmaco resistente).

Movimenti convulsivi bilaterali accompagnano anche alcune condizioni cliniche non epilettiche mentre in altre può essere presente una sintomatologia focale (Tabella 5.1.7).

Gli attacchi con caduta riconoscono, tra le possibili cause, oltre alle crisi epilettiche le situazioni cliniche presenti in Tabella 5.1.8.

Tabella 5.1.7. Condizioni cliniche con movimenti convulsivi generalizzati o focali

Sintomatologia generalizzata	Sintomatologia focale
Sincopi convulsive	Emicrania con aura
Crisi psicogene	Movimenti ticcosi
Gravi stadi del coma (postura decorticata e decerebrata)	Attacco ischemico transitorio
Convulsioni concussive (subito dopo un trauma cranico)	Discinesie parossistiche

Tabella 5.1.8. Cause di attacchi con caduta

Malattia di Parkinson e parkinsonismi
TIA del circolo vertebro-basilare
Cataplessia
Crisi labirintiche
Drop attack

Esami di primo livello

Esami ematochimici

Per identificare cause potenziali o significative comorbidità è indicato richiedere glicemia, elettroliti (calcio, sodio, potassio) esame emocromocitometrico, creatinina (Tabella 5.1.9). Nelle donne in età fertile, con prima crisi, è indicato il test di gravidanza. Lo screening tossicologico è indicato solo nel sospetto di esposizione a sostanze tossiche. L'esame del liquido cefalorachidiano va richiesto quando ci sia il sospetto di infezione del SNC. Non è indicata la determinazione della prolattinemia per la diagnosi di epilessia. In corso di crisi convulsiva è frequente l'aumento delle CPK e dell'acido lattico, prodotto durante le contrazioni muscolari. Nei pazienti in terapia con antiepilettici va determinata la concentrazione ematica del farmaco per verificare che sia nel range terapeutico.

Elettrocardiogramma

È opportuno eseguire un ECG a 12 derivazioni in tutti i pazienti con sospetto di epilessia (diagnosi differenziale con la sincope cardiogena). Altre indagini diagnostiche vanno effettuate in modo mirato e sulla base di un'ipotesi diagnostica.

Esami di secondo livello

Elettroencefalogramma

L'EEG è una tecnica diagnostica diffusamente applicata nei pazienti con il sospetto clinico di crisi epilettiche, con l'obiettivo di differenziare queste da altre manifestazioni non epilettiche. Nei casi in cui la clinica sia suggestiva per crisi di natura epilettica, l'EEG permette di confermare la diagnosi in un alto numero di pazienti.

Se lo stato neurologico del paziente è tornato al basale, l'EEG può spesso essere eseguito anche in regime ambulatoriale sebbene la resa diagnostica possa essere leggermente inferiore rispetto all'esame eseguito nell'immediato periodo post-critico.

Se il sospetto è orientato verso manifestazioni non epilettiche, in particolare una sincope, l'EEG sarà scarsamente informativo per la diagnosi, a causa del rischio di rilevare anomalie anche in soggetti non epilettici.

L'EEG standard ha una sensibilità tra il 26% e il 59% nel rilevare la comparsa di attività parossistica nei pazienti con sospetto di epilessia e, anche se l'EEG può essere alterato in una popolazione di soggetti senza manifestazioni cliniche di epilessia, nei pazienti con sospette crisi epilettiche la specificità dell'esame per la diagnosi di epilessia è comunque alta (78-98%).

IL TACCUINO

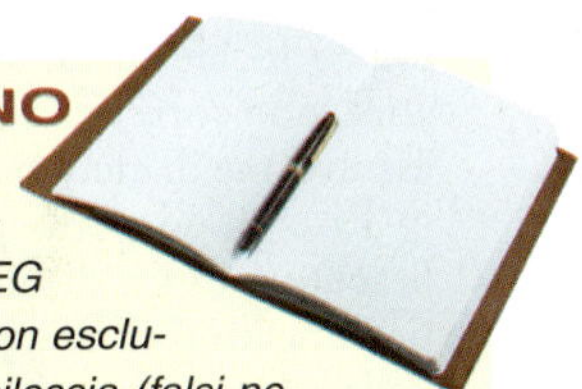

È importante sottolineare che un EEG standard normale non esclude la diagnosi di epilessia (falsi negativi). Per altro nel 3% della popolazione normale l'EEG può presentare alterazioni di tipo epilettiforme (falsi positivi).

Tabella 5.1.9. Alterazioni elettrolitiche e crisi epilettiche nella pratica clinica (modificata da Castilla-Guerra).

Alterazioni elettrolitiche	Frequenza nella pratica clinica	Frequenza di crisi epilettica (alterazioni degli elettroliti acute e gravi)
Iponatremia	Frequente	Occasionale
Ipernatremia	Occasionale	Occasionale/rara
Ipocalcemia	Rara	Occasionale/rara
Ipercalcemia	Occasionale	Rara
Ipomagnesiemia	Occasionale	Occasionale/rara
Ipokaliemia	Frequente	Assente
Iperkaliemia	Occasionale	Assente

Sono possibili anche falsi positivi, in quanto lo 0,5-4% della popolazione che non ha mai avuto crisi epilettiche può avere un'attività EEG di tipo epilettiforme.

Per aumentare la sensibilità dell'EEG standard, è opportuno eseguire l'esame a breve distanza di tempo dalla crisi (la sensibilità aumenta fino al 90% se l'esame è eseguito entro le prime 24-48 ore e comunque nelle prime 4 settimane). Nel caso di prima crisi è indicato eseguire l'EEG entro le prime 24-48 ore.

TC del cranio

Il ruolo della TC del cranio è limitato alle situazioni di urgenza ed è fondamentale per documentare eventuali lesioni potenzialmente epilettogene e, di conseguenza, orientare le scelte terapeutiche. La richiesta di TC in Pronto Soccorso è appropriata nelle seguenti condizioni:

- prima crisi epilettica correlata a trauma cranico in un soggetto adulto (>18 anni);
- prima crisi epilettica con deficit neurologico focale non correlata a trauma cranico né ad assunzione di alcol, droghe o farmaci;
- prima crisi epilettica senza deficit neurologico focale in un soggetto adulto (>18 anni) non correlata a trauma cranico né ad assunzione di alcol o droghe;
- in caso di sospetto di lesioni strutturali acute a causa di un deficit post-critico prolungato o di una protratta alterazione della vigilanza, o di febbre, o di cefalea persistente
- qualora la crisi non abbia una causa ben definita;
- se in anamnesi vi sono tumori maligni, nel caso di terapia anticoagulante in atto e nei pazienti immunodepressi.

Nel percorso diagnostico di una prima crisi epilettica successivo alla fase di urgenza è invece opportuno preferire l'esecuzione di una RMN encefalica alla TC, perché più sensibile per identificare specie cause strutturali, quali displasie corticali, tumori di basso grado, gliomi infiltranti, angiomi cavernosi sanguinanti, etc. In ricorso alla RMN in urgenza è raro.

Gestione della crisi epilettica in Pronto Soccorso

Il medico d'urgenza ha un ruolo chiave nella gestione del paziente con crisi epilettica, dovendo riconoscere una causa organica che può aver scatenato la crisi e dovendo identificare quei pazienti che hanno un'alterazione dello stato di coscienza causata da attività elettrica anomala. Inoltre è importante che il medico d'urgenza non tratti in maniera aggressiva i pazienti con una crisi epilettica in atto ma che non sono in stato di male epilettico. Infine, nei pazienti noti per essere epilettici e già in terapia è indispensabile che venga determinata la concentrazione del farmaco antiepilettico (FAE).

La gestione, anche farmacologica, del paziente varia a seconda della presentazione dello stesso all'arrivo in Pronto Soccorso (**Figura 5.1.2**). Tutti i pazienti che arrivano con sospetto di crisi o in crisi epilettica devono essere protetti da traumi che possono manifestarsi a seguito di crisi convulsiva e non devono essere contenuti. In corso di crisi e contrazione dei masseteri non vanno inseriti dilatatori in bocca, mentre può essere utile l'inserimento di sondino naso-faringeo per la somministrazione di ossigeno. In tutti è indicato l'inserimento in vena periferica di ago cannula.

Nel caso di paziente con prima crisi epilettica già spenta all'arrivo in Pronto Soccorso è importante confermare la diagnosi ed escludere forme secondarie mediante esami ematochimici e TC del cranio. Non è indicato l'utilizzo di FAE.

Nel caso di paziente con prima crisi e con sintomi attivi la somministrazione di benzodiazepine è indicata se la crisi dura oltre i 5 minuti. Anche in questi casi è importante confermare la diagnosi e escludere forme sintomatiche.

Se il paziente è già in terapia con farmaci antiepilettici e arriva a crisi spenta è necessario dosare la concentrazione del farmaco antiepilettico per ridefinirne il dosaggio; nel caso di crisi oltre 5 minuti, somministrare benzodiazepine e successivamente dosare il FAE (**Tabella 5.1.10**).

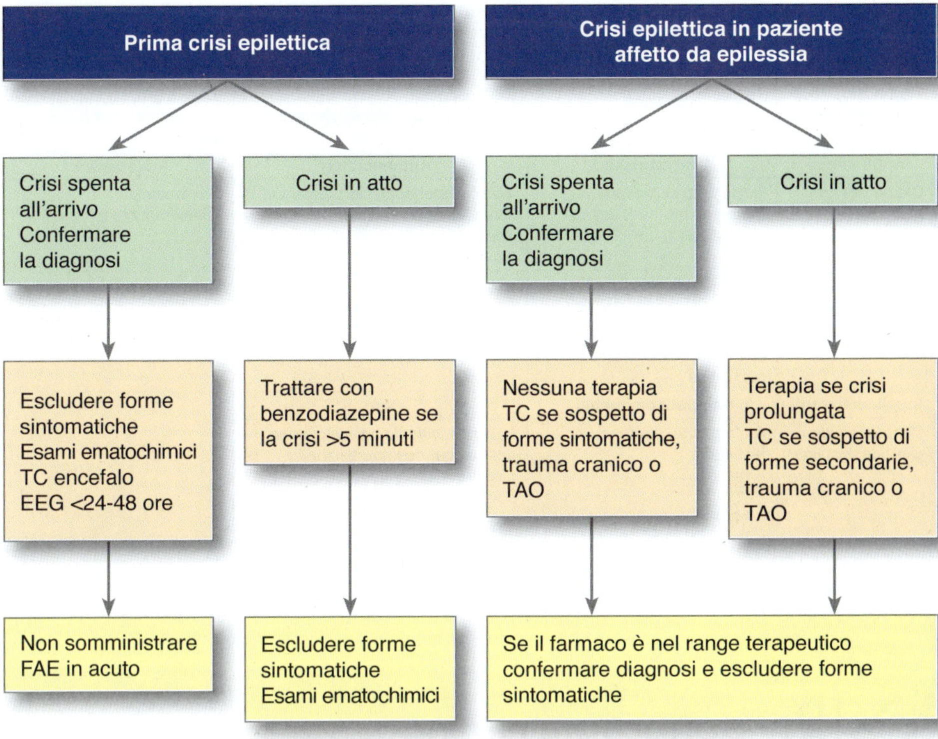

Figura 5.1.2. Gestione del paziente con crisi epilettica in Pronto Soccorso.

Tabella 5.1.10. Benzodiazepine da utilizzare nella fase acuta, se indicato

Farmaco	Dosaggio	Dose massima
Lorazepam	0,05-0,1 mg/kg e.v. v. max 2 mg/min ripetibile dopo >10 minuti	8 mg
Diazepam	0,1 mg/kg e.v. v. max 2 mg/min ripetibile dopo >10 minuti	20 mg

Nell'uno e nell'altro caso non è necessario eseguire TC dell'encefalo, a meno che non esista il sospetto di crisi sintomatica o il paziente abbia avuto un trauma cranico o sia in terapia anticoagulante. Nei pazienti in terapia antiepilettica, qualora il farmaco si confermi nel range terapeutico è indicato escludere cause non idiopatiche di crisi epilettica.

Quando dimettere, quando ricoverare e quando ammettere in OBI

I pazienti con prima crisi non sintomatica e quelli con epilessia nota che non sono in range terapeutico possono essere dimessi dopo visita neurologica per essere seguiti ambulatorialmente in ambiente specialistico. I pazienti con crisi sintomatica vanno ricoverati. Possono essere ammessi in OBI quei pazienti con crisi sintomatica in cui si preveda la risoluzione della causa nel giro di 24 ore e quelli con crisi da privazione acuta di alcol o benzodiazepine o con trauma cranico o in TAO.

In particolari situazioni i pazienti possono necessitare di terapia per malattie concomitanti. Di seguito i farmaci potenzialmente convulsivanti (Tabella 5.1.11).

Tabella 5.1.11. **Farmaci potenzialmente convulsivanti**

Analgesici oppiacei	**Antiasmatici**	**Antibiotici**	**Antidepressivi**
Tramadolo, morfina, pentazocina	Teofillina, salbutamolo	Cefalosporine, fluorchinoloni, eritromicina, penicilline, gentamicina, imipenem	TCA, SSRI, bupropione, mianserina, trazodone, venlafaxina
Antimalarici	**Antineoplastici**	**Antipsicotici**	**Antistaminici**
Clorochina, meflochina	Busulfano, cisplatino methotrexate, vinblastina, vincristina	*Tipici*: aloperidolo, clorpromazina, flufenazina, tioridazina *Atipici*: clozapina, olanzapina, risperidone	Clorfenamina, difenidramina, terfenadina
Antivirali	**Cardiovascolari**	**FANS**	**Immunosoppressori**
Aciclovir	Digossina, β-bloccanti (metoprololo, propanololo), chinidina, disopiramide, mexiletina	Diclofenac, ibuprofene, indometacina, ketoprofene, naprossene, piroxicam	Azatioprina, corticosteroidi, ciclosporina, interferone-α, tacrolimus
Ipoglicemizzanti	**Simpaticomimetici**	**Vari**	
Clorpropamide, glipizide, insulina	Amfetamine, efedrina, fenilefrina	Baclofen, cimetidina, cicloserina, dantrolene, desmopressina, disulfiram, domperidone, eritropoietina, fampridina, flumazenil, probenecid	

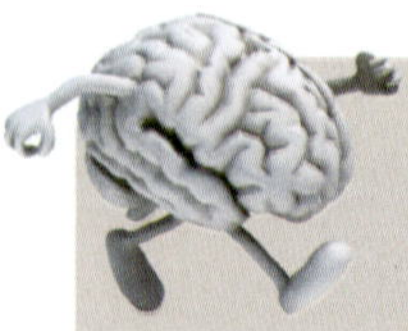

CONDIZIONI PARTICOLARI

Crisi convulsive in pazienti con dipendenza cronica da alcol

Nei pazienti con dipendenza cronica da alcol si possono avere crisi convulsive. Dei pazienti epilettici che afferiscono in Pronto Soccorso, il 20-40% avrà convulsioni legate all'abuso di alcol. Le convulsioni da astinenza alcolica sono solitamente eventi generalizzati, di breve durata ed avvengono tra le 6 e 48 ore dalla sospensione dall'introito alcolico.

L'etanolo a livello del SNC potenzia l'effetto del GABA a livello dei recettori GABAa, e antagonizza l'effetto del glutammato a livello dei recettori NMDA. Il potenziamento cronico gabaergico causa dei cambiamenti di conformazione dei recettori GABAa e determina la desensibilizzazione recettoriale.

L'antagonismo cronico a livello dei recettori del NMDA da parte dell'etanolo porta ad una sovra regolazione del numero di recettori. Nei casi di astinenza da etanolo si determina uno stato neuro-eccitatorio provocato dalla riduzione del tono del GABA e dal potenziamento della neurotrasmissione eccitatoria mediata dal NMDA. Questo stato di ipereccitabilità del sistema nervoso dei pazienti con sindrome da astinenza da alcol determina in circa il 10% crisi comiziali, con possibilità di arrivare ad un vero e proprio stato di male epilettico in meno del 3% dei casi. Tutti i pazienti che si presentano in Pronto Soccorso con crisi epilettiche devono essere indagati su un possibile abuso alcolico.

Gli alcolisti sono a maggior rischio di immunocompromissione, alterazioni elettrolitiche

gravi e patologie a carico del SNC, quali ematoma subdurale. Necessitano quindi di esami ematochimici approfonditi e TC del cranio.
Le benzodiazepine sono il trattamento di prima scelta per le convulsioni da astinenza da alcol. Tutte le benzodiazepine hanno la medesima efficacia, quelle a più lunga durata d'azione sono preferibili per la prevenzione delle crisi epilettiche. Le benzodiazepine vengono raccomandate anche nei pazienti che non hanno più una crisi attiva.
Questi pazienti necessitano di osservazione per 4-6 ore dopo la somministrazione di benzodiazepine, al termine della quale è opportuno vengano inviati presso una struttura ambulatoriale (SERT).

Crisi convulsive in gravidanza

Le crisi epilettiche in gravidanza possono essere suddivise in tre gruppi: quelle che si manifestano in pazienti epilettiche nel periodo della gravidanza, le crisi di nuova insorgenza in pazienti gravide e le convulsioni da eclampsia. Gli studi sulla storia naturale della epilessia sono poco confrontabili fra di loro per le metodologie poco omogenee, tuttavia la maggior parte dei lavori ha evidenziato che più del 50% delle pazienti non ha manifestato convulsioni durante la gravidanza.
Un buon controllo delle crisi prima della gravidanza, soprattutto se protratto, sembrerebbe avere un ruolo protettivo nei confronti del rischio di peggioramento. Al contrario politerapia, crisi focali e presenza di crisi prima del concepimento aumenterebbero il rischio di crisi durante la gravidanza. In generale non esiste un aumentato rischio di SE in gravidanza. L'aumento della frequenza delle crisi quando presente potrebbe essere legato ad una serie di fattori quali una scarsa compliance alla terapia da parte della donna nel timore degli effetti teratogeni dei farmaci antiepilettici, disturbi del sonno, nausea, vomito e ad una serie di variazioni fisiologiche che si verificano nel corso della gravidanza. Queste variazioni sono rappresentate: dall'aumento del volume di distribuzione, dalla riduzione della concentrazione delle proteine plasmatiche, dall'incremento della clearance renale e del metabolismo epatico, che possono modificare assorbimento, distribuzione, metabolismo ed eliminazione dei farmaci antiepilettici, con possibilità di variazione della loro concentrazione plasmatica (che in alcuni casi si riduce in maniera clinicamente significativa).
Le pazienti gravide con crisi convulsive di nuova insorgenza, senza sospetto clinico di eclampsia, devono essere esaminate come tutti i pazienti con nuova crisi, eseguendo esami ematochimici, ECG, EEG e di *neuroimaging*. L'esecuzione di *imaging* cerebrale in donne in gravidanza rappresenta una sfida importante sia per i clinici sia per i radiologi: quella di selezionare la modalità più appropriata che faciliterà la corretta diagnosi dell'evento neurologico nella madre con il minor numero di effetti collaterali su madre e feto. La scelta fra TC e RMN sarà pertanto condizionata dall'epoca gestazionale attenendosi sempre al principio di giustificazione clinica.
L'eclampsia rappresenta il sospetto principale per le pazienti oltre la 20ª settimana di gestazione (e fino a 6 settimane dopo il parto) che presentano crisi epilettiche di nuova insorgenza.
Il solfato di magnesio è il farmaco di prima scelta per il trattamento delle convulsioni eclamptiche acute e per la prevenzione delle recidive.
Nelle pazienti con eclampsia si somministrano 4 g e.v. di solfato di magnesio in 20 minuti, seguiti da una infusione di 1-2 g/ora fino a 24 ore dopo il parto, mantenendo una magnesemia a 4-8 mg/dL. Il monitoraggio della paziente in trattamento con solfato di magnesio prevede il controllo dei parametri vitali e il monitoraggio del riflesso patellare e della magnesemia ogni 4-6 ore.
Se la gravidanza è oltre la 24ª settimana, è necessario effettuare un monitoraggio fetale.

STATO DI MALE EPILETTICO

Definizione e classificazione

Lo stato epilettico (SE) è una emergenza medica che comporta un rischio di morte o lesioni permanenti del paziente. Per la caratterizzazione clinico-diagnostica e per il trattamento, richiede un ricovero ospedaliero. Insorge comunemente nei pazienti già in terapia per l'epilessia, ma può costituire anche la manifestazione d'esordio di tale patologia per cause cerebrovascolari, traumatiche, tumorali, infettive, metaboliche e tossiche. Non esiste una definizione universalmente accettata, in particolare per quanto riguarda la durata delle manifestazioni cliniche epilettiche. Generalmente si considera lo SE una condizione clinica caratterizzata da attività critica continua clinica e/o EEGrafica o attività critica subentrante senza ripresa dello stato di coscienza fra una crisi e l'altra tale da rappresentare una condizione epilettica continua.

La *Task Force* della ILAE definisce lo SE come "*una condizione risultante dal fallimento dei meccanismi responsabili dell'arresto di una crisi epilettica o dall'attivazione di meccanismi che portano la crisi a perpetuarsi nel tempo*". Sono previste conseguenze a lungo termine a seconda del tipo e durata delle crisi tra cui danno neuronale, alterazione dei *network* di connettività o morte neuronale. Gli aspetti operativi temporali più importanti sono rappresentati da t1 e t2.

Tempo per trattare: t1

È il tempo in cui dovrebbe essere intrapreso un trattamento di emergenza e corrisponde al tempo oltre il quale una crisi non è più una crisi prolungata ma configura uno stato epilettico.

Il valore di t1 dipende dal tipo di crisi:

- 5 minuti per lo SE tonico-clonico;
- 10 minuti per lo SE focale a coscienza compromessa;
- 15 minuti per lo SE di tipo assenza.

Tempo per risolvere: t2

È il tempo oltre il quale lo SE può dare conseguenze cliniche a lungo termine, anch'esso dipendente dalla semeiologia dello SE.

Il fondamento del sistema di classificazione si basa su 1) presenza o assenza di sintomi motori prominenti e 2) il grado di compromissione della coscienza. Gli SE con sintomi motori prominenti e alterazione della coscienza vengono classificati come SE convulsivi (*Convulsive Status Epilepticus*, CSE). Gli SE in assenza di sintomi motori prominenti sono definiti come SE non convulsivo (*Nonconvulsive Status Epilepticus*, NCSE) che a sua volta può presentare o meno alterazione dello stato di coscienza (Figure 5.1.3, 5.1.4, 5.1.5, 5.1.6).

Lo SE, con particolare riferimento allo stato convulsivo, può essere suddiviso cronologicamente in quattro fasi (Figura 5.1.7):

1. precoce;
2. definito;
3. refrattario;
4. super-refrattario.

L'attività convulsiva che persiste per più di 5 min è considerata SE precoce e in questa fase dovrebbe essere somministrato il trattamento di prima linea, costituita da benzodiazepine.

SE definito. Da 20-30 minuti a 60-90 mindall'inizio del trattamento. Si intende la condizione che persiste anche dopo la somministrazione della prima linea di trattamento e che necessita pertanto di una seconda linea di terapia mediante l'impiego di antiepilettici per via endovenosa.

SE refrattario. Persistenza di SE per fallimento del trattamento di seconda linea con attività convulsiva continua o convulsioni ricorrenti senza recupero della coscienza. Richiede l'uso di farmaci che necessitano di assistenza respiratoria, la gestione quindi avviene ambiente intensivo. Non è previsto un limite temporale.

Tuttavia, se lo SE continua per oltre 24 ore, si configura lo SE super-refrattario.

NORSE (*New onset of refractory SE*) e FIRES (*Febrile Infection Related Encephalopathy Syndrome*) sono delle presentazioni cliniche dello SE e non delle diagnosi specifiche. Il primo rappresenta uno SE refrattario di nuova insorgenza in assenza di una chiara causa strutturale, tossica o metabolica acuta o attiva in un paziente senza epilessia attiva o altri disturbi neurologici rilevanti preesistenti. Il FIRES è una sottocategoria di NORSE.

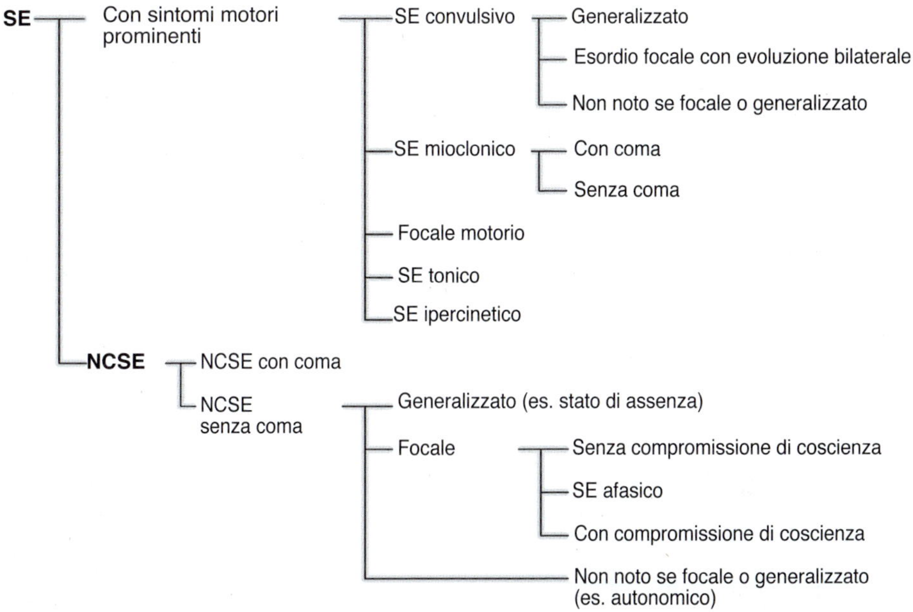

Figura 5.1.3. Schema di classificazione per lo stato epilettico proposto dall'International League Against Epilepsy *Task Force* sulla classificazione dello stato epilettico. NCSE: SE non convulsivo, SE: stato epilettico.

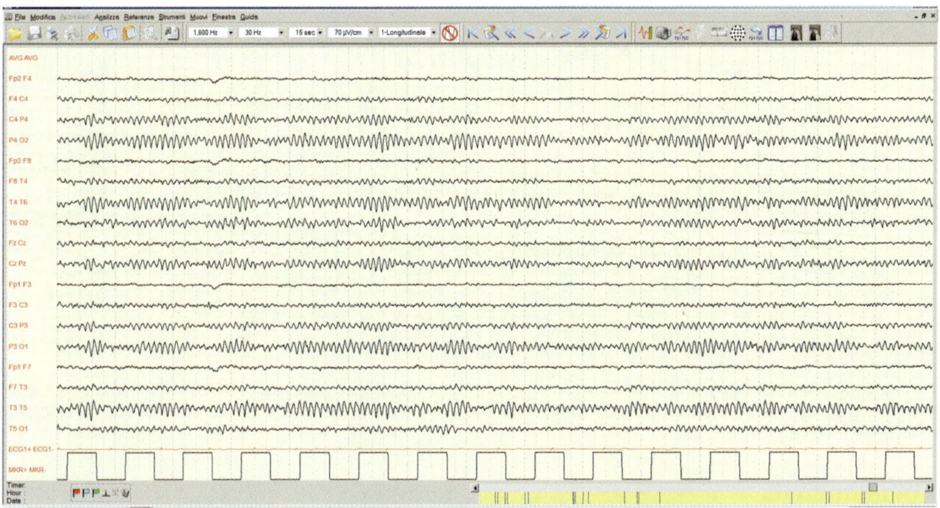

Figura 5.1.4. Elettroencefalogramma normale. Montaggio effettuato con sistema internazionale (SI) 10-20 che mostra regolare attività alfa posteriore a 9 Hz.

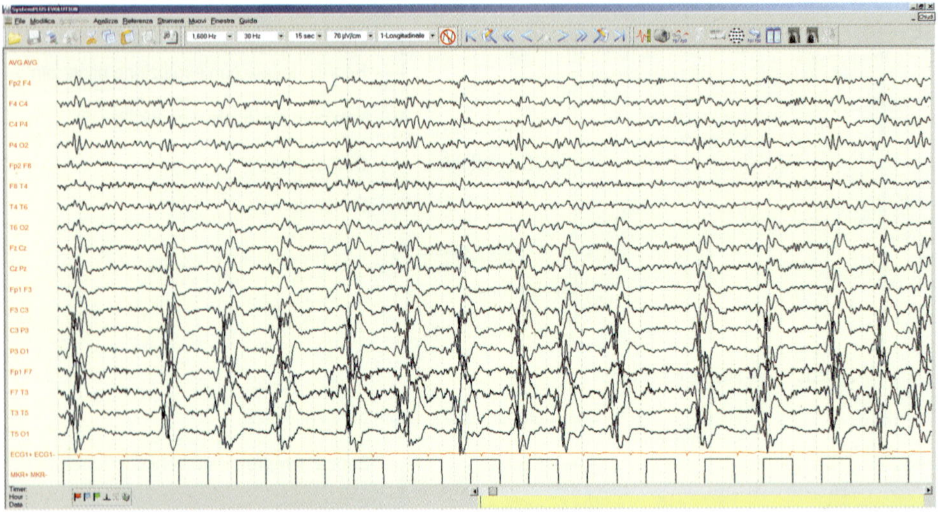

Figura 5.1.5. NCSE senza coma focale con compromissione della coscienza: anomalie punta-onda in sede emisferica sinistra continue. Esordio con stato confusionale ed afasia.

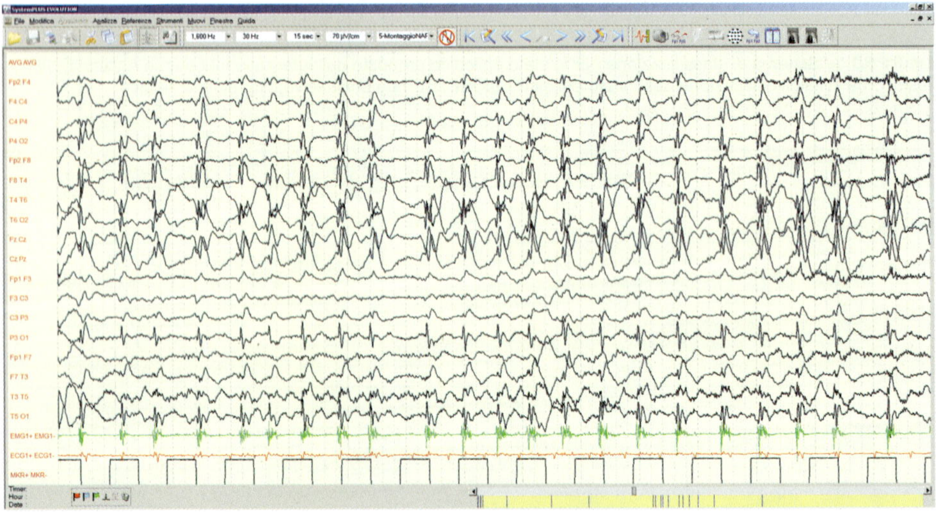

Figura 5.1.6. Stato di male epilettico convulsivo generalizzato: anomalie punte-onda (PO) diffuse in entrambe gli emisferi. Derivazione su muscolo (EMG), linea verde. Alle scariche epilettiche PO corrisponde attività sincrona muscolare clonica.

Epidemiologia

Lo SE ha un'incidenza annua compresa fra 10 e 40 per 100.000 abitanti e comporta un rischio di morte del paziente variabile a seconda dell'età.

Eziologia

L'eziologia viene distinta in *sintomatica* (*know*, nota) o *criptogenetica* (*unknow*, ignota) ed in base alla relazione temporale con la noxa in *acuta*, *remota* o *progressiva*

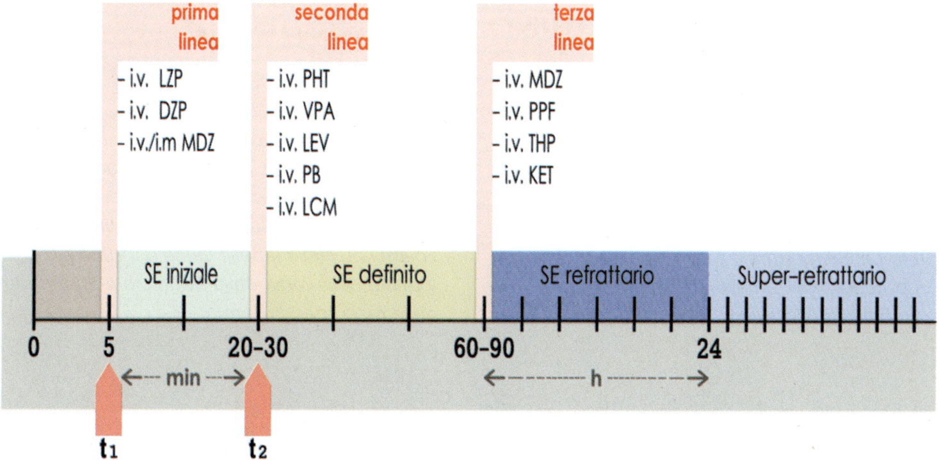

Figura 5.1.7. Opzioni di trattamento per lo stato epilettico convulsivo nei diversi stadi. t1: l'inizio di crisi convulsive prolungate, t2: l'inizio delle conseguenze a lungo termine. DZP: diazepam. i.m.: intramuscolare, i.v.: endovenosa, KET: ketamina, LCM: lacosamide, LEV: levetiracetam, LZP: lorazepam, MDZ: midazolam, PB: fenobarbital,, PHT: fenitoina, PPF: propofol, PTB: pentobarbital, SE: stato epilettico, THP: tiopentale, VPA: valproato.

(Tabella 5.1.12). In generale, le cause acute sembrano essere più comuni delle cause croniche. L'eziologia sottostante per lo stato epilettico spesso influenza la probabilità di mortalità di un paziente. Oltre il 50% sono SE sintomatici acuti e i soggetti anziani sono quelli più colpiti.

La mortalità a breve termine è più elevata nelle forme sintomatiche acute (30% a due anni) e dipende dall'eziologia.

Gestione preospedaliera

Si tratta della terapia farmacologica dello SE eseguita prima dell'arrivo in ospedale. Solitamente non è presente un medico che può somministrare farmaci antiepilettici per via endovenosa:

- Diazepam (livello A)
  Via di somministrazione: rettale
  Dosaggio: 0,2-0,5 mg/kg
- Midazolam (livello A)
  Via di somministrazione: intramuscolare (i.m.), buccale o intranasale
  Dosaggio: 10 mg se peso maggiore di 40 kg, 5 mg se peso fra 13-40 kg in dose singola.

Gestione dello stato di male epilettico in Pronto Soccorso

Le misure generali sono simili a quelle già prese in considerazione per la crisi epilettica. Molta attenzione deve essere posta

Tabella 5.1.12. Eziologia dello stato epilettico

Sintomatica (*known*)	Criptogenetica (*unknown*)
Strutturale, infettiva, genetica, tossico-metabolica o autoimmune ***Acuta*** Ictus, encefalite, intossicazione, malaria etc. ***Remota*** Esiti di ictus, encefaliti, traumi, etc ***Progressiva*** Epilessie miocloniche progressive, neoplasie cerebrali, demenze, ecc	Il termine *criptogenico* è usato nel suo stretto significato originale: causa sconosciuta. L'assunto che sia presumibilmente sintomatico o genetico è inappropriato.

IL TACCUINO

Per ridurre al minimo le complicanze ICU correlate, lo SE refrattario focale senza compromissione dello stato di coscienza dovrebbe essere trattato, perlomeno inizialmente, in modo conservativo. Lo SE generalizzato convulsivo refrattario richiede invece la precoce induzione del coma farmacologico.

IL TACCUINO

La terapia di prima linea dello SE iniziale si basa ad oggi sull'uso di benzodiazepine per via iniettiva. Non vi sono elementi sufficienti per preferire lorazepam o diazepam e.v. oppure midazolam i.m. Nelle tabelle viene riportato anche il rating della forza delle evidenze a supporto delle raccomandazioni.

ad assicurare la pervietà delle vie aeree, alla somministrazione di ossigeno e al monitoraggio delle condizioni cardiocircolatorie. I test ematologici da eseguire sono gli stessi di quelli consigliati nel paziente con crisi epilettica. Si consiglia di somministrare glucosio e tiamina 100 mg i.m. o e.v. nei pazienti con sospetto abuso cronico di alcol o denutrizione.

Per quanto riguarda la gestione terapeutica, sono fondamentali la rapidità e correttezza del trattamento e l'aggressività del trattamento stesso: questo dovrebbe essere ritagliato sulla specifica situazione clinica.

Stato epilettico iniziale

La terapia di prima linea dello SE iniziale si basa ad oggi sull'uso di benzodiazepine per via iniettiva. Non vi sono elementi sufficienti per preferire lorazepam o diazepam e.v. oppure midazolam i.m. Nelle tabelle viene riportato anche il *rating* della forza delle evidenze a supporto delle raccomandazioni (**Tabella 5.1.13**).

Tabella 5.1.13. Terapia di prima linea

Scegliere uno dei seguenti trattamenti, bolo e.v. in 2 minuti, ripetibili una volta dopo 5 minuti		
Farmaco	**Dosaggio**	**Dose massima**
Lorazepam Livello A	0,05-0,1 mg/kg e.v.	massimo 4 mg ripetibile una volta
Diazepam Livello A	0,15 - 0,2 mg/kg	massimo 10 mg ripetibile una volta
Midazolam Livello A	5-10 mg e.v. o i.m.	10 mg e.v. o i.m. se peso >40 kg) 5 mg se peso 13-40 Kg

Stato epilettico definito

Se le crisi non sono controllate dalle benzodiazepine, ci troviamo nella fase di stato epilettico definito. In questo caso occorre:
- stabilire la causa dello SE;
- continuare il controllo cardiocircolatorio e respiratorio e correggere eventuali squilibri (ipossia, acidosi, disordini elettrolitici, ipotensione);
- richiedere EEG per confermare la diagnosi e verificare l'efficacia della terapia;
- allertare il rianimatore e programmare un possibile trasferimento in terapia intensiva per proseguire il trattamento.

Le precedenti Linee Guida della Lega Italiana contro l'Epilessia (2006) indicavano come farmaci di prima scelta fenitoina e fenobarbitale. Alla luce delle più recenti evidenze di letteratura, altre molecole possono ragionevolmente essere utilizzate per il trattamento dello SE definito. In particolare, le evidenze a favore di acido valproico e levetiracetam sono ormai piuttosto robuste ed il profilo di tollerabilità di questi farmaci è buono. Fenitoina, fenobarbital, valproato, levetiracetam sono considerati farmaci utili, senza indicazioni circa la priorità di impiego di un farmaco rispetto ad altri. Alla luce delle più recenti evidenze, anche la lacosamide può essere considerata un farmaco efficace e ben tollerato per la terapia dello SE definito.

Terapia di seconda linea: **Tabella 5.1.14**.

Tabella 5.1.14. **Terapia di seconda linea**

Farmaco	Dosaggio	Note
Fenitoina Livello B	15-18 mg/kg e.v. Vmax 50 mg/min Ripetibile una sola volta con 5 mg/kg e.v.	Non deve essere diluita in soluzione glucosata Deve essere infusa utilizzando un grosso vaso indipendente Devono essere monitorate la frequenza cardiaca e la pressione arteriosa Cointroindicata se BAV di II grado e se ipotensione
Acido Valproico Livello C	20-40 mg/kg e.v. (max 3000 mg) velocità di infusione massima: 6 mg/kg/min, 10-20 min	Non determina ipotensione, depressione respiratoria o eccessiva sedazione
Fenobarbital Livello B	10-15 mg/kg, dose massima 20 mg/kg, velocità di infusione massima 50 mg/min	Può indurre sedazione, ipotensione e depressione respiratoria
Levetiracetam Livello C	40-60 mg/kg, dose massima 4500 mg, in fisiologica o glucosata (in 10-20 min, max 500 mg/min)	Nell'insufficienza renale deve essere rimodulata la dose, è dializzabile Non ha eventi avversi cardiaci Non ha rilevanti interazioni farmacologiche
Lacosamide Livello C	200-400 mg in singola dose, dose massima 600 mg (in 10-20 min)	Controindicato nel blocco AV II e III grado Monitorare intervallo PR per dosi >400 mg Interazioni farmacologiche non rilevanti

Stato epilettico refrattario

Il trattamento dello SE refrattario è da effettuarsi in terapia intensiva con monitoraggio EEG.

Farmaci: midazolam, propofol, thiopentone, ketamina.

Il trattamento con gli anestetici ha il fine di interrompere rapidamente le crisi, prevenendo le complicanze sistemiche acute e i danni neuronali secondari. Non vi sono al momento evidenze a favore di un agente anestetico rispetto ad un altro. La scelta su quale agente utilizzare può dipendere dalle caratteristiche del paziente, dalla disponibilità del farmaco stesso e dall'esperienza e dalle preferenze del curante. La maggior parte degli esperti concordano sul fatto che la terapia anestetica dovrebbe essere titolata fino a cessazione di tutta l'attività EEG critica e/o al raggiungimento di un pattern di *burst-suppression*. L'infusione continua con anestetici deve essere mantenuta per un periodo di 24-48 ore. In casi selezionati può essere considerato un periodo più breve di 12 ore.

Terapia di terza linea: Tabella 5.1.15.

Stato epilettico super-refrattario

Tutti i farmaci utilizzati in questo stadio hanno un insufficiente livello di evidenza (livello U, mancanza di studi che permettano di soddisfare i livelli A, B o C): lidocaina, anestetici inalatori (isofluorano e desfluorano), topiramato, perampenel, clobazam, dieta chetogenica, ipotermia, magnesio, steroidi, Ig.

STATO DI MALE EPILETTICO NON CONVULSIVO

Lo stato di male epilettico (NCSE) non convulsivo si presenta clinicamente come uno stato confusionale persistente o come uno stato stuporoso, associati ad anomalie epilettiformi subcontinue all'EEG. Le alterazioni della coscienza vanno da un lieve stato confusionale al coma e possono essere associate a manifestazioni motorie lievi (contrazioni della muscolatura volontaria e delle palpebre, deviazione degli occhi). Lo NCSE deve essere considerato nella diagnosi differenziale dei pazienti in stato di coma di eziologia non determinata. Ha una incidenza tra i 2 e 20 casi per 100.000 abitati, è stato riscontrato in tutte le fasce di età e può essere la prima manifestazione di una epilessia. Può essere associato a infezioni, astinenza da benzodiazepine e disionie. Considerato l'ampio spettro di presentazioni cliniche, lo NCSE

Tabella 5.1.15. Terapia di terza linea

Farmaco	Dosaggio	Note
Thiopentale Livello U	bolo di 1-3 mg/kg (può essere ripetuto) seguito da infusione continua di 3-5 mg/kg/h	Ha una potente azione antiepilettica, riduce la pressione intracranica, abbassa la temperatura corporea Mantenere infusione per 12-24 h una volta ottenuta la modifica del tracciato ECG ("*suppression burst*") Severa depressione respiratoria e cardiaca È soggetto ad accumulo, allungando i tempi di recupero e di intubazione dopo lo svezzamento
Propofol Livello U	bolo di 1-2 mg/kg (ripetibile) seguito da infusione continua di 2-12 mg/kg/h	Agonista recettori GABA A e parziale antagonista recettori NMDA Anestetico a breve durata d'azione Ha una farmacocinetica eccellente con rapida azione ed emivita molto breve Rischio di "propofol-infusion-syndrome" (PRIS), specie dopo uso prolungato: collasso cardio-circolatorio, acidosi lattica, ipertrigliceridemia e rabdomiolisi
Midazolam Livello U	0,1-0,3 mg/kg, max 4 mg/min, seguito da 0,2-0,6 mg/kg/h	Ha una azione rapida Buon profilo di sicurezza Può esser soggetto a tachifilassi anestetico di cui si hanno maggiori report in letteratura
Ketamina Livello U	bolo 0,5-4 mg/kg, quindi infusione di 0,3-5 mg/kg/h	Antagonista dei recettori NMDA Non produce depressione cardio-respiratoria Ha una azione simpatico-mimetica e può indurre tachicardia e altre aritmie inclusa l'asistolia Può determinare ipertensione arteriosa ed aumento della pressione intracranica

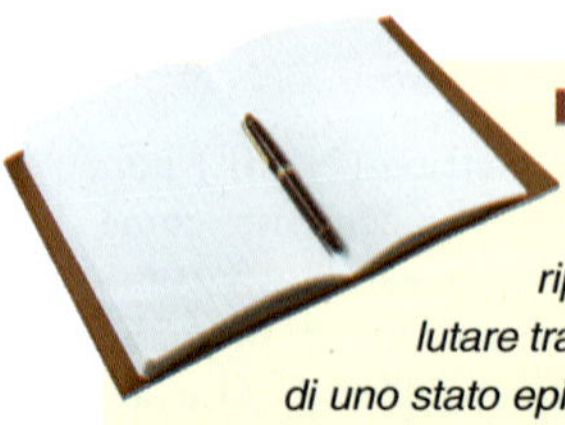

IL TACCUINO

Se il paziente non riprende coscienza, valutare tra le cause la possibilità di uno stato epilettico non convulsivo. Nel caso è necessario effettuare un EEG.

continua a rappresentare una sfida diagnostica anche per il medico più esperto.

Tale condizione è stata classificata in 6 sottotipi (Figura 5.1.3). La maggioranza delle forme di NCSE hanno un outcome favorevole e quindi necessitano solitamente di strategie meno aggressive rispetto allo SE convulsivo. In genere l'NCSE viene interrotto rapidamente con la terapia di prima linea.

Bibliografia di riferimento

URGENZE GERIATRICHE

l'occhio di riguardo

EPIDEMIOLOGIA ED EZIOLOGIA

L'epilessia è il terzo disturbo neurologico più comune che colpisce gli anziani dopo ictus e demenza.
L'incidenza dell'epilessia aumenta con l'età.
Lo stato di male epilettico (SE) è da 2-5 volte più comune negli anziani rispetto ai giovani adulti.
Le cause più comuni di epilessia negli anziani sono la forma criptogenetica (50%), quella correlata all'ictus (30%), seguita da demenza, trauma, tumori, disturbi metabolici ed elettrolitici.

CLINICA

Il tipo più frequente è la crisi focale con compromissione della consapevolezza senza generalizzazione caratterizzata da fluttuazione dello stato di coscienza, stato confusionale transitorio, disturbi comportamentali o del linguaggio.
Problemi diagnostici: caratteristiche aspecifiche, breve durata delle crisi e spesso assenza di testimoni. Il recente uso diffuso degli smartphone può consentire ai membri della famiglia di acquisire video del disturbo comportamentale.
Se la diagnostica e la clinica sono inconcludenti è possibile ricorrere al trattamento con farmaci antiepilettici (FAE) come criterio ex adiuvantibus.
Alcuni casi di SE non convulsivo possono mimare una demenza subacuta. Il 10-20% degli anziani con stato confusionale in pronto soccorso ha SE non convulsivo, è indispensabile pertanto ricorrere all'EEG.
DDX: sincope, ipo o iperglicemia, amnesia globale transitoria, parasonnia e ipotensione.

PROBLEMI CRITICI NEL TRATTAMENTO DELL'EPILESSIA NEGLI ANZIANI

Tre sono le questioni rilevanti: (1) cambiamenti nei parametri farmacocinetici, (2) politerapia e (3) suscettibilità agli effetti avversi dei farmaci. La clearance epatica e renale ridotta e la minore finestra terapeutica negli anziani possono aumentare la vulnerabilità agli effetti avversi dei FAE o incrementarne la tossicità. Bassi livelli di albumina sierica possono contribuire ad effetti avversi dose-dipendenti.
Prediligere FAE con poche interazioni farmacologiche (levetiracetam, lacosamide, perampanel). I farmaci con metabolismo epatico (carbamazepina) dovrebbero essere titolati lentamente. La posologia dei FAE con metabolismo renale (levetiracetam) potrebbe dover essere ridotta in funzione del filtrato glomerulare. La posologia dei FAE ad alto legame proteico (fenitoina) deve essere ridotta nei casi ipoalbuminemia. L'iponatriemia sintomatica è più frequente con l'uso di oxcarbazepina, è indicato controllo della sodiemia periodica. La combinazione di valproato e topiramato può portare ad encefalopatia.

TRATTAMENTO DELLO STATO DI MALE EPILETTICO

È essenzialmente lo stesso degli adulti più giovani con benzodiazepine (lorazepam e diazepam) e FAE ad azione prolungata (fenitoina, valproato, levetiracetam e lacosamide).

LA LAVAGNA

- *Un EEG standard normale non esclude la diagnosi di epilessia.*
- *Tra le benzodiazepine solo il midazolam risulta efficace se somministrato per via intramuscolare e risulta inoltre rapidamente assorbito dalla mucosa orale e nasale.*
- *Nel paziente già in terapia antiepilettica che venga a trovarsi in uno stato di male convulsivo o non convulsivo è necessario ristabilire i livelli plasmatici terapeutici del farmaco già in uso.*
- *L'uso di antiedemigeni (mannitolo, steroidi) non ha dimostrazione di utilità.*
- *Lo stato di male epilettico costituisce una reale emergenza medica: time is brain!*
- *Non sempre la cessazione delle manifestazioni motorie corrisponde alla cessazione dello SE.*
- *Se il paziente non riprende coscienza valutare, tra le altre possibili cause, l'eventualità di uno stato di male epilettico non convulsivo. È necessario effettuare un EEG.*

APPUNTI / COMMENTI

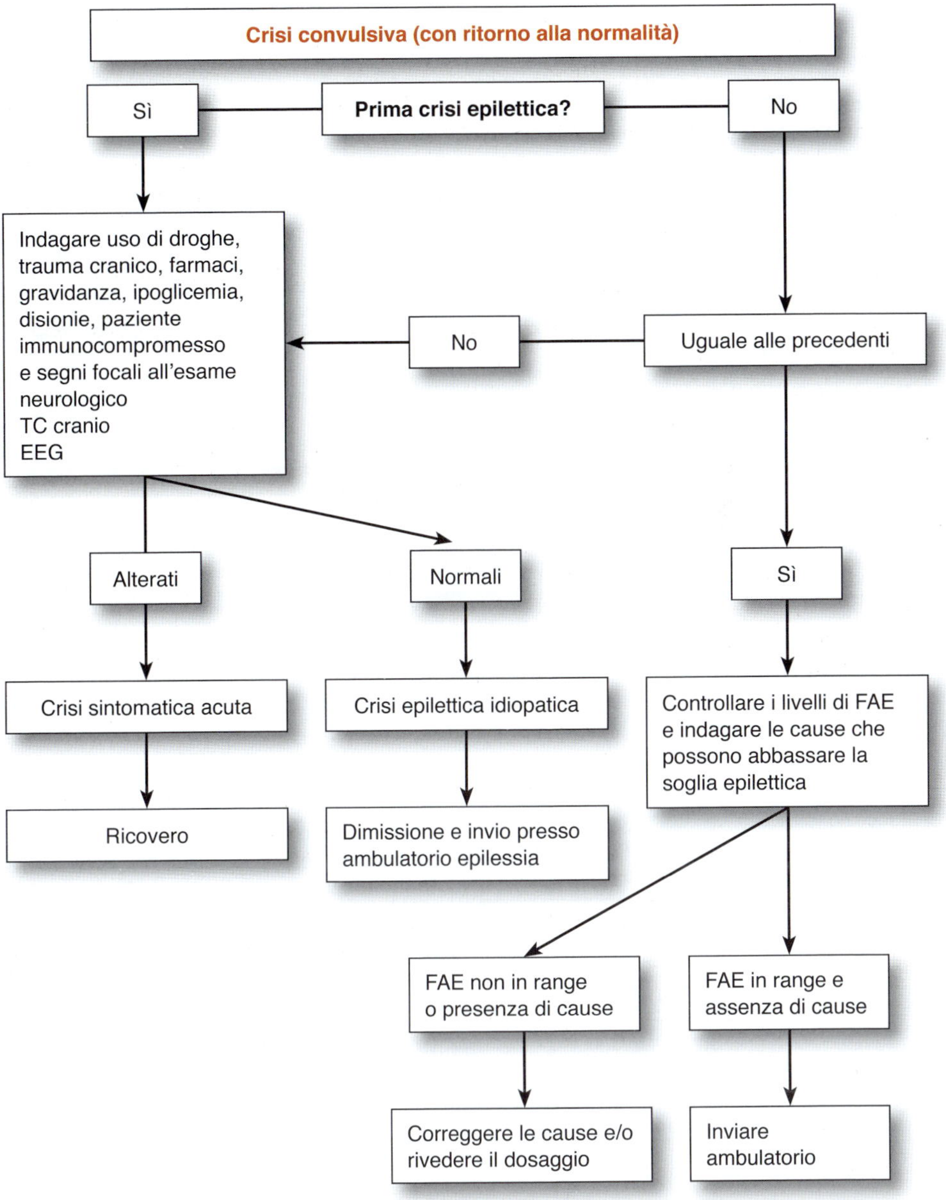
Crisi convulsiva (con ritorno alla normalità)
Sì
Prima crisi epilettica?
No
Indagare uso di droghe, trauma cranico, farmaci, gravidanza, ipoglicemia, disionie, paziente immunocompromesso e segni focali all'esame neurologico
TC cranio
EEG
No
Uguale alle precedenti
Alterati
Normali
Sì
Crisi sintomatica acuta
Crisi epilettica idiopatica
Controllare i livelli di FAE e indagare le cause che possono abbassare la soglia epilettica
Ricovero
Dimissione e invio presso ambulatorio epilessia
FAE non in range o presenza di cause
FAE in range e assenza di cause
Correggere le cause e/o rivedere il dosaggio
Inviare ambulatorio

Diagnosi di stato epilettico

All'arrivo in DEA:
- esame glicemia (somministrare glucosio se <60 mg/dL
- valutazione A-B-C

Monitorare saturazione

Eseguire ECG

Somministrare la terapia di prima linea

Lorazepam 0,05-0,1 mg/kg e.v. (velocità massima 2 mg/min fino a 4 mg per dose) ripetibile dopo almeno 10 minuti. Dose massima 8 mg

Diazepam 0,15-0,2 mg/kg, massimo 10 mg in totale (ripetibile una volta).

Midazolam 10 mg e.v. (se peso >40 kg), 5 mg (se peso <40 kg)

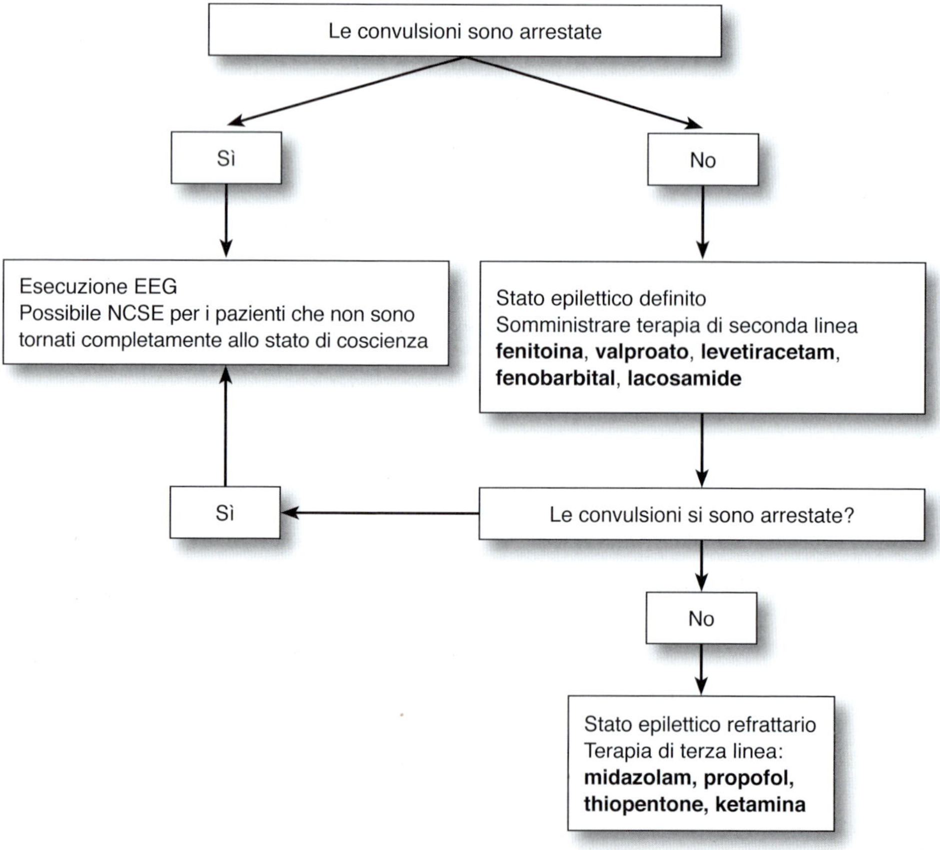

5.2 Attacco Ischemico Transitorio

Definizione

L'attacco ischemico transitorio (TIA) è stato definito nel 1978 dall'Organizzazione Mondiale della Sanità (OMS) come "improvvisa comparsa di segni e/o sintomi riferibili a deficit focale cerebrale o visivo, attribuibile ad insufficiente apporto di sangue al cervello, di durata inferiore alle 24 ore".

La tradizionale definizione di TIA *time based* e stata messa in discussione solo negli ultimi anni alla luce delle nuove evidenze fornite dalle moderne tecniche di neuro immagini (Risonanza magnetica in diffusione-RMN/DWI) che hanno dimostrato che una parte di pazienti affetti da TIA, presentava un danno cerebrale permanente sovrapponibile a quello dell'ictus.

Nel 2009, l'*American Heart Association* (AHA) ha proposto pertanto una nuova definizione di TIA, solamente *tissue-based*: "episodio di disfunzione neurologica causata da ischemia focale dell'encefalo, midollo spinale o retina in assenza di infarto acuto". Tuttavia, la difficolta di molti centri nel disporre durante la fase acuta del TIA della RMN/DWI, ha rallentato la diffusione di questa nuova definizione e la tradizionale definizione temporale di TIA è ancora ampiamente utilizzata nella pratica clinica e nella maggior parte degli studi clinico-epidemiologici.

Epidemiologia

Il tasso di incidenza del TIA varia da 52/100.000 abitanti in Italia, a 83/100.000 abitanti negli Stati Uniti.

La prevalenza del TIA aumenta con l'eta: tra i 75 e 79 anni e pari al 3,6% nel sesso maschile e 4,1% nel sesso femminile. I pazienti con TIA sono esposti ad un rischio di ictus cerebrale a 3 mesi del 10-17% e la metà degli ictus si verifica entro 48 ore dal TIA.

Fisiopatologia ed eziopatogenesi

I meccanismi fisiopatologici alla base del TIA sono sostanzialmente tre:

1) TIA da ridotto flusso di sangue nelle grosse arterie;
2) TIA da embolia sia da arteria ad arteria che da fonte cardiaca;
3) TIA lacunare da occlusione delle piccole arterie penetranti.

Il primo caso si associa frequentemente alla malattia aterosclerotica stenotica dei grossi vasi sia extra che intracranici. La placca aterosclerotica ha tendenza ad ulcerarsi e sull'ulcera piastrine e fibrina si possono depositare organizzandosi in un ammasso unico che è il trombo. Il trombo può accrescersi riducendo ulteriormente il calibro del vaso o può occluderlo completamente. Ne deriva una riduzione significativa (se la stenosi è >70%) o un'occlusione del vaso con interruzione del flusso sanguigno nel territorio cerebrale irrorato, con danno o morte delle cellule nervose. La presenza di un circolo collaterale inadeguato può giocare un ruolo cruciale nell'avvio dei sintomi.

Il meccanismo embolico è caratterizzato dalla migrazione di un embolo di piastrine e fibrina verso un'arteria più distale. L'embolo può staccarsi da una placca ateromasica ulcerata, generalmente di un'arteria extracranica, oppure dal cuore in presenza di patologie cardiache cosidette emboligene (es. fibrillazione atriale, trombo nel ventricolo sinistro post-IMA, etc.).

Il TIA lacunare è invece causato da una lesione dei piccoli vasi cerebrali penetranti che irrorano le aree più profonde del cervello. In genere è correlato alla lipoialinosi che si localizza nella porzione più distale delle arteriole. Il meccanismo è pertanto di solito di tipo occlu-

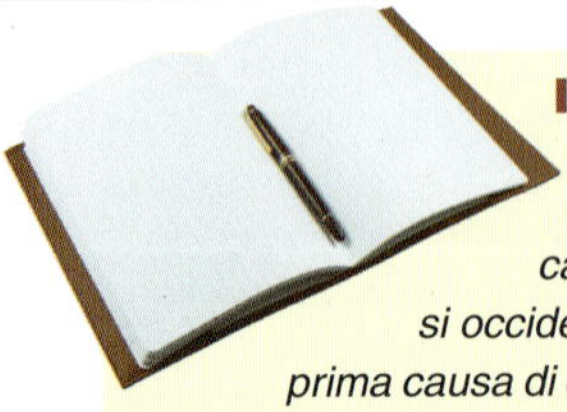

IL TACCUINO

L'ictus è la seconda causa di morte nei paesi occidentali e nell'adulto è la prima causa di disabilità e la seconda di demenza. Il TIA è un importante fattore di rischio per l'ictus ischemico sia a breve che a lungo termine.

sivo tuttavia, recentemente si è ammessa anche una patogenesi embolica per i TIA lacunari e la correlazione con la presenza di microateromi, seppur in una minoranza dei casi.

L'aterosclerosi dei grossi vasi arteriosi sia extra che intracranici rappresenta la principale causa dei TIA, al secondo posto c'è la malattia dei piccoli vasi seguita poi dalle cardiopatie emboligene.

Cause più rare includono le dissezioni delle grosse arterie extra ed intra cerebrali, coagulopatie, disordini trombofilici, fattori iatrogeni (ad esempio abuso di droghe, specie nel soggetto giovane) e meccanismi emodinamici. Circa il 30% dei TIA rimane ad eziologia indeterminata nonostante uno studio esaustivo sulle possibili cause. La classificazione TOAST (Tabella 5.2.1) rimane a tutt'oggi il punto di riferimento per l'eziologia dell'ictus ischemico.

La Tabella 5.2.2 sintetizza i meccanismi eziopatogenetici ed i rispettivi fattori favorenti.

Stratificazione del rischio

Numerosi studi clinici hanno dimostrato che il TIA è da ritenere un importante fattore di rischio sia nel breve che nel lungo termine per l'ictus ischemico cerebrale.

In particolare il rischio di ictus ischemico entro 3 mesi può arrivare fino al 17% e la metà degli ictus occorre entro 24-48 h dal TIA.

Sono attualmente disponibili modelli validati per predire il rischio precoce di ictus dopo TIA: California score, ABCD score e recentemente $ABCD^2$ score (dal 2007).

Tabella 5.2.1. Classificazione TOAST

Categorie eziologiche	Aspetti clinici	Neuroradiologia	Alterazioni riscontrate
Aterosclerosi dei vasi di grosso calibro	Deficit corticali o cerebellari	Infarto corticale, cerebellare o subcorticale >1,5 cm	Stenosi della carotide interna intra/extracranica
Cardioembolia	Deficit corticali o cerebellari	Infarto corticale, cerebellare o subcorticale >1,5 cm	Sorgente cardioembolica
Occlusione piccoli vasi	Sindrome lacunare	Infarto sub corticale/tronco cerebrale <1,5 cm	Altre anomalie
Ictus da cause diverse	Deficit corticali o cerebellari Sindrome lacunare	Infarto corticale, cerebellare o subcorticale >1,5 cm o Infarto sub corticale/tronco cerebrale <1,5 cm	A seconda della causa
Ictus da cause non determinate: ≥2 cause Indagini negative Indagini incomplete	Deficit corticali o cerebellari Sindrome lacunare	Infarto corticale, cerebellare o subcorticale >1,5 cm o Infarto sub corticale/tronco cerebrale <1,5 cm	A seconda della causa

Tabella 5.2.2. Meccanismi eziopatogenetici e fattori favorenti

Mecanismi eziopatogenetici	Fattori favorenti
Aterosclerosi	Ipertensione, colesterolemia elevata, obesità, fumo
Malattie delle piccole arterie	Ipertensione, fumo, diabete
Cardiopatie emboligene	Difetto interatriale, fibrillazione atriale
Coagulopatie	Pillola anticoncezionale, trombocitosi
Fattori meccanici	Compressione dell'arteria vertebrale durante i movimenti forzati del collo
Fattori emodinamici	Furto della succlavia, crisi ipotensive

Quest'ultimo è una rielaborazione dei precedenti e prende sinteticamente in considerazione cinque fattori: età, pressione arteriosa, caratteristiche cliniche neurologiche, durata dei sintomi e diabete (*Age*, *Blood pressure*, *Clinical features*, *Duration of symptoms and Diabetes*), a cui viene attribuito un punteggio per calcolare lo score finale (Tabella 5.2.3).

Il punteggio dello score stratifica il rischio di ictus in: basso (score <4); moderato (score 4-5); alto (score >5).

Tabella 5.2.3. ABCD² score

Fattori	ABCD² score
Età ≥60	1
Ipertensione arteriosa ≥140/90 mmHg	1
Ipostenia unilaterale	2
Deficit del linguaggio senza ipostenia	1
Durata ≥60 minuti	2
Durata <60 minuti (10-59)	1
Diabete mellito	1

L'ABCD² score può predire il rischio di ictus dopo TIA fino a 3 mesi dall'evento indice (Tabella 5.2.4).

L'utilizzo di questo algoritmo che stratifica il livello di rischio del singolo paziente può guidare la tempistica per effettuare la migliore strategia preventiva nei pazienti con TIA, già dall'arrivo in Pronto Soccorso. Tuttavia, recenti studi hanno dimostrato che anche pazienti con ABCD² score pari a 0-3 possono presentare condizioni sottostanti ad alto rischio di ictus (fibrillazione atriale, stenosi carotidea sintomatica, altre patologie cardiache emboligene). Inoltre anche altri fattori non considerati nell'ABCD² score condizionano il rischio di ictus a breve termine quali TIA recidivanti, stenosi carotidea critica, presenza di lesione ischemica acuta alla TC encefalo.

La valutazione del profilo di rischio di ictus a breve termine deve pertanto essere globale e non può basarsi solo sull'ABCD² score e soprattutto tutti i pazienti con TIA indipendentemente dall'ABCD² score devono essere sottoposti ad un work up diagnostico urgente che includa la ricerca delle principali eziologie note (patologia carotidea e fibrillazione atriale) che richiedono specifici interventi terapeutici.

Le linee guida britanniche NICE, pubblicate nel 2019, raccomandano infatti di evitare l'utilizzo di scores di rischio (come ABCD²) sia per valutare il rischio di recidiva che per decidere la tempistica del percorso diagnostico del TIA.

L'ABCD² score può orientare verso l'opportunità di ospedalizzare alcune categorie di pazienti.

Un ABCD² score ≥6 identifica comunque pazienti con multipli fattori di rischio per una possibile recidiva ischemica precoce. Pertanto, nonostante vi siano ancora incertezze, il ricovero di almeno 24 h per questa categoria di pazienti può essere più protettiva anche per favorire l'immediata possibilità di accedere alla trombolisi/trombectomia nel caso di comparsa di un ictus precoce.

Diagnosi

La diagnosi di TIA è essenzialmente clinica, ma non è semplice. Infatti solo il 40-50% delle diagnosi di TIA effettuate da medici non specialisti, viene confermato dal neurologo. Una caratteristica fondamentale per la diagnosi è la focalità dei sintomi. Non sono da considerare sintomi di TIA: perdita di coscienza, vertigini, astenia generalizzata, stato confusionale, incontinenza sfinterica, amnesia globale transitoria, diplopia isolata, disfagia isolata, disequilibrio, alcune crisi epilettiche e l'aura emicranica. Le manifestazioni cliniche del TIA sono sovrapponibili a quelle dell'ictus, ma sono transitorie. Esse dipendono dal territorio arterioso coinvolto

Tabella 5.2.4. Correlazione tra ABCD² score e rischio di ictus a 2, 7 e 90 giorni

	ABCD² score	Rischio di ictus a 2 giorni	Rischio di ictus a 7 giorni	Rischio di ictus a 90 giorni
Rischio basso	0-3	1%	1,2%	3,1%
Rischio moderato	4-5	4,1%	5,9%	9,8%
Rischio elevato	>5	8,1%	11,7%	17,8%

nell'ischemia ed includono, pertanto, numerosi sintomi variamente combinati tra loro. Possiamo distinguere i TIA carotidei, molto più frequenti, da quelli vertebro-basilari.

IL TACCUINO

Il TIA si associa ad un alto rischio di ictus precoce, dal 5% a 48 h al 17% a 3 mesi. Sono stati identificati vari score clinici ($ABCD^2$ score è il più noto) per predire il basso o l'alto rischio di ictus che non sono però risultati attendibili sia per predire il rischio di recidiva nella categoria a cosiddetto basso rischio che per decidere il percorso diagnostico del TIA e la sua tempistica. Attualmente le Linee Guida raccomandano che tutti i pazienti con TIA devono effettuare una diagnostica completa, includendo lo studio dei vasi, in tempi molto rapidi, indipendentemente dall'applicazione degli scores di rischio.

TIA carotidei

Possono essere suddivisi, in base al territorio interessato in retinici ed emisferici.

I TIA retinici sono secondari all'ischemia dell'arteria retinica e del nervo ottico, irrorati dell'arteria oftalmica, ramo della carotide interna. Si manifestano o con un'improvvisa e completa cecità mono-oculare della durata di alcuni minuti o con una graduale perdita della vista dall'alto verso il basso (*amaurosis fugax*).

I TIA emisferici sono espressione di un'ischemia prevalentemente del territorio dell'arteria cerebrale media e, quindi, si possono manifestare come un deficit motorio o sensitivo unilaterale che raramente interessa tutto l'emicorpo (più spesso bocca e mano, emifaccia e arto superiore, solo mano). Se viene colpito l'emisfero dominante possono verificarsi disturbi della parola di tipo afasico, isolati oppure associati ai deficit motori e sensitivi.

TIA vertebro-basilari

Si presentano con manifestazioni cliniche più eterogenee: difetto visivo (emianopsia laterale omonima che indica un'ischemia del lobo occipitale, territorio della arteria cerebrale posteriore), disartria, disfagia, vertigini, atassia del tronco o incoordinazione unilaterale (che indicano un'ischemia del tronco cerebrale o del cervelletto).

La classificazione sindromica dell'OCSP (conosciuta anche come classificazione di Bamford o Oxford) (Tabella 5.2.5) per l'ictus ischemico può essere utilizzata anche per il TIA e permette di definire con più precisione il territorio vascolare coinvolto.

Esami diagnostici

Esami ematochimici di routine

Sono utili per identificare eventuali fattori di rischio (Tabella 5.2.2). La ricerca di eventuali trombofilie può essere indicata soprattutto nel soggetto giovane.

IL TACCUINO

La diagnosi di TIA è prevalentemente clinica. La classificazione di Bamford può essere utile per suggerire il territorio vascolare coinvolto. Elementi clinici fondamentali a favore del TIA includono: l'esordio improvviso, la focalità dei sintomi, la possibilità di attribuirli ad un territorio vascolare cerebrale, la transitorietà e la durata <24 h. Gli accertamenti diagnostici di routine indirizzati ad identificare l'eziologia dell'evento, includono la visita neurologica, la misurazione della pressione arteriosa, l'ECG, esami ematochimici con assetto lipidico, la TC cerebrale, lo studio dei vasi extra-intracranici e lo studio cardiologico (ecocardiogramma, monitoraggi del ritmo cardiaco).

Tabella 5.2.5. Classificazione di Bamford. Diagnosi sindromica dell'ictus ischemico secondo l'OCSP

Diagnosi	Definizioni
Sindromi lacunari (*lacunar syndromes* o LACS)	Ictus (o TIA) senza afasia, disturbi visuospaziali, o senza compromissione definita del tronco encefalico o della vigilanza. • Ictus motorio puro: deficit motorio puro che deve coinvolgere almeno metà faccia e l'arto superiore o l'arto superiore e quello inferiore • Ictus sensitivo puro: deficit sensitivo, anche solo soggettivo, che deve coinvolgere almeno metà faccia e l'arto superiore o l'arto superiore e quello inferiore • Ictus sensitivo-motorio: ictus sensitivo + ictus motorio • Emiparesi atassica: (incluse la sindrome della mano grossa-disartria e la sindrome atassia omolaterale-paresi crurale)
Sindromi del circolo posteriore (*posterior circulation syndromes* o POCS)	Uno dei seguenti: • paralisi di almeno un nervo cranico omolaterale con deficit motorio e/o sensitivo controlaterale • deficit motorio e/o sensitivo bilaterale • disturbo coniugato di sguardo (orizzontale o verticale) • disfunzione cerebellare senza deficit di vie lunghe omolaterale (come visto nell'emiparesi atassica) • emianopsia isolata o cecità corticale I casi con disturbi di funzione corticale ed uno dei punti sopra considerati devono essere considerati POCS
Sindromi complete del circolo anteriore (*total anterior circulation syndromes* o TACS)	Tutti i seguenti: • emiplegia controlaterale alla lesione • emianopsia controlaterale alla lesione • nuovo disturbo di una funzione corticale superiore (per esempio afasia o disturbo visuospaziale)
Sindromi parziali del circolo anteriore (*partial anterior circulation syndromes* o PACS)	Uno dei seguenti: • deficit sensitivo/motorio + emianopsia • deficit sensitivo/motorio + nuova compromissione di una funzione corticale superiore • nuova compromissione di una funzione corticale superiore + emianopsia • deficit motorio/sensitivo puro meno esteso di una sindrome lacunare (per esempio la monoparesi) • deficit di una nuova funzione corticale superiore isolata Quando sono presenti più deficit essi devono sempre essere riferibili ad uno stesso emisfero

TC e RMN encefalo

La diagnostica per immagini è necessaria per poter confermare la diagnosi e per escludere altre condizioni responsabili. In urgenza, la TC encefalo senza mezzo di contrasto iodato rimane la metodica più utile per poter escludere la presenza di emorragia intracranica o altre lesioni che possano mimare i sintomi. La sua sensibilità nell'individuare una lesione ischemica acuta invece rimane bassa, ma può incrementare se si utilizza la TC perfusionale. Per questo obiettivo la metodica di scelta è la risonanza magnetica, la cui sensibilità è dell'83% ed aumenta utilizzando la tecnica di diffusione. Le nuove sequenze di RMN sono in grado di rilevare l'emorragia cerebrale anche in fase acuta, il problema è che RMN non è sempre accessibile in urgenza.

L'angio-TC cerebrale può essere un'indagine utile perché più fattibile anche in urgenza e in grado di fornire informazioni oltre che sul parenchima cerebrale anche sui vasi extra ed intracranici.

Elettrocardiogramma (ECG)

È necessario effettuare l'ECG di routine in tutti i pazienti con sospetto TIA per poter evidenziare alterazioni del ritmo cardiaco (es. fibrillazione atriale). Nel caso vi sia un forte

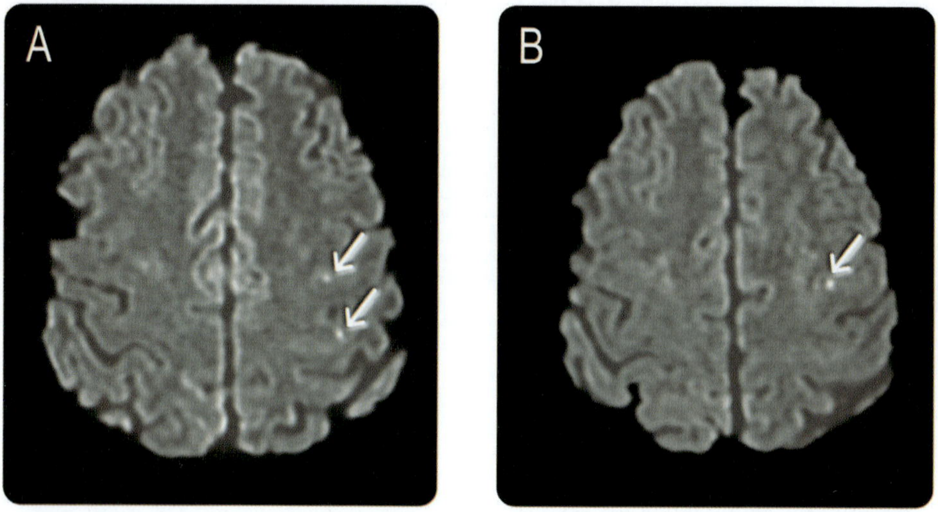

Figura 5.2.1 **Diiffusion weighted imaging**. A-B: Sequenza di diffusione in RMN eseguita dopo 60 minuti dall'esordio clinico di deficit stenico della prensione della mano destra della durata di 15 minuti. L'immagine evidenzia puntiformi aree di edema citotossico irreversibile da lesione ischemica acuta a livello della corteccia precentrale (motoria) sinistra in prossimità dell'area del controllo della mano.

sospetto di un'aritmia parossistica è indispensabile sottoporre il paziente ad un monitoraggio continuo dell'attività cardiaca con ECG dinamico secondo Holter (24-48 h-7 giorni) o, in casi particolari, con il *loop recorder*.

Eco-color Doppler carotideo

Eco-Doppler dei tronchi sovra-aortici

Tale metodica è raccomandata in tutti i soggetti con TIA per un miglior inquadramento eziopatogenetico e per indirizzare il paziente al trattamento terapeutico più indicato. Lo studio dovrebbe essere completato con il Doppler transcranico per evidenziare eventuali stenosi intracraniche.

Ecocardiografia

L'indagine transtoracica è consigliata nel caso in cui si sospetti una malattia cardiaca (patologia valvolare, trombo post-IMA, cardiopatia dilatativa, mixoma atriale etc.), mentre quella transesofagea è raccomandata nel sospetto di un'origine cardioembolica del TIA, non sempre riscontrabile con l'ecocardio transtoracico (es. endocardite, forame ovale pervio, aterosclerosi dell'arco aortico). L'ecografia transesofagea è in genere indicata come esame di II livello in presenza di TIA criptogenetico, dopo gli esami di primo livello.

Eco-color Doppler transcranico con mezzo di contrasto gassoso

È utile nei soggetti con sospetto shunt cardiaco destro-sinistro come sostitutivo dell'ecocardiografia transesofagea per indentificare tale condizione.

Terapia

Il trattamento sia medico che chirurgico, nei soggetti che abbiano presentato un TIA deve essere mirato a prevenirne la recidiva o l'insorgenza di uno stroke.

Antiaggregante

Nei pazienti con TIA non cardioembolico è indicata la terapia antiaggregante. La prima scelta ricade sull'acido acetilsalicilico (ASA) 100-325 mg/die, il gruppo SPREAD raccomanda in cronico ASA 100 mg/die. Se il paziente è intollerante oppure resistente all'ASA, ovvero presenta un TIA in corso di terapia con ASA, è consigliata e giustificata la terapia antiaggregante con clopidogrel 75 mg/die.

Dopo gli studi CHANCE e POINT nelle Linee Guida ESO la doppia antiaggregazione è stata inserita come standard di trattamento per i pazienti con minor stroke NIHSS ≤3 o TIA ad alto rischio (ABCD^2 ≥4) non di natura cardioembolica. Si raccomanda, entro 24 h dall'esordio, l'uso di doppio antiaggregante (aspirina e clopidogrel) per 21 giorni, seguita da singolo antiaggregante). La dose di carico è pari a 300 mg di clopidogrel, seguita poi da 75 mg/die per 21 giorni, la posologia dell'aspirina variava negli studi da 50 a 325 mg/die, pertanto la posologia di 100 mg/die è ritenuta adeguata.

In pazienti con TIA a basso rischio di ictus o con diagnosi incerta, non si raccomanda l'uso del doppio antiaggregante.

Anticoagulante

È indicata la terapia con anticoagulante orale nei pazienti con TIA cardioembolico mantenendo INR tra 2 e 3 o sopra 3 (in caso di presenza di protesi meccaniche), se si utilizza il warfarin. Per i pazienti con fibrillazione atriale non valvolare possono essere indicati i nuovi anticoagulanti orali (dabigatran, rivaroxaban, apixaban) che non necessitano di monitoraggio plasmatico.

Nei pazienti con fibrillazione atriale non valvolare che non possono assumere la terapia anticoagulante orale è raccomandata da consensus di esperti la terapia antiaggregante con ASA 300 mg/die, valutando il bilancio rischio-beneficio.

IL TACCUINO

La prevenzione secondaria va impostata immediatamente dopo il TIA. È finalizzata a correggere i fattori di rischio modificabili e al trattamento dei sottotipi eziologici riscontrati. Cardini della terapia farmacologica sono il doppio antiaggregante nei pazienti ad alto rischio ad eziologia non cardioembolica, l'uso di statine nei TIA aterotrombotici e l'utilizzo dell'anticoagulante nel TIA cardioembolico.

IL TACCUINO

L'evidenza di maggiore qualità è per la TEA nelle stenosi sintomatiche ≥70% con un rischio periprocedurale che deve essere <6%.

Antipertensiva

L'*ipertensione arteriosa* è certamente tra i più importanti fattori di rischio modificabili associati al TIA-ictus e predispone sia all'ictus ischemico che emorragico, attraverso un danno cronico sulle pareti dei vasi. La pressione arteriosa deve essere mantenuta al di sotto di 140 mmHg per la pressione sistolica e <90 mmHg per la pressione diastolica. In relazione al TIA-ictus cerebrale, è stata dimostrata una correlazione tra alti livelli di colesterolo LDL e bassi livelli di HDL e la malattia aterosclerotica delle carotidi. Il target di LDL dovrebbe essere sotto i 100 mg/dL o sotto i 70 mg/dL per i pazienti, rispettivamente, a medio ed alto rischio di recidiva cerebrovascolare. In questi casi è indicata la terapia ipolipemizzante con atorvastatina 80 mg/die.

L'uso di antiaggreganti può prevenire il 20% di ictus nei successivi 3 anni, l'uso di statine e la terapia antipertensiva il 28% e il 16%, rispettivamente. Presi singolarmente questi dati possono non sembrare incisivi, tuttavia se si considerano insieme ed associati con uno stile di vita adeguato, questi interventi potrebbero prevenire l'80% di tutti gli ictus nei successivi 5 anni dall'evento indice.

Tromboendoarteriectomia carotidea (TEA)

La TEA è proponibile in tutti i pazienti con stenosi emodinamica della carotide interna (stenosi >50%) che abbiano avuto un TIA.

Nei pazienti <70 anni con stenosi carotidea critica sintomatica è suggerito che lo stenting possa essere considerato una valida alternativa all'endoarterectomia.

Bibliografia di riferimento

URGENZE GERIATRICHE

l'occhio di riguardo

INTRODUZIONE

La prevenzione dell'ictus/TIA nelle persone di età avanzata è complessa per 3 principali ragioni:

1) I pazienti sopra gli 80 anni sono spesso esclusi dai trial randomizzati.
2) Le cause dell'ictus o TIA cambiano con l'avanzare dell'età.
3) La politerapia e l'alto rischio di caduta presenti in questa categoria di pazienti possono potenzialmente confliggere con gli usuali farmaci per la prevenzione della malattia cerebrovascolare.

CLINICA

La presentazione clinica può essere atipica, il delirium ad esempio può essere un sintomo di presentazione di un ictus cerebrale, e spesso il paziente molto anziano viene portato in Ospedale per un sospetto TIA o Stroke più tardivamente rispetto al soggetto più giovane.

TRATTAMENTO

L'approccio deve essere olistico, da una parte è necessario sensibilizzare la popolazione anziana all' immediato accesso in Ospedale nel sospetto di TIA o ictus, in quanto alcuni trattamenti sono efficaci se effettuati molto rapidamente (riperfusione cerebrale con trombolisi, trombectomia e chirurgia carotidea), dall'altra parte il medico deve sempre valutare con cura quanto essere aggressivo nella gestione della terapia di prevenzione secondaria sul singolo paziente, date le comorbidità presenti.
L'uso dell'antiaggregante o anticoagulante (se l'eziologia dell'evento vascolare cerebrale è la fibrillazione atriale), l'inserimento dell'antipertensivo e della statina, la cessazione del fumo e la normalizzazione dell'iperglicemia rappresentano anche nell'anziano i principali strumenti terapeutici.
Dalla letteratura scientifica sappiamo che alcuni farmaci come le statine sono verosimilmente utilizzati in eccesso, mente sono sicuramente sottoutilizzati gli anticoagulanti in presenza di FA, anche se con l'avvento dei nuovi anticoagulanti il trend si sta invertendo.
Tuttavia, nella scelta del tipo di farmaco bisogna tenere in considerazione i possibili effetti collaterali in questa categoria di pazienti, quali: il rischio di ipotensione ortostatica, il peggioramento dell'anemia cronica, il rischio di sanguinamenti maggiori, l'associazione frequente con l'angiopatia amiloide cerebrale. La lista dei farmaci prescritti alla persona molto anziana (>85 anni) andrebbe sistematicamente revisionata, perché le condizioni cliniche possono cambiare rapidamente, specialmente in pazienti fragili e disabili.
È auspicabile che i prossimi studi includano sempre più soggetti molto anziani con fragilità e comorbidità per ottenere anche in questa fascia di età, indicazioni *evidence based.*
Nei pazienti anziani con stenosi critica sintomatica e con significative comorbidità cardiovascolari, lo stenting carotideo rappresenta un'opzione terapeutica.

LA LAVAGNA

- *Il TIA è un importante fattore di rischio, sia a breve che a lungo termine, per l'ictus ischemico cerebrale.*
- *Nonostante esistano degli score validati (es. ABCD²) per stratificare il rischio di ictus dopo il TIA, la valutazione del profilo di rischio deve essere globale.*
- *L'ABCD² score può essere utile per identificare pazienti che necessitano di ospedalizzazione (score ≥6).*
- *Tutti i pazienti con diagnosi di TIA, confermato dal neurologo, indipendentemente dallo score, devono essere sottoposti ad esami diagnostici urgenti di primo livello (ECG, TC encefalo senza mdc, Eco-color Doppler TSA completato dal Doppler transcranico).*
- *L'acido acetilsalicilico è il trattamento di prima scelta nel TIA non cardioembolico, ma Il doppio antiaggregante (cardioaspirina e clopidogrel) è raccomandato nel TIA ad alto rischio almeno per 21 giorni; il warfarin o meglio i nuovi anticoagulanti orali sono di scelta nella prevenzione secondaria del TIA cardioembolico.*

Appunti / Commenti

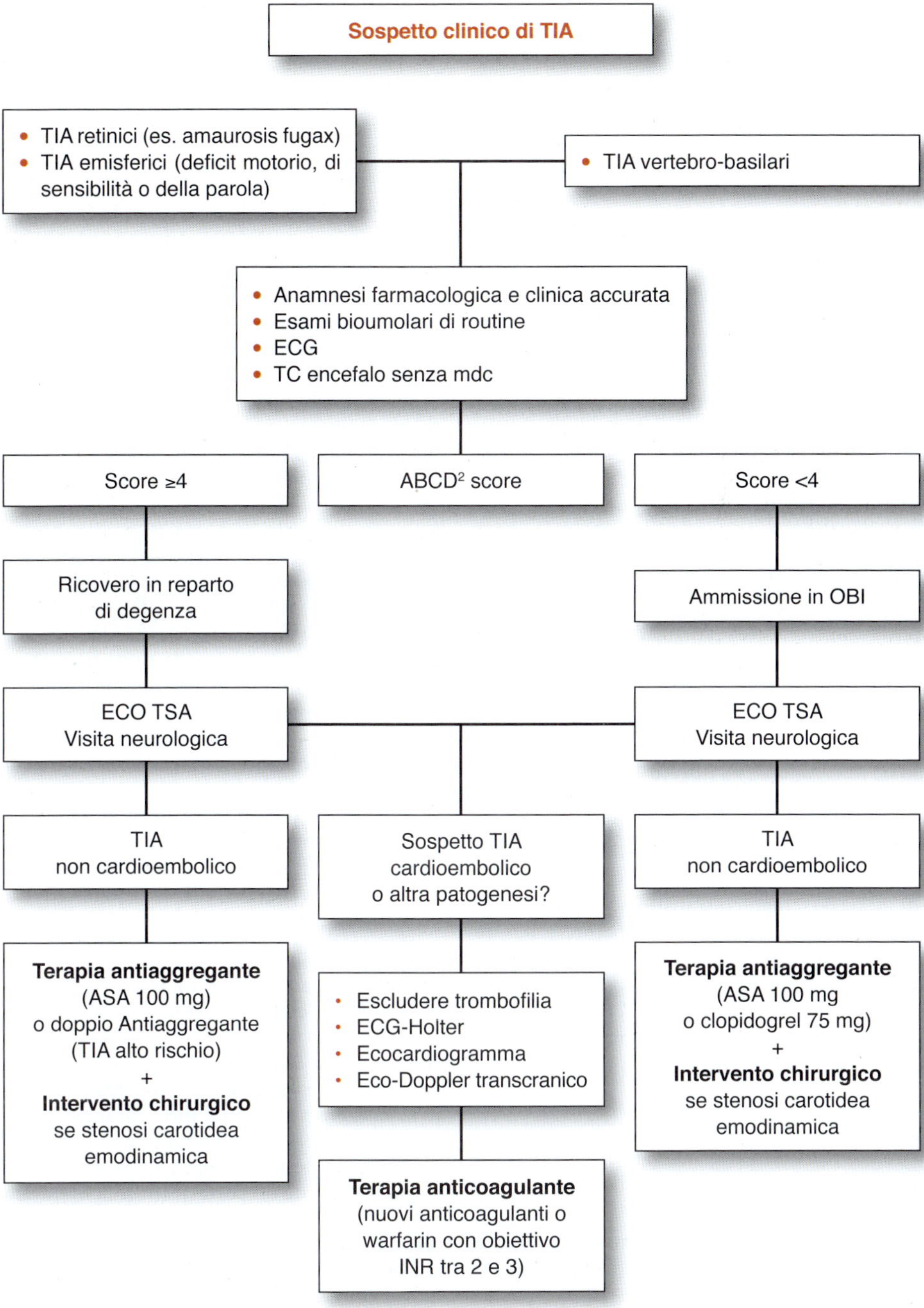
Sospetto clinico di TIA
• TIA retinici (es. amaurosis fugax)
• TIA emisferici (deficit motorio, di sensibilità o della parola)
• TIA vertebro-basilari
• Anamnesi farmacologica e clinica accurata
• Esami bioumolari di routine
• ECG
• TC encefalo senza mdc
Score ≥4
ABCD² score
Score <4
Ricovero in reparto di degenza
Ammissione in OBI
ECO TSA
Visita neurologica
ECO TSA
Visita neurologica
TIA non cardioembolico
Sospetto TIA cardioembolico o altra patogenesi?
TIA non cardioembolico
Terapia antiaggregante (ASA 100 mg) o doppio Antiaggregante (TIA alto rischio) + Intervento chirurgico se stenosi carotidea emodinamica
• Escludere trombofilia
• ECG-Holter
• Ecocardiogramma
• Eco-Doppler transcranico
Terapia antiaggregante (ASA 100 mg o clopidogrel 75 mg) + Intervento chirurgico se stenosi carotidea emodinamica
Terapia anticoagulante (nuovi anticoagulanti o warfarin con obiettivo INR tra 2 e 3)

5.3 Ictus cerebrale

Definizione e classificazione

Il termine stroke - equivalente al latino ictus (colpo) - indica un deficit neurologico ad insorgenza acuta da causa vascolare con disfunzione focale o globale dell'encefalo, del midollo spinale o della retina della durata generalmente >24 ore. Circa l'80%, degli ictus riconosce una natura ischemica causata della riduzione del flusso ematico, generalmente conseguente ad una occlusione arteriosa. Più raramente un ictus ischemico è conseguente all'infarto venoso da occlusione delle vene cerebrali o dei seni venosi (infarto rosso). Il restante 20% degli ictus è di natura emorragica e deriva dalla rottura delle arterie cerebrali. Le emorragie possono essere intraparenchimali o subaracnoidee. Le emorragie subaracnoidee derivano tipicamente dalla rottura di un aneurisma e non rientrano nella trattazione di questo capitolo. L'ictus ischemico si differenzia dall'attacco ischemico transitorio per la presenza di un deficit obiettivo permanente e di un infarto documentato all'*imaging*. I pazienti con diagnosi di attacco ischemico transitorio, sulla base di definizioni cliniche ormai superate e basate sulla risoluzione dei sintomi entro 24 ore, rivelano oggi l'evidenza di piccoli infarti alla diffusione di risonanza magnetica in circa il 30-40% dei casi e costituiscono un gruppo ad alto rischio di ictus ricorrente.

ICTUS ISCHEMICO

Eziologia

La maggior parte degli ictus ischemici è di origine tromboembolica. Fonti comuni di embolia sono rappresentate dall'aterosclerosi delle grandi arterie e dalle malattie cardiache, in particolare la fibrillazione atriale. L'ictus da malattia dei piccoli vasi è associato a fattori di rischio come il diabete, l'ipertensione e l'età avanzata. All'*imaging* si possono riconoscere le lacune ovvero aree ischemiche rotondeggianti delle dimensioni massime di 10-15 mm per coinvolgimento delle arteriole perforanti. Cause meno comuni, ma proporzionalmente prevalenti nei pazienti più giovani, sono la dissezione arteriosa, la vasculite, l'embolia paradossa da forame ovale pervio e i disturbi ematologici. Identificare la causa dell'ictus ischemico è rilevante al fine di poter guidare la strategia terapeutica per la prevenzione secondaria dell'ictus. Attualmente la classificazione TOAST (*Trial of Org 10172 in Acute Stroke Treatment*) dell'ictus ischemico è quella più utilizzata e riconosce 5 gruppi sulla base del meccanismo patogenetico presunto:

1) aterosclerosi dei grossi vasi;
2) cardioembolia;
3) patologia dei piccoli vasi (ictus lacunare);
4) altre cause determinate (dissezione, ipercoagulopatie, vasculiti, anemia falciforme);
5) eziologia ignota: accertamenti negativi (ictus crioptogenetico), accertamenti incompleti (ictus indeterminato) o in presenza di due o più cause concomitanti.

Nell'ictus ad eziologia ignot*a* vi è la possibilità che l'embolia paradossa da forame ovale pervio giochi un ruolo eziologico. Nel 20% dei casi nelle forme a causa ignota è possibile riconoscere una fibrillazione atriale parossistica con il monitoraggio ECG prolungato o con *loop recorder*. Le caratteristiche delle lesioni all'*imaging* sono spesso rappresentate da un pattern embolico: questa entità è denominata anche embolia da sorgente indeterminata (ESUS, *Embolic Stroke of Undetermined Source*). Nella Tabella 5.3.1 sono riportate le cause di cardioembolia con relativa stratificazione sulla base del potenziale emboligeno.

Tabella 5.3.1. Sorgenti cardioemboliche e rischio di ictus

	Rischio elevato	Rischio basso/incerto
Atrio	• fibrillazione atriale • flutter atriale • sick sinus syndrome • trombosi atriale sn • trombosi auricolare sn • mixoma atriale sn	• pervietà forame ovale • aneurisma del setto atriale • auto-contrasto atriale
Apparato valvolare	• stenosi mitralica • protesi valvolare meccanica • endocardite infettiva • endocardite non infettiva	• calcificazioni dell'anello mitralico • prolasso valvolare mitralico • fibroelastoma a cellule giganti
Ventricolo	• trombosi ventricolare sn • mixoma ventricolare sn • recente infarto • cardiomiopatia dilatativa	• acinesia/discinesia di parete ventricolare • cardiomiopatia sub-aortica ipertrofica • scompenso cardiaco

Epidemiologia

L'ictus è una patologia con notevole impatto sulla mortalità e sulla disabilità a fronte di enormi costi sociali. Ogni anno nel mondo si verificano 16 milioni di nuovi casi di ictus responsabili di circa 6 milioni di morti ed è stato calcolato che ogni 6 secondi una persona sarà colpita da ictus. Quest'ultimo rappresenta la seconda causa di morte, dopo l'infarto cardiaco e i tumori nonché la prima causa di disabilità. L'età rappresenta il principale fattore di rischio non modificabile: per ogni decade >55 anni l'incidenza dell'ictus proporzionalmente raddoppia. Il tasso di prevalenza di ictus nella popolazione anziana italiana è del 6,5%.

Fisiopatologia

La cascata ischemica che porta alla morte cellulare origina dall'insufficienza energetica conseguente alla riduzione dell'apporto ematico di ossigeno e glucosio, sostanze a loro volta indispensabili per la produzione di ATP attraverso la fosforilazione ossidativa. Entro pochi minuti dalla mancata o ridotta perfusione ematica e al superamento di una soglia critica, si innescano processi irreversibili che portano alla necrosi cellulare nella porzione più centrale (*core ischemico o necrotico*) dell'area ipoperfusa. La zona periferica al core - denominata penombra ischemica - rappresenta un'area di ridotta perfusione che contribuisce al deficit neurologico. La funzione cellulare della penombra ischemica può essere recuperata se il flusso viene ripristinato rapidamente. Viceversa, la cascata di eventi biochimici conseguenti all'ischemia determina la perdita irreversibile della loro funzione e l'estensione del core necrotico. La penombra è circondata da un'ulteriore zona di ridotta perfusione che non contribuisce al deficit neurologico e rimarrà vitale indipendentemente dalle strategie di riperfusione: tale regione è definita oligoemia (Figura 5.3.1).

Presentazione clinica

I *deficit* possono raggiungere il massimo grado entro alcuni minuti dall'esordio,

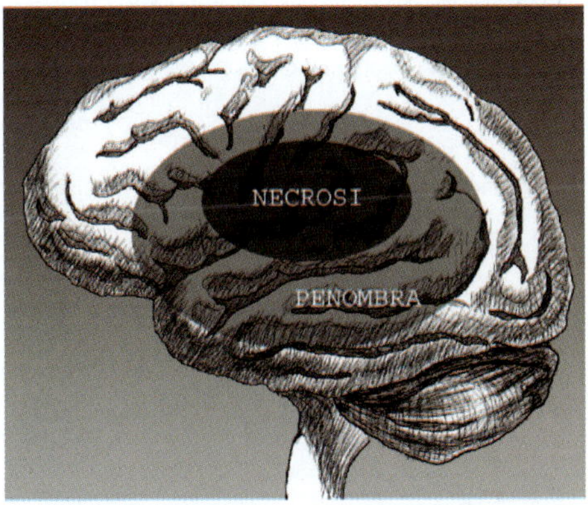

Figura 5.3.1. Modello della penombra ischemica.

tipicamente nell'ictus embolico. Meno comunemente, i sintomi hanno un'evoluzione più lenta, nell'arco di 24-48 ore come nell'ictus aterotrombotico. Nella maggior parte dei casi il deficit neurologico è unilaterale. La sintomatologia dell'ictus ischemico dipende dal territorio coinvolto dall'occlusione. Il quadro neurologico suggerisce pertanto quale sia l'arteria interessata (Figura 5.3.2). I sintomi più frequenti sono rappresentati da:

- deficit di forza e/o disturbo sensitivo di un emilato;
- disturbo dell'eloquio (afasia);
- difficoltà dell'articolazione della parola (disartria);
- difficoltà della percezione dello spazio (*neglect*);
- deficit visivo (emianopsia parziale o completa);
- disturbo di coscienza;
- diplopia, vertigini e instabilità posturale (atassia).

Nella Tabella 5.3.2 viene riportata la classificazione clinico-radiologica dell'ictus (*Oxford Community Stroke Project classification* – OCSP), uno strumento semplice ed utile che permette al clinico di risalire rapidamente alla sede lesionale sulla base della presentazione clinica.

Valutazione clinica iniziale

Il pronto riconoscimento dei sintomi rappresenta un elemento imprescindibile dell'iter diagnostico-terapeutico. La popolazione e il personale di soccorso devono pertanto essere istruiti nel rapido riconoscimento della presenza - isolata o variamente combinata - di segni e sintomi quali: deficit neurologici focali motori o sensitivi, afasia, disartria e/o alterazione dello stato di coscienza ad esordio acuto al fine di arrivare nel più breve tempo possibile ai trattamenti di ricanalizzazione nel caso venga confermato il sospetto di ictus. Nella gestione extra-ospedaliera, a tale scopo è raccomandato l'uso della *Cincinnati Stroke Scale,* di facile utilizzo, anche telefonico. La positività anche di un solo item legittima il sospetto di ictus (Tabella 5.3.3). La rapidità di azione è fondamentale e le procedure in emergenza devono essere chiaramente codificate (Tabella 5.3.4). Gli elementi fondamentali da indagare nella raccolta anamnestica in fase acuta sono rappresentati da: modalità di insorgenza, orario d'insorgenza, comorbidità e disabilità preesistenti. L'anamnesi farma-

Tabella 5.3.2. Sindromi dell'ictus cerebrale secondo la classificazione clinico-radiologica dell'ictus (*Oxford Community Stroke Project classification* – OCSP)

Sindrome completa del circolo anteriore TACS	Emiplegia contro laterale + Emianopsia contro laterale + Disturbo funzione corticale
Sindrome parziale del circolo anteriore PACS	Deficit sensitivo motorio + emianopsia, deficit sensitivo/motorio + disturbo funzione corticale, deficit di funzione corticale isolata
Sindromi del circolo posteriore POCS	Paralisi di almeno un nervo cranico omolaterale con deficit motorio e/o sensitivo contro laterale, deficit motorio e/o sensitivo bilaterale, disturbo coniugato dello sguardo orizzontale o verticale, emianopsia isolata o cecità corticale, disfunzione cerebellare
Sindromi lacunari LACS	Ictus motorio puro, ictus sensitivo puro, ictus sensitivo-motorio, emiparesi atassica
Territorio vertebro-basilare	Vertigini, diplopia, disfagia, atassia, paralisi nervi cranici, astenia bilaterale degli arti. Sindrome alterna (deficit di un nervo cranico omolaterale + difetto motorio controlaterale). Per occlusione dell'arteria basilare = locked-in syndrome
Occlusione completa dell'arteria basilare	Paraplegia, coma e sindrome locked-in
Infarto cerebellare	Vertigini, cefalea, nausea, vomito, cervicalgia; spesso alterazione dei nervi cranici. Possibile deterioramento per sviluppo di edema con ipertensione endocranica
Dissezione arteriosa	Severa cervicalgia o cefalea precedente di giorni l'esordio dei sintomi neurologici. Può essere a carico del circolo carotideo o vertebrale

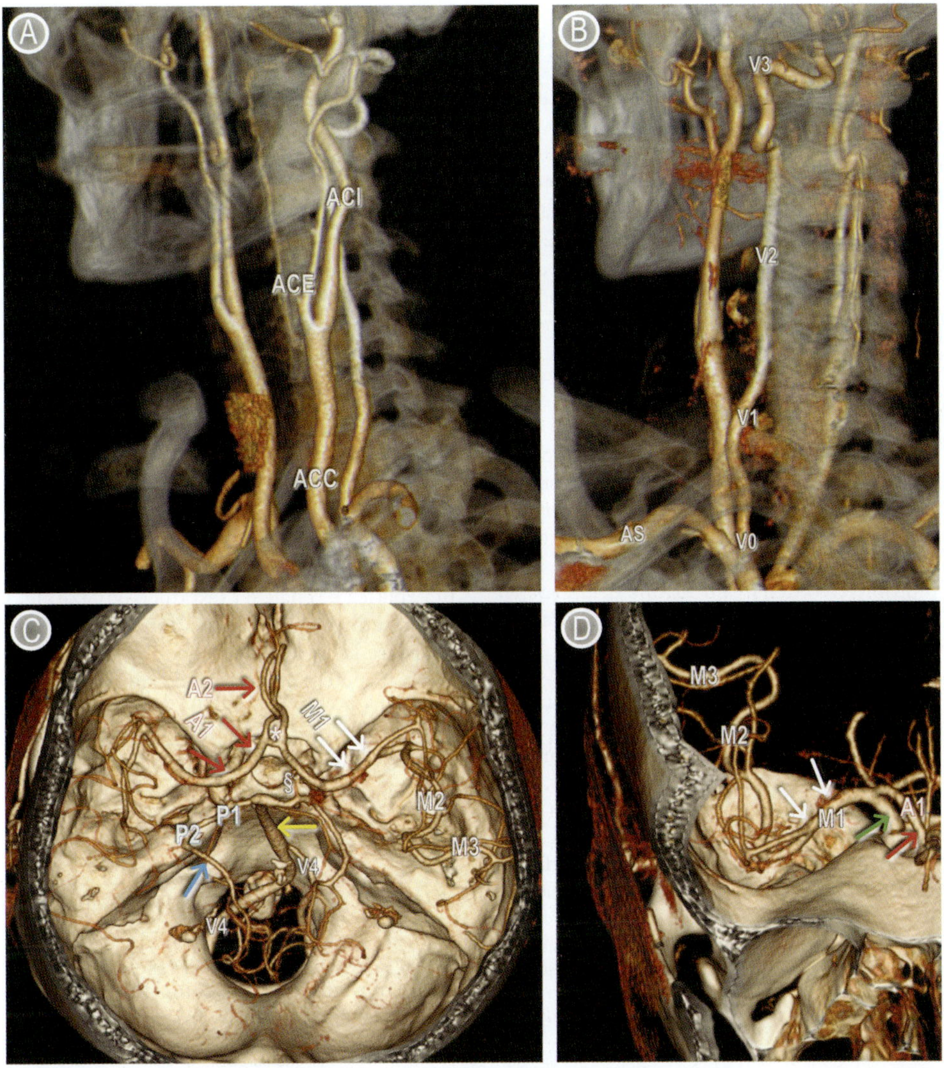

Figura 5.3.2. Anatomia del circolo di Willis e dei vasi del collo, Angio-TC ricostruzione tridimensionale (*Volume Rendering, 3D*). **A**. Vista antero-laterale sinistra. ACI: arteria carotide interna. ACE: Arteria carotide esterna. **B**. Vista postero-laterale sinistra. V0 ostio o origine dell'arteria vertebrale. V1 tratto pre-trasversario, V2 tratto trasversario, V3 tratto precranico dell'arteria vertebrale. AS: arteria succlavia. **C**. Vista dall'alto del circolo di Willis. Tratti M1, M2 ed M3 dell'arteria cerebrale media, *freccia bianca* (M1 tratto orizzontale o sfenoidale, tratto M2 verticale o insulare, M3 tratto precorticale). A1: tratto pre-comunicante dell'arteria cerebrale anteriore (*freccia rossa*); A2: tratto post-comunicante. *Arteria comunicante anteriore (AcoA). P1 e P2, rispettivamente tratto pre e post-comunicante dell'arteria cerebrale posteriore (*freccia blu*). **§** Arteria comunicante posteriore (AcoP destra, non visibile la sinistra). *Freccia gialla*: arteria basilare. V4: tratto intracranico dell'arteria vertebrale, dominanza sinistra (ipoplasia vertebrale destra). **D**, vista frontale. *Freccia verde*: carotide interna intracranica destra.

Tabella 5.3.3. **Cincinnati Stroke Scale**

Paralisi facciale	Chiedere al paziente di sorridere o mostrare i denti. Rilevare asimmetria
Deficit motorio	Chiedere di sollevare gli arti superiori. Rilevare tendenza alla caduta o caduta
Alterazioni dell'eloquio	Chiedere di ripetere una frase semplice. Rilevare mancanza di linguaggio fluente o eloquio inceppato

Tabella 5.3.4. **Catena della sopravvivenza nell'ictus**

Detection	Riconoscimento dei sintomi dell'ictus
Dispatch	Attivazione immediata dei soccorsi
Delivery	Rapido trasporto alla struttura deputata previa allerta telefonica
Door	Triage immediato e collocazione in area ad alta intensità di cura
Data	Pronta valutazione in PS, attivazione di TC ed esami di laboratorio, raccolta elementi necessari a decidere il trattamento
Decision	Decisione sull'approccio terapeutico più idoneo e colloquio con i familiari

cologica assume altresì importanza poiché l'uso di anticoagulanti può rappresentare una controindicazione alla terapia fibrinolitica in presenza di alterazione delle prove di coagulazione agli esami di laboratorio. Il primo obiettivo della valutazione di un sospetto ictus è il monitoraggio dei segni vitali e la verifica della stabilità emodinamica e respiratoria. La gestione della pressione arteriosa (PA) dipende dal fatto che il paziente sia candidato o meno a terapie di riperfusione acuta. Se esiste un'indicazione per la trombolisi endovenosa (*intravenous thrombolysis*, IVT) e/o per il trattamento endovascolare (*endovascular treatment*, EVT), l'obiettivo è quello di ottenere una PA <185/105 mmHg durante il trattamento e per le 24 ore successive, altrimenti è consentita l'ipertensione fino a 220/120 mmHg. Se PA >220/120 mmHg e non indicazione a trattamento riperfusivo è necessario non eccedere oltre il 15% di riduzione della pressione sistolica nelle prime 24 ore per favorire la perfusione cerebrale dell'area ischemica. Tra gli antipertensivi sono preferibili gli agenti a breve emivita e somministrazione endovenosa (IV) (labetalolo e urapidil, consultare il Capitolo 2.8). Un altro passaggio cruciale è stabilire l'ora esatta di insorgenza o, in caso di inizio non chiaro dei sintomi, l'ora in cui il paziente è stato visto asintomatico per l'ultima volta (*last seen well*, LSW). Per l'ictus al risveglio l'esordio viene riferito convenzionalmente il punto di mezzo della notte fra l'essere andato a letto ed il risveglio (*the midpoint of sleep*). Tutti i pazienti con sospetto ictus devono inoltre ricevere un'elettrocardiografia ed esami del sangue completi, ivi compresa la conta delle cellule del sangue, la funzionalità epatica e renale e i test di coagulazione. I risultati dei test di coagulazione non devono ritardare la IVT a meno che il paziente non abbia una coagulopatia nota o presente. Infine, la determinazione della glicemia rappresenta l'unico esame del sangue strettamente necessario prima dell'IVT.

Nella gestione ospedaliera l'obiettività neurologica nei pazienti con sospetto ictus dovrebbe essere valutata con uno strumento standardizzato e riproducibile come la *National Institute of Health Stroke Scale* (NIHSS) per quantificare la gravità dell'ictus (Tabella 5.3.5). I valori della scala all'esordio correlano sia con l'outcome funzionale sia con il rischio di trasformazione emorragica della lesione. La scala è composta da 13 items con un punteggio che va da un minimo di 0 (nessun sintomo) ad un massimo di 42 (valore assegnato convenzionalmente al paziente morto). L'ictus minore ha un punteggio NIHSS ≤5, un ictus da occlusione della cerebrale media varia fra 15-25 (afasia ed emiplegia con alterazione della coscienza), mentre la trombosi di basilare può raggiungere il massimo punteggio. Un ictus moderato/grave ha un punteggio ≥10 (ad esempio emiparesi e disturbo dell'eloquio).

Tabella 5.3.5. **NIHSS**: https://www.stroke.nih.gov/documents/NIH_Stroke_Scale_508C.pdf **(vedi QR in fondo alla tabella)**

Descrizione	Score
1a. Livello di coscienza	0 vigile 1 sonnolento 2 stuporoso 3 coma
1b. Orientamento Chiedere mese/età • afasia/stupor/coma = 2 • disturbi non afasici = 1	0 risponde bene a 2 domande 1 risponde bene a 1 domanda 2 non risponde a nessuna
1c. Esecuzione ordini Aprire/chiudere occhi e pugno • coma = 2	0 esegue 2 ordini 1 esegue 1 ordine 2 non esegue nessuno
2. Sguardo orizzontale Eventuale test occhi bambola • paralisi isolata nervo cranico = 1	0 normale 1 paralisi parziale (passa la linea mediana) 2 paralisi totale (non passa la linea mediana o deviazione forzata)
3. Campo visivo Test per confronto o minaccia	0 normale 1 emianopsia parziale 2 emianopsia completa 3 cecità bilaterale
4. Paralisi facciale • coma = 3	0 assente 1 lieve (spianamento solco nasogenieno) 2 paralisi facciale inferiore 3 paralisi facciale inferiore + superiore
5a. Forza AS sn Arto a 90° se seduto o a 45° se supino per 10' • coma = 4 • amputazione, anchilosi = N.V.	0 normale 1 slivellamento 2 cade sul letto prima di 10" 3 muove a gravità eliminata 4 nessun movimento
5b. Forza AD dx • coma = 4 • amputazione, anchilosi = N.V.	0 normale 1 slivellamento 2 cade sul letto prima di 10" 3 muove a gravità eliminata 4 nessun movimento
6a. Forza AI sn Arto a 30° per 5' in posizione supina • coma = 4 • amputazione, anchilosi = N.V.	0 normale 1 slivellamento 2 cade sul letto prima di 5" 3 muove a gravità eliminata 4 nessun movimento
6b. Forza AI dx • coma = 4 • amputazione, anchilosi = N.V.	0 normale 1 slivellamento 2 cade sul letto prima di 5" 3 muove a gravità eliminata 4 nessun movimento
7. Atassia degli arti • plegia/deficit di comprensione = 0 • coma = 0	0 assente 1 presente in un arto 2 presente in due arti
8. Sensibilità faccia, arti e tronco • coma = 2 • non collabora = 0/1	0 normale 1 lievemente ridotta 2 gravemente ridotta
9. Linguaggio Descrivere figura, oggetti, leggere frasi • Coma = 3	0 normale 1 afasia lieve/moderata 2 afasia grave 3 mutismo o afasia totale
10. Disartria Lettura o ripetizione di parole • coma = 2 • non valutabile (intubazione OT)	0 assente 1 lieve/moderato 2 paziente incomprensibile/mutismo
11. Neglect • deficit sensitivo severo = 0 • coma = 2 Neglect spaziale e anosognosia sono prove di inattenzione	0 assente 1 presente in una modalità sensoriale 2 presente in più modalità sensoriali
Punteggio	
Legenda: N.V. = non valutabile	

*

Diagnostica differenziale

In uno scenario di emergenza il medico deve tenere in considerazione una serie di patologie in grado di mimare l'ictus (*stroke mimics*, Tabella 5.3.6) congiuntamente a tutte quelle manifestazioni atipiche in cui invece è l'ictus stesso in grado di mimare altre patologie (*stroke chameleons*). Quest'ultima evenienza è più frequente nelle ischemie del circolo posteriore (ad esempio un ictus occipitale ad esordio con aura visiva).

Diagnostica radiologica della fase acuta

La diagnostica della fase acuta può essere diversificata in relazione all'epoca di esordio dei sintomi ed ha la finalità di consentire una selezione del paziente da candidare al trattamento riperfusivo. Fino a pochi anni fa il superamento delle 4,5 ore dall'esordio dei sintomi o la non databilità certa dell'evento precludeva la possibilità della terapia farmacologica fibrinolitica il cui beneficio è - come noto - strettamente tempo-dipendente. Recentemente l'avanzamento tecnologico dell'*imaging* ha consentito di passare dal paradigma del trattamento basato sul tempo (*time is brain*) a quello basato sulla fisiopatologia tissutale (*tissue clock* o *tissue-based*) portando così all'estensione temporale della finestra terapeutica. Di rilievo è l'introduzione nel *workflow* diagnostico dell'*imaging* multimodale rappresentato dalla TC basale, dall'angio-TC multifase e dalla TC perfusionale (*imaging* delle 4 P, QRc). La TC basale ha la finalità di escludere un sanguinamento e stabilire i segni precoci di ischemia. L'angio-TC multifase è uno studio angiografico con TC in cui 3 fasi vengono acquisite in successione (arteriosa, venosa e venosa tardiva) ed è indicata per stabilire la presenza e la sede di un'occlusione oltre che per stimare i circoli collaterali predittivi dell'outcome clinico. L'*imaging* perfusionale può essere condotto con TC o RMN. La prima metodica è ampiamente disponibile, la seconda più difficilmente accessibile in urgenza. La tecnica si basa sullo studio dinamico di primo passaggio del mezzo di contrasto nel microcircolo grazie al quale è possibile estrapolare informazioni sull'emodinamica cerebrale mediante specifici algoritmi matematici. I parametri più utilizzati sono il flusso ematico cerebrale (CBF) e i parametri temporali (es. *T-max*, *Time to*

Tabella 5.3.6. Patologie che possono imitare la sintomatologia di uno stroke (stroke mimics)

Cause psicogene	Mancanza di deficit a carico dei nervi cranici, deficit neurologici a localizzazione incongrua, negatività all'esame obiettivo
Convulsioni/paralisi post-ictale (paralisi di Todd)	Paralisi transitoria a seguito di una crisi, che in genere scompare rapidamente; può essere confusa con un attacco ischemico transitorio. Le convulsioni possono essere secondarie a un evento ischemico corticale
Emicrania con aura	Aura ad esordio con emilato motorio, sesnsitivo o afasico. Storia di episodi simili, aura precedente, cefalea
Ipoglicemia	Può essere rilevato dalla misurazione della glicemia, storia di diabete mellito
Coma iperosmotico	Livelli di glucosio estremamente alti, storia di diabete mellito
Encefalopatia ipertensiva	Cefalea, delirio, ipertensione severa. Cecità corticale. Edema cerebrale, convulsioni
Sindrome di Wernicke	Storia di alcolismo, atassia, oftalmoplegia, confusione mentale
Ascessi o tumori cerebrali	HIV+, tossicodipendenza, endocardite pregressa o in atto, protesi valvolari, oppure progressione lenta dei sintomi, pregressa neoplasia ad esordio convulsivo
Malattia demielinizzante (sclerosi multipla)	Insorgenza graduale. Il paziente può avere una storia di episodi multipli di reperti neurologici nelle distribuzioni anatomiche multifocali
Ematoma epidurale/subdurale	Storia di traumi, alcolismo, uso di anticoagulanti, disturbi emorragici; rilevabile mediante *imaging*
Tossicità da farmaci (litio, fenitoina, carbamazepina)	Può essere rilevato da particolari sindromi e livelli ematici elevati. La tossicità da fenitoina e carbamazepina può presentarsi con atassia, vertigini, nausea e riflessi anormali
Labirintite	Sintomi prevalentemente vestibolari; il paziente non deve avere altri reperti focali; può essere confuso con l'ictus cerebellare

Peak e il *Mean Transit Time*). Il CBF esprime la quantità di sangue che fluisce nel tessuto nervoso nell'unità di tempo (mL/min/100 g), i parametri temporali esprimono il ritardo con cui il sangue arriva nell'area ipoperfusa. Dalla loro combinazione è possibile identificare il core e la penombra ischemica su mappe colorimetriche di facile interpretazione.

Gli algoritmi decisionali terapeutici negli ultimi anni sono diventati sempre più complessi necessitando pertanto di una formazione clinica specifica in ambito neurovascolare. Si distinguono due principali scenari diagnostici in urgenza in relazione alla databilità o alla non databilità dell'ictus (ictus testimoniato vs non testimoniato, Figura 5.3.3).

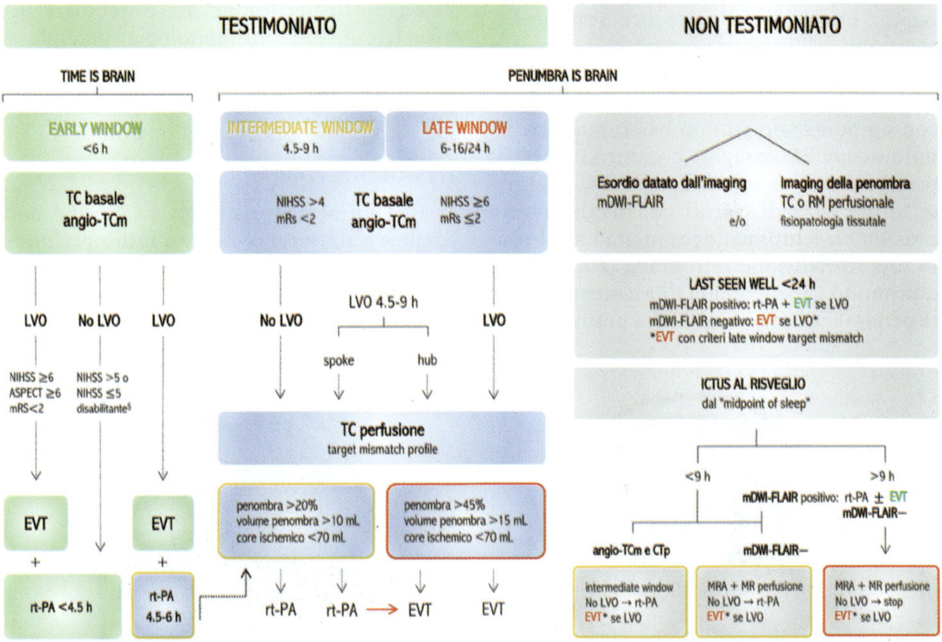

Figura 5.3.3. Schema dell'approccio diagnostico negli scenari di ictus testimoniato e non testimoniato.
La TC è la metodica di prima scelta per lo studio perfusionale per la sua ampia disponibilità, lo stesso studio potrà comunque essere effettuato con la RMN perfusionale con analoghi criteri di core e penombra (*target mismatch profile*) in relazione alla sua accessibilità in urgenza e protocolli locali.
Nella *late window* esiste un paradigma diagnostico alternativo alla TC perfisionale che non prevede il ricorso all'*imaging* avanzato: in presenza di un quadro clinico medio-grave (NIHSS10) e di LVO si suppone che l'area ipoperfusa sia estesa, in questo contesto il ricorso alla RMN mediante DWI che evidenzi un core ischemico limitato (<20-50 mL) consente di inferire che la penombra ischemica sia ben rappresentata (*clinical imaging mismatch* o discrepanza clinico-radiologica). Tuttavia, il ricorso al paradigma alternativo è limitato da due fattori: a) la difficoltà di ricorrere in urgenza alla RMN (DWI) e b) dalla misura della penombra ischemica non oggettiva. I criteri del *target mismatch* e *clinical imaging mismatch* derivano da studi clinici (DEFUSE-3 e DAWN) che hanno documentato la validità di questo approccio con alti livelli di evidenza scientifica.
§: Linee guida European Stroke Organisation (ESO, 2021). Nelle linee guida italiane (*Italian Stroke Organization* – ISO, 2020) entro 4,5 ore dall'esordio dei sintomi, la trombolisi è raccomandata in presenza di deficit lieve (NIHSS ≤5) o in rapido miglioramento ma ancora rilevabile al momento di iniziare il trattamento.
Acronimi. *angio-TCm*: angio-TC multifase; *EVT*: endovascular treatment; *rt-PA*: attivatore tissutale del plasminogeno ricombinante (Alteplase); *mDWI-FLAIR*: mismatch DWI-FLAIR; *LVO*: large vessel occlusion, occlusione di un grosso vaso del poligono di Willis. *TCp*: TC perfusionale.

Ictus testimoniato

Finestra temporale precoce <6 ore. In questa evenienza, in virtù del poco tempo trascorso dall'esordio, si inferisce che la penombra sia sufficientemente rappresentata senza dover ricorrere alle tecniche di *imaging* avanzato. Pertanto, viene proposto un approccio semplificato con TC basale ed angio-TC multifase. Alla TC basale, segni precoci di ischemia troppo estesi consentono di stimare il rischio di trasformazione emorragica. La scala utilizzata per stimare l'estensione dell'ischemia è rappresentata dalla scala ASPECT (*Alberta stroke programme early CT score*, Figura 5.3.4). Un ASPECT con un punteggio troppo basso può predire un outcome sfavorevole o controindicare la trombectomia se <6. All'angio-TC multifase la presenza di circoli collaterali, ovvero anastomosi leptomeningee in grado di fornire una riperfusione retrograda (*backfilling*), esprimono la probabilità di mantenere vitale la penombra ischemica. Nella pratica clinica l'arteria più frequentemente coinvolta è la cerebrale media e il segmento occluso che trova una forte indicazione alla terapia riperfusiva meccanica è quello prossimale M1 (tratto orizzontale o sfenoidale).

Finestra temporale intermedia (4,5-9 ore) e tardiva (6-16/24 ore). Il paradigma diagnostico a cui si ricorre è quello *tissue-based*. Oltre alla diagnostica con TC basale ed angio-TC multifase è indicato pertanto l'*imaging* di perfusione per estrapolare informazioni sulla fisiopatologia tissutale e stabilire le dimensioni del core ischemico, l'eventuale presenza di penombra e la sua quantificazione.

Ictus non testimoniato

È rappresentato dall'ictus ad esordio non databile e al risveglio. Le terapie di riperfusione sono sicure ed efficaci solo se somministrate entro una finestra temporale ristretta dall'inizio dei sintomi e quindi molti pazienti non

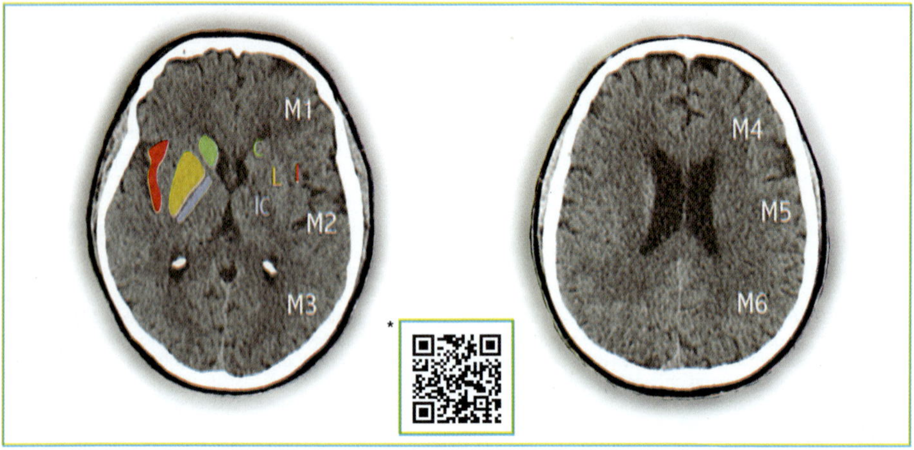

Figura 5.3.4. Punteggio Aspects alla TC encefalo. http://www.aspectsinstroke.com (vedi QR all'interno della figura). Il territorio di vascolarizzazione dell'arteria cerebrale media viene suddiviso in 10 parti. Ogni area interessata da segni precoci di ischemia alla TC produce la sottrazione di un punto. Al territorio superficiale corticale sono assegnati 7 punti: corteccia insulare I, M1, M2, M3, M4, M5, M6. Alle strutture grigie profonde vengono attribuiti 3 punti (C, L e IC). Segni precoci di ischemia: (i) segno del nastro insulare, (ii) scarsa differenziazione della sostanza grigia-sostanza bianca (a livello della corteccia e/o dei gangli della base) e (iii) rigonfiamento dei solchi. I segni precoci di ischemia non rappresentano una controindicazione al trattamento fibrinolitico, identificano invece un fattore prognostico sfavorevole sull'outcome clinico se troppo estesi.
Acronimi: C = caudato, L = lentiforme; CI = capsula interna; I = corteccia insulare. A livello della regione ganglionare: M1 parte anteriore, M2 corteccia laterale o insulare, M3 parte posteriore. Regione sovraganglionare (corona radiata): M4, M5, M6 sono le aree anteriori, laterali e posteriori.

sarebbero eleggibili in caso di presentazione ritardata o di insorgenza non testimoniata. Tuttavia, tecniche di *neuroimaging* di risonanza come la diffusione (DWI) e FLAIR possono stimare il tempo di insorgenza dell'ictus (mismatch DWI-FLAIR, esordio <4,5 ore; assenza di mismatch esordio >4,5 ore). Inoltre, il ricorso all'*imaging perfusionale* - TC o RMN - consente di quantificare l'entità del danno irreversibile e il volume di tessuto cerebrale ipoperfuso potenzialmente recuperabile indipendentemente dal tempo trascorso (selezione *tissue-based*).

Imaging multi-modale

TC perfusionale

Terapie riperfusive

Il fattore chiave nel determinare se l'area ipoperfusa evolverà in infarto o meno è rappresentato dalla presenza dei circoli collaterali e dalla tempistica entro cui avviene la ricanalizzazione all'interno della penombra ischemica. Sono disponibili due modalità di terapia di riperfusione: la trombolisi endovenosa (*intravenous thrombolysis - IVT, alteplase*) e la trombectomia meccanica (*endovascular treatment -EVT, stent-retriever*).

Trombolisi endovenosa

Le attuali linee guida raccomandano l'uso di alteplase (0,9 mg/kg: 10% bolo e 90% infusione in 60 minuti; dose massima 90 mg) entro 4,5 ore dell'insorgenza dei sintomi. L'alteplase è l'attivatore tissutale del plasminogeno umano ottenuto mediante la tecnologia del DNA ricombinante (rt-PA). I benefici sono stati osservati indipendentemente dall'età e dalla gravità dell'ictus, evidenziando come un trattamento precoce produca benefici proporzionalmente maggiori. Nonostante la sua efficacia, l'uso di alteplase è limitato dal rischio di complicanze emorragiche intracraniche. Sono pertanto necessari stretti criteri di inclusione al trattamento nell'intento di limitare questa temibile complicanza (**Tabella 5.3.7**). La presenza di estesi segni precoci di ischemia (>1/3 del territorio della cerebrale media o ASPECT ≤7) comporta un rischio di complicanza emorragica ed è predittivo di un outcome sfavorevole. In Italia, entro 4,5 ore dall'esordio dei sintomi, la trombolisi è raccomandata in presenza di deficit lieve (NIHSS ≤5) o in rapido miglioramento ma ancora rilevabile al momento di iniziare il trattamento. Nelle raccomandazioni europee per i pazienti con deficit neurologici lievi (NIHSS ≤5) l'uso della trombolisi può essere supportato se il deficit è ritenuto invalidante (ictus minore disabilitante, come l'afasia isolata).

Le recenti linee guida Italiane (ISO-SPREAD, 2020) ed Europee (ESO, 2021) hanno esteso la finestra terapeutica per l'utilizzo di alteplase fino alle 4.5-9 ore dall'esordio dei sintomi qualora l'*imaging* perfusionale documenti la presenza di almeno il 20% di penombra ischemica, un core ischemico di piccole dimensioni e l'assenza di occlusione di grandi arterie intracraniche. Il suo utilizzo in questa finestra temporale è tuttavia *off-label* non essendo riportata tale indicazione in scheda tecnica. È pertanto necessaria l'acquisizione del consenso informato. Durante l'infusione di trombolitico è necessario uno stretto monitoraggio dell'obiettività e della pressione arteriosa per 24 ore (ogni 15-30 min nelle prime 9 ore). Nessun agente antiaggregante deve essere somministrato entro 24 ore dalla somministrazione della terapia trombolitica.

La somministrazione del trombolitico è consentita a norma di disposizioni ministeriali solo in centri rispondenti a specifici requisiti di dotazione diagnostica e di personale addestrato a trattare l'ictus utilizzando protocolli disegnati ad hoc per garantirne le adeguate tempistiche. Gli obiettivi temporali (*Time Interval Goals*) del trattamento trombolitico suggeriti dall'American Academy of Neurology sono riportati in **Tabella 5.3.8**.

APPROFONDIMENTI

A) Come si distingue un ictus lacunare da uno embolico?

L'ictus lacunare è più frequentemente motorio puro o solo sensitivo (interessamento della capsula interna o del talamo). La vigilanza è integra, il disturbo dell'articolazione della parola (disartria) è possibile, non sono presenti segni corticali. L'anamnesi sarà positiva per ipertensione non controllata e diabete con scarso compenso glicemico.

Negli ictus embolici sono presenti segni corticali, quali afasia ed emianopsia. Capo e globi oculari sono deviati dal lato dell'emisfero affetto (es. emiplegia destra, afasia, capo deviato a sinistra) e si associa alterazione del sensorio.

B) Le cinque domande fondamentali:

1) Il deficit neurologico è di probabile origine vascolare?
2) Son stati esclusi gli imitatori dell'ictus (stroke mimics)?
3) È un ictus ischemico o emorragico?
4) È presente un'occlusione di un grosso vaso?
5) Siamo in una finestra terapeutica temporale che consente una terapia riperfusiva?

C) La presenza e il grado di penombra ischemica è tempo-dipendente ma soprattutto paziente-dipendente.

La sopravvivenza della penombra varia dalle 3 fino oltre le 48 ore.

Il 90-100% dei pazienti con occlusioni arteriose ha penombra ischemica nelle prime 3 ore, il 75-80% ha ancora penombra a 6 ore dall'esordio dei sintomi.

La possibilità di estendere la finestra terapeutica fino a 24 ore ha il suo razionale nella possibilità di dimostrare la penombra ischemica.

D) Datazione dell'esordio dell'ictus basato sulla RMN

La sequenza di diffusione (DWI, Diffusion Weighted Imaging) è la più sensibile nel dimostrare una lesione ischemica anche pochi minuti dopo un ictus mostrando la presenza di edema citotossico cellulare da disfunzione energetica.

È noto che in caso di esordio dell'ictus >4,5 ore le due sequenze di RMN – DWI e FLAIR – risulteranno entrambe positive evidenziando area di alterato segnale nella medesima regione anatomica.

Viceversa, in caso di positività della DWI e negatività della FLAIR (mismatch DWI-FLAIR) sarà possibile retrodatare l'esordio dell'ictus a <4,5 ore.

Mismatch DWI-FLAIR

Agenti alternativi. Il tenectplase, sebbene non sia stato ancora approvato dalla *Food and Drug Administration* (FDA) per l'ictus ischemico acuto, presenta vantaggi teorici rispetto ad alteplase per una maggiore specificità per la fibrina, un'emivita più lunga, minori complicanze emorragiche e una somministrazione in unico bolo. Al momento le linee guida europee suggeriscono l'uso di tenectplase (0,25 mg/kg) entro <4,5 ore dall'esordio quando i pazienti siano candidati alla trombectomia meccanica.

Tabella 5.3.7. Controindicazioni assolute e relative a rt-PA IV. L'elenco delle controindicazioni è il risultato di linee guida o consenso fra gli esperti. Per alcune *controindicazioni relative* le evidenze scientifiche possono essere deboli.

Controindicazioni assolute	Controindicazioni relative
Anamnestiche	Disabilità pre-esistente (mRS >2):il trattamento non comporta un significativo aumento di rischio emorragico e di esito clinico sfavorevole. Valutare l'aspettativa di vita, il grado di autonomia prima dell'ictus, la prognosi in assenza del trattamento
Diatesi emorragica	Glicemia <50 o >400 mg/dL, se persistenza di deficit dopo correzione della glicemia vi è indicazione al trattamento
Grave epatopatia	infarto miocardico con sopraslivellamento del tratto ST da più di una settimana a tre mesi (possibile in specifiche situazioni, valutare caratteristiche ecografiche).
Neoplasia con aumentato rischio emorragico	Ictus pregresso <3 mesi (rischio emorragico maggiore se <14 giorni)
Retinopatia emorragica	
	NIHSS >25 (il beneficio diviene meno favorevole)
Cliniche	Aneurisma cerebrale (permissivo <15 mm) Non sono disponibili dati per le MAV
Dissecazione aortica	Neoplasia cerebrali (permissiva se benigna ed extra-assiale; se tumore maligno intra-assiale in relazione alle caratteristiche del tumore e alla aspettativa di vita)
Endocardite, pericardite	Stato di gravidanza: il trattamento con r-TPA e.v. in pazienti adulte in gravidanza con ictus ischemico acuto entro 4,5 ore dall'esordio dei sintomi non ha effetti teratogeni poiché non passa la placenta. La letteratura disponibile ha riportato che il rischio di travaglio prematuro, distacco della placenta o morte del feto è basso e i pochi casi riportati si sono risolti più frequentemente in maniera positiva
Sanguinamento attivo	Storia di pregressa emorragia cerebrale (in relazione alla eziologia e al trattamento ricevuto)
Sintomi suggestivi di ESA con TC negativa	Entro <4,5 h con estesi segni di ischemia precoce (>1/3 del territorio della cerebrale media o ASPECT ≤7), il beneficio diviene meno favorevole ed incrementa il rischio di infarcimento emorragico, eventuale ricorso all'*imaging* perfusionale
Pressione arteriosa non rispondente alla terapia e.v. e persistentemente >185/110 mmHg	Intervento neurochirurgico cranico o midollare o trauma cranico grave negli ultimi 3 mesi
Recente (<10 giorni) massaggio cardiaco traumatico, puntura di vaso non comprimibile	Intervento chirurgico maggiore extra-cranico negli ultimi 3 mesi (entro gli ultimi 10-14 giorni rappresenta una condizione di rischio di sanguinamento locale significativamente più elevato)
Malattia ulcerosa del tubo digerente (<3 mesi)	Assunzione di DOAC: ESO, 2021: per i pazienti con ictus ischemico acuto di durata <4,5 ore, che hanno utilizzato un DOAC nelle ultime 48 ore prima dell'insorgenza dell'ictus e per i quali non sono disponibili test di coagulazione specifici è suggerito di non eseguire la trombolisi. Possibile rt-PA se l'attività anticoagulante è "sub-terapeutica": attività anti-Xa <0,5 U/mL per gli inibitori del fattore Xa o tempo di trombina <60 s per inibitori diretti della trombina. Per dabigatran in range terapeutico, la trombolisi è indicata dopo reversal con idarucizumab 5 g e.v. ISO-SPREAD, 2020: qualora non sia possibile valutare la concentrazione plasmatica di rivaroxaban, apixaban o edoxaban con i test specifici potrebbe essere preso in considerazione il trattamento endovenoso quando l'intervallo temporale dall'ultima assunzione dell'anticoagulante diretto sia >24 ore e la funzionalità renale sia normale.
Infarto miocardico subacuto con sopraslivellamento del tratto ST durante <7 giorni	Sintomi in miglioramento o deficit lieve (valutare se persistenza di sintomi disabilitanti pur con NIHSS ≤5, in tal caso indicata trombolisi)
	Crisi epilettica all'esordio (se angio-TC o perfusione consentono di attribuire la crisi ad un evento ischemico è indicata la trombolisi)

(segue)

(continua)

Ematologiche	Età <18 anni: I dati di letteratura sono limitati. Secondo il RCP del farmaco, qualora si ritenga di dover sottoporre a trombolisi pazienti pediatrici, i criteri di eleggibilità ed i protocolli devono essere allineati a quelli per adulti in caso di età 16-18 anni. In età prebuberale non disponibili dati
Uso di anticoagulanti orali con INR >1,7, PT >15 sec	Mestruazioni: le mestruazioni e la menorragia senza anemia clinicamente significativa non sono controindicazioni. L'anemia clinicamente significativa dovuta a questi processi richiede una consultazione urgente con un ginecologo prima della somministrazione trombolitica
EBPM a posologia terapeutica per la scoagulazione	
Piastrine <100.000/mm³ Se il paziente non ha una storia di trombocitopenia, i trombolitici possono essere somministrati prima che il risultato di laboratorio sia disponibile; tuttavia, interrompere i trombolitici se la conta piastrinica è <100.000/mm³	
Radiologiche	
Emorragia alla TC	
Microbleeds >10 alla RMN (GRE), se dato disponibile per precedenti indagini radiologiche	

Tabella 5.3.8. Time Interval Goals

Azione	Tempo
Door to physician (arrivo-prima visita)	≤10 minuti
Door to stroke team (arrivo-visita specialista stroke)	≤15 minuti
Door to CT initiation (arrivo-esecuzione TC)	≤25 minuti
Door to CT interpretation (arrivo-referto TC)	≤45 minuti
Door to drug (arrivo-infusione >80% pazienti)	≤60 minuti

Limiti della trombolisi. Le occlusioni di grandi vasi che coinvolgono l'arteria carotide interna e l'arteria cerebrale media prossimale (M1) tendono alla ricanalizzazione nel 10-25% dei casi dopo la somministrazione del fibrinolitico. Diverse caratteristiche del trombo possono ostacolare gli effetti farmacologici riperfusivi: la lunghezza del trombo (>8-10 mm) e la composizione del trombo. I trombi bianchi (ateroembolici) sono ricchi di fibrina e di calcio risultando più resistenti alla lisi rispetto ai trombi rossi (cardioembolici) ricchi di globuli rossi e con minor quantità di fibrina. Tuttavia, recenti studi derivanti dall'analisi del materiale embolico recuperato dopo trombectomia hanno messo in discussione la semplicistica distinzione istopatologica fra trombi rossi e bianchi, mostrando una più complessa eterogeneità dei trombi in relazione all'eziologia.

Gestione delle complicanze in corso di rt-PA. La gestione delle complicanze emorragiche da trombolisi è riportata nella Tabella 5.3.10.

In caso di comparsa di *angioedema orale* mantenere la pervietà delle vie aeree. L'intubazione può non essere necessaria se l'edema è limitato alla regione anteriore della lingua e/o alle labbra. Evitare se possibile l'intubazione naso-tracheale e la cricotiroidotomia per il rischio emorragico legato all'alteplase. Sospendere l'infusione di trombolitico. Non somministrare farmaci ACE-inibitori. Somministrare steroidi, antistaminici e inibitori di pompa protonica. Se l'angioedema persiste o peggiora è utile somministrare adrenalina o icatibant acetato (antagonista selettivo del recettore B2 della bradichinina; 30 mg sc in regione addominale, ripetibile dopo sei ore fino a un massimo di 60 mg/24 ore).

Trombectomia meccanica

Robuste evidenze scientifiche da trial randomizzati (RCT) documentano entro le 6 ore dall'esordio dell'ictus l'efficacia dell'EVT (trombectomia meccanica) nel migliorare l'esito funzionale nei pazienti con occlusione prossimale di un grosso vaso nella circolazione anteriore (cerebrale media, anteriore e carotide interna intracranica, *Large Vessel Occlusion* - LVO). Il tasso di indipendenza funzionale ha superato il 60% a 30 giorni utilizzando i moderni dispositivi *stent-retriever*. Il dogma *time is brain* è importante tanto per la IVT quanto per l'EVT. Tuttavia, il beneficio si mantiene fino a 24 ore in presenza di ampia penombra ischemica e di circoli collaterali validi. Per questo motivo fra le 6 e le 16/24 ore dall'esordio dei sintomi è indicata la trombectomia se l'*imaging* perfusionale documenta un pattern favorevole (core ischemico <70 mL e penombra ischemica >45%). L'EVT è raccomandata anche nei pazienti con LVO che non sono eleggibili per l'IVT. Sebbene supportata da un livello di evidenza inferiore, l'EVT è raccomandata dalle linee guida anche in caso di occlusione della cerebrale media distale (tratto insulare M2), ictus dell'arteria cerebrale anteriore o LVO nel circolo vertebro-basilare (vertebrale dominante e trombosi di basilare).

Sintesi del trattamento riperfusivo

Per approfondire l'argomento si veda la **Tabella 5.3.9**.

Ulteriori trattamenti

Rivascolarizzazione dell'arteria carotidea interna. La malattia aterotrombotica delle grandi arterie rappresenta fino a un caso su cinque di ictus. L'endoarterectomia carotidea (CEA) è più efficace della terapia medica nei pazienti con stenosi carotidea extracranica sintomatica moderata (50-69%) o grave (70-99%). La CEA è utile solo se eseguita entro 2 settimane dall'insorgenza dei sintomi in pazienti con attacco ischemico transitorio o ictus minore non disabilitante. Il trattamento antiaggregante e le statine ad alta intensità sono raccomandati prima e dopo l'intervento chirurgico. Lo *stenting* dell'arteria carotidea (CAS) può essere preferito in pazienti con comorbidità multiple, precedente irradiazione o intervento chirurgico del collo così come in pazienti con anatomia sfavorevole per l'accesso chirurgico di CEA. Rispetto alla CEA, la CAS ha un rischio più elevato di ictus perioperatorio e richiede un doppio trattamento antiaggregante per almeno 1-3 mesi.

Tabella 5.3.9. Sintesi del trattamento riperfusivo

Early Window Esordio dei sintomi <6 ore	**(a)** In presenza di ictus moderato/severo (NIHSS ≥6), segni di ischemia precoce non estesi (ASPECT ≥6) e di LVO è prevista una terapia combinata (*bridging therapy*) di rivascolarizzazione con alteplase (se esordio <4,5 ore) e di trombectomia meccanica in pazienti precedentemente autonomi (*modified Rankin Scale* - mRS - pre-ictus <2). **(b)** Si procederà alla sola terapia fibrinolitica per esordio <4,5 ore quando non sia presente un LVO.
Intermediate Window Esordio dei sintomi fra 4,5-9 ore	**(a)** In assenza di LVO è possibile il trattamento trombolitico basato sulla presenza di penombra ischemica >20%, valore assoluto penombra >10 mL e core <70 mL. Se presente LVO: **(b1)** per i pazienti afferenti direttamente ad un centro Hub è suggerita la trombectomia senza trombolisi. **(b2)** più incerto il trattamento in caso di presentazione in un centro Spoke, in questo contesto un *expert consensus statement* (linee guida europee - ESO) suggerisce la fibrinolisi prima della trombectomia con evidenze meno robuste.
Late Window 6-24 ore dall'esordio dei sintomi	La trombectomia è indicata in presenza di LVO e di *imaging* perfusionale con pattern favorevole (*target mismatch*: penombra >45%, valore assoluto penombra >15 mL e core <70 mL).
Non testimoniato • Non databile • Esordio al risveglio	Si può ricorrere alla RMN per il mismatch DWI-FLAIR o direttamente all'*imaging* perfusionale (TC o RMN). RMN: L'evidenza di mismatch DWI-FLAIR porterà alla datazione dell'esordio dell'ictus a <4,5 ore e potrà essere somministrata la trombolisi in assenza di controindicazioni. *Imaging perfusionale* (TC/RMN): In alternativa, se mismatch DWI-FLAIR negativo (esordio >4,5 ore) e/o eseguito lo studio perfusionale con riscontro di pattern favorevole*, riconoscimento dei sintomi entro 9 ore dal punto medio del sonno ed assenza di LVO, è indicata la trombolisi. In presenza di LVO valutare se l'esordio può ricadere nella finestra delle 6-24 ore utilizzando gli stessi criteri di *imaging* della *late window* (esordio stimato dal punto medio del sonno). **penombra >20% e >10 mL con core <70 mL*

Gestione dell'edema maligno

I grandi infarti sopratentoriali o l'ictus cerebellare possono portare a un significativo edema cerebrale con aumento della pressione intracranica e deterioramento neurologico. La terapia medica con mannitolo o furosemide rappresenta il primo passo terapeutico. La craniectomia decompressiva è considerata una procedura salvavita nei pazienti con deterioramento clinico nonostante la terapia medica ottimale. In caso di infarto esteso della cerebrale media, l'emicraniectomia con espansione durale riduce la mortalità della metà e migliora l'esito funzionale se eseguita entro 48 ore dall'esordio nei pazienti di età <60 anni.

Terapia antipiastrinica

L'aspirina somministrata in modo acuto entro 24 h riduce il rischio di ictus ricorrente e migliora l'esito. Il beneficio è minore rispetto alle terapie di riperfusione ma l'aspirina è ampiamente utilizzabile e poco costosa. L'aspirina-dipiridamolo o il clopidogrel sono alternative leggermente più efficaci dell'aspirina nella prevenzione secondaria dell'ictus ma sono più costose. La combinazione di aspirina e clopidogrel iniziata entro 12 ore dall'ictus minore e dal TIA se protratta per circa 3 settimane riduce l'incidenza di ictus ricorrente nei pazienti ad alto rischio.

Modelli organizzativi di assistenza

Le finalità del trattamento dell'ictus ischemico acuto sono la riduzione della mortalità e della disabilità. L'esito clinico atteso dopo trombolisi, trombectomia meccanica o entrambe dipende essenzialmente dalla rapidità del trattamento e dalla completezza della ricanalizzazione/riperfusione. Tanto prima si interviene tanto maggiori sono le probabilità di successo terapeutico (*time is brain*). Da qui la necessità di una organizzazione territoriale ed ospedaliera mirata all'abbattimento dei tempi di presa in carico, nonché della corretta applicazione degli algoritmi diagnostici al fine di offrire il migliore trattamento nel minore tempo possibile.

Stroke Unit

La presa in carico del paziente con ictus in una Stroke Unit deve essere geograficamente definita, con una organizzazione gerarchica (I e II livello) e gestita da medici, infermieri, logopedisti, fisiatri e figure professionali con una formazione specifica. Tale modalità organizzativa rappresenta l'intervento con il maggior beneficio complessivo poiché l'assistenza è guidata da protocolli standardizzati che riducono sia la morbilità sia la mortalità per tutte le tipologie di ictus. La cura nelle Stroke Unit è una componente chiave delle linee guida globali della World Stroke Organization.

Organizzazione territoriale

Il modello di rete ospedaliera più utilizzato è quello *hub and spoke*. La *rete ictus* è costituita da un insieme di strutture, dette stroke unit. Le stroke unit possono essere di I e II livello a seconda del livello di complessità organizzativa, dotazione strumentale e possibilità terapeutiche offerte. Nelle stroke unit di I livello (centri spoke) viene effettuata la trombolisi endovenosa mentre nelle stroke unit di II livello (centri hub o *Comprehensive Stroke Center*, CSC) l'esecuzione dell'intervento endovascolare.

La selezione dei pazienti da trattare per via endovascolare viene effettuata alla periferia (*spoke*). Questo modello consente di coprire ampie aree territoriali o metropolitane con una sola stroke unit di II livello (*hub*) che presenterà grandi volumi di trattamento con conseguente incremento dell'expertise.

Il percorso ictus riconosce una fase operativa territoriale extra-ospedaliera (riconoscimento, allertamento e trasporto del paziente con attribuzione di un codice di priorità – codice ictus), una fase intra-ospedaliera (accettazione, diagnosi ed inizio della trombolisi), una fase inter-ospedaliera (attivazione e trasferimento a un centro stroke di II livello) ed una fase della procedura interventistica.

Fase preospedaliera. È il momento tattico in cui vengono considerate le diverse opzioni terapeutiche e in cui viene scelta la direzione di ricovero verso il punto della rete che può fornire la risposta migliore nel minor tempo possibile. La fase preospedaliera è una procedura standardizzata in cui vengono impostati percorsi e risposte terapeutiche in base alla gravità clinica. Per questo obiettivo è necessario che la valutazione specialistica della gravità dell'ictus venga effettuata già al momento dell'accesso al 118 o durante il trasporto, istituendo un collegamento telematico tra il personale dell'ambulanza e il neurologo della stroke unit.

Fase intraospedaliera. Vede l'accettazione del paziente, l'esecuzione di esami radiologici, la somministrazione del trombolitico quando indicato e l'invio in sala angiografica in tempi e luoghi differenti.

Le fasi della gestione dell'ictus in Pronto Soccorso sono riportate in Figura 5.3.5.

La diagnostica strumentale in elezione durante il ricovero è proposta nella Figura 5.3.6.

ICTUS EMORRAGICO

L'emorragia cerebrale è un sanguinamento focale dei vasi nel parenchima cerebrale. Rappresenta il 15-20% di tutti gli ictus e l'80% di tutte le emorragie cerebrali. Generalmente l'ictus emorragico è più severo con conseguente maggiore mortalità rispetto all'ictus ischemico. Colpisce soggetti meno anziani della forma ischemica con lieve prevalenza nel sesso maschile.

L'emorragia intraparenchimale può essere spontanea (EC-s) o traumatica (EC-t). L'EC-s può essere ulteriormente suddivisa in primaria (80%) e secondaria (20%). L'ipertensione e l'angiopatia amiloidea cerebrale sono le due forme primarie di EC-s. Le forme secondarie di solito hanno cause vascolari quali malformazioni arterovenose (AVM), fistole arterovenose (AVF), aneurismi cerebrali e angiomi cavernosi. L'uso di farmaci anticoagulanti è causa comune e in costante aumento di EC-s secondaria. È stato sviluppato un utile sistema di classificazione eziologico chiamato SMASH-U basato sulla causa. SMASH-U sta per lesioni vascolari strutturali (S, *structural*), farmaci (M, *medication*), angiopatia amiloide (A, *amyloid angiopathy*), malattie sistemiche come trombocitopenia e cirrosi (S, *systemic*), ipertensione (H, *hypertension*), indeterminato (U, *undetermined*).

Un'ulteriore classificazione distingue l'emorragia a sede tipica e atipica. La forma tipica riconosce di norma un'eziologia ipertensiva con localizzazione anatomica che coinvolge la regione dei gangli della base, del talamo e del ponte. Quella atipica ha una predilezione lobare coinvolgendo la sostanza bianca o la corteccia dei lobi cerebrali ed è sospetta per lesioni sottostanti (aneurismi, MAV, angiomi cavernosi, fistole durali, tumori, angiopatia amiloide, vasculiti, uso di droghe) o si verifica per la presenza di fattori predisponenti (anticoagulazione/antiaggregazione, coagulopatie). L'emorragia correlata ad angiopatia amiloide rappresenta 1/3 delle emorragie del paziente anziano ed è caratterizzata da sanguinamenti ricorrenti e con localizzazione lobare che si manifestano come *amyloid spells*, sintomi transitori focali ricorrenti stereotipati positivi (simili a crisi epilettiche) o negativi (simili al TIA).

Presentazione clinica

I sintomi dell'emorragia intraparenchimale tipicamente iniziano con una cefalea improvvisa, spesso durante l'attività fisica. Tuttavia, il mal di testa può essere lieve o assente negli anziani. La perdita di coscienza è frequente. Sono frequenti anche nausea, vomito, delirium e crisi epilettiche focali o generalizzate. I deficit neurologici sono generalmente improvvisi e progressivi. Le emorragie estese, se localizzate negli emisferi cerebrali, causano emiparesi. Per contro,

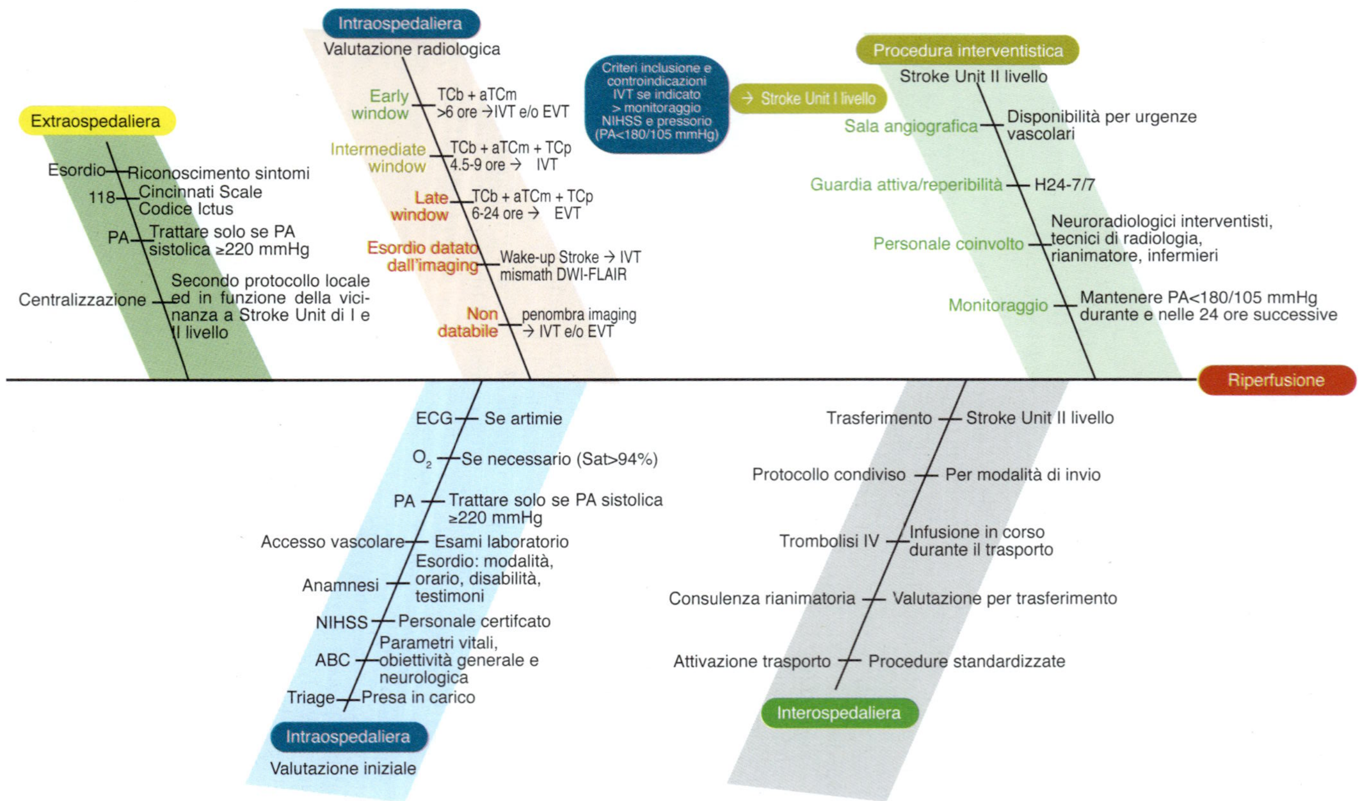

Figura 5.3.5. Fasi della gestione territoriale ed ospedaliera dell'ictus. Il diagramma di Ishikawa mostra le varie fasi della gestione della fase acuta territoriale ed ospedaliera. Acronimi. *TCb*: TC cranio senza MDC (basale); *aTCm*: angio-TC multifase; *TCp*: TC perfusione; *IVT*: intravenous thombolysis (trombolisi endovenosa); *EVT*: endovascular treatment (trattamento endovascolare).

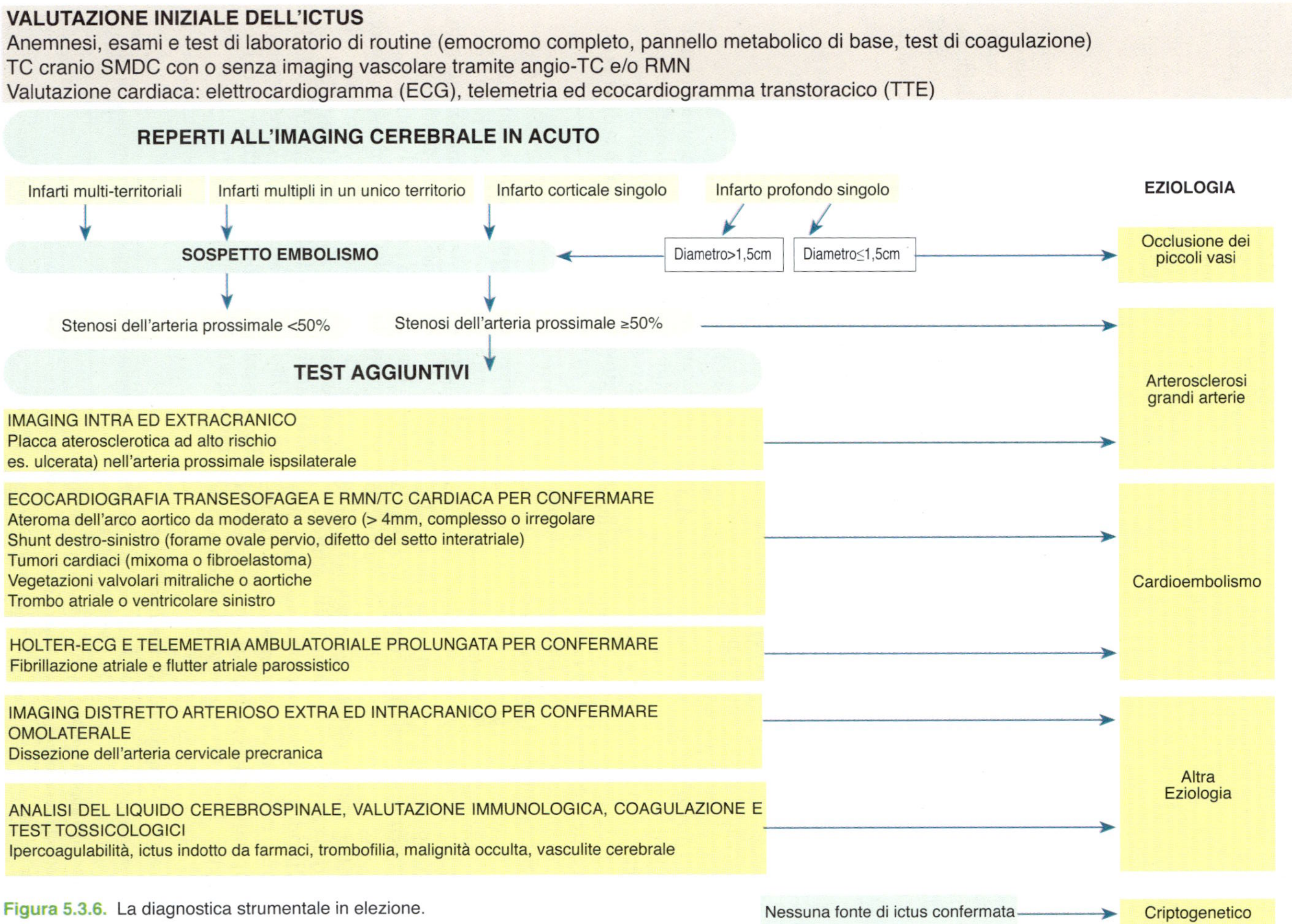

Figura 5.3.6. La diagnostica strumentale in elezione.

quando sono localizzate nella fossa cranica posteriore, causano sintomi di disfunzione cerebellare e del tronco encefalico (es. deviazione coniugata degli occhi o oftalmoplegia, respiro stertoroso, pupille puntiformi, coma) (Tabella 5.3.10).

Diagnosi radiologica

Il *neuroimaging* è fondamentale per confermare la diagnosi, identificare l'eziologia sottostante ed indirizzare le decisioni terapeutiche. Esistono diverse modalità diagnostiche disponibili nel work-up dei pazienti che presentano un'emorragia cerebrale tra cui la TC, la RMN e l'angiografia a sottrazione digitale (DSA).

TC ed angio-TC

La TC senza contrasto è la modalità di prima scelta. Ha un elevata sensibilità nel rilevare non solo l'emorragia intraparenchimale ma anche l'emorragia subaracnoidea, intraventricolare ed extradurale. Nei primi minuti il sangue intracranico ha una densitometria di 30-60 unità di Hounsfield (HU), risultando iperdensa nell'indagine basale, il che rende conto dell'alto tasso di rilevamento. L'identificazione dei pazienti che hanno maggiori probabilità di avere un'espansione dell'ematoma è un'area di ricerca attiva. Lo *spot sign*, segno radiologico di stravaso attivo, ha un forte valore predittivo positivo per l'espansione dell'ematoma. L'angio-TC è altamente sensibile nel rilevare l'eziologia vascolare dell'emorragia ed è uno strumento utile per identificare lo *spot sign* sia nell'emorragia a sede tipica sia in quella atipica.

L'incidenza delle eziologie vascolari sottostanti come causa di emorragia cerebrale dipende dalle caratteristiche cliniche del paziente. L'età del paziente e la presenza di ipertensione sono le variabili più importanti. La rapida identificazione dei pazienti con emorragia secondaria è importante perché questi pazienti possono beneficiare di un tempestivo trattamento chirurgico o endovascolare una volta identificata un'anomalia vascolare sottostante.

RMN e angio-RMN

Utili in pazienti selezionati, indicate nei casi di lesioni lobari e angiografia negativa candidati alla chirurgia, per la diagnostica degli angiomi cavernosi, nei pazienti in cui si sospetti una angiopatia amiloide o tumori sanguinanti.

TC cranio: emorragia cerebrale vs ischemia cerebrale

Angiografia cerebrale

Indicata nei pazienti con emorragia intraparenchimale senza causa evidente che siano candidati al trattamento chirurgico e nei pazienti giovani con emorragia in sede atipica.

Terapia

Nonostante il considerevole continuo incremento dell'incidenza di emorragie cerebrali purtroppo restano a disposizione solo poche terapie efficaci rispetto all'ictus ischemico. Tuttavia, i trattamenti basati sull'evidenza - quando combinati - possono avere un impatto considerevole sull'esito clinico. Il reverse della terapia anticoagulante, l'abbassamento intensivo della pressione arteriosa, la neurochirurgia e l'accesso alle cure intensive rappresentano l'ABC del trattamento dell'emorragia cerebrale (*"ABC" care bundle*).

Tabella 5.3.10. Sindromi dell'ictus emorragico

Emorragia tipica	Difetto motorio e sensitivo controlaterale, afasia, neglect, deviazione dello sguardo verso il lato della lesione
Emorragia atipica (lobare)	Emiparesi, afasia, emianopsia
Emorragia cerebellare	Vertigini, vomito, disequilibrio, cefalea posteriore → coma
ESA	Cefalea improvvisa, alterazioni vigilanza, confusione, vomito, rigidità nucale

Reverse degli anticoagulanti

Gli anticoagulanti sono associati ad una maggiore espansione dell'ematoma e ad esiti infausti. Nella emorragia associata agli antagonisti della vitamina K (VKA-ICH) la somministrazione di vitamina K, (da 5 a 10 mg e.v.), può invertire completamente l'anticoagulazione indotta da *warfarin*, ma l'effetto completo richiede da 12 a 24 ore per essere raggiunto, tempo durante il quale l'ematoma può continuare ad espandersi. I concentrati di complesso protrombinico (CCP) a 3 o 4 fattori (preferibili) ed il plasma fresco congelato (FFP) ripristinano rapidamente la normale coagulazione. Il plasma fresco congelato ha un inizio più rapido, ma contiene quantità variabili di fattori della coagulazione e la dose di 15 mL/kg richiede un'infusione di grande volume che molti pazienti non possono tollerare. Il plasma fresco congelato può essere disponibile per una rapida somministrazione come donatore universale AB-Rh+ (non contenente anticorpi anti-A, anti-B o anti-Rh+) senza la necessità di *type and cross-match blood*. I CCP sono efficaci e invertono rapidamente gli anticoagulanti orali, tuttavia, la morbilità e la mortalità rimangono elevate anche quando la coagulopatia è regredita. Per i pazienti con EC-s primaria che stanno assumendo antiaggreganti non è prevista la somministrazione di concentrati piastrinici (maggior tasso di mortalità). Se la coagulopatia è correlata all'uso di eparina, somministrare protamina a circa 1 mg per 100 unità di eparina, aggiustando il dosaggio in base al tempo trascorso dall'ultima somministrazione di eparina. I nuovi anticoagulanti orali diretti (DOAC) sono sempre più utilizzati e richiedono diverse strategie di reverse. Dabigatran deve essere invertito con idarucizumab. Andexanet alfa è autorizzato per emorragie pericolose per la vita per rivaroxaban e apixaban. I CCP sono un trattamento alternativo per le emorragie da agenti anti-Xa. La somministrazione del fattore VIIa ricombinante (rFVIIa, 80 µgr/kg IV bolo lento) sembra ridurre l'espansione dell'ematoma nei pazienti con *spot sign*, tuttavia i risultati sull'outcome funzionale sono discordanti ed inoltre esporrebbero ad un eccesivo rischio di eventi tromboembolici. Nella Tabella 5.3.11 sono riportati gli interventi farmacologici con le relative posologie.

Terapia anti-ipertensiva

La riduzione della pressione arteriosa può limitare l'espansione dell'ematoma. Se all'esordio la pressione sistolica è >150 e ≤220 mmHg, la rapida riduzione della pressione arteriosa sistolica a un valore di <140 mm (ma >110 mmHg) è una procedura sicura e può migliorare il risultato funzionale a lungo termine rispetto a un trattamento convenzionale con un target <180 mmHg. Un'ulteriore riduzione della pressione arteriosa al di sotto di 140 mmHg non fornisce una resa aggiuntiva in termini di esito funzionale. La riduzione dell'espansione dell'ematoma è maggiore se il controllo pressorio è raggiunto nella prima ora. La terapia ipotensivante deve essere progressiva (evitando riduzioni >90 mmHg se all'esordio la pressione sistolica risulta >220 mmHg), mirata (target sistolico <140 mmHg) e sostenuta (minimizzazione della variabilità, specie nelle prime 24 ore). Preferibilmente utilizzare agenti anti-ipertensivi IV a breve durata d'azione come labetalolo, o urapidil. Nitroprussiato e nitroglicerina aumentano il volume ematico cerebrale e la pressione intracranica. Fattori che possono suggerire un trattamento intensivo sono: l'esordio entro <6 ore, una pressione sistolica all'arrivo in PS ≤220 mmHg, terapia anticoagulante in atto, presenza alle neuroimmagini di marcatori di espansione dell'ematoma (*spot sign*), funzionalità renale nella norma (Tabella 5.3.11 per i rimandi agli interventi farmacologici con le relative posologie).

Neurochirurgia

L'evacuazione chirurgica dell'ematoma lobare può essere efficace in alcuni sottogruppi, in particolare i pazienti nell'intervallo GCS moderato (5-12), con volumi di emorragie >30 mL. Risulta più efficace se eseguita tra 7 e 24 ore dopo l'insorgenza dei sintomi. Il drenaggio ventricolare esterno è consigliato nei pazienti con idrocefalo associato e ridotto livello di coscienza. È

Tabella 5.3.11. Terapia dell'emorragia cerebrale, reverse della scoagulazione e delle complicanze post-fibrinolisi rt-PA

Ipertensione	Terapia ipotensiva *progressiva*, *mirata* e *sostenuta*. Il raggiungimento di valori di PAS <140 mmHg sono ragionevoli nelle prime 24-48 ore, non supere riduzioni di 90 mmHg Fattori che possono suggerire un trattamento intensivo (PAS <140 mmHg, idealmente entro 2 ore) sono: • Esordio <6 ore • PAS all'arrivo in PS ≤220 mmHg • Terapia anticoagulante in atto • Presenza all'*imaging* di marcatori di espansione dell'ematoma • Funzionalità renale nella norma	
Crisi epilettiche	Non è indicata la prevenzione in assenza di crisi. In caso di crisi il trattamento è quello standard.	
Ipertensione endocranica	Mantenere il capo sollevato di 30°. *Agenti osmotici*: la perfusione di mannitolo al 18% (0,25-1 g/kg per 4-8 ore) per fenomeni di rebound non deve superare i 5 giorni di trattamento, monitorare la creatinina. *Furosemide*: alla dose di 10-20 mg ogni 2-8 h può essere somministrata contemporaneamente alla terapia osmotica. *Iperventilazione*: l'ipocapnia causa vasocostrizione cerebrale, la riduzione del flusso cerebrale è praticamente immediata con riduzione dei valori di pressione endocranica dopo 30 minuti. *Farmaci sedativi*: la paralisi neuromuscolare in combinazione con una adeguata sedazione con tiopentale previene gli aumenti di pressione intratoracica (preferire farmaci non depolarizzanti: vecuronio o pancuronio). Non indicato l'uso degli steroidi.	
	Reversal	**Commenti**
Warfarin	Vitamina K 5-10 mg e.v. FFP: 2 unità e.v. PCC INR >6 INR 4–6 INR <4	Bolo lento. L'inizio dell'azione della vitamina K e.v. è di 2 h, con effetto massimo a 6-24 h. PCC e vitamina K agiscono sinergicamente nella riduzione dell'INR. La dose piena di FFP (15 mL/kg) è limitata dal volume totale da infondere (sovraccarico). Rischio tromboembolico è dose-correlato Preferibile 4F-PCC (PCC a 4 fattori: II, VII, IX, X). L'inizio dell'azione del PCC è di circa 30 minuti con un'emivita di 4-6 ore. 50 U/kg (max 5000 U) 35 U/kg (max 3500 U) 25 U/kg (max 2500 U)
Eparina non frazionata (UFH)	1 mg di protamina/100 unità di UFH; dose massima 50 mg calcolare le ultime 3 ore di dose di eparina per determinare la dose di protamina avendo l'eparina una breve emivita	Velocità di infusione ≤5 mg/min Rischio di ipersensibilità in pazienti con allergia al pesce o precedente esposizione alla protamina: premedicare con idrocortisone 500 mg e.v. e difenidramina 50 mg e.v.
Eparina basso peso molecolare (LMWH)	Se l'ultima dose è entro 8 ore: 1 mg di protamina/1 mg LMWH (dose massima 50 mg) Se l'ultima dose è stata 8-12 ore prima: 0,5 mg di protamina/1 mg LMWH Se l'ultima dose ≥12 ore: non somministrare protamina	Vedi sopra le avvertenze sulla protamina. Velocità di infusione ≤5 mg/min; velocità di infusione più elevate possono causare ipotensione o bradicardia.
DOAC *Inibitori diretti della trombina* Dabigatran	Idarucizumab 5 g e.v. per invertire dabigatran	Carbone attivo orale in caso di ingestione recente o eccessiva Mantenere la diuresi 5 gr e.v. (2 flaconcini separati ciascuno contenente 2,5 g/50 mL, ciascuna infusione in 5-10 min) Se idarucizumab non disponibile considerare 50 U/kg 4F-PCC
Inibitori fattore Xa Rivaroxaban e Apixaban	Andexanet alfa Due regimi di trattamento (dose bassa ed alta) in funzione della posologia assunta di inibitore fattore Xa e dal tempo intercorso dall'ultima assunzione	*Dose bassa*: bolo e.v. da 400 mg in 30 min, seguito da un'infusione continua di 4 mg/min per 120 min *Dose alta*: bolo e.v. 800 milligrammi in 30 minuti, seguito da un'infusione continua di 8 mg/minuto per 120 min Se andexanet alfa non è disponibile considerare 50 U/kg di 4F-PCC
Edoxaban	non disponibile	Andexanet alfa non approvato per l'uso in edoxaban Considerare 50 U/kg di 4F-PCC

(segue)

(continua)

Fibrinolisi rt-PA (Aleplase)	Pochi i dati di letteratura, indicati come possibili trattamenti:	Valutare, se disponibile, i livelli di fibrinogeno prima e dopo la somministrazione del reverse
	• Piastrine (8-10 U) • 3 o 4F-PCC • Crioprecipitati 10 U • Fibrinogeno 2 gr e.v. • Plasma fresco congelato (FFP) • rFVIIa 90 μg/kg (20-160 μg/kg)	In caso di piastrinopenia (<100.000/mm^3) 25–50 U/kg Fino a raggiungere valori di fibrinogeno >150 mg/dL 12 mL/kg in assenza di crioprecitati o fibrinogeno Profilo di sicurezza più incerto per il rischio trombotico
	• Acido tranexamico • Acido ε-aminocaproico	Acido tranexamico 10-15 mg/kg e.v. in 20 min, ripetibile (max 2 g) Acido ε-aminocaproico 4-5 g e.v. Profilo di sicurezza più incerto per il rischio trombotico; andrebbe limitato nei casi cui sia documentato uno stato di iperfibrinolisi (tromboelastrogramma)
	• Valutazione NCH urgente	Per le seguenti condizioni: mRS ed almeno 1 dei seguenti: a) CGS <9 b) emorragie fossa cranica posteriore c) ostruzione del III o IV ventricolo d) volume dell'ematoma >30 mL (calcolo con metodo ABC/2)

Tabella 5.3.12. Trattamento neurochirurgico della emorragia cerebrale

Trattamento NCH indicato	Trattamento NCH non indicato
• Emorragie cerebellari ≥3 cm con deterioramento neurologico o compromissione del tronco e idrocefalo da ostruzione ventricolare • Emorragie sovratentoriali lobari con segni clinici di erniazione, età <65 anni, localizzazione superficiale <1 cm dalla corteccia, lesione neoplastica o vascolare	• Trattamento precoce sistematico delle emorragie parenchimali senza deterioramento neurologico • Emorragie piccole <10 cm^3 con deficit minimi o in corso in caso di GCS ≤4 • Emorragie associate ad aneurismi o MAV con lesione strutturale non accessibile per via chirurgica

raccomandata l'evacuazione dell'emorragia cerebellare con deterioramento neurologico o compressione del tronco cerebrale e/o idrocefalo (Tabella 5.3.12).

Bibliografia di riferimento

URGENZE GERIATRICHE

l'occhio di riguardo

EPIDEMIOLOGIA ED EZIOLOGIA

L'ictus rappresenta la principale causa di disabilità e colpisce soprattutto la popolazione geriatrica.
I 3/4 degli ictus si verificano in pazienti di età pari o superiore a 65 anni e in 1/3 dei casi l'età è >80 anni. L'ictus ischemico è più probabile che negli anziani sia di natura cardio-embolica (fibrillazione atriale) rispetto alla popolazione più giovane.

CLINICA

Gli anziani hanno maggiori probabilità di avere una disabilità preesistente, frequenti presentazioni atipiche (alterazione dello stato mentale, vertigini, nausea e vomito, mobilità ridotta o difficoltà a camminare, convulsioni e incontinenza urinaria) e un accesso in PS più tardivo.

TRATTAMENTO

Il trattamento degli anziani è una decisione complessa per la maggiore probabilità di morte e disabilità conseguenti all'ictus rispetto ai più giovani, indipendentemente dal ricevere o meno un trattamento riperfusivo tempestivo.
Il miglioramento dell'esito dovuto al trattamento di rivascolarizzazione sembra essere preservato negli anziani opportunamente selezionati, sebbene vi siano maggiori probabilità di complicanze emorragiche dopo il trattamento.
Tuttavia, l'età non costituisce un singolo criterio di esclusione per gli anziani dal trattamento di rivascolarizzazione.

Trombolisi endovenosa. L'rt-PA IV è stato ampiamente studiato ed è lo standard di cura per l'ictus ischemico entro una determinata finestra temporale. I dati per la sicurezza e di efficacia nei pazienti >80 anni entro le 3 ore dall'esordio sono robusti, tuttavia i dati di letteratura sono meno chiari per la finestra temporale estesa oltre le 3-4.5 ore.
Sebbene le linee guida non pongano un limite superiore di età per il trattamento è ragionevole discutere con il paziente e/o la famiglia la possibilità di insorgenza di maggiori complicanze emorragiche cerebrali sintomatiche (10-13% vs 5-7% nella popolazione più giovane).

Trombectomia endovascolare (EVT). L'EVT rappresenta lo standard di cura nei pazienti che presentano occlusioni di grossi vasi del circolo anteriore <6 ore e fino a 24 ore in quelli che presentano un'ampia penombra ischemica. Le linee guida non pongono un limite di età superiore per l'EVT. I pazienti inclusi in questi studi, tuttavia, sono stati accuratamente selezionati (con minima o nessuna disabilità preesistente). Inoltre, alcuni studi hanno escluso i pazienti più anziani (>80) con infarti più grandi per le maggiori probabilità di un outcome sfavorevole. I pazienti con disabilità da moderata a grave non sono attualmente candidati all'EVT. Questo criterio esclude dal trattamento 1/3 degli over 80 che presentano un ictus ischemico. I severi criteri di selezione degli studi EVT limitano gli effetti positivi del trattamento meccanico nel mondo reale. La procedura interventistica inoltre può essere tecnicamente più difficile negli anziani, data la tortuosità della vascolarizzazione e la compromissione dei collaterali.

LA LAVAGNA

- *L'imaging multimodale ha rivoluzionato l'approccio diagnostico dell'ictus ischemico consentendo di passare dal paradigma del trattamento basato sul tempo (time is brain) a quello basato sulla fisiopatologia tissutale (tissue clock o tissue-based).*
- *L'estensione temporale della finestra terapeutica si divide in early, intermediate e late window.*
- *Le terapie riperfusive come la trombolisi endovenosa (Actilyse) e la trombectomia meccanica (stent retriever) sono efficaci e sicure.*
- *L'occlusione dei grossi vasi prossimali del circolo anteriore del Willis trova forte indicazione per la terapia endovascolare.*
- *Nelle terapie riperfusive è necessario mantenere la PA <180/105 mmHg (labetalolo, urapidil e.v.) durante il trattamento e nelle 24 ore successive.*
- *Nei pazienti non candidati al trattamento è permissiva una PAS <220 mmHg per mantenere una adeguata perfusione cerebrale.*
- *L'uso di anticoagulanti può rappresentare una controindicazione alla trombolisi.*
- *Tuttavia, ricordare che è possibile il reverse per dabigatran ed il dosaggio dell'attività anti-Xa per stabile se procedere alla trombolisi.*
- *È necessaria una organizzazione territoriale e ospedaliera secondo protocolli definiti che consentano di ridurre il tempo per l'accesso alle cure massimizzando così i benefici della riperfusione.*

Appunti / Commenti

Gestione dell'ictus in centro II livello

- Triage/presa in carico (usa Cincinnati e AVPU)
- Allertamento immediato del medico
- ABC, parametri vitali, obiettività generale e neurologica, NIHSS
- Anamnesi dettagliata paziente e familiari (tempo di insorgenza, copatologie, farmaci)
- Accesso venoso/ematochimici
- O_2 se ipossiemia
- ECG

Tempo tra insorgenza dei sintomi e arrivo in PS

<6 ore
EMERGENZA
Possibile fibrinolisi (<4,5 ore) e trombectomia

time is brain

Se ictus medio-grave oltre alla TC cranio completare con angio-TCm
Allertare il neurologo

4,5-9 ore
EMERGENZA
Possibile fibrinolisi sistemica

penumbra is brain

Oltre TC cranio e angio-TCm completare con perfusione
Allertare il neurologo

6-24 ore e ictus al risveglio
EMERGENZA
Possibile trombectomia

penumbra is brain

Allertare il neurologo oltre TC e angio-TCm, se LVO, è indicata la perfusione
Se al risveglio considera anche la RMN per la DWI-FLAI Rm

Presenza di emorragia alla TC?

No

- Verificare nuovamente i tempi: (i) considera la rivascolarizzazione meccanica se evidenza di L VO fino a 24 ore; (ii) la fibrinolisi sistematica è estesa fino a 9 ore ma oltre le 4,5 ore è necessaria la perfusione
- Verificare eventuale miglioramento neurologico, anche spontaneo
- Controllare criteri di inclusione e esclusione
- Attivare i trasporti e rianimatore per trasporto c/o centro Hub per trombectomia in presenza di LVO con estesa penombra
- In alternativa fibrinolisi, se criteri soddisfatti, ricoverare in Stroke Unit per monitoraggio

Sì

- Valutare indicazione a terapia ricoagulante
- Trattare ipertensione arteriosa significativa
- Considerare con neurologo e neurochirurgo eventuali indicazioni chirurgiche o di neuroradiologia interventistica (ESA)
- Ricoverare in reparto appropriato

5.4 Emorragia subaracnoidea spontanea

L'emorragia subaracnoidea (ESA) da rottura di aneurisma rappresenta l'85% di tutti i casi di ESA non traumatica. Tre le altre cause, molto più rare, vanno ricordate le emorragie perimesencefaliche e quelle legate a malformazioni arterovenose, a coagulopatie, a vasculiti, a trombosi dei seni venosi.

Escludere un'ESA da rottura di aneurisma è uno dei compiti principali che il medico d'urgenza si trova ad affrontare di fronte ad un paziente che presenta una cefalea di nuova insorgenza o una variazione improvvisa nei sintomi di presentazione di una cefalea nota. Tra le diverse cause di cefalea secondaria infatti l'ESA è quella la cui prognosi è maggiormente condizionata dalla precocità della diagnosi e dei successivi interventi terapeutici.

Epidemiologia

L'incidenza di ESA varia nelle diverse popolazioni tra 2 e 20 casi/anno ogni 100.000 abitanti.

Ogni 100 pazienti che si presentano in Pronto Soccorso per cefalea solo 1 ha un'ESA, e hanno un'ESA solo 15-20 pazienti su 100 che si presentano in Pronto Soccorso con una cefalea violenta ad esordio improvviso (*thunderclap headache*).

Almeno un quarto dei pazienti con ESA muore a causa dell'evento e circa la metà dei sopravvissuti ha un deficit neurologico permanente di maggiore o minore gravità. Dati crescenti dimostrano come gli esiti funzionali possano essere migliorati da un precoce trattamento dell'aneurisma e da una terapia aggressiva di complicazioni quali l'idrocefalo e l'ischemia cerebrale ritardata da vasospasmo.

Diagnosi

Nel corso degli ultimi 30 anni gli errori diagnostici, prevalentemente legati alla decisione di non richiedere una TC cerebrale, sono scesi da oltre il 60% a poco più del 10% dei casi. La mancata diagnosi aumenta di quasi 4 volte il rischio di morte o di significativa invalidità residua.

Anamnesi ed esame obiettivo

La Tabella 5.4.1 riporta il rischio relativo per rottura di aneurisma cerebrale in popolazioni portatrici di diverse caratteristiche.

Questi fattori di rischio devono essere ricercati nei pazienti in cui si sospetti un'ESA, in quanto possono contribuire a definire la probabilità pre-test di malattia.

Tabella 5.4.1. Fattori di rischio per rottura di aneurisma cerebrale (adattato e modificato da EMP 2009)

Fattore di rischio	Rischio relativo	Intervallo di confidenza 95%
Rene policistico (autosomico dominante)	4,4	2,7-7,2
Storia di ESA in parenti di primo o secondo grado	4,0	2,7-6,0
Uso di cocaina	3,0	1,7-4,6
Ipertensione arteriosa	2,5	2,0-3,1
Malattia aterosclerotica	2,3	1,7-3,1
Fumo	2,2	1,3-3,6
Alcol (>150 g/settimana)	2,1	1,5-2,8
Età >85 anni	1,6	1,2-2,0
Heler Danors tipo IV, Marfan e altre connettiviti	Dati insufficienti	

Una significativa percentuale dei pazienti con ESA ha avuto dei prodromi nelle ore o nelle settimane precedenti (Tabella 5.4.2). Particolare attenzione va posta a quella che viene comunemente indicata come "cefalea sentinella" che ha le caratteristiche di una cefalea focale o generalizzata di particolare intensità, a risoluzione spontanea, che si presenta tra pochi giorni e poche settimane prima della emorragia subaracnoidea (in media circa due settimane) e che si ritiene sia dovuta ad un episodio limitato e contenuto di sanguinamento aneurismatico. Un elevato livello di sospetto clinico può consentire di fare diagnosi di cefalea sentinella e di intervenire sull'aneurisma con maggiore precocità e sicurezza.

Gli aspetti ai quali prestare maggiore attenzione in PS restano comunque quelli relativi alle caratteristiche della cefalea. Circa l'80% dei pazienti con ESA che sono in grado di rispondere alle domande (quasi il 12% muore prima della visita medica e il 5-10% presenta al momento dell'arrivo alterazioni più o meno gravi della coscienza) riferirà di avere provato il più forte mal di testa della propria vita, che si è presentato in modo improvviso, raggiungendo l'acme nel giro di poche decine di secondi. Una percentuale variabile tra il 10 e il 40% dei pazienti riferirà anche di aver provato un episodio di cefalea acuta, di solito meno intenso, nelle 2-8 settimane precedenti (cefalea sentinella). Una percentuale ridotta di pazienti lamenterà una cefalea intensa ma non violenta, spesso accompagnata, da nausea, vomito, dolore del collo, o da un fugace episodio sincopale (in quasi la metà dei pazienti l'ESA esordisce con una breve perdita di coscienza). Alcuni pazienti si presenteranno con una sintomatologia prevalente diversa dalla cefalea, come alterazioni della coscienza, convulsioni, stato di agitazione psicomotoria. La comparsa di cefalea sotto sforzo (intensa attività fisica, Valsalva, attività sessuale) è stata a lungo considerata come caratteristica dell'ESA. Pur restando un punto che è utile indagare, bisogna ricordare che circa il 40% dei pazienti con ESA sviluppano cefalea durante le normali attività della vita quotidiana.

La Tabella 5.4.3 elenca i sintomi di accompagnamento alla cefalea che si presentano con maggiore frequenza. Alcuni Autori hanno proposto recentemente una regola decisionale (non ancora validata) da utilizzare per decidere quali pazienti indagare nel sospetto di ESA. Il suggerimento è che un paziente con cefalea intensa ad esordio acuto venga studiato con esami per immagini in presenza di anche una sola delle sette caratteristiche più sotto riportate, mentre si potrebbe evitare uno studio radiologico nei pazienti che non ne presentano alcuna.

- Età ≥40 anni.
- Perdita di coscienza testimoniata.
- Dolore o rigidità nucale.
- Comparsa dei sintomi sotto sforzo.
- Trasporto in ambulanza.
- Vomito.
- Pressione diastolica ≥100 o sistolica ≥160 mmHg.

L'esame obiettivo non aggiunge molto a quanto si può ricavare dall'anamnesi. Uno stato di coma, la presenza di rigidità nucale,

Tabella 5.4.2. Frequenza di prodromi (da ore a settimane)

Sintomo	Frequenza
Cefalea	48%
Capogiro	10%
Dolore retro-orbitario	7%
Diplopia	6%
Amaurosi	4%
Convulsioni	4%
Ptosi palpebrale	3%
Soffi vascolari	3%
Disfasia	2%

Tabella 5.4.3. Sintomi che accompagnano la cefalea in corso di ESA

Sintomo	Frequenza
Segni di irritazione meningea (rigidità nucale, dolore al collo, al dorso, agli arti inferiori)	60-80%
Vomito	50-70%
Sincope	30-45%
Convulsioni	10-25%
Deficit neurologici focali (soprattutto nervi oculomotori)	10-20%
Coma	10%

la presenza di deficit neurologici focali (spesso dei soli nervi cranici) aumentano la probabilità di un'ESA in un paziente con cefalea intensa ed improvvisa e correlano negativamente con la prognosi.

Diagnosi strumentale

TC senza mezzo di contrasto. È il primo esame da richiedere nel sospetto di un'ESA. La TC ha una sensibilità prossima al 100% se viene eseguita entro le prime 24 ore, ma questa scende significativamente con il passare del tempo per giungere a quasi il 50% dopo 5-7 giorni dall'evento. La sensibilità di una TC dipende, oltre che dal passare del tempo, dalla generazione dell'apparecchiatura, dalla competenza dell'esaminatore, dal volume dell'espanso ematico e dall'ematocrito del paziente (il sangue tende all'isodensità quando l'ematocrito scende al di sotto del 30%). Il sito anatomico del sanguinamento mostrato dalla TC può aiutare anche a distinguere un'ESA post-traumatica da un'ESA spontanea (per esempio nel caso di sincope con caduta a terra e trauma cranico). Mentre nel caso di ESA da trauma il sangue tende a localizzarsi a livello delle convessità cerebrali o nella porzione anteriore della fossa cranica media e frontale, il sangue che proviene dalla rottura di un aneurisma si raccoglie più tipicamente attorno alle cisterne basali. Infine la localizzazione perimesencefalica dello stravaso ematico suggerisce una delle cause relativamente rare di sanguinamento non aneurismatico.

Quando la TC senza mezzo di contrasto dia esito negativo, ma il sospetto clinico resti elevato, la letteratura propone di praticare una rachicentesi per la ricerca dei globuli rossi e della xantocromia. Casistiche di questo millennio riportano infatti una percentuale di pazienti con ESA non identificata alla TC ancora superiore al 5%. La normalità contemporanea di TC e rachicentesi esclude invece l'ESA con elevatissimo valore predittivo negativo. Del tutto recentemente una metanalisi ha indicato che, date alcune condizioni la rachicentesi può non essere necessaria.

TC basale, angio-TC e RMN

IL TACCUINO

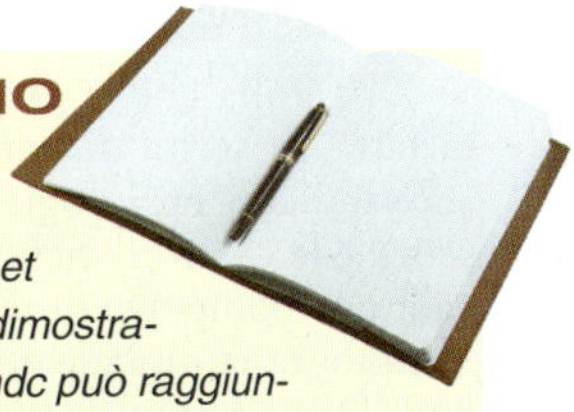

Una recente metanalisi (Dubosh NM, et al. Stroke 2016) ha dimostrato che la TC senza mdc può raggiungere valori di sensitività del 99% con una LR di 0,010 nell'escludere il sospetto di ESA se sono rispettate le seguenti condizioni:

- *TC multidetettore di terza generazione o successiva ad almeno 16 slice;*
- *lettura fatta da un radiologo adeguatamente formato;*
- *esame eseguito entro 6 ore dall'esordio della cefalea;*
- *assenza di meningismo o segni neurologici;*
- *thunderclap headache come sintomo di presentazione.*

In questi casi dunque può non essere necessario ricorrere ad una rachicentesi nel caso di TC negativa per ESA.

Rachicentesi. Questo esame, indicato nel caso di TC negativa ed elevato sospetto diagnostico, presenta alcuni limiti, quali la difficoltà di differenziare un sanguinamento spontaneo da uno traumatico (si consiglia in genere di prelevare 4 provette; il sospetto viene confermato se il numero di emazie è elevato e non decresce dalla prima alla quarta provetta). Devono inoltre essere considerati l'assenza di precise linee guida relative ai criteri diagnostici per ESA ed i possibili effetti collaterali della manovra che non tutti i medici d'urgenza padroneggiano adeguatamente. Una analisi retrospettiva di alcune casistiche ha dimostrato che solo nel 25-50% dei pazienti con sospetta ESA e TC normale è stata praticata una rachicentesi. Sempre più spesso l'angio-TC è l'esame che viene eseguito a fronte di un forte sospetto persistente se la TC senza mezzo di contrasto non è diagnostica (per la tecnica con cui si esegue la rachicentesi consultare Capitolo 22.6).

Ulteriori indagini

Una volta che la diagnosi di ESA sia stata fatta, la scelta di come procedere con gli accertamenti radiologici per definire la presenza e le caratteristiche di un aneurisma travalica le competenze del medico d'urgenza. L'angiografia digitale a sottrazione di immagini (DSA) resta il *gold standard*, ma la scelta di utilizzare prima o in alternativa l'angio-TC o la risonanza magnetica nucleare (RMN) dipende dalle singole situazioni e dal programma terapeutico che si prevede di seguire.

Tra gli esami strumentali che spesso risultano alterati in corso di ESA va infine ricordato l'elettrocardiogramma (ECG) che presenta segni patologici nel 50-100% dei casi. Le alterazioni più tipiche sono assimilabili a quelle di una ischemia subendocardica che può essere dovuta ad una diretta stimolazione encefalica o all'aumento delle catecolamine circolanti. Più spesso l'ECG mostra alterazioni non specifiche del tratto ST e dell'onda T benigne e transitorie.

Terapia

Il ruolo del medico d'urgenza nel trattamento del paziente nel quale sia stata diagnosticata un'ESA riguarda soprattutto gli interventi che è necessario mettere in atto per ridurre il rischio di risanguinamento in attesa che il paziente venga trasferito presso un reparto di terapia intensiva, la sala operatoria o un ospedale di riferimento neurochirurgico. Questi interventi non devono essere sottovalutati in quanto il risanguinamento interessa circa il 15% dei pazienti nelle prime 6 ore e si associa ad una mortalità che, in assenza di un pronto intervento neurochirurgico o endovascolare, può raggiungere il 40%.

Misure generali

Il paziente con ESA deve essere tenuto a letto, con la testa sollevata di circa 30° rispetto al tronco per facilitare il drenaggio venoso. Non deve essere somministrato nulla per os prima che sia stata definita l'opzione di trattamento neurochirurgico. È opportuno monitorare lo stato di coscienza, i parametri vitali, l'ECG (per evidenziare possibili aritmie). Devono essere garantite l'analgesia e una sedazione sufficiente ad assicurare il comfort del paziente. Gli oppiodi sono la classe di farmaci preferita in quanto non interferiscono con la coagulazione e hanno effetto sedativo reversibile. Va infine controllata la febbre quando presente.

Controllo dei valori pressori

Anche in assenza di studi adeguati vi è accordo sul fatto che valori troppo elevati di pressione arteriosa aumentano il rischio di risanguinamento cerebrale, mentre valori troppo bassi possono produrre danni di tipo ischemico. Le più recenti linee guida indicano valori di pressione arteriosa di circa 140/90 mmHg come un ragionevole obiettivo da raggiungere e mantenere con farmaci titolabili per via endovenosa, con preferenza per i β-bloccanti (labetalolo, esmololo) e per la nicardipina.

IL TACCUINO

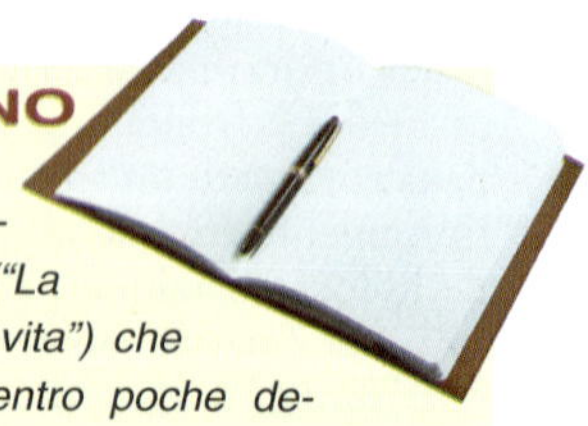

Una cefalea estremamente intensa ("La più forte della mia vita") che raggiunge l'acme entro poche decine di secondi deve essere considerata una emorragia subaracnoidea fino a prova contraria. La TC encefalo smc è l'esame più sensibile per diagnosticarla, specie se viene eseguita entro le prime 24 ore. Se la TC è negativa, ma il sospetto è elevato, si deve procedere ad una rachicentesi o a un'angio-TC.

Altre terapie farmacologiche

Tra i farmaci che possono essere utilizzati quando per qualsiasi ragione la permanenza in Pronto Soccorso si protragga al di là di poche ore:

> **IL TACCUINO**
>
> *Una volta diagnosticata un'ESA è necessario richiedere una consulenza neurochirurgica urgente e procedere con le indagini radiologiche necessarie per identificare la presenza di un aneurisma. L'angiografia resta il gold standard, ma l'angio-TC è una alterativa sempre più utilizzata perché meno invasiva e quasi altrettanto affidabile.*

- gli antifibrinolitici (acido aminocaproico o acido tranexamico) che erano più diffusamente impiegati per ridurre i risanguinamenti quando era abitudine ritardare l'intervento neurochirurgico;
- la nimodipina per via orale, di dimostrata utilità nel ridurre il rischio di ischemia cerebrale da vasospasmo che si manifesta dopo alcuni giorni dalla diagnosi e che deve essere iniziata entro 96 ore dalla diagnosi e proseguita per 21 giorni.

Devono infine essere presi in considerazione:

- il controllo dell'iperglicemia con terapia insulinica (anche se non esistono studi specifici in questo sottogruppo di pazienti critici);
- la ricoagulazione con Vitamina K e concentrato di complesso protrombinico (CCP o con gli antidoti specifici) nei pazienti in trattamento anticoagulante orale (il rischio emorragico prevale sempre sul rischio trombotico);
- la profilassi delle convulsioni in fase acuta (da protrarre per 3-7 giorni);
- la prevenzione e il trattamento dell'iponatremia;
- la profilassi dell'ulcera da stress con antagonisti dei recettori H-2 dell'istamina o inibitori della pompa protonica.

Trattamento definitivo dell'aneurisma

Le due principali modalità per il trattamento degli aneurismi cerebrali sono la microchirurgia (*clipping*) e l'intervento endovascolare con metodiche di radiologia interventistica (*coiling*). Qualunque sia la scelta, viene oggi consigliato di effettuare l'intervento il prima possibile e comunque entro le 72 ore. Non tutti gli aneurismi possono essere trattati con ambedue le tecniche e la scelta può essere influenzata dalle dimensioni e dalla posizione anatomica dell'aneurisma, dalle condizioni generali del paziente, dalla competenza degli operatori. Quando i pazienti sono eleggibili per ambedue le tecniche gli studi clinici dimostrano esiti migliori per il trattamento endovascolare e le più recenti linee guida sostengono questa scelta. Diversi studi dimostrano che la prognosi correla con il numero di interventi eseguiti da un centro ogni anno.

Bibliografia di riferimento

LA LAVAGNA

- *Le caratteristiche della cefalea sono l'elemento più importante per sospettare un'ESA.*
- *Un'ESA può essere scatenata da uno sforzo fisico, ma in molti casi esordisce a riposo.*
- *Il paziente con ESA ha diritto ad un adeguato trattamento del dolore.*
- *Il trattamento medico del paziente con ESA mira a prevenire il risanguinamento, le convulsioni, l'iponatremia, l'ischemia cerebrale da vasospasmo.*
- *Il trattamento definitivo dell'aneurisma deve essere precoce e comunque non deve attendere oltre 72 ore.*
- *I migliori risultati si ottengono in centri altamente specializzati. È compito del medico d'urgenza organizzare un trasferimento in tempi brevi quando il proprio ospedale non sia adeguatamente attrezzato.*

APPUNTI / COMMENTI

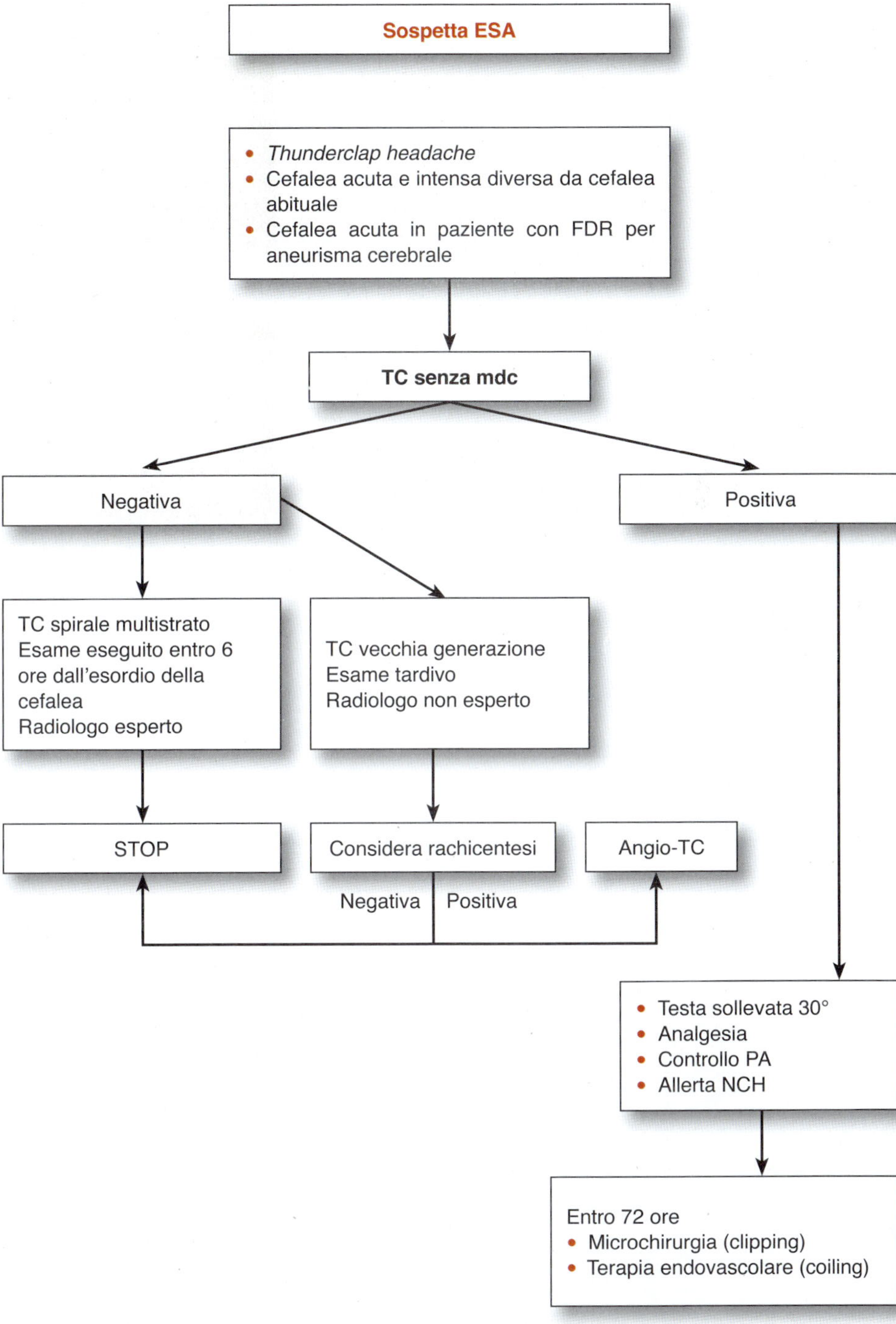
Sospetta ESA
• Thunderclap headache
• Cefalea acuta e intensa diversa da cefalea abituale
• Cefalea acuta in paziente con FDR per aneurisma cerebrale
TC senza mdc
Negativa
Positiva
TC spirale multistrato
Esame eseguito entro 6 ore dall'esordio della cefalea
Radiologo esperto
TC vecchia generazione
Esame tardivo
Radiologo non esperto
STOP
Considera rachicentesi
Angio-TC
Negativa
Positiva
• Testa sollevata 30°
• Analgesia
• Controllo PA
• Allerta NCH
Entro 72 ore
• Microchirurgia (clipping)
• Terapia endovascolare (coiling)

6. Emergenze-urgenze infettivologiche

6.1 Infezioni della cute e dei tessuti molli

Introduzione

Le infezioni della cute e dei tessuti molli (*Skin and Soft Tissue Infection* - SSTI) costituiscono un gruppo eterogeneo di patologie di frequente osservazione, caratterizzate dall'infezione di epidermide, del derma e dei tessuti sottocutanei fino a coinvolgere fascia e tessuti muscolari, con un ampio spettro di manifestazioni cliniche, che vanno da semplici infezioni superficiali fino a severe infezioni necrotizzanti pericolose per la vita (**Figura 6.1.1**). Va ricordato che più l'infezione è profonda, più la superficie cutanea può sembrare normale.

Tali infezioni possono coinvolgere qualsiasi distretto corporeo, anche se gli arti inferiori, il perineo e la parete addominale sono le localizzazioni più frequenti.

Negli ultimi anni si è assistito ad una drammatica impennata della frequenza e della severità dei casi, che ha riportato interesse per la diagnosi e il trattamento delle SSTI. Le infezioni dei tessuti molli costituiscono, infatti, una problematica di crescente importanza per quanto riguarda gli accessi in Pronto Soccorso, negli ambulatori di Medicina generale e per il numero di ricoveri ospedalieri. Il suddetto incremento è da imputare in larga parte all'aumento delle infezioni comunitarie da ceppi di *Staphylococcus aureus* meticillino-resistente (*Community Acquired-Methicillin Resistant Staphylococcus Aureus*, CA-MRSA). In **Tabella 6.1.1** sono indicate le categorie di pazienti con un aumentato rischio di infezioni da CA-MRSA.

I pazienti con infezione dei tessuti molli dovuti a *Staphylococcus aureus* o a *Streptococcus pyogenes* possono sviluppare la sindrome dello shock tossico, ovvero una sindrome acuta in cui le tossine batteriche assorbite per via sistemica agiscono come superantigeni attivando una risposta infiammatoria massiva.

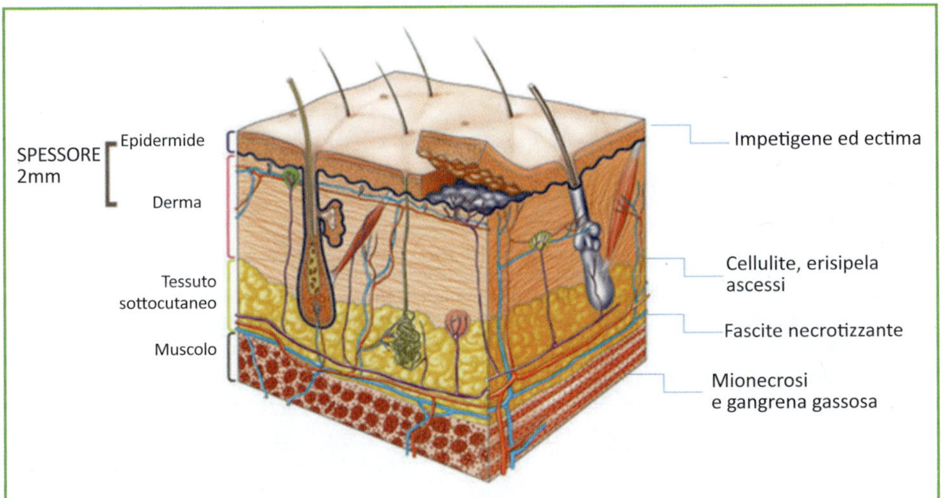

Figura 6.1.1. Infezioni della cute e dei tessuti molli.

Tabella 6.1.1. Pazienti a rischio di infezione da CA-MRSA

- bambini di età inferiore a due anni
- atleti (soprattutto sport da combattimento)
- tossicodipendenti
- omosessuali
- militari
- detenuti di istituti penitenziari, ospiti di case di riposo
- veterinari, proprietari di animali domestici e allevatori di suini
- pazienti con sindrome post influenzale e/o polmonite severa
- pazienti con altra infezione della cute o dei tessuti molli concomitante
- storia di colonizzazione o recente infezione da CA-MRSA
- storia di antibioticoterapia nell'anno precedente, soprattutto con chinoloni e macrolidi

Le infezioni della cute e dei tessuti molli, per un più semplice approccio, vengono suddivise in non purulente e purulente, con una differenza importante in termini di trattamento.

Le infezioni non purulente (impetigine, ectima, cellulite, erisipela, infezioni necrotizzanti), fatta eccezione per le gravi infezioni necrotizzanti (es. fascite necrotizzante), si giovano della terapia antibiotica orale o sistemica a seconda della severità. Le raccolte purulente (es. ascessi, foruncoli) vedono nell'incisione e nel drenaggio chirurgico il cardine della terapia, cui si associa una terapia antibiotica in caso di lesione con coinvolgimento sistemico.

Impetigine ed ectima

L'impetigine è un'infezione provocata da germi piogeni che colpisce frequentemente i bambini; interessa gli strati superficiali della cute, più spesso volto ed arti. Tipicamente si distingue tra impetigine non bollosa o bollosa. La forma non bollosa è secondaria ad infezione da Streptococco β-emolitico e/o *Staphylococcus aureus*; comincia con papule eritematose che evolvono in vescicole e pustole e che, in seguito a rottura, formano delle croste color miele. L'impetigine bollosa è legata a ceppi di *Staphylococcus aureus* che producono una tossina esfoliativa in grado di clivare le giunzioni dermo-epidermiche.

L'ectima costituisce una forma più profonda di infezione caratterizzata da bolle, vescicole e pustole che rompendosi danno origine ad ulcerazioni circolari della cute con una escara scura ben aderente, circondata da eritema. È sostenuta da Streptococchi e stafilococchi. Diversamente dall'impetigine guarisce per cicatrizzazione.

APPROFONDIMENTI

Nel caso siano presenti lesioni cutanee ritenute responsabili dell'infezione, è indicato raccogliere campioni per l'esame colturale prima dell'inizio della terapia antibiotica e solo una volta che queste siano state adeguatamente pulite, eventualmente anche tramite *debridment*. Un campione ottenuto attraverso *curettage* (raschiando il tessuto alla base della lesione utilizzando una *curette* cutanea o la lama sterile di un bisturi) permette di isolare con maggiore precisione i microorganismi patogeni piuttosto che il semplice passaggio di un tampone sulla superficie della ferita. Anche se ottenere campioni colturali tramite i tamponi cutanei è sicuramente più facile e rapido, questi forniscono risultati meno precisi: risultano spesso positivi per la normale flora batterica cutanea o per batteri colonizzatori (falsi positivi); mentre possono non riuscire ad individuare i microrganismi patogeni effettivamente responsabili dell'infezione, quali quelli presenti nei tessuti più profondi o i batteri anaerobi (falsi negativi). Altri metodi accettabili per l'esame colturale includono l'aspirazione di secrezioni purulente (con siringa dotata di ago sterile) e le biopsie tissutali.

Valutazione e trattamento

- La colorazione di Gram e gli esami colturali di pus/essudato delle lesioni e delle vescicole sono utili per identificare il patogeno, ma nei casi tipici è corretto avviare un trattamento empirico senza eseguire tali esami.
- Il trattamento dell'impetigine può essere orale o topico. La terapia orale è da riservare a pazienti con numerose lesioni o durante epidemie, in modo da limitare la trasmissione dell'infezione. Il trattamento dell'ectima è costituito da antibiotici orali.

Antibiotici

Per approfondimenti vedi Tabella 6.1.2.

- *Topici* (per impetigine/impetigine bollosa; nei pazienti con un numero limitato di lesioni): mupirocina o retapamulina due volte al giorno per 5 giorni.
- *Orali* (per ectima o impetigine): cefalexina o amoxicillina/acido clavulanico per almeno sette giorni. Se si sospetta la presenza di CA-MRSA: doxiciclina, clindamicina e sulfametoxazolo/trimetoprim.

Tabella 6.1.2. Terapia antibiotica per impetigine ed ectima

Mupirocina crema	Applicare sulle lesioni due volte al giorno
Cefalexina	500 mg ogni 6 ore per os
Amoxicillina/acido clavulanico	1 g ogni 8 ore per os
In caso di allergia ai β-lattamici:	
Moxifloxacina	400 mg ogni 24 ore

Ascessi cutanei e cisti epidermoidi

Gli ascessi cutanei sono raccolte di pus tra il derma e i tessuti profondi. Si tratta di tumefazioni nodulari, dolenti, morbide, eritematose, spesso sormontate da una pustola e circondate da cellulite. Il principale agente eziologico è lo *Staphylococcus aureus* meticillino-sensibile o meticillino-resistente.

Le cisti epidermoidi infiammate sono tipicamente raccolte di materiale caseoso, cheratinizzato, che si rompono e danno una reazione infiammatoria circostante.

Diagnosi

La diagnosi di ascesso cutaneo è spesso semplice, basata sull'esame clinico e confermata dall'incisione e dal drenaggio. Tuttavia un ascesso profondo può essere più difficile da diagnosticare clinicamente per l'indurimento dei tessuti circostanti. In questi casi l'accuratezza diagnostica dell'esame clinico è aumentata dall'ecografia, che risulta particolarmente utile nei casi dubbi, o per diagnosticare una raccolta da drenare nelle celluliti che non rispondono alla terapia antibiotica. Essa consente inoltre di valutare l'efficacia del drenaggio della raccolta.

Valutazione e trattamento

- Il trattamento raccomandato sia per gli ascessi cutanei che per le cisti epidermoidi è costituito dall'incisione e dal drenaggio, seguiti da medicazione con garza sterile. Non ci sono evidenze che dimostrino che lo zaffaggio della cavità ascessuale dopo il drenaggio migliori il processo di guarigione o riduca le ricorrenze.
- Colorazione di Gram ed esami colturali di pus/essudato dell'ascesso sono raccomandati per identificare il patogeno, ma nei casi tipici è corretto avviare un trattamento empirico senza eseguire tali esami. Non sono invece raccomandati nel caso di cisti epidermoidi.
- L'antibioticoterapia, in aggiunta al drenaggio, riduce la ricorrenza e va riservata a lesioni estese o multiple che non è possibile controllare con l'incisione e il drenaggio, in caso di sepsi, nei pazienti fragili o immunocompromessi e negli ascessi con significativa cellulite circostante.

Nei pazienti a rischio per infezione da CA-MRSA deve essere prescritta una terapia mirata (Tabella 6.1.3).

Nel caso di mancata risoluzione va considerata prontamente la ripetizione del drenaggio, la presenza di patogeni resistenti o l'immunocompromissione del paziente.

Erisipela e cellulite

I termini erisipela e cellulite vengono sovente utilizzati come sinonimi; tuttavia il

Tabella 6.1.3. Antibiotici da utilizzare in caso di infezione da CA-MRSA

Trattamento domiciliare per o.s.	Trattamento ospedaliero e.v.
Sulfametoxazolo/trimetoprim 800/160 mg ogni 12 ore	Vancomicina 1 g come dose da carico, quindi 500 mg ogni 6 ore o 1 g ogni 12 ore o 2 g al giorno in infusione continua
Doxiciclina 100 mg ogni 12 ore	Teicoplanina 6 mg/kg e.v. ogni 12 ore per le prime tre dosi, quindi 6 mg/kg e.v. ogni 24 ore
Clindamicina 300-600 mg ogni 8 ore	Tigeciclina 100 mg per la prima dose, poi 50 mg ogni 12 ore
Linezolid 600 mg ogni 12 ore	Linezolid 600 mg ogni 12 ore
Tedizolid 200 mg al giorno per 6 giorni	Daptomicina 4-6 mg/kg ogni 24 ore
	Clindamicina 300-600 mg ogni 6-8 ore
	Dalbavancina (long acting): 1500 mg e.v. in 30 minuti, oppure 1000 mg e.v. in 30 minuti poi, dopo una settimana, 500 mg e.v. in over 30 minuti
	Tedizolid 200 mg e.v. (in un ora) al giorno per 6 giorni

termine erisipela sarebbe da riservare all'infezione del derma superficiale, mentre la cellulite definisce un'infezione coinvolgente anche il derma profondo e il tessuto adiposo sottocutaneo.

Manifestazioni cliniche

L'esordio è acuto e può essere associato a febbre e malessere generale. Le due affezioni si caratterizzano per la presenza di una chiazza eritematosa, edematosa, dolente, calda e rilevata, a margini netti. La superficie cutanea può essere liscia o assumere aspetto a buccia d'arancia. È possibile la presenza di linfangite ed il coinvolgimento dei linfonodi. Possono essere presenti vescicole, bolle ed emorragie cutanee sotto forma di petecchie o ecchimosi.

Il punto di ingresso dei batteri può essere qualsiasi soluzione di continuo della cute anche minima o inapparente, spesso in pazienti con cute fragile e con diminuzione delle difese locali per obesità, stasi linfatica, trauma, insufficienza venosa, etc.

È importante distinguere le celluliti dalle raccolte purulente come ascessi, foruncoli e borsiti settiche in quanto il trattamento della cellulite è prettamente medico, mentre quello delle raccolte purulente è costituito dal drenaggio chirurgico. In questi casi l'ausilio dell'ecografia può essere utile per visualizzare le raccolte.

I principali agenti patogeni responsabili di erisipela/cellulite sono rappresentati da Streptococco β-emolitico di gruppo A (in particolare *Streptococcus pyogenes*), ma anche da altri gruppi, specialmente nel caso di erisipela degli arti inferiori per passaggio attraverso micro-ferite negli spazi interdigitali. Lo *Staphylococcus aureus* è un agente eziologico meno frequente, più spesso associato a lesioni penetranti (traumi e iniezione di sostanze stupefacenti) o ferite aperte. Nei bambini, *Haemophilus influenzae*, insieme alla flora orale anaerobia, può causare cellulite del volto.

Diagnosi differenziale

Nelle fasi iniziali, distinguere tra cellulite (responsiva alla sola terapia antibiotica) e infezione necrotizzante (che necessita di trattamento chirurgico) può essere complesso. Elementi suggestivi di coinvolgimento profondo sono:

- dolore severo e costante;
- bolle da occlusione dei vasi profondi che attraversano la fascia o i compartimenti muscolari;
- necrosi cutanea o ecchimosi che precedono la necrosi;
- presenza di gas nei tessuti molli alla palpazione o all'*imaging* (**Figura 6.1.2**);
- edema che si estende oltre i margini dell'eritema;
- anestesia cutanea;
- segni di tossicità sistemica: febbre, leucocitosi, delirium, insufficienza renale;
- rapida progressione durante la terapia antibiotica.

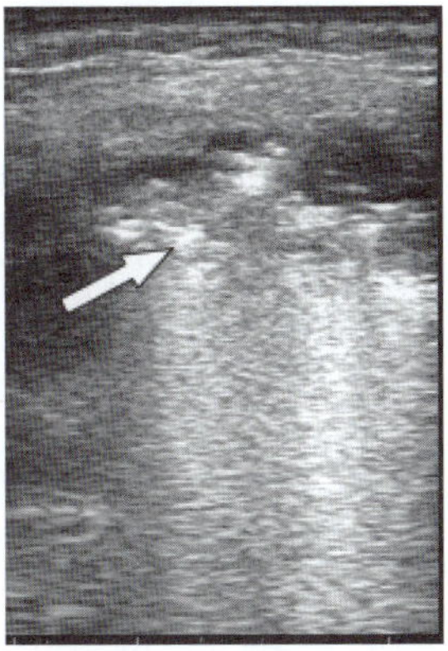

Figura 6.1.2. Infezione dei tessuti molli. Ecografia. Piccole aree iperecogene con artefatti da riverbero posteriori, compatibili con enfisema cutaneo.

Valutazione e trattamento

- Emocolture, aspirati cutanei e biopsie non sono raccomandati di routine per i casi tipici, ma vanno riservate a pazienti con neoplasie in trattamento chemioterapico, in presenza di neutropenia, immunodeficienza e morsi di animali. Le emocolture sono positive in meno del 5% dei casi mentre la positività delle colture da aspirato è molto variabile potendo oscillare da meno del 5% al 40% dei casi. Le biopsie cutanee hanno margini di successo lievemente migliori, dando risultati positivi nel 20-30% dei casi.
- I casi tipici di cellulite senza segni sistemici (Tabella 6.1.4) di infezione dovrebbero ricevere un antibiotico attivo contro gli streptococchi.

  Per i casi di cellulite con segni di coinvolgimento sistemico è raccomandato l'utilizzo di antibiotici per via parenterale (Tabella 6.1.5).

Tabella 6.1.4. Terapia antibiotica per la cellulite

Cefalexina	500 mg ogni 6 ore per os
Amoxicillina/acido clavulanico	1 g ogni 8 ore per os
Clindamicina	600 mg ogni 8 ore per os
In caso di allergia ai β-lattamici:	
Moxifloxacina	400 mg ogni 24 ore

Tabella 6.1.5. Terapia antibiotica per la cellulite con coinvolgimento sistemico

Amoxicillina/acido clavulanico + clindamicina	2 g ogni 8 ore e.v. 600 mg ogni 6 ore e.v.
In caso di allergia ai β-lattamici:	
Moxifloxacina + clindamicina	400 mg ogni 24 ore e.v. 600 mg ogni 6 ore e.v.

Se si sospetta la sindrome da shock tossico causata dallo Streptococco deve essere usato un antibiotico come clindamicina o linezolid per ridurre la produzione di tossina e di superantigene.

Se ci sono segni e sintomi di shock settico, si utilizza la stessa terapia empirica utilizzata nelle infezioni necrotizzanti (Tabella 6.1.6).

La copertura per CA-MRSA (Tabella 6.1.3) è raccomandata per i pazienti ad alto rischio di CA-MRSA o per coloro che non rispondono ai β-lattamici entro 48-72 ore.

La copertura per CA-MRSA e Streptococchi è raccomandata se:

- la cellulite è secondaria a trauma penetrante,
- vi è evidenza di infezione da MRSA in altro sito,
- vi è contaminazione nasale da MRSA,
- il paziente fa utilizzo di droghe iniettive,
- nel caso di drenaggio di materiale purulento.

In alcuni pazienti dopo l'inizio della terapia antibiotica si può verificare un peggioramento dei sintomi sistemici e della flogosi cutanea probabilmente legato alla lisi batterica.

- La durata della terapia è 5 giorni, ma il trattamento dovrebbe essere prolungato se l'infezione non è migliorata in questo lasso di tempo, almeno fino ai 3 giorni successivi la scomparsa della lesione cutanea.
- In assenza di sepsi, stato mentale alterato, instabilità emodinamica, è possibile il trattamento ambulatoriale. L'ospedalizzazione è raccomandata se c'è il sospetto di infezione profonda o necrotizzante, se il paziente è severamente compromesso o se vi è stato fallimento del trattamento domiciliare.
- I corticosteroidi per via sistemica (ad esempio prednisone 40 mg al giorno per

7 giorni) accelerano il processo di guarigione senza inficiare le recidive. Possono essere considerati in adulti non diabetici con cellulite.

- La percentuale di recidiva varia tra l'8 e il 20% all'anno. Per quanto possibile occorre identificare e trattare i fattori predisponenti locali e sistemici (es. diabete, obesità, linfedema, tinea pedis, insufficienza venosa, etc.). Per i pazienti con ricorrenti episodi nonostante il trattamento dei fattori di rischio o per i quali non è possibile eliminare i fattori di rischio, si può valutare l'impiego di terapia antibiotica profilattica con penicillina o eritromicina in regimi prolungati dalle 4 alle 52 settimane.

Angina di Ludwig

L'angina di Ludwig è un particolare tipo di cellulite, provocata dalla flora batterica orale, che coinvolge gli spazi sottomandibolari bilateralmente e può causare un distress respiratorio per edema del pavimento della bocca e della lingua. La causa è nella maggior parte dei casi un'infezione odontogena (ascesso o recente estrazione di un molare inferiore). L'80% dei pazienti riferisce infatti dolore ai denti o storia di recenti trattamenti odontoiatrici. Altre cause possono essere: frattura della mandibola, corpi estranei o lacerazioni del pavimento della bocca, tumori del cavo orale, foruncoli, piercing della lingua, cisti del dotto tireoglosso infetta, intubazione o broncoscopia traumatica. Va prontamente riconosciuta perché causa di distress respiratorio potenzialmente fulminante e mortale in poche ore, che necessita di intubazione rapida o anche di cricotiroidotomia/tracheostomia.

Il quadro clinico è caratterizzato da dolore al collo, disfagia, odinofagia, *hot potato voice*, difficoltà a muovere il collo. Si osserva edema della lingua e sollevamento del pavimento della bocca, tumefazione del collo bilaterale con edema teso e dolente, enfisema sottocutaneo: tipico l'aspetto *bull neck*, con il collo taurino e il capo sporto in avanti.

L'ecografia e la radiografia del collo possono essere utili per visualizzare l'edema, la presenza di aria nei tessuti e il restringimento dello spazio respiratorio.

Cellulite periorbitaria e orbitaria

La cellulite periorbitaria (o presettale) e orbitaria vanno riconosciute e trattate prontamente, in quanto il drenaggio venoso di quell'aerea viene svolto da vasi venosi comunicanti con il sistema nervoso centrale attraverso il seno cavernoso. I più importanti agenti eziologici sono nuovamente gli Streptococchi.

È necessario distinguere la cellulite periorbiatiaria (infezione confinata anteriormente al setto orbitario, che non altera la visione e i movimenti extraoculari) dalla cellulite orbitaria caratterizzata da sintomatologia più severa con proptosi, ridotta mobilità oculare, dolore all'occhio; possono essere presenti gas retrorbitario e ascessi che peggiorano ulteriormente la sintomatologia. Il coinvolgimento retrorbitario è facilmente valutabile con la TC.

La cellulite orbitaria richiede l'ospedalizzazione, la terapia antibiotica sistemica e, in caso di ascessualizzazione e fallimento della terapia medica, il trattamento chirurgico con incisione e drenaggio. La cellulite presettale può essere trattata ambulatorialmente, con un *follow-up* stretto per le prime 24-48 ore.

IL TACCUINO

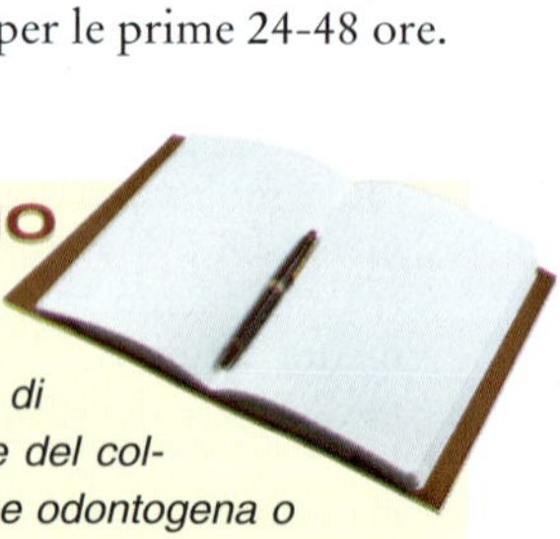

Pensare all'angina di Ludwig nei casi di dolore e tumefazione del collo in recente infezione odontogena o trauma al cavo orale.

La cellulite orbitaria va prontamente riconosciuta e trattata perché drena attraverso i seni cavernosi e può estendersi al SNC.

Devono essere trattate in regime ospedaliero le celluliti accompagnate da segni di sepsi e instabilità emodinamica o nel sospetto di infezione profonda e le celluliti orbitarie.

Infezioni necrotizzanti

Fascite necrotizzante

La fascite necrotizzante è un'infezione sottocutanea relativamente rara, ma potenzialmente fatale che coinvolge cute, sottocute, piani fasciali e che si estende profondamente. Per definizione il muscolo è risparmiato, ma l'infezione può estendersi al piano muscolare causando mionecrosi. È caratterizzata da necrosi del grasso sottocutaneo e della fascia superficiale, trombosi dei vasi sottocutanei e infiltrato leucocitario. Nelle sue fasi iniziali è difficile distinguerla dalla cellulite: una delle caratteristiche cliniche distintive consiste nell'indurimento ligneo del tessuto sottocutaneo, diverso dalla cellulite ove c'è edema, mentre i tessuti sottocutanei restano mobili e palpabili.

Un'infezione del sottocute rapidamente progressiva va sempre trattata aggressivamente e sospettata per essere una fascite necrotizzante.

Esistono forme mono o polimicrobiche. Nelle monomicrobiche i batteri coinvolti sono solitamente *Streptococcus pyogenes*, *Staphylococcus aureus*, *Vibrio vulnificus*, *Aeromonas hydrophila* e gli Streptococchi anaerobi. Ci può essere inoltre co-infezione da parte di Streptococchi emolitici e stafilococchi. La forma polimicrobica (gram+, gram-, aerobi e anaerobi) è più comune nelle seguenti situazioni:

- ascessi perianali, traumi addominali penetranti, o dopo procedure chirurgiche sull'intestino;
- ulcere da decubito;
- sito di iniezione di droghe endovenose;
- diffusione da aree genitali (es. ascesso del Bartolini, ferita da episiotomia etc.).

Caratteristiche cliniche

- Dolore importante ed apparentemente sproporzionato alle caratteristiche cliniche della cellulite (talora il dolore si riduce per distruzione delle terminazioni nervose cutanee: la cessazione o l'assenza del dolore possono essere pertanto un segno di progressione dell'infezione più che di miglioramento).
- Tessuto sottocutaneo di consistenza aumentata (talora lignea) con estensione dell'edema più ampia di quanto appaia il coinvolgimento cutaneo.
- Edema o tumefazione che si estendono oltre l'area eritematosa cutanea.
- Presenza di lesioni bollose, necrosi cutanea o ecchimosi.
- Crepitii alla palpazione della lesione per presenza di gas nei tessuti.
- Tossicità sistemica, spesso con alterazione dello stato di coscienza.
- Mancata risposta alla terapia antibiotica iniziale.

Il cardine per il trattamento della fascite necrotizzante è il suo pronto riconoscimento, il tempestivo drenaggio chirurgico e la terapia antibiotica appropriata e quanto più precoce possibile.

Tabella 6.1.6. Terapia antibiotica empirica nella fascite necrotizzante

Vancomicina + piperacillina/tazobactam o meropenem + clindamicina	1 g come dose da carico, quindi 500 mg ogni 6 ore o 1 g ogni 12 ore o 2 g al giorno in infusione 4,5 g ogni 6 ore 1 g ogni 8 ore 600 mg ogni 6 ore
Teicoplanina + piperacillina/tazobactam o meropenem + clindamicina	6 mg/kg ogni 12 ore per le prime tre dosi, quindi 6 mg/kg ogni 24 ore 4,5 g ogni 6 ore 1 g ogni 8 ore 600 mg ogni 6 ore
Linezolid + piperacillina/tazobactam o meropenem + clindamicina	600 mg ogni 12 ore 4,5 g ogni 6 ore 1 g ogni 8 ore 600 mg ogni 6 ore
Daptomicina + piperacillina/tazobactam o meropenem + clindamicina	6 mg/kg ogni 24 ore 4,5 g ogni 6 ore 1 g ogni 8 ore 600 mg ogni 6 ore
In caso di allergia ai β-lattamici:	
Daptomicina o linezolid + clindamicina, aggiungendo meropenem se fattori di rischio per Gram-negativi	

Diagnosi e trattamento

La radiografia standard non è la metodica di scelta per la sua bassa sensibilità e specificità; solo in alcuni casi può evidenziare la presenza di gas nei tessuti sottocutanei. La TC con mdc, con alta sensibilità ma scarsa specificità, evidenzia l'edema e la flogosi del sottocute e talora la presenza di gas; la RMN con mdc è altrettanto sensibile e rappresenta il *gold standard*, ma non è disponibile in tutti i Pronto Soccorso. L'ecografia dei tessuti molli può risultare diagnostica differenziando la semplice cellulite dalla fascite necrotizzante, ma richiede un operatore esperto.

Le metodiche non invasive sono quindi utili nei casi dubbi per avvalorare la diagnosi, tuttavia la valutazione chirurgica è mandatoria in tutti i pazienti con elevato sospetto clinico per fascite necrotizzante o gangrena gassosa.

In questo contesto nel 2004 è stato proposto l'impiego di uno score, il *Laboratory Risk Indicator for Necrotising Fasciitis* (LRINEC) *score*, per la valutazione del rischio di fascite necrotizzante, prendendo in considerazione semplici parametri di laboratorio (Tabella 6.1.7).

Una metanalisi del 2017 ha concluso infatti che lo score di LRINEC rappresenta un utile strumento nella pratica clinica per la diagnosi e il trattamento chirurgico della fascite necrotizzante, per la presenza di una buona correlazione dal punto di vista statistico tra score e diagnosi reale di fascite necrotizzante.

Tabella 6.1.7. LRINEC score

Parametri	Range	Score
Hb (g/dL)	>13,5 11-13,5 <11	0 1 1
WBC ($x10^4$µL)	<15 15-25 >25	0 1 2
Na^+ (mEq/L)	<135	2
Creatinina (mg/dL)	<1,6 >1,6	2
Glucosio (mg/dL)	<180 >180	0 1
PCR (mg/dL)	<15 >15	0 4
≤5: basso rischio (<50%); 6-7 rischio intermedio; ≥8 rischio elevato (>75%)		

Il trattamento si basa sul *debridement* chirurgico che deve essere precoce ed aggressivo e può essere ripetuto, associato a terapia medica di supporto con fluidi e antibiotici empirici a largo spettro. Dal momento che è impossibile escludere con certezza un'eziologia polimicrobica, deve essere iniziata una terapia antibiotica empirica ad ampio spettro contro Gram-positivi, Gram-negativi ed anaerobi fino ai risultati degli esami colturali e degli antibiogrammi. Se è documentata l'eziologia da streptococco β-emolitico di gruppo A il trattamento raccomandato è l'associazione di penicillina e clindamicina.

La mortalità varia dal 6 al 76%. Il diabete mellito è il più importante predittore di mortalità, insieme con età, presenza di comorbilità e ritardo nel trattamento chirurgico.

La terapia iperbarica rimane controversa, ma va considerata quando disponibile.

IL TACCUINO

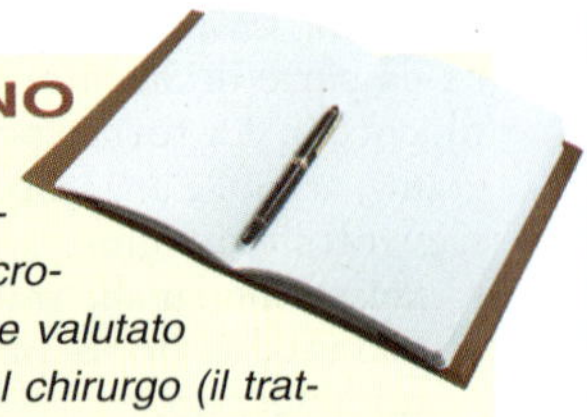

Il paziente con sospetta fascite necrotizzante deve essere valutato immediatamente dal chirurgo (il trattamento principale è la rimozione chirurgica del materiale con sbrigliamento); inoltre deve essere avviata terapia di supporto, antibiotica a largo spettro, nutrizionale e antidolorifica.
Il più importante fattore prognostico è il precoce invio in sala operatoria.

Gangrena di Fournier

Si tratta di una variante di infezione necrotizzante dei tessuti molli che coinvolge scroto, pene o vulva. Colpisce tipicamente la quinta o sesta decade di vita, in particolare pazienti diabetici.

Si presenta come un'infezione perianale o retroperitoneale che si diffonde attraverso i piani fasciali ai genitali o un'infezione delle vie urinarie che coinvolge le ghiandole periuretrali e da qui si estende a pene e scroto o un trauma genitale che permette l'accesso ai tessuti sottocutanei.

Caratteristiche cliniche sono febbre, dolore, eritema ed edema dei genitali, necrosi cutanea e crepitii, indicanti la presenza di gas nei tessuti molli. I testicoli sono tipicamente risparmiati, perché hanno un separato apporto di sangue. L'infezione può estendersi al perineo e alla parete addominale anteriore. Molti casi sono causati da flora mista aerobia e anaerobia, che spesso comprende *Staphylococcus aureus* e *Pseudomonas aeruginosa*.

Il trattamento richiede un rapido intervento chirurgico di sbrigliamento nel tentativo di salvare le strutture profonde, associato ad adeguata terapia di supporto e trattamento antibiotico ad ampio spettro (Tabella 6.1.8).

Tabella 6.1.8. Terapia antibiotica in caso di gangrena di Fournier

Gangrena di Fournier	
Piperacillina/tazobactam + clindamicina	4,5 g ogni 6 ore 600 mg ogni 6 ore
Shock settico da gangrena di Fournier	
Meropenem + linezolid	1 g ogni 8 ore 600 mg ogni 12 ore

Il ruolo dell'ossigenoterapia iperbarica è tuttora controverso; e andrebbe valutato in maniera individuale facendo un accurato bilancio rischio beneficio.

Gangrena gassosa e mionecrosi

La mionecrosi è un'infezione dei tessuti molli con necrosi del tessuto muscolare associata a infiammazione dei tessuti sovrastanti di variabile entità. Le manifestazioni a livello cutaneo vanno dal semplice eritema fino alla gangrena, ma tipicamente si manifesta con edema massivo.

Agenti eziologici sono germi anaerobi del genere *Clostridium*, in particolare *Clostridium perfrigens, novyi, histolyticum, septicum* etc.

Gangrena gassosa associata a trauma

Comunemente è sostenuta da *Clostridium perfrigens*. Clinicamente è caratterizzata inizialmente da dolore intenso entro le 24 ore dal trauma. La cute da pallida vira verso il bronzeo e quindi il rosso-violaceo. L'area diventa tesa e compaiono bolle piene di liquido rosso-bluastro. Crepitii alla palpazione e bolle aeree all'*imaging* sono i segni della presenza di gas nei tessuti. Al contempo si sviluppano segni di tossicità sistemica, shock e insufficienza multiorgano.

Gangrena gassosa spontanea

In questo caso, il più frequente agente eziologico è *Clostridium septicum*; tipicamente colpisce pazienti con neutropenia o neoplasie gastrointestinali, per diffusione ematogena da lesioni coliche.

Trattamento

Il trattamento della gangrena gassosa richiede spesso il ricovero in Terapia Intensiva, supporto d'organo e sbrigliamento chirurgico in urgenza, associato a terapia antibiotica ad ampio spettro fino alla diagnosi confermata dai colturali. In generale sono indicate vancomicina in associazione a β-lattamici ad ampio spettro o ad un carbapenemico.

La terapia con ossigeno iperbarico non ha dato finora benefici evidenti e non deve ritardare il *debridement* chirurgico.

Ferite da morso di mammifero

Vedi Capitolo 11.2.

Ferite da morso di ragno violino

Le punture di ragno sono abbastanza frequenti, benché di solito non diano gravi sequele. Il Loxosceles rufescens è una specie di ragno, noto come ragno violino per la presenza di una macchia caratteristica che ricorda un violino. Il ragno violino vive abitualmente nel bacino del Mediterraneo; nelle stagioni fredde si ripara nelle nostre case; è velenoso, benché non sia aggressivo e si muove prevalentemente di notte. Il suo morso, di solito non doloroso, può portare nelle ore successive alla comparsa di una lesione cutanea caratterizzata da rossore, prurito, bruciore che, nell'arco delle 48-72 ore successive, può diventare necrotica e può ulcerarsi. Le manifestazioni cliniche (Laxoscelismo) possono variare da cutanee localizzate (celluliti, linfangiti), più frequenti, o sistemiche (fino all'anemia emolitica, CID, insufficienza renale) (Tabella 6.1.9). Alterazioni caratteristiche sono delle vere e proprie lesioni necrotiche della cute, causate da una varietà di enzimi e di peptidi litici iniettati al momento del morso. Eventuali sovrainfezioni sono invece secondarie all'ingresso di batteri, normalmente presenti sulla cute, trascinati dalla puntura del ragno. Lo stato immunitario del paziente, l'eventuale presenza di comorbidità e il sito di puntura sono ovviamente da tenere in considerazione nel predire la gravità del quadro clinico.

Il trattamento è dibattuto. I dati più recenti suggeriscono una buona detersione del sito di puntura, antidolorifici, terapia antibiotica in caso si sospetti una sovrainfezione batterica, terapia corticosteroidea sistemica e antistaminica. Risulta utile tuttavia contattare il più vicino centro antiveleni per segnalare il caso e discutere della miglior gestione clinica. Nei casi più gravi è utile ricorrere ad una valutazione chirurgica.

Approccio alle infezioni cutanee nel paziente immunodepresso

Nell'individuo immunodepresso, la diagnosi delle infezioni di cute e tessuti molli risulta ben più complessa: le infezioni sono infatti causate da organismi diversi e spesso non considerati negli immunocompetenti; l'infezione dei tessuti molli può essere in realtà una manifestazione di altre infezioni sistemiche; il tipo e il grado di immunodeficienza spesso mascherano o attenuano le manifestazioni cliniche.

Acquista pertanto notevole rilievo l'esame colturale e in particolare la biopsia o l'aspirazione della lesione.

La diagnosi differenziale deve includere cause non infettive quali reazioni da farmaci, infiltrazione cutanea neoplastica, reazioni da chemio o radioterapia, sindrome di Sweet (dermatosi papulo-nodulare associata a febbre e neutrofilia periferica solitamente responsiva alla terapia corticosteroidea), vasculiti e la *graft versus host disease* nel trapianto allogenico.

Gli agenti eziologici da considerare devono includere batteri inusuali, funghi, virus e parassiti, in particolare nei pazienti con immunodeficienza cellulo-mediata (linfomi, HIV, trapianto di midollo, immunosoppressione ad alte dosi).

Infezione del piede diabetico

Le infezioni del piede in pazienti diabetici costituiscono una problematica in aumento con importanti conseguenze per il paziente stesso. Le infezioni del piede diabetico originano solitamente da un'ulcerazione della cute in seguito a trauma o come estrema conseguenza di un'importante neuropatia periferica sensitivo-motoria. Queste infezioni possono diffondersi per continuità, coinvolgendo i tessuti profondi e sovente l'osso.

IL TACCUINO

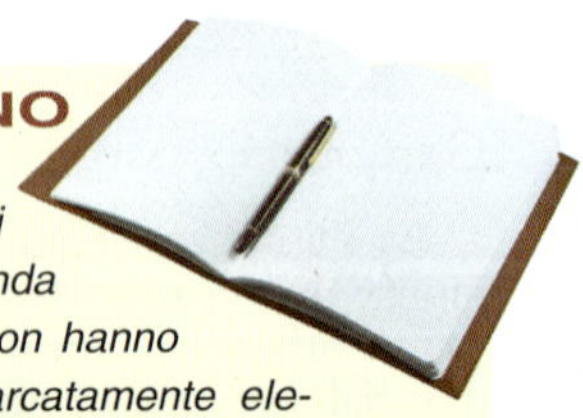

I pazienti diabetici con infezione profonda del piede spesso non hanno indici di flogosi marcatamente elevati; questo non deve però far escludere il rischio di un'infezione severa. Talora il primo segno clinico è lo scompenso glicemico.

Tabella 6.1.9. Morso di ragno violino

Tipo di lesione	Caratteristiche della lesione	Tempo di evoluzione
Lesione minima	Molto piccola, guarisce spontaneamente	Al momento del morso
Loxoscelismo eritematoso	Rossore, prurito, live gonfiore, guarisce spontamente	Dopo poche ore dal morso
Loxoscelismo necrotico	Lesione necrotica (da pochi mm a pochi cm di diametro)	A distanza di almeno 48 ore dal morso
Loxoscelismo sistemico	Sintomi simil-influenzali (febbricola, dolori articolari	A distanza di almeno 48 ore dal morso

Diagnosi

Ciascuna ferita su piede diabetico andrebbe considerata potenzialmente infetta. I segni clinici includono i classici segni di infiammazione locale (*rubor*, *tumor*, *calor*, *dolor*) o secrezioni purulente, ma possono includere anche secrezioni non purulente, tessuto di granulazione friabile, margini fragili della ferita, cattivo odore ecc.

Sono stati proposti diversi sistemi di classificazione di gravità delle infezioni del piede diabetico. In Tabella 6.1.10 è riportata la classificazione secondo le linee guida IDSA.

Criteri di ospedalizzazione

I pazienti con infezione lieve, se in grado di effettuare correttamente la terapia, possono essere seguiti ambulatorialmente con *follow-up* stretto per monitorare l'andamento clinico al fine di escludere la necessità di una rivascolarizzazione urgente.

I pazienti con infezioni moderate possono beneficiare di un ricovero breve per accertamenti diagnostici e avvio della terapia, ma in assenza di segni di ischemia critica dell'arto possono essere ragionevolmente seguiti ambulatorialmente. In questo gruppo rientrano anche i pazienti con osteomielite, che è sovente un'infezione cronica che non richiede trattamento urgente in regime di ricovero. Andrebbero ricoverati i pazienti con infezione severa per il rischio di dover ricorrere a procedure chirurgiche e per l'elevata mortalità.

Principi di diagnosi e terapia antibiotica e chirurgica

Tutti i pazienti alla prima infezione del piede diabetico dovrebbero eseguire una radiografia per valutare la presenza di deformazioni, aree di distruzione, corpi estranei o gas. La radiografia del piede ha una bassa specificità e sensibilità per la diagnosi o l'esclusione di osteomielite. Pertanto, l'esame di secondo livello per le infezioni dei tessuti molli profondi o per valutare la presenza di raccolte o di osteomielite è la RMN. In presenza di controindicazioni alla RMN, un'alternativa da valutare è la scintigrafia ossea con leucociti marcati associata a una tomografia dell'osso.

In tutti i pazienti con lesione infetta la terapia antibiotica empirica deve essere iniziata dopo aver raccolto materiale per esami colturali (se possibile materiale raccolto dai tessuti profondi dopo aver accuratamente sbrigliato e pulito la ferita).

Le ferite non infette non dovrebbero essere trattate con terapia antibiotica profilattica. Per infezioni lievi e moderate, in pazienti che non abbiano ricevuto precedenti trattamenti antibiotici, può essere sufficiente una terapia mirata su cocchi Gram-positivi. Per le infezioni severe è invece consigliata una terapia ad ampio spettro empirica in attesa dei colturali. Non è raccomandata una copertura per *Pseudomonas aeruginosa* in assenza di fattori di rischio per tale patogeno (età avanzata, immunodepressione, terapia antibiotica

Tabella 6.1.10. Criteri di gravità del piede diabetico infetto (modificata da Lipsky BA et al. 2012 Infectious Diseases Society of America clinical practice guideline for the diagnosis and treatment of diabetic foot infections)

Classificazione gravità IDSA	Manifestazioni cliniche
Non infetta	Mancanza di segni e sintomi di infezione. L'infezione è presente se sono presenti almeno 2 dei seguenti criteri: • edema o tumefazione locale • eritema • dolenzia o dolore locale • calore locale • secrezioni purulente
Lieve	Infezione localizzata che coinvolge cute e sottocute ma non i tessuti profondi. Area eritematosa tra 5 e 20 mm intorno all'ulcera, escludendo altre cause di risposta infiammatoria della cute (es. trauma, gotta, stasi venosa, etc.).
Moderata	Infezione che si estende ai tessuti profondi o con eritema >20 mm, in assenza di segni di tossicità sistemica.
Severa	Presenza di segni di SIRS

e ospedalizzazione nei mesi precedenti ecc.). La copertura per MRSA è raccomandata nei pazienti con pregressa infezione da MRSA e nelle infezioni severe.

Nelle infezioni moderate e severe può essere ragionevole iniziare con terapia parenterale con successivo switch a terapia orale non appena disponibili i colturali e se la clinica lo consente.

La durata del trattamento per le infezioni lievi è di 1-2 settimane mentre di 2-3 settimane per infezioni moderate e severe.

Il paziente con infezioni moderate-severe, per quanto possibile in base alle disponibilità di ciascun centro, andrebbe valutato da un team di specialisti o quantomeno da un chirurgo specializzato nel piede diabetico, per definire la necessità di trattamenti invasivi e/o procedure di rivascolarizzazione. La consulenza chirurgica diventa mandatoria in presenza di segni clinici di infezione necrotizzante (ad esempio gas nei tessuti) o di raccolte ascessuali e per lesioni con importante necrosi tissutale; mentre un chirurgo vascolare andrebbe consultato nel sospetto di ischemia critica dell'arto.

Bibliografia di riferimento

LA LAVAGNA

- *Più l'infezione è profonda, più la superficie cutanea sembra normale.*
- *Il trattamento antibiotico orale o sistemico costituisce il cardine per le infezioni non purulente lievi o moderate (es. erisipela e cellulite), mentre si affianca secondariamente alla terapia di incisione e drenaggio per le raccolte purulente (ascessi) e sinergicamente allo sbrigliamento chirurgico per le gravi infezioni necrotizzanti (fascite e mionecrosi).*
- *Nelle fasi iniziali, distinguere tra cellulite e infezioni necrotizzanti può essere complesso. Elementi suggestivi di coinvolgimento profondo sono la severità del dolore e la presenza di segni di tossicità sistemica.*
- *La diagnosi di infezione necrotizzante si basa su un elevato sospetto clinico e la conferma chirurgica. Le metodiche di imaging (RX, ecografia, TC e RMN) possono aiutare ad avvalorare la diagnosi nei casi dubbi. Lo score di LRINEC può essere un ausilio ulteriore.*
- *L'angina di Ludwig e la cellulite orbitaria vanno prontamente riconosciute e trattate in regime di ricovero per le loro complicanze potenzialmente fatali (distress respiratorio e diffusione al SNC).*
- *Ciascuna ferita su piede diabetico andrebbe considerata potenzialmente infetta, ma non tutte le infezioni nel piede diabetico vanno trattate in regime di ricovero. Il principio base per l'ospedalizzazione è la necessità di trattamento chirurgico o il rischio di ischemia arteriosa che benefici di rivascolarizzazione.*

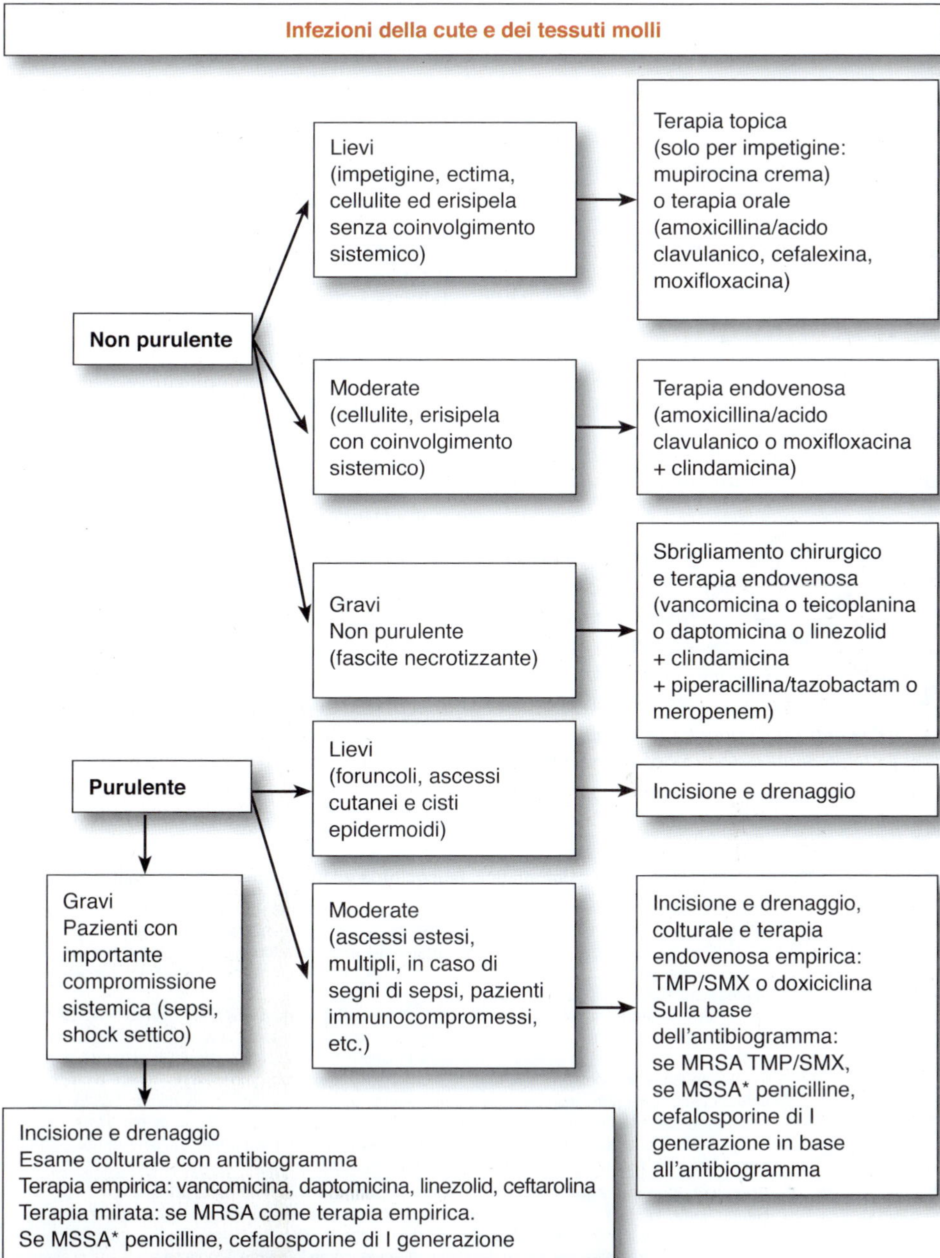

**Methicillin-sensitive Staphylococcus aureus*

Modificato da *Practice Guidelines for the Diagnosis and Management of Skin and Soft Tissue Infections*: 2014 Update by the Infectious Diseases Society of America.

6.2 Infezioni delle vie urinarie

Definizione e classificazione

Nonostante le infezioni delle vie urinarie (IVU) siano molto frequenti, c'è confusione circa le definizioni, che devono essere invece conosciute e tenute ben presenti dal medico di medicina d'urgenza, per il diverso approccio diagnostico e terapeutico da seguire. È importante sottolineare che la diagnosi di IVU è innanzitutto una diagnosi clinica, basata sul rilievo di segni e sintomi riferibili al tratto uro-genitale, e deve essere distinta dalla batteriuria asintomatica e dalla leucocituria (o piuria) (Tabella 6.2.1).

Da un punto di vista pratico, le IVU si dividono in non complicate e complicate (Tabella 6.2.2).

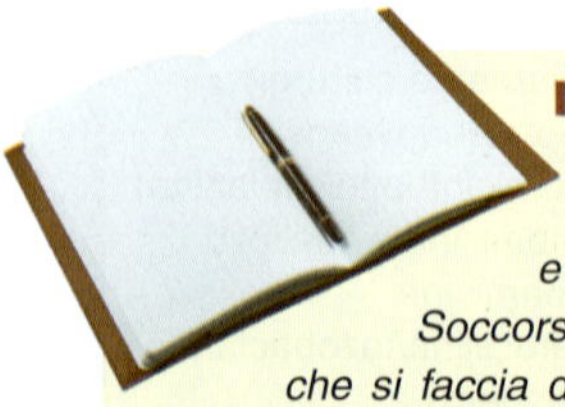

IL TACCUINO

Nella realtà italiana, e soprattutto in Pronto Soccorso, succede spesso che si faccia diagnosi di IVU e che si instauri conseguentemente una terapia sulla base di un riscontro occasionale di batteriuria asintomatica e/o leucocituria.

Epidemiologia

Le IVU sono tra le infezioni più frequenti e, insieme a quelle dell'apparato respiratorio, costituiscono una delle affezioni di più comune riscontro nella pratica medica. Negli Stati Uniti, le IVU sono responsabili ogni anno di oltre 7 milioni di visite mediche ambulatoriali, di 1 milione di accessi in Pronto Soccorso e di oltre 100.000 ospedalizzazioni, molto spesso per pielonefrite. Sempre negli Stati Uniti, circa il 15% di tutti gli antibiotici prescritti a domicilio sono per un'IVU, e i dati di alcune nazioni europee suggeriscono

Tabella 6.2.1. Definizione di batteriuria asintomatica, leucocituria ed infezione delle vie urinarie

Batteriuria asintomatica	**Presenza di batteri nel tratto urinario, in assenza di segni e sintomi**. Si tratta di una diagnosi microbiologica, posta in assenza di sintomi riferibili al tratto uro-genitale e basandosi sull'esame colturale di un campione di urina raccolto correttamente, minimizzando la possibilità di contaminazioni. La batteriuria asintomatica è comune, ma la prevalenza varia ampiamente con l'età, il sesso e con la presenza di anomalie uro-genitali. La **batteriuria asintomatica va ricercata e trattata solo in casi particolari**, ovvero nelle donne in gravidanza (per ridurre il rischio di IVU sintomatiche, di parti pre-termine o neonati di basso peso) e nei pazienti che dovranno essere sottoposti ad interventi urologici con possibilità di sanguinamento della mucosa. Al contrario, secondo le più recenti linee guida, non devono essere sottoposti a screening per batteriuria asintomatica e conseguente terapia i bambini, le donne non in gravidanza, le persone anziane che vivono in comunità o istituzionalizzate, i pazienti con catetere vescicale a permanenza o che praticano il cateterismo intermittente, i diabetici, i trapiantati di rene (da oltre un mese) o di altro organo solido e quelli a basso rischio di neutropenia.
Leucocituria (piuria)	**Presenza di un aumentato numero di leucociti polimorfonucleati nelle urine**. Rappresenta il segno di un processo infiammatorio nel tratto uro-genitale ed è spesso presente nei pazienti con batteriuria asintomatica, ma si trova anche in altre condizioni infettive (tubercolosi renale, malattie a trasmissione sessuale) o non infettive, come la nefrite interstiziale. La sua presenza non è sufficiente per diagnosticare la batteriuria, così come l'assenza o la presenza di leucocituria non differenziano la batteriuria asintomatica dalle IVU sintomatiche.
Infezione delle vie urinarie	**Processo infettivo caratterizzato dalla presenza di una sintomatologia clinica urinaria associata ad una carica batterica significativa nel tratto urinario**, normalmente sterile.

Tabella 6.2.2. Classificazione delle IVU in non complicate e complicate

Infezioni delle vie urinarie non complicate	**Comprendono la cistite e la pielonefrite acuta.** Si osservano in donne che non hanno anomalie funzionali o strutturali del tratto uro-genitale, malattie renali o altre comorbidità.
Infezioni delle vie urinarie complicate	**Possono coinvolgere sia la vescica che i reni e sono infezioni sintomatiche in pazienti con anomalie funzionali o strutturali del tratto uro-genitale, o con malattie concomitanti che alterano i meccanismi di difesa immunitari del paziente.** I fattori che suggeriscono un'IVU complicata sono: • la presenza di un catetere a permanenza, di uno stent o di una stomia (uretrale, ureterale o renale) o l'uso del cateterismo intermittente; • un residuo vescicale post-minzionale ≥100 mL; • un'uropatia ostruttiva di qualsiasi eziologia, ad esempio un'ostruzione dello sbocco vescicale (inclusa la vescica neurogena), calcoli, neoplasie; • un reflusso vescico-ureterale o altre anomalie funzionali; • un'alterazione del tratto urinario, ad esempio la costruzione di una neovescica con un'ansa o una pouch ileale; • un danno chimico o da radiazioni all'epitelio urinario; • un'IVU peri- o post-operatoria; • l'insufficienza renale, il trapianto, il diabete mellito e l'immunodeficit. Le infezioni sintomatiche nel maschio adulto vengono considerate complicate di per sé, poiché la maggior parte di esse si verifica in concomitanza di anomalie urologiche, ostruzione allo svuotamento vescicale o manovre strumentali. Vengono considerate complicate anche le IVU che si riscontrano in donne in gravidanza.

un trend simile. Le prescrizioni per il trattamento delle IVU contribuiscono in modo significativo al consumo totale di antibiotici associandosi non solo all'incremento della spesa sanitaria, ma anche alla diffusione della resistenza agli antibiotici, favorita dall'utilizzo di molecole come le cefalosporine ad ampio spettro ed i fluorochinoloni. Infine, le IVU rappresentano almeno il 20% di tutte le infezioni acquisite in ospedale, associate, nella maggior parte dei casi, alla presenza del catetere vescicale.

Sotto i 50 anni le donne sono circa cinquanta volte più a rischio degli uomini e tale rischio aumenta progressivamente con l'età e con i rapporti sessuali. Dopo i 50 anni l'incidenza aumenta anche nei maschi per le problematiche legate all'ipertrofia prostatica. Annualmente, circa l'11% delle donne è affetta da tale condizione, mentre più del 50% ha sofferto di almeno un episodio di infezione sintomatica nel corso della propria vita. Negli anziani la prevalenza delle IVU aumenta, oltre che con l'età, con la disabilità e con l'istituzionalizzazione.

Eziologia e patogenesi

I microrganismi possono raggiungere le vie urinarie per disseminazione ematogena (soprattutto in caso di batteriemie persistenti), per via linfatica o per contiguità, ma è ampiamente dimostrato che il meccanismo principale alla base delle IVU è la via ascendente, ovvero la risalita dei microorganismi, soprattutto di origine enterica, lungo l'uretra fino alla vescica e ai reni.

Essendo di provenienza fecale, gli agenti causali delle IVU sono identificabili in un numero ristretto di patogeni. Il batterio più frequentemente isolato sia a livello ospedaliero che comunitario è *Escherichia coli*, seguito da *Proteus*, *Pseudomonas* e *Serratia*. Tra i Gram positivi, prevale *Enterococcus*.

La cistite e la pielonefrite acuta sono causate soprattutto da *Escherichia coli* (70-95%), occasionalmente da altre specie di *Enterobacteriaceae* (*Proteus mirabilis* e *Klebsiella pneumoniae*) e *Staphylococcus saprophyticus* (5-10%). Quest'ultimo è meno frequentemente coinvolto nell'eziologia della pielonefrite che in quella della cistite.

I pazienti con IVU complicate, sia acquisite in comunità che in ospedale, tendono a mostrare una diversità di microorganismi con una prevalenza più alta di batteri resistenti agli antibiotici e maggiori tassi di fallimento al trattamento se la causa sottostante non viene corretta. I patogeni dominanti rimangono le *Enterobacteriaceae* (60-75%), soprattutto *Escherichia coli* nel caso di una prima infezione, ma anche *Proteus, Pseudomonas e Serratia*. Anche i cocchi Gram positivi (stafilococchi ed enterococchi) possono svolgere un ruolo, in base alla condizione sottostante.

Manifestazioni cliniche

Il quadro clinico delle IVU è molto vario e può andare dalla completa assenza di sintomi (ad esempio nei diabetici) fino alla presenza di sintomi locali e/o sistemici. Quando i microrganismi che causano i sintomi dell'infezione si localizzano a livello delle basse vie urinarie (vescica ed uretra), la sintomatologia è più spesso rappresentata da stranguria (minzione dolorosa), disuria (difficoltà alla minzione), pollachiuria (minzione frequente), urgenza minzionale (impellenza ad urinare) e tenesmo vescicale (continuo bisogno di urinare con dolore sovrapubico). La febbre, se presente, è modesta e i sintomi sistemici sono per lo più assenti; all'esame obiettivo si può evocare dolore alla palpazione in sede sovrapubica. In questi casi la diagnosi generalmente non pone difficoltà, ma nel caso siano presenti perdite o prurito vaginale è necessario prendere in considerazione le infezioni sessualmente trasmissibili: in questo caso è indicata l'esplorazione pelvica. Quando invece l'infezione riguarda o include anche il rene e il sistema calico-pielico, i sintomi distintivi sono il dolore lombare, la dolenzia all'angolo costo-vertebrale e la febbre, caratterizzata da esordio acuto, insorgenza con brivido e defervescenza per crisi (febbre urosettica), cui possono sommarsi altri segni di infiammazione sistemica, malessere e prostrazione; sono spesso presenti anche sintomi di tipo gastroenterico quali dolore addominale, nausea, vomito e diarrea (stimolazione del ganglio celiaco). Si può inoltre rilevare tensione alla palpazione bimanuale della loggia renale con dolore alla percussione. Nel caso di ascesso renale è presente un dolore vivo in corrispondenza dell'angolo costo-vertebrale, esacerbato dalla palpazione, dai colpi di tosse, dalle inspirazioni profonde o dai movimenti del dorso, che costringe il paziente ad una posizione antalgica ed è presente un'ipomobilità del diaframma dal lato interessato. È importante tener presente che nell'anziano le IVU si possono presentare con forme oligo-sintomatiche o con sintomatologia aspecifica (confusione mentale, anoressia, incontinenza). Infine, non va dimenticato che spesso le infezioni delle vie urinarie, soprattutto complicate, esordiscono già con quadri di sepsi e/o shock settico.

Diagnosi

Il medico d'urgenza deve riconoscere i pazienti che per elementi anamnestici e sintomatologia hanno un'IVU, quindi stratificare il rischio discriminando i pazienti che ne hanno una non complicata da quelli che ne presentano una complicata e differenziare quelli che possono essere dimessi con una terapia adeguata a domicilio da quelli per cui è opportuno il ricovero ospedaliero. Infatti, l'approccio diagnostico e terapeutico cambia in maniera consistente nei due casi, e un paziente con infezione delle vie urinarie dimesso dal Pronto Soccorso con una terapia insufficiente potrebbe sviluppare una propagazione settica dell'infezione e/o un'evoluzione verso un danno renale permanente.

L'anamnesi e l'esame obiettivo devono essere volti ad indagare tutti gli elementi che facciano sospettare un'IVU e le condizioni che definiscono un'IVU complicata o meno (Tabelle 6.2.1 e 6.2.2).

Esami di laboratorio

Tra gli esami ematici è utile la rilevazione di una risposta sistemica con la valutazione dei leucociti e della proteina C reattiva, oltre agli esami di funzionalità renale quali creatinina ed elettroliti. Nel caso di febbre con brivido vanno eseguite anche le emocolture, tenendo presente che nel caso di urosepsi risultano positive in un'altissima percentuale di casi.

Esami quali lo stick urinario, l'analisi chimico-fisica e del sedimento possono fornire informazioni aggiuntive utili nella gestione delle IVU, ma raramente sono fondamentali per la diagnosi.

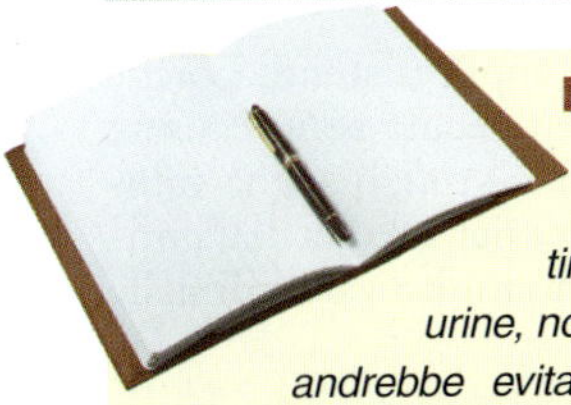

IL TACCUINO

L'esecuzione di routine dell'esame delle urine, non guidata dalla clinica, andrebbe evitata dal momento che ogni esame condotto sulle urine ha un elevato rischio di dare risultati falsamente positivi, con il rischio di instaurare una terapia antibiotica in un soggetto che non ha un'IVU in atto. Inoltre, la batteriuria asintomatica non è un'infezione e non va ricercata né curata, tranne in pochi casi selezionati. Ugualmente, la leucocituria non è suggestiva di un'IVU e non costituisce un'indicazione al trattamento antibiotico.

Gli stick da immergere nei campioni di urina sono delle strisce reattive con indicatori per rilevare la presenza di esterasi leucocitarie e di nitriti: la positività, a causa dell'elevato rischio di falsi positivi (dal 14% al 31%), necessita sempre di essere confermata dall'urinocoltura, mentre la negatività per entrambi esclude di solito la presenza di un'IVU.

Nell'esame del sedimento urinario, macro e microematuria associate a piuria sono indicative di IVU, ma va ribadito come la loro presenza non sia sufficiente per porre diagnosi di IVU ed iniziare il trattamento. Ugualmente, il rilievo nel sedimento di cellule di sfaldamento della mucosa vescicale, uretrale, pielica o renale non testimonia necessariamente l'infezione in atto e la sua sede. La proteinuria è di frequente riscontro nelle IVU e i cilindri leucocitari sono suggestivi per pielonefrite in atto. L'ematuria isolata invece non è un segno classico delle IVU e potrebbe indicare una patologia più grave.

L'esame colturale non è di regola necessario per la gestione delle IVU non complicate, in particolare nella donna fertile e non gravida, ancor più se si tratta di IVU sporadiche.

Il ricorso all'urinocoltura dovrebbe essere invece riservato a situazioni specifiche dove la conferma microbiologica con antibiogramma è la condizione necessaria per una corretta valutazione dell'infezione e per impostare una terapia mirata. In particolare:

- paziente adulto sintomatico: in base alla valutazione clinica, ma sempre nel caso di infezione recidivante, di non risposta alla terapia, di paziente a rischio di complicanze;
- donna con cistite acuta che non migliora dopo trattamento antibiotico empirico o che ha una ricaduta entro due settimane dalla fine del trattamento;
- uomo con segni e sintomi suggestivi di IVU;
- sospetto di pielonefrite e/o infezione delle alte vie urinarie;
- IVU complicata.

Per minimizzare la contaminazione nell'esame batteriologico, bisogna analizzare l'urina prelevata con il mitto intermedio (dopo una corretta toilette genitale va eliminato il primo getto di urina e raccolto il secondo getto, prestando attenzione a che non venga contaminato il contenitore e che venga portato in laboratorio nel minor tempo possibile o, nell'attesa, sia conservato in frigorifero refrigerato a 4-8 °C per 24-48 ore).

Diagnostica per immagini

Tra gli esami radiologici l'ecografia, eseguibile al letto del paziente e sempre più utilizzata nella prima valutazione dal medico di Pronto Soccorso, risulta di grande utilità:

- nell'escludere che l'IVU sia accompagnata da patologie urinarie preesistenti o sopraggiunte (idronefrosi, cisti infette, rene policistico dell'adulto, neoplasie, litiasi, etc...);
- nell'identificare il grado di eventuale interessamento del parenchima renale (pielonefrite diffusa, focale) ovvero la presenza di essudato purulento (ascesso renale, para-renale);
- nell'individuare patterns ecografici compatibili con la presenza di infezioni croniche del parenchima renale (*scarring*, alterazioni dell'ecogenicità del profilo renale).

Nel caso di cistite acuta, i segni ecografici più salienti sono rappresentati dall'ispessimento diffuso o focale (collo e trigono) della parete, espressione di edema, da echi grossolani in sospensione nel contenuto vescicale o da immagini di sedimento in relazione a detriti flogistici, pus e sangue. La vescica può apparire armonicamente piccola a causa dell'ipertonia vescicale riflessa che determina una ridotta distensione della stessa. In caso di cistiti acute ricorrenti, occorre ricercare sistematicamente la presenza di condizioni predisponenti quali diverticoli vescicali, residuo post-minzionale, litiasi, trabecolatura da sforzo. L'ecografia ha però dei forti limiti in termini di sensibilità per l'individuazione di un'area di flogosi parenchimale renale, anche se potenziata dalla tecnica color e power doppler. Gli esami *gold standard* per l'individuazione della lesione renale (pielonefrite/ascessi) rimangono la TC e la RMN, che vanno sempre considerate nelle forme complicatee/o ricorrenti e che sono fondamentali per la diagnosi differenziale. L'urografia, la cistografia, la cistouretrografia e la cistoscopia sono riservati a casi clinici particolari.

Terapia antibiotica

Negli ultimi anni, l'ampio utilizzo di cefalosporine ad ampio spettro e fluorochinoloni ha portato alla selezione di ceppi resistenti agli antibiotici e alla colonizzazione o ad infezioni da essi provocate. L'aumento delle resistenze si osserva soprattutto in seguito all'utilizzo di antibiotici che agiscono sulla normale flora batterica intestinale, ma non di altri: la suscettibilità in vitro di *Escherichia coli* a fosfomicina e nitrofurantoina e si è mantenuta negli anni, fatto che è stato associato alla bassa probabilità di questi antibiotici di selezionare ceppi resistenti. Poiché la cistite e la pielonefrite acuta sono causate soprattutto da *Escherichia coli*, bisogna valutarne i tassi di resistenza nella scelta dell'antibioticoterapia, che sono molto variabili nelle diverse regioni.

Cistite acuta

Nelle donne con cistite acuta è prescrivibile una terapia orale (Tabella 6.2.3). Considerando la disponibilità, la tollerabilità e la storia di allergie della paziente, può essere somministrato uno dei seguenti antibiotici:

- nitrofurantoina 50-100 mg quattro volte al giorno per 5 giorni (da non prescrivere in donne con insufficienza renale o deficit della G6PD, durante l'assunzione di nitrofurantoina non devono essere presi agenti alcalinizzanti le urine);
- sulfametoxazolo 800 mg/trimetoprim 160 mg due volte al giorno per 3 giorni. Può essere utilizzato se la resistenza locale dei batteri uropatogeni che causano cistiti acute non supera il 20% o se il ceppo in causa è sensibile. Va evitato se è stato usato per il trattamento di un'IVU nei 3-6 mesi precedenti.
- fosfomicina trometamolo 3 g monodose alla sera, anche se ha una minore efficacia rispetto ai regimi precedenti. Questo farmaco è attivo anche contro gli enterococchi resistenti alla vancomicina (VRE), *Staphylococcus aureus* meticillino resistente (MRSA) e i Gram negativi produt-

Tabella 6.2.3. Terapia antibiotica raccomandata per la cistite acuta

Antibiotico	Dose giornaliera	Durata del trattamento
Nitrofurantoina	50 mg (100 mg se peso >80 kg) ogni 6 ore	5 giorni
Fosfomicina tromateamolo	3 g in unica dose	1 giorno
Alternative*		
Ciprofloxacina	500 mg ogni 12 ore	3 giorni
Ciprofloxacina a rilascio prolungato	1000 mg ogni 24 ore	3 giorni
Levofloxacina	500 mg ogni 24 ore	3 giorni
Norfloxacina	400 mg ogni 12 ore	3 giorni
Prulifloxacina	600 mg ogni 24 ore	3 giorni
Se la resistenza degli uropatogeni è inferiore al 20%		
Sulfametoxazolo/trimetoprim	800/160 mg ogni 12 ore	3 giorni

* esclusivamente nel caso in cui non ci siano altre opzioni terapeutiche (nota AIFA 2019, vedi testo)

tori di β-lattamasi a spettro esteso (ESβL), per cui può diventare particolarmente utile anche perché i batteri multiresistenti stanno aumentando come responsabili delle IVU non complicate in comunità.

L'uso di fosfomicina e nitrofurantoina va evitato nel caso non ci sia una diagnosi certa di cistite, ma rimanga il dubbio di pielonefrite, poiché queste molecole non raggiungono un'adeguata concentrazione nel tessuto renale. Questo dubbio deve insorgere nel caso in cui i sintomi di cistite siano associati a febbre, anche se non riscontrata al momento dell'esame clinico, nel caso di una durata prolungata dei sintomi di cistite (oltre 5-7 giorni) o nel caso ci siano un vago dolore o indolenzimento al fianco, non altrimenti spiegabile.

Solo nel caso in cui non possano essere assunti i farmaci elencati, si può utilizzare un fluorochinolone (Tabella 6.2.3), altamente efficace in regimi di 3 giorni. Queste molecole hanno però una propensione a selezionare ceppi resistenti ed è meglio utilizzarli per infezioni di maggior serietà che per la cistite acuta, per cui vanno considerati come un'alternativa. Peraltro, all'inizio del 2019 l'Agenzia Italiana del Farmaco (AIFA) ha diffuso una nota circa la prescrizione dei fluorochinoloni, a seguito della segnalazione di reazioni avverse invalidanti, principalmente a carico del sistema muscoloscheletrico e del sistema nervoso. Secondo questa nota, l'indicazione all'utilizzo dei fluorochinoloni per il trattamento della cistite acuta non complicata è limitata alle pazienti che non dispongono di altre opzioni terapeutiche.

I β-lattamici sono regimi appropriati solo nel caso in cui nessuno dei suddetti farmaci possa essere utilizzato, ma sono meno efficaci e va ricordato che le cefalosporine ad ampio spettro portano alla selezione di batteri Gram-negativi produttori di ESβL. L'ampicillina e l'amoxicillina devono essere evitate per la minor efficacia e l'alta prevalenza di resistenza.

Pielonefrite acuta

Nel sospetto di pielonefrite acuta bisogna sempre raccogliere un campione di urina per l'esecuzione dell'esame colturale e dell'antibiogramma, adeguando poi la terapia alla luce dei risultati. Nel caso di pielonefrite lieve o moderata, di solito è sufficiente un trattamento per via orale di 7-10 giorni (Tabella 6.2.4):

- ciprofloxacina 500 mg due volte al giorno per 7 giorni (con o senza un'iniziale dose di 400 mg per via endovenosa) o un fluorochinolone per via orale in monosomministrazione (levofloxacina 750 mg una volta al giorno per 5 giorni o ciprofloxacina 1000 mg a rilascio prolungato una volta al giorno per 7 giorni) sono una scelta appropriata in pazienti che non richiedono l'ospedalizzazione in regioni dove la prevalenza degli uropatogeni resistenti ai fluorochinoloni non supera il 10%. Un farmaco a lunga durata d'azione come il ceftriaxone o un aminoglicoside può essere usato nel caso si voglia iniziare con la somministrazione di un farmaco per via endovenosa al posto di un fluorochinolone e.v.;
- sulfametoxazolo 800 mg/trimetoprim 160 mg due volte al giorno per via orale per 14 giorni è un'alternativa se il ceppo patogeno è noto e suscettibile;
- i β-lattamici per via orale sono meno efficaci per trattare una pielonefrite sulla base di studi che hanno dimostrato una minor efficacia e un maggior tasso di re-

Tabella 6.2.4. Terapia antibiotica raccomandata per la pielonefrite acuta lieve-moderata

Antibiotico	Dose giornaliera	Durata del trattamento
Ciprofloxacina	500 mg ogni 12 ore	7 giorni
Ciprofloxacina a rilascio prolungato	1000 mg ogni 24 ore	7 giorni
Levofloxacina	750 mg ogni 24 ore	5 giorni
Alternative (pari efficacia clinica ma non microbiologica rispetto ai fluorochinoloni)		
Cefpodoxima	200 mg ogni 12 ore	10 giorni
Se il ceppo patogeno è suscettibile (non per terapia empirica)		
Sulfametoxazolo/ trimetoprim	800/160 mg ogni 12 ore	14 giorni

cidive: non andrebbero quindi utilizzati per la terapia empirica. Se utilizzati, è raccomandata una dose iniziale con farmaco a lunga durata d'azione ev, come il ceftriaxone o un aminoglicoside in monosomministrazione. Il β-lattamico va proseguito se il ceppo è sensibile, in tal caso con una durata di 10-14 giorni. Una cefalosporina di terza generazione, come cefpodoxima, potrebbe essere un'alternativa, anche se gli studi hanno dimostrato un'efficacia equivalente dal punto di vista clinico, ma non microbiologico rispetto alla ciprofloxacina.

Nel caso di donne con pielonefrite severa va somministrata inizialmente la terapia per via parenterale (Tabella 6.2.5) con una cefalosporina di terza generazione (in regioni in cui i ceppi *Escherichia coli* ESβL siano <10%), un fluorochinolone (in regioni in cui i ceppi di *Escherichia coli* resistenti ai fluorochinoloni siano <10%), una aminopenicillina/inibitore β-lattamasi nel caso in cui sia nota la sensibilità dei Gram positivi. Una ureidopenicillina (piperacillina)/inibitore β-lattamasi (tazobactam) o un carbapenemico va riservato ai casi in cui è nota la resistenza di *Escherichia coli* ai fluorochinoloni o alle regioni in cui i ceppi ESβL sono >10%. Dopo il miglioramento, si può passare ad un regime di terapia per via orale, scelto in base ai risultati degli esami microbiologici, per completare 2 settimane di terapia antibiotica.

Tabella 6.2.5. Terapia parenterale nei casi di pielonefrite severa

Antibiotico	Dose giornaliera
Cefotaxime	2 g ogni 8 ore
Ceftriaxone	2 g ogni 24 ore
Ceftazidime	2 g ogni 8 ore
Cefepime	2 g ogni 8 ore
Ciprofloxacina	400 mg ogni 12 ore
Levofloxacina	500 mg ogni 12 ore
Amoxicillina/acido clavulanico	2,2 g ogni 8 ore
Ampicillina/sulbactam	3 g ogni 8 ore
Piperacillina/tazobactam	4,5 g ogni 8 ore
Ertapenem	1 g ogni 24 ore
Imipenem	500 mg ogni 6 ore
Meropenem	1 g ogni 8 ore

IVU complicate

Quando possibile, la terapia antibiotica empirica va subito adeguata in base ai risultati dell'urinocoltura e del relativo antibiogramma, che devono essere eseguiti ogni volta sia possibile. Nel caso di terapia empirica (Tabella 6.2.6), sono raccomandate le aminopenicilline/inibitori delle β-lattamasi, le cefalosporine (cefuroxime, cefotaxime, ceftriaxone), i fluorochinoli o gli aminoglicosidi. Il sulfametoxazolo/trimetoprim non è indicato poiché *Escherichia coli* presenta alti tassi di resistenza, così come l'amoxicillina e l'ampicillina non sono sufficientemente attive contro *Escherichia coli*. Nel caso di fallimento alla terapia iniziale, o se i risultati degli esami

Tabella 6.2.6. Terapia empirica per le IVU complicate

Antibiotici raccomandati per la terapia empirica
Aminopenicilline/inibitori delle β-lattamasi
Cefalosporine (cefuroxime, cefotaxime, ceftriaxone)
Fluorochinoloni
Aminoglicosidi
Antibiotici raccomandati per la terapia empirica in caso di fallimento iniziale o in casi severi
Fluorochinoloni (se non utilizzati dall'inizio)
Ureidopenicilline (piperacillina)/inibitori delle β-lattamasi (tazobactam)
Cefalosporine (ceftazidime)
Carbapenemici
Antibiotici non raccomandati per la terapia empirica
Aminopenicillina (amoxicilina, ampicillina)
Sulfametoxazolo/trimetoprim
Fosfomicina

IL TACCUINO

Nel caso delle IVU complicate, oltre alla terapia antibiotica, è fondamentale il trattamento dell'anomalia urologica sottostante così come nel caso della presenza di ascessi va valutata fin da subito la terapia chirurgica con il drenaggio percutaneo o a cielo aperto. Infatti, finché la condizione predisponente non viene rimossa o risolta, è difficile ottenere una cura efficace senza una recidiva.

microbiologici non sono disponibili, o nel caso di terapia iniziale in un'infezione clinicamente severa, la terapia antibiotica va iniziata con un farmaco a più ampio spettro e che copra anche *Pseudomonas*, come un fluorochinolone (se non usato in prima linea), una ureidopenicillina (piperacillina)/inibitore delle β-lattamasi (tazobactam), una cefalosporina (ceftazidime) o un carbapenemico, con l'aggiunta dell'aminoglicoside in caso di sepsi/shock settico. Nei casi più severi il farmaco va somministrato per via parenterale, passando al regime per via orale dopo miglioramento clinico. La terapia deve durare di solito dai 7 ai 14 giorni, ma la durata è legata strettamente alla condizione anomala sottostante; talvolta è necessario un prolungamento fino a 21 giorni.

La terapia empirica deve essere guidata dai dati di resistenza locale, e i regimi devono essere adeguati in base ai risultati dell'urinocoltura e dell'antibiogramma e sulla risposta clinica. Se il paziente non risponde con defervescenza entro le 72 ore è necessaria un'estensione dello spettro dell'antibiotico e può essere richiesta una valutazione urologica.

IL TACCUINO

Indicazioni al ricovero ospedaliero:

- *pazienti con pielonefrite severa, ovvero associata a sintomi sistemici;*
- *pazienti con IVU complicate;*
- *pazienti con ascesso renale o altra lesione del parenchima renale;*
- *pazienti con sepsi o shock settico da sospetta IVU;*
- *pazienti anziani, sia per la possibile rapida evoluzione sia per l'alto tasso di IVU causate da batteri multiresistenti, soprattutto se istituzionalizzati o portatori di catetere vescicale a permanenza;*
- *pazienti che non hanno avuto beneficio dall'assunzione di un primo antibiotico somministrato in empirico a domicilio in dosi adeguate e tempi sufficienti.*

Bibliografia di riferimento

APPROFONDIMENTI

Il paziente con infezione delle vie urinarie legata alla presenza del catetere vescicale (CV)

- Per infezione delle vie urinarie in un paziente portatore di catetere vescicale si definisce la presenza *contemporanea* di:
  - segni o sintomi compatibili con un'IVU, senza che vi sia un'altra fonte accertata di infezione;
  - la presenza di una carica batterica significativa all'esame colturale ottenuto da un singolo campione di urina prelevato dal catetere vescicale o da un campione di mitto intermedio in un paziente in cui il catetere vescicale è stato rimosso nelle 48 ore antecedenti.
- È importante distinguere un'IVU legata alla presenza del CV dalla batteriuria asintomatica, che si riferisce alla presenza di una carica batterica significativa, su un singolo campione di urina, in un paziente portatore di CV, ma privo di sintomi o segni riferibili alle vie urinarie. La batteriuria si sviluppa in oltre il 25% dei pazienti cateterizzati per una settimana o più, con un rischio giornaliero del 3-10%. Anche se la presenza di una batteriuria asintomatica è presumibilmente necessaria per lo sviluppo di un'infezione delle vie urinarie da CV, la maggior parte dei pazienti con una batteriuria asintomatica da CV non svilupperà un'IVU da CV.
- In un paziente cateterizzato, la piuria (o leucocituria) non è indicativa né di batteriuria né di infezione. Essa non costituisce l'indicazione ad eseguire l'urinocoltura in assenza di sintomi riferibili all'apparato urinario. Allo stesso modo, la presenza o l'assenza di urine maleodoranti in un paziente cateterizzato non deve essere usata per differenziare una batteriuria asintomatica da un'IVU o come indicazione all'urinocoltura o alla terapia antibiotica.
- I segni e i sintomi compatibili con un'IVU associata alla presenza del CV includono l'insorgenza o il peggioramento della febbre, malessere, rigor nucalis o alterazione dello stato mentale (delirium), letargia senza altra causa identificata, dolore al fianco, indolenzimento all'angolo costo vertebrale, ematuria acuta, discomfort in sede pelvica, urgenza minzionale o pollachiuria, dolore o indolenzimento in area sovrapubica. Nei pazienti con danno del midollo, che spesso hanno insensibilità a livello pelvico, sono compatibili con un'IVU associata al CV l'aumento della spasticità, l'iperreflessia autonomica o il senso di disagio.
- I pazienti cateterizzati devono essere valutati in toto per la ricerca della fonte di segni e sintomi, prima di attribuirli alle vie urinarie. Solo quando non è identificata una causa alternativa dei sintomi in un paziente con una batteriuria da CV, è ragionevole pensare ad un'IVU ed impostare un trattamento.
- Nel caso si sospetti un'IVU delle vie urinarie legata alla presenza del CV, il campione per eseguire l'urinocoltura dovrebbe essere raccolto subito dopo la sostituzione del CV, soprattutto se questo è stato posizionato da più di due settimane. Questo poiché l'urinocoltura eseguita senza sostituire il catetere potrebbe documentare batteri che non sono i veri responsabili dell'infezione, ma fanno parte di una concomitante batteriuria, e poiché l'urinocoltura eseguita senza sostituire il catetere potrebbe non documentare accuratamente la popolazione batterica presente in vescica, a causa del biofilm creato da alcuni batteri lungo il decorso del catetere.

- Il campione per eseguire l'urinocoltura andrebbe raccolto sempre prima di iniziare la terapia antibiotica, per aumentare la possibilità di isolare il batterio causa dell'infezione e orientare la terapia antibiotica, riducendo la possibilità di favorire la crescita di batteri multiresistenti.
- Non prelevare mai il campione per l'urinocoltura dalla sacca di raccolta, non disconnettere il catetere, ma clampare il catetere per circa mezz'ora e, nei cateteri con presenza di *hub* per prelievo, prelevare direttamente dall'*hub* con siringa sterile; nei cateteri senza dispositivi per prelievo disinfettare la superficie del catetere e con una siringa sterile bucare la superficie del CV e prelevare l'urina.
- Il modo migliore per ridurre le infezioni delle vie urinarie legate alla presenza del CV è la riduzione della cateterizzazione, limitandone l'uso ai pazienti che hanno delle chiare indicazioni e rimuovendolo il prima possibile quando non più necessario.
- L'uso dell'antibiotico al cambio periodico del catetere vescicale non riduce il rischio di IVU, aumenta invece il rischio di resistenze.
- La profilassi antibiotica per via sistemica periodica o cronica per ridurre la batteriuria o le IVU da CV non deve essere utilizzata.
- L'esame urine e l'urinocoltura periodica di routine nei pazienti cateterizzati asintomatici non devono essere eseguite.
- La terapia antibiotica empirica va impostata seguendo le indicazioni delle IVU complicate, adeguandola il prima possibile all'arrivo dell'antibiogramma.
- La durata della terapia antibiotica nei pazienti con IVU da CV e rapida risoluzione dei sintomi è di sette giorni, mentre è di 10-14 giorni per quelli che hanno una risposta ritardata, indipendentemente se il paziente rimane cateterizzato o no.

LA LAVAGNA

- *La diagnosi di infezione delle vie urinarie è innanzitutto una diagnosi clinica, basata sul rilievo di segni e sintomi riferibili al tratto uro-genitale.*
- *Le IVU vanno distinte dalla batteriuria asintomatica e dalla leucocituria (o piuria).*
- *La batteriuria asintomatica e la piuria non costituiscono un'indicazione né ad eseguire l'urinocoltura né ad impostare un trattamento antibiotico.*
- *L'anamnesi e l'esame obiettivo sono necessari per distinguere le IVU non complicate da quelle complicate e consentire un'adeguata stratificazione del rischio.*
- *Il campione per eseguire l'urinocoltura deve essere raccolto sempre prima di iniziare la terapia antibiotica empirica.*
- *I fluorochinoloni devono essere utilizzati per le infezioni di maggior serietà e non per le semplici cistiti acute, vista la loro propensione a selezionare ceppi resistenti.*
- *Nel caso si sospetti un'infezione delle vie urinarie legata alla presenza del CV, il campione per eseguire l'urinocoltura deve essere raccolto subito dopo la sostituzione del CV, soprattutto se questo è stato posizionato da più di due settimane.*

Appunti / Commenti

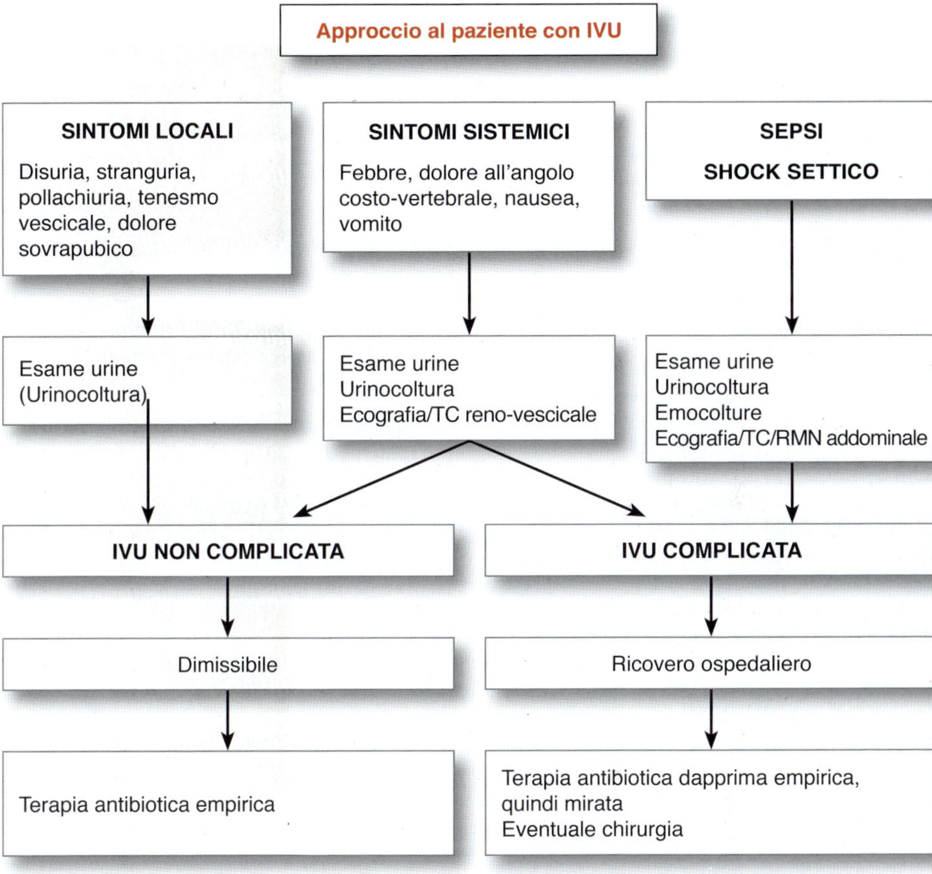
Approccio al paziente con IVU
SINTOMI LOCALI
Disuria, stranguria, pollachiuria, tenesmo vescicale, dolore sovrapubico
SINTOMI SISTEMICI
Febbre, dolore all'angolo costo-vertebrale, nausea, vomito
SEPSI
SHOCK SETTICO
Esame urine
(Urinocoltura)
Esame urine
Urinocoltura
Ecografia/TC reno-vescicale
Esame urine
Urinocoltura
Emocolture
Ecografia/TC/RMN addominale
IVU NON COMPLICATA
IVU COMPLICATA
Dimissibile
Ricovero ospedaliero
Terapia antibiotica empirica
Terapia antibiotica dapprima empirica, quindi mirata
Eventuale chirurgia

6.3 Meningite e meningoencefalite

MENINGITE BATTERICA

Incidenza ed eziologia

La meningite batterica rimane un'importante causa di mortalità e morbilità collocandosi tra le prime 10 cause di morte per malattie infettive. Nella popolazione adulta l'incidenza aumenta con l'età, passando da 0,66 casi/100.000 abitanti per i giovani adulti a 1,92/100.000 nei soggetti con età >65 anni (dati USA). Anche la mortalità segue lo stesso andamento, passando, nelle stesse fasce di età, dall'8,9% al 22,7%.

Gli agenti eziologici variano a seconda dell'età del paziente e dei suoi fattori di rischio (asplenia, stato immunitario, carenza di fattori del complemento etc.), della via di ingresso (colonizzazione del nasofaringe con successiva invasione per via ematica del SNC, invasione per via ematogena del SNC successiva a batteriemia – es. endocardite –, ingresso diretto nel SNC per continuità – es. sinusite, mastoidite, trauma aperto, neurochirurgia, shunt etc).

In caso di meningite meningococcica, la colonizzazione delle prime vie aeree è la causa più frequente di diffusione. In caso di malattia l'incubazione, solitamente inferiore a 4 giorni, varia da 1 a 10. Il 97% dei casi rimane singolo.

La meningite meningococcica è più frequente sotto i 5 anni di età e nella fascia tra i 5 e i 40 anni di età. Diventa rara dopo i 40 anni nei soggetti immunocompetenti (il patogeno più comune è *Streptococcus pneumoniae*) ed eccezionale negli anziani: più del 50% dei casi è attribuibile a *Streptococcus pneumoniae*, il 20% a *Listeria monocytogenes,* seguiti da *Neisseria meningitidis*, Streptococchi gruppo B e *Haemophilus influenzae* (3-4% ciascuno).

Nei bambini piccoli, ricordando che l'epidemiologia è mutata dove sono stati introdotti programmi vaccinali specifici, i patogeni più comuni sono:

- <1 mese: *Streptococcus agalactiae*, *Escherichia coli*, *Listeria monocytogenes*;
- tra 1 e 23 mesi: *Streptococcus pneumoniae*, *Neisseria meningitidis*, *Streptococcus agalactiae*, *Haemophilus influenzae*, *Escherichia coli.*

La meningite nosocomiale è tipica dei pazienti neurochirurgici (craniotomia, cateteri ventricolari o lombari, perdite di liquor, traumi cranici) e i patogeni più comuni sono stafilococchi e bacilli aerobi Gram-negativi. Questi soggetti sono anche esposti a episodi ricorrenti di meningite.

IL TACCUINO

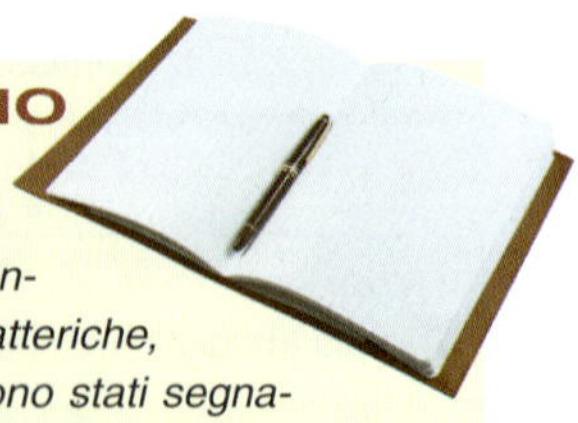

Secondo i dati del Sistema di sorveglianza delle meningiti batteriche, in Italia, nel 2019 sono stati segnalati 189 casi di malattia invasiva da meningococco, 1671 casi di malattia invasiva da pneumococco, 186 casi di malattia invasiva da Haemophilus (da "Sorveglianza delle Malattie Batteriche Invasive in Italia. Rapporto consolidato 2019").

Quadro clinico

I pazienti affetti da meningite sono solitamente sofferenti. La febbre (ma talvolta l'ipotermia) è quasi sempre presente, associata a cefalea grave e diffusa, rigidità nucale (>80%) e alterazioni del sensorio (>70%). In caso di meningite, nel 95% dei casi sono presenti almeno due tra questi quattro segni/sintomi; ma solo nel 44% dei casi sono contemporaneamente presenti quelli che costituiscono la "triade" classica (febbre, rigidità nucale, alterato stato di coscienza). L'assenza di tutti e tre gli elementi della "triade" consente di escludere con elevato valore predittivo negativo (sensibilità del 99%) la diagnosi di meningite.

In associazione ai segni e sintomi classici possono essere presenti meno frequentemente: fotofobia, nausea/vomito, convulsioni, deficit neurologici focali, papilledema, rash, artrite. Se la meningite è una sequela di altri processi infettivi, possono essere presenti i segni/sintomi di tale infezione (es: otite, mastoidite etc.).

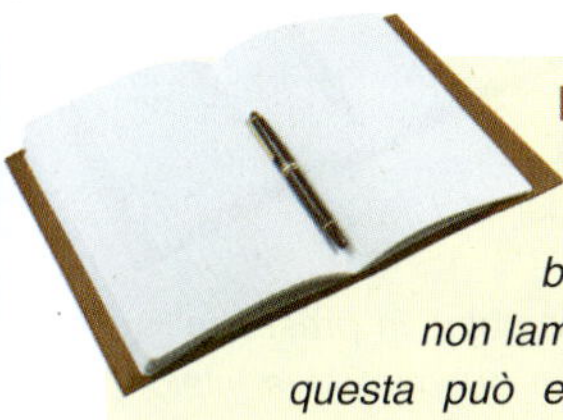

IL TACCUINO

Rigidità nucale: sebbene alcuni pazienti non lamentino rigidità nucale, questa può essere dimostrata sia passivamente che attivamente con l'incapacità a toccare con il mento il petto. L'impaccio alla mobilità laterale è meno attendibile. La rigidità nucale ha una bassa sensibilità (circa 30%) e una mediocre specificità (70%). Segni di Kernig e Brudzinski: hanno una bassissima sensibilità, ma una elevata specificità (circa 95%).

Valutazione del rischio

La meningite batterica si associa a mortalità e disabilità non trascurabili. Tre fattori indipendenti sono stati identificati come predittori di outcome negativo: ipotensione, stato mentale alterato, convulsioni. In base alla presenza di tali fattori si possono identificare tre gruppi:

- rischio basso (nessun fattore presente): outcome negativo 9%
- rischio intermedio (un fattore presente): outcome negativo 33%
- rischio elevato (2-3 fattori presenti): outcome negativo 56%.

Diagnosi

- **Laboratorio.** Le indagini di routine non sono dirimenti. Possono rivelare: leucocitosi o leucopenia, piastrinopenia, CID, iponatremia.
- **Emocolture.** Due set di emocolture devono essere prelevati prima dell'avvio della terapia antibiotica, benché risultino positive in oltre la metà dei casi di meningite batterica. Nel caso si debba ritardare l'esecuzione della puntura lombare (PL) occorre prelevare le emocolture e iniziare immediatamente, prima della TC, il trattamento antibiotico empirico (eventualmente preceduto da desametasone: vedi terapia).
- **Puntura lombare.** È indispensabile per la diagnosi di meningite, per identificare il patogeno e testarne la sensibilità antibiotica.
  - *Controindicazioni relative*: ipertensione endocranica, deficit coagulativi, infezioni cutanee vicine al punto di accesso.
  - *Pressione di apertura*: è tipicamente elevata in caso di meningite batterica (v.n. 70-180 mmH_2O o 6-14 mmHg, in decubito laterale), anche se in molti casi può essere normale. Per la tecnica di esecuzione della puntura lombare consultare Capitolo 22.6.
- **TC encefalo.** Solitamente la PL viene fatta precedere da una TC encefalo per il timore di processi occupanti spazio che potrebbero provocare una fatale erniazione cerebrale; tale indagine potrebbe ritardare anche di parecchio l'inizio della terapia: il ritardo terapeutico comporta un aumento significativo di eventi sfavorevoli e di mortalità (13% per ogni ora di ritardo). Sono stati pertanto proposti una serie di criteri per selezionare i pazienti meritevoli di valutazione mediante TC pre PL (Tabella 6.3.1).
- **Analisi del liquido cefalorachidiano (LCR)**
  - *Chimico-fisico*. Il reperto atteso in caso di meningite batterica è caratterizzato da: aumento dei globuli bianchi (1000-5000 μL) con prevalenza dei neutrofi-

IL TACCUINO

Uno studio osservazionale ha evidenziato un'elevata probabilità di meningite batterica (≥99%) in presenza di almeno uno dei seguenti elementi: glucosio <34 mg/dL, proteine >220 mg/dL, GB >2000/µL, neutrofili >1180/µL.
Esistono tuttavia molte eccezioni e la terapia empirica non deve essere ritardata di fronte al sospetto clinico fondato anche se il liquor non è dirimente.

Tabella 6.3.1. Indicazioni all'esecuzione di TC prima della PL nei soggetti adulti con sospetta meningite: una o più dei fattori di rischio

- Immunodeficienza (es: HIV, terapia immunosoppressiva, trapianto di organo o midollo)
- Malattie del SNC (masse, ictus, infezioni focali)
- Convulsioni insorte nell'ultima settimana
- Papilledema
- Coscienza alterata
- Deficit neurologici focali

li, proteinorrachia (100-500 mg/dL), ipoglicorrachia (<40 mg/dL, con un rapporto glucosio LRC/siero ≤0,4) (Tabella 6.3.2).
- *Lattati.* La loro concentrazione nel liquor, anche se non specifica, ha dimostrato una buona sensibilità nel differenziare una meningite batterica da una asettica in pazienti non pre-trattati con antibiotici.

- **Batterioscopia e colorazione di Gram.** L'indagine, dotata di elevata sensibilità per meningite batterica (60-90%) ed elevatissima specificità (vicina al 100%), può fornire rapidamente un orientamento eziologico e guidare le scelte terapeutiche:
  - diplococchi Gram-positivi: infezione pneumococcica;
  - diplococchi Gram-negativi: infezione meningococcica;

IL TACCUINO

- *La colorazione di Gram sul liquor ha una specificità quasi del 100%.*
- *Negli adulti e nei bambini, in presenza di un quadro clinico suggestivo e pleiocitosi liquorale, anche in assenza di positività dello striscio colorato con Gram, nessun'altra variabile liquorale permette di escludere una meningite batterica.*
- *Analoghe considerazioni valgono per l'esame fisico: in meno della metà dei casi è presente la classica triade (febbre, rigidità nucale, stato mentale alterato).*

Tabella 6.3.2. Caratteristiche del liquor nella diagnosi differenziale delle meningiti batteriche e virali

Variabile	Meningite batterica	Meningite virale
Pressione (mmH_2O)	>180	100-350
Globuli bianchi	1.000-5.000/µL, predominanza neutrofili (>80%)	Pleiocitosi, predominanza linfociti
Globuli rossi	Assenti	Assenti
Glucosio (mg/dL)	≤40	Normale (ipoglicorrachia, parotite, coriomeningite linfocitaria)
Rapporto glucosio liquor/siero	<0,4	~1
Proteine (mg/dL)	>450	<250
Colorazione di Gram	Positiva in >60% casi	Non identificabili batteri
Colturale	Positivo in >80% casi	Spesso negativo
PCR (Polymerase Chain Reaction)	Positiva per DNA batterico	Può identificare enterovirus, HSV, CMV, EBV, VZV, HHV-6 e fare diagnosi differenziale con *Mycoplasma pneumoniae*

- piccoli coccobacilli pleiomorfici Gram-: infezione da *Haemophilus influenzae*;
- bastoncelli Gram-positivi: infezione da *Listeria*.

La somministrazione di antibiotici ha un minimo effetto sulla citologia del liquor, ma può negativizzare la ricerca dei patogeni con la colorazione di Gram o con l'esame colturale; ciò avviene rapidamente per i meningococchi (1-2 ore), assai più lentamente (4-10 ore) per i pneumococchi.

Terapia

Considerazioni generali

- La meningite batterica è un'emergenza medica con mortalità del 100% se non trattata e con mortalità e morbilità non irrilevanti anche in caso di gestione ottimale.
- Se possibile è necessario raccogliere rapidamente dati anamnestici quali: allergie a farmaci, stato immunitario, esposizione, fattori di rischio.
- Occorre prelevare due set di emocolture ed eseguire PL (eventualmente preceduta da TC encefalica) (Tabella 6.3.1).
- La precocità della terapia antibiotica è correlata alla prognosi.
- La somministrazione empirica dell'antibiotico deve avvenire in Pronto Soccorso entro 30 minuti dall'ingresso, appena praticata la PL o appena eseguite le emocolture se la PL deve essere preceduta da TC.
- La terapia antibiotica empirica va adeguata alla tipologia di paziente, alle sue comorbidità e alla funzionalità renale ed epatica.
- All'antibiotico deve precedere, quando indicata, la somministrazione di desametasone.
- Il successivo trattamento antibiotico va eventualmente modificato in base all'esame batterioscopico del liquor e successivamente all'esito delle colture e dell'antibiogramma (Tabella 6.3.3).

Eventuali misure di supporto

- ABC.
- Ossigeno.
- Trattare la febbre.
- Trattare le convulsioni.
- Trattare lo shock.
- Mantenere euglicemia.
- Correggere l'ipovolemia.
- Correggere l'iposodiemia (possibile SIADH).
- Correggere le coagulopatie.

Trattamento antibiotico empirico

Soggetto immunocompetente. Patogeni più frequenti: *Streptococcus pneumoniae*, *Neisseria meningitidis* e, meno frequentemente, *Haemophilus influenzae* e Streptococco

Tabella 6.3.3. Trattamento antibiotico raccomandato negli adulti dopo identificazione del patogeno alla batterioscopia su liquor

Microrganismo	Terapia raccomandata	Terapia alternativa
Streptococcus pneumoniae	vancomicina + cefriaxone o cefotaxime (alcuni Autori consigliano di associare rifampicina nel caso si somministri desametasone)	fluorochinolone (moxifloxacina) meropenem
Neisseria meningitidis	cefriaxone o cefotaxime	cloramfenicolo, fluorochinolone, aztreonam, ampicillina
Listeria monocytogenes	ampicillina (alcuni Autori consigliano di associare un aminoglicoside)	sulfametoxazolo, trimetoprim, meropenem
Haemophilus influenzae	cefriaxone o cefotaxime	cloramfenicolo, cefepime, meropenem, fluorochinolone
Streptococcus agalactiae	ampicillina	cefriaxone o cefotaxime
Escherichia coli	cefriaxone o cefotaxime	cefepime, meropenem, artreanam, fluorochinolone, sulfametoxazolo/trimetoprim

gruppo B; i soggetti >50 anni sono a rischio di meningite da *Listeria monocytogenes*.
Regime terapeutico:
Ceftriaxone (2 g e.v. ogni 12 ore) *oppure*
Cefotaxime (2 g e.v. ogni 4-6 ore)
+
Vancomicina (15-20 mg/kg e.v. ogni 8-12 ore massimo: 2 g/die o 60 mg/kg/die)
+
(>50 anni) Ampicillina (2 g e.v. ogni 4 ore).

Deficit immunità cellulo-mediata (es. linfoma, chemioterapia, steroidi). Patogeni più frequenti: *Streptococcus pneumoniae*, *Listeria monocytogenes*, bacilli Gram-negativi (tra cui *Pseudomonas aeruginosa*).
Regime terapeutico:
Vancomicina (15-20 mg/kg e.v. ogni 8-12 ore massimo: 2 g/die o 60 mg/kg/die)
+
Ampicillina (2 g e.v. ogni 4 ore).
+
Cefepime (2 g e.v. ogni 8 ore) *oppure*
Meropenem (2 g e.v. ogni 8 ore).

Meningite "*healthcare-associated*". Patogeni più frequenti: Gram-positivi e Gram-negativi (tra cui *Klebsiella pneumoniae* e *Pseudomonas aeruginosa*).
Regime terapeutico:
Vancomicina (15-20 mg/kg e.v. ogni 8-12 ore massimo: 2 g/die o 60 mg/kg/die)
+
Ceftazidime (2 g e.v. ogni 8 ore) *oppure*
Cefepime (2 g e.v. ogni 8 ore) *oppure*
Meropenem (2 g e.v. ogni 8 ore).

Trauma cranico con frattura della base. Patogeni più frequenti: *Streptococcus pneumoniae*, *Haemophilus influenzae*, Streptococchi beta-emolitici gruppo A.

Regime terapeutico:
Vancomicina + ceftriaxone *oppure*
Cefotaxime (se ceftriaxone con MIC >2 associare rifampicina).

Trauma cranico penetrante. Patogeni più frequenti: *Staphylococcus aureus*, stafilococchi coagulasi-negativi (in particolare *Staphylococcus epidermidis*), bacilli aerobi Gram-negativi (incluso *Pseudomonas aeruginosa*).
Regime terapeutico:
Vancomicina + cefepime *oppure*
Vancomicina + ceftazidime *oppure*
Vancomicina + meropenem.

Allergia ai β-lattamici
Vancomicina (15-20 mg/kg e.v. ogni 8-12 ore massimo: 2 g/die o 60 mg/kg/die)
+
Moxifloxacina (400 mg e.v./die) + (se richiesta copertura per Listeria) trimetopin/sulfametoxasolo (5 mg/kg di trimetoprim e.v. ogni 6-12 ore).

Steroidi

In caso di meningite sospetta o accertata da pneumococco, al fine di ridurre mortalità e sequele neurologiche e in caso di meningite da *Haemophylus* per ridurre le sequele neurologiche, vi è indicazione a somministrare 0,15 mg/kg di desametasone 15-20 min prima dell'antibiotico.

Il desametasone deve essere continuato (ogni 6 ore per 4 giorni) solo se viene confermata l'eziologia da *Streptococcus pneumoniae*.

Isolamento e chemioprofilassi

- In caso di meningite a liquor torbido, se si sospetta o si è accertata una meningite da *Neisseria meningitidis*, occorre attuare le misure di isolamento per malattie a trasmissione attraverso *droplets*.
- In attesa delle indagini di laboratorio, valutare attentamente la storia clinica e l'epidemiologia per porre un sospetto di meningite meningococcica.
- In caso di infezione da meningococco la chemioprofilassi è raccomandata, possibilmente entro 24 ore, per i contatti stretti con il caso indice, individuati in base all'indagine epidemiologica (Tabella 6.3.4).
- Per "contatto stretto" si intende un individuo che ha avuto un contatto prolungato (oltre le 8 ore) in prossimità (entro 1 metro) o che sia stato esposto direttamente alle secrezioni orali del paziente durante i 7 giorni che hanno preceduto la comparsa dei sinto-

Tabella 6.3.4. **Farmaci per la chemioprofilassi della meningite meningococcica**

Ciprofloxacina	500 mg in dose singola	Controindicata in gravidanza e nei minori di 18 anni
Ceftriaxone	250 mg i.m. in dose singola	<15 anni 125 mg i.m. in dose singola
Rifampicina	600 mg os (adulti) ogni 12 h per due giorni	Controindicata in gravidanza, possibili interferenze con altri farmaci

mi o nelle 24 ore successive all'inizio della terapia antibiotica appropriata.

- Tipologia di contatti stretti:
  - soggetti che frequentano regolarmente il paziente: partners sessuali, compagni di classe (non di scuola), centri per bambini, compagni di lavoro (stessa stanza);
  - soggetti esposti direttamente alle secrezioni orali: baci, utilizzo comune di posate o spazzolino da denti;
  - conviventi che condividono la stessa abitazione del paziente, specie bambini piccoli;
  - passeggeri che hanno viaggiato a lungo (8 ore) seduti vicino al caso indice (stessa fila + fila anteriore e posteriore);
  - personale sanitario che ha avuto un contatto non protetto durante intubazione, aspirazione, respirazione bocca a bocca nei 7 giorni precedenti. La profilassi non è indicata se l'esposizione al paziente è stata breve: ciò riguarda la maggior parte degli operatori sanitari, a meno che non siano stati esposti, come detto, direttamente in modo non protetto alle secrezioni respiratorie.
- Se la chemioprofilassi non viene effettuata, il rischio di contrarre la meningite meningococcica per un convivente è di 1:300.
- Anche se i soggetti da sottoporre a chemioprofilassi non sono sempre ben definiti, occorre ricordare che una chemioprofilassi estesa comporta rischi individuali (reazioni avverse, eradicazione di *Neisseria lactamica* capace di indurre immunità crociata a *Neisseria menigitidis*) e ambientali (antibiotico-resistenze).
- In caso di meningite da pneumococco la chemioprofilassi non è indicata.
- In caso di meningite da *Haemophilus influenzae* la chemioprofilassi è indicata solo in presenza di sierotipo b nei soggetti non vaccinati.
- Occorre avvisare i responsabili dell'igiene pubblica secondo le modalità previste dalle procedure locali.

MENINGITE ASETTICA ED ENCEFALITE VIRALE

Il termine meningite asettica si riferisce a un quadro clinico e laboratoristico caratterizzato da infiammazione meningea con esami colturali negativi. La causa più comune sono i virus, seguiti da altri agenti infettivi (micobatteri, spirochete, funghi), farmaci, neoplasie etc.

Le infezioni virali del SNC possono determinare un quadro di encefalite o di meningite asettica. Le encefaliti virali possono essere primarie (invasione diretta del SNC) o postinfettive (malattia immuno-mediata caratterizzata da infiammazione perivascolare e demielinizzazione). L'encefalite postinfettiva tipicamente insorge dopo che una iniziale infezione virale si è risolta o può manifestarsi a seguito di una malattia virale subclinica.

Numerosi virus possono causare una meningite asettica o un'encefalite virale: *enterovirus*, *herpes simplex virus* (HSV), HIV, varicella-zoster virus (VZV), morbillo, rosolia, parotite, influenza, virus della coriomeningite linfocitaria etc.

I principali virus associati a encefalite postinfettiva sono: parotite, morbillo, rosolia, influenza, varicella-zoster.

La distinzione tra le due entità non è sempre facile in quanto il quadro clinico e i test diagnostici di routine sono spesso non specifici e molti pazienti possono presentare segni sia meningei che encefalitici: la sovrapposizione di quadri clinici può portare alla diagnosi di meningoencefalite. Tuttavia una corretta diagnosi differenziale risulta essenziale per le forme curabili.

La distinzione tra meningite ed encefalite si basa sull'assenza o sulla presenza di segni di disfunzione cerebrale. In caso di encefalite sono comuni segni quali alterazioni dello stato di coscienza, deficit motori o sensoriali (tra cui emiparesi, paralisi, parestesie), cambiamenti di personalità o del comportamento, disordini del linguaggio. Le crisi convulsive possono osservarsi in entrambi i casi.

La *meningite asettica* si presenta come la meningite batterica (febbre, cefalea, stato mentale alterato, nausea e vomito, occasionalmente associata a fotofobia e rigidità nucale, soggettiva o evocabile), ma ha un decorso solitamente benigno e auto-limitante senza terapia specifica. La diagnosi differenziale è complicata dal numero notevole di agenti eziologici implicati e dalle possibilità diagnostiche relativamente limitate nell'identificarli. Anamnesticamente è importante indagare su: contatti, viaggi, attività sessuale (HIV, HSV-2), comparsa di esantemi, potenziali eziologie non-virali compresi i farmaci.

La *meningite da farmaci* è una forma non comune di meningite asettica indotta da farmaci, e rappresenta solitamente una diagnosi di esclusione. Non raramente sono coinvolti soggetti affetti da malattie autoimmuni. Il liquor è caratterizzato da pleiocitosi neutrofila. Farmaci potenzialmente implicati sono: FANS, alcuni antibiotici (es. sulfametoxazolo/trimetoprin), Ig endovena, rofecoxib, cetuximab, antiepilettici, etc.

Il quadro clinico solitamente si risolve spontaneamente pochi giorni dopo la sospensione del farmaco.

Diagnosi

Gold standard nella diagnosi di meningite e meningoencefalite è la PL per l'analisi del LCR. Nei pazienti immunocompromessi è sempre necessario effettuare TC encefalo prima di eseguire la PL al fine di escludere un processo occupante spazio che potrebbe causare un'erniazione cerebrale.

In caso di quadro clinico e liquorale compatibili con eziologia virale, la PCR su liquor eseguita precocemente unitamente a indagini sierologiche può rivelare la diagnosi specifica.

Esame del LCR. Tale esame solitamente conferma la presenza di un processo infiammatorio del SNC, anche se le caratteristiche del liquor non consentono di distinguere una meningite asettica da una meningoencefalite (Tabella 6.3.2).

Le caratteristiche del liquor sono:

- pleiocitosi linfocitaria con conta <250/μL. In fase precoce possono predominare i neutrofili, con un passaggio alla linfocitosi nel giro di ore;
- aumento delle proteine, ma <250 mg/dL;
- normale concentrazione del glucosio (>50%) della glicemia;
- globuli rossi assenti.

Tutte queste caratteristiche consentono di distinguere queste forme da una meningite batterica. Occorre però notare che vi sono varie eccezioni e aree di sovrapposizione tra i quadri laboratoristici.

Nel caso di pazienti neutropenici (<500 neutrofili/μL), sottoposti a trapianto allogenico, trattati con terapia steroidea cronica (prednisone 0,3 mg/kg/die per >3 mesi) o con terapia immunosoppressiva nei 90 giorni precedenti, affetti da immunodeficienza ereditaria, va sospettata un'eziologia fungina o parassitaria. Le indagini diagnostiche richieste sono TC/RMN (che possono evidenziare *enhancement* a carico delle meningi e/o edema cerebrale), esame colturale e PCR virali su liquor, emocolture per miceti, ga-

IL TACCUINO

- *Pazienti con meningite asettica spesso si presentano con febbre, cefalea, meningismo; possono essere letargici ma hanno il sensorio integro.*
- *Pazienti con encefalite presentano alterazioni dello stato di coscienza.*
- *L'encefalite virale può essere primaria o postinfettiva. La diagnosi differenziale presenta spesso difficoltà.*
- *Occorre eseguire TC encefalo per escludere un processo localizzato.*
- *La PL è essenziale per la diagnosi.*

lattomannano su sangue, BAL e liquor, 1-3 β-D-glucano su siero (elevato VPN, valido per il *rule out* diagnostico), India ink test per il *Cryptococcus*.

Terapia

La terapia della meningite virale è prevalentemente di supporto (analgesici, antipiretici, antiemetici); per la meningite da HSV-1 o 2 e per la meningite severa da VZV è indicato trattamento con acyclovir (15-30 mg/kg ogni 8 ore endovena e successivamente per via orale).

Bibliografia di riferimento

LA LAVAGNA

- ***Nella diagnosi differenziale delle cefalee febbrili entrano le meningiti (batteriche e "asettiche") e le encefaliti.***
- ***La meningite batterica e quella asettica si possono presentare con quadri clinici e di laboratorio ampiamente sovrapponibili. La prima è una vera emergenza medica che deve essere prontamente riconosciuta e trattata.***
- ***Gli agenti eziologici della meningite batterica variano a seconda dell'età del paziente, del suo stato immunitario e di vari fattori di rischio. Di ciò si deve tenere conto nella scelta della terapia antibiotica empirica iniziale.***
- ***La rigidità nucale ha una bassa sensibilità (circa 30%) e una mediocre specificità (70%). I segni di Kernig e Brudzinski hanno una bassissima sensibilità, ma una elevata specificità.***
- ***Il ritardo terapeutico comporta un aumento significativo di eventi sfavorevoli e di mortalità: la somministrazione empirica dell'antibiotico deve avvenire in PS entro 30 minuti dall'ingresso, appena praticata la PL o appena eseguite le emocolture se la PL viene posticipata.***
- ***Nei casi in cui sia dubbia l'eziologia (batterica o virale) si consiglia di iniziare comunque il trattamento antibiotico, in attesa di definizione diagnostica.***
- ***Attenzione ai pazienti anziani, immunocompromessi, precedentemente trattati con antibiotici: considerare un trattamento antibiotico in attesa di definizione diagnostica definitiva.***
- ***In caso di encefalite la diagnosi da non perdere è quella di infezione da HSV, per la quale la precocità del trattamento con acyclovir impatta fortemente sulla prognosi.***

Meningite batterica

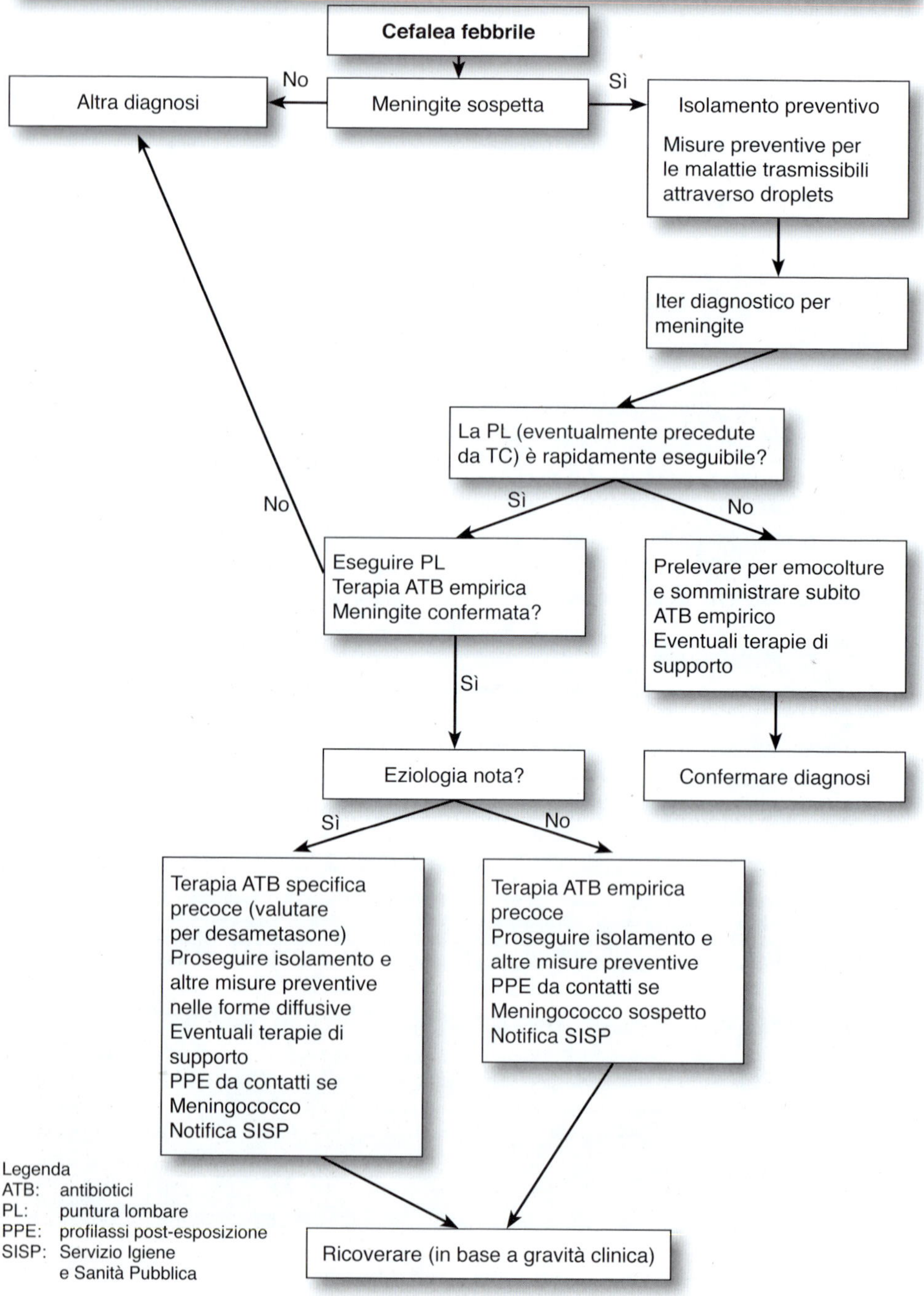

Legenda
ATB: antibiotici
PL: puntura lombare
PPE: profilassi post-esposizione
SISP: Servizio Igiene e Sanità Pubblica

6.4 Endocardite infettiva

Definizione e classificazione

Le endocarditi sono le infezioni più comuni dell'apparato cardiovascolare, caratterizzate da un focolaio sepsigeno che interessa più frequentemente le valvole cardiache, ma anche l'endocardio murale, i difetti settali, le corde tendinee ed i seni di Valsalva.

Le endocarditi hanno un'incidenza di circa 3-14 casi/100.000/anno, sono più frequenti nel sesso maschile che in quello femminile (rapporto 1,7:1) e in oltre il 50% dei casi colpiscono persone che hanno superato i cinquant'anni, tranne nel caso dei tossicodipendenti per via endovenosa, ove si riscontrano soprattutto in giovani con età inferiore ai quaranta anni.

Le endocarditi sono classicamente suddivise in acute e subacute. Quelle acute sono caratterizzate da un decorso rapido e tumultuoso (<6 settimane) e sono causate da germi altamente virulenti. Quelle subacute hanno un esordio più subdolo ed un decorso più lento (>6 settimane) e sono causate da germi meno aggressivi.

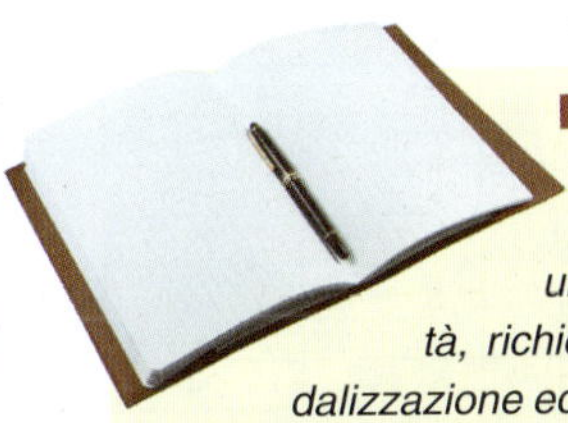

IL TACCUINO

Le endocarditi hanno un alto tasso di mortalità, richiedono sempre l'ospedalizzazione ed ogni ritardo nella diagnosi influenza negativamente la prognosi: il medico d'urgenza deve mantenere alto il sospetto di endocardite nel caso in cui vi sia un determinato quadro clinico e coesistano certe condizioni predisponenti, così da orientare la diagnosi e guidare la terapia.

La terapia antibiotica ha tuttavia modificato profondamente il decorso clinico e la prognosi delle endocarditi, per cui la distinzione tra forme acute e subacute non è più così netta e si preferisce classificare le endocarditi considerando altri parametri: il sito anatomico (endocardite del cuore sinistro o del cuore destro), l'agente eziologico, l'insorgenza su valvola nativa o protesica. Le endocarditi su protesi valvolare vengono ulteriormente distinte in forme precoci (insorgenza entro due mesi dall'intervento di sostituzione valvolare), intermedie (tra 2 e 12 mesi dall'intervento) o tardive (oltre 12 mesi dall'intervento), anche se la maggior parte degli autori considera la sola distinzione tra precoci o tardive a seconda che l'infezione si sviluppi o meno entro un anno dall'intervento.

Fisiopatologia

Il meccanismo patogenetico alla base delle lesioni endocarditiche prende avvio dalla presenza di turbe emodinamiche (per un'anomalia congenita o acquisita) o dalla deposizione di immunocomplessi sulla parete endocardica, con conseguente danno endoteliale. Sulle aree lesionate si depositano inizialmente fibrina e piastrine e solo successivamente vi si possono impiantare anche i batteri, provenienti da un altro focolaio infettivo o nel contesto di una batteriemia transitoria (ad esempio nel corso di estrazioni dentali, tonsillectomia, manovre endoscopiche etc.).

Un altro meccanismo di danno può essere dato dall'abrasione diretta dell'endocardio da parte di un catetere intravascolare o di altro dispositivo.

Nel tossicodipendente per via endovenosa l'infezione scaturisce da una tromboflebite nel punto di iniezione della sostanza, con passaggio in circolo dei batteri che colonizzano prevalentemente la valvola tricuspide.

Eziologia

Lo spettro microbico delle endocarditi è molto vario, a seconda della valvola coinvolta e del tipo di paziente (Tabella 6.4.1).

Oggi la causa più frequente è *Staphylococcus aureus,* le cui batteriemie sono complicate dall'insorgenza di endocardite nel 30-60% dei casi. Questo patogeno è responsabile prevalentemente di endocarditi acute con rapida evoluzione verso lo stato settico.

Minore è la prevalenza di stafilococchi coagulasi negativi (*Staphylococcus epidermidis, Staphylococcus hominis, Staphylococcus haemolyticus* etc.), che comunque sono i più frequenti agenti eziologici delle endocarditi subacute su valvola protesica.

Le endocarditi ad andamento subacuto sono in genere causate dagli streptococchi (patogeni più comuni in passato); le specie più frequentemente isolate sono quelle del gruppo *viridans* (soprattutto endocarditi subacute su valvola protesica), saprofiti del cavo orale (*Streptococcus mitis, Streptococcus sanguinis, Streptococcus mutans, Streptococcus oralis, Streptococcus salivarius*) e quelle appartenenti al gruppo D (*Streptococcus gallolyticus, Streptococcus infantarius*), ospiti abituali delle vie digerenti.

Abbastanza comuni sono gli enterococchi, soprattutto *Enterococcus faecalis* e *faecium.*

Tra i batteri Gram-negativi quelli più frequentemente isolati sono i bacilli del gruppo HACEK (*Haemophilus* spp., *Aggregatibacter* spp., *Cardiobacterium hominis, Eikenella corrodens, Kingella* spp.), responsabili di circa il 5% delle endocarditi, in genere con andamento subacuto.

Le endocarditi da miceti (*Candida* spp. ed *Aspergillus* spp.) si osservano soprattutto nei tossicodipendenti, nei soggetti immunocompromessi e nei pazienti sottoposti ad interventi di cardiochirurgia.

Le forme polimicrobiche non sono comuni e si osservano soprattutto nei tossicodipendenti e nei soggetti portatori di cateteri intravascolari.

Esistono infine le cosiddette endocarditi "ad emocoltura negativa" (2-7% dei casi), in cui il patogeno non viene isolato. Nella maggioranza dei casi il mancato isolamento del patogeno responsabile è dovuto ad un precedente trattamento antibiotico, nei restanti casi l'eziologia può dipendere da altri patogeni quali bacilli Gram-negativi del gruppo HACEK, *Brucella* spp., *Coxiella burnetii, Bartonella* spp., *Chlamydia* spp., *Legionella*

Tabella 6.4.1. Microorganismi che causano le principali forme di endocardite (dati provenienti da varie casistiche).

Microorganismo	Percentuale dei casi						
	Endocardite su valvola nativa		Endocardite su valvola protesica			Endocardite nel tossicodipendente	
	Acquisita in comunità (n = 683)	Associata a pratiche assistenziali (n = 128)	Precoce (n = 144)	Intermedia (n = 31)	Tardiva (n = 194)	Cuore destro (n = 346)	Cuore sinistro (n = 204)
Gram-positivi							
Streptococchi	32	8	1	9	31	5	15
Pneumococchi	1	—	—	—	—	—	—
Staphylococcus aureus	35	44	22	12	18	77	23
stafilococchi coagulasi negativi	4	15	33	32	11	—	—
Enterococchi	8	16	8	12	11	2	24
Gram-negativi							
Coccobacilli	3	—	—	—	6	—	—
Gruppo HACEK	3	5	—	—	6	—	—
Miceti (*Candida* spp.)	1	6	8	12	1	—	12
Polimicrobiche/ altri microorganismi	6	1	3	6	5	8	10
Difteroidi	—	—	6	—	3	—	—
Emocoltura negativa	5	5	5	6	8	3	3

spp., *Mycoplasma* spp., *Tropheryma whipplei*, funghi.

Fattori di rischio

La presenza di alterazioni patologiche cardiache (soprattutto valvolari) rappresenta un fattore essenziale per l'impianto e la moltiplicazione dei batteri a livello endocardico. Storicamente le condizioni cardiache favorenti erano rappresentate dalla valvulopatia reumatica (oggi diventata rara, meno del 10% dei casi) e dalle cardiopatie congenite. Attualmente le lesioni cardiache predisponenti più comuni sono le valvulopatie degenerative correlate all'età (soprattutto la valvulopatia aterosclerotica calcifica) e il prolasso della valvola mitrale associato ad insufficienza valvolare. Altre condizioni, frequenti soprattutto nel caso di endocarditi nosocomiali, sono la presenza di protesi valvolari (biologiche e meccaniche) e degli elettrodi di pacemaker intracardiaci, gli interventi di cardiochirurgia, il cateterismo intravascolare, le derivazioni ventricolo-atriali.

Altri fattori di rischio da tenere presenti sono l'emodialisi, il diabete, l'infezione da HIV, la tossicodipendenza per via endovenosa e l'aver effettuato procedure odontoiatriche invasive.

Tabella 6.4.2. Principali manifestazioni cliniche delle endocarditi

Sintomi infettivi generali (90% dei pazienti) • febbre (spesso di durata superiore alle 2 settimane) • brividi, sudorazione • astenia • pallore • inappetenza • calo ponderale • mialgie, artralgie diffuse • splenomegalia
Segni di interessamento cardiaco (80% dei pazienti) • comparsa di nuovi soffi • presenza di un soffio preesistente che mostra variazioni di intensità e timbro • fibrillazione atriale • scompenso cardiaco (dispnea da sforzo, ortopnea, dispnea parossistica notturna per insufficienza valvolare)
Manifestazioni cutanee • petecchie (20-40% dei casi) • emorragie a scheggia del letto ungueale • emorragie retiniche a fiamma (segno di Litten) o con centro chiaro (macule di Roth) • chiazze di Janeway (placche emorragiche a localizzazione palmo-plantare) • noduli di Osler (formazioni nodulari sottocutanee, dolenti, di colorito rossastro, localizzate nelle regioni periungueali e palmo-plantari)
Fenomeni da immunocomplessi • endoteliti • vasculiti • danno renale (glomerulonefrite parcellare o diffusa)

Manifestazioni cliniche

Le endocarditi acute sono tipicamente caratterizzate da febbre alta, brividi, rapida insorgenza di insufficienza cardiaca e possibili complicanze neurologiche risultanti dal coinvolgimento del sistema nervoso centrale. Le forme ad andamento subacuto sono invece caratterizzate da febbricola, astenia, anoressia, perdita di peso.

Le manifestazioni cliniche delle endocarditi sono comunque aspecifiche ed estremamente variabili e sono caratterizzate dalla comparsa di sintomi infettivi generali, segni di interessamento cardiaco, manifestazioni cutanee e fenomeni da immunocomplessi (Tabella 6.4.2).

Tra le complicanze (Tabella 6.4.3), i fenomeni embolici possono manifestarsi in qualunque periodo della malattia, anche quando la terapia antibiotica ha determinato lo sfebbramento del paziente.

La Tabella 6.4.4 elenca i segni e i sintomi che devono indurre il medico d'urgenza a sospettare un'endocardite e a proseguire gli accertamenti diagnostici in tal senso.

Esami di laboratorio e strumentali

Nessun esame di laboratorio è sufficientemente sensibile e specifico per la diagnosi di endocardite.

Tra gli esami che devono essere richiesti in urgenza, l'emocromo con formula può evidenziare leucocitosi, anemia, talvolta piastrinopenia e la proteina C reattiva risulta spesso incrementata. Va ricordato che l'esame delle urine rivela in circa la metà dei casi ematuria microscopica, cilindruria e proteinuria, come evidenza del coinvolgimento renale.

Tabella 6.4.3. Principali complicanze delle endocarditi

Fenomeni embolici (25-50% dei pazienti): • endocarditi del cuore sinistro: infarti miocardici per emboli delle coronarie, infarti splenici, amaurosi improvvisa per emboli dell'arteria centrale della retina, deficit neurologici (atassia, afasia, disturbi motori e sensitivi), rottura di aneurismi micotici (emorragia subaracnoidea) • endocarditi del cuore destro: embolie polmonari
Scompenso cardiaco congestizio: più frequente nelle endocarditi su valvola aortica o su valvola protesica, specialmente in soggetti anziani e nei casi in cui vi sia stato un ritardo nell'inizio della terapia antibiotica
Ascessi miocardici
Aneurismi micotici: sono il risultato di embolizzazioni a livello dello spazio intraluminale dell'arteria o dei vasa vasorum dei vasi cerebrali. Il corteo sintomatologico può variare da una moderata cefalea, in caso di sanguinamento minimo, fino ad una sindrome meningea conclamata con complicanze neurologiche causata da emorragia acuta intracranica. Gravi sono le emorragie cerebrali che possono manifestarsi anche molto tempo dopo la malattia
Insufficienza renale: spesso è a genesi multifattoriale, può trattarsi di una glomerulonefrite da immunocomplessi o essere conseguente ad infarti da emboli settici
Recidive: frequenti soprattutto nei tossicodipendenti per via endovenosa

Tabella 6.4.4. Elementi che suggeriscono un alto sospetto clinico di endocardite in un paziente valutato in urgenza

Nuova lesione valvolare/nuovo soffio
Evento embolico di origine sconosciuta (soprattutto infarto cerebrale e renale)
Sepsi di origine sconosciuta
Ematuria, glomerulonefrite e sospetto infarto renale
Febbre e: • materiale protesico intracardiaco • altra predisposizione per endocardite infettiva • nuova insorgenza di aritmia ventricolare o anomalia della conduzione • primo episodio di scompenso cardiaco • emocoltura positiva (se il microorganismo isolato è tipico per endocardite) • manifestazioni cutanee (Osler, Janeway) o oftalmiche (Roth) • infiltrati polmonari multifocali/rapidamente evolutivi (endocardite del cuore destro) • ascessi periferici di origine sconosciuta (renali, splenici, midollari) • predisposizione e recente procedura diagnostica/terapeutica nota per causare batteriemia

La raccolta delle emocolture è fondamentale nella valutazione iniziale, per la diagnosi microbiologica e per guidare la terapia antibiotica successiva. L'emocoltura è quasi sempre positiva (95% dei casi) in quanto le endocarditi sono caratterizzate da una batteriemia continua ed il prelievo può essere effettuato in qualsiasi momento, indipendentemente dalla presenza di febbre, prima dell'inizio della terapia antibiotica o dopo almeno 48 ore dalla sua sospensione. In genere è opportuno allestire almeno tre set di emocolture nelle prime 24 ore, ciascuno ad una o due ore di distanza (o ad intervalli di 30-60 minuti se il paziente è critico), e ripetere altre emocolture nei due-tre giorni successivi.

ECG

Le alterazioni elettrocardiografiche non sono significative e sono utili solo in caso di difetti della conduzione. L'evoluzione di un blocco cardiaco o il peggioramento di un'anomalia di conduzione preesistente sono spesso indicativi dell'estensione della lesione. L'infarto miocardico conseguente ad un'endocardite infettiva è estremamente raro.

Ecocardiogramma

Un'indagine strumentale fondamentale per la diagnosi è l'ecocardiografia che consente di visualizzare la localizzazione anatomica delle vegetazioni. L'ecocardiografia bidimensionale transtoracica è un'indagine non invasiva, di facile esecuzione e di costo contenuto, oggi ampiamente diffusa come metodica di prima linea in urgenza, ma ha una ridotta sensibilità (70% nelle endocarditi su valvola nativa e 50% in quelle su valvola protesica), non è in grado di rilevare vegetazioni con diametro inferiore ai 2 mm e non è dirimente in soggetti obesi o affetti da broncopneumopatia cronica ostruttiva o con deformità toraciche. L'ecocardiografia transesofagea è una procedura più invasiva e più costosa ma altamente sensibile (96% nelle endocarditi su valvola nativa e 92% in quelle su valvola protesica), rileva le vegetazioni in oltre il 90% dei casi, con possibilità di evidenziare anche lesioni vegetanti di piccole dimensioni. La specificità è di circa il 90% per entrambe le metodiche.

Come regola generale, nei soggetti a basso rischio di endocardite un'ecocardiografia transtoracica non patologica è sufficiente per escludere la diagnosi, viceversa nei soggetti ad alto rischio bisogna effettuare un'ecocardiografia transesofagea, anche nel caso di ecocardiografia transtoracica negativa o non diagnostica (consultare *flow-chart*). L'ecocardiografia transesofagea deve essere sempre fatta nei pazienti con ecocardiografia transtoracica positiva e in presenza di protesi valvolare o device intracardiaco.

Altri esami radiologici

Nei casi di endocardite possibile, ma non certa, e in presenza di un elevato sospetto clinico, può essere utile ricorrere ad altre metodiche diagnostiche strumentali.

La TC cardiaca consente di identificare lesioni valvolari, quali ascessi e pseudoaneurismi e di ricercare l'estensione paravalvolare dell'infezione, con un'elevata sensibilità, soprattutto nei pazienti portatori di valvola protesica. La stessa può essere impiegata nel caso in cui l'ecocardiografia transesofagea sia controindicata (ed esempio in presenza di varici esofagee).

La TC torace consente di individuare embolizzazioni settiche con conseguente infezione polmonare (polmoniti, ascessi), soprattutto nel caso di endocarditi del cuore destro.

La TC e la risonanza magnetica dell'encefalo sono utili per individuare le conseguenze cerebrali dell'endocardite (ascessi cerebrali, aree ischemiche secondarie ad embolizzazione). L'ecografia, la TC e la risonanza magnetica dell'addome possono individuare gli ascessi splenici o altre localizzazioni settiche.

La ^{18}F-FDG PET/TC o la SPECT con leucociti marcati/TC consentono di identificare un'attività anomala nell'area circostante la sede di impianto di una protesi valvolare o di evidenziare foci settici metastatici clinicamente silenti.

Diagnosi

Una diagnosi tempestiva è essenziale per la scelta della terapia medica e/o chirurgica. Tuttavia, un ritardo nella diagnosi non è infrequente data la varietà di segni e sintomi associati alla malattia. In più, la presentazione con tutti i segni classici dell'endocardite è divenuta ormai piuttosto rara per il frequente ricorso a terapie antibiotiche empiriche che possono mascherare il quadro clinico.

La diagnosi di endocardite deve essere sempre considerata in tutti i pazienti ad alto rischio e devono esser tenuti in stretta considerazione i pazienti con febbre persistente di origine sconosciuta ed i pazienti febbrili con più foci di infezione, con fenomeni embolici inspiegati, con coinvolgimento multiorgano o con sintomi che fanno pensare a malattie del tessuto connettivo.

In considerazione delle frequenti difficoltà diagnostiche si è ritenuto utile stabilire alcuni criteri validi per la definizione di caso. In tale ottica è opportuno seguire i criteri del *Duke University Medical Centre*, basati sui dati anatomopatologici, clinici, microbiologici ed ecocardiografici osservati nel singolo caso. I criteri di Duke (modificati 2015, **Tabella 6.4.5**) hanno un eccellente potere diagnostico, con una specificità del 99% ed un potere predittivo negativo del 92%.

Prognosi e stratificazione del rischio

In era pre-antibiotica le endocarditi avevano quasi sempre un esito infausto, mentre attualmente la mortalità è di circa il 20%. Alcuni fattori influenzano negativamente la prognosi (**Tabella 6.4.6**): in questi casi il paziente va considerato ad alto rischio ed è mandatorio l'inizio tempestivo della terapia antibiotica.

IL TACCUINO

Il quadro clinico, le emocolture e l'ecocardiografia sono la pietra miliare per la diagnosi di endocardite.

Tabella 6.4.5. Criteri di Duke per la diagnosi di endocardite (modificati 2015).

Criteri maggiori	
Emocolture positive	• Microorganismi che tipicamente causano endocardite isolati in due emocolture separate (streptococchi viridanti, *Streptococcus gallolyticus*, microorganismi del gruppo HACEK, *Staphylococcus aureus* o enterococchi acquisiti in comunità) in assenza di un altro focolaio infettivo primitivo • Microorganismi compatibili con endocardite infettiva isolati da emocolture persistentemente positive: – almeno due emocolture positive ottenute a più di 12 ore di distanza – tre emocolture o la maggioranza di quattro o più emocolture separate, la prima e l'ultima ottenute a distanza di almeno un'ora – singola emocoltura positiva per *Coxiella burnetii* o anticorpi IgG di fase 1 con titolo superiore a 1:800
Evidenza di coinvolgimento endocardico	• Risultati ecocardiografici positivi per endocardite: – vegetazione [massa intracardiaca oscillante sulla valvola, sulle strutture di supporto (corde tendinee) o all'interno di un flusso di rigurgito (difetto settale) o adesa a materiale impiantato, in assenza di una struttura anatomica alternativa] – ascesso, pseudoaneurisma, fistola intracardiaca – perforazione valvolare o aneurisma – nuova parziale deiescenza di una valvola protesica • Anomala attività nell'area circostante la sede di impianto di una protesi valvolare rilevata con ^{18}F-FDG PET/TC (solo nel caso di protesi impiantate da oltre tre mesi) o SPECT con leucociti marcati/TC • Lesioni paravalvolari identificate alla TC cardiaca
Criteri minori	
• Condizione cardiaca predisponente o utilizzo di droghe per via endovenosa • Temperatura ≥ 38°C • Fenomeni vascolari (inclusi quelli identificati solo con TC, RMN o ^{18}F-FDG PET/TC): embolia arteriosa maggiore, infarti polmonari settici, aneurisma micotico, emorragia intracranica, emorragie congiuntivali, lesioni di Janeway • Fenomeni immunologici: glomerulonefrite, noduli di Osler, macchie di Roth, positività del fattore reumatoide • Evidenza microbiologica: emocoltura positiva (senza soddisfare i criteri maggiori) o evidenza sierologica di infezione attiva da parte di un microrganismo compatibile con endocardite	
Diagnosi di probabilità	
• **Endocardite certa** Criteri anatomopatologici e/o microbiologici: – microorganismi dimostrati da colture o esame istologico di una vegetazione, o in una vegetazione che ha embolizzato o in un ascesso intracardiaco – lesioni patologiche: vegetazioni o ascesso intracardiaco confermati dal reperto istologico che dimostra endocardite attiva Criteri clinici: – 2 criteri maggiori – 1 criterio maggiore e 3 criteri minori – 5 criteri minori • **Endocardite possibile** – 1 criterio maggiore e 1 criterio minore – 3 criteri minori • **Endocardite esclusa** – sicura diagnosi alternativa – reperti negativi (non evidenza istologica/microbiologica) all'intervento chirurgico o al riscontro autoptico in un paziente trattato con terapia antibiotica per un periodo ≤4 giorni – risoluzione della malattia con terapia antibiotica per un periodo ≤4 giorni – assenza di criteri per endocardite infettiva possibile	

Terapia

La terapia antibiotica dell'endocardite deve essere tempestivamente iniziata su base empirica, tenendo in considerazione le eziologie prevalenti ed il tipo di endocardite (Tabella 6.4.7). La terapia empirica precoce è essenziale per minimizzare i danni valvolari, per prevenire eventuali complicanze e per poter ricorrere, in caso di necessità, all'intervento cardiochirurgico.

Tabella 6.4.6. Fattori prognostici negativi in paziente con endocardite

Caratteristiche del paziente • Età avanzata • Endocardite su valvola protesica • Diabete mellito • Comorbidità (immunodepressione, insufficienza renale, pneumopatia…)
Complicanze cliniche dell'endocardite • Insufficienza cardiaca • Insufficienza renale • Emorragia cerebrale • Ictus ischemico esteso • Shock settico
Microorganismi • *Staphylococcus aureus* • Miceti • Bacilli Gram-negativi non-HACEK
Reperti ecocardiografici • Complicanze perianulari • Insufficienza valvolare severa sinistra • Ridotta frazione d'eiezione • Ipertensione polmonare • Voluminosa vegetazione • Severa disfunzione di protesi valvolare • Chiusura anticipata della valvola mitrale e altri segni di elevata pressione diastolica

Tabella 6.4.7. Indicazioni di terapia antibiotica empirica

Classificazione	Terapia raccomandata	Terapia alternativa (allergia ai β-lattaminici)
Endocardite su valvola nativa Endocardite tardiva su valvola protesica tardiva (≥12 mesi)	Ampicillina (3 g e.v. ogni 6 ore) + oxacillina (3 g e.v. ogni 6 ore) + gentamicina (3 mg/kg/die e.v. in monosomministrazione giornaliera)	Vancomicina (30-40 mg/kg/die e.v. in infusione continua o frazionati in due-quattro dosi) + gentamicina (3 mg/kg/die e.v. in monosomministrazione giornaliera)
Endocardite su valvola protesica precoce (<12 mesi) Endocardite associata all'assistenza sanitaria	Vancomicina (30-40 mg/kg/die e.v. in infusione continua o frazionati in due-quattro dosi) + gentamicina (3 mg/kg/die e.v. in monosomministrazione giornaliera) + rifampicina (900-1200 mg e.v. o per os in 2-3 dosi)b	

[a] Nelle endocarditi associate all'assistenza sanitaria, alcuni autori raccomandano la combinazione di oxacillina e vancomicina nel caso di una prevalenza di infezioni da *Staphylococcus aureus* meticillino-resistente > 5%.
[b] Rifampicina è raccomandata solo per l'endocardite su valvola protesica e alcuni autori ne suggeriscono l'inizio dopo 3-5 giorni dall'inizio di vancomicina e gentamicina.

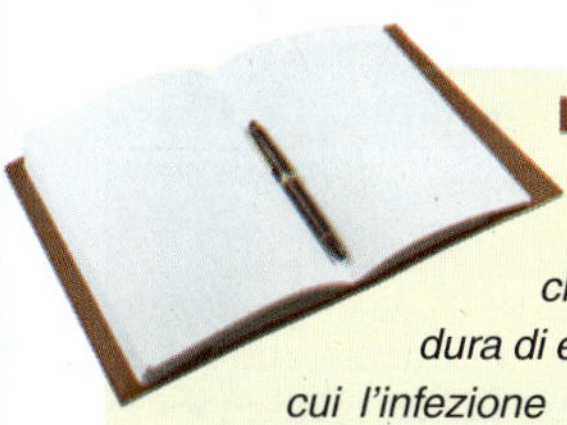

IL TACCUINO

L'intervento cardiochirurgico è una procedura di emergenza nel caso in cui l'infezione valvolare provochi un edema polmonare acuto o uno shock cardiogeno refrattari alla terapia medica.

In caso di positività delle emocolture la terapia antibiotica dovrà essere mirata, ovvero guidata dai risultati dell'isolamento microbiologico e dalla indicazioni fornite dall'antibiogramma.

L'intervento cardiochirurgico è richiesto in circa la metà dei pazienti con endocardite infettiva a causa delle severe complicanze. In determinate situazioni è necessario ricorrere al trattamento chirurgico precoce (mentre il paziente sta ancora facendo la terapia antibiotica): le tre indicazioni principali sono lo scompenso cardiaco, il mancato controllo dell'infezione con la terapia antibiotica e la prevenzione degli eventi embolici.

Bibliografia di riferimento

LA LAVAGNA

- *Pur essendo un'infezione poco frequente, il medico d'urgenza deve mantenere alto il sospetto di endocardite nel caso in cui vi sia un determinato quadro clinico e coesistano certe condizioni predisponenti.*
- *L'anamnesi e l'esame obiettivo sono necessari per individuare i fattori di rischio, le manifestazioni cliniche e le possibili complicanze.*
- *Nessun esame di laboratorio è sufficientemente sensibile e specifico per la diagnosi.*
- *Le emocolture sono fondamentali per l'isolamento del microorganismo responsabile.*
- *L'ecocardiografia è indispensabile per la diagnosi.*
- *La terapia antibiotica empirica deve essere iniziata tempestivamente, soprattutto nei pazienti ad alto rischio.*
- *Il paziente con endocardite, accertata o presunta, deve essere sempre ricoverato.*
- *L'intervento cardiochirurgico è una procedura di emergenza nel caso di edema polmonare acuto o shock cardiogeno refrattari alla terapia medica.*

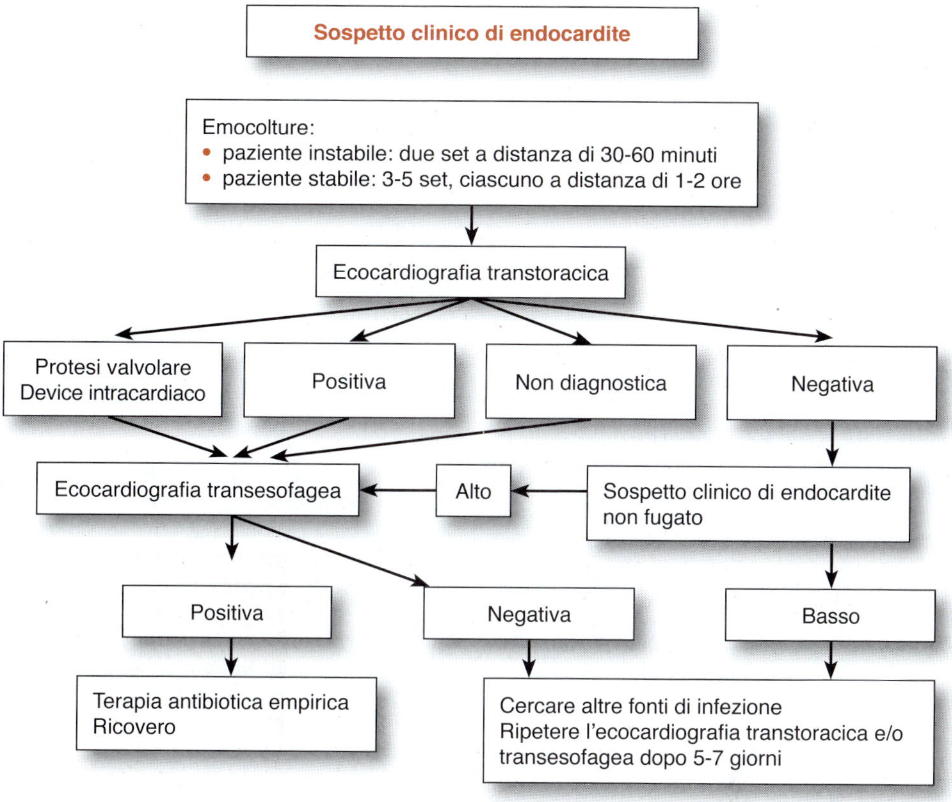
Sospetto clinico di endocardite
Emocolture:
• paziente instabile: due set a distanza di 30-60 minuti
• paziente stabile: 3-5 set, ciascuno a distanza di 1-2 ore
Ecocardiografia transtoracica
Protesi valvolare
Device intracardiaco
Positiva
Non diagnostica
Negativa
Ecocardiografia transesofagea
Alto
Sospetto clinico di endocardite non fugato
Positiva
Negativa
Basso
Terapia antibiotica empirica
Ricovero
Cercare altre fonti di infezione
Ripetere l'ecocardiografia transtoracica e/o transesofagea dopo 5-7 giorni

6.5 Malattie infettive ad alta contagiosità e percorso intraospedaliero

Organizzazione e indicazioni generali per la prevenzione e gestione in Pronto Soccorso delle malattie infettive contagiose

Le infezioni emergenti o riemergenti, soprattutto quelle contagiose ad alta diffusibilità, sono un fatto e un problema di attualità, talvolta di difficile soluzione. Per alcune di esse (*virus Ebola*, *Hantavirus*, *West-Nile-virus*) non possediamo strumenti terapeutici di efficacia certa e neppure di profilassi attiva.

Inoltre l'attuale pandemia di SARS-CoV-2 ha posto in luce problematiche epidemiologiche, organizzative, sociali ad alto impatto sui sistemi sanitari richiamando i governi nazionali e le istituzioni sanitarie a riflettere, a vario titolo, sulle modalità di gestione del contagio, della morbosità e della mortalità correlate.

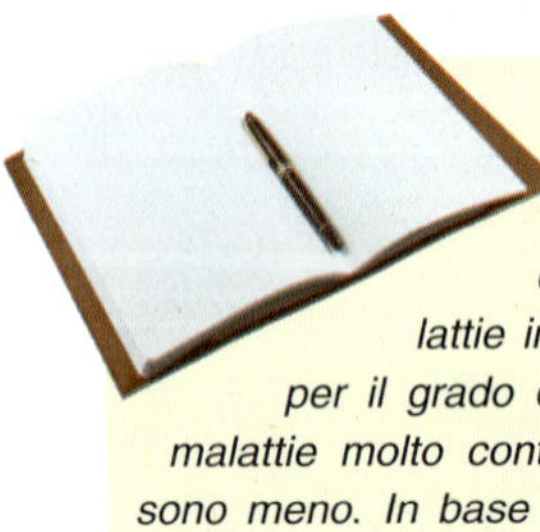

IL TACCUINO

Dal punto di vista epidemiologico, le malattie infettive si differenziano per il grado di diffusibilità. Ci sono malattie molto contagiose e altre che lo sono meno. In base alla suscettibilità della popolazione e al grado di circolazione del patogeno, una malattia infettiva può manifestarsi in una popolazione in forma epidemica, endemica o sporadica.

L'organizzazione del Pronto Soccorso (PS) ha necessità di contemplare, tra i suoi obiettivi, la sorveglianza e il controllo del rischio infettivo. Nella fattispecie, per controllare tale rischio bisogna operare sia sul fronte strutturale sia nell'osservanza delle buone pratiche igienico-sanitarie.

Aspetti strutturali e organizzativi

Per quanto riguarda gli aspetti strutturali è utile disporre di spazi idonei sia per il Triage sia per la visita medica come anche di percorsi separati per l'accesso ai servizi diagnostici e alla degenza infettivologica. Ulteriore utilità riveste l'efficacia del sistema di condizionamento a pressione negativa, per le forme a trasmissione aerea o da droplets.

In situazioni di particolare emergenza epidemica bisogna poter disporre anche di uno spazio predisposto, possibilmente esterno al PS, per lo screening della popolazione. Uno spazio va dedicato all'isolamento del o dei pazienti in attesa di trasferimento ai reparti; un ulteriore locale va organizzato per lo stoccaggio dei materiali e dispositivi di protezione individuale logisticamente fruibile e, non da ultimo, un idoneo locale a tipo spogliatoio per la svestizione e le docce del personale a fine turno.

Non meno importante risulta l'organizzazione del personale che deve tenere conto delle necessità di unità aggiuntive per garantire sia l'assistenza richiesta al paziente potenzialmente infettivo sia al resto dell'utenza.

Per questo tipo di situazioni è bene che gli obiettivi, la pianificazione delle attività e le azioni da svolgere siano dettagliate in un Piano di Controllo, disposto dalle Aziende Sanitarie con approvazione del Comitato Infezioni Ospedaliere (CIO).

Non da ultimo, il personale medico del PS gioca un ruolo attivo nel flusso di notifica delle malattie infettive e diffusive effettuando la denuncia ai servizi territoriali di competenza che potranno, a loro volta, svolgere le attività di sorveglianza richieste dalle normative vigenti o dai Piani di Sorveglianza nazionali e regionali.

Le organizzazioni sanitarie sono organizzazioni complesse. Per tale motivo risulta strategicamente efficace l'operare in rete e ciò presuppone conoscenza e compartecipazione a più livelli da parte degli operatori del Servizio sanitario nazionale (SSN).

Precauzioni di tipo igienico-sanitario

Le precauzioni generali di tipo igienico-sanitario note con il termine di "buone pratiche" o "precauzioni standard", vanno fatte proprie dal personale sanitario ed applicate in modo universale.

La "buona pratica" per eccellenza è il lavaggio delle mani da parte degli operatori sanitari e anche dei malati e dei visitatori. Da anni le agenzie internazionali (Organizzazione Mondiale della Sanità-OMS; Centers for Disease Control and Prevention-CDC; European Centre for Disease Prevention and Control-ECDC) e nazionali (Ministero della Salute, Centro Nazionale per la Prevenzione e il Controllo delle Malattie-CCM, Istituto Superiore di Sanità-ISS) nonché le svariate società scientifiche di settore, hanno posto l'accento sulla sua importanza ai fini della prevenzione e controllo della catena di trasmissione delle malattie infettive e diffusive e hanno elaborato e diffuso Raccomandazioni e Linee Guida, secondo i criteri della medicina basata sulle evidenze (EBM). Tale pratica, insieme all'uso dei guanti e delle mascherine chirurgiche, risulta strategica in Pronto Soccorso sia per l'eterogeneità delle situazioni cliniche sia per i tempi rapidi in cui spesso il Personale si trova ad operare. A questo proposito l'ISS ha pubblicato recentemente un aggiornamento del documento riguardante i comportamenti raccomandati agli operatori sanitari durante l'assistenza ai pazienti affetti da SARS-CoV-2. In esso vengono indicati dettagliatamente i dispositivi di protezione che devono essere utilizzati nei principali contesti in cui si trova il personale sanitario che entra in contatto con i pazienti affetti da SARS-CoV-2 raccomandando l'uso delle mascherine con filtranti facciali (FFP2 e FFP3) in tutte le occasioni a rischio.

Per tale motivo risulta essenziale programmare e avviare in modo sistematico esperienze di formazione, addestramento individuale e campagne educative volte a raggiungere elevati standard di aderenza a queste buone pratiche.

Gestione dei pazienti con febbre in Pronto Soccorso

Il personale sanitario è ad elevato rischio di contagio soprattutto nel caso in cui debba gestire persone affette da malattie altamente contagiose come quelle da agenti biologici tipo 4-3 (virus Ebola, SARS-CoV-2).

La modalità principale per prevenire le infezioni, oltre al lavaggio delle mani, è quella di utilizzare in modo appropriato i dispositivi di protezione individuale (DPI) (Tabella 6.5.1).

L'altro aspetto fondamentale è costituito dall'utilizzo corretto degli spazi e dei percorsi dedicati (flussi).

Arrivo del paziente febbrile al triage

I pazienti febbrili che accedono al PS devono essere invitati ad eseguire il frizionamento idro-alcolico delle mani e ad indossare la mascherina chirurgica prima di presentarsi all'operatore di triage. Questo invito può essere effettuato direttamente o indirettamente utilizzando materiale informativo sotto forma di "avvisi per il pubblico" o tramite *display*.

L'infermiere di triage, che costituisce il primo contatto con il paziente, dopo aver valutato il sintomo principale di presenta-

Tabella 6.5.1. Dispositivi di protezione individuale

Dispositivi utilizzati in caso di infezioni da contatto e da droplets	
Situazioni a basso rischio	**Situazioni ad alto rischio**
Mascherina chirurgica	Doppi guanti in nitrile
Guanti in nitrile	Maschera filtrante FFP3-FFP2
Camice monouso	Visiere / occhiali protettivi / maschere a pieno facciale
	Indumenti di protezione del corpo a norma

zione (febbre), lo inserisce in un percorso di diagnosi e cura di sospetta malattia infettiva.

L'operatore di triage deve indossare la mascherina chirurgica, mantenere una distanza, se possibile, di almeno un metro dal paziente e avere a disposizione un camice monouso, guanti in nitrile e filtrante facciale certificato (DPI di III categoria per la protezione da agenti biologici del gruppo 2, 3 e 4).

L'infermiere deve poi procedere alla valutazione epidemiologica secondo i criteri FTOCC (Tabella 6.5.2).

Tabella 6.5.2. Criteri FTOCC

F	Fever (febbre)
T	Travel (viaggio), storia di viaggi in paesi a rischio
O	Occupational history, storia di rischio, legato all'attività lavorativa
C	Contact history, storia di esposizione a rischio tramite contatto con persone malate
C	Clustering, la presenza di altre persone malate provenienti da alcuni villaggi, scuole o residenze

Percorso del paziente febbrile

Al termine della valutazione gli scenari possibili sono due:

- **Scenario 1.** Il paziente non presenta le caratteristiche evidenziate dai criteri FTOCC. In tale situazione viene invitato ad attendere la chiamata per la visita in un'area separata, a seconda del codice colore assegnato, e a mantenere la mascherina.
- **Scenario 2.** Il paziente presenta almeno un criterio FTOCC, oltre la febbre. In questo caso le azioni da intraprendere sono volte ad assistere il paziente secondo i protocolli locali e a proteggere gli operatori dal rischio infettivo con l'utilizzo dei DPI raccomandati.

  Da questo momento, tutti coloro che hanno contatti con il paziente isolato devono indossare DPI appropriati.

  I provvedimenti, in linea generale, sono i seguenti:
  - indossare i DPI standard e quelli per la protezione da droplets (FFP2-FPP3);
  - invitare il paziente ad indossare la mascherina chirurgica e a frizionarsi le mani con gel alcolico (qualora non l'avesse già fatto);
  - accompagnarlo nella zona di isolamento;
  - spiegargli le misure precauzionali alla quali sarà sottoposto;
  - contattare il medico d'urgenza presente in PS;
  - attivare la Direzione medica e il medico reperibile delle malattie infettive;
  - mettere in atto le procedure per indossare i DPI adeguati al caso per tutti gli operatori coinvolti;
  - attivare la procedura per il trasporto interno verso il reparto di malattie infettive;
  - disporre l'immediata decontaminazione del locale dedicato al triage;
  - attivare le procedure di svestizione degli operatori al termine delle procedure.

I momenti più a rischio di esposizione agli agenti biologici 3-4 riguardano la vestizione e la svestizione degli operatori.

Di seguito vengono indicati alcuni punti ritenuti importanti per eseguire le procedure di vestizione/svestizione in maniera corretta. Ogni PS attiverà, localmente, protocolli precisi e dettagliati.

IL TACCUINO

In questa fase è fondamentale comunicare con il paziente in modo efficace, per favorire la collaborazione e informarlo dell'iter diagnostico-terapeutico al quale sarà sottoposto. Le procedure di isolamento e tutte le attività sanitarie previste dai protocolli, nonché la somministrazione delle terapie è necessario vengano fatte con il consenso del paziente.

Indicazioni di carattere generale per la vestizione e la rimozione dei DPI

Tali indicazioni garantiscono agli operatori la protezione adeguata rispetto al rischio di contaminazione biologica:

- istruzioni chiare a seconda dei DPI impiegati;
- training formativo;
- lavorare preferibilmente in coppia;
- utilizzare un terzo operatore/osservatore

- distinguere con ausili colorati la zona filtro dalla zona pulita, dalla zona sporca ai locali di isolamento (es: rosso per le aree contaminate, giallo per le aree di filtro e verde per le aree pulite);
- avere a disposizione un orologio a muro ed, eventualmente, uno specchio.

La distinzione delle zone garantisce, anche visivamente, la sicurezza di operare nel modo migliore.

Di seguito vengono riportate alcune tipologie di DPI da utilizzare in caso di sospetta malattia altamente contagiosa in Pronto Soccorso:

- indumenti di protezione del corpo certificati UNI EN14126:2004; UNI EN 13688:2013;
- mascherine facciali filtranti FFP2-FFP3 certificate UNI EN 149:2009; UNI EN 140:2000;
- visor/occhiali UNI EN 166:2004;
- guanti monouso certificati UNI EN 420: 2010; UNI EN ISO 374-5:2017; UNI EN ISO 374-2:2020; UNI EN 455;
- maschera a pieno facciale UNI EN 136:2000.

È importante ricordare che i DPI devono essere sempre in numero e misura sufficienti per tutti gli operatori sia nella zona di vestizione che di decontaminazione/svestizione (Figura 6.5.1). In questa ultima fase è oltremodo utile avere a disposizione la soluzione pronta di disinfettante (es: ipoclorito di sodio) alla concentrazione efficace per il microrganismo in causa (Tabella 6.5.3).

Tabella 6.5.3. Presidi necessari per la svestizione in caso di agente biologico 4 (es: MVE*)

Pompa per irrorare la soluzione contenente ipoclorito di sodio
Telo su cui poggia la persona durante la svestizione
Contenitore in plastica con dentro la soluzione di ipoclorito di sodio per decontaminare la maschera pieno facciale (Visor)
Contenitore per smaltimento dei rifiuti biologici speciali

* MVE = Malattia da virus Ebola

Procedura di rimozione dei DPI

L'essere scrupolosi nella sequenza delle azioni delle istruzioni operative e dei protocolli, durante la vestizione, serve a garantire che tutta la superficie corporea dell'operatore venga protetta dal contatto con materiali biologici.

La procedura di rimozione dei DPI è ad alto rischio di contaminazione e vanno rispettate le seguenti indicazioni (Figura 6.5.1):

- operare nella zona filtro, tra quella sporca e quella pulita;
- operare in coppia con in aggiunta il supervisore esterno;
- utilizzare il disinfettante idoneo per la decontaminazione delle superfici dei DPI;
- durante la procedura, l'eventuale secondo operatore aiuta a svestire il primo operatore toccando solo l'esterno della tuta di quest'ultimo.

Addestramento degli operatori all'utilizzo dei DPI

Nella gestione delle emergenze infettive la componente essenziale è costituita dalla formazione di tutti gli operatori sanitari nelle misure di controllo delle infezioni. Le osservazioni effettuate durante le recenti epidemie (SARS-CoV-1 del 2003, Ebola del 2014, SARS-CoV-2 del 2020) circa i comportamenti degli operatori sanitari, hanno evidenziato criticità nell'applicazione delle misure di controllo, soprattutto nell'uso dei dispositivi di protezione individuali. Non sarà mai sufficiente enfatizzare l'importanza delle precauzioni standard e aggiuntive per il controllo delle emergenze infettive e delle altre infezioni respiratorie.

Tutti gli operatori coinvolti vanno addestrati alle procedure di vestizione e rimozione dei DPI previsti, in modo da gestire il rischio infettivo con un adeguato livello di sicurezza nel contesto organizzativo proprio.

IL TACCUINO

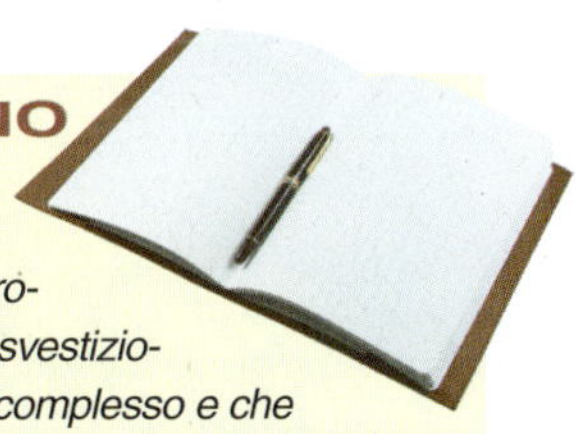

Bisogna avere consapevolezza che il processo di vestizione e svestizione è fondamentale e complesso e che gli operatori sanitari possono attuarlo correttamente solo se adeguatamente addestrati.

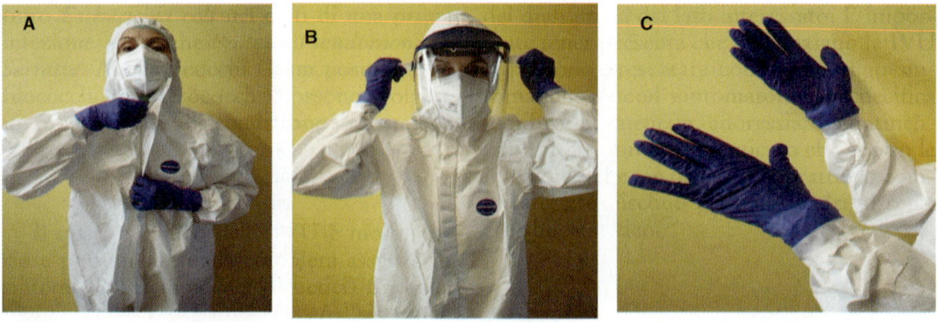

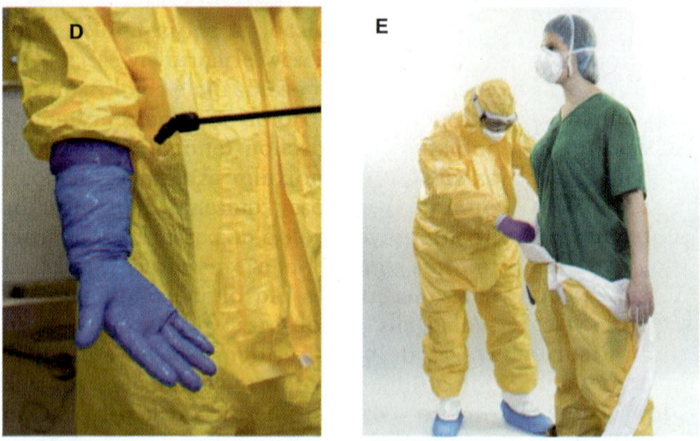

Figura 6.5.1. Alcuni momenti salienti della procedura di vestizione nel caso sospetto di malattia infettiva altamente contagiosa e procedura di rimozione del DPI. A. Modalità di chiusura della tuta integrale monouso. B. Posizionamento e fissaggio visiera monouso. C. Particolare: modalità di fissaggio del doppio guanto sulla tuta. D. Particolare: decontaminazione dei guanti. E. Procedura di rimozione della tuta integrale.

È pertanto fondamentale ripetere questo addestramento almeno due volte l'anno e assicurarsi che i professionisti neoassunti vengano addestrati il prima possibile.

Si stima che il tempo necessario per addestrare un operatore sanitario sia complessivamente di circa cinque ore.

Bibliografia di riferimento

LA LAVAGNA

- *Le infezioni, in particolare quelle emergenti e riemergenti, sono un problema da gestire con consapevolezza e competenza in Pronto Soccorso.*
- *La protezione individuale è l'aspetto fondamentale.*
- *Praticare sempre il lavaggio delle mani e utilizzare la mascherina chirurgica.*
- *Avere sempre a disposizione i DPI adeguati in Pronto Soccorso.*
- *Utilizzare un protocollo dettagliato per la vestizione e la rimozione dei DPI.*
- *Il training ripetuto è necessario per condurre correttamente i processi di vestizione e di svestizione.*
- *Avere la consapevolezza che durante il processo di rimozione dei DPI può avvenire la contaminazione.*

Appunti / Commenti

Piano di gestione di malattia infettiva e diffusiva in Pronto Soccorso

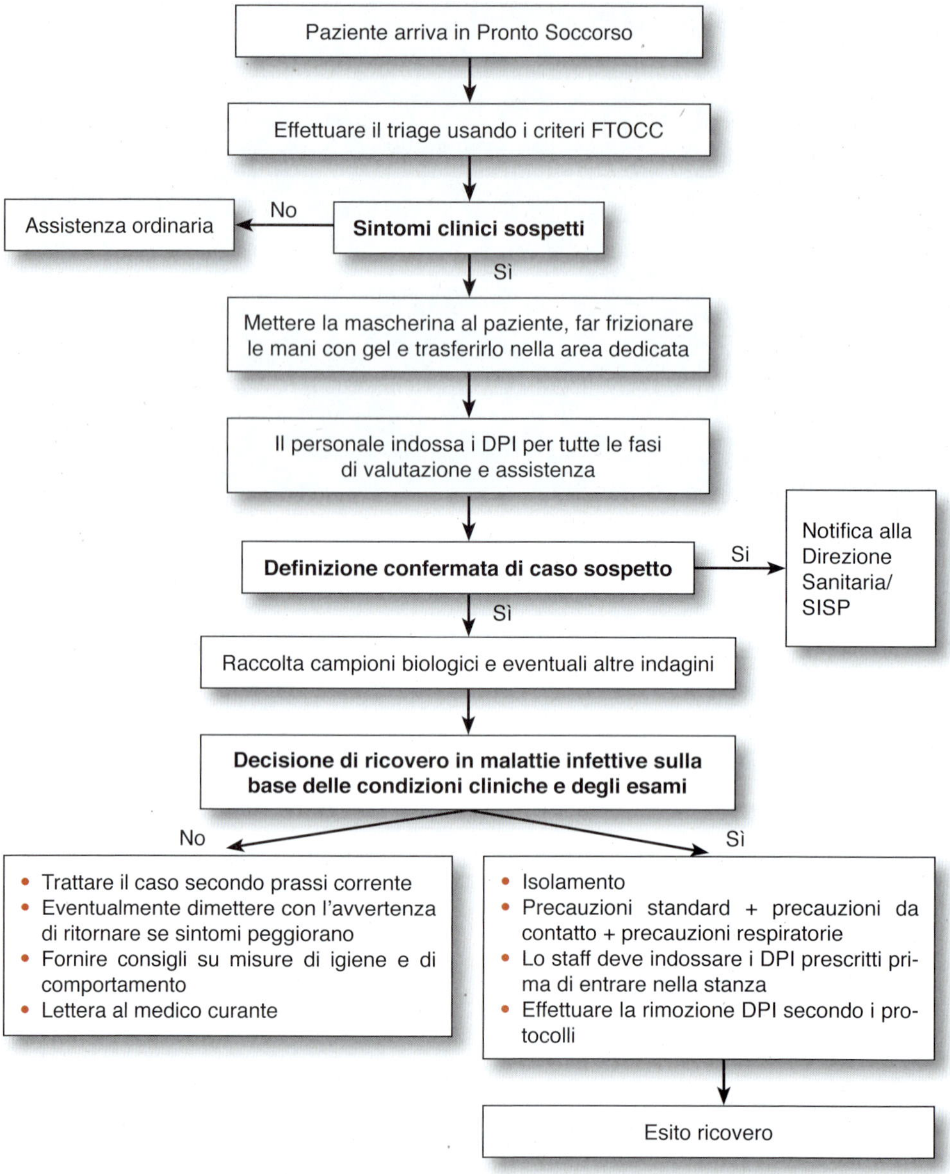

6.6 Pandemia di SARS-CoV-2

Definizione

La COVID-19 (*coronavirus disease – year 2019*) per la prima volta si è manifestata nella provincia cinese di Hubei, con epicentro nella città di Wuhan, negli ultimi mesi del 2019. Il 31 dicembre 2019 la Cina ne ha notificato ufficialmente la presenza all'Organizzazione Mondiale della Sanità (OMS). È stato identificato come agente eziologico un nuovo coronavirus che causa la sindrome respiratoria acuta grave (*severe acute respiratory syndrome*, SARS) e pertanto in seguito denominato SARS-CoV-2. La pandemia di SARS-CoV-2 rappresenta una minaccia per la salute globale con un impatto semza precedenti negli ultimi 100 anni.

Eziologia

Il coronavirus, causa della sindrome respiratoria acuta grave di tipo 2, rientra nella famiglia dei Coronaviridae, famiglia di virus a RNA a singolo filamento, che appartiene all'ordine dei Nidovirales, sottordine Coronavirinae. In Figura 6.6.1 è schematizzata la struttura del virus; in particolare, si evidenzia come la struttura extracellulare sia rotondeggiante e siano presenti sulla superficie dell'*envelope* delle glicoproteine spike (S) della lunghezza di circa 20 μm. Sull'involucro virale si identificano anche altre proteine quali la proteina dell'*envelope* (E) e la proteina di membrana più profonda (M). Quest'ultima dopo aver attraversato l'*envelope* interagisce con un ulteriore proteina del nucleocapside (N) il cui ruolo è quello di stabilizzare l'RNA genomico. Il ciclo di replicazione del coronavirus inizia tramite il legame e la conseguente entrata nella cellula ospite attraverso la proteina S, (subunità S1) e la porzione peptidasica dell'enzima di conversione dell'angiotensina 2 (*angiotensin converting enzyme 2*, ACE2). Il legame delle due porzioni determina la fusione delle membrane e il rilascio del genoma all'interno della cellula. Solo allora si innescheranno i processi di trascrizione e replicazione,

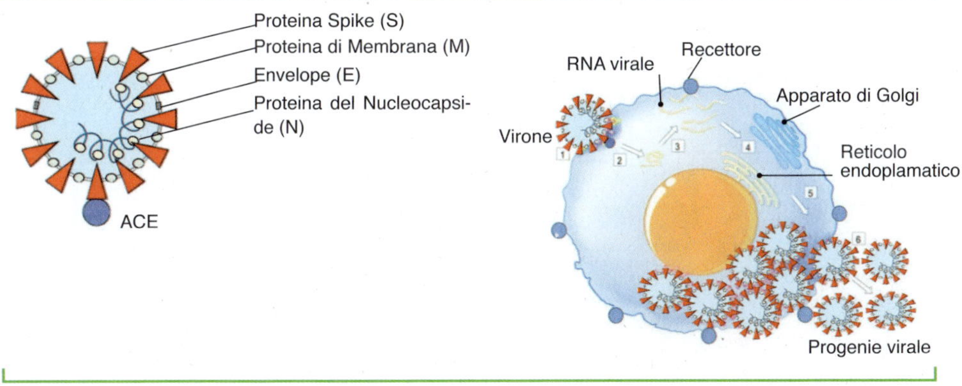

Figura 6.6.1. Struttura e meccanismo replicativo del SARS-CoV-2.

all'interno di un microambiente protetto, che culmineranno con il rilascio di nuovi virioni. L'elevata contagiosità ha permesso la diffusione a livello globale portando all'accumulo di alcune mutazioni nel genoma virale che hanno determinato numerose varianti differenti dal ceppo originale riscontrato a Wuhan. Le attuali evidenze sottolineano che nel caso di SARS-CoV-2, la diversità genetica sembra avere un impatto limitato sull'antigenicità e sullo spettro delle manifestazioni fenotipiche.

Patogenesi e risposta immunitaria

L'infezione da SARS-CoV-2 presenta un andamento naturale distinto in due fasi – una iniziale o viremica, ed una successiva infiammatoria – nell'ambito delle quali il sistema immunitario svolgerebbe un ruolo rilevante (Figura 6.6.2). Il tropismo del virus è diretto verso le cellule di numerosi organi, in particolare verso le cellule con elevate concentrazioni di ACE2 come i pneumociti. Quando il virus penetra nell'organismo si lega ai pneumociti di tipo 2 presenti a livello degli alveoli, attraverso il legame con il recettore ACE2 ed interferendo con la produzione di surfattante, determina il collasso alveolare. In seguito, all'ingresso cellulare, si innesca il ciclo replicativo virale con la produzione di nuovi virioni che una volta esocitati determinano danno cellulare e rilascio di IFN-γ e interleuchina 6 (IL-6). Il progressivo danno cellulare stimola i macrofagi alveolari a produrre a sua volta citochine proinfiammatore, perpetuando lo stato flogistico. Il rilascio di citochine come IL-8, TNF, IL-6, determina richiamo ed attivazione di cellule immunitarie tra le quali i neutrofili. Nella sede dell'infiammazione quest'ultimi perpetuano il danno cellulare al quale consegue il passaggio di liquidi e formazione di edema a livello alveolare. L'iperinfiammazione sistemica innescherebbe quindi una spirale di progressivo deterioramento che se non interrotta culmina nell'insufficienza respiratoria fino a determinare l'ARDS. Il protrarsi dello stato infiammatorio determina l'attivazione dei processi di coagulazione, in particolare si assiste ad una downregolazione di antitrombina III e di altri meccanismi di tipo anticoagulante, ad un aumento della produzione di fattore tissutale implicato nella formazione della trombina, ed ad un blocco della fibrinolisi, che possono condurre a formazione di coaguli e trombosi

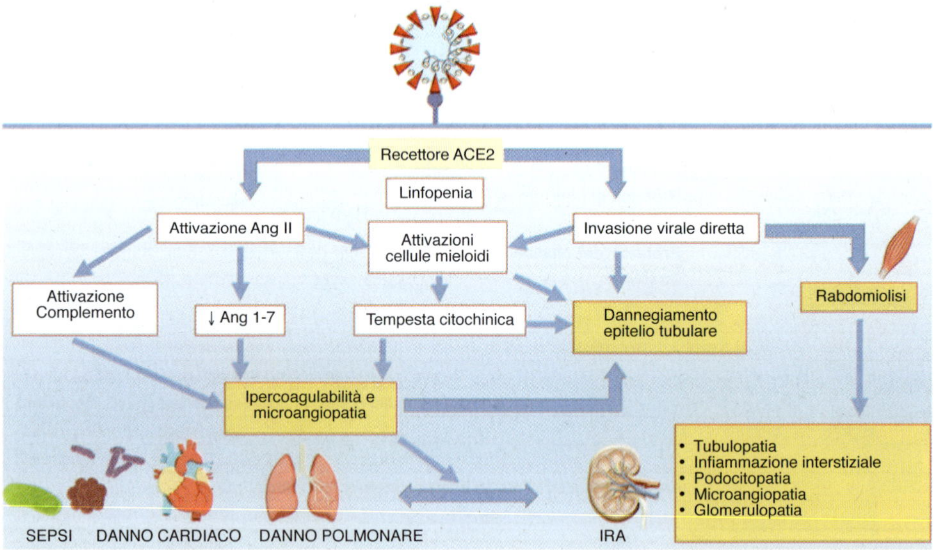

Figura 6.6.2. Risposta immunitaria e tissutale all'infezione da SARS-CoV-2.

fino a quadri di coagulazione intravascolare disseminata (CID). Sebbene il polmone rappresenti l'organo bersaglio dell'infezione da SARS-CoV-2, è ormai chiaro che l'infezione può colpire diversi organi, tra i quali il cuore; infatti, si può assistere ad una invasione diretta del miocardio con lo sviluppo di quadri di miocardite.

La presenza di uno stato di ipossiemia, associato ad un coinvolgimento dei vasi miocardici, può esitare in un danno ischemico, testimoniato dai rialzi dei valori delle troponine cardiache (cTn). Il carattere multisistemico della COVID-19 è dimostrato anche da un aumento dei valori di transaminasi, indice di un interessamento epatico; e da un coinvolgimento renale dovuto sia indirettamente a causa di alterazioni emodinamiche ed ipossiemia periferica, sia per un danno renale diretto da parte di SARS-CoV-2.

Risposta umorale

L'infezione da SARS-CoV-2 stimola l'organismo a produrre anticorpi diretti verso le glicoproteine di superficie come lo *Spike* e il nucleocapside. L'azione anticorpale impedisce l'entrata del virus nelle cellule attraverso il recettore ACE2. I pazienti affetti da COVID-19 presenterebbero in fase di convalescenza diversi anticorpi specifici contro il virus in particolare, si riconoscono gli anticorpi di classe IgM che tendono a comparire in 10ª-12ª giornata di malattia, per poi scomparire dopo circa 20 giorni; e gli anticorpi di classe IgG, che tenderebbero a crescere nelle prime 3 settimane per poi diminuire dopo l'ottava settimana.

Immunità cellulare

Ai fini della comprensione della risposta immunitaria, è possibile affermare che la risposta T citotossica contro il virus è prevalente nelle prime fase di malattia, mentre in seguito, durante la convalescenza la risposta è per lo più di memoria, con espressione di IFN-γ, TNF-α, IL-2.

Trasmissione

La trasmissione di SARS-CoV-2 avviene principalmente per inalazione di droplets e aerosol. I droplets sono particelle più grandi di 5 µm che, dopo essere state emanate, ricadono al suolo fino ad una distanza di massimo 1,5/2 m. L'aerosol, invece, è composto da particelle di diametro inferiore a 5 µm che rimanendo sospese nell'aria ricadono al suolo anche oltre i due metri. Un maggior quantitativo di particelle viene emanata con colpi di tosse, starnuti o durante la fonazione. Il contagio può avvenire per contatto diretto oppure indiretto, quest'ultimo attraverso contaminazione di superfici e successivo contatto delle mani con bocca, naso e occhi. L'infezione tramite fomiti è meno probabile ma comunque possibile. Invece la trasmissione via oro-fecale e sessuale è poco probabile. La probabilità di trasmissione del virus in individui sintomatici raggiunge il suo picco un giorno prima dell'esordio dei sintomi e decresce rapidamente nei sette giorni successivi. Oltre alla presenza o assenza di sintomatologia ed al timing dell'infezione è necessario considerare alcune variabili che possono modificare la probabilità di trasmissione:

- Nei luoghi chiusi e non areati la trasmissione del virus è aumentata per mancato ricircolo dell'aria, quindi dell'aerosol e delle droplets ivi presenti;
- Il contatto diretto con un individuo infetto più facilmente consente la trasmissione di SARS-CoV-2 rispetto al contatto indiretto avvenuto con l'intermezzo di fomiti.

Manifestazioni cliniche

A causa dei complessi meccanismi patogenetici, l'infezione da SARS-CoV-2 può presentare numerose manifestazioni cliniche, in particolare può avere un decorso asintomatico o paucisintomatico, o presentare diversi gradi di gravità clinica (lieve, moderata, severa e critica). Si stima nello spettro di manifestazioni, che nel 30-40% dei casi il decorso sia asintomatico, con una percentuale di casi variabile che in assenza di franchi sintomi clinici presentano alla TC torace infiltrati polmonari. Nei soggetti che presentano una sintomatologia suggestiva, si stima che le forme lievi di malattia siano circa 81%, le forme gravi con interessamento polmonare il 14%, mentre i pazienti critici, ovvero con interessamento multisistemico siano circa il 5% dei casi totali (**Figura 6.6.3**).

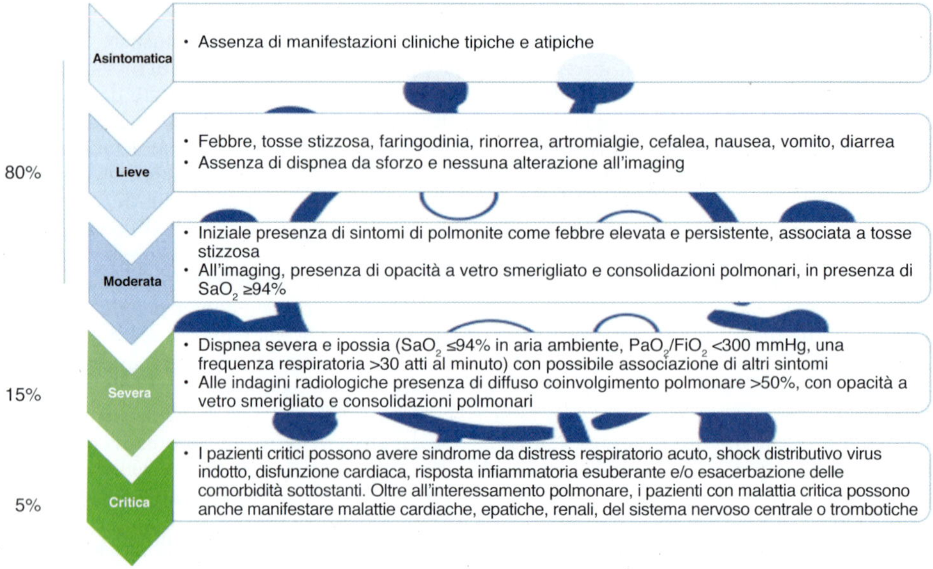

Figura 6.6.3. Gravità clinica della COVID-19.

Condizioni particolari

Il protrarsi dell'infezione e il progressivo coinvolgimento polmonare possono determinare, mediamente dopo 5-7 giorni, insorgenza di dispnea. In particolare Tobin e coll. hanno descritto in letteratura casi di ipossiemia silente o anche ribattezzata *happy hypoxiemia*. Si tratta di soggetti che nonostante presentino bassi valori di PaO_2 all'emogasanalisi arterioso, non avvertono sensazione di dispnea. Resta ancora dibattuto in letteratura il motivo fisiopatologico, se da un lato è possibile che SARS-CoV-2 abbia un azione idiosincratica sui chemocettori in relazione alla loro espressione di ACE2, dall'altra i meccanismi fisiopatologici possono spiegare la maggior parte dei casi. L'ipossiemia silente, infatti, può essere riscontrata non solo nella malattia da SARS-CoV-2, ma anche nei pazienti che presentano atelettasie, shunt intrapolmonare o shunt destro-sinistro intracardiaco. Nella fase iniziale della malattia da SARS-CoV-2, sono numerosi i meccanismi che possono determinare l'ipossiemia arteriosa (**Figura 6.6.4**) senza un aumento concomitante del lavoro respiratorio, ai quali può seguire un rapido deterioramento clinico. I meccanismi alla base dell'ipossiemia silente, sono:

- azione idiosincrasica sui chemocettori (Tobin 2020);
- shunt intrapolmonare in assenza di aumento del lavoro respiratorio;
- microtrombi e perdita della regolazione di perfusione polmonare.

Stadiazione della malattia

Schematicamente è possibile distinguere tre stadi di malattia (**Figura 6.6.5**), con diverse caratteristiche clinico-strumentali:

- stadio I o precoce;
- stadio II o polmonare;
- stadio III o iperinfiammatorio.

Stadio I. La fase precoce è caratterizzata da sintomi clinici costituzionali quali febbre e tosse.

Stadio II. Alla fase precoce può seguire una fase definita polmonare, in cui, a causa del danno citopatico e a causa della risposta immunitaria si può determinare un quadro di polmonite interstiziale, spesso bilaterale. Se il danno a livello polmonare, si protrae e si amplifica esita in quadri di grave insufficienza respiratoria, fino a forme di ARDS.

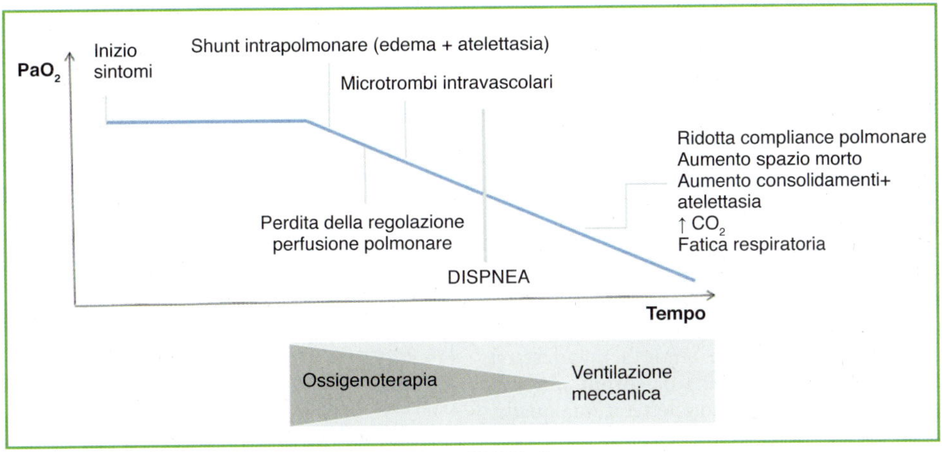

Figura 6.6.4. Meccanismi che determinano ipossia nel COVID-19.

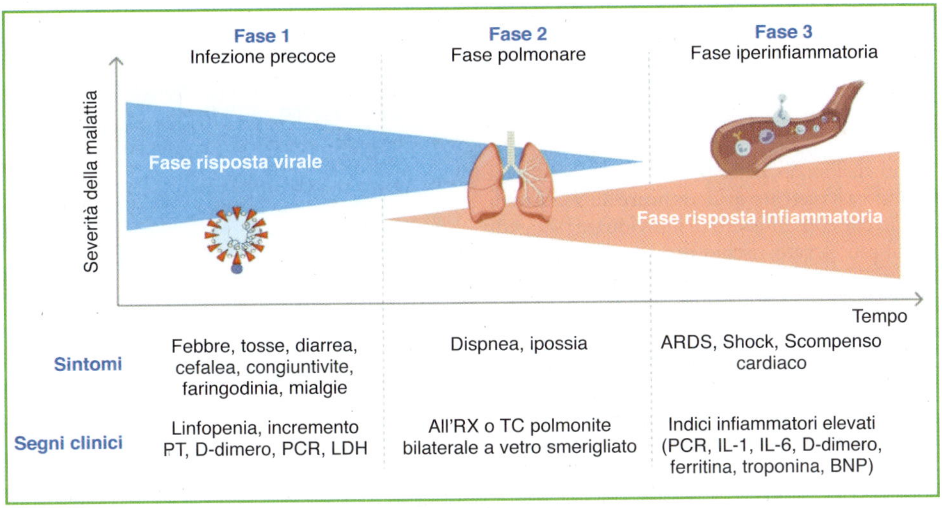

Figura 6.6.5. Stadi di malattia COVID-19.

Gattinoni e coll. (2020), attraverso l'ausilio della TC torace, hanno dimostrato che in base all'interazione di tre fattori:

- severità dell'infezione, risposta dell'ospite, comorbidità e riserva respiratoria;
- risposta ventilatoria del paziente all'ipossiemia;
- tempo trascorso tra inizio dei sintomi e presentazione in ospedale possano identificarsi due fenotipi:

- tipo *Low*, caratterizzato da bassa elastanza (elevata compliance), basso rapporto ventilazione-perfusione, basso peso polmonare e bassa reclutabilità;
- tipo *High*, caratterizzato da alta elastanza, elevato shunt destro-sinistro, elevato peso ed elevata reclutabilità.

Il tipo L, può rimanere invariato per un periodo, migliorare o peggiorare verso il tipo H, in relazione sia all'evoluzione naturale della polmonite da COVID-19, sia al danno attribuibile all'elevato stress respiratorio. Il fenotipo H, invece si adatta perfettamente ai criteri dell'ARDS severa. L'interessamento sistemico del virus, può determinare manifestazioni cliniche sia indirettamente che direttamente, quali aritmie, danno cardiaco ischemico fino quadri di shock.

Stadio III. Il protrarsi di un'eccessiva risposta infiammatoria porta a delle complicanze tromboemboliche, quali l'embolia polmonare. Questa manifestazione è legata all'importante tempesta citochinica, e tende a manifestarsi dopo circa una settimana dai primi sintomi. Più rare, ma descritte in letteratura, quadri neurologici, quali ictus, encefalopatia, encefaliti, crisi epilettiche, trombosi arteriose (ischemia mesenterica, ischemia acuta degli arti inferiori) e sindrome di Guillain-Barré, da ritenersi correlate all'infezione da SARS-CoV-2, per la sua capacità neuroinvasiva.

Fattori di rischio

Sin dall'inizio della pandemia, la comunità scientifica ha cercato di identificare quei fattori di rischio che consentissero di individuare i soggetti con il più elevato rischio di progressione verso malattia grave e mortalità. L'età in particolare ha un elevato peso in termine di prognosi, in quanto i soggetti di età pediatrica raramente manifestano forme di malattia grave, mentre i soggetti di età avanzata presentano un elevato tasso di letalità. La presenza di comorbidità rappresenta un altro importante fattore di rischio, in particolare i pazienti affetti da malattie cardiovascolari, diabete, pneumopatie, obesità, patologie oncologiche e insufficienza renale hanno un rischio aumentato di sviluppare forme gravi di malattia.

Esami di laboratorio

Si possono riconoscere esami biochimici, che evidenziano interessamento d'organo diretto o indiretto quali cTn, CPK, transaminasi e creatininemia, ed esami predittivi di severità di malattia, espressione della risposta infiammatoria sistemica, quali D-dimero, PCR, LDH, ferritina ed aumento delle citochine proinfiammatore (IL-6).

IL TACCUINO

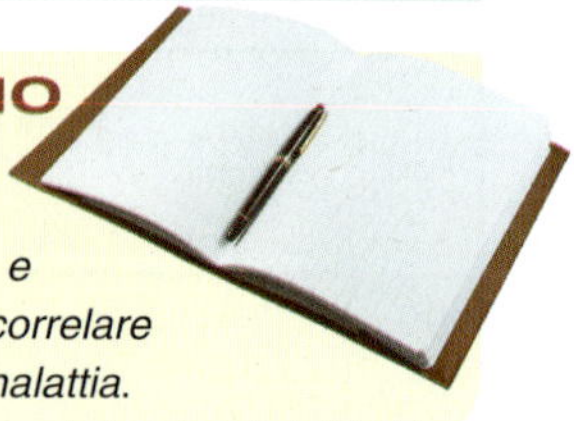

Il livello sierico citochinico, di ferritina e D-dimero, sembra correlare con la gravità della malattia.

In Tabella 6.6.1 sono riassunti i principali parametri laboratoristici per il monitoraggio dei pazienti affetti da COVID-19. Tra gli esami di laboratorio merita una nota a parte l'interpretazione dell'emogasanalisi arteriosa, infatti fornisce importanti informazioni sulla gravità della compromissione degli scambi gassosi nella polmonite da COVID-19, e permette uno stretto monitoraggio in termini di risposta all'ossigenoterapia e alla ventilazione meccanica.

Tabella 6.6.1. Principali test laboratoristici per monitoraggio infezione SARS-CoV-2

- Emocromo
- Formula leucocitaria
- Proteina C reattiva (PCR)
- D-dimero
- Fibrinogeno
- Ferritina
- Interleuchina 6 (IL-6)
- Procalcitonina (PCT)
- Lattato deidrogenasi (LDH)
- International Normalized Ratio (INR)
- Tempo di tromboplastina parziale (PTT)
- Aspartato aminotransferasi (AST)
- Alanina aminotransferasi (ALT)
- Creatininchinasi (CPK)
- Creatininemia e eGFR
- Troponina miocardica
- Peptide natriuretico cerebrale (BNP)
- Emogasanalisi arterioso

I parametri principalmente utilizzati:

- PaO_2/FiO_2: (indice di Horowitz) è un parametro derivato che può essere messo in rapporto con la frazione di shunt, vale a dire la frazione della gittata cardiaca che rappresenta lo shunt intrapolmonare. È utilizzato nella classificazione della severità delle ARDS.
- $DA\text{-}aO_2$ (differenza alveolo-arteriosa di ossigeno): valuta il mismatch ventilo-perfusorio e la sua gravità.

Entrambi questi parametri sono stati associati alla gravità ed alla prognosi dei pazienti affetti da COVID-19.

Diagnosi

Nonostante in periodo pandemico numerosi studi evidenzino che l'elevato sospetto clinico ed un imaging suggestivo abbiano un elevato valore predittivo positivo, per confermare la diagnosi è necessario l'isolamento del virus. Il materiale genomico per eseguire la diagnosi viene prelevato dalle vie aeree attraverso un tampone rino-faringeo e oro-faringeo. La positività del tampone tende a manifestarsi dopo 3-5 giorni dal contagio ed in casi più rari può arrivare a 12-14. In casi selezionati il campione può essere raccolto dalle basse vie aeree con metodiche più invasive quali il broncolavaggio alveolare (BAL), come per esempio nei pazienti sottoposti a intubazione orotracheale. In laboratorio, per la ricerca dell'RNA virale, si sottopone il campione a reazione a catena della polimerasi di transcrizione inversa in tempo reale (rRT-PCR). Da un punto di vista della performance diagnostica, i test molecolari presentano un'elevata sensibilità e specificità, ma si stima una quota di falsi negativi (10-20%), correlati ad errata esecuzione del tampone.

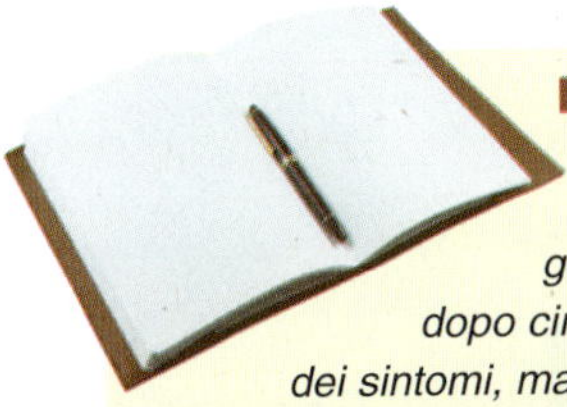

IL TACCUINO

La clearance virale generalmente avviene dopo circa 10 giorni dall'inizio dei sintomi, ma nei casi gravi spesso si assiste ad un protrarsi della positività, anche in relazione al passaggio del virus verso il tratto respiratorio inferiore.

Al fine di fronteggiare l'elevato numero di tamponi, sono state sviluppate metodiche *Point of Care* di rilevamento rapido degli antigeni di SARS-CoV-2. Esse sfruttando una reazione del tipo antigene-anticorpo, presentano un basso costo, un tempo ridotto di esecuzione e trovano un largo impiego come metodica di screening nella popolazione. Rispetto ai test molecolari, presentano una bassa sensibilità, non essendo in grado di rilevare costantemente basse cariche virali.

Score clinici e di stratificazione di rischio

La rapida e spesso imprevedibile evoluzione dell'infezione da SARS-CoV-2, ha portato a ricercare scores clinici in grado di stratificare in modo affidabile il rischio prognostico del paziente. Tra i molti presenti in letteratura, proponiamo (**Figura 6.6.6**):

- *Modified Early Warning Score* (MEWS): assegnando un punteggio a 5 items, fornisce una probabilità di rischio di necessità di terapia intensiva (ICU) o morte. Un punteggio ≥5, presenta sensibilità del 38% ed una specificità del 89% nel predire il trasferimento in ICU o morte;
- *Quick COVID-19 Severity Index* (qCSI): utilizzato per stratificare il rischio di evoluzione verso forme critiche (flusso >10 L/min, alti flussi, ventilazione meccanica non invasiva o invasiva) dei pazienti che si presentano in Pronto Soccorso. Attribuendo un punteggio a tre items, fornisce una percentuale di rischio. qCSI ≥10, determina un rischio del 57% di evoluzione critica nelle 24 h;
- *COVID Home Safely Now Risk Score for COVID-19* (CHOSEN): attraverso la valutazione di tre items prevede se un paziente con COVID-19 in un ambiente monitorato avrà bisogno di ossigeno, della terapia intensiva o morirà nei successivi 14 giorni. In particolare, utilizza i livelli sierici di Albumina; se questi non sono disponibili il *modified-CHOSEN*, considera la frequenza respiratoria. Un valore di CHOSEN uguale a 30 presenta una sensibilità ed una specificità rispettivamente dell'82% e dell'83%; mentre un valore di mCHOSEN uguale a 19, presenta rispettivamente 72,2% di sensibilità e 73,2% di specificità per la appropriatezza della dimissione.

	3	2	1	0	1	2	3	Valore
Frequenza Respiratoria		<9		9-14	15-20	21-29	>30	....
Frequenza Cardiaca		<40	41-50	51-100	101-110	111-129	>130	....
Pressione Arteriosa Sistolica	<70	71-80	81-100	101-199		>200		....
Livello di coscienza				Vigile	Risponde allo stimolo verbale	Risponde allo stimolo doloroso	Non risponde	....
Temperatura Corporea (°C)		<35		35-38,4		>38,5		....
Comorbidità								Totale ......

A

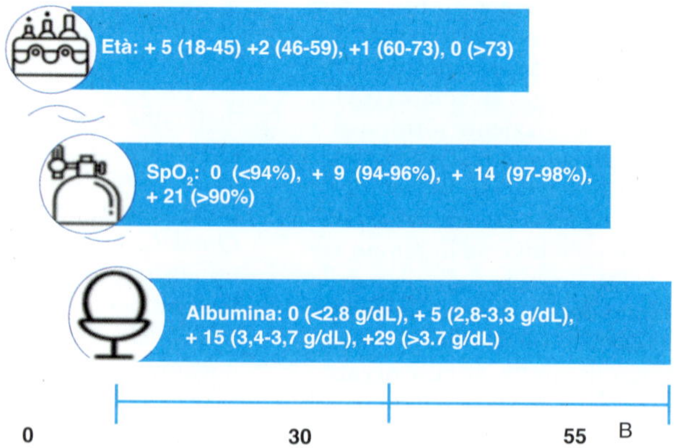

B

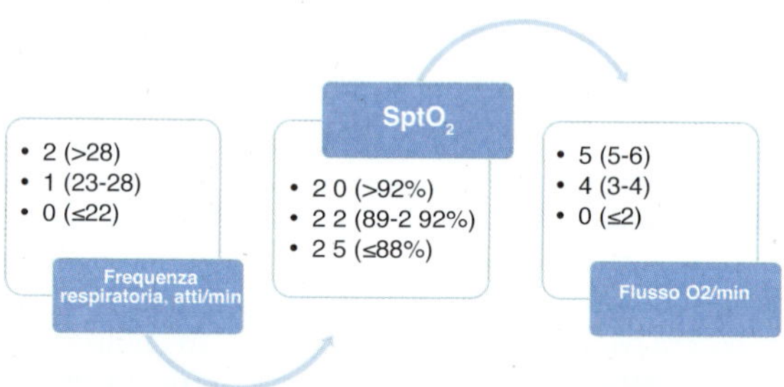

qCSI Score	Livello di rischio	Rischio di patologia critica a 24h
≤3	Basso	4%
4-6	Intermedio-basso	30%
7-9	Intermedio-alto	44%
10-12	Alto	57%

Figura 6.6.6. A) MEWS score. B) CHOSEN score. C) qCSI score.

Diagnostica per immagini

Tre sono le metodiche di diagnostica per immagini.

Radiografia del torace

Essa ha rappresentato storicamente la principale metodica per la diagnosi di polmonite. L'esperienza pandemica ha tuttavia evidenziato che nelle forme lievi di malattia o nelle fasi precoci può non essere dirimente. Le alterazioni radiologiche descritte sono la presenza di consolidamenti a vetro smerigliato (*ground glass*), generalmente periferici e bilaterali.

Radiografia del torace

Ecografia del torace

Tra le metodiche di imaging l'ecografia toracica, ha un ruolo di rilievo. In particolare tale metodica risulta rapida, eseguibile a letto del paziente e a domicilio, ed in grado di stratificare la gravità della polmonite. Dall'analisi degli artefatti (**Figura 6.6.7** e **QRC Video**), è possibile quantificare lo stato di areazione polmonare e l'estensione, ed in base alle caratteristiche generare un sospetto clinico di probabilità di malattia da SARS-CoV-2. In particolare, un studio condotto da Vopicelli e coll. ha evidenziato che, nonostante non vi siano caratteristiche ecografiche specifiche di polmonite da COVID-19, la combinazione di patterns di probabilità ecografica associati a fenotipi clinici, permette una rapida identificazione dei pazienti positivi al COVID-19 con elevati livelli di sensibilità e specificità.

Quadri ecografici di polmonite da COVID-19 e LUS score

TC toracica

Tra le metodiche di imaging il *gold standard*, in termini di sensibilità, è rappresentato dalla TC torace; questo esame non solo quantifica in modo preciso l'estensione della polmonite, ma

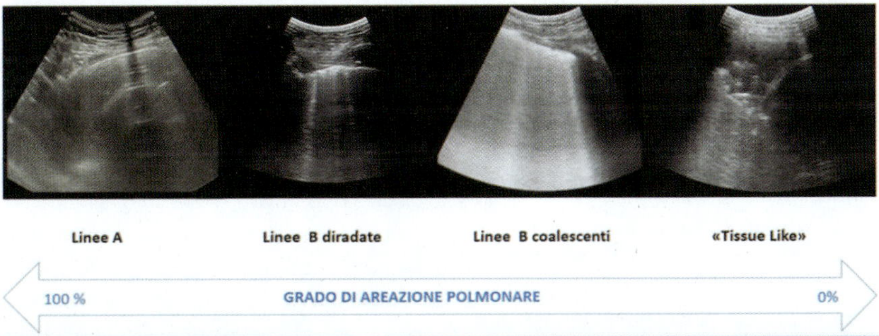

Elevata probabilità di COVID-19

- Distribuzione bilaterale e irregolare di più aree con il segno del «lightbeam», alternato ad aree con multiple linee B separate e coalescenti e separazione ben delimitata da grandi aree di risparmio.
- La linea pleurica può essere regolare, irregolare e frammentata.
- Lo sliding pleurico è presente in tutti i casi tranne nelle forme gravi
- Piccoli consolidamenti multipli limitati alla periferia dei polmonare
- Il segno del lightbeam può essere visualizzato al di sotto di piccoli consolidamenti periferici e zone con irregolare linea pleurica

Figura 6.6.7. Correlazione tra artefatti all'ecografia toracica e grado di areazione polmonare e principali segni ecografici suggestivi di polmonite da COVID-19.

permette anche di rilevare complicanze della malattia da COVID-19 quali l'embolia polmonare, se eseguita con mezzo di contrasto. Tra le lesioni più frequentemente riscontrate alla TC torace di pazienti affetti da polmonite da COVID-19: opacità a "vetro smerigliato" (*ground glass*), con o senza consolidamento associato, ispessimento omolaterale della pleura, ispessimento dei setti interlobulari ed evidenza di broncogrammi aerei.

TC torace

Terapia

Le progressive scoperte sui meccanismi patogenetici del COVID-19 stanno consentendo l'applicazione di diverse terapie, e ad oggi numerosi trials e sperimentazioni sono ancora in corso. È possibile distinguere una terapia di supporto, atta a sostenere lo scambio dei gas, tramite metodiche di ossigenazione e ventilazione, e terapie farmacologiche con potenziale azione antivirale, ad attività profilattica/terapeutica contro le manifestazioni trombotiche e ad azione immunomodulante.

Terapia di supporto (ossigeno e ventilazione)

Tra i presidi di ventilazione ed ossigenazione, *High-Flow Nasal Cannula* (HFNC), *Continuous Positive Airway Pressure* (C-PAP), *Noninvasive Positive-Pressure Ventilation* (NIV) fino alle tecniche ventilazione meccanica con intubazione orotracheale (IOT), sono state ampiamente descritte ed utilizzate in letteratura. Ogni metodica presenta indicazioni e svantaggi ed in particolare l'approccio terapeutico dovrebbe essere guidato sia dalla comprensione della fisiopatologia sottostante respiratoria, sia dalla conoscenza della metodica, al fine di evitare effetti collaterali, quali il barotrauma.

APPROFONDIMENTI

Sindrome da Long CoVID

Basandosi sulle casistiche si può stimare che la COVID-19 solitamente guarisce in due settimane nelle forme lievi mentre richiede invece da 3 a 6 settimane per le forme gravi. I tempi di guarigione rimangono stime in quanto influenzate dall'età e da patologie preesistenti, che possono sia aggravarsi sia aggravare il quadro clinico. In letteratura sta emergendo un incremento di reports che evidenziano la persistenza di sintomi e/o alterazioni d'organo in seguito a guarigione da COVID-19. Recentemente il CDC, ha proposto come definizione di questo fenomeno, la presenza di sequele che si estendono oltre le 4 settimane dall'infezione. Il *Patient-Led Research Collaborative for COVID-19*, definisce "*long covid*" l'insieme di sintomi che si sviluppano durante o in seguito ad un confermato o sospetto caso di COVID-19, e che continuano oltre i 28 giorni. I tassi di incidenza variano ampiamente, passando da circa il 10% in alcuni reports all'87% in altri studi. Tra i sintomi più comuni riportati dopo l'infezione vi sono: affaticamento, dolore toracico, dolore articolare, palpitazioni, respiro corto, diarrea, cefalea, alterazioni di gusto e olfatto, mialgie, perdite di memoria e concentrazione, vertigine, tremori e peggioramento della qualità della vita.

Terapia farmacologica antivirale

Le evidenze in merito all'efficacia delle terapie farmacologiche attualmente presentano ampi margini di incertezza. Le agenzie regolatorie nazionali (AIFA) ed internazionali (FDA, EMA) raccomandano l'utilizzo e l'applicazione dei farmaci secondo le regole dei trials clinici. Le indicazioni e le classi di evidenza sul loro utilizzo sono periodicamente aggiornate in seguito ai risultati degli studi ancora in corso, per cui le indicazioni attuali potrebbero andare incontro a modifiche nel tempo.

Remdesivir

È un farmaco ad ampio spettro di attività antivirale in vitro nei confronti di diversi virus a RNA. I trials su remdesivir, hanno prodotto risultati contrastanti, quindi il panel di esperti ritiene che le evidenze attuali siano insufficienti per raccomandare l'utilizzo a favore o contro il trattamento di routine per tutti i pazienti ricoverati con COVID-19 moderato. Con una classe di evidenza BIIa, il panel ne raccomanda l'utilizzo nei pazienti che necessitano supporto di ossigeno, ma non richiedono alti flussi, NIV, IOT o ECMO.

Nel dicembre 2021 remdesivir ha ottenuto l'autorizzazione per l'estensione di indicazione relativa al trattamento della COVID-19 negli adulti che non richiedono ossigenoterapia supplementare e presentano un elevato rischio di progressione verso forme severe. Il trattamento deve essere iniziato il prima possibile dopo la diagnosi ed entro 7 giorni dalla comparsa dei sintomi.

Dose: 200 mg e.v. una volta a seguire 100 mg die per 4 giorni o fino alla dimissione ospedaliera.

Molnupiravir

È un antivirale che può essere assunto per via orale. Si tratta di un inibitore dell'RNA polimerasi virale che interferisce con la produzione del materiale genetico dei virus. È stato autorizzato per una distribuzione in condizioni di emergenza con Decreto del Ministero della Salute del 26 novembre 2021, il cui utilizzo è indicato entro 5 giorni dall'insorgenza dei sintomi. La durata del trattamento, che consiste nell'assunzione di 4 compresse (da 200 mg) 2 volte al giorno, è di 5 giorni.

Terapia farmacologica immunomodulatoria e antiinfiammatoria

Clorochina/Idrossiclorochina

In base alle attuali evidenze, AIFA si esprime contro l'utilizzo di clorochina e idrossiclorochina nei pazienti affetti da COVID-19.

Tocilizumab

È un anticorpo monoclonale che bloccando il recettore IL-6 contrasterebbe il danno da citochine pro-infiammatorie. AIFA considera candidabili al trattamento con tocilizumab:

- pazienti recentemente ospedalizzati ricoverati in terapia intensiva da meno di 24/48 ore che ricevono ventilazione meccanica o ossigeno ad alti flussi; oppure pazienti recentemente ospedalizzati con fabbisogno di ossigeno in rapido aumento che richiedono ventilazione meccanica non invasiva o ossigeno ad alti flussi in presenza di elevati livelli di indici di flogosi (PCR ≥75 mg/L);
- soggetti ospedalizzati in rapida progressione clinica dopo 24/48 ore di utilizzo di desametasone, o altri cortisonici. Per rapida progressione clinica si intende fabbisogno di ossigeno in rapido aumento, pur senza necessità di ventilazione non invasiva o ossigeno ad alti flussi, e con elevati livelli di indici di flogosi (PCR ≥75 mg/L). Dose: 8 mg/kg e.v. in infusione di 60 minuti, eventualmente ripetibile dopo 8 ore in assenza di miglioramento. Da non superare il dosaggio complessivo di 800 mg per infusione.

Corticosteroidi

Sono dotati di una potente azione anti-infiammatoria. AIFA consiglia l'utilizzo di corticosteroidi nei pazienti ospedalizzati con COVID-19, che necessitano di ossigenoterapia, mentre ne sconsigliano l'utilizzo nei pazienti ospedalizzati che non richiedono supporto di ossigeno.

Dose: desametasone 6 mg e.v., per un massimo di 10 giorni o fino alla dimissione; se non disponibile utilizzare una dose equivalente di glucorticoide, prednisone 40 mg, metilprednisolone 32 mg, Idrocortisone 160 mg.

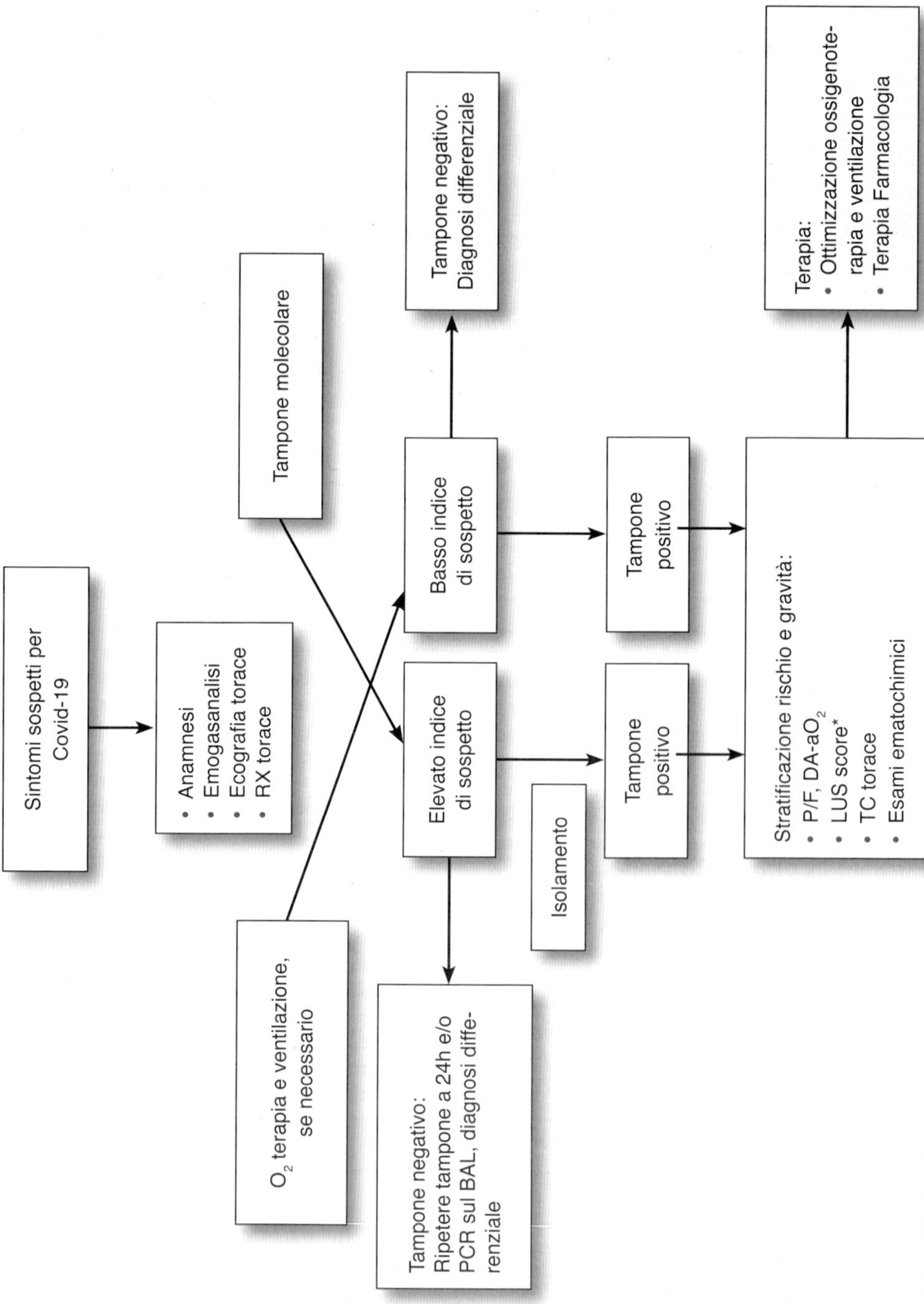

* Lung UltraSound score

7. Emergenze-urgenze endocrinologiche

7.1 Chetoacidosi diabetica

Definizione

La chetoacidosi diabetica (CAD) costituisce una tra le più serie complicanze acute del diabete mellito ed è determinata da un aumento del metabolismo degli acidi grassi che porta ad accumulo di chetoacidi (acetoacetato e β-idrossibutirrato). La CAD di solito si verifica nel diabete mellito insulino-dipendente, tipicamente nei soggetti giovani, in relazione a sospensione o riduzione della terapia insulinica, alla presenza di una malattia intercorrente come un'infezione, una gastroenterite, la pancreatite o in corso di infarto del miocardio, situazioni che aumentano temporaneamente, e in modo acuto, il fabbisogno di insulina.

Clinicamente si possono distinguere tre livelli di CAD: lieve, con paziente vigile e livelli di pH tra 7,25 e 7,30; moderata, con paziente vigile o lievemente soporoso e livelli di pH tra 7,0 e 7,24 e severa, con stato di coma e pH <7,0.

Epidemiologia

La CAD è più comune nei giovani. Il Programma di Sorveglianza Nazionale statunitense del Diabete del *Center for Disease Control* (CDC) di Atlanta ha stimato 190.000 dimissioni ospedaliere per CAD nel 2014 negli Stati Uniti, rispetto a 80.000 nel 1988. La CAD costituirebbe poco più del 6% dei ricoveri ospedalieri. I dati statunitensi sulla mortalità, che riguardano tutte le condizioni di crisi iperglicemica, dicono che quest'ultima è diminuita del 63% tra il 2000 e il 2014. La mortalità sarebbe, tuttavia, da attribuire in prevalenza alla causa precipitante l'iperglicemia e solo raramente alla chetoacidosi. La prognosi della CAD è peggiore agli estremi di età e in presenza di coma e ipotensione.

Fisiopatologia

Fisiologicamente, la concentrazione extracellulare di glucosio è regolata principalmente da due ormoni: insulina e glucagone (Figura 7.1.1). Durante il periodo post-prandiale, l'aumento della concentrazione plasmatica di glucosio determina il suo ingresso nelle β-cellule pancreatiche con conseguente rilascio di insulina. L'insulina ripristina la normoglicemia diminuendo la produzione epatica di glucosio, inibendo la glicogenolisi epatica (demolizione del glicogeno a glucosio) e la gluconeogenesi (sintesi di nuovo glucosio a partire da altri precursori) e aumentando l'ingresso del glucosio nel muscolo scheletrico e nel tessuto adiposo. L'inibizione indotta dall'insulina della secrezione di glucagone da parte delle α-cellule pancreatiche contribuisce al calo della produzione di glucosio epatico.

La CAD è determinata da due anomalie, la carenza di insulina e l'eccesso di glucagone. Accanto a queste vi è uno stimolo alla libe-

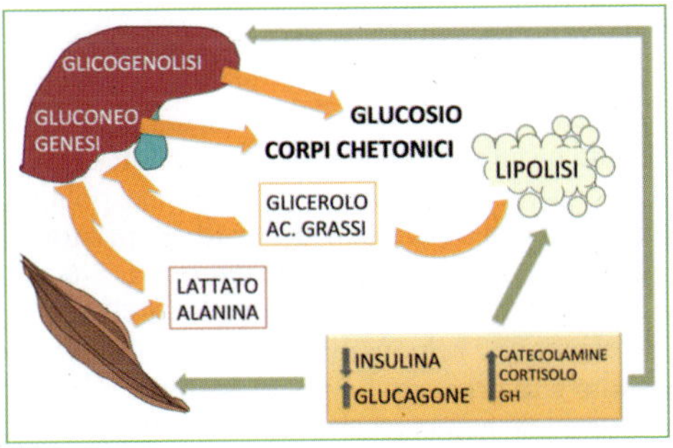

Figura 7.1.1. Schema che rappresenta le conseguenze della carenza assoluta di insulina nella CAD. La carenza di insulina, l'eccesso di glucagone insieme all'aumento degli ormoni della controregolazione determinano diminuzione dell'utilizzo periferico del glucosio, aumento della glicogenolisi epatica e sintesi di nuovo glucosio dai precursori (aminoacidi e glicerolo). L'attivazione della lipolisi e l'inibizione della β-ossidazione determinano la formazione dei corpi chetonici.

razione di ormoni della contro-regolazione, essenzialmente catecolamine, ormone della crescita e cortisolo. Le alterazioni ormonali nella CAD determinano diminuzione dell'utilizzo periferico del glucosio, aumento della glicogenolisi epatica e sintesi di nuovo glucosio dai precursori (aminoacidi provenienti dal muscolo e glicerolo dal tessuto adiposo). Nel tessuto adiposo, la carenza insulinica e la presenza degli altri ormoni in eccesso determinano l'attivazione della lipasi che libera glicerolo ed acidi grassi nel plasma. Acidi grassi e glicerolo sono trasportati al fegato, qui il glicerolo è utilizzato per sintetizzare nuovo glucosio, mentre gli ac. grassi entrano nei mitocondri degli epatociti come acyl-CoA dove normalmente dovrebbero essere arruolati nel ciclo di Krebs e ossidati (β-ossidazione). In condizioni di carenza insulinica l'entrata degli acyl-CoA nei mitocondri è diminuita e l'acyl-CoA è convertito in acido acetacetico che può essere ridotto ad acido β-OH-butirrico. Questi due chetoacidi costituiscono i corpi chetonici che si accumulano nel plasma dei pazienti con CAD.

A livello plasmatico la presenza di chetoacidi circolanti determina consumo di bicarbonati, che tendono a tamponare i chetoacidi liberi, ed un incremento del gap anionico (AG), il rapporto tra il ΔAG e ΔHCO_3^- è tipicamente di 1:1. La carenza insulinica e l'aumento del glucagone e degli ormoni controregolatori determinano anche iperglicemia con valori che superano i 300 mg/dL ma sono in genere inferiori a 800 mg/dL. La CAD ha inoltre conseguenze sugli elettroliti e sull'acqua corporea. Innanzitutto l'iperglicemia, sebbene non severa, determina poliuria e perdita di acqua con deficit di acqua totale corporea che si aggira anche intorno ai 5-6 litri (fino a 100 mL/kg). In secondo luogo la diuresi osmotica è responsabile anche della perdita di sodio e di potassio. La presenza di iperglicemia determina aumento dell'osmolalità plasmatica inducendo spostamento dell'acqua dall'interno delle cellule verso lo spazio interstiziale, a questo consegue una diminuzione della concentrazione del sodio (diluizionale) che si aggira intorno ai 2 mEq/L ogni 100 mg/dL di incremento della glicemia. Nella CAD si verifica un deficit vero di potassio che può aggirarsi intorno ai 300-500 mEq, legato alla diuresi osmotica, alle perdite gastrointestinali (vomito) ed al fatto che i chetoacidi vengono eliminati dalle urine come sali di potassio. Nonostante la presenza di un deficit di potassio corporeo, nella CAD la potassiemia risulta normale o addirittura, sebbene raramente, elevata, a causa del fatto che viene a mancare l'effetto dell'insulina che fisiologicamente promuove l'ingresso del potassio nelle cellule, inoltre l'aumento dell'osmolalità plasmatica ed interstiziale generano disidratazione intracellulare con conseguente aumento della concentrazione intracellulare di potassio che tende a fuoriuscire passivamente dalle cellule.

Presentazione clinica

La presentazione clinica della CAD è piuttosto semplice (Tabella 7.1.1): dopo circa 24 ore dall'inizio della causa scatenante, il paziente si presenta con le conseguenze della iperglicemia (disidratazione/ipovolemia, poliuria e polidipsia) e della acidosi (iperventilazione). In aggiunta è spesso presente dolore addominale (circa nel 50% dei casi), nausea e vomito. Le alterazioni intestinali sono da mettere in relazione all'acidosi e agli squilibri elettrolitici, inoltre i chetoacidi agiscono a livello del centro del vomito, scatenandone il riflesso.

Esame obiettivo

Sono presenti segni di disidratazione/ipovolemia come cute secca, mucose aride, anidrosi delle ascelle, tachicardia ed eventualmente ipotensione (Tabella 7.1.1). Si può percepire alitosi (odore di frutta fermentata o solvente dello smalto per unghie) e aumento della frequenza e della profondità del respiro che riflettono l'iperventilazione (respiro di Kussmaul). Il paziente può avere oliguria che in genere è preceduta, nel giorno o nei giorni prima, da poliuria dovuta a diuresi osmotica. Nei casi di CAD di entità media o grave ci possono essere, sonnolenza, stato stuporoso o coma.

Valutazione clinica

Poiché la CAD è un emergenza medica, di fronte al sospetto deve essere effettuata una

Tabella 7.1.1. Quadro clinico della CAD

Presentazione clinica
Evolve generalmente dopo 24 ore
Manifestazioni precoci della CAD: nausea, vomito, dolore addominale, iperventilazione
Manifestazioni precoci dell'iperglicemia: disidratatazione, poliuria e polidipsia
Esame obiettivo
Segni di disidratazione: cute secca, mucose aride, anidrosi delle ascelle
Tachicardia ed eventualmente ipotensione
Alitosi (odore di frutta fermentata)
Respiro di Kussmaul (respiro rapido e profondo)
Oligo-anuria, in genere preceduta da poliuria
CAD medio-grave: sonnolenza, stato stuporoso fino al coma

valutazione della condizione cardio-circolatoria-respiratoria e mentale (ABCD) e dello stato di idratazione/volemia. Mentre si valuta il paziente, devono essere raccolte informazioni relative ad eventuali cause precipitanti come infezioni, dolore toracico, modificazioni nella somministrazione di insulina.

Esami di laboratorio

Gli esami di laboratorio, ritenuti fondamentali, sono (Tabella 7.1.2): glicemia, elettroliti sierici, creatininemia, emocromo completo, esame chimico delle urine (basta uno stick per dimostrare chetonuria), emogasanalisi arteriosa, ECG, osmolalità plasmatica, chetonemia. Test aggiuntivi come urocoltura devono essere prescritti

Tabella 7.1.2. Esami di laboratorio consigliati nel sospetto di CAD

Esami di laboratorio da richiedere
Emocromo, creatinina, elettroliti sierici, glicemia, esame chimico delle urine
Emogasanalisi, ECG, osmolalità plasmatica, chetonemia

se persiste il sospetto di infezione. Tipicamente l'esito degli esami rivela iperglicemia (300-500 mg/dL), chetonuria e chetonemia, acidosi metabolica con AG aumentato (fino a 20 mEq/L) e ovvia riduzione dei bicarbonati. Ci può essere iponatriemia lieve e potassiemia normale o incrementata nonostante il deficit globale di potassio, solo nel 5% dei casi si manifesta ipopotassiemia. La sodiemia dovrebbe essere corretta per la glicemia aggiungendo 2 mEq/L di sodio per ogni 100 mg/dL di aumento della glicemia dal valore di normalità. L'aumento adattativo della ventilazione riduce la $PaCO_2$ e riduce l'acidosi metabolica, tuttavia i valori di pH possono essere inferiori a 7,0. La creatininemia è in genere elevata per IRA pre-renale dovuta all'ipovolemia. La maggior parte di pazienti manifesta leucocitosi neutrofila che è proporzionale alla chetonemia.

Diagnosi e diagnosi differenziale

La CAD è caratterizzata da iperglicemia, acidosi metabolica con ampio divario anionico e chetonemia (Tabella 7.1.3). Se il paziente è stato trattato con insulina in ambulanza, all'arrivo al Pronto Soccorso la glicemia potrà essere solo lievemente aumentata. In presenza della triade sopradescritta, la diagnosi è semplice, in casi dubbi la diagnosi differenziale si pone con le chetoacidosi euglicemica (consultare Capitolo 7.3): in questo caso non si verifica iperglicemia. Altre cause di acidosi ad ampio divario anionico devono essere tenute in considerazione, esse sono rappresentate dall'acidosi lattica, che nel diabetico può essere indotta da metformina, o dall'acidosi da intossicazione da acido acetilsalicilico, paracetamolo, metanolo, glicole-etilenico o

Tabella 7.1.3. Classificazione clinica della CAD

CAD	Lieve	Moderata	Severa
Iperglicemia (glucosio plasmatico mg/dL)	>250	>250	>250
pH arterioso	7,25 → 7,30	7,00 → 7,24	<7,00
Bicarbonati sierici	15-18	10-15	<10
Chetoni urinari	positivi	positivi	positivi
Anioni gap	>10	>12	>12
Osmolalità plasmatica (mOsm/kg)	variabile	variabile	variabile

le alterato è necessario inserire un sondino naso-gastrico in aspirazione per evitare inalazioni di succo gastro-intestinale. È necessario monitorare l'ECG con documentazione oraria dell'intervallo QRS e della morfologia delle onde T.

Ricerca di cause scatenanti

Anamnesi ed esame obiettivo sono gli strumenti più efficaci nella identificazione delle cause che hanno scatenato la CAD. La causa più comune è la scarsa aderenza alla terapia insulinica o un inadeguato regime di somministrazione. La seconda causa è data dalle infezioni, in primis delle vie urinarie, poi di quelle pelviche e infine le infezioni delle vie respiratorie. Si suggerisce di effettuare colture (urocolture, emocolture, escreatocoltura) nei pazienti con CAD e di iniziare una terapia antibiotica empirica in caso di forte sospetto di infezione. La terapia antibiotica andrà poi continuata in modo specifico quando venga isolato il batterio eventualmente responsabile dell'infezione. Ricordiamo che frequentemente nella CAD si osserva leucocitosi neutrofila (>20.000 cell./µL) senza che vi sia infezione.

Bibliografia di riferimento

LA LAVAGNA

- ***Nella terapia della CAD bisogna essere aggressivi nel rimpiazzo volemico.***
- ***Tra i cristalloidi a disposizione scegliere la soluzione salina NaCl 0,9%.***
- ***Prima di iniziare la terapia insulinica e.v. assicurarsi dei livelli di potassiemia, se presente ipopotassiemia, posticipare la terapia insulinica ed infondere subito potassio.***
- ***Durante la terapia con insulina in infusione continua deve essere somministrato potassio, anche se la potassiemia di partenza era elevata o normale.***
- ***Sospendere l'infusione di insulina e passare alla terapia s.c. quando si è risolta la chetoacidosi ed il paziente è in grado di consumare i pasti.***

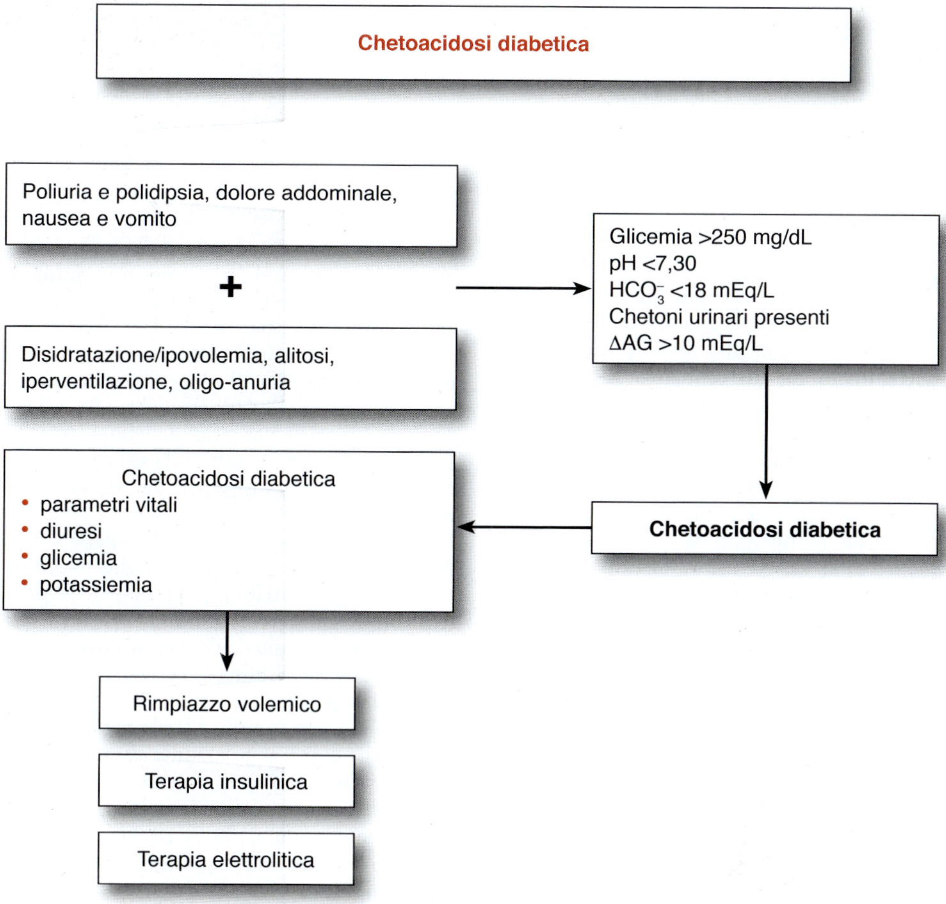
Chetoacidosi diabetica
Poliuria e polidipsia, dolore addominale, nausea e vomito
+
Disidratazione/ipovolemia, alitosi, iperventilazione, oligo-anuria
Glicemia >250 mg/dL
pH <7,30
HCO_3^- <18 mEq/L
Chetoni urinari presenti
ΔAG >10 mEq/L
Chetoacidosi diabetica
Chetoacidosi diabetica
• parametri vitali
• diuresi
• glicemia
• potassiemia
Rimpiazzo volemico
Terapia insulinica
Terapia elettrolitica

7.2 Sindrome iperglicemica-iperosmolare

Definizione

La Sindrome iperglicemica iperosmolare (SII) costituisce una tra le più comuni complicanze acute del diabete mellito ed è determinata da un aumento della produzione di glucosio epatico e dalla diminuita utilizzazione periferica dello stesso. La SII di solito si verifica nel diabete mellito non insulino-dipendente (tipo 2), tipicamente nei soggetti adulti e anziani, in relazione all'aumento del fabbisogno di insulina e/o all'aumento della resistenza all'insulina legati alla presenza di una malattia intercorrente come un'infezione, scompenso cardiaco o per uso di alcuni farmaci come gli steroidi.

Clinicamente si distingue dalla CAD per l'assenza di chetonemia, e quindi di acidosi metabolica, e per la presenza di livelli molto elevati di glicemia, a volte oltre i 1000 mg/dL, e per la comparsa insidiosa, che si manifesta nel giro di alcuni giorni.

Epidemiologia

La SII è più comune nella popolazione di diabetici di età superiore ai 65 anni. Secondo i pochissimi dati epidemiologici disponibili, la stessa costituirebbe poco meno dell'1% dei ricoveri ospedalieri e sarebbe meno frequente della CAD. I dati statunitensi sulla mortalità, che riguardano tutte le condizioni di crisi iperglicemica, dicono che essa è diminuita del 60% tra il 1980 e il 2009. La prognosi della SII è peggiore agli estremi di età e in presenza di coma e ipotensione.

Fisiopatologia

La concentrazione extracellulare di glucosio è regolata principalmente da due ormoni: insulina e glucagone. Durante il periodo post-prandiale, l'aumento della concentrazione plasmatica di glucosio determina il suo ingresso nelle β-cellule pancreatiche con conseguente rilascio di insulina. L'insulina ripristina la normoglicemia diminuendo la produzione epatica di glucosio, inibendo la glicogenolisi epatica (demolizione del glicogeno a glucosio) e la gluconeogenesi (sintesi di nuovo glucosio a partire da altri precursori) e aumentando l'ingresso del glucosio nel muscolo scheletrico e nel tessuto adiposo. L'inibizione indotta dall'insulina della secrezione di glucagone da parte delle α-cellule pancreatiche contribuisce al calo della produzione di glucosio epatico.

La SII è determinata da due anomalie: la carenza relativa di insulina e l'eccesso di glucagone (vedi Capitolo 7.1, Figura 7.1.1). Accanto a queste vi è uno stimolo alla liberazione di ormoni della controregolazione, essenzialmente catecolamine, ormone della crescita e cortisolo. Le alterazioni ormonali nella SII determinano diminuzione dell'utilizzo periferico del glucosio, aumento della glicogenolisi epatica e sintesi di nuovo glucosio dai precursori, principalmente da aminoacidi provenienti dal muscolo ed in minima parte da lipolisi con liberazione di glicerolo ed acidi grassi. La carenza di insulina può essere assoluta ma spesso è relativa per aumento della resistenza alla sua azione a livello recettoriale, determinata dell'aumento degli ormoni della controregolazione. Tuttavia la sua azione, benché ridotta, sarebbe ancora in grado di inibire in larga misura la lipolisi nel tessuto adiposo; infatti, il blocco della lipolisi è già significativo ad una concentrazione insulinica di dieci volte inferiore a quella necessaria ad inibire la gluconeogenesi e la glicogenolisi nel fegato. Questa sembrerebbe la ragione per la quale i pazienti con diabete tipo 2 non vanno incontro a CAD ma solo a SII quando aumenta il fabbisogno insulinico.

Nella SII la carenza insulinica e l'aumento del glucagone e degli ormoni controregolatori determinano severa iperglicemia con valori che spesso superano gli 800 mg/dL ma, come detto, non si verifica produzione di chetoacidi, quindi il pH ematico non è modificato. La SII ha invece serie conseguenze sugli elettroliti e sull'acqua corporea. Innanzitutto l'iperglicemia, spesso molto severa, determina poliuria e perdita di acqua con deficit di acqua totale corporea che si aggira anche intorno ai 10-15 litri (fino a 200 mL/kg). In secondo luogo la diuresi osmotica è responsabile anche della perdita di sodio e di potassio. La presenza di iperglicemia determina aumento dell'osmolalità plasmatica inducendo spostamento dell'acqua dall'interno delle cellule verso lo spazio interstiziale, a questo consegue una diminuzione della concentrazione del sodio (iponatremia diluizionale) che si aggira intorno ai 2 mEq/L ogni 100 mg/dL di incremento della glicemia. Se, ad esempio, un soggetto avesse 1000 mg/dL di glicemia, e una sodiemia in partenza di 145 mEq/L, se non urinasse, la sua sodiemia teorica sarebbe intorno a 125 mEq/L. L'aumento dell'osmolalità plasmatica dovuta alla severa iperglicemia può essere ulteriormente peggiorata dalla diuresi osmotica, che si verifica a causa della glicosuria, che fa perdere parecchi litri di acqua e anche, in una certa misura, sodio e potassio. Nel caso in cui la diuresi osmotica fosse imponente, la sodiemia potrebbe essere normale o addirittura aumentata, nonostante le perdite, il che dovrebbe essere interpretato come conseguenza di una gravissima disidratazione (Figura 7.2.1). Anche nella SII, come nella CAD, si verifica un deficit vero di potassio che può aggirarsi intorno ai 300-500 mEq e che è legato a diversi fattori: diuresi osmotica e iperaldosteronismo secondario a deficit di volume con riassorbimento di sodio e escrezione di potassio a livello del tubulo distale. Nonostante la presenza di un vero deficit di potassio corporeo, nella SII, come nella CAD, la potassiemia risulta normale o addirittura, sebbene raramente, elevata, a causa del fatto che viene a essere ridotto l'effetto dell'insulina che fisiologicamente promuove l'ingresso del potassio nelle cellule; inoltre l'aumento dell'osmolalità plasmatica ed interstiziale generano disidratazione intracellulare con conseguente aumento della concentrazione intracellulare di potassio che tende a fuoriuscire passivamente dalle cellule.

Presentazione clinica

La presentazione clinica della SII è piuttosto semplice (Tabella 7.2.1): a distanza di qualche giorno dall'inizio della causa scatenante, che ha determinato iperglicemia e, per giorni, poliuria e polidipsia, il paziente si presenta con le stigmate della conseguente disidratazione/ipovolemia. In aggiunta possono essere presenti stato soporoso o coma franco a causa dell'iperosmolalità (evidenti con valori di osmolalità di 320-330 mOsm/kg). Altri segni neurologici possono essere emiparesi, emianopsia o crisi epilettiche.

Esame obiettivo

Sono presenti i segni della disidratazione e dell'ipovolemia come cute secca, mucose aride, bulbi oculari infossati, anidrosi delle ascelle, tachicardia ed ipotensione (Tabella 7.2.1). Il paziente manifesta oliguria o anuria che è stata preceduta, nei giorni antecedenti, da poliuria dovuta a diuresi osmotica. Nei casi di SII di entità grave ci possono essere sonnolenza, stato stuporoso o coma.

Valutazione clinica

Poiché la SII è un emergenza medica, di fronte al sospetto deve essere effettuata una

Tabella 7.2.1. Quadro clinico della SII

Presentazione clinica
Si manifesta dopo qualche giorno dalla causa scatenante l'iperglicemia
Poliuria, polidipsia
Stato soporoso o coma franco
Esame obiettivo
Segni di disidratazione: cute secca, mucose aride, anidrosi delle ascelle, bulbi oculari infossati
Tachicardia ed eventualmente ipotensione
Oligo-anuria, in genere preceduta da poliuria
SII grave: sonnolenza, stato soporoso fino al coma

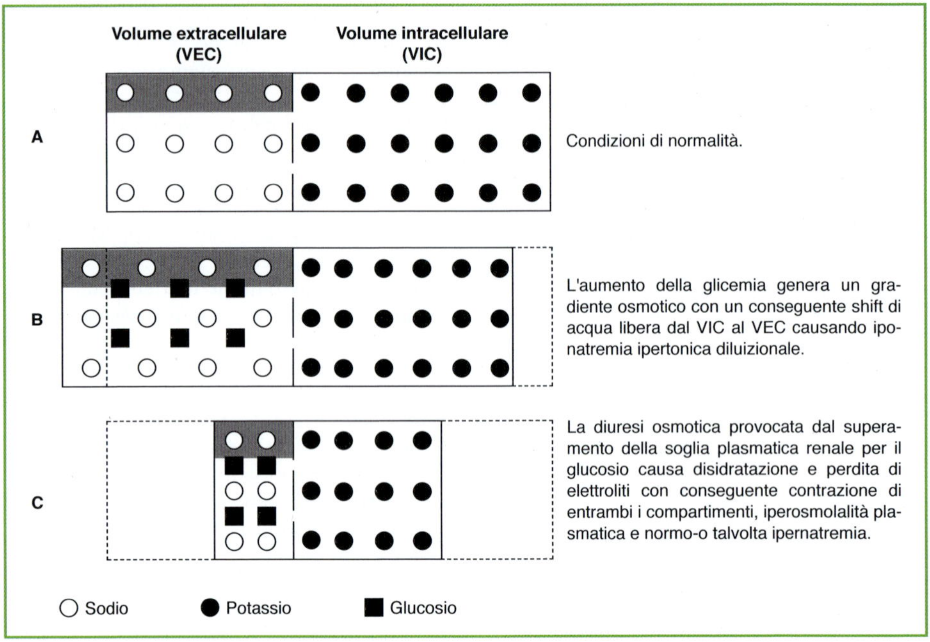

Figura 7.2.1. Rappresentazione schematica della compartimentalizzazione dell'acqua totale corporea in volume intracellulare e volume extracellulare, quest'ultimo a sua volta suddiviso in spazio interstiziale e volume circolante (in grigio), e delle modifiche conseguenti all'imponente iperglicemia tipica della SII: nel campo **A** viene descritta la situazione fisiologica, nel campo **B** viene descritto quello che succede all'inizio della Sindrome, con comparsa di iponatremia diluizionale, successivamente, con il persistere dell'iperglicemia, si verifica quanto descritto nel quadro **C** in cui vi è essenzialmente contrazione dei volumi.

valutazione della condizione cardio-circolatoria-respiratoria e mentale (ABCD) e dello stato di idratazione. Mentre si valuta il paziente, devono essere raccolte informazioni relative ad eventuali cause precipitanti come infezioni, scompenso cardiaco, assunzione di steroidi.

Esami di laboratorio

Gli esami di laboratorio ritenuti fondamentali (Tabella 7.2.2) sono: glicemia, elettroliti sierici, creatininemia, emocromo completo, chetonemia, esame chimico delle urine (basta uno stick per dimostrare glicosuria o chetonuria, quest'ultima importante per la diagnosi differenziale), emogasanalisi arteriosa, ECG, osmolalità plasmatica (non effettuata in molti ospedali ma che può essere "estrapolata" con la formula esposta nel taccuino). Test colturali devono essere prescritti se persiste il sospetto di infezione. Tipicamente l'esito degli esami rivela iperglicemia (>800-1000 mg/dL), iponatriemia e potassiemia normale o incrementata (nonostante il deficit globale di potassio, solo nel 5% dei casi si manifesta ipopotassiemia). La creatininemia è in genere elevata per IRA pre-renale dovuta alla disidratazione.

Tabella 7.2.2. Esami di laboratorio consigliati nel sospetto di SII

Esami da richiedere
Emocromo, creatinina ed elettroliti, glicemia, chetonemia, esame chimico delle urine (chetoni urinari)
Emogasanalisi, osmolalità plasmatica, ECG

Diagnosi e diagnosi differenziale

La SII è caratterizzata da iperglicemia (anche oltre 1000 mg/dL), disidratazione imponente, oligo-anuria, iposodiemia, iperosmolalità (può raggiungere 380 mOsm/kg), disturbi neurologici, pH ematico normale, concentrazione di bicarbonati normale ed assenza di chetoni nelle urine. In presenza del quadro sopra descritto, la diagnosi è semplice, mentre in casi dubbi la diagnosi differenziale si pone con la CAD, la quale è normalmente suggerita dalla presenza di valori glicemici più contenuti, di acidosi metabolica e di chetoni nelle urine (Tabella 7.2.3).

Terapia

Gli obiettivi terapeutici della SII (Tabella 7.2.4) sono: ristabilire un corretto volume plasmatico ed una buona perfusione tissutale, ridurre la glicemia, rimpiazzare le perdite di elettroliti ed identificare e trattare le cause scatenanti. L'obiettivo è di raggiungere la stabilità emodinamica in 24 ore e la correzione duratura della glicemia nel giro di 24-48 ore.

Rimpiazzo volemico

In molti pazienti il deficit di liquidi è superiore ai 10 L. Si consiglia di somministrare velocemente soluzione salina NaCl 0,9% a 1L/h per 2-3 ore (15-20 mL/kg/h), successivamente l'infusione può essere ridotta a 300-400 mL/h con l'obiettivo di rimpiazzare il deficit di liquidi nel giro di 24 ore. Si consiglia di somministrare soluzione salina NaCl 0,45% solo nel caso non vi sia una riduzione della osmolalità (3-8 mOsm/kg/h) e della glicemia dopo adeguata infusione di soluzione salina NaCl 0,9% o la sodiemia corretta sia >135 mEq/L. È indispensabile monitorare lo stato di replezione volemica per evitare sia il fallimento della terapia (se si somministrano meno di 4-5 L nelle prime 8 ore) o di eccessivo riempimento che può contribuire alla comparsa di edema polmonare. Quando la glicemia scende al di sotto di 250 mg/dL, si deve somministrare soluzione glucosata al 5% anziché soluzione salina NaCl 0,9%, questo allo scopo di evitare ipoglicemie e di prevenire l'edema cerebrale da troppo repentino calo della glicemia.

Tabella 7.2.4. Schema degli elementi terapeutici utili nella SII

Terapia SII
Rimpiazzo volemico: • Può essere presente un deficit di liquidi superiore a 10 L che va corretto in 24 ore • Somministrare soluzione salina NaCl 0,9% 15-20 mL/kg/h per 2-3 h • Successivamente ridurre infusione a 300-400 mL/h • Se Na^+ corretto >135 mEq/L somministrare soluzione salina NaCl 0,45% • Se glicemia <250 mg/dL somministrare soluzione glucosata 5%
Terapia insulinica: • Iniziare la terapia dopo 2-3 ore dall'inizio del riempimento volemico e se K^+ >3,3 mEq/L • Somministrare inizialmente bolo di insulina rapida e.v. 0,15 U/kg • Avviare poi infusione continua di insulina rapida 0,1 U/kg/h • Con la riduzione dei livelli di glicemia ridurre progressivamente l'infusione di insulina • Se glicemia <250 mg/dL somministrare soluzione glucosata 5% ma non sospendere insulina • Sospendere infusione insulinica quando glicemia stabile • Ripristinare terapia insulinica s.c. 0,5-1 U/kg/die
Terapia elettrolitica: • Se K^+ <3,3 mEq/L somministrare KCl e.v. 20-40 mEq/h prima di avviare insulina • Se K^+ tra 5,3 e 3,3 mEq/L somministrare KCl e.v. 10-20 mEq/L • Controllare potassiemia ogni 2 ore

Tabella 7.2.3. Elementi clinici e biochimici utili alla diagnosi differenziale tra CAD e SII

Categoria clinica	Parametri						
	Glicemia (mg/dL)	pH	HCO_3^- (mEq/L)	Chetoni urinari/ plasmatici	Osmolalità plasmatica	Anion gap	Stato mentale
CAD lieve	>250	7,25-7,30	15-18	+	Variabile	>10	vigile
CAD moderata	>250	7,00-7,24	10-15	+	Variabile	>12	vigile/ soporoso
CAD grave	>250	<7,00	<10	+	Variabile	>12	stupor/ coma
SII	>600	>7,3	>18	–	>320	variabile	stupor/ coma

IL TACCUINO

La sodiemia dovrebbe essere corretta per la glicemia aggiungendo 2 mEq/L di sodio per ogni 100 mg/dL di aumento della glicemia dal valore di normalità.

Terapia insulinica

Dopo 2-3 ore dall'inizio del rimpiazzo volemico, si deve somministrare una dose di carico di insulina rapida (0,15 U/kg) e.v. allo scopo di saturare i recettori insulinici. Solo nel caso di presenza di corpi chetonici la somministrazione di insulina dovrebbe partire da subito. Successivamente si somministra insulina rapida in infusione continua (0,1 U/kg/h). La riduzione della glicemia non dovrebbe essere superiore ai 90 mg/dL/h. Man mano che i livelli glicemici diminuiscono, occorre diminuire l'infusione di insulina e quando la glicemia scende al di sotto di 250 mg/dL, si deve somministrare soluzione glucosata al 5%, come già detto sopra, ma la terapia insulinica e.v. va continuata fino a quando la glicemia è stabile; a questo punto potrà essere ripristinata la terapia insulinica s.c. considerando il fabbisogno insulinico di 0,5-1 U/kg/die.

IL TACCUINO

La terapia con cristalloidi è la componente principale dell'approccio terapeutico. Con la sola somministrazione di soluzione normosalina si ottengono due importanti risultati: la riduzione della glicemia, per effetto diluizionale, e di conseguenza dell'osmolalità plasmatica, e l'aumento della volemia. La sola somministrazione di liquidi può diminuire la glicemia da 35 a 70 mg/dL per ogni ora di infusione. La terapia insulinica deve essere effettuata solo successivamente al rimpiazzo volemico, dopo aver somministrato almeno 2-3 L di cristalloidi, questo allo scopo di evitare che vi sia massivo e repentino ingresso del glucosio nelle cellule con rischio della formazione di edema cerebrale intracellulare. Il rimpiazzo volemico precoce consente inoltre di utilizzare una minor dose di insulina.

IL TACCUINO

Molte linee guida raccomandano la sospensione dell'insulina in infusione continua ed il passaggio all'insulina sottocute quando la glicemia sia <250 mg/dL. I pazienti che erano già trattati con insulina possono ricevere le dosi di insulina prescritte prima dell'inizio della CAD. In pazienti naive bisogna instaurare una terapia s.c. con dosaggi di insulina tra 0,5 e 1 U/kg al giorno. Dopo aver somministrato l'insulina s.c., mantenere ancora l'infusione di insulina e.v. per mezz'ora.

Terapia elettrolitica

Come già osservato, il paziente con SII ha importanti perdite di potassio, nonostante la potassiemia all'esordio possa essere normale o addirittura elevata. Durante il rimpiazzo volemico e la terapia insulinica, la potassiemia diminuisce inesorabilmente, a causa della diluizione e dell'ingresso del potassio nelle cellule favorito dall'insulina, raggiungendo il nadir dopo diverse ore. La somministrazione di potassio è indispensabile, da subito. Si devono somministrare 10-20 mEq/h e occorre monitorare la potassiemia ogni 2 ore. Nel caso in cui sia presente ipopotassiemia all'esordio, la dose di potassio può essere di 20-40 mEq/h e in questi casi occorre ritardare la somministrazione di insulina finché la potassiemia raggiunga almeno 3,3 mEq/L.

Monitoraggio del paziente

Il paziente deve essere posto in stretto monitoraggio con registrazione oraria della glicemia e degli elettroliti, anche se successivamente le misurazioni possono essere più diluite nel tempo. Occorre inoltre monitorare i parametri vitali e la diuresi oraria. In caso di stato mentale alterato è necessario inserire un sondino naso-gastrico in aspirazione per evitare inalazioni di succo gastro-intestinale. È necessario monitorare l'ECG con documentazione oraria dell'intervallo QRS e della morfologia delle onde T.

Ricerca di cause scatenanti

Anamnesi ed esame obiettivo sono gli strumenti più efficaci nella identificazione delle cause che hanno scatenato la SII. La causa più comune è data dalle infezioni, in primis delle vie urinarie, poi di quelle pelviche e infine dalle infezioni delle vie respiratorie. Si suggerisce di effettuare esami colturali (urocolture, emocolture, escreatocoltura a seconda di dove si sospetti la partenza dell'infezione) e di iniziare una terapia antibiotica empirica solo in caso di consistente sospetto di infezione. La terapia antibiotica andrà poi continuata in modo mirato quando venga isolato il batterio eventualmente responsabile dell'infezione.

IL TACCUINO

La SII costituisce una tra le più serie complicanze del diabete e colpisce i soggetti affetti da diabete tipo 2 adulti o anziani ed è spesso in relazione alla presenza di una malattia intercorrente come un'infezione. Anche se le cause scatenanti sono più o meno le stesse della CAD, la SII si differenzia per l'assenza di acidosi e per la presenza di livelli estremi di iperglicemia, accompagnati da iperosmolalità e grave disidratazione/ipovolemia.

IL TACCUINO

L'osmolalità e l'osmolarità sono una misura della concentrazione di una soluzione; la prima rappresenta il numero di osmoli di soluto per chilogrammo di solvente, la seconda il numero di osmoli per ogni litro di soluzione. Anche se la differenza può apparire futile, poiché quello che interessa al clinico è il numero di particelle osmoticamente attive in una soluzione, la misura dell'osmolalità è più precisa poiché, essendo basata sul peso del solvente, non risente della temperatura ambientale e della natura della soluzione che possono influenzarne il volume. Nel caso il laboratorio non disponesse di un osmolalimetro, una semplice formula per il calcolo dell'osmolalità è la seguente: $[2 \times Na^{+}\ (mEq/L)] + [glucosio\ (mg/dL) \div 18]$.

Bibliografia di riferimento

LA LAVAGNA

- *Nella terapia della SII bisogna essere aggressivi nel rimpiazzo volemico.*
- *Tra i cristalloidi a disposizione scegliere la soluzione salina NaCl 0,9%.*
- *Prima di iniziare la terapia insulinica ev assicurarsi di aver somministrato almeno 2-3 L di cristalloidi e controllare i livelli di potassiemia; se presente ipopotassiemia, posticipare la terapia insulinica ed infondere subito potassio.*
- *In taluni casi i pazienti con SII possono avere siero lattescente dovuto a ipertrigliceridemia, in questi casi ci potrebbero essere interferenze con il dosaggio degli elettroliti.*
- *Durante la terapia con insulina in infusione continua deve essere somministrato potassio, anche se la potassiemia di partenza era elevata o normale.*
- *Sospendere l'infusione di insulina e passare alla terapia s.c. quando la glicemia è <250 mg/dL ed il paziente è in grado di consumare i pasti.*

Appunti / Commenti

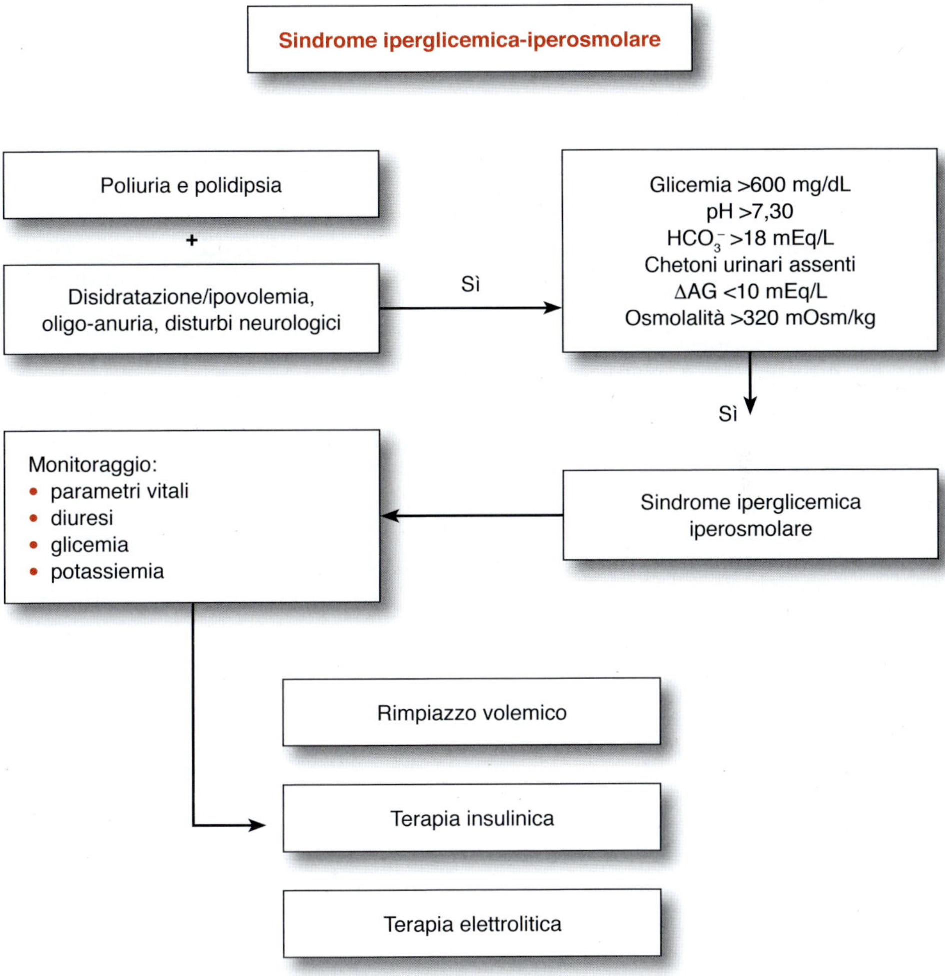
Sindrome iperglicemica-iperosmolare
Poliuria e polidipsia
+
Disidratazione/ipovolemia, oligo-anuria, disturbi neurologici
Sì
Glicemia >600 mg/dL
pH >7,30
HCO_3^- >18 mEq/L
Chetoni urinari assenti
ΔAG <10 mEq/L
Osmolalità >320 mOsm/kg
Sì
Sindrome iperglicemica iperosmolare
Monitoraggio:
• parametri vitali
• diuresi
• glicemia
• potassiemia
Rimpiazzo volemico
Terapia insulinica
Terapia elettrolitica

7.3 Chetoacidosi euglicemiche

Introduzione

Nell'attività di emergenza-urgenza non è infrequente incontrare pazienti affetti da diabete di tipo 1 con chetoacidosi. La chetoacidosi diabetica (DKA) è una condizione clinica che se non diagnosticata può portare a gravi conseguenze ed è caratterizzata da acidosi metabolica a gap anionico elevato (AG), iperglicemia (glicemia >250 mg/dL), chetonemia e chetonuria. Molto spesso il sospetto diagnostico parte dall'iperglicemia che induce il clinico a dosare i corpi chetonici sulle urine e se positivi a ricercare con l'emogasanalisi l'acidosi metabolica AG. Difficilmente quindi il medico d'urgenza si lascia sfuggire la diagnosi. Esistono tuttavia delle condizioni cliniche, spesso non molto conosciute, caratterizzate da acidosi metabolica AG con chetonemia e chetonuria significative, in cui la glicemia è normale o moderatamente aumentata e dove la diagnosi può sfuggire in quanto la glicemia normale o moderatamente aumentata non induce il medico a ricercare i corpi chetonici nelle urine ma a indagare altre possibili cause di acidosi metabolica AG. Queste entità cliniche, caratterizzate da alterazioni di tipo metabolico e in cui il filo rosso che le lega è molto spesso una grave riduzione dell'apporto calorico, possono essere raggruppate sotto il nome di chetoacidosi euglicemiche.

Di seguito verrà data la loro definizione e una sintetica flow-chart diagnostica d'insieme, per passare poi al trattamento di ogni singolo tipo.

Definizione

Le chetoacidosi euglicemiche sono delle condizioni cliniche caratterizzati da acidosi metabolica AG, da chetonemia e chetonuria significative e da valori normali di glicemia (comunque <200 mg/dL). Se ne riconoscono tre tipi (**Figura 7.3.1**):

1) chetoacidosi da digiuno (SKA, *starvation ketoacidosis*);
2) chetoacidosi alcolica (AKA, *alcoholic ketoacidosis*);
3) chetoacidosi diabetica euglicemica (EDKA, *euglycemic diabetic ketoacidosis*).

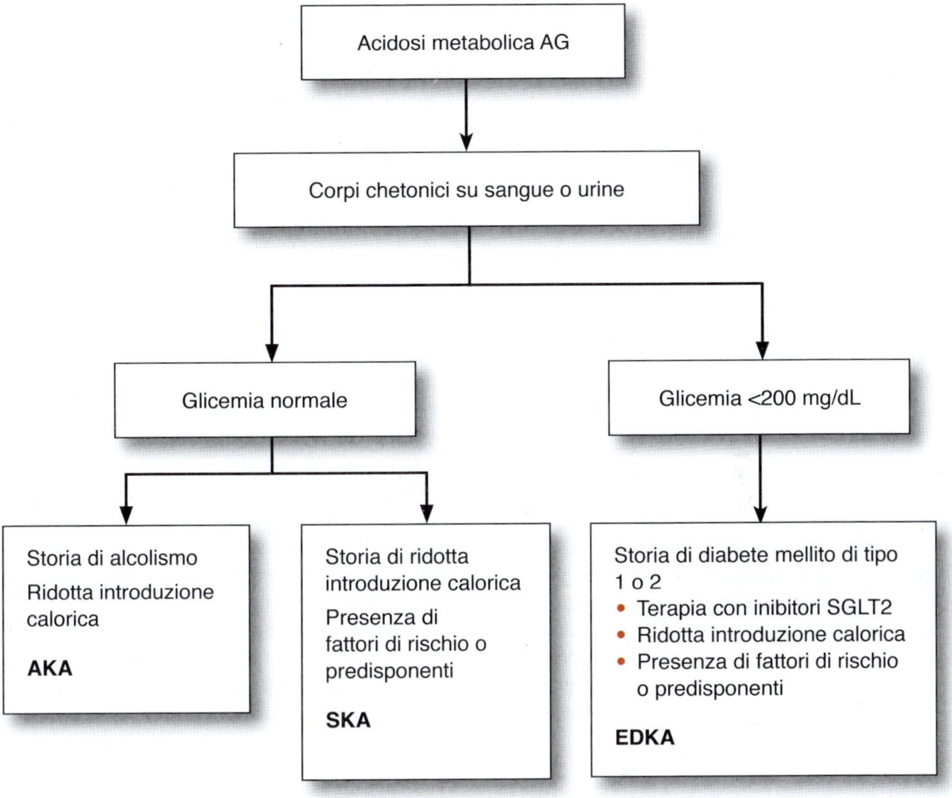

Figura 7.3.1. Orientamento diagnostico nella chetoacidosi euglicemica.

Bibliografia di riferimento

CHETOACIDOSI DA DIGIUNO

Definizione

La chetoacidosi da digiuno (SKA) è caratterizzata da un aumento dei corpi chetonici nel sangue a seguito di digiuno prolungato, da acidosi metabolica AG in presenza di glicemia normale o ridotta.

Epidemiologia

È una forma poco frequente, anche se non rara. Spesso misconosciuta: va sospettata in pazienti normo-ipoglicemici con acidosi metabolica AG senza apparente causa.

Fisiopatologia

Il digiuno prolungato (Figura 7.3.2) comporta una riduzione della glicemia con riduzione dell'increzione di insulina e un aumento del glucagone. Ciò comporta un aumento della glicogenolisi epatica e della gluconeogenesi muscolare e un'accelerazione della lipolisi con aumento degli acidi grassi liberi (FFA) e produzione di corpi chetonici che sostituiscono il glucosio come fonte energetica. Quando il grado di acidosi metabolica è lieve si parla di chetosi, mentre il termine chetoacidosi è riservato ai casi più seri (HCO_3^- <18 mEq/L). Il β-idrossibutirrato (BOHB) è il chetone maggiormente rappresentato.

Cause, fattori di rischio e fattori predisponenti

La causa fondamentale è la ridotta introduzione di calorie che determina la deplezione delle riserve di glicogeno e quindi una ridotta disponibilità di glucosio. L'aumento dei corpi chetonici inizia dopo 12-14 ore di digiuno e diventa significativo dopo 20-30. Costituiscono fattori di rischio per una ridotta introduzione calorica lo stato mentale alterato (pazienti con gravi problemi psichiatrici o di demenza), condizioni fisiche che rendono non possibile o problematica l'assunzione di cibo per os, le malattie infettive.

Fattori predisponenti lo sviluppo della chetoacidosi sono:

- *allattamento*: una donna che allatta necessita di un grande fabbisogno energe-

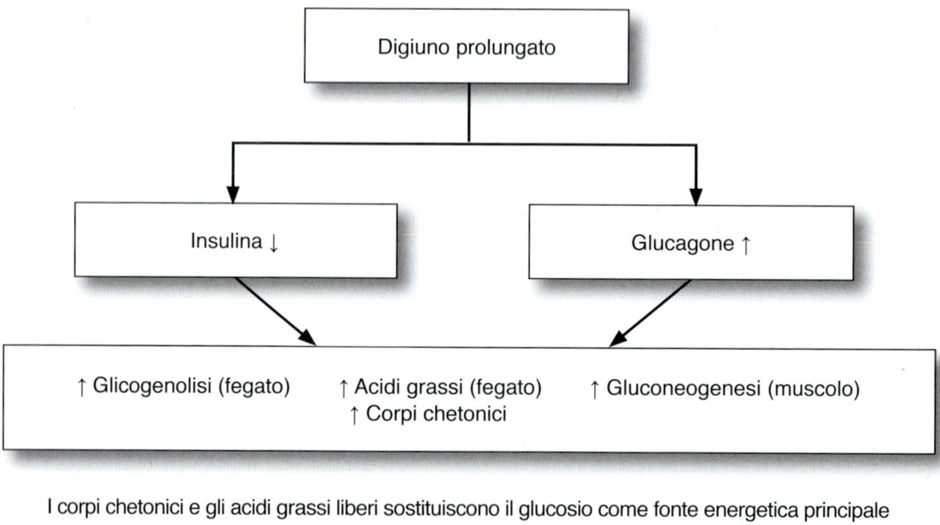

Figura 7.3.2. Risposte metaboliche al digiuno prolungato.

IL TACCUINO

La chetoacidosi da allattamento è detta anche chetoacidosi bovina ed è ben conosciuta dai veterinari. Infatti, interviene con una certa frequenza nelle mucche da latte, entro le prime sei settimane dal parto, a causa di un'alimentazione non adeguata e di un elevato consumo calorico per la produzione del latte.

IL TACCUINO

Nella SKA può essere presente un aumento dell'acido lattico. Anche in questo caso non dimenticare di determinare i corpi chetonici sulle urine o il BOHB nel sangue, soprattutto se il grado di acidosi non è commisurato all'aumento dell'acido lattico.

tico, se assume poche calorie per os, ad es. per una concomitante forma infettiva con nausea/vomito o per rientrare nel peso, va incontro a una deplezione delle riserve di glicogeno con la necessità di utilizzare i corpi chetonici come fonte di energia;
- *gravidanza:* accade tipicamente nel terzo trimestre di gestazione a seguito di un periodo di ridotto apporto calorico. Fattore predisponente è una relativa resistenza all'insulina che la donna sviluppa in gravidanza;
- *cirrosi epatica*: per le scarse riserve di glicogeno nel fegato.

Quadro clinico

I sintomi sono caratterizzati più spesso da malessere, nausea e vomito, astenia, dispnea e dolore addominale. Frequentemente sono presenti i segni riferibili alla disidratazione e all'ipovolemia, alla riduzione del tessuto adiposo e della massa muscolare. Nei casi più gravi è evidente una riduzione del sensorio. Se l'acidemia è grave può manifestarsi il respiro di Kussmaul.

Esami di laboratorio

- *Emogasanalisi*: evidenzia la presenza di acidosi metabolica AG.
- *Glicemia*: spesso normale o ridotta.
- *Corpi chetonici nelle urine*: test fondamentale, tenendo però presente che essendo il BOHB il chetone prevalente, la ricerca dei corpi chetonici può essere sottostimata dai comuni test che utilizzano il nitroprussiato come reagente. Nel dubbio, dosare il BOHB nel sangue (es. sangue capillare).
- *Elettroliti*: le alterazioni elettrolitiche sono frequenti in particolare l'ipokaliemia e l'ipomagnesemia.

Diagnosi differenziale

La diagnosi differenziale va posta con le altre due chetoacidosi euglicemiche e l'anamnesi gioca un ruolo importante nel distinguere le tre forme. In alcuni casi ci può essere sovrapposizione di chetoacidosi alcolica e da digiuno.

Trattamento

La terapia prevede la somministrazione di soluzione salina per il ripristino della volemia e di soluzione glucosata 10% per far ripartire il ciclo metabolico. Questa terapia permette di normalizzare gli squilibri metabolici con la riduzione dell'increzione di glu-

IL TACCUINO

Nel sospetto di concomitante chetoacidosi alcolica somministrare tiamina (100 mg e.v. o i.m.) prima della somministrazione della glucosata.

cagone e altri ormoni controregolatori e con l'aumento fisiologico dell'increzione di insulina. L'insulina non va somministrata. Attenzione particolare va posta al ripristino della potassiemia e della magnesemia nella fase di infusione della soluzione glucosata.

Bibliografia di riferimento

LA LAVAGNA

- *Determinare la chetonuria nei pazienti con acidosi metabolica AG non spiegata.*
- *I pazienti psichiatrici sono un gruppo ad alto rischio per sviluppare chetoacidosi da digiuno.*
- *Vi può essere una sovrapposizione di chetoacidosi da digiuno e da alcol.*
- *Lo stick per le urine contiene nitroprussiato che, reagendo chimicamente, rileva la presenza di acetoacetato e acetone ma non quella di BOHB. Nel dubbio dosarlo nel sangue.*

Appunti / Commenti

Chetoacidosi da digiuno

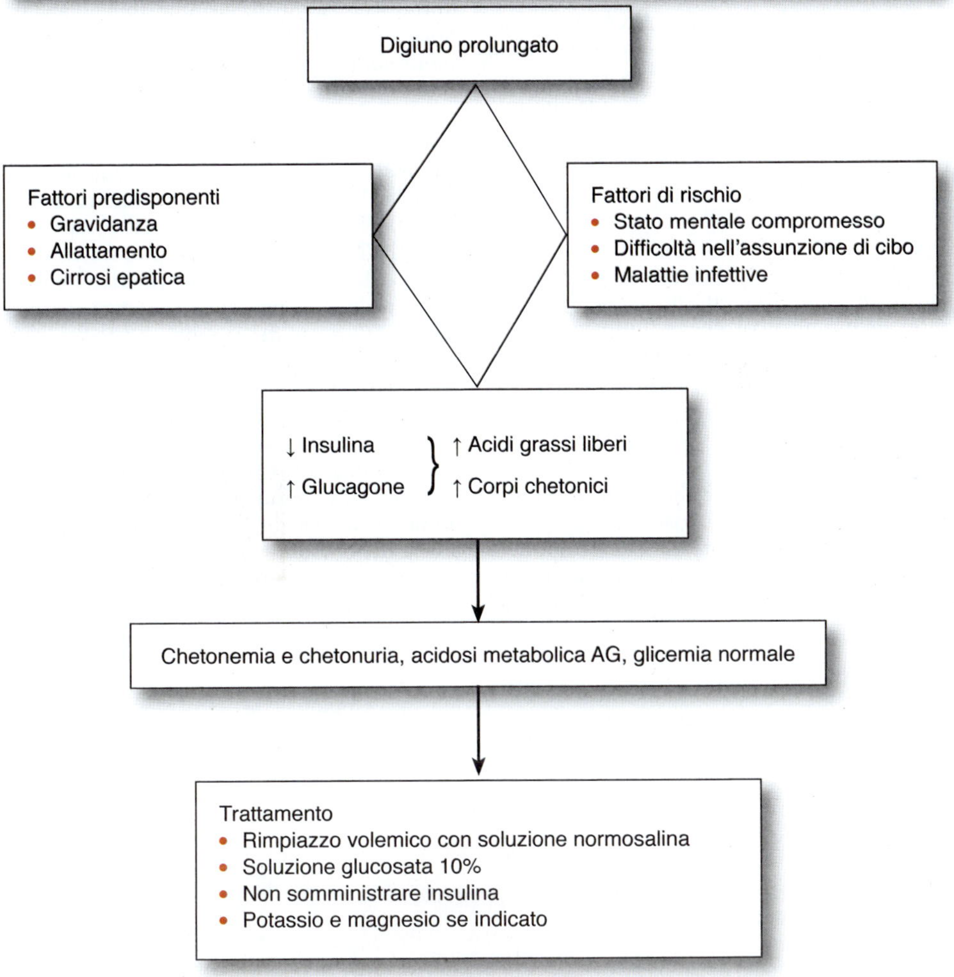

CHETOACIDOSI ALCOLICA

Definizione

La chetoacidosi alcolica (AKA) è una forma di acidosi metabolica ad elevato anion gap (AG), caratterizzata da un'alta concentrazione di corpi chetonici e da una glicemia normale.

Epidemiologia

È una forma poco frequente che interessa adulti dediti cronicamente al consumo di alcol. In alcuni casi può interessare persone non dedite all'alcol che sviluppano chetoacidosi alcolica dopo un'elevata ingestione acuta di alcol.

Fisiopatologia

Le alterazioni metaboliche che si evidenziano nel corso della chetoacidosi alcolica dipendono principalmente dal ridotto apporto calorico (*starvation*), condizione frequente negli alcolisti cronici, dalla assunzione acuta di alcol e dalla sua successiva sospensione per l'insorgenza di vomito (Figura 7.3.3). Il diminuito apporto calorico causa una ridotta secrezione di insulina (con glicemia normale o diminuita) e l'aumento degli ormoni controregolatori a cui segue lipolisi e innalzamento degli acidi grassi liberi (FFA), fondamentali per la formazione dei chetoacidi. L'introduzione acuta di alcol e la sua successiva sospensione determina un aumento della lipolisi e un aumento del rapporto NADH/NAD. L'alterazione del rapporto NADH/NAD provoca una ridotta conversione del lattato a piruvato (iperlattatemia), ridotta gluconeogenesi per carenza di substrato e aumento del rapporto acido β-idrossibutirrico/acido acetoacetico. L'*i*povolemia secondaria a vomito, diarrea, perdite renali di acqua (da escrezione di sodio, potassio e chetoni) e inoltre secondaria a ridotta introduzione di acqua e inibizione della secrezione di ADH determinata dall'alcol, comporta aumento dell'acido lattico, ridotta eliminazione dei chetoni e un'attivazione del sistema simpatico con produzione secondaria di ormoni controregolatori.

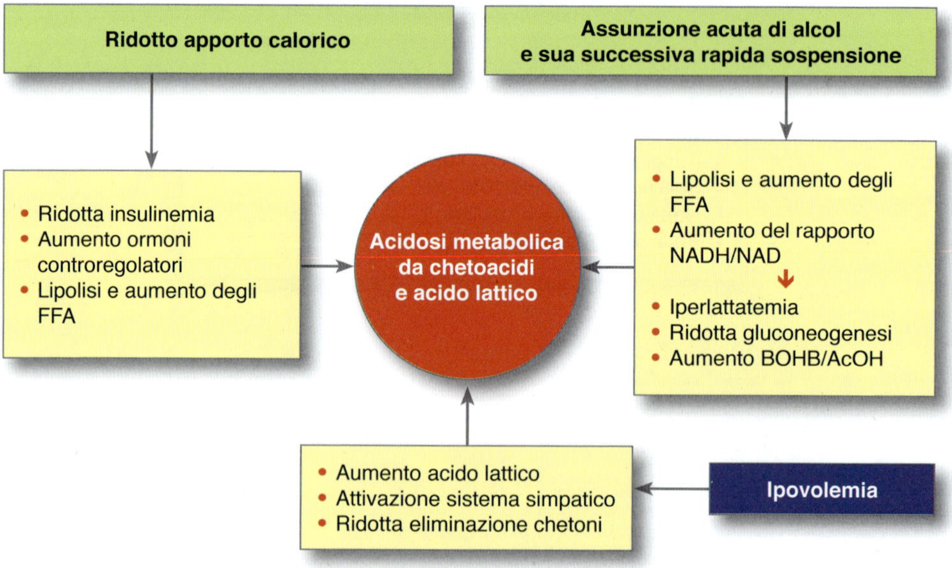

Figura 7.3.3. Alterazioni metaboliche che danno origine alla chetoacidosi alcolica.

IL TACCUINO

Diversamente da quanto succede nella chetoacidosi diabetica, il chetone più rappresentato è l'acido β-idrossibutirrico (BOHB) che non è rilevato dal test routinario che utilizza nitoprussiato come reagente il quale rileva solo la presenza di acido acetacetico (AcOH) e acetone, per cui può succedere che la presenza dei corpi chetonici nelle urine sia sottostimata.

Quadro clinico

All'anamnesi questi pazienti raccontano una storia di alcolismo cronico, dieta ipocalorica e recente introduzione di grandi quantità di alcol seguita da scarsa alimentazione. I sintomi e segni di presentazione sono quelli elencati nella Tabella 7.3.1.

Tabella 7.3.1. **Segni e sintomi della chetoacidosi alcolica**

Nausea, vomito, dolore addominale
Dispnea, vertigine
Dolore muscolare e diarrea
Sincope e crisi comiziale
Stato mentale alterato
Disidratazione e ipotensione

Il quadro di presentazione più frequente è quello caratterizzato da nausea, vomito e dolore addominale che può essere in rapporto anche alla presenza di gastrite, pancreatite o ulcera peptica. L'esame obiettivo evidenzia nella maggior parte dei casi un quadro di disidratazione/ipovolemia con tachicardia e ipotensione oltre a manifestazioni legate all'abuso cronico di alcol e alla epatopatia sottostante. Lo stato mentale è caratteristicamente integro.

Esami di laboratorio

L'emogasanalisi e la determinazione dei chetoni urinari sono i test fondamentali, accanto alla determinazione sierica del glucosio (spesso normale o ridotto o moderatamente aumentato), del potassio, magnesio, sodio, cloro, fosfato, creatinina, urea, lipasi e transaminasi. L'alcolemia nella maggior parte dei casi è negativa o lievemente aumentata.

IL TACCUINO

Nei pazienti con problemi cronici di alcol, la magnesemia è spesso ridotta e ciò può essere causa di gravi aritmie ventricolari, tanto più se in concomitanza con ipopotassiemia e con un pH alcalino.

La determinazione dei chetoacidi nelle urine può essere ingannevole per la marcata presenza di BOHB che, come già scritto, non viene rilevato dalle metodiche routinarie. Le alterazioni acido-base sono caratterizzate dall'acidosi metabolica AG.

IL TACCUINO

Spesso accanto all'acidosi metabolica AG è presente alcalosi metabolica da vomito e alcalosi respiratoria secondaria a epatopatia cronica. Pertanto il pH può essere acido, normale o addirittura alcalino e solo il calcolo dell'anion gap e del gap del bicarbonato, la determinazione della cloremia e la valutazione degli adattamenti attesi riescono ad orientare il clinico verso una corretta diagnosi.

Diagnosi differenziale

La diagnosi differenziale deve essere posta con le altre chetoacidosi euglicemiche (attenzione alle forme di sovrapposizione!) e con alcune condizioni che determinano acidosi metabolica AG, quali chetoacidosi diabetica, intossicazione da etilenglicole e da metanolo. Se presente dolore addominale sono

Tabella 7.3.2. Razionale terapeutico della chetoacidosi alcolica

Ripristino della volemia e riduzione degli ormoni controregolatori	Soluzione salina NaCl 0,9%
Aumento della secrezione di insulina e riduzione di quella di glucagone con ripristino del glicogeno, del metabolismo glicidico e lipidico e rapporto NADH/NAD	Soluzione glucosata 5-10%
Prevenzione della sindrome di Korsakoff e l'encefalopatia di Wernicke e dell'acidosi lattica	Tiamina 100 mg (e.v. o i.m.)
Prevenzione della riduzione della contrattilità miocardica, della rabdomiolisi, delle manifestazioni a carico del SNC e dell'emolisi	Somministrazione di fosfato di potassio
Prevenzione aritmie	Somministrazione di potassio e magnesio
Prevenzione dei sintomi da sospensione acuta dell'alcol	Benzodiazepine

da escludere patologie addominali acute che possono complicare il quadro metabolico.

Terapia

In considerazione della fisiopatologia, il trattamento dovrebbe iniziare con la somministrazione di soluzione normosalina per ristabilire la volemia, il cui ripristino determina una riduzione dell'increzione degli ormoni controregolatori. La normalizzazione del metabolismo glucidico e lipidico e un riequilibrio del rapporto NADH/NAD si ottiene con l'infusione di soluzione glucosata 5-10% senza somministrazione di insulina. L'infusione di soluzione glucosata deve essere preceduta (a meno che il paziente non sia in ipoglicemia) dalla somministrazione di tiamina (100 mg e.v. o i.m.) al fine di evitare la comparsa di sindrome di Korsakoff o dell'encefalopatia di Wernicke e di indurre acidosi lattica. Indicata la somministrazione di magnesio e potassio, se carenti. La potassiemia va mantenuta >3,3 mEq/L. La somministrazione di fosfato è indicata qualora la fosfatemia (v.n. 0,81-1,45 mmol/L) si riduca durante la fase di recupero della chetoacidosi alcolica (Tabella 7.3.2).

Da prendere, infine, in considerazione la prevenzione delle manifestazione da sospensione acuta da alcol con l'utilizzo di benzodiazepine (consultare Capitolo 14.1 - schede).

Bibliografia di riferimento

LA LAVAGNA

- *Tutti i pazienti hanno una storia di recente assunzione acuta di alcol.*
- *Il marker chimico è l'acidosi metabolica a elevato anion gap.*
- *Il pH può essere normale o addirittura alcalino per la concomitanza di alcalosi metabolica e respiratoria.*
- *La glicemia è frequentemente normale o ridotta e l'alcolemia spesso negativa.*
- *Tra i corpi chetonici prevale BOHB che non è rilevato dagli stick urinari che utilizzano il nitroprussiato come reagente.*
- *Trattare per primo l'ipovolemia.*
- *Infondere soluzione glucosata 5-10% senza insulina, preceduta dalla somministrazione di tiamina.*
- *Attenzione agli elettroliti, in particolare potassio e magnesio.*

Appunti / Commenti

Chetoacidosi alcolica

Storia di consumo cronico di alcol

Assunzione acuta di alcol e sua successiva rapida sospensione

- Aumento lipolisi e FFA
- Aumento del rapporto NADH/NAD

↓

Iperlattatemia
Ridotta gluconeogenesi
Aumento BOHB/AcOH

Ridotto apporto calorico

- Ridotta insulinemia
- Aumento ormoni controregolatori
- Aumento lipolisi e FFA

Ipovolemia da vomito, diarrea, perdita di acqua per via renale e ridotta

- Aumento acido lattico
- Attivazione sistema simpatico
- Ridotta eliminazione chetoni

↓

- Chetonemia e chetonuria
- Iperlattatemia
- Acidosi metabolica AG
- Glicemia normale

↓

Trattamento
- Rimpiazzo volemico con soluzione normosalina
- Tiamina 100 mg
- Soluzione glucosata 5-10%
- Potassio, magnesio e fosfato se indicato

CHETOACIDOSI DIABETICA EUGLICEMICA

Definizione

La chetoacidosi diabetica euglicemica (EDKA) è una condizione metabolica che può interessare persone con diabete mellito di tipo 1 o 2, caratterizzata da acidosi metabolica AG e dalla presenza di corpi chetonici nelle urine e nel sangue con livelli di glicemia inferiori a 200 mg/dL.

Epidemiologia

Circa il 3% degli accessi per chetoacidosi diabetica sono euglicemici ed EDKA è presente nello 0,1% di chi utilizza inibitori del co-trasportatore renale sodio-glucosio di tipo 2 (SGLT2i).

Fisiopatologia

Il meccanismo che porta alla chetoacidosi euglicemica nel diabetico di tipo 1 o 2 è secondario ad un deficit di glucosio, per riduzione del glicogeno, che causa una riduzione dell'insulina sierica e un eccesso di ormoni controregolatori (glucagone, adrenalina e cortisolo). L'aumento del rapporto glucagone/insulina determina un'accelerazione della lipolisi, aumento degli acidi grassi liberi (FFA) e quindi dei chetoni circolanti responsabili della chetoacidosi.

Il meccanismo con cui gli antidiabetici inibitori del SGLT2 causano chetoacidosi è evidenziato, in forma semplificata, nella Figura 7.3.4.

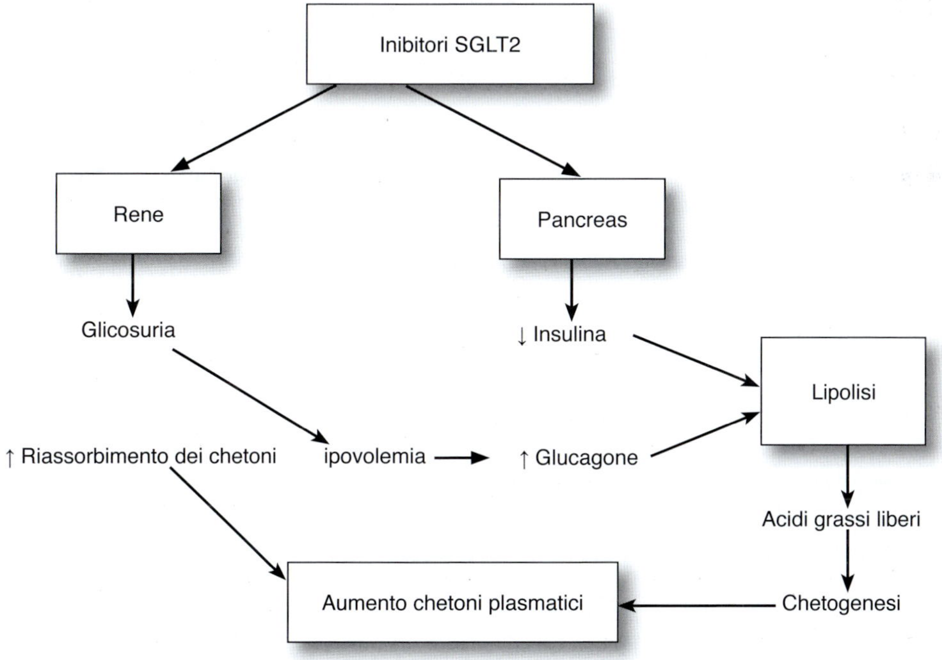

Figura 7.3.4. Meccanismo con cui SGLT2i causano chetoacidosi.

IL TACCUINO

EDKA è una alterazione metabolica pericolosa per la vita a cui il medico spesso non pensa perché ingannato dalla glicemia normale o solo moderatamente aumentata.

Cause e fattori di rischio

Le cause di EDKA sono elencate nella Tabella 7.3.3 e comprendono quelle da ridotta introduzione calorica e quelle iatrogene. Nella stessa tabella sono presenti i principali fattori di rischio e quelli precipitanti. EDKA da SGLT2 è più frequente nei pazienti che hanno il diabete da lunga data, nelle donne di mezza età e in presenza di fattori di rischio o precipitanti.

IL TACCUINO

Ricercare sempre i corpi chetonici nelle urine di pazienti diabetici con qualsiasi sintomo, in presenza di glicemia normale o moderatamente elevata (<200 mg/dL).

Clinica

I sintomi più frequenti sono malessere, sete, astenia, anoressia, nausea, vomito e dolore addominale. Possono essere presenti alterazioni dello stato mentale, segni di disidratazione e di ipovolemia, tachicardia e respiro di Kussmaul.

Esami di laboratorio

Gli esami fondamentali per la diagnosi di EDKA sono l'emogasanalisi per evidenziare la presenza di acidosi metabolica AG, la determinazione dei corpi chetonici sulle urine o su siero (BOHB ≥3,0 mmol/L) e la glicemia inferiore a 200 mg/dL. Altri esami da richiedere su siero sono: azoto, creatinina, sodio, potassio, magnesio e fosfato.

IL TACCUINO

Nella fase iniziale della chetoacidosi da SGLT2i l'acidosi metabolica è a normale AG (ipercloremica), perché c'è un maggior riassorbimento di NaCl nel tentativo di mantenere l'euvolemia. In questo periodo vi può essere anche una combinazione di acidosi metabolica AG e non AG.

Tabella 7.3.3. Cause, fattori di rischio e fattori precipitanti di EDKA

Cause di ridotta introduzione calorica	Cause iatrogene	Fattori di rischio/ precipitanti
Anoressia	SGLT2i in diabete di tipo 2	Gravidanza
Dieta chetogenica	SGLT2i "off label" in diabete di tipo 1	Interventi chirurgici
Qualsiasi condizione che determini una ridotta introduzione calorica		Pancreatiti
		Importante assunzione di alcol
		Intossicazione da cocaina
		Infezioni
		Cirrosi epatica
		Dieta chetogenica

Diagnosi differenziale

La diagnosi differenziale deve essere fatta con la chetoacidosi diabetica classica da cui si differenzia per la glicemia <200 mg/dL, con la chetoacidosi alcolica e quella da digiuno, per la specifica anamnesi e per l'assenza di diabete nella loro storia clinica.

Terapia

Il trattamento è simile a quello per DKA. Come per la chetoacidosi diabetica iperglicemica, la prima azione da fare è quella di provvedere al rimpiazzo volemico con la somministrazione di 1-1,5 L/ora, nelle prime 2 ore, di soluzione normosalina o di Ringer lattato. Successivamente si somministra insulina rapida partendo da un dosaggio di 0,02-0,05 U/kg/ora e contemporaneamente soluzione glucosata al 5% da aumentare al 10% se persiste la chetoacidosi. Il dosaggio di insulina va poi modificato in base all'andamento dell'acidosi o della chetonemia. Nel caso di grave ipopotassiemia questa va trattata da subito e l'insulina non va somministrata prima che la potassiemia sia >3,3 mEq/L. Successivamente il suo valore va mantenuto attorno a 4-5 mEq/L. Pure l'ipomagesemia, se presente, va trattata. Non è indicata la somministrazione di sodio bicarbonato a meno che il pH non sia <6,9. La monitorizzazione della glicemia dovrebbe essere fatta ogni ora e quella degli elettroliti almeno ogni quattro ore. L'eventuale terapia con inibitori SGLT2 deve essere sospesa.

Bibliografia di riferimento

LA LAVAGNA

- *L'EDKA è una malattia metabolica pericolosa per la vita se non riconosciuta.*
- *L'emogasanalisi e la ricerca dei corpi chetonici nelle urine o nel sangue dovrebbero essere fatte in tutti i diabetici sofferenti, indipendentemente dal livello della glicemia.*
- *Porre attenzione ai diabetici che assumono inibitori SGLT2.*
- *Porre attenzione ai diabetici con ridotta assunzione di calorie.*

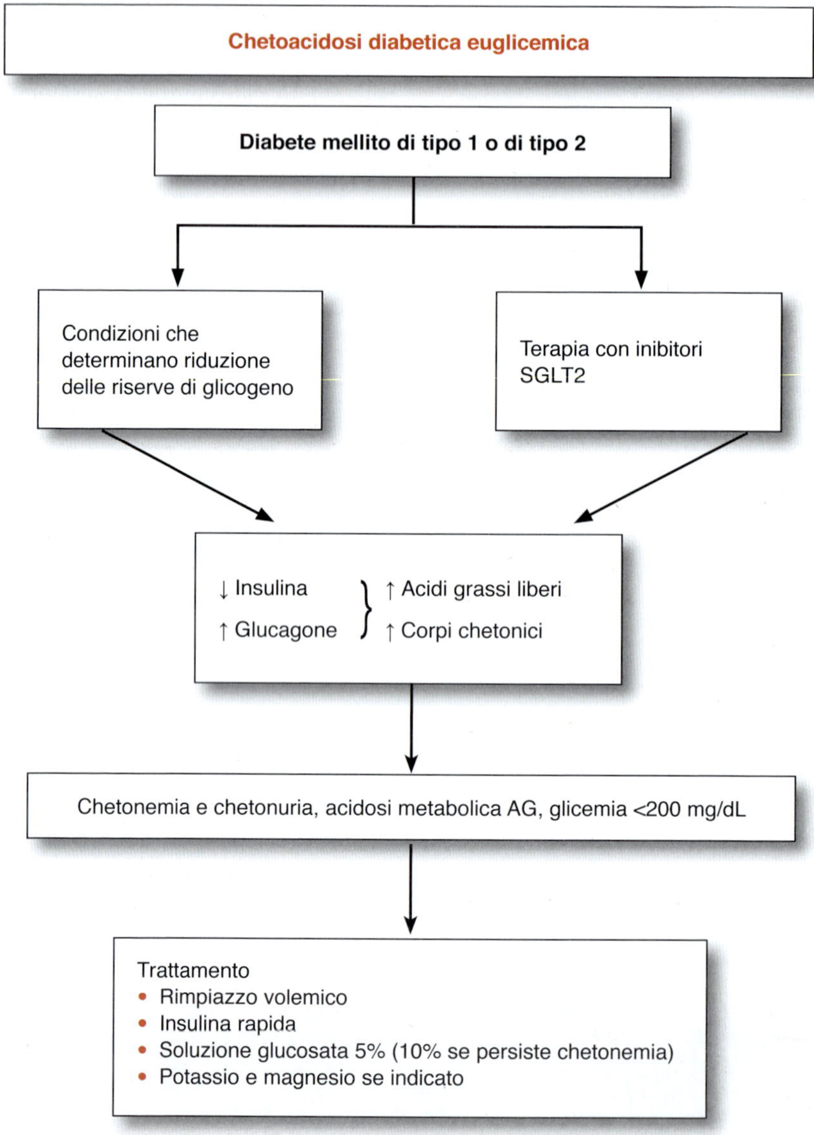
Chetoacidosi diabetica euglicemica
Diabete mellito di tipo 1 o di tipo 2
Condizioni che determinano riduzione delle riserve di glicogeno
Terapia con inibitori SGLT2
↓ Insulina
↑ Glucagone
↑ Acidi grassi liberi
↑ Corpi chetonici
Chetonemia e chetonuria, acidosi metabolica AG, glicemia <200 mg/dL
Trattamento
• Rimpiazzo volemico
• Insulina rapida
• Soluzione glucosata 5% (10% se persiste chetonemia)
• Potassio e magnesio se indicato

7.4 Ipertiroidismi e tireotossicosi

Definizione

Tra le patologie endocrine rilevanti per la Medicina d'Emergenza sicuramente un ruolo primario è rivestito dagli "ipertiroidismi", cioè condizioni caratterizzate da una eccessiva produzione di ormoni tiroidei (triiodotironina-T3 e tiroxina-T4).

Per "tireotossicosi" si intende una condizione clinica causata da livelli inappropriatamente elevati di ormoni tiroidei nel sangue associata ad una sintomatologia clinicamente riconducibile ad alti livelli di T3 e T4 in circolo. La "crisi tireotossica" è invece un evento meno frequente, che rappresenta l'estrema conseguenza di una tireotossicosi grave in pazienti già affetti da ipertiroidismo, dopo impropria sospensione di una terapia antitiroidea o in seguito a terapia radioiodiometabolica non preceduta da adeguata inibizione della sintesi di ormoni tiroidei.

Le principali manifestazioni cliniche delle condizioni di ipertiroidismo sono riportate nella Tabella 7.4.1.

In condizioni di emergenza, la diagnosi di ipertiroidismo deve essere considerata in presenza di manifestazioni cardiologiche (tachicardia sinusale, tachiaritmie, fibrillazione atriale di nuova insorgenza, angina pectoris) e neurologiche (disturbo d'ansia, tremore), che caratterizzano la tireotossicosi o la crisi tireotossica. In soggetti anziani, la sintomatologia ipertiroidea può presentare un ritardo di diagnosi per la possibile errata interpretazione diagnostica di sintomi frequenti nell'età avanzata o la sovrapposizione con coesistenti malattie cardiologiche, neurologiche o con disturbi del tono dell'umore, eventualmente associati a calo ponderale recente e perdita di massa muscolare e adiposa.

Configura invece una situazione di emergenza la grave crisi tireotossica comunemente indicata col termine di *thyroid storm* o "tempesta tireotossica", che si presenta con un esordio rapido e importanti manifestazioni sistemiche/emodinamiche (Tabella 7.4.2).

Tabella 7.4.1. Prevalenza espressa in % dei principali segni e sintomi di ipertiroidismo

Sintomi	%	Segni	%
Nervosismo	99	Tachicardia	100
Eccessiva sudorazione	91	Gozzo	97
Intolleranza al caldo	89	Tremori	97
Palpitazioni	89	Cute calda e sudata	90
Astenia	88	Soffio tiroideo	77
Calo ponderale	85	Oftalmopatia	71
Dispnea	75	Fibrillazione atriale	10
Aumento dell'appetito	65	Ginecomastia	10
Fastidio oculare	54	Eritema palmare	8
Edemi declivi	35		
Aumento della frequenza dell'alvo	33		
Diarrea	23		
Alterazioni mestruali	20		
Anoressia	9		
Aumento peso	2		

IL TACCUINO

I soggetti anziani tendono a presentare spesso quadri clinici parziali, con un minor numero di sintomi e meno caratteristici. In essi, una condizione di tireotossicosi può anche manifestarsi con un quadro clinico atipico, caratterizzato da apatia, sonnolenza e alterazioni del tono dell'umore che possono simulare un disturbo depressivo (tireotossicosi apatica).

Tabella 7.4.2. Principali manifestazioni cliniche della "tempesta tireotossica" o "Thyroid storm"

- Delirio
- Alterazioni dello stato di coscienza fino al coma
- Convulsioni
- Ipertermia
- Grave tachicardia, tachiaritmie, fibrillazione atriale
- Angina pectoris
- Ipertensione arteriosa sistolica
- Edema polmonare acuto
- Nausea e vomito
- Alterazioni di laboratorio (anemia, iperbilirubinemia, aumento della fosfatasi alcalina e delle transaminasi, ipercalcemia, aumento di CPK in caso di rabdomiolisi)

Tabella 7.4.3. Inquadramento fisiopatologico ed eziologico delle condizioni cliniche di ipertiroidismo e tireotossicosi

Aumentata produzione di ormoni tiroidei:
- Eccessiva stimolazione ghiandolare (morbo di Graves-Basedow; adenomi ipofisari secernenti TSH);
- Eccessiva produzione da nodulo singolo o multiplo autonomo/i dal punto di vista funzionale (adenoma tossico o m. di Plummer, gozzo multinodulare tossico, etc.).

Eccessiva liberazione di ormoni tiroidei da parte della ghiandola in seguito a processi patologici con distruzione parenchimale:
- Tiroidite cronica autoimmune eventualmente associata a tireotossicosi (Hashi-tossicosi);
- Tiroidite subacuta da infezione virale;
- Tiroidite acuta da infezione batterica; (tiroidite acuta);
- Tiroidite "destruente" da farmaci (amiodarone, interferon, etc.) e tiroidite da radiazioni (terapia radioiodio-metabolica);
- Tiroidite silente o "post-partum" (comparsa entro i sei mesi dal parto).

Eccessiva introduzione di ormoni tiroidei o carico di iodio:
- Ipertiroidismo fattizio;
- Da farmaci (amiodarone) o mezzi di contrasto iodati;
- "Tireotossicosi da hamburger".

Da eccessiva produzione ectopica:
- Iperproduzione da fonti extra-tiroidee endogene (struma ovarii, rare metastasi da carcinoma tiroideo secernente).

Questa situazione, potenzialmente letale, compare solitamente in soggetti già ipertiroidei per morbo di Basedow o gozzo multi-nodulare (GMN), ed è causata da eventi patologici che fungono da fattori scatenenti: infezioni batteriche o virali, scompenso iperglicemico, procedure chirurgiche e interventi sulla tiroide, malattie acute come insufficienza cardiaca congestizia, embolia polmonare, infarto intestinale, gestosi gravidica, etc.

Le tireotossicosi e, più in generale, le condizioni di ipertiroidismo possono essere causate da diverse condizioni fisiopatologiche (Tabella 7.4.3).

Attualmente, una particolare rilevanza hanno assunto le tireotossicosi indotte da iodio, che può essere introdotto in grandi quantità attraverso l'assunzione di farmaci (amiodarone) o l'uso di mezzi di contrasto iodati. Più raramente un eccesso di iodio può derivare dall'uso di composti contenenti questo ione (soluzione di Lugol) o antisettici iodati per uso topico per applicazioni molto estese o ripetute.

La terapia con amiodarone può indurre tireotossicosi con due diversi meccanismi: da aumento dell'apporto di iodio (una dose giornaliera di 300 mg di amiodarone contiene circa 9 mg di iodio) e aumento della biodisponibilità dello ione, soprattutto in soggetti con preesistente gozzo multinodulare (GMN) (tireotossicosi indotta da amiodarone di tipo 1), oppure da distruzione, indotta dal farmaco, dei follicoli tiroidei con massiva liberazione in circolo di tiroxina preformata (tireotossicosi indotta da amiodarone di tipo 2 o tiroidite destruente).

Questi due tipi di tireotossicosi possono essere distinti mediante lo studio ecografico della vascolarizzazione tiroidea, che si presenta diffusamente aumentata nel primo caso, assente nel secondo.

Epidemiologia

La prevalenza di ipertiroidismo negli Stati Uniti è dell'1,2%. Le cause più frequenti sono il morbo di Graves-Basedow, il gozzo multinodulare tossico e l'adenoma tossico.

La prevalenza della crisi tireotossica raggiunge l'1% dei pazienti ospedalizzati con ipertiroidismo ed è più frequente nel genere femminile (F:M 3:1).

Le principali cause di morte per tireotossicosi sono l'insufficienza multi-organo (25%) e lo scompenso cardiaco congestizio (20%). Tra le altre cause di exitus da tireotossicosi si riconoscono l'insufficienza respiratoria, aritmie, coagulazione intravascolare disseminata, perforazione gastro-intestinale e sepsi.

Fisiopatologia

Gli effetti periferici degli ormoni tiroidei possono essere diretti, tramite la T3, che rappresenta la forma ormonale attiva derivante dalla conversione intra-tiroidea o nei tessuti periferici della T4, o mediati dalle catecolamine. I segni e i sintomi causati dall'ipertono adrenergico (tachicardia, tremori ed ansietà) sono più frequenti nei giovani e nei pazienti con voluminosi gozzi.

I principali organi bersaglio di un eccesso degli ormoni tiroidei sono l'apparato cardiovascolare (tachiaritmie), sistema nervoso centrale, tratto gastro-intestinale e fegato. La febbre è un evento frequente determinato da un aumento della termogenesi.

Presentazione clinica

Tutti i casi con ipertiroidismo noto o sospetto dovrebbero essere sottoposti ad un'anamnesi ed esame obiettivo completo con particolare attenzione ai parametri vitali.

Fondamentale, inoltre, l'esecuzione di un accurato esame obiettivo del collo per valutare eventuale presenza di gozzo o di noduli sovra-giugulari o, eventualmente, nel mediastino superiore. Inoltre, occorre considerare la presenza di esoftalmo e di possibili segni infiammatori oculari (orbitopatia di Graves o tiroidea). Nel morbo di Basedow, l'esame delle gambe può in alcuni casi rivelare la presenza di un caratteristico edema pretibiale.

Esami diagnostici

Valutazione ormonale ed ematochimica

La misurazione del TSH, dove adottato secondo l'algoritmo del TSH "riflesso", dovrebbe essere utilizzata come primo test di screening, data la sua elevata sensibilità e specificità. Nell'ipertiroidismo clinicamente conclamato, solitamente i livelli di TSH risultano soppressi (TSH $\leq$0,05 mU/L) e associati ad un aumento dei livelli delle frazioni libere (free) degli ormoni tiroidei (fT4 e fT3). Tuttavia in forme di ipertiroidismo più lieve possiamo riscontrare un aumento dei soli livelli di fT3 con TSH soppresso: tale quadro può rappresentare una fase iniziale della patologia tiroidea o si può manifestare nei pazienti anziani che presentano ridotte riserve di iodio.

Livelli di ormoni tiroidei liberi nei limiti normali ma associati a soppressione di TSH configurano il quadro dell'ipertiroidismo subclinico.

Nella crisi tireotossica, si può riscontrare anche ipertransaminasemia e iperbilirubinemia (livelli di bilirubina >3 mg/dL sono stati associati ad un aumento della mortalità da tireotossicosi). Inoltre possono essere presenti iperglicemia, riduzione dei livelli di colesterolo totale, alterazioni elettrolitiche (ipokaliemia nei soggetti asiatici o in soggetti con paralisi periodica) e della coagulazione (riduzione dei livelli di antitrombina III ed aumento dei livelli di fattore VIII), che possono raramente indurre anche una coagulazione intravascolare disseminata (CID).

Nei rari casi di ipertiroidismo secondario (da adenoma ipofisario TSH secernente o da resistenza agli ormoni tiroidei) si possono riscontrare normali o aumentati livelli sierici di TSH associati ad aumento degli ormoni tiroidei.

Una tireotossicosi fattizia può essere causata da preparati contenenti ormoni tiroidei assunti per os, abitualmente in persone con disturbi psichiatrici o intenzionate a perdere peso, ma anche da preparati topici a base di sostanze iodate o preparati tiroidei (creme estetiche a base di alghe, preparati dimagranti da erboristeria o illegali, etc.). In questi casi il dosaggio della ioduria può essere aumentato (ioduria spot >200 μg/dL).

Una flow-chart diagnostica per tireotossicosi è proposta nella Figura 7.4.1.

Esami strumentali

L'ecografia tiroidea non è indicata di "routine" nella diagnosi di tireotossicosi in condizioni di emergenza ed è solitamente limitata a quei casi in cui si riscontra un nodulo alla palpazione oppure nella diagnosi differenziale della tireotossicosi indotta da amiodarone di tipo 1 o tipo 2.

In particolare nel morbo di Basedow si evidenzierà una tiroide caratterizzata da un

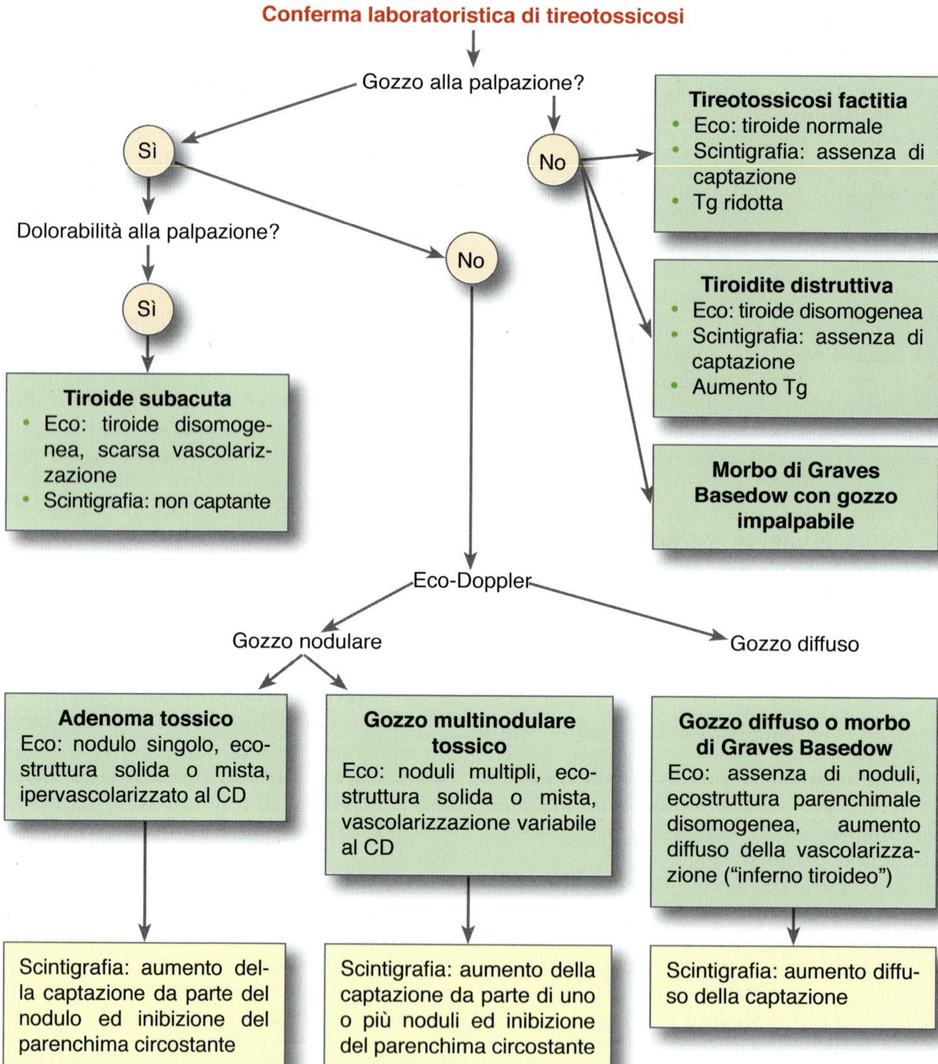

Figura 7.4.1. "Flow chart" per la diagnosi eziologica di tireotossicosi primitiva, basata sull'utilizzo dell'ecografia in regime d'urgenza. CD: Color Doppler; Tg: tireoglobulina.

aumento omogeneo della vascolarizzazione e del picco sistolico dell'arteria tiroidea inferiore, fino ad arrivare al quadro di "inferno tiroideo" con spiccata accentuazione della vascolarizzazione con "pattern" diffuso.

Al contrario nelle tiroiditi croniche la vascolarizzazione ed il flusso a livello dell'arteria tiroidea inferiore sono normali. Inoltre, in condizioni di tireotossicosi, soprattutto in caso di scarsa significatività dell'esame obiettivo o di gozzo retrosternale con ridotta o assente estrinsecazione nella sede anatomica abituale, l'ecografia può evidenziare una tiroide diffusamente ingrandita ed ipervascolarizzata, uno o più noduli ipervascolarizzati oppure una deviazione con eventuale compressione tracheale, fornendo un significativo indirizzo diagnostico anche eziologico.

L'ECG, oltre alla frequente tachicardia, può evidenziare aritmie più complesse o le manifestazioni ischemiche secondarie all'aumentata frequenza cardiaca soprattutto in persone anziane.

Terapia della crisi ipertiroidea e della tireotossicosi

Le condizioni di ipertiroidismo, soprattutto in presenza di tireotossicosi, richiedono una terapia che deve essere finalizzata all'inibizione della sintesi o eccessiva dismissione di ormoni tiroidei da parte della ghiandola ed al controllo degli effetti ormonali periferici e conseguentemente all'attenuazione dei sintomi.

La terapia si basa essenzialmente sull'uso di farmaci antitiroidei, le tionamidi. In Italia è attualmente disponibile solo il metimazolo (cp 5 mg).

La terapia deve essere iniziata somministrando da 15 a 30 mg di metimazolo, in rapporto alla gravità del quadro clinico, in unica o multipla somministrazione giornaliera.

In caso di grave tireotossicosi, possono essere impiegate dosi più elevate, fino a 60-120 mg di metimazolo.

In malati in coma o che non sono in grado di assumere terapia per via orale, gli antitiroidei possono essere somministrati tramite sondino naso-gastrico o per via rettale.

L'effetto della terapia con antitiroidei nei giorni successivi può essere monitorato mediante la determinazione dei livelli sierici di fT4 e fT3, mentre in seguito ad una prolungata soppressione il TSH tende a normalizzarsi solo dopo alcuni mesi di terapia.

Per la loro minore efficacia e solo in casi di intolleranza agli inibitori della tireoperossidasi, può essere considerata la terapia con perclorato di potassio (cp 200 mg, tre volte al giorno), gravata da una più frequente comparsa di agranulocitosi, o con litio carbonato. Il perclorato di potassio può essere impiegato inoltre nella terapia degli ipertiroidismi indotti da amiodarone in combinazione con le tionamidi, oppure per la prevenzione della tireotossicosi indotta da iodio ("Jod-Basedow") in caso di uso di mezzi di contrasto iodati.

Alla terapia con farmaci inibenti la sintesi tiroidea, per un migliore e più rapido controllo delle manifestazioni cardiovascolari e neurologiche, occorre spesso associare β-bloccanti. Il propanololo, alla dose di 40-80 mg os tre volte al giorno fino a risoluzione della sintomatologia, continua a costituire il farmaco di riferimento per i suoi effetti sulle manifestazioni da attivazione simpatica mediata dall'aumento degli ormoni tiroidei. In caso di insufficienza cardiaca è preferibile l'esmololo alla dose di 250-500 μg/kg e.v., seguito da infusione da 50 a 100 μg/kg/minuto.

In caso di controindicazioni all'uso di β-bloccanti (asma, arteriopatia obliterante, insufficienza cardiaca a bassa portata), per rallentare la frequenza cardiaca può essere usato il diltiazem, cp 60 mg os o fiale 50 mg e.v., tenendo in considerazione l'effetto inibente l'inotropismo ventricolare. In forme severe si può aggiungere alla terapia la colestiramina (4 g ogni 6 h) che riduce il circolo entero epatico degli ormoni tiroidei.

In caso di fibrillazione atriale parossistica o permanente, per la prevenzione di eventi tromboembolici ad essa correlati, occorre considerare la terapia anticoagulante secondo i protocolli in uso.

La terapia con digitale per la riduzione della frequenza cardiaca può aumentare l'eccitabilità miocardica potenziando l'effetto aritmogeno degli ormoni tiroidei e deve essere impiegata con grande cautela, mentre per la terapia con amiodarone valgono le considerazioni precedentemente espresse a riguardo delle modificazioni della funzione tiroidea associate a questo antiaritmico.

Una eventuale cardioversione elettrica o farmacologica dell'aritmia da fibrillazione atriale dovrà essere programmata preferenzialmente dopo la normalizzazione della funzione tiroidea, per aumentare le percentuali di successo e ridurre le possibilità di recidiva.

La terapia della crisi tireotossica grave comprende diverse linee di intervento (Tabella 7.4.4).

Tabella 7.4.4. **Terapia specifica e di supporto in caso di grave crisi tireotossica ("*Thyroid storm*")**

1. **Prima linea di intervento (terapia eziologica)** Propanololo 40-80 mg os ogni 6-8 ore o 2-10 mg e.v. (0,5-1,0 mg/min ogni 2-4 ore) in assenza di insufficienza cardiaca a bassa gettata; PTU 500-1000 mg di carico, seguiti da 250 mg ogni 4 ore, *oppure* metimazolo 60-80 mg/die, per os oppure tramite sondino naso-gastrico o per via rettale; Idrocortisone 300 mg e.v. seguiti da 100 mg e.v. ogni 8 ore (inibisce la conversione periferica di T4 in T3).
2. **Seconda linea di intervento (terapia eziologica)** Soluzione di Lugol o potassio iodato 5 gtt (0,25 mL o 250 mg os ogni 6 ore (da iniziare almeno 1 ora dopo antitiroidei) *oppure* mezzi di contrasto iodato tipo ipodato o acido iopanoico Litio carbonato e.v. Colestiramina 4 g/6 h
3. **Terapia di supporto** Correzione squilibri elettrolitici Paracetamolo Fenobarbital o valium e.v. Furosemide ed eventuale terapia dello scompenso cardiaco o dell'ischemia miocardica
Interventi in casi selezionati Ventilazione meccanica assistita in caso di insufficienza respiratoria grave con ipossiemia Abbassamento della temperatura corporea con materassi raffreddati e applicazioni di ghiaccio (se la temperatura corporea >40 °C) Evitare salicilati Plasmaferesi in caso di insuccesso della terapia tradizionale

La cosiddetta "tiroidite destruente" da amiodarone o da altri farmaci che inducono un danno tiroideo diretto, dopo sospensione dell'agente farmacologico quando possibile ed in accordo con lo specialista, deve essere trattata con corticosteroidi (prednisolone 0,5-0,7 mg/kg per os), da proseguirsi per circa tre mesi in considerazione della lunga emivita del farmaco (circa 100 giorni). Nei casi dubbi tra ipertiroidismo correlato all'amiodarone di tipo 1 o 2, a questa terapia eziologica può eventualmente essere associato metimazolo o PTU per ridurre la sintesi di nuovo ormone.

La terapia con glucorticoidi deve essere inoltre considerata in caso di tiroidite subacuta, soprattutto quando è presente dolore e compromissione delle condizioni generali con febbre e astenia intensa dovute all'infezione virale.

Infine, sebbene rara, occorre ricordare una possibile emergenza neurologica, abitualmente associata a patologia tiroidea autoimmunitaria. Si tratta della encefalopatia di Hashimoto o "encefalopatia tiroidea responsiva ai corticosteroidi", che si presenta con manifestazioni cliniche neurologiche molto variabili, associate ad elevati titoli di anticorpi anti-tireoperossidasi. Questa condizione deve essere sospettata in caso di alterazioni neurologiche e dello stato di coscienza in malati con m. di Basedow o tiroidite di Hashimoto, anche in presenza di livelli di ormoni tiroidei normalizzati. Essa risponde nella maggior parte dei casi alla terapia corticosteroidea.

Nei casi di soggetti con m. di Basedow che presentano una "orbitopatia associata a tiroi-

IL TACCUINO

In casi particolari, specie nell'emergenza tireotossica, potrebbe essere preferibile l'impiego del propiltiouracile (cp 50 mg) in quanto inibitore della deiodasi che regola la trasformazione della T4 nell'ormone attivo T3. Il farmaco non è in commercio in Italia ma si può ottenere tramite la farmacia ospedaliera con richiesta personale e motivata. È inoltre preferibile il suo impiego in gravidanza perché il metimazolo, pur non controindicato, passa maggiormente la barriera placentare ed è stato associato ad una incidenza maggiore di malformazioni fetali.

de" ed esoftalmo, la sintomatologia oculare può costituire una condizione di emergenza clinica, da gestirsi in stretta collaborazione con lo specialista oftalmologo. Sebbene nella maggior parte dei malati essa non comporti una alterazione visiva importante, nei casi più gravi possono comparire protrusioni dei bulbi oculari, cheratopatie da esposizione, diplopia, neuropatia da compressione del nervo ottico. Anche per questa complicanza delle tireopatie autoimmuni, occorre considerare la terapia corticosteroidea ad alto dosaggio anche in condizioni di emergenza.

Bibliografia di riferimento

URGENZE GERIATRICHE

l'occhio di riguardo

Consultare pag. 838 in fondo al Capitolo 7.5

LA LAVAGNA

- *Ipotizzare sempre una tireotossicosi in pazienti con sintomi iperadrenergici: tachicardia, tachipnea, agitazione, febbre alta, sudorazione.*
- *Non somministrare mezzi di contrasto iodati in pazienti a rischio di tireotossicosi.*
- *Controllare la frequenza cardiaca con β-bloccanti sia nel paziente tachicardico che nel paziente fibrillante.*
- *Considerare sempre i possibili effetti indesiderati dei β-bloccanti in malati con asma e BPCO, insufficienza cardiaca e arteriopatia obliterante agli arti inferiori.*
- *Considerare il monitoraggio ed il ricovero in terapia intensiva se i sintomi sono particolarmente severi (thyroid storm).*
- *In caso di iperpiressia/ipertermia evitare i salicilati e preferire le procedure ipotermiche da contatto, il paracetamolo, lo steroide.*

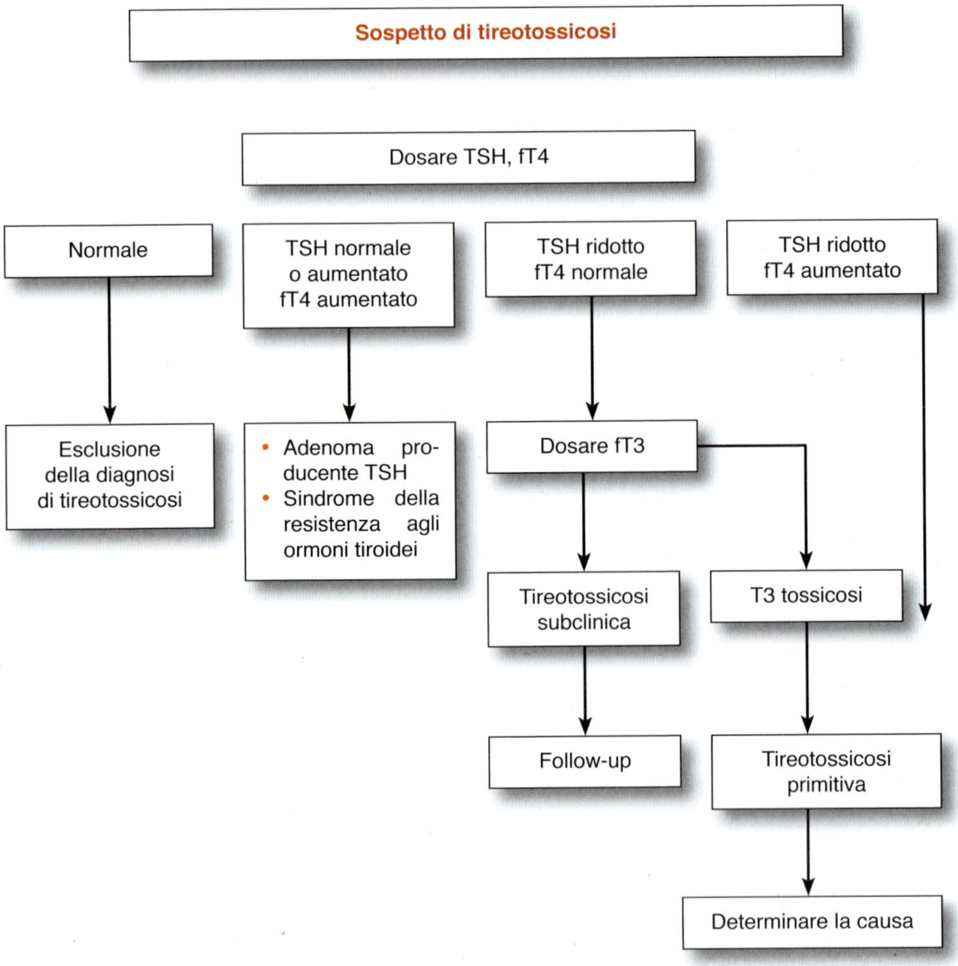
Sospetto di tireotossicosi
Dosare TSH, fT4
Normale
TSH normale o aumentato fT4 aumentato
TSH ridotto fT4 normale
TSH ridotto fT4 aumentato
Esclusione della diagnosi di tireotossicosi
• Adenoma producente TSH
• Sindrome della resistenza agli ormoni tiroidei
Dosare fT3
Tireotossicosi subclinica
T3 tossicosi
Follow-up
Tireotossicosi primitiva
Determinare la causa

7.5 Ipotiroidismi e coma mixedematoso

Definizione

L'ipotiroidismo è una condizione clinica caratterizzata da una riduzione della sintesi e secrezione di ormoni tiroidei tiroxina (T4) e triiodotironina (T3). Può essere conseguenza di un'intrinseca disfunzione della tiroide (ipotiroidismo primario), o di una diminuita stimolazione della funzione tiroidea dovuto ad una compromissione della secrezione di ormone tireostimolante (TSH) per una patologia ipotalamica e/o ipofisaria (ipotiroidismo centrale o secondario). Il coma mixedematoso è la più grave complicanza dell'ipotiroidismo costituendo una condizione potenzialmente minacciosa per la vita, che si verifica a seguito di eventi precipitanti o aggravanti in pazienti con grave ipotiroidismo non trattati o trattati in maniera insufficiente.

IL TACCUINO

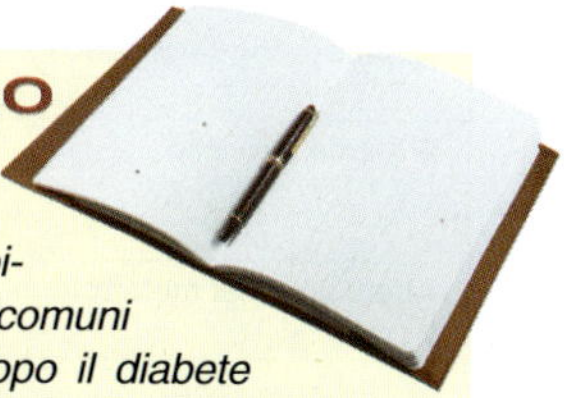

Le disfunzioni tiroidee (ipo- ed ipertiroidismo) sono i più comuni disordini endocrini dopo il diabete mellito. Nelle fasi iniziali, come anche nell'insufficienza surrenalica cronica, i sintomi sono spesso aspecifici (astenia, fatica) e questo rende difficile la diagnosi. In fase avanzata le condizioni morbose sono più facilmente riconoscibili, ma possono rapidamente precipitare verso delle situazioni di vera emergenza medica ed avere una prognosi severa anche quando trattate in maniera appropriata.

Epidemiologia

Più frequente dell'ipertiroidismo, ricorre più spesso negli anziani e nel sesso femminile. L'incidenza annuale è di 80/100.000 casi nel sesso maschile e 350/100.000 nelle donne, senza differenze di razza. Ragione di questo è l'incidenza nel sesso femminile della tiroidite di Hashimoto oltre alla gravidanza che presenta riscontro di ipotiroidismo subclinico nel 2-3% dei casi.

Fisiopatologia

Lo iodio è necessario come substrato per la sintesi degli ormoni tiroidei T3 e T4. Il T4 è sostanzialmente un pro-ormone, dotato di una scarsa attività biologica. Essa è invece propria e prevalente per il T3, che deriva dalla deiodinazione di un anello della T4. Quasi la totalità degli ormoni tiroidei non è attiva ed è legata alla tireoglobulina (TBG = *Tyroxine-binding globulin*) e ad altre proteine, per cui solo la minima quota libera di T3 e T4 è attiva e rilevante clinicamente.

Poiché gli ormoni tiroidei incidono sul metabolismo basale, l'ipotiroidismo è responsabile di disfunzioni (Tabella 7.5.1) in vari distretti corporei.

Eziopatogenesi

Le cause di ipotiroidismo sono elencate nella Tabella 7.5.2. La carenza cronica di iodio nell'acqua con susseguente aumento del TSH e sviluppo di gozzo costituiva la causa più comune nel mondo di ipotiroidismo. Nelle aree in cui non vi è una carenza di iodio, prevalgono ipotiroidismi dovuti a patologie autoimmunitarie, in particolare alla tiroidite cronica di Hashimoto.

Va ricordato l'ipotiroidismo congenito che, se non riconosciuto nei neonati, porta a deficit intellettivo per la ridotta produzione di T4.

Tabella 7.5.1. Fisiopatologia dell'ipotiroidismo

Apparato cardiovascolare	Dislipidemia e ipercolesterolemia Aterosclerosi Alterata contrattilità miocardica Ridotta frequenza cardiaca ↑ resistenze vascolari periferiche	Infarto miocardico acuto Cardiopatia ischemica cronica Scompenso cardiaco Ipertensione diastolica
Apparato respiratorio	Riduzione frequenza respiratoria ↓ forza di contrazione dei muscoli respiratori	Insufficienza respiratoria ipossica ipercapnica
Apparato gastroenterico	Ridotta motilità	Stipsi, coprostasi, ileo paralitico
Apparato tegumentario	Accumulo glucosaminoglicani	Cute secca, spessa, fredda e pallida. Alopecia. Facies mixedematosa
Sistema nervoso	Ipoperfusione cerebrale, ipossia, ipercapnia	Rallentamento psicomotorio, turbe mnesiche, coma, ritardo nella conduzione nervosa e nei riflessi
Alterazioni del metabolismo	Ridotta neoglucogenesi, ridotta clearance acqua libera, >ADH	Ipoglicemia, iponatremia, intolleranza al freddo

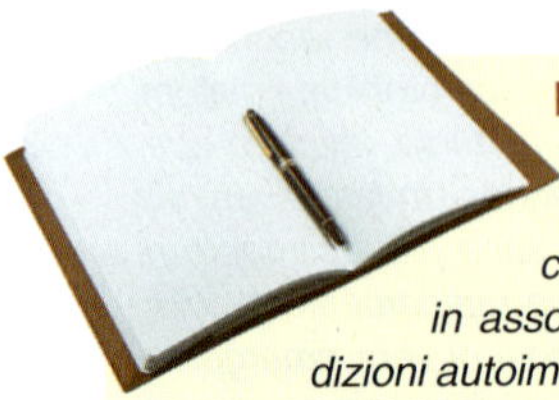

IL TACCUINO

L'ipotiroidismo ricorre con relativa frequenza in associazione ad altre condizioni autoimmuni quali anemia perniciosa, diabete mellito, ipoparatiroidismo, ipocorticosurrenalismo. Quest'ultimo si può verificare sia nell'ambito di una endocrinopatia autoimmune che coinvolge tiroide e surreni, ma anche nell'ipotiroidismo secondario per deficit dell'ACTH oppure per l'alterata/rallentata risposta allo stress nell'ipotiroidismo grave .

Frequenti le cause iatrogene per farmaci, chirurgia, radioterapia. Tra i farmaci che causano ipotiroidismo, i più noti sono il litio, che induce inibizione del rilascio di T3 e T4 ed aggrava, se già presenti, i quadri autoimmuni, e l'amiodarone, la cui molecola contiene una elevata quantità di iodio ed ha una struttura simile alla T4. Questo antiaritmico può inibire la funzione tiroidea con vari meccanismi, quali il blocco della conversione di T4 in T3, un effetto citotossico diretto sulla ghiandola, una inibizione dell'ingresso degli ormoni tiroidei nelle cellule e una riduzione del legame ai recettori della T3. Il risultato finale è più spesso un ipotiroidismo frequente-

Tabella 7.5.2. Le principali cause di ipotiroidismo primario e secondario

Primario	
Autoimmune	Tiroidite di Hashimoto Stadio finale di morbo di Basedow
Iatrogeno	Tiroidectomia Radioiodioterapia Radioterapia sulla tiroide o collo Farmaci (litio, amiodarone, alfa interferon, Interleukina 2, tireostatici) ↓ assorbimento di T4 per assunzione di ferro, calcio, colestiramina Deficit di iodio
Malattie infiltrative (linfomi, sarcoidosi, TBC, amiloidosi)	
Tiroiditi	Subacuta, silente, post partum
Congenito	
Gravidanza	
Secondario	
Ipotalamico	
Ipofisario	Adenomi e altre neoplasie, emorragie, malattie infiltrative, ipofisite autoimmune

Tabella 7.5.3. Sintomi e segni dell'ipotiroidimo

Sintomi di ipotiroidismo	Segni di ipotiroidismo
Stanchezza	Ipotermia
Intolleranza al freddo	Voce roca
Debolezza	Bradicardia, aumento pressione diastolica
Rallentamento ideomotorio	Edema facciale
Aumento ponderale	Sopracciglia assottigliate
Depressione	Edema periorbitale
Stipsi	Macroglossia
Riduzione della libido, irregolarità mestruali	Gozzo
Irritabilità	Pallore, secchezza e ruvidità della pelle
Secchezza dei capelli e della pelle	Capelli secchi, sottili e fragili
Artralgie e mialgie	Riduzione dei peli pubici ed ascellari
Fragilità ungueale	Rallentamento dei riflessi
Mixedema	Neuropatia periferica
Neuropatia periferica	Letargia

mente solo subclinico o laboratoristico, ma si può verificare anche un ipertiroidismo legato all'effetto citotossico (tiroidite destruente) o all'iperfunzione ghiandolare da aumentato contenuto di iodio stesso, che costituisce il substrato metabolico degli ormoni tiroidei.

Presentazione clinica

L'approccio clinico, specie nelle forme poco conclamate, può non essere agevole in contesti convulsi come quelli di un pronto soccorso. L'anamnesi dovrà sforzarsi di considerare criticamente anche quei sintomi molto aspecifici che possono caratterizzare l'ipotiroidismo e di aiuto possono essere le domande sulla precedente anamnesi patologica relativa a interventi chirurgici sulla tiroide, radioterapia in regione cervicale, assunzione di tireostatici o terapia sostitutiva tiroidea assunta a dosaggio adeguato ed in maniera costante. Allo stesso modo l'obiettività, oltre a ricercare i caratteristici segni riportati in Tabella 7.5.3, che possono essere sfumati e non sempre presenti, non dovrà dimenticare di valutare l'eventuale presenza di gozzo e/o di una cicatrice chirurgica da pregressa tiroidectomia. Le forme più conclamate presentano inoltre la caratteristica facies mixedematosa, edemi ed ispessimento cutaneo, macroglossia e alterazioni dell'eloquio, rallentamento con tendenza allo stato soporoso. Non va dimenticato che il paziente può giungere al Pronto Soccorso per situazioni d'emergenza clinica (ad es.: infarto del miocardio, insufficienza respiratoria, alterazioni psicomotorie, etc.), che possono costituire gravi complicanze dell'ipotiroidismo, soprattutto quando decorre non diagnosticato per un lungo periodo.

Il coma mixedematoso è una emergenza medica fortunatamente rara, che si manifesta in situazioni di ipotiroidismo non trattato o trattato in maniera insufficiente e che di solito riconosce una serie di cause predisponenti (Tabella 7.5.4).

Tabella 7.5.4. Fattori precipitanti o aggravanti il coma mixedematoso

Infezioni
Esposizione al freddo
Traumi e ustioni
Accidenti cerebrovascolari
Farmaci (sedativo ipnotici, anestetici, amiodarone, litio, oppiacei)
Infarto miocardico e scompenso cardiaco
Emorragie gastrointestinali
Disionie e ipoglicemia
Scompenso glicemico
Complicanze polmonari con ipossia/ipercapnia

IL TACCUINO

Il termine di coma mixedematoso non sempre identifica un paziente in coma, ma è espressione di un grave ipotiroidismo: non tutti i pazienti con grave ipotiroidismo sono davvero in coma, però molti pazienti con coma ipotiroideo hanno le caratteristiche cliniche del mixedema.

I più frequenti aspetti clinici di presentazione del mixedema, che devono mettere in allerta il medico d'urgenza, sono elencati in Tabella 7.5.5.

Tabella 7.5.5. Principali aspetti clinici di presentazione del mixedema

Alterato stato mentale
Ipotermia
Bradicardia
Ipotensione
Riflessi tendinei ritardati o assenti
Edema periorbitale
Edemi non improntabili
Iponatremia
Ipoglicemia
Facies mixedematosa

Oltre al caratteristico aspetto fisico, lo stato di coscienza può essere molto variabile andando da un impaccio e rallentamento nell'eloquio e nell'ideazione, ad uno stato di incoscienza. Possibili le convulsioni correlate all'iponatremia ed all'ipoglicemia.

Diagnosi differenziale

La diagnosi differenziale è quindi molto ampia ed include la sepsi e la meningite, l'esposizione al freddo, lo stroke e l'emorragia cerebrale, la SIADH ed i correlati episodi convulsivi, gli stati ipoglicemici protratti, l'eccesso di sedazione, vari disordini metabolici. Anche una insufficienza cardiaca può rientrare nella diagnosi differenziale in considerazione dell'aumento dei diametri cardiaci, del possibile versamento pleuro-pericardico, dell'edema e dell'ipotensione. Per di più ciascuna di queste situazioni può anche concomitare con il mixedema ed esserne la causa precipitante.

Esami di laboratorio

Il riconoscimento di una condizione di ipotiroidismo è generalmente agevole. Il dosaggio del TSH è considerato il test migliore e più sensibile per identificare un ipotiroidismo primario, caratterizzato da un livello elevato di TSH con bassa fT_4. Se l'aumento del TSH si accompagna ad una fT_4 normale siamo di fronte ad un ipotiroidismo subclinico. Entrambi i valori di TSH e fT_4 sono diminuiti nell'ipotiroidismo centrale. Quanto sopra può consentire un importante orientamento al medico del pronto soccorso che non è chiamato ad una diagnosi eziologica dell'ipotiroidismo. Il dosaggio in urgenza del TSH è spesso l'unico esame "specialistico" possibile e la sua determinazione può essere suggerita dal riscontro di alterazioni laboratoristiche elencate in Tabella 7.5.6, dalla clinica e dall'anamnesi.

Tabella 7.5.6. Alterazioni ematochimiche dell'ipotiroidismo

Anemia normocromica tendenzialmente macrocitica
Iponatremia, ipoglicemia, ipercolesterolemia
Incremento di CPK, LDH, transaminasi
Emogasanalisi con ipossia ed ipercapnia

Diagnostica per immagini

L'abituale diagnostica ecografica e scintigrafica della patologia tiroidea non trova una specifica applicazione in urgenza nell'ipotiroidismo ed in particolare nel coma mixedematoso. Il medico di pronto soccorso può trarre qualche informazione dalla radiografia del torace, che dimostra in genere un aumento dell'ombra cardiaca, anche dovuto al possibile versamento pericardico (cuore mixedematoso). L'elettrocardiogramma nelle forme di severo ipotiroidismo e mixedema può documentare la bradicardia sinusale con allungamento del QT, i complessi diffusamente di basso voltaggio e le alterazioni della ripolarizzazione ventricolare con appiattimento/inversione dell'onda T. Considerato l'elevato rischio cardiovascolare di questi soggetti, sono possibili i riscontri specifici della cardiopatia ischemica. In ogni caso, in questi pazienti è consigliabile l'esecuzione di un ecocardiogramma volto a valutare soprattutto la contrattilità, la discinesia, l'eventuale versamento pericardico. La TC del cranio, del collo e del torace può avere una indicazione anche in urgenza in quanto può essere ritenuta un esame da eseguirsi in condizioni particolari per la diagnostica differenziale, rispettivamente dei disturbi neurologici di presentazione e della compromissione dello stato di coscienza, per la valutazione di voluminosi gozzi e la pervietà delle vie aeree superiori.

Terapia del coma mixedematoso

Di fronte ad un quadro di severo ipotiroidismo, di stupore o di coma mixedematoso è fondamentale la consapevolezza che si tratta di una vera emergenza medica e che questi pazienti sono estremamente fragili. Il supporto delle funzioni vitali è prioritario e va valutata l'opportunità di gestire il paziente in medicina d'urgenza o in unità di terapia intensiva.

La terapia va somministrata preferibilmente per via endovenosa dato lo stato di coscienza, la possibile atonia gastrica e l'eventuale ileo paralitico e si articola in tre momenti costituiti dalla terapia sostitutiva, dalle misure di supporto e dal trattamento delle cause precipitanti (Tabella 7.5.7).

Tabella 7.5.7. Terapia dell'ipotiroidismo grave e del coma mixedematoso

1) Terapia sostitutiva (parenterale prima e poi per os in funzione del quadro clinico) **Levo-tiroxina** 200-500 μg bolo (100 μg/mL) e.v. o i.m. e poi 50-100 fino a possibilità di terapia orale. In pazienti anziani, nei sottopeso e nei cardiopatici iniziare con le dosi più basse del range **Idrocortisone** 100 mg e.v./6 h un'ora prima della tiroxina per possibile concomitanza di Iposurrenalismo *In alternativa* **Levo-tiroxina** per os o sondino NG se non disponibile per via parenterale *Schemi meno utilizzati e poco sicuri in anziani e cardiopatici prevedono* **T3** per os o e.v. 10-20 μg e.v. ogni 4-6 h per 24 *oppure* **T3 + T4** (200-300 μg T4 e 10 μg T3)
2) Terapia di supporto (dell'ipotermia, ipotensione, bradicardia, alterazioni metaboliche e respiratorie) Sostegno funzioni vitali Ventilazione anche meccanica per ipossia ed ipercapnia Riscaldamento passivo e in ambiente caldo Infusione di cristalloidi per ipotensione Restrizione idrica per iponatremia Trattamento dell'ipoglicemia Evitare la somministrazione di sedativi
3) Terapia delle situazioni precipitanti Antibiotici ad ampio spettro se infezioni e sepsi Terapia dello stroke, dell'IMA, dello scompenso cardiaco

IL TACCUINO

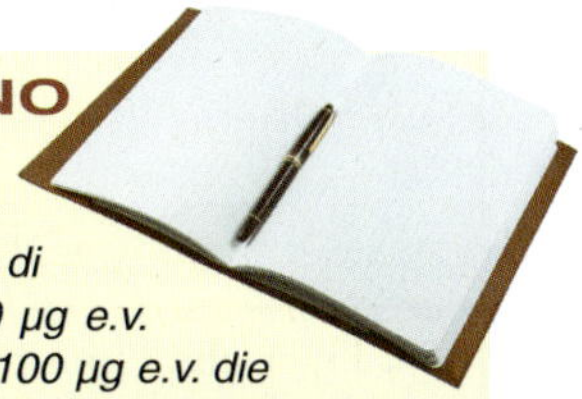

Lo schema terapeutico prevede un bolo di l-tiroxina di 200-500 μg e.v. (o i.m.) e quindi 50-100 μg e.v. die finché il paziente non è in grado di assumere la terapia orale. L'effetto terapeutico può manifestarsi dopo 6-8 ore dalla somministrazione raggiungendo l'acme solo nel giorno successivo, quando possono essere somministrati ulteriori 100-300 μg in caso di assenza di significativi miglioramenti del quadro clinico. La terapia con l-tiroxina e.v. deve essere valutata e condotta con grande attenzione in caso di concomitante malattia cardiovascolare, in particolare di malattia coronarica, iniziando con dosi molto inferiori e raggiungendo progressivamente un dosaggio sostitutivo adeguato.

Bibliografia di riferimento

URGENZE GERIATRICHE

l'occhio di riguardo

Sia l'iper che l'ipotiroidismo nell'anziano possono portare a severa compromissione/insufficienza d'organo. Le forme subcliniche vanno sorvegliate attentamente anche con atteggiamento attendista ma le forme conclamate devono essere affrontate senza ritardi ma sempre con estrema cautela perché approcci troppo aggressivi possono causare danni ai pazienti che sono intrinsecamente fragili. Per il trattamento si rimanda alla specifica sessione di terapia dei rispettivi capitoli.

IPOTIRODISMO

Nell'anziano la patologia tiroidea è in costante aumento e si aggira intorno al 10-20% degli ultrasettantenni. Negli ultraottantenni la prevalenza di autoanticorpi contro antigeni tiroidei arriva al 30%. Nelle aree con sufficiente apporto iodico la prima causa di disfunzione tiroidea nell'anziano è la tiroidite di Hashimoto e poi l'impiego di farmaci quali amiodarone, betabloccanti, inibitori della tirosinochinasi, la tiroidectomia chirurgica o iatrogena. Distinguiamo un Ipotiroidismo conclamato con aumento del TSH e riduzione di FT4 ed un Ipotiroidismo subclinico con aumento del TSH ma FT3 ed FT4 ancora nel range. Nell'anziano il quadro clinico è molto più sfumato che nel giovane ed i sintomi lamentati possono essere erroneamente attribuiti a patologie concomitanti piuttosto che all'ipofunzione tiroidea. Ne può derivare quantomeno un ritardo diagnostico e conseguente aumento della mortalità globale specie per eventi cardio-cerebrovascolari.

IPERTIROIDISMO

Anche l'ipertiroidismo ha prevalenza aumentata con l'incedere dell'età per quanto molto meno dell'ipotiroidismo. Il gozzo tossico multinodulare, specie nelle donne, è la condizione più frequente. Più rare le forme iatrogene (amiodarone, dronedarone, mezzi iodati) ed il morbo di Basedow. L'ipertiroidismo conclamato presenta riduzione del TSH ed ormoni elevati mentre la forma subclinica ha TSH ridotto ed ormoni normali. I sintomi dell'ipertiroidismo nell'anziano possono facilmente essere confusi con altre patologie dell'età e portare quindi, se la causa non è riconosciuta, a scompensi d'organo (ipertensione, scompenso cardiaco, disturbi neuropsichici, ansia, depressione).

LA LAVAGNA

- *Considerare sempre la diagnosi di mixedema nei pazienti con alterato stato mentale e storia di ipotiroidismo.*
- *Nei casi sospetto la terapia sostitutiva endovenosa iniziare prima di avere il risultato dei dosaggi ormonali.*
- *Somministrare eventualmente idrocortisone prima di avviare la terapia sostitutiva.*
- *Limitare al massimo i sedativi.*
- *Indagare sempre sulle possibili cause precipitanti.*

Appunti / Commenti

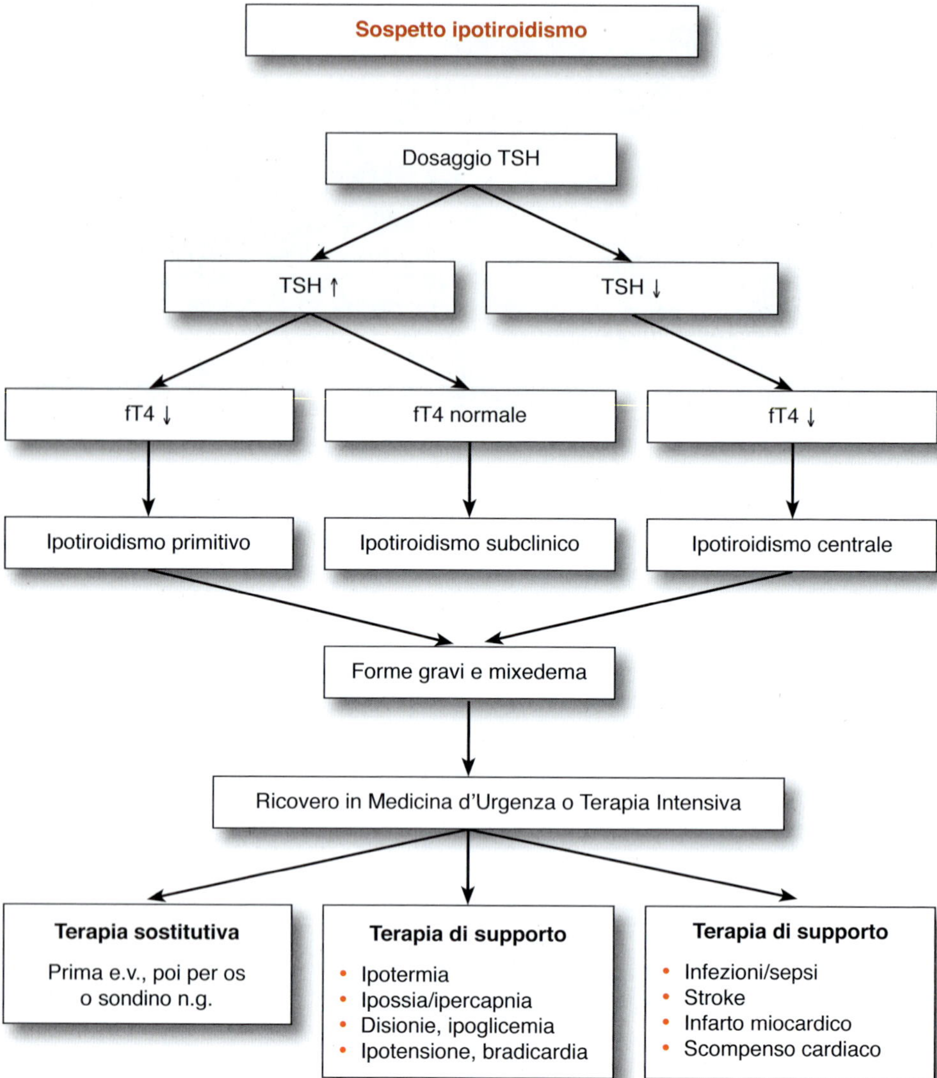
Sospetto ipotiroidismo
Dosaggio TSH
TSH ↑
TSH ↓
fT4 ↓
fT4 normale
fT4 ↓
Ipotiroidismo primitivo
Ipotiroidismo subclinico
Ipotiroidismo centrale
Forme gravi e mixedema
Ricovero in Medicina d'Urgenza o Terapia Intensiva
Terapia sostitutiva
Prima e.v., poi per os o sondino n.g.
Terapia di supporto
Ipotermia
Ipossia/ipercapnia
Disionie, ipoglicemia
Ipotensione, bradicardia
Terapia di supporto
Infezioni/sepsi
Stroke
Infarto miocardico
Scompenso cardiaco

7.6 Crisi addisoniane

Definizione

Per ipocorticosurrenalismo primitivo (morbo di Addison) o secondario si intende un deficit assoluto o relativo rispetto alle esigenze dell'organismo della secrezione di glucocorticoidi. Nelle forme primitive, con danno diretto ghiandolare, oltre all'ipersecrezione di ACTH si associa un deficit di mineralcorticoidi ed una attivazione della sintesi di renina.

Epidemiologia

Si tratta di una condizione relativamente rara (prevalenza 5 casi per 10.000 nella popolazione generale; incidenza 0,8 per 100.000 abitanti/anno), che può manifestarsi a tutte le età con una predominanza maschile in età infantile e femminile (circa 70%) in quella adulta. Le forme da lesione ipotalamo-ipofisaria sono più frequenti, con una prevalenza di 3 casi/10.000, mentre quelle da insufficienza surrenalica primitiva coprono i restanti 2 casi su 10.000. Di questi ultimi, circa il 50% di casi è acquisito.

A causa del frequente e protratto impiego nel trattamento di molte condizioni morbose di corticosteroidi di sintesi, anche per via inalatoria, un iposurrenalismo da sospensione della terapia corticosteroidea si verifica nello 0,5-2% della popolazione nei paesi sviluppati.

Fisiopatologia

Oltre ad una ridotta capacità di risposta adattativa alle condizioni di "stress", il deficit relativo o assoluto di steroidi surrenalici comporta alterazioni della volemia, del controllo della pressione arteriosa e dell'equilibrio idro-elettrolitico con aumento della escrezione renale di Na^+, ritenzione di K^+ e conseguente acidosi metabolica. All'iponatremia contribuisce anche una inappropriata secrezione di ADH (vasopressina) causata dalla carenza di cortisolo. Per il noto effetto del cortisolo sulla gluconeogenesi, può essere presente ipoglicemia.

Gli ipocorticosurrenalismi primitivi si manifestano quando la distruzione di tessuto ghiandolare interessa oltre il 90% delle ghiandole surrenaliche, mentre quelli secondari sono causati da apoplessia ipofisaria o da patologie della regione ipotalamo-ipofisaria con diminuzione della sintesi di ACTH e/o di *Corticotropin-Releasing Hormone* (CRH) da parte dell'ipotalamo. In questi casi la funzione mineralcorticoide non viene interessata.

Un deficit surrenalico relativo caratterizza inoltre le condizioni cliniche di "pazienti con malattia acuta" (*acutely ill patients*), nei quali è presente una attivazione dei sistemi che regolano lo stress biologico da trauma, intervento chirurgico, sepsi, shock, ustioni, etc.

In questi casi, in cui i livelli di cortisolo sierico dovrebbero aumentare di 4-6 volte, è abolito il fisiologico ritmo circadiano con picco secretorio nelle prime ore del mattino e aumenta la quota di cortisolo libero non legato a proteine nel sangue e nei tessuti. Un mancato adeguamento della secrezione di cortisolo alla condizione di stress (ipocorticosurrenalismo "funzionale" o "relativo") può facilitare la comparsa di una diminuzione delle resistenze vascolari periferiche, ipotensione, shock e facilitare l'exitus (Tabella 7.6.1).

Eziologia degli ipocorticosurrenalismi

Le principali cause di ipocorticosurrenalismo primitivo o secondario sono riportate nella Tabella 7.6.2.

Tabella 7.6.1. Schema riassuntivo delle principali alterazioni ormonali negli ipocorticosurrenalismi primitivi e secondari

Condizione clinica	ACTH plasma	Cortisolo sierico	Cortisolo libero urine 24h	Renina sierica	Aldosterone sierico
Ipocorticosurrenalismo primitivo	↑↑	↓	↓	↑	↓
Ipocorticosurrenalismo secondario	=/↓	↓	↓	=/↑	=

Tabella 7.6.2. Classificazione degli ipocorticosurrenalismi acuti e cronici

Insufficienza surrenalica primitiva Lesioni anatomiche acute o croniche delle ghiandole surrenaliche Atrofia ghiandolare autoimmune da anticorpi anti-surrene (o insufficienza surrenalica idiopatica) Adrenoleucodistrofia Adrenalectomia bilaterale chirurgica Infezioni (tubercolosi, istoplasmosi, coccidioidomicosi, criptococcosi, HIV, citomegalovirus, etc.) e malattie granulomatose (sarcoidosi) Emorragie surrenaliche (sepsi meningococcica, s. da anticorpi anti-fosfolipidi) Localizzazioni neoplastiche metastatiche (carcinoma di polmone, mammella, etc. e linfomi) Alterazioni funzionali della secrezione ormonale surrenalica Iperplasia surrenalica congenita Inibitori degli enzimi surrenalici (metirapone, ketoconazolo, itraconazolo, fluconazolo, aminoglutetimide, etomidato, suramin, RU486) e agenti citotossici surrenalici (mitotano) Ipoplasia surrenalica congenita Mutazioni del gene del recettore dell'ACTH Anticorpi bloccanti l'ACTH
Insufficienza surrenalica secondaria Ipopituitarismo da patologie ipotalamo-ipofisarie (neoplastiche, infiltrative, vascolari, autoimmunitarie) Terapia chirurgica e/o radiante di neoplasie ipotalamo-ipofisarie Dopo interruzione di prolungata soppressione dell'asse ipotalamo-ipofiso-surrenalico da: • Terapia corticosteroidea protratta • Ablazione chirurgica o terapia di tumori surrenalici o ectopici secernenti cortisolo

Presentazione clinica

La frequenza di sintomi e segni nell'insufficienza surrenalica cronica è riportata nella Tabella 7.6.3.

La coesistenza di manifestazioni cliniche a carico dell'apparato digestivo, con le quali spesso si presenta l'insufficienza surrenalica acuta o sub-acuta (anoressia, nausea, vomito, alterazioni dell'alvo, sintomi da interessamento peritoneale, dolore addominale), deve essere attentamente considerata per evitare gravi errori diagnostici e l'effettuazione di indagini inutili in una possibile condizione di emergenza endocrina.

Tabella 7.6.3. Frequenza dei sintomi e segni clinici nell'insufficienza surrenalica cronica (da Williams e Dluhy, 2011, modificata).

Segni o sintomi	% di casi
Astenia	99
Iperpigmentazione della cute (forme primitive)*	98
Perdita di peso	97
Anoressia, nausea e vomito	90
Ipotensione (PA <110/70 mmHg) e ipotensione ortostatica	87
Pigmentazione delle mucose (forme primitive)	82
Dolore addominale	34
Desiderio di assunzione di sale	22
Diarrea	20
Stipsi	19
Sincope	16
Vitiligine	9

* Nelle forme secondarie con deficit di ACTH la cute assume un colorito pallido "simile all'alabastro".

La crisi surrenalica acuta (o "crisi addisoniana") si sviluppa nel 6-8% di malati con insufficienza surrenalica cronica e costituisce un'importante causa di mortalità se non prontamente riconosciuta e trattata. Inoltre, essa può costituire la prima manifestazione di malattia con ipotensione e shock ipovolemico, severa disidratazione, disorientamento e alterazioni psichiche fino al delirio, dolore addominale, nausea e vomito, talora febbre.

È abitualmente scatenata da eventi precipitanti quali vomito e/o diarrea, infezioni, procedure chirurgiche, traumi, IMA, gravi reazioni allergiche e ipoglicemie, sospensione o non assorbimento della terapia sostitutiva.

Le principali alterazioni ioniche presenti nella crisi surrenalica sono elencate in Tabella 7.6.4.

Tabella 7.6.4. Frequenza percentuale delle principali alterazioni ioniche e metaboliche nella crisi surrenalica acuta

Iposodiemia	88%
Ipoglicemia (più frequente in età pediatrica)	67%
Iperpotassiemia	64%
Ipercalcemia (da cause non definite)	6-33%

Spesso si associa anche un aumento di creatinina e urea da insufficienza renale acuta prerenale.

In soggetti con morbo di Addison in terapia, una insufficienza surrenalica può derivare dalla sospensione della terapia o dal mancato assorbimento dei glucocorticoidi per via orale per vomito o diarrea.

Se non diagnosticata e trattata prontamente, la crisi surrenalica acuta può evolvere rapidamente verso lo shock, il coma e la morte.

Per le crisi addisoniane acute occorre ricordare l'emorragia massiva surrenalica in corso di terapia anticoagulante, di sindrome da anticorpi anti-fosfolipidi o di una coagulopatia intravascolare disseminata, soprattutto quando associata a sepsi. In questi casi, può non essere presente iperpigmentazione.

Inoltre, emorragie surrenaliche possono comparire durante la gravidanza, in seguito a trombosi idiopatica della vena surrenalica o come complicanza di interventi diagnostici angiografici (flebografia o arteriografia surrenalica).

La sindrome di Waterhouse-Friderichsen è una grave e frequentemente letale insufficienza surrenalica acuta caratterizzata dalla rapida comparsa, in soggetti in età pediatrica ma anche in adulti, di una porpora emorragica con febbre elevata, grave ipotensione e compromissione dello stato di coscienza in genere dovute a setticemie da *Neisseria meningitialis*, più raramente da altri patogeni infettivi.

Esami diagnostici

In molti casi occorre sospettare una condizione di insufficienza corticosurrenalica acuta sulla base di segni e sintomi tipici ed ottenere conferma attraverso una determinazione in condizioni basali di cortisolo ematico ed eventualmente del Cortisolo Libero Urinario delle 24 ore (CLU), più sensibile nella diagnostica funzionale del surrene. La determinazione di ACTH, aldosterone e renina possono completare il quadro.

Nei casi in cui persista un'incertezza diagnostica, è consigliabile l'esecuzione anche in urgenza di un test di stimolo con ACTH di sintesi, somministrando tetracosactide esacetato o cosintropina 250 µg e.v. o i.m. ed effettuando prelievi per la determinazione di cortisolo 30 e 60 minuti dallo stimolo.

Il test viene considerato sicuramente indicativo di insufficienza surrenalica se il picco di cortisolo al 60' rimane <9 µg/dL (<255 µmol/L), tenendo conto di possibili differenze dei valori dipendenti da diversi metodi di dosaggio. Per definire la natura primitiva o secondaria del deficit surrenalico si possono determinare inoltre i livelli di ACTH e aldosterone di base e al 30° minuto dopo cosintropina.

Lo schema diagnostico consigliato in urgenza in caso di crisi surrenalica acuta è riportato nella Figura 7.6.1.

Occorre peraltro ricordare come l'effettuazione di test diagnostici o altri esami strumentali (ecografia, TC o RMN surrenalica) non debba comportare un ritardo nella somministrazione della terapia con corticosteroidi. Qualora, per l'urgenza clinica, fosse necessario iniziare la terapia corticosteroidea già durante l'effettuazione del test di stimolo con ACTH, si può usare il desametasone e.v,. in quanto questo steroide di sintesi non interferisce col dosaggio in laboratorio del cortisolo.

Il Na^+ ematico diminuisce per le perdite renali legate al deficit surrenalico, ad eventuali perdite gastroenteriche e allo "*shift*" dal comparto extra- a quello intracellulare regolato dal cortisolo. Inoltre può essere presente una lieve Sindrome da Inappropriata Secrezione di ADH (SIADH) legata al deficit di cortisolo. Le cause dell'aumento della calcemia osservato in una certa percentuale di casi non sono state ancora definite.

Gli esami essenziali da richiedere in caso di crisi surrenalica acuta sono elencati in Tabella 7.6.5. Durante la terapia occorre monitorare la condizione emodinamica per evitare sovraccarico idrico e misurare gli elettroliti, creatinina e glicemia.

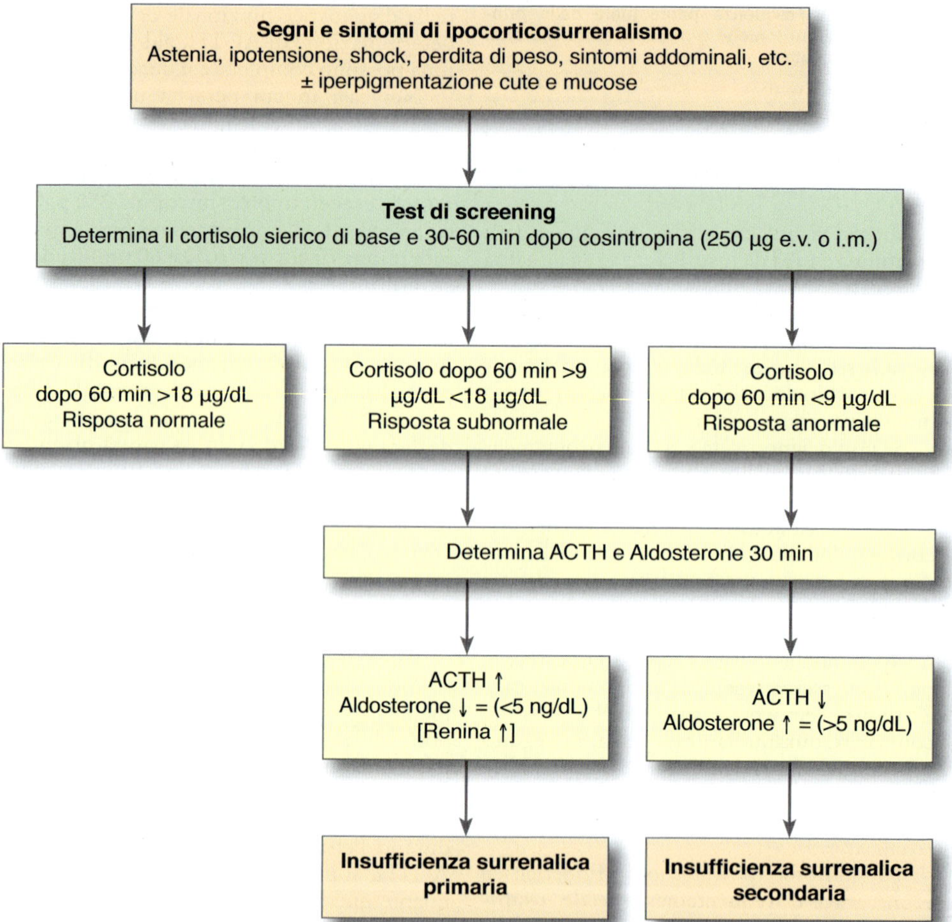

Figura 7.6.1. Test diagnostici per la valutazione dell'insufficienza surrenalica primaria o secondaria.

Tabella 7.6.5. Esami da richiedere in urgenza e da monitorare durante il trattamento in caso di crisi surrenalica acuta

Cortisolo e ACTH (*)
Na^+
K^+
Ca^{++}
Creatinina
EAG venosa per pH e bicarbonati
Glicemia
Emocromo ed eventuali altri test in rapporto alla possibile causa eziologica o scatenante della crisi surrenalica

* Solo al momento del primo prelievo e possibilmente prima della somministrazione di terapia corticosteroidea

L'ECG non è abitualmente diagnostico, potendo peraltro riflettere le alterazioni del K^+, i cui livelli sierici risultano aumentati per il concomitante deficit di mineralcorticoidi, l'eventuale insufficienza renale con riduzione del filtrato glomerulare e l'acidosi metabolica con passaggio dello ione dallo spazio intra- a quello extracellulare.

In caso di livelli di K^+ >6 mEq/L e di acidosi metabolica è indicato un monitoraggio ECG possibilmente in Unità di Terapia Intensiva ed il trattamento dell'iperkaliemia secondo le normali indicazioni in caso di mancata risposta all'infusione di idrocortisone e di glucosata.

Può essere inoltre presente una anemia con relativa linfocitosi e un aumento degli eosinofili.

La diagnostica strumentale in condizioni di emergenza deve essere limitata a situazioni di effettiva necessità per l'inquadramento di eziologie particolari, quali quelle vascolari emorragiche o infettive.

L'ecografia non garantisce la stessa sensibilità di TC o RMN per lo studio dei surreni. L'"imaging" diagnostico si deve quindi basare sulla TC con mezzo di contrasto o sulla RMN, in grado di definire non solo le dimensioni dei surreni, ma anche le caratteristiche densitometriche del tessuto, la loro eventuale disomogeneità e la loro vascolarizzazione parenchimale.

Queste indagini trovano comunque la loro principale indicazione per l'inquadramento diagnostico delle varie condizioni eziopatologiche dopo la stabilizzazione del quadro clinico.

Nelle condizioni di ipocorticosurrenalismo secondario è necessario effettuare uno studio TC o RMN dell'encefalo, con particolare riferimento alla regione ipotalamo-ipofisaria.

Terapia di Emergenza-Urgenza

Il trattamento della crisi surrenalica acuta prevede la rapida somministrazione di soluzione salina NaCl 0,9% (15-20 mL/kg) fino al ripristino di una normale volemia, soprattutto in caso di coesistenza di perdite di liquidi gastrointestinali o di febbre. È indicata la somministrazione contemporanea di soluzione glucosata al 5%. L'iponatremia non ha indicazione ad essere trattata con soluzioni ipertoniche saline perché di norma è sufficiente la terapia ormonale sostitutiva per ripristinare normali valori di sodio.

Si deve inoltre somministrare idrocortisone 100 mg e.v. in acuto, seguiti da una infusione continua alla dose di 10 mg/ora. Con questo schema si mantengono in genere livelli di cortisolo circolante simili a quelli raggiunti in condizioni di stress (>30 µg/dL). È il corticosteroide da preferire in quanto dotato di maggiore effetto mineraloattivo.

Qualora la reintegrazione di liquidi e la terapia ormonale non fossero in grado di normalizzare la pressione arteriosa, si può considerare l'infusione di amine vasoattive, come dopamina o adrenalina, secondo gli schemi abituali e combinate con glucocorticoide.

Dosaggi di idrocortisone di 100-200 mg e.v. esercitano una azione anche mineralcorticoide, per cui abitualmente in condizioni di emergenza non è necessaria la somministrazione di fludrocortisone.

Nella sindrome di Waterhouse-Friderichsen, gravata da una mortalità del 55-60%, deve essere trattata intensivamente la concomitante infezione e la condizione di sepsi.

IL TACCUINO

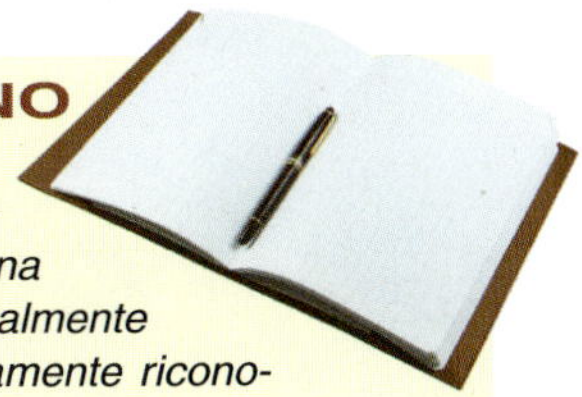

L'insufficienza surrenalica acuta è una emergenza potenzialmente letale se non rapidamente riconosciuta e trattata.

Il suo trattamento in condizioni di emergenza comprende:

- *ripristino e mantenimento della volemia e del circolo tramite infusione di soluzione fisiologica (15-20 mL/kg);*
- *somministrazione di idrocortisone e.v.;*
- *individuazione e trattamento dell'ipoglicemia;*
- *monitoraggio elettroliti (Na^+, K^+) e EAG venosa;*
- *identificazione e trattamento intensivo delle cause precipitanti o scatenanti la crisi anche attraverso una gestione multidisciplinare (specialista endocrinologo, infettivologo, chirurgo, etc.);*
- *eventuale trasferimento e monitoraggio in Unità di Terapia Intensiva.*

I disordini idroelettrolitici dell'iposurrenalismo migliorano in genere con la terapia sostitutiva ed il ripristino della volemia ma, specie se presente acidosi metabolica, insufficienza renale e severa iperkalemia, andrà anche considerato lo specifico approccio a queste condizioni riportato nei rispettivi capitoli.

La terapia dell'insufficienza corticosurrenalica cronica, da considerare peraltro attentamente anche per quanto riguarda le possibili acutizzazioni, si basa sulla somministrazione di cortisone acetato cp. 25 mg, 1 cp. ore 8.00 e ½ tra le ore 14.00 e 16.00 o di idrocortisone orale (cp. 10 mg), al dosaggio totale giornaliero di 20-30 mg.

Una dose di 16 mg di cortisone acetato corrisponde a circa 10 mg di idrocortisone, a 2,5 mg di prednisone, 2,0 mg di prednisolone e 0,25 mg di desametasone.

Al glucocorticoide si associa abitualmente il mineralcorticoide di sintesi fludrocortisone (cp. 0,1 mg), in una singola dose compresa tra 0,2 e 0,05 mg.

Bibliografia di riferimento

URGENZE GERIATRICHE

l'occhio di riguardo

EPIDEMIOLOGIA

Gli adulti sopra i 60 anni hanno una più alta incidenza di iposurrenalismo e di conseguenza di crisi surrenaliche. Questa tende a raddoppiare verso gli 80 anni. Dai 6 agli 8 pazienti all'anno su 100 in cura per iposurrenalismo presentano una crisi surrenalica e questo sembra facilitato dall'impiego di steroidi *short acting* o a basso dosaggio.

EZIOLOGIA

La causa della maggior incidenza di crisi surrenaliche nell'anziano è dovuta anche alla prevalenza di comorbidità e più alto rischio di malattie acute, infettive e non, che possono far precipitare il quadro.

FISIOPATOLOGIA

La carenza endogena di cortisolo impedisce l'adeguata soppressione della risposta infiammatoria con susseguente rapido aumento delle citochine e *sickness syndrome*. I deficit di cortisolo e catecolamine incidono sul tono vascolare determinando vasodilatazione e ipotensione. Perdita di sodio e acqua con ritenzione di potassio conseguono alla deficienza di effetto mineralcorticoide. L'alterata neoglucogenesi determina ipoglicemia.

CLINICA

L'età avanzata, le comorbilità, i deficit cognitivi possono rendere difficile il riconoscimento di un iposurrenalismo e a volte anche di una crisi surrenalica in un anziano in quanto i sintomi sono a volte sfumati, generici e anche comuni a molte altre situazioni. Elementi di sospetto che devono indurre quantomeno a pensarci sono l'astenia, l'ipotensione, il vomito così come laboratoristicamente l'ipoglicemia e l'iponatremia con iperpotassiemia.

TERAPIA

La prevenzione è certamente cruciale e deve riguardare sia le malattie dell'età che fattori individuali e sociali dell'anziano. Soprattutto nelle situazioni già note qualunque evento stressante va affrontato raddoppiando o triplicando temporaneamente la terapia sostitutiva orale e sorvegliando l'insorgenza eventuale dei sintomi più caratteristici, per passare a terapie parenterali come descritto nello specifico capitolo.

LA LAVAGNA

- *Considerare sempre la possibilità di un iposurrenalismo di fronte ad un paziente in shock, specie se non risponde ai fluidi ed ai vasopressori.*
- *Nel trattamento parenterale il corticosteroide di scelta è l'idrocortisone.*
- *Le alterazioni della sodiemia si normalizzano abitualmente con la terapia cortisonica e l'infusione di soluzione fisiologica.*
- *Nel paziente con iposurrenalismo non dimenticare di incrementare il dosaggio del corticosteroide di fronte a situazioni stressanti o malattie intercorrenti.*
- *Somministrare una stress-dose di corticosteroide prima di avviare un trattamento sostitutivo con tiroxina, in un paziente con mixedema.*

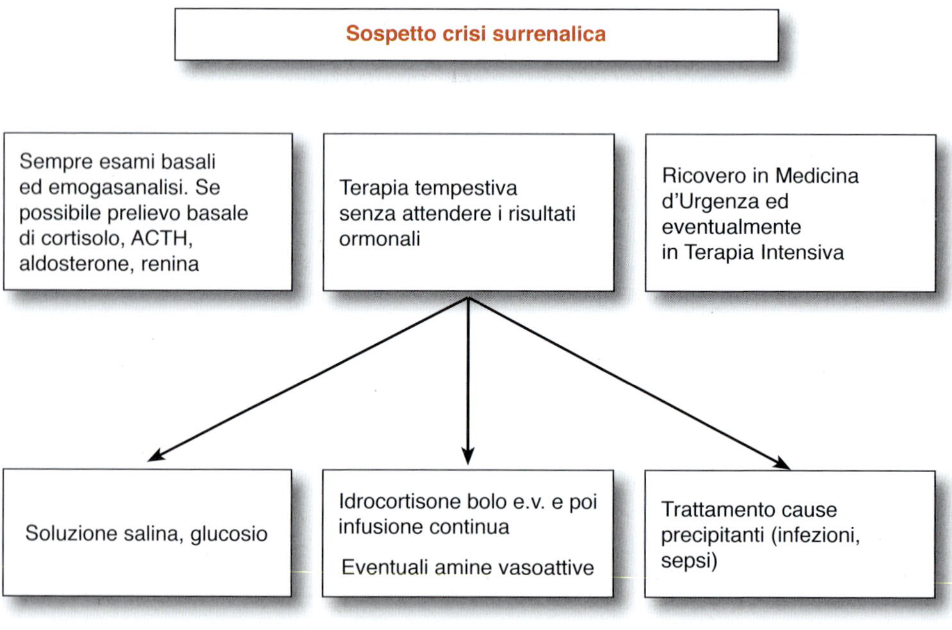

7.7 Ipoglicemia

Introduzione

L'ipoglicemia è una condizione clinica definita da:

- Livelli di glicemia nel sangue inferiore a 70 mg/dL (<4,0 mmol/L).
- Sintomi correlati di tipo autonomico o neuroglicopenico (Tabella 7.7.1).
- Rapida risposta alla somministrazione di glucosio con risoluzione del quadro clinico.

Epidemiologia

È la più temibile complicanza acuta del diabete e l'incidenza stimata nei diabetici è da 9 a 120 episodi l'anno per 100 pazienti. Il continuo sforzo terapeutico di mantenere il più possibile la glicemia a digiuno o postprandiale entro i range di normalità condiziona l'aumento dell'incidenza dell'ipoglicemia.

Fisiopatologia

La riduzione della glicemia è rilevata dai neuroni ipotalamici con conseguenti modificazioni ormonali da parte di ipofisi, surrene e pancreas. Si riduce la produzione di insulina dalle cellule beta-pancreatiche e se l'ipoglicemia persiste aumenta l'increzione di glucagone dalle cellule alfa-pancreatiche e di adrenalina dai surreni. Ne deriva aumento della glicogenolisi e gluconeogenesi epatica e muscolare (risposta rapida). Il persistere dell'ipoglicemia innesca la risposta lenta con aumento della produzione di cortisolo e ormone somatotropo.

Eziologia

Le cause di ipoglicemia sono elencate in Tabella 7.7.1 e si possono distinguere in due grandi categorie, di cui quelle diabete correlate sono le più frequenti.

Tabella 7.7.1. **Cause di ipoglicemia**

IPOGLICEMIA NEL DIABETICO
1) Inadeguata disponibilità di glucosio
• Ridotta introduzione (digiuno, pasto ritardato o ridotto)
• Ridotta neoglucogenesi epatica: soppressione da alcol, insufficienza epatica
• Riduzione ormoni controregolatori: glucagone, epinefrina, cortisolo, GH
2) Aumento dell'utilizzazione del glucosio
• Esercizio fisico
• Febbre, traumi, malattie acute
3) Farmaci
• Sovradosaggio accidentale di insulina o antidiabetici
• Overdose intenzionale
• Diminuita escrezione o metabolismo: insufficienza renale (insulina e solfaniluree hanno escrezione renale) insufficienza epatica (solfaniluree)
ALTRE CAUSE DI IPOGLICEMIA
1) Digiuno
2) In soggetti apparentemente sani
• Farmaci (insulina, sulfaniluree, metiglinide e antidiabetici in genere. Beta bloccanti adrenergici, salicilati, disopiramide, chinino)
• Alcolici
• Insulinomi
• Disordini metabolici ereditari
3) In soggetti malati
• Insufficienza epatica ed insufficienza renale cronica
• Ipocorticosurrenalismo
• Sepsi e shock
• Malnutrizione, anoressia
• Gravidanza, alterata tolleranza al glucosio
• Dumping syndrome

Presentazione clinica

I segni e sintomi di ipoglicemia sono elencati in Tabella 7.7.2. In genere i sintomi adrenergici compaiono per valori glicemici <70 mg mentre i sintomi neuroglicopenici si manifestano al di sotto dei 55 mg/dL, ma queste non sono regole assolute. La loro presenza e modalità di insorgenza sono condizionate da vari fattori quali l'età, il sesso, lo stato generale di salute, la velocità di insorgenza dell'i-

Tabella 7.7.2. Segni e sintomi di ipoglicemia

ADRENERGICI	NEUROGLICOPENICI
Debolezza	Difficoltà di concentrazione, amnesia
Tremori, parestesie	Confusione mentale
Palpitazioni, tachicardia	Disturbi del visus
Agitazione, irritabilità	Cefalea
Sudorazione fredda profusa	Deficit focali neurologici
Sensazione di fame	Convulsioni, Coma

IL TACCUINO

Potenzialmente tutti gli antidiabetici possono determinare ipoglicemia. Le ipoglicemie iatrogene più frequenti nel diabetico sono quelle da insulina e sulfaniluree.
Altri antidiabetici come la metformina raramente determinano ipoglicemia se assunti in monoterapia, ma possono esacerbare ipoglicemie in politerapie comprendenti insulina e sulfaniluree.

poglicemia, precedenti episodi ipoglicemici, farmaci assunti. Quindi non sempre si assiste al continuum di sintomi prima adrenergici (risposta all'ipoglicemia) e poi neuroglucopenici (mancanza di glucosio per le attività neuronali).

IL TACCUINO

Esiste una grande variabilità da persona a persona per quanto riguarda la comparsa di segni e sintomi di ipoglicemia e la loro correlazione al tasso di glucosio. Valori glicemici tra i 55 ed i 70 mg/dL devono sempre mettere il medico in allarme.

Diagnosi Differenziale

L'ipoglicemia dovrebbe essere ricercata in tutti i pazienti che presentano acutamente anomalie neurologiche e/o psichiatriche sia con deficit focali che con alterazioni di vario grado dello stato di coscienza o comportamentale. Nella diagnosi differenziale vanno inclusi lo stroke, l'attacco ischemico transitorio, le crisi comiziali, i traumi cranici, la narcolessia, le psicosi, la sclerosi multipla, intossicazioni ed avvelenamenti di vario genere volontari o meno.

IL TACCUINO

Effetto Somogy: *è un problema comune determinato da una ipoglicemia iatrogena. Un sovradosaggio di insulina può determinare una ipoglicemia verso le prime ore del mattino che il paziente nel sonno non avverte. La risposta ormonale controregolatoria può indurre un rebound di iperglicemia nella misurazione del mattino che può spingere il medico ad aumentare erroneamente la dose di insulina, esacerbando il problema.*

Esami diagnostici

La determinazione della glicemia capillare è certamente il primo step e sicuramente è utile ma va sempre confermata dal dosaggio su siero che è più preciso specie per quanto riguarda gli estremi alti o bassi del valore glicemico. La glicemia capillare può non essere attendibile per valori elevati di ematocrito (>55) o bassi (<30), nelle leucosi e anemie emolitiche, nell'overdose da paracetamolo.

L'esame delle urine è meno utile che nell'iperglicemia. La presenza di chetoni urinari depone per una ipoglicemia non correlata ad iperinsulinemia.

Gli esami di laboratorio, a seconda delle situazioni, vanno estesi alla funzionalità epatica, alcolemia e determinazione del dosaggio di sostanze in corso di avvelenamento (es. paracetamolo, salicilati), cortisolo, urino ed emocolture, elettrocardiogramma e biomarcatori di danno cardiaco in quanto l'ipoglicemia può essere associata ad ischemia miocardica.

Idealmente il riscontro di una bassa glicemia capillare in paziente non diabetico, prima della somministrazione di glucosio dovrebbe essere seguito dalle determinazioni del cosiddetto *Critical Blood Sample* (glicemia, insulina, C-peptide, proinsulina, glucagone, ormone somatotropo, cortisolo, beta-idrossibutirrato, anticorpi anti-insulina). Se l'ipoglicemia è già risolta o segnalata come pregressa, in questi soggetti si può programmare il test del digiuno a 72 h per escludere insulinoma e altre cause di ipoglicemia.

L'ipoglicemia va considerata una vera emergenza "tempo dipendente", potenzialmente più minacciosa delle condizioni iperglicemiche anche severe. Poiché il cervello usa glucosio come sua primaria fonte metabolica, ritardare il trattamento significa esporre il paziente a danno neuronale che può risultare irreversibile (vedi sintomi neuroglicopenici). Nel dubbio di una ipoglicemia è tollerabile attendere il risultato di una glicemia capillare, non di una glicemia sierica.

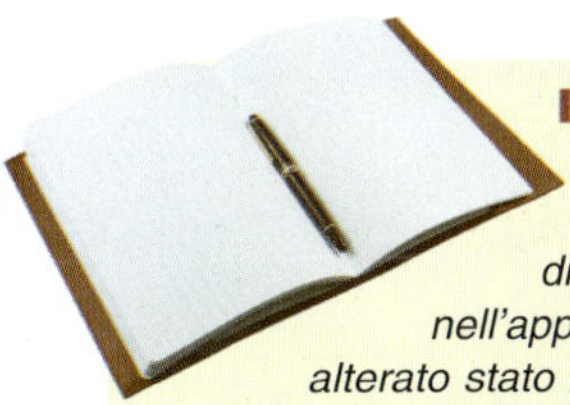

IL TACCUINO

La somministrazione di glucosio è prevista nell'approccio di pazienti con alterato stato mentale anche senza conoscere la glicemia. Infatti il paziente iperglicemico può ricevere un bolo di glucosio senza particolari conseguenze sulla sua situazione, mentre ritardare la somministrazione di glucosio nel paziente ipoglicemico può essere davvero dannoso.

Stratificazione del rischio

Si distinguono quadri lievi, moderati e severi di ipoglicemia:

- *lievi:* il paziente ha sintomi adrenergici ma è in grado di autotrattarsi;
- *moderati:* compaiono anche segni neuroglucopenici e il paziente è ancora in grado di autotrattarsi;
- *severi:* è necessaria l'assistenza di un'altra persona. Il paziente può essere incosciente. Abitualmente la glicemia è <50 mg/dL.

Terapia di emergenza-urgenza (extra ed intraospedaliera)

Sia in fase extraospedaliera che ospedaliera l'approccio iniziale a pazienti incoscienti, confusi o con alterazioni dello stato di coscienza o con sintomi sospetti per ipoglicemia deve prevedere:

- ABC;
- posizionamento di accesso venoso;
- ossigenoterapia;
- monitoraggio ed ECG (l'ipoglicemia può mascherare una cardiopatia ischemica acuta);
- esecuzione di glicemia capillare;
- trattamento dell'ipoglicemia.

IL TACCUINO

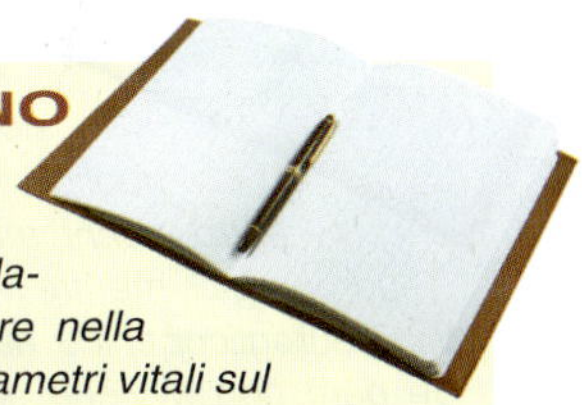

La determinazione della glicemia capillare dovrebbe rientrare nella misurazione dei parametri vitali sul territorio ed al triage in tutti i pazienti con vari gradi di alterazione dello stato di coscienza. È comunque previsto che si possa somministrare glucosio empiricamente anche se non si dispone di glicemia capillare come può succedere in contesti extraospedalieri.

Ipoglicemia severa

Glucosio 15-25 g e.v. bolo seguiti da infusione continua di 25 g (soluzione glucosata 5-10%). Obiettivo del trattamento è mantenere la glicemia >100 mg/dL sorvegliando sintomi, stato di coscienza e glicemia capillare dopo 15-30 min e poi oraria. Appena possibile somministrare un pasto completo o uno snack comprensivo di grassi, proteine e carboidrati complessi.

Se il paziente non ha un accesso venoso immediatamente disponibile si può ricorrere al glucagone 1 mg i.m. o s.c. che normalizza o innalza significativamente la glicemia entro 30-60 min. Nel paziente etilista o nei casi in cui si sospetti un deficit di tiamina, la somministrazione di glucosio va preceduta da 100 mg di tiamina e.v. onde evitare il precipitare di una sindrome di Wernicke-Korsakoff.

Se il paziente è sufficientemente cosciente, anche l'ipoglicemia severa può essere trattata per os con una ingestione di 20 g di carboidrati preferendo zuccheri semplici (destrosio o saccarosio) per il rapido assorbimento, come consigliato nell'ipoglicemia lieve-moderata.

Ipoglicemia lieve-moderata

Si ricorre a 15 g di carboidrati per os (3-4 tavolette di glucosio cioè destrosio o grani di saccarosio sciolti nell'acqua, o 125-150 mL di bibita zuccherata o succo di frutta o un cucchiaio da tavola di miele). Dopo 15 min si rileva la glicemia capillare e si ripetono 15 g di glucosio per os finché la glicemia non si stabilizza sopra i 100 mg/dL.

Nel paziente che assume inibitori della alfa-glucosidasi (acarbosio, miglitolo) l'assorbimento dei carboidrati orali può essere inibito e quindi è consigliabile ricorre al destrosio o al latte perché il farmaco non inibisce la lattasi.

Octreotide (fiale 5-35 µg/kg/die) come infusione o iniezione ripetuta 3-4 volte al dì si è dimostrata efficace nell'iperinsulinismo specie secondario alla terapia con sulfaniluree.

Va tenuto presente che ricorrenti ipoglicemie alterano la risposta adrenergica agli episodi ipoglicemici ulteriori e quindi, dopo un'ipoglicemia di grado medio-grave si possono avere inaspettate e poco avvertite ipoglicemie per cui è opportuno in dimissione ridurre la dose di insulina di circa il 25% e prescrivere a breve termine un controllo diabetologico. Una permanenza più protratta in degenza e/o in osservazione va prevista per le ipoglicemie da cause non chiare, per i tentativi autolesivi, per le ipoglicemie da insulina lenta e ipoglicemizzanti orali a lunga emivita specialmente le sulfaniluree, per il persistere di sintomi neurologici.

Per il trattamento di ipoglicemie nell'ambito di specifiche situazioni patologiche, si rimanda ai rispettivi capitoli.

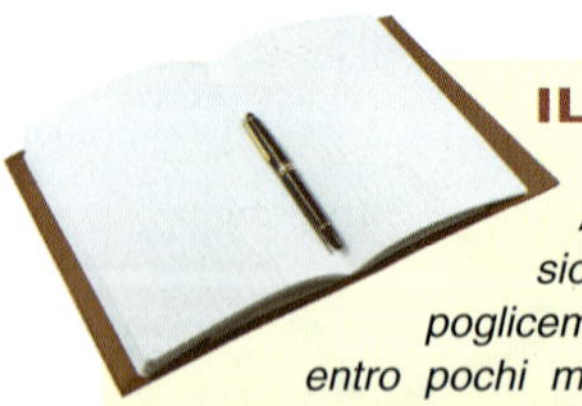

IL TACCUINO

A seguito dell'infusione di glucosio nell'ipoglicemia i primi a regredire entro pochi minuti sono i sintomi adrenergici, mentre il recupero da un quadro neuroglicopenico ha tempi più variabili. Se però non avviene entro 30 min occorre prendere in considerazione ipotesi eziologiche differenti.

Bibliografia di riferimento

URGENZE GERIATRICHE

l'occhio di riguardo

EPIDEMIOLOGIA

Nei paesi occidentali circa ¼ degli over 65 è affetto da diabete o condizioni di prediabete. L'ipoglicemia è la complicanza metabolica più frequente negli anziani e le sue conseguenze sono più pericolose che nel giovane in quanto gli anziani, sia diabetici che no, sono particolarmente vulnerabili all'ipoglicemia. Quest'ultima infatti aumenta il rischio di incidenti e traumi, di crisi comiziali, di alterazioni cognitive e ospedalizzazione, certamente riducendo la qualità della vita.

FISIOPATOLOGIA, EZIOLOGIA E CLINICA

Di fronte a qualunque alterazione della coscienza e/o deficit cognitivo una condizione di ipoglicemia va esclusa. L'anziano, specie se diabetico, è più suscettibile all'ipoglicemia per svariati motivi tra i quali vanno ricordati:

- una scadente o compromessa risposta controregolatoria all'ipoglicemia;
- la malnutrizione o irregolarità nell'alimentazione;
- il peggioramento della funzione renale o una insufficienza epatica severa;
- i deficit cognitivi;
- errori nella assunzione delle terapie;
- neuropatia autonomica;
- ricerca di un controllo glicemico troppo stringente.

Tra i farmaci ipoglicemizzanti le crisi ipoglicemiche sono più raramente indotte dall'uso in monoterapia di metformina, acarbosio e gliptine (inibitori delle dipeptilpeptidasi IV I-DPP-IV) mentre più spesso ricorrono per l'impiego di insulina e sulfoniluree. Se l'approccio terapeutico di fronte all'ipoglicemia sostanzialmente non cambia negli anziani, certamente da un punto di vista diagnostico e della prevenzione l'attenzione del medico deve essere superiore. L'ipoglicemia aumenta la pressione sistolica e la frequenza cardiaca e quindi il lavoro ed il consumo di ossigeno del cuore. Nell'anziano questo può determinare una maggiore incidenza di eventi cardiovascolari.

LA LAVAGNA

- *L'ipoglicemia è una vera emergenza tempo-dipendente.*
- *Un'iperglicemia mattutina potrebbe essere espressione di una ipoglicemia notturna (effetto Somogy).*
- *Misurare sempre una glicemia capillare nei pazienti confusi, con alterazione dello stato di coscienza, sintomi psichiatrici e/o neurologici acuti.*
- *Nei pazienti sintomatici somministrare glucosio senza aspettare di avere il valore glicemico dal laboratorio.*
- *Non dimettere precocemente le ipoglicemie da sulfaniluree o insulina lenta perché possono essere molto protratte e recidivare.*
- *Dopo il bolo di glucosio far sempre seguire una infusione continua ed alimentare il paziente appena possibile.*
- *Il glucagone è indicato nel paziente ipoglicemico che non è in grado di alimentarsi ed ha un problematico accesso venoso.*
- *Considerare che una ipoglicemia può mascherare situazioni cliniche gravi (es. infarto miocardico) o essere espressione di tentativi autolesivi.*

APPUNTI / COMMENTI

Gestione dell'ipoglicemia

Dimissione o possibile permanenza a domicilio →

- Ipoglicemia da insulina rapida regredita senza bisogno di infusione
- Controlli fino a 4 h senza ulteriori ipoglicemie
- Pasto completo consumato in PS
- Ipoglicemie da cause note e non minacciose
- Pazienti autonomi e istruiti alla prevenzione e trattamento dell'ipoglicemia
- Pazienti con controlli ravvicinati presso centro diabetologico

Osservazione →

- Situazioni che non soddisfano i requisiti riportati sopra per una dimissione
- Ipoglicemie da insulina intermedia o lenta
- Ipoglicemie da sulfaniluree
- Pazienti che necessitano di rimodulare la terapia

Ricovero →

- Ipoglicemie protratte e severe che necessitano glucosio in infusione continua
- Comorbilità
- Tentativi autolesivi
- Endocrinopatie
- Sepsi, insufficienza epatica

8. Emergenze-urgenze ematologiche

8.1 Coagulopatie emorragiche congenite

Introduzione

I disordini emorragici congeniti possono interessare ognuno dei tre componenti del processo di emostasi cioè i vasi sanguigni, le piastrine e la cascata coagulativa.

I disordini congeniti del comparto endoteliale e delle piastrine (Tabelle 8.1.1 e 8.1.2) sono rari se si esclude la malattia di von Willebrand che peraltro è un disordine misto riguardante sia la funzione piastrinica che il sistema coagulativo e colpisce circa l'1 per mille della popolazione. Fra le anomalie/deficit dei fattori della coagulazione (Tabella 8.1.3) le forme più frequenti sono l'emofilia A e l'emofilia B che costituiscono insieme

Tabella 8.1.1. Malattie dei vasi

- Telangectasia emorragica ereditaria
- Sindrome di Ehlers-Danlos
- Sindrome di Marfan
- Osteogenesi imperfecta

Tabella 8.1.2. Piastrinopatie

Alterazione della adesione
- Sindrome di Bernard-Soulier
- Deficit del recettore per il collagene

Alterazione della funzione secretiva
- Deficit dei granuli alfa
- Deficit dei granuli densi
- Disordini congeniti della secrezione

Alterazione dell'aggregazione
- Tromboastenia di Glanzmann
- Deficit dell'attività procoagulante

Tabella 8.1.3. Deficit della cascata coagulativa

Patologia	Fattore carente o difetto	Livello* emostatico
Emofilia A grave	FVIII <1%	>50%
Emofilia A moderata	FVIII 1-5%	>50%
Emofilia A lieve	FVIII >5-40%	>50%
Emofilia B grave	FIX <1% >50%	>50%
Emofilia B moderata	FIX 1-5%	>50%
Emofilia B lieve	FIX >5-40% >50%	>50%
Malattia di von Willebrand	FVIII: vWF (vari difetti quali-quantitativi)	NA
Difetto FVII	FVII <62% >20%	>20%
Difetto FXI	FXI <70%	>20%
Difetto di Protrombina	FII <50%	>30%
Difetto di FV	FV <70%	>20%
Difetto FV + FVIII	FV + FVIII	FVIII >40% FV >20%
Difetto FX	FX <66%	>20%
Difetto FXIII	FXIII <70% >5%	>5%
Afibrinogenemia Ipofibrinogenemia Disfibrinogenemia	Difetto totale <85 mg/dL <85 mg/dL su base qualitativa	>50 mg/dL
Piastrinopatie	Vari	NA

* Il "livello emostatico" è quello che generalmente assicura, in vivo, una emostasi adeguata.
In casi particolari (emorragie gravi, traumi, interventi chirurgici ad alto rischio) potrebbe essere tuttavia indicato trattare anche pazienti che presentino una concentrazione del fattore carente superiore al valore del livello emostatico.

alla malattia di von Willebrand circa il 95% di tutti i deficit dei fattori coagulativi.

La maggioranza dei pazienti affetti da un disordine emorragico congenito che si presenta in Pronto Soccorso per la gestione di un problema emorragico acuto è già a conoscenza della patologia di cui è portatore, soprattutto in caso di difetti gravi già diagnosticati alla nascita o nei primi anni di vita, tuttavia esiste la possibilità di dover gestire pazienti privi di diagnosi precedente all'evento emorragico, ciò perché esiste una larga percentuale di nuove mutazioni non eredo-familiari e perché la variabilità clinica delle coagulopatie congenite si può esplicare in manifestazioni clinicamente rilevanti solo in occasione di traumi maggiori o interventi chirurgici. Pertanto è possibile che vengano diagnosticati in occasione di un accesso in Pronto Soccorso con emorragie anche potenzialmente fatali. Al medico d'urgenza non è richiesto di effettuare la diagnosi accurata di una patologia congenita emorragica ma di sapersi orientare sulla patogenesi delle principali coagulopatie per gestire adeguatamente l'urgenza, porre il sospetto di una diatesi emorragica congenita, qualora questa non sia nota, gestire in maniera appropriata l'emorragia acuta con il consulto dello specialista ematologo ed infine avviare il paziente al percorso diagnostico più appropriato quando l'emergenza sia risolta. In ogni caso è sempre opportuno che venga coinvolto lo specialista di riferimento ed è auspicabile che i dipartimenti di emergenza abbiano protocolli dedicati in caso di eventi emorragici in corso o potenziali.

L'inquadramento del paziente comprende la valutazione della stabilità clinica, un'accurata anamnesi sulla patologia congenita se nota (vedi capitoli successivi) e sulle caratteristiche degli episodi emorragici avuti in precedenza, ricordando che se il paziente presenta un disordine piastrinico tende ad avere sanguinamenti muco-cutanei, se invece, è portatore di un difetto di fattore coagulativo sono più frequenti gli ematomi muscolari e articolari. L'entità del sanguinamento è variabile ed è in relazione sia al meccanismo che lo ha determinato che alla gravità del deficit.

Per i difetti congeniti dei fattori della coagulazione il cardine del trattamento è la terapia sostitutiva con somministrazione del fattore carente (plasmaderivato o ricombinante), che deve essere effettuata il più precocemente possibile.

In caso di carenze per cui non sono disponibili preparati commerciali plasma-derivati o ricombinanti dello specifico fattore, la terapia sostitutiva si avvale del plasma fresco congelato o del complesso protrombinico plasma-derivato (in caso di difetto del fattore X, II).

Gli esami di primo livello che devono essere effettuati in Pronto Soccorso in caso di sospetta diatesi emorragica includono emocromo con formula leucocitaria ed eventuale striscio di sangue periferico, tempo di protrombina (PT), tempo di tromboplastina parziale attivata (APTT), fibrinogeno, gruppo sanguigno. È utile ricordare che l'APTT testa i fattori della via intrinseca e comune (quindi tutti tranne il VII e il XIII) e il PT testa la via estrinseca e comune (fibrinogeno, protrombina, fattori VII, X, IX). Si sottolinea che i tests di screening di primo livello non testano il fattore XIII, che pertanto necessita di test di dosaggio specifico in caso di sospetta carenza.

I capitoli successivi tratteranno delle malattie emorragiche congenite più frequenti: la malattia di von Willebrand e l'Emofilia A e B.

IL TACCUINO

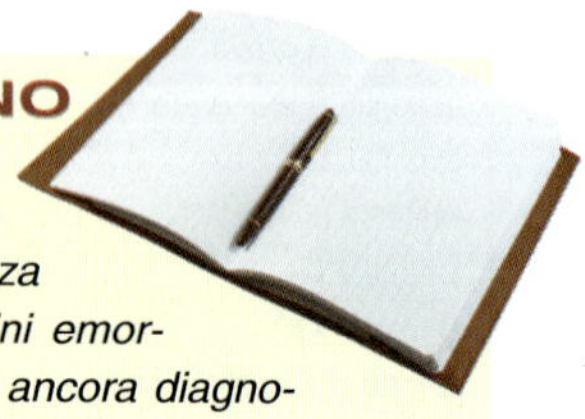

La possibilità di dover gestire in urgenza pazienti con disordini emorragici congeniti non ancora diagnosticati esiste. Quindi al medico è richiesto di sapersi orientare sulla patogenesi delle principali coagulopatie per gestire adeguatamente l'urgenza, sospettare una diatesi emorragica congenita, qualora questa non sia nota, e gestire in maniera tempestiva ed appropriata l'emorragia acuta in collaborazione con lo specialista ematologo, avviando il paziente ad una diagnosi accurata dopo risoluzione dell'emergenza.

EMOFILIA A e B

L'emofilia A e B, clinicamente indistinguibili, sono, dopo la malattia di von Willebrand, i più comuni disordini congeniti emorragici e sono determinati da un deficit dei fattori della coagulazione VIII e IX, rispettivamente. Sono malattie genetiche a carattere X-linked, per cui i maschi sono affetti e le femmine portatrici.

Epidemiologia

L'emofilia A è circa 5 volte più comune dell'emofilia B. Secondo il rapporto dell'Istituto Superiore di Sanità l'incidenza dell'emofilia A nella popolazione italiana totale è di 6,4/100.000 mentre nella popolazione maschile è di 13,1/100.000; per l'emofilia B è di 1,4/100.000 della popolazione totale e di 2,7/100.000 della popolazione maschile. Approssimativamente il 30% di nuovi casi di emofilia A e il 20% di nuovi casi di emofilia B derivano da nuove mutazioni, non eredo familiari. Circa il 35% dei pazienti affetti ha una malattia severa, il 15% moderata e il 50% lieve, sebbene casi di emofilia lieve possano essere misconosciuti e quindi il numero potrebbe essere sottostimato.

Presentazione clinica

L'emofilia A e l'emofilia B sono clinicamente caratterizzate da emorragie di varia entità ed in varie sedi. La severità del sanguinamento è correlata con il livello del fattore mancante (Tabella 8.1.4). Nelle forme severe (fattore <1%) i sanguinamenti sono frequenti (anche 1 o 2 alla settimana) e spontanei. Le emorragie possono interessare qualunque sede, sono spesso imprevedibili, spontanee e possono comparire piuttosto tardivamente a seguito di traumi anche lievi o interventi/manovre invasive minori (es. estrazioni dentarie).

Prevalentemente le manifestazioni emorragiche interessano:

- le articolazioni (emartri), principalmente gomiti, ginocchia e caviglie causando, se ripetuti e non idoneamente trattati, lo sviluppo di osteoartrosi secondaria con grave alterazione funzionale e disabilità (artropatia emofilica);
- i muscoli, in particolare i muscoli ileo-psoas, i gastrocnemi e i muscoli glutei. Le emorragie muscolari sono insidiose, determinando la comparsa di ematomi anche di cospicue dimensioni, prima che il paziente ne avverta i sintomi. Talora si può verificare una sindrome compartimentale. In caso di sanguinamenti del muscolo *ileo-psoas* il paziente presenta caratteristicamente la triade da compressione del nervo femorale (dolore in corrispondenza della regione inguinale o della fossa iliaca, parestesie in corrispondenza della parte anteriore della coscia e flessione della coscia).

Altre emorragie, meno frequenti, sono tuttavia da considerare urgenze mediche:

- l'emorragia cerebrale, particolarmente grave nell'emofilico, può essere spontanea (soprattutto in età neonatale o in soggetti ipertesi) o dopo traumi anche di lieve entità talora con presentazione subacuta a distanza di giorni. In alcuni casi (fino al 50% dei pazienti pediatrici) possono non essere presenti sintomi caratteristici al momento della presentazione. I neonati possono avere sintomi aspecifici quali iporessia, irrequietezza o letargia;
- l'emoftoe, le emorragie di lingua e collo, l'ematemesi e la melena, sono più rare ma potenzialmente pericolose per le funzioni vitali.

Alcune emorragie considerate "minori" (es. epistassi, gengivorragie, ematuria) necessitano comunque di una terapia adeguata.

Le urgenze e le insidie più frequenti che il medico del Pronto Soccorso deve affrontare nella gestione del paziente emofilico sono elencate in Tabella 8.1.5.

Tabella 8.1.4. Manifestazioni cliniche dell'emofilia in base al livello del fattore

Livello di fattore circolante (%)	Grado di severità	Manifestazione clinica
<1	Severo	Sanguinamenti spontanei, frequenti
1-5	Moderato	Sanguinamenti dopo traumi minori
5-40	Lieve	Sanguinamenti dopo traumi significativi

Tabella 8.1.5. Urgenza e insidie nel paziente emofilico

- Incidente stradale anche se apparentemente innocuo
- Trauma cranico o spinale
- Ematoma intracranico
- Infezione cerebro-meningea
- Lesione oculare o corpo estraneo nell'occhio
- Perdita di coscienza e conseguente caduta
- Politrauma
- Frattura
- Sanguinamento significativo o non controllato, esterno o interno
- Emorragie profonde, difficili da rilevare all'esame clinico

Anamnesi

Se il paziente è un emofilico noto è importante, se possibile (paziente in grado di collaborare o parenti presenti), ascoltare il paziente e i suoi familiari che in genere hanno esperienza nella valutazione degli episodi emorragici e sul loro trattamento. Qualora il paziente non fosse cosciente e non vi fossero parenti è opportuno controllare se ha con sé una tessera identificativa della malattia o altra documentazione che riporti anche la malattia ed il tipo di trattamento in uso.

Se non è noto e sorge il dubbio di una diatesi emorragica congenita, andrà indagata con accuratezza la storia familiare. Si devono valutare quali manifestazioni emorragiche il paziente ha presentato nel passato, le loro caratteristiche di durata, entità, sede e la eventuale presenza di fattori correlati (traumi, farmaci, etc.) e la motivazione che ha condotto il paziente in Pronto Soccorso: emorragia spontanea o trauma ed in questo secondo caso le caratteristiche di esso.

Esame obiettivo

Come sempre è necessaria una prima valutazione della stabilità clinica del paziente attraverso la rilevazione dei parametri vitali.

Essendo caratteristici gli emartri, valutare le articolazioni caratteristicamente sede di sanguinamento (o sede di trauma), ricordando che spesso i segni obiettivi compaiono tardivamente rispetto al sintomo dolore e che la terapia sostitutiva va effettuata il più precocemente possibile.

Ricercare i segni e sintomi di ematomi muscolari profondi.

Effettuare sempre un esame neurologico ricordando che segni e sintomi clinici dell'emorragia possono non essere presenti subito dopo il trauma.

Esami di laboratorio

In Pronto Soccorso vanno eseguiti esami di primo livello comprensivi di emocromo con formula leucocitaria e conta piastrinica, profilo coagulativo completo comprendente tempo di tromboplastina parziale attivata (APTT), tempo di protrombina (PT) e fibrinogeno. La conferma diagnostica si ottiene dosando il fattore VIII e il fattore IX in caso di riscontro di APTT allungato corretto da miscela con plasma normale (*Mix test*). Il paziente non ancora diagnosticato va indirizzato ad un centro ematologico specialistico dove eseguirà gli accertamenti del caso.

Diagnostica per immagini

I traumi cranici e toraco-addominali devono essere sempre sottoposti ad adeguata diagnostica strumentale (TC, ecografia), anche se asintomatici, per escludere la presenza di lesioni organiche. Tuttavia la loro esecuzione non deve ritardare la somministrazione della terapia.

Trattamento

Il perno della terapia è la somministrazione tempestiva del fattore carente plasma-derivato o ricombinante, anche se l'episodio emorragico è solo sospettato, in quanto la terapia sostitutiva è tanto più efficace quanto più precocemente iniziata.

Il trattamento deve precedere eventuali accertamenti diagnostico-strumentali soprattutto se questi inducono un ritardo terapeutico sensibile.

Il paziente o i parenti del paziente, qualora questo sia un bambino o non sia in grado per qualunque motivo di collaborare, dovrebbero avere a disposizione una lettera o una tessera che documenti il tipo di patologia da cui è affetto, il dosaggio e il tipo di farmaco indicato per il trattamento nonché il centro ematologico al quale fare riferimento.

Nel caso in cui non sia noto il livello del fattore carente del paziente che presenti un'emorragia bisogna assumere che il fattore sia <1%.

Sono attualmente disponibili concentrati di fattore VIII e IX sia di derivazione plasmatica umana che ricombinante ed entrambi sono considerati efficaci.

In caso di sanguinamento è importante raggiungere livelli di fattore VIII o IX emostatici (il livello emostatico è quello che generalmente assicura in vivo una emostasi adeguata) e tali livelli variano in base all'entità del sanguinamento.

Molti pazienti hanno di solito a domicilio alcune dosi per il primo intervento: è pertanto probabile che il paziente arrivi al Pronto Soccorso già in possesso del prodotto in terapia ed è regola generale infondere al paziente il prodotto che usa abitualmente; questa prassi sembra ridurre il rischio di insorgenza di inibitori.

In caso di emergenza, qualora il paziente non sia in grado di specificare il tipo di prodotto usato, o questo non sia a disposizione nella sede del PS andrà somministrato il preparato disponibile.

Nei pazienti con emofilia A lieve può essere utilizzata la desmopressina che determina incremento dei livelli del fattore VIII e pertanto non deve essere usata nell'emofilia B. Sono assolutamente da evitare le iniezioni intramuscolari, in considerazione dell'elevato rischio di sviluppo di ematomi muscolari nella sede di iniezione e, nel limite del possibile, l'anestesia spinale e i tentativi di incannulamento delle vene maggiori (ad esempio, giugulari e femorali) (Tabella 8.1.6). Anche l'artrocentesi non è consigliata di routine nella diagnostica degli emartri e va eventualmente riservata alla successiva fase terapeutica, previa consulenza di un ortopedico esperto nel campo delle malattie emorragiche.

IL TACCUINO

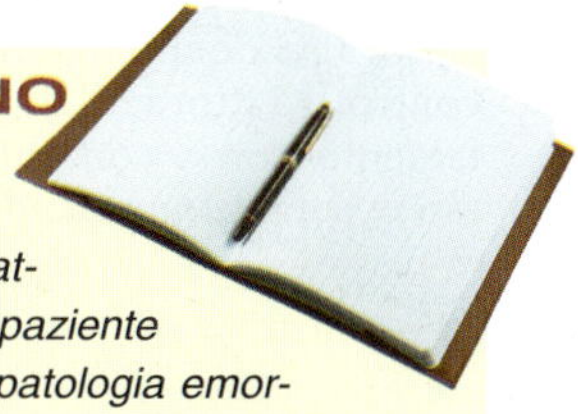

Un ritardo nella somministrazione del fattore carente ad un paziente con emofilia o altra patologia emorragica congenita, che giunga al Pronto Soccorso per una emorragia, può comportare l'aggravamento della situazione emorragica. Deve quindi essere assegnato, al Triage, un codice superiore rispetto a quello attribuibile secondo i protocolli vigenti.

Un valido sistema di tutela dei pazienti emofilici noti sarebbe quello di aver già registrato il loro nominativo nel sistema informatico del Pronto Soccorso minimizzando in tal modo i rischi e l'attesa ed ovviando alle situazioni in cui il paziente non fosse cosciente.

IL TACCUINO

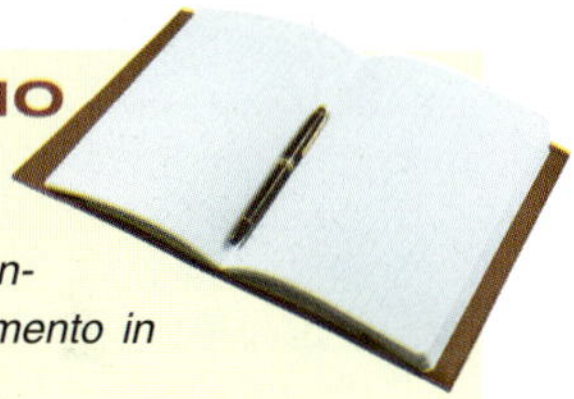

È sempre consigliabile contattare il Centro Emofilia di riferimento in particolare se:

- *il paziente non sa riferire con certezza la diagnosi;*
- *se il paziente non conosce il concentrato utilizzato di solito;*
- *per qualsiasi dubbio inerente il trattamento del paziente;*
- *se il paziente è portatore di inibitori.*

Tabella 8.1.6. Regole generali

Azioni e trattamenti controindicati	Azioni e trattamenti indicati
Accessi venosi centrali e qualsiasi procedura chirurgica o invasiva in assenza di terapia sostitutiva	Applicare sempre una compressione nei siti della puntura (10 minuti + bendaggio compressivo)
Iniezioni intramuscolare	
Mobilizzazione eccessivamente vigorosa degli arti	
Acido acetil-salicilico, suoi derivati e FANS	In caso di dolore: ghiaccio, paracetamolo, oppiacei minori e maggiori

Inibitori

Il 25-30% dei pazienti con emofilia A e il 3-5% con emofilia B sviluppano un anticorpo IgG dotato di attività inibitoria diretta contro il fattore VIII/IX, rendendo il trattamento con i concentrati inefficaci. Deve essere cura del medico di Pronto Soccorso informarsi, prima del trattamento, sull'eventuale presenza di inibitore e in tal caso contattare il centro ematologico di riferimento.

In questi casi possono essere somministrati il concentrato di complesso protrombinico attivato e il fattore VII attivato ricombinante (agenti by-passanti).

APPROFONDIMENTI

Difetti emorragici rari

Sono definiti *Rare Bleeding Disorders* (RBD) e hanno una prevalenza variabile da 1:500.000 a 1:2.000.000 individui. I RBD più frequenti sono:

1. difetto di FVII: sindrome emorragica di intensità variabile, non sempre correlabile con il livello di FVII, ma che al di sotto del 2% può essere grave, caratterizzata da metrorragie, emartri, emorragie cerebrali. Il trattamento dell'emorragia viene effettuato con l'infusione di Fattore VII attivato ricombinante (rFVIIa) o di concentrato di FVII plasma-derivato, tenendo presente che l'emivita del FVII è di 3-4 ore;
2. difetto di FXI (detto in passato Emofilia C): il quadro clinico è scarsamente correlato con i livelli di FXI circolanti; le manifestazioni emorragiche sono solitamente post-traumatiche o post-chirurgiche. La terapia consiste nella somministrazione di plasma fresco congelato o concentrato di FXI plasma-derivato (in commercio solo all'estero e importato in Italia per uso compassionevole).

Ancora più rari:

1. carenza di FX: si tratta con concentrati del complesso protrombinico o plasma fresco congelato;
2. carenza di FV: si ha a disposizione solo il plasma;
3. carenza di FXIII: i test di coagulazione sono di solito normali, ma può esservi storia di ripetuti sanguinamenti alla caduta del moncone ombelicale; si tratta con lo specifico concentrato (in commercio solo all'estero, ma in genere disponibile nei centri che seguono questi pazienti);
4. piastrinopatie congenite: le più note sono la Tromboastenia di Glanzmann (difetto di GPIIb/IIIA di varie gravità) e la Malattia di Bernard-Soulier (difetto di GPIb-IX-V), ma esiste tutta una serie di anomalie dei granuli e degli enzimi intrapiastrinici. Provocano emorragie in genere muco-cutanee. Il trattamento è complesso.

APPROFONDIMENTI

Recentemente è entrato in uso, nel trattamento dell'Emofilia A, un anticorpo monoclonale umanizzato bispecifico (emicizumab), in grado di legarsi al Fattore IX ed al Fattore X ed attivare quest'ultimo, mimando così la funzione del Fattore VIII nel processo emostatico. Il farmaco è stato autorizzato nel 2019 per la "profilassi di routine degli episodi emorragici in pazienti emofilici A con inibitori del Fattore VIII" di qualsiasi età e successivamente, nel 2020 l'autorizzazione è stata estesa anche alla "profilassi di routine in pazienti di qualsiasi età affetti da Emofilia A severa (deficit FVIII <1%) senza inibitori del fattore VIII". Emicizumab viene somministrato per via sottocutanea (s.c.) una volta alla settimana alla dose di 3 mg/kg per le prime 4 settimane (dose di carico) e, successivamente, 1,5 mg/kg (dose di mantenimento).

È indispensabile che il medico d'urgenza sia informato circa l'utilizzo di tale farmaco da parte del paziente affetto da Emofilia che si presenti in PS per un evento emorragico provocato e che pertanto necessiti di terapia sostitutiva, in quanto i test coagulativi comunemente utilizzati non esprimono il reale assetto emostatico del paziente. Pertanto, il trattamento iniziale e tempestivo dell'evento dovrà essere quello tradizionale - in attesa di consulenza da parte del centro specialistico di riferimento - tenendo presente che, in caso di paziente con inibitori in terapia con emicizumab, l'unico agente bypassante utilizzabile è il Fattore VII attivato ricombinante, mentre vi è controindicazione assoluta all'utilizzo di complesso protrombinico attivato.

LA LAVAGNA

- ***L'emofilia, se non trattata, può portare rapidamente a conseguenze fatali soprattutto nei bambini e negli adolescenti.***
- ***Un trattamento inappropriato degli emartri e degli ematomi ricorrenti può determinare disabilità grave.***
- ***Somministrare la terapia sostitutiva il più precocemente possibile senza aspettare i risultati delle indagini strumentali e laboratoristiche.***
- ***In presenza di pericolo di vita usare il prodotto disponibile presso il Pronto Soccorso.***
- ***Ascoltare sempre paziente e familiari perché sono esperti, spesso portano il tesserino e la lettera del centro di riferimento e spesso portano anche una dose del loro farmaco.***
- ***Contattare sempre il Centro di riferimento per l'emofilia.***

MALATTIA DI VON WILLEBRAND (vWD)

Definizione

È la malattia emorragica congenita più frequente (prevalenza 0,1-1%) colpisce maschi e femmine, a trasmissione autosomica (mutazione genica presente sul cromosoma 12). È dovuta a un deficit di tipo quantitativo o qualitativo del fattore von Willebrand (FvW).

Il fattore di von Willebrand è una glicoproteina che circola nel plasma sotto forma di multimeri a basso, intermedio e alto peso molecolare. I multimeri a più alto peso molecolare facilitano l'adesione e l'aggregazione piastrinica alle proteine della matrice sottoendoteliale esposte in seguito ad un danno vascolare. Inoltre il fattore di von Willebrand secreto nel plasma stabilizza il fattore VIII allungandone l'emivita.

Esiste anche una forma di sindrome di von Willebrand acquisita secondaria a diverse patologie.

Epidemiologia

Interessa circa lo 0,1-1% della popolazione generale, tuttavia la maggioranza di questi casi (tipo 1) presenta una diatesi emorragica lieve, tale da non richiedere terapia specifica o misure precauzionali. Sebbene le mutazioni siano ugualmente distribuite fra i due sessi, le manifestazioni cliniche sono più comuni nelle donne a causa delle complicanze emorragiche in corso di gravidanza, parto o durante il ciclo mestruale.

Classificazione e presentazione clinica

La malattia di von Willebrand viene classificata in tre tipi che ne riflettono la fisiopatologia ed hanno manifestazioni cliniche differenti (Tabella 8.1.7):

- tipo 1 (difetto quantitativo): il più frequente (77% dei casi), autosomico dominante;
- tipo 2 (difetto qualitativo) con diversi sottotipi: 2A, 2B, 2M, 2N, (19% dei casi);
- tipo 3: completa assenza in circolo di vWF con grave sintomatologia emorragica; autosomico recessivo (4% dei casi).

Le manifestazioni emorragiche sono prevalentemente a carico di cute e mucose. Più frequentemente si possono avere: ecchimosi spontanee o per traumi minimi, epistassi talora gravi e con necessità di tamponamento, gengivorragie, menorragie. Non sono rare le emorragie al momento del menarca, del post-partum e a carico del tratto gastrointestinale. In donne in età fertile è frequente la formazione di corpo luteo emorragico. Il rischio di emorragie gravi è associato generalmente a traumi importanti, interventi chirurgici e alle forme più severe della malattia.

La forma acquisita della patologia di von Willebrand può essere secondaria a varie patologie che ne inducono l'insorgenza con meccanismi differenti e non sempre del tutto noti (Tabella 8.1.8).

Diagnosi

L'inquadramento diagnostico è complesso in quanto il test di screening di base APTT può anche non essere allungato; spesso è necessario ricorrere a test di screening della funzione piastrinica, quali il test di funzionalità piastrinica (PFA-100) e ad altri test di 2° livello miranti a esplorare le varie funzioni del fattore vW e a misurarne quantitativamente la presenza, come ad esempio vWF:Ag, vWF:Rco, Collagen binding. La diagnosi dei sottotipi del difetto di tipo 2 si avvale anche di metodiche disponibili solo in alcuni laboratori altamente specializzati (tipiz-

Tabella 8.1.7. Tipi e caratteristiche della malattia di von Willebrand

vWD	Modalità di trasmissione	Manifestazioni cliniche
Tipo 1	Autosomica dominante	Lievi e con espressione variabile
Tipo 2	Autosomica dominante	Sanguinamenti cutanei-mucosi lievi-moderati (secondo sottotipo)
Tipo 3	Autosomica recessiva	Sanguinanti moderati-severi, simili all'emofilia

zazione dei multimeri e tipizzazione delle mutazioni genetiche mediante sequenziamento).

La diagnosi di malattia di von Willebrand acquisita deve essere sospettata in persone adulte con sintomatologia emorragica di nuova insorgenza associata ad altre patologie (Tabella 8.1.8).

Terapia

Lo scopo del trattamento è di correggere il difetto dei livelli circolanti di FVIII/vWF (Tabelle 8.1.9 e 8.1.10):

- *Desmopressina* (*DDAVP*). Rappresenta la terapia di scelta nel tipo 1. Si tratta di un analogo della vasopressina che ha la proprietà di liberare i depositi di fattore von Willebrand contenuti nelle cellule endoteliali. La risposta alla terapia può essere valutata dalla cessazione del sanguinamento in caso di sanguinamenti minori (epistassi, menorragie) ma necessita di valutazioni di laboratorio in caso di sanguinamenti più severi (retroperitoneali). Può determinare ritenzione idrica e iponatriemia e quindi deve essere utilizzata con cautela nei pazienti cardiopatici ed è controindicata nei bambini al di sotto dei 2 anni. La DDAVP non è mai efficace nel Tipo 3 e tale trattamento risulta addirittura controindicato nel Tipo 2B.

Tabella 8.1.8. Condizioni potenzialmente associate a malattia di von Willebrand

Patologia	Fisiopatologia
Ipotiroidismo	Riduzione sintesi e secrezione del fattore vWF
Malattie linfoproliferative	Anticorpi contro fattore vWF
Disordini mieloproliferativi	Frammentazione del fattore ad alto peso molecolare
Neoplasie solide	Legame del fattore alle cellule neoplastiche
Patologie autoimmuni	Anticorpi contro fattore vWF
Valvulopatie	Frammentazione del fattore ad alto peso molecolare
Devices cardiaci	Frammentazione del fattore ad alto peso molecolare
Idiopatica	Vari meccanismi
Farmaci	Riduzione della sintesi del fattore (acido valproico), aumento della proteolisi (ciprofloxacina)

Tabella 8.1.9. Trattamento della malattia di von Willebrand

Classificazione	Trattamento
Tipo 1	Desmopressina, fattore concentrato se la desmopressina è controindicata o in caso di sanguinamenti maggiori
Tipo 2A	Fattore concentrato per la maggioranza dei sanguinamenti, desmopressina solo in caso di sanguinamenti minori o chirurgia minore
Tipo 2 B	Fattore concentrato
Tipo 2 M	Fattore concentrato
Tipo 2 N	Desmopressina Fattore concentrato
Tipo 3	Concentrato di fattore

Tabella 8.1.10. Posologia dei trattamenti della malattia di von Willebrand

Desmopressina • 0.3 µg/kg endovena in 20-30 minuti, ripetibile ogni 4-6 ore per un massimo di due o tre volte totali • Somministrazione nasale: 1 spray in ogni narice
Concentrato di fattore von Willebrand • Dose di carico 40-60 UI/kg • Proseguire con dosi ogni 12-24 ore per mantenere vWF:Rco >0,50 UI/mL
Acido Tranexamico • 20 mg/kg ogni 6-8 ore

- *Concentrati di Fattore von Willebrand/Fattore VIII*. Sono presenti in commercio concentrati plasmaderivati del complesso Fattore von Willebrand e Fattore VIII. Da alcuni anni abbiamo a disposizione un concentrato di fattore von Willebrand plasmaderivato altamente purificato (privo di Fattore VIII), ma, poiché l'effetto emostatico viene raggiunto dopo ore se ne consiglia l'uso solo in profilassi o in preparazione ad interventi chirurgici d'elezione. L'utilizzo dei concentrati è da preferire in caso di forme gravi, emorragie o interventi chirurgici maggiori, quando il trattamento va protratto oltre i cinque giorni, nonché quando la risposta alla DDAVP tende ad esaurirsi.
- *Acido tranexamico*. Interferisce con la lisi del coagulo legandosi alla plasmina e impedendo ad essa di legare e lisare la fibrina. In tutti i tipi di vWD viene utilizzato in associazione alla DDAVP ed ai concentrati plasmaderivati in corso di emorragie moderate e gravi, da solo nelle emorragie lievi. È controindicato nel trattamento dei sanguinamenti del tratto urinario.

La scelta del farmaco dipende dal Tipo/Sottotipo e dalla severità di vWD, dall'entità dell'episodio emorragico e dalla responsività personale del paziente alla DDAVP. Nel caso in cui un evento emorragico si verifichi in un paziente di cui non si abbia una diagnosi certa di vWD e non se ne conosca il Tipo/Sottotipo è opportuno utilizzare terapia sostitutiva con concentrati plasmaderivati se l'emorragia è moderata-severa e solo acido tranexamico se si tratta di un episodio di lieve entità a risoluzione rapida.

La terapia della forma acquisita in urgenza è la stessa della forma congenita. Il trattamento della patologia di base, se possibile, può ripristinare i livelli del fattore.

IL TACCUINO

La possibilità che un paziente adulto portatore di Malattia di von Willebrand non sia a conoscenza della propria patologia è abbastanza frequente, soprattutto per i tipi caratterizzati da diatesi emorragica lieve.

In caso di sospetto vWD il paziente deve essere avviato ad un Centro esperto per la diagnosi del tipo e sottotipo.

Bibliografia di riferimento

LA LAVAGNA

- ***Tutti i pazienti con sospetta malattia di von Willebrand dovrebbero essere caratterizzati da indagini di laboratorio specifiche non appena possibile.***
- ***Nei differenti tipi e sottotipi i sanguinamenti possono essere di varia entità.***
- ***La desmopressina è la terapia efficace nella maggior parte dei pazienti ma è inefficace nel tipo 3 e controindicata nel tipo 2B.***
- ***L'acido tranexamico non deve essere utilizzato nei sanguinamenti del tratto urinario.***

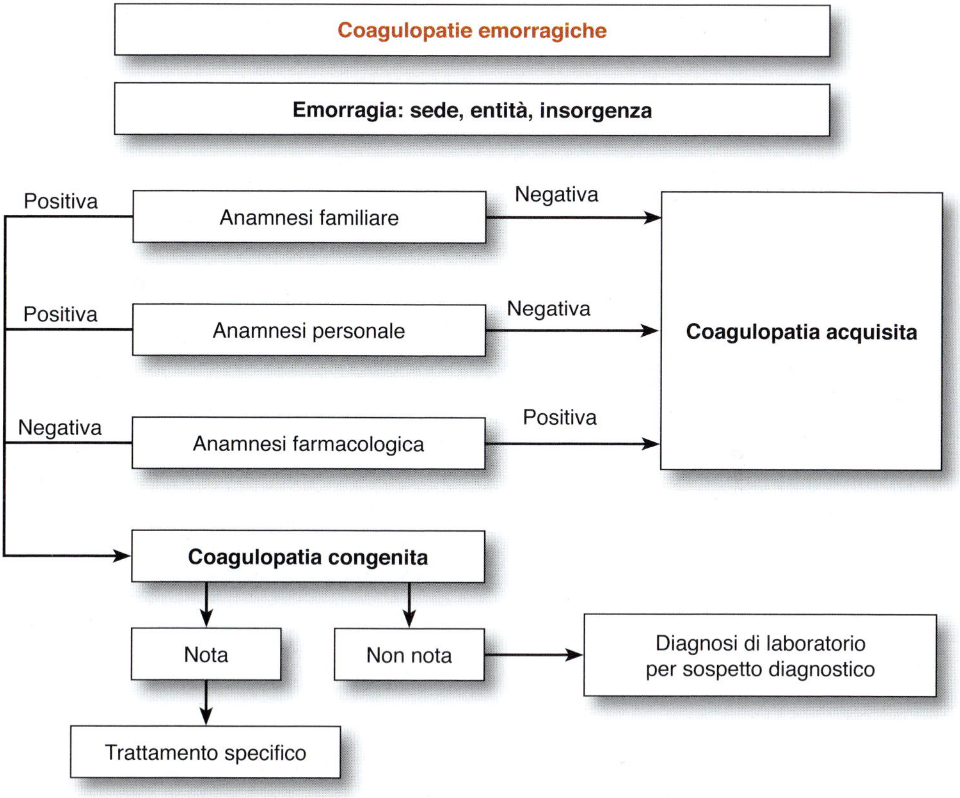
Coagulopatie emorragiche
Emorragia: sede, entità, insorgenza
Positiva
Anamnesi familiare
Negativa
Positiva
Anamnesi personale
Negativa
Negativa
Anamnesi farmacologica
Positiva
Coagulopatia acquisita
Coagulopatia congenita
Nota
Non nota
Diagnosi di laboratorio
per sospetto diagnostico
Trattamento specifico

8.2 Coagulopatie emorragiche acquisite

Coagulopatie

Le modalità di presentazione dei disturbi coagulativi sono molto variabili e vanno da quadri stabili o ad andamento subdolo e di riscontro anche casuale, a quadri drammatici che si possono presentare al sistema dell'emergenza all'esordio o per complicanze intercorrenti. Il paziente con deficit piastrinico può presentare manifestazioni emorragiche prevalenti a carico della cute, delle mucose, degli organi interni, mentre nelle altre coagulopatie sono più frequenti e tipici gli emartri e gli ematomi. Qualunque diatesi emorragica può essere aggravata da traumi, farmaci, infezioni e sepsi, situazioni con le quali il medico d'urgenza si confronta quotidianamente e che portano il paziente al Pronto Soccorso. È quindi importante sapersi orientare sulla patogenesi delle principali coagulopatie e conoscere il più adeguato approccio terapeutico in urgenza al di là del fatto che sia consigliabile coinvolgere quanto prima lo specialista di riferimento.

Si definiscono coagulopatie emorragiche acquisite tutte le patologie emorragiche da deficit quantitativo e/o qualitativo di uno o più fattori della coagulazione, delle piastrine e dell'endotelio da cause acquisite (Tabella 8.2.1).

Le manifestazioni di tali patologie costituiscono sempre una condizione di emergenza emorragica, frequentemente a rischio di vita se non prontamente diagnosticate e trattate.

Tabella 8.2.1. Principali coagulopatie emorragiche acquisite in rapporto al meccanismo patogenetico

	Autoimmune	Consumo	Farmaci antitrombotici	Attivazione	Paraneoplastica
Coagulazione intravascolare disseminata	–	+	–	+	+
Emofilia acquisita	+	–	–	–	+
Piastrinopenia immunologica	+	–	+/–	–	–
Microangiopatia trombotica	+	+	–	+/–	–
Coagulopatia da farmaci	–	–	+	–	–

EMOFILIA ACQUISITA

L'emofilia acquisita è una malattia rara dovuta alla presenza di autoanticorpi inibitori diretti contro il fattore VIII (FVIII) o il fattore IX (FIX) della coagulazione che possono insorgere in forma idiopatica o secondaria a patologie autoimmunitarie e neoplastiche.

Epidemiologia

L'emofilia acquisita ha un tasso di incidenza nella popolazione generale di circa 1 caso per milione di abitanti/anno. La sua frequenza aumenta con l'età, essendo estremamente rara nei bambini e incrementando molto significativamente dopo i 65 anni. L'incidenza nei maschi e nelle femmine è simile, con l'eccezione dell'intervallo di età compreso tra i 20 e i 40 anni, in cui si presentano casi di emofilia A acquisita associati a gravidanza e post-partum, condizione peraltro ancora più rara. In circa la metà dei casi non si riscontra alcuna patologia o condizione scatenante, per cui si parla di forme idiopatiche. Nell'altra metà circa dei casi l'insorgenza è correlabile ad altre patologie o a condizioni cliniche potenzialmente associate allo sviluppo di autoanticorpi: neoplasie solide o ematologiche, malattie autoimmuni, in particolare artrite reumatoide e LES, assunzione di farmaci, in particolare antibiotici ed interferone, o malattie dermatologiche. Non di rado l'esordio dell'emofilia acquisita precede quello della patologia cui è associata e innesca le indagini che portano a diagnosticarla.

Presentazione clinica

Un inibitore anti-FVIII o, eccezionalmente, anti-FIX acquisito deve essere sospettato in presenza di emorragie ad esordio improvviso, spesso gravi, che possono insorgere spontaneamente o dopo traumi minori, in seguito a procedure invasive (posizionamento di cateteri venosi, indagini endoscopiche, prelievi arteriosi, iniezioni intramuscolari) o interventi chirurgici, in pazienti che non assumono farmaci anticoagulanti o antiaggreganti e che presentano una storia personale e familiare negativa per emorragie. Sedi frequenti di manifestazioni emorragiche sono la cute (vaste ecchimosi ed ematomi sottocutanei), le mucose (epistassi, gengivorragia, metrorragia, emorragie gastrointestinali), i muscoli. A differenza dell'emofilia A e B congenita, raramente si manifestano emartri. Emorragie retroperitoneali si verificano nel 20% dei casi e sono spesso fatali. Il sanguinamento in sedi critiche può dar luogo a sintomi da compressione (laringe, nervi, vasi). In generale, le manifestazioni emorragiche sono più gravi rispetto a quelle osservate nei pazienti con emofilia congenita con o senza inibitore. Emorragie gravi, per lo più a livello del tratto gastrointestinale e dello spazio retroperitoneale, si verificano fino al 70-90% dei casi. La gravità delle emorragie, unitamente ai ritardi diagnostici, all'età avanzata dei pazienti, alle patologie associate e ad approcci terapeutici inadeguati, rende conto dell'elevato tasso di mortalità (fino al 41%) di questa malattia emorragica acquisita, riportato in letteratura.

IL TACCUINO

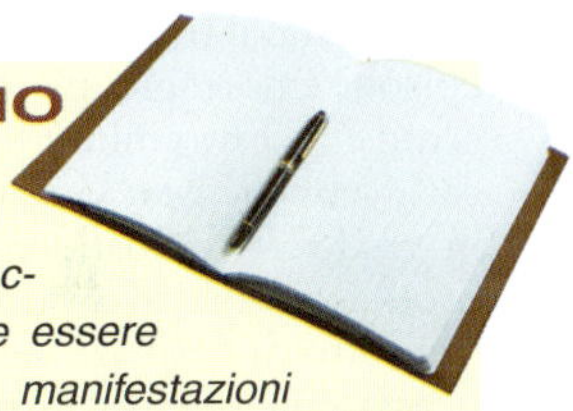

Il sospetto diagnostico di emofilia acquisita deve sempre essere posto in caso di manifestazioni emorragiche improvvise di varia gravità in soggeti di età >65 anni non in trattamento con anticoagulanti con anamnesi personale e familiare negativa per emorragie.

Diagnosi di laboratorio

Il tempo di tromboplastina parziale attivato (APTT) allungato, non corretto dal plasma normale (*Mix test*), con tempo di protrombina (PT) normale, rappresenta il cardine diagnostico di laboratorio per la diagnosi di inibitore acquisito anti-FVIII. A fronte di un sospetto clinico e del riscontro di APTT allungato, il test di miscela (*Mix test*) deve essere, pertanto, prontamente eseguibile, anche in regime di urgenza. L'APTT della miscela del plasma del paziente con il plasma normale deve essere eseguito prima e dopo incubazione a 37 °C per almeno 2 ore, poiché l'inattivazione del FVIII è tempo e temperatura dipendente. La diagnosi di inibitore sarà confermata dal dosaggio specifico del fattore e dalla titolazione dell'inibitore mediante il metodo Bethesda modificato secondo Nijmegen quest'ultima eseguibile presso un laboratorio specialistico. È importante conoscere il livello di fattore ed il titolo di inibitore in quanto tali valori condizioneranno le scelte terapeutiche successive.

Terapia

La terapia dell'emofilia acquisita si basa sul trattamento antiemorragico tempestivo seguito dalla terapia eradicante dell'inibitore.

Terapia dell'emorragia

Gli agenti bypassanti, fattore VII attivato ricombinante (rFVIIa) e concentrato di complesso protrombinico attivato (aPCC) rappresentano il trattamento di prima linea degli episodi emorragici nei pazienti con emofilia acquisita. Entrambi si sono dimostrati efficaci, sebbene non vi siano studi comparativi in grado di dimostrare la superiorità di un prodotto rispetto ad un altro. L'aPCC è un prodotto di derivazione plasmatica la cui efficacia complessiva in pazienti con emofilia acquisita viene valutata essere del 86% utilizzando, quale trattamento di prima linea, un tipico regime di 75 U/kg ogni 8-12 ore. Il rFVIIa presenta il vantaggio di essere scevro dal rischio di infezione da agenti patogeni trasmissibili per via ematogena. La sua efficacia in casi di emofilia acquisita è documentata del 95% nel controllo delle emorragie. La dose mediana delle somministrazioni è di 90 µg/kg, ogni 4-6 ore. La principale preoccupazione legata all'utilizzo di questi agenti bypassanti rimane, tuttavia, il rischio trombotico ad essi associato vista l'età avanzata dei pazienti e la maggiore frequenza di concomitanti fattori di rischio cardiovascolare e tromboembolico. L'acido tranexamico può rappresentare un utile approccio di trattamento in caso di emorragie lievi e poco estese a carico delle mucose e della cute, dopo valutazione dei valori di fattore e del titolo dell'inibitore.

Dal 2017 è disponibile un concentrato ricombinante di Fattore VIII porcino (rpFVIII) che trova indicazione nel trattamento antiemorragico dell'Emofilia acquisita. Studi su piccoli numeri di pazienti dimostrano l'efficacia di tale trattamento soprattutto in pazienti ad alto rischio cardiovascolare o tromboembolico, ma la necessità di un attento monitoraggio dei valori di Fattore VIII e della possibile cross-reattività con gli autoanticorpi anti Fattore VIII umano, da parte di un laboratorio altamente specializzato, ne rendono l'utilizzo riservato a pochi centri di elevata specializzazione.

Terapia dell'inibitore

Premessa all'eventuale adozione di terapia eradicante è l'identificazione di condizioni che possano avere scatenato l'insorgenza dell'autoanticorpo (es. neoplasie, farmaci, malattie autoimmuni, ecc.) la cui rimozione e trattamento specifico potrebbe portare ad una rapida scomparsa dell'inibitore. Il trattamento eradicante l'inibitore si basa sulla terapia immunosoppressiva, il cui scopo è l'inibizione o eliminazione del clone cellulare responsabile della sintesi degli autoanticorpi. I farmaci usati prevalentemente sono il prednisone, la ciclofosfamide e l'anticorpo monoclonale anti-CD20 (rituximab), somministrati in monoterapia o in diverse combinazioni.

LA LAVAGNA

- *La presenza di emorragia in un soggetto di età superiore a 65 anni, con anamnesi farmacologica e personale negativa per eventi emorragici, APTT allungato deve indurre il sospetto di emofilia acquisita.*
- *Il trattamento antiemorragico deve essere eseguito precocemente mediante agenti by-passanti (aPCC/rFVIIa).*
- *La valutazione diagnostica e relativa terapia immunosoppressiva sono di competenza dello specialista ematologo.*

Appunti / Commenti

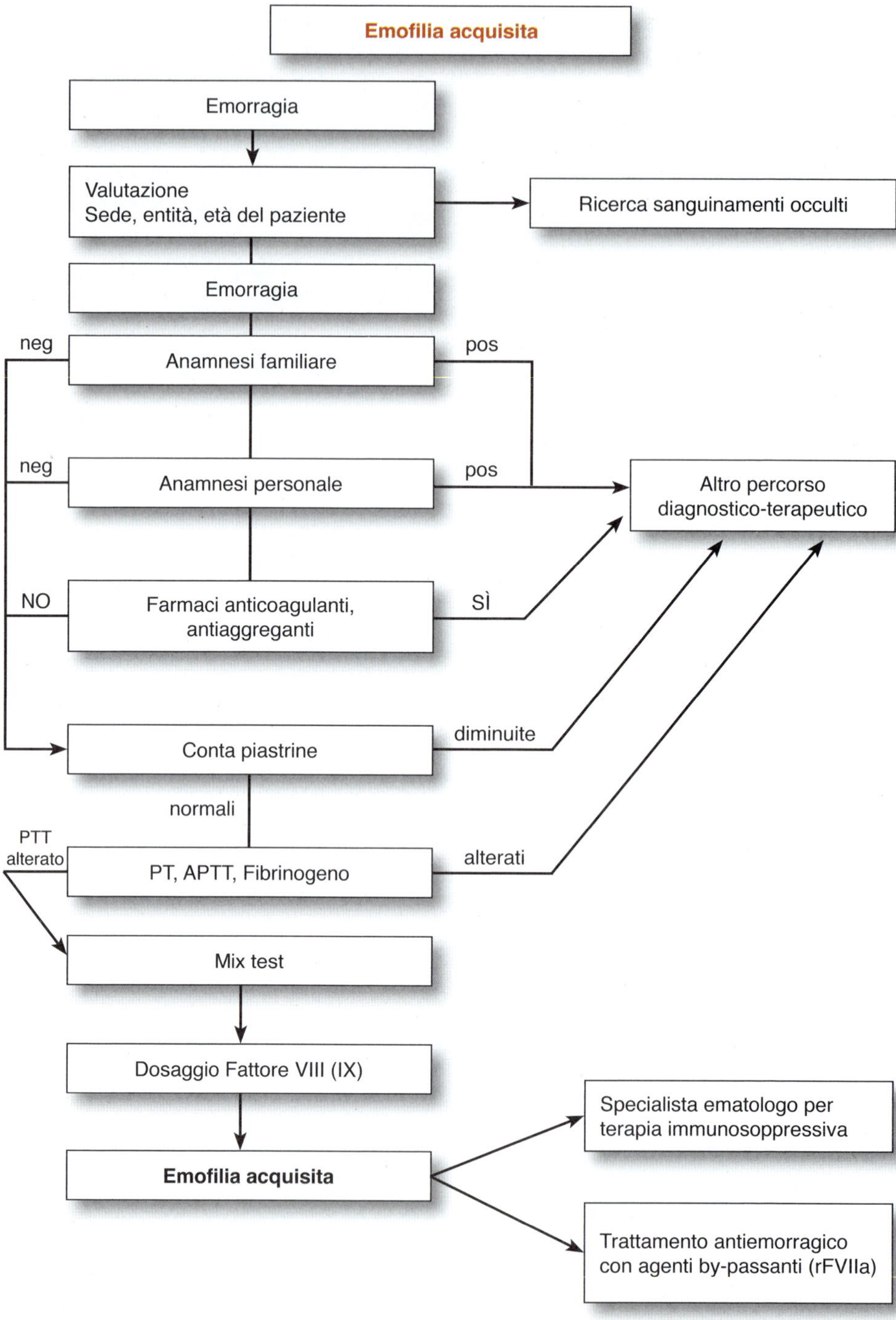
Emofilia acquisita
Emorragia
Valutazione
Sede, entità, età del paziente
Ricerca sanguinamenti occulti
Emorragia
neg
Anamnesi familiare
pos
neg
Anamnesi personale
pos
Altro percorso diagnostico-terapeutico
NO
Farmaci anticoagulanti, antiaggreganti
SÌ
Conta piastrine
diminuite
normali
PTT alterato
PT, APTT, Fibrinogeno
alterati
Mix test
Dosaggio Fattore VIII (IX)
Emofilia acquisita
Specialista ematologo per terapia immunosoppressiva
Trattamento antiemorragico con agenti by-passanti (rFVIIa)

COAGULAZIONE INTRAVASCOLARE DISSEMINATA (CID)

Definizione

È una condizione clinica acquisita in cui, all'interno del torrente circolatorio, vengono attivati sia i meccanismi procoagulanti che la fibrinolisi. Questo induce sia alla formazione che alla dissoluzione del coagulo, per cui si verificano contemporaneamente fenomeni trombotici ed emorragici. La CID di per sé non è una malattia, ma una drammatica complicanza, di varie condizioni morbose (Tabella 8.2.2). Se ne distingue una forma acuta ed una cronica che in genere è secondaria a neoplasie solide o epatopatie cirrogene, ma l'orientamento più moderno è portato ad un inquadramento basato più sulla clinica e cioè sulla prevalenza delle manifestazioni trombotiche su quelle emorragiche o viceversa, sulla loro contemporaneità oppure sull'espressione prevalentemente laboratoristica del quadro.

Tabella 8.2.2. Condizioni morbose potenzialmente causa di CID

- Infezioni batteriche e sepsi, malaria, rickettsie, infezione da CMV, polmonite da COVID-19
- Neoplasie solide (prevalentemente pancreas, prostata, malattie metastatiche diffuse)
- Neoplasie ematologiche (leucosi e soprattutto leucemia promielocitica)
- Gravi traumi e ustioni, grandi interventi chirurgici
- Patologia ostetrica (aborto settico, ritenzione feto morto, eclampsia, distacco di placenta)
- Patologie immunologiche: vasculiti, malattie autoimmuni, rigetto di trapianto, severa emolisi intravascolare (incompatibilità AB0)
- Patologie epatiche: cirrosi, insufficienza epatica acuta
- Veleni e farmaci
- Malformazioni vascolari (emangiomi giganti, aneurismi aortici)
- Shock (soprattutto settico)

Epidemiologia

È strettamente collegata a quella delle condizioni morbose elencate in Tabella 8.2.2, raramente incidente se non nelle fasi terminali o avanzate di molte patologie neoplastiche (5-10% dei casi). Può essere però presente all'esordio in caso di leucemia promielocitica o sepsi con percentuali del 20-30% dei casi.

Fisiopatologia

Nella CID viene ad alterarsi l'equilibrio fisiologico tra coagulazione e fibrinolisi. La fisiopatologia è estremamente complessa ed i meccanismi responsabili sono molteplici: l'attivazione della via estrinseca e della via intrinseca della coagulazione, l'adesione e l'aggregazione piastrinica, l'inibizione dei meccanismi anticoagulanti, l'attivazione e/o l'inibizione della fibrinolisi. Gli agenti che possono causare l'attivazione della CID e quindi la sindrome trombotico-emorragica sono spesso endotossine batteriche, complessi antigene-anticorpo, liberazione di materiale tromboplastinico da lesioni tissutali ed endoteliali, enzimi proteolitici, l'anossia e l'acidosi. Nella CID i meccanismi patogenetici fondamentali comprendono:

- la massiva generazione di trombina attraverso la via intrinseca o estrinseca e conseguente interazione con fibrinogeno, piastrine e fattori della coagulazione, che pertanto vengono consumati;
- il progressivo consumo degli anticoagulanti naturali (es. antitrombina) che contrastano l'attività della trombina;
- l'esaltata produzione di fibrina che deriva dalla trombina e che ostruisce il microcircolo determinando ischemia tissutale;
- l'attivazione del sistema fibrinolitico per ripristinare la pervietà del microcircolo con conseguente formazione di frammenti di fibrinogeno/fibrina (D-dimero) e consumo di fattori coagulanti e fibrinogeno.

Gli aspetti di iperfibrinolisi o di ipercoagulabilità possono essere prevalenti l'uno sull'altro, concomitanti o clinicamente assenti.

Diagnosi differenziale

Include le principali forme di microangiopatie con emolisi (consultare Capitolo 8.4), le gravi compromissioni della funzione epatica di sintesi dei fattori coagulativi, la trombocitopenia indotta da eparina (HIT) e le sindromi correlate tra le quali è emersa la trombosi-trombocitopenia indotta da vaccino (VITT). Per quanto riguarda le varianti di CID, si parla di *bleeding type* intendendo una forma che ha aspetti prevalenti di iperfibrinolisi, caratteristica della leucemia promielocitica ed alcune patologie ostetriche. In pazienti con patologie ostetriche o dopo chirurgia maggiore si può verificare una marcata concomitanza di ipercoagulabilità ed iperfibrinolisi con il risultato di massivo sanguinamento (*massive bleeding or consumptive type*). Gli aspetti trombotici prevalgono invece nella sepsi e sono caratterizzati dall'insufficienza d'organo (*organ failure type*). Esistono poi forme clinicamente silenti, che si evidenziano solo con le alterazioni laboratoristiche, in quanto l'ipercoagulabilità e l'iperfibrinolisi non sono rilevanti ("pre CID" o *non-symptomatic CID*). È importante conoscere questi quadri di CID in rapporto al differente trattamento anche se ciascuna forma può evolvere in un'altra.

Non c'è un *gold standard* per la diagnosi di CID e nessun test di per sé è in grado di fornire accuratezza diagnostica. Pertanto sono stati proposti alcuni score utili per la diagnosi, ciascuno con una più specifica affinità per i vari sottotipi di CID. Lo score ISTH/SCC (*International Society for Thrombosis and Hemostasis/Scientific and Standardization Committee*) riportato in Tabella 8.2.3 è risultato valido per la diagnosi di CID da cause infettive e non. Lo score ha sensibilità e specificità rispettivamente del 91 e del 97% con valore predittivo positivo e negativo del 96 e 97%.

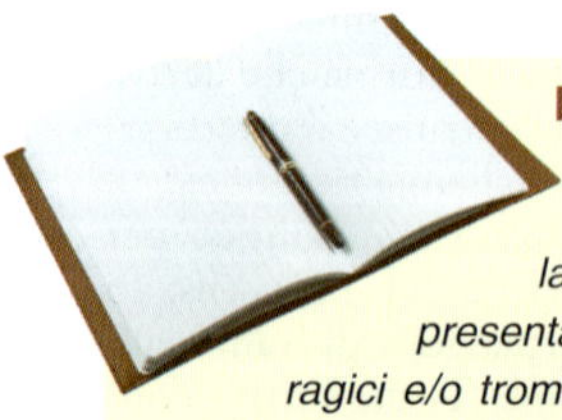

IL TACCUINO

Sia la DIC acuta che la DIC cronica possono presentare fenomeni emorragici e/o trombotici. Tuttavia la DIC acuta si presenta più frequentemente con fenomeni emorragici, mentre la forma cronica con fenomeni trombotici.

Anamnesi ed esame obiettivo

La CID a decorso acuto è un quadro clinico in genere drammatico che può comparire nel corso di una malattia già nota (Tabella 8.2.2), o all'esordio di malattie quali una leucosi acuta promielocitica. Quindi il medico d'urgenza può trovarsi di fronte a situazioni patologiche già note all'anamnesi che presentano il relativo quadro clinico complicato da manifestazioni trombotiche ed emorragiche più o meno concomitanti. Lo spettro di presentazione è molto ampio: porpora, ecchimosi e soffusioni emorragiche, gengivorragie ed epistassi, ematemesi, melena, emorragie genitali e macroematuria, emorragie retiniche e cerebrali, shock emorragico. Le emorragie cerebrali e lo shock sono le situazioni più minacciose per la vita così come l'instaurarsi di insufficienze d'organo legate ai fenomeni trombotici. Il sospetto di CID nasce dalla valutazione globale del quadro clinico con quello laboratoristico che dimostra sia le alterazioni coagulative che i vari segni della compromissione d'organo per deposizione intravascolare di fibrina. Quest'ultima può essere responsabile di ischemia periferica con cianosi delle estremità malgrado la correzione dello shock, di necrosi e gangrene, della comparsa di dispnea e dolore toracico, ittero ed altri segni di insufficienza epatica, oligo-anuria come espressione dell'insufficienza renale da necrosi parenchimale. Nelle

Tabella 8.2.3. Score ISTH/SCC per la diagnosi di CID

Per la diagnosi di CID sono necessari almeno 5 punti sul totale di 8	**Punti**
• Appropriato quadro clinico (cioè situazioni quali quelle elencate in Tabella 8.2.1)	1
• Eventi trombo emorragici (vedi manifestazioni del quadro clinico)	1
• Alterazione di PT, PTT, TT	1
• Trombocitopenia (<130.000)	1
• Riduzione del fibrinogeno (<150 mg/dL)	1
• Aumento degli FDP (>10 μg/mL)	1
• Aumento del D-dimero (in pazienti non trattati con trombolisi)	1
• Riduzione antitrombina III (<70%)	1

donne in età fertile va sempre indagata anamnesticamente e laboratoristicamente la possibilità di gravidanza.

Esami di laboratorio

Non c'è un esame che possa essere considerato in particolare un marker per la diagnosi di CID, pertanto la diagnosi è resa possibile dalla contemporanea valutazione di una combinazione di comuni parametri coagulativi. Questi, che in genere sono effettuabili in ogni laboratorio in urgenza, sono da considerarsi i tests di I livello. La riduzione della conta piastrinica, possibili segni di anemia emolitica microangiopatica con schistociti e cellule ad elmetto sullo striscio di sangue periferico, la riduzione del fibrinogeno, l'allungamento del tempo di tromboplastina parziale e del tempo di protrombina, l'aumento del D-dimero, sono ritenuti elementi fondamentali dello score diagnostico (Tabella 8.2.3) insieme alla riduzione dell'antitrombina III. Esami di secondo livello, non ottenibili in urgenza, possono dimostrare la ridotta attività dell'ADAMTS 13, livelli elevati di trombomodulina, del propeptide del fattore von Willebrand e dell'inibitore-1 dell'attivatore del plasminogeno (PAI-1), la riduzione della proteina C. Non vi sono esami strumentali utili specificamente per la diagnosi di CID.

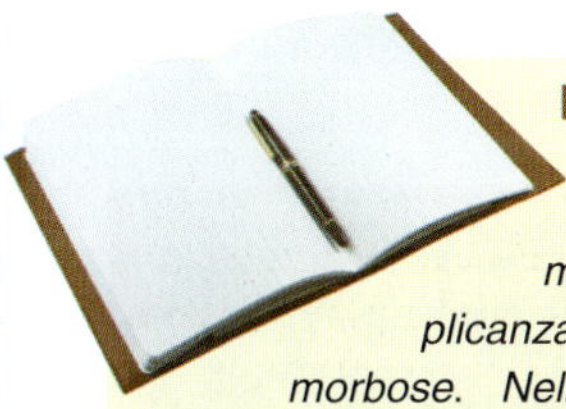

IL TACCUINO

La CID non è una malattia, ma una complicanza di molte condizioni morbose. Nella regressione della DIC è cruciale il trattamento del disordine sottostante.

Terapia

La CID è molto frequentemente una emergenza medica e come tale va affrontata con il sostegno delle funzioni vitali, supporto emodinamico e ventilatorio quando necessari e attenzione alle caratteristiche dei disturbi emorragici e/o trombotici.

L'approccio terapeutico si può differenziare a seconda dei vari sottotipi di CID, ma il cardine principale è sempre il trattamento del disordine sottostante. L'esempio più classico è quello della leucemia acuta promielocitica che va in remissione con scomparsa dei segni di CID, a seguito del trattamento chemioterapico e con acido trans-retinoico. Analogamente le terapia antibiotica, il drenaggio chirurgico di raccolte ascessuali, un trattamento chemioterapico efficace, possono far regredire CID rispettivamente legate a stati infettivi o neoplasie. A seconda del quadro clinico vi sono interventi terapeutici consigliati nei sottotipi di CID, per i quali si rimanda alla Tabella 8.2.4.

- *Trasfusioni*. Per valori di piastrine <50.000/mm^3 se il paziente sanguina, vi è indicazione alla trasfusione piastrinica. Indicato trasfondere anche il paziente che non sanguina se le piastrine sono inferiori o uguali a 10-20.000/mm^3, specialmente se il paziente deve essere sottoposto a chemioterapia. Emazie concentrate andranno trasfuse nei sanguinamenti attivi e massivi. Il plasma

Tabella 8.2.4. Trattamento raccomandato (R) e non raccomandato (NR) nei 4 sottotipi di CID

	Pre-CID o CID non sintomatica	Organ failure type	Bleeding type	Massive bleeding
Terapia disordine sottostante	R	R	R	
Trasfusioni			R	R
Eparina	R		NR	NR
Anti-Xa			NR	NR
Inibitori di sintesi delle proteasi			R	R
Inibitori naturali delle proteasi		R		NR
Antifibrinolitici	NR	NR	R	R

fresco congelato, alla dose iniziale di 15 mL/kg, servirà a correggere importanti alterazioni del PTT, del PT e la riduzione del fibrinogeno nei pazienti sanguinanti o a rischio di sanguinamento ad esempio per la necessità di manovre chirurgiche. Per non indurre eccessivi sovraccarichi di volume, in casi specifici e con la collaborazione specialistica si può valutare di ricorrere al concentrato di complesso protrombinico e al fibrinogeno. Nei casi gravi di sanguinamento o elevato rischio di sanguinamento le piastrine ed i prodotti di derivazione plasmatica non devono essere negati per il timore di innescare/alimentare una DIC.

- *Eparina*. L'impiego dell'eparina è tutt'oggi discusso nella CID. Quando necessario, e nelle forme con predominanti fenomeni trombotici, sembra più sicuro ed efficace l'impiego dell'eparina a basso peso molecolare rispetto all'eparina non frazionata. L'impiego è soprattutto indicato nelle forme paucisintomatiche quale profilassi di eventi trombo embolici ricordando che l'eparina esplica la sua azione antitrombotica solo in presenza di adeguati livelli di antitrombina. Da evitare nelle forme di sanguinamento massivo o prevalente.
- *Inibitori fattore Xa*. Discorso analogo all'eparina anche se attualmente con minori evidenze, per il fondaparinux ed il danaparoid.
- *Inibitori sintetici delle proteasi*. Il gabesato mesilato ha un blando effetto antifibrinolitico ed è talvolta usato nelle forme con sanguinamento.
- *Inibitori naturali delle proteasi*. Il trattamento con antitrombina o proteina C plasmaderivata o attivata ricombinante è raccomandato solo nelle forme "*organ failure type*" o nello shock settico.
- *Antifibrinolitici*. L'acido tranexamico sembra utile precocemente soprattutto nelle forme di sanguinamento postraumatiche e stati di iperfibrinolisi, altrimenti è ritenuto in genere controindicato così come l'acido epsilon-aminocaproico e l'aprotinina.

Bibliografia di riferimento

LA LAVAGNA

- ***Le singole manifestazioni emorragiche e/o trombotiche non devono distrarre dalla valutazione globale di una sindrome trombotico emorragica generalizzata.***
- ***Il riconoscimento precoce ed il trattamento aggressivo dei disordini sottostanti la CID sono cruciali nella gestione.***
- ***Consultare quanto prima l'ematologo/oncologo per concordare il trattamento della malattia primitiva.***

Coagulopatia intravascolare disseminata

Sospetto clinico di CID
- Presenza di nota condizione sottostante a rischio di CID
- Piastrine ridotte o in diminuzione e/o allungamento PT e APTT

UTILIZZA LO SCORE ISTH/SCC

Score <5 No CID. Eventuale ripetizione dopo

Score ≥5: compatibile con CID

Tratta la condizione sottostante

Sanguinamento attivo o necessità di procedure invasive
- Trasfusione PLT (tenere >30-50000 mm^3
- Plasma o concentrati di fattori della coagulazione. Tenere PT <3 sec e fibrinogeno >15 g/L
- Vit K se si sospetta carenza
- Antifibrinolitici in caso di eccessiva fibrinolisi

Nessun sanguinamento né trombosi
- Eparina LWM come profilassi

Tromboembolismo/organ failure
Correlata a formazione di coaguli
- Terapia anticoagulante con eparina non frazionata e.v.

8.3 Coagulopatie da farmaci

Negli ultimi dieci anni i farmaci antitrombotici e anticoagulanti hanno notevolmente cambiato lo scenario e l'outcome delle patologie cardiovascolari. I difetti dell'emostasi che essi determinano sono il prezzo da pagare all'incremento della loro efficacia e il rischio emorragico che ne consegue è definito da diversi fattori. A determinare il rischio emorragico, oltre alle caratteristiche farmacocinetiche e farmacodinamiche di ciascun farmaco, sono altresì le caratteristiche del paziente (Tabella 8.3.1) in primo luogo l'età e le comorbidità che rendono il paziente fragile, non solo per l'inefficacia dei meccanismi di escrezione, ma anche per la necessità di utilizzare farmaci in associazione che possono potenziare gli effetti anticoagulanti e quindi il rischio emorragico.

Tabella 8.3.1. Fattori di rischio per emorragie

Fattori di rischio per emorragie maggiori • Età (soprattutto se >65 anni) • Comorbidità (ipertensione, pregresso stroke ischemico, patologia cardiovascolare insufficienza cardiaca, diabete, insufficienza renale, abuso di alcool, patologie epatiche, neoplasie) • Uso concomitante di altri farmaci (antiaggreganti, antibiotici) • Anamnesi positiva per emorragie pregresse
Categorie ad alto rischio di sanguinamento • Età >65 anni • Ipertensione non controllata • Diabete • Insufficienza renale • Insufficienza epatica • Trauma e recenti manovre chirurgiche • Uso concomitante di farmaci antinfiammatori • Pregresso sanguinamento maggiore

Le modalità di presentazione nei dipartimenti di emergenza delle coagulopatie indotte da farmaci sono numerose e variano da riscontri casuali solo laboratoristici di sovradosaggio del farmaco a quadri di emorragie minori con pazienti clinicamente stabili o quadri drammatici nei quali i pazienti presentano emorragie maggiori (Tabella 8.3.2) e potenzialmente fatali. Anche il comportamento diagnostico-terapeutico in occasione di traumi minori, soprattutto se cranici o toraco-addominali anche in assenza di immediata evidenza o dimostrazione strumentale di emorragia, è diverso in caso di trattamento anticoagulante.

Tabella 8.3.2. Classificazione delle emorragie (Criteri Società Internazionale di Emostasi e Trombosi ISTH).

Emorragie maggiori • Intracraniche (confermate alla TC-RMN) • Spinali (confermata alla TC-RMN) • Retroperitoneali (confermata alla TAC-RMN) • Gastrointestinali • Tutte le emorragie con perdita acuta di almeno 2 g/dL di emoglobina • Tutte le emorragie per le quali è richiesto il ricorso a chirurgia e/o manovre invasive
Emorragie minori • Tutte le altre emorragie

È quindi importante, oltre a impostare la terapia di supporto nella fase acuta, sapersi orientare sui principi fondamentali di farmacocinetica e farmacodinamica dei farmaci in questione, per decidere il miglior approccio terapeutico in merito all'eventuale correzione della coagulopatia.

Infine va ricordato che tutti i pazienti con sanguinamento, soprattutto se minore e non associato a sovradosaggio del farmaco assunto, vanno poi investigati alla ricerca di una causa anatomica locale responsabile del sanguinamento.

ANTAGONISTI DELLA VITAMINA K (AVK)

Meccanismo di azione

I dicumarolici o antagonisti della vitamina K (warfarin, acenocumarolo) agiscono inibendo la sintesi vitamina K-dipendente dei fattori II, VII, IX, X, proteina C, proteina S.

L'intensità dell'anticoagulazione dei farmaci antagonisti della vitamina K si misura mediante il valore del tempo di protrombina o meglio del valore standardizzato INR (*International Normalised Ratio*).

Per la maggior parte delle indicazioni terapeutiche del Warfarin o dell'acenocumarolo, l'INR deve essere mantenuto fra 2 e 3. Un INR <2 è associato ad un aumento del rischio di complicanze tromboemboliche, mentre un INR >4 è associato ad un aumento del rischio di sanguinamento.

L'effetto anticoagulante dei dicumarolici varia in relazione a fattori genetici, in seguito all'interazione con farmaci, che ne potenziano o diminuiscono l'azione (Tabella 8.3.3) e con i cibi.

Epidemiologia delle complicanze emorragiche in corso di antagonisti della vitamina K (AVK)

Le complicanze emorragiche in corso di Warfarin hanno una incidenza di circa il 7,2%/anno, quelle maggiori si aggirano intorno a 1,3-2,7%/anno, con un rischio che aumenta in misura esponenziale per valori di INR >4,5. I fattori di rischio per le emorragie da antagonisti della vitamina K sono elencati nella Tabella 8.3.1. Altri due fattori contribuiscono ad aumentare il rischio emorragico:

1. l'intensità dell'effetto anticoagulante, un INR >4 è associato ad un aumento del rischio di sanguinamento, comprese le emorragie cerebrali;
2. la durata della terapia: la maggior parte degli eventi emorragici si verifica entro i tre mesi dall'avvio della terapia, successivamente il rischio emorragico si riduce.

IL TACCUINO

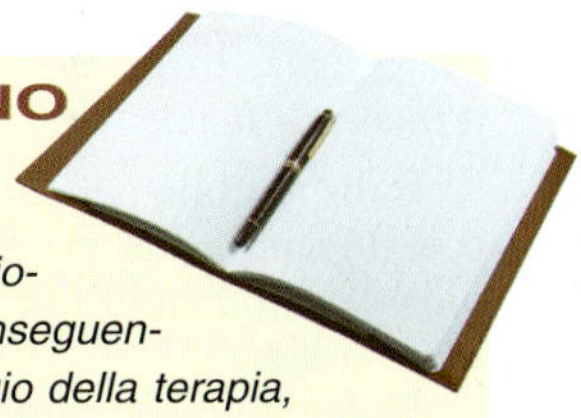

Non sempre la comparsa di manifestazioni emorragiche è conseguente ad un iperdosaggio della terapia, ma talvolta è da mettere in relazione alla presenza di traumi o di lesioni organiche locali che sono alla base dell'emorragia. Quindi, soprattutto in caso di emorragia in corso con INR entro il range terapeutico, è d'obbligo ricercare una possibile lesione patologica sottostante.

Tabella 8.3.3. Farmaci interagenti con i dicumarolici

Classe di farmaco	Antibiotici Antimicotici	Cardio-vascolari	FANS	Neurologici	Gastro-intestinali	Miscellanea
Potenzianti gli effetti degli anticoagulanti orali	Ciprofloxacina Cotrimossazolo Eritromicina Fluconazolo Isoniazide, Miconazolo Variconazolo Amoxicillina Levofloxacina Claritromicina Tetracicline	Amiodarone Clofibrato Diltiazem Fenofibrato Propafenone Propranololo Sulfinpirazone Acido acetilsalicilico Fluvastatina Simvastatina	Fenilbutazone Piroxicam Acetaminofene Colecoxib Tramadolo Acido acetilsalicilico	Citalopram Disulfiram Fenitoina Inibitori del reuptake della serotonina	Omeprazolo Cimetidina	Steroidi Fluorouracile Tamoxifene Gemcitabina
Inibenti l'effetto degli anticoagulanti orali	Griseofulvina Ribavirina Rifampicina Ritonavir Dicloxacillina	Colesterolamina	Mesalazina Azatioprina	Barbiturici Carbamazepina Clordiazepossido	Sucralfato	Mercaptopurina

Prodotti disponibili per la neutralizzazione dell'effetto anticoagulante degli antagonisti della vitamina K

I prodotti che si hanno oggi a disposizione sono un antidoto, rappresentato dalla vitamina K e la terapia di "reverse": concentrati plasmaderivati del complesso protrombinico a 3 o 4 fattori, il fattore VII attivato ricombinante e il complesso protrombinico attivato.

Il medico del Pronto Soccorso dovrebbe fare riferimento alle linee guida vigenti per la gestione della coagulopatia, individualizzandole alla necessità del singolo paziente e anche alle disponibilità dei prodotti in quel momento.

Vitamina K

È disponibile per somministrazione orale o endovenosa. La via endovenosa è più rapida determinando una correzione dell'INR entro 6-8 ore.

La somministrazione endovenosa è associata a rari casi di reazioni anafilattiche per cui si raccomanda la somministrazione della vitamina K diluita ed in 30 minuti o non più rapidamente che 1 mg/minuto. La via sottocutanea non è efficace e la via intramuscolare non è raccomandata per il rischio di ematomi.

Complesso protrombinico

Il complesso protrombinico è un mix eterogeneo dei fattori vitamina K dipendenti. In particolare il concentrato a tre fattori contiene i fattori II, IX, X, quello a 4 fattori contiene anche il fattore VII, la proteina C e S. I complessi vengono ricostituiti in un volume piccolo non determinando sovraccarico di volume, l'infusione può essere rapida (6 mL/minuto) e l'effetto è immediato determinando la completa correzione del valore di INR

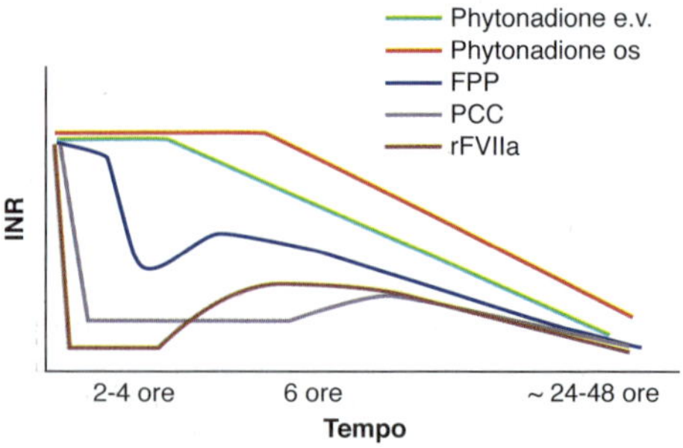

Figura 8.3.1. Tempi di normalizzazione del valore di INR.

in circa 15 minuti (Figura 8.3.1). Gli effetti avversi sono rari. Alcune linee guida raccomandano di utilizzare il complesso a 4 fattori perché maggiormente efficace. La posologia dipende dal valore di INR di partenza, da quello che si vuole ottenere e dal peso del paziente (Tabella 8.3.4). Sono riportate complicanze tromboemboliche conseguenti all'infusione di complesso protrombinico variamente riconducibili alla patologia di base del paziente ed alle caratteristiche del prodotto.

Plasma fresco congelato

Il plasma fresco congelato contiene tutti i fattori della coagulazione presenti nel sangue intero, ma per determinate sue caratteristiche (Tabella 8.3.5) va riservato ai casi in cui il complesso protrombinico non sia disponibile.

Fattore VII ricombinante

L'uso del fattore VII ricombinante è *off label* e non ha indicazione nella terapia di *reverse* della coagulopatia da AVK. Il rischio trombotico è elevato.

Presentazioni cliniche in Pronto Soccorso

I pazienti trattati con antagonisti della vitamina K possono presentarsi in Pronto

Tabella 8.3.4. Dosi suggerite di complesso protrombinico per il *reverse* dell'effetto anticoagulante dei dicumarolici

Target INR	INR iniziale			
	1,5-2,5	2,6-3,5	3,6-10	<10
0,9-1,3	30 UI/kg	35 UI/kg	50 UI/kg	50 UI/kg
1,4-2,0	15 UI/kg	25 UI/kg	30 UI/kg	40 UI/kg

Tabella 8.3.5. **Complesso protrombinico *versus* plasma fresco congelato**

	Complesso protrombinico	Plasma fresco congelato
Necessità di determinazione di gruppo sanguigno	No	Sì
Rischio infettivo	Minore	Maggiore
Rischio trombotico	Sì	Sì
Concentrazione dei fattori della coagulazione	Elevata	Bassa
Volume di infusione	<200 mL	1000-3000 mL
Velocità di correzione INR	Veloce	Più lento
Costo	Elevato	Moderato

Soccorso e necessitare di provvedimenti la cui urgenza dipende dalle singole situazioni:

- sovradosaggio in assenza di manifestazioni emorragiche (INR al di sopra del range terapeutico);
- emorragia cerebrale e emorragie maggiori o potenzialmente fatali sia spontanee che dopo traumi;
- emorragia minore in atto;
- necessità di intervento chirurgico in urgenza e non differibile;
- traumi cranici o toraco-addominali senza evidenza strumentale immediata di emorragia.

Valore sovra-terapeutico di INR in assenza di emorragie

È utile condurre un'accurata indagine anamnestica per identificare le cause dell'iperdosaggio: posologia eccessiva, errori di assunzione del farmaco, interferenze farmacologiche. Il dato dell'INR, soprattutto se il paziente riferisce precedenti controlli nel range terapeutico, deve essere comunque ricontrollato associando: esami ematochimici comprensivi di emocromo, parametri di funzione epatica e renale ricercando i segni e sintomi di eventuali sanguinamenti anche occulti (l'esame va quindi completato con l'esplorazione rettale). La scelta del comportamento terapeutico deve essere effettuato in relazione al valore di INR considerando il rischio emorragico e trombotico del paziente (Tabella 8.3.6).

Per i pazienti che hanno INR ≤6, in assenza di sanguinamento e in assenza di fattori di rischio per sanguinamento maggiore (Tabella 8.3.1) è sufficiente sospendere l'assunzione di warfarin. In caso di fattori di rischio per emorragia, considerare la somministrazione di vitamina K. In caso di INR >6 ed un elevato rischio emorragico è opportuno un periodo di osservazione con eventuale somministrazione di vitamina K associata eccezionalmente al complesso protrombinico. L'INR deve essere comunque controllato entro le successive 12 ore.

Emorragia cerebrale e emorragie maggiori o potenzialmente fatali

Emorragia cerebrale. La terapia con antagonisti della vitamina K rappresenta il fattore di rischio principale per la persistenza di sanguinamento endocranico, per cui è d'ob-

Tabella 8.3.6. **Gestione dei pazienti con elevato valore di INR e assenza di sanguinamento**

Valore di INR	Raccomandazioni	
	Non fattori di rischio per emorragia	Fattori di rischio per emorragia
<4,5	Ridurre o non assumere la dose successiva di warfarin Controllare INR il giorno successivo	Ridurre o non assumere la dose successiva di warfarin Controllare INR il giorno successivo
4,5-6	Sospendere assunzione di warfarin. Controllare INR il giorno successivo	Sospendere assunzione di warfarin. Vitamina K 1-2 mg os o 0,5-1 mg e.v.
>6	Sospendere assunzione di Warfarin Vitamina K 5 mg os o e.v. Controllo INR entro 24 ore	Sospendere assunzione di Warfarin Vitamina K 5 mg os o e.v. Considerare complesso protrombinico 15-30 UI/kg Controllo INR entro 12 ore

bligo l'immediato ripristino di normali livelli di coagulazione.

Gestione del paziente. La gestione del paziente con emorragia cerebrale accertata in Pronto Soccorso deve iniziare con la valutazione e la stabilizzazione dei parametri vitali. Assicurare uno o se possibile due accessi venosi ed eseguire i prelievi per esami ematochimici di base quali emocromo completo, tempo di protrombina, INR, tempo di tromboplastina parziale attivata, funzione epatica e renale ed esami propedeutici ad un eventuale intervento chirurgico.

È consigliabile quanto prima coinvolgere il neurochirurgo e procedere comunque con il trattamento per il ripristino della normale attività coagulativa anche se il trattamento è conservativo (Tabella 8.3.7).

Tabella 8.3.7. Gestione delle emorragie maggiori in corso di dicumarolici

- Sospensione di qualsiasi trattamento antitrombotico o anticoagulante e somministrare
- Vitamina K (konakion) 10 mg diluita in 100 mL di soluzione fisiologica in 30 minuti
- Complesso protrombinico concentrato con i seguenti dosaggi:
  - INR 2-4 somministrare 25 UI/kg di peso corporeo
  - INR 4-6 somministrare 35 UI/kg di peso corporeo
  - INR >6 somministrare 50 UI/kg di peso corporeo
- Controllo INR 15 minuti dopo l'infusione ed eventualmente ripetere l'infusione senza superare la dose complessiva di 100 UI/kg qualsiasi sia il valore di INR

Si deve quindi procedere con la sospensione di tutti i trattamenti antitrombotici e anticoagulanti e l'infusione di vitamina K. Se l'INR >1,5 è necessario somministrare i fattori sostitutivi, la cui scelta dipende principalmente dalla disponibilità immediata del farmaco e dalle caratteristiche del soggetto. La prima scelta terapeutica è l'infusione del complesso protrombinico se possibile a 4 fattori.

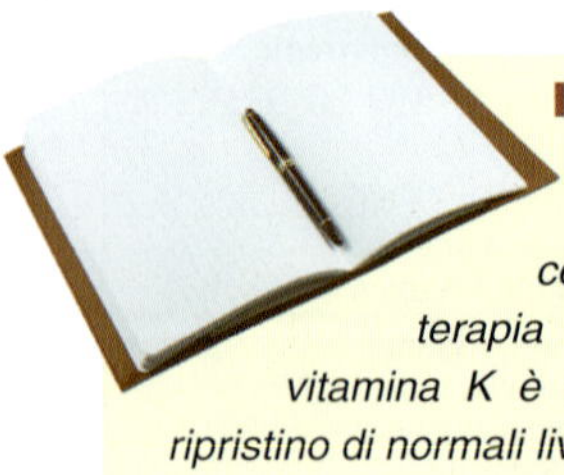

IL TACCUINO

In caso di emorragia cerebrale in corso di terapia con antagonisti della vitamina K è d'obbligo l'immediato ripristino di normali livelli di coagulazione.

La somministrazione di Fattore VII ricombinante è da tenere in considerazione solo in casi particolari.

Una volta ottenuta la normalizzazione dei livelli emostatici possono essere effettuate le manovre neurochirurgiche di competenza.

Emorragie maggiori. Le indicazioni sopra riportate si applicano per lo più anche in caso di emorragie maggiori (Tabella 8.3.7).

In casi particolari potrà essere valutato un approccio più moderato e graduale, in relazione alla gravità dell'emorragia, alla rapidità di evoluzione, allo stato emodinamico del paziente e dall'altra parte al rischio trombo-embolico del paziente.

Gestione del paziente. Devono essere valutati i parametri vitali del paziente, in particolare i segni clinici di uno stato di shock o pre-shock.

In caso di instabilità dei parametri vitali con stato di shock deve essere prioritaria l'infusione di liquidi ed eventualmente di emazie concentrate.

Parallelamente deve essere trattata la coagulopatia come indicato nella Tabella 8.3.7.

Nel caso specifico di complicanze gastrointestinali, in cui l'esame endoscopico gioca un ruolo cruciale nel processo diagnostico e terapeutico, il valore di INR e il timing della endoscopia rappresentano ulteriori variabili che condizionano la scelta di trattamento.

Anche in questo caso la correzione della coagulopatia è prioritaria e deve precedere l'esecuzione di un eventuale esame endoscopico. Qualora sia necessaria l'endoscopia in emergenza/urgenza (entro 6 ore) e i valori di INR siano al di sopra del range terapeutico è opportuna una correzione urgente dei valori di INR secondo le indicazioni descritte. Qualora invece i valori di INR siano in range terapeutico, non sussiste la necessità di una ricoagulazione urgente in quanto anche valori di INR fino a 2,5 non rendono inefficace il trattamento endoscopico e non sono associati ad un rischio aumentato di risanguinamento.

Emorragie minori. In tutti i pazienti che presentano un'emorragia minore è necessario valutare la sede e la durata dell'emorragia, l'ultimo valore di INR e ricontrollare l'INR al momento del sanguinamento. Bisogna considerare possibili cause che abbiano determinato una maggiore tendenza emorragica quali ad esempio l'assunzione occasionale di farmaci (acido acetil-salicilico, antinfiammatori non steroidei) o patologie concomitanti (piastrinopenie, epatopatie, insufficienza renale) o cause contingenti favorenti quali traumatismi, iniezioni sottocutanee o intramuscolari.

Gestione del paziente. L'iter terapeutico prevede il trattamento delle cause locali di sanguinamento (drenaggio chirurgico di raccolte, tamponamento con tamponi emostatici in caso di epistassi) per il quale è necessario il coinvolgimento dello specialista che potrà dare indicazioni sul successivo *follow-up* diagnostico-terapeutico. In caso di sanguinamenti minori del tratto genitourinario, dell'apparato respiratorio o del tratto digerente è necessario avviare il paziente ad indagini mirate in elezione onde cogliere la presenza di patologie favorenti il sanguinamento (neoformazioni, malformazioni artero-venose, bronchiectasie).

Per quanto riguarda la correzione della coagulopatia, se l'INR è in range terapeutico, dovrà essere valutata un'eventuale temporanea sospensione del farmaco o la riduzione della posologia.

Se l'INR è al di sopra del range terapeutico è opportuno riportarlo rapidamente nell'intervallo terapeutico (**Tabella 8.3.8**).

Gestione del paziente in terapia con antagonisti della vitamina K che necessita di intervento urgente

La corretta scelta terapeutica nel caso di un paziente che deve affrontare interventi chirurgici o manovre invasive dipende dalla valutazione del rischio trombo-embolico derivante dalla riduzione o sospensione della terapia anticoagulante, ma anche dalla tipologia dell'intervento, cioè dal suo grado di urgenza e dal rischio specifico in relazione all'entità, alla sede ed alle possibili misure emostatiche che possono essere adottate.

In caso di interventi urgenti da eseguire entro 4-6 ore sarà necessario portare rapidamente il paziente in condizioni emostatiche adeguate e quindi dopo aver determinato l'INR procedere con l'infusione di vitamina K 5 o 10 mg endovena, ricontrollare l'INR dopo 4-6 ore e avviare il paziente all'intervento con valori di INR adeguati.

In caso di interventi in emergenza, dopo avere determinato l'INR, si deve somministrare il complesso protrombinico o, in mancanza di esso, plasma fresco congelato. Si potrà procedere all'intervento dopo che si sarà ottenuto un INR compatibile con l'intervento da eseguire, generalmente inferiore a 1,5.

Traumi cranici e toraco-addominali in pazienti in terapia anticoagulante senza evidenza strumentale immediata di emorragia

È ampiamente dimostrato che la terapia con antagonisti della vitamina K possa determinare eventi emorragici tardivi, anche in caso di primi accertamenti diagnostici negativi.

Tali pazienti devono pertanto essere trattenuti in osservazione per 24-48 ore. Durante la permanenza in osservazione i pazienti devono essere monitorati clinicamente e con esame emocromocitometrico anche se asintomatici e va valutata caso per caso l'opportu-

Tabella 8.3.8. Gestione delle emorragie minori in corso di dicumarolici

INR in range terapeutico	Trattamento locale Considerare in base a rischio beneficio eventuale sospensione temporanea della terapia
Sovradosaggio INR	Trattamento locale Sospensione warfarin e altre terapia favorenti il sanguinamento • Se INR <5 si sospende l'assunzione per 24-48 ore. • Se INR compreso fra 5 e 8 si sospende la terapia per 48 ore e si somministra vitamina K 3 mg os. • Se INR >8 sospensione della terapia per 48 ore e somministrazione di vitamina K 5 mg.

nità di ripetere la TC cranica o l'ecografia/TC prima della dimissione.

Se il valore di INR è nell'intervallo terapeutico, è consigliata una riduzione della posologia. Se l'INR è al di sopra dell'intervallo terapeutico ci si deve comportare come nelle emorragie minori.

Bibliografia di riferimento

LA LAVAGNA

- *In assenza di sanguinamento, valori di INR elevato possono essere corretti con la sola interruzione temporanea del farmaco ed eventualmente la somministrazione di vitamina K.*
- *In presenza di emorragie maggiori la coagulopatia va trattata con infusione di complesso protrombinico, che va sempre preferito al plasma fresco congelato.*
- *La somministrazione di vitamina K è essenziale anche per mantenere l'effetto del complesso protrombinico o del plasma fresco congelato.*
- *In presenza di emorragie minori la terapia prevede il trattamento locale, il ripristino di valori di INR entro il range terapeutico.*
- *Tutti i pazienti in terapia con antagonisti della vitamina K che presentano un sanguinamento devono comunque essere valutati per la presenza di una lesione sottostante alla base dell'emorragia stessa.*
- *Interventi chirurgici possono essere condotti con minimo rischio emorragico se INR <1,5. Se è necessario intervenire in regime di emergenza si deve ripristinare la normale attività coagulativa con la somministrazione di complesso protrombinico.*

Appunti / Commenti

COAGULOPATIA DA ANTICOAGULANTI ORALI DIRETTI (DOAC)

Introduzione

Contrariamente agli antagonisti della vitamina K che agiscono indirettamente, inibendo la sintesi dei fattori Vitamina K-dipendenti, gli anticoagulanti orali diretti (DOAC) agiscono direttamente su singoli fattori della coagulazione nella loro forma attivata (IIa, Xa) determinandone l'inibizione.

Le molecole attualmente a disposizione sono dabigatran etexilato un inibitore del fattore IIa, rivaroxaban, apixaban e edoxaban inibitori del fattore Xa.

Rispetto agli antagonisti della vitamina K presentano notevoli differenze dal punto di vista farmacocinetico e farmacodinamico (Tabella 8.3.9).

Il loro effetto anticoagulante è prevedibile, non necessita di monitoraggio routinario di laboratorio e aggiustamento del dosaggio. Non presentano interazioni con il cibo e con la maggior parte dei farmaci di uso comune ma l'effetto può essere potenziato o inibito dai farmaci inibitori o induttori della P-glicoproteina (Tabella 8.3.10).

Inoltre, data la caratteristica eliminazione renale, differente percentualmente per ciascun farmaco e particolarmente elevata per dabigatran, la valutazione della funzionalità renale costituisce elemento di scelta e di *follow-up* per ciascun paziente.

Peraltro l'emivita dei DOAC risulta aumentata nei pazienti anziani a causa del declino della funzione renale correlato con l'età. Pertanto è raccomandato l'utilizzo dei dosaggi giornalieri più bassi per pazienti con moderato deficit della funzione renale (*clearance* della creatinina compresa fra 50 e 31 mL/min) e nei pazienti di età superiore a 80 anni.

Gli studi di fase II e III hanno dimostrato che il rischio di emorragie maggiori con i nuovi anticoagulanti risulta essere sovrapponibile se non lievemente inferiore a quello della terapia tradizionale con AVK (tra 0,1% e 3%). La frequenza delle emorragie cerebrali risulta essere statisticamente inferiore. Gli studi di fase IV (*post marketing*) sembrano confermare questi dati a fronte di una corretta appropriatezza prescrittiva e aderenza del paziente alla terapia.

Tabella 8.3.9. Caratteristiche principali del warfarin e dei nuovi anticoagulanti orali diretti

	Warfarin	Dabigatran	Rivaroxaban	Apixaban	Edoxaban
Target	Fattori vitamina K dipendenti	Fattore IIa	Fattore Xa	Fattore Xa	Fattore Xa
Profarmaco	No	Si	No	No	No
Principio di azione	Indiretto reversibile	Diretto reversibile	Diretto reversibile	Diretto reversibile	Diretto reversibile
Tmax (ore)	24-72	1,5-3	2-4	1-3	1-2
Emivita (ore)	37-50	12-17	5-13	9-14	9-11
Legame con proteine (%)	97-99	35	92-95	87	40-59
Eliminazione renale	0	80%	66%	25%	35%

Tabella 8.3.10. Principali farmaci interferenti con gli anticoagulanti orali diretti

Inibitori P-gp	Induttori P-gp
Amiodarone Ceftriaxone, claritromicina, eritromicina Ciclosporina, tacrolimus Diltiazem Dipiridamolo, propranololo Idrocortisone Ketoconazolo, itraconazolo Nicardipina, nifedipina Chinina, chinidina Ritonavir, sequinavir, nelfinavir Tamoxifene Verapamile	Rifampicina, cotrimoxazolo Fentoina, fenobarbital Erba S. Giovanni

Test di laboratorio per la misurazione dell'effetto anticoagulante

I test coagulativi di primo livello disponibili e in uso nei Pronto Soccorso (tempo di protrombina, INR e tempo di tromboplastina parziale attivata) non sono correttamente utilizzabili e danno informazioni sullo stato coagulativo del paziente di difficile interpretazione. Infatti sappiamo che gli anti IIa (dabigatran), modificano il valore di APTT e che gli antiXa (rivaroxaban, apixaban, edoxaban) modificano il valore del PT, ma è necessario ricordare che uno stesso anticoagulante orale modifica lo stesso parametro coagulativo in maniera variabile a seconda del reagente utilizzato nel laboratorio, dell'ora dell'ultima assunzione e delle eventuali comorbilità coagulative del paziente. Inoltre l'influenza dei DOAC sui test di primo livello è scarsamente correlato alla concentrazione del farmaco e differente a seconda della molecola. Si ricorda che il test PT-INR è stato validato e standardizzato esclusivamente per la valutazione di laboratorio degli AVK e pertanto non deve essere considerato in caso di altri farmaci antitrombotici o situazioni patologiche.

In caso di valutazione di un paziente in terapia con DOAC è fondamentale conoscere il tipo di molecola utilizzata, l'ora dell'ultima assunzione e la funzionalità renale al momento della presentazione in Pronto Soccorso.

Sono attualmente disponibili test di laboratorio specifici per gli anticoagulanti orali diretti, con alta sensibilità dose risposta, che ne esprimono la concentrazione plasmatica:

- *Hemoclot Direct Thrombin inhibitor test e Ecarin Clotting Time*. Sono test di misurazione sensibili alla attività anti IIa ed esprimono le concentrazioni di dabigatran.
- *Test anti Xa*. Sono test sensibili all'attività inibitoria anti Xa e sono specifici per ciascun tipo di inibitore: esprimono le concentrazioni plasmatiche di ciascun antiXa.

IL TACCUINO

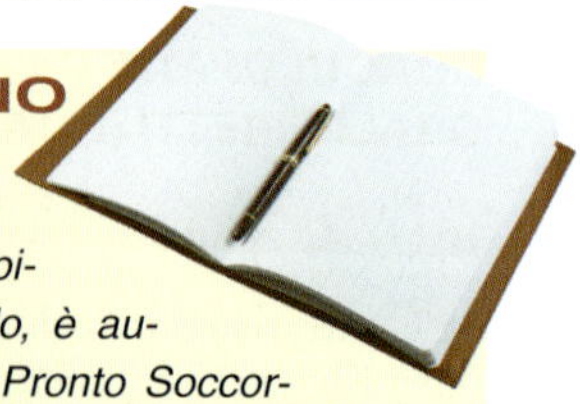

Poiché l'uso di questi farmaci si sta rapidamente diffondendo, è auspicabile che tutti i Pronto Soccorso abbiano a disposizione i test specifici per i DOAC, in quanto la conoscenza delle concentrazioni del farmaco può indirizzare la scelta terapeutica più idonea per la correzione della coagulopatia in atto.

Presentazioni cliniche

- Sovradosaggio in assenza di manifestazioni emorragiche.
- Emorragia cerebrale e emorragie maggiori o potenzialmente fatali sia spontanee che dopo traumi.
- Emorragia minore in atto.
- Necessità di intervento chirurgico in urgenza e non differibile.

In generale quando si valuta un paziente che assume gli anticoagulanti orali diretti in Pronto Soccorso è fondamentale conoscere il tipo di farmaco, il momento dell'assunzione dell'ultima dose e il dosaggio abituale in atto. Inoltre, oltre agli esami ematochimici di base comprensivi di emocromo e parametri coagulativi è necessario il valore della creatinina perché i tempi di normalizzazione dell'emostasi, soprattutto in caso di dabigatran, variano a seconda della funzione renale del paziente (**Tabella 8.3.12**). Recentemente sono stati sviluppati antidoti specifici per questi farmaci: l'anticorpo monoclonale Idarucizumab per il *reversal* dell'attività anticoagulante di dabigatran (a disposizione per uso ospedaliero) e andexanet alfa per il *reversal* dell'attività anticoagulante degli anti Xa (in fase di registrazione), pertanto l'indicazione al loro utilizzo deve essere valutata in base alla gravità dell'evento emorragico, alla concentrazione plasmatica del farmaco e all'urgenza del *reverse* tenendo presente che la relativamente breve emivita di questi farmaci consente di attendere la fisiologica eliminazione del farmaco in caso di eventi emorragici minori o interventi chirurgici procrastinabili. Qualora l'emorragia sia maggiore o potenzialmente fatale sono a disposizione diverse opzioni (**Tabella 8.3.11**).

Sovradosaggio in assenza di manifestazioni emorragiche

In caso di sospetto sovradosaggio di dabigatran, l'allungamento dell'APTT può indurre il sospetto che comunque deve essere confermato dal dosaggio della concentrazione del farmaco mediante test specifico. Una concentrazione >200 ng/mL rilevato oltre 12 ore dall'ultima somministrazione indica un rischio emorragico aumentato e necessita di un monitoraggio clinico e laboratoristico che comprende valutazione clinica con controllo dei valori pressori, controllo della funzione renale e nuovo controllo della concentrazione a distanza di 6-12 ore. Può essere necessaria l'interruzione della terapia con dabigatran.

In caso di sovradosaggio documentato e in presenza di un'alterata funzione renale che metta il paziente a serio rischio di emorragia, se l'assunzione di dabigatran è avvenuta nelle 2 ore precedenti l'accesso in Pronto Soccorso considerare l'assunzione di carbone attivo.

In caso di sovradosaggio di inibitori del fattore Xa valgono le stesse considerazioni fatte riguardo al dabigatran anche se l'eliminazione renale è inferiore per questi farmaci.

È sempre utile il monitoraggio clinico con osservazione del paziente ed eventuale sospensione del farmaco valutando rischio trombotico versus rischio emorragico.

Emorragie cerebrali e sanguinamenti potenzialmente fatali

Di fronte ad un paziente che assuma un nuovo anticoagulante orale diretto e giunga in Pronto Soccorso con un sanguinamento maggiore o una emorragia cerebrale la valutazione clinica e la terapia di supporto devono essere effettuate secondo i protocolli internazionali e come descritto sommariamente nel caso di pazienti in terapia con warfarin.

Si deve effettuare indagine in merito all'ora dell'ultima assunzione del farmaco e sulla dose.

Si devono eseguire esami ematochimici comprensivi di emocromo funzione renale e profilo coagulativo.

La gestione del paziente prevede (Tabella 8.3.12) oltre alla terapia di supporto, la riduzione dell'esposizione al farmaco già assunto se il timing lo consente, le misure di emostasi locale (compressione meccanica di siti accessibili o manovre endoscopiche e/o chirurgiche dove possibile) ed eventualmente la somministrazione di agenti antifibrinolitici quali l'acido tranexamico (1 g e.v. + eventuale infusione continua alla velocità di 1 mg/kg/ora). Nel caso di dabigatran può essere effettuata la dialisi per rimuovere il farmaco.

In caso di emorragie cerebrali e/o emorragie maggiori a rischio di vita deve essere somministrato l'antidoto specifico se dispo-

IL TACCUINO

La gestione in Pronto Soccorso dei pazienti in terapia con anticoagulanti orali diretti che presentano sovradosaggio del farmaco o emorragia deve partire da una adeguata anamnesi sull'ora dell'ultima assunzione del farmaco e sulla posologia in atto.

Tabella 8.3.11. Opzioni possibili per il riverse dell'effetto dei nuovi anticoagulanti orali

	Dabigatran	Inibitori fattore Xa
Carbone attivo	Sì	Sì
Emodialisi	Sì	No
Emoperfusione con carbone attivo	Sì	Possibile
Plasma fresco congelato	No	No
Fattore VII attivato	Dubbio	Dubbio
Complesso protrombinico a 3 fattori	Dubbio	Dubbio
Complesso protrombinico a 4 fattori	Possibile	Possibile
FEIBA	Dubbio	Dubbio
Antidoto	Idarucizumab	Andexanet alfa

Tabella 8.3.12. Gestione dei sanguinamenti maggiori nei pazienti che assumono i nuovi anticoagulanti orali

Inibitori diretti della trombina	Inibitori del fattore Xa
Anamnesi su ora dell'ultima assunzione + posologia assunta Stima della normalizzazione dell'emostasi CrCl >80 mL/min: 12-24 h CrCl 50-80 mL/min: 24-36 h CrCl 30-50 mL/min: 36-48 h CrCl <30 mL/min: ≥48 h	Anamnesi su ora dell'ultima assunzione + posologia assunta Normalizzazione emostasi: 12-24 h
Sospensione farmaco Supporto dei parametri vitali (somministrazione di liquidi ed emotrasfusioni) Mantenimento diuresi Misure emostatiche locali Gastrolusi e carbone attivo (entro due ore da ultima assunzione) Acido tranexamico	Sospensione farmaco Supporto dei parametri vitali (somministrazione di liquidi ed emotrasfusioni) Misure emostatiche locali Gastrolusi e carbone attivo (entro due ore da ultima assunzione di rivaroxaban e tre ore per apixaban) Acido tranexamico
Idarucizumab Emodialisi Complesso protrombinico concentrato 25-50 UI/kg (può essere ripetuto fino ad un max di 200 UI/kg) Fattore VIIa (?) aPCC (?)	Andexanet α Complesso protrombinico concentrato 25-50 UI/kg (può essere ripetuto fino ad un max di 200 UI/kg) Fattore VIIa (?) aPCC (?)

nibile. L'impiego del fattore VII ricombinante (rFVIIa) e del complesso protrombinico attivato (aPCC) sembra possano agire efficacemente come antiemorragici ma il loro uso va preso in considerazione dopo un'attenta valutazione del rischio beneficio stante il loro rischio trombotico.

Emorragie minori

I sanguinamenti minori in genere sono gestiti conservativamente e la breve emivita di questi farmaci suggerisce un atteggiamento di attesa tutte le volte che questo è clinicamente ragionevole.

Oltre alla valutazione clinica che deve essere prioritaria e alla anamnesi in merito all'ora dell'ultima assunzione, l'anamnesi deve essere anche esaustiva sull'indicazione per la quale il paziente è in trattamento con tali farmaci, onde valutare, qualora si prendesse in considerazione una breve sospensione del farmaco, il rischio trombotico del paziente.

È comunque indicato eseguire un prelievo con i parameri coagulativi di base e la funzione renale per stimare i tempi di normalizzazione della funzione emostatica.

In genere è sufficiente applicare misure emostatiche locali ed eventualmente somministrare acido tranexamico.

Necessità di intervento chirurgico in urgenza e non differibile

In caso di intervento chirurgico urgente per i pazienti che assumono dabigatran se la concentrazione plasmatica è >200 ng/mL e la *clearance* della creatinina è superiore a 50 mL/minuto, bisognerebbe procrastinare l'intervento di 12-24 ore dall'ultima dose assunta. Se la *clearance* della creatinina è <50 mL/min e l'intervento chirurgico non procrastinabile, si rende necessaria la terapia di *reverse* con antidoto se disponibile o eventuale somministrazione di complesso protrombinico attivato.

Per i pazienti che assumono rivaroxaban, apixaban e edoxaban, se possibile procrastinare l'intervento di 12 ore valutando la funzionalità renale, altrimenti, se l'antidoto non è disponibile, somministrare concentrato di complesso protrombinico attivato.

Bibliografia di riferimento

LA LAVAGNA

- *L'alterazione della funzione renale è un fattore di rischio importante favorente le emorragie nei pazienti in terapia con anticoagulanti orali diretti.*
- *I test coagulativi convenzionali disponibili non possono dare informazioni di tipo qualitativo/quantitativo sulla presenza dei DOAC: è pertanto necessario utlizzare i test specifici a disposizione.*
- *Effettuare sempre un'indagine anamnestica accurata in merito al momento dell'assunzione dell'ultima dose e sul dosaggio in atto e controllare sempre la funzione renale.*
- *Attualmente esistono antidoti specifici per questi farmaci, ma la loro breve emivita consente un atteggiamento di attesa tutte le volte che questo è clinicamente ragionevole.*
- *Qualora si renda necessario il trattamento della coagulopatia può essere utilizzato il complesso protrombinico attivato.*

APPUNTI / COMMENTI

Coagulopatia da farmaci: AVK-DOAC

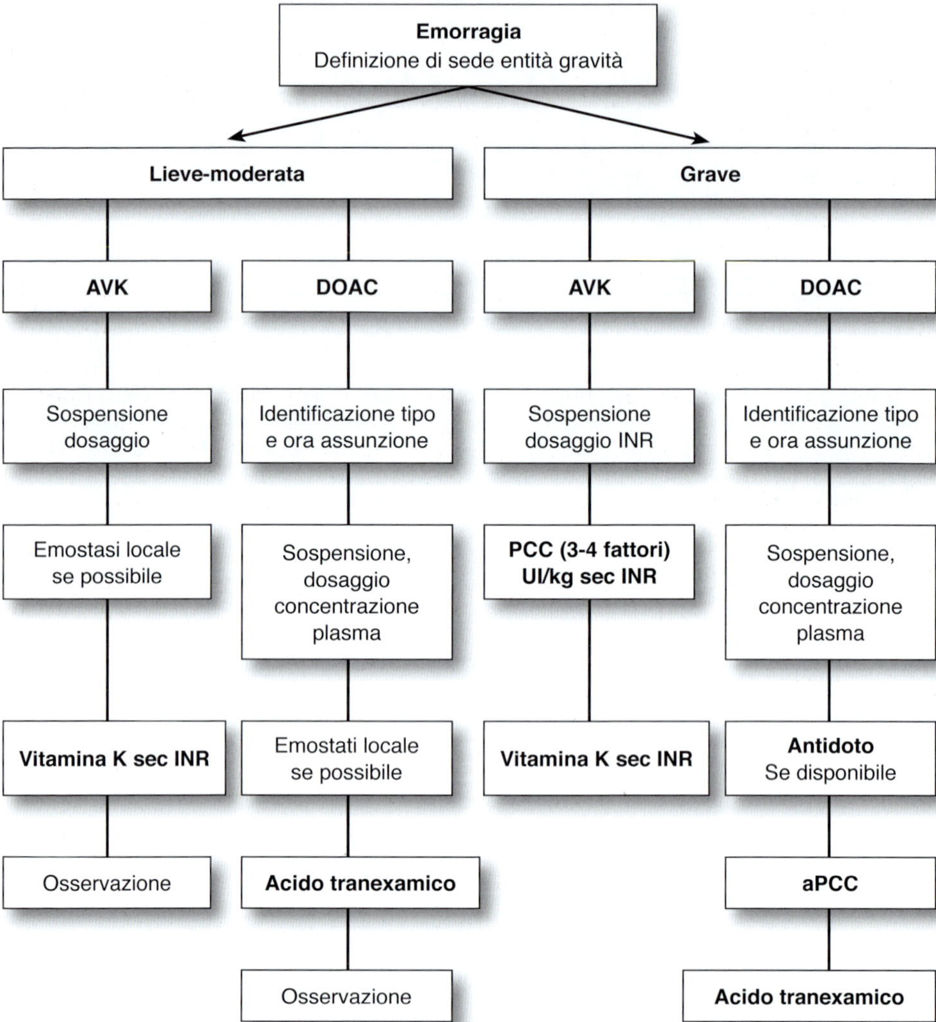

TROMBOCITOPENIA INDOTTA DA EPARINA (HIT)

La trombocitopenia indotta da eparina (HIT) è una complicanza immunitaria potenzialmente grave che si verifica dopo l'esposizione al trattamento con eparina non frazionata (UFH) o, con minore incidenza, con eparine a basso peso molecolare (LMWH).

È caratterizzata da un declino della conta delle piastrine a partire da 5-14 giorni dall'inizio della somministrazione di eparina, utilizzata in profilassi anticoagulante chirurgica o medica, o nel trattamento di eventi trombotici venosi e arteriosi.

Viene considerata come una condizione paradossale in quanto sebbene causi trombocitopenia, evento usualmente associato ad emorragia, essa induce gravi trombosi sia venose che arteriose, spesso a presentazione concomitante o aggravante una precedente patologia tromboembolica per cui era stato iniziato un trattamento anticoagulante.

La HIT è causata da anticorpi diretti contro i complessi formati da una proteina piastrinica-il fattore 4 delle piastrine- e l'eparina (PF4/H). Gli immunocomplessi circolanti contenenti IgG e PF4/H si legano ai recettori Fc delle piastrine e dei monociti promuovendone l'attivazione cellulare con rilascio di microparticelle procoagulanti e generazione di trombina.

La diagnosi può presentarsi difficile e tardiva, richiedendo sia la formulazione di un sospetto clinico che la conferma di laboratorio della presenza di anticorpi anti PF4/H. A tal scopo sono stati elaborati alcuni score clinici molto utili in mancanza di test di laboratorio disponibili rapidamente e di semplice esecuzione. Il *pretest scoring system*, proposto da Warkentin e Heddle, è riportato nella Tabella 8.3.13.

Nel sospetto di HIT, comunque la terapia eparinica deve essere rapidamente sospesa senza attendere il risultato dell'indagine di laboratorio, di conferma, quando disponibile.

Il trattamento antitrombotico utilizzabile in alternativa è rappresentato dal fondaparinux (pentasaccaride di sintesi ad attività anti Xa) per via sottocutanea ai dosaggi previsti secondo indicazione e funzionalità renale o da argatroban per via venosa in infusione continua, con possibilità di aggiustamento posologico mediante monitoraggio dei valori di APTT.

Si raccomanda di non utilizzare in caso di HIT, come terapia alternativa, gli anticoagulanti AVK, dato il loro effetto di riduzio-

Tabella 8.3.13. 4Ts scoring system (da *Hematology Am Soc Hematol Educ Program*).

Categoria	2 Punti	1 Punto	0 Punti
1 Trombocitopenia	Riduzione della conta Plt >50% e nadir ≥20.000/µL	Riduzione della conta Plt 30-50% o nadir 10-19.000/µL	Riduzione della conta delle piastrine <30% o nadir piastrinico <10.000/µL
2 Tempo di caduta della conta piastrinica	Insorgenza chiara tra i 5 e 10 giorni o caduta delle piastrine ≤1 giorno se esposizione all'eparina nei 30 giorni precedenti	Coerente con i giorni 5-10, ma non chiaro (ad esempio conta delle piastrine mancante) o insorgenza dopo il giorno 10 o caduta ≤1 giorno con esposizione all'eparina nei 30-100 giorni precedenti	Riduzione della conta delle piastrine <4 giorni senza precedente esposizione all'eparina
3 Trombosi o altre sequelae	Nuova trombosi (confermata) o necrosi cutanea nei punti di iniezione dell'eparina o reazione sistemica acuta dopo bolo endovenoso di eparina	Trombosi progressiva o ricorrente o lesioni cutanee non necrotizzanti (eritematose) o sospetta trombosi (non provata)	Nessuna
4 Altre cause di trombocitopenia	Nessuna apparente	Possibile	Dimostrata

Punteggio totale di ≥6 punti, alta probabilità di HIT; 4-5 punti, probabilità intermedia di HIT; ≤3 punti, bassa probabilità di HIT.

IL TACCUINO

È stata segnalata nel 2020 una sindrome HIT-like (trombosi con trombocitopenia) in soggetti vaccinati con vaccino COVID-19 ad Adenovirus denominata vaccine induced thrombotic thrombocytopenia *(VITT). Consultare paragrafo successivo.*

ne precoce degli inibitori naturali vitamina K-dipendenti e conseguente rischio di necrosi cutanea/gangrena.

Bibliografia di riferimento

LA LAVAGNA

- *La HIT è una temibile complicanza della terapia eparinica.*
- *Deve essere sospettata in caso di decremento della conta piastrinica >30% nei pazienti in trattamento eparinico.*
- *In caso di diagnosi di HIT il paziente deve essere indagato sulla presenza di eventuali trombosi occulte o subcliniche.*
- *La terapia eparinica deve essere immediatamente sospesa e sostituita con fondaparinux s.c. o argatroban e.v. (se disponibile).*

Appunti / Commenti

TROMBOSI-TROMBOCITOPENIA INDOTTA DA VACCINO (VITT)

Introduzione

Questa entità nosologica, definita VITT (*Vaccine Induced Trhrombosis-Thrombocitopenia*), è stata identificata e descritta nel marzo 2021 da clinici e ricercatori europei, a seguito di campagna vaccinale, in soggetti, prevalentemente di sesso femminile e di età inferiore ai 55 anni, dopo somministrazione di vaccino ChAdOx1nCOV-19. Pur nella supposta incompletezza dei dati registrati a tutt'oggi, l'incidenza di tale evento avverso è stimata nell'ordine di 1-3 casi per milione di soggetti vaccinati.

Caratteristiche

Contrariamente alle complicanze trombotiche che possono verificarsi nella popolazione per varie cause, la VITT è caratterizzata da trombosi cerebrale e/o trombosi venosa splancnica, spesso associata a trombosi multiple, con trombocitopenia, da moderata a grave, con possibile sanguinamento, e talvolta coagulazione intravascolare disseminata (CID), che si verifica in soggetti, altrimenti sani, vaccinati nei 4-30 giorni dalla somministrazione. Pur non essendo ancora chiarito con precisione il meccanismo patogenetico alla base della piastrinopenia e dell'associazione alle trombosi in sedi atipiche, spesso multiple, la VITT è stato descritto come un disordine protrombotico simile alla trombocitopenia indotta da eparina (HIT).

Diagnosi

Data la gravità della patologia e la prognosi infausta, se non prontamente riconosciuta e trattata, deve essere posta la massima attenzione alla segnalazione di questi eventi trombotici rari rivolgendo particolare attenzione alla loro esatta caratterizzazione.

I soggetti sottoposti a vaccinazione che sviluppano nei giorni successivi (in particolare tra 4 e 20 giorni) cefalea, disturbi visivi, dolori all'addome superiore, nausea, vomito, petecchie o altre manifestazioni emorragiche devono essere attentamente valutati clinicamente e sottoposti ad indagini urgenti laboratoristiche (esame emocromocitometrico, attenta valutazione emostatica per possibile CID associata: PT, APTT, fibrinogenemia, D-dimero) e strumentali (angio-TC/RMN encefalo).

In caso di diagnosi di trombosi si raccomanda il ricovero in ambiente ad alta intensità di cura ed una approfondita ricerca di eventuali ulteriori localizzazioni trombotiche oltre a quella che ha generato il ricovero (ad es. mediante angio-TC total body).

Per quanto riguarda i test di laboratorio è utile, se disponibile, la ricerca degli anticorpi antiPF4, benché non sia dirimente in quanto una positività al test EIA è frequentemente aspecifica e solo un test funzionale di conferma HIPA (disponibile solo in pochi laboratori italiani) può indicarne la possibile patogenicità.

Trattamento

In caso di piastrinopenia severa (Plt <20.000/µL):

- si sconsiglia l'uso della terapia anticoagulante, valutando attentamente il bilancio rischio/beneficio individuale di un trattamento antitrombotico in caso di concomitante emorragia intracranica, per la quale può essere possibile il ricorso a trasfusioni piastriniche;
- somministrazione di Ig vena (1 g/kg/die per 2 giorni) e/o desametasone (40 mg/die per 4 giorni);
- nei casi gravi, resistenti a queste misure, può essere considerato il ricorso alla plasmaferesi.

In caso di piastrinopenia con Plt >20.000/µL (senza emorragia intracranica) e <50.000:

- intraprendere terapia antitrombotica con fondaparinux con dosi definite in base alla conta piastrinica (2,5/5 mg/die) o con argatroban (se disponibile) mantenendo un APTT ratio di 1,5;
- somministrare Ig vena (1 g/kg/die per 2 giorni) e/o desametasone (40 mg/die per 4 giorni).

In caso di piastrinopenia moderata (Plt >50.000/µL):

- intraprendere terapia antitrombotica con fondaparinux (5/7,5 mg/die) o con argatroban (se disponibile) mantenendo un APTT ratio tra 1,5 e 2,5;
- somministrazione di Ig vena (1 g/kg/die per 2 giorni) e/o desametasone (40 mg/die per 4 giorni).

In tutti i casi, se presente anche coagulopatia da consumo (CID) questa dovrà essere trattata con plasma fresco congelato (12 mL/kg p.c.) associando concentrati di fibrinogeno se i valori di fibrinogeno plasmatico del paziente sono inferiori a 150 mg/mL.

Si ricorda che il trattamento antitrombotico con eparina standard o a basso peso molecolare può essere attuato solo se in possesso di un test antiPF4 (HIPA) negativo.

La prosecuzione della terapia steroidea ed anticoagulante verrà concordata con l'ematologo esperto di riferimento.

IL TACCUINO

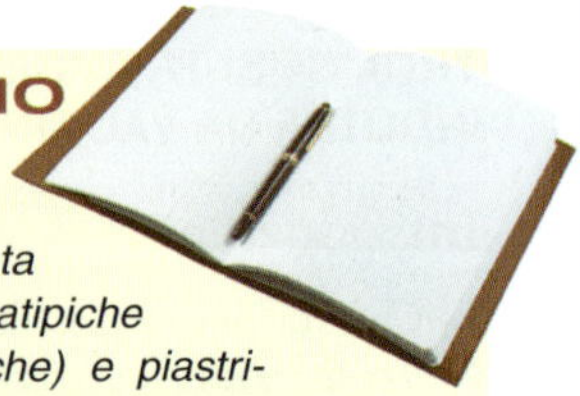

La VITT è una patologia caratterizzata da trombosi in sedi atipiche (cerebrali, splancniche) e piastrinopenia associata, indotta da vaccinazione anti COVID 19 nei 4-30 giorni successivi alla somministrazione.
La possibile evoluzione in exitus *del paziente impone un intervento diagnostico e terapeutico rapido.*

Bibliografia di riferimento

LA LAVAGNA

- ***Il sospetto di VITT deve essere sempre posto in un soggetto sottoposto a vaccinazione anti COVID-19 nei trenta giorni precedenti l'esordio dei sintomi suggestivi per trombosi venosa cerebrale o splancnica.***
- ***La diagnosi strumentale e l'emocromo devono essere effettuati in urgenza ed il paziente deve essere ricoverato in un reparto di terapia intensiva.***
- ***La terapia antitrombotica deve essere valutata sulla base del rischio emorragico o dell'emorragia in atto.***
- ***La terapia immunosoppressiva deve essere instaurata immediatamente e concordata con l'ematologo.***

Trombosi-trombocitopenia indotta da vaccino

Trombosi Venosa Cerebrale o Splancnica nei 30 giorni successivi a vaccino

CT total body scan
Conta piastrine, INR, aPTT, Fbg, D-dimero, anti-PF4 assay (HIPA)

conta piastrine <20 x 10^9/L

- Dex 40 mg/4 gg e.v.
  e
- Ig-HD 1 g/kg/2 gg e.v.
  e
- Trasfusione di Plt (target conta Plt >20 x 10^9/L)
- Evitare anticoagulazione
- Considerare plasmaferesi o plasma-exchange nei non responsivi

conta piastrine 20-50 x 10^9/L

- Dex 40 mg/4 gg e.v.
  e
- Ig-HD 1 g/kg/2 gg e.v.
- Anti-PF4-positivo o non disponibile: fondaparinux 2,5/5 mg (</>50 kg)
  o
- Argatroban (aPTT ratio 1,5) da preferire se GFR <30 mL/min o ICH
- Anti-PF4 (HIPA) negativo: LMWH 50 U/kg x 2 o UFH e.v. (aPTT ratio 1,5)
- Considerare plasmaferesi o plasma-exchange nei non responsivi

conta piastrine 50-100 x 10^9/L

- Dex 40 mg/4 gg e.v.
  e
- Ig-HD 1 g/kg/2 gg e.v.
- Anti-PF4-positivo o non disponibile: fondaparinux 5/7,5 mg (</>50 kg)
  o
- Argatroban (aPTT ratio 1,5-2,5) da preferire se GFR <30 mL/min o ICH
- Anti-PF4 (HIPA)-negativo: LMWH 100 U/kg x 2 o UFH e.v. (aPTT ratio 1,5-2,5)

conta piastrine >100 x 10^9/L (dimezzamento rispetto a conta precedente)

- Anti-PF4-positivo o non disponibile: fondaparinux 5/7,5/10 mg (<50/50-100/>100 kg)
  o
- Argatroban (aPTT ratio 1,5-2,5) da preferire se GFR <30 mL/min o ICH
- Anti-PF4(HIPA)-negativo: LMWH 100 U/kg x 2
  o
- Fondaparinux 5/7,5/10 mg (<50/50-100/>100 kg) o UFH e.v. (aPTT ratio 1,5-2,5)

Plasma fresco congelato (10-15 mL/kg) in pazienti con prolungamento di PT/aPTT (>1,5 volte il normale) e/o fibrinogeno <150 mg/dL
Considerare infusione di concentrati di fibrinogeno in caso di emorragia in atto e fibrinogeno <150 mg/dL oltre a infusion di FFP

Position Statement di SISET (consultare bibliografia *infra*)

8.4 Microangiopatie trombotiche

Definizione

Le microangiopatie trombotiche (TMA) comprendono un gruppo di malattie distinte, che possono insorgere sia in età pediatrica che nell'adulto. Nonostante possano riconoscere diversa eziopatogenesi presentano come comune denominatore le lesioni patologiche caratterizzate da danno endoteliale e formazione di trombi ricchi di piastrine a livello microvascolare cui ne consegue anemia emolitica "meccanica" (microangiopatica) da rottura delle emazie all'interno del microcircolo occupato dai trombi, piastrinopenia da consumo e danno ischemico d'organo.

Possono essere ereditarie od acquisite, ad esordio subdolo o rapidamente ingravescente e sono particolarmente temute per morbilità e mortalità.

Malgrado la loro rarità, le informazioni cliniche e l'evoluzione della diagnostica di laboratorio hanno identificato in una parte di queste TMA anomalie autoimmuni e/o genetiche nella processazione post secrezione del fattore di von Willenbrand o alterazioni genetico-funzionali della regolazione della via alternativa del complemento.

Data la gravità di queste patologie ed il rischio di vita, se non prontamente diagnosticate e trattate, il sospetto diagnostico di microangiopatia trombotica deve essere formulato in caso di presentazione dei dati clinici e laboratoristici elencati nelle Tabelle 8.4.1 e 8.4.2.

La diagnosi differenziale tra le varie forme di microangiopatia trombotica potrà essere effettuata sulla base della valutazione della prevalenza d'organo interessato e sulla anamnesi di eventi intercorrenti recenti, come febbre, infezioni, gravidanza.

Nelle tabelle successive vengono confrontati i criteri clinici e di laboratorio utili per la diagnosi differenziale tra le TMA (Tabelle 8.4.3 e 8.4.4):

- HELLP: (h) emolisi (e) elevati enzimi epatici (*liver*) basse (*low*) piastrine;
- PTT: porpora trombotica trombocitopenica;
- SEU: sindrome emolitico-uremica.

Tabella 8.4.1. Alterazioni degli esami di laboratorio tipiche delle TMA

Esami di laboratorio
• Piastrine <150.000 mm^3 o <25% del valore basale
• Emolisi meccanica > LDH Hb <10 g% < Aptoglobina Schistociti >2% Reticolocitosi >Bilirubina indiretta
• Creatininemia > (frequente) e/o anomalie urinarie (proteinuria/microematuria)

IL TACCUINO

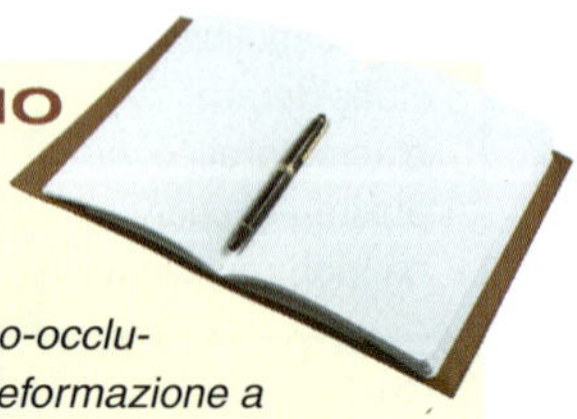

La possibilità di complicanze acute dovute ad eventi vaso-occlusivi, secondari alla deformazione a falce dei globuli rossi, deve essere prontamente sospettata e trattata nei pazienti con diagnosi certa o sospetta anemia a cellule falciformi.

Tabella 8.4.2. Sintomi clinici

• Neurologici (confusione, cefalea, afasia, epilessia, disartria, calo visus, encefalopatia, coma)
• Gastrointestinali (diarrea, diarrea ematica)
• Cardiologici (infarto, aritmie, scompenso)
• Polmonari (emoftoe)
• Ipertensione severa di recente insorgenza

Tabella 8.4.3. Diagnosi differenziale in base ai sintomi

Segni e sintomi (%)	S. HELLP	AFLP	PTT	SEU	SLE riacutizzato
Ipertensione	85	50	20-75	80-90	80 con aPL, nefrite
Proteinuria	90-95	30-50	Con ematuria	80-90	100 con nefrite
Febbre	Assente	25-32	20-50	NR	Frequente durante la fase di acuzie
Ittero	5-10	40-90	Raro	Raro	Assente
Nausea e vomito	40	50-80	Frequente	Frequente	Solo con aPL
Dolore addominale	60-80	35-50	Frequente	Frequente	Solo con aPL
Sistema nervoso centrale	40-60	30-40	60-70	NR	50 con aPL

Tabella 8.4.4. Diagnosi differenziale in base ai dati di laboratorio

Dati di laboratorio	S. HELLP	AFLP	PTT	SEU	SLE riacutizzato
Trombocitopenia (<100.000/mm^3)	>20.000	>50.000	≤20.000	>20.000	>20.000
Emolisi (%)	50-100	15-20	100	100	14-23 con aPL
Anemia (%)	<50	Assente	100	100	14-23 con aPL
CID (%)	<20	73	Rara	Rara	Rara
Ipoglicemia (%)	Assente	61	Assente	Assente	Assente
Multimeri del fattore von Willebrand (%)	Assente	Assente	80-90	80	<10
Compromissione renale (%)	50	90-100	30	100	40-80
LDH (UI/L)	≥600	Variabile	>1000	>1000	Con aPL
Ammoniemia elevata (%)	rara	50	Assente	Assente	Assente
Bilirubinemia elevata (%)	50-60	100	100		<10
Transaminasi elevate (%)	100	100	Lieve (<100 UI/L)	Lieve (<100 UI/L)	con aPL

Legenda: aPL: anticorpi antifosfolipidi; CID: coagulazione intravascolare disseminata.

Queste forme vanno distinte dalle successive che possono mimare una TMA ma che hanno un andamento subacuto e non necessitano di interventi urgenti:

- AFLP: steatosi epatica acuta della gravidanza;
- SLE: lupus eritematoso sistemico.

PORPORA TROMBOTICA TROMBOCITOPENICA

La porpora trombotica trombocitopenica (PTT) ha una incidenza rara di circa quattro-sei casi per milione di abitanti per anno con 90% di mortalità se non trattata. Viene stimata una mortalità del 50% nelle prime 24 ore dalla presentazione clinica acuta. È attualmente riconosciuto che sia le forme congenite che autoimmuni acquisite di PTT dipendono da un deficit di una metallo proteasi (ADAMTS13) normalmente deputata al "clivaggio" a monomeri dei multimeri di grosse dimensioni di fattore von Willebrand (VWF) presenti sull'endotelio vascolare o liberati in circolo.

Questi multimeri non opportunamente rimaneggiati da ADAMTS13 causano aggregazione piastrinica spontanea con formazione di trombi a livello del microcircolo (cervello, cuore, rene).

Diagnosi

La diagnosi di PTT è una diagnosi difficile, resa problematica anche dalla gravità tempo-dipendente del quadro clinico. È sufficiente la presenza di piastrinopenia ed anemia microangiopatica, con normalità dei test coagulativi di base ed il dato clinico di disturbi neurologici con o senza alterazioni renali ad orientare il sospetto di PTT.

Anamnesi

La storia clinica di questi pazienti può essere espressiva se vi sono cause secondarie (farmaci, infezioni, gravidanza, neoplasie) mentre sarà sostanzialmente muta nelle forme idiopatiche che peraltro sono le più frequenti. L'esordio dei sintomi è generalmente acuto e nel giro di pochi giorni si può avere una evoluzione rapida. Il paziente spesso giunge in Pronto Soccorso con un quadro generale molto compromesso e si può configurare una situazione di emergenza. La febbre, i sintomi neurologici fluttuanti e variabili, le manifestazioni emorragiche, sono i sintomi che devono indurre il sospetto e che vanno indagati ed integrati con i reperti dell'esame obiettivo ed i riscontri laboratoristici.

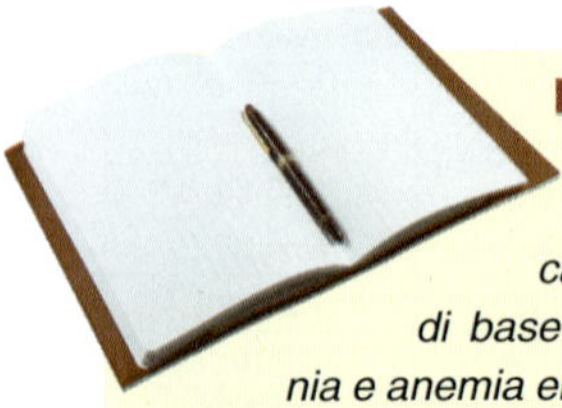

IL TACCUINO

La diatesi emorragica con test coagulativi di base normali, piastrinopenia e anemia emolitica intravascolare accompagnati da sintomi neurologici di varia gravità devono far sospettare la presenza della PTT.

Esame obiettivo

L'obiettività può mettere in evidenza i segni della piastrinopenia, quindi epistassi, gengivorragie, porpora, petecchie ed ecchimosi, meno-metrorragie. L'anemia microangiopatica, a seconda dell'entità, sarà responsabile di pallore, subittero o ittero. La temperatura corporea può essere anche molto elevata e comunque non strettamente correlata all'entità dei disturbi neurologici che spesso sono la principale causa di presentazione al Pronto Soccorso ed hanno uno spettro molto variabile. L'aggregazione piastrinica a livello del microcircolo può essere responsabile di sintomatologia d'organo ed apparato anche piuttosto variabile ma certamente critica quando si manifesta con ischemia miocardica o intestinale.

Esami di laboratorio

Gli esami di laboratorio immediatamente utili per la diagnosi e quindi di primo livello, eseguibili in urgenza, sono l'emocromo con striscio di sangue periferico e conta reticolocitaria e l'assetto coagulativo. In genere i valori di piastrine riscontrati sono di 10-30.000/mm^3 con emoglobina tra 8-10 g/dL, presenza di schistociti nello striscio di sangue periferico, ed aumento dei reticolociti. Il dato può essere integrato dalla negatività del test di Coombs diretto, dalla riduzione dell'aptoglobina, dall'aumento di LDH e della bilirubina e dall'assetto coagulativo (PT, PTT, fibrinogeno) risultante nella norma. Oltre a questi aspetti è importante che il medico d'urgenza escluda la presenza di gravidanza ed invii test sierologici per HIV ed infezioni virali (associate alla PTT). Tra gli esami basali deve essere valutato il grado di compromissione della funzione renale e l'esame urine per proteinuria. I livelli di troponina sono spesso alterati come espressione di interessamento del microcircolo coronarico, ma l'innalzamento può essere in parte dovuto all'insufficienza renale. Gli esami di secondo livello dovranno escludere possibili cause sottostanti e quindi includono gli anticorpi antinucleo, antifosfolipidi, il fattore reumatoide. Sarebbe consigliabile conservare campioni di plasma del pazienteprima della terapia per poter dosare il livello di attività dell'ADAMTS13 e gli anticorpi anti ADAMTS13, che sono eseguibili solo in centri specialistici e pertanto non in urgenza.

Esami strumentali

Non ci sono esami strumentali diagnostici, ma solo di supporto all'inquadramento del caso e alla gestione delle complicanze. L'elettrocardiogramma e l'eventuale ecocardiogramma, la radiografia del torace e la TC (o RMN) cranica rientrano tra gli esami immediatamente eseguibili in Pronto Soccorso, considerata la modalità di presentazione della malattia.

Terapia

Poiché spesso il paziente è critico al momento della presentazione al Pronto Soccorso deve essere assicurato innanzi tutto il sostegno delle funzioni vitali. Il *plasma-exchange* è il cardine della terapia della PTT acuta ed idiopatica. Deve essere iniziato prima possibile anche senza tutti gli elementi diagnostici a disposizione e cioè anche solo di fronte ad una piastrinopenia ed a una anemia microangiopatica non spiegabile in altro modo. Il trattamento aferetico è più efficace rispetto alla infusione di grandi quantità di plasma fresco congelato perché consente sia la rimozione degli autoanticorpi che il reintegro dell'enzima ADAMTS13. Nelle forme particolarmente gravi e refrattarie possono essere effettuati anche due trattamenti aferetici nelle 24 ore, altrimenti uno solo al giorno scambiando da 1 a 1,5 volumi di plasma. Non ci sono precise indicazioni su quanto tempo debba durare il trattamento, ma va proseguito fino a 2 giorni dopo il raggiungimento della remissione, valutabile con la normalizzazione della conta piastrinica. La aferesi non sembra essere efficace nelle forme secondarie a trapianto di midollo ed associate a neoplasie, mentre è utile in gravidanza e nelle forme di sieropositività HIV associata alla terapia antiretrovirale. Si può ricorrere alla sola infusione di plasma fresco congelato se non vi è immediata disponibilità della aferesi. Se il paziente è febbrile, previe emocolture, è opportuna antibioticoterapia ad ampio spettro preferendo farmaci che attraversano la barriera ematoencefalica in quanto il quadro clinico neurologico, almeno in fase iniziale, può far pensare ad un processo infettivo a carico del SNC. In caso di conferma diagnostica di patogenesi autoimmune è indicato l'inizio della terapia immunosoppressiva steroidea (prednisone 1 mg/kg/die) eventualmente associata a ciclofosfamide e/o rituximab. Se la malattia risponde alle terapie, quando le piastrine superano il valore di 50.000/mm^3 va iniziata terapia antiaggregante con aspirina o dipiridamolo. Trattamenti di seconda linea (ciclosporina, tacrolimus) sono di pertinenza squisitamente specialistica.

Bibliografia di riferimento

LA LAVAGNA

- *La PTT è un'emergenza a prescindere dal livello delle piastrine.*
- *Esegui sempre il test di gravidanza nelle donne in età fertile e l'HIV.*
- *Il plasma-exchange va fatto prima possibile.*
- *Le trasfusioni di piastrine sono controindicate se non vi sono sanguinamenti critici.*

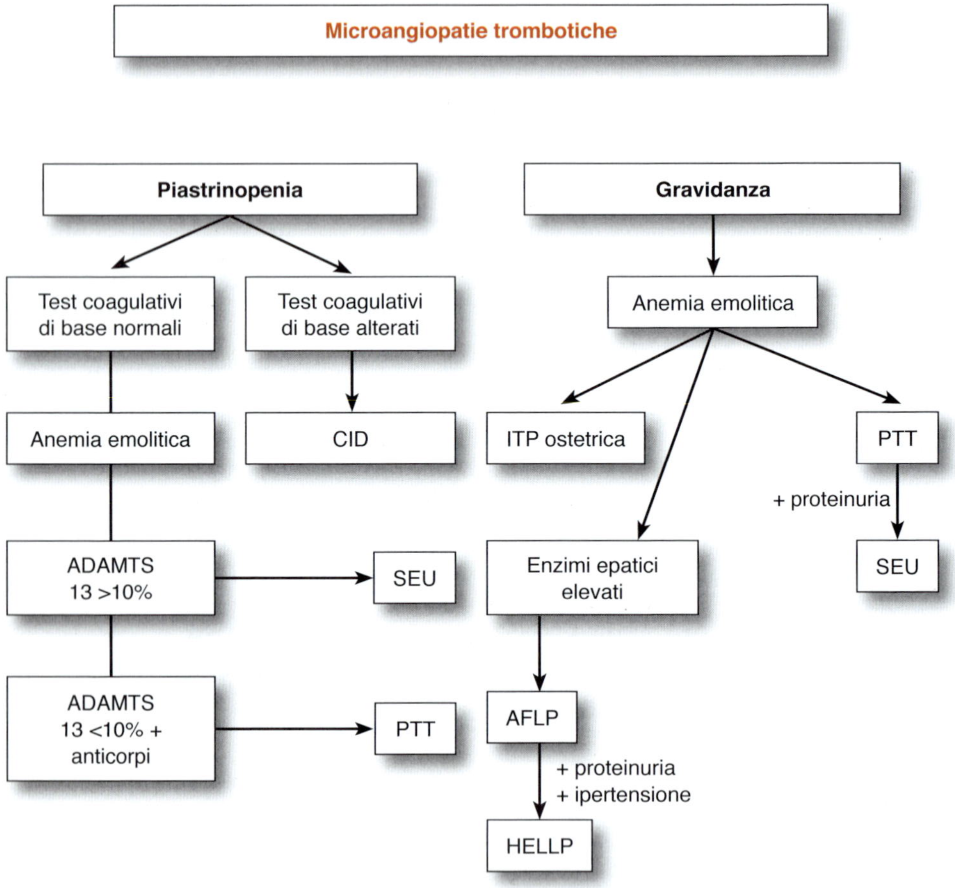

Legenda: ITP: porpora trombocitopenica immune; CID: coagulopatia intravascolare disseminata; HELLP: emolisi enzimi epatici basse piastrine (gravidanza); AFLP: steatosi epatica acuta (gravidanza); SEU: sindrome uremico emolitica; PTT: porpora trombotica trombocitopenica.

8.5 Anemia emolitica acuta

Introduzione

Una riduzione della vita media degli eritrociti rappresenta il momento eziopatogenetico principale delle anemie emolitiche (Tabella 8.5.1).

Le principali cause patogenetiche di emolisi sono rappresentate in Tabella 8.5.2.

I quadri clinici conseguenti si differenziano in relazione alla sede di emolisi e alla gravità della crisi emolitica.

Compito prioritario del medico è quello di sospettare un quadro di anemia emolitica, sulla base della clinica e di conferme laboratoristiche, assicurando il primo tempestivo ed appropriato intervento terapeutico nelle forme gravi.

Segni e sintomi

Specie nelle forme acute si rilevano i sintomi tipici delle anemie legati all'ipoperfusione ed al ridotto trasporto di ossigeno (pallore, astenia, malessere, debolezza, tachicardia e dispnea a

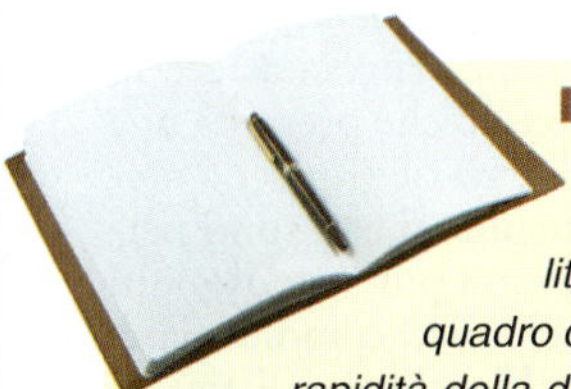

IL TACCUINO

Nelle anemie emolitiche la severità del quadro dipende sia dall'entità/rapidità della distruzione degli eritrociti che dalle capacità rigenerative e di compenso del midollo osseo.

Risulta difficile in urgenza una diagnosi differenziale del tipo di anemia emolitica e l'intervento principale del medico, dopo un rapido sospetto di emolisi, è rappresentato dal sostegno dei parametri vitali, prevenzione dell'insufficienza renale acuta e controllo della anemia con eventuale terapia emotrasfusiva.

Tabella 8.5.1. Classificazione delle anemie emolitiche

Anemie emolitiche ereditarie
Talassemie
β-talassemia
α-talassemia
Talassemia + emoglobinopatia
Emoglobinopatie
Sikle cell disease
Emoglobinopatia C
Emoglobinopatia E
Emoglobinopatie combinate
Difetto della membrana eritrocitaria
Sferocitosi ereditaria
Ellissocitosi ereditaria
Acantocitosi
Difetto enzimatico eritrocitario
G-6-PD
Deficit di piruvato chinasi
Deficit della via di Embden-Meyerhof
Anemie emolitiche acquisite
Anemia emolitica immunomediata
Anemia emolitica autoimmune
Anemia emolitica da autoanticorpi freddi
Emoglobinuria parossistica notturna
Emoglobinuria parossistica a freddo
Anemia emolitica farmaco-indotta
Reazione trasfusionale emolitica
Anemia emolitica del neonato da alloanticorpi materni
Lupus Eritematosus Sistemico
Anemia emolitica microangiopatica
Coagulazione intravascolare disseminata
Porpora trombotica trombocitopenica
Sindrome uremico-emolitica
Infezioni (Clostridium, Malaria, etc)
Deficit del fattore H
Emangioma gigante
Carcinomatosi disseminata
Chemioterapia
Trapianto di organo solido
Trapianto di midollo osseo
Ipertensione maligna
Sclerodermia
Eclampsia e pre-eclampsia
Materiale protesico
Valvole cardiache
Device cardiaci
Grafts vascolari
Shunt transgiugulari portosistemici intraepatici
Altre cause
Traumi vascolari
Ustioni
Infezioni batteriche

Tabella 8.5.2. **Eziologia e patogenesi delle anemie emolitiche**

Causa patogenetica	Secondarie a cause		
	Intrinseche	Miste	Estrinseche
Alterazioni della membrana GR	Sferocitosi Ellissocitosi	Emoglobinuria parossistica notturna	
Alterazione metabolica del GR	Deficit di piruvato-chinasi	Deficit di gliucosio-6-fosfato deidrogenasi (G6PD)	
Alterazione della Hb		HB S, C, etc.	
Produzione di allo o auto anticorpi			Malattie emolitiche alloimmuni-autoimmuni, malattie emolitiche da farmaci
Cause meccaniche (frammentazione dei globuli rossi)			Protesi valvolari o di segmenti vascolari, microangiopatie

riposo o da sforzo, ipotensione, complicanze cardiovascolari). A questi sintomi, nell'emolisi si possono aggiungere segni quali il subittero o l'ittero, il colorito scuro dell'urina e specifici reperti obiettivi dei vari quadri clinici (es. splenomegalia, adenomegalie).

Anemie emolitiche da alterazioni congenite o acquisite della membrana eritrocitaria

Sferocitosi ereditaria

Epidemiologia. Nell'ambito di questo gruppo di anemie emolitiche la sferocitosi ereditaria (SE) o malattia di Minkowski-Chauffard, è la più comune nella razza caucasica. La prevalenza si attesta attualmente intorno a 1:5000/1:10.000.

Fisiopatologia. Sono stati identificati quattro tipi di alterazioni della sintesi di componenti proteiche della membrana eritrocitaria. Ciascuno di essi comporta l'assunzione della forma sferica degli eritrociti con conseguente distruzione degli stessi a livello splenico.

Quadro clinico e laboratoristico. Il quadro clinico è estremamente variabile. Da forme asintomatiche o lievi, in cui la diagnosi è spesso casuale, si passa a quelle più caratteristiche con emolisi da moderata a grave.

Le forme asintomatiche sono occasionalmente rilevate in età adulta mentre quelle moderato-gravi sono più frequenti nell'infanzia e caratterizzate da concentrazioni di emoglobina mediamente <8 g/dL.

La diagnosi di sferocitosi si basa sulla combinazione di storia familiare e dati clinici personali.

La clinica è caratterizzata da pallore cutaneo, ittero, urine ipercromiche, coliche biliari subentranti, legate al catabolismo emoglobinico e splenomegalia di entità variabile. Riscontri laboratoristici di emolisi (↑ LDH, ↓ aptoglobina, ↑ bilirubina indiretta e urobilinogeno, negatività del test di Coombs), si accompagnano ad esami caratteristici della forma quali MCHC (concentrazione corpuscolare media di Hb) e RDW (indice di anisocitosi) aumentati, la riduzione delle resistenze osmotiche eritrocitarie e lo striscio di sangue periferico che presenta una doppia popolazione di emazie (i piccoli sferociti e i numerosi reticolociti che sono nettamente più grandi). Esami più approfonditi e raffinati di tipo biochimico e molecolare, sono da riservare ad ambienti specialistici.

Terapia. La sferocitosi è una patologia benigna ma inguaribile, il cui decorso, soprattutto nelle forme moderato-severe, è condizionato dalla terapia. In urgenza la terapia è rappresentata dal supporto trasfusionale.

La splenectomia rappresenta la terapia elettiva della SE nelle forme moderato-severe perché determina un notevole aumento della sopravvivenza delle emazie mentre è controversa nelle forme lievi.

Anemie emolitiche da alterazioni congenite degli enzimi eritrocitari implicati nelle funzioni metaboliche principali

Difetti quantitativi e/o qualitativi degli enzimi eritrocitari determinano lisi precoce del globulo rosso per diminuita resistenza agli stress ossidativi. I più importanti sono: il deficit di piruvato-chinasi (PK), ultimo enzima della glicolisi anaerobia che determina la sintesi di ATP, e il deficit di glucosio-6-fosfato deidrogenasi (G6PD), primo enzima dello *shunt dei pentosi*, che assicura la produzione di glutatione ridotto (GSH).

Anemia da deficit di glucosio-6-fosfato-deidrogenasi (G6PD)

Definizione e patogenesi. Si tratta in realtà di una anemia emolitica da cause miste in quanto, pur essendo il difetto enzimatico intraglobulare, è necessaria l'esposizione allo stress ossidativo (indotto da farmaci o costituenti delle fave) affinché si verifichi l'emolisi. Trasmessa sul cromosoma X: i soggetti di sesso maschile sono malati, le femmine possono essere malate se omozigoti o portatrici se eterozigoti.

In caso di stress ossidativo e in carenza di GSH l'emoglobina si denatura e precipita sulla membrana eritrocitaria (corpi di Heinz), danneggiandola e rendendola rigida; l'eritrocita viene catturato dai macrofagi, a livello splenico, andando incontro a lisi.

Alcuni soggetti con difetto di G6PD possono andare incontro ad emolisi dopo assunzione di fave (favismo). Poiché solo una piccola percentuale di pazienti affetti da G6PD è sensibile alle fave si ipotizza la presenza di un altro fattore enzimatico ereditario non meglio noto.

Quadro clinico e laboratoristico. Il quadro clinico tipico è caratterizzato da anemia che si instaura acutamente (emolisi intravascolare), dopo assunzione di un farmaco ad azione ossidante.

Farmaci ad azione ossidante

Qualora non venga individuato il farmaco responsabile si assiste comunque ad una riduzione progressiva della emolisi recidiva in caso di aumento della dose del farmaco responsabile o se si riprende l'assunzione del farmaco poco dopo (uno-due mesi) il precedente episodio. Ciò è spiegato dal fatto che gli eritrociti più vecchi sono più sensibili all'attività ossidante della sostanza.

Nei pazienti affetti da favismo l'ingestione di fave scatena, dopo 6-24 ore, una crisi emolitica acuta con anemizzazione, febbre e sintomatologia gastroenterica (diarrea, nausea, vomito).

A volte il quadro emolitico, della durata media di 3-4 giorni, è massivo e può complicarsi con insufficienza renale acuta anche fatale.

È presente una anemia di grado variabile, da moderata a grave, di tipo normocromico normocitico, reticolocitosi, aumento di LDH, della bilirubina indiretta, dell'urobilinogeno mentre l'aptoglobina è ridotta. Il dosaggio della G6PD eritrocitaria, eseguito a distanza dalla crisi emolitica, metterà in evidenza una carenza di questo enzima.

Terapia. Unico vero trattamento è quello profilattico che deve sconsigliare l'assunzione di farmaci "ossidanti". In genere i soggetti affetti e noti sono in possesso dell'elenco dei farmaci da evitare.

Durante la crisi emolitica è indicato il monitoraggio dei parametri vitali e l'eventuale somministrazione di soluzioni cristalloidi per via endovenosa, soprattutto nelle forme gravi e da esposizione a fave, come prevenzione dell'insufficienza renale acuta. In caso di anemizzazione grave è indicata la trasfusione di emazie.

Alterazioni congenite della emoglobina (HB)

Anemia a cellule falciformi o Sickle Cell Disease (SCD)

Definizione. La *Sickle Cell Disease* è caratterizzata dalla presenza di emoglobina patologica S (HbS), ereditata sia in omozigosi (SS) che in eterozigosi composta con altre emoglobinopatie, come il trait talassemico (βS). La più importante per frequenza e gravità è l'HbS.

L'HbS polimerizza se deossigenata, formando catene rigide che sono responsabili della deformazione a falce dei globuli rossi, elemento principale della patogenesi degli eventi vaso-occlusivi acuti (VOCs), propri della SCD. I fenomeni vaso-occlusivi costituiscono la causa principale di morbidità e di mortalità e rappresentano motivo di accesso presso il PS. In caso di anemizzazione grave al di sotto dei livelli abituali del paziente è indicata la trasfusione di emazie.

Epidemiologia. Negli ultimi anni in Italia, come in tutta Europa, si è assistito ad un incremento della prevalenza della SCD, dovuto principalmente al flusso migratorio di popolazioni del nord e centro Africa, del centro-sud America, delle regioni balcaniche.

Le regioni con più elevata presenza di HbS sembrano essere quelle dell'Africa Equatoriale, dove si registrano frequenze comprese tra il 10 e il 30%. In Italia la regione più colpita è la Sicilia, dove la HbS è presente con una frequenza del 2-5% nella parte orientale dell'isola.

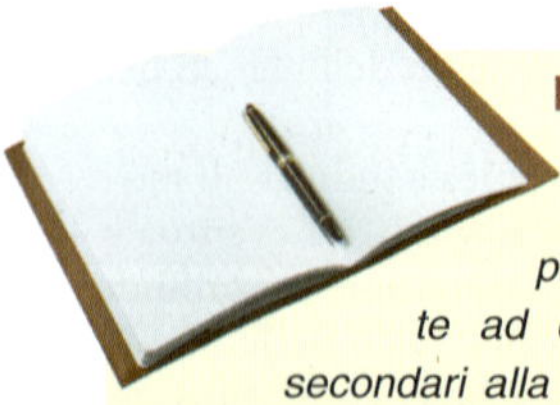

IL TACCUINO

La possibilità di complicanze acute dovute ad eventi vaso-occlusivi, secondari alla deformazione a falce dei globuli rossi, deve essere prontamente sospettata e trattata nei pazienti con diagnosi certa o sospetta di SCD.

Fisiopatologia. La sostituzione aminoacidica in posizione 6 della catena β-globinica, in presenza di riduzione della pressione parziale di ossigeno (PO_2), determina deformità dell'eritrocita che tende ad assumere una forma a falce; questi eritrociti vengono rapidamente captati e distrutti dai macrofagi, da cui l'anemia emolitica da ridotta sopravvivenza delle emazie. Inoltre, gli eritrociti deformati a falce si agglutinano nel torrente circolatorio ostruendolo e provocando occlusioni vascolari ed infarti. Questo meccanismo rende ragione della duplice sintomatologia della SCD: anemia emolitica cronica e crisi falcemiche acute con infarti a livello di diversi tessuti, osseo incluso, ed episodi tromboembolici con conseguenti danni d'organo. In questo scenario è anche presente a livello plasmatico una quota di Hb libera che si lega con avidità all'ossido nitrico (NO); la ridotta disponibilità locale di NO provoca vasocostrizione, che contribuisce al danno d'organo, cardiaco, renale, polmonare e sistema nervoso centrale.

Manifestazioni cliniche. L'emoglobina S è causa di malattia conclamata in condizione di omozigosi e di una malattia minore o di nessuna malattia in condizione di eterozigosi.

Le manifestazioni cliniche della malattia, che cominciano ad evidenziarsi dopo il 6° mese di vita quando la maggior parte della Hb F è già stata rimpiazzata dall'Hb S, comprendono:

- i sintomi e i segni legati all'anemia emolitica cronica;
- i sintomi e i segni causati da fenomeni vaso-occlusivi acuti (VOCs) a vario livello, con crisi dolorose e danno d'organo.

Per quanto riguarda l'anemia emolitica cronica essa è spesso causa di ritardato accrescimento oltre che dell'insorgenza dei sintomi classici ad essa correlati, quali facile stancabilità, pallore cutaneo, ittero o subittero, lesioni cutanee ulcerate agli arti inferiori, la litiasi biliare, episodi infettivi sia batterici (*Streptococcus pneumoniae*, *Haemophilus influenzae*, *Neisseria meningitidis*, *Salmonella typhi*, *Staphylocuccus aureus*, *Escherichia coli*), che virali (*Parvovirus B19* in particolare, che può determinare gravi crisi aplastiche). Queste ultime possono manifestarsi anche per carenza di folati da aumentato consumo degli stessi).

La predisposizione alle infezioni è verosimilmente secondaria al danno d'organo a livello splenico, essendo la milza sottoposta, già in fase precoce, a ripetute VOCs.

Per quanto riguarda gli eventi acuti, che possono richiedere l'ospedalizzazione con accesso attraverso il PS, possono essere dovuti a VOCs, a crisi emolitiche o a crisi aplastiche.

I fattori che possono precipitare l'evento acuto sono elencati in Tabella 8.5.3.

Tabella 8.5.3. Fattori precipitanti l'evento acuto nella SCD

Disidratazione
Ipossiemia
Febbre
Infezioni
Stress psico-fisico
Immobilità prolungata
Alte e basse temperature
Traumi
Assunzioni di farmaci (diuretici, steroidi)

Il paziente affetto da SCD accede al PS in genere per comparsa di dolore importante a livello di qualunque distretto corporeo, pallore, sudorazione, segni e sintomi correlati al grado di anemizzazione, con o senza ittero. Altri segni e sintomi possono identificare alcune condizioni cliniche:

- VOCs con interessamento muscolo-scheletrico non associata ad altri sintomi;
- sindrome toracica acuta (*Acute Chest Syndrome-ACS*);
- dolore addominale acuto con complicanze del tratto biliare;
- colestasi intraepatica acuta;
- sequestro splenico acuto;
- stroke;
- priapismo;
- febbre, soprattutto nel bambino;
- insufficienza multiorgano (MOF).

La SCD è altresì caratterizzata da complicanze croniche quali l'ipertensione polmonare, l'osteonecrosi avascolare, l'osteopenia/osteoporosi, l'insufficienza renale cronica e complicanze oculari quali la retinopatia.

Esami di laboratorio e strumentali. Gli esami di laboratorio possono mettere in evidenza anemia di grado variabile, reticolocitosi, normale conta leucocitaria, talora leucopenia o leucocitosi, talora piastrinopenia, pancitopenia nelle crisi aplastiche con reticolocitopenia, segni di CID, alterazioni dei markers di necrosi miocardica, aumento di LDH, aumento della bilirubina totale, diretta e indiretta, aptoglobina ridotta, funzionalità renale ed epatica talora alterate, in alcuni casi proteinuria, ematuria, presenza di emazie falciformi durante le crisi acute.

In caso di sospetta diagnosi è necessario eseguire non appena possibile l'esame morfologico dello striscio di sangue periferico e il dosaggio dell'HbS.

È sempre indicata l'esecuzione di ECG, RX torace.

Terapia. Le strategie terapeutiche del paziente che accede al Pronto Soccorso, per un evento acuto della SCD, si basano sul rapido ed efficace controllo del dolore, sulla riduzione dei livelli di HbS o correzione dei valori di Hb, sostegno emodinamico.

Per quanto riguarda il trattamento del dolore deve essere instaurato il più rapidamente possibile, ancora prima di individuarne la causa. In generale, in caso di dolore moderato e in assenza di controindicazioni, possono essere utilizzati i FANS (es. ketorolac) anche associati al tramadolo o al paracetamolo mentre, in caso di dolore severo o resistente ai FANS, sono indicati gli oppioidi (morfina).

Contestualmente deve essere somministrata una adeguata quantità di liquidi per via parenterale, con soluzione salina NaCl 0,9%, pantoprazolo 40 mg o omeprazolo 20 mg per via parenterale e eparina a basso peso molecolare (EBPM) sottocute a dose anticoagulante.

Per quanto riguarda il trattamento della anemia, il supporto trasfusionale con emazie leucodeplete è sempre indicato in caso di compromissione emodinamica, se Hb <7 g/dL o in caso di riduzione della Hb pari a 2 g/dL rispetto a valori precedenti del paziente, in caso di sequestro splenico od epatico acuto.

Se Hb $>10-11$ g/dL è consigliato l'eritroexchange manuale o automatizzato sotto la guida del centro trasfusionale e dell'ematologo, sostituendo le emazie falciformi in tempi rapidi, con eritrociti normali leucodepleti.

Lo scambio eritrocitario, che non presenta rischi di sovraccarico di volume e di iperviscosità, è sicuramente indicato nei pazienti con sindrome toracica acuta, con stroke o manifestazioni neurologiche acute, priapismo (Tabella 8.5.4).

Decorso. Per quanto concerne le complicanze acute possono andare incontro a risoluzione completa o a risoluzione parziale o persistenza dell'evento. Il mancato controllo del dolore, la presenza di iperpiressia, di

Tabella 8.5.4. Principali interventi terapeutici

Idratazione con soluzioni cristalloidi
Terapia anticoagulante con EBPM
Inibitori di pompa protonica per via parenterale
Supporto trasfusionale se Hb <7 g/dL o se si riduce acutamente di 2 g/dL
Scambio eritrocitario manuale o automatizzato se Hb >10 g/dL
Ossigenoterapia
Antibioticoterapia

infezione, di dispnea con insufficienza respiratoria, di ittero franco, di insufficienza renale, ipotensione, disidratazione, di segni neurologici focali, di priapismo prolungato, di anemia grave, di pancitopenia, di coagulazione intravascolare disseminata, rappresentano indicazioni chiare al ricovero, in alcuni casi anche in terapia intensiva.

Anche nelle le forme più lievi senza particolari compromissioni d'organo è opportuna l'osservazione per valutare la scomparsa completa dei sintomi che consentirà una dimissione protetta (rivalutazione a 24 h) o, in alternativa, l'invio ai reparti di degenza.

Bibliografia di riferimento

LA LAVAGNA

- *È necessario trasfondere un paziente con emolisi moderato-grave da sferocitosi ereditaria considerando i sintomi oltre al livello dell'emoglobina.*
- *Nell'anemia da deficit di G6PD le crisi emolitiche sono spesso moderate-gravi ma di breve durata. Non esiste un trattamento specifico, se non un supporto emodinamico con soluzioni cristalloidi. L'emotrasfusione è riservata in casi di anemia severa.*
- *Nell'anemia emolitica a cellule faciformi, le principali strategie terapeutiche si basano sul rapido ed efficace controllo del dolore, sulla idratazione e sulla somministrazione di EBPM a dose anticoagulante.*

Appunti / Commenti

ANEMIA EMOLITICA AUTOIMMUNE

Definizione

Le anemie emolitiche autoimmuni (AEA) sono condizioni morbose caratterizzate dalla presenza di autoanticorpi diretti contro antigeni eritrocitari. Il quadro di emolisi che ne deriva ha gravità variabile in quanto l'AEA si può sviluppare gradualmente, con fisiologico concomitante compenso, o può avere un esordio fulminante con anemia severa. I pazienti con reticolocitopenia relativa ed emolisi grave (il 20% circa degli adulti e il 39% dei bambini), necessitano di supporto trasfusionale importante e rappresentano una emergenza clinica. Le AEA vengono distinte (Tabella 8.5.5) in base alle proprietà termiche dell'anticorpo, in forme da autoanticorpi caldi, che si legano agli eritrociti ad una temperatura intorno ai 37 °C, e da anticorpi freddi, che possiedono un optimum di reazione a 4 °C e che comprendono due entità cliniche distinte, la malattia da agglutinine fredde e la emoglobinuria parossistica a frigore. La AEA da anticorpi freddi è possibile complicanza osservata nelle sindromi linfoproliferative, quali i linfomi non Hodking (LNH) e la leucemia linfatica cronica (LLC), con una prevalenza variabile fino al 40% dei casi. Nell'ambito delle AEA sono incluse le forme miste, secondo le caratteristiche termiche degli autoanticorpi e, infine, le AEA farmaco-indotta (Tabella 8.5.6).

Tabella 8.5.5. Classificazione della anemia emolitica autoimmune

Anemia emolitica autoimmune da anticorpi caldi: A. primaria o idiopatica B. secondaria – Associata a varie malattie linfoproliferative (Linfoma non-Hodgkin, Leucemia linfatica cronica) – Associata a malattie reumatiche (Lupus sistemico eritematoso) – Associato a neoplasie non linfoidi (cancro ovarico) – Associata a disturbi infiammatori cronici (colite ulcerosa) – Anemia emolitica autoimmune farmaco indotta
Anemia emolitica autoimmune da anticorpi freddi: *Sindrome da agglutinine a freddo* A. Primaria o idiopatica B. Secondario – Post-infettiva (infezione da micoplasmi o mononucleosi infettiva) – Associata a disturbo linfoproliferativo delle cellule B (Linfoma non-Hodgkin, Leucemia linfatica cronica) C. Emoglobinuria parossistica da freddo o a frigore (sindrome di Donath-Landsteiner)
Emoglobinuria parossistica mista: A. primaria o idiopatica B. secondaria – Spesso associata a malattie reumatiche

Tabella 8.5.6. Anemia emolitica farmaco-indotta

Meccanismi legati ad aptene/assorbimento del farmaco Farmaci come penicilline, cefalosporine, tetraciclina, carbromal, idrocortisone, oxaliplatino e tolbutamide.
Meccanismi legati a complessi immunitari/ternari Farmaci come stibophen, metformina, chinina, chinidina, cefalosporine, amfotericina B, rifampicina, antazolinc, tiopentale, tolmetina, probenecid, nomifensine, cefalosporine, diclofenac e doxepin.
Meccanismi legati ad autoanticorpi Farmaci come cefalosporine, tolmetin, a-metildopa, L-dopa, acido mefenamico, teniposide, pentostatina, cladribina, fludarabina, lenalidomide, procainamide e diclofenac
Meccanismi non immunologici delle proteine Cefalosporine, carboplatino, cisplatino e oxaliplatino
Meccanismi sconosciuti Farmaci come mesantoina, fenacetina, insetticidi, clorpromazina, paracetamolo, ibuprofene, tiazidici, omeprazolo, carboplatino, acido nalidixico, eritromicina e streptomicina

Le caratteristiche cliniche sono determinate dalla presenza/assenza di malattie di base e comorbidità, dal tipo di emolisi e rapidità di emergenza. In particolare, le AEA da autoanticorpi caldi presentano una emolisi più marcata e sono gravate da maggiore mortalità (fino al 22%), rispetto ad altri tipi di AEA. È importante nell'approccio in urgenza un rapido sospetto diagnostico e l'avvio di un trattamento adeguato che in alcuni casi è salvavita.

Epidemiologia

Rappresentano una patologia rara. Le forme primitive o idiopatiche di AEA sono circa il 50%, mentre le restanti sono secondarie a sindromi linfoproliferative (20%), patologie autoimmuni (20%), infezioni e neoplasie solide.

L'AEA è molto rara in età infantile, in cui è idiopatica nel 37% dei casi, mentre è se-

IL TACCUINO

Nelle anemie emolitiche la severità del quadro dipende sia dall'entità/rapidità della distruzione degli eritrociti che dalle capacità rigenerative e di compenso del midollo osseo. Per quanto la maggioranza delle AEA sia caratterizzata da reticolocitosi, l'assenza di reticolocitosi non esclude una AEA perché in una bassa percentuale di casi vi possono essere anticorpi contro gli eritroblasti.

condaria ed associata a disturbi del sistema immunitario nel 53% dei casi (Tabella 8.5.5). La mortalità è inferiore nei bambini (4%), ma sale al 10% in caso di Sindrome di Evans (AEA + Piastrinopenia immuno mediata).

Fisiopatologia

Nella AEA da anticorpi caldi, gli autoanticorpi sono IgG dirette contro antigeni presenti sulla membrana eritrocitaria e determinano un processo di emolisi extravascolare, cioè la lisi dei globuli rossi nel sistema macrofagico RE e non nel circolo ematico. Al contrario, quando la patogenesi è riconducibile a componenti litici del sistema del complemento, la lisi degli eritrociti avviene direttamente a livello intravascolare.

L'AEA da anticorpi freddi è caratterizzata da anticorpi IgM che reagiscono con antigeni eritrocitari a temperature inferiori a 37 °C. L'entità di questo processo dipende dal numero di agglutinine presenti sulla superficie eritrocitaria e dalla abilità delle agglutinine di attivare la via del complemento.

Manifestazioni cliniche

Le manifestazioni cliniche della AEA sono solitamente riferibili all'anemia, anche se a volte l'ittero è la manifestazione primaria. L'insorgenza dei sintomi è tipicamente lenta o insidiosa per diversi mesi, ma talora si può manifestare una grave emolisi acuta. Nella AEA secondaria i sintomi dell'emolisi, salvo il caso di emolisi massiva, possono essere scarsamente significativi.

L'esame obiettivo può essere negativo (solo il 20% circa dei pazienti presenta splenomegalia). Nei casi ad esordio rapido e con emolisi importante sono presenti febbre, pallore, brivido, cefalea, astenia intensa, ittero, tachicardia, dolore in regione lombare, urine ipercromiche. Talora possono insorgere obnubilamento sensorio, crisi anginose e/o scompenso cardiaco.

La maggior parte dei pazienti con anemia emolitica da anticorpi freddi presenta una emolisi cronica più insidiosa. In altri pazienti la caratteristica tipica è l'episodicità, con emolisi acuta ed emoglobinuria mediata da agglutinine. Acrocianosi ed altre manifestazioni vaso-occlusive, scatenate dall'esposizione al freddo, possono interessare le estremità distali dei piedi, del naso e delle orecchie. Nella emoglobinuria parossistica a frigore, i pazienti presentano dolori crampiformi addominali e cefalea, spesso seguiti da brividi, febbre ed ematuria.

Esami di laboratorio

Il sospetto diagnostico si basa sui dati anamnestici e sulle alterazioni di laboratorio. L'emocromo evidenzia anemia generalmente normo-macrocitica nella maggioranza dei casi con reticolociti aumentati. Oltre ai comuni test aspecifici di emolisi (↑ LDH, ↑ Bil Ind, ↓ dell'aptoglobina e possibilità di emoglobinuria), per determinare l'autoanticorpo o gli auto anticorpi presenti in un paziente viene eseguito il test di Coombs diretto.

Diagnosi differenziale

Ai fini della diagnosi differenziale è importante escludere inizialmente altre cause di emolisi, come microangiopatia, condizioni ereditarie quali la talassemia ed altre emoglobinopatie, la sferocitosi, l'ellissocitosi, la G6PD o l'anemia falciforme.

Decorso

La AEA può andare incontro a risoluzione spontanea oppure avere un decorso cronico con fasi di acuzie intervallate a periodi di remissione. Nelle forme secondarie la prognosi è legata spesso alla patologia di base che ha determinato l'insorgenza della AEA, mentre nelle forme primitive è solitamente favorevole.

Terapia della anemia emolitica autoimmune da autoanticorpi caldi

Il trattamento dell'AEA è squisitamente specialistico, ma il medico d'urgenza può trovarsi nelle condizioni di dover avviare le prime cure e stabilizzare il più possibile il paziente, anche con terapia trasfusionale.

Terapia di prima linea

Il tradizionale trattamento della AEA comprende i corticosteroidi, la splenectomia e i convenzionali farmaci immunosoppressori. I corticosteroidi, in genere prednisone, sono somministrati alla dose iniziale di 1,0-1,5 mg/kg/die per 3-4 settimane, fino al raggiungimento di livelli di emoglobina superiori a 10 g/dL. Dopo la stabilizzazione dell'emoglobina, il prednisone sarà diminuito gradualmente in relazione all'andamento clinico ed al giudizio specialistico (Figura 8.5.1). Nonostante numerose segnalazioni dei benefici con il trattamento con immunoglobuline (IVIg) nella malattia autoimmune, il loro uso non è più riportato nelle ultime raccomandazioni. Il trattamento di seconda linea o l'eventuale aggiunta di rituximab deve essere preso in considerazione quando il trattamento con corticosteroidi non ha avuto successo. In tal caso è necessario consultare lo specialista ematologo.

Terapia di seconda linea

La terapia di seconda linea è di pertinenza specialistica. Essa è principalmente rappresentata dalla splenectomia o dal trattamento con rituximab, anticorpo monoclonale anti CD-20, e da altri farmaci immunosoppressori (azatioprina ciclofosfamide, micofenolato, ciclosporina, danazolo, bortezomib).

Terapia di supporto

La terapia di supporto è rappresentata dalla trasfusione di emazie concentrate omologhe da concordare con il centro trasfusionale. La decisione di trattare una anemia da autoanticorpi freddi deve essere riservata a pazienti con anemia sintomatica, trasfusione dipendenza, e/o con instabilità emodinamica. In realtà, forme asintomatiche non gravi di anemia emolitica da autoanticorpi freddi possono richiedere solo protezione contro l'esposizione a basse temperature e supporto trasfusionale occasionale e provvisorio nei mesi invernali. Nel caso di AE da agglutinine fredde si raccomanda di utilizzare per trasfondere dispositivi specifici *bedside* per il riscaldamento delle emazie e va avviata la terapia di supporto. Se il paziente è asintomatico va monitorato regolarmente con controllo di emocromo; se il paziente è sintomatico deve essere sottoposto ad emotrasfusione. In relazione alla valutazione ematologica specialistica e alla gravità del quadro clinico il paziente potrà essere

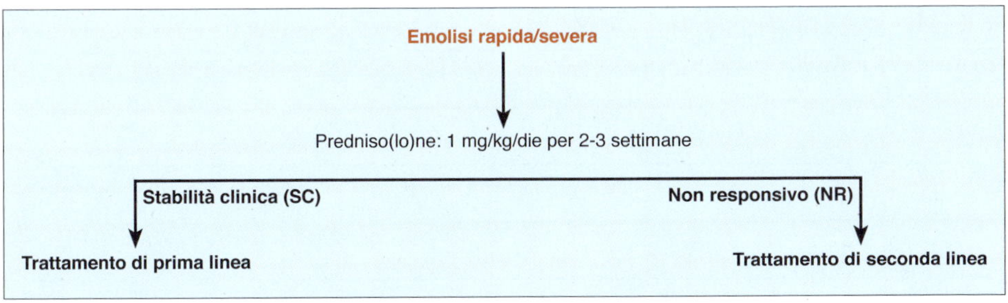

Figura 8.5.1. Algoritmo per il trattamento della anemia emolitica da autoanticorpi caldi.

sottoposto a terapia con rituximab, rituximab associato a bendamustina, a eculizumab o plasmaferesi in situazione di emergenza o entrare in trials clinici. In caso di fallimento di tali terapie vengono contemplati altri trattamenti specialistici (rituximab, bendamustina, rituxibax + fludarabina o bortezomib).

Bibliografia di riferimento

LA LAVAGNA

- *Anche in urgenza la disponibilità della conta reticolocitaria serve ad orientarsi sulla natura dell'anemia.*
- *Nella necessità di trasfondere un paziente considerare i sintomi e le comorbidità oltre al livello dell'emoglobina.*
- *Nel sospetto di una anemia emolitica autoimmune consultare e condividere con il centro trasfusionale l'opportunità di trasfondere il paziente.*

Appunti / Commenti

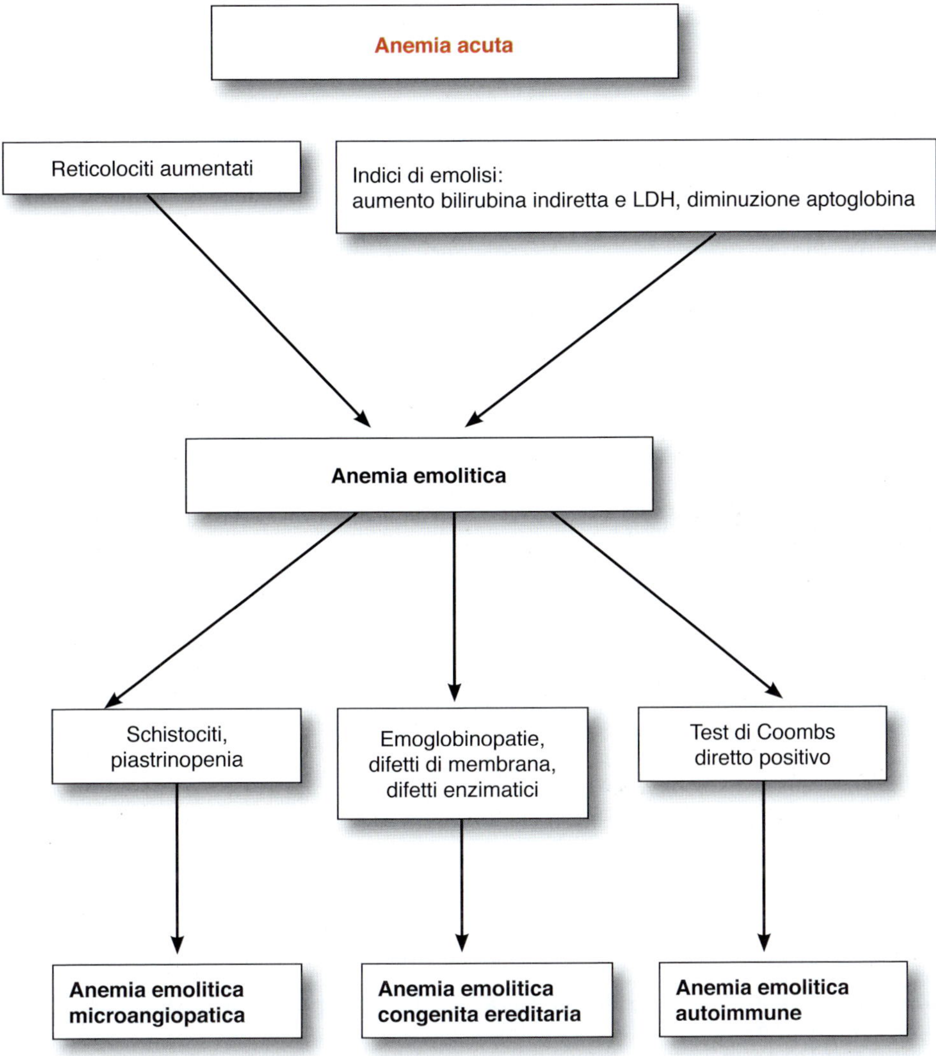
Anemia acuta
Reticolociti aumentati
Indici di emolisi:
aumento bilirubina indiretta e LDH, diminuzione aptoglobina
Anemia emolitica
Schistociti, piastrinopenia
Emoglobinopatie, difetti di membrana, difetti enzimatici
Test di Coombs diretto positivo
Anemia emolitica microangiopatica
Anemia emolitica congenita ereditaria
Anemia emolitica autoimmune

8.6 Porpora trombocitopenica idiopatica

Definizione

La porpora trombocitopenica idiopatica (PTI), conosciuta anche come morbo di Werlhof, trombocitopenia immune primaria o trombocitopenia immune (termine attualmente preferito), è un deficit isolato di piastrine con midollo sostanzialmente normale, che ricorre in assenza di evidenti cause di piastrinopenia. Se ne conoscono due entità cliniche e cioè una forma acuta infantile generalmente a risoluzione spontanea ed una cronica dell'adulto.

Fisiopatologia

Il meccanismo primario alla base della malattia è la presenza di anticorpi IgG contro specifiche glicoproteine di membrana delle piastrine. Questi comportano una distruzione periferica delle stesse da parte del sistema macrofagico, con riduzione della loro sopravvivenza.

Epidemiologia

L'incidenza della malattia è simile tra forma acuta e cronica essendo riportati 50-60 casi annui ogni 1.000.000 di abitanti. Nell'adulto il rapporto femmine/maschi è di 2,6:1, mentre l'incidenza delle forme acute è simile nei due sessi con prevalenza tra i 2 e i 4 anni. La forma cronica dell'adulto prevale nella fascia tra i 20 e i 50 anni. La mortalità è dovuta a complicanze emorragiche, prevalentemente cerebrali ed è circa l'1% nei bambini ed il 5% negli adulti. Nelle forme con grave piastrinopenia la mortalità incrementa nettamente nei pazienti sopra i 60 anni.

Diagnosi differenziale

Di fronte ad un riscontro di piastrinopenia isolata bisognerà cercare di orientarsi nell'ambito dei meccanismi patogenetici riportati in Tabella 8.6.1 e prima di concludere per una PTI andranno escluse le forme più comuni di deficit isolato delle piastrine e cioè quelle secondarie a farmaci, infezioni virali incluse l'HCV e l'HIV, le malattie autoimmuni e linfoproliferative. La diagnostica differenziale da forme di piastrinopenia da distruzione periferica associate a quadri clinici complessi e turbe coagulative (CID, PTT, sindrome uremico-emolitica) è rimandata alla Tabella 8.6.1.

Anamnesi

Le motivazioni di visita al sistema dell'urgenza possono essere legate alla comparsa di una o più manifestazioni emorragiche, ma non è infrequente che il paziente si presenti anche paucisintomatico riferendosi preoccupato da un riscontro laboratoristico occasionale di piastrinopenia. Di fronte ad una severa piastrinopenia il medico d'urgenza deve innanzitutto cercare di individuare anamnesticamente quelle patologie che da un momento all'altro possono portare ad un sanguinamento critico e quindi condizionare l'aggressività del trattamento. Quindi va chiesto se vi siano patologie note gastrointestinali, cerebrali, urologiche. Si valuterà quali manifestazioni emorragiche il paziente ha presentato nel recente passato o ha ancora in corso, con particolare riguardo l'epistassi, gengivorragie, porpora o ecchimosi, meno/metrorragie, sanguinamento gastrointestinale o ematuria. Ematomi ed emartri sono generalmente più tipici di altre coagulopatie (emofilia A o B). Andranno indagate le caratteristiche delle manifestazioni emorragiche non solo per sede e tipo, ma anche per durata ed entità. Si cercherà di escludere cause secondarie di piastrinopenia e quindi l'esistenza di patologie note al soggetto (collagenopatie, sindromi linfoproliferati-

Tabella 8.6.1. Diagnosi differenziale piastrinopenie da aumentata distruzione/consumo

	PTI	PTT	CID
Patogenesi	Autoimmune	Difetto enzimatico endoteliale	Eccesso di trombina
Clinica	Paziente normale	Compromesso	Compromesso
Eritrociti	Morfologia normale	Schistociti	Schistociti
PT (INR)	Normale	± Normale	Alterato
PTT	Normale	± Normale	Allungato
Fibrinogeno	Normale	Normale	Ridotto
D-Dimero	Normale	Modico aumento	Aumentato
Terapia	Steroidi, Ig e.v., Splenectomia	Plasmaferesi, steroidi	Causale

ve, etilismo, cirrosi epatica), la possibilità di contagio con HCV o HIV, le recenti infezioni virali o vaccinazioni. Particolarmente importante sarà l'anamnesi farmacologica. Con vari meccanismi immunologici, moltissimi farmaci possono indurre piastrinopenia e più spesso ricorrono chinina e chinidina, sulfamidici, l'eparina, la rifampicina, gli antiaggreganti e FANS (Tabella 8.6.2).

Tabella 8.6.2. Farmaci che possono indurre piastrinopenia

• Chinidina • Chinina • Sulfamidici • Eparina • Rifampicina • Sali d'oro	• Antiaggreganti • Anticonvulsivanti • FANS • Furosemide • Ranitidina • Penicilline e altri antibiotici

Esame obiettivo

La malattia ha spesso un esordio subdolo ed insidioso per cui difficilmente si rendono evidenti manifestazioni emorragiche finché le piastrine non scendono al di sotto delle 30-50.000/mm^3. In un paziente con severa piastrinopenia imputabile ad una PTI, gli elementi obiettivi prevalenti sono le manifestazioni emorragiche cutanee e mucose. Il paziente può essere stabile con normalità di tutti parametri vitali anche in presenza di grave piastrinopenia a meno che non vi siano emorragie significative in distretti critici quali l'encefalo o gli apparati gastrointestinali e genitourinario. Sulla cute si rilevano spesso petecchie ed ecchimosi e talvolta una porpora specie nelle regioni declivi, arti inferiori e perimalleolari. Gengivorragia, epistassi ed ecchimosi nel cavo orale sono di frequente riscontro. L'esplorazione rettale deve escludere la melena e la proctorragia.

IL TACCUINO

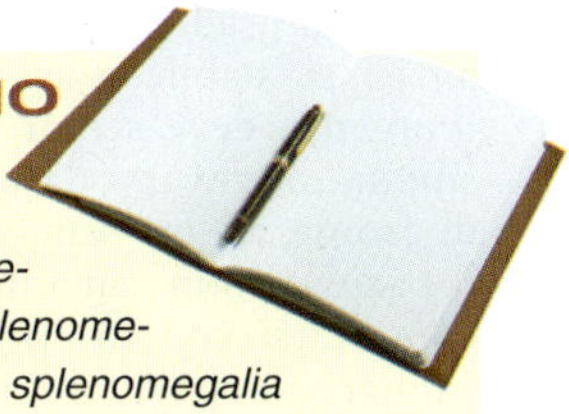

La PTI non è caratterizzata da linfoadenomegalie né da splenomegalia: la presenza di splenomegalia deve orientare verso altra diagnosi.

Esami di laboratorio

Tipico della PTI è considerato un tasso piastrinico inferiore alle 100.000/mm^3 e in fase di presentazione i pazienti hanno spesso valori al di sotto delle 10-20.000/mm^3 piastrine. La diagnosi di PTI è essenzialmente una diagnosi clinica basata sull'anamnesi e sull'esame obiettivo. Esame di primo livello può essere considerato anche solo l'emocromo con formula e striscio di sangue periferico che dimostra piastrinopenia isolata con emoglobina e leucociti normali. I test coagulativi routinari (PT e APTT) sono generalmente normali ed anche questo aspetto è di supporto alla diagnosi. Il test dell'HIV ed HCV sono utili anche per indirizzare il paziente verso specifiche terapie. Ci sono esami di secondo livello che difficilmente sono eseguibili in urgenza ma che sono utili nella conferma diagnostica e nella diagnostica differenziale: dosaggio degli anticorpi antipiastrine, anticorpi antinucleari, antifosfolipidi ed esame morfologico del midollo osseo per valutare la megacariocitopoiesi.

Diagnostica per immagini

L'ecografia dell'addome può confermare l'assenza di splenomegalia e linfoadenomegalie e quindi essere di supporto alla diagnosi e aiutare la diagnostica differenziale. Altri accertamenti in urgenza potranno essere considerati per la valutazione e gestione delle complicanze (es. TC cerebrale in pazienti con sintomi neurologici).

Stratificazione del rischio

Davanti ad un paziente piastrinopenico, anche se stabile e asintomatico, il medico d'urgenza deve sempre considerare la possibilità di trovarsi da un momento all'altro di fronte ad un sanguinamento severo. Se il paziente non sanguina si ha il tempo per consultarsi con lo specialista ematologo e valutare l'opportunità o meno di intervenire sulla base del rischio di sanguinamento. Questo è legato a vari fattori tra i quali l'età, le abitudini di vita, l'ipertensione severa, gli eventi traumatici associati, l'ulcera peptica. In genere è considerato a rischio un valore di piastrine al di sotto delle 20-30.000/mm^3, ma nell'anziano il rischio può essere marcato anche per livelli superiori.

Terapia

Esistono interventi che devono o possono essere effettuati già in Pronto Soccorso anche se è sempre bene cercare di condividere le decisioni con gli specialisti del settore (Tabella 8.6.3). Negli adulti con prima diagnosi di PTI e conta piastrinica < 30.000/mm^3 che sono asintomatici o con manifestazioni emorragiche solo a livello mucocutaneo le linee guida dell'American Society of Hematology (ASH) del 2019 consigliano l'avvio della terapia steroidea piuttosto che un atteggiamento di osservazione clinica e controllo di emocromo nel tempo. Tuttavia, vi può essere un gruppo di pazienti in cui la sola osservazione può essere appropriata, in relazione alla gravità della piastrinopenia, alla presenza di comorbidità, all'uso concomitante di terapia antiaggregante ed anticoagulanti, all'età del paziente, alla eventuale necessità di eseguire procedure. Negli adulti con conta piastrinica >30.000/mm^3 è raccomandata una gestione osservazionale più che l'avvio della terapia steroidea; anche in questo caso, in relazione all'età, alle comorbidità, alla politerapia concomitante, antiaggreganti ed anticoagulanti in particolare, necessità di eseguire accertamenti strumentali invasivi, è più indicato avviare il trattamento con corticosteroidi al momento della diagnosi. I pazienti con nuova diagnosi di PTI con conta piastrinica <20.000/mm^3, asintomatici, con manifestazioni emorragiche esclusivamente a livello muco-cutaneo è indicato il ricovero ospedaliero, mentre i pazienti con nota diagnosi di PTI possono essere dimessi con presa in carico dallo specialista ematologo a livello ambulatoriale entro massimo 72 ore dalla diagnosi. Anche in questo caso possono fare eccezione pazienti anziani o grandi anziani, pazienti con comorbidità e con polite-

Tabella 8.6.3. Terapia della PTI

In Pronto Soccorso	Sostegno funzioni vitali	
	Trasfusioni piastriniche	Se il paziente sanguina Se Plt <20.000/mm^3 Se importanti fattori di rischio
	Corticosteroidi	Prednisone 0,5-2 mg/kg/die per 3 settimane poi scalare fino a mantenimento oppure desametazone 40 mg/die per 4 gg oppure metilprednisolone 1 g e.v. per 3 gg
	Immunoglobuline e.v. 0,4 g/kg per 3-5 gg	Bloccano la distruzione ma effetto transitorio. Consentono maggiore sopravvivenza delle piastrine trasfuse
Di competenza specialistica	Splenectomia	Raramente d'urgenza
	Trombopoietina e rituximab	Casi refrattari e/o ricadute anche dopo splenectomia

rapia domiciliare, includente antiaggreganti ed anticoagulanti, coesistenza di altre patologie acute in atto. La terapia di prima linea con corticosteroidi è riportata nella Tabella 8.6.3. I dosaggi consigliati valgono per tutta la popolazione adulta anche se le linee guida consigliano particolare attenzione all' uso di desametasone nei pazienti diabetici e di età >60 anni. Le linee guida ASH non riportano nel trattamento di prima linea la somministrazione di immunoglobuline indicata ed utilizzata in Italia, pur avendo le stesse un effetto transitorio.

Nei pazienti con PTI di durata ≥3 mesi non responsiva alla terapia steroidea o steroido-dipendente sono consigliati trattamenti specialistici di seconda linea, come i recenti fattori di crescita trombopoietici TPO-RA (eltrombopag o romiplostim) preferiti al rituximab. La splenectomia rappresenta un ulteriore seconda scelta terapeutica, meno utilizzata rispetto al passato; andrebbe consigliata almeno dopo un anno di trattamento dopo la diagnosi per la potenziale anche spontanea remissione della PTI dopo un anno dall'esordio. Ciascun trattamento di seconda scelta può essere una terapia efficace e può essere in qualche modo personalizzata in base alla durata della PTI, alla frequenza degli episodi di sanguinamento, soprattutto se richiedenti il ricovero ospedaliero, all'età, alle comorbidità, alla aderenza alla terapia prescritta, alla presenza di un caregiver, alla preferenza del paziente e ai costi.

Bibliografia di riferimento

LA LAVAGNA

- *Approfondire sempre l'anamnesi farmacologica e ricercare positività per HCV e HIV.*
- *Non trascurare la ricerca di splenomegalia e linfoadenomegalie nell'esame obiettivo.*
- *Stratificare il rischio emorragico di tutti i pazienti piastrinopenici anche non sanguinanti.*
- *Consultare l'ematologo appena stabilizzato il paziente.*

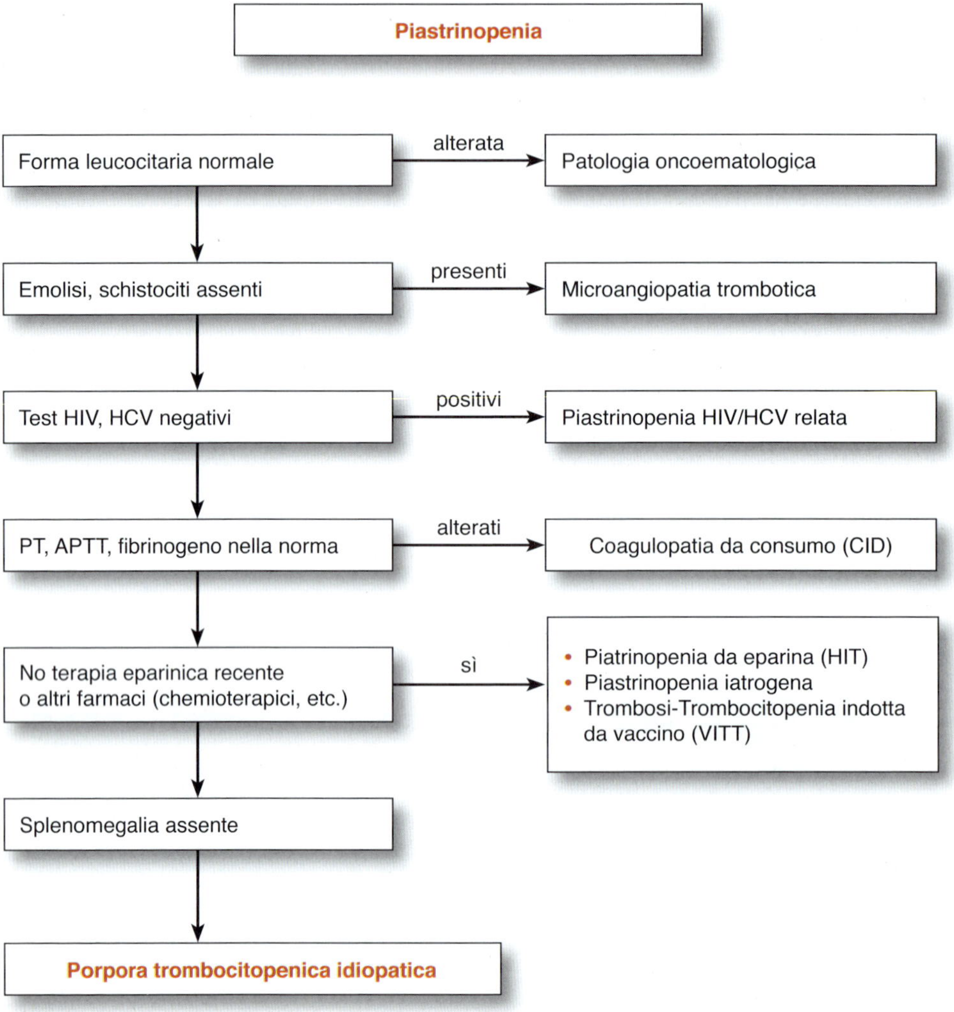
Piastrinopenia
Forma leucocitaria normale
alterata
Patologia oncoematologica
Emolisi, schistociti assenti
presenti
Microangiopatia trombotica
Test HIV, HCV negativi
positivi
Piastrinopenia HIV/HCV relata
PT, APTT, fibrinogeno nella norma
alterati
Coagulopatia da consumo (CID)
No terapia eparinica recente o altri farmaci (chemioterapici, etc.)
sì
• Piatrinopenia da eparina (HIT)
• Piastrinopenia iatrogena
• Trombosi-Trombocitopenia indotta da vaccino (VITT)
Splenomegalia assente
Porpora trombocitopenica idiopatica

9. Emergenze-urgenze nefrologiche

9.1 Insufficienza renale acuta. Indicazioni alla dialisi e tecniche dialitiche

9.1 Insufficienza renale acuta. Indicazioni alla dialisi e tecniche dialitiche

Definizione e stadiazione

L'insufficienza renale acuta (IRA) è una condizione patologica in cui si verifica una rapida riduzione del filtrato glomerulare. Essa è documentabile con la riduzione dell'eliminazione dei prodotti di degradazione azotata e con il loro accumulo nel sangue. Le attuali linee guida pongono il riferimento temporale indicativo di "entro 7 giorni" rispetto all'evento causale.

L'attuale definizione e stadiazione dell'IRA assume come elemento di riferimento o l'incremento della creatinina sierica (sCr) rispetto al valore basale e/o la contrazione dell'output urinario (Tabella 9.1.1). In ogni caso è mandatorio, in assenza di un dato di riferimento chiaro sulla funzione renale pregressa, considerare qualsiasi riscontro di alterazione del valore basale della creatinina come IRA e procedere successivamente alla sua esclusione.

La diagnosi di IRA dipende quindi dal valore basale della sCr, che spesso non è noto al momento del ricovero e/o dall'out-put urinario, in un monitoraggio di almeno 6 ore. Poiché tale tempistica non è sempre sufficiente alla sua esclusione/conferma occorrono talora accertamenti di secondo livello e tempistiche maggiori per avere una diagnosi di certezza. Nella pratica clinica spesso si utilizzano i termini di oliguria per definire un output urinario delle 24 ore che sia inferiore ai 400 cc e di anuria per uno minore di 100 cc.

Distinzione tra IRA ed AKI

Negli ultimi tempi è stato introdotto il concetto di AKI (*Acute Kidney Injury*), condizione focalizzante il concetto di disfunzione renale acuta. In termini concreti per AKI si intende la fase iniziale ed acuta del danno renale, focalizzando l'attenzione sui fenomeni di stress citochinico, ossidativo ed ischemico che caratterizzano le fasi iniziali acute e reversibili della condizione di insulto renale.

Una tabella riassuntiva della distinzione tra IRA ed AKI è riportata di seguito (Tabella 9.1.2). In termini concreti la condizione di AKI rappresenta la molteplicità dei processi patologici reversibili che caratterizzano il danno renale iniziale indipendentemente dalla sua etiologia funzionale oppure organica.

In ogni caso, nella presente trattazione, il concetto di AKI viene proposto come incluso nella grande piattaforma della IRA, in quanto ne costituisce una sua articolazione clinica che ne focalizza la fasi fisiopatologiche iniziali.

Epidemiologia

Non vi sono dati univoci sulla stima dell'incidenza di IRA nei pazienti che accedono al Pronto Soccorso. Studi recenti riportano un'incidenza di IRA variabile da 1,0 ad oltre il 25,0% e in stretta relazione rispetto a contesti sociali e ambientali di riferimento.

Tabella 9.1.1. Definizione e stadiazione dell'IRA (AKIN network)

Stadio	Creatinina sierica	Diuresi
1	1,5-1,9 volte il valore basale oppure incremento di 0,3 mg/dL rispetto al basale	<0,5 mL/kg/h per 6-12 ore
2	2,0-2,9 volte il valore basale	<0,5 mL/kg/h per >12 ore
3	3,0 volte il valore basale oppure incremento della creatinina sierica >4 mg/dL oppure inizio della terapia sostitutiva renale oppure in pazienti con età <18 anni GFR 35 mL/min/1,73 m^2	0,3 mL/kg/h per >24 ore o anuria per >12 ore

Tabella 9.1.2. Distinzione tra IRA e AKI, modificata dalle KDIQO

Definizione	Criteri funzionali	Criteri strutturali
AKI	Aumento sCr almeno del 25% o aumento sCr di 0,3 mg/dL entro 7 giorni, o oliguria	Nessuno
IRA	AKI o GFR <60 mL/min o riduzione del GFR >35% o aumento sCr >50% in un periodo <3 mesi	Danno renale <3 mesi

Meglio definita è invece l'incidenza dell'IRA in pazienti ospedalizzati che si attesta tra il 5 e il 15% dei ricoveri ospedalieri. Sulla base di queste considerazioni, da un punto di vista classificativo l'IRA viene distinta in due tipologie:

- IRA acquisita in comunità, con cui si intendono tutte le forme conseguite nei contesti ambientali della vita quotidiana;
- IRA acquisita in ambiente ospedaliero.

L'evento patologico IRA si associa statisticamente ad un aumentata incidenza della necessità di cure intensive, ad un allungamento dei tempi di degenza e ad incrementate morbidità e mortalità.

I più frequenti contesti clinici riconosciuti a rischio di IRA sono riportati in Tabella 9.1.3 con la relativa significatività statistica e devono essere tenuti in considerazione per il decision making diagnostico.

Cause e fisiopatologia

Dal punto di vista fisiopatologico l'IRA è classificata in forma funzionale (pre-renale), organica (intrinseca, parenchimale o renale propriamente detta) od ostruttiva (post-renale). Lo schema rappresentato in Figura 9.1.1 illustra la classificazione di riferimento con le relative frequenze di comparsa.

Di seguito e nella Tabella 9.1.1 viene rappresentata la classificazione eziologica dell'IRA:

- *forma funzionale* è caratterizzata da una ridotta perfusione renale condizionata da molteplici cause (deplezione del volume circolante, insufficiente funzione cardiaca, disidratazione, ipotensione, etc.);
- *forma organica* comprende:
  - cause glomerulari: glomerulonefriti acute o rapidamente progressive primitive o in corso di vasculiti, Sd. di Goodpasture, LES, patologie infettive, etc.
  - cause tubulari: ischemiche, secondarie a tossici esogeni (cocaina), rabdomiolisi, mieloma, tossicità da mezzi di contrasto iodati, deposizione acuta di cristalli, etc.
  - cause interstiziali: farmaci, infezioni o malattie sistemiche (pielonefrite acuta, linfomi, malattia di Sjogren, etc.)
  - cause vascolari: trombosi arteriosa o venosa bilaterale o monolaterale in paziente monorene, microangiopatia trombotica, vasculiti etc.

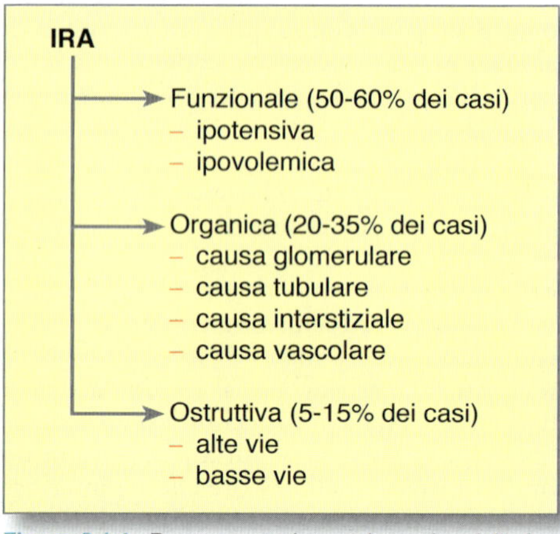

Figura 9.1.1. Rappresentazione schematica delle forme di IRA.

Tabella 9.1.3. Principali contesti clinici a rischio di IRA (modificata da Challiner R et la, BMC Nephrology 2014).

	Odds ratio	CI	p-value
Sepsi	7,2	4,5-11,5	<0,001
IRA su IRC	4,0	2,4-6,6	<0,001
Uso di diuretici	1,8	1,1-2,9	0,008
Età	1,0	1,0-1,0	0,001

Le forme organiche si contraddistinguono per la compromissione degli specifici distretti, nei quali si producono una serie di alterazioni patologiche che esitano in specifiche lesioni strutturali. Nella necrosi corticale acuta il danno glomerulare è diffuso e si estende dal glomerulo che costituisce la sede di partenza del danno al tubulo nella sua porzione prossimale risparmiando in fase iniziale la parte midollare del rene. Essa è una rara causa di IRA secondaria a necrosi ischemica della corteccia renale. Le lesioni sono di solito causate da una condizione che determina una persistente e grave alterazione del microcircolo arterioso renale su base tossica e ischemica. Tale evento è di norma secondario a gravi condizioni patologiche che implichino spasmo vascolare, danno microvascolare ed endoteliale o coagulazione intravascolare (sepsi, microangiopatia, CID, IRA post-partum, mola idatiforme, rigetto iperacuto/accelerato vascolare e più raramente vasculiti, glomerulonefriti acute, etc.). La necrosi corticale acuta è una lesione di solito di ampie proporzioni e bilaterale anche se si possono verificare forme focali e localizzate. È un processo che esita inequivocabilmente nella abolita funzione renale e necessita di trattamenti sostitutivi artificiali.
La necrosi tubulare acuta (NTA) è la causa più frequente di IRA nei pazienti adulti. Questa alterazione si verifica a seguito di molteplici cause (ischemiche, infiammatorie, tossiche) e si caratterizza per la perdita di integrità anatomo-funzionale dei segmenti tubulari più frequentemente a carico della porzione S del tubulo prossimale. La necrosi tubulare acuta è infatti caratterizzata dalla perdita dell'orletto a spazzola apicale delle cellule tubulari, dalla rottura del citoscheletro e delle *tight-junction* ed infine dalla morte delle cellule tubulari. Il danno microstrutturale si può sviluppare sia per necrosi diretta che per apoptosi progressiva delle cellule epiteliali e si contestualizza in una sequenza di fenomeni quali la caduta nel lume tubulare dell'epitelio, l'aumento della pressione intratubulare, il successivo deterioramento della funzione tubulare e l'opposizione alla filtrazione glomerulare. I tubuli edematosi, a seguito della necrosi comprimono i vicini vasa recta con conseguente ulteriore aggravamento della perfusione. La necrosi tubulare acuta rappresenta comunque una lesione a carico dell'epitelio tubulare e pertanto, qualora venga rimossa la causa e ripristinata la perfusione del circolo, ha la possibilità di restitutio ad integrum, seppure implica un periodo di oligo-anuria che può durare anche alcune settimane e necessita di dialisi;

- *forma ostruttiva* è determinata da una condizione di opposizione al flusso urinario con aumento della pressione retrograda in grado di determinare un blocco o un rallentamento della filtrazione glomerulare. L'IRA da causa ostruttiva, in condizioni di normofunzione, compare solo se entrambi i reni sono coinvolti dall'uropatia ostruttiva o se è presente un solo rene funzionante. La causa dell'ostruzione può essere intrinseca alle vie urinarie (calcoli, ipertrofia prostatica, neoplasie aggettanti la vescica, etc.), estrinseca alle vie urinarie (compressione da parte di masse o fibrosi, etc.) o della parete delle vie urinarie (tumori o stenosi, etc.).

Nella **Figura 9.1.2** sono rappresentati i meccanismi fisiopatologici dell'IRA.

Una rappresentazione più convincente e realistica della fisiopatologia dell'IRA e della sua correlazione con quella fase del processo patofisiologico sottostante che abbiamo definito come AKI è mostrata nella **Figura 9.1.3**. In essa è visibile come l'inizio del processo possa essere da causa ischemica o infiammatoria, ma indipendentemente dalla sua origine i meccanismi coinvolti portano a fenomeni di citotossicità in cui gli insulti ipossico e flogistico si associano e si amplificano vicendevolmente, portando via via verso un danno parenchimale in cui la necrosi dell'epitelio tubulare costituisce l'epifenomeno più frequente, ma non l'unico, potendosi altresì determinare condizioni di danno

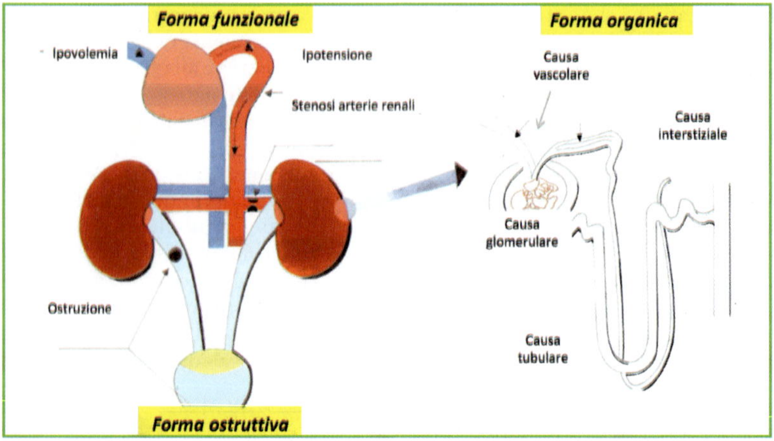

Figura 9.1.2. Meccanismi fisiopatologici dell'IRA.

APPROFONDIMENTI

Farmaci (in ordine alfabetico) ad azione tossica

L'assunto di riferimento è che ogni sostanza in relazione a caratteristiche soggettive (ipersensibilità immunologica) o condizioni generali (disidratazione, comorbidità, insufficienza renale cronica, etc.) può assumere un profilo tossico per il rene. Le sostanze di seguito riportate sono quelle che prevalentemente e più specificamente sono causa di tossicità renale con differenti meccanismi d'azione. Per alcuni farmaci (indicati dall'asterisco *) è sufficiente, di norma, la loro riduzione di dosaggio o la loro sospensione per ottenere un ripristino funzionale, per altri il danno può necessitare di approcci farmacologici o depurativi. In ogni caso la sospensione di questi farmaci deve essere presa in considerazione, dopo il riscontro di IRA.

ACE-inibitori/ARB*	Cisplatino
Antiipertensivi*	Contraccettivi orali
Anfotericina	Diuretici*
Acetaminofene	Erbe medicali
Antibiotici (aminoglicosidi, penicilline, cefalosporine, rifampicina, sulfametoxazolo, ciprofloxacina)	Foscarnet
Allopurinolo	Glicole etilenico
Aciclovir	Ifosfamide
Anticolinergici*	Mesalazina*
Antidepressivi triciclici	Metotrexate
Ciclosporina*	Mezzi di contrasto iodato
Chinino	FANS
Clopidogrel	Omeprazolo

endoteliale con formazione di microcoaguli intravascolari, microaneurismi, ialinosi, deposizione di cristalli/aggregati intratubulari etc. L'AKI è una sindrome clinica con un'ampia variabilità di contesti nosologici che sottendono varie etiologie, come le patologie renali (nefrite interstiziale acuta, glomerulonefriti acute, vasculiti, microangiopatie, etc.), condizioni non organo-specifiche, come le forme di danno ischemico o tossico, le altre cause di iperazotemia prerenale o la nefropatia ostruttiva post-renale.

Manifestazioni cliniche

Le manifestazioni cliniche del IRA sono variabili ed in relazione alla severità, alla durata della disfunzione renale, ai quadri comorbidi presenti ed alla sua causalità patologica prevalente. L'IRA può manifestarsi anche in modo asintomatico caratterizzandosi per la sola alterazione degli esami ematochimici, anche senza alterazioni evidenti della diuresi.

Il quadro clinico di riferimento considera una serie di sintomi variamente associati tra loro e di seguito, tra perentesi sono indicate la manifestazione più significative e frequenti, ciò non toglie che in taluni contesti l'IRA possa manifestarsi in modo difforme (ipercalcemia nel paziente con mieloma multiplo, disidratazione nel paziente con gastroenterite acuta o alcalosi metabolica nel paziente che fa abuso di diuretici, etc.):

- alterazioni elettrolitiche (iperpotassiemia, ipocalcemia);
- alterazioni metaboliche (acidosi metabolica e/o coma);
- alterazioni del bilancio idrico (edema polmonare acuto);
- effetti su altri organi o apparati (pericardite, pleurite).

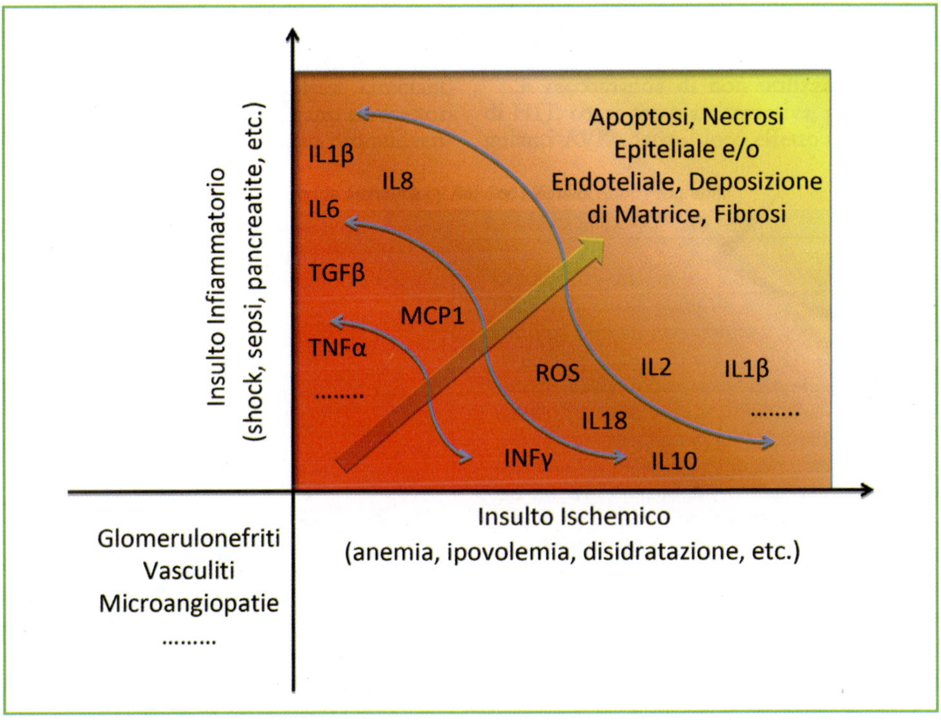

Figura 9.1.3. Rappresentazione schematica della fisiopatologia dell'AKI.

Tali condizioni però rappresentano spesso gli stadi molto avanzati del danno renale acuto, ma in una larga percentuale di casi il quadro di presentazione clinica dell'IRA considera una serie di segni sfumati ed aspecifici che sono riportati nella Tabella 9.1.4.

Valutazione della diuresi

La manifestazione clinica di riferimento è l'alterazione della diuresi, che rappresenta inequivocabilmente il sintomo di valutazione iniziale del paziente con sospetto di IRA.

Tabella 9.1.4. Sintomi e segni chiave nel paziente con IRA

Sintomi	Segni
• Anoressia • Astenia, affaticabilità • Alterazioni dello stato mentale, sonnolenza • Nausea e vomito • Prurito • Convulsioni • Dispnea	• Tremori e mioclonie • Sfregamento pericardico e pleurico • Edemi periferici • Rantoli • Turgore giugulare

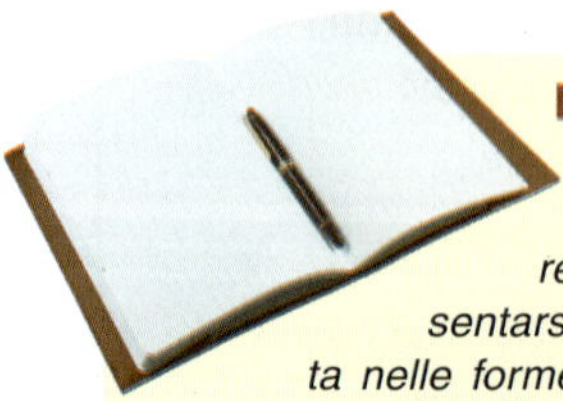

IL TACCUINO

Il malato con danno renale acuto può presentarsi con diuresi contratta nelle forme di anuria o oliguria (70%), senza alterazioni della diuresi (20%) o addirittura con quadri poliurici (10%). I quadri poliurici sono spesso caratterizzati da una compromissione selettiva del distretto tubulo-interstiziale. Va inoltre tenuto in considerazione il fatto che la determinazione della diuresi è da considerarsi una variabile "transitoria". Infatti il quadro di presentazione può evolvere rapidamente passando da una diuresi conservata ad una oligo-anuria in relazione alla condizione etiopatologica di danno.

Non deve sfuggire che tale ambito è di non semplice inquadramento.

Diagnosi differenziale dell'IRA

Al riscontro di IRA, la diagnosi differenziale dovrebbe seguire un processo di avanzamento diagnostico basato sulle seguenti domande:

- c'è una necessità di eseguire trattamento con dialisi urgente per la presenza di rischio di vita?
- l'insufficienza renale è acuta, acuta su cronica o cronica?
- ci sono evidenze di ipovolemia vera o di riduzione del volume effettivo?
- c'è evidenza di una causa di necrosi tubulare acuta (assunzione di sostanze tossiche)?
- ci sono gli elementi per una potenziale problematica ostruttiva?

La diagnosi differenziale deve tenere in considerazione l'anamnesi, l'esame obiettivo e gli esami ematochimici ed urinari. L'ecografia è di norma utile e dovrebbe essere uno degli accertamenti di screening sul paziente con alterazioni funzionali renali, la biopsia del rene va sempre riservata alla decisione del nefrologo.

Nelle Tabelle 9.1.5 e 9.1.6 sono rappresentati schemi riepilogativi sintetici delle principali cause di IRA in relazione all'anamnesi e all'esame obiettivo.

IL TACCUINO

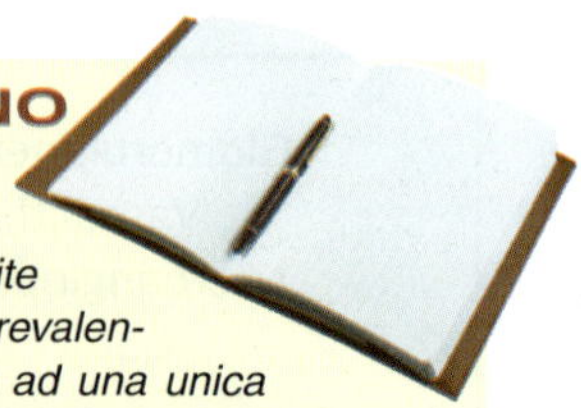

Le insufficienze renali acute acquisite in comunità sono prevalentemente secondarie ad una unica patologia mentre quelle intraospedaliere sono più spesso forme multifattoriali.

Diagnostica laboratoristica e strumentale

Gli esami laboratoristici e strumentali rappresentano uno strumento indispensabile per poter formulare diagnosi di IRA e per determinarne l'eziologia. L'approccio diagnostico considera due livelli, un primo basato su esami biochimici ed urinari focalizzati alla individuazione dell'IRA che comprendono la misurazione della funzione renale e approfondimenti utili ai fini della ela-

Tabella 9.1.5. Quadri di presentazione clinica dell'IRA e possibili ipotesi diagnostiche

Anamnesi	Esame obiettivo	Diagnosi	Cause
Apparato polmonare: storia di sinusite, sintomi polmonari o prime vie aeree	Segni di insufficienza respiratoria e scompenso cardiaco	Sindrome polmonare-renale	Vasculiti Infezioni Ritenzione idrica Disfunzione multiorgano Intossicazione Polmoniti ARDS
Apparato cardiaco: • storia di patologia cardiovascolare • presenza di valvole meccaniche • abuso di droghe	Segni di scompenso cardiaco Febbricola Febbre	Sindrome cardio renale IRA organica (Glomerulonefrite rapidamente progressiva) IRA organica (Glomerulonefrite rapidamente progressiva)	Insufficienza cardiaca acuta o acuta su cronica Endocardite Endocardite a prevalente interessamento cuore destro
Apparato gastrointestinale: • anoressia, diarrea, vomito, ridotto introito • colica addominale	Perdita di peso, mucose aride Addome disteso	IRA funzionale IRA organica IRA funzionale / ostruttiva	Deplezione di volume Neoplasie Vasculiti Ipovolemia Litiasi
Apparato genito urinario • Oligo-anuria • Disuria	Globo vescicale Dolore colico Febbre	IRA ostruttiva IRA ostruttiva IRA organica (Pielonefrite, cistopielite)	Ipertrofia prostatica Neoplasia addome/pelvi Litiasi RVU Diffusione retrograda o ematogena
Apparato muscolo scheletrico: • dolore osseo persistente • traumi, immobilizzazione prolungata	Incapacità funzionali Ferite, aree di edema/congestione	IRA organica IRA organica	Mileoma multiplo, carcinoma prostata Crush syndrome
Cute	Rash sd. dita blu eritema a farfalla porpora	IRA organica (possibili vari distretti renali coinvolti)	Farmaci Ateroembolia LES Vasculiti
Apparato neurologico • Ictus • Demenze, sclerosi multipla, alterazioni congenite o traumatiche del rachide	Stato ipotensivo/crisi ipertensiva Globo vescicale	IRA funzionale IRA organica IRA ostruttiva	Crisi ipertensiva Vescica neurogena

Tabella 9.1.6. Focus sul paziente diabetico

Anamnesi	Condizioni concomitanti	Diagnosi
Storia di diabete	Neuropatia diabetica avanzata	IRA ostruttiva (vescica neurogena)
	Concomitante assunzione di FANS	IRA ostruttiva (da distacco della papilla)
	Terapia con metformina e associata disidratazione (es. gastroenterite)	IRA funzionale associata ad acidosi lattica

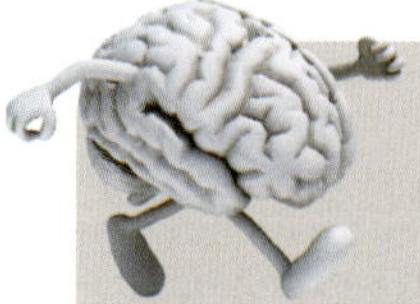

CONDIZIONI PARTICOLARI

Cause di IRA nel paziente con cirrosi

I pazienti con cirrosi sono particolarmente inclini a sviluppare insufficienza renale, che può verificarsi spontaneamente o può essere conseguente ad una serie di eventi che si riscontrano spesso nella cirrosi avanzata. L'IRA si verifica per una maggiore attività vasocostrittrice endogena che si concentra sulla circolazione intra-renale e una aumentata risposta infiammatoria sistemica. Tali eventi comprendono ipovolemia effettiva conseguente a ridistribuzione dei fluidi, ma anche a seguito di sanguinamenti gastrointestinali, diarrea, o somministrazione eccessiva di diuretici. L'insufficienza renale è frequente e particolarmente grave nei pazienti con peritonite batterica spontanea; in questi casi, la peritonite è più spesso causata da batteri gram-negativi provenienti dalla accentuata traslocazione batterica. Tale fenomeno provoca una risposta infiammatoria grave nella cavità peritoneale, con un aumento dei livelli di citochine pro-infiammatorie e la increzione prolungata di mediatori vasoattivi che possono alterare la funzione circolatoria e causare insufficienza renale.

Le principali cause di IRA nel paziente cirrotico sono le seguenti:

- cause funzionali: uso di diuretici, perdite gastrointestinali, paracentesi, ipoalbuminemia;
- sindrome epatorenale;
- cause organiche: iperbilirubinemia, sepsi, uso di farmaci (paracetamolo, FANS, allopurinolo, rifampicina, isoniazide, anestetici), infezioni (crioglobulinemia in corso di HCV, membrano proliferativa in corso di epatite B, peritoniti batteriche spontanee).

Cause di IRA nel paziente HIV positivo

Le malattie renali sono emerse come cause importanti di morbilità e mortalità nei pazienti con HIV, in conseguenza della aumentata aspettativa di vita di questi pazienti. Razza nera, età avanzata, linfocitopenie resistenti, alta carica virale nonché l'associazione con i classici fattori di rischio ipertensione e diabete, sono importanti fattori di rischio per malattie renali in questa popolazione. I regimi antiretrovirali stessi possono determinare danno renale acuto.

Le principali cause di IRA nel paziente affetto da HIV sono le seguenti:

- cause funzionali: diarrea, vomito, cirrosi, sepsi;
- cause organiche vascolari: microangiopatia trombotica;
- cause organiche glomerulari: glomerulonefriti da immunocomplessi, HIVAN;
- necrosi tubulare acuta: sepsi, ipotensione, tossici (uso di aciclovir, aminoglosidi, etc), rabdomiolisi;
- nefrite acuta interstiziale secondaria all'uso di farmaci (tenofovir) o di infezione da CMV;
- cause tubulari da deposizione di cristalli in corso di terapie con foscarnet, aciclovir;
- cause ostruttive: calcoli, TBC, tumori.

Cause di IRA in gravidanza

L'IRA in gravidanza presenta delle peculiarità: innanzitutto va tenuto presente che il GFR nella gravidanza fisiologica aumenta significativamente (di circa il 50%) e di conseguenza la sCr si riduce rispetto al valore pre-gestazionale. Se non è noto questo valore quindi, livelli di creatinina sierica apparentemente normali possono invece rappresentare riduzioni significative del filtrato glomerulare e deve quindi essere sospettata una patologia renale acuta.

L'IRA rappresenta un evento raro nei paesi sviluppati, molto più frequente nei paesi in via di sviluppo (10-20%); l'incidenza di IRA è più elevata nelle pazienti con insufficienza renale cronica pre-esistente. Dal punto di vista eziologico può essere causata da tutte le condizioni cliniche che portano a IRA nel paziente adulto e da complicanze della gravidanza caratteristiche di ciascun trimestre (vedi Tabella 9.1.7).

Il trattamento prevede l'instaurarsi di misure di supporto (es. somministrazione di fluidi nell'IRA da iperemesi gravidica) e trattamenti specifici in relazione alla causa dell'IRA (es. terapia antibiotica nelle forma infettive). In alcuni casi di IRA in gravidanza (pre-eclampsia e l'ALFP) il trattamento risolutivo è rappresentato dall'espletamento del parto.

Sindrome emolitico uremica (SEU)

La sindrome emolitico uremica è una patologia rara che appartiene al gruppo delle microangiopatie trombotiche, sindromi caratterizzate da un danno delle cellule endoteliali. Il termine microangiopatia trombotica si riferisce a caratteristiche istologiche di danno endoteliale che si manifestano in modo predominante nel rene e che includono la presenza di fibrina e trombi piastrinici nei capillari e nelle arteriole, la presenza di rigonfiamento delle cellule endoteliali con loro distacco dalla membrana basale glomerulare e la comparsa dei doppi contorni a livello della membrana basale glomerulare.

Queste alterazioni istologiche si manifestano clinicamente con la classica triade:
- insufficienza renale acuta;
- piastrinopenia (<150.000 o con riduzione di oltre il 25% rispetto al basale);
- anemia emolitica meccanica (riduzione dell'emoglobina associata a presenza di schistociti, riduzione dell'aptoglobina, aumento di LDH).

La principale diagnosi differenziale da tenere in considerazione è la porpora trombotica trombocitopenica (TTP) mediante esecuzione del dosaggio dell'attività di ADAMTS13 e i cui valori devono essere rispettivamente >10% e assenti per poter escludere la TTP.

Il termine sindrome emolitico uremica raggruppa diverse patologie che comprendono forme primitive secondarie a mutazione dei geni regolatori del complemento (SEUa) o mutazioni della diacylglicerol kinasi (DGKE)

Tabella 9.1.7. Cause di IRA in gravidanza in relazione al periodo gestazionale

Cause più frequenti di IRA prima della 20ª settimana di gravidanza	Cause più frequenti di IRA dopo la 20° settimana di gravidanza	Cause più frequenti post-partum
IRA pre-renale da iperemesi	Pre-eclampsia	IRA post gravidica
IRA associata con infezioni batteriche o virali	Sindrome HELLP	Complicanze chirurgiche (parto cesareo)
IRA (NTA) da aborto settico	Porpora trombotica trombocitopenica (TTP) e sindrome emolitico uremica (SEU)	IRA da FANS
Pielonefrite acuta	Steatosi epatica acuta della gravidanza (AFLP)	
	Necrosi corticale associata ad emorragia acuta o embolismo di liquido amniotico	
	Pielonefrite acuta	
	Ostruzione delle vie urinarie	

o forme secondarie nell'ambito di diverse patologie come le infezioni (forma più comune è quella secondaria all'*Escherichia Coli* producente tossina Shiga), tumori, malattie sistemiche autoimmuni, i trapianti di organo solido o cellule ematopoietiche, la gravidanza o iatrogene da farmaci.

La prognosi è condizionata dalla precocità della diagnosi, in assenza di trattamento il rischio di mortalità e di progressione verso la malattia renale cronica terminale varia dal 30 al 50%. Il trattamento prevede l'utilizzo di farmaci inibitori del complemento (eculizumab) oltre all'individuazione e alla cura della causa eziologica.

APPROFONDIMENTI

Sindrome cardio-renale

È molto frequente imbattersi nell'entità nosologica "sindrome cardio-renale" (SRC). Essa consegue alla serie di importanti nessi che legano le malattie cardiache e quelle renali. Essendo l'interazione tra i due organi bidirezionale, con questo approccio, si mette in evidenza come una disfunzione acuta (o cronica) del cuore possa indurre disfunzione acuta (o cronica) del rene e viceversa.
Limitatamente ai processi patologici in acuto, i presupposti che rendono ragionevole i nessi fisiopatologici della SRC sono evidenziati da una aumentata mortalità nei pazienti in cui si associano contemporaneamente insufficienze acute cardiaca e renale, da un aumentato rischio nel breve termine di sviluppare IRA nei pazienti con malattia cardiaca acuta e allo stesso modo dall'elevato rischio cardiovascolare dei pazienti con IRA.
La classificazione corrente, proposta da una Consensus Conference dell'Acute Dialysis Quality Initiative Group, ha definito cinque tipologie di SRC di cui le forme I, III e V implicanti IRA. Occorre, comunque, tenere presente come tale classificazione presenti alcuni limiti perché eccessivamente semplificativa delle complesse interazioni esistenti e spesso coinvolgenti nessi di altra nature, come gli assi neuro-ormonali, cardio-polmonari, etc.

- SCR di tipo I (s. cardio-renale acuta) l'insufficienza cardiaca acuta conduce ad IRA (IRA in corso di sindrome coronarica acuta SCA).
- SCR tipo II (s. cardio-renale cronica) lo scompenso cardiaco cronico conduce ad insufficienza renale.
- SCR tipo III (s. nefro-cardiaca acuta) l'IRA conduce a insufficienza cardiaca acuta (scompenso cardiaco in paziente con IRA anurica per sovraccarico di volume, aritmie cardiache in IRA con iperpotassiemia).
- SCR tipo IV (s. nefro-cardiaca cronica) IRC che conduce ad insufficienza cardiaca.
- SCR tipo V: (forma secondaria) patologie sistemiche che portano a contestuale insufficienza cardiaca e renale (esempio la sepsi).

Sepsi

Si pensa comunemente che la fisiopatologia di insufficienza renale nella sepsi sia dovuta a un fenomeno di ipoperfusione renale legato a meccanismi puramente emodinamici. In realtà il danno renale da causa settica è molto più complesso ed implica una serie di processi infiammatori di danno endoteliale e microvascolare. Il danno renale in corso di sepsi si verifica, nonostante possa essere inizialmente normale o elevato il flusso ematico renale e si accentua per una modificazione della distribuzione della perfusione microvascolare. Pertanto, i trattamenti che migliorano la gittata cardiaca e il flusso ematico renale, seppure utili, non necessariamente sono in grado di aiutare il superamento dello stato settico senza passare attraverso una situazione di IRA. La sepsi è una grave condizione clinica caratterizzata da una intensa risposta infiammatoria sistemica secondaria ad una infezione batterica o fungina che necessita di un approccio immediato e precoce rispetto all'insorgenza di IRA. Il quadro clinico è quello dello shock settico.

La patogenesi dell'IRA nello shock settico è multifattoriale; meccanismi flogistici citochino-indotti e fattori emodinamici possono indurre nel tempo la comparsa di necrosi tubulare acuta che nei casi più gravi può diventare necrosi corticale.

Come complicanza della sepsi l'IRA è una delle più importanti in quanto rappresenta un fattore di rischio indipendente per la mortalità e determina un aumento della complessità delle cure per il paziente.

Approccio terapeutico allo shock settico con IRA:

- terapia antibiotica empirica e successivamente mirata su antibiogramma;
- supporto cardio-respiratorio precoce;
- impiego anticipato di tecniche adsorbitive/depurative in circolazione extracorporea.

Seppure la letteratura non fornisca indicazioni assolute nell'applicare precocemente trattamenti depurativi o di aferesi selettiva nel paziente con shock settico, studi di contenuta numerosità mettono in luce sufficienti elementi che ne delineano un profilo positivo in termini di efficacia e utilità.

borazione delle ipotesi diagnostiche, ed un secondo livello che permetta di confermare e approfondire le ipotesi etiologiche che hanno determinato IRA (Tabella 9.1.8).

Non esistono nella pratica clinica biomarcatori in grado di poter sostituire la creatinina sierica che a tutt'oggi rappresenta l'esame di riferimento, seppure presenti numerose limitazioni. Sono in studio numerosi nuovi biomarker con l'obiettivo di aumentare sensibilità e specificità nelle diagnosi di IRA (consutare lavagna e controversie).

Gli esami di I livello devono comprendere:

- valutazione della funzione renale con creatinina e urea;
- esami ematochimici atti ad evidenziare le principali manifestazioni del IRA in particolare quelle che necessitano di trattamento urgente, per queste finalità sono utili emocromo con piastrine, sodio, potassio, calcio e cloro che sono parte integrante dell'emogasanalisi, quest'ultima in grado di fornire ulteriori elementi sulle associate alterazioni del PH;

Tabella 9.1.8. Schema riassuntivo dei principali esami utili nella diagnostica dell'IRA

Esami	1° livello	2° livello
Laboratorio	Creatinina Urea Emocrono Piastrine Elettroliti sierici (Na, K, Cl, Ca) Esame urine EGA	Sodio urinario Frazione escreta Sedimento urinario Proteinuria 24 ore Indici di flogosi Assetto lipidico Protidemia totale e protidogramma ....
Strumentali	Ecografia reni e vie urinarie	Ecografia con mdc TC RMN

- l'esame urine che, in un soggetto che parta da una funzione renale normale, è in grado di fornire utili informazioni (peso specifico elevato >1022 nelle forme funzionali, presenza di batteri e nitriti nelle forme infettive, presenza di proteinuria ed ematuria nelle forme glomerulari, presenza di micro- e macroematuria nelle forme ostruttive).

In relazione all'anamnesi e all'esame obiettivo andranno aggiunti esami specifici in relazione alle ipotesi diagnostiche (CPK e mioglobina in caso di trauma, troponina e NT-proBNP in caso di patologia cardiaca, PCR e procalcitonina in caso di patologia infettiva, etc.).

- L'ecografia dell'apparato urinario è un esame strumentale utile nell'approccio clinico di I livello per la diagnosi di IRA. Essa consente di differenziare l'IRA dalla insufficienza renale cronica nei casi in cui manchino riferimenti anamnestici certi (scarsa differenziazione corticomidollare e/o presenza di incisure corticali, sostituzione cistica del parenchima possono far ipotizzare una patologia cronica, che nei casi più avanzati si evidenzia anche per la riduzione delle dimensioni renali). Inoltre il riscontro di una dilatazione calico-pielica con idro-ureteronefrosi è il primo criterio per la diagnosi di IRA ostruttiva così come il reperto di una vescica distesa è indicativo di una problematica ostruttiva allo svuotamento vescicale.

Gli esami di secondo livello, da non eseguirsi in Pronto Soccorso, hanno come obiettivo quello di approfondire la cause di IRA nella distinzione tra le forme funzionali, organiche o ostruttive. I principali esami utili a tale distinzione sono le determinazioni di sodio urinario, frazioni escrete di sodio e urea, osmolarità urinaria, efficaci in particolare nella distinzione tra IRA funzionale ed organica (Tabella 9.1.9). Di grande utilità è anche l'esame del sedimento urinario ed il dosaggio della proteinuria, quali indicatori di patologia renale organica.

Tra gli esami strumentali di questa fase diagnostica andranno presi in considerazione l'ecografia con mdc nel sospetto di forme focali e l'esecuzione di TC o RMN nelle forme ostruttive per evidenziare la sede e la tipologia della causa ostruente sia intrinseca che estrinseca alla via urinaria.

Decorso clinico dell'IRA

L'insufficienza renale acuta organica si caratterizza per un decorso clinico che si articola su tre fasi. La prima fase è definita oligurica, una seconda fase chiamata poliurica ed una terza fase che è rappresentata come fase della convalescenza.

Fase oligurica

Si realizza in concomitanza con la ostruzione dei tubuli conseguente alla necrosi dell'epitelio tubulare. In tale contesto si realizza una retrodiffusione della pre-urina con una effettiva incapacità del tubulo a compiere i processi di riassorbimento e secrezione e pertanto una alterazione della velocità di filtrazione glomerulare. Nelle forme di danno renale acuto grave la durata della oliguria può oltrepassare le due settimane. In questo contesto il paziente necessita di dialisi extracorporea.

Tabella 9.1.9. Principali differenze laboratoristiche nell'IRA funzionale e organica. La forma più frequente di danno renale acuto organico è rappresentato dalla Necrosi Tubulare Acuta

Esame	IRA funzionale	IRA organica (NTA)
Urea/creatinina ratio	>20	<20
Sedimento	Normale	Cilindri granulari
Osmolalità urinaria (mOsm/kg/H_2O)	>500	300-500
Proteinuria	Assente o tracce	Presente, moderata/severa
Sodio urinario (mmol/l)	<20	>40
FE sodio %	<1	>1
FE urea %	<35	>35
Creatinina urinaria/Creatinina sierica	<20	>40

Questa è la fase di presentazione del malato che accede al Pronto Soccorso.

Fase poliurica

È una periodo che mediamente dura una settimana e si caratterizza per un ristabilimento progressivo della diuresi che può raggiungere volumi imponenti nelle fasi successive alla riepitelizzazione del tubulo. Seppure le capacità estrattive del rene siano limitate in questo contesto il paziente di norma può sospendere il trattamento depurativo artificiale e passare a forme di riequilibrio clinico mediante infusione di fluidi ed elettroliti.

Fase della convalescenza

Definita come terzo step, può coprire un periodo dai tre ai sei mesi e si caratterizza per un progressivo miglioramento delle capacità riassorbitive e di concentrazione del rene a carico di sodio e potassio, della regolazione dell'osmolarità plasmatica e della clearance della creatinina e dell'azoto.

Le altre forme di IRA organica svolgono un decorso in relazione alla tipologia di patologia primitiva o secondaria che sostiene il danno parenchimale (trattamento del LES, del mieloma, delle vasculiti, ecc.).

Nelle forme funzionale ed ostruttiva il decorso clinico è influenzato dai tempi di rimozione della causa e dal ripristino delle condizioni volemiche. Il fallimento di questi livelli terapeutici sfocia di norma nella necrosi tubulare acuta nelle forme funzionali o nella pielonefrite cronica nelle forme ostruttive.

Nella *flow chart* di fine capitolo è rappresentato l'algoritmo diagnostico e terapeutico del paziente con IRA.

Terapia d'emergenza dell'IRA

In presenza di IRA in un contesto di urgenza, l'attenzione deve essere prima di tutto focalizzata sulle complicanze dell'IRA che mettono a rischio la sopravvivenza del paziente.

In forma schematizzata in fase acuta il paziente può presentare 4 contesti di squilibrio acuto:

1. alterazione del bilancio idrico con sovraccarico o deplezione;
2. alterazione del bilancio di uno o più elettroliti con accumulo o depauperamento;
3. alterazione dell'equilibrio acido-base con prevalente esposizione verso l'acidosi metabolica;
4. alterazione dell'osmolarità plasmatica per accumulo di tossine uremiche.

Tali condizioni in una larga parte non sono specifiche dell'IRA, ma spesso rilevabili in altri contesti clinico-patologici, seppure nella condizione di danno renale occorre tenere presente una peculiarità caratterizzante l'IRA: l'incertezza della diuresi o comunque la ridotta capacità estrattiva che è insita in questa particolare alterazione patologica.

Il trattamento dialitico in urgenza rimane pertanto sullo sfondo come opzione sempre possibile e talora mandatoria in tutte le 4 condizioni di potenziale emergenza nefrologica.

In termini generali sono di seguito elencate, evitando un approccio enciclopedico, le linee di riferimento del trattamento di alcune delle condizioni più frequenti che si rilevano in corso di IRA.

Sovraccarico o deplezione di volume

Ipervolemia. È una complicanza severa dell'insufficienza renale acuta oligo-anurica. Il trattamento è inizialmente rappresentato dalla terapia diuretica con diuretico dell'ansa ev e restrizione idrica. La dose del diuretico deve essere stabilita in base alla severità del quadro di ritenzione idrica e in relazione alla severità dell'insufficienza renale tenendo presente che l'utilizzo di dosaggi di furosemide >1 g/die hanno una elevata probabilità di causare ototossicità, senza offrire vantaggi terapeutici aggiuntivi. In condizioni di paziente già in trattamento con diuretico dell'ansa la norma di riferimento indicativo è rappresentata dalla trasformazione in forma di infusione venosa della dose già assunta dal paziente per via orale. In casi di scompenso cardiocircolatorio o in caso di oligo-anuria refrattaria alla terapia diuretica va preso in considerazione il trattamento sostitutivo (RRT) immediato.

Ipovolemia. I pazienti con IRA pre-renale possono presentarsi con un quadro di ipo-

APPROFONDIMENTI

Biomarcatori di IRA

Nella pratica clinica la diagnosi di IRA viene effettuata utilizzando il dosaggio della creatinina sierica. Questo parametro ha rappresentato una svolta nella medicina se si considera che non ha pari in termini di capacità descrittiva dell'andamento funzionale di un apparato. La sua misurazione, e la possibilità di avere un dato in termini di clearance, rappresenta una metodica efficace e a basso costo; bisogna però considerare i quadri di comorbidità, cronicità e pluriterapia dei pazienti e questo pone alcuni limiti o aree di minore efficacia descrittiva.

Questo parametro laboratoristico presenta alcune limitazioni che lo rendono un test relativamente sensibile e specifico. In particolare:

- È tardivo rispetto all'insulto. Le alterazioni vengono rilevate tardivamente rispetto al momento in cui inizia l'insulto renale.
- Sottostima il danno funzionale. Minime alterazioni della creatinina riflettono consistenti modificazioni strutturali del parenchima renale e poco il danno tubulare.
- Necessita di molto tempo. La singola misurazione della creatinina non permette di distinguere tra una forma acuta o cronica, ma serve la sua variazione in due determinazioni ravvicinate (non meno di 6 ore).
- È condizionato da fattori confondenti. È influenzato da molteplici fattori come età, sesso, massa muscolare, farmaci, idratazione, volume di distribuzione corporea, stato nutrizionale.
- È un marcatore generico. Non permette di distinguere tra la forma funzionale, organica e ostruttiva e non fornisce elementi caratterizzanti l'individuazione della eziologia dell'IRA.

L'IRA si presenta circa nel 15% dei pazienti ricoverati, nel 20-30% dei casi questa potrebbe essere prevenuta. Alcuni trials hanno dimostrato come sia possibile prevenire l'insorgenza dell'IRA valutando alcuni nuovi biomarkers in grado di sostituire o affiancare la creatinina permettendo di:

- effettuare una diagnosi precoce;
- fornire indicazioni più efficaci sul tipo e sull'etiologia dell'IRA;
- aiutare nella stratificazione del rischio e nella predittività in termini di prognosi dell'IRA;
- aiutare il monitoraggio dell'andamento dell'IRA.

Numerosi studi clinici stanno valutando diverse molecole in contesti specifici come ad esempio NGAL, KIM1, IL18. La molecola su cui esistono più evidenze e che è già utilizzata nella pratica clinica è la cistatina C (CysC).

volemia che necessita di infusione di cristalloidi. Terapie infusive troppo aggressive sono sconsigliate per il rischio di ritenzione idrica. È importante quindi programmare infusioni progressive, monitorando l'output urinario e rivalutare periodicamente il paziente per evitare sovraccarico idrico o scompenso cardiaco, in particolar modo nei pazienti con insufficienza cardiaca. Farmaci vasopressori possono essere necessari se il paziente è persistentemente ipovolemico nonostante una infusione adeguata di fluidi (stato di shock).

Ipertensione

Nell'IRA l'ipertensione può essere secondaria alla ritenzione idrica o all'attivazione del sistema renina angiotensina. Un'urgenza ipertensiva è definita come una PAS >180 mmHg

CONTROVERSIE

Recentemente sono entrati nella pratica clinica alcuni biomarcatori che hanno la pretesa di individuare il danno renale nelle fasi precoci e in maniera differenziata; in tal modo si potrebbe predire precocemente il rischio di IRA soprattutto in pazienti pluricomorbidi esposti a condizioni di rischio. Si tratta pertanto di marcatori che forniscono informazioni aggiuntive e che rappresentano una novità nell'ambito della patologia renale, seppure il loro ruolo nella pratica clinica sia ancora in corso di definizione.

Le molecole sono moltissime e non deve sfuggire come questo sia un campo in evoluzione e che sarà oggetto nei prossimi tempi di conferme/dissensi e certamente di molte modifiche. I marcatori che sono stati presi in considerazione hanno tre possibili origini.

Il primo gruppo, che è anche quello da più tempo studiato, è costituito da enzimi intracellulari. Si tratta di enzimi che derivano dalla necrosi o dalla citolisi delle cellule tubulari renali. A questo gruppo appartengono NAG, NHE3, Actina urinaria e molte altre. Nessuna di queste molecole ha, ad oggi, un impiego clinico condiviso.

Un secondo gruppo, meno numeroso, è quello delle proteine a basso peso molecolare che normalmente vengono riassorbite dal tubulo (cistatina C, α1M, L-FABP, UMOD). Di questo gruppo di marcatori fa parte la cistatina C, una proteina a basso peso molecolare che non viene né secreta né riassorbita a livello del tubulo renale ma subisce un processo catabolico che fa in modo, in condizioni di normalità, che nelle urine sia pressoché assente. L'alterazione di questa molecola a livello urinario è un segnale di un'alterazione a livello del tubulo prossimale. La cistatina C è una molecola che viene regolarmente prodotta da un gene che appartiene alla categoria "House Keeping" cioè geni che producono peptidi in maniera costante e indipendente dalle condizioni biologiche del momento. Il ruolo della cistatina C ha più conferme come marcatore di danno funzionale e come tale viene normalmente utilizzato. È un parametro che subisce l'effetto di alcuni fattori confondenti (come per la creatinina) come l'età avanzata, BMI elevato, fumo di sigaretta, livelli di PCR, funzione tiroidea, terapia immunosoppressiva e neoplasie. Di questa molecola, come per la creatinina, è possibile calcolare la clearance.

Il terzo gruppo di proteine che vengono utilizzate a questa finalità è rappresentato da una serie di sostanze che vengono prodotte dall'organismo in corso d'insulto; si tratta quindi di fattori che vengono immessi in circolo o nelle urine da parte dell'organismo come difesa o come segnale per indurre una particolare reazione biologica (transdifferenziamento, antisepsi, etc.). A questo gruppo di molecole fanno riferimento NGAL, KIM-1 e IL18.

Tra queste la molecola più studiata è certamente NGAL, la quale gioca un ruolo fondamentale nella difesa dell'organismo. Viene espressa dalle cellule epiteliali in risposta ad un insulto e la si può trovare a livello renale, polmonare, cardiaco, epatico e gastrointestinale.

Il dosaggio di questa proteina è entrato nella pratica clinica di molti ospedali e certamente correla con il danno acuto renale. Seppure questa sostanza abbia fortemente aumentato la sensibilità al danno renale (si eleva dopo poche ore dall'insulto ed indipendentemente dalla funzione dell'organo), essa deve essere utilizzata non in maniera sostitutiva ma in associazione alla creatinina per valutare l'andamento della condizione di insulto e la sua evoluzione. NGAL esprime un'alta sensibilità ed una bassa specificità non essendo in grado di fornire elementi che caratterizzino la tipologia del danno.

L'utilizzo di questi biomarcatori ha permesso di definire meglio l'etiologia, la fisiopatologia e la gravità del danno renale rispetto al solo utilizzo dei valori di creatinina e dell'output urinario. Considerando la classificazione dell'IRA secondo le KDIGO, alcuni pazienti hanno un esito peggiore rispetto allo stadio di IRA in cui si trovano. A questo proposito, è stata suggerita, un'implementazione dei nuovi biomarkers nella classificazione dell'IRA secondo KDIGO.

Un altro importante campo in cui considerare l'utilizzo dei nuovi biomakers di IRA è l'identificazione dei pazienti che necessitano di dialisi, in modo da intraprendere la terapia tempestivamente ottenendo un miglioramento dell'outcome renale e generale del paziente.

I biomarkers di IRA si sono rivelati molto utili, rispetto al solo valore di creatinina, nel predire la persistenza dell'insufficienza renale e la mortalità nei pazienti sottoposti a trattamenti dialitici in continuo.

Infine, un aspetto da non tralasciare è la possibilità di utilizzare questi biomarcatori per ottimizzare il dosaggio dei farmaci. L'eGFR stimato della creatinina-cistatina c, per esempio, è molto più accurato e preciso e può essere usato per ridurre i potenziali effetti nefrotossici dei farmaci (regolando il dosaggio e la durata della terapia) prevenendo la genesi dell'IRA.

e/o PAD >110 mmHg. Una emergenza ipertensiva è definita come un'urgenza ipertensiva associata a sintomi clinici di disfunzione d'organo (malessere, cefalea, confusione, alterazioni del visus, dolore toracico...). I farmaci utilizzati in questo setting sono analoghi ai farmaci utilizzati per la gestione delle urgenze ipertensive con regolare funzione renale. Gli ACE-inibitori possono esacerbare una sindrome pre-renale mentre nelle IRA organiche glomerulari e vascolari devono essere usati con cautela non prima di aver riconosciuto l'eziologia dell'IRA. In ogni caso in presenza di IRA in paziente in trattamento con farmaci attivi sul sistema renina-angiotensina è buona norma sospendere il farmaco e sostituirlo con calcio- antagonista o nitroderivato se la pressione fosse elevata (vedere Capitolo 2.8).

Iperpotassiemia

È una complicanza severa in quanto espone il paziente a rischio di morte per l'insorgenza di aritmie fatali. Le strategie per trattare l'iperkaliemia comprendono stabilizzatori della membrana cellulare cardiaca, internalizzanti cellulari del potassio, farmaci che favoriscono l'eliminazione fecale o urinaria del potassio (vedere Capitolo 10.8).

Acidosi

Nella insufficienza renale la ritenzione di ioni idrogeno o la perdita di bicarbonati urinaria causano acidosi. L'acidosi può essere presente ed esacerbata nell'IRA a causa di problematiche sottostanti come la sepsi, lo shock o l'ingestione di tossici. L'acidosi deve essere corretta trattando le cause sottostanti e attraverso la somministrazione di bicarbonato di sodio se necessario. Raramente può essere indicato ricorrere alla RRT per il trattamento delle acidosi resistenti. Il caso tipico a questo riguardo è rappresentato dalle acidosi conseguenti ad intossicazione da metformina. In questo caso la via acidificante non è sopprimibile in altro modo, poiché la modalità di accumulo di lattato avviene a seguito della alterazione del metabolismo intracellulare da aerobio ad anaerobio e attraverso il blocco della gluconeogenesi a partenza dal lattato.

IL TACCUINO

In corso di IRA e intossicazione da digitale, l'iperkaliemia non deve essere trattata con infusione di calcio ev in quanto questa può potenziare la cardiotossicità della digitale. In questi casi è indicato il trattamento con magnesio solfato (2 g e.v.) o il trattamento con anticorpi anti-digitale eventualmente associato a trattamenti emoperfusivi.

Intossicazione uremica

Essa è la sindrome di riferimento che delinea le manifestazioni cliniche dovute alla ritenzione di scorie azotate nell'insufficienza renale. Se non trattata può portare a encefalopatia, diatesi emorragica o trombofilia, coma e morte. Nei casi gravi il trattamento dialitico rappresenta l'unica via terapeutica adeguata.

Trattamento sostitutivo (RRT)

I trattamenti sostitutivi extracorporei in emergenza o urgenza devono essere intrapresi nel caso in cui le alterazioni dei bilanci idrico e/o elettrolitico e dell'equilibrio acido-base pongano il paziente a rischio di sopravvivenza, oppure presentino un evidente vantaggio sui tempi potenziali di recupero del paziente (Tabella 9.1.10). La decisione deve comunque prendere in considerazione il contesto clinico generale e la presenza di condizioni che possano modificarsi con l'RRT e in generale (laddove possibile) l'andamento nel tempo dei test di laboratorio.

Nel rapporto rischio/beneficio devono sempre essere considerati i rischi dell'RRT: ipotensione, aritmia, reazioni di bioincompatibilità con le membrane, complicazioni dell'accesso vascolare e necessità di terapia anticoagulante.

Le attuali modalità di RRT nell'IRA comprendono l'emodialisi intermittente (IHD), l'emodialisi continua (CRRT) e la dialisi peritoneale. Nessuna tipologia di trattamento ha dimostrato una superiorità rispetto alle altre in questo contesto. I vantaggi teorici della CRRT rispetto alla IHD sono una maggiore stabilità emodinamica dovuta a una rimozione lenta dei fluidi, la possibilità di evitare shift rapidi di soluti e le complicanze ad essi legate (sindrome da disequilibrio) e una grande flessibilità di trattamento. Gli svantaggi sono legati alla necessità di immobilizzazione del paziente, all'utilizzo di un anticoagulazione continua e al rischio di ipotermia. I vantaggi teorici dei trattamenti IHD sono rappresentati dalla rapida rimozione di tossine (è preferibile nelle situazioni in cui sia richiesta una rimozione immediata di piccoli soluti come in caso di iperkaliemia o avvelenamento da farmaci o tossici dializzabili o nella sindrome da lisi tumorale). Trattamenti ibridi (SLED) hanno cercato di combinare i vantaggi e di evitare gli svantaggi di entrambe le metodiche.

Nella maggior parte dei casi l'utilizzo della dialisi peritoneale per il trattamento dell'IRA è riservato alla popolazione pediatrica.

In ogni caso le condizioni cardiocircolatorie ed emodinamiche decidono della tipologia di trattamento da eseguire.

Indicazioni extra-renali per l'utilizzo di RRT in emergenza

I trattamenti extracorporei possono avere un'indicazione in emergenza anche quando non è presente un'alterazione acuta della funzione renale in particolare negli avvelenamenti e/o nella intossicazione da farmaci.

Il razionale è rappresentato dal fatto che in specifici casi le RRT possono essere utilizzate per forzare l'eliminazione dell'agente tossico. La decisione di procedere alla rimozione di una sostanza tossica in circolazione extracorporea segue un iter basato su tre step:

- identificazione di una sostanza in grado di determinare avvelenamento e presenza di una corretta indicazione;
- assenza di un antidoto diretto ed efficace in grado di annullare/ridurre gli effetti tossici;
- identificazione di una metodica sottrattiva adeguata.

In termini operativi le RRT vanno applicate dopo aver verificato la possibilità o

Tabella 9.1.10. Potenziali indicazioni all'RRT in emergenza nell'IRA

Iperkaliemia*	È efficace nei casi severi non responsivi a terapia medica. Necessario monitoraggio bioumorale intra e post dialitico e di terapia medica per la prevenzione delle recidive
Acidosi metabolica	È efficace nei casi severi, con problematiche sottostanti che ne aggravano la prognosi
Scompenso cardiaco*	Nei casi in cui è necessario un supporto ventilatorio o nei casi di edema polmonare alveolare o interstiziale
Uremia	Raramente in caso di complicanze uremiche severe come la pericardite

* Sempre in caso di anuria documentata

Tabella 9.1.11. Sostanze tossiche e dosaggi che rendono indispensabile il trattamento extracorporeo

Barbiturici Fenobarbitale (100 mg/L) (HD)	Sedativi ipnotici (HP) Meprobamato (100 mg/L) Metaqualone (40 mg/L) Glutetimide (40 mg/L) Etclorvinol (100 mg/L) Primidone
Fenitoina (20-30 mg/mL) (HP)	Metformina (HD)
Litio (3,5 mmol/l) (HD)	Vancomicina (HD)
Acetaminofene (150 mg/L) (HD)	Carbamazepina (HD)
Teofillina (40 mg/L) (HD)	Paraquat (0,1 mg/L) (HD)
Salicilati (800 mg/L) (HD)	Acido valproico (HP)
Atenololo, sotalolo (HD)	Amanita phalloides (HP)
Procainamide (HD)	Amlodipina (HP)
Alcoli (HD) Etanolo Isopropanolo Acetone Metanolo (500 mg/L) Glicole etilenico (50 mg/dL)	Dabigatran (HD) se è presente sanguinamento in atto o necessità di intervento chirurgico in urgenza

meno di utilizzare un antidoto o dopo averne riscontrato la sua inefficacia. La tipologia di trattamento è molteplice e si basa sulla valutazione della dializzabilità della sostanza, la quale è influenzata positivamente da un ridotto volume di distribuzione, un basso legame proteico, un basso peso molecolare ed una alta idrosolubilità.

Sulla base di questi parametri, dal punto di vista delle tecnologie, esistono tre tipi di approccio: plasmaferesi, emodialisi (HD) ed emoperfusione (HP) che vengono scelte in base alle caratteristiche della sostanza. La rapidità di intervento condiziona la prognosi. L'indicazione a trattamenti invasivi non può mai prescindere da un positivo rapporto rischio/beneficio.

Le indicazioni all'utilizzo della RRT nei contesti di avvelenamento od intossicazione da farmaci sono:

- sostanze per le quali la clearance dialitica è superiore rispetto alla clearance endogena;
- condizioni cliniche ingravescenti nonostante supporto medico intensivo;
- intossicazioni severe con depressione delle funzioni del sistema nervoso centrale che porta a depressione del respiro, ipotermia, ipotensione;
- livelli di tossico o farmaco nel sangue predittivi di outcome sfavorevole;
- sostanze il cui l'effetto tossico è relato anche ai metaboliti e insorge pertanto a distanza (paraquat, glicole etilenico, metanolo);
- alterata o ridotta clearance della sostanza per presenza di insufficienza epatica, cardiaca o renale.

La Tabella 9.1.11 fornisce informazioni sulle principali sostanze tossiche con indicazione alla rimozione in circuito extracorporeo e i rispettivi dosaggi (quando noti) dei farmaci, raggiunti i quali il trattamento extracorporeo è indispensabile.

Bibliografia di riferimento

URGENZE GERIATRICHE

l'occhio di riguardo

INTRODUZIONE

L'IRA è una sindrome clinica frequente tra i pazienti anziani, in particolar modo tra quelli ricoverati nel settiing delle cure intensive e causa di un significativo incremento della mortalità.

EPIDEMIOLOGIA

Un'analisi pubblicata nel 2006 tra i beneficiari del Medicare (USA) ha evidenziato che l'IRA aumenta in modo graduale da 13,6 eventi (66-69 anni) a 18,1 (70-74 anni) a 24,9 (75-79 anni) a 34,2 (80-84 anni) fino a 46,9 episodi (85 anni e oltre) per 1000 pazienti anno. I pazienti anziani hanno una mortalità elevata a breve termine (25-45%) che varia a seconda che si tratti di IRA acquisita in ospedale (più elevata) o in comunità (più bassa).

FISIOPATOLOGIA

I presupposti fisiopatologici per la maggiore suscettibilità del rene dell'individuo anziano al peggioramento rapido della funzione renale sono rappresentati principalmente dall'invecchiamento strutturale dell'organo (rappresentato dalla perdita di massa renale, dalla glomerulosclerosi, dalla fibrosi tubulointerstiziale, dall'ispessimento della membrana basale e dall'aterosclerosi) e dalle modifiche funzionali dell'organo (rappresentate dal ridotto flusso renale, dal ridotto eGFR, dall'aumentata vasocostrizione e resistenza vascolare, dalle alterazioni del traporto attivo tubulare).

FATTORI DI RISCHIO E CAUSE

Alle problematiche fisiopatologiche si sommano le comorbidità che presentano una elevata incidenza in questa età di vita e che possono aumentare la suscettibilità dell'organo all'evento acuto: tra queste la presenza di ipertensione, diabete mellito, patologia cardiovascolare con insufficienza cardiaca e malattia renale cronica pre-esistente sono le più frequenti. Anche le patologie neoplastiche e mieloproliferative possono rappresentare una importante comorbidità del paziente anziano e come tali vanno tenute in considerazione in presenza di un evento renale acuto.

Un ulteriore fattore di rischio per l'insufficienza renale acuta nell'individuo anziano è frequentemente rappresentato dalla polifarmacoterapia a cui i pazienti anziani sono usualmente sottoposti: i farmaci ad azione cardiovascolare sono una delle categorie che può essere causa potenziale di danno, causando deplezione di volume (diuretici) isolata o in associazione con altri meccanismi di danno (diuretici, RAASi, FANS). i pazienti anziani inoltre presentano epidemiologicamente un'incrementata incidenza di patologie acute interstiziali e possono presentare un incrementato accumulo dovuto ad una ridotta escrezione. L'utilizzo di diagnostica con mezzo di contrasto, in particolare nei pazienti ospedalizzati e se somministrato per via intraarteriosa può rappresentare un ulteriore fattore di rischio di danno tossico nel paziente anziano.

LA LAVAGNA

- *La fase iniziale e acuta del danno renale viene definita AKI (Acute Kidney Iniury) e rappresenta l'insieme dei processi patologici reversibili.*
- *I più frequenti contesti clinici a rischio di IRA sono la sepsi, l'IRA su IRC, l'uso di diuretici e l'età avanzata.*
- *La forma funzionale è la più frequente tra le tre forme di IRA.*
- *Il dosaggio sierico della creatinina, nonostante numerosi limiti, rimane il parametro fondamentale nel definire l'IRA e nel descriverne l'andamento.*
- *L'ecografia è l'esame strumentale di I livello, utile nell'approccio del paziente con alterazioni funzionali renali.*
- *In Pronto Soccorso, l'attenzione deve essere prima di tutto focalizzata sulle complicanze dell'IRA che mettono a rischio la sopravvivenza del paziente.*
- *In tali contesti il trattamento dialitico può rimanere l'unica opzione applicabile.*

Appunti / Commenti

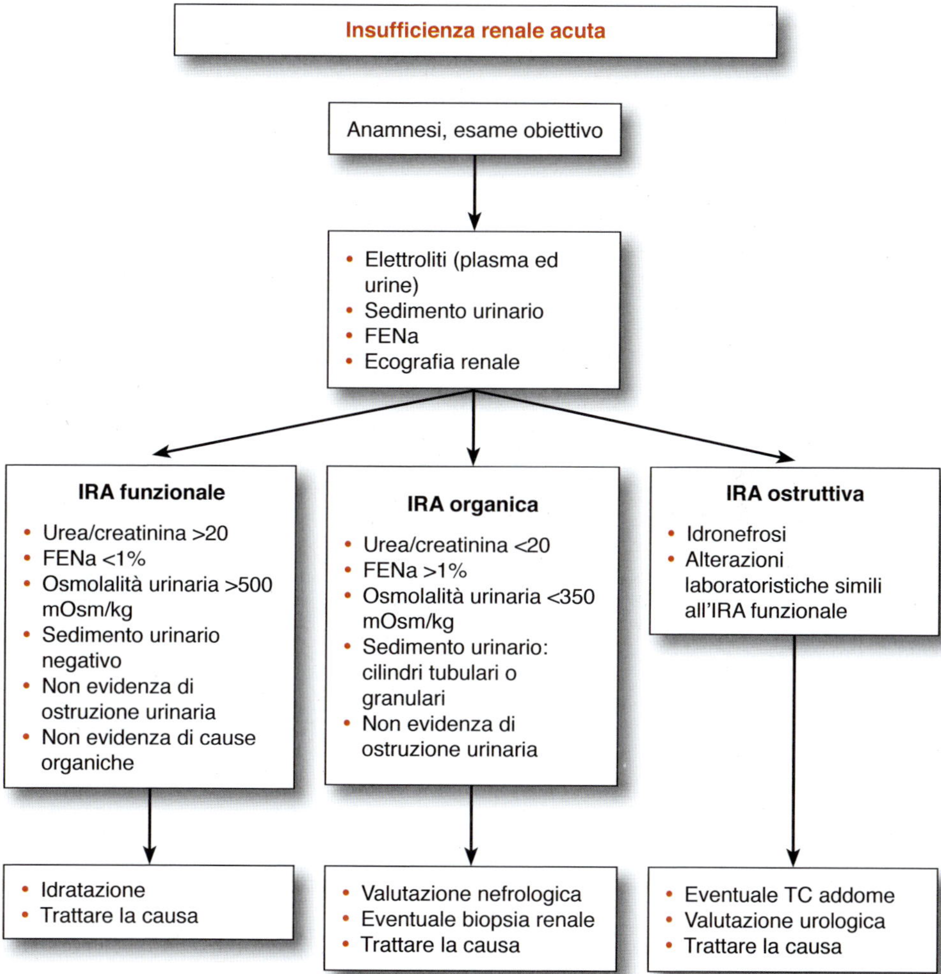
Insufficienza renale acuta
Anamnesi, esame obiettivo
• Elettroliti (plasma ed urine)
• Sedimento urinario
• FENa
• Ecografia renale
IRA funzionale
• Urea/creatinina >20
• FENa <1%
• Osmolalità urinaria >500 mOsm/kg
• Sedimento urinario negativo
• Non evidenza di ostruzione urinaria
• Non evidenza di cause organiche
IRA organica
• Urea/creatinina <20
• FENa >1%
• Osmolalità urinaria <350 mOsm/kg
• Sedimento urinario: cilindri tubulari o granulari
• Non evidenza di ostruzione urinaria
IRA ostruttiva
• Idronefrosi
• Alterazioni laboratoristiche simili all'IRA funzionale
• Idratazione
• Trattare la causa
• Valutazione nefrologica
• Eventuale biopsia renale
• Trattare la causa
• Eventuale TC addome
• Valutazione urologica
• Trattare la causa

10. Alterazioni dell'equilibrio acido-base e idroelettrolitico

10.1 Disturbi dell'equilibrio acido-base

Definizione

Per disturbo dell'equilibrio acido-base (EAB) si intende una variazione dei valori normali di anidride carbonica (CO_2) o di bicarbonato (HCO_3^-) a causa di alterazione di tipo respiratorio o metabolico, con valori di pH extracellulare che possono essere alterati o normali. Questi disturbi si distinguono in semplici, per la presenza di un solo disordine respiratorio o metabolico, e misti per la concomitanza di due o più disordini di tipo respiratorio e/o metabolico. Il disturbo misto si definisce "additivo" nel caso coesistano una doppia acidosi o una doppia alcalosi con pH molto spostato in senso acido o alcalino, mentre è chiamato "controbilanciante" quel disturbo misto caratterizzato da acidosi + alcalosi con pH spesso normale.

Epidemiologia

I disturbi dell'EAB sono di frequente riscontro nella comune pratica clinica. In una casistica di Song riferita a pazienti critici i disturbi erano del tipo semplice in circa il 20% dei casi (64% acidosi metabolica, 20% alcalosi respiratoria, 14% acidosi respiratoria e 1% alcalosi metabolica). I disturbi misti erano presenti nell'80% dei casi. Tra i doppi, i due disordini più frequenti erano l'acidosi metabolica + alcalosi respiratoria e l'acidosi respiratoria + acidosi metabolica. In una casistica dell'autore costituita da circa 300 pazienti consecutivi arrivati in PS, nei quali era indicata l'emogasanalisi, il 35% era normale, il 33% aveva un disturbo semplice e il 32% un disturbo misto.

Fisiopatologia generale

Concentrazione sierica degli ioni idrogeno, equazione di Kassirer-Bleich e definizione di pH

Il mantenimento dell'omeostasi acido-base (e quindi del pH nel range di normalità) è fondamentale per la vita delle cellule negli organismi viventi. In quello umano, la funzione cellulare può mantenersi solo se la concentrazione sierica degli ioni idrogeno è compresa entro un limite molto ristretto (37-43 nmol/L).

È possibile calcolare la concentrazione sierica degli ioni H^+ utilizzando l'equazione di Kassirer-Bleich.

$$[H^+]\ \text{nmol/L} = 24 \times \frac{PCO_2}{[HCO_3^-]}$$

Questa importante equazione ci dice che la concentrazione degli idrogenioni nel siero $[H^+]$ è direttamente proporzionale alla pressione parziale della CO_2 nel sangue (PCO_2) ed inversamente proporzionale alla concentrazione dei bicarbonati sierici $[HCO_3^-]$ e comunque dipende dal rapporto esistente tra i due termini dell'equazione.

Come è noto la concentrazione degli idrogenioni in soluzione è comunemente espressa in unità pH ($pH = -\log_{10} [H^+]$ Eq/L).

Questo modo di esprimere la $[H^+]$ è utile soprattutto per concentrazioni molto basse, come quelle presenti nel sangue o negli altri liquidi biologici.

La nota equazione di Henderson-Hasselbalch ($pH = 6{,}10 + \log[HCO_3^-]/0{,}03 \times PCO_2$) esprime, in modo inversamente proporzionale, la $[H^+]$ in una soluzione.

Tabella 10.1.1. Rapporto tra pH e concentrazione idrogenionica

pH	[H+] nmol/L
7,80	16
7,70	20
7,60	26
7,50	32
7,40	40
7,30	50
7,20	63
7,10	80
7,00	100
6,90	125
6,80	160

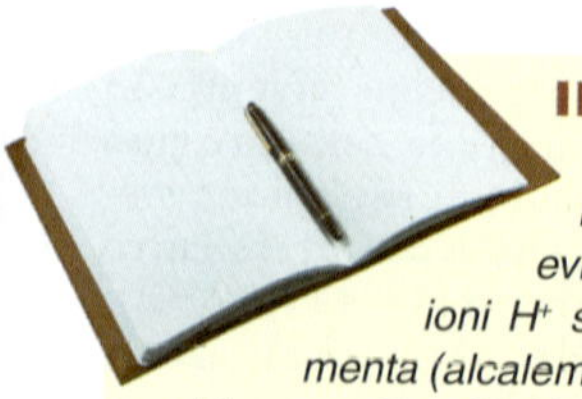

IL TACCUINO

*La **Tabella 10.1.1** evidenzia che se gli ioni H^+ si riducono il pH aumenta (alcalemia), mentre se gli ioni H^+ aumentano il pH si riduce (acidemia).*

La determinazione del valore del pH a partire dalla concentrazione degli ioni H^+ è possibile con l'utilizzo di apposite tabelle di conversione o del calcolatore (Tabella 10.1.1).

Sistemi tampone

In condizioni fisiologiche c'è una produzione da parte del metabolismo di 20.000 mmol di CO_2 (acido volatile) e di 70 mmol di acidi (acidi fissi), che vengono eliminati dal polmone e dal rene rispettivamente. Durante la loro permanenza nel sangue le variazioni di pH che si determinano sono controllate da efficienti meccanismi omeostatici.

Tra questi fondamentale è la funzione tampone, cui concorrono diversi componenti distribuiti in sede intra e extracellulare. In sede extracellulare, un eccellente sistema tampone è costituito dalla coppia CO_2/HCO_3^-. Quando si forma un eccesso o c'è un difetto di ioni H^+, il sistema tampone tende a ristabilire la loro concentrazione entro i limiti fisiologici (37-43 nmol/L).

Qualora si verifichino condizioni patologiche in grado di determinare un'inefficacia di tale sistema, si sviluppano alterazioni dell'equilibrio acido-base. In pratica, se il pH ha un valore maggiore di 7,45 significa che il sistema tampone non è più in grado di correggere l'alcalemia e se il pH ha un valore minore di 7,35, lo stesso non è più in grado di correggere l'acidemia.

Il sistema tampone è regolato dai polmoni (che eliminano CO_2) e dai reni (che eliminano acidi fissi sotto forma di H^+ ed inoltre rigenerano e riassorbono HCO_3^-).

DISTURBI SEMPLICI DELL'EQUILIBRIO ACIDO-BASE

I disturbi semplici sono caratterizzati dalla presenza, in un dato paziente, di un solo disturbo nell'ambito delle acidosi o delle alcalosi di tipo respiratorio o metabolico (Tabella 10.1.2).

Tabella 10.1.2. Disturbi semplici con il disordine primitivo e il meccanismo di adattamento

Disturbo semplice	Disordine primitivo	Meccanismo di adattamento
Acidosi respiratoria acuta Acidosi respiratoria cronica	↑ CO_2	↑ HCO_3^-
Alcalosi respiratoria acuta Alcalosi respiratoria cronica	↓ CO_2	↓ HCO_3^-
Acidosi metabolica	↓ HCO_3^-	↓ CO_2
Alcalosi metabolica	↑ HCO_3^-	↑ CO_2

Acidosi respiratoria

Definizione

Per acidosi respiratoria si intende un disturbo primitivo dell'equilibrio acido-base, caratterizzato dall'aumento della $PaCO_2$ >45 mmHg, da un aumento della concentrazione di HCO_3^- nel sangue >26 mEq/L e da una riduzione del pH <7,35 (acidemia). L'acidosi respiratoria può essere acuta o cronica.

Fisiopatologia

La causa di questo disordine è l'ipoventilazione alveolare, determinata o da una riduzione della funzione della pompa polmonare senza alterazione del rapporto ventilazione/perfusione (V/Q) o da deficit della funzione di pompa dovuto ad una alterazione V/Q che determina aumento dello spazio morto fisiologico. L'ipoventilazione alveolare determina una ritenzione della CO_2 che nel sangue si idrata con formazione di acido carbonico (H_2CO_3) che successivamente si dissocia in H^+ e HCO_3^-. La formazione di acido carbonico determina acidificazione del sangue.

$$CO_2 + H_2O \rightarrow H_2CO_3 \rightarrow H^+ + HCO_3^-$$

Questa reazione avviene sia nel sangue, soprattutto nel globulo rosso che è ricco di anidrasi carbonica (AC) in grado di catalizzare l'idratazione della CO_2, sia nelle cellule tubulari renali con lo stesso meccanismo (**Figura 10.1.1**). La dissociazione dell'acido carbonico porta alla produzione di H^+ e HCO_3^-. L'H^+ viene tamponato dalle proteine dell'emoglobina, nel caso della reazione intraglobulare, o eliminato dal rene quando la reazione avviene a livello delle cellule tubulari renali. Il bicarbonato passa nel plasma dal globulo rosso in scambio con il Cl^- o riassorbito dal rene.

IL TACCUINO

Nelle prime fasi dell'ipercapnia funziona soprattutto il meccanismo legato al globulo rosso (fase acuta dell'acidosi respiratoria) che determina un modesto aumento del bicarbonato plasmatico (0,1 mEq/L per ogni aumento di 1 mmHg di CO_2). Dopo qualche giorno è soprattutto il meccanismo renale a funzionare (fase cronica dell'acidosi respiratoria), il che determina un importante recupero di HCO_3^- (0,35 mEq/L per ogni aumento di 1 mmHg di CO_2) (**Figure 10.1.1** e **10.1.2**)

Acidosi respiratoria acuta

L'acidosi respiratoria acuta è causata da un deficit acuto della ventilazione alveolare,

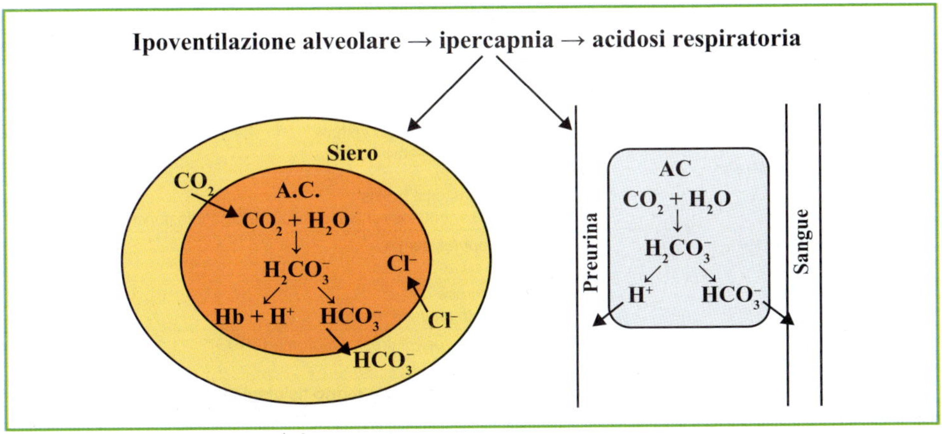

Figura 10.1.1. Idratazione della CO_2 nel globulo rosso e nella cellula tubulare renale.

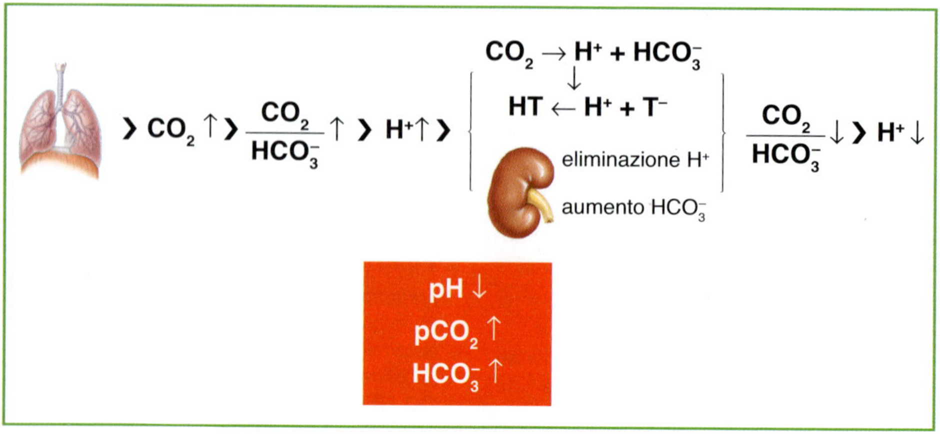

Figura 10.1.2. Acidosi respiratoria e meccanismi tampone.

che è responsabile dell'aumento della $PaCO_2$ (>45 mmHg), della riduzione del pH (<7,35) e di un modesto, ma fondamentale aumento del bicarbonato sierico (0,1 mEq/L per ogni aumento di 1 mmHg di CO_2).

Le cause sono molteplici (**Tabella 10.1.3**).

Acidosi respiratoria cronica

L'acidosi respiratoria cronica è causata da un deficit della ventilazione che può durare da alcuni giorni o da molti mesi/anni; è caratterizzata da aumento della $PaCO_2$ (>45 mmHg), da un marcato aumento dei bicarbonati sierici (0,35 mEq/L per ogni aumento di 1 mmHg di CO_2) e pH vicino alla norma.

Le cause sono molteplici (**Tabella 10.1.4**).

Manifestazioni cliniche dell'acidosi respiratoria

Le manifestazioni cliniche da ipercapnia sono spesso sovrapposte a quelle dell'ipossiemia, pure determinata dall'ipoventilazione alveolare e sono essenzialmente di tipo neurologico, cardiovascolare e respiratorio (**Tabella 10.1.5**).

Tabella 10.1.3. Cause di ipercapnia acuta

Deficit di pompa senza aumento dello spazio morto fisiologico	
Depressione del sistema nervoso centrale (SNC)	Overdose di sedativi (con o senza alcol) Trauma cranico Accidenti cerebrovascolari acuti Encefalite acuta
Malattie neuromuscolari acute	Lesioni alte del midollo spinale Sindrome di Guillame Barré Stato epilettico Crisi di myastenia gravis Farmaci o agenti tossici (succinilcolina, organofosforici)
Disfunzione muscolare	Iper o ipopotassiemia Fatica
Malattie della pleura	Pneumotorace Versamento pleurico massivo
Malattie del parenchima	Acute respiratory distress syndrome (ARDS) Polmonite
Deficit di pompa con aumento dello spazio morto fisiologico	
Malattie polmonari acute	Asma bronchiale acuto Broncopneumopatia cronica riacutizzata

Tabella 10.1.4. **Cause di ipercapnia cronica**

Deficit di pompa senza aumento dello spazio morto fisiologico	
Depressione del sistema nervoso centrale (SNC)	Sleep apnea centrale Ipoventilazione da obesità Tumori cerebrali Poliomielite bulbare Ipotiroidismo
Malattie neuromuscolari croniche	Lesioni midollari alte Poliomielite Sclerosi multipla Sclerosi laterale amiotrofica Myastenia gravis Distrofia muscolare Paralisi diaframmatica
Disfunzione muscolare	Miopatie
Malattie della gabbia toracica e della pleure e del polmone	Obesità Cifoscoliosi Malattia cronica interstiziale (fase iniziale)
Deficit di pompa con aumento dello spazio morto fisiologico	
Malattie polmonari croniche	Broncopneumopatia cronica ostruttiva (BPCO) Enfisema polmonare Fibrosi polmonare (fase avanzata) Malattia vascolare polmonare

Tabella 10.1.5. **Manifestazioni cliniche dell'acidosi respiratoria**

Tipo di manifestazione	Segni e sintomi
Neurologiche	ARA: ansietà, irritabilità, agitazione aggressiva, confusione, cefalea, tremori e mioclonie ARC: cefalea, stato confusionale, sonnolenza, coma, tremori e mioclonie, asterissi
Cardiovascolari	Cute calda, polso celere, diaforesi, aritmie, PA normale o aumentata mentre è ridotta nell'ipercapnia grave
Respiratorio	Tachipnea e dispnea

I disturbi di tipo neurologico dipendono dalla gravità dell'ipercapnia, dalla rapidità con cui questa si è manifestata, dalla severità dell'acidemia e dall'ipossia concomitante. L'acidosi respiratoria acuta causa vasodilatazione, aumento del flusso e del volume ematico cerebrale e aumento della pressione intracranica. Le manifestazioni cliniche sono caratterizzate da ansietà, irritabilità, agitazione aggressiva, confusione e cefalea secondaria alla vasodilatazione. Nell'ipercapnia cronica le manifestazioni sono più sfumate. Solo quando questa è grave insorgono cefalea, stato confusionale e sonnolenza fino al coma carbonarcotico. Sul piano muscolare sono frequenti i tremori e le mioclonie.

A livello cardiovascolare l'acidosi respiratoria causa vasodilatazione, depressione del miocardio e ridotta risposta dei recettori catecolaminergici. In corso di ipercapnia di grado lieve-moderato si osserva cute calda, polso celere ed elastico, diaforesi, aumento dell'output cardiaco e pressione arteriosa normale o aumentata. Nell'ipercapnia di grado severo e concomitante ipossiemia, si può osservare riduzione dell'output cardiaco con riduzione dei valori pressori. Frequente la presenza di aritmie (spesso sopraventricolari) dovute all'ipossia, alle alterazioni elettrolitiche e all'ipertono simpatico.

Infine dal punto di vista respiratorio, in assenza di depressione del SNC, è presente tachipnea e frequentemente il paziente avverte dispnea anche grave.

Esami di laboratorio

La valutazione attenta dei diversi parametri emogasanalitici compresi gli elettroliti, è utile per determinare il grado di ipossiemia (PaO_2) e per identificare la concomitanza di altri disturbi acido-base. I due più comuni sono l'alcalosi metabolica, caratterizzata da una concentrazione dei bicarbonati sensibilmente maggiore di quella stabilita dalle regole dell'adattamento atteso e l'acidosi metabolica a *gap* anionico aumentato da iperlattatemia per concomitante scompenso cardiaco (quasi mai per la sola ipossiemia). La concentrazione dello ione cloro è spesso ridotta ed è un marker caratteristico di alcalosi metabolica secondaria (meccanismo di adattamento) o primitiva (spesso da uso di diuretici e/o steroidi).

Terapia

In corso di ipercapnia acuta i principi cardine dalla sua gestione sono gli stessi che si mettono in atto per il trattamento dell'insufficienza respiratoria acuta ipossiemica-ipercapnica.

- Rimozione se possibile delle cause (corpi estranei, trattamento del pneumotorace, somministrazione di antidoti, ecc.).
- Somministrazione di ossigeno.
- Sostegno della ventilazione con l'utilizzo della ventilazione meccanica non invasiva (NIV) o ventilazione meccanica con paziente intubato, qualora non sussistano le condizioni per la NIV.

Nella gestione di questi pazienti è da proscrivere l'uso di farmaci alcalinizzanti.

Nel caso dell'ipercapnia cronica la terapia è rivolta alla cura della malattia di base, in particolare la BPCO, e a prevenire le riacutizzazioni. Per ulteriori approfondimenti consultare **Capitolo 3.2**.

Alcalosi respiratoria

Definizione

Per alcalosi respiratoria o ipocapnia primaria si intende un disordine primitivo dell'equilibrio acido-base caratterizzato da una diminuzione della $PaCO_2$ <35 mmHg, da una riduzione della concentrazione di HCO_3^- <22 mEq/L e da un pH <7,35 (alcalemia). L'alcalosi respiratoria può essere acuta o cronica.

Fisiopatologia

La causa di questo disordine è l'iperventilazione alveolare che determina ipocapnia e quindi alcalosi respiratoria.

Il meccanismo è per certi aspetti speculare e inverso rispetto a quanto abbiamo visto nel caso dell'acidosi respiratoria.

$$CO_2 + H_2O \leftarrow H_2CO_3 \leftarrow H^+ + HCO_3^-$$

La risposta che ne consegue per limitare le escursioni del pH in senso alcalino è l'acidificazione del plasma o meglio del VRC (volume extracellulare). All'alcalinizzazione acuta segue una risposta caratterizzata dal rilascio di H^+ dall'emoglobina e dai tamponi extracellulari come $HPO_4^{--}/H_2PO_4^-$, determinando un consumo di bicarbonato e acidificazione del plasma. Questo meccanismo proprio della fase acuta (alcalosi respiratoria acuta) inizia dopo circa dieci di minuti per durare alcune ore. Al processo di acidificazione descritto si associa anche un aumento della produzione di acidi e un rapido cambiamento dell'attività dei trasportatori che regolano l'equilibrio acido-base cellulare (scambiatori Na^+/K^+).

Una seconda risposta che raggiunge lo *stady state* dopo 48-72 ore è quella renale. Questa risposta è caratterizzata da una riduzione della secrezione di H^+ a livello del tubulo prossimale e distale (riduzione dell'attività degli scambiatori Na^+/K^+). Questo ridotta secrezione di H^+ determina un'aumentata eliminazione di $NaHCO_3$ che sovrasta la quantità che viene riassorbita. La ridotta $PaCO_2$ determina una riduzione dei bicarbonati sierici di origine renale (**Figura 10.1.3**). La perdita di $NaHCO_3$ determina una perdita transitoria di liquidi extracellulari. Durante la fase acuta e cronica è presente ipercloremia, per il mantenimento dell'elettroneutralità, a causa dalla riduzione della concentrazione di bicarbonato. Nella fase acuta l'aumento del cloro è dovuto ad uno *shift* dal globulo rosso, mentre in quella cronica è dovuta alla contrazione del VEC. Nell'alcalosi respiratoria acuta è presente spesso un modesto aumento della concentrazione plasmatica del potassio da iperattività α-adrenergica, mentre nella fase cronica compare ipopotassiemia da transitoria (72-96 ore) perdita urinaria di potassio e da shift intracellulare. Anche il calcio ione subisce delle variazioni, in particolare nella fase acuta, a causa della riduzione del pH che determina una riduzione di circa 0,4 mmol/L per unità di pH. Nessuna variazione si osserva invece per il magnesio.

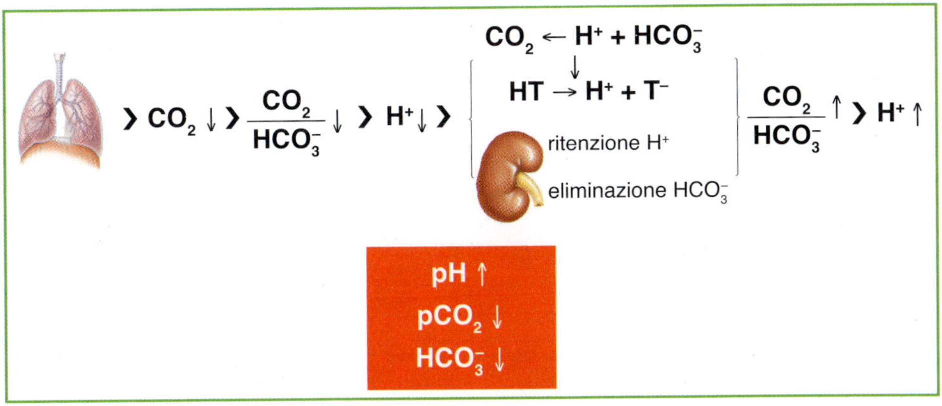

Figura 10.1.3. Alcalosi respiratoria e meccanismi tampone.

Alcalosi respiratoria acuta

L'alcalosi respiratoria acuta è causata da un aumento acuto della ventilazione polmonare, che è responsabile della riduzione della $PaCO_2$ (<35 mmHg) a cui segue un aumento del pH e riduzione del bicarbonato sierico (0,2 mEq/L per ogni riduzione di 1 mmHg di CO_2. La risposta adattativa avviene entro pochi minuti ed è dovuta alla liberazione di H^+ dal sistema tampone costituito dall'emoglobina, il che comporta una modesta riduzione del bicarbonato.

Alcalosi respiratoria cronica

L'alcalosi respiratoria cronica è causata da un aumento della ventilazione alveolare che dura da più giorni ed è caratterizzata da una riduzione della $PaCO_2$ (<35 mmHg) e da una sensibile riduzione del bicarbonato sierico (0,4 mEq/L per ogni riduzione di 1 mmHg di CO_2) con pH spesso nella norma.

Le cause e le manifestazioni cliniche sono le stesse dell'alcalosi respiratoria acuta, quello che cambia è la loro durata nel tempo.

In corso di alcalosi respiratoria cronica l'adattamento si completa in 3-5 giorni ed è dovuto al rene che interviene attraverso la ritenzione di H^+ e la riduzione del riassorbimento del bicarbonato.

Cause di alcalosi respiratoria

L'alcalosi respiratoria è il disturbo acido-base di più frequente riscontro nella pratica clinica. Anche in Pronto Soccorso è risultata essere l'alterazione acido-base più ricorrente, da sola o in associazione ad altri disturbi. Le cause dell'iperventilazione e quindi dell'alcalosi respiratoria possono essere divise sostanzialmente in tre gruppi (Tabella 10.1.6). Nel primo gruppo il motivo dell'iperventilazione è dovuto ad ipossiemia da causa polmonare (*shunt* intrapolmonare dx-sx) dove è la ridotta PO_2 che stimola il drive respiratorio e sul piano emogasanalitico si evidenzia ipocapnia con ipossiemia e aumentata differenza alveolo-arteriosa DA-aO_2. Nel secondo gruppo l'iperventilazione è dovuta a cause polmonari che determinano ipossiemia in assenza di *shunt* intrapolmonare. Nel terzo gruppo l'iperventilazione è dovuta a ipossia tessutale o a condizioni che stimolano il centro del respiro indipendentemente dalla PaO_2. In questi casi il quadro emogasanalitico classico è caratterizzato da ipocapnia e spesso da elevata PaO_2 con ridotta o normale DA-aO_2.

Manifestazioni cliniche

Le manifestazioni cliniche, presenti pressoché solamente in corso di alcalosi respiratoria acuta, riguardano soprattutto l'apparato cardiovascolare e il sistema nervoso centrale e periferico (Tabella 10.1.7).

Apparato cardiovascolare. Le manifestazioni cliniche sono costituite per lo più da tachicardia e da aritmie ventricolari e sopraventricolari. In corso di alcalosi respiratoria

Tabella 10.1.6. **Cause di iperventilazione polmonare**

Cause di iperventilazione con ipossiemia da shunt intrapolmonare dx-sx con DA-aO_2 aumentata	
Polmonite	
Embolia polmonare	
Atelettasia	
Contusione polmonare	
Edema polmonare acuto cardiogeno in fase iniziale	
ARDS	
Cause polmonari con ipossiemia senza shunt intrapolmonare con DA-aO_2 normale	
Asma bronchiale	Pneumotorace
Fibrosi polmonare interstiziale (fase iniziale)	Emotorace
Ostruzione alte vie aeree	
Cause di iperventilazione da ipossia tessutale o da stimolo del CNS con ipocapnia e DA-aO_2 normale	
Ridotta FiO_2	
Anemia	
Farmaci	Salicilati Progesterone Xantine Catecolamine
Stato d'ansia	Dolore
Sepsi	Febbre
Ipertiroidismo	Gravidanza
Scompenso cardiaco	Cirrosi epatica

Tabella 10.1.7. **Manifestazioni cliniche dell'alcalosi respiratoria acuta**

Tipo di manifestazione	Segni e sintomi
Neurologiche	Parestesie, crampi muscolari, spasmo carpopedale e vertigine
Cardiovascolari	Aritmie. Dolore toracico. ECG: alterazioni reversibili del tratto ST-T
Vie aeree inferiori	Broncospasmo
Ematologiche	Aumento dei globuli bianchi e piastrine

acuta si può determinare una vasocostrizione che interessa l'albero coronarico con dolore toracico e alterazioni reversibili del tratto S-T. Il dolore toracico può essere causato anche da spasmo esofageo.

Sistema nervoso. Le manifestazioni più frequenti sono costituite da parestesie, crampi muscolari, spasmo carpopedale da riduzione del calcio ionizzato. Vertigine e, più raramente, crisi comiziale da vasocostrizione generalizzata a livello cerebrale.

Oltre ai segni e sintomi riferiti all'apparato cardiovascolare e al SNC, l'alcalosi respiratoria può causare broncospasmo in soggetti asmatici e emoconcentrazione da *shift* extravasale di plasma, con aumento della concentrazione dei globuli bianchi e delle piastrine.

Terapia

Spesso l'alcalosi respiratoria non dà sintomi, se questo dovesse succedere è opportuno, se possibile, rimuovere le cause. Utile la somministrazione di ossigeno nelle iperventilazioni da ipossiemia senza shunt intrapolmonare.

Nel caso di alcalosi respiratoria acuta con intensa sintomatologia, come succede negli stati d'ansia o di panico, è buona pratica rassicurare il paziente. Qualora questo non fosse sufficiente la terapia con benzodiazepine è risolutiva.

Acidosi metabolica

Definizione

L'acidosi metabolica è un disturbo semplice dell'equilibrio acido-base caratterizzato dalla riduzione della concentrazione sierica di HCO_3^- <22 mEq/L a cui segue riduzione del pH <7,35 e riduzione della $PaCO_2$ <35 mmHg per meccanismo di adattamento (si riduce di 1,2 mmHg per ogni mEq di riduzione di HCO_3^-).

Fisiopatologia

Nell'acidosi metabolica i bicarbonati sono ridotti o per un loro consumo (funzione tampone) oppure per una loro perdita dal tratto intestinale (es. diarrea) o dal rene (es. acidosi tubulare renale).

Alla difesa tampone contribuiscono sia il tampone bicarbonato sia i tamponi non bicarbonato, con consumo delle basi tampone HCO_3^- e T^-. Oltre a questa difesa immediata, intervengono entrambe le funzioni di adattamento fisiologico. Entro pochi minuti interviene quello respiratorio in quanto la riduzione del pH attiva i chemorecettori periferici dell'aorta e delle carotidi e quelli centrali localizzati sulla faccia ventrale del tronco encefalico, determinando un aumento della frequenza e della profondità della ventilazione, con conseguente riduzione della $PaCO_2$. L'adattamento renale interviene più lentamente, aumentando l'eliminazione di H^+ soprattutto in forma di ammonio e con il simultaneo recupero e ripristino delle basi tampone consumate nella difesa tampone (**Figura 10.1.4**).

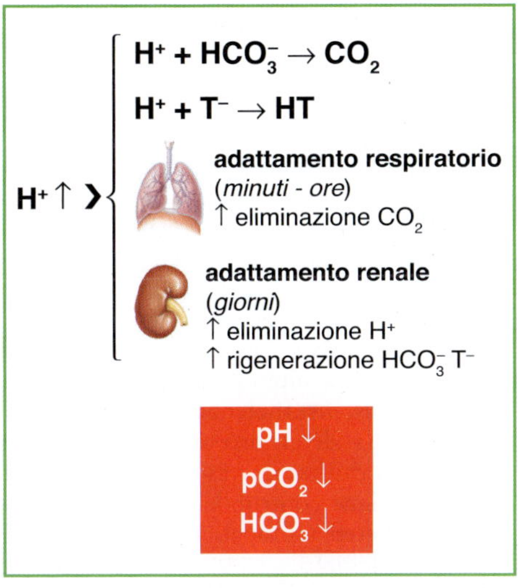

Figura 10.1.4. Acidosi metabolica e meccanismi di difesa del pH.

Acidosi metabolica da consumo di bicarbonato

Gli H^+ che vengono immessi nei fluidi extracellulari, nel corso del processo che determina acidosi metabolica, vengono tamponati secondo la reazione:

$$H^+ + HCO_3^- \rightarrow H_2CO_3 \rightarrow CO_2 + H_2O$$

È chiaro che ad un determinato aumento di H^+ vi sarà una riduzione di bicarbonato, consumato a seguito della funzione tampone.

Principio dell'elettroneutralità e *anion gap*. Per capire meglio da un punto fisiopatologico ciò che avviene durante l'acidosi metabolica è opportuno accennare al principio dell'elettroneutralità e al concetto di *anion gap*.

Nei fluidi il numero delle cariche positive (cationi) deve essere uguale a quello delle cariche negative (anioni). Questo è il principio dell'elettroneutralità. Il laboratorio, però, misura solo le componenti ioniche (cationi ed anioni) più importanti quali sodio, cloro, potassio e bicarbonato. Poiché la maggior parte degli anioni non misurati è costituito dalle cariche negative delle proteine sieriche, ne deriva che il calcolo della differenza tra cationi ed anioni non è uguale a zero. Questa differenza si chiama *anion gap* (AG).

$$AG = (Na^+ + K^+) - (Cl^- + HCO_3^-) = 16 \pm 4 \text{ mEq/L}$$

Poiché la maggior parte degli Autori non include il potassio, il calcolo dell'*anion gap* può anche essere:

$$AG = Na^+ - (Cl^- + HCO_3^-) = 12 \pm 4 \text{ mEq/L}$$

L'AG è uno strumento utile nel classificare le acidosi metaboliche. Infatti quelle che sono determinate da un consumo di bicarbonato, mostrano un aumento dell'AG per sostituzione del bicarbonato consumato dall'idrogenione dell'acido con la carica negativa della sua base (anione), prodotta dalla reazione di dissociazione (acidosi metaboliche con elevato *anion gap*).

Acidosi metabolica da perdita di bicarbonato

Il processo che porta a questo tipo di acidosi è caratterizzato dalla perdita diretta o indiretta di sodio bicarbonato ($NaHCO_3$)

con i fluidi, per via intestinale o renale. Per ragioni di elettroneutralità, alla perdita dello ione bicarbonato si associa un riassorbimento renale di cloro, la cui concentrazione aumenta nei fluidi anche a causa del loro volume contratto. Ovviamente non essendoci stata produzione di acidi, il *gap* anionico non varierà rispetto ai valori normali.

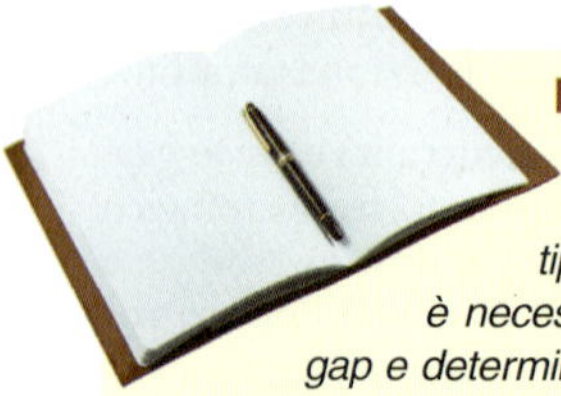

IL TACCUINO

Per differenziare i due tipi di acidosi metabolica è necessario calcolare l'anion gap e determinare la concentrazione sierica del cloro.

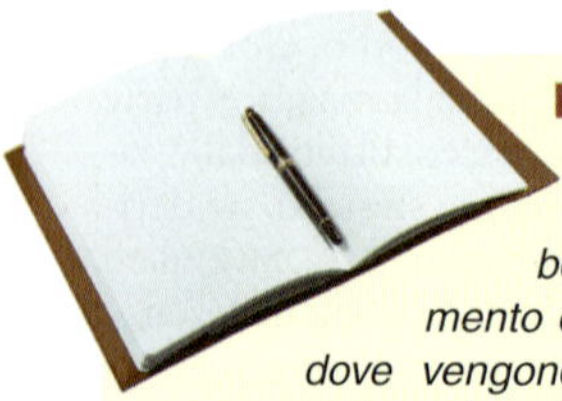

IL TACCUINO

Nella acidosi metabolica vi è lo spostamento di H^+ dall'VEC al VIC, dove vengono tamponati. Questo passaggio avviene in scambio con il K^+. In realtà questo shift dipende molto dalla base che accompagna l'idrogenione. È forte in corso di acidosi da HCL, mentre è debole in corso di acidosi lattica o cheto-acidosi diabetica. In questi casi le variazioni del potassio non sono tanto dipendenti dal pH quanto dalla funzione renale, nonché dallo shift VEC→VIC dovuto a fattori quali la presenza di catecolamine, deficit di insulina etc.

Lo stesso discorso vale anche per l'acidosi metabolica ipercloremica, dove l'iperpotassiemia si può osservare nell'insufficienza renale cronica a causa della difficoltà del rene ad eliminare potassio. In altre situazioni vi può essere ipopotassiemia come nel caso della diarrea, dove il potassio viene perso con le feci o nella RTA distale dove pure è presente ipopotassiemia da aumentata escrezione di potassio.

Per concludere: nell'acidosi metabolica da consumo di bicarbonato il *gap* anionico è aumentato, mentre in quella da perdita di bicarbonato il *gap* anionico è normale ed è aumentato il cloro per ragioni di elettroneutralità.

Differenziare l'acidosi metabolica AG dall'acidosi metabolica ipercloremica è di estrema utilità per il riconoscimento delle cause che l'hanno determinata.

Cause di acidosi metabolica ad anion gap aumentato

L'acidosi metabolica ad elevato *anion gap* è dovuta sostanzialmente a tre cause:

1) la produzione di acidi organici quali acido lattico e chetoacidi (acidosi organica);
2) l'insufficienza renale acuta e cronica che determina una ridotta eliminazione di acidi (acidosi inorganica);
3) l'introduzione di sostanze tossiche o farmaci in sovradosaggio che causano uno stato di acidosi direttamente o attraverso i loro metaboliti (acidosi da tossici) (**Tabella 10.1.8**).

Acidosi metabolica ipercloremica (ad anion gap normale)

L'acidosi metabolica ipercloremica è dovuta ad una perdita di bicarbonato per via intestinale o renale (**Tabella 10.1.9**).

Manifestazioni cliniche dell'acidosi metabolica

I segni e i sintomi dipendono spesso dalla causa del disturbo metabolico. L'aumento della ventilazione può essere percepito dal paziente come dispnea. È frequente la presenza di respiro di Kussmaul. La nausea e il vomito possono accompagnare l'acidosi metabolica e possono essere dovute anche ad altre cause concomitanti e riferite alla patologia di base (es. insufficienza renale).

L'acidemia determina depressione della contrattilità cardiaca e vasodilatazione periferica che viene controbilanciata dall'iperattività del sistema simpatico e dall'aumento delle catecolamine.

Da sottolineare come l'acidemia grave sia aritmogena (**Tabella 10.1.10**).

Tabella 10.1.8. Cause di acidosi metabolica con *anion gap* elevato

Acidosi organica endogena (*Organic acidosis*)	Acidosi inorganica (*Mineral acidosis*)	Acidosi da tossici o farmaci
Acidosi lattica (L e D) Cheto-acidosi diabetica Cheto-acidosi alcolica Chetoacidosi da digiuno prolungato	Insufficienza renale acuta e cronica (fosfati e solfati, urato e ippurato)	Glicole etilenico Metanolo Etanolo $CaCl_2$ Acido acetilsalicilico Cianuro Monossido di carbonio Teofillina Paracetamolo Salbutamolo Antidepressivi triciclici Metformina Ipoglicemizzanti glicosurici

Tabella 10.1.9. Cause di acidosi metabolica ipercloremica

Cause intestinali	Cause renali da perdita di bicarbonato
Diarrea Ureterosigmoidostomia Insufficienza surrenalica Fistola pancreatica Fistola intestinale	Acidosi renale tubulare prossimale (ATR) Inibitori della anidrasi carbonica Sindrome di Fanconi
	Cause renali da ridotta escrezione di H^+
	Acidosi renale tubulare distale (ATR tipo 1) familiare Acidosi renale tubulare distale (ATR tipo 4) da malattia tubulo-interstiziale da FANS Morbo di Addison Da diuretici risparmiatori di potassio Da uremia iniziale Da ingestione di HCl, NH_4Cl, arginina HCl
	Altre cause
	Ripresa da ipocapnia prolungata Durante il trattamento della cheto-acidosi diabetica Inalazione di toluene a rene sano

Tabella 10.1.10. Manifestazioni cliniche dell'acidosi metabolica

Tipi di manifestazione	Segni e sintomi
Neurologiche	Cefalea, riduzione dello stato di coscienza, del tono muscolare e dei riflessi tendinei. Tremori muscolari
Cardiovascolari	Cute calda, riduzione dei valori pressori, aritmia
Respiratorie	Dispnea, respiro di Kussmaul
Gastroenterologiche	Nausea e vomito

Terapia

In questa sezione parleremo della terapia dell'acidosi metabolica solo in termini generali, riservando gli approfondimenti quando verranno affrontate le singole forme di acidosi metabolica (es. acidosi lattica, cheto-acidosi diabetica, cheto-acidosi alcolica).

Da un punto di vista più generale possiamo considerare un approccio terapeutico diverso nei tre tipi di acidosi: 1) acidosi metabolica da tossici; 2) acidosi inorganiche; 3) acidosi organiche.

- In corso di acidosi da tossici, al di là delle singole situazioni dove è possibile l'utilizzo dell'antidoto, è indicata dalla maggior parte degli esperti la terapia con alcali. Questa può essere somministrata per via venosa o durante il processo dialitico.

- Le acidosi inorganiche che presentano un eccesso di anioni non metabolizzabili possono esprimersi sia con un *gap* anionico aumentato sia con un *gap* anionico normale (Figura 10.1.5). Poiché l'acidosi inorganica non è causata da un deficit di una via metabolica, il suo trattamento è principalmente sintomatico e volto alla correzione del pH ematico con gli alcali o attraverso l'eliminazione degli anioni con la dialisi.
Elemento unificante di questo gruppo è l'indicazione all'uso degli alcali.
- Le acidosi organiche rappresentano il capitolo più complesso e sono caratterizzate dalla presenza di un eccesso di anioni metabolizzabili, prodotti a seguito di un deficit di una o più vie metaboliche. Poiché non esistono evidenze scientifiche che questi tipi di acidosi siano pericolose (entro certi limiti) negli uomini, la loro gestione dovrebbe basarsi più su interventi rivolti alla patogenesi e ai meccanismi fisiopatologici piuttosto che sulla correzione dell'alterazione acido base.
Elemento unificante di questo gruppo è la mancata indicazione all'utilizzo di alcali, nella maggior parte dei casi.

Alcalosi metabolica

Definizione

Per alcalosi metabolica s'intende un disturbo primitivo dell'equilibrio acido-base caratterizzato da un aumento della concentrazione del bicarbonato sierico (>26 mEq/L), a cui segue un aumento del pH (>7,45) e della $PaCO_2$ >45 mmHg (meccanismo di adattamento). L'aumento è di 0,7 mmHg di $PaCO_2$ per ogni aumento di 1 mEq di HCO_3^-.

Le alcalosi metaboliche si distinguono in due gruppi: alcalosi metabolica cloro-responsiva (corretta dalla somministrazione di cloro) ed alcalosi metabolica cloro-resistente (non viene corretta dalla somministrazione di cloro).

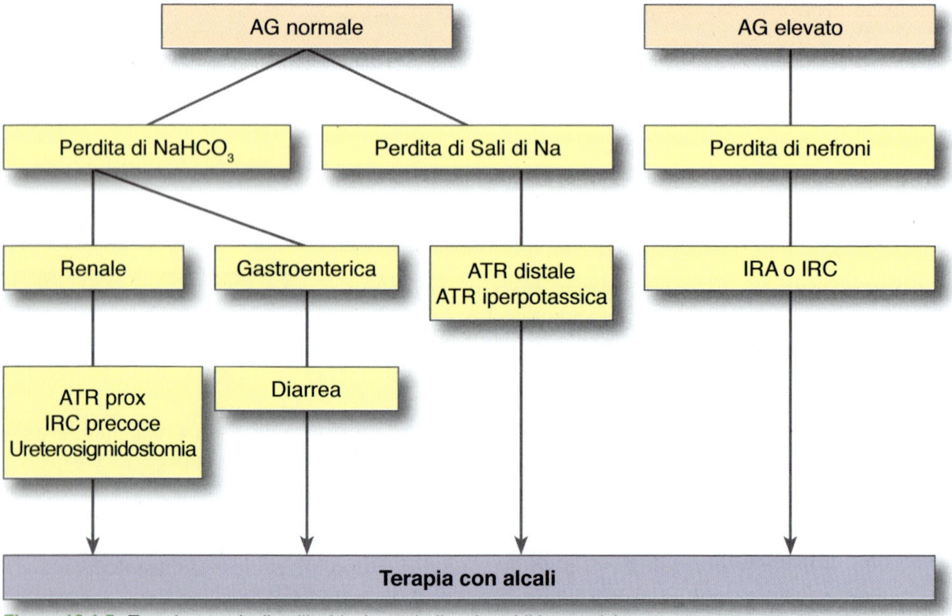

Figura 10.1.5. Terapia con alcali nell'acidosi metabolica da acidi inorganici.

Fisiopatologia

Nell'alcalosi metabolica la difesa tampone interessa entrambe le classi di tamponi, che reagiscono cedendo idrogenioni dalle loro forme protonate. L'adattamento respiratorio interviene limitando la ventilazione nel tentativo di trattenere la CO_2 nel sangue, tentativo limitato dall'esigenza di ossigenare i tessuti. Il rene interviene invece con una risposta maladattiva perché l'aumento della PCO_2 aumenta l'escrezione di H^+ a cui segue incremento della concentrazione plasmatica di HCO_3^-, vanificando così dopo alcuni giorni l'effetto adattativo respiratorio (**Figura 10.1.6**).

Da un punto di vista fisiopatologico due sono i quesiti:

1) qual è la causa della generazione dell'alcalosi metabolica;
2) come avviene il suo mantenimento.

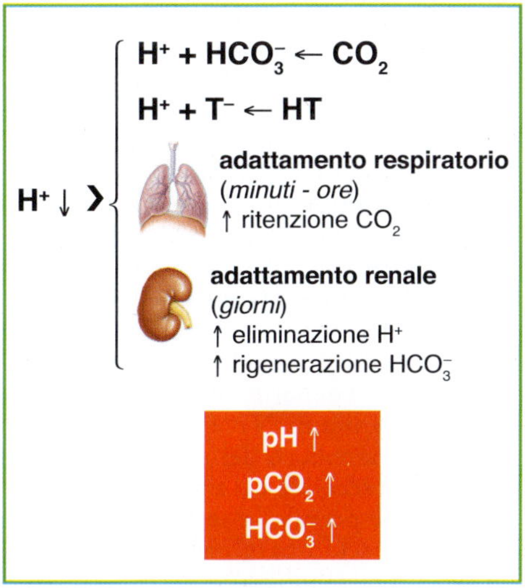

Figura 10.1.6. Meccanismo tampone, adattamento respiratorio e risposta maladattiva del rene.

Generazione e mantenimento dell'alcalosi metabolica

La generazione dell'alcalosi metabolica è dovuta essenzialmente o alla perdita dello ione cloro o alla perdita dello ione potassio. Esistono inoltre alcuni casi di alcalosi metabolica, la cui patogenesi non è riconducibile ai meccanismi citati prima (**Figura 10.1.7**).

Alcalosi metabolica da deplezione di Cl^-

È la forma più comune di alcalosi metabolica. La perdita di Cl^- può avvenire attraverso lo stomaco (vomito, sondino naso gastrico), il colon (adenoma villoso del colon o forme congenite di alterato trasporto degli ioni), renale (diuretici tia-

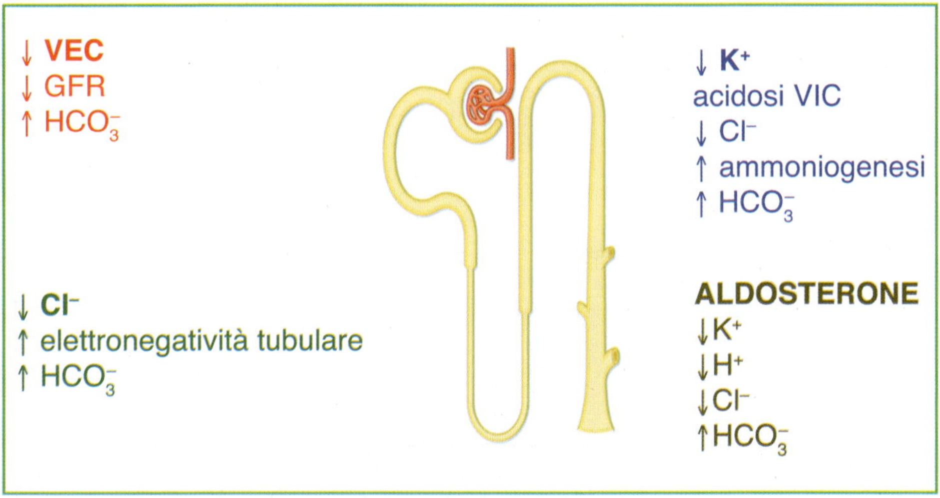

Figura 10.1.7. Fattori che concorrono alla generazione e al mantenimento dell'alcalosi metabolica.

zidici o dell'ansa) o cutanea (fibrosi cistica). Nel caso della perdita dello ione cloro dallo stomaco segue un riassorbimento del HCO_3^-, prodotto durante la formazione di HCl, non bilanciato dal concomitante riassorbimento del Cl^- perché eliminato dallo stomaco. Nel caso dei diuretici tiazidici o dell'ansa, si ha una perdita di Cl^- assieme alla perdita di Na^+ e K^+. Per controbilanciare la perdita di Cl^- il rene riassorbe HCO_3^- a livello del tubulo prossimale. Questo meccanismo è accelerato dal riassorbimento di fluidi secondario alla contrazione del VEC da perdita di Na^+ e acqua. Nel caso dell'adenoma villoso del retto, questo può secernere, a seconda del tipo cellulare, Na^+, K^+ o Cl^-. Se prevale la secrezione di cloro il disturbo acido-base che ne consegue è un'alcalosi metabolica.

Se la generazione dell'alcalosi metabolica avviene con i meccanismi esposti sopra, il suo mantenimento è principalmente determinato dal deficit di Cl^-, come dimostrato da studi sperimentali. La replezione con fluidi non corregge l'alcalosi metabolica se non viene supplementata con cloro (es. soluzione salina NaCl 0,9%).

Alcalosi metabolica da deplezione di K^+

È un tipo di alcalosi metabolica causata da una riduzione del potassio totale corporeo che può essere corretta solamente con la somministrazione di potassio. È pressoché sempre accompagnata da ipocloremia, ma in questo caso la somministrazione di cloro non corregge l'alterazione acido base, anzi la peggiora.

La perdita di potassio può avvenire per via renale o per via intestinale. Nel primo caso la perdita è dovuta ad un eccesso di mineralcorticoidi (es. iperaldosteronismo primario) o da alterazioni genetiche che determinano un alterato trasporto di elettroliti a livello del tubulo con perdita di ione cloro. Le cause intestinali possono dipendere da perdita continua di K^+ da abuso di lassativi o da dieta priva di potassio.

La generazione dell'alcalosi metabolica da causa renale è probabilmente dovuta ad un'aumentata ammoniogenesi con eliminazione di NH_4^+ e a cui segue produzione di HCO_3^- e successivo riassorbimento.

Nelle cause non renali la generazione dell'alcalosi metabolica è dovuta ad uno *shift* di H^+ all'interno delle cellule che causa aumento di HCO_3^-.

Il mantenimento dell'alcalosi metabolica nella deplezione di potassio sembra essere dovuta ad un aumentato riassorbimento tubulare di bicarbonato.

Cause di alcalosi metabolica

Le cause di alcalosi metabolica possono essere distinte in base al meccanismo fisiopatologico (da deplezione di cloro o da deplezione di potassio) oppure dalla risposta alla somministrazione di cloro (cloro responsive e cloro non responsive). Noi utilizzeremo questa seconda classificazione perché più pratica (Tabella 10.1.11).

Manifestazioni cliniche

Le manifestazioni cliniche, presenti soprattutto in corso di alcalosi metabolica

Tabella 10.1.11. Cause di alcalosi metabolica

Alcalosi cloro-responsiva	Alcalosi cloro-resistente
Perdita di secrezione gastrica (vomito, sondino naso-gastrico)	Con ipertensione arteriosa: Iperaldosteronismo primitivo e secondario, sindrome di Cushing; assunzione di gluco e mineralcorticoidi; assunzione continua di liquirizia, assunzione di carbenoxolone; deficit genetici; ipertensione nefrovascolare
Perdita di secrezioni coliche (adenoma villoso)	
Fibrosi cistica	Senza ipertensione arteriosa: sindrome di Liddle; sindrome di Gitelman; sindrome di Bartter; sindrome di Pendred. Deplezione severa di potassio da lassativi o dieta; ipomagnesiemia
Diuretici (tiazidici e dell'ansa)	
Post-ipercapnia	

grave, sono dovute sia ai disturbi causati dall'alcalemia in quanto tale sia ai problemi legati alla carenza di ioni Cl^-, K^+ e Mg^{++} e alle variazioni del Ca^{++}.

Da un punto di vista neurologico è presente irritabilità neuromuscolare come nell'alcalosi respiratoria, legata anch'essa in parte alla ridotta concentrazione del Ca^{++}. Può essere presente anche confusione mentale da ipoperfusione cerebrale. Sul piano cardiovascolare si ha costrizione arteriolare con riduzione del flusso coronarico e riduzione della soglia anginosa. Spesso sono presenti aritmie sopraventricolari e ventricolari dovute soprattutto all'ipopotassiemia e ipomagnesiemia concomitanti. Importante l'effetto sulla ventilazione alveolare con riduzione della stessa che porta ad ipercapnia (meccanismo di adattamento) e ad ipossiemia (Tabella 10.1.12).

IL TACCUINO

Spesso i pazienti BPCO con insufficienza respiratoria cronica ipossiemica-ipercapnica, fanno uso di diuretici dell'ansa o tiazidici per concomitante scompenso cardiaco. In questi casi l'attenzione va volta a limitare l'aumento della concentrazione dei bicarbonati che è causa di ulteriore riduzione della ventilazione alveolare, con ulteriore incremento della CO_2 e possibile carbonarcosi secondaria. Nel caso di aumento della concentrazione di HCO_3^- è opportuno somministrare KCl o soluzione salina NaCl 0,9%. Se ciò non bastasse o ci fossero delle controindicazioni (paziente con scompenso cardiaco in atto) è indicata la somministrazione di acetazolamide al dosaggio di 250 mg bis in die, monitorando giornalmente la concentrazione di HCO_3^-.

Esami strumentali

ECG. L'ipopotassiemia è causa di alcune tipiche alterazioni elettrocardiografiche quali comparsa di onde U, depressione o inversione dell'onda T e depressione del tratto ST.

Esami di laboratorio

Cloro sierico. La presenza di ipocloremia (<95 mEq/L) con sodiemia normale o con rapporto sodio/cloro ≥1,5 permette di porre il sospetto di alcalosi metabolica.

Cloro urinario. La determinazione del cloro urinario consente di distinguere le due forme di alcalosi metabolica. Cloro urinario <10 mEq/L indica alcalosi metabolica cloro-responsiva mentre valori >20 mEq/L sono indice di alcalosi metabolica cloro-resistente.

IL TACCUINO

L'anamnesi farmacologica dovrà essere dettagliata nel caso di pazienti in trattamento diuretico. Se la somministrazione è in atto, il cloro urinario sarà necessariamente elevato, mentre se è stata sospesa il cloro urinario sarà ridotto. Attenzione alla alcalosi metabolica surrettizia da assunzione non dichiarata di diuretici, in genere fatta a scopo dimagrante (persone affette da anoressia). In questi casi il riscontro di cloruria elevata può portare a diagnosi errate (es. sindrome di Gitelman).

Tabella 10.1.12. Manifestazioni cliniche di alcalosi metabolica

Tipi di manifestazione	Segni e sintomi
Neurologiche	Irritabilità neuromuscolare fino alla tetania; alterazione dello stato mentale
Cardiovascolari	Dolori anginosi; aritmie; mucose e cute disidratate nell'alcalosi cloro-sensibile
Respiratorie	Ipoventilazione

Terapia

Il trattamento è diverso se ci troviamo di fronte ad un paziente con alcalosi metabolica cloro-sensibile rispetto ad uno con un'alcalosi cloro-resistente.

Alcalosi cloro-sensibile. In questa condizione la terapia appropriata è costituita dalla somministrazione degli ioni cloro e potassio. Comunemente si utilizza la soluzione salina NaCl 0,9% che contiene 154 mEq/L di Na^+ e 154 mEq/L di Cl^-, addizionata con cloruro di potassio (soluzione 4).

La somministrazione della soluzione salina permette di correggere anche il deficit del VEC che è presente spesso in questi pazienti. La sola somministrazione di potassio non corregge questo tipo di alcalosi metabolica.

Più utile e pratico è invece l'utilizzo dell'acetazolamide nei pazienti con BPCO e cuore polmonare cronico scompensato con ipoventilazione, dovuta in parte all'iperbicarbonatemia secondaria all'utilizzo di diuretici. Poiché in questi pazienti non è opportuno utilizzare fluidi, l'acetazolamide (diamox 250 mg × os bis in die) permette di ridurre rapidamente la concentrazione di bicarbonato sierico con miglioramento della ventilazione.

IL TACCUINO

La concentrazione a cui va portato il bicarbonato sierico non dev'essere quella normale, ma quella prevista secondo la regola dell'adattamento atteso.

Alcalosi cloro-resistente. In questa forma la terapia consiste nella somministrazione di potassio.

Per conoscere il deficit di potassio bisogna sapere che ogni decremento di 0,3 mEq/L di K^+ sierico, a partire da 3,5 mEq/L, significa la perdita di circa 100 mEq di potassio totale corporeo. Da ciò ne discende la quantità di potassio che deve essere somministrata. Il potassio può essere somministrato per os come potassio cloruro alla dose di 20-80 mEq al giorno.

Dosaggi più elevati possono essere somministrati in soluzione salina NaCl 0,9% nell'arco delle 24 ore (Capitolo 10.7).

Nel caso di gravi aritmie cardiache o paralisi generalizzata è possibile somministrare KCl per vena centrale ad un dosaggio massimo di 40 mEq ora in soluzione salina NaCl 0,9% e non in soluzione glucosata per evitare l'increzione di insulina che porterebbe ad un ulteriore aggravamento della ipopotassiemia.

Superata la fase acuta è opportuno, fatta la diagnosi, intervenire sulla malattia di base.

DISTURBI MISTI DELL'EQUILIBRIO ACIDO-BASE

Come già scritto in precedenza, per disturbo misto dell'equilibrio acido-base s'intende quella condizione clinica caratterizzata dalla presenza simultanea, nello stesso paziente, di due o più disordini dell'equilibrio acido-base.

I disturbi misti possono essere doppi, tripli e quadrupli (Tabella 10.1.13 e 10.1.14). I disturbi doppi possono essere additivi, costituiti da doppia acidosi o doppia alcalosi (es. alcalosi respiratoria + alcalosi metabolica) o

Tabella 10.1.13. Disordini misti doppi

Disordini doppi respiratori e metabolici		
Acidosi respiratoria (acuta e cronica) Alcalosi respiratoria (acuta e cronica)	**con**	Acidosi metabolica o Alcalosi metabolica
Disordini doppi respiratori		
Acidosi respiratoria acuta su cronica Alcalosi respiratoria acuta su cronica Acidosi respiratoria cronica con alcalosi respiratoria acuta		es. da ventilazione meccanica
Disordini doppi metabolici		
Acidosi metabolica (AG e non-AG)	**con**	Alcalosi metabolica
Acidosi metabolica AG	**con**	Acidosi metabolica non-AG

Tabella 10.1.14. **Disordini misti tripli e quadrupli**

Disordini tripli respiratori e metabolici		
Acidosi respiratoria acuta su cronica	**con**	Alcalosi metabolica
Alcalosi respiratoria	**con**	Alcalosi metabolica e acidosi metabolica (AG o non AG)
Acidosi respiratoria	**con**	Alcalosi metabolica e acidosi metabolica (AG o non-AG
Disordine quadruplo respiratorio e metabolico		
Acidosi respiratoria acuta su cronica	**con**	Acidosi metabolica (AG o non-AG) e alcalosi metabolica

controbilanciati (es. acidosi respiratoria + alcalosi metabolica).

Nel capitolo successivo verranno discusse le chiavi interpretative che possono essere di aiuto nell'identificare la presenza di un disturbo misto dell'equilibrio acido-base.

Bibliografia di riferimento

LA LAVAGNA

- *I disturbi dell'equilibrio acido base si dividono in semplici e misti (doppi, tripli e quadrupli).*
- *I disturbi semplici sono caratterizzati da variazioni oltre i limiti di normalità di PCO_2 o $[HCO_3^-]$.*
- *Ogni disturbo semplice è accompagnato da un suo specifico adattamento.*
- *L'adattamento non può portare il pH nella norma ad eccezione dell'alcalosi respiratoria cronica.*
- *I disturbi misti sono la somma di due o più disordini.*
- *I disordini respiratori si dividono in acuti e cronici e ciò dipende dal meccanismo di adattamento oltre che dal tempo.*
- *Nell'alcalosi metabolica è importante distinguere le forme cloro-sensibili dalle cloro-resistenti.*
- *Nell'acidosi metabolica la terapia con alcali è indicata nelle forme inorganiche e in quelle da tossici.*

Disturbi dell'equilibrio acido-base

Disturbi semplici

Acidosi respiratoria acuta ↑ PCO_2
Adattamento: 1 mmHg PCO_2 = ↑ 0,1 mEq HCO_3^-

Acidosi respiratoria cronica ↑ PCO_2
Adattamento: 1 mmHg PCO_2 = ↑ 0,35 mEq HCO_3

Alcalosi respiratoria acuta ↓ PCO_2
Adattamento: 1 mmHg PCO_2 = ↓ 0,2 mEq HCO_3^-

Alcalosi respiratoria cronica ↓ PCO_2
Adattamento: 1 mmHg PCO_2 = ↓ 0,4 mEq HCO_3^-

Alcalosi metabolica ↑ HCO_3^-
Adattamento: 1 mEq HCO_3^- = ↑ 0,7 mmHg PCO_2

Acidosi metabolica ↓ HCO_3^-
Adattamento: 1 mEq HCO_3^- = ↓ 1,2 mmHg PCO_2

Disturbi misti

Disturbi doppi
- Disturbi doppi respiratori
- Disturbi doppi metabolici
- Disturbi doppi respiratori e metabolici

Disturbi tripli
- Combinazione di disturbi respiratori e metabolici

Disturbi quadrupli
- Due disordini respiratori e due metabolici in contemporanea

10.2 Disturbi dell'equilibrio acido-base: tappe fondamentali per una corretta interpretazione

Gli step fondamentali per l'interpretazione delle alterazioni acido-base sono:

- anamnesi ed esame obiettivo del paziente;
- considerare in ordine pH, $PaCO_2$ e $[HCO_3^-]$;
- non dimenticare le tre regole fondamentali;
- identificare il disturbo;
- calcolare il l'*anion gap*;
- calcolare il Δ*gap*;
- calcolare il rapporto Na^+/Cl^-.

Anamnesi ed esame obiettivo del paziente

È sconsigliato interpretare un referto emogasanalitico senza conoscere la clinica del paziente a cui è riferito. I dati anamnestici possono informare se il paziente è affetto da malattie cardiovascolari, polmonari o metaboliche.

In particolare, è importante raccogliere un'attenta anamnesi farmacologica (es. uso di diuretici e/o steroidi) e tossicologica (es. intossicazione da aspirina, glicole-etilenico o metanolo).

L'esame clinico può evidenziare i segni di una malattia cardiovascolare o quelli di una condizione di ridotta ossigenazione (cianosi, disturbi della coscienza), uno stato di disidratazione o di shock.

Considerare in ordine pH, $PaCO_2$ e $[HCO_3^-]$

pH

I valori normali di pH sono compresi tra 7,35-7,45. Un pH <7,35 significa acidemia se >7,45 alcalemia.

Un pH normale (7,35-7,45) non significa assenza di disturbo dell'equilibrio acido-base; infatti un pH normale con alterazione del valore della $PaCO_2$ e della $[HCO_3^-]$ è indicativo della presenza di un disturbo misto controbilanciato (unica eccezione l'alcalosi respiratoria cronica) (Figura 10.2.1).

$PaCO_2$

I valori di $PaCO_2$ sono compresi tra 35-45 mmHg.

L'aumento della $PaCO_2$ (ipercapnia) è causata dall'ipoventilazione e determina acidosi respiratoria. Si può avere ipercapnia in corso di alcalosi metabolica per ragioni di adattamento.

La riduzione della $PaCO_2$ (ipocapnia) è causata dall'iperventilazione e determina alcalosi respiratoria. Si può avere ipocapnia in corso di acidosi metabolica per ragioni di adattamento (Tabella 10.2.1).

$[HCO_3^-]$

I valori normali della $[HCO_3^-]$ sono compresi tra 22-26 mEq/L. Un suo aumento è indice di alcalosi metabolica. In corso di acidosi respiratoria c'è un aumento della $[HCO_3^-]$ per ragioni di adattamento.

Valori della $[HCO_3^-]$ minori di 22 mEq/L sono indice di acidosi metabolica. In corso di alcalosi respiratoria c'è una sua riduzione per ragioni di adattamento (Tabella 10.2.2).

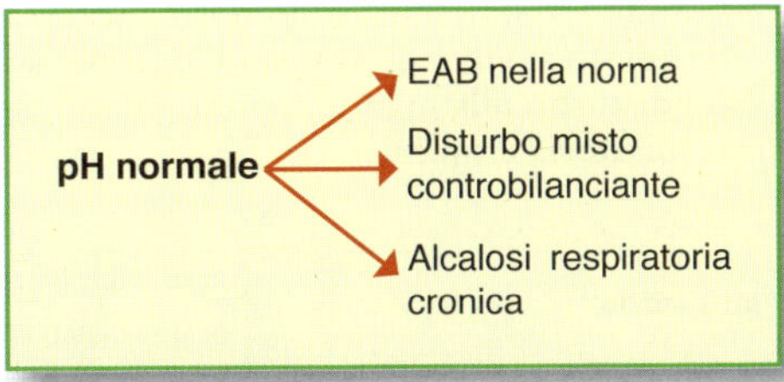

Figura 10.2.1. pH normale e sua interpretazione nel contesto acido-base.

Tabella 10.2.1. Tabella riassuntiva del significato delle modificazioni di pH, $PaCO_2$ e HCO_3^-

pH (7,35-7,45)	↑ = alcalemia	↓ = acidemia
$PaCO_2$ (35-45 mmHg)	↑ = acidosi respiratoria ↑ = in corso di alcalosi metabolica (per ragioni di adattamento)	↓ = alcalosi respiratoria ↓ = in corso di acidosi respiratoria (per ragioni di adattamento)
$[HCO_3^-]$ (22-26 mEq/L)	↑ = alcalosi metabolica ↑ = in corso di acidosi respiratoria (per ragioni di adattamento)	↓ = acidosi metabolica ↓ = in corso di alcalosi respiratoria (per ragioni di adattamento)

Tabella 10.2.2. Adattamenti attesi in corso di disturbo semplice dell'equilibrio acido-base

Acidosi respiratoria acuta	ogni aumento di 1 mmHg di $PaCO_2$ determina un aumento di 0,1 mEq/L di HCO_3^-
Acidosi respiratoria cronica	ogni aumento di 1 mmHg di $PaCO_2$ determina un aumento di 0,35 mEq/L di HCO_3^-
Alcalosi respiratoria acuta	ogni riduzione di 1 mmHg $PaCO_2$ determina una riduzione di 0,2 mEq/L di HCO_3^-
Alcalosi respiratoria cronica	ogni riduzione di 1 mmHg $PaCO_2$ determina una riduzione di 0,4 mEq/L di HCO_3^-
Acidosi metabolica	ogni riduzione di 1 mEq/L di HCO_3^- determina una riduzione di 1,2 mmHg di $PaCO_2$
Alcalosi metabolica	ogni aumento di 1 mEq/L di HCO_3^- determina un aumento di 0,7 mmHg di $PaCO_2$

Tre regole da non dimenticare

Con riferimento all'equazione di Kassirer-Bleich:

$$[H^+]\ \text{nmol/L} = 24 \times \frac{PCO_2}{[HCO_3^-]}$$

bisogna sempre ricordare che:

1) per il mantenimento di una concentrazione di H^+ nei limiti fisiologici, è necessario che quando uno dei termini dell'equazione aumenta o si riduce, l'altro deve andare nello stesso senso. Se, ad esempio, la concentrazione dei bicarbonati si riduce, la $PaCO_2$ deve diminuire;
2) se uno degli elementi dell'equazione si riduce o aumenta, l'altro va nello stesso senso per cercare di mantenere la $[H^+]$ nei limiti fisiologici ma in questo vi è un limite detto "limite dell'adattamento" secondo cui in corso di disturbo EAB la $[H^+]$, e quindi il pH, non possono normalizzarsi. Se questo avviene ci troviamo di fronte ad un disturbo misto; fa eccezione l'alacalosi respiratoria cronica.
Da questo ne discende "la regola dell'adattamento atteso" secondo la quale noi sappiamo di quanto un disturbo può essere adattato. Se, rispetto a questa l'adattamento avviene in accesso o in difetto abbiamo a che fare con un disturbo misto;
3) se uno degli elementi dell'equazione aumenta o si riduce e l'altro va in senso opposto, si tratta, anche in questo caso, di un disturbo misto.

Identificazione del disturbo

Per motivi di esposizione, saranno illustrati prima i disturbi semplici dell'EAB.

Da sottolineare come i disturbi respiratori (sia l'acidosi che l'alcalosi) si distinguano ulteriormente in acuti e cronici.

Di seguito l'elenco dei disturbi semplici:

- acidosi respiratoria acuta;
- acidosi respiratoria cronica;
- alcalosi respiratoria acuta;
- alcalosi respiratoria cronica;
- acidosi metabolica;
- alcalosi metabolica.

pH ↓ (acido)	acidosi respiratoria (↑ CO_2)	(↑ HCO_3^-) meccanismo di adattamento
	acidosi metabolica (↓ HCO_3^-)	(↓ CO_2) meccanismo di adattamento
pH ↑ (alcalino)	alcalosi respiratoria (↓ CO_2)	(↓ HCO_3^-) meccanismo di adattamento
	alcalosi metabolica (↑ HCO_3^-)	(↑ CO_2) meccanismo di adattamento

Precedentemente si è accennato alla regola dell'adattamento atteso (Tabella 10.2.2); l'applicazione di tale regola insieme al calcolo dell'*anion gap* permette di interpretare la maggior parte dei disturbi dell'equilibrio acido-base.

I valori di riferimento per l'applicazione della regola del adattamento atteso, sono:

- pH 7,35-7,45
- $PaCO_2$ 40 mmHg
- HCO_3^- 24 mEq/L

Nei disturbi semplici, tuttavia, è necessario ricordare ancora che non esiste mai un adattamento completo e, pertanto, il pH non si normalizzerà (unica eccezione l'alcalosi respiratoria cronica).

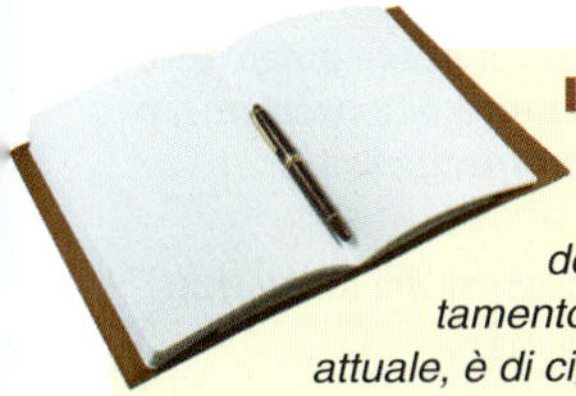

IL TACCUINO

La tolleranza, quando si confronta l'adattamento atteso con quello attuale, è di circa ± 3.

Calcolare l'*anion gap*

Nei fluidi il numero delle cariche positive (cationi) deve essere uguale a quello delle cariche negative (anioni). Questo è il principio dell'elettroneutralità, rappresentato dallo ionogramma di Gamble (Figura 10.2.2).

Il laboratorio, però, misura solo le componenti ioniche (cationi ed anioni) più importanti quali sodio, cloro, potassio e bicarbonato. Poiché la maggior parte degli anioni non misurati, in condizioni di normalità, è costituito dalle cariche negative delle proteine sieriche, ne deriva che il calcolo della differenza fra cationi ed anioni non è uguale a zero. Questa differenza si chiama *anion gap* (AG) ed è di 16 mEq/L (Figura 10.2.3).

$$AG = (Na^+ + K^+) - (Cl^- + HCO_3^-) = 16 \pm 4 \text{ mEq/L.}$$

Poiché la maggior parte degli Autori non include nel calcolo il potassio, l'*anion gap* può essere calcolato come segue:

$$AG = Na^+ - (Cl^- + HCO_3^-) = 12 \pm 4 \text{ mEq/L}$$

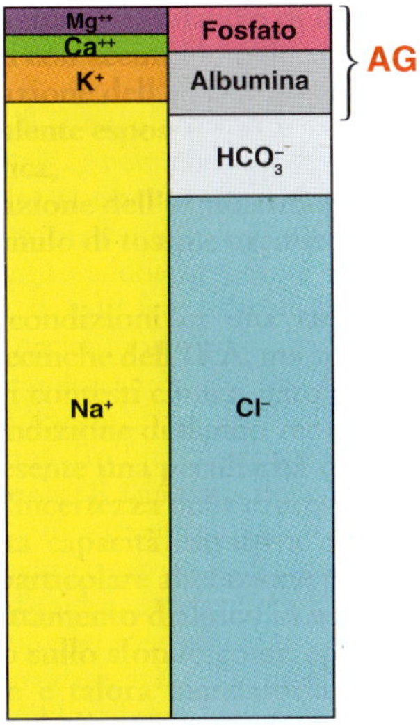

Figura 10.2.2. Ionogramma di Gamble e anioni che costituiscono l'*anion gap.*

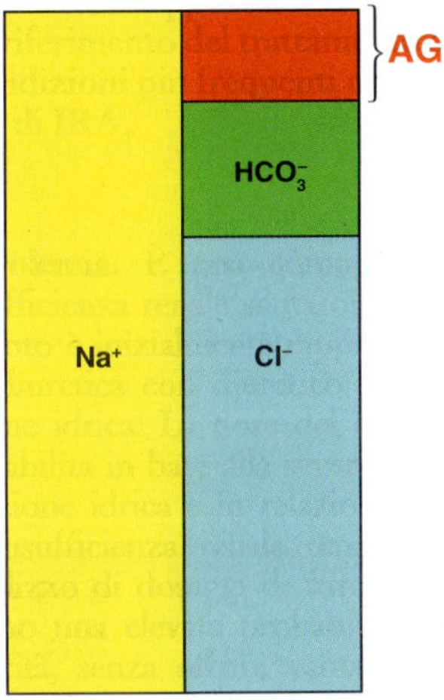

Figura 10.2.3. Rappresentazione grafica dell'*anion gap.*

Il calcolo dell'*anion gap* è un utile mezzo diagnostico in almeno due casi:

- per la diagnosi differenziale di acidosi metabolica (ad elevato AG e a normale AG con ipercloremia) e per orientarsi sulle sue cause;
- per la diagnosi dei disturbi misti (acidosi metabolica + altro disturbo metabolico dell'EAB).

Calcolare il Δgap

Precedentemente è stato indicato come il calcolo dell'AG sia necessario per la distinzione dell'acidosi metabolica ad *anion gap* aumentato da quella ipercloremica; tuttavia la valutazione dell'*anion gap* è utile anche nella ricerca di un disordine misto di tipo metabolico. Questo lo si può ricercare con il calcolo del Δ*gap* che si ottiene facendo la differenza fra il valore del ΔAG (*anion gap* attuale – 12 mEq/L come valore di riferimento dell'AG) e il valore del ΔHCO_3^- (valore del bicarbonato attuale – 24 mEq/L come valore di riferimento del bicarbonato). Il valore normale del Δ*gap* è 0± 6 mEq/L. Infatti solo se per ogni mEq/L di aumento di *anion gap* c'è una riduzione di un analogo equivalente di bicarbonato, il *gap* del bicarbonato risulta nel range; qualora ciò non si verifichi si tratta di un disturbo misto metabolico (Figura 10.2.4). Quindi se il ΔAG risulta >6 mEq/L rispetto al ΔHCO_3^- significa che accanto ad acidosi metabolica ad AG aumentato coesiste alcalosi metabolica (perché il bicarbonato non si è ridotto di quanto atteso); se ΔAG è <6 mEq/L rispetto al ΔHCO_3^-, significa che accanto ad acidosi metabolica AG coesiste acidosi metabolica ipercloremica (perché il bicarbonato risulta molto più ridotto di quanto atteso). Un'altra modalità più semplice di esprimere il concetto è l'utilizzo del rapporto $\Delta AG/\Delta HCO_3^-$, come da Tabella 10.2.3.

IL TACCUINO

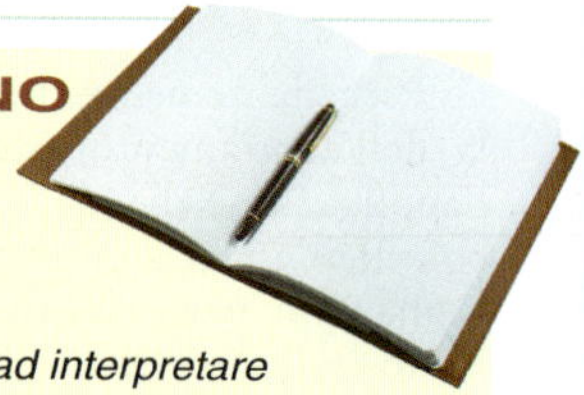

Calcolare il rapporto Na^+/Cl^-

Non accingersi mai ad interpretare l'EAB senza gli elettroliti.
La valutazione del rapporto Na^+/Cl^-, il cui valore normale è di 1,40, può essere utile per evidenziare, in presenza di acidosi metabolica AG, anche la concomitanza di alcalosi metabolica o di acidosi ipercloremica. Questa valutazione può essere di supporto al calcolo del Δgap, in quanto lo conferma. Nella pratica, se il valore del rapporto è ≥1,55 è probabile che sia presente alcalosi metabolica. Nel caso ci sia un valore ≤1,25 è probabile la presenza di acidosi metabolica ipercloremica. Inoltre, la valutazione di questo rapporto è molto utile in corso di iposodiemia qualora non si riesca a capire se l'ipocloremia sia dovuta solo all'iposodiemia o concomiti anche alcalosi metabolica.

Tabella 10.2.3. Valori decisionali del $\Delta AG/\Delta HCO_3^-$

<0,4	AM con normale AG
0,4-0,8	AM con normale AG + AM con elevato AG
0,8-2	AM con elevato AG
>2,0	AM con elevato *anion gap* + Alcalosi metabolica

Legenda. AM: acidosi metabolica; AG: *anion gap*.

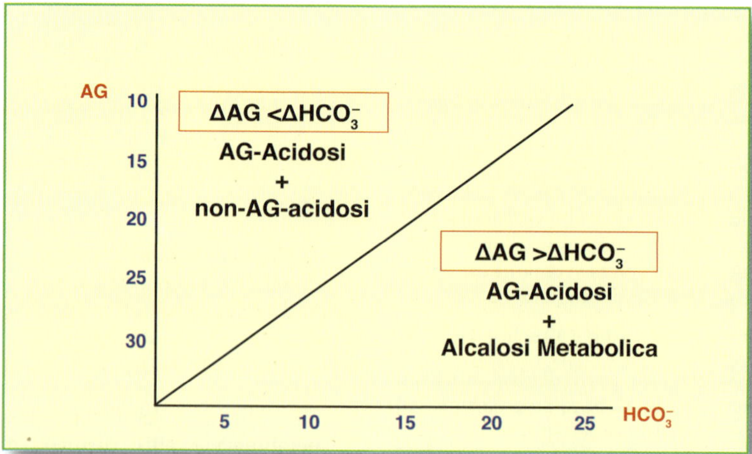

Figura 10.2.4. Utilizzo del Δ*gap* per l'evidenziazione del doppio disturbo metabolico.

Bibliografia di riferimento

LA LAVAGNA

- *L'anamnesi e l'esame obiettivo sono indispensabili nell'interpretazione dei disordini acido-base.*
- *L'equazione di Kassirer-Bleich è fondamentale per capire le alterazioni acido-base.*
- *pH normale non vuol dire normalità dell'equilibrio acido-base.*
- *Gli elettroliti fanno parte della valutazione acido-base.*
- *Sostituire il termine compenso con quello di adattamento.*
- *È necessario conoscere le regole dell'adattamento di uno dei due termini dell'equazione di Kassirer-Bleich alle variazioni dell'altro.*
- *Il calcolo dell'*anion gap *è fondamentale nel classificare le acidosi metaboliche e nell'evidenziarle.*
- *La determinazione della concentrazione del cloro e il calcolo del rapporto* Na^+/Cl^- *è importante per evidenziare le alcalosi metaboliche e alcuni tipi di acidosi metaboliche.*
- *Il calcolo del Δgap è utile per evidenziare i disordini metabolici doppi.*

Appunti / Commenti

Interpretazione dei disordini acido base

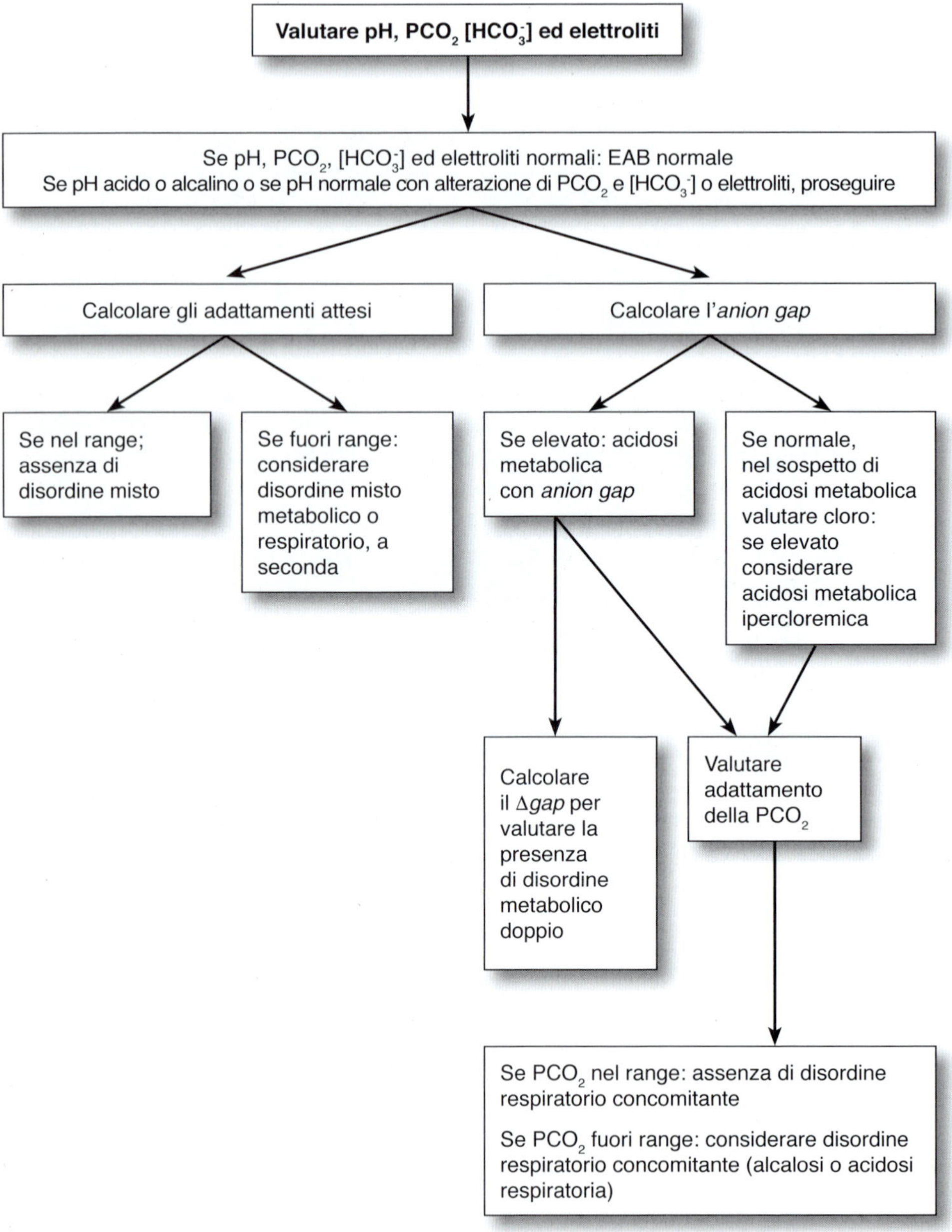

10.3 Alterazioni idroelettrolitiche

Composizione dei fluidi corporei e loro distribuzione

L'acqua costituisce circa il 60% del peso corporeo dell'uomo adulto e il 50% di quello della donna e tende a diminuire con l'avanzare dell'età. L'acqua totale corporea è suddivisa in due compartimenti principali: intracellulare (VIC o volume intracellulare) e extracellulare (VEC o volume extracellulare). Gli ioni principali presenti nell'acqua corporea sono il sodio e il potassio, come si può vedere dalla Tabella 10.3.1. Il sodio è pressoché interamente confinato nel compartimento extracellulare, mentre il potassio è presente prevalentemente in sede intracellulare.

La distribuzione dei liquidi corporei è mostrata nella Figura 10.3.1. Il compartimento intracellulare ha un volume circa doppio di quello extracellulare. Quest'ultimo è suddiviso in due settori: extravascolare (o interstiziale) che ne costituisce circa l'80% ed intravascolare (plasma) per il restante 20%.

Tabella 10.3.1. Distribuzione degli elettroliti principali (Na^+ e K^+) nei compartimenti idrici

Distribuzione e composizione dei compartimenti idrici			
Compartimento	**Volume L**	**Na^+ mmoli**	**K^+ mmoli**
Totale	42	2550	4560
Extracellulare	17	2250	60
Intracellulare	25	300	4.500

Movimento dei fluidi tra VEC e VIC

Il meccanismo che regola la distribuzione di acqua tra VEC e VIC è l'osmosi, processo fisico-chimico che si esercita attraverso la membrana cellulare che separa i due compartimenti.

La membrana cellulare si comporta come una membrana semipermeabile. In condizioni di normalità l'osmolalità tra VEC e VIC è la stessa (Figura 10.3.2), essendo determinata nel VIC massimamente dal potassio e nel VEC principalmente dal sodio. La concentrazione di questi elettroliti nei

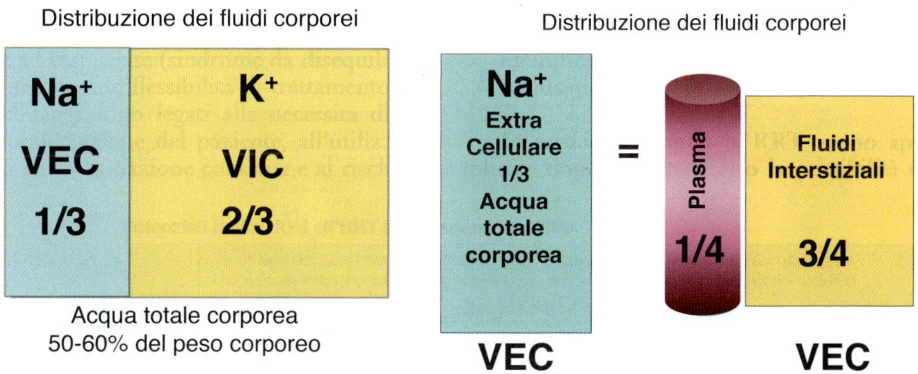

Figura 10.3.1. Distribuzione dei fluidi corporei.

rispettivi comparti è mantenuta dalla pompa sodio-potassio ATPasi dipendente. I valori normali di osmolalità sono compresi tra 280 e 290 mOsm/kg/H_2O.

Le variazioni osmotiche avvengono generalmente nel VEC e sono determinate dalle variazioni della concentrazione del sodio che a sua volta, essendo la membrana cellulare semipermeabile, influenza la pressione osmotica del VIC. Si può dire pertanto che la concentrazione del sodio nel VEC determina la pressione osmotica nel VIC (Figura 10.3.3).

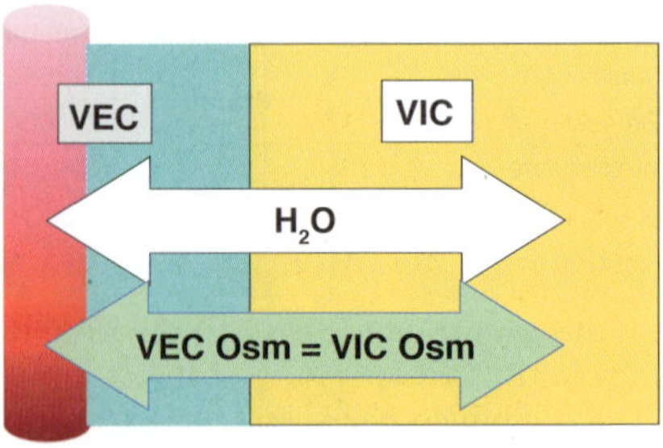

Figura 10.3.2. Osmolalità del VEC e del VIC.

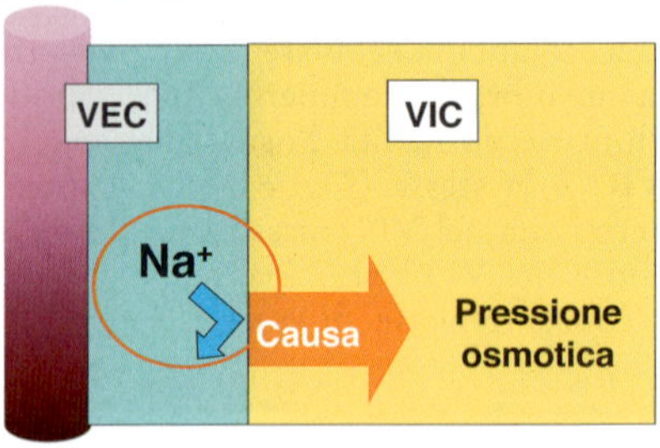

Figura 10.3.3. Ruolo della concentrazione del sodio nel determinare la pressione osmotica nel VIC.

IL TACCUINO

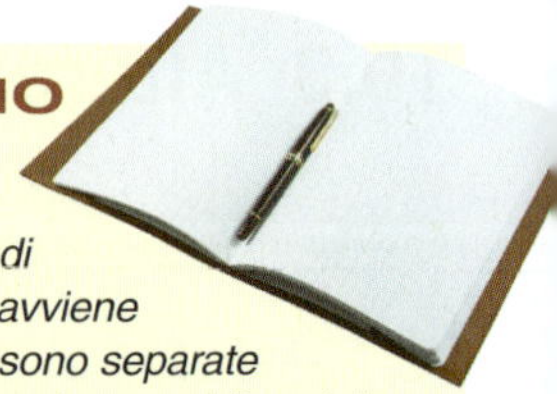

Il processo dell'osmosi è un processo di scambio passivo che avviene quando due soluzioni sono separate da una membrana semipermeabile, cioè permeabile al solvente ma non ai soluti. In queste condizioni il solvente passa dalla soluzione meno concentrata a quella più concentrata.

Quando si verifica un aumento della concentrazione del sodio nel VEC e aumento secondario dell'osmolalità, ci sarà un passaggio di acqua dal VIC al VEC. Viceversa nel caso di una riduzione della concentrazione del sodio nel VEC (Figura 10.3.4).

Rapporto sodio-acqua

Nelle condizioni fisiologiche e nelle manifestazioni cliniche, il sodio e l'acqua sono intimamente correlati. Per capire le alterazioni idro-elettrolitiche bisogna partire dal rapporto tra l'acqua totale corporea (ATC) e il sodio totale corporeo. Partendo da questo si riesce meglio a comprendere il significato della sodiemia, l'importanza della concentrazione del sodio nel determinare le variazioni del VIC (descritto in precedenza) e come al variare del sodio totale corporeo si modifichi il VEC.

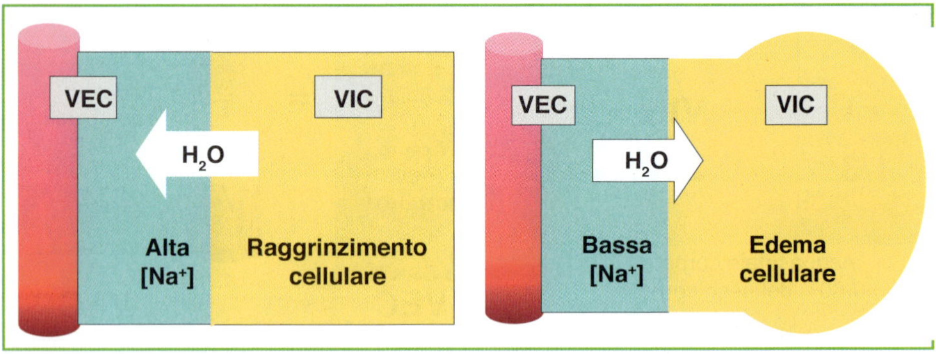

Figura 10.3.4. Movimento di fluidi tra il VEC e il VIC a seconda della concentrazione del sodio nel VEC.

Sodiemia

Per capire la sodiemia e le sue variazioni è di fondamentale importanza la comprensione della seguente equazione:

$$[Na^+]\,\text{siero} = \frac{Na^+_e + K^+_e}{\text{acqua totale corporea (ATC)}}$$

L'equazione indica che la sodiemia è data dal rapporto tra il sodio totale corporeo scambiabile e l'acqua totale corporea. Il potassio scambiale è inserito nell'equazione perché vi può essere uno *shift* del sodio nel caso di riduzione del potassio in sede intracellulare.

Sodio totale corporeo e volume

La perdita di sodio dal VEC (es. per via renale) determina una riduzione del sodio totale corporeo e di conseguenza una riduzione dell'acqua totale corporea persa dal VEC assieme al sodio (Figura 10.3.5).

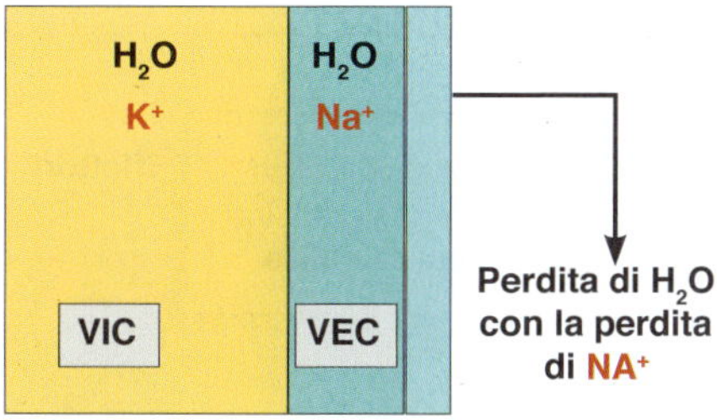

Figura 10.3.5. Riduzione dell'acqua nel VEC con la perdita di sodio.

IL TACCUINO

La riduzione del sodio totale corporeo è evidenziata dai segni clinici e strumentali della ipovolemia e non dai valori della sodiemia che possono essere normali, aumentati o diminuiti.

Regolazione del volume e regolazione dell'osmolalità

Il volume efficace circolante – *effective circulating volume* (ECV) – è quella quota del VEC che circola all'interno dei vasi ed esprime la volemia. Le variazioni dell'ECV vengono rilevate da recettori di volume e questi a loro volta attivano una serie di recettori in grado di ripristinare la normovolemia attraverso il riassorbimento o l'escrezione renale del sodio accompagnato dall'acqua (Figura 10.3.6). L'osmolalità plasmatica è regolata da osmocettori presenti a livello ipotalamico che regolano l'apporto o l'eliminazione dell'acqua attraverso il meccanismo della sete e della vasopressina (ADH) (Figura 10.3.7).

IL TACCUINO

Quando valutiamo le variazioni patologiche della sodiemia (ipo o ipersodiemia) queste le dobbiamo considerare quasi esclusivamente a partire del denominatore. Le variazioni della sodiemia dipendono dalle variazioni dell'acqua totale corporea, indipendentemente dal sodio totale corporeo.

Disordini della concentrazione plasmatica del sodio

I disordini della concentrazione plasmatica del sodio sono molto frequenti. L'iposodiemia è quello più comune sia in generale sia tra i pazienti che arrivano in Pronto Soccorso. Essa si manifesta a tutte le età e le cause sono molteplici. L'ipernatremia è meno frequente dell'iposodiemia e si manifesta soprattutto nelle età estreme, bambini piccoli e soggetti anziani, più spesso per difficile accesso all'acqua o a causa di una ridotta percezione della sete.

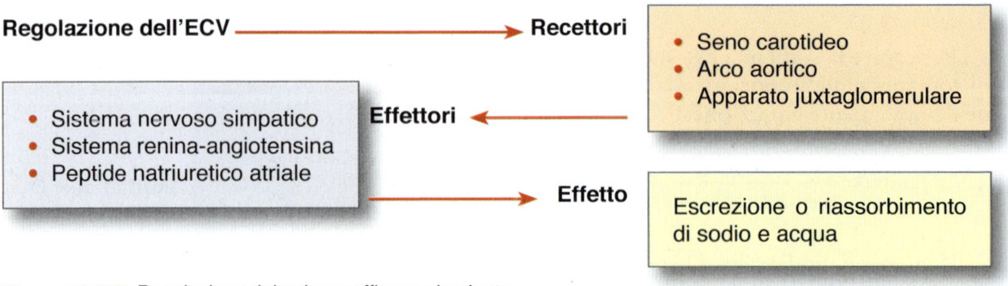

Figura 10.3.6. Regolazione del volume efficace circolante.

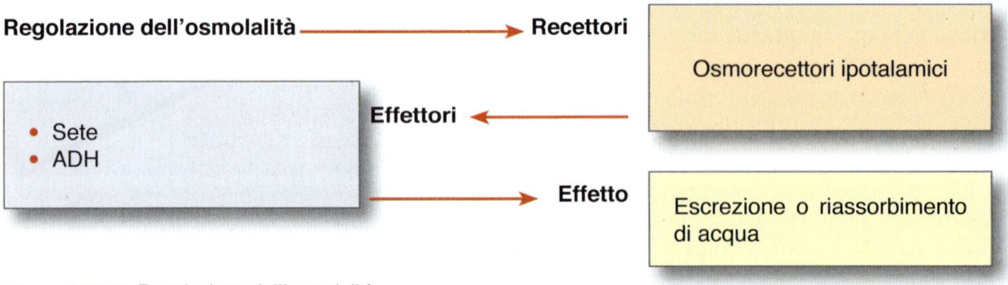

Figura 10.3.7. Regolazione dell'osmolalità.

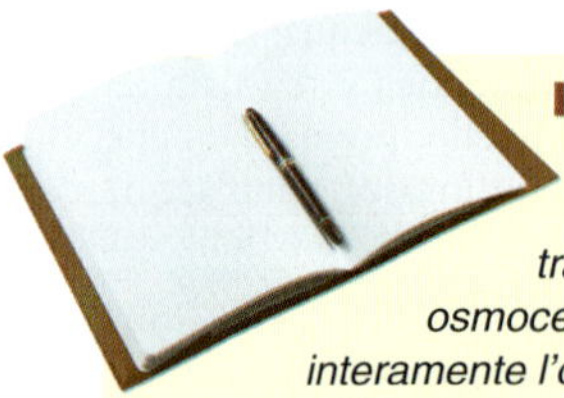

IL TACCUINO

Da ricordare che attraverso l'azione degli osmocettori l'acqua regola interamente l'osmolalità plasmatica, mentre il sodio con l'acqua regolano il volume efficace circolante.

Bibliografia di riferimento

LA LAVAGNA

- *L'acqua costituisce circa il 60% del peso nel maschio adulto e il 50% nella femmina.*
- *L'acqua totale corporea (ATC) è suddivisa in due compartimenti: intracellulare e extracellulare.*
- *Nell'intracellulare sono presenti i 2/3 dell'ATC mentre nell'extracellulare il rimanente 1/3.*
- *L'osmolalità plasmatica è data da 2 (Na^+) + urea/2,8 + glucosio/18.*
- *La tonicità plasmatica è data da 2 (Na^+) + glucosio/18.*
- *La concentrazione del sodio plasmatico dipende dal rapporto tra il sodio totale corporeo e l'ATC.*
- *Il volume cellulare è determinato dalla tonicità plasmatica.*
- *Il volume extracellulare è determinato dall'ammontare del sodio totale corporeo (scambiabile).*

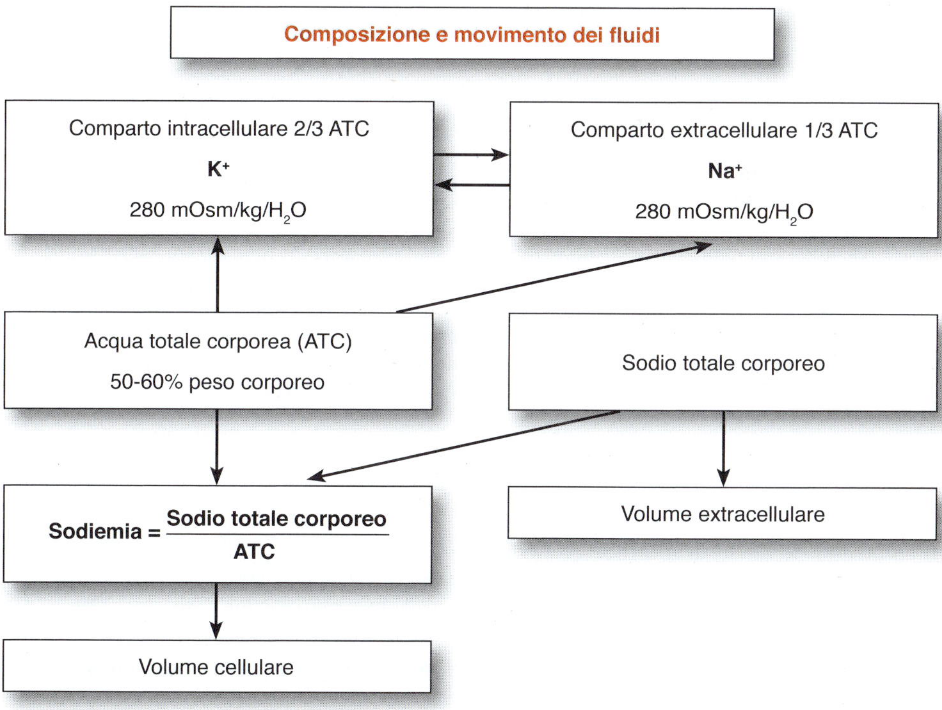

10.4 Iposodiemia

Definizione

Con il termine di iposodiemia si intende la riduzione della concentrazione plasmatica del sodio al di sotto di 135 mEq/L. La riduzione è considerata grave per valori inferiori a 125 mEq/L.

Fisiopatologia

Come scritto in precedenza, quando ci si riferisce ai disordini plasmatici del sodio, questi devono essere visti attraverso la “lente” dell’acqua. L’iposodiemia è sempre dovuta ad un eccesso di acqua totale corporea rispetto al sodio totale scambiabile che può essere ridotto, normale o addirittura aumentato.

IL TACCUINO

Sono da sconsigliare termini come “iposodiemia da diluizione” (che fa pensare all’eccesso di acqua come ad una delle cause mentre è la causa in tutte le iponatremie) in contrapposizione a iposodiemia “vera” da perdita di sodio (il che farebbe pensare che la vera sia solo quella in rapporto alla perdita di sodio). Queste espressioni generano solo confusione.
Da sapere inoltre che gli emogasanalizzatori, poiché determinano la sodiemia su sangue intero, non forniscono valori alterati di questa in presenza di un eccesso proteico o lipidico.

Classificazione

L’iposodiemia si divide in tre gruppi:

1) iposodiemia ipotonica (<280 mOsm/kg), caratterizzata da un eccesso di acqua rispetto al sodio e quindi da una riduzione dell’osmolalità plasmatica;
2) pseudoiposodiemia dovuta ad un artefatto di laboratori nella determinazione della concentrazione del sodio plasmatico a causa di un eccesso di proteine o lipidi. In questo caso l’osmolalità misurata è normale;
3) iposodiemia transitoria. Quando si accumulano soluti di basso peso molecolare nel VEC, si ha un passaggio di acqua dal VIC al VEC con espansione transitoria di questo e conseguente diluizione di tutti i soluti ivi contenuti. In corso di iperglicemia vi può essere una riduzione apparente della sodiemia di 1,6 mEq/L per ogni 100 mg/dL di aumento della glicemia. Alcuni autori ritengono più accurato un indice di correzione pari a 2,4 mEq/L, in particolare per valori di glicemia superiori a 400 mg/dL. In corso di iperglicemia grave vi è ipertonicità plasmatica (>295 mOsm/kg; iposodiemia ipertonica).

Un quadro analogo lo si osserva in seguito all’infusione di mannitolo. Nella sindrome post prostatectomia da utilizzo di liquido di lavaggio (mannitolo isotonico, soluzione con glicina e sorbitolo che si portano dietro acqua) si manifesta una marcata iposodiemia con valori di pressione osmotica normali (ipo-

IL TACCUINO

In corso di iperglicemia la correzione della sodiemia può essere fatta con la seguente formula:

[0,016 (glicemia – 100)] + Na^+ misurato.

sodiemia isotonica). La glicina e il sorbitolo, a differenza del mannitolo, vengono poi rapidamente metabolizzati, determinando ipotonicità anche grave se l'utilizzo è stato elevato. L'iposodiemia isotonica la si osserva anche in corso di iperglicemia modesta.

Cause di iposodiemia

Come scritto in precedenza, l'iposodiemia è caratterizzata da un eccesso di acqua in rapporto al sodio totale che può essere ridotto, normale o aumentato. La ritenzione di acqua riflette nella maggior parte dei casi la presenza di cause che impediscono al rene l'eliminazione della stessa. In alcuni casi la causa è dovuta ad un'eccessiva ingestione di acqua con una normale capacità escretoria del rene.

Iposodiemia da incapacità del rene ad eliminare acqua

Le cause possono essere suddivise a seconda delle variazioni che queste inducono nel VEC (Figura 10.4.1) Alcune ne determinano una diminuzione per perdita di fluidi (Na^+ e H_2O) dal rene o da altra sede extrarenale (es. intestino o terzo spazio), altre ne comportano l'aumento e infine ci sono cause che non provocano alcun cambiamento significativo del volume extracellulare.

Iposodiemia ipotonica con riduzione del VEC. La cause che determinano iposodiemia con riduzione del VEC da perdita di fluidi per via renale o extrarenale sono indicate nella Tabella 10.4.1. In corso di perdita di fluidi per via extrarenale si possono verificare due situazioni: la perdita di liquidi ipotonici (più acqua che sodio) e la perdita di liquidi isotonici rispetto al plasma. In ambo i casi perché si evidenzi il quadro di iposodiemia ipotonica è necessaria l'introduzione di ac-

Tabella 10.4.1. **Cause di iposodiemia ipotonica con riduzione del VEC**

Iposodiemia ipotonica da perdita extrarenale di fluidi
Perdita di fluidi gastro-intestinali (diarrea, vomito)
Perdita di fluidi nel "terzo spazio" (pancreatiti, peritoniti, ileo, traumi muscolari)
Ustioni, emorragia
Iposodiemia associata a strenuo esercizio fisico (es. maratoneti)
Iposodiemia ipotonica da perdita renale di fluidi
Utilizzo di diuretici (soprattutto tiazidici)
Bicarbonaturia (acidosi tubulare renale e in corso di vomito)
Nefropatia con perdita di sale
Cerebral salt wasting syndrome (CSWS)
Iposurrenalismo primario (deficit di mineralcorticoidi)

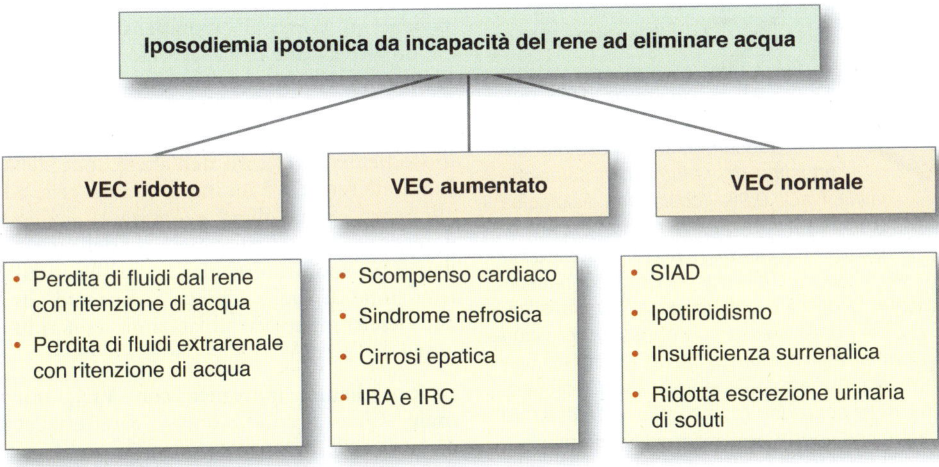

Figura 10.4.1. Cause di iposodiemia ipotonica e condizione del VEC.

qua priva di elettroliti. La perdita di fluidi contenenti sodio porta a una riduzione del volume extracellulare con attivazione del sistema che porta alla secrezione di ADH. La secrezione di ADH determina un maggiore riassorbimento di acqua libera che porta ad un'eccessiva ritenzione di acqua in rapporto al sodio totale corporeo. Nel caso dell'iposodiemia ipotonica da perdita di fluidi per via renale, la causa più frequente è quella da diuretici in particolare da diuretici tiazidici. Tre sono i meccanismi, oltre all'assunzione di acqua, imputati nella genesi dell'iposodiemia da diuretici: la deplezione di volume con attivazione della secrezione di ADH, la deplezione di potassio e il conseguente *shift* del sodio in sede intracellulare e l'inibizione diretta della diluizione delle urine da ridotto riassorbimento di NaCl a livello dell'ansa di Henle e del tubulo distale.

Un'altra condizione interessante, anche se spesso sottovalutata, è la *cerebral salt wasting syndrome* (CSWS), dovuta a lesioni cerebrale di tipo infiammatorio, vascolare, tumorale o traumatico. Queste lesioni determinano la secrezione di mediatori (ANP, BNP) e inoltre riducono l'attività α-adrenergica sulle cellule juxtaglomerulari e sul tubulo contorto prossimale, il cui effetto finale è la perdita di sodio dal rene. Spesso la CSWS viene confusa con la sindrome da inappropriata antidiuresi (SIAD) caratterizzate invece da VEC normale.

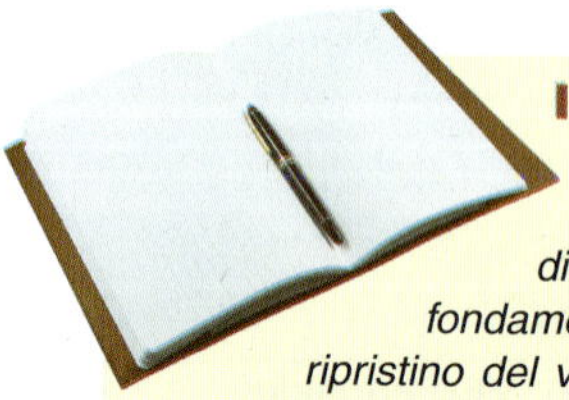

IL TACCUINO

Nel caso della perdita di fluidi, la terapia fondamentale è costituita dal ripristino del volume con soluzione salina NaCl 0,9% (cosiddetta fisiologica o normosalina). In questo modo l'espansione del volume determina una riduzione della secrezione di ADH e quindi un minor riassorbimento di acqua libera, a cui segue eliminazione della stessa con ripristino dei valori normali della sodiemia. Quindi è l'espansione del volume e non l'apporto di sodio presente nella soluzione (come delle volte si sente dire) che riporta nella norma la sodiemia.

Iposodiemia ipotonica con aumento del VEC. Questa è una condizione che si manifesta qualora ci sia una riduzione del volume ematico efficace circolante nelle arterie (EABV) o quando la funzione renale sia gravemente compromessa (Tabella 10.4.2).

Tabella 10.4.2. Cause di iposodiemia ipotonica con aumento del VEC

Iposodiemia ipotonica da riduzione dell'EABV
Scompenso cardiaco congestizio
Cirrosi epatica
Sindrome nefrosica
Iposodiemia ipotonica da alterazione acuta o cronica della funzione renale
Necrosi tubulare acuta, glomerulonefrite acuta, forme interstiziali, vascolari e ostruttive acute
Insufficienza renale cronica con o senza perdita di sale
Iposodiemia ipotonica in gravidanza (patogenesi complessa)

Nel caso della riduzione dell'EABV a causa sia della vasodilatazione sia del passaggio di fluidi dal compartimento vascolare a quello extravascolare per riduzione della pressione oncotica (come succede nella cirrosi epatica e nella sindrome nefrosica) o per aumento della pressione idrostatica (come avviene in corso di scompenso cardiaco) c'è un'attivazione della secrezione di ADH. Questo determina un aumentato riassorbimento di acqua libera che causa un'alterazione del rapporto sodio/acqua e conseguente iposodiemia. Nel caso dell'alterazione della funzione renale c'è un incapacità del rene ad eliminare acqua libera e questa ritenzione determina iposodiemia. Nel caso della gravidanza possono intervenire fattori legati alla ritenzione di sodio e acqua accanto ad altri che determinano vasodilatazione con riduzione dell'EABV.

Iposodiemia ipotonica con VEC normale. Questa condizione è caratterizzata da situazioni in cui l'eliminazione del sodio è normale ma non quella dell'acqua libera (Tabella 10.4.3).

Tabella 10.4.3. Cause di iposodiemia ipotonica con VEC normale

SIAD (sindrome da inappropriata antidiuresi)
• Malattie neoplastiche • Malattie del polmone • Alterazioni del Sistema nervoso centrale • Farmaci • Miscellanea
Ipotiroidismo
Iposurrenalismo secondario
Ridotta introduzione di scorie

La SIAD è la condizione più frequente di iposodiemia ipotonica normovolemica. La sindrome è dovuta ad inappropriata e continua secrezione di AVP e/o da continua azione dell'ormone nonostante il volume del plasma sia normale.

Nell'ipodiroidismo la patogenesi non è molto chiara. Poiché in questi pazienti la gittata cardiaca e il GFR sono spesso ridotti, ci può essere un aumento della secrezione di AVP accanto ad un'alterazione del gradiente osmotico a livello della midollare del rene con riduzione nella produzione di acqua libera. Inoltre si ritiene che il controllo esercitato dal cortisolo sulla secrezione di AVP sia deficitario.

IL TACCUINO

Alcuni autori preferiscono utilizzare l'acronimo SIAD invece di quello più comune di SIADH perché numerose ricerche indicano che non sempre vi è un aumento della secrezione di ADH correlato all'osmolalità plasmatica. Noi utilizzeremo l'acronimo SIAD perché ci sembra più corretto.

L'iposodiemia è una complicanza frequente dell'iposurrenalismo a cui contribuiscono principalmente due fattori: l'ipoaldosteronismo che determina una perdita renale di sodio e il deficit di cortisolo che causa un aumento della secrezione di ADH e ritenzione di acqua.

IL TACCUINO

L'iposodiemia in corso di ipotiroidismo isolato, in assenza di altre comorbidità, è davvero rara. Nei casi in cui non si riesca a definire la causa di un'iposodiemia iposmolare normovolemica è indicato determinare il TSH. In questi pazienti la terapia ormonale è risolutiva.

Una condizione particolare che si può osservare è l'iposodiemia in pazienti, soprattutto anziani, che seguono una dieta povera di scorie (*tea and toast diet*) oppure nei forti bevitori di birra che introducono grandi quantità di fluidi e poche scorie. Poiché il rene per eliminare acqua necessita di soluti, nel caso questi siano deficitari, come nelle situazioni sopra descritte, l'eliminazione di acqua libera è resa difficoltosa.

IL TACCUINO

L'ADH stimola la secrezione di ACTH ed è cosecreto con il CRH (corticotropin releasing hormone). Il cortisolo determina un feedback negativo sul rilascio di ADH e CRH. Quando questo è deficitario viene meno l'inibizione esercitata e di conseguenza aumenta la secrezione di ADH.

Iposodiemia ipotonica da eccessiva introduzione di acqua libera

In questi casi il rene è funzionalmente normale e la quantità di acqua assunta volontariamente o involontariamente è eccessiva (Figura 10.4.2). Il disordine più frequente è la polidipsia primaria caratterizzata da un'assunzione compulsiva di acqua. Normalmente in questi pazienti i valori della sodiemia sono moderatamente ridotti, ma possono diminuire sensibilmente in seguito ad assunzione di ingenti quantità di acqua in un breve intervallo di tempo. In queste condizioni l'osmolalità delle urine è <100 mOsm/kg.

Un'altra condizione in cui si può osservare iposodiemia ipotonica è quella in pazienti abituati a bere grandi quantità di birra che per smettere l'assunzione di alcol passano ad ingerire grandi quantità di acqua, mantenendo una dieta povera di scorie che riduce, come scritto sopra, la possibilità di eliminare acqua per via renale.

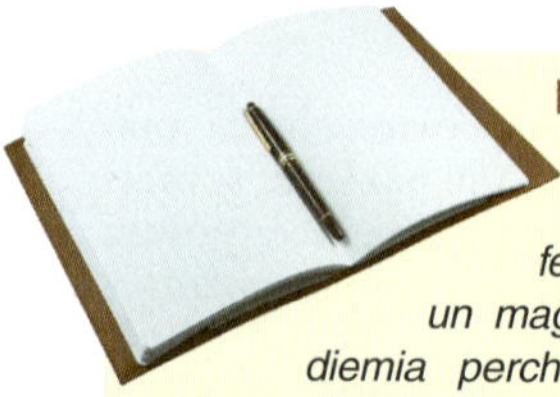

IL TACCUINO

I pazienti psicotici affetti da polidipsia hanno un maggior rischio di iposodiemia perché spesso assumono farmaci antipsicotici che possono causare una inappropriata secrezione di ADH. L'aumentata ingestione di acqua, sommata alla difficoltà nella sua eliminazione, causa con facilità iposodiemia ipotonica. In questi casi le urine hanno un'osmolalità >100 mOsm/kg.

Sintomi e segni dell'iposodiemia ipotonica

I sintomi e segni dell'iposodiemia possono essere la manifestazione di due condizioni (Tabelle 10.4.4 e 10.4.5):

1) l'interessamento del sistema nervoso centrale (SNC) e delle miocellule da edema causato da passaggio di acqua dal VEC al VIC;
2) ipovolemia da riduzione del VEC che si determina in quelle situazioni caratterizzate da perdite di sodio e acqua per via renale o extrarenale e seguite da secrezione appropriata di ADH.

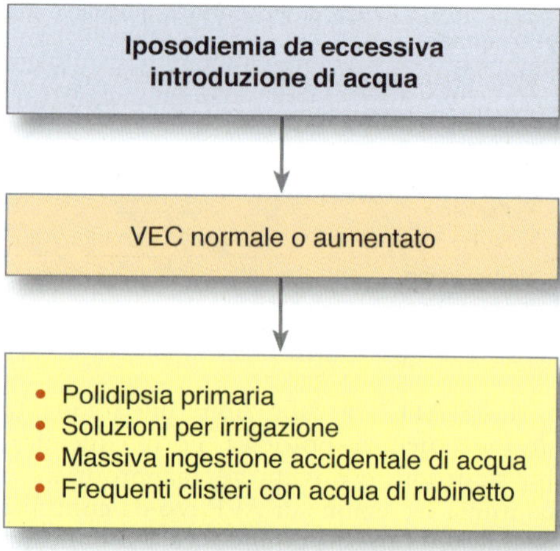

Figura 10.4.2. Cause di iposodiemia ipotonica da eccessiva introduzione di acqua libera.

I sintomi e segni di interessamento del sistema nervoso centrale dipendono dall'entità della riduzione del sodio plasmatico ma soprattutto dalla rapidità con cui questa si instaura. I pazienti possono presentarsi con sintomi modesti come cefalea e astenia o manifestazioni più gravi come crisi convulsive, arresto respiratorio e coma che stanno a indicare la presenza di encefalopatia da edema cerebrale. Nel caso di VEC normale possono essere presenti solo i sintomi sopra descritti.

Nel caso di iposodiemia accompagnata da riduzione del VEC, accanto ai sintomi legati all'interessamento cerebrale vi possono essere segni e sintomi legati all'ipovolemia. Delle volte questi non sono così evidenti e bisogna saperli cercare. La loro evidenziazione è importante perché permette di orientarsi nella definizione delle cause che hanno determinato l'iposodiemia.

Tabella 10.4.4. Segni e sintomi in corso di iposodiemia ipotonica con VEC normale o aumentato

Volemia normale o aumentata	Interessamento del SNC e/o delle miocellule
Assenza di ortostatismo	Cefalea
Cute e mucose umide	Vomito cerebrale
Succulenza cutanea	Crisi convulsiva
Vene giugulari esterne ben visibili	Coma, arresto respiratorio
PVC normale o aumentata	Aumentata eccitabilità neuromuscolare
	Iporeflessia e flaccidità muscolare

Tabella 10.4.5. Segni e sintomi in corso di iposodiemia ipotonica con VEC ridotto

Volemia ridotta	Interessamento del SNC e delle miocellule
Presenza di ortostatismo	Cefalea
Cute e mucose disidratate	Vomito cerebrale
Sete	Crisi convulsiva
Vene giugulari esterne piane	Coma, arresto respiratorio
PVC ridotta (indice cavale)	Aumentata eccitabilità neuromuscolare
	Iporeflessia e flaccidità muscolare

IL TACCUINO

Nel caso la riduzione della sodiemia avvenga molto lentamente in modo da permettere l'adattamento delle cellule nervose alle condizioni di iposmolalità del VEC, i sintomi possono essere sfumati o assenti e il riscontro di iposodiemia casuale. Questo si verifica con una certa frequenza nei pazienti che assumono farmaci antidepressivi che inibiscono il reuptake della serotonina (SSRIs) e che sono spesso implicati nel determinare la SIAD.

IL TACCUINO

In corso di iposodiemia ipotonica e nel sospetto di riduzione del VEC con sintomi e segni clinici che non orientano in maniera certa, è opportuno considerare la pressione venosa centrale. In questi casi non è indicata la sua misurazione con il metodo classico invasivo ma è consigliato invece il calcolo dell'indice cavale (vena cava inferiore) mediante sonda ecografica che può fornire, in tempi molto rapidi, delle utili indicazioni. Un indice superiore del 50% o un diametro cavale <10 mm a fine espirazione, in presenza di particolari condizioni clinico-anamnestiche, può indirizzare nella diagnosi di iposodiemia ipovolemica.

Esami di laboratorio

Gli esami di laboratorio sono importanti per la diagnosi e la gestione dell'iposodiemia ipotonica e nella Tabella 10.4.6 sono indicati quelli necessari, da eseguire sul siero e sulle urine.

Tabella 10.4.6. Esami su sangue e urine da effettuare in corso di iposodiemia vera

Esami su siero	Esami su urine
Sodio	Sodio
Osmolalità	Osmolalità o peso specifico
Azoto	
Creatinina	
Acido urico	
TSH (in casi selezionati)	
Cortisolo (in casi selezionati)	

Il risultato di questi esami ci permette di costruire un algoritmo molto utile ai fini diagnostici (Figura 10.4.3), dove l'osmolalità urinaria o il peso specifico sono fondamentali nel distinguere i due gruppi di pazienti con iposodiemia ipotonica, quelli con normale capacità di eliminare acqua dal rene e quelli con ridotta capacità. Nel secondo gruppo è poi il valore della sodiuria che permette di risalire alla causa del disturbo.

Quando il valore di osmolalità urinaria è <100 mOsm/kg o il peso specifico urinario è ≤1003 vuol dire che il rene è in grado di eliminare l'acqua e quindi vanno cercate quelle cause che hanno determinato un'eccessiva introduzione della stessa oppure condizioni che hanno una alterazione nel settaggio recettoriale dell'osmolalità plasmatica (sindrome del reset osmostatico). Nei casi (molto più frequenti) con un'osmolalità urinaria ≥100 mOsm/kg o con un peso specifico urinario >1003 significa

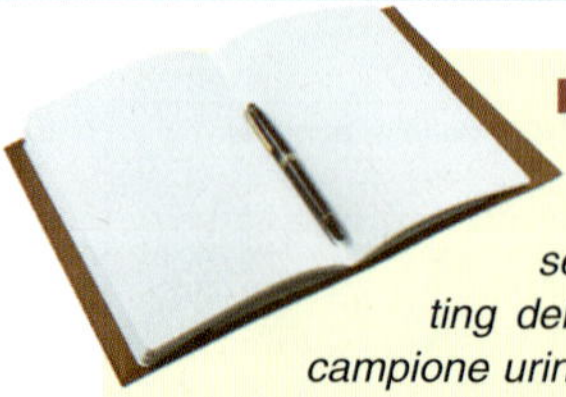

La sodiuria può essere misurata nel setting del Pronto Soccorso su campione urinario istantaneo (spot) e i valori che si ottengono sono utilizzabili ai fini della diagnosi differenziale.

che il rene non è in grado di eliminare l'acqua per la presenza di ADH secreta in maniera appropriata o inappropriata. In queste situazioni la determinazione della sodiuria è fondamentale per risalire alla causa dell'iposodiemia.

Se la sodiuria è ≤30 mmol/L la causa è dovuta a ipovolemia (non da perdita renale di sodio) o a una riduzione del volume ematico arterioso efficace. Quando invece la sodiuria

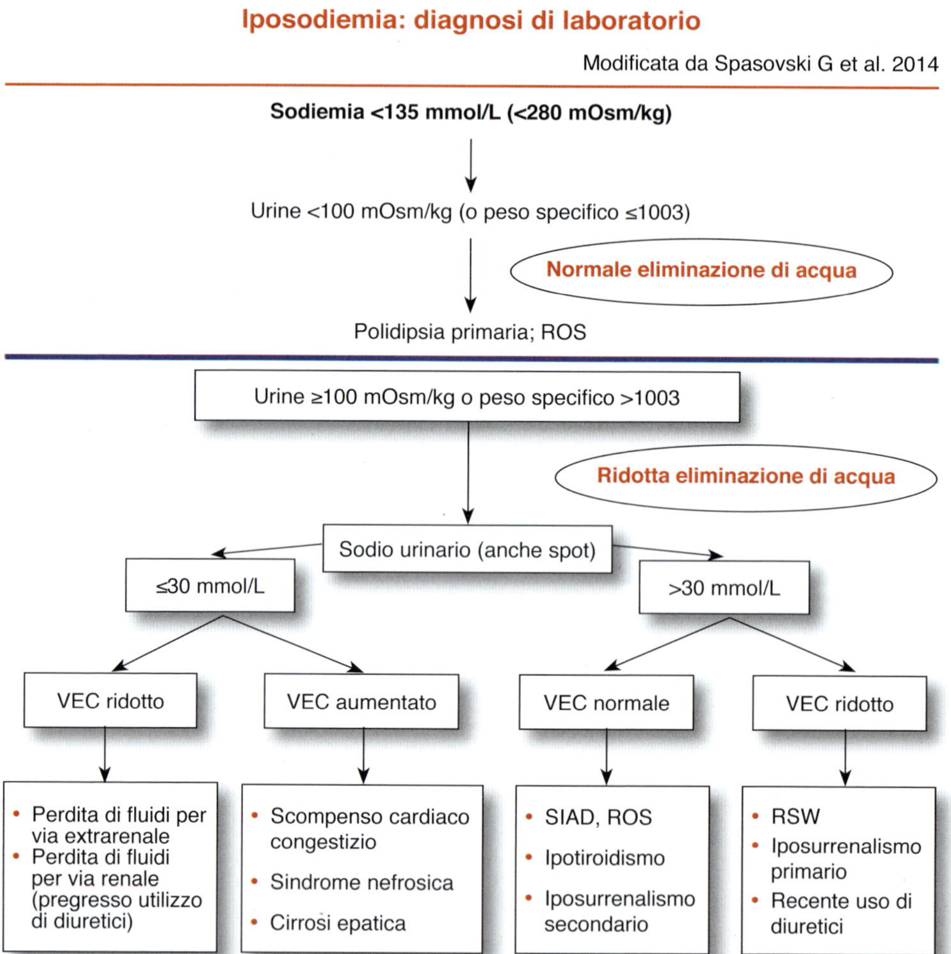

Figura 10.4.3. Algoritmo decisionale nel determinare le cause di iposodiemia.
SIAD: sindrome da inappropriata antidiuresi; RSW: renal salt wasting; ROS: reset osmostat syndrome (in questa sindrome il settaggio dell'osmolalità plasmatica è posto ad un livello più basso, ma la risposta a un carico di acqua è normale); VEC : volume extracellulare.

è >30 mmol/L è probabile sia una SIAD o una perdita renale di sodio (RSW). Per la diagnosi differenziale è fondamentale l'anamnesi (in particolare farmacologica), l'esame clinico e la valutazione della volemia (es. con la misurazione del diametro della vena cava).

Infine nel caso la diagnosi differenziale non fosse ancora chiara può essere utile la determinazione del TSH plasmatico e/o della cortisolemia.

Terapia

La terapia della iposodiemia ha due obiettivi: la correzione dell'ipovolemia nel caso questa fosse presente e l'eliminazione delle complicanze neurologiche. Nel primo caso si somministra soluzione salina NaCl 0,9% nella quantità di 10-15 mL/kg. Questa oltre che correggere le eventuali alterazioni emodinamiche determina un aumento della sodiemia da riduzione della secrezione di ADH. Nel secondo caso è indicata l'infusione di soluzioni saline ipertoniche (es. soluzione salina NaCl 3%).

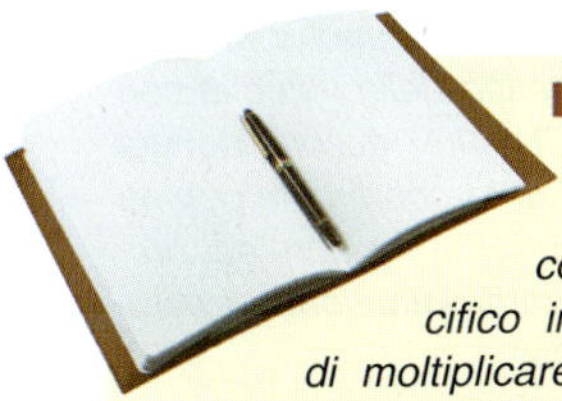

IL TACCUINO

Un modo pratico per convertire il peso specifico in mOsm/kg è quello di moltiplicare le ultime due cifre del peso specifico per 32 (es. PS 1012 = 32 x 12 = 384 mOsm/kg. Il risultato è ragionevolmente approssiamativo.

Correzione dell'iposodiemia in condizioni di emergenza clinica

In caso di iposodiemia con sintomi gravi (crisi comiziale, coma) da edema cerebrale grave e rischio di erniazione, è raccomandato l'utilizzo di boli di 150 cc di soluzione salina ipertonica al 3% o 2 mL/kg della stessa. Ogni bolo di 150 mL contiene 76 mEq di NaCl e permette di aumentare la sodiemia di circa 2-3 mEq/L. La somministrazione deve essere fatta in 20 minuti ed è ripetibile una sola volta. Il target dell'aumento rapido della sodiemia è di 5-6 mEq/L continuando poi l'infusione con un target a 24 ore di 10-12 mEq/L (vedi formula di Adroguè Madias). Sono a più alto rischio gli individui con iposodiemia acuta da ingestione massiva di acqua (pazienti psicotici, maratoneti e chi assume droghe come MDMA *ecstasy*). Importante controllare la sodiemia ogni 2 ore nella prime 6 ore.

Correzione dell'iposodiemia in condizioni di urgenza clinica

Nella maggior parte dei casi di iposodiemia con interessamento neurologico di grado moderato o lieve, la velocità di infusione consentita è quella che permette di aumentare la sodiemia di 1,5-2 mmol/L/ora nelle prime 2 o 3 ore o fintanto che il paziente migliora i propri sintomi. L'aumento della concentrazione del sodio plasmatico non dovrebbe superare le 10-12 mmol/L nelle prime 24 ore e l'aumento non dovrebbe superare le 18 mmol/L nelle prime 48 ore (Tabella 10.4.7). Importante controllare la sodiemia ogni due ore, nelle prime 6 ore.

Queste indicazioni sono importanti per evitare che l'aumento troppo rapido della sodiemia possa causare la mielinolisi pontina.

Nella pratica clinica per utilizzare con correttezza le soluzioni saline ipertoniche in modo tale da aumentare le sodiemia plasmatica in base alle necessità, si utilizzano delle formule. La più conosciuta è quella di Adrogué e Madias.

$$\Delta Na^+ = \frac{\textbf{(Na}^+\textbf{ infuso)} - \textbf{(Na}^+\textbf{ plasmatico)}}{\textbf{ATC + 1}}$$

ΔNa^+ è l'aumento teorico della sodiemia che si ottiene con l'infusione di un litro della soluzione scelta. Il (Na^+ infuso) è quello contenuto in un litro di soluzione salina ipertonica che nel caso della soluzione salina ipertonica al 3% è di 513 mmol. ATC è l'acqua totale corporea che corrisponde al 60% del peso corporeo nel maschio medio adulto e al 50 % nella femmina.

La velocità di infusione si ottiene con la seguente proporzione:

1000 : ΔNa = X : aumento desiderato del PNa/mmol/ora

dove X sta per la velocità di infusione.

Tabella 10.4.7. Utilizzo delle soluzioni saline nella terapia dell'iposodiemia

Iposodiemia ipotonica con ipovolemia	Soluzione salina NaCl 0,9% 10-15 mL/kg
Iposodiemia ipotonica (emergenza clinica)	Soluzione salina ipertonica NaCl 3% 150 cc in 20 min ripetibile una volta
Iposodiemia ipotonica (urgenza clinica)	Soluzione salina ipertonica NaCl 3% Aumentare la sodiemia di 1,5-2 mmol/L nelle prime ore L'aumento non dovrebbe essere >10-12 mmol/L nelle 24 ore e dovrebbe essere ≤18 mmol/L nelle 48 ore

Da tener presente che questa formula tende ad ipercorreggere la sodiemia e che la correzione di un'eventuale iperpotassiemia determina un aumento della sodiemia.

Prevenzione e contenimento della ipercorrezione acuta della iposodiemia

Come già scritto in precedenza la correzione rapida della iposodiemia può determinare dei danni irreversibili come la mielinolisi pontina. Mentre questa è poco probabile se la correzione, anche rapida, segue ad una iposodiemia acuta (il cervello non ha ancora riequilibrato la propria osmolalità), è invece possibile nella rapida correzione di forme in cui l'iposodiemia dati da qualche tempo e nelle quali il cervello abbia già in parte o del tutto riequilibrato la propria osmolalità.

Nel caso ci si trovi nella necessità di ridurre l'eccessivo aumento della sodiemia si può ricorrere all'infusione di soluzione glucosata 5%, che una volta metabolizzato il glucosio si comporta come acqua libera, oppure si può utilizzare DDAVP come desmopressina acetato (minirin) per via sottocutanea. Nel caso di DDAVP il suo utilizzo può essere in forma proattiva (in casi particolari) al dosaggio di 2 μg ogni 8 ore a partire dall'inizio dell'infusione della soluzione ipertonica o in forma reattiva (4 μg ogni 6-8 ore) durante l'infusione della soluzione ipertonica qualora appunto l'aumento della sodiemia sia troppo rapido.

IL TACCUINO

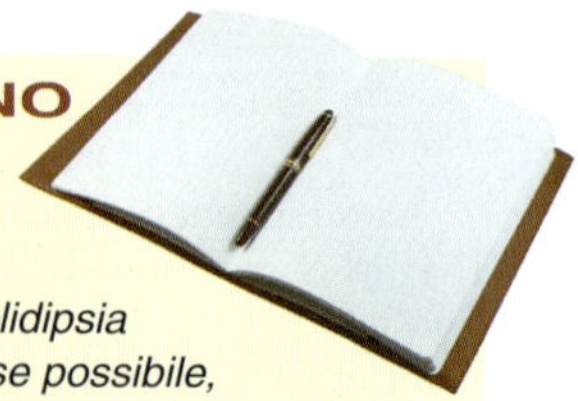

Nella gestione dell'iposodiemia dei pazienti affetti da polidipsia psicogena, evitare, se possibile, la somministrazione di soluzioni ipertoniche. Infatti l'eliminazione spontanea di acqua libera per via renale determina un aumento della sodiemia nel giro di poche ore. L'utilizzo della soluzione salina ipertonica può causare un aumento tale della sodiemia da rendere ipertonico il plasma con il rischio di mielinolisi pontina.

Nel caso di pazienti con iposurrenalismo acuto, ipovolemia e iposodiemia anche grave è indicato il rapido ripristino della volemia con soluzione salina NaCl 0,9%, accompagnata da somministrazione di idrocortisone per via venosa al dosaggio di 100 mg ogni sei ore. Non è indicata la somministrazione di soluzione salina ipertonica.

Bibliografia di riferimento

URGENZE GERIATRICHE

l'occhio di riguardo

EPIDEMIOLOGIA

L'iposodiemia è il disordine elettrolitico più frequente tra gli anziani, molto più frequente dell'ipernatemia. È presente nell'8% di chi vive a domicilio, nel 4% dei pazienti altre i 60 anni che arrivano in Pronto Soccorso, nell'11% di quelli ricoverati in ospedali per acuti e nel 22% di quelli ricoverati cronicamente. L'età è un fattore di rischio indipendente per iposodiemia e questa è associata ad un aumentato rischio di mortalità.

FISIOPATOLOGIA

Negli anziani vi è una riduzione della capacità di eliminare (clearance) acqua libera da riduzione della GFR e dalla minor produzione intrarenale di prostaglandine. Inoltre vi è un aumento dei livelli circolanti di ADH che causa una maggiore sensibilità agli stimoli osmotici.

CAUSE

Le ragioni per cui i soggetti anziani sono più esposti all'iposodiemia ipotonica sono la maggior assunzione di farmaci e la presenza di malattie che, nel contesto fisiopatologico descritto sopra, si comportano come fattori precipitanti o favorenti l'iposodiemia. Le cause più frequenti sono i diuretici tiazidici, gli antidepressivi (inibitori del reuptake della serotonina), gli eventi cerebrovascolari, la dieta povera di sali e proteine (tea and toast) e, da non sottovalutare, l'iposurrenalismo secondario.

CLINICA

La clinica non differisce da quanto già scritto nel capitolo generale. Nelle forme croniche sono prevalenti i deficit cognitivi, la difficoltà nell'andatura e la facilità nelle cadute. Il tipo di iposodiemia ipotonica più frequente è quella a VEC normale dovuta in larga parte alla SIAD (farmaci, malattie cerebrovascolari), da iposurrenalismo secondario o più raramente da ipotiroidismo. In diagnosi differenziale con la SIAD considerare la sindrome da reset osmostatico. A seguire come frequenza quella a VEC ridotto da diuretici tiazidici.

ITER DIAGNOSTICO

Non differisce da quanto già esposto nel capitolo generale.

TERAPIA

L'impostazione terapeutica già descritta è applicabile anche per i soggetti anziani. Probabilmente in questi è opportuno correggere anche le iponatremie ipotoniche asintomatiche perché possono incidere sugli aspetti cognitivi, l'andatura e la frequenza delle cadute e perché sono causa di osteoporosi e di una maggiore fragilità ossea.

LA LAVAGNA

- *Vedere sempre le alterazioni dei valori della sodiemia attraverso la "lente" dell'acqua.*
- *Le iposodiemie si distinguono a seconda della capacità del rene di eliminare l'acqua.*
- *È l'ADH che determina l'aumento dell'acqua libera rispetto al sodio totale corporeo.*
- *L'ADH può essere secreta in maniera appropriata (ipovolemia) o inappropriata (SIAD).*
- *Usare le soluzioni saline ipertoniche solo in presenza di disturbi neurologici o neuromuscolari.*
- *Aumentare la sodiemia con cautela per evitare la mielinolisi pontina.*
- *Non utilizzare le soluzioni saline ipertoniche nel trattamento delle manifestazioni neurologiche in corso di iposodiemia cronica sintomatica nei pazienti con polidipsia primaria.*
- *Nell'iposurrenalismo acuto non utilizzare le soluzioni ipertoniche.*

Appunti / Commenti

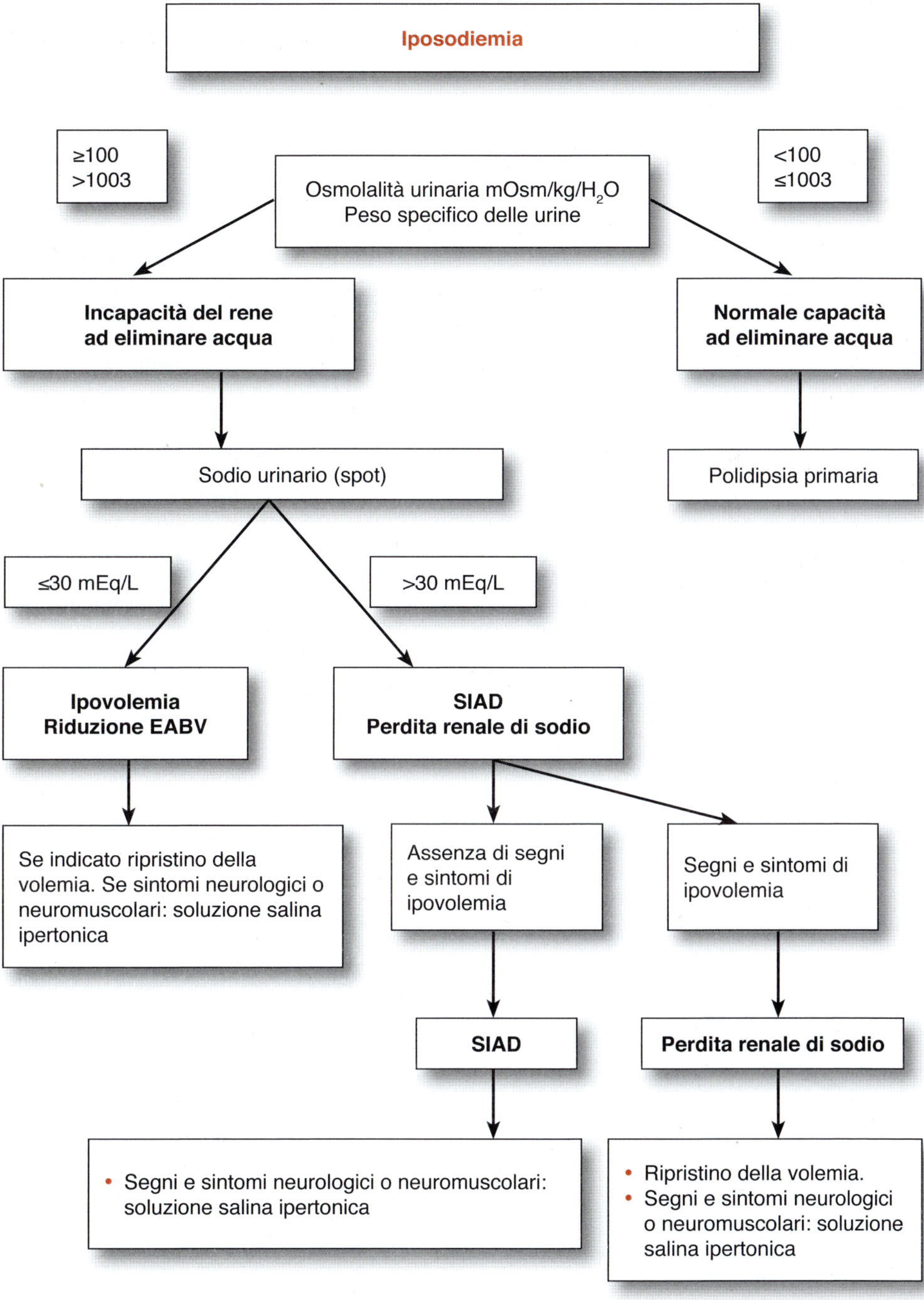
Iposodiemia
≥100
>1003
Osmolalità urinaria mOsm/kg/H2O
Peso specifico delle urine
<100
≤1003
Incapacità del rene ad eliminare acqua
Normale capacità ad eliminare acqua
Sodio urinario (spot)
Polidipsia primaria
≤30 mEq/L
>30 mEq/L
Ipovolemia
Riduzione EABV
SIAD
Perdita renale di sodio
Se indicato ripristino della volemia. Se sintomi neurologici o neuromuscolari: soluzione salina ipertonica
Assenza di segni e sintomi di ipovolemia
Segni e sintomi di ipovolemia
SIAD
Perdita renale di sodio
• Segni e sintomi neurologici o neuromuscolari: soluzione salina ipertonica
• Ripristino della volemia.
• Segni e sintomi neurologici o neuromuscolari: soluzione salina ipertonica

10.5 Ipersodiemia

Definizione

Per ipersodiemia (o ipernatriemia) si intende un disturbo elettrolitico caratterizzato da una concentrazione di sodio nel plasma >145 mmol/L. Questo disordine riguarda, nei paesi occidentali, soprattutto la popolazione anziana e in alcuni casi quella pediatrica.

Fisiopatologia

Come scritto nella parte generale e nel capitolo sull'iposodiemia, quando ci si riferisce ai disordini del sodio, questi devono essere visti attraverso la "lente" dell'acqua. Infatti l'ipernatremia è nella quasi totalità dei casi dovuta ad un deficit relativo di acqua libera nell'organismo (riduzione dell'acqua totale corporea) e quasi mai ad un eccesso di sodio. Per cui si può affermare che l'ipersodiemia non è un problema di omeostasi del sodio, ma un problema di deficit di acqua. In corso di ipernatremia vi è un passaggio di acqua dal VIC al VEC, evidenziato clinicamente dai segni della disidratazione.

IL TACCUINO

Spesso i termini disidratazione e ipovolemia vengono usati indifferentemente. In realtà per disidratazione si intende un deficit di acqua in primis a livello del comparto intracellulare (VIC) secondaria a ipertonicità sierica, mentre per ipovolemia si intende un deficit dei fluidi circolanti con riduzione del sodio totale corporeo. I due disordini possono coesistere.

Classificazione

L'ipersodiemia può essere classificata in ipersodiemia da mancata assunzione di acqua, da perdita di acqua libera o da perdita di liquidi ipotonici e raramente da sovraccarico di sodio (**Figura 10.5.1**).

Cause di ipersodiemia

Le cause di ipersodiemia sono indicate nella **Tabella 10.5.1**. Esse vengono suddivise in base alla classificazione appena vista. Qualsiasi sia la causa, è l'inadeguato apporto di acqua che è determinante nello sviluppo e nel successivo mantenimento dell'ipersodiemia.

Presentazione clinica

I sintomi e segni sono legati in primis all'interessamento del sistema nervoso centrale e poi alla deplezione idrosalina.

In seguito all'insorgenza di ipersodiemia vi è perdita di acqua dal cervello con riduzione del volume delle cellule cerebrali, conseguente sofferenza delle stesse e comparsa di alterazioni funzionali (**Tabella 10.5.2**). La perdita di acqua dal comparto cellulare determina inoltre una elevata concentrazione di potassio che causa sintomi quali astenia, flaccidità muscolare, iporeflessia tendinea.

IL TACCUINO

La riduzione di volume del cervello può causare rottura delle vene cerebrali, le cui conseguenze possono essere gravi. L'esame del liquor può evidenziare, in questi casi, la presenza di sangue.

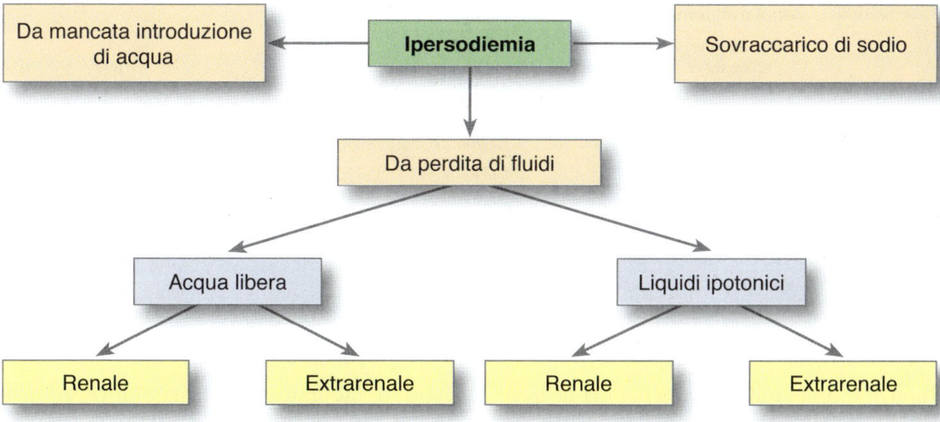

Figura 10.5.1. Classificazione dell'ipersodiemia.

Tabella 10.5.1. Cause di ipersodiemia

Mancata assunzione di acqua	Perdita di acqua libera	Perdita di liquidi ipotonici	Sovraccarico di sodio	Cause rare da shift intracellulare di acqua
Ipodipsia dell'anziano	*Per via renale*	*Per via renale*	Somministrazione di soluzioni ipertoniche (NaCl o $NaHCO_3$)	Crisi convulsive generalizzate
Ospiti in casa di riposo Degenti in ospedale	• Diabete insipido centrale, nefrogenico e adipsico • Gravidanza	• Uso di diuretici • Diuresi osmotica • Poliuria durante il ripristino della funzione renale	Assunzione per os di sodio a scopo emetico Iperaldosteronismo primario Sindrome di Cushing	Esercizio fisico intenso Rabdomiolisi
	Per via extrarenale	*Per via extrarenale*		
	• Perdite insensibili (febbre, ambienti chiusi con elevate temperature, ustioni)	• Sudorazione • Diarrea osmotica • Utilizzo di lattulosio a scopo cattartico		

Tabella 10.5.2. Sintomi e segni da interessamento del SNC da ipersodiemia

Lievi	Moderati	Gravi
Irritabilità	Disorientamento	Stato stuporoso
Irrequietazza	Confusione	Crisi comiziali
Alterazione dello stato mentale		Coma
Letargia		Morte

I sintomi e i segni della deplezione idrosalina sono legati alla perdita di acqua dal VIC e dal VEC (Tabella 10.5.3). In caso di sola perdita di acqua libera (es. perdite insensibili) i segni di ipovolemia compaiono tardivamente, perché in questi casi circa due terzi dell'acqua proviene dal VIC.

Esami di laboratorio

Alcuni esami di laboratorio sono fondamentali per la diagnosi, per capirne le cause e per l'impostazione della terapia. Oltre la sodiemia è importante determinare l'osmolalità plasmatica, la sodiuria e l'osmolalità urinaria.

Tabella 10.5.3. Segni e sintomi di deplezione idrosalina

Segni e sintomi / Deplezione idrosalina	Lieve	Moderata	Grave
Polso	Normale	Tachicardico	Tachicardico
Pressione arteriosa sistolica	Normale	Normale o moderatamente ridotta	Riduzione >20 mmHg
Ipotensione posturale	No	Sì/No	Sì
Vene giugulari	Normali	Normali	Piatte
Secchezza lingua e mucose	No	Moderata	Grave
Turgore cutaneo	Normale	Discreto	Molto ridotto
Tensione dei globi oculari	Normale	Lievemente ridotta	Ridotta
Sete	Non aumentata	Aumentata	Molto aumentata

Inoltre sono esami fondamentali la potassiemia, la creatininemia, l'urea, il rapporto creatinina/urea e la glicemia.

Diagnosi e diagnosi differenziale

La diagnosi di ipersodiemia si avvale dei rilievi clinici e dei test di laboratorio. La clinica molto spesso permette un orientamento abbastanza chiaro nel rilevare le condizioni di disidratazione associata o meno all' ipovolemia. La valutazione dell'assetto volemico, accanto a una corretta interpretazione degli esami di laboratorio, permette di confermare il sospetto clinico e indirizzare verso la causa che ha determinato l'evento. L'utilizzo dell'algoritmo che segue, coniugando la clinica con gli esami di laboratorio, permette di arrivare alla causa nella maggior parte dei casi (Figura 10.5.2).

Terapia

Nella gestione dell'ipersodiemia è utile il calcolo del deficit totale di acqua che dà un idea della quantità di acqua che dovrebbe

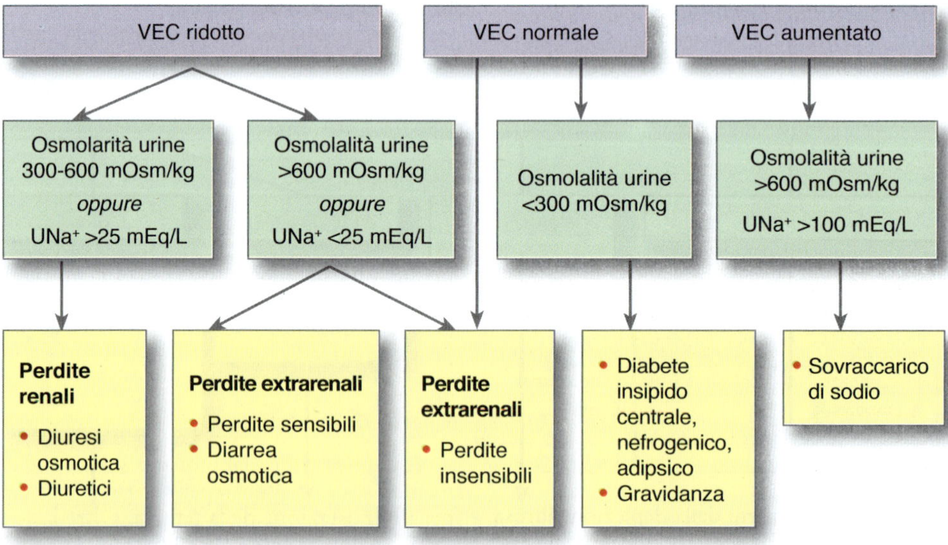

Figura 10.5.2. Algoritmo per l'orientamento diagnostico delle cause di ipersodiemia (modificato da Kugler JP, et al.).

essere rimpiazzata. Questo calcolo si ottiene come segue:

$$\text{Deficit } H_2O = \text{ATC x} \left[\frac{Na^+ \text{ plasmatico attuale}}{140} - 1 \right]$$

dove ATC è l'acqua totale corporea in litri che è negli uomini il 60% del peso corporeo e nelle donne il 50%. Nei soggetti disidratati conviene ridurre queste percentuali del 10%

La terapia dell'ipersodiemia non presenta particolari difficoltà. Nel caso questa sia dovuta a perdita di acqua libera, si somministra soluzione glucosata al 5%. Poiché la rapida correzione dell'ipersodiemia può causare edema cerebrale, convulsioni e danni cerebrali permanenti, la sodiemia non deve scendere oltre le 12 mmol/L nelle 24 ore. Nel caso del diabete insipido centrale, accanto al rimpiazzo con soluzione glucosata 5% delle perdite di acqua libera, è poi indicata la somministrazione di desmopressina.

IL TACCUINO

Il glucosio viene rapidamente metabolizzato e rimane acqua che per due terzi si dispone nel VIC e per un terzo nel VEC. Lo stesso risultato lo si ottiene, nella maniera più fisiologica, con la somministrazione di acqua di rubinetto per os, se il paziente riesce a bere o per sondino naso- gastrico nel caso contrario.

Se l'ipersodiemia è dovuta a perdita di liquidi ipotonici è necessario primariamente correggere l'ipovolemia sintomatica con soluzione salina NaCl 0,9% (10-15 mL/kg) e successivamente continuare con soluzione salina NaCl 0,45%. Anche in questo caso la sodiemia non deve scendere oltre 12 mmol/L nelle 24 ore. Nel caso di sovraccarico di sodio, se la funzione renale è normale, è indicata la somministrazione di furosemide e l'infusione di glucosata 5%. Se è presente insufficienza renale è indicato il trattamento dialitico.

IL TACCUINO

La soluzione salina NaCl 0,9% rimane tutta nel VEC, di cui un 1/4 nei vasi mentre la soluzione NaCl 0,45% per il 50% si dispone nel comparto intracellulare (VIC).

Nella pratica clinica per utilizzare con correttezza la soluzione glucosata al 5% o la soluzione salina NaCl 0,45% in modo tale da ridurre la sodiemia plasmatica in base alle necessità, si utilizza, come già scritto nel capitolo sull'iposodiemia, la formula di Adrogué e Madias.

$$\Delta Na^+ = \frac{(Na^+ \text{ plasmatico}) - (Na^+ \text{ infuso})}{\text{ATC} + 1}$$

ΔNa^+ è la riduzione teorica della sodiemia che si ottiene con la somministrazione di un litro della soluzione scelta. Il (Na^+ infuso) è quello contenuto in un litro di soluzione che nel caso della glucosata 5% sarà 0 mmol/L mentre in quella salina NaCl 0,45% sarà di 77 mmol. ATC è l'acqua totale corporea che corrisponde al 60% del peso corporeo nel maschio medio adulto e al 50% nella femmina.

La velocità di infusione si ottiene con la seguente proporzione:

$$1000 : \Delta Na^+ = X : \text{riduzione desiderata del PNa/mmol/ora}$$

dove X sta per la velocità di infusione.

Bibliografia di riferimento

URGENZE GERIATRICHE

l'occhio di riguardo

IPERSODIEMIA

EPIDEMIOLOGIA

L'ipersodiemia è presente nel 2% di pazienti oltre i 65 anni che arrivano in Pronto soccorso, nell'1% degli anziani ricoverati in ospedali per acuti e nell'1-18% di quelli ricoverati cronicamente.

FISIOPATOLOGIA

Da un punto da vista fisiopatologico nell'anziano vi è una riduzione del senso della sete dovuto a un cattivo funzionamento del centro che la regola, situato nel nucleo preottico mediano dell'ipotalamo. Inoltre, il rene ha una minore capacità di concentrare le urine.

CAUSE

La causa più frequente è la ridotta assunzione di acqua associata alle perdite insensibili di questa in pazienti incapaci di accedere all'acqua o con ipodipsia (anziani con grave deficit cognitivo, pazienti cronici allettati e anziani con esiti di accidenti cerebrovascolari). Spesso a questo si associa come aggravante l'assunzione di diuretici che determinano la perdita di liquidi ipotonici.

CLINICA E DIAGNOSI

Non differisce da quanto detto nel capitolo generale.

TERAPIA

Essendo la causa più frequente la perdita di acqua libera il ripristino avviene somministrando acqua per os via sondino naso-gastrico, quando possibile, altrimenti si infonde soluzione glucosata 5%. La riduzione della sodiemia va fatta lentamente (<12 mEq/L nella 24 ore). Nel caso di associata perdita di liquidi ipotonici è opportuno il ripristino della volemia con soluzione salina normale, per poi continuare con soluzione salina NaCl 0,45%.

LA LAVAGNA

- *Come per l'iposodiemia anche l'ipersodiemia va vista attraverso la "lente" dell'acqua.*
- *L'ipersodiemia è condizionata, al di là della causa, dalla ridotta introduzione di acqua.*
- *Nel mondo occidentale sono soprattutto gli anziani a manifestare le forme più gravi.*
- *Gli esami di laboratorio sono fondamentali per la diagnosi e per capirne la causa.*
- *La correzione della sodiemia va ottenuta con gradualità per evitare l'edema cerebrale.*

APPUNTI / COMMENTI

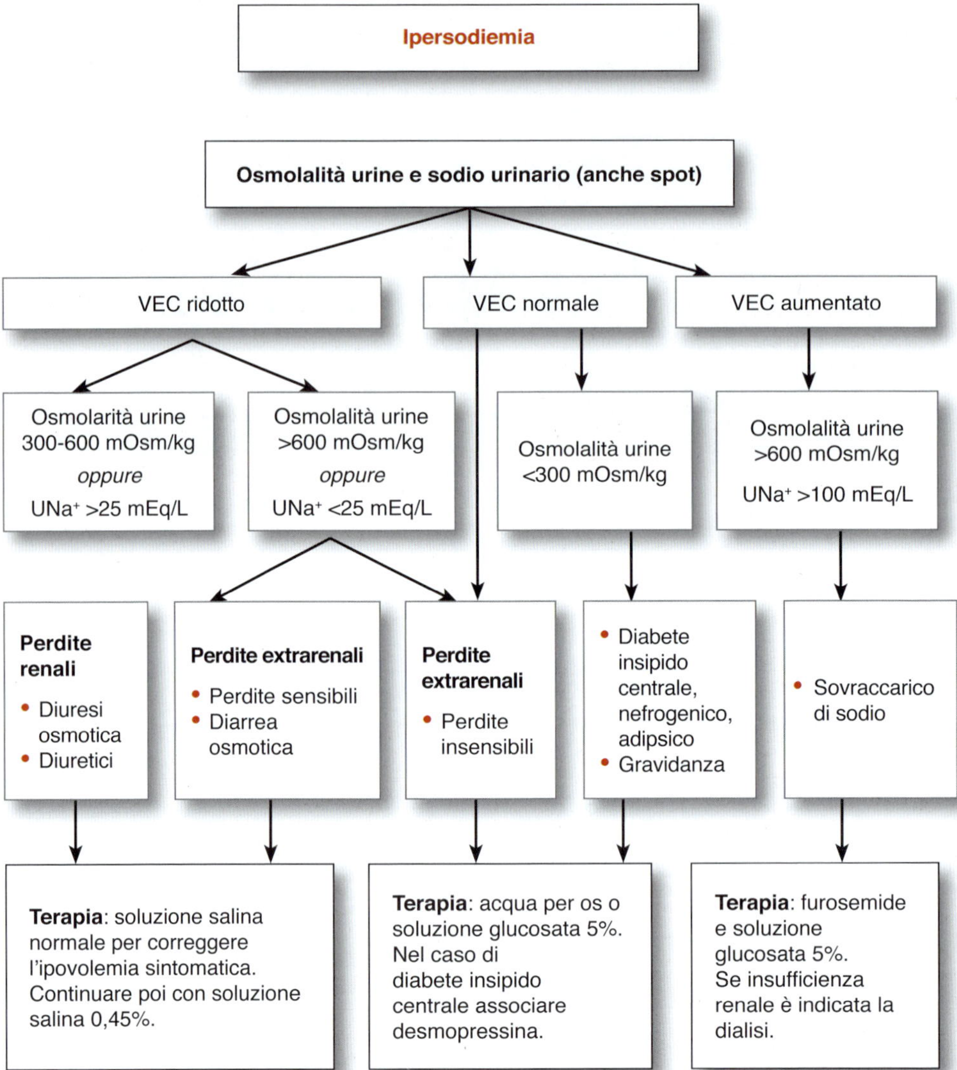
Ipersodiemia
Osmolalità urine e sodio urinario (anche spot)
VEC ridotto
VEC normale
VEC aumentato
Osmolarità urine 300-600 mOsm/kg oppure UNa^+ >25 mEq/L
Osmolalità urine >600 mOsm/kg oppure UNa^+ <25 mEq/L
Osmolalità urine <300 mOsm/kg
Osmolalità urine >600 mOsm/kg UNa^+ >100 mEq/L
Perdite renali
• Diuresi osmotica
• Diuretici
Perdite extrarenali
• Perdite sensibili
• Diarrea osmotica
Perdite extrarenali
• Perdite insensibili
• Diabete insipido centrale, nefrogenico, adipsico
• Gravidanza
• Sovraccarico di sodio
Terapia: soluzione salina normale per correggere l'ipovolemia sintomatica. Continuare poi con soluzione salina 0,45%.
Terapia: acqua per os o soluzione glucosata 5%. Nel caso di diabete insipido centrale associare desmopressina.
Terapia: furosemide e soluzione glucosata 5%. Se insufficienza renale è indicata la dialisi.

10.6 Emogasanalisi su sangue venoso

Introduzione

L'emogasanalisi eseguita su sangue arterioso è attualmente considerata il *gold standard* per la misurazione dei gas ematici, ossigeno (O_2) ed anidride carbonica (CO_2), per cui essa costituisce l'esame di scelta per valutare l'ossigenazione e la ventilazione, nonché lo stato acido-base nei pazienti acuti o critici; per questo gli emogasanalizzatori *point-of-care* costituiscono ormai una presenza consolidata nel setting dell'area critica, in particolare nel Pronto Soccorso. Tuttavia, per prelevare un campione di sangue arterioso è necessario pungere un'arteria, solitamente la radiale, mediante una procedura spesso dolorosa per il paziente e non scevra da possibili complicanze, quali la trombizzazione con rischio di ischemia, la rottura, la formazione di uno pseudoaneurisma, nonché il rischio di puntura accidentale per l'operatore. Le suddette considerazioni costituiscono il motivo per cui molti studi si sono concentrati sull'utilità clinica dell'emogasanalisi praticata su sangue venoso e, in particolare, nelle ultime due decadi, su sangue venoso periferico. Il clinico, se decide di servirsi del sangue venoso, deve conoscere le differenze tra un'emogasanalisi arteriosa ed una venosa.

Quali informazioni può fornire il sangue venoso? Per rispondere a questa domanda è importante sottolineare i seguenti due concetti. In primo luogo, a differenza del sangue arterioso, i cui valori emogasanalitici non sono influenzati dal sito di prelievo del campione (radiale, femorale, etc.), nel caso del sangue venoso, invece, il sito di prelievo (ad esempio un catetere venoso periferico o centrale) impatta sui valori emogasanalitici, in particolare influenza i parametri relativi ai due gas ematici, O_2 e CO_2, i quali risentono del metabolismo locale. In secondo luogo, occorre tenere presente che l'emogasanalisi venosa non fornisce informazioni meramente sostitutive, ma anche aggiuntive rispetto all'emogasanalisi arteriosa.

Valori normali dell'emogasanalisi venosa

In condizioni fisiologiche i valori di parametri emogasanalitici, come gli elettroliti o l'emoglobina, sono identici sia se misurati su un campione arterioso sia se misurati su un campione venoso, mentre i valori di altri parametri come il pH ed il bicarbonato (HCO_3^-), pur diversi, risultano sostanzialmente comparabili, laddove nel sangue venoso il pH solitamente è più basso di 0,04 unità ed il bicarbonato è più alto di circa 1mEq/L rispetto al sangue arterioso; invece i valori dell'anidride e soprattutto dell'ossigeno sono molto diversi tra sangue arterioso e sangue venoso (Tabella 10.6.1).

Da qui in poi, nel prosieguo della trattazione, si parlerà del sangue venoso, distinguendolo in misto, centrale e periferico.

Tabella 10.6.1. Differenza (valori medi) tra sangue arterioso e venoso di pH, PCO_2, HCO_3-, PO_2

Δ(a-v) pH	- 0,04 unità
Δ(a-v) PCO_2	~ + 6 mmHg
Δ(a-v) HCO_3^-	~ + 1 mEq/L
Δ(a-v) PO_2	~ - 55 mmHg

Sangue venoso misto, centrale e periferico

Sangue venoso misto

Come su descritto, il sito di prelievo del sangue venoso influenza i valori emogasanalitici, in particolare la PO_2 e la PCO_2, che risentono del metabolismo locale. A tal proposito si pensi, ad esempio, ad un'erisipela o un'ulcera vascolare infetta a livello di un arto inferiore: se il campione viene prelevato da sangue venoso refluo dalla zona infiammata, dove l'aumentato metabolismo consuma più ossigeno e quindi produce più anidride carbonica, la PO_2 risulterà minore e la PCO_2 maggiore rispetto allo stesso sito di prelievo venoso sull'arto controlaterale sano. Per questo motivo il così detto sangue venoso misto viene considerato quello globalmente più rappresentativo dell'organismo, essendo il risultato della mistione (perciò "misto") tra sangue venoso proveniente dalla cava superiore e sangue venoso proveniente dalla cava inferiore, per cui complessivamente rappresentativo del sangue venoso *in toto*. Il sangue venoso misto si ottiene posizionando un catetere in arteria polmonare (tipo Swan-Ganz), dove giunge il sangue dal ventricolo destro, che a sua volta arriva dall'atrio destro, al cui interno il sangue proveniente dalla cava superiore si mescola con quello della cava inferiore. La Tabella 10.6.2 riporta i normali valori dell'emogasanalisi effettuata su sangue venoso misto, ossia prelevato attraverso un catetere posizionato in arteria polmonare (tipo Swan-Ganz).

Poiché rappresentativo del metabolismo *in toto*, il sangue venoso misto è usato per la così detta ossimetria venosa, ossia la misurazione della saturazione venosa di ossigeno, SvO_2 (indicata anche come $SmvO_2$, dove "m" sta per *mixed*), la quale è considerata un marker surrogato della gittata cardiaca (o CO, *cardiac output*). Nelle terapie intensive, laddove sia disponibile un catetere posizionato in arteria polmonare, la SvO_2 è un parametro molto utilizzato per valutare l'instabilità emodinamica in alcuni contesti clinici, quali la sepsi, l'insufficienza cardiaca, il periodo peri- e post-operatorio di interventi chirurgici maggiori, specialmente in ambito cardiochirurgico. Tuttavia, poiché il posizionamento di un catetere in arteria polmonare è una procedura sempre meno utilizzata anche nelle terapie intensive, di fatto nella pratica clinica la SvO_2 viene misurata utilizzando il sangue venoso centrale, che verrà descritto nel successivo paragrafo.

Sangue venoso centrale

Il sangue venoso centrale si ottiene attraverso un catetere venoso, detto catetere venoso centrale (CVC), che viene posizionato in un vaso venoso di grosso calibro sboccante in atrio destro, come la vena giugulare interna, la vena succlavia o la vena femorale. Il posizionamento di un CVC costituisce un secondo metodo, meno invasivo rispetto allo Swan-Ganz, per misurare la saturazione venosa dell'ossigeno (SvO_2), ragion per cui si parla di saturazione venosa centrale dell'ossigeno ($ScvO_2$). Nella pratica clinica è possibile utilizzare la $ScvO_2$ al posto della SvO_2: infatti, benché i valori emogasanalitici misurati su sangue venoso centrale non coincidano perfettamente con quelli misurati su sangue venoso misto, diversi studi hanno dimostrato che la concordanza tra la SvO_2 e la $ScvO_2$ è ragionevole, dal momento che la $ScvO_2$ generalmente sovrastima la SvO_2 del 5-10% circa e che in condizioni patologiche, pur restando (leggermente) diverse, la SvO_2 e la $ScvO_2$ variano in parallelo quando vi è uno squilibrio tra apporto e richiesta di ossigeno.

Rispetto al sangue arterioso, come riportato nella Tabella 10.6.3, nel sangue venoso centrale il pH è solitamente più basso di

Tabella 10.6.2. Normali valori dell'emogasanalisi venosa, utilizzando un campione di sangue venoso misto

Parametro emogasanalitico	Sangue arterioso	Sangue venoso misto
pH	7,4 (7,35-7,45)	7,36 (7,31-7,41)
PO_2	80-100 mmHg	35-40 mmHg
SaO_2	95-100%	70-75%
PCO_2	40 (35-45) mmHg	41-51 mmHg
HCO_3^-	24 (22-26) mEq/L	23-29 mEq/L

Tabella 10.6.3. Normali valori dell'emogasanalisi venosa, utilizzando un campione di sangue venoso centrale

Parametro emogasanalitico	Sangue arterioso	Sangue venoso centrale
pH	7,4 (7,35-7,45)	7,35-7,37
PO_2	80-100 mmHg	35-40 mmHg
SaO_2	95-100%	70-75%
PCO_2	40 (35-45) mmHg	44-45 (35-48) mmHg
HCO_3^-	24 (22-26) mEq/L	25 (22-27) mEq/L

0,03-0,05 unità rispetto a quello arterioso, la PCO_2 è maggiore di 4-5 mmHg, mentre vi può essere un minimo (o nessun) incremento dell'HCO_3^-.

Sangue venoso periferico

La diffusione, ormai sostanzialmente universale, del pulsi-ossimetro costituisce molto probabilmente il motivo principale per cui, soprattutto nelle ultime due decadi, molti studi si sono concentrati sull'utilità clinica dell'emogasanalisi praticata su sangue venoso periferico. Come riportato nella Tabella 10.6.4, da diversi studi risulta che, a livello del sangue venoso periferico, il pH è inferiore di circa 0,02-0,04 unità, l'HCO_3^- è superiore di circa 1-2 mEq/L e la PCO_2 è superiore di circa 3-8 mmHg rispetto al sangue arterioso.

L'emogasanalisi su sangue venoso periferico non può essere utilizzata per valutare la saturazione venosa dell'ossigeno, per la cui misurazione è indispensabile un campione di sangue venoso misto o centrale. Per questo motivo la gran parte dei lavori scientifici si è concentrata nel valutare se la combinazione, costituita da "emogasanalisi venosa periferica + pulsi-ossimetro", possa sostituire

APPROFONDIMENTI

È preferibile utilizzare sangue venoso centrale ottenuto attraverso un CVC sboccante in vena cava superiore, quindi posizionato attraverso la vena giugulare interna o la vena succlavia, mentre generalmente si sconsiglia di valutare la $ScvO_2$ utilizzando un CVC sboccante in cava inferiore attraverso un accesso femorale. In un lavoro del 2015 Marti e Collaboratori hanno riportato che, a differenza del lattato, non vi è concordanza tra la SvO_2 rilevata su sangue femorale ($SfvO_2$) e la SvO_2 rilevata su sangue venoso succlavio o giugulare. Questo dato è stato confermato anche da altri studi: ad esempio, è noto che, dopo un'intubazione, mentre risulta molto incrementata la saturazione venosa di ossigeno misurata su sangue prelevato dalla vena giugulare interna o succlavia, lo stesso non avviene per la $SfvO_2$; questa discrepanza sembra essere legata soprattutto al fatto che in situazioni di stress, come lo shock, mentre a livello cerebrale e miocardico il flusso ematico è tendenzialmente più preservato (per cui vi è maggiore disponibilità di ossigeno, che porta ad un incremento significativo della $ScvO_2$ misurata su sangue venoso giugulare interno o succlavio), a livello splancnico e periferico invece il flusso è molto meno preservato, così che la $SfvO_2$ si incrementa di meno rispetto alla $ScvO_2$.

Tabella 10.6.4. Normali valori dell'emogasanalisi venosa, utilizzando un campione di sangue venoso periferico.

Parametro emogasanalitico	Sangue arterioso	Sangue venoso periferico
pH	7,4 (7,35-7,45)	7,36-7,38 (7,29-7,45)
PO_2	80-100 mmHg	35-40 mmHg
PCO_2	40 (35-45) mmHg	43-48 mmHg
HCO_3^-	24 (22-26) mEq/L	25-26 mEq/L

l'emogasanalisi arteriosa, sulla base del presupposto – come intuibile – che il pulsi-ossimetro, fornendo il valore della saturazione di ossigeno (solitamente indicata come SpO_2), possa in qualche modo sostituire la saturazione arteriosa di ossigeno (SaO_2) misurata mediante un'emogasanalisi arteriosa.

Tuttavia, riguardo la SpO_2 è importante considerare i due seguenti aspetti. In primo luogo, occorre precisare che il pulsi-ossimetro può portare a delle false misurazioni, come avviene in caso di pelle scura, smalto sulle unghie, stati di ipoperfusione, meta-emoglobinemia. In secondo luogo, la SaO_2 è certamente correlata alla PaO_2, ma non è un suo parametro doppione: in particolare, la SaO_2 è influenzata dalla temperatura, dal di-fosfo-glicerato (DPG) e dal pH. Ad esempio, in caso di acidemia (pH <7,35) si può rilevare una SaO_2 del 90% a fronte di una PaO_2 di 62-64 mmHg, ossia al di sopra del *cut off* (60 mmHg) che definisce l'insufficienza respiratoria; al contrario, in caso di alcalemia (pH >7,45), l'affinità dell'emoglobina per l'ossigeno aumenta, per cui, paradossalmente, a fronte di un tranquillizzante valore di SaO_2 del 93-94%, si può invece rilevare una PaO_2 di 58 mmHg, ossia al di sotto del *cut off* che definisce l'insufficienza respiratoria.

Benché sia stato riportato che una PCO_2 <45 mmHg su sangue venoso periferico esclude con elevata probabilità (VPN ≈ 99%) una PCO_2 alterata a livello arterioso, la gran parte dei lavori, tra cui la meta-analisi di Byrne e quella di Bloom, entrambe del 2014, evidenziano che, non essendoci concordanza tra emogasanalisi arteriosa e venosa periferica soprattutto rispetto ai gas ematici, l'emogasanalisi venosa periferica non può sostituire quella arteriosa in presenza di disturbi respiratori. Al contrario, in assenza di patologie respiratorie l'emogasanalisi venosa periferica può essere utilizzata, oltre che per controllare gli elettroliti e l'emoglobina, anche per misurare il pH ed il bicarbonato, ad esempio nel paziente nefropatico, dal momento che – si ribadisce – in assenza di disturbi respiratori il pH ed il bicarbonato misurati su sangue venoso periferico sono comparabili con quelli rilevati su sangue arterioso. Inoltre, l'utilizzo del sangue venoso rende problematica l'evidenziazione dei disturbi misti dell'equilibrio acido-base. Per quanto riguarda il lattato, infine, in condizioni fisiologiche quello rilevato a livello venoso periferico concorda con quello arterioso, mentre in condizioni patologiche tale concordanza non si conferma, per cui la gran parte dei lavori raccomanda di valutare il lattato utilizzando sangue arterioso.

Saturazione venosa dell'ossigeno

La saturazione venosa dell'ossigeno misurata su un campione di sangue venoso misto (SvO_2) o centrale ($ScvO_2$), ma non periferico, è considerata un marker surrogato della gittata cardiaca. Il compito principale del sistema cardiovascolare è quello di trasportare ai tessuti una quantità di ossigeno adeguata a soddisfare la richiesta metabolica dell'organismo. Quando il sistema cardio-respiratorio non è in grado di soddisfare tale richiesta, si manifestano i segni dell'ipossia tissutale, che, se protratta, conduce dapprima alla disfunzione d'organo (MODS, *multiple organ dysfunction*), poi all'insufficienza d'organo (MOF, *multiple organ failure*). Determinare l'adeguatezza dell'ossigenazione tissutale nei pazienti critici, quindi, è fondamentale sia da un punto di vista diagnostico che terapeutico. Poiché, pur in presenza di normali valori di pressione sanguigna, pressione venosa centrale, frequenza cardiaca e gas ematici, non sempre è possibile escludere con certezza uno squilibrio tra richiesta ed apporto di ossigeno, comunemente in terapia intensiva e semi-intensiva si utilizzano altri indici di ossigenazione tissutale come, appunto, la SvO_2. A scopo completivo di seguito verrà descritto il presupposto fisiopatologico alla base dell'utilizzo clinico della SvO_2.

Fisiologicamente il valore dalla saturazione arteriosa di ossigeno (SaO_2) è pari al 100%, mentre la saturazione venosa di ossigeno (SvO_2) – su sangue venoso misto o centrale – è pari al 75%, da cui si deduce che il 25% mancante è espressione della quota di ossigeno estratta dai tessuti (O_2ER, *oxygen extraction rate*) per soddisfare le proprie esigenze metaboliche. Applicando la legge di Fick al consumo di ossigeno, troviamo che "VO_2 = CO x (CaO_2-CvO_2)"; poiché il contenuto arterioso di ossigeno (CaO_2) è pari a "1,34 x Hb x SaO_2" ed analogamente il contenuto venoso di O_2 (CvO_2) è pari a "1,34 x Hb x SvO_2", la differenza (CaO_2 - CvO_2) può essere riscritta come [(1,34 x Hb x SaO_2) – (1,34 x Hb x SvO_2)]; mettendo in evidenza "1,34 x Hb" la differenza (CaO_2 - CvO_2) diviene pari a [1,34 x Hb x (SaO_2 - SvO_2)], per cui l'equazione "VO_2 = CO x (CaO_2 - CvO_2)" si può riscrivere come "VO_2 = CO x 1,34 x Hb x (SaO_2 - SvO_2)". Poiché la differenza (SaO_2 - SvO_2) di fatto esprime l'estrazione di ossigeno O_2ER, l'equazione si può riscrivere come "VO_2 = CO x 1,34 x Hb x O_2ER", da cui si evince che, se la CO si riduce, l'O_2ER deve aumentare per mantenere costante il consumo di ossigeno (VO_2). In presenza di un normale valore di emoglobina (Hb) l'equazione può essere semplificata in "VO_2 = CO x O_2ER". Così semplificata, quest'ultima equazione "VO_2 = CO x O_2ER", ossia il consumo di ossigeno (VO_2) è dato dal prodotto della gittata cardiaca (CO) per l'estrazione di ossigeno (O_2ER), spiega matematicamente che, in caso di ridotta gittata cardiaca, per compenso i tessuti estraggono più ossigeno, così che in uscita dal capillare nel sangue venoso arriva meno ossigeno con conseguente ridotta SvO_2 (**Tabella 10.6.5**).

In sintesi, dunque, una SvO_2 <75% indica in maniera indiretta un ridotto output cardiaco in quanto riflette la necessità dei tessuti di estrarre più ossigeno a fronte di un ridotto apporto, appunto secondario ad una ridotta gittata cardiaca. Così in un paziente settico, ad esempio, una SvO_2 <75% è prognosticamente sfavorevole in quanto riflette un ridotto output cardiaco, cioè una compromissione emodinamica (**Tabella 10.6.6**). La valutazione seriata della SvO_2 è molto utilizzata per monitorare gli effetti della terapia (ventilazione, inotropi, trasfusioni, sedazione), laddove il raggiungimento del normale valore di 75% è considerato un target terapeutico da raggiungere.

Sfortunatamente, la SvO_2 è un parametro molto sensibile, ma poco specifico, perché molte sono le condizioni che possono influenzarla (inadeguata gittata cardiaca, ipossiemia, anemia, aumentato consumo di O_2 per febbre o dolore). Può accadere, infatti, che la SvO_2 risulti ridotta per un aumentato consumo di O_2 a causa di dolore o tremori e febbre, ma non per ridotta gittata cardiaca; al contrario, può accadere che la SvO_2 risulti ingannevolmente normale non perché la gittata cardiaca non sia alterata, ma perché, a causa di un compresente danno al microcircolo i tessuti non sono capaci di estrarre ed utilizzare l'ossigeno, condizione generalmente definita come "ipossia citopatica" o "disossia", così che la SvO_2 non si riduce nonostante la ridotta gittata cardiaca. In questi casi l'interpretazione del valore della SvO_2 deve essere completata dalla valutazione seriata del lattato ematico (**Figura 10.6.1**).

Relazione tra lattato e saturazione venosa dell'ossigeno

Da diversi anni l'incremento ematico del lattato (acido lattico o cLAC nella forma indissociata) è considerato un affidabile indice di ipoperfusione tissutale, motivo per cui esso è un parametro comunemente utilizzato nella stratificazione prognostica dei pazienti settici. L'ipoperfusione tissutale, però, si verifica non solo nella sepsi, ma anche in tutte quelle condizioni cliniche, in cui le esigenze metaboliche di ossigeno superano la capacità di apporto (DO_2) da parte dell'organismo, così che il metabolismo da aerobio è costretto a diventare anaerobio, ossia a produrre energia senza utilizzare ossigeno, per cui si

Tabella 10.6.5. Quadro riassuntivo delle principali equazioni illustrate nella trattazione

Equazione	Significato clinico
DO_2 = CO x CaO_2	Indica che l'apporto di ossigeno ai tessuti dipende da due fattori, la gittata cardiaca (CO) ed il contenuto totale di ossigeno nel sangue (CaO_2).
VO_2 = CO x O_2ER (semplificata) Applicando l'equazione di Fick all'O_2 VO_2 = CO x (CaO_2 - CvO_2). (CaO_2 - CvO_2) è direttamente correlata a (SaO_2 - SvO_2) poiché riscrivibile come "1,34 x Hb x (SaO_2 - SvO_2)". VO_2 è direttamente correlata ad O_2ER poiché (SaO_2 - SvO_2) è espressione di O_2ER.	Indica che il consumo di ossigeno (VO_2) dipende dalla gittata cardiaca e dall'estrazione tissutale dell'ossigeno (O_2ER). Normalmente pari a 75%, quando la SvO_2 <75% indica un'aumentata estrazione tissutale di ossigeno, ossia un aumentato O_2ER, il cui valore è desumibile dalla differenza tra SaO_2 ed SvO_2. Quando si riduce la gittata cardiaca, per compenso aumenta l'estrazione di ossigeno; questo meccanismo ha un limite in corrispondenza di un certo valore di DO_2, definito DO_2 critico, al di sotto di cui il metabolismo diviene anerobio con conseguente produzione di acido lattico.

Tabella 10.6.6. Valori di SvO_2 e loro implicazioni (modificato da Bloos F, et al. Intensive Care Med 2005)

SvO_2 >75%	Normale estrazione. Rifornimento di O_2 > alla domanda
75% >SvO_2>50%	Estrazione compensatoria; aumento della richiesta di O_2 o ridotto rifornimento
50% >SvO_2>30%	Esaurimento dell'estrazione. Rifornimento di O_2 inferiore alla domanda, Ac. lattica iniziale
30% >SvO_2>25%	Grave acidosi lattica
SvO_2<25%	Morte cellulare

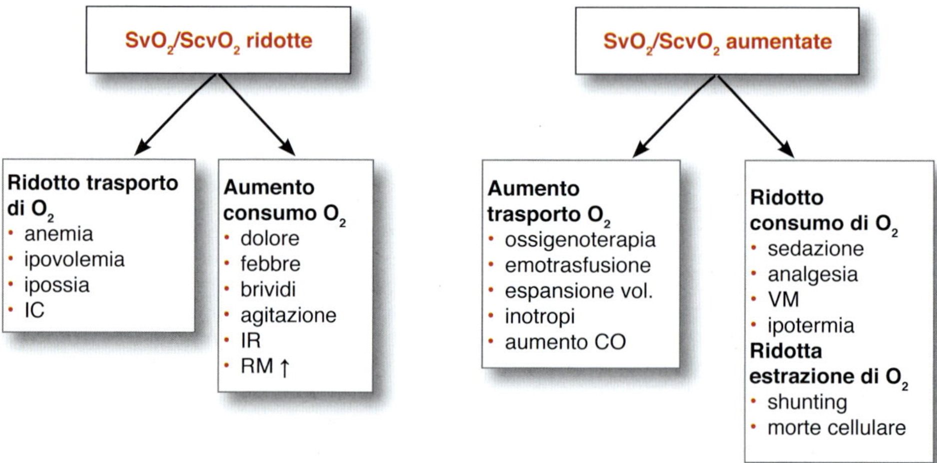

Figura 10.6.1. Fattori che influenzano SvO_2/$ScvO_2$. Legenda: IC = insufficienza cardiaca; IR = insufficienza respiratoria; RM = richiesta metabolica; CO = cardiac output; VM = ventilazione meccanica.

produce acido lattico. Tuttavia, l'aumento dei lattati non è un indice specifico di ipoperfusione poiché esso si verifica anche in altre condizioni patologiche e non, nelle quali esso non è espressione di ipoperfusione tissutale, come avviene, ad esempio, nella cheto-acidosi diabetica o fisiologicamente negli individui che praticano un intenso esercizio fisico senza allenamento. Inoltre, attraverso un meccanismo indipendente dall'ipoperfusione, il lattato può aumentare nelle epatopatie, a causa di una ridotta clearance epatica, e soprattutto può aumentare in tutte le condizioni di aumenta attività adrenergica. Le catecolamine prodotte in corso di stress, infatti, incrementano la glicolisi, per cui si produce una grande quantità di piruvato, il quale, saturando il ciclo di Krebs (ossia la via metabolica aerobia), viene trasformato in lattato. Quest'ultimo meccanismo è alla base di alcuni recenti lavori, in cui è stato messo in discussione il significato prognostico dell'incremento del lattato in corso di sepsi, ipotizzando invece che l'incremento del lattato possa addirittura svolgere un ruolo di combustibile per l'organismo, nel contesto dell'attivazione adrenergica in risposta ad una noxa patogena.

Come la SvO_2, dunque, anche l'aumento del lattato è un parametro molto sensibile, ma poco specifico. L'integrazione di entrambi questi indici, invece, può essere molto utile nell'inquadramento dei pazienti critici, specie in caso di sepsi. A tal proposito è opportuno sottolineare che al calo della SvO_2, quale indice di ridotto output cardiaco, non necessariamente o non fin da subito corrisponde un incremento del lattato: infatti, a fronte di una riduzione della gittata cardiaca, l'acido lattico viene prodotto solo quando il metabolismo diventa anaerobio, ossia quando l'apporto di ossigeno (DO_2) scende al di sotto di un certo valore, definito DO_2 critico. Viceversa, come già descritto, può anche capitare che la $ScvO_2$ risulti ingannevolmente normale a causa di un alterato utilizzo dell'ossigeno a livello tissutale (e non perché la gittata cardiaca è normale); in questi casi, la valutazione del lattato ematico può essere di grande aiuto. Infatti, in presenza di una normale $ScvO_2$ bisognerebbe attendersi la ripresa del metabolismo aerobio e la conseguente riduzione nella produzione di acido lattico. Se questo non avviene, è quindi possibile che ci si trovi di fronte alla incapacità dei tessuti di utilizzare l'ossigeno circolante, come avviene nella fase terminale dello shock settico o, in altro contesto, a seguito di un'intossicazione da parte di veleni cellulari, come ad esempio il cianuro (come direbbe l'economista John Maynard Keynes: "*l'acqua c'è, ma il cavallo non beve*").

Considerazioni riassuntive finali

L'emogasanalisi venosa non fornisce informazioni meramente sostitutive, ma anche aggiuntive rispetto all'emogasanalisi arteriosa. Infatti, sia il sangue venoso misto che quello centrale vengono utilizzati per la misurazione della saturazione venosa (SvO_2 e $ScvO_2$ rispettivamente). Il sangue venoso periferico non può essere usato per valutare la saturazione venosa di ossigeno, mentre può essere utilizzato per misurare gli elettroliti e l'emoglobina, che sono identici a quelli su sangue arterioso, oppure il pH ed il bicarbonato, ma solo in assenza di alterazioni respiratorie, come, ad esempio, nel paziente nefropatico. Per quanto riguarda il lattato, in condizioni fisiologiche quello misurato su sangue venoso periferico ha una buona concordanza con quello misurato su sangue arterioso, ma in condizioni critiche tale concordanza non si conferma, per cui si consiglia di utilizzare il sangue arterioso per la sua valutazione.

Da sottolineare, comunque, che l'emogasanalisi eseguita su sangue arterioso resta attualmente il *gold standard* per la misurazione dei gas ematici, O_2 e CO_2, nonché lo stato acido-base nei pazienti acuti o critici.

Bibliografia di riferimento

10.7 Ipopotassiemia

Definizione

Si definisce ipopotassiemia (o ipokaliemia) il rilievo di una concentrazione plasmatica del potassio $[K^+]_p$ <3,5 mEq/L; in base al valore, più specificamente si distinguono un'ipopotassiemia lieve (3,5-3 mEq/L), moderata (2,9-2,5 mEq/L) e grave (<2,5 mEq/L).

La pseudo-ipopotassiemia è caratteristica dei prelievi ematici lasciati per molto tempo in condizioni ambientali non adeguate. Poiché le cellule rimangono metabolicamente attive per un certo periodo, introducono potassio così che la determinazione effettuata da laboratorio mostra una $[K^+]_p$ minore di quella reale. La pseudo-ipopotassiemia può essere evitata separando plasma ed elementi figurati o conservando il campione a 4 °C.

Epidemiologia

Si tratta di un disturbo elettrolitico di frequente riscontro che riguarda non solo i pazienti critici, ma anche quelli anziani e cronici, nei quali spesso l'ipopotassiemia è di natura iatrogena. Circa il 10% dei pazienti che vengono visti in Pronto Soccorso presentano ipopotassiemia. Circa l'80% dei pazienti in terapia diuretica diventano ipokaliemici.

Cause

Da un punto di vista fisiopatologico, le cause di ipopotassiemia vanno innanzitutto ricercate nell'ambito di tre grossi gruppi: ridotto introito, spostamento (*shift*) del potassio dall'ambiente extra- a quello intra-cellulare, aumentata perdita o eliminazione (Tabella 10.7.1).

Suddivise in base alle suddette macro-aree, le diverse cause di ipopotassiemia sono più specificamente e più dettagliatamente riportate nella Tabella 1.7.2.

Tabella 10.7.1. Cause generali di ipopotassiemia

• Ridotto introito di potassio
• Passaggio di potassio dall'ambiente extra- a quello intra-cellulare
• Aumentata perdita o eliminazione di potassio

Ridotto introito di potassio

Eccetto quadri severi quali l'anoressia e/o la malnutrizione, raramente un ridotto apporto può, da solo, causare ipopotassiemia; più spesso, invece, costituisce una concausa in presenza di altri fattori ipokaliemizzanti.

Passaggio del potassio dall'ambiente extra- a quello intra-cellulare

L'insulina, i β_2-agonisti, le catecolamine spostano il potassio nelle cellule incrementando – si ritiene – l'attività della pompa Na^+/K^+. L'ipotermia, accidentale o indotta, può spostare il potassio nel VIC. Un rapido incremento dell'attività emopoietica (o una proliferazione cellulare in genere) può causare ipopotassiemia mediante incremento dell'uptake intra-cellulare di potassio.

Pure l'alcalosi metabolica determina uno shift intracellulare: in presenza di una ridotta $[H^+]_p$, un apposito scambiatore di membrana H^+/K^+ determina il passaggio di ioni H^+ dall'interno all'esterno, tuttavia, al contempo, per mantenere l'elettroneutralità il K^+ passa invece dall'esterno all'interno della cellula.

Questo meccanismo spiega perchè il $NaHCO_3$ riduce la potassiemia. Una condizione particolare di ipopotassiemia da *shift* è rappresentata dalla paralisi periodica familiare, raro disturbo caratterizzato da episodi ricorrenti di debolezza muscolare fino alla paralisi vera e propria, che possono essere fatali se coinvolgono i muscoli respiratori.

Tabella 10.7.2. Cause di ipopotassiemia: schema riassuntivo

Ridotto introito di potassio	Passaggio di potassio dall'ambiente extra- all'ambiente intra-cellulare	Aumentata perdita o eliminazione di potassio
• Anoressia • Malnutrizione • Associato ad altre cause di ipopotassiemia	• Insulina • Attività β-adrenergica • Alcalemia • Aumentato uptake cellulare di potassio (pseudoipopotassiemia) • Paralisi periodica familiare ipopotassica	**Gastro-enterica** Vomito, diarrea **Renale** • Nefropatie Insufficienza renale e dialisi Nefropatie tubulo-interstiziali in patologie sistemiche • Diuretici • Eccesso di ormoni mineral-corticoidi (liquirizia) • Disordini rari Sindrome di Liddle Sindrome di Bartter Sindrome di Gitelman • Ipomagnesiemia
	Farmaci	

Aumentata eliminazione di potassio

Perdite attraverso il sudore. Quadro infrequente eccetto in particolari situazioni, quali un intenso esercizio fisico eseguito in climi caldi, durante cui si possono perdere fino a 10 L di sudore al giorno.

Perdite dall'apparato gastro-enterico. Si possono verificare in corso di vomito, diarrea da varie cause, fistole intestinali, drenaggi, adenomi villosi del colon o patologie più rare quali il VIPoma. Per causare ipopotassiemia, tuttavia, le perdite devono superare 55-65 mEq/die; in questi casi, inoltre, solitamente il potassio viene recuperato per via renale così che la kaliuria scende al di sotto di 15-25 mEq/die.

Perdite dall'apparato urinario da cause diverse. L'aumentata secrezione di potassio dal tubulo contorto distale (TCD) è l'elemento comune che caratterizza pressoché tutti quei quadri clinici in cui l'ipopotassiemia è secondaria a perdita renale: molti di essi, infatti, hanno in comune una condizione di iperaldosteronismo, che può essere primitivo come in caso di eccesso di ormoni mineral-corticoidi o secondario come accade nei quadri caratterizzati da ipovolemia efficace (per cui si attiva il sistema R-A-A), quali lo scompenso cardiaco, l'insufficienza renale, la cirrosi epatica, le enteropatie protido-disperdenti.

Alcuni disordini genetici, quali la sindrome di Bartter, la sindrome di Gitelman e la sindrome di Liddle, con diversi meccanismi fisiopatologici, determinano perdita di potassio.

IL TACCUINO

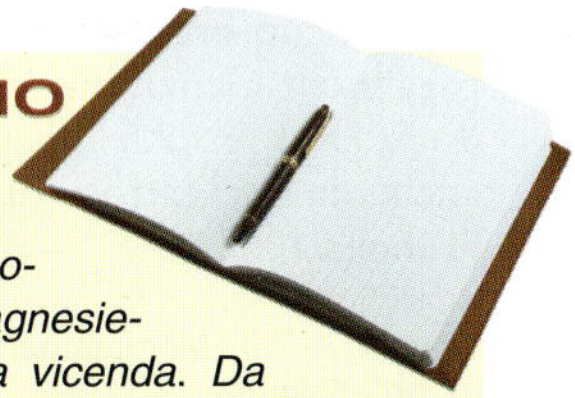

Spesso associate (circa il 40%), ipopotassiemia e ipomagnesiemia si potenziano a vicenda. Da un lato l'alcalosi da iperkaliemia riduce la quota ionizzata del magnesio (quella attiva), dall'altro lato l'ipomagnesiemia riduce la capacità renale (a livello delle cellule intercalate) di riassorbire potassio. Ipopotassiemia, ipomagnesiemia ed alcalosi metabolica configurano, quindi, una triade pericolosa, specialmente per il rischio di aritmie maggiori.

Diuretici dell'ansa e tiazidici. L'ipopotassiemia da diuretici dell'ansa e in particolare da tiazidici è ampiamente nota nella pratica clinica. L'effetto è dose-dipendente e, generalmente, l'eliminazione di potassio è maggiore nelle prime due settimane di terapia.

Quadro clinico

L'ipopotassiemia può provocare diverse manifestazioni cliniche, la cui gravità dipende non solo dalla $[K^+]_p$ (solitamente <3-2,5 mEq/L), ma anche e soprattutto dalla velocità con cui si instaura il disturbo, dalla variabilità individuale e da eventuali comorbidità (incluse altre disionie, riguardanti in particolare Mg^{++} e Ca^{++}), la cardiopatia ischemica, l'utilizzo della digitale e di β_2 agonisti. Si possono verificare rabdomiolisi, la cui patogenesi non è ben chiarita, ed alterazioni della funzionalità renale, che vanno dalla ridotta capacità di concentrare le urine fino all'insufficienza renale vera e propria. Più caratteristicamente si osservano modificazioni dell'ECG, aritmie e debolezza muscolare, alla base di cui vi è un'alterata eccitabilità neuro-muscolare. La debolezza muscolare (fino alla paralisi nei casi più gravi) comunemente coinvolge le estremità, specie i quadricipiti femorali, ma può dare anche crampi, parestesie, tetania, ileo paralitico. Generalmente si manifesta quando la $[K^+]_p$ è <2,5 mEq/L, ma è influenzata anche da altri fattori, quali il pH e la $[Ca^{++}]_p$ (Tabella 10.7.3).

Tabella 10.7.3. Manifestazioni cliniche in corso di ipopotassiemia

Muscolari	
	• Crampi/astenia muscolare/paralisi (ascendente) • Paralisi muscoli respiratori • Rabdomiolisi • Ileo paralitico
Cardiache	• Alterazioni ECG • Aritmio ipo- e ipercinetiche
Renali	• Ridotta capacità a concentrare le urine • Aumentato riassorbimento dei carboidrati • Nefropatia ipopotassica
Metaboliche	Ridotta tolleranza glucidica

Aritmie cardiache ed alterazioni dell'ECG

Le alterazioni elettrocardiografiche di solito iniziano per valori di potassiemia >3-2,5 mEq/L. Man mano che la potassiemia raggiunge valori sempre più bassi, si evidenziano caratteristiche alterazioni dell'ECG. Per ipopotassiemie lievi si manifestano depressione del tratto ST, ridotta ampiezza delle onde T, incremento delle onde U, mentre per ipopotassiemie gravi si riscontra aumento dell'ampiezza dell'onda P e del QRS, allungamento del PR e del QT (Figure 10.7.1, 10.7.2 e 10.7.3), fino alla comparsa di aritmie di diverso tipo, tra cui extrasistolia atriale e ventricolare, tachicardia atriale e giunzionale, fibrillazione atriale, torsione delle punte fino alla fibrillazione ventricolare (Figura 10.7.4).

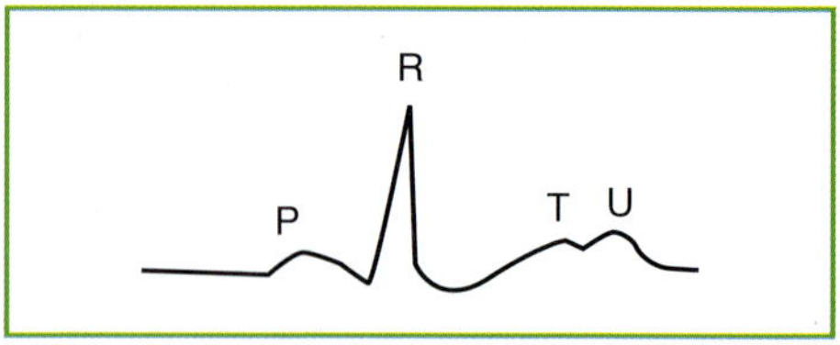

Figura 10.7.1. Alterazioni dell'ECG durante ipopotassiemia [http://what-when-how.com alla sezione Diagnostic ECG - The 12-Lead (Clinical Essential). Immagine modificata e riadattata].

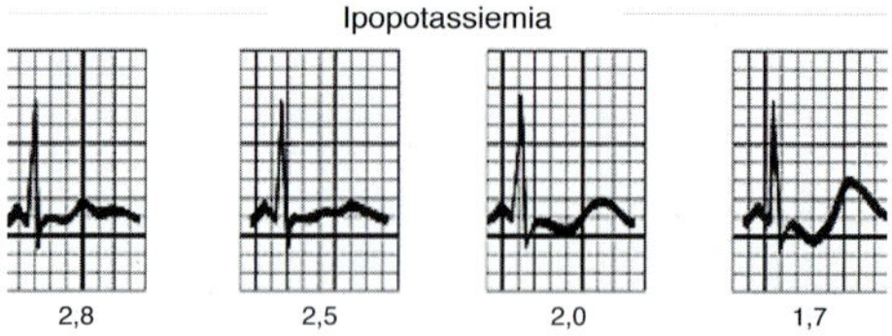

Figura 10.7.2. Alterazioni dell'ECG in base ai diversi valori di ipopotassiemia [http://what-when-how.com alla sezione Diagnostic ECG - The 12-Lead (Clinical Essential). Immagine modificata e riadattata].

Diagnosi

Un'anamnesi ben condotta consente, solitamente, di identificare la causa dell'ipopotassiemia con rapidità. Quando la diagnosi non appare immediata, in genere vi sono endocrinopatie sottostanti: in tale contesto sono fondamentali il dosaggio urinario e la valutazione dello stato acido-base.

L'ECG deve essere sempre eseguito, indipendentemente dalla presenza di aritmie clinicamente manifeste, mentre la monitorizzazione continua è raccomandata nelle ipokaliemie gravi per prevenire o trattare le aritmie maggiori.

Come già illustrato, alcuni quadri di ipopotassiemia si associano caratteristicamente a specifici disturbi dell'equilibrio acido base: ad esempio, l'associazione di acidosi metabolica e ipopotassiemia suggerisce patologie quali la nefropatia *salt-wasting*, la diarrea, l'acidosi tubu-

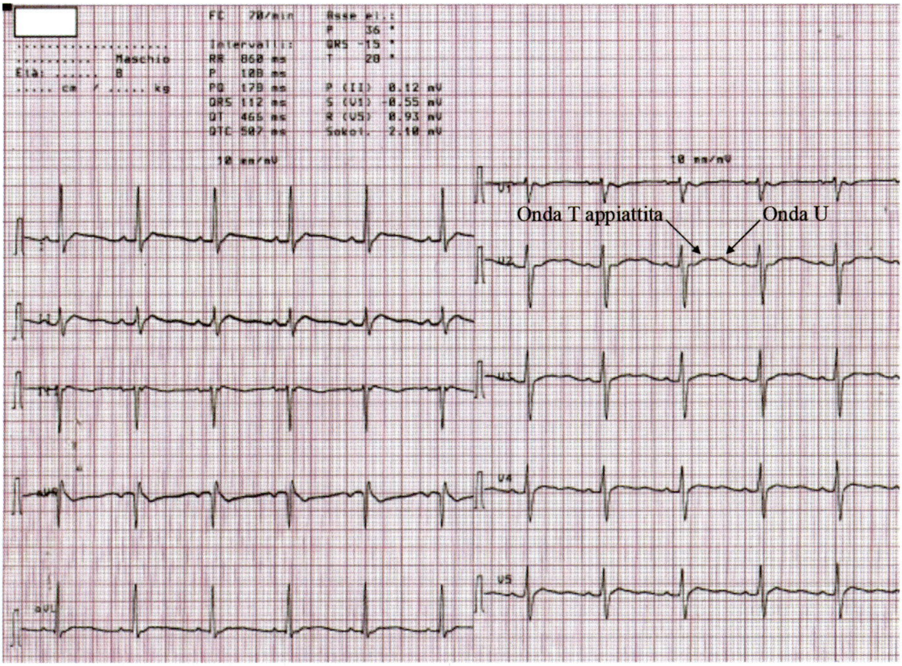

Figura 10.7.3. ECG: ridotta ampiezza dell'onda T e onda U (http://medicases.blogspot.it).

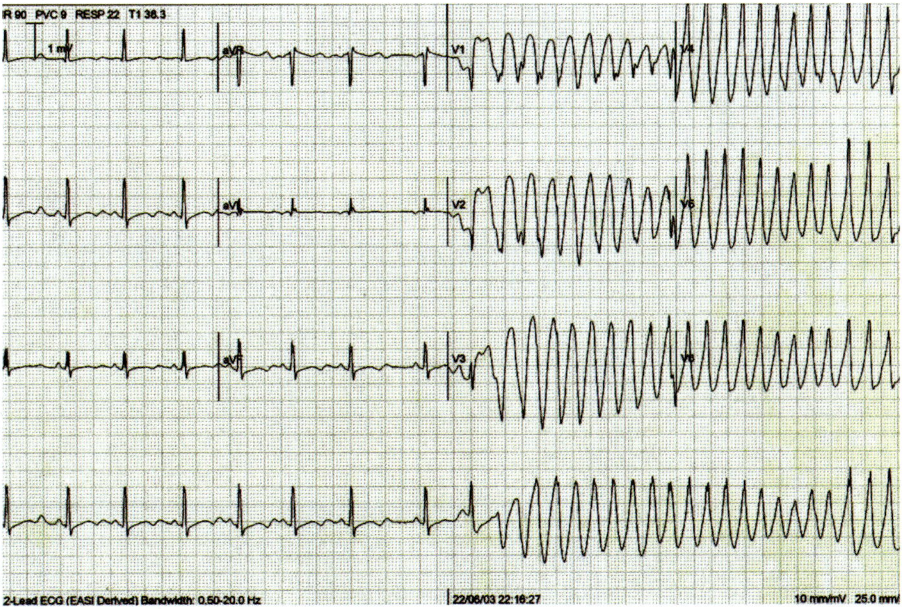

Figura 10.7.4. Torsione delle punte in corso di ipopotassiemia (http://medicases.blogspot.it).

APPROFONDIMENTI

La paresi o addirittura la paralisi muscolare è un evento che si può riscontare in pazienti con grave ipopotassiemia che giungono all'osservazione in Pronto Soccorso. In questi casi è possibile indirizzarsi rapidamente nel capire la causa valutando l'alterazione acido base sottostante (**Figura 10.7.5**).

- *pH normale senza alterazioni acido base.* È probabile che ci si trovi di fronte ad una paralisi periodica familiare. La patogenesi non è ben chiarita, ma è noto che gli attacchi sono associati ad un brusco passaggio di potassio dal VEC al VIC con conseguente brusca riduzione della kaliemia a 2.5-1.5 mEq/L. Si manifesta spesso in forma familiare, autosomica e dominante oppure acquisita, come effetto di una tireotossicosi (che probabilmente aumenta la sensibilità recettoriale alle catecolamine). Spesso è scatenata dall'assunzione abbondante di carboidrati (aumento di insulina che determina lo *shift* intracellulare del potassio). Il trattamento in acuto prevede la somministrazione di 60-120 mEq per os (attenzione all'iperpotassiemia da rebound) mentre nelle forme familiari la prevenzione consiste nella somministrazione di β-bloccanti (preferibile il propranololo) e nel ripristino dell'eutiroidismo.
- *pH alcalino da alcalosi metabolica.* In questo caso è probabile che la causa sia dovuta all'utilizzo di diuretici, in particolare tiazidici. Raramente la causa può essere dovuta ad un eccesso di mineralcorticoidi.
- *pH acido da acidosi metabolica.* La causa più probabile è la diarrea prolungata con perdita di bicarbonato o l'acidosi tubulare renale distale (tipo I e II).

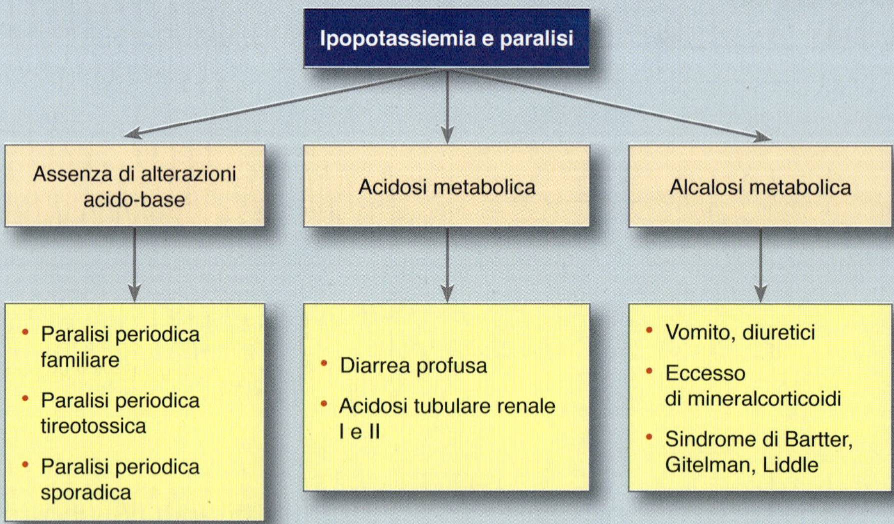

Figura 10.7.5. Cause di paralisi ipopotassiemica e alterazioni acido-base.

lare renale, la keto-acidosi diabetica in corso di terapia insulinica endovenosa (che causa shift intra-cellulare del potassio). Al contrario, l'associazione di alcalosi metabolica ed ipopotassiemia usualmente si verifica in corso di terapia diuretica, vomito, eccesso di mineral-corticoidi.

A fini diagnostici sono utili la determinazione della pressione arteriosa, del pH ematico e dell'escrezione urinaria di potassio. Quest'ultima solitamente si riduce al di sotto di 20 mEq/L in caso di ipopotassiemia da perdita extra-renale, in quanto espressione di un rene che appropriatamente limita la perdita di potassio; una potassiuria >20 mEq/L suggerisce invece una perdita renale. La misurazione della potassiuria è più affidabile se effettuata su urine raccolte nelle 24 ore rispetto a quelle su urine spot. Un indice affidabile della escrezione renale di potassio è il rapporto potassio urinario/creatinina urinaria (U_K/U_{Cr}, espresso in mmol/mmol) che può essere effettuato anche su urine spot (ideale in Pronto Soccorso). Quando questo rapporto è inferiore ad 1,5 la ipopotassiemia può essere dovuta a shift intra-cellulare, perdita gastro-intestinale, uso trascorso di diuretici, mentre se il rapporto è >1,5 l'ipopotassiemia è dovuta a perdite renali di potassio. Nella **Figura 10.7.6** è illustrato un utile algoritmo diagnostico.

IL TACCUINO

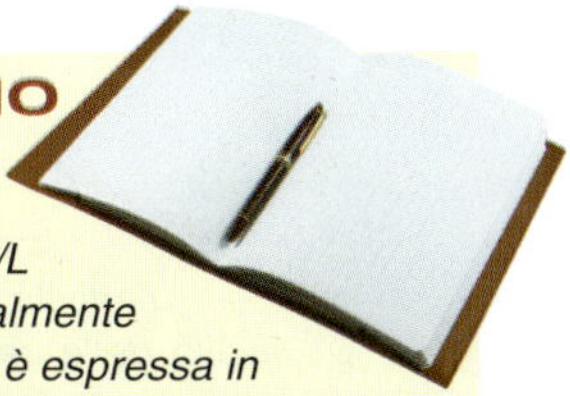

Il rapporto U_K/U_{Cr} va espresso in mmol/L (mmol/mmol). Normalmente la creatinina urinaria è espressa in mg/dL. Per trasformare i mg/L in mmol/L si moltiplica il valore in mg per 85,5 ottenendo il valore in µmol/L che diviso per 1000 dà il valore in mmol/L.

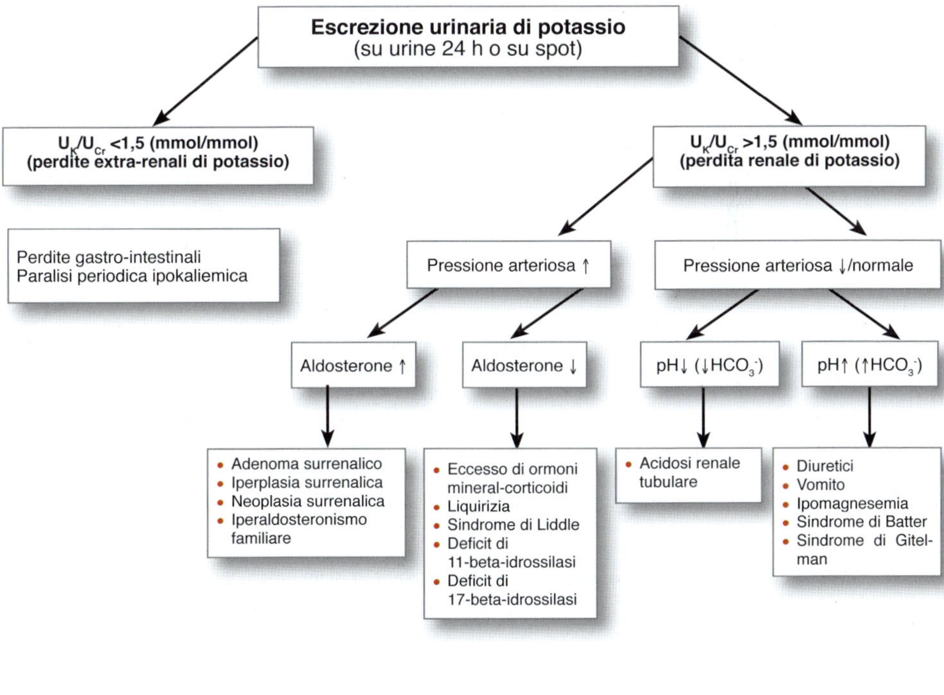

Figura 10.7.6. Algoritmo diagnostico dell'ipopotassiemia.

IL TACCUINO

Come noto, l'ipopotassiemia incrementa l'attività delle pompe H^+/K^+ a livello delle cellule intercalate, per cui si ha aumentato riassorbimento di K^+ in cambio di H^+, che viene quindi perso per via urinaria; ne può derivare un'aciduria, definita aciduria paradossa poiché si verifica in corso di alcalemia (comunque associata all'ipopotassiemia in corso!), che quindi viene ulteriormente peggiorata.

Stratificazione del rischio

Nella valutazione del paziente oltre alla gravità dell'ipopotassiemia ed alle alterazioni tipiche del tracciato elettrocardiografico, si deve tenere conto dei seguenti fattori di rischio.

- Scompenso cardiaco.
- Cardiopatia ischemica.
- Terapia aggressiva con insulina.
- Trattamento della cheto-acidosi diabetica.
- Assunzione di digitale.
- Alcalosi metabolica.
- Antiaritmici di classe III.

È inoltre importante, in caso di interessamento muscolare, determinare la $PaCO_2$, allo scopo di verificare la ventilazione del paziente. Valori di $PaCO_2$ al di sopra del range di normalità richiedono maggiore attenzione e l'infusione di KCl non può essere rimandata.

Da sottolineare come l'ipopotassiemia può essere determinante nel far precipitare un'encefalopatia epatica in pazienti con cirrosi epatica.

Terapia

Innanzitutto bisogna valutare gli effetti dell'ipopotassiemia piuttosto che il valore della potassiemia in sé poiché, a parità di $[K^+]_p$, le manifestazioni cliniche possono essere molto variabili; per questo nella gestione clinica è fondamentale monitorare la forza muscolare e l'ECG (per escludere urgenze aritmiche).

Una potassiemia tra 3,5 e 3 mEq/L è solitamente ben tollerata (fanno eccezione i pazienti in terapia con digitale), per cui il trattamento non è urgente e si può effettuare per os, iniziando con 60-80 mEq/die; mediamente la potassiemia sale di 1-1,5 mEq/L dopo 40-60 mEq per os o di 2-2,5 mEq dopo 135-160 mEq per os.

La somministrazione per infusione endovenosa è efficace, ma richiede alcune accortezze: in particolare, non si dovrebbe superare la velocità di infusione di 10-20 mEq/h né la concentrazione di 60 mEq/L, al fine di evitare dolore locale e sclerosi venosa (Tabella 10.7.4). Per somministrazioni di soluzione clorurata con elevata concentrazione di potassio si raccomanda l'utilizza di un vaso venoso centrale. Inoltre, si raccomanda di superare tali limiti soltanto in caso di trattamenti salva vita.

Calcolo del deficit e infusione di potassio

Il calcolo è solo approssimativo poiché non c'è perfetta relazione tra potassiemia e contenuto corporeo totale di potassio; mediamente

IL TACCUINO

Alla terapia dell'ipopotassiemia, soprattutto in presenza di QT lungo, aritmie o concomitante ipomagnesiemia, andrebbe associato anche il magnesio (20-60 mEq/24 ore) per contrastare gli effetti anti-aritmici dell'ipopotassiemia oltre che per ottimizzare il riassorbimento tubulare del potassio.

Tabella 10.7.4. Modalità di somministrazione del potassio in corso di ipopotassiemia

Grado di ipopotassiemia	Quantità	Via di somministrazione
Lieve	60-80 mEq/die	os
Grave o sintomatica	10-20 mEq/ora max 40 mEq/ora	Infusione venosa in soluzione NaCl 0,9% in vena periferica o centrale Infusione con accesso venoso centrale Massimo 10 mEq/100 mL di soluzione

Tabella 10.7.5. Calcolo del deficit di potassio e modalità d'infusione

Esempio di calcolo del deficit di potassio e successiva infusione
Poniamo il caso di voler portare la potassiemia a 4,5 mEq/L partendo da 2,5 mEq/L in un uomo adulto. Innanzitutto, dobbiamo calcolare il volume intra-cellulare (VIC): l'acqua corporea totale (ATC) in un uomo adulto corrisponde al 60% circa del peso corporeo, per cui in un uomo adulto di 70 kg è pari a 42 L. Poichè il VIC è pari a 2/3 dell'ATC, esso corrisponde a 28 L (ossia i 2/3 di 42). Si ribadisce che la terapia infusiva con potassio ha lo scopo precipuo di ristabilire il normale valore della potassiemia, vero target da raggiungere per scongiurare le aritmie da ipopotassiemia; il calcolo del VIC, infatti, è funzionale a stabilire la quantità di potassio da infondere per normalizzare la potassiemia, non a ripristinare il deficit del pool globale di potassio. Posto che il valore ideale da raggiungere è 4,5 mEq/L, si effettua il seguente calcolo: (differenza tra [K^+]p da raggiungere e [K^+]p attuale) moltiplicato il VIC, cioè (4,5-2,5) mEq/L moltiplicato 28 L, ossia 56 mEq. Tale quantità (circa 60 mEq) può essere infusa come segue: per metà in 4-6 ore non superando 10-20 mEq/h, per cui infondendo 30 mEq in soluzione normosalina 500 cc a 120 mL/h (ossia i primi 30 mEq vengono infusi in circa 4 h, flusso corrispondente a <10 mEq/h, per cui in grande sicurezza), mentre per l'altra metà infondendo i restanti 30 mEq in soluzione normosalina 500 cc a 42 mL/h (ossia in 12 ore). N.B.: occorre sempre prestare attenzione al volume dei liquidi infusi.
1) non superare i 150-200 mEq totali in 24 ore; 2) non superare la concentrazione di 60-80 mEq/L nelle soluzioni usate; 3) non superare la velocità d'infusione di 10-20 mEq/h (in vena periferica).

ad una riduzione di 0,3 mEq/L corrisponde una perdita di 100 mEq del pool totale, per cui una riduzione da 4 a 3 mEq/L sottende generalmente una perdita da 200 a 400 mEq. Inoltre, bisogna considerare (ed eventualmente correggere) i fattori che di per sé alterano la potassiemia, quali l'acidosi o l'alcalosi.

È opportuno sottolineare che la terapia endovenosa con potassio ha lo scopo di normalizzare il valore della potassiemia, che in area critica è il target da raggiungere per scongiurare il rischio di aritmie da ipopotassiemia. La terapia infusiva in Pronto Soccorso non ha lo scopo di ripristinare il deficit di potassio corporeo totale, che dovrà invece avvenire più lentamente, ed eventualmente anche per os nei giorni successivi.

Infatti, benché il 98-99% del potassio sia localizzato nel VIC (volume intra-cellulare), quando si infonde potassio nel sangue (che invece è parte del volume extra-cellulare, VEC), esso non passa subito dal sangue nelle cellule. Per questo motivo, benché una potassiemia ridotta di 1 mEq/L sottenda un deficit globale di potassio di 200-400 mEq, per elevare la potassiemia di 1 mEq/L non va certamente somministrata per via endovenosa una quantità di potassio di 200-400 mEq, che invece porterebbe il paziente alla morte. È sufficiente, infatti, una quantità decisamente minore poiché - come detto - il potassio infuso si accumula rapidamente nel sangue, ma non passa subito nelle cellule.

Così, ad esempio, per portare la potassiemia da 2,5 a 3,5 mEq/L in un uomo di 70 kg, è sufficiente infondere 56 mEq di potassio, non certamente i 200-400 mEq sottesi alla riduzione di 1 mEq/L.

La quantità e il tempo di infusione dipendono in parte dalla gravità dei sintomi, ma solitamente si infonde la metà (50%) in 4-6 ore e l'altra metà in 12-24 ore (Tabella 10.7.5).

Preparati con potassio da utilizzare

Esistono diversi preparati, in combinazione con diversi anioni, quali cloro, gluconato, bicarbonato, fosfato. Generalmente si preferisce il KCl perché, oltre a correggere il deficit di potassio, contenendo cloro corregge anche la concomitante alcalosi metabolica; il $KHCO_3$ è utilizzato in particolari situazioni quali l'ipopotassiemia nell'acidosi tubulare in quanto, oltre al deficit di potassio, corregge anche l'acidosi da perdita di bicarbonato. Il K^+-fosfato può essere utilizzato in quelle condizioni in cui è presente ipofosfatemia.

Bibliografia di riferimento

LA LAVAGNA

- *Controllare la concentrazione del potassio nella soluzione clorurata e la velocità di infusione.*
- *Non somministrare il potassio in soluzione glucosata.*
- *Nelle ipopotassiemie da shift intracellulare non eccedere nella somministrazione di potassio (effetto rebound).*
- *Nelle forme di grave ipopotassiemia monitorizzare il paziente.*
- *Se presente ipomagnesiemia, QT lungo, aritmie, infondere solfato di magnesio.*

Appunti / Commenti

Ipopotassiemia

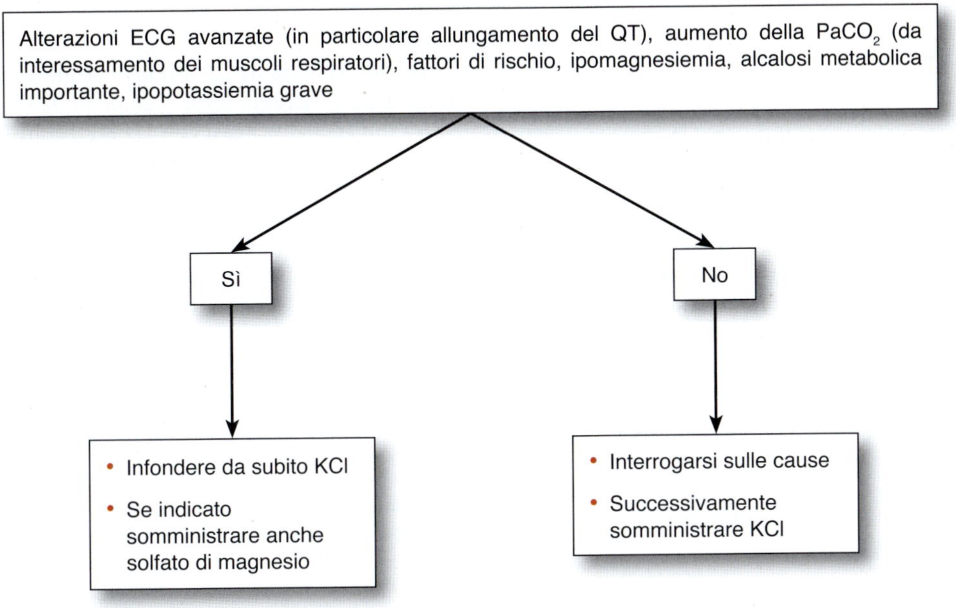

10.8 Iperpotassiemia

Definizione

Si definisce iperpotassiemia (o iperkaliemia) il riscontro di valori plasmatici del potassio $[K^+]_p$ >5 mEq/L; è lieve un'iperpotassiemia tra 5 e 6 mEq/L, moderata tra 6 e 7 mEq/L e grave se >7 mEq/L. Per pseudo-iperpotassiemia si intende un aumento del potassio plasmatico dovuto ad un errore di laboratorio oppure secondario ad emolisi, leucocitosi o piastrinosi.

Epidemiologia

L'iperpotassiemia si riscontra in circa il 2,6% dei pazienti che vengono visitati in Pronto Soccorso. Probabilmente il dato è sottostimato e la sua frequenza potrebbe essere maggiore.

Cause

L'insufficienza renale è la principale causa di iperpotassiemia. Nella forma acuta il potassio incrementa di 0,5 mEq/L al giorno, mentre in quella cronica tale aumento si verifica più spesso nei casi con GFR <10 mL/min, e in particolare quando non venga modificata la dieta oppure per la concomitanza di trattamenti farmacologici.

Altre cause di iperpotassiemia sono la deplezione di insulina, come nella cheto-acidosi diabetica, gli stati iperosmolari gravi, l'ipoaldosteronismo primitivo o secondario e, anche se non sempre, l'acidosi metabolica. Alcune condizioni cataboliche come la sindrome da lisi tumorale, la rabdomiolisi e l'emolisi determinano iperpotassiemia, accanto ad altre come il lupus eritematoso sistemico, l'uropatia ostruttiva e il post trapianto renale. Da ricordare, infine, l'iperpotassiemia da farmaci: ACE-inibitori, sartanici, diuretici risparmiatori di potassio e, in misura minore, la succinilcolina, la digitale, i FANS e i β-bloccanti (**Tabella 10.8.1**).

Tabella 10.8.1. Cause di iperpotassiemia

Fittizia	Aumentato introito	Ridotta escrezione/ secrezione	Maldistribuzione
Errore laboratorio	Esogeni (dieta, farmaci)	Anemia falciforme	Deficit di insulina
Emolisi in provetta	Endogeni (emolisi, emorragia, sanguinamento, catabolismo, lisi cellulare)	Lupus Eritematoso Sistemico	Ipertonicità (iperglicemia)
Leucocitosi (>100.000/mm³) Trombocitosi (800.000/mm³)	Diminuita escrezione	Dopo trapianto renale Insufficienza renale	
		Uropatia ostruttiva	Esercizio fisico
		Diuretici risparmiatori di potassio Alterazione asse renina-aldosterone (Morbo di Addison, ipoaldosteronismo primitivo)	Farmaci: Succinilcolina Digitale (intossicazione) β-bloccanti
		Altro (eparina, ACE-inibitori, inibitori prostaglandine)	Acidosi metebolica

Diagnosi e diagnosi differenziale

In Pronto Soccorso il riconoscimento dell'iperpotassiemia riveste un ruolo fondamentale per le serie conseguenze che può avere una diagnosi misconosciuta; in particolare, la concentrazione plasmatica del potassio va determinata con urgenza in ogni malato con un'anamnesi, un'obiettività ma soprattutto un tracciato elettrocardiografico compatibili con iperpotassiemia. L'emogasanalizzatore rimane lo strumento migliore per la determinazione rapida della concentrazione del potassio su sangue arterioso o venoso.

IL TACCUINO

L'iperpotassiemia deve essere inserita nel contesto elettrolitico e acido-base generale, dove le conseguenze della singola disionia sono fortemente dipendenti dalle altre alterazioni e concorrono all'equilibrio elettrico di membrana.

Anamnesi

Esclusa l'iperpotassiemia fittizia, solitamente, anamnesi e clinica sono sufficienti per un inquadramento del paziente. In particolare, la raccolta anamnestica consente di escludere rapidamente cause traumatiche e farmacologiche, mentre gli esami di laboratorio di primo livello possono evidenziare la comparsa o il peggioramento di un'insufficienza renale, la presenza di cheto-acidosi diabetica, di uno stato iperosmolare o di un'emolisi.

Manifestazioni cliniche ed elettrocardiografiche

Generalmente le manifestazioni cliniche coinvolgono il sistema nervoso e il sistema cardiocircolatorio (Figura 10.8.1). L'iperpotassiemia si manifesta con sintomi aspecifici quali astenia, debolezza muscolare fino alla paralisi flaccida e all'ipoventilazione. Tuttavia è l'interessamento cardiaco la condizione

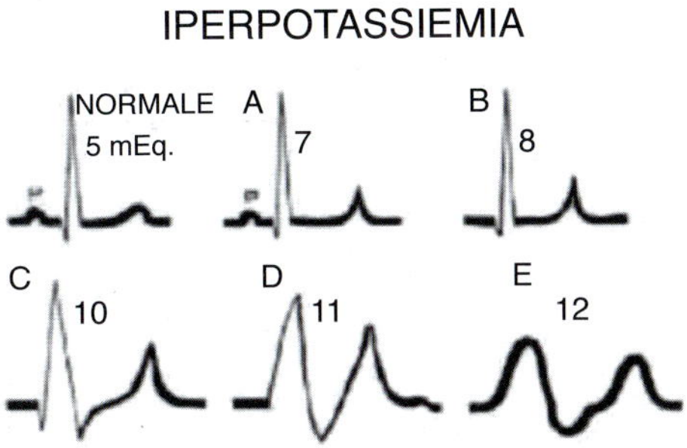

Figura 10.8.1. Correlazione tra livelli di potassiemia e segni elettrocardiografici.

più temibile in quanto l'iperpotassiemia depolarizza la membrana cellulare, rallenta la conduzione ventricolare e riduce la durata del potenziale d'azione. Le alterazioni elettrocardiografiche sono la spia della gravità dell'iperpotassiemia. Si va dal progressivo ampiamento e dalla trasformazione verso una forma appuntita delle onde T, tipicamente a capanna e asimmetriche, fino al progressivo allungamento del tratto PR e della durata del QRS, al ritardo di conduzione AV con scomparsa dell'onda P, per finire con l'allargamento del complesso QRS e la fusione con l'onda T che determina la comparsa di un'onda sinusoidale che precede l'arresto cardiaco in fibrillazione ventricolare o asistolia.

In linea di massima c'è una correlazione tra livelli di potassiemia e segni elettrocardiografici, laddove generalmente i pazienti diventano sintomatici per valori di potassiemia >6,5-7 mEq/L. Tuttavia, come ricordato, esiste una forte interdipendenza dello ione con l'ambiente elettrolitico circostante.

IL TACCUINO

Gli effetti elettrofisiologici dell'iperpotassiemia dipendono oltre che dall'aumento assoluto della concentrazione del potassio e dalla velocità di insorgenza anche dalle alterazioni acido-base e della ionemia, in senso peggiorativo (acidemia, ipocalcemia, iposodiemia) o migliorativo (alcalemia, ipersodiemia ipercalcemia).

Esami di laboratorio

In corso di iperpotassiemia è fondamentale la richiesta della creatininemia, della glicemia e degli ioni (sodio, calcio, magnesio). Se il paziente è in terapia digitalica è necessaria la determinazione della digossinemia. La valutazione dello stato acido-base è un altro passo fondamentale per capire il grado di rischio.

IL TACCUINO

Ogni paziente con alterazioni elettrocardiografiche di qualunque tipo va sempre considerato potenzialmente affetto da iperpotassiemia.

Ruolo dell'elettrocardiogramma

Il tracciato elettrocardiografico rappresenta l'unico valido strumento che garantisce di esplorare la gravità degli effetti della potassiemia sul sistema di conduzione, nel percorso che dalle semplici alterazioni della ripolarizzazione conduce fino all'arresto cardiaco. È necessario ristabilire, farmacologicamente, l'equilibrio di membrana ogni qualvolta si presenti un'alterazione elettrocardiografica, anche modesta, indipendentemente dai valori di potassiemia, in considerazione dei rischi di rapida e imprevedibile evoluzione.

Di seguito alcuni tracciati con alterazioni elettrocardiografiche da iperpotassiemia (**Figure 10.8.2**, **10.8.3**, **10.8.4**).

IL TACCUINO

Massima attenzione va posta nella lettura dei tracciati elettrocardiografici, in particolare per individuare le alterazioni precoci della fase di ripolarizzazione.

IL TACCUINO

L'unico vero caposaldo nella diagnosi, non tanto del disturbo "iperpotassiemia" quanto degli effetti della disionia sul potenziale di membrana, soprattutto nella stratificazione prognostica del paziente, resta il tracciato elettrocardiografico. Si devono trattare le alterazioni del tracciato con i farmaci stabilizzatori di membrana, indipendentemente dai livelli di potassiemia.

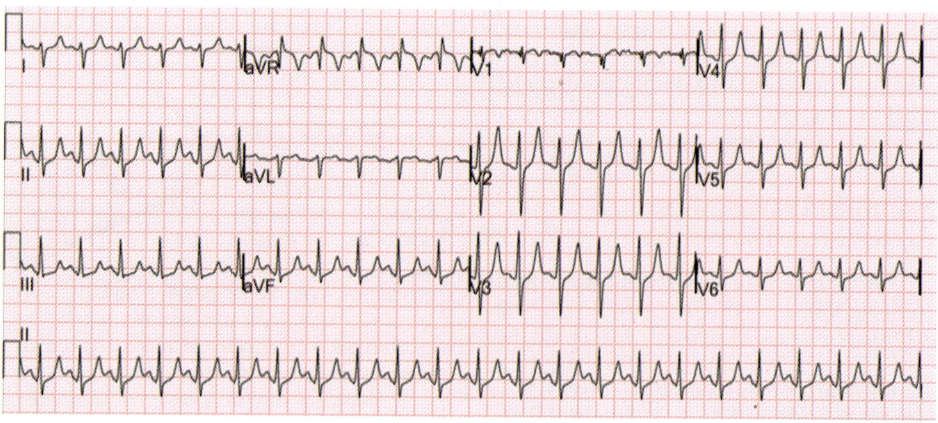

Figura 10.8.2. Tracciato caratterizzato da onde T a picco, con QRS stretto e onda P presente (potassiemia 6 mEq/L).

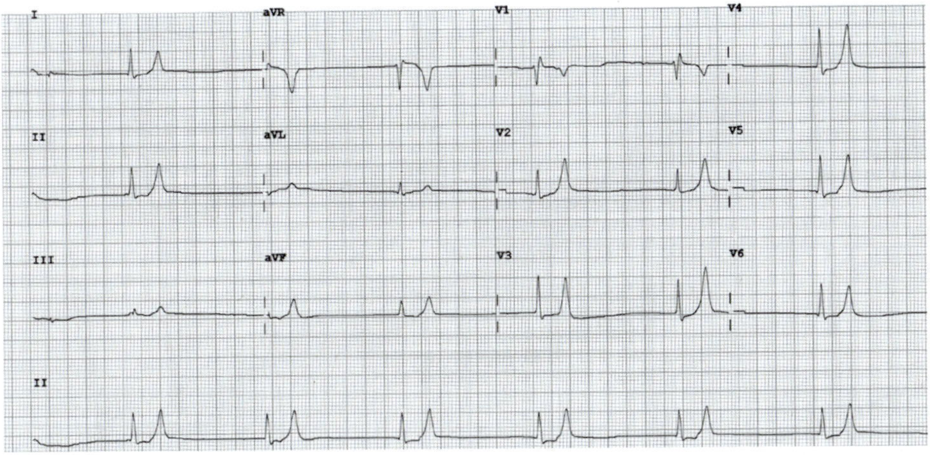

Figura 10.8.3. Ritmo giunzionale di scappamento con onde T appuntite, a capanna, assenza dell'onda P (potassiemia di 8,6 mEq/L).

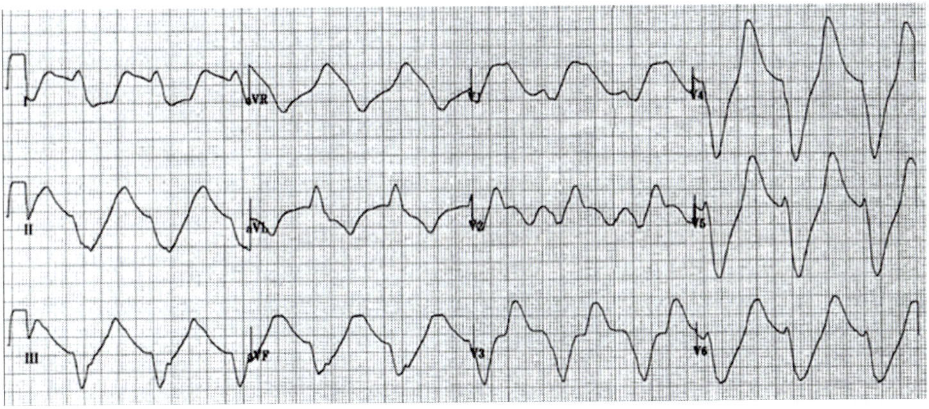

Figura 10.8.4. Tracciato caratterizzato da un'attività ritmica di complessi regolari e slargati di aspetto sinusoidale, senza attività atriale (potassiemia di 11 mEq/L). Questo tipo di tracciato deve indirizzare verso la diagnosi di iperpotassiemia.

Terapia

Farmaci di immediato intervento

Per approfondire l'argomento consultare la Tabella 10.8.2.

La priorità rimane il ripristino di quella ben nota stabilità di membrana. È altresì chiaro come, laddove non esista un valore di riferimento numerico (concentrazione del potassio plasmatico), il nostro monitor resti il tracciato elettrocardiografico.

Tale priorità si traduce nella somministrazione di calcio e.v., sotto forma di calcio cloruro 10 mg (diluito, meglio se in vena centrale) o calcio gluconato 10-30 mg, tenendo conto che l'efficacia di quest'ultimo è circa 1/3 di quella del calcio cloruro a parità di dosaggio. Per ambedue le formulazioni, l'effetto inizia dopo 1-2 minuti con una durata di 30-50 minuti. Le indicazioni a questo trattamento sono essenzialmente legate, come ribadito, alla presenza di alterazioni elettrocardiografiche più che al valore della potassiemia.

In particolare, è necessario un trattamento tanto più rapido ed efficace, quanto più le alterazioni sono consistenti. Nella pratica cli-

Tabella 10.8.2. Terapia della iperpotassiemia

Farmaco	Dose	Inizio effetto	Durata effetto
Stabilizzazione della membrana cellulare			
Ca gluconato 10%	10 mL e.v. ripetibile	Immediato	30-60 minuti
Soluz. salina ipertonica (3%) se compresente iposodiemia	50 mL	Immediato	sconosciuto
Spostamento del potassio dall'ambiente extra all'intra-cellulare			
Insulina rapida in soluzione glucosata (detta tamponata)	10 UI in 500 cc di soluzione glucosata 10% in 1 ora	20-30 minuti	2-6 ore
Salbutamolo	10 mg aerosol	30 minuti	2 ore
Bicarbonato di sodio	1 mEq/kg	20-30 minuti	1-6 ore
Eliminazione di potassio			
Furosemide	40-80 mg e.v.	15-20 minuti	3 ore
Bicarbonato di sodio	1 mEq/kg	oltre i 20 minuti	2 ore
Resine a scambio ionico (patiromer)	25 g singola dose	Riduzione potassiemia: 0,5 mEq/L in 2 ore	2-6 ore
Emodialisi	50 mEq/h	immediato	2-8 ore, fino a 24 ore

IL TACCUINO

Il calcio (cloruro o gluconato) antagonizza direttamente gli effetti dell'iperkaliemia sul miocardio ma non modifica i livelli di concentrazione del potassio plasmatico.

nica molti Autori considerano necessario un trattamento immediato con calcio gluconato (o cloruro) in tutti i casi di interessamento elettrocardiografico, a partire dalla comparsa di un aspetto aguzzo delle onde T. Controindicazione relativa è il concomitante trattamento digitalico. Il farmaco è ripetibile fino a normalizzazione delle alterazioni elettrocardiografiche.

IL TACCUINO

In caso di tossicità da digitale evitare l'utilizzo del calcio. Se necessario somministrare l'antidoto (frammenti anticorpali Fab) e, in assenza di questo, somministrare piccole dosi di calcio gluconato, molto lentamente.

La soluzione ipertonica salina NaCl (es. 3%) modifica le alterazioni elettrocardiografiche in corso di iperpotassiemia associata a iposodiemia: questo effetto sembra essere dovuto alle modifiche indotte dal sodio sulle proprietà elettriche dei miociti.

Farmaci e procedure di secondo intervento

Una volta ripristinata la stabilità della membrana, ovvero ottenuto il miglioramento della traccia ECG, è necessario normalizzare i livelli di potassiemia, con farmaci volti a aumentarne lo *shift* cellulare o a incrementare l'escrezione dello ione. La dialisi rappresenta una procedura d'urgenza per la rimozione del potassio.

Farmaci per favorire la shift *intracellulare del potassio*

- Insulina rapida 8-10 U con tamponamento in glucosata 5%, da infondere in 30-60 minuti. La riduzione attesa della potassiemia è di circa 1 mEq/L/ora. Inizio dell'effetto dopo 20-30 minuti, perdurante per circa 2 ore;
- β_2 stimolanti inalatori. Di solito si somministra salbutamolo 10-20 mg per aerosol. Inizio degli effetti entro 30 minuti con una durata di circa 4-6 ore.

- Bicarbonato di sodio 1 mEq/kg, da somministrarsi lentamente e per un tempo prolungato (almeno 4 ore). Inizio degli effetti dopo 20 minuti con durata di 2 ore. Oltre allo *shift* il bicarbonato determina perdita renale di potassio. La velocità di infusione deve essere tale da portare all'alcalinizzazione delle urine.

La somministrazione di bicarbonato è un'indicazione che non trova unanime consenso e che deve essere valutata caso per caso, anche in base al quadro clinico. Utilità maggiore nel contesto di grave acidosi metabolica, specie in caso di insufficienza renale acuta. Controindicazioni relative sono gli stati di ipoventilazione con ipercapnia e gli stati di sovraccarico volumetrico.

Farmaci o procedure per determinare l'eliminazione di potassio dall'organismo

- Furosemide 40-80 mg efficace in presenza di rene funzionante e in associazione con sodio bicarbonato.
- Emodialisi per valori di potassiemia elevati o non trattabili (>8 mEq/L), con importanti segni di alterazione elettrica, e soprattutto, in presenza di insufficienza renale conclamata.
- Resine a scambio ionico. Sono tradizionalmente riservate alle forme lievi (potassiemia tra 5 e 6 mEq/L) e croniche, in particolare nei pazienti nefropatici (15-30 g di solfonato di polistirene, ripetibile ogni 4-6 ore), tuttavia studi più recenti hanno mostrato che le nuove resine, patiromer e ZS-9 (ciclosilicato di zirconio), oltre a possedere un buon profilo di efficacia e sicurezza, potrebbero essere utili anche nel trattamento della iperpotassiemia acuta. In particolare, uno studio del 2015 ha valutato lo ZS-9 in un contesto di emergenza-urgenza: un sottogruppo di 45 pazienti con iperpotassiemia severa (>6 mEq/L) è stato trattato con ZS-9 alla dose di 10 grammi, ottenendo una riduzione della potassiemia <6 mEq/L in un tempo mediano di 1 ora, ed una riduzione <5,5 mEq/L in 4 ore.

Bibliografia di riferimento

LA LAVAGNA

- ***Talvolta le alterazioni elettrocardiografiche tipiche dell'iperkaliemia possono mancare.***
- ***In ogni paziente con insufficienza renale è necessario controllare sempre la potassiemia che va trattata aggressivamente solo se presenti segni elettrocardiografici o se >6,5 mEq/L.***
- ***L'emivita del calcio e.v. è molto breve, bisogna pertanto ricordarsi di ripetere la somministrazione del farmaco a effetti terminati.***
- ***Nel dubbio di ipepotassiemia severa, con alterazioni importanti e senza la possibilità di un rapido riscontro emogasanalitico, la somministrazione di calcio e.v. è sempre indicata.***

Iperpotassiemia

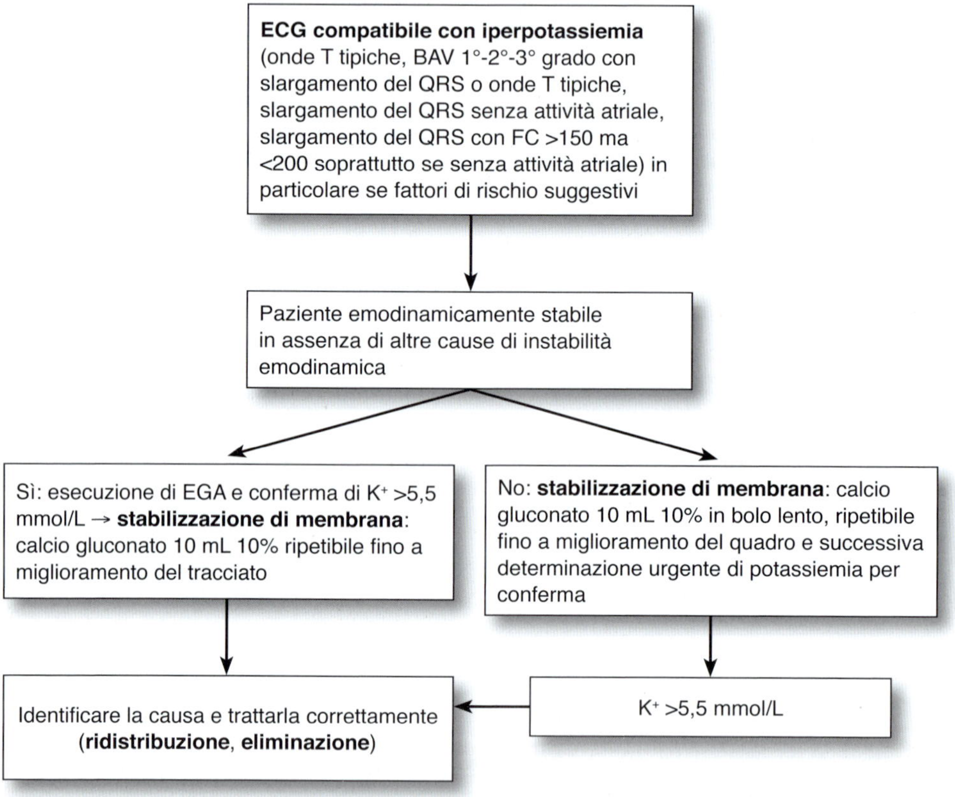

10.9 Ipocalcemia

Introduzione

Il calcio (Ca) è il minerale più presente nell'organismo in ragione di un pool corporeo totale pari a circa 1000-1500 grammi, di cui il 99% è contenuto nelle ossa sotto forma di idrossiapatite [$Ca_5(PO_4)_3OH$]. Poiché una quota molto bassa è localizzata a livello intra-cellulare (10^{-7} mmol/L), il restante 1% si trova nei liquidi extra-cellulari e nel sangue, dove il 50% è costituito dalla quota ionizzata (cioè quella non legata alle proteine e che è elettrofisiologicamente attiva), il 40% è legato alle proteine e, infine, il 10% si trova sotto forma di chelati (bicarbonato, citrato, fosfato, etc.) (Tabella 10.9.1).

Fisiopatologia

La calcemia totale normale, indicata anche come $[Ca]_p$, è pari 8,5-10,5 mg/dL (corrispondente a 2,15-2,6 mmol/L), mentre la quota ionizzata (Ca^{++}), corrispondente a circa il 50% della totale, è pari a 4,4-5,4 mg/dL (corrispondente a 1,15-1,29 mmol/L). Il calcio ione (Ca^{++}) è il terzo elettrolita più rappresentato nel corpo umano ed è coinvolto in numerosi processi biochimici, tra cui l'eccitabilità cardiaca e neuro-muscolare, il metabolismo osseo e intermedio, la coagulazione, i meccanismi di mediazione intra-cellulare.

Calcemia totale e quota ionizzata

L'emogasanalisi fornisce i valori della quota ionizzata, mentre i laboratori solitamente misurano la calcemia totale, che è influenzata dall'albumina; infatti, in caso di riduzione o aumento dell'albuminemia, si verifica una riduzione o un aumento anche della calcemia totale, ma non della quota ionizzata. La calcemia corretta per l'albumina si può calcolare mediante la formula

calcemia totale + [0,8 × (4,5-albuminemia)]

per cui, ad esempio, se la calcemia è 6,5 mg/dL e l'albumina è 2,0 g/dL, la calcemia corretta è pari a 6,5 + [0,8 × (4,5-2)] = 8,5 mg/dL; in pratica per ogni grammo di albumina in meno, la calcemia totale deve essere corretta aggiungendo 0,8 mg/dL al valore di laboratorio. Le variazioni del pH, invece, non interessano la calcemia totale, ma influenzano la quota ionizzata (Ca^{++}): essa si riduce in corso di alcalemia (poiché aumenta l'affinità tra calcio e proteine) ed aumenta in corso di acidemia, con una variazione attesa di 0,36

IL TACCUINO

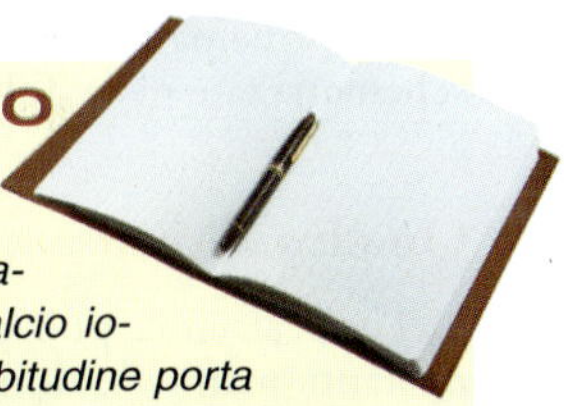

Da un punto di vista clinico è indicata la valutazione del solo calcio ionizzato, anche se l'abitudine porta a richiedere la calcemia totale. Generalmente i moderni emogas-analizzatori forniscono automaticamente concentrazione del calcio ionizzato corretto per il pH.

Tabella 10.9.1. Distribuzione del calcio

Distribuzione del calcio nel corpo umano		
99% ossa		Circa 1%
In forma di idrossiapatite	Quota intra-cellulare molto bassa (10^{-7} mmol/L)	Fluidi extra-cellulari e sangue, di cui: • 50% ionizzato (forma fisiologicamente attiva) • 40% legato alle proteine • 10% in forma di chelati (citrato, bicarbonato, fosfato, etc.)

mmol/L per ogni unità di pH a partire da 7,40; in questo caso l'equazione da applicare è

$$\textbf{Ca}^{++}\textbf{ corretto (mmol/L) = Ca}^{++}\textbf{ attuale (mmol/L) x [1 – 0,53 x (7,4 – pH attuale)].}$$

Definizione di ipocalcemia

Si definisce ipocalcemia il rilievo di un valore di calcio plasmatico $[Ca]_p$ <8,5 mg/dL o di calcio ionizzato (Ca^{++}) <4,4 mg/dL. Molti autori utilizzano il termine pseudo-ipocalcemia per indicare quelle condizioni in cui la calcemia risulta falsamente più bassa, come avviene, ad esempio, in caso di somministrazione di gadolinio (usato come mezzo di contrasto per la risonanza magnetica), il quale interferisce con il metodo colorimetrico determinante la calcemia.

Epidemiologia

L'incidenza e la prevalenza dell'ipocalcemia sono difficili da stabilire. Essa è frequente tra i pazienti critici. Si stima che nelle unità di terapia intensiva questa alterazione sia presente nel 15-50% dei pazienti ricoverati.

Cause di ipocalcemia

Le principali cause di ipocalcemia sono schematizzate nella Tabella 10.9.2.

Tabella 10.9.2. Cause di ipocalcemia

Alterazioni metaboliche	• Ipolbuminemia • Alcalemia • Shock settico
Farmaci e tossici	• Diuretici dell'ansa • Bisfosfonati • Eparina • Amminoglicosidi • Fenobarbital • Chemioterapici • Calcitonina • Acido idrofluoridico
Precipitazione e chelazione di Ca^{++}	• Pancreatite • Iperfosfatemia • Rabdomiolisi • Trasfusioni massive
↓ PTH	• Ipoparatiroidismo primitivo e secondario • Hungry Bone Syndrome • Deficit di Magnesio
↓ Vitamina D	• Ridotto apporto • Malassorbimento • Insufficienza renale • Insufficienza epatica
Altro	• Neoplasie con metastasi (Ca mammella e prostata)

Quadro clinico

L'ipocalcemia può produrre diverse importanti manifestazioni cliniche, da quelle cardiovascolari (riduzione della contrattilità miocardica e allungamento del Q-T con possibile, raro, scatenamento di eventi aritmici) a quelle muscolari (tetania, parestesie) a quelle neurologiche (convulsioni, confusione mentale). Generalmente segni e sintomi si manifestano quando la quota ionizzata scende al di sotto di 2,5-2 mg/dL e sono aggravati dalla presenza di un pH alcalino (Tabella 10.9.3).

Tabella 10.9.3. Manifestazioni cliniche dell'ipocalcemia

Cardiovascolari	• Insufficienza contrattile miocardica • Allungamento del QT • Aritmie (specie ventricolari e torsione di punta) • Blocchi atrio-ventricolari
Neuro-muscolari	• Tetania • Segno di Chvostek e Trousseau • Spasmo laringeo • Broncospasmo
Neurologici	• Confusione • Convulsione • Segni extra-piramidali

I segni di Chvostek e Trousseau svelano una tetania latente. Il segno di Chvoestek è una contrazione involontaria dei muscoli facciali, evocabile esercitando una percussione leggera e ripetuta sul nervo facciale in sede appena anteriore al meato acustico esterno. Il segno di Trousseau consiste nella flessione delle articolazioni del polso e metacarpo-falangee, associata ad estensione delle dita ed adduzione del pollice; tale segno si evoca riducendo l'apporto ematico alla mano con un laccio oppure con lo sfigmomanometro gonfiato ad una pressione superiore a quella sistolica per circa 3 minuti. Entrambi i segni sono espressione dell'iper-eccitabilità neuro-muscolare secondaria all'ipocalcemia, ma il segno di Trousseau è considerato più sensibile e più specifico rispetto a quello di Chvostek.

Quadro elettrocardiografico

L'ipocalcemia determina un allungamento del Q-Tc da prolungamento del tratto ST (allungamento della fase 2 del potenziale d'azione) (**Figura 10.9.1**).

Esami di laboratorio

In caso di ipocalcemia è indicata la richiesta di emogasanalisi per la valutazione acido-base, la determinazione della magnesemia e della concentrazione del potassio plasmatico; sono, inoltre, utili la determinazione del PTH e della 25-idrossi-Vitamina D (**Figura 10.9.2**).

Terapia dell'ipocalcemia

I pazienti sintomatici o con Ca^{++} <2,5-2 mg/dL (o <1 mmol/L), devono essere trattati con calcio gluconato 10-30 mL al 10% (una fiala da 10 mL al 10% contiene 1000 mg di calcio gluconato), sotto monitoraggio elettrocardiografico. In caso di tetania da ipocalcemia si pratica calcio gluconato 1-2 g in bolo lento in 2-5 minuti o calcio cloruro (CaCl) 0,5-1 g in 10-20 minuti; ripetibili ogni 4-6 ore fino ad ottenere la remissione sintomatologia.

Il calcio cloruro (10 mL al 10%) è irritante per le vene e se infuso dovrebbe essere somministrato in un vaso centrale. A parità di dosaggio il CaCl è tre volte più efficace del calcio gluconato.

Ipopotassiemia, ipomagnesiemia e/o alcalemia, se presenti, vanno corrette perché aumentano il rischio aritmogeno.

I farmaci che favoriscono l'escrezione di calcio, come i diuretici dell'ansa, devono essere sospesi, mentre possono essere utili i tiazidici che invece riducono la calciuria.

Poiché l'effetto del calcio tende a scomparire in 20-30 minuti, si consiglia di proseguire la somministrazione con un'infusione lenta (generalmente iniziando a 0,2-0,5 mg/kg/h per 12-24), la cui velocità andrà poi modulata in base ai valori di calcemia ottenuti (**Tabella 10.9.4**).

Se la sola infusione è insufficiente, si indica la somministrazione di supplementi di vitamina D in forma attiva.

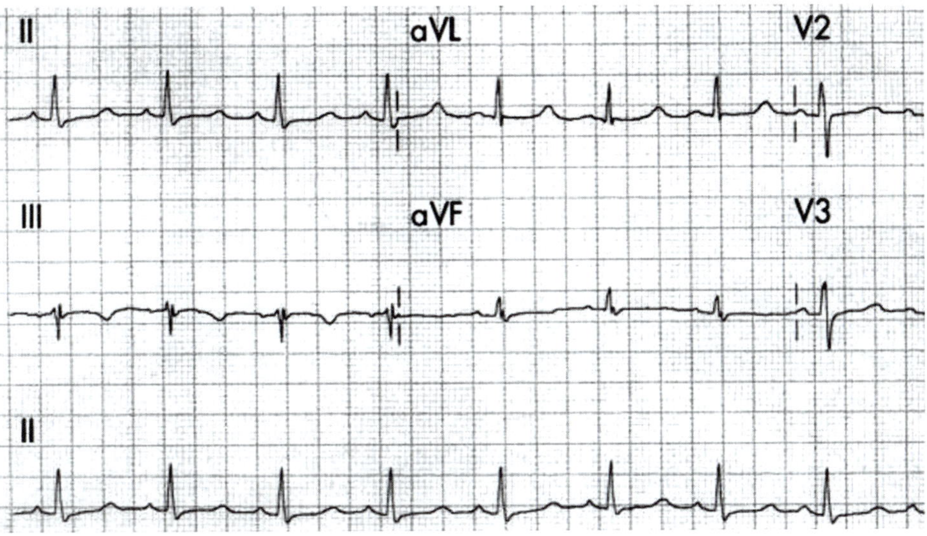

Figura 10.9.1. Allungamento del Q-T in corso di ipocalcemia grave (http://www.keywordpicture.com/keyword/hypocalcemia%20ecg/).

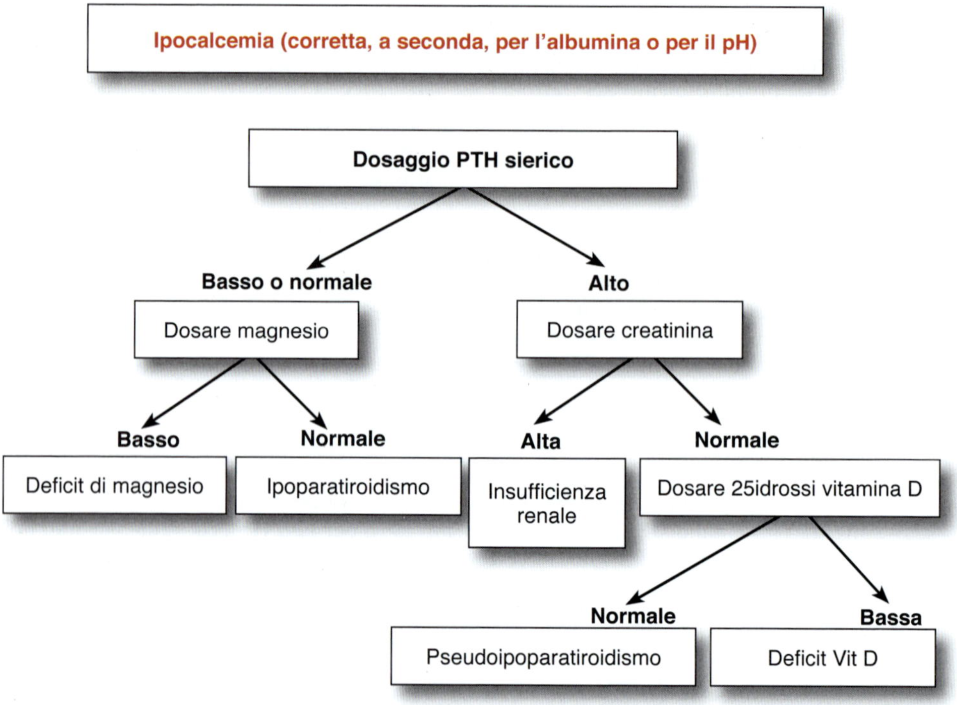

Figura 10.9.2. Algoritmo diagnostico dell'ipocalcemia.

Tabella 10.9.4. Terapia dell'ipocalcemia

Farmaco	Dosaggio	Modalità di somministrazione
Calcio gluconato 10% (1 fl da 10 mL ne contiene 1000 mg)	10-20 mL	100 mL di glucosata 5%
	100 mL (10 fiale)	In un litro di soluzione clorurata NaCl 0,9% con una velocità di infusione 50-100 mL/ora

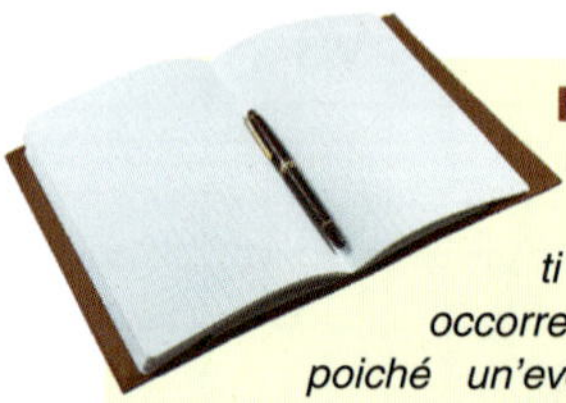

IL TACCUINO

Se si trattano pazienti in terapia digitalica, occorre particolare cautela poiché un'eventuale ipercalcemia transitoria può causare delle aritmie.

Bibliografia di riferimento

LA LAVAGNA

- *Dosare preferibilmente il calcio ionizzato corretto a pH 7,4.*
- *Attenzione alle vie aeree: laringospasmo.*
- *Correggere le alterazioni elettrolitiche presenti.*
- *Se è necessaria l'infusione continua, utilizzare preferenzialmente il calcio gluconato.*
- *Durante la terapia con calcio monitorizzare il paziente.*

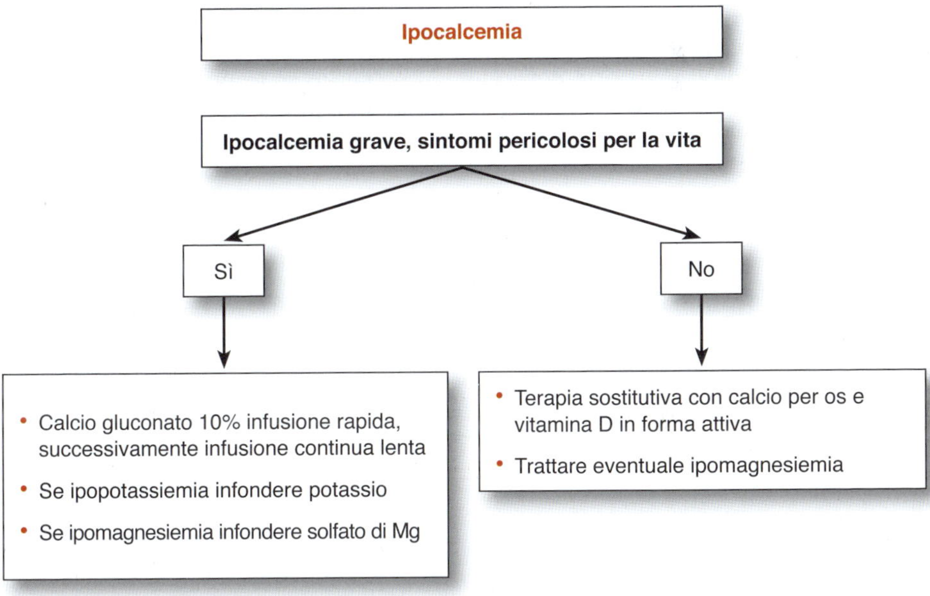

10.10 Ipercalcemia

Definizione

Si definisce ipercalcemia il riscontro di un valore del calcio totale plasmatico >10,5 mg/dL (o >2,62 mmol/L), con la rispettiva quota ionizzata >5,2 mg/dL (o 1,3 mmol/L). A seconda della concentrazione del calcio plasmatico si distinguono tre livelli di gravità (Tabella 10.10.1). Il termine pseudo-ipercalcemia è usato per indicare un aumento della calcemia totale (non la ionizzata), dovuta a para-proteinemia, come avviene, ad esempio, nel mieloma multiplo o nella macroglobulinemia di Waldenström.

Tabella 10.10.1. Livelli di gravità dell'ipercalcemia

Livello di gravità	Calcio totale mg /dL	Calcio ionizzato mg/dL
Lieve	10,5-11,9	5,6-8
Moderato	12-13,9	8-10
Crisi ipercalcemia	14-16	10-12

Epidemiologia

L'ipercalcemia, soprattutto nelle forme lievi, è abbastanza frequente. Nella popolazione generale la prevalenza varia da 8 a 40 casi per 1000 persone.

Cause

Sotto un profilo clinico nell'80-90% circa dei casi l'ipercalcemia è riconducibile a due cause principali, ossia ad una condizione di iperparatiroidismo oppure ad una malattia neoplastica; in quest'ultimo caso l'aumento del calcio plasmatico può essere dovuto non solo all'osteolisi da secondarietà ossee, ma anche alla produzione paraneoplastica di linfochine attivanti gli osteoclasti, o alla produzione del PTHrP (*ParaThyroid Hormon-related Protein*), un fattore dotato di azione attività PTH-like. L'ipercalcemia si verifica nel 20-30% delle neoplasie maligne, ma il sospetto clinico deve essere posto soprattutto in presenza di forme linfoproliferative e di MEN (*Multiple Endocrine Neoplasia*). Le linfochine sono chiamate in causa anche nella genesi dell'ipercalcemia che si osserva nelle patologie caratterizzate da granulomatosi, quali la TBC e la sarcoidosi. Tra le diverse cause (Tabella 10.10.2), infine, non vanno dimenticati i farmaci, tra cui i comuni tiazidici.

Tabella 10.10.2. Cause di ipercalcemia

Iperparatiroidismo	• Primitivo (iperplasia, adenoma, carcinoma, MEN tipo I e IIa) • Secondario (insufficienza renale, malassorbimento di calcio) • Terziario (ipersecrezione autonoma di PTH, non dipendente dalla calcemia) • Ipercalcemia ipocalciurica familiare
Neoplasie	• Mieloma multiplo • Leucemie e linfomi • Tumori solidi (polmone, prostata, rene, etc.)
Granulomatosi	• Granulomatosi di Wegener • Sarcoidosi • TBC
Farmaci	• Diuretici tiazidici • Estrogeni • Litio • Calcio e vitamina D
Altre cause	• Immobilizzazione prolungata • Rabdomiolisi • Tireotossicosi • Milk-alkali syndrome

Quadro clinico

L'ipercalcemia può determinare effetti cardiovascolari (ipertensione arteriosa, QT corto, aritmie), neuro-muscolari (astenia, iporeflessia, alterazioni della coscienza), renali (nefrolitiasi, tubulopatie, insufficienza renale) e gastrointestinali (nausea, vomito, ileo paralitico, pancreatite) (Tabella 10.10.3).

Il quadro clinico che interessa in particolare il medico d'urgenza è la crisi ipercalcemica (calcio totale plasmatico >14 mg/dL o ionizzato >10 mg/dL) in cui i sintomi dovuti all'ipercalcemia sono molto accentuati e dove prevalgono lo stato di disidratazione/ipovolemia, l'astenia, lo stato confusionale fino alla letargia e al coma.

Tabella 10.10.3. Effetti dell'ipercalcemia

Cardio-vascolari	• Ipertensione arteriosa • PR allungato • QT corto • Bradicardia, vari gradi di blocco fino all'arresto cardiaco • Rischio di intossicazione digitalica specie se compresente ipopotassiemia
Neuro-muscolari	• Astenia • Iporeflessia • Confusione mentale, letargia, coma
Renali	• Nefrolitiasi • Disidratazione/ipovolemia • Tubulopatie • Insufficienza renale
Gastrointestinali	• Nausea, vomito • Stipsi, ileo paralitico • Pancreatite

IL TACCUINO

Determinare sempre la concentrazione del calcio plasmatico nei soggetti con disturbi comportamentali e alterazioni dello stato di coscienza, di recente insorgenza.

Quadro elettrocardiografico

Caratteristicamente è presente riduzione dell'intervallo Q-T dovuta a una riduzione della fase 2 del potenziale d'azione (Figura 10.10.1). Raramente nelle condizioni di grave ipercalcemia può comparire l'onda di Osborn.

Esami di laboratorio

Poiché le due principali cause di ipercalcemia sono l'iperparatiroidismo e le neoplasie maligne, sotto un profilo diagnostico, una volta esclusa una pseudo-ipercalcemia (aumento della calcemia totale – non ionizzata – dovuta a para-proteinemia, come nel mieloma multiplo), occorre innanzitutto dosare il PTH, che permette di distinguere un'ipercalcemia da aumento del PTH (appropriatamente o inappropriatamente elevato) da un'ipercalcemia con PTH basso, solitamente dovuta ad una forma neoplastica oppure ad un'eccessiva assunzione di vitamina D, calcio carbonato, diuretici tiazidici. In presenza o

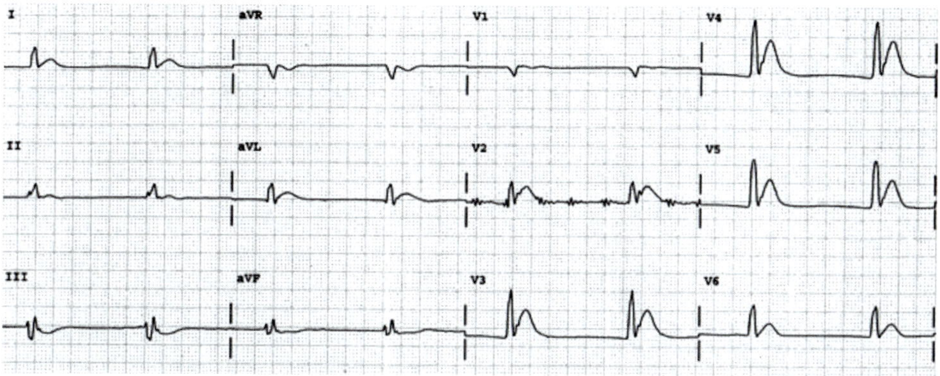

Figura 10.10.1. Marcata riduzione del tratto Q-T in corso di ipercalcemia (http://lifeinthefastlane.com/ecg-library/basics/hypercalcaemia/).

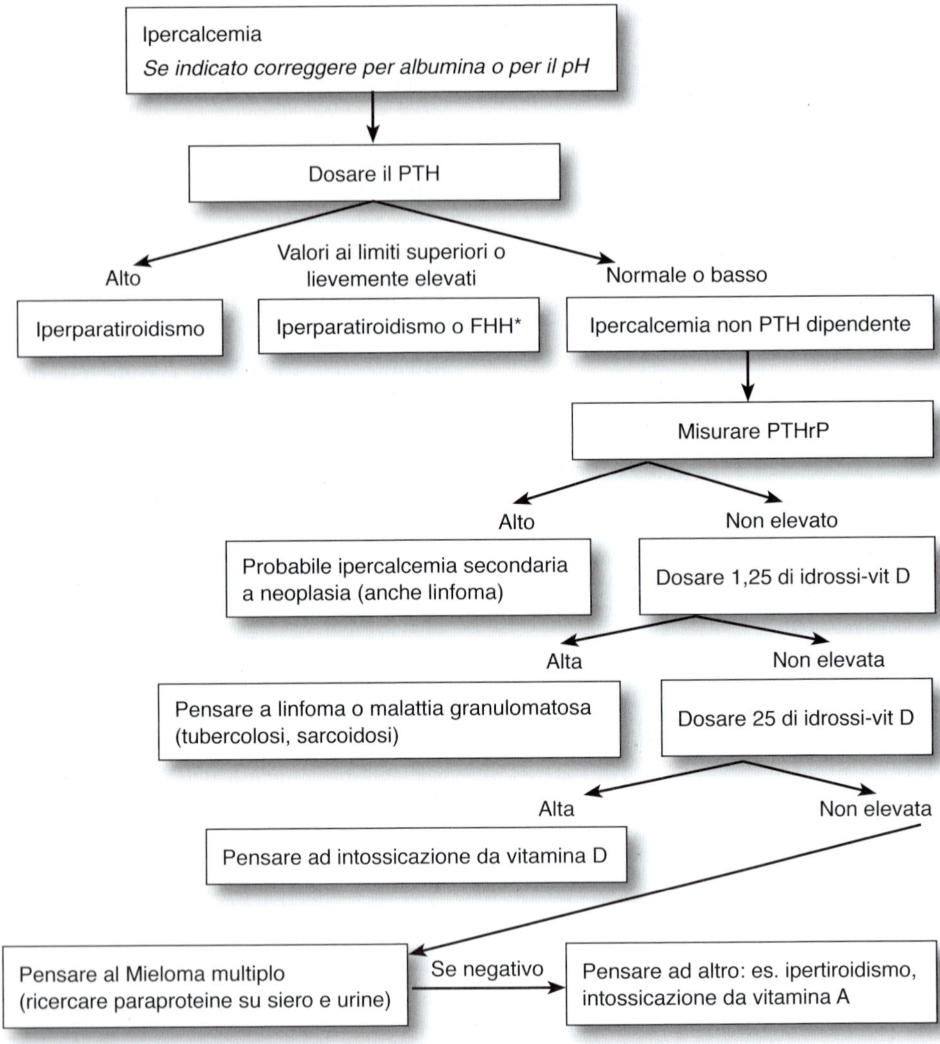

Figura 10.10.2. Algoritmo diagnostico dell'ipercalcemia.
*FHH: Ipercalcemia ipocalciurica familiare.

nel sospetto di forme neoplastiche è utile il dosaggio del PTHrP (**Figura 10.10.2**).

Terapia dell'ipercalcemia

Il trattamento dell'ipercalcemia dipende del valore plasmatico del calcio (corretto per l'albumina), in base a cui – come su descritto (**Tabella 10.10.1**) – si possono distinguere una forma lieve (contenuta entro i 12 mg/dL), moderata (12-13,9 mg/dL) e grave (>14 mg/dL); in quest'ultimo caso di parla di crisi ipercalcemica. L'ipercalcemia viene fisiologicamente contrastata dai reni attraverso l'incremento dell'eliminazione del calcio, a cui, tuttavia, per effetto osmotico consegue una perdita di liquidi: per questo motivo il razionale della terapia consiste innanzitutto

Tabella 10.10.4. Terapia della crisi ipercalcemica

Farmaco	Dosaggio	Modalità di somministrazione
Soluzione salina NaCl 0,9%	200-300 mL/h nelle prime ora, poi 100-200 mL/h con diuresi desiderata di 100-150 mL/h	Infusione
Zaledronato	4 mg	Infusione e.v. in 100 mL di salina NaCl 0,9% in 15-20 minuiti
Pamidronato	60-90 mg	500 mL di soluzione salina 0.9% in 4 ore
Calcitonina	4 UI/kg ogni 12 ore per 48 ore	Sottocute o intramuscolo
Denosumab	120 mg/settimana per 4 settimane, poi 120 mg/mese	Sottocute
Prednisone	20-40 mg/die	os

nel ripristino della volemia e della diuresi, oltreché nel ridurre il riassorbimento osseo (Tabella 10.10.4).

Ipercalcemia lieve (10,5-11,9 mg/dL o 2,62-2,99 mmol/L)

In questo range di calcemia i pazienti sono solitamente asintomatici o paucisintomatici, per cui non è indicato un trattamento farmacologico, mentre sono indicate un'adeguata idratazione per os (per evitare una nefrolitiasi) e soprattutto l'individuazione con successiva rimozione di eventuali fattori aggravanti, quali una terapia a base di tiazidici o una dieta ricca di calcio.

Ipercalcemia moderata (12-13,9 mg/dL o 3,0-3,49 mmol/L)

I pazienti sono generalmente paucisintomatici, tuttavia, poiché – in questo range – anche un piccolo ulteriore incremento della calcemia può scatenare sintomi più gravi (come le alterazioni del sensorio), in questo caso è indicata una terapia più aggressiva, essenzialmente basata sulla somministrazione di soluzione fisiologica (facendo attenzione ai pazienti a rischio di sovraccarico) e di bifosfonati.

Ipercalcemia grave (>14 mg/dL o >3,5 mmol/L)

In questo range di valori della calcemia, per cui si configura la così detta crisi ipercalcemica, i pazienti sono sintomatici e possono presentare gravi alterazioni del sensorio, per cui è necessaria una terapia più aggressiva, che si basa non solo sull'idratazione, associata a diuresi forzata, ma anche sulla somministrazione di diversi farmaci, di seguito riportati, che agiscono riducendo il riassorbimento osseo di calcio e/o favorendo la calciuresi.

- Il primo approccio è senza dubbio la somministrazione di soluzione salina NaCl 0.9%. Facendo attenzione ai pazienti che possono essere scompensati da un'eccessiva somministrazione di liquidi (cardiopatici, nefropatici, epatopatici), generalmente s'infonde soluzione fisiologica a 200-300 mL/h nelle prime ore, proseguendo poi a 100-200 mL/h (3-5 litri nelle 24 ore), avendo cura che la diuresi si mantenga a livello di 100-150 mL/h. La furosemide è indicata solo nel caso vi sia insufficienza renale o un quadro di scompenso cardiaco.
- I bifosfonati agiscono bloccando l'attività osteoclastica. Sono i farmaci preferiti nel trattamento dell'ipercalcemia dovuta ad eccessivo riassorbimento osseo (es., in corso di neoplasia). Ci sono diverse molecole in commercio, quali pamidronato, etidronato, zoledronato; quest'ultimo offre la risposta più efficace in termini sia di normalizzazione che di durata. Si somministrano 4 mg di zoledronato in 100 cc di soluzione salina NaCl 0,9% da infondere in 15- 20 minuti: l'effetto ipocalcemizzante si manifesta solitamente nell'arco di 2 giorni e si mantiene per circa 2 settimane; in caso di insufficienza renale cronica non sono necessari aggiustamenti posologici a meno che la creatinina non sia >4,5 mg/dL.
- La calcitonina al dosaggio di 4 UI/kg ogni 12 ore fino a 48 ore (poiché può dare tachifilassi) riduce la calcemia aumentando l'escrezione renale e riducendo il riassorbimento osseo, interferendo con l'attività osteoclastica.

Nei pazienti in cui i bifosfonati sono controindicati (ad es. insufficienza renale), insieme alla calcitonina è indicata la somministrazione di denosumab, solitamente somministrato sottocute alla dose di 120 mg a settimana per le prime 4 settimane, poi mensilmente.

- I corticosteroidi sono indicati in corso di ipercalcemia da granulomatosi (es., sarcoidosi) o da linfoma.
- La dialisi (sia peritoneale che l'emodialisi) trova indicazione nei pazienti affetti da ipercalcemia severa sintomatica e insufficienza renale o scompenso cardiaco, condizioni che non permettono un'adeguata somministrazione di soluzione salina.

Bibliografia di riferimento

LA LAVAGNA

- *Dosare la concentrazione di calcio nei pazienti con recenti alterazioni del comportamento o riduzione dello stato di coscienza.*
- *Trattare sempre in maniera aggressiva le crisi ipercalcemiche.*
- *Monitorizzare il paziente durante la terapia.*
- *Nei pazienti con scompenso cardiaco o con diuresi inefficace passare al trattamento dialitico.*

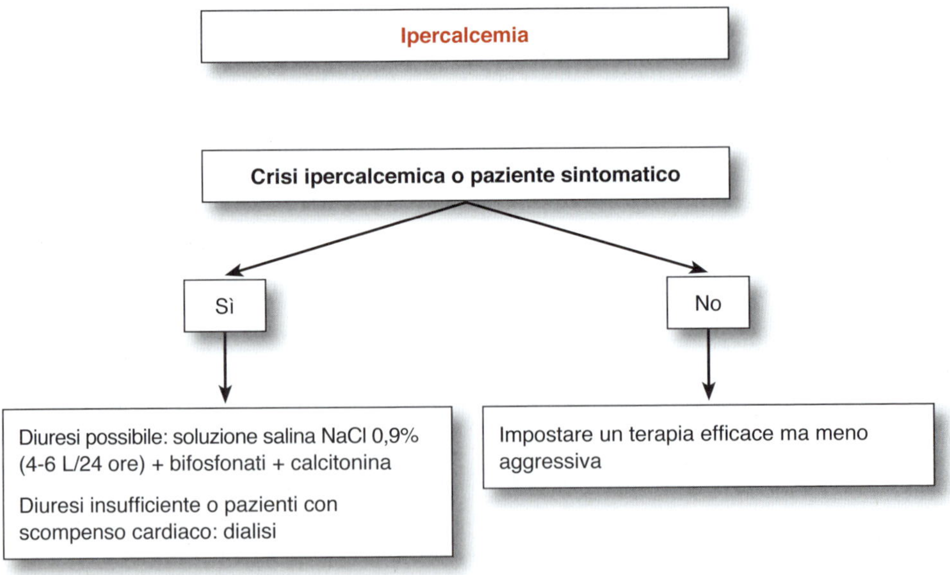

10.11 Ipomagnesiemia

Introduzione

Il magnesio (Mg) è un elettrolita di grande importanza in quanto implicato in una notevole quantità di funzioni fisiologiche, quali il potenziale d'azione cardiaco, l'attività neuro-muscolare, il metabolismo intermedio (cofattore in oltre 300 reazioni enzimatiche), la stabilizzazione dell'ATP, la sintesi di proteine ed acidi nucleici. Ciononostante, il magnesio rappresenta una sorta di "illustre sconosciuto", che spesso, erroneamente, non è inserito nel panel di screening degli elettroliti.

Quantitativamente il magnesio è il quarto catione dell'organismo umano ed il secondo a livello intra-cellulare, subito dopo il potassio, in ragione di un pool totale pari a 20-28 grammi (circa 1000 mmol); esso è distribuito per il 60-70% nelle ossa (insieme a calcio e fosforo), per il 30-39% nei muscoli e tessuti molli, così che soltanto l'1% è presente nell'ambiente extra-cellulare (e quindi nel sangue). Della quota plasmatica totale (1,7-2,7 mg/dL o 0,7-1,1 mmol/L o 1,4-2,3 mEq/L) circa il 33% è legato alle proteine, il 7% è complessato con citrato, fosfato ed altri anioni, mentre il 60% è in forma ionizzata (Mg^{++}, talora indicato come iMg^{++}), che (analogamente al calcio) è la forma attiva, la cui concentrazione è pari a 0,4-0,7 mmol/L ossia 0,7-1,6 mg/dL (Tabella 10.11.1). Così come avviene per il calcio, l'alcalemia (di origine metabolica o respiratoria) riduce la quota ionizzata di Mg^{++}, così che si riduce la quota elettrofisiologicamente attiva di entrambi gli elettroliti; ciò contribuisce a spiegare l'aumentato rischio di aritmie quando il pH aumenta bruscamente.

IL TACCUINO

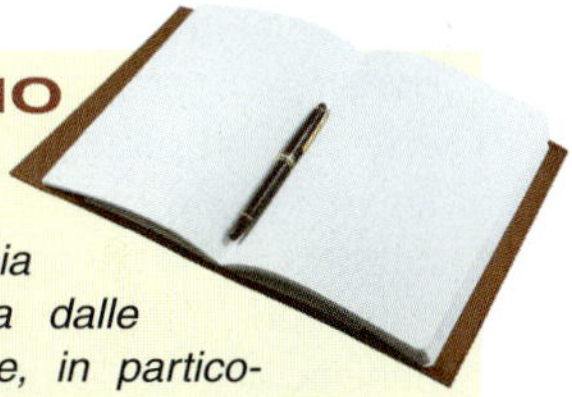

Come la calcemia, anche la magnesiemia totale è influenzata dalle proteine plasmatiche, in particolare l'albumina, per cui la magnesiemia può essere corretta in base alla seguente formula, proposta da Kroll nel 1985: "Magnesiemia corretta = Magnesiemia sierica espressa in mmol/L + 0,005 (40 – Albumina espressa in g/L)".

Definizione

Si definisce ipomagnesiemia il rilievo di una concentrazione del magnesio sierico <1,7 mg/dL (v.n. 1,7-2,7 mg/dL); l'ipomagnesiemia è grave quando il valore di magnesio sierico è <1,2 mg/dL.

Epidemiologia

I dati riguardanti la popolazione generale probabilmente non sono precisi proprio perché spesso il magnesio non è inserito tra gli esami di screening, tuttavia sembra che l'ipomagnesiemia sia più frequentemente riscontrata nelle

Tabella 10.11.1. Distribuzione del magnesio nell'organismo umano

Distribuzione del magnesio		
Ossa 60-70%	Tessuti molli e muscoli 30-39%	Ambiente extra-cellulare 1%, di cui: • 33% legato alle proteine • 7% complessato sotto forma di citrato, fosfato, etc. • 60% ionizzato (0,4-0,7 mmol/L ossia 0,7-1,6 mg/dL)

APPROFONDIMENTI

Questo capitolo è dedicato all'ipomagnesiemia anche se, come intuibile, le alterazioni del magnesio includono anche la ipermagnesiemia, caratterizzata dal rilievo di un valore di magnesio plasmatico >2,7 mg/dL. Tuttavia, anche per via della efficiente eliminazione renale, l'ipermagnesiemia è una condizione molto rara, generalmente considerata iatrogena, di fatto asintomatica nella grandissima parte dei casi. Per questo l'infusione di Mg (anche in forma di elettrolita concentrato) è considerata sicura, tanto che – come da linee guida internazionali per la rianimazione cardiopolmonare – essa è indicata nel trattamento della torsione di punta indipendentemente dalla magnesiemia di partenza. Nei rari casi in cui l'ipermagnesiemia diviene sintomatica, le manifestazioni cliniche compaiono solitamente per valori >3,6 mg/dL: in particolare, per valori tra 3,6 e 6,0 mg/dL. I sintomi sono prevalentemente gastro-intestinali (nausea e vomito) e neurologici (iporeflessia, debolezza muscolare), mentre per valori >6,0 mg/dL si possono verificare ipotensione marcata, paralisi muscolare, bradicardia fino all'arresto cardiaco (solitamente per valori >18 mg/dL). La terapia si basa sulla correzione della volemia con soluzione normosalina, sull'infusione di calcio (che antagonizza gli effetti del Mg), sulla somministrazione di diuretici dell'ansa per favorirne l'escrezione renale e sull'emodialisi in caso di insufficienza renale. Dunque, poiché molto rara e solitamente asintomatica (eccetto che per concentrazioni molto elevate), il principale rischio dell'ipermagnesiemia consiste nel non considerarla in presenza dei suddetti sintomi.

giovani donne (20% a 18-20 anni) e nei pazienti anziani (15%). La percentuale cresce se si considerano i pazienti ospedalizzati, specie in area critica, e cresce nei pazienti ipokaliemici, nei quali l'ipomagnesiemia e l'ipopotassiemia sono associate nel 50-60% dei casi.

Cause di ipomagnesiemia

Una deplezione di magnesio può verificarsi a seguito di: perdite gastro-enteriche, perdite renali, farmaci, diabete mellito e disendocrinopatie, redistribuzione, alcolismo (Tabella 10.11.2).

- *Perdite gastro-enteriche*. Sono chiamati in causa: stati di malassorbimento (morbo di Crohn, colite ulcerosa, celiachia, etc.) con steatorrea, in cui il magnesio viene perso poiché legato ai grassi in forma di sapone; rare le forme genetiche correlate all'assorbimento intestinale di magnesio, le quali solitamente esordiscono in età pediatrica con tetania e convulsioni.
- *Perdite renali*. Possono essere primitive o secondarie specialmente ai farmaci, di cui si parlerà in seguito. Poiché a livello prossimale il riassorbimento di magnesio è legato a quello del sodio, tutte le condizioni di ridotto riassorbimento tubulare di sodio possono portare ad ipomagnesiemia. La deplezione renale di magnesio si verifica nelle fasi poliuriche post ostruttive, dopo trapianto renale, nelle patologie tubulo-interstiziali acquisite o congenite (sindrome di Bartter, sindrome di Gitelman), in corso di diuresi osmotica, come nell'iperglicemia o nei paziente trattati con diuretici.
- *Farmaci*. Oltre ai diuretici, sono da considerare anche gli antibiotici (amminoglicosidi) ed i chemioterapici antineoplastici (cisplatino), capaci di determinare danno tubulare con conseguente perdita di Mg^{++} oltre che di K^{+}.
- *Diabete mellito e disendocrinopati*e. I pazienti diabetici sviluppano facilmente

ipomagnesiemia (circa il 25% secondo alcuni studi), dovuta sia alla patologia tubulo-interstiziale secondaria sia alla diuresi osmotica da iperglicemia. Seppur raramente, anche in corso di iperaldosteronismo si può osservare ipomagnesiemia, che generalmente è associata ad ipopotassiemia.

- *Redistribuzione*. Uno *shift* intra-cellulare di magnesio, anche transitorio, può verificarsi in alcune condizioni, che frequentemente riguardano il medico d'urgenza. Le catecolamine possono determinare tale *shift* con conseguente rischio di aritmia, per cui bisogna porre particolare attenzione ai pazienti con elevata risposta adrenergica ed ai pazienti trattati con amine simpaticomimetiche. Inoltre, abbiamo già parlato dell'alcalosi metabolica come causa di ipomagnesiemia, ma occorre anche fare attenzione allo *shift* intra-cellulare di magnesio quando si effettua una correzione troppo rapida di un'acidosi.
- *Alcolismo*. È possibile riscontrare ipomagnesiemia nel 30% dei pazienti etilisti in virtù di diversi meccanismi, spesso concomitanti, quali deficit nutrizionale, perdite gastro-enteriche, pancreatite cronica, deplezione di fosforo e vitamina D.

Quadro clinico

Da quanto su esposto circa le molteplici funzioni fisiologiche svolte dal magnesio, è facile comprendere come la sua carenza determini molteplici e diverse manifestazioni cliniche, di cui le più importanti per il medico d'urgenza riguardano gli aspetti cardiaci e neuro-muscolari (Tabella 10.11.2).

Manifestazioni cardiovascolari

Esse si estrinsecano sia sotto l'aspetto dell'inotropismo che della aritmogenicità. Si può verificare una ridotta contrattilità miocardica non solo per motivi bioenergetici in quanto il magnesio stabilizza l'ATP, ma anche per alterata attività dell'ATPasi miofibrillare, che è Mg-dipendente e gioca un ruolo chiave nel meccanismo di eccitazione-contrazione. In corso di ipomagnesiemia si possono verificare diverse aritmie, alcune anche minacciose come la torsione di punta; alla base vi è non soltanto la ridu-

Tabella 10.11.2. Cause, clinica ed ECG in corso di ipomagnesiemia

Cause	Manifestazioni cliniche	ECG
Perdite gastro-intestinali **Perdite renali** • interstiziopatie primitive e secondarie **Farmaci inibitori di pompa protonica** • diuretici • antibiotici • chemioterapici • inibitori di pompa protonica **Diabete mellito** **Disendocrinopatie** • iperaldosteronismo • disordini di PTH, ADH, Calcitonia, Insulina e Glucagone **Redistriduzione (shift intra-cellulare)** • amine simpaticomimetiche • stati iperadrenergici **Alcolismo**	**Cardiovascolari** • ridotto inotropismo • aritmie (tachicardie atriali e ventricolari, torsione di punta, etc.) • arresto cardiaco **Neuromuscolari** • tetania • nistagmo • spasmo carpale **Neurologiche** • convulsioni • confusione mentale • psicosi • cefalea ed emicrania • sensazione di capogiro • atassia • parestesie e crampi **Gastro-intestinali** • nausea • vomito • diarrea	**ECG** • allungamento del tratto PR e del tratto QT (specie se compresente digitale) • depressione del segmento ST • onde T invertite • onde P appiattite • allungamento del QRS

zione dell'effetto stabilizzante di membrana normalmente esercitato dal magnesio, ma anche la frequente coesistenza di un'ipopotassiemia, condizione anch'essa aritmogena. Infine, non dobbiamo dimenticare l'ipocalcemia indotta dall'ipomagnesiemia: in letteratura è descritta una stretta correlazione tra deficit di Mg e secrezione di PTH, i cui meccanismi però non sono del tutto chiariti. Gli effetti sull'ECG sono schematizzati nella **Tabella 10.11.2** e nella **Figura 10.11.1**; in particolare andrà posta attenzione all'allungamento del QT, che predispone alla torsione di punta.

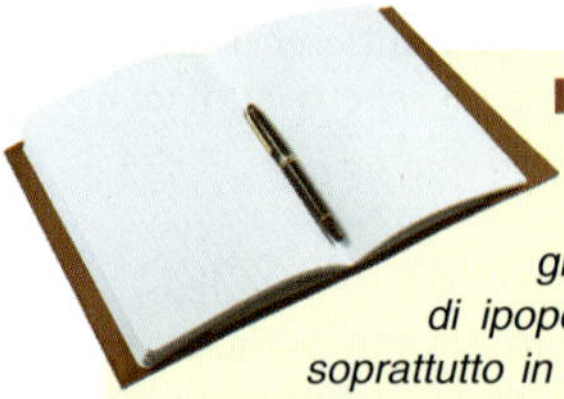

IL TACCUINO

La deplezione di magnesio è tra le cause di ipopotassiemia, così che, soprattutto in area critica, la correzione della magnesiemia è indispensabile per la correzione della potassiemia.

Manifestazioni neuromuscolari e neurologiche

Il magnesio esercita un effetto stabilizzante nei confronti della membrana assonale, per cui una sua deplezione si traduce di fatto in un'aumentata eccitabilità di membrana, che può facilitare l'insorgenza di tetania. Accanto ad essi vanno ricordati i sintomi più prettamente neurologici come stato confusionale, cefalea, sensazione di capogiro, atassia, parestesie e crampi, nonché i sintomi

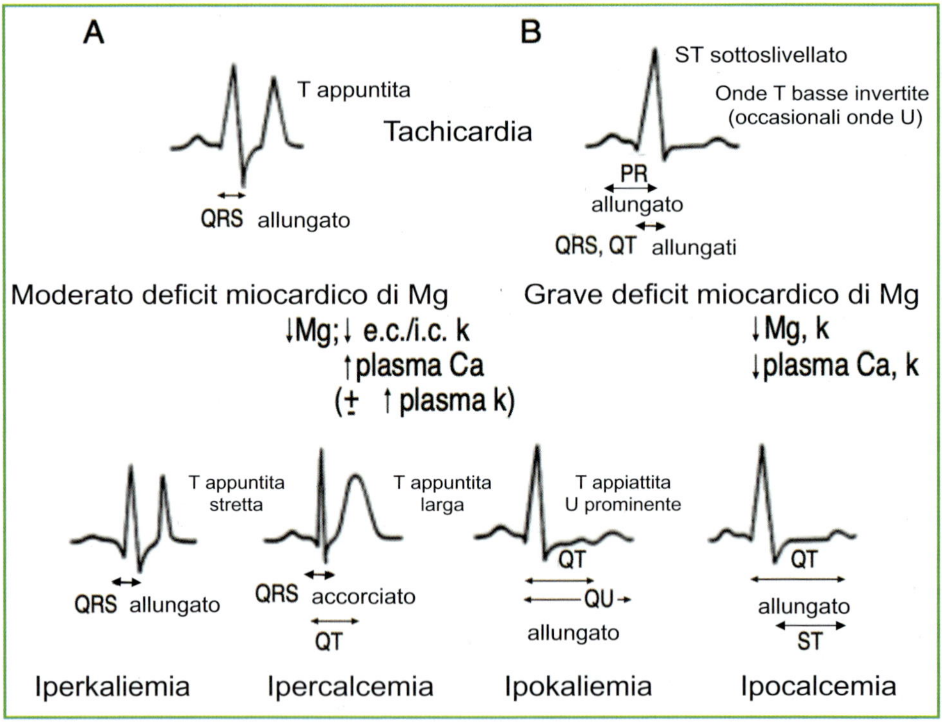

Figura 10.11.1. Alterazioni ECG in corso di ipomagnesiemia comparate ad altre alterazioni elettrolitiche (da G. Efstratiadis modificato e riadattato).

gastro-intestinali/neurovegetativi come nausea, vomito e diarrea.

Terapia

Il magnesio trova applicazione terapeutica non solo nelle manifestazioni acute da ipomagnesiemia (convulsioni, aritmie cardiache) ma anche in diverse condizioni patologiche indipendentemente dalla presenza di ipomagnesiemia. La terapia è differente a seconda del contesto clinico, ossia è diversa nei soggetti che richiedono una supplementazione per aumentato fabbisogno o che sono cronicamente depleti, rispetto ai pazienti sintomatici che necessitano di una terapia salva-vita in urgenza. Nei soggetti con aumentato fabbisogno (gravidanza, allattamento, patologie croniche, etc.) sono consigliati supplementi quotidiani per os di 5-25 mmol (120-600 mg), mentre in caso di terapia in urgenza bisogna utilizzare le formulazioni endovenose monitorizzando i pazienti, controllando in particolare che non compaiano ipotensione, aritmie ipocinetiche, depressione respiratoria. La formulazione più usata è una soluzione di $MgSO_4.7H_2O$ (magnesio solfato eptaidrato), di cui sono disponibili: fiale da 10 mL al 10% ciascuna contenente 4 mmol ossia 8 mEq di Mg^{++}; fiale più concentrate, al 50%, ciascuna contente 20 mmol ossia 40 mEq di Mg^{++}; ricordiamo che 1-2 grammi corrispondono a 8-16 mEq. L'infusione del solfato magnesio va fatta preferibilmente in soluzione glucosata 5%.

IL TACCUINO

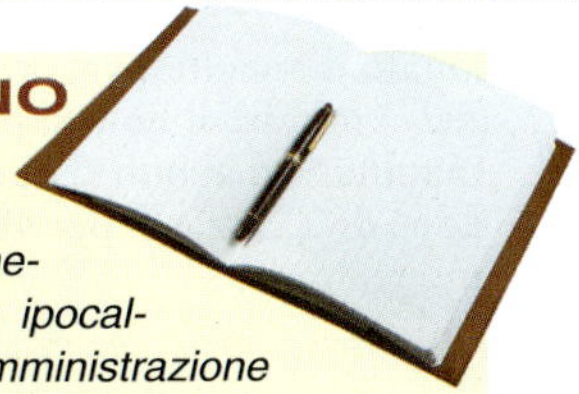

In gran parte i pazienti con ipomagnesiemia sono anche ipocalcemici, per cui la somministrazione di calcio può essere appropriata.

Utilizzo del magnesio in urgenza (Tabella 10.11.3)

Asma bronchiale

Diversi studi hanno dimostrato che il solfato di magnesio, per via del suo effetto miorilassante sulla muscolatura liscia bronchiale, è efficace e sicuro nel trattamento dell'asma bronchiale acuto, ma anche nel ridurre i tempi di ospedalizzazione. Sotto un profilo pratico, si somministrano 2 grammi di $MgSO_4$ per via endovenosa in 15-20 minuti, addizionati alla terapia standard.

Torsione di punta

Si tratta di un'aritmia minacciosa per la vita, che può evolvere verso una tachicardia ventricolare e che insorge in diverse condizioni essenzialmente legate ad un allungamento del QT (talora iatrogeno nei pazienti trattati con anti-aritmici di classe III), ma che può anche manifestarsi in presenza di una ischemia miocardica acuta o di ipopotassiemia severa. Come stabilito anche nelle linee guida dell'ALS, il trattamento prevede l'infusione di

Tabella 10.11.3. Terapia con magnesio solfato in diversi quadri patologici

Disturbo clinico	Dosaggio di solfato di magnesio
Manifestazioni acute (convulsioni ed aritmie) da ipomagnesiemia grave	1-2 g e.v. in 2-4 minuti, ripetibile. A seguire infusione 0,25 g/h per 24-48 h
Asma bronchiale	2 g e.v. in 15-20 minuti
Torsione di punta (o arresto cardiaco in FV secondario ad ipomagnesiemia)	1-2 g e.v. in 2-3 minuti ripetibile. A seguire infusione 0,25 g/h per 48 h
Ipopotassiemia severa	1-2 g e.v. in 2-4 minuti, ripetibile
Pre-eclampsia/eclampsia	4-6 g e.v. in 5-10 minuti. A seguire infusione di 2-3 g/h

solfato di magnesio al dosaggio di 1-2 grammi in 2-3 minuti; il bolo si può ripetere dopo 10-15 minuti ed ai boli si può far seguire un'infusione di 0,25-2 g/h per 48 ore.

Ipopotassiemia severa

Come già ribadito, spesso l'ipopotassiemia (specialmente se moderata-severa) e l'ipomagnesiemia si associano (fino al 50-60%), per cui è fondamentale operare una replezione anche del magnesio, senza la quale non si otterrebbe neppure la correzione della potassiemia.

Pre-eclampsia ed eclampsia

Si somministrano 4-6 g (32-48 mEq) in 5-10 minuti seguiti da 2-3 g/h in infusione continua.

Bibliografia di riferimento

LA LAVAGNA

- *In Pronto Soccorso tenere presente le indicazioni al dosaggio del magnesio.*
- *Nelle alterazioni elettrolitiche più frequenti è opportuno dosare anche il magnesio.*
- *Nell'ipopotassiemia grave considerare la terapia con magnesio solfato.*

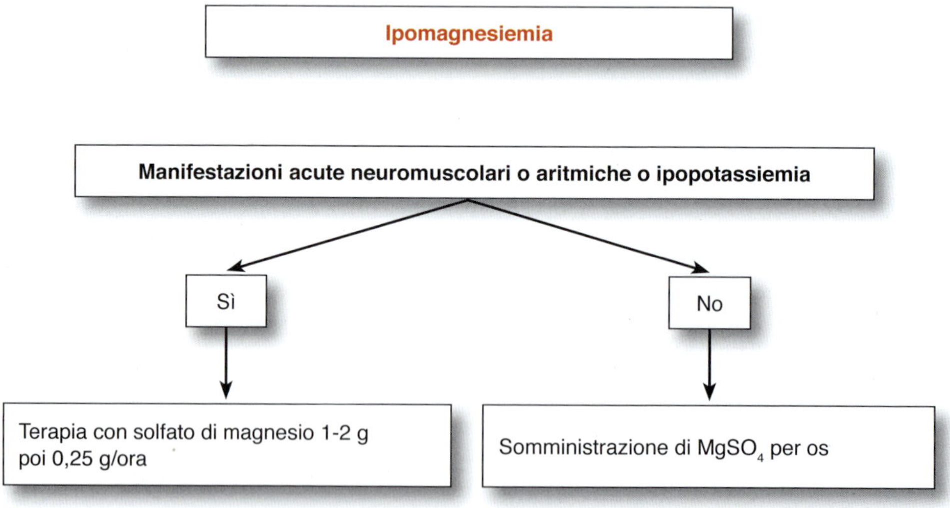

10.12 Utilizzo dei fluidi in medicina d'urgenza

Introduzione

L'utilizzo di fluidi è una pratica frequente in medicina e in particolare in medicina d'urgenza. Esistono molti tipi di soluzioni a disposizione e spesso queste vengono usate senza un particolare razionale. In questo capitolo si cercherà di descrivere l'anatomia e la composizione dei fluidi corporei, le principali soluzioni presenti in commercio, il razionale per il loro utilizzo e le indicazioni d'uso. In questa sede non si approfondiranno gli aspetti emodinamici né le metodiche, anche strumentali, per la loro valutazione a seguito dell'impiego dei fluidi, rimandando per questo alle singole condizioni cliniche trattate nei rispettivi capitoli.

Anatomia dei fluidi corporei e loro composizione

L'acqua costituisce circa il 60% del peso corporeo dell'uomo adulto e il 50% di quello della donna, tendendo a diminuire con l'avanzare dell'età. L'acqua totale corporea (ATC) è suddivisa in due compartimenti principali: *intracellulare* (VIC o volume intracellulare) e *extracellulare* (VEC o volume extracellulare). Quest'ultimo è suddiviso a sua volta nell'interstizio, che costituisce l'ambiente dove vivono le cellule, e il comparto vascolare dove i fluidi circolano. Nel VIC risiedono i 2/3 dell'acqua, mentre 1/3 è nel VEC e di questa 3/4 risiede nell'interstizio, mentre solo 1/4 è circolante nei vasi (1/12 dell'ATC).

Come esempio, un uomo di 70 kg avrà un'ATC di circa 42 litri di cui 28 risiederanno nel VIC e 14 nel VEC, di cui circa 3,5 nel comparto vascolare (Figura 10.12.1).

Intracellulare	Extracellulare	
28 L	Interstizio 10,5 L	Vasi 3,5 L

Figura 10.12.1. Anatomia dei fluidi corporei.

Nell'acqua corporea sono disciolti gli elettroliti, in proporzioni diverse tra di loro e a seconda che si trovino nel VEC o nel VIC (Tabella 10.12.1). Gli ioni principali sono il sodio e il potassio; il contenuto di sodio è pressoché interamente confinato nel compartimento extracellulare, mentre il potassio è presente prevalentemente in sede intracellulare. Gli ioni presenti nell'acqua e in particolare il sodio in sede extracellulare e il potassio in sede intracellulare, esercitano una pressione osmotica equivalente che espressa come osmolalità è circa 280 mOsm/kg/H_2O.

Dato che la membrana cellulare che separa i due comparti si comporta come una membrana semipermeabile (permeabile all'acqua ma non ai soluti), l'acqua si trova in equilibrio nei due sistemi. Poiché è il comparto extracellulare quello che può variare la propria osmolalità, è chiaro che le cellule risentono di queste variazioni, aumentando il proprio volume se l'ambiente che le circonda è ipotonico o riducendolo se è ipertonico. Il glucosio è anch'esso responsabile dall'osmolalità del VEC, ma questa varia solo nel caso di un aumento consistente della concentrazione del glucosio. Lo stesso vale per l'urea, la quale però potendo attraversare nei due sensi la membrana, di fatto non contribuisce alla pressione osmotica del VEC. Pertanto l'osmolalità del VEC può essere espressa in questo modo:

$$\textbf{Osmolalità} = (Na^{+} \times 2) + \frac{\text{glicemia}}{18} =$$

$$290\ \text{mOsm/kg/}H_2O$$

Tabella 10.12.1. Concentrazione degli elettroliti nel siero, nell'acqua sierica e nei fluidi interstiziali e intracellulari

Elettroliti	Siero (mEq/L)	Acqua sierica (mEq/L)	Fluido interstiziale (mEq/L)	Fluido intracellulare (mEq/L)
Cationi				
Sodio (Na^+)	142	152,7	145	10
Potassio (K^+)	4	4,3	4	160
Calcio (Ca^{++})	5	5,4	5	2
Magnesio (Mg^{++})	2	2,2	2	26
Cationi totali	**153**	**164,6**	**156**	**198**
Anioni				
Cloro (Cl^-)	101	108,5	114	3
Bicarbonato (HCO_3)	27	29,3	31	10
Fosfato (HPO_4)	2	2,2	2	100
Solfato (SO_4)	1	1	1	20
Acidi organici	6	6,4	7	
Proteine	16	17,2	1	65
Anioni totali	**153**	**164,6**	**156**	**198**

Poiché, come appena scritto, la componente legata all'urea non viene considerata, l'osmolalità così espressa coincide con la tonicità che è la pressione osmotica efficace.

Queste note di anatomia e fisiologia dei fluidi sono importanti per capire quale potrà essere la destinazione e il comportamento delle soluzioni che vengono introdotte direttamente nel circolo.

A tale proposito un altro elemento importante da tenere presente è la permeabilità vascolare (capillare). Infatti c'è uno scambio continuo di acqua e elettroliti ed altre molecole tra il comparto vascolare e quello interstiziale e questo avviene a livello dei capillari e delle venule post-capillari (cosiddetti vasi di scambio). I meccanismi coinvolti sono la pressione idrostatica, quella oncotica e la permeabilità della parete dei vasi, che è limitata dall'integrità delle cellule endoteliali e dei glicocalici.

Come rappresentato nella Figura 10.12.2, ci sono due forze idrostatiche che si oppongono: la pressione idrostatica capillare (Pc) e quella interstiziale tessutale (Pi). Poiché Pc è generalmente maggiore di Pi i fluidi escono dai capillari. Le altre due forze che si oppongono sono quelle oncotiche, la pressione oncotica capillare (πc) e quella interstiziale (πi). Poiché πc >πi, i liquidi vengono riassorbiti dall'interstizio nel capillare. Ne discende che se vengono immessi in circolo fluidi con elevata pressione oncotica, questi rimarranno a lungo nell'albero vascolare.

Qualora l'endotelio vascolare e i glicocalici venissero danneggiati (*capillary leakage*), come succede in corso di sepsi o shock settico, la pressione oncotica capillare giocherebbe un ruolo minimo perché vi sarebbe il passaggio di una quantità importante di plasma ricco di proteine dai vasi all'interstizio, minimizzando il gradiente pressorio oncotico, con perdita di liquidi ed edema interstiziale, a costanza di gradiente pressorio idrostatico.

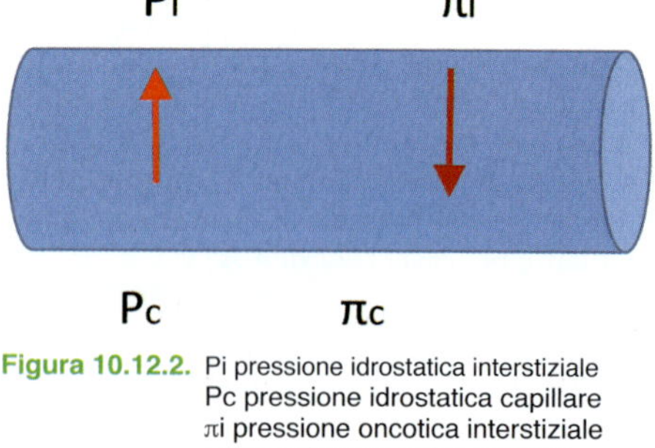

Figura 10.12.2. Pi pressione idrostatica interstiziale
Pc pressione idrostatica capillare
πi pressione oncotica interstiziale
πc pressione oncotica capillare

Fluidi utilizzati in medicina d'urgenza

Da quasi due secoli i fluidi vengono utilizzati in medicina critica, in particolare nel trattamento dei vari tipi di shock. Negli ultimi decenni ne sono comparsi diversi tipi e si è molto dibattuto su quali siano quelli più indicati nei pazienti critici. Come risulta dalla Tabella 10.12.1, una soluzione "fisiologica" simile in composizione alla componente acquosa del siero dovrebbe contenere 153 mEq/L di Na^+, 109 mEq/L di Cl^-, 4,3 mEq/L di K^+, 5,4 mEq/L di Ca^{++} e 2,2 mEq/L di Mg^{++}.

Se si va a verificare la composizione dei fluidi che comunemente vengono utilizzati nella pratica clinica, nessuno rispetta la composizione della parte acquosa del siero (Tabella 10.12.2).

In commercio vi sono molti tipi di soluzioni con indicazioni al loro uso, non sempre basati su studi di efficacia. Al di là di questo, le soluzioni attualmente a disposizione dei clinici si possono riferire a due gruppi: i cristalloidi e i colloidi.

Cristalloidi

Si definiscono cristalloidi i fluidi che contengono degli elementi (elettroliti) in grado di formare cristalli. Questi elementi passano agevolmente l'endotelio vascolare seguiti dall'acqua, redistribuendosi tra vasi e interstizio. Le soluzioni possono contenere una varietà di cationi inorganici come Na^+, K^+, Ca^{++}, Mg^{++}, anioni inorganici come Cl^- e anioni organici come lattato, acetato o bicarbonato. I cristalloidi normotonici, una volta infusi, si dispongono totalmente nel VEC: 1/4 nel sangue e 3/4 nell'interstizio. Se infondiamo 1000 cc di soluzione salina NaCl 0,9%, 250 mL rimarranno in sede intravascolare e 750 finiranno nell'interstizio (Figura 10.12.3). Nulla entrerà in sede intracellulare.

I cristalloidi hanno un basso costo, espandono il comparto extracellulare, ripristinano i fluidi interstiziali e determinano un miglioramento emodinamico transitorio (20-30 minuti). Per contro causano spesso edemi periferici e possono causare edema polmonare per diluizione delle proteine e aumento della pressione di occlusione dell'arteria polmonare.

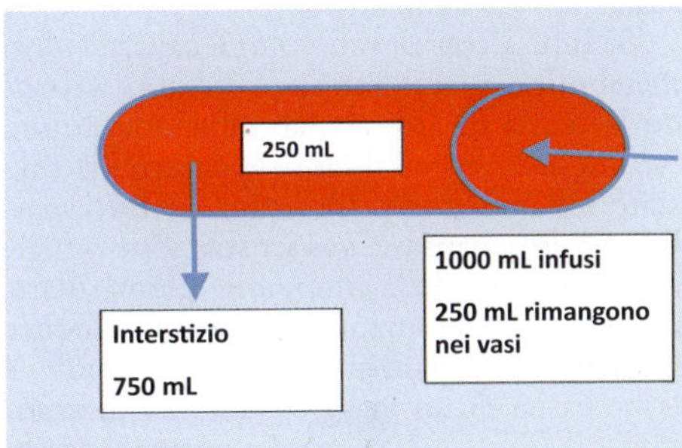

Figura 10.12.3. Infusione di soluzione salina NaCl 0,9%.

Tabella 10.12.2. Composizione delle principali soluzioni utilizzate nella pratica clinica

	Plasma	Cristalloidi			Colloidi	
		NaCl 0,9%	Ringer lattato	Plasmalyte	Voluven	Emagel
Na^+ (mEq/L)	142	154	130	140	154	145
Cl^- (mEq/L)	103	154	109	98	154	145
K^+ (mEq/L)	4,5	0	4	5	0	5,1
Ca^{++} (mEq/L)	5,0	0	5,4	0	0	12,50
Mg^{++} (mEq/L)	2,5	0	0	3.0	0	0
Tampone (mEq/L)	24	0	28	27/23	0	0
Pressione oncotica (mmHg)	0	0	0	0	36	35-39
Osmolalità (mOsm/kg)	288	286	254		N/A	
Osmolarità (mOsm/L)	291	308	273	294	308	301
pH	7,4	5,0	6,5	7,4	4,0- 5,5	7,3 ± 0,3

I cristalloidi più utilizzati sono la soluzione salina NaCl 0,9% (cosiddetta fisiologica o normosalina) e il Ringer lattato (cosiddetta soluzione bilanciata). Una soluzione ben bilanciata è il Plasmalyte, introdotto in Italia nel 2017 con il nome di Crystalsol.

Soluzione NaCl 0,9%. È il cristalloide più prescritto nella pratica clinica. È leggermente ipertonica rispetto al plasma e per la sua composizione è poco "fisiologica" contenendo un eccesso di sodio ma soprattutto di cloro, inoltre manca totalmente di tamponi e ha un pH di 5,0. Questa soluzione denominata all'inizio come "indifferente", poi "normale" e infine "fisiologica" deriva dagli studi condotti da Hamburger sull'emolisi negli anni 1882-83. Il fatto che in questa soluzione i globuli rossi lisassero meno, lo indusse a ritenere che la concentrazione dei sali nel sangue umano fosse dello 0,9%: quella reale è invece dello 0,6%.

Se infusa con elevati volumi causa acidosi metabolica ipercloremica, dovuta, secondo la teoria di Stewart, all'infusione di uno "*strong ion*" come il cloro e determina uno stato infiammatorio. L'eccesso di cloro sembra inoltre causare vasocostrizione renale con riduzione della filtrazione glomerulare, peggiorando la funzione renale; causa inoltre ipotensione, alterazioni del microcircolo e la necessità di un maggior utilizzo di vasopressori (Figura 10.12.4). La permanenza in circolo è breve: studi su volontari sani hanno dimostrato che dopo l'infusione di due litri di soluzione salina NaCl 0,9% in 1-2 ore, la ritenzione intravascolare era di circa il 20%. Dopo 6 ore solo il 13% della soluzione permaneva in sede intravascolare con il 60% della stessa ancora presente nel VEC.

Ringer lattato. È una soluzione definita bilanciata. In realtà non è né bilanciata né isotonica, avendo un osmolalità di 254 mOsm/kg (ipotonica) e una concentrazione di sodio inferiore a quella del plasma. Questa soluzione come le altre bilanciate non determinano acidosi metabolica né vasocostrizione renale, grazie ad una concentrazione dello ione cloro simile a quella del plasma. Essendo una soluzione ipotonica rispetto al plasma può determinare sia il passaggio di acqua nel cervello sia un aumento della diuresi, riducendo così il tempo di permanenza nel VEC. Teoricamente la ridotta tonicità potrebbe creare dei problemi in alcuni tipi di pazienti critici (es. con trauma cranico).

Plasmalyte (Crystalsol in Italia). Il contenuto di elettroliti, l'osmolarità e il pH è simile a quello del plasma e potrebbe ovviare ai problemi sopra riportati. Il vantaggio si pone anche in termini di riduzione della possibile ipercloremia e conseguentemente dell'insorgenza di insufficienza renale e di altri problemi presenti con le soluzioni ad alto contenuto di cloro.

Soluzione salina ipertonica. Si definisce soluzione ipertonica qualsiasi soluzione salina con una concentrazione di sali >0,9%. I vantaggi teorici del suo utilizzo riguardano la risposta emodinamica in condizioni di shock con l'impiego di piccoli volumi, la riduzione della pressione endocranica, il miglioramento della microcircolazione e l'immunomodulazione. Questi vantaggi, accanto ad alcuni svantaggi, sono descritti nella Tabella 10.12.3. Questo tipo di soluzione si è rivelata efficace nel trattamento dei pazienti con trauma cranico, in quelli con shock emorragico e in corso di iposodiemia ipotonica con sintomi neurologici. Nel trattamento delle due prime condizioni si infondono dei piccoli volumi (250 mL o 4 mL/kg) di soluzione NaCl 7,5% (2400 mOsm/L) da sola o in associazione a destrano (Figura 10.12.5). Pur mostrando un'azione efficace nelle due condizioni descritte, nel caso del trauma cranico una metanalisi pubblicata nel 2011 da Tan ha evidenziato come l'utilizzo della soluzione ipertonica non abbia dimostrato di essere superiore all'impiego della soluzione NaCl 0,9% in termini di mortalità e esiti neurologici. Per quanto riguarda lo shock emorragico, questa soluzione migliora rapidamente le condizioni emodinamiche ma non esistono evidenze sufficientemente forti da indicare il suo uso routinario nei pazienti con shock emorragico da trauma. Nel caso dell'iposodiemia ipotonica con disturbi neurologici la soluzione ipertonica più utilizzata è quella al 3%.

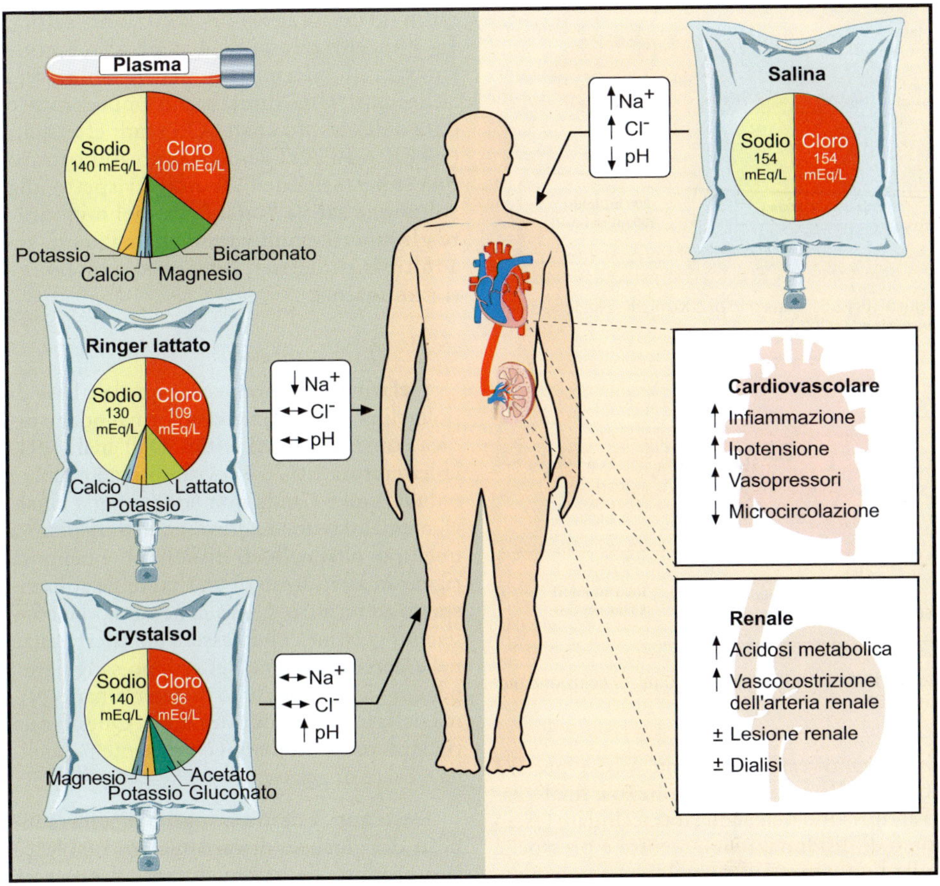

Figura 10.12.4. Effetti della composizione dei cristalloidi sugli elettrolitici plasmatici, sul pH e sulla funzione cardiovascolare e renale. Da Semler MW, Kellum JA. Am J Respir Crit Care Med. 2019;199: 952–960 (modificato)

Tabella 10.12.3. Vantaggi e svantaggi della soluzione ipertonica

Vantaggi	Svantaggi
• Riduce la pressione intracranica • Migliora la pressione di perfusione cerebrale • Migliora l'emodinamica con piccoli volumi nello shock • Migliora la microcircolazione • Ha un'attività immunomodulatrice • Ha un'attività vasoregolatrice • Ha un basso costo	• Rischio teorico di demielinizzazione osmotica • Aumento rebound della pressione intracranica • Aumento della pressione arteriosa media e peggioramento del sanguinamento in pazienti con emorragia non controllata

Soluzioni ipotoniche. Sono soluzioni con una tonicità inferiore a quella del plasma. La più usata è la soluzione NaCl 0,45%. La soluzione glucosata 5% è una soluzione isotonica che diventa ipotonica una volta che, immessa in circolo, il glucosio viene metabolizzato (Figura 10.12.6). Per questo la somministrazione di questa soluzione equivale alla somministrazione di acqua libera e quindi la distribuzione di un litro di soluzione

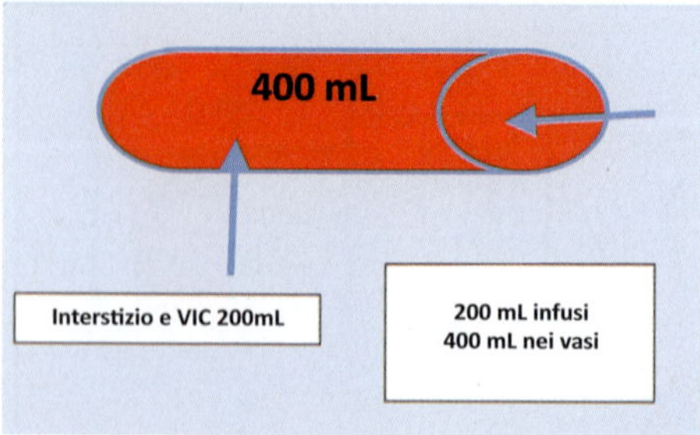

Figura 10.12.5. Infusione di 200 mL di soluzione salina ipertonica NaCl 7,5%.

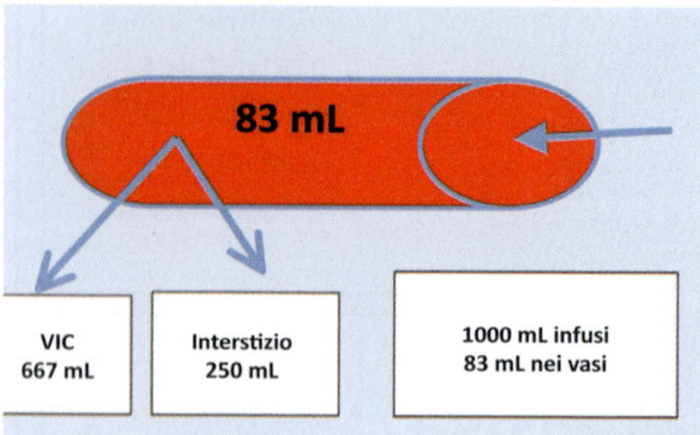

Figura 10.12.6. Infusione di 1000 mL di soluzione glucosata 5%.

glucosata avverrà per 2/3 nel VIC e per 1/3 nel VEC. Pertanto il suo utilizzo è finalizzato al ripristino dell'acqua intracellulare (es. in corso di disidratazione), mentre è pressoché nulla l'influenza sul riempimento volemico. Se noi somministriamo 1 litro di soluzione glucosata 5%, 667 mL andranno nel VIC e solo 333 mL nel VEC, di cui appena 83 mL nei vasi (1/12).

Colloidi

Per soluzione colloidale si intende una soluzione acquosa che contiene sia macromolecole organiche sia elettroliti. Queste macromolecole non passano la membrana endoteliale dei vasi e aumentano la pressione oncotica, determinando quindi il trattenimento dell'acqua in sede intravascolare. I colloidi più utilizzati sono l'albumina, le gelatine, l'amido idrossietilico (HES) e il destrano.

Albumina umana. L'albumina umana è commercializzata a diverse concentrazioni (4-5-20-25%) in soluzione salina. La concentrazione al 4 o al 5% è considerata il riferimento per le soluzione colloidali. Una limitazione importante è data dall'elevato costo. Gli studi effettuati (SAFE e FEAST) non hanno dimostrato una superiorità dell'albumina rispetto alla soluzione salina NaCl 0,9% nel migliorare gli aspetti emodinamici dei pazienti, sia adulti sia pediatrici, sottoposti a interventi rianimatori.

Colloidi semisintetici

Gelatine. Soluzioni come quelle a base di poligelina (Emagel) trovano ormai poche indicazioni in medicina critica. Dall'analisi della letteratura (RCT e revisioni sistematiche) e dalle Linee Guida non sono emersi chiari elementi a favore del loro impiego rispetto a quello di altri colloidi disponibili e neppure riguardo all'utilizzo di un tipo di gelatina rispetto ad un altro. Con alcune soluzioni contenenti gelatine ci può essere un'interferenza nella determinazione del gruppo sanguigno, per cui viene consigliato di determinarlo prima della loro somministrazione. Questo non riguarderebbe soluzioni contenente poligelina e lisato di gelatina.

Destrano. I destrani sono polimeri ramificati del glucosio di variabile peso molecolare prodotti da batteri durante il processo di fermentazione dell'etanolo. Anche le soluzioni a base di destrano sono ormai poco utilizzate e non esistono chiare indicazioni al loro utilizzo in medicina critica.

Soluzioni HES (*hydroxyethyl starch solutions* - soluzioni di amido idrossietilico). Sono prodotte sostituendo l'amilopectina del sorgo, mais e patate con l'idrossido di etile. Questa sostituzione determina una protezione dall'attacco di alcune amilasi presenti nel sangue, causando però un accumulo di questo prodotto nel sistema reticolo endoteliale della cute, fegato e rene oltre che alterazioni della coagulazione. Per limitare questi effetti secondari, sono state ridotte le concentrazioni di amido idrossietilico (6%) e il peso molecolare (130 KD).

Le soluzioni veicolanti sono costituite da diversi tipi di cristalloidi. Quelle più usate sono: HES 6% in soluzione con Na^+ 154 mEq/L e Cl^- 154 mEq/L con un pH tra 4,0 e 5,5 e un'osmolarità di 308 mOsm/L (Voluven) o in soluzione con concentrazioni di elettroliti simili a quelle del plasma (Na^+ 137 mmol/L, K^+ 4 mmol/L, Mg^{++} 1,5 mmol/L, Cl^- 110 mmol/L) con l'aggiunta di acetato 34 mmol/L con un pH 5,7-6,5 e un'osmolarità di 286 mOsm/L (Volulyte). A seguito della segnalazione di casi di nefropatia acuta, in particolare nei pazienti con sepsi o shock settico, l'EMA (European Medicines Agency), seguendo le indicazioni della FDA americana (Food and Drug Administration), ha proposto di limitare l'uso degli HES alla correzione dell'ipovolemia dovuta ad emorragia acuta, quando i cristalloidi da soli e l'infusione di emazie e plasma non sono in grado di migliorare le alterazioni emodinamiche e comunque il loro utilizzo non deve essere protratto oltre le 24 ore.

Gli HES non devono essere utilizzati nei pazienti:

- con sepsi e shock settico e quelli ricoverati in UTI;
- con alterazioni preesistenti della funzionalità renale.

Inoltre:

- interrompere il trattamento ai primi segni di coagulopatia;
- interrompere la somministrazione ai primi segni di danno renale;
- monitorare la funzione renale per almeno 90 giorni, poiché è stata riportata la necessità di ricorso alla dialisi fino a 90 giorni dopo la somministrazione di HES.

Infusione di colloidi. Se infondiamo 1000 cc di collidi pressoché quasi tutto rimarrà in sede intravascolare (Figura 10.12.7).

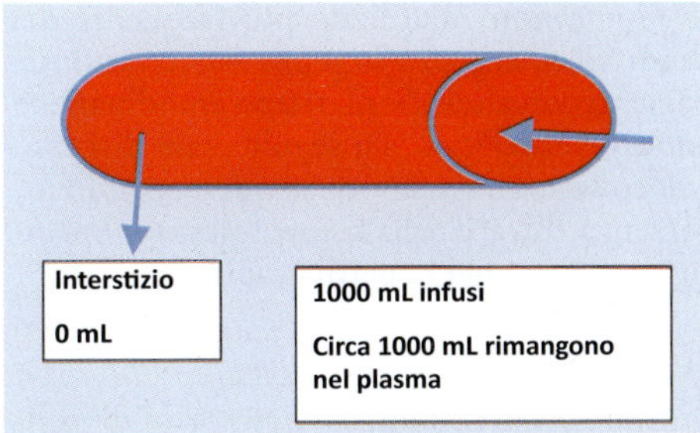

Figura 10.12.7. Infusione di 1000 mL di soluzione con poligelina.

Alla fine di questa disamina su cristalloidi e colloidi, nella Tabella 10.12.4 vengono presentati i vantaggi e gli svantaggi degli uni e degli altri.

Indicazioni all'utilizzo dei fluidi in emergenza-urgenza

Le indicazioni all'utilizzo dei fluidi nei pazienti critici sono numerose, dal semplice mantenimento dello stato di idratazione in chi non può assumere acqua per bocca, alla somministrazione di fluidi nel paziente disidratato, al rimpiazzo volemico nello shock emorragico.

IL TACCUINO

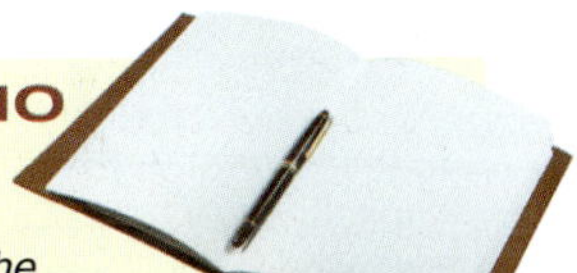

Un crescente numero di prove indica che l'utilizzo di soluzioni bilanciate di cristalloidi piuttosto che la soluzione salina potrebbe avere il potenziale di ridurre la morbilità e la mortalità nei pazienti critici.

Tabella 10.12.4. Vantaggi e svantaggi delle diverse soluzioni

	Colloidi	Soluzione salina NaCl 0,9%	Soluzioni saline bilanciate
Vantaggi	Effetti emodinamici maggiori e più duraturi	Maggior esperienza dei clinici nel suo utilizzo	La concentrazione di ioni è vicina a quella del plasma
Svantaggi	Nefrotossicità e mortalità più elevata	Acidosi metabolica ipercloremica	Moderatamente ipotoniche (eccetto Crystalsol)
Persistenza nei vasi	Elevata	Breve	Breve
Costi	Alti	Modesti	Modesti

Come noto, l'utilizzo più frequente dei fluidi in emergenza-urgenza viene fatto nei pazienti con alterazioni di tipo emodinamico ed idroelettrolitico. Di seguito sarà discusso la loro somministrazione in queste condizioni, senza entrare nella fisiopatologia in quanto già trattata nei rispettivi capitoli.

IL TACCUINO

- *Bolo di fluidi*: *infusione rapida di liquidi per correggere lo shock; in genere si utilizzano circa 500 mL in 15 minuti massimo.*
- *Test di prova (Fluid challenge)*: *infusione di 100-200 mL di cristalloidi in 5-10 min per valutare la presenza di una riserva nel precarico che può essere utilizzata, con successive infusioni, per aumentare lo stroke volume.*

Alterazioni emodinamiche

Shock ipovolemico. L'apporto di sangue e cristalloidi è la base su cui poggia il ripristino delle condizioni emodinamiche. La soluzione Ringer lattato è quella più utilizzata e ATLS consiglia il suo uso anche se non esistono evidenze che il suo impiego sia migliore rispetto a quello della soluzione salina NaCl 0,9%. Il razionale per il suo utilizzo sta nel fatto che mentre l'infusione massiva di soluzione NaCl 0,9% determina acidosi metabolica e vasocostrizione renale , ciò non succede con il Ringer lattato o con altre soluzioni bilanciate. Per quanto riguarda i colloidi sono state utilizzate diverse soluzioni quali albumina umana, amido idrossietilenico e destrano. Come già discusso in precedenza, l'utilizzo dell'HES è indicato solo nel caso in cui i cristalloidi e la trasfusione di emazie e plasma non siano stati sufficienti a ripristinare il volume nei pazienti con shock emorragico. Per quanto riguarda l'utilizzo della soluzione ipertonica le revisioni sistematiche della Cochrane

APPROFONDIMENTI

Sebbene non entrino nelle finalità di questo capitolo le considerazioni sulle risposte emodinamiche e sull'uso quantitativo dei fluidi, è importante aggiungere una riflessione in tal senso. Fino a poco tempo fa la terapia aggressiva con fluidi era considerato lo standard nel trattamento della sepsi e dello shock settico. Recenti trial clinici hanno dimostrato che molti pazienti non sono responsivi alla somministrazione di fluidi e che l'approccio aggressivo non migliora l'esito. Da questo si evince che solo i pazienti che rispondono ai fluidi dovrebbero essere trattati con boli di liquidi. Ogni bolo (250/500 mL) dovrebbe essere seguito da una valutazione del suo effetto emodinamico utilizzando parametri clinici o strumentali. Dovrebbe essere contestualmente monitorata anche la possibile comparsa di un "polmone umido". Di fronte ad uno stato di shock settico che persista dopo la somministrazione di circa 20 mL/kg di cristalloidi, è opportuno rivalutare complessivamente il paziente interrogandosi sulla persistenza di un quadro di ipovolemia e sulla eventuale necessità di impiegare vasopressori o inotropi.
Anche nella gestione dello shock emorragico stanno emergendo concetti come "rianimazione a bassi volumi" e "rianimazione ipotensiva", per ridurre i problemi coagulativi da diluizione e l'aumento del sanguinamento da rialzo pressorio, mentre viene stressato l'utilizzo precoce del sangue per favorire l'ossigenazione tessutale.

Collaboration non hanno dimostrato una superiorità della soluzione salina NaCl 7,5% nell'aumentare la sopravvivenza dei pazienti con shock emorragico.

Conclusioni: probabilmente il Ringer lattato è la soluzione maggiormente indicata nella gestione dello shock ipovolemico.

Shock settico. Non esistono prove di efficacia a favore o a sfavore di un tipo di fluido rispetto ad un altro, ad eccezione delle soluzioni HES. I cristalloidi e i colloidi presentano sia vantaggi che svantaggi, ma nessuno è superiore all'altro. Per quanto riguarda l'albumina umana, numerosi trial, compreso lo studio ALBIOS (2014), hanno dimostrato che il suo utilizzo non determina un aumento della sopravvivenza rispetto all'uso della soluzione NaCl 0,9%. Tra i colloidi l'HES è associato ad un aumento della comparsa di insufficienza renale acuta. Pertanto sia EMA che FDA sconsigliano l'utilizzo di questa soluzione.

Conclusioni: la soluzione con cui iniziare il trattamento e proseguirlo sembra essere quella a base di Ringer lattato o soluzione NaCl 0,9%, mentre l'albumina umana potrebbe essere indicata nei pazienti più gravi con ipoalbuminemia.

Shock anafilattico. Pur essendo noto che il trattamento di prima scelta è l'adrenalina, l'utilizzo di fluidi è fondamentale essendo uno shock di tipo distributivo. I fluidi indicati sono i cristalloidi e non c'è un'indicazione piuttosto che un'altra sul tipo di cristalloide. È indicato un trattamento aggressivo.

Conclusioni: la soluzione più appropriata è probabilmente quella salina NaCl 0,9%.

Shock cardiogeno. L'utilizzo dei fluidi (cristalloidi) avviene soprattutto nello shock da disfunzione del ventricolo destro. Da sottolineare come, in questo caso, siano da proscrivere le terapie aggressive con fluidi.

Conclusioni: le soluzioni a base di cristalloidi sono quelle indicate nella gestione prudente dello shock cardiogeno da disfunzione del ventricolo destro.

Alterazioni idroelettrolitiche e dell'equilibrio acido-base

Iposodiemia. Nella iposodiemia ipotonica è indicato l'utilizzo della soluzione ipertonica NaCl 3% solo nel caso in cui siano presenti disturbi di carattere nervoso o muscolare. È da utilizzare con prudenza nella iposodiemia da eccessiva introduzione di acqua libera, perché in questo caso la sola eliminazione spontanea di acqua determina un rialzo della sodiemia. L'infusione della soluzione ipertonica determinerebbe una successiva iperosmolalità da ipersodiemia con grave rischio di mielinolisi pontina. Ogni litro di soluzione NaCl 3% contiene 513 mEq di sodio. Per le modalità del trattamento dell'iposodiemia ipotonica consultare Capitolo 10.4.

Ipersodiemia. L'ipersodiemia è caratterizzata da disidratazione cellulare (riduzione del VIC) e in alcuni casi anche da ipovolemia. Per il ripristino dell'acqua intracellulare è indicata la soluzione glucosata 5% o, se c'è stata anche perdita di sodio, la soluzione salina NaCl 0,45%.

Nel caso ci sia una concomitante ipovolemia, questa va trattata per prima con l'infusione di soluzione salina NaCl 0,9%.

Sindrome iperglicemica-iperosmolare. I fluidi da utilizzare sono i cristalloidi per ripristinare il volume circolante, risolvere la disidratazione e ridurre la glicemia. Gli studi non hanno dimostrato una superiorità del Ringer lattato rispetto alla soluzione salina NaCl 0,9%. La soluzione salina NaCl 0,45% è da utilizzare solo nel caso non vi sia una riduzione dell'osmolalità e della glicemia dopo un congruo apporto di soluzione salina NaCl 0,9%.

Cheto-acidosi diabetica. C'è stato molto dibattito se utilizzare la soluzione salina NaCl 0,9% o le soluzioni cristalloidi bilanciate. Nel 2007 e nel 2011 sono stati pubblicati due studi randomizzati (soluzione salina NaCl 0,9% vs soluzione di Hartman) che non hanno dimostrato la superiorità di una sull'altra. Tuttavia alcune linee guida sulla gestione della cheto-acidosi diabetica (es. UK Guidelines 2013) raccomandano di utilizzare la soluzione salina NaCl 0,9%

premiscelata con potassio anche per la vasta esperienza che hanno i medici nel trattare la cheto-acidosi diabetica con questa soluzione.

Alcalosi metabolica cloro-responsiva. Questo disordine acido-base è caratterizzato dalla perdita di cloro (es vomito o utilizzo di diuretici). Nella gestione di questi pazienti la soluzione salina NaCl 0,9% ha un'indicazione assoluta.

Conclusione

Pur non essendoci delle chiare differenze in termini di beneficio nell'utilizzo dei cristalloidi o dei collodi o dei vari tipi di cristalloidi, nei casi in cui vi siano delle indicazioni al loro uso, l'impiego corretto dei diversi tipi di fluidi presenti in commercio, dovrebbe tener conto delle condizioni fisiopatologiche e cliniche del singolo paziente.

Bibliografia di riferimento

LA LAVAGNA

- ***Considerare la sodiemia, l'osmolalità e lo stato acido-base quando si sceglie la soluzione da somministrare.***
- ***Le soluzioni saline isotoniche bilanciate dovrebbero essere prese in considerazione per prime nel trattamento in acuto della maggior parte di pazienti critici.***
- ***La soluzione salina NaCl 0,9% è sicuramente indicata nei pazienti ipovolemici con alcalosi metabolica.***
- ***La soluzioni HES non sono indicate nei pazienti con sepsi o a rischio di insufficienza renale.***
- ***Nei pazienti con trauma cranico sono indicate le soluzioni saline NaCl 0,9% o i cristalloidi isotonici.***

11. Lesioni degli arti e dei tessuti molli

11.1 Ferite traumatiche: principi generali

Definizione

Si definisce "ferita traumatica" una soluzione di continuo dei tessuti molli prodotta da una forza vulnerante. Tutte le ferite traumatiche sono contaminate in varia misura (Tabella 11.1.1).

In linea generale le ferite si differenziano in chirurgiche e traumatiche. Le ferite chirurgiche essendo prodotte in ambiente sterile, e dopo antisepsi chirurgica della cute, possono essere definite pulite. Le ferite traumatiche, diversamente, a causa della contaminazione da parte della cute sana, dell'oggetto contundente e dell'ambiente circostante, sono sempre contaminate, seppur con diversi gradi di contaminazione.

Dati epidemiologici

Le ferite traumatiche rappresentano il 5,4% circa degli accessi al Pronto Soccorso. Costituiscono un costo significativo, sia in termini economici che di tempo, costo che può aumentare di molto in presenza di complicanze. Inoltre rappresentano circa il 24% di tutti i motivi di contenzioso per il medico d'urgenza.

Meccanismi di lesione e principi di biomeccanica

Meccanismo di lesione

Una delle più rilevanti conseguenze cliniche di una ferita è che i margini della stessa sono più suscettibili all'infezione della cute integra. L'entità della perdita di resistenza all'infezione è in qualche modo stimabile poiché è in funzione del meccanismo di lesione, del grado di contaminazione e della sede della ferita.

Ferite da taglio. Risultano dall'applicazione di una forza tagliente su una superficie cutanea lineare (rappresentata dalla superficie di taglio della lama). La lesione è netta, la profondità varia in funzione dell'orientamento verticale o tangenziale della forza applicata e della resistenza elastica della cute, che dipende dalle caratteristiche del paziente e dalla sede anatomica del traumatismo. Il danno agli elementi sottocutanei (asse vascolo-nervoso, per esempio) è condizionato esclusivamente dalla localizzazione anatomica e dalla profondità del traumatismo, mentre i tessuti circostanti la lesione restano indenni. Le ferite da taglio sono le più resistenti all'infezione, con dosi infettive uguali o superiori a 10^6 batteri per grammo di tessuto. Questa notevole resistenza all'infezione è stata rilevata in diversi tessuti testati sperimentalmente (grasso, muscolo, cute) (Figure 11.1.1 e 11.1.2).

Ferite lacero-contuse. Diversamente, derivano della collisione di due corpi smussi, con un meccanismo di lesione prodotto da schiacciamento e/o tensione e stiramento. La produzione di questo tipo di ferita richiede una forze cinetica maggiore, danneggia maggiormente i bordi della ferita ed i tessuti circostanti per la compromissione della vascolarizzazione dovuta al danno da stiramento dei vasi.

Tabella 11.1.1. Definizione delle ferite traumatiche

Tipo di ferita	Caratteristiche/definizione	Ulteriori precisazioni
Ferita chirurgica	Soluzione di continuo dei tessuti molli di origine chirurgica	Si distinguono in: pulite, pulite ed in seguito contaminate, sporche
Ferita traumatica	Soluzione di continuo dei tessuti molli prodotta da un trauma (agente vulnerante	Sempre contaminata

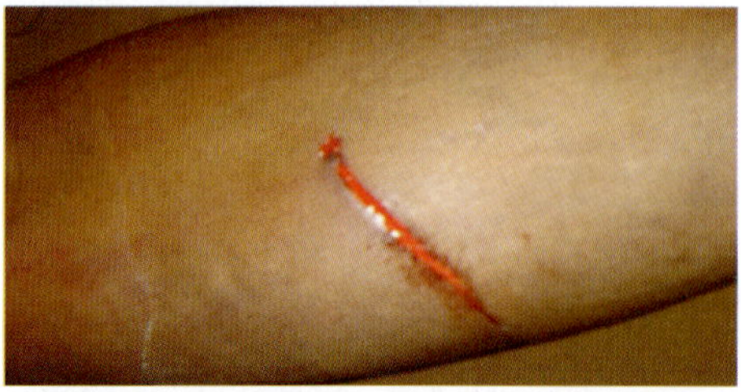

Figura 11.1.1. Ferita da taglio.

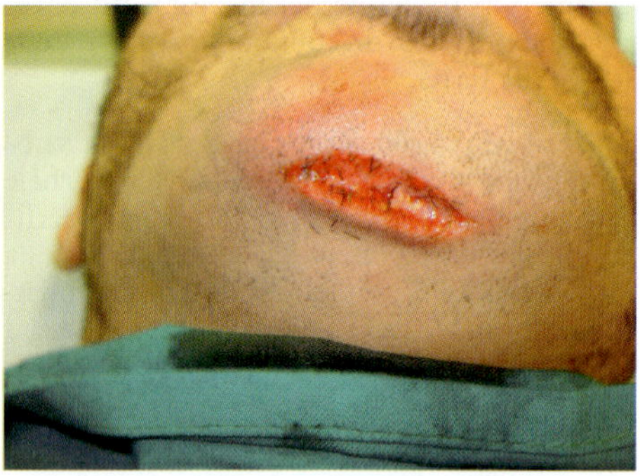

Figura 11.1.2. Ferita da taglio e contusa.

Queste ferite sono più suscettibili all'infezione, che può insorgere con cariche di circa 10^4 batteri per grammo di tessuto. Le ferite lacere sono solitamente ben riconoscibili per l'aspetto frastagliato e/o stellato dei bordi e per le abrasioni e la mortificazione dei tessuti circostanti (Figura 11.1.3). A volte la cinetica descritta comprende una componente rotatoria, ciò comporta un fenomeno di distaccoo tra la pelle e le strutture dell'ipoderma, generando ferite vascolari. Queste ultime sono responsabili di un'ischemia le cui conseguenze sui tessuti cutaneo e sottocutaneo dipendono dalle caratteristiche del paziente e dall'estensione delle lesioni.

Ferite da punta. Sono caratterizzate da piccola estensione cutanea ma da lungo tramite interno. Molte ferite traumatiche riconoscono un meccanismo d'azione e caratteristiche di tipo misto.

Principi di biomeccanica della cute

La cute è caratterizzata da forze elastiche e tensive dovute alla presenza nel tessuto

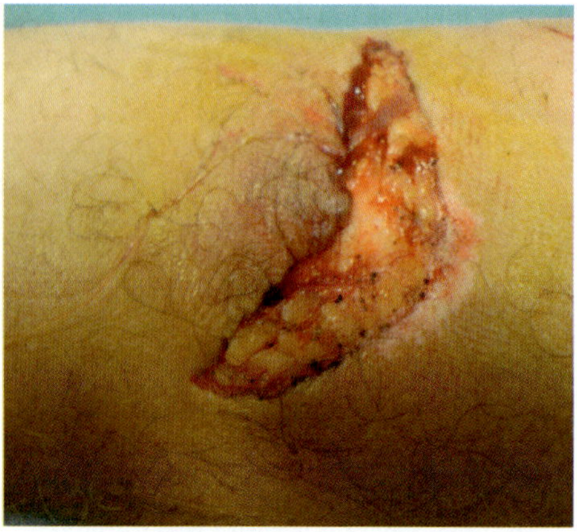

Figura 11.1.3. Ferita lacero-contusa sporca e con margini diastasati: i bordi sono frastagliati e i tessuti presentano contaminazione macroscopica (terriccio).

delle fibre collagene. Queste possono variare anche più di cinque volte fra una regione anatomica e l'altra della superficie corporea, ma restano costanti nella medesima regione. Ne risulta il naturale divaricarsi dei margini della ferita dopo un'incisione cutanea che varia in base alla sede anatomica. La forza statica della cute si correla direttamente con la successiva cicatrice (pertanto più una ferita è in tensione e divaricata, più spessa e larga e poco estetica risulterà la cicatrice). È utile rammentare, proprio in merito a questo aspetto, che le ferite frastagliate hanno maggiore superficie di taglio di quelle lineari, pertanto la forza tensile risulta distribuita su una maggiore superficie e risulta inferiore per unità di lunghezza di tessuto. Per questo motivo in una ferita traumatica, una meticolosa giusta apposizione dei margini frastagliati, produce generalmente una cicatrice meno ipertrofica. Al contrario, uno sbrigliamento eccessivo con conversione dei margini frastagliati in lineari è poco saggio perché spesso provoca un'eccessiva perdita di tessuto cutaneo, con un aumento conseguente della forza tensile cutanea e di conseguenza una cicatrice più larga, spessa e meno estetica. Le forze prodotte sulla cute dalla contrazione muscolare e dai movimenti di flesso-estensione influenzano i processi di cicatrizzazione e le dimensioni della cicatrice. Le ferite lacere parallele alle pieghe cutanee, alle rughe d'espressione e alle pieghe articolari, non compromettono la funzionalità e guariscono con buone cicatrici. Le ferite che sono poste di traverso o perpendicolarmente rispetto a tali linee di forza, guariscono con maggior difficoltà poiché si contrappongono alla forza biomeccanica della cute, producono molto tessuto cicatriziale e possono compromettere la funzione del movimento. La conoscenza del decorso di queste linee e delle forze elastiche, cioè delle proprietà biomeccaniche della cute, è importante per poter effettuare una valutazione prognostica e per informare correttamente il paziente (**Figura 11.1.4**).

Valutazione clinica delle ferite e fattori di rischio

Anamnesi

L'anamnesi fa parte della valutazione iniziale delle ferite e, qualora vengano rilevati il rischio di ritenzione di un corpo estraneo, una significativa vasculopatia periferica o uno stato di immunocompromissione, le decisioni terapeutiche devono essere adattate di conseguenza. Le informazioni utili riguardano la dinamica e il setting di lesione, lo stato immunitario antitetanico e la presenza di patologie del tessuto connettivo con rischio di alterata cicatrizzazione. Sono a maggior rischio patologie sia ereditarie sia acquisite, come la sindrome di Ehlers-Danlos, la sindrome di Marfan, l'*osteogenesis imperfecta*, il deficit di vitamina C e l'ipoproteinemia. Devono essere richieste informazioni anche riguardo la presenza di allergie a farmaci e ad anestetici locali, al lattice, la tendenza a formare cheloidi e, non ultimo, vanno verificati durante il colloquio anamnestico il grado di comprensione e di cooperazione del paziente e dei familiari, in funzione del *follow-up* successivo.

Il tempo trascorso dal trauma, come un contundente molto contaminato, un morso di mammifero (cani, gatti, umani) o la riten-

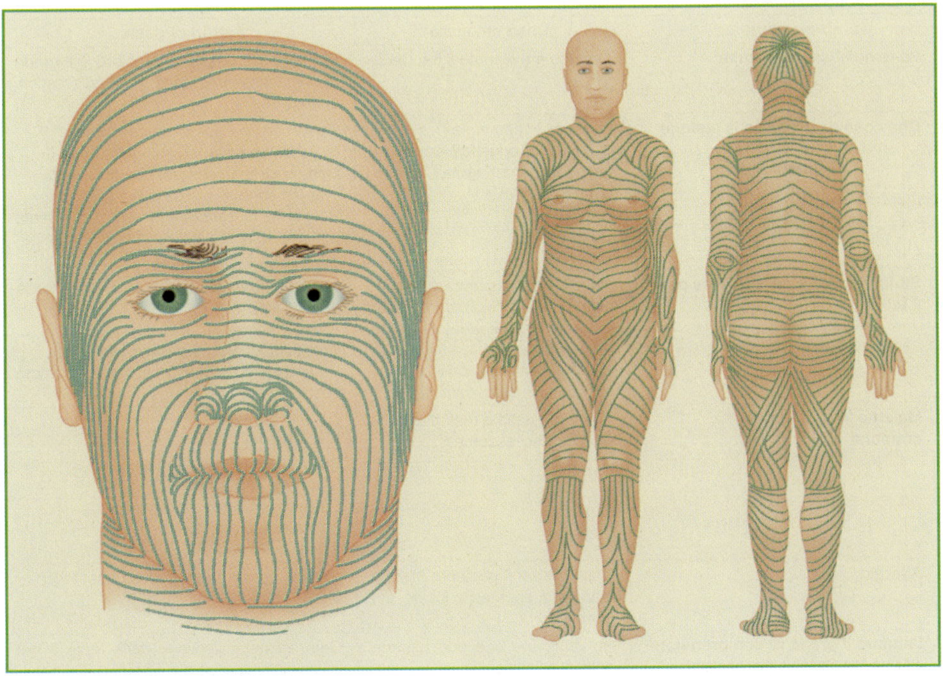

Figura 11.1.4. Le linee di forza della cute.

zione di un corpo estraneo, aumentano il rischio di ritardo di guarigione e di infezione. La saliva e le feci contengono una quantità di batteri (circa 10^{11} per grammo di peso umido) che supera di gran lunga la quantità necessaria a produrre un'infezione (>10^6 batteri per grammo di tessuto) (Tabella 11.1.2).

Esame obiettivo

L'esame completo include la rilevazione della posizione e della profondità della breccia, la presenza di qualsiasi contaminazione macroscopica, di un corpo estraneo evidente, ed eventuali lesioni associate: un esame dei tendini, delle strutture vascolari, dei nervi e lesioni ossee. Per questo è importante possedere una buona conoscenza di anatomia funzionale, soprattutto del viso e dell'arto superiore. Sono ugualmente indispensabili una adeguata illuminazione del campo e il controllo dell'emorragia: l'emostasi, in caso di lacerazioni semplici, può essere ottenuta semplicemente con la compressione diretta con una garza o un dito protetto da un guanto, mentre alcuni punti di sutura consentono di controllare l'emostasi in caso di ferite sanguinanti del cuoio capelluto. Per le ferite delle estremità, in particolare del polso e della mano, è utile il posizionamento di un laccio emostatico applicato dopo elevazione dell'estremità per promuovere il drenaggio venoso. Gonfiare il bracciale 20 a 30 mmHg sopra la pressione sistolica del paziente. Un bracciale della pressione arteriosa può essere sostituito se un laccio emostatico pneumatico non è disponibile. Gli errori diagnostici e terapeutici vengono minimizzati con il controllo diretto delle strutture anatomiche dell'area lesa. Un attento esame diretto evita danni da mancata visualizzazione delle strutture profonde come tendini e capsule articolari. Questo diventa cruciale nelle ferite distali degli arti superiori e inferiori. Le ferite delle dita sono raramente beanti, ma le

Tabella 11.1.2. Le domande fondamentali per orientarsi in caso di ferita

Cosa valutare	Cosa chiedere	Fattori di rischio
La tempistica del trauma	Quando è avvenuto il trauma?	Più tempo è passato maggiore è il grado di contaminazione della ferita ed il rischio di infezione.
Che cosa ha prodotto la lesione	Come si è fatto male? Dove? Che oggetto? Come era l'oggetto contundente? Il meccanismo lesivo?	Ferita con un oggetto contaminato Morsi di mammiferi (cani, gatti, umani) Corpo estraneo ritenuto dentro la ferita Trauma contusivo o da schiacciamento Possibilità di frattura sottostante o di ferita penetrante (in cavità articolare, addominale, etc.)
Stato vaccinale del paziente per il tetano	Ha effettuato il primo ciclo vaccinale antitetanico completo? Quando ha effettuato l'ultimo richiamo? Ha la documentazione dei vaccini (cartellino dei vaccini)?	Mancanza di dati certi, l'anamnesi non è attendibile Anziani, soprattutto di sesso femminile. Tossicodipendenti per via e.v. Provenienza da paesi senza programma vaccinale per i nuovi nati
Malattie in atto/pregresse/ croniche	Soffre di qualche malattia? Che farmaci assume?	Diabete mellito Vasculopatia Sindrome di Ehlers-Danlos Sindrome di Marfan Osteogenesis imperfecta Deficit di vitamina C Ipoproteinemia
Allergie	Chiedere se il paziente ha mai fatto una anestesia locale dal dentista.	Allergie note a farmaci e ad anestetici locali o al lattice
Valutare il grado di comprensione e la cooperazione del paziente	Ha qualcuno che può aiutarla nelle medicazioni?	Carenza nella gestione della ferita e nel *follow-up* successivo a domicilio

strutture fondamentali (ad esempio, tendini, nervi, vasi) sono spesso danneggiate. L'esaminatore deve sollevare i margini della ferita, assicurare l'emostasi del campo ed esaminare lo stato delle strutture e dei tessuti attraverso la completa gamma di movimento. Ferite che non possono essere esplorate adeguatamente e ferite con probabile trauma ai tessuti sottostanti o con corpi estranei richiedono ulteriori indagini. Può essere opportuno ampliare la ferita per consentire una migliore visualizzazione della profondità e della estensione. È utile valutare la modalità di cicatrizzazione di ferite precedenti, se presenti.

IL TACCUINO

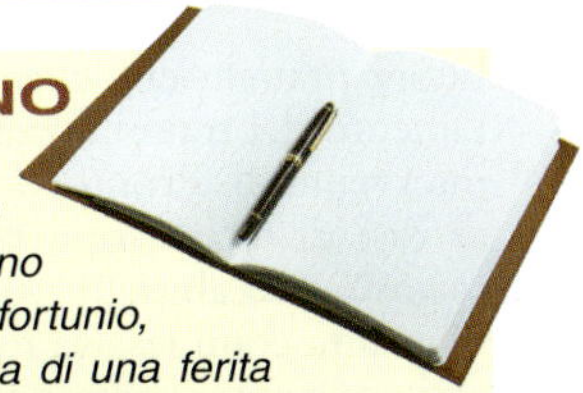

- *Di norma i tessuti lesi collabiscono subito dopo l'infortunio, dando l'apparenza di una ferita superficiale, e il notevole edema sottocutanea contribuisce a questo aspetto e rende l' esame più difficile.*
- *I guanti sterili non sempre sono necessari. Benché i dati siano limitati, uno studio ha trovato che l'uso di guanti sterili non riduce l'incidenza di infezioni. Guanti non sterili di buona qualità devono essere indossati per offrire protezione al paziente e all'operatore.*

Stratificazione del rischio infettivo

La stratificazione del rischio infettivo delle ferite traumatiche, finalizzata all'inquadramento iniziale del paziente, è basata sulle caratteristiche della ferita, la sede della ferita e le caratteristiche del paziente (Tabella 11.1.3). Nei casi a basso rischio per tutte e tre le variabili prese in considerazione evitare la somministrazione di antibiotico. Ogni volta si evidenzi almeno un parametro di "alto rischio" considerare la profilassi antibiotica. Nei casi di alto rischio per tutte e tre le variabili prese in considerazione deve essere sempre esplicitato il motivo per il quale non si somministra/prescrive l'antibiotico. Valutare in ogni caso, comunque, per ogni ferita di qualunque livello di gravità il rischio tetanico in base allo stato vaccinale del paziente.

Rischio tetanico

Valutare in ogni ferita di qualunque gravità ed a prescindere dal rischio di infezione, il rischio tetanico in base allo stato vaccinale del paziente. L'immunoprofilassi antitetanica, sia attiva sia passiva che combinata, rientra tra le

Tabella 11.1.3. Fattori di rischio e stratificazione del rischio di infezione

	Fattore di rischio	Stratificazione del rischio
Tipo di ferita	Ferite da taglio lineare	basso rischio
	Ferite lacero-contuse	alto rischio
	Ferite da punta	alto rischio
	Ferite con lesioni da schiacciamento	alto rischio
	Ferite da morso umano e animale	alto rischio
	Ferite contaminate con feci umane o animali	alto rischio
Sede	Sede ben vascolarizzata (testa, collo, cuoio capelluto)	basso rischio
	Sede ad elevata concentrazione di flora saprofita (mucosa orale, genitali, ascelle)	alto rischio
	Sede poco vascolarizzata (mano, piede, arto inferiore e superiore)	alto rischio
Paziente	Bambino	basso rischio
	Giovane	basso rischio
	Adulto	basso rischio
	Anziano (>65 anni)	alto rischio
	Immunodepresso (in terapia con cortisonici, splenectomizzato...)	alto rischio
	Vasculopatia, patologie del connettivo, diabete	alto rischio

buone pratiche cliniche da osservarsi nel trattamento dei traumatizzati in occasione degli interventi di Pronto Soccorso. L'incidenza di casi di tetano riportata in Italia è di 0,2 casi/100.000 abitanti negli anni '90, con una mortalità complessiva del 39%; nel 76% dei casi sono interessate donne di età superiore ai 76 anni e nella maggior parte interessa pazienti con età superiore ai 50 anni. Nel 2006, in totale, si sono verificati 64 casi di tetano su tutto il territorio nazionale). Nel 40% dei casi il tetano si presenta in pazienti con ferite minori o senza identificazione di ferite o lesioni. Nella quasi totalità dei casi di tetano notificati al Ministero della Sanità in questi ultimi anni l'infezione si è manifestata in seguito a ferite o escoriazioni banali, procurate nel corso di attività domestiche o di giardinaggio. Questi dati sollevano importanti interrogativi sulla validità di separare le raccomandazioni di immunizzazione fra ferite "a rischio" e "pulite". Da vari studi risulta che molte persone non sono adeguatamente immunizzate (soprattutto gli anziani, gli immigrati da paesi dove non sono in atto le campagne vaccinali per i nuovi nati e i tossicodipendenti per via venosa) e che i dati raccolti con l'anamnesi sullo stato vaccinale dei pazienti non sono attendibili. È consigliabile pertanto guardare con sospetto ogni ferita, poiché è di fatto impossibile prevedere con sicurezza quali siano le ferite "a rischio" tetanico.

Prima di procedere alla profilassi antitetanica è opportuno rilevare lo stato di immunizzazione dei pazienti attraverso: un'anamnesi accurata e la consultazione della documentazione attestante la vaccinazione/richiamo, utilizzando, nei casi dubbi, un test diagnostico rapido per valutare lo stato di immunizzazione dei pazienti rispetto al tetano. Vengono indicati come "dubbi" (intesi come casi in cui non è possibile stabilire lo stato di immunizzazione del paziente) i seguenti casi:

- paziente che non ricorda la data dell'ultimo richiamo;
- paziente incosciente, intossicato o con deficit cognitivi;
- paziente che non comprende la lingua italiana;
- paziente che, presumibilmente, non ha mai effettuato un ciclo vaccinale completo.

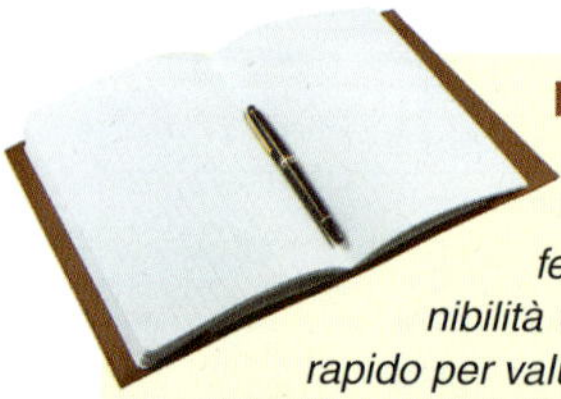

IL TACCUINO

L'accesso all'anagrafe vaccinale e la disponibilità di un test diagnostico rapido per valutare lo stato di immunizzazione rispetto al tetano permettono di agire con maggiore appropriatezza e di razionalizzare i costi.

Diagnostica per immagini

- *Radiografia standard.* La radiografia standard nella ricerca dei corpi estranei non è sempre dirimente perché la radiodensità di un corpo ritenuto dipende dalla densità della materia di cui è composto lo stesso e da quella del tessuto adiacente. Pezzi di vetro di spessore superiore a 1 mm sono visibili con proiezioni appropriate, ma le sostanze organiche, come il legno, non sono facilmente visibili. Un'ombra radiotrasparente può essere ricercata facendo molta attenzione, perché la sostanza estranea sposta il tessuto nel suo percorso. Le fratture evidenti o anche sospette devono essere indagate con radiografia standard. Le lesioni ossee richiedono una verifica della cute sovrastante per escludere una frattura esposta o comunicante.
- *Tomografia computerizzata.* La tomografia computerizzata è eccellente per l'identificazione di tutti i materiali estranei, ma è costosa e espone a una significativa dose di radiazioni.
- *Ecografia.* L'ecografia (operatore-dipendente) non è una buona tecnica, perché le piccole dimensioni di molti corpi estranei, bolle d'aria, edema, secrezioni e alcune calcificazioni possono produrre echi confondenti, limitandone l'utilità. L'ecografia o la TC devono essere considerate in casi selezionati qualora i metodi standard non siano idonei in caso di un corpo estraneo probabilmente o sicuramente presente.

Protocollo terapeutico

Anestesia locale

Dopo aver effettuato l'esame della sensibilità, il tessuto leso deve essere adeguatamente anestetizzato perché l'esame obiettivo, il lavaggio e il trattamento definitivo di una ferita richiedono che il paziente non avverta dolore. L'anestesia per infiltrazione è intuitiva e di facile applicazione, ma provoca edema dei tessuti ed alterazione dei rapporti anatomici. L'anestesia loco-regionale consente di anestetizzare le aree innervate da un singolo nervo superficiale utilizzando minori quantità di anestetico, ma presuppone una maggiore conoscenza anatomica e maggiore esperienza.

IL TACCUINO

L'analisi della dinamica del trauma è fondamentale per l'orientamento diagnostico Per quel che riguarda l'esame obiettivo gli errori vengono minimizzati con la visualizzazione ottimale dell'area lesa e la somministrazione dell'anestesia locale.
Nessun metodo singolarmente è in grado di garantire l'individuazione e la rimozione di corpi estranei dalle ferite. La chiave è quella di documentare tutti gli sforzi e di spiegare al paziente la possibilità che venga ritenuto un corpo estraneo. Il follow-up protegge il paziente e l'operatore.

Anestetici locali

Gli anestetici più usati sono la lidocaina e la bupivacaina. La lidocaina è rapidamente efficace e sicura. Dopo infiltrazione dei margini della ferita, l'effetto anestetico si realizza nel giro di pochi secondi e permane per 20-60 minuti. Nel blocco loco-regionale dei nervi l'effetto si instaura in 4-6 minuti e permane per 75 minuti, in alcuni casi per 120 minuti. Una soluzione all'1% corrisponde a 1 g di principio attivo per 100 mL di diluente, pertanto un millilitro di soluzione all'1% contiene 10 mg di principio attivo. La dose non deve superare i 3-5 mg/kg. L'aggiunta di adrenalina provoca vasocostrizione, migliorando l'emostasi, riducendo l'assorbimento sistemico, prolungando l'azione dell'anestetico e consentendo la somministrazione di 5-7 mg/kg. Risulta particolarmente indicata nelle ferite di regioni molto vascolarizzate come il cuoio capelluto e la cavità orale. La bupivacaina è simile alla lidocaina. L'inizio dell'effetto è più lento, ma la durata dell'effetto è 4-8 volte quella della lidocaina. La dose complessiva non deve superare i 2,5 mg/kg, mentre con l'aggiunta di epinefrina può raggiungere i 3,5 mg/kg (Tabella 11.1.4).

Detersione della ferita

Viene effettuata con l'obiettivo di rimuovere i batteri e le particelle di materiale estraneo o tessuto devitalizzato, la cui presenza dentro la ferita può prolungare la fase infiammatoria e/o favorire l'infezione. Il detergente ideale dovrebbe avere attività antimicrobica ad ampio spettro e immediata, senza effetti tossici, senza ritardare la guarigione

Tabella 11.1.4. Caratteristiche di alcuni anestetici locali

Agente anestetico	Concentrazione raccomandata	Inizio effetto	Durata	Dose totale massima mg/kg
Amidi				
Lidocaina + adrenalina	0,5-2,0%	2-5 min	30-60-240 min	4-5/7
Bupivacaina + adrenalina	0,125-0,25%	5-10 min	48 ore	2-3
Esteri				
Procaina + adrenalina	0,5-1,0%	2-5 min	30-45 min	7-9

IL TACCUINO

L'anestesia topica per apposizione rappresenta un'alternativa all'infiltrazione, in particolare nella gestione di pazienti pediatrici con ferite semplici. Lidocaina/adrenalina/tetracaina (LAT) gel può essere utilizzato come anestesia locale.

L'allergia è rarissima (0,06%). Gli anestetici locali (che agiscono stabilizzando le membrane cellulari) sono esteri o amidi (a scopo mnemonico è utile ricordare che tutti gli amidi contengono la lettera "i" nel loro nome generico prima del suffisso "caina" (es: mepivacaina, lidocaina). L'importanza di conoscere la classe deriva dal fatto che quasi tutte le reazioni allergiche agli anestetici locali sono dovute agli esteri o al metilparaben che è un conservante. Nei casi di riferita allergia è appropriato un farmaco della classe alternativa. Ad esempio estere di procaina al posto di lidocaina o bupivacaina.

e/o ridurre le difese naturali dei tessuti all'infezione. Molte soluzioni sono state utilizzate ma il dibattito è ancora aperto su quale sia il prodotto migliore. L'evidenza suggerisce che la soluzione salina NaCl 0,9% e l'acqua di rubinetto sono sovrapponibili in termini di efficacia nell'irrigazione ad alta pressione delle ferite, garantendo tassi di infezione e risultati estetici sovrapponibili, ma la prima è ovunque disponibile ed economica.

Lo iodio ha ampia attività antimicrobica, ma è lesivo per i tessuti e riduce le difese tessutali. Gli iodofori sono formati da complessi di iodio legato ad una molecola di trasporto che ne aumenta la solubilità, riducendone la disponibilità in forma di iodio libero. Lo iodoforo più utilizzato è il povidone-iodio, dove la molecola carrier è il povidone (polivinilpirrolidone). È comunemente reperibile in soluzione al 10% contenente iodio libero all'1%. La soluzione mantiene una buona attività antimicrobica, con una ridotta tossicità sistemica, ma è documentato che anche soluzioni al 5% sono tossiche per i leucociti polimorfonucleati neutrofili e possono aumentare il tasso di infezione. La soluzione all'1% sembra essere sicura ed efficace, con ridotta tossicità. Le soluzioni detergenti contenenti sostanze antisettiche possono essere utilizzate su cute integra, ma non su ferite aperte (Tabella 11.1.5).

Irrigazione

L'irrigazione della ferita è efficace, aumenta con alte pressioni di irrigazione e grandi volumi di liquido, infatti il numero di batteri dentro la ferita si riduce, come la percentuale delle infezioni. La pressione di lavaggio idonea può essere ottenuta utilizzando siringhe da 35 ml, con ago cannula da 19 G, anche in mancanza di uno strumento specifico per il lavaggio. Pressioni anche dieci volte superiori possono essere ottenute con i *water pick* che si trovano in commercio. Il danno tissutale creato dalla pressione è ampiamente superato dal vantaggio di liberare la ferita da batteri e materiale particolato. È consigliabile irrigare con 100 mL di soluzione fisiologica (o acqua di rubinetto) per cm di ferita. Il tamponamento della ferita con soluzioni antisettiche non è utile e può essere dannoso. Inondare le ferite per caduta semplice del liquido di lavaggio, non riduce l'infezione.

Preparazione della cute

Sono disponibili vari agenti disinfettanti. Quello ideale dovrebbe avere attività antimicrobica ad ampio spettro, effetto immediato, ed emivita lunga: povidone iodio o clorexidina sono soddisfacenti da tutti i punti di vista. La rasatura di peli e capelli serve a facilitare la sutura e la medicazione, ma non riduce il rischio di infezioni, anzi lo aumenta. Per i capelli si possono usare fermagli oppure il taglio con la forbice. Non è indicato radere le sopracciglia, per evitare la ricrescita anomala del sopracciglio (Tabella 11.1.5).

Emostasi

Il sanguinamento impedisce una corretta valutazione delle strutture anatomiche, inoltre, la formazione di raccolte ematiche può

Tabella 11.1.5. Antisettici

Agente	Attività antimicrobica	Meccanismo d'azione	Tossicità tisutale	Indicazioni e controindicazioni
Povidone-iodio in soluzione	Disponibile come soluzione al 10% con polivinilpirrolidone (povidone) contenente 1% di iodio libero con un'ampia attività antimicrobica a rapida insorgenza	Potente battericida a basse concentrazioni	Riduce la migrazione e durata della vita dei PMN a concentrazioni >1%. Può provocare tossicità sistemica a concentrazioni più elevate; la tossicità è dubbia a concentrazioni dell'1%	Probabilmente è un detergente sicuro ed efficace per le ferite a una concentrazione dell'1%. Una soluzione al 10% è efficace per preparare la pelle circostante la ferita
Iodopovidone scrub chirurgico	Come la soluzione	Idem	Tossico nelle ferite aperte	Va bene per lavare le mani, no nelle ferite aperte
Perossido d'idrogeno	Soluzione al 3% in acqua dispone di breve attività germicida	Agente ossidante che denatura le proteine	Tossico nelle ferite aperte	Non dovrebbe essere usato su ferite dopo il lavaggio iniziale; va bene per pulire la pelle intatta dalle crostosità ematiche
Alcoli	Bassa potenza antimicrobica, più efficace come etilico al 70% e soluzione di alcol isopropilico al 70%	Denatura le proteine	Lede irreversibilmente e funziona come fissante	Non ha ruolo nella cura di routine

PMN, leucociti polimorfonucleati neutrofili.

provocare la deiscenza o l'infezione della ferita. La compressione diretta e, ove possibile, (ad esempio arto superiore ed inferiore) il sollevamento del segmento interessato, sono indicati per modesti sanguinamenti. Questa procedura consente una buona emostasi definitiva. Se non sufficiente, la medicazione compressiva va prolungata, sovrapponendo gli strati di garza e fissandoli con un bendaggio elastico. La principale indicazione a questo tipo di emostasi è il controllo temporaneo del sanguinamento in pazienti con altre priorità di trattamento. L'emostasi definitiva in questo modo può essere posticipata.

Se i vasi interessati hanno un diametro superiore a 2 mm è indicata la legatura del vaso con filo riassorbibile, mentre è scorretto impiegare molto tempo nel tentativo di legare vasellini di piccole dimensioni. Aree altamente vascolarizzate come il cuoio capelluto, dopo essere state esplorate ed irrigate, possono essere direttamente suturate poiché la pressione esercitata dalla sutura ha effetto emostatico. Per le ferite degli arti con emorragia significativa è utilizzabile, per brevi periodi, un laccio emostatico dopo l'elevazione dell'estremità per promuovere il drenaggio venoso. Gonfiare il bracciale 20 a 30 mmHg sopra la pressione sistolica del paziente. Può essere utilizzato un bracciale della pressione arteriosa qualora non sia disponibile un bracciale pneumatico.

Sutura della ferita

Per un inquadramento generale si rimanda all'algoritmo di fine capitolo.

- *Chiusura primaria*. La maggior parte delle ferite traumatiche è trattabile mediante una chiusura primaria in Pronto Soccorso.
- *Chiusura primaria dilazionata*. Considerare la chiusura primaria dilazionata in casi di ferita ad alto rischio di infezione (ferite contaminate macroscopicamente, soprattutto con terriccio o da arma da fuoco). Dopo 3-5 giorni, le difese immunitarie dell'ospite riducono la carica batterica, riducendo quindi il rischio di infezione.

Somministrazione di antibiotici

La somministrazione di antibiotici di routine per le ferite semplici non ha alcun fondamento scientifico ed espone il paziente a complicazioni, infatti le reazioni allergiche sono comuni e possono causare morbilità e costi aggiuntivi. Per profilassi normalmente si intende la somministrazione di una terapia con l'intento di prevenire una malattia. L'irrigazione e lo sbrigliamento dei tessuti devitalizzati sono il mezzo più importante per prevenire le infezioni delle ferite traumatiche, mentre la terapia antibiotica precoce (cioè prima che si evidenzi una infezione) è raccomandata solo in alcune circostanze e deve esserne valutata l'appropriatezza in ogni singolo paziente.

Prendendo in considerazione la Tabella 11.1.3, nei casi a basso rischio per tutte e tre le variabili prese in considerazione, evitare la somministrazione di antibiotico. Ogni volta si evidenzi almeno un parametro di "alto rischio" considerare la terapia antibiotica con amoxicillina/acido clavulanico (1 g ogni 6-8 ore) o, in caso di allergia ai β-lattamici, l'associazione tra clindamicina (600 mg ogni 6-8 ore) e un chinolone (ciprofloxacina 500 mg ogni 12 ore). La terapia va proseguita per una settimana. Nei casi di alto rischio per tutte e tre le variabili prese in considerazione, deve essere sempre esplicitato il motivo per il quale non si somministra/prescrive l'antibiotico. In ogni caso dubbio attuare un follow up stretto e, al bisogno, la pronta somministrazione di terapia antibiotica.

Prescrivere: amoxicillina/acido clavulanico 1 g × 3/die per os.

Profilassi antitetanica

Per le persone non vaccinate, non completamente vaccinate, che abbiano ricevuto l'ultima dose di vaccino da più di dieci anni, o di cui non sia possibile definire lo stato vaccinale è raccomandata la contemporanea somministrazione, in siti di inoculo diversi e con diversa siringa, di immunoglobuline specifiche e di una (o più dosi) di vaccino a completamento del ciclo, secondo le circostanze e tenendo presenti gli intervalli consigliati. Il dosaggio per le immunoglobuline è di 250 UI per gli adulti (o 500 UI se l'intervento viene iniziato a più di 24 ore dal trauma) e di 7 UI/kg, fino ad un massimo di 250 UI per i bambini (Tabelle 11.1.6 e 11.1.7).

Controindicazioni all'utilizzo del vaccino. Le uniche controindicazioni assolute sono rappresentate da precedenti episodi di anafilassi (o complicanze neurologiche) conseguenti alla somministrazione di vaccino antitetanico. Nel sospetto di anafilassi è opportuno ricorrere a valutazione allergologica mediante test cutanei. Un riassunto della gestione delle ferite è presente in Tabella 11.1.8.

IL TACCUINO

Attenzione alle possibili controindicazioni alla sutura in Pronto soccorso

- *Le ferite da trattare in sala operatoria sono le seguenti: ferite vaste e profonde, che potrebbero richiedere quantitativi tossici di anestetico locale per ottenere una adeguata analgesia; ferite sporche che necessitano di pulizia profonda e sbrigliamento, ferite complesse il cui trattamento richiederebbe tempi incompatibili con il flusso del Pronto Soccorso.*
- *Ferite associate a fratture e/o a lesioni di nervi, grossi vasi e tendini e ferite di strutture delicate o complesse che richiedono sia tecniche che materiali di sutura particolari (rima palpebrale, apparato lacrimale, tendini).*
- *È utile la consulenza da parte di un chirurgo plastico nei seguenti casi: perdita di tessuto che richiede un trapianto; ferita del labbro con perdita di sostanza; o quando il paziente o i familiari lo richiedono insistentemente.*

Casi particolari

Ferite del cuoio capelluto

Le ferite del cuoio capelluto a tutto spessore sanguinano copiosamente, pertanto l'emostasi a volte richiede la legatura dei vasi di calibro maggiore e delle arterie. I capelli possono essere raccolti con fermagli o tagliati, per rendere più agevole la sutura, l'appli-

Tabella 11.1.6. Schema di immunizzazione antitetanica classico (A) e "semplificato" (B) per la profilassi per il tetano da eseguire nei pazienti traumatizzati

A

Anamnesi di immunizzazione antitetanica	Ferita sporca suscettibile al tetano		Ferita pulita non suscettibile al tetano	
	AT	TIG	AT	TIG
Non nota o <3 dosi	Sì	Sì	Sì	No
3 o più dosi	No[1,2]	No[3]	No[3]	No

AT = Anatossina tetanica.
TIG = Immunoglobuline antitetaniche (umane).
[1] Sì se la ferita risale a più di 24 ore.
[2] Sì, se sono trascorsi più di 5 anni dall'ultimo richiamo.
[3] Sì, se sono trascorsi più di 10 anni dall'ultimo richiamo.

B

Ciclo vaccinale primario		AT	TIG
Non completato		Sì	Sì
Completato, data ultimo richiamo	<5 anni	No	No
	>5 anni	Sì	No*

* Valuta il tipo di contaminazione.

Tabella 11.1.7. Istruzioni per il paziente

Descrizione
Porre gli arti feriti in scarico. Ad es.: braccio al collo.
Effettuare toilette e medicazione a giorni alterni, in modo delicato per rimuovere i detriti e le crostosità di sangue. Mantenere la ferita pulita e asciutta
Immobilizzazione fino alla rimozione della sutura
Segni di infezione da controllare Arrossamento Aumento del dolore, arrossamento Edema Febbre Stria linfangitica centripeta
Controllo della ferita Quando ritenuto necessario per verificare l'insorgenza di segni di infezione Di routine a 48 ore per le ferite ad alto rischio *Timing* di rimozione della sutura (la sutura può essere rimossa prima se si posizionano Steri Strips di rinforzo) Ferite al viso: 3-5 giorni (sostituire sempre con Steri Strip) Ferite al cuoio capelluto: 7-10 giorni Ferite al tronco: 7-10 giorni Ferite a braccia e gambe: 10-14 giorni Ferite alle articolazioni: 14 giorni

cazione della medicazione e le medicazioni successive. La rasatura con lama aumenta significativamente il rischio di infezione.

Ferite della fronte e del sopracciglio

Queste ferite cicatrizzano rapidamente. Il miglior risultato estetico si ottiene in quelle orizzontali, parallele alle linee di forza della cute. Il sopracciglio di regola non deve essere rasato né tagliato.

Palpebre

Necessitano di attrezzatura, di tecnica avanzata e del parere di un esperto. Quelle a decorso verticale possono guarire con cicatrici retrattili e relativo danno funzionale.

Tabella 11.1.8. Sommario della gestione delle ferite

Fasi della gestione della ferita	
Stabilizzare paziente, procedendo con l'ABC	
Anamnesi	• Includere stato vaccinale antitetanico e allergie
Esame fisico	• Esame neurovascolare • Anestesia lidocaina o la bupivacaina, regionale o locale • Emostasi • Esame obiettivo strutture anatomiche: pelle, nervi, tendini • Vasi sanguigni, ossa, muscoli, fascia, altre strutture (dotti, cartilagini) • Consulenza, ove indicato
Imaging: Radiografie (ultrasuoni), TC	• Lesioni ossee • Presenza di corpi estranei
Preparazione	• Tagliare non radere capelli/peli • Preparare la cute circostante con la soluzione povidone-iodio • Sbrigliamento di corpi estranei e di tessuto devitalizzato • Irrigazione ad alta pressione con soluzione salina, 1% povidone-iodio
Chiusura della ferita	• Cerotto chirurgico, graffette, o sutura • Utilizzare suture sottocutanee con parsimonia, in caso di ferite ad elevata tensione
Antibiotici	• Solo se ferita ad elevato rischio
Medicazione e immobilizzazione	• Considera una medicazione non occlusiva
Le istruzioni per la cura delle ferite da consegnare al paziente (Tabella 11.1.7)	• Insegna i segni di infezione • Estremità in scarico • Controllo ferita se necessario • Rimozione sutura

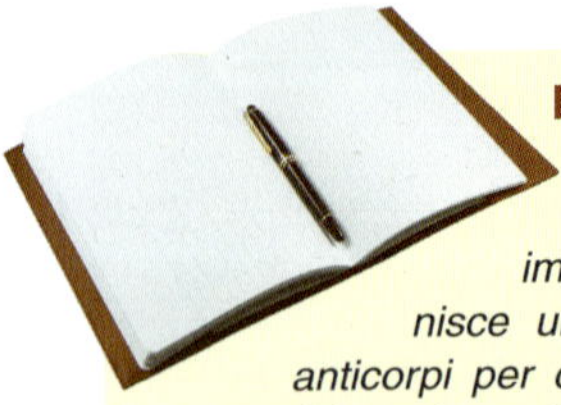

IL TACCUINO

Una singola dose di immunoglobuline fornisce un livello protettivo di anticorpi per circa 4 settimane. La somministrazione di immunoglobuline, al pari di quella di altri prodotti emoderivati, prevede l'acquisizione del consenso informato da parte del ricevente (cfr. D.M. 15 gennaio 1991, art. 19, D.M. 1° settembre 1995, art. 4). Il vaccino antitetanico, sia in forma singola che combinata, non contiene emoderivati come eccipienti o stabilizzanti.
Non esistono chiare linee guida in merito ad alcune categorie di soggetti "a rischio" come anziani, immunodepressi (infezioni da HIV, ipogammaglobulinemia, terapie con steroidi o farmaci immunomodulanti), in merito a ciò è consigliato da molti Autori un approccio più "liberale" ad un maggiore utilizzo delle IG.

Quelle a tutto spessore che interessano anche il bordo palpebrale necessitano di riparazione cutanea e muscolare.

Orecchio

Il fine principale è conservare il normale contorno del padiglione e prevenire la condrite. La cute del padiglione è molto vascolarizzata, mentre la cartilagine sottostante, avascolare, riceve il nutrimento dalla cute e si infetta con grande facilità. Le differenze degne di nota sono le seguenti:
- ridurre al minimo le manovre di sbrigliamento;
- coprire completamente con la cute tutta la cartilagine esposta;
- medicare appropriatamente (sostenendo il padiglione con una garza piegata o un batuffolo), dopo la sutura.

Indicazioni alla consulenza del chirurgo plastico:
- perdite di tessuto cartilagineo >5 mm;
- impossibilità di coprire la cartilagine esposta;

- amputazioni ed avulsioni di parti;
- presenza di tessuto devitalizzato.

La gestione delle parti avulse o amputate deve essere accurata (come per ogni parte amputata), al fine di preservarne la vitalità qualora il consulente ritenesse appropriato un tentativo reimpianto.

Mento

È necessario completare l'esame clinico controllando l'integrità dell'articolazione temporo-mandibolare (ATM), della dentatura, della mascella e della mandibola (possibile frattura del condilo mandibolare, etc.), e la ricerca di corpi estranei.

Guance

Escludere la lesione del dotto di Stenone, che può essere associata alla ferita. Nel dubbio richiedere una consulenza stomatologica.

Ferite della cavità orale

Queste ferite, di solito, non costituiscono un problema poiché l'area è ben vascolarizzata e tende a cicatrizzare rapidamente. Poiché anche lembi di tessuto molto piccoli non ischemizzano, conviene limitare le manovre di sbrigliamento e tendere al massimo recupero, piuttosto che alla rimozione di tessuto. Le ferite piccole (<2 cm) guariscono senza nessun intervento. Quelle >2 cm richiedono la sutura, poiché tendono ad intrappolare cibo formando sacche infette.

Lingua

Le ferite piccole (<2 cm) non devono essere suturate. Le ferite maggiori o quelle che bisecano la lingua si riparano sempre, con grossi punti emostatici. La lingua va tirata ed esposta mediante una compressa di garza. Spesso è necessaria la sedazione procedurale (soprattutto nei bambini). Fare sempre molta attenzione alla presenza di corpi estranei (frammenti di denti).

Labbra

La riparazione è facilitata da un aiutante che estrofletta verso l'esterno il labbro, comprimendone i margini: questa manovra espone la ferita e crea emostasi. La tecnica di riparazione deve essere precisa. Iniettare piccole quantità di anestetico per evitare di deformare i margini di sutura o effettuare, se possibile, il blocco nervoso (infraorbitale o mentoniero). È imperativo mantenere l'allineamento del margine vermiglio per un risultato estetico soddisfacente, poiché un disallineamento, seppur minimo, risulta sempre esteticamente molto evidente. Se si opta per l'infiltrazione locale di anestetico, è preferibile applicare prima il punto di allineamento del margine vermiglio. Lavare accuratamente, ridurre al minimo lo sbrigliamento, fare attenzione ai corpi estranei, ad esempio frammenti di denti (nel dubbio eseguire una radiografia).

La mancanza di tessuto del labbro, di solito, richiede la consulenza esperta di un chirurgo plastico.

La sutura parte dal margine vermiglio e procede verso l'apice della ferita, utilizzando filo riassorbibile 4 o 5-0 per la parte mucosa, e filo non riassorbibile 5 o 6-0 per la parte cutanea.

Le ferite a tutto spessore richiedono una sutura a strati. Il primo strato ad essere ricostruito è quello del muscolo orbicolare, in seguito viene affrontata la mucosa interna e successivamente quella esterna.

Bibliografia di riferimento

LA LAVAGNA

- *Fattori di rischio per l'infezione: meccanismo di schiacciamento, ferite penetranti, la contaminazione con la saliva, le feci, il terriccio o la presenza di corpi estranei ritenuti.*
- *L'intervento più efficace per ridurre l'infezione è la pulizia accurata. Un ago cannula 18G con una siringa da 35 mL crea una forza irrigante efficace a ridurre la carica batterica.*
- *Gli antibiotici sono indicati nelle ferite ad elevato rischio infettivo.*
- *Le ferite contaminate macroscopicamente possono essere riparate dopo 3 o 4 giorni.*
- *La profilassi antitetanica deve essere proposta subito dopo l'infortunio, ma può essere somministrata anche giorni o settimane più tardi. Il periodo di incubazione usuale per il tetano è da 7 a 21 giorni (range: 3-56 giorni).*

Appunti / Commenti

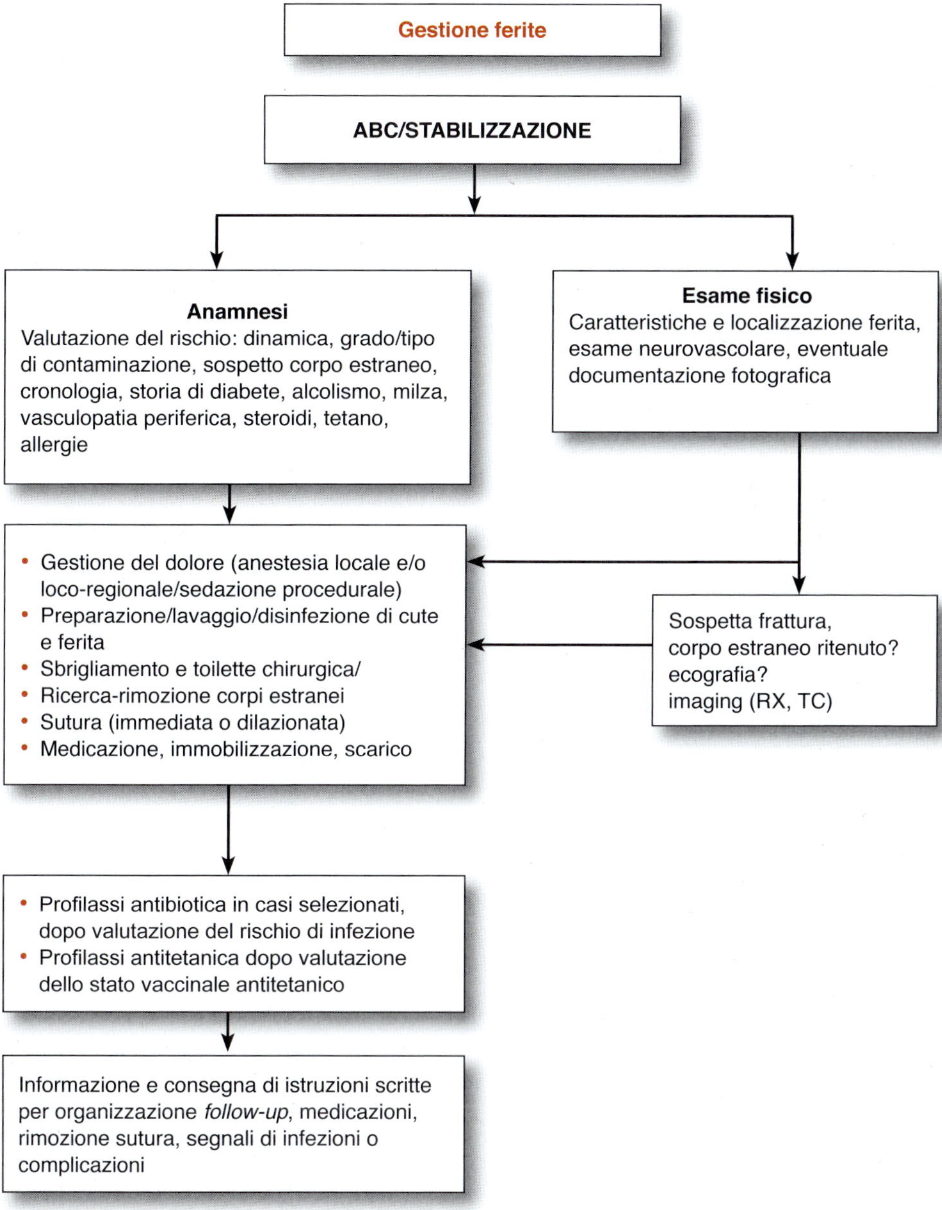
Gestione ferite
ABC/STABILIZZAZIONE
Anamnesi
Valutazione del rischio: dinamica, grado/tipo di contaminazione, sospetto corpo estraneo, cronologia, storia di diabete, alcolismo, milza, vasculopatia periferica, steroidi, tetano, allergie
Esame fisico
Caratteristiche e localizzazione ferita, esame neurovascolare, eventuale documentazione fotografica
• Gestione del dolore (anestesia locale e/o loco-regionale/sedazione procedurale)
• Preparazione/lavaggio/disinfezione di cute e ferita
• Sbrigliamento e toilette chirurgica/
• Ricerca-rimozione corpi estranei
• Sutura (immediata o dilazionata)
• Medicazione, immobilizzazione, scarico
Sospetta frattura, corpo estraneo ritenuto? ecografia? imaging (RX, TC)
• Profilassi antibiotica in casi selezionati, dopo valutazione del rischio di infezione
• Profilassi antitetanica dopo valutazione dello stato vaccinale antitetanico
Informazione e consegna di istruzioni scritte per organizzazione follow-up, medicazioni, rimozione sutura, segnali di infezioni o complicazioni

11.2 Ferite da morso di mammifero

Definizione

Le ferite da morso di mammifero sono soluzioni di continuo della cute di origine traumatica lacero-contuse, molto contaminate e con verosimile elevata probabilità di infezione.

Dati epidemiologici

Le ferite da morso di mammiferi rappresentano circa l'1% delle visite al Pronto Soccorso e circa il 5% di tutte le ferite traumatiche. I morsi di cane sono i più comuni, seguiti dal morso di gatto, mentre al terzo posto troviamo il morso umano. Nel bambino la maggior parte dei morsi di cane coinvolge la testa o la faccia con elevata mortalità nei neonati, sei volte superiore a quella dei bambini di età prescolare e scolare. In alcuni pazienti le infezioni provocate dal morso possono essere gravissime, pertanto è importante fare una valutazione del rischio infettivo al fine di instaurare, ove indicata, un'adeguata profilassi e terapia antibiotica.

Fisiopatologia

I morsi di mammifero sono lesioni che causano di solito un modesto danno ai tessuti. In genere dalla ferita viene isolata una flora mista di microrganismi. Il batterio più isolato è *Pasteurella multocida* (50% delle ferite da morso di cane e 75% di gatto); streptococco e stafilococco sono isolati da entrambe, come pure i microrganismi anaerobi.

Presentazione clinica

La presentazione clinica è varia. Nei morsi da animali di piccola taglia possono presentarsi come ferite da punta (animali di piccola taglia) o lacero-contuse e, a seconda delle dimensioni delle fauci (ad es cani di grossa taglia), possono presentare un danno tissutale più o meno esteso.

Valutazione della ferita e presentazione clinica

Anamnesi

L'anamnesi deve essere mirata, sintetica e non deve dilazionare la gestione della ferita da morso. Il tipo di animale che ha inflitto il morso può fornire un orientamento sia rispetto all'entità del trauma (energia meccanica e cinetica) che ai microrganismi più probabilmente coinvolti. Lo stato vaccinale antirabbico dell'animale, alcune informazioni sul rischio di rabbia, e il setting (ad esempio agricolo), consentono di valutare il potenziale rischio di complicanze e danni indiretti di altri tessuti, fratture concomitanti, danno nervoso, etc.

Dall'anamnesi del paziente è importante ricavare le comorbidità (in particolare immunodepressione, uso di farmaci o allergie note) e lo stato di immunizzazione del paziente (per il tetano, l'epatite e la rabbia).

Esame della ferita

Devono essere valutate la dimensione e la profondità della ferita, il grado di schiacciamento e di devitalizzazione del tessuto, il danno tendineo e vascolare, il coinvolgimento di ossa o articolazioni. Dopo lo sbrigliamento dei tessuti può essere utile documentare con precisione l'estensione iniziale della ferita (con fotografie, eventualmente con disegni). Nelle ferite della testa e del collo, l'esame fisico deve essere completato con un controllo della cavità orale, per escludere lesioni penetranti delle guance.

IL TACCUINO

*Fare una anamnesi approfondita di tutti i fattori che compromettono lo stato immunitario del paziente (**Tabelle 11.1.2** e **11.1.3** del **Capitolo 11.1**).*

Valutare il rischio di rabbia e considerare la necessità di profilassi soprattutto se il morso è stato contratto durante viaggi all'estero. La rabbia è più frequente in caso di morso di animale non provocato o selvatico.

Il paziente alcolista ha una aumentata suscettibilità ad infezioni da Pasteurella multocida (segnalate resistenze a macrolidi o chinolonici, in particolare eritromicina e flucloxacillina).

Una infezione insorta a meno di 12 ore dalla lesione è probabilmente causata da P. multocida, mentre se insorge dopo più di 24 ore è probabilmente dovuta a stafilococchi o anaerobi.

L'infezione da Capnocytophaga canimorsus di solito insorge dopo morsi di lieve entità, anche puntiformi, in pazienti cirrotici o splenectomizzati ed è sensibile a penicillina e ciprofloxacina. La setticemia da C. canimorsus è spesso erroneamente diagnosticata come meningite fulminante (sono presenti circa 100 casi in letteratura).

L'esame colturale delle ferite da morso di mammifero non è considerato utile.

Diagnostica per immagini

- *Radiografia*. La radiografia (o la TC) può essere richiesta per escludere la presenza di denti o frammenti dentari infossati nei tessuti, fratture o altri tipi di lesione ossea, nelle ferite del cuoio capelluto dei bambini e quando vi sia il dubbio di lesione di qualsiasi segmento osseo del cranio o della faccia, in ferite complesse che penetrano il tessuto sottocutaneo o con deficit neuro vascolare o in ferite da punta in sede articolare, soprattutto mano o piede.
- *Ecografia*. L'ecografia può essere utilizzata per la diagnosi di sospette lesioni dei tessuti molli, anche se la sensibilità della metodica è operatore dipendente.

Le ferite penetranti del collo e dello stretto toracico sono molto insidiose e possono rendere necessarie una angiografia precoce e una seduta esplorativa.

Stratificazione del rischio

I morsi di cane hanno un rischio d'infezione del 20%, simile al rischio d'infezione dei morsi umani; diversamente, i gatti provocano ferite da punta causate dai denti piccoli ed appuntiti. In questi morsi (che si localizzano solitamente alle mani o ai piedi), nonostante il danno cutaneo puntiforme, vi è un elevato rischio di penetrazione nei tessuti profondi e nell'osso sottostante, nelle articolazioni e nei tendini e un rischio di infezione molto più elevato, prossimo all'80%. Questo è di particolare rilevanza in sedi come la mano o il piede dove le suddette strutture sono relativamente superficiali. I morsi umani, oltre a produrre lesioni da schiacciamento, hanno una maggiore tendenza a diventare infetti, ma non è chiaro se a causa della flora microbica orale umana o della posizione della ferita che avviene nella maggioranza dei casi alle mani, sede ad elevato rischio infettivo.

Alcune caratteristiche del paziente o delle ferite sono state associate ad un aumentato rischio di infezioni o ad altre complicanze (**Tabella 11.2.1** - vedi anche **Capitolo 11.1**).

Timing

La precocità di trattamento influenza direttamente il risultato, contribuendo a ridurre la percentuale di complicanze. Le fe-

Tabella 11.2.1. Ferite da morso a maggior rischio

Con schiacciamento e sofferenza dei tessuti o con lesioni alle strutture sottostanti (come tendini, vasi, nervi, ossa e strutture articolari).
Ferite da punta (morso di gatto).
Ferite penetranti in ossa, articolazioni, tendini, strutture vascolari.
Ferite da morso localizzate alle mani o ai genitali, ferite con un intervento sanitario ritardato.
Pazienti immunocompromessi, con edema o linfedema dei tessuti.
Ferite contratte in paesi a rischio di rabbia.

rite a presentazione precoce (entro le 12 ore) hanno esito migliore rispetto a quelle che si presentano oltre le 12 ore dall'evento traumatico, le quali generalmente hanno tassi superiori di infezione ed uno scadente esito estetico.

Tetano

I morsi di mammifero hanno un piccolo, ma non assente, rischio di trasmissione di *Clostridium tetani*. Per questa ragione, è importante valutare la copertura vaccinale antitetanica anche nei pazienti con ferite da morso (consultare **Capitolo 11.1**).

Virus

La profilassi è raccomandata sia per la vittima sia per l'aggressore, dopo aver valutato, per entrambi, il rischio post-esposizione.

Per HIV il rischio di trasmissione è considerato basso, ma non inesistente. Va indagata la sieropositività di entrambi, se c'è stata una esposizione al sangue. Il rischio di trasmissione del virus HBV attraverso il morso è superiore a quello dell'HIV. La profilassi va procrastinata fino a dopo l'acquisizione del risultato degli esami della vittima e dell'aggressore. Per HCV il rischio è intermedio. È consigliato dosare gli anticorpi per epatite C sia nella persona a rischio sia, se possibile, nel soggetto potenzialmente infettante. Se l'individuo fonte è positivo raccomandare la ripetizione del test per HCV. Nessuna profilassi è consigliata.

Rabbia

La rabbia è una zoonosi causata da un virus del genere *Lyssavirus*. Il virus può infettare tutti i mammiferi, colpendone il sistema nervoso centrale. Poiché non esiste nessuna cura, né per gli animali né per l'uomo, l'esito è letale nel 100% dei casi se non si interviene tempestivamente dopo la sospetta esposizione. La rabbia è trasmessa quando il virus è presente nella saliva dell'animale, attraverso il morso, il graffio o la contaminazione di una ferita con saliva di qualunque mammifero. In Europa la cosiddetta "rabbia silvestre", ovvero mantenuta da animali selvatici, ha come serbatoio essenzialmente la volpe rossa, anche se nell'Europa orientale il cane procione sta assumendo un ruolo epidemiologico importante. Va ricordata inoltre, nel nostro continente, la circolazione del virus nei pipistrelli insettivori. In altre parti del mondo, invece, il mantenimento della malattia coinvolge anche altre specie quali per esempio il procione, i mustelidi e i pipistrelli insettivori, frugivori ed ematofagi. Non va infine dimenticato che in alcune aree, tra cui principalmente Africa, Asia e America del Sud è ancora presente la "rabbia urbana", dove il più importante serbatoio del virus è il cane (ciclo urbano).

Nel mondo, soprattutto nei paesi dove ancora è presente il ciclo urbano, si registrano oltre 50.000 casi di rabbia nell'uomo ogni anno. Ove è stata introdotta la vaccinazione, l'incidenza di rabbia negli animali domestici si è ridotta drasticamente.

In Italia l'ultimo caso di rabbia autoctona nell'uomo risale al 1968. Dagli anni '70 in poi i casi diagnosticati sono stati tutti osservati in persone che avevano contratto la malattia all'estero, senza aver potuto ricevere un efficace trattamento post esposizione. L'Italia attualmente è indenne da rabbia. L'ultima epidemia, dopo quasi 13 anni di assenza e in relazione alla situazione epidemiologica nelle vicine Slovenia e Croazia, ha interessato dall'autunno 2008 al febbraio 2011 il nord-est italiano e in particolare il Friuli Venezia Giulia, la provincia di Belluno e le province di Trento e Bolzano. Contro questa epidemia sono state effettuate numerose campagne di vaccinazione orale delle volpi che hanno permesso l'eradicazione della malattia dal territorio. L'ultimo caso risale al febbraio 2011. Dopo i prescritti due anni di prosecuzione delle campagne vaccinali e in assenza di nuovi casi, il nostro paese ha riottenuto lo stato di indennità nel 2013. A scopo precauzionale e in linea con quanto realizzato in Slovenia, viene ancora eseguita due volte all'anno la vaccinazione orale delle volpi lungo una fascia di confine di circa 2.300 km^2.

APPROFONDIMENTI

Profilassi della rabbia

Per quanto riguarda la prevenzione della rabbia a livello individuale nell'uomo, in caso di morso o contatto a rischio, la prima cosa da fare è un accurato lavaggio della ferita o della parte esposta con acqua e sapone per 15 minuti, seguito da una disinfezione con un comune disinfettante: queste operazioni già sono in grado di ridurre il rischio di infezione.

La profilassi vera e propria anche nell'uomo si basa poi sulla vaccinazione. Una vaccinazione preventiva, la cosiddetta "vaccinazione pre-esposizione", è consigliata alle persone che maggiormente rischiano di venire in contatto col virus o perché professionalmente esposte (laboratoristi, veterinari, guardie forestali, etc.) o perché residenti per un tempo prolungato in una zona endemica.

In caso di morso o contatto a rischio (es. pipistrello, topo), dopo le operazioni di lavaggio e disinfezione è necessario contattare tempestivamente il servizio veterinario che, anche in base all'epidemiologia locale, può fornire informazioni utili a valutare l'opportunità di procedere alla "vaccinazione post-esposizione" ed eventualmente alla somministrazione di immunoglobuline.

La profilassi post-esposizione (PPE) consiste in (I) accurata disinfezione (lavaggio con acqua e sapone, detergente o agenti virucidi come lo iodiopovidone), (II) somministrazione di vaccino e (III) somministrazione di immunoglobuline antirabbiche se indicato (Tabella 11.2.2).

La valutazione riguardo la migliore PPE dovrà essere effettuata considerando anche l'incidenza della rabbia nella località in questione, le caratteristiche cliniche dell'animale, il suo stato vaccinale e la possibilità di una sua osservazione clinica.

Si distinguono tre tipi di esposizione che identificano tre differenti categorie di rischio:

categoria 1. Contatto con parti di animale e/o con sue secrezioni a cute integra;

categoria 2. Rosicchiature, graffi minori o abrasioni senza sanguinamento;

categoria 3. Morsi o graffi, singoli o multipli, transdermici, leccatura su cute non integra, contaminazione transmucosale.

Nella categoria 1 è indicata la sola disinfezione accurata della ferita, nella categoria 2 è necessaria la somministrazione di vaccino e nella categoria 3 è necessaria la somministrazione sia del vaccino che delle immunoglobuline, con l'accortezza di effettuare la somministrazione in un sito diverso da quello utilizzato per il vaccino (Tabelle 11.2.2 e 11.2.3).

In tutti e tre i casi il trattamento locale della ferita è imprescindibile.

Tabella 11.2.2. Valutazione del rischio e relativa profilassi in caso di contatto con animale rabido sospetto o confermato

Classe	Tipologia di contatto sospetto o confermato con animale rabido domestico o selvatico o animale indisponibile per i test	Tipologia di esposizione (rischio)	Profilassi post-esposizione raccomandata
I	Toccare o nutrire l'animale. Leccamento su cute integra	Nessuno	Accurata disinfezione (lavaggio con acqua e sapone, detergente o agenti virucidi come lo iodiopovidone)
II	Graffi o abrasioni minori senza sanguinamento	Minore	Immediata somministrazione di vaccino
III	Morsi o graffi transdermici, leccamento su cute lesa. Contaminazione delle mucose con saliva	Grave	Immediata somministrazione di vaccino e immunoglobuline

Tabella 11.2.3. **Dosaggi siero e vaccino antirabbico nella profilassi post-esposizione** (World Expert Consultation on rabies, 2013 circolare n 36 10 settembre 1993).

Somministrazione di immunoglobuline antirabbiche 20 UI/kg (tempo zero), nei pazienti non precedentemente vaccinati
Somministrazione di vaccino antirabbico (giorni: 0, 3, 7, 14 e, solo per pazienti immunodepressi, 30)

Protocollo terapeutico

Irrigazione, pulizia e sbrigliamento

Indipendentemente dal tipo di ferita o di animale, l'irrigazione a pressione utilizzando una siringa da 35 o 65 mL, con un ago da 19 G e l'acqua del rubinetto è il metodo più sicuro ed economico. Nelle lesioni da schiacciamento lo sbrigliamento di tutto il tessuto devitalizzato è importante per ridurre il rischio di infezione e migliorare il risultato estetico.

Sutura

La sutura primaria nelle ferite da morso è un argomento controverso. A causa del maggiore rischio di infezione, le ferite da morso non erano di regola suturate, ma guarivano per seconda intenzione. Tuttavia, il miglioramento della gestione primaria, con l'ottimizzazione di irrigazione, rimozione di corpi estranei, e terapia antibiotica precoce, ha portato ad una significativa riduzione dell'incidenza di infezione di queste ferite, anche quando trattate con sutura primaria. Inoltre le ferite alla testa hanno dimostrato di avere un rischio ridotto di complicazioni e questo ha cambiato la pratica clinica, infatti nelle ferite da morso del volto è considerato sicuro procedere con una sutura primaria, senza aumentare il rischio di infezione.

La sutura migliora notevolmente l'aspetto estetico della ferita, soprattutto nelle aree ad alto impatto estetico, senza un significativo aumento del rischio di infezione, ma le ferite complesse richiedono un "*second look*" chirurgico a 24-48 ore dal primo intervento, al fine di esclude la presenza di tessuto necrotico o foci infettivi residui.

Terapia antibiotica

Diversi aspetti sono da tenere in debita considerazione: ad esempio che i morsi alla mano sono più suscettibili ad infettarsi e che il tipo di antibiotico utilizzato sembra fare una notevole differenza. I batteri più comunemente isolati, una miscela di *Pasteurella*, *Streptococco*, *Stafilococco* sono sensibili ad amoxicillina/acido clavulanico (1 g ogni 6-8 ore). In caso di allergia ai β-lattamici è indicata l'associazione tra clindamicina (600 mg ogni 6-8 ore) e un chinolone (ciprofloxacina 500 mg ogni 12 ore). La terapia va prescritta per una settimana.

Bibliografia di riferimento

LA LAVAGNA

- *Tutte le lesioni da morso sono gravate da possibili complicanze come l'infezione e il risultato estetico scadente.*
- *Valutare lo stato vaccinale antitetanico ma essere consapevoli che il ricordo del paziente può essere impreciso e fuorviante. Nei casi dubbi è consigliabile effettuare il dosaggio delle immunoglobuline antitetaniche nel paziente con l'utilizzo di un test rapido.*
- *Se un viaggiatore è stato morso in un paese ad alto rischio di rabbia dovrebbe ricevere una dose di vaccino ed una dose di immunoglobuline.*
- *Ricordare che una pulizia accurata della ferita riduce sensibilmente il rischio infettivo di rabbia.*
- *In caso di morso di animale selvatico è utile contattare il servizio veterinario locale per ottenere informazioni sulla epidemiologia locale e sulla profilassi da attuare.*
- *Nel corso delle prime 48-72 ore l'elevazione dell'arto leso sembra migliorare l'edema e si associa a meno dolore. Le ferite della mano possono beneficiare di alcuni giorni di immobilizzazione in posizione neutra.*

Appunti / Commenti

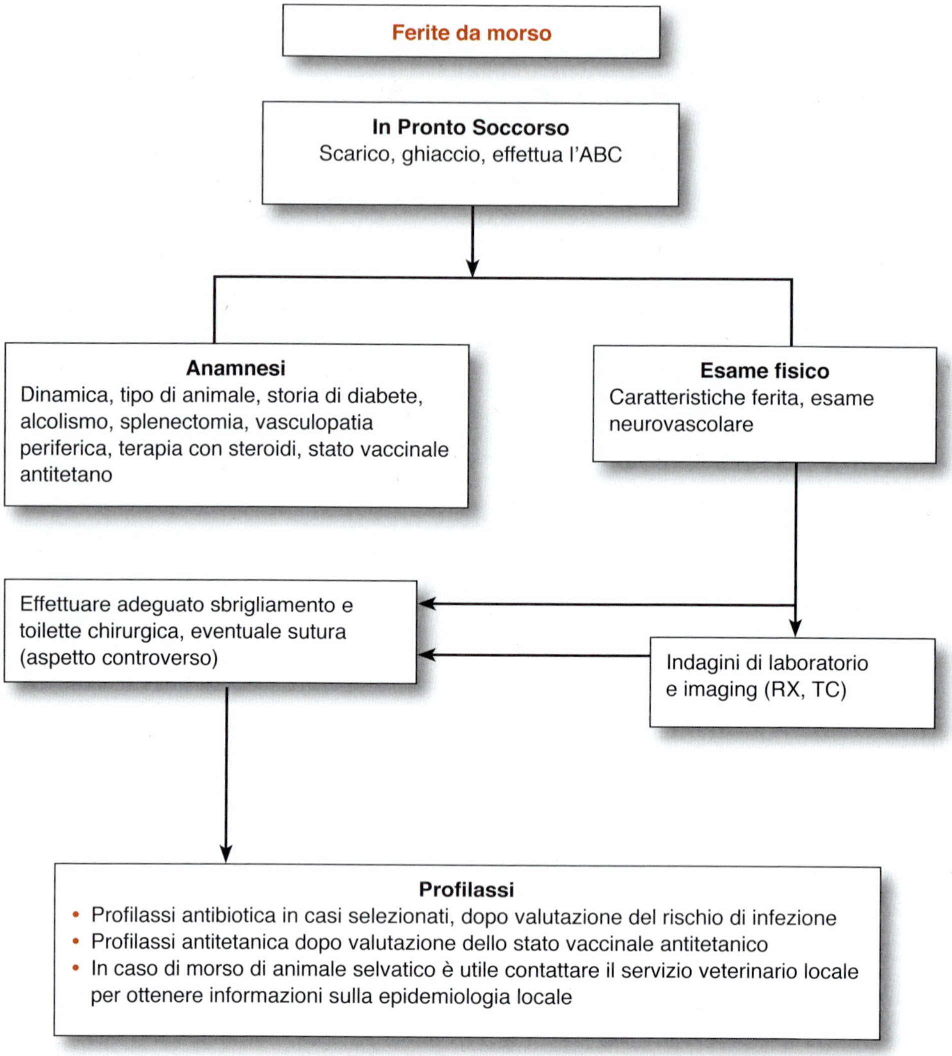
Ferite da morso
In Pronto Soccorso
Scarico, ghiaccio, effettua l'ABC
Anamnesi
Dinamica, tipo di animale, storia di diabete, alcolismo, splenectomia, vasculopatia periferica, terapia con steroidi, stato vaccinale antitetano
Esame fisico
Caratteristiche ferita, esame neurovascolare
Effettuare adeguato sbrigliamento e toilette chirurgica, eventuale sutura (aspetto controverso)
Indagini di laboratorio e imaging (RX, TC)
Profilassi
• Profilassi antibiotica in casi selezionati, dopo valutazione del rischio di infezione
• Profilassi antitetanica dopo valutazione dello stato vaccinale antitetanico
• In caso di morso di animale selvatico è utile contattare il servizio veterinario locale per ottenere informazioni sulla epidemiologia locale

11.3 Ustioni

Definizione

L'ustione è una lesione traumatica con distruzione, parziale o totale, del rivestimento cutaneo e talvolta anche dei tessuti sottostanti, causato da un insulto chimico o fisico (calore, corrente elettrica, radiazioni o agenti chimici) (**Figura 11.3.1**).

Epidemiologia

In Italia si stimano oltre 100.000 casi di ustione per anno con circa 6.000 ricoveri, variamente suddivisi per gruppi di età e sesso, nella diverse regioni d'Italia.

I danni da inalazione rappresentano la principale causa di morte sia nella fase precoce tardiva del trattamento. L'incidenza maggiore si registra nei primi anni di vita e nei giovani adulti, di cui il sesso maschile è maggiormente colpito.

Gli infortuni avvengono, nella maggior parte dei casi, in ambiente domestico o ricreativo, in incidenti sul lavoro o in incidenti stradali.

Sebbene le ustioni possano essere suddivise in ustioni da calore, da fiamma, elettriche o chimiche, oltre il 40% delle lesioni negli adulti e nei bambini in età scolare è causata da un ritorno da fiamma per uso improprio dell'alcol nell'accendere fuochi sia in ambienti chiusi o aperti, mentre nei primi anni di vita la causa principale è dovuta al contatto con liquidi bollenti (circa il 10% delle ustioni dell'infanzia sono riconducibili ad episodi di violenza domestica).

Fisiopatologia

Il denominatore comune del danno di ustione, indipendentemente dalla fonte di energia, è la denaturazione delle proteine. Con le ustioni termiche, il grado di danno subito dipende dalla quantità di calore o temperatura, dalla durata dell'esposizione e dalla struttura intrinseca del tessuto interessato dall'insulto termico che determina la sua conducibilità termica.

Temperature inferiori a 44 °C possono essere ben tollerate per periodi prolungati, senza causare ustioni.

A temperature superiori a 60 °C, la maggior parte delle proteine dei tessuti sono denaturate, cioè hanno perso la normale struttura tridimensionale per tornare allo stato di semplice catena polipeptidica.

I giovani e gli anziani sono più propensi a sostenere ustioni profonde perché la loro pelle è generalmente più sottile di quella degli adulti. La vascolarizzazione della cute può influire sulla suscettibilità alle lesioni termiche, dal momento che il flusso di sangue disperde il calore. Anche gli annessi cutanei presenti nel derma (ad esempio, le ghiandole sebacee e i follicoli piliferi), disperdendo calore, aiutano a ridurre il grado di lesione.

Tradizionalmente le ustioni sono caratterizzate da tre zone concentriche. Al centro vi è una zona di necrosi coagulativa irreversibile che si forma subito dopo l'insulto termico. Attorno a questo nucleo centrale c'è una zona di ischemia in cui vi è un danno del microcircolo cutaneo che è a rischio di necrosi progressiva se la perfusione non è mantenuta a livelli ottimali. La terza zona ancor più periferica è la zona di iperemia, caratterizzata da un aumento immediato e transitorio della perfusione tissutale. La capacità della pelle di rigenerarsi senza formazione di cicatrici dipende in larga misura dal livello o gravità della lesione.

La rigenerazione dell'epidermide danneggiata inizia dallo strato basale dell'epidermide sana adiacente all'ustione con la cosiddet-

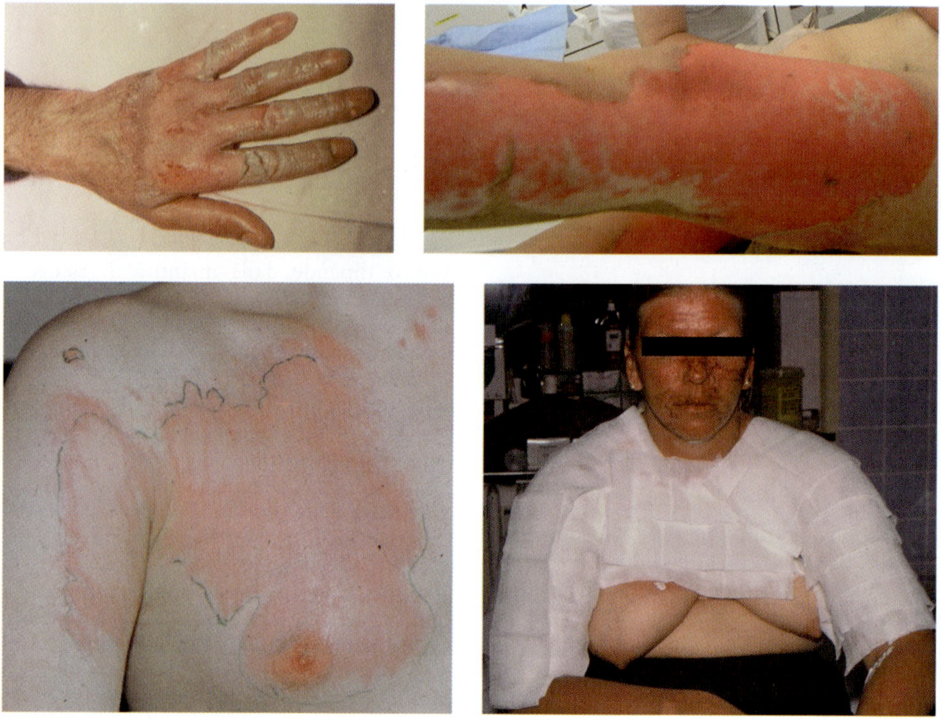

Figura 11.3.1. Ustioni da calore (olio bollente, fiamma, sole, liquido bollente). Per gentile concessione di J.C. Cavenaile.

ta "riepitelizzazione" che si attua sempre, ma solamente fino a 1 cm dal bordo della ferita. Con ustioni più estese, infatti, la principale fonte di rigenerazione delle cellule epidermiche deriva dagli annessi cutanei: i follicoli piliferi e le ghiandole sebacee.

Quanto più è grave il danno agli annessi cutanei, tanto più aumenta la probabilità che l'ustione guarisca con formazione di cicatrici.

Quando le cellule infiammatorie attivate si trovano nella zona lesionata, liberano un gran numero di mediatori che provocano la perossidazione dei lipidi delle membrane cellulari, danneggiando la loro integrità. L'accumulo di leucociti, globuli rossi e piastrine nei vasi sanguigni dell'area lesa provoca la formazione di microtrombi che riducono ulteriormente la perfusione locale. L'estensione del danno spesso aumenta e causa fenomeni ricorrenti di ischemia e riperfusione con ulteriore aumento delle forme reattive dell'ossigeno citotossiche. La presenza di prostaglandine, istamina, bradichinina aumenta la permeabilità dei vasi sanguigni, con conseguente edema ed ipoperfusione secondaria al trasferimento di liquidi dal compartimento intravascolare nello spazio interstiziale. La mancanza di un'adeguata reintegrazione volemica e l'ipoperfusione contribuiscono all'approfondimento delle ferite da ustione. La difficoltà nel combattere l'infezione è comune nei pazienti con ustioni di grandi dimensioni e sembra essere dovuta all'aumento di alcune citochine, come IL-12, che deprime la funzione immunitaria.

Presentazione clinica

I pazienti ustionati devono essere inquadrati inizialmente come traumi.

Innanzitutto è necessario controllare e stabilizzare le vie aeree, la respirazione e il circolo. Successivamente si deve valutare l'ustione e le sue caratteristiche che condizionano il trattamento immediato, la terapia e la gestione successiva del paziente.

Le componenti specifiche da valutare nel paziente ustionato sono evidenziate in Tabella 11.3.1.

Tabella 11.3.1. Caratteristiche dell'ustione

Percentuale di superficie corporea interessata
Grado o profondità della lesione
Estensione circonferenziale al tronco o agli arti
Sede (volto, occhi, orecchi, mani, piedi, organi genitali)
Inalazione
Causa chimica o elettrica
Sospetto di abuso
Lesioni e patologie associate

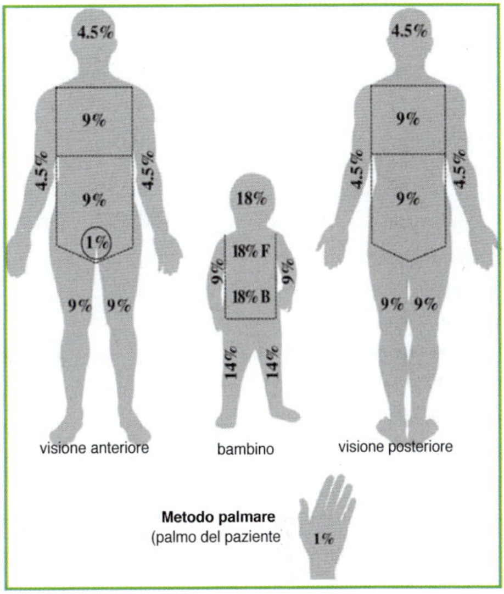

Figura 11.3.2. Percentuali di superficie corporea totale (SCT) nell'adulto e nel bambino: la regola del 9. Questo metodo consente un calcolo rapido ma piuttosto approssimativo. Può essere utile nella fase di triage o nel soccorso dell'ustionato sul territorio.

Stratificazione del rischio

Calcolo della percentuale di superficie corporea ustionata

L'accuratezza nella stima della superficie corporea ustionata è importante poiché condiziona tutte le scelte successive, da quelle di tipo terapeutico (volume di liquidi da infondere) a quelle gestionali (ricoverare o meno il paziente e dove). La percentuale di superficie corporea ustionata rappresenta anche il fattore che, preso singolarmente, ha il maggior peso dal punto di vista prognostico.

Nell'adulto viene comunemente usata la "regola del nove", molto rapida, immediata e di facile utilizzo soprattutto nella prima valutazione (ad esempio sul territorio) (Figura 11.3.2).

La regola del nove, per contro, è imprecisa quando utilizzata nel bambino, poiché sottostima la superficie del cranio e sovrastima la superficie del tronco e delle estremità, non tenendo conto delle differenti proporzioni esistenti fra il corpo di un adulto e quello del bambino e non è adatta a misurare la superfice corporea dei bambini di età inferiore ai 15 anni.

Per ottenere la massima accuratezza, la stima va fatta dopo aver lavato il paziente ed aver rimosso qualsiasi residuo di fumo, fuliggine ed altro sudiciume e qualsiasi frammento di tessuto.

Quando si valutano ustioni piccole o irregolari si può ricorrere al confronto con il palmo della mano del paziente che rappresenta, comprese le dita, circa l'1% della superficie corporea totale.

Il metodo più accurato per misurare la superficie dell'ustione è delimitare l'area lesa su una tabella di Lund and Browder e quindi sommare le percentuali di superficie corporea (Tabella 11.3.2). La misurazione, richiedendo più tempo, risulta applicabile dopo la prima stabilizzazione del paziente, in ambiente ospedaliero. Nel calcolo della superficie corporea ustionata non vanno considerate le aree con ustione di I grado (eritema).

Spesso le misurazioni iniziali risultano poco accurato accurate, e necessitano di rivalutazioni successive.

Profondità dell'ustione

La profondità è un fattore determinate per la prognosi ed il risultato estetico finale. Il metodo più usato, sebbene non del tutto accurato, per determinare la profondità di

Tabella 11.3.2. **Calcolo della percentuale di superficie corporea ustionata, adeguato per età** (da Lund and Browder, modificato).

Area	0-1 aa	1-4 aa	5-9 aa	10-14 aa	15 aa	Adulto
Testa	19	17	13	11	9	7
Collo	2	2	2	2	2	2
Tronco anteriore	13	13	13	13	13	13
Tronco posteriore	13	13	13	13	13	13
Natica destra	2,5	2,5	2,5	2,5	2,5	2,5
Natica sinistra	2,5	2,5	2,5	2,5	2,5	2,5
Genitali	1	1	1	1	1	1
Braccio destro	4	4	4	4	4	4
Braccio sinistro	4	4	4	4	4	4
Avambraccio destro	3	3	3	3	3	3
Avambraccio sinistro	3	3	3	3	3	3
Mano destra	2,5	2,5	2,5	2,5	2,5	2,5
Mano sinistra	2,5	2,5	2,5	2,5	2,5	2,5
Coscia destra	5,5	6,5	8	8,5	9	9,5
Coscia sinistra	5,5	6,5	8	8,5	9	9,5
Gamba destra	5	5	5,5	6	6,5	7
Gamba sinistra	5	5	5,5	6	6,5	7
Piede destro	3,5	3,5	3,5	3,5	3,5	3,5
Piede sinistro	3,5	3,5	3,5	3,5	3,5	3,5

un'ustione è l'esame obiettivo che prevede l'ispezione e la palpazione della ferita.

Il metodo più accurato, ma anche più invasivo, per determinare la profondità di una ustione, è l'esame istologico. La valutazione clinica da parte di un medico esperto è, in urgenza, la miglior opzione. Le ustioni vengono classificate in base alla profondità.

Ustioni di I grado. La cute si presenta arrossata ed eritematosa ma senza soluzioni di continuo (non ci sono vescicole) ed impallidisce alla digitopressione. Il danno interessa solamente l'epidermide, la guarigione avviene in pochi giorni e non necessita di terapia, se non sintomatica.

Ustioni di II grado (a spessore parziale). Coinvolgono l'epidermide ed una porzione variabile del derma. Il grado di approfondimento nel derma determina una ulteriore distinzione in superficiali (con interessamento della parte più superficiale del derma) e profonde (è distrutta la maggior parte del derma, con pochi annessi cutanei e terminazioni nervose ancora indenni).

Le prime sono molto dolorose e formano immediatamente flittene; quando la flittene si rompe il fondo è umido, eritematoso ed impallidisce alla digitopressione. La guarigione avviene in 2-3 settimane per riepitelizazione dalla cute circostante e dai follicoli piliferi. Di solito lascia cicatrici minime.

Le ustioni di II grado profondo coinvolgono l'epidermide e la maggior parte del derma, appaiono biancastre con elementi rossi (derma coagulato). Sono meno dolorose. Di solito richiedono 6 settimane per guarire. Inizialmente la diagnosi differenziale tra queste ustioni e quelle di III grado è difficile, soprattutto nelle fasi iniziali.

A volte prima che la profondità della lesione sia evidente, devono passare 2-3 giorni (modificazioni evolutive nel tempo), pertanto una diagnosi in prima battuta è impossibile ed una definizione precisa può essere data solo dopo la "stabilizzazione" dell'ustione.

Ustioni di III grado (a tutto spessore). Coinvolgono tutti gli strati dell'epidermide e del derma ed anche quantità variabili di tessuto sottocutaneo. Queste ferite, se sono molto piccole, guariscono per riepitelizzazione spontanea (dai bordi della ferita), oppure, se ampie, richiedono l'escissione chirurgica dell'escara ed il successivo trapianto di cute. All'esame obiettivo appaiono bianche, marrone, grigie, marrone-rossastro, hanno consistenza simile a cuoio e sono completamente indolori.

Ustioni di IV grado. Interessano i tendini ed i muscoli. Sono causate da sostanze chimiche, elettricità, metalli roventi, contatto prolungato con le fiamme (Tabella 11.3.3).

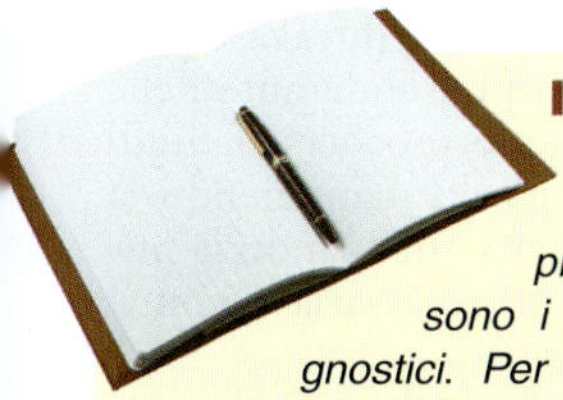

IL TACCUINO

L'estensione e la profondità dell'ustione sono i principali fattori prognostici. Per valutare l'estensione del danno sulla superficie corporea si può utilizzare la regola del 9 nei pazienti adulti, il palmo della mano del paziente nelle ustioni irregolari e la tabella di Lund and Browder per un calcolo più preciso, soprattutto nel paziente pediatrico.

Classificazione

L'American College of Surgeons-Committee on Trauma ha classificato le ustioni in lievi, moderate, gravi in base ai seguenti parametri: superficie coinvolta, sede, età e comorbilità (Tabella 11.3.4).

Ricordiamo che ustioni localizzate alle mani ed ai piedi sono complesse ed a rischio di inabilità per perdita di funzionalità. Il perineo ed i genitali sono aree ad alto rischio di contaminazione batterica ed ischemia da decubito. Nelle ustioni circonferenziali di III grado al collo, torace ed arti, l'escara, formata dalla cute degenerata per coagulazione di tutte le sue componenti, essendo anelastica può causare ischemia dell'arto o, se localizzata al collo e/o al torace, insufficienza respiratoria.

Interventi di stabilizzazione

Gestione sul luogo dell'incidente

Sottrarre innanzitutto l'ustionato all'azione dell'agente causale, praticare un esame clinico rapido e trattare l'insufficienza respiratoria. Effettuare una prima stima della superficie corpora ustionata con la regola del nove e/o con il palmo della mano del paziente che rappresenta l'1% della superficie corporea totale.

Tabella 11.3.3. Segni e sintomi delle ustioni

	Danno	Cute	Dolorabilità
I grado	Epidermide	Eritematosa e secca	+
II grado	Epidermide e primi strati del derma	Eritematosa e umida. Presenza di flittene	++
III grado	Epidermide + derma	Bianca/nera. Presenza di escare	–
IV grado	Tendini e/o muscoli		–

Tabella 11.3.4. Classificazione dell'ustione (in base all'età, al grado e alla superficie ustionata in %)

	Bambini (0-12 aa)	Adulti (12-60 aa)	Anziani (>60 aa)
II grado	<10%	<15%	<10%
Lieve			
III grado	<2%	<2%	<2%
II grado	10-20%	15-25%	10-20%
Moderata			
III grado	>10%	>10%	>10% Aree critiche, pazienti con patologie associate, ustioni complicate (inalazione, trauma)
Grave			

Assicurate le funzioni vitali si inizia a infondere Ringer lattato, contestualmente è utile rimuovere gli indumenti del paziente, visualizzare e raffreddare le ustioni con acqua fredda e/o con gel d'acqua. È utile trattare il dolore, isolare-riscaldare il paziente dopo aver raffreddato le ustioni.

Se il contesto suggerisce questo tipo di di intossicazione è utile raccogliere un campione di sangue al fine di analizzare CO e cianuri. In caso di arresto cardiaco, insufficienza respiratoria, instabilità emodinamica, disturbi della coscienza infondere l'antidoto ai cianuri: idrossicobalamina (5 g nell'adulto e 70 mg/kg nel bambino).

Gestione durante il trasporto

È utile controllare in modo seriato le funzioni vitali e proseguire l'infusione di liquidi mantenendo il paziente coperto ed asciutto e continuando l'analgesia.

La fase di raffreddamento non deve essere prolungata oltre i 10 minuti, poiché, nelle ustioni estese, nel paziente in coma e nello stati di shock sussiste il rischio di ipotermia. Alla fine riportare sempre tutti gli atti terapeutici su una scheda di trasporto.

Gestione in Pronto Soccorso

In Pronto Soccorso si inizia con la valutazione ABC. Il trattamento è focalizzato sulla protezione della via aerea, la ventilazione e l'infusione di fluidi.

Successivamente si effettuerà la valutazione del danno da ustione e la gestione delle ferite da ustione.

Procedura di raffreddamento. La British Burn Association raccomanda l'uso di semplice acqua di rubinetto e lo considera il trattamento di scelta nella gestione iniziale di ustioni e scottature. In alternativa alla semplice acqua di rubinetto, può essere applicato un gel di acqua.

Dopo il raffreddamento il paziente va posto in un lenzuolo asciutto, sterile o comunque pulito e in una coperta metallica e riscaldato.

La massima efficacia si ottiene se il raffreddamento viene iniziato entro due minuti e per un tempo non superiore a 10-15 min. L'acqua troppo fredda, inferiore ad 8 °C, e a maggior ragione il ghiaccio, aggravano le lesioni e possono indurre ipotermia e talora shock. La temperatura consigliata è compresa tra 10 e 25 °C. Le medicazioni bagnate o fredde (gel) vanno rimosse prima del trasporto del paziente per il rischio di ipotermia.

Infusione di liquidi. Le ustioni che superano il 20-25% della superficie corporea totale, a causa di un diffuso danno degli endoteli, sono associate ad un aumento della permeabilità capillare e conseguente passaggio di plasma e proteine nello spazio interstiziale. Il risultato è un edema massivo, associato a deficit del volume intravascolare che si verifica in modo preponderante nelle prime 24 ore. L'infusione precoce di fluidi mira a supportare il circolo mantenendo la perfusione d'organo, però utilizzando la minore quantità di liquidi necessaria e con il minimo "costo" fisiologico.

Il fabbisogno iniziale di fluidi è direttamente correlato alla dimensione dell'ustione ed al peso del paziente (Tabella 11.3.5).

L'infusione di fluidi, a prescindere dal tipo di fluido e dalla formula utilizzata per il calcolo dei volumi da infondere, deve essere titolata al mantenimento di un flusso urinario di 0,5-1 mL/kg/h nell'adulto e di 1,0-1,5 mL/kg/h nel bambino (Tabella 11.3.6). È consigliabile posizionare 1-2 accessi venosi di ampio calibro (o un catetere venoso centrale), preferibilmente in aree di cute indenni da lesioni.

In seguito posizionare un catetere vescicale e monitorare la diuresi oraria.

L'infusione di colloidi, soprattutto dopo le prime 12-24 ore può ridurre la quantità di fluidi necessaria, come pure l'infusione di soluzione salina ipertonica, monitorando attentamente la concentrazione plasmatica di sodio. L'idratazione per via orale deve essere

Tabella 11.3.5. Calcolo iniziale del fabbisogno di cristalloidi

Adulti	Bambini
2-4 mL × kg (peso del paziente) × percentuale di superficie cutanea ustionata	6 mL × kg × percentuale di superficie ustionata

Tabella 11.3.6. Stime dei volumi da infondere nelle prime 24 ore

Formula	Soluzione	Volume prime 24 h	Velocità somministrazione
Adulti			
Parkland	RL	4 mL × kg × % ustione	la metà nelle prime 8 ore, poi nelle successive 16 ore
Brooke mod	RL	2 mL × kg × % ustione	
Shriners-Cincinnati	RL	4 mL × kg × % ustione + 1500 mL × m^2 SCT	
Bambini			
Galveston	RL	5000 mL/m^2 ustione + 2000 mL/ m^2 SCT	la metà nelle prime 8 ore, poi nelle successive 16 ore

SCT = superficie corporea totale
RL = Ringer lattato

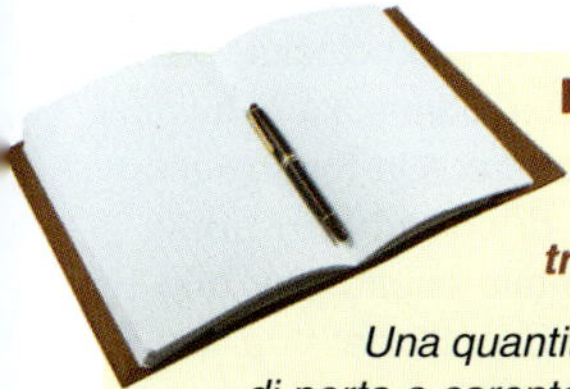

IL TACCUINO

Complicanze del trattamento

Una quantità insufficiente di liquidi porta a carente perfusione d'organo, insufficienza renale acuta e possibile morte. L'infusione di liquidi in eccesso è molto frequente. Può dare origine ad una complicanza denominata "creep" che evolve in diversi eventi avversi come aumento dell'edema dei tessuti, aumento della pressione compartimentale, sindrome da distress respiratorio dell'adulto e disfunzione multiorgano.

presa in considerazione nei pazienti svegli, con lesioni di grado moderato <20%, tuttavia, a volte non è praticabile a causa di vomito e/o di ileo paralitico.

I bambini necessitano di maggiori quantità di fluidi rispetto agli adulti con lesioni di simili dimensioni.

La metà del fabbisogno deve essere infusa durante le prime 8 ore, la seconda metà nelle successive 16 ore.

Il monitoraggio della terapia infusiva viene effettuato misurando diuresi e pressione arteriosa media. Il monitoraggio invasivo con CVC o catetere in arteria polmonare può essere indicato occasionalmente in particolari circostanze come nei pazienti anziani, nei cardiopatici o in quelli che non rispondono adeguatamente al trattamento standard.

Trattamento delle ferite da ustione

Medicazione

La pulizia mediante rimozione meccanica è facilitata dal lavaggio della ferita eseguito con delicatezza con un tessuto morbido e soluzione fisiologica. Questo è un sistema valido per rimuovere batteri ed altro materiale dalla ferita da ustione.

È possibile sbrigliare i lembi di pelle staccata, utilizzando pinza e forbice. Una modalità rapida ed efficace è lo sbrigliamento con compressa di garza sterile imbibita di soluzione fisiologica. Il completo sbrigliamento può essere dilazionato alla prima visita di controllo, quando la ferita può essere valutata dopo la completa evoluzione. È utile ricordare di non rasare le ustioni o la cute circostante le ustioni e di non utilizzare soluzioni antisettiche sull'ustione (es. povidone iodio e/o acqua ossigenata).

Trattamento locale delle ustioni di I grado

La pletora di procedure e protocolli reperibili in letteratura conferma il fatto che queste ferite, nella grande maggioranza dei casi, guariscono senza complicanze.

Queste ustioni non richiedono alcuna terapia specifica. Al fine di ridurre il dolore possono essere utilizzati antinfiammatori non steroidei topici o aloe vera.

CONTROVERSIE

Soluzione salina ipertonica. Poiché il deficit di sodio nel compartimento extracellulare è noto essere una delle cause primarie di shock nel paziente ustionato, l'infusione di soluzione salina ipertonica sembra una opzione utile nei pazienti ustionati. L'iperosmolarità contribuisce ad espandere il volume plasmatico, al prezzo di un certo grado di sottrazione di acqua intracellulare. I benefici per il paziente sono una minore formazione di edema delle estremità e un miglioramento della funzionalità respiratoria, nei giorni successivi alla rianimazione. Il carico iperosmolare può migliorare la formazione di urina, attraverso una diuresi osmotica. Un elevato quantitativo di ipertonica salina può portare ad innalzamento del sodio plasmatico e dell'osmolalità. Alcuni Autori hanno osservato che, l'aumento della sodiemia, si associa a una riduzione della produzione di urina al di sotto di 50 mL/h; pertanto bisogna fare molta attenzione e monitorizzare frequentemente la concentrazione del sodio, poiché una ipernatriemia severa è associata ad insufficienza renale acuta, mentre una ipercorrezione rapida può indurre edema cerebrale.

Rianimazione con utilizzo di colloidi. Il ruolo dei colloidi da utilizzare nel paziente ustionato è tuttora controverso. Le proteine plasmatiche hanno un ruolo importante nel mantenimento della pressione oncotica a bilanciare la pressione idrostatica. La somministrazione di ampi volumi di cristalloidi durante la rianimazione del paziente ustionato riduce la concentrazione proteica plasmatica, promuovendo la fuoriuscita di fluidi nello spazio extravascolare e la formazione di edema. L'infusione di colloidi dovrebbe, teoricamente, mitigare tale effetto. Per questo motivo alcune formule utilizzate nella rianimazione dell'ustionato, comprendevano una certa quantità di colloidi fra i liquidi da infondere.

Una diversa scuola di pensiero ritiene corretto non somministrare colloidi nelle prime 24 ore. Diversi studi di fase I indicano che i colloidi portano poco beneficio clinico nei pazienti ustionati (soprattutto quando somministrati nelle prime 12 ore) e possono aumentare il contenuto di acqua polmonare, dopo la fase di rianimazione.

Trattamento locale delle ustioni di II grado superficiali

Alcune piccole ustioni del volto, del collo o delle mani, possono essere lasciate libere all'aria e pulite con garze ed acqua due o tre volte al dì. Dopo la pulizia può essere applicata una sostanza idratante (garza vaselinata) per prevenire la disidratazione della ferita. Questo facilita il movimento della parte lesa e il costante controllo e la pulizia della ferita. Tale procedura non è praticabile in bambini, lavoratori o chiunque con la propria attività produca la contaminazione della ferita. Le ustioni minori sono a basso rischio di complicanze.

Alcune delle complicazioni rilevabili nel *follow-up* delle ustioni minori sono imputabili, infatti, ad eccesso piuttosto che a carenza di trattamento. Un esempio di ciò è la rimozione troppo vigorosa delle medicazioni che può danneggiare la delicata cute neoformata o l'infezione secondaria e la formazione di membrane di fibrina che possono derivare dalla inappropriata applicazione di antibiotici topici.

Per le ustioni molto contaminate o con segni di infezione o con presenza di essudato abbondante è conveniente applicare un antibiotico topico e coprire con garze.

Coprire le ustioni ritenute a rischio di infezione con un agente antimicrobico topico o con medicazione adsorbente di tipo occlusivo (valutare costi e benefici).

APPROFONDIMENTI

Cenni sul danno da inalazione. Il danno da inalazione è presente nella maggior parte delle vittime di incendi boschivi, di edifici o di veicoli e si riferisce alle lesioni provocate dall'inalazione di gas nocivi surriscaldati. La mucosa delle vie aeree di solito è edematosa e presenta in superficie residui carbonacei. L'incidenza del danno da inalazione aumenta in modo proporzionale all'estensione delle lesioni da ustione, essendo presente in circa un terzo dei pazienti con lesioni del 70% della superficie corporea. È utile ricordare che l'inalazione di gas surriscaldati può causare un significativo danno polmonare anche in assenza di ustioni cutanee.

L'anamnesi e l'esame fisico dell'ipofaringe e laringe orientano verso il sospetto di danno da inalazione, che può essere associato a edema delle mucose, imponendo le manovre di protezione della via aerea. Il danno termico alle strutture sovrastanti la carena può manifestarsi con edema massivo della lingua, dell'epiglottide o delle pliche ariepiglottiche con conseguente ostruzione delle vie aeree. Tale edema può evidenziarsi nei primi giorni o durante l'infusione dei fluidi. Il danno termico diretto alle strutture situate sotto la carena è piuttosto raro, perché l'aria umida delle vie aeree è un cattivo conduttore di calore. In caso di sospetto danno da inalazione una eventuale fibrobroncoscopia può supportare la diagnosi, ma non sostituisce il giudizio clinico.

L'emogasanalisi può essere normale nelle prime ore dopo l'evento: questo non significa che il paziente sia da considerarsi stabile dal punto vista respiratorio, pertanto è prudente mantenere alta la guardia fino a che la rianimazione con liquidi non sia completata facendo attenzione alle complicanze. La valutazione iniziale non è un indicatore sufficiente poiché l'ostruzione della via aerea si può verificare a distanza di ore, per questo occorre monitorizzare con attenzione lo stato della via aerea e la respirazione.

Se il paziente è incosciente o cianotico è indicata l'intubazione e la somministrare ossigeno ad elevata concentrazione. L'emivita della carbossiemoglobina è di 250 minuti in aria ambiente che si riducono a 40-60 minuti se il paziente respira ossigeno al 100%.

L'ossigenazione iperbarica riduce ulteriormente l'emivita della carbossiemoglobina, ma secondo molti esperti può essere riservata unicamente ai pazienti con ustioni minori. Infatti la camera iperbarica non è ritenuta un ambiente adatto per i pazienti con ustioni maggiori, non consentendo la gestione e il monitoraggio richiesti nelle prime ore. In caso di acidosi metabolica con lattati superiori a 10 mmol/L, si pone il sospetto di intossacazione da cianuri e pertanto è indicato il trattamento con idrossicobalamina prima dell'esito degli esami tossicologici: nei casi dubbi è utile il consulto tossicologico.

Intubazione tracheale. È indicata in caso di danno da inalazione, depressione dei riflessi nelle vie aeree e alterazione dello stato di coscienza.

Non tutti i pazienti con ustione del volto richiedono un'immediata intubazione, ma in alcuni un ritardo nello stabilire la protezione della via aerea può dare come risultato, dopo qualche ora, una via aerea difficile.

Trattamento della flittene. È utile sbrigliare la flittene nelle regioni con cute molto sottile e conservare quella a parete spessa, come la pianta dei piedi ed il palmo delle mani.

Le bolle di dimensioni superiori a 3 cm e quelle situate in aree mobili, solitamente si rompono spontaneamente, bagnando le medicazioni, pertanto possono essere aspirate (in condizioni di asepsi).

La flittene ed i lembi epidermici vanno asportati se sono presenti segni di infezione.

Attualmente non esiste alcuna evidenza forte a supporto di specifici protocolli sul trattamento della flittene.

In conclusione il trattamento conservativo o escissionale può essere individualizzato.

Trattamento locale delle ustioni di II grado profonde e III grado

Coprire le ustioni con un agente antimicrobico topico.

Tali ustioni profonde, a volte, devono essere escisse e si rende necessario un trapianto cutaneo (valutare la consulenza di un chirurgo plastico) (Tabella 11.3.7).

Copertura della ferita. La copertura della ferita serve a simulare la funzione di barriera dell'epitelio. La medicazione dovrebbe garantire un microambiente ottimale (cioè umido) per la cicatrizzazione, nonché la protezione dalle infezioni da ulteriori traumi, lasciando però un certo grado di traspirazione senza il quale la ferite tende alla macerazione.

Le medicazioni occlusive dovrebbero essere di semplice applicazione, la loro aderenza al corpo le rende meno ingombranti e più comode, incoraggiando il movimento del paziente. Complessivamente sono più confortevoli.

Sono disponibili molti prodotti, sintetici o biologici, per il trattamento locale delle ustioni: idrocolloidi, silicone, poliuretano, fra i sintetici, oppure coperture biologiche a base di collagene o di cellule cutanee, ma non sono disponibili ovunque e nella maggior parte dei casi sono applicati da esperti in ustioni.

Nonostante vi siano linee guida sulla gestione delle ustioni queste non danno indicazioni sul trattamento topico delle ferite da ustione e sulla scelta del tipo di medicazione.

Controllo del dolore

Per le lesioni minori la somministrazione di paracetamolo può portare ad un adeguato controllo del dolore. Dosi aggiuntive di analgesico (o la sedazione procedurale) dovrebbero essere somministrate, se necessario, durante le procedure dolorose come le medicazioni, il bagno, etc. Per le lesioni maggiori, i farmaci di scelta sono gli oppioidi, titolando la dose in base all'efficacia (morfina e.v.: titolare per boli di 0,3 mg/kg).

Profilassi antibiotica

Dai risultati emerge che la profilassi con penicillina non protegge dalla cellulite, dall'infezione della ferita e dalla sepsi. In base alle poche evidenze disponibili, la somministrazione di antibiotici a scopo profilattico contro infezione della ferita e sepsi non è raccomandato.

Gli antimicrobici topici contenenti argento, come ed esempio la sulfadiazina argentica, posseggono un ampio spettro antimicrobico. Sono utilizzati nelle ustioni di II grado profondo e di III grado. Sono però associati a tossicità cellulare e provocano un ritardo nel processo di cicatrizzazione. Attualmen-

Tabella 11.3.7. Caratterizzazione e terapia delle ustioni

	Danno	Cute	Dolorabilità	Terapia
I grado	Epidermide	Eritematosa e secca	+	48 h di crema emolliente-idratante
II grado	Epidermide e primi strati del derma	Eritematosa e umida. Presenza di flittene	++	Trattare le flittene Medicazione antimicrobica Sedazione del dolore Rivalutazione al giorno 3
III grado	Epidermide + derma	Bianca/nera. Presenza di escare	–	Medicazione antimicrobica Rivalutazione giornaliera

te sono disponibili dei sistemi di copertura sintetici, a base di sulfadiazina, che consentono il rilascio graduale di piccole quantità del principio attivo. Queste medicazioni riducono il dolore, migliorano la cicatrizzazione, e probabilmente sono *cost-effective*.

Sono disponibili molti altri agenti antimicrobici topici non contenenti sulfadiazina (ad esempio bacitracina o mupirocina), ma non vi sono evidenze della superiorità di uno rispetto agli altri.

Immunoprofilassi antitetanica

Tutte le ustioni sono ferite a rischio di infezione tetanica. È consigliato controllare sempre lo stato immunitario antitetanico del paziente e, ove indicato, attuare la profilassi.

Criteri per la gestione ospedaliera e ambulatoriale

Gestione ospedaliera

Dopo aver stabilizzato il paziente, aver attuato le manovre di primo soccorso specifiche dell'ustione ed aver definito la diagnosi è indispensabile decidere se il paziente può essere trattato ambulatorialmente o se è necessario organizzare il suo ricovero e dove (ospedale o centro specializzato per la cura dell'ustione).

APPROFONDIMENTI

Escarotomia d'emergenza

Le ustioni a tutto spessore producono un'escara anelastica che tende a retrarsi, come ogni ferita. L'infusione di liquidi durante le manovre rianimatorie, come pure il danno all'endotelio capillare prodotto dall'insulto termico favoriscono l'edema cellulare ed interstiziale.

Le indicazioni all'escarotomia d'urgenza sono la presenza di ustioni a tutto spessore e/o a spessore parziale molto estese, le ustioni circonferenziali delle estremità perché possono provocare problemi circolatori, le ustioni circonferenziali del tronco perché possono provocare problemi di meccanica ventilatoria e le ustioni circonferenziali del collo per il pericolo di ostruzione vie aeree. La procedura è da considerare, a seconda dei casi, salvavita o salva-arto. È consigliabile mantenere un elevato indice di sospetto ed una bassa soglia d'intervento se compaiono nel paziente sintomi come dolore profondo, perdita di sensibilità progressiva e parestesie. È consigliabile, inoltre, monitorare mediante controlli seriati il riempimento capillare, il flusso arterioso (misurazione con metodica Doppler), la percentuale dell'ossigeno arterioso (alla pulsiossimetria periferica dell'arto interessato), l'aumento della pressione compartimentale >30 mmHg.

È utile ricordare che l'attività motoria ed i polsi periferici possono restare intatti nonostante una severa ischemia muscolare, mentre l'assenza di flusso arterioso periferico alla flussimetria Doppler, in un paziente con valori pressori sistemici adeguati richiede la decompressione immediata, anche delle aree mobili (per esempio le articolazioni). L'incisione deve evitare accuratamente le strutture nervose: il nervo ulnare al gomito, il nervo radiale al polso, il peroniero superficiale in corrispondenza della testa della fibula e l'arteria tibiale posteriore alla caviglia.

Complicanze della escarectomia sono il sanguinamento, l'infezione, il possibile danno a strutture profonde e il danno da inadeguata decompressione che può provocare sia necrosi muscolare che lesione nervosa.

Tabella 11.3.8. Indicazioni al ricovero e sede preferenziale. Secondo l'*American Burn Association e dell'American College of Surgeons*

Indicazioni al ricovero in un Centro ustionati: • ustioni >20% SCT nell'adulto • ustioni >10% SCT nel bambino e nell'anziano • ustioni delle mani, dei piedi, del volto, del perineo, dei genitali, delle articolazioni • ustioni di III grado >5% SCT • ustioni elettriche, chimiche • ustioni associate ad altre lesioni, come inalazione, trauma cranico, fratture
Indicazioni al ricovero ospedaliero: • ustioni dal 10 al 20% SCT nell'adulto • ustioni dal 5-10% SCT nel bambino o nell'anziano • ustioni di III grado 2-5 % SCT • sospetto danno da inalazione • patologie associate che possono complicare il decorso (diabete) • ustioni con sospetto di violenza-abuso • casi che non possono essere, per qualsiasi motivo, gestiti a domicilio (sospetto di abuso nel bambino, impossibilità a seguire un *follow-up*, mancanza di compliance)

Un valido aiuto nella scelta è dato dai criteri per l'ospedalizzazione sintetizzati nelle linee guida operative. Aspetti o problemi specifici riguardanti il singolo caso andrebbero sempre però discussi con il medico del centro ustionati (**Tabella 11.3.8**).

Gestione ambulatoriale

Approssimativamente il 90% dei pazienti che arrivano al Pronto Soccorso con una ustione non richiede l'ospedalizzazione, potendo essere gestito ambulatorialmente. Il buon esito della cura ambulatoriale è basato sulla corretta selezione dei pazienti, che mira ad identificare quelli non adatti a questo tipo di gestione.

I criteri utili sono: l'aver completato la terapia infusionale o non averne la necessità, avere accesso a strutture ambulatoriali per il trattamento della ferita e per l'esecuzione della fisioterapia, poter attuare il controllo del dolore con l'utilizzo di farmaci per os.

È necessario verificare se la famiglia sia in grado di fornire un adeguato supporto e che ogni sospetto di abuso o di incuria sia stato fugato.

Bibliografia di riferimento

LA LAVAGNA

- ***Il paziente ustionato deve essere trattato come ogni traumatizzato.***
- ***È necessario valutare sempre l'ABC.***
- ***Provvedere velocemente al raffreddamento con acqua a 15 °C.***
- ***Il 50% della corretta percentuale di liquidi da infondere deve avvenire entro 8 h, il restante 50% nelle successive 16 h.***
- ***Non c'è evidenza scientifica che lo sbrigliamento delle flittene migliori la prognosi.***
- ***La medicazione della ferita, con garze occlusive, deve garantire un ambiente umido in grado di aiutare il processo di cicatrizzazione.***
- ***Per il dolore può essere somministrato al bisogno paracetamolo o morfina e.v.: titolare per boli di 0,3 mg/kg.***

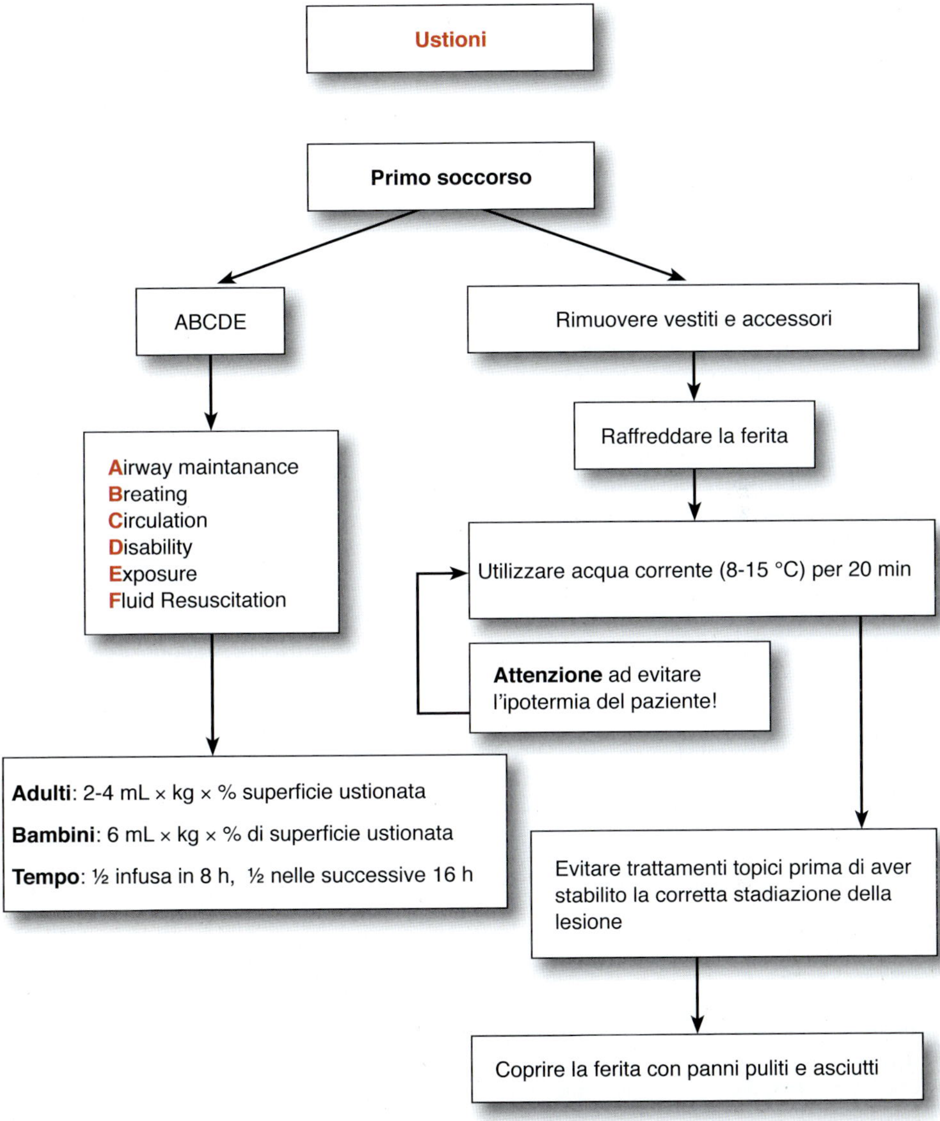
Ustioni
Primo soccorso
ABCDE
Airway maintanance
Breating
Circulation
Disability
Exposure
Fluid Resuscitation
Adulti: 2-4 mL × kg × % superficie ustionata
Bambini: 6 mL × kg × % di superficie ustionata
Tempo: ½ infusa in 8 h, ½ nelle successive 16 h
Rimuovere vestiti e accessori
Raffreddare la ferita
Utilizzare acqua corrente (8-15 °C) per 20 min
Attenzione ad evitare l'ipotermia del paziente!
Evitare trattamenti topici prima di aver stabilito la corretta stadiazione della lesione
Coprire la ferita con panni puliti e asciutti

11.4 Rabdomiolisi

Definizione

La rabdomiolisi consiste in un danno del muscolo striato da molteplici cause, con rilascio in circolo di sostanze potenzialmente tossiche. Le conseguenze più importanti sono l'ipovolemia relativa determinata dal richiamo di acqua in terzo spazio da parte dei fluidi intracellulari liberati dal muscolo leso, lo sviluppo di acidosi metabolica e di iperkaliemia, e la mioglobinuria. Questi fattori sono alla base dell'insufficienza renale acuta, che si verifica mediamente in circa un terzo dei pazienti affetti da rabdomiolisi e delle altre complicanze che si possono venire a creare.

Epidemiologia

I casi di rabdomiolisi sono circa 29.000 all'anno negli Stati Uniti con una prevalenza maggiore nel sesso maschile (rapporto maschi:femmine 2:1). Circa il 5-25% delle insufficienze renali acute riconoscerebbe la propria causa nella rabdomiolisi, con una mortalità molto variabile a seconda dei report (7-80%), legata ovviamente anche all'entità delle lesioni presenti.

Cause

In quasi la metà dei casi di rabdomiolisi la causa (Tabella 11.4.1) è tossica (alcol, droghe, farmaci), anche se nel 60% delle volte l'eziologia è multifattoriale e l'agente tossico interviene in concomitanza di un'altra condizione predisponente.

Altra causa comune sia negli adulti che nei bambini è il trauma muscolare, soprattutto da schiacciamento.

In età pediatrica prevalgono le cause infettive (soprattutto virali), quelle metaboliche e le malattie muscolari (distrofia muscolare di Duchenne, ipertermia maligna).

Fisiopatologia

Qualunque sia la causa, l'elemento chiave del processo è l'alterazione dei meccanismi che controllano le concentrazioni di calcio

Tabella 11.4.1. Cause di rabdomiolisi

Traumi	Diretti sulle masse muscolari, schiacciamento/immobilizzazione, elettrocuzione, folgorazione, cardioversione, ustioni estese III grado, colpo di calore
Sforzo muscolare prolungato/ Attività muscolare eccessiva	Corse e marce su lunghe distanze, delirium tremens, epilessia, overdose da amfetamine, tetano, etc.
Tossine	Serpenti, calabrone
Chiusura vasi sanguigni	Embolia, trombosi, clampaggio chirurgico
Shock-Sepsi	Stafilococco, streptococco e altri
Malattie metaboliche	Deficit di miofosforilasi: malattia di McArdle; deficit di fosfofruttochinasi; deficit di fosfoglicerato mutasi; deficit di carnitina palmitioltrasferasi
Alcol e droghe	Cocaina, eroina, amfetamine, metadone, ecstasy, LSD
Farmaci	Statine, fibrati, antipsicotici, antidepressivi SSRI, sedativi, narcotici, anestestici, antistaminici, antibiotici, etc.
Infezioni	Virus, batteri, protozoi e funghi
Disionie	Ipopotassiemia, ipofosfatemia, ipo-ipersodiemia, ipocalcemia
Endocrinopatie	Ipotiroidismo, iperaldosteronismo, chetoacidosi
Malattie autoimmuni	Polimiosite, dermatomiosite

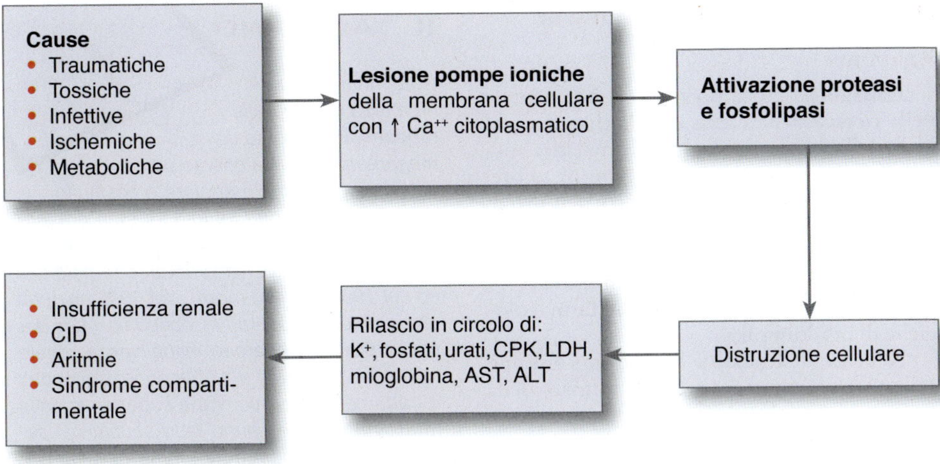

Figura 11.4.1. Fisiopatologia della rabdomiolisi.

intracellulare, secondo lo schema della Figura 11.4.1.

Le alte concentrazioni di potassio che si possono instaurare con il rilascio del contenuto intracellulare in circolo e la presenza di altre disionie possono determinare aritmie letali. Inoltre il rilascio massivo di mioglobina in circolo può superare le capacità di legame da parte dell'aptoglobina, con conseguente passaggio nel filtrato glomerulare. La mioglobina viene filtrata attraverso i glomeruli e riassorbita nei tubuli attraverso un meccanismo di endocitosi. Quando le concentrazioni superano la soglia di riassorbimento (concentrazione >1,5 mg/dL nel siero) le urine cominciano ad assumere un colore simile al thè per la presenza di mioglobinuria (cominciano a diventare più scure ad una concentrazione di 100 mg/dL per assumere il classico colore marrone scuro a 300 mg/dL). Con l'aumentare della concentrazione si ha la precipitazione della mioglobina nei tubuli con ostruzione e danno renale, vasocostrizione intrarenale ed insufficienza renale acuta, eventi favoriti anche dall'ipovolemia relativa che accompagna la rabdomiolisi. Ciò si verifica nel 15-46% degli adulti con rabdomiolisi ed in una percentuale inferiore nei bambini. Perché ciò avvenga è necessario che le urine siano acide e questa è la ragione per cui alcuni Autori suggeriscono l'alcalinizzazione delle urine tra i provvedimenti terapeutici. In assenza di disidratazione/ipovolemia ed aciduria l'effetto tossico della mioglobina è minimo. Se il trattamento di supporto (idratazione e, ove necessaria, dialisi) è appropriato, la mortalità è bassa.

Presentazione clinica

La triade clinica classica di presentazione è costituita dalla presenza di:
- dolore muscolare;
- stanchezza generalizzata;
- produzione di urine scure (pigmenturia senza ematuria).

In realtà questa triade è presente solo in circa la metà dei pazienti ed ancora meno nei bambini. Dolore (di solito arti inferiori e schiena) ed astenia sono i sintomi più frequentemente accusati dai pazienti (84 e 73%) mentre solo il 5,4% di essi riferiscono urine scure. Possono essere presenti segni e sintomi non specifici come febbre (più comune nella popolazione pediatrica), vomito e nausea.

Diagnosi e diagnosi differenziale

Anamnesi

L'anamnesi gioca un ruolo fondamentale nella ricerca della causa e nella diagnosi. Al di là della storia di trauma, di malattie metaboliche, di miopatie e del colpo di calore, la ricerca di infezioni sistemiche e dell'uso di droghe, alcol e farmaci, deve essere particolarmente attenta. In particolare le statine ed i fibrati, specie se somministrati in associazione, sono una delle più note cause farmacologiche di rabdomiolisi.

Nel caso delle statine la rabdomiolisi può svilupparsi acutamente dopo l'inizio della terapia (entro 2-3 settimane) o comparire molto tardivamente, anche dopo anni, per il verificarsi di altre condizioni predisponenti quali uno sforzo eccessivo, un'infezione o l'interazione con un nuovo farmaco. La rabdomiolisi da statine raramente è fatale (0,15 morti per milione di prescrizioni).

Tra le cause scatenanti la rabdomiolisi si devono essere ricordate le convulsioni, la sindrome da astinenza alcolica, l'abuso di amfetamine. Bisogna considerare come tutte queste condizioni, al pari delle altre intossicazioni, degli stroke e delle convulsioni, possono anche provocare immobilità prolungata, compressione muscolare e quindi sindrome compartimentale con rabdomiolisi.

Anche lo sforzo eccessivo, se accompagnato da altre condizioni predisponenti (ad esempio temperature molto alte, disidratazione, ipokaliemia), può essere causa di rabdomiolisi. Sono situazioni che possono verificarsi nelle truppe impegnate in scenari di guerra, in certi tipi di sport che fanno uso di attrezzature pesanti o in atleti sottoposti a sforzi prolungati come la maratona. L'abuso di diuretici da parte di alcuni atleti (ipopotassiemia) favorisce la rabdomiolisi da sforzo.

Nel contesto di un'anestesia generale deve essere considerata l'ipertemia maligna (di solito da succinilcolina o da alotano), che comincia a manifestarsi un'ora dopo l'inizio dell'anestesia ed oltre ad essere caratterizzata da febbre, sudorazione profusa, contrattura muscolare generalizzata e rigidità, è causa di acidosi metabolica e rabdomiolisi.

IL TACCUINO

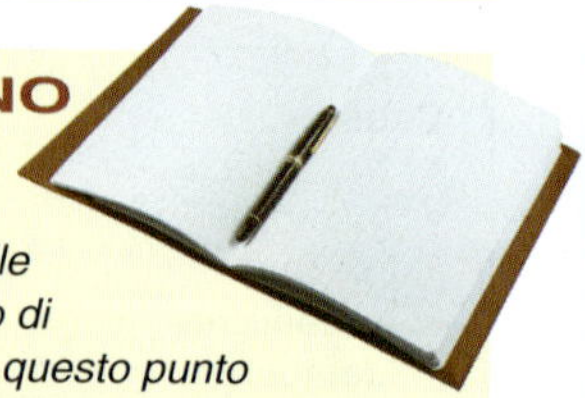

Una puntualizzazione merita il caso delle rabdomiolisi in corso di megamergenze. Da questo punto di vista il problema maggiore è costituito dai terremoti, per la contemporanea presenza di un elevato numero di pazienti con lesioni da schiacciamento. Nel grande terremoto turco del 1999 (17.480 morti), dei 5392 pazienti che vennero ricoverati in ospedale (425 decessi) 639 svilupparono insufficienza renale (12% dei ricoverati) e 477 vennero sottoposti a trattamento dialitico. Varie esperienze della medicina militare hanno fatto scuola nel secolo scorso, dimostrando come l'evacuazione precoce dei feriti ed il loro trattamento con fluidi possa migliorare di molto la prognosi.

La sindrome neurolettica maligna, rara e grave complicanza della terapia con farmaci neurolettici, è anch'essa causa di rabdomiolisi ed è caratterizzata da un graduale aumento della temperatura accompagnato da rigidità, instabilità autonomica e stato mentale alterato.

Esame obiettivo e manifestazioni cliniche

L'esame obiettivo inizialmente può essere negativo. L'assenza di dolore o di debolezza muscolare infatti non esclude la possibilità di rabdomiolisi, anzi ciò si verifica in più del 50% dei casi.

Le manifestazioni cliniche sono classificabili in tre gruppi: quelle legate al muscolo scheletrico, quelle generali e le complicanze.

Manifestazioni muscolari. Oltre al rilievo delle eventuali lesioni traumatiche, potranno esser messi in evidenza, ma ciò avviene solo nel 10% dei casi, segni locali a carico dei muscoli (gonfiore, dolorabilità e contrattura). Tali manifestazioni coinvolgono più frequentemente i polpacci ed i muscoli della schiena e vanno differenziati da trombosi venose o coliche renali che possono essere erroneamente sospettate. Lo stesso discorso vale per la muscolatura del torace: se è questa ad essere coinvolta nella diagnosi differenziale deve essere compresa l'*angina pectoris*.

Manifestazioni generali. Sono scarsamente specifiche (malessere, febbre, nausea e vomito) e possono precedere anche di poco le complicanze più gravi.

Complicanze. Costituiscono l'aspetto più grave della rabdomiolisi, se questa non viene riconosciuta e trattata adeguatamente. Possono essere distinte in:

- aritmie ed arresto cardiaco, conseguenti all'iperkaliemia e all'ipocalcemia
- insufficienza renale acuta
- coagulazione intravascolare disseminata
- complicanze meccaniche (sindrome compartimentale e neuropatia periferica).

Esami di laboratorio

L'indicatore più affidabile di danno muscolare è la creatinchinasi (CPK) che inizia a salire nelle ore successive al danno e raggiunge il picco in 24-72 ore, tornando a valori normali 10 giorni dopo la risoluzione del danno muscolare. Un suo incremento di più di 5 volte la norma oppure un aumento >1000 U/L depone per rabdomiolisi. Se si misurano valori minori di questi ma più elevati della norma bisogna sospettare un'iniziale rabdomiolisi e ripetere il prelievo ogni 6-12 ore. Con valori assoluti >5.000 U/L si può verificare danno renale acuto che diventa molto probabile quando il valore è >15.000. Lo stick urinario e l'esame microscopico delle urine può essere d'aiuto nella diagnosi di mioglobinuria. Dato che il reagente utilizzato per rilevare l'emoglobina è attivo anche per la mioglobina, in caso di stick positivo per sangue ed esame microscopico negativo per globuli rossi il quadro è suggestivo per mioglobinuria. La mioglobinuria però può essere transitoria ed anche assente in presenza di rabdomiolisi. La creatinina e l'urea aumentano sia per l'insufficienza renale sia per il rilascio di creatinina da parte del muscolo danneggiato. Il normale rapporto urea/creatinina 10/1 scende a 6/1 e anche meno per il maggior aumento della creatinina.

Tra le disionie che possono verificarsi, la più importante è l'iperkaliemia, causa potenziale di aritmie letali che deve essere controllata e trattata. L'ipocalcemia che si verifica inizialmente non deve essere trattata con supplementi di calcio (salvo l'insorgenza di tetania o crisi epilettiche) perché poi seguita da ipercalcemia. Anche l'iperfosfatemia non deve essere trattata. L'iperuricemia, espressione di un aumentato metabolismo purinico, deve essere trattata con allopurinolo a 300 mg/die qualora i valori siano superiori a 8 mg/dL (476 micromol/L). L'aumento dell'APTT e la riduzione delle piastrine possono essere i primi riscontri di laboratorio in corso di CID (**Tabella 11.4.2**). Nel sospetto di intossicazione sono utili i dosaggi tossicologici.

Tabella 11.4.2. Esami di laboratorio

CPK
Creatinina, urea, ionemia
pH ematico ed urinario
Emocromo con piastrine, APTT, fibrinogeno

Esami strumentali

A parte gli esami radiologici utili allo studio dell'eventuale trauma, l'esame più indicato è l'ECG per cercare eventuali effetti dell'iperkaliemia. Il paziente va monitorizzato per identificare tempestivamente l'insorgenza di possibili aritmie, nel caso di concentrazioni di potassio >6 mEq/L.

Stratificazione del rischio

La gravità della situazione dipende dalla causa e dalle complicanze. Nelle situazioni non gravate da altri problemi concomitanti e in assenza di insufficienza renale, il paziente può essere tenuto in osservazione monitorizzando ECG, elettroliti, CPK e funzione renale. Se entro 48 ore si verifica una riduzione dei valori di CPK al di sotto di 1000 U/L, in presenza di stick delle urine negativo per mioglobina (emoglobina) e ionemia nella norma, il paziente può essere dimesso.

Tabella 11.4.3. Trattamento

Ripristino volemia con fluidi (salina isotonica) per mantenere diuresi di 3 mL/kg/ora fino ad ottenere urine chiare e CK <1000 U/L
Trattamento dell'iperkaliemia (calcio cloruro o gluconato se complicanze aritmiche, bicarbonato, insulina + soluzione glucosata, salbutamolo, furosemide)
Dialisi in caso di grave acidosi metabolica, iperkaliemia severa, sovraccarico di volume, complicanze uremiche, intossicazioni con sostanze dializzabili
Fasciotomia in caso di sindrome compartimentale

Terapia

La terapia è finalizzata ad affrontare la causa della rabdomiolisi, se nota, e a curare la rabdomiolisi e le sue conseguenze. Bisogna mantenere una diuresi di 200-300 mL/h (o 3 mL/kg/h) somministrando al paziente cristalloidi. Nel corso dell'infusione bisogna monitorare adeguatamente la situazione emodinamica, con maggior attenzione nell'anziano, nel cardiopatico e nel nefropatico, evitando il sovraccarico. La somministrazione di fluidi e.v. va continuata fino alla scomparsa della mioglobinuria (urine chiare, stick urine negativo per sangue) e la riduzione del CPK al di sotto di 1000 U/L. L'utilizzo del bicarbonato di sodio per alcalinizzare le urine (pH >6,5) non è condiviso da tutti gli esperti, anche per il potenziale rischio di peggiorare l'ipocalcemia. L'utilizzo di Ringer lattato invece che di soluzione salina NaCl 0,9% sarebbe secondo alcuni autori preferibile in quanto evita l'acidosi metabolica ipercloremica equivalendo pertanto all'utilizzo di fisiologica + bicarbonato. L'utilizzo di diuretici dell'ansa o di mannitolo non sembra invece migliorare l'outcome, nonostante alcuni studi sperimentali ne avessero in passato suggerito l'utilizzo.

Controllare e ridurre i valori di potassiemia se elevati. Intervenire sull'ipocalcemia solo in presenza di tetania o crisi epilettiche ed evitare di aggravare le ipercalcemie che si verificano nel 20-30% dei casi nella fase di recupero. Nei casi di insufficienza renale acuta con l'impossibilità di controllare la potassiemia, l'acidosi ed il sovraccarico di volume è indicata la dialisi.

A queste terapie di tipo medico vanno affiancate le terapie chirugiche necessarie alla gestione del trauma e della sindrome compartimentale, che se presente va trattata con la fasciotomia (Tabella 11.4.3).

Bibliografia di riferimento

LA LAVAGNA

- *La triade classica (dolore, stanchezza ed urine scure) può non essere presente.*
- *Nel sospetto dosare CPK, funzionalità renale, elettroliti.*
- *Capirne la causa e possibilmente rimuoverla.*
- *Ripristinare/mantenere la volemia e monitorizzare il paziente fino ad ottenere urine chiare e valori di CPK <1000 U/L.*
- *Nella maggior parte dei casi non è necessario trattare le disionie in maniera specifica.*

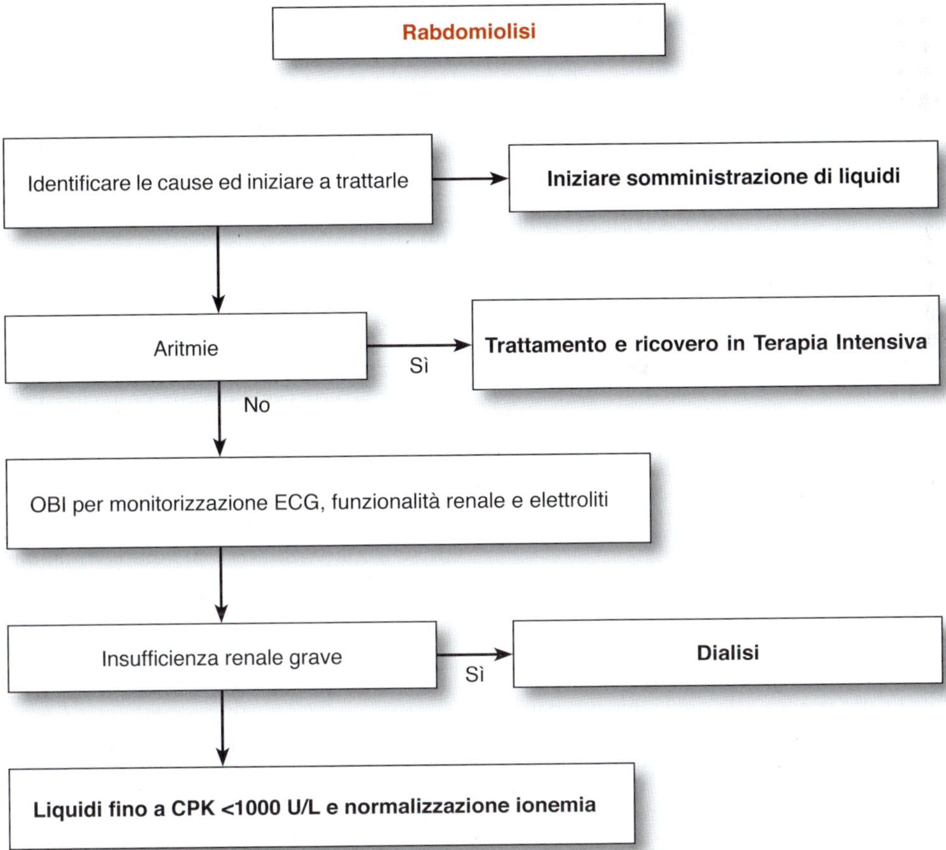

11.5 Fratture dell'apparato locomotore

Definizione

Con il termine di frattura si intende la perdita di continuità di una struttura ossea, indipendentemente dalla causa eziologica che la determini; tuttavia, tale definizione può non essere completamente esaustiva in quanto in relazione alla dinamica di un trauma ed alla disposizione dei vettori di forza che agiscono sul segmento osseo, possono determinarsi delle lesioni ossee senza evidente "rima di frattura" alla radiografia convenzionale.

Una trattazione completa di tali argomenti prescinde dagli scopi di questo testo; tuttavia, è necessario sottolineare come una discrepanza tra la presentazione clinica del paziente e le immagini radiografiche imponga una più attenta osservazione e, nel caso, una valutazione specialistica, supportata frequentemente da un'ulteriore indagine strumentale. Queste lesioni vengono sempre definite fratture, sono più frequenti in età evolutiva ed includono tra le altre che degli "schiacciamenti", ovvero delle lesioni nelle quali i frammenti si compenetrano senza perdere la continuità strutturale (visibile come edema osseo in RMN), le deformazioni plastiche (tipicamente nell'avambraccio) e le fratture subperiostee composte (per esempio "*todler fractures*" e le fratture composte sovracondiloidee).

Fisiopatologia

Le ossa non si comportano come corpi rigidi omogenei, in quanto sono formate da una parte superficiale rigida (tessuto corticale) ed una parte profonda più fragile reticolare (tessuto spongioso). Tanto maggiore sarà la componente di tessuto rigido corticale in un osso (diafisi delle ossa lunghe, diafisi metacarpali e metatarsali), tanto più netta, definita e con tendenza alla scomposizione pluriframmentaria sarà la frattura; viceversa tanto maggiore sarà la percentuale di tessuto spongioso in un segmento osseo (epifisi delle ossa lunghe, somi vertebrali, ossa piatte del bacino, ossa tarsali, ossa carpali) tanto più facilmente potrà verificarsi l'affondamento per compenetrazione dei frammenti, divenendo così difficile diagnosticare una rima di frattura al suo interno.

Esiste inoltre la variabile età, in quanto anche un segmento diafisario (e quindi un tessuto molto ricco di corticale e quindi rigido), qualora si fratturasse in età pediatrica si comporterà come un tessuto estremamente elastico, con la conseguenza che anche in questo caso vi potrà essere una frattura senza perdita di continuità strutturale alcuna (frattura a legno verde).

In ultima analisi, bisogna ricordare che i sopramenzionati tessuti corticale e spongioso, possono subire importanti modifiche strutturali e biomeccaniche in caso di trasformazioni tumorali litiche od addensanti, infezioni, processi flogistici cronici reumatoidi o metabolici (osteoporosi o osteomalacia). Esse pertanto, si comporteranno in maniera diversa anche durante un evento fratturativo. Ovviamente queste dissertazioni non prendono in considerazione la presenza di strutture come muscoli, tendini o l'apparato capsulo legamentoso della parte colpita (influiscono sulla scomposizione di un focolaio di frattura) e la dinamica dell'evento traumatico, il quale se energeticamente molto elevato o con applicazioni di leve molto sfavorevoli (angolazione dei vettori forza del trauma), potrà comunque determinare un importante danno osseo con fratture più complesse, qualunque sia la parte colpita o l'età del paziente.

a lesioni vascolari o nervose. Una immobilizzazione con braccio al collo per 2-3 settimane è sufficiente per le fratture composte di omero prossimale o i pazienti a minor richiesta funzionale. È inoltre un buon metodo, rapido e poco dispendioso, per immobilizzare temporaneamente la frattura durante il processo diagnostico. L'indicazione per il trattamento chirurgico delle fratture di omero prossimale dipende dal paziente, dal tipo e grado di scomposizione e spazia dalla riduzione e sintesi (placche, viti, sistemi endomidollari elastici, fissatori esterni) alla sostituzione protesica. Per l'indicazione chirurgica è sovente utilizzare una TC. Le fratture di omero prossimale in età pediatrica presentano un elevato potenziale di rimodellamento, l'indicazione chirurgica deve essere quindi ponderata in funzione di scomposizione ed età del paziente.

Le fratture diafisarie di omero possono essere trattate conservativamente oppure chirurgicamente, a seconda del paziente e della frattura, nonché dal protocollo locale di trattamento.

Le fratture di omero distale, in particolare quelle articolari, necessitano solamente di trattamento chirurgico non urgente. Anche qui uno studio TC si rende spesso necessario. In età pediatrica le fratture prospicienti il gomito presentano uno scarso potenziale di rimodellamento, sovente si rende quindi necessaria la riduzione e sintesi.

Avambraccio e polso

Le fratture di avambraccio sono un argomento complesso e la sua meccanica va ripristinata con precisione, per ottenere un buon recupero funzionale. Tuttavia, in questa sede si limita a discutere gli aspetti del trattamento in urgenza. Una frattura di avambraccio, così come le altre fratture degli arti superiori, non è da considerarsi un'urgenza a meno di esposizione, lesioni vascolo nervose o sindrome compartimentale. L'inquadramento di una frattura di avambraccio non può prescindere dalla valutazione di tutto l'arto superiore (le lesioni associate non sono rare) e la funzione del plesso brachiale deve essere sistematicamente valutata. Ai fini del trattamento definitivo si distinguono le fratture dell'avambraccio prossimale (fratture di gomito), quelle della diafisi e quelle di radio e ulna distale (fratture del polso). Sono inoltre da considerare le lesioni della membrana interossea, che possono portare ad una dissociazione del radio dall'una, con o senza frattura associata.

Segni e sintomi

- Tumefazione, con o senza soffusione ecchimotica. Le logge dell'avambraccio sono particolarmente esposte a rischio di sindrome compartimentale, sia per le lesioni di avambraccio, che per quelle di braccio distale.
- Dolore spontaneo o evocato alla digitopressione o durante il movimento è il sintomo principale. Nei casi in cui il paziente non sia cosciente una valutazione sistematica secondaria è necessaria per identificare almeno le principali lesioni dell'arto superiore. Non infrequentemente nei politraumi vengono diagnosticate con ritardo fratture dell'arto superiore, in particolare quelle riguardanti polso e mano.
- Una valutazione metodica della funzione del plesso brachiale, in particolare dei nervi ascellare, ulnare, radiale e mediano, è mandatoria in ogni trauma dell'arto superiore. Nelle lesioni del terzo prossimale di radio va considerato in particolare il rischio di lesione del nervo interosseo posteriore (NIP), ramo terminale del nervo radiale, che passa a stretto contatto con il radio al di sotto del muscolo supinatore.

Diagnostica

- La radiografia di avambraccio in due proiezioni è l'esame di prima scelta; la radiografia deve comprendere l'articolazione a monte e a valle del tratto interessato. Le protezioni radiografiche necessarie per lo studio dell'avambraccio e del gomito sono differenti e nel caso è necessario eseguirle entrambe.
- Le fratture di polso possono presentare una clinica sfumata. Le RX devono essere eseguite, in due proiezioni standard (antero-posteriore e latero-laterale). Per poter

valutare al meglio l'articolazione radio ulnare distale (RUD) ed essere confrontabili ai successivi controlli, le RX di polso devono essere eseguite con spalla abdotta 90° e gomito flesso 90°; solo raramente le condizioni dell'arto superiore non consentono di eseguire correttamente queste proiezioni.

- Le fratture lussazioni del polso sono costituite per la maggior parte da una delle forme di di lussazioni e fratture lussazioni perilunari del carpo. Le lussazioni radio-carpali e carpo-metarpali sono molto rare, spesso associate ad altre lesioni e causate da traumi ad alta energia. Le lussazioni perilunari non sono infrequenti, possono presentari con una clinica sfumata e possono essere identificate solo con l'esecuzione di corrette proiezioni. Oltre alle convenzionali AP e LL, è necessario eseguire delle oblique a 45° del polso. Le dissociazioni scafo-lunate presentano un ampliamento dello spazio scafo-lunato, una maggiore inclinazione dello scafoide (visibile come "*double ring sign*") in antero-posteriore e un aumento dell'angolo scafo-lunato in laterale. Alcune lesioni legamentose (definite pre-dinamiche) sono identificabili solo con proiezioni dedicate o con RMN. Le lesioni della fibro-cartilagine triangolare possono essere molto difficili da identificare con RX convenzionale; in questo caso è l'attento esame obiettivo ad indicare discrepanza tra sintomatologia e RX.
- Per le fratture di scafoide è necessario eseguire delle oblique di polso a 45° e una antero-posteriore in deviazione ulnare, oltre alle convenzionali AP e LL.
- Accettare un compromesso nelle proiezioni significa pianificare il fallimento della diagnosi!
- Le fratture associate dell'arto superiore non sono rare, bisogna quindi considerare di estendere la valutazione radiografica a tutti i distretti interessati.
- La TC è necessaria per lo studio delle fratture complesse, anche diafisarie, e per le fratture articolari.

Trattamento

- Una immobilizzazione con una valva e braccio al collo è un buon metodo, rapido e poco dispendioso, per immobilizzare temporaneamente la frattura durante il processo diagnostico. La valva (sia questa gessata o preformata, a seconda delle disponibilità locali) deve comprendere l'articolazione a monte e a valle del tratto interessato. per le lesioni di polso, tuttavia, è sufficiente una valva antebrachio-metacarpale.
- È da attendersi la tumefazione del polso, soprattutto nelle 48 h successive al trauma e alle manovre riduttive; pertanto, i gessi chiusi devono essere utilizzati con attenzione e stretto *follow-up*. Nell'attesa di ulteriore diagnostica o di intervento chirurgico, così come per i pazienti che devono essere trasferiti per esso altre strutture, una valva gessata è sicuramente più maneggevole.
- Il trattamento delle fratture di avambraccio (prossimale e diafisarie) è sovente chirurgico, proprio per le peculiarità biomeccaniche del distretto.
- Le fratture di polso sono le fratture in assoluto più frequenti (10-25% di tutte le fratture), sia nello scheletro maturo che quello in crescita. Le fratture composte e le fratture extra articolari stabili possono essere trattate conservativamente, ma definire se le fratture sono composte e stabili non è sempre possibile alla prima valutazione. In urgenza, l'allineamento della frattura consente una successiva valutazione radiografica ed un planning terapeutico più preciso. Per ridurre una frattura di polso viene solitamente riprodotto il movimento che ha causato la lesione (per disingaggiare i frammenti), quindi tramite trazione il movimento nella direzione opposta vengono ridotti e di immobilizzati in gesso. Per esempio, per le fratture metafisarie e scomposte dorsalmente del radio distale (Colles), il polso viene inizialmente distratto e portato dorsalmente (per disingaggiare i frammenti uno dall'altro); quindi, sempre con una

trazione longitudinale, viene ridotta la frattura portandola in flessione e deviazione ulnare.
- È da attendersi una marcata tumefazione del polso, soprattutto nelle 48 h successive al trauma e alla manovra riduttiva; pertanto, i gessi chiusi devono essere utilizzati con attenzione e stretto *follow-up*. Una valva gessata è sicuramente più maneggevole, è un trattamento adeguato nell'attesa di ulteriore diagnostica o di intervento chirurgico, così come per i pazienti che devono essere trasferiti per esso altre strutture.

Mano (metacarpi e falangi)

Le fratture della mano sono molto frequenti, in particolare nel paziente pediatrico sono la sede più frequente. Presentano uno spettro molto ampio di lesioni, dalle fratture isolate semplici alle lesioni complesse coinvolgenti anche i tessuti molli, come nei traumi ad alta energia o da schiacciamento. Nell'anamnesi sono da ricercare pregresse fratture, patologie associate, tra queste in particolare quelle reumatiche, metaboliche (per esempio gotta). Tali condizioni vanno sempre segnalate al radiologo, in quanto possono confondere la valutazione di lesioni acute. Anche la patologia infettiva della mano può presentare un problema di diagnosi differenziale, soprattutto nei casi ove l'entità del trauma ove l'entità del trauma oppure la diagnosi siano dubbie (per esempio pazienti con deficit cognitivi o in età infantile) un'attenta anamnesi e ricerca di segni di lesioni cutanee, morsi, punture, etc è fondamentale.

Segni e sintomi

- Tumefazione, con o senza soffusione ecchimotica. La presentazione clinica di una frattura della mano non è sempre eclatante.
- La deformità è tipica, dovuta alla tensione della muscolatura e dei tendini associati: le fratture diafisarie di metacarpi hanno tipicamente una scomposizione dorsale e quelle delle falangi palmare. Può essere presente accorciamento, ma la deformità da ricercare con più attenzione è quella ad peripheriam (difetto di torsione). Questa viene evidenziata dalla flessione del dito e, quando non corretta dovesse esitare in una viziosa consolidazione, è scarsamente tollerata.
- In caso di diagnosi differenziale con patologia flogistica/infettiva, è utile fare riferimento ai segni classici dell'infezione delle guaine dei tendini flessori. I segni tipici vengono raccolti con l'eponimo di "segni di Kanavel" oppure "segni cardinali di Kanavel" e comprendono:
  1) atteggiamento antalgico flesso del dito interessato,
  2) gonfiore fusiforme volare del dito,
  3) dolorabilità lungo la guaina del tendine flessore,
  4) dolorabilità all'estensione passiva del dito.

Diagnostica

Come consueto, l'RX è l'esame di 1° livello standard. Per i metacarpi deve essere eseguita una antero posteriore e obliqua 45°. La misurazione della scomposizione dei metacarpi su queste proiezioni deve tenere conto che non sono proiezioni ortogonali. In ambito pediatrico, per le falangi, l'ecografia ha preso recentemente il sopravvento; tuttavia, è operatore dipendente e necessita di una formazione dedicata.

L'antero-posteriore dei raggi minori della mano non presenta particolari problemi, sia per metacarpi che per la mano; più attenzione va dedicata alla laterale, che deve essere eseguita per ciascun dito interessato. Le RX per il 1° raggio devono essere eseguite a parte, in quanto sia antero-posteriore che laterale sono su un piano differente rispetto al resto dei raggi minori. Le fratture articolari parziali di base di 1° metacarpo sono definite con l'eponimo "Bennet", quelle articolari complete invece "Rolando".

La TC viene indicata come 2° livello, per le fratture più complesse e in particolare per quelle articolari.

IL TACCUINO

Si definisce "intrinsic plus" la posizione che mantiene i legamenti di polso e mano e la muscolatura intrinseca della mano nella maggior tensione, così da limitare il più possibile la rigidità articolare. In questa posizione, il polso viene esteso di circa 20-30°, la metacarpo-falangea è flessa di 70-90° e le interfalangee sono in posizione di riposo, pressoché estese. Quando necessario bloccare anche il pollice, la prima commissura va mantenuta abdotta e flessa, riproducendo in pratica la posizione che assumerebbe una mano per tenere una pallina da tennis.

Trattamento

Le fratture di metacarpo e falange sono urgenze, proprio come negli altri distretti, se esposte, associate a deficit vascolo-nervosi o sindrome compartimentale. Negli altri casi il trattamento definitivo può essere differito. Alcune considerazioni sul differimento del trattamento sono però necessarie: il trattamento prolungato procrastina la ripresa delle proprie attività e il ritorno alle attività lavorative, con conseguente aumento dei costi sociali; la consolidazione delle fratture, soprattutto nelle falangi, può essere molto rapida, particolarmente nei bambini; l'immobilizzazione prolungata delle dita della mano induce rapidamente annose rigidità articolari. Quindi, nonostante tecnicamente procrastinabili, sono fratture da trattare il prima possibile.

Le fratture composte vanno trattate conservativamente. Si utilizza un gesso o splint metallico "di Zimmer" in *intrinsic-plus*. Lo stesso vale per le fratture in attesa del trattamento definitivo. Le fratture scomposte oppure esposte sono trattate chirurgicamente. Per dare ulteriore stabilità, è possibile unire in sindattilia a cerotto due dita attigue. Per il trattamento chirurgico sono disponibili differenti tecniche: fili di Kirschner, placche e viti e fissatori esterni.

Immobilizzazione polso e dita

Bacino

Il bacino è una struttura tridimensionalmente complessa, formata dall'unione in sincondrosi delle ossa iliache con il sacro, dalla sinfisi pubica e dalla sinostosi fra ileo, ischio e pube; ha una funzione sia locomotoria che di protezione e contenimento delle strutture splancniche in esso presenti. La gravità e l'entità della sintomatologia di una frattura a suo carico dipenderanno da quanto la re-

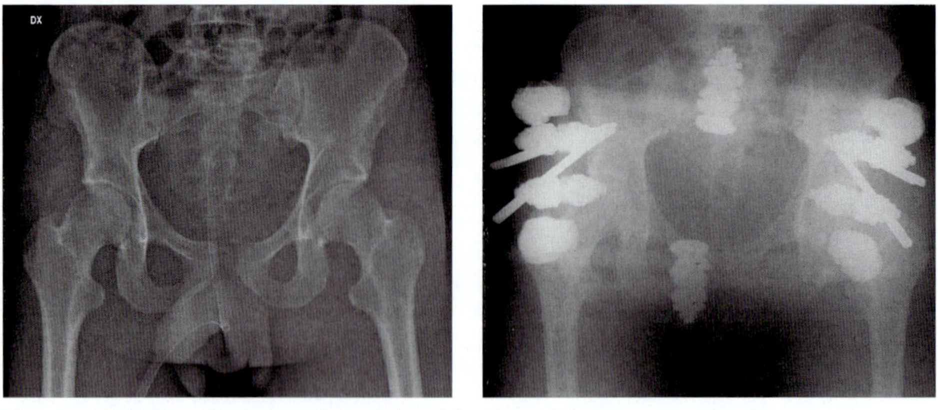

Figura 11.5.5. Frattura di bacino con distasi della sinfisi pubica stabilizzata in urgenza con fissatore esterno.

gione fratturata interrompe il passaggio degli assi vettoriali di forza del carico in ortostasi (peso del corpo) e dalle complicanze secondarie alla scomposizione dei frammenti, dannosi per le strutture nobili viscerali, nervose o vascolari.

Fratture delle ali iliache, delle branche ileo ed ischio-pubiche

Segni e sintomi

- Tumefazione locale, con o senza soffusione ecchimotica, anche a livello inguino-scrotale, pavimento pelvico ed interno coscia, lungo i piani declivi.
- Dolore spontaneo o evocato alla digitopressione (possibile la deambulazione con modica dolenzia al carico).
- Anemia emorragica/shock emorragico;
- Ematuria per lesione vescicale o uretrale (branche ileo ischio pubiche). Il globo vescicale può essere l'unica manifestazione di una lesione dell'uretra. La porzione prostatica, in particolare, si trova in una porzione sfavorevole: passando al di sotto del pube è esposta sia a traumi in compressione/schiacciamento, sia alla lesione diretta da parte di frammenti taglienti delle branche ischio-pubiche.
- Lesione viscerale, per esempio intestinale (frattura ala iliaca scomposta).
- Lesione del plesso sacrale (frattura iliaca in prossimità dei forami sacrali) (Figura 11.5.5).
- Il bacino è frequente sede di metastasi e tumori primitivi dell'osso, pertanto una frattura senza adeguato trauma, osteolisi o reazione periostale non spiegata deve essere indagata ulteriormente.

Fratture acetabolari

Le fratture acetabolari sono definite come fratture della pelvi che coinvolgono la superficie articolare coxo-femorale. Possono associarsi a fratture del bacino (vedi sopra). Le fratture isolate dell'acetabolo non necessitano in genere un trattamento urgente (<6 h), ad eccezione delle fratture associate a lussazione dell'anca (in ordine di frequenza postero-superiore, antero-mediale oppure intrapelvica) o a lesioni vascolo-nervose. L'anemizzazione e lo shock emorragico devono sempre essere sempre tenuti in considerazione. Lo studio delle fratture acetabolari necessita di RX di bacino (solitamente eseguita in urgenza) completata da proiezioni dedicate (alare e otturatoria) e TC.

Segni e sintomi

- Tumefazione locale, con o senza soffusione ecchimotica, anche a livello inguino scrotale, pavimento pelvico ed interno coscia, lungo i piani declivi.
- Ipometria dell'arto inferiore colpito (maggiormente se lussazione centrale trans acetabolare della testa femorale).
- Dolore spontaneo o evocato con l'articolarità dell'anca (non possibile la deambulazione ed il carico sull'arto colpito).
- Possibile anemia acuta.
- Possibile associazione di lussazione anteriore o posteriore della testa del femore.
- Possibile deficit del nervo sciatico.
- Combinazioni di più rime di frattura che interrompono e destabilizzano l'anello pelvico.
- Non di rado si tratta di pazienti non coscienti, sia a causa del trauma stesso, sia perché si rende necessaria un'intubazione oro-tracheale pre-ospedaliera o nei primi momenti dalla valutazione intraospedaliera. La ricerca sistematica di lesioni del bacino è pertanto mandatoria e da eseguire sistematicamente. RX torace e bacino vengono eseguiti durante la valutazione primaria in ATLS, direttamente in sala shock se possibile.
- Tumefazione locale, con o senza soffusione ecchimotica, anche a livello inguino scrotale, pavimento pelvico ed interno coscia, lungo i piani declivi.
- Deformità dell'anello pelvico con perdita palpatoria della sinfisi pubica, aumento della distanza fra le spine iliache antero superiori (S.I.A.S) ed arti inferiori extraruotati "a rana".
- Anemia emorragica/shock emorragico.
- Ematuria per lesione vescicale o uretrale (branche ileo ischio pubiche).

- Lesione viscerale, per esempio intestinale (frattura ala iliaca scomposta).
- Possibile lesione del plesso sacrale (frattura iliaca in prossimità dei forami sacrali) (**Figura 11.5.6**).

Work up

Per l'attuale gestione in urgenza del politrauma ha contribuito sostanzialmente il gruppo di lavoro dall'ATLS (*Advanced Trauma Life Support*), al cui testo e corsi si rimanda. È oggigiorno una pratica imprescindibile, non solo per i contenuti, ma anche per rendere armonico il lavoro tra diversi specialisti coinvolti e tra diverse Strutture del *trauma network*.

Il trauma scheletrico, in particolare di bacino, rientra nel protocollo ATLS in primis al punto "C" (*circulation*).

La possibile sequenza di eventi durante la valutazione primaria potrebbe essere la seguente:

- ABCDE, secondo il protocollo locale del trauma-team o personale addetto.
- Definizione del trauma addominale: Eco FAST (oppure eco addome)/RX torace e bacino/TC *total-body* secondo il protocollo. Va considerato che, nella maggior parte dei Centri, non è possibile eseguire una TC *total-body* con paziente emodinamicamente instabile.
- Esami ematici d'urgenza (il risultato non deve essere atteso per proseguire con gli accertamenti). Va sottolineato che, per la valutazione dello shock emorragico, Hb e Ht non sono i parametri da considerare nei primi momenti, poiché l'emodiluizione per richiamo di acqua dal 3° spazio non ha ancora avuto luogo. Si rimanda al capitolo sullo shock per una trattazione più dettagliata.
- Si ricorda quindi di eseguire uno stick urine anche nei traumi a minore energia (per esempio caduta del grande anziano con frattura isolata di branca).

Terapia

Le fratture di acetabolo non sono urgenze, a meno che non sia associata una lussazione d'anca, in particolare una lussazione intrapelvica della testa del femore. Fratture stabili non costituiscono un'urgenza e sono trattate conservativamente. Le fratture instabili di bacino e la lussazione intrapelvica della testa del femore sono urgenze, devono essere stabilizzate il prima possibile (anche con paziente non digiuno). Prima di giungere in ospedale va utilizzata una cintura pelvica e in mancanza di appositi dispositivi anche un lenzuolo avvolto e ben tirato sul bacino può raggiungere lo scopo. Il rischio è di perdite ematiche (anche letali) e lesioni dei grossi

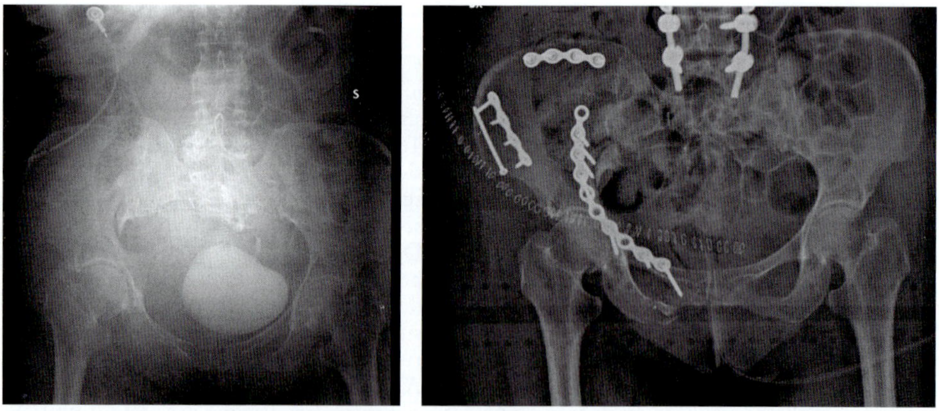

Figura 11.5.6. Complessa frattura di acetabolo destro, trattata con riduzione e sintesi con placche e viti. Da notare anche il trattamento concomitante delle fratture della colonna tramite stabilizzazione con barre e viti peduncolari.

rami nervosi. Nervi femorale, otturatorio, pudendo e sciatico sono i rami nervosi interessati più frequentemente. Le lesioni della vescica e degli altri organi intraddominali devono essere esclusi metodicamente (eco-FAST, stick urine).

Il paziente con apertura dell'anello pelvico e instabilità emodinamica necessita di trattamento urgente. La sequenza di procedure da eseguire può variare a seconda del protocollo locale (per esempio in taluni Centri viene eseguita sempre prima la stabilizzazione del bacino con fissatore esterno, quindi il *packing* pelvico; in altri si preferisce eseguire prima il *packing* e subito dopo la fissazione esterna).

Una possibile sequenza per pazienti emodinamicamente instabili è la seguente:

1) assicurare le funzioni vitali (ABC): Intubazione, ventilazione e infusione;
2) stabilizzazione del bacino in urgenza. Un *pelvic-binder/T-pod* può essere utilizzato, in genere non più di 48 h. Per le fratture con apertura posteriore dell'anello pelvico e paziente instabile può essere utilizzato un *C-clamp* in emergenza. Il *C-clamp* viene considerato una manovra salva vita per pazienti con anello pelvico aperto posteriormente e non comminuzione delle ali iliache, è ideato per essere eseguito anche al di fuori della sala operatoria (per esempio in sala shock). Recentemente si sta diffondendo l'utilizzo del *T-clamp* ("T" sta per *Trochanter*), da utilizzare in urgenza/emergenza per chiudere l'anello pelvico. Facendo presa su entrambi i trocanteri, le indicazioni includono tutte quelle per il *C-clamp*, inoltre può essere applicato anche con fratture comminute dell'ala sacrale. Solo in alcuni Centri, anche la fissazione esterna anteriore di bacino in urgenza viene eseguita in sala shock;
3) se dopo stabilizzazione dell'anello pelvico (fissatore esterno/*T-Pod*) il paziente continuasse ad essere instabile, viene eseguito il *packing* extraperitoneale, con lo scopo di bloccare il sanguinamento venoso: circa l'85% dei sanguinamenti associati a fratture pelviche è di origine venosa. Il *packing* extraperitoneale è da considerarsi una procedura salva-vita di urgenza/emergenza ed è associato a numerose complicanze (lesioni nervose, della vescica, infezioni);
4) se anche dopo il *packing* venoso il paziente rimanesse instabile, viene considerata un'embolizzazione in urgenza dei vasi arteriosi sanguinanti. Nei centri ove è possibile eseguire una TC con mdc a paziente emodinamicamente instabile e con evidenza di sanguinamento attivo arterioso, l'embolizzazione viene eseguita prima del *packing*;
5) laparotomia, controllo del sanguinamento intraperitoneale. Nelle procedure eseguite in emergenza, a paziente instabile con frattura di bacino e senza aver eseguito TC *total-body*, dopo fissazione del bacino e *packing* viene eseguita la laparotomia. In caso di versamento intraperitoneale alla e-FAST può essere anteposta la laparotomia;
6) *second look* chirurgico da programmare nei giorni seguenti;
7) conversione a sintesi definitiva dell'anello pelvico.

Se emodinamicamente stabile, proseguire la diagnostica per valutazione e pianificazione di eventuali stabilizzazioni definitive delle fratture instabili di bacino (con fissatore esterno, placche e viti e/o viti sacrali) nonché di lesioni agli arti o altri distretti, spesso misconosciute in una condizione di urgenza/ emergenza.

Stabilizzazione del bacino in urgenza

Fratture di femore prossimale

Le fratture di femore prossimale sono tra le più comuni nel paziente anziano, nonché una delle più frequenti cause di morte. Il trattamento rapido con lo scopo di limitare il più possibile l'allettamento del paziente è protettivo per mortalità e morbidità. Si è stabilita negli ultimi anni la pratica di trattare queste fratture entro le 48 h dal trauma.

Durante l'inquadramento di una fattura del grande anziano, bambino o paziente disabile, va sempre considerata la possibilità di violenza domestica.

Le fratture di femore prossimale nel giovane sono solitamente associate a traumi ad alta energia: in questa categoria di pazienti, è da considerare in particolare il rischio di disabilità conseguente a lesione permanente della testa del femore (necrosi).

Segni e sintomi

- Dolore spontaneo o evocato durante il carico sull'arto inferiore o durante l'articolarità dell'anca (possibile la deambulazione con zoppia tipo fuga se la frattura è composta od ingranata).
- Deficit parziale (in caso di frattura composta od ingranata di testa o collo di femore) o totale (completa scomposizione) di articolarità dell'anca con impossibilità di stazione eretta.
- Ipometria arto inferiore colpito se frattura scomposta (confrontare con arto sano).
- Extrarotazione dell'arto inferiore colpito per prevalenza del muscolo *ileopsoas* (se frattura scomposta).
- Anemia acuta.

Fratture della testa, collo e per/sottotrocanteriche

Segni e sintomi

- Dolore spontaneo o evocato durante l'articolarità dell'anca.
- Non possibile la deambulazione e stazione eretta per l'inserzione in questa regione dei muscoli extra ed intra rotatori dell'anca.
- Possibile ipometria arto inferiore colpito (confrontare con arto sano), se frattura scomposta.
- Extrarotazione dell'arto inferiore colpito per prevalenza del muscolo ileopsoas (se la rima di frattura è prossimale al piccolo trocantere e frattura scomposta).
- Anemia acuta.

Diafisi femorale

Segni e sintomi

- Tumefazione della coscia, con o senza soffusione ecchimotica;
- Dolore spontaneo o evocato alla digitopressione o durante l'articolarità dell'anca e/o ginocchio;
- Ipometria arto inferiore colpito (frequente la scomposizione);
- Perdita dei normali profili anatomici della coscia e motilità preternaturale alla palpazione;
- Perdita parziale o completa dei polsi periferici (se danno vascolare femorale);
- Perdita parziale o completa di sensibilità della gamba-piede (se danno neurologico sciatico);
- Perdita parziale o completa di motilità attiva del piede (se danno neurologico ai rami dello sciatico);
- Anemia acuta (possibile shock) (**Figure 11.5.7**, **11.5.8** e **11.5.9**).

Work up

- Anamnesi, esame obiettivo (controllare sempre vascolarizzazione e deficit nervosi!).
- RX in due proiezioni di tutto il femore.
- Accertamenti preoperatori e richiesta di GRC a disposizione secondo protocollo locale. Una frattura di diafisi omerale può perdere circa 1-2 L di sangue nell'adulto.
- Lo shock emorragico e anemizzazione per frattura di femore in età pediatrica è rara; pertanto, è imperativo ricercare sistematicamente altre fonti di sanguinamento (triade di Waddel).
- Le fratture di femore nel paziente ancora non in grado di deambulare (neonato...) sono frequentemente associate a violenza, che deve essere esclusa come origine del trauma. La violenza è una condizione a rischio per la vita e non è da escludere solo considerando i genitori, ma tutto l'ambiente che circonda il paziente (strutture di assistenza, parenti...). In urgenza spesso non è possibile dedicare adeguato tempo a questo aspetto, ma è fondamen-

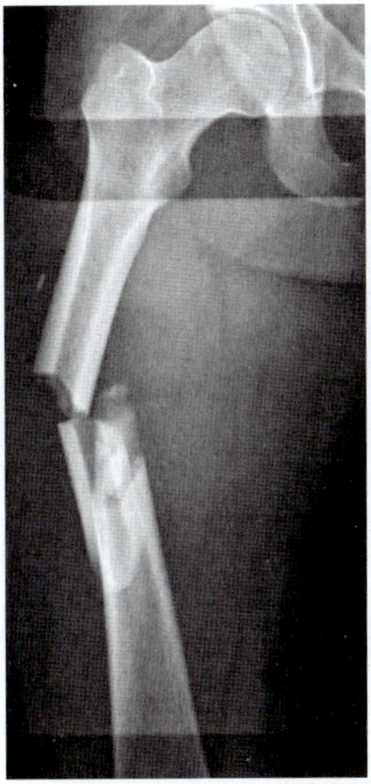

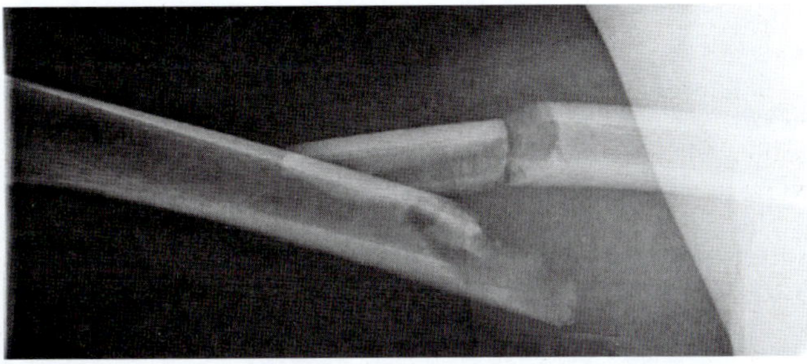

Figura 11.5.7. Frattura diafisaria pluriframmentaria scomposta di femore.

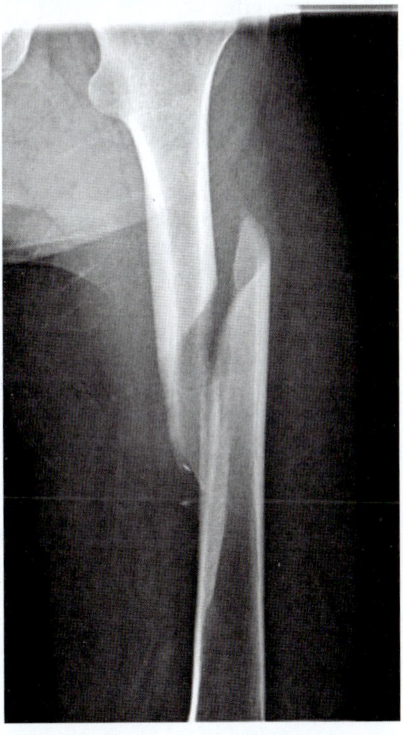

Figura 11.5.8. Frattura spiroide di diafisi femorale.

tale nel dubbio allontanare il paziente dalla fonte di rischio, ricoverandolo fino a chiarire la situazione.

Terapia

Le fratture di femore sono urgenze. La terapia è di regola chirurgica, con possibile stabilizzazione della frattura con fissatore esterno, placca e viti o chiodo endomidollare, in funzione di frattura ed esposizione. Nello scheletro in crescita fissatore esterno o chiodi endomidollari elastici a partire dai 3-5 anni di vita. Se <3-5 anni, il trattamento di scelta è con apparecchio gessato pelvi-podalico, che viene posizionato in narcosi. Da alcuni anni sono disponibili dei chiodi endomidollati dedicati per i pazienti adolescenti. Nel politrauma, ove non sia possibile eseguire un intervento chirurgico nel giro di poche ore, può essere preso in considerazione il posizionamento di un fissatore esterno temporaneo.

Il rischio di embolia e trombosi (gassosa, da coagulo o grassosa) va considerato dal momento della frattura e deve essere tenuto presente anche per l'alesaggio dei chiodi endomidollari. Sia nel pre- che nel postoperatorio

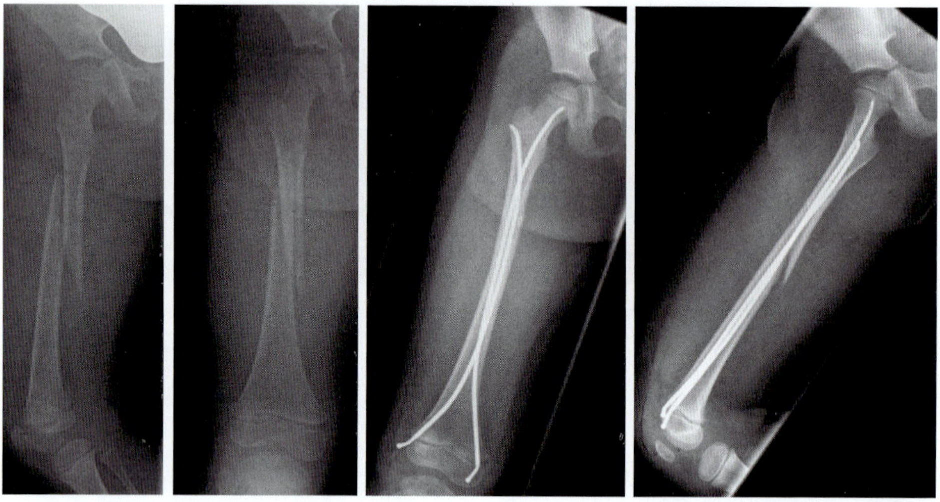

Figura 11.5.9. Frattura spiroide di diafisi femorale, trattata con dispositivi endomidollari elastici.

monitorare il paziente per sindrome compartimentale, possibile anche per la coscia (seppur non frequente come in altri distretti corporei).

Femore distale (regione sovra-intercondiloidea)

Segni e sintomi

- Tumefazione del ginocchio, con o senza soffusione ecchimotica.
- Dolore spontaneo o evocato alla digitopressione o durante l'articolarità del ginocchio.
- Ipometria arto inferiore colpito (se scomposizione).
- Perdita dei normali profili anatomici del ginocchio (varo-valgo).
- Perdita parziale o completa dei polsi periferici (se danno vascolare femorale popliteo).
- Perdita parziale o completa di sensibilità della gamba-piede (se danno neurologico sciatico).
- Perdita parziale o completa di motilità attiva del piede (se danno neurologico ai rami dello sciatico).
- Anemia acuta (possibile shock).

Tibia prossimale

Segni e sintomi

- Tumefazione del ginocchio, con o senza soffusione ecchimotica.
- Dolore spontaneo o evocato durante il carico sull'arto inferiore o durante l'articolarità del ginocchio.
- Deficit parziale (in caso di frattura composta od ingranata per affondamento dei piatti tibiali con possibilità di deambulazione) o totale (completa scomposizione) di articolarità del ginocchio.
- Ipometria arto inferiore colpito (se scomposizione).
- Perdita dei normali profili anatomici del ginocchio (varo-valgo);
- Perdita parziale o completa dei polsi periferici (se danno vascolare femorale polpliteo).
- Perdita parziale o completa di sensibilità della gamba-piede (se danno neurologico sciatico).
- Perdita parziale o completa di motilità attiva del piede (se danno neurologico rami dello sciatico).
- Anemia acuta.

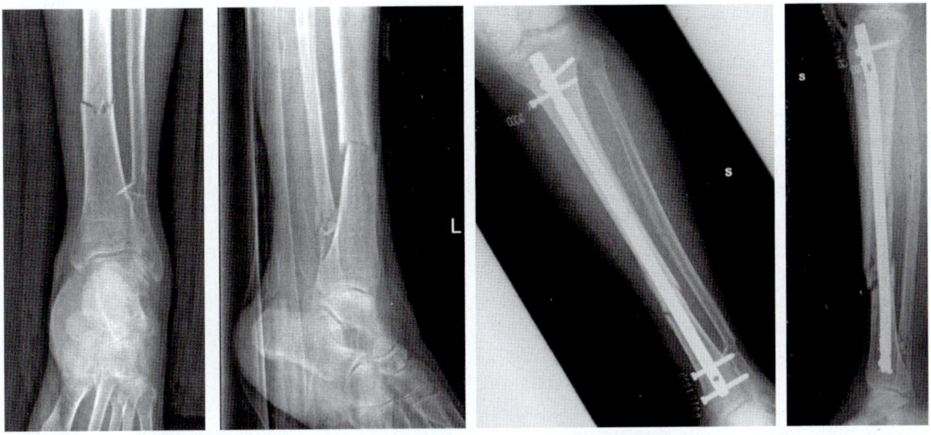

Figura 11.5.10. Frattura biossea di gamba, trattata con chiodo endomidollare di tibia.

Diafisi tibiale

Segni e sintomi

- Tumefazione della gamba, con o senza soffusione ecchimotica.
- Dolore spontaneo.
- Ipometria della gamba colpita se fratturata anche la diafisi peroneale.
- Perdita dei normali profili anatomici della gamba e motilità preternaturale alla palpazione.
- Perdita parziale o completa dei polsi periferici (se danno vascolare tibiale).
- Perdita parziale o completa di sensibilità della gamba-piede (se danno neurologico sciatico).
- Perdita parziale o completa di motilità attiva del piede (se danno neurologico ai rami dello sciatico).
- Anemia acuta (possibile shock) (Figura 11.5.10).

Work up

- Anamnesi, esame obiettivo (controllare sempre vascolarizzazione e deficit nervosi!).
- RX in due proiezioni di tutto la gamba.
- Accertamenti preoperatori e richiesta di GRC a disposizione secondo protocollo locale. Una frattura di diafisi tibiale può perdere circa 1 L di sangue nell'adulto.

Terapia

Chirurgica e in urgenza per fratture esposte. Possibile stabilizzazione della frattura con fissatore esterno, placca e viti o chiodo endomidollare, in funzione di frattura ed esposizione. Nello scheletro in crescita fissatore esterno o chiodi endomidollari elastici.

Nel politrauma o comunque ove non sia possibile eseguire un intervento chirurgico nel giro di poche ore, può essere preso in considerazione il posizionamento di un fissatore esterno temporaneo in sala shock.

Il rischio di embolia e trombosi (gassosa, da coagulo o grassosa) va considerato dal momento della frattura. Inoltre va tenuto presente anche per l'alesaggio dei chiodi endomidollari. Sia nel pre- che nel postoperatorio monitorare il paziente per sindrome compartimentale.

Immobilizzazione dell'arto e splinting

Diagnostica per immagini

Una volta eseguita un'accurata anamnesi del paziente (datazione e meccanismo del trauma, patologie tumorali, infettive, flogistiche o metaboliche concomitanti) e, una volta eseguito un attento esame obiettivo dei segni e sintomi precedentemente menzionati, il sospetto di frattura deve essere confermato da un esame radiografico.

Spesso il decubito antalgico del paziente o le caratteristiche di urgenza del *timing* ospedaliero non consentono le proiezioni ideali per un attento esame di imaging, tuttavia per non incorrere in errori diagnostici bisogna pretendere sempre un esame radiografico mirato della lesione nelle due proiezioni ortogonali (antero-posteriore e latero-laterale), così da ottenere una visione tridimensionale della lesione. Nei casi dubbi o più subdoli (infrazioni, dismorfismi, esiti di pregresse fratture ecc.), si può richiedere o una TC o RMN. Eccezionalmente in pazienti pediatrici, allo scopo di limitare il più possibile l'esposizione a RX, allorché in una proiezione si evidenzi già una frattura diafisaria che necessita di trattamento in sala operatoria, si può soprassedere alla seconda proiezione (che verrà eseguita comunque poi durante l'intervento). Eseguire RX controlaterali in pazienti pediatrici in casi dubbi non è più indicato: si preferisce eseguire esami quali ecografia della fisi oppure RMN.

Fratture dell'apparato locomotore

Bibliografia di riferimento

FRATTURA DI FEMORE NEL PAZIENTE GERIATRICO

l'occhio di riguardo

Le fratture di femore prossimale nel paziente anziano sono molto frequenti ed associate ad una mortalità fino al 20%, nel primo anno dopo la frattura. Esse rappresentano pertanto una delle più frequenti cause di morte, dopo le patologie cardiovascolari e neoplastiche. Non è tanto la frattura in acuto la causa del decesso, quanto le complicanze che seguono (allettamento, embolia polmonare, decadimento della funzione...). Queste fratture sono causate nella maggior parte da traumi a bassa energia ed associate a osteoporosi; tuttavia, bisogna riconoscere le fratture patologiche da metastasi.
Quando associate a perdita di coscienza o sintomatologia neurologica, è necessario definire se la frattura abbia avuto luogo prima o dopo l'evento. In questi casi è fondamentale ricercare una sottostante patologia internistica (aritmia cardiaca, coronaropatia, TIA).

SEGNI E SINTOMI

La presentazione tipica è caratterizzata da un arto inferiore dolente, accorciato, ruotato esternamente e con paziente non in grado di deambulare. Alcuni di essi (tipicamente con una frattura composta e stabile) possono presentare una clinica più sfumata ed essere addirittura in grado di camminare. Il dolore è riferito generalmente in regione inguinale e trocanterica ma, particolarmente negli anziani e in età pediatrica, può essere irradiato al ginocchio o addirittura riferito unicamente al ginocchio. Come corollario, ne segue che in caso di gonalgia debba essere sistematicamente valutata anche l'articolazione coxo-femorale.
Una frattura è sovente la prima manifestazione clinica dell'osteoporosi e questa va ricercata in ogni anziano con frattura di femore prossimale a bassa energia.
Non sono infrequenti le fratture associate (polso, omero prossimale o colonna), che possono essere misconosciute per la preponderanza di sintomi e attenzione nei confronti della frattura di femore.
Come già accennato nel testo, le fratture di femore nel paziente fragile possono essere associate a violenza. Questa condizione va ricercata non solo in amito familiare ma anche in tutti gli ambienti a cui fa riferimento il paziente.

TERAPIA

Obiettivo primario della terapia è la ripresa più rapida possibile della deambulazione. Secondo attuali protocolli, il trattamento deve essere garantito <48 h dal trauma. A fronte della necessità di trattare le fratture del femore prossimale il prima possibile, non si può prescindere dall'inquadramento clinico del paziente che può portare al differimento dell'intervento.

LA LAVAGNA

- *Chiedere sempre il giorno e la dinamica del trauma e, in assenza di evento traumatico, la modalità ed il tempo di insorgenza della sintomatologia: esistono le microfratture da stress cronici ripetuti (per esempio le fratture delle ossa metatarsali nei forti marciatori) o le più subdole fratture patologiche da cedimento strutturale spontaneo (tumori, osteoporosi, osteomalacia, infezioni).*
- *Non accontentarsi mai di un'unica proiezione radiografica per escludere una diagnosi di frattura; le proiezioni radiografiche devono sempre essere il più possibile ortogonali fra loro per avere una visione tridimensionale del distretto osseo in esame (antero posteriore e latero laterale). Nel dubbio di proiezioni obliquoidi falsanti, ripetere l'esame o eseguire TC mirata.*
- *Le fratture delle ossa maggiori (femore e tibia) necessitano sempre di una accurata e costante monitorizzazione emodinamica con esami emocromocitometrici e misurazioni della pressione arteriosa; le fratture degli altri distretti necessitano di tale sorveglianza solo se sussistono segni o sintomi di emorragia.*

Appunti / Commenti

Fratture scheletriche

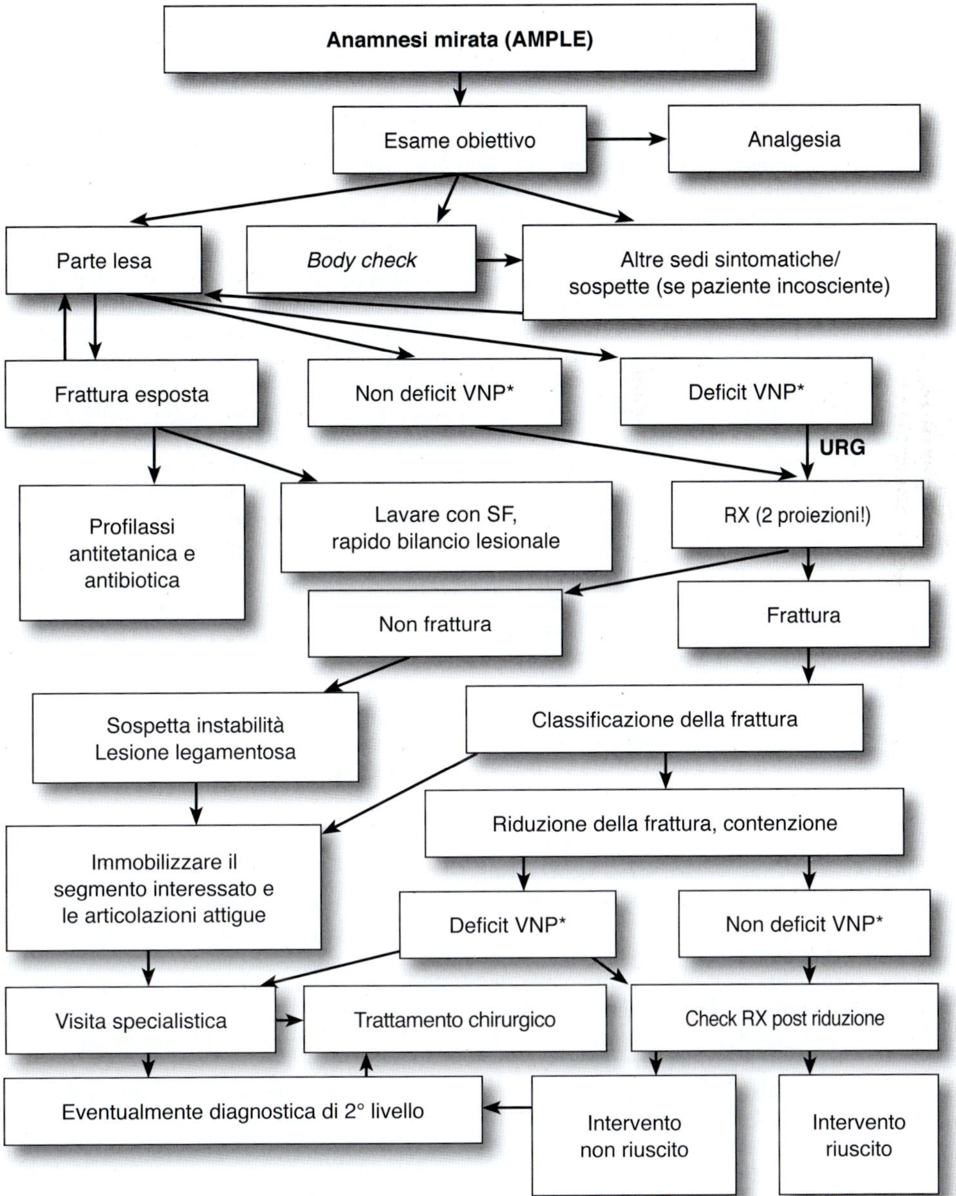

*VNP= vaso e nervo periferico

11.6 Lussazioni

Definizione

Con il termine di lussazione si intende la perdita completa dei rapporti tra due capi articolari, condizione che si verifica a seguito di un trauma a media/alta energia (in relazione al tipo di articolazione coinvolta ed alla dinamica del trauma), con lesione parziale o totale dell'apparato capsulo ligamentoso. Fa differenza la sublussazione in cui la perdita dei rapporti di articolarità è parziale e può essere causata da traumi minori con lesione parziale o nulla (in caso per esempio di un iperlassità ligamentosa) dell'apparato capsulo/ligamentoso.

Fisiopatologia

L'evento lussativo rappresenta una delle poche vere urgenze in ortopedia traumatologica, in quanto già dopo 6 ore da una lussazione avvengono delle reazioni retraenti muscolo-tendinee che rendono la lesione difficilmente riducibile con manovre incruente, tanto da necessitare talora della riduzione cruenta in sala operatoria; quest'ultima inoltre può rendersi direttamente necessaria dopo fallimento delle manovre incruente per l'interposizione articolare di tessuti molli (lembi lacerati di capsula articolare, muscoli, tendini o fasce).

Dopo alcuni giorni di lussazione non ridotta, eventualità non infrequentemente nei soggetti anziani, defedati o in stato di abbandono, le alterazioni periarticolari cominciano a strutturarsi in maniera irreversibile (reazioni cicatriziali perilesionali, formazione di "neoarticolazioni" per erosione delle superfici ossee contigue con creazione di vere e proprie neocavità acetabolari, glenoidee etc.), tanto da renderle irriducibili a volte anche con manovre cruente oppure divenendo successivamente instabili anche se ridotte, con la necessità di una pianificazione in elezione di un intervento di protesizzazione.

Rimane pertanto comprensibile come, se una frattura adeguatamente stabilizzata con apparecchio gessato, fissatore esterno o trazione trans scheletrica può attendere anche svariati giorni per una sua riduzione, una lussazione necessiti di un trattamento riduttivo nel più breve tempo possibile (entro 6 ore).

Anche per le lussazioni (come per le lesioni fratturative) esiste la possibilità di complicanze neurovascolari da compressione o strappo, lesioni miotendinee o associazione di fratture ossee che modificano nettamente il trattamento, il *timing* (acuto se lesioni neurovascolari) e la prognosi.

IL TACCUINO

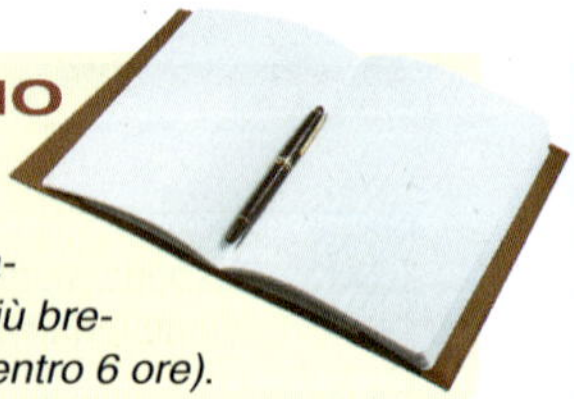

Una lussazione necessita di un trattamento riduttivo nel più breve tempo possibile (entro 6 ore).

Presentazione clinica

I segni e sintomi di una lussazione articolare acuta hanno tutti le medesime caratteristiche generali che ovviamente vanno applicate al distretto colpito e sono sempre eclatanti.

Devono far sospettare una lussazione: la tumefazione di un'articolazione, con o senza soffusione ecchimotica, la deformità dei normali profili anatomici articolari, specialmente se confrontati con l'arto controlaterale sano, la dolorabilità spontanea o evocata alla digitopressione, l'evidenza di deficit di articolarità, che anche se minimamente presente appare estremamente dolorosa in acuto, l'anemia (con possibili segni di shock se la lussazione lede vasi di grosso calibro), il deficit neurologici distalmente alla lesione lussativa per compressione o lesione da strappo nervoso.

Vi possono essere pazienti che, per cause senili o di abbandono sociale, si adattano al mantenimento di un'articolazione lussata, ottenendo negli anni persino una modica articolarità poco dolente, però sufficiente per le scarse richieste funzionali, con evidenza di atteggiamenti patologici cronici di arto; in questi ultimi casi la sola diagnosi differenziale clinica può risultare più difficile (esiti di fratture ossee mal consolidate o in pseudoartrosi, calli ossei ipertrofici, gravi artrosi deformanti, esiti di paresi nervose ecc) e necessità di approfondimenti di imaging (radiografie, TC, RMN).

Articolazione gleno-omerale

L'articolazione è potenzialmente instabile, vista la scarsa corrispondenza delle superfici articolari in termini di grandezza, infatti la testa omerale che rappresenta 1/3 di sfera, possiede una superficie più estesa di quella della glena. La congruenza articolare viene ristabilita dal cercine fibrocartilagineo glenoideo che, circondando la glena ne aumenta la superficie contenitiva.

Oltre alla capsula articolare, le strutture che conferiscono stabilità sono: il legamento coraco-omerale, il legamento gleno-omerale (superiore, medio ed inferiore) ed un complesso di più tendini.

Si distinguono tre tipi di lussazione: anteriore, posteriore ed inferiore (*luxatio erecta*).

Lussazione anteriore

In genere causata da un meccanismo di abduzione-extrarotazione del braccio, con rottura della capsula e dei legamenti gleno-omerali. Si distinguono in sottocoracoidea (più del 75% delle lussazioni anteriori), sottoglenoidea e sottoclavicolare (infrequente). La lussazione di spalla è un evento piuttosto raro nella popolazione pediatrica in confronto alla frattura di clavicola e omero prossimale.

Anamnesi. Traumi, crisi comiziali, iperlassità legamentosa.

Esame obiettivo. Clinicamente si manifesta con accentuazione dei profili acromiali (segno della spallina da ufficiale), abduzione obbligata del braccio di 20-40°, forti algie evocate nel tentativo di mobilizzazione passiva della spalla; il paziente si sostiene il gomito.

Diagnostica per immagini. Vanno effettuate proiezioni radiografiche antero-posteriore, ed ascellare; qualora per motivi posturali antalgici quest'ultima non sia attuabile, lo spostamento può essere apprezzato con una proiezione latero-laterale vera della scapola o trans toracica.

Esami supplementari specialistici in relazione alle complicanze diagnosticate.

Complicanze immediate. Lesione del cercine fibrocartilagineo o del margine antero inferiore della glena (lesione di Bankart non ossea/ossea); lesione di cuffia dei rotatori; frattura del collo anatomico, del collo chirurgco (tipiche nell'anziano) e del trochite, lesioni neurologiche: il nervo circonflesso conferisce l'innervazione motoria del deltoide e sensitiva della porzione di cute corrispondente. Un suo deficit può pertanto essere già valutabile attraverso la percezione di una ipo-anestesia della regione cutanea di afferenza, che corrispon-

IL TACCUINO

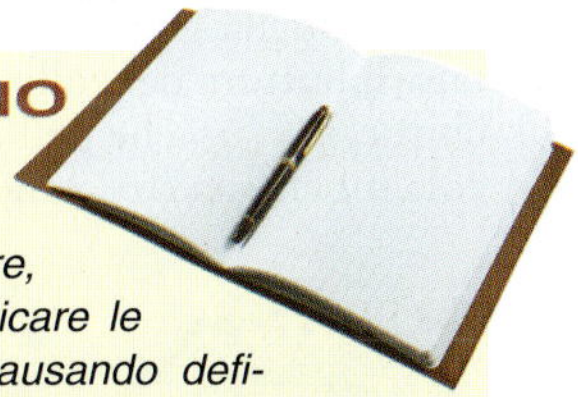

Per la possibile coesistenza di fratture, che possono complicare le manovre riduttive causando deficit vasculo-nervosi, prima di effettuare qualunque atto terapeutico, vanno eseguiti gli esami radiografici.

Un eventuale deficit del nervo circonflesso va escluso prima di effettuare la riduzione, poiché tale evenienza, potrebbe essere attribuita alla manovra riduttiva stessa e non all'evento traumatico.

de alla cute sovrastante la faccia laterale del muscolo deltoide, in prossimità della sua inserzione omerale.

Lussazione posteriore

È rara e spesso misconosciuta. Si distingue in sottoacromiale (98% delle lussazioni posteriori), sottoglenoidea e sottospinosa. Il meccanismo traumatico di insorgenza più frequente è una forza violenta in rotazione interna, come una caduta sul braccio flesso in avanti ed intraruotato.

Anamnesi. Traumi, crisi comiziali, iperlassità legamentosa.

Esame obiettivo. Clinicamente si manifesta con il braccio addotto ed intraruotato e l'abduzione ed extrarotazione sono impossibli. Posteriormente alla spalla si nota la prominenza della testa omerale e il processo coracoideo appare più evidente rispetto il controlaterale.

Diagnostica per immagini. La proiezione radiografica antero-posteriore evidenzia una perdita della normale configurazione ellittica che si produce con la sovrapposizione fra testa omerale e glena e la rotazione interna della piccola tuberosità. Le proiezioni laterale o transtoracica evidenziano meglio lo spostamento posteriore.

Complicanze immediate. Lesione del cercine fibrocartilagineo o del margine posteriore della glena; lesione di cuffia dei rotatori; frattura del collo anatomico, del collo chirurgico (tipiche nell'anziano) e della piccola tuberosità (trochine).

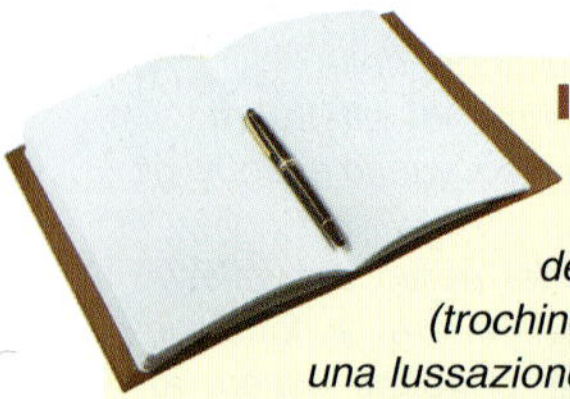

IL TACCUINO

Una frattura isolata della piccola tuberosità (trochine) deve far sospettare una lussazione posteriore di spalla. In presenza di una frattura di trochite, invece, deve essere esclusa una concomitante frattura del collo chirurgico dell'omero.

Complicanze tardive. Lussazione recidivante posteriore di spalla, causata spesso da una lesione del margine posteriore della glena (positività al test di stress posteriore); necrosi asettica della testa omerale; ossificazioni periarticolari con possibile rigidità.

Lussazione inferiore

Molto rara, in genere causata da un meccanismo di iper-abduzione del braccio.

Anamnesi. Traumi, iperlassità legamentosa.

Esame obiettivo. Clinicamente molto dolente, si manifesta con braccio sostenuto dal paziente a 180° di elevazione (*luxatio erecta*) e, arto superiore più corto del controlaterale sano. Risulta palpabile la testa omerale lungo la parete toracica.

Diagnostica per immagini. Vanno effettuate proiezioni radiografiche antero-posteriore e latero-laterale o trans toracica.

Esami supplementari specialistici in relazione alle complicanze diagnosticate.

Complicanze immediate. Distacco della cuffia dei rotatori (sempre presente); lesione dell'arteria ascellare; frattura dell'acromion, del margine glenoideo inferiore e del trochite; lesioni del plesso brachiale.

Terapia

La lussazione gleno-omerale acuta è un'urgenza e deve essere trattata il prima possibile. Prima di procedere vanno escluse sempre eventuali fratture associate e valutato i deficit vascolo-nervosi periferici. Un accertamento radiografico prima della riduzione è indicato anche in caso di concomitanti lesioni vascolo-nervose. Una volta ridotta l'articolazione è necessario un nuovo controllo radiografico.

Sono state descritte numerose manovre di riduzione, una delle quali riferita a Ippocrate. Se la scelta della manovra riduttiva è appannaggio dell'operatore e normalmente dettata dalla sua esperienza, il risvolto pratico per l'anestesista è che alcune prevedono che il paziente venga posizionato supino, altre seduto e altre prono. Una volta ridotta l'articolazione, il protocollo varia notevolmente a seconda del centro. Normalmente si consiglia il riposo funzionale e la spalla viene tutelata con un tutore (per esempio una tasca reggibraccio o tutore con 15° di abduzione ed extrarotazione) per 3 settimane.

La sedazione è consigliabile, in particolare nei pazienti non collaboranti e nei bambini e può essere di notevole aiuto nei pazienti particolarmente muscolosi (il tono muscolare si oppone alla riduzione). La riduzione della lussazione è da considerarsi una procedura d'urgenza e quindi non si deve necessariamente attendere che il paziente sia digiuno.

La riduzione della lussazione associata a frattura di omero prossimale non va eseguita con trazione a cielo chiuso (rischio di scomposizione secondarie e lesioni al fascio vascolo-nervoso). Le eccezioni sono rappresentate dalle lussazioni associate a fratture da avulsione o frattura isolata del trochite o del trochine, sebbene rare. In questi ultimi casi un eventuale correzione chirurgica può essere pianificata dopo la riduzione e non in urgenza, in funzione della scomposizione residua.

Le lesioni inveterate non sono un'urgenza ortopedica, il trattamento deve essere pianificato e spesso è chirurgico. La difficoltà in questi casi consiste nel porre la corretta diagnosi, allorchè il paziente (spesso anziano o con disturbi neurologici) si presenta in Pronto Soccorso per un evento acuto recente, tale da lasciar interpretare la lussazione inveterata come evento recente. Il tentativo di riduzione a cielo chiuso è di regola infruttuoso e può esitare in fratture d'omero per eccessiva trazione.

Trattamento della lussazione di spalla

Gomito

Lussazione omero ulnare

Per lussazione di gomito si intende il coinvolgimento dell'articolazione omero ulnare che si avvale, per la sua stabilità, di tre strutture: il legamento collaterale ulnare, il processo coronoideo dell'ulna e l'articolazione omero-radiale. Condizione determinante per una lussazione di gomito è la perdita di almeno due di queste strutture (frattura o lussazione del capitello radiale, frattura del processo coronoideo, lesione o lassità del legamento collaterale ulnare) (**Figura 11.6.1**).

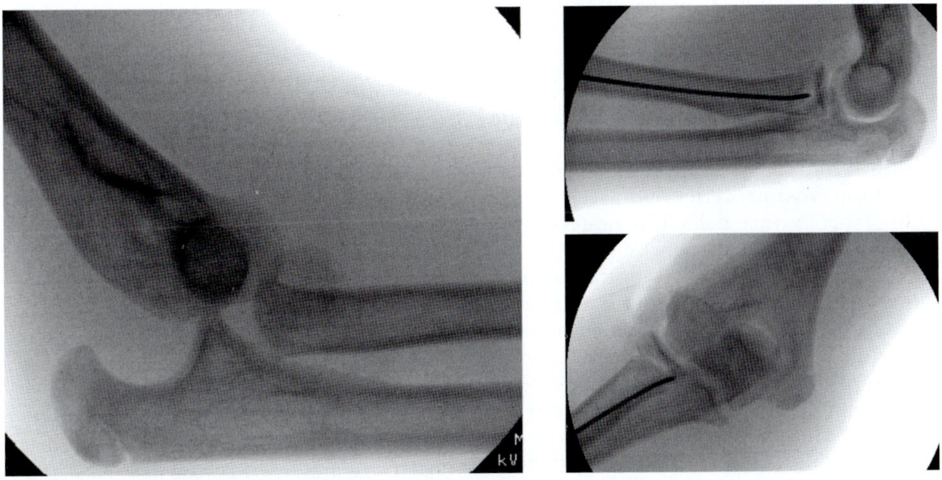

Figura 11.6.1. Lussazione di gomito associata a epifisiolisi della testa del radio, ridotta e stabilizzata con un filo di Kirschner (technica secondo Métaizeau).

Le lussazioni di gomito si distinguono in posteriori (più frequenti) ed anteriori (rare).

Lussazione posteriore di gomito

La più frequente, in genere, è causata da un meccanismo di caduta sul braccio abdotto ed a gomito esteso e l'olecrano si disloca posteriormente alla paletta omerale.

Anamnesi. Traumi, iperlassità legamentosa.

Esame obiettivo. Clinicamente molto dolente, si manifesta con il gomito sostenuto dal paziente a 45° di flessione; risulta visibile e palpabile l'olecrano dislocato posteriormente.

Diagnostica per immagini. Vanno effettuate proiezioni radiografiche antero-posteriore, e latero-laterale. Esami TC o RMN sono da riservare per studio articolare successivo alla riduzione, in caso di instabilità o fratture associate.

Esami supplementari specialistici in relazione alle complicanze diagnosticate.

Complicanze immediate. Lesione del nervo ulnare; lesione dell'arteria brachiale; lesione da intrappolamento del nervo mediano; fratture associate del processo coronoideo, degli epicondili, della paletta omerale, frattura o lussazione del capitello radiale.

Terapia

La lussazione di gomito acuta è un'urgenza e deve essere trattata il prima possibile. Prima di procedere vanno escluse sempre eventuali fratture associate e valutato i deficit vascolo-nervosi periferici. Un accertamento radiografico prima della riduzione è indicato anche in caso di concomitanti lesioni vascolo-nervose. Una volta ridotta l'articolazione è necessario un controllo radiografico ed eventualmente TC, dal momento che le lussazioni di gomito sono sovente associate a fratture da avulsione che, misconosciute, possono esitare in instabilità croniche di gomito e modificare la strategia di trattamento. Una volta ridotta l'articolazione, il protocollo varia a seconda del centro. Normalmente si consiglia il riposo funzionale e il gomito viene tutelato con una valva gessata o un gesso fissurato per 2-3 settimane.

La sedazione è consigliabile. L'anestesia regionale invece non è consigliata perché non consente una rapida valutazione dei deficit vascolo-nervosi, che vanno trattati in urgenza. La riduzione della lussazione di gomito è da considerarsi una procedura d'urgenza e quindi non si deve necessariamente attendere che il paziente sia digiuno.

Polso e mano

Lussazioni di polso-mano

Lussazione radio-ulnare distale, le lussazioni del carpo (lunata o perilunata) e lussazioni carpo metacarpali.

Sono lesioni poco comuni, di stretta competenza specialistica, che possono lasciare importanti deficit se misconosciute o mal trattate, specialmente per quei pazienti che svolgono attività strettamente legate alle mani (per esempio musicisti o sportivi professionisti).

Anamnesi. Traumi, iperlassità legamentosa.

Esame obiettivo. Clinicamente molto dolente, si manifesta con tumefazione al polso, deformità e dolenzia alla digitopressione localmente. Nel caso della lussazione radio-ulnare distale, si apprezzerà il tipico ballottamento rispetto al radio.

Diagnostica per immagini. Vanno effettuate proiezioni radiografiche mirate ante-

IL TACCUINO

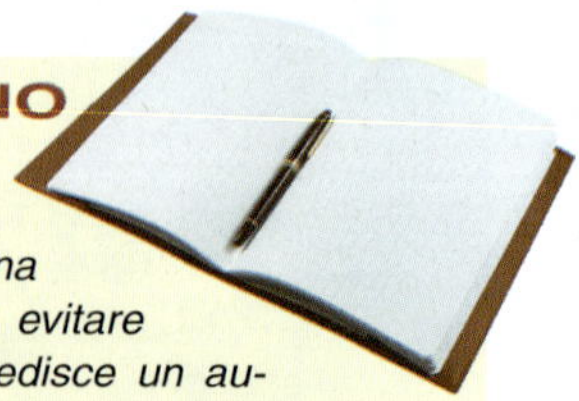

Attenzione!

Il gesso chiuso in una lesione acuta è da evitare assolutamente: impedisce un aumento di volume della parte lesa – da prevedere per la reazione flogistica da lussazione o frattura e manovre riduttive – con conseguente aumento della pressione all'interno della stessa. Ciò pone a rischio di sindrome compartimentale, con lesioni vascolo nervose e irreversibili perdite della funzione!

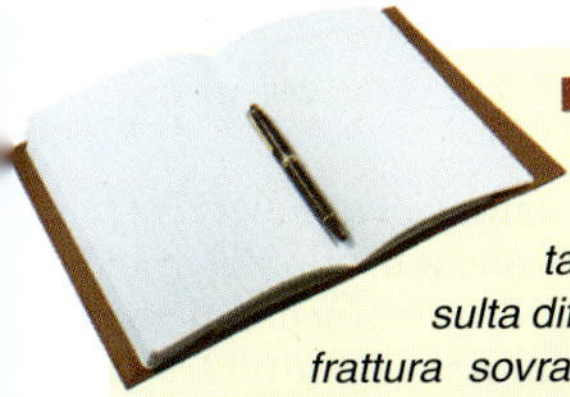

IL TACCUINO

A volte, per l'importante tumefazione, risulta difficile discriminare una frattura sovra-inter condiloidea da una lussazione di gomito: è utile pertanto isolare palpatoriamente gli epicondili e l'olecrano e, osservare se questi giacciano sullo stesso piano o se l'olecrano risulti dislocato anteriormente o posteriormente da questi. Nel neonato (lesione perinatale) e nel bambino fino ai 2-3 anni la lussazione di gomito è molto rara, pertanto se sospettata deve sistematicamente essere distinta da un distacco epifisario dell'omero distale. Tale condizione non può essere distinta con la sola RX, in quanto a quell'età il condilo radiale non è ancora ossificato. Deve pertanto essere eseguita un'ecografia o una RMN (in sedazione oppure sfruttando il sonno del bambino).

ro-posteriore, e latero-laterale. Esami TC o RMN sono da riservare per studio articolare specialistico in caso di dubbi diagnostici o di indagini di secondo livello post riduzione.

Complicanze acute. Talora la lussazione volare dell'osso semilunare può comprimere e causare uno stupor del nervo mediano.

Lussazione metacarpo-falangea ed interfalangee

L'articolazione metacarpo-falangea è una condiloartrosi che possiede movimenti di flesso-estensione e circa 30° di lateralità in estensione; è più stabile in flessione, quando i legamenti collaterali sono tesi.

Le articolazioni interfalangee (prossimale e distale) sono stabilizzate dai 2 legamenti collaterali e dalla placca volare.

Condizione predisponente alla lussazione di queste articolazioni è la lesione di almeno 2 delle strutture stabilizzanti.

Anamnesi. Traumi, iperlassità legamentosa.

Esame obiettivo. La deformità del dito appare evidente, con tumefazione locale, impotenza articolare ed algie localizzate.

Diagnostica per immagini. Vanno effettuate proiezioni radiografiche mirate antero-posteriore e latero-laterale.

Complicanze immediate. Lesione tendinea; lesione ossea associata.

Terapia

Le lussazioni interfalangee e MTC-falangee necessitano una conferma radiografica, quindi la riduzione può essere eseguita con anestesia locale, solitamente tronculare. Per tali manovre persiste l'indicazione ad evitare l'uso di adrenalina assieme all'anestetico locale, onde evitare rare ma temibili complicanze vascolari al dito. Un problema particolare è costituito dall'instabilità alla MTC-falangea del pollice, non necessariamenente associata alla lussazione, dovuta a lesione legamento collaterale ulnare e causata da traumi acuti (*skir's tumb*) o ripetuti (*gamekeeper's thumb*) in abduzione. Tale lesione, non sempre facile del riconoscere, necessitano un inquadramento specialistico e sovente il trattamento chirurgico.

Le lussazioni o fratture lussazioni del polso sono lesioni complesse, spesso associate a lesione di più strutture capsulo-legamentose ed associate a fratture. La riduzione in urgenza non è indicata per tutte le lesioni (per esempio non nelle lussazioni perilunari del carpo) e per molte di queste lesioni la semplice riduzione non è sufficiente per ottenere un'articolazione stabile. Per questo motivo prima della riduzione si esegue uno studio radiografico, TC e/o RMN e si pianifica il trattamento chirurgico in elezione (una trattazione approfondita dell'argomento esula dagli scopi di questo testo e si rimanda ai libri di ortopedia e traumatologia o chirurgia della mano). L'arto viene nel frattempo tutelato con valva gessata o gesso fissurato. Le lussazioni radio-carpiche o lussazioni della filiera distale rispetto a quella prossimale sono lesioni rare, da inquadrare in urgenza con l'ausilio di un ortopedico o chirurgo della mano. Se presenti (prima o dopo la riduzione) deficit vascolo nervosi è indicato il trattamento in urgenza.

Articolazione coxofemorale

I mezzi di unione sono costituiti dalla capsula articolare (rinforzata da tre ispessimenti legamentosi), dal legamento rotondo e da un labbro acetabolare fibrocartilagineo che aumenta la congruenza articolare. Queste strutture, supportate da una robusta muscolatura antigravitaria periarticolare, concorrono a rendere l'articolazione assai stabile, pur essendo una enartrosi come l'articolazione gleno-omerale; sono pertanto necessari traumi ad alta energia per il verificarsi di una lussazione d'anca, come incidenti automobilistici (70-100% di incidenza nei lavori citati in letteratura), investimenti di pedoni, cadute dall'alto, traumi sul lavoro o sportivi.

Lussazione posteriore dell'anca

Rappresentano circa il 90% delle lussazioni e si verificano attraverso un trauma contusivo ad alta energia sul ginocchio flesso, lungo l'asse del femore ad anca flessa di 90° (tipica dell'automobilista per impatto del ginocchio sul cruscotto).

Lussazione anteriore dell'anca

Rappresenta il 5-10% delle lussazioni dell'anca ed è causata da un meccanismo di leva che si instaura fra collo femorale o gran trocantere con il margine superiore dell'acetabolo durante un'abduzione forzata. Può essere otturatoria (più frequente), pubica o iliaca (meno frequenti).

Lussazione acetabolare o centrale dell'anca

Poco frequente, è causata comunemente da una violenta contusione a livello del gran trocantere, con forza diretta medialmente e che porta la testa femorale a fratturare la lamina quadrilatera del fondo dell'acetabolo ed a penetrare nel bacino (tipico del pedone investito di fianco).

Diagnosi

Anamnesi. Tipo di trauma, età del paziente, iperlassità legamentosa, dimorfismi congeniti (displasia dell'anca, M. Perthes etc.)

Esame obiettivo. Lussazione posteriore: arto accorciato, addotto ed intraruotato.

Lussazione anteriore otturatoria. Anca bloccata a circa 60° di abduzione, extraruotata ai massimi gradi, poco flessa (**Figura 11.6.2**).

Lussazione anteriore iliaca o pubica. Anca estesa, extraruotata ed in lieve abduzione.

Diagnostica per immagini. Utile eseguire RX antero-posteriore e latero-laterale dell'anca colpita, RX bacino per anche, esame TC mirato per studio di eventuali ulteriori lesioni ossee associate al bacino o frammenti ossei intra articolari.

Esami supplementari specialistici in relazione alle complicanze diagnosticate.

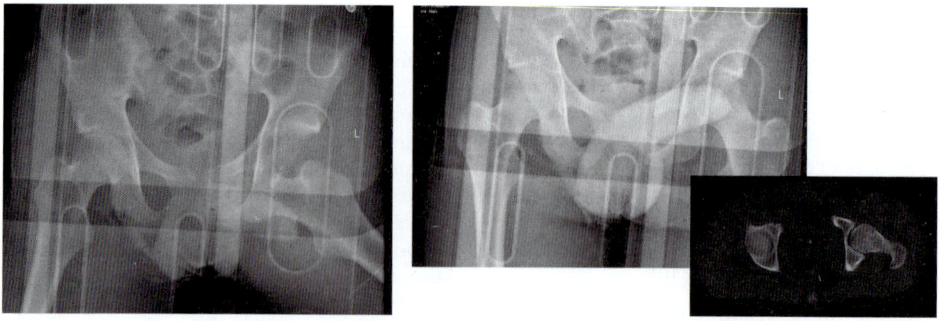

Figura 11.6.2. Lussazione otturatoria anca sinistra da incidente motociclistico e relativo controllo RX e TC dopo riduzione.

Complicanze

Fratture associate (testa e/o diafisi femorale, bordo acetabolare, bacino); lesioni del nervo sciatico (lussazioni posteriori); lesioni al ginocchio omolaterale (lesione dei crociati, legamenti collaterali, fratture di rotula, di condili femorali e piatto tibiale) per la lussazione posteriore; lesioni arteriose o trombosi venose per le lussazioni anteriori; necrosi avascolare della testa del femore (incidenza in letteratura dall'1-2% al 15-17%); condrite-artrosi post traumatica; lussazione recidivante (estremamente rara).

Terapia

La lussazione traumatica d'anca è un'urgenza e deve essere ridotta in narcosi il prima possibile, anche senza attendere che il paziente sia digiuno. Vascolarizzazione e funzione dei nervi devono essere metodicamente controllati prima e dopo la riduzione.

Le riduzioni si trattano di regola con paziente supino, il metodo varia in funzione della direzione della lussazione:

- lussazioni posteriori (ischiatica o iliaca): metodo sec. Böhler, con una trazione a ginocchio e anca flesse;
- lussazioni anteriori (pubica o otturatoria): trazione longitudinale.

L'interposizione di tessuti molli può rendere impossibile la riduzione a cielo chiuso e in tal caso si rende necessario un intervento chirurgico d'urgenza.

Dopo la riduzione è necessario un controllo radiografico, eventualmente anche con TC (dimostrazione di piccoli frammenti intrarticolari, fratture della testa del femore, lesioni associate dell'acetabolo) (Figura 11.6.3).

Rotula

La rotula è un osso sesamoide la cui funzione biomeccanica è quella di stabilizzare in posizione di estensione a 180° l'articolazione del ginocchio. Le due faccette articolari divise da una cresta longitudinale, si articolano e scivolano sulle omologhe superfici della troclea femorale. Importanti per la stabilità rotulea sono gli stabilizzatori passivi che formano un complesso cruciforme (il legamento rotuleo, dal polo inferiore della rotula alla tuberosità tibiale, i legamenti alari, mediale e laterale) e gli stabilizzatori attivi (i 4 fasci del muscolo quadricipitale che si continuano con l'omonimo tendine).

Il primo evento lussante richiede un'energia elevata diretta sul polo superiore della rotula, unita ad un meccanismo distorsivo del ginocchio; tuttavia, un'anomalia scheletrica o delle strutture stabilizzanti (displasie dei condili femorali, delle faccette rotulee, antiversione femorale, extratorsione tibiale, lassità legamentose, ipotrofia muscolare etc.) favoriscono la instabilità della rotula e la sua lussabilità.

Sublussazione rotulea

Sovrapponibile alla così detta sindrome da iperpressione esterna di rotula, corrisponde ad un alterato posizionamento della rotula sulla troclea femorale, tanto da causare dolore cronico e tendenza alla lussazione.

Lussazione laterale di rotula

Rappresenta il quadro acuto del primo evento di lussazione completa della rotula lateralmente alla troclea femorale.

Lussazione orizzontale

La rotula si interpone tra femore e tibia ruotando di 90°.

Lussazione prossimale

La rotula risale longitudinalmente in senso disto-prossimale, per azione del tendine quadicipitale.

IL TACCUINO

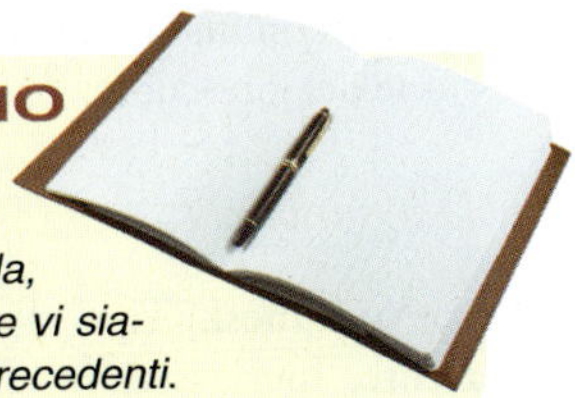

In presenza di una lussazione di rotula, accertarsi sempre se vi siano stati altri eventi precedenti.

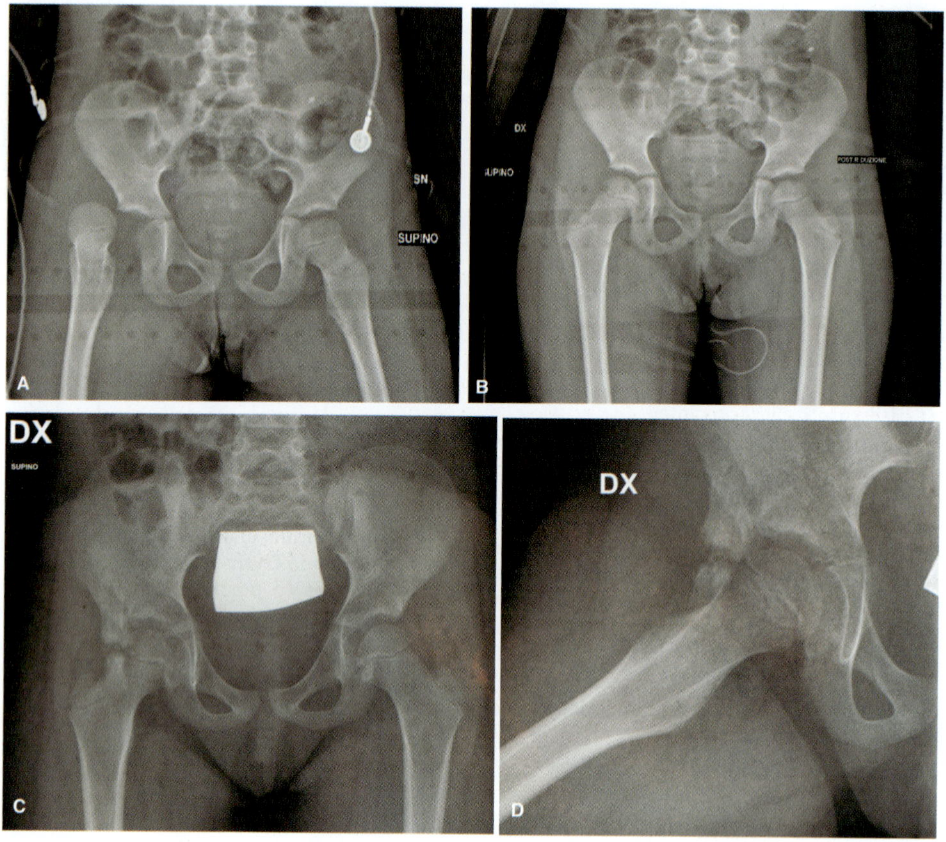

Figura 11.6.3. A) Lussazione postero-superiore in una bambina di 4 anni a seguito di incidente stradale. B) Riduzione in narcosi e controllo RX in urgenza. C-D) A distanza di 8 mesi comparsa di calcificazioni eterotopiche e limitazione dell'articolarità, pur senza necrosi avascolare della testa del femore.

Lussazione intercondiloidea

La rotula si interpone longitudinalmente tra i condili femorali.

Lussazione recidivante di rotula

La rotula risulta instabile sulla troclea femorale con lussabilità laterale dai 90° di flessione del ginocchio.

Diagnosi

Anamnesi. Tipo di trauma, età del paziente, iperlassità legamentosa, dimorfismi congeniti (vedi sopra).

Esame obiettivo. Dolore, deformità articolare ed evidenza clinica specialistica delle anomalie sopracitate. Il primo evento lussativo si manifesta con intensa flogosi e versamento ematico articolare; questo quadro può sfumare in una sintomatologia di minor entità nei casi di lussazione recidivante.

Diagnostica per immagini. Utile eseguire RX antero-posteriore e latero-laterale del ginocchio colpito. Le proiezioni radiografiche assiali per l'evidenza di dismorfismi articolari, l'esame TC secondo il protocollo Lionese, e la RMN sono da effettuarsi per studio di secondo livello, dopo il trattamento d'urgenza.

Complicanze

Fratture associate (piatti tibiali, condili femorali, rotula) in caso di trauma ad alta energia; lesioni tendinee; fratture condrali; lesioni a carico dei legamenti crociati o menischi in caso di distorsione importante; instabilità rotulea cronica; rigidità articolare dopo periodo di immobilizzazione; artrosi post traumatica.

Terapia

Buona parte delle lussazioni di rotula giungono all'attenzione del personale sanitario già ridotte, addirittura a volte non riconosciute come tali dal paziente stesso. In tal caso dopo gli accertamenti diagnostici è sufficiente tutelare il ginocchio per 2-3 settimane (tutore a 4 punti, in bambini particolarmente piccoli o non collaboranti anche con gesso femoro-bimalleolare fissurato in 15° di flessione del ginocchio).

Per ridurre una lussazione della rotula è necessario estendere il ginocchio, la rotula viene così ridotta, poi controllare che rimanga ridotta con una gentile flesso estensione. Si procede quindi alla tutela come già descritto.

In caso di pazienti molto dolenti, agitati o non collaboranti è necessaria una sedazione di breve durata.

Un controllo RX è consigliato, così come la pianificazione di RMN per verificare lesioni legamentose e osteocondrali associate. È invalso l'uso di trattare conservativamente il primo episodio, mentre nel caso di lussazioni recidivanti segue la pianificazione diagnostico-terapeutica del trattamento dell'instabilità, in elezione.

Bibliografia di riferimento

LA LAVAGNA

- *L'inquadramento diagnostico inizia con un'analisi della dinamica del trauma, prosegue con un attento esame obiettivo e si conclude con una conferma radiografica.*
- *Chiedere sempre il giorno e la dinamica del trauma se il paziente è collaborante e, in assenza di evento traumatico, ricordare che esistono le lussazioni spontanee da iperlassità legamentosa, processi articolari destruenti cronici (artriti settiche, reumatiche, neoplasie primitive o secondarie).*

Tecniche di immobilizzazione

Lussazioni

Distorsione della caviglia

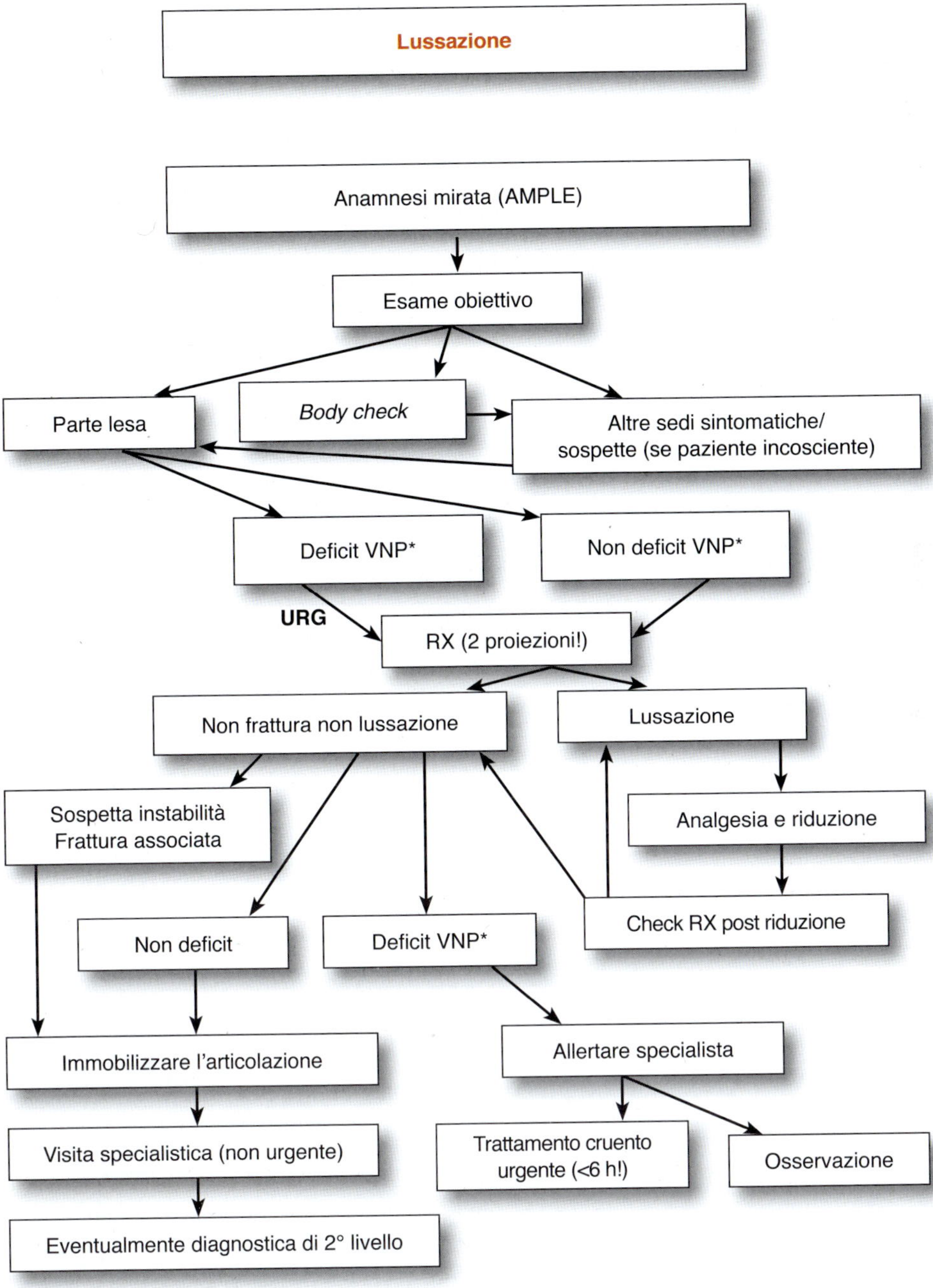

*VNP= vaso e nervo periferico

12. Artralgie e artriti acute

12.1 Dolore articolare acuto

12.1 Dolore articolare acuto

Definizione

Il dolore articolare si definisce **acuto** se insorto da meno di sei settimane.

Il termine "artrite acuta" indica un quadro clinico riferibile alla presenza di una reale infiammazione intra- o extra-articolare, mentre con il termine di "artralgia" si intende un contesto clinico-obiettivo in cui sono assenti segni di flogosi articolare.

Epidemiologia

In Italia si stima che le malattie reumatiche, infiammatorie o degenerative, abbiano una prevalenza del 10% circa, ovvero oltre 5 milioni di persone.

Per quanto riguarda l'osteoartrosi, secondo l'Organizzazione Mondiale della Sanità (OMS) la prevalenza al di sopra dei 60 anni si attesta al 9,6% negli uomini e al 18% nelle donne.

La prevalenza dell'artrite reumatoide nel mondo è invece stimata tra lo 0,3 e l'1%, con una maggiore prevalenza tra le donne di paesi a elevato tenore sociale.

Fisiopatologia

Il dolore articolare può scaturire dall'articolazione vera e propria (in questo caso trattasi di quello che si definisce "artrite"), dalle strutture adiacenti (ad esempio "periartriti", "entesiti", "tendiniti") o essere riferito da altre strutture.

La sinovite è il processo patologico fondamentale alla base delle forme infiammatorie ed è caratterizzata da neo-vascolarizzazione, infiltrazione di linfociti, plasmacellule, macrofagi e iperplasia sinoviale. La sinovia infiammata può, inoltre, infiltrare ed erodere osso e cartilagine articolare, come ad esempio nell'artrite reumatoide e nell'artrite psoriasica.

La sinovia può essere anche sede d'infezioni batteriche, fungine o virali, prevalentemente da diffusione ematogena. Ne consegue un'intensa infiltrazione neutrofila con necrosi sinoviale, formazione di granulomi cicatriziali, deposizione di fibrina e progressiva distruzione della cartilagine articolare.

Le alterazioni degenerative articolari (artrosi) sono di comune riscontro e coinvolgono principalmente le strutture articolari gravate dal carico-peso del paziente e dall'eccessivo utilizzo.

Presentazione clinica

Anamnesi

Dato che la presentazione clinica è assai variabile, l'anamnesi è il momento fondamentale per inquadrare il paziente con artralgie e/o artrite.

Il dolore che trae origine dalle strutture articolari può essere classificato come:

- infiammatorio, secondario a flogosi delle strutture sinoviali;
- non infiammatorio, caratteristico delle patologie che alterano la struttura articolare, siano esse congenite o acquisite;
- artralgico semplice o aspecifico, riferito dal paziente, ma con un'obiettività negativa per alterazioni di rilievo.

Nelle forme infiammatorie il dolore è tipicamente presente sia a riposo sia con il movimento, ma migliora con l'utilizzo prolungato dell'articolazione.

Nelle forme meccaniche il dolore peggiora con l'utilizzo dell'articolazione e migliora rapidamente con il riposo.

La rigidità mattutina può essere presente in entrambi i casi, ma mentre nell'artrite infiammatoria è solitamente protratta oltre i 30 minuti, nelle forme degenerative si manifesta sporadicamente e la durata non è in genere superiore ai 15 minuti.

L'infiammazione articolare può coinvolgere tutte le articolazioni, sia quelle assiali (ad esempio, rachide, articolazioni condro-sternali e sacroiliache, come nelle spondiloartriti sieronegative) che periferiche.

Il coinvolgimento delle articolazioni, clinicamente complesso, può essere schematizzato come segue.

1. *In base al numero delle articolazioni coinvolte si distinguono*:
   - monoartrite (interessamento di 1 sola articolazione);
   - oligoartrite (interessamento da 2 fino a un massimo 4 articolazioni);
   - poliartrite (interessamento di >5 articolazioni).
2. *In base alle modalità di esordio l'artrite può essere*:
   - improvvisa (ad es. gotta, condrocalcinosi, artrite settica);
   - graduale (ad es. artrite reumatoide, artrite psoriasica, artrite reattiva).
3. *In base poi all'interessamento delle localizzazioni articolari, l'artrite può essere classificata come*:
   - simmetrica (ad es. artrite reumatoide, sindrome RS3PE (*Remitting seronegative symmetrical synovitis with pitting oedema*);
   - asimmetrica (ad es. artrite settica, artrite psoriasica, gotta, condrocalcinosi, artrite reattiva, incluse le forme paraneoplastiche).
4. *Secondo il pattern temporale di manifestazione clinica, l'artrite può essere*:
   - migrante, con coinvolgimento sequenziale delle articolazioni previa risoluzione della precedente (artrite gonococcica, reumatismo articolare acuto, poliartrite in corso di LES);
   - aggiuntiva o simultanea, con coinvolgimento progressivo di più sedi senza risoluzione del primo episodio (artrite reumatoide, spondiloartropatie sieronegative);
   - intermittente, con fasi di completa remissione tra un attacco e l'altro (gotta, condrocalcinosi).

Le grandi articolazioni (ginocchia, caviglie, anche, spalle, gomiti e polsi) sono sedi frequentemente coinvolte nel reumatismo articolare acuto, nelle spondiloartriti sieronegative e nelle artriti infettive, mentre le piccole articolazioni sia della mano che del piede sono le sedi preferenzialmente colpite dall'artrite reumatoide e, con minore frequenza, dall'artrite psoriasica.

L'artrite in corso di malattie reumatiche sistemiche può associarsi alla presenza di sintomi cosiddetti costituzionali quali: astenia, febbre, *rash*, calo ponderale, linfoadenomegalie diffuse, fenomeno di Raynaud, sindrome sicca (xeroftalmia e xerostomia).

Nei soggetti anziani che, clinicamente, si presentino con un'improvvisa limitazione funzionale dei cingoli scapolare e pelvico, senza segni obiettivi di versamento articolare, associati o meno a febbre e/o cefalea, si deve sospettare la polimialgia reumatica.

Il dolore di origine articolare deve essere distinto dal dolore riferito.

Un dolore difficilmente localizzabile che peggiora nelle ore notturne potrebbe essere di origine ossea, mentre la sensazione di bruciore e intorpidimento o la debolezza muscolare sono caratteristiche del dolore neuropatico.

I pazienti con coinvolgimento meccanico delle strutture periarticolari (borsiti, tendinopatie, strappi muscolari) potrebbero riferire una rigidità mattutina localizzata e di breve durata, ma il dolore, tipicamente, è assente a riposo e peggiora solo con movimenti specifici.

L'anamnesi del paziente con artralgie deve sempre indagare le eventuali comorbidità, in particolare traumi, fratture o pregressi interventi chirurgici. Bisogna inoltre chiedere al paziente se ha assunto farmaci e se sono efficaci per il controllo del dolore.

Esame obiettivo

L'esame obiettivo permette nella maggior parte dei casi di distinguere l'infiammazione articolare da un problema meccanico e di in-

Tabella 12.1.1. Caratteristiche cliniche utili per la definizione del dolore articolare acuto

	Tendinite/borsite	Non infiammatorio	Infiammatorio
Sintomi			
• Rigidità mattutina	Focale, molto breve	Focale, breve (<15 min)	Significativa (>30 min)
• Sintomi costituzionali	Assenti	Assenti	Presenti
• Peggioramento con:	Uso dell'articolazione	Uso articolare prolungato	Inattività
Instabilità articolare	Non comune (eccetto cuffia dei rotatori)	Possibile	Non comune
Simmetria	Non comune	Occasionale	Comune
Segni			
• Dolorabilità alla palpazione	Focale, periarticolare, tender points +	Non comune	Presente, diffusa
• Segni di flogosi articolare	Localizzata al tendine o alla borsa	Non comune	Presente
• Malattia sistemica	Assente	Assente	Spesso presente

dividuare le sedi coinvolte (sinovite, entesite, borsite) e il pattern della malattia (Tabella 12.1.1).

I segni clinici tipici dell'infiammazione articolare sono:

- dolore;
- tumefazione;
- calore;
- rossore;
- limitazione dell'attività funzionale.

Tuttavia, è importante tenere presente che l'artrite può presentarsi tipicamente in questo modo, ma in non pochi casi la presentazione clinica può essere atipica (esempio, dolore e tumefazione senza calore e/o rossore), soprattutto in base alla durata dell'artrite.

Alla palpazione è possibile apprezzare la presenza d'ipertrofia e/o versamento sinoviale ed evocare intensa dolorabilità in tutta la zona coinvolta.

Il dolore evocabile solo in alcune zone, soprattutto quelle vicino alla rima articolare, è più indicativo di un problema peri-articolare.

L'artrite infiammatoria è caratterizzata da una limitazione dei movimenti sia attivi che passivi a 360° gradi, ovvero su tutto il range di movimento articolare, mentre un problema di tipo meccanico o delle strutture peri-articolari solitamente limita i movimenti attivi (in un intervallo limitato) ma non quelli passivi.

L'infiammazione acuta delle inserzioni osteo-tendinee (entesite) e la tenosinovite dei flessori che conferisce il tipico aspetto clinico del dito a salsicciotto (dattilite) sono manifestazioni frequenti delle spondiloartropatie sieronegative.

Le manifestazioni sistemiche nelle malattie reumatiche sono frequenti ed è importante ricercarle con l'esame obiettivo (Tabella 12.1.2).

IL TACCUINO

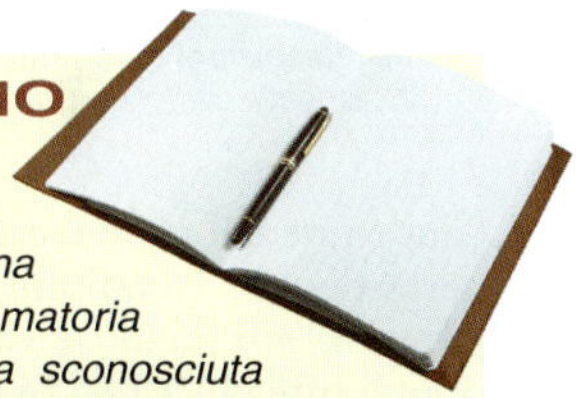

La polimialgia reumatica (PMR) è una condizione infiammatoria cronica ad eziologia sconosciuta che si manifesta, prevalentemente nel soggetto anziano, con mialgie prossimali e limitazione funzionale dei cingoli scapolare e pelvico associate a rigidità mattutina. La diagnosi di PMR è di esclusione ed è supportata dalla clinica e dal laboratorio (sindrome biologica da flogosi). La rapida risposta clinica che si ottiene con una bassa dose di steroide è considerata patognomica. La prognosi della PMR isolata è eccellente, ma le recidive dopo la riduzione graduale dello steroide sono comuni.

Diagnosi differenziale

Di fronte ad un paziente con artralgie bisogna innanzitutto escludere che il dolore sia riferito, in particolare da cause neurologiche

Tabella 12.1.2. Manifestazioni sistemiche in corso di malattie reumatiche

Segni e sintomi	Sospetto diagnostico
• **Febbre**	➤ Malattie autoimmuni, artriti settiche, reattive, paraneoplastiche
• **Calo ponderale**	➤ Artriti reattive, paraneoplastiche
• **Linfoadenomegalie**	➤ Malattie autoimmuni (LES, sarcoidosi), artriti reattive, paraneoplastiche
• **Manifestazioni cutanee** *Rash, eritema nodoso, pioderma gangrenoso, porpora palpabile, livedo reticularis, psoriasi.*	➤ Malattie autoimmuni (LES, MICI, sarcoidosi), artriti settiche, reattive, artrite psoriasica
• **Manifestazioni oculari** *Uveite, congiuntivite.*	➤ Spondiloartriti, artrite reumatoide, malattie autoimmuni (LES, sarcoidosi), artriti reattive
• **Manifestazioni gastrointestinali** *Epatosplenomegalia, diarrea, dolore addominale.*	➤ Malattie autoimmuni, artriti settiche, reattive, paraneoplastiche, artrite enteropatica (MICI)
• **Manifestazioni genitourinarie** *Uretrite, cervicite.*	➤ Artriti reattive
• **Manifestazioni neurologiche** *Neuropatie periferiche, mononeuriti multiple.*	➤ Malattie autoimmuni, artriti settiche, reattive, paraneoplastiche

(sindrome del tunnel carpale, radicolopatie), periarticolari (tendinite, borsite), muscolari (strappi, stiramenti), vascolari (arteriopatia obliterante, TVP) ed ossee (fratture, neoplasie, malattie metaboliche).

Se le caratteristiche del dolore orientano verso un'origine articolare, l'anamnesi e l'esame obiettivo dovrebbero chiarire se il problema è infiammatorio o non infiammatorio.

Artromialgie diffuse, aspecifiche e senza segni obiettivi di infiammazione, sono di comune riscontro e in genere secondarie a infezioni virali, fibromialgia, attività fisica sproporzionata, ipotiroidismo e/o altre malattie sistemiche. Nell'anziano bisogna sempre considerare la polimialgia reumatica.

Nei pazienti oncologici è necessario valutare l'assunzione di farmaci che possono indurre artralgie e/o artrite, quali gli inibitori dell'aromatasi (ad es. anastrozolo e letrozolo) e gli immunoterapici (ad es. inibitori del PD-1/PD-L1, inibitori del CTLA-4).

Il dolore articolare non infiammatorio localizzato è invece frequentemente secondario a patologie degenerative come l'osteoartrosi.

Se il problema è infiammatorio, il numero delle sedi coinvolte individua l'oligo-monoartrite e la poliartrite.

Diagnosi differenziale delle oligo/monoartriti

La diagnosi differenziale in caso di oligo/monoartrite è ampia (Tabella 12.1.3).

In questi casi la procedura diagnostica fondamentale è l'artrocentesi.

Le informazioni che si ottengono mediante l'aspirazione del liquido sinoviale sono importanti per la classificazione del processo acuto.

Tabella 12.1.3. Cause di oligo/monoartrite acuta

Comuni	Occasionali	Rare
• Da microcristalli (urato monosodico, pirofosfato diidrato di calcio, ossalato di calcio) • Artrite infettiva (batterica, fungina, micobatteri, virus, malattia di Lyme) • Traumatica • Osteoartrosi (sinovite reattiva) • Emartro spontaneo	• Artrite enteropatica • Artrite psoriasica • Artrite reattiva • Artrite reumatoide • Artrite idiopatica giovanile • Emoglobinopatie • Sarcoidosi • Neoplasie ossee	• Amiloidosi • Malattia di Behçet • Febbre Mediterranea Familiare • Sinovite da corpo-estraneo • Osteoartropatia ipertrofica • Policondrite ricorrente • Malattia di Still • Metastasi sinoviali • Vasculiti sistemiche • Indotte da farmaci (immunoterapia)

Nella diagnosi differenziale è bene ricordare che tra le cause principali delle forme mono o oligoarticolari acute sono:

- l'artrite settica;
- l'artrite da microcristalli;
- il trauma.

A livello macroscopico, la presenza di sangue nella cavità sinoviale (emartro) orienta verso una condizione patologica conseguente a una coagulopatia (tipico in caso di emofilia), lesione traumatica o neoplastica.

L'esame chimico-fisico e microscopico del liquido sinoviale può confermare, o meno, la presenza di un processo infiammatorio in atto.

Un valore di leucociti superiore a 2.000/mmc con almeno il 75% di granulociti neutrofili depone per un processo infiammatorio, che può essere infettivo (artrite settica), dismetabolico (artrite da microcristalli) o infiammatorio sistemico (artrite reattiva, artriti croniche all'esordio o in corrispondenza di *flare* di malattia).

La presenza di cristalli di urato monosodico e/o pirofosfato diidrato di calcio nel liquido sinoviale è caratteristica delle artriti da microcristalli, ovvero gotta e condrocalcinosi (pseudogotta). È importante sottolineare che la presenza di cristalli non esclude in alcun modo la possibilità di un'artrite settica concomitante.

Una volta che siano stati esclusi l'artrite settica, l'artrite da microcristalli e la causa traumatica, vanno considerate le forme associate a spondiloartropatie sieronegative (artrite psoriasica, artrite reattiva, spondilite anchilosante, artrite associata a malattie infiammatorie croniche intestinali), o cause più rare di oligo-monoartrite acuta come le forme associate a malattie reumatiche e autoimmuni sistemiche.

In tal caso, il percorso diagnostico si dovrebbe avvalere della valutazione specialistica e non riveste propriamente un carattere di urgenza.

IL TACCUINO

Un valore di leucociti superiore ai 50.000/mm³ deve sempre far sospettare un'artrite settica, anche se la colorazione di Gram o le colture sono negative.

Diagnosi differenziale delle poliartriti

La diagnosi in caso di una poliartrite acuta è di più difficile inquadramento rispetto alle forme oligoarticolari, poiché frequentemente espressione di patologie sistemiche (**Tabella 12.1.4**).

Anche in questo caso l'anamnesi e l'esame obiettivo devono essere rigorosi e sistematici.

Tabella 12.1.4. Diagnosi differenziale del dolore poliarticolare

Infezione virale: parvovirus (B19), enterovirus, adenovirus, EBV, coxsackievirus, CMV, rosolia, morbillo, VZV, HBV, HCV, HIV.
Infezione batterica per via indiretta (artrite reattiva): gonorrea, endocardite batterica, *Campylobacter, Chlamydia, Salmonella, Shigella, Yersinia, Tropheryma whippelii* (malattia di Whipple), streptococchi di gruppo A (febbre reumatica acuta).
Altre infezioni: *Borrelia Burgdoferi* (malattia di Lyme), *Mycobacterium Tubercolosis*, funghi.
Da microcristalli: gotta e condrocalcinosi.
Malattia reumatica sistemica: artrite reumatoide, lupus eritematoso sistemico, dermatopolimiosite, artrite idiopatica giovanile, sclerodermia, sindrome di Sjögren, malattia di Behçet, polimialgia reumatica.
Spondiloartropatie: spondilite anchilosante, artrite psoriasica, artrite enteropatica, artrite reattiva.
Vasculite sistemica: porpora di Schönlein-Henoch, vasculite leucocitoclasica, poliarterite nodosa, granulomatosi di Wegener, arterite gigantocellulare.
Disordini endocrini: iperparatiroidismo, ipertiroidismo, ipotiroidismo.
Neoplasie: metastasi, mieloma multiplo.
Altre cause: osteoartrosi, sindrome da ipermobilità, sarcoidosi, fibromialgia, sindrome di Sweet, malattia da siero, da farmaci (DPP-4 inibitori, inibitori dell'aromatasi, immunoterapia oncologica).

A livello pratico, è utile distinguere sin dall'inizio se si tratti di una forma poliarticolare:

- simmetrica, caratteristica in particolare dell'artrite reumatoide;
- asimmetrica, più spesso espressione di artriti sieronegative (ad esempio l'artrite psoriasica e la spondilite anchilosante), del reumatismo articolare acuto, di un'artrite virale o artrite associata a malattie sistemiche.

Nell'anziano una forma particolare di artrite ad esordio acuto di tipo simmetrico con spiccato edema delle mani è la cosiddetta RS3PE, considerata una variante della polimialgia reumatica.

Nella diagnosi differenziale bisogna sempre considerare la possibilità di un'artrite paraneoplastica, ovvero causata dalla *cross-reazione* di anticorpi diretti verso antigeni tumorali con antigeni dell'individuo, in particolare nel paziente anziano che si presenta con:

- poliartrite migrante ad esordio acuto specialmente delle grandi articolazioni;
- RS3PE e/o polimialgia reumatica.

Tutte le neoplasie possono potenzialmente essere associate ad artrite ad esordio acuto, ma le più frequentemente descritte sono quelle polmonari ed ovariche.

Nei pazienti oncologici, inoltre, artralgie diffuse e/o episodi di artrite franca possono essere causati dalla terapia antineoplastica in atto. I farmaci più spesso chiamati in causa sono gli inibitori dell'aromatasi e gli inibitori del checkpoint immunitario.

In ultima analisi, le cause più frequenti di poliartrite acuta sono: a) artrite associata ad infezione virale; b) spondiloartriti sieronegative (artrite reattiva, artrite psoriasica, artrite enteropatica); c) artrite secondaria a malattie reumatiche sistemiche.

Nel primo caso il trattamento è conservativo e la patologia si risolve spontaneamente in un lasso di tempo variabile a seconda del tipo di infezione.

Se il sospetto è quello di malattia reumatica cronica all'esordio o riacutizzata è indicata la valutazione specialistica per il proseguimento diagnostico-terapeutico, anche in un secondo momento.

Esami di laboratorio

Gli esami di laboratorio sono utili anche in urgenza sia nelle forme oligo- che poli-articolari.

- L'emocromo completo con formula leucocitaria può evidenziare: anemia (da flogosi cronica), leucocitosi (neutrofilia nelle forme settiche, linfocitosi nelle virosi acute), piastrinosi (marker di infiammazione) o piastrinopenia (infezioni virali, malattie autoimmuni sistemiche).
- La velocità di eritrosedimentazione (VES) e la proteina C reattiva (PCR) sono indici di infiammazione dopo caratterizzati da elevata sensibilità ma scarsa specificità. Tuttavia, in presenza di artralgie ed esame obiettivo non dirimente, l'aumento degli indici di flogosi può rendere più probabile un'artrite infiammatoria. Nella polimialgia reumatica la VES è aumentata nella quasi totalità dei casi, mentre l'elevazione della PCR è incostante e meno specifica.
- Il livello sierico di acido urico ha un valore diagnostico molto limitato nella gotta acuta (elevata frequenza di falsi negativi), ma può avere valore prognostico ed è utile nel monitoraggio della terapia.
- Nel sospetto di malattia sistemica è utile controllare anche la funzionalità epatorenale, gli elettroliti, la glicemia, l'esame delle urine.
- Non è invece necessario eseguire di routine la sierologia virale (CMV, EBV, HBV, HCV, Parvovirus B19) ed esami specifici (fattore reumatoide, frazioni del complemento, ANA, anti-ENA, anti-CCP, ANCA, HLA-B27), se non in presenza di elevato sospetto clinico e eventualmente dopo consulenza specialistica.

È importante sottolineare che valori anormali di VES, ANA, uricemia e fattore reumatoide sono di frequente riscontro anche nei soggetti sani con l'aumentare dell'età.

Diagnostica per immagini

Gli esami strumentali sono utili a completamento diagnostico nei pazienti con sospetta artrite acuta.

Radiografia

La radiografia convenzionale ha un ruolo limitato nelle artriti ad esordio acuto, ma è utile per il monitoraggio delle forme croniche e per escludere fratture o lesioni ossee. Alla radiografia sono evidenziabili le alterazioni degenerative (osteofitosi, restringimento dello spazio articolare, sclerosi ossea subcondrale, cavità geodiche) e le calcificazioni cartilaginee (tipiche, ma non diagnostiche, della condrocalcinosi), mentre le erosioni articolari, il danno caratteristico di alcune artriti croniche, non sono di norma evidenziabili se l'esordio è recente. Le alterazioni degenerative (artrosi) sono comuni nella popolazione generale e la loro eventuale presenza a livello radiografico non deve essere interpretata come la causa del dolore articolare senza aver prima escluso altre cause.

Ecografia articolare

L'ecografia articolare (ECD) è una procedura non invasiva ma operatore-dipendente utile nella valutazione dell'articolazione dolente e tumefatta. Se eseguita da mani esperte visualizza con accuratezza le strutture articolari ed extrarticolari, il versamento sinoviale, i cristalli e le alterazioni infiammatorie (mediante metodica doppler). L'aspirazione del liquido sinoviale e le infiltrazioni articolari possono inoltre avvalersi dell'ausilio degli ultrasuoni.

Tomografia computerizzata

La tomografia computerizzata può essere utile in caso di trauma, per la valutazione delle articolazioni assiali o di quelle complesse (anca, caviglie), o per ricercare alterazioni metabolico-degenerative a livello osseo (morbo di Paget).

Risonanza magnetica

La risonanza magnetica (RM) è una delle migliori metodiche per la valutazione delle alterazioni infiammatorie, traumatiche o degenerative delle strutture articolari e periarticolari, ma il suo ruolo in urgenza è limitato.

IL TACCUINO

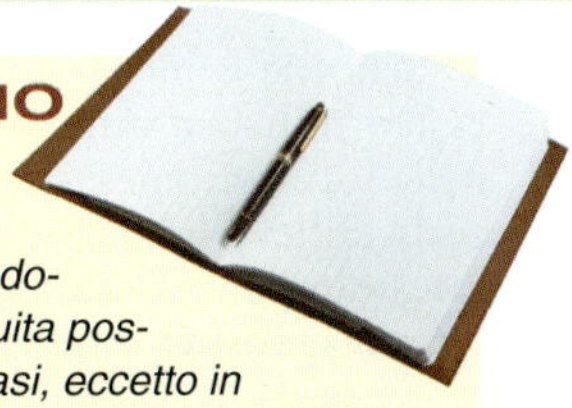

L'artrocentesi diagnostico-evacuativa dovrebbe essere eseguita possibilmente in tutti i casi, eccetto in presenza obiettivabile d'infezione (cellulite, impetigine) dei tessuti periarticolari, per il rischio di contaminazione della cavità sinoviale, con una eventuale evoluzione in artrite settica. Una volta raccolto, il liquido sinoviale deve essere sempre inviato al laboratorio per la conta leucocitaria, la colorazione di Gram, la coltura e la ricerca microscopica dei cristalli. L'ecografia può essere utile per individuare il versamento da drenare.

Artriti da microcristalli

Artrite gottosa

La gotta è una patologia legata alla deposizione di acido urico nelle strutture articolari in presenza di iperuricemia e di fattori scatenanti. La presenza di iperuricemia (>6,8 mg/dL) è un fattore necessario, ma non sufficiente, per la comparsa dell'artrite gottosa.

Lo sviluppo rapido di dolore severo, tumefazione ed eritema articolare, che raggiunge il picco in circa 6-12 ore, è fortemente suggestivo per un'artrite da microcristalli.

Il coinvolgimento della I metatarso-falangea del piede è il più frequente (75% dei casi) e definisce la classica "podagra". Tutte le articolazioni possono essere colpite, con predilezione per ginocchia, caviglie, gomito e piccole articolazioni della mano e del piede.

La gotta è caratterizzata da attacchi acuti ricorrenti, tra i quali vi è di norma un periodo intercritico, che decorre tipicamente in maniera asintomatica.

L'identificazione microscopica dei cristalli di urato monosodico nella sinovia infiammata in seguito ad artrocentesi può essere considerata diagnostica, se si esclude l'eventualità di un'artrite settica sovrapposta (vedi sopra).

Sebbene le indagini radiologiche possano essere utili per valutare il danno articolare nella forma cronica, nella gotta acuta la loro reale utilità è limitata e andrebbero considerate solo per escludere altre cause di artrite nella diagnostica differenziale.

Condrocalcinosi

La condrocalcinosi, definita anche pseudogotta, è una condizione patologica che si instaura a causa del depositarsi di cristalli di pirofosfato diidrato di calcio nel contesto delle strutture articolari (cartilagine, sinovia, capsule, tendini o legamenti).

Clinicamente la condrocalcinosi si può presentare in diverse forme:

- acuta (pseudogotta);
- cronica (simil-reumatoide);
- associata ad osteoartrosi;
- asintomatica (rilievo radiografico).

La forma acuta di condrocalcinosi, definita anche "pseudogotta", è causata dal passaggio dei cristalli di pirofosfato di calcio nel liquido sinoviale, che innescano una reazione infiammatoria simile a quella della gotta. Il quadro clinico si manifesta con lo sviluppo rapido di tumefazione e dolore articolare, che raggiunge il picco entro 6-24 ore. Le sedi più colpite sono ginocchia (50%), polsi e spalle.

La diagnosi di condrocalcinosi si basa essenzialmente sull'identificazione microscopica dei cristalli di pirofosfato diidrato di calcio nel liquido articolare, che nella fase acuta presenta caratteristiche infiammatorie.

Trattamento generale delle artriti in Pronto Soccorso

Il trattamento definitivo dipende dall'eziologia dell'artrite, specialmente nelle forme di artrite a evoluzione cronica per le quali è necessaria una valutazione specialistica.

Il controllo del dolore articolare si avvale di misure non farmacologiche (riposo, ortesi nei casi indicati) e farmacologiche.

Nella maggior parte dei pazienti con artromialgie diffuse aspecifiche o para-infettive, artrite virale e osteoartrosi, le misure farmacologiche efficaci comprendono:

- paracetamolo (fino a un massimo di 4 g/die);
- farmaci antinfiammatori non steroidei (FANS o COXIB), a dosi piene per almeno 7, fino ad un massimo di 14 gg.
- solo, possibilmente, nei casi resistenti a paracetamolo e/o FANS o COXIB: corticosteroidi orali a dosi prednisone-equivalenti fino a 15-20 mg/die, per 2-3 gg, scalando poi progressivamente in circa 10 gg.

In una recente metanalisi il trattamento con FANS (diclofenac) o COXIB (etoricoxib e rofecoxib) è risultato più efficace rispetto al solo paracetamolo (a dosi fino a 4 g/die) nei pazienti con dolore acuto secondario ad artrosi.

Solo in casi selezionati (tenendo sempre a mente che nelle artriti il dolore è infiammatorio e non ha alcun senso somministrare analgesici puri che non abbiano un effetto anti-infiammatorio) è necessario ricorrere agli oppioidi (tramadolo 50-100 mg 4 volte al giorno), specie nelle forme avanzate di artrosi dell'anca o del ginocchio.

L'indicazione a terapia infiltrativa con steroidi dovrebbe essere valutata caso per caso, ma il sospetto di artrite settica rappresenta una controindicazione assoluta.

Il trattamento dell'artrite gottosa in fase acuta è generalmente necessario, anche se l'episodio può recedere spontaneamente dopo circa 7-10 giorni, e comprende:

- riposo e posizionamento di ghiaccio sull'articolazione colpita;
- FANS o COXIB a dosi piene oppure colchicina (0,5-1 mg tre volte al giorno durante la fase acuta, per poi scalare fino alla dose di mantenimento di 0,5-1 mg/die);
- l'infiltrazione articolare con steroidi è raramente necessaria.

La colchicina risulta efficace soprattutto se somministrata entro le 24 ore dall'insorgenza dell'attacco acuto di gotta.

Nei pazienti che presentano controindicazioni, o non tollerano, FANS e colchicina, una valida alternativa è rappresentata dai corticosteroidi, che possono essere somministrati per via orale o tramite infiltrazione nei casi di interessamento monoarticolare.

Il trattamento con farmaci ipouricemizzanti (allopurinolo, febuxostat) va iniziato dopo la risoluzione dell'attacco acuto e preferibilmente in associazione a FANS o colchicina.

Per la profilassi delle recidive, può essere usata la colchicina (0,5-1 mg/die) o i FANS, se tollerati e non controindicati, per alcuni mesi.

Il trattamento dell'attacco acuto di condrocalcinosi (pseudogotta) è il seguente:

- riposo e posizionamento di ghiaccio sull'articolazione coinvolta;
- artrocentesi evacuativa e infiltrazione con corticosteroidi (se non controindicata);
- FANS a dosi piene oppure colchicina (0,5-1 mg tre volte al giorno): sono efficaci ma possono essere gravati da effetti avversi gravi specialmente nei soggetti anziani;
- in alternativa può essere utile un breve ciclo di corticosteroidi per via orale.

Artrite settica

Introduzione

L'artrite settica rappresenta la causa più temibile di artrite ad esordio acuto e deve essere sempre presa in considerazione per evitare gravi conseguenze per il paziente.

L'incidenza di artrite infettiva (batterica, fungina o da micobatteri) è stimata in circa 2-10 casi per 100.000/anno in Europa e negli Stati Uniti.

Tutte le articolazioni sono potenzialmente suscettibili di infezione, sebbene la presenza di anomalie strutturali e/o alterazioni degenerative, ne aumenti il rischio.

La mortalità stimata, in base ai dati disponibili, è circa del 7-15% nei pazienti adulti, con picchi fino al 30-50% in presenza di più fattori di rischio (Tabella 12.1.5) e molteplici articolazioni coinvolte. Anche la morbilità dell'artrite settica è rilevante, dal momento che fino al 50% dei pazienti può perdere la funzione articolare in maniera permanente, in particolare in presenza di danno strutturale preesistente.

L'artrite settica batterica è generalmente acquisita per via ematogena in corso di batteriemia, soprattutto in caso di endocardite. Per tale motivo nella maggior parte dei casi di sospetta artrite settica è indispensabile eseguire emocolture ed ecocardiogramma.

Altre vie d'infezione sono l'inoculazione diretta in seguito a chirurgia, trauma, morsi o punture percutanee, oppure la disseminazione per contiguità da infezioni dei tessuti molli o dell'osso.

Diagnosi

Nell'artrite batterica acuta, gli esami di laboratorio mostrano abitualmente leucocitosi neutrofila e aumento di VES e PCR, ma tale riscontro, seppur molto sensibile (92-98%), non è caratterizzato da elevata specificità.

IL TACCUINO

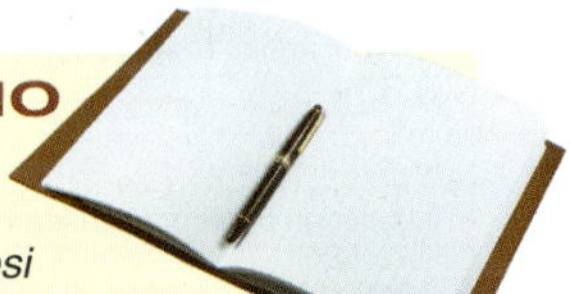

Nel sospetto di artrite settica l'artrocentesi dovrebbe essere sempre eseguita in urgenza, possibilmente prima di intraprendere qualsiasi terapia antibiotica.

Tabella 12.1.5. Fattori di rischio per artrite settica

Fattori maggiori	Fattori minori
• Artrite reumatoide • Età avanzata • Diabete mellito • Insufficienza renale cronica • Recente intervento chirurgico • Trauma penetrante • Abuso di droghe e.v. • Endocardite • Immunosoppressione (HIV, trapianto d'organo, terapia con steroidi, DMARDs, anti-TNF).	• Malattia articolare (gotta, condrocalcinosi, osteoartrosi, artropatia di Charcot) • Malattia sistemica cronica (collagenopatie, epatite cronica, neoplasie, alcolismo) • Ipogammaglobulinemia • Infiltrazioni articolari • Infezione cutanea • Livello socio-economico basso

L'esame del liquido sinoviale mostra abitualmente un valore di globuli bianchi (GB) >50.000/mm^3 (sensibilità 62%, specificità 92%, LR+ 7,7); la probabilità di artrite settica aumenta enormemente se il valore di GB >100.000/mm^3 (specificità 99%, LR+ 28,0).

Deve, comunque, essere sottolineato che un valore di GB <50.000/mm^3 non esclude la diagnosi di artrite settica.

La colorazione di Gram all'esame microscopico è positiva solamente nel 25-50% dei casi, mentre l'isolamento colturale risulta diagnostico nel 50% circa delle forme gonococciche e fino all'80-90% delle forme non-gonococciche.

Nel caso in cui le colture risultino negative, in presenza di un liquido sinoviale con valori di GB >100.000/mm^3 il paziente va considerato affetto da artrite settica fino a prova contraria.

In caso di sospetta o conclamata artrite settica è indicata l'esecuzione di:

- emocolture (possibilmente prima di iniziare qualsiasi terapia antibiotica);
- ecocardiogramma, in particolare in presenza di segni e sintomi di embolia settica (a livello cerebrale, polmonare, renale, cutaneo, ecc).

Gli esami strumentali sono utili soprattutto per valutare le eventuali complicanze dell'infezione, ma non devono essere eseguiti in urgenza se vi è il rischio di ritardare il drenaggio del liquido sinoviale e/o l'inizio della terapia più appropriata.

Trattamento

Il trattamento dell'artrite settica si basa essenzialmente sulla terapia antibiotica.

- Una terapia empirica dovrebbe essere iniziata tempestivamente, prima dei risulta-

Tabella 12.1.6. Caratteristiche clinico-epidemiologiche dell'artrite settica

Caratteristiche cliniche	Probabile agente eziologico
Artrite reumatoide	*Staphyilococcus aureus*
Abuso di droghe ev	*Staphyilococcus aureus, Pseudomonas aeruginosa*
Diabete mellito, neoplasie	*Staphyilococcus aureus, Streptococcus agalactiae*
Immunodepressione	*Staphyilococcus aureus, streptococchi, Enterobatteriacee, Listeria monocytogenes*
Neonati, bambini	*Bacilli Gram negativi, Kingella Kingae*
Giovani adulti, lesioni cutanee associate	*Neisseria gonorrhea*
Morsi di cane o gatto	*Anaerobi*
Morso umano	*Anaerobi, streptococchi viridanti*
Ingestione di prodotti caseari non pastorizzati	*Brucella spp.*

Tabella 12.1.7. Trattamento empirico dell'artrite settica

Colorazione di gram	Prima scelta	Seconda scelta
Cocchi Gram positivi	Vancomicina 15-20 mg/kg e.v. ogni 8-12 ore	Daptomicina 6-8 mg/kg/die *oppure* Linezolid 600 mg e.v. ogni 12 ore
Cocchi Gram negativi	Ceftriaxone 2 g e.v. ogni 24 ore	Cefotaxima 1 g e.v. ogni 8 ore
Bacilli Gram negativi	Ceftazidima 2 g e.v. ogni 8 ore *oppure* Cefepima 2 g e.v. ogni 8 ore *oppure* Piperacillina-tazobactam 4.5 g e.v. ogni 6 ore	Aztreonam 2 g e.v. ogni 8 ore *oppure* Fluorochinolonico (ciprofloxacina 400 mg e.v. ogni 8 ore; levofloxacina 750 mg e.v. ogni 24 ore) *oppure* Carbapenemico (imipenem 500 mg e.v. ogni 6 ore; meropenem 1 g e.v. ogni 8 ore)
Colorazione di Gram negativa	Vancomicina + Ceftazidima o Cefepima	Daptomicina o linezolid + piperacillina-tazobactam o aztreonam o fluorochinolone o carbapenemico

ti delle colture. La scelta dell'antibiotico dipende dalle caratteristiche clinico-epidemiologiche (Tabella 12.1.6) e, possibilmente, dai risultati della colorazione di Gram (Tabella 12.1.7).
- L'immobilizzazione articolare è necessaria soltanto nei primi 4-5 giorni
- Il controllo del dolore si avvale di paracetamolo e/o FANS.

La prognosi dell'artrite settica dipende essenzialmente: a) dalla precocità del trattamento antibiotico; b) dalla virulenza dell'agente infettivo e c) dalle condizioni dell'articolazione prima dell'infezione.

Bibliografia di riferimento

LA LAVAGNA

- *I segni cardine dell'infiammazione articolare (artrite) sono: dolore, calore, tumefazione, rossore e limitazione dell'attività funzionale attiva e passiva.*
- *Le cause più comuni di mono-oligoartrite acuta sono: a) l'artrite settica; b) la deposizione di microcristalli; c) il trauma.*
- *L'artrocentesi diagnostico-evacuativa è la procedura fondamentale da eseguire nelle forme di mono o oligoartrite ad esordio acuto.*
- *Un valore di GB >50.000/mm^3 nel liquido sinoviale deve sempre far sospettare un'artrite settica; la presenza di cristalli non esclude l'infezione.*
- *Nel sospetto di artrite settica la terapia antibiotica empirica deve iniziare prima possibile.*
- *La causa più comune di poliartrite ad esordio acuto è virale o post-infettiva (reattiva). Più raro è l'esordio acuto di un artrite ad evoluzione cronica.*

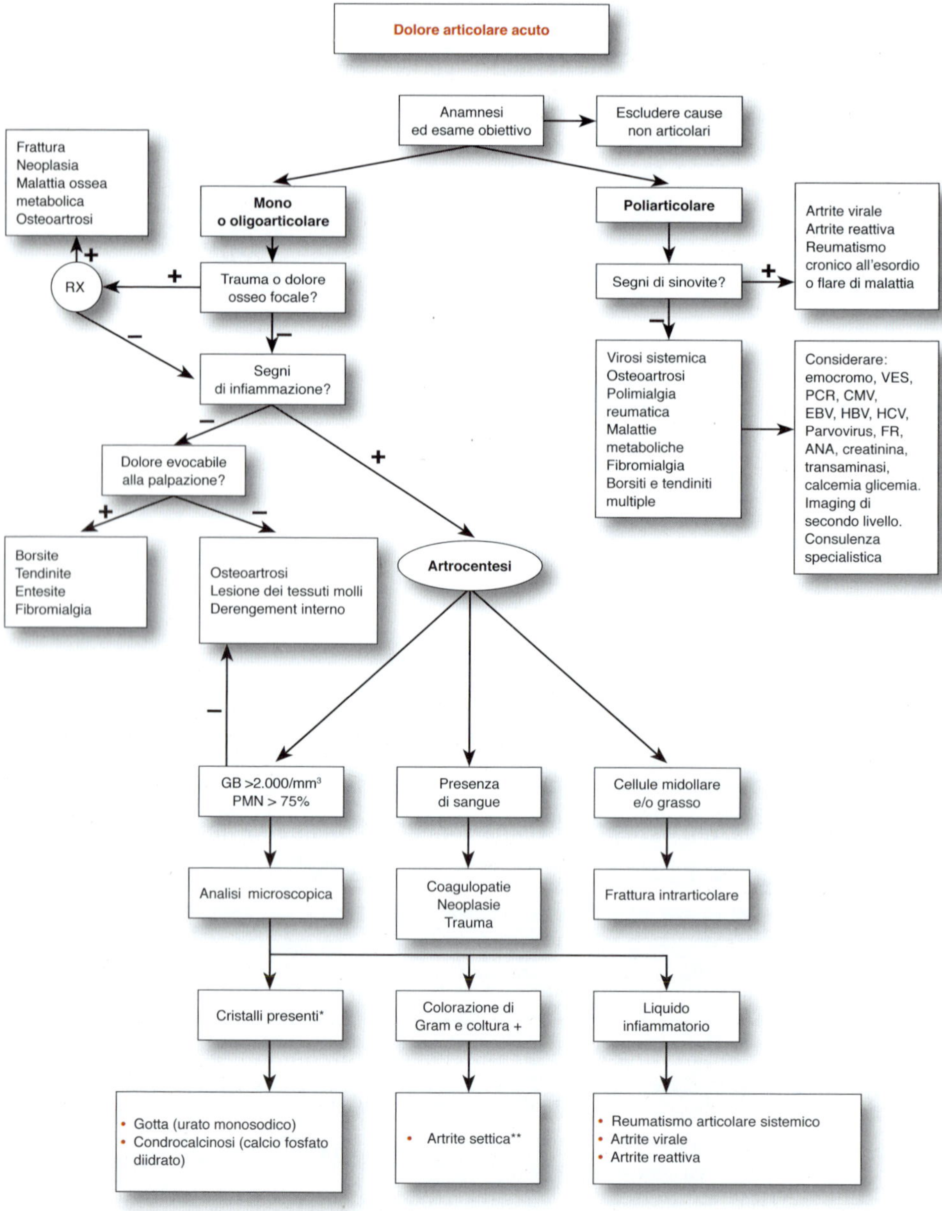

Indagini utili: emocromo, VES, PCR, uricemia.
* La presenza di cristalli non esclude l'infezione.
** L'artrite settica deve essere sempre sospettata se GB >50.000/mm³; se GB >100.000/mm³ l'artrite è da considerare e trattare come settica fino a prova contraria.

13. Trauma cranico lieve e trauma cervicale

13.1 Trauma cranico lieve

13.2 Trauma cervicale

13.1 Trauma cranico lieve

Definizione

Malgrado esistano diversità anche profonde tra alcune importanti e riconosciute Linee Guida sulla definizione di trauma cranico minore, se ci riferiamo alle Linee Guida nazionali (2006) il trauma cranico lieve dell'adulto è generalmente considerato come qualsiasi evento traumatico che interessa il distretto cranio-encefalico in soggetti di età maggiore di 14 anni con punteggio *Glasgow Coma Scale* (GCS) alla presentazione pari a 14-15. È una situazione a basso rischio di sviluppare complicanze intracraniche. Dalla definizione sono escluse condizioni considerate gravi quali i traumi penetranti, la presenza di deficit neurologici focali, segni di affossamento e di frattura della base cranica.

Epidemiologia

Le stime nazionali sul trauma cranico collocano la prevalenza annuale di questa patologia attorno ai 250 pazienti per ogni 100.000 abitanti, con mortalità annuale prossima a 17 casi ogni 100.000 abitanti. Una sintesi e revisione critica della letteratura condotta dalla *WHO Collaborating Centre for Neurotrauma Task Force* ipotizza, considerando la quota di traumi cranici che non si rivolgono alle cure mediche, un'incidenza reale di circa 600 casi/100.000 abitanti. In termini di gruppi di rischio, i maschi presentano una probabilità di 1,5-2 volte superiore a quella delle femmine di subire un trauma cranico, mentre le fasce di età a maggior rischio generico di trauma cranico sono quelle da 0 a 4, da 15 a 24 e oltre i 75 anni di età. Gli adulti oltre i 75 anni esibiscono un rischio incrementato di ospedalizzazione, morte e disabilità a seguito di un trauma cranico. La relazione fra età ed aggravamento della prognosi appare continua e di tipo lineare, con un incremento del rischio di morte e disabilità di circa 1,5 volte ogni 10 anni di età. I soggetti appartenenti a strati sociali più disagiati presentano parimenti un rischio aumentato di trauma cranico. L'incidente stradale è la causa principale di trauma cranico (35-45% dei casi), seguito da cadute accidentali (circa 30-40%) soprattutto in bambini molto piccoli e anziani), incidenti sul lavoro (circa 7-10%) ed infine aggressioni ed incidenti sportivi (circa 2-4%). Secondo il *Centre for Disease Control and Prevention* (CDC) degli Stati Uniti d'America (USA) 1,7 milioni di persone (un terzo delle quali d'età inferiore ai 14 anni) hanno un trauma cranico ogni anno negli USA, 1.365.000 dei quali sono trasportati al pronto soccorso (80%), 275.000 dei quali vengono ospedalizzati (16%) e 52.000 decedono (3,1%). Il danno cerebrale traumatico rappresenta pertanto all'incirca un terzo di tutte le cause di decesso d'origine traumatica. La stima totale dei costi diretti ed indiretti relative al danno cerebrale traumatico si attesta su 76,5 miliardi di dollari all'anno negli USA.

Le forme lievi di trauma cranico sono di gran lunga le più frequenti (dal 70 al 90%), con una prevalenza compresa tra 100-300/100.000 abitanti, che si ritiene essere però largamente sottostimata poiché almeno il 50% dei traumi cranici lievi non giunge in osservazione al PS o viene trattata al di fuori dell'ambiente ospedaliero. L'incidenza di problematiche intracraniche, anche clinicamente non rilevanti, dopo trauma cranico lieve, è stimata intorno al 5-10% con necessità di intervento neurochirurgico nell'1% dei casi circa e mortalità dello 0,1%. Tale stima è correlabile alla definizione anglosassone di trauma cranico minore (GCS 13-15 e perdita di coscienza) e pertanto riflette una incidenza di complicanze probabilmente anche superiori rispetto ai pazienti con GCS 14-15.

Fisiopatologia

Le forze collidenti possono determinare danno localmente, nella sede d'impatto, comprimendo direttamente i tessuti sottostanti (frattura del cranio, ematoma extradurale, ematoma subdurale, contusione/lacerazione cerebrale, emorragia subaracnoidea), ma anche danni a distanza, con meccanismo "da contraccolpo". Molti tipi di lesione cranio-cerebrale possono essere generati, oltre che da traumi agenti con meccanismo contusivo diretto, anche da accelerazione, lineare o angolare, in grado di esercitare trazione sui vasi e sugli assoni cerebrali. Particolare attenzione deve essere attribuita alla perdita di coscienza (*Loss of Consciousness*, LOC), che richiede una perdita di funzione di entrambi gli emisferi cerebrali o del sistema reticolare attivatore ascendente (SRAA). Il SRAA si estende dalla parte più prossimale del midollo spinale fino a mesencefalo, talamo e ipotalamo: esso è prevalentemente eccitato dagli stimoli sensoriali e trasmette l'eccitazione alla corteccia cerebrale, inducendo lo stato di veglia e di attenzione. In assenza di input provenienti dal SRAA lo stato di coscienza risulta compromesso. Attualmente si ritiene che si verifichi una brusca alterazione delle attività elettrofisiologiche e subcellulari del SRAA, in particolare a carico dei neuroni situati nelle regioni mesencefaliche e diencefaliche, dove le forze meccaniche in gioco sono maggiori.

Approccio clinico al trauma cranico lieve

La presentazione clinica del traumatizzato cranico va definita servendosi della scala di Glasgow (GCS) (Tabella 13.1.1), ideata esplicitamente per la valutazione rapida dei traumatizzati cranici e talora impropriamente utilizzata in altri contesti. Il paziente può presentarsi al PS con un trauma cranico isolato, ovvero associato ad altri traumatismi.

Tabella 13.1.1. Glasgow Come Scale

Devono essere sommati i punteggi relativi ad ogni migliore risposta.	
1) Apertura degli occhi	
• Spontanea	4
• A comando	3
• Al dolore	2
• Assente	1
2) Risposta verbale	
• Orientata	5
• Confusa	4
• Parole inappropriate	3
• Incomprensibile	2
• Assente	1
3) Risposta motoria	
• Esegue gli ordini	6
• Finalizzata	5
• Di difesa al dolore	4
• Flessione al dolore	3
• Estensione al dolore	2
• Assente	1

Nel politraumatizzato dovrebbero essere seguiti gli algoritmi dell'ATLS. Sempre da considerare ed indagare, soprattutto nei pazienti anziani, la possibilità che il trauma cranico sia stato secondario a sincope. Per quanto concerne il punteggio GCS, le Linee Guida Nazionali, analogamente ad alcune ma non tutte le Linee Guida internazionali, considerano un punteggio GCS pari o inferiore a 13 come criterio di esclusione, ascrivendo tali pazienti alla categoria dei traumi cranici moderati o gravi se il GCS è uguale o inferiore a 8. La certezza di trovarsi di fronte ad un trauma cranico lieve, dopo la definizione del punteggio GCS, deve derivare da un accurato esame neurologico eseguito dal medico d'urgenza che escluda la presenza di segni di interessamento del SNC. Importante escludere la frattura della base cranica e con la palpazione del cranio eventuali fratture affondate. Naturalmente andranno valutate le caratteristiche di eventuali ferite del cuoio capelluto. Per quanto rare le lesioni intracraniche sono possibili ed è importante una diagnosi tempestiva. Pertanto l'indagine anamnestica in questi pazienti deve valutare soprattutto la dinamica del trauma e la presenza di fattori di rischio pre-esistenti o conseguenti al trauma (Tabella 13.1.2), fattori che identificano la possibile evolutività del quadro e quindi

Tabella 13.1.2. Fattori di rischio da considerare nella valutazione dei traumi cranici

Fattori di rischio pre-esistenti al trauma	Fattori di rischio conseguenti al trauma
Intossicazione da alcool, farmaci o stupefacenti	Cefalea diffusa significativa/ingravescente
Nota coagulopatia o trattamento anticoagulante in atto	Perdita di coscienza
Trattamento con antiaggreganti piastrinici (*)	Amnesia peritraumatica
Storia di epilessia	Dinamica pericolosa (**)
Storia di pregresso intervento NCH	Vomito (>2 episodi)
Età >65 anni	Crisi convulsiva post-traumatica

(*) Al momento dati non certi, anche se alcuni lavori indicano aumentato rischio per il clopidogrel e le associazioni di antipiastrinici.

(**) Pedone investito da veicolo a motore, eiezione o separazione da veicolo a motore, caduta da altezza ≥1 metro o da ≥5 gradini di una scala.

suggeriscono di sottoporre il paziente alla diagnostica per immagini.

Esami di laboratorio

Nella gran parte dei soggetti, specie in assenza di fattori di rischio, non è indicata l'esecuzione degli esami di laboratorio. Eccezioni devono o possono essere fatte per i pazienti in terapia anticoagulante orale in cui si impone la determinazione dell'assetto coagulativo, per le sospette intossicazioni (alcolemia e tossicologici), per pazienti particolarmente fragili e con pluripatologie. Molteplici potenziali biomarcatori di danno cerebrale sono stati proposti per lo screening dei pazienti con trauma cranico lieve, soprattutto con lo scopo di ridurre il numero delle TC cerebrali e per gestire più rapidamente i pazienti. Alla luce di una serie di considerazione cliniche ed analitiche, tra i marcatori che sembrano oggi godere delle migliori prospettive c'è indubbiamente la proteina S100B. La sua determinazione a 3 ore dal trauma avrebbe alto valore predittivo negativo del 99% (95% CI, 98-100%) ed una sensibilità del 97-99%. Il test è eseguibile in urgenza e consentirebbe risparmi rispetto all'impiego della TC se eseguita in singolo dosaggio entro 3-6 h dal trauma. Specialmente in ambito pediatrico il suo impiego porterebbe dei vantaggi da un punto di vista radioprotezionistico. Attualmente questo test è stato ufficialmente inserito nelle Linee Guida Scandinave 2013 sulla gestione del trauma cranico, ma non ha ricevuto l'approvazione della FDA per l'impiego clinico negli Stati Uniti (raccomandazione livello C). La FDA ha invece approvato già nel 2018 l'impiego associato del dosaggio sierico della UCH-L1 (Idrolasi C-terminale L1) e della G-FAP (proteina fibrillare gliale acidica) i cui bassi valori avrebbero alta sensibilità

IL TACCUINO

Il significato da attribuire a ciascuno dei fattori di rischio riportati in tabella 13.1.2 è tutt'oggi controverso in termini di indicazione certa all'esecuzione di TC del cranio. Le Linee Guida Nazionali Italiane 2006 consigliano l'esame in tutti i pazienti che presentano almeno uno di questi fattori. L'elevata percentuale di esami negativi e ragioni di tipo economico e radioprotezionistico, suggeriscono la necessità di identificare più precisi fattori predittivi di lesione intracranica.

IL TACCUINO

Nella valutazione di un paziente con trauma cranico lieve gli steps diagnostici volti all'inquadramento ed alla stratificazione del rischio di sviluppare complicanze intracraniche, devono prevedere in successione la determinazione del GCS, l'esame neurologico svolto dal medico d'urgenza e la ricerca dei fattori di rischio pre-esistenti e conseguenti al trauma.

ed alto valore predittivo negativo nell'esclusione di danno cerebrale e consentirebbero quindi un notevole risparmio numerico di TC del cranio. Il loro impiego non è però ancora diffuso nella pratica clinica né caldeggiato dalle linee guida.

Diagnostica per immagini

L'esame standard nella diagnostica del trauma cranico lieve da diversi anni è da considerarsi la TC del cranio senza mezzo di contrasto. L'esecuzione della radiografia del cranio in due proiezioni, per la ricerca di fratture, ha perso oramai qualunque indicazione e non va più proposta fatto salvo casi di indisponibilità della TC. Non tutti i pazienti con trauma cranico lieve devono essere sottoposti a TC perché la valutazione clinica e la dimissione anche immediata sono possibili in coloro che non hanno fattori di rischio (**Tabella 13.1.2**) e GCS 15 (basso rischio). In tutte le altre situazioni la TC cranica è attualmente indicata per quanto siano numerosi gli esami negativi. La presenza isolata di alcuni fattori di rischio ritenuti minori, quali ad esempio l'età, può non costituire una sicura indicazione alla TC almeno fino agli 80 anni, ma in questi casi è consigliabile stabilire un profilo di rischio globale del paziente (pluripatologie, dinamica, fragilità) e decidere caso per caso. L'esistenza di almeno un fattore di rischio sarebbe di per sé indicazione alla TC anche con GCS 15 (rischio intermedio) e ovviamente per i pazienti con più di un fattore di rischio o con GCS 14 (rischio elevato). Una problematica molto discussa è quella del timing della TC che, come chiarito dalle Linee Guida NICE 2014, deve essere eseguita immediatamente in pazienti con peggioramento del GCS, deficit neurologici, segni di frattura cranica e/o affossamento, vomito ripetuto, convulsioni in atto, mentre negli altri casi è effettuabile entro le 8 h purché poi non si attenda eccessivamente la refertazione (entro 1 h).

L'abitudine a ripetere la TC cerebrale a distanza di 24 h dal primo esame TC nei pazienti in terapia anticoagulante orale, non è sostenuta da chiare evidenze scientifiche ed è estremamente dispendiosa, benché una complicanza emorragica cerebrale tardiva sia più probabile rispetto ai pazienti non scoagulati.

IL TACCUINO

Le Linee Guida Nazionali suggeriscono che la TC debba essere eseguita il prima possibile negli ospedali privi di neurochirurgia. Questo per dare la possibilità di trasferire il paziente in tempo utile nel caso di riscontro di emorragia intracranica.

Attualmente la ripetizione della TC nei pazienti scoagulati è consigliabile se INR >3 nei pazienti in trattamento con antagonisti della vitamina K (AVK) e in tutti quelli con profilo di rischio elevato (pluripatologie, fragilità, più di un fattore di rischio), difficoltosa valutazione dell'esame neurologico). Molti pazienti oggi assumono i nuovi anticoagulanti diretti (DOAC) anziché gli antagonisti della vitamina K. I DOAC in diversi studi hanno dimostrato un profilo di sicurezza superiore ai AVK con minori complicanze intracraniche post traumatiche. Ciò nonostante l'approccio deve essere sempre prudente, mantenendo le indicazioni alla TC di tutti i pazienti scoagulati. Le Linee Guida Nazionali suggeriscono, inoltre, di ripetere la TC in caso di frattura cranica, di deterioramento del GCS e di crisi comiziale post-traumatica.

Gestione e dimissione del paziente

I pazienti senza fattori di rischio e con GCS 15 possono essere dimessi direttamente dal PS. La disponibilità dell'Osservazione Breve Intensiva ha consentito una gestione più sicura degli altri casi, evitando ricoveri inutili e mantenendo i pazienti più a rischio sotto sorveglianza per periodi variabili dalle 6 alle 36 h.

Il riscontro di patologia cerebrale acuta post traumatica suggerisce la visita specialistica (neurologica e/o neurochirurgica) ed il ricovero che a seconda dei casi potrà essere in Medicina d'urgenza, Neurologia o Neurochirurgia.

Qualunque sia stata la strategia diagnostica e di stratificazione del rischio adottata, un punto cruciale alla dimissione del paziente è

NORME PER L'OSSERVAZIONE DOMICILIARE NELLE 48 ORE SUCCESSIVE AD UN TRAUMA CRANICO

Gentile Sig./Sig.ra .... Lei ha riportato, un trauma cranico lieve. La valutazione eseguita in Pronto Soccorso non evidenzia al momento complicazioni o danni neurologici tali da giustificare il ricovero ospedaliero. Poiché in alcuni casi di trauma cranico con assenza o povertà di sintomi iniziali possono subentrare complicazioni tardive, anche gravi, dopo un periodo di benessere, è fondamentale che Lei resti a riposo e in compagnia di un familiare almeno per 48 ore successive all'evento. In particolare dovrà rivolgersi prontamente ad un medico o farsi accompagnare in Ospedale per ulteriori accertamenti nel caso comparisse uno dei seguenti sintomi:

- cefalea intensa e diffusa
- vomito, soprattutto se improvviso e non preceduto da nausea
- sonnolenza o difficile risvegliabilità (dovrà farsi risvegliare almeno 2 volte nel corso della notte)
- confusione o comportamento anomalo
- vertigini e/o disturbi dell'equilibrio
- debolezza o perdita di sensibilità ad un braccio o ad una gamba
- disturbi del linguaggio o della vista
- convulsioni
- perdita di sangue o liquido chiaro dal naso o dall'orecchio
- qualunque cambiamento rispetto alla situazione precedente al trauma.

Se la zona contusa si gonfia per una raccolta di sangue, metta una borsa del ghiaccio avvolta in un asciugamano. Se il gonfiore aumenta notevolmente, telefoni o torni in Pronto Soccorso.

Può mangiare e bere normalmente, se lo desidera, ma è importante che non consumi bevande alcoliche per qualche giorno.

Non assuma tranquillanti o sedativi. In caso di dolore può assumere del paracetamolo, mentre deve evitare l'uso di farmaci contenenti acido acetilsalicilico.

Se Lei ha più di 65 anni Le consigliamo un controllo dal Suo medico fra 15 giorni circa.

Per qualche ulteriore chiarimento può contattarci al seguente numero telefonico: ....

In caso di urgenza contatti il 112/118.

Per favore, faccia leggere queste note anche alle persone che staranno con Lei nelle prossime ore.

Grazie.

Il medico di Pronto Soccorso:

Firma per ricevuta (genitore nel caso di minori)

....

Figura 13.1.1. Esempio di foglio informativo per i pazienti colpiti da trauma cranico lieve o minore.

l'adeguata informazione sul rischio, seppur remoto, di complicanze. Pure seguendo i più prudenti protocolli e linee guida, sarà sempre possibile che un paziente si ripresenti anche a parecchi giorni di distanza dalla dimissione, con i sintomi di una complicanza cerebrale tardiva. Innanzitutto è necessario verificare che il paziente trascorra le prime 48 ore dopo il trauma in compagnia di una persona adulta e responsabile, in grado di mettere in atto le pur semplici norme di osservazione. A tutti i pazienti, anche a quelli a basso rischio, dovrà essere adeguatamente spiegato e consegnato un foglio di istruzione, che dovrà essere firmato dal medico e dal paziente stesso (genitore in caso di minori, tutore in caso di gravi disabilità) e di cui una copia dovrà essere conservata nell'archivio del PS. Su tale foglio dovranno essere riportati gli eventuali sintomi di allarme, i farmaci concessi o non concessi e l'invito a ripresentarsi in PS qualora compaiano sintomi sospetti. Auspicabilmente il foglio di istruzione dovrà essere incluso nell'applicativo informatico utilizzato localmente. Nel capitolo riportiamo un esempio di foglio di istruzione (**Figura 13.1.1**).

Bibliografia di riferimento

LA LAVAGNA

- *Il trauma cranico lieve dà ragione dell'80-90% di tutti i traumi cranici.*
- *Considera sempre la possibilità che all'origine di un trauma cranico vi sia un episodio sincopale con le sue relative cause.*
- *Tra l'85 e il 90% di tutte le TC eseguite per trauma cranico lieve risultano negative.*
- *È fondamentale applicare una regola clinica validata per decidere quali pazienti debbano essere sottoposti a TC.*
- *La terapia anticoagulante e le coagulopatie rappresentano un fattore di rischio molto importante che comporta sempre l'esecuzione della TC. Esistono ancora dubbi sulla gestione ottimale di tali pazienti.*
- *Tra i potenziali biomarcatori la proteina S100B ha dato i migliori risultati in termini di sensibilità, accuratezza, e percentuale di TC evitate in assoluta sicurezza.*
- *Fondamentale, ai pazienti dimessi e ai loro conviventi, la consegna del foglio di istruzione.*

Gestione del trauma cranico lieve

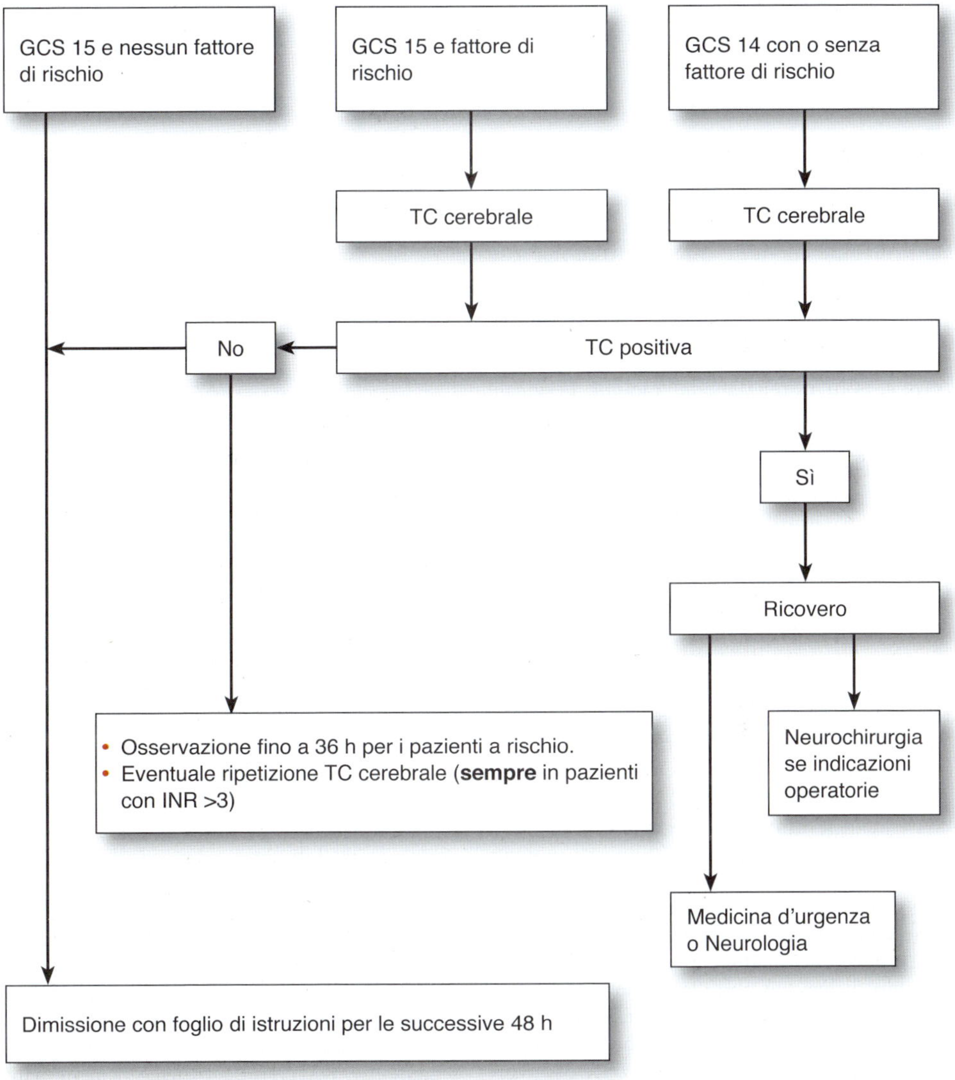

13.2 Trauma cervicale

Definizione

Si intende per trauma cervicale qualsiasi traumatismo diretto o indiretto che interessi il rachide cervicale o le strutture nervose e/o muscolo-ligamentose ad esso pertinenti. Sono escluse dalla presente trattazione le lesioni isolate della via aerea, dei vasi del collo, della tiroide. I pazienti che giungono in PS con lesioni potenziali del rachide cervicale costituiscono una importante e frequente sfida per il medico d'urgenza, il quale deve essere preparato ad una gestione di tali casi, al fine di prevenire potenziali gravi danni permanenti e per utilizzare in modo appropriato le risorse diagnostiche.

Epidemiologia

L'incidenza reale delle lesioni del rachide cervicale rimane sconosciuta. Negli USA e in Canada è stimata tra 30 e 46 casi per milione di abitanti. La maggior parte dei pazienti con lesione cervicale è di sesso maschile (82%) e di età compresa tra 16 e 30 anni. La maggior parte delle lesioni cervicali è causata da traumi stradali (47%), cadute (23%), eventi violenti (14%), e attività sportive (9%). Nel 10-20% dei pazienti la lesione ossea del rachide cervicale è accompagnata da una lesione spinale. Va notato che alcune categorie sono ad alto rischio di lesione midollare anche a seguito di traumatismi di minore entità, tra questi gli anziani e i pazienti affetti da spondilite anchilosante, artrite reumatoide o artrite psoriasica. Un problema specifico e numericamente molto significativo è quello del trauma cervicale minore (il colpo di frusta), prima causa di risarcimento assicurativo in campo automobilistico, con ripercussioni economiche e sanitarie di enormi proporzioni. Il nostro Paese è particolarmente interessato a questo problema, in quanto statistiche internazionali dimostrano che l'Italia è primatista assoluta per quanto concerne il numero di traumi del rachide per 100 sinistri denunciati.

Anatomia e fisiopatologia

È importante conoscere bene l'anatomia del rachide cervicale, al fine di comprendere i meccanismi di lesione. Esso consiste di 7 vertebre, i cui corpi sono tenuti assieme dai legamenti longitudinali anteriore e posteriore. I dischi intervertebrali separano i corpi e conferiscono flessibilità e capacità di ammortizzare le sollecitazioni assiali. Il midollo spinale è contenuto nell'anello osseo formato dai due peduncoli e dal corpo vertebrale stesso. Le radici nervose afferenti ed efferenti attraversano i forami intervertebrali. Il complesso occipito-atlanto-epistrofeo è costituito dalle articolazioni tra la base del cranio, l'atlante (C1) e l'epistrofeo (C2), oltre che da diversi robusti legamenti che proteggono il primo tratto del midollo, pur consentendo un ampio range di movimenti. I condili occipitali si articolano con le corrispondenti concavità delle masse laterali dell'atlante, permettendo i movimenti di flesso-estensione. Le articolazioni tra C1 e C2 sono reciprocamente convesse, in modo da permettere ulteriore ampiezza della flesso-estensione. L'articolazione tra il dente dell'epistrofeo e l'atlante permette invece i movimenti di rotazione, limitati dai legamenti accessori. Il legamento trasverso costituisce il principale meccanismo di stabilizzazione dei movimenti di traslazione anteriore tra C1 e C2. La rottura di tale legamento conferisce una instabilità di circa 1 cm di spazio potenziale all'interno dell'anello dell'atlante (talvolta senza lesione midollare, in virtù della relativa ampiezza del canale).

L'anatomia del rachide cervicale inferiore è riassumibile, in termini di stabilità meccanica, usando il concetto delle due colonne:

- colonna anteriore, costituita da corpi vertebrali e dischi intervertebrali, consolidati dai legamenti longitudinali anteriore e posteriore;
- colonna posteriore, costituita da peduncoli, lamine, faccette articolari e processi spinosi, consolidati dal complesso legamentoso nucale (legamenti sovraspinoso, interspinoso e infraspinoso), dai legamenti capsulari e dal legamento giallo. Le lesioni del rachide cervicale sono considerate instabili quando sono lesionate entrambe le colonne allo stesso livello.

Il danno alla colonna è il risultato di forze traumatiche che agiscono con vari meccanismi (compressione, trazione, rotazione, iperflessione, iperestensione). È più probabile cha una lesione ossea si verifichi a seguito di compressione mentre quella legamentosa per meccanismi distrattivi e di trazione, ma la frequente associazione tra le forze che agiscono nei traumi rende possibile la concomitanza di danni ossei, articolari e legamentosi.

Approccio al paziente con trauma cervicale

Le regole dell'ATLS devono essere prioritarie anche per il paziente vittima di trauma cervicale. Nella fase extraospedaliera è fondamentale la protezione del rachide cervicale mediante immobilizzazione manuale seguita dal posizionamento di dispositivi di immobilizzazione (collari), da mantenere finché tutte le lesioni del paziente siano state valutate e siano state escluse lesioni cervicali. Il collare cervicale è utile per conservare la normale anatomia cervicale, ma va rimosso non appena possibile, perché gravato da possibili complicazioni.

Le indicazioni della "National Association of EMS Physicians and the American College of Surgeons Committee on Trauma" del 2013 alla immobilizzazione cervicale nel soccorso preospedaliero sono riportate in Tabella 13.2.1.

IL TACCUINO

Un frequente dilemma è costituito dalla corretta gestione delle vie aeree, ma diversi recenti studi hanno dimostrato che l'intubazione orotracheale è una manovra sicura, quando eseguita contestualmente all'immobilizzazione manuale. Non c'è consenso sulla superiorità della laringoscopia video-assistita rispetto alla laringoscopia diretta. Le vigenti Linee Guida ATLS indicano l'intubazione orotracheale con immobilizzazione manuale del rachide come la procedura di scelta nel paziente traumatizzato che necessita di intubazione.

Tabella 13.2.1. Indicazioni alla immobilizzazione cervicale in fase preospedaliera

1.	Dolore o evidente deformità del rachide
2.	Trauma associato ad alterato stato di coscienza
3.	Deficit neurologici
4.	Trauma ad elevata energia con lesione distraente
5.	Intossicazione o incapacità/impossibilità a comunicare

I pazienti che giungono in PS immobilizzati devono essere prontamente valutati dal medico d'urgenza per determinare la necessità o meno di mantenere l'immobilizzazione.

Compito specifico del medico d'urgenza, dopo le prime valutazioni volte alla stabilizzazione del paziente (ATLS), è quello di indi-

IL TACCUINO

Se indicata, la rimozione precoce del collare cervicale è associata ad un minor numero di complicanze nel decorso successivo del paziente e cioè riduzione dei decubiti, dell'incidenza di polmoniti, di alterazione dello stato mentale, riduzione dei giorni di ventilazione e di ricovero in terapia intensiva.

viduare anamnesticamente ed obiettivamente, secondo regole cliniche decisionali, quelli che sono da considerarsi pazienti a basso o ad alto rischio di lesione cervicale (Tabella 13.2.2), selezionando così quelli da sottoporre o meno ad indagini strumentali. La valutazione deve prevedere l'indagine sulla dinamica e possibile meccanismo del trauma, l'esame visivo e palpatorio del collo e della colonna alla ricerca dei punti di dolore, l'esame neurologico dettagliato anche alla ricerca dei riflessi e dei segni associati a danno midollare (riflesso bulbo cavernoso, priapismo, ridotto tono dello sfintere rettale). L'individuazione di un danno impone una adeguata valutazione di tutta la restante colonna.

Tabella 13.2.2. Caratteristiche dei pazienti ad alto rischio di lesione cervicale

- Età >65 anni
- Evidenza di deficit neurologici posttraumatici
- Caduta da altezza >1 m o da 5 scalini
- Trauma a dinamica verticale (es. tuffo)
- Incidenti ad alta velocità >100 km/h, cappottamento, eiezione da veicoli, collisione in moto o bicicletta, investimento di pedone
- Patologie vertebrali note (osteoporosi, osteosclerosi, spondilite, artropatie etc.)
- Trauma diretto o penetrante del collo

I pazienti che non rientrano in queste caratteristiche possono essere considerati a basso rischio.

Esami di laboratorio e strumentali

Come già detto per il trauma cranico minore, in molti pazienti non sono necessari esami di laboratorio e l'esempio più tipico è quello del colpo di frusta. Diverso il discorso della valutazione nell'ambito di un politraumatismo, di un paziente intossicato, in terapia anticoagulante, affetto da coagulopatie o se si prevede un'urgenza chirurgica. Va detto che anche le indagini strumentali non sono sempre necessarie in tutti i pazienti. Sostanzialmente tre sono le tecniche di imaging a disposizione del medico d'urgenza: radiografia tradizionale, TC, RMN.

La radiografia tradizionale è stata per lungo tempo la tecnica di scelta, ed è tutt'ora accettabile nei pazienti relativamente giovani, con bassa probabilità di lesione ma buona probabilità di riuscire ad ottenere immagini qualitativamente adeguate. Per questo è mandatorio eseguire sempre 3 proiezioni (AP, LL e per il dente dell'epistrofeo) e devono essere visibili e valutabili la base del cranio, tutte le vertebre cervicali ed il passaggio C7-T1. Per contro, nei pazienti vittime di traumi ad elevata energia, con lesioni multiple gravi, con alto sospetto di lesione del rachide o mal valutabili clinicamente e con radiografia tradizionale, oggi la TC ha sostituito quest'ultima come prima indagine nella maggior parte dei centri. La RMN è un esame di secondo livello ed è indicata:

- in caso di riscontro di lesioni alla TC da valutarsi in maniera più approfondita;
- in caso di alto sospetto clinico di lesione midollare sulla base dei reperti clinici.

IL TACCUINO

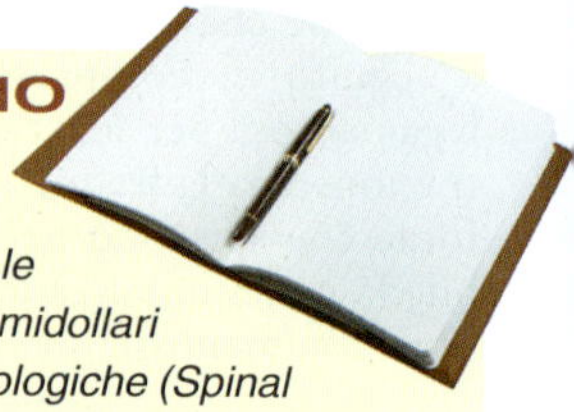

Una menzione particolare meritano le cosiddette lesioni midollari senza anomalie radiologiche (Spinal Cord Injury Without Radiographic Abnormality, SCIWORA). In passato tale termine era riservato ai quadri di deficit neurologico clinicamente evidente nonostante l'assenza di alterazioni radiografiche/TC. Attualmente, con l'utilizzo sempre più diffuso della RMN, l'incidenza della SCIWORA è drammaticamente diminuita e taluni autori ne mettono perfino in dubbio la reale esistenza.

Regole cliniche per l'utilizzo della diagnostica per immagini nei traumi a basso rischio

Negli anni 2000 e 2001 due grandi studi, uno statunitense e l'altro canadese, hanno tentato (con successo) di individuare quali siano, tra i pazienti che si presentano in PS per trauma cervicale, quelli che possono essere correttamente e sicuramente gestiti senza essere sottoposti a valutazione radiologica.

Le regole non sono applicabili a pazienti che abbiano subito un trauma diretto - aperto o chiuso - del collo.

Lo studio statunitense (NEXUS: *National Emergency X-radiography Utilization Study*) ha individuato 5 criteri di bassa probabilità di lesione, riportati in Tabella 13.2.3. Secondo lo studio NEXUS, validato su oltre 34.000 pazienti, la presenza di tutti i 5 criteri permette di escludere lesioni con un VPN del 99,8%, una sensibilità del 99% ed una specificità del 12,9%.

Lo studio canadese (*The Canadian C-Spine Rule for Radiography in Alert and Stable Patients*) ha permesso di formulare un semplice algoritmo decisionale (*C-spine Canadian Rule*, CCR), riportato in Figura 13.2.1 e costituito da tre quesiti posti in se-

Tabella 13.2.3. Criteri NEXUS per l'esecuzione di accertamenti radiologici nei traumi cervicali. Devono essere presenti tutti i cinque criteri per evitare l'esecuzione delle radiografie

1. No dolorabilità evocabile alla linea posteriore mediana
2. No deficit neurologici focali
3. Normale livello di coscienza
4. No intossicazione
5. No lesione dolorosa distraente (*painful distracting injury*)

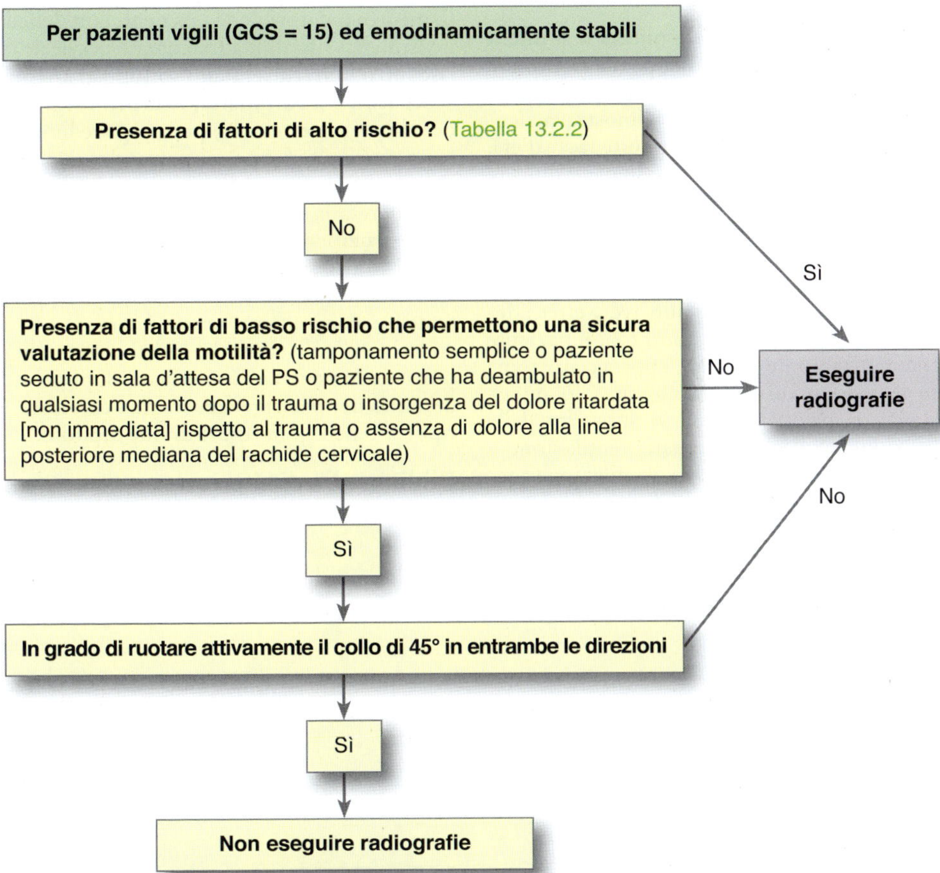

Figura 13.2.1. Algoritmo CCR (Canadian C-spine Rule) per l'esecuzione di accertamenti radiologici nei traumi cervicali.

quenza. Applicando l'algoritmo, inizialmente validato su circa 9000 pazienti, gli autori hanno documentato una sensibilità del 100% nella rilevazione clinica dei pazienti affetti da lesione potenziale, ed una specificità del 42,5%, il che permette una riduzione di richiesta radiologica superiore rispetto ai criteri NEXUS.

Anche i risultati dello studio canadese sono stati successivamente confermati da numerosi studi internazionali.

È quindi auspicabile che l'applicazione di entrambe le regole, in base a protocolli locali, venga diffusamente implementata, consentendo al medico d'urgenza una adeguata e sicura gestione della maggior parte dei pazienti.

Una certa cautela va applicata nell'utilizzare le suddette regole nei pazienti anziani, in quanto, mentre l'analisi dei sottogruppi per età dei lavori originali dimostrava sicurezza del metodo anche in queste fasce d'età, uno studio successivo ha messo parzialmente in dubbio tali dati.

Trattamento e gestione

Una lesione cervicale può avere effetti devastanti e, fino a prova contraria, il paziente traumatizzato deve essere approcciato come se la lesione cervicale ci fosse. Ciò nonostante, la priorità rimane il supporto delle funzioni vitali con adeguata ventilazione e sostegno del circolo. Una ventilazione inadeguata aumenta il rischio di danno ipossico ed ischemico per il midollo spinale. La pervietà delle vie aeree e l'eventuale intubazione devono essere assicurate con le tecniche che sono più familiari agli operatori, mantenendo il più possibile l'immobilizzazione del rachide. Nei pazienti con grave danno del volto e del collo può essere necessario l'approccio chirurgico alle vie aeree. Il danno midollare può determinare perdita del tono simpatico e vasomotorio con shock neurogenico che va trattato con infusione di cristalloidi ed eventuali amine vasopressorie, naturalmente escludendo altre cause traumatiche di ipotensione (es. emorragie). Non c'è sufficiente evidenza a sostegno del trattamento con glucocorticoidi (metilprednisolone) e gangliosidi nei danni midollari acuti postraumatici. Non è compito di questo capitolo approfondire gli aspetti del tipo di lesione cervicale evidenziata dagli esami strumentali, ma è mandatorio che i pazienti con deficit neurologici riferibili ad un danno cervicale o riscontro di fratture, siano sottoposti a visita specialistica (neurologica, neurochirurgica o del chirurgo vertebrale) per i provvedimenti terapeutici ulteriori. Nei pazienti con trauma cervicale minore o trauma distorsivo va considerata la necessità di terapia analgesica e di istruzioni al paziente su norme igieniche di vita da seguire, sulle attività da evitare, sui sintomi possibili e prevedibili. Frequentemente vengono prescritti miorilassanti e collari cervicali morbidi, la cui reale utilità non è documentata. Uno schema di possibile gestione dei pazienti con trauma cervicale è riportato nella *flow-chart* di fine capitolo.

Bibliografia di riferimento

URGENZE GERIATRICHE

l'occhio di riguardo

INTRODUZIONE

I traumi della colonna cervicale rappresentano un problema per la popolazione anziana e sono in continua crescita. In questi casi va mantenuto da parte del clinico un alto indice di sospetto di lesione, soprattutto negli anziani "fragili" proni alle cadute. In questi i deficit di carattere cognitivo, visivo e uditivo rendono l'esame clinico particolarmente delicato.

EPIDEMIOLOGIA

Le lesioni della colonna cervicale sono piuttosto frequenti tra gli anziani e in particolare nella fascia di età tra i 65 e gli 80 anni, dove la prevalenza delle fratture va dal 2,6 al 4,7%. Le cause di queste lesioni in almeno il 50% dei casi determinano un impatto a bassa energia e spesso sono la conseguenza di una caduta a terra. Le lesioni della colonna cervicale sono purtroppo gravate da elevata morbidità e mortalità.

FISIOPATOLOGIA

Con l'aumentare dell'età e dei processi degenerative si assiste ad una ridotta mobilità del segmento inferiore del tratto cervicale, rendendo C1 e C2 il tratto più mobile e pertanto il più esposto alle lesioni, in particolare da cause con meccanismo a basso impatto o da caduta a terra, che rimane il meccanismo più frequente (>60%). La conseguenza di tutto ciò è che la vertebra più interessata è C2, seguita da C1.

CLINICA E PREDITTORI CLINICI

Una certa cautela va applicata nell'utilizzare i predittori clinici di esclusione di frattura (NEXUS e/o *Canadian C-spine Rule*) nei pazienti anziani, in quanto, mentre l'analisi dei sottogruppi per età dei lavori originali dimostrava sicurezza del metodo anche in queste fasce d'età, almeno uno studio successivo ha messo parzialmente in dubbio tali dati. È raccomandata prudenza. Da sottolineare inoltre che i pazienti con fratture della colonna cervicale hanno frequentemente fratture di altre vertebre.

DIAGNOSTICA PER IMMAGINI

È stato ripetutamente riscontrato che i pazienti anziani (>65 anni) tendono a presentare un'aumentata incidenza di fratture del dente dell'epistrofeo anche in seguito a banali cadute. Una sua adeguata visualizzazione deve pertanto essere sempre effettuata con le tecniche di imaging scelte. Allo stato attuale delle conoscenze, non vi sono evidenze per l'utilizzo di tecniche di imaging diverse per i pazienti anziani rispetto ai più giovani e comunque nel caso di radiografia inadeguata o dubbia è bene richiedere la TC della colonna cervicale. Inoltre, essendo il trauma della colonna cervicale frequentemente associato a trauma cranico (caduta!) è buona cosa richiedere oltre alla TC del cranio anche quella di C1 e C2 con visualizzazione del dente dell'epistrofeo. Una volta riscontrata una frattura della colonna cervicale è consigliato eseguire la radiografia dell'intera colonna.

TRATTAMENTO

Il trattamento delle lesioni della colonna cervicale è di pertinenza specialistica (ortopedico o neurochirurgo).

LA LAVAGNA

- *Una lesione cervicale va sempre sospettata in tutti i pazienti traumatizzati, specialmente negli anziani anche per traumi relativamente lievi.*
- *Un esame neurologico normale non esclude la possibilità di una lesione cervicale seria e potenzialmente instabile.*
- *Durante la fase iniziale di valutazione si deve seguire il principio della protezione del rachide associata alla stabilizzazione del paziente, al fine di prevenire eventuali danni neurologici evolutivi.*
- *La valutazione radiologica deve essere adeguata dal punto di vista della completezza delle immagini e della visibilità di tutti i segmenti richiesti.*
- *È indicato consultare uno specialista nei pazienti con deficit neurologico, nelle lesioni instabili o potenzialmente instabili della colonna, ma anche nei casi ancora dubbi.*

APPUNTI / COMMENTI

Gestione del trauma cervicale

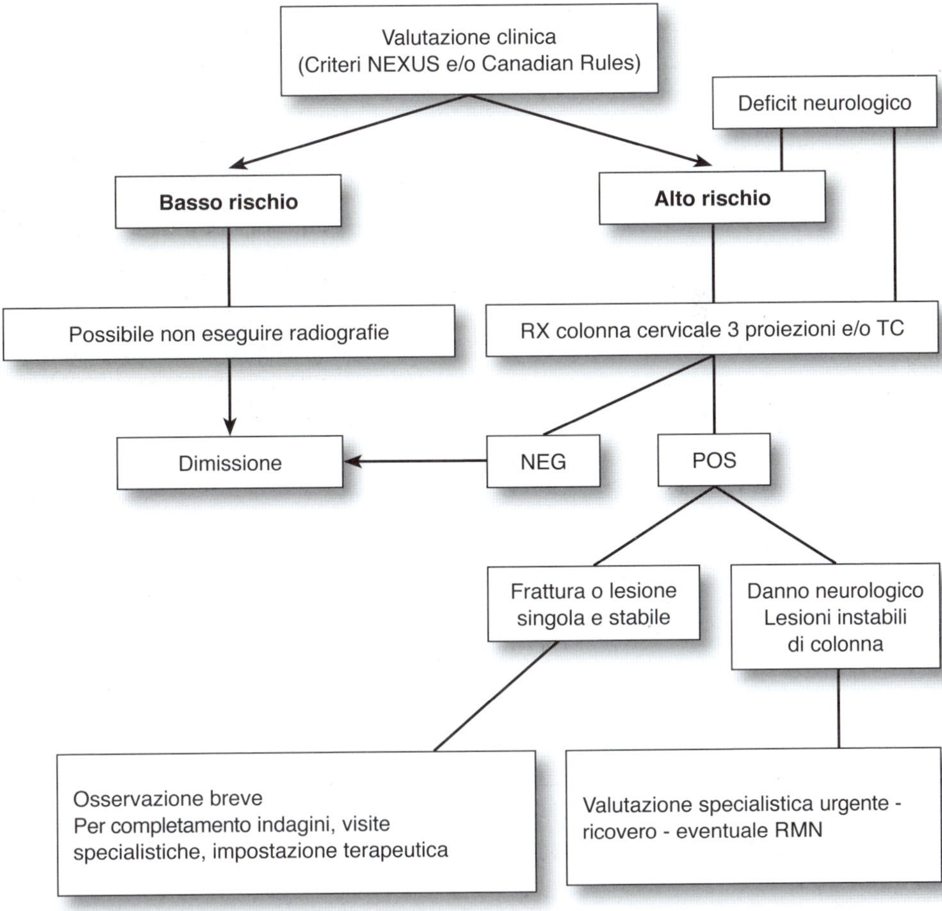

14. Tossicologia

14.1 Intossicazioni acute

Introduzione

Le intossicazioni acute sono un vastissimo insieme di patologie di diversa gravità determinate da esposizioni (per vie e con modalità diverse) a un grande numero di agenti causali (i cosiddetti veleni o agenti tossici). I quadri clinici che ne conseguono sono molto variabili e risultano spesso di difficile inquadramento diagnostico e terapeutico.

La gestione delle intossicazioni acute interessa tutto il settore dell'urgenza, dal soccorso territoriale ai servizi di pronto soccorso-medicina d'urgenza, alle rianimazioni: non è però infrequente che in alcuni ospedali, oppure in relazione a specifici aspetti organizzativi, pazienti intossicati vengano ricoverati e trattati in reparti di medicina e chirurgia generale, in pediatria, o in degenze specialistiche (es. unità coronarica) per necessità di assistenza e monitoraggio particolari. In tutti i casi, la consulenza fornita dagli specialisti dei Centri Antiveleni (CAV) risulta essenziale per minimizzare gli errori e impostare i percorsi diagnostico-terapeutici più idonei.

In termini di frequenza, l'evento "intossicazione acuta" (includendo quindi qualunque tipo e causa) rappresenta un evento di sempre maggiore riscontro per chi opera nei servizi d'urgenza, con una incidenza media annua approssimativa, nel nostro Paese come nel resto d'Europa, di 1 caso ogni 100 abitanti. Benché sia difficile accertare dati precisi di prevalenza, la patologia acuta da tossici esogeni (escludendo le reazioni avverse a farmaci) rappresenta in Italia una delle 20 patologie più frequenti in pronto soccorso (PS), in media circa il 3-4% di tutti gli accessi.

Trattamento nella fase acuta: la presa in carico del paziente intossicato

Benché vi siano ancora controversie su alcuni aspetti della gestione del paziente intossicato (es. disponibilità e necessità di indagini di tossicologia analitica in urgenza, impiego di alcuni antidoti), i principi, i processi e le procedure che caratterizzano l'approccio terapeutico nella fase acuta sono oggi chiaramente stabiliti e oggetto di consenso nella comunità scientifica. Essi dovrebbero quindi essere patrimonio, per lo meno nelle linee generali, di tutti i medici che operano nei servizi che più frequentemente si trovano ad affrontare urgenze ed emergenze tossicologiche, quali il 118, il pronto soccorso/medicina d'urgenza, la rianimazione e la pediatria.

Nella gestione del paziente intossicato esistono quattro momenti fondamentali:

- la diagnosi;
- il trattamento d'urgenza;
- il trattamento nella fase post-acuta;
- il *follow-up* a medio/lungo termine per il monitoraggio e trattamento di eventuali sequele tardive.

In ciascuna di queste fasi occorre tener presenti gli aspetti peculiari di questa patologia al fine di effettuare l'intervento più efficace e sicuro. In tutti i casi la consulenza dei CAV risulta essenziale in considerazione del fatto che:

- a una frequenza elevata dell'evento "intossicazione" corrispondono in realtà moltissimi quadri clinici assai diversi fra loro per variabilità degli agenti in causa e modalità di avvelenamento;

- le intossicazioni acute sono solo in una piccola percentuale "pure", e cioè causate da una sola sostanza/farmaco (ad esclusione della maggior parte di quelle accidentali);
- le sostanze/farmaci dotati di potenziale tossicità con i quali l'uomo può venire in contatto sono in incessante aumento e facilmente disponibili;
- le possibilità di determinazioni analitiche specifiche in urgenza sono estremamente limitate nel nostro Paese;

e) la possibilità di trattamenti antidotici efficaci e sicuri esiste solo per un limitato numero di sostanze.

La rapida e continua evoluzione delle conoscenze meccanicistiche sugli effetti tossici di farmaci e veleni, inoltre, consente oggi solo agli specialisti dei CAV di poter essere aggiornati sulle migliori e più appropriate decisioni diagnostico-terapeutiche e di monitoraggio di moltissime tipologie di intossicazione.

Diagnosi

La diagnosi in tossicologia clinica si basa in un primo momento, come in tutti i campi della medicina, dal confronto tra anamnesi e quadro clinico presentato dall'intossicato. L'enorme variabilità di sostanze chimiche e di miscele delle stesse con cui l'uomo può venire a contatto per vie diverse, tuttavia, implica che ogni intossicazione acuta possa configurare un'evenienza insolita o addirittura unica, senza precedenti.

Anamnesi

I dati anamnestici relativi all'esposizione sono fondamentali per l'inquadramento diagnostico e prognostico, nonché per il corretto trattamento e monitoraggio del paziente con intossicazione acuta. Essi devono comprendere le informazioni relative alla sostanza/e con la/le quale/i il paziente è venuto a contatto, alle modalità (es. via di assunzione, quantità, circostanze dell'evento) e ai tempi trascorsi fra esposizione e presentazione/comparsa di segni e sintomi. Spesso questo è un punto critico perché il paziente non è attendibile o non è in grado di riferire dati corretti (es. per comportamento autolesivo, alterazioni dello stato di coscienza, bambini).

Il processo diagnostico richiede spesso che la raccolta di informazioni avvenga attraverso domande specifiche poste a familiari, per confronto con amici e conoscenti, o attraverso coloro che hanno potuto raccogliere importanti dati circostanziali (es. primi soccorritori).

L'identificazione esatta dei prodotti in causa è essenziale: benché esistano in commercio centinaia di migliaia di prodotti chimici, i CAV possono essere in grado di identificarne rapidamente la composizione e definire quindi il miglior approccio diagnostico-terapeutico. Occorre infatti considerare che spesso a un nome comune, quale ad esempio quello di candeggina (prodotto domestico) o venlafaxina (farmaco) corrispondono oggi decine di prodotti commerciali e/o di formulazioni diverse con caratteristiche tossicologiche differenti fra loro.

In alcuni casi esistono dosi tossiche ben conosciute (es. paracetamolo, acido acetilsalicilico, glicole etilenico, metanolo, boro), ma sfortunatamente nella maggior parte dei casi la dose tossica non è nota. In questi casi la potenziale pericolosità della sostanza assunta deve essere valutata in base al profilo tossicologico della sostanza nonché alle condizioni del paziente e alle circostanze dell'esposizione, ponendosi comunque nella condizione peggiore.

La conoscenza delle modalità (singola o ripetuta) e del tempo intercorso dall'assunzione delle sostanze è molto importante: l'intervallo fra esposizione e comparsa di segni e sintomi è variabile e caratteristico per singole sostanze/veleni.

Il quadro clinico e gli esami tossicologici devono essere sempre interpretati in base al tempo intercorso dall'inizio o fine dell'esposizione. Oltre che a fini diagnostici e prognostici, la conoscenza del tempo intercorso è essenziale anche a fini terapeutici: questo dato può infatti condizionare sostanzialmente la scelta della metodica di decontaminazione, di un trattamento antidotico specifico o l'applicazione di una tecnica di depurazione extracorporea.

Altri aspetti anamnestici hanno grande rilevanza. La via d'esposizione condiziona l'assorbimento dei veleni, la comparsa di tossicità in tempi più o meno lunghi e la scelta delle relative tecniche di decontaminazione. L'anamnesi patologica remota (comprese le terapie in corso, storie d'abuso, ecc.) può mettere in evidenza fattori di rischio aggiuntivi o controindicazioni ad alcuni trattamenti.

Segni/sintomi

La patologia tossica è caratterizzata da un rapporto logico tra causa ed effetti molto più stretto e costante rispetto ad altre patologie, e da un tempo di latenza fra esposizione e comparsa dei sintomi caratteristico per ogni sostanza e formulazione.

L'esame del paziente deve essere accurato e mirato alla ricerca di segni/sintomi che concordino con l'anamnesi relativa agli agenti in causa o che consentano, in assenza di dati anamnestici certi, di indirizzare verso diagnosi specifiche.

Occorre tuttavia considerare che nelle patologie da tossici i segni/sintomi presenti in un dato momento possono repentinamente cambiare in seguito ad assorbimento di ulteriori quantità della stessa sostanza (es. formulazioni di farmaci a lento rilascio) o di

Tabella 14.1.1. Principali "sindromi tipiche" di interesse clinico-tossicologico

Sindrome	Esempi di agenti	Segni/sintomi caratteristici
Anticolinergica periferica e centrale	• farmaci (atropina e derivati, carbamazepina, antidepressivi triciclici) • piante (*Atropa belladonna, Datura stramonium, Hyoscyamus niger*, "stramoni" utilizzati nell'abuso, ecc.) • funghi (*Amanita muscaria e pantherina*)	• periferici: tachicardia, midriasi, cute calda e arrossata, mucose secche, riduzione della peristalsi, ritenzione urinaria, ipertermia • centrali: agitazione e delirio (accompagnato da stato mentale fluttuante, confusione, allucinazioni visive, alterazioni comportamentali) tremori, mioclonie, coma
Colinergica o muscarinica	• insetticidi (esteri organofosforici, carbamati) • agenti nervini • farmaci: fisostigmina, farmaci usati nell'Alzheimer (donepezil, galantamina, rivastigmina, taurina) e nella miastenia gravis (es. neostigmina), agonisti dell'acetilcolina (betanecolo, carbacolo, pilocarpina) • funghi (genere *Inocybe e Clitocybe*)	• bradicardia, miosi, sudorazione profusa, scialorrea, broncorrea, lacrimazione, vomito, diarrea, iperperistalsi
Metaemoglobinemia	• anilina • nitriti e nitrati	• cianosi senza dispnea, sangue color cioccolato, insufficienza cerebrale, ipotensione (nitriti)
Simpaticomimetica	• b-agonisti diretti (adrenalina, noradrenalina, isoproterenolo, albuterolo, clenbuterolo, terbutalina) • a-agonisti diretti (adrenalina, alcaloidi dell'ergotamina, fenilefrina) • simpaticomimetici indiretti (amfetamine, cocaina, fenfluramina, MAO-inibitori, metifenidato, fendimetrazina, tiramina) • simpaticomimetici ad azione mista (dopamina, efedrina, pseudoefedrina, fenilpronalamina) • piante (*Ephedra, Ma huang*)	• gli effetti sono dipendenti dalla selettività recettoriale alfa o beta: tachicardia seguita da bradicardia (solo bradicardia per fenilefrina), aritmie, ipertensione, midriasi, ipertermia, sudorazione, convulsioni, psicosi • nota: i segni/sintomi possono essere confusi da complicanze quali emorragie cerebrali o ischemie e vasocostrizione distrettuali
Oppioide	• morfinici naturali e di sintesi	• insufficienza respiratoria (bradipnea, apnea), miosi puntiforme, depressione centrale fino al coma
Morso di vipera	• vipere italiane	• segni di morso (1 o 2 puntini a distanza di 0,5-1 cm), edema duro bluastro e dolente, alterazioni della coagulazione

sostanze diverse (intossicazioni miste), oppure per lento metabolismo del composto primario a molecole con effetti più potenti o differenti (es. metanolo, glicole etilenico).

Oltre ai segni e sintomi che caratterizzano alcune sindromi tipiche (Tabella 14.1.1), altri elementi possono indirizzare la diagnosi, quali, ad esempio un odore caratteristico dell'espirato, la presenza di lesioni tipiche, di anomalie elettrocardiografiche o radiografiche, particolari quadri biochimico-metabolici (es. acidosi metabolica, gap anionico), il colore delle urine o dell'aspirato gastrico, oppure segni di venopuntura.

Quando presenti in modo conclamato, le sindromi tipiche possono facilitare molto il ragionamento diagnostico (anche quando l'anamnesi risulta del tutto muta) restringendo le possibilità causali ad alcune serie di agenti.

Analisi clinico-tossicologiche

La valutazione di esami di biochimica clinica routinariamente disponibili nell'urgenza (es. elettroliti, CPK, transaminasi, calcemia), così come l'emogasanalisi, possono fornire dati utili e necessari per la diagnosi e il monitoraggio di molte intossicazioni acute. È tuttavia solo la determinazione della quantità di tossico assorbito e presente nell'organismo (analisi tossicologica) che può confermare il sospetto diagnostico, consentire la corretta applicazione di terapie antidotiche e di tecniche di depurazione extracorporea, nonché la formulazione di una prognosi corretta indipendentemente dai segni e sintomi al momento presenti. Purtroppo, l'analisi tossicologica specifica per singoli veleni è ancora poco disponibile nella maggior parte dei PS: solo in pochi ospedali sono presenti servizi di tossicologia analitica in grado di effettuare molteplici analisi in urgenza.

I test di tossicologia analitica possono essere di tipo qualitativo, semiquantitativo o quantitativo; ogni metodica ha campi di applicazione e tempi di risposta diversi, affidabilità e accuratezza variabili, e richiede competenze analitiche più o meno specifiche con notevole differenza anche nei costi.

Il più diffuso e semplice test di tossicologia analitica è rappresentato dallo screening su urine di alcune sostanze d'abuso e farmaci: ad alcuni vantaggi quali il costo limitato e la facilità di esecuzione, corrispondono numerosi limiti prevalentemente legati:

- alla scarsa sensibilità (falsi negativi) per molecole appartenenti alla stessa categoria di farmaci;
- alla specificità limitata (falsi positivi), ad esempio per reattività crociata tra farmaci;
- alla matrice utilizzata.

Nell'urina infatti:

- la positività per i farmaci può risultare correlata alla semplice assunzione di dosi terapeutiche;
- il cut-off del metodo può non consentire di rilevare concentrazioni tossiche di alcune molecole appartenenti alla categoria testata;
- le concentrazioni del tossico eliminato sono influenzate dalla diuresi e dalla clearance renale;
- alcune sostanze (es. sostanze d'abuso) permangono positive nelle urine per giorni dopo l'assunzione, anche quando non sono più causa di effetti tossici clinicamente rilevabili;
- altre sostanze non sono per nulla rilevabili tal quali nelle urine.

In molte intossicazioni solo il test quantitativo su sangue ha utilità diagnostica: si tratta di veleni (in genere lesionali) per i quali è nota una correlazione dose-effetto la cui conoscenza ha evidenti implicazioni terapeutiche, come nel caso, ad esempio, di paracetamolo, salicilici, digossina, teofillina, carbamazepina, antidepressivi triciclici, metanolo, glicole etilenico, litio, boro, ferro e vari altri metalli.

La disponibilità del dato analitico, sia qualitativo che quantitativo, non può tuttavia essere disgiunta dalla sua valutazione clinica: numerosi fattori, infatti, quali modalità e tempo intercorso dall'assunzione, interferenze metabolico-cinetiche (es. metaboliti attivi) e tossico-dinamiche, nonché le terapie messe in atto, ne condizionano il significato.

Gli ospedali italiani dotati di laboratori in grado di assicurare analisi tossicologiche quantitative in urgenza sono pochissimi.

Un'indagine condotta nel 2012 dal CAV di Pavia su 193 strutture sanitarie italiane indica che il 48,7% dispone di minime analisi tossicologiche (prevalentemente esami di tipo qualitativo, oltre a monitoraggio di alcuni farmaci, carbossiemoglobina ed etanolo), ma che solo il 36,8% ne dispone in urgenza.

Una migliore disponibilità e organizzazione dei servizi di tossicologia analitica in urgenza sarebbe senza dubbio auspicabile nel nostro Paese, specie per ciò che riguarda analisi di veleni lesionali (es. glicoli, metalli, solventi), di farmaci e delle nuove sostanze d'abuso. Considerando l'impegno di risorse, le caratteristiche della struttura, il bacino d'utenza, le realtà territoriali, occorrerebbe che a fianco di analisi tossicologiche disponibili in ogni struttura per l'urgenza (es. alcolemia, carbossiemoglobina, metaemoglobina, esami qualitativi per ricerca di comuni sostanze d'abuso, benzodiazepine, barbiturici, antidepressivi triciclici), a livello provinciale e/o regionale fossero disponibili in urgenza esami più specifici fra i quali digossinemia, salicilemia, paracetamolemia, litiemia, sideremia e determinazione di glicole etilenico. In laboratori più centralizzati dovrebbero essere inoltre disponibili esami ancora più specifici (es. nuove sostanze d'abuso, metanolo, colchicina, paraquat, solventi, metalli), anche su matrici diverse (es. matrice cheratinica).

Diagnostica per immagini

Nella diagnosi delle intossicazioni acute possono essere utilmente impiegate, con indicazioni e interpretazioni specifiche relative agli agenti causali, le usuali tecniche elettrofisiologiche e di diagnostica per immagini.

L'elettrocardiogramma a 12 derivazioni e il monitoraggio ECGrafico sono tecniche semplici, sempre disponibili e non invasive, che risultano spesso indicate poiché alterazioni cardiache possono frequentemente conseguire anche nelle intossicazioni da farmaci e da altri agenti non primariamente cardiotossici (es. neuropsicofarmaci). Nella maggioranza dei casi si tratta di valutare e monitorare la presenza di aritmie e/o disturbi della conduzione e della ripolarizzazione: gli intervalli QRS e QT sono i principali parametri, ad esempio, da sottoporre a monitoraggio nelle intossicazioni dai principali antidepressivi e neurolettici.

La radiografia diretta dell'addome trova indicazione nella rilevazione di sostanze e compresse radiopache (es. solventi clorurati, farmaci a base di ferro). TC e RM sono utili nella valutazione delle conseguenze di alcune intossicazioni (es. monossido di carbonio, metanolo, interessamento delle pareti viscerali nelle ingestioni di caustici), anche se in alcune intossicazioni la valutazione corretta del danno è possibile solo grazie a diagnostica più complessa e normalmente non utilizzata o disponibile nell'urgenza (es. SPET).

L'esofagogastroduodenoscopia (EGDS) trova specifiche indicazioni, oltre che nella valutazione diagnostica delle ingestioni di caustici/corrosivi, anche per la valutazione dell'avvenuto svuotamento gastrico in caso di ingestione di veleni solidi con elevata tossicità lesionale, facilitando o completando la decontaminazione. L'impiego della gastroscopia decontaminativa (GD) quale procedura di decontaminazione in urgenza viene approfondita più oltre in apposito paragrafo.

Trattamento d'urgenza

Fatte salve le manovre aspecifiche e generali di supporto delle funzioni vitali, il trattamento d'urgenza del paziente intossicato si può avvalere, quando indicati, di due interventi specifici:

- la decontaminazione per evitare l'assorbimento del veleno;
- il trattamento antidotico specifico.

A questi può essere associato, in un secondo momento, un trattamento di depurazione finalizzato a promuovere l'eliminazione del veleno già assorbito. In alcuni casi è possibile utilizzare tecniche atte a rimuovere il veleno prima che venga assorbito e somministrare prontamente antidoti che consentono di diminuire drasticamente il carico tossico intervenendo sull'assorbimento, trasformando una potenziale intossicazione in un evento privo di conseguenze clinicamente significative. Nel paziente intossicato il primo intervento medico (sia che si tratti di decontaminazione o di interventi specifici) può e deve essere effettuato sulla base della sola anamnesi, prima della comparsa di qualunque sintomo o segno.

Decontaminazione gastrointestinale

Per ottenere la decontaminazione gastrointestinale possono essere utilizzate diverse tecniche, quali l'induzione del vomito, la lavanda gastrica e la EGDS per l'evacuazione del tratto gastroenterico superiore, la catarsi e il lavaggio intestinale per l'evacuazione di quello inferiore. La somministrazione di adsorbenti (es. carbone vegetale attivato) trova impiego da sola o in associazione a tali manovre.

Ognuna delle tecniche di decontaminazione gastrointestinale ha precise indicazioni e controindicazioni che devono essere considerate di volta in volta in relazione alle caratteristiche della specifica intossicazione. Per quanto riguarda le indicazioni all'impiego dell'una o dell'altra tecnica, esse variano in base a numerosi fattori fra i quali i principali sono la natura delle sostanze assunte (es. formulazione, stato fisico, pericolosità intrinseca), la quantità ingerita, l'intervallo di tempo intercorso dall'assunzione, le condizioni cliniche dell'intossicato.

I dati scientifici sull'efficacia delle manovre di decontaminazione, impiegate singolarmente o in associazione, sono scarsi, difficilmente valutabili e ancora oggi oggetto di dibattito, principalmente per mancanza di studi sistematici. Alcune informazioni sono state ottenute da studi sperimentali, altre da studi su volontari sani dopo somministrazione (ovviamente) di dosi non tossiche, e quindi in condizioni troppo distanti dalle reali condizioni dell'intossicazione acuta per molti aspetti (tossicocinetica, impossibilità di studio di dosi, sostanze o miscele molto tossiche) e di dosi tossiche.

Sono invece scarsissime le informazioni derivate da intossicazioni acute reali, e ciò in relazione a numerose variabili che rendono difficile la raccolta di dati valutabili, fra cui:

- l'impossibilità di raccogliere casistiche sufficienti di soggetti con le stesse caratteristiche (es stomaco vuoto/pieno, pasto recente), affette da intossicazioni con le stesse caratteristiche (es. tipo di farmaco, formulazione, tempo dall'assunzione) e trattate con la stessa procedura e con tempi comparabili;
- la frequenza con la quale le variabili differiscono (es. co-assunzioni di farmaci diversi nel singolo paziente);
- le difficoltà nel poter disporre di dati analitici quantitativi sulla maggior parte dei veleni che vengono ingeriti in modo da valutare l'efficacia della tecnica utilizzata (es. determinazioni su contenuto/aspirato gastrico, liquido di lavanda, sangue, urine, ecc.).

È opportuno sottolineare che alla carente dimostrazione di efficacia e ai possibili effetti collaterali delle procedure impiegate per lo svuotamento gastrico, si contrappone l'evidenza che il mancato impiego di tali tecniche può essere causa di intossicazioni gravi o letali.

Solo gli studi clinici su pazienti intossicati possono chiarire quale sia:

- la quantità di tossico che è possibile sottrarre all'organismo con la decontaminazione, specie per le sostanze non medicinali;
- il vantaggio di una tecnica nei confronti di un'altra in termini di sicurezza, tempo impiegato e costi;
- il reale beneficio clinico per il paziente;
- l'intervallo temporale per un'azione efficace in varie condizioni cliniche. Nessuno studio clinico ad elevato valore statistico, tuttavia, è riuscito fino ad ora a indagare in modo preciso questi fattori.

È per contro ovvio che nessuna manovra di decontaminazione dovrebbe essere utilizzata senza che esistano validi presupposti clinici e tossicologici per la sua applicazione. Per contro, l'evidenza statistica della loro efficacia non deve essere il solo parametro che ne giustifichi l'impiego, tenuto anche conto della scarsa morbilità di tali trattamenti rispetto agli effetti dei tossici per i quali essi vengono impiegati.

Induzione del vomito. L'induzione del vomito ha precise indicazioni e controindicazioni; in alcuni casi può essere più indicata della lavanda gastrica (es. ingestione di tossici solidi insolubili in acqua, bacche), anche se nella pratica il suo impiego è certamente poco frequente e quasi sempre limitato ai pazienti pediatrici.

Può essere ottenuta meccanicamente mediante stimolazione della base della lingua, oppure farmacologicamente per somministrazione di sciroppo di ipecacuana che, attraverso l'azione di due principali alcaloidi (emetina e cefalina) agisce a livello periferico (azione irritante locale) e centrale (attivazione del centro del vomito). Il farmaco produce emesi nel 80-100% dei pazienti entro 5-10 minuti dalla somministrazione; l'effetto può non comparire se sono stati assunti farmaci ad azione antiemetica che ne bloccano l'effetto centrale.

L'induzione del vomito con ipecacuana è efficace nell'allontanare il tossico se effettuata entro un tempo relativamente breve dall'ingestione (circa 1 ora): in questo caso la procedura consente di eliminare mediamente il 30-40% del contenuto gastrico (e quindi del tossico ivi presente). Quantità superiori possono essere eliminate per somministrazioni più precoci dell'emetico: studi su animali e nell'uomo hanno evidenziato un'eliminazione massima del tossico pari a circa il 60% se l'emesi viene indotta immediatamente dopo l'ingestione. L'induzione del vomito è raramente efficace dopo 3-4 ore dall'ingestione, tranne nel caso di sostanze che rallentano lo svuotamento gastrico o che formano agglomerati di compresse nello stomaco (es. aspirina).

La procedura è controindicata in caso di ingestione di sostanze convulsivanti o depressori del sistema nervoso centrale, caustici/corrosivi, derivati del petrolio o solventi, schiumogeni, corpi estranei, materiali taglienti; è altresì controindicata nei pazienti che possono avere grave danno dal vomito ripetuto (es. recente intervento all'apparato gastrointestinale, età avanzata, gravidanza al 3° trimestre, grave ipertensione, grave enfisema polmonare, cirrosi epatica e diatesi emorragica, età inferiore a 6 mesi).

La posologia dello sciroppo di ipecacuana al 7,5%, che dovrebbe essere sempre disponibile in tutti i servizi di pronto soccorso, varia secondo l'età e viene fatta seguire da assunzione di 100 mL d'acqua nell'adulto e 30 mL nel bambino.

I principali effetti collaterali sono il vomito protratto per più di 3 ore (1-5% dei casi), diarrea (16-26%), dolori addominali, irritabilità, e sonnolenza. La persistenza di vomito può ritardare la somministrazione di altri antidoti (es. carbone vegetale attivato). Negli anni '80 sono stati descritti singoli casi di ernia diaframmatica, gastriti emorragiche, sindrome di Mallory-Weiss, emorragia cerebrale, retropneumoperitoneo e pneumomediastino.

Alcuni studi degli anni '80 su gruppi di pazienti non hanno mostrato alcun "vantaggio clinico" derivante dall'uso di sciroppo di ipecacuana (da solo o seguito da carbone attivato) rispetto alla somministrazione del solo carbone attivato. Similmente, due studi su volontari sani hanno mostrato una maggiore efficacia nella prevenzione dell'assorbimento da parte del carbone attivato da solo rispetto alla somministrazione di ipecacuana o di ipecacuana seguito da carbone attivato. In base a tali dati, alcuni Autori consigliano la somministrazione di carbone attivato (con o senza catartico), senza induzione del vomito, nella maggior parte delle intossicazioni da farmaci; l'ipecacuana avrebbe ancora un ruolo solamente nei bambini che arrivano all'osservazione in pronto soccorso rapidamente dopo l'ingestione.

Lavanda gastrica. Buona parte delle sostanze ingerite può essere rimossa con la lavanda gastrica. La tecnica è più invasiva dell'induzione del vomito con ipecacuana, ma presenta scarsi e solo lievi effetti collaterali se effettuata con attenzione e in modo corretto. Farmaci a rilascio prolungato o gastroresistenti, e quindi buona parte delle nuove formulazioni di farmaci (quando ancora interi), frammenti di bacche, di vegetali o di canfora e naftalina sono, ad esempio, scarsamente rimovibili.

L'intervallo di tempo trascorso dall'ingestione entro il quale può essere indicato effettuare una lavanda gastrica efficace non è definibile a priori: esso dipende, ad esempio, dalle caratteristiche chimico-fisiche della sostanza (o della miscela di sostanze) ingerita, dalla forma farmaceutica, dallo stato di ripienezza dello stomaco, dalle caratteristiche individuali del paziente. Tale intervallo utile è probabilmente inferiore a 1-2 ore per molte sostanze allo stato liquido, assunte a stomaco vuoto e rapidamente assorbibili, ma può essere di molto maggiore (anche più di 24 ore) in caso di assunzione di alcuni veleni (es. tallio, antidepressivi triciclici, salicilici, funghi, farmaci a rilascio prolungato) e in alcune situazioni cliniche (es. coma, shock) che determinano diminuzione della normale peristalsi.

In Tabella 14.1.2 vengono elencate alcune condizioni che aumentano l'appropriatezza della lavanda gastrica: si tratta di principi generali che devono essere considerati in relazione al singolo caso.

La quantità totale di acqua (o soluzione salina) tiepida necessaria per effettuare una lavanda gastrica varia da un minimo di 2 litri a circa 20-25 litri per alcune intossicazioni. Attraverso una sonda di grosso calibro vengono somministrati volumi di 200 mL alla volta nell'adulto, ai quali possono in rari casi essere aggiunti antidoti specifici per il tipo di veleno ingerito; il liquido di volta in volta instillato viene rimosso per suzione (raramente per caduta), e il lavaggio deve essere continuato fino a comparsa di liquido chiaro, inodore, senza frammenti delle sostanze ingerite.

Tabella 14.1.2. Fattori che aumentano l'appropriatezza della lavanda gastrica

- ingestione recente (1-3 ore)
- sostanze a tossicità non nota
- veleni con effetti lesionali su organi, sistemi, apparati (es aspirina, paracetamolo, *Amanita phalloides*, colchicina, pesticidi, fenoli)
- ingestione di dosi tossiche di agenti con elevato livello di pericolosità (es. antidepressivi, calcio-antagonisti, beta-bloccanti, digitale, teofillina, antineoplastici, neurolettici, clorochina)
- sostanze che aderiscono alla parete gastrica o che formano agglomerati poco solubili
- sostanze non adsorbibili al carbone vegetale attivato (es. alcoli, glicoli, ferro, litio, metalli, cianuri)
- ingestione di una quantità di sostanza che supera la capacità adsorbente del carbone attivato (es. quantità di farmaci che superano la dose di 100 mg/kg – includendo principio attivo e coformulanti – specie se le formulazioni sono a rilascio prolungato)
- assenza o incompleta efficacia della terapia antidotica (es. colchicina, paraquat, *Amanita phalloides*, glifosate)

L'efficacia clinica della lavanda gastrica, similmente a quanto descritto per l'induzione del vomito con ipecacuana, risulta ancora scientificamente poco valutabile. Essa è comunque indicata per rimuovere sostanze liquide o farmaci (specie se solidi) in caso di sovradosaggio massivo, soprattutto in pazienti con alterazioni dello stato di coscienza, nonché in caso di ingestione di sostanze non adsorbibili dal carbone e di ingestione di veleni lesionali.

Negli ultimi 15 anni alcuni Autori hanno tentato di valutare l'efficacia della lavanda gastrica e di altri metodi di decontaminazione gastrointestinale da tossici. Al riguardo, esistono pochi studi clinici, alcuni studi sperimentali su animali di laboratorio e studi su volontari sani.

L'impiego della lavanda gastrica non ha mostrato alcun "vantaggio clinico" in studi non randomizzati su pazienti intossicati rispetto alla sola somministrazione di carbone attivato; essa risulta inoltre in grado di rimuovere solo una piccola frazione del farmaco ingerito in pazienti intossicati da antidepressivi triciclici. A sostegno di una scarsa efficacia concorrono anche la dimostrazione della presenza a livello gastrico di materiale solido residuo in un'elevata percentuale di pazienti (88%) e della progressione intestinale del contenuto gastrico dopo lavanda gastrica; tale ultimo effetto può tuttavia essere evitato o minimizzato attraverso l'impiego di una tecnica corretta.

Anche alcuni studi su volontari sani hanno concluso con una valutazione di scarsa efficacia della lavanda gastrica nella prevenzione dell'assorbimento.

Risultati contrari sono però riportati da altri studi nei quali, in una percentuale dei pazienti, la lavanda gastrica si è dimostrata efficace nel rimuovere significative quantità di farmaci quali paracetamolo, salicilati, antidepressivi triciclici, barbiturici e vari altri farmaci.

L'efficacia della lavanda gastrica, da sola o seguita da somministrazione di carbone attivato, diminuisce con l'aumentare del tempo trascorso dall'ingestione, quando cioè sono già avvenuti in misura copiosa la progressione post-pilorica e/o l'assorbimento del veleno.

Per farmaci a rapido assorbimento la lavanda gastrica, seguita da somministrazione di carbone vegetale attivato, risulta più efficace del carbone da solo entro un'ora dall'ingestione con una diminuzione progressiva dell'efficacia dopo 2 e 4 ore. Per contro la lavanda gastrica si e dimostrata efficace nel determinare una significativa asportazione di molti veleni (es. ecstasy, aspirina, venlafaxina, funghi) a distanza di 4-12 e più ore dall'ingestione, come nel caso di farmaci ad assorbimento rallentato per caratteristica della stessa molecola o per formulazione: ciò è risultato determinante in alcuni casi per salvare la vita del paziente.

Non è nota la percentuale dei casi di intossicazione acuta nei quali viene oggi praticata la lavanda gastrica. Negli ultimi anni, ma specialmente dopo una Conferenza di Consenso tenutasi nel 1992 in Francia si è assistito a una netta diminuzione della pratica della lavanda gastrica passando da più del 70% dei casi nel 1987 a meno del 40% nel 1995. Studi francesi indicano che essa viene effettuata nel 38% dei casi di intossicazione da farmaci negli adulti, mentre la somministrazione di carbone attivato viene prescritta solo nel 18,5% dei casi. La riduzione della somministrazione di adsorbenti, e in particolare di carbone attivato, a meno del 20% dei casi (rispetto a più del 40% agli inizi degli anni 1990) non ha fatto registrare un aumento del tasso di ospedalizzazione in reparti di rianimazione, né la durata media dei ricoveri.

Nel paziente incosciente o sedato è necessaria la protezione delle vie aeree prima di iniziare la manovra.

Controindicazione assoluta alla lavanda gastrica è la perforazione (in atto o potenziale) del tratto gastroenterico, come si può verificare nelle ingestioni massive di sostanze caustiche/corrosive; specifici trattamenti e/o manovre consentono invece di effettuare la lavanda gastrica in situazioni cliniche specifiche (es. insufficienza cerebrale, convulsioni, paziente scoagulato, diatesi emorragica) o in caso di ingestione di particolari veleni (es. solventi, tensioattivi) nei quali occorre particolare attenzione e l'utilizzo di procedure ad hoc.

Le complicanze potenziali della lavanda gastrica (danno meccanico, perforazione esofagea, emorragia gastrica, lievi alterazioni dell'ossigenazione e della frequenza cardiaca, polmoniti da aspirazione, squilibri idroeletrolitici) sono, nella pratica clinica, estremamente rare e non costituiscono un fattore limitante all'impiego della procedura.

Aspirazione gastrica. Nell'ingestione di alcuni veleni allo stato liquido può avere indicazione la semplice aspirazione del contenuto gastrico mediante sondino naso-gastrico. Ciò può essere indicato in caso di copiosa ingestione di alcuni caustici, di solventi, di sostanze schiumogene (dopo alcuni pre-trattamenti) avvenuta da poco tempo (in genere, al massimo 1-2 ore). La procedura trova indicazione per la decontaminazione pre-pilorica in casi in cui la lavanda gastrica è controindicata, e previa valutazione dei rischi (perforazione, aspirazione, ecc.) e delle condizioni cliniche del paziente.

L'efficacia clinica è scientificamente poco valutabile. Essa è comunque indicata per rimuovere sostanze liquide in caso di sovradosaggio massivo e di ingestione di veleni lesionali.

Gastroscopia decontaminativa. Nella gestione del paziente intossicato, l'endoscopia digestiva può avere sia un ruolo diagnostico che un ruolo attivo nella fase di decontaminazione. La gastroscopia decontaminativa (GD) in urgenza ha infatti assunto, negli ultimi anni, un ruolo chiave e sempre più frequente nella decontaminazione del paziente intossicato da farmaci, sostituendo totalmente in alcuni casi la lavanda gastrica.

I primi lavori scientifici che riportano l'impiego della GD risalgono alla fine degli anni '70, ma solo negli ultimi 10 anni sono stati pubblicati lavori più specifici sull'impiego della metodica, anche se in prevalenza si tratta di case report o piccole casistiche. Dai primi anni 2000, in effetti, la GD è stata utilizzate sempre più frequentemente in casi selezionati di intossicazione, con una prescrizione di impiego da parte del Centro

Antiveleni di Pavia, ad esempio, che è passata da una decina di casi all'anno nel 2005 a circa 100 casi/anno nel 2015.

La sostituzione della lavanda gastrica con la GD ha un razionale inequivocabile: negli ultimi 15 anni sono cambiate in modo radicale, e in misura sempre maggiore, le formulazioni di molti dei farmaci che sono causa di intossicazione. Queste nuove formulazioni a rilascio modificato sono state create per favorire l'assorbimento di farmaci nelle parti distali dell'intestino, per tempi prolungati (in genere fra le 12 e le 24 ore), diminuendo le somministrazioni giornaliere e riducendo potenzialmente gli effetti avversi.

Le nuove formulazioni di farmaci a rilascio prolungato (siglate ad esempio 'RP', "RM", "MR", 'XR', 'SR', 'CHRONO', '*retard*') si basano principalmente a sistemi di rilascio dei principi attivi conosciuti come "*swelling-controlled*" e "*diffusion-cntrolled*" (entrambi possono essere associati anche a controllo osmotico di passaggio dell'acqua) e vengono utilizzate soprattutto per psicofarmaci (es. SSRI/SNRI, antiepiletitci) ma anche Ca-antagonisti (nifedipina, verapamil), teofillina e molte altre molecole. La maggior parte di queste formulazioni ha caratteristiche che rendono vano effettuare una lavanda gastrica: esse infatti non si sciolgono rapidamente (alcune formulazioni non possono proprio sciogliersi), aderiscono fra di loro formando bezoari, liberano microsfere di farmaco a loro volta a rilascio modificato che aderiscono tenacemente alla parete gastrica. Molte di queste nuove formulazioni danno luogo a formazione di farmaco-bezoari con conseguenze critiche nella gestione del paziente, in quanto l'efficacia delle comuni tecniche di decontaminazione (lavanda gastrica, carbone attivato, lavaggio-irrigazione intestinale) può risultare ridotta in modo importante. I farmaco-bezoari si possono formare in una grande varietà di circostanze, e in una grande varietà di pazienti: essi sono in tutti i casi difficili da diagnosticare in modo affidabile. Alcuni farmaci non solo formano bezoari, ma sono anche potentemente gastro-lesivi (es. ferro e salicilati).

Fattori di rischio per formazione di bezoari sono:

- un numero elevato di compresse;
- la tipologia degli eccipienti (es. idrossimetilcellulosa);
- compresse di grandi dimensioni >10-15 mm (es. carbamazepina RM, clomipramina XR, quetiapina XR, verapamil, valproato di sodio).

Ovviamente le intossicazioni da farmaci a rilascio modificano sono caratterizzate da tardiva comparsa dei sintomi e tardiva presentazione in pronto soccorso.

La GD ha pertanto oggi, quali principali indicazione, la decontaminazione da:

- farmaci in formulazioni a lento rilascio (elevate quantità) e/o in grado di formare bezoari/concrezioni di compresse
- farmaci e sostanze in grado di aderire tenacemente alla parete gastrica
- verifica dell'avvenuta completa decontaminazione per alcuni potenti veleni lesionali (es. colchicina)
- alcuni veleni liquidi lesionali assunti in dosi elevate (es. prodotti caustici).

Un dato utile per comprendere l'utilità della GD nelle intossicazioni da alcuni farmaci deriva da una recente revisione retrospettiva di reperti autoptici in decessi da intossicazione di sostanze allo stato solido avvenuti a New York negli anni 2008-2010: il 98% dei farmaci ritrovati nel tratto gastroenterico post-mortem (frammenti conservati di pillola, granuli, paste, fanghi, liquami, o pillole intere) di 92 soggetti era costituito da farmaci a rilascio modificato (bupropione e venlafaxina) o a farmaci noti per la capacità di rallentare il transito gastrointestinale (oppioidi e anticolinergici).

La gastroscopia ha poi impiego in urgenza anche per:

- progressione pilorica di corpi estranei smussi (boli alimentari, monete, sassi, etc.);
- estrazioni di corpi estranei vulneranti (aghi, spille, lische, ossi, lamette, etc.);
- estrazione o progressione pilorica di corpi estranei tossici (pile stilo, batterie a disco, piombo, pacchetti di stupefacenti, etc.) o magnetici;
- rimozione/progressione di ovuli di sostanze d'abuso (*body-packers*).

Una considerazione a parte è necessaria per le micropile al litio. Anche nel caso delle batterie a bottone si è infatti assistito a modifiche tecnologiche che hanno portato negli ultimi anni alla disponibilità di pile al litio da 3 volts. Inizialmente si trattava di batterie a bottone della dimensione minima di 2 cm di diametro, ma recentemente sono comparse sul mercato anche batterie a bottone al litio di piccole dimensioni (inferiori a 1 cm di diametro). Quelle di 2 cm sono più pericolose perché rimangono incarcerate nell'esofago dei bambini, ma non è escluso che anche quelle di minori dimensioni possano determinare rischi importanti. Le micropile al litio hanno causato molte decine di decessi di bambini in tutto il mondo, Italia compresa, e, quando incarcerate in esofago, necessitano di rapida rimozione (entro 2 ore dall'ingestione) in ambiente protetto (sala operatoria) alla presenza di vari specialisti (gastroscopista, anestesista, chirurgo toracico e vascolare) per il rischio di emorragie massive durante la rimozione causate da fistole esofago-aortiche o verso altri grandi vasi.

Carbone vegetale attivato (CVA). È ottenuto da carbone di legno trattato ad alta temperatura e con acidi forti: questa procedura modifica le proprietà fisiche del carbone con la formazione di miriadi di micropori che gli conferiscono una superficie adsorbente di circa 1000-2000 metri quadrati per grammo di sostanza. L'aspetto è quello di una polvere nera leggera inodore e insapore che viene somministrata per via orale come sospensione acquosa (rapporto minimo CVA/acqua = 1:4); è meglio evitare l'utilizzo di bevande differenti perché possono ridurne l'efficacia. La dose standard empirica è di 0,5-1 g/kg peso. Il CVA può essere somministrato insieme al purgante salino in quanto non lo adsorbe.

Il CVA non viene assorbito dall'organismo, ma rimane nel lume gastro-enterico dove svolge la sua azione limitando l'assorbimento di molte sostanze. Lega rapidamente le molecole non ionizzate, facilmente disponibili per l'adsorbimento (es. farmaci "sciolti") con un rapporto CVA/sostanza da adsorbire di 10/1. Poiché l'azione del CVA è aspecifica, occorre considerare il carico ponderale totale delle sostanze assunte (ovvero anche gli eccipienti/coformulanti e gli eventuali altri ingesti presenti nel tratto gastroenterico).

Il CVA ha tre principali limiti:

1) non adsorbe i veleni in forma solida, non sciolti (es. compresse di farmaci a rilascio prolungato, bacche);
2) non adsorbe molte sostanze in base ad alcune caratteristiche fisico-chimiche (es. molecole ionizzate, acidi e basi forti, alcoli, glicoli, ferro, litio e metalli in genere);
3) ma specialmente ha un grande limite "ponderale" dato che la dose massima somministrabile (1 g/kg) è in grado di adsorbire solo al massimo 100 mg/kg della miscela di principi attivi, coformulanti e co-ingesti presente nel tratto gastroenterico.

Controindicazioni all'uso del CVA sono:

- compromissione dei riflessi di protezione delle vie aeree (a meno che il paziente non sia intubato);
- ingestione di sostanze caustiche/corrosive;
- occlusione intestinale.

Le rare complicanze della somministrazione di CVA sono costipazione e vomito. Errori nella procedura di somministrazione di CVA possono causare aspirazione nelle vie aeree con conseguente polmonite, bronchiolite o ostruzione nelle vie respiratorie. Fattori di rischio per l'aspirazione sono la somministrazione di quantitativi elevati in breve tempo, la somministrazione a paziente che diviene obnubilato, e quella di dosi multiple in paziente occluso.

La somministrazione di dosi multiple di CVA (dosi di 0,3-0,5 g/kg ogni 4-6-8 ore per un periodo di 12-24 ore) consente di prolungare l'effetto adsorbente nel tempo, nonché di adsorbire sostanze presenti nelle porzioni più distali del tratto gastrointestinale, farmaci a rilascio prolungato e formulazioni gastroprotette una volta che si sono sciolte le compresse.

Il CVA può anche promuovere l'eliminazione intestinale di sostanze il cui assorbimento sia già avvenuto e che siano caratterizzate da ricircolo entero-epatico o entero-enterico: questo processo viene definito "dialisi gastrointestinale".

La dialisi gastrointestinale (2,5-5 g/ora per un periodo di 24-96 ore secondo la cinetica del tossico) promuove l'eliminazione di sostanze interrompendo il ricircolo entero-epatico ed entero-enterico: il CVA lega ed evita il riassorbimento della sostanza escreta nel lume intestinale attraverso la bile o i villi. Questa tecnica ha dimostrato di aumentare la clearance complessiva corporea di numerosi farmaci e tossine fra cui carbamazepina, dapsone, digossina, tallio, fenobarbitale, chinidina, teofillina, amanitina.

Catarsi e lavaggio intestinale. Il razionale della catarsi consiste nel diminuire il tempo di transito intestinale del veleno, rimuovendolo dai siti di assorbimento. Viene impiegata nelle ingestioni di sostanze allo stato solido e che hanno assorbimento particolarmente lento o che rallentano la peristalsi: può essere utilizzata in associazione al CVA in quanto accelera l'eliminazione del complesso carbone-tossico per via rettale. Vengono utilizzati catartici osmotici che agiscono aumentando la ritenzione di liquido nell'intestino: il più utilizzato è il solfato di magnesio (15-30 g nell'adulto, 250 mg/kg nel bambino), anche se in alcuni casi possono essere utilizzati altri catartici salini (solfato di sodio, citrato di magnesio) o saccaridici (sorbitolo, mannitolo). Può essere utilizzato anche il polietilenglicole-PEG-4000 a dosi inferiori a quelle che si utilizzano per il lavaggio intestinale.

Non vi è indicazione all'uso di catartici in caso di ingestione di tossici in forma liquida e/o rapidamente assorbibili. Le controindicazioni consistono nell'ingestione di caustici e corrosivi, di sostanze con forte effetto irritante sulla mucosa enterica, e l'occlusione o la perforazione intestinale. Il rischio di squilibrio emodinamico è più elevato nelle età estreme, nelle quali la somministrazione di catartico deve essere effettuata solo in caso di effettiva necessità.

Il lavaggio intestinale si ottiene somministrando (come nella preparazione intestinale a esami o interventi) una miscela osmoticamente bilanciata di PEG-4000 in soluzione elettrolitica (1500-2000 mL/ora nell'adulto di età maggiore di 12 anni), fino a ottenere un lavaggio rapido e completo dell'intestino con espulsione dei tossici presenti nel lume: sono raramente necessari trattamenti per più di 6 ore. L'effetto è più rapido ed efficace rispetto alla catarsi salina, ma la procedura richiede un impegno maggiore ed è meno tollerata dal paziente. La soluzione impiegata è isosmotica, e pertanto non provoca sbilanci elettrolitici: i dati ad oggi disponibili suggeriscono che gli ingenti volumi necessari per rimuovere meccanicamente pillole, ovuli di droga o altre sostanze attraverso il tratto intestinale, non provochino effetti avversi nemmeno in caso di gravidanza o nei bambini. Il paziente cooperante può bere la soluzione, anche se il notevole volume e il sapore possono limitarne la compliance: è consigliabile somministrare il preparato attraverso un sondino naso-gastrico pre-riscaldando la soluzione a 37 °C per evitare ipotermia.

Il lavaggio intestinale è indicato per decontaminare da veleni lesionali, potenti, e da sostanze non adsorbibili al CVA (es. ferro, litio, metalli in genere), sostanze non rimovibili con la gastrolusi perché di dimensioni superiori al lume della sonda (es. vegetali in foglia o bacca, farmaci che tendono a formare farmacobezoari come aspirina, carbamazepina, antidepressivi, ovuli di droga), farmaci in formulazioni a rilascio prolungato.

Le controindicazioni sono le stesse della catarsi salina: è consigliabile cautela in caso di instabilità emodinamica, età estreme e recente intervento chirurgico sul tratto gastroenterico. Se il paziente presenta alterazioni del sistema nervoso centrale in atto o potenziali, le vie aeree dovrebbero essere protette prima di iniziare la procedura. Nausea, vomito e crampi addominali sono le principali complicanze del trattamento, durante il quale è utile la somministrazione di antiemetici.

14.2 Antidoti

Il trattamento antidotico è un intervento specifico di cui il medico si può avvalere nella gestione in urgenza del paziente intossicato. Numerosi antidoti sono di importanza fondamentale e rappresentano l'unico mezzo terapeutico in grado di modificare drasticamente il decorso clinico e la prognosi nelle intossicazioni di una certa gravità.

L'indicazione all'uso di antidoti può essere basata, a seconda della sostanza implicata, del quadro clinico e del profilo di sicurezza dell'antidoto stesso:

- sul solo dato anamnestico;
- sul dato anamnestico in associazione al quadro clinico;
- oppure può richiedere l'impiego di esami tossicologici che documentino la gravità dell'intossicazione.

Diversi fattori, tuttavia, condizionano e guidano il corretto impiego della terapia antidotica: la conoscenza dell'efficacia dell'antidoto, la scelta del momento corretto d'impiego e della durata/sospensione del trattamento, la valutazione del profilo di sicurezza dell'antidoto stesso (rischio/beneficio e controindicazioni), e, ovviamente, la disponibilità in urgenza del necessario antidoto.

Indicazioni e controindicazioni degli antidoti sono molto precise e devono essere valutate di volta in volta in relazione ai dati anamnestici, alle condizioni cliniche e alle caratteristiche tossico-cinetiche e di pericolosità delle sostanze assunte. Occorre inoltre considerare che alcuni antidoti comunemente utilizzati nella pratica clinica sono ampiamente conosciuti (anche in merito agli effetti collaterali), mentre altri sono di raro utilizzo e la loro esistenza, disponibilità e modalità di impiego è spesso misconosciuta, nonostante alcuni di essi siano veri e propri farmaci salvavita. Esistono poi quadri di avvelenamento nei quali possono essere impiegati, contemporaneamente o in sequenza, più antidoti differenti la cui efficacia clinica e i tempi di risposta possono variare considerevolmente (es. idrossicobalamina e sodio tiosolfato nell'intossicazione da cianuri).

Dal punto di vista clinico-tossicologico, gli antidoti sono molecole che, con meccanismo specifico o aspecifico, consentono il miglioramento delle prognosi *quoad vitam* o *quoad functionem* dell'intossicazione. Essi hanno un ruolo determinante nella gestione del paziente intossicato anche quando vengono utilizzati nel contesto di un trattamento plurifarmacologico, contribuendo a ridurre la durata della terapia e le sequele, favorendo anche un contestuale contenimento delle risorse mediche altrimenti necessarie per la cura di pazienti intossicati.

Numerosi antidoti, inoltre, sono considerati "salvavita" in quanto costituiscono l'unica terapia in grado di modificare drasticamente il decorso clinico e la prognosi di gravi intossicazioni (es. Fab-antidigossina, idrossicobalamina, glucagone, atropina). Per alcuni antidoti, per contro, l'efficacia clinica non è ancora completamente dimostrata in tutti i casi (es. chelanti dei metalli o di radionuclidi) o si basa su casistiche di piccole dimensioni.

A differenza di altre molecole di interesse terapeutico, è difficile stabilire una classificazione univoca degli antidoti: a fini clinici e didattici viene spesso utilizzata, e di seguito riportata, una classificazione che distingue gli antidoti in base alla capacità di modificare la cinetica e la dinamica di agenti tossici (**Figura 14.2.1** e **Tabella 14.2.1**). Si distinguono pertanto:

1) *antidoti in grado di modificare la cinetica del veleno*:
   - prevenendo l'assorbimento e riducendo la biodisponibilità del tossico;
   - rallentando/inibendo la formazione di metaboliti tossici;
   - accelerando l'eliminazione del tossico o riducendone il riassorbimento;
   - modificando la distribuzione del tossico nell'organismo;
   - legando il tossico e rendendolo inattivo
   - accelerando la formazione di metaboliti non tossici.

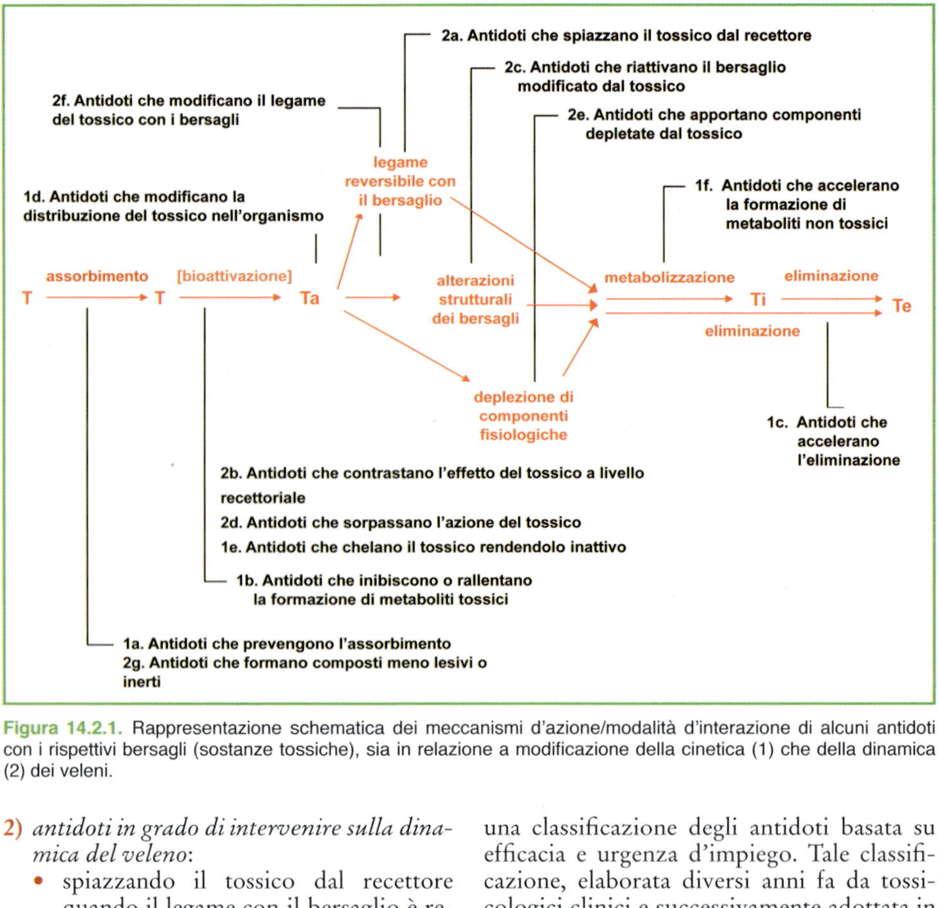

Figura 14.2.1. Rappresentazione schematica dei meccanismi d'azione/modalità d'interazione di alcuni antidoti con i rispettivi bersagli (sostanze tossiche), sia in relazione a modificazione della cinetica (1) che della dinamica (2) dei veleni.

2) *antidoti in grado di intervenire sulla dinamica del veleno*:
   - spiazzando il tossico dal recettore quando il legame con il bersaglio è reversibile;
   - contrastando l'effetto del tossico a livello recettoriale;
   - riattivando il bersaglio modificato dal tossico;
   - ripristinando la funzione attraverso il *by-pass* dell'effetto del veleno;
   - apportando componenti fisiologiche depletate dal tossico;
   - modificando il legame del tossico con i bersagli;
   - favorendo la formazione di composti meno lesivi o inerti.

A fini clinici e gestionali (es. disponibilità e approvvigionamento) per i servizi d'urgenza e per le farmacie ospedaliere risulta utile una classificazione degli antidoti basata su efficacia e urgenza d'impiego. Tale classificazione, elaborata diversi anni fa da tossicologici clinici e successivamente adottata in documenti europei (Risoluzione CEE 90/C 329/03 e documenti dell'*International Programme on Chemical Safety*-IPCS), distingue:

1) *in base all'efficacia*:
   - antidoti di efficacia ben documentata (es. riduzione della mortalità negli esperimenti su animali e riduzione della mortalità o di gravi complicanze nell'uomo);
   - antidoti largamente usati ma non universalmente accettati come efficaci a causa dell'insufficienza di dati (molecole che quindi necessitano di ulteriori indagini circa l'efficacia o le indicazioni);
   - antidoti di dubbia utilità;

Tabella 14.2.1. Meccanismi d'azione degli antidoti

		Esempi di antidoti
1. Azione sulla cinetica del veleno		
a	Prevenzione dell'assorbimento e riduzione della biodisponibilità del tossico	Ipecacuana, carbone vegetale attivato, catartici, calcio, terra di follatore
b	Rallentamento/inibizione della formazione di metaboliti tossici	Alcol etilico, fomepizolo
c	Accelerazione dell'eliminazione del tossico riducendone il riassorbimento	Bicarbonato di sodio, blu di prussia, ammonio cloruro
d	Modificando la distribuzione del tossico nell'organismo	Agenti alcalinizzanti e acidificianti
e	Legando il tossico rendendolo inattivo	Idrossocobalamina, chelanti dei metalli, frammenti anticopali, antitossine, protamina
f	Accelerando la formazione di metaboliti non tossici	N-acetilcisteina, sodio tiosolfato, acido folico
2. Azione sulla dinamica del veleno		
a	Spiazzamento del veleno dal recettore quando il legame con il bersaglio è reversibile	Naloxone, flumazenil
b	Contrasto dell'effetto del tossico a livello recettoriale	Atropina, fisostigmina
c	Riattivazione del bersaglio modificato dal tossico	Blu di metilene, pralidossima
d	Ripristino della funzione attraverso il by-pass dell'effetto del veleno	Glucagone
e	Apporto di componenti fisiologiche depletate dal tossico	Vitamina B6, calcio, N-acetilcisteina, vitamina K
f	Modificando il legame del tossico con i bersagli	Bicarbonato di sodio
g	Favorendo la formazione di composti meno lesivi o inerti	Simeticone, sodio tiosolfato, calcio, frammenti anticorpali

2) *in base all'urgenza di impiego*:
- antidoti con priorità 1: disponibili entro 30 minuti (quindi presenti in tutti i servizi di urgenza-emergenza);
- antidoti con priorità 2: disponibili entro 2 ore (quindi disponibili nelle farmacie ospedaliere operative h24 o con reperibilità, oppure presso servizi clinici di urgenza-emergenza di ospedali di riferimento);
- antidoti con priorità 3: disponibili entro 6 ore (che devono pertanto essere stoccati in ospedali di riferimento regionale/sovra regionale e nei Centri Antiveleni).

Il criterio dell'urgenza di impiego è molto importante in quanto l'efficacia clinica di un antidoto dipende strettamente dal tempo entro il quale esso viene utilizzato. Ne è esempio l'impiego del naloxone: il farmaco mantiene sempre la sua capacità di spiazzare l'oppioide dal recettore, ma se per effetto del tossico è insorto un danno anossico cerebrale, il suo impiego tardivo può consentire una ripresa dell'attività respiratoria senza che a questa corrisponda una *restituito ad integrum* della funzione cerebrale. Similmente, gli antidoti che inibiscono la formazione di metaboliti tossici sono clinicamente utili se impiegati prima che il tossico venga metabolizzato: l'impiego dell'etanolo o del fomepizolo nelle intossicazioni da glicole etilenico e metanolo, ad esempio, è in grado di prevenire l'insorgenza del danno d'organo causato dai metaboliti di tali xenobiotici solo se effettuato precocemente.

I criteri sopraesposti risultano fondamentali nel guidare le scelte per la disponibilità e per l'approvvigionamento degli antidoti nei servizi d'urgenza del SSN. Nelle Tabelle 14.2.2, 14.2.3, 14.2.4 vengono riportate in sintesi le principali caratteristiche degli antidoti in relazione alla classificazione basata sull'urgenza di impiego (per elementi aggiuntivi su ogni antidoto vedere il volume "Antidoti 2017", scaricabile dal sito www.cavpavia.it). Le tabelle includono molecole non sempre classificate come antidoti quali:
- molecole utili per contrastare gli effetti di farmaci (es. stravaso di antineoplastici) e veleni;

Tabella 14.2.2. **Antidoti con priorità 1: disponibili entro 30 minuti (presenti in tutti i servizi di urgenza-emergenza)**

Antidoto	Principali indicazioni d'uso	Principale meccanismo d'azione	Via di somministrazione appropriata per l'uso antidotico
Alcol etilico	Metanolo Glicole etilenico	Inibizione dell'enzima alcol-deidrogenasi (*vedi* BOX2)	Endovenosa
Amile nitrito	Cianuri	Induzione della formazione di metaemoglobina (*vedi* BOX2)	Inalatoria
Atropina solfato	Carbamati Esteri organo fosforici Agenti nervini Sindrome colinergica	Antagonista competitivo dell'acetilcolina a livello dei recettori muscarinici	Endovenosa
Bicarbonato di sodio	Cardiotossicità da farmaci (es. antidepressivi triciclici) Aumento escrezione urinaria di alcuni farmaci (es. fenobarbital)	Alcalinizzazione di plasma e urine Apporto di sodio a livello dei canali ionici cardiaci	Endovenosa
Blu di metilene	Sostanze metaemoglobinizzanti (es. nitriti)	Incremento della conversione di metaemoglobina a emoglobina	Endovenosa
Calcio cloruro	Ipocalcemie gravi per ingestione di fluoruri e ossalati	Chelazione degli ioni fluoruro Correzione ipocalcemia	Endovenosa
Calcio gluconato			Endovenosa Orale
Carbone vegetale attivato	Adsorbente aspecifico	Riduzione dell'assorbimento di xenobiotici dal tratto gastro-intestinale	Orale
Dexrazoxano cloridrato	Stravaso di antracicline	Chelazione del ferro e riduzione dello stress ossidativo da antracicline Inibizione della DNA-topoisomerasi II	Endovenosa
Diazepam	Tossicità da clorochina	Meccanismo competitivo a livello dei siti cardiaci di legame della clorochina	Endovenosa
Emulsioni lipidiche a lunga catena	Cardiotossicità refrattaria da agenti liposolubili, anestetici e farmaci cardioattivi	Ridistribuzione dei farmaci liposolubili nel compartimento intravascolare Diminuzione della biodisponibilità del tossico a livello tissutale Apporto di acidi grassi utilizzabili a livello cardiaco Attivazione dei canali del calcio a livello dei miociti Incremento del rilascio di insulina	Endovenosa
Fisostigmina salicilato	Sindrome anticolinergica centrale	Inibizione reversibile dell'enzima acetil-colinesterasi	Endovenosa
Flumazenil	Benzodiazepine	Antagonista competitivo del recettore delle benzodiazepine	Endovenosa
Frammenti anticorpali anti-digossina	Digossina Glucosidi digitalici	Legame e inattivazione della digossina	Endovenosa
Glucagone	Beta-bloccanti	Incremento del cAMP intracellulare a livello cardiaco	Endovenosa

Antidoto	Principali indicazioni d'uso	Principale meccanismo d'azione	Via di somministrazione appropriata per l'uso antidotico
Idarucizumab	Dabigatran	Inattivazione del dabigatran	Endovenosa
Idrossi cobalamina	Cianuri	Legame con il cianuro e formazione di cianocobalamina	Endovenosa
Ioduro di potassio	Iodio radioattivo	Blocco dell'uptake tiroideo di iodio radio-attivo	Orale
Ipecacuana	Induzione dell'emesi	Irritazione della mucosa gastrica Stimolazione del centro del vomito	Orale
Magnesio solfato	Catarsi	Stimolazione del transito intestinale mediante effetto osmotico ed irritativo locale	Orale
Naloxone cloridrato	Oppioidi	Antagonista competitivo dei recettori oppioidi	Endovenosa Intramuscolare Sottocutanea Inalatoria
Paraffina liquida	Derivati del petrolio Idrocarburi Solventi	Solubilizzazione e riduzione dell'assorbimento di veleni liposolubili	Orale
Polietilen-glicole 400	Contatto cutaneo con fenoli	Decontaminazione cutanea da fenoli e derivati	Uso topico
Polietilen-glicole 4000	Catarsi	Induzione dell'alvo intestinale mediante effetto massa ed osmotico	Orale Via sondino naso-gastrico
Protamina cloridrato	Eparina	Dissociazione del complesso eparina-antitrombina III e formazione del complesso inattivo eparina-protamina	Endovenosa
Siero antirabbia	Profilassi rabbia (post-esposizione)	Immunizzazione attiva contro la rabbia	Peri-lesionale e intramuscolare
Simeticone	Sostanze schiumogene	Riduzione della tensione superficiale dei saponi prevenendo la formazione di schiuma e facilitandone il passaggio attraverso il lume intestinale	Orale
Sodio tiosolfato	Ingestione di ipoclorito di sodio	Neutralizzazione a livello gastrico degli ipocloriti	Orale
	Cianuri	Induzione delle rodanasi e conversione del cianuro in tiocianato (*vedi* BOX2)	Endovenosa
Terra di Fuller	Paraquat Diquat	Inattivazione per contatto e meccanismo adsorbente	Orale
Vaccino antirabico	Profilassi rabbia (pre- e post-esposizione)	Immunizzazione passiva contro la rabbia	Intramuscolare
Vitamina B6 (Piridossina cloridrato)	Isoniazide Idrazina	Ripristino dei livelli di GABA	Endovenosa
	Glicole etilenico	Conversione dei metaboliti gliossilati in glicina	
Vitamina K	Warfarinici Dicumarolici Super-warfarinici	Co-fattore nella sintesi epatica dei fattori della coagulazione vitamina K dipendenti	Endovenosa Intramuscolare Orale

Tabella 14.2.3. Antidoti con priorità 2: disponibili entro 2 ore (nelle farmacie ospedaliere operative h24 o con reperibilità, oppure presso servizi clinici di urgenza-emergenza di ospedali di riferimento)

Antidoto	Principali indicazioni d'uso	Principale meccanismo d'azione	Via di somministrazione appropriata per l'uso antidotico
Acido folico	Metanolo	Conversione di acido formico a CO_2 e H_2O	Intramuscolare Endovenosa
Acido folinico	Metotrexate Pirimetamina Trimethoprim	Cofattore nella biosintesi di purine e pirimidine	Endovenosa
Bromocriptina	Sindrome maligna da neurolettici	Agonista dopaminergico	Orale
Calcio gluconato gel	Contatto cutaneo con fluoruri e ossalati	Legame degli ioni fluoro	Topico
Calcio lattogluconato e calcio carbonato	Ingestione di sodio fluoruro	Legame degli ioni fluoro	Orale
Ciproeptadina	Sindrome serotoninica	Antagonista dei recettori istaminergici e serotoninergici	Orale
Clorpromazina cloridrato	Sindrome serotoninica	Antagonista dei recettori istaminergici e serotoninergici	Endovenosa
Dantrolene	Sindrome maligna da neurolettici Ipertermia maligna	Effetto miorilassante periferico mediante inibizione del rilascio di calcio dal reticolo sarcoplasmatico	Endovenosa Orale
Fomepizolo	Glicole etilenico Metanolo	Inibizione competitiva dell'enzima alcol-deidrogenasi	Endovenosa
Frammenti anticorpali antivipera	Morso di vipera europea	Legame e inattivazione del veleno di vipera	Endovenosa
L-carnitina	Iperammoniemia, epatotossicità, encefalopatia da acido valproico	Implementa le scorte endogene di levocarnitina	Endovenosa
N-acetilcisteina	Paracetamolo Funghi contenenti amanitina Solventi epatotossici Altri agenti epatotossici e ossidanti	Precursore del glutatione Scavenger di radicali liberi	Endovenosa
Neostigmina metilsolfato	Ileo paralitico da anticolinergici e curari	Inibizione periferica dell'acetilcolinesterasi a livello di placca neuromuscolare e gangli paravertebrali	Sottocutanea Intramuscolare Endovenosa
Pralidossima	Esteri organofosforici	Riattivazione delle acetilcolinesterasi fosforilate	Endovenosa
Siero antibotulinico	Botulismo	Legame e inattivazione della tossina botulinica	Endovenosa
Sugammadex	Inversione del blocco neuro muscolare indotto da rocuronio e vecuronio	Legame selettivo con rocuronio o vecuronio con riduzione della quantità in grado di legarsi ai recettori nicotinici della giunzione neuromuscolare	Endovenosa
Vitamina B1 (Tiamina)	Alcol etilico Glicole etilenico	Cofattore nel metabolismo dell'acido glicolico	Endovenosa Intramuscolare
Vitamina C	Agenti metaemoglobinizzanti	Azione antiossidante	Endovenosa

Tabella 14.2.4. Antidoti con priorità 3: disponibili entro 6 ore (ospedali di riferimento regionale/sovra regionale e Centri Antiveleni)

Antidoto	Principali indicazioni d'uso	Principale meccanismo d'azione	Via di somministrazione appropriata per l'uso antidotico
Argatroban	Trombocitopenia da eparina	Inibizione diretta, reversibile della trombina	Endovenosa
Benziltiouracile	Tireotossicosi	Inibizione della conversione della tiroxina (T4) in triiodotiroxina (T3)	Orale
Blu di prussia	Cesio Tallio	Riduzione del ricircolo enteroenterico e enteroepatico dei radionuclidi mediante meccanismo di scambio ionico	Orale
Calcio edetato bisodico	Piombo	Agente chelante*	Endovenosa
Deferoxamina	Ferro Alluminio	Agente chelante* (non chela il ferro legato a emoglobina, transferrina, enzimi del citocromo)	Endovenosa
Dietilentriaminopentaacetato di calcio e di zinco (Ca-DTPA, Zn-DTPA)	Nuclidi di metalli pesanti transuranici (americio, plutonio)	Agente chelante*	Endovenosa
Dimercaprolo (BAL)	Arsenico Lewisiti Mercurio inorganico Piombo	Agente chelante*	Intramuscolare
Acido 2.3 dimercapto 1-propansolfonico (DMPS)	Mercurio Piombo Polonio Cobalto	Agente chelante*	Endovenosa orale
Fentolamina mesilato	Crisi ipertensiva	Blocco competitivo pre e post sinaptico dei recettori alfa adrenergici	Endovenosa
	Stravaso da agenti costrittori		Infiltrazione locale
Penicillamina	Rame (sindrome di Wilson) Mercurio Piombo	Agente chelante*	Orale
Propiltiouracile	Tireotossicosi	Inibizione della conversione della tiroxina (T4) in triiodotiroxina (T3)	Orale
Siero antimalmignatta	Vedova nera Malmignatta	Legame e inattivazione del veleno di malmignatta	Endovenosa
Succimer (DMSA)	Arsenico Lewisiti Mercurio Piombo	Agente chelante*	Orale

* Composti chelanti: formazione di complessi stabili e idrosolubili eliminati per via renale.

- vaccini e immunoglobuline;
- farmaci che vengono utilizzati nel trattamento delle intossicazioni acute in dosi assolutamente inusuali per le patologie organiche, indipendentemente dalle indicazioni terapeutiche per cui il farmaco è stato approvato e registrato.

Efficacia clinica di un antidoto. Gli studi volti a dimostrare efficacia e sicurezza d'uso degli antidoti spesso differiscono da quelli utilizzati per la valutazione di altri farmaci più comunemente utilizzati nella pratica clinica. Gli studi *in vitro,* ad esempio, per quanto utili nello studio del meccanismo d'azione, non consentono da soli di riprodurre adeguatamente le condizioni fisiopatologiche presenti nei pazienti intossicati. Gli studi *in vivo* non sempre consentono di valutare l'interazione fra tossico ed essere umano per la presenza di variabili specie-specifiche (es. profilo cinetico). Spesso, pertanto, gli antidoti vengono impiegati in campo clinico senza il background di conoscenze tipico della maggior parte dei farmaci con altre indicazioni. Anche gli studi di efficacia nell'uomo quasi mai (o meglio con poche eccezioni) soddisfano i criteri che normalmente sono richiesti per l'immissione in commercio di farmaci. I dati raccolti nell'uomo, infatti, riguardano spesso esposizioni accidentali o intenzionali che hanno caratteristiche diverse da caso a caso, rendendo difficile raccogliere campioni omogenei in trial clinici prospettici randomizzati: sono, ad esempio, raramente quantificabili con certezza le dosi di veleno ingerite/assorbite, la presenza di sostanze co-assunte, i tempi di esposizione e le caratteristiche fisiopatologiche dei pazienti. Gli studi clinici randomizzati versus placebo, inoltre, sono raramente possibili per motivi etici, e pertanto più frequentemente i dati di efficacia derivano da studi di piccole casistiche nell'uomo.

L'efficacia clinica di alcuni antidoti è immediata e risolutiva del quadro sintomatologico: ne sono esempi naloxone e flumazenil, i quali agiscono come antagonisti competitivi specifici sui recettori rispettivamente degli oppioidi e delle benzodiazepine, sui quali non esercitano attività intrinseca. Per tale selettività d'azione, associata alla sicurezza d'impiego, questi due antidoti possono essere utilizzati, una volta esclusa la presenza delle controindicazioni specifiche, anche in situazioni particolari quali la diagnosi differenziale *ex adjuvantibus* nell'insufficienza cerebrale da causa non nota.

Esistono antidoti in grado di contrastare solo alcuni degli effetti tossici di particolari xenobiotici; la pralidossima, ad esempio, non è in grado di contrastare il grave ipertono colinergico periferico delle prime fasi dell'intossicazione da esteri organofosforici, trattabile invece con alte dosi di atropina. Nel caso di dosi molto elevate di xenobiotici, comunque, è possibile che l'uso dell'antidoto non risulti pienamente efficace (es. arsenico e chelanti).

Le caratteristiche di sicurezza sono importanti, poiché si rende talora necessario somministrare antidoti in casi di intossicazioni acute gravi di bambini, donne in stato di gravidanza e soggetti con gravi patologie e insufficienze d'organo in atto: un antidoto non tossico può essere somministrato anche in casi d'intossicazione in cui l'efficacia non è completamente dimostrata, mentre un antidoto con effetti collaterali marcati può essere usato solo se l'effetto terapeutico è noto e la diagnosi è certa.

La tossicità cronica di un antidoto e gli effetti avversi a lungo termine, invece, possono essere meno importanti rispetto a quelli di un agente farmacologico ordinario poiché, tranne in particolari casi, gli antidoti vengono generalmente utilizzati per trattamenti a breve termine.

Disponibilità di antidoti nel territorio nazionale. La preparazione ad affrontare situazioni di emergenza è una responsabilità di tutte le strutture deputate al trattamento dei pazienti in fase acuta, e la disponibilità di antidoti è parte di questa responsabilità. La mancanza di antidoti essenziali può avere effetti drammatici per il paziente intossicato, sia in termini di sopravvivenza che di sequele permanenti. Ne sono esempi l'insufficienza respiratoria dovuta all'intossicazione da esteri organofosforici, scarsamente responsiva alle terapie tradizionali non antidotiche, la cecità che può seguire un'intossicazione da metanolo trattato tardivamente o il danno cerebrale nelle intossicazioni misconosciute da cianuri nei fumi di incendio.

È tuttavia noto come la scarsa disponibilità e/o l'insufficiente quantità di antidoti siano un problema comune nei servizi d'urgenza, e non solo in Italia. Negli ultimi quindici anni numerosi studi condotti in Europa, Stati Uniti, Canada e in altri Paesi hanno documentato la scarsa disponibilità di antidoti nei dipartimenti ospedalieri di urgenza-emergenza. Le scorte nelle strutture sanitarie risultano il più delle volte insufficienti anche per il trattamento di un singolo paziente, e gli antidoti di più raro utilizzo (es. per il trattamento delle intossicazioni da prodotti industriali) risultano spesso del tutto assenti. Le possibili cause del mancato approvvigionamento di antidoti comprendono una scarsa conoscenza di questi farmaci da parte di medici e farmacisti ospedalieri, il costo talora elevato a fronte di un impiego raro, le frequenti interruzioni nella fornitura o una produzione non continuativa da parte delle case farmaceutiche e il breve periodo di validità di alcune molecole.

Non esistono documenti di riferimento per la dotazione antidotica delle strutture ospedaliere. Dal 1997 le linee guida della Joint Commission on Accreditation of Healthcare Organizations (JCAHO), ad esempio, indicano che gli ospedali devono disporre di adeguate scorte di antidoti, ma non indicano le modalità per realizzarne lo stoccaggio. È compito dello staff medico dell'ospedale e del direttore della farmacia determinare quali siano gli antidoti di cui approvvigionarsi. L'Accordo Stato-Regioni del 2008 indica esplicitamente che "il monitoraggio del fabbisogno e la valutazione di efficacia e sicurezza degli antidoti impiegati nei sistemi sanitari nazionale e regionali" costituisce una delle funzioni e attività specifiche dei Centri Antiveleni. Nel periodo 2003-2012 il Centro Antiveleni di Pavia ha condotto, con il supporto della Presidenza del Consiglio dei Ministri e del Ministero della Salute, due survey nazionali per valutare la disponibilità di antidoti nei servizi clinici d'urgenza e nelle farmacie ospedaliere del SSN. Le due indagini hanno consentito di evidenziare rilevanti carenze nella disponibilità antidotica. Gli antidoti più difficili da reperire risultano i frammenti anticorpali specifici, le molecole di più recente introduzione e più costose e quelle per intossicazioni da composti industriali (es. cianuro). Quand'anche presenti, la "quantità" di antidoti disponibile nei servizi d'urgenza risulta spesso inadeguata per il trattamento di un singolo paziente per 24 ore. Sulla base dei risultati del primo studio (2006) e al fine di rendere accessibile a tutte le strutture sanitarie del SSN l'informazione su tipologia e quantità di antidoti presenti sul territorio nazionale, regionale e provinciale (specie per quelli di impiego più raro e costo eleva-to), il Centro Antiveleni di Pavia ha realizzato e reso disponibile nel proprio sito (www.cavpavia.it) un apposito database consultabile gratuitamente on-line dai Servizi registrati, la Banca dati nazionale degli antidoti (BaNdA). Essa riporta gli antidoti disponibili (tipo e quantità) in ogni singola struttura sanitaria del territorio nazionale che intenda condividere tali dati e i riferimenti necessari per il rapido reperimento degli antidoti. La disponibilità di queste informazioni in rete:

- contribuisce a migliorare la corretta acquisizione e stoccaggio di antidoti presso ogni servizio secondo criteri che tengano conto della disponibilità già presente sul territorio, delle caratteristi-che operative delle singole strutture e delle peculiarità geografiche locali;
- consente un utilizzo più appropriato delle risorse senza cadere nell'errata e colpevole carenza di farmaci che, per quanto di raro impiego, sono salvavita;
- contribuisce a migliorare l'appropriatezza delle cure fornite attraverso la corretta disponibilità di antidoti.

Trattamento nella fase post-acuta

La corretta gestione del paziente intossicato in fase post-acuta prevede la prosecuzione dei trattamenti (specifici e/o sintomatici) e del monitoraggio delle funzioni alterate dal tossico, nonché l'impiego di accertamenti diagnostici definitivi.

Il quadro clinico in questa fase può evolvere verso la completa *restitutio ad integrum* oppure con complicanze e aggravamenti a volte improvvisi. La temporanea assenza di segni o sintomi dopo la fase acuta non è necessariamente predittiva di una buona prognosi, dato che diverse intossicazioni sono caratterizzate da un periodo di latenza piuttosto lungo oppure da periodi di remissione dei sintomi di presentazione prima di un aggravamento (es. intossicazione da funghi epatotossici).

In questa fase è possibile utilizzare al meglio strumenti diagnostici e analitici che non sempre sono facilmente disponibili nelle prime fasi della gestione del paziente (es. esami tossicologici di tipo quantitativo). Particolari indagini sono inoltre indicate solo a una certa distanza di tempo dall'esposizione (es. SPECT cerebrale e scintigrafia miocardica nell'intossicazione da monossido di carbonio).

In caso di indisponibilità di esami tossicologici specifici, il paziente intossicato deve essere considerato ad alto rischio e necessita di un attento monitoraggio.

La scelta del livello di assistenza e monitoraggio clinico (intensivo, sub-intensivo, medico) di cui necessitano i pazienti in questa fase non può essere effettuata solo sulla base delle condizioni cliniche presenti al momento del primo soccorso, ma deve prendere in considerazione nel modo più accurato la possibile evoluzione a medio e lungo termine dell'intossicazione. La disponibilità di competenze tossicologiche può consentire in questa fase una più corretta valutazione del singolo caso: si può ad esempio stabilire quale sia il momento più opportuno per un trasferimento in reparto psichiatrico senza esporre a gravi rischi il paziente.

Sequele e valutazione specialistica

Sequele tardive sono possibili come conseguenza dell'esposizione acuta a numerose sostanze chimiche, specie per quelle che determinano danni lesionali a carico di organi o tessuti bersaglio (es. monossido di carbonio, morsi di vipera, intossicazioni da funghi e metalli). All'assistenza massimale che viene prestata nella fase acuta dell'intossicazione, tuttavia, fa raramente seguito l'adeguato *follow-up* necessario per una corretta valutazione delle possibili sequele dell'evento: proprio a causa di questa rilevazione sporadica sono oggi ancora poco note le possibili sequele di molte intossicazioni.

Il rilevamento delle sequele tardive, e conseguentemente il loro trattamento, è invece possibile attraverso un adeguato *follow-up*. Questo è in genere difficoltoso se i pazienti vengono dimessi dai reparti di cura e rinviati al curante senza specifiche indicazioni, mentre risulta facilmente effettuabile se il paziente viene indirizzato alla valutazione dello specialista presso il Centro Antiveleni. Presso alcuni di questi servizi possono infatti essere presi in carico pazienti in regime di ricovero, di day-hospital o ambulatoriale al fine di concludere il percorso diagnostico-terapeutico secondo processi ed esami (anche analitici) non facilmente disponibili in altre realtà del SSN.

Il riconoscimento e la corretta valutazione delle possibili sequele tardive consente anche di valutare in modo più preciso l'efficacia e la sicurezza dei trattamenti impostati nella fase acuta.

Consulenza del Centro Antiveleni

I Centri Antiveleni sono nati dall'esigenza, codificata dall'Organizzazione Mondiale della Sanità, di rendere disponibili, per chiunque ne abbia bisogno e con operatività 24/24 ore, servizi di consulenza medica specialistica per via telefonica che rispondano a richieste di informazione concernenti problematiche tossicologiche. Le modalità operative dei CAV, basate sullo scambio di informazioni per telefono senza la possibilità di intervenire direttamente sul soggetto intossicato, rappresentano un esempio unico in ambito sanitario e la prima forma pienamente operante di telemedicina. A partire dal 1953, anno in cui è ufficialmente sorto negli USA il primo CAV, numerosi centri sono stati creati pressoché in tutti i paesi sviluppati.

Il contatto telefonico con il CAV è il metodo d'elezione per ottenere informazioni sulla tossicità delle sostanze e per ricevere indicazioni circa diagnosi e trattamento dell'intossicazione. I CAV infatti sono rico-

Tabella 14.2.5. Sintesi di funzioni e ruoli identificati per i CAV dall'Accordo Stato-Regioni 2008

1.	consulenza tossicologica specialistica, in urgenza e non, agli operatori sanitari delle Aziende Ospedaliere, delle ASL, ai medici di medicina generale e pediatri di libera scelta, per la gestione dei pazienti con problematiche tossicologiche
2.	consulenza tossicologica specialistica per via telefonica alla popolazione in relazione al grado di pericolosità dell'esposizione, alla possibilità di trattamento domiciliare o all'eventuale necessità di ricovero
3.	attività clinica specialistica al fine di assicurare la gestione diretta dei pazienti con intossicazione acuta presso il PS e il DEA dell'ospedale in cui è operativo il CAV o presso il proprio reparto
4.	attività di consulenza presso altri reparti dell'ospedale e visite specialistiche ambulatoriali
5.	identificazione delle necessità di tossicologia analitica clinica a livello nazionale, ai fini di una razionalizzazione delle risorse esistenti e di una loro migliore disponibilità
6.	reperimento, implementazione e continuo aggiornamento di banche dati tossicologiche e di banche dati relative a tutti i prodotti commercializzati in Italia (farmaci, prodotti per uso domestico, prodotti per uso agricolo, prodotti industriali, ecc.)
7.	elaborazione statistico-epidemiologica dei dati relativi alle intossicazioni
8.	partecipazione alle attività di sorveglianza, vigilanza e allerta, in collaborazione con il Ministero della Salute, le Regioni e altri Enti istituzionalmente competenti
9.	monitoraggio del fabbisogno e valutazione di efficacia e sicurezza degli antidoti
10.	attività di collaborazione, fatte salve le competenze dei livelli istituzionali, nell'approvvigionamento, gestione e fornitura in urgenza degli antidoti di difficile reperimento
11.	supporto tossicologico per la gestione delle urgenze ed emergenze sanitarie derivanti da incidenti chimici, convenzionali e non, ivi comprese le problematiche terroristiche, anche a supporto della Protezione Civile
12.	partecipazione a gruppi di lavoro per l'elaborazione dei piani per le emergenze chimiche-industriali in stretto collegamento con gli Organismi ed Enti competenti in materia di Protezione Civile
13.	supporto, collaborazione e consulenza nei confronti dei Dipartimenti di Prevenzione e dei Dipartimenti Veterinari delle ASL, dei Laboratori di Sanità Pubblica, degli Istituti Zooprofilattici Sperimentali e dei Dipartimenti Provinciali delle ARPA/APPA per gli aspetti di competenza
14.	attività di formazione e aggiornamento in tossicologia clinica rivolta agli operatori sanitari dei Servizi Sanitari Regionali e Nazionale
15.	attività didattica rivolta a studenti di discipline sanitarie, nonché attività didattica per la prevenzione e il primo soccorso rivolta al pubblico (sia adulto che in età scolare)
16.	attività di ricerca clinica e, ove possibile, preclinica, con particolare riferimento agli aspetti di diagnosi, di trattamento e di prevenzione
17.	realizzazione, mantenimento e continuo miglioramento (funzionale, tecnologico, scientifico) di un sistema nazionale in grado di funzionare come una rete integrata sia nei servizi d'urgenza sia in quelli della prevenzione, sia a livello regionale, nazionale ed europeo

nosciuti dall'Unione Europea (Risoluzione CEE 1990) come servizi sanitari specialistici di pubblica utilità "... incaricati di fornire pareri e consigli specialistici in materia di diagnosi, prognosi, trattamento ed eventualmente prevenzione delle intossicazioni nell'uomo".

In Italia il 28 febbraio 2008 è stato sancito uno specifico "Accordo tra Governo e Regioni/Province autonome concernente la definizione di attività e i requisiti basilari di funzionamento dei Centri Antiveleni" (Rep. Atti n. 56/ESR). Esso definisce e fissa ruoli e funzioni (Tabella 14.2.5) di questi servizi fondamentali per la salute pubblica che "svolgono funzioni specifiche, non riconducibili ad altre strutture operative" ed essenziali per i Servizi Sanitari Nazionale e Regionali. Dal 2016 i CAV sono inclusi nei LEA.

L'attività medico-specialistica presso i CAV deve essere svolta da uno staff di medici tossicologi esclusivamente dedicato, debitamente formato e continuamente addestrato. L'elevata specializzazione e le peculiarità funzionali dei CAV richiedono l'organizzazione di strutture complesse la cui operatività si svolga in modo autonomo, ma sinergico, con altri servizi eventualmente coinvolti nel percorso assistenziale, sia all'interno della struttura ospedaliera ove il CAV ha sede che sul territorio.

La consultazione del centro antiveleni da parte del medico di pronto soccorso appare del tutto naturale se si considerano l'eterogeneità delle sostanze potenzialmente causa di intossicazione – si stima chc possano essere più di 11.000.000 – e la difficoltà di trasferire nella pratica clinica informazioni talora aneddotiche e spesso contraddittorie circa le modalità di conduzione dell'iter diagnostico-terapeutico. I tentativi di diffusione di strumenti informatici di consultazione per l'emergenza tossicologica affidati al pronto soccorso si sono dimostrati inefficaci, in quanto le banche dati si sono rivelate ridondanti di informazioni per la gestione dei casi più semplici e inutilizzabili nei pazienti con presentazione difficile, atipica e nelle intossicazioni miste (la maggioranza dei casi).

Il ricorso alla consultazione del CAV non è sistematico né costante, ed è fortemente influenzato sia dall'esperienza individuale sia dal tipo di intossicazione che il medico di pronto soccorso si trova a fronteggiare. Complessivamente, il CAV è consultato per circa un terzo dei pazienti con sospetta intossicazione acuta; per contro, problematiche quali le informazioni sul farmaco, le reazioni avverse da farmaci o gli effetti di esposizioni croniche o prolungate vengono discusse solo di rado con il tossicologo, nonostante la gestione di tali situazioni rientri appieno nelle competenze specialistiche di un CAV dedicato alla gestione dei casi complessi.

Il rapporto che si viene a stabilire tra pronto soccorso e centro antiveleni è fortemente condizionato dalla qualità del servizio reso dal CAV. Il medico d'urgenza necessita di una consulenza medica a tutti gli effetti, per quanto effettuata per via telefonica, il cui contenuto clinico ed esperienziale sia evidente e pienamente adattato al paziente in esame (valutazione "*tailor-made*"). L'interazione e la stretta collaborazione clinica tra CAV e PS rappresentano la strategia vincente per ottimizzare l'impiego delle risorse e assicurare l'appropriatezza delle cure, anche se il percorso gestionale del paziente intossicato guidato da specialisti possa talvolta apparire più difficoltoso e complesso rispetto a quanto effettuato d'abitudine. Nella valutazione del singolo problema clinico occorre necessariamente tenere conto da un lato delle peculiarità del contesto specifico, che comprendono le caratteristiche organizzative del singolo ospedale, la possibilità di effettuare accertamenti tossicologici in urgenza e la disponibilità di antidoti, dall'altro delle necessità imprescindibili per la corretta gestione del paziente.

I motivi di interazione fra pronto soccorso/medicina d'urgenza e CAV non sono rappresentati esclusivamente dalle richieste di consulenza per la "gestione della prima ora". La prosecuzione della co-gestione del paziente durante tutto il percorso diagnostico-terapeutico amplia i contenuti della collaborazione tra medico d'urgenza e tossicologo clinico e consente di ottimizzare la prosecuzione delle terapie, di prevenire ricoveri inutili o dimissioni precoci, e di impostare un *follow-up* mirato nei pazienti a rischio di sviluppare sequele.

Schede dei quadri tossicologici d'interesse del medico d'urgenza a cura di Andrea Giampreti

Bibliografia di riferimento

LA LAVAGNA

- *I quadri clinici di intossicazione acuta possono essere molto diversi l'uno dall'altro, con notevoli variabili individuali, e possono aggravarsi rapidamente nelle prime 24 ore.*
- *Il paziente con intossicazione acuta si può presentare ancora asintomatico anche se ha assunto una dose potenzialmente letale di veleni (che daranno effetti a a distanza di tempo).*
- *La decontaminazione del tratto gastrointestinale è mandatoria in caso di ingestione di dose pericolosa di veleni lesionali, e può richiedere tecniche invasive.*
- *Ogni servizio d'urgenza deve disporre della dotazione antidotica in base a criteri ben stabiliti che fano riferimento all'urgenza di impiego e al livello del servizio (es. DEA, PS).*
- *Alcuni antidoti sono farmaci salvavita.*
- *Le sindromi tipiche facilmente ricuocibili sono poche.*
- *L'accertamento diagnostico di tipo analitico-tossicologico è necessario in molte intossicazioni, prevalentemente (ma non esclusivamente) da veleni lesionali.*
- *Le intossicazioni miste (da più veleni) richiedono valutazioni approfondite sulle priorità e alle tempistiche di intervento.*
- *Gli aspetti specifici di diagnosi e trattamento possono essere supportati dalla consulenza specialistica on-line del Centro Antiveleni.*

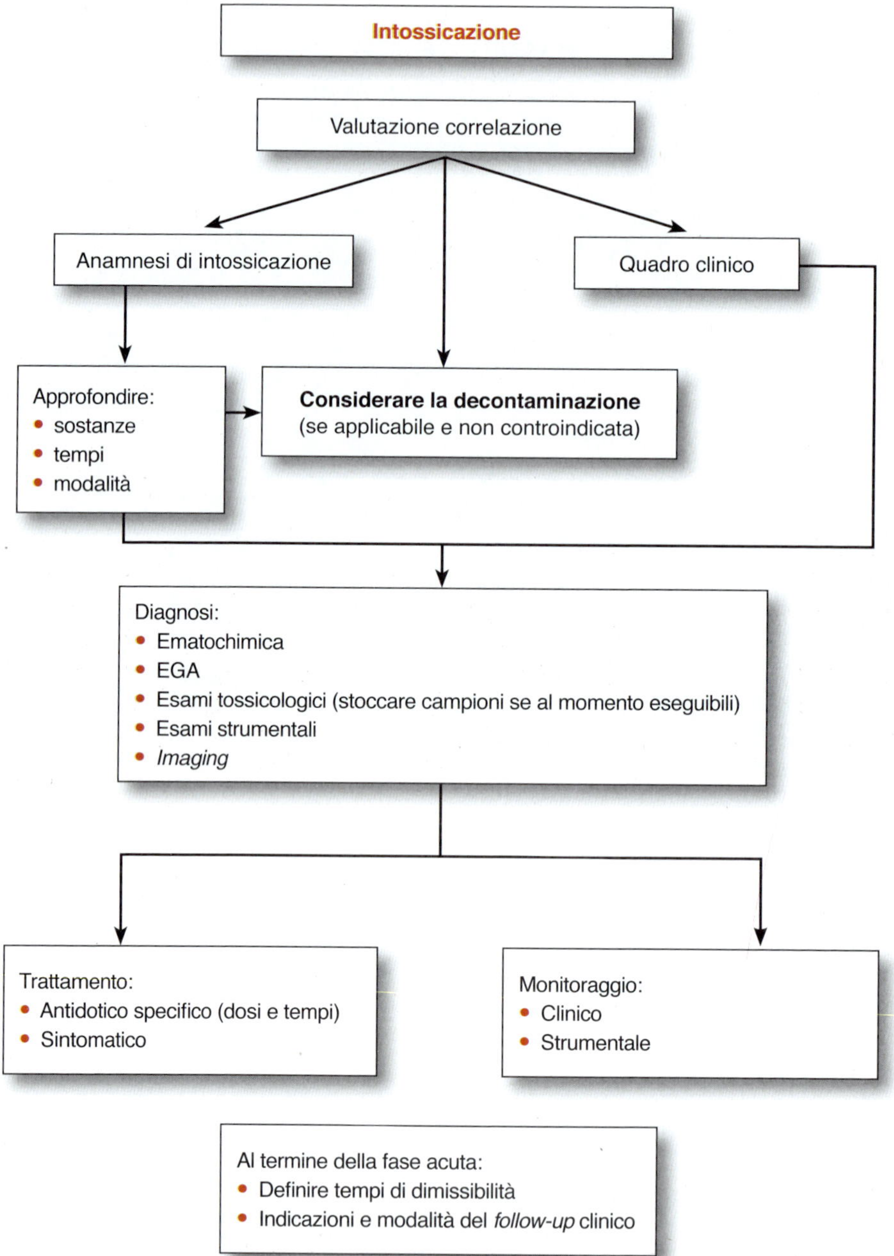
Intossicazione
Valutazione correlazione
Anamnesi di intossicazione
Quadro clinico
Approfondire:
• sostanze
• tempi
• modalità
Considerare la decontaminazione
(se applicabile e non controindicata)
Diagnosi:
• Ematochimica
• EGA
• Esami tossicologici (stoccare campioni se al momento eseguibili)
• Esami strumentali
• Imaging
Trattamento:
• Antidotico specifico (dosi e tempi)
• Sintomatico
Monitoraggio:
• Clinico
• Strumentale
Al termine della fase acuta:
• Definire tempi di dimissibilità
• Indicazioni e modalità del follow-up clinico

15. Patologie legate all'ambiente

15.1 Disbarismi

Introduzione

Il disbarismo è un termine che racchiude un insieme di problemi caratterizzati da segni e sintomi di malattie causate da variazioni della pressione ambientale, che si verificano ad una velocità superiore a quella della capacità di adattamento dell'uomo. I disbarismi possono avere differente gravità e sono associati agli sforzi in ambito aerospaziale, al raggiungimento di alte quote, così come alla discesa al di sotto del livello del mare, in ambienti acquatici in presenza o assenza di personale esperto. L'esposizione ad effetti fisiologici della variazione della pressione atmosferica può realizzarsi, altresì, nei sottomarini durante situazione di emergenza, così come nei progetti di realizzazione di tunnel nei fondali. Si parla di malattia da decompressione (MDD) quando ci si espone a variazioni in aumento della pressione atmosferica e di malattia da altitudine nella situazione di diminuzione della stessa pressione.

Cenni di fisica ambientale

La pressione ambientale di riferimento è, ovviamente, quella a livello del mare e se ci si allontana da essa verso la discesa la pressione aumenta, mentre se ci si allontana dal livello del mare verso l'alto la pressione diminuisce; il fenomeno avviene però con variazioni atmosferiche diverse se si realizza nel senso dell'altitudine piuttosto che della profondità. Infatti nella salita dal livello del mare la pressione atmosferica diminuisce, ma più lentamente che nel senso della profondità. L'entità della variazione di pressione sperimentata dai subacquei supera di gran lunga quella rilevata dagli alpinisti o piloti, in virtù della maggiore densità dell'acqua rispetto all'aria. Al livello del mare, la pressione assoluta esercitata dall'atmosfera è definita ad 1 atmosfera assoluta (ATA) pari a 760 mmHg. Salire al campo base dell'Everest, a 5350 m, equivale a una riduzione della pressione di 0,5 ATA. Un sub scendendo a solo 5 m subisce la stessa variazione di 0,5 ATA nel verso dell'aumento della pressione. Si arriva ai 230 mmHg agli 8848 m del Monte Everest. La pressione atmosferica, invece, aumenta in modo costante e ravvicinato man mano che si scende sotto il livello del mare e in particolare aumenta di 1 ATM ogni 10 m di profondità e varia nello stesso modo durante la risalita dalla profondità al livello del mare. Se un subacqueo si muove attraverso queste pressioni troppo rapidamente, c'è il rischio di disbarismo. L'effetto dell'aumento di pressione sul corpo umano si manifesta soprattutto sui gas in quanto le parti acquose dell'organismo sono incomprimibili. I gas degli organi cavi e quelli sciolti nel sangue sono alla mercè delle variazioni di pressione e possono restare sciolti nel sangue e nei tessuti o tornare bruscamente allo stato gassoso se un subacqueo si muove troppo rapidamente attraverso le variazioni di pressioni della risalita in superficie.

MALATTIA DA DECOMPRESSIONE (MDD)

Definizione

La malattia da decompressione, nota anche come malattia dei palombari o malattia dei cassoni, è un insieme di sintomi e di malattie causate dalla formazione di un eccesso di bolle gassose nei tessuti corporei che si verifica dopo esposizione alla respirazione di gas a pressioni maggiori di quella atmosferica, seguita da una riduzione della pressione ambientale. La malattia da decompressione comprende:

IL TACCUINO

L'UHMS (Undersea & Hyperbaric Medical Society) ha sviluppato una serie di aggiornamenti delle linee guida per la prevenzione e gestione della Malattia Da Decompressione (MDD) e dell'Embolia Gassosa Arteriosa (EGA). Le prove di efficacia e le evidenze disponibili però sono di scarso rilievo e quindi, le raccomandazioni si basano principalmente sul pareri di esperti.

- il barotrauma che è un danno ai tessuti causato dalla compressione del gas in spazi chiusi e dalla successiva espansione indotta dalla riduzione di pressione;
- la sindrome da decompressione (SDD) che si riferisce alla sindrome clinica caratterizzata da deficit neurologici, dolore o altri sintomi per la presenza di gas provenienti dalla soluzione inspirata e la formazione delle bolle in qualunque tessuto;
- l'embolia gassosa arteriosa (EGA) che è causata dalla presenza (determinata da barotrauma del polmone, indotto dalla riduzione eccessivamente rapida della pressione ambientale) di bolle di gas nel distretto vascolare arterioso.

Epidemiologia

L'incidenza della malattia da decompressione è difficile da determinare perché molti casi non vengono segnalati o sono mal diagnosticati. La crescente popolarità delle immersioni subacquee a scopo ricreativo aumenta l'incidenza dell'esposizione a pressioni profonde. A ciò va aggiunta la possibilità di viaggiare in aereo da qualsiasi parte del mondo e l'esposizione ad una riduzione di pressione in volo aumenta il rischio dell'instaurarsi della malattia, se non vengono attuati i necessari intervalli di tempo tra le immersioni e il volo aereo, che variano a seconda del numero e della profondità raggiunta. Il settore turistico stima che 3,2 milioni di persone si immergano almeno una volta all'anno negli Stati Uniti, anche se solo un terzo di questi sono partecipanti in regola. A livello globale, i subacquei attivi arrivano fino a 7 milioni. Per queste ragioni i medici d'urgenza di tutto il mondo devono mantenere alto il sospetto e la conoscenza delle cause e della gestione delle lesioni da disbarismi. Il *Divers North Carolina-based Alert Network* (DAN) rileva in uno studio osservazionale prospettico definito *Project Dive Exploration* (PDE) che in più di 170.000 immersioni valutate, l'incidenza complessiva della MDD è stata di circa 3/10.000 immersioni. Il rischio aumenta nelle immersioni a maggiore profondità tanto che il DAN Europeo prevede 1 caso di MDD/42.000 se il subacqueo rimane sopra i 30 metri, che salgono a 1 caso/7000 se l'immersione è superiore a questa profondità. Nel rapporto DAN 2007, l'età media per tutte le lesioni da immersione era di 43 anni e due terzi delle persone colpite erano di sesso maschile. Data la sempre maggiore diffusione di questo sport l'età media si sta innalzando e l'ultimo report del DAN rife-

IL TACCUINO

Non va sottovalutata la malattia da decompressione indotta da altitudine associata con voli ad alta quota o in simulazione. La malattia si presenta nelle situazioni militari con uso di aeromobili non pressurizzati e salita troppo veloce ad alta quota con successiva discesa. Altresì, sebbene la tecnologia consenta l'uso di aerei moderni sicuri con cabina ben pressurizzata, gli occupanti sono sottoposti ancora alle sollecitazioni di volo ad alta quota e questo problema rappresenta un rischio per gli occupanti di aerei moderni. Questi problemi possono anche realizzarsi in caso di malfunzionamento della pressurizzazione o in lavoratori addetti alla manutenzione ad alte quote o a test di funzionamento o altro s.l.m. in ambiente però, depressurizzato.

rito al 2017 registra nel mondo 228 decessi in tendenziale aumento rispetto al 2007, con età media intorno ai 50 anni. La prevalenza riguarda immersioni a scopo ricreativo di cui 57 in apnea. Poche informazioni statistiche sono, invece, disponibili sull'incidenza del barotrauma da immersione, anche se otiti e barotrauma dei seni paranasali sono particolarmente diffusi in studenti e subacquei meno esperti.

IL TACCUINO

In molti casi non vi sono cause identificabile e ciò può riflettere scarsa comprensione dei meccanismi fisiopatologici. Secondo un rapporto fino al 50% dei casi di EGA secondaria a barotrauma polmonare può essere idiopatica. L'esperienza ha dimostrato che la MDD grave o l'EGA possono verificarsi in seguito ad immersioni apparentemente avvenute senza incidenti entro i limiti prescritti. È doveroso, inoltre segnalare, il valore di allerta che devono avere alcuni sintomi precoci per possibili sintomi post-immersione che non possono essere attribuiti con certezza clinica ad un'altra causa.

Fisiopatologia

La malattia da decompressione è causata dal passaggio troppo rapido da un ambiente ad alta pressione ad uno a bassa pressione. I sintomi possono avere un esordio acuto o no e quindi in tempi che vanno da pochi minuti ad ore, anche oltre le 24 ore. Alla base dei vari quadri clinici vi è la liberazione di gas inerte, quale è l'azoto, presente in soluzione nei tessuti, con la formazione di bolle gassose negli stessi o nel sangue quando la pressione ambientale diminuisce. I gas contenuti in spazi e organi cavi e quelli disciolti nel sangue sono sensibili ai cambiamenti della pressione. Quattro sono le leggi che descrivono le caratteristiche fisiche dei gas e spiegano ciò che si verifica quando decresce la pressione ambientale (Tabella 15.1.1). Le aeree del corpo umano sottoposte alla legge di Boyle possono essere suddivise in comprimibili e non comprimibili e il corpo umano è costituito principalmente da acqua che, essendo un liquido, è incomprimibile. Spazi comprimibili, invece, sono i polmoni, gli organi cavi dell'apparato dirigente, lo spazio dietro il massiccio facciale, l'orecchio medio, il condotto uditivo esterno agli spazi aerei delle otturazioni dentali.

Il momento patogenetico della MDD è, pertanto, determinato dal mancato rispetto dei tempi di corretta decompressione, come indicato dalle "tabelle di decompressione" redatte su precisi modelli biologico-matematici. Le bolle di gas che si liberano in questi casi possono espandersi nei tessuti o entrare nel sistema circolatorio provocando delle occlusioni e attivando la formazione di coaguli. Questo meccanismo è alla base dei vari sintomi che vanno dal dolore ai sintomi neurologici.

Tabella 15.1.1. Le leggi dei gas

Legge	Descrizione	Effetto
Legge di Boyle-Mariotte $P \times V = K$	A temperatura costante, quando il volume di un gas si modifica, la pressione varia in senso inverso	Barotrauma
Legge di Henry	A temperatura costante la quantità di un gas che si scioglie in un determinato liquido è direttamente proporzionale alla pressione parziale del gas e al suo coefficiente di solubilità per quel liquido	MDD e EGA
Legge di Gay-Lussac nota anche come Legge di Charles	A pressione costante il volume di un gas è proporzionale alla temperatura assoluta	Influenza della variazione della temperatura
Legge di Dalton	La pressione esercitata da un gas in una miscela di gas è uguale alla pressione che eserciterebbe quel dato gas se fosse da solo nello stesso volume	

IL TACCUINO

La velocità di ascesa dalla profondità rappresenta l'elemento determinante per prevenire la malattia da decompressione. La raccomandazione più recente è quella di non salire più velocemente di 10 metri al minuto e di fare una sosta a 5-6 metri di profondità di durata variabile dai 3 ai 5 minuti. Il tutto mantenendo una respirazione normale dall'erogatore di aria. Alla prevenzione primaria contribuiscono l'uso di un computer subacqueo, la minimizzazione del gas inerte e un minor numero di immersioni, meno profonde, più brevi, con intervalli più lunghi tra l'una e l'altra, oltre a qualche giorno di riposo ogni 2-3 immersioni.

IL TACCUINO

Le stesse situazioni che possono causare lesioni da eccessiva pressione possono causare anche MDD. Pertanto, per qualsiasi subacqueo che presenti ronzio o rumore alle orecchie, perdita dell'udito, vertigini, capogiri, nausea o vomito durante o subito dopo una decompressione o un tuffo, in prossimità dei limiti di non decompressione si deve presumere abbia SDD dell'orecchio interno. Qualsiasi sintomo che si verifica dopo l'immersione, da minuti a giorni, si deve presumere che sia legato all'attività subacquea.

Presentazione clinica

Barotrauma

Si può presentare in pazienti con anamnesi di immersione, generalmente entro le 24 ore precedenti la comparsa dei sintomi. I pazienti possono, però, anche avere una storia recente di pressurizzazione e depressurizzazione in ambiente da lavoro. Di solito presentano dolore facciale, orale, nausea, vertigini e mal di testa. Spesso hanno una storia di improvvisa vertigine, nausea, tinnito, otalgia e di sordità. Gli organi più sensibili al barotrauma sono l'orecchio medio ed interno, i seni paranasali, i polmoni, ma le lesioni possono riguardare gli occhi, la pelle, le ossa, i denti e il nervo facciale. Va ispezionata attentamente la membrana timpanica (MT), cercando in particolare delle lesioni secondo la scala di Teed (Tabella 15.1.2).

Il barotrauma nel polmone può manifestarsi in quattro modi:

- danno ai tessuti polmonari con dispnea, tosse, emoftoe;
- pneumotorace, con improvviso dolore toracico, dispnea e tachipnea;
- enfisema del mediastino, con sintomi che compaiono rapidamente in casi gravi o dopo diverse ore in quelli più lievi;
- EGA con immediati sintomi neurologici simil ictus o malattia di tipo cardiaco con comparsa di dolore toracico.

Questi stessi sintomi possono essere anche presenti nella SDD, situazione che non consente quindi di escludere la sua presenza concentrandosi solamente su una lesione periferica.

IL TACCUINO

La narcosi da azoto è una sindrome caratterizzata da alterazioni comportamentali e neurologiche, reversibili, dovuti ad un aumento della pressione parziale dell'azoto nel corpo, se respirato anche ad elevata pressione parziale: si realizza così "l'estasi da profondità" che può portare alla perdita del controllo e della corretta gestione dell'immersione, con possibile rapida risalita e insorgenza di MDD. Si può verificare durante immersioni oltre i 20 metri di profondità. Esistono oggi nuove miscele respiratorie che consentono discese a maggiori profondità, riducendo il rischio.

Tabella 15.1.2. Scala di Teed

Teed 0	Nessun danno visibile, orecchio normale
Teed 1	Iperemia del manico del martello
Teed 2	Congestione di tutta la MT
Teed 3	Emorragia dell'orecchio medio
Teed 4	Ampia emorragia dell'orecchio medio con il sangue visibile dentro MT che può rompersi
Teed 5	L'orecchio medio è pieno di sangue nel buio

IL TACCUINO

Si può verificare una paralisi del nervo facciale unilaterale, se si sviluppa un rigonfiamento estremo della MT, senza rottura. È una condizione rara dove una parete ossea molto sottile separa il nervo facciale dall'orecchio medio. La paresi può essere accompagnata da otalgia, perdita dell'udito, tinnito, sensazione alterata della lingua. La stessa presentazione, però, potrebbe anche derivare da SDD, EGA, ictus o paralisi di Bell. Una paralisi persistente deve essere trattata come una SDD e in una diagnosi differenziale si può analizzare il profilo di immersione.

Sindrome da decompressione (SDD)

I sintomi della SDD si sviluppano di solito più lentamente di quanto non facciano quelli da embolia gassosa o barotrauma polmonare. Solo la metà delle persone colpite ha sintomi entro un'ora dall'emersione, mentre il 90% ha sintomi entro sei ore. Può colpire una varietà di organi e può variare da una forma lieve, nota anche come malattia dei palombari o dei cassoni, ad una più grave (Tabella 15.1.3). I primi sintomi possono essere astenia, perdita di appetito, cefalea e vago senso di malattia. Secondo la classificazione ancora valida di Golding e successive, la SDD è divisa in tipo I caratterizzata prevalentemente dal dolore, tipo II dove dominano i sintomi neurologici. Questa classificazione è considerata non completamente soddisfacente perché non consente una facile differenziazione clinica tra EGA e SDD e perché entrambe possono coesistere. È stata proposta una classificazione secondo l'evoluzione e le manifestazioni (Tabella 15.1.4).

IL TACCUINO

I tessuti con alto contenuto di grassi, come quelli del cervello e del midollo spinale, sono particolarmente suscettibili ad essere colpiti, perché l'azoto si scioglie molto facilmente nei grassi. Gli effetti tardivi della SDD includono la distruzione del tessuto osseo. Spalla ed anca sono le più colpite con dolore persistente e disabilità.

Embolia gassosa polmonare (EGA)

È causata dall'ingresso di bolle di gas nella circolazione arteriosa a seguito di un barotrauma o per la presenza non nota di una pervietà del forame interventricolare (PFO). L'esordio dei sintomi è di solito improvviso e drammatico e spesso si verifica pochi minuti dopo l'arrivo sulla superficie o anche prima di raggiungerla. I sintomi sono variabili e frequentemente sono colpite le arterie coronariche e cerebrali. Ogni paziente che giunge in superficie in stato di incoscienza o che perde coscienza poco dopo o che ha sintomi neurologici evidenti entro 10 minuti dal raggiungimento della superficie, deve essere considerato affetto da EGA e sottoposto ad immediata terapia iperbarica. Lo stato di ansia naturale che accompagna le situazioni di emergenza quali la possibile sensazione di fame d'aria può mascherare lo stato confusionale di una embolia arteriosa al cervello (Tabella 15.1.5 e 15.1.6). Se il dolore è il solo sintomo l'EGA è improbabile e va presa in considerazione la SDD o una lesione da eccessiva sovradistensione del polmone.

SDD indotta da altitudine

Nel caso della SDD indotta da altitudine i sintomi più comuni sono i dolori articolari

Tabella 15.1.3. Sindrome da decompressione

Tipo 1. Lieve o forma muscolo scheletrica	Tipo 2. Grave
Dolore alle articolazioni braccia o gambe o dorso	Sintomi neurologici sono i più frequenti
Dolore ai muscoli A volte la localizzazione è difficile da individuare Il dolore può essere lieve o intermittente Il dolore può rafforzarsi e diventare grave Il dolore può essere acuto o profondo o come una "fastidio nell'osso" Se i sintomi si spostano la situazione è più grave	Coinvolgimento del midollo spinale • intorpidimento • formicolio • debolezza • una combinazione di lieve debolezza o formicolio a braccia, gambe o entrambi • possono progredire nelle ore fino alla paralisi • incapacità di urinare o defecare • incontinenza • dolori addominale o al dorso sono comuni
Sintomi meno comuni sono • prurito • chiazze della pelle (cutis marmorata) • tumefazione linfonodale • eruzioni cutanee • estrema stanchezza	Coinvolgimento dell'encefalo • simili a quelli di EGA • cefalea • confusione • difficoltà a parlare • diplopia • raramente perdita di coscienza
	Sistema audiovestibolare • vertigini • ronzii alle orecchie • sordità
	A localizzazione polmonare • tosse • dolore toracico • dispnea • shock o morte

Tabella 15.1.4. Classificazione descrittiva

Evoluzione	Manifestazione
• progressiva	• dolore
• statica	• cutanea
• miglioramento spontaneo	• muscoloscheletrica
• recidivante	• neurologica
	• audio-vestibolare
	• polmonare
	• linfatica
	• costituzionale

Tabella 15.1.5. Quadri di presentazioni principali dell'EGA

Malattia fulminante	Quadro neurologico acuto	Anomalie neurologiche
Perdita di coscienza	Coma, convulsioni	Recidive in un terzo di casi
Apnea	Quadri simili a ictus ischemico	Buona risposta al trattamento
Si verifica nel 5% dei pazienti	Risponde bene a terapia iperbarica	Segue a minuti o ore peggioramento
Il 50% muore	Sequele a lungo termine rare	Nuovo fenomeno di embolizzazione

e nel 60-70% dei casi il sito più comune è la spalla. Le manifestazioni neurologiche sono presenti nel 10-15% dove la cefalee a e i disturbi visivi sono i sintomi più comuni. Le manifestazioni cutanee sono presenti in circa il 10-15% di tutti i casi. La maggior parte dei casi di MDD da alta quota si manifesta negli individui esposti ad altitudini superiori ai 7620 metri (25.000 piedi). Più alta è la quota di esposizione e maggiore è il rischio

Tabella 15.1.6. Ulteriori sintomi di EGA

- Estrema sensazione di affaticamento
- Difficoltà nella ideazione del pensiero
- Vertigini
- Nausea e vomito
- Anomalia dell'udito
- Emottisi
- Perdita del controllo degli sfinteri
- Tremori
- Perdita della coordinazione
- Interpidimento
- Possono coesistere sintomi di enfisema sottocutaneo, mediastinico, pneumotorace o pneumopericardio

di sviluppare la malattia. Nella presentazione sintomatologica e nella sua gravità però, non vi è correlazione diretta con il livello di alta quota. In queste situazioni sono frequenti anche sintomi da barotrauma.

Esami di laboratorio e strumentali

Anamnesticamente va posta attenzione ai sintomi e ad individuare patologie preesistenti e fattori predisponenti. Devono essere analizzate le circostanze occorse prima, durante e dopo l'evento al fine di valutare luogo di immersione, profondità, tempo, numero di immersione, modalità di risalita, attività fisica svolta prima e dopo, i gas di respirazione utilizzati e esposizione a fattori di SDD indotta da altitudine. In seconda istanza è fondamentale un esame fisico accurato, perché la diagnosi è clinica. L'esame neurologico deve essere completo e specifico. Non esistono esami di laboratorio e indagini strumentali sensibili o specifiche e la scelta delle stesse dipende dalla situazione clinica e dalle eventuali diagnosi differenziali. La TC o la RMN possono mostrare anomalie aspecifiche e non dirimenti. La loro esecuzione può ritardare il trattamento definitivo. Una radiografia del torace va eseguita se si sospetta un barotrauma polmonare. L'ECG può essere utile per escludere diagnosi alternative. Esami radiologici sono necessari per la diagnosi di osteonecrosi disbarica.

Diagnosi differenziale

La assoluta aspecificità di alcuni sintomi e l'interessamento di vari organi e apparati rendono possibile l'esistenza di molti quadri clinici. Tutti gli aspetti considerati inerenti le circostanze e gli eventi correlati alla varietà di sintomi contribuiscono alla diagnosi. Le alternative più comuni sono descritte nella Tabella 15.1.7.

Terapia

Il cardine del trattamento in tutte le sue forme è la pronta ricompressione in camera iperbarica. Mentre il paziente è in attesa di tale trattamento sia in ambito extraospedaliero che ospedaliero è raccomandata la somministrazione di O_2 ad alti flussi e il reintegro volemico. I subacquei che presentano solo prurito, chiazze della pelle e affaticamento non hanno bisogno di sottoporsi a ricompressione, ma devono essere tenuti sotto osservazione per la possibilità di comparsa a seguire dei sintomi di quadri più gravi. Questi pazienti possono beneficiare ed avere sollievo respirando O_2 al 100% con maschera. I sintomi possono ricomparire o peggiorare nel corso delle prime 24 ore e quindi è opportuno che siano trattate anche le persone con dolore o sintomi neurologici lievi e/o transitori. La terapia iperbarica è utile fino ad un massimo di 48 ore dopo l'immersione e

Tabella 15.1.7. Diagnosi differenziale delle malattie da decompressione

Tossicità del gas	Ictus	Polmonite
Ipercapnia	Trauma cranico lieve	Attacco d'asma
Iperventilazione	Sindrome coronarica acuta	Reflusso gastroesofageo
Annegamento		Otite esterna, media
Edema polmonare	Disturbi convulsivi	Labirintite
Insufficienza cardiaca congestizia	Varie malattie neurologiche	Sinusite
Avvelenamento o ingestione di tossine	Distorsioni, stiramenti, tenosinovite	Epistassi
Emicrania	Embolia polmonare	Ipoglicemia

Tabella 15.1.8. Terapia in attesa della ricompressione in camera iperbarica

ACLS	Nei pazienti critici o in arresto
O_2	In maschera con reservoir al 100%
Fluidi	Orali isotonici oppure 1 o 2 litri e.v. nella prima ora seguita da 1,5 mL/kg/ora Mantenere una diuresi di 1-2 mL/kg/ora
Controllo della temperatura	Eutermia
Drenaggio toracico	In caso di pneumotorace da fare sempre prima della camera iperbarica
Analgesici	Paracetamolo
Decongestionanti	Barotrauma dell'orecchio

quindi è ragionevole eseguire tale trattamento anche se la camera iperbarica si trova in luogo molto distante dal luogo dell'evento. Ovviamente lunghi ritardi nel trattamento iperbarico aumentano i rischi di danni permanenti. La gestione del barotrauma dipende dall'organo colpito. Circa l'80% delle persone recupera completamente. L'EGA può provocare morte improvvisa e sembra esserci una relazione tra tempi di insorgenza dei sintomi e mortalità.

Uno schema di gestione è presentato in Tabella 15.1.8.

Bibliografia di riferimento

LA LAVAGNA

- *I sintomi che compaiono durante o dopo l'immersione sono fino a prova contraria dovuti a malattia da decompressione (MDD).*
- *Qualsiasi sintomo di MDD deve essere gestito come un'emergenza medica dal momento dell'insorgenza dei sintomi, vista l'imprevedibilità dell'esito finale.*
- *La natura vaga e disparata dei sintomi può portare a un ritardato accesso alla cura.*
- *La narcosi da azoto è completamente reversibile con la riduzione della pressione dell'ambiente e cioè con la risalita.*
- *Il trasporto in camera iperbarica va fatto via terra, se possibile. In caso di trasporto in volo questo va effettuato con mezzo pressurizzato a bassa quota.*

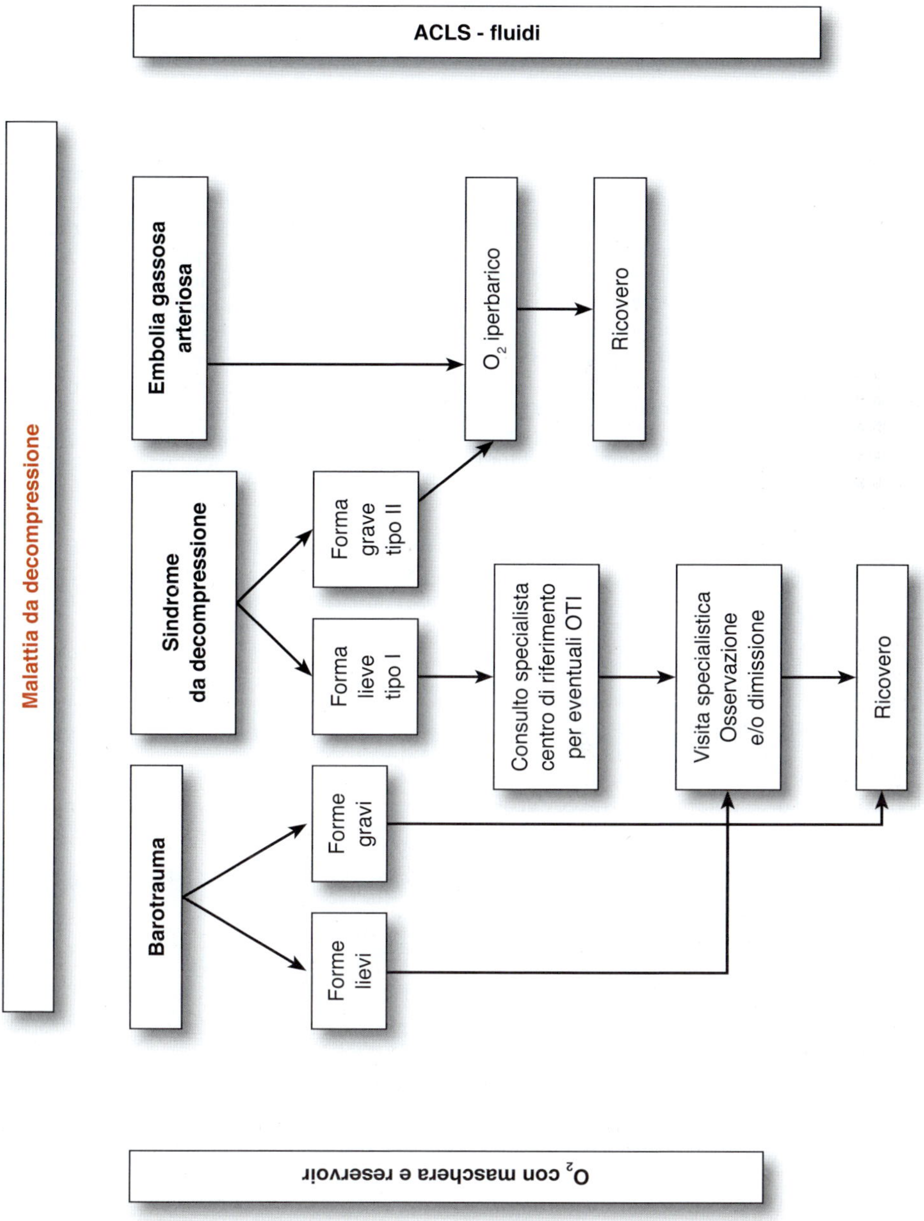
Malattia da decompressione
ACLS - fluidi
Barotrauma
Sindrome da decompressione
Embolia gassosa arteriosa
Forme lievi
Forme gravi
Forma lieve tipo I
Forma grave tipo II
O2 iperbarico
Ricovero
Consulto specialista centro di riferimento per eventuali OTI
Visita specialistica Osservazione e/o dimissione
Ricovero
O2 con maschera e reservoir

15.2 Malattia acuta da montagna

Definizione

La malattia da altitudine comprende quadri clinici variabili che colpiscono per lo più soggetti non acclimatati dalle 4 alle 12 ore dopo una salita, in genere rapida, ad altezze superiori ai 2500 metri s.l.m.. I sintomi, di per sé aspecifici, sono determinati dall'ipossia e dalle sue conseguenze e lo spettro di severità del quadro è molto ampio. Classicamente si distinguono, il male acuto di montagna *(AMS- acute mountain sickness)* e forme potenzialmente letali come l'edema cerebrale *(HACE – high altitude cerebral edema)* e *l'edema polmonare delle grandi altitudini (HAPE, high altitude pulmonary edema).*

Epidemiologia

Sempre più soggetti sono esposti al rischio delle malattie da altitudine che incidono nell'ambito di attività lavorative ma soprattutto ricreative. La diffusione del turismo in montagna fa sì che vi siano sempre più persone che raggiungono in tempi brevi altitudini che un tempo erano prerogativa di cerchie più ristrette. Si calcola che solo nell'ovest degli Stati Uniti più di 20 milioni di persone raggiungano annualmente quote superiori ai 2500 metri s.l.m. e di questi il 25-40% vada incontro a qualche disturbo legato all'alta quota. Il sintomo prevalente è la cefalea da alta quota (*HAH- high altitude headache*), che, secondo alcuni studi, può arrivare a colpire fino l'80% delle persone in treeking oltre i 3000 m.. L'edema polmonare acuto da altitudine arriva a colpire l'1% degli scalatori che superano i 4500 metri s.l.m. La malattia da altitudine può, tra l'altro, essere complicata da patologie preesistenti ed assunzione di farmaci.

Fisiopatologia

Malgrado la percentuale di O_2 nell'aria inspirata sia sempre costante (21%), man mano che si raggiungono alte quote diminuisce la pressione ambientale e quindi la pressione parziale di ossigeno (PaO_2) nel sangue arterioso (Figura 15.2.1). L'ipossia è la responsabile dei diversi quadri clinici che hanno espressioni variabili anche in funzione della velocità di insorgenza, del concomitante sforzo fisico, dell'assenza di allenamento, delle patologie sottostanti. Il processo di risposta all'ipossia che prende il nome di "acclimatazione" è costituito da un insieme di modificazioni compensatorie che avvengono nei vari sistemi in un tempo che varia da pochi minuti a settimane (Figura 15.2.2 a-b). Le immediate conseguenze dell'ipossia, pertanto, sono l'iperventilazione e l'ipocapnia con alcalosi respiratoria, l'ipertono simpatico, la tachicardia a riposo, l'aumento della gittata cardiaca, della diuresi spontanea e della perfusione cerebrale, l'ipertensione polmonare con aumento della permeabilità alveolo capillare a livello polmonare e lo *shift* di liquidi nel terzo spazio con ipovolemia.

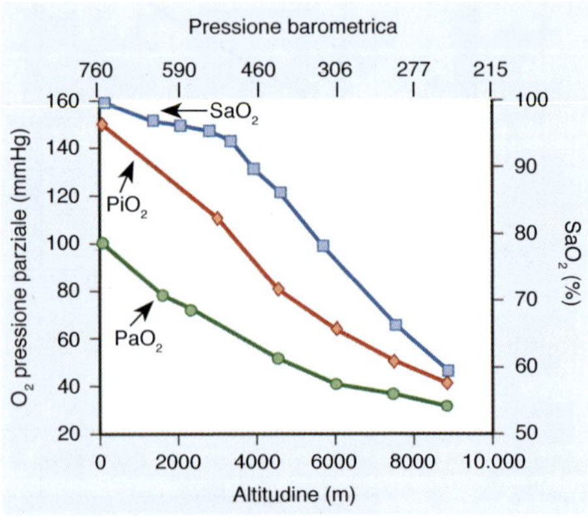

Figura 15.2.1. Modificazione di PiO_2, PaO_2 e SaO_2 in rapporto all'altitudine (modificata da Hackett PH, Roach RC. High-Altitude. Medicine 2007).

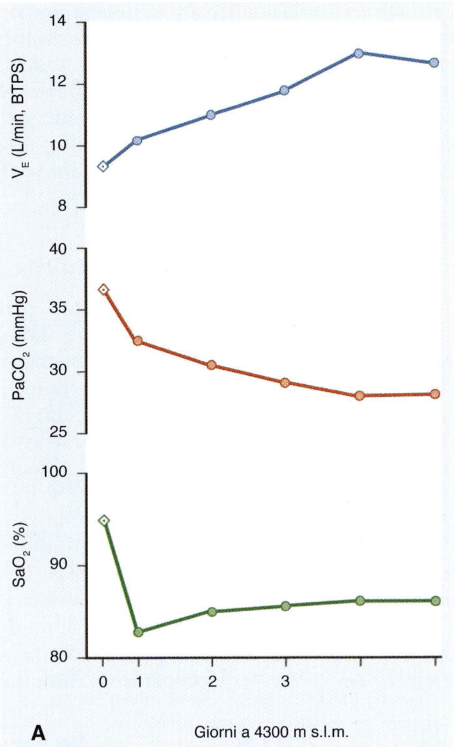

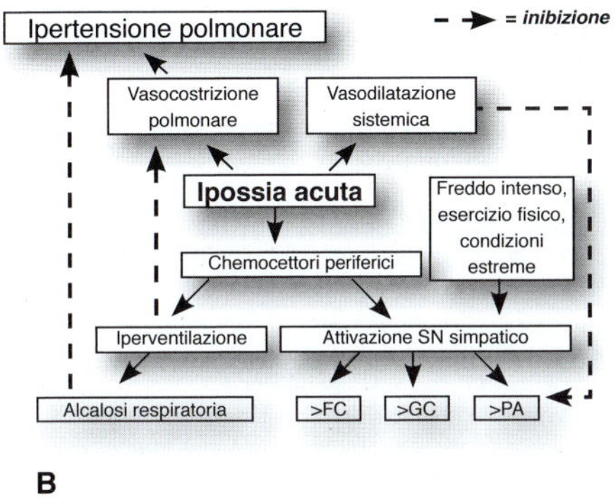

Figura 15.2.2. A) Acclimatazione ventilatoria in altezza (modificata da Hackett PH, Roach RC. High-Altitude. Medicine 2007). B) Principali effetti dell'ipossia acuta sul sistema cardio-polmonare (modificata da Bärtsch P, Gibbs SR. Circulation 2007). Il male acuto da montagna non dipende dall'allenamento ma dal livello e dalla velocità di ascesa. Essendo lenti i meccanismi di compenso, l'adeguata acclimatazione può avvenire anche fino a 7 giorni dall'inizio dell'ascesa.

Il male acuto da montagna non dipende tanto dall'essere o meno allenati quanto dal livello e dalla velocità della ascesa. I meccanismi di compenso sono piuttosto lenti ed una adeguata acclimatazione può avvenire in un periodo variabile fino a 7 giorni. La fisiologica ipoventilazione notturna esacerba l'ipossia legata alla riduzione della pressione atmosferica e questo è uno dei maggiori rischi del dormire ad alta quota. La Tabella 15.2.1 elenca alcune delle situazioni ritenute più a rischio e la Tabella 15.2.2 riporta alcune misure preventive della malattia da altitudine.

Tabella 15.2.1. Soggetti a rischio medio-alto di sviluppare malattia da altitudine

- Soggetti con storia di mal di montagna o quadri di gravità maggiore che ascendono in un giorno oltre i 2500 m.
- Qualunque persona che salga in un giorno ad oltre 3500 m.
- Qualunque persona che partendo dai 3000 m salga di oltre 500 m al giorno senza periodi di permanenza per acclimatazione.
- Soggetti che compiono ascese ad altissime quote (oltre i 5500 m) in meno di 7 giorni.

Tabella 15.2.2. Misure preventive della malattia da altitudine

- Fare ascese graduali:
  - restare più giorni a 2-3000 m s.l.m. prima di aumentare il livello di altitudine;
  - salendo sopra i 2500-3000 m, scendere a dormire a quota più bassa di quella raggiunta e non eccedere di 500 m rispetto all'altitudine precedente, mano a mano che si sale.
- Ridurre il più possibile lo sforzo fisico.
- Bere acqua e ridurre l'apporto di sale.
- Evitare sedativi e benzodiazepine che possono far precipitare il quadro di edema cerebrale.
- Farmaci consigliati a scopo preventivo:
  - Acetazolamide (125 mg × 2) da 24 h prima e poi per tutta l'ascesa. Riproduce una sorta di acclimatazione contrastando l'alcalosi respiratoria riducendo la produzione di bicarbonato dal rene.
  - Desametazone (4 mg/6 h). Contrasta i sintomi molto validamente e li previene ma la sua sospensione provoca ricadute. È di seconda scelta e da riservarsi a situazioni specifiche.
  - Ibuprofene (600 mg × 3) riduce l'incidenza dei sintomi contrastando l'aumento della permeabilità capillare e vasodilatazione.
  - Nifedipina (20 mg × 3) utile nella prevenzione dell'edema polmonare da altitudine.
  - Tadalafil 10 mg × 2 o sildenafil 50 mg × 3 nella prevenzione dell'edema polmonare.

IL TACCUINO

La permanenza in alta quota espone a varie problematiche legate al freddo, al basso tasso di umidità e all'aumento dell'effetto dei raggi ultravioletti, alla diminuzione della pressione dell'aria. Ognuna di queste componenti può determinare problemi di cui il maggiore è però dovuto all'ipossia.

Presentazione clinica

Il male acuto di montagna (AMS) ha come sintomo cardine un'intensa cefalea che insorge 2-12 h dopo l'arrivo in quota o durante la prima notte, accompagnata da sintomi gastroenterici (anoressia, nausea, vomito), insonnia, vertigine, astenia. La cefalea è esacerbata dallo sforzo e risponde all'aspirina ed all'ibuprofene. Obiettivamente il soggetto è tachicardico e tachipnoico, può presentare edemi palpebrali e periferici pur essendovi aspetti di disidratazione. Il quadro ematochimico può essere caratterizzato da leucocitosi ed emoconcentrazione con aumento della creatinina; tende a risolversi generalmente con 24-72 h di acclimatazione.

Raramente il male acuto di montagna può progredire verso l'edema cerebrale delle grandi altitudini (HACE) che più spesso si associa all'edema polmonare. Il soggetto presenta oltre ai sintomi del male acuto di montagna, una progressione verso la confusione mentale, la letargia, lo stupore ed e il coma. Sono riscontrabili papilledema, vomito a getto e paralisi dei nervi cranici, oltre che atassia deambulatoria, segno precoce di HACE. La situazione è minacciosa per la vita entro le 24 h ed anche per possibili sequele permanenti, per cui si impone la discesa immediata e, se possibile, l'ossigenoterapia (anche iperbarica) per mantenere una SaO_2 >90%.

Anche l'edema polmonare acuto da altitudine (HAPE) può ricorrere come complicanza dell'AMS ed è la principale causa di morte in alta quota. È un edema polmonare acuto non cardiogenico associato ad ipertensione polmonare e danno alveolo capillare. I sintomi ed i segni sono la dispnea, l'ortopnea, la cianosi, la tosse e l'emottisi. L'ossigenoterapia e la discesa immediata sono mandatori e salvavita. Il *Lake Louise Acute Mountain Sikness score* (Tabella 15.2.3), per quanto non nasca ai fini di una valutazione medica e clinica, è un interessante punteggio concepito a fine investigativo e/o per autovalutazione da parte di operatori sull'insorgenza del male acuto di montagna.

Esami di laboratorio e strumentali

È opportuno che i pazienti valutati per ciascuna delle tre condizioni cliniche siano sottoposti ad emocromo completo, bilancio elettrolitico, glicemia e funzionalità renale, emogasanalisi. L'ECG, l'ecografia e la radiografia del torace saranno utili soprattutto nella valutazione dei pazienti con problemi respiratori. La radiografia del torace e l'ecografia toracica rispettivamente, come per l'edema polmonare cardiogeno, possono dimostrare caratteristici infiltrati alveolari bilaterali parailari con predominanza a destra e le cosiddette code di cometa, espressione di imbibizione extravascolare polmonare (Figure 15.2.3 e 15.2.4). L'ecocardiografia può

Tabella 15.2.3. 2018 Lake Louise Acute Mountain Sickness Score

Mal di testa
0 – Nessuno
1 – Un lieve mal di testa
2 – Moderato mal di testa
3 – Forte mal di testa, invalidante
Sintomi gastrointestinali
0 – Buon appetito
1 – Scarso appetito o nausea
2 – Nausea o vomito moderati
3 – Grave nausea e vomito, invalidanti
Stanchezza e/o debolezza
0 – Non stanco o debole
1 – Lieve affaticamento/debolezza
2 – Moderato affaticamento/debolezza
3 – Grave affaticamento/debolezza, invalidante
Capogiri/sensazione di testa vuota
0 – Nessun capogiro/sensazione di testa vuota
1 – Leggeri capogiri/stordimento
2 – Moderato capogiro/sensazione di testa vuota
3 – Gravi capogiri/sensazione di testa vuota, invalidante
Il punteggio AMS di Lake Louise per un individuo è la somma del punteggio per i quattro sintomi (mal di testa, nausea/vomito, affaticamento e vertigini/sensazione di testa vuota). Per una definizione positiva di AMS, è obbligatorio avere un punteggio di mal di testa di almeno un punto e un punteggio totale di almeno tre punti.

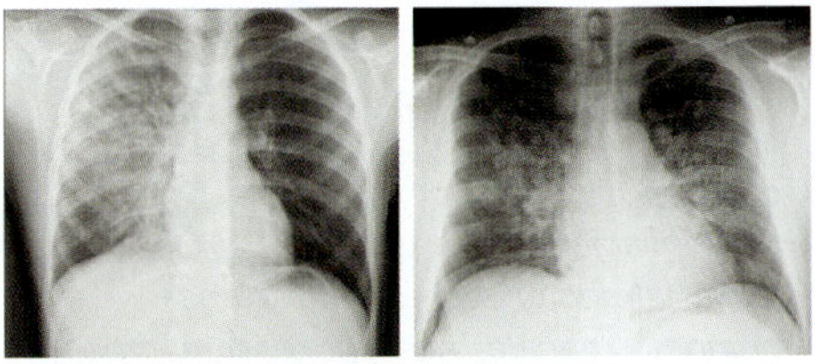

Figura 15.2.3. Esempi in RX: nell'immagine di sinistra, polmone destro completamente imbibito; a destra, presenza di tipici infiltrati alveolari para-ilari, bilaterali, predominanti nel polmone destro.

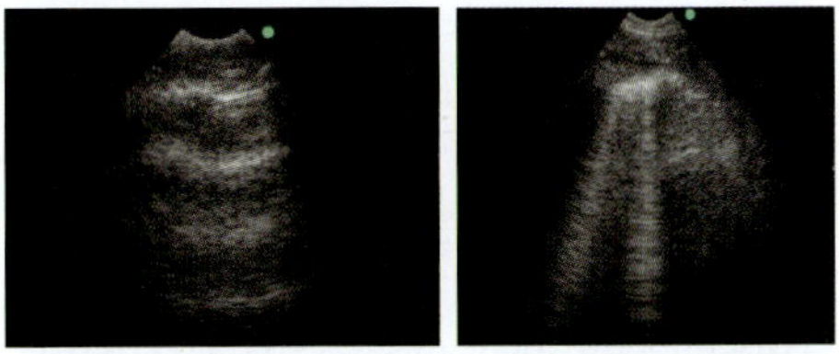

Figura 15.2.4. Esempi di ecografia toracica: a sinistra polmone sano con tipico pattern a linee A parallele alla linea pleurica; a destra presenza di alcune linee B (code di cometa), ovvero le linee verticali che cancellano le linee A, segno tipico di imbibizione polmonare.

IL TACCUINO

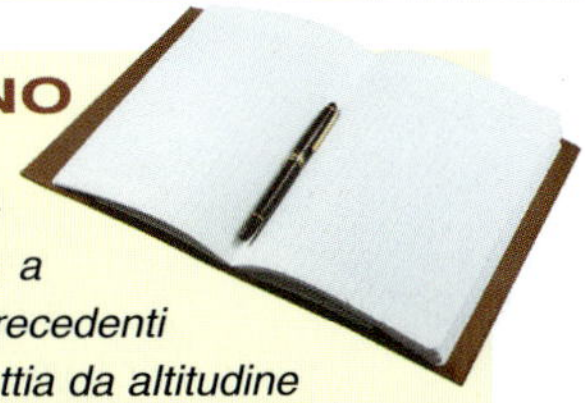

Una storia di recente e rapida ascesa a quote elevate e precedenti anamnestici di malattia da altitudine devono allertare il medico. Bisogna indagare sul tempo di permanenza ad alta quota, l'eventuale attività fisica svolta, la modalità e la tempistica di insorgenza dei sintomi, senza dimenticare l'anamnesi patologica remota per escludere patologie preesistenti ed effetti iatrogeni.

registrare un aumento delle pressioni arteriose polmonari e talvolta disfunzione del cuore destro e movimenti paradossi del setto interventricolare. La TC dell'encefalo rientra nella diagnostica differenziale dell'edema cerebrale e di un anomalo stato mentale.

Diagnosi differenziale

È sempre importantissima l'anamnesi, perché le modalità di presentazione del quadro clinico possono mimare una malattia da altitudine ed invece essere espressione di altre problematiche o esacerbazione di patologie preesistenti. La Tabella 15.2.4 espone i principali quadri che rientrano nella diagnosi differenziale che include comunissime situazioni quali disidratazione, ipoglicemia, affaticamento, iponatremia, ipotermia, disturbi vari delle vie respiratorie o dell'apparato cardiocircolatorio.

Terapia

Contesto extraospedaliero

Va sottolineato che nel soccorso extraospedaliero oltre all'approccio basato sull'ABCDE, il provvedimento più efficace è sempre l'immediata discesa di almeno 500-1000 metri di dislivello, che è mandatoria nei casi più severi, se c'è edema polmonare o un quadro correlabile all'edema cerebrale. In questi casi andrà somministrato O_2 al 100% e, se non è possibile una immediata discesa, sarebbe utile il ricorso a camere iperbariche portatili.

Se la discesa e l'ossigenoterapia non sono possibili, l'impiego di farmaci come nifedipina e desametasone non si è dimostrato più utile del solo ossigeno in *trial* su soggetti affetti da edema polmonare da altitudine.

Tabella 15.2.4. Diagnosi differenziale delle malattie da altitudine

Male acuto di montagna	Edema cerebrale acuto	Edema polmonare acuto
Disidratazione	Abuso alcoolico	Asma bronchiale
Ipoglicemia	Intossicazioni	Bronchiti
Chetoacidosi diabetica	Convulsioni	Scompenso cardiaco
Esaurimento muscolare	Ipotermia	Polmoniti
Ipotermia	Iponatremia	Infarto miocardico
Cefalea/emicrania	Sepsi/infezioni SNC	Embolia polmonare
Sindromi virali	Stroke	BPCO riacutizzata
Postumi di abuso alcoolico		

IL TACCUINO

La cefalea di montagna (HAH – high altitude headache) è il sintomo più frequente della AMS lieve-moderata e deve essere sempre considerato tale fino a prova contraria. In montagna, però, vi sono diverse cause che possono provocare cefalea: in primis la disidratazione.

Questo tipo di cefalea, quindi, risponde molto bene all'idratazione del paziente, cosa che non accade nella cefalea da AMS.

Per questo in montagna è fondamentale mantenersi ben idratati ed i diuretici sono da evitare.

IL TACCUINO

Le camere iperbariche portatili sono borse gonfiabili in cui il paziente va introdotto e che, tramite una pompa a pedale, possono essere pressurizzate con aria ambiente eventualmente supplementata di ossigeno, in modo da simulare una discesa a più basse altitudini.

L'ossigenoterapia conviene dedicarla ai casi più gravi di AMS e nei casi di HACE ed HAPE, vista la scarsa disponibilità di O_2 in alta quota nel contesto extra-ospedaliero. In genere sono sufficienti 4-6 L/min con cannule nasali, ma nei casi peggiori possono rendersi necessarie l'O_2 terapia a pressione positiva (CPAP) o l'intubazione oro tracheale (ovviamente in caso di elisoccorso con presenza di ventilatore/di bombole da campo base). I diuretici sono controindicati per la frequente presenza di ipovolemia. Il desametazone (4 mg/6 h) è utile nella terapia dell'edema cerebrale e la nifedipina (30 mg/12 h) per il trattamento, oltre che per la prevenzione dell'edema polmonare. Gli inibitori delle fosfodiesterasi (tadalafil e sildenafil) sembrano essere utili nel ridurre la pressione arteriosa polmonare, nel migliorare l'ossigenazione e nel ridurre i sintomi respiratori, anche se sono usati per lo più per la prevenzione. L'acetazolamide è molto utile per il trattamento oltre che per la prevenzione di molti sintomi del mal di montagna (125-250 mg/12 h) ed in particolare per la cefalea che risponde bene anche all'ibuprofene e ad altri FANS.

Nelle forme più lievi di mal di montagna la discesa può anche essere evitata o effettuata solo parzialmente ma il soggetto va sorvegliato, valutata la risposta alla terapia con acetazolamide, sconsigliati gli sforzi fisici, evitate ulteriori ascese fino ad una adeguata acclimatazione con remissione dei sintomi.

Contesto ospedaliero

Nel contesto ospedaliero va considerato che di norma la maggior parte dei sintomi regrediscono con la discesa. Si dovrà valutare l'opportunità di proseguire l'ossigenoterapia, l'eventuale idratazione del paziente che è spesso emoconcentrato e la prosecuzione delle terapie già avviate (nifedipina nell'edema polmonare, desametazone nell'edema cerebrale). L'ossigenoterapia, con le varie modalità di somministrazione, è consigliabile ad alti flussi o con maschera facciale per diverse ore finché il fabbisogno per mantenere una sat del 90% o superiore è di 3L/min. La valutazione del paziente deve essere completa e supportata dalla monitoriz-

Tabella 15.2.5. Indicazione alla dimissione o al ricovero

Pazienti asintomatici dopo la discesa	Dimissione con consigli informativi	Possibile ripresa dei sintomi se si torna in quota senza acclimatazione
Pazienti con lieve e moderata sintomatologia	Dimissione con istruzione	Non riprendere l'ascesa se i sintomi non sono regrediti e adottare misure preventive
Pazienti con sintomi severi di mal di montagna, edema polmonare o cerebrale	Ricovero	

Tabella 15.2.6. Trattamento del male acuto di montagna

Malattia	Indicazione	Farmaco	Dose adulto	Dose pediatrica
Male acuto di montagna (AMS)	Prevenzione	Acetazolamide	125 mg x 2/die per os; se paziente >100 kg: 250 mg x 2/die per os	2,5 mg/kg ogni 12 h x os
		Desametasone	4 mg x 2 (o 2 mg x 4) per os	Non usato come profilassi nel paziente pediatrico
	Trattamento	Acetazolamide	250 mg x 2/die per os	2,5 mg/kg ogni 12 h x os
		Desametasone	4 mg x 4 i.m. o e.v. o per os	
Edema cerebrale acuto (HACE)	Prevenzione	Acetazolamide	125 mg x 2/die per os; se paziente >100 kg: 250 mg x 2/die per os	2,5 mg/kg ogni 12 h x os
		Desametasone	4 mg x 2 (o 2 mg ogni 6 h)	Non usato come profilassi nel paziente pediatrico
	Trattamento	Desametasone	8 mg prima somministrazione, poi 4 mg ogni 6 h i.m. o e.v. o per os	0,15 mg/kg/dose (max 4 mg) ogni 6 h
		Acetazolamide (di II linea, in aggiunta al Desametasone)	250 mg x 2/die per os	2,5 mg/kg ogni 12 h x os
Edema polmonare acuto (HAPE)	Prevenzione	Nifedipina (rilascio prolungato)	20 mg x 3/die (o 30 mg x 2/die) per os	Non utilizzato
		Tadalafil	10 mg x 2/die	Non utilizzato
		Sildenafil	50 mg x 3/die	Non utilizzato
	Trattamento	Nifedipina	20 mg x 3/die	*

* il trattamento dell'HAPE nel paziente pediatrico si basa sulla discesa tempestiva e sulla sola somministrazione di ossigeno. Alcuni studi riportano l'utilizzo di nifedipina a rilascio immediato (0,5 mg/kg - max 40 mg ogni 8 h) o di nifedipina a rilascio prolungato (1,5 mg/kg/die - max 40 mg).

zazione dei parametri vitali e dell'esame del fundus per rilevare l'eventuale papilledema. La scelta di ricoverare o dimettere il paziente e le indicazioni da fornire sono presenti nella Tabella 15.2.5.

Bibliografia di riferimento

LA LAVAGNA

- ***Pensare sempre ad una malattia da altitudine di fronte all'insorgenza di sintomi anche aspecifici dopo una rapida ascesa.***
- ***Pensare che la malattia da altitudine può colpire anche soggetti giovani ed allenati.***
- ***Pensare sempre alle eventuali patologie sottostanti che possono essere prevalenti o confondenti.***
- ***È un errore usare farmaci preventivi per poter salire ulteriormente di quota se sono già presenti sintomi.***
- ***È un errore non riportare rapidamente a basse quote pazienti critici.***

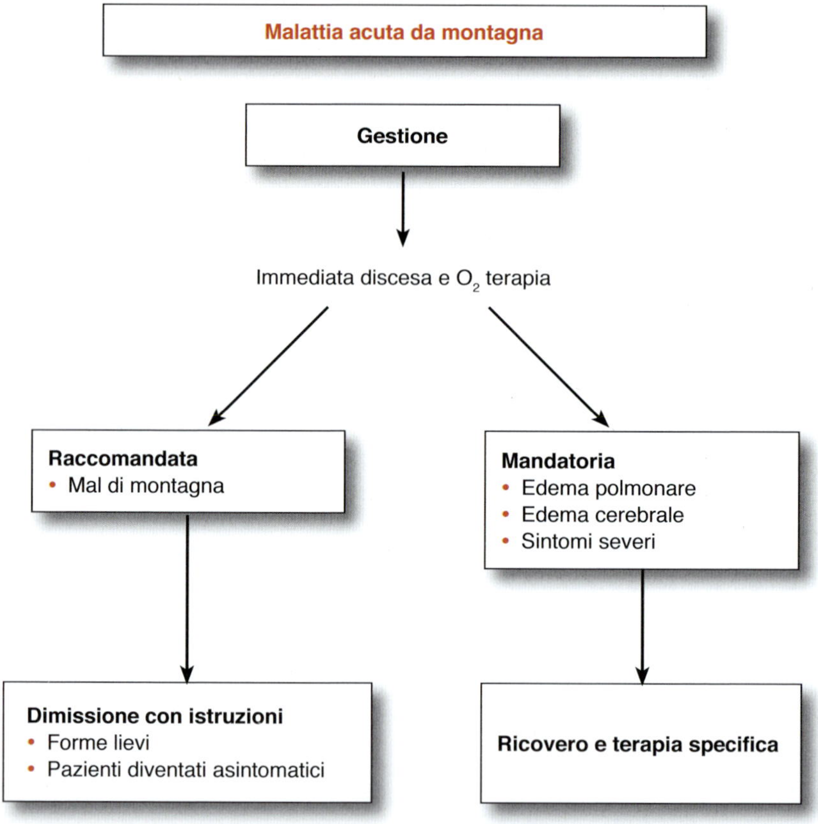

15.3 Sindromi da calore

Definizione

Le sindromi da calore sono un continuum di disordini di ampio spettro di cui il colpo di calore è la forma più grave. Sono dovute all'incapacità dei normali meccanismi regolatori di far fronte allo stress da calore. Si distinguono forme lievi, in genere transitorie e spesso a risoluzione spontanea, e forme gravi anche minacciose per la vita (Tabella 15.3.1). Le ustioni solari e le patologie da raggi ultravioletti, possono aggravare tutte le sindromi da calore.

Tabella 15.3.1. **Sindromi lievi e severe indotte dal calore**

Forme minori
• **Edema da calore**: fenomeno distrettuale, in genere mani o piedi, causato da aumento del liquido interstiziale dopo esposizione a calore • **Prurito/rash da calore**: rash pruriginoso maculo papulare dovuto al coinvolgimento delle ghiandole sudoripare e macerazione cutanea, spesso per esposizione al calore con vestiti stretti. Si può complicare con vescicole ed infezioni ed è fattore di rischio per le forme più severe, in quanto la sudorazione è compromessa • **Sincope da calore**: è il risultato di vasodilatazione e disidratazione da calore • **Tetania da calore**: sembra dovuta alla alcalosi respiratoria secondaria all'iperventilazione
Forme severe
• **Esaurimento da calore**: sindrome da deplezione di acqua e/o sali non adeguatamente reintegrati. Può evolvere nel colpo di calore • **Colpo di calore**: grave disidratazione e anidrosi con ipertermia (>40°C) per alterazioni della termoregolazione, con compromissione neurologica

Epidemiologia

Le sindromi da calore sono molto più frequenti di altre patologie ambientali e negli Stati Uniti si calcola una media di oltre 300 morti l'anno prevalentemente dovuti all'ondata di calore stagionale. Categorie a rischio sono i lavoratori in ambienti surriscaldati, i militari, gli atleti ma soprattutto gli anziani ed i bambini sia per la fisiologica ridotta capacità di reazione allo stress da calore sia perché hanno minori capacità di allontanarsi da una esposizione nociva. Il colpo di calore ha una mortalità elevata che può arrivare all'80% dei casi se riconosciuto e trattato tardivamente, ma si può ridurre al 10% se la diagnosi è precoce ed il raffreddamento tempestivo.

IL TACCUINO

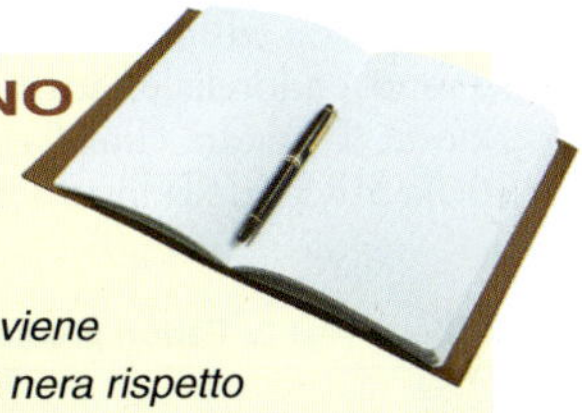

L'incidenza maggiore di 2-3 volte delle morti da calore che viene riportata nella razza nera rispetto a quella bianca e nel sesso maschile rispetto alle donne è dovuta alle differenze sociali ed alle condizioni lavorative e non alle differenze di razza o sesso.

Eziopatogenesi

L'omeostasi termica, cioè il bilancio tra produzione e dispersione di calore, è regolata a livello ipotalamico. Qui giungono gli stimoli provenienti dai recettori corporei di temperatura (cutanei, muscolari, spinali). Se la temperatura sale oltre un certo livello aumenta la gittata cardiaca per dirottare più sangue verso la cute e disperdere calore con la vasodilatazione e la sudorazione. La dispersione del calore avviene attraverso i meccanismi della radiazione, convezione, conduzione ed evaporazione (vedi ipotermia), ma ciascuno di questi meccanismi può essere più o meno efficace in funzione di vari fattori: temperatura esterna, quantità di vestiti, flusso di aria, umidità, condizioni della cute etc.

I fattori predisponenti le malattie da calore sono elencati in Tabella 15.3.2.

Esiste anche il fenomeno della acclimatazione che è un fisiologico, lento (da 10 a 60 giorni) processo di adattamento dell'organismo a protratti stress da calore, che si compie tramite modificazioni di attività metaboliche (Tabella 15.3.3).

La fisiopatologia del colpo da calore, nelle forme più severe, riproduce aspetti caratteristici della sepsi. Le alterazione della risposta termoregolatoria portano sostanzialmente a disidratazione e disionia: si riduce la gittata cardiaca, la pressione arteriosa ed il flusso renale. Lo shunt del flusso sanguigno dalla circolazione splancnica, crea ischemie viscerali, aumento della permeabilità intestinale, ingresso di endotossine in circolo, liberazione dei mediatori chimici dell'infiammazione. La temperatura elevata sopra i 41 °C ha di per sé un effetto citotossico ed induce liberazione di citochine, danno endoteliale, attivazione della coagulazione. I quadri clinici richiamano gli aspetti della SIRS e della insufficienza multi organo.

IL TACCUINO

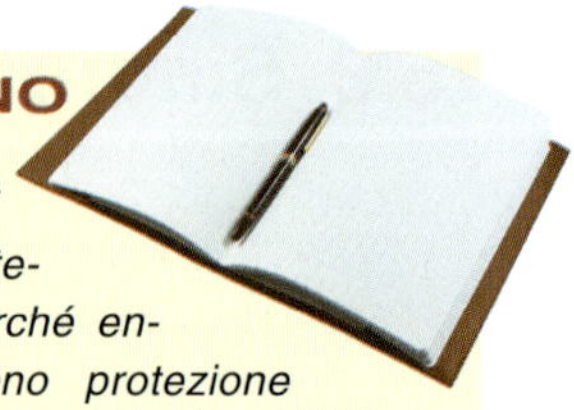

Gli anziani ed i bambini sono categorie a rischio perché entrambi hanno meno protezione dagli agenti esterni e meno capacità di allontanarsi da fonti di calore. Inoltre i primi hanno spesso pluripatologie, assumono farmaci, hanno minore capacità di acclimatazione e ridotta riserva funzionale cardiovascolare. I bambini hanno una certa sproporzione tra la superficie corporea ampia ed il volume corporeo e quindi assorbono più calore disperdendone meno perché il volume sanguigno è ridotto e condiziona una minore sudorazione. Anche un adulto giovane ben acclimatato, può essere suscettibile al danno da calore durante protratta ed intensa attività fisica.

Tabella 15.3.2. Fattori predisponenti le malattie da calore

Fattori endogeni	Fattori esogeni
Aumentata produzione di calore Infezioni Farmaci: stimolanti, allucinogeni Aumentata attività fisica: esercizio, convulsioni, psicosi, sindromi astinenziali, sindrome maligna da neurolettici Tireotossicosi	Alta temperatura ambiente Ipertermia maligna Esposizione alla luce solare diretta Vestiti scuri
Ridotta perdita di calore Difetto di acclimatazione Disidratazione Ipopotassiemia Farmaci che riducono la sudorazione: anticolinergici, neurolettici, barbiturici, alcool, diuretici, antiparkinsoniani, betabloccanti Età estreme, malattie debilitanti Malattie cutanee Obesità	Alta temperatura ambiente Elevata umidità Vestiti eccessivi o stretti Indumenti protettivi

Tabella 15.3.3. Meccanismi dell'acclimatazione

Cardiaco	Aumento della performance cardiaca con maggiore gittata
Vascolare	Aumento del volume plasmatico, del flusso renale e shunt del flusso sanguigno dalla circolazione viscerale
Endocrino	Ritenzione di fluidi ed elettroliti tramite sistema renina-angiotensina-aldosterone e le ghiandole sudoripare
Renale	Aumenta la filtrazione glomerulare
Ghiandole sudoripare	Sudore più diluito con minore perdita di sali
Muscolare	Migliora la capacità di resistere alla rabdomiolisi da esercizio

Presentazione clinica

Le condizioni morbose correlate al calore rappresentano tra loro un continuum e sono state descritte all'inizio del capitolo. Le forme più lievi spesso si autolimitano se si interrompe l'esposizione al calore e non necessitano di trattamento specifico.

Esaurimento da calore. Si manifesta, in genere, in un soggetto non ben acclimatato che ha svolto attività/lavoro fisico in ambiente caldo per diversi giorni oppure a temperatura non elevata ma eccessivamente coperto. Il quadro è quello della deplezione di acqua e sali (Tabella 15.3.4).

L'assenza di segni di compromissione del SNC quali, atassia, convulsioni, delirio è importante nel discriminare il quadro dal colpo di calore.

Colpo di calore. Nella definizione classica si presenta con ipertermia >40°, anidrosi, marcate alterazioni neurologiche soprattutto del sensorio. I segni ed i sintomi sono simili a quelli dell'esaurimento da calore ma, oltre ad avere più marcate alterazioni laboratoristiche (da rabdomiolisi, insufficienza renale e danno epatico, oltre a disionie e ipoglicemia), il quadro neurologico è molto compromesso con delirio, allucinazioni, atassia, convulsioni e coma.

Si distinguono due varianti di colpo di calore, quella classica e quella correlata all'esercizio.

- *Classica, non esercizio-correlata*. Ipertermia, anidrosi, alterazioni del sensorio. Soprattutto nei soggetti fragili (anziani, bambini, individui debilitati) per il protratto aumento della temperatura ambientale, spesso stagionale.

IL TACCUINO

Un metodo molto semplice per evidenziare l'anidrosi è la palpazione del cavo ascellare che sarà privo di sudorazione.

- *Correlata all'esercizio*. In genere in individui giovani e sani (atleti, vigili del fuoco, militari) che svolgono in ambiente caldo una strenua attività fisica. L'ipertermia, oltre che allo stress da calore esterno è dovuta anche alla produzione interna di calore per l'intensa attività muscolare. Si può osservare anche per effetto dell'attività motoria indotta da convulsioni o assunzione di anfetamine o cocaina. La mancanza di allenamento ed acclimatazione sono fattori favorenti, ma la forma può colpire anche soggetti ben allenati.

Diagnosi differenziale

Solo il richiamo anamnestico preciso può mettere il medico d'urgenza in condizioni di distinguere il colpo di calore da moltissime situazioni critiche (Tabella 15.3.5) che hanno aspetti in comune tra loro. Ad esempio la sindrome maligna da neurolettici ha un quadro clinico analogo, fatta eccezione per la rigidità extrapiramidale che non è presente nel colpo di calore.

Approccio in emergenza

Se nella fase extraospedaliera già si sospetta una condizione clinica legata al calore, si possono mettere in atto misure tempestive

Tabella 15.3.4. Esaurimento da calore

Sintomi da deplezione di acqua	Sete, debolezza, vertigini, agitazione, palpitazioni, ansia
Sintomi da perdita elettrolitica	Astenia, cefalea, anoressia, vomito, diarrea, crampi muscolari
Segni	Temperatura non necessariamente elevata, cute spesso fredda, tachicardia, ipotensione ortostatica, tachipnea, oliguria, diaforesi
Laboratorio	Si possono riscontrare riduzione di Na^+ e K^+ plasmatici, aumento di creatinina ed azotemia, del CPK e delle transaminasi, ipoglicemia, aumento del peso specifico urinario

Tabella 15.3.5. Diagnosi differenziale del colpo di calore

- Sepsi
- Encefaliti, meningiti, ascessi cerebrali
- Malaria cerebrale
- Tetano
- Febbre tifoidea
- Sindrome maligna da neurolettici
- Sindrome da astinenza alcolica
- Stato di male epilettico
- Tossicità da salicilati, anticolinergici, cocaina, anfetamine, fenciclidina
- Emorragie cerebrali
- Tempesta tireotossica
- Chetoacidosi diabetica

Tabella 15.3.6. Approccio sul territorio al paziente con sindrome da calore

- Allontanare il paziente dalla fonte di calore
- Portare il paziente in luogo fresco, all'ombra e ventilato
- Rimuovere i vestiti, bagnare la superficie corporea e ventilare per favorire l'evaporazione
- Se possibile mettere borse di ghiaccio su capo, ascelle e inguine
- Se possibile immergere il corpo in acqua fredda o avvolgere in telo bagnato
- Prendere un accesso venoso periferico e idratare con soluzione salina e glucosio
- Se il paziente è in grado di assumerli somministrare liquidi per os
- Monitorizzazione parametri vitali ed ECG
- Ossigenoterapia

ed intuitive, cioè alla portata anche di personale non sanitario, atte a ridurre mortalità e morbilità (Tabella 15.3.6).

Nella fase ospedaliera è importante l'anamnesi che dovrà indagare la durata, l'entità e le condizioni di esposizione al calore, l'attività fisica e lavorativa svolta, la durata e la progressione dei sintomi, l'eventuale assunzione di farmaci e sostanze, le malattie sottostanti. L'esame obiettivo non può prescindere dall'ABC e misurazione dei parametri vitali e servirà soprattutto ad escludere altre situazioni patologiche e ricercare i segni sopra descritti per l'esaurimento ed il colpo di calore. È necessaria la misurazione della temperatura interna (possibilmente con sonda rettale o esofagea) e la monitorizzazione della saturazione di O_2 e dell'elettrocardiogramma nei soggetti con alterazione dei parametri vitali. Importante nei casi più critici la visita specialistica neurologica, dato le spettro delle possibili alterazioni del sensorio.

- *Esami di laboratorio.* Devono essere suggeriti dalle condizioni cliniche e dalle alterazioni degli stessi. Gli esami di base spesso servono ad inquadrare meglio anche le eventuali patologie sottostanti. Nei pazienti che presentano iperpiressia, anormalità elettrolitiche, del CK e della funzione epatorenale, bisogna ricorrere anche alla valutazione dell'assetto coagulativo, dell'emogasanalisi, del calcio, magnesio, fosforo ed acido urico.
- *Esami strumentali.* Devono includere l'elettrocardiogramma e la radiografia del torace, mentre ulteriori indagini (ecografia addominale, TC cerebrale etc.) rientrano nella diagnostica differenziale.

Terapia

Il trattamento delle sindromi minori indotte dal calore è riassunto in Tabella 15.3.7. È logicamente prioritario allontanare il paziente dalla fonte di calore ed evitare ulteriore esposizione.

- *Esaurimento da calore.* Oltre alle misure generali, richiede in genere solo somministrazione di liquidi e sali. Possono essere necessari diversi litri di soluzione salina, specialmente nei pazienti con ipotensione ortostatica.
- *Colpo di calore.* Il paziente va trattato secondo l'ABCDE, monitorizzato nei parametri vitali e vi può essere la necessità di sedazione e intubazione. È necessaria la cateterizzazione vescicale per la monitorizzazione della diuresi e spesso il po-

Tabella 15.3.7. Terapia delle sindromi minori indotte da calore

Edema da calore: autolimitante. Arti in scarico ed eventuali calze elastiche
Rush da calore: evitare abiti stretti, mantenere la pelle fresca ed asciutta, antistaminici per os per il prurito, eventuale antibioticoterapia se infezione stafilococcica
Crampi da calore: liquidi per os o e.v. ed integrazione salina
Tetania da calore: regredisce con la risoluzione dell'iperventilazione
Sincope da calore: riposo, liquidi, reintegrazione salina

IL TACCUINO

Nel colpo di calore lo scopo primario della terapia è di ridurre la temperatura corporea a 38,5-39 °C il più rapidamente possibile perché la durata dell'ipertermia correla con l'outcome. Pertanto il raffreddamento del paziente va avviato subito e continuato anche durante le manovre rianimatorie. Allo stesso tempo va monitorata la temperatura interna anche per diverse ore perché vi può essere rebound dopo qualche ora ed instabilità termica per giorni.

IL TACCUINO

Il sistema di evaporazione consiste nello spogliare il paziente e bagnarlo con acqua fredda o avvolgerlo in un telo bagnato e indurre l'evaporazione con una corrente d'aria sulla superficie corporea.

sizionamento di CVC per l'infusione di grandi volumi di liquidi e misurazione della PVC. La rapida riduzione della temperatura corporea è prioritaria. I metodi sono diversi, ancora discussi e non sempre di routinaria applicazione (Tabella 15.3.8). La combinazione del sistema di evaporazione con la somministrazione di liquido freddo per sondino naso-gastrico sembrerebbe essere un buon compromesso per ridurre rapidamente la temperatura corporea con sistemi applicabili pressoché in qualunque contesto.

La terapia farmacologica prevede una terapia con fluidi la cui aggressività va guidata dalla PVC e dalle condizione generali del paziente. Già il raffreddamento migliora l'ipotensione e la gittata cardiaca, ma il colpo di calore ha in genere una importante deplezione di liquidi che si tratta principalmente con cristalloidi e soluzione glucosata se presente ipoglicemia. La terapia infusionale dovrà essere forzata in caso di rabdomiolisi con l'eventuale alcalinizzazione delle urine e impiego del mannitolo. Per questo aspetto e per il trattamento delle possibili disionie, consultare la Sezione 10. I comuni antipiretici (paracetamolo) ed i FANS non hanno un ruolo nel trattamento dell'ipertermia ed anzi possono essere nocivi se preesiste danno epatico e renale. Il dantrolene, al di fuori dell'ipertermia maligna, non ha alcuna indicazione e i neurolettici dovrebbero essere evitati perché abbassano la soglia convulsivante ed hanno numerosi effetti collaterali. Importante il ruolo delle benzodiazepine nella sedazione, trattamento del brivido e delle convulsioni (lorazepan 1-2 mg e.v.). Per quest'ultima

Tabella 15.3.8. Metodi di raffreddamento del paziente ipertermico

	Vantaggi	Svantaggi
Immersione in ghiaccio o acqua a 15 °C	Raffreddamento rapido ed efficace 0,05-0,24 °C/min	Difficilmente applicabile per necessità di sedazione, problemi per la monitorizzazione, eventuali manovre rianimatorie, comorbilità e aspetti di fattibilità. Induce vasocostrizione e brivido che teoricamente potrebbero indurre aumento della temperatura interna
Evaporazione	Non invasivo, di facile applicazione e facile monitorizzazione	Non è rapido come l'immersione
Applicazione borse di ghiaccio/immersione di soli segmenti corporei	Non invasivo e semplice da applicare, idoneo sul territorio	È meno efficace degli altri metodi ed induce vasocostrizione e brivido
Lavaggio peritoneale con dialisato freddo/lavaggio gastrico con liquido freddo	Riduce temperatura interna anche di 0,5 °C/min	Invasivo e complesso specie il lavaggio peritoneale

evenienza si può ricorrere anche ai barbiturici. Il danno epatico e renale possono anche essere reversibili ma va monitorizzata la coagulazione per il rischio di coagulopatia intravascolare disseminata, trattata l'ipoglicemia e valutata la necessità di ricorrere a sedute dialitiche. La possibilità che il paziente sviluppi una insufficienza cardiorespiratoria va sempre tenuta presente e l'abituale sostegno delle funzioni vitali potrebbe prevedere l'intubazione ed il ricovero in terapia intensiva.

Esito

In genere le forme minori di problemi clinici correlati al calore, possono essere rapidamente dimesse con gli opportuni consigli di evitare una ulteriore esposizione. L'esaurimento da calore va gestito in funzione della risposta clinica alla terapia reintegrativa di liquidi ed elettroliti ed alla presenza o meno di alterazioni laboratoristiche. Il paziente potrà quindi giovarsi anche solo di un breve periodo di osservazione oppure di un ricovero protratto oltre le 24-48 h. Il colpo di calore emodinamicamente stabile può essere trattato in Medicina d'Urgenza ma molti casi necessitano di ricovero in Terapia Intensiva.

IL TACCUINO

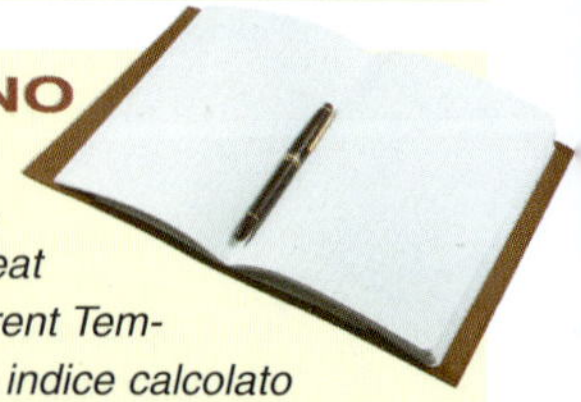

L'indice di calore, chiamato anche "Heat Index" (HI) o "Apparent Temperature" (AT), è un indice calcolato in gradi Fahrenheit (°F) per stimare il disagio fisiologico causato dalla presenza di alte temperature ed elevati tassi di umidità. Il punto chiave da ricordare è che tanto più è alta l'umidità (relativa) tanto più l'organismo ha difficoltà nello smaltire il calore (perché è più difficoltosa l'evaporazione del sudore).

Bibliografia di riferimento

LA LAVAGNA

- ***Valutare sempre la temperatura interna e cateterizzare il paziente affetto da colpo di calore per monitorizzazione della diuresi.***
- ***Ricordare la possibilità di ipoglicemia, soprattutto nel colpo da calore indotto da esercizio.***
- ***Ridurre la temperatura corporea più rapidamente possibile a 38,5-39 °C.***
- ***Ridurre rapidamente la temperatura a 37 °C rischia di indurre ipotermia.***
- ***Proseguire a lungo la monitorizzazione per rischio di rebound dell'ipertermia.***
- ***Documentare e monitorizzare lo stato neurologico.***
- ***Consigliare in dimissione di evitare l'ulteriore esposizione al calore senza adeguate misure ed acclimatazione.***

URGENZE GERIATRICHE

l'occhio di riguardo

EPIDEMIOLOGIA

Rischi fisiologici, ambientali, sociali e clinici possono interagire differentemente tra loro ed essere alla base della maggiore vulnerabilità dell'anziano nei riguardi della sindrome da calore. Basti pensare che l'ondata di calore dell'estate del 2003 ha determinato solo in Europa circa 70.000 decessi correlabili alla situazione ambientale. Di questi la maggior parte erano anziani oltre i 65 anni. Pur in assenza di una definizione precisa per onda di calore si intende una permanenza costante di elevate temperature ambientali per periodi da un minimo di tre giorni consecutivi a settimane.

EZIOLOGIA

Gli anziani sono più a rischio rispetto ai giovani in quanto spesso sono affetti da pluripatologie, perché hanno una minore capacità di termoregolazione dell'organismo, possono avere una alterazione cognitiva e del senso della sete, assumono farmaci che predispongono alla disidratazione (es. diuretici), hanno minore percezione e capacità di allontanarsi dalle fonti di calore. L'ambiente e lo stile di vita possono accentuare la loro suscettibilità (solitudine, indumenti sbagliati, mancanza di aria condizionata nella abitazione).
Prevenzione: rimandando al capitolo generale per gli aspetti della clinica e della terapia, è ovvio che un approccio adeguato al problema può certamente minimizzarlo. Può essere importante conoscere il cosiddetto Heat Index al quale possono ispirarsi le autorità per diramare l'allerta specie alle persone ad alto rischio e mettere in atto misure preventive con consigli alla popolazione. Se ne riporta di seguito un esempio:

INDICE DI CALORE (HI)

Possibili disturbi da calore per persone che rientrano nelle categorie ad elevato rischio

- Cautela
80 °F (27 °C) ≤HI <89 °F (32 °C)
stanchezza in seguito a prolungata esposizione al sole e/o attività fisica
- Estrema cautela
90 °F (32 °C) ≤HI <104 °F (40 °C)
colpo di sole, crampi da calore con prolungata esposizione e/o attività fisica
- Pericolo
105 °F (41 °C) ≤HI <129 °F (54 °C)
colpo di sole, crampi da calore o spossatezza da calore
colpo di calore con prolungata esposizione al sole e/o attività fisica
- Elevato pericolo
HI ≥130 °F (54 °C)
colpo di calore o colpo di sole in seguito a continua esposizione

Le misure da adottare per un HI elevato (>32 °C) sono l'impiego se possibile dell'aria condizionata, ventilare gli ambienti ed evitare la luce diretta facendo ombra in casa con le tende. A chi intende uscire si consiglia di vestirsi leggero, non usare abiti stretti e scuri, bere più del solito ed integrare i sali con succhi di frutta o bevande per sportivi, mantenere le urine chiare grazie all'adeguato apporto idrico, usare creme solari, uscire nelle ore più fresche della giornata, pesarsi prima e dopo l'attività fisica.

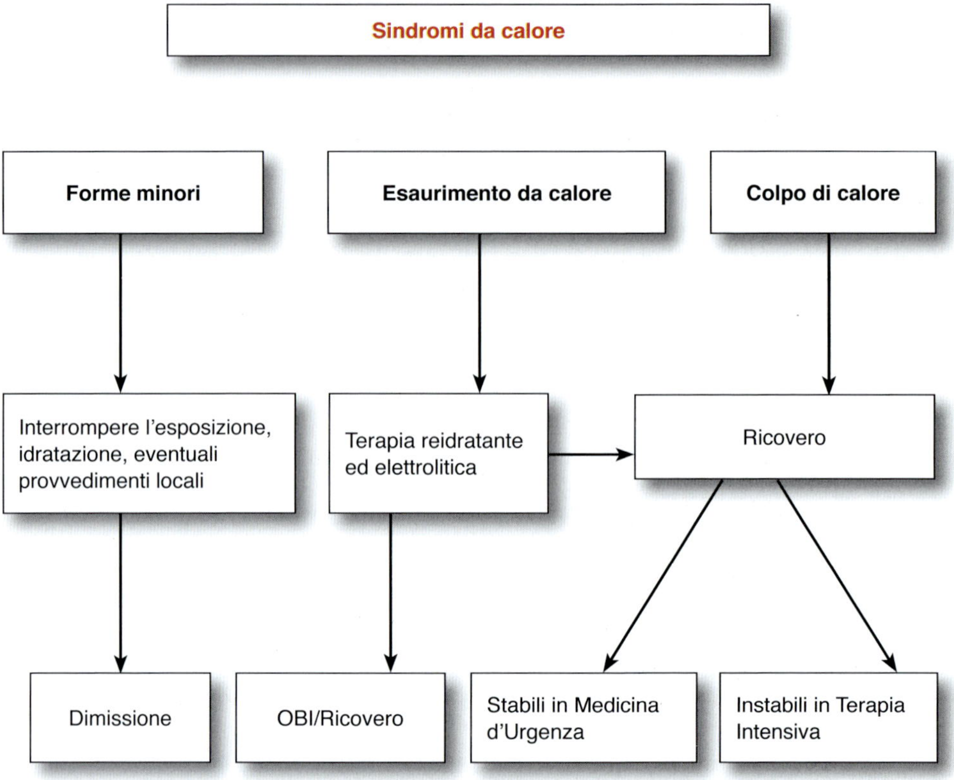
Sindromi da calore
Forme minori
Esaurimento da calore
Colpo di calore
Interrompere l'esposizione, idratazione, eventuali provvedimenti locali
Terapia reidratante ed elettrolitica
Ricovero
Dimissione
OBI/Ricovero
Stabili in Medicina d'Urgenza
Instabili in Terapia Intensiva

15.4 Ipotermia

Definizione e classificazione

È una condizione patologica in cui il meccanismo di regolazione della temperatura corporea è incapace di rispondere ad uno stress termico provocato dal freddo. Si definisce come una riduzione della temperatura corporea sotto i 35 °C e si classifica come riportato in Tabella 15.4.1.

Tabella 15.4.1. **Classificazione dell'ipotermia**

Accidentale: esposizione imprevista al freddo (es: soggetti senza dimora, prolungata permanenza a terra, condizioni climatiche avverse, malattie sistemiche). Forme primarie e secondarie. **Intenzionale**: es. ipotermia terapeutica dopo arresto cardiaco.
Primaria: in soggetti precedentemente sani per inaspettate situazioni ambientali. **Secondaria**: in varie condizioni patologiche come ipoglicemia, ipotiroidismo, disfunzioni SNC, sepsi, alcool, farmaci.
Grado lieve: temperatura corporea tra 35 e 32 °C. **Grado moderato**: tra 32 e 28 °C. **Grado grave**: <28 °C.

Epidemiologia

È impossibile stimare con precisione l'incidenza dell'ipotermia che è piuttosto frequente ma molto sottovalutata. Negli Stati Uniti è riportata una cifra annuale di circa 1000 decessi l'anno per ipotermia accidentale. Esiste una incidenza particolare legata alle attività sportive e ricreative (cacciatori, surfisti e nuotatori, sciatori e alpinisti etc.), ma l'ipotermia va anche considerata come una malattia dei centri urbani ove c'è alta concentrazione di soggetti senza fissa dimora, anziani che cadono e restano ore al freddo senza riuscire ad alzarsi, alcolisti, malattie mentali. Queste situazioni non sono necessariamente correlate alle più rigide condizioni climatiche.

IL TACCUINO

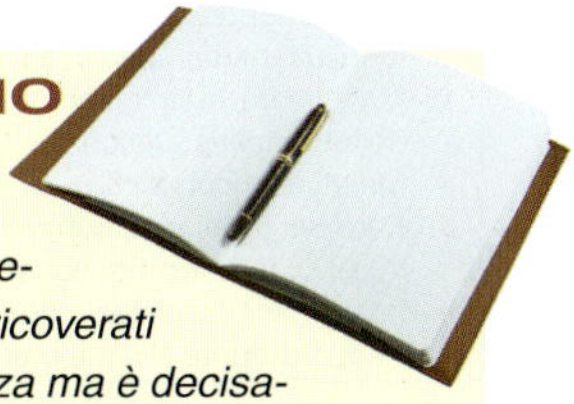

L'ipotermia è una situazione piuttosto frequente nei pazienti ricoverati in emergenza-urgenza ma è decisamente sottostimata soprattutto nelle forme lievi-moderate che si verificano più spesso. Il suo riconoscimento tempestivo ed il suo trattamento sono prioritari perché consentono di modificare radicalmente la prognosi.

Eziologia

L'ipotermia accidentale include le forme primarie e secondarie. L'ipotermia primaria riguarda in genere soggetti sani nei quali per vari motivi l'esposizione a temperature basse supera la capacità dell'organismo di mantenere una adeguata termoregolazione. È spesso associata ad attività professionali, ricreative, sportive condotte in ambiente freddo, ma può verificarsi anche con temperature non eccessivamente fredde, se incidono concause come una vestizione insufficiente, abitudini di vita, traumi, farmaci, droghe che, come l'alcool, inducono vasodilatazione e dispersione di calore. Nell'ipotermia secondaria lo stress indotto dal freddo incide su una termoregolazione alterata da condizioni patologiche (Tabella 15.4.2). È fondamentale ricercare i fattori precipitanti e le patologie sottostanti per impostare una adeguata terapia e prevenire le recidive. In genere la prognosi dell'ipotermia secondaria è peggiore perché incide in soggetti più compromessi per patologie e danni d'organo, quindi con minori possibilità di risposta alla terapia.

Tabella 15.4.2. Cause di ipotermia secondaria

- Età molto avanzata
- Sepsi
- Malnutrizione
- Politraumatismi
- Malattie del SNC (disfunzioni ipotalamiche, stroke, traumi cranici, neoplasie, infezioni)
- Malattie del sistema nervoso periferico (neuropatia autonomica, neuropatie periferiche)
- Malattie endocrine (ipotiroidismo, ipoglicemia, ipopituitarismo, iposurrenalismo)
- Malattie dermatologiche (gravi sindromi desquamative, ustioni)
- Malattie psichiatriche
- Farmaci (oppiacei, benzodiazepine, barbiturici, triciclici, fenotiazine, abuso di alcool)
- Iatrogenica (anestesia generale, esposizione al freddo durante RCP, ipotermia terapeutica)

Tabella 15.4.3. Classificazione fisiopatologica dell'ipotermia

- Ridotta produzione di calore: malattie endocrine (Tabella 15.4.2), malnutrizione, età molto avanzata
- Aumentata perdita di calore: ipotermia accidentale legata alle condizioni ambientali esterne, ustioni, malattie desquamative
- Alterata termoregolazione: malattie del SNC (Tabella 15.4.2)
- Miscellanea: sepsi, pancreatiti, uremia, arresto cardiaco protratto, farmaci (con effetto vasodilatatore e/o sedativo ipnotico riducono la capacità corporea di rispondere alle basse temperature)

Fisiopatologia

Il range "termo neutrale" della temperatura corporea è tra 36,5 e 37,5 °C ed è il risultato dell'equilibrio tra produzione e perdita di calore. Fuori da questo range, l'ipotalamo attiva le risposte termoregolatorie trattenendo calore con la vasocostrizione o aumentandone la produzione inducendo il rilascio di ormoni tiroidei ed adrenalina. La perdita di calore avviene per 4 meccanismi:

1) *radiazione.* È la perdita prevalente (55-65%) in condizioni normali. Il calore si disperde come radiazione elettromagnetica all'esterno quando la temperatura ambientale è inferiore a quella corporea;
2) *conduzione.* Per contatto diretto tra due superfici il calore passa da quella più calda a quella più fredda. Es: il corpo umano immerso nell'acqua;
3) *convezione.* La perdita di calore dal corpo è facilitata da gas o fluidi in movimento che raffreddano continuamente la superficie corporea allontanandone il calore. Es: il vento;
4) *evaporazione.* È dovuta alla *perspiratio insensibilis* e contribuisce anche alla disidratazione.

Le modificazioni fisiopatologiche dell'ipotermia possono interessare tutti gli apparati con una entità che dipende dal grado e dalla durata dell'ipotermia stessa (Tabella 15.4.3). L'apparato cardiovascolare è coinvolto sia da un punto di vista emodinamico che elettrico. Nelle fasi iniziali si presenta tachicardia e vasocostrizione per aumentare la gittata ma poi segue allungamento del QT e progressiva bradicardia che non è responsiva all'atropina. A 28 °C la frequenza è circa la metà della norma. Essa è dovuta alla riduzione della depolarizzazione spontanea nelle cellule *pace-maker* ed al rallentamento della conduzione e può esitare in asistolia e FV così come si possono verificare vari gradi di blocco AV. Aritmie ipercinetiche di vario genere (FA, FV, torsione di punta) si verificano per la possibilità di fenomeni di rientro, di foci elettrici isolati nel miocardio ipotermico, di alterazioni elettrolitiche. Da un punto di vista elettrocardiografico, per quadri di ipotermia moderata-severa, si può verificare oltre alla bradicardia e l'allungamento del QT, la presenza dell'onda J di Osborne che consiste in una incisura nel tratto discendente del QRS con un sopraslivellamento il cui significato è tuttora discusso (ripolarizzazione precoce, lesione ischemica, ritardo di depolarizzazione) (Figura 15.4.1).

La volemia è compromessa per aumento della diuresi da catecolamine, minore attività della vasopressina sul tubulo distale, passaggio dei liquidi dai vasi all'interstizio.

A livello del sistema nervoso centrale l'ipotermia rallenta il metabolismo neuronale e questo comporta progressivo rallentamento psicomotorio, confusione, letargia e coma. L'EEG diventa piatto intorno ai 20 °C, le pupille, dilatate ed areattive, non devono essere intese come espressione di morte cerebrale. L'apparato respiratorio dopo una iniziale lieve tachipnea è interessato da una

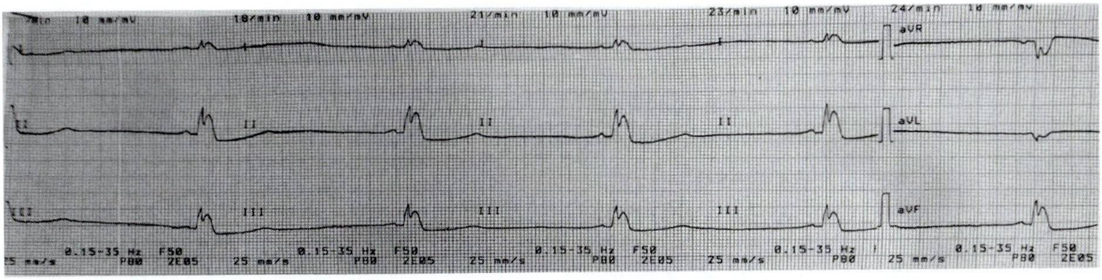

Figura 15.4.1. Spiccata bradicardia e onda J di Osborne in severa ipotermia.

progressiva riduzione del drive ventilatorio per interessamento dei centri del respiro, da ipersecrezione bronchiale e perdita dei riflessi protettivi delle vie aeree. A 34 °C si attenua lo stimolo dipendente dalla CO_2 e si ha progressiva riduzione della ventilazione fino all'arresto respiratorio. È possibile un edema polmonare acuto non cardiogeno. Da un punto di vista emogasanalitico si passa dalla alcalosi respiratoria alla acidosi respiratoria e metabolica per ipoperfusione tissutale e iperlattacidemia. Le più frequenti alterazioni elettrolitiche riguardano il potassio che può essere elevato per l'acidosi metabolica, l'insufficienza renale e la necrosi tissutale, ma può anche essere ridotto per *shift* intracellulare da alterazioni della membrana cellulare e della pompa sodio/potassio. Si possono verificare frequentemente turbe coagulative quali DIC o sanguinamenti diffusi per blocco delle attività enzimatiche delle vie intrinseca ed estrinseca della coagulazione. La disidratazione può facilitare l'insorgenza di episodi trombotici per emoconcentrazione ed iperviscosità ematica. Tra le alterazioni metaboliche più frequenti nel soggetto sano c'è iperglicemia per progressiva riduzione della secrezione insulinica e insulinoresistenza da parte delle cellule bersaglio.

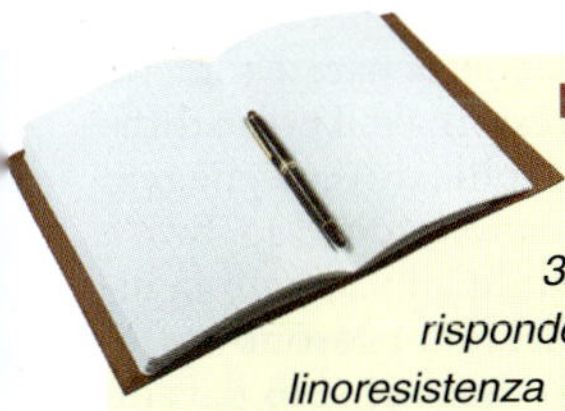

IL TACCUINO

Al di sotto dei 32 °C l'iperglicemia non risponde all'insulina per insulinoresistenza da parte delle cellule bersaglio. La somministrazione di insulina nel tentativo di trattare l'iperglicemia, può risultare rischiosa quando la temperatura sale sopra i 32 °C e l'insulina somministrata ed accumulata può indurre una severa ipoglicemia.

Presentazione clinica

È importante che il medico d'urgenza sappia che l'ipotermia non è una condizione così rara e quindi, anamnesticamente, indaghi e tenga presente quelle situazioni più subdole e meno evidenti nelle quali si può sottostimare una condizione di ipotermia. Nel paziente esposto a condizioni ostili, la diagnosi sarà certamente più facile. La clinica è diversa a seconda del livello della temperatura:

- tra 35-32 °C il paziente sarà tachicardico e tachipnoico, lievemente iperteso, scosso da brividi finalizzati alla produzione di calore ("pelle d'oca") ed indotti dall'increzione di catecolamine che aumenta anche la diuresi (diuresi fredda). La coscienza è conservata ma il paziente tende a diventare astenico e rallentato. Gli esami di laboratorio evidenzieranno iperglicemia ed alcalosi respiratoria;
- tra 32-28 °C si rende più evidente la riduzione dello stato di coscienza fino al coma, con possibilità di allucinazioni. Rallentano la frequenza respiratoria e cardiaca, si riduce la gittata, possono comparire aritmie e l'onda J all'ECG, inoltre si perdono i riflessi di protezione delle vie aeree. Cessa il brivido, permane la diuresi fredda;
- <28 °C: di regola il paziente è in coma, ipoteso, oligurico. Può insorgere edema polmonare tipo ARDS, aritmie fatali, arresto respiratorio, coagulopatia grave.

IL TACCUINO

Nel paziente ipotermico è cruciale ma non facile ottenere una corretta lettura della temperatura corporea. Le misurazioni esterne sono inaffidabili perché non precise e perché le scale dei termometri non scendono sotto i 34 °C. La misurazione affidabile è quella interna ma vi sono problematiche importanti legate alle varie tecniche. Il gold standard sarebbe misurare la temperatura nell'arteria polmonare con catetere di Swan-Ganz, ma è metodo molto invasivo e rischia di indurre aritmie. Una sonda esofagea è precisa ma va collocata nel tratto inferiore dell'esofago per non avere influenze soprattutto dalla temperatura dell'ossigeno somministrato e non indurre vomito. La temperatura rettale andrebbe presa 15-20 cm all'interno ma si possono incontrare feci molto fredde così come la temperatura presa tramite catetere vescicale può essere falsata se si sta effettuando riscaldamento con liquidi peritoneali. La misurazione timpanica non può essere mantenuta in corso di manovre rianimatorie e non opportuna in traumatizzati cranici o con otorragia. Specialmente nelle fasi iniziali è consigliabile controllare costantemente o a brevi intervalli la temperatura corporea, adottando eventualmente più di una modalità.

Esami di laboratorio

Gli esami di primo livello includono l'emocromo e la coagulazione, un profilo biochimico completo con l'inclusione del CPK per valutare la rabdomiolsi e delle amilasi per la possibile pancreatite da ischemia per alterazione del microcircolo, l'esame delle urine, l'emogasanalisi. Attualmente si preferisce non correggere i valori emogasanalitici per la temperatura, anche perché questo permette di valutare l'adeguatezza della ventilazione.

Esami di secondo livello, da eseguirsi di fronte a dubbi diagnostici e/o insuccessi della terapia iniziale, possono essere la determinazione del tasso di ormoni tiroidei, del cortisolo e la funzione ipofisaria, i tossicologici e le emocolture.

Diagnostica per immagini

Tra gli esami strumentali in fase iniziale sono essenziali unicamente l'elettrocardiogramma con monitorizzazione e la radiografia del torace. Questo oltre ad accertamenti mirati al contesto del paziente e dello scenario di ritrovamento (es. traumatismi di varia natura).

Terapia

Il trattamento deve sempre considerare il livello dell'ipotermia, la clinica del paziente (arresto cardiaco o meno, stato di coscienza), la rapidità di insorgenza dell'ipotermia. Questa sarà lenta ad esempio nei pazienti ritrovati a terra dopo una caduta o un ictus, più rapida per una caduta in acqua fredda.

In sede extraospedaliera

Nel contesto extraospedaliero la valutazione deve seguire lo schema ABCDE ed il paziente va approcciato con estrema cautela, mantenendolo in clinostatismo, considerando la possibile improvvisa insorgenza di aritmie critiche. Se il paziente è in arresto cardiorespiratorio si devono avviare le manovre rianimatorie e protrarle fino all'arrivo in ospedale. Le compressioni toraciche e la ventilazione non devono essere diverse da quelle praticate nei pazienti normotermici. La valutazione può essere difficile, la parete toracica rigida per il freddo, il respiro ed il polso difficili da apprezzare, le pupille dilatate che non sono da considerare segno di decesso. Se c'è l'indicazione e la possibilità il paziente va intubato perché le ventilazioni possono essere difficoltose. Bisogna rinunciare solo davanti a ferite letali, congelamenti estremi della parete toracica, naso e bocca bloccati dal ghiaccio. Il soccorso nelle vittime di valanghe ha delle peculiarità (Tabella 15.4.4).

Nella Tabella 15.4.5 si riassume l'approccio al paziente nella fase extraospedaliera.

Tabella 15.4.4. Soccorso delle vittime di valanga

- Iniziare con 5 ventilazioni perché l'ipossia è la più probabile causa di arresto cardiaco
- Procedere con ALS standard se il soggetto è rimasto sepolto da meno di 60 minuti
- Considerare superflua la rianimazione cardiopolmonare se il soggetto è sepolto da oltre 60 minuti e c'è evidenza di ostruzione delle vie aeree
- Oltre i 60 minuti di sepoltura se non c'è ostruzione evidente delle vie aeree o altri evidenti irreversibili danni (ferite, traumi) procedere con la rianimazione cardiopolmonare al meglio possibile anche con misure di riscaldamento extracorporeo (ECLS)
- La valutazione prognostica intraospedaliera dovrebbe essere basata sulla scala HOPE (*Hypotermia outcome prediction after extracorporeal life support*)

Tabella 15.4.5. Finalità e procedure del soccorso extraospedaliero

1) Prevenire l'ulteriore perdita di calore
2) Riscaldare il paziente
3) Evitare/prevenire aritmie maggiori
4) Trasportare il paziente ad un centro adeguato

Azioni:
- spostare con molta cautela il paziente in ambiente favorevole quantomeno al riparo dal vento e dal freddo; mantenere il clinostatismo
- rimuovere gli indumenti bagnati e coprire con vestiti asciutti, coperte o telo termico (riscaldamento esterno passivo). In assenza di presidi contatto con la pelle del soccorritore
- mettere borsa di acqua calda o flebo riscaldate (37-40 °C) sull'addome, sotto le ascelle, a livello inguinale, attorno al collo (riscaldamento esterno attivo)
- quando possibile somministrare ossigeno caldo ed umidificato, liquidi caldi per os o per e.v.
- valutare il trasferimento diretto dei casi più critici ad un centro attrezzato per il supporto extracorporeo (ECLS) ai fini del riscaldamento

In sede ospedaliera

In Pronto Soccorso l'approccio deve sempre essere quello dell'ABCDE e occorre discriminare il livello dell'ipotermia. Il metodo ottimale di riscaldamento dipende dal livello dell'ipotermia, dalla stabilità cardiovascolare e naturalmente dalle risorse disponibili. La temperatura interna va controllata regolarmente, possibilmente con più di un metodo (vedi sopra). A tutti i pazienti va garantito un accesso venoso e fatta respirare aria/ossigeno caldi ed umidificati. Sarebbe pertanto consigliabile disporre in tutte le strutture di pronto soccorso di sistemi di somministrazione dell'ossigeno ad alti flussi che garantiscono ossigeno umidificato e a 37 °C. Le forme di ipotermia secondaria devono ricevere anche un trattamento causale.

- Nell'ipotermia lieve è di solito sufficiente ricorrere al riscaldamento esterno passivo. Mettere il paziente in ambiente caldo e asciutto, usare coperte o teli termici, indumenti asciutti. Idratare e nutrire anche per os con liquidi caldi e cibo energetico.
- Nell'ipotermia moderata bisogna ricorrere al riscaldamento esterno attivo quindi con coperte elettriche, materassini ad aria calda, borse di acqua calda o flebo riscaldate poste a contatto con la cute. È spesso necessario e consigliabile ricorrere a metodi non aggressivi di riscaldamento interno attivo infondendo ev soluzione clorurata NaCl 0,9% e glucosata al 5% riscaldate a 37-40 °C ed ossigeno riscaldato ed umidificato a 40-45 °C.

IL TACCUINO

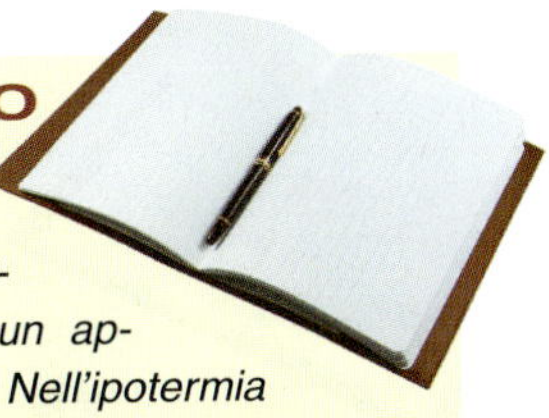

L'arresto cardiaco nel paziente ipotermico deve ricevere un approccio particolare. Nell'ipotermia <30 °C l'uso del defibrillatore in genere non ha successo nella FV e le bradicardie estreme non rispondono all'atropina ed al pacing. L'ipotermia però preserva più a lungo le cellule cerebrali e quindi la RCP deve essere sempre protratta a lungo almeno sino ad avvenuto riscaldamento del paziente (32-35 °C) prima di rassegnarsi al decesso.

- Nell'ipotermia grave vanno prese in considerazione anche le tecniche più aggressive ed invasive di riscaldamento esterno e interno attivo.
  - Infusione di liquidi riscaldati tramite sondino naso gastrico e catetere vescicale hanno effetto limitato perché le cavità non sono ampie.
  - Lavaggio peritoneale e/o pleurico che necessitano di posizionamento di una via d'entrata e una d'uscita del liquido infuso.
  - Metodi di circolazione extracorporea (dialisi-emofiltrazione) ed il by pass cardiopolmonare.

  Quest'ultima insieme all'ECMO (*extracorporeal membrane oxygenation*) è la metodica più efficace soprattutto nel paziente in arresto cardiaco perché consente un rapido incremento della temperatura corporea (fino a 9 °C/h), il supporto circolatorio e l'ossigenazione del sangue. È però effettuabile solo in centri specialistici.

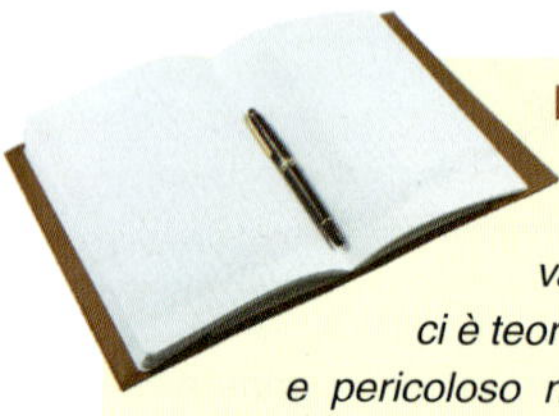

IL TACCUINO

L'impiego di farmaci vasoattivi ed antiaritmici è teoricamente inapplicabile e pericoloso nei pazienti ipotermici sotto ai 30 °C. Infatti, come la defibrillazione, i farmaci non sono efficaci a queste temperature e tendono ad accumularsi per il rallentato circolo e metabolismo epatico. Quindi alla ripresa di una circolazione efficace e di una temperatura corporea accettabile, si rischia un effetto iatrogeno come da sovradosaggio.

Per quanto riguarda il paziente in arresto cardiocircolatorio, si devono seguire le abituali regole di comportamento, tenendo conto però che la ventilazione a paziente intubato ed il massaggio cardiaco devono essere molto protratti in attesa dell'efficacia delle procedure di riscaldamento. Gli altri presidi sia strumentali (defibrillazione, *pacing*), che farmacologici (atropina, lidocaina, antiaritmici), hanno poche possibilità di funzionare almeno finché la temperatura è <30 °C. Per cui di fronte ad una FV si può eseguire un primo ciclo di defibrillazioni, ma se inefficace va ripreso il massaggio cardiaco e rimandati i tentativi di defibrillazione a quando la temperatura raggiungerà i 30 °C. È previsto l'impiego dell'amiodarone se persiste la fibrillazione ventricolare anche dopo il riscaldamento del paziente.

Esito

Dopo adeguato ripristino della temperatura normale i pazienti con ipotermia lieve e moderata possono essere dimessi, se non presentano complicazioni. L'osservazione è consigliabile sia per consolidare l'approccio terapeutico e valutare la risposta, sia per escludere complicanze. Le forme secondarie potranno essere ricoverate in funzione della patologia di base. L'ipotermia grave va sempre ricoverata e la sede più idonea è la terapia intensiva.

Bibliografia di riferimento

URGENZE GERIATRICHE

l'occhio di riguardo

EPIDEMIOLOGIA

Sia l'epidemiologia che la clinica dell'ipotermia sono certamente meglio conosciute e rilevate nei paesi a clima più rigido, ma il problema non è trascurabile ed anzi è sottostimato nelle zone temperate. Innanzitutto, occorre considerare che le stagioni a rischio sono anche l'autunno e la primavera oltre naturalmente all'inverno. Ed infatti uno studio recente riporta una mortalità maggiore per ipotermia nel sud Australia rispetto alla Svezia, specie per quei pazienti riscontrati ipotermici a domicilio e cioè prevalentemente anziani. L'anziano risulta avere un rischio di morte di cinque volte superiore rispetto ai soggetti più giovani.

FATTORI FAVORENTI

L'isolamento sociale, i fattori ambientali (abitazioni inadeguate), la disabilità e l'assenza di autonomia sono i fattori più spesso riscontrati negli anziani ipotermici e cofattori sono certamente i traumi e le cadute (prolungata permanenza a terra) e le pluripatologie quali lo scompenso cardiaco, il diabete, la BPCO, le malattie psichiatriche, le demenze, l'ipotiroidismo, le sepsi, i farmaci.

FISIOPATOLOGIA

Tutti i fattori sopracitati possono contribuire ad alterare nell'anziano la risposta dell'organismo al freddo in quanto gli anziani hanno maggiore difficoltà nell'autoregolazione della temperatura con minor capacità di aumentare la produzione interna di calore e di ridurre la dispersione dello stesso.

CLINICA E PREVENZIONE

Elementi di sospetto in un anziano per una condizione di ipotermia (convenzionalmente temp <35 °C) sono il rallentamento ideomotorio e del linguaggio, sonnolenza, confusione, brividi, rigidità a braccia e gambe, lenta reattività. Di fronte a questi disturbi apparentemente aspecifici o imputabili anche ad altre condizioni, è mandatorio verificare la temperatura corporea ed indagare i possibili fattori di rischio. Consigli di prevenzione devono essere volti ad evitare la disidratazione assumendo bevande tiepide/calde ed evitando gli alcolici; ridurre le uscite allo stretto necessario se la temperatura esterna è rigida, vestirsi a strati, mantenere adeguata la temperatura nelle abitazioni. Importante il monitoraggio e trattamento delle patologie croniche e degli stati febbrili intercorrenti.

LA LAVAGNA

- *Inquadrare correttamente l'ipotermia con termometri con una scala adeguata.*
- *Solo nell'ipotermia lieve-moderata non complicata il riscaldamento esterno può essere l'unico presidio da adottare.*
- *Nell'ipotermia severa e gravi complicanze bisogna ricorrere al riscaldamento attivo interno.*
- *Identificare e trattare le cause di ipotermia secondaria.*
- *Le aritmie e l'arresto cardiaco sotto i 30 °C sono resistenti alle manovre ACLS.*
- *Nell'ipotermia, pazienti potenzialmente recuperabili possono apparire clinicamente morti.*
- *La temperatura interna va portata, se possibile, ad almeno 32 °C per 30 min prima di prendere decisioni sulla sospensione della rianimazione.*

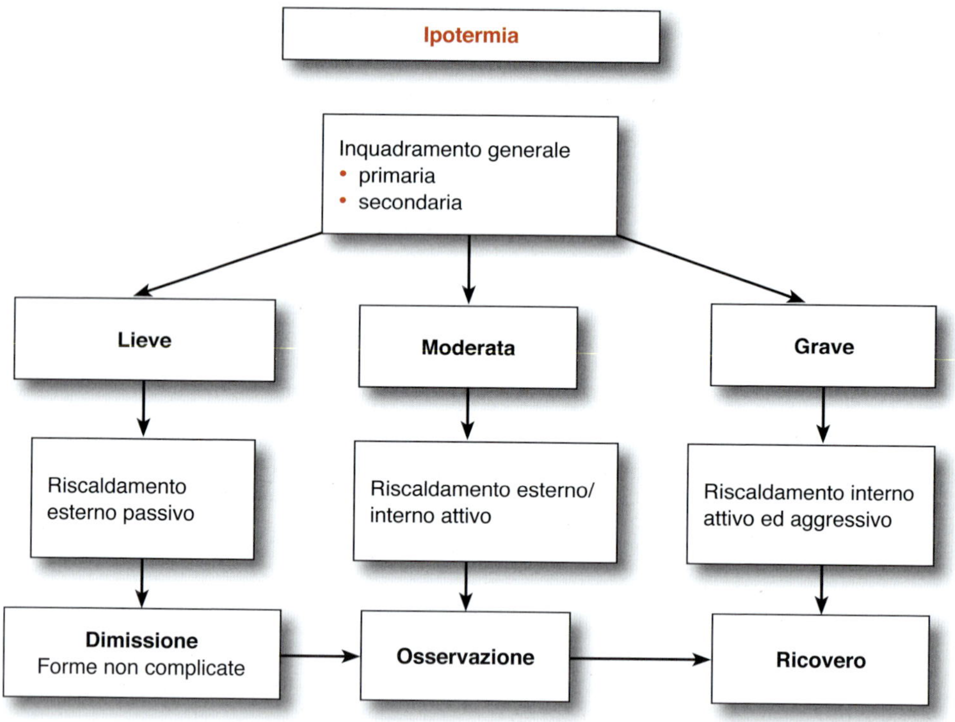

15.5 Congelamento

Definizione

È un danno tissutale generalmente circoscritto ad una parte del corpo, provocato dalle basse temperature. Le zone più coinvolte sono le parti corporee periferiche e cioè le dita di mani e piedi, il naso, le orecchie, i genitali maschili. Il congelamento può accompagnare situazioni di ipotermia.

Epidemiologia

È abbastanza sovrapponibile all'epidemiologia dell'ipotermia anche se il congelamento è osservato più raramente. Le situazioni più comuni si rilevano nei soggetti senza fissa dimora o per attività ricreativo-sportive estreme (alpinismo, escursionismo, immersioni in acqua gelata), ma si osservano talvolta congelamenti iatrogeni per inappropriata e protratta applicazione di "*ice packs*. Fattori favorenti sono, oltre alla bassa temperatura ambientale, la durata dell'esposizione, il vento, la cute umida e i vestiti bagnati oltre alla assunzione di alcool, droghe e farmaci, lo scompenso cardiocircolatorio e le malattie psichiatriche.

Fisiopatologia

Ad una temperatura variabile dai 3 agli 11 °C il flusso di sangue capillare cutaneo è ridotto del 60% per la vasocostrizione. Perché si verifichi il congelamento la temperatura esterna deve essere almeno –6 °C. In queste condizioni si vanifica il riscaldamento per irradiazione che avviene dagli strati corporei profondi verso la superficie per mantenere una certa temperatura cutanea. Man mano che scende la temperatura, si formano nei tessuti cristalli di ghiaccio con danno che inizialmente riguarda le strutture endoteliali e nervose che sono più sensibili rispetto a muscoli, ossa e cartilagine. La conseguenza è l'ipoperfusione, l'ischemia, l'attivazione della coagulazione e l'eventuale necrosi e gangrena.

Presentazione clinica

L'approccio prioritario al paziente deve essere lo stesso discusso precedentemente per l'ipotermia che spesso si associa alle condizioni di congelamento ed è più pericolosa *quoad vitam*. Il medico d'urgenza deve indagare le condizioni che hanno portato al congelamento e cercare anche di capire quanto protratta sia stata l'esposizione al freddo e la condizione favorente il congelamento. Non vanno sottostimati i traumi, la possibilità di sindromi compartimentali e la diagnosi differenziale da varie condizioni interessanti le estremità come malattie dermatologiche, vasculiti, erisipela e ischemie in vasculopatici.

Il paziente può presentare uno spettro di condizioni dovute al freddo, che sono ancora potenzialmente reversibili. Tra queste l'intensa vasocostrizione delle estremità, con reversibile formazione di cristalli di ghiaccio superficiali, ma senza danno tissutale. Si può avere dolore, intorpidimento, prurito e parestesie, ma il quadro è rapidamente reversibile se trattato. Altra condizione sono i cosiddetti "geloni" o eritema pernio, spesso simmetrici, che si presentano per ripetute esposizioni delle estremità al freddo ma a temperatura superiore al congelamento. Vi è uno stato di flogosi vascolare con ischemia tissutale da vasocostrizione. Eritema, edema, prurito e sensazione di bruciore compaiono dopo diverse ore dall'esposizione e talvolta cianosi, vescicole e ulcerazioni. Il cosiddetto "piede da trincea" è dovuto alla permanenza dei tessuti in ambiente umido se non addirittura nell'acqua. I tessuti si saturano di acqua e, specie nei piedi, lo strato più spesso e corneo della pianta diventa edematoso, spesso e fissurato; se l'acqua è particolarmente fredda, a questo processo si aggiunge il vasospasmo, la trombosi capillare e il danno tissutale.

Per quanto riguarda il congelamento in senso stretto, esiste una classificazione (Tabella 15.5.1) per livelli di gravità, la cui applicazione è più agevole dopo che è avvenuto il riscaldamento e si può con maggiore affidabilità distinguere tra congelamento superficiale (primo e secondo grado) e profondo (terzo e quarto grado).

IL TACCUINO

L'angiografia può servire a dare indicazioni per una eventuale terapia trombolitica in quanto il congelamento si associa spesso a trombosi del tessuto interessato. Anche la scintigrafia col tecnezio-99m ha questa indicazione ed inoltre consente da un lato di individuare precocemente il tessuto non vitale così da procedere a debridement *più tempestivo e dall'altro valutare la risposta del tessuto danneggiato alla terapia.*

Esame obiettivo, esami di laboratorio e strumentali

È importante innanzitutto la valutazione della temperatura corporea e, oltre all'esame obiettivo generale, una particolare attenzione all'esame neurologico, alla valutazione dei polsi periferici, la descrizione accurata delle lesioni dovute al congelamento (colore della pelle, caratteristiche delle vescicole, consistenza dei tessuti molli), i segni di trauma. Non vi sono specifici esami di laboratorio da richiedere oltre a quelli già citati per l'ipotermia e tra gli esami strumentali andranno concordati con lo specialista quelli inerenti la patologia vascolare (doppler, angiografia etc.) per meglio definire il quadro clinico.

Terapia

Le stesse modalità terapeutiche adottate per l'ipotermia sono prioritarie in questi casi per quanto riguarda il riscaldamento, l'idratazione, la gestione dei traumi. Le lesioni delle estremità vanno approcciate con cautela ed è controindicato lo strofinamento dell'estremità fredda perché aumenta il danno tissutale. Il paziente deve essere portato al caldo prima di qualunque provvedimento. Qui si risolveranno spontaneamente le lesioni più lievi. La cute dei "geloni" andrà scaldata, lavata e fasciata con garze sterili e asciutte, l'arto messo in lieve scarico. Utile sembra la somministrazione di nifedipina o prazosina. Anche per il cosiddetto "piede di trincea" il trattamento è di supporto con riposo a letto, terapia analgesica anche con oppioidi, arto in scarico. Vanno ovviamente evitate le ulteriori esposizioni al freddo.

Per quanto riguarda il congelamento in senso stretto, la competenza del medico d'urgenza deve riguardare la gestione iniziale mentre successivamente il paziente sarà affidato allo specialista (Tabella 15.5.2).

In quest'ambito, se non vi sono controindicazioni, se il paziente è giunto entro le 24

Tabella 15.5.1. Classificazione della gravità del congelamento

Primo grado: lieve ispessimento cutaneo. Non vescicole né necrosi. La cute è pallida e circondata da un alone eritematoso	Prurito, bruciore/dolore, riduzione della motilità
Secondo grado: eritema con cute ispessita, edema, vescicole a contenuto chiaro	Intorpidimento, parestesie
Terzo grado: interessamento del sottocutaneo. Vescicole a contenuto emorragico per danno al derma, cute grigio-bluastra, necrosi	Iniziale insensibilità. Più tardiva sensazione di pulsatilità e dolori lancinanti
Quarto grado: interessamento di muscoli, ossa e tendini. Edema lieve. Necrosi. Cute prima cianotica o rosso scuro, poi nera, mummificata	Possibili dolori articolari

Tabella 15.5.2. Protocollo di trattamento per congelamento

- Rapido riscaldamento per 15-30 min dell'estremità colpita in acqua calda a 40-42 °C. Può essere molto doloroso. Se risponde la cute diventa rosso-bluastra, riprende la sensibilità.
- Terapia analgesica anche con oppiacei, prima e dopo il riscaldamento
- Valutare l'eventuale presenza di sindrome compartimentale e agire di conseguenza
- Debridement delle vescicole a contenuto chiaro
- Lasciare intatte le vesciche a contenuto emorragico
- Applicazioni di aloe vera sulle parti coinvolte
- Porre l'arto in scarico
- Profilassi antitetanica
- Profilassi antitrombotica
- Profilassi antibiotica (benzyl-penicillina ogni 6 h per 48-72 h)
- Contattare un centro specialistico

h e se andrebbe incontro a severe amputazioni e compromissione della qualità della vita, si può ricorrere alla terapia trombolitica con l'attivatore tissutale del plasminogeno (tPA) per via venosa (bolo da 0,15 mg/kg in 15 min seguito da infusione continua di 0,15 mg/kg/h per 6 h fino alla dose massima di 100 mg. A seguire si procede all'infusione di eparina sodica 500-1000 U/h e.v. per altre 6 h oppure enoxaparina alla dose di 1 mg/kg s.c.) ed in casi selezionati per via arteriosa con bolo di 2-4 mg seguito da infusione di 0,5-1 mg/h per via intrafemorale o intrabrachiale, ripetendo l'angiografia a 8-12 h. Un'altra opzione terapeutica (livello di evidenza IIB) riguarda il possibile impiego di prostacicline sintetiche (iloprost) nelle forme più severe (grado da 2 a 4). L'infusione va fatta per 6 h/die per 5 giorni alla velocità massima tollerata partendo da 0,5 ng/kg/min e salendo ogni mezz'ora di 0,5 ng fino ad un massimo di 2 ng/kg/min. Sono possibili cefalea ed ipotensione per cui la dose andrà ridotta di 0,5 ng/kg/min.

Esito

I pazienti con quadro di congelamento andranno ricoverati, possibilmente in ambiente specialistico. Le altre forme possono anche essere gestite con una breve osservazione e le dovute cure del caso. Per la dimissione dei pazienti bisogna essere certi di non aver sottostimato un congelamento e anche certi che questi non torneranno ad essere esposti al freddo.

Bibliografia di riferimento

LA LAVAGNA

- *Non strofinare le lesioni da congelamento perché si aumenta il danno tissutale.*
- *Differenziare le lesioni più superficiali dal congelamento.*
- *Non dimettere pazienti che tornano ad essere esposti al freddo.*
- *Controllare con termometro la temperatura dell'acqua con cui si riscaldano le estremità congelate (40-42 °C) per non aumentare i danni (>42 °C) o rallentare la ripresa (<40 °C).*
- *Trattare adeguatamente il dolore.*

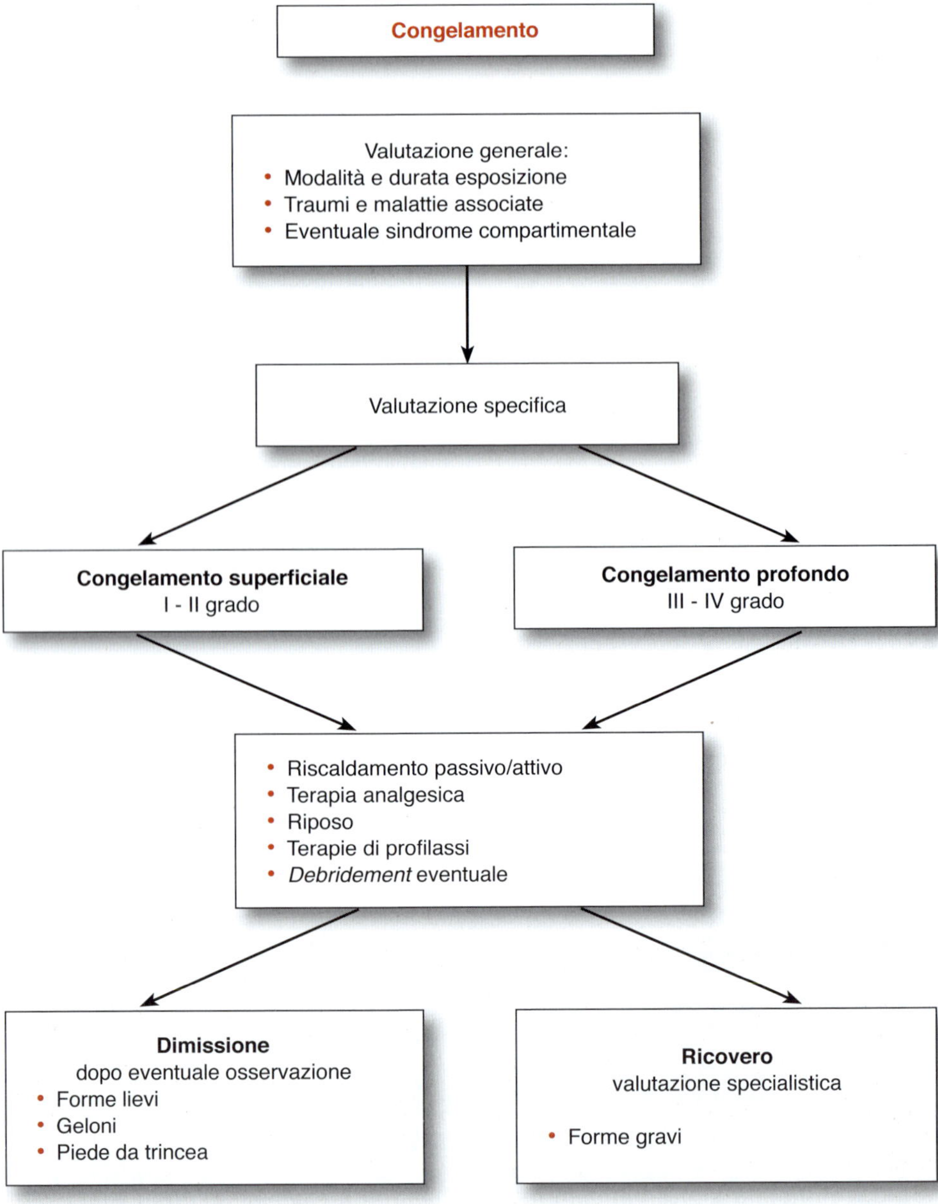
Congelamento
Valutazione generale:
• Modalità e durata esposizione
• Traumi e malattie associate
• Eventuale sindrome compartimentale
Valutazione specifica
Congelamento superficiale
I - II grado
Congelamento profondo
III - IV grado
• Riscaldamento passivo/attivo
• Terapia analgesica
• Riposo
• Terapie di profilassi
• Debridement eventuale
Dimissione
dopo eventuale osservazione
• Forme lievi
• Geloni
• Piede da trincea
Ricovero
valutazione specialistica
• Forme gravi

15.6 Annegamento

Definizione

L'annegamento è un'esperienza di grave deficit respiratorio causato dalla sommersione o immersione di un corpo in un liquido.

Si intende per immersione il solo coinvolgimento delle vie aeree che si trovano invase da acqua o da un altro fluido. Per sommersione si intende, invece, il coinvolgimento dell'intero corpo sommerso da acqua o fluido di diversa origine.

La conseguenza più temibile è l'interruzione dell'apporto di ossigeno al cervello; le probabilità di sopravvivenza sono direttamente proporzionali alla precocità dell'inizio del primo soccorso e delle manovre di rianimazione. Riveste quindi un'importanza particolare la tempestività del primo soccorso. Per gli esiti l'annegamento viene anche definito come:

- annegamento non fatale: nei casi in cui la vittima sopravvive all'annegamento;
- annegamento fatale: nei casi in cui non ci sia sopravvivenza all'annegamento (termine post mortem).

Epidemiologia

L'annegamento è un fenomeno a relativamente bassa incidenza, ma ad elevata letalità. Nel mondo l'annegamento è la terza causa di morte per lesioni involontarie arrivando a contare oltre 360.000 decessi all'anno. In Italia si verificano circa 400 annegamenti all'anno concentrati soprattutto nei periodi estivi, nei quali quasi la metà dei soggetti muore e il restante 55% viene ospedalizzato. Le fasce di popolazione maggiormente colpite sono quelle al di sotto dei 14 anni e gli ultrasettantenni. Se il rapporto di mortalità tra sesso maschile e femminile rimane costante fino ai 13 anni si evidenzia un picco di mortalità maschile nei giovani adulti (30-49 anni). Nella maggior parte dei casi l'evento è da attribuire ad imperizia nel nuoto (45%) e malore (22%).

Fisiopatologia

L'immersione improvvisa o involontaria del viso o dell'intero corpo in un liquido innesca nella vittima un senso di paura e agitazione con panico, sforzi per raggiungere la superficie e l'istinto di trattenere quanto più a lungo il respiro. Dopo circa un minuto sopraggiungono fame d'aria e ipossia e la vittima incomincia ad ingoiare acqua: ciò provoca violenti spasmi laringei e sussulti involontari che se, nel primo momento consentono di ridurre l'ingresso di acqua nei polmoni, secondariamente inducono l'invasione, da parte dell'acqua, delle vie aeree. La quantità di fluido aspirato risulta maggiormente influente, dal punto di vista prognostico rispetto alla composizione del fluido stesso. Il meccanismo fisiopatologico principale resta l'associazione di ipossia e ipercapnia. Se pressione arteriosa e battito cardiaco risultano aumentati per il panico e lo sforzo fisico, dopo pochi minuti dall'insorgenza dell'ipossia entrambi tendono al decremento con progressiva bradicardia, arresto respiratorio e successivamente cardiorespiratorio (Tabella 15.6.1).

Tabella 15.6.1. Possibile sequenza di eventi

1. Immersione del viso in acqua o in altro liquido: l'acqua che entra attraverso il cavo orale può essere sputata, deglutita o aspirata.
2. Inizia il tentativo di trattenere il respiro (mediamente non più di 1 minuto).
3. Insorgono gli sforzi respiratori (tosse, spasmo laringeo) che posso protrarsi anche dopo la perdita di coscienza; parte dell'acqua penetrata può invadere le vie aeree.
4. Ingestione di acqua e aria: induce rigurgito o conati di vomito (possibile polmonite ab ingestis).
5. Insufficienza respiratoria con ipossia, perdita di coscienza e arresto del respiro.
6. La frequenza cardiaca inizialmente è aumentata; con l'ipossia la frequenza cardiaca e la pressione arteriosa tendono a ridursi fino all'arresto cardiaco.

Molti fattori possono influenzare la sequenza fisiopatologica degli eventi tra cui l'età, la temperatura dell'acqua, il tempo, l'entità dell'ipotermia e l'efficacia delle manovre rianimatorie.

Le lesioni polmonari causate dall'inalazione di acqua possono, successivamente all'evento, favorire l'insorgenza di insufficienza respiratoria, edema polmonare o sindrome da distress respiratorio (ARDS).

È doveroso indagare la causa primaria dell'annegamento, che può essere secondario ad infarto miocardico, aritmie, convulsioni, perdita improvvisa di coscienza, ictus, assunzione di alcool e droghe, imperizia nel nuoto in pazienti affetti da demenza e fragilità, tentato omicidio o suicidio, negligenza o abusi su minore.

Bisogna sospettare una causa primaria nei nuotatori competenti annegati senza apparente causa.

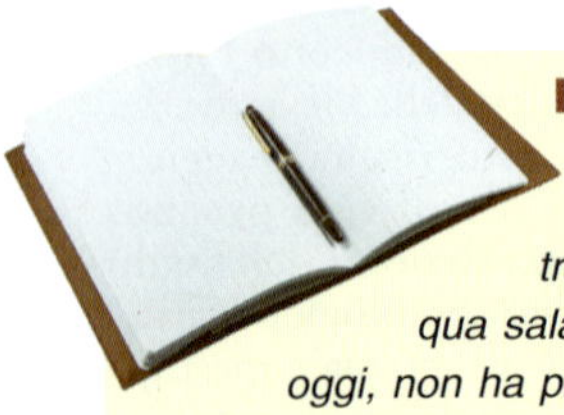

IL TACCUINO

La differenziazione tra annegamento in acqua salata e acqua dolce, ad oggi, non ha più rilievo in quanto alcune piccole differenze di tipo elettrolitico rivestono raramente una rilevante importanza clinica e, di solito, non richiedono alcun trattamento. Alterazioni elettrolitiche, come ipernatriemia, ipermagnesemia e ipercalcemia possono presentarsi per ingestioni di acqua salata maggiori di 22 mL/kg (comunemente la vittima di annegamento ingerisce dai 2/3 mL/kg di acqua).

Con la nuova definizione di annegamento cadono in disuso termini quali: annegamento asciutto e bagnato, attivo e passivo, silenzioso, secondario e "quasi annegamento".

Segni e sintomi

La diagnosi di annegamento è prevalentemente anamnestica.

Il paziente si presenta ipossico, cianotico con evidente difficoltà respiratoria o in arresto. Il racconto di tosse, sensazione di soffocamento, difficoltà respiratoria nei pressi di uno specchio d'acqua porta al sospetto diagnostico. Altri indizi come l'aumento della frequenza respiratoria, la presenza di ronchi, rantoli o sibili all'auscultazione del torace dovrebbero allertare il medico su un possibile peggioramento della funzionalità respiratoria.

La maggior parte delle vittime prima dell'inizio della rianimazione cardio-polmonare (RCP) ha ingerito una notevole quantità di acqua con conseguente distensione gastrica. Il vomito è presente in più del 60% dei casi, con un aumento del rischio di polmonite ab ingestis o sindrome da distress respiratorio. Se la vittima ha inalato anche particelle di fango o altri corpi estranei si può verificare una ostruzione di bronchi e bronchioli, parziale o totale, che può produrre l'insorgenza di polmoniti batteriche o fungine.

Le lesioni del sistema nervoso centrale, la cui insorgenza è strettamente legata al tempo e alla gravità dell'ipossia, possono presentarsi con un ampio spettro di quadri clinici, da una lieve letargia al coma profondo. L'edema cerebrale citotossico con lesione della barriera emato-encefalica e aumento della pressione intracranica, è strettamente correlato al danno da riperfusione che può avvenire dopo il ripristino del flusso ematico cerebrale post-arresto. Aritmie cardiache possono insorgere durante la rianimazione o possono essere state la causa stessa dell'annegamento. L'ipossiemia, l'acidosi e l'ipotermia sono i fattori primari responsabili di aritmie quali la tachicardia ventricolare, la fibrillazione ventricolare o la bradicardia-asistolia.

Altre manifestazioni cliniche possono essere l'insufficienza renale acuta da rabdomiolisi secondaria e prolungata ipoperfusione tessutale.

L'ipossia è il fattore prognostico più importante per la sopravvivenza e la qualità del recupero neurologico del paziente. Età minore di 3 anni, immersione della durata tra 5 e 10 minuti, l'avvio delle manovre di rianimazione dopo 10 minuti dal salvataggio, ipotermia, grave acidosi, pupille non reattive, *Glasgow Coma Scale* di 3, asistolia o necessità di RCP sono tutti fattori prognostici sfavorevoli per una sopravvivenza del paziente, senza danni neurologici residuali.

L'ipotermia, definita come un abbassamento della temperatura corporea al di sotto di 35 gradi centigradi, è un reperto estremamente comune nelle vittime da annegamento. Per approfondimenti e gestione consultare il Capitolo 15.4.

L'ipotermia può incorrere anche in climi caldi e tropicali in quanto l'immersione prolungata (anche in acque calde) e la rianimazione in un ambiente bagnato, come può essere il bagnasciuga di una spiaggia, aumentano la dispersione di calore e la temperatura corporea della vittima si riduce sensibilmente. Il fenomeno nei bambini (a causa del diverso rapporto fra massa e superficie corporea) è più marcato che negli adulti.

Gestione

In sede extraospedaliera

Sul territorio (consultare Flow chart 1) è necessario controllare innanzitutto la sicurezza della scena: chiamare aiuto, lanciare una corda o un salvagente e rimuovere al più presto la vittima dall'acqua. Effettuare il soccorso senza entrare in acqua, ma, se ciò non fosse possibile, si consiglia di immergersi in coppia. Negli incidenti di minor gravità la ripresa è rapida e caratterizzata da accessi di tosse, riflesso finalizzato alla liberazione delle vie aeree dall'acqua inalata. Se invece la vittima è rimasta immersa per un tempo prolungato può essere incosciente o in insufficienza respiratoria: in questo caso è necessario iniziare la RCP, con sequenza ABC, dando cioè la priorità alla ventilazione, partendo con 5 ventilazioni di soccorso (consultare Capitolo 16.4). La somministrazione di ossigeno è un utile supporto, ma la rianimazione non deve essere ritardata in attesa della disponibilità di somministrazione di O_2.

Non cercare di detendere lo stomaco applicando una pressione esterna ma introdurre un sondino nasogastrico perché durante la RCP il vomito o il rigurgito sono comuni. Ad ogni episodio occorre rivalutare la pervietà delle vie aeree e ricominciare la RCP. Se il respiro è presente la vittima può essere lasciata sul lato sinistro con l'opportuna inclinazione della testa verso il basso (posizione laterale di rimessa). Se invece si presenta incosciente o con difficoltà respiratoria, continuare la rianimazione in posizione supina con testa e corpo allineati avendo cura di liberare le vie aeree da eventuali corpi estranei o vomito.

IL TACCUINO

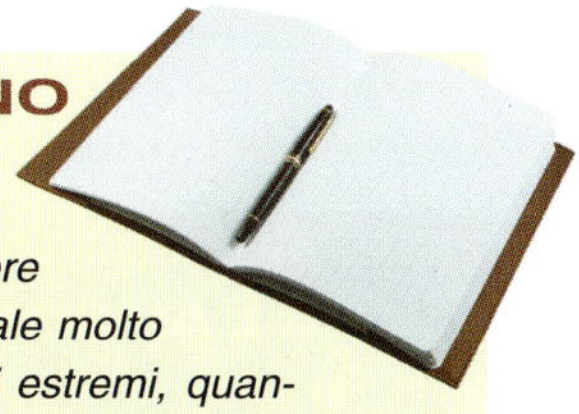

La rianimazione in acqua deve essere eseguita da personale molto esperto solo in casi estremi, quando si è impossibilitati a portare la vittima a terra o su di una imbarcazione di salvataggio. Le compressioni in acqua sono inefficaci e bisogna supportare prioritariamente la ventilazione del paziente con 10-15 ventilazioni al minuto.

Sia sul territorio che in ospedale va considerata la possibilità di traumatismi, specie se la vittima si è tuffata in acque basse, vicino a scogli o è vittima di incidenti con imbarcazioni. Se la situazione non è chiara ove possibile immobilizzare e limitare al massimo la mobilizzazione della colonna vertebrale. Nella valutazione prognostica il parametro più importante per le *chance* di sopravvivenza sembra essere la durata della sommersione e dell'arresto cardiorespiratorio mentre l'età del paziente, la temperatura e le caratteristiche dell'acqua (dolce o salata) hanno un basso livello di evidenza a favore.

In sede ospedaliera

In ospedale (consultare Flow chart 2) tutte le vittime, anche per gli incidenti più lievi, necessitano di uno stretto monitoraggio ospedaliero poiché l'arresto cardiorespiratorio può presentarsi da alcuni minuti fino a parecchie ore dopo l'evento e in questi casi l'inizio della rianimazione cardio-polmonare avanzata deve essere rapido. In tutti i casi la prima valutazione dovrà distinguere se:

- il paziente è cosciente ed ha respiro e in questo caso mettere in atto misure di prevenzione dell'arresto cardiorespiratorio;
- se il paziente è incosciente e non respira adeguatamente e quindi iniziare la RCP.

Bibliografia di riferimento

LA LAVAGNA

- *Con la nuova definizione di annegamento cadono in disuso i precedenti termini quali: annegamento asciutto e bagnato, attivo e passivo, silenzioso,secondario e "quasi annegamento".*
- *La possibilità di sopravvivenza dipende dalla durata dell'ipossia, pertanto è necessario iniziare al più presto le manovre di BLSD.*
- *Si possono praticare 5 ventilazioni di soccorso prima del massaggio cardiaco. La ventilazione non deve essere ritardata nel tentativo di estrarre acqua dalle vie aeree o dalla somministrazione d'ossigeno.*
- *La normalizzazione della temperatura corporea può stabilizzare un paziente instabile e migliorare lo stato di coscienza.*
- *Un danno da riperfusione al SNC può essere presente dopo il ristabilimento del circolo.*
- *Indagare sempre la causa primaria dell'annegamento, non sottovalutando gli incidenti domestici.*

Appunti / Commenti

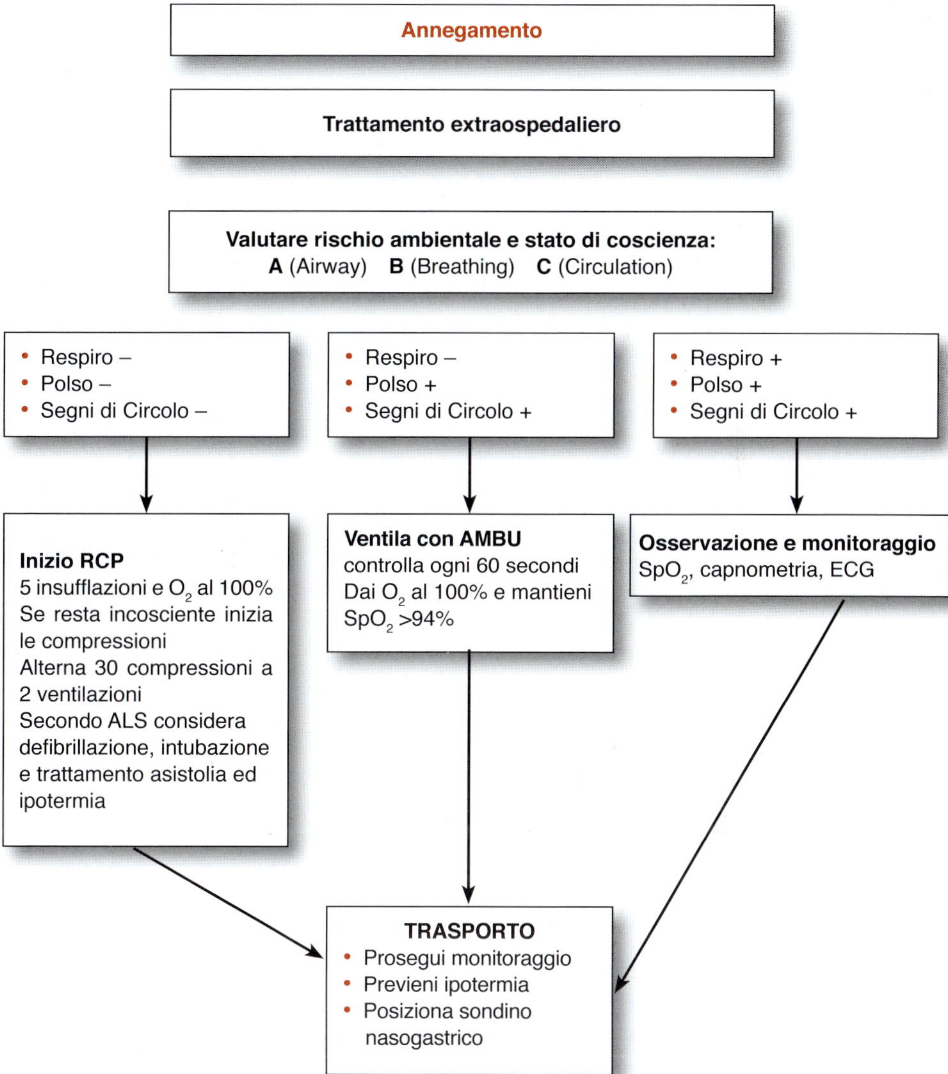
Annegamento
Trattamento extraospedaliero
Valutare rischio ambientale e stato di coscienza:
A (Airway) B (Breathing) C (Circulation)
• Respiro –
• Polso –
• Segni di Circolo –
• Respiro –
• Polso +
• Segni di Circolo +
• Respiro +
• Polso +
• Segni di Circolo +
Inizio RCP
5 insufflazioni e O_2 al 100%
Se resta incosciente inizia le compressioni
Alterna 30 compressioni a 2 ventilazioni
Secondo ALS considera defibrillazione, intubazione e trattamento asistolia ed ipotermia
Ventila con AMBU
controlla ogni 60 secondi
Dai O_2 al 100% e mantieni SpO_2 >94%
Osservazione e monitoraggio
SpO_2, capnometria, ECG
TRASPORTO
• Prosegui monitoraggio
• Previeni ipotermia
• Posiziona sondino nasogastrico

Trattamento ospedaliero

↓

Valuta coscienza e respiro

Presenti

↓

Previenire l'arresto cardiaco
Monitorizzare O_2, CO_2, ECG, Temperatura

↓

A

- Assicurare pervietà delle vie aeree
- O_2 per SpO_2 94-98%
- Eseguire EGA

B

- Valutare FR, impegno muscoli accessori, obiettività toracica, capacità di parlare in maniera completa
- Richiedere RX torace
- Monitorizzare SpO_2
- Considerare NIV se distress respiratorio
- Considerare IOT se NIV non sembra praticabile e sicura
- Considerare l'ECMO se non c'è risposta

C

- Misurare PA, FC e monitorizzare ECG
- EGA, accesso venoso per prelievi e terapia (emocromo, elettroliti, funzione renale, lattati, CPK, LDH, aptoglobina, esami tossicologici, urine per proteinuria, mioglobinuria, emoglobinuria)
- Considerare fluidi ed amine vasoattive a supporto

D

- Valutare AVPU/GCS
- Misurare temperatura corporea interna
- Iniziare algoritmo per ipotermia se temperatura <35 °C
- Esame testa-piedi per possibili traumatismi
- Accertamenti radiologici del caso

Assenti

↓

Avviare (proseguire) RCP secondo ALS

↓

Considerare IOT, Ventilazione a pressione positiva, ECMO

15.7 Esposizione a radiazioni ionizzanti e procedure di decontaminazione

Introduzione

I problemi legati al terrorismo e gli scenari di rischio locali come incidenti da trasporto di materiale radioattivo, incidenti a centrali nucleari, caduta di satelliti con materiale nucleare a bordo, incidenti a lavoratori impegnati negli interventi di *decommissioning* di impianti nucleari sono sempre possibili e quando si materializzano si configurano delle situazioni per i quali i piani di emergenza predisposti, ai quali anche i medici d'urgenza sono chiamati a partecipare, costituiscono strumenti efficaci. Il sistema di gestione delle emergenze nucleari e radiologiche è disciplinato dalla vigente normativa che regolamenta il servizio nazionale della protezione civile e dai piani di emergenza del Titolo XIV del D.Lgs 101/2020.

Lo scenario più temuto, dopo l'11 settembre 2011, è quello terroristico che prevede l'utilizzo di dispositivi a dispersione radiologica, le cosiddette bombe sporche o l'abbandono in luoghi affollati di sorgenti orfane ad elevata attività. La bomba sporca è l'arma ideale per i terroristi: può essere preparata con materiale radioattivo non "pregiato" come alcuni isotopi utilizzati nelle medicine nucleari degli ospedali, e quindi molto più facilmente reperibili che non il plutonio o l'uranio arricchito e soprattutto non richiede particolari conoscenze scientifiche ma solo quelle, molto diffuse, per fabbricare una bomba convenzionale. Lo scopo principale di questo dispositivo è quello di creare panico ed allarme tra i cittadini e di contaminare vaste aree di territorio, fino a centinaia di metri, al fine di paralizzare il sistema sanitario della città coinvolta e modificare le abitudini di vita dei suoi abitanti.

Ci sono due categorie di eventi da considerare: quelli che comportano la sola irradiazione esterna e quelli che comportano la contaminazione esterna e/o interna.

Problemi legati alla irradiazione ed alla contaminazione

Nella irradiazione esterna la vittima non diventa una sorgente secondaria di radiazioni ed i soccorritori non corrono rischi di un'eventuale esposizione alle radiazioni ionizzanti. In questi casi l'urgenza può essere trattata in una qualunque area del PS o dell'ospedale ed il medico che gestisce l'urgenza non necessita di indossare preventivamente i dispositivi di protezione individuale. Questo tipo di scenario si identifica con l'abbandono di sorgente orfana in luoghi affollati e gli effetti attesi sulla popolazione sono quelli della sindrome acuta da raggi. Una sorgente sigillata di elevata attività, se abbandonata o nascosta in un luogo pubblico altamente frequentato può potenzialmente produrre alcuni decessi per sindrome acuta da raggi se agisce per molte ore su un'area densamente popolata, quale può essere uno stadio durante una manifestazione sportiva. Questo tipo di minaccia, per il quale è stato coniato l'acronimo RED (*Radiation Exposure Device*), appare particolarmente subdolo perché l'atto ostile viene scoperto in ritardo, presumendolo dall'afflusso alle strutture sanitarie di pazienti con sintomatologie comuni come nausea e vomito (che peraltro possono essere confuse con altre di origine diversa).

Nella contaminazione esterna/interna è necessario stabilizzare clinicamente il paziente prima di iniziare una monitorizzazione della contaminazione cutanea poiché questa raramente costituisce un immediato rischio di vita per l'infortunato e dunque il trattamento dell'instabilità clinica deve avere la precedenza sulla decontaminazione. Il medico che presta soccorso a pazienti potenzialmente contaminati dovrà preventivamente indossare i dispositivi di protezione individuale costituiti da dosimetro individuale, tuta in Tyvek, guanti doppi fissati con nastro adesivo, maschera pieno facciale con autorespiratore e stivali.

Intervento sul paziente e procedure di decontaminazione

L'area del PS idonea all'accoglienza, alla decontaminazione ed al primo trattamento di pazienti contaminati deve essere una struttura progettata e costruita sotto la supervisione di esperti che preveda un ambiente dotato di superfici lavabili, sistemi di drenaggio delle acque di scolo in vasche di raccolta. È necessario sia dotata di impianto di climatizzazione attraverso l'immissione di aria esterna senza ricircolo e con filtrazione assoluta mediante un numero congruo di ricambi/ora.

Il triage medico ha la priorità su quello radiologico. Il triage si basa sulla presenza/assenza di ferite, di segni e sintomi quali nausea, vomito, diarrea, astenia, sulla presenza/assenza di contaminazione esterna. Il triage basato sui sintomi permette un rapido screening in molti casi poiché la stima di un possibile danno da radiazioni ionizzanti è basato proprio sui sintomi.

Il controllo della contaminazione avviene con l'utilizzo di un contatore Geiger-Muller da parte dell'esperto di fisica medica o del medico nucleare. La sonda va tenuta a circa 1,5 cm dal corpo dell'infortunato, va mossa lentamente seguendo un modello logico di misura. L'obiettivo della misura è quello di registrare, dopo la decontaminazione, un'attività di fondo almeno dimezzata rispetto a quella basale. È importante, inoltre, tenere presente che anche i cadaveri possono essere contaminati e quindi è necessario procedere con misurazioni almeno esterne per evitare che il personale delle camere mortuarie si contamini ed occorre avvertire i servizi cimiteriali dell'eventuale contaminazione dei cadaveri.

Se il paziente ferito è contaminato e necessita di intervento chirurgico non differibile, l'area da dedicare al trattamento del paziente è una qualunque sala chirurgica. Si deve disporre un ingresso, una zona filtro, un'area dedicata all'intervento ed un'uscita. I flussi del personale devono avvenire in senso unico, evitando di uscire dall'entrata, ed all'uscita è necessario che lo specialista in fisica medica misuri il personale dell'area operatoria compresi i campioni di sangue e le attrezzature. All'intervento chirurgico segue il monitoraggio del paziente con la sua decontaminazione partendo dalle ferite, poi gli orifizi, le aree cutanee maggiormente contaminate ed infine le aree meno contaminate.

I pazienti contaminati che non necessitano di trattamenti medici urgenti dovranno essere sottoposti, dopo la misura della contaminazione esterna, a decontaminazione mediante doccia. Sia i pazienti che i soccorritori dovranno evitare che si verifichi durante le procedure di decontaminazione il passaggio dall'esterno all'interno del corpo della radioattività, il trasferimento della contaminazione dai dispositivi di protezione individuale al corpo o agli abiti non contaminati, la contaminazione degli altri soccorritori. L'accurata rimozione dei vestiti e degli effetti personali del paziente contaminato è fondamentale prima di fargli eseguire la doccia di decontaminazione poiché permette di abbattere tipicamente la radioattività di circa il 90%. Le procedure di svestizione del paziente e la sua decontaminazione prevedono la rimozione degli gli abiti e degli indumenti contaminati che vanno riposti, insieme agli oggetti personali del paziente, in un sacco di plastica etichettato con le generalità del paziente, la misura dell'area contaminata a cura dello specialista in fisica medica, il taglio dei capelli se contaminati prestando attenzione all'acqua di scolo, il lavaggio della zona contaminata con acqua tiepida corrente con sapone neutro e spazzola morbida per non abradere la cute, l'esecuzione di doccia di decontaminazione a tutto il corpo, l'irrigazione delle narici con soluzione fisiologica mantenendo la testa della vittima piegata su una bacinella con la bocca aperta per raccogliere il liquido di scolo, lo sciacquo degli occhi con soluzione fisiologica ed infine la sospensione della decontaminazione se alla fine della procedu-

APPROFONDIMENTI

Le radiazioni sono distinte in corpuscolate ed elettromagnetiche. Le radiazioni corpuscolate sono costituite da particelle atomiche e subatomiche come le particelle alfa, i protoni, i neutroni, gli elettroni, i positroni e caratterizzate da elevata velocità e quindi di elevata energia cinetica. Le radiazioni elettromagnetiche sono costituite da campi elettromagnetici oscillanti che si propagano alla velocità della luce, di questo tipo di radiazioni fanno parte i raggi X ed i fotoni gamma. Quando le radiazioni attraversano la materia vivente tendono a cedere parte o tutta la loro energia che potrà tradursi in una serie di effetti biologici sulla materia dipendenti dalla massa, carica, natura ed energia da loro posseduta. Per energie inferiori a 10 eV le radiazioni sono non ionizzanti mentre per energie superiori si ottiene la ionizzazione delle molecole della materia attraversata.

La ionizzazione può avvenire direttamente per effetto di particelle cariche come le alfa, elettroni, positroni, protoni o indirettamente, tramite la produzione di particelle cariche secondarie, per effetto di particelle neutre come neutroni o per effetto di radiazioni elettromagnetiche (gamma ed X).

In generale le radiazioni alfa, molto ionizzanti, possono essere schermate da un semplice foglio di carta, le radiazioni beta costituite da elettroni (β^-) e da positroni (β^+) sono meno ionizzanti delle alfa ma più penetranti e possono essere bloccate da un foglio di alluminio. Le radiazioni elettromagnetiche (fotoni gamma e raggi X) sono molto penetranti rispetto alle precedenti ma anche le meno ionizzanti, possono essere bloccate da uno spesso schermo di piombo o da un muro di cemento.

ra non si registra più alcuna contaminazione o se la cute è irritata o danneggiata.

La valutazione della stima dei livelli di contaminazione interna del paziente rientra nella competenza dello specialista di fisica medica e dell'esperto di radioprotezione mentre sarà cura del Servizio di Medicina Nucleare adottare le scelte terapeutiche più appropriate per il trattamento della contaminazione interna. In genere l'attività del muco nasale è pari al 5% di quella depositata nel polmone; molto utile può rilevarsi, inoltre, la raccolta delle feci e delle urine delle 24 ore.

La valutazione retrospettiva della dose accidentale si basa sul monitoraggio della radioattività, sulla tempistica della comparsa dei sintomi in fase prodromica (dosimetria clinica), sul conteggio dei linfociti e dei granulociti neutrofili, sull'esame dei dicentrici (dosimetria biologica). Per una preliminare valutazione della dose assorbita dal paziente è accettato l'approccio di stimare rapidamente la dose in modo empirico considerando il tempo di comparsa dei sintomi gastrointestinali (nausea e vomito) e il conteggio assoluto dei linfociti. Tanto più precoce è la comparsa di vomito dal momento dell'esposizione/incidente tanto maggiore è la dose stimata. Anche la cinetica della deplezione linfocitaria correla alla dose assorbita dal paziente ed alla sua prognosi. La riduzione dei linfociti circolanti si può osservare entro le prime 24 ore dall'esposizione: la rapidità e la gravità della caduta della conta sono direttamente proporzionali alla dose assorbita secondo una relazione data dal nomogramma di Andrews.

Una riduzione della conta linfocitaria può apparire già per dosi assorbite di 0,25-1 Gy. Intorno a 1,5 Gy la caduta dei linfociti è di circa il 50%. A 3 Gy i linfociti scendono a 1000/mm^3 e a 4-5 Gy arrivano a 500/mm^3.

Per dosi >6-7 Gy i linfociti scompaiono dal sangue circolante. La deplezione dei linfociti può quindi fornire una stima grossolana ma semplice e sensibile della gravità dell'esposizione entro 24-48 ore della stessa.

Alla rapida deplezione linfocitaria seguono, con tempi di insorgenza variabili dipendenti dalla dose di esposizione e dell'emivita degli elementi figurati del sangue, la riduzione dei granulociti neutrofili e delle piastrine. Si raccomanda di eseguire un emocromo completo con formula all'ingresso del paziente in Pronto Soccorso e poi ogni 6-12 ore per 2-3 giorni.

Nella valutazione radiologica delle vittime è necessaria la conoscenza della semeiotica degli effetti delle radiazioni sul corpo del paziente esposto, tali effetti dipendono dalla superficie di tessuto irradiato, dalla dose e dal suo frazionamento. Tra gli effetti delle radiazioni sulla cute del paziente si segnala l'eritema, che può anche essere transitorio e che caratteristicamente non è doloroso a differenza di quelli provocati dal calore o da agenti chimici. La fase acuta dell'eritema si manifesta a 2-4 settimane dall'evento, la sua stabilizzazione porta alla dermatite secca dovuta ad alterazione delle ghiandole sebacee. Alcune cheratiti evolvono in ulcera che a loro volta portano alla necrosi tissutale; la riparazione definitiva termina con una iperpigmentazione della cute.

In caso di contaminazione interna si utilizzano semplici concetti farmacologici per decontaminare i pazienti. Se i radionuclidi sono incorporati nel tratto gastrointestinale occorre velocizzare il transito intestinale mediante la somministrazione di lassativi che favoriscono l'allontanamento del radionuclide internalizzato. Nella contaminazione interna da Cesio e da Tallio radioattivi, la somministrazione di Blu di Prussia ne impedisce il loro assorbimento, mentre per la contaminazione interna da Stronzio è necessario inondare il tratto intestinale con sali di calcio che, chimicamente simili allo stronzio, competeranno con questo per l'assorbimento. Nel caso di contaminazione interna con iodio radioattivo è necessario somministrare nelle prime ore dall'evento ioduro di potassio che blocca l'incorporazione del radioiodio nella ghiandola tiroidea. Un altro metodo di decontaminazione interna è quello di cambiare lo stato chimico del contaminante con uno meno tossico come si ottiene ad esempio alcalinizzando le urine con bicarbonato di sodio dopo ingestione di uranio: questa operazione produce un sale di uranio meno nefrotossico rispetto alle altre forme di uranio.

Bibliografia di riferimento

LA LAVAGNA

- *Tenere distinti i concetti di irradiazione e contaminazione che non sono sinonimi e che necessitano di comportamenti medici differenti.*
- *Il personale ospedaliero deputato all'emergenza può essere chiamato senza alcun preavviso per gestire persone coinvolte in incidenti nucleari e radiologici, pertanto è necessario che in ospedale sia disponibile un piano di emergenza per queste evenienze.*
- *Nel corredo dei DPI occorre inserire, nelle emergenze NR, i dosimetri individuali.*
- *Tenere conto dei bollettini emanati dalle preposte autorità (Prefetti, VVFF, ISPRA, organi territoriali del SSN) che rendono noti i radionuclidi in causa. Questo permette al medico una scelta più appropriata dell'eventuale antidoto da somministrare al paziente con contaminazione interna per la decorporazione della radioattività.*

APPUNTI / COMMENTI

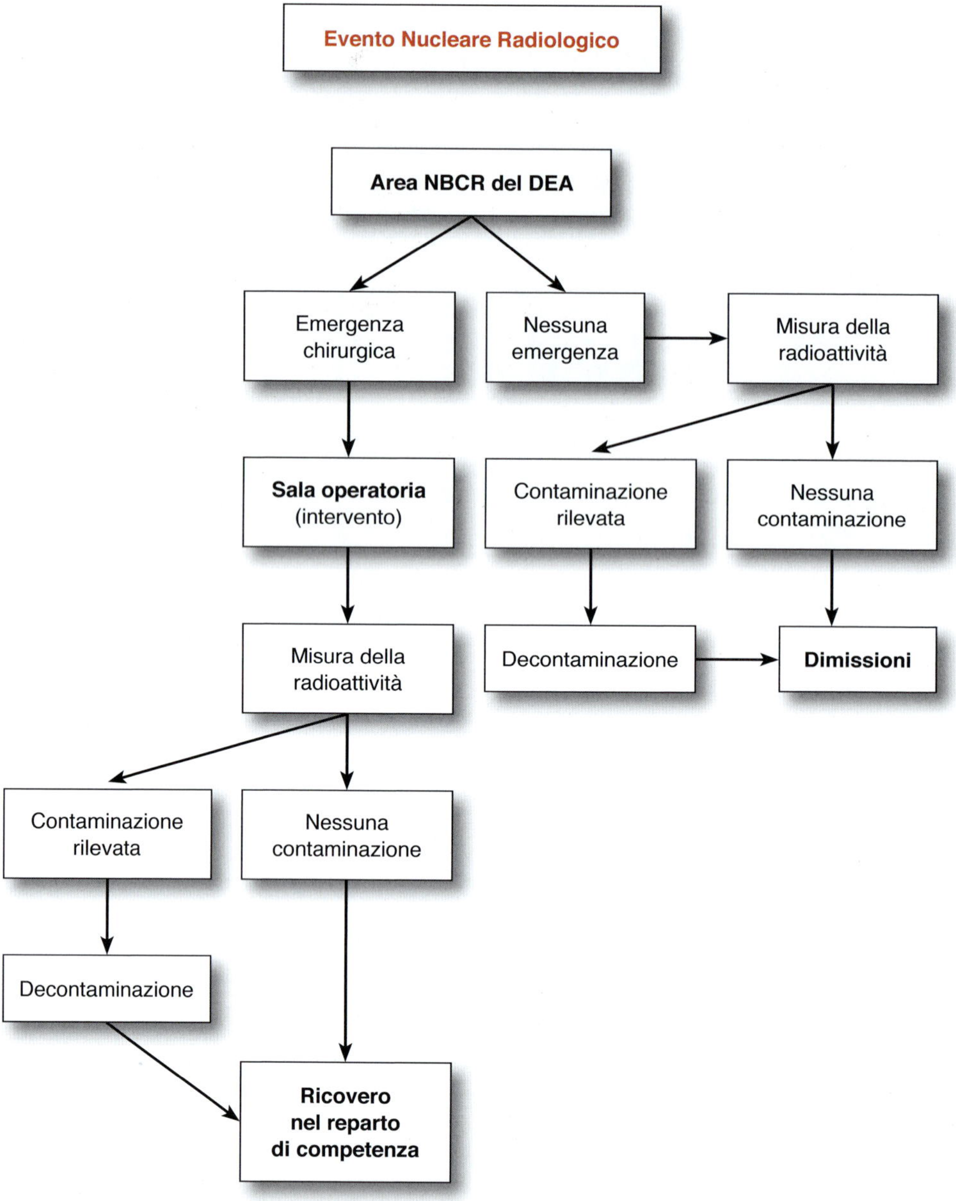
Evento Nucleare Radiologico
Area NBCR del DEA
Emergenza chirurgica
Nessuna emergenza
Misura della radioattività
Sala operatoria (intervento)
Contaminazione rilevata
Nessuna contaminazione
Misura della radioattività
Decontaminazione
Dimissioni
Contaminazione rilevata
Nessuna contaminazione
Decontaminazione
Ricovero nel reparto di competenza

15.8 Lesioni da elettricità

Definizione

Le lesioni da elettricità o elettrocuzione comprendono l'insieme delle manifestazioni cliniche derivanti dal contatto o dall'attraversamento del corpo umano da parte di una corrente elettrica che può essere artificiale (folgorazione) o naturale come nel caso delle lesioni causate dai fulmini (fulminazione). Il termine folgorazione è oggi più ampiamente usato per definire entrambe le situazioni.

IL TACCUINO

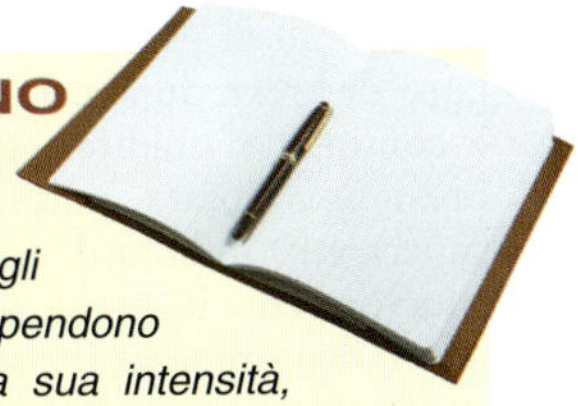

Gli effetti della corrente elettrica sugli organismi viventi dipendono principalmente dalla sua intensità, ma anche dalla durata della sua applicazione, dalla estensione del contatto, dalla resistenza opposta dall'organismo al passaggio della corrente e dal tragitto della corrente attraverso il corpo.

Epidemiologia

Per quanto non molto frequenti, le lesioni da energia elettrica sono una evenienza che la maggior parte dei medici d'urgenza si trova prima o poi ad affrontare. Questo soprattutto a seguito di incidenti lavorativi e domestici e tra questi ultimi sono spesso coinvolti i bambini per comportamenti a rischio. Nell'adulto la maggior parte degli eventi lesivi avviene sul posto di lavoro ed essi costituiscono la quarta causa di morte correlata a traumi sul lavoro. Negli Stati Uniti ci sono 4-5000 accessi l'anno al sistema dell'emergenza per lesioni da energia elettrica e vengono riportati circa 1000 decessi dovuti alla corrente artificiale e da 50 a 300 morti per effetto dei fulmini.

Eziopatogenesi

L'elettricità è generata dal flusso di elettroni attraverso un gradiente di potenziale da alta a bassa concentrazione. Il flusso attraversa materiale conduttore (e questo conduttore può essere il corpo umano). L'intensità della corrente (I) si misura in Ampere ed è la quantità di elettroni che attraversa il conduttore ed è responsabile del danno tissutale (Tabella 15.8.1 per le definizioni). La forza di questo flusso di elettroni è la tensione di corrente o voltaggio (V) ed è determinata dalla fonte della corrente e rappresenta la grandezza della differenza di potenziale. La resistenza (R) al passaggio della corrente si misura in Ohm che nel corpo umano è rappresentata soprattutto dalla cute (Tabella 15.8.1). La cute sottile, bagnata o sudata, riduce la resistenza al passaggio della corrente. Tutte queste variabili sono regolate dalla legge di Ohm: $I = V/R$. Quindi l'intensità della corrente è inversamente proporzionale alla resistenza (Tabella 15.8.2).

Tabella 15.8.1. Definizioni

- **Corrente**: il flusso di elettroni per secondo, misurata in Ampere
- **Corrente alternata (CA)**: corrente con cambiamenti di direzione del flusso di elettroni
- **Corrente continua (diretta)**: corrente con flusso unidirezionale
- **Volt**: unità di forza elettrica (tensione)
- **Resistenza**: la tendenza del materiale a resistere al passaggio della corrente (Ohm)
- **Frequenza**: numero dei cambiamenti per secondo da positivo a negativo nella CA

Tabella 15.8.2. Livello di resistenza tissutale

- **Bassa**: nervi, vasi sanguigni, mucose, muscoli
- **Intermedia**: cute
- **Alta**: ossa, tendini, tessuto adiposo

Il tipo di corrente è anch'esso responsabile del danno tissutale. Nella corrente continua (tipica delle scariche elettriche atmosferiche ed utilizzata nell'industria automobilistica e ferroviaria) il flusso di elettroni è unidirezionale e, specie se ad alto voltaggio (per convenzione >1000 V), causa una intensa contrazione muscolare che spesso scaglia il soggetto lontano dalla fonte di energia elettrica dopo un contatto di breve durata. La corrente dei fulmini è continua e unidirezionale ma, anche se di brevissima durata, ha un voltaggio che spesso supera i 10 milioni di volt. La corrente alternata (presente in genere nelle abitazioni e negli uffici) determina un flusso elettrico che inverte con regolarità periodica la sua direzione (cicli). È più dannosa della corrente continua perché il continuo cambiamento di flusso ionico che si viene a creare nelle cellule e nei liquidi dell'organismo determina un danno tissutale maggiore che è tanto più elevato quanto più bassa è la frequenza (*Hertz*) dei cicli della corrente.

Il danno da energia elettrica si può schematizzare come riportato in Tabella 15.8.3.

Tabella 15.8.3. Meccanismi del danno da energia elettrica

1. Danno tissutale diretto, sulle membrane cellulari. Si crea interferenza con insorgenza e propagazione degli impulsi, elicitazione della tetania
2. Danno tissutale da energia termica • Conversione dell'energia elettrica in energia termica (effetto Joule), massiva distruzione tissutale e necrosi coagulativa • Ustioni da arco voltaico. L'arco voltaico è un fenomeno fisico di ionizzazione dell'aria che si genera a causa di cortocircuito e genera calore, gas tossici e raggi ultravioletti. Incide sui segmenti più esposti. Si può avere perdita di sostanza e carbonizzazione • Ustioni da contatto: ustione a "stampo" per contatto della cute con conduttore reso rovente dal corto circuito
3. Danno meccanico da trauma chiuso per cadute o violente contrazioni muscolari

Tabella 15.8.4. Effetti fisiologici della differente intensità di corrente (milliampere)

1-4 mA	sensazione di formicolio
5-10 mA	sensazione dolorosa
15-20 mA	tetania della muscolatura scheletrica
20-50 mA	paralisi dei muscoli respiratori
50-120 mA	fibrillazione ventricolare

IL TACCUINO

In ambiente domestico per quanto la tensione sia relativamente bassa (125-220 V), la corrente alternata è pericolosa perché ha bassa frequenza (50-60 Hertz) e può causare contrazione tetanica della muscolatura che impedisce alla vittima di staccarsi dalla fonte di elettricità e pertanto il contatto può risultare protratto.

IL TACCUINO

Sia la corrente elettrica che i fulmini possono provocare arresto cardiaco quando l'elettricità attraversa il corpo umano: la corrente alternata anche a basso voltaggio può determinare fibrillazione ventricolare mentre quella continua di solito induce asistolia. È possibile ogni tipo di aritmia con relativo movimento degli indici di necrosi miocardica anche se l'infarto miocardico in senso classico è meno probabile.

Presentazione clinica

Il range dei sintomi e delle lesioni da energia elettrica è molto variabile andando dal semplice formicolio (Tabella 15.8.4) alla insufficienza multiorgano. Ogni organo ed apparato può essere coinvolto dal danno da corrente elettrica o da colpo di fulmine (Tabella 15.8.5) ma il cuore ed il sistema nervoso, a causa della loro bassa resistenza intrinseca, sono più spesso interessati. Le morti da elettricità sono principalmente dovute a fibrillazione ventricolare (basso voltaggio) e asistolia (alto voltaggio) o arresto respiratorio per coinvolgimento dei centri del respiro. Molto variabili sono le lesioni cutanee in

Tabella 15.8.5. Manifestazioni cliniche

a) **Cardiocircolatorie**
- Ipertensione da transitoria liberazione di catecolamine
- Ipotensione da ipovolemia, se lesioni estese e perdita/sequestro di liquidi
- Aritmie ventricolari e sopraventricolari che possono intervenire anche tardivamente (battiti ectopici, fibrillazione atriale, fibrillazione ventricolare)
- Danno miocardico, infarto miocardico
- Scompenso cardiaco
- Arresto cardiaco (FV, asistolia)

b) **Apparato respiratorio**
- Complicanze respiratorie da inalazione, danno mucoso e alveolare, edema polmonare
- Arresto respiratorio per lesione dei centri del respiro o tetania del diaframma e muscoli respiratori

c) **Sistema nervoso centrale e periferico**
- Lesione dei neuroni: perdita di coscienza immediata, amnesia, confusione, convulsioni, coma, emiplegia, afasia, ematomi ed emorragie post traumatiche
- Polineuropatie in genere tardive
- Alterazioni psichiche
- Lesioni midollari da shock elettrico o per traumi e fratture vertebrali

d) **Apparato vascolare**
- Vasospasmo e vasodilatazione
- Trombosi ed ischemie

e) **Cute**
- Ustioni di varia profondità (marchio elettrico superficiale o interessamento a tutto spessore)
- Necrosi/carbonizzazione

f) **Apparato muscolo scheletrico**
- Lussazioni, fratture, rotture tendinee per tetania o traumi
- Rabdomiolisi
- Sindromi compartimentali, fasciti, miositi
- Crush syndrome
- Osteomieliti per necrosi dell'osso

g) **Alterazioni metaboliche**
- Acidosi lattica per arresto cardiaco, ischemia, shock ipovolemico, fenomeni trombotici
- Iperkaliemia per liberazione di potassio dalle necrosi cellulari
- CID per rilascio dal tessuto necrotico di fattori pro coagulanti
- Insufficienza renale acuta per rabdomiolsi ed ipovolemia

h) **Apparato gastroenterico**
- Ileo paralitico, perforazione intestinale
- Emorragia digestiva, ulcera da stress
- Danno epatico

i) **Occhio**
- Lesioni/ustioni corneali
- Distacco di retina
- Emorragie vitreali
- Danno al nervo ottico
- Uveite

l) **Orecchio**
- Rottura del timpano, distruzione strutture cocleari
- Acufeni
- Ipoacusia anche tardiva
- Turbe dell'equilibrio per danno nervo vestibolo cocleare

quanto si possono avere ustioni più o meno estese, carbonizzazione dei tessuti oppure lesioni minime o assenti che portano talvolta a sottostimare l'estensione del danno da elettricità o non immaginare che il soggetto sia vittima di folgorazione.

Diagnosi differenziale

Per quanto l'anamnesi riesca ad orientare il medico nella maggioranza dei casi, i problemi della diagnostica differenziale sono rilevanti. Non è sempre facile discriminare un danno da corrente elettrica e la sua estensione, da quello dovuto all'effetto termico. Inoltre, specie per le lesioni determinate dai fulmini, le modalità di presentazione possono riprodurre molteplici situazioni minacciose per la vita sia cardiovascolari (arresto cardiaco ed aritmie) sia neurologiche (comizialità, paralisi, coma, alterazioni della coscienza, accidenti cerebrovascolari) da indurre a pensare ad un evento patologico non collegato alla elettricità.

Approccio in emergenza

Fase preospedaliera

Il soccorso del paziente folgorato prevede l'approccio ABCDE come nel politraumatizzato ma prima di entrare in contatto con il paziente ci sono dei passi obbligatori da non dimenticare.

- Allarme: chiamare il 118 (112), chiamare i Vigili del fuoco.
- Sicurezza del soccorritore: non avvicinarsi subito alla vittima, specie se vi sono cavi dell'alta tensione o energia elettrica industriale per non rimanere vittima di un arco voltaico. Usare idonei indumenti (suole di gomma, guanti).
- Esame e sicurezza della scena: se fattibile, in sicurezza va staccato il contatto elettrico (es. togliere la corrente dall'interruttore principale). Areare l'ambiente, specie se c'è fumo o un incendio.
- Allontanare la vittima dalla sorgente di corrente usando oggetti non conduttori e quando è possibile entrare in contatto con essa, rimuovere fonti di calore protratto

se è ustionata (scarpe, cinture, indumenti in combustione).

- Il trattamento sul territorio è lo stesso descritto nella fase ospedaliera.

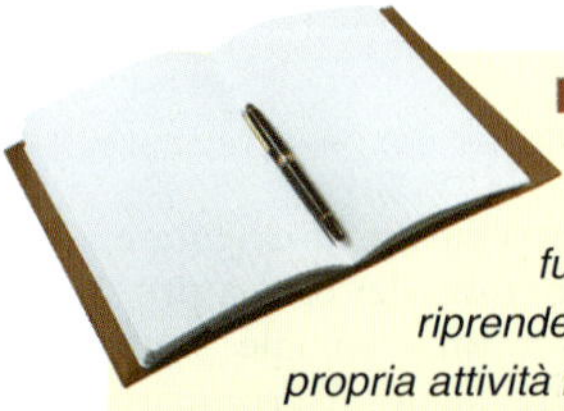

IL TACCUINO

Nei soggetti colpiti da fulmine spesso il cuore riprende spontaneamente la propria attività ma il paziente, se non adeguatamente ventilato, muore successivamente per asfissia da tetania dei muscoli respiratori. Pertanto, è importante assicurare lo scambio gassoso tramite una adeguata ventilazione per prevenire i danni secondari cardiaci e neurologici.

Fase ospedaliera

La valutazione in Pronto Soccorso segue sempre i criteri dell'ABCDE del politraumatizzato a cui si rimanda.

Anamnesi. Non si deve prescindere dalla descrizione degli eventi e della scena, con la ricostruzione di testimoni e soccorritori. Questo in genere rende possibile sapere a quale tipo di corrente e di quale intensità il paziente è stato sottoposto. Vanno annotate le misure messe in atto sul territorio dai soccorritori e prese informazioni anamnestiche sui precedenti patologici della vittima.

Esame obiettivo. Inizialmente si deve focalizzare sui segni vitali che vanno monitorizzati, sulle disfunzioni neurologiche, sui traumi. L'alterazione dello stato di coscienza e le lesioni distraenti impongono il posizionamento di collare cervicale e relativi esami strumentali. L'esame testa-piedi dovrà valutare/ricercare la presenza o meno e l'entità delle ustioni e le caratteristiche lesioni di entrata e uscita della corrente oltre al possibile sviluppo di segni di sindrome compartimentale.

Esami di laboratorio. La valutazione di base deve sempre comprendere l'emocromo, gli elettroliti, i marcatori di necrosi miocardica e le transaminasi, la funzione renale e l'esame delle urine per proteinuria, ematuria, mioglobinuria, il CK come indice di rabdomiolisi e sindrome compartimentale, l'emogasanalisi con i lattati e la carbossiemoglobina, β-hCG nelle donne in età fertile.

Esami strumentali. Va sempre eseguito l'elettrocardiogramma che deve essere ripetuto anche con monitorizzazione nei pazienti più a rischio, la radiografia del torace, la TC cranica se vi sono traumi o segni neurologici. Vanno eseguite, inoltre, le indagini radiologiche relative ai traumi evidenti o presunti, specie se vi è una alterazione dello stato di coscienza.

Trattamento

Vanno prioritariamente applicati i protocolli standard di ACLS e ATLS tenendo conto che la rianimazione deve essere aggressiva e protratta specie nei pazienti che mantengono una attività cardiaca pur essendo in arresto respiratorio. Le possibilità di ripresa infatti sono percentualmente elevate. La midriasi pupillare può essere riconducibile al danno neurologico e non deve essere intesa come segnale per interrompere le manovre rianimatorie.

IL TACCUINO

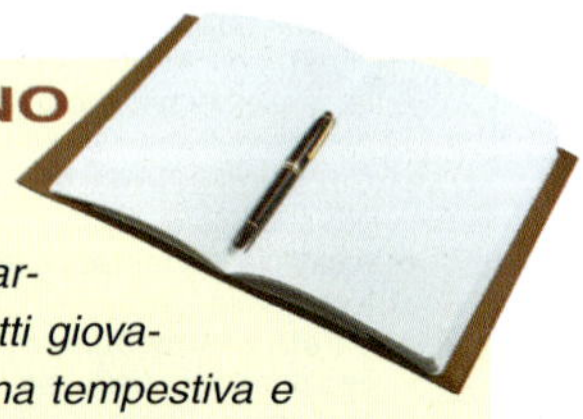

L'arresto cardiaco da folgorazione riguarda in genere soggetti giovani e sani e quindi una tempestiva e protratta rianimazione cardiopolmonare ha ragionevoli possibilità di successo. Pertanto nel caso di più soggetti colpiti da un fulmine o folgorati da corrente, bisogna dare la priorità a chi necessita di RCP rispetto al soccorso di altri soggetti che non presentano problemi di arresto cardiorespiratorio e che hanno elevate possibilità di sopravvivenza (reverse triage rispetto alle maxiemergenze).

Aspetti fondamentali dell'assistenza sono anche:

- monitorizzazione continua delle situazioni più a rischio;
- ossigenoterapia almeno nelle fasi iniziali;
- accesso venoso ed infusione di liquidi per il ripristino della volemia e per mantenere un adeguato flusso urinario onde prevenire i danni tubulari da rabdomiolisi;
- valutazione neurologica di base e ripetuta a distanza in paziente con sintomi neurologici e psichiatrici: ci sono sequele anche tardive, disturbi psichici, del sonno, dolore cronico;
- trattamento delle convulsioni se presenti con diazepam e.v.;
- profilassi antitetanica, antibioticoterapia e trattamento specialistico per ferite ed ustioni;
- eventuale fasciotomia per sindromi compartimentali;
- trattamento mirato dei traumatismi (lussazioni, fratture).

Uno schema di gestione del paziente folgorato è riportato nella *flow-chart*.

Bibliografia di riferimento

LA LAVAGNA

Nel paziente folgorato:

- ***Approcciare il paziente folgorato come se fosse un politrauma.***
- ***L'entità di una lesione esterna può non correlare con l'estensione del danno interno.***
- ***La RCP deve essere sempre aggressiva e protratta.***
- ***Tra i colpiti da un fulmine si soccorrono prima quelli in arresto cardiorespiratorio. Ci può essere attività cardiaca ma con paralisi dei muscoli respiratori, pertanto il paziente va ventilato per assicurare gli scambi.***
- ***Considerare sempre il rischio di traumi chiusi, non apparenti.***
- ***Considerare la possibilità di sviluppo di una sindrome compartimentale.***
- ***Non dimenticare la profilassi antitetanica.***
- ***Eseguire β-hCG nelle donne in età fertile e se incinte monitorizzare madre e feto.***

Lesioni da elettricità

Paziente folgorato

Dimissibili: folgorati da basso voltaggio di corrente alternata (<600 V), asintomatici, con obiettività ed ECG normali.

Osservazione 24-36 h: aritmie anche transitorie non critiche, minimo screzio miocardico per monitoraggio ECG e troponina.

Ricovero: perdita di coscienza e alterazioni neurologiche, grave danno miocardico, rabdomiolisi, sindrome compartimentale e ustioni. Considerare anche il ricovero presso centri specializzati.

Terapia Intensiva: arresto cardiorespiratorio, compromissione multiorgano, coma.

16. Le grandi emergenze

16.1 Trauma maggiore

Definizione ed epidemiologia

In tutto il mondo le lesioni traumatiche contano più di 6 milioni di morti ogni anno e sono la principale causa di decesso nella fascia di età al di sotto dei 40 anni. In Italia il numero di traumatizzati gravi è stimato in 400-500 per milione di abitanti/anno; un terzo di questi muore sul luogo dell'evento o durante il trasporto.

Il trauma rimane ancora la prima causa di morte e di invalidità permanente e temporanea. Il suo costo sociale in termini di assistenza sanitaria diretta alla stabilizzazione della vittima, al ricovero ospedaliero e all'eventuale fase di riabilitazione è enorme. Ai costi delle fasi sopra richiamate, vanno aggiunti quelli dovuti alla mancata produttività di questi pazienti durante le fasi del ricovero o, peggio, a seguito di eventi traumatici che ne compromettano le capacità lavorative in modo definitivo, per il resto della loro vita. La prima causa di traumatismo maggiore sono in Italia gli incidenti stradali, seguiti da infortuni sul lavoro, infortuni domestici, atti di violenza. Il trauma chiuso provoca il maggior numero di vittime, seguito dal trauma penetrante e dalle ustioni. Le morti inevitabili caratterizzano i pazienti con lesioni incompatibili con la vita. Le morti potenzialmente evitabili (stimate in circa il 30% dei traumi) sono dovute a lesioni gravi ma talvolta controllabili con trattamenti aggressivi ed in ambiente ottimale. Le morti chiaramente evitabili sono infine dovute a lesioni di media entità che potrebbero avere diversa prognosi con trattamenti adeguati e tempestivi. Si calcola che più del 20% delle morti da trauma siano evitabili e che la maggior parte di esse sia dovuta ad una emorragia incontrollata.

La mortalità nel trauma ha un andamento di tipo trimodale, con un picco massimo del 50% entro pochi secondi o minuti dal momento dell'evento, un secondo picco del 30% entro le prime ore e il restante 20% dei decessi si colloca nei giorni/settimane successive, morti tardive.

Le cause di morte precoce (entro pochi secondi o minuti) sono soprattutto lesioni del SNC incompatibili con la vita o lesioni maggiori del sistema vascolare come la rottura di cuore o dei grossi vasi, in particolare l'aorta toracica a livello dell'arco. Le cause di mortalità del II picco (30%) sono principalmente lo shock emorragico e i problemi respiratori. Queste morti sono quelle su cui il sistema trauma *(trauma system)* può andare ad incidere maggiormente. Tra queste è prevalente l'emoperitoneo misconosciuto o trattato tardivamente.

La mortalità tardiva, a distanza di giorni o settimane, è di solito legata ad uno stato settico o a *Multi Organ Failure* (MOF).

IL TACCUINO

Trauma Score

La necessità di avere un linguaggio comune per la descrizione dei traumi ha portato nel tempo alla formulazione di dizionari delle lesioni. La costruzione di un vocabolario comune esplica due compiti fondamentali, da un lato la possibilità di descrivere accuratamente ed in modo univoco una tipologia di trauma e dall'altro la costruzione di indicatori di gravità.

Un trauma può essere descritto secondo due dimensioni fondamentali: l'aspetto anatomico e le conseguenze fisiologiche.

APPROFONDIMENTI

Indicatori anatomici

Abbreviated Injury Scale (AIS)

AIS classifica ogni lesione in funzione della sua gravità e dell'area del corpo dove è localizzata; oltre alla descrizione testuale, ogni lesione è identificata secondo un codice numerico a 7 cifre; il punteggio di gravità viene definito da una scala da 1 (minore) a 6 (senza possibilità di trattamento).

Injury	AIS Score
1	Minor
2	Moderate
3	Serious
4	Severe
5	Critical
6	Unsurvivable

La classificazione delle lesioni segue nove regioni anatomiche che fanno riferimento ai 12 capitoli del dizionario AIS (il rachide è scomposto nel tratto cervicale, dorsale e lombare). Vale la pena di sottolineare che l'AIS non è un sistema di valutazione sistemica del traumatizzato, ma tiene conto solo della gravità delle singole lesioni. Non è quindi in grado di fornire una valutazione complessiva di gravità del politraumatizzato o in altri termini, di tener conto degli effetti combinati delle lesioni multiple.

Injury Severity Score (ISS)

L'ISS costituisce un punteggio che rende conto della gravità clinica di un soggetto che ha riportato più lesioni. Viene calcolato elevando al quadrato e sommando tra di loro i tre punteggi AIS più alti riscontrati in tre regioni del corpo diverse. Il trauma penetrante prevale su quello chiuso nel caso di medesimo AIS.

$$ISS = (AIS - A)^2 + (AIS - B)^2 + (AIS - C)^2$$

Lo score è compreso tra 0 (assenza di lesioni) e 75 (lesioni incompatibili con la vita). Quando è presente anche una sola lesione AIS = 6 il punteggio ISS è 75.

Il calcolo del punteggio ISS è fondamentale perché permette di quantificare la gravità complessiva di un paziente traumatizzato. Anche la definizione internazionale di trauma grave è basata su questa scala e corrisponde ad un valore ISS superiore a 15.

Gestione del trauma grave

La gestione del paziente traumatizzato inizia nel momento in cui l'ospedale viene informato dell'arrivo del paziente e termina dopo l'espletamento degli interventi di emergenza ad avvenuta stabilizzazione.

Gli step principali sono:

- preparazione e accoglienza del paziente politraumatizzato;
- triage;
- valutazione primaria; (ABCDE e immediata rianimazione del paziente in presenza di lesioni pericolose per la vita);
- individuazione della necessità di trasferimento;
- valutazione secondaria (anamnesi + esame testa/piedi);
- trattamento definitivo.

Fasi di preparazione ed accoglienza del paziente politraumatizzato

L'accoglienza del paziente politraumatizzato non può prescindere da una fase di preparazione basata anche su una profonda integrazione tra il soccorso pre-ospedaliero e quello ospedaliero. Il trasferimento di in-

APPROFONDIMENTI

Indicatori fisiologici

Revised Trauma Score (RTS)

Valuta la risposta fisiologica di un paziente dopo un trauma. Si tratta di una combinazione lineare di tre diversi indicatori fisiologici: *Glasgow Coma Scale*, pressione sistolica e frequenza respiratoria. Ogni parametro viene categorizzato e moltiplicato per un coefficiente che lo correla al peso della sua importanza prognostica.

RTS è espresso su una scala che va da 0 (assenza di segni vitali) a 7,48 (segni vitali normali) e viene formalizzato come segue:

$$RTS = 0{,}9368\ GCS + 0{,}7326\ PS + 0{,}2908\ FR$$

Dove: GCS = punteggio Glasgow Coma Scale; PS = pressione sistolica; FR = frequenza respiratoria.

Glasgow Coma Scale (GCS)	Systolic Blood Pressure (SBP)	Respiratory Rate (RR)	Coded Value
13-15	>90	10-30	4
9-12	75-90	>30	3
6-8	50-75	6-9	2
4-5	0-50	1-5	1
3	0	0	0

$$RTS = \Sigma(GCS)\ (SBP)\ (RR)$$

Una versione semplificata del RTS si limita a sommare fra loro i tre punteggi parziali ottenendo un valore massimo di 12. Uno score <10 indica un trauma severo.

L'RTS è un metodo dinamico che può essere calcolato diverse volte durante il trattamento di un trauma; in questo modo è possibile monitorizzare il miglioramento o meno della condizione del paziente.

formazioni sull'evento traumatico è fondamentale per il personale ospedaliero al fine di capire le conseguenze dirette ed indirette legate alla cinematica dell'evento (apertura airbag, cinture indossate, eiezione dal veicolo ecc.). L'*équipe* ospedaliera ha inoltre il compito, alla ricezione della notifica di arrivo di un politrauma, di verificare che i locali di accoglienza del paziente siano accessibili, riscaldati, che lo strumentario necessario sia presente e funzionante, che il personale dedicato *(Trauma team)* sia stato avvisato, che siano pronte le soluzioni infusionali riscaldate e che siano a disposizione di tutti i dispositivi di protezione individuale (DPI).

La composizione del trauma team può variare da ospedale ad ospedale; a titolo di esempio si riporta una composizione di trauma team, e si ricorda che tutti i team prevedono sempre la presenza di un team Leader, che guida l'*équipe* nell'assistenza del paziente anche se può non essere direttamente e fisicamente coinvolto nel trattamento.

Nella maggior parte dei *Trauma Center* italiani il *Trauma team* è formato da medico d'urgenza, anestesista, chirurgo d'urgenza, radiologo e almeno due infermieri.

Triage

Il triage rappresenta lo strumento per assicurare la rapida identificazione dei traumatizzati gravi o potenzialmente tali.

Il processo di triage nel politrauma si basa essenzialmente sulla valutazione di *Airway, Breathing* e *Circulation* per identificare appunto la priorità di trattamento del paziente; in caso di più vittime si applica lo stesso principio A, B, C.

È raccomandabile che il triage dei pazienti politraumatizzati gravi avvenga direttamente in *shock room*, in modo da poter contestualmente e tempestivamente identificare le lesioni potenzialmente pericolose per la sopravvivenza immediata del paziente.

È utile ricordare che "il successo di un approccio integrato alla cura dei pazienti traumatizzati dipende da una giusta ed efficace gestione del tempo" (Cavina, 1998). Ricordiamoci dunque che il concetto di urgenza, mai come nel politrauma, deve essere rapportato al tempo; prevedere e prevenire l'evolutività di alcune lesioni può fare la differenza in termini di sopravvivenza.

Valutazione primaria

L'obiettivo della valutazione primaria è l'identificazione ed il trattamento delle condizioni che determinano l'immediato pericolo di vita. Dovrebbe essere completata, ad opera del medico che ha accolto la vittima, in un tempo non superiore ai 5 minuti.

È suddivisa nelle fasi ABCDE.

A - AIRWAY (pervietà delle vie aeree con restrizione dei movimenti della colonna cervicale). Il controllo delle vie aeree ed il mantenimento della funzionalità respiratoria sono da considerarsi prioritarie nella gestione di un paziente traumatizzato. I segni di ostruzione delle vie aeree devono essere rapidamente individuati mediante l'ispezione, la ricerca di corpi estranei e di fratture. È altresì importante valutare il volto del paziente ed ispezionare digitalmente anche il cavo orale per ricercare segni di frattura del massiccio facciale.

Se il paziente è cosciente e in grado di parlare correttamente, è poco probabile un imminente pericolo per le vie aeree: è comunque indicato un costante monitoraggio. Inotre è importante ricordare che tutti i traumatizzati devono ricevere ossigeno supplementare.

In presenza di trauma cranico grave con alterazione dello stato di coscienza con GCS inferiore o uguale a 8 è necessario garantire la pervietà delle vie aeree (che il paziente non è in grado di mantenere autonomamente) ottenendo una via aerea definitiva (tubo cuffiato in trachea). Spesso nelle fasi iniziali le manovre di apertura delle vie aeree con il sollevamento del mento e la spinta sulla mandibola, o l'introduzione della cannula oro o rino faringea possono essere sufficienti a risolvere un'ostruzione delle vie aeree causata dalla caduta all'indietro della lingua.

Durante la gestione delle vie aeree un operatore deve essere dedicato al mantenimento dell'immobilizzazione del rachide cervicale.

B - BREATHING. L'efficacia della ventilazione è condizionata dalla funzionalità dei polmoni, della parete toracica e del diaframma.

Il trauma toracico è presente nel 60% dei traumatizzati gravi ed è causa di morte nel 25% dei casi. Le lesioni che alterano in acuto la ventilazione sono lo pneumotorace iperteso e aperto, lembo costale mobile con associata contusione polmonare, emotorace massivo (**Tabella 16.1.1**).

In fase B ispettivamente si ricerca la dispnea, la cianosi, si verifica l'espansibilità della gabbia toracica evidenziando eventuali movimenti anomali o paradossi. Importante identificare la presenza di ferite soffianti sulla parete toracica (PNX aperto). L'auscultazione permette di rilevare la presenza o l'assenza dei rumori respiratori.

L'utilizzo dell'esame Eco E-FAST (*Extended Focused Assessment with Sonography for Trauma*) può evidenziare la presenza di uno pneumotorace con una sensibilità del 98%.

Tabella 16.1.1. Lesioni di "B" potenzialmente letali

Lesione	Segnali di allarme principali
Pneumotorace iperteso	Dispnea, cianosi, turgore delle vene giugulari*, deviazione tracheale (tardiva), iperfonesi omolaterale, scomparsa o riduzione del murmure vescicolare omolaterale
Pneumotorace aperto	Presenza di ferita "succhiante"
Lembo costale	Movimento paradosso respiratorio, dolore e dolorabilità alla palpazione, segni radiologici
Emotorace massivo	Diagnosi differenziale rispetto al pnx iperteso: ipofonesi omolaterale.*

* In tutte le condizioni di ipovolemia, il turgore delle giugulari da ostruzione al ritorno venoso (qualsiasi natura), può essere assente.

Procedure di emergenza. Lo pneumotorace iperteso deve essere immediatamente identificato durante la valutazione primaria e trattato tramite toracostomia con ago o toracostomia semplice (inserire un'ago cannula di grosso calibro o effettuare un'incisione nel 5 spazio intercostale anteriormente alla linea ascellare media lungo il margine superiore della costa inferiore) la toracostomia con ago o la toracostomia semplice devono essere sempre seguite dal posizionamento di un drenaggio toracico, nella stessa sede. In presenza di pnx aperto è necessario posizionare una medicazione sulla ferita, chiusa su 3 lati per ottenere una chiusura a valvola della breccia, e contestualmente posizionare un drenaggio toracico sempre nel V spazio in tercostale.

Anche l'emotorace massivo viene trattato con posizionamento di drenaggio toracico.

C - CIRCULATION. Lo shock deve essere riconosciuto nella valutazione iniziale. È importante conoscere la presentazione clinica delle varie forme di shock, distinguendo in particolare tra shock emorragico e non emorragico (ostruttivo, cardiogeno, neurogeno, settico).

L'emorragia è la causa più comune di shock nel trauma, e quasi tutti i pazienti con lesioni multiple presentano un certo grado di ipovolemia.

Lo shock grave, con collasso emodinamico, è facilmente riconoscibile: è invece importante, dopo aver assicurato la pervietà delle vie aeree e l'adeguatezza della ventilazione, identificare anche i segni più precoci di shock, quali tachicardia e vasocostrizione cutanea. Utilizzare la sola pressione arteriosa sistolica come indicatore di shock può portare a pericolosi ritardi diagnostici.

Il reintegro volemico rappresenta solo una parte del trattamento dello shock emorragico, che è volto principalmente all'arresto del sanguinamento (Tabella 16.1.2).

D - DISABILITY. Un rapido esame neurologico durante la valutazione primaria serve a valutare il livello di coscienza (scala GCS), il diametro e la reattività pupillare, la presenza di eventuali segni di lato e a stabilire il livello di una lesione midollare, quando presente.

Il riscontro di un'alterazione dello stato di coscienza impone l'immediata rivalutazione di A-B-C e successivamente deve essere attribuita a lesioni traumatiche del snc fino a prova contraria.

Mediante la valutazione del GCS, le lesioni cerebrali sono classificate come:

- gravi: GCS ≤8;
- moderate: GCS 9-13;
- lievi: GCS ≥14.

La TC deve essere effettuata in tutti i casi di sospetto trauma cranico, in presenza di sospetto clinico di frattura cranica aperta, segni di frattura della base cranica, età superiore a 65 anni, oltre 2 episodi di vomito, GCS <15 a 2 h dal trauma e utilizzo di anticoagulanti. Altri segnali di allarme sono rappresentati da

Tabella 16.1.2. Classi di emorragia secondo ATLS

	Classe I	Classe II	Classe III	Classe IV
Perdita ematica stimata	750 mL <15%	800-1500 15-30%	1500-2000 30-40%	>2000 >40%
FC	Normale	Normale o aumentata	Aumentata	Molto aumentata
PAS	Normale	Normale	Normale o bassa	Bassa
PA DIFFERENZIALE	Normale	Ridotta	Ridotta	Ridotta
FR	Normale	Normale	Polipnea	Polipnea
Diuresi mL/h	Conservata	Conservata	Oliguria	Anuria
GCS	Invariato	Invariato	Ridotto	Ridotto
Deficit di basi	Fino a -2 mEq/L	Da -2 a -6 mEq/L	Da -6 a -10 mEq/L	Oltre -10 mEq/L
Necessaria emotrasfusione	Monitoraggio	Possibile	Certa	Protocollo trasfusioni massive

perdita di coscienza (PdC) >5 minuti, meccanismo di lesione preoccupante, deficit della memoria, segni focali attribuibili a danno centrale.

L'esame pupillare valuta il diametro pupillare (normale 3,5 mm, midriasi >5 mm, miosi <2,5 mm) e soprattutto il confronto tra le due pupille che possono presentarsi uguali o anisocoriche, quando la differenza tra le due supera 1 mm di diametro.

La valutazione neurologica dei pazienti con alterato stato di coscienza deve sempre considerare anche la possibilità di uso di farmaci, sostanze stupefacenti o alcool, senza perdere di vista problematiche sistemiche più rilevanti quali l'ipossia cerebrale da alterazione della dinamica respiratoria o da problemi di perfusione cerebrale. Garantite la ventilazione e la perfusione, in caso di deterioramento dello stato di coscienza si impone una attenta rivalutazione neurologica e neurochirurgica.

E - EXPOSURE. Il paziente deve essere svestito completamente per consentire una valutazione completa. Questa manovra va effettuata riducendo al minimo i movimenti e soprattutto nel più rigoroso rispetto della immobilizzazione e del corretto allineamento del rachide.

A valutazione ultimata ricordarsi di provvedere ad una adeguata protezione termica del paziente.

Al termine della fase di valutazione primaria e delle manovre di rianimazione, a paziente stabilizzato, può essere presa in considerazione la necessità di un eventuale trasferimento presso un centro di livello superiore, se le lesioni riportate dal paziente superano le possibilità di trattamento disponibili nel centro di primo soccorso.

Valutazione secondaria

La valutazione secondaria può essere iniziata solo dopo aver completato la valutazione primaria ABCDE e completato le manovre rianimatorie necessarie e deve essere intrapresa sempre dopo aver ottenuto la normalizzazione dei parametri vitali del paziente. Anche questa fase deve durare pochi minuti ed il paziente, lo ripetiamo, deve essere in condizioni stabili.

La valutazione secondaria consta di un esame metodico, attento e completo del paziente, mediante una valutazione testa-piedi del traumatizzato, comprensiva di anamnesi ed esame obiettivo completo (secondo la sequenza capo, massiccio facciale, colonna cervicale e collo, torace, addome, perineo-retto-vagina, apparato muscolo-scheletrico e sistema nervoso), meccanismo lesivo e rivalutazione di tutti i parametri vitali.

L'esame obiettivo va condotto a paziente completamente spogliato, avendo cura di prevenire l'ipotermia. La direzione di esame è quella cranio-caudale, prima ventralmente e poi dorsalmente, utilizzando, per girare il paziente, la manovra di *log roll*.

L'obiettivo della valutazione secondaria è quello di riconoscere o escludere la presenza di lesioni non a rischio immediato di vita (ferite, fratture, corpi estranei, emorragie, lesioni nervose periferiche etc.), che devono comunque essere considerate nell'approccio complessivo alla cura del paziente.

Uno schema mnemonico utile per la raccolta anamnestica durante la valutazione secondaria è il metodo AMPLE, dove A = *allergies*, M = *medication*, P = *past illnesses/pregnancy*, L = *last meal* e E = *event/environment*.

Terminata la valutazione secondaria e disposti gli accertamenti diagnostici radiologici, il paziente deve essere rivalutato periodicamente secondo lo schema A, B, C, D, E anche se mantiene la stabilità emodinamica e, a maggior ragione, ogni volta che uno qualsiasi dei parametri vitali registrati mostri una variazione significativa.

Percorso diagnostico

La scelta delle indagini diagnostiche successive alla valutazione primaria dipende dalla gravità del quadro clinico, dal livello di stabilità emodinamica, dall'efficacia del trattamento in atto e di conseguenza dal margine di tempo disponibile. La valutazione del quadro clinico e del suo rischio evolutivo deve rappresentare l'elemento dirimente nel determinare la scelta corretta.

Nel paziente emodinamicamente normale (mantiene buoni valori di pressione arteriosa e altri parametri vitali al termine della valutazione primaria) con trauma maggiore per segni clinici o dinamica una TC total body con mezzo di contrasto, rappresenta la metodica più affidabile, accurata, completa e panoramica.

Nel paziente emodinamicamente non normale (si mantiene ipoteso e tachicardico nonostante manovre rianimatorie) è necessario limitare le indagini a quelle che rientrano fra i presidi aggiuntivi alla valutazione primaria, ossia RX torace, RX bacino e eco FAST.

L'uso dell'eco FAST è oramai consolidato. Lo scopo di questa metodica è la visualizzazione di versamento fluido in addome e in pericardio attraverso l'esplorazione di sei regioni anatomiche (sottoxifoidea, ipocondrio destro, ipocondrio sinistro e scavo pelvico). Rappresenta l'indagine di primo livello nella ricerca di emoperitoneo nei pazienti instabili, raggiungendo una sensibilità dell'86% ed una specificità del 99%. La tecnica extended FAST (E-FAST) include l'esplorazione del torace nella ricerca di emotorace e/o pneumotorace.

Damage Control Resuscitation (DCR)

Si definisce *Damage Control Resuscitation* (DCR) l'approccio sistematico al paziente con trauma maggiore che si applica ai pazienti che si presentano con un sospetto di sanguinamento maggiore. Esistono molte definizioni di "sanguinamento maggiore" ma la più pratica, in ambito traumatologico, lo definisce come necessità di trasfondere almeno 4 unità di sangue in 2-4 ore.

Lo scopo della DCR è la risoluzione dello shock ipovolemico e la limitazione dello sviluppo di coagulopatia, ipotermia ed acidosi, note come *triade killer del trauma*.

La triade killer è un circolo vizioso auto-mantenuto dall'ipoperfusione secondaria allo shock emorragico.

Coagulopatia. La coagulopatia da trauma *(Acute Traumatic Coagulopathy – ATC)* era stata in passato attribuita esclusivamente alla diluizione dei fattori della coagulazione come conseguenza della grande quantità di liquidi infusi. Oggi si ritiene che altri fattori possano contribuire. Il meccanismo eziopatogenetico sembrerebbe dipendere dal rilascio di mediatori da parte dei tessuti traumatizzati e dagli organi ipoperfusi che attivano le cascate che vedono coinvolti la coagulazione, la fibrinolisi, il complemento e le callicreine. Tale effetto, amplificato attraverso l'attivazione di neutrofili, macrofagi e piastrine, innesca i meccanismi che conducono alla SIRS e alla MOF.

In particolare, in condizioni d'ipoperfusione tissutale, l'endotelio libera una proteina, la trombomodulina, che si lega alla trombina e promuove la liberazione della proteina C anticoagulante (aPC). L'aPC inibisce i fattori VIII e V riducendo la formazione di trombina attiva. Inoltre lo stesso complesso trombina-trombomodulina è in grado di innescare l'attivatore tissutale del plasminogeno (tPA) che liberando plasmina induce una iperfibrinolisi.

Non dimentichiamo che la somministrazione massiva di liquidi induce emodiluizione ed ipotermia.

Ipotermia. È stata definita come una condizione in cui la normale funzione metabolica e fisiologica del corpo è compromessa a causa di un calo della temperatura corporea interna al di sotto dei 35 °C. Può essere classificata in ipotermia moderata (34-36 °C) e severa (<34 °C).

È frequentemente di origine multifattoriale.

I pazienti devono quindi essere gestiti fin da subito con lo scopo di evitare la sua comparsa. Il mezzo di trasporto, la shock room e la sala operatoria devono essere appropriatamente riscaldate. I fluidi infusi devono essere caldi ed il paziente adeguatamente isolato dal punto di vista termico. La funzione coagulativa è strettamente dipendente dalla temperatura centrale, e quest'ultima agisce da mediatore sulla funzione enzimatica, piastrinica e fibrinolitica.

In letteratura è descritta una mortalità pari al 100% in pazienti con temperatura corporea inferiore ai 32 °C.

Acidosi metabolica. È un effetto secondario dell'ipoperfusione cellulare causata dallo shock emorragico. Questo comporta una riduzione dell'apporto di ossigeno ai tessuti a livello cellulare ed il conseguente metabolismo anaerobio produce lattati e conseguentemente acidosi metabolica.

La DCR impiega una doppia strategia: una rianimazione con ipotensione permissiva e una strategia trasfusionale nota come *haemostatic resuscitation* (consultare Capitolo 21.5).

Il principio dell'ipotensione permissiva contesta le pratiche accettate di massiva infusione di liquidi per via endovenosa nei pazienti con emorragia da trauma. A partire dalla fine degli anni Novanta la strategia di normalizzazione dei valori pressori è stata messa in discussione. L'ipotensione permissiva è condotta limitando il riempimento volemico in modo tale da garantire una perfusione tissutale, senza stimolare il sanguinamento legato all'aumento della pressione e alla diluizione. Ciò si traduce, nella pratica clinica, nel raggiungimento di una pressione arteriosa media di 50 mmHg o una PAS di 90 mmHg o al ritorno del polso radiale.

Si inizia con la somministrazione di non più di 1 litro di cristalloidi e di globuli rossi concentrati e plasma.

Si raccomanda però di differenziare gli obiettivi di correzione dell'ipotensione a seconda della tipologia di pazienti:

- mantenimento di PAS ≥110 mmHg nel paziente con trauma cranico grave o moderato e in presenza di trauma midollare;
- mantenimento di PAS di circa 90 mmHg nel paziente con trauma chiuso non cranico;
- mantenimento di PAS di circa 70 mmHg nel paziente con trauma penetrante.

APPROFONDIMENTI

Tromboelastogramma (TEG)

La tromboelastografia è una valutazione delle caratteristiche viscoelastiche del coagulo e delle interazioni tra piastrine, fattori della coagulazione e attività fibrinolitica. Il Tromboelastogramma è un test dinamico che non dà informazioni sulle singole fasi della coagulazione, ma fornisce piuttosto una visione d'insieme della funzione emostatica. Una grande differenza tra i test di laboratorio e il TEG è data dal fatto che i primi misurano l'attività coagulativa del plasma centrifugato, mentre il TEG è eseguito su sangue intero e l'interazione tra piastrine, fibrina e proteine della cascata coagulativa possono estricarsi a pieno. PT e APTT non hanno valore predittivo sul sanguinamento perioperatorio e non vi è una provata correlazione tra sanguinamento chirurgico e alterati valori. Inoltre questi esami non ci danno informazioni sull'interazione fra le piastrine e la cascata coagulativa. La conta delle piastrine non fornisce certezze sulla loro attività; sia il tempo di sanguinamento che i tests di funzionalità piastrinica sono poco pratici e complessi da eseguire in urgenza. Il TEG riesce a valutare la funzione coagulativa in vitro, in modo semplice e rapido (entro 20-30 min.). La fibrinolisi è spesso riconosciuta come causa di emorragia. Tra i test di laboratorio il D-dimero è l'unico in grado di dare informazioni su trombofilia e fibrinolisi; ma si è visto che i valori di D-dimero sono elevati dopo interventi chirurgici e in numerose situazioni stressanti in cui vi è necessariamente una situazione di fibrinolisi estesa; altresì è stato dimostrato che per la fibrinolisi il TEG è un test più sensibile del D-dimero ed è in grado di fornire informazioni generalmente non disponibili con i test di routine.

LA LAVAGNA

- *Ottenere sempre informazioni sulla cinematica del trauma dall'equipe del 118.*
- *Pianificare la fase di preparazione ed accoglienza del paziente politraumatizzato.*
- *Convocare il Trauma Team e "ognuno al suo posto!!"*
- *Approccio standardizzato al paziente secondo i criteri dell'A, B, C, D, E.*
- *Preparare gli ausili diagnostici utilizzabili bedside, come l'ecografo.*
- *Pianificare gli iter diagnostici sulla base della stabilità clinica del paziente (mai trasportare un paziente instabile).*
- *Ricordare ciò di cui ha più bisogno un paziente traumatizzato: TEMPO!*

Appunti/Commenti

Trauma maggiore

Notificare arrivo politrauma

↓

Apertura Shock Room
Preparazione del personale con assegnazione ruoli (Trauma Team)
Indossare dispositivi di protezione individuale
Preparare ecografo

↓

Arrivo politrauma
- Informazioni dal 118
- Valutazione sec. ATLS (criterio A, B, C, D, E)

↓

Paziente stabile?

↓

SÌ
Completare la diagnostica, consulenze, altro

NO
Valutare necessità chirurgiche se presenti e immediate:
Invio in sala operatoria

TRAUMA TORACICO

Definizione ed epidemiologia

Il trauma toracico rappresenta la seconda causa di morte negli USA dopo il traumatismo cranico come trauma non intenzionale ed è conseguenza, nella maggior parte dei casi, di un incidente stradale. Circa il 30% dei pazienti con politrauma hanno anche un trauma del torace e di questi, circa il 25% muore. Questa percentuale è riferita ai decessi che avvengono in ospedale, molti dei quali potrebbero essere evitati con una diagnosi precoce e un trattamento adeguato. Meno del 10% dei pazienti con trauma chiuso del torace necessitano di un intervento chirurgico, percentuale che sale al 15-30% nel caso di trauma penetrante.

Le lesioni più frequentemente riportate nei traumi chiusi sono le fratture costali associate o non a pneumotorace. Dal punto di vista fisiopatologico le lesioni toraciche frequentemente portano ad ipossia, ipercapnia ed acidosi; l'ipossia può essere causata da ipoperfusione e quindi da un inadeguato rilascio di ossigeno ai tessuti, ma anche da alterazione del rapporto ventilazione/perfusione (contusioni polmonari) oppure da alterazioni del regime pressorio intratoracico, come nel pneumotorace iperteso. I primi provvedimenti quindi, saranno rivolti a prevenire e correggere l'ipossia.

Anche se torace e addome dal punto di vista anatomico sono considerate due aree separate, nel paziente politraumatizzato queste devono essere valutate come una unica entità clinica e fisiopatologica che esita spesso in un quadro patologico complesso.

Valutazione primaria

La valutazione primaria del trauma toracico segue il principio dell'A, B, C, D, E come guida nell'identificazione delle lesioni immediatamente pericolose per la sopravvivenza del paziente.

Di seguito le lesioni immediatamente pericolose per la sopravvivenza del paziente da riconoscere e trattare immediatamente.

Pneumotorace iperteso

Si realizza quando si instaura un meccanismo a valvola che consente l'ingresso dell'aria in cavità pleurica ma non la sua uscita; tale meccanismo comporta l'accumulo progressivo ed ingravescente dell'aria nel cavo pleurico fino ad un collasso totale del polmone omolaterale e allo spostamento controlaterale del mediastino e della trachea (segno tardivo). La condizione di shock ostruttivo che ne deriva è conseguenza del ridotto e poi assente ritorno venoso al cuore con conseguente riduzione della gittata cardiaca. Lo pneumotorace iperteso può rappresentare l'evoluzione di uno pneumotorace semplice, della ventilazione meccanica in un paziente con pneumotorace semplice non identificato, di una errata occlusione di una breccia toracica o di multiple fratture costali. I segni clinici dello pneumotorace iperteso sono l'assenza di murmure vescicolare dal lato affetto, l'iperfonesi timpanica, la deviazione controlaterale della trachea (segno tardivo), la distensione delle vene giugulari.

Lo pneumotorace iperteso può essere confuso con il tamponamento cardiaco; il reperto di iperfonesi, l'assenza di murmure vescicolare e la mancanza di deviazione della trachea aiutano la diagnosi differenziale. Il riconoscimento precoce ed il suo trattamento fanno la differenza in termini di sopravvivenza per il paziente: il primo trattamento consiste nella decompressione pleurica con ago di grosso calibro (per quanto riguarda la lunghezza in letteratura è riportato che un ago di 5 cm di lunghezza ha il 50% di probabilità di raggiungere lo spazio pleurico, se la lunghezza sale ad 8 cm questa probabilità sale al 90%), inserito sulla linea emiclaveare al quinto spazio intercostale. Successivamente deve essere posizionato un tubo toracostomico al quinto spazio intercostale anteriormente alla linea ascellare media, meglio se con tecnica aperta. Ricordarsi dopo aver inserito il tubo di rimuovere l'ago (per la tecnica consultare Capitolo 22.2). Dal punto di vista diagnostico, la radiografia del torace eseguita a paziente supino è oggi superata come sensibilità e specificità dall'eco FAST polmonare che ha una sensibilità quasi del 100% nell'identificazione dello pneumotorace.

Pneumotorace aperto

È dovuto ad estesi difetti di parete toracica con una breccia anche soffiante. Questa breccia fa sì che la pressione atmosferica e la pressione pleurica si eguaglino immediatamente. Se la breccia ha una dimensione superiore ai 2/3 del diametro tracheale, l'aria durante i movimenti inspiratori tende a seguire la via di minore resistenza entrando dalla breccia piuttosto che dalla trachea. La compromissione della ventilazione porta ad ipossia ed ipercapnia; negli stadi tardivi la pressione pleurica dal lato affetto tenderà a spostare il mediastino controlateralmente. Il trattamento immediato consiste in una medicazione occlusiva con garza vaselinata o membrana plastica su tre lati in modo da realizzare un meccanismo a valvola (l'aria esce in espirazione attraverso il lato non chiuso, e durante l'inspirazione la medicazione viene attratta all'interno impedendo di fatto l'ingresso dell'aria). Dopo la medicazione occlusiva sui tre lati è necessario inserire un tubo toracico, a distanza dalla breccia, e provvedere alla chiusura (a volte chirurgica) della breccia stessa.

Emotorace massivo

L'emotorace massivo determina principalmente uno stato di shock emorragico e secondariamente anche una compressione diretta sul parenchima polmonare. L'emotorace si definisce massivo quando la raccolta ematica supera i 1500 mL di sangue oppure un terzo del volume ematico circolante. La cause più frequenti di emotorace sono le lacerazioni dei vasi della circolazione sistemica o dell'ilo polmonare. La diagnosi di emotorace si basa sul riscontro di uno shock con riduzione o assenza del murmure vescicolare e dalla ottusità alla percussione dal lato affetto. Le vene giugulari possono essere distese a causa della compressione sulle strutture mediastiniche che impedisce il ritorno venoso, tuttavia in caso di shock emorragico, proprio a causa delle perdite, le vene giugulari possono essere collabite. Il trattamento consiste nel reimpiazzo volemico e nella decompressione del cavo pleurico con tubo toracostomico (per la tecnica consultare **Capitolo 22.2**).

La presenza di perdita immediata dal drenaggio di oltre 1500 mL di sangue o oltre 200 mL/h per 2-4 h rappresenta un'indicazione alla toracotomia esplorativa.

Tamponamento cardiaco

È causato più comunemente dalle lesioni penetranti del torace, ma può derivare anche da un trauma chiuso (lesione dei grossi vasi, dei vasi pericardici). Come ben noto il sacco pericardico può contenere solo una modesta quantità di liquido prima di dare segni di tamponamento cardiaco, interferendo principalmente con il riempimento cardiaco. Il tamponamento cardiaco si identifica classicamente con la triade di Beck: riduzione della pressione arteriosa sistemica, aumento della pressione venosa centrale ed ovattamento dei toni cardiaci (difficilmente valutabile nell'ambiente rumoroso del Pronto Soccorso). Anche qui, il turgore delle giugulari (segno distintivo) può essere assente in caso di marcata ipovolemia. Lo pneumotorace iperteso sinistro può simulare un tamponamento cardiaco. Il segno di Kussmaul (incremento della pressione venosa durante l'inspirazione, in presenza di respiro spontaneo e quindi distensione delle giugulari) è una anomalia paradossa della pressione venosa associata a tamponamento. Anche la PEA (*Pulsless Electrical Activity*) può essere indicativa di tamponamento cardiaco.

La diagnosi di tamponamento cardiaco, oltre che su basi cliniche, oggi è basata sull'ecografia eco FAST (*Focused Assessment Sonography for Trauma*) che in mani esperte ha una accuratezza del 90-95% nell'identificare il versamento pericardico. Appurata la diagnosi, si impone l'evacuazione del sacco pericardico mediante pericardiocentesi (meglio se ecoguidata) sia con ago cannula che con tecnica di Seldinger. Importante durante questa manovra mantenere sempre il paziente sotto stretto monitoraggio elettrocardiografico al fine di identificare l'insorgenza di aritmie dovute al contatto dell'ago con il miocardio (per la tecnica consultare Capitolo 22.2). L'evacuazione del sangue dal pericardio può migliorare la prognosi del paziente, tuttavia in questi casi si rende necessaria una attenta visita chirurgica per valutare la necessità di intervento chirurgico di pericardiocentesi per via toracotomica.

Lesioni tracheo bronchiali

Questi sono eventi infrequenti ma potenzialmente letali se non riconosciuti durante la valutazione primaria e secondaria, soprattutto a causa delle complicanze ad essi legati. La maggior parte delle lesioni si localizza entro i 2,5 cm dalla carena tracheale e la lesione spesso è fatale già sul luogo dell'evento. Il sospetto diagnostico va posto nel caso di emottisi, enfisema sottocutaneo e pneumotorace iperteso soprattutto quando quest'ultimo risulta persistente anche dopo l'inserimento di più tubi toracici. La valutazione chirurgica precoce è quanto mai importante per la prognosi in questi pazienti. Le lesioni gravi necessitano di intervento chirurgico precoce, mentre i pazienti più stabili possono procrastinare il trattamento dopo che la reazione infiammatoria locale sia stata risolta.

Valutazione secondaria

Terminata la valutazione primaria, durante la valutazione secondaria si possono evidenziare lesioni anche potenzialmente letali, ma non ad immediato rischio di vita. Queste lesioni di solito sono difficilmente diagnosticabili immediatamente ed è per questo che ci si deve avvalere di ausili diagnostici.

Le lesioni potenzialmente letali identificabili nella valutazione secondaria sono: pneumotorace semplice, emotorace, contusione polmonare, lesioni tracheo bronchiali, trauma cardiaco chiuso, rottura traumatica dell'aorta, lacerazione del diaframma, rottura di esofago da trauma chiuso.

Lembo costale e contusione polmonare

Il lembo costale si realizza quando un segmento di parete toracica perde continuità con il resto della parete. La presenza del lembo comporta una grave alterazione delle normali escursioni della parete toracica durante gli atti respiratori; caratteristica obiettiva presente in questi casi è quella del movimento paradosso del lembo rispetto al resto della parete toracica. Ma la vera problematica del lembo costale è la sottostante contusione polmonare che, se estesa, causa una grave ipossia, aggravata dalla contrattura antalgica e dalla diminuita dinamica respiratoria. Il lembo toracico può essere poco evidente nelle prime fasi post trauma, ma una attenta palpazione della parete toracica con riscontro di crepitii e di movimenti paradossi può guidare ad una diagnosi precoce. Il trattamento consiste in un adeguato supporto ventilatorio, nel reintegro volemico ed in una attenta ed adeguata analgesia che può variare dal blocco intercostale, all'anestesia intrapleurica, alla extrapleurica fino alla epidurale.

Trauma cardiaco chiuso

Un trauma cardiaco può determinare una dissecazione o trombosi delle coronarie, una contusione miocardica, una rottura valvolare o di cuore (questa ultima deve essere riconosciuta durante la valutazione primaria manifestandosi con un tamponamento cardiaco). Nel caso di rottura di atrio l'evoluzione può essere più lenta e subdola, in tutti i casi si raccomanda l'uso dell'eco FAST come mezzo diagnostico preferenziale nell'immediato. La contusione del miocardio è forse la più frequente delle manifestazioni sopra citate e si manifesta con ipotensione, aritmie, discinesie di parete, alterazioni elettrocardiografiche variabili dalle contrazioni ventricolari premature alla fibrillazione atriale, alla tachicardia sinusale, al blocco di branca destro (più comune) fino ai segni elettrocardiografici di infarto del miocardio con alterazioni del tratto ST. I biomarcatori cardiaci come le troponine possono coadiuvare nella diagnosi d'infarto miocardico, ma nel caso di contusione miocardica il loro uso non è decisivo e non fornisce informazioni aggiuntive rispetto all'ECG. I pazienti che manifestano alterazioni del ritmo in seguito a contusione del miocardio sono a rischio di aritmie letali nelle prime 24 ore e, per tale motivo, devono essere tenuti in osservazione sotto monitoraggio. Quelli che non mostrano alterazioni ECG non necessitano di monitoraggio.

Rottura traumatica dell'aorta

Questa lesione è causa di decessi immediati sul luogo dell'evento (incidente stradale, caduta da grande altezza). Le lesioni non immediatamente fatali sono rappresentate per lo più da una lacerazione dell'aorta a livello del legamento arterioso; tale lacerazione può risparmiare l'avventizia, il che consente lo sviluppo di uno pseudoaneurisma post traumatico che, insieme ad un ematoma mediastinico perilesionale, impediscono la morte immediata del paziente. Il versamento pleurico conseguente, proprio grazie all'azione tamponante dell'ematoma perilesionale, non è quantitativamente importante; ne consegue che la causa dell'eventuale shock ipovolemico deve essere ricercata da altra parte (frequente associazione delle lesioni aortiche con la rottura del bacino). Se la lesione aneurismatica o l'ematoma mediastinico si rompono, portano il paziente a morte in pochi minuti, per inondazione pleurica sinistra e del mediastino. Non essendo descritti segni e sintomi specifici è fondamentale mantenere un elevato indice di sospetto sulla base della dinamica dell'evento; in questi casi la radiografia del torace può essere di aiuto. I principali segni di rottura dell'aorta sono riportati nella **Tabella 16.1.3**.

In caso di sospetto alla radiografia del torace, le indagini radiologiche devono prevedere una TC spirale con mezzo di contrasto che rappresenta una accurata metodica di screening con una sensibilità e specificità di quasi il 100%. Se la TC spirale è negativa non sono necessarie ulteriori indagini.

Tabella 16.1.3. Segni radiologici di possibile rottura dell'aorta toracica post trauma

Allargamento del mediastino con un rapporto mediastinum/chest >0,25
Obliterazione del profilo aortico
Deviazione a destra della trachea
Innalzamento del bronco principale destro
Abbassamento del bronco principale sinistro
Deviazione dell'esofago (meglio evidente se con sondino naso gastrico) a destra
Presenza di cappuccio pleurico apicale sinistro
Emotorace sinistro
Frattura prima o seconda costa o della scapola

Lacerazione del diaframma

Le lacerazioni del diaframma sono più comuni a sinistra, forse a causa dell'effetto protettivo esercitato dal fegato sull'emidiaframma destro. I traumi chiusi provocano ampie lacerazioni radiali del diaframma, mentre quelli penetranti ne provocano di ridotte dimensioni, tanto che spesso occorre tempo perché si rendano manifeste, a volte anche anni. Queste lesioni possono essere facilmente misconosciute durante la valutazione primaria e secondaria. L'elevato indice di sospetto basato sulla dinamica del trauma va sempre associato ad alcuni segni radiologici come quelli riportati nella **Tabella 16.1.4**.

In caso di dubbio l'esame radiologico con mezzo di contrasto del tratto digestivo superiore può essere dirimente (utilizzando il sondino gastrico presente).

Tabella 16.1.4. Segni radiologici indicativi di possibile rottura del diaframma

Innalzamento di una cupola diaframmatica
Distensione gastrica acuta
Emopneumotorace loculato
Ematoma della base pleurica
Presenza di sondino nasogastrico in torace (emidiaframma sinistro)

Rottura di esofago da trauma chiuso

La rottura di esofago è più comune dopo un trauma penetrante, ma le rotture da trauma chiuso possono risultare altrettanto letali se misconosciute. Nei traumi chiusi il meccanismo di lesione è determinato da impatti violenti sull'addome superiore (ricercare segni obiettivi come ecchimosi da cintura, da piantone dello sterzo ecc.) e il meccanismo di lesione in questi casi è sovrapponibile a quello che si instaura in seguito a violenti episodi di vomito. La fuoriuscita del liquido gastrico attraverso la lacerazione dell'esofago determina una mediastinite e una pleurite che esitano quasi sempre in empiema.

Di seguito vengono indicati i segni clinici che possono far sospettare una rottura dell'esofago (Tabella 16.1.5).

La rottura dell'esofago impone un trattamento chirurgico tempestivo.

Tabella 16.1.5. Segni indicativi di possibile rottura dell'esofago

Pneumotorace o emotorace sinistro in assenza di fratture costali
Grave trauma contusivo a livello del segmento inferiore dello sterno con dolore e shock sproporzionati rispetto alla lesione apparentemente subita
Grave trauma contusivo a livello dell'epigastrio con dolore e shock sproporzionati rispetto alla lesione apparentemente subita
Fuoriuscita di materiale corpuscolato dal tubo toracico
Pneumomediastino

Altri segni di traumatismo del torace

Enfisema sottocutaneo. È indice di una sottostante lesione parenchimale o delle vie aeree. Di per sé l'enfisema non richiede trattamento, ma richiede trattamento la lesione sottostante che lo ha generato;

Fratture costali, sternali e scapolari. Sono molto frequenti e a causa della sintomatologia dolorosa possono dare alterazioni della ventilazione, dell'ossigenazione e dell'espettorazione, anche di rilievo. Le prime due coste sono protette dal cingolo scapolo omerale e quindi fratture di queste due coste sono indice di un trauma ad elevata dinamica con lesioni potenzialmente letali nel 35% dei casi (vedi rottura dell'aorta). Le coste intermedie (3-9) sono quelle più spesso coinvolte e possono determinare lesioni del parenchima polmonare. Si desidera qui richiamare l'attenzione sul fatto che le fratture costali siano via via meno frequenti diminuendo l'età dei pazienti; il ché non significa che i bambini non abbiano subito il trauma ma che anzi, l'energia invece di dissiparsi sulla costa, è arrivata al parenchima polmonare sottostante. Per questa ragione nei giovani e nei bambini le fratture costali sono meno frequenti ma sono più frequenti (e gravi) le contusioni polmonari. Le lesioni delle coste fluttuanti (10-12) devono sempre richiamare l'attenzione sulla possibilità di lesioni spleniche ed epatiche.

Le fratture dello sterno, così come quelle della scapola, sono generate da traumi diretti. La frattura dello sterno può avere come conseguenza la contusione del miocardio (trauma cardiaco chiuso). Una frattura sternale che non si associ ad alterazioni ECG o a lesioni polmonari non costituisce di per sé indicazione al ricovero, ma solo ad un periodo di osservazione e ad una adeguata terapia analgesica.

LA LAVAGNA

L'assistenza al trauma toracico raccomanda:

- ***il riconoscimento durante la valutazione primaria delle lesioni potenzialmente pericolose per la sopravvivenza immediata del paziente;***
- ***il riconoscimento durante la valutazione secondaria delle altre lesioni potenzialmente letali;***
- ***un alto indice di sospetto;***
- ***la conoscenza delle diverse possibilità diagnostiche in relazione alla patologia sospettata;***
- ***un rapido approccio chirurgico per molte delle lesioni post traumatiche;***
- ***un estensivo uso dell'eco FAST per il riconoscimento sia dello pneumotorace che del versamento pleurico e pericardico.***

Trauma toracico

Approccio al paziente secondo schema A, B, C, D, E

↓

Valutazione primaria

- Pneumotorace iperteso
- Pneumotorace aperto
- Lembo costale
- Emotorace massivo
- Tamponamento cardiaco
- Ostruzioni vie aeree

Se sì, trattarle e poi proseguire con la valutazione secondaria

Valutazione secondaria

- Lesioni tracheo bronchiali
- Trauma cardiaco chiuso
- Rottura aorta
- Lacerazione diaframma
- Rottura esofago

Se sì, trattarle e poi proseguire con la cura definitiva

TRAUMA ADDOMINALE

Definizione

Per trauma addominale si intende qualsiasi evento traumatico minimamente significativo, chiuso o penetrante, che interessi il tronco tra la linea dei capezzoli e il perineo.

Il trauma addominale rappresenta una sfida importante per il medico d'urgenza a causa dell'insidia insita nella valutazione iniziale dei pazienti politraumatizzati con trauma dell'addome. Quello che deve guidare durante la valutazione iniziale del paziente con trauma addominale è la stabilità emodinamica del paziente stesso, che detterà la scelta dell'iter diagnostico più appropriato e sicuro per dare al paziente le più alte probabilità di sopravvivenza.

Oltre alla stabilità emodinamica nella valutazione di un paziente traumatizzato sono elementi fondamentali del processo diagnostico e prognostico il sito di lesione e la cinematica del trauma.

Meccanismo di lesione

Una attenta valutazione e considerazione del meccanismo di lesione e della cinematica del trauma, possono guidare il medico d'urgenza nella scelta dell'iter diagnostico più appropriato per il paziente. Il tempo è fattore determinante nel riconoscimento delle lesioni intra addominali e per la sopravvivenza del paziente.

Trauma chiuso

Si caratterizza per impatti diretti contro oggetti fissi, come lo sterzo della vettura, o per schiacciamento e compressione dell'addome, tutti meccanismi che possono causare rottura dei parenchimi addominali e dei visceri cavi per aumento della pressione intraviscerale e lesione da scoppio. Anche le lesioni da scorretto utilizzo delle cinture di sicurezza vengono annoverate tra i traumi chiusi, così come le lesioni da decelerazione determinate da un movimento di un organo o parte di esso, in relazione ad un suo punto fisso (esempio strappamento del mesentere o lacerazioni spleniche o epatiche a livello dei loro legamenti). Gli organi più lesionati sono la milza (40-55%), il fegato (35-45%), il tenue (5-10%). Le informazioni necessarie per una attenta valutazione della cinematica del trauma includono la velocità a cui è avvenuto l'incidente, il tipo di veicolo, il tipo di collisione (impatto frontale, tamponamento, cappottamento, paziente eiettato dal veicolo etc.), posizione del paziente all'interno del veicolo, apertura air-bag e condizioni degli eventuali altri occupanti il veicolo) (**Tabella 16.1.6**).

Trauma penetrante

Le principali cause di trauma penetrante sono le ferite da arma bianca e da arma da fuoco. Le ferite da arma bianca determinano lesioni epatiche nel 40% dei casi, del tenue nel 30%, del diaframma nel 20% e del colon nel 15%. Determinanti in questi casi sono la

Tabella 16.1.6. Riassunto delle lesioni da trauma chiuso causate dai sistemi di sicurezza

Sistema di sicurezza	Lesioni
Cintura di sicurezza a due punti di attacco Meccanismo di compressione e iperflessione	Lacerazione avulsione mesentere Perforazione intestinale Lesioni pancreas e duodeno Trombosi arteria iliaca/aorta addominale Frattura di Chance delle vertebre lombari
Cintura di sicurezza a tre punti di attacco Scivolamento verso il basso e compressione	Fratture costali Contusione polmonare Lesione parenchimi addominali Frattura/lussazione rachide cervicale Lacerazione arteriosa
Air-bag Contatto Decelerazione Flessione senza cinture Iperestensione senza cinture	Lesioni corneali Abrasioni volto, collo, torace Rottura di cuore Contusione miocardica Fratture rachide toraco cervicale

IL TACCUINO

Attenzione! *L'apertura dell'air-bag oltre che essere sempre un indice di trauma ad elevata cinematica, può nascondere ad occhi inesperti un'altra importante informazione, ovvero la deformazione del piantone dello sterzo. Questo segno è indice che addome e torace sono arrivati a contatto con lo sterzo; mantenere sempre alto indice di sospetto per lesioni toraco addominali importanti da decelerazione (rottura milza, lacerazione aorta all'istmo etc.).*

lunghezza dell'arma, la direzione con cui è stata arrecata l'offesa, il numero di coltellate inferte. In caso di ferita da arma da fuoco è importante sapere il tipo di arma, pistola o fucile, oppure se con proiettili ad alta o bassa velocità per ipotizzare il meccanismo di cavitazione creato dal proiettile e la sua possibile frammentazione. Anche la traiettoria e la distanza da cui sono stati esplosi i colpi sono importanti elementi da sapere mentre si valuta un ferito da arma da fuoco. Nelle ferite da arma da fuoco, il tenue è interessato nel 50% dei casi, il colon nel 40%, il fegato 30% e le strutture vascolari addominali nel 35%.

Lesioni da scoppio

In caso di esplosione aumenta sensibilmente il rischio di lesioni da incremento della pressione, soprattutto se l'esplosione si verifica in uno spazio chiuso. Si distinguono cinque meccanismi di lesione in caso di esplosione (Tabella 16.1.7).

Valutazione del paziente con trauma addominale

Esame obiettivo

L'esame obiettivo dell'addome deve essere svolto con metodicità e cura, seguendo uno schema standard di approccio che comprende l'ispezione, l'auscultazione, la percussione e la palpazione. A queste devono sempre aggiungersi l'esplorazione rettale, la valutazione della stabilità del bacino, e l'esplorazione del perineo e dei genitali.

Per effettuare una buona ispezione dell'addome si deve sempre valutare la parete anteriore e posteriore dell'addome e il paziente deve essere completamente svestito e protetto dall'ipotermia. All'ispezione si andranno a ricercare contusioni, abrasioni, ferite, corpi estranei penetranti, eviscerazione o un evidente stato di gravidanza.

L'auscultazione mira ad evidenziare la presenza dei borborigmi, cosa non sempre facile nell'ambiente rumoroso del Pronto Soccorso. L'eventuale assenza di borborigmi però può essere dovuta anche a cause extra addominali.

La palpazione e la percussione, causando movimenti del peritoneo, ci danno informazioni circa la presenza di agenti in cavità addominale ed irritanti il peritoneo stesso (sangue, liquido enterico, bile, urina etc.). La presenza di contrattura a tavola dell'addome è un segno specifico di irritazione peritoneale.

La valutazione della stabilità della pelvi fa parte della valutazione dell'addome. La manovra di manipolazione bimanuale del bacino deve essere svolta una volta soltanto, poiché il ripetersi di questa mobilizzazione può aggravare l'emorragia pelvica, quando presente. Questa manovra va evitata nei pazienti in shock e con evidenza di frattura di bacino.

Altri segni da ricercare nella valutazione dell'addome, sono riportati in Tabella 16.1.8.

Tabella 16.1.7. I cinque meccanismi di lesione da esplosione

Lesione primaria	Causata dalla variazione di pressione nell'aria a seguito dell'esplosione
Lesione secondaria	Causata dagli oggetti scagliati contro il paziente dall'esplosione
Lesione terziaria	Il corpo del paziente viene scagliato a terra o contro oggetti fissi
Lesione quaternaria	Dovuta all'ustione causata dall'esplosione
Lesione quinaria (nel caso di bomba sporca)	Dovuta al contatto tra paziente e contaminanti chimici, nucleari ecc contenuti nell'ordigno

Tabella 16.1.8. **Segni da non dimenticare nella valutazione del trauma addominale**

Distretto da esplorare	Cosa cerco	Cosa può significare
Uretra	Sangue al meato Ematoma scrotale	Lesione uretra Lesione uretra
Perineo	Ematoma perineale	Lesione uretra
Retto	Tono sfintere Assenza prostata (nel maschio) Sangue vivo nel retto Lesioni pareti del retto Anomalie cingolo pelvico	L'assenza del tono = lesione midollare Dislocazione prostata Rottura intestino Rottura del retto Frattura di bacino
Vagina	Presenza di sangue	Lesioni pelviche Ferite penetranti
Glutei	Lesioni penetranti	Aumentato rischio di lesioni addominali del 50%

La valutazione e il trattamento dei traumi dell'addome si completa con l'utilizzo di quelli che vengono definiti, presidi aggiuntivi, i cui principali sono:

- sondino naso gastrico, utile per decomprimere lo stomaco e ridurre il rischio di inalazione che presenta però, nel paziente con riflesso del vomito conservato, proprio il rischio di indurre conati di vomito. Il sondino naso gastrico non deve essere inserito per via nasale in caso di lesioni del massiccio facciale che possono essere la spia di lesioni della base cranica;
- catetere vescicale, decomprime la vescica, permette il monitoraggio della diuresi quale indice di perfusione tissutale e può rivelare la presenza di lesioni dell'apparato urinario quando si riscontri ematuria. Il catetere vescicale deve essere inserito, nell'uomo, solo dopo aver effettuato una esplorazione rettale (che in caso di trauma chiuso, ci consente di valutare il tono dello sfintere anale, l'integrità della mucosa del retto, la presenza di rettorragia e l'eventuale presenza di spicule ossee nel canale anale da frattura del bacino). La presenza di sangue dal meato uretrale pone il sospetto di lesione dell'uretra e prima di posizionare il catetere vescicale rende necessaria l'esecuzione di un'uretrografia retrograda.

In Tabella 16.1.9 i fattori da ricordare nella valutazione del trauma addominale.

Diagnostica per immagini

Eco FAST. L'ecografia focalizzata eseguita direttamente dal medico d'urgenza è diventato un esame irrinunciabile nella diagnostica del paziente con trauma maggiore. La rapidità di esecuzione, la ripetibilità, la non invasività e la elevata sensibilità di questo esame ne fanno uno strumento fondamentale nell'approccio al paziente instabile. L'eco FAST fornisce informazioni immediate sulla presenza di emoperitoneo, emotorace, PNX e in mani esperte consente anche di evidenziare lesioni parenchimali del fegato e dei reni.

Tabella 16.1.9. **Fattori da ricordare nella valutazione del trauma addominale**

L'esame obbiettivo può non essere attendibile a causa dell'alterato livello di coscienza del paziente, o della concomitante presenza di lesioni "distraenti"
La presenza concomitante di fratture della colonna e del bacino si associa a lesioni intra addominali nel 30-47% dei casi
Nel politraumatizzato instabile, la causa dell'instabilità è dovuta ad una lesione addominale nel 16% dei casi
Nelle fasi precoci post trauma, gli esami di laboratorio hanno bassa specificità nell'identificare lesioni intra addominali
In caso di frattura delle ultime sei coste l'incidenza di lesioni epatiche è del 10% mentre è del 20% per la milza
Il segno della cintura di sicurezza sull'addome deve porre sempre il sospetto di incidente ad alta dinamica con possibile lesione addominale
Le lesioni addominali misconosciute rappresentano ancora una causa di morte evitabile

RX torace e bacino. Si tratta di esami da eseguire routinariamente nel traumatizzato grave e ogni volta che vi sia un sospetto clinico nei pazienti con trauma lieve o moderato. La radiografia del torace ha scarsa sensibilità nella diagnosi di PNX a paziente supino così come può non evidenziare versamenti di modica entità o fratture costali composte. Nonostante questo è un esame di semplice e rapida esecuzione in grado di evidenziare numerose lesioni e di guidare l'indicazione ad eventuali esami di secondo livello. La radiografia del bacino è utile soprattutto per valutare la presenza di fratture potenzialmente instabili ad elevato rischio emorragico.

TC addome. È un esame con elevata sensibilità e specificità per la maggior parte delle lesioni traumatiche, con l'eccezione delle lesioni diaframmatiche, per le quali ha una sensibilità non del tutto soddisfacente (80% circa), ma senz'altro superiore a quella di RX torace ecografia. Le ricostruzioni coronali e sagittali vanno sempre richieste in presenza di questo sospetto clinico. L'angio-TC è di fondamentale importanza per evidenziare il *blushing* del sanguinamento in atto e guidare un intervento di radiologia interventistica o di chirurgia tradizionale.

Lavaggio peritoneale diagnostico (DPL). Si tratta di un esame sempre meno indicato in quanto è stato superato dalla ecografia addominale che non è invasiva, è ripetibile e ha maggiori sensibilità e specificità per la diagnosi di emoperitoneo. Resta indicato solo in presenza di un paziente instabile quando l'ecografia non sia disponibile.

Nelle **Tabelle 16.1.10 e 16.1.11** le differenze, i vantaggi e gli svantaggi di ciascun esame strumentale.

Note sulle fratture di bacino

L'esame dell'addome si completa sempre con l'esame obiettivo del bacino. Le lesioni di bacino rappresentano una sede comune di sanguinamento e di shock emorragico. Come già detto in precedenza, l'esame obiettivo del bacino deve prevedere una sola manovra di palpazione bimanuale delle anche, per evitare di stamponare eventuali coaguli sui siti di frattura. Alle fratture di bacino sono associate altre lesioni come quelle vascolari dell'asse iliaco arterioso e venoso, o le lesioni del plesso venoso pelvico.

Si riconoscono tre tipi di frattura di bacino (**Figura 16.1.1**):

1) tipo A, da compressione laterale, con distacchi parcellari, mantengono l'anello pelvico chiuso e hanno una frequenza del 60-70%;

Tabella 16.1.10. Confronto tra le metodiche di indagine nel trauma addominale

Esame	Sensibilità	Specificità	VPP	VPN
Eco FAST	92,2%	98,1%	92%	98%
TC	98,8%	100%	100%	96,6%
DPL	91,9%	97,1%	93,4%	97,1%

Tabella 16.1.11. Caratteristiche dei principali esami diagnostici

	Eco FAST	TC	DPL
Vantaggi	Diagnosi precoce Non invasiva Rapida Ripetibile "bed side" Buona sensibilità (86-97%)	Specifica per singole lesioni Non invasiva Buona sensibilità (92-98%)	Diagnosi precoce Rapido Eseguibile "bed side" Rileva lesioni intestinali
Svantaggi	Operatore dipendente Resa difficoltosa dal contenuto aereo Non vede il diaframma e le lesioni intestinali	Riconosce meglio le lesioni diaframmatiche (sensibilità 80%) Tempi esecuzione e costi Trasporto paziente in radiologia	Invasivo Bassa specificità Non riconosce le lesioni diaframmatiche
Indicazioni	Trauma chiuso paziente instabile	Trauma chiuso paziente stabile Trauma penetrante	Trauma chiuso paziente instabile Trauma penetrante

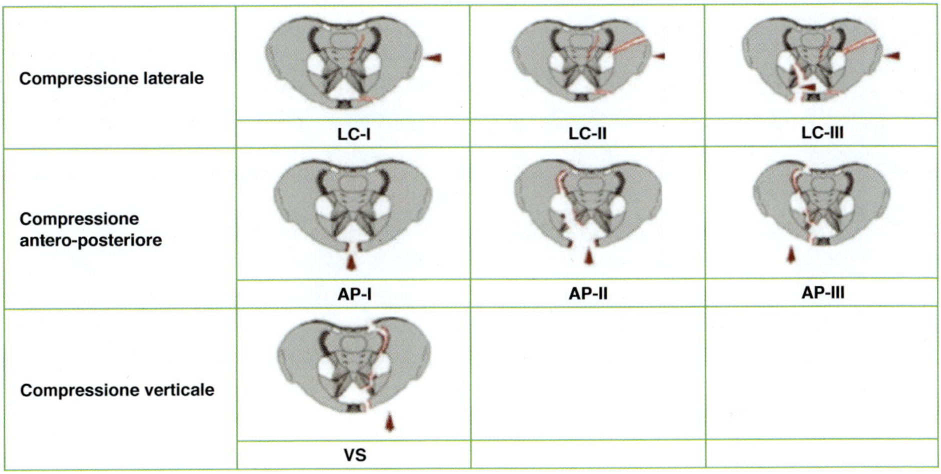

Figura 16.1.1. Le fratture del bacino per tipologia di trauma.

2) tipo B, da compressione antero-posteriore, dette anche *open book* a libro aperto, determinano una apertura dell'anello pelvico per mantenendo di solito l'integrità posteriore dell'arco, sanguinano molto, ed hanno una frequenza del 15-20%;
3) tipo C da forza applicata verticalmente (*vertical shear*); vi è uno scivolamento verticale con apertura anche della parte posteriore dell'anello pelvico, sanguinano molto, hanno una frequenza del 5-15%.

Il trattamento delle fratture di bacino richiede un pronto riconoscimento delle stesse, il reintegro volemico e il controllo dell'emorragia, con la stabilizzazione meccanica del bacino. I sistemi di stabilizzazione della pelvi e del controllo dell'emorragia, vanno dal semplice lenzuolo legato attorno al bacino, alle fasce di contenzione pelvica, ai mezzi di immobilizzazione trans-scheletrica come i fissatori esterni, fino all'embolizzazione. Le fratture di bacino misconosciute e sottovalutate sono ancora una causa importante di mortalità nelle prime ore dopo un trauma. Poiché l'adeguato trattamento delle lesioni pelviche richiede esperienza e risorse, per questi pazienti è utile considerare sempre il trasferimento verso centri idonei al loro trattamento.

Per un ulteriore approfondimento consultare il Capitolo 11.5.

Bibliografia di riferimento

LA LAVAGNA

I pazienti con trauma dell'addome e/o della pelvi necessitano di:

- *una attenta valutazione della cinematica del trauma;*
- *un alto indice di sospetto;*
- *una precoce valutazione chirurgica;*
- *un approccio aggressivo allo shock;*
- *una esecuzione degli esami diagnostici che rispetti la stabilità emodinamica del paziente; questa deve dettare il timing di tutti gli interventi successivi.*

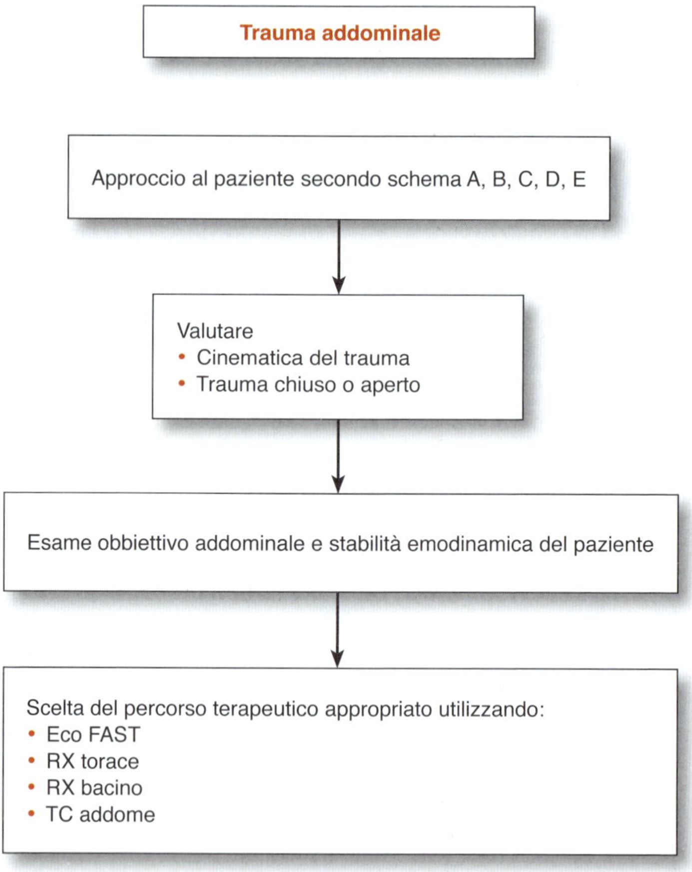

16.2 Shock

APPROCCIO AL PAZIENTE IN SHOCK

Definizione

Lo *shock* è una insufficienza circolatoria generalizzata che provoca una perfusione tissutale inadeguata rispetto al fabbisogno di ossigeno. La conseguente ipossia cellulare può portare a insufficienza multiorgano e a morte.

Fisiopatologia

In condizioni fisiologiche il trasporto di ossigeno ai tessuti è legato a due parametri:

- la gittata cardiaca (CO), a sua volta determinata da precarico, postcarico e inotropismo miocardico;
- il contenuto arterioso di O_2 (CaO_2), a sua volta determinato dalla concentrazione di emoglobina nel sangue arterioso e dalla saturazione dell'emoglobina arteriosa (SaO_2).

L'apporto di ossigeno all'intero organismo (DO_2) è dunque riassunto dalla formula

$$DO_2 = CO \times CaO_2$$

In condizioni fisiologiche la percentuale di estrazione di ossigeno dal sangue (O_2ER) varia tra il 25 e il 33%. In presenza di condizioni patologiche che determinano una diminuzione della DO_2, la prima risposta è l'attivazione di meccanismi emodinamici di compenso che determinano incremento della frequenza cardiaca, vasocostrizione periferica, aumento della contrattilità miocardica, ritenzione idrosalina. Quando questi meccanismi risultano insufficienti, la O_2ER aumenta per compensare il ridotto apporto di ossigeno e mantenere una adeguata ossigenazione tissutale. I diversi organi hanno una diversa sensibilità alla riduzione della DO_2. L'aumentata estrazione di ossigeno da parte dei tessuti è ben documentata dalla riduzione della saturazione mista venosa di ossigeno (SvO_2). Il valore di DO_2 per il quale un organo sviluppa ipossia tissutale prende il nome di DO_2 critico. Tanto più elevato è il DO_2 critico di un organo, tanto maggiore la sua vulnerabilità in situazioni di ipossiemia.

Se anche aumentando l'estrazione di ossigeno l'organismo non riesce a compensare la diminuzione della DO_2, si ha l'attivazione della glicolisi anaerobia a livello cellulare. Il piruvato, che in carenza di ossigeno non può più essere utilizzato nel ciclo di Krebs, viene trasformato in lattato che si accumula nel sangue determinando una condizione di acidosi metabolica. L'acidosi ha effetti negativi su macro e microcircolo attraverso meccanismi quali la riduzione della sensibilità dei recettori catecolaminergici, lo spostamento a destra della curva di dissociazione dell'emoglobina, la liberazione dei mediatori responsabili della sindrome infiammatoria sistemica. I livelli di acido lattico, in quanto espressione della gravità dell'ipossia tissutale, costituiscono un importante indicatore prognostico.

Più in generale, da un punto di vista fisiopatologico lo *shock* può essere considerato come l'insieme delle alterazioni indotte dalla noxa patogena e delle risposte di difesa dell'organismo. Le risposte di difesa sono principalmente la risposta neuroendocrina allo *shock*, i cui elementi principali sono riportati nella Tabella 16.2.1 e la risposta infiammatoria sistemica che risulta paradossalmente responsabile dell'amplificazione del danno tessutale attraverso le alterazioni del microcircolo periferico indotte da mediatori quali fattori del complemento, prostaglandine, trombossani, leucotrieni, citochine e ossido nitrico.

Tabella 16.2.1. **Elementi ed effetti fisiologici della risposta neuroendocrina allo shock**

Risposta neuroendocrina	Effetto fisiologico
↑ Attività del sistema nervoso simpatico	Vasocostrizione, tachicardia e incremento della contrattilità miocardica
↑ Catecolamine circolanti	Vasocostrizione, tachicardia e incremento della contrattilità miocardica Aumento della glucogenesi epatica Aumento dell'utilizzo periferico di glucosio Aumento della concentrazione plasmatica di acidi grassi liberi
↑ Ormone antidiuretico (ADH)	Ritenzione di sodio e acqua Vasocostrizione
↑ Ormone adrenocorticotropo (ACTH)	Liberazione di glucocorticoidi Liberazione di mineralcorticoidi
↑ Glucocorticoidi	Aumento della reattività della muscolatura liscia dei vasi Aumento del glucosio plasmatico Aumento della concentrazione plasmatica di acidi grassi liberi
↑ Angiotensina 2	Vasocostrizione Liberazione di aldosterone
↑ Aldosterone	Ritenzione di sodio e acqua

Epidemiologia

Lo *shock* settico è la forma di *shock* più frequente (circa 60% dei casi) e ha una incidenza nei paesi sviluppati di 50-100 casi per 100.000 abitanti. Numerose casistiche dimostrano un trend in continua crescita, solo in parte giustificato alla maggiore attenzione che nell'ultimo decennio si è posta a questa diagnosi. La mortalità per *shock* settico varia nei diversi studi tra il 20% e il 40%.

Lo *shock* cardiogeno rappresenta circa il 15% dei casi di *shock* e complica il 5-10% degli infarti miocardici. Dati di popolazione raccolti negli Stati Uniti nel periodo 2003-2010 su circa 2 milioni di casi di STE-MI suggeriscono un aumento nell'incidenza di *shock* cardiogeno con una parallela riduzione della mortalità intraospedaliera per questa condizione (dal 44% al 33% circa).

Lo *shock* ipovolemico, nelle sue varie forme, è responsabile di un ulteriore 15% circa dei casi.

Cause

Lo *shock* può essere classificato in base alle cause che determinano l'ipoperfusione tissutale nelle seguenti quattro forme:

1) ipovolemico;
2) cardiogeno;
3) ostruttivo;
4) distributivo.

In alcuni casi diverse forme di *shock* possono essere contemporaneamente presenti, come per esempio nel caso di grave disfunzione miocardica conseguente ad uno *shock* settico o di *shock* neurogeno da trauma spinale in un paziente che presenti anche una concomitante grave emorragia.

La Tabella 16.2.2 elenca le più frequenti condizioni cliniche che stanno alla base delle diverse forme di *shock*.

Diagnosi differenziale

La modalità di presentazione clinica dello *shock* varia considerevolmente in relazione alle sue cause, alle concomitanti patologie del soggetto e alle terapie in corso. In molti casi l'identificazione dello *shock* e della sua causa sono pressoché immediate (es. *shock* emorragico in un paziente con grave trauma addominale o *shock* cardiogeno in un paziente con infarto anteriore esteso). In altri casi invece la presentazione è più subdola o la causa meno evidente e l'approccio diagnostico si presenta più articolato.

Schematicamente si può dividere l'evoluzione dello *shock* in tre fasi:

1) *fase iniziale* (o di *shock* compensato) durante la quale i meccanismi di compenso cardiocircolatorio sono ancora in grado di mantenere un adeguato equilibrio emodinamico. Clinicamente questa fase è caratterizzata dalla comparsa di alterazioni

Tabella 16.2.2. Forme e cause più frequenti di shock

Shock ipovolemico	
Da emorragia	**Da perdita di liquidi e di plasma**
Traumatica	Ustioni diffuse di grado avanzato o dermatiti essudative
Gastroenterica	Grave diarrea o vomito
Rottura di aneurisma di grosso vaso	Patologie renali e dismetaboliche (diabete scompensato, diabete insipido, abuso di diuretici)
Altre cause	Sequestro di liquidi nel terzo spazio (pleurico, peritoneale, intestinale)
Shock cardiogeno	
Da ridotto inotropismo	**Da alterazioni meccaniche del flusso ematico**
Infarto miocardico esteso	Rottura di muscolo papillare
Infarto miocardico destro	Dissezione aortica con insufficienza aortica acuta
Cardiomiopatia terminale	Stenosi aortica serrata
Miocardite acuta	Insufficienza mitralica acuta
Gravi tachiaritmie o bradiaritmie	Grave stenosi mitralica
Contusione miocardica da trauma toracico	Rottura di cuore con tamponamento da emopericardio
Inotropismo negativo da tossine o farmaci	Rottura del setto interventricolare
	Mixoma atriale
Shock ostruttivo	
Embolia polmonare grave	
Pneumotorace iperteso	
Tamponamento cardiaco	
Shock distributivo	
Da cause infettive	**Da cause non infettive**
Shock settico	SIRS da cause non settiche
Sindrome da shock tossico (TSS)	Shock anafilattico
	Shock neurogeno
	Insufficienza surrenale acuta
	Reazioni da farmaci o da sostanze tossiche
	Avvelenamento da metalli pesanti
	Insufficienza epatica acuta

dello stato mentale (irrequietezza, disorientamento), pallore cutaneo, tachicardia, tachipnea. La pressione arteriosa in clinostatismo è normale;

2) *fase di shock conclamato*, durante la quale i meccanismi di compenso cardiocircolatorio non sono più in grado di mantenere l'omeostasi. Questa fase corrisponde in genere, a seconda della causa patogenetica, ad una riduzione del 20-25% della volemia efficace e/o a una riduzione dell'indice cardiaco a valori inferiori a 2,5 L/min/m². Vi è ipotensione in clinostatismo e possono essere presenti segni clinici o laboratoristici di insufficienza d'organo;
3) *fase di shock irreversibile*, caratterizzata dalla presenza di multiple insufficienze d'organo di grado avanzato (es ARDS, coma da ipoperfusione cerebrale, necrosi tubulare acuta, DIC), ridotta risposta alle terapie ed elevatissima mortalità.

Una volta posto il sospetto o la diagnosi di *shock* è necessario procedere in parallelo con gli interventi di supporto delle funzioni vitali, stabilizzazione e monitoraggio (vedi oltre) e con la ricerca delle cause.

Anamnesi, esame obiettivo e test diagnostici al letto del paziente

Da un punto di vista metodologico, laddove la diagnosi non sia immediatamente evidente, è prioritario ricercare innanzitutto le cause ad elevato rischio nel breve termine che siano trattabili e potenzialmente reversibili con un singolo intervento terapeutico praticabile al letto del malato.

È dunque fondamentale chiedersi subito se lo *shock* possa essere conseguenza di:

1) *aritmia*: confermata da un ECG e risolvibile con una cardioversione elettrica o con un pacing d'urgenza;
2) *pneumotorace iperteso*: confermato dall'obiettività e da una ecografia polmonare al letto del paziente e risolvibile con una decompressione con ago e successivo posizionamento di drenaggio;
3) *tamponamento cardiaco*: confermato da un'ecocardiografia focalizzata e risolvibile con una pericardiocentesi;
4) *embolia polmonare massiva*: confermata da un'ecocardiografia focalizzata e potenzialmente risolvibile con una terapia trombolitica;
5) *grave anafilassi*: sospettata con anamnesi e obiettività, e potenzialmente risolvibile con immediata somministrazione di adrenalina e successive ulteriori terapie mediche.

Tra le altre cause comuni di *shock* facilmente diagnosticabili e che prevedono precisi percorsi terapeutici con prognosi tempo dipendente devono di seguito essere considerati:

6) *infarto miocardico*: sospettato con l'anamnesi e confermato da ECG ed ecocardiogramma;
7) *emorragia addominale traumatica o da rottura di aneurisma*: sospettata con anamnesi e obiettività e confermata con una ecografia focalizzata.

Da queste brevi note risulta evidente come l'ecografia focalizzata *bedside* sia talmente embricata con la fase dell'esame obiettivo da poterne essere difficilmente distinta e da trovare migliore collocazione in questo capitolo (come obiettività ecografica) piuttosto che in quello della diagnostica per immagini nel quale viene tradizionalmente collocata. La Figura 16.2.1 mette in evidenza gli snodi del percorso diagnostico nei quali l'ecografia ha un ruolo centrale.

Esecuzione ECO addome

Analoga considerazione potrebbe essere fatta per l'ECG che, pur non condividendo l'aspetto di semeiotica clinica presente nell'ecografia, è a questa accomunato dalla effettuazione al letto del paziente spesso in concomitanza temporale con anamnesi ed esame obiettivo.

Una volta escluse le cause più sopra elencate restano da considerare due cause frequenti di *shock* che non sempre sono di diagnosi immediata e che, pur avendo caratteristiche di tempo dipendenza, non richiedono in genere interventi terapeutici di emergenza, ma piuttosto un adeguato sostegno delle funzioni vitali e l'attuazione di possibili interventi risolutivi nell'arco delle ore successive.

Vanno dunque poste in diagnosi differenziale:

8) *grave emorragia del tratto gastroenterico*: sospettabile e spesso già confermata dalle sole anamnesi e obiettività e risolvibile in una elevata percentuale di casi con un intervento di endoscopia digestiva da effettuarsi secondo le linee guida entro 12-24 ore;
9) *stato settico*: sospettabile con anamnesi e obiettività, ma spesso elusivo nella sintomatologia, difficile da identificare con un singolo esame e per questo non di rado soggetto a diagnosi tardiva. Anche in questo caso l'ecografia focalizzata *bed side* può rivelarsi di grande utilità riuscendo ad identificare nel tempo dell'esame obiettivo la fonte settica (polmonite, pielonefrite, colecistite, altre infezioni endoaddominali) in una elevata percentuale di casi.

Le 9 cause di *shock* fin qui sinteticamente presentate comprendono ben oltre il 90% dei casi. Le cause residue possono essere manifeste (grave vomito o diarrea, ustioni) o rappresentare una vera sfida per la capacità diagnostica del medico (intossicazioni,

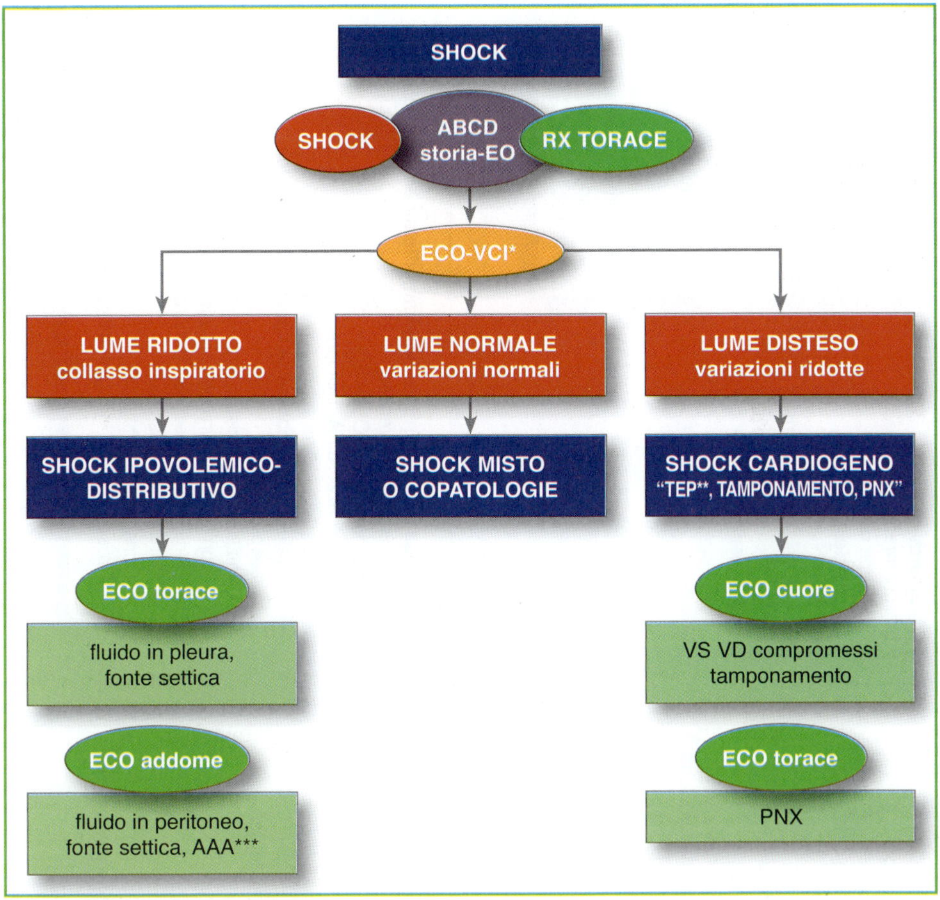

Figura 16.2.1. Algoritmo diagnostico eco-guidato del paziente in *shock*.
Legenda: *VIC = Vena cava inferiore. TEP = Tromboembolia polmonare. *** AAA = Anerurisma aorta addominale.

avvelenamenti, crisi addisoniane). Spesso la diagnosi definitiva richiede l'esecuzione di esami per immagini di secondo livello (principalmente TC di torace/addome ed ecocardiografia specialistica) o di esami di laboratorio. La Figura 16.2.2 riassume la sequenza diagnostica più sopra proposta.

Esami diagnostici

L'indicazione agli esami diagnostici e il loro valore predittivo positivo o negativo a fronte di uno specifico sospetto diagnostico verranno discussi nelle sezioni dedicate alle specifiche forme di *shock*.

Qui ricorderemo invece sinteticamente l'utilità degli esami impiegati per monitorare la severità e l'evoluzione della perfusione tissutale, del riempimento volemico e dell'emodinamica che sono, con alcuni distinguo, rilevanti per tutte le forme di *shock*.

Lattato. Come si è già detto, l'incremento dei valori di acido lattico in corso di *shock* è dovuto alla attivazione della glicolisi anaerobia e il loro livello correla negativamente con la prognosi. Questo dato è stato confermato da numerosi studi sullo *shock* settico, ma anche da studi di adeguata numerosità sui pazienti gravemente traumatizzati e da studi

Segni di shock
Alterazioni stato mentale
Vasocostrizione cutanea
Tachicardia
Tachipnea
Contrazione della diuresi
Ipotensione arteriosa
Indice di shock (FC/PAS >1)

Anamnesi
Trauma o ustioni
Dolore toracico
Dispnea acuta
Cardiopalmo
Emorragia GE
Dolore addominale
Vomito/diarrea
Esposizione ad allergeni
Febbre/sospetta infezione
Fattori rischio TVP

Obiettività
Lesioni toraciche
Riduzione del MV
Turgore delle giugulari
Bradi/tachiaritmie
Edema del volto/orticaria
Ematemesi/melena (SNG)

Esami *bedside*
- ECG: bradi/tachiaritmie, alterazioni ST
- Eco cuore: tamponamento pericardico, dilatazione acuta cuore dx, grave riduzione della contrattilità
- Eco torace: PNX, versamento pleurico, polmonite, EPA
- Eco addome: sangue libero, aneurisma aorta, idronefrosi, colecistite acuta,appendicite, diverticolite

Causa evidente e immediatamente trattabile
1. Assicurare via venosa
2. Somministrare O_2 se SpO_2 <94%
3. Monitorizzare PA, ECG, diuresi

→ **Procedere con la terapia elettiva**
- PNX iperteso: drenaggio toracico
- Tamponamento cardiaco: liquidi e pericardiocentesi
- Bradi/tachiaritmia: terapia elettrica
- STEMI: avvia all'emodinamica
- Embolia polmonare grave: trombolisi
- Anafilassi: adrenalina IM e liquidi
- Sepsi: considera rimozione della fonte

Causa non evidente o non immediatamente trattabile
- Assicurare via venosa
- Somministrare O_2 se SpO_2 <94%
- Monitorizzare PA, ECG, diuresi
- Prelevare esami anche per lattati
- Prelevare emocolture se causa non evidente o sospetta sepsi
- Iniziare somministrazione di liquidi a boli con monitoraggio clinico/ecografico
- Considerare vasocostrittori/inotropi
- Considerare trasfusioni
- Considerare antibiotici
- Proseguire con indagini di secondo livello

Figura 16.2.2. Approccio diagnostico ai pazienti in shock.

più piccoli su pazienti con infarto miocardico e/o *shock* cardiogeno. La prognosi peggiora con il crescere dei valori di lattato già all'interno del range di normalità, ma vede un netto peggioramento sopra valori di 4 mmol/L. È stato inoltre dimostrato il valore prognostico della clearance del lattato, con una prognosi tanto migliore quanto maggiore è la riduzione della lattacidemia nelle prime ore di trattamento. La clearance si calcola come: $[(LacT_0 - LacT_1)/LacT_0] \times 100$.

Il vantaggio della misurazione del lattato sta nel fatto che si tratta di un indicatore precoce di *shock* che si altera già nella fase di *shock* compensato per l'attivazione adrenergica. È inoltre un esame poco invasivo (può essere fatto tanto su sangue arterioso che su sangue venoso) ed eseguibile con un emogasanalizzatore *point of care*.

Bisogna in ogni caso avere presente che i valori di lattato possono essere elevati anche in caso di ridotto metabolismo (insufficienza epatica acuta o cronica), di terapia con metformina o altri farmaci (paracetamolo, adrenalina, nitroprussiato, propofol, lorazepam, nitroglicerina, esmololo), di intossicazione da glicole propilenico, di ipercloremia o ipotermia. Quasi mai i livelli di lattato dovuti a queste cause sono molto alti (eccetto intossicazione da metformina) e di fronte ad un quadro clinico di *shock* con acidosi il valore del lattato può con ragionevole certezza essere attribuito a questa condizione prevalente.

Saturazione venosa mista e centrale di O_2. La saturazione venosa mista di ossigeno (SvO_2) è la percentuale di ossigeno legata all'emoglobina nel sangue che torna al cuore destro. Il suo valore permette di valutare l'estrazione di ossigeno a livello tissutale. In generale valori bassi di SvO_2 suggeriscono un incremento della O_2ER a causa di un inadeguato apporto di O_2 ai tessuti. Un ritorno verso valori normali indica al contrario un miglioramento della ossigenazione tissutale.

La presenza di valori normali o elevati di SvO_2 in concomitanza con valori elevati di lattato è però un segno molto preoccupante. In presenza di una normale ossigenazione tissutale bisognerebbe infatti attendersi la ripresa del metabolismo aerobio e la conseguente riduzione nella produzione di acido lattico. Se questo non avviene è possibile che ci si trovi di fronte alla incapacità dei tessuti di utilizzare l'ossigeno circolante come avviene nella fase terminale dello *shock* settico o, in altro contesto, a seguito di una intossicazione da parte di veleni cellulari come il cianuro. In sintesi dunque mentre un valore basso di SvO_2 è sempre patologico, un valore normale o elevato deve essere considerato in relazione al quadro clinico e ai valori di lattato.

Tradizionalmente i valori di SvO_2 si riferiscono al sangue venoso misto misurato con cateterismo dell'arteria polmonare. Nella pratica clinica si è visto che i valori di saturazione venosa centrale di O_2 ($ScvO_2$) misurati in vena cava superiore sono altrettanto utili, specie se valutati come trend, anche se misurano solo la saturazione del sangue refluo da capo, collo e arti superiori. In condizioni di normalità i valori di $ScvO_2$ sono inferiori del 2-3% rispetto a quelli di SvO_2 (valore normale >70%) perché gli organi il cui sangue refluisce nella vena cava superiore estraggono più O_2 rispetto a quelli che ritornano alla vena cava inferiore. In condizioni di *shock* la situazione si inverte e i valori di $ScvO_2$ sono del 5-8% superiori a quelli di SvO_2. La Tabella 16.2.3 mostra la relazione tra valori di SvO_2 e stato di ossigenazione tissutale.

Pressione venosa centrale. La pressione venosa centrale (PVC) è la pressione esercitata dal sangue sulle pareti delle grandi vene del torace. Viene misurata tramite un catetere venoso la cui punta sia in vena cava superiore. Poiché la vena cava superiore comunica direttamente con l'atrio destro la PVC è una rappresentazione della pressione atriale dx che è a sua volta correlata alla pressione

Tabella 16.2.3. Limiti della saturazione venosa di O_2

SvO_2 >75% (e lattati normali)	Estrazione normale Apporto O_2 > domanda O_2
75% >SvO_2 >50%	Estrazione compensatoria Aumentata domanda o ridotto apporto di O_2
50% >SvO_2 >30%	Limite della capacità di estrazione Inizio della acidosi lattica Domanda di O_2 > apporto O_2

telediastolica del ventricolo dx. Il suo valore è determinato dal volume circolante efficace, dal tono venoso, dalla funzione ventricolare destra, dalle resistenze del circolo polmonare, dalla pressione intra-toracica e intra-addominale. In un soggetto normale a riposo la PVC ha valori variabili tra 2 e 8 mmHg. In una situazione di patologia i valori basali possono essere più alti a causa di una delle tante condizioni riportate in Tabella 16.2.4. È stato ampiamente dimostrato che una singola rilevazione della PVC non è in grado di prevedere la risposta del paziente ad un carico idrico. Misurazioni seriate mantengono invece una possibile utilità. A fronte di valori di base normali o bassi, un mancato incremento o un incremento modesto di PVC (<2-3 mmHg) dopo la somministrazione di un bolo di liquidi (es. 250 o 500 mL di cristalloidi in 10 min) viene considerato indice della capacità del sistema circolatorio di "ricevere" ulteriori fluidi e di aumentare la gittata cardiaca attraverso un incremento del precarico. È invece più difficile interpretare la risposta ad un *fluid challenge* quando i valori di PVC siano già in partenza elevati o quando si abbia un incremento veloce e rilevante dei valori dopo la somministrazione di fluidi in bolo. In questi casi è necessario integrare la misurazione con altre valutazioni cliniche e strumentali ed in particolare, dove possibile, con una misura con metodica non invasiva della gittata cardiaca.

Ecografia della vena cava inferiore. Il diametro della vena cava inferiore (VCI) misurato ecograficamente correla con la PVC e ne condivide i limiti, pur presentando l'indubbio vantaggio della non invasività.

La variazione inspiratoria del diametro della VCI (indice di collassabilità o indice cavale-IC), espressa in percentuale ($\Delta VCI = [(D_{max} - D_{min})/D_{max}] \times 100$) presenta, in quanto misura dinamica, una migliore correlazione con la volemia e con il suo effetto sulle pressioni toracica e addominale (consultare *infra* la sezione sugli esami strumentali *bedside*).

Tabella 16.2.4. Fattori che influenzano la pressione venosa centrale (PVC)

Volume ematico totale
Volume ematico venoso
Funzione ventricolare destra
Funzione ventricolare sinistra
Somministrazione di agenti vasoattivi
Aumento della pressione intratoracica:
• Emo o pneumotorace
• Tamponamento cardiaco
• Embolia polmonare
• Ipertensione polmonare, cuore polmonare cronico
• BPCO
• Ventilazione meccanica

Strumenti di misurazione non invasiva della gittata cardiaca e delle resistenze periferiche. La possibilità di dare una caratterizzazione fisiopatologica ad uno stato di *shock* in base ai parametri emodinamici offre al clinico l'opportunità di mettere in atto misure di sostegno mirate sempre più precocemente e può rappresentare un aiuto sia nella diagnosi differenziale, sia nell'inquadramento delle forme miste.

La pressione arteriosa dipende dal prodotto della gittata cardiaca per le resistenze vascolari sistemiche, secondo la seguente equazione:

$$PAM - PVC = GC \times RVS$$

PAM: pressione arteriosa media
PVC: pressione venosa centrale
GC: gittata cardiaca
RVS: resistenze vascolari sistemiche

Fino a non molti anni fa gli strumenti validati clinicamente per la monitorizzazione di questi parametri emodinamici erano rappresentati unicamente da metodiche invasive, proprie delle terapie intensive, come il catetere arterioso di Swan-Ganz o il sistema PICCO, oppure dall'ecocardiografia Doppler, che però richiede un lungo addestramento. Attualmente sono stati invece sviluppati sistemi minimamente invasivi o totalmente non invasivi, di semplice utilizzo, che ci possono consentire di portare questo tipo di monitoraggio al letto del paziente, ovunque esso si trovi.

Rimandiamo alla sezione sugli esami strumentali bedside per una discussione dei diversi sistemi oggi disponibili e del loro utilizzo per caratterizzare le diverse forme di *shock* e per guidarne la terapia.

Terapia

La terapia dello *shock* prevede due percorsi paralleli e spesso sovrapposti:
1) la terapia eziologica;
2) il supporto della perfusione e della ossigenazione tissutale.

Terapia eziologica

Per quanto riguarda questo aspetto della terapia si rinvia ai capitoli che trattano gli specifici quadri clinici. Qui ricordiamo solo che, mentre alcuni interventi (vedi cardioversione elettrica, drenaggio di pneumotorace iperteso o di tamponamento cardiaco, somministrazione di adrenalina in corso di *shock* anafilattico) possono essere attuati rapidamente al letto del paziente, altri (rimozione chirurgica della fonte settica, utilizzo di contropulsatore aortico, interventi di cardiochirurgia o chirurgia vascolare) richiedono tempo e devono essere previsti quanto prima per poter tempestivamente allertare gli specialisti di riferimento.

Supporto della perfusione e della ossigenazione tissutale

Se si riprende la formula relativa alla distribuzione di ossigeno ai tessuti:

$$DO_2 = CO \times CaO_2$$

risulta evidente come l'ossigenazione tessutale possa essere migliorata agendo sulla gittata cardiaca (precarico, inotropismo, postcarico) o sul contenuto arterioso di ossigeno (O_2, supporto alla funzione respiratoria, trasfusioni di emazie).

Qui verranno discussi solo i principi generali relativi alla infusione di liquidi e all'impiego dei farmaci vasoattivi.

Infusione di liquidi. Il volume intravascolare è ridotto, in termini assoluti o relativi, in quasi tutte le forme di *shock* ed è quindi spesso necessario somministrare liquidi per agire sulla CO aumentando il precarico.

Nella somministrazione di liquidi è importante porsi tre obiettivi principali:
1) somministrare liquidi che per qualità, quantità e velocità di infusione, siano in grado di ottenere in tempi brevi una adeguata espansione volemica;
2) evitare un carico eccessivo che possa incrementare eccessivamente l'acqua polmonare con rischio di edema polmonare;
3) evitare un carico eccessivo dopo la fase di rianimazione, visto che diversi studi sembrano legare un bilancio idrico positivo nei primi giorni di terapia con una prognosi meno favorevole.

La quantità di liquidi da infondere varia da condizione a condizione ed è generalmente più elevata nello *shock* ipovolemico e nello *shock* settico di quanto sia nello *shock* cardiogeno, dove a volte può essere assolutamente minima (vedi le sezioni specifiche). In tutti i casi è però simile la modalità di infusione che deve vedere la somministrazione di liquidi a boli e la regolare e ripetuta verifica degli effetti emodinamici ottenuti. Gli strumenti del monitoraggio sono la clinica (stato mentale, frequenza cardiaca e respiratoria, PA, quantità delle urine), l'ecografia (indice cavale e controllo dell'interstizio polmonare), la valutazione diretta della gittata cardiaca (quando disponibile), gli indicatori di perfusione periferica (lattato, $ScvO_2$).

La scelta del liquido di infusione, almeno nel corso della prima fase rianimatoria e quando a causa di una emorragia non sia prevalente la sostituzione volemica con emazie concentrate e plasma, si limita oggi ai cristalloidi, non essendo stato confermato alcun vantaggio nell'uso dei colloidi che anzi hanno maggiori effetti collaterali e sono correlati a livelli più elevati di mortalità, in particolare nello *shock* settico.

Studi sperimentali e clinici non conclusivi suggeriscono un possibile vantaggio nell'uso di soluzioni bilanciate al posto della soluzione salina NaCl 0,9%, che può indurre acidosi ipercloremica se infusa in grande quantità.

Infine, nonostante tre grandi studi clinici, non è stato possibile dimostrare alcun vantaggio in termini di mortalità con l'infusione di soluzioni di albumina al 4% o al 20% nei pazienti con *shock* settico.

Terapia con vasocostrittori e inotropi. Oltre che con il supporto volemico è possibile contrastare le alterazioni emodinami-

Tabella 16.2.5. Caratteristiche dei principali farmaci vasocostrittori e inotropi

Farmaco	Azione recettoriale	Vasocostrizione periferica	Inotropismo	FC	Dosi abituali	Effetti collaterali
Adrenalina	α1, β1, β2	+/++	++/+++	+++	0,01-0,75 μg/kg/min	Tachiaritmia, aumentato consumo di O_2 miocardico, leucocitosi
Dobutamina	β1 > β2	0	+++	+	2,0-20 μg/kg/min	Tachiaritmia, aumentato consumo di O_2 miocardico, tolleranza per infusioni prolungate
Dopamina	α1, β1, dopa 1	++	++	++	0,5-25 μg/kg/min	Bradicardia riflessa
Fenilefrina	α1	+++	0	0/–	0,15-0,75 μg/kg/min	Tachiaritmia, aumentato consumo di O_2 miocardico
Isoproterenolo	β1 > β2	0/–	++/+++	+++	0,01-0,02 μg/kg/min	Tachiaritmia, aumentato consumo di O_2 miocardico, flushing
Noradrenalina	α1 > β1	+++	+	+/–	0,01-0,5 μg/kg/min	Tachiaritmia, aumentato consumo di O_2 miocardico
Vasopressina	α1, V1, V2, V3	++	0	+/–	0,01-0,04 U/min	Possibile ipoperfusione gastrointestinale

che dello *shock* con farmaci vasopressori che agiscono sulle resistenze periferiche e con inotropi che migliorano la CO agendo sulla contrattilità miocardica. La classe più utilizzata è quella delle amine simpaticomimetiche che, interagendo con diversa affinità con i recettori α1, β1 e β2, producono alterazioni di diversa intensità su parametri quali la PA, la frequenza cardiaca, l'inotropismo. La Tabella 16.2.5 riassume gli effetti principali dei farmaci maggiormente utilizzati.

Nell'utilizzo delle amine è bene ricordare che:

- sono pochi gli studi controllati che documentano chiaramente l'efficacia di questi farmaci su mortalità o altri outcome clinici di rilievo, mentre è ben documentato il loro effetto sui parametri emodinamici;
- un incremento nei valori di PA non ha rilevanza clinica se non si associa ad un miglioramento della perfusione periferica almeno di alcuni organi; non vi sono differenze di outcome tra pazienti in *shock* settico trattati con obiettivo di PAM 80-85 mmHg vs 65-70 mmHg;
- l'effetto delle amine dipende dalla dose del farmaco somministrato che può variare anche di due ordini di grandezza e che viene in genere ricercata attraverso un meccanismo di aggiustamento progressivo sulla base degli effetti ricercati;
- le amine non devono essere somministrate prima di un adeguato riempimento volemico. Allo stesso tempo non è opportuno rimandare il loro impiego se il paziente resta ipoteso dopo la somministrazione rapida di un adeguato volume di cristalloidi;
- le amine vasoattive hanno numerosi possibili effetti collaterali, non sempre facilmente distinguibili dagli effetti della causa di *shock* e il loro uso va sospeso non appena possibile;
- non è raccomandata la somministrazione di dopamina a dosi <5 μg/kg/min.
- le amine possono essere somministrate con buona sicurezza anche attraverso una vena periferica a patto che: non si utilizzino vene della mano o del polso, si eviti se possibile la vena antecubitale e non si prolunghi l'infusione più di qualche ora.

La Tabella 16.2.6 ricorda alcuni aspetti specifici relativi all'impiego di vasocostrittori ed inotropi nelle diverse forme di *shock*.

Tabella 16.2.6. Indicazioni specifiche relative all'uso delle amine nelle diverse forme di shock

Shock emorragico • I vasocostrittori non sono indicati nella stabilizzazione iniziale dello shock emorragico • Una ipotensione permissiva può essere attuata fino al controllo dell'emorragia nei pazienti con indicazione a intervento chirurgico
Shock settico • La noradrenalina è il vasocostrittore di prima scelta in corso di shock settico • In caso di inefficacia della sola noradrenalina si può considerare di aggiungere adrenalina o vasopressina • La dobutamina può essere aggiunta alla noradrenalina in caso di concomitante insufficienza miocardica o di fronte a persistente ipoperfusione periferica nonostante la normalizzazione della PA
Shock neurogeno • Viste le caratteristiche fisiopatologiche dello shock neurogeno i vasocostrittori possono essere iniziati precocemente, per evitare un sovraccarico di liquidi • La noradrenalina è il farmaco di prima scelta • La fenilefrina deve essere evitata per il rischio di grave bradicardia
Shock cardiogeno • I vasocostrittori possono essere iniziati precocemente in caso di pazienti ipervolemici • In situazioni di bassa portata la dobutamina può essere iniziata contemporaneamente alla noradrenalina
Shock anafilattico • L'adrenalina per via intramuscolare è il farmaco di prima scelta

Bibliografia di riferimento

LA LAVAGNA

- *Lo shock è un insufficiente apporto di ossigeno ai tessuti dovuto ad una insufficienza circolatoria generalizzata.*
- *In considerazione degli aspetti emodinamici lo shock può essere classificato come ipovolemico, cardiogeno, ostruttivo e distributivo.*
- *L'evoluzione clinica dello shock riconosce tre fasi: shock compensato, shock conclamato e shock irreversibile.*
- *L'alterazione dello stato mentale e la vasocostrizione cutanea sono i primi sintomi dello shock.*
- *I livelli di lattato hanno un importante valore prognostico.*
- *L'ecografia bedside è uno strumento irrinunciabile per la diagnosi differenziale dello shock e per verificare gli effetti della terapia.*
- *La valutazione con strumenti non invasivi dei principali parametri emodinamici (gittata cardiaca e resistenze periferiche) può essere di grande auto per guidare la terapia con fluidi, inotropi e vasopressori.*

ESAMI STRUMENTALI *BEDSIDE*

Utilizzo integrato dell'ecografia *point of care* nella valutazione del paziente in shock

Introduzione

Lo shock è una condizione patologica di comune riscontro nei dipartimenti di emergenza. Per gestire correttamente questa condizione è necessario identificarne rapidamente le cause ed iniziare tempestivamente il trattamento. Poiché le cause di shock sono numerose e non sempre di facile identificazione, l'anamnesi e l'esame obiettivo tradizionale spesso non sono sufficienti a garantire un corretto orientamento diagnostico e in molti casi è necessario ricorrere ad accertamenti ematochimici e strumentali. Nel setting dell'emergenza-urgenza si ha spesso la necessità di un supporto diagnostico *point of care* (es. in sala urgenze o su una barella del pronto soccorso): in tale ambito giocano un ruolo di fondamentale importanza ECG, EGA ed ecografia.

La definizione di "ecografia clinica in emergenza urgenza", nota anche come "*point of care ultrasonography*" (POCUS), fa riferimento ad un esame eseguito direttamente dal medico che gestisce il paziente, per uno specifico problema clinico (es. stato di shock), nell'intento di ottenere risposte specifiche a quesiti emersi dalla valutazione clinica (es. è presente versamento libero in peritoneo?). Si tratta di un esame molto rapido, ripetibile, non esaustivo (es. è presente una dilatazione del ventricolo destro?), esteso a diverse sedi anatomiche (es. torace, addome, arti etc.) che tende a dare informazioni qualitative o semiquantitative (es. è presente una severa disfunzione ventricolare sinistra?) di grande impatto clinico gestionale.

La letteratura scientifica internazionale, nell'ultimo decennio, ha dimostrato che questo tipo di ecografia è in grado di migliorare le capacità diagnostiche del medico perché consente, al letto del malato ed in tempo reale, la visualizzazione diretta delle alterazioni anatomiche e fisiopatologiche che stanno alla base delle patologie. Il medico di emergenza deve pertanto effettuare l'esame ecografico in modo strettamente connesso alla valutazione clinica, come una estensione dell'esame obiettivo.

L'ecografia *point of care* riveste un ruolo di primaria importanza nei seguenti ambiti di applicazione: valutazione primaria "ABCDE", rianimazione cardio-polmonare, valutazione secondaria, monitoraggio, supporto alle procedure invasive. L'utilizzo della POCUS sta rapidamente diventando lo standard di cura nella valutazione iniziale di tutti i pazienti con instabilità emodinamica in quanto vi è una crescente evidenza che questo approccio sia in grado di migliorarne l'outcome.

In questo capitolo tratteremo prevalentemente della "valutazione primaria" del paziente in shock, focalizzando l'attenzione sui dati che possono essere rapidamente ottenuti dalla valutazione clinico-ecografica integrata di cuore, polmoni, vena cava inferiore, addome e vene degli arti inferiori. In letteratura sono stati pubblicati numerosi protocolli di standardizzazione dell'approccio ecografico allo shock: poiché nessun protocollo si è dimostrato superiore agli altri, riteniamo che in questo contesto sia più importante enfatizzare la necessità dell'utilizzo routinario della metodica e gli aspetti di sistematicità e di "valutazione multiorgano" che accomunano queste pubblicazioni, piuttosto che i dettagli dei singoli protocolli.

Valutazione del cuore

L'esame ecografico cardiaco focalizzato per problemi viene eseguito dal medico d'urgenza (non dallo specialista cardiologo) con l'obiettivo di ottenere informazioni non esaustive, ma sufficienti a escludere o evidenziare reperti patologici cardiovascolari rilevanti, coerenti con l'orientamento clinico e cruciali ai fini del processo decisionale. In letteratura questo approccio è anche noto con l'acronimo FoCUS (*focused cardiac ultrasound*) *examination*. Il presupposto fondamentale per la corretta pratica di questo tipo di valutazione è che il clinico abbia eseguito uno specifico percorso formativo ed acquisito un adeguato livello di competenza.

Gli aspetti da valutare con la "*FoCUS examination*" sono i seguenti:

- funzione sistolica e dimensioni del ventricolo sinistro;

- funzione sistolica e dimensioni del ventricolo destro;
- stato volemico;
- versamento pericardico e tamponamento cardiaco;
- grossolani segni di cardiopatia cronica;
- grossolane anormalità valvolari;
- grandi masse intracardiache.

Questo elenco è ampiamente condiviso dagli esperti e definisce molto bene i confini della valutazione focalizzata. Per questo tipo di valutazione ecocardiografica, diversamente dall'esame standard, sono generalmente sufficienti le 5 diverse scansioni riportate nella Figura 16.2.3.

Benché ciascuna "finestra" o "scansione" sia in grado di fornire informazioni aggiuntive o complementari, è opinione comune che in situazioni di emergenza gran parte delle informazioni necessarie possano essere ottenute utilizzando le sole finestre sottocostale e apicale. Se il livello tecnologico dell'ecografo lo consente, è sempre raccomandabile l'archiviazione delle immagini e dei videoclips ottenuti.

Finestre ecocardio

Ventricolo sinistro. L'approccio strutturato all'esame FoCUS comprende la valutazione della funzione sistolica globale del ventricolo sinistro (Vsx). Una precisa determinazione della funzione sistolica ventricolare sinistra non è necessaria. Pur essendo la funzione ventricolare sinistra una variabile continua, è infatti clinicamente più utile limitarsi ad un'analisi quanti-qualitativa con l'obiettivo di distinguere 4 diversi gradi di funzione cinetica globale: iperdinamica, normale, depressa o gravemente depressa. Questa valutazione, basata esclusivamente sull'ispezione visiva, si è dimostrata molto affidabile quando eseguita da medici con adeguato livello di competenza. Generalmente, il ventricolo sinistro di un paziente in shock cardiogeno (per deficit di "pompa") appare significativamente diverso dal normale per una severa compromissione della funzione sistolica. Nel caso di una patologia cronica pre-esistente (es. ischemica, miopatica, valvolare), può concomitare una più o meno marcata dilatazione della camera ventricolare.

Al contrario il riscontro ecografico di un ventricolo sinistro iperdinamico (la contrazione vigorosa si traduce in una netta riduzione del volume telesistolico ventricolare con possibile *kissing* delle pareti miocardiche) deve orientare verso una

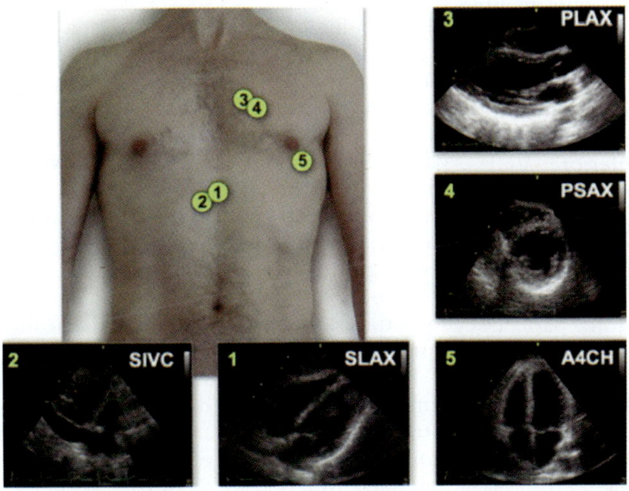

1. Sottocostale 4 camere
2. Sottocostale per VCI
3. Parasternale asse lungo
4. Parasternale asse corto (papillari)
5. Apicale quattro camere

Figura 16.2.3. Le scansioni dell'esame FoCUS.

condizione di ipovolemia o di basso post carico, tipico della sepsi e di altre forme di shock distributivo. In questo contesto l'ipotesi di una genesi cardiaca primitiva del quadro può essere ragionevolmente scartata se si è contestualmente esclusa una insufficienza aortica, mitralica o un difetto inter-ventricolare.

ECO cuore con kissing

Ventricolo destro. La valutazione delle dimensioni del ventricolo destro (Vdx) e della sua funzione sistolica rappresentano un elemento cardine dell'esame FoCUS. Per valutare le dimensioni del ventricolo destro è utile paragonarle a quelle del ventricolo sinistro: la scansione 4 camere apicale e quella parasternale asse corto appaiono particolarmente utili allo scopo.

Normalmente il ventricolo destro è significativamente più piccolo del sinistro: si parla di dilatazione moderata quando le dimensioni del Vdx superano i 2/3 delle dimensioni del ventricolo sx e di dilatazione severa quando le dimensioni del Vdx superano quelle del Vsx.

Il ventricolo destro è l'unica camera cardiaca capace di dilatarsi acutamente: in un paziente in shock, il riscontro di un ventricolo destro ipocinetico e marcatamente dilatato, senza concomitanti segni di ipertrofia, è compatibile con tromboembolia polmonare (TEP) acuta massiva. Nella disfunzione ventricolare destra la vena cava inferiore (VCI) appare tipicamente dilatata con scarsa/assente collassabilità inspiratoria.

La dilatazione del Vdx può anche essere la conseguenza di una malattia cronica (es. cuore polmonare cronico): in tal caso è generalmente associata ad ipertrofia parietale significativa.

Altri segni ecocardiografici di comune riscontro nella TEP sono l'appiattimento sisto-diastolico del setto interventricolare, che in scansione asse corto parasternale produce una caratteristica conformazione a "D" del Vsx (nota come "*D-shape*"), ed il "segno di Mc Connel" (Vdx marcatamente ipocinetico nei settori medio-basali e normo-ipercinetico a livello dell'apice), ben evidente nella scansione apicale 4 camere, che presenta elevata specificità per la diagnosi di TEP, non essendo presente nelle altre condizioni di sovraccarico acuto del Vdx. È utile rimarcare che nel sospetto clinico ed ecocardiografico di TEP, il concomitante riscontro di una trombosi venosa profonda femoro-poplitea rende la diagnosi certa.

L'esame FoCUS è in grado di mostrare la presenza di emboli in transito nelle cavità di destra o all'interno delle arterie polmonari (scansione parasternale asse corto a livello valvolare aortico): tale riscontro, per quanto raro, ha un elevata valenza clinica.

Una disfunzione ventricolare destra può anche essere la conseguenza di un aumento acuto delle resistenze vascolari polmonari (frequente nei pazienti con ARDS), di un infarto acuto del ventricolo destro, dell'effetto della ventilazione, della sepsi.

Tamponamento cardiaco

Pericardio. La valutazione del pericardio è estremamente semplice e non va mai trascurata dall'esame FoCUS: il versamento è visto come una raccolta anecogena (nera) tra i due foglietti pericardici. Molti autori tendono a preferire la finestra parasternale perché consente un'ottima visualizzazione del pericardio posteriore in cui può raccogliersi (in posizione supina) ed essere visualizzato anche un versamento di minima entità. La finestra sottocostale ha il vantaggio di essere molto immediata e di agevole acquisizione. Nel paziente in shock, il riscontro di versamento pericardico deve far sospettare un tamponamento cardiaco fino a prova contraria.

L'influenza emodinamica di un versamento pericardico dipende da diversi fattori, tra i quali la sua entità, la velocità con cui si è formato e lo stato volemico del paziente. I segni ecocardiografici di tamponamento, non sempre facili da riconoscere, includono il collasso diastolico della parete libera del ventricolo destro, il collasso dell'atrio destro e la dilatazione della VCI: questi segni si rendono evidenti quando le pressioni intrapericardiche superano quelle diastoliche intracavitarie di destra. Una volta evidenziato un tamponamento cardiaco, l'ecografia gioca un ruolo importante anche per quanto riguarda il trattamento di questa condizione (pericardiocentesi ecoguidata). È infine importante ricordare che Il versamento pericardico può essere un segno ecografico indiretto di dissezione aortica.

Versamento pericardico

Aorta ascendente. Nei dipartimenti di emergenza la diagnosi di dissezione aortica (DA) viene generalmente posta ricorrendo all'utilizzo di angioTC e/o ecografia trans-esofagea. Recentemente in letteratura sono stati pubblicati alcuni studi che hanno valutato l'accuratezza diagnostica di uno score clinico (ADD-RS; *Aortic Dissection Detection Risk Score* - vedi Tabella 16.2.7) e del D-dimero nella dissezione aortica. Altri studi hanno valutato l'accuratezza diagnostica dell'esame FoCUS nella diagnosi di dissezione aortica di tipo A. Sono stati presi in considerazione i segni ecografici diretti (interfaccia lineare intraluminale suggestiva per flap intimale, ispessimento di parete >5 mm indicativo per ematoma) ed i *segni ecografici indiretti* (insufficienza valvolare aortica, versamento pericardico, dilatazione della radice aortica >4 cm).

Alla luce di questi studi è possibile trarre le seguenti indicazioni operative:

- una sindrome aortica acuta può essere esclusa in presenza di ADD-RS ≤1, D-dimero negativo, RX Torace non significativo (mediastino non allargato) e esame FoCUS normale;
- nei pazienti con ADD-RX >1 (in particolare se con parametri clinici positivi) e con positività dell'esame FoCUS per la presenza di segni diretti può essere considerato l'invio immediato al cardiochirurgo, senza effettuare ulteriori indagini nel DEA, quando sia programmabile una ecografia trans-esofagea in sala operatoria subito prima dell'intervento;
- nei pazienti in stato di shock l'esame FoCUS può essere dirimente perché l'assenza di segni diretti e indiretti consente di escludere la diagnosi di dissecazione di tipo A.

Valvole cardiache. La valutazione delle camere cardiache e delle valvole, al fine di escludere grossolane masse endocavitarie o significative disfunzioni valvolari, rappresenta un obiettivo di completamento dell'esame FoCUS. La valutazione della funzione valvolare deve essere eseguita, senza il supporto del doppler, nell'intento di rilevare solo significative disfunzioni e nella consapevolezza che severe stenosi o insufficienze acute della valvola aortica e/o mitralica possono determinare gravi riduzioni della gittata cardiaca (Tabella 16.2.8).

Tabella 16.2.7. Lo score ADD-RS per la valutazione del rischio di dissezione aortica

Storia clinica	Dolore	Segni
• Sindrome di Marfan o altre malattie del connettivo • Storia familiare di patologie aortiche • Valvulopatia aortica nota • Aneurisma noto dell'aorta toracica • Recenti interventi o procedure sull'aorta	• Dolore ad esordio istantaneo o molto rapido • Dolore molto intenso (NRS 7-10) • Dolore lacerante	• Deficit polsi periferici o differenza >20 mmHg PA sistolica tra gli arti superiori o inferiori • Deficit neurologico focale (associato a dolore) • Soffio da insufficienza aortica (nuovo o associato a dolore) • Ipotensione o shock
ADD-RS = 0	Bassa probabilità	Nessun fattore presente
ADD-RS = 1	Media probabilità	Presenza di fattori in una sola categoria
ADD-RS >1	Alta probabilità	Presenza di fattori in più categorie

Tabella 16.2.8. Caratteristiche ecografiche nelle principali valvulopatie.

	SA	IA cronica	IA acuta	SM	IM cronica	IM acuta
Alterazioni struttura	++++	++	+	++++	++	+
Alterazioni movimento	++++	+	+	++++	+	+
Ipertrofia VS	++++	+	–	–	+	–
Dilatazione VS	±	+++	–	–	+++	–
Dilatazione AS	+	+	–	++++	+++	+

SA = stenosi aortica; IA = insufficienza aortica; SM = stenosi mitralica; IM = insufficienza mitralica; VS = ventricolo sinistro; AS = atrio sinistro.

Le stenosi valvolari, mai ad insorgenza acuta, sono di più facile identificazione poiché sempre associate a significative alterazioni morfologiche e funzionali dell'apparato valvolare (es. calcificazioni e ridotta escursione in apertura dei lembi) e strutturali cardiache (es. ipertrofia e/o dilatazione delle camere). L'ipertrofia ventricolare destra o sinistra (sia del setto interventricolare che delle pareti libere), la dilatazione della camera ventricolare sinistra e la dilatazione degli atri vanno sempre interpretati come segni di una malattia cardiaca cronica.

La valutazione semiquantitativa (stimata senza ausilio color-Doppler) di eventuali insufficienze valvolari non è generalmente attendibile, specie se esse hanno avuto un esordio acuto (abella 16.2.8). Pertanto, nei confronti delle insufficienze valvolari bisogna sempre mantenere un elevato grado di sospetto, specie nell'insufficienza aortica o mitralica acuta: a tale riguardo l'ausilio del modulo colore è estremamente semplice e di grande utilità diagnostica.

I pazienti che presentano anomalie ecocardiografiche che esulano dagli obiettivi della valutazione FoCUS (es. valutazione della funzione diastolica, stima dell'entità di una stenosi o di una insufficienza valvolare, etc.) devono essere sottoposti ad una valutazione specialistica per l'esecuzione di un esame ecocardiografico completo.

Embolia polmonare ECO cuore

Valutazione della vena cava inferiore

Il metodo di misurazione migliore per la valutazione della VCI è l'approccio dalla finestra sub-xifoidea, a paziente supino, con tecnica M-mode secondo un piano longitudinale, caudalmente alla giunzione con la vena sovraepatica, a circa 2 cm dalla giunzione atrio-cavale.

La correlazione esistente tra diametro e collassabilità inspiratoria della VCI ed i valori di PVC (Tabella 16.2.9) rendono questa applicazione utile e di grande impatto clinico nella gestione del paziente in shock. In questo preciso contesto clinico, il riscontro di una VCI piccola e completamente collassante orienta per una causa ipovolemica o distributiva; all'opposto, il riscontro di una VCI dilatata con scarsa o assente variazione respiratoria orienta per una causa cardiogena oppure ostruttiva. Tali semplici informazioni possono essere anche utilizzate per il *rule out* di alcune patologie: ad esempio, il riscontro di una VCI piccola e collassante consente di escludere l'ipotesi di uno shock ostruttivo. In modo simile a quanto sostenuto per la valutazione semiquantitativa della funzione ventricolare sinistra, anche la valutazione ecografica della VCI, nella pratica clinica quotidiana, fornisce informazioni di maggiore impatto clinico-gestionale quando si rilevano valori ai due estremi della sua equazione di continuità: VCI dilatata e fissa oppure VCI piccola e collassante (Figura 16.2.4).

Tabella 16.2.9. Correlazione tra diametro VCI, indice cavale e PVC (Circul J, 2011)

Diametro massimo VCI (cm)	Indice cavale	PVC (mmHg)
<1,5	100% (collasso totale)	0-5
1,5-2,5	>50%	6-10
1,5-2,5	<50%	11-15
>2,5	<50%	16-20
>2,5	0% (assenza di variazione)	>20

Un'altra situazione nella quale è stato utilizzato l'esame ecografico della VCI è la valutazione della responsività del paziente in shock aI fluidi che vengono somministrati nel paziente critico con lo scopo di aumentare il precarico per migliorare la gittata cardiaca e la perfusione degli organi. Tuttavia, la relazione esistente tra incremento del precarico ed aumento dello SV è valida solo fino a quando non si è raggiunto il plateau della curva di Starling, perché da questo punto in poi la gittata cardiaca rimane costante. Un paziente che presenta un incremento dello *stroke volume* (SV) del 10-15% dopo un carico di fluido (*fluid challenge*) è considerato un *fluid-responder* e potrà ragionevolmente beneficiare da un ulteriore somministrazione di liquidi. Al contrario, se il carico di fluido non aumenta lo SV, non porterà alcun beneficio al paziente, risultando probabilmente dannoso poiché determina un incremento della pressione atriale destra e quindi, a ritroso, della pressione idrostatica venosa, con edema dei tessuti, disfunzione del microcircolo ed alterazione della perfusione d'organo (es. riduzione della filtrazione glomerulare renale).

La valutazione ecografica del diametro della vena cava inferiore (VCI) ed il suo indice di collassabilità inspiratoria (indice cavale) rappresentano un accurato strumento di misurazione indiretta e non invasiva della pressione atriale destra e della pressione venosa centrale (PVC), ma la loro utilità nel guidare il rimpiazzo volemico è stata dimostrata solo per i pazienti settici in ventilazione meccanica invasiva (senza sforzo respiratorio). Due diversi studi hanno infatti dimostrato che pazienti di questo tipo con un indice cavale rispettivamente >12% e >18% presentavano un aumento della gittata cardiaca in conseguenza di una espansione volemica. Utilizzando questi valori soglia i *responders* potevano essere discriminati dai *non responders* con elevata sensibilità e specificità. Purtroppo non è stato possibile replicare questi risultati nei pazienti in respiro spontaneo, dove l'indice cavale presenta una notevole variabilità respiratoria che ne limita fortemente l'utilizzo.

La manovra di sollevamento passivo delle gambe (PLR) e il test del bolo di fluido accoppiato con il monitoraggio dello stroke volume (SV) in tempo reale (es. monitoraggio velocità di picco al doppler carotideo o altri strumenti di valutazione non invasiva dei parametri emodinamici), sono attualmente le uniche tecniche con un grado accettabile di

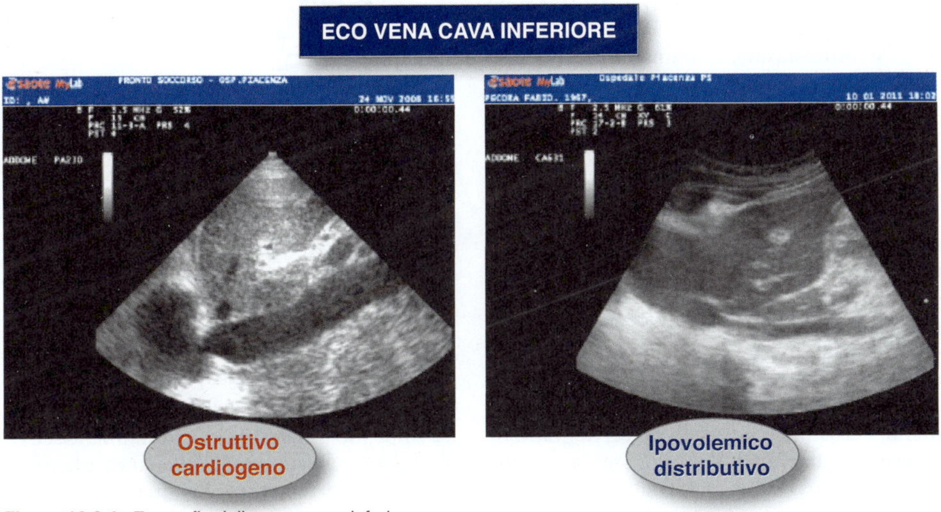

Figura 16.2.4. Ecografia della vena cava inferiore.

accuratezza clinica per determinare la fluido-responsività nei pazienti in respiro spontaneo/assistito o in ventilazione non invasiva.

Vena cava fissa

Valutazione del torace

Nello shock il polmone può giocare ruoli diversi. Molto spesso ha un ruolo causale come fonte della patologia responsabile dello shock (pneumotorace, emotorace, empiema, polmonite etc), ma altre volte può essere un organo bersaglio che soccombe agli eventi fisiopatologici innescati da una malattia iniziata altrove (ARDS nello shock settico) oppure semplicemente uno spettatore innocente, quando non presenta alterazioni ma assiste alla malattia di altri organi (tamponamento cardiaco).

Pneumotorace. L'ecografia polmonare presenta elevatissima accuratezza nella diagnosi di pneumotorace (PNX), molto vicina a quella della TC (che rappresenta il gold standard) e nettamente superiore a quella della radiografia del torace, specie se quest'ultima viene eseguita in posizione supina ed in unica proiezione AP. L'esame ecografico per la ricerca del PNX va eseguito in posizione supina, esaminando le porzioni anteriori e più antideclivi del torace (*deep sulcus area*). I segni ecografici sono: assenza di *sliding pleurico*, assenza di *linee B*", presenza di *lung point*. Il riscontro di linee B consente di escludere con certezza la diagnosi di PNX avendo un valore predittivo negativo del 100%. Il riscontro di *lung point* rende invece certa la diagnosi essendo un segno ecografico massimamente specifico. Nei casi di pneumotorace massivo, con collasso completo del parenchima polmonare, il *lung point* non sarà ovviamente presente; in questi casi la diagnosi di PNX, per quanto clinicamente verosimile, possiede un certo grado di incertezza diagnostica ecografica: la concomitante esclusione di un *lung pulse* migliora l'accuratezza diagnostica.

Lung point

Versamento pleurico. La diagnosi ecografica di versamento pleurico è generalmente semplice e molto accurata (sensibilità e specificità prossime al 100%). Questa condizione si evidenzia come un'area anecogena, delimitata dalle due pleure, che appare mobile con gli atti respiratori. Piccoli versamenti, anche inferiori a 100 mL di volume, sono generalmente ben visibili in posizione seduta a livello del seno costo-frenico o costo-vertebrale. Versamenti pleurici più importanti sono rilevabili anche in posizione supina: in questi casi il polmone compresso presenta un aspetto consolidato (*atelettasia da compressione*). L'ecografia consente anche una stima del volume del versamento che è più accurata di quella radiologica tradizionale. Inoltre, le caratteristiche ecografiche del versamento possono dare utili informazioni sulla sua possibile natura. La toracentesi esplorativa ecoguidata è una manovra semplice e sicura, anche nei pazienti ventilati, che consente di ottenere informazioni più accurate sulla natura del versamento.

Versamento pleurico

Sindrome interstiziale e consolidamenti polmonari. La presenza di linee B diffuse indica la presenza di sindrome interstiziale. Questo quadro ecografico ("polmone umido") non è specifico, essendo presente in diverse patologie (EPA cardiogeno, ARDS, polmonite interstiziale, fibrosi polmonare). Da un punto di vista ecografico la diagnosi differenziale tra EPA cardiogeno ed ARDS non è sempre agevole: il riscontro di consolidamenti sub-pleurici, aree di risparmio da impegno interstiziale, riduzione/assenza di *sliding* e irregolarità della linea pleurica, orientano fortemente per una genesi non cardiogena.

L'assenza di linee B identifica al contrario il quadro ecografico del "polmone asciutto". Tale quadro ecografico, in presenza di insufficienza respiratoria, è compatibile con asma/BPCO o embolia polmonare; in quest'ultima ipotesi il riscontro di una TVP degli arti inferiori rende la diagnosi certa.

In ultimo, l'ecografia, è un formidabile strumento di valutazione della patologia consolidativa polmonare. Il polmone consolidato presenta aspetto ecografico di tipo *tissue like*. Nel paziente acuto, il riscontro ecografico di un consolidamento orienta generalmente verso una diagnosi di polmonite, atelettasia, contusione o infarto polmonare. La diagnosi differenziale ecografica non è sempre agevole: il riscontro all'interno del consolidamento di un broncogramma aereo dinamico ne esclude con certezza la natura atelettasica ostruttiva. La presenza di broncogrammi fluidi orienta invece per una natura atelettasica ostruttiva.

Valutazione dell'addome

Nell'approccio ecografico integrato allo shock, la valutazione ecografica del distretto addominale ha una valenza eziologica, essendo principalmente finalizzata alla ricerca delle fonti settiche o emorragiche.

Emoperitoneo. In letteratura è ampiamente dimostrato che la POCUS eseguita dal medico d'emergenza presenta elevata accuratezza per la diagnosi di aneurisma dell'aorta addominale (AAA) ed emoperitoneo. La valutazione ecografica dell'aorta deve sempre comprendere anche lo studio delle arterie iliache: il riscontro di un diametro trasversale superiore a 3 cm per l'aorta e di 1,5 cm per le iliache, depone generalmente per una dilatazione aneurismatica delle stesse. È ampiamente documentato che l'ecografia ha una elevata sensibilità e specificità per la diagnosi di AAA ma non è altrettanto affidabile per l'identificazione dei segni e della sede di rottura che generalmente è sottorenale e retroperitoneale. Il rischio di rottura è estremamente basso per gli AAA con diametro inferiore a 4 cm e significativamente elevato per quelli con diametro superiore a 5 cm.

L'esame ecografico mirato dell'aorta addominale deve essere effettuato, in emergenza, ogni qualvolta si sospetti una rottura di aneurisma aortico (Figura 16.2.5). In questo specifico contesto il mancato riscontro di aneurisma consente di fugare il sospetto clinico, indirizzando il medico verso altre ipotesi diagnostiche. Al contrario, il riscontro ecografico di AAA apre due diversi scenari

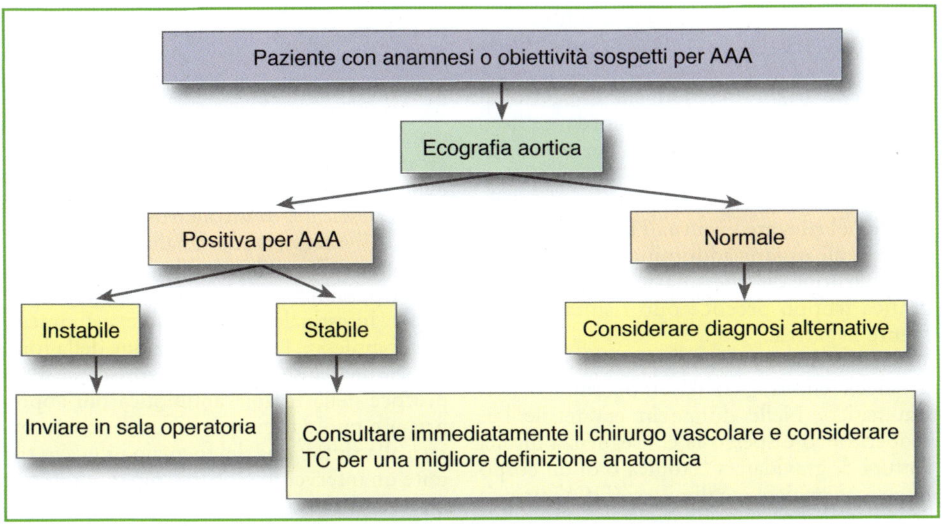

Figura 16.2.5. Algoritmo di approccio al paziente con sospetto aneurisma dell'aorta addominale (AAA).

diagnostico-gestionali a seconda delle condizioni emodinamiche del paziente:

- se il paziente è sintomatico, ma stabile, si rende necessario un approfondimento diagnostico con TC-mdc per definire meglio l'anatomia e facilitare l'intervento chirurgico di riparazione;
- se il paziente è emodinamicamente instabile deve essere immediatamente eseguita una valutazione chirurgica vascolare per accelerare l'intervento chirurgico di riparazione evitando ulteriori accertamenti diagnostici che potrebbero tradursi in una inutile e rischiosa perdita di tempo (vedi Figura 16.2.5).

Nei paragrafi precedenti abbiamo già discusso sul ruolo dell'esame FoCUS nella diagnosi di dissezione aortica. In questa sede, essendo la discussione incentrata sull'aorta addominale, è opportuno ricordare che tale diagnosi può essere posta con buona specificità a seguito del riscontro di un flap intimale all'interno del lume aortico. In questo caso, utilizzando la sola finestra addominale, non sarà ovviamente possibile dirimere il tipo A dal tipo B. La presenza di liquido libero in peritoneo può essere facilmente identificata con l'ecografia, anche se in piccola quantità. La sensibilità della metodica è influenzata dal livello di esperienza dell'esaminatore, dall'entità e dalla sede del versamento; la specificità è sempre molto elevata.

Benché il trauma non sia l'oggetto di questa trattazione bisogna ricordare che il riscontro di liquido libero in peritoneo indica la presenza di emorragia interna fino a prova contraria, che l'ecografia non è affidabile nel rilevare eventuali lesioni traumatiche degli organi addominali o emorragie retroperitoneali, che una valutazione ecografica troppo precoce può risultare falsamente negativa.

Nei PS non è così infrequente il riscontro di shock emorragico da emoperitoneo non traumatico. Nelle donne in età fertile l'emoperitoneo è spesso la conseguenza di una rottura di gravidanza ectopica o di un corpo luteo emorragico; in taluni casi (HCV-cirrosi) è la conseguenza di sanguinamento di lesioni focali epatiche (es. epato-carcinoma). Poiché le cause di emoperitoneo non traumatico sono molteplici ed alcune di esse molto rare, bisogna sempre avere un elevato indice di sospetto e considerare che se il paziente è in stato di shock la presenza di versamento libero in peritoneo deve sempre orientare per una causa emorragica.

In un contesto non traumatico è comunque più probabile che il riscontro di versamento libero in peritoneo sia da mettere in relazione con una eziopatogenesi trasudatizia (es. scompenso cardiaco, sindrome nefrosica, cirrosi epatica etc.) o infiammatoria (es. ascessi, perforazioni etc.). La valutazione delle caratteristiche ecografiche del versamento, nel tentativo di definirne la natura, non rientra tra gli obiettivi della POCUS e può indurre a grossolani errori diagnostici: nei casi dubbi l'esecuzione di una paracentesi esplorativa ecoguidata può avere grande rilevanza clinica e gestionale.

Versamento nello spazio di Morrison

Diagnosi di fonte settica. La ricerca ecografica di eventuali fonti settiche va presa in considerazione in un secondo momento (*secondary assessment*), quando la valutazione primaria clinico-ecografica integrata ha orientato la diagnosi verso una natura distributiva dello shock. In questo specifico contesto può essere estremamente utile escludere un quadro di colecistite acuta, di globo vescicale, di idronefrosi. La ricerca di eventuali ascessi addominali, di appendicite/diverticolite e di aria libera in peritoneo, quale possibile espressione di perforazione gastro-intestinale, risulta essere sicuramente più complessa. La identificazione della fonte settica mediante POCUS favorisce la scelta precoce della terapia antibiotica più appropriata e può dare inizio ad un percorso mirato alla rimozione del focolaio infettivo tramite un intervento chirurgico o di radiologia interventistica.

Ecografia venosa compressiva

Nel 90% dei casi la tromboembolia polmonare (TEP) è la conseguenza di una trombosi venosa profonda (TVP) degli arti inferiori. La presenza di TVP è stata rilevata nel 70% dei pazienti con TEP comprovata. In questi ultimi anni, la CUS (*compression venous ultrasonography*) degli arti inferiori ha ampiamente sostituito la flebografia per la diagnosi di TVP ed è diventata un importante strumento per confermare il sospetto di TEP e porre indicazione ad una terapia anticoagulante.

In condizioni di normalità, le vene mostrano pareti sottili, lume anecogeno e completa collassabilità dopo applicazione di una leggera compressione con la sonda. La manovra di comprimibilità, eseguita in scansione trasversale rispetto all'asse lungo del vaso, deve comprendere tutto il sistema venoso profondo dell'arto (*whole-leg ultrasonography*): la parziale o totale incomprimibilità del vaso indica la presenza di trombosi ed è l'unico criterio diagnostico validato in letteratura.

La CUS del distretto venoso prossimale degli arti inferiori (asse femoro-popliteo) può essere eseguita agevolmente ed in pochi minuti anche in posizione supina: tale esame possiede una sensibilità superiore al 90% ed una specificità del 95% per la diagnosi di TVP prossimale. L'estensione dell'esame al distretto venoso profondo distale (gamba) consente di migliorare la sensibilità ma implica una significativa perdita della specificità diagnostica. Nei pazienti sintomatici per TVP e nei casi di sospetta TEP può essere utilizzata una variante limitata della CUS che prevede solo due punti di compressione (*two-point compression*) per ciascun arto: l'inguine per la valutazione della vena femorale ed il poplite per la valutazione della vena poplitea. In questo particolare setting il riscontro di una TVP è ritenuto un criterio sufficiente per iniziare il trattamento anticoagulante e per evitare ulteriori accertamenti diagnostici.

CUS TVP femorale

Ecografia integrata: definizione dei tipi di shock

La valutazione primaria clinico-ecografica integrata del paziente in shock ha come obiettivo prioritario quello di identificare il tipo di shock. Si ricorda che nella trattazione di questo capitolo si fa sempre riferimento a pazienti in respiro spontaneo (Figura 16.2.6).

A tale scopo appare particolarmente utile iniziare la valutazione ecografica partendo dalla VCI perché ai due estremi della sua variabilità (piccola e collassante/dilatata e fissa) può dare informazioni "scartanti" (*rule out*) che, consentendo di escludere rapidamente talune ipotesi di shock, risultano estrema-

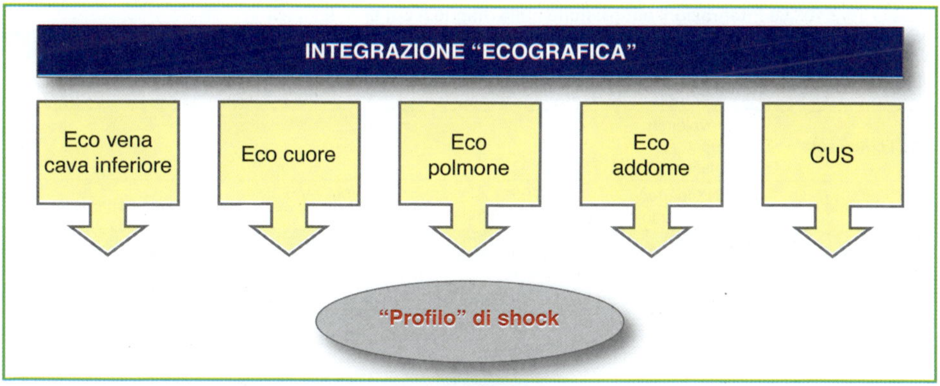
INTEGRAZIONE "ECOGRAFICA"
Eco vena cava inferiore
Eco cuore
Eco polmone
Eco addome
CUS
"Profilo" di shock

Figura 16.2.6. Ecografia integrata nel paziente in shock.

mente utili ai fini della diagnosi differenziale. La successiva integrazione, modello *step by step*, delle informazioni derivanti dalla valutazione degli altri distretti sarà indispensabile per formulare la diagnosi con buona accuratezza (Tabella 16.2.10 e Figura 16.2.7).

L'acronimo "DICO" è estremamente utile e pratico per ricordare velocemente le cause di shock: **D**istributivo, **I**povolemico, **C**ardiogeno, **O**struttivo.

Profilo ecografico dello shock distributivo

VCI: piccola e collassante in inspirio - Cuore: cavità piccole ed ipercinetiche?, segni di miocardiopatia settica? - Torace: polmonite? versamento pleurico (empiema)? Sindrome interstiziale distrettuale/diffusa? - Addome: colecistite? idronefrosi? raccolte ascessuali? aria libera in peritoneo?

Nota: in presenza di shock settico, le probabilità di rilevare all'esame del torace reperti ecografici di normalità è bassa: il polmone se non è causa dello shock sarà probabilmente un organo bersaglio, presentando una sindrome interstiziale diffusa, espressione dell'aumentata permeabilità capillare o di una ARDS. La comparsa di segni di miocardiopatia sepsi correlata rende sicuramente più complessa l'interpretazione globale del quadro clinico-ecografico. In letteratura sono state descritte varie forme di cardiopatia: disfunzioni sistoliche isolate del Vsx (tipo Tako-Tsubo o *inverted* Tako-Tsubo), del Vdx o di entrambi i ventricoli. La disfunzione diastolica è predominante nella sepsi (fino al 50-60% dei pazienti settici; prevalenza doppia rispetto a quella sistolica). Questa condizione rende ragione del documentato scarso incremento della gittata cardiaca al riempimento volemico che si registra in una elevata percentuale di pazienti settici.

Profilo ecografico dello shock ipovolemico

VCI: piccola e collassante in inspirio - Cuore: cavità piccole ed ipercinetiche - Torace: normale? versamento pleurico (emotorace)? - Addome: normale? aneurisma aorta? liquido libero endoaddominale?

Nota: quando la valutazione della VCI e del cuore orientano per uno shock ipovolemico, eventuali reperti di normalità a carico di torace ed addome devono indurre a prendere in considerazione una emorragia digestiva (esegui esplorazione rettale, posiziona SNG), un sanguinamento retroperitoneale oppure uno stato di deplezione di volume da causa non emorragica (es. disidratazione).

Profilo ecografico dello shock cardiogeno

VCI: generalmente dilatata e con scarsa/nulla escursione respiratoria - Cuore: Vsx normale o dilatato; severa riduzione della FE Vsx? disfunzioni valvolari? - Torace: quadro di SAI diffusa bilaterale, possibile versamento pleurico (idrotorace) - Addome: generalmente normale; possibile liquido libero in peritoneo (trasudato).

Tabella 16.2.10. Le integrazioni ecografiche nella diagnosi del tipo di shock

Integrazione VCI + cuore				
	Piccolo ed ipercinetico	**Vdx ipocinetico**	**Vsx ipocinetico**	**Versamento pericardico**
VCI collassata	Ipovolemia Sepsi Anafilassi			
VCI dilatata e fissa	PNX iperteso Versamento massivo	TEP IMA - Vdx	IMA - Vsx CMPD	Tamponamento
Integrazione VCI + torace				
	Pleura		**Polmone**	
	Aria	**Liquido**	**Bagnato**	**Asciutto**
VCI collassata		Ipovolemia Sepsi	Sepsi	Ipovolemia
VCI dilatata e fissa	PNX	Versamento massivo	Insufficienza Vsx	TEP Tamponamento

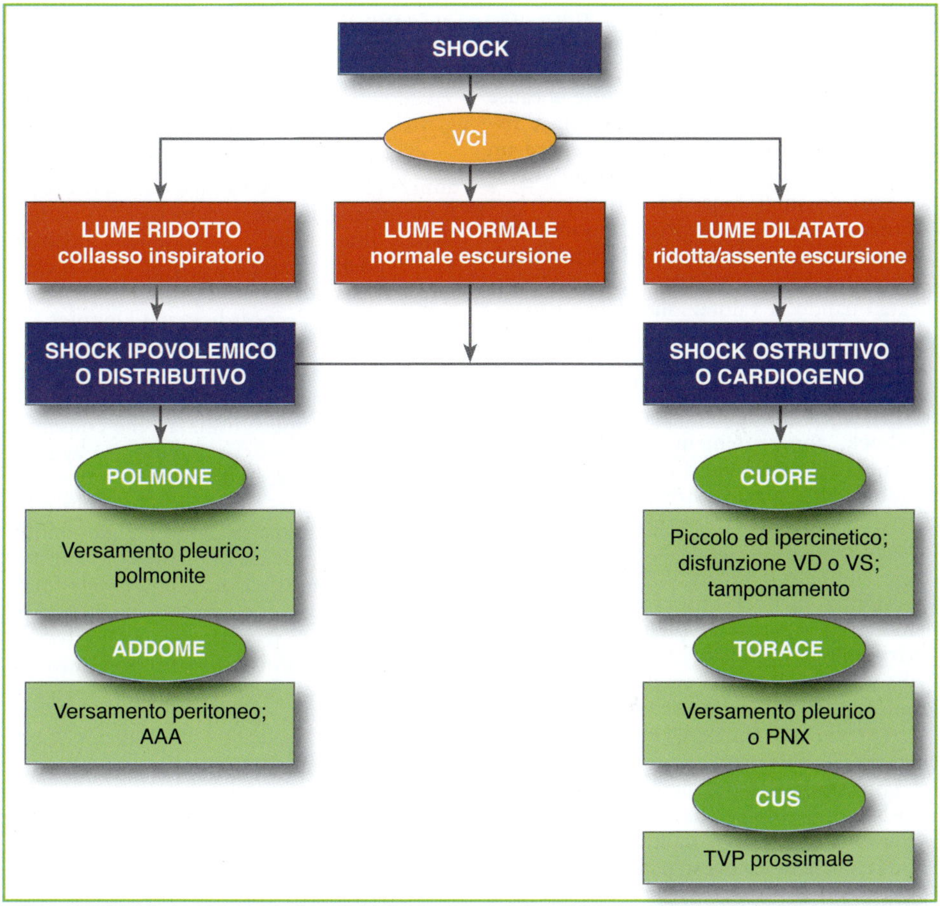

Figura 16.2.7. L'ecografia del paziente in shock a partire dalla valutazione della VCI.

Nota: tra le cause di shock cardiogeno non bisogna certamente dimenticare il severo deficit sistolico ventricolare sinistro. La coesistente dilatazione della camera Vsx deve orientare per una cardiopatia cronica (es. su base ischemica). Se il quadro clinico orienta fortemente per uno shock cardiogeno ed i reperti ecografici polmonari (quadro di EPA) rafforzano questa ipotesi, il riscontro di una funzione di pompa normale o non significativamente compromessa deve indurre a considerare una insufficienza valvolare mitralica (es. da rottura di corde tendinee) o aortica acuta. In questi casi le informazioni derivanti dalla valutazione ecografica della VCI, che può presentare ampi spettri di variabilità del suo indice di collassabilità, sono di scarso supporto diagnostico e molto spesso confondenti. La presenza di masse intracavitarie (es. mixoma atriale) rappresenta una rara causa di shock cardiogeno.

Profilo ecografico dello shock ostruttivo

VCI: sempre dilatata e fissa - Cuore: versamento pericardico con fisiologia di tamponamento? Vdx dilatato con disfunzione sistolica? Vdx piccolo ed ipercinetico? - Torace: normale? Pnx massivo? Versamento pleurico massivo? - Vene arti inferiori: normali? TVP prossimale? - Addome: generalmente normale.

Nota: l'elemento comune a tutte le cause di shock ostruttivo è la VCI dilatata e fissa. Tale riscontro ecografico suggerisce un sovraccarico di pressione del sistema cavale le cui possibili cause andranno ricercate nel torace, inteso come sistema cuore (TEP, tamponamento) e polmoni (PNX iperteso). L'ecografia delle vene (metodica CUS) è indicata quando la valutazione clinica ed ecografica integrata di VCI e cuore orientano per una TEP: in questo setting il riscontro di una TVP prossimale rende la diagnosi certa. Esiste un particolare profilo ecografico di shock, apparentemente contraddittorio, caratterizzato da VCI dilatata e fissa e da sezioni ventricolari destre piccole ed ipercinetiche. Questo strano accoppiamento è patognomonico di un "blocco cavale" la cui causa andrà ovviamente cercata nel torace. Il riscontro di un Pnx iperteso o più raramente di un versamento pleurico massivo ne chiariscono definitivamente l'eziopatogenesi ("sbandieramento" del mediastino in direzione opposta all'emitorace affetto).

In presenza di shock, il riscontro ecografico di un normale profilo di collassabilità della VCI deve indurre a prendere in considerazione ipotesi fisiopatologiche più complesse, probabilmente ad eziologia multipla, che generalmente consistono in eventi patologici acuti che subentrano a patologie croniche (es. emorragia in atto in cuore polmonare cronico).

Infine, è importante sottolineare come l'esame ecocardiografico possa essere un formidabile strumento per il monitoraggio bedside della funzione ventricolare destra e sinistra, in risposta all'infusione di inotropi (dobutamina) e/o di amine vasoattive (noradrenalina), anche al fine di stabilirne il dosaggio più appropriato.

Bibliografia di riferimento

Strumenti non invasivi per il monitoraggio dei parametri emodinamici

Gli strumenti e le modalità di indagine

Come scritto più sopra fino a non molti anni fa gli strumenti validati clinicamente per il monitoraggio emodinamico erano rappresentati unicamente da metodiche invasive, proprie delle terapie intensive, come il catetere arterioso di Swan-Ganz o il sistema Picco, oppure dall'ecocardiografia Doppler, che però richiede un lungo addestramento. Attualmente sono stati invece sviluppati sistemi minimamente invasivi o totalmente non invasivi, di semplice utilizzo, che consentono di portare questo tipo di monitoraggio al letto del paziente, ovunque esso si trovi. A riguardo va detto che a tutt'oggi non è disponibile il sistema di monitoraggio emodinamico ideale, capace di offrire contemporaneamente la massima accuratezza e la totale assenza di invasività: in ogni paziente andrà sempre ricercato il giusto compromesso.

Gli strumenti disponibili sono molto numerosi ed una trattazione dettagliata esula dagli scopi di quest'opera. Nella **Tabella 16.2.11** sono riportati i metodi principali, suddivisi in base al grado di invasività ed al principio fisico di funzionamento, ed alcuni esempi dei relativi apparecchi attualmente in commercio.

È importante sottolineare come, tra i sistemi basati sulla *pulse contour analysis* (analisi dell'area sottesa dalla curva della pressione arteriosa), una distinzione importante debba essere posta tra sistemi calibrati e non calibrati. In tali metodiche di misurazione è infatti fondamentale la stima della compliance e dell'impedenza del sistema arterioso, che viene effettuata direttamente attraverso la comparazione della gittata con il metodo della termodiluizione nei sistemi calibrati, mentre viene stimata attraverso complessi algoritmi nei sistemi non calibrati. Condizioni patologiche di instabilità emodinamica, quali ad esempio la sepsi/shock settico o l'uso di farmaci vasoattivi, possono modificare tali caratteristiche, rendendo scarsamente attendibili i sistemi non calibrati in tale popolazione di pazienti "critici".

Tabella 16.2.11. Principali sistemi di misurazione della gittata cardiaca ed alcuni dei relativi strumenti attualmente in commercio, suddivisi in base al grado di invasività ed al principio fisico di funzionamento

Metodi e strumenti invasivi	
Termodiluizione	Catetere arterioso polmonare di Swan-Ganz
Metodi e strumenti minimamente invasivi	
Pulse contour analysis calibrata con termodiluizione transpolmonare	PiCCO: anche se classificato tra i sistemi minimamente invasivi, richiede un accesso venoso centrale e l'incannulazione di un'arteria principale, quale la femorale o l'ascellare, rimanendo pertanto uno strumento prettamente da terapia intensiva
Pulse contour analysis calibrata con diluizione transpolmonare di un marcatore (litio)	LiDCO: richiede l'incannulazione di un'arteria periferica e di una vena centrale o periferica
Pulse contour analysis non calibrata	Flow-Trac/Vigileo, LiDCO rapid, PRAM: richiedono solo l'incannulazione di un'arteria periferica
Doppler esofageo	Cardio Q: richiede il posizionamento di una sonda Doppler a livello esofageo per la misurazione del flusso in aorta discendente
Metodo di Fick	NICO: sistema del "CO_2 partial rebreathing" validato in corso di ventilazione meccanica invasiva
Metodi e strumenti non invasivi	
Ecocardiografia Doppler	Necessario un lungo addestramento per acquisire un'adeguata competenza
Doppler Transtoracico	USCOM: Doppler continuo "cieco" (non fornisce immagini ecografiche) utilizzabile dopo breve addestramento
Pulse contour analysis non calibrata non invasiva	Nexfin, Clear Sight: onda sfigmica rilevata non invasivamente attraverso trasduttori digitali
Bioimpedenza	BioZ: richiede elettrodi specifici
Bioreattanza	NICOM: richiede elettrodi specifici

I metodi non invasivi sono di particolare interesse per la facilità di utilizzo e pertanto per la possibilità di un uso precoce ed estensivo. Di seguito vengono sinteticamente elencati i principali sistemi totalmente non invasivi attualmente disponibili e le relative caratteristiche principali:

- il sistema non invasivo di *pulse contour analysis* spicca per la semplicità di utilizzo, derivando pressione arteriosa e gittata cardiaca, dall'analisi dell'onda sfigmica delle arterie digitali, misurata non invasivamente con delle cuffiette applicate alle dita delle mani. Tale sistema non è applicabile nei pazienti con severa ipoperfusione delle estremità e condivide i limiti di attendibilità degli altri sistemi basati sulla *pulse contour analysis* non calibrata nel paziente critico. Attraverso la misura del rapporto dP/dt lo strumento può fornire indicazioni riguardo allo stato della contrattilità miocardica;
- i sistemi basati sulla *bioimpedenza* (variazioni di ampiezza di una corrente ad alta frequenza fatta passare attraverso il torace in relazione alle variazioni di impedenza dovute al flusso ematico) sono estremamente semplici, richiedendo solo l'applicazione di specifici elettrodi sul torace, ma purtroppo si sono dimostrati scarsamente attendibili nel paziente critico, presentando artefatti legati alle interferenze con le altre apparecchiature biomediche, ad un non corretto posizionamento degli elettrodi, al soma dei pazienti (obesità), al movimento ed all'incremento del contenuto di acqua polmonare;
- il monitor basato sulla *bioreattanza* (modificazioni indotte sulla frequenza, anziché sull'ampiezza, di una corrente attraverso il torace in relazione al flusso ematico aortico) rappresenta un'evoluzione ed un superamento della bioimpedenza, rispetto alla quale ha risolto le problematiche di attendibilità in relazione ai possibili numerosi artefatti. Lo strumento è ampiamente validato rispetto alla termodiluizione, al metodo di Fick ed alla *pulse contour analysis* anche se esistono risultati discordanti rispetto alle misure effettuate con il PiCCO. Il monitor

basato sulla bioreattanza ha il grande vantaggio di essere di semplice esecuzione, di non essere operatore dipendente e di offrire la possibilità di un monitoraggio continuo. Lo strumento inoltre, offre anche una stima del contenuto polmonare di fluidi, da considerare non in valore assoluto, ma come indicatore dinamico-evolutivo. Le indicazioni sulla contrattilità cardiaca sono invece piuttosto limitate: il rapporto Dx/DTmax, che esprime il flusso massimo, può rappresentarne un indicatore da seguire nel tempo, ma sinora non sono stati standardizzati dei criteri per un suo utilizzo clinico;

- il Doppler transtoracico attualmente disponibile sul mercato utilizza una sonda Doppler di tipo continuo "cieca" (non fornisce cioè immagini anatomiche ultrasonografiche) per misurare la velocità del flusso ematico trans-valvolare attraverso le valvola aortica e polmonare. La curva di apprendimento della metodica è abbastanza rapida, essendo stata stimata necessaria l'effettuazione di circa 30 esami per acquisire una sufficiente padronanza. La misurazione del flusso aortico viene effettuata dalla fossetta sovrasternale, mentre quella del flusso polmonare dalla parasternale sinistra, attraverso dei protocolli di acquisizione del segnale standardizzati. Lo strumento è stato validato attraverso il confronto con metodiche differenti: termodiluizione arteriosa polmonare, PiCCO, metodo di Fick, RM cardiaca e cuore artificiale. Come per tutti i sistemi non invasivi, anche in questo caso gli studi non sono pienamente concordanti, esistendo anche risultati negativi di confronto con la termodiluizione. Non è possibile effettuare un monitoraggio continuo, ma misure ripetute che, registrate, forniscono un trend. Essendo una metodica ultrasonografica richiede poi la presenza di una adeguata finestra acustica. Dal momento che le aree valvolari sono stimate e non misurate direttamente, in caso di stenosi o insufficienza la misura del flusso è meno attendibile e richiede alcuni interventi correttivi. Il grande vantaggio di questo sistema consiste nella mole di parametri emodinamici forniti oltre alla gittata cardiaca, che permettono di avere indicazioni sull'inotropismo, il precarico, la presenza di uno stato di circolo iperdinamico o ipodinamico. Di particolare interesse ed utilità risulta la stima dell'inotropismo cardiaco, che viene calcolato in base alla formula validata di Smith-Madigan, che tiene conto delle misure emodinamiche rilevate dall'apparecchio combinate con la pressione arteriosa media e la concentrazione emoglobinica (quest'ultima per avere una stima della viscosità ematica). Questo parametro si è dimostrato in grado di identificare i soggetti affetti da insufficienza cardiaca e di predire la risposta ai fluidi. I pazienti con inotropismo depresso giacciono su una curva di Starling piatta (Figura 16.2.8) e non sono pertanto in grado di incrementare significativamente la loro gittata cardiaca in risposta all'espansione volemica.

Interpretazione dei parametri emodinamici

La possibilità di dare una caratterizzazione fisiopatologica ad uno stato di shock, in base alle caratteristiche emodinamiche, offre al clinico l'opportunità di mettere in atto misure di sostegno mirate sempre più precocemente e può rappresentare un aiuto sia nella diagnosi differenziale, sia nell'inquadramento delle forme miste.

La pressione arteriosa dipende dal prodotto della gittata cardiaca per le resistenze vascolari sistemiche, secondo la seguente equazione:

$$\mathbf{PAM - PVC = GC \times RVS}$$

PAM: pressione arteriosa media
PVC: pressione venosa centrale
GC: gittata cardiaca
RVS: resistenze vascolari sistemiche.

I valori di normalità relativi all'adulto sono riportati nella Tabella 16.2.12. Occorre però sottolineare come tali parametri si modifichino profondamente in relazione all'età ed al soma. Per una corretta interpretazione è sempre opportuno fare riferimento alle misure indicizzate rispetto alla superficie corporea e possibilmente disporre di tabelle per differenti fasce d'età.

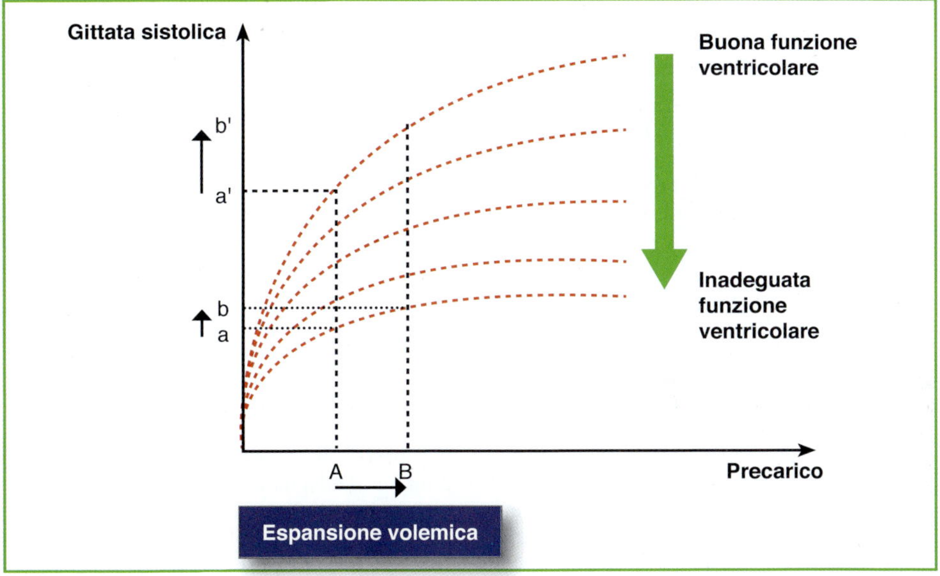

Figura 16.2.8. Relazione tra inotropismo cardiaco e risposta all'espansione della volemia.

Tabella 16.2.12. Principali parametri emodinamici

Parametri	Range di normalità nell'adulto
Gittata cardiaca (GC o CO)	4,0-8,0 L/min
Indice cardiaco (CI)	2,5-4 L/min/m^2
Gittata sistolica (GS o SV)	60-100 mL per battito
Gittata sistolica indicizzata (SVI)	33-47 mL/m^2 per battito
Resistenze vascolari sistemiche (RVS o SVR)	800-1200 dynes - sec/cm^5
Resistenze vascolari sistemiche indicizzate (RVSI o SVRI)	1970-2390 dynes - sec/cm^5
Trasporto di ossigeno (DO_2)	950-1150 mL/min
Trasporto di ossigeno indicizzato (DO_2I)	500-600 mL/min/m^2

Da un punto di vista emodinamico i diversi tipi di shock sono pertanto fondamentalmente riconducibili alle seguenti tipologie:

- GC ridotta con elevate RVS: shock ipovolemico, shock cardiogeno, shock ostruttivo;
- GC normale o elevata con basse RVS: shock distributivo (settico, anafilattico, neurogeno, farmaci);

Queste due categorie possono venire ulteriormente caratterizzate in base a parametri emodinamici aggiuntivi, differenti a seconda dello strumento utilizzato, indicativi dello stato di contrattilità/inotropismo cardiaco ed in base a valutazioni cliniche o ecografiche integrate circa lo stato del precarico (giugulari esterne, ecografia della vena cava inferiore). Tenendo conto di tutti questi parametri la differenziazione delle diverse forme di shock diviene agevole:

- shock cardiogeno: ↓ GC, ↑ RVS, parametri emodinamici indicativi di contrattilità/inotropismo depresso, segni clinico-strumentali di aumentato precarico;
- shock ostruttivo: ↓ GC, ↑ RVS, parametri emodinamici indicativi di contrattilità/inotropismo normale, segni clinico-strumentali di aumentato precarico;
- shock distributivo: = ↑ GC, ↓ RVS, parametri emodinamici indicativi di contrattili-

tà/inotropismo generalmente normale (ma non necessariamente), segni clinico-strumentali di precarico generalmente ridotto.

Esistono ovviamente forme miste caratterizzate da bassa portata e basse resistenze, come una severa ipovolemia associata a vasoplegia, oppure da gittata cardiaca normale o addirittura elevata, ma con inotropismo cardiaco depresso.

Il caso più rilevante è quello dello shock settico dove si ha frequentemente una miocardio-depressione reversibile, legata alle tossine circolanti. In tali pazienti la concomitante vasoplegia, con severa riduzione delle RVS e dunque del post-carico ventricolare sinistro, può permettere il mantenimento di valori di gittata sistolica normali o addirittura elevati.

In questa condizione pertanto, l'utilizzo "alla cieca" di un vasopressore come la noradrenalina, che aumenta il post-carico ventricolare sinistro, può far precipitare la gittata cardiaca, smascherando una miocardio-depressione latente. La stima ecografica visiva della contrattilità cardiaca o anche una misura precisa della frazione di eiezione possono a loro volta risultare ingannevolmente normali o elevate, essendo lo svuotamento ventricolare sinistro largamente influenzato dall'entità del post-carico.

L'indice di inotropismo fornito dal doppler transtoracico precedentemente descritto, fornisce invece una misura dell'inotropismo cardiaco indipendente dal post-carico ventricolare sinistro ed è pertanto in grado di individuare in anticipo una simile condizione.

Nello shock ostruttivo (tamponamento cardiaco, pneumotorace iperteso, embolia polmonare) l'ecografia cardio-polmonare integrata permette una diagnosi eziologica pressoché immediata, potendo dimostrare direttamente la presenza di versamento pericardico, di pneumotorace o di severa dilatazione del ventricolo destro. In queste situazioni il monitoraggio della gittata cardiaca può risultare utile in casi particolari per monitorare la risposta ai trattamenti specifici.

In generale gli strumenti di misurazione non invasivi della gittata cardiaca non vanno visti come un'alternativa all'ecografia cardio-polmonare integrata, bensì come un'ulteriore strumento che, congiuntamente alla valutazione clinica, può aiutare a comporre il mosaico emodinamico dei nostri pazienti.

Strumenti non invasivi come guida alla terapia

Il primo provvedimento che si è generalmente portati a mettere in atto di fronte ad uno stato ipotensivo consiste nell'espansione della volemia; solo successivamente, in caso di mancato miglioramento, si considera l'impiego di vasopressori e/o inotropi. È inoltre abitudine valutare la risposta ai trattamenti in base alla pressione arteriosa o ad indicatori indiretti di adeguatezza del trasporto di ossigeno ai tessuti (DO_2). La pressione arteriosa non dice però nulla riguardo alla gittata cardiaca e dunque all'adeguatezza del DO_2, potendo venire sostenuta da un aumento compensatorio delle resistenze vascolari sistemiche (**Figura 16.2.9**). Gli indicatori indiretti di adeguatezza del DO_2, quali ad esempio il lattato, la SvO_2 e la diuresi, possono talvolta mancare di specificità o fornire risposte tardive.

La possibilità di misurare direttamente la GC e dunque il DO_2, permette invece di valutarne immediatamente l'adeguatezza e di titolare l'espansione volemica o l'uso di inotropi in base alle reali esigenze del paziente. La misura delle RVS consente un utilizzo più appropriato ed eventualmente più precoce dei vasopressori. Ad esempio, di fronte ad uno stato di ipotensione con GC elevata e basse resistenze sarà inutile espandere la volemia nel tentativo di incrementare ulteriormente una GC già di per sé elevata, mentre, per normalizzare la PA, occorrerà correggere le RVS mediante la somministrazione di vasopressori.

Talvolta dopo un appropriato carico inziale di fluidi, in presenza di segni di ipoperfusione persistente, può essere difficile stabilire se un paziente possa giovarsi di un'ulteriore espansione della volemia, se sia cioè ancora "*fluid responder*", ovvero in grado di incrementare significativamente la sua GC. Ricordiamo infatti che questo provvedimento terapeutico è utile solo se si ottiene un incremento significativo della GC e dunque del DO_2, altrimenti ha come unico effetto quello di causare o peggiorare una congestione si-

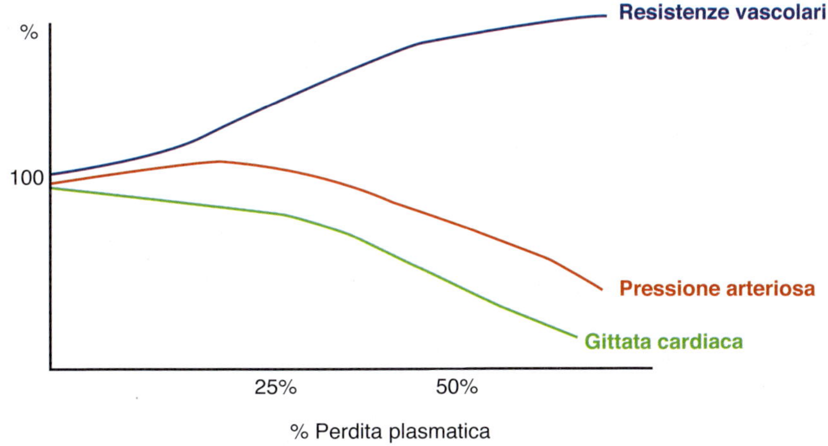

Figura 16.2.9. Relazione tra GC, PA ed RVS nello shock ipovolemico.

stemica e/o polmonare. In questi casi effettuare ripetuti *Fluid Challenge Tests*, guidati dal monitoraggio della gittata sistolica (GS), avendo come target un incremento almeno del 12%, ne consente una massimizzazione, riducendo al minimo i rischi di congestione. Alternativamente si può utilizzare la tecnica del *Passive Leg Raising Test*, una sorta di *Fluid Challenge* reversibile, che permette di predire con elevata sensibilità e specificità la risposta emodinamica all'espansione volemica (**Figura 16.2.10**).

Gli strumenti di monitoraggio della GC sono poi preziosi nel guidare l'utilizzo delle amine, specialmente quando sia necessario bilanciare gli effetti contrastanti sulla GC e sulla PA dei farmaci vasopressori come la noradrenalina e degli inotropi vasodilatatori come la dobutamina. Come è già stato spiegato, i vasopressori possono determinare un aumento del post-carico ventricolare sinistro tale da rendere necessario l'uso concomitante e bilanciato di inotropi al fine di mantenere dei valori accettabili di GC e DO_2. Al tempo

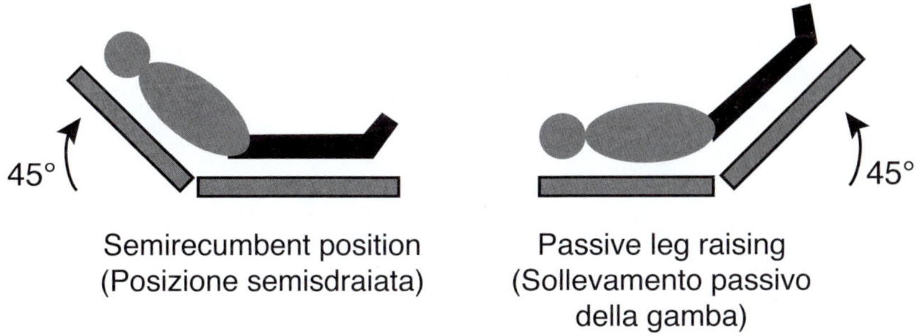

Figura 16.2.10 Il *passive leg raising* è in grado di mobilizzare circa 250 mL di sangue. Occorre però valutare l'eventuale aumento della GS con strumenti di misura in tempo reale, poiché la risposta emodinamica si può esaurire nell'arco di pochi minuti.

stesso occorre sottolineare che un uso eccessivo di inotropi, tale da portare la GC ed il DO_2 a livelli sovrafisiologici non si è rivelato di alcuna utilità clinica ed anzi potenzialmente deleterio.

Riassumendo gli strumenti di monitoraggio non invasivi della GC e delle RVS, possono avere le seguenti applicazioni:

- inquadramento fisiopatologico e diagnosi differenziale degli stati di shock;
- valutazione dell'adeguatezza del trasporto di O_2 ai tessuti;
- guida ad una corretta espansione della volemia ed accertamento dello stato di "*fluid responsiveness*";
- valutazione e monitoraggio della risposta emodinamica alle amine.

Bibliografia di riferimento

SHOCK IPOVOLEMICO

Definizione e cause

Lo shock ipovolemico è un quadro clinico determinato da una rapida deplezione del volume circolante che induce una perfusione inadeguata degli organi. È utile ai fini pratici distinguere lo shock emorragico (più frequente) da quello non emorragico. La Tabella 16.2.13 elenca le cause principali di shock ipovolemico.

Fisiopatologia

L'emorragia e l'ipovolemia determinano la condizione di shock solo quando le perdite sono di entità tale da superare i fisiologici meccanismi di compenso andando a compromettere la perfusione e l'ossigenazione tissutale. Una riduzione della volemia comporta l'immediata attivazione dei barocettori carotidei dell'arco aortico, dell'atrio sinistro e delle vene polmonari. L'arco riflesso che ne deriva porta ad una riduzione del tono vagale con aumento della secrezione surrenale di noradrenalina e adrenalina. Il cuore risponde a questa secrezione di ormoni con tachicardia e aumento della forza di contrazione del muscolo cardiaco (effetto inotropo positivo), mentre la vasocostrizione degli sfinteri precapillari aumenta le resistenze periferiche contribuendo così a mantenere adeguati i valori di pressione diastolica. Il rilascio dei cosiddetti ormoni dello stress (adrenalina, noradrenalina, glucocorticoidi, glucagone, ADH etc.) può indurre iperglicemia e ipokaliemia. In assenza di efficaci interventi terapeutici lo shock procede verso uno stato conclamato e quindi irreversibile caratterizzato da alterazioni del metabolismo cellulare, insufficienza multiorganica e morte.

Presentazione clinica

Al fine di evitare l'evoluzione dello shock dalla fase di compenso alla fase di shock conclamato e quindi irreversibile, è importante riconoscere rapidamente tutte le manifestazioni cliniche tipiche delle fasi iniziali, in modo da poter mettere in atto le appropriate azioni correttive. Nessun parametro vitale o esame di laboratorio è in sé sufficiente per diagnosticare lo shock. Le prime manifestazioni dello shock ipovolemico (lievi alterazioni dello stato mentale, tachicardia ed aumento della pressione diastolica con riduzione della differenziale) possono facilmente passare inosservate, ma devono essere invece ricercate e valorizzate in presenza di un quadro clinico compatibile. È necessario peraltro ricordare come la risposta cardiovascolare possa variare in rapporto alle condizioni mediche preesistenti del paziente (farmaci, cardiopatia, pacemaker etc.), o a causa di stati fisiologici (anziani, giovani, atleti, bambini, donne in gravidanza). Più facile è la diagnosi di uno shock conclamato, quando il paziente si presenta agitato, con cute pallida e fredda, sudorazione algida e piloerezione, chiari segni di ipoperfusione periferica e di attivazione adrenergica.

Tabella 16.2.13. Cause di shock ipovolemico

Emorragico	Non emorragico
Emorragie traumatiche (emotorace, emoperitoneo, fratture instabili di bacino o ossa lunghe, lesione di grossi vasi, emorragie esterne)	Liquidi persi attraverso la superficie corporea (ustioni diffuse di grado avanzato o dermatiti essudative)
Emorragie gastroenteriche (varici esofagee, ulcera gastrica, gastriti erosive o da caustici, lesioni di Dieulafoy, neoplasie)	Liquidi persi attraverso l'apparato gastrointestinale (grave diarrea o vomito)
Emorragie da rottura di aneurismi di grossi vasi	Eccessiva perdita di liquidi con le urine (diabete scompensato, diabete insipido, abuso di diuretici, insufficienza surrenalica, nefriti con perdita di sali, fase poliurica dopo un danno tubulare acuto)
Altre cause di emorragia (epistassi, ematuria, metrorragia, rottura di gravidanza extrauterina etc.)	Liquidi sequestrati nel terzo spazio (pleurico, peritoneale, intestinale)

IL TACCUINO

- *I parametri vitali alterati in condizioni di shock devono sempre essere contestualizzati al paziente.*
- *Nei pazienti giovani e negli atleti una frequenza cardiaca di 90 b/m potrebbe già essere sinonimo di tachicardia qualora la frequenza di base fosse intorno ai 60 b/m a causa di un elevato tono vagale da allenamento fisico.*
- *Anche nei pazienti che usano farmaci quali beta bloccanti o nei portatori di pace maker, la tachicardia può essere mascherata.*

La causa più frequente di shock ipovolemico nella fascia di età tra i 10 ed i 45 anni è lo shock emorragico da trauma. L'inquadramento delle classi di emorragia così come proposto dal manuale ATLS dell'American College of Surgeons consente di approcciare in maniera rapida e standardizzata il paziente traumatizzato con segni o sintomi di shock. La classificazione ATLS (Tabella 16.2.14) prevede quattro classi di emorragia, sulla base della perdita ematica. Questa classificazione permette il veloce inquadramento clinico del paziente ricorrendo solamente a parametri facilmente e immediatamente rilevabili *bedside*. Resta da ricordare che si possono riscontrare situazioni di ipotensione con mantenuta perfusione tissutale e situazioni di valori pressori ancora normali quando è già presente ipoperfusione tissutale (per esempio nei pazienti precedentemente ipertesi).

Particolare menzione va fatta infine per i pazienti traumatizzati con lesioni concomitanti che possono determinare altri tipi di shock, ad esempio shock ostruttivo (pneumotorace iperteso o tamponamento cardiaco). In questi casi alcuni segni considerati come tipici (es. distensione delle vene giugulari) potrebbero essere assenti a causa di una concomitante e significativa ipovolemia da emorragia interna. Un'altra situazione da considerare in diagnosi differenziale (o in concomitanza) con lo shock ipovolemico nel paziente traumatizzato è lo shock neurogeno da lesione midollare dove vengono a mancare le risposte emodinamiche ovvero la tachicardia e la variazione della pressione differenziale.

Valutazione e primi interventi

La sequenza nell'approccio diagnostico e terapeutico al paziente in shock è già stata delineata nella parte generale. In particolare per quanto riguarda il paziente traumatizzato o emorragico è importante seguire lo schema *Airway, Breathing, Circulation, Disability, Exposure* (A, B, C, D, E) che garantisce un approccio schematico attento alle priorità del paziente. Considerando che i pazienti ipovolemici possono richiedere una infusione veloce di grandi quantità di cristalloidi o di emoderivati è opportuno assicurare subito due accessi venosi di grosso calibro (16 G o meglio 14 G) possibilmente posizionati nelle vene antecubitali; gli accessi venosi centrali possono essere reperiti successivamente, con attenzione alle possibili complicanze (pneumotorace iatrogeno, lesione di vasi arteriosi) e meglio se sotto guida ecografica. È questo

Tabella 16.2.14. Classi di shock emorragico

	SNC	Frequenza respiratoria	Frequenza cardiaca	Diuresi	PA
I Classe fino a 750 mL	Lievemente ansioso	Tra 14 e 20 atti minuto	<100 minuto	30 mL/h	Invariata
II Classe 750-1500 mL	Moderatamente ansioso	Tra 20 e 30 atti minuto	>100 minuto	20-30 mL/h	Diminuzione differenziale
III Classe 1500-2000 mL	Confuso, ansioso	Tra 30 e 40 atti minuto	>120 minuto	5-15 mL/h	Ipotensione Riduzione marcata differenziale
IV Classe >2000 mL	Confuso, letargico	>35 atti minuto	>140 minuto	Trascurabile	Grave ipotensione

anche il momento di iniziare la monitorizzazione del paziente con pressione non invasiva, saturimetria e traccia ECG.

L'ecografia focalizzata in urgenza è utile per identificare, quando non sia già immediatamente evidente, la sede di una eventuale emorragia (emoperitoneo, emotorace, aneurisma aortico in rottura etc.) e per guidare il rimpiazzo volemico. Un catetere vescicale con urinometro fornirà una indicazione sulla diuresi e quindi indirettamente sulla perfusione renale.

L'anamnesi raccolta dal paziente e dai suoi accompagnatori è di fondamentale importanza per identificare le cause non emorragiche di shock ipovolemico, le copatologie e i farmaci abitualmente assunti dal paziente. Tra questi particolare attenzione deve essere posta ad anticoagulanti o antiaggreganti e ai farmaci che possono mascherare alcuni dei segni clinici di shock (es. β-bloccanti).

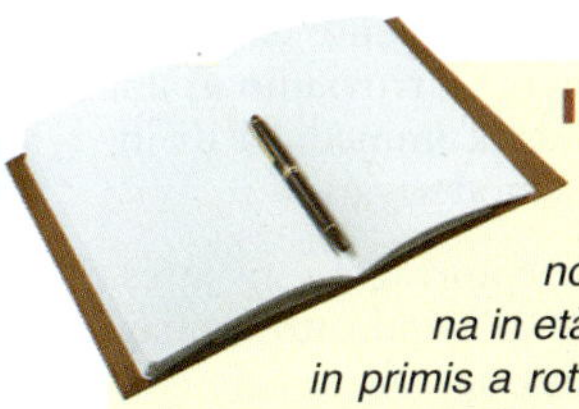

IL TACCUINO

Un emoperitoneo non traumatico in donna in età fertile è da attribuirsi in primis a rottura di tuba da gravidanza extrauterina.

Trattamento

Possiamo dividere il trattamento dello shock ipovolemico in due fasi:

1) ripristino della volemia;
2) correzione delle cause di ipovolemia.

Ripristino della volemia nello shock non emorragico

Il ripristino della volemia ha come primo target il miglioramento della performance cardiaca, legato all'aumento del ritorno venoso e del precarico, in accordo con il diagramma di Frank-Starling che mette in relazione il volume d'eiezione sistolico con il volume diastolico del ventricolo sinistro. L'aumento della gittata cardiaca migliora la perfusione d'organo e l'ossigenazione tissutale. L'espansione volemica può essere ottenuta infondendo soluzioni di cristalloidi o colloidi.

La Tabella 16.2.15 presenta le caratteristiche delle principali soluzioni utilizzate per ripristinare la volemia. Da sempre vi è una aperta discussione su quale sia la scelta ideale, o comunque la migliore, alla luce di efficacia e possibili effetti collaterali (consultare Capitolo 10.12).

Sicuramente da non infondere per il ripristino volemico è la soluzione glucosata. Il glucosio contenuto viene rapidamente metabolizzato dalle cellule e il reintegro avverrebbe con acqua che resta solo per 1/12

Tabella 16.2.15. Caratteristiche dei diversi fluidi impiegati per l'espansione volemica

Soluzione salina NaCl 0,9%	Contiene Na^+ e Cl^- in quantità equimolari. È leggermente iperosmolare rispetto al plasma. Ha un pH inferiore rispetto al plasma (5,7 *vs* 7,4). Come tutti i cristalloidi rimane per circa 1/3 nello spazio intravascolare.
Ringer lattato	Contiene Na^+, Cl^-, K^+ e Ca^{2+}. È lievemente iperosmolare rispetto al plasma. Ha un pH superiore alla soluzione fisiologica anche se inferiore a quello del plasma (6,4 *vs* 7,4). Contiene lattato che è una fonte lenta di bicarbonati e glucosio. Come tutti i cristalloidi si distribuisce per 1/3 nello spazio intravascolare.
Colloidi	Esistono diversi tipi di colloidi sintetici (gelatine, HES, destrani etc.), costituiti da molecole ad alto peso molecolare che espandono il volume plasmatico restando per oltre i 3/4 nello spazio intravascolare. Vengono secreti dall'emuntorio renale. Alcuni studi hanno dimostrato una maggiore incidenza di insufficienza renale nei pazienti trattati con HES rispetto a quelli trattati con cristalloidi. Legandosi anche al Fattore VIII e al von Willebrand possono interferire con la cascata coagulativa. Possono essere fonte di reazioni anafilattoidi.
Albumina	È l'unico *plasma expander* non sintetico, determina l'80% della pressione colloido osmotica del plasma con un'emivita plasmatica di circa 16 ore. L'infusione di 500 mL di albumina determina un'espansione del plasma di circa 400 mL.
Soluzione salina ipertonica 7,5%	È una soluzione osmoticamente attiva che determina una migrazione di acqua dallo spazio intracellulare a quello extracellulare. Ogni mL di soluzione infusa espande la volemia di 2-4 mL con una emivita breve (30-60 minuti). Tende ad elevare la sodiemia.

nello spazio intravascolare. L'iperglicemia indotta, inoltre, può peggiorare uno stato di acidosi con formazione di acido lattico per metabolismo anaerobio del glucosio in corso di ipossia, con evidenti problemi soprattutto a livello cerebrale. L'iperglicemia, determinando glicosuria, causa infine diuresi osmotica falsando così uno dei parametri di riferimento sulla perfusione d'organo, ovvero la diuresi.

Alla luce di quanto esposto sulle caratteristiche dei fluidi, è indicato l'utilizzo di soluzioni bilanciate di cristalloidi riscaldati (es. Ringer lattato) con un bolo iniziale massimo di 1 L nell'adulto (facendo attenzione ad eventuali problemi di sovraccarico negli anziani e nei cardiopatici) e di 20 mL/kg nei bambini a cui seguono ulteriori boli o infusione in considerazione della risposta clinica.

Ancora sulla scelta dei liquidi è doveroso precisare che i revisori della Cochrane affermano che "dato che i colloidi non si associano a un miglioramento della sopravvivenza e costano più dei cristalloidi, sarebbe difficile comprendere come possa essere giustificato continuare a utilizzarli in questi pazienti (traumatizzati gravi ndr) al di fuori del contesto di studi sperimentali". Sempre i revisori della Cochrane non hanno notato una superiorità nell'utilizzo delle soluzioni ipertoniche verso le isotoniche pur avendo evidenziato che il loro impiego migliora temporaneamente la pressione intracranica nei pazienti traumatizzati cranici senza segni di shock (vedi Capitolo 10.12).

Ripristino della volemia nello shock emorragico

I pazienti con emorragia in atto possono presentare le seguenti risposte alla somministrazione di fluidi (Tabelle 16.2.14 e 16.2.16):

- risposta rapida: il paziente rientra nei parametri emodinamici della normalità e non se ne discosta più. Verosimile una perdita di modesta entità (I-II classe) in cui la somministrazione di cristalloidi soddisfa le necessità fisiologiche del paziente;
- risposta transitoria: il paziente rientra solo temporaneamente nei parametri della normalità per poi ricadere in un quadro di shock. In questo caso siamo probabilmente in una II-III classe che necessita, oltre ai cristalloidi, anche di sangue ed emoderivati;
- risposta minima o assente: nonostante la somministrazione di fluidi il paziente non dà cenno di alcun cambiamento dal punto di vista emodinamico. Ci troviamo in una IV classe con necessità immediata di infondere sangue ed emoderivati.

Nel caso di shock emorragico, in attesa di sangue omogruppo o è indicato iniziare al più presto la trasfusione con emazie concentrate (EC) non compatibilizzate (gruppo 0 Rh negativo). In carenza di scorte di EC 0 Rh negativi, è possibile per pazienti maschi adulti e donne non in età fertile, utilizzare EC di gruppo 0 Rh positivo.

Tabella 16.2.16. **Risposta a un bolo di fluidi e indicazioni ad emotrasfusione** (ATLS Student manual, VIII Edizione)

	Risposta rapida	Risposta transitoria	Risposta minima o assente
Parametri vitali	Ritornano nella norma	Miglioramento transitorio, quindi ricomparsa di ipotensione e tachicardia	Rimangono alterati
Perdita di sangue stimata	Minima (10-20%)	Moderata ed in atto (20-40%)	Grave (>40%)
Necessità di ulteriore infusione di cristalloidi	Bassa	Da bassa a moderata	Moderata, ma come ponte per le trasfusioni
Necessità di trasfusioni	Bassa	Da moderata a elevata	Immediata
Sangue da utilizzare	Gruppo e prove crociate	Tipo-specifico	Sangue per le emergenze
Necessità di intervento chirurgico	Possibile	Probabile	Molto probabile

IL TACCUINO

- *Nei pazienti che hanno bisogno di infusioni molto abbondanti è importante riscaldare i liquidi per prevenire l'ipotermia che può favorire l'insorgenza di aritmie e coagulopatia.*
- *La coagulopatia da infusione di importanti volumi di liquidi è dovuta alla diluizione delle piastrine e dei fattori della coagulazione. È importante in questo caso ripetere gli esami della coagulazione per guidare l'eventuale infusione di concentrati piastrinici e plasma fresco congelato.*

La strategia trasfusionale tendente alla normalizzazione della pressione arteriosa, ha subito negli ultimi anni una profonda revisione, soprattutto nel settore della traumatologia. In particolare si è capito che non tutti i traumatizzati posso beneficiare dello stesso tipo di strategia per un miglioramento dell'outcome. La stessa "normalizzazione" dei valori pressori è stata messa in discussione fin dalla fine degli anni Novanta. Studi condotti infatti evidenziavano un incremento della mortalità nei pazienti con trauma penetrante quando si cercava di normalizzare la pressione arteriosa. Gli obiettivi di correzione dell'ipotensione variano dunque in considerazione delle condizioni del paziente. In particolare si raccomandano i seguenti valori :

- PAS di circa 110 mmHg nel trauma cranico moderato/grave o trauma midollare;
- PAS di circa 90 mmHg nel trauma chiuso non cranico;
- PAS di circa 70 mmHg nel trauma penetrante.

Negli adulti che perdono <20% del volume ematico per una emorragia acuta è spesso possibile evitare la somministrazione di emoderivati. Quando. si riesce ad arrestare l'emorragia e il paziente non si presenta gravemente ipoteso, l'obiettivo trasfusionale è comunemente indicato in 7-8 g/dL, salvo la presenza di fattori di rischio per ipossia, come una cardiopatia ischemica, che giustifica un obiettivo lievemente più elevato (9-10 g/dL). In particolare per alcune categorie di pazienti, quali quelli con trauma penetrante o con emorragia da varici esofagee, un approccio troppo aggressivo alla emotrasfusione si può associare a ripresa di sanguinamento e aumentata mortalità. Diverso è il discorso per i pazienti in grave shock emorragico, instabili, con sanguinamentoattivo e per i quali sia prevedibile una trasfusione massiva (>10 unità di emazie concentrate nelle 24 ore). Per questi casi si è affermato negli ultimi anni un approccio basato sulla trasfusione precoce di emocomponenti, con una netta riduzione nell'impiego dei cristalloidi. In particolare la trasfusione di una unità di plasma e di un concentrato piastrinico per ogni unità di emazie concentrate sembra fornire nel modo migliore volume circolante, capacità di trasporto di ossigeno; fattori della coagulazione e piastrine funzionalmente attive. Questo approccio è particolarmente indicato nei pazienti traumatizzati nei quali lo sviluppo di una coagulopatia è in genere molto precoce (vedi Taccuino) Si rimanda per maggiori dettagli al Capitolo 21.5, Terapia trasfusionale nelle urgenze emorragiche).

Ripristino della volemia nel paziente ustionato

Si cita a parte questo tipo di reintegro a causa della peculiarità del paziente ustionato, che arriva allo shock ipovolemico a causa della perdita della capacità di barriera esercitata dall'organo cute. Indipendentemente dalle cause dell'ustione, una volta calcolata la superficie corporea ustionata, si può infondere seguendo la regola di Parkland che prevede la somministrazione di cristalloidi alla dose di 4 mL/kg/% di superficie ustionata: della quantità che se ne ottiene 1/2 va somministrato nelle prime 8 ore e il rimanente nelle successive 16 ore (per maggiori dettagli consultare Capitolo 11.3).

Correzione delle cause di shock

La correzione delle cause di shock ipovolemico varia a seconda delle singole condizioni e prevede interventi specifici che vengono trattati nei relativi capitoli. Vogliamo qui ricordare solamente come alcuni interventi essenziali per il trattamento dei pazienti in shock emorragico (radiologia interventistica, endoscopia d'urgenza in orario notturno, chirurgia del trauma maggiore complesso) non siano sempre disponibili in tutti gli ospedali. In questi casi è essenziale che, mentre si proseguono le manovre di supporto delle funzioni vitali, si attivi quanto prima un percorso di trasferimento protetto verso un ospedale di riferimento.

Bibliografia di riferimento

LA LAVAGNA

- *Le emorragie sono la causa principale di shock ipovolemico e sono spesso evidenti. Alcune delle cause mediche (diabete insipido, nefriti) possono invece non essere di diagnosi immediata.*
- *Nel paziente in shock il sostegno dei parametri vitali e l'infusione di liquidi devono essere iniziati anche in assenza di una diagnosi definitiva.*
- *In caso di emorragia acuta l'identificazione della classe emorragica basata sui sintomi fornisce utili indicazioni sulla quantità delle perdite da rimpiazzare.*
- *In caso di shock emorragico la trasfusione di emocomponenti deve essere iniziata il prima possibile, se necessario utilizzando EC di gruppo 0 negativo.*
- *Il ripristino volemico deve essere guidato dalla clinica e può essere aiutato dal controllo ecografico della vena cava inferiore e dell'interstizio polmonare. Questo è di particolare importanza negli anziani e nei pazienti cardiopatici.*
- *I cristalloidi ed in particolare il Ringer lattato sono i liquidi di prima scelta.*
- *Nel caso di emorragia è essenziale il controllo precoce della fonte emorragica.*

Shock ipovolemico

Segni di shock ipovolemico
Alterazioni stato mentale
Vasocostrizione cutanea
Tachicardia
Tachipnea
Contrazione diuresi
Ipotensione arteriosa
Indice di shock (FC/PAS>1)

Assicurare via venosa
Somministrare O_2 se SaO_2 <94%
Iniziare infusione di liquidi e monitorizzare la risposta
Parametri vitali
Esami ematochimici

Shock emorragico

- Valutare la risposta ai liquidi
  - Risposta rapida: parametri rientrano nella norma
  - Risposta transitoria: parametri rientrano nella norma e poi ricompaiono tachicardia e ipotensione
  - Risposta minima o assente: nessun miglioramento parametri
- Inquadrare classe di emorragia
  - In classe II - III - IV emoderivati secondo protocollo
- Ricercare e correggere cause emorragia
- Considerare ipotensione terapeutica nel trauma NON cranico

Shock non emorragico

- Iniziare infusione liquidi con bolo iniziale max 1000 mL nell'adulto e 20 mL/kg nel bambino, poi secondo necessità.
- Considerare e correggere cause shock
- Considerare terapia farmacologica di sostegno
- In caso di ustione utilizzare formula Parkland per il reintegro

SHOCK CARDIOGENO E SHOCK OSTRUTTIVO

Definizione

Lo shock cardiogeno è una condizione clinica caratterizzata da una diminuita perfusione tissutale secondaria a una riduzione critica della funzione di pompa cardiaca. L'ipoperfusione tissutale provoca una riduzione del trasporto di ossigeno ai tessuti con conseguente rischio di danno irreversibile e insufficienza multiorgano.

Lo shock ostruttivo è una forma di shock cardiogeno causata da una ostruzione meccanica che limita il ritorno di sangue al cuore e la gettata sistolica.

Fisiopatologia e cause

L'infarto del miocardio (generalmente anteriore, ma anche del ventricolo destro) è la causa più comune di shock cardiogeno (circa 80% dei casi). Perché si manifesti lo shock è necessaria la riduzione acuta della frazione di eiezione (FE) di almeno il 25% o la perdita di almeno 40% di miocardio. In una percentuale ridotta di casi lo shock secondario a STEMI è dovuto alla rottura del setto, della parete ventricolare o di un muscolo papillare.

Altre volte l'insufficienza di pompa può essere legata alla fase terminale di una grave cardiomiopatia, generalmente innescata da un evento acuto non necessariamente cardiaco (aritmie, infezioni, farmaci, deficit o sovraccarico di volume) o a una miocardite.

Tra le altre cause cardiache di shock vanno infine ricordate quelle legate a patologia valvolare (grave insufficienza o stenosi aortica, grave insufficienza mitralica, distacco di protesi).

La più frequente causa di shock ostruttivo è l'embolia polmonare in fase acuta o subacuta. Anche il tamponamento cardiaco e lo pneumotorace iperteso possono causare lo shock riducendo acutamente il precarico.

Lo shock cardiogeno innesca rapidamente un circolo vizioso perché il deficit di pompa induce una ipossia tissutale che a sua volta influisce negativamente sul miocardio, particolarmente vulnerabile all'ischemia a causa di un elevato DO_2 critico.

Con il perdurare dello shock si attiva infine una risposta infiammatoria sistemica che è responsabile di alterazioni del microcircolo, di permeabilizzazione capillare e di vasodilatazione. Questi fenomeni, se non contrastati, portano ad una amplificazione del danno tessutale ed inducono una ulteriore ipoperfusione del miocardio.

Epidemiologia

Lo shock cardiogeno è un evento di raro riscontro in Pronto Soccorso. Questa situazione complica infatti il 5-10% degli infarti miocardici STEMI e il 2-3% degli infarti di tipo NSTEMI e compare nella maggior parte dei casi dopo diverse ore dall'insorgere dei sintomi quando il paziente, salvo un accesso tardivo, è di solito già stato avviato all'emodinamica o ad una unità di cure coronariche.

IL TACCUINO

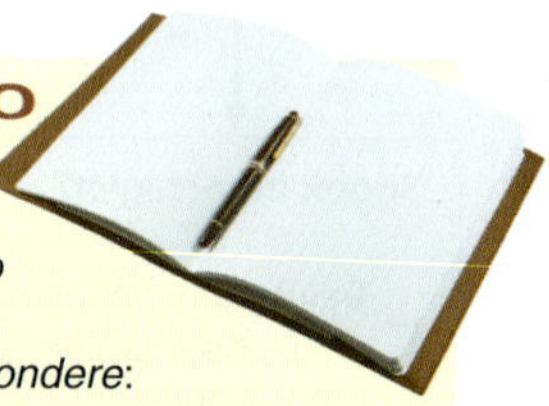

Alcune situazioni complesse possono indurre in errore. Attenzione a non confondere:

- *Shock cardiogeno da insufficienza mitralica + edema polmonare (trattamento con vasodilatatori)*

  e

  Shock settico + ARDS (trattamento con vasopressori);

- *Shock cardiogeno da insufficienza ventricolare destra + stasi e ipoperfusione epatica e renale con aumento ALT, AST, bilirubina, creatinina (trattamento con inotropi)*

  e

  Shock settico da colecistite con insufficienza renale (trattamento con vasopressori);

- *Shock cardiogeno da miocardite acuta con tachicardia (trattamento con inotropi)*

  e

  Scompenso cardiaco da tachicardia (trattamento con con cardioversione o beta bloccanti).

Uno shock di tipo ostruttivo può essere il sintomo di presentazione clinica in oltre il 10% dei pazienti con embolia polmonare (dati registro IRAD), mentre in una piccola percentuale dei soggetti con embolia polmonare stabile e disfunzione ventricolare destra ci può essere un'evoluzione verso lo shock nel corso della prima settimana (studio PEITHO). La Tabella 16.2.17 elenca le principali cause di shock cardiogeno e ostruttivo.

Tabella 16.2.17. **Cause di shock cardiogeno e ostruttivo**

Cardiomiopatico	• Infarto miocardico acuto (anteriore o destro) • Esacerbazione acuta di grave scompenso cardiaco • *Stunning* miocardico (post arresto cardiaco o cardiotomia) • Miocardite acuta • Shock settico in fase avanzata • Tossicità da farmaci
Aritmico	• Tachicardie • Bradicardie
Meccanico	• Grave insufficienza aortica o mitralica • Grave stenosi aortica • Distacco di protesi valvolare • Rottura del setto interventricolare • Rottura di aneurisma della parete ventricolare • Contusione cardiaca
Ostruttivo	• Embolia polmonare • Tamponamento cardiaco • Pneumotorace iperteso
Combinato	• Due o più delle condizioni precedenti

Lo shock cardiogeno è una emergenza gravata da una mortalità elevata (50-80%). La prognosi può essere migliorata da un trattamento aggressivo ed adeguato ed in particolare da una precoce rivascolarizzazione coronarica in caso di infarto miocardico.

Diagnosi differenziale

Gli elementi che consentono di porre una diagnosi di shock cardiogeno sono:

- ipotensione (pressione arteriosa sistolica (PAS) <90 mmHg oppure una riduzione rispetto ai valori abituali di almeno 30 mmHg per più di 30 minuti);
- segni di ipoperfusione tissutale (oliguria, cianosi, estremità fredde, diaforesi, alterato stato mentale, lattati ≥4 mmol/L, differenza artero-venosa di O_2 >5,5 mg/dL);
- ridotto indice cardiaco (<2,0 L/min/m²);
- elevata pressione di incuneamento polmonare (>15 mmHg).

Considerando che la misurazione invasiva dei parametri emodinamici non è disponibile al momento dell'accesso del paziente in Pronto Soccorso, la diagnosi iniziale deve basarsi prevalentemente sulla clinica, con il supporto di ECG ed ecografia. Dove disponibili possono essere di aiuto anche gli strumenti non invasivi per la misurazione dei parametri emodinamici (vedi la sezione dedicata) .

Al momento del primo approccio al paziente, la storia clinica, le modalità di esordio della sintomatologia ed il quadro elettrocardiografico consentono in genere un veloce orientamento eziologico nei pazienti con shock cardiogeno secondario ad infarto miocardico acuto.

Analogo ragionamento si può fare nel caso di una grave embolia polmonare, che può essere sospettata in presenza di fattori di rischio e confermata con un ecocardiogramma in urgenza o, quando consentito da una sufficiente stabilità clinica, con una angio-TC del torace (consultare Capitolo 2.4).

La diagnosi può risultare più difficile per le cause più rare o quando lo shock sia dovuto a una concomitanza di patologie, come per esempio nel caso di uno shock settico in un paziente portatore di grave cardiopatia organica.

Ecografia

Una ecocardioscopia mirata (proiezione 4 camere apicale o sottocostale) può essere eseguita dal medico d'urgenza, ma è in genere opportuno ottenere al più presto un ecocardiogramma eseguito da un operatore esperto. Vanno valutate la FE e la cinesi segmentaria, e va ricercata l'eventuale presenza di dilatazione ventricolare destra (embolia polmonare), di gravi patologie valvolari (stenosi aortica e insufficienza mitralica), di una rottura di setto o di parete, di un tamponamento cardiaco.

L'ecografia polmonare consente di differenziare le situazioni con importante congestione del piccolo circolo da quelle con prevalente ipoperfusione periferica e di mettere in evidenza uno pneumotorace o una polmonite, possibili cause scatenanti.

Infine la valutazione del collasso inspiratorio della vena cava inferiore è di aiuto nell'identificare i casi per i quali un cauto riempimento volemico può risultare indicato.

Vena cava collassata

Strumenti per il monitoraggio emodinamico non invasivo

Questi strumenti, non ancora molto diffusi e discussi in maggiore dettaglio nella sezione dedicata di questo capitolo, consentono una più precisa caratterizzazione emodinamica del quadro clinico e soprattutto una valutazione del suo andamento nel tempo in risposta alla terapia. Lo shock cardiogeno è abitualmente caratterizzato da riduzione della CO con aumento delle resistenze sistemiche (RSV) e ridotto inotropismo. La decisione di somministrare liquidi e/o di utilizzare vasopressori o inotropi può essere aiutata dalla disponibilità di questi parametri.

Primo approccio al paziente e trattamento

Un recente documento dell'American Heart Association e di altre società scientifiche ha proposta una stadiazione clinica dello shock cardiogeno che può risultare di utile riferimento nella valutazione dei pazienti (Tabella16.2.18). Nel paziente instabile la definizione diagnostica procede di pari passo con il trattamento. La terapia medica è solitamente una misura ponte in attesa di interventi definitivi sulla causa dello shock (rivascolarizzazione coronarica, trombolisi, cardioversione elettrica, cardiochirurgia).

Gli interventi da mettere in atto in caso di embolia polmonare, pneumotorace o tamponamento cardiaco sono discussi nei relativi capitoli.

Lo shock cardiogeno richiede quasi sempre un intervento polispecialistico e può richiedere il veloce trasferimento del paziente verso un centro di livello superiore.

La sequenza degli interventi è quella usuale per la grande maggioranza dei pazienti critici:

- accesso venoso periferico;
- ossigenoterapia (supporto ventilatorio se necessario);
- monitoraggio PA (meglio se cruento), FC, SpO_2, ECG;
- anamnesi ed esame obiettivo mirati;
- ECG 12 derivazioni;
- emogasanalisi con lattati;
- ecocardiografia;
- esami ematochimici;

Tabella 16.2.18. Stadiazione clinica dello shock cardiogeno (modificata da Van Diepen et al. 2017).

Stadio	Caratteristiche cliniche
A "At risk"	*Quadro clinico a rischio* - Un paziente che non presenta al momento segni o sintomi di shock cardiogeno, ma che potrebbe svilupparlo nel breve termine. Include i pazienti con infarto miocardico e quelli con scompenso cardiaco acuto o acuto su cronico.
B "Beginning"	*Quadro clinico iniziale* – Un paziente che presenta evidenza clinica di ipotensione relativa o tachicardia senza segni di ipoperfusione.
C "Classic"	*Quadro clinico classico* – Un paziente che presenta ipoperfusione che richiede interventi aggiuntivi al reintegro volemico (inotropi, vasopressori, supporto ventilatorio, ECMO).
D "Deteriorating"	*Quadro clinico in peggioramento* – Un paziente di stadio C che non risponde ai primi trattamenti ed è in peggioramento clinico.
E "Extremis"	*Quadro clinico in extremis* – Paziente con collasso cardiocircolatorio, spesso (ma non sempre) in arresto cardiaco refrattario con RCP in corso o sostenuto da molteplici interventi simultanei che includono RCP sostenuta da ECMO. Sono pazienti trattati da molti professionisti contemporaneamente che affrontano i diversi aspetti che condizionano il quadro di instabilità.

- eventuale CVC per $ScVO_2$ e/o infusione di amine.

La terapia farmacologica utilizza cristalloidi, diuretici, vasodilatatori, vasocostrittori e inotropi con l'obiettivo di mantenere la portata cardiaca, ripristinare la perfusione tissutale, ridurre la pressione idrostatica capillare polmonare e migliorare la pressione di perfusione coronarica (fortemente determinata dalla pressione arteriosa diastolica).

I target cui si deve tendere sono:

- miglioramento dei segni clinici di perfusione;
- pressione arteriosa media ≥65 mmHg;
- FC <100 bpm;
- diuresi >50 mL/h;
- riduzione dei valori di lattato;
- indice cardiaco >2,5 L/min/m^2 (quando misurabile).

L'utilità delle amine e degli inotropi in corso di shock cardiogeno non è mai stata chiaramente documentata da studi clinici controllati. Il loro diffuso impiego si basa soprattutto su premesse di carattere fisiopatologico e varia sensibilmente da centro a centro.

È importante tenere presenti alcuni criteri generali:

- La prognosi dei pazienti in shock cardiogeno è legata principalmente alla precocità degli interventi di rivascolarizzazione o di cardiochirurgia. Quando questi interventi sono indicati e disponibili devono avere priorità sul tentativo di stabilizzare il paziente con la terapia farmacologica.
- In presenza di una corretta indicazione (vedi oltre) l'impiego del contropulsatore aortico può avere un effetto emodinamico migliore e meno effetti collaterali rispetto ai farmaci vasoattivi.
- Vasopressori, vasodilatatori e inotropi devono essere somministrati da operatori esperti, se possibile in presenza di un adeguato monitoraggio emodinamico (invasivo o non invasivo).
- Tutti gli inotropi e i vasopressori aumentano il lavoro cardiaco e possono indurre tachicardia e aritmie, devono quindi essere utilizzati per il più breve tempo possibile e ai dosaggi minimi efficaci.

I parametri che devono orientare il medico d'urgenza nella scelta dei farmaci con i quali iniziare il trattamento sono: i valori di pressione arteriosa, la presenza (clinica, radiologica o ecografica) di congestione polmonare, la presenza di segni di ipoperfusone tissutale.

Sulla base di questi parametri si possono suddividere i pazienti in tre gruppi principali, nella consapevolezza che è possibile e frequente il passaggio dall'uno all'altro.

Profilo 1 (paziente caldo e umido)

- PAS >100;
- congestione polmonare;
- non ipoperfusione tissutale.

È il quadro di disfunzione ventricolare sinistra con edema polmonare acuto iniziale o conclamato. Non si tratta di uno shock cardiogeno in senso stretto per la mancanza di ipotensione e di segni di ipoperfusione che però possono sopraggiungere in tempi molto brevi.

L'obiettivo iniziale è quello di ridurre il precarico utilizzando vasodilatatori e diuretici:

- nitroglicerina endovenosa: dosaggio iniziale 0,4 μg/kg/min ad incrementare fino alla dose massima di 1,0/μg/kg/min;
- nitroprussiato: dose iniziale di 0,3 μg/kg/min aumentabile fino alla dose massima di 5 μg/kg/min;
- furosemide: 40-60 mg ripetibili.

In questi casi sono anche indicate la CPAP o la BIPAP, che riducono la dose di farmaci necessaria e possono migliorare velocemente il quadro clinico. Durante la prima fase della ventilazione la pressione arteriosa deve essere monitorizzata attentamente per il rischio di ipotensione nei pazienti ipovolemici o con valori di PA borderline all'esordio.

Profilo 2 (paziente freddo e asciutto)

- PAS <100;
- non congestione polmonare;
- ipoperfusione tissutale.

Questo quadro suggerisce la presenza di una ipovolemia o di un infarto del ventricolo destro e può rispondere alla somministrazione di cristalloidi che vanno infusi a piccoli boli con attenta e ripetuta valutazione del quadro clinico (frequenza cardiaca e respiratoria, vasocostrizione cutanea, diuresi, stato della coscienza) ed ecografico (variazione inspiratoria della vena cava inferiore, comparsa di congestione interstiziale polmonare, cinesi cardiaca).

Una volta assicurato un adeguato riempimento volemico, il persistere di ipotensione può richiedere un supporto dell'inotropismo miocardico o l'impiego di farmaci vasopressori:

Nel caso di PAS 70-100 mmHg:

- dobutamina a dosaggi di 2-20 µg/kg/min (iniziare a 2,5 e incrementare ogni 3-5 minuti);
- se persistono valori pressori e perfusione inadeguati si può aggiungere noradrenalina: dosaggio di 0,025-0,15 µg/kg/min (iniziare a 0,05 e incrementare ogni 3-5 minuti);
- l'adrenalina è oggi considerato un farmaco di seconda scelta, ma è a volte ancora impiegato in alternativa all'associazione noradrenalina-dobutamina nei pazienti con ipotensione non estrema in considerazione del suo effetto inotropo positivo e di un minor effetto vasocostrittore in confronto alla noradrenalina. Il suo dosaggio è 0,015-0,15 µg/kg/min (iniziare a 0,02 µg/kg/min e incrementare ogni 3-5 minuti).

Nel caso di PAS <70 mmHg:

- noradrenalina: dosaggio di 0,025-0,15 µg/kg/min (iniziare a 0,05 e incrementare ogni 3-5 minuti);
- ottenuto un incremento pressorio sarà possibile associare un farmaco inotropo (dobutamina a dosaggi di 2-20 µg/kg/min iniziando a 2,5 e incrementando ogni 3-5 minuti);
- gli altri farmaci inotropi (enoximone, milrinone, levosimendan) non sono indicati nel trattamento del paziente in fase acuta e sono in genere riservati alla gestione specialistica del paziente ricoverato.

Profilo 3 (paziente freddo e umido)

- PAS <100 mmHg;
- congestione polmonare;
- ipoperfusione periferica.

Si tratta del quadro più complesso che richiede un attento equilibrio di interventi volti a ridurre il precarico (CPAP e diuretici) e di farmaci volti a migliorare la funzione cardiaca (inotropi e vasopressori). I farmaci e le dosi sono quelli già descritti per i due profili precedenti, ma in questi pazienti un monitoraggio emodinamico continuo (invasivo, mini invasivo o non invasivo) è d'obbligo e il trasferimento verso una unità di terapia intensiva o un laboratorio di emodinamica deve essere precoce.

Rivascolarizzazione

La rivascolarizzazione coronarica è il presidio terapeutico cardine nel paziente con IMA complicato da shock, con una riduzione di mortalità significativa a 6 mesi, 1 e 6 anni. Il numero di pazienti da trattare con terapia di supporto più rivascolarizzazione per salvare una vita è di circa 8 (NNT). La rivascolarizzazione coronarica può essere effettuata mediante intervento percutaneo (PCI) oppure mediante by-pass aorto-coronarico (BPAC) a seconda dell'anatomia vascolare e della sede delle lesioni coronariche. Tuttavia solo una minoranza di pazienti con IMA e shock viene indirizzata verso la chirurgia. Le più recenti linee guida raccomandano il trattamento immediato della sola lesione *culprit* e un trattamento successivo delle lesioni critiche o instabili presenti oltre alla lesione *culprit* (**Tabella 16.2.19**).

Contropulsatore aortico

Il contropulsatore aortico è uno strumento che gonfia e sgonfia un palloncino di 30-50 mL posizionato per via transfemorale in aorta nella porzione discendente toracica. Il gonfiaggio del palloncino in diastole aumenta la pressione diastolica e la pressione di perfusione coronarica, mentre lo sgonfiaggio del palloncino in sistole riduce il post-carico e facilita lo svuotamento del ventricolo sinistro.

Questo strumento è stato usato per decenni e tuttora viene largamente impiegato per la sua capacità di migliorare il flusso coronarico nei pazienti ipotesi senza indurre una vasodilatazione sistemica.

Tabella 16.2.19. Classi di raccomandazione e livello di evidenza delle diverse opzioni di trattamento nelle linee guida europee e nord americane

Opzione di trattamento	Linee guida ESC/EACTS 2018 sulla rivascolarizzazione miocardica	Linee guida ACC/AHA 2018 sul trattamento dello STEMI
Rivascolarizzazione con PCI	I/B	I/A
By pass aorto coronarico (quando PCI non indicata)	I/B	I/A
Contropulsatore aortico nello shock refrattario	IIb/C in casi selezionati	I/B in casi selezionati

I risultati di un recente studio randomizzato multicentrico, il trial IABP-SHOCK II hanno però ridimensionato l'utilizzo del contropulsatore aortico, non avendo dimostrato un miglioramento della sopravvivenza a 30 giorni rispetto alla terapia standard, né un beneficio sugli altri outcome presi in esame (lattato sierico, funzionalità renale, numero di giorni in terapia intensiva). Il contropulsatore viene quindi consigliato oggi solo come misura ponte verso la chirurgia in caso di shock cardiogeno dovuto a rottura di setto, di parete ventricolare o di corda tendinea (livello di evidenza IIa/C) oppure come supporto per un periodo di tempo limitato al paziente con shock cardiogeno refrattario alla terapia medica e alla rivascolarizzazione coronarica (livello di evidenza IIb/C).

ECMO (ExtraCorporeal Membrane Oxygenation)

L'ECMO (veno-arterioso) è una modalità di completo supporto della funzione cardiopolmonare costituito da una pompa e da un ossigenatore a membrana che può essere utilizzato come "ponte" verso il recupero spontaneo del miocardio (es. miocarditi o tossicità da farmaci) o verso la cardiochirurgia. L'ECMO è considerato ad oggi lo strumento meno costoso capace di garantire anche per un periodo prolungato il sostegno del circolo e della funzione respiratoria. Diversi studi clinici di numerosità ridotta hanno dimostrato la sua efficacia in pazienti con shock cardiogeno da IMA, da miocardite, da cardiotomia e da farmaci. Le indicazioni al suo impiego nei pazienti in shock cardiogeno si basano a tutt'oggi sul consenso degli esperti. Pur essendo una tecnica di pertinenza specialistica, l'ECMO può essere instaurato in tempi brevi e può essere impiegato anche nella fase di trasporto dei pazienti più complessi verso un centro di riferimento.

Bibliografia di riferimento

LA LAVAGNA

- *Lo shock cardiogeno è una condizione che richiede un approccio interdisciplinare fin dalle prime fasi.*
- *La causa di gran lunga prevalente di shock cardiogeno è l'infarto del miocardio. In questo caso la prognosi è correlata alla precocità della rivascolarizzazione coronarica.*
- *Non tutti i pazienti in shock sono ipotési, ma una riduzione dei valori pressori rispetto a quelli abituali in presenza di segni clinici e laboratoristici di ipoperfusione tissutale è sufficiente per porre la diagnosi.*
- *L'ecografia (cuore, polmone, vena cava inferiore) è uno strumento indispensabile nell'approccio al paziente in shock cardiogeno. La monitorizzazione emodinamica con strumenti non invasivi facilita scelta e calibrazione della terapia farmacologica.*
- *Vasocostrittori e inotropi sono farmaci molto impiegati nel trattamento dello shock cardiogeno. Poiché aumentano il lavoro cardiaco e inducono tachicardia e aritmie devono essere utilizzati alle dosi minime efficaci e sospesi non appena possibile.*
- *Il contropulsatore aortico facilita la perfusione coronarica senza indurre vasodilatazione sistemica. Viene oggi consigliato soprattutto come intervento "ponte" verso l'emodinamica o la cardiochirurgia.*

Appunti/Commenti

Shock cardiogeno

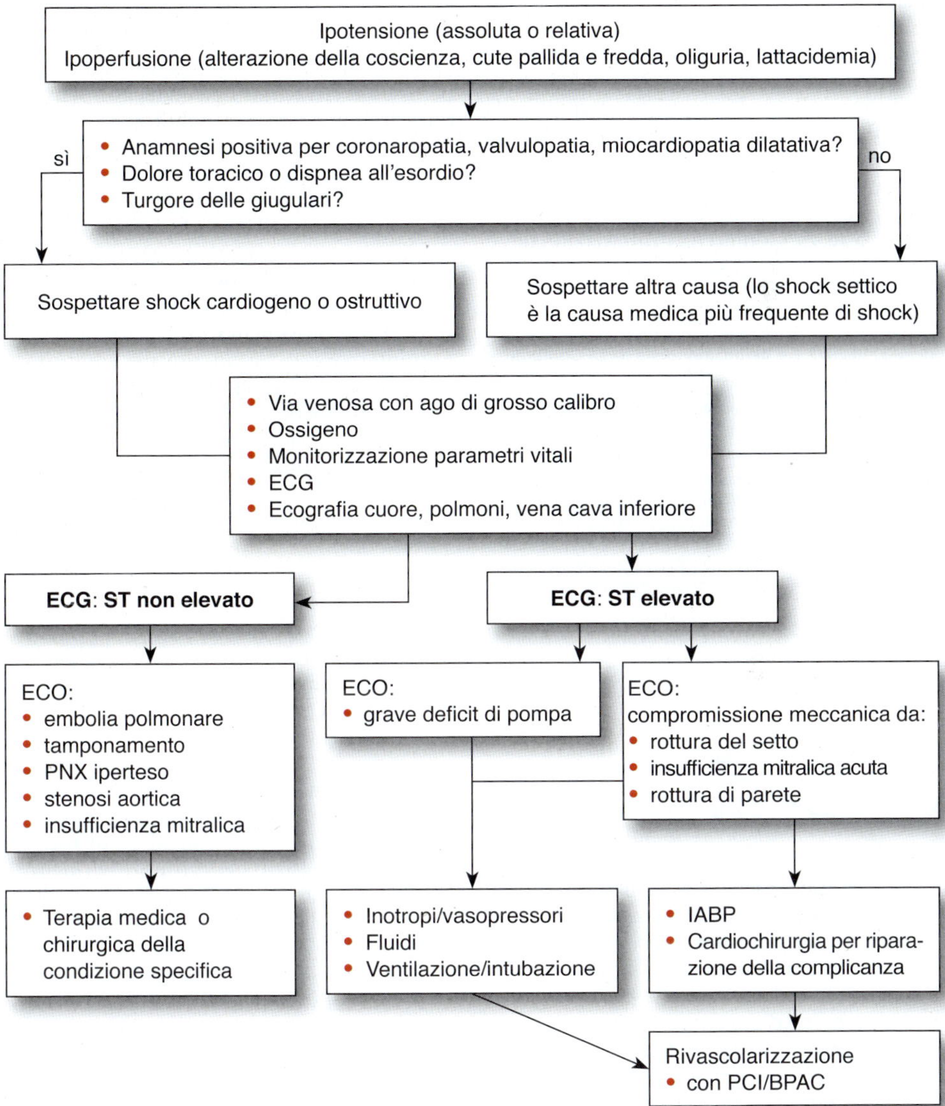

SHOCK SETTICO

Definizione

La sepsi è una sindrome innescata da un agente infettivo e determinata dall'interazione tra le caratteristiche del patogeno (tipo, aggressività, resistenze agli antibiotici etc.) e dell'ospite (età, genetica, comorbidità, stato immunitario etc). La sepsi si differenzia da una infezione per la presenza di una risposta aberrante dell'ospite e per la comparsa di disfunzioni d'organo.

Le più recenti definizioni di sepsi proposte dalla terza Conferenza Internazionale di Consenso (Sepsis 3) sono riassunte nella Tabella 16.2.20.

Tabella 16.2.20. Le definizioni della terza Conferenza di consenso (Sepsis 3 - 2016)

SEPSI (mortalità attesa >10%).	Infezione accertata o sospetta che causa un incremento di almeno 2 punti di SOFA score
SHOCK SETTICO (mortalità attesa >40%)	Sepsi con ipotensione che richiede la somministrazione di vasopressori per mantenere una PAM ≥65 mmHg dopo adeguata somministrazione di liquidi (20-30 mL/kg) e in presenza di valori di lattato >2 mmol/L.

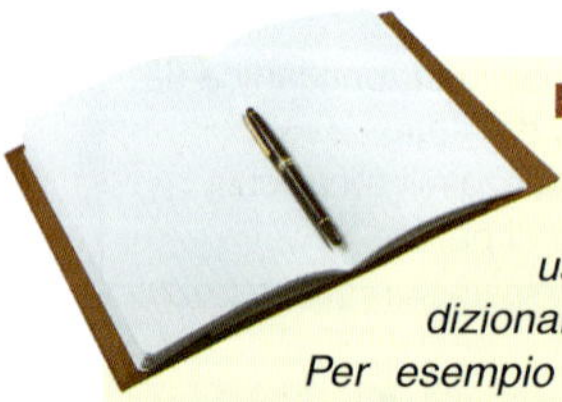

IL TACCUINO

Le definizioni che usiamo possono condizionare le nostre decisioni. Per esempio molti sarebbero più aggressivi se invece di identificare un paziente come portatore di "polmonite e insufficienza renale" avessero diagnosticato la sua condizione come "sepsi grave a partenza polmonare". Lo stesso sarebbe probabilmente vero se invece di parlare di "ipotensione in infezione urinaria" avessero deciso di usare più correttamente il termine di "shock settico a partenza urinaria". Identificare precocemente una sepsi significa anticipare una terapia che è tempo-dipendente.

Visto che il SOFA score, su cui si basa la diagnosi di sepsi, contiene variabili di laboratorio non immediatamente disponibili, ai fini pratici è stato proposto l'utilizzo in urgenza di un punteggio semplificato (il QuickSOFA) per identificare prontamente i pazienti ad elevato rischio di outcome sfavorevole (Tabella 16.2.21). Il QuickSOFA non si è però dimostrato sufficientemente sensibile quando impiegato per escludere la presenza di una sepsi.

Indipendentemente dalle definizioni, è importante ricordare sempre che la sepsi è una sindrome evolutiva, la cui gravità può modificarsi velocemente in senso negativo o positivo, e che nella definizione di sepsi rientrano situazioni cliniche fortemente diverse tra loro. Basti pensare alla differenza che può intercorrere tra un giovane adulto precedentemente sano che sviluppa acutamente una meningococcemia con coagulopatia e un grande anziano con Alzheimer, diabete e scompenso cardiaco congestizio che presenta ipotensione e confusione a seguito di una infezione urinaria da catetere a permanenza.

Fisiopatologia

In presenza di una sepsi l'ospite attiva sia una risposta proinfiammatoria – che può essere responsabile di fenomeni di danno tissutale – sia una risposta antiinfiammatoria che può indurre immunodepressione. La direzione, l'estensione e la durata di queste reazioni sono determinate tanto da fattori legati all'ospite (caratteristiche genetiche, età, copatologie, terapie immunosoppressive) quanto da fattori legati al patogeno (tipo e virulenza). Da un punto di vista fisiopatologico i principali aspetti dello shock settico sono:

- la vasoplegia (shock distributivo);
- le alterazioni del microcircolo (riduzione del circolo capillare per alterazioni reo-

Tabella 16.2.21. Criteri QuickSOFA (qSOFA) per identificazione di pazienti a rischio di outcome negativo

Almeno 2 dei seguenti: • Alterazione dello stato mentale • Frequenza respiratoria >22 atti/min • Pressione arteriosa sistolica <100 mmHg

logiche, ridotta sensibilità recettoriale e altre cause) responsabili di fenomeni di shunting;

- le alterazioni dell'endotelio (aumentata permeabilità e passaggio di liquido nell'interstizio);
- la disfunzione miocardica (endotossine, mediatori infiammatori con effetto cardiodepressivo, ossido nitrico e altre cause) che interessa il 40-60% dei pazienti con sepsi grave e che è reversibile con la risoluzione della sepsi nella maggior parte dei casi.

Epidemiologia

L'incidenza della sepsi è calcolata in circa 300 casi/100.000 abitanti nei paesi occidentali ed è in crescita progressiva con un incremento stimato pari a 1,5% all'anno. Anche se parte di questo aumento è attribuibile ad una migliore rilevazione dei dati, si ritiene che la crescita nell'incidenza di questa sindrome sia principalmente dovuta all'aumento nell'impiego di procedure invasive e all'incremento nella popolazione di soggetti anziani (nei quali l'incidenza è di 2-3 volte superiore a quella della popolazione generale) o con neoplasia o altre cause di immunodepressione. La mortalità aumenta col passaggio da sepsi a shock settico ed è influenzata dalle caratteristiche dell'ospite, dal numero di organi insufficienti e dalla precocità con cui viene instaurata una terapia adeguata. In termini assoluti la mortalità per sepsi/shock settico varia tra il 15 e il 50% a seconda delle caratteristiche delle popolazioni arruolate nei diversi studi. Si è assistito ad un significativo calo della mortalità nel corso dell'ultimo decennio, ma il numero assoluto di morti per sepsi resta invariato a causa della maggiore incidenza ed è superiore a quello dei pazienti che muoiono ogni anno per infarto del miocardio o per tumore della mammella.

Cause

La sepsi e lo shock settico possono essere causati da molte specie di microorganismi. Gli agenti eziologici differiscono nelle diverse situazioni geografiche, ma negli ultimi decenni è stato diffusamente segnalato un incremento delle sepsi secondarie ad infezioni da batteri Gram positivi (*Staphylococcus aureus*, stafilococchi coagulasi negativi, enterococchi e streptococchi) che hanno sorpassato quelle da Gram-negativi (Enterobacteriaceae – in particolare *Escherichia coli* e *Klebsiella pneumoniae* – e *Pseudomonas aeruginosa*). Più rare, ma da non dimenticare in gruppi selezionati di pazienti, sono le infezioni fungine, in particolare da Candida. Per quanto riguarda la fonte settica vi sono differenze tra le infezioni acquisite in comunità e quelle che insorgono nei pazienti ospedalizzati dove, pur permanendo una origine prevalente dai polmoni e dalle vie urinarie, si riscontrano più infezioni post chirurgiche o dovute alla ventilazione invasiva o al posizionamento di cateteri endovascolari. Una diagnosi precoce del sito di origine dell'infezione consente di attivare quando indicato interventi di rimozione della fonte e di ottimizzare la terapia antibiotica.

Diagnosi e prima valutazione

La sepsi si può manifestare con una pluralità di sintomi, spesso sfumati o aspecifici. Questo può rallentare il processo diagnostico e ritardare l'inizio di provvedimenti terapeutici la cui efficacia è tempo dipendente. Da un punto di vista generale si può dire che si deve sempre porre la sepsi in diagnosi differenziale per ogni paziente che si presenti con una sintomatologia riconducibile a malattia infettiva o con una alterazione dei parametri vitali non altrimenti spiegata o infine con nuovi segni clinici o laboratoristici di insufficienza d'organo. La presenza dei criteri di SIRS è frequente, ma ha bassa sensibilità e specificità diagnostica. Circa il 12% dei pazienti con sepsi grave non presenta i criteri classici di SIRS ed in particolare la febbre può essere assente nel 20-40% dei casi. La **Tabella 16.2.22** riassume i criteri generalmente riconosciuti come indicatori di insufficienza d'organo.

Anamnesi

Oltre a ricercare la comparsa di sintomi suggestivi per infezione (febbre, dispnea, tosse, dolore addominale, diarrea, disuria, manifestazioni cutanee, cefalea, alterazioni

Tabella 16.2.22. Criteri di sepsi grave (da Linee guida SSC 2012)

- Ipotensione sepsi indotta
- Lattato >2 mmol/L
- Volume urine <0,5 mL/kg/ora per oltre 2 ore nonostante reintegro volemico
- Insufficienza respiratoria con PaO_2/FiO_2 <250 quando la polmonite non è la fonte settica
- Insufficienza respiratoria con PaO_2/FiO_2 <200 quando la polmonite è la fonte settica
- Creatinina >2 mg/dL (o incremento di almeno 50% sui valori noti)
- Bilirubina >2 mg/dL
- Piastrine <100.000/µL
- Coagulopatia (INR >1,5)

del sensorio, etc.) l'anamnesi deve concentrarsi sulle copatologie del soggetto, ponendo particolare attenzione ai fattori di rischio per patogeni multiresistenti. Per quanto riguarda il rischio di infezione bisognerà in particolare valorizzare la presenza di una neoplasia attiva, di un pregresso trapianto, di patologie croniche debilitanti, di un recente intervento chirurgico, di una terapia dialitica, di diabete mellito, di infezione da HIV, di trattamento con cortisone o altri immunodepressori oltre all'utilizzo attuale o recente di cateteri venosi o vescicali, di PORT o di altri *device* possibile veicolo di infezione. Per quanto riguarda il rischio di infezione da patogeni multiresistenti devono essere poste domande relative a recenti episodi di ospedalizzazione o ricovero in RSA e a pregressi cicli di antibioticoterapia. La Tabella 16.2.23 riassume i criteri di rischio per infezione da patogeni produttori di ESBL, da MRSA, e da funghi.

Obiettività

L'obiettività dei pazienti con sepsi può variare in considerazione della presenza o meno di un quadro di shock conclamato, della fonte settica responsabile dell'infezione, delle copatologie e dei trattamenti farmacologici che il soggetto assume cronicamente. È importante ricordare che, come detto più sopra, la temperatura corporea può essere normale o bassa anche in pazienti con infezioni gravi e che il primo sintomo di ipoperfusione tissutale è in genere una alterazione aspecifica della coscienza o del comportamento. Tra i parametri vitali è importante valorizzare un riscontro non altrimenti spiegato di tachicardia o tachipnea e ricordare come sia possibile trovarsi di fronte ad un quadro di grave ipoperfusione tissutale anche in presenza di valori di pressione arteriosa ancora normali. Per converso può essere utile ricordare che la sepsi è la causa medica più frequente di ipotensione persistente.

Esami al letto del paziente

Nella pratica clinica d'urgenza, alcuni esami in grado di dare un risultato nel giro di

Tabella 16.2.23. Criteri di rischio per infezioni da particolari patogeni

Germi produttori di ESβL	MRSA	Funghi
Recente ricovero in ospedale o RSA	Recente ricovero in ospedale o RSA	
Precedenti isolamenti di germi produttori di ESβL nel paziente o nei contatti	Precedenti isolamenti di MRSA nel paziente o nei contatti	Precedenti isolamenti di miceti nel paziente o nei contatti
4 o più cicli di antibiotico (specie cefalosporine o chinolonici) negli ultimi 12 mesi	4 o più cicli di antibiotico (specie cefalosporine o chinolonici) negli ultimi 12 mesi	
	Tossicodipendenza, presenza di cateteri o PORT, dialisi	
	Immunosoppressione	Immunosoppressione da trapianto allogenico, neutropenia secondaria a malattia ematologica, terapia con immunosoppressori delle cellule T, infezione da HIV con CD4+ <200
	Cura di ferite o ulcere a domicilio	Interventi sulle vie biliari o sul piccolo intestino

pochi minuti possono essere eseguiti al letto del paziente in concomitanza con l'anamnesi, l'esame obiettivo e i primi interventi di stabilizzazione.

Nel caso del paziente con sepsi accertata o sospetta sono di estrema utilità:

- la misurazione con emogasanalizzatore del lattato. Un valore >2 mmol/L associato ad ipotensione persistente consente una diagnosi di shock settico, mentre un valore >4 mmol/L rappresenta un segno di iperattivazione adrenergica tissutale di tale entità da consentire la diagnosi di shock settico (spesso detto shock criptico) anche in presenza di una pressione arteriosa ancora normale;
- la misurazione della saturazione venosa centrale di ossigeno ($ScVO_2$). Anche se difficile da attuarsi in una primissima fase, in quanto richiede il posizionamento di un catetere venoso centrale, è un utile metodo per valutare l'adeguatezza dell'apporto di ossigeno ai tessuti (vedi la sezione generale di questo capitolo);
- l'ecografia d'urgenza focalizzata. È un esame di grande utilità per avere informazioni su:
  - lo stato volemico del paziente e la sua risposta al carico di liquidi (ecografia della vena cava inferiore e del polmone);
  - la localizzazione della fonte settica che è individuabile ecograficamente in oltre il 60% dei casi (ecografia di addome, polmone e parti molli), con la principale eccezione delle infezioni urinarie;
  - l'inotropismo cardiaco, importante per valutare indicazione e risposta all'utilizzo di farmaci inotropi (ecografia cardiaca);

Passive leg raising

Esami di laboratorio e microbiologici

I più comuni esami di laboratorio vengono eseguiti nel paziente settico con l'obiettivo di identificare la presenza di insufficienze d'organo e di eventuali scompensi metabolici direttamente legati all'evento settico o conseguenti a condizioni cliniche associate o preesistenti. Altri esami sono invece comunemente utilizzati come supporto alla diagnosi di infezione quando questa sia clinicamente incerta. Gli esami più diffusi a questo scopo sono la proteina C reattiva (PCR) e la procalcitonina. La procalcitonina ha maggiore specificità e i suoi valori correlano meglio di quelli della PCR con la gravità del quadro settico. Nonostante valori molto bassi di procalcitonina possano suggerire diagnosi alternative e valori molto elevati possano assumere un valore prognostico negativo, l'impiego maggiormente condiviso della procalcitonina è quello di documentare la regressione del quadro settico nell'ambito di politiche di *stewardship* degli antibiotici.

Le emoculture e gli esami colturali di altri liquidi biologici hanno la massima resa diagnostica quando vengono eseguiti in Pronto Soccorso precocemente e, quando possibile, prima di avere iniziato una terapia antibiotica. In un paziente con sepsi grave o shock settico la terapia antibiotica non deve comunque mai essere ritardata solo perché per qualsiasi ragione risulti impossibile praticare gli esami microbiologici. La Tabella 16.2.24 elenca la positività attesa delle emoculture suddivisa per sede di infezione. Oltre alla sede di infezione, il fattore che più influenza

Tabella 16.2.24. Percentuale di positività attesa da emoculture prelevate prima del trattamento antibiotico (da Stratton 2000)

Sede di infezione	Positività attesa
Cellulite acuta	2%
Infezione del piede diabetico/vascolare	10%
Malattia febbrile acuta in neutropenico	20%
Pielonefrite	20%
Polmonite acquisita in comunità	30%
Meningite batterica acuta	50%
Osteomielite acuta	50%
Fascite necrotizzante	80%
Endocardite batterica	95%
Tromboflebite batterica suppurativa acuta	100%

la resa delle emoculture è la quantità di sangue prelevato che deve essere di 40-60 mL in 2-3 coppie di flaconi per aerobi e anaerobi.

Diagnostica per immagini

Come è già stato detto, l'ecografia è la tecnica di diagnostica per immagini di maggiore utilità nelle prime fasi dell'approccio clinico al paziente con sepsi grave, sia perché è spesso in grado di identificare precocemente la fonte settica, sia perché consente il monitoraggio dell'efficacia degli interventi terapeutici. Questo non riduce l'importanza della radiologia tradizionale, in particolare per quanto riguarda l'impiego della TC nella diagnostica addominale quando l'ecografia non sia risolutiva o in tutte le situazioni nelle quali sia importante una migliore definizione anatomica a fini chirurgici.

Monitorizzazione

Il monitoraggio del paziente settico durante le prime ore di trattamento si basa sulla clinica e sulla ripetizione seriata di alcuni degli esami che già sono stati indicati per la valutazione iniziale del paziente. La Tabella 16.2.25 riassume le indicazioni riportate nell'aggiornamento del 2015 delle linee guida della *Surviving Sepsis Campaign* per quanto riguarda la rivalutazione del compenso emodinamico e della perfusione tissutale in corso di trattamento.

Il miglioramento dello stato mentale e della perfusione cutanea, l'incremento della diuresi e della pressione arteriosa e il ritorno verso valori normali della frequenza cardiaca e respiratoria sono segni prognosticamente favorevoli. I valori di lattato e di $ScVO_2$, la cui evoluzione è un indice in genere affidabili dell'andamento della perfusione tissutale, devono essere controllati nel tempo, ma sono soggetti ai possibili fattori di confondimento già menzionati nella parte generale di questo capitolo e devono quindi essere sempre interpretati con riferimento al quadro clinico.

Dell'utilizzo della PVC o della variazione respiratoria del diametro della vena cava inferiore si è già discusso. Ambedue le metodiche forniscono utili informazioni sulla risposta alla infusione di liquidi, ma non sono un indice diretto dell'incremento della gittata cardiaca che andrebbe, quando possibile, monitorizzata con una delle metodiche non invasive oggi disponibili.

Tabella 16.2.25. Rivalutazione dello stato volemico e della perfusione tissutale dopo la prima fase resuscitativa (adattata da Aggiornamento SSC 2015)

Rivalutare lo stato volemico e la perfusione tissutale con:
1. Valutazioni cliniche ripetute: parametri vitali, obiettività cardiopolmonare, refill capillare, quadro cutaneo.
2. Almeno 2 dei seguenti:
   - Misurazione della PVC
   - Misurazione della $ScVO_2$
   - Ecografia cardiovascolare *bedside*
   - Valutazione dinamica della risposta al carico volemico (*passive leg raising o fluid challenge*)
   - Metodiche non invasive per valutazione della gittata cardiaca

Terapia e tempo-dipendenza

La sepsi e lo shock settico vengono oggi considerati patologie tempo-dipendenti in quanto è stato ben dimostrato che la prognosi dipende da una diagnosi precoce e dall'inizio altrettanto precoce di un trattamento adeguato. Questa consapevolezza ha portato allo sviluppo di semplici indicazioni di comportamento per gli operatori che si trovano di fronte ad un paziente gravemente settico. Tra queste hanno avuto grande diffusione quelle note sotto il nome di *Sepsis Six* (Tabella 16.2.26) da attuarsi entro un'ora dalla prima valutazione

IL TACCUINO

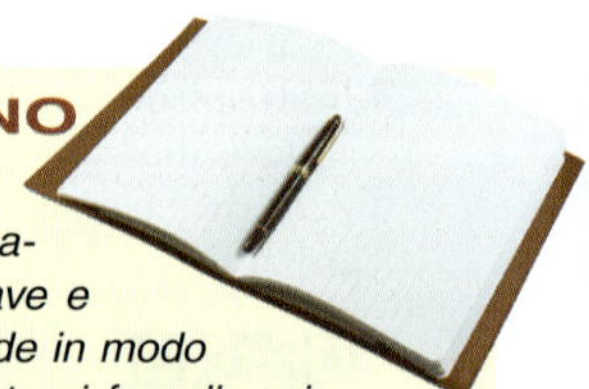

La prognosi dei pazienti con sepsi grave e shock settico dipende in modo importante da quanto si fa nelle prime ore. È stato dimostrato che quando si riescono a mettere in atto tutti i "Sepsis Six" (Tabella 16.2.24) nella prima ora, è molto più probabile che il paziente riceva un trattamento completo e corretto durante tutta la fase rianimatoria in Pronto Soccorso.

Tabella 16.2.26. I Sepsis Six

1.	Misurare la diuresi
2.	Misurare i lattati
3.	Prelevare emoculture
4.	Somministrare ossigeno
5.	Somministrare antibiotici
6.	Somministrare liquidi

del paziente. Si tratta di indicazioni ragionevoli che, pur non essendo sostenute da forti evidenze, ricordano quali siano gli elementi fondamentali della terapia del paziente settico: il sostegno del circolo, l'ossigenazione periferica, la diagnosi e il trattamento dell'infezione. Per quanto riguarda la precocità dell'intervento che, come detto, è un elemento che guida l'approccio al paziente settico, è importante ricordare che si tratta di una indicazione che viene prevalentemente da casistiche di pazienti in shock settico. Nei pazienti in buon equilibrio emodinamico è consentito non iniziare immediatamente la terapia quando sia necessario un approfondimento diagnostico. Alcuni studi hanno infatti documentato che nel 20% dei pazienti ricoverati in terapia intensiva con diagnosi di sospetto shock settico, non si confermava la presenza di infezioni ad una seconda, più attenta valutazione.

Infine, la precocità della somministrazione ha un rilievo diverso per componenti diverse della terapia (antibiotici, liquidi, farmaci vasoattivi).

Antibiotici

L'associazione tra ritardo nella somministrazione di una corretta terapia antibiotica ed incremento della mortalità è stata dimostrata da diversi studi. Nonostante due recenti meta-analisi non confermino un sicuro vantaggio in termini di mortalità per la somministrazione di antibiotici entro la prima ora dalla diagnosi, come suggerito dalle linee guida, è opinione condivisa che una adeguata terapia antimicrobica debba essere somministrata nel più breve tempo possibile, subito dopo il prelievo degli esami colturali, ma anche prima se per qualsiasi motivo non fosse possibile eseguirli rapidamente. Questo appare particolarmente vero per i pazienti in shock settico.

Oltre alla precocità della terapia è essenziale una corretta selezione degli antibiotici da utilizzare che si deve basare sulle caratteristiche del paziente (gravità clinica, allergie, insufficienze d'organo, condizioni fisiopatologiche che influenzano la distribuzione del farmaco, recenti terapie con antimicrobici), sul sito dell'infezione (quando determinabile), sulle caratteristiche dei microorganismi (sensibilità dei patogeni più frequenti, fattori di rischio per multiresistenza). Infine, nel selezionare l'antibiotico o l'associazione di antibiotici più indicata, è importante fare attenzione al fatto che siano lipofilici o idrofilici e concentrazione o tempo-dipendenti, in quanto questo può condizionare posologia e modalità di somministrazione.

In generale si può affermare che la terapia antibiotica debba essere in una prima fase ad ampio spettro e guidata dal probabile sito di infezione. La prima dose di farmaco deve essere piena, indipendentemente dalla funzione renale del paziente. Nelle ore e nei giorni seguenti la frequenza delle somministrazioni andrà invece adattata ad eventuali insufficienze d'organo e i principi attivi modificati o ridotti in considerazione dei risultati dei test microbiologici.

La Tabella 16.2.27 riporta a titolo puramente esemplificativo un possibile protocollo di terapia antibiotica (vedi anche la sezione di terapia antimicrobica, Capitolo 21).

Liquidi

Come già detto nelle sintetiche premesse fisiopatologiche di questo capitolo, lo shock settico è eminentemente uno shock distributivo, caratterizzato da un aumento della capacitanza del letto venoso, da una alterazione della permeabilità dell'endotelio con spostamento di liquidi nell'interstizio, da una riduzione del volume circolante efficace e del ritorno venoso al cuore destro. Per contrastare almeno in parte queste alterazioni fisiopatologiche, la somministrazione di liquidi è stata da sempre considerata una componente fondamentale del trattamento. Negli ultimi 20 anni sono state inoltre generalmente condivise l'importanza di una somministrazione il più possibile precoce (per migliorare la perfusione prima che i mitocondri risultino irreversibilmente danneggiati da ipossia e de-

Tabella 16.2.27. Un esempio di terapia antibiotica empirica a partire dalla sede di infezione

Sito d'infezione	Caratteri	Piperacillina/ tazobactam	Meropenem	Vancomicina	Ceftriaxone	Levofloxacina	Linezolid	Metronidazolo	Echinocandina	Daptomicina	Rifampicina
Sede ignota/ Bloodstream	ESBL–	■		■							
	ESBL+		■	■							
Polmonite	Comunitaria				■	■					
	Nosocomiale o Alto Rischio		■			■	■ *				
Infezioni addominali	Di comunità ESBL-	■									
	Di comunità ESBL +		■					■			
	Nosocomiale		■	■				■	■ *		
Infezioni cute e tessuti molli	Non Fournier		■							■ *	■
	Fournier	■						■	■ *		
Urosepsi	ESBL-	■									
	ESBL+		■								

* Considera consulenza infettivologica.

ficit energetico) e con modalità a "boli rapidi ripetuti" (per ottenere il massimo incremento possibile del volume intravascolare e per verificare la risposta al carico volemico).

Maggiore discussione si è invece avuta in letteratura per quanto riguarda la scelta dei liquidi da infondere e la loro quantità. In estrema sintesi e alla luce delle attuali conoscenze si può affermare che:

- i liquidi da prediligere sono i cristalloidi, in quanto i colloidi non hanno dimostrato alcun significativo vantaggio in termini di controllo dello stato di shock, a fronte di maggiori effetti collaterali (soprattutto insufficienza renale, ma anche reazioni anafilattiche e alterazioni della coagulazione). Tra i cristalloidi il Ringer lattato è da preferirsi alla soluzione fisiologica che può indurre un quadro di acidosi ipercloremica, specie quando infusa in elevate quantità;
- l'impiego di albumina non trova indicazione nelle primissime ore di terapia ed è di dubbia utilità anche nelle successivo fasi di consolidamento e di mantenimento della volemia;
- la dose di carico per i pazienti con sepsi o shock settico è di circa 20 mL/kg da somministrare in boli refratti di circa 500 mL. Sono essenziali il monitoraggio clinico e strumentale della risposta al carico volemico e della potenziale insorgenza di interstiziopatia polmonare (ecografia) o di edema polmonare acuto (clinica). Ulteriori quantità di cristalloidi possono essere sommi nistrate nella certezza di ipovolemia e risposta positiva al carico volemico;
- nelle ore successive alla iniziale fase rianimatoria, la somministrazione di liquidi deve essere continuata con minore intensità mirando a tornare nel giro di 12-24 ore ad un equilibrio del bilancio idrico. Sono infatti numerosi gli studi che, pur su popolazioni di pazienti molto diverse tra di loro per caratteristiche e luogo di cura, documentano una associazione tra bilancio idrico positivo e mortalità.

La Tabella 16.2.28 riassume la terminologia utilizzata in questo paragrafo per quanto riguarda l'infusione di liquidi, mentre la Tabella 16.2.29 presenta le indicazioni di massima per modalità di infusione e di monitoraggio nelle diverse fasi della somministrazione di liquidi.

Vasopressori

Si rimanda all'analogo paragrafo del capitolo introduttivo per quanto riguarda le indicazioni generali sull'impiego di questi farmaci negli stati di shock. Nello specifico contesto dello shock settico si devono tenere presenti le seguenti indicazioni:

- non esistono studi di adeguata qualità che dimostrino che la terapia con vasopressori migliora l'outcome dei pazienti con shock settico. L'indicazione all'uso di questi farmaci si basa prevalentemente su conoscenze di fisiopatologia e sull'opinione di esperti. Esistono studi di confronto tra diversi farmaci che possono orientare le scelte cliniche;
- la noradrenalina è il vasopressore di prima scelta nei pazienti settici. Studi com-

Tabella 16.2.28. Terminologia delle infusioni

Bolo di liquidi	Infusione rapida di liquidi che ha l'obiettivo di correggere uno stato di shock da ipovolemia relativa o assoluta. Tipicamente consiste nella somministrazione di almeno 500 mL di cristalloidi (ma spesso di più) in un tempo massimo di 15 minuti
Fluid challenge	Infusione di 250 mL in 5-10 minuti con successiva rivalutazione degli effetti clinici ed emodinamici. L'obiettivo è quello di valutare se il paziente risponde positivamente al supporto volemico
Infusione di liquidi	Somministrazione continua di liquidi per via endovenosa con l'obiettivo di mantenere l'omeostasi, rimpiazzare le perdite o prevenire il danno d'organo (per esempio infondendo liquidi in corrispondenza della somministrazione di mezzo di contrasto)
Liquidi di mantenimento	Somministrazione endovenosa di liquidi quando il paziente non sia in grado di assumerne una quantità adeguata per via orale. Deve essere adattata alle necessità del singolo paziente e deve tenere presenti le perdite. In un paziente che non presenta perdite patologiche, la somministrazione di liquidi di mantenimento non dovrebbe in genere superare 1-2 mL/kg/ora
Bilancio idrico	La somma algebrica dei liquidi somministrati ed eliminati nell'unità di tempo considerata (in genere nelle 24 ore)
Sovraccarico idrico	Bilancio idrico positivo (accumulo di liquidi) espresso come proporzione del peso corporeo basale. Un sovraccarico idrico >10% ha in genere effetti clinici negativi

Tabella 16.2.29. Le diverse fasi della somministrazione di liquidi nello shock settico

	Rianimazione	Ottimizzazione	Stabilizzazione	Recupero
Obiettivi	Mantenimento delle funzioni vitali; correzione dello shock	Correzione delle insufficienze d'organo; ottimizzazione della perfusione tissutale	Mantenimento della perfusione tissutale e d'organo; bilancio idrico di equilibrio	Ritorno ad una normale modalità di perfusione; mobilizzazione dei liquidi accumulati
Tempo	Minuti	Ore	Ore/giorni	Giorni/settimane
Fenotipo	In shock	Instabile	Stabile	In recupero
Modalità	Boli rapidi	Infusione e uso conservativo di fluid challenge	Liquidi di mantenimento solo se inadeguata assunzione per os	Liquidi per os se possibile; evitare l'utilizzo inutile di infusioni
Monitoraggio	Stato mentale, parametri vitali, riempimento capillare, lattati	Parametri vitali, riempimento capillare, diuresi, lattati, $ScVO_2$, PVC, ecografia vena cava inferiore	Parametri vitali, diuresi, lattati	Parametri vitali, diuresi
Quantità	Almeno 1000 mL di cristalloidi	Almeno 20-30 mL/kg di cristalloidi	Secondo necessità (di solito non più di 1-2 mL/kg/ora)	Il minimo necessario

parativi con la dopamina ne hanno infatti dimostrato la minore aritmogenicità. Una metanalisi suggerisce un possibile vantaggio anche in termini di mortalità;

- l'uso dei vasopressori deve sempre essere preceduto da un rispristino della volemia. Un grande studio retrospettivo su oltre 3000 pazienti in shock settico documenta che l'outcome migliore si ottiene quando i vasopressori vengono iniziati non prima della prima ora e non oltre la sesta ora dall'inizio del trattamento in concomitanza con la somministrazione di almeno 1 L di liquidi nella prima ora e 2,4 L tra la prima e la sesta ora;
- l'obiettivo della terapia con vasopressori viene indicato dalle linee guida in una MAP = 65 mmHg. Valori più alti possono essere ricercati in pazienti noti per ipertensione arteriosa, ma nella popolazione generale non vi sono vantaggi nell'ottenere una MAP >65 mmHg nelle prime ore di trattamento;
- vi è una possibile utilità nell'aggiungere un trattamento con vasopressina alla noradrenalina quando questa non raggiunga i risultati desiderati, ma i benefici sull'outcome non sono chiari ed è ragionevole riservare questo farmaco all'impiego nei reparti di terapia intensiva.

Inotropi

Nei grandi trial sullo shock settico meno del 5% dei pazienti sono stati trattati con inotropi. La somministrazione di dobutamina in associazione con la noradrenalina può essere presa in considerazione nei pazienti con inadeguata gittata cardiaca (valutata clinicamente o strumentalmente) a fronte di elevate pressioni di riempimento (valutate con PVC, collassabilità inspiratoria della vena cava inferiore o altre metodiche). La **Figura 16.2.11** presenta le curve di Frank-Starling relative ad un cuore normale e a situazioni di ridotta contrattilità miocardica. È evidente come, in un cuore scom-

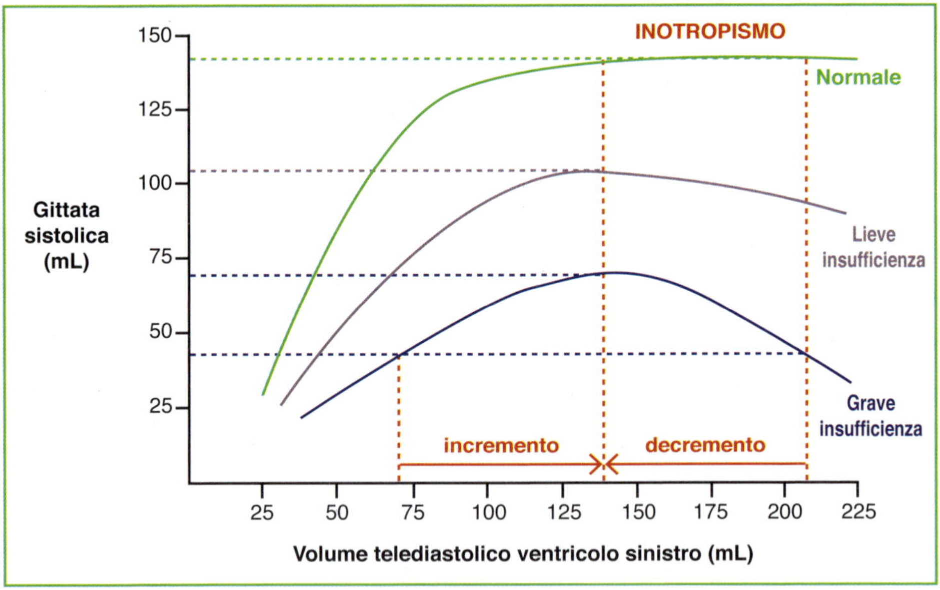

Figura 16.2.11. Curve di Frank Starling per pazienti con diverso livello di funzione cardiaca. Nel paziente normale l'aumento del precarico (espresso qui come volume telediastolico del ventricolo sinistro) aumenta progressivamente la gettata sistolica fino ad un massimo che corrisponde al livello di non ulteriore distensibilità meccanica delle fibre miocardiche. Nel paziente insufficiente la risposta al precarico è minore e può diventare negativa per l'aumento del liquido nell'interstizio miocardico e negli alveoli polmonari (*www.learnhemodynamics.com*).

pensato, la sola somministrazione di liquidi non sia in grado di ottenere un'adeguata gittata cardiaca e come anzi possa essere controproducente in un cuore con grave deficit dell'inotropismo.

L'impiego di dobutamina aumenta il lavoro cardiaco, il consumo di ossigeno da parte del miocardio, il rischio di ischemia e di aritmie.

Trasfusioni

Nonostante la concentrazione ottimale di emoglobina nello shock settico non sia stata studiata in modo specifico, gli studi relativi al supporto trasfusionale nel paziente critico non dimostrano differenze di mortalità o di complicanze tra pazienti mantenuti a valori di 7-9 g/dL di emoglobina e pazienti con valori di 10-12 g/dL. Considerando anche che la somministrazione di concentrati di emazie nei pazienti settici aumenta il contenuto arterioso di ossigeno, ma non il consumo di ossigeno a livello tissutale, le linee guida internazionali consigliano oggi di trattare con emotrasfusioni il paziente settico che, anche come conseguenza di abbondante infusione di cristalloidi, abbia valori di emoglobina <7 g/dL.

Rimozione della fonte settica

Quando la fonte settica sia rimovibile o aggredibile chirurgicamente, è importante programmare l'intervento con precocità in modo da poterlo attuare, a paziente stabilizzato, entro il tempo massimo di 12 ore indicato dalle linee guida internazionali. Nel caso di una possibile infezione di catetere venoso centrale questo deve essere rimosso non appena sia disponibile un nuovo e adeguato accesso venoso.

Come principio generale vale quello della minima aggressività secondo cui devono essere preferite le tecniche meno invasive in quanto più tollerate da un paziente in condizioni critiche. A solo titolo di esempio, in caso di colangio-colecistite acuta si dovranno considerare nell'ordine una ERCP, un drenaggio percutaneo della via biliare o una colecistectomia per via laparoscopica con bonifica delle vie biliari. La non disponibilità di una tecnica non invasiva non giustifica in ogni caso il rinvio dell'intervento al di là dei termini di tempo indicati.

Altri interventi terapeutici

Numerosi altri interventi terapeutici possono essere messi in atto nel paziente settico, in considerazione dell'evoluzione del quadro clinico e delle diverse possibili manifestazioni di insufficienza organica. Tra questi citiamo il trattamento steroideo, il mantenimento di adeguati valori glicemici, il supporto ventilatorio, la dialisi, un'adeguata nutrizione, la profilassi della trombosi venosa profonda e dell'ulcera da stress. La trattazione di questi argomenti va al di là degli obiettivi di questo capitolo e riguarda prevalentemente la gestione dei pazienti ammessi in un reparto di terapia intensiva.

Bibliografia di riferimento

LA LAVAGNA

- *Bisogna pensare alla possibilità di una sepsi di fronte a qualsiasi alterazione dei parametri vitali o a segni o sintomi di insufficienza d'organo o di infezione.*
- *La somministrazione precoce (obiettivo 1-3 ore) di una corretta associazione di antibiotici è l'intervento con l'impatto favorevole sulla prognosi meglio documentato.*
- *L'ecografia consente di identificare la fonte settica in oltre il 60% dei pazienti settici. Ad una pronta identificazione deve corrispondere una veloce eradicazione (obiettivo <12 ore) ogni volta che ciò sia indicato.*
- *La somministrazione di liquidi è una terapia essenziale nello shock settico. Deve essere aggressiva in una primissima fase e poi tendere verso l'equilibrio del bilancio idrico.*
- *I vasopressori e gli inotropi sono utili nel trattamento di alcuni pazienti ma il loro beneficio sull'outcome non è documentato. La noradrenalina è il farmaco vasopressore di prima scelta nei pazienti in shock settico.*

Appunti/Commenti

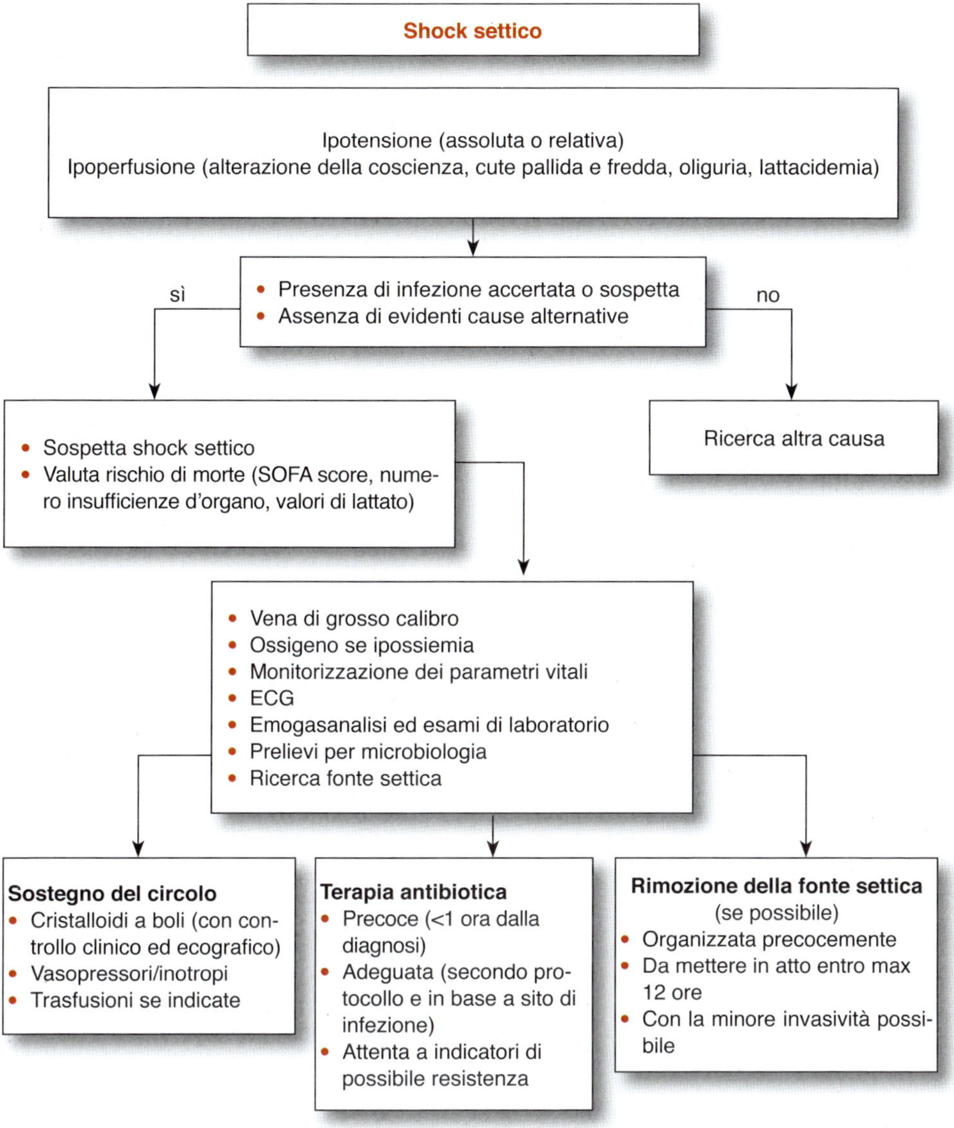
Shock settico
Ipotensione (assoluta o relativa)
Ipoperfusione (alterazione della coscienza, cute pallida e fredda, oliguria, lattacidemia)
• Presenza di infezione accertata o sospetta
• Assenza di evidenti cause alternative
sì
no
• Sospetta shock settico
• Valuta rischio di morte (SOFA score, numero insufficienze d'organo, valori di lattato)
Ricerca altra causa
• Vena di grosso calibro
• Ossigeno se ipossiemia
• Monitorizzazione dei parametri vitali
• ECG
• Emogasanalisi ed esami di laboratorio
• Prelievi per microbiologia
• Ricerca fonte settica
Sostegno del circolo
• Cristalloidi a boli (con controllo clinico ed ecografico)
• Vasopressori/inotropi
• Trasfusioni se indicate
Terapia antibiotica
• Precoce (<1 ora dalla diagnosi)
• Adeguata (secondo protocollo e in base a sito di infezione)
• Attenta a indicatori di possibile resistenza
Rimozione della fonte settica (se possibile)
• Organizzata precocemente
• Da mettere in atto entro max 12 ore
• Con la minore invasività possibile

ANAFILASSI E SHOCK ANAFILATTICO

Definizione

Non esiste una definizione universalmente condivisa di anafilassi; l'Accademia Europea di Allergologia ed Immunologia Clinica definisce l'anafilassi come una reazione di ipersensibilità severa, generalizzata o sistemica e potenzialmente fatale.

L'interessamento della cute e delle mucose è tipico, così come quello del sistema respiratorio e del circolo ma è spesso coinvolto anche il sistema gastro-enterico.

La più recente classificazione distingue tra anafilassi di tipo allergico (Ig-E o non Ig-E mediata) e anafilassi di tipo non allergico. Le reazioni responsabili dei gravi quadri di shock anafilattico sono quasi unicamente quelle Ig-E mediate, generalmente in risposta ad un antigene cui si è avuta una precedente esposizione, in particolare alimenti, veleno di insetti, farmaci e lattice (Tabella 16.2.30).

Epidemiologia

La vera incidenza dell'anafilassi è sconosciuta: le ultime linee guida della Società Mondiale di Allergologia riportano 103 casi all'anno ogni 100.000 abitanti, l'American College of Allergy Asthma and Immunology descrive dai 30 ai 950 casi ogni 100.000 per anno, mentre infine In Europa l'incidenza stimata è di 100-300 casi ogni 100.000. L'incidenza varia anche in base alle fasce di età e ai diversi antigeni. L'anafilassi severa da alimenti è più frequente nei bambini mentre quella da farmaci lo è negli adulti, anche se in questo secondo caso esiste un fattore espositivo confondente. Infine sono fattori di rischio l'atopia e una storia di asma.

L'exitus da shock anafilattico è poco frequente con una incidenza che varia dallo 0,5 al 2% e riguarda in particolare i casi nei quali l'antigene responsabile è un alimento e l'episodio accade fuori dall'ospedale. I casi fatali di anafilassi da alimenti negli Stati Uniti sono circa 150 all'anno, seguono le punture d'insetto con 25-50 morti all'anno. La maggior parte delle morti è associata alla mancata somministrazione o alla somministrazione ritardata di adrenalina.

Il decesso è causato dal collasso cardiovascolare e dalla compromissione respiratoria; la morte sopraggiunge rapidamente con un intervallo medio di 10-30 minuti dall'esposizione all'antigene (Figura 16.2.12).

Fisiopatologia

L'anafilassi è causata dal rilascio di mediatori chimici da mastcellule e basofili. Questo porta ad una liberazione di sostanze vasoattive che inducono vasodilatazione, essudazione vasale, spasmo della muscolatura liscia e secrezioni ghiandolari.

Lo shock anafilattico si caratterizza per un'evoluzione particolarmente rapida con interessamento delle vie aeree ed esito potenzialmente letale in breve tempo se non si attua un trattamento tempestivo. Si tratta di uno shock eminentemente distributivo, legato a vasodilatazione arteriolare, aumento della permeabilità capillare e broncocostrizione. L'aumentata permeabilità capillare può essere anche causa di un edema polmonare lesionale non cardiogeno.

Tabella 16.2.30. Alimenti e farmaci più frequentemente causa di anafilassi

ALIMENTI	FARMACI
Latte Uova Arachidi Frutta a guscio Pesce Molluschi Crostacei Soia Semi di sesamo	Antibiotici Anestetici per via endovenosa Aspirina e FANS Oppiodi Mezzo di contrasto per via endovenosa Oppioidi Vaccinazioni

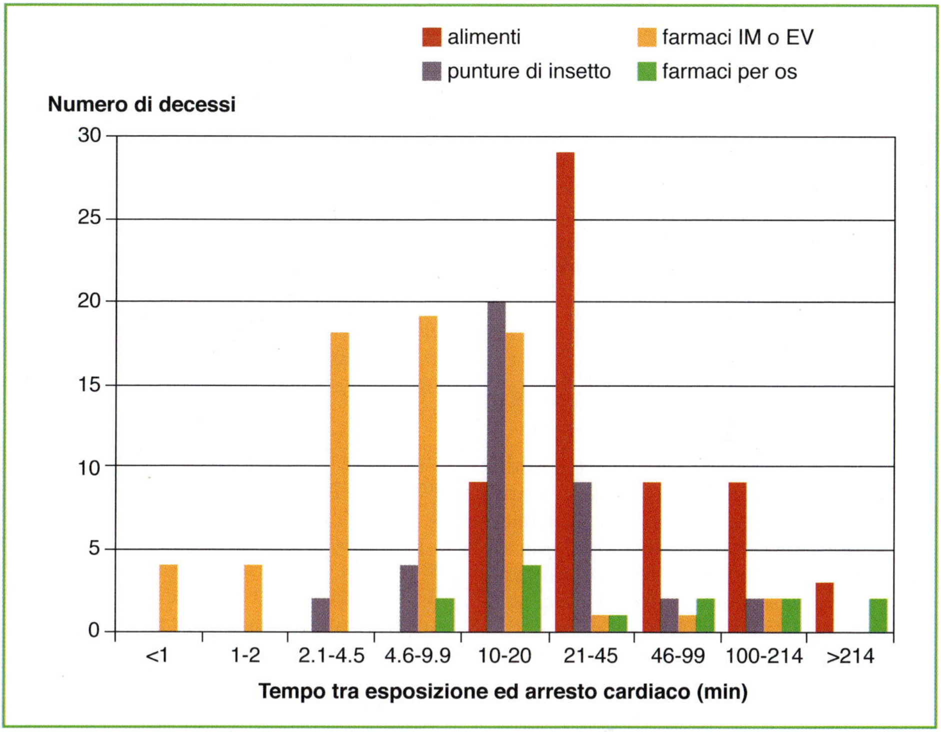

Figura 16.2.12. Tempo tra esposizione all'allergene e arresto cardiaco (Brown 2001).

Presentazione clinica e diagnosi

Le manifestazioni dell'anafilassi possono presentarsi con livelli molto variabili di gravità. La Tabella 16.2.31 riassume i segni e i sintomi da considerare per una prima veloce valutazione della severità di un attacco. La diagnosi di anafilassi come causa dei sintomi si basa principalmente su un'anamnesi che evidenzi la relazione temporale tra comparsa dei sintomi e contatto con una presunta sostanza responsabile.

Le linee guida dello UK Resuscitation Council hanno proposto i seguenti criteri diagnostici.

Un'anafilassi è molto probabile in presenza di:

- inizio acuto dei sintomi (da minuti a ore) con interessamento della cute e/o mucose e almeno uno tra:
  - difficoltà respiratoria
  - ipotensione arteriosa o segni di ipoperfusione;
- due o più dei seguenti sintomi che insorgono velocemente dopo esposizione ad un probabile allergene:
  - interessamento muco-cutaneo
  - difficoltà respiratoria
  - ipotensione arteriosa o segni di ipoperfusione
  - disturbi gastroenterici persistenti;

Tabella 16.2.31. Sintomi e segni di anafilassi secondo un approccio ABCDE

Airway	Edema, stridore, disfonia
Breathing	Tachipnea, sibili, fatica respiratoria, cianosi
Circulation	Pallore, sudorazione, ipotensione, alterazione coscienza, aritmie
Disability	Alterazioni della coscienza
Exposure	Rash cutaneo

> **IL TACCUINO**
>
> *In alcuni casi, quando l'antigene viene a contatto con l'organismo attraverso il torrente circolatorio come accade in caso di veno-puntura o di somministrazione endovenosa di un farmaco, lo shock anafilattico si può manifestare in assenza di sintomi cutanei, gastroenterici o respiratori.*

> **IL TACCUINO**
>
> *La triptasi è una proteasi prodotta solo nel citoplasma dei mastociti che viene liberata in corso di anafilassi. La sua determinazione non è necessaria per la diagnosi, ma può risultare utile nei casi dubbi. Bisogna però tenere presente che l'esame è meno sensibile nei bambini, nelle reazioni ad allergene alimentare e in quelle prevalentemente respiratorie. I risultati sono più attendibili se il prelievo viene eseguito tra 30 minuti e 3 ore dall'esordio dei sintomi.*

- ipotensione arteriosa dopo esposizione ad un allergene noto per quel paziente.

Tra le condizioni da porre in diagnosi differenziale vanno considerate la crisi asmatica acuta, l'angioedema ereditario o da ACE inibitori, la sindrome sgombroide. Quest'ultima è dovuta alla liberazione di istamina prodotta dai batteri che proliferano sulla pelle di pesci quali lo sgombro e il tonno. I sintomi caratteristici sono orticaria, vomito, diarrea e cefalea che rispondono al trattamento con antistaminici.

Trattamento

Il trattamento della anafilassi e dello shock anafilattico si basa su un rapido riconoscimento e sull'approccio ABCDE per la valutazione e il supporto delle funzioni vitali (Tabella 16.2.32).

La terapia iniziale delle forme gravi non dovrebbe essere ritardata per la mancanza di una storia anamnestica completa o di una diagnosi definitiva. Non appena raggiunta una ragionevole certezza diagnostica è obbligatoria la somministrazione immediata di adrenalina per via intramuscolare.

È essenziale una rapida valutazione delle prime vie aeree. In presenza di segni di ostruzione (stridore o distress respiratorio alto) è necessario procedere all'intubazione. È importante prepararsi per una possibile intubazione anche in presenza di edema della lingua o dell'orofaringe (uvula inclusa) o di alterazioni della voce, specialmente quando si sviluppano a breve distanza dall'esposizione all'allergene. In un numero limitato di casi può essere necessario ricorrere alla cricotiroidotomia d'urgenza, per assicurare una via aerea quando un grave edema delle prime vie aeree impedisca l'accesso alla glottide anche con l'uso di un videolaringoscopio. Una volta stabilizzati i parametri vitali e superata la fase acuta dello shock il paziente andrà tenuto in osservazione sotto stretto monitoraggio per escludere una ripresa dei sintomi (anafilassi ritardata).

Tabella 16.2.32. Anafilassi: classificazione per gravità

Grado lieve (dermatite allergica, solo cute e mucose) GCS 15; parametri vitali normali	Eritema generalizzato, orticaria, lacrimazione, edema periorbitario o angioedema.
Grado medio (interessamento respiratorio, cardiovascolare e intestinale ma parametri vitali nella norma) GCS 15; FR <15; PAS >90 mmHg	Dispnea, sibili, nausea, vomito, pre-sincope, diaforesi, dolore addominale.
Grado severo Ipossia, ipotensione, compromissione neurologica GCS <15; FR >25; PAS <90 mmHg SaO_2 $<92\%$	Stato confusionale, cianosi, stridore, oppressione del torace o giugulo, ipotensione o shock, incontinenza sfinterica.

APPROFONDIMENTI

Le reazioni allergiche trasfusionali

Le reazioni allergiche sono una delle complicanze più frequenti delle emotrasfusioni e non devono essere confuse con le ben più rare e gravi reazioni emolitiche causate da incompatibilità del gruppo AB0. Le reazioni allergiche cutanee hanno un'incidenza stimata di circa l'1%, mentre l'anafilassi si verifica meno di una volta ogni 10.000 trasfusioni.

Le reazioni allergiche possono essere causate da anticorpi diretti contro proteine plasmatiche presenti nel sangue del donatore (per esempio quando il donatore ha assunto alimenti o farmaci potenzialmente allergizzanti poco prima della donazione) e si manifestano più frequentemente in corso di trasfusione di plasma o piastrine. Dopo una reazione lieve e localizzata la trasfusione deve essere solo temporaneamente sospesa e può essere portata a termine dopo che il trattamento con antistaminici abbia controllato la sintomatologia ed i segni obiettivi. In caso di successive emotrasfusioni l'antistaminico dovrà essere somministrato come premedicazione.

Le reazioni anafilattiche gravi, molto più rare, si verificano generalmente in pazienti con pre-esistente deficit di IgA. In questi casi la trasfusione deve essere subito sospesa e deve essere iniziato il trattamento dello shock anafilattico che oltre all'antistaminico può prevedere l'utilizzo di adrenalina, corticosteroidi e liquidi secondo quanto indicato nel testo. Se si rendono necessarie ulteriori emotrasfusioni occorre utilizzare emazie lavate e piastrine o plasma da donatori con deficit di IgA, oppure sangue autologo.

I cardini della terapia sono:

- adrenalina per via intramuscolare;
- O_2 ad alto flusso (se SaO_2 <94%);
- riempimento volemico con boli di cristalloidi.

La restante terapia farmacologica contribuisce a ridurre intensità e durata dei sintomi ma non ha effetto salvavita. Al contrario di quanto spesso ritenuto, gli steroidi non sono farmaci di prima linea (Tabella 16.2.33).

Adrenalina

Adrenalina diluizione 1:1000. La via di somministrazione preferita è quella intramuscolare. Nell'adulto e nel bambino sopra i 12 anni, la dose iniziale è di 0,5 mg (pari a 0,5 mL) e può essere ripetuta ogni 5-10 minuti se necessario. La sede preferenziale d'iniezione è il muscolo vasto laterale della coscia. Quando l'anafilassi sia secondaria a puntura di insetto, una parte della dose, indicativamente 0,1-0,2 mL, può essere iniettata nella sede di esposizione dell'antigene.

La via endovenosa deve essere riservata ai casi gravi con edema laringeo e marcato broncospasmo quando la via intramuscolare non abbia sortito effetto. Questa via di somministrazione deve essere utilizzata solo da operatori esperti perché può scatenare

IL TACCUINO

Il cardine della terapia dello shock anafilattico è l'adrenalina. I restanti interventi farmacologici riducono intensità e durata dei sintomi ma non sono salvavita.
Mai utilizzare la diluizione standard 1:1000 per la somministrazione endovenosa.

Tabella 16.2.33. Approccio terapeutico al paziente con anafilassi

Grado lieve
• Antistaminici anti-H1: clorfenamina 10-20 mg i.m. o e.v. lenta seguita da 8 mg os ogni 8 ore se necessario • Antistaminici anti-H2: ranitidina 50 mg e.v. seguita da 150 mg per os ripetibile ogni 8 ore se necessario • Corticosteroidi: idrocortisone 200 mg o metilprednisolone 60 mg e.v. ripetibili
Grado medio-severo
Monitorizzare il paziente (ECG-SpO_2- PA) • Ossigeno ad alto flusso • Adrenalina 0,5 mL di una soluzione 1:1000 i.m. (vasto laterale della coscia), ripetibile • Cristalloidi: se ipotensione o shock somministrare 500-1000 mL in bolo ripetibili • Antistaminici anti-H1: clorfenamina 10-20 mg i.m. o e.v. lenta seguita da 8 mg os ogni 8 ore se necessario • Antistaminici anti-H2: ranitidina 50 mg e.v., poi 150 mg per os ogni 8 ore se necessario • Corticosteroidi: idrocortisone 200 mg o metilprednisolone 60 mg ripetibili • Salbutamolo per aerosol: se broncospasmo somministrare10-20 gtt per nebulizzazione o 4-8 puff con distanziatore, ripetibili dopo 20 minuti

aritmie maligne ed ischemia miocardica. In questo caso la dose da utilizzare è 1-2 mL di una soluzione 1:100.000 (diluire 0,1 mL di adrenalina 1:1000 in 10 mL di soluzione fisiologica).

Cristalloidi

Per quanto riguarda il riempimento volemico si utilizzano i cristalloidi come per le altre condizioni di shock ipovolemico o distributivo. Generalmente nell'adulto occorrono 500-1000 mL in bolo, da ripetersi se necessario.

Antistaminici

Sono farmaci di seconda linea. Il più utilizzato tra gli anti-H1 è la clorfenamina al dosaggio di 10 mg i.m. da ripetere ogni 6 ore. Si può aggiungere anche un anti-H2 come la ranitidina 50 mg e.v. e poi 150 mg per os ogni 8 ore anche se il suo utilizzo nello shock anafilattico non è condiviso.

APPROFONDIMENTI

La sindrome di Kounis

La sindrome di Kounis, o angina allergica, è la concomitante presenza di sindrome coronarica acuta e reazione allergica ad un qualsiasi allergene.
Esistono due varianti della sindrome di Kounis descritti recentemente in letteratura:

- **Tipo 1:** pazienti senza coronaropatia o fattori di rischio cardiovascolari in cui un insulto allergico induce spasmo coronarico senza movimento enzimatico o con movimento enzimatico fino all'infarto miocardico vero e proprio.
- **Tipo 2:** pazienti con coronaropatia pre-esistente, silente o nota, in cui l'insulto allergico causa l'infarto miocardico.

Il quadro clinico di presentazione può essere molto vario e include in varie combinazioni i sintomi dell'infarto e dell'anafilassi. Il trattamento deve essere volto innanzitutto a limitare l'insulto allergico che è il primum movens fisiopatologico delle manifestazioni cliniche e secondariamente alla terapia della sindrome coronarica acuta. In caso di sindrome di Kounis tipo 1 la terapia dell'anafilassi da sola è risolutiva.

Corticosteroidi

Sono indicati in particolare in caso di broncospasmo ed edema della glottide. Il loro effetto non è immediato, ma si sviluppa nelle ore e porta a prevenire l'80% dei casi di anafilassi ritardata. Si utilizzano in genere idrocortisone 200 mg e.v. ripetibili o prednisolone 40-100 mg e.v. nelle prime 24 ore. Alcune linee guida consigliano anche la somministrazione per os.

Glucagone

Nei pazienti in terapia con betabloccanti e shock resistente a fluidi e adrenalina si deve considerare l'impiego di glucagone, da somministrarsi endovena alla dose di 1 mg ripetibile dopo 5 minuti oppure di 1-5 mg in bolo in 5 minuti seguito da 5-15 µg/minuto in infusione.

Dimissibilità

La vera incidenza di una reazione anafilattica bifasica è sconosciuta e può variare dall'1 al 10%. Il rischio di una ripresa dei sintomi e la loro potenziale gravità si riducono comunque con il passare del tempo. Si ritiene di conseguenza che sia prudente trattenere i pazienti con shock anafilattico per almeno 6-12 ore dopo la risoluzione del quadro acuto. Al termine di tale periodo è opportuna una rivalutazione clinica per stabilire la necessità di altre terapie o di un ulteriore periodo di osservazione.

Prima di dimettere il paziente bisogna assicurarsi di aver dato chiare istruzioni sulla necessità di ripresentarsi in Pronto Soccorso alla prima ripresa dei sintomi. La prescrizione di terapia steroidea e antistaminica per almeno 3 giorni dalla dimissione controlla i sintomi orticarioidi e può ridurre la possibilità di una ricaduta. La prescrizione di adrenalina per autosomministrazione è indicata nel caso di anafilassi da puntura di insetto o da sostanze alimentari non facilmente evitabili. Nella grande maggioranza dei pazienti è utile programmare un *follow-up* allergologico.

In caso di diagnosi non completamente chiara, antigene non identificabile, sintomi di difficile controllo può essere opportuno un consulto allergologico pre-dimissione.

Bibliografia di riferimento

LA LAVAGNA

- *L'anafilassi è molto probabile in presenza di inizio acuto dei sintomi dopo l'esposizione ad un possibile antigene (minuti o decine di minuti) con interessamento della cute e/o delle mucose e almeno uno tra difficoltà respiratoria, ipotensione arteriosa o segni di ipoperfusione.*
- *La sola presenza di sintomi muco-cutanei o gastrointestinali non fa diagnosi di anafilassi ma i due insieme dopo esposizione ad un possibile allergene, sì.*
- *In almeno il 20% dei casi i sintomi muco-cutanei sono assenti.*
- *L'adrenalina è il farmaco cardine e va somministrata quanto prima in caso di sospetta anafilassi. I corticosteroidi non sono un farmaco dell'emergenza.*
- *Il paziente con anafilassi deve rimanere in osservazione in Pronto Soccorso adeguatamente monitorizzato per almeno 6-12 ore dalla diagnosi al termine delle quali deve essere rivalutato attentamente per decidere la strategia di dimissione con programma o ricovero.*

Shock anafilattico

Rapida insorgenza di:
- Rash o edema (assenti 20% dei casi)
- Disturbi respiratori
- Ipotensione

Soprattutto dopo esposizione ad allergene probabile o noto

↓

Trattare subito con adrenalina i.m.
- Proseguire ABCDE con attenzione alle prime vie aeree
- Monitorizzare parametri vitali
- Somministrare liquidi a boli
- Somministrare O_2 se necessario
- Somministrare steroidi e antistaminici

↓

Miglioramento clinico

sì →
- Osservare per almeno 6-12 ore per comparsa di eventuale reazione bifasica
- Dimettere con terapia steroidea per 3 giorni
- Valutare indicazione ad adrenalina per auto-somministrazione
- Consigliare *follow-up* allergologico

no →
- Ripetere adrenalina e considerare la via e.v.
- Proseguire liquidi, steroidi e antistaminici
- Considerare broncodilatatori per inalazione
- Considerare glucagone
- Rivalutare diagnosi differenziale (asma, shock settico, ...)

16.3 Periarresto: le ore e i minuti che precedono l'arresto cardiaco

Definizione

Con il termine di periarresto si intendono differenti condizioni cliniche caratterizzate da instabilità emodinamica ed accomunate dall'elevato rischio che, in assenza di adeguati e tempestivi trattamenti, il quadro evolva in arresto cardiaco (AC).

Epidemiologia

Ogni anno negli Stati Uniti circa 300.000 persone vanno incontro ad AC extraospedaliero, di queste circa il 92% muore.

Nel 70-85% dei casi la causa dell'arresto è una patologia cardiaca. Negli ultimi decenni l'implementazione delle conoscenze e l'educazione sanitaria della popolazione alle manovre di BLS-D ha salvato centinaia di migliaia di vite nel mondo. Nonostante ciò la mortalità per AC extraospedaliero rimane ancora altissima. L'analisi dei dati riferiti all'AC in ospedale non è più incoraggiante. Anche in un ambiente protetto quale l'ospedale, dove l'evento è spesso testimoniato da personale esperto, i tassi di sopravvivenza di rado superano il 20%. L'AC è raramente un evento improvviso ed imprevedibile, comunemente è preceduto da segni e sintomi di allarme di facile identificazione. In uno studio recente quasi l'80% dei pazienti ospedalizzati andati incontro ad AC aveva mostrato alterazioni dei parametri vitali fino ad 8 ore prima dell'evento. I pazienti andati incontro ad AC intraospedaliero con ROSC (*return of spontaneous circulation*) che vengono ricoverati in terapia intensiva, hanno una mortalità dell'80% prima della dimissione. In confronto, solo il 44% dei pazienti ricoverati in urgenza dal Pronto Soccorso in terapia intensiva, ovvero prima che si sia verificato un AC, muore prima della dimissione. Questi dati suggeriscono che vi sia un periodo di crescente instabilità prima dell'AC e che il riconoscimento precoce dei sintomi e segni di periarresto sia uno degli elementi prognostici essenziali. È necessario quindi un cambio di prospettiva: la maggioranza degli AC in ospedale dovrebbe essere classificata fra i fallimenti del soccorso piuttosto che come episodio casuale, isolato ed imprevedibile. Fare ciò presuppone un cambiamento culturale importante che porti ad azioni ed interventi finalizzati a prevenire piuttosto che a reagire ad un evento catastrofico. Le linee guida ILCOR 2015 sottolineano la necessità di differenziare i programmi organizzativi dei sistemi di assistenza. La separazione dei due percorsi e la creazione di una catena della sopravvivenza dedicata all'arresto cardiaco intraospedaliero è finalizzata ad implementare i sistemi che permettano un riconoscimento precoce dei segni di periarresto e consentano l'intervento di personale esperto nella gestione del paziente critico.

Riconoscimento del paziente instabile e il sistema di risposta rapida

Per facilitare il riconoscimento precoce del paziente critico sono stati testati dei sistemi di punteggio per l'allarme precoce (*early warning scores*, EWS). Il punteggio attribuito alle rilevazioni di uno o più parametri clinici oppure il punteggio finale dell'EWS orienta i sanitari verso il livello di intervento richiesto che va dalla intensificazione del monitoraggio con aumento della frequenza delle misurazioni dei parametri vitali sino alla richiesta di intervento del team di rianimazione. Nella **Tabella 16.3.1** è riportato un esempio di punteggio per l'allarme precoce.

Tabella 16.3.1. Modified Early Warning Score

	3	2	1	0	1	2	3
PAS	<70	71-80	81-100	101-199		>200	
FC		<40	41-50	51-100	101-110	111-129	>130
FR		<9		9-14	15-20	21-29	>30
T °C		<35		35-38,4	>38,5		
AVPU				A	V	P	U

Team medico di emergenza (medical emergency team, MET)

L'obiettivo è quello di sostituire il team dell'AC con un team che intervenga nella fase che precede l'arresto stesso. Questi team sono composti da personale medico e infermieristico esperto nella gestione del paziente critico. La loro attivazione avviene quando il paziente ha raggiunto un punteggio EWS di allarme o in presenza di uno specifico criterio di chiamata. La gestione clinica del team comprende anche la decisione di trasferimento in terapia intensiva e l'appropriatezza della rianimazione. Sebbene al momento i risultati degli studi non siano univoci e non sia dimostrato che il team di emergenza migliori in modo significativo i tassi di sopravvivenza, è ragionevole aspettarsi che l'implementazione delle conoscenze, della cultura e del personale dedicato alla gestione del periarresto possa portare ad una riduzione della mortalità da AC intraospedaliero. Nella Tabella 16.3.2 sono riportati i criteri di chiamata del MET del Liverpool Hospital di Sidney in Australia.

Fisiopatologia

Il periarresto comprende differenti condizioni patologiche accomunate da una bassa perfusione e/o ossigenazione tessutale. Il paziente in periarresto è quello in cui vi è un insufficiente apporto di O_2 ai tessuti (DO_2), apporto regolato dalla seguente formula:

$$\mathbf{DO_2 = CaO_2 \times CO}$$

dove DO_2 è l'apporto di ossigeno ai tessuti; CaO_2 il contenuto arterioso di ossigeno e CO la portata cardiaca. A sua volta la CaO_2 dipenderà dalla emoglobina circolante (Hb) e dalla saturazione di O_2 (SaO_2) secondo la formula: $CaO_2 = Hb \times SaO_2 \times 1{,}34$; la portata cardiaca dipenderà dalla frequenza cardiaca (FC), dalla contrattilità e dal volume circolante misurabile come gittata sistolica (SV). Possiamo pertanto riscrivere la precedente formula in:

$$\mathbf{DO_2 = (Hb \times SaO_2 \times 1{,}34) \times (FC \times SV)}$$

L'alterazione a carico di uno o più di questi fattori che si instauri rapidamente o che abbia superato i meccanismi di compenso,

Tabella 16.3.2. Criteri di chiamata del MET del Liverpool Hospital di Sidney in Australia

(A) Vie aeree	Rischio di ostruzione delle vie aeree	
(B) Respiro	Arresto respiratorio	
	Bradipnea	<5/min
	Tachipnea	>36/min
(C) Circolo	PAS	<90 mmHg
	Bradicardia	<40 bpm
	Tachicardia	>140 bpm
(D) Coscienza	Improvvisa diminuzione del livello di coscienza	
	Perdita di 2 punti di GCS	
	Convulsioni ripetute e prolungate	
Altro	Condizione preoccupante che non rientri nei criteri precedenti	

determinerà attraverso l'ipossigenazione tessutale la cascata di alterazione cellulari e d'organo preludio dell'AC.

Viene da sé che la fase immediatamente precedente l'AC, o periarresto, sarà caratterizzata da segni e sintomi di insufficiente ossigenazione tessutale e quindi di danno d'organo, indipendentemente dal fatto che la compromissione sia primitivamente a carico del sistema respiratorio o del sistema cardiocircolatorio. La rapida identificazione del primum movens e la sua tempestiva correzione quando rimovibile, sarà fondamentale per interrompere la cascata di alterazioni fisiopatologiche, anticamera dell'AC.

Clinica

Il quadro clinico del periarresto sarà espressione in parte della patologia di base e in parte della inadeguata perfusione tessutale. Comprenderà pertanto i classici segni e sintomi di ipoperfusione di organo vitale sia che essi siano primitivi o secondari. Le manifestazioni cliniche più comuni comprendono: alterazioni del sensorio, espressione di una bassa perfusione cerebrale, pallore cutaneo e cianosi periferica espressione della vasocostrizione periferica, dispnea e dolore toracico. L'approccio dovrà di conseguenza essere mirato ad intervenire tempestivamente sia sulla stabilizzazione delle funzioni vitali, attraverso una correzione della perfusione e ossigenazione tessutale con la terapia di supporto, sia al trattamento della patologia responsabile. Nella Tabella 16.3.3 sono riportati i segni e i sintomi più frequenti del peri-arresto.

Tabella 16.3.3. Segni e sintomi di inadeguata perfusione di organo

Organo	Segni/sintomi
Cute	Pallore, cianosi periferica, sudorazione algida
Cuore	Tachicardia, bradicardia, ipotensione
Polmone	Dispnea, tachipnea, bradipnea, distress respiratorio
SNC	Alterazione dello stato di coscienza dall'agitazione al sopore
Rene	Oliguria

Impressione iniziale e l'approccio ABCDE

Impressione iniziale

Il primo impatto con un paziente in periarresto è sostanzialmente visivo ed uditivo. Il medico che approccia il malato eseguirà in pochi secondi ed in modo "istintivo" una valutazione iniziale basata su pochi elementi. In questa fase spesso priva di dati anamnestici e di tutti i parametri clinici sarà possibile riconoscere nel paziente quei segnali d'allarme che indicano una condizione pericolosa per la vita. Il riconoscimento dei segni di periarresto richiede l'immediata attivazione del team di emergenza, la somministrazione di ossigeno se necessario, la monitorizzazione ECG, il reperimento di un accesso venoso periferico e la contestuale esecuzione di un prelievo ematico per gli esami di laboratorio, la raccolta dei paramentri clinici: PA e FC,

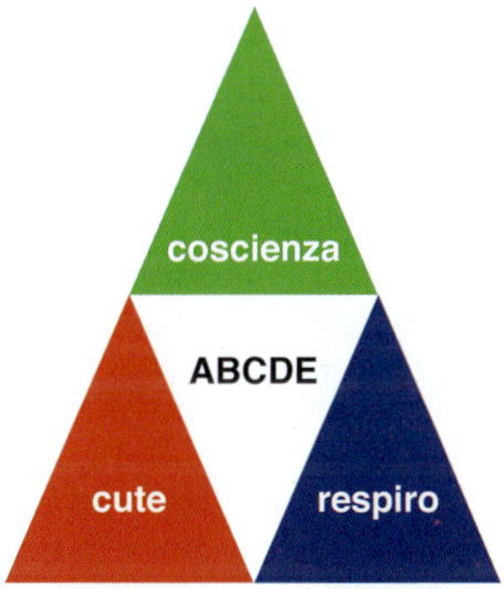

Valutazione iniziale. Coscienza, respiro e cute → L'impressione iniziale permette di inquadrare rapidamente una condizione a rischio di arresto cardiaco.
Coscienza. Chiama il paziente, valuta la risposta a domande semplici e ordini elementari. Agitazione, confusione, sopore sono alterazioni spesso progressive dello stato di coscienza che devono essere considerati campanelli d'allarme.
Dinamica respiratoria. Valuta frequenza respiratoria e lavoro respiratorio: bradipnea, tachipnea e ortopnea obbligata con reclutamento della muscolatura accessoria sono segni di distress respiratorio. Ascolta i rumori respiratori russamento e stridore sono segni di ostruzione alta delle vie aeree.
Cute. Pallore, cianosi e marezzatura esprimono vasocostrizione periferica, bassa perfusione e bassa ossigenazione tessutale.

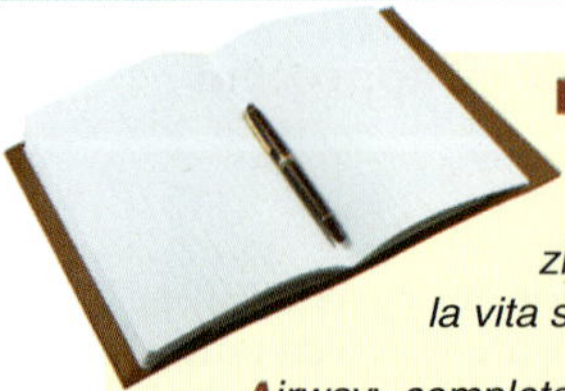

IL TACCUINO

Segni di una condizione minacciosa per la vita sono:

***A**irway: completa o severa ostruzione delle vie aeree.*
***B**reathing: apnea, bradipnea, tachipnea con aumento del lavoro respiratorio.*
***C**irculation: assenza di polsi palpabili, scarsa perfusione, ipotensione, bradicardia/tachicardia.*
***D**isability: non coscienza o coscienza alterata.*
***E**xposure: ipotermia significativa, emorragia significativa, petecchie-porpore indicative di shock settico, distensione addominale compatibile con addome acuto.*

SO_2 e FR, glicemia e T°C, la precoce esecuzione di un ECG e di una emogasanalisi arteriosa (EGA). È importante sottolineare come i singoli parametri clinici siano meno informativi delle modificazioni degli stessi nel tempo. In questa primissima fase il team leader avrà anche il compito di attribuire i ruoli ai diversi membri del team in modo da preparare la squadra a gestire l'eventuale arresto cardiaco.

Approccio ABCDE

La valutazione secondo l'approccio ABCDE mira a fornire un aiuto mnemonico e sequenziale finalizzato ad una valutazione rapida per punti. Ogni passaggio, richiede sempre due azioni distinte: la valutazione e il trattamento. Pertanto ogni qualvolta la valutazione individua un problema pericoloso per la vita sarà prioritario non ritardarne il trattamento specifico e non andar oltre sino a quando il problema non è risolto. È utile

Tabella 16.3.4. Cause di arresto cardiaco

Ipossia	Trombosi coronarica
Ipovolemia	Tamponamento cardiaco
Intossicazione da farmaci	Tromboembolia polmonare
Iper e ipokaliemia	Pneumotorace iperteso
Ipotermia	Acidosi
Ipoglicemia	Trauma

ricordare le cause più frequenti di arresto cardiaco al fine di identificare precocemente la causa del periarresto e prevenire l'arresto stesso (Tabella 16.3.4).

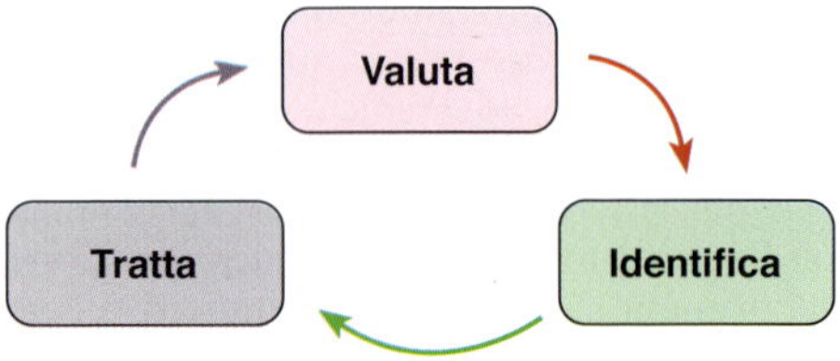

Airway. Valutazione delle vie aeree

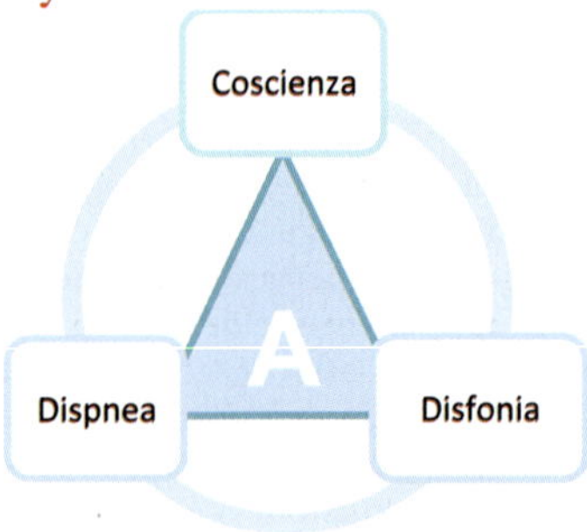

La valutazione del paziente in periarresto parte dalla valutazione delle vie aeree. L'ostruzione delle vie aeree può essere parziale o completa. L'ostruzione completa porta rapidamente all'arresto respiratorio e se non trattata all'AC. Raramente è un evento improvviso, spesso è preceduta da un'ostruzione parziale. I tempi di progressione da una forma parziale ad una completa variano in funzione del meccanismo causale: lentamente progressiva in caso di neoformazioni del faringe, rapidamente progressiva nell'angioedema allergico e improvvisa nelle ostruzioni da corpo estraneo. Le principali cause di ostruzione delle vie aeree sono riportate nella Tabella 16.3.5.

L'ostruzione delle vie aeree è sempre una emergenza e richiede un trattamento immediato, spesso effettuato da personale medico esperto. È prioritario che in presenza di criteri di allarme non si ritardi la richiesta di aiuto. Il paziente con ostruzione parziale delle vie aeree lamenta senso di soffocamento

Tabella 16.3.5. Cause più comuni di ostruzione delle vie aeree

Sangue, vomito, secrezioni
Riduzione del lume da compressione su faringe o laringe (edema, flogosi, tumori)
Corpi estranei (denti, protesi, cibo)
Laringospasmo
Epiglottide
Depressione del SNC → caduta della base della lingua nel paziente incosciente per perdita di tono della muscolatura oro-faringea

ed angoscia, non riesce a parlare e respira a fatica, è evidente il reclutamento della muscolatura respiratoria accessoria. Il trattamento dell'ostruzione delle vie aeree richiede oltre alla somministrazione di ossigeno, la pronta correzione del meccanismo causale. Ad esempio aspirazione di sangue o materiale alimentare, trattamento con adrenalina e steroidi se la causa è allergica, iperestensione del capo e il sollevamento del mento e posizionamento di cannula orofaringea o nasofaringea nel paziente con riduzione del livello di coscienza. Nel paziente traumatizzato con sospetto di danno cervicale si raccomanda di aprire le vie aeree attraverso la sublussazione della mandibola e non l'iperestensione del capo. Se le prime manovre falliscono e il paziente sviluppa o accentua un distress respiratorio si renderà necessario una gestione avanzata delle vie aeree. La patologia sottostante ed il livello dell'ostruzione guideranno la scelta terapeutica, la rimozione dei corpi estranei fallita attraverso l'aspirazione potrà essere eseguita in laringoscopia diretta o mediante fibroscopio. L'ostruzione da compressione ab estrinseco, da edema della glottide o da laringospasmo richiederà l'intubazione oro tracheale o in casi estremi la cricotirotomia. Qualunque sia la causa i segni che fanno pensare ad un arresto respiratorio immediato e alla necessità di intubazione oro-tracheale come provvedimento improcrastinabile sono il rapido deterioramento della coscienza, l'incapacità di mantenere lo sforzo respiratorio, lo stato di agitazione in decubito ortopnoico, il reclutamento della muscolatura accessoria, il respiro rapido e superficiale accompagnato da sudorazione profusa e l'impossibilità di parlare.

Valutazione vie aeree

- Guardare i movimenti del torace, ascoltare i rumori respiratori e il passaggio dell'aria.
- Cercare l'aumento dello sforzo inspiratorio e la presenza di suoni inspiratori anomali (es. russamento o stridore).
- Prepararsi alla gestione avanzata della via aerea, soprattutto in caso di rapido deterioramento clinico, patologia ad alto rischio di progressione rapida (anafilassi) o non risposta alle prime manovre di disostruzione.

Priorità terapeutiche

- Cercare i segni di ostruzione delle vie aeree.
- Trattare l'ostruzione come una emergenza.
- Non ritardare l'intervento di un esperto.
- Ricordarsi che in presenza di depressione del SNC la prima causa di ostruzione è la caduta della base della lingua sul faringe: l'iperestensione del capo e il sollevamento del mento, il posizionamento di una cannula orofaringea o nasofaringea permetteranno di liberare rapidamente e mantenere la pervietà delle vie aeree (nel paziente traumatizzato con sospetto di danno cervicale utilizzare la sublussazione della mandibola senza iperestensione del capo).

Breathing. Valutazione del respiro

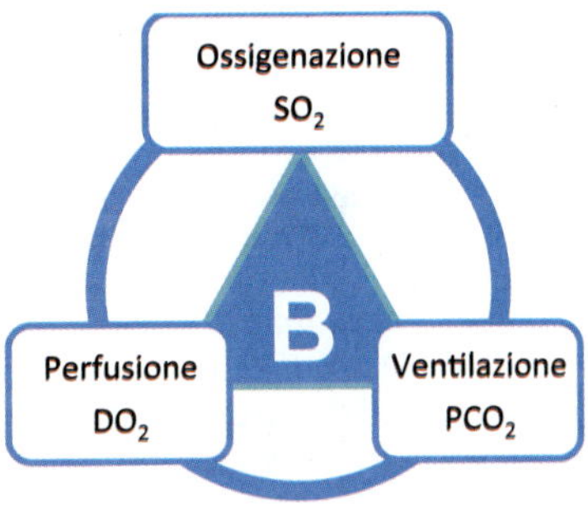

Il periarresto da insufficienza respiratoria può essere secondario ad una inadeguata ossigenazione, ventilazione od entrambe. Nelle forme gravi può evolvere nell'arresto respiratorio: questa condizione se non tempestivamente trattata porterà in breve all'arresto cardiaco. Spesso l'insufficienza respiratoria insorge per una combinazione di fattori o per un evento acuto su una patologia cronica come ad esempio un'infezione broncopolmonare o un trauma con fratture costali in un paziente affetto da broncopneumopatia cronica ostruttiva. Nella valutazione dell'insufficienza respiratoria sarà fondamentale avere chiaro come la ventilazione coinvolga il lavoro integrato del sistema nervoso centrale attraverso il centro del respiro posto nel tronco encefalico, la gabbia toracica e i polmoni. Il danno del centro del respiro situato a livello del tronco encefalico può determinare insufficienza respiratoria e/o arresto respiratorio centrale. Il lavoro respiratorio dipende dai muscoli della ventilazione: il diaframma, i muscoli intercostali e i muscoli accessori. I muscoli accessori della respirazione non sono necessari durante la ventilazione normale. Nei disordini respiratori che aumentano la resistenza delle vie aeree o riducono la compliance polmonare i muscoli accessori diventano indispensabili per generare la riduzione della pressione intratoracica necessaria per indurre il flusso inspiratorio. Il loro reclutamento è sempre indice di gravità del quadro. I muscoli intercostali sono innervati dal midollo a livello delle rispettive coste mentre il diaframma è innervato dal midollo a livello della terza, quarta e quinta costa; un trauma con danno spinale al di sopra di tale livello determina, attraverso una paralisi muscolare, un'insufficiente lavoro della muscolatura respiratoria. Le gravi patologie del sistema respiratorio possono compromettere gli scambi gassosi e/o la ventilazione. Le cause più frequenti comprendono le infezioni, le riacutizzazioni della BPCO, l'asma, l'embolia polmonare, la contusione polmonare, la sindrome da distress respiratorio acuto (ARDS) e l'edema polmonare cardiogeno. La funzione polmonare può essere compromessa anche da un compressione acuta ab estrinseco come lo pneumotorace o l'emotorace. Da questo breve quadro si desume che l'insufficienza respiratoria può derivare da patologie isolate o combinate del centro del respiro, del sistema neuromuscolare, delle vie aeree e dei polmoni. Il risultato sarà una alterazione della ossigenazione e/o ventilazione. L'alterazione degli scambi si tradurrà in ipossiemia, l'inadeguata ventilazione in ipercapnia ed ipossiemia.

Clinica

Il quadro sarà caratterizzato nel paziente cosciente da difficoltà respiratoria, il paziente lamenterà dispnea e sarà rilevabile una alterazione della frequenza del respiro. Un aumento della frequenza respiratoria al di sopra dei 30 atti/minuto, il reclutamento della muscolatura accessoria, la bradipnea ed il dissincronismo toraco-addominale sono sempre segnali di allarme. La presenza di alterazioni del sensorio quali irritatazione e/o confusione sono spesso conseguenza dell'ipossia mentre la letargia è più frequentemente causata dall'ipercapnia. La cianosi sebbene indicatore di gravità è un segno tardivo.

Diagnosi

L'integrazione dei dati anamnestici, dell'esame obiettivo e dei dati strumentali ci guida nella identificazione della causa. La pulsossimetria rappresenta un metodo non invasivo, semplice ed immediato per misurare l'adeguatezza della ossigenazione ed è molto utile sia per inquadrare la gravità dell'insufficienza respiratoria che per monitorizzare l'andamento clinico. Il suo limite principale è che non fornisce nessuna informazione sulla CO_2, quindi sulla ventilazione e non è inoltre attendibile nei pazienti con ipoperfusione e/o vasocostrizione periferica, nella intossicazione da CO e nelle metaemoglobinemie. Per valutare l'adeguatezza della funzione respiratoria è necessario indagare altri parametri (pH,$PaCO_2$,PaO_2,SaO_2DA-aO_2,PaO_2/FiO_2) che ci vengono forniti dall'emogasanalisi (EGA). Molti emogasanalizzatori forniscono anche il valore dei lattati che è indicativo della perfusione tessutale. Il suo aumento è, in genere, un indice di cattiva perfusione dovuta a insufficienza cardiocircolatoria isolata e/o ad alterazioni della funzione polmonare. La radiografia del torace pur essendo molto utile nel determinare la causa della dispnea acuta in Pronto Soccorso, è meno sensibile dell'ecografia del torace nella diagnosi di pneumotorace, versamento polmonare e edema polmonare acuto. L'ecografia ha inoltre il vantaggio di poter essere impiegata al letto del malato, anche più volte senza il rischio radiologico delle radiazioni ionizzanti e con possibilità di monitoraggio evolutivo. La valutazione ecografica integrata del cuore e della vena cava permette di avere elementi aggiuntivi sulla componente cardiogena ed emodinamica del malato. La angio-TC polmonare rimane il test più sensibile e specifico per la diagnosi di embolia polmonare.

Trattamento

La priorità terapeutica è quella di mantenere un'adeguata ossigenazione. Sarà pertanto necessario somministrare ossigeno ad alto flusso a tutti i pazienti ipossiemici con l'obiettivo di mantenere una SpO_2 compresa tra 94 e 98%; nei pazienti con anamnesi positiva per broncopneumopatie croniche il target si abbassa a 88-92%. Il secondo obiettivo è quello di ridurre il lavoro respiratorio e stabilizzare l'equilibrio idro-elettrolitico ed acido-base, senza dimenticare che l'identificazione della causa è indispensabile per il trattamento specifico. L'atelettasia, il broncospasmo, l'ingorgo secretivo e le infezioni impongono specifiche misure terapeutiche a cui si rimanda nelle sezioni del testo dedicate, mentre il trattamento di altri problemi come l'edema polmonare cardiogeno, la sindrome da distress respiratorio nell'adulto, la BPCO riacutizzata e le anomalie strutturali dei polmoni e della parete toracica necessitano di un trattamento ventilatorio. La ventilazione non invasiva con maschera facciale o con casco-scafandro può essere utile e può prevenire la necessita di intubazione orotracheale e di ventilazione meccanica invasiva. Il rapido deterioramento della coscienza, il reclutamento della muscolatura accessoria con l'incapacità di mantenere lo sforzo respiratorio, l'incapacità di proteggere le vie aeree, o di correggere le anomalie negli scambi gassosi, l'intolleranza nei confronti dell'interfaccia, il dissincronismo tra paziente e ventilatore sono elementi indicativi del fallimento della ventilazione meccanica non invasiva e della necessità di ricorrere alla intubazione orotracheale e alla ventilazione meccanica invasiva.

Valutazione vie aeree
• Valutare la dinamica respiratoria: frequenza respiratoria, decubito obbligato, reclutamento della muscolatura accessoria. • Le alterazioni del sensorio e la cianosi sono segni di allarme. • Monitorizzare la SpO_2. • L'anamnesi, l'EGA, RX torace/ecografia toracica ed integrata sono essenziali per l'inquadramento diagnostico ed il corretto trattamento. • Prepararsi a gestire un deterioramento attraverso la intubazione orotracheale e la ventilazione meccanica.
Priorità terapeutiche
• Somministrare ossigeno ad alto flusso a tutti i pazienti ipossiemici. • Ridurre il lavoro respiratorio. • Stabilizzare l'equilibrio idro-elettrolitico e acido-base. • Individuare la causa ed iniziare il trattamento specifico.

Circulation. Valutazione del circolo

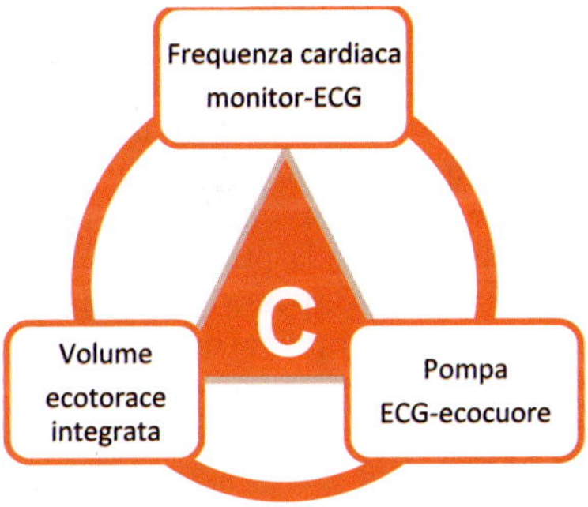

Un problema in B è causato da un danno di uno o più elementi anatomo-funzionali che consentono la ventilazione alveolare e quindi lo scambio dei gas.

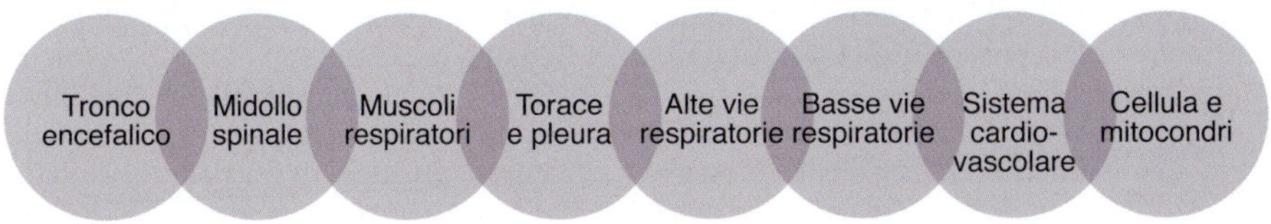

La patologia cardiaca sia primitiva che secondaria, conosciuta o spesso misconosciuta, rappresenta numericamente la prima causa di AC. Il cuore può arrestarsi improvvisamente o a seguito di una fase di inadeguata gittata. La causa più frequente di arresto cardiaco improvviso è un'aritmia secondaria ad una sindrome coronarica acuta, in questi casi il ritmo di presentazione più frequente è la fibrillazione ventricolare. L'arresto cardiaco può essere conseguenza di una patologia primitiva d'organo come nel caso dell'infarto miocardico o secondario al danno d'organo indotto dalla ipossia prolungata indipendentemente dall'eziologia. In questa fase dell'algoritmo avremo già escluso problematiche di A e di B, quindi ci concentreremo su tutte quelle patologie che possono portare ad una instabilità emodinamica attraverso le problematiche del circolo e che si traducono nel quadro clinico dello shock. Da un punto di vista fisiopatologico, le cause di shock possono essere ricondotte a quattro meccanismi differenti e non necessariamente esclusivi: riduzione della volemia, alterazione della pompa cardiaca, riduzione del ritorno venoso al cuore su base ostruttiva, riduzione delle resistenze periferiche. In sintesi nella diagnostica differenziale in urgenza il medico dovrà capire se il quadro di shock è causato da una alterazione isolata o combinata della frequenza cardiaca, della pompa o del volume circolante. Sebbene spesso questi fattori non siano isolati per semplicità didattica affronteremo gli argomenti separatamente.

Frequenza

Tachi e bradiaritmie con frequenze rispettivamente superiori a 150 bpm ed inferiori a 50 bpm possono provocare una riduzione della perfusione tessutale attraverso un calo della portata cardiaca. In un paziente in periarresto il riscontro di una alterazione della frequenza cardiaca comporta la necessità di dirimere se i segni e sintomi di instabilità emodinamica siano secondari alla aritmia stessa. In tal caso il trattamento di scelta sarà la correzione immediata della frequenza (cardioversione elettrica sincronizzata in caso di tachiaritmie, somministrazione di atropina o amine/PM transcutaneo nelle bradiaritmie) parallelamente, laddove possibile, alla correzione della causa sottostante (SCA-disionie-farmaci/tossici). Ricordiamo che l'instabilità non è secondaria solo alla frequenza cardiaca ma dipende anche dal tipo di aritmia e da come questa altera la funzione contrattile; a parità di frequenza una tachicardia ventricolare è a maggior rischio di instabilità emodinamica rispetto ad una di origine sopraventricolare. Poiché la normale risposta ad un calo della gittata è l'aumento della frequenza sarà importante distinguere l'aumento della stessa quale meccanismo di compenso dall'evento aritmico primario. Le tachiaritmie generate da un aumentato automatismo non sono usualmente responsabili di instabilità emodinamica ma sono spesso conseguenza della patologia sottostante. L'esempio classico è la tachicardia sinusale che rappresenta sempre un meccanismo di compenso. Le forme sostenute invece da un meccanismo di rientro come la tachicardia parossistica sopraventricolare, il flutter atriale e la tachicardia ventricolare sono a rischio più alto di instabilità emodinamica e sono responsive alla terapia elettrica. L'esecuzione e l'interpretazione dell'elettrocardiogramma è in questa fase cruciale per dirimere la causa del periarresto.

Volume

Il deficit di volume potrà essere assoluto o relativo. Il paziente che presenta un deficit assoluto è andato incontro ad una rapida ed imponente perdita di sangue o di liquidi come in corso di emorragia massiva o ustione severa. Il deficit relativo si concretizza invece, quando il letto vascolare diviene troppo ampio rispetto al contenuto, cioè al sangue, come nello shock settico, nell'anafilassi e nella vasodilatazione iatrogena e neurogena. In questi casi il fattore tempo è determinante più che mai nella evoluzione prognostica del malato. Il paziente con shock ipovolemico presenterà delle caratteristiche cliniche differenti in funzione della patologia causale: il paziente emorragico sarà pallido, sudato ed agitato con le estremità fredde, le giugulari piane, tachicardico e tachipnoico; il paziente con shock settico potrà essere ipo o ipertermico, tachicardico e tachipnoico. La diagnostica differenziale si baserà sull'integrazione dei dati clinici e anamnestici con i dati di laboratorio e strumentali. L'ecografia integrata del torace con attenzione alle dimensioni e alla collassabilità inspiratoria della vena cava inferiore saranno di aiuto per l'inquadramento del caso.

Pompa

L'alterazione della pompa, ovvero della contrattilità cardiaca, può essere provocata da una patologia primitiva del cuore come l'infarto e la miocardite o secondaria al danno d'organo dovuto agli effetti della prolungata ipossia tessutale sul muscolo cardiaco o ad ostacoli meccanici al suo funzionamento (embolia polmonare, pneumotorace iperteso, tamponamento cardiaco). La causa più frequente di shock cardiogeno è l'infarto miocardico. Lo shock cardiogeno complica il 5-8% degli STEMI e il 2,5% dei NSTEMI. Nell'80% dei casi lo shock cardiogeno è secondario alla disfunzione ventricolare sinistra; le complicanze meccaniche come la rottura del setto, della parete o dei muscoli papillari sono responsabili rispettivamente del restante 2,4 e 7%. La riduzione dell'attività contrattile si traduce in un calo della gittata, questa a sua volta attraverso la riduzione della perfusione tessutale crea un circolo vizioso che peggiora l'ischemia cardiaca. Parallelamente l'ipoperfusione induce una liberazione in circolo di catecolamine che ha la finalità di aumentare l'attività contrattile ventricolare ma che al tempo stesso va ad incrementare il consumo di ossigeno e l'area di necrosi e ha effetti proaritmici e miocardiotossici. In questi casi l'elettrocardiogramma e l'ecografia del cuore sono fondamentali per l'inquadramento diagnostico ed il trattamento. In presenza di un quadro elettrocardiografico di STEMI l'obiettivo sarà quello di arrivare nel minor tempo possibile alla riperfusione precoce, in caso di assenza di alterazioni elettrocardiografiche la valutazione ecografica del cuore ci guiderà nell'individuazione delle altre possibili cause: versamento pericardico, insufficienza valvolare etc. Nella primissima fase di assistenza il compito del medico d'urgenza sarà quello di supporto al circolo che parte dalla somministrazione di liquidi se non presenti segni di congestione polmonare e amine sino al posizionamento del contropulsatore aortico. Ma la terapia salvavita rimane quella causa specifica: riperfusione precoce nell'infarto del miocardio, trombolisi/embolectomia nella TEP, intervento cardiochirurgico nelle insufficienza valvolari da rottura dei muscoli papillari o dissezione aortica.

Valutazione del circolo e priorità terapeutiche

- Monitorizzare il paziente e preparati a gestire l'eventuale arresto cardiaco.
- Reperire un acceso venoso periferico di grosso calibro.
- Valutare i parametri emodinamici: pressione arteriosa e frequenza cardiaca
- Eseguire ed analizza un elettrocardiogramma a 12 derivazioni alla ricerca di alterazioni del ritmo (tachi-bradicardie) o alterazioni dell'ST responsabili del periarresto.
- Non ritardare la riperfusione se indicata.
- Non ritardare il trattamento delle tachiaritmie o bradiaritmie se responsabili dell'instabilità emodinamica
- Integrare i dati raccolti in A e B con le nuove informazioni.
- Eseguire una ecografia toracica integrata.
- Individuare la causa ed iniziare il trattamento specifico.
- Valutare la risposta ai primi provvedimenti.
- Ricordare che il trend dei parametri nel tempo è più significativo del loro valore assoluto.
- Individuare il livello di assistenza necessario: Terapia Subintensiva/Intensiva.

Disability. Valutazione neurologica

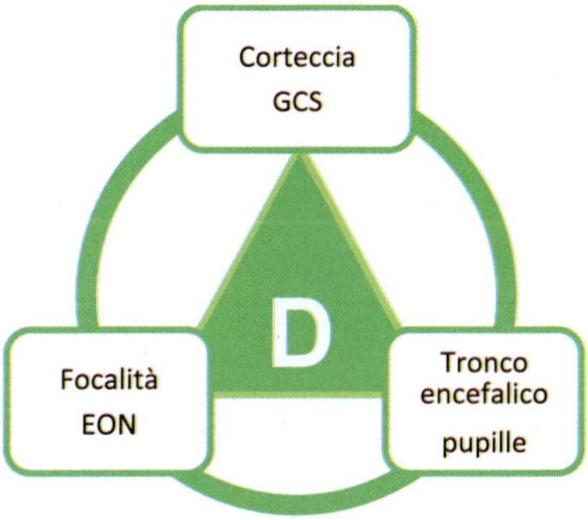

Il 5% dei pazienti con alterazioni dello stato di coscienza che giunge in PS ha una patologia che può compromettere la vita. Il grado di alterazione varia dalla agitazione/

confusione sino al coma. La causa può essere un danno traumatico, metabolico, tossico o infettivo. L'alterazione dello stato di coscienza può essere secondaria ad una lesione della sostanza reticolare ascendente (SRA) o ad una compromissione diffusa, bilaterale della corteccia cerebrale.

In alcuni casi i dati anamnestici sono sufficienti ad identificare la causa, in altri l'eziologia è meno chiara. Scopo della valutazione in D è l'identificazione e il trattamento tempestivo delle patologie reversibili pericolose per la vita che, se non correttamente trattate, possono esitare in un danno irreversibile.

La valutazione clinica della disabilità avrà l'obiettivo di identificare una causa strutturale o metabolica del coma. Essa si basa sull'analisi integrata delle due principali componenti del sistema nervoso centrale: la corteccia cerebrale e il tronco encefalico (Tabella 16.3.6).

Tabella 16.3.6. Cause di alterazioni dello stato di coscienza

Ipossia grave
Ipercapnia
Ipoperfusione cerebrale
Trauma cranico
Ipoglicemia
Meningiti/encefaliti
Farmaci sedativi/analgesici
Sostanze stupefacenti

Per valutare la funzione corticale sono state testate diverse scale ma la più utilizzata è il *Glasgow Coma Scale* o GCS. I vantaggi della scala di Glasgow sono la semplicità, l'obiettività e la riproducibilità, elementi che la rendono molto utile sia nell'inquadramento che nella monitorizzazione dello stato neurologico del paziente. Il calo di almeno due punti in due valutazioni successive indica un cambiamento importante del quadro neurologico del paziente. Lo svantaggio principale della scala GCS è il diverso potere prognostico nelle varie patologie. Ad esempio un calo di due punti nella patologia traumatica ha un impatto prognostico negativo maggiore rispetto al medesimo cambiamento in una intossicazioni da farmaci. La funzione del tronco encefalico viene valutata attraverso la valutazione dei movimenti oculari estrinseci e della risposta della risposta pupillare alla luce (Tabella 16.3.7). Normalmente le pupille si restringono alla luce e si dilatano al buio. Se le pupille non si restringono in risposta allo stimolo luminoso diretto si deve sospettare la presenza di una lesione del tronco encefalico. Le pupille hanno normalmente dimensioni uguali, ma piccole variazioni rientrano nella norma. Le pupille miotiche simmetriche associate

Tabella 16.3.7. Glasgow Coma Scale - GCS

Apertura occhi	Spontanea	4
	Al richiamo verbale	3
	Allo stimolo doloroso	2
	Assente	1
Risposta verbale	Appropriata e coerente	5
	Confusa	4
	Incoerente	3
	Inappropriata (lamenti)	2
	Assente	1
Risposta motoria	Esegue ordini semplici	6
	Localizza lo stimolo doloroso	5
	Allontana lo stimolo doloroso	4
	Flette allo stimolo doloroso (decorticazione)	3
	Estende allo stimolo doloroso (decerebrazione)	2
	Assente	1

a bradipnea o apnea depongono fortemente per l'abuso da narcotici (raramente sono riferibili ad altre cause, come la lesione pontina) in tal caso la risposta al naloxone è immediata. Una pupilla dilatata e non reattiva unilateralmente indica una probabile erniazione del tronco encefalico da aumento della pressione intracranica (Tabella 16.3.8). Spesso l'alterazione dello stato di coscienza è secondario a patologie che inducono ipercapnia (insufficienza ventilatoria) o che comportono riduzione dell'apporto di O_2 al SNC (per esempio nell'ipotensione marcata qualunque sia la causa) o una sua diminuzione nel sangue (per ipossia o per alterato trasporto dell'ossigeno da parte dell'emoglobina). Pertanto molte delle cause di alterazioni della coscienza saranno state già ricercate e trattate nella valutazione ABC. Stabilizzate pertanto le funzioni vitali, andranno valutati altri parametri quali la glicemia e la temperatura corporea. Trattare una ipoglicemia inferiore a 70 mg/dL (paziente diabetico in trattamento ipoglicemizzante, ipoglicemia da inibizione della gluconeogenesi nell'etilista a digiuno) sarà pertanto mandatorio, cosi come trattare l'ipertermia (meningoencefaliti, sepsi, sindrome maligna da neurolettici, colpo di calore) e l'ipotermia inferiore a 35 °C (congelamento, coma mixedematoso). L'integrazione della clinica con i dati anamnestici e strumentali ci guiderà nel processo diagnostico e nel trattamento causale. Si rimanda alle sezioni specifiche del testo per la diagnostica differenziale.

Exposure. Valutazione esame obiettivo

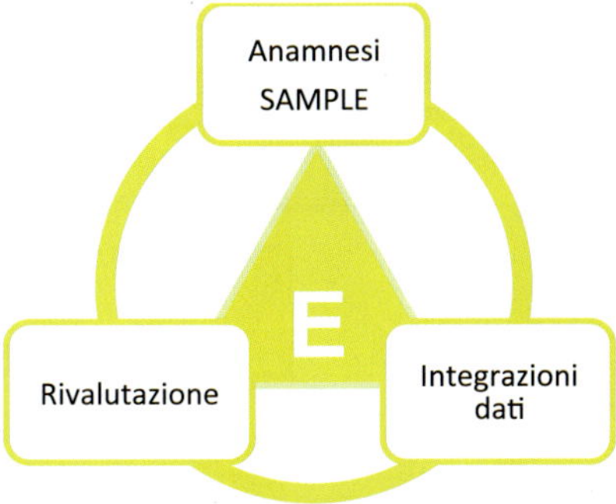

La exposure è la componente finale della valutazione primaria. In questa fase, raccogliete l'anamnesi completa, quando possibile direttamente dal paziente, integrate le informazioni con quanto riferito dai familiari e dal personale sanitario di primo intervento. Per facilitare la raccolta dei dati usate la sigla mnemonica SAMPLE riportata nella Tabella 16.3.9. L'obiettivo è quello di recuperare tutte le informazioni che possano aiutare a spiegare le alterazioni respiratorie, cardiovascolari e neurologiche; riesaminare sia i valori

Tabella 16.3.9. Sample

Symptoms/Signs → sintomi e segni
Allergy → allergie
Medications → medicinali assunti
Pathology → patologie in essere e pregresse
Launch → ultima assunzione di cibo
Events → ricostruzione dell'evento e degli antefatti

Tabella 16.3.8. Reattività pupillare

Pupille isocoriche, isocicliche, normoreagenti	Tronco integro Coma metabolico-tossico
Midriasi bilaterale non reattiva	Grave danno mesencefalico Insulto cerebrale ipossico Intossicazione da atropina, antidepressivi triciclici, simpatico mimetici
Midriasi unilaterale non reattiva	Lesione mesencefalica Erniazione uncale
Miosi bilaterale	Overdose da oppiacei Intossicazione da inibitori delle colinesterasi (insetticidi) Emorragia talamica, lesioni pontine

assoluti dei parametri vitali sia l'andamento nel tempo; rivalutare i risultati degli esami di laboratorio e radiologici; considerate quale livello di assistenza sia necessario per la gestione successiva: reparto di semintensiva o di rianimazione.

Bibliografia di riferimento

LA LAVAGNA

- *La maggior parte dei pazienti che vanno incontro ad arresto cardiaco intraspedaliero presenta segni e sintomi d'allarme nelle ore o nei minuti che precedono l'arresto.*
- *Il riconoscimento precoce ed il trattamento tempestivo e mirato sono elementi fondamentali dell'evoluzione prognostica del malato.*
- *Usare strategie come il sistema di punteggio per l'allarme precoce e i protocolli di intensificazione degli interventi per l'identificazione dei pazienti a rischio.*
- *Usare l'approccio ABCDE per valutare e trattare le cause di periarresto.*

Appunti/Commenti

Periarresto

Impressione iniziale:
Stato di coscienza, frequenza e dinamica respiratoria cute

↓

Parametri vitali

↓

In presenza di segni e sintomi di periarresto passa all'approccio ABCDE

↓

A – vie aeree

Cercare i segni di ostruzione delle vie aeree
Trattare l'ostruzione come una emergenza
Prepararsi alla gestione avanzata delle vie aeree
Non ritardare l'intervento di un esperto

B – respiro

Valutare la dinamica respiratoria
Monitorizzare la SpO_2
Somministrare O_2 ad alto flusso a tutti i pazienti ipossiemici
Eseguire: EGA, RX torace/ecografia toracica
Ridurre il lavoro respiratorio
Stabilizzare l'equilibrio idro-elettrolitico e acido-base
Prepararsi a gestire un deterioramento attraverso la intubazione orotracheale e la ventilazione meccanica

C – circolo

Monitorizzare il paziente e reperisci un acceso venoso, esegui esami ematici
Eseguire un ECG e ricerca alterazioni del ritmo o dell'ST responsabili del periarresto
Non ritardare la riperfusione se indicata
Non ritardare il trattamento delle tachiaritmie o bradiaritmie se responsabili dell'instabilità emodinamica
Integrare i dati raccolti in A e B con le nuove informazioni
Eseguire una ecografia toracica integrata

D – disabilità

Individuare l'alterazione dello stato di coscienza
Utilizzare il GCS per la monitorizzazione nel tempo
Identificare la causa strutturale o metabolica del coma
Valutare glicemia e temperatura
Eseguire una TC encefalo se necessario

E – esame obiettivo ed integrazione dei dati anamnestici

Segni e sintomi
Allergie
Medicinali assunti
Patologie pregresse
L'ultimo pasto
e ricostruzione eventi
- Valuta la risposta ai primi provvedimenti
- Ricordare che il trend dei parametri nel tempo è più significativo del loro valore assoluto
- Individuare il livello di assistenza necessario

Ricordare le principali cause di arresto cardiaco:

Ipossia	**T**rombosi coronarica
Ipovolemia	**T**amponamento cardiaco
Intossicazione da farmaci	**T**romboembolia polmonare
Iper e ipokaliemia	**P**neumotorace iperteso
Ipotermia	**A**cidosi
Ipoglicemia	**T**rauma

16.4 Arresto cardiaco nell'adulto

Definizione

L'arresto cardiaco (AC) è una situazione d'emergenza caratterizzata dall'improvvisa cessazione dell'attività di pompa del cuore che si manifesta clinicamente con perdita di coscienza ed arresto respiratorio. L'inizio rapido, entro pochi minuti, delle manovre di rianimazione cardiopolmonare (RCP) attraverso i protocolli di *basic life support defibrillation* (BLSD) e *advanced cardiac life support* (ACLS) aumenta la probabilità di sopravvivenza del paziente e ne migliora l'outcome neurologico.

Epidemiologia

L'arresto cardiaco improvviso è la terza causa di morte in Europa. La reale incidenza dell'AC non è nota, i dati di registro disponibili sono parziali e frammentari, l'incidenza varia ampiamente tra i diversi paesi della Comunità Europea.

Le ragioni di tali differenze sono ascrivibili alla modalità di raccolta dei dati, al case mix (età, condizioni socioeconomiche, comorbilità) e alle differenze di organizzazione dei sistemi di assistenza tra i vari Stati. Agli inizi degli anni '90 vennero pubblicate le prime raccomandazioni Utstein, proprio con l'obiettivo di implementare i registri nazionali sull'AC ed uniformare la terminologia e i sistemi di raccolta dei dati. Con tali limiti si stima che l'incidenza annuale dell'arresto cardiaco extraospedaliero (*out of hospital cardiac arrest* - OHCA) in Europa vari da 67 a 170 eventi per 100.000 abitanti. Il tasso di RCP effettuata dai testimoni laici varia enormemente dal 13 al 83%, le manovre di rianimazione iniziate o proseguite dal personale sanitario interessano solo il 50-60% dei pazienti trattati.

L'uso del defibrillatore automatico esterno (DAE) rimane mediamente basso (28%) e soprattutto molto variabile a seconda della regione: dal 3,8% al 59%.

I tassi di sopravvivenza alla dimissione rimangono bassi con una media dell'8% (0-18%), tali differenze sono per lo più imputabili alle difformità regionali dei sistemi di soccorso ed assistenza.

L'incidenza dell'arresto intraospedaliero (*hospital cardiac arrest* - IHCA) varia da 1,5 a 2,8 eventi ogni 1000 pazienti in ricoverati. La sopravvivenza dipende dal ritmo di presentazione all'esordio, dal luogo dove avviene l'arresto e, soprattutto, dal grado di monitorizzazione ed assistenza al momento dell'evento. I tassi di sopravvivenza a 30 giorni o alla dimissione variano dal 15 al 34%.

Sebbene negli ultimi decenni l'implementazione e la diffusione delle conoscenze e l'addestramento della popolazione alle manovre di rianimazione cardiopolmonare e defibrillazione precoce abbia permesso di salvare centinaia di migliaia di vite nel mondo, i tassi di mortalità da arresto cardiaco rimangono ancora altissimi, anche quando l'arresto si verifica all'interno di un ambiente protetto quale l'ospedale.

Per tale motivo le linee guida ILCOR 2020 ribadiscono la necessità di mantenere differenziati i programmi organizzativi e formativi dei sistemi di assistenza tra l'ambiente intra ed extraospedaliero.

Eziologia

L'Arresto Cardiaco è provocato dalla perdita della funzione di pompa del cuore. Ciò può avvenire per cause elettriche e/o meccaniche. La causa più frequente di arresto cardiaco improvviso è un'aritmia secondaria ad una sindrome coronarica acuta, in questi casi il ritmo di presentazione più frequente è la fibrillazione ventricolare (FV).

Rianimazione cardiopolmonare e la catena della sopravvivenza

La rianimazione cardiopolmonare consiste in una serie di azioni salvavita che migliorano le probabilità di sopravvivenza dopo un arresto cardiaco. L'obiettivo terapeutico in un paziente in arresto di circolo è quello di sostenere temporaneamente, e quindi ripristinare l'ossigenazione tissutale, ventilazione e circolazione efficaci al fine di ottenere il recupero completo delle funzioni neurologiche. Una rianimazione cardiopolmonare efficace necessita di una serie di azioni coordinate ed integrate che sono riassunte nelle due catene della sopravvivenza. Iniziano nell'arresto extraospedaliero con l'immediato riconoscimento dell'arresto cardiaco e conseguente attivazione del sistema di emergenza e nell'arresto intraospedaliero con la sorveglianza e la prevenzione dell'arresto stesso. In entrambi i casi prevedono una RCP precoce caratterizzata da compressioni toraciche di alta qualità ed una rapida defibrillazione (BLSD). Queste prime azioni hanno come obiettivo il recupero di un'attività cardiaca di pompa con ripristino di un circolo spontaneo (*return of spontaneous circulation*, ROSC). Il recupero completo, in primis neurologico, passa attraverso le manovre di supporto avanzato alle funzioni vitali (ACLS) ed il trattamento integrato del post-arresto.

Il trattamento dell'ipotensione, la misurazione dell'ossiemia al fine di evitare sia l'ipossia che l'iperossia, il controllo dei valori glicemici, il trattamento delle convulsioni e la gestione controllata della temperatura sono elementi decisivi per il profilo prognostico nella gestione del post arresto cardiaco.

L'ultimo anello della catena della sopravvivenza sottolinea la necessità di non esaurire il supporto e le cure con la dimissione del paziente ed evidenzia l'importanza dell'assistenza e supporto durante la fase di recupero da un arresto, che inizia durate il ricovero e prosegue alla dimissione per tutto il tempo che sarà necessario a raggiungere il benessere fisico, cognitivo ed emotivo precedente.

I sopravvissuti ad un arresto cardiaco ed i loro familiari devono essere inseriti in un percorso di assistenza multidisciplinare che includa oltre al trattamento medico e riabilitativo del caso, un sostegno psicologico, al fine di favorire il ritorno ad una vita affettiva, sociale e lavorativa normale.

RCP di alta qualità e defibrillazione precoce

La RCP ha il compito di garantire la quantità di flusso sanguigno al cuore e al cervello sufficiente a mantenerli vitali, ma non può da sola ripristinare un ritmo cardiaco organizzato. Al tempo stesso l'inizio immediato della RCP in un AC è un fattore favorente l'efficacia della defibrillazione e il ripristino di un ritmo perfusivo. Per ogni minuto che passa tra la perdita di coscienza e la defibrillazione, la probabilità di sopravvivenza da un arresto cardiaco, in assenza di RCP, diminuisce del 7-10%. La RCP eseguita precocemente può raddoppiare o triplicare le possibilità di sopravvivenza e l'efficacia della defibrillazione. Le priorità durante l'arresto sono quindi una RCP di alta qualità ed una defibrillazione precoce. L'inizio precoce, il numero e la qualità delle compressioni toraciche sono fattori determinanti per la sopravvivenza da AC. È importante sottolineare che ogni interruzione delle compressioni toraciche riduce la probabilità di sopravvivenza. È quindi prioritario durante la rianimazione limitare le interruzioni delle compressioni alle sole pause indispensabili per le ventilazioni e le valutazioni del ritmo.

Sistemi di *feedback* audio visivi possono aiutare l'operatore nella corretta esecuzione di una RCP di alta qualità.

Nella Tabella 16.4.1 sono riassunte le raccomandazioni per una RCP di alta qualità.

Tabella 16.4.1. RCP di alta qualità

Comprimi forte lo sterno sulla sua metà inferiore ad una frequenza compresa fra 100-120 compressioni al minuto, permettendo un abbassamento di almeno 5 cm, evita compressioni eccessive ovvero superiori a 6 cm
Dopo ogni compressione permetti la completa riespansione del torace
Riduci al minimo le interruzioni delle compressioni
Cambia l'operatore che massaggia ogni 2 minuti
Evita l'iperventilazione

La defibrillazione consiste nella erogazione di una scarica elettrica con livello di energia adeguato da permettere l'interruzione temporanea di qualsiasi attività elettrica del cuore e viene utilizzata nella fibrillazione ventricolare (FV) e nella tachicardia ventricolare (TV) senza polso. Il silenzio elettrico generato dalla defibrillazione favorisce in un cuore ancora vitale la ripresa dell'attività di uno dei pace maker cardiaci naturali, con ripristino di un ritmo spontaneo che può esitare in un ROSC. L'intervallo che va dalla perdita di coscienza alla defibrillazione è uno dei fattori prognostici più importanti nella sopravvivenza da un arresto cardiaco. Ricordiamo che la defibrillazione è il solo trattamento efficace per la FV e la TV senza polso e che la sua probabilità di successo diminuisce rapidamente col trascorrere del tempo. Prima si effettua la defibrillazione, più alto è il tasso di sopravvivenza. Se è disponibile un defibrillatore monofasico si consiglia di erogare scariche singole da 360 J. Quando si usa un defibrillatore bifasico devono essere utilizzate le energie raccomandate dalla ditta produttrice. La maggior parte dei defibrillatori bifasici evidenzia sull'apparecchio la dose di energia efficace consigliata. Se la dose efficace del dispositivo non è nota è consigliato partire con la massima energia erogabile. Se lo shock interrompe la FV, ma l'aritmia recidiva durante il corso della rianimazione, è indicato erogare lo shock seguente al livello di energia risultato precedentemente efficace.

La gestione avanzata delle vie aeree e il supporto farmacologico sono sicuramente utili, ma non essendo in grado di modificare la prognosi, non devono ritardare le procedure di base della rianimazione cardiopolmonare.

Ritmi dell'arresto

Il ritmo di presentazione di un arresto cardiaco incide significativamente sulla prognosi e sulla sopravvivenza del paziente. I ritmi dell'arresto cardiaco si distinguono in defibrillabili (fibrillazione ventricolare e tachicardia ventricolare senza polso) e non defibrillabili [attività elettrica senza polso (*pulse less electrical activity*-PEA) ed asistolia] (Tabella 16.4.2). I primi sono più frequenti e con prognosi migliore e, se riconosciuti e trattati precocemente, garantiscono una ripresa del circolo in una buona percentuale di casi. Tuttavia, se non trattati, possono degenerare in ritmi non defibrillabili. Gli arresti cardiaci da ritmi non defibrillabili sono gravati da una prognosi sfavorevole ma possono essere trattati con successo se viene riconosciuta e trattata tempestivamente la causa reversibile dell'arresto.

IL TACCUINO

I ritmi dell'arresto incidono notevolmente sulla prognosi e sulla sopravvivenza: migliori nei ritmi defibrillabili, peggiori in quelli non defibrillabili.

Tabella 16.4.2. Ritmi di presentazione dell'AC

Ritmi defibrillabili: • Fibrillazione ventricolare (FV) • Tachicardia ventricolare (TV) senza polso
Ritmi non defibrillabili: • Attività elettrica senza polso (PEA) • Asistolia

Farmaci dell'arresto: vasopressori e antiaritmici

Nessun farmaco somministrato durante l'arresto cardiaco ha dimostrato di migliorare i tassi di sopravvivenza alla dimissione ospedaliera o di migliorare il recupero neurologico, ma sia l'adrenalina che alcuni antiaritmici aumentano il numero di ROSC e di ammissione in ospedale. Pertanto, l'Iinternational Liaison Committee On Resuscitation (ILCOR) continua a raccomandarne l'utilizzo nella gestione dell'AC.

Vie di somministrazione

Durante le manovre di rianimazione, per la somministrazione endovenosa (e.v.) di farmaci, è preferibile utilizzare un accesso venoso periferico a meno che non sia già disponibile un accesso venoso centrale.

Tutti i farmaci devono essere somministrati in bolo rapido, seguito dall'infusione di 20 cc di soluzione fisiologica. Al fine di favorirne la centralizzazione è raccomandato il sollevamento dell'arto utilizzato per circa 10-20 secondi. In alternativa alla via venosa periferica, i farmaci e i fluidi possono essere somministrati in sicurezza attraverso un accesso intraosseo (i.o.; per la tecnica consultare il **Capitolo 22.3**). L'assorbimento dei farmaci somministrati per via endotracheale è scarso e la dose ottimale del farmaco è sconosciuta. Per queste ragioni l'utilizzo della via endotracheale viene riservato ai casi in cui non è stato possibile reperire un acceso venoso o intraosseo. Nel caso in cui non sia disponibile un accesso venoso o intraosseo e si renda necessario utilizzare la via endotracheale si consiglia di somministrare il farmaco ad un dosaggio maggiore di 2-2,5 volte di quello previsto per e.v.

Vasopressori: l'adrenalina

L'adrenalina è un farmaco ad azione alfa e beta adrenergica. Viene utilizzata durante la rianimazione cardiopolmonare per i suoi effetti alfa adrenergici, ovvero di vasocostrizione. L'attività alfa adrenergica permette, durante l'arresto cardiaco, l'aumento della pressione arteriosa media e della pressione diastolica aortica migliorando così la pressione di perfusione coronarica e cerebrale.

Nonostante sia utilizzata da anni durante la rianimazione, non ci sono al momento dati sufficienti che dimostrino che l'uso routinario della adrenalina porti ad un miglioramento del numero delle dimissioni ospedaliere ed un miglioramento della neuroprognosi.

I dati attualmente disponibili dimostrano però un aumento del numero dei ROSC. Inoltre, la letteratura evidenzia che il numero dei ROSC è maggiore nei pazienti con AC da ritmi non defibrillabili. Per tali ragioni l'ILCOR raccomanda che l'adrenalina al dosaggio di 1 mg intravenoso o intraosseo venga somministrata il prima possibile nei pazienti adulti in arresto cardiaco con un ritmo non defibrillabile mentre nell'arresto da ritmo defibrillabile venga riservata ai casi in cui i tentativi iniziali con RCP e defibrillazione non siano risultati efficaci.

Antiaritmici

Le evidenze a sostegno dell'uso di farmaci antiaritmici durante la RCP per l'arresto cardiaco da ritmi defibrillabili sono limitate, i dati disponibili non mostrano differenze significative sulla sopravvivenza alla dimissione ospedaliera, esito neurologico favorevole e sopravvivenza a lungo termine. Sia l'amiodarone che la lidocaina hanno però mostrato un aumento del numero dei ROSC rispetto ai pazienti trattati con placebo.

Allo stato attuale delle conoscenze l'amiodarone o la lidocaina può essere considerato per una FV/TV senza polso che non risponde alla defibrillazione. Questi farmaci possono essere particolarmente utili per i pa-

IL TACCUINO

I farmaci nell'AC:

- *adrenalina 1 mg e.v./i.o. ogni 3-5 min*
- *amiodarone bolo 300 mg e.v./i.o. + 150 mg e.v./i.o.*
- *lidocaina 1-1,5 mg/kg e.v./i.o. + 0,5-0,75 mg/kg e.v./i.o. max 3 mg/kg*
- *solfato di magnesio 1-2 g in 10 mL di glucosata al 5% e.v./i.o. in 5-20 min*

IL TACCUINO

Utilizzo corretto del DAE

- *Accendi il DAE*
- *Attacca le piastre adesive al torace del paziente*
- *Connetti il cavo delle piastre al DAE*
- *Attendi l'analisi automatica del ritmo*
- *Se indicata la scarica elettrica il DAE si carica automaticamente*
- *Eroga la scarica*

zienti con arresto testimoniato, per i quali il tempo che intercorre tra l'evento e la somministrazione del farmaco può essere più breve.

Amiodarone

L'amiodarone è un farmaco antiaritmico di classe III, ma presenta caratteristiche elettrofisiologiche anche delle altre classi. L'amiodarone blocca i canali del sodio a frequenze di stimolazione rapide (effetto di classe I) ed esercita un'azione simpaticolitica non competitiva (effetto di classe II). Uno degli effetti principali della somministrazione di amiodarone è l'allungamento del potenziale di azione cardiaco (effetto di classe III).

L'amiodarone ha dimostrato di aumentare la sopravvivenza all'ammissione in ospedale quando comparato con placebo; ne viene pertanto consigliata la somministrazione per il trattamento dell'arresto da FV o TV senza polso refrattario agli shock, alla RCP ed alla adrenalina. Quando indicato, il farmaco va somministrato al dosaggio di 300 mg e.v./i.o. in bolo come prima dose. Se la FV/TV senza polso persiste è suggerita una seconda dose di 150 mg dopo 3-5 minuti.

Lidocaina

La lidocaina interrompe l'automaticità del tessuto di conduzione del cuore, aumentando la soglia di stimolazione elettrica del ventricolo, del sistema di His-Purkinje e la depolarizzazione spontanea dei ventricoli durante la diastole mediante un'azione diretta sui tessuti. La lidocaina blocca la permeabilità della membrana neuronale agli ioni sodio, con la conseguente inibizione della depolarizzazione e il blocco della conduzione. La lidocaina ha dimostrato una superiorità rispetto al placebo nell'aumentare il numero di ROSC negli arresti da ritmi defibrillabili. Quando indicata la lidocaina va somministrata al dosaggio di 1-1,5 mg/kg e.v./i.o., da ripetere, se indicato, al dosaggio di 0,5-0,75 mg/kg e.v./i.o. ad intervalli di 5-10 minuti fino ad un massimo complessivo di 3 mg/kg.

Magnesio solfato

Il magnesio è un agonista della pompa sodio/potassio. Il magnesio ha diversi effetti elettrofisiologici, tra cui la soppressione dei canali del calcio di tipo L e T a livello dell'atrio e delle post-depolarizzazioni ventricolari. La somministrazione di routine di solfato di magnesio nell'arresto cardiaco non è consigliata a meno che non sia presente una torsione di punta.

Il magnesio solfato si è dimostrato efficace nell'interrompere o prevenire la recidiva di una torsione di punta in pazienti che presentano un QT lungo durante il ritmo sinusale.

In queste situazioni il magnesio solfato deve essere somministrato ad una dosedi carico di 1-2 g e.v./i.o. diluiti in 10 mL disoluzione glucosata al 5% in 5-20 minuti.

Supporto vitale di base

Le quattro azioni fondamentali del BLSD sono così riassunte:

1) controllo dello stato di coscienza: si chiama a voce alta e si scuote la vittima per le spalle, se non cosciente;
2) attivazione del sistema di risposta all'emergenza e richiesta di un defibrillatore (DAE);
3) ricerca contemporanea della presenza di respiro e polso: si controllano i movimenti del torace per valutare la presenza di respiro che può essere anormale ed inefficace (gasping) e si cerca il polso carotideo per un tempo non superiore a 10 secondi; se non è presente un polso si inizia immediatamente il massaggio cardiaco esterno erogando 30 compressioni toraciche seguite da 2 ventilazioni. Si continua con un rapporto compressioni/ventilazioni 30:2, assicurando una RCP di alta qualità;
4) utilizzo del defibrillatore appena questo è disponibile: si analizza il ritmo e se indicata si eroga una scarica, si riprendono immediatamente le compressioni toraciche e la ventilazione (30:2) per 2 minuti poi si ripete l'analisi del ritmo e si eroga una nuova scarica se indicata. Tale sequenza continua fino alla ripresa di evidenti segni di circolo o all'arrivo del team di ACLS.

Supporto cardiovascolare avanzato

Nel caso in cui l'arresto cardiaco non risponda alle manovre di BLSD è indicato passare ad un livello superiore di assistenza secondo le procedure di ACLS. Le procedure di ACLS comprendono l'uso di presidi avanzati per la gestione delle vie aeree, l'utilizzo della capnografia quantitativa, la somministrazione di farmaci e la diagnostica differenziale per il trattamento delle cause specifiche. La valutazione ACLS si basa sul sistema ABCD: un aiuto mnemonico e sequenziale finalizzato ad una valutazione rapida per punti. Per eseguire le manovre di ACLS è necessario un team composto da almeno 3 unità, tra queste, il team leader ha il compito di coordinare e guidare i trattamenti e le decisioni terapeutiche. Le dinamiche di lavoro di un team ACLS sono fondamentali per la buona riuscita della rianimazione. Il personale ACLS deve avere conoscenza dei protocolli, consapevolezza dei propri limiti operativi, buone capacità di comunicazione e di lavoro di équipe, disponibilità all'analisi ed alla rivalutazione dell'operato. Per questo vanno previste sessioni di addestramento regolari all'interno degli staff sanitari.

A Airway

Il primo obiettivo è quello di assicurare e mantenere la pervietà delle vie aeree. In un paziente privo di coscienza la prima causa di ostruzione della via aerea è la caduta della base della lingua sul faringe. L'iperestensione del capo ed il sollevamento del mento permettono di liberarla rapidamente. Il posizionamento di una cannula orofaringea o nasofaringea aiuta a mantenere la pervietà della stessa. In questa fase, se indicata, può essere posizionata una via aerea avanzata come un presidio sovraglottico o il tubo endotracheale. È importante valutare caso per caso il beneficio dell'intubazione tracheale rispetto alle conseguenze dell'interruzione delle compressioni toraciche. Se la ventilazione con pallone-maschera è adeguata è preferibile rimandare l'inserzione di una via aerea avanzata finché il paziente non abbia recuperato un circolo. Presidi avanzati sovraglottici come la maschera laringea o il tubo laringeo hanno il vantaggio di poter essere inseriti mentre si eseguono le compressioni toraciche e non ne richiedono l'interruzione, però, non permettono l'isolamento della via aeree e quindi non sono in grado di prevenire l'inalazione di materiale gastrico. Qualora si sia scelto di procedere con l'intubazione orotracheale è sempre necessario confermare il corretto posizionamento del tubo e assicurare il presidio in modo da prevenirne il dislocamento. A tale scopo la capnografia quantitativa si è dimostrata il metodo più affidabile insieme alla valutazione clinica per la conferma del corretto posizionamento del tubo endotracheale e per monitorare la sua eventuale dislocazione.

B Breathing

L'obiettivo del secondo step è quello di assicurare un'adeguata ossigenazione e ventilazione. Nei pazienti in arresto cardiaco è indicato somministrare ossigeno al 100% evitando l'iperventilazione. Sia con il metodo pallone maschera sia dopo il posizionamento di un presidio avanzato si raccomanda di evitare ventilazioni eccessive come durata e frequenza. L'obiettivo è quello di impedire un eccessivo aumento della pressione intratoracica che penalizzerebbe il ritorno venoso al cuore. Una corretta ventilazione di supporto deve permettere un visibile sollevamento del torace e non deve durare più di un secondo.

IL TACCUINO

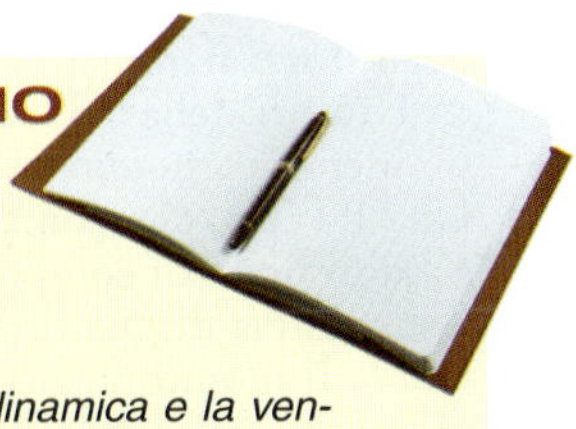

Il trattamento post arresto cardiaco: punti chiave

- *ottimizzare l'emodinamica e la ventilazione*
- *valutare l'indicazione alla gestione controllata della temperatura*
- *centralizzare il paziente*
- *garantire un'immediata riperfusione con angioplastica coronarica percutanea*
- *controllare la glicemia*
- *valutazione neurologica e stratificazione prognostica*

Se il paziente è stato sottoposto a intubazione orotracheale (IOT) le ventilazioni vanno in asincrono rispetto alle compressioni, questo ha il vantaggio di ridurre le interruzioni delle compressioni toraciche. La frequenza consigliata è di 10 ventilazioni al minuto ovvero una ventilazione ogni 6 secondi.

Capnografia quantitativa. L'*end tidal* CO_2 ($ETCO_2$) è la concentrazione di CO_2 presente nell'aria esalata alla fine di ogni espirazione. Viene espressa come pressione parziale in mmHg.

La gittata cardiaca è il principale fattore determinante del trasporto della CO_2 ai polmoni, quindi il valore della CO_2 di fine espirazione, durante le manovre di rianimazione, dipende dalla quantità di sangue che, grazie alle compressioni toraciche esterne, raggiunge i polmoni.

Possiamo concludere che il valore di anidride carbonica espirata durante le manovre di RCP riflette l'entità della gittata cardiaca.

Per tale motivo la capnografia quantitativa consente di monitorare la qualità delle compressioni toraciche. Valori costantemente inferiori ai 10 mmHg durante RCP, sono indicativi di una RCP di scarsa efficacia. Il persistente riscontro durante una rianimazione prolungata (>20 minuti) di valori di $ETCO_2$ <10 mmHg si è dimostrato un fattore prognostico fortemente negativo che può essere utilizzato insieme ad altri parametri, ma mai da solo, per valutare l'interruzione degli sforzi rianimatori.

I valori della $ETCO_2$ consentono anche di identificare tempestivamente il ROSC. Una $ETCO_2$ che aumenta improvvisamente a valori normali compresi fra 35 e 40 mmHg è suggestiva di una ripresa del circolo spontaneo. Il monitoraggio della $ETCO_2$ è maggiormente affidabile nel paziente intubato, ma può essere utilizzato anche con presidio sovraglottico o durante ventilazione con pallone maschera.

C Circulation

Nello step C si effettuano le compressioni toraciche valutandole qualitativamente con la capnografia quantitativa, si posiziona un accesso venoso o intraosseo per l'eventuale somministrazione di farmaci e/o fluidi, si monitorizza il paziente sostituendo il defibrillatore automatico esterno con un defibrillatore manuale. In caso di ripristino di un ritmo perfusivo è prioritaria l'esecuzione di un elettrocardiogramma e la gestione integrata della fase di post arresto.

D Diagnosi differenzale

Nello step D è prioritario identificare con l'analisi dei dati anamnestici e clinici disponibili la causa probabile dell'arresto. Nell'arresto da ritmo non defibrillabile come la PEA o l'asistolia, questo è un passaggio cruciale perché il successo della rianimazione passa attraverso il trattamento della causa reversibile dell'arresto. Un aiuto per l'individuazione della causa reversibile di arresto da ritmo non defibrillabile è rappresentato dalle 5I e 5T: un elenco facile da memorizzare delle cause più frequenti di AC (Tabella 16.4.3).

Tabella 16.4.3. Cause reversibili di arresto cardiaco da ritmo non defibrillabile

Ipovolemia	**T**amponamento cardiaco
Ipossia	Pneumo**T**orace iperteso
Idrogenioni (acidosi)	In**T**ossicazioni
Iper/**I**popotassiemia	**T**rombosi coronarica (IMA)
Ipotermia	**T**romboemebolia polmonare

Ecografia nell'arresto

L'utilizzo dell'ecografia *point of care* (POCUS) nell'arresto cardiaco sta diventando una pratica comune nella gestione intra ed extraospedaliera dell'arresto cardiaco.

Le linee guida ERC ne hanno ribadito l'importanza anche nell'ultimo aggiornamento (2021), in modo particolare nel supporto alla diagnosi, rimarcando che deve essere praticata da operatori esperti e che le priorità gestionali restano le compressioni toraciche di alta qualità (con il minimo di interruzioni possibili) e la defibrillazione precoce.

È opinione comune degli esperti che, in tale ambito, la POCUS consente di dare preziose informazioni sulla presenza attività meccanica cardiaca in corso di PEA, sulle cause potenzialmente reversibili (in modo particolare meccaniche), sulla prognosi e nel supporto alle procedure.

L'esame ecografico va eseguito utilizzando preferibilmente una sonda cardiologica dalla finestra sottocostale. Nel caso in cui tale finestra fosse assolutamente inadeguata si possono considerare le finestre toraciche, sempre nel rispetto dell'imperativo assoluto della non interferenza con il massaggio cardiaco. La valutazione ecografica può essere fatta al termine di un ciclo di RCP durante la brevissima pausa (fino a 10 sec) per la rivalutazione del polso, nel caso in cui il ritmo fosse compatibile con attività meccanica cardiaca oppure in corso di RCP, senza ovviamente interferire con il massaggio cardiaco. In tal caso (eco eseguita durante RCP) non sarà possibile avere informazioni sulla presenza di PEA vs pseudoPEA ma può essere assolutamente adeguata per escludere o confermare le cause meccaniche di ACC (es. TEP, Tamponamento cardiaco). L'ideale è che la valutazione ecografica sia eseguita da un terzo operatore, oltre ai due impegnati nella RCP.

Verifica presenza attività meccanica cardiaca in corso di PEA

Come è noto, la diagnosi di arresto cardiaco viene effettuata a seguito del riscontro di assenza di coscienza, di respiro e di circolo. Entrando più nello specifico è da sottolineare che il riscontro o mancato riscontro del polso centrale carotideo non rappresenta un segno accurato ai fini della diagnosi di arresto. In letteratura è stato documentato che tale metodo risulta essere poco affidabile per la sua insufficiente sensibilità (86%) ed ancor più bassa specificità (64%). Anche in altri studi risulta che la diagnosi clinica di presenza di arresto è errata fino al 20% dei casi mentre la diagnosi clinica di assenza di arresto lo è al massimo nel 2% dei casi. Gli stessi autori avevano inoltre rilevato che in circa il 50% dei casi di arresto con ritmo di PEA erano rilevabili onda sfigmica al monitoraggio cruento e flusso endoarterioso all'analisi Doppler. La scarsa affidabilità del riconoscimento di un polso centrale è probabilmente dovuta in parte ai limiti di sensibilità della palpazione manuale ma probabilmente anche all'incapacità temporanea del sistema cardiocircolatorio di generare, in conseguenza della condizione patologica, un polso percepibile. Quanto sopra rende evidente che anche per gli operatori sanitari, la sola valutazione clinica può avere nei limiti nella diagnosi di arresto. I ritmi non defibrillabili, ovvero PEA ed asistolia, sono quelli più frequenti, rappresentando complessivamente circa il 60% degli arresti extraospedalieri.

Il supporto ecografico nella gestione di un arresto cardiaco trova la sua principale applicazione nei ritmi di arresto non defibrillabili ed in modo particolare nella condizione di PEA.

In tale contesto (ACC con ritmo di PEA), in una rilevante percentuale di casi (50-70%), seppure in assenza di polso centrale palpabile, è possibile rilevare ecograficamente la presenza di attività meccanica cardiaca, ovvero di contrazione ventricolare (*wall motion in echo*). Si noti che occasionali movimenti dei lembi valvolari, in genere conseguenti a minimo movimento ematico legato a variazioni intratoraciche respiratorie (es. paziente intubato e ventilato), non deve essere considerato come un equivalente di attività meccanica cardiaca. Il riscontro ecografico di attività meccanica cardiaca in corso di PEA configura uno scenario del tutto nuovo, definito pseudo-PEA. Rispetto alla condizione di PEA vera (paziente senza polso centrale e senza attività meccanica cardiaca), la popolazione di pazienti in "pseudo-PEA" ha una sopravvivenza sette volte più alta (55% vs. 8%).

Diagnosi delle cause reversibili di arresto cardiaco

La diagnosi di alcune cause reversibili di ACC, basata sulla valutazione clinica, monitor-ECG ed EGA, presenta scarsa accuratezza: ciò appare particolarmente evidente per alcune cause quali tromboembolia polmonare, tamponamento cardiaco ed ipovolemia.

Nella **Tabella 16.4.4** sotto riportata sono chiaramente riassunte le principali cause di ACC e la loro prevalenza: appare evidente che, per alcune di esse, l'integrazione ecografica migliora drammaticamente l'accuratezza diagnostica.

Tabella 16.4.4. Arresto cardiaco: ricerca delle cause reversibili (modificato da Resuscitation 2000;43:221-3)

Cause	Prevalenza	Valutazione clinica + ECG + EGA	Valutazione ECO
Trombosi coronarica	Molto alta	Difficoltosa/variabile	Variabile (pseudo-PEA)
Tromboembolia polmonare	Alta	Difficoltosa	Accurata
Tamponamento cardiaco	Rara	Difficoltosa	Accurata
PNX iperteso	Bassa	Accurata	Accurata
Ipovolemia	Alta	Variabile	Accurata
Ipossia	Alta	Accurata	NS
Ipotermia	Bassa	Accurata	NS
Ioni alterati	Rara	Accurata	NS
Tossici	Rara	Variabile	NS

Volendo entrare più nel merito di alcune diagnosi ecografiche appare evidente che in una condizione di arresto cardiaco, l'ecografia può confermare o escludere le cause meccaniche di arresto in base ad una semeiotica elementare che fa riferimento alle dimensioni delle cavità, alla presenza di fluido pericardico e all'eventuale movimento del miocardio ventricolare.

L'assenza di versamento pericardico rappresenta un criterio più che sufficiente per escludere la diagnosi di tamponamento cardiaco; così come il riscontro di un ventricolo destro non dilatato rappresenta un criterio affidabile per escludere la diagnosi di TEP.

In estrema sintesi si tratta di segni ecografici di semplice riscontro che possiedono sensibilità talmente elevate che in loro assenza la patologia può essere affidabilmente esclusa.

La diagnosi di embolia polmonare viene posta in presenza di ventricolo destro dilatato e ventricolo sx di dimensioni ridotte. Le linee guida raccomandano che la diagnosi non venga posta sulla base della sola dilatazione del ventricolo destro ma che si basi anche (e soprattutto), sulla concomitante riduzione volumetrica del Vsx. Il riscontro di una TVP può essere utile solo per una ulteriore conferma diagnostica. Per la diagnosi di tamponamento cardiaco vale invece il seguente assioma: in corso di arresto cardiaco in PEA, il riscontro di versamento pericardico significativo con cavità di volume ridotto (a destra per effetto della compressione, di sx per effetto dell'insufficiente riempimento), in assenza di altre evidenti diagnosi alternative, depone per tamponamento cardiaco. La diagnosi di pneumotorace iperteso non dovrebbe sfuggire alla valutazione clinica, tuttavia l'integrazione ecografica consente di porre facilmente una diagnosi corretta, a seguito di riscontro ci cuore ipercinetico (come nei casi di ipovolemia), VCI dilatata e fissa ed assenza di sliding pleurico dal lato del polmone affetto. Il *lung point*, segno ecografico più specifico, potrebbe non essere presente in conseguenza del totale collasso polmonare. Anche la diagnosi di arresto sostenuto da ipovolemia non è sempre di facile esecuzione ed il supporto ecografico può migliorare significativamente l'accuratezza diagnostica evidenziando cavità piccole ed eventualmente un profilo cardiaco ipercinetico (cuore con cavità piccole sia in diastole che in sistole, tachicardico, frequente kissing delle pareti ventricolari sx) e molto spesso la fonte emorragica (es. emoperitoneo, AAA etc).

Informazioni prognostiche

Trattandosi di un argomento delicato, con possibili ripercussioni etiche e medico legali, non esistono in letteratura forti raccomandazioni su quando interrompere gli sforzi di rianimazione cardio-polmonare in corso di arresto cardiaco. Tuttavia, diversi studi hanno evidenziato che l'assenza di una attività meccanica cardiaca (PEA vera) predice una prognosi sfavorevole, nonostante gli adeguati sforzi rianimatori in corso. Ne consegue che il supporto ecografico nella gestione dell'arresto viene promosso come un modo per confermare una prognosi sfavorevole e quindi per supportare la decisione di interrompere gli sforzi di RCP. In alternativa, la presenza di attività meccanica cardiaca (pseudo-PEA) può incoraggiare un approccio terapeutico più aggressivo rendendo opportuno un prolungamento degli sforzi rianimatori. In una revisione sistematica un po' datata ma molto significativa, basata su 568 casi di arresto, è stato rilevato che in assenza di attività meccanica alla prima valutazione eco (in corso di RCP) la probabilità di ROSC era del 9% in ambito extraospedaliero ed 1% in Pronto Soccorso.

Supporto alle procedure

Il supporto alle procedure invasive rappresenta un ambito di comune utilizzo degli ultrasuoni. L'accesso in vena femorale è un'opzione compatibile con la non interferenza / prosecuzione delle manovre rianimatorie. Una volta posta la diagnosi di tamponamento cardiaco come causa di arresto si rende necessario l'immediato trattamento di tale condizione patologica: la pericardiocentesi con supporto ecografico presenta enormi vantaggi in termini di sicurezza e di riuscita del trattamento (per i dettagli consultare Capitolo 22.3). La corretta intubazione può essere facilmente ed accuratamente confermata con il supporto ecografico. È possibile la visualizzazione diretta del tubo in trachea o in esofago, in caso di non corretta esecuzione della procedura, oppure indiretta documentando il movimento di sliding pleurico bilaterale durante le ventilazioni manuali. Una eventuale accidentale intubazione del bronco destro si renderebbe ecograficamente evidente per assenza di sliding a livello del polmone sx e di normale sliding a carico del polmone dx. Una eventuale intubazione esofagea si renderebbe invece evidente per l'assenza di bilaterale di sliding pleurico.

Trattamento post arresto cardiaco

Il fine del trattamento dell'AC non è il ROSC ma il recupero neurologico del paziente.

I dati della letteratura dimostrano che le prime 24 ore dall'AC sono le più critiche e che il maggior numero dei decessi si verifica proprio in questa fase. L'obiettivo nel post arresto è quello di ridurre la mortalità precoce provocata dall'instabilità emodinamica, incidere sulla morbilità e mortalità successive ed evitare il danno neurologico. Sono sempre maggiori le evidenze che un trattamento sistematico ed integrato del post arresto migliori sia la sopravvivenza che la qualità di vita. Una volta ottenuto il ROSC, il team di rianimazione si concentra sull'ottimizzazione dell'emodinamica e della ventilazione. La stabilizzazione emodinamica passa attraverso l'espansione del volume intravascolare, la somministrazione di farmaci vasoattivi e inotropi, quali le amine e/o l'impiego di dispositivi invasivi. L'obiettivo è quello di raggiungere una pressione arteriosa sistolica superiore a 90 mmHg o una pressione arteriosa media superiore a 65 mmHg. La gestione della ventilazione è finalizzata ad ottenere una normossia e normocapnia attraverso l'incremento della FiO_2 mediante ossigenoterapia convenzionale fino alla gestione avanza della via aerea con assistenza ventilatoria meccanica. I target di SpO_2 da raggiungere sono compresi tra il 92% e il 98%, mentre per la $PaCO_2$ il target è compreso tra 35 e 45 mmHg. In questa fase è fondamentale individuare e trattare, se non già fatto, la causa scatenante dell'arresto per evitare la recidiva dell'evento. A tal fine è necesario richiedere gli accertamenti utili all'identificazione e al trattamento di qualunque causa cardiaca, elettrolitica, tossicologica, polmonare e neurologica scatenante l'AC. Poiché la sindrome coronarica acuta è responsabile di una percentuale alta di AC è mandatorio indirizzare il paziente verso un ospedale provvisto di un laboratorio di emodinamica e quindi in grado di garantire, se indicata, un'immediata riperfusione coronarica mediante angioplastica coronarica percutanea. Per tale ragione tutti i pazienti con ROSC devono eseguire un ECG a 12 derivazioni.

Al fine di migliorare il recupero neurologico, nei pazienti che dopo il ROSC presentano un'alterazione dello stato di coscienza e non rispondono ai comandi verbali, è indicata la gestione controllata della temperatura. In tal caso il paziente, intubato e curarizzato, viene raffreddato con apposito device e portato ad una temperatura centrale costante compresa fra 32-36° C per 24 ore. I protocolli di trattamento variano da centro a centro in funzione dei *device* di raffreddamento e del target di temperatura utilizzato. In ogni caso in tutti i pazienti che vengono sottoposti alla gestione controllata della temperatura sono indicati l'esecuzione della TC encefalo ed il monitoraggio EEG.

In questi pazienti la valutazione prognostica non è formulabile prima delle 72 ore dal ripristino della normotermia

Bibliografia di riferimento

LA LAVAGNA

- *Elementi chiave della gestione dell'arresto cardiaco nell'adulto: immediato riconoscimento dell'arresto cardiaco ed attivazione del sistema di emergenza.*
- *RCP precoce e di alta qualità.*
- *Defibrillazione precoce.*
- *Nell'arresto cardiaco da ritmo non defibrillabile somministrazione precoce del vasopressore e rimozione della causa reversibile.*
- *L'$ETCO_2$ consente di monitorare la qualità delle compressioni toraciche ed identificare precocemente il ROSC.*
- *I farmaci ed il supporto avanzato delle vie aeree non modificano la prognosi.*
- *Il miglioramento dell'outcome neurologico passa attraverso la gestione integrata del post-arresto.*

Algoritmo universale dell'arresto cardiaco nell'adulto

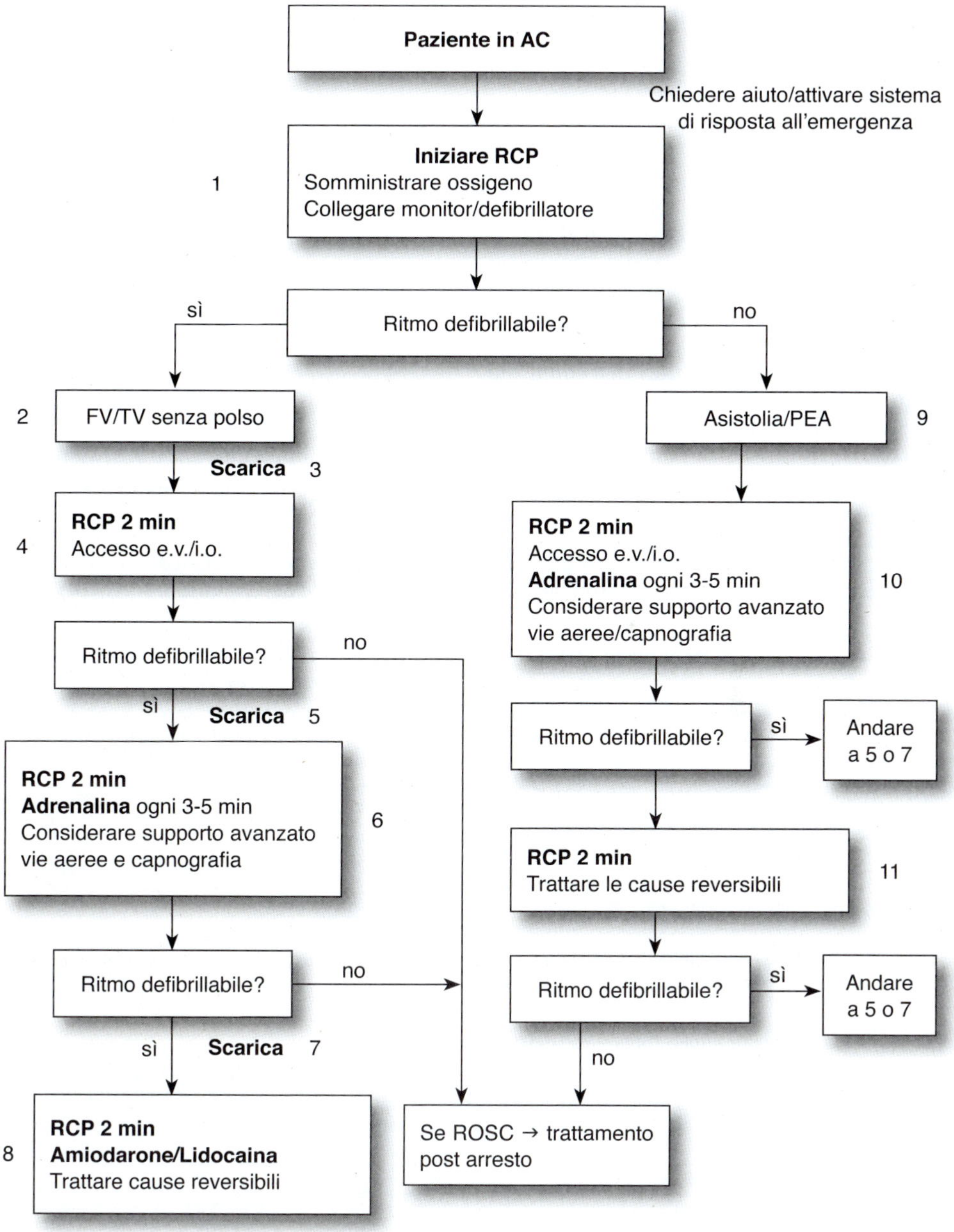

16.5 Insufficienza respiratoria acuta

Definizione

Per convenzione si parla di insufficienza respiratoria (IR) quando nel sangue arterioso la pressione parziale d'ossigeno (PaO_2) è inferiore a 60 mmHg associata o meno ad una pressione parziale di anidride carbonica ($PaCO_2$) superiore a 45 mmHg, in un paziente che respira in aria ambiente, in assenza di disturbi non respiratori dell'equilibrio acido-base.

Si descrivono due tipi di insufficienza respiratoria: insufficienza respiratoria di tipo ipossiemico (classicamente definita di tipo 1 o parziale) ed insufficienza respiratoria ipossiemico-ipercapnica o meglio ventilatoria (classicamente definita di tipo 2 o globale). L'insufficienza di tipo ventilatorio consegue all'impossibilità di adeguare la ventilazione alla produzione di CO_2. L'insufficienza respiratoria ipossiemica è secondaria a vari meccanismi intra o extrapolmonari che ostacolano lo scambio dei gas e che analizzeremo più avanti in questa trattazione.

Importante è anche il tempo di insorgenza dell'insufficienza respiratoria, distinguendo così forme acute (IRA), croniche e croniche riacutizzate (Tabella 16.5.1). Nelle forme acute in urgenza è preferibile utilizzare una classificazione "operativa" derivata dai paesi anglosassoni che identifica la sede primitiva del danno ed è rappresentata in Tabella 16.5.2.

Questa classificazione, a nostro avviso, semplifica l'approccio del medico dell'urgenza all'IRA, il quale deve, al fine di scegliere il trat-

Tabella 16.5.1. Esempi di forme acute, croniche e croniche riacutizzate di insufficienza respiratoria (IR)

	IR acuta	IR cronica
Polmonare	EPA cardiogeno, polmonite severa, crisi asmatica, embolia polmonare, contusione polmonare, ARDS	Fibrosi polmonare/interstiziopatie, enfisema polmonare primitivo, ipertensione polmonare primitiva
Ventilatoria	Depressione acuta SNC-SNP: intossicazione da oppiacei o sedativi, traumi cranici, patologie cerebro-vascolari, infezioni SNC, traumi midollari, Guillain-Barrè, crisi miastenica, avvelenamento da botulino...	BPCO in fase ipercapnica stabile, malattie neuromuscolari degenerative (sclerosi laterale amiotrofica, distrofie muscolari...), malformazioni gabbia toracica, obesità grave...
Cronica Riacutizzata		
BPCO in fase ipercapnica che va incontro ad una riacutizzazione flogistica, focolaio broncopneumonico, scompenso cardiaco		

Legenda: EPA edema polmonare acuto, ARSD sindrome da distress respiratorio acuto, SNC sistema nervoso centrale, SNP sistema nervoso periferico, BPCO broncopneumopatia cronica ostruttiva.

Tabella 16.5.2. Classificazione "operativa" dell'IRA

Lung Failure – Polmone organo dello scambio	Pump Failure – Pompa ventilatoria SNC, SNP, gabbia toracica, muscoli respiratori
Ipossiemia	Ipoventilazione
Iperventilazione	Ipercapnia
Ipocapnia	Ipossiemia
Alcalosi respiratoria (fasi iniziali)	Acidosi respiratoria o acidosi mista
Acidosi metabolica lattica (fasi avanzate)	

tamento più adeguato (ossigenazione o ventilazione) semplicemente verificare se si tratta di una *Lung Failure* o di una *Pump Failure*. Tuttavia, nella pratica clinica, la realtà è molto più complessa e i due quadri possono presentarsi insieme o evolvere l'uno nell'altro.

Fisiopatologia

La respirazione deve essere considerata un processo globale costituito da più fasi volto a consentire il trasporto di ossigeno dall'aria ambiente alle cellule e l'eliminazione dell'anidride carbonica prodotta a questo livello. L'integrità di tutte le diverse fasi del processo respiratorio è essenziale per garantire queste funzioni (**Figura 16.5.1**), in particolare la funzione polmonare e quella cardiocircolatoria devono essere considerate parti integranti del medesimo processo. D'altronde è noto come nel definire il trasporto di ossigeno ai tessuti (DO_2) oltre alla capacità di ossigenare il sangue arterioso sono implicate anche la portata cardiaca e la concentrazione di Hb:

$$\mathbf{DO_2 = Q' \times (Concentrazione\ di\ Hb \times \times 1{,}34 \times SaO_2) + (0{,}003 \times PaO_2)}$$

Q' = portata cardiaca;
1,34 = quantità di O_2 veicolata da 1 g di Hb;
SaO_2 = saturazione ossiemoglobina;
0,003 = coefficiente di solubilità di O_2 nel sangue a 38 °C;
PaO_2 = pressione parziale arteriosa di O_2.

Una qualsiasi alterazione a livello di una di queste fasi provoca insufficienza respiratoria cioè incapacità di portare O_2 ai tessuti e di eliminare CO_2; in questo capitolo non verranno trattate le fasi circolatoria e cellulare della respirazione, alle quali sono dedicati altri capitoli, ma saranno approfondite le alterazioni delle fasi alveolo-capillare e ventilatoria del processo respiratorio che provocano forme acute di insufficienza respiratoria.

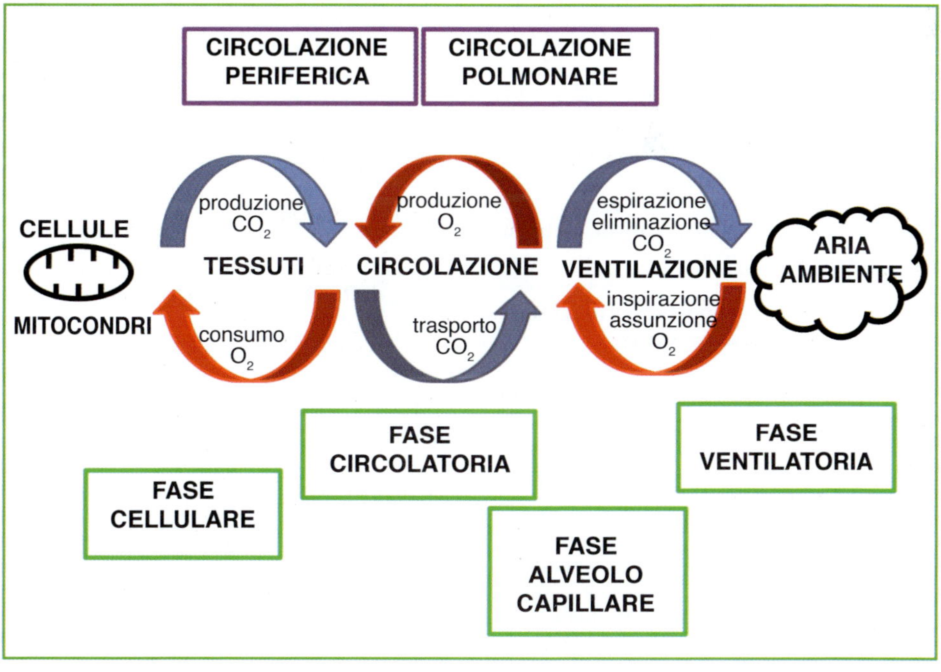

Figura 16.5.1. Le fasi della respirazione.

Insufficienza respiratoria ventilatoria

La ventilazione è la capacità che un organismo ha di scambiare aria con l'ambiente esterno. Di solito si riferisce questa grandezza all'unità di tempo e si parla di ventilazione minuto o ventilazione polmonare totale, definita dalla formula:

$$\textbf{ventilazione minuto} = \textbf{VT} \times \textbf{FR}$$

dove VT è il volume corrente e FR la frequenza respiratoria. Ora, se si tiene conto che VT è dato dalla somma della porzione del volume corrente che effettivamente partecipa allo scambio dei gas a livello alveolare (VA) e della porzione che invece ventila lo spazio morto (VD), anatomico e fisiologico, la suddetta formula può essere riscritta come segue

$$\text{ventilazione minuto} = (VA + VD) \times FR$$

E se $VT = VA + VD$, $VA = VT - VD$, da cui la definizione della Ventilazione alveolare come

$$\textbf{ventilazione alveolare} = (\textbf{VT} - \textbf{VD}) \times \textbf{FR}$$

La PCO_2 arteriosa è determinata dal rapporto tra produzione di CO_2 da parte del metabolismo e dall'efficienza con cui la ventilazione alveolare è in grado di eliminarla come risulta dalla formula

$$\mathbf{PaCO_2 = CO_2}\ \textbf{prodotta/ventilazione alveolare} \times \mathbf{0,863}$$

Se sostituiamo con la formula precedente, otteniamo

$$PaCO_2 = CO_2\ \text{prodotta}/(VT - VD) \times FR \times 0,863$$

Da cui è facile comprendere come, a parità di CO_2 prodotta (circa 200 mL/min in un soggetto adulto normale), un'insufficienza ventilatoria, e quindi un'ipercapnia possa dipendere sia da condizioni che riducono la ventilazione polmonare totale (depressione dei centri respiratori, fallimento della pompa neuro-muscolare nelle sue varie forme), sia da condizioni che rendono la ventilazione alveolare meno efficiente aumentando il rapporto tra spazio morto e volume corrente (malattie polmonari acute e croniche, alterazioni del pattern respiratorio a tipo "respiro rapido e superficiale").

La determinazione della $PaCO_2$ attraverso l'emogasanalisi rappresenta quindi un utile indicatore quantitativo della ventilazione alveolare facilmente riproducibile e ormai disponibile in qualsiasi setting.

L'aumento della PCO_2 arteriosa ed alveolare dovuto ad ipoventilazione determina una conseguente riduzione della PO_2 arteriosa ed alveolare come risulta dall'equazione dei gas alveolari:

$$\mathbf{PO_2}\ \textbf{alveolare} = \mathbf{PiO_2 - PCO_2}\ \textbf{alveolare/R}$$

dove PiO_2 è la pressione parziale dell'ossigeno inspirato e R è l'indice di scambio respiratorio, cioè il rapporto tra eliminazione di CO_2 e consumo di ossigeno misurato alla bocca (normalmente pari a 0,8).

In un paziente che respira in aria ambiente, considerando la PO_2 nell'aria inspirata corrispondente a circa 150 mmHg, il valore di PO_2 alveolare sarà il seguente:

$$PAO_2 = 150 - 40/0,8 = 100\ \text{mmHg}$$

Se la ventilazione alveolare si dimezza, il valore di PCO_2 raddoppia, quindi:

$$PAO_2 = 150 - 80/0,8 = 50\ \text{mmHg}$$

Risulta pertanto evidente che un deficit della ventilazione si traduce in una riduzione proporzionale della PO_2 alveolare e conseguentemente in un ipossiemia arteriosa. È altresì noto come esista un rapporto diretto tra la PO_2 alveolare e la pressione parziale inspiratoria di O_2 (PiO_2). Riprendendo l'esempio precedente, se il paziente con $PaCO_2$ di 80 mmHg respira O_2 a concentrazione del 30%, la sua PiO_2 salirà a 214 mmHg e la sua PAO_2 salirà a $214 - 80/0,8 = 114$ mmHg. Ciò dimostra che un lieve incremento della FiO_2 è in grado di correggere efficacemente l'ipossiemia causata da un ipoventilazione alveolare.

È bene ricordare però che in presenza di insufficienza ventilatoria la rapida correzione dell'ipossiemia arteriosa è necessaria, ma impone cautela e la somministrazione d'ossigeno deve essere controllata, per evitare il rischio di ulteriore ipoventilazione. Paradossalmente, sempre in base all'equazione dei gas alveolari, un paziente con insufficienza respiratoria di tipo ventilatorio il trattamento con tecniche di ventilazione meccanica consente lo smaltimento della CO_2 alveolare con conseguente aumento della PAO_2: questo porta a riduzione della $PaCO_2$ e miglioramento dell'ossigenazione del sangue arterioso anche senza somministrazione di concentrazioni di O_2 elevate.

IL TACCUINO

Nell'insufficienza respiratoria acuta la risposta all'ossigenoterapia può indirizzare verso una forma da ipoventilazione (buona risposta anche con basse FiO_2) o verso altre cause di ipossiemia (scarsa risposta anche con alte FiO_2).

Insufficienza respiratoria ipossiemica

Un'insufficienza respiratoria di tipo ipossiemico si manifesta con una riduzione della PaO_2, in assenza di un incremento di PCO_2: di fatto, stimoli riflessi a partenza dal polmone stesso o dai chemocettori periferici comportano un aumento della ventilazione e determinano quindi un valore di $PaCO_2$ inferiore a quello normale. La risposta all'ossigenoterapia in questo caso, a differenza delle forme di ipossiemia da ipoventilazione alveolare, è in genere modesta e spesso sono necessarie FiO_2 medio/alte per correggere l'ipossiemia in questi pazienti. La comprensione dei meccanismi fisiopatologici delle ipossiemie è quindi di fondamentale importanza in quanto consente la formulazione di ipotesi diagnostiche e l'assunzione di provvedimenti terapeutici immediati e corretti nel contesto dell'emergenza.

Le principali cause di IR ipossiemica sono riconducibili essenzialmente a due meccanismi patogenetici:

Alterazione del rapporto ventilazione/perfusione

Per motivi essenzialmente gravitazionali, la ventilazione e la perfusione del polmone aumentano dall'apice alla base, in modo però non equivalente, nel senso che la perfusione aumenta in misura maggiore della ventilazione. Per questo il rapporto ventilazione/perfusione (V/Q) decresce dagli apici alle basi (**Figura 16.5.2**).

Gli alveoli degli apici polmonari essendo già di base più distesi non consentono variazioni di volume e quindi ventilazione efficace a differenza degli alveoli collocati alle basi polmonari che, seppur in parte compressi per motivi gravitazionali, possono essere ben ventilati con adeguate escursioni volumetriche. Questa distribuzione della ventilazione e della perfusione all'interno del polmone consente, in condizioni di normalità, un rapporto tra le due grandezze circa uguale a 1 per la stragrande maggioranza degli alveoli e questo equilibrio garantisce un adeguato scambio dei gas.

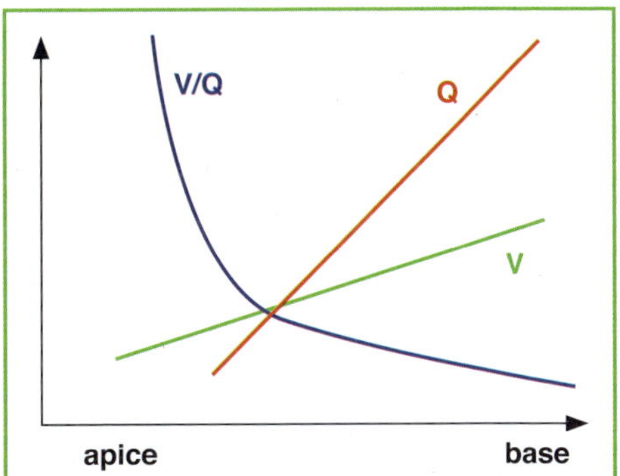

Figura 16.5.2. Distribuzione di ventilazione e perfusione del polmone. V ventilazione, Q perfusione, V/Q rapporto ventilazione/perfusione.

Le alterazioni di questo equilibrio, e quindi le variazioni del rapporto tra la perfusione e la ventilazione di unità alveolari, rappresentano il meccanismo più diffuso in patologia per le forme di IR ipossiemica in particolare per le condizioni acute. Schematicamente potremmo rappresentare due situazioni limite:

- alveoli non ventilati ma ben perfusi (effetto shunt). È il caso in cui alcuni alveoli sono collassati o ripieni di materiale (trasudato, essudato, materiale flogistico, detriti cellulari...) che impedisce ai gas di entrare. Ad esempio: polmonite severa, edema polmonare, atelettasia, ARDS;
- alveoli non perfusi ma ben ventilati (effetto spazio morto). È il caso di alveoli ventilati ma in cui la circolazione polmonare è assente. Esempio classico è la trombo embolia polmonare.

La risposta all'ossigenoterapia sarà in entrambi i casi non soddisfacente, in particolare in caso di shunt, e sempre meno efficace all'aumentare dell'entità del disturbo (quota di shunt, compromissione del circolo nella tromboembolia polmonare).

Tra queste due situazioni per così dire "estreme", utili schematicamente dal punto di vista didattico, esiste nella realtà uno spettro di condizioni patologiche in cui il *mismatch* ventilo-perfusionale assume gradazioni diverse (alveoli poco ventilati ma ben perfusi, alveoli poco perfusi ma ben ventilati e così via, **Figura 16.5.3**).

Alterazione della diffusione alveolo-capillare

Meno importanti nel paziente acuto, esistono comunque condizioni patologiche in cui l'ipossiemia è essenzialmente legata ad alterazioni della diffusione a livello della membrana alveolo-capillare (A/C).

In condizioni normali a riposo la PO_2 dei capillari polmonari raggiunge quella alveolare dopo circa 1/3 del tempo totale di contatto (0,25 secondi circa su un tempo totale di contatto di circa 0,75 secondi nel soggetto normale adulto). Allorché la membrana alveolo-capillare è ispessita o il tempo di contatto ridotto o la superficie della membrana è ridotta l'equilibrio tra la PO_2 dei capillari polmonari e la PO_2 alveolare non viene raggiunta in tempo utile e il sangue nel capillare polmonare risulta ipo-ossigenato.

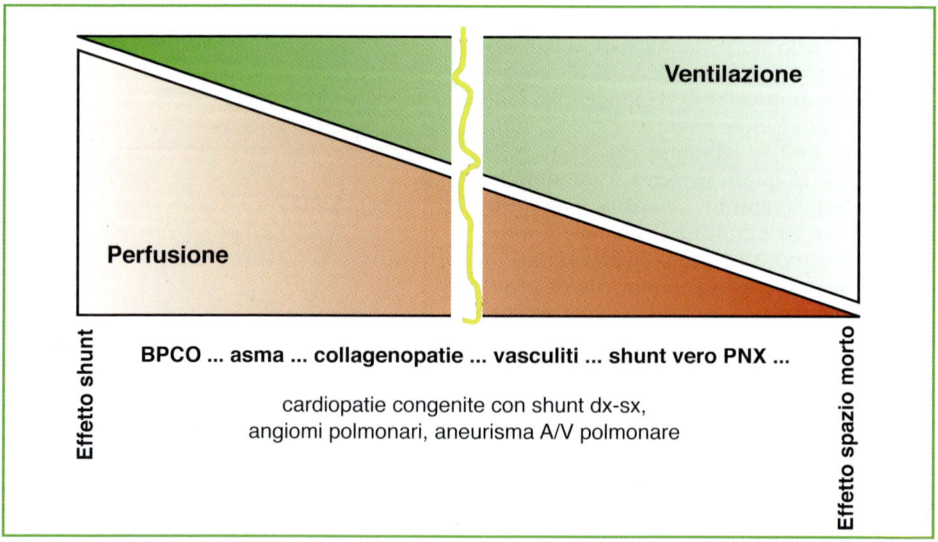

Figura 16.5.3. Ipossiemie da alterazione del rapporto Ventilazione/Perfusione.

Meccanismi responsabili possono essere quindi:

- diminuzione tempo di contatto sangue capillare/aria alveolare da aumentata velocità di circolo;
- riduzione della superficie della membrana;
- aumentato spessore della membrana A/C.

Cause

Nelle Tabelle 16.5.3, 16.5.4 e 16.5.5 sono riportate le principali condizioni cliniche responsabili di quadri di IR acuta o cronica riacutizzata in base al meccanismo prevalente responsabile del disturbo.

Si può notare come nella realtà spesso i diversi meccanismi alla base dell'IR coesistono nella medesima condizione patologica anche in relazione a momenti o stadi diversi della malattia (Figura 16.5.4).

Tabella 16.5.3. Forme di IR legate ad ipoventilazione alveolare

1. **Restrittive**: **restrizione-mancanza anatomica e/o funzionale di parte del sistema toraco-polmonare** • Interessamenti nervosi centrali, midollari, periferici • Malattie neuromuscolari e muscolari, neuropatie • Interessamento toracico (atelettasie, fibrotoraci, cifoscoliosi, exeresi, pneumotorace...) • Obesità
2. **Ostruttive**: **ostruzione anatomica e/o funzionale delle vie aeree** • Asma bronchiale grave • BPCO • Bronchiti-bronchioliti • Interessamento alte vie respiratorie

Anamnesi

In un paziente con IRA, l'anamnesi in urgenza dovrebbe innanzitutto mirare ad evidenziare una storia di:

- broncopneumopatia cronica ostruttiva o altre patologie croniche polmonari, precedenti ricoveri per sintomatologia simile questo dato orienterebbe verso una problematica di tipo respiratorio cronico riacutizzata;
- infezione delle vie aeree: in un paziente con storia recente di febbre e tosse produttiva con espettorazione abbondante è possibile ipotizzare la presenza di un focolaio broncopneumonico;
- asma: il paziente asmatico di solito conosce la sua malattia e può essere molto utile che durante l'anamnesi fornisca dati importanti come ad esempio l'eventuale esposizione a noti allergeni o sostanze/condizioni scatenanti la crisi asmatica (sforzo fisico, basse temperature...);
- cardiopatia/valvulopatia, altri ricoveri per scompenso cardiaco: questa condizione orienterebbe verso una genesi cardiogena dei sintomi;
- trauma: dovrebbe suggerire di ricercare pneumotorace o contusione polmonare, emotorace, *flail chest*;
- malattia neuromuscolare: di solito questi pazienti hanno già una diagnosi della loro patologia, spesso infatti il deficit dei muscoli respiratori interviene in una fase avanzata di malattia;

Tabella 16.5.4. Forme di IR legate ad alterazione del rapporto V/Q

Effetto shunt	Effetto spazio morto	Mismatch ventilo/perfusionale
Polmonite severa	Tromboembolia polmonare	BPCO (fasi iniziale)
Edema polmonare acuto		Asma
ARDS		Pneumotorace
Atelettasia		Vasculiti
Contusione polmonare		Polmonite interstiziale

Tabella 16.5.5. Forme di IR legate ad alterazione della diffusione A/C

Diminuzione tempo di contatto sangue capillare/aria alveolare (aumenta velocità di circolo)	Riduzione della superficie della membrana A/C	Aumentato spessore della membrana A/C
Febbre	Enfisema	Interstiziopatie
Anemia	Resezioni polmonari	Vasculiti
Esercizio fisico		Edema interstiziale

EPAc
- Alterazione V/P (edema alveolare = effetto shunt)
- Alterazione della diffusione (edema interstiziale = aumento dello spessore della membrana A/C)
- Ipoventilazione alveolate (restrittiva, nelle forme avanzate per esaurimento muscolare)

BPCO
- Ipoventilazione alveolare (ostruttiva)

PNX
- Ipoventilazione alveolare (restrittiva, se massivo)
- Alterazione V/P (gruppi di alveoli non ventilati perché atelettasici ma perfusi, se modesto)
- Alterazione della diffusione (riduzione della superficie della membrana A/C)

ASMA
- Alterazione V/P (gruppi di alveoli meno ventilati di altri, atelettasici, attacco lieve-moderato)
- Ipoventilazione alveolare (ostruttiva, attacco grave, fatica muscolare)

Figura 16.5.4. Coesistenza di diversi meccanismi nella genesi dell'insufficienza respiratoria in diverse condizioni patologiche.

- IRA *de novo*: in assenza di anamnesi significativa, l'insorgenza acuta di IR ipossiemica in un paziente senza precedenti patologici rilevanti ha una prognosi decisamente sfavorevole.

L'anamnesi da sola di solito non è sufficiente a fornire dati certi sull'eziologia dell'insufficienza respiratoria. Spesso peraltro più condizioni patologiche coesistono nello stesso paziente (per esempio BPCO e scompenso cardiaco, BPCO e polmonite, asma e polmonite), pertanto i dati anamnestici vanno integrati con l'obiettività e gli esami diagnostici.

Esame obiettivo

In un paziente con IRA l'esame obiettivo dovrebbe mirare inizialmente alla valutazione del *pattern respiratorio*. Il paziente con IRA ha una frequenza respiratoria elevata, ma quello che interessa di più in urgenza è l'entità della profondità degli atti respiratori. Come già accennato in precedenza, atti respiratori profondi suggeriscono una buona ventilazione alveolare, pattern tipico del paziente ipossiemico con pompa ventilatoria conservata che cerca di compensare l'ipossiemia con l'iperventilazione. Atti respiratori superficiali caratterizzano il pattern respiratorio del paziente con deficit ventilatorio, incapace di ventilare adeguatamente lo spazio alveolare a causa della debolezza e fatica dei muscoli respiratori (**Figura 16.5.5**). Una espirazione prolungata con inspirazione breve depongono per bronco-ostruzione.

Elemento importante nella valutazione clinica del paziente con IRA è la ricerca dei *segni di impegno dei muscoli respiratori*: l'utilizzo dei muscoli accessori alla respirazione (compresi i muscoli espiratori), i segni di fatica muscolare diaframmatica come il Segno di Hoover (**Figura 16.5.6**) o il respiro paradosso. Quest'ultimo è caratterizzato dal movimento paradosso dell'addome durante il ciclo respiratorio con protrusione all'esterno durante l'espirazione e rientramento durante l'inspirazione a causa del diaframma ipomobile incapace di scendere in addome durante l'espirazione e di risalire in torace durante l'espirazione.

Non trascurabile in urgenza è la valutazione dello stato neurologico perché influisce anche sulle scelte terapeutiche. La scala di Kelly è stata validata in letteratura per questo scopo (**Figura 16.5.7**): fino al grado 3 della scala di Kelly è possibile ventilazione meccanica non invasiva, stati di sopore più

IL TACCUINO

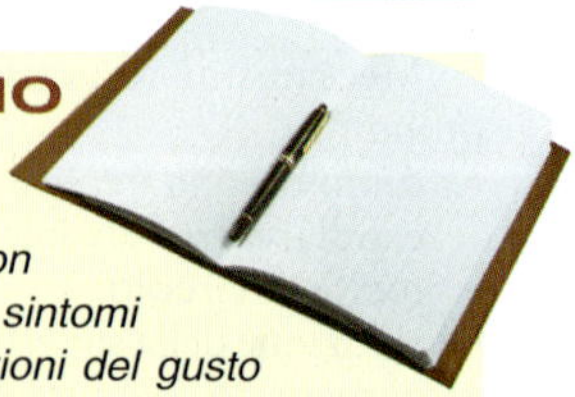

Criteri epidemiologici, contatti con persone positive, sintomi tipici (febbre, alterazioni del gusto e dell'olfatto, tosse secca... ecc) in fase pandemica devono far sospettare infezione e polmonite da SARS-CoV-2 che andrà confermata con test molecolare.

Soggetto Normale Adulto

VT = 500 mL; VD = 150 mL; FR = 10/min
VE = 500 x 10 = 5000 mL/min
VA = (500 – 150) x 10 = 3500 mL/min

Paziente A, respiro rapido e superficiale

VT = 250 mL; VD = 150 mL; FR = 20/min
VE = 250 x 20 = 5000 mL/min
VA = (250 – 150) x 20 = 2000 mL/min

Paziente B, respiro rapido e profondo

VT = 1000 mL; VD = 150 mL; FR = 20/min
VE = 1000 x 20 = 2000 mL/min
VA = (1000 – 150) x 20 = 17000 mL/min

Figura 16.5.5. Pattern respiratorio nel paziente con IRA. VT volume corrente, VD volume dello spazio morto, VE ventilazione polmonare totale, VA ventilazione alveolare, FR frequenza respiratoria.

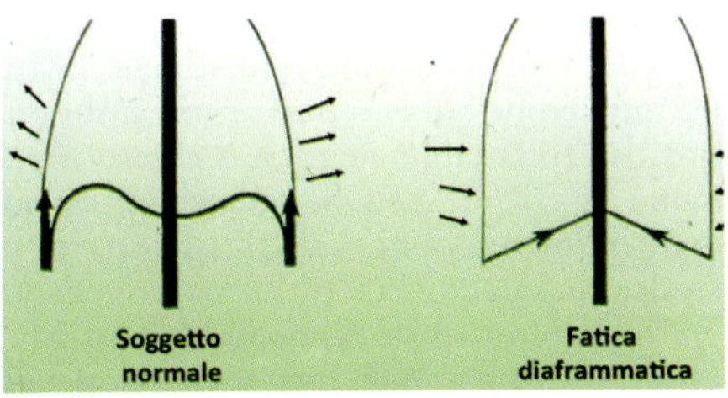

Figura 16.5.6. Segno di Hoover. Nel soggetto normale durante l'inspirazione il diaframma possiede un ridotto raggio di curvatura e grazie alla zona di apposizione costale i vettori della forza di contrazione sono diretti verso l'alto consentendo così la discesa del muscolo in cavità addominale e l'espansione della gabbia toracica. Nel soggetto con fatica muscolare il diaframma risulta appiattito, incapace di sviluppare adeguata forza contrattile, i vettori della forza di contrazione sono diretti verso il centro del torace in inspirazione provocando così un rientramento della gabbia toracica visibile clinicamente.

profondo rendono più indicate metodiche di ventilazione invasiva indipendentemente dalla gravità del'IRA.

In ultimo, per quanto riguarda l'esame obiettivo, nel paziente con IRA non è da trascurare anche in urgenza l'obiettività clinica

Grado 1	paziente sveglio esegue 3 ordini complessi
Grado 2	paziente sveglio esegue 3 ordini semplici (mostrare dita)
Grado 3	paziente assopito risvegliabile comando semplice
Grado 4	paziente assopito risvegliabile dopo comandi vigorosi
Grado 5	paziente comatoso senza alterazioni del tronco encefalico
Grado 6	paziente comatoso con alterazioni del tronco encefalico

Figura 16.5.7. Scala di Kelly per la valutazione dello score neurologico nel paziente con IRA.

generale con particolare riferimento all'apparato cardiovascolare e respiratorio:

- rumori polmonari: riduzione/abolizione del murmure vescicolare, presenza di rantoli, ronchi, broncospasmo;
- segni di cardiopatia/scompenso cardiaco: edemi declivi, turgore giugulare, epatomegalia, toni aggiunti, soffi valvolari;
- decubito: ortopnea/semiortopnea;
- idratazione/stato volemico.

Esami diagnostici

Ecografia polmonare nell'insufficienza respiratoria acuta

L'ecografia è una metodica sicura, eseguibile sul punto di cura del malato e quando integrata alla valutazione clinica risulta avere una grande resa diagnostica. Una valutazione ecografica completa deve includere sia i campi polmonari superiori che medi che inferiori (basali).

La Figura 16.5.8 riassume i principali step di valutazione. Il riscontro di una interfaccia fluida, ovvero di una immagine anecogena, indica la presenza di versamento pleurico e quindi di un idro/emotorace oppure di un empiema. Il riscontro di una interfaccia solida, ovvero di una immagine di consolidamento polmonare, indica in genere una patologia flogistica (es. polmonite) oppure ostruttiva (es. atelettasia); talvolta si tratta

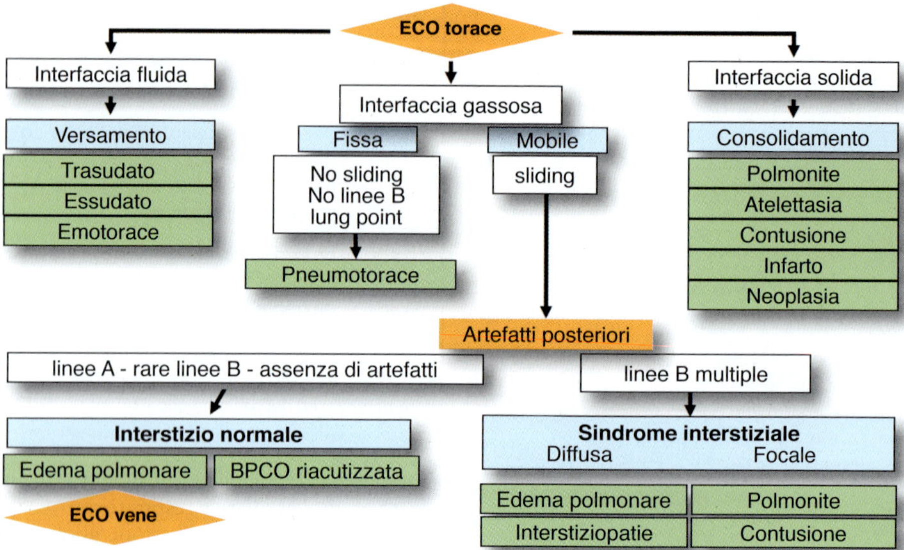

Figura 16.5.8. Algoritmo ecografico della dispnea.

di piccole aree di consolidamento, superficiali (sub pleuriche), che possono essere l'espressione di infarti polmonari. Nel caso in cui l'interfaccia è aerea, ovvero quando la scansione ecografica del polmone mostra la presenza di aria, bisogna in primis comprendere se si tratta di aria contenuta nello spazio pleurico (PNX) oppure nel contesto degli spazi aerei polmonari. Nel caso di pneumotorace si osserverà assenza di *sliding*, assenza di linee B, assenza di *lung pulse* e presenza di *lung point*. La presenza di *sliding*, nelle regioni toraciche più antideclivi, indica la presenza di un polmone a parete.

In tal caso, volendo proseguire a descrivere lo schema riassunto in figura, bisogna valutare la tipologia degli artefatti posteriori ovvero la presenza di un pattern prevalente di tipo A o di tipo B. Il pattern A rappresenta un riscontro di regolare contenuto aereo polmonare mentre un pattern di tipo B, ovvero la presenza di almeno 3 linee B per campo di scansione ecografica, è sempre patologico ed indica una sindrome interstiziale. Una sindrome interstiziale diffusa, definita come almeno due settori polmonari positivi (bilateralmente) può essere espressione di EPAc, ARDS, polmonite interstiziale o fibrosi polmonare. Il riscontro di una sindrome interstiziale diffusa omogena, con gradiente apice-basi compatibile con EPAc, rende indispensabile una valutazione ecografica del cuore alla ricerca di una disfunzione sistolica e/o diastolica ventricolare sx o di una disfunzione valvolare mitrale/aortica. Il riscontro di una sindrome interstiziale settoriale, ovvero localizzata ad un settore polmonare, è compatibile con ipotesi flogistica, traumatica (contusione polmonare), infartuale o inalatoria (in particolare se interessa la base destra).

Se invece nelle scansioni ecografiche del polmone si rileva un pattern ubiquitario di tipo A, ovvero un quadro di assoluta normalità ecografica polmonare, bisogna prendere in considerazione la possibilità che si tratti di asma/BPCO riacutizzata oppure di tromboembolia polmonare (Figura 16.5.9).

IL TACCUINO

È utile ricordare come l'ecografia risulti più sensibile rispetto alla radiografia standard del torace nel rilevare anche piccole quantità di liquido nell'interstizio polmonare.

RX torace ed altri esami radiologici

L'esecuzione dell'RX torace in urgenza nel paziente con IRA è spesso ostacolata dal contesto e dalle condizioni cliniche del paziente: spesso eseguita a paziente supino in un'unica proiezione mostra evidenti limiti (bassa sensibilità per scompenso, polmonite e piccoli pneumotorace, bassa specificità per versamento pleurico). I reperti che potranno essere evidenziati sono: aree di ipodiafania, segni di redistribuzione del piccolo circolo, segni di edema interstizio alveolare, dimensioni dell'ombra cardiaca, atteggiamento degli emidiaframmi, pneumotorace, versamenti pleurici. L'obiettività radiologica soprattutto in urgenza deve sempre essere valutata all'interno del contesto clinico/gasanalitico e confrontata con l'obiettività ecografica. Si rimanda ai singoli capitoli inerenti le diverse patologie cause di IRA per una migliore trattazione dei reperti radiologici specifici e per una precisa definizione della sensibilità e specificità della metodica.

IL TACCUINO

Una vena cava inferiore di calibro ridotto e collassabile (>50%) in inspirazione depone per la presenza di ipovolemia, mentre di contro una vena cava dilatata e poco collassabile potrebbe indicare sovraccarico di volume e quindi, in un paziente con quadro clinico compatibile, scompenso cardiaco.

L'utilizzo della TC del torace negli ultimi anni si è diffuso soprattutto nei casi in cui la diagnosi rimane dubbia nonostante la radiografia standard (esempio: tromboembolia polmonare). La TC del torace (alta risoluzione) si è dimostrata molto utile per un corretto inquadramento dei casi di insufficienza respiratoria nell'ambito della polmonite COVID-19 mostrando reperti compatibili con danno polmonare acuto (aree di *ground glass*, addensamenti e consolidazioni).

ECG

In corso di IRA l'ECG può mostrare tachicardia sinusale (compensatoria in relazione all'ipossiemia) in assenza di cardiopatia ma più spesso risulta alterato in corso di IRA a genesi "cardiogena". Potremo in questo caso riscontrare aritmie, alterazioni della ripolarizzazione, segni di ipertrofia ventricolare, bassi voltaggi, aspetto S1Q3T3 a altre

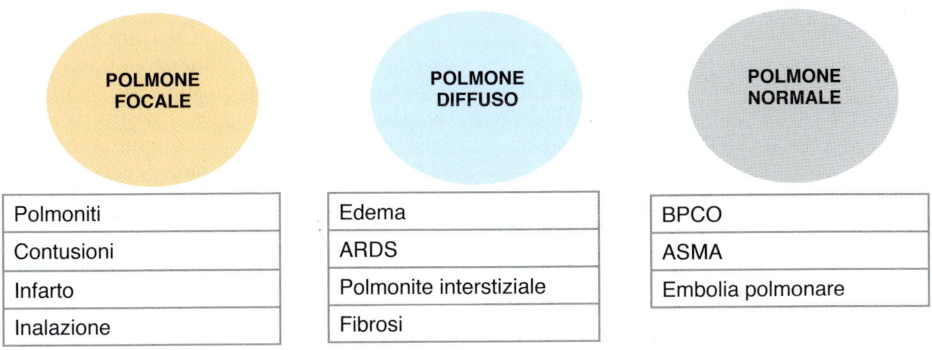

Figura 16.5.9. Sindromi ecografiche principali e corrispettivi quadri patologici.

anomalie. Anche in questo caso si rimanda ai capitoli del manuale dedicati all'edema polmonare acuto, tromboembolia polmonare e sindromi coronariche acute per una più precisa e dettagliata descrizione del ruolo e del significato delle alterazioni ECGrafiche in questi contesti.

Emogasanalisi arteriosa

È un'indagine fondamentale in corso di IRA, permette di valutare l'ossigenazione, la ventilazione e l'equilibrio acido-base. Consente quindi di diagnosticare, di classificare e quantificare l'insufficienza respiratoria. La PaO_2, a differenza della $PaCO_2$, varia fisiologicamente in funzione dell'età (**Figura 16.5.9**). Per quantificare la disfunzione polmonare vengono usualmente utilizzati due parametri: la differenza alveolo-arteriosa per ossigeno (DA-aO_2) e il rapporto tra PaO_2 e la FiO_2 (PaO_2/FiO_2), che i moderni gas analizzatori calcolano automaticamente ma che possono anche essere calcolati dal clinico.

Differenza alveolo arteriosa dell'ossigeno. La differenza alveolo arteriosa dell'ossigeno (DA-aO_2) in aria ambiente è un buon indicatore della presenza di alterazioni del rapporto V/Q. La formula per calcolarne il valore è composta dalla PO_2 alveolare ideale, stimata attraverso l'equazione semplificata dei gas alveolari, meno la PO_2 arteriosa misurata direttamente tramite EGA; in aria ambiente (FiO_2 = 0,21), con una pressione parziale del vapor acqueo di 47 mmHg ed un quoziente respiratorio di 0,8, avremo pertanto:

$$\begin{aligned} DA\text{-}aO_2 &= PiO_2 - PaCO_2/0{,}8 - PaO_2 = \\ &= [(760-47) \times FiO_2] - PaCO_2/0{,}8 - PaO_2 = \\ &= 150 - PaCO_2/0{,}8 - PaO_2 \end{aligned}$$

Il valore normale di tale indice in aria ambiente è di 5-15 mmHg e varia approssimativamente con l'età secondo la seguente formula: (età/4) ± 4. Valori superiori a 20 indicano la presenza di un deficit dello scambio intrapolmonare, mentre valori superiori a 40 caratterizzano una grave disfunzione polmonare. Dal momento che la formula include la CO_2, possono venire individuate alterazioni del rapporto ventililazione/perfusione anche in condizioni patologiche in cui la PaO_2 risulti apparentemente normale per effetto di una iperventilazione compensatoria, come può avvenire nell'embolia polmonare. La DA-aO_2 è però poco attendibile in corso di ossigenoterapia, potendo correggersi o ridursi se il meccanismo fisiopatologico responsabile dell'ipossiemia è un'alterazione del V/Q o invece peggiorare in caso di shunt. Tale parametro è, pertanto, poco utile nel monitoraggio dei pazienti con insufficienza respiratoria.

Rapporto tra pressione parziale arteriosa e pressione parziale alveolare di ossigeno. Il rapporto tra pressione parziale arteriosa e pressione parziale alveolare di ossigeno (PaO_2/PAO_2 = 0,75-0,8 circa nel soggetto normale) risulta più stabile al variare della FiO_2 e sarebbe quindi più utile nel monitoraggio del paziente critico.

Rapporto tra pressione parziale di ossigeno a livello arterioso e frazione inspiratoria di O_2 (PaO_2/FiO_2). Questo rapporto è l'indicatore più semplice, ampiamente utilizzato e consolidato dalla letteratura, per valutare lo scambio intrapolmonare dei gas nel paziente critico. Il PaO_2/FiO_2, nel soggetto giovane e sano che respiri in aria ambiente, deve avere un valore intorno ai 450 (>400), che corrisponde ad una percentuale di shunt fisiologico del 3-5%. Per esempio, per una PaO_2 = 95 mmHg in aria ambiente (FiO_2 = 21%) il PaO_2/FiO_2 è uguale a 95/0,21 = 452. Un valore di PaO_2/FiO_2 inferiore ai 200 indica uno shunt intrapolmonare superiore al 20% e la necessità di un supporto ventilatorio. Il rapporto PaO_2/FiO_2 costituisce uno dei criteri fondamentali, congiuntamente al quadro clinico-radiologico, per la diagnosi dell'*acute respiratory distress syndrome* (ARDS).

Peptidi natriuretici, biomarcatori cardiaci di danno miocardico

Sono utili per discriminare le forme di IRA "cardiogena", in presenza di una storia, di una obiettività clinica/ecografica e di alterazioni ECG rafiche compatibili. Si rimanda ai capitoli del manuale dedicati all'edema polmonare acuto e alle sindromi coronariche acute per una più precisa e dettagliata descrizione del ruolo e del significato di questi test di laboratorio in urgenza (sensibilità e specificità).

D-dimero

Il dosaggio del D-dimero può essere utile in caso di sospetto di embolia polmonare. Pur presentando i limiti di specificità, comunque conserva un elevato valore predittivo negativo (valori normali in alcune situazioni escludono con elevata probabilità la tromboembolia polmonare). Si rimanda al capitolo 2.3 dedicato alla tromboembolia polmonare per una più precisa e dettagliata descrizione del ruolo e del significato del D-dimero nell'IRA in urgenza (sensibilità e specificità).

Leucocitosi neutrofila, aumento degli indici di flogosi

La presenza di queste alterazioni può suggerire, in un contesto clinico compatibile, la presenza di flogosi delle vie aeree (polmonite, riacutizzazione di BPCO).

Segni laboratoristici di danno multi organo

Possono essere presenti in un quadro di ARDS.

IL TACCUINO

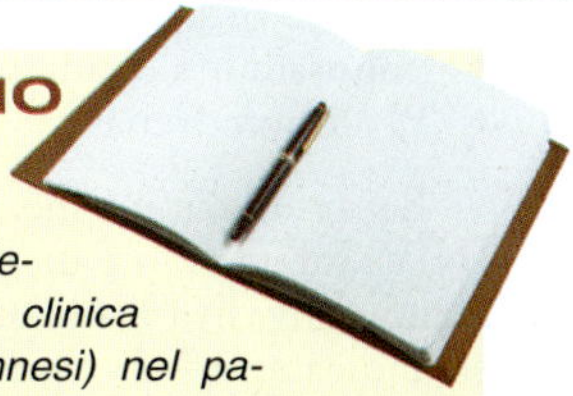

L'ecografia utilizzata in urgenza in maniera integrata con la clinica (obiettività ed anamnesi) nel paziente con IRA può essere un utile sussidio per una prima definizione diagnostica. L'esplorazione del polmone, della vena cava inferiore e del cuore con scansioni semplici consente di formulare una prima ipotesi diagnostica che va poi verificata sulla base dei risultati forniti dalla gasanalisi, dagli accertamenti bioumorali e strumentali.
In base all'ipotesi diagnostica formulata e alla gravità del quadro clinico complessivo è quindi opportuno, dal punto di vista terapeutico in urgenza, valutare se sussistono le indicazioni per un supporto ventilatorio meccanico (invasivo o non invasivo) in aggiunta alla terapia medica standard che differisce a seconda dell'eziologia dell'IRA.

Terapia in emergenza

In questa parte del capitolo verranno definiti i criteri generali per il trattamento ventilatorio in urgenza del paziente con IRA. Non verranno trattate la terapia medica standard né le specifiche metodiche e strategie di ventilazione per ogni singola patologia responsabile della *defaillance* respiratoria poiché questi argomenti sono esposti nei diversi capitoli dedicati.

Per prima cosa bisogna verificare se sia sufficiente ossigenare il paziente con sistemi semplici (preferibilmente maschere di Venturi) o sia necessario un supporto ventilatorio. Un paziente con IRA necessita di reale assistenza ventilatoria se sono soddisfatte le seguenti condizioni:

- è presente dispnea severa a riposo con frequenza respiratoria >25 atti/minuto;
- è presente impegno dei muscoli accessori alla respirazione e segni di fatica muscolare (segno di Hoover, respiro paradosso);
- sono presenti alterazioni gasanalitiche, ipossiemia severa (PaO_2/FiO_2 <300), acidosi respiratoria (pH <7,35).

Quando si reputa necessario un supporto ventilatorio è necessario stabilire se esso debba essere invasivo o non invasivo. Di seguito riportiamo i criteri per la ventilazione meccanica invasiva nel paziente con IRA:

- arresto respiratorio o FR <12;
- ostruzione vie aeree;
- coma (Kelly >4);
- acidosi grave (pH <7,1)
- necessità di proteggere le vie aeree (vomito ripetuto, traumi – ustioni facciali...);
- eccesso di secrezioni ingestibili;
- instabilità emodinamica, aritmie minacciose;
- agitazione, impossibilità del paziente a collaborare;

- impossibilità di adattare l'interfaccia;
- PNX non drenato.

La ventilazione meccanica non invasiva (NIV) infatti non è un'alternativa alla ventilazione invasiva tradizionale laddove questa sia indicata: la NIV consente di evitare le intubazioni oro-tracheali e di ridurre la mortalità solo se sono rispettati alcuni criteri che risultano essere la chiave del suo successo:

- una corretta selezione del paziente;
- la precocità di applicazione (prevenire il deterioramento dell'IRA);
- un adeguato addestramento del personale;
- un ambiente adatto e organizzato per il trattamento;
- un opportuno monitoraggio del paziente (semplice ed essenziale).

Evitare una intubazione se non dovuta significa ridurre le importanti complicanze che questa procedura può provocare come la polmonite ventilatore associata (condizione ad alta letalità), l'atrofia dei muscoli respiratori (situazione già evidenziabile dopo 24 ore di ventilazione controllata), la tracheostomia e le problematiche legate allo svezzamento, nonché numerose altre complicanze infettive.

Nella corretta selezione del paziente da ventilare, per decidere se trattarlo in maniera invasiva o non invasiva, occorre tenere in considerazione anche la patologia responsabile del quadro di IRA. Le evidenze in letteratura a favore della NIV nell'IRA infatti sono assai diverse a seconda della condizione patologica sottostante:

- nell'edema polmonare acuto cardiogeno la CPAP ed il doppio livello di pressione si sono dimostrati essere molto efficaci riducendo intubazioni e mortalità;
- la riacutizzazione di BPCO con acidosi respiratoria è forse la patologia con più evidenze in letteratura a favore dell'utilizzo della NIV. Il doppio livello di pressione è il *gold standard* di trattamento ventilatorio con evidenze solide da tempo, riduce intubazioni e mortalità e può essere attuato anche al di fuori degli ambienti intensivi in caso di riacutizzazioni lievi-moderate (pH tra 7,30 e 7,35);
- il paziente immunocompromesso con IRA ha una prognosi severa se sottoposto a intubazione oro-tracheale per l'elevato rischio infettivo. Pertanto è preferibile in questi pazienti utilizzare la NIV ed evitare l'intubazione. In questa categoria rientrano i pazienti con malattie ematologiche, HIV, neoplasie, trapiantati, anziani con comorbidità;
- polmonite severa e ARDS sono solitamente condizioni patologiche responsabili di quadri gravi di IRA ipossiemica nei quali la NIV non influenza positivamente la prognosi (non riduce la mortalità né la necessità di intubazione) pertanto sono situazioni nelle quali è da considerare con attenzione fin dall'inizio un trattamento ventilatorio invasivo. Durante la pandemia di SARS-CoV-2 la polmonite COVID-19 ha provocato quadri di insufficienza respiratoria ipossiemica associata a reperti TC compatibili con ARDS; la patogenesi del danno polmonare contemplava anche alterazioni vascolari e dell'accoppiamento ventilo-perfusionale (per perdita della vasocostrizione ipossica). In questi pazienti l'utilizzo della NIV (CPAP) in fase precoce, quando l'ipossiemia è legata più al *mismatch* ventilo-perfusionale che all'effetto *shunt*, si è dimostrato efficace nel migliorare i parametri clinici e l'ossigenazione, evitando la progressione verso quadri di ARDS conclamata con necessità di trattamento invasivo;
- infine la NIV è indicata ed utile in tutte quelle condizioni in cui comunque non si ricorrerebbe ad intubazione orotracheale anche se indicata per la gravità dell'IRA: anziani con comorbidità, pazienti neoplastici in fase avanzata, volontà esplicite del paziente, sono tutti casi in cui comunque un trattamento con NIV può essere utile nel ridurre i sintomi e migliorare gli scambi gassosi.

In Tabella 16.5.6 riportiamo le evidenze della letteratura a favore della NIV nelle diverse forme di IRA.

Tabella 16.5.6. Livello di evidenza per NIV in diverse forme di IRA

Livello di evidenza	A favore	Contro
1. Revisioni sistematiche di trial randomizzati e controllati	riacutizzazione di BPCO	
	edema polmonare acuto cardiogenico	
	svezzamento da ventilazione invasiva in BPCO	
	paziente immunocompromesso	
2. Revisioni sistematiche di studi di coorte o trial randomizzati di bassa qualità	pazienti terminali (palliazione)	polmonite severa
	IRA postoperatoria	fallimento dell'estubazione (altre cause)
	prevenzione di IRA in asma	
	polmonite di comunità in BPCO	
	pazienti da "non intubare"	
	fallimento dell'estubazione (BPCO e edema polmonare acuto cardiogeno)	
3. Revisioni sistematiche di studi caso-controllo o singoli studi caso-controllo	malattie neuromuscolari	ARDS
	cifoscoliosi	
	ostruzione parziale vie aeree	
	trauma toracico	
	trattamento dell'IRA in asma acuto	
4. Case reports, case series	anziani con comorbidità	fibrosi polmonare
	fibrosi cistica	
	obesità/ipoventilazione	

Bibliografia di riferimento

APPROFONDIMENTI

Stratificazione del rischio

Non esiste uno score univoco validato a livello internazionale per stratificare a priori il rischio evolutivo di un quadro di IRA. Certamente però in diversi studi pubblicati nel corso degli anni sono stati riportati vari fattori prognostici sfavorevoli che, se presenti in un paziente con IRA, condizionano una prognosi severa. Questi fattori riguardano essenzialmente la gravità clinica/emogasanalitica, le condizioni generali/comorbidità del paziente, l'eziologia dell'IRA, la risposta alla terapia. Di seguito i principali fattori prognostici negativi per l'IRA presenti in letteratura:

- Età avanzata.
- Stato nutrizionale scaduto.
- Ipossiemia severa (PaO_2/FIO_2 <200), acidosi grave (pH <6,9).
- FR elevata >38 atti/min.
- Sensorio alterato/compromesso.
- Incapacità di proteggere le vie aeree.
- Incapacità di gestire l'atto respiratorio.
- Secrezioni abbondanti, non gestibili.
- Elevato score fisiologico SAPS II (>35), APACHE II, comorbidità (diabete mellito, obesità).
- IRA "de novo" (non edema polmonare acuto né riacutizzazioni di patologie croniche)
- Polmonite grave, ARDS.
- Peggioramento o mancato miglioramento clinico clinico ed emogasanalitico in corso di trattamento.
- Sviluppo di nuovi sintomi/complicanze.

La stratificazione del rischio in un paziente con IRA è utile anche per definire in urgenza il setting di trattamento e monitoraggio più adeguato (Pronto Soccorso, terapia intensiva, semi-intensiva, reparto di degenza).

LA LAVAGNA

La ventilazione meccanica in corso di IRA:

- *è un presidio utilissimo in acuto per correggere gli scambi gassosi, controllare i sintomi e stabilizzare la funzione respiratoria evitando un'evoluzione sfavorevole (ridurre la mortalità);*
- *è indicata se sussistono criteri di gravità clinici e emogasanalitici;*
- *può essere di tipo invasivo (tubo endotracheale) o non invasivo (maschere/casco) e la scelta tra le due dipende, oltre che dal quadro clinico complessivo d'esordio, anche dalla patologia in causa;*
- *va applicata precocemente per evitare il deterioramento della funzione respiratoria;*
- *deve essere gestita da personale esperto in ambienti idonei;*
- *necessita di adeguato monitoraggio clinico e emogasanalitico;*
- *deve essere iniziata contestualmente alla terapia medica standard per la patologia in causa;*
- *ove possibile va scelta la modalità non invasiva per evitare le complicanze legate all'intubazione oro tracheale;*
- *ha risultati diversi in termini di efficacia in base al tipo di patologia causa dell'IRA.*

APPUNTI / COMMENTI

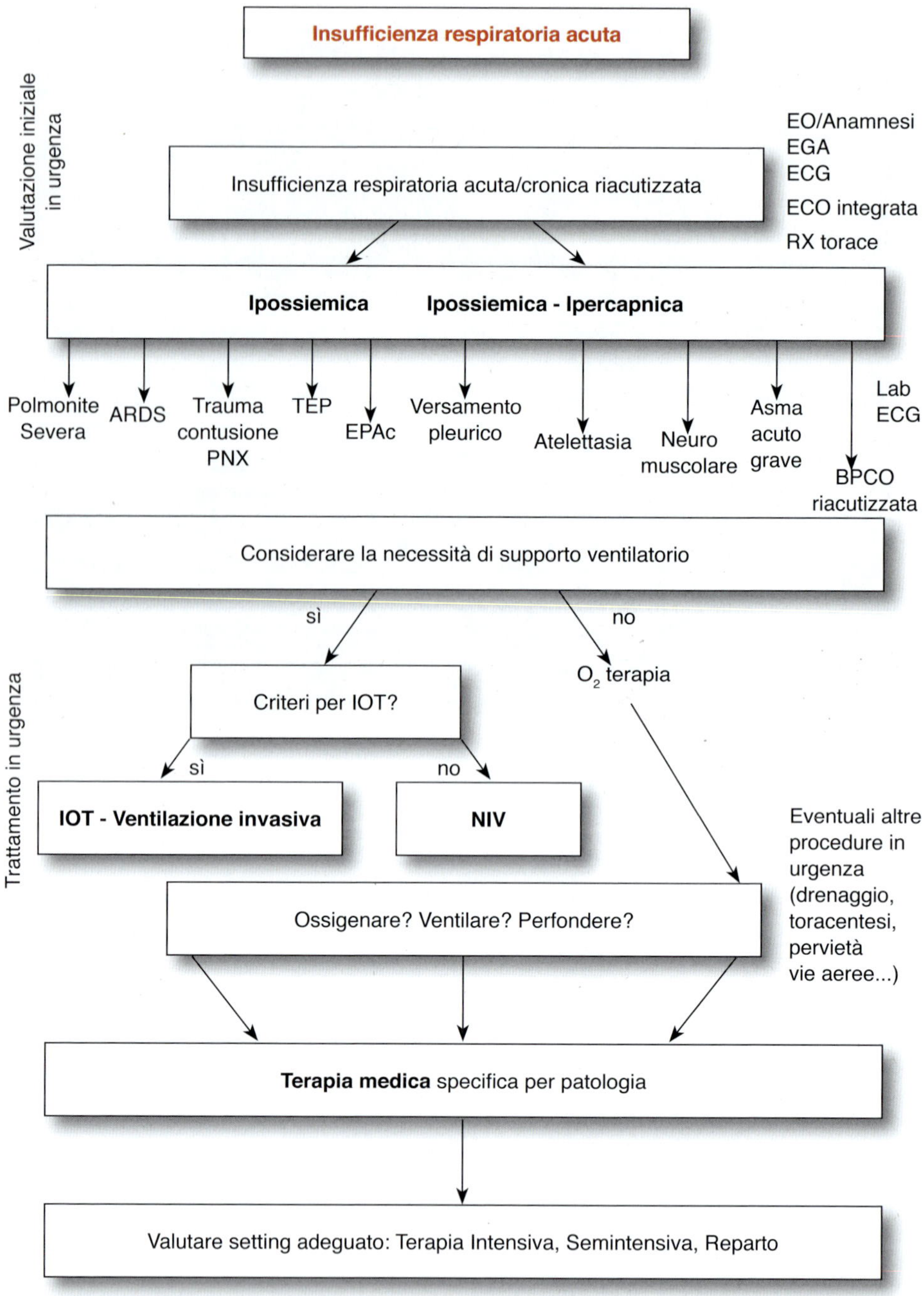
Insufficienza respiratoria acuta
Valutazione iniziale in urgenza
Insufficienza respiratoria acuta/cronica riacutizzata
EO/Anamnesi
EGA
ECG
ECO integrata
RX torace
Ipossiemica
Ipossiemica - Ipercapnica
Polmonite Severa
ARDS
Trauma contusione PNX
TEP
EPAc
Versamento pleurico
Atelettasia
Neuro muscolare
Asma acuto grave
BPCO riacutizzata
Lab
ECG
Considerare la necessità di supporto ventilatorio
sì
no
Trattamento in urgenza
Criteri per IOT?
O_2 terapia
sì
no
IOT - Ventilazione invasiva
NIV
Eventuali altre procedure in urgenza (drenaggio, toracentesi, pervietà vie aeree...)
Ossigenare? Ventilare? Perfondere?
Terapia medica specifica per patologia
Valutare setting adeguato: Terapia Intensiva, Semintensiva, Reparto

17. Patologie specialistiche

17.1 Urgenze oculistiche

Occhio rosso
Riduzione acuta del visus
Flogosi/edema

17.2 Urgenze otorinolaringoiatriche

Dolore auricolare
Epistassi
Tonsilliti acute
Frattura delle ossa nasali

17.3 Urgenze uro-andrologiche

Disuria
Ematuria
Ritenzione urinaria acuta
Colica renale
Scroto acuto
Priapismo

17.4 Urgenze ostetrico-ginecologiche

Preeclampsia
Eclampsia
Sindrome HELLP
CID e preeclampsia
Gravidanza ectopica

17.5 Urgenze psichiatriche

17.6 Urgenze dermatologiche

17.7 Urgenze oncologiche

17.1 Urgenze oculistiche

Definizione

Numerosi pazienti si recano al Pronto Soccorso per problemi che interessano l'occhio. Nella maggior parte dei casi si tratta di problemi minori che possono essere risolti direttamente dal medico d'urgenza o rinviati allo specialista in ambulatorio. Sono da considerare delle emergenze oculistiche i quadri clinici che, se non adeguatamente riconosciuti e trattati, possono arrecare problemi gravi e potenzialmente permanenti alla funzione visiva del paziente. Il medico d'urgenza deve conoscere queste condizioni e porle in diagnosi differenziale con le cause più banali che possono produrre arrossamento dell'occhio, dolore o riduzione del *visus*.

Fisiopatologia

La funzione visiva è legata all'integrità di tutte le componenti trasparenti dell'occhio (cornea, cristallino, umor acqueo, corpo vitreo), della retina e del nervo ottico. Queste strutture possono essere direttamente danneggiate da un trauma, da una infezione o da fenomeni degenerativi. Molte delle patologie acute dell'occhio inducono un incremento della pressione oculare (normalmente 10-20 mmHg) che può a sua volta indurre atrofia del nervo ottico e produrre un deficit permanente del *visus* la cui probabilità è maggiore quanto maggiore è la durata dell'ipertono.

Cause

La principale suddivisione delle urgenze oculistiche è quella tra urgenze traumatiche e non traumatiche. Tra le prime è utile suddividere ulteriormente tra traumi a bulbo chiuso e traumi a bulbo aperto. Tra le seconde è clinicamente conveniente separare le condizioni che causano principalmente occhio rosso, deficit acuto del *visus*, o flogosi/edema periorbitario (occhio gonfio). La presenza o l'assenza di dolore è un utile elemento per la diagnosi differenziale all'interno di ognuna di queste tre categorie. Le Tabelle 17.1.1 e 17.1.2 riassumono rispettivamente le principali urgenze traumatiche e non traumatiche, mentre la Tabella 17.1.3 riporta una indicazione di massima sui tempi entro i quali le varie condizioni devono essere portate all'attenzione di uno specialista.

Tabella 17.1.1. Le principali urgenze traumatiche dell'occhio

Traumi a bulbo chiuso	Traumi a bulbo aperto
Abrasioni corneali (meccaniche o chimiche) Corpi estranei corneali Contusioni: • ferita congiuntivale • ipoema • rottura di iride • dislocazione di cristallino • glaucoma post-traumatico • emovitreo • rottura o distacco di retina • emorragia retroretinica • atrofia post-traumatica del nervo ottico	Ferite corneali a tutto spessore (possibili corpi estranei) Ferite corneo-sclerali Lacerazione congiuntivale con o senza ferita sclerale sottostante Possibili complicazioni: • fuoriuscita di umore acqueo • prolasso irideo • dislocazione di cristallino • prolasso di uvea, vitreo o retina • emovitreo • perdita di sostanza sclerale • endoftalmite • fratture orbitarie (e dell'etmoide) • ematoma retro-orbitale

Tabella 17.1.2. Le principali urgenze non traumatiche dell'occhio

Occhio rosso
Senza dolore • Emorragia sottocongiuntivale • Congiuntiviti virali e batteriche • Congiuntivite allergica (possibile occhio gonfio per edema palpebrale) *Con dolore* • Glaucoma ad angolo acuto (spesso anche riduzione del *visus*) • Cheratite acuta • Uveite acuta (dolore accentuato dalla luce, possibile anche riduzione del *visus*)
Riduzione acuta del *visus*
Senza dolore • Occlusione dell'arteria o della vena centrale della retina • Distacco di retina *Con dolore* • Arterite temporale (cefalea monolaterale) • Neurite ottica (dolore accentuato dal movimento degli occhi)
Flogosi/edema palpebrale
Senza dolore • Edema palpebrale allergico • Orzaiolo o calazio *Con dolore* • Cellulite periorbitaria o orbitaria

Esame obiettivo e diagnosi differenziale

Il medico d'urgenza deve essere in grado di valutare l'acuità visiva e di effettuare un accurato esame ispettivo esterno dell'occhio. La valutazione con lampada a fessura delle strutture anteriori dell'occhio è in genere di pertinenza specialistica, ma può divenire, almeno nei suoi aspetti essenziali, un'utile competenza anche per il medico d'urgenza (Figura 17.1.1).

Quando un trauma oculare avviene nel contesto di un politraumatismo, hanno precedenza la valutazione dei parametri vitali e la ricerca di eventuali altre condizioni a rischio di vita o di gravi complicazioni.

Esame dell'acuità visiva

L'acuità visiva può essere considerata il "parametro vitale" della funzione oculare. La sua misurazione è indicata ogni volta in cui il paziente riferisca la sensazione di vedere meno bene del solito. Lo strumento tradizionalmente utilizzato è la carta di Snellen, della quale esistono comode versioni da tasca

Tabella 17.1.3. Tempi di intervento specialistico sulle urgenze oculistiche

Lesioni traumatiche	
Emergenza assoluta (visita oculistica immediata o nel più breve tempo possibile)	Causticazione chimica Ferita aperta con emorragia o protrusione di parti intraoculari
Urgenza (visita oculistica appena possibile, entro 6-12 ore)	Endoftalmite post traumatica Corpo estraneo intrabulbare Qualsiasi ferita aperta Qualsiasi trauma con disturbi significativi del *visus* Ipoema
Urgenza differibile (visita oculistica 24-48 ore)	Ferita congiuntivale non penetrante Abrasione corneale Corpo estraneo corneale non penetrante
Lesioni non traumatiche	
Urgenza (visita oculistica immediata o entro 24 ore)	Glaucoma acuto ad angolo chiuso Cheratite acuta (specie se erpetica o in portatori di lenti a contatto) Congiuntivite gonococcica Iridociclite Distacco di rètina Neurite ottica Arterite temporale Occlusione dell'arteria o della vena centrale della retina Cellulite periorbitaria e orbitaria
Indicazione a rivalutazione oculistica ambulatoriale	Abrasione corneale Dacriocistite

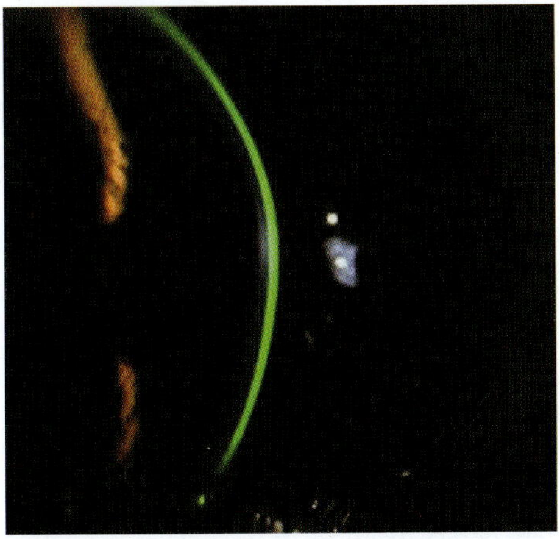

Figura 17.1.1. Camera anteriore dell'occhio valutata con lampada a fessura.

con l'indicazione della distanza alla quale devono essere tenute e dei valori di acuità visiva corrispondenti alla riga di lettere o di segni che il paziente è in grado di identificare. È importante testare i due occhi separatamente.

Nel caso di pazienti che hanno perso o dimenticato gli occhiali, può risultare utile far guardare il paziente attraverso un foro praticato in un foglio di carta con un ago 18G. Questo ridurrà la maggior parte degli effetti di rifrazione. Un miglioramento nella visione attraverso un "foro di spillo" aiuta inoltre ad escludere un problema a carico del SNC o delle strutture profonde dell'occhio.

Nei casi di maggiore gravità il paziente può non essere in grado di distinguere cinque dita tenute a breve distanza dagli occhi. In queste situazioni andrà verificato se è in grado di percepire il movimento o la luce.

Esame esterno dell'occhio

In assenza di trauma deve essere valutata la presenza di:
- edema del tessuto periorbitario, delle palpebre e/o della congiuntiva (chemosi);
- arrossamento della congiuntiva sclerale (rosso vivo o vinoso, distribuzione periferica o circumcorneale);
- arrossamento della congiuntiva tarsale;
- secrezioni;
- calazio o orzaiolo;
- alterate dimensioni, forma o reattività pupillari.

In caso di trauma deve essere valutata la presenza di:
- possibili fratture del massiccio facciale;
- ecchimosi o lacerazioni palpebrali;
- ferite congiuntivali e emorragia sottocongiuntivale;
- alterazioni della motilità oculare;
- abrasioni, causticazioni o ferite corneali;
- ipoema;
- corpi estranei;
- estroflessione di materiale intraoculare;
- alterate dimensioni, forma o reattività pupillari.

Utilizzo della lampada a fessura. La lampada a fessura (abbinata ad un biomicroscopio) è uno strumento di grande utilità nella valutazione del segmento anteriore dell'occhio. Il raggio di luce brillante emesso dalla lampada a fessura a diverse angolazioni attraversa le pareti che devono essere esaminate (cornea, iride, cristallino), mostrandole in sezione ottica e consentendo una visione più precisa e ingrandita delle alterazioni del segmento anteriore dell'occhio. La lampada a fessura consente anche una valutazione precisa della profondità della camera anteriore. Una valutazione più grossolana può essere fatta anche usando una fonte di luce intensa diretta parallelamente all'iride e tangente alla cornea. Normalmente la cornea apparirà completamente illuminata, mentre in caso di una riduzione della camera anteriore (come nel glaucoma ad angolo acuto) comparirà sulla cornea l'ombra proiettata dall'iride dislocata anteriormente.

Utilizzo della colorazione alla fluorescina. Le lesioni corneali possono essere prodotte da corpi estranei o da cheratiti, in pazienti portatori o meno di lenti a contatto. Le abrasioni corneali si evidenziano meglio dopo colorazione con fluorescina. Previo l'eventuale somministrazione di 1-2 gocce di collirio anestetico una striscia di carta imbevuta di fluorescina viene portata a contatto del fornice congiuntivale (non direttamente sulla cornea per non procurare lesioni). Sotto illuminazione (meglio, ma non necessariamente, con una lampada di Wood) si valuta la colorazione residua:

- l'assenza di colorazione indica l'assenza di lesioni dell'epitelio corneale;
- un'area di colorazione focale è segno di una abrasione o di un'ulcera corneale (Figura 17.1.2).

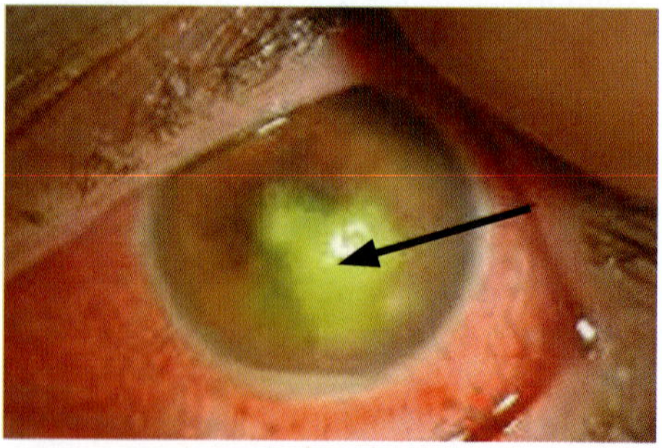

Figura 17.1.2. Ulcera corneale evidenziata con fluorescina.

Terapia non specialistica

Il compito principale del medico d'urgenza è quello di controllare il dolore ed il rischio di complicazioni in attesa dell'intervento specialistico.

La terapia del dolore utilizza i comuni analgesici, minori o maggiori. Localmente possono essere istillate poche gocce di anestetico topico (lidocaina o analoghi). L'istillazione di anestetico locale non deve essere ripetuta troppo spesso e in genere non deve essere consigliata a domicilio. Oltre a rallentare la guarigione delle lesioni corneali gli anestetici possono infatti favorire nuovi traumi (soprattutto da sfregamento).

Un occhio traumatizzato in modo importante va lasciato chiuso, evitando di forzare l'apertura quando un ematoma periorbitario sia di tale entità da impedirla. È sempre opportuno proteggere l'occhio con una apposita coppetta di plastica per impedire ulteriori traumatismi.

Midriatici e corticosteroidi devono in genere essere evitati o comunque utilizzati solo dietro indicazione specialistica. I corticosteroidi topici possono peggiorare una cheratite erpetica ed indurre per somministrazioni ripetute glaucoma ad angolo aperto, cataratta o sovrainfezioni fungine.

IL TACCUINO

- *Gli steroidi topici non hanno indicazioni in urgenza e possono avere rilevanti effetti collaterali.*
- *Gli anestetici topici non devono essere prescritti per la terapia domiciliare.*
- *L'atropina è un midriatico da evitare per la sua lunga durata d'azione.*

Quadri clinici specifici

La Tabella 17.1.4 elenca i principali criteri per la diagnosi differenziale di quattro importanti e frequenti cause di occhio rosso. Segue una breve trattazione dei quadri clinici più frequenti e di maggiore interesse per il medico d'urgenza.

OCCHIO ROSSO

L'occhio rosso per iperemia congiuntivale (da non confondere con la frequente e benigna emorragia sottocongiuntivale) può presentarsi in presenza o in assenza di dolore.

In presenza di dolore intenso bisogna considerare la possibilità di un glaucoma acuto, di una iridociclite, di una cheratite o di una abrasione corneale. In assenza di dolore e in presenza di bruciore, irritazione, lacrimazione ci si orienta facilmente verso una congiuntivite (Figura 17.1.3A,B).

Congiuntiviti. Le congiuntiviti sono di gran lunga la causa più frequente di occhio rosso e nella maggior parte dei casi possono essere trattate senza bisogno di un supporto specialistico. I segni e sintomi principali sono il bruciore o il prurito oculare, l'arrossamento diffuso della congiuntiva e la presenza di secrezioni acquose, mucose o purulente (a volte con incrostazioni mattutine e difficoltà ad aprire gli occhi). La presenza di dolore o di fotofobia intensa deve far pensare ad un possibile interessamento corneale. Le congiuntiviti virali sono le più frequenti, seguono quelle batteriche e quelle allergiche. Le congiuntiviti da Clamidia (non tracomatose) e da Gonococco sono rare nel nostro paese.

Tabella 17.1.4. Diagnosi differenziale dell'occhio rosso non traumatico

Anamnesi e obiettività	Congiuntivite	Uveite	Glaucoma acuto	Cheratite
Insorgenza	Progressiva	Progressiva	Acuta	Progressiva
Acuità visiva	Normale	Lievemente offuscata	Marcatamente offuscata	A volte offuscata
Dolore	Assente o lieve	Lieve-moderato	Molto intenso	Moderato-intenso
Arrossamento	Importante e diffuso ai fornici	Presente, circumcorneale	Lieve, spesso circumcorneale	Moderata, diffusa e circumcorneale
Secrezione	Moderata-abbondante, sierosa o densa	Assente	Assente	Lieve-moderata, sierosa
Cornea	Indenne	Indenne	Opacizzata	Opacità focali
Colorazione alla fluorescina	Assente	Assente	Assente	Presente
Dimensioni della pupilla	Normali	Miotica	Medio dilatata e irregolare	Normale o miotica
Reazione alla luce	Normale	Scarsa	Assente	Normale
Pressione intraoculare	Normale	Normale	Normale	Elevata

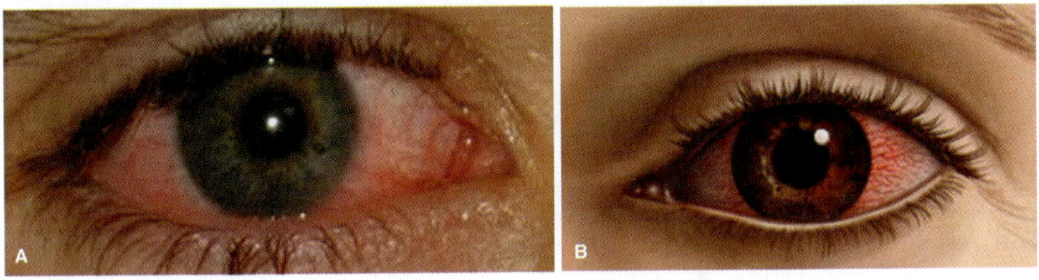

Figura 17.1.3. A) Iperemia congiuntivale diffusa. B) Iperemia congiuntivale circumcorneale.

- *Congiuntiviti virali* (adenovirus, coxsackie). Sono caratterizzate da copiose secrezioni acquose, da frequente edema palpebrale e dalla presenza incostante di linfoadenopatia preauricolare. Sono estremamente contagiose e tanto i familiari che gli operatori sanitari dovrebbero attenersi a scrupolose norme igieniche per evitare di trasmettere il contagio. Nessuna terapia topica si è dimostrata sicuramente efficace nel loro trattamento. Evolvono di solito a guarigione spontanea nel giro di una settimana.
- *Congiuntiviti batteriche*. Sono caratterizzate da una secrezione purulenta con incrostazioni mattutine. Di solito iniziano in un solo occhio e si diffondono al controlaterale nel giro di 48 ore. Benché si tratti di una patologia in genere benigna e a risoluzione spontanea, l'impiego di antibiotici topici si è dimostrato in grado di abbreviarne il decorso. Numerosi antibiotici si sono dimostrati parimenti efficaci e la scelta viene di solito fatta in base al costo, alle resistenze e alla pratica locale. La congiuntivite da gonococco è caratterizzata da una abbondantissima secrezione purulenta ("fontana di pus") e deve essere trattata precocemente e aggressivamente con una terapia antibiotica sistemica perché può causare una perforazione corneale nel giro di 24 ore. Nei pazienti immunodepressi e nei portatori di lenti a contatto è possibile una infezione da Psuedomonas.
- *Congiuntiviti allergiche*. Sono perlopiù stagionali e possono associarsi ad altre manifestazioni di allergia respiratoria quali rinite o asma. Oltre ai pollini sono allergeni frequenti il pelo di gatto e le lenti a contat-

to. La congiuntiva bulbare presenta spesso importanti fenomeni edematosi (chemosi), mentre in alcuni casi la congiuntiva palpebrale può assumere un classico quadro di ipertrofia papillare "ad acciottolato". Gli antistaminici e i FANS topici possono dare un temporaneo sollievo sintomatico. Il sodio cromoglicato e il nedocromil sono utili se impiegati regolarmente durante il periodo di allergia . La prescrizione di preparati steroidei per uso topico deve essere lasciata allo specialista in considerazione del rischio di glaucoma e cataratta associato all'utilizzo prolungato di questi farmaci. Antistaminici e steroidi per via sistemica possono essere utilizzati in casi selezionati.

Emorragia sottocongiuntivale. È dovuta ad uno stravaso di sangue dai vasi della congiuntiva, per lo più senza causa evidente, ma a volta correlabile a manovre di Valsalva (vomito, sforzi fisici), a puntate ipertensive, a piccoli traumi o ad eccessi di terapia anticoagulante. L'emorragia sottocongiuntivale si presenta come un'area emorragica di dimensioni variabili che giunge a volte ad interessare tutta la congiuntiva sclerale arrestandosi a livello del limbo corneale. Non sono presenti dolore né disturbi del *visus*. Una volta escluso un eccesso di scoagulazione nei pazienti in terapia con anticoagulanti orali o una ipertensione arteriosa mal controllata, se non concomitano altri sintomi a carico dell'occhio il paziente può essere rassicurato e rinviato senza indicazioni terapeutiche. L'emorragia si riassorbirà spontaneamente in breve tempo (**Figura 17.1.4**).

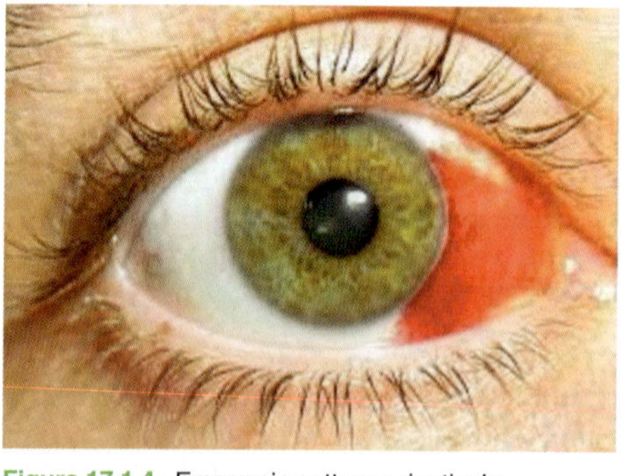

Figura 17.1.4. Emorragia sottocongiuntivale.

Uveite. L'uveite anteriore acuta, o iridociclite, è una infiammazione della parte anteriore dell'uvea. Si tratta nella maggior parte dei casi di una condizione idiopatica, ma può essere anche la conseguenza di un trauma o di una infezione erpetica e può associarsi a malattie infettive quali AIDS, toxoplasmosi, brucellosi, malattia di Lyme. I sintomi sono dolore oculare (accentuato dal riflesso alla luce e all'accomodazione), fotofobia e lacrimazione. In alcuni casi vi può essere una riduzione dell'acuità visiva. L'iperemia congiuntivale è prevalentemente circumcorneale e la pupilla può apparire ristretta o irregolare e scarsamente reagente. La terapia con steroidi e cicloplegici deve essere iniziata e controllata dall'oculista e si protrae in genere per diverse settimane.

Glaucoma acuto ad angolo chiuso. Il glaucoma interessa circa una persona su 50 al di sopra dei 35 anni ed è più frequente tra i 50 e i 70 anni. Circa un caso su dieci si presenta come glaucoma ad angolo chiuso, cioè dovuto alla chiusura dell'intera circonferenza della camera anteriore. In questi casi qualsiasi stimolo ad una eccessiva dilatazione pupillare (stress, luce ridotta, farmaci) può precipitare una crisi acuta. Classicamente l'attacco di glaucoma è caratterizzato da un forte dolore retro-orbitale (a volte accompagnato da nausea e vomito), dalla riduzione della acuità visiva e dalla comparsa di un alone colorato intorno alle luci (dovuto all'edema corneale). Obiettivamente si ha iperemia congiuntivale di tipo circumcorneale, una pupilla dilatata, a volte ovaleggiante, con riflesso alla luce nettamente ridotto. La diagnosi viene confermata dalla tonometria che rileva valori di pressione endooculare frequentemente superiori ai 50 mmHg (v.n. 12-21 mmHg). Molte volte è possibile percepire il tono aumentato di un globo oculare rispetto al controlaterale con una delicata compressione esterna a palpebra chiusa. La ridotta profondità della camera anteriore può essere valutata con la lampada a fessura o, più semplicemente, con la visualizzazione di un'ombra nell'esame della cornea con illuminazione tangente (vedi il paragrafo sull'esame obiettivo). Il glaucoma acuto non adeguatamente curato può portare a cecità nel giro di pochi giorni. È quindi necessario iniziare precocemente una terapia mirata a ridurre la pressione endooculare in attesa dell'intervento chirurgico definitivo. Di fronte al sospetto di un glaucoma acuto è indicata una consultazione immediata con l'oculista. Le terapie accettate sono la somministrazione di acetazolamide per via orale o endovenosa (500 mg) e l'utilizzo topico di steroidi, beta bloccanti e alfa adrenergici. L'infusione di mannitolo e il collirio di pilocarpina sono efficaci, ma possono produrre maggiori effetti collaterali e devono essere utilizzati solo previo valutazione dello specialista.

Cheratiti e abrasioni corneali. Qualsiasi ne sia la causa, tutte le lesioni corneali sono caratterizzate da dolore intenso, fotofobia, offuscamento della vista. Il dolore risponde velocemente all'instillazione di un collirio anestetico, che può servire per la diagnosi differenziale da dolori in origine da altre strutture dell'occhio. Gli anestetici per uso topico (tetracaina, proparacaina ed altri) non possono però essere prescritti per somministrazioni ripetute perché rallentano e a volte impediscono la guarigione corneale. L'anamnesi (corpo estraneo, esposizione alla luce UV come nel caso dei saldatori, lenti a contatto, storia di Herpes simplex etc) e le caratteristiche della lesione all'esame con la fluorescina aiutano nella diagnosi differenziale.

In tutti i casi:

- si deve evitare l'utilizzo di preparati steroidei salvo precisa indicazione oculistica;
- non sono documentati chiari vantaggi dal bendaggio dell'occhio affetto salvo nel caso di abrasioni molto ampie;
- si possono utilizzare colliri o pomate antibiotiche a largo spettro, FANS in collirio. I cicloplegici (es. ciclopentolato) possono essere impiegati dietro indicazione specialistica;
- nel caso di cheratiti in portatori di lenti a contatto, l'uso delle lenti deve essere sospeso fino a guarigione, si deve utilizzare un antibiotico topico efficace sullo *pseudomonas* (gentamicina o polimixina/bacitracina) e si deve prevedere una visita oculistica entro 24 ore in considerazione della possibile rapida evolutività di queste infezioni;
- sono efficaci gli antidolorifici per via sistemica;
- nel caso di sospetta cheratite erpetica sono indicati farmaci antivirali topici (per es. vidarabina, idossuridina) e per via orale (acyclovir e similari).

Ustioni corneali. La cornea è esposta al rischio di causticazioni chimiche, da fiamma o da raggi ultravioletti. Nel primo di questi casi la sostanza causticante può essere acida o alcalina. Le sostanze alcaline hanno in genere un'azione protratta e sono responsabili di lesioni più gravi. L'aspetto principale della terapia è il lavaggio precoce, ripetuto e prolungato (anche per alcune decine di minuti) con soluzione fisiologica, Ringer lattato o semplice acqua del rubinetto. Al termine del lavaggio deve essere determinato il pH oculare e se necessario il lavaggio va ripetuto fino al ritorno a valori di neutralità.

Le ustioni da fiamma vanno trattate come le abrasioni corneali.

Le ustioni da raggi ultravioletti (spesso per uso di fiamma ossidrica senza adeguata protezione) tendono ad insorgere 6-10 ore dopo l'esposizione e sono molto dolorose. È opportuna la somministrazione di anestetici topici e analgesici per via sistemica. Come già detto deve invece essere evitata la prescrizione domiciliare degli anestetici topici.

Tutte le ustioni chimiche e da fiamma, salvo quelle assolutamente minori, richiedono una valutazione oculistica immediata. Le ustioni da radiazione possono attendere fino a 24 ore.

Corpi estranei. La maggior parte dei corpi estranei colpisce la cornea. Quando il corpo estraneo resta in superficie è in genere facilmente visibile ad un esame ispettivo diretto. Quando invece il corpo estraneo penetra nel globo oculare il punto di ingresso è spesso meno evidente e l'impiego di fluorescina può essere d'aiuto. La presenza di anisociclia e ridotta reattività pupillare deve far sospettare una perforazione del globo oculare. La TC è l'esame di scelta per evidenziare un corpo estraneo intraorbitario. La radiografia non è in grado di distinguere tra corpo estraneo intra o extraoculare. In presenza di un corpo estraneo intraorbitario deve essere immediatamente consultato l'oculista.

I corpi estranei corneali possono essere asportati dal medico d'urgenza, previo l'uso di un collirio anestetico, utilizzando una sgorbia tenuta parallela alla superficie oculare per ridurre il rischio di perforazione. Eventuali residui rugginosi andranno asportati in un secondo tempo dallo specialista. Per la tecnica di asportazione di un corpo estraneo corneale consultare Capitolo 22.7.

RIDUZIONE ACUTA DEL VISUS

Come si è discusso più sopra, condizioni quali il glaucoma, la cheratite e l'iridociclite possono associarsi ad una riduzione del *visus* di variabile intensità. In tutti questi casi la riduzione del *visus* si associa ad iperemia congiuntivale e dolore e non raggiunge mai la cecità (almeno in tempi brevi). Quando il deficit dell'acuità visiva è il sintomo prevalente ed insorge acutamente, una volta escluse le ischemia del SNC (che danno prevalentemente emianopsie o quadrantanopsie), bisogna considerare le cause vascolari (occlusione dell'arteria o della vena centrale retinica, arterite temporale), la neurite ottica, il distacco di retina. La presenza di dolore orienta verso una arterite temporale o una neurite ottica, la prima tipica dell'età anziana, la seconda delle persone giovani. In assenza di dolore sono più frequenti distacco di retina e occlusioni vascolari.

Arterite temporale. L'arterite temporale (AT) è una malattia tipica dell'età anziana che si manifesta con cefalea monolaterale spesso associata a polimialgia reumatica o comunque a dolori del cingolo superiore, astenia, a volte anemia e febbricola. Si tratta di una infiammazione granulomatosa delle arterie extracraniche che si può complicare con una neurite ottica ischemica (più raramente con una occlusione dell'arteria centrale della retina) e che può dare un deficit del *visus* ad insorgenza rapida (ore o giorni), potenzialmente permanente se non adeguatamente trattato. La VES è in genere molto elevata (a volte >100). L'AT deve essere sempre sospettata come possibile causa di una cefalea con esordio dopo i 50 anni. Il trattamento steroideo a dosi piene è velocemente efficace e deve essere iniziato in urgenza quando vi sia il sospetto di una AT in un paziente che presenta già sintomi visivi.

Neurite ottica. La neurite ottica (NO) è una infiammazione del nervo ottico che colpisce individui giovani (sono rari i casi con età >50 anni) prevalentemente di sesso femminile. La NO ha una forte associazione con la sclerosi multipla e può esserne la manifestazione iniziale. I sintomi di presentazione sono un importante calo del *visus*, di solito monolaterale, che insorge nel giro di poche ore o pochissimi giorni, raggiunge l'acme entro due settimane e tende poi a migliorare spontaneamente e lentamente. I pazienti lamentano inoltre spesso un dolore periorbitario esacerbato dai movimenti oculari e alterazioni nella percezione dei colori. La diagnosi è clinica e deve essere confermata da un oculista. La terapia steroidea, per via endovenosa in fase acuta, migliora gli esiti visivi a breve termine. È opportuno coinvolgere un neurologo per la diagnosi e il *follow-up* di una possibile sclerosi multipla.

Distacco di retina. Si tratta nella maggior parte dei casi di una condizione idiopatica, ma può essere conseguenza di traumi o infiammazioni. Il distacco di retina viene classicamente descritto dal paziente come "un'ombra che scende", ma si può manifestare anche solo con la percezione di lampi di luce o di "oggetti volanti". È più frequente nei diabetici e negli anziani e può recidivare. Quando il distacco coinvolge la macula, la compromissione del *visus* può essere importante, negli altri casi l'acuità visiva è conservata. Il distacco di retina non è sempre facile da apprezzare all'esame del fundus e nel sospetto di questa condizione è sempre opportuno affidare il paziente all'oculista che deve essere interpellato prima di rinviare il paziente al domicilio. Il trattamento può utilizzare una di diverse tecniche (diatermia, fotocoagulazione, iniezioni di silicone e altro).

Occlusione dell'arteria o della vena centrale retinica. Ambedue queste condizioni sono più frequenti negli anziani e nei pazienti con fattori di rischio cardiovascolari e si manifestano con una rapida diminuzione del *visus* che nel caso dell'occlusione embolica dell'arteria retinica è di solito improvvisa e totale, in assenza di sintomatologia dolorosa. La diagnosi viene posta con l'esame del fundus che consente di escludere altre cause di cecità (in particolare distacco di retina e emorragia del vitreo). Nel caso di una occlusione arteriosa la retina è pallida ed edematosa e dopo alcune ore compare una macchia rosso ciliegia al centro della macula (il letto vascolare coroideo intatto nella fovea ischemia). Nel caso di una trombosi venosa sono di solito evidenti emorragie retiniche, dilatazione delle vene ed edema del disco ottico. La terapia medica è in genere inefficace ed anche la trombolisi non ha dato risultati convincenti. Nel caso dell'occlusione dell'arteria retinica, anche in mancanza di chiare evidenze, vengono spesso consigliate manovre prolungate di massaggio del globo oculare, inalazione di CO_2 (facendo respirare il paziente all'interno di un sacchetto), somministrazione di nitroderivati, acetazolamide e/o timololo in collirio. È comunque sempre opportuno convocare in urgenza l'oculista.

FLOGOSI/EDEMA (OCCHIO GONFIO)

Edema o flogosi palpebrale. Le palpebre possono essere interessate da orzaioli e calazi, che danno generalmente una piccola tumefazione localizzata rispettivamente alla rima palpebrale inferiore o superiore. In particolare nei bambini un modesto edema con secrezione di pus a livello del punto lacrimale può essere sintomo di una dacriocistite. Un edema diffuso e non dolente della palpebra, specie di quella inferiore, in assenza di segni di flogosi e spesso in presenza di pruritointenso, è di solito di natura allergica.

Cellulite periorbitaria e orbitaria. Un occhio gonfio e/o un esoftalmo possono essere la conseguenza di numerose patologie infettive, infiammatorie o tumorali. Quando la comparsa dei sintomi è lenta e progressiva la diagnosi differenziale viene in genere lasciata alla consulenza di uno specialista. La presenza di flogosi periorbitaria diffusa, accompagnata da dolore deve invece far sospettare una cellulite ed è una vera emergenza oftalmica.

Negli adulti la maggior parte dei casi di cellulite deriva dalla diffusione per contiguità di una sinusite batterica (*Staphylococcus aureus, Streptococcus pneumoniae, Haemophilus influenzae*), con possibile successiva sovrapposizione di batteri anaerobi. La cellulite periorbitaria interessa solo le palpebre, mentre quella orbitaria, più grave, si estende anche posteriormente al setto orbitario. I sintomi più classici sono il dolore (accentuato dai movimenti oculari nel caso di cellulite orbitaria), la presenza di edema flogistico delle palpebre, iperemia e chemosi della congiuntiva. I pazienti sono inoltre spesso febbrili e comunque manifestano uno stato di intensa sofferenza sistemica. Una TC è indicata se la diagnosi non è chiara e comunque se vi è il sospetto di una estensione orbitaria dell'infezione. La terapia si basa sulla somministrazione parenterale di antibiotici efficaci sui germi Gram positivi e sugli anaerobi e può in alcuni casi richiedere un intervento di drenaggio chirurgico. Tra le complicanze più temibili la trombosi dei seni cavernosi, l'empiema subdurale e la meningite.

Occhio gonfio post-traumatico. Quando un importante edema o una ecchimosi delle palpebre è conseguenza di un trauma chiuso, è necessario distinguere una semplice contusione dei tessuti superficiali da una delle possibili gravi complicanze oculari. Tra queste vanno ricordate:

- ematoma retroorbitario;
- rottura del globo oculare;
- frattura della parete orbitaria.

Per quanto l'intensità delle manifestazioni cliniche possa variare, queste condizioni presentano sempre una sintomatologia più complessa del semplice "occhio gonfio". Tra i sintomi che vanno attivamente ricercati bisogna ricordare la presenza di enfisema sottocutaneo o di dolore focale alla palpazione delle salienze ossee orbitarie, la presenza di enoftalmo o esoftalmo, la diplopia, la alterazione dei movimenti oculari, la riduzione del *visus* o della reattività pupillare. In tutti questi casi sono indicate l'esecuzione di una TC dell'orbita e la consulenza dello specialista.

Bibliografia di riferimento

LA LAVAGNA

- *Di fronte ad un paziente con problemi oculari bisogna innanzitutto determinare se si tratti di un problema traumatico o non traumatico. Se vi sono disturbi della vista isolati bisogna escludere un problema neurologico.*
- *Un trauma dell'occhio deve essere considerato potenzialmente grave in presenza di uno qualsiasi dei seguenti segni o sintomi: deficit del visus, alterazioni della motilità oculare, diplopia, enfisema periorbitario, enoftalmo o esoftalmo, anisocoria o anisociclia, causticazione corneale (specie da alcali).*
- *Il paziente con occhio rosso desta preoccupazione in presenza di dolore o di alterazioni del visus (pensa al glaucoma acuto e all'uveite acuta).*
- *Il paziente con deficit acuto e monoculare del visus richiede sempre una valutazione oculistica urgente. Tutte le cause più frequenti di questo sintomo (occlusione dell'arteria o della vena centrale della retina, distacco di retina, neurite ottica e arterite temporale) possono lasciare esiti permanenti.*
- *Nel sospetto di una infezione acuta del globo oculare (endoftalmite) o dell'orbita (cellulite orbitaria) deve essere instaurata precocemente una terapia antibiotica sistemica.*

APPUNTI/COMMENTI

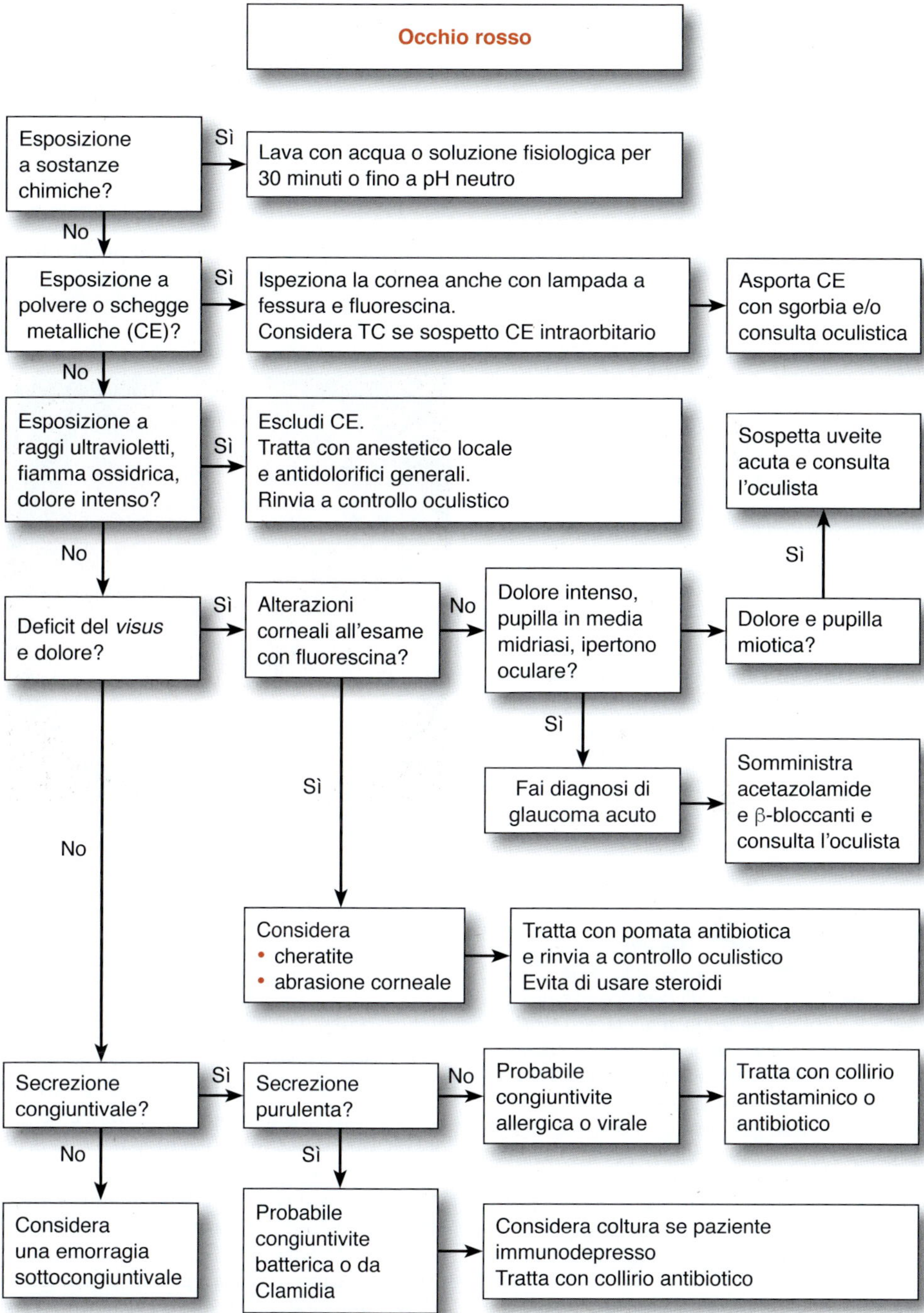
Occhio rosso
Esposizione a sostanze chimiche?
Sì
Lava con acqua o soluzione fisiologica per 30 minuti o fino a pH neutro
No
Esposizione a polvere o schegge metalliche (CE)?
Sì
Ispeziona la cornea anche con lampada a fessura e fluorescina.
Considera TC se sospetto CE intraorbitario
Asporta CE con sgorbia e/o consulta oculistica
No
Esposizione a raggi ultravioletti, fiamma ossidrica, dolore intenso?
Sì
Escludi CE.
Tratta con anestetico locale e antidolorifici generali.
Rinvia a controllo oculistico
Sospetta uveite acuta e consulta l'oculista
Sì
No
Deficit del visus e dolore?
Sì
Alterazioni corneali all'esame con fluorescina?
No
Dolore intenso, pupilla in media midriasi, ipertono oculare?
Dolore e pupilla miotica?
Sì
Fai diagnosi di glaucoma acuto
Somministra acetazolamide e β-bloccanti e consulta l'oculista
Sì
No
Considera
• cheratite
• abrasione corneale
Tratta con pomata antibiotica e rinvia a controllo oculistico
Evita di usare steroidi
Secrezione congiuntivale?
Sì
Secrezione purulenta?
No
Probabile congiuntivite allergica o virale
Tratta con collirio antistaminico o antibiotico
No
Sì
Considera una emorragia sottocongiuntivale
Probabile congiuntivite batterica o da Clamidia
Considera coltura se paziente immunodepresso
Tratta con collirio antibiotico

17.2 Urgenze otorinolaringoiatriche

DOLORE AURICOLARE

Definizione

Per *otodinia* si intende un dolore auricolare secondario ad una patologia dell'orecchio esterno o medio che spesso si associa ad ipoacusia.

Il termine *otalgia* identifica invece un dolore auricolare di origine riflessa in assenza di una patologia specifica dell'orecchio e che di norma non si associa ad ipoacusia.

Otodinia

Cause di otodinia

Le cause più frequenti di *otodinia* sono: l'otite acuta esterna (OAE) batterica o micotica, l'otite acuta bolloso-emorragica, la foruncolosi, l'otite media acuta (OMA).

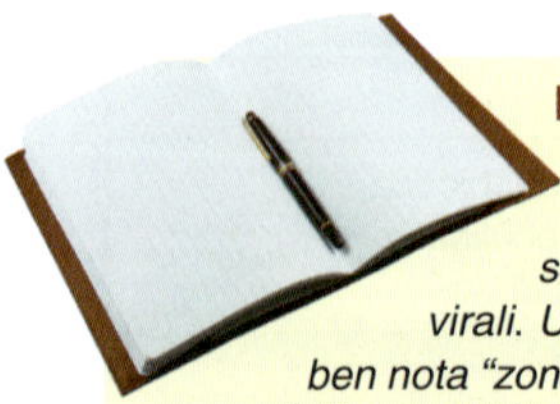

IL TACCUINO

Da ricordare che ci sono anche le forme virali. Un classico esempio la ben nota "zona auricolare" o Sindrome di Ramsay Hunt, da Herpes Zooster. Può presentarsi anche con la paralisi del facciale, vertigine e sordità, per interessamento delle cellule gangliari dei nervi vestibolari (ganglio di Scarpa), cocleare (ganglio spirale del Corti con sede nel modiolo della coclea) e facciale (ganglio genicolato). Interessante la diagnosi confermata con la RMN, dove si vede un accumulo di mezzo di contrasto proprio nei gangli.

Di queste la più frequente in pronto soccorso è l'otite media acuta di origine batterica che rappresenta circa il 60% dei passaggi (**Figura 17.2.1**).

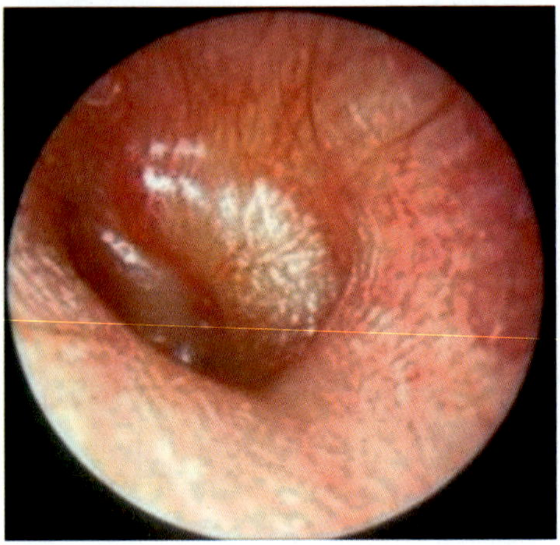

Figura 17.2.1. Otite media catarrale.

In generale le cause più frequenti di otite, sia che coinvolgano l'orecchio esterno che l'orecchio medio, sono di origine infettiva e spesso complicano infezioni delle alte vie aeree.

Esame obiettivo

L'esame obiettivo di un dolore otogeno non può prescindere dall'otoscopia. Anche il medico d'urgenza può evidenziare senza problemi una perforazione timpanica, la presenza di secrezioni purulente all'interno del meato acustico esterno o banalmente la presenza di un tappo di cerume (**Figura 17.2.2**).

Nella **Tabella 17.2.1** sono riassunte le principali cause di *otodinia* con la caratteristiche cliniche di ciascuna ed i rispettivi trattamenti.

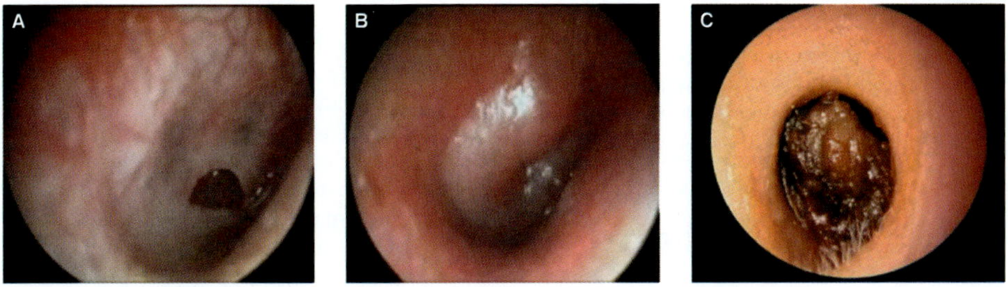

Figura 17.2.2. A) Perforazione timpanica. B) Otite media acuta. C) Tappo di cerume.

Tabella 17.2.1. Cause più frequenti di otodinia

Patologia	Eziologia	Sintomi soggettivi	Sintomi oggettivi	Trattamento
OAE batterica	Stafilococchi, Streptococchi *Pseudomonas aeruginosa*	Dolore auricolare intenso spontaneo accentuato da pressione su trago e trazione del padiglione auricolare. Segno importante per la disgnosi di otite esterna. Questa affezione è molto frequente nei periodi estivi ed è spesso collegata a bagni in mare, laghi, fiumi, piscina. Anche un ristagno di acqua nel canale uditivo esterno dopo una doccia può esitare in questa forma di otite. Ipoacusia/ovattamento	Tumefazione ed iperemia della cute del CUE Secrezione fluida di colore giallo o giallo/verde dal CUE. Possibile linfadenite pre-tragica o retro-auricolare	Applicazioni locali di soluzione di acido borico al 3% e gocce di antibiotico (ciprofloxacina, tobramicina) e corticosteroide
OAE micotica	Miceti	Prurito auricolare otodinia ipoacusia dipendente dall'accumulo di miceti nel CUE	Presenza di ife fungine nel CUE, di colore variabile dal bianco al nero, che possono arrivare alla formazione di un tappo	Applicazioni locali di soluzione di acido borico al 3% Gocce di antimicotico
OAE bolloso-emorragica	Virus influenzali e parainfluenzali	Otodinia improvvisa trafittiva ed irradiata alle regioni circostanti. Attenuazione otodinia in seguito a rottura delle vescicole timpaniche Ipoacusia variabile	Presenza di vescicole o bolle sulla membrana del timpano a contenuto siero-ematico o ematico	Antibiotica per via orale, al fine di evitare sovra infezioni batteriche Analgesici
Foruncolosi	OAE da stafilococchi che origina dai follicoli pilo-sebacei del CUE	Otodinia intensa, esacerbata dalla pressione sul trago Ipoacusia variabile Febbre	Tumefazione localizzata con cute iperemica sovrastata da accumulo di pus Possibile linfadenite pre-tragica o retroauricolare	Antibiotica e corticosteroidea per via locale oppure per via generale, se rialzo febbrile o linfoadenite satellite
OMA catarrale	Virale	Otodinia non intensa Dolore alla pressione sulla punta della mastoide Ipoacusia con autofonia Possibili acufeni	Iperemia timpanica con scomparsa del triangolo luminoso	FANS. Corticosteroidi Decongestionanti nasali. Utilizzo antibiotici controverso (da valutare caso per caso)
OMA purulenta	*S. pneumoniae* *H. influenzae* *M. catarralis*	Otodinia in fase precoce Ipoacusia	Otorrea che impedisce più o meno completamente la visualizzazione della membrana timpanica	Antibiotici FANS corticosteroidi se edema locale

Legenda: OAE, otite acuta esterna; OMA, otite media acuta; CUE, condotto uditivo esterno.

Urgenze otorinolaringoiatriche

Le uniche due vere e proprie urgenze otologiche che il medico d'urgenza deve tenere presenti sono l'OAE cosiddetta "maligna" e la mastoidite acuta.

IL TACCUINO

Nel caso di paziente con meningite acute, escludere la complicanza otogena: nel caso l'intervento di pulizia e drenaggio della mastoide e dell'orecchio medio, del materiale infetto, se eseguito precocemente assieme all'antibiotico terapia, facilita una rapida guarigione salvando più pazienti che arrivano in coma e talvolta sono considerati incurabili.

La prima colpisce soprattutto soggetti diabetici o defedati e vede come agente eziologico lo *Pseudomonas aeruginosa*. L'infezione si diffonde ai tessuti molli del collo ed alla regione parotidea coinvolgendo l'articolazione temporo-mandibolare, potendo interessare anche l'osso temporale e la cavità timpano-mastoidea.

La seconda è caratterizzata da un processo flogistico/infettivo acuto a carico della mastoide dovuto a diffusione della flogosi della cassa timpanica alla regione mastoidea.

Tale patologia è più frequente in età infantile, rara negli adulti grazie alla terapia antibiotica. Nella forma semplice la sintomatologia è sovrapponibile all'OMA catarrale; nella forma esteriorizzata invece il paziente lamenta un'otodinia pulsante o continua, irradiata alla regione temporale, che aumenta con la pressione sulla punta della mastoide e sulla zona di proiezione dell'antro mastoideo.

IL TACCUINO

L'OAE batterica è molto frequente nei periodi estivi ed è spesso collegata a bagni in mare, laghi, fiumi, piscina. Anche un ristagno di acqua nel canale uditivo esterno dopo una doccia può esitare in questa forma di otite.

Tale sintomatologia si accompagna spesso a febbre, cefalea e malessere generalizzato e può essere sospettata in presenza di una tumefazione retro auricolare con lateralizzazione del padiglione auricolare o edema della parete postero-superiore del condotto uditivo esterno e talvolta con comparsa di tumefazione della regione del muscolo sterno-cleido-mastoideo per diffusione dell'infezione nei tessuti profondi del collo (**Figura 17.2.3**).

Il trattamento prevede il ricovero in ambiente specialistico ove poter praticare una terapia antibiotica ad ampio spettro e corticosteroidea per via parenterale.

Otalgia

Cause di otalgia

La gestione dell'*otalgia* deve tenere conto delle numerose cause che possono provocarla.

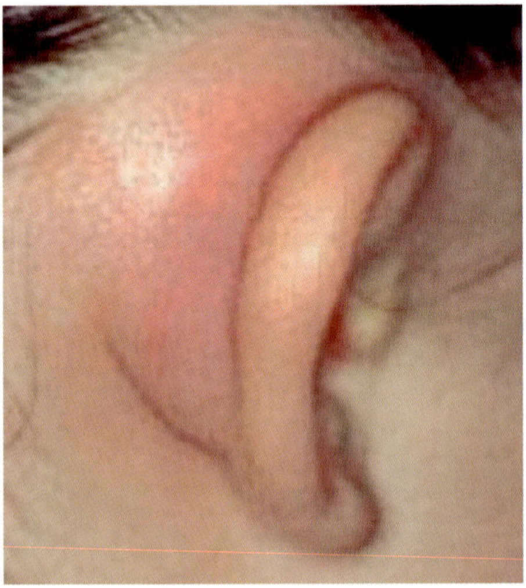

Figura 17.2.3. Mastoidite acuta.

L'ampio ventaglio di cause eziologiche del dolore otogeno riflesso ed i numerosi distretti coinvolti rendono estremamente importante la raccolta di un'anamnesi accurata da cui dipenderà anche l'esame obiettivo. (Tabella 17.2.2).

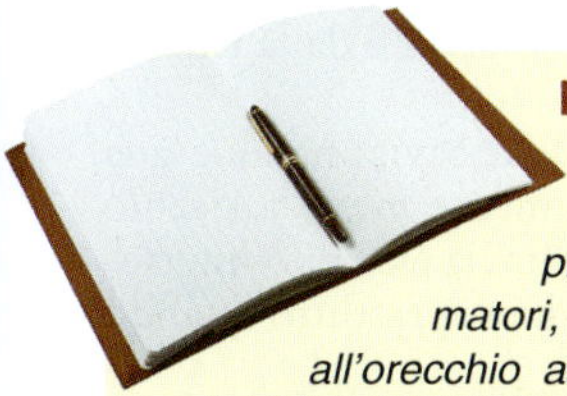

IL TACCUINO

Tutti i pazienti, soprattutto bevitori e fumatori, che lamentano male all'orecchio associato alla disfagia dovrebbero venire ispezionati palpatoriamente nel collo per ricercare eventuali linfonodi sospetti ed accuratamente valutati endoscopicamente per eventuali lesioni neoplastiche della tonsilla, della base lingua e dei seni piriformi.

Esame obiettivo

Oltre alla conferma di una membrana timpanica normale all'otoscopia (Figura 17.2.4), il medico d'urgenza deve porre attenzione all'ispezione del cavo orale e dell'orofaringe, alla palpazione del collo, delle ghiandole salivari e della tiroide alla ricerca di tumefazioni ed eventuali linfoadenopatie.

Di facile e rapida esecuzione è la valutazione dei movimenti dell'articolazione temporo-mandibolare mediante digitopressione.

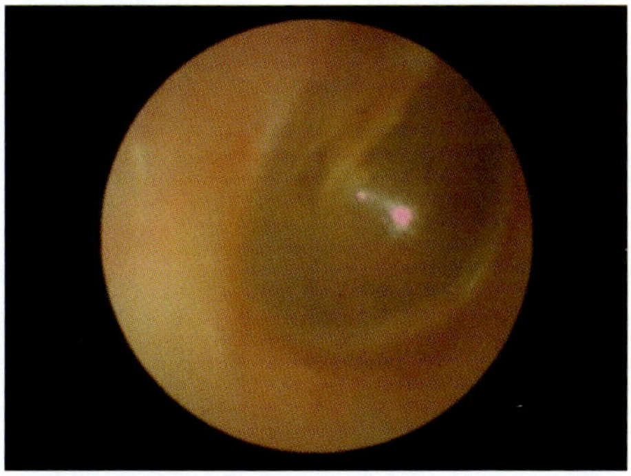

Figura 17.2.4. Otoscopia normale.

Il dolore indotto dalla pressione bidigitale sulla cartilagine cricoide pone il sospetto di un corpo estraneo esofageo in caso di anamnesi suggestiva in tal senso.

Un esame più accurato mediante rino-faringo-laringoscopia da parte dello specialista otorinolaringoiatra può essere indicato nei soggetti di età avanzata e nei fumatori al fine di individuare eventuali lesioni neoplastiche, la cui mancata diagnosi può avere gravi conseguenze in termini di morbidità e mortalità.

IPOACUSIA IMPROVVISA

Definizione

L'ipoacusia improvvisa è una sintomatologia caratterizzata da rapida insorgenza di abbassamento dell'udito, che può interessare

Tabella 17.2.2. Distretti e cause fonti di otalgia riflessa

Cavo orale e faringe	Patologie dentarie Glossiti Faringo-tonsilliti Tumori maligni del cavo orale, della rinofaringe e dell'orofaringe Esiti di interventi chirurgici
Laringe	Patologie flogistiche Patologie neoplastiche
Esofago	Corpi estranei Ernia jatale e reflusso gastro-esofageo Tumori maligni
Altre patologie	Patologie dell'articolazione temporo-mandibolare Patologie flogistiche e neoplastiche delle ghiandole salivari maggiori Tiroiditi acute e subacute Sindromi algiche cranio-facciali Esiti di traumi cervicali Artrosi cervicale

una o entrambe le orecchie, nell'arco temporale di meno di 72 ore.

Tutte le età possono essere colpite, ma la fascia di età più colpita è tra la V e la VI decade di vita.

Cause

In oltre il 90% dei casi non è possibile identificare un agente eziologico; tuttavia sono stati identificati dei fattori predisponenti quali l'ipertensione non controllata, il diabete mellito, le patologie cardiovascolari e cerebrovascolari in genere.

IL TACCUINO

In anamnesi è utile indagare sulla eventuale presenza di vertigini ed acufeni. Da ricordare infine che anche una otite sierosa indolente, con insignificante otoscopia, può avere come unico segno la perdita di udito che però in questo caso sarà solo trasmissiva. Sarebbe utile il semplice test di Weber, eseguibile anche in PS con un banale diapason a 500 o 1000 Hz, posizionato, dopo percussione, sulla linea mediana occipitale del cranio. Se il paziente sente nell'orecchio riferito ipoacusico, significa che la coclea funziona e quindi non è una sordità improvvisa che è esclusivamente neurosensoriale.

Anamnesi e esame obiettivo

Di regola il reperto otoscopico è normale.

Il sospetto clinico si basa su un'accurata anamnesi e la diagnosi deve essere confermata da una consulenza ORL con accertamenti audiologici.

Terapia

L'approccio terapeutico in urgenza in attesa di una gestione specialistica prevede la somministrazione di corticosteroidi per via parenterale o intratimpanica e di antitrombotici eparinici (sulodexide).

EPISTASSI

Definizione

Si definisce epistassi l'emorragia acuta dalle narici, dalle cavità nasali e dalla rinofaringe.

Il sanguinamento dalle cavità nasali è una problematica che raramente mette a rischio la vita del paziente. Tuttavia essa può interferire con la qualità di vita soprattutto quando è ricorrente.

L'epistassi può essere suddivisa in due categorie:

1) sanguinamento anteriore;
2) sanguinamento posteriore.

Il 90% delle epistassi è anteriore ed origina dal *locus valsalvae* con un flusso a bassa pressione. Più pericolose sono le epistassi posteriori che spesso sono di origine arteriosa e possono mettere a rischio la pervietà delle vie aeree.

Epidemiologia

La reale incidenza di tale problematica è difficilmente stimabile in quanto molti episodi si autolimitano e non inducono i pazienti a rivolgersi al Pronto Soccorso. Quando ciò avviene è perché il sanguinamento è copioso e persistente.

Cause

Tra le cause mediche favorenti più frequenti, una volta escluso il traumatismo, sono le coagulopatie congenite o acquisite e l'assunzione di farmaci antiaggreganti o anticoagulanti.

Importante è anche il conteggio piastrinico che può essere spia di una patologia del sistema emopoietico o di trombocitopenia acquisita di origine autoimune.

La presenza di ipertensione rende comunque più difficoltoso il controllo di un'epistassi.

In circa il 10% delle epistassi la causa è ignota.

Esame obiettivo

Per visualizzare la fonte di sanguinamento occorre far soffiare il naso al paziente per rimuovere i coaguli. La visualizzazione si ottiene mediante l'uso di uno speculum nasale.

La mancata visualizzazione di una fonte anteriore associata ad un'epistassi bilaterale ed al riscontro di sangue nell'orofaringe deve indurre il sospetto di un'emoragia posteriore.

IL TACCUINO

L'ipertensione arteriosa, spesso invocata come causa diretta di epistassi, ha subito un ridimensionamento in questo ruolo potendo essere in realtà una conseguenza dell'ansia scatenata dall'emorragia.

Trattamento

La gestione di un'epistassi non può prescindere dal mantenimento della pervietà delle vie aeree e della stabilità emodinamica del paziente.

Il controllo del sanguinamento diventa pertanto la priorità nel management dell'epistassi e solo successivamente occorre trattare le possibili cause locali o sistemiche che possono averla favorita.

Per il controllo del sanguinamento l'operatore deve utilizzare tutti i presidi di protezione individuale.

Nelle emorragie importanti occorre garantire il mantenimento del circolo sistemico mediante somministrazione di cristalloidi.

Il paziente va dapprima invitato ad assumere la posizione di *sniffing* e, in assenza di traumatismi pregressi, a comprimere con le dita la porzione cartilaginea della narice contro il setto (manovra detta "di pinzamento") per circa 10 minuti.

Se tale manovra fallisce occorre passare al tamponamento nasale che va ottenuto mediante spugne sintetiche autoespandibili o cateteri a palloncino (per la tecnica consultare il Capitolo 22.8).

In caso di sanguinamento posteriore il controllo deve essere effettuato da parte dello specialista ORL.

In mancanza di quest'ultimo un tentativo può essere effettuato mediante l'uso di spugne di dimensioni maggiori o con dispositivi a doppio palloncino.

La stabilizzazione ed il controllo definitivo dell'emorragia posteriore è sempre di pertinenza specialistica.

Una volta ottenuto il tamponamento del sanguinamento occorre gestire le cause predisponenti, antagonizzando ad esempio gli effetti anticoagulanti di eventuali farmaci assunti o somministrando preparati piastrinici in caso di trombocitopenia.

In caso di presenza di crisi ipertensiva il controllo farmacologico dei valori pressori va effettuato con prudenza soprattutto se vi è stata una cospicua perdita ematica.

Alla dimissione il paziente va invitato ad evitare di soffiare il naso e da starnutire a bocca chiusa.

Il dolore di tipo "sinusitico" può essere controllato con il paracetamolo.

IL TACCUINO

In caso di non disponibilità di questi dispositivi specifici una manovra rescue può essere quella di utilizzare un catetere di Foley di misura adeguata e di spingerlo nella narice fino a che l'estremità sia visualizzable nell'orofaringe. Dopo aver gonfiato il palloncino occorre retrarre il catetere fino a che il palloncino non si incastra nella coana nasale. Una volta incastrato il palloncino aggiungere ancora 3-5 cc di liquido nel palloncino al fino di assicurare la stabilità.

TONSILLITI ACUTE

Definizione

Si definisce tonsillite acuta l'infiammazione delle tonsille palatine, processo che spesso si estende all'orofaringe. In tale circostanza il quadro clinico si definisce angina.

Cause

Nel 70% dei casi l'agente eziologico è un virus (Adenovirus nel 70% dei casi, herpes virus; coxsackie; Epstein-Barr virus), mentre tra le forme batteriche la maggior parte (90%) viene provocata da streptococchi beta-emolitici di gruppo A (SBEGA). Meno frequentemente l'agente eziologico è un batterio atipico o è di origine micotica.

Diagnosi

La diagnosi si basa essenzialmente sulla raccolta dei dati anamnestici ed obiettivi.

Sintomatologia ed esame obiettivo

Tipicamente il paziente affetto da tonsillite lamenta faringodinia, odinofagia, disfagia dolorosa, otalgia, scialorrea, spesso accompagnate da rialzo febbrile.

La tonsillite viene classificata in base all'esame obiettivo in eritematosa, follicolare, eritemato-pultacea, pseudo-membranosa, ulcero-necrotica, vescicolare e bollosa.

La valutazione clinica deve iniziare valutando dapprima il grado di distress respiratorio e la funzione deglutitoria del paziente.

L'esame obiettivo viene facilitato dalla protrusione della lingua e le tonsille appaiono incrementate di volume con presenza di materiale essudatizio (Figura 17.2.5). Nei casi più gravi, in presenza di trisma, può essere necessario l'uso delle fibre ottiche.

Frequentemente è presente linfoadenomegalia dolente latero-cervicale, che nel caso di una mononucleosi infettiva può essere di cospicue dimensioni, mono o bilaterale.

Esami di laboratorio

Gli esami di laboratorio evidenziano spesso leucocitosi ed incremento degli indici di flogosi. Può essere utile richiedere il dosaggio delle transaminasi sieriche che, se elevate, possono indirizzare verso la diagnosi di mononucleosi infettiva.

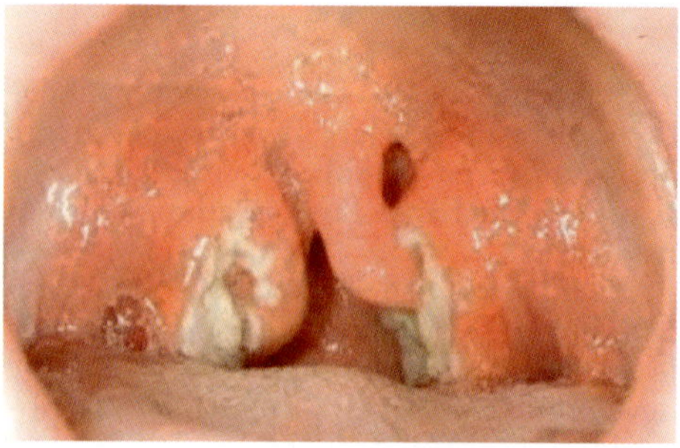

Figura 17.2.5. Tonsillite eritemato-pultacea.

Per la ricerca dello SBEGA si può eseguire un test specifico, mediante un tampone faringeo. Il test, di elevata sensibilità e specificità, consente una risposta immediata.

IL TACCUINO

Di particolare importanza è il riconoscimento di una mononucleosi infettiva, il cui quadro obiettivo orofaringeo e cervicale è spesso indistinguibile da una tonsillite di altra origine. Oltre ai dati anamnestici, il riscontro di mononucleati atipici all'emocromo, insieme con l'incremento delle transaminasi, può essere dirimente per la diagnosi di mononucleosi infettiva. In fase di dimissione occorre consigliare la conferma sierologica della patologia.

IL TACCUINO

In caso di sospetto di mononucleosi infettiva bisogna evitare la somministrazione di amoxicillina o antibiotici similari in quanto possono provocare un rash morbilliforme.

APPROFONDIMENTI

Complicanze

La sintomatologia classica dell'ascesso peritonsillare è caratterizzata da tre sintomi principali:

- disfagia (deglutizione difficoltosa) e odinofagia (deglutizione dolorosa) a causa dell'infiammazione e dell'edema;
- otalgia, omolaterale all'ascesso, attraverso il nervo glossofaringeo, che ha un ramo che si stratifica sul promontorio della cassa del timpano (nervo di Jacobson);
- rinolalia aperta, voce nasale per effetto dell'aria che "scappa dal naso" come succede nella palatoschisi. Non è la rinolalia chiusa, tipica del naso intasato per raffreddore, polipi nasali o altro. Nel caso dell'ascesso è dovuta alla immobilità del palato, meccanicamente determinato dall'ascesso, che favorisce una fuga d'aria dal naso.

L'ascesso peritonsillare richiede una consulenza otorinolaringoiatrica urgente per il trattamento del caso (antibiotico per via parenterale per 7-10 giorni – amoxicillina/acido clavulanico 2,2 g ogni 6-8 ore o, in caso di allergia ai β-lattamici, clindamicina 600 mg ogni 6-8 ore); corticosteroide per via parenterale; eventuale incisione e drenaggio della raccolta purulenta} (**Figura 17.2.6**).

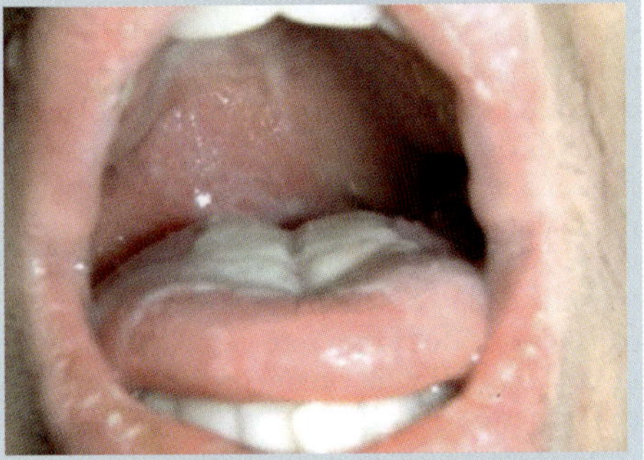

Figura 17.2.6. Ascesso peritonsillare.

Terapia

Se si sospetta una tonsillite batterica la terapia antibiotica empirica deve coprire l'eventuale presenza di uno SBEGA. A tal fine possono essere utilizzati i derivati della penicillina (amoxicillina 1 g ogni 6-8 ore) o le cefalosporine orali (cefuroxime 500 mg ogni 12 ore o cefpodoxime 200 mg ogni 12 ore). In caso di allergia ai β-lattamici è indicato l'uso dei macrolidi (azitromicina 500 mg ogni 24 ore o claritromicina 500 mg ogni 12 ore). La durata della terapia antibiotica è di 5-7 giorni.

FRATTURA DELLE OSSA NASALI

Anatomia della piramide nasale

La piramide nasale è la parte del volto più frequentemente coinvolta dal traumatismo facciale. Infatti rappresenta circa il 40% delle lesioni.

Il naso è sostenuto da una porzione cartilaginea anteriormente e inferiormente e da una porzione ossea posteriormente e superiormente. In particolare le ossa nasali, pari, sono a forma di cuneo e sono unite sulla linea mediana. La metà prossimale appare più spessa e si articola con l'osso frontale e con il processo frontale della mascella mentre la metà distale è più sottile ed ampia. Quest'ultima è quella più esposta alle fratture.

Dinamica del trauma

Nella valutazione di un trauma nasale occorre tenere presente dapprima la cinetica e la direzione del trauma. Tendenzialmente un trauma diretto frontale tende a schiacciare posteriormente le ossa, mentre un colpo di notevole forza proveniente da qualsiasi direzione può produrre fratture poliframmentarie causando le cosiddette fratture "a libro aperto" del naso. Un trauma laterale può dislocare la piramide nasale sul lato opposto del viso. La descrizione del trauma permette di distinguere le fratture semplici da quelle naso-orbito-etmoidali (fratture NOE), quest'ultime gravate da possibili gravi complicanze.

Gestione in Pronto Soccorso

La gestione iniziale dei traumatismi della piramide nasale, coivolgendo una delle porte dell'albero respiratorio, prevede un'attenzione particolare sul mantenimento della pervietà delle vie aeree. Solitamente la frattura semplice delle ossa nasali non comporta particolari pericoli di ostruzione delle vie aeree prossimali. È buona regola tuttavia ispezionare l'orofaringe e valutare la capacità del paziente di parlare senza problemi. Comunemente associata alla frattura delle ossa nasali è l'epistassi causata dalla lesione della fitta rete vascolare che rifornisce il naso. Il tamponamento nasale anteriore permette solitamente il controllo di questa complicanza (per la tecnica consultare il **Capitolo 22.8**). Se tale procedura non è in grado di controllare l'emorragia occorre richiedere la consulenza dell'otorinolaringoiatra.

Esame obiettivo

Il sospetto di una frattura delle ossa nasali nasce dalla presenza di edema, di dolorabilità alla palpazione, di deformità concomitanti ad epistassi, ostruzione della via aerea nasale ed ecchimosi periorbitaria.

Durante l'esame obiettivo è raccomandabile l'ispezione del setto per la ricerca dell'ematoma che si presenta come una massa bluastra dolorabile che va evacuata in breve tempo dallo specialista otorinolaringoiatra (**Figura 17.2.7**). Se abbiamo un facile accesso e una chiara visione come nella figura e non c'è la disponibilità dello specialista, si può eseguire facilmente in PS lo svuotamento dell'ematoma del setto utilizzando una semplice siringa con un ago un po' più grosso in grado di aspirare il sangue. Appena svuotato l'ematoma è necessario tamponare bilateralmente il naso per mantenere accollata la mucosa al setto cartilagineo.

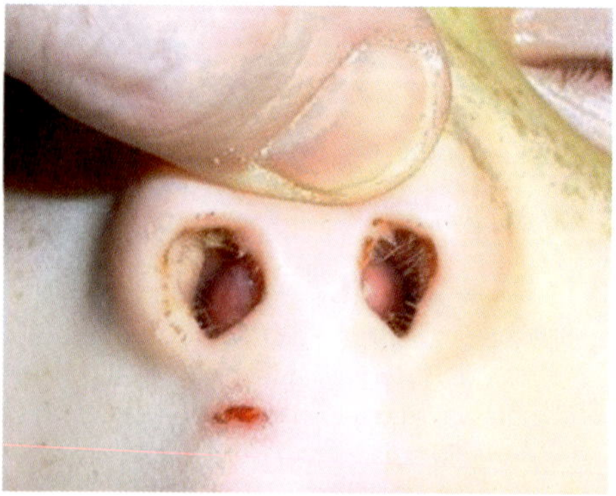

Figura 17.2.7. Ematoma del setto.

> **IL TACCUINO**
>
> *Una complicanza non infrequente delle fratture nasali è l'ematoma del setto che, se non riconosciuto, può interrompere la vascolarizzazione della sottostante cartilagine settale con conseguente necrosi della stessa.*

Durante la valutazione clinica occorre ricercare anche gli elementi obiettivi di allarme.

In generale modificazioni importanti dei connotati devono indurre il medico ad ipotizzare fratture più complesse coinvolgenti altre strutture dello splancnocranio.

La presenza di diplopia può essere spia di una frattura periorbitaria.

L'enfisema sottocutaneo insorto dopo che il paziente si è soffiato il naso è indice di una frattura facciale più complessa meritevole di attenzione specialistica.

La presenza di rinorrea da perdita di liquido cefalo-rachidiano (LCR) indica la presenza di una frattura della base cranica. La distinzione fra LCR e secrezioni nasali può essere difficile ed anche i metodi empirici storicamente usati non appaiono affidabili. La presenza di una glicorrachia >30 mg/dL è praticamente diagnostica così come l'assenza di glucosio esclude praticamente la presenza di LCR. L'aumento della distanza fra i due occhi definita come telecanto può essere sintomo di una frattura naso-etmoidale complessa, soprattutto se tale distanza è maggiore di 40 mm.

Esami strumentali

Nelle fratture semplici delle ossa nasali le radiografie delle ossa nasali hanno un valore limitato in quanto le decisioni operative dipendono più dai reperti clinici.

La proiezione semplice delle ossa nasali non è sufficiente ad escludere fratture più complesse e pertanto, in presenza di epistassi persistente o di rinorrea di LCR, occorre richiedere una tomografia computerizzata del massiccio facciale senza mezzo di contrasto.

Se la cinetica del traumatismo descrive anche un importante movimento di iperestensione del coll o una radiografia della colonna cervicale appare indicata.

Trattamento

Le fratture nasali semplici derivanti da un trauma nasale isolato non necessitano di un trattamento immediato, salvo complicazioni come un sanguinamento profuso.

Le lesioni scomposte possono essere ridotte anche dopo 5-10 giorni. Nei pazienti pediatrici vanno ridotte più precocemente dopo 3-6 giorni.

L'applicazione di impacchi di ghiaccio permette di ridurre l'edema perilesionale. È consigliabile non soffiare il naso per non provocare una recidiva dell'epistassi. Il dolore può essere controllato con paracetamolo. I FANS più efficaci nell'analgesia possono provocare epistassi per la loro interferenza con la funzione piastrinica. Le fratture semplici delle ossa nasali non necessitano di profilassi antibiotica.

Bibliografia di riferimento

17.3 Urgenze uro-andrologiche

Le urgenze uro-andrologiche rappresentano una realtà frequente per il medico di Pronto Soccorso. Quadri di comune riscontro sono rappresentati da disuria, ritenzione urinaria acuta, colica renale, ematuria, febbre urosettica, dolore scrotale acuto e raramente priapismo. Nella diagnosi differenziale di queste patologie uro-andrologiche l'esame clinico, che include anamnesi ed esame obiettivo, ricopre un ruolo di primo piano nell'inquadramento del paziente e nell'impostazione dell'iter diagnostico-terapeutico successivo. Negli ultimi anni le tecniche di diagnostica per immagini (ecografia e tomografia computerizzata) hanno modificato l'approccio clinico e facilitato le diagnosi differenziali. Rimane indiscusso il ruolo nell'emergenza-urgenza sia della semeiotica classica che della comprensione della dinamica clinica che ha portato all'instaurarsi evento acuto. La comprensione degli eventi fisiopatologici occorsi nel paziente porterà a valutare il contesto clinico e formulare la diagnosi presunta o *working diagnosis*, che verrà indagata dal successivo iter diagnostico.

Esame clinico

Anamnesi

L'anamnesi patologica prossima è finalizzata alla individuazione di:

- pregressi interventi urologici;
- patologie in atto e relativi farmaci;
- anamnesi dettagliata di terapie e segni/sintomi insorti nei giorni/ore precedenti al ricovero;
- evoluzione nel tempo della patologia uro-genitale in atto.

I segni e sintomi maggiormente riscontrati nelle urgenze uro-andrologiche sono:

- dolore, che talvolta risulta poco controllato nonostante la terapia farmacologica;
- disturbi minzionali (LUTS, *Lower Urinary Tract Symptoms*);
- incontinenza urinaria;
- ematuria.

Dolore. Per quanto riguarda il dolore è fondamentale indagare: modalità d'insorgenza, sede, estensione, irradiazione, qualità, tipologia, intensità, durata, evoluzione temporale e rapporti con fenomeni fisiologici quali respirazione, manovra di Valsalva, movimenti corporei, decubito, defecazione/minzione. Inoltre, vanno sempre indagati eventuali disturbi associati, quali: nausea, vomito, sudorazione, vertigini, ipotensione, alterazioni dell'alvo, febbre, alterazioni minzionali. Ad esempio, il dolore uretrale che si manifesta durante la minzione è definito stranguria. Il dolore vescicale è più sfumato e si manifesta come dolore persistente.

Al paziente viene chiesto di descrivere la frequenza degli atti minzionali, la qualità del getto urinario (debole, vigorosa), il colore delle urine. Queste possono presentare particolari aspetti come l'emissione di urine torbide (piuria), l'emissione di gas (pneumaturia) o addirittura materiale enterico (fecaluria).

Disturbi minzionali (LUTS). Sono difficili da caratterizzare tramite l'anamnesi del paziente. A scopo di chiarezza si suddividono in due principali categorie: irritativi ed ostruttivi:

- sintomi irritativi: originano dalla riduzione della elasticità vescicale e si manifestano con: pollachiuria (aumento della frequenza minzionale), nicturia (minzioni notturne), urgenza minzionale (sensazione urgente di mingere), tenesmo vescicale (necessità di mingere emettendo poche gocce di urina);

- sintomi ostruttivi: originano dalla difficoltà di svuotamento della vescica a causa di una ostruzione del condotto uretrale. Questi si caratterizzano per esitazione minzionale (difficoltà ad iniziare la minzione), mitto ipovalido, gocciolamento post-minzionale, mitto intermittente (svuotamento in più tempi), sensazione di incompleto svuotamento e necessità di utilizzo del torchio addominale per iniziare/terminare l'atto minzionale.

Incontinenza urinaria. Si caratterizza per la perdita involontaria di urine. L'incontinenza da stress si manifesta in concomitanza di aumenti della pressione addominale (tosse, sforzi fisici, manovra Valsalva); l'incontinenza da urgenza è caratterizzata da perdita di urina abbinata a forte stimolo minzionale che non si riesce a controllare o posticipare. L'incontinenza può anche essere definita *mista* quando presenta sia componenti da stress che da urgenza.

L'incontinenza urinaria è una condizione che viene distinta clinicamente in transitoria e permanente. L' incontinenza permanente è presente da mesi o anni. Esistono forme di incontinenza temporanea che possono portare il paziente al pronto soccorso ed essere secondarie a varie condizioni patologiche temporanee e reversibili. Le cause della incontinenza urinaria temporanea sono riassunte dall'acronimo inglese DIAPPERS: Delirio, Infezione, Atrofia vaginale e uretrale, (P) Farmaci, Psicosi e depressione, Eccesso in produzione di urina (da varie cause farmacologiche, cardiovascolari), Restrizioni nella motilità (capacità di arrivare al bagno), Fecalomi e coprostasi (*Stool impaction*).

L'incontinenza urinaria viene messa in diagnosi differenziale con la falsa incontinenza o pseudo-incontinenza che deriva da fistole vescico-vaginali in genere osservate dopo interventi chirurgici ginecologici/pelvici. Altra importante diagnosi differenziale è posta con l'iscuria paradossa, ovvero una incontinenza da rigurgito per ritenzione urinaria cronica. Questa condizione si osserva con discreta frequenza in soggetti anziani con ipertrofia prostatica benigna e/o con patologie neurologiche che hanno abolito la sensazione di sovradistensione vescicale e si presentano con un globo vescicale ed incontinenza da gocciolamento continuo senza sintomi acuti.

Esame obiettivo

Un corretto esame obiettivo deve valutare addome, vagina, prostata e genitali esterni e l'esplorazione rettale; le più comuni manovre di semeiotica urologica sono:

- *palpazione bimanuale*: si posiziona una mano al di sotto della zona lombare del rene ed una al di sopra mentre il paziente inspira profondamente;
- *manovra di ballottamento:* si effettua tramite palpazione addominale spostando il rene verso una delle due mani. In caso di neoformazioni renali di grandi dimensioni si può palpare direttamente la massa renale neoformata o il polo renale inferiore dislocato. In caso di processi infiammatori o colica renale la medesima manovra evoca dolore;
- *segno di Giordano*: consiste nella percussione della zona lombare, con paziente seduto, al di sotto dell'ultima costa utilizzando il quinto metacarpo della mano estesa. In caso di dolore la manovra si considera positiva e può significare la presenza di una patologia renale (solitamente è associata a colica renale). La positività della manovra è dimostrata anche dalla differenza tra i due lati. Nel caso il dolore sia debole si può riportare una scala utilizzando i simboli (+/+++ ovvero 1/3), classificando la presenza di una asimmetria nella manovra, senza una chiara positività;
- *palpazione addominale*: oltre ai classici segni rilevabili, in caso di sovradistensione vescicale si apprezza il caratteristico globo vescicale che può raggiungere la linea ombelicale trasversa;
- *esame degli organi genitali maschili*: l'esame obiettivo del pene deve essere finalizzato a retrarre il prepuzio dal glande ed osservare il meato uretrale esterno per escludere fimosi, tumori, edemi o flogosi. La palpazione dei testicoli viene effettuata con una mano che sostiene il testicolo e

l'altra che palpa didimio ed epididimo tra le dita per valutarne consistenza, dimensione, superficie e nodularità. La dolorabilità alla compressione deve essere riportata. In caso di fluttuazione del testicolo nella borsa scrotale si sospetta idrocele. È bene distinguere lesioni nodulari del testicolo da quelle dell'epididimo. Il canale inguinale deve essere valutato in ortostatismo per escludere eventuali ernie inguinali abbinando anche manovra di Valsalva e colpi di tosse;

- *esplorazione rettale:* rileva eventuali patologie ano-rettali e consente di valutare la superficie posteriore della prostata. Questa viene valutata per dimensioni, grado di protrusione nella ampolla rettale, consistenza (molle, teso-elastica, fibrosa, dura), superfice, margini, dolorabilità. La presenza di noduli duri della prostata o masse rettali deve essere descritta. In casi di neoplasia prostatica è possibile apprezzare un nodulo duro-ligneo di dimensioni variabili fino a raggiungere una asimmetria a margini sfumati con fissità della ghiandola sui tessuti circostanti (malattia infiltrativa avanzata). I soggetti che hanno subito una radioterapia della prostata o pregressi interventi del retto possono presentare quadri di difficile interpretazione in relazione alla fibrosi indotta sui tessuti sani e patologici. L'esame dell'ampolla rettale risulta molto importante per escludere fecalomi o intasamento fecale che è spesso causa di sintomi urinari (pollachiuria) o incontinenza urinaria temporanea.

DISURIA

La disuria nella terminologia scientifica italiana è un termine generico per definire una minzione patologica o anomala e comprende più disturbi minzionali: esitazione, stranguria o minzione urente, diminuzione del getto urinario. La terminologia anglosassone utilizza l'acronimo LUTS (sintomi del basso tratto urinario) nel quale rientrano tutti i sintomi urinari sia irritativi che ostruttivi.

Il paziente con disuria di recente insorgenza deve essere studiato per escludere quadri clinici potenzialmente pericolosi quali ad esempio ritenzione urinaria acuta o cronica, insufficienza renale ostruttiva con o senza infezione delle vie urinarie. Frequentemente il paziente giunge all'attenzione del medico di Pronto Soccorso per una infezione delle basse vie urinarie che complica quadri preesistenti con patologie croniche nei quali era presente un precario compenso nella fase minzionale. Citiamo ad esempio l'ipertrofia prostatica ostruttiva, stenosi uretrali e calcolosi delle basse vie urinarie.

Eziologia

Le principali patologie alla base della disuria sono riassunte nella Tabella 17.3.1.

Le noxae patologiche determinanti un quadro disurico non sono sempre riferibili agli organi dell'apparato urinario/genitale ma possono derivare anche da apparati circostanti quali l'intestino o addirittura essere conseguenza di patologie sistemiche. Il quadro disurico può anche essere conseguente a procedure diagnostiche/terapeutiche delle vie urinarie (cistoscopie/resezioni endoscopiche transuretrali), tamponi uretrali/vaginali. In sede di raccolta dati anamnestica andranno esclusi anche rapporti sessuali a rischio. In questo caso l'ispezione del meato uretrale può svelare secrezione uretrale. In caso di uretrite gonococcica si osserverà secrezione purulenta, mentre nelle uretriti non gonococciche secrezione non purulenta (*Chlamidya Tracomatis*, *Ureaplasma Urealyticum*, *Micoplasma*).

In caso di disuria, pollachiuria, sensazione di bruciore sul glande associata ad anamensi di colica renale, è bene sospettare la presenza di una calcolosi del basso tratto urinario che può avere diverse localizzazioni: uretere iuxta-vescicale, vescicale o uretrale. Le tecniche di imaging mirate sono l'ecografia vescicale o TC addome senza mezzo di contrasto.

Tabella 17.3.1. Le principali cause di disuria

Infezione delle vie urinarie (cistiti, prostatiti, ascesso prostatico)
Ostruzione cervico-uretrale (ipertrofia prostatica, prolasso vaginale)
Calcolosi vescicale e dell'uretere terminale
Alterazione neurologiche
Neoplasie del tratto genitourinario

La disuria associata a pneumaturia/fecaluria è un sintomo patognomonico di fistola entero-urinaria che insorge come complicanza di processi flogistici, neoplastici intestinali o chirurgia pelvica. La più frequente è la diverticolosi del sigma.

L'endometriosi può causare sintomatologia disurica associata a sintomi pelvici e cistite abatterica. Nella maggior parte dei casi la paziente stessa segnala l'associazione tra ciclo mestruale e sintomatologia urinaria, dolore pelvico, dismenorrea.

In caso di disuria associata a secrezione uretrale e cistiti, deve essere escluso il diverticolo uretrale che può essere svelato dalla palpazione dell'uretra e dall'ecografia transvaginale. L'ecografia vescicale e la cistoscopia hanno una scarsa attendibilità nell'escludere o identificare un diverticolo uretrale femminile, che spesso viene svelato dall'ecografia transvaginale.

L'associazione di una sintomatologia disurica al rientro da precedenti viaggi in paesi in via di sviluppo deve far sorgere il sospetto di una parassitosi da *Schistosoma haematobium* che, sebbene rara alle nostre latitudini, rappresenta una frequente causa di disuria e di ematuria nei soggetti provenienti dal continente Africano.

Iter diagnostico

I sintomi/segni più frequentemente associati alla disuria sono: iperpiressia, stranguria, urine maleodoranti/torbide, piuria ed ematuria. È sempre bene escludere la presenza di una ritenzione urinaria con globo vescicale attraverso l'esecuzione di una ecografia sovra-pubica fast-track calcolando il volume urinario residuo dopo minzione, in modo da identificare prontamente pazienti che necessitino di cateterizzazione urinaria. La soglia per definire una ritenzione urinaria è di circa 300 mL, ma la presenza di un residuo urinario post-minzionale va sempre inquadrato in base alle caratteristiche del paziente.

La finalità dell'ecografia in urgenza è quello di escludere macroscopiche patologie (masse, calcoli, coaguli e ritenzione urinaria) e di guidare la programmazione di un adeguato iter diagnostico di approfondimento tramite esami di secondo livello (tomografia computerizzata, cistoscopia).

Si procederà poi alla ispezione dei genitali esterni ed esplorazione rettale nel maschio per escludere segni di flogosi, neoplasia o coprostasi. Le medesime indicazioni nel sesso femminile sono valide per l'esplorazione vaginale, nella valutazione di condizioni infiammatorie dei genitali e condizioni anatomiche patologiche determinanti un'ostruzione al flusso urinario, quali la caruncola uretrale, diverticoli uretrali, patologie vulvari e prolasso pelvico. La manovra di Giordano è utilizzata per documentare la presenza di dolore evocabile come segno indiretto di idronefrosi/litiasi ureterale/flogosi. Tra gli esami laboratoristici di primo livello è indicato uno stick delle urine per valutazione di leucociti, nitriti, glucosio. La microematuria definita come positività allo stick è molto frequente, ma riveste uno scarso significato clinico. Gli esami ematochimici (emocromo con formula, indici di funzionalità renale, elettroliti sierici, indici di flogosi ed esame urine) sono consigliati in caso di sintomi sistemici o ritenzione urinaria significativa. L'esame colturale delle urine è indicato in caso di sospetta infezione urinaria con febbre. Così come i tamponi uretrali sono indicati in caso di secrezione uretrale purulenta e da eseguire appena possibile, ma utilizzando quelli specifici per la ricerca di Gonococco.

Terapia

In caso di sospetta infezione delle vie urinarie non complicata (ecografia renale/vescicale negative) in base ai sintomi descritti ed agli esami laboratoristici e chimico-fisici delle urine (leucocitosi/rialzo indici di flogosi, positività dello stick urinario per leucociti e/o nitriti) o presenza di febbre/iperpiressia sia nell'uomo che nella donna è consigliata una terapia antibiotica empirica. Si predilige la fosfomicina, nitrofurantoina o trimetroprim nei casi senza febbre e nel sesso femminile, mentre le cefalosporine sono riservate preferibilmente ai casi associati a febbre e nei pazienti con infezioni complicate, immunocompromessi, diabetici od in gravidanza. L'uso dei fluorochinolonici è sconsigliato dalle linee guida europee alla luce della comparsa di effetti collaterali di varia gravità, indipendenti dal periodo di somministrazione. Nella eventualità di infezioni con localizzazione vescicale, uretrale o vaginale, nella maggior parte dei casi, il quadro clinico migliora nell'arco di pochi giorni dall'inizio della terapia antibiotica, che solitamente va protratta per 5-7 giorni complessivamente. Diversamente, in caso di caso di infezioni a localizzazione prostatica, delle vie seminali o dell'alta via urinaria la terapia antibiotica andrebbe protratta per almeno 14 giorni, eventualmente associata a farmaci complementari (alfalitici, cortisonici, FANS) ed aggiornata sulla base dei risultati degli esami colturali. In particolare, le infezioni delle vie urinarie complicate necessitano sempre di una valutazione dello specialista urologo o internista anche con consulenza programmabile, una volta impostata una iniziale terapia empirica.

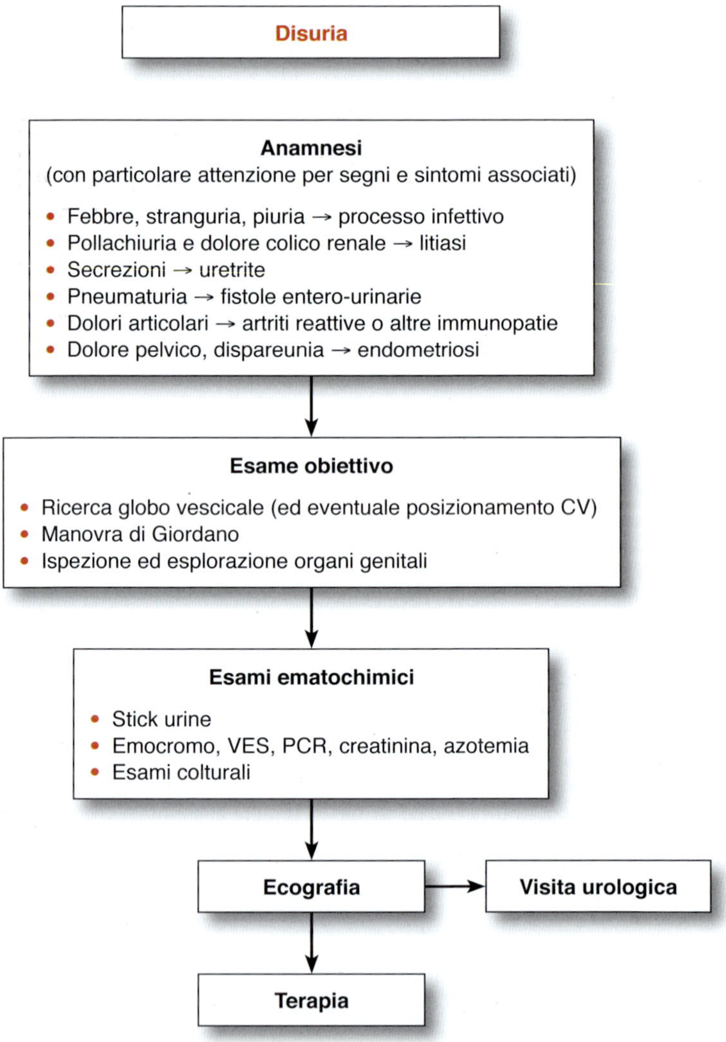

EMATURIA

L'ematuria è un segno caratterizzato dalla presenza di sangue visibile nelle urine. L'ematuria può essere determinata da calcolosi, tumori, traumatismi delle vie urinarie, processi flogistici ed infettivi localizzati in tutti gli organi genito-urinari (reni, ureteri, vescica, prostata). La microematuria è definita dal rilievo microscopico di più di 5 globuli rossi per campo nel sedimento urinario riportato nell'esame urine. La conferma della microematuria è basata su almeno due esami ripetuti. Quando isolata non rappresenta una urgenza urologica di competenza del medico di Pronto Soccorso, ma va indirizzata a visita uro/nefrologica programmabile. L'ematuria microscopica transitoria è infatti frequentemente legata nell'adulto ad attività fisica intensa, rapporti sessuali e ciclo mestruale.

L'ematuria si caratterizza per la presenza di urine di colore rosso/marrone e va differenziata dalle pseudo-ematurie legate ad una variazione cromatica delle urine in assenza di un sanguinamento attivo. La pseudo-ematuria è un riscontro frequentemente associato a determinate terapie farmacologiche (rifampicina, warfarin, fenitoina, fenacetina, levodopa, salicilati, metildopa), alimenti (barbabietole, rabarbaro, more) oppure in casi di sottostanti malattie metaboliche rare in cui si riscontrano pigmenti urinari (urobiline, porfirine, urati, mioglobina, emoglobina).

L'ematuria è un importante campanello di allarme per il paziente, ma solo in alcuni casi può essere associata ad una emorragia che li metta in pericolo di vita. Pertanto, non vanno sottovalutate, perché è scarsa l'attendibilità del grado di ematuria riferita dal paziente, familiari o addirittura personale sanitario. In fase di anamnesi dobbiamo verificare: 1) se il paziente ha emesso coaguli di sangue; 2) se è in grado di urinare spontaneamente in relazioni a coaguli ematici; 3) osservare le urine raccolte in un contenitore trasparente per una verifica diretta. Le condizioni più frequentemente associate ad ematuria sono elencate in Tabella 17.3.2.

Khadra et al. in uno studio multicentrico su 2000 pazienti adulti con ematuria hanno evidenziato la frequenza delle seguenti cause: neoplasia vescicale (12%), infezione urinaria (13%), urolitiasi (2%). Nel medesimo studio è emerso come solo il 5% dei soggetti con riscontro di ematuria microscopica aveva una neoplasia urinaria sottostante.

Tabella 17.3.2. Cause di ematuria

Infezione delle basse vie urinarie
Ipertrofia o tumori della ghiandola prostatica
Calcolosi urinaria
Glomerulonefriti, pielonefriti
Tumori della vescica, del rene e uretere
Cistite attinica

L'ematuria può anche essere dovuta ad un sanguinamento renale come nei pazienti affetti da rene policistico, rottura di cisti renale post-traumatica o neoplasie uroteliali renali della via escretrice. La possibilità di sviluppo di una neoplasia urologica, entro 2-5 anni da una iniziale valutazione negativa effettuata per ematuria, è dello 0-3%.

È importante caratterizzare la fase minzionale in cui viene riscontrata l'ematuria. Può comparire solo in fase iniziale, essere presente durante tutta la minzione o in fase terminale.

Diagnosti differenziale

Uretrorragia. È un segno da porre in diagnosi differenziale con l'ematuria. Il paziente riferisce perdite di sangue involontarie ed indipendenti dalla minzione che macchiano gli slip. L'uretrorragia deriva da sanguinamento di lesioni uretrali poste distalmente allo sfintere urinario esterno. È frequente osservarla per "false strade" ovvero perforazioni dell'uretra a seguito di tentativi di cateterismo uretrale. In questi casi il sanguinamento è rosso vivo e può essere copioso. Il trattamento consiste nel riposizionare il catetere con l'ausilio di uno specialista urologo anche mediante uretroscopia. Dopo il posizionamento del catetere il sanguinamento smetterà spontaneamente. In caso di sospetta uretrorragia, qualora fosse necessario il posizionamento di un catetere vescicale, è sempre bene richiedere una consulenza urologica specialistica urgente in quanto il posizionamento del catetere stesso potrebbe aggravare l'eventuale lesione uretrale.

L'uretrorragia in un politrauma è segno di una lesione uretrale: questa condizione controindica il posizionamento di catetere vescicale.

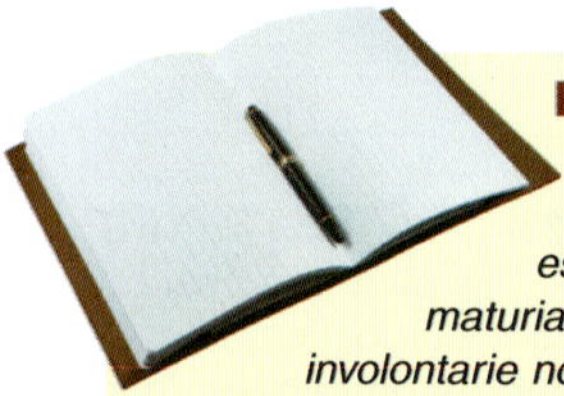

IL TACCUINO

L'uretrorragia deve essere distinta dall'ematuria: perdite di sangue involontarie non associate alle minzioni (il paziente nota la presenza di macchie di sangue nell'abbigliamento intimo), derivano dal sanguinamento di lesioni dell'uretra. Questo segno clinico è importante e necessita di valutazione mediante uretroscopia.

Iter diagnostico

Sulla base di diversi fattori quali anemia, terapia anticoagulante o di specifici sintomi urinari, il medico di Pronto Soccorso valuta l'indicazione alla esecuzione di esami diagnostici radiologici in base alla gravità dell'ematuria e del quadro clinico: ecografia o TC con e senza mdc ed il *timing* degli stessi. In caso di dolore lombare acuto irradiato anteriormente verso i genitali esterni, associato a macro-ematuria, bisogna escludere una colica renale da urolitiasi, infezioni, passaggio di coaguli provenienti da una neoplasia dell'alta via, un'ostruzione da compressione ab estrinseco fino ad emergenze che richiedano un trattamento tempestivo quali la rottura di un aneurisma dell'aorta addominale.

Il globo vescicale associato all'ematuria deve indurre il sospetto di un tamponamento vescicale da coaguli, condizione che necessita di trattamento immediato perché determina un quadro di ritenzione urinaria acuta ed è segno di un sanguinamento serio in atto.

Gli esami ematochimici di routine (emocromo con formula, indici funzionalità renale, elettroliti sierici, indici di flogosi ed esame urine) devono escludere anemia, alterazioni della coagulazione e della funzionalità renale. Tra le diverse metodiche di imaging l'ecografia addominale rappresenta l'esame di riferimento anche in condizioni di urgenza. In mani esperte, permette la valutazione non invasiva della presenza di ritenzione urinaria, coaguli vescicali, grossolane neoformazioni vescicali (limite di risoluzione 5 mm), segni indiretti di litiasi ureterale quali la presenza di idroureteronefrosi, versamento liquido perirenale ed alterazioni del parenchima renale. La TC addome rappresenta il *gold standard* ed è l'esame con la più alta sensibilità diagnostica per le patologie dell'apparato genitourinario quali: litiasi urinarie (TC senza mdc) e dei tumori del parenchima renale/via escretrice (TC con mdc). La cistoscopia permette uno studio diretto del lume e delle pareti vescicali, ma è una metodica diagnostica invasiva da effettuarsi su indicazione specialistica. Permette sia la diagnosi di eventuali le lesioni uretrali/vescicali tramite visione diretta, che manovre operative quali elettro-folgorazione di aree sanguinanti o asportazione bioptica di frammenti di tessuto per analisi istopatologica. In caso di uretrorragia, le metodiche diagnostiche indicate sono di pertinenza specialistica e devono essere eseguite previa valutazione urologica: uretrografia ed uretroscopia. La recente introduzione nella pratica clinica di cistoscopi flessibili con telecamere digitali e schermi portatili, ha reso possibile l'esecuzione di esami anche al Pronto Soccorso e al di fuori degli ambulatori dedicati.

IL TACCUINO

L'urografia è ormai un esame desueto che non trova indicazione in urgenza. La cistoscopia è il gold standard per lo studio della vescica, ma è una metodica diagnostica invasiva, che nella maggior parte dei casi viene riservata a giudizio dello specialista in elezione. Infatti permette di visualizzare le lesioni uretrali e vescicali anche minime che possono essere asportate per esame istologico.

Terapia

Il trattamento della macroematuria prevede un iniziale inquadramento ed osservazione del paziente per definirne la stabilità emodinamica e la capacità minzionale. Il cateterismo vescicale deve sempre essere eseguito dallo specialista quando possibile. È indicato posizionamento di catetere vescicale a tre vie di calibro da 18 a 22 Ch, allo scopo di valutare l'intensità dell'ematuria e per eseguire lavaggi vescicali manuali per evacuare tutti i coaguli. Dopo tali manovre si può attivare il lavaggio vescicale continuo. Se associata importante anemizzazione è indicata terapia endovenosa con acido tranexamico e trasfusione di emazie concentrate e l'eventuale *reversal* in caso di terapia anticoagulante. Una volta stabilizzato il paziente, il trattamento successivo è di pertinenza specialistica per la corretta diagnosi e trattamento della patologia sottostante. Se queste manovre risultano inefficaci, si deve ricorrere a cistoscopia in anestesia.

IL TACCUINO

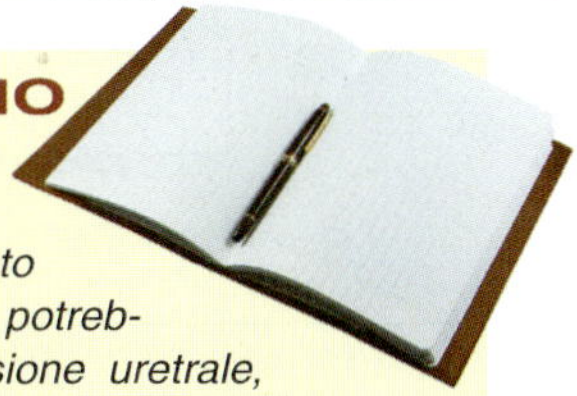

In caso di uretrorragia, il posizionamento di catetere vescicale potrebbe aggravare la lesione uretrale, pertanto è indicata la consulenza specialistica.

APPROFONDIMENTI

Particolare attenzione va posta nella gestione dei pazienti con recente diagnosi di glomerulonefrite (alto rischio di complicazioni, quali edema polmonare, emergenze ipertensive) e alle donne in gravidanza (l'ematuria può essere un segno di preeclampsia, urolitiasi o pielonefrite). Anche se alcune glomerulopatie possono manifestarsi con macroematuria, la presenza di coaguli difficilmente indica un sanguinamento glomerulare. Una proteinuria significativa (superiore a 300 mg/die o con rapporto proteinuria/creatininemia >0,3) è invece un forte indizio di nefropatia. Tuttavia l'ematuria macroscopica può causare una falsa proteinuria (un millilitro di sangue contiene 50 mg di albumina). La microematuria con proteinuria significativa, associata al rilievo di emazie dismorfiche e cilindri, è altamente sospetta per glomerulonefrite. Altri elementi clinici distintivi ci orientano su particolari nefropatie: glomerulonefrite post-streptococcica (si manifesta spesso 1-2 settimane dopo una infezione delle alte vie respiratorie o della cute), malattia di Berger (tipica dei maschi e associata a febbre ed eruzione cutanea), sindrome di Alport (familiarità per sordità, nefropatia ed ematuria), sindrome di Goodpasture (associazione con emottisi).

Raramente il sanguinamento renale è causato dalla rottura di una cisti. Ciò accade specie nei soggetti affetti da rene policistico. Il sanguinamento renale può anche essere dovuto a un tumore renale, in tal caso l'ematuria suggerisce la sua invasione nella via escretrice. Il tumore viene sospettato all'ecografia e diagnosticato alla TC o RMN. La possibilità di sviluppo di una neoplasia urologica, entro 2-5 anni da una valutazione negativa effettuata per ematuria, è dello 0-3%.

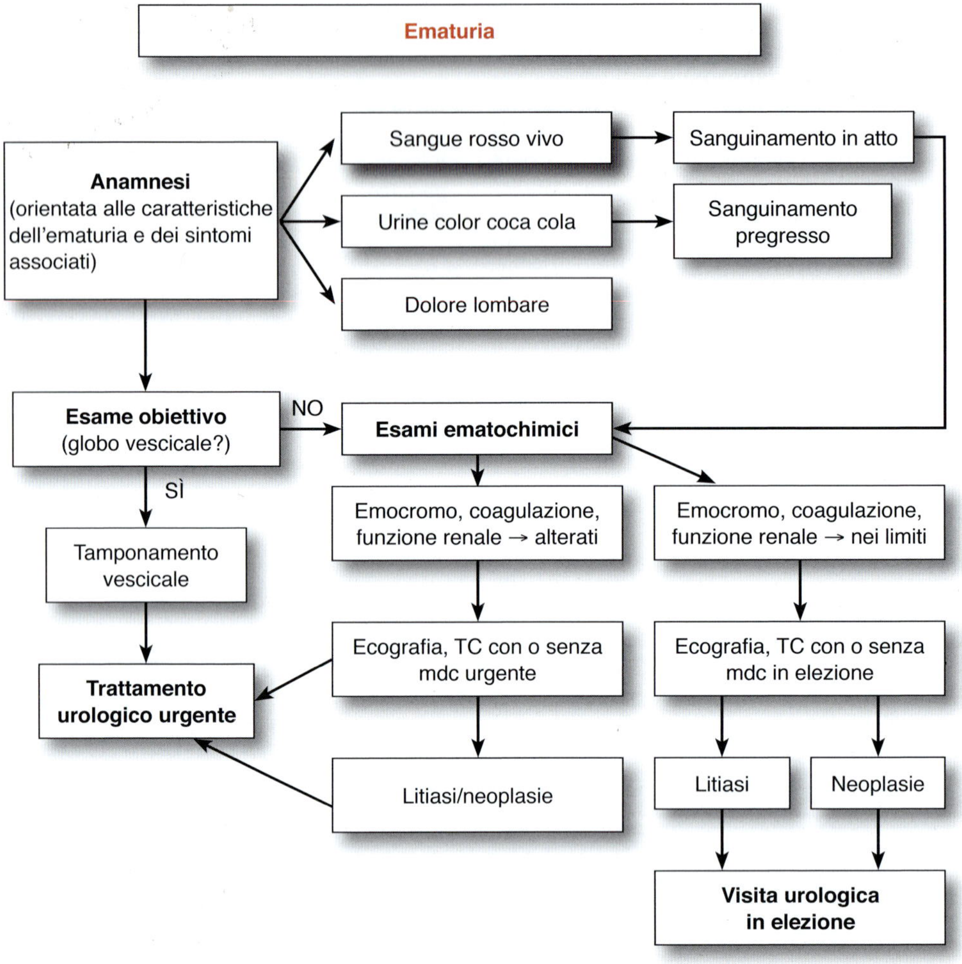
Ematuria
Anamnesi
(orientata alle caratteristiche dell'ematuria e dei sintomi associati)
Sangue rosso vivo
Urine color coca cola
Dolore lombare
Sanguinamento in atto
Sanguinamento pregresso
Esame obiettivo
(globo vescicale?)
NO
SÌ
Esami ematochimici
Tamponamento vescicale
Emocromo, coagulazione, funzione renale → alterati
Emocromo, coagulazione, funzione renale → nei limiti
Trattamento urologico urgente
Ecografia, TC con o senza mdc urgente
Ecografia, TC con o senza mdc in elezione
Litiasi/neoplasie
Litiasi
Neoplasie
Visita urologica in elezione

RITENZIONE URINARIA ACUTA

La ritenzione urinaria acuta (RUA) consiste nella impossibilità di mingere e forte stimolo minzionale, che raggiunge livelli di dolore e forte intolleranza. È una emergenza che deve essere risolta con il cateterismo. L'incidenza annua nell'uomo varia da 2,2 a 6,8 casi per 1000 abitanti: si stima una frequenza di 1 su 10 in una popolazione di soggetti anziani (70 anni) in un arco temporale di 5 anni.

Le condizioni più comuni che possono determinare una RUA sono elencate nella **Tabella 17.3.3**.

Clinica

Il paziente affetto da ritenzione urinaria acuta presenta un forte ed impellente desiderio minzionale con associato dolore ingravescente a livello sovra-pubico. Frequentemente associati a questa condizione possiamo riscontrare irrequietezza, malessere generale, sudorazione profusa fino ad un episodio lipotimico per reazione vagale.

Diagnosi

La diagnosi di RUA si basa sulla presenza di globo vescicale identificato all'esame obiettivo e/o alla ecografia vescicale.

L'esame obiettivo associato a quadri di RUA evidenzia un globo vescicale, determinato dalla ritenzione urinaria, e palpabile in sede ipogastrica; nei casi più avanzati è obiettivabile fino a livello mesogastrico (al di sopra della linea ombelicale). L'ecografia addominale conferma il sospetto clinico permettendo anche l'eventuale presenza di idro-ureteronefrosi associata. Gli esami di laboratorio sono fondamentali per escludere una insufficienza renale iniziale o cronica ed eventuali alterazioni elettrolitiche quali iperpotassiemia o iposodiemia.

Trattamento

La *gestione terapeutica* della RUA prevede il ripristino dello svuotamento vescicale mediante cateterismo transuretrale. In caso di associati ematuria o tamponamento vescicale, la tipologia di catetere da prediligere è un tre vie (calibro 20 Ch o maggiore) per garantire un corretto lavaggio vescicale manuale (evacuazione di eventuali coaguli) e continuo che dovrà essere posizionato dallo specialista urologo. Una volta posizionato il catetere vescicale ed averne verificato il corretto funzionamento è consigliato lo svuotamento vescicale frazionato, interrompendo il deflusso ogni 300 mL/ogni ora, per evitare l'insorgenza di ematuria ex-vacuo. Questa deve essere attentamente considerata in coloro che sono in terapia anticoagulante. È indicata una osservazione ospedaliera continua per 12 ore, concomitante somministrazione di acido tranexamico (per via orale o endovenosa), sospensione anticoagulanti e l'impostazione di una cistoclisi continua.

La patologia associata a RUA è l'ipertrofia prostatica determinante ostruzione urinaria che andrà trattata, una volta cateterizzato il paziente, tramite terapia medica. I farmaci maggiormente utilizzati sono: inibitori del-

Tabella 17.3.3. Eziologia della ritenzione urinaria acuta

Ipertrofia prostatica, sclerosi del collo vescicale, prostatite acuta, neoplasia prostatica avanzata
Stenosi uretrale
Coaguli ematici in corso di macroematuria: tamponamento vescicale. Tale quadro è riconducile a tumori vescicali, terapia anticoagulante
Recenti interventi alle vie urinarie o cistoscopia
Eccessiva idratazione abbinata a terapia diuretica e/o infezione delle vie urinarie
Calcolosi ostruente il collo vescicale o incuneata nell'uretra
Patologia neurologica (lesioni midollari o della cauda equina, neuropatia diabetica, herpers zoster sacrale-lombare)
Traumatismo (es. secondari a fratture di bacino nel politrauma)
Farmaci (anticolinergici, alfa-agonisti, neurolettici anti-parkinson, etc…)
Cisti parauretrali, ematocolpo
Associazione di più cause

la 5-alfa-reduttasi (finasteride o dutasteride) ed alfalitici (tamsulosina, alfuzosina e silodosina); in casi ove si voglia ottenere il maggior effetto terapeutico è consigliata la terapia di combinazione con alfalitico e inibitore 5ARI: questa combinazione è dotata di un effetto sinergico nel ridurre i sintomi e prevenire le complicanze (RUA, infezioni e ricorso alla chirurgia) come dimostrato da trials clinic randomizzati. Da valutare con attenzione è il dosaggio della silodosina in pazienti con insufficienza renale, per i quali è indicato ridurre la dose da 8 a 4 mg.

Il carcinoma prostatico localmente avanzato può essere causa di RUA: l'esplorazione rettale in questi casi rileva una prostata duro-lignea in toto con malattia che sovverte l'intera ghiandola. Il PSA in questi casi è poco attendibile perché le manovre di cateterismo possono dare falsi positivi. L'esplorazione rettale nel paziente con RUA è obbligatoria, in quanto tutto il successivo iter terapeutico può modificarsi.

In caso di vescica vuota associata a forte stimolo minzionale, la possibile diagnosi differenziale è con il tenesmo vescicale legato a cause infiammatorie acute, calcolosi basse vie urinarie e neoplasie avanzate.

La ritenzione urinaria cronica si associa a mancanza di sintomi, oppure il paziente riferisce incontinenza urinaria (iscuria paradossa: incontinenza da rigurgito incontrollato di urina a seguito di iperdistensione vescicale cronica con perdita dello stimolo minzionale). La ritenzione urinaria cronica necessita di essere trattata con catetere vescicale solo se è presente idro-ureteronefrosi e/o insufficienza renale. Nel caso di regolare funzionalità renale e assenza di sintomi, non richiede alcun trattamento in urgenza.

Elencati di seguito troviamo i differenti tipi di cateteri vescicali (**Figure 17.3.1**, **17.3.2**, **17.3.3**, **17.3.4**, **17.3.5**) da utilizzare in caso di ritenzione urinaria acuta.

Tamponamento vescicale

Evenienza frequente in caso di macroematuria quando i coaguli ematici determinano ostruzione e successiva compressione dei meati ureterali ed idroureteronefrosi. Le cause possono essere rappresentate da farma-

IL TACCUINO

In caso di sanguinamento dall'uretra dopo un tentativo di cateterismo è controindicato tentare nuovamente di posizionare un catetere vescicale per il rischio di peggiorare la lesione uretrale.

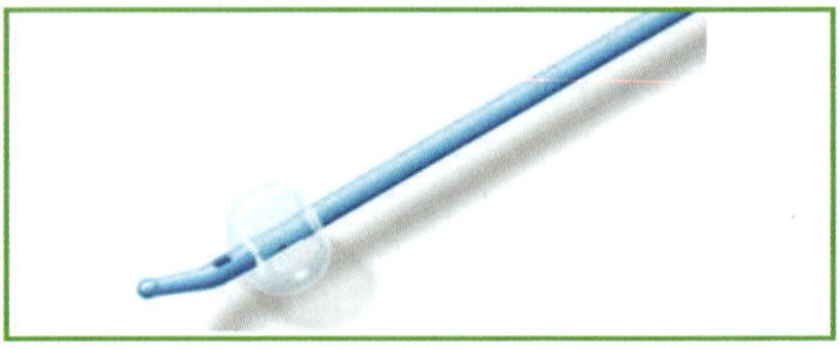

Figura 17.3.1. Caterere Foley con punta Tieman: autostatico, morbido, a punta arrotondata o affusolata (Tieman) (**Figura 17.3.2**), a 2 o 3 vie, utile in caso di ipertrofia prostatica o stenosi uretrali o sclerosi del collo vescicale.

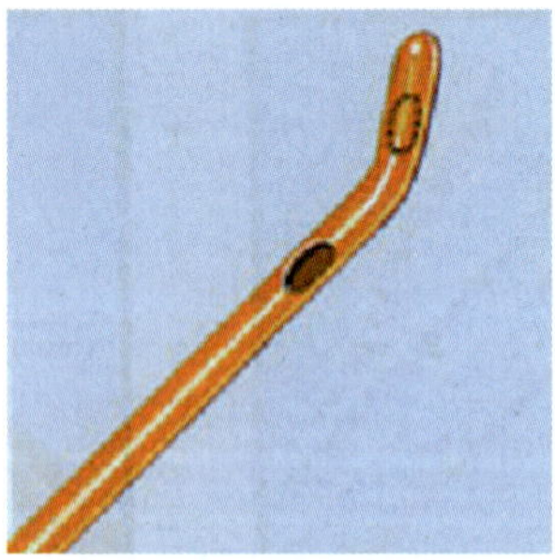

Figura 17.3.2. Catetere Mercier: non autostatico, a punta arrotondata, dotato di grandi fori, con estremità angolata a 45°, a 1 via, utile in caso di tamponamento vescicale per rimuovere coaguli.

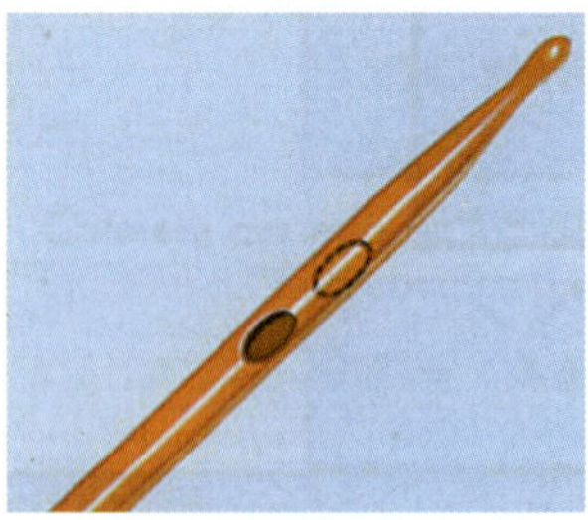

Figura 17.3.3. Catetere semirigido tipo Conico Olivare: non autostatico, retto, ad estremità conica ed apice olivare, ad 1 via, utile per il superamento delle stenosi dell'uretra peniena.

ci anticoagulanti in pazienti con voluminosa ipertrofia prostatica, neoplasie vescicali o renali, cistite attinica. Il trattamento richiede l'intervento del medico specialista urologo che posizionerà un catetere vescicale ad una via di tipo Couvelaire, per evacuare i coaguli tramite lavaggio manuale, che sarà sostituito con un catetere a 3 vie di tipo Couvelaire o Dufour (**Figura 17.3.6**), con lavaggio vescicale continuo che, permettendo un flusso continuo di soluzione fisiologica in vescica impedisce la formazione di nuovi coaguli.

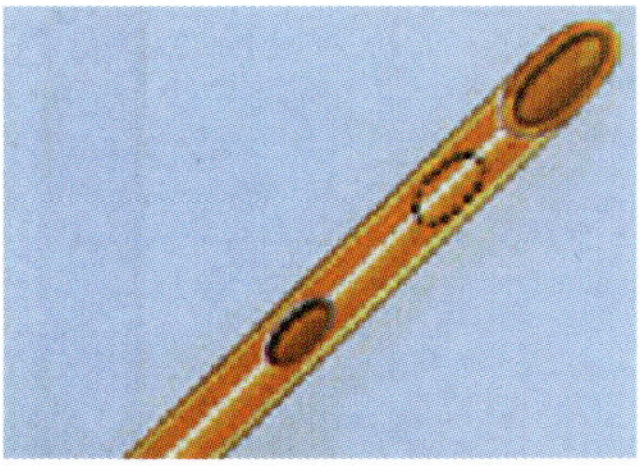

Figura 17.3.4. Catetere semirigido tipo Couvelaire (**Figura 17.3.5**): non autostatico, retto, con estremità aperta obliquamente "a becco di flauto", dotato di grandi fori, utile per l'evacuazione di coaguli vescicali in caso di ritenzione urinaria da tamponamento vescicale per coaguli.

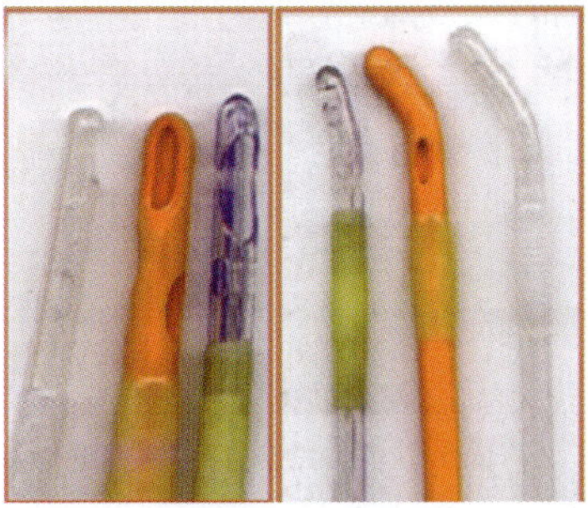

Figura 17.3.5. Catetere Foley a tre vie; catetere couvelaire a tre vie con ampi fori.

APPROFONDIMENTI

Il cateterismo sovrapubico nella ritenzione urinaria

Il cateterismo sovrapubico è una manovra di evacuazione vescicale invasiva e necessita di essere eseguita da uno specialista urologo. La manovra richiede la presenza del medico d'urgenza per l'assistenza al paziente durante la procedura e la presenza infermieristica per la preparazione e l'assistenza (tricotomia in sede sovra pubica, accesso venoso, preparazione di un campo sterile, somministrazione di farmaci antidolorifici, monitorizzazione parametri). In genere viene eseguita in anestesia locale, ma alcuni pazienti richiedono sedazione/narcosi e la procedura può essere eseguita in sala operatoria, ambulatorio chirurgico attrezzato o locali attrezzati del Pronto Soccorso.

Il cateterismo sovrapubico richiede un kit specifico (**Figura 17.3.6**) e il controllo ecografico è raccomandato per controllare il corretto tragitto e verificare il corretto posizionamento del palloncino. Una normale coagulazione, paziente a digiuno e vescica distesa, sono requisiti richiesti per la procedura in sicurezza. Sarebbe indicato posticipare la manovra in pazienti che assumono farmaci anticoagulanti. Viene inserito il catetere sovrapubico di calibro 12/14 Ch tipo Foley.

Le possibili complicanze del cateterismo sovrapubico sono: reazione vagale, dolore, infezioni, ematuria, raramente perforazione intestinale.

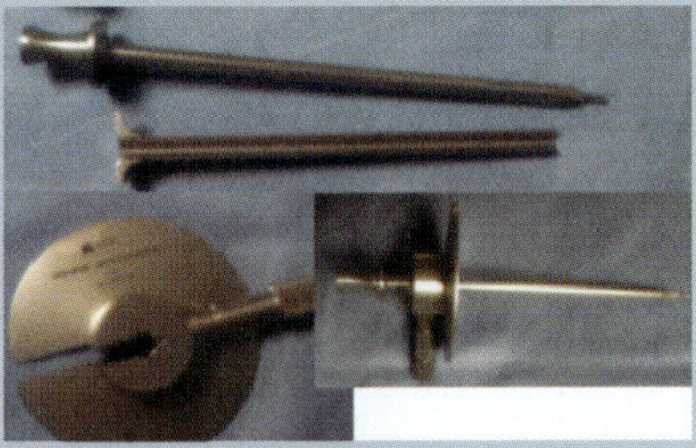

Figura 17.3.6. Kit metallico poliuso per il posizionamento di catetere sovrapubico.

Ritenzione urinaria acuta

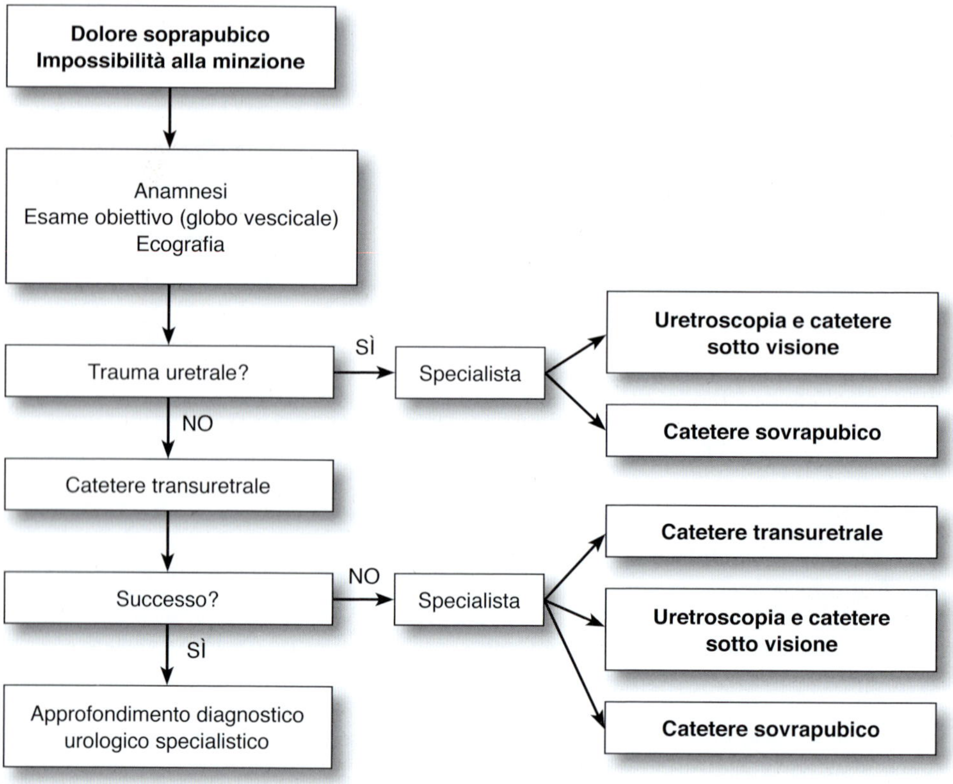

COLICA RENALE

È definita come la comparsa di un dolore viscerale severo ad insorgenza acuta legato all'improvvisa distensione del sistema collettore e/o della capsula renale. La causa di maggiore frequenza è un'ostruzione urinaria: rappresenta l'1-2% di tutti gli accessi al Pronto Soccorso ed il 30-35% delle urgenze urologiche.

Eziologia

Le cause possono essere molteplici e sono elencate, assieme alla relativa sintomatologia, nella Tabella 17.3.4; tra queste la più frequente è certamente la calcolosi urinaria. Altre cause possono essere la presenza di coaguli nel lume ureterale, le ostruzioni parietali sostenute da tumori primitivi uroteliali, le stenosi infiammatorie o iatrogene e le compressioni ab estrinseco da neoplasie o da endometriosi. Ulteriori quadri clinici determinanti una colica renale possono essere: la pielonefrite, l'ascesso renale, la necrosi papillare e l'infarto renale acuto.

Clinica

Il sintomo caratteristico della colica renale è un dolore localizzato al fianco, di grande intensità, ad insorgenza improvvisa e con evoluzione intermittente/ricorrente. A seconda della localizzazione della ostruzione al deflusso urinario la sintomatologia algica si può irradiare sia anteriormente verso l'ipocondrio, di difficile differenziazione dal dolore viscerale addominale, che antero-inferiormente verso la fossa iliaca; nella maggior parte dei casi verrà descritto un dolore irradiato verso l'inguine e il testicolo nel maschio o le grandi labbra nella femmina. Nella maggior parte dei casi il paziente è in stato di agitazione, alla ricerca di una posizione antalgica, e può descrivere concomitanti episodi di ematuria. Qualora la colica renale sia sostenuta da una formazione litiasica in sede ureterale iuxta-vescicale possono associarsi sintomi urinari irritativi quali disuria e pollachiuria. Condizioni aggravanti possono essere: crisi neurovegetative (nausea, vomito o sudorazione), febbre (infezione concomitante), oliguria/anuria (ostruzione bilaterale delle vie urinarie), paziente mono-rene, anziano, con comorbidità o in gravidanza. Tali situazioni richiedono una valutazione urologica urgente.

Condizione che può alleviare il dolore è la disidratazione che riduce la produzione di urina. La mancanza di un adeguato flusso urinario elimina o riduce la distensione della via urinaria determinando una falsa convinzione che la colica sia risolta. La diarrea, la febbre, il vomito profuso, la mancanza di idratazione possono alla fine complicare una colica renale in quanto aumentano il rischio infettivo e il danno renale. I pazienti che pre-

Tabella 17.3.4. Cause di colica renale e relativo quadro clinico

Patologia	Quadro clinico
Calcolosi urinaria	Pregressi episodi, dolorabilità, microematuria all'esame urine
Ostruzione del giunto pieloureterale	Dolore dopo assunzione di grandi quantità di liquidi, dolorabilità, esame urine normale
Ostruzioni parietali del lume ureterale (polipi fibroepiteliali, tumori uroteliali)	Ematuria
Stenosi ureterali	Anamnesi positiva per interventi sull'uretere
Compressioni ab estrinseco	Anamnesi positiva per tumori del retroperitoneo, endometriosi, etc.
Pielonefrite	Sesso femminile, infezioni ricorrenti della via urinaria, reflusso vescico-ureterale
Ascesso renale	Febbre con brivido, piuria all'esame urine, diabete, da sospettare nei pazienti con pielonefrite che non migliora con terapia antibiotica
Necrosi papillare	Sesso femminile, diabete, abuso di analgesici, dolorabilità, microematuria all'esame urine
Coaguli	Recenti manovre diagnostiche o chirurgiche del rene, ematuria
Infarto renale acuto	Ematuria e proteinuria all'esame urine

sentano queste condizioni associate devono essere idratati e tenuti in osservazione.

Diagnosi

La diagnosi di colica renale deve essere tempestiva e finalizzata ad individuare condizioni concomitanti severe o quadri sintomatici simili che sottendono altre eziologie (**Tabella 17.3.5**).

Esame obiettivo. La manovra di Giordano risulterà positiva in corrispondenza del fianco interessato, con associata dolorabilità evocabile alla pressione addominale in corrispondenza dei punti ureterali.

Esami di laboratorio. Gli esami di laboratorio da prescrivere sono: emocromo, funzionalità renale, indici di flogosi (PCR-proteina C reattiva, procalcitonina, VES), esame urine completo, urinocoltura ed emocoltura.

Diagnostica per immagini. Un'ecografia dell'addome completo consente di ricercare la presenza di litiasi a livello renale/ureterale prossimale/distale ed eventuali segni indiretti di ostruzione quali dilatazione pielica e caliceale, ispessimenti delle pareti ureterali/pieliche o spandimenti perirenali. La TC addome senza mezzo di contrasto deve essere sempre eseguita come approfondimento diagnostico nei casi in cui l'esame ultrasonografico non sia risultato dirimente per la diagnosi. Permette di confermare la presenza di dilatazione della via escretrice e di identificarne le cause determinanti, sia urologiche che non (compressioni ab estrinseco). In caso di riscontro di calcolosi urinaria inoltre permette la determinazione della posizione del calcolo e la misurazione di dimensioni e durezza, espressa in Unità Hounsfield, (HU). L'aggiunta del mezzo di contrasto consente di identificare eventuali minus di riempimento a livello pielocaliceale o ureterale, riferibili a coaguli, neoplasie, stenosi ureterali, malformazioni o eventuali focolai di pielonefrite in atto.

Terapia

Il trattamento è mirato innanzitutto al controllo del dolore: gli antidolorifici maggiormente utilizzati sono gli antiinfiammatori non steroidei (FANS), che devono essere sostituiti da farmaci oppioidi in caso di gravidanza, età pediatrica e compromissione della funzionalità renale. In associazione possono essere abbinati farmaci antispastici per ridurre la sintomatologia algica; vanno tuttavia evitati in caso di litiasi ureterale perché potrebbero determinare un rallentamento della peristalsi espulsiva dell'uretere stesso. Gli antibiotici vanno somministrati in caso di febbre o rialzo significativo degli indici di flogosi. Qualora la colica renale risulti non responsiva agli antidolorifici, con associata febbre o alterazioni della

Tabella 17.3.5. Principali patologie extrarenali che possono mimare una colica renale

Patologia	Quadro clinico
Aneurisma dell'aorta addominale	Paziente anziano, aterosclerosi nota, pulsazione anomala mesogastrica
Dolore muscolare	Dolore sordo in area toracolombare, solitamente tesa alla palpazione
Radicolite (danno alle radici nervose lombari o toraciche inferiori)	Sesso femminile, dolore esacerbato col movimento
Colica biliare	Anamnesi di calcoli della colecisti, segno di Murphy positivo
Appendicite acuta	Segni di peritonismo, paziente immobile in posizione supina per evitare di esacerbare il dolore
Gravidanza extrauterina	Giovani donne, test di gravidanza positivo, sanguinamento vaginale
Pancreatite acuta	Abuso di alcol, dolore epigastrico
Herpes zoster	Dolore urente localizzato in un'area demarcata, che compare di solito prima delle vescicole
Torsione testicolare	Da sospettare nei bambini e adolescenti, dolorabilità alla palpazione testicolare

funzionalità renale va effettuata una valutazione urologica urgente per un trattamento disostruttivo, che può essere eseguito per via endoscopica (posizionamento di *stent* ureterale doppio J) o percutanea (posizionamento di nefrostomia).

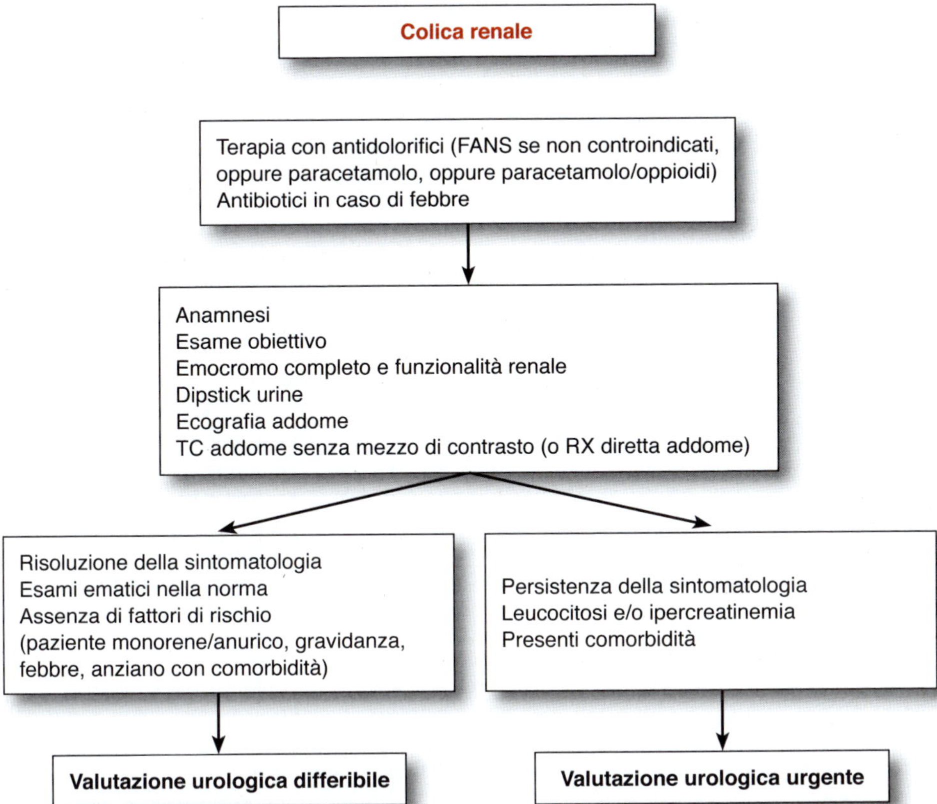

SCROTO ACUTO

Si caratterizza per l'insorgenza di un dolore acuto ed intenso a livello scrotale e può rappresentare una emergenza urologica in pazienti di ogni età che richiede una diagnosi precoce ed un trattamento tempestivo specialmente nel giovane adulto e nel paziente in età pediatrica dove una mancata diagnosi può inficiare la vitalità del testicolo.

Le differenti possibili cause di scroto acuto sono elencate nella Tabella 17.3.6. Tra queste, le più comuni sono l'epididimite infettiva nell'adulto e la torsione del funicolo spermatico o dell'appendice testicolare nel bambino/adolescente (Tabella 17.3.7). L'attività sessuale può aumentare l'incidenza di fenomeni infiammatori/congestizi dell'epididimo di tipo non batterico e le epididimiti/epididimo-orchiti di tipo batterico.

Diagnosi

Anamnesi. Un'accurata anamnesi è fondamentale per indagare modalità e tempo di insorgenza del dolore che in caso di torsione testicolare completa è correlata con il tempo di sofferenza ischemica. Possibili segni e sintomi associati quali febbre, disturbi minzionali, eiaculatori, eventuale esposizione a traumi, presenza di vasculopatie, tumefazione parotidea o interventi per ernia inguinale vanno sempre indagati. L'insorgenza è caratterizzata nella maggior parte dei casi come una algia scrotale ad esordio improvviso, acuto, frequentemente durante la notte e va differenziata dalla torsione dell'appendice o dall'orchiepididimite nelle quali il dolore ha una insorgenza più graduale e con sintomatologia meno intensa. Qualora il dolore dovesse regredire repentinamente la diagnosi

Tabella 17.3.6. Le possibili cause di scroto acuto in relazione alle fascie di età

Cause	Età	Accertamenti
Torsione del funicolo spermatico	Pediatrico/adolescente	Eco scrotale con ECD
Torsione dell'appendice del testicolo	Pediatrico/adolescente	Eco scrotale con ECD
Appendicite	Pediatrico/adolescente	Eco scrotale con eco addome
Tumori testicolari	Giovane (18-30 anni)	Eco scrotale con ECD e eco addome
Epididimo-orchiti	>18 anni	Eco scrotale solo in casi dubbi
Malattie sistemiche (ad es. Porpora di Schönlein-Henoch)	Ogni età	Eco scrotale con eco addome
Orchite secondaria a parotite virale	Ogni età	Eco scrotale con ECD
Trauma scrotale (ematocele +/- frattura del testicolo)	Ogni età	Eco scrotale
Ernia inguino-scrotale +/- incarcerata	Adulto (30-65 anni)	Eco scrotale con eco addome
Edema scrotale idiopatico	Adulto, Anziano	Esame obiettivo

Tabella 17.3.7. Scroto acuto nelle fascie di età e possibili diagnosi differenziali

Età	Causa in ordine di frequenza	Accertamenti in urgenza
Pediatrico/adolescente	Torsione funicolo, Torsione appendice Idatide Morgagni, trauma, ernia incarcerata, orchite infettiva virale (parotite).	Ecografia scrotale con eco-color Doppler
Giovane (18-35 anni)	Orchite/epididimite batterica, Torsione funicolo, trauma, Tumori del testicolo, ernia inguinale, riacutizzazione di varicocele.	Ecografia scrotale con eco-color Doppler Stick urine
Adulto (35-65 anni)	Epididimite +/- orchite batterica, trauma, idrocele complicato, ernia inguino-scrotale, torsione funicolo rara dopo i 40 anni.	Ecografia scrotale Stick urine
Anziano (>65 anni)	Epididimite +/- orchite batterica, idrocele complicato, edema discrasico o linfatico dello scroto, ernia inguino-scrotale, Tumori del funicolo/testicolo	Ecografia addominale Esame obiettivo specialistico Ecografia scrotale in casi selezionati Stick urine

APPROFONDIMENTI

Torsione del funicolo spermatico

Si verifica con elevata incidenza nella popolazione pediatrica ed è riconducibile anatomicamente alla lassità/assenza del *gubernaculum testis*, struttura situata alla base del testicolo che ne impedisce la rotazione. La torsione del funicolo intorno al proprio asse può essere parziale (180°) o completa (≥360°) e comporta, entro 6-12 ore dall'esordio del quadro clinico, un danno ischemico del didimo interessato. La torsione determina una riduzione/arresto del supporto ematico testicolare con conseguente stasi venosa prima e arteriosa poi fino alla necrosi d'organo. La torsione completa determina una ischemia totale, mentre in quadri di torsione parziale del funicolo spermatico si instaura una stasi venosa con conservata parziale pervietà del flusso arterioso. In questo caso può essere rilevato un flusso arterioso all'esame ecografico con eco-color Doppler anche con torsione in atto. Se la torsione è parziale il quadro può risolversi spontaneamente o dopo una de-rotazione manuale. La de-rotazione manuale è una manovra di competenza specialistica che se non eseguita correttamente può aggravare il quadro clinico portando ad una torsione completa.
La torsione del funicolo spermatico deve sempre essere differenziata dalla torsione dell'appendice del testicolo (Idatide del Morgagni) che è frequente in età pediatrica ma non determina un danno didimario.
L'epididimo-orchite infettiva tra i 12 e i 15 anni è rara e una diagnosi deve essere confermata dall'esame specialistico e quadro ecografico.

deve indirizzarsi verso il sospetto di una torsione parziale del funicolo spermatico.

Esame obiettivo. All'esame il testicolo torto appare risalito ed obliquo con asse maggiore orizzontale rispetto al controlaterale. La cute ed i tessuti sottocutanei non sono solitamente interessati e la presenza di edema o eritema devono far sospettare una patologia cutanea o degli annessi cutanei. La presenza alla palpazione di masse a livello di didimo/epididimo va approfondito sempre con una ecografia testicolare, La manovra di Prehn, ovvero il sollevamento della borsa scrotale, determina una esacerbazione del dolore in caso di torsione mentre riduce la sintomatologia algica in caso di orchiepididimite. L'obiettività appena descritta tuttavia non deve mai escludere una diagnostica ecografica di approfondimento. La presenza dei *blue dots*, ovvero macchie ecchimotiche blu visibili attraverso la cute dello scroto si riferiscono solitamente alle appendici testicolari torte ed ischemiche, che assumono il caratteristico colore ischemico bluastro.

IL TACCUINO

La Manovra di Prehn, ovvero il sollevamento della borsa scrotale che esacerba il dolore in caso di torsione mentre determina sollievo in caso di orchiepididimite è ormai sostituita dalla diagnostica ecografica. La presenza dei "blue dots", ovvero sfere blu, che sono visibili attraverso la cute dello scroto si riferiscono alle appendici testicolari torte ed ischemiche, che assumono il caratteristico colore bluastro. Queste sfere blu sono visibili solo in rari casi pediatrici.

Diagnostica per immagini. L'esame diagnostico *gold standard* in caso di scroto acuto è rappresentato dalla ecografia scrotale abbinata al color Doppler per lo studio dei flussi vascolari peri- ed intra-didimari (Figura 17.3.7). Potrà evidenziare una assente/ridotta vascolarizzazione in caso di torsione del testicolo, mentre evidenzierà un didimo/epididimo ipervascolarizzato in caso di orchiepididimiti. L'esame deve sempre essere condotto partendo dal lato asintomatico sano che andrà poi confrontato con il didimo/epididimo del lato affetto da patologia. Ha una sensibilità variabile tra il 63-80% ed in casi dubbi andrebbe sempre ripetuto per controllo a distanza di breve tempo, in quanto il flusso arterioso può essere conservato, specie nelle fasi iniziali o nelle subtorsioni. In caso di permanenza di dubbio diagnostico l'esplorazione chirurgica è sempre indicata. La torsione testicolare rappresenta una emergenza/urgenza urologica non differibile: i didimi possono tollerare un massimo di 4 ore di ischemia oltre le quali i danni diventano irreversibili ed il recupero funzionale impossibile.

Trattamento

Il trattamento chirurgico deve essere tempestivo e mirato al ripristino della funzionalità testicolare che avverrà in funzione del tempo trascorso tra l'insorgenza dei sintomi e la detorsione ed il grado di rotazione del funicolo spermatico. Nelle torsioni parziali si può tentare anche un approccio conservativo non chirurgico con de-rotazione manuale del didimo: l'immediata remissione del quadro sintomatologico è generalmente indice di successo terapeutico. Tuttavia, nel 30% dei casi il paziente necessiterà di un trattamento chirurgico urgente per recidiva ed orchidopessi. In caso di torsione >360° l'intervento deve essere eseguito entro 4 ore, mentre in caso di torsione incompleta (<180°) va eseguito entro 12 ore. La torsione dell'appendice testicolare è generalmente trattata in modo conservativo con analgesici ed antinfiammatori; nei casi di diagnosi dubbia in cui la clinica è sovrapposta a quella della torsione testicolare o quadri ecografici non chiari il paziente va comunque sottoposto ad una esplorativa testicolare.

Le flogosi del didimo/epididimo in età pre-puberale sono estremamente rare e difficilmente hanno un'eziologia infettiva, potendo essere trattate nella maggior parte dei casi unicamente con analgesici. Nei pazienti di età inferiore ai 25 anni dimessi dal Pronto Soccorso con diagnosi di scroto acuto è sempre bene indicare una nuova valutazione urologica anche in caso di recidiva della sintomatologia e per *follow-up* (Tabella 17.3.8).

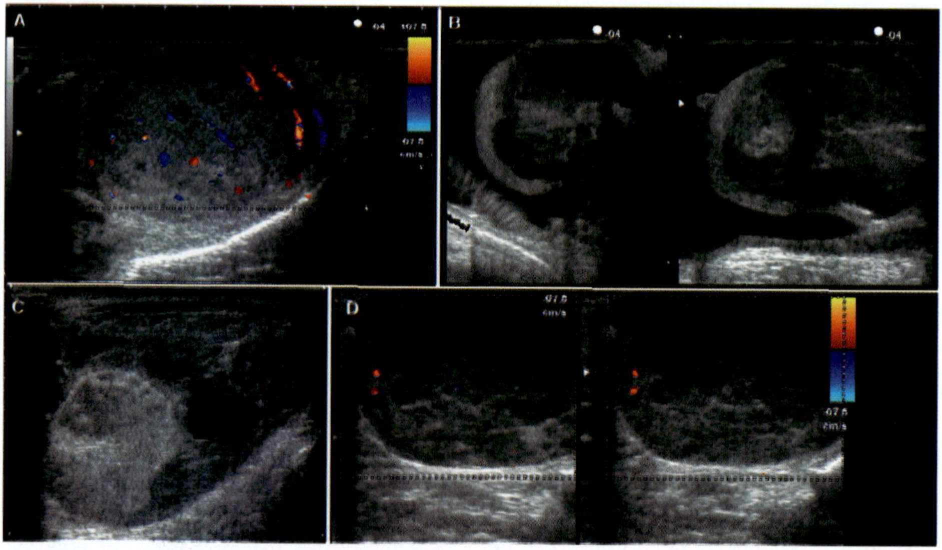

Figura 17.3.7. Ecografia ed eco-color-Doppler testicolare. A. Orchiepididimite; B. Torsione testicolare; C. Frattura testicolare con ematocele secondaria trauma; D. Ematocele.

L'idrocele, quando voluminoso e sotto tensione, può determinare una sofferenza nella vascolarizzazione e nel trofismo del didimo. Per apprezzarne l'impatto sulla vascolarizzazione si utilizza l'eco Doppler, che in questi casi dimostra ipovascolarizzazione, mentre nei casi cronici rileva anche ipotrofia testicolare. La terapia è chirurgica con eversione della tunica vaginale. L'ago-aspirazione è una pratica palliativa che si associa a rischio infettivo rilevante e non determina una risoluzione.

Tabella 17.3.8. Consigli per paziente con dolore scrotale acuto alla dimissione dal pronto soccorso

Per il paziente che avuto un dolore testicolare acuto con età inferiore ai 25 anni si consiglia recarsi di nuovo al Pronto Soccorso o di tornare immediatamente dallo specialista urologo per una nuova valutazione al fine di escludere una torsione testicolare se si verifica uno dei seguenti sintomi:

- comparsa di nuovo dolore scrotale di tipo acuto ed improvviso
- comparsa di dolore irradiato all'addominale o modifica del quadro clinico
- mancata efficacia della terapia consigliata

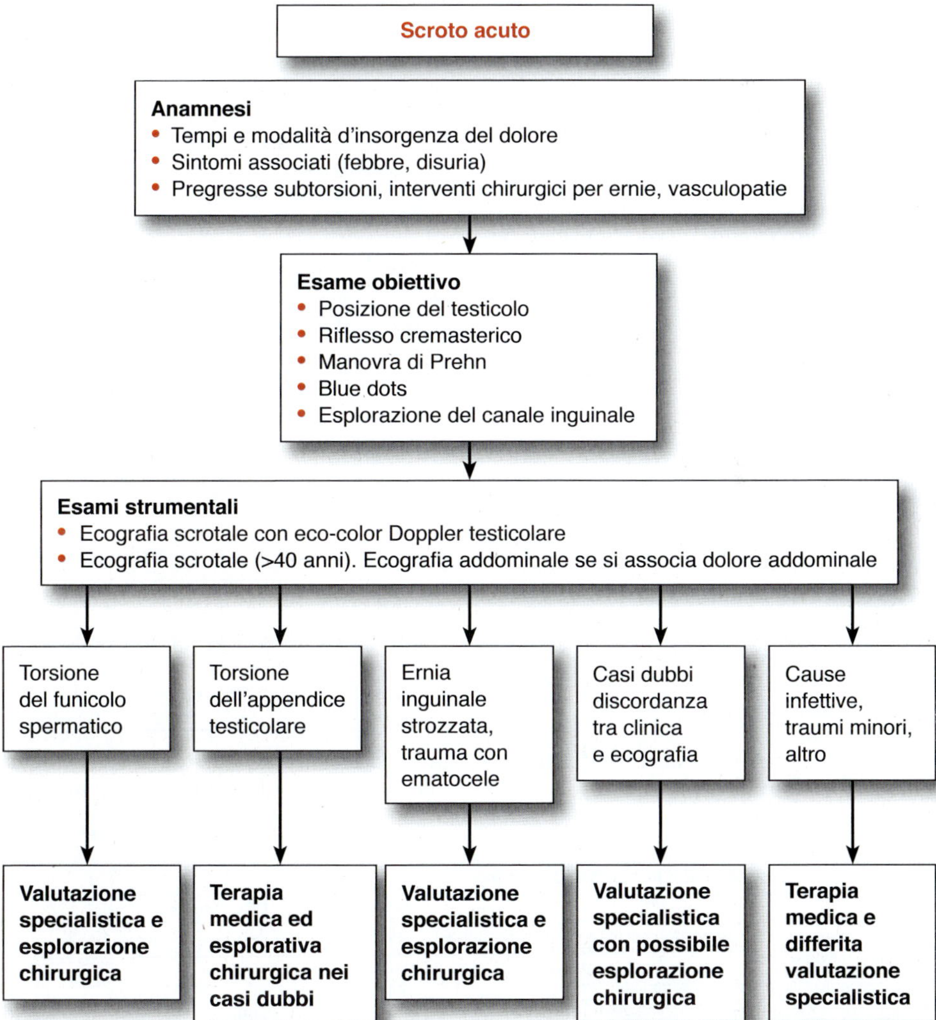

PRIAPISMO

Definizione

Il priapismo è definito come un'erezione prolungata della durata superiore alle 4 ore indipendentemente da uno stimolo sessuale, associata a sintomatologia dolorosa e legata ad alterazioni emodinamiche dei corpi cavernosi mentre il glande ed il corpo spongioso non sono coinvolti. È una condizione rara con una incidenza nella popolazione generale di 0,5-0,9 casi per 100.000 persone-anno. È più frequente nei soggetti affetti da anemia falciforme nei quali la prevalenza raggiunge il 3,6% nei pazienti fino a 18 anni, mentre sale al 42% nei pazienti adulti.

Cause

Il priapismo può essere *primario* (o idiopatico) oppure *secondario* ed essere determinato da:

- *patologie ematologiche* (anemia falciforme, talassemia, emofilia);
- *patologie vascolari* (trombosi delle vene del bacino, del plesso vescico-prostatico o locali);
- *patologie oncologiche* (leucemie e mielomi, metastasi peniene);
- *abuso di alcol, stupefacenti o farmaci* (antiipertensivi, antipsicotici, antidepressivi, alfa-litici, anticoagulanti, ormoni, iniezioni intracavernose con prostaglandina o altri preparati, inibitori delle fosfodiesterasi di tipo 5);
- *cause rare* sono rappresentate da patologie infettive (malaria, rabbia, puntura di aracnidi), neurologiche (stenosi del canale vertebrale, sindrome da compressione della cauda equina, o in corso di anestesia spinale) e traumi.

Tipi di priapismo

Dobbiamo distinguere due tipologie di priapismo: una forma a basso flusso o ischemico ed una ad alto flusso o arterioso.

Priapismo ischemico. È la forma più comune, rappresentando oltre il 95% dei casi; generalmente dolorosa, con una erezione rigida caratterizzata da assente o ridotto flusso arterioso.

Priapismo arterioso. Più raro, tipico dei pazienti giovani, generalmente secondario a un trauma chiuso del pene o del perineo determinante una fistola artero-cavernosa con erezione parziale, associata a lieve o moderata dolenzia; può trasformarsi in priapismo a basso flusso: la distinzione tra i due tipi non è sempre netta.

Anamnesi

Fondamentale è raccogliere una dettagliata anamnesi del paziente ed investigare:

- durata dell'erezione;
- presenza e grado di dolore;
- precedenti episodi di priapismo e metodo di trattamento;
- attuale funzione sessuale ed eventuale terapia per deficit erettile;
- terapia medica in atto ed uso di droghe o alcol;
- presenza di malattie ematologiche come l'anemia falciforme o stati di iper-coagulabilità;
- trauma della pelvi, del perineo o del pene.

Esame obiettivo

All'esame obiettivo la presenza di erezione completa orienta verso una forma ischemica. L'eco-color Doppler penieno permette

Tabella 17.3.9. Emogasanalisi in corso di priapismo

	PO_2 (mmHg)	PCO_2 (mmHg)	pH
Sangue arterioso in condizioni normali (valori simili si riscontrano nel priapismo arterioso)	>90	<40	7,40
Sangue venoso in condizioni normali	40	50	7,35
Priapismo ischemico	<30	>60	<7,25

di differenziare la forma ischemica da quella arteriosa nel 70% dei casi. Nel priapismo arterioso l'esame mostra un flusso di sangue nelle arterie cavernose ad alta velocità e turbolento, mentre nei pazienti con priapismo ischemico è assente. L'emogasanalisi dei corpi cavernosi è essenziale per confermare la diagnosi ed i parametri valutati sono la PO_2, la PCO_2 e il pH (Tabella 17.3.9).

Trattamento

Il priapismo di tipo ischemico è un'urgenza medica di pertinenza specialistica urologica. Il primo approccio prevede l'inserimento di un ago a farfalla 16-18 G tramite il glande nei corpi cavernosi ed aspirare 10-20 mL di sangue, che apparirà tipicamente rosso scuro. In caso di persistenza del priapismo si provvede ad irrigare i corpi cavernosi con fisiologica ed eventualmente iniettare fenilefrina; solo in caso di fallimento dei precedenti trattamenti si effettua uno shunt chirurgico. La durata del priapismo rappresenta il fattore predittivo più significativo per il mantenimento della funzione erettile: oltre 48-72 ore dall'esordio è comunque possibile intervenire riducendo erezione e dolore ma con scarso ripristino della funzionalità erettile. Diversamente, il priapismo di tipo arterioso non richiede un trattamento urgente: l'applicazione di ghiaccio e compressione del perineo rappresentano solitamente il primo approccio. In caso di fallimento si esegue una arteriografia con embolizzazione selettiva utilizzando materiali sclerosanti o spirali metalliche.

Bibliografia di riferimento

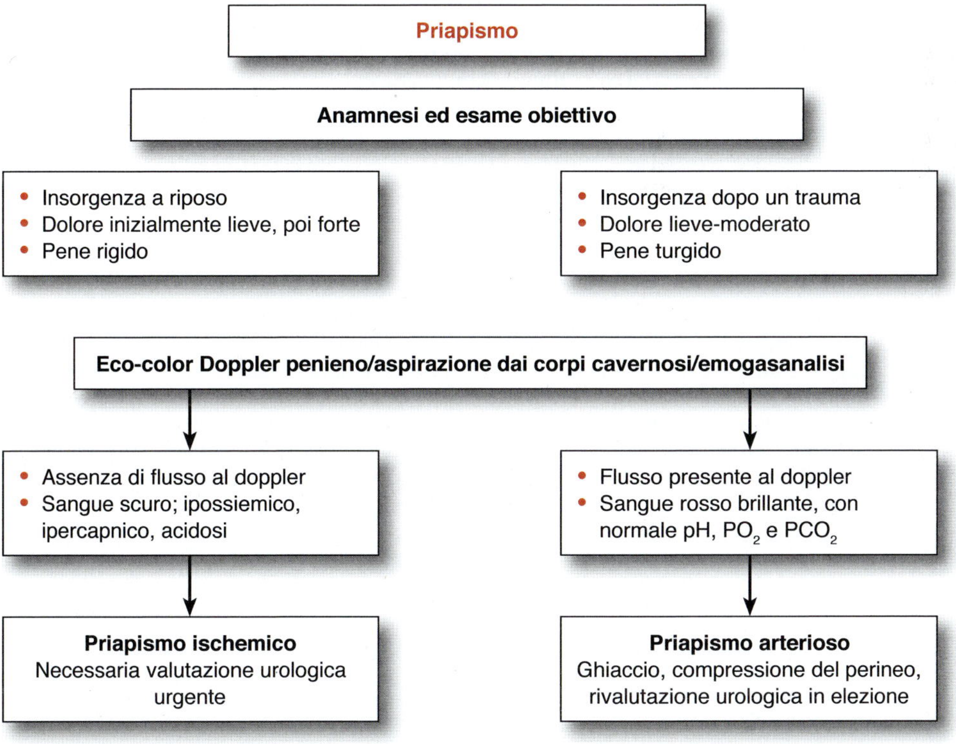

URGENZE GERIATRICHE
l'occhio di riguardo

SANGUINAMENTO VAGINALE

Il sanguinamento vaginale nelle donne in post-menopausa deve sempre essere considerato un segno che può sottendere una neoplasia uro-genitale. Un esame obiettivo approfondito è fondamentale e devono essere escluse altre cause di sanguinamento vaginale quali traumi, malformazioni vascolari cutanee, uso locale o sistemico di estrogeni, coagulopatie, patologie vulvari, il sanguinamento rettale e l'ematuria. Il meato uretrale esterno deve essere valutato con l'ispezione e palpatoriamente. Durante la palpazione è bene osservare la fuoriuscita di liquido/sangue dal meato esterno. Caruncola uretrale, tumori o diverticoli uretrali possono essere causa di uretrorragia. La paziente può essere sottoposta a un esame ecografico ambulatoriale ed a un *follow-up* ginecologico per una possibile isteroscopia.

BALANITE E BALANOPOSTITE

La balanite è un'infiammazione localizzata al glande del pene mentre la balanopostite comprende l'infiammazione anche del prepuzio. Solitamente si tratta di condizioni localizzate che raramente presentano sintomi sistemici. La causa più comune è un'infezione da candida, che può essere trattata con creme antimicotiche, anche se i casi gravi richiedono un trattamento orale. I fattori di rischio per lo sviluppo della balanite includono diabete, pazienti non circoncisi o immunocompromessi, scarsa igiene, uso di alcuni farmaci (salicilati, sulfamidici, tetracicline) e irritanti chimici (sapone, spermicidi, lozioni). La glicosuria che si verifica nella fase di scompenso diabetico determina una proliferazione batterica che causa balanopostite. Nei pazienti diabetici anche farmaci con effetto glicosurico sono oggi utilizzati e determinano balanopostite e sintomi di pollachiuria. È necessario raccogliere una dettagliata anamnesi farmacologica.

PARAFIMOSI

La parafimosi è definita come l'incapacità di ridurre il prepuzio fimotico retratto sul glande ed è un'emergenza urologica. La parafimosi determina un anello cicatriziale che costringe il glande e causa della stasi sanguigna determinando compressione dei vasi linfatici, venosi ed in fine arteriosi. Se non risolta può esitare in necrosi ischemica dei tessuti. Il trattamento consiste nella riduzione urgente di tipo manuale con una manovra combinata di compressione del glande e trazione della cute prepuziale. In caso di impossibilità, si ricorre ad una incisione della cute fimotica in anestesia locale e successiva o contestuale circoncisione.

LA LAVAGNA

- *Anamnesi patologica lavorativa e farmacologica ed esame clinico rappresentano il momento diagnostico fondamentale.*
- *Lo scroto acuto è l'unica vera urgenza urologica, per la possibilità di torsione testicolare che richiede un trattamento immediato.*
- *La presenza di disuria o ematuria non è sempre indicativa di una condizione patologica sottostante.*
- *Particolare attenzione va posta alla concomitanza di proteinuria, emazie dismorfiche e cilindri al sedimento urinario, che sono segno patognomonico di glomerulonefrite.*
- *La ritenzione urinaria acuta è una condizione piuttosto frequente in Pronto Soccorso. Il posizionamento di un catetere vescicale (CV) risolve il problema in attesa di una diagnosi eziologica che sarà di competenza specialistica in elezione. Solo in alcuni casi, il posizionamento di CV non è possibile ed il trattamento è di pertinenza urologica urgente.*
- *Nei pazienti con ritenzione urinaria acuta ed ematuria in terapia con anticoagulanti o coagulopatie e nei pazienti con colica renale associata a febbre e/o insufficienza renale secondaria all'idronefrosi, è indicato il ricovero o l'osservazione per almeno 12-24 ore.*
- *Nei pazienti monorene o nelle donne in stato di gravidanza a fronte di una sintomatologia dell'apparato urinario è sempre indicata una valutazione urologica urgente.*

Appunti / Commenti

17.4 Urgenze ostetrico-ginecologiche

PREECLAMPSIA

Definizione

La preeclampsia (PE) è una condizione di ipertensione indotta *de novo* dalla gravidanza, associata alla comparsa di una o più delle manifestazioni sottoelencate, a partire dalla 20ª settimana di gestazione:

- proteinuria;
- segni di danno renale acuto (creatininemia >1 mg/dL);
- segni di coinvolgimento epatico quali un aumento delle transaminasi (>40 UL) con o senza dolore in ipocondrio destro o epigastrio ("dolore a barra");
- segni e sintomi di interessamento del sistema neurologico quali alterazione dello stato mentale, scotomi persistenti, amaurosi, cefalea grave, convulsioni o segni di emorragia cerebrale;
- indici di laboratorio di coinvolgimento del microcircolo quali piastrinopenia (inferiore a 150.000/mm^3) di emolisi (calo emoglobina, aumento LDH e bilirubina indiretta) e di coagulazione intravascolare disseminata (CID);
- indici di disfunzione utero-placentare quali restrizione della crescita fetale, alterazioni della velocimetria doppler delle arterie uterine e ombelicali;
- morte fetale endouterina.

Per ipertensione si intende il riscontro di valori di pressione arteriosa >140/90 mmHg.

Circa il 25% delle donne con ipertensione cronica svilupperà una preeclampsia, definita preeclampsia sovrapposta.

La diagnosi si pone quando in una donna con ipertensione cronica essenziale compaiono ex novo i segni di disfunzione d'organo tipici della preeclampsia (vedi criteri diagnostici).

Distinguiamo una preeclampsia lieve ed una preeclampsia severa.

Preeclampsia lieve

- Valori di pressione arteriosa sistolica compresi tra 140-159 mmHg e/o valori di pressione diastolica di 90-109 mmHg;
- proteinuria >300 mg/24 ore;
- assenza di segni e/o sintomi diagnostici di preeclampsia grave.

Preeclampsia severa

- Valori di pressione arteriosa sistolica ≥160 mmHg e/o valori di pressione diastolica ≥110 mmHg;
- presenza di proteinuria >300 mg/24 ore;
- presenza di almeno uno dei segni o sintomi di preeclampsia severa.

La presenza di proteinuria non è più considerata un criterio esclusivo per la diagnosi di preeclampsia, la cui diagnosi viene posta anche in sua assenza, ma con il riscontro di altri segni di alterata funzionalità d'organo.

La presenza di segnali del coinvolgimento della funzionalità di altri organi consente di far diagnosi di preeclampsia anche in assenza di una dimostrata proteinuria; per altro la proteinuria è presente, da sola o con altre manifestazioni di interessamento d'organo, in circa il 75% dei casi.

Attualmente non è raccomandato basare la decisione del parto sul grado di proteinuria.

Segni/sintomi di preeclampsia severa:

- oliguria (diuresi <500 mL/24 ore o <80 mL/4 ore);
- disturbi visivi (scotomi, visione offuscata, cecità mono/bilaterale transitoria);
- alterazioni neurologiche (cefalea intensa e persistente, iperreflessia a clono, segni di lato, parestesie, confusione mentale, disorientamento spazio temporale etc.);

- edema polmonare, cianosi;
- epigastralgia e/o dolore in ipocondrio destro;
- aumento degli enzimi epatici;
- conta piastrinica <100.000/mm^3;
- restrizione della crescita fetale (IUGR).

Questi due quadri richiedono una diversa assistenza. Nel primo caso è consigliata l'osservazione della gestante anche in regime ambulatoriale mentre nel secondo caso è importante il ricovero immediato per un'attenta monitorizzazione del benessere materno e fetale. È possibile che un quadro di preeclampsia lieve viri, talora anche rapidamente, in preeclampsia severa, per cui la gravida con preeclampsia lieve deve essere comunque sottoposta ad attento *follow-up*. L'evoluzione di forme di preeclampsia lieve verso forme gravi è tanto più frequente quanto più è precoce l'esordio della malattia nel corso della gestazione.

Epidemiologia

L'incidenza dei disturbi pressori in gravidanza e della preeclampsia è circa del 5-10%, le forme più severe di preeclampsia complicano l'1-2% delle gravidanze.

La patologia ipertensiva, nelle sue varie forme, si manifesta quasi esclusivamente nella prima gravidanza. Si è visto che una donna che abbia portato a termine una gravidanza normale, ha un rischio molto basso di sviluppare tale patologia nelle successive. Se, viceversa, la patologia ipertensiva si è manifestata nella prima gravidanza, c'è un elevato tasso di recidiva nelle successive.

Altri fattori di rischio sono la familiarità, la razza nera, la presenza di patologie ipertensive preesistenti, il diabete, la gemellarità, l'età materna avanzata e lo stato trombofilico della paziente.

Eziopatogenesi

L'eziologia della preeclampsia e dei disturbi pressori in gravidanza è per lo più sconosciuta.

La lesione fondamentale si trova nelle arteriole spirali del letto placentare, dove si evidenzia un'incompleta invasione di queste da parte delle cellule del trofoblasto. Tale invasione è importante per la distruzione della tonaca media delle arteriole spirali, a cui consegue vasodilatazione. In questo modo, a livello del letto placentare, si instaura un circolo ad alto flusso e bassa resistenza. A fronte, quindi, di un aumento della gittata sistolica, della frequenza cardiaca e del volume plasmatico, che si verifica fisiologicamente in gravidanza, la pressione arteriosa tende a diminuire già dalle prime fasi della gestazione, poiché diminuiscono le resistenze periferiche.

L'anomala placentazione, comporta che, a livello placentare, si instauri un circolo ad alto flusso e ad elevata resistenza che determina l'aumento dei valori di pressione arteriosa, con successivo danno endoteliale multiorgano tipico della preeclampsia e fenomeni di ischemia e di ipoafflusso placentare con conseguente rallentamento della crescita fetale (IUGR).

Diagnosi

Per ulteriori approfondimenti vedi Figura 17.4.1.

Anamnesi

- APR (patologie cardiache o renali, disturbi ipertensivi preesistenti, stato trombofilico, assunzione di farmaci, assunzione di droghe etc.);
- APP (presenza o assenza di sintomi di preeclampsia grave, importante e rapido incremento ponderale, entità del rialzo pressorio e tempo di instaurazione, diminuzione della diuresi);
- anamnesi ostetrica (se è la prima gravidanza, epoca gestazionale, gravidanza singola o multipla, decorso fisiologico o patologico dell'attuale o delle precedenti gravidanze).

Esame obiettivo

- Valutazione della pressione arteriosa con la paziente in posizione seduta (per evitare che la misurazione sia inficiata dal diminuito ritorno venoso al cuore, dovuto alla compressione cavale da parte dell'utero gravido, quando la paziente è in clino-

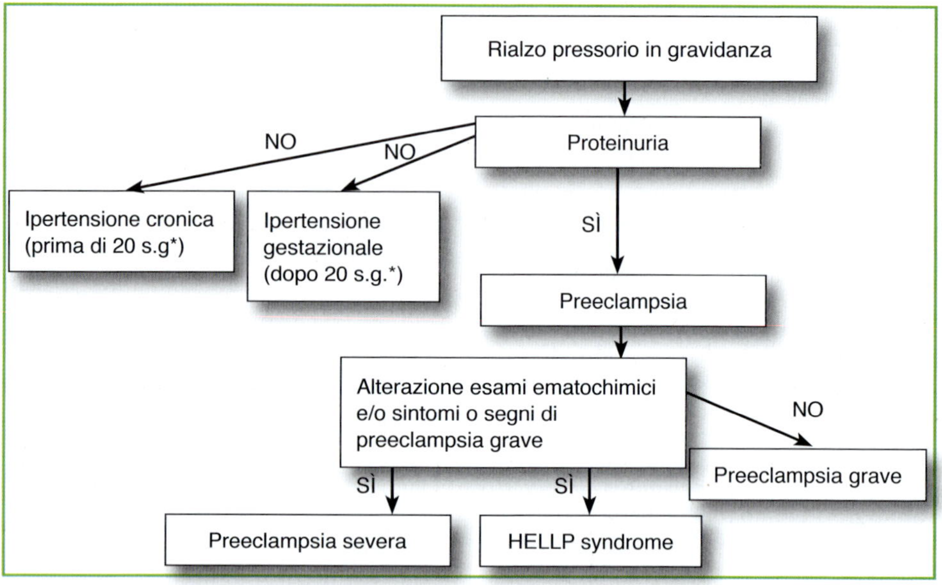

Figura 17.4.1. Diagnosi di preeclampsia. *Legenda*: s.g. = settimana gestazionale.

statismo). La misurazione della pressione andrebbe effettuata ad entrambe le braccia, per verificare la presenza di eventuali differenze, e nelle misurazioni successive bisognerebbe utilizzare il braccio con la pressione maggiore. Tre misurazioni dovrebbero essere rilevate, a distanza di 1-2 minuti una dall'altra: viene considerato come valore finale la media delle ultime due registrazioni. La misurazione va ripetuta a 4-6 ore di distanza;
- valutazione degli altri parametri vitali;
- valutare la presenza di edemi, cianosi, dispnea, deficit neurologici;
- valutazione cardiologica alla ricerca di segni di scompenso cardiaco, embolia polmonare, edema polmonare, gravi aritmie cardiache e infarto del miocardio che sono rare ma possibili complicanze degli stati preeclamptici severi.

Diagnosi differenziale

La diagnosi differenziale va condotta con:
- disturbi ipertensivi lievi (ipertensione gestazionale semplice senza proteinuria e/o altri segni/sintomi associati);
- disturbi ipertensivi preesistenti alla gravidanza, magari misconosciuti, di origine nefropatica o di altra natura;
- nefropatie (sindrome nefrosica, glomerulonefriti etc);
- sindrome HELLP.

Esami strumentali e di laboratorio

- Esame urine per valutare la presenza e l'entità della proteinuria;
- creatinina come indice di danno renale;
- rapporto Proteinuria/creatininuria (Pr/Cr urinaria);
- emocromo per valutare eventuale piastrinopenia ed emolisi (anomalie nello striscio periferico);
- PT, PTT, antitrombina III, fibrinogeno per valutare il profilo coagulativo che spesso è alterato nella preeclampsia;
- LDH e bilirubina sierica, ulteriori indici di emolisi associata;
- AST ed ALT come indici di danno epatico;
- elettrocardiogramma ed eventuale ecocardiogramma;
- elettroliti;
- acido urico.

IL TACCUINO

Il rapporto Pr/Cr urinaria su campione spot è indicativo di proteinuria significativa se >30 mg/mmol (= 0,26 mg/mg, in genere arrotondato a 0,30 mg/mg). Questo metodo, evitando la raccolta delle urine delle 24 ore, rende più pratica e più rapida la diagnosi.

Altrettanto sensibile e specifico del rapporto Pr/Cr per la diagnosi di proteinuria è il rapporto albuminuria/creatininuria ≥8 mg/mmol o ≥1 g/L allo stick urine.

Tuttavia, il *gold standard* per la diagnosi di proteinuria anomala in gravidanza resta sempre il riscontro di una proteinuria ≥300 mg sulle urine delle 24 ore.

IL TACCUINO

L'acido urico sierico non è un criterio diagnostico di preeclampsia ma un'elevata uricemia si correla ad outcome materni e fetali peggiori.

Gestione della preeclampsia lieve

La valutazione iniziale della paziente preeclamptica va eseguita in regime di ricovero o day hospital.

La terapia antipertensiva non sembra migliorare l'outcome feto-neonatale, ma sembra evitare l'incremento dei valori pressori materni e le eventuali complicanze materne.

È consigliabile iniziare una terapia antipertensiva se la PA è ≥150/100 mmHg, con l'obiettivo di mantenere un target pressorio di 135/85 mmHg.

Non vi sono evidenze che un farmaco sia più efficace di altri nel controllare la pressione arteriosa in gravidanza, pertanto ogni caso deve essere valutato in base all'esperienza clinica e alla tollerabilità della paziente.

I principali farmaci antipertensivi impiegati sono:

- nifedipina a lento rilascio: 20 mg 1-2 volte al giorno per os fino ad un massimo di 120 mg/die.
- α-metildopa: 250-500 mg 2-4 volte al giorno per os fino ad un massimo di 2000 mg/die.
- labetalolo: 100-400 mg/die per os 2-4 volte/die fino ad un massimo di 2400 mg/die.

I β-bloccanti non sono i farmaci di prima scelta poiché possono provocare, ad eccezione dell'oxprenololo, un rallentamento della crescita fetale. Vengono prevalentemente utilizzati in caso di tachicardia materna grave.

I diuretici non vengono utilizzati tranne il caso di indicazione nefrologica.

Sono controindicati ACE-inibitori e sartani poiché possono causare, specie se usati nel II e III trimestre, oligoamnios, ritardo della crescita fetale, disgenesia renale, malformazioni ossee, insufficienza renale neonatale, distress respiratorio neonatale, persistenza del dotto arterioso pervio, ipoplasia polmonare e morti feto-neonatali.

Nella preeclampsia lieve non è indicata la profilassi con solfato di magnesio.

Il controllo fetale prevede valutazione della crescita fetale e del liquido amniotico, eventuale valutazione della flussimetria fetale e materna. Si deve eseguire inoltre una valutazione cardiotocografica con CTG computerizzato a partire da 24 settimane di gestazione. È indicato l'espletamento del parto se l'epoca gestazionale è ≥37 settimane gestazionali o se vi è un peggioramento delle condizioni materne e/o fetali. L'espletamento del parto per via vaginale è preferibile al taglio cesareo, a patto che il parto avvenga entro 24-48 ore.

Consultare anche **Figura 17.4.2**.

Gestione della preeclampsia severa

La paziente con preeclampsia severa va sempre ricoverata, se possibile in centri specializzati con terapia intensiva materna e neonatale, oppure trasferita in centri di II-III livello, non prima di aver stabilizzato le condizioni materne e aver controllato le condizioni fetali.

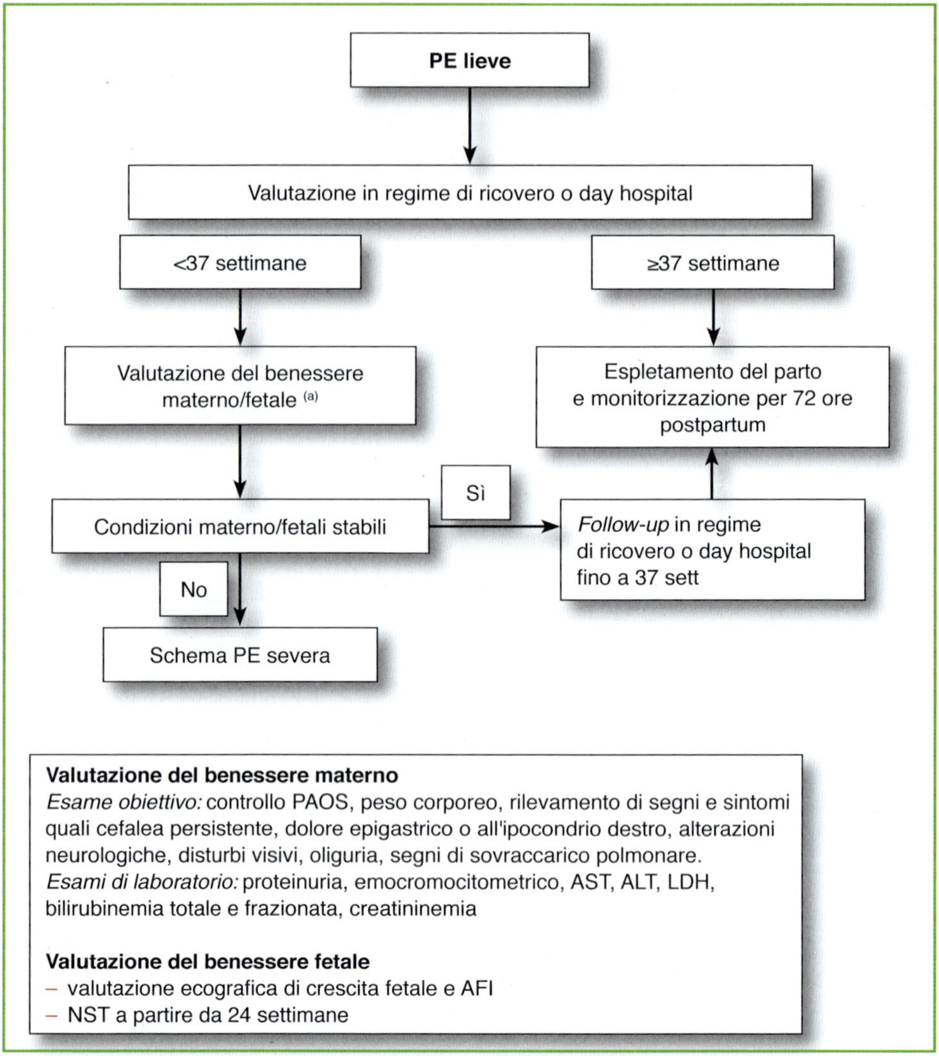

Figura 17.4.2. Management preeclampsia lieve. PAOS = pressione arteriosa omerale sistolica; AFI= amniotic fluid index. NST= non-stress test.

Il management della preeclampsia grave ha come scopo quello di stabilizzare la paziente in attesa dell'espletamento del parto ed evitare complicanze materno fetali. La stabilizzazione deve avvenire, a qualunque epoca gestazionale, nel minor tempo possibile e comunque entro 24-48 ore. Tale stabilizzazione si ottiene mediante:

- il controllo pressorio;
- la profilassi della crisi eclamptica;
- la profilassi della sindrome da distress respiratorio (RDS) neonatale con corticosteroidi.

Terapia antipertensiva. È utile soprattutto per evitare complicanze materne di natura cerebrovascolare e cardiovascolare; non sembra invece rallentare la progressione della malattia né migliorare la perfusione utero placentare e quindi ridurre il rischio di distacco di placenta o di rallentamento della crescita fetale.

La terapia va sempre effettuata con valori pressori >160/110 mmHg con l'obiettivo di mantenere la pressione sistolica tra 130 e 150 mmHg e la diastolica tra 80 e100 mmHg. Ad ogni modo, bisogna evitare un eccessivo e repentino calo pressorio per non pregiudicare la perfusione placentare, renale, cerebrale e cardiaca. Vengono proposti due schemi da utilizzare per l'emergenza ipertensiva.

1) Nifedipina a lento rilascio: 20 mg per os da ripetere ogni 30 minuti fino ad un massimo di 3 volte. Ottenuta la risoluzione della crisi ipertensiva, iniziare la dose di mantenimento di 20 mg ogni 4-12 ore fino ad un massimo di 120 mg/die. Va ricordato che l'effetto della nifedipina è potenziato dal solfato di magnesio, poiché anche quest'ultimo ha un proprio effetto antiipertensivo.
   Se la risposta è insufficiente, associare labetalolo: 20 mg bolo e.v. in 1 minuto.
   Se la risposta non è ancora sufficiente, somministrare 40 mg di labetalolo dopo 15 minuti e poi 80 mg ogni 15 minuti per due volte consecutive fino a massimo 220 mg. In alternativa somministrare labetalolo in pompa in infusione continua a 4 mL/ora raddoppiando, se necessario, la concentrazione ogni mezzora fino ad un massimo di 160 mg/ora.
   Il labetalolo non va somministrato in caso di asma o insufficienza cardiaca. La frequenza cardiaca materna non deve scendere mai sotto i 60 bpm. In caso di bradicardia grave, correggere con atropina 3 mg e.v. 40 μg/kg.
2) Labetalolo: 200 mg per os come farmaco d'attacco. La pressione dovrebbe ridursi in 30 minuti. Se necessario, somministrare un'ulteriore dose dopo 1 ora. Nel 50% dei casi la terapia orale permette di raggiungere l'obiettivo pressorio. Continuare la somministrazione di mantenimento con dosi di 200-800 mg ogni 8-6 ore fino ad un massimo di 2400 mg.

Profilassi della crisi eclamptica. La profilassi con solfato di magnesio è efficace nella prevenzione della crisi eclamptica. Tale profilassi deve essere somministrata per 24 ore nella fase di stabilizzazione, durante il travaglio e per almeno 24 ore dopo il parto.

L'infusione di liquidi non è raccomandata nella preeclampsia. L'espansione del volume plasmatico, associata al danno endoteliale diffuso e alla ridotta pressione colloido-osmotica, aumenta il rischio di edema polmonare. L'infusione di liquidi va pertanto riservata solo in caso di oliguria e non deve superare 80 mL/ora.

Profilassi RDS. Al di sotto delle 34 settimane gestazionali e fino a 38 settimane gestazionali, in caso si preveda un taglio cesareo elettivo, è indicata la profilassi anti RDS neonatale con corticosteroidi (due dosi di 12 mg di betametasone i.m., da ripetere a 24 ore di distanza l'una dall'altra).

Una volta ottenuta la stabilizzazione, ed in assenza di complicanze materne o fetali, il management della donna preeclamptica dipende dall'epoca gestazionale. Tra 24 e 32 s.g. è ipotizzabile una condotta di attesa, in quanto migliora gli outcome neonatali a breve termine. Al di sopra delle 32 s.g. è attuabile una condotta di attesa solo per eseguire la profilassi steroidea e poi è raccomandato l'espletamento del parto.

LA LAVAGNA

- *La gravida con preeclampsia grave deve essere ricoverata in un centro adeguato e stabilizzata prima dell'espletamento del parto.*
- *La paziente con preeclampsia grave deve essere sottoposta a profilassi con solfato di magnesio per prevenire la crisi eclamptica.*
- *L'obiettivo del trattamento antiipertensivo è quello di prevenire le complicanze ipertensive come eventi cerebrovascolari e/o cardiovascolari.*
- *I farmaci di scelta sono la nifedipina a lento rilascio per os e il labetalolo e.v.*
- *Non è raccomandata la somministrazione dei fluidi nelle gravide con preeclampsia.*
- *In assenza di complicanze materne o fetali, la gestione della gravida con preeclampsia grave dipende dall'epoca gestazionale.*

APPUNTI / COMMENTI

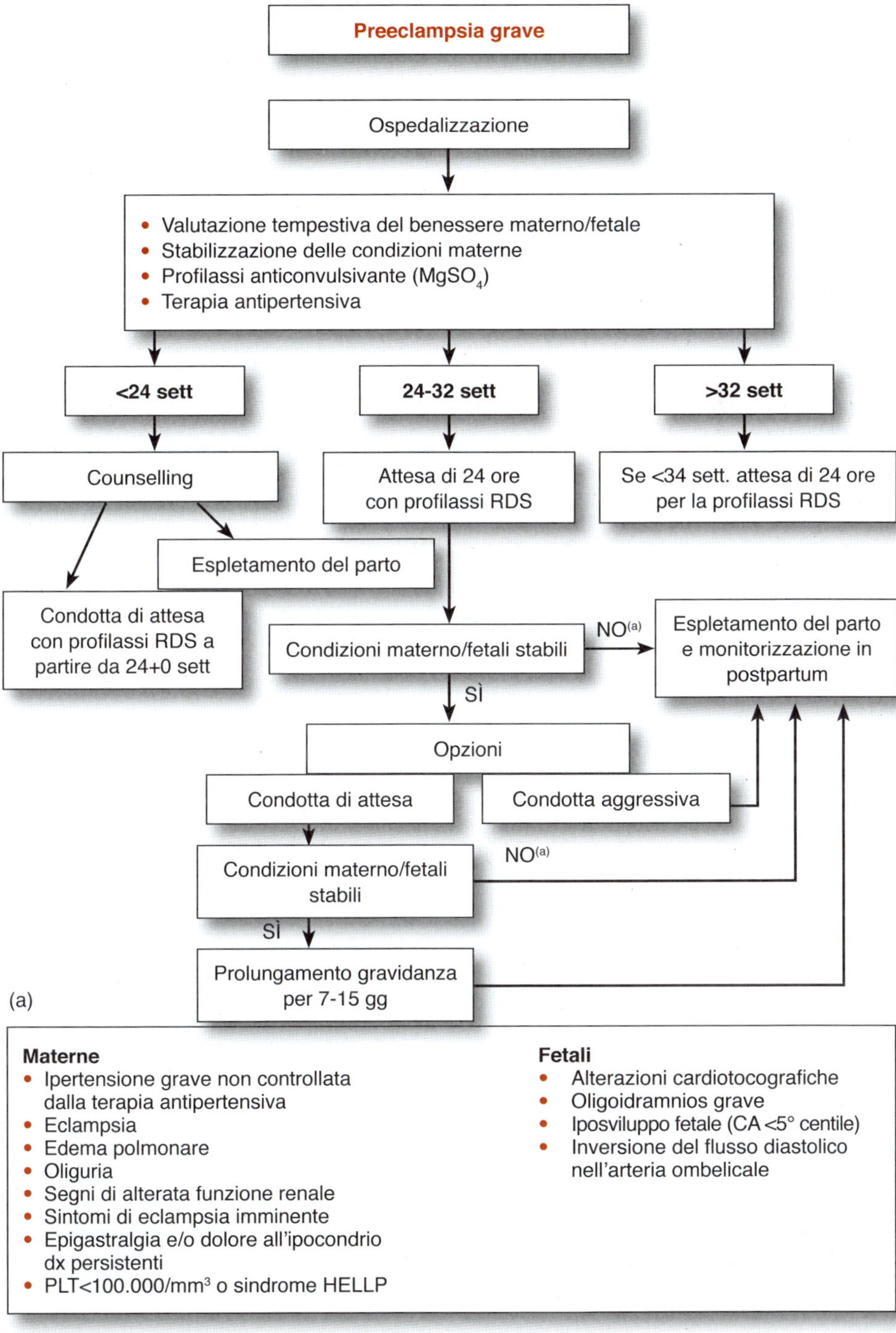

(a)

Materne
- Ipertensione grave non controllata dalla terapia antipertensiva
- Eclampsia
- Edema polmonare
- Oliguria
- Segni di alterata funzione renale
- Sintomi di eclampsia imminente
- Epigastralgia e/o dolore all'ipocondrio dx persistenti
- PLT<100.000/mm³ o sindrome HELLP

Fetali
- Alterazioni cardiotocografiche
- Oligoidramnios grave
- Iposviluppo fetale (CA <5° centile)
- Inversione del flusso diastolico nell'arteria ombelicale

ECLAMPSIA

Introduzione

Il sistema nervoso centrale è uno degli organi bersaglio della preeclampsia. I sintomi neurologici sembrano causati da un edema vasogenico nel tessuto cerebrale. Tale edema sembra dovuto ad un aumento della pressione di perfusione cerebrale associata ad una maggiore permeabilità della barriera ematoencefalica. Questo fenomeno si verifica soprattutto a carico dei lobi parietali e occipitali posteriori (nuclei genicolati laterali) e spiega i sintomi della preeclampsia (cefalea, disturbi visivi, cecità transitoria, convulsioni, fino all'emorragia cerebrale).

Definizione

Il termine eclampsia indica la comparsa di uno o più episodi convulsivi in una gravida o puerpera entro il 14° giorno dal parto, che presenta i segni o sintomi della preeclampsia (ipertensione e proteinuria). Talvolta però la crisi eclamptica si verifica anche in assenza di proteinuria o ipertensione, oppure è la prima manifestazione della preeclampsia. In caso di convulsioni in una gravida, la crisi eclamptica va sempre sospettata. Ovviamente vanno escluse le altre cause di convulsioni (epilessia nelle sue varie forme, patologie cerebrovascolari non di origine ipertensiva, tumori cerebrali secondari o primitivi, malattie metaboliche, infezioni, abuso di sostanze tossiche etc.).

Epidemiologia

L'incidenza dell'eclampsia in Europa si assesta sui 2,4-6,2 casi/10.000 parti. Nei paesi in via di sviluppo, l'incidenza è 16-18 volte superiore, cioè 1-2 casi ogni 100 parti.

L'eclampsia si può verificare in gravidanza (45% dei casi), in travaglio (19%) o nel puerperio (36%). In gravidanza nel 90% dei casi avviene dopo la 28ª s.g. In puerperio generalmente compare nelle 48 ore successive al parto ma esiste anche una forma tardiva che può manifestarsi fino a sei settimane dopo il parto.

Manifestazioni cliniche

La crisi convulsiva, in genere, non è prevedibile soprattutto se rappresenta la prima manifestazione della preeclampsia. Ci sono però, dei segni di "eclampsia imminente" che indicano un aumentato rischio di convulsioni e che vanno attentamente ricercati nella gravida con preeclampsia. La cefalea è il sintomo clinico che più frequentemente precede l'attacco eclamptico.

Complicanze

L'emorragia cerebrale è forse la più grave complicanza dell'eclampsia. L'incidenza dello stroke nelle donne gravide è 3 volte superiore rispetto alle donne non gravide della stessa fascia d'età: può essere causato da eventi ischemici, trombosi venosa, emorragie ma soprattutto da eventi cerebrovascolari legati alla gravidanza come la preeclampsia e l'eclampsia. Altre complicanze: ARDS, insufficienza renale acuta, distacco di placenta e arresto cardiaco.

Trattamento

In caso di crisi eclamptica si deve porre attenzione all'ABC, inoltre è importante assistere la donna per evitare che si procuri delle lesioni durante l'attacco tonico-clonico. La prima crisi in genere è di breve durata e passa da sola senza necessità di terapie mediche.

Una volta terminata la crisi, la gravida va distesa su un piano rigido e posizionata in decubito laterale sinistro, dislocando, con la mano, l'utero verso sinistra per diminuire la compressione aorto cavale da parte dell'utero gravido e rendere più efficaci le manovre rianimatorie.

La gestante va poi stabilizzata somministrando solfato di magnesio e riducendo la pressione arteriosa se ≥160/110 mmHg.

Riduzione della pressione arteriosa. Lo schema terapeutico prevede:

- labetalolo: 50 mg e.v. lento (1 minuto). Se dopo 20 minuti la PA è elevata ripetere il bolo (massimo 4 boli = 200 mg in 2 ore) oppure somministrare 40 mg/ora e raddoppiando ogni 30 minuti fino al massi-

mo di 160 mg/h. Se la paziente è gravida si inizia con un bolo di 20 mg e poi si fanno boli crescenti (40-80-80-80);
- nifedipina: (se cosciente) 10 mg per via orale ogni 30 minuti fino ad un massimo di 40-50 mg in 2 ore.

Se l'attacco eclamptico è avvenuto in gravidanza, dopo aver stabilizzato la paziente si deve valutare il benessere fetale.

La gestante o la puerpera va sorvegliata in regime semintensivo per almeno 24-48 ore con il controllo di tutti i parametri vitali e del bilancio idrico.

È utile eseguire un RX torace se la saturazione è persistentemente alterata per escludere una polmonite *ab ingestis*, edema polmonare, versamenti pleurici e pericardici.

Una RMN con sequenze T2 pesate può essere utile ad evidenziare l'edema tipico della preeclampsia, escludendo così altre cause di convulsioni. In caso di sospetta emorragia cerebrale è utile eseguire una TC.

Per quanto riguarda l'espletamento del parto, non è mai indicato un taglio cesareo di urgenza neanche se ci sono segni di sofferenza fetale, almeno non prima di aver stabilizzato le condizioni materne, controllato la pressione arteriosa ed iniziato la profilassi con solfato di magnesio. In caso contrario, il rischio di emorragie cerebrali è molto alto.

Il parto può essere espletato per via vaginale se la donna è in travaglio attivo, se la donna è cosciente e non sussistono altre complicanze o indicazioni materno-fetali, altrimenti è preferibile eseguire un taglio cesareo.

Profilassi con solfato di magnesio. Lo schema proposto è quello utilizzato nello studio randomizzato Magpie Trial 2007.

- *Dose di carico iniziale*: diluire 4 g di solfato di magnesio in 80 mL di soluzione fisiologica e infondere in 20 minuti.
- *Mantenimento*: diluire 10 fiale di $MgSO_4$ (100 mL = 20 g) in 400 mL di soluzione fisiologica o Ringer ed infondere e.v. in pompa alla velocità di 25 mL/ora (1 g/ora).

Il trattamento va proseguito per 24 ore. Se necessario, può essere ripetuto. Se il trattamento precedente è terminato da solo 6-8 ore, non è necessario ripetere la dose di attacco ma si può partire direttamente dalla dose di mantenimento.

È noto come il solfato di magnesio abbia un basso indice terapeutico e che il sovradosaggio possa causare la paralisi respiratoria e l'arresto cardiaco. Vanno pertanto controllati i riflessi rotulei ogni ora, la frequenza respiratoria ogni 2 ore e la diuresi. Non è necessario monitorizzare la magnesemia nel sangue materno.

Se i riflessi rotulei sono assenti, sospendere l'infusione di magnesio finché non ricompaiono. Se c'è oliguria ma i riflessi sono presenti, dimezzare la dose (0,5 g/ora, cioè 12 mL/ora), finché non cessa l'oliguria. Se c'è ematuria va dimezzata la dose del $MgSO_4$ e vanno infusi liquidi.

In genere la frequenza respiratoria si riduce dopo la scomparsa dei riflessi. Se la frequenza respiratoria si riduce sotto i 12-16 atti/minuto e/o la saturazione diminuisce <90%, sospendere l'infusione e somministrare lentamente e.v. in circa 3 minuti, 10 mL di calcio gluconato al 10%. È utile somministrare ossigeno con maschera di Venturi (40%).

LA LAVAGNA

- *L'eclampsia è tra le più gravi e temute complicanze della preeclampsia ma talora si può verificare anche in assenza di segni o sintomi di quest'ultima.*
- *L'attacco eclamptico non è prevedibile ma può essere prevenuto, ricercando i segni di eclampsia imminente.*
- *La cefalea è il sintomo che più frequentemente precede l'attacco eclamptico.*
- *La profilassi dell'eclampsia si effettua somministrando solfato di magnesio in caso di preeclampsia severa o sindrome HELLP.*
- *L'emorragia cerebrale è tra le più gravi complicanze dell'eclampsia. La miglior prevenzione dell'emorragia cerebrale è il trattamento rapido ed efficace dell'ipertensione arteriosa.*
- *In caso di attacco eclamptico bisogna:*
  - *affrontare la fase acuta;*
  - *stabilizzare le condizioni materne, somministrando solfato di magnesio e abbassando la pressione arteriosa, se elevata;*
  - *successivamente si deve espletare il parto.*
- *Non è mai indicato un taglio cesareo in emergenza, almeno non prima di aver stabilizzato la paziente.*

Appunti / Commenti

Eclampsia

Successione delle azioni in caso di attacco eclamptico

- affrontare la fase acuta
- stabilizzare le condizioni materne
- concludere la gravidanza

Profilassi con magnesio

- Carico di $MgSO_4$: 4 g in bolo lento e.v. in 20 min
- Mantenimento: 1 g per ora e.v.
- Se convulsioni continue o ricorrenti: bolo di $MgSO_4$ 2g <70 kg; bolo 4 g >70 kg, e.v. come per la dose di carico, in 5-10 minuti. Se non efficace: diazepam 10 mL e.v. o anestesista per tiopentone 50 mg e.v. (intubare)
- Monitoraggio**:** riflesso patellare diuresi, FR, SpO_2 ogni ora. Valutare magnesiemia solo con segni di tossicità.
- Stop infusione e valutare livelli magnesiemia se:
  - riflessi patellari assenti
  - atti respiratori <16/minuto
  - SpO_2 <90%
- Si ha sempre la soppressione dei riflessi prima della depressione del respiro
- Antidoto: 10% calcio gluconato 10 mL e.v. in 10 minuti se FR si riduce.
- Con oliguria (diuresi <100 mL/4 h) e ematuria dimezzare $MgSO_4$ a 0,5 g/ora (12,5 mL/ora)

Terapia antipertensiva

- Trattamento ipertensione se PAS ≥160 e/o PAD ≥110 (obiettivo: 130-150/90-100). Attenzione alle ipotensioni materne: monitorare feto in continua.
  - lebetalolo 50 mg (20 mg se gravida) e.v. lento (1 min). Se dopo 20 min PA elevata, nuovo bolo di 50 mg e.v. (max 4 boli = 200 mg in 2 ore) o boli crescenti (40-80-80-80) se gravida. Alternativo dopo bolo: 200 mg (2 fl da 100 mg in 20 mL) in 100 mL fisiologica a 40 mg/h raddoppiando ogni 30 min fino al max di 160 mg/h;
  - nifedipina (se cosciente) 10mg per via orale ogni 30 min. fino a max 40-50 mg in 2 ore;
  - idralazina bolo iniziale di 5-10 mg lento e.v.; successivi boli 5 mg e.v. ogni 20 min (max 25 mg). Associare almeno 250 mL di carico di liquidi per pericolo ipotensione

Modalità del parto dopo eclampsia

Stabilizzare sempre le condizioni materne prima di qualunque tipo di parto

Parto vaginale se:
- in travaglio attivo
- piena ripresa di coscienza (o solo minimo deficit neurologico)
- nessuna altra complicanza

Parto cesareo se:
- permane stato di incoscienza
- paziente non collaborante in stato di agitazione psico-motoria
- segni di insorte complicanze
- parto prevedibile in tempi lunghi (>12 ore)
- indicazioni ostetriche al cesareo
- indicazioni fetali

SINDROME HELLP

Definizione

L'acronimo HELLP fu coniato nel 1982 per descrivere una sindrome caratterizzata da *Hemolysis, Elevated Liver enzyme levels and Low Platelet count*.

Fisiopatologia

Il danno vascolare è considerato il *primum movens* della Sindrome HELLP. Il danno endoteliale con la perdita della normale funzione anticoagulante dell'endotelio e la produzione di fattori procoagulanti porta all'attivazione della cascata coagulativa ed alla formazione di microtrombi che compromettono la perfusione ematica distrettuale con conseguente ulteriore decadimento della già scadente circolazione placentare.

La piastrinopenia è data da:

- aumentata adesione delle piastrine circolanti all'endotelio danneggiato o attivato;
- attivazione del sistema coagulativo con aumentata generazione di trombina, a sua volta responsabile di una aumentata attivazione piastrinica;
- rimozione da parte del sistema reticolo endoteliale delle piastrine con immunoglobuline adese (anticorpi antipiastrine o complessi immunocircolanti, aumentati solitamente nella preeclampsia).

Il fenomeno che determina un aumento dei livelli sierici degli enzimi epatici è una necrosi periportale con distensione della capsula glissoniana. Raramente il danno epatico può consistere in un'emorragia intraepatica o in un ematoma sottocapsulare tendente alla rottura.

L'emolisi è legata alla frammentazione delle emazie causata dal passaggio delle stesse in vasi con endotelio danneggiato e/o con deposizione di microtrombi di fibrina nel lume (anemia emolitica microangiopatica).

Epidemiologia

La sindrome HELLP è una condizione esclusiva della gravidanza e complica lo 0,1-0,2% delle gravidanze normali ed il 10-20% delle gravidanze complicate da preeclampsia severa.

Le donne a rischio sono di età avanzata, di razza bianca e multipare. Caratteristica del terzo trimestre di gravidanza si riscontra anche nel II trimestre di gravidanza. Nel 69% dei casi si manifesta nel periodo antepartum, nel 31% dei casi nel post partum con esordio tipico entro le 48 ore dal parto.

Diagnosi

I criteri diagnostici della sindrome HELLP sono:

- *emolisi:*
  - anomalie allo striscio periferico (schistociti ed echinociti);
  - bilirubina totale >1,2 mg/dL;
  - lattico deidrogenasi (LDH) >600 U/L;
- *aumento degli enzimi epatici*:
  - aspartato aminotrasferasi (AST) >40 U/L;
  - LDH >600 U/L;
- *piastrinopenia*:
  - conta piastrinica <100.000/mm^3.

Il sospetto è clinico, ma la diagnosi è laboratoristica.

La sintomatologia è estremamente variabile ed interessa diversi organi ed apparati (dolore in sede epigastrica con irradiazione posteriore a "sbarra" o all'ipocondrio destro, cefalea, disturbi visive come amaurosi, scotomi, segni di distacco retinico o di emorragia del vitreo, segni e sintomi di insufficienza d'organo e/o multiorgano).

L'ipertensione può essere presente (lieve-severa) o assente.

La proteinuria può essere presente o assente.

La diagnosi differenziale va fatta con altre sindromi come la steatosi epatica acuta della gravidanza (AFLP), la porpora trombotica trombocitopenica (TTP), la sindrome emolitico uremica (HUS), la trombocitopenia autoimmune e la sindrome da anticorpi antifosfolipidi (Tabella 17.4.1).

La sindrome HELLP è associata ad un rischio di mortalità materna dell'1% nonché ad un rischio di morbilità materna variabile in rapporto al tipo di complicanza:

- edema polmonare (8%);
- insufficienza renale acuta (3%);

Tabella 17.4.1. Diagnosi differenziale della HELLP

Clinica/laboratorio	HELLP	TTP	HUS	AFLP
Ipertensione	Presente	Raro	Presente	25-50%
Proteinuria	Presente	Variabile	Presente	Variabile
Piastrinopenia	100%	100%	50%	Variabile
LDH	Aumentato	Aumentato	Molto aumentato	Aumentato
PT/PTT	Stabile	Stabile	Stabile	Aumentato
Fibrinogeno	Stabile	Stabile	Stabile	Aumentato
ATIII	Diminuita	Stabile	Stabile	Diminuita
Bilirubina	Aumentata	Aumentata	Aumentata	Molto aumentata
Ammoniaca	Stabile	Stabile	Stabile	Molto aumentata
Glicemia	Stabile	Stabile	Stabile	Diminuita
Danno renale	Presente	Assente	Presente	Molto presente
Danno neurologico	Presente	Molto presente	Assente	Presente
Febbre	Assente	Presente	Presente	Assente
Emolisi	Presente	Molto presente	Molto Presente	Assente
Schistociti	Presenti	Molto presenti	Molto Presenti	Assente
Danno epatico	**Presente**	**Assente**	**Assente**	**Presente**
Organo coinvolto	**Fegato/rene**	**Encefalo**	**Rene**	**Fegato**
Periodo di insorgenza	II trimestre (raro) III trimestre (69%) e postpartum 31%	II e III trimestre	Postpartum	III trimestre

Modificato da Sarno L, Stefanovic V., Maruotti G, Zullo F, Martinelli P. Thrombotic microangiopathies during pregnancy: the obstetrical and neonatal perspective . European Journal of Obstetrics & Gynecology and Reproductive Biology. 2019; 237: 7-12

- coagulazione intravascolare disseminata (CID) (15%);
- distacco intempestivo di placenta (9%);
- insufficienza ed emorragia epatica (1%);
- sindrome da distress respiratorio dell'adulto (<1%);
- sepsi (<1%);
- stroke (<1%).

La mortalità perinatale si attesta tra il 7,4% ed il 34% ed è particolarmente frequente per basse epoche gestazionali (<28 s.g.) o in presenza di importanti complicanze ostetriche quali la restrizione della crescita fetale (IUGR) o il distacco di placenta.

Gestione della sindrome HELLP

Le pazienti in cui si sospetta una sindrome HELLP devono essere ospedalizzate ed osservate con controllo intensivo. Il trattamento iniziale prevede:

- trasferimento in Centro di III livello;
- profilassi delle convulsioni eclamptiche con magnesio solfato;
- antipertensivi se PA >160/110 mmHg;
- esami di laboratorio se possibile ogni 12 ore: emocromo con conta piastrinica, enzimi epatici, LDH, bilirubina sierica, creatininemia, uricemia, glicemia ed aptoglobina.

Posta diagnosi di sindrome HELLP, è necessario procedere alla stabilizzazione delle condizioni materne, in particolare della pressione arteriosa e delle anomalie della coagulazione. Non c'è necessità di trasfusione profilattica se le piastrine sono >50.000/mm^3, in assenza di emorragie o disfunzione piastrinica. Per valori <20.000/mm^3 una trasfusione di piastrine deve essere considerata anche in caso di parto non operativo.

Il parto deve essere espletato in tutte le pazienti <24 e >32 settimane gestazionali, ed in presenza di sofferenza fetale o gravi complicanze materne. Nelle pazienti di età gestazionale compresa fra 24 e 34 settimane gestazionali è necessario eseguire profilassi corticosteroidea per prevenire l'RDS ed il parto deve essere espletato entro le 24 ore successive alla somministrazione dell'ultima dose.

I criteri di ricovero all'unità di terapia intensiva sono:

- sepsi;
- edema polmonare;
- ipertensione arteriosa non responsiva ai farmaci;
- anuria o insufficienza renale;
- episodi convulsivi ripetuti;
- perdita ematica massiva con CID;
- disfunzioni neurologiche che richiedano un'assistenza ventilatoria (emorragia cerebrale, edema cerebrale);
- patologie addominali critiche (*acute fatty liver*, rottura epatica, o rottura di aneurisma arterioso, emorragia surrenalica).

LA LAVAGNA

- *Le pazienti in cui si sospetta una sindrome Hellp devono essere ospedalizzate ed osservate in unità di travaglio-parto, è indicato il trasferimento in un centro di III livello.*
- *È indicata la profilassi delle crisi eclamptiche con magnesio solfato.*
- *Nelle pazienti di età gestazionale fra 24 e 34 settimane è necessario intraprendere profilassi corticosteroidea per la maturazione polmonare fetale e il parto va espletato entro le 24 ore successive alla somministrazione dell'ultima dose.*
- *Il parto va espletato in tutte le pazienti <24 e >32 settimane gestazionali o in presenza di sofferenza fetale e/o gravi complicanze materne.*
- *La trasfusione di piastrine è raccomandata prima del taglio cesareo o di un parto vaginale per conta piastrinica $<20.000/mm^3$.*
- *La trasfusione profilattica di piastrine non è raccomandata anche prima di un taglio cesareo se la conta piastrine è $>50.000/mm^3$ e non ci sono sanguinamenti in atto o disfunzioni piastriniche.*

Appunti / Commenti

Sospetto clinico di sindrome HELLP

Conferma di laboratorio

↓

Ospedalizzazione - Controllo intensivo in unità travaglio-parto

- Stabilizzazione delle condizioni materne
- Profilassi con magnesio di solfato
- Antipertensivi se PA >160/110 mmHg
- Correzione delle anomalie della coagulazione

- Valutazione del benessere fetale (CTG - valutazione liquido amniotico-flussimetria fetale)

↓

- Trasferimento in utero in centro di III livello
- Espletamento rapido del parto se <24 e >32 settimane gestazionali o se sofferenza fetale o gravi complicanze materne
- Attesa per profilassi corticosteroidea della maturazione polmonare fetale se >24 e <34 settimane gestazionali
- Trasfusione di piastrine se conta piastrinica <20.000/mm^3
- No trasfusione se conta piastrinica >50.000/mm^3 anche se parto operativo

CID E PREECLAMPSIA

In gravidanza l'equilibrio del sistema emostatico risulta fisiologicamente spostato in senso pro-trombotico a fini protettivi per la gestante.

In corso di preeclampsia o di sindrome HELLP, la disfunzione endoteliale, l'attivazione delle piastrine e del complemento con rilascio di mediatori infiammatori accentuano questo tratto procoagulativo e rappresentano possibili fattori di innesco per la coagulazione intravasale disseminata (CID).

La CID non è mai un processo primitivo, ma è sempre dovuto ad immissione in circolo di sostanze procoagulanti.

Nella CID si assiste dunque, sia al consumo dei fattori della coagulazione per tamponare il processo emorragico, sia all'aumento della degradazione della fibrina che si riflette in un aumento degli FDP e del D-dimero. Ciò porta al sanguinamento incontrollato.

Per la diagnosi di CID vedi Tabella 17.4.2.

Nel 38% circa delle sindromi HELLP si ritrovano questi parametri.

In realtà, in gravidanza, la CID ha un andamento subdolo in quanto è difficile trovare tutti questi parametri diagnostici, che sono presenti quasi esclusivamente in corso di distacco di placenta, una delle cause di CID in gravidanza.

Durante la gravidanza, dunque, spesso non si ha un sanguinamento evidente ed i dati di laboratorio non sono così evidentemente alterati ma comunque ci sono segni di una CID subclinica.

In gravidanza la piastrinopenia è il più precoce e frequente indice di CID. La piastrinopenia si verifica nel 10% delle pazienti con preeclampsia severa ed è un indice sensibile, seppur aspecifico di CID. Per contro una conta piastrinica normale consente di escludere la CID.

I livelli di fibrinogeno, in genere aumentati in gravidanza, possono rimanere più a lungo normali, ma se scendono sotto i 100 mg/dL, compaiono le complicanze emorragiche.

Altri dati di laboratorio che aiutano nella diagnosi sono l'allungamento del tempo di coagulazione, l'aumento delle LDH, il decremento dell'antitrombina, la presenza di schistociti nello striscio periferico etc.

Il D-dimero, in quanto derivato della degradazione della fibrina, è il parametro più utilizzato per misurare il livelli di FDP. Valori di D-Dimero superiori a 2000 mg/mL sono indicativi di CID.

In gravidanza, per lo screening della CID, comunque, sembra sia sufficiente valutare la conta piastrinica ed il tempo di tromboplastina attivata. Nella gravida, l'entità della piastrinopenia riflette la gravità della patologia. Più severa è la piastrinopenia e maggiore è l'entità della mortalità e morbilità materno-fetale.

Nel postpartum, invece, prevalgono le forme conclamate di CID con sanguinamenti evidenti.

In caso di emorragia postpartum (PPH) in paziente preeclamptica la prima causa da sopettare è la CID poiché:

- induce atonia uterina a causa degli FDP circolanti;
- il consumo dei fattori della coagulazione impedisce l'emostasi nel tratto genitale (in caso di parto vaginale) o nel campo operatorio (nel taglio cesareo).

Gestione della CID

Nel prepartum la CID può complicare un distacco di placenta o aggravare una sindrome HELLP/preeclampsia severa. Il trattamento pertanto consiste nel rimuovere la

Tabella 17.4.2. Score ISTH/SCC per la diagnosi di CID

Per la diagnosi di CID sono necessari almeno 5 punti sul totale di 8	
• Appropriato quadro clinico (cioè situazioni quali quelle elencate in Tabella 8.2.1)	1 punto
• Eventi trombo emorragici (considerare manifestazioni del quadro clinico)	1 punto
• Alterazione di PT, PTT, TT	1 punto
• Trombocitopenia (<130.000)	1 punto
• Riduzione del fibrinogeno (<150 mg/dL)	1 punto
• Aumento degli FDP (>10 μg/mL)	1 punto
• Aumento del D-dimero (in pazienti non trattati con trombolisi)	1 punto
• Riduzione antitrombina III (<70%)	1 punto

patologia scatenante, mediante l'espletamento del parto. La modalità del parto dipenderà dall'epoca gestazionale, dalle condizioni fetali, dal Bishop score, ma soprattutto dall'entità della piastrinopenia.

Nel postpartum la terapia si basa, invece, sul ripristino del volume plasmatico e degli emocomponenti e nel contemporaneo trattamento dell'atonia (uterotonici, tecniche conservative, isterectomia) e/o nella riparazione delle lacerazioni vaginali in caso di parto vaginale o nel tamponamento dell'emorragia intraoperatoria, in caso di taglio cesareo.

Criteri diagnostici della CID nella Preeclampsia

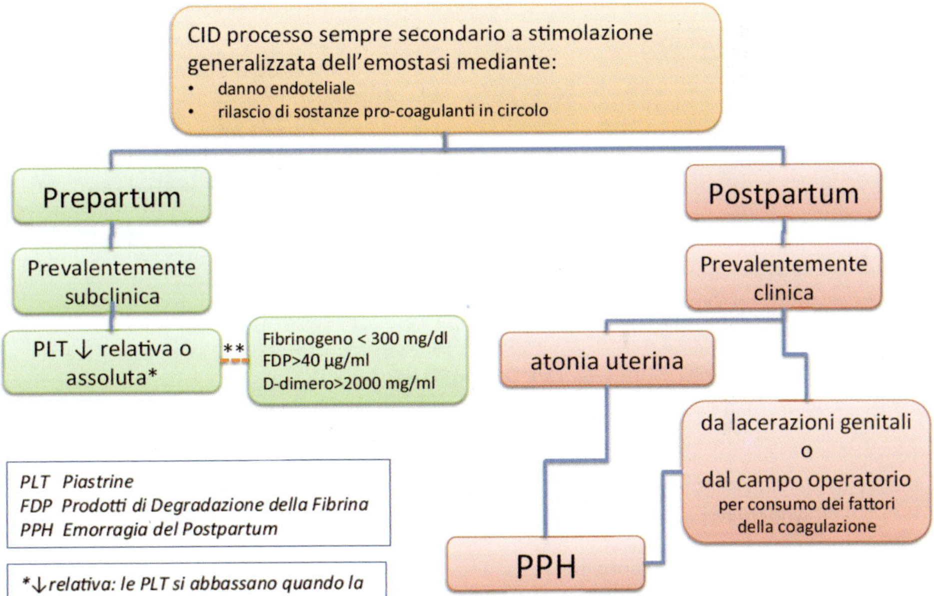

PLT Piastrine
FDP Prodotti di Degradazione della Fibrina
PPH Emorragia del Postpartum

**↓relativa: le PLT si abbassano quando la pz è controllo di se stessa, ↓assoluta <100.000/mm³*
*** il dato più importante è quello relativo alle PLT*

Trattamento della CID nella Preeclampsia

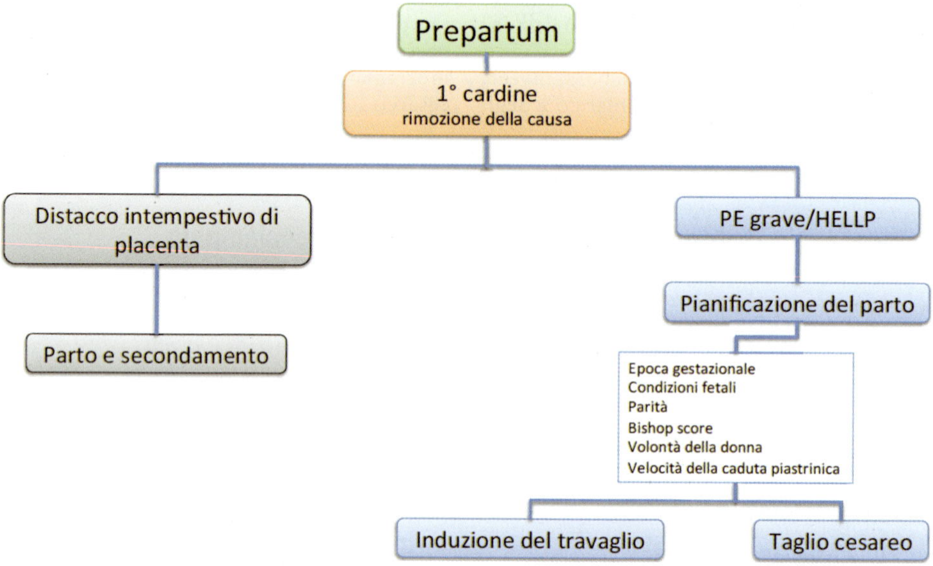

Trattamento della CID nella Preeclampsia

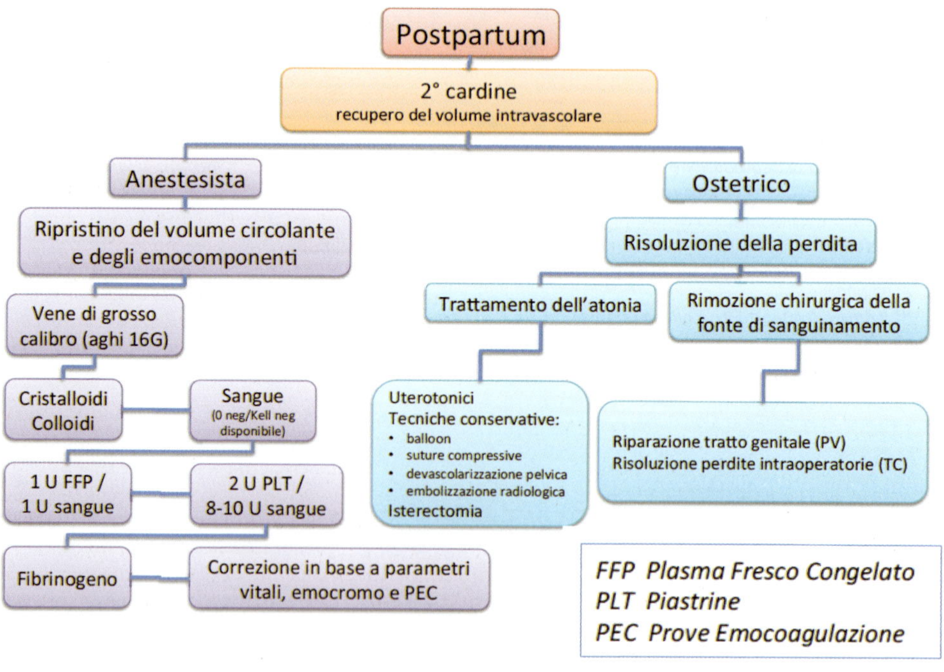

GRAVIDANZA ECTOPICA

La gravidanza ectopica (GE) è una condizione clinica potenzialmente fatale che va presa in considerazione in tutte le donne in età fertile che si presentano con dolore addominale, sanguinamento vaginale anomalo o un evento sincopale o emopertoneo non traumatico.

Definizione

- *Gravidanza ectopica*: impianto di un uovo fecondato al di fuori della cavità endometriale. La porzione distale della tuba di Falloppio costituisce la sede più frequente di impianto (nel 93-97% dei casi), con frequenza minore sono coinvolte la porzione interstiziale della tuba di Falloppio, la cicatrice uterina da pregresso cesareo, la cervice, l'ovaio e l'addome.
- *Gravidanza eterotopica*: la presenza in contemporanea di una GE e di una gravidanza intrauterina. È una complicanza rara che si verifica in natura 1 su 30.000 gravidanze, ma l'incidenza è cresciuta negli ultimi decenni a causa del ricorso alla riproduzione medicalmente assistita e si stima colpisca attualmente circa 1 gravidanza su 3900.

Incidenza

L'incidenza annuale della GE è di 16 casi su 10.000 con un trend in crescita negli ultimi 30 anni. Colpisce all'incirca il 2% di tutte le gravidanze. L'incidenza è in aumento, in considerazione del fatto che sono in aumento i fattori di rischio, primo fra tutti la malattia infiammatoria pelvica. La GE costituisce la prima causa di morte materna durante le fasi iniziali della gravidanza (6%). Per fortuna la mortalità negli ultimi decenni si è abbassata grazie soprattutto alla diagnosi precoce con l'utilizzo della ecografia transvaginale e del laboratorio, al momento sono registrate all'incirca 3,8 morti ogni 10.000 GE (Tabella 17.4.3).

Tabella 17.4.3. Fattori di rischio

Fattori di rischio maggiori
Pregressa gravidanza ectopica
Pregresso intervento chirurgico alla tuba
Esiti di una malattia infiammatoria pelvica
Utilizzo di dispositivo intrauterino
Fattori di rischio minori
Fumo di sigaretta
Età superiore ai 35 anni
Rapporti sessuali con più partners

Fisiopatologia

La fisiopatologia della GE è multifattoriale e complessa. Sono da considerare sicuramente fattori ormonali e anatomici.

La fecondazione dell'ovulo avviene nella tuba di Falloppio, da qui i blastociti giungono fisiologicamente nella cavità uterina, grazie ai movimenti peristaltici della tuba stessa, dove avviene l'impianto. Qualsiasi cosa ritardi o impedisca questo trasporto favorisce l'attecchimento dei blastociti nella tuba. Durante la fase iniziale della GE la paziente è solitamente asintomatica e la Gonadotropina corionica aumenta. Crescendo, il tessuto dei trofoblasti invade la sottomucosa della tuba favorendo la formazione di un ematoma che provoca dolore pelvico.

Il limitato afflusso di sangue alla tuba di Falloppio non permette una ulteriore crescita dei trofoblasti. Da qui il mancato fisiologico aumento del livello ormonale di β-hCG e di progesterone. Il sanguinamento vaginale è il risultato dell'endotelio che decidua. L'embrione termina la sua crescita, il tessuto trofoblastico può spontaneamente risolversi o continuare a crescere. In tal caso può invadere la sierosa della tuba provocando la rottura della tuba stessa e il sanguinamento nella cavità peritoneale. Se non viene arrestata, l'emorragia può evolvere verso lo shock.

Clinica

Le donne in età riproduttiva con dolore addominale dovrebbero essere sottoposte ad un test di gravidanza, questo perché l'accuratezza della clinica per la diagnosi precoce di gravidanza è alquanto bassa. La classica triade sintomatologica della GE, dolore addominale o pelvico, sanguinamento vaginale anomalo ed amenorrea sono presenti solo nel 50% dei casi e per questo motivo a volte la diagnosi è posta in ritardo, con emoperitoneo già avanzato.

Il dolore addominale è presente nel 98,6% dei casi, l'amenorrea nel 74,1% ed il sanguinamento vaginale nel 56,4%. La localizzazione del dolore almeno nella fase iniziale può essere molto variabile: addominale, pelvico, irradiato alla spalla, unilaterale o bilaterale localizzato o diffuso. Lo stesso dicasi per la sua natura, crampiforme o a pugnalata, intermittente o continuo. Il dolore riferito a livello pelvico è dovuto in genere alla presenza di sangue in peritoneo. Il dolore acuto a pugnalata può derivare dalla rottura della tuba; una volta terminata la tensione, il dolore tende poi a scemare velocemente. Il dolore irradiato alla spalla è in genere un dolore tardivo, che fa seguito alla irritazione del diaframma dovuta alla emorragia peritoneale (Tabella 17.4.4).

Il sanguinamento vaginale in genere ha le caratteristiche di un sanguinamento mestruale o, spesso, anche in misura minore, di piccoli spot.

È importante di fronte ad una paziente con una anamnesi positiva per fattori di rischio per GE e con un test di gravidanza positivo avviare un precoce screening per GE (Tabella 17.4.5).

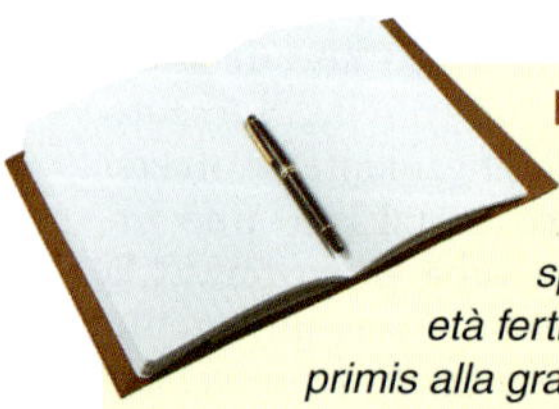

IL TACCUINO

L'emoperitoneo spontaneo in donna in età fertile deve far pensare in primis alla gravidanza extrauterina.

Tabella 17.4.5. **Diagnosi differenziale**

La diagnosi differenziale in una paziente con sanguinamento vaginale o dolore addominale durante una fase iniziale di gravidanza
Gravidanza ectopica
Mestruazioni
Gravidanza uterina con sanguinamento
Trauma
Appendicite acuta
Torsione ovarica
Rottura o emorragia da cisti ovarica o corpo luteo
Calcolo delle vie urinarie
Malattia infiammatoria pelvica

Diagnosi

Il processo diagnostico per la GE prevede dopo la storia e l'esame obiettivo l'ecografia transvaginale (TVEco) e il dosaggio della gonadotropinacorionica umana sierica (β-hCG).

Ecografia transvaginale. La sensibilità della TVEco dipende dalla età gestazionale e dall'esperienza dell'operatore. Se la gestazione risale a più di 5,5 settimane l'accuratezza dell'ecografia raggiunge il 100%. L'ecografia a volte, però, può dare un risultato indeterminato (10-20% dei casi), non evidenziando grossolane alterazioni. In tal caso rimane il sospetto di una precoce gravidanza intrauterina o di una GE. La presenza di una camera gestazionale con all'interno annessi embrionari (sacco vitellino o embrione) in utero evidenziato in TVEco indica una gravidanza intrauterina ed esclude una gravidanza ectopica a meno che non ci sia un quadro eccezionale di gravidanza eterotopica (Tabella 17.4.6).

Il quadro ecografico tipico della GE prevede la presenza di spessore endometriale

Tabella 17.4.4. **Quanto sono accurati la storia e i sintomi?**
La storia e i sintomi riferiti sono di scarso aiuto nel fare diagnosi di GE. La amenorrea, il dolore riferito nelle varie forme, crampiforme o associato a sanguinamento, la presenza di fattori di rischio non superano un LR+ di 4,4.

	Sensibilità	**Specificità**	**LR+**	**LR–**
Presenza di fattori di rischio	0,23	0,83	1,4	0,92
Età stimata gestazionale <70 giorni	0,95	0,27	1,6	0,1
Amenorrea	0,62	0,08	0,6	4,7
Il dolore	0,68	0,38	1,1	0,82

Crochet JR et al. Does this woman have an ectopic pregnancy? JAMA 2013 April 24 vol. 309 n. 16.

Tabella 17.4.6. Quanto sono accurati l'esame obiettivo e l'ecografia transvaginale?

La diagnosi differenziale in una paziente con sanguinamento vaginale o dolore addominale durante una fase iniziale di gravidanza	Sensibilità	Specificità	LR+	LR–
Dolore durante la palpazione della cervice uterina	0,45	0,91	4,9	0,62
Presenza dei segni di peritonismo	0,25	0,94	4,2	0,8
Massa annessiale	0,09	0,96	2,4	0,94
Ecografia transvaginale positiva	0,88	0,99	111	0,12

Crochet JR et al. Does this woman have an ectopic pregnancy? JAMA 2013 April 24 vol. 309 n. 16.

con o meno presenza di pseudocamera (piccola area rotondeggiante in utero non circondata da orletto iperecogeno), presenza di falda liquida a livello pelvico o addominale, e immagine ecografica sospetta a livello tubarico ovvero presenza di immagine anecogena in regione peri-annessiale (tubarica) con orletto iperecogeno vascolarizzato (*tubal ring*).

La TVEco rappresenta il miglior test diagnostico per far diagnosi o per escludere una GE soprattutto se associato al dosaggio seriato del β-hCG che permetta di valutarne l'andamento nei giorni a seguire.

Dosaggio della gonadotropina corionica (β-hCG). È utile essenzialmente per due motivi: permette di fare diagnosi di gravidanza e, associato alla ecografia transvaginale, permette di monitorizzare i casi dubbi. Il β-hCG viene prodotto dai trofoblasti, può essere dosato nelle urine e nel siero.

Lo step iniziale nel workup di una sospetta GE in genere è il dosaggio qualitativo del β-hCG che si dosa nelle urine. Se l'esame è positivo è necessario eseguire un'ecografia per la ricerca di una camera gestazionale intrauterina, se non si evidenzia camera gestazionale in utero è necessario eseguire il dosaggio ematico del β-hCG, mentre se c'è evidenza di camera gestazionale intrauterina in genere il dosaggio del β-hCG non è necessario.

Un singolo dosaggio di β-hCG non è utile per identificare una gravidanza extra o intrauterina, né è utile per predire la rottura della tuba, al contrario è utile come marcatore dell'età gestazionale.

Un valore al di sotto di 1500 UI/L (soglia discriminatoria) associato ad una ecografia transvaginale negativa non può escludere

IL TACCUINO

Ha ancora un ruolo l'ecografia pelvica transaddominale nella diagnosi di gravidanza ectopica?

I vantaggi della ecografia transaddominale sono essenzialmente due: è un approccio non invasivo che offre allo stesso tempo un'ampia visione panoramica di tutte le strutture pelviche.

I principali svantaggi sono: l'esame va eseguito a vescica piena, inoltre essendo la sonda ecografica molto lontana da alcune strutture pelviche è necessario usare una sonda a bassa frequenza. Questo inevitabilmente riduce in modo significativo la risoluzione delle immagini.

Altro svantaggio da non trascurare è che in casi di utero retroflesso anse intestinali possono interporsi anteriormente all'utero e agli annessi rendendone difficoltosa la visione.

Questo problema è facilmente superato usando una sonda transvaginale ad alta frequenza che operando a diretto contatto con le strutture pelviche permette di magnificare la risoluzione. Grazie a questo accorgimento l'ecografia transvaginale permette la visualizzazione della camera gestazionale all'incirca una settimana prima rispetto all'approccio trans addominale. Al giorno d'oggi nella stragrande maggioranza dei casi si preferisce approcciare ai casi di sospetta GE direttamente con la ecografia transvaginale, demandando l'uso della ecografia transaddominale alla ricerca di emoperitoneo nelle pazienti in shock.

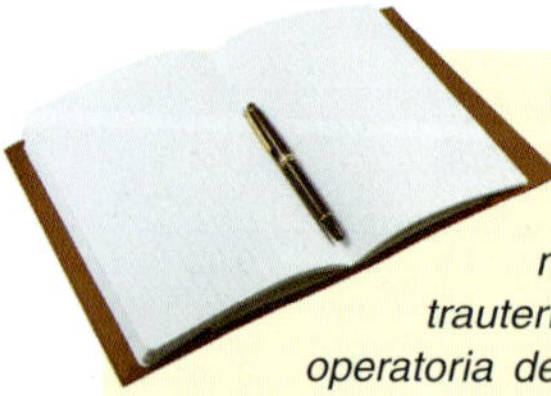

IL TACCUINO

In caso di emoperitoneo da gravidanza extrauterina, l'accesso in sala operatoria deve essere immediato, dopo rapida stabilizzazione.

che si tratti di una gravidanza intra o extra uterina perché la gestazione è ancora troppo precoce.

Un valore di β-hCG superiore alla soglia discriminatoria, associato ad una ecografia indeterminata è altamente predittivo di una GE.

Utile può essere il dosaggio seriato del β-hCG con prelievi ematici eseguiti a distanza di 1-2 giorni. Il valore del β-hCG nella GE inizialmente aumenta ma poi subisce un arresto o addirittura tende a diminuire, mentre tipicamente nella gravidanza fisiologica tende a raddoppiare nel giro di 24-48 ore.

Terapia

L'approccio terapeutico nella GE accertata è solitamente chirurgico, tuttavia in determinate condizioni cliniche si può ricorrere anche alla terapia medica o anche ad un approccio attendistico.

Attesa. Questo tipo di approccio può essere applicato nei casi in cui la situazione clinica lo consente. I livelli di β-hCG dovrebbero essere inferiori a 1500 UI/L con trend in plateau o in calo, non deve essere presente emoperitoneo e la paziente deve essere emodinamicamente stabile. Viene eseguito monitoraggio del β-hCG fino alla sua negativizzazione.

Terapia medica. Consiste nella somministrazione di methotrexate 50 mg/m^2 di superficie corporea, per via intramuscolare e generalmente in singola dose per le gravidanze tubariche. Dosi multiple si riservano solitamente per le gravidanze con β-hCG relativamente alti (>3000 UI/L) oppure con localizzazioni particolari (cervicali, interstiziali, *scar pregnancy*). La terapia medica è indicata in caso di dolore non significativo, se minima quantità di liquido libero nel Douglas (con falda inferiore a 50-100 mL), se i livelli di β-hCG sono inferiori a 5000 UI/L, se la massa annessiale alla TVEco è inferiore ai 35 mm e se non è visibile embrione dotato di attività cardiaca. In questi casi è fondamentale il monitoraggio ecografico e dei livelli di β-hCG. Circa il 10-30% dei casi trattati con la terapia medica incorre in una successiva terapia chirurgica per comparsa di sanguinamento intra-addominale.

Terapia chirurgica. Il *gold standard* della terapia chirurgica consiste in una laparoscopia operativa sia essa conservativa (salpingotomia) o demolitiva (salpingectomia).

La scelta del tipo di trattamento dipende da vari fattori ed in letteratura ci sono ancora opinioni contrastanti su quale trattamento sia da preferire.

La salpingotomia dovrebbe essere riservata a donne che hanno desiderio di gravidanza e hanno altri fattori di rischio di infertilità (es: pregressa salpingectomia della tuba controlaterale), tale tecnica tuttavia ha il rischio di una non completa rimozione del tessuto trofoblastico per tale motivo deve essere monitorato il β-hCG.

La salpingectomia viene riservata alle pazienti con sanguinamento non controllabile, se la tuba è fortemente danneggiata o nelle pazienti con GE ricorrenti.

Bibliografia di riferimento

LA LAVAGNA

- *Tenere a mente la diagnosi di gravidanza ectopica quando si valuta una donna in età fertile che riferisce dolore addominale.*
- *L'evocazione di dolore durante la palpazione della cervice e la presenza di segni di peritonismo rappresentano i segni clinici con maggiore specificità per GE.*
- *Nel sospetto di GE il dosaggio quantitativo ematico del β-hCG associato alla ecografia transvaginale costituisce il gold standard diagnostico.*
- *Una GE può essere accompagnata da un livello di β-hCG sia alto che basso.*
- *Se l'ecografia non è stata dirimente e il sospetto di gravidanza extra permane è bene programmare un follow-up a breve.*
- *Se una paziente in trattamento con metotrexate lamenta dolore addominale deve avvisare immediatamente il ginecologo.*
- *Trascurare un dolore addominale severo o una storia di fecondazione assistita in una paziente con una gravidanza intrauterina può voler dire ignorare un gravidanza eterotopica.*
- *Nel caso di emoperitoneo emodinamicamente instabile inviare la paziente in sala operatoria nel minor tempo possibile.*

Appunti / Commenti

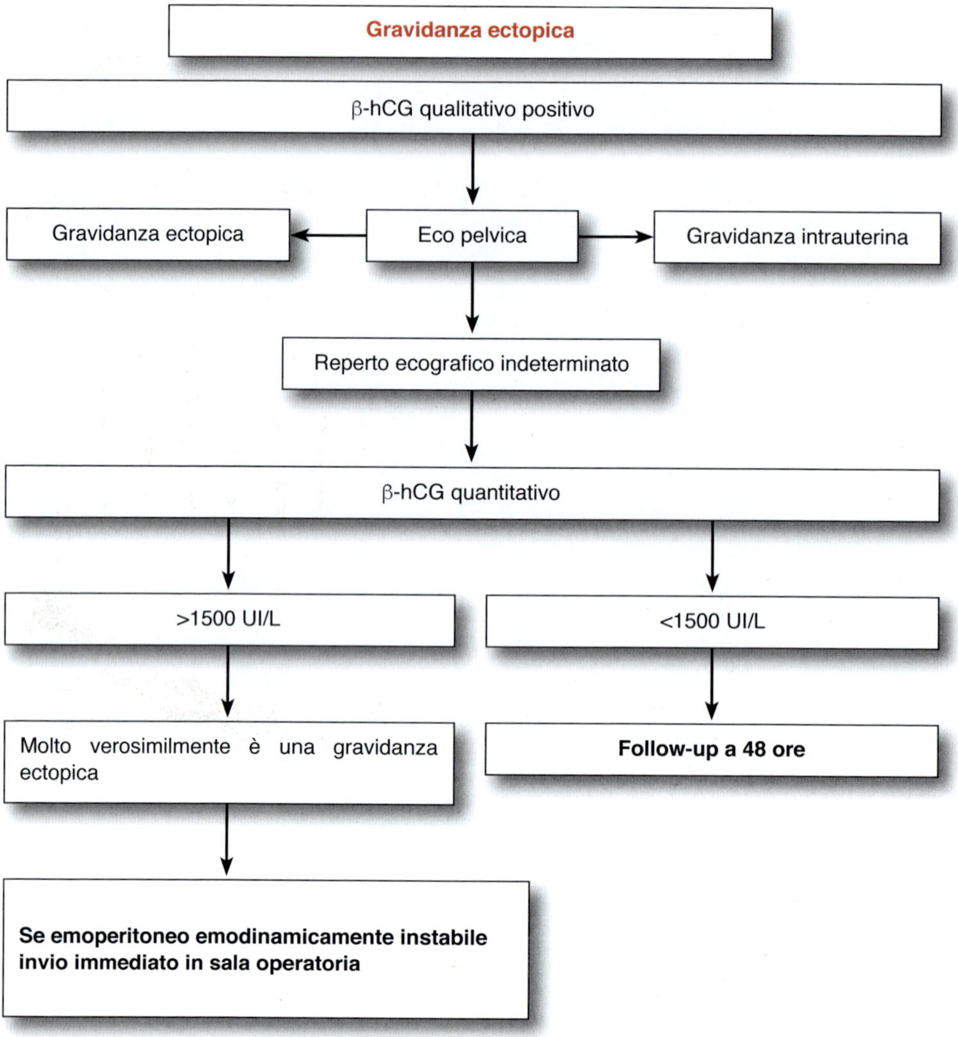
Gravidanza ectopica
β-hCG qualitativo positivo
Gravidanza ectopica
Eco pelvica
Gravidanza intrauterina
Reperto ecografico indeterminato
β-hCG quantitativo
>1500 UI/L
<1500 UI/L
Molto verosimilmente è una gravidanza ectopica
Follow-up a 48 ore
Se emoperitoneo emodinamicamente instabile invio immediato in sala operatoria

17.5 Urgenze psichiatriche

Definizione di urgenza psichiatrica

Per urgenza psichiatrica si intende quella situazione acuta e grave che richiede un intervento terapeutico tempestivo. Determinanti nelle richieste sono anche i criteri di contesto e tolleranza ambientale, che rimandano a variabili relazionali e sociali oltre che individuali.

Le urgenze psichiatriche comprendono una varietà di condizioni cliniche fortemente differenziate, sia per l'etiologia che per i quadri di presentazione.

Epidemiologia

Le urgenze psichiatriche rappresentano una realtà significativa per l'attività del Pronto Soccorso (PS), sia in termini di numerosità che di gravosità. Al terzo posto tra tutte le emergenze dopo quelle internistiche e chirurgiche, rappresentano fino al 13-15% di tutti gli accessi ai PS, in aumento rispetto al carico di lavoro complessivo (diagnosi prevalenti: 22% disturbi correlati ad uso di sostanze, 17% disturbi dell'umore, 16% disturbi d'ansia). Alcuni lavori sottolineano inoltre come fino al 27% dei motivi di accesso ad un PS per problematiche legate al disagio psichico è rappresentato da agiti autolesivi. I numeri crescono ulteriormente (sino al 38%), se si considera la concomitanza di una condizione psichiatrica in soggetti che arrivano all'osservazione in PS per altri motivi. Da sottolineare inoltre come anche nei PS pediatrici vi sia un progressivo incremento di richieste di visite legate a patologie psichiatriche. Specialmente nella fascia di età 14-17 anni si registra un incremento di valutazioni legate ad agiti aggressivi auto od etero-diretti, utilizzo di sostanze, pensieri suicidari ed agitazione psicomotoria.

Parallelamente alla riduzione degli accessi complessivi nei PS nella prima fase pandemica di SARS-CoV-2 documentata a livello internazionale e nazionale (a partire dall'ultima settimana di febbraio 2020), si è registrato un significativo e diffuso calo delle presentazioni per condizioni di interesse psichiatrico. Nei mesi successivi vi è stata un'accelerazione di consulenze psichiatriche in PS, con significativo interessamento dei soggetti in età evolutiva spesso in assenza di pregressa patologia psichiatrica (autolesionismo, tentativi suicidari, discontrollo comportamentale, disturbi della condotta alimentare) e la conseguente necessità di sviluppare modelli di gestione collaborativa Psichiatria-PS per la definizione di percorsi di cura più sicuri e appropriati. Al di là del contesto emergenziale pandemico le indagini relative all'impatto sulla salute mentale di COVID-19 hanno evidenziato livelli accresciuti di sofferenza psicologica e disturbi psichiatrici nella popolazione. La prevalenza dei disturbi depressivi e d'ansia riconducibili alla pandemia COVID-19 rilevata in oltre 200 nazioni registra una crescita rispettivamente del 27,6% e del 25,6% nel 2020, con parallelo incremento del bisogno di cura. Per entrambi i disturbi, il sesso femminile risulta più colpito del sesso maschile, così come i soggetti più giovani rispetto a quelli con età più avanzata.

Ruolo del medico d'urgenza e competenze richieste nella gestione delle urgenze psichiatriche

Complessità clinica e gestionale caratterizzano spesso il paziente con problematiche psichiatriche; difficoltà di inquadramento diagnostico, alterazioni comportamentali, necessità di valutazione del rischio anticon-

IL TACCUINO

Il termine medical clearance *si riferisce all'intervento del medico d'urgenza chiamato a definire l'assenza di problemi acuti di natura organica in un paziente con disturbi del comportamento. Valutazione clinica focalizzata* (focused medical assessment) *è attualmente la locuzione che nella letteratura anglosassone tende a sostituire quella di medical clearance.*

servativo e agiti violenti possono mettere a dura prova le capacità di comprensione e di gestione del medico d'urgenza e richiedono risposte di team più strutturate rispetto allo standard di trattamento attuale.

Da non sottovalutare inoltre nella gestione di tali patologie il grado di frustrazione che può essere generato nei sanitari dal meccanismo del *revolving-door* che spesso si presenta nei pazienti con problematiche psichiatriche.

Porre la diagnosi differenziale con un disturbo organico acuto, condurre una prima intervista, riconoscere i principali quadri psichiatrici, valutare i rischi presenti, decidere quando attivare la consulenza specialistica, conoscere i farmaci da utilizzare in situazioni di emergenza rappresentano competenze necessarie per il medico d'urgenza. Ai medici d'urgenza, chiamati a fornire una valutazione iniziale ed un primo intervento in soggetti che spesso presentano alterazioni comportamentali, è richiesto di:

IL TACCUINO

In particolare si associano a comportamento violento i disturbi correlati all'abuso di sostanze; si tratta di condizioni sempre più frequenti nelle quali in maniera caratteristica sono alterate le capacità di giudizio e di relazione.

- stabilire se i sintomi sono causati o esacerbati da una patologia medica (*medical clearance* e *focused medical assessment*);
- valutare e trattare le situazioni mediche che richiedono un intervento in acuto;
- determinare se il paziente è intossicato.

In generale, le emergenze psichiatriche possono essere sia di ordine medico-psichiatrico sia di ordine psicosociale. Poiché accanto alle situazioni cliniche più definite ed eclatanti ve ne sono altre nelle quali la domanda di intervento è motivata da variabili extracliniche (grado di tolleranza ambientale, situazioni di contesto ecc.), i medici d'urgenza (e i consulenti psichiatri) devono possedere competenze diagnostico-terapeutiche, abilità di integrazione dei bisogni dei soggetti coinvolti, padronanza di modelli di intervento standardizzati di riferimento.

Le situazioni di urgenza sono segnate dalla concitazione, dall'incertezza e dalla necessità da parte dei sanitari di prendere decisioni. Le prime domande da porsi sono:

- il paziente è agitato, aggressivo, violento o potenzialmente violento?
- c'è il rischio di un comportamento autolesivo?
- è manifesta o sospetta una condizione organica, un'intossicazione?
- sono identificabili eventi precipitanti da neutralizzare il più rapidamente possibile?

È necessario interrogarsi sulle difficoltà ad entrare in contatto con il soggetto, sul suo grado di collaborazione e sulla eventualità di predisporre il ricovero. Sebbene non sia facile predire condotte violente, i clinici devono conoscere e tenere in debita considerazione i fattori di rischio di violenza nelle persone con problematiche psichiatriche così come riportato dalla letteratura (Tabella 17.5.1).

Modalità generali di intervento da parte del medico d'urgenza

È possibile individuare alcuni elementi e indicazioni operative da tenere presente in tutti gli interventi attuati in PS per condizioni di interesse psichiatrico e stati di agitazione correlati.

Tabella 17.5.1. Fattori di rischio di violenza nelle persone con problematiche psichiatriche

Storia individuale di violenza Età giovanile (15-24 anni) Allucinazioni, specie se sono presenti voci imperative Anormalità neurologiche Intossicazione e astinenza alcolica e da sostanze	Sesso maschile Attivi deliri paranoidei Stati di eccitamento maniacale Storia di abuso, violenza familiare Sradicamento (rete familiare povera, instabilità lavorativa e abitativa)

- Valutare, sulla base dei bisogni, i parametri relativi a via aeree, respirazione e circolazione (ABC).
- Garantire un ambiente sicuro.
- Mirare ad una rapida stabilizzazione delle situazioni critiche.
- Raccogliere informazioni relative al paziente da tutte le fonti disponibili.
- Raccogliere l'anamnesi psichiatrica e valutare accuratamente lo stato mentale del paziente.
- Individuare o escludere eventuali eziologie organiche (*medical clearence*).
- Definire l'eventuale assunzione di farmaci e/o sostanze (disponibilità di *drug-test*, alcolemia).
- Cercare di stabilire un'alleanza terapeutica e trattare nella maniera meno restrittiva possibile il paziente, ricercando il consenso agli interventi sanitari.
- Privilegiare la somministrazione di terapie per os piuttosto che per via parenterale e fra queste la via intramuscolare (i.m.), considerata più maneggevole e sicura della via endovenosa (e.v.).
- Evitare, per quanto possibile, i "cocktails" di farmaci e attenersi alle indicazioni ufficiali dell'agenzia regolatoria. Nel caso un farmaco venga somministrato a dosaggi superiori a quelli raccomandati, deve essere riportato per iscritto il motivo alla luce di una valutazione beneficio-rischio e pianificato un monitoraggio più frequente del paziente.
- Non limitare l'intervento al superamento della situazione critica, ma definire un programma di cure a seguire (terapia al domicilio, consigli su come gestire l'eventuale ricomparsa di situazioni critiche, invio ai servizi di salute mentale o per le tossicodipendenze etc.).
- Documentare adeguatamente il processo decisionale e gli interventi messi in atto.
- Essere flessibili e adattare tutti i passaggi descritti alla condizione specifica che arriva all'osservazione. Nei quadri di maggiore urgenza valutazione e interventi di trattamento procedono in parallelo, secondo l'evoluzione in atto delle condizioni cliniche del paziente e sulla base di diagnosi incerte e provvisorie.
- Definire lo stato legale del paziente (interdizione etc.).

Esame dello stato mentale in situazione d'urgenza

La maggior parte delle notizie relative all'esame dello stato mentale sono raccolte mentre si effettua l'anamnesi. Il rischio clinico più comune nel *setting* dell'urgenza psichiatrica (più per negligenza nel valutare che per errore di valutazione) è di non trattenere pazienti che necessitano di ricovero in relazione a rischio di violenza auto o eterodiretta.

L'esame delle condizioni mentali in urgenza prevede l'osservazione di elementi diversi: aspetto, comportamento e atteggiamento, umore e affettività, linguaggio, contenuto del pensiero, ideazione suicidaria, ideazione violenta, allucinazioni e deliri. Molte situazioni cliniche possono richiedere una valutazione più approfondita delle capacità cognitive e delle funzioni intellettive (attenzione/distraibilità, concentrazione, orientamento nel tempo e nello spazio, memoria immediata e a breve e lungo termine). Lo schema di esame con il paziente anziano enfatizza l'attenzione alle funzioni cognitive ed è teso a individuare/escludere in particolare la presenza di sindromi cerebrali organiche (in particolare delirium e quadri di demenza complicati). Una maggiore accuratezza diagnostica in questa prima fase di accesso potrebbe consentire di migliorare l'esito in soggetti che oggi registrano processi di cura lunghi e dispendiosi, stazionano per più tempo in PS ed hanno il più alto tasso di ospedalizzazione rispetto a qualsiasi altro gruppo di età.

Farmaci per le emergenze comportamentali

In termini generali l'intervento farmacologico delle emergenze comportamentali prevede una prima fase "aspecifica" orientata ai sintomi target comportamentali in assenza di una diagnosi definitiva ed una seconda fase nella quale vi sia un primo orientamento diagnostico a partire da tre grandi ripartizioni diagnostiche (patologia medica, problema correlato a sostanze, disturbo mentale con o senza comorbidità). In questa prima fase rapidità ed efficacia dell'intervento si collocano all'interno di un atteggiamento prudenziale che non danneggi il paziente e non si riveli iatrogeno per il disturbo sotteso. I farmaci che vengono attualmente utilizzati nelle emergenze comportamentali sono gli antipsicotici di 1ª e 2ª generazione e le benzodiazepine (Tabella 17.5.2).

Intervento dello psichiatra

Una buona pratica clinica richiede l'attivazione di forme strutturate di collaborazione tra personale del PS e specialista psichiatra, dal momento che il paziente psichiatrico rappresenta sovente un caso ad alta complessità. Le difficoltà possono essere diverse e richiedere specifici interventi formativi: non capire o non riuscire a interpretare le richieste del paziente ansioso/con sintomi somatici, non capire la gravità del paziente "tranquillo" (es. in rapporto ad una volontà mascherata anticonservativa), non saper affrontare situazioni come il controllo di pazienti agitati o violenti. Certamente condizioni psicotiche, disturbi gravi di personalità, necessità di approfondimento e valutazione del rischio anticonservativo e/o eterolesivo, valutazione del bisogno di ospedalizzazione o indicazioni alla presa in carico post-dimissione dal PS richiedono l'attivazione specialistica. La presenza di procedure locali condivise Psichiatria/PS oggi è sempre più individuata come elemento di qualità delle cure, orientata a ridurre il disaccordo segnalato dalla letteratura (oltre che dall'esperienza sul campo) tra medici di PS e psichiatri nella valutazione di elementi-chiave in atto (es. livello di rischio per auto- o eteroaggressività, abuso di sostanze come problematica principale) e sulla necessità di ricovero psichiatrico.

La decisione di ricoverare in ambiente psichiatrico risente di molteplici variabili socio-demografiche e delle caratteristiche organizzative dei servizi, sebbene le variabili cliniche (quadro sintomatologico grave e di tipo psicotico, soggetti aggressivi, suicidari, con precedenti ricoveri, alti utilizzatori del PS) mantengano un ruolo predominante tra i fattori predittivi.

Condizioni cliniche con le caratteristiche dell'urgenza

Psicosi acuta

La condizione psicotica acuta rappresenta un evento drammatico caratterizzato dalla

Tabella 17.5.2. Farmaci per le emergenze comportamentali

Principio attivo	Dosaggio	Somministrazione	Nome commerciale
Aloperidolo	2-10 mg	os, i.m.	Haldol, Serenase
Antipsicotici di 2ª generazione			
Risperidone	2 mg	os	Risperdal
Olanzapina	5-10 mg	os	Zyprexa
Aripiprazolo	10 mg	i.m.	Abilify
Benzodiazepine			
Lorazepam	1-2 mg	os, i.m., e.v.	Tavor
Diazepam	5-10-mg	os, i.m.,e.v.	Valium

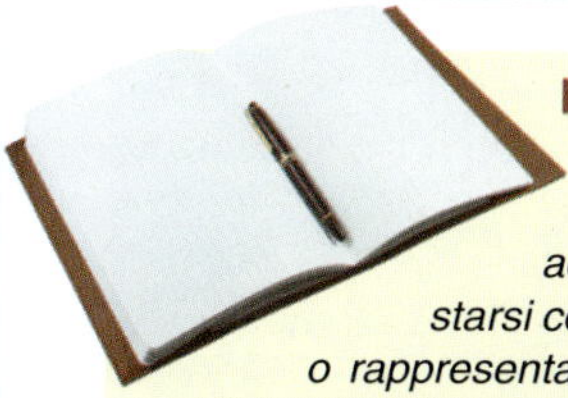

IL TACCUINO

I sintomi psicotici acuti possono manifestarsi come prima insorgenza o rappresentare un'intensificazione di una patologia di cui un soggetto era già affetto.

rottura di un equilibrio intra- e interindividuale, cosicché il contatto dell'individuo con la realtà diviene estremamente alterato. In termini generali e aspecifici le esperienze del paziente possono comprendere allucinazioni (es. visive, uditive, gustative, olfattive, tattili), alterazioni del pensiero (es. credenze non condivise dal gruppo di appartenenza, paura e timore di nocumento), apprensione, senso di confusione, modificazioni percettive del mondo, del proprio corpo e del senso di identità, alterazioni dell'affettività e della psicomotricità. Sintomi psicotici possono essere secondari a diverse patologie psichiatriche (mania, depressione, disturbo schizoaffettivo, schizofrenia, psicosi reattiva breve) ma anche (e ciò si osserva specialmente in ambito ospedaliero) a malattie organiche, quadri di astinenza o intossicazione da farmaci e droghe.

È utile ricordare che patofisiologia e etiologia sottostanti ai sintomi possono dipendere da un singolo processo o essere il risultato di problematiche multiple, non sempre di possibile o facile individuazione. La valutazione delle psicosi in fase acuta può essere complicata da un offuscamento del sensorio (come nel delirium), da pensiero disordinato o dai cosiddetti "sintomi negativi" (appiattimento affettivo, apatia, povertà del pensiero, mancanza di iniziativa, isolamento) presenti in alcune situazioni cliniche. I quadri psicotici sono spesso complicati da altri sintomi, fra i quali l'agitazione assume un'importanza significativa per le problematiche di gestione che pone allo staff del PS. Ogni paziente con presentazione di sintomi psicotici che giunge in PS deve attivare una valutazione immediata e una ricerca completa di possibili cause reversibili soprattutto quando si tratta di sintomi di nuova o recente insorgenza. In particolare, è necessario porre accurata attenzione all'identificazione di condizioni di delirium, in ragione della cattiva prognosi medica e degli alti tassi di mortalità.

Nonostante solo una parte dei pazienti agitati metta in atto condotte violente, è prudente mantenere uno stretto monitoraggio per tutti i soggetti con sintomi psicotici sottoposti a processo di valutazione. Sono due le domande fondamentali da porsi di fronte a un paziente psicotico nel setting dell'emergenza: il paziente è in un ambiente sicuro? I sintomi psicotici rappresentano un'emergenza medica? Solo quando il fattore sicurezza sarà stato affrontato in maniera soddisfacente, l'etiologia potrà essere utilmente considerata. Per un medico d'urgenza è utile ricordare che il termine "psicosi" non ha un valore diagnostico superiore a "mal di testa" o "dolore addominale, sicché è possibile affermare che "la psicosi non deve essere considerata una malattia psichiatrica sino a che non siano state escluse cause mediche attraverso anamnesi, esame medico e test ausiliari" (Tabella 17.5.3).

Diagnosi differenziale. Delirium, astinenza o intossicazione da sostanze, astinenza da alcol, epilessia, demenza, psicosi funzionali.

Trattamento. Risoluzione della eventuale condizione organica sottostante e ricorso a farmaci antipsicotici per il controllo sintomatologico, eventualmente in associazione con benzodiazepine (BDZ). Sono disponibili antipsicotici di prima generazione (antipsicotici tipici o neurolettici) e antipsicotici di seconda generazione (atipici). Tutti i farmaci neurolettici (es. aloperidolo, clorpromazina) hanno attività di blocco prevalente dei recettori della dopamina (D2) e quindi una buona potenzialità di trattamento dei sintomi psicotici (deliri, allucinazione, disorganizzazione), mentre gli effetti collaterali (es. sintomi extrapiramidali, ipotensione) variano in base alla diversa affinità per i recettori alfa1-adrenergici, colinergici, istaminergici 5-HT2 e serotoninergici.

APPROFONDIMENTO

Gli antipsicotici di seconda generazione

In termini generali l'atipicità degli antipsicotici di seconda generazione (es. risperidone, olanzapina, clozapina, quetiapina, aripiprazolo) è riconducibile all'azione di blocco multi recettoriale (blocco dei recettori 5HT2A, oltre che dei D2), alla base sia degli effetti terapeutici (es. sui sintomi cognitivi) che di effetti indesiderati (es. ipotensione, aumento di peso). Va ricordato che gli antipsicotici atipici hanno una documentata minore incidenza di effetti extrapiramidali (EPS) e di discinesie rispetto ai neurolettici convenzionali e richiedono un minor ricorso a farmaci antiparkinsoniani anche nel setting dell'urgenza. È importante scegliere una dose che sia efficace e che abbia una ridotta probabilità di indurre effetti collaterali; la scelta di una specifica molecola risente del profilo di collateralità e delle caratteristiche di risposta individuale.

Tabella 17.5.3. Cause organiche di psicosi acuta

Cause neurologiche	Stati epilettici, trauma cranico, tumore cerebrale, demenza, encefaliti da HSV o HIV, neurosifilide, morbo di Huntington, ascesso cerebrale, ictus ecc.
Cause endocrine	Iper/ipotiroidismo, morbo di Cushing, iperparatiroidismo, morbo di Addison
Cause metaboliche	Uremia, alterazioni elettrolitiche, porfiria
Deficit nutrizionali	Psicosi di Korsakoff, encefalopatia di Wernicke
Farmaci	Corticosteroidi, levodopa, interferone, anticolinergici, agonisti dopaminergici, antipertensivi, anticonvulsivanti, stimolanti
Droghe	Cocaina, LSD, cannabinoidi, fenciclidina, anfetamine, oppiacei, nuove droghe sintetiche
Altro	Lupus eritematoso sistemico (LES)

Per i quadri di agitazione sostenuti da sintomi psicotici di acuta insorgenza e in soggetti con diagnosi psichiatrica nota (es. schizofrenia, disturbo schizoaffettivo, disturbo bipolare) gli antipsicotici rappresentano un presidio di prima linea per indurre tempestivamente una condizione di tranquillizzazione e sono da preferirsi alle BDZ perché agiscono sulla psicosi sottostante al quadro di agitazione. Gli antipsicotici di seconda generazione rappresentano una buona alternativa per il controllo in tempi brevi della condizione di inquietudine e della sintomatologia produttiva in corso di psicosi (per via orale, se il paziente accetta la terapia, risperidone 2 mg oppure olanzapina 5-10 mg; per via i.m. aripiprazolo 10 mg) rispetto a aloperidolo (2-10 mg per os o i.m. in associazione o meno con BDZ). Se si utilizza aloperidolo, il medico di PS deve considerare la possibilità di associare – in assenza di controindicazioni – una BDZ (es. lorazepam:

IL TACCUINO

Quando si esamina un paziente a rischio con sintomi psicotici si devono considerare quattro categorie diagnostiche.

Stato di delirio confusionale. I sintomi sono dovuti a una o molteplici cause mediche.

Psicosi associata con lesione cerebrale focale o multifocale.

Disturbi affettivi (psicosi bipolare o depressiva).

Disturbo schizofrenico e schizofreniforme.

1-2 mg per via orale o parenterale) per ridurre la possibilità di sviluppo di EPS. In caso di utilizzo di aloperidolo occorre disporre di farmaci come benztropina e prociclidina per contrastare le distonie acute e altri EPS, presenti nel 5% di soggetti agitati trattati con aloperidolo per via i.m. L'uso dei butirrofenoni (aloperidolo, droperidolo) oggi è considerato con una certa prudenza soprattutto a causa degli effetti cardiaci (allungamento del QTc, insorgenza di aritmie ventricolari e di torsione di punta potenzialmente mortali) e richiede controllo elettrocardiografico e elettrolitico. Da alcuni anni è stata approvata negli USA e in Europa la via inalatoria orale di loxapina (antipsicotico di prima generazione) con rapido inizio di azione per il trattamento acuto nel setting ospedaliero dell'agitazione di media-lieve entità, in soggetti con schizofrenia o disturbo bipolare.

Mania acuta

Lo stato maniacale si caratterizza per l'elevazione del tono dell'umore in senso euforico o disforico, associato in genere a incrementati livelli di energia e iperattività, ridotto fabbisogno di sonno, tachipsichismo, logorrea con allentamento dei nessi associativi fino alla fuga delle idee, compromissione delle capacità di critica e di giudizio con alterata valutazione del rischio e conseguenti condotte inappropriate. L'ideazione può connotarsi per la presenza di contenuti deliranti di vario tipo, i più comuni essendo quelli megalomanici, mistico-religiosi e persecutori. La bassa tolleranza alle frustrazioni e i tentativi di porre limiti da parte del contesto, possono condurre a sentimenti di rabbia, ostilità e intensa agitazione. Non va dimenticato che alcune condizioni maniacali possono essere sostenute da cause neurologiche, mediche (es. malattia di Cushing, postpartum, LES) e farmacologiche (es. corticosteroidi, levodopa, ciclosporina, bromocriptina).

Trattamento. Farmaci di prima scelta nella mania acuta sono gli antipsicotici. Le modalità d'uso in area di emergenza riprendono le indicazioni relative ai soggetti con agitazione associata a sintomi psicotici di presentazione affetti da patologia psichiatrica riconosciuta. La terapia di stabilizzazione dell'umore e di prevenzione degli episodi critici prevede l'utilizzo di regolatori del tono dell'umore (fra i quali sali di litio, acido valproico, carbamazepina).

APPROFONDIMENTO

Intossicazione da sali di litio

Un'evenienza spesso misconosciuta, e dalle gravi conseguenze, è l'intossicazione da sali di litio acuta e cronica. Gli effetti tossici si verificano per livelli >1,5 mmol/L e di solito consistono in disturbi gastrointestinali (anoressia ingravescente, nausea e diarrea) e del sistema nervoso centrale (debolezza muscolare, sonnolenza, atassia, tremori e contrazioni muscolari). Sopra 2 mmol/L si manifestano confusione, letargia sino al coma, convulsioni. Fra i maggiori fattori di rischio di tossicità vi sono condizioni che alterano il livello di sodio ematico come diete povere di sale, disidratazione, interazioni farmacologiche (ACE-inibitori, diuretici tiazidici, antinfiammatori non steroidei). La necessità di giungere rapidamente alla diagnosi di intossicazione da litio richiede di poter dosare il livello ematico del litio nella fase di accesso in Pronto Soccorso.

Ansia acuta

L'ansia può rappresentare il sintomo fondamentale dei disturbi d'ansia, ma può associarsi pressoché a ogni disturbo mentale, complicandone e aggravandone la presentazione clinica. Può presentarsi come uno stato di paura liberamente fluttuante, senza che il soggetto riesca a indicare una specifica causa (disturbo d'ansia generalizzato), oppure essere presente come ansia anticipatoria o scatenata da specifiche situazioni, oggetti o eventi (disturbo di panico, con o senza agorafobia, fobia sociale, fobia specifica), o espressione di un disturbo ossessivo-compulsivo caratterizzato dalla presenza di pensieri ricorrenti, intrusivi che inducono condotte ripetitive, o ancora come reazione psicologica a evento estremamente stressante o catastrofico (disturbo post-traumatico da stress).

L'ansia si associa spesso a sintomi somatici senza causa organica (cosiddetti sintomi funzionali), che possono rappresentare la ragione principale per la quale il paziente si rivolge al PS. In questo setting (ma non solo) il medico tende a considerare l'ansia come una condizione a bassa priorità, non minacciosa per la vita o l'incolumità, e si limita a fornire incoraggiamento e eventualmente ansiolitici. Tuttavia è molto probabile che l'ansia sufficiente a indurre il paziente a rivolgersi al PS sia estremamente stressante sul piano soggettivo. Pertanto la conoscenza dei disturbi d'ansia è cruciale per un trattamento appropriato, che prevede coerenti indicazioni di intervento extra-PS, contrasto alla cronicizzazione della condizione ansiosa e alla induzione di utilizzo inidoneo prolungato nel tempo di ansiolitici (in particolare BDZ). L'alta prevalenza dei disturbi d'ansia nella popolazione, la comorbidità significativa (con peggioramento della prognosi delle patologie concomitanti) richiedono conoscenze dei diversi quadri, degli algoritmi per la diagnosi differenziale e delle possibilità di trattamento biopsicosociale.

I pazienti che si presentano in acuto in PS con prevalenti disturbi di ansia, nervosismo, attacchi di panico possono essere affetti da un ampio ventaglio di disturbi psichiatrici e somatici, comprendenti ansia, alterazioni del tono dell'umore, condizioni correlate a abuso di alcool e sostanze in associazione alla patologia medica primaria. La possibilità che diverse patologie mediche possano sottendere le manifestazioni ansiose motiva una attenta valutazione dei soggetti che arrivano all'osservazione con elevati livelli di ansia e presentano numerose e diverse manifestazioni (somatiche, comportamentali, affettive).

Disturbo di panico

Assume rilevanza significativa per il PS il disturbo di panico, caratterizzato da attacchi di panico ricorrenti (spontanei oppure legati a uno stimolo situazionale), contrassegnati dal manifestarsi di una serie di sintomi psichici, neurovegetativi e psico-sensoriali, che raggiungono il picco di criticità nel giro di 10-15 minuti. La comparsa dei sintomi è improvvisa, a carattere parossistico, di breve durata, e può associarsi ad alterazioni cognitive e a manifestazioni comportamentali a volte clamorose. Tipicamente il paziente si rivolge (spesso in maniera ripetuta) al setting dell'emergenza lamentando svariati sintomi (dolore, intorpidimento, parestesie, dispnea, sensazione di morte imminente o di avere un attacco di cuore, tachicardia, sensazione di soffocamento, paura di "impazzire" o di perdere il controllo). Accanto alla esclusione di un'etiologia medica, il sanitario di PS deve essere in grado di accogliere e contenere i bisogni di conforto, dimostrando di conoscere e comprendere la condizione del paziente, rassicurandolo che la situazione può essere gestita e trattata. Le affermazioni (e le possibili spiegazioni) del medico in questa fase e in questo setting assumono agli occhi del paziente un valore tanto maggiore quanto più l'atteggiamento sarà vissuto come competente e di attenzione alla molteplicità delle richieste ("esserci e agire"). Il clinico di urgenza dovrebbe conoscere le risorse disponibili per dare indicazioni e favorire un invio tempestivo per trattamenti specialistici post-dimissione dal PS.

Trattamento. Tipicamente il trattamento dei disturbi d'ansia inizia con l'identificazione e il riconoscimento. L'uso di BDZ deve essere riservato a un trattamento a breve termine (2-4 settimane) per sintomi d'ansia gravi e disabilitanti e richiede dosaggi individualizzati (lorazepam 1-2 mg, ripetuti fino a 2-3 volte nella giornata; diazepam 5-10 mg, ripetuti fino a 2-3 volte nella giornata); molti antidepressivi sono efficaci nella terapia dell'ansia, inclusi gli inibitori selettivi della ricaptazione della serotonina (SSRI) e gli inibitori della ricaptazione della serotonina e della noradrenalina (SNRI), indicati per trattamenti a lungo termine in combinazione con interventi psicologici strutturati.

Disturbi comportamentali associati a un disturbo di personalità

Stati di agitazione con diversi livelli di gravità possono intervenire in pressoché tutti i disturbi di personalità, ma le situazioni critiche che più frequentemente richiedono interventi in condizioni di urgenza riguardano i disturbi di personalità del cosiddetto cluster B (disturbo borderline di personalità, disturbo narcisistico di personalità, disturbo istrionico di personalità, disturbo antisociale di personalità). Vengono definiti pazienti "difficili" (*hard-to-treat*), per richieste, modalità di presentazione, carico di frustrazione indotto nei curanti. Nel setting del PS si attivano interazioni difficoltose ad alto consumo di risorse e tempo, spesso in assenza di vissuti di soddisfazione e gratificazione per paziente, familiari e curanti. Ipersensibilità interpersonale, disregolazione affettiva, impulsività fanno dei soggetti con disturbo borderline una vera sfida trattamentale. La presenza di ideazione o atti suicidari, abuso di sostanze, episodi micropsicotici, bruciature e segni di tagli sul corpo sono spesso la ragione della richiesta di intervento in emergenza, finalizzato a rispondere nell'immediato a sintomi o complicanze della patologia psichiatrica di base.

Trattamento. Nessun farmaco possiede indicazione elettiva, pertanto la scelta del trattamento è dettata dalla presenza di specifici sintomi. L'incontro in emergenza con un soggetto affetto da disturbo grave di personalità richiede calma e risolutezza, necessari a gestire l'inevitabile "controtransfert" negativo generato nel personale medico e infermieristico. È buona prassi in queste situazioni "tenere d'occhio la meta", consistente nel portare a termine gli obiettivi della fase acuta: chiarificazione diagnostica, stabilizzazione e disposizione appropriata. La disponibilità di servizi specialistici orientati al trattamento dei disturbi di personalità gravi rappresenta una risorsa per una presa in carico nel tempo.

Psicosi e disturbi comportamentali nella demenza

Gli individui con demenza, caratterizzata da globale deterioramento delle funzioni corticali superiori, possono presentare sintomi neuropsichiatrici in misura significativa: psicosi, agitazione, disturbi dell'umore interessano a vari livelli oltre il 90% dei soggetti. Numero, tipo, severità, presenza simultanea di questi sintomi variano nei diversi individui rendendo difficile l'individuazione del target terapeutico. Possono così essere presenti disturbi del contenuto del pensiero a carattere delirante e disturbi comportamentali (con quadri di agitazione e di aggressività, disinibizione, *wandering*) dettati dalla compromissione delle capacità cognitive. Più del 25% dei pazienti anziani che afferiscono al PS presenta un certo grado di deficit cognitivo: il 10% circa ha un delirium, mentre un altro 16-22% presenta deficit cognitivo in assenza di delirium. In ogni caso, l'identificazione di tali entità cliniche è rara (16-36% dei casi di delirium e 28-38% di quelli di deficit cognitivo). Una mancata diagnosi di delirium determina il mancato riconoscimento delle patologie organiche sottostanti (potenzialmente pericolose per la vita) che ne hanno determinato l'insorgenza: questo spiega perché i pazienti con delirium misconosciuto dimessi dal PS (circa il 29%) abbiano una mortalità a 3 mesi tre volte maggiore rispetto a coloro nei quali il delirium è stato invece identificato dal medico di PS. Anche in assenza di delirium, non riconoscere la presenza di un deficit cognitivo implica difficoltà in termini di comunicazione (anamnesi meno accurata, rischio di scarsa compliance alle istruzioni fornite in dimissione), collaborazione (es. nell'esecuzione di procedure diagnostiche) o insorgenza di disturbi del comportamento (favoriti dal poco confortevole e a volte ostile ambiente del PS).

Trattamento. Non esistono farmaci che abbiano indicazione specifica per la psicosi e i disturbi comportamentali nel paziente anziano affetto da deterioramento cognitivo. I farmaci più efficaci sembrano essere gli antipsicotici il cui utilizzo è oggi controverso, a causa fondamentalmente di tre motivi: *effect size* basso, scarsa tollerabilità, associazione con un aumento di mortalità per eventi avversi cerebrovascolari (es. ictus, TIA). Una Cochrane review sull'utilizzo di antipsicotici atipici per aggressività e psicosi nella malattia di Alzheimer ha evidenziato che risperidone e olanzapina sono utili nel ridurre l'aggressività e il risperidone lo è per i sintomi psicotici. Tuttavia gli autori concludono che a causa della modesta efficacia e della collateralità significativa né risperidone né olanzapina dovrebbero essere usati routinariamente per trattare i pazienti con demenza, a meno che vi sia un grave distress o un serio rischio di pericolo fisico per coloro che sono a contatto con il paziente.

Le BDZ, ancorché ampiamente utilizzate, sono sconsigliate per il possibile peggioramento delle funzioni cognitive e l'aumentato rischio di cadute.

IL TACCUINO

Una condizione di delirium florido associato a intensa agitazione (delirium 'attivo') è facilmente diagnosticabile, ma delirium può essere anche presente in un paziente tranquillo (delirium 'ipoattivo'), essendo possibile il passaggio dall'uno all'altro dei due quadri clinici.

Delirium

Risposta neurologica stereotipata a una varietà di noxae, frequentemente osservato in pazienti ospedalizzati. Il delirium è una sindrome clinica caratterizzata da alterazione della coscienza, delle funzioni cognitive o della percezione, con insorgenza acuta e andamento fluttuante, spesso associata a disturbi comportamentali. I sintomi iniziano di solito piuttosto bruscamente (ore o giorni), il decorso è breve e fluttuante con rapido miglioramento quando il fattore etiologico è individuato e trattato; se non viene risolta la condizione sottostante al delirium i rischi di

APPROFONDIMENTO

Assessment dello stato cognitivo nel soggetto anziano

La *Geriatric Task Force della Society for Academic Emergency Medicine* ha identificato l'assessment dello stato cognitivo da parte dei medici di PS come un indicatore di qualità per la cura al soggetto anziano in emergenza-urgenza, raccomandando la valutazione sistematica delle funzioni cognitive per tutti i pazienti in età geriatrica che accedono al PS. Fra gli strumenti proposti: il *Mini Mental State Examination* (MMSE) e il *Confusion Assessment Method* (CAM) o la scala 4-AT dotati di elevata sensibilità e specificità nella rilevazione della presenza di delirium e somministrabile in 5 minuti. Esistono strumenti di ancor più rapida somministrazione (circa un minuto) quali il *Six Items Screener* ed il *Mini-Cog*, disegnati e testati specificatamente per il PS.

exitus e dell'instaurarsi graduale di una sindrome demenziale sono elevati. La presenza di delirium è un cattivo segno prognostico; il tasso di mortalità a tre mesi di pazienti che manifestano un episodio di delirium è del 23-33% e può raggiungere il 50% a dodici mesi.

Rimane un disturbo sottostimato e spesso non riconosciuto. Un passo necessario per migliorare individuazione e gestione del delirium è superare la confusione generata dall'ampia varietà di nomi utilizzati (stato confusionale acuto, sindrome cerebrale acuta, encefalopatia metabolica) pervenendo a una singola definizione diagnostica.

Per quanto riguarda il rapporto tra delirium e anziani consultare Capitolo 1.18.

Epidemiologia. Comune in pazienti chirurgici e degenti in reparti di medicina (10-20%). I soggetti più vulnerabili sono gli anziani e quelli con preesistente diagnosi di demenza, nel periodo post-operatorio (specialmente interventi cardiochirurgici), con gravi ustioni, con problemi dell'udito o della vista, con dipendenza da alcool o da BDZ, con multiple complicazioni mediche o chirurgiche. Il delirium ha un'alta mortalità intraospedaliera (dal 22 al 76%) ed è una causa comune di degenze prolungate.

Diagnosi di delirium in Pronto Soccorso. La valutazione nel *setting* per l'acuzie appare una sfida importante, se si considera che la maggior parte dei pazienti affetta da delirium non viene riconosciuta e dunque viene trattata impropriamente o dimessa al domicilio. Sono diversi i motivi del mancato riconoscimento. In età avanzata il delirium viene confuso con la depressione poiché entrambe le condizioni possono avere una presentazione ipoattiva. Se il paziente non è in grado di fornire una anamnesi valida, è necessario accogliere informazioni da chi accompagna o da soggetti e strutture invianti; la conoscenza precisa sulle modalità di esordio dei sintomi rappresenta un passaggio fondamentale per una corretta diagnosi. Esame fisico accurato e pronto inquadramento di eventuali alterazioni dei segni vitali (temperatura, saturazione, frequenza cardiaca, frequenza respiratoria) sono elementi fondamentali di orientamento per una diagnosi etiologica.

IL TACCUINO

Nel delirium non è consigliabile l'impiego di BDZ, fatta eccezione per i quadri derivati da uno stato di astinenza da alcol, dove viene consigliato l'utilizzo di BDZ a lunga emivita (diazepam 5-10 mg per os o e.v. ripetibili fino a 60-80 mg/die nelle forme più gravi) o a breve emivita che presentano un minore rischio di accumulo, ma devono essere somministrate più frequentemente (lorazepam 1-2 mg per os, i.m. o e.v. ripetibili più volte nell'arco delle 24 ore) insieme a antipsicotici (aloperidolo 2-5 mg i.m.). Per le situazioni di delirium in soggetti etilisti è indispensabile un generoso apporto di vitamina B (tiamina 100 mg i.m. e successivamente, appena possibile, sino a 300 mg/die per os).

Diagnosi differenziale. Uno dei motivi più frequenti di richiesta di consultazione da parte dello psichiatra in PS e reparti di degenza di medicina è quello di valutare la severità e le possibili cause di uno stato confusionale. Una vasta gamma di malattie possono produrre presentazioni cliniche molto comuni; dilemmi clinici sono se la "confusione" possa essere secondaria ad un deficit acuto o cronico e se la condizione sia reversibile o meno. Entrano nella diagnosi differenziale: differenti tipi di deficit cognitivi e demenze, sintomi da astinenza da alcol, intossicazione da farmaci o droghe, sindrome di Wernicke-Korsakoff, epilessia, psicosi.

Punti essenziali nella diagnosi:

- valutare il livello di coscienza del paziente usando il *Glasgow Coma Scale* e l'orientamento con il MMSE (*Mini Mental State Examination*);
- raccogliere anamnesi remota e recente in maniera dettagliata sia dal paziente (quando possibile) che da famigliari e sanitari (episodi precedenti di problemi cognitivi, storia di declino funzionale, uso anche se sporadico di alcool o droghe);
- informarsi sul precedente livello funzionale (vita quotidiana, condizioni igieni-

che, livello di istruzione, professione lavorativa svolta);
- stato di salute. Rivedere la condizione medica con attenzione a esami recenti e trattamenti farmacologici (chiedere se alcuni farmaci sono stati iniziati da poco tempo o se altri sono stati interrotti). Non vanno trascurate alcune componenti psicologiche che possono rappresentare fattori scatenanti o precipitanti il delirium: l'ospedalizzazione, la depressione, la paura, il dolore, la deprivazione sensoriale, l'interruzione e la riduzione del sonno.

Trattamento farmacologico. Il delirium è una emergenza medica e l'identificazione e il trattamento della causa sottostante la sintomatologia di presentazione è il primo obiettivo. Devono essere messe in atto appena possibile strategie di supporto non farmacologico e ambientale, volte a contrastare evoluzione negativa e complicanze (assistenza infermieristica coordinata, prevenzione della deprivazione sensoriale e del disorientamento). La gestione della condizione di inquietudine (delirium attivo) richiede un atteggiamento di prudenza; gli errori più comuni nella gestione farmacologica del delirium sono rappresentati dall'utilizzo di dosi eccessive di antipsicotici, una loro somministrazione tardiva, il sovradosaggio di BDZ. I principi generali possono essere così riassunti: mantenere l'uso di antipsicotici al minimo, usare un farmaco alla volta, individualizzare i dosaggi (età, peso, grado di agitazione), titolare le dosi secondo l'effetto, usare piccole dosi in maniera regolare (piuttosto che ampi dosaggi meno frequenti), rivedere il dosaggio almeno ogni 24 ore, mantenere una dose efficace e sospendere 7-10 giorni dopo la risoluzione sintomatologica, assicurarsi che sia documentata la diagnosi di delirium (sia in ambito ospedaliero che nella lettera di dimissione).

L'aloperidolo è il farmaco più testato e maggiormente utilizzato. Nessun trial ha dimostrato la superiorità di altri antipsicotici, tuttavia è necessario monitorare la comparsa di EPS e effetti collaterali cardiaci. È raccomandato un ECG di base per tutti i pazienti, con particolare attenzione ai soggetti anziani o con storia familiare o personale di patologia cardiaca; se sono presenti altre condizioni che possono causare prolungamento dell'intervallo QT va eseguito monitoraggio elettrocardiografico e dei livelli di potassio. È possibile la somministrazione per via orale e intramuscolare: in base al grado di agitazione da 1-2 mg per os a 5 mg i.m. ripetibili dopo 30 minuti/4 ore.

Problematiche etiche e medico-legali

Contenzione fisica

La contenzione fisica, spesso associata alla tranquillizzazione rapida ottenuta farmacologicamente, deve considerarsi evento eccezionale da attuare quando altri mezzi meno invasivi e restrittivi abbiano fallito. Essa ha lo scopo di proteggere *in primis* il paziente, gli astanti, gli altri operatori e l'ambiente da un pericolo imminente, nonché di consentire di valutare le condizioni mediche e/o psichiatriche alla base dello stato di agitazione e iniziare il trattamento adeguato. La pratica della contenzione deve sempre basarsi su specifici protocolli di appropriatezza e di qualità, volti a evitare complicanze, a garantire il rispetto della sicurezza del paziente e del personale, a prevenire gli abusi e a evitare usi impropri; ciò richiede che gli operatori siano adeguatamente formati. È doveroso documentare in maniera scrupolosa la situazione clinica e gli sforzi attuati prima di ricorrere alla contenzione fisica. Deve essere considerata un provvedimento finalizzato esclusivamente al recupero delle condizioni psichiche che permettano al paziente di collaborare alle cure e come tale va revocata appena sono superate le condizioni che l'hanno determinata. La sua rimozione va attuata gradualmente e monitorata con attenzione, controllando condizioni e stabilità del paziente.

Trattamento Sanitario Obbligatorio (TSO)

L'incapacità a esprimere un valido consenso o dissenso in situazioni cliniche critiche caratterizzate da compromissione dello stato di coscienza e deficit cognitivi (es. condizioni di delirium, intossicazione da sostanze, quadri astinenziali, ecc.) richiede che il medico agisca anche in assenza di un esplicito consenso (*stato di necessità*, disciplinato dall'art. 54 del Codice Penale) con mezzi idonei e proporzionati, evitando così di incorrere nel reato di abbandono di incapace (art. 51 del Codice Penale) e in violazioni del codice deontologico. Alcune situazioni di urgenza psichiatrica possono richiedere un Trattamento Sanitario Obbligatorio (TSO) in condizioni di ricovero, regolato dagli art. 33-34-35 della Legge 833/78, in presenza di una mancata accettazione degli interventi terapeutici necessari, una volta che siano state poste in essere tutte le iniziative tese a recuperare il consenso. L'iter per l'attivazione del TSO in condizione di degenza ospedaliera prevede un primo certificato di proposta redatta da un medico e una certificazione di convalida redatta da un medico di struttura pubblica (non necessariamente uno psichiatra), attestanti la presenza di "alterazioni psichiche tali da richiedere urgenti interventi terapeutici". Sulla base delle certificazioni mediche è emesso il provvedimento del Sindaco, in qualità di autorità sanitaria.

Accertamento Sanitario Obbligatorio (ASO)

Nella realtà italiana è possibile che il PS venga indicato come luogo dove effettuare una valutazione specialistica psichiatrica da un provvedimento di Accertamento Sanitario Obbligatorio (ASO) emesso dal Sindaco. Si tratta di una procedura attivabile solo allo scopo di poter garantire la migliore decisione in merito alla necessità di un trattamento; tale provvedimento è finalizzato a permettere la valutazione da parte di uno specialista della presenza di alterazioni psichiche in soggetti altrimenti non avvicinabili. Il medico non psichiatra (medico della Medicina Generale, della Continuità Terapeutica, del 118) potrà proporre l'ASO anche quando, nutrendo un dubbio sulla attualità di tutti gli elementi richiesti dalla legge per l'attivazione di una proposta di TSO, ritenga necessaria una valutazione specialistica psichiatrica, che viene rifiutata dal paziente. La proposta motivata deve essere inoltrata al Sindaco del comune dove si trova la persona oggetto della stessa. Non è necessaria convalida da parte di un secondo medico. A seguito della valutazione specialistica il paziente potrà essere ospedalizzato (in regime di volontarietà o di TSO, quando necessario) o rimandato al domicilio con eventuale indicazione a trattamento extra-ospedaliero.

Bibliografia di riferimento

LA LAVAGNA

- *Di fronte ad un paziente con disturbi del comportamento bisogna sempre domandarsi se la causa non possa essere una patologia medica o una intossicazione.*
- *Una anamnesi patologica e farmacologica e la identificazione di un eventuale evento scatenante sono momenti essenziali della visita.*
- *La valutazione del paziente non può prescindere dalla considerazione delle situazioni familiari e più in generale del suo contesto di vita.*
- *Il medico d'urgenza deve cercare di stabilire una alleanza terapeutica con il paziente, ricercando il consenso agli interventi sanitari che devono essere il meno restrittivi possibili.*
- *I farmaci devono essere somministrati per via orale ogni volta che la situazione lo consenta.*
- *La contenzione fisica deve essere limitata a situazioni non altrimenti controllabili di rischio immediato per il paziente o per chi lo assiste e deve durare il tempo più breve possibile; il paziente contenuto deve essere tenuto in osservazione continua.*
- *La decisione di ricoverare o rinviare un paziente deve essere presa dopo aver valutato con attenzione le condizioni cliniche, il rischio di agiti auto o eterolesivi e la situazione di contesto.*
- *È importante non limitare l'intervento al superamento della situazione critica, ma definire sempre un programma di rivalutazione e di cure a seguire.*

URGENZE GERIATRICHE

l'occhio di riguardo

EPIDEMIOLOGIA

Gli anziani sono i principali utenti del PS dove permangono per un tempo superiore alla media anche in relazione alla difficoltà nel porre una corretta diagnosi differenziale. La prevalenza di pazienti anziani in PS si attesta tra il 12 e il 21% dei casi, indipendentemente dai paesi, dai sistemi sanitari e dalla distribuzione della popolazione.

CLINICA

Un problema complesso è la compromissione nell'abilità a riferire sintomi che possono manifestarsi in modo atipico, a volte come stato confusionale (delirium ipercinetico/ipocinetico) oppure come improvvisa comparsa di disturbi comportamentali, o di una loro modificazione se preesistenti (incremento di frequenza e gravità di agitazione, insonnia, affaccendamento, deliri o allucinazioni).
Lo schema di esame con il paziente anziano enfatizza l'attenzione alle funzioni cognitive ed è teso a individuare/escludere in particolare la presenza di sindromi organiche, in particolare delirium e quadri di demenza complicati. Una mancata diagnosi di delirium determina il mancato riconoscimento delle patologie organiche sottostanti che ne hanno determinato l'insorgenza: questo spiega perché i pazienti con delirium misconosciuto dimessi dal PS (circa il 29%) abbiano una mortalità a 3 mesi tre volte maggiore rispetto a coloro nei quali il delirium è stato invece identificato.

DIAGNOSI

L'assessment dello stato cognitivo da parte dei medici di PS propone l'utilizzo del *Mini Mental State Examination* (MMSE) e del *Confusion Assessment Method* (CAM). Esistono strumenti di ancor più rapida somministrazione quali il *Six Items Screener* ed il *Mini-Cog*, disegnati e testati specificatamente per il PS.

TERAPIA

Non esistono farmaci che abbiano indicazione specifica per la psicosi e i disturbi comportamentali in età geriatrica. I farmaci più efficaci sembrano essere gli antipsicotici. Le BDZ, ancorché ampiamente utilizzate, sono sconsigliate per il possibile peggioramento delle funzioni cognitive e l'aumentato rischio di cadute.
Il delirium è una emergenza medica e l'identificazione e il trattamento della causa sottostante la sintomatologia di presentazione è il primo obiettivo.

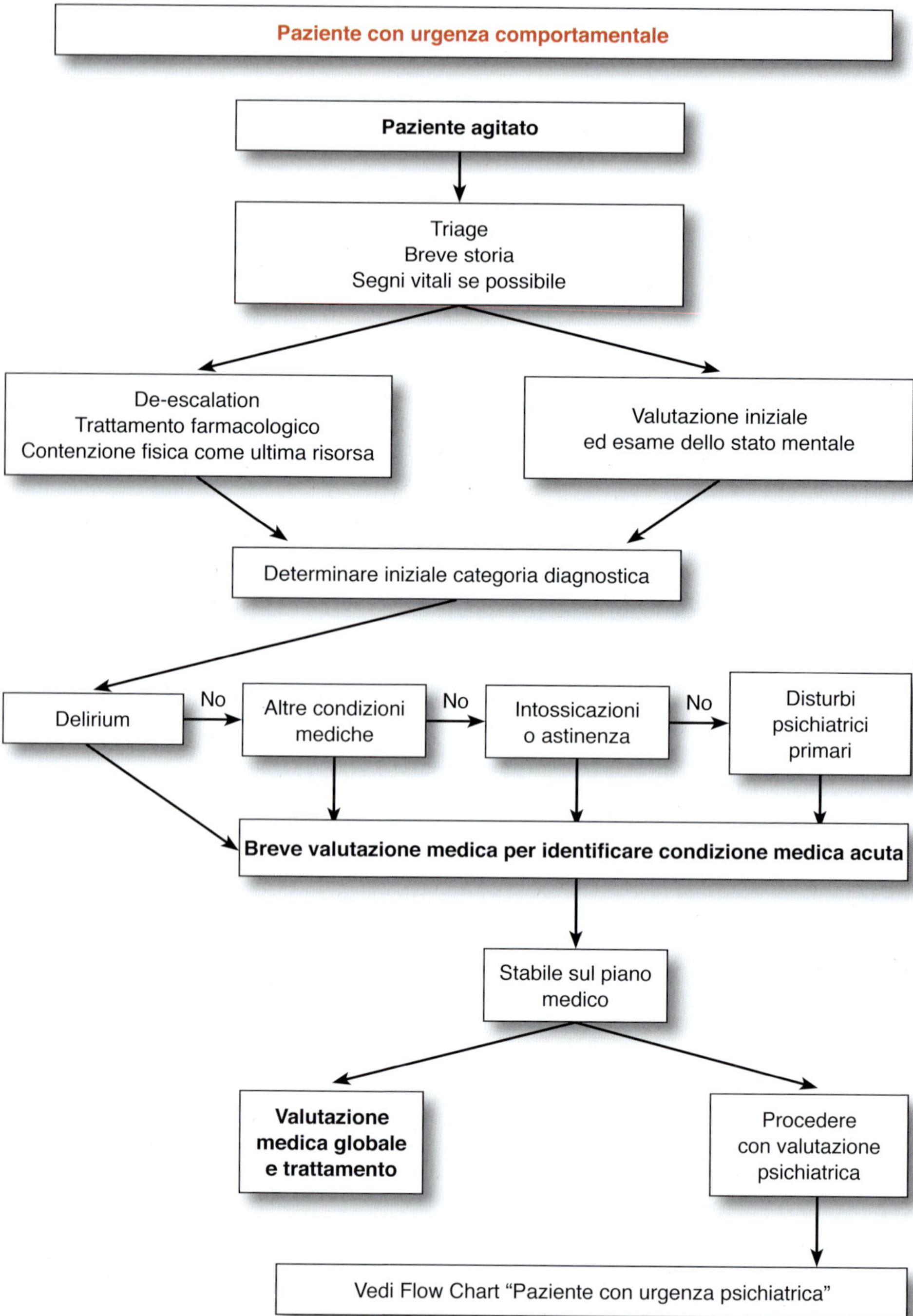
Paziente con urgenza comportamentale
Paziente agitato
Triage
Breve storia
Segni vitali se possibile
De-escalation
Trattamento farmacologico
Contenzione fisica come ultima risorsa
Valutazione iniziale
ed esame dello stato mentale
Determinare iniziale categoria diagnostica
Delirium
No
Altre condizioni
mediche
No
Intossicazioni
o astinenza
No
Disturbi
psichiatrici
primari
Breve valutazione medica per identificare condizione medica acuta
Stabile sul piano
medico
Valutazione
medica globale
e trattamento
Procedere
con valutazione
psichiatrica
Vedi Flow Chart "Paziente con urgenza psichiatrica"

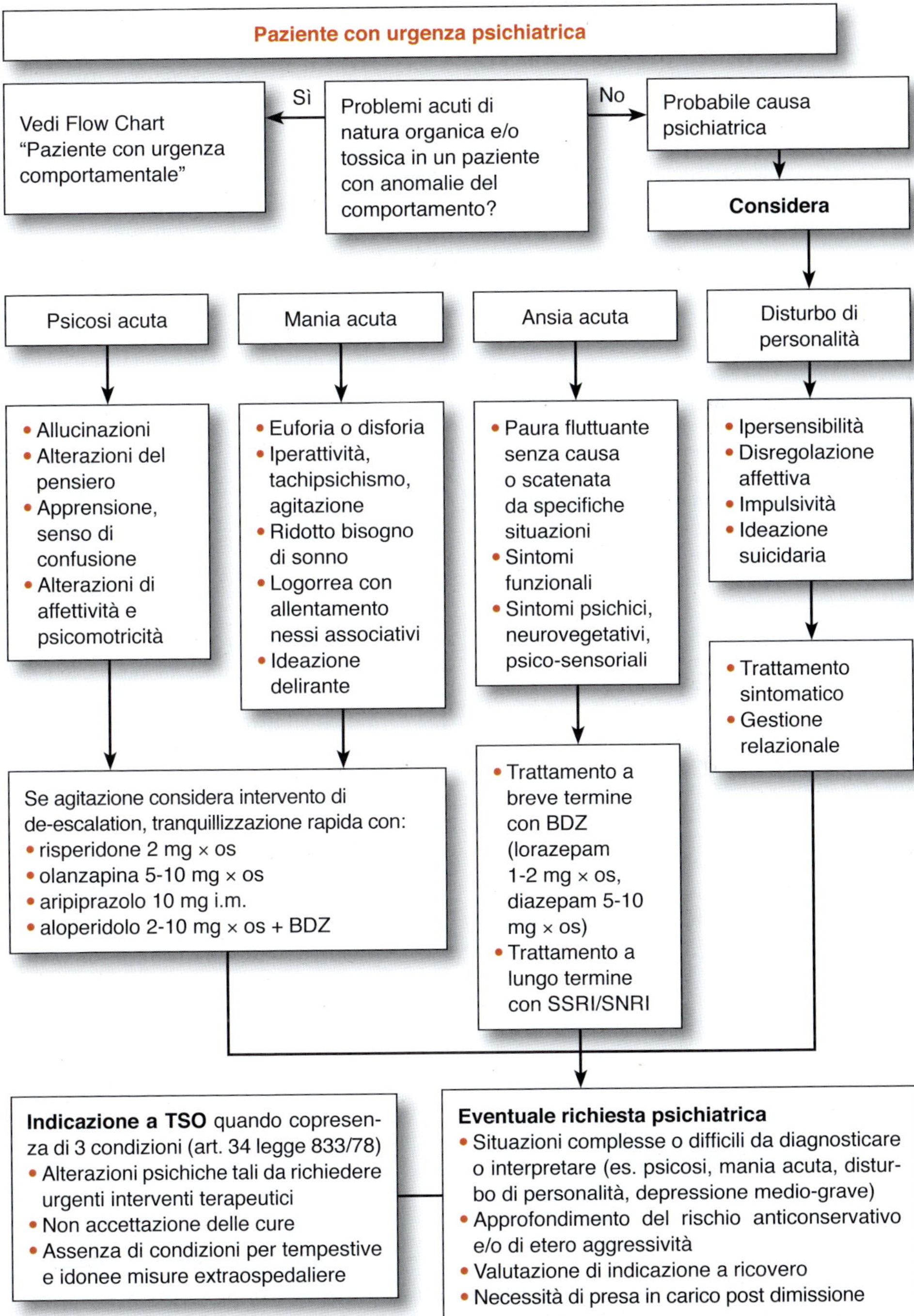
Paziente con urgenza psichiatrica
Vedi Flow Chart "Paziente con urgenza comportamentale"
Sì
Problemi acuti di natura organica e/o tossica in un paziente con anomalie del comportamento?
No
Probabile causa psichiatrica
Considera
Psicosi acuta
Mania acuta
Ansia acuta
Disturbo di personalità
• Allucinazioni
• Alterazioni del pensiero
• Apprensione, senso di confusione
• Alterazioni di affettività e psicomotricità
• Euforia o disforia
• Iperattività, tachipsichismo, agitazione
• Ridotto bisogno di sonno
• Logorrea con allentamento nessi associativi
• Ideazione delirante
• Paura fluttuante senza causa o scatenata da specifiche situazioni
• Sintomi funzionali
• Sintomi psichici, neurovegetativi, psico-sensoriali
• Ipersensibilità
• Disregolazione affettiva
• Impulsività
• Ideazione suicidaria
• Trattamento sintomatico
• Gestione relazionale
Se agitazione considera intervento di de-escalation, tranquillizzazione rapida con:
• risperidone 2 mg × os
• olanzapina 5-10 mg × os
• aripiprazolo 10 mg i.m.
• aloperidolo 2-10 mg × os + BDZ
• Trattamento a breve termine con BDZ (lorazepam 1-2 mg × os, diazepam 5-10 mg × os)
• Trattamento a lungo termine con SSRI/SNRI
Indicazione a TSO quando copresenza di 3 condizioni (art. 34 legge 833/78)
• Alterazioni psichiche tali da richiedere urgenti interventi terapeutici
• Non accettazione delle cure
• Assenza di condizioni per tempestive e idonee misure extraospedaliere
Eventuale richiesta psichiatrica
• Situazioni complesse o difficili da diagnosticare o interpretare (es. psicosi, mania acuta, disturbo di personalità, depressione medio-grave)
• Approfondimento del rischio anticonservativo e/o di etero aggressività
• Valutazione di indicazione a ricovero
• Necessità di presa in carico post dimissione

PAZIENTE DEPRESSO E A RISCHIO SUICIDARIO

Definizione di depressione

Una forma di sofferenza psichica in cui il tono dell'umore di base è costituito da sentimenti di tristezza, infelicità, dolore, colpa, pessimismo, accompagnati spesso da modificazioni comportamentali, mimiche, neurovegetative.

Epidemiologia

I disturbi depressivi sono tra le patologie psichiatriche con maggiore prevalenza nella popolazione generale, presentano una comorbidità (medica e psichiatrica) significativa e aumentano il rischio di morte prematura. In assenza di trattamento l'esito suicidario è elevato, sino al 15% dei soggetti con disturbo depressivo maggiore (DDM) grave. Nel 2017 secondo stime dell'Organizzazione Mondiale della Sanita (OMS) più di 300 milioni di persone in tutto il mondo erano afflitte da depressione (4,4%); tale patologia, assieme agli altri disturbi mentali, è in continuo aumento. Sempre secondo l'OMS i disturbi depressivi sono complessivamente classificati come il singolo più grande contributore alla perdita di salute non fatale: pari al 7,5% di tutti gli anni vissuti con disabilità. Secondo lo studio ESEMeD (European Study of the Epidemiology of Mental Disorder), la prevalenza del DDM in Italia, nell'arco della vita è dell'11,4%, con una prevalenza nel genere femminile (14,9%) vs genere maschile (7,2%).

Sintomi di presentazione

Le diverse forme di depressione si manifestano con una serie di segni e sintomi psichici e somatici, con un livello di gravità variabile da lieve a moderato, con o senza sintomi psicotici. Una individuazione precoce della condizione di sofferenza con sottotipizzazione orienta il clinico all'intervento terapeutico più adeguato. La presentazione clinica appare differente nelle diverse fasce di età e tra i sessi.

Adolescenti di sesso maschile con problemi di condotta, irritabilità e aggressività possono essere affetti da disturbo dell'umore.

Negli anziani la depressione può manifestarsi con astenia, inappetenza, sintomi somatici senza spiegazione medica, amnesia e necessità di una diagnosi differenziale tra depressione, demenza e patologie mediche; sono proprio le modalità di presentazione in età avanzata a motivare sottostima e misconoscimento.

La depressione nelle donne è più diagnosticata rispetto agli uomini, in parte per una reale maggiore prevalenza in parte per motivi di ordine culturale. Nelle depressioni postpartum (comuni) è fondamentale escludere la presenza di una psicosi postpartum (rara) e prevenirne lo sviluppo; episodi di alterazione dell'umore con sintomi psicotici nel postpartum si presentano in 1 su 500-1000 parti. Il medico d'urgenza per ruolo e setting di lavoro dovrebbe conoscere clinica, decorso e indicazioni di trattamento dei disturbi depressivi; poiché le donne presentano un rischio doppio di depressione rispetto agli uomini e sono a maggior rischio nel periodo fertile (picco tra 25 e 44 anni di età) è facile che nei PS vengano visitate donne depresse che progettano una gravidanza, che sono gravide o nel periodo del postpartum.

Le manifestazioni cliniche della depressione sono caratterizzate da una serie di sintomi a carico dell'umore, della motricità, della sfera cognitiva e somatica. L'umore è abitualmente depresso; sentimenti di impotenza e disperazione rappresentano l'essenza del vissuto depressivo, accompagnati spesso da un senso di profonda angoscia. Un elemento pressoché costante è il rallentamento psico-motorio, che nel suo grado più estremo configura il quadro di blocco (stupor). Il rallentamento è osservabile anche nella sfera cognitiva, con deficit di attenzione, concentrazione, memoria sia a breve che a lungo termine, in alcuni casi di gravità tale da entrare in diagnosi differenziale con quadri degenerativi cerebrali. Il contenuto del pensiero è pervaso da ideazione pessimistica a polarità negativa, che nelle forme più severe può raggiungere un'intensità delirante di tipo nichilistico. L'ideazione suicidaria, centrale nel disturbo depressivo, può manifestarsi come un'idea stabilmente presente o come impul-

IL TACCUINO

La presentazione clinica della depressione appare differente nelle diverse fasce di età e tra i sessi. Adolescenti di sesso maschile con problemi di condotta, irritabilità e aggressività possono soffrire di disturbo dell'umore. Negli anziani la depressione può manifestarsi con astenia, inappetenza, sintomi somatici senza spiegazione medica, amnesia e richiedere una diagnosi differenziale tra depressione, demenza e patologie mediche; sono spesso le modalità di presentazione in età avanzata. a motivare non riconoscimento e sottostima.

so improvviso. I sintomi somatici a volte possono essere gli unici sintomi lamentati dal paziente, difficili da diagnosticare come di origine depressiva. Spesso sono presenti astenia, riduzione della libido, inappetenza con calo ponderale, alterazione del ritmo sonno-veglia sotto forma di risvegli notturni multipli (insonnia intermedia) o risveglio mattutino precoce (insonnia tardiva). Nella Tabella 17.5.4 sono riportati i criteri diagnostici per l'episodio depressivo maggiore secondo il DSM-5.

Anamnesi e inquadramento diagnostico

Nella depressione grave la raccolta anamnestica è fondamentale per fare diagnosi differenziale, stratificare il rischio e impostare un idoneo percorso diagnostico-terapeutico. Passi successivi alla raccolta dei sintomi (dalla comparsa al momento dell'osservazione) sono: verifica dell'eventuale uso di sostanze, indagine sulla presenza di situazioni mediche e farmacologiche precedenti l'instaurarsi del disturbo attuale, analisi di eventi psicosociali stressanti e del funzionamento globale.

È importante soffermarsi su eventuali pregressi psicopatologici (depressivi o di altra natura), sulle terapie psicofarmacologiche già assunte o in atto, sulla familiarità per disturbi psichiatrici. Se si sospetta un

Tabella 17.5.4. Criteri diagnostici per l'episodio depressivo maggiore secondo il DSM-5 (APA, 2013)

A.	Cinque (o più) dei seguenti sintomi sono stati contemporaneamente presenti durante un periodo di settimane e rappresentano un cambiamento rispetto al funzionamento precedente; almeno uno dei sintomi è (1) umore depresso o (2) perdita d'interesse o piacere. Nota. Non comprendere sintomi chiaramente attribuibili a un'altra condizione medica.	**1)** Umore depresso per la maggior parte del giorno, quasi tutti i giorni, come riferito dall'individuo o osservato da altri (Nota: Nei bambini e negli adolescenti, l'umore può essere irritabile).
		2) Marcata diminuzione di interesse o piacere per tutte, o quasi tutte, le attività per la maggior parte del giorno, quasi tutti i giorni.
		3) Significativa perdita di peso, non dovuta a diete, o aumento di peso (per es. una variazione superiore al 5% del peso corporeo in un mese), oppure diminuzione o aumento dell'appetito quasi tutti i giorni.
		4) Insonnia o ipersonnia quasi tutti i giorni.
		5) Agitazione o rallentamento psicomotorio quasi tutti i giorni (osservato dagli altri e non semplicemente sentimenti soggettivi).
		6) Faticabilità o mancanza di energia quasi tutti i giorni.
		7) Sentimenti di autosvalutazione o di colpa eccessivi o inappropriati quasi tutti i giorni.
		8) Ridotta capacità di pensare o di concentrarsi, o indecisione, quasi tutti i giorni.
		9) Pensieri ricorrenti di morte, ricorrente ideazione suicidaria senza un piano specifico o un tentativo di suicidio o un piano specifico per commettere suicidio.
B.	I sintomi causano disagio clinicamente significativo o compromissione del funzionamento in ambito sociale, lavorativo o in altre aree importanti.	
C.	L'episodio non è attribuibile agli effetti fisiologici di una sostanza o un'altra condizione medica.	
D.	Il verificarsi dell'episodio depressivo maggiore non è meglio spiegato dal disturbo schizoaffettivo, dalla schizofrenia, dal disturbo schizofreniforme, dal disturbo delirante o da altri disturbi appartenenti allo spettro psicotico.	
E.	In anamnesi non vi è un pregresso episodio maniacale o ipomaniacale.	

quadro depressivo (in particolare in soggetti con anamnesi positiva per disturbi dell'umore o gravi e croniche patologie mediche con concomitante perdita di funzionamento) potrebbero essere poste due specifiche domande: 1) Nel corso dell'ultimo mese si è sentito giù di morale, depresso o senza speranza? 2) Nel corso dell'ultimo mese ha perso interesse o piacere nelle abituali attività di vita quotidiana? Nel caso in cui il soggetto abbia risposto in maniera affermativa ad entrambe le domande, è necessario un approfondimento dello stato mentale e delle eventuali difficoltà di funzionamento, relazionali e sociali.

Diagnosi differenziale

Nel paziente con sintomi depressivi di significativa gravità, la diagnosi differenziale rappresenta un processo complesso ma fondamentale per un buon percorso di cura. La depressione secondaria, intesa come quadro depressivo provocato o mantenuto da sottostanti cause organiche o dagli effetti dei trattamenti, dovrebbe essere adeguatamente valutata per evitare errori clinici potenzialmente fatali (Tabella 17.5.5). La possibile sospensione di trattamenti direttamente correlati al manifestarsi di sintomi depressivi, dopo un'accurata valutazione rischi/benefici, è spesso dirimente per un recupero delle condizioni iniziali (Tabella 17.5.6). La diagnosi differenziale verso le conseguenze di un abuso di sostanze (es. *down* da cocaina) dovrebbe essere posta rapidamente, con raccolta anamnestica e indagini tossicologiche, visti i potenziali correlati clinici associati a condotte tossicofiliche. Nel paziente anziano sarà necessario escludere la presenza di un quadro degenerativo attraverso approfondimenti diagnostici strumentali e la valutazione di dati suggestivi per una diagnosi di depressione rispetto ad una di demenza quali un esordio rapido, un miglioramento nelle ore serali dei sintomi, una risposta a eventuali trattamenti antidepressivi.

Valutazione del rischio suicidario in Pronto Soccorso

I disturbi mentali severi si associano a un aumento del rischio suicidario. Idee anticonservative sono presenti nella maggioranza dei soggetti depressi; si va da pensieri fugaci (es. che la vita non meriti di essere vissuta) sino a progetti concreti e meditati. In particolare il 15% dei pazienti affetti da depressione maggiore conclude la propria esistenza con un suicidio. Il rischio aumenta qualora il soggetto depresso non aderisca al trattamento o sia resistente, presenti sintomi psicotici, faccia uso di sostanze. Il PS rappresenta il luogo in cui afferisce l'80% dei casi di tentato suicidio, ed è quindi il luogo privilegiato per la loro intercettazione.

Coloro che giungono all'attenzione clinica per tentativo di suicidio o che manifestano ideazioni autolesive, rappresentano una delle

Tabella 17.5.5. Cause mediche di depressione secondaria

Patologie neurologiche	Malattia di Hungtinton, morbo di Parkinson, paralisi progressiva, apnee del sonno, demenza, emicrania, epilessia, idrocefalo, infezioni (encefalite, meningite, encefalopatia HIV correlata, neuro sifilide, infezione da virus lenti), malattia di Alzheimer, malattia di Wilson, miastenia, narcolessia, neoplasie, sclerosi multipla, trauma cerebrale, vasculopatie (in particolare lesioni emisferiche anteriori)
Patologie cardiovascolari	
Malattie infettive	HIV, HCV, COVID-19
Patologie endocrine	Disturbi paratiroidei, disturbi tiroidei (ipotiroidismo), iperaldosteronismo, malattie surrenaliche (Addison e Cushing), diabete mellito
Patologie autoimmuni	Artrite reumatoide, arterite temporale, LES, sindrome di Sjögren
Deficit vitaminici	Folati, niacina, tiamina, vitamina B12, vitamina C
Neoplasie	
Patologie d'organo croniche	
Malformazioni congenite	
Malattie cromosomiche	Sindrome di Klinefelter

Tabella 17.5.6. Cause farmacologiche di depressione

Categoria farmacologica	Principio attivo
Farmaci cardiaci ed antipertensivi	Betanidina, clonidina, guanetidina, idralazina, alfa-metildopa, propanololo, reserpina, digitale, prazosin, procainamide, lidocaina, oxprenololo, metoserpidina
Sedativi ed ipnotici	Barbiturici, cloralio idrato, etanolo, benzodiazepine, clorazepato
Steroidi e ormoni	Corticosteroidi, contraccettivi orali, noretisterone, danazolo
Stimolanti o soppressori dell'appetito	Amfetamina, fenfluramina, dietilpropione, fenmetrazina
Farmaci psicotropi	Antipsicotici di prima generazione
Agenti neurologici	Amantadina, bromocriptina, levodopa, tetrabenzaina, baclofen, carbamazepina, etosucimide, fenitoina
Analgesici e antiinfammatori	Fenoprofene, ibuprofene, indometacina, oppiacei, fenacetina, fenilbutazone, pentazocina, benzidamina
Farmaci antibatterici e antifungini	Ampicillina, cicloserina, cotrimossazolo, dapsone, etinamide, sulfometossazolo, tetraciclina, acidonalidissico, griseofulvina, metronidazolo, nitrofurantoina, streptomicina, sulfonamidi, tiocarbanilide
Farmaci antineoplastici	Azatioprina, C-asparaginasi, mitramicina, vincristina, 6-azauridina, bleomicina
Altri	Acetazolamide, colina, ciproeptadina, disulfiram, metisergide, meclizina, pizotifene, acetilcolinesterasi, ranitidina, cimetidina, difenossilato, metoclopramide, salbutamolo

IL TACCUINO

Due domande di screening per la depressione

Quando il medico sospetta uno stato depressivo si possono porre due semplici domande: 1) Nel corso dell'ultimo mese si è sentito giù di morale, depresso o senza speranza?, 2) Nel corso dell'ultimo mese ha perso interesse o piacere nelle abituali attività di vita quotidiana?. Nel caso in cui la risposta sia affermativa per entrambe le domande, si procederà ad un approfondimento per meglio definire e precisare il quadro clinico.

emergenze più complesse in ambito medico-psichiatrico. I tentativi di suicidio rappresentano il 2-3% di tutte le visite psichiatriche in PS con tassi sino al 5,4%. Tuttavia i pensieri suicidari sono presenti in una quota significativa di pazienti che si rivolgono al PS per ragioni non psichiatriche. Strategie di assessment e brevi interventi rivolti ai setting dei PS sono particolarmente importanti quando non sono disponibili servizi psichiatrici, così come l'attenzione alla catena delle cure post-dimissione. Tutti i pazienti, compresi quelli che apparentemente necessitano solo di una valutazione per condotta suicidaria (ideazione suicidaria o tentativo), richiedono una valutazione medica. L'esistenza di un sottogruppo che accede al PS in maniera reiterata con ideazione e tentativi suicidari riflette la necessità per i sanitari di individuare interventi più strutturati di presa in carico; i tassi di suicidio tra i soggetti precedentemente visti in un PS per tentativo o ideazione suicidari, autolesionismo o overdose sono sei volte più alti che tra i soggetti senza anamnesi di visite in PS suicidio-correlate.

Il primo passo per una corretta gestione che si integri col momento terapeutico, è rappresentato quindi da un'attenta valutazione clinica del rischio suicidario per identificare i soggetti che richiedono valutazione e se indicato un trattamento.

Una credenza diffusa vuole che il medico non debba indagare direttamente e apertamente la possibile ideazione o progettualità anticonservativa di un soggetto, nell'ipotesi che ciò possa promuovere l'agito. In realtà questa relazione non è stata mai messa in evidenza; al contrario il sanitario che omette di indagare aspetti così cruciali rischia di ingenerare un pericoloso senso di mancato contatto che grava sul vissuto di frustrazione già presente nel paziente. Spesso il soggetto a rischio di suicidio presenta vari segni e/o sintomi, frequentemente lamenta umore depresso e disturbi somatici; in questi casi meritano particolare attenzione le improvvise modificazioni del comportamento, un repentino miglioramento del tono dell'umore o viceversa un riferito improvviso ritiro sociale, condotte impulsive che comportano rischi elevati (es. incidenti stradali), esperienze di vita umilianti, vissuti di colpa, autocommiserazione e mancanza di speranza, perdita di interesse nei confronti delle abituali attività (lavoro, scuola, attività sociali e sportive), difficoltà di concentrazione, donazione o testamenti improvvisi. La triade sintomatologica costituita da aggressività, impulsività e sintomatologia depressiva espone il paziente ad alto rischio suicidario in ogni età della vita. La valutazione del rischio va condotta per passi successivi, chiedendo inizialmente che cosa la persona pensa della vita in quel momento, se ne è soddisfatta o se ha l'idea che non valga la pena di vivere. Se sono presenti idee di morte, si chiede alla persona se vede la morte come un fatto positivo, se pensa di togliersi la vita, se ha fatto piani in questo senso. Il parlare apertamente, riguardo l'ideazione suicidaria può, spesso, migliorare il rapporto col paziente che potrà sentirsi compreso e accettato e divenire più collaborativo nel processo di cura. In caso di depressione possono evidenziarsi anche manifestazioni di violenza e di comportamenti etero-aggressivi. La manifestazione più drammatica è quella del cosiddetto suicidio allargato, nel quale in maniera impulsiva, e spesso sulla base di un'ideazione di rovina, il paziente può agire comportamenti violenti nei confronti di familiari e congiunti.

Stratificazione del rischio

La classificazione della gravità dell'episodio depressivo tiene conto di un giudizio clinico complessivo relativo al quadro sintomatologico manifesto, alla temporalità, alla compromissione funzionale nelle attività di vita quotidiana. Sulla base della stratificazione del rischio raggiunta al completamento dell'iter diagnostico sarà possibile individuare il percorso di cura indicato per ciascun paziente. Secondo le linee guida del National Institute for Health and Care Excellence (NICE) l'attivazione specialistica psichiatrica sarà particolarmente indicata per i casi di depressione grave con evidenza di elevato rischio suicidario, sintomi psicotici, necessità di un approccio multidisciplinare. In linea col protocollo per la valutazione del rischio suicidario proposto da Jacobs, particolare attenzione andrà posta a: ricerca ed identificazione dei fattori predisponenti, valutazione dei fattori precipitanti (famiglia e ambiente sociale con bassi livelli di comunicazione, vulnerabilità biologica, dinamiche relazionali problematiche, disturbi e tratti di personalità patologica, precedenti tentativi di suicidio e episodi di automutilazioni, malattia organica, eventi di vita stressanti, presenza di metodi ad alta letalità), indagine specifica sull'intento di suicidio, analisi dei fattori di rischio socio-demografici, determinazione del livello di intervento in base alla suicidalità (acuta o cronica), al livello di impulsività e di consapevolezza, all'alleanza terapeutica stabilita con l'operatore e alla possibilità di pianificare valutazioni successive.

Sulla base del suddetto protocollo, nel 2009, il ministero della salute statunitense, ha redatto la *Suicide Assessment Five-step Evaluation and Triage* (SAFE-T), breve scheda che guida i clinici attraverso cinque fasi di valutazione del livello di rischio suicidario del paziente, suggerendo interventi appropriati (**Tabella 17.5.7a** e **Tabella 17.5.7b**).

A partire da dati relativi a soggetti giunti in PS un team inglese ha creato un algorit-

IL TACCUINO

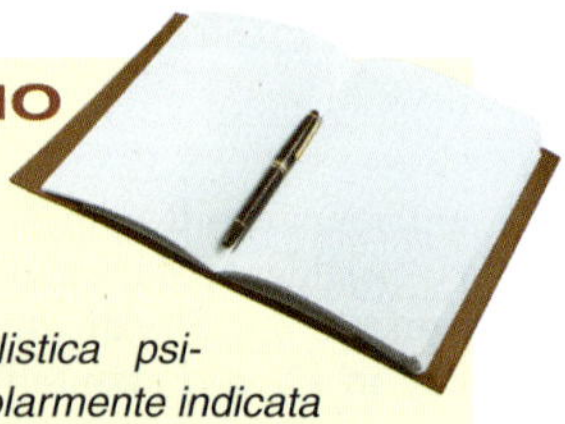

L'intervento dello psichiatra

L'attivazione specialistica psichiatrica sarà particolarmente indicata per i casi di approfondimento diagnostico, depressione grave con evidenza di elevato rischio suicidario, sintomi psicotici, necessità di ospedalizzazione, presa in carico post-dimissione dal Pronto Soccorso.

mo denominato *Manchester Self-Harm Rule* (MSHR). Rappresenta un agile strumento di screening, costruito secondo un modello stratificato di rischio, che consente di identificare correttamente il 94% dei pazienti che ripetono gesti autolesivi nei sei mesi successivi attraverso l'uso di quattro domande: storia di autolesionismo, precedente trattamento psichiatrico, qualsiasi trattamento psichiatrico attuale, uso di benzodiazepine in overdose nel tentativo indice. Una risposta affermativa a uno qualunque dei quattro item colloca il paziente nella categoria a alto rischio e richiede l'attivazione della valutazione psichiatrica con appropriata tempestività. La appartenenza alla categoria basso rischio consente una dimissione con invio per valutazione presso i servizi specialistici territoriali. Lo strumento sacrifica la specificità a favore della sensibilità e identifica la ripetizione per un periodo relativamente breve di tempo (sei mesi); ciò è adatto al setting del PS, laddove lo scopo è l'invio allo psichiatra dei soggetti a alto rischio e la identificazione ragionevolmente sicura di quelli a basso rischio per *follow-up* specialistico extra-ospedaliero.

Tabella 17.5.7a. Scheda SAFE-T per la valutazione del rischio suicidario

1. Identificare i fattori di rischio
2. Identificare i fattori protettivi
3. Indagare la suicidalità
4. Determinare il livello di rischio/intervento
5. Documentare

Di facile utilizzo in PS è anche la scala autosomministrata SBQ-R che può rappresentare un valido strumento per attivare prontamente interventi di gestione multidisciplinare (**Tabella 17.5.8**).

Criteri per l'ospedalizzazione

La più importante decisione da prendere è se ospedalizzare o meno il paziente.

La mancanza di un forte sistema di supporto sociale, una storia di comportamento impulsivo e la presenza di un piano di azione per il suicidio sono elementi che orientano al ricovero.

In qualche caso, quando il paziente rifiuta l'ospedalizzazione, il rischio di suicidio è alto e non è possibile un trattamento efficace nel reparto non psichiatrico, potrà essere necessario ricorrere ad un'ospedalizzazione in ambiente specialistico con modalità coattiva.

Nel caso in cui il quadro psicopatologico non renda necessario un trasferimento in ambiente psichiatrico o le condizioni cliniche necessitino di un trattamento prioritario in ambiente internistico, nel referto verranno segnalate indicazioni specifiche e precise sul tipo di assistenza richiesto, relativamente alla gravità del rischio valutato.

Terapia farmacologica

Il trattamento del disturbo depressivo si pone come principali obiettivi la riduzione, sino a completa remissione, dei sintomi invalidanti, la ripresa di un adeguato funzio-

Tabella 17.5.7b. Livello di rischio/Intervento scheda SAFE-T

Livello di rischio	Fattori di rischio/Fattori protettivi	Suicidalità	Possibili interventi
Alto rischio	Diagnosi psichiatrica con sintomi gravi, evento precipitante acuto. Fattori di protezione non rilevanti.	Tentativo di suicidio potenzialmente letale o ideazione persistente con forte intenzionalità o gesto auto lesivo.	Ricovero generalmente indicato a meno che un cambiamento significativo riduca il rischio. Precauzioni.
Medio rischio	Fattori di rischio multipli. Alcuni fattori protettivi.	Ideazione suicidaria pianificata ma senza alcuna intenzionalità o agito.	Il ricovero può essere necessario a seconda della preponderanza dei fattori di rischio. Sviluppare un piano di crisi. Dare informazioni in caso di urgenze.
Basso rischio	Fattori di rischio modificabili. Fattori protettivi forti.	Pensieri di morte, nessun progetto, intenzione o agito.	Rinvio ambulatoriale, riduzione dei sintomi. Dare informazioni in caso di urgenze.

Tabella 17.5.8. La scala SBQ-R (Osman et al., 2001)

1	Hai mai pensato di toglierti la vita o hai mai tentato il suicidio?	1	Mai	1 punto
		2	Qualche pensiero estemporaneo	2 punti
		3a	Avevo un piano ma non l'ho mai attuato	3 punti
		3b	Avevo un piano e volevo veramente morire	3 punti
		4a	Ho tentato il suicidio ma non volevo morire	4 punti
		4b	Ho tentato il suicidio e speravo di morire	4 punti
2	Quanto spesso hai pensato al suicidio nell'ultimo anno?	1	Mai	1 punto
		2	Raramente (1 volta)	2 punti
		3	Qualche volta (2 volte)	3 punti
		4	Spesso (3-4 volte)	4 punti
		5	Molto spesso (5 o più volte)	5 punti
3	Hai mai detto a qualcuno che avresti tentato il suicidio o che avresti voluto farlo?	1	No	1 punto
		2a	Sì, una volta, ma non volevo veramente morire	2 punti
		2b	Sì, una volta, e volevo morire	2 punti
		3a	Sì, più di una volta, ma non volevo veramente morire	3 punti
		3b	Sì, più di una volta, e volevo morire	3 punti
4	Quanto è possibile che tu tenti il suicidio prima o poi?	1	Mai	1 punto
		2	Nessuna	2 punti
		3	Molto raro	3 punti
		4	Raro	4 punti
		5	Possibile	5 punti
		6	Molto probabile	6 punti

Un cut-off di 7 punti nella popolazione generale o di 8 in pazienti con anamnesi psichiatrica positiva permette di individuare, con buona specificità, soggetti a rischio di comportamenti suicidari

namento generale e il mantenimento di una qualità di vita soddisfacente, riducendo il più possibile il rischio di ricadute. Il ritardo nel porre una corretta diagnosi, nell'invio a consulto specialistico qualora necessario, l'utilizzo di farmaci non adatti, somministrati per brevi o lunghi periodi, spesso a dosaggi non terapeutici, costituiscono alcuni dei più frequenti errori legati alla gestione del disturbo. La scelta del farmaco antidepressivo si basa principalmente sul profilo degli effetti collaterali, sul grado di sicurezza e tollerabilità in relazione alla presenza di eventuali comorbilità o di altri trattamenti farmacologici in atto. Le revisioni presenti in letteratura, nonché le linee guida internazionali, confermano l'efficacia degli inibitori selettivi della ricaptazione della serotonina (SSRI) e degli inibitori della ricaptazione della serotonina e della noradrenalina (SNRI). L'uso indifferenziato di molecole (SSRI o SNRI) con indicazioni cliniche differenti rappresenta tuttavia un errore frequente nella pratica clinica; esistono infatti differenze rilevanti in termini di farmacodinamica, di effetti collaterali attivanti o inibenti, di profilo di tollerabilità. La latenza nell'azione terapeutica dei farmaci antidepressivi e la necessità di risposta rapida a fronte della richiesta di intervento in urgenza del paziente, tuttavia, porta inevitabilmente alla prescrizione in prima battuta di trattamenti sintomatici direttamente correlati alle manifestazioni cliniche riportate.

Bibliografia di riferimento

URGENZE GERIATRICHE

l'occhio di riguardo

EPIDEMIOLOGIA

La prevalenza di episodi depressivi maggiori nei soggetti >65 anni è compresa tra 1-4%, con un incremento fino al 10% nei soggetti >85 anni. Nella popolazione anziana generale la prevalenza di sintomi depressivi si attesta tra 13-27%, ed è particolarmente rappresentata nei soggetti con patologie comorbide.

CLINICA

Si ricordi che nell'anziano è frequente il riscontro di forme depressive minori, cioè di forme depressive che non soddisfano i criteri diagnostici formali per un Disturbo Depressivo Maggiore (DDM). La depressione nell'anziano si differenzia qualitativamente dalla depressione nell'adulto presentando alcune caratteristiche peculiari. Ad esempio, i pazienti anziani più raramente lamentano deflessione dell'umore rispetto agli adulti. Sono invece maggiormente presenti: lamentazioni, isolamento, irritabilità, facile affaticamento, profondi sentimenti di inutilità, disturbi somatici, disturbi attentivi e della memoria. Nelle forme più gravi possono comparire sintomi psicotici costituiti da deliri di colpa, di persecuzione, di rovina, ipocondriaci. La depressione senile è frequentemente complicata da condotte autolesive, il cui rischio cresce parallelamente all'aumentare dell'età del paziente.

DIAGNOSI

Nel paziente anziano sarà necessario escludere la presenza di un quadro degenerativo attraverso approfondimenti diagnostici strumentali e la valutazione di dati suggestivi per una diagnosi di depressione rispetto ad una di demenza quali un esordio rapido, un miglioramento nelle ore serali dei sintomi, una risposta a eventuali trattamenti antidepressivi. In setting non specialistici è consigliabile per la sua semplicità d'uso un rapido strumento di screening quale il *Patient Health Questionnaire-2* (PHQ-2), centrato su due domande: Nelle ultime due settimane: 1) ha provato poco interesse o piacere nel fare le cose? 2) Si è sentito/a giù di morale, depresso/a, senza speranze? Tale test, indicato per individuare pazienti anziani ad alto rischio di depressione, è dotato di una sensibilità del 100%, una specificità del 77%. I pazienti che risultano positivi (valore ≥3) andrebbero sottoposti a ulteriori e più specifiche valutazioni.

TERAPIA

Le linee guida per il trattamento seguono quelle adottate per soggetti più giovani, prestando attenzione ad eventuali comorbilità e al profilo di tollerabilità del farmaco. Il trattamento farmacologico della depressione senile, per la natura spesso multi-fattoriale della patologia, per la frequente politerapia e maggior predisposizione agli effetti collaterali legata all'età, richiede prudenza e strategie di intervento personalizzate.

LA LAVAGNA

- *Nella valutazione di un paziente con sintomi depressivi è importante considerare sempre le possibili cause mediche e farmacologiche di depressione secondaria.*
- *La valutazione del rischio suicidario è un momento centrale dell'incontro con il paziente depresso in Pronto Soccorso. Esistono scale di rischio che possono essere applicate nel giro di pochi minuti.*
- *Non bisogna temere di indagare apertamente la presenza di pensieri di morte o di ideazione suicidaria nei pazienti depressi.*
- *I farmaci di dimostrata efficacia nel trattamento della depressione sono gli SSRI e gli SNRI. La scelta tra i principi attivi delle due classi deve tenere presente la rilevanza per il singolo paziente degli aspetti di farmacodinamica e degli effetti collaterali attivanti o inibenti.*
- *I principali fattori che consigliano l'ospedalizzazione sono un elevato rischio suicidario, la presenza di concomitanti disturbi psichiatrici o di recenti eventi stressanti.*
- *I pazienti rinviati al domicilio dopo un accesso in urgenza per problemi depressivi devono avere precise indicazioni di terapia e consigli per una rivalutazione nel tempo.*

Appunti / Commenti

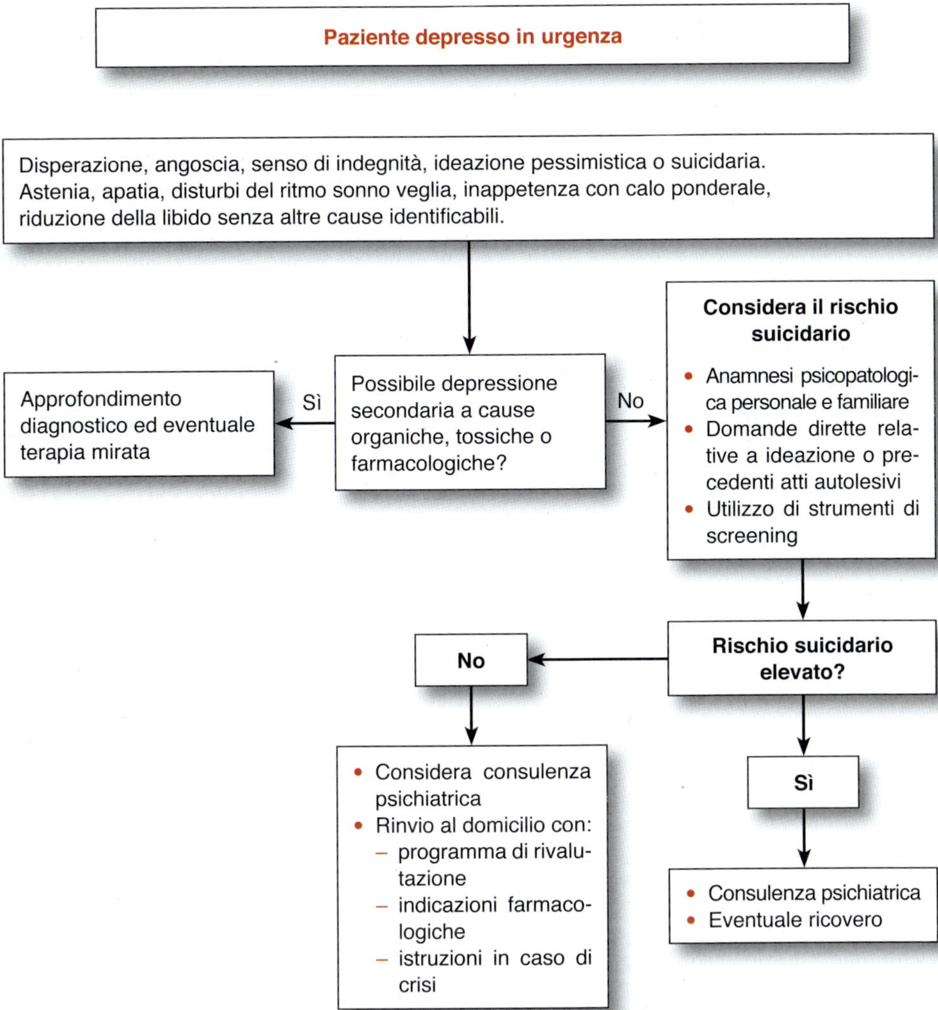
Paziente depresso in urgenza
Disperazione, angoscia, senso di indegnità, ideazione pessimistica o suicidaria. Astenia, apatia, disturbi del ritmo sonno veglia, inappetenza con calo ponderale, riduzione della libido senza altre cause identificabili.
Possibile depressione secondaria a cause organiche, tossiche o farmacologiche?
Sì
Approfondimento diagnostico ed eventuale terapia mirata
No
Considera il rischio suicidario
• Anamnesi psicopatologica personale e familiare
• Domande dirette relative a ideazione o precedenti atti autolesivi
• Utilizzo di strumenti di screening
Rischio suicidario elevato?
No
• Considera consulenza psichiatrica
• Rinvio al domicilio con:
– programma di rivalutazione
– indicazioni farmacologiche
– istruzioni in caso di crisi
Sì
• Consulenza psichiatrica
• Eventuale ricovero

17.6 Urgenze dermatologiche

Introduzione

Il medico di emergenza si confronta quotidianamente con alcune problematiche di pertinenza dermatologica, anche se queste rappresentano una piccolissima parte della nostra attività e sembrano abbastanza slegate dal concetto di emergenza. Ma tutti noi sappiamo che, sebbene rare, esistono alcune patologie dermatologiche che possono mettere a rischio la vita stessa del paziente, che può arrivare a necessitare di un approccio aggressivo delle vie aeree ed un vigoroso supporto infusionale.

Approccio al paziente con emergenza dermatologica

La valutazione dei pazienti con gravi patologie dermatologiche non si esime dal seguire lo schema A, B, C, D, E. Qualsiasi anormalità (ipossia, tachicardia, variazione dello stato mentale) deve essere seriamente presa in considerazione dal medico d'urgenza, perché può essere indicativa di una potenziale compromissione delle vie aeree etc.

Parti essenziali dell'approccio a questi pazienti sono l'anamnesi e la visita, quest'ultima deve sempre essere eseguita a paziente completamente svestito, avendo cura di ispezionare ogni distretto cutaneo così come le mucose.

L'anamnesi deve indagare sulle potenziali e recenti esposizioni a cibi, farmaci, che possano aver scatenato la reazione, ma deve anche indagare sulla storia clinica del paziente circa allergie note (anche se non venuto in contatto con l'allergene).

Orticaria

L'orticaria può presentarsi in forma acuta o cronica comparendo in qualsiasi fascia di età. Nella genesi dell'orticaria possono essere implicati diversi farmaci o alimenti, quindi ottenere una storia accurata dal paziente è uno degli step fondamentali. La lesione caratteristica, il pomfo, è localizzato al derma, con edema, forte prurito, di forma circolare, demarcato e rilevato sul piano cutaneo con bordo circolare biancastro alla base. I pomfi possono risolversi spontaneamente nel giro di qualche ora, ma esiste una fase tardiva, fino a qualche ora dopo, con ripresa dei segni e dei sintomi di solito più complessa della fase di esordio. Sono lesioni di forma rotondeggiante/ovalare con margini tortuosi e centro pallido. La genesi del pomfo è dovuta al rilascio di istamina ed altre sostanze vaso attive.

L'orticaria riconosce diverse cause scatenanti, non sempre facilmente identificabili: farmaci, mezzo di contrasto radiologico, alimenti, allergeni stagionali, punture di insetti, agenti fisici come il freddo e il caldo, l'esposizione solare, malattie infettive o ormonali, collagenopatie, neoplasie.

Trattamento

Se le vie aeree non sono compromesse, il trattamento prevede la somministrazione di anti H1, cortisone fino all'adrenalina. A questi si può aggiungere un bloccante del canale H2.

Angioedema

Definizione

Per angioedema (AE) si definisce un improvviso e transitorio rigonfiamento di una zona limitata di derma, tessuto sottocutaneo, mucosa e sottomucosa, accompagnato o meno da orticaria.

L'AE si sviluppa nella parte più profonda del derma e del sottocute delle estremità

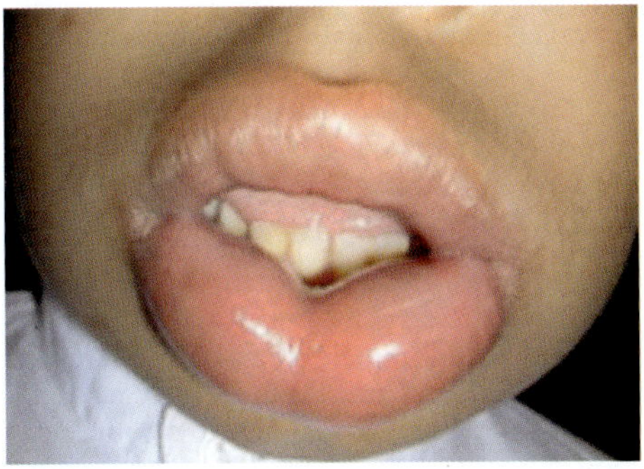

Figura 17.6.1. Angioedema.

distali, lingua, labbra, bocca, viso e collo (**Figura 17.6.1**).

Gli AE si dividono in due categorie a seconda che si associno o meno ad orticaria. I primi condividono una patogenesi comune all'orticaria e sono responsivi alla somministrazione di antistaminici e possono fare parte del quadro clinico delle reazioni anafilattiche.

Gli altri invece dipendono talvolta da una reazione istaminergica a specifici allergeni, altre volte dall'accumulo di un potente mediatore con azione vasodilatatrice e vaso-permeabilizzante denominato bradikinina per cui vengono definiti bradikinino-mediati.

Fra questi ultimi vi sono le rare forme di angioedema ereditario (AEE), a trasmissione autosomica dominante, ove il deficit o l'assenza di C1 esterasi provoca l'accumulo di bradikinina.

Più frequentemente l'accumulo di bradikinina dipende dall'azione inibente sul suo catabolismo provocata da farmaci quali gli ACE-inibitori, gli inibitori della dipeptidil-peptidasi 4 (conosciuti anche come "incretine" nel trattamento del diabete di tipo 2) ed i nuovi farmaci per il trattamento dello scompenso cardiaco con azione inibitoria sulla neprilisina (NEP) (**Figura 17.6.2**).

Esistono inoltre AE secondari ad un malfunzionamento della C1 esterasi secondario

IL TACCUINO

È importante distinguere immediatamente l'angioedema isolato da quello associato ad anafilassi a causa del differente trattamento e delle gravi ripercussioni derivanti dalla mancata pronta somministrazone di adrenalina.

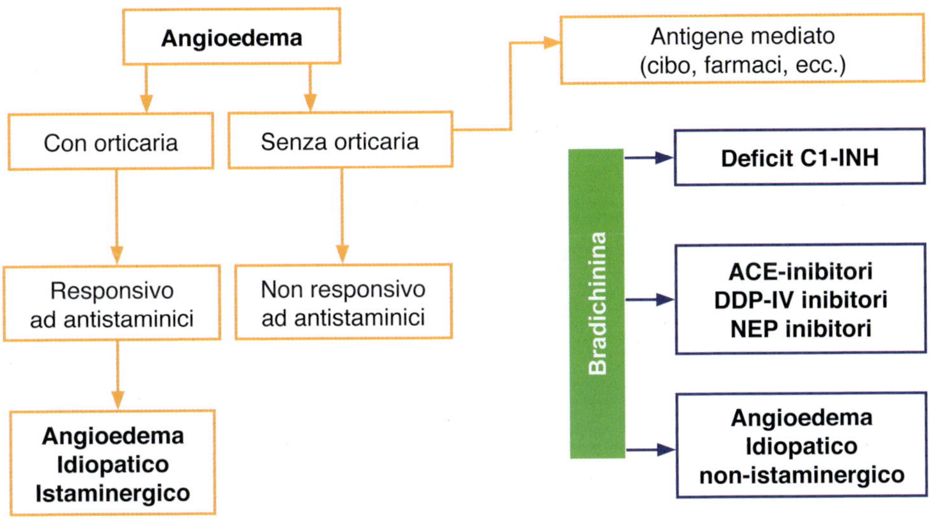

Figura 17.6.2. Classificazione degli AE.

alla presenza di autoanticorpi che si generano in presenza di malattie linfoproliferative o autoimmuni.

Clinica e diagnosi

Per il medico d'urgenza è di fondamentale importanza distunguere l'AE isolato da quello accompagnato da orticaria o da alterazione dei parametri cardiovascolari (ipotensione, tachicardia).

Questi ultimi infatti possono essere parte di una reazione anafilattica ed avere una rapida e tumultuosa evoluzione dopo il contatto con un allergene spesso coinvolgendo non solo le vie aeree prossimali, ma anche quelle distali provocando broncopasmo.

L'AE isolato può manifestarsi con:

- attacchi cutanei caratterizzati da edema localizzato prevalentemente alle estremità, talvolta preceduto da sensazione cutanea puntoria;
- attacchi al volto (*disfiguring attacks*) che spesso si associano a coinvolgimento delle vie aeree prossimali con rischio di soffocamento;
- attacchi addominali, meno frequenti e di più difficile interpretazione, ove l'edema di un tratto del canale gastroenterico può provocare quadri subocclusivi o di vero e proprio addome acuto.

La diagnosi di AE è piuttosto semplice in presenza di un quadro cutaneo conclamato, mentre può essere difficoltosa in presenza di un quadro addominale isolato.

L'anamnesi all'atto della diagnosi è fondamentale per l'individuazione di eventuali stimoli allergenici alimentari o l'individuazione di eventuali cause farmacologiche tenendo presente che l'AE può insorgere anche con una latenza di 5 anni dall'inizio dell'assunzione come accade per gli ACE-inibitori (**Tabella 17.6.1**).

Trattamento

Se l'AE fa parte di una reazione anafilattica la terapia prevede la rapida somministrazione di adrenalina per via intramuscolare alla dose di 0,3-0,5 mg, ripetibili dopo 15-20 minuti se inefficaci e da somministrazione di liquidi (consultare **Capitolo 16.2**).

IL TACCUINO

L'edema della parete intestinale può mimare un addome acuto ed esporre il paziente al rischio di inutili interventi chirurgici.

IL TACCUINO

L'angioedema bradikinino-mediato secondario ad uso di ACE-inibitori od incretine può manifestarsi anche dopo anni dall'inizio dell'assunzione del farmaco e può ancora ripresentarsi dopo mesi dalla sua sospensione.

Tabella 17.6.1. Caratteristiche cliniche e gestione dell'AE

	Anafilassi	AE idiopatico Ist resp	AE idiopatico non ist.resp	AEE o deficit C1h acquisito	ACE, DPP4, NEP inibitori
Tempo insorgenza	Minuti	Ore	Ore		
Fattori precipitanti	Cibo, farmaci, punture imenotteri	Nessuna correlazione	Non noti	Traumi, infezioni, stress emotivi, linfomi, mal autoimmuni	ACE-inibitori DPP4 inibitori NEP inibitori
Terapia acuta	Adrenalina	Antistaminici, corticosteroidi	Osservazione Pervietà vie aeree	Icatibant C1-h concentrato plasmatico	Osservazione Pervietà vie aeree Icatibant?

Nel caso di AE isolato occorre prendere in considerazione una intubazione orotracheale precoce in presenza di coivolgimento della lingua o delle vie aeree prossimali ed alla comparsa di disfonia, stridor, distress respiratorio o desaturazione al pulsossimetro.

Se l'AE isolato si associa ad orticaria spesso risponde alla somministrazione di antiistaminici e steroidi, che non danno invece grossi risultati terapeutici nei casi di AE bradikinino-mediato.

Recentemente è entrato in commercio un inibitore selettivo del recettore della bradikinina, l'icatibant, che al momento ha indicazione solo nel trattamento dell'AE ereditario (precedentemente trattabile solamente con concentrato di C1 inibitore umano).

Tale farmaco va somministrato al dosaggio di 30 mg per via sottocutanea nei soggetti affetti da carenza congenita di C1 esterasi durante le crisi. Tuttavia vi sono promettenti studi anche sul suo uso *off label* anche negli AE secondari ad ACE-inibitori, in situazioni cliniche life-threating.

In caso di mancanza di concentrato di C1inibitore o di icatibant, è possibile talvolta contrastare la progressione dell'angioedema bradikinino-mediato somministrando plasma fresco congelato; quest'ultimo contenendo C1 inibitore contrasta l'accumulo di bradikinina riducendo l'edema e la permeabilità dei vasi sanguigni.

Pemfigo

Il pemfigo è una delle numerose malattie autoimmuni che può interessare la cute, manifestandosi con uno scollamento dermo-epidermico dovuto ad un meccanismo di acantolisi, che porta alla formazione di bolle. Alla base del manifestarsi del pemfigo, c'è una reazione autoimmune che coinvolge le Ig4 e più raramente le IgA, con rilascio di plasminogeno con conseguente lisi dello strato malpighiano della cute, le cellule acantolitiche. Tali bolle si formano nello strato più superficiale della cute e si rompono facilmente, lasciando ampie zone erose e con gemizio di siero.

Anche se raramente, il pemfigo può diventare una patologia che mette a rischio la sopravvivenza del paziente, a causa delle complicanze microbiche che possono portare all'exitus.

Il pemfigo si manifesta principalmente negli adulti, coinvolgendo sia la cute che le mucose, e le lesioni sulla mucosa orale sono le più precoci ad apparire; il coinvolgimento del cavo orale è molto doloroso.

Esistono due tipi di pemfigo, il pemfigo volgare e il pemfigo seborroico.

Il primo esordisce in maniera subdola con erosioni al cavo orale che tendono ad estendersi ad altre aree. Positivo il segno di Nikolsky (sfregamento di una superficie cutanea indenne, di solito preossea, con formazione, dopo pochi minuti, di bolle).

Il secondo con fenomeno di acantolisi più superficiale e decorso decisamente migliore rispetto al volgare che si localizza nelle sedi seborroiche. Viene infine descritto un terzo tipo, pemfigo foliaceo, più raro degli altri due.

Trattamento

La terapia iniziale prevede una decisa infusione di liquidi in quanto la perdita di fluidi può essere significativa. Steroidi per via sistemica (prednisone 100-150 mg/die) e come seconda scelta terapia immunosoppressiva con azatioprina (50-150 mg/die), ciclofosfamide, metotrexate o ciclosporina.

La terapia antibiotica viene raccomandata solo in caso di manifesta infezione cutanea o sistemica.

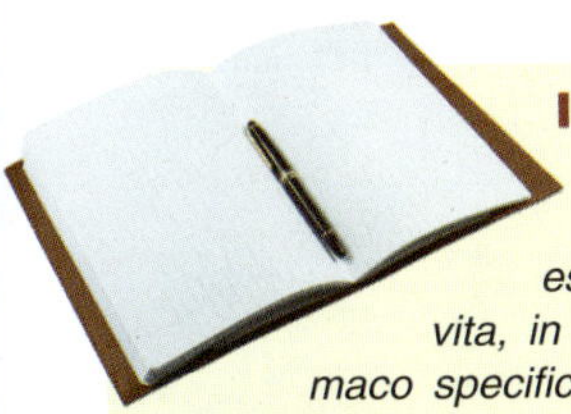

IL TACCUINO

Nelle situazioni di estremo rischio per la vita, in mancanza di un farmaco specifico, la somministrazione di plasma fresco congelato può essere un'alternativa.

Necrolisi epidermica tossica (Sindrome di Lyell o TEN)

È la forma più grave di eritema polimorfo (eritema essudativo multiforme); le altre due forme in ordine crescente di gravità sono l'eritema poliformo minor e l'eritema polimorfo major o sindrome di Steven Johnson (SSJ).

La TEN fu descritta a partire dal 1922 con febbre, stomatite erosiva, grave congiuntivite e eruzioni cutanee disseminate; per la sindrome di Lyell la genesi è ad induzione farmacologica. La necrolisi epidermica tossica, come forma di eritema polimorfo, si divide in tre categorie; la SSJ che coinvolge meno del 10% della superficie cutanea, la SSJ che coinvolge tra il 10 e il 30% della cute e la TEN, quando l'estensione supera il 30% con distacco dell'epidermide. La mortalità per la SSJ è di circa il 5%, che arriva a superare il 30% nella TEN; la morte di questi pazienti avviene principalmente per sepsi da Stafilococco Aureus e *Pseudomonas Aeruginosa*.

Come già detto la SSJ e la TEN si manifestano in seguito all'assunzione di farmaci, e i principali responsabili sono i sulfamidici. Altri farmaci coinvolti possono essere gli anticonvulsivanti, gli inibitori della β-lattamasi, l'allopurinolo, le tetracicline, i chinolonici e l'abacavir, ma la lista attualmente ne conta più di 200 che in qualche maniera hanno dato una SSJ o una TEN.

I pazienti con SSJ/TEN una o due settimane prima dell'esordio della malattia hanno dei prodromi come febbre, anoressia, artralgia, prurito, faringite, congiuntivite. All'esordio della malattia i pazienti presentano macule dolorose con ulcerazioni delle mucose (soprattutto orale). La TEN si manifesta con un eritema acuto e diffusivo che si complica con bolle e estese aree di necrosi cutanea, con scollamenti cutanei che richiamano quelli degli ustionati. Nelle zone integre vi è positività del segno di Nikolsky (vedi sopra). La malattia può progredire interessando anche il tratto gastro intestinale, il genito urinario e l'albero respiratorio. A questo punto subentrano disidratazione, complicanze renali per necrosi tubulare da shock e gromerulonefrite membranosa e, alla fine, sovrainfezioni.

Trattamento

Sospendere immediatamente l'assunzione della terapia farmacologica in corso, come prima cosa, fatta eccezione per i farmaci salva vita. L'infusione di fluidi con attenta correzione del bilancio idroelettrolitico è la seconda azione terapeutica. Assicurare un'asepsi rigorosa. La terapia anti dolorifica deve essere puntuale. Controindicata la profilassi antibiotica. Si richiede sempre di contattare centri specialistici di riferimento, e se le lesioni sono estese il centro ustionati di riferimento.

Bibliografia di riferimento

17.7 Urgenze oncologiche

Introduzione

Nel mondo occidentale il cancro è la seconda causa di morte dopo le malattie cardiovascolari. L'aumento del numero di casi è in rapporto alla crescita della popolazione anziana, il che implica anche una maggiore incidenza di effetti collaterali legati al trattamento. Inoltre, l'efficacia dei trattamenti determina un allungamento della vita media, il che comporta un aumento delle visite di Pronto Soccorso (PS). Si stima, infatti, che la maggior parte dei pazienti descritti sopra, nel corso della loro malattia, vadano incontro ad almeno un'emergenza/urgenza clinica.

Epidemiologia

La stima delle nuove diagnosi di cancro per il 2020 è stata di 1030 casi al giorno per un totale di 376.611 nuovi ammalati e di una prevalenza in continuo incremento, stimata in oltre 3.600.000 persone vive dopo la diagnosi di cancro (pari al 5,7% della popolazione italiana). Circa due terzi dei pazienti con esperienza di malattia oncologica sono vivi a 5 anni dalla diagnosi. Infatti, la probabilità di sopravvivenza condizionata a 5 anni dopo un anno dalla diagnosi (e, ancora di più, dopo 5 anni) è più favorevole della sopravvivenza netta calcolata al momento della diagnosi, fino a raggiungere aspettative di sopravvivenza sempre più simili al resto della popolazione generale. Di fronte a dati epidemiologici e statistici di tale portata, è inevitabile che i Pronto Soccorso incontrino quotidianamente malati oncologici in varie fasi di malattia. Dati americani riportano che i pazienti oncologici rappresentano circa il 4% degli accessi in PS con una percentuale di ricovero di circa il 60%.

Cause di accesso al Pronto Soccorso

L'accesso al PS può avvenire tanto per un sintomo non spiegato che porta alla prima diagnosi di cancro, quanto per il controllo di sintomi acuti in un paziente già noto. Meno sovente la ragione dell'accesso è una vera emergenza medica. Il motivo più frequente di arrivo in PS (circa 30% dei casi) è il dolore non controllato. Le altre cause sono elencate in Tabella 17.7.1.

Nella Tabella 17.7.2 invece sono presentate le diagnosi cancro-relate più frequenti che sono state fatte in PS e che nella maggior parte dei casi (50%) hanno dato esito a ricovero.

Fattori di rischio

Molti dei quadri clinici che richiedono un trattamento di urgenza sono prevenibili. I fattori di rischio che rendono problematico un intervento precoce che renda evitabile l'accesso in Pronto Soccorso sono di carattere sociale, familiare o organizzativo. In Tabella 17.7.3 sono elencati i principali fattori di rischio.

Tabella 17.7.1. Motivi più frequenti di ricorso al Pronto Soccorso (modificata da Bayrak E, 2018).

Motivo	%
Dolore	34
Nausea e vomito	16
Dispnea	14
Febbre	9
Astenia	9
Altro: perdita di appetito, diarrea, allucinazioni visive, crisi convulsive, emottisi, palpitazioni, addome gonfio, emorragia rettale, perdita di equilibrio, costipazione, ematuria, disuria, ipoglicemia	18

Tabella 17.7.2. Principali diagnosi cancro-relate fatte in Pronto Soccorso (modificato da Rivera DR, 2017).

Polmonite
Dolore toracico aspecifico
Infezione delle vie urinarie
Sepsi
Acutizzazione di BPCO
Dolore addominale
Disordini idro-elettrolitici
Scompenso cardiaco congestizio
Aritmie cardiache
Ostruzione intestinale

Esami di laboratorio e diagnostica per immagini

I test di laboratorio e radiologici devono essere indirizzati dai dati clinici, in considerazione del fatto che che questi pazienti sono già stati sottoposti a numerosi esami nel decorso della loro malattia.

Tra i test importanti da eseguire sicuramente l'emocromo con formula, la creatinina, l'emogasanalisi su *point of care* (POC) che permette di fornire informazioni su ossigenazione, ventilazione e funzione polmonare (PaO_2, SaO_2, $DA\text{-}aO_2$, $PaCO_2$) e inoltre sulla concentrazione dell'emoglobina (Hb), sull'equilibrio idro-elettrolitico e sullo stato metabolico (equilibrio acido-base, glicemia, calcio ionizzato e lattati). Nella febbre di sospetta origine batterica è necessaria l'esecuzione dell'urinocoltura e dell'emocoltura per germi aerobi, anaerobi e funghi.

Per quanto riguarda la diagnostica per immagini gli esami radiologici di base e l'ecografia sono spesso sufficienti per confermare l'orientamento clinico.

Gestione dei pazienti oncologici in Pronto Soccorso

Approccio al paziente oncologico

L'approccio al paziente oncologico che si presenta in PS richiede tre considerazioni prioritarie:

1) ricordare che non tutti i sintomi che conducono un paziente oncologico al PS

IL TACCUINO

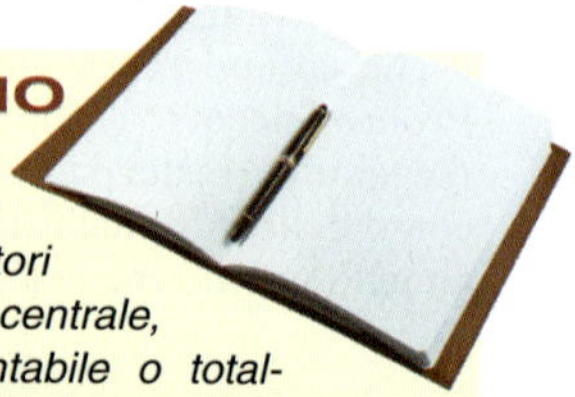

Molti pazienti oncologici sono portatori di catetere venoso centrale, parzialmente impiantabile o totalmente impiantabile (Grhoshong® o Port-a-Cath®), per ragioni legate all'infusione di chemioterapici. Poiché questi cateteri arrivano in vena cava superiore, il sangue che può essere prelevato è sangue venoso centrale che si differenzia poco dal sangue venoso misto, con non pochi vantaggi per una valutazione di tipo emogasanalitico e in particolare per la valutazione della $ScVO_2$ (per approfondimenti consultare il Capitolo 10.6).

Tabella 17.7.3. Fattori non clinici predittivi di accesso al Pronto Soccorso (Fonte AGENAS).

FATTORI DI RISCHIO SOCIALE O FAMILIARE	FATTORI DI RISCHIO ORGANIZZATIVO
• Assenza di un caregiver • Difficoltà del caregiver nel prestare assistenza al paziente a causa dell'età avanzata o della presenza di patologie • Difficoltà del caregiver nel prestare assistenza al paziente a causa di impegni lavorativi • Presenza di una o più persone in famiglia che richiedono a loro volta aiuto • Carico assistenziale molto intenso per il caregiver, a rischio di una crisi familiare • Presenza di conflitti o di situazioni particolarmente complesse nell'ambito familiare (dipendenza, violenza domestica, ecc.)	• Assenza di una struttura di medicina palliativa domiciliare (disponibile per il 40% dei pazienti) • Non adeguata continuità di servizio nelle strutture di medicina palliativa disponibili (solo il 50% delle strutture garantisce la continuità h24 delle cure) • Presa in carico tardiva da parte delle strutture di cure palliative (in genere non avviene prima di 72 ore)

sono direttamente riconducibili al tumore di cui è affetto. Una dispnea acuta può sottintendere una TEP, un infarto miocardico, uno scompenso cardiaco, una polmonite. In questi casi il trattamento in urgenza dovrà essere quello della condizione acuta, a prescindere dal cancro sottostante;

2) avere presente che l'approccio terapeutico per la stessa presentazione clinica può variare a seconda che il paziente sia di prima diagnosi, o già in carico all'oncologia con terapia attiva in corso, oppure inserito in un progetto di cure palliative;
3) chiedersi sempre, nei pazienti in trattamento attivo, se il quadro clinico possa avere una eziologia iatrogena, specie nel caso di terapia con farmaci a bersaglio molecolare o di immunoterapia.

Interventi di carattere generale

Le emergenze oncologiche vanno trattate fin dall'arrivo del paziente in PS. Nel paziente non in emergenza clinica è opportuno gestire spesso con interventi di carattere generale alcune condizioni quale la febbre, nausea e vomito, la disidratazione/ipovolemia, la dispnea e il dolore.

Dolore

Il dolore è la principale causa di accesso ai servizi di emergenza-urgenza.

La complessiva sottostima, da parte degli specialisti, dell'incidenza e della severità dei sintomi è un dato conosciuto e riprodotto in letteratura, che documenta una sua gestione subottimale (per ritardo o inadeguatezza del trattamento) nel 30-50% dei casi.

Come discusso nel capitolo 18.2, elementi fondamentali per una corretta gestione del paziente con dolore intenso sono l'assegnazione di un codice di triage 2, la presenza di protocolli condivisi che quando necessario prevedano la possibilità di un suo trattamento già nell'attesa della visita medica.

La conoscenza della terapia analgesica in corso e la risposta ai trattamenti eventualmente avviati nelle 24 ore precedenti facilita la scelta dei farmaci da impiegare in PS e del loro dosaggio.

La morfina rimane il farmaco di elezione nel paziente oncologico con dolore intenso. La modalità di somministrazione preferita è quella a piccoli boli (da 1 a 5 mg) ravvicinati fino all'ottenimento di una analgesia adeguata. È bene far precedere la terapia con morfina da levosulpiride o metoclopramide per prevenire la nausea. Ma ogni paziente oncologico che ha in corso una terapia cronica con oppiacei deve essere trattato con la corretta dose *rescue*, per evitare di sottostimare la quantità di oppioide fornito in acuzie. Esiste una formula per il calcolo della dose *rescue*: 1/6 X (dose + 30%):

- 1/6 della dose assunta nelle 24 ore precedenti;
- dose: totale di tutti gli oppioidi assunti, convertiti in equivalenti di morfina (vedere Tabella 17.7.4), aumentata del 30%.

Si rimanda al sempre al capitolo 18.2 per quanto riguarda le eventuali terapie adiuvanti con sedativi o altri farmaci.

È infine importante tenere presente che il dolore è sempre associato all'ansia in una sorta di circuito riverberante: la presa in carico del malato e la relazione che con esso si stabilisce, possono aiutare nella gestione dei sintomi e talvolta anche a chiarirne la patogenesi, per meglio indirizzare il trattamento.

Emergenze oncologiche

Le emergenze oncologiche stanno diventando di gestione sempre più frequenti in PS, per i motivi evidenziati nell'introduzione. Da sottolineare come alcuni quadri clinici possano essere poco evidenti alla presentazione, venendo così mal interpretati o trascurati, contribuendo in tal modo ad aumentare la morbidità e la mortalità. Nonostante le emergenze oncologiche possano essere singolarmente molte, le più importanti sono quelle presenti nella Tabella 17.7.5.

Emergenze metaboliche

Sindrome da lisi tumorale. È un quadro clinico secondario a liberazione nel circolo sanguigno di componenti cellulari, in particolare potassio, fosfati e acido urico. Essa è

Tabella 17.7.4. **Dosi equianalgesiche degli oppioidi**

TABELLA DI EQUIANALGESIA (dosaggi in mg)													
Ossicodone (cr)	10	20	30	40	50	60	70	80	90	100	120	140	160
Morfina (os)	20	40	60	80	100	120	140	160	180	200	240	280	320
Morfina (s.c.)	10	20	30	40	50	60	70	80	90	100	120	140	160
Morfina (e.v.)	10	20	30	40	50	60	70	80	90	100	120	140	160
Morfina (epidurale)	2	4	6	8	10	12	14	16	18	20	24	28	32
Mordina (intratecale)	0,2	0,4	0,6	0,8	1	1,2	1,4	1,6	1,8	2	2,4	2,8	3,2
Fentanyl (tts)			25			50			75		100		125
Buprenorfina (tts)			35	52,5		70			105		140		
Idromorfone	4	8	12	16	20	24	28	32	36	40	48	56	64
Tramadolo (sr)	100	200	300	400	500	600							
Codeina (+ paracetamolo)	120	240											
fonte: 1 International Drugs 2003 modificato 2 Mercadante - Ripamonti 2001 modificato													

Tabella 17.7.5. **Principali emergenze oncologiche**

Metaboliche	Sindrome da lisi tumorale
	Ipercalcemia
	Sindrome da inappropriata antidiuresi (SIAD)
Ematologiche	Febbre neutropenica
	Sindrome da iperviscosità
Strutturali	Sindrome mediastinica
	Sindrome da compressione midollare
	Occlusione intestinale
	Versamento pericardico neoplastico
Correlate al trattamento	Cardiovascolari
	Polmonari
	Gastrointestinali
	Respiratorie
	Neurologiche

rara ma gravata, se non trattata rapidamente, da un'elevata mortalità (29-79%). Si manifesta a seguito di chemioterapia per trattare neoplasie ad alto turnover cellulare (es. neoplasie ematologiche).

I sintomi di presentazione sono caratterizzati da astenia, nausea e vomito, segni di disidratazione/ipovolemia, crisi epilettiche e aritmie cardiache. I test da eseguire sono: esame emocromocitometrico, elettroliti (sodio e potassio), LDH, acido urico, calcio ionizzato o totale corretto per l'albumina, fosfati, esame delle urine.

Tra i test strumentali mandatoria è l'esecuzione dell'ECG, che può mostrare alterazioni da iperpotassiemia, da ipocalcemia o da entrambe. Per la diagnosi di sindrome da lisi tumorale ci si può avvalere dei criteri di Cairo-Bishop (Tabella 17.7.6).

Trattamento. La terapia è rivolta al ripristino della volemia e al trattamento rapido dell'iperpotassiemia e dell'ipocalcemia:

- infusione di soluzione di cristalloidi (2 L/m^2/die);
- trattamento dell'iperpotassiemia come indicato nel capitolo 10.8;
- trattamento dell'iperfosfatemia se ≥6,0 mg/dL, in pazienti stabili, con leganti il fosfato come l'idrossido di alluminio (300-600 mg per os);
- trattamento dell'ipocalcemia, solo se clinicamente espressa, con calcio gluconato e.v. 1 g ripetibile.

IL TACCUINO

Il fosfato immesso in grandi quantità in circolo a seguito della lisi cellulare lega il calcio causando ipocalcemia e la formazione di cristalli di fosfato di calcio, che depositandosi possono creare iriti, lesioni cutanee e ostruzione delle vie urinarie.

IL TACCUINO

L'ipocalcemia asintomatica non dovrebbe essere trattata in quanto il calcio somministrato si può legare al fosfato causando la precipitazione di fosfato di calcio, determinando così un'uropatia ostruttiva.

Nei casi gravi o refrattari è indicata la dialisi in modo da trattare l'insufficienza renale e gli elevati livelli di potassio, fosfato e acido urico.

Ipercalcemia. È una condizione clinica che si manifesta con una certa frequenza (10-30%) nei pazienti con cancro. È più spesso associata a neoplasia della mammella, del polmone, al linfoma non Hodgkin e al mieloma.

La causa è nell'80% dei casi la presenza di una proteina con attività PTH-like che stimola l'attività degli osteoclasti e aumenta il riassorbimento del calcio nel tubulo renale.

I sintomi sono caratterizzati da anoressia, nausea, vomito, costipazione, stato di malessere, confusione mentale, stato letargico fino al coma. L'ipercalciuria determina diuresi osmotica con poliuria e riduzione del volume extracellulare. L'esame di laboratorio basilare è il dosaggio del calcio ionizzato (emogasanalizzatore) o il calcio totale corretto per l'albumina.

Esame strumentale fondamentale è l'ECG che mostra le alterazioni tipiche dell'ipercal-

Tabella 17.7.6. Criteri di Cairo-Bishop per la sindrome clinica e laboratoristica di lisi tumorale.

Criteri laboratoristici di lisi tumorale
Due o più dei seguenti criteri da tre giorni prima a sette giorni dopo la chemioterapia
• Acido urico >8 mg/dL • Potassiemia >6 mEq/L o aumento del 25% dal valore basale • Fosforo: >4,5 mEq/L negli adulti o un aumento del 25% dal valore basale • Calcio <7 mg/dL o riduzione del 25% dai valori basali
Sindrome clinica da lisi tumorale
Criteri laboratoristici di lisi tumorale più uno o più dei seguenti criteri: • Creatinina >1,5 volte il limite superiore aggiustato per l'età • Aritmia cardiaca o morte improvvisa • Epilessia

IL TACCUINO

Nel linfoma Hodgkin e non Hodgkin è molto efficace, anche se lento in partenza, il trattamento steroideo (iniziare con prednisone 40-80 mg/die per os per passare poi ad un mantenimento di 10-30 mg/die).

cemia: intervallo PR allungato, allargamento del QRS, accorciamento dell'intervallo QT e aritmie ventricolari. Per la terapia e per ulteriori approfondimenti si rimanda al capitolo 10.10.

Sindrome da inappropriata antidiuresi (SIAD). È caratterizzata da iponatremia ipotonica con volume extracellulare (VEC) normale. Nella maggior parte dei casi la causa è dovuta alla secrezione neoplastica di ADH. Il tumore che più frequentemente determina questa sindrome è il carcinoma a piccole cellule del polmone, anche se molte altre neoplasie ne possono essere responsabili. I sintomi sono essenzialmente neurologici e caratterizzati, in ordine di severità, da cefalea, vomito, crisi comiziale, coma. La loro comparsa e gravità dipendono dalla riduzione della sodiemia e dalla velocità con cui questa è avvenuta. La terapia si avvale della somministrazione di soluzione ipertonica NaCl 3%. Per ulteriori approfondimenti e per la gestione terapeutica consultare il Capitolo 10.4.

Emergenze ematologiche

Febbre neutropenica. È un'emergenza frequente in quanto fino all'80% dei pazienti, almeno una volta, può sviluppare una neutropenia febbrile in corso di chemioterapia. La probabilità di avere febbre aumenta con la durata della neutropenia e il suo nadir avviene normalmente dopo 7-10 giorni dalla conclusione della chemioterapia. La neutropenia febbrile è definita da una temperatura ≥38 °C misurata in bocca o all'ascella che duri oltre 60 minuti in un paziente con un conteggio di neutrofili <500/µL.

Una volta fatta la diagnosi è importante procedere con la valutazione diagnostica e la somministrazione di antibiotici. I test da richiedere, oltre all'esame emocromocitometrico con conteggio dei neutrofili, sono: glicemia, creatinina, elettroliti, emogasanalisi con lattato. Fondamentali sono gli esami colturali (emo- e urinocoltura). La radiografia del torace è importante anche se può essere falsamente negativa.

La somministrazione di un antibiotico a largo spettro, dopo aver ottenuto il campione per emocoltura sia da vena periferica sia da CV, deve essere precoce e la scelta dipende dai protocolli locali. Indicativamente si propone in Tabella 17.7.7 uno schema di terapia empirica.

I medici d'urgenza possono farsi guidare da CISNE score (*Clinical Index of Stable Febrile Neutropenia*) nella decisione o meno di ospedalizzare il paziente (consultare sezione *SCORE* del testo tascabile allegato al volume) Nel caso ci sia un'evoluzione verso lo shock settico, questo va trattato come descritto nel Capitolo 16.2.

Sindrome da iperviscosità. È una condizione clinica non frequente ma potenzial-

IL TACCUINO

Conteggio assoluto dei neutrofili/µL e grado di severità:

lieve	*1000-1500*
moderata	*500-999*
grave	*100-499*
profonda	*<100*

Tabella 17.7.7. Schema di terapia empirica in corso di neutropenia febbrile.

Cefepime	Meropenem	Piperacillina tazobactam	Ceftazidime
2 g e.v./8 ore	1 g e.v./8 ore	4,5 g e.v./6-8 ore	2 g e.v./8 ore

mente catastrofica, dovuta ad un aumento della viscosità ematica [>4 centipoise (vn 1,5)] da un eccesso di proteine o di elementi figurati (globuli bianchi, globuli rossi). La causa principale è un aumento delle proteine sieriche come accade nella malattia di Waldeström o nel mieloma multiplo. La viscosità può presentarsi anche in corso di un abnorme aumento delle cellule presenti nel sangue come in corso di leucemia acuta o di policitemia vera.

I sintomi sono legati ad una ridotta perfusione d'organo (cervello, rene, polmone, cuore) e sono caratterizzati da dispnea, alterazioni del *visus* fino alla cecità, diplopia, nistagmo, cefalea, vertigine, sordità improvvisa, atassia, alterazione dello stato di coscienza fino al coma. La classica triade è caratterizzata da sanguinamento della cute e delle mucose, da alterazioni visive e da deficit neurologici focali. I test che permettono la diagnosi sono il dosaggio delle proteine totali sieriche, l'esame emocromocitometrico e i test della coagulazione.

La terapia di emergenza consiste nel ridurre la viscosità con la somministrazione di soluzione normosalina e con procedure aferetiche (plasma e leucocitoaferesi). Nel caso della policitemia è indicato il salasso e la chemioterapia in urgenza nel caso di leucemia acuta.

Emergenze strutturali

Sindrome mediastinica. È un quadro clinico caratterizzato da segni e sintomi causati dall'infiltrazione, dall'intrappolamento o dalla compressione delle strutture mediastiniche.

Può rappresentare un'emergenza oncologica e ha nelle neoplasie intratoraciche (cancro del polmone, linfomi o metastasi linfonodali) la principale causa. Fino al 15% dei pazienti con tumore del polmone può sviluppare una sindrome mediastinica. I sintomi sono associati alle strutture anatomiche coinvolte: dispnea e insufficienza respiratoria nel caso di interessamento della trachea, disfagia se c'è compressione dell'esofago. La sindrome della vena cava superiore (SVC) che è la vera, anche se non frequente, emergenza medica, è causata dalla compressione di questo vaso ed è caratterizzata da distensione delle vene ad esso afferenti, edema del viso e degli arti superiori, accanto a sintomi neurologici da edema cerebrale (cefalea, confusione fino all'erniazione del tronco encefalico e morte).

La radiografia del torace mostra un allargamento del mediastino ma è la TC del torace con mdc che rappresenta l'esame radiologico fondamentale, necessario anche per escludere una concomitante trombosi neoplastica della vena cava superiore.

Se la sindrome mediastinica rappresenta il sintomo di esordio di una malattia fino a quel momento non identificata, il paziente deve essere urgentemente valutato insieme allo specialista oncologo che attiverà i percorsi diagnostici del caso.

La prima terapia di emergenza consiste nella somministrazione di steroidi (desametazone da 16 a 100 mg) che sono efficaci soprattutto nelle neoplasie steroido-sensibili (linfomi), di diuretici dell'ansa (furosemide 20-80 mg) ed eparina a basso peso molecolare.

La morfina è un farmaco fondamentale per ridurre la dispnea e il dolore quando presenti. L'inserimento di uno *stent* nella vena cava superiore può essere di grande efficacia nella risoluzione temporanea dei sintomi. A seconda dell'istologia, se il paziente è già conosciuto, la chemioterapia o la radioterapia sono le opzioni da considerare precocemente dopo il primo trattamento farmacologico e l'eventuale inserimento dello *stent*.

Sindrome da compressione midollare. È un'entità clinica caratterizzata da deficit funzionali neurologici da invasione del canale midollare.

Può interessare l'1-5% dei pazienti affetti da neoplasia (soprattutto polmone, mammella, prostata, rene) e non di rado è il primo segno di una metastasi da cancro primitivo occulto. La causa nel 95% è l'invasione del canale midollare da parte di una metastasi vertebrale extradurale mentre rare sono le metastasi intramidollari.

Il quadro clinico alla presentazione è molto variabile: il dolore dorsale è il sintomo più frequente e il dolore radicolare è soprattutto presente nella localizzazione lombo-sacrale.

Il deficit motorio, le modifiche della sensibilità e la disfunzione vescicale sono sintomi spesso evidenti alla presentazione.

È un'emergenza, perché il tempo intercorso tra comparsa dei sintomi e terapia è il più importante elemento prognostico rispetto ad un esito in paraparesi/paraplegia o tetraparesi/tetraplegia irreversibili. Un secondo fattore prognostico è la radiosensibilità della neoplasia (maggiore nei linfomi, scarsa dei tumori renali). La TC della colonna è la prima indagine di screening, ma per una diagnosi definitiva è necessaria una RMN con mdc.

L'obiettivo del trattamento è quello di gestire il dolore e di ristabilire o mantenere le normali funzioni neurologiche, il controllo tumorale locale e la stabilità vertebrale. Un trattamento con desametazone (da 16 a100 mg in bolo) dovrebbe essere iniziato una volta stabilita la diagnosi di sindrome da compressione midollare come pure la profilassi con eparina a basso peso molecolare.

La scelta del trattamento ulteriore dipende dalla presentazione clinica, dal tipo di neoplasia, dalla rapidità dell'evoluzione dei sintomi, dal sito vertebrale interessato e dai precedenti trattamenti locali o sistemici.

Le scelte terapeutiche successive da eseguirsi in ambiente specialistico sono:

- *radioterapia*, da preferire quando l'obiettivo è il controllo del dolore o in caso di pazienti a cattiva prognosi;
- *chirurgia*, specie in presenza di un unico sito metastatico, in caso di mancanza del dato istologico o di buona aspettativa di vita e nel caso di neoplasia non-radiosensibile;
- *chemioterapia o terapia a bersaglio molecolare* nei casi che lo permettano.

Occlusione intestinale da carcinosi peritoneale. È causata da un'ostruzione meccanica o funzionale.

È un evento che può complicare dal 10 al 50% delle neoplasie avanzate dell'apparato gastroenterico (pure il carcinoma ovarico ne può essere causa) e si associa a prognosi infausta a 6 mesi nel 50% dei casi, anche se ci possono essere casi di lungo sopravviventi malgrado il quadro di carcinosi estesa alla diagnosi. Per questo un malato oncologico occluso, anche se metastatico, non va considerato a priori un malato in fine vita.

Performance status, stato nutrizionale (compresi indicatori di laboratorio come albumina o proteine totali), stato infiammatorio, quadro obiettivo addominale (ascite recidivante, masse palpabili) orientano nella strategia terapeutica in urgenza.

I sintomi sono in genere nausea e vomito (80-100%), distensione addominale e algie addominali (non costanti) con associati segni di disidratazione/ipovolemia e malnutrizione.

Le occlusioni intestinali richiedono expertise oncologica e valutazione collegiale della migliore strategia terapeutica.

Tra le emergenze oncologiche, le occlusioni sono quelle a maggiore rischio di inappropriatezza chirurgica (soprattutto in storie oncologiche di lungo tempo o in presenza di ascite massiva ricorrente), con elevata mortalità intra o post-operatoria e nessuna influenza sulla prognosi.

Qualora invece la chirurgia sia selettiva, appropriata e condotta da un chirurgo esperto, è possibile attendersi un miglioramento della prognosi a volte fino a un anno dalla diagnosi. Nei molti casi che non sono candidati ad intervento chirurgico è cruciale coinvolgere il prima possibile gli specialisti palliativisti per la presa in carico e l'eventuale *follow-up* domiciliare.

Diagnostica per immagini. La TC torace e addome con mdc è l'esame per immagini di prima scelta e può orientare le decisioni terapeutiche, soprattutto chirurgiche.

Nei casi di sospetta ostruzione alta il ricorso al Gastrografin (25-50 mL) potrebbe aiutare a identificare la sede di ostruzione e in qualche caso a risolverla. Si tratta di un trattamento "*off label*" che viene spesso utilizzato anche in assenza di supporti significativi in letteratura.

Gestione

- Se il paziente vomita, o alla TC è evidente gastrectasia, il sondino naso-gastrico (SNG) può essere di supporto per un tempo limitato (massimo 3 giorni), finalizzato all'avvio di un trattamento medico efficace o di una palliazione;

- il chirurgo va consultato soprattutto nei casi in cui non sono evidenti masse multiple e l'ostruzione potrebbe giovarsi di una derivazione;
- il gastroenterologo endoscopista può valutare la possibilità di posizionare uno *stent* per le ostruzioni duodenali o di colon, evitando un intervento chirurgico d'urgenza in pazienti ipovolemici o malnutriti.

La Figura 17.7.1 riassume sotto forma di algoritmo la sequenza terapeutica da seguire nell'approccio a questi pazienti.

La terapia medica in PS ha lo scopo di controllare i sintomi (vomito, dolore) e stabilizzare il paziente (Tabella 17.7.8).

Versamento pericardico neoplastico. È caratterizzato da un accumulo di liquido sieroematico nel pericardico che, se rapido, causa sintomi con una quantità di appena 200 mL, se lento l'accumulo può arrivare anche a due litri prima di dare sintomi. Si sviluppa in

Tabella 17.7.8. **Farmaci per sintomatica e stabilizzazione del paziente con occlusione intestinale.**

Rimpiazzo volemico: in genere 10-30 mL/kg/die di fluidi con correzione dei disordini elettrolitici
Corticosteroidi: desametasone 4-16 mg/die
Inibitori di pompa protonica per via parenterale (es pantoprazolo 40 mg) che riducono le secrezioni gastriche
Antiemetici: metoclopramide (20-60 mg/24 h), che aumenta tono pareti gastriche e rilascia sfintere pilorico, aloperidolo 5-15 mg/24 h, anti HT3 (es ondasetron, granisetron)
Antispastici: butilbromuro di joscina 20 mg ogni 4-6 ore. Riduce le secrezioni anche respiratorie ed è pertanto utile anche nei casi di concomitanti secondarismi polmonari
Oppiacei: morfina in infusione continua, se necessario associata a farmaci sedativi (aloperidolo, midazolam)
Peptidi sintetici: octreotide rimane tuttora un farmaco off-label, il cui uso è stato però autorizzato come cura palliativa con determina AIFA). Viene usato al dosaggio 100 μg x 3 fino a 300 μg x 3. Si può somministrare sia s.c. che e.v. Riduce le secrezioni dell'apparato gastroenterico, riduce il flusso splancnico, aumenta il riassorbimento di acqua e elettroliti, riduce il vomito consentendo una rapida rimozione del SNG.

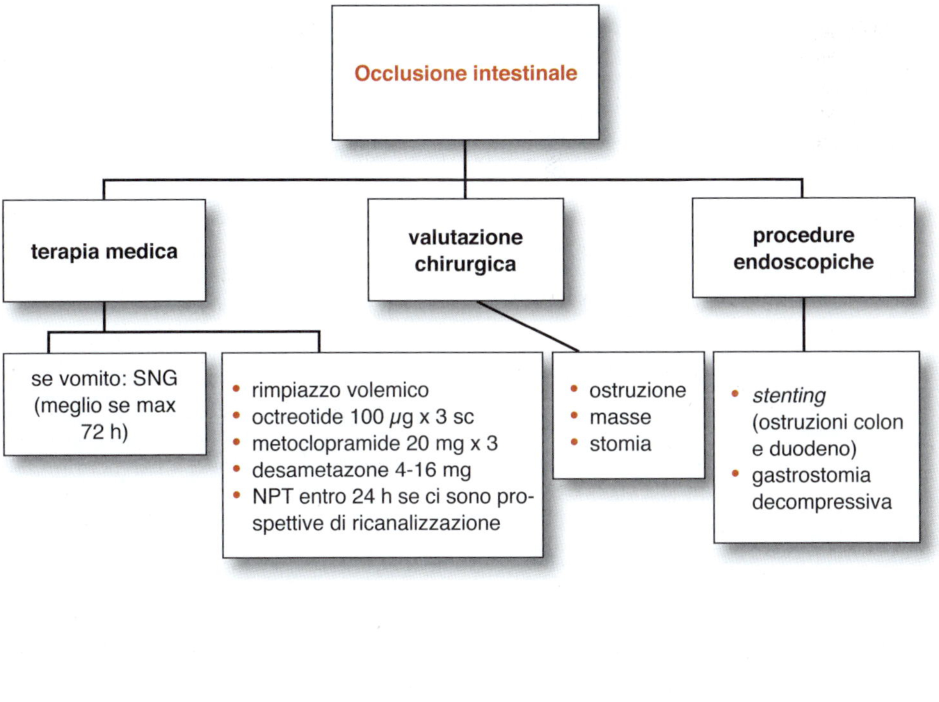

Figura 17.7.1. Algoritmo per l'approccio al paziente con occlusione intestinale da carcinosi peritoneale.

circa il 20-30% dei pazienti con cancro e in particolare in quelli con neoplasia della mammella, polmone, esofago o nel caso di linfoma, leucemia e melanoma. I sintomi sono spesso caratterizzati da dispnea, dolore toracico e palpitazioni. La triade di Beck (toni cardiaci ovattati, ipotensione e turgore delle giugulari) si evidenzia soprattutto in corso di accumulo rapido di liquido. L'ECG mostra dei complessi a basso voltaggio. L'esame diagnostico è l'ecocardiogramma, mentre la TC è importante per lo studio della provenienza e dell'estensione dell'infiltrazione. La terapia di emergenza consiste nella pericardiocentesi ecoguidata e successivo posizionamento di un catetere per il drenaggio. Per ulteriori approfondimenti consultare il Capitolo 2.4 e il Capitolo 21.5.

Emergenze/urgenze correlate al trattamento

Nel paziente oncologico in trattamento attivo la possibilità di complicazioni iatrogene è elevata e deve essere sempre valutata in presenza di nuovi sintomi e/o di un peggioramento delle condizioni generali del paziente. La Tabella 17.7.9 elenca i quadri più frequenti.

Di seguito saranno discusse sinteticamente alcune delle condizioni più rilevanti o a maggior rischio di non essere riconosciute come iatrogene.

Aritmie. Ogni farmaco oncologico, compresi i nuovi farmaci biologici o a bersaglio molecolare, può avere effetti proaritmici

Tabella 17.7.9. Quadri iatrogeni più frequenti nei pazienti in terapia oncologica.

Complicanze	**Farmaci**
Ipertensione arteriosa	Bevacizumab
	Ramucirumab
	Pazopanib
	Sorafenib
	Sunitinib
Ischemia miocardica	Fluoropirimidine Cisplatino
Tossicità vascolare	Cisplatino
Bradicardia sinusale	Taxani
	Rituximab
	Bortezomib
	Antracicline
	Arsenico triossido
	Capecitabina
	Cisplatino
	Ciclofosfamide
Blocchi AV	Immunoterapia
	Antracicline
	Taxani
	Ciclofosfamide
	Fuoropirimidine
	Talidomide
	Arsenico triossido
	Rituximab
	Bortezomib
Fibrillazione atriale	Alchilanti (cisplatino, ciclofosfamide, ifosfamide)
	Antracicline
	Antimetaboliti: - Gemcitabina - 5FU Methotrexate
	TKI (sorafenib, sunitinib)
	Ibrutinib
	Rituximab
	Inibitori topoisomerasi II (Etoposide)
	Alcaloidi vinca
	Taxani
Tachicardia /fibrillazione ventricolare	Alchilanti (cisplatino, ciclofosfamide, fosfamide), antimetaboliti (capecitabine, 5-FU, gemcitabina), arsenico triossido, doxorubicina, methotrexate, paclitaxel, bortezomib
Diarrea	Immunoterapici Fluoropirimidine, methotrexate, CPT-11,taxani, inibitori tirosina chinasi.
Polmonite interstiziale	Immunoterapici
Guillain-Barrè	Immunoterapici

diretti spesso facilitati da fattori precipitanti come disionie, terapie con farmaci che agiscono sulla conduzione AV, pregressa/ concomitante radioterapia che possa avere interessato l'aia cardiaca.

In generale possono causare una bradicardia sinusale il paclitaxel (fino al 30% dei casi), la talidomide usata per il mieloma (fino al 50% dei casi), gli inibitori della tirosina chinasi (sunitinib, pazopanib) e gli ALK inibitori (crizotinib, ceritinib). Per alcuni inibitori della tirosina chinasi, la bradicardia può essere aggravata da un concomitante ipotiroidismo, anch'esso di origine iatrogena.

Un blocco AV può essere causato sia da talidomide sia da immunoterapia con farmaci anti PDL1 o anti PD.

Soprattutto nei casi di blocco AV da immunoterapia si può rendere necessario l'impianto di un PM.

Nel caso dei farmaci immunoterapici (anti PD o anti PDL1) si possono verificare anche aritmie ventricolari (5-10% dei pazienti) per effetto dell'infiltrato infiammatorio cardiaco e miocardite secondaria con una mortalità che può raggiungere il 40%.

Alla base di molti eventi aritmici ci può essere un evento ischemico e questo si verifica principalmente con le fluoropirimidine (vasospasmo coronarico) ma anche con gli inibitori della tirosina chinasi, con gli anti VEGF e il cisplatino.

Un altro farmaco che agisce sulla conduzione AV e allunga l'intervallo QT è il triossido di arsenico, usato nella leucemia a promielociti. Insieme ad esso agiscono l'intervallo QT, vandetanib (per tumore tiroideo), nilotinib (leucemia mieloide cronica), sunitinib (carcinoma del rene), lapatinib (carcinoma della mammella Her2 positivo, utilizzato in associazione a capecitabina).

Una categoria di farmaci a utilizzo sempre più esteso, indicati nei carcinomi mammari ormono-responsivi, che hanno effetti sull'intervallo QT sono gli inibitori delle chinasi ciclina- dipendenti CDK4 e CDK6. All'interno di questa classe, ribociclib è quello maggiormente associato a un rischio elevato di prolungamento dell'intervallo QT, mentre palbociclib e abemaciclib non hanno un impatto significativo.

Molti farmaci hanno impatto a più livelli. Un esempio per tutti ibrutinib, utilizzato nel trattamento della leucemia linfatica cronica. Tale farmaco può causare: fibrillazione atriale, ipertensione arteriosa, sanguinamento, dovuto a un difetto del fattore von Willebrand indispensabile per l'adesione piastrinica, ed aumento dell'incidenza di ematoma subdurale e tromboemboembolia.

In tutti i casi il trattamento consiste nella sospensione immediata del farmaco, nella correzione dei fattori precipitanti (disionie), nell'impianto di un PM temporaneo o definitivo nei blocchi AV.

Nel caso degli immunoterapici, di fronte al sospetto clinico di miocardite è necessario iniziale immediatamente la terapia steroidea.

Ipertensione arteriosa. Si riscontra più frequentemente durante terapie in corso con farmaci anti VEGF che hanno indicazioni in molti tumori solidi.

Spesso si associano ad altri farmaci che possono avere ulteriori effetti sul sistema cardiovascolare, come nel caso del bevacizumab che si associa a fluoropirimidine, a loro volta potenziali responsabili di ischemia cardiaca oppure a taxani che possono indurre disturbi del ritmo.

La terapia dell'ipertensione indotta da farmaci anti VEGF non differiscono sostanzialmente dal trattamento delle emergenze ipertensive e dei rialzi pressori trattati nel Capitolo 2.8.

Altre tossicità acute da immunoterapia. L'estendersi delle indicazioni nell'utilizzo di farmaci anti CTLA4 (ipilimumab, utilizzato melanoma e nel carcinoma del rene) anti PD1 (cemplilimab per il carcinoma cutaneo, nivolumab per carcinoma del polmone, rene, per linfomi e per carcinomi del capo e collo; pembrolizumab per carcinoma del polmone, urotelio, per melanoma e linfomi) o anti PDL1 (atezolizumab per carcinoma del polmone e della mammella, durvalumab per carcinoma del polmone e avelumab per il carcinoma di Merkel).

Gli eventi avversi possono riguardare il 66% dei pazienti trattati con un 14% di pazienti con tossicità maggiore del grado 3

NCI-CTCAE (*NCI-Common terminology criteria for adverse events* - scala da 1 a 5). In molti casi si pone il problema della diagnosi differenziale con altre patologie infettive sovrapposte, spesso virali.

Le tossicità più rilevanti dal punto di vista del medico di urgenza sono: la colite con diarrea, la miocardite, la polmonite interstiziale (incidenza 3-5% con possibilità di morte nel 10-17% dei casi) ma anche la nefrite, l'encefalite con ipofisite, la pancreatite acuta. Possono verificarsi inoltre: anemia emolitica, piastrinopenia, epatite, miosite, sindrome di Guillain-Barrè, uveite, dermatite estesa.

In tutti i casi con quadro clinico importante il paziente deve essere ricoverato e avviata immediatamente terapia steroidea con prednisone 1 mg/kg/die o in caso di gravità maggiore prednisolone 1-2 mg fino a 4 mg/kg/die e.v. Nelle sindromi endocrine non serve invece uno steroide a dosaggio immunosoppressivo ma solo una terapia sostituiva.

I pazienti con tossicità da immunoterapia devono essere ricoverati in quanto l'evoluzione di questi quadri clinici non è prevedibile: a volte il solo steroide non è sufficiente e occorre utilizzare altri farmaci specifici (infliximab, micofenolato, IgG vena, ciclofosfamide) che sono tuttavia farmaci *off label* per queste condizioni.

Nel caso di sintomi neurologici (Guillain-Barrè, encefalite, miosite, miastenia etc.) il dosaggio del metilprednisolone è di 1 g/die per 5 giorni consecutivi. Il malato con quadro neurologico acuto va comunque ricoverato in ambiente specialistico per effettuare indagini (compreso il liquor) atte a indagare eventuali complicanze infettive virali. Importante la segnalazione ai colleghi specialisti del trattamento immunoterapico in corso.

Bibliografia di riferimento

URGENZE GERIATRICHE

l'occhio di riguardo

INTRODUZIONE

L'oncogeriatria si è ormai caratterizzata come sub-specializzazione dell'oncologia medica. Secondo le ultime indicazione l'età geriatrica comincia dai 75 aa. Il paziente oncologico anziano ha spesso delle comorbidità e dei trattamenti in diversi con potenziale rischio di interazioni farmacologiche che possono condurre in PS.
Particolare attenzione va data alla presenza di insufficienza renale che potrebbe, ad esempio, condizionare la risposta e le tossicità legate alla stessa terapia del dolore. I dati di letteratura confermano che i pazienti anziani sono sottorappresentati negli studi clinici e per tale motivo sottotrattati dal punto di vista della terapia oncologica attiva.

EPIDEMIOLOGIA

Attualmente il 60% di tutti i tumori maligni interessa la popolazione >65 anni e il 69% di tutte le morti per cancro è in questo gruppo di età. L'incidenza più alta si ha nella fascia di età 75-90 anni.
I tipi di cancro più frequenti nella popolazione occidentale oltre i 70 anni sono il cancro del polmone e della prostata negli uomini, della mammella e del colon-retto nella donna.
I pazienti con cancro che arrivano in Pronto Soccorso sono spesso anziani e frequentemente vengono ricoverati.

VALUTAZIONE E GESTIONE DEL PAZIENTE ONCOLOGICO

Negli ultimi anni gli oncologi hanno tuttavia imparato a gestire il paziente oncologico anziano introducendo scale di valutazione sintetiche come la G8 o più estese come la valutazione geriatrica multidimensionale che hanno portato alla identificazione di tre categorie: *fit*, *unfit* e *frail*.
Il paziente anziano *fit* è candidato a un trattamento oncologico attivo come uno giovane e pertanto non gli devono essere precluse le possibilità di cura e l'indirizzo ai reparti specialistici.
Il paziente *unfit* o *frail* deve essere attentamente valutato per eventuali terapie di supporto che possano renderlo *fit* o comunque garantirgli qualità di vita.
Il fattore limitante del paziente anziano in PS è il fatto che più facilmente può andare incontro a episodi di confusione mentale fino al vero e proprio delirium, che innesca circuiti riverberanti pericolosi che possono definitivamente pregiudicarne l'autonomia residua.
In questi casi, prima di ricorrere alla sedazione, è importante la rassicurazione e ove possibile consentire la presenza di un familiare.

LA LAVAGNA

- *Cercare di capire se i sintomi per cui il paziente si presenta in PS sono cancro correlati o trattamento correlati o indipendenti dalla patologia di base.*
- *Paziente con cancro metastatico non significa paziente con breve aspettativa di vita, soprattutto se in trattamento con farmaci a bersaglio molecolare o immunoterapia o in prima o seconda linea di trattamento. La diagnosi pertanto non deve essere criterio di preclusione ai trattamenti intensivi, se necessari.*
- *In caso di sintomi cardiaci e aritmie, verificare sempre la terapia oncologica in corso e valutarne l'impatto.*
- *In caso di gravi tossicità acute da immunoterapia, avviare immediatamente terapia sistemica con steroidi e allertare il centro oncologico di riferimento. Polmonite, enterite, miocardite da immunoterapia possono evolvere rapidamente, in poche ore, fino all'arresto cardiaco.*
- *Trattare immediatamente il dolore, ricorrendo se necessario a morfina, se score NRS è >5/10.*
- *Le emergenze oncologiche da compressione (sindrome mediastinica, paraparesi da compressione midollare) richiedono un'immediata consultazione con l'oncologo o il radioterapista e devono essere trattate con steroidi ad alto dosaggio (desametasone) e eparina già in PS.*
- *In corso di neutropenia febbrile procedere con emocolture da vena periferica o da CVC ed eventuali altri esami colturali, prima di iniziare la terapia antibiotica.*

Appunti / Commenti

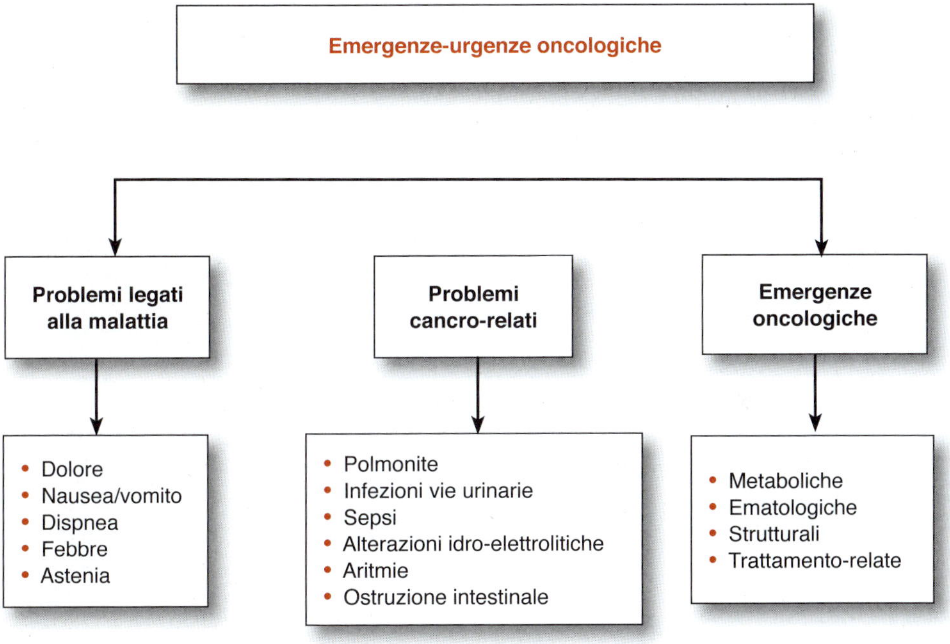
Emergenze-urgenze oncologiche
Problemi legati alla malattia
Problemi cancro-relati
Emergenze oncologiche
Dolore
Nausea/vomito
Dispnea
Febbre
Astenia
Polmonite
Infezioni vie urinarie
Sepsi
Alterazioni idro-elettrolitiche
Aritmie
Ostruzione intestinale
Metaboliche
Ematologiche
Strutturali
Trattamento-relate

18. Analgesia e sedazione

18.1 Sedazione procedurale

Introduzione

La sedazione procedurale è una tecnica di somministrazione di uno o più agenti con azione sedativa centrale oppure dissociativa. Essa induce nel paziente un livello di sedazione tale da permettergli di tollerare procedure dolorose e, inoltre, permettere l'esecuzione di procedure o accertamenti in pazienti altrimenti non collaboranti.

La sedazione procedurale che viene eseguita in medicina d'emergenza ha come peculiarità il mantenimento della funzione cardiorespiratoria, sebbene ci si debba sempre aspettare una condizione di apnea: per tale motivo, richiede l'esecuzione da parte di personale medico esperto, con un team dedicato ed una sala attrezzata all'esecuzione della procedura.

La sedazione procedurale può essere divisa in tre momenti distinti: la fase preparatoria che precede la sedazione procedurale, la sedazione procedurale in sé e la fase che la segue, di monitoraggio e controllo.

Preparazione alla sedazione procedurale

Di seguito vengono indicate le fasi necessarie che precedono la sedazione procedurale.

Valutazione del rischio connesso al paziente

Si usa in genere un sistema validato a livello internazionale come la classificazione ASA (American Society of Anesthesiologists), Tabella 18.1.1. La sicurezza della sedazione procedurale nei pazienti in classe ASA 1 e 2 (rischio nullo e rischio basso), è stata ampiamente dimostrata. Nei pazienti a rischio aumentato (classe ASA 3) o con rischio elevato a causa delle condizioni del paziente (classe ASA 4), una sedazione procedurale è ancora possibile ma richiede un'attenta analisi del rapporto rischio-beneficio: in questi casi è consigliabile l'assistenza anestesiologica, a meno di situazioni non procrastinabili, in cui l'intervento ritardato può avere conseguenze per la vita del paziente o a rischio di determinare disabilità di ogni tipo.

Tabella 18.1.1. **Classificazione ASA** (American Society of Anesthesiology).

Classe 1. Normale, in buona salute, nessun disturbo organico, fisiologico, biochimico o psichiatrico.
Classe 2. Paziente con malattia sistemica da lieve a moderata, ma nessuna limitazione funzionale significativa.
Classe 3. Paziente con disturbo sistemico severo o malattia di qualunque natura, con limitazione funzionale definita.
Classe 4. Paziente con disturbo sistemico severo che lo pone in pericolo di vita.
Classe 5. Paziente terminale.

Valutazione dell'urgenza della procedura

Procedure d'emergenza. Sono procedure che devono essere eseguite senza indugio perché il paziente è a rischio di vita o di perdita di funzione: cardioversione di aritmie pericolose o che determinano instabilità emodinamica, riduzione di fratture marcatamente angolate o lussazioni con compromissione vascolo-nervose. Può essere eseguita anche se il paziente non è a digiuno.

Procedure d'urgenza. Riguardano condizioni che hanno un rischio non immediato ma potenziale, ad esempio per la funzione di un arto. Tipiche sono le riduzioni di fratture senza compromissione vascolare o nervosa, la riduzione di lussazioni delle maggiori articolazioni, la medicazione dolorosa di ferite contaminate ed estese e la sedazione per eseguire una TC in un paziente con politrauma non collaborante. Richiedono una procedura in tempi rapidi, ma permettono una valutazione più accurata del paziente. In generale nei pazienti a basso rischio (ASA 1 e 2) la sedazione procedurale è quasi sempre possibile, mentre nei pazienti con rischio maggiore si può ipotizzare una sedazione più superficiale o una gestione in un ambiente protetto.

Procedure di semi-urgenza. Sono procedure da eseguire in tempi ragionevolmente brevi ma rimandabili senza rischi eccessivi. In questi casi la procedura va eseguita nella massima sicurezza. Rientrano in questa categoria le medicazioni di abrasioni estese e non contaminate o l'esecuzione di una TC diagnostica in pazienti stabili ma non collaboranti (per esempio una TC cranica per epilessia di recente insorgenza).

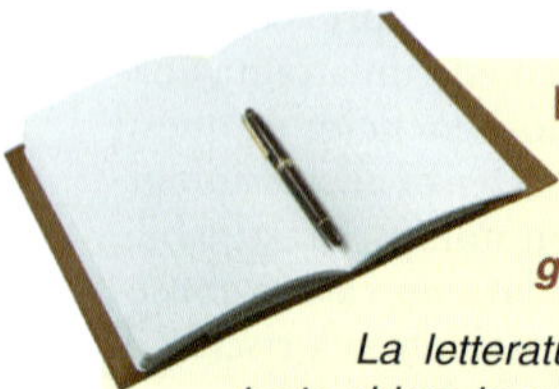

IL TACCUINO

Valutazione del digiuno

La letteratura scientifica è piuttosto chiara in questo senso e afferma che il digiuno preprocedurale non riduce il rischio di vomito e aspirazione, che è comunque basso. Per questo motivo, la valutazione del digiuno è meno essenziale rispetto all'anestesia operatoria, nella quale la stessa manipolazione delle vie aeree aumenta il rischio di vomito. Il digiuno deve essere considerato, ma sempre in relazione al grado di urgenza della procedura.

Target della sedazione

Se la sedazione procedurale viene giudicata necessaria e fattibile, il medico dovrà stabilire il livello di sedazione necessario per il tipo di procedura da eseguire secondo la classificazione di Ramsay (Tabella 18.1.2).

Pur dovendo stabilire con anticipo il livello della sedazione, è tuttavia fondamentale sapere che il paziente può passare da un livello lieve ad uno più profondo di sedazione (continuum della sedazione) e, pertanto, il livello di attenzione e di monitorizzazione deve essere sempre elevato per poter intervenire tempestivamente.

Tabella 18.1.2. **Classificazione di Ramsay. Il livello di sedazione**

- **I. Sedazione minima** (classe 2 di Ramsay): paziente con una vigilanza prossima alle condizioni basali, risponde agli stimoli verbali ma con una possibile compromissione delle funzioni cognitive e del coordinamento; le funzioni cardiovascolare e respiratoria sono intatte. È indicata per procedure minime o non dolorose (suture, piccole medicazioni) o per l'esecuzione di esami strumentali.
- **II. Sedazione moderata** (classe 3 e 4 di Ramsay): paziente con una vigilanza ridotta ma con risposta allo stimolo verbale e tattile; c'è una compromissione più significativa delle funzioni cognitive, del coordinamento e dell'eloquio; le funzioni cardiovascolare e respiratoria sono intatte, c'è spesso amnesia. È necessaria per procedure lievemente dolorose (suture, medicazioni).
- **III. Sedazione profonda** (classe 5 e 6 di Ramsay): paziente con compromissione dello stato di coscienza da cui non viene risvegliato se non con stimoli tattili vigorosi, in cui possiamo attenderci una compromissione della funzionalità respiratoria, che può richiedere un supporto; la funzione cardiovascolare è in genere intatta. È indicata per le procedure dolorose o che richiedono un rilassamento muscolare (riduzione di fratture, lussazioni, cardioversione elettrica, medicazioni di estese ustioni).
- **IV. Anestesia**: questo livello non riguarda la sedazione procedurale.

Organizzazione della sala

In Tabella 18.1.3 è indicata l'organizzazione della sala e la preparazione alla procedura.

Tabella 18.1.3. **Organizzazione sala e preparazione alla procedura**

- Valutazione parametri vitali (PA, FC, FR, SO_2)
- Monitoraggio (SO_2, ECG, eventuale capnometria)
- Preossigenazione del paziente
- Verifica funzionalità accessi venosi e strumentazione necessaria
- Preparazione farmaci ed eventuali antidoti
- Meglio se tre operatori con uno alla testa del paziente, specie se si usa il propofol

Sedazione procedurale e utilizzo dei farmaci

Il tipo di farmaco deve essere stabilito sulla base del target della sedazione. I requisiti di sicurezza sono:

- *titolazione* (si inizia con un bolo e si ripetono boli successivi dimezzati, fino al raggiungimento del target previsto);
- *dimezzamento della dose nei pazienti sopra i 65 anni*. Tenere conto dell'azione sinergica degli altri sedativi somministrati in precedenza: se per esempio è stato somministrato un oppiaceo per il controllo del dolore, la somministrazione di un sedativo come il midazolam richiede la riduzione della dose per evitare un eccesso di sedazione.

IL TACCUINO

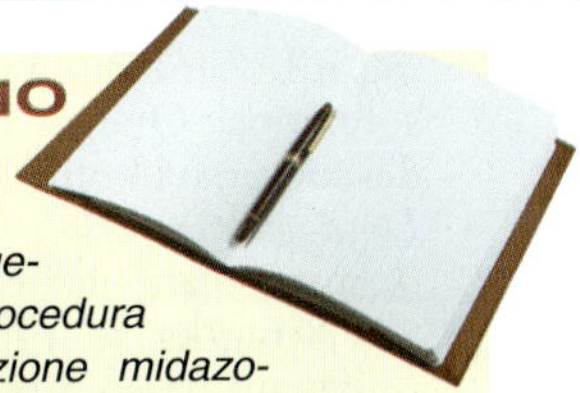

Per effettuare una sedo-analgesia gestendo una procedura dolorosa, l'associazione midazolam-fentanyl è possibile, a patto di dimezzare il dosaggio di uno dei due farmaci: per esempio, midazolam 0,1 mg/kg e fentanyl 0,75 µg/kg, come schema da utilizzare per la sedazione procedurale in una cardioversione elettrica; oppure midazolam 0,05 mg/kg e fentanyl 1,5 µg/kg, quando si vuole potenziare l'azione analgesica come in una riduzione di una frattura o di una lussazione.

Midazolam. Benzodiazepina ad azione rapida e con breve emivita, è diventata uno dei farmaci più utilizzati per le sedazioni procedurali, soprattutto per le procedure dolorose in associazione con gli oppiacei. Per la sedazione procedurale si raccomanda il ricorso alla sola via endovenosa. Nei bambini è possibile utilizzare anche la via intranasale. L'emivita è di 30-40 minuti (maggiore nell'anziano).

- *Dosaggi endovenosi*:
  - midazolam nell'adulto e nel bambino, endovenoso: 0,1 mg/kg come bolo iniziale, seguito da boli successivi a distanza di 5 minuti di 0,05 mg/kg fino al raggiungimento del target di sedazione;
  - se si è associato un oppiaceo, si raccomanda il dimezzamento dei dosaggi del midazolam.

Il midazolam deve essere somministrato in bolo, diluito in modo da avere una soluzione 1:1; per ottenere questo la fiala da 15 mg/3 mL viene diluita in 12 mL di soluzione salina NaCl 0,9% e la fiala da 5

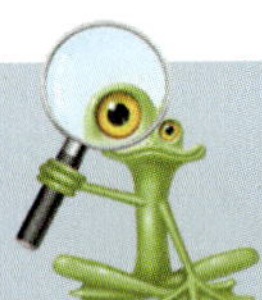

APPROFONDIMENTI

Utilizzo del flumazenil come antidoto di midazolam

È l'antagonista recettoriale delle benzodiazepine e quindi si usa come "antidoto" in presenza di intossicazioni severe da questa classe di farmaci. La necessità di ricorrere al flumazenil è veramente rara, perché sono rare le condizioni di sovradosaggio di benzodiazepine che richiedono un intervento farmacologico; inoltre il flumazenil si associa ad un rischio convulsivante nei pazienti epilettici. Il flumazenil può essere utilizzato, ovviamente, quando il paziente presenta una risposta eccessiva al midozolam, in genere per un dosaggio eccessivo in pazienti già in terapia con altri sedativi centrali. Non si raccomanda l'utilizzo routinario per contrastare più rapidamente gli effetti del midazolam, se non si sono verificati eventi avversi.

Dosaggio: 0,25 mg in bolo (fiale da 0,5 mg o da 1 mg), ripetibile in caso di necessità.

mg/mL viene diluita in 4 mL della stessa soluzione. Questo facilita la titolazione dei successivi boli.

- *Dosaggi intranasali:*
  - midazolam nel bambino, intranasale: 0,8 mg/kg se il midazolam viene utilizzato da solo o se è il primo farmaco somministrato; 0,4 mg/kg se è il midazolam viene utilizzato come secondo farmaco. La somministrazione intranasale prevede che il farmaco non sia diluito e prevede un limite massimo di somministrazione pari a circa 1 mL per narice. Considerando una dose piena di 0,8 mg, significa che il dosaggio sedativo può essere raggiunto per bambini fino a 13 kg (ossia 13 x 0,8 = 10 mg, ossia 2 mL di midazolam non diluito, 1 mL per narice). Se si utilizza il dosaggio di 0,4 mg, possiamo arrivare a bambini di 26 kg. Il dosaggio intranasale non deve essere confuso con quello endovenoso.

Propofol. Rispetto al midazolam determina un maggiore impatto emodinamico, per via della vasodilatazione arteriosa e venosa, per l'azione inotropa e cronotropa negativa. In associazione con gli oppiacei può determinare anche un ipertono vagale.

Sono state osservate reazioni allergiche al propofol, soprattutto in soggetti con plurime allergie, e la sua liposolubilità lo rende veicolabile con proteine dell'uovo. La controindicazione nei soggetti allergici all'uovo e alla soia è però stata recentemente messa in discussione, in quanto il propofol è veicolato con proteine altamente purificate del bianco dell'uovo, non responsabili di allergie.

È un potente sedativo-ipnotico e determina maggiori effetti di depressione respiratoria rispetto al midazolam. Per questo motivo, si raccomanda che il medico utilizzatore non sia lo stesso che esegue la procedura, e che la stessa sia condotta da almeno tre persone, uno alla testa del paziente e attento al controllo della dinamica respiratoria (ed alla lettura del capnografo, se disponibile): il saturimetro, per quanto essenziale, non deve essere utilizzato come unico strumento di monitoraggio, in quanto l'apnea precede la desaturazione di quasi 2 minuti (intervallo aumentato dalla preossigenazione del paziente). La letteratura è unanime nel definire sicuro il propofol in mano al medico d'emergenza, con tassi di eventi avversi addirittura inferiori al midazolam, a patto che l'utilizzatore sia un medico esperto. L'emivita è di 3-5 minuti.

- *Dosaggi*:
  - adulto: 1 mg/kg come bolo iniziale e 0,5 mg/kg come boli successivi ogni 3 minuiti fino al raggiungimento del target terapeutico. Anche in questo caso, i dosaggi devono essere dimezzati nei pazienti che hanno ricevuto oppiacei (0,5 mg/kg come bolo iniziale e 0,25 mg/kg come boli successivi);
  - bambini e adolescenti: 1,5 mg/kg come bolo iniziale e 0,75 mg/kg come boli successivi ogni 3 minuiti fino al raggiungimento del target terapeutico. Anche in questo caso, i dosaggi devono essere dimezzati nei pazienti che hanno ricevuto oppiacei.
  - paziente anziano e nel paziente a rischio aumentato: 0,5 mg/kg come bolo iniziale, 0,25 mg/kg come boli successivi.

Ketamina. Inibitore dei recettori NMDA (N-Metil-D-Aspartato) il cui effetto cambia a seconda del dosaggio, variando da un dosaggio analgesico (vedi oltre) per arrivare all'effetto dissociativo. Dosaggi intermedi

IL TACCUINO

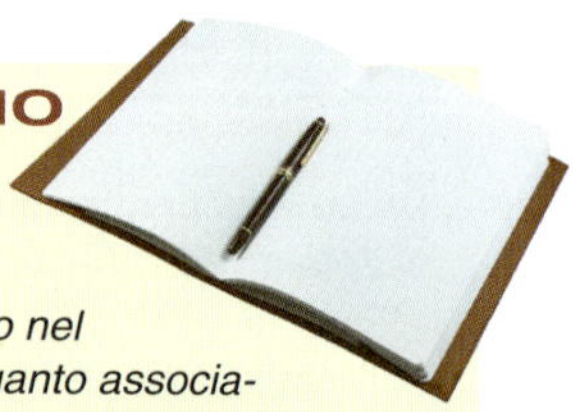

Tradizionalmente l'uso della ketamina è stato controindicato nel trauma cranico, in quanto associato ad aumento della pressione intracranica ritenuto potenzialmente responsabile di un peggioramento del danno cerebrale. Tuttavia, recenti revisioni della letteratura hanno messo in discussione questa tesi, in quanto non vi è nessuna chiara evidenza di danno conseguente al suo utilizzo in pazienti con trauma cranico.

sono utilizzati a scopo ricreazionale come sostanza d'abuso, mentre dosaggi di poco inferiori a quelli dissociativi possono causare dissociazioni parziali con crisi psicotiche, definite come crisi di emersione.

L'azione sedativa di questo farmaco è peculiare: durante una sedazione dissociativa il paziente ha una analgesia completa, non ha compromissione della funzionalità respiratoria (non solo, la ketamina ha azione broncodilatatrice, non compromette l'emodinamica del paziente e determina un rialzo pressorio, che la rende di scelta nel politrauma instabile). Per la sua azione emodinamica è controindicata nel paziente con cardiopatia ischemica o ipertensione arteriosa severa e non controllata.

- *Dosaggio*: 1-2 mg/kg endovenosi, in bolo lento (in 100 mL di soluzione fisiologica: boli rapidi sono associati ad rischio di laringospasmo); oppure 5-10 mg/kg intramuscolari.

Protossido d'azoto. Definito anche miscela equimolare ossigeno-protossido d'azoto (MEOPA), 50%-50%. Farmaco anestetico inalatorio, che somministrato in concentrazioni equimolari con l'ossigeno esercita azione analgesica e in grado di indurre lieve sedazione, permettendo l'esecuzione di procedure mediamente dolorose, o l'esecuzione di procedure nella popolazione pediatrica. A questi dosaggi non si raggiunge la sedazione profonda, e se lo stato di coscienza si approfondisce, l'interruzione dell'erogazione porta al rapido risveglio del paziente. Non ha praticamente reazioni avverse se non reazione disforiche, che non richiedono quasi mai un trattamento.

Dexmedetomidina. Un agonista alfa 2 centrale, potente simpaticolitico, dotato di azione sedativa, il cui utilizzo, ad oggi, è stato limitato alle sole terapie intensive, ma il suo profilo di sicurezza e la sua efficacia la rende piuttosto interessante anche nell'attività di medicina d'emergenza e pronto soccorso. Il farmaco è dotato di azione analgesica e sedativa, senza compromissione respiratoria e per questo molto utilizzato per la sedazione di pazienti sottoposti a ventilazione. Rispetto al midazolam ed al propofol compromette meno lo stato di coscienza successivo alla sedazione, quando si parla di sedazioni prolungate.

La sua azione sedativa è legata al blocco dell'attività noradrenergica sui neuroni del locus coeruleus e induce uno stato sovrapponibile al sonno naturale (questo spiega l'assenza di delirium alla sospensione). La sua azione analgesica e di opiod sparing è legata ad azione spinale, sovraspinale e non spinale, sempre legata alla sua azione simpaticolitica.

Gli effetti sulla pressione arteriosa sono del tutto peculiari: ai dosaggi iniziali si osserva ipotensione, proprio per la sua azione simpaticolitica centrale, in genere di entità trascurabile o responsiva ai liquidi, mentre ai dosaggi maggiori si può osservare ipertensione per vasocostrizione periferica. Un altro effetto, legato alla sua azione centrale, è la bradicardia.

L'emivita è molto breve (circa 6 minuti quando viene somministrata in bolo) e il dimezzamento in corso di infusioni prolungate raggiunge circa 90 minuti. Il metabolismo è epatico, per cui si raccomanda cautela nei pazienti con insufficienza epatica, perché aumenta emivita, ed efficacia.

Non sono indicate invece correzioni di dosaggio nei pazienti anziani e in quelli con insufficienza renale.

- *Dosaggio endovenoso*: 0,7 mcg/kg/h come dose iniziale, con un range compreso tra 0,2-1,4 mcg/kg/h (dose massima). Eventuali correzioni richiedono fino ad un'ora per vedere il nuovo target raggiunto.
  Questo farmaco è stato utilizzato anche per sedazioni per via intranasale.
- *Dosaggio intranasale*: 1-3 mcg/kg, con dosi aggiuntive di 1 mcg/kg fino a raggiungimento del target terapeutico. (fiale 200 mcg/2 mL: per una persona di 70 kg il dosaggio è di circa 200 mcg, ossia 1 fiala da dividere nelle due narici). Tuttavia, saranno necessari studi dedicati per una ulteriore definizione del dosaggio efficace.

Comportamento da tenere durante la sedazione procedurale

La sedazione procedurale è una pratica complessa, che richiede competenze di tipo avanzato che il medico d'emergenza-urgenza deve possedere. Durante la sedazione procedurale il medico che la gestisce deve garantire la sicurezza del paziente mediante il controllo dei parametri vitali, senza trascurare il controllo visivo dello stesso, al fine di riconoscere e trattare tempestivamente le eventuali complicanze. La loro gestione deve prevedere un'attenta valutazione del paziente secondo il protocollo ABCDE.

Termine della sedazione procedurale

Gli eventi avversi in corso di sedazione procedurale hanno due picchi: uno durante la procedura stessa e il secondo dopo che questa è stata eseguita. Il controllo visivo del paziente e la sua monitorizzazione non devono essere interrotti al termine della procedura. La somministrazione dell'antidoto delle benzodiazepine non interrompe la necessità della monitorizzazione, in quanto l'emivita del flumazenil è breve e ci potrebbe essere un successivo approfondimento dello stato di coscienza.

La dimissione può avvenire quando il paziente ha recuperato le funzioni preesistenti e dopo un tempo non inferiore all'emivita del farmaco: 45 minuti per il midazolam (90 minuti nel paziente >65 anni) e 6 minuti per il propofol. Per quanto riguarda la sedazione con ketamina si raccomanda riposo, anche domiciliare, per alcune ore perché sono talvolta stati segnalati transitori e lievi disturbi della marcia e dell'equilibrio.

Bibliografia di riferimento

LA LAVAGNA

- *Garantire sempre la sorveglianza e la monitorizzazione del paziente durante sedazione procedurale.*
- *Nei pazienti con età >65 anni la sedazione procedurale va avviata con dosi ridotte.*
- *Tenere sempre conto dell'effetto sinergico dei sedativi.*
- *Al termine della procedura di sedazione il paziente va ancora sorvegliato per un tempo adeguato, in funzione del farmaco impiegato.*

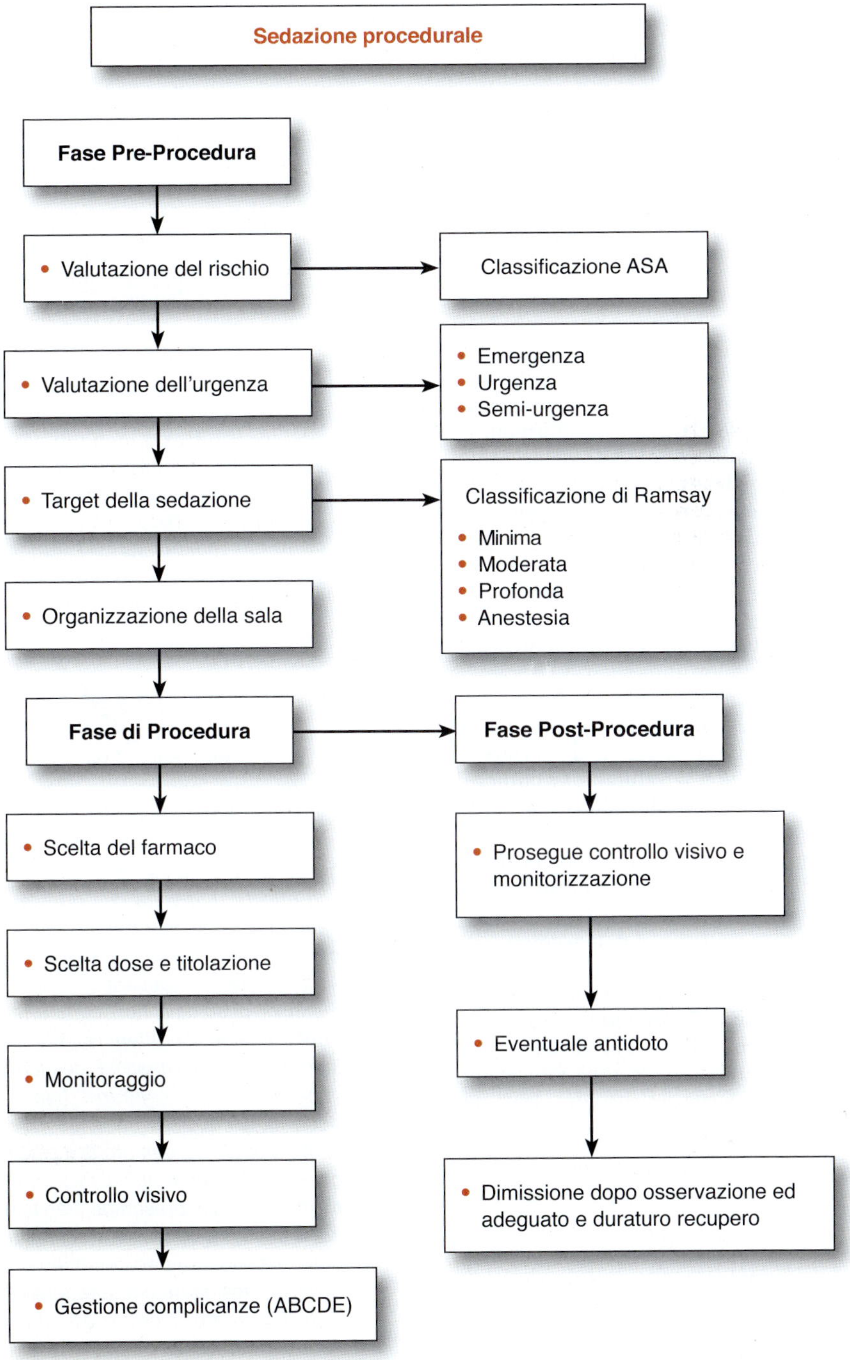
Sedazione procedurale
Fase Pre-Procedura
• Valutazione del rischio
Classificazione ASA
• Valutazione dell'urgenza
• Emergenza
• Urgenza
• Semi-urgenza
• Target della sedazione
Classificazione di Ramsay
• Minima
• Moderata
• Profonda
• Anestesia
• Organizzazione della sala
Fase di Procedura
Fase Post-Procedura
• Scelta del farmaco
• Prosegue controllo visivo e monitorizzazione
• Scelta dose e titolazione
• Eventuale antidoto
• Monitoraggio
• Controllo visivo
• Dimissione dopo osservazione ed adeguato e duraturo recupero
• Gestione complicanze (ABCDE)

18.2 Terapia analgesica

Introduzione

Il dolore è uno dei motivi più comuni di accesso al Pronto Soccorso. L'attenzione posta in questi ultimi anni al sintomo dolore e le campagne di informazione e sensibilizzazione del personale sanitario hanno visto la medicina d'urgenza giocare un ruolo di primo piano nella realizzazione dell'ospedale senza dolore. La misurazione dell'intensità del dolore è oggi considerata come uno dei parametri vitali che vengono registrati al triage perché il dolore, che ha ripercussioni importantissime sul versante fisico e psichico dei pazienti, deve essere affrontato non appena il paziente incontra un infermiere o un medico. La terapia analgesica deve essere tempestiva e precoce: se il dolore severo costituisce un'emergenza che richiede un trattamento da avviarsi in modo sincrono con la valutazione clinica da parte del medico, il dolore lieve-moderato costituisce un capitolo a sé stante; può capitare che il paziente con dolore lieve-moderato debba attendere anche molto tempo prima della visita, ma questa attesa non deve giustificare un ritardo nell'accesso alla terapia analgesica.

Il dolore viene classificato severo se ha un'intensità >7 secondo la scala valutativa numerica da 0 a 10 (o equivalente se si utilizzano altri sistemi come la scala visuale, VAS). Un dolore <7 viene definito come lieve-moderato.

Terapia analgesica del dolore lieve-moderato

Principi generali

L'approccio alla terapia del dolore lieve-moderato segue sostanzialmente le linee di indirizzo dell'Organizzazione Mondiale della Sanità nel trattamento del dolore neoplastico: si inizia con il paracetamolo e con i FANS, per poi passare agli oppiacei deboli per arrivare infine agli oppiacei forti.

In linea di massima, possiamo sintetizzare l'approccio in medicina d'urgenza al trattamento del dolore lieve-moderato in questo modo:

- paracetamolo, al dosaggio pieno analgesico (vedi oltre), a meno di controindicazioni, nella quasi totalità dei casi;
- FANS, come seconda scelta rispetto al paracetamolo o come integrazione al paracetamolo qualora questo non sia efficace. Sebbene il FANS possa essere di prima scelta nel trattamento di dolore sostenu-

IL TACCUINO

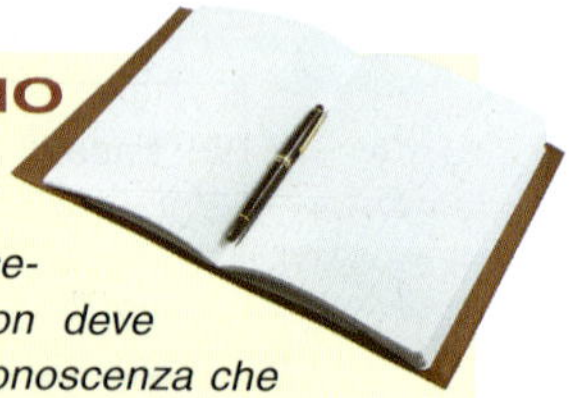

Il trattamento del dolore con paracetamolo e FANS non deve prescindere dalla conoscenza che questi farmaci hanno un effetto tetto (ceiling effect): una volta che queste molecole hanno raggiunto la loro efficacia analgesica massima (che corrisponde ai dosaggi massimi giornalieri consentiti), ulteriori incrementi di posologia non comportano alcun effetto analgesico ulteriore, ma soltanto un incremento della lesività del farmaco. Gli oppiacei forti, al contrario, hanno un rapporto quasi lineare tra dose ed efficacia; quindi per un incremento dell'efficacia analgesica richiesta, è sufficiente un incremento di posologia prescritta. Per tale motivo, se il paziente (una volta somministrata la dose massima di paracetamolo e di FANS) dovesse richiedere ulteriore terapia analgesica, è corretto ricorrere ad una categoria superiore di farmaci.

to da prostaglandine (colica renale, colica biliare, dismenorrea), la presenza di un maggior numero di controindicazioni e di effetti avversi, lo rendono comunque di seconda scelta, a meno di un dolore severo;
- oppiacei deboli, come il tapentadolo o il tramadolo, o varie associazioni farmacologiche.

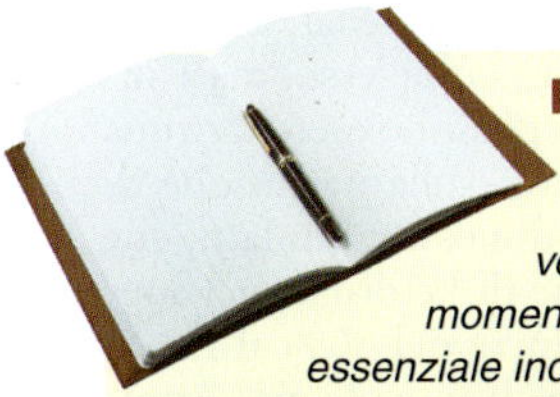

IL TACCUINO

Quando si prescrive il paracetamolo al momento della dimissione, è essenziale indagare la possibile assunzione di altri prodotti contenenti paracetamolo: può capitare, infatti, che il paziente non sia adeguatamente informato della presenza di questo farmaco in altri antidolorifici (come nelle associazioni con codeina, ossicodone o caffeina), magari risalenti a precedenti prescrizioni.

Paracetamolo. È il farmaco di scelta nel dolore lieve-moderato. Non ha effetto antiinfiammatorio ma, proprio per la sua elevata sicurezza, è indicato da molte linee guida e da molti autori come il farmaco di prima scelta anche per il trattamento di forme dolorose su base flogistica, come le osteoartriti.

Farmacodinamica. Il meccanismo d'azione del paracetamolo non è ancora del tutto noto. Sebbene appartenga alla categoria dei FANS è sostanzialmente privo di azione antinfiammatoria, di gastrolesività e di effetto antiaggregante piastrinico. La sua azione è prevalentemente di tipo centrale, come dimostra il riscontro di maggiori concentrazioni di paracetamolo nel liquido cefalorachidiano rispetto ai livelli plasmatici; tuttavia non esistono ancora prove sull'esatto target del farmaco: osservazioni recenti descrivono una azione sulla via serotoninergica bulbopontina, una attivazione del sistema dell'ossido di azoto, una modulazione (attivazione?) della via oppiode endogena, ed un aumento del tono cannabinoide endogeno.

Farmacocinetica. Dopo somministrazione orale il paracetamolo ha un'eccellente biodisponibilità, con un picco plasmatico di 30-60 minuti. L'emivita è di circa 2-3 ore e questo porta ad un effetto analgesico di 4-6 ore. Questi tempi non sono influenzati dalla funzionalità renale; l'emivita tende a raddoppiare invece in presenza di sovradosaggio o di insufficienza epatica, poiché il metabolismo di questo farmaco avviene nel fegato.

Effetti avversi. Alle dosi terapeutiche il paracetamolo non ha praticamente effetti avversi, a parte un isolato e incostante incremento delle transaminasi, di lieve entità. Rare le reazioni allergiche, per lo più dermatologiche, ed eccezionale la reattività crociata con l'acido acetilsalicilico o altri FANS. Tuttavia dosaggi eccessivi possono comportare epatotossicità. Nell'adulto le dosi epatotossiche corrispondono a 10-15 g di paracetamolo, mentre dosi potenzialmente fatali (sempre nell'adulto) sono superiori a 20-25 g (150-250 mg/kg). La dose consigliata, secondo molti testi di farmacologia, è pari a 4 gr/die nell'adulto senza patologie epatiche o malnutrizione: si ricorda che da scheda tecnica registrata in Italia, tale dosaggio è ridotto a 3 gr/die.

Farmaci antinfiammatori non steroidei (FANS). I FANS sono un'ampia famiglia di molecole, accomunate da una azione antinfiammatoria, antipiretica e analgesica, mediata dall'interazione con le ciclossigenasi 2 (COX-2). I FANS classici, privi di azione selettiva, esercitano anche azione sulle ciclossigenasi 1 (COX-1) presenti a livello gastrointestinale e questo spiega i più comuni effetti avversi di questa classe di farmaci. Le molecole dotate di maggiore selettività appartengono alla classe dei COXib e sono dotate di una maggiore sicurezza gastrointestinale. La questione inerente il rischio cardiovascolare dei COX2 selettivi, un tempo molto sostenuta, è stata ampiamente rivista da trials recenti, e secondo molti autori i COX2 (con l'aggiunta di un inibitore della pompa protonica), come il celecoxib (200 mg/die), dovrebbero essere utilizzati in cronico al posto dei FANS nei pazienti con alto rischio gastrointestinale, e in quelli con basso rischio gastrointestinale ed alto rischio cardiovascolare. Tuttavia, queste considerazioni perdono un po' di significato nel trattamento in acuto, quando il costo superiore dei COX2 selettivi non viene compensato da un significativo vantaggio.

Farmacodinamica. Le azioni terapeutiche dei FANS sono:

- azione antinfiammatoria: sono in grado di bloccare l'azione delle ciclossigenasi, responsabili della conversione dell'acido arachidonico in prostaglandine e trombossano, dotati di una spiccata azione vasodilatatrice e coinvolti nella complessa cascata citochimica del processo infiammatorio;
- azione analgesica: esercitano una moderata azione antidolorifica se paragonata agli oppiacei, ma, essendo antinfiammatori, riescono a ridurre la causa del dolore quando è sostenuta da una flogosi o quando è mediata dalle prostaglandine (nella colica renale, nella colica biliare e nella dismenorrea);
- azione antipiretica: modulano la temperatura corporea esercitando azione a livello ipotalamico, in presenza di febbre sostenuta da una causa infiammatoria.

Farmacocinetica. L'assorbimento orale dei FANS è in genere molto buono, con un picco plasmatico in 1-4 ore, a seconda della molecola.

Effetti avversi. I principali effetti avversi di questi farmaci si verificano a carico di:

- apparato gastrointestinale: la comparsa di sintomatologia dispeptica o pirosi, spesso non associata ad ulcere o erosioni documentabili endoscopicamente, è motivo di sospensione della terapia con FANS fino al 20-30% dei pazienti che li assumono. L'utilizzo degli inibitori della pompa protonica riduce in modo significativo il rischio di complicanze gastriche nell'uso cronico, ma non esiste indicazione all'utilizzo di una gastroprotezione in acuto e in caso di monosomministrazione, a meno di un elevato rischio gastrointestinale. Gli inibitori della pompa protonica, inoltre, non riducono il rischio di emorragie-ischemie del piccolo intestino, che hanno una frequenza equivalente alle complicanze gastriche;
- attività antiaggregante piastrinica: a parte l'acido acetilsalicilico, i FANS non selettivi esercitano un blocco reversibile delle ciclossigenasi piastriniche, il cui effetto è virtualmente limitato alla durata dell'emivita del farmaco. L'acido acetilsalicilico si lega in modo irreversibile, impedendo pertanto la formazione di trombossano A2 per l'intero ciclo vitale piastrinico;
- rene: il sistema circolatorio renale è regolato in modo piuttosto complesso, ma è indubbio che i FANS possono esercitare una influenza significativa sulla perfusione di tali organi: è stato dimostrato, infatti, che la somministrazione di ketorolac nel soggetto sano può ridurre del 30% il flusso renale. La presenza di ipovolemia, scompenso cardiaco congestizio, cirrosi epatica, insufficienza renale cronica rende i reni dipendenti dalle prostaglandine; in questi pazienti la somministrazione di FANS può far precipitare un'insufficienza renale e pertanto sono controindicati.

In Tabella 18.2.1 sono riassunti i dosaggi e la via di somministrazione del paracetamolo e di alcuni FANS.

Associazioni farmacologiche

Paracetamolo-codeina 500 mg - 30 mg: di tutte le associazioni con il paracetamolo, è una delle più bilanciate perché le due molecole hanno uguale emivita. Più efficace del solo paracetamolo, ma a fronte di un maggior numero di eventi avversi: per questo, dovrebbe essere utilizzato come seconda linea e nel dolore moderato refrattario al solo paracetamolo. Ricordiamo solo che la codeina è un profarmaco che viene O-demetilato a livello epatico in morfina: esistono *fast responder* (più soggetti ad eventi avversi) e *slow responder* (fino al 10% della popolazione europea, che non rispondono).

- *Dosaggio* 500 mg/30 mg ogni 6 ore, incrementabile a 100 0 mg/60 mg ogni 8 ore (massimo giornaliero 3000 mg (180 mg). *Off label* nel bambino al di sotto dei 12 anni.

Paracetamolo-ibuprofene 500 mg-150 mg: altra associazione fissa molto vantag-

Tabella 18.2.1. **Dosaggio e via di somministrazione del paracetamolo e di alcuni FANS**

Farmaco	Via di somministrazione	Dosaggio	Dose massima giornaliera
Paracetamolo	Endovenosa	15 mg/kg/6 ore (dose massima per ogni singola dose 1 g) Flacone 1 g	4 g Ridurre a 3 g/die nel paziente epatopatico
Diclofenac	Intramuscolare	75 mg/12 ore Fiale 75 mg	150 mg/die
Ketoprofene	Intramuscolare	100 mg/8 ore Fiale 100 mg	320 mg/die
	Endovenosa	160 mg/12 ore Fiale 160 mg	
Ketorolac	Intramuscolare	10-30 mg/4-6 ore Fiale 10-30 mg	90 mg (adulto) 60 mg (adulto) Massimo 2 giorni di terapia
	Endovenosa	15-30 mg/4-6 ore Fiale 10-30 mg	
Indometacina	Endovenosa	25-50 mg/8-12 ore Fiale 25-50 mg	100 mg

giosa, perché sfrutta un'azione sinergica tra le due molecole, riducendo notevolmente il dosaggio del FANS. L'ibuprofene, peraltro, ha il più basso rischio gastrointestinale e a questo dosaggio può essere ragionevolmente utilizzato nei soggetti anziani e nei pazienti in terapia anticoagulante.

- *Dosaggio*: 500 mg/150 mg ogni 8 ore, incrementabile a 1000 mg/300 mg ogni 8 ore. Non indicato al di sotto dei 14 anni.

Paracetamolo-ossicodone 325 mg-5 mg-325 mg-10 mg-325 mg-20 mg: associazione che può essere utilizzata nel dolore moderato ma anche severo; sfrutta l'azione di *opiod sparing* del paracetamolo. Nei pazienti naive, si inizia con 5 mg di ossicodone ogni 12 ore, incrementabili sulla base della risposta clinica.

Paracetamolo-tramadolo 325 mg-37,5 mg: associazione che ha un ruolo nel trattamento del dolore neuropatico per trattamenti di media durata; l'azione di opiod sparing del paracetamolo, riducendo il dosaggio del tramadolo, ne riduce gli event avversi.

- *Posologia*: 1 cp/6 ore, incrementabili (massimo 2600 mg-300 mg, ossia 8 compresse/die).

Oppiacei deboli

Tramadolo. Oppiaceo debole con azione mu e kappa, con azione recettoriale di agonista parziale, e che però sfrutta anche una via di inibizione del *re-uptake* della serotonina e della noradrenalina come azione analgesica. In acuto, tende a determinare più spesso nausea e vomito rispetto ad altri oppiacei, a fronte di una azione analgesica minore. Gli effetti avversi si attenuano nell'utilizzo prolungato, mentre aumenta la sua azione analgesica, proprio per l'utilizzo della via serotoninergica; inoltre, la biodisponibilità orale alle prima somministrazioni si assesta al 70% per effetto del primo passaggio epatico, ma dopo ripetute somministrazioni la biodisponibilità della dose orale raggiunge il 100%, ossia a pari dose somministrata, la dose efficace aumenta con il passare dei giorni di terapia: per tale motivo, ha un ruolo limitato in acuto, mentre diviene rilevante nelle terapie protratte. Come la codeina, il polimorfismo dei citocromi responsabili del suo metabolismo crea una notevole varianza di efficacia e di tolleranza nella popolazione: anche questo può limitarne l'uso in acuto. Utilizzando la via serotoninergica, l'associazione con altri farmaci inibitori del *re-uptake* della serotonina, può indurre la comparsa di sindrome serotoninergica. Il suo ruolo principale in medicina d'emergenza è il trattamento del dolore neuropatico.

- *Preparazioni*
  - Compresse a rilascio prolungato 50 mg-100 mg-150 mg-200 mg
  - Capsule 50 mg
  - Gocce orali 100 mg/mL (1 goccia = 2,5 mg)

- Supposte 100 mg
- Fiale 50 mg/1 mL – 100 mg/2mL

• *Dosaggi*
  Nell'adulto:
  - 50-100 mg per os/4 volte/die

  Nei bambini:
  - >1 anno: 1-2 mg/kg/6-8 ore (massimo 100 mg in singola dose e 400 mg/die).
    >12 anni: 50-100 mg/4-6 ore (massimo 100 mg in singola dose e 400 mg/die), o 100 mg-200 mg RP/12 ore.

Tapentadolo. Oppiaceo debole con azione mu, con azione recettoriale di agonista parziale, e che però sfrutta anche una via di inibizione del re-uptake della noradrenalina, che aumenta a livello neuronale con incremento dell'attività inibitoria postsinaptica. Ha un ruolo nel dolore acuto, ma diventa essenziale nel trattamento del dolore cronico, soprattutto perché (come il tramadolo, e la ketamina, che affronteremo più avanti) rimodulano le vie discendenti impedendo i meccanismi alla base della cronicizzazione del dolore. Come il tramadolo, è essenziale nel trattamento del dolore neuropatico. Il tapentadolo, a differenza di altre molecole, non è un profarmaco, e pertanto non presenta variazioni tra individui per la risposta. Rispetto ad altri farmaci oppiacei, sembra determinare meno effetti collaterali di classe (stipsi, sonnolenza, depressione respiratoria).

• *Dosaggio*: 50 mg/6 ore incrementabile sulla base della risposta (dose massima 600 mg/die).

Metossiflurano. Anestetico introdotto nei primi anni 60, e poi abbandonato per l'induzione di nefrotossicità dose dipendente; al finire degli anni 60, grazie alla scoperta di una efficace azione analgesica ad una dose subanestetica, vennero introdotti i primi dispositivi di monosomministrazione, poi ritirati in tutto il mondo, tranne che in Australia e Nuova Zelanda, che pertanto ha accumulato una esperienza ultraquarantennale con questo farmaco, dimostrandone efficacia e sicurezza. Da qualche anno è stato reintrodotto in Europa come dispositivo di autosomministrazione individuale, a basso dosaggio, da utilizzarsi nel dolore di tipo moderato-severo, nei traumi, con precisa indicazione al trattamento pre-ospedaliero, per la sua facile trasportabilità, la sua rapidità d'azione, la sua efficacia, la sua sicurezza e la sua stabilità in condizioni estreme di temperatura, a fronte di una pressoché assente esposizione occupazionale dei sanitari.

Può essere associato ad altri analgesici (come morfina o fentanyl).

• *Dosaggio*: 3 mL, in inalazione continua (analgesia per 25-30 min), o in inalazione intermittente (analgesia adeguata fino a 60 min). In caso di necessità, può essere utilizzata una seconda dose da 3 mL. Dose massima giornaliera 6 mL, dose massima settimanale 15 mL, ma non può essere utilizzato in due giorni consecutivi. Questi dosaggi scongiurano il rischio di nefrotossicità.

IL TACCUINO

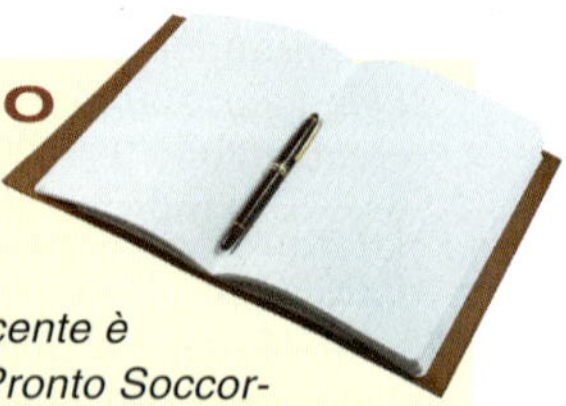

Oltre all'uso extraospedaliero, il metossiflurano di recente è stato introdotto nei Pronto Soccorso dove viene utilizzato anche per procedure dolorose, come riduzione di fratture o lussazioni. Sebbene la letteratura attuale ne incoraggi l'uso in tal senso, proponendolo come alterativa alla sedazione procedurale, le evidenze attuali non dimostrano una superiorità né tantomeno la non-inferiorità in termini analgesici rispetto alla sedazione. Pertanto, sebbene i vantaggi del metossiflurano in questo ambito siano molteplici (nessuna necessità di monitoraggio durante e dopo la procedura, possibilità di eseguire la manipolazione in qualsiasi postazione del Pronto Soccorso, necessità di un numero minore di operatori, minore tempo di permanenza in Pronto Soccorso e minori costi), le evidenze attuali non sono sufficienti a giustificarne l'uso in sostituzione ad una sedazione procedurale.

Terapia analgesica del dolore severo

Introduzione

Il dolore severo rappresenta un'autentica emergenza medica che richiede, da una parte, una valutazione immediata del paziente, potendo il dolore severo nascondere patologie pericolose, e dall'altra una terapia analgesica quanto più precoce ed efficace.

Il dolore severo richiede un trattamento adeguato e aggressivo che non può prescindere dagli oppiacei, con la sola eccezione delle coliche renali, in cui i FANS esercitano un'ottima azione analgesica. L'oppiaceo maggiore rappresenta l'unica risposta possibile, se non controindicato, perché privo dell'effetto tetto citato in precedenza e quindi può essere titolato fino al raggiungimento dell'obiettivo terapeutico. Un'alternativa emergente, essenziale nel dolore cronico e neuropatico, è la ketamina, affrontata in dettaglio nel capitolo sulla sedazione procedurale.

Terminologia e cenni di farmacologia

Gli oppiacei agiscono su specifici recettori coinvolti nella trasmissione e modulazione del dolore. Essi possono essere sintetici, come il fentanyl, semisintetici o naturali, come la morfina. Questi farmaci agiscono a livello recettoriale come agonisti completi (oppiacei maggiori), come agonisti parziali (tramadolo) e come antagonisti (naloxone). I recettori su cui agiscono sono chiamati mu, kappa e delta, ma esistono numerosi sottotipi e recettori ancora non del tutto conosciuti. La maggior parte degli effetti analgesici e degli eventi avversi sono secondari al legame dell'oppiaceo con i recettori mu, presenti in modo diffuso a livello corticale, nelle sedi di elaborazione del dolore e a livello midollare.

Le caratteristiche farmacocinetiche degli oppiacei variano notevolmente da molecola a molecola e anche a seconda della via di somministrazione impiegata. La via di eliminazione degli oppiacei prevede una prima biotrasformazione a livello epatico con la produzione, prevalentemente a livello dei citocromi p-450, di metaboliti parzialmente attivi e successivamente una eliminazione renale.

Vie di somministrazione

L'obiettivo primario nella somministrazione di oppiacei è una terapia analgesica massimamente efficace con la minima dose utile per ridurre il più possibile gli effetti avversi. Per questo motivo, sebbene gli oppiacei possano essere somministrati per via orale, transmucosale, intramuscolare, sottocutanea, endovenosa, intratecale, epidurale e intranasale (mediante atomizzatori specifici), la via di somministrazione preferibile in urgenza è la via parenterale endovenosa, perché permette una facile titolazione ed il raggiungimento della dose efficace. Una possibile alternativa è la somministrazione endonasale del fentanyl che permette un'equivalenza alla via endovenosa per assorbimento, velocità di azione e dosaggio. La via orale è invece condizionata dall'assorbimento dal tubo gastroenterico e dalla fase di metabolizzazione epatica che rende biodisponibile solo una quota del farmaco assunto.

Effetti centrali degli oppiacei

- Analgesia: è l'effetto principale, alla base del loro utilizzo. Riduce non solo l'entità del dolore percepito dal paziente, ma ne modifica anche la natura, riducendo la quota di ansia e di malessere che il dolore determina. Questi farmaci controllano bene il dolore sordo e costante, con minore effetto sul dolore acuto e improvviso (per esempio, quello evocato dalle mobilizzazioni per procedure radiologiche). Un altro campo in cui gli oppiacei hanno un ruolo minore è nel trattamento del dolore neuropatico.
- Effetti sull'umore: esercitano azione ansiolitica e talora sedativa specie negli anziani e possono indurre euforia.
- Rigidità muscolare: si osserva per lo più con dosaggi particolarmente elevati, con una maggiore prevalenza per il fentanyl e i suoi derivati. Questo effetto avverso è stato osservato per dosaggi superiori ai 6 µg/kg, ben superiori al dosaggio di utilizzo di 1,5 µg/kg. La rigidità muscolare toracica ostacola la dinamica respiratoria e può portare ad insufficienza respiratoria.

- Depressione respiratoria: ad alte dosi e con maggiore frequenza nei pazienti con insufficienza respiratoria cronica, possono deprimere i centri del respiro e ridurre la sensibilità all'ipercapnia come stimolo alla ventilazione. Poiché il dolore severo è uno stimolo all'attività respiratoria, la sua presenza rende teorico il rischio di depressione respiratoria.
- Nausea e vomito: di frequente osservazione, sono per lo più secondari ad infusioni di dosaggi eccessivi e somministrazione rapida. Per ridurre la loro insorgenza, si raccomanda la somministrazione di dosi adeguate (vedi oltre) con una velocità di infusione non eccessivamente rapida: per esempio, morfina e fentanyl possono essere diluiti in un flacone da 100 mL di soluzione salina NaCl 0,9% e somministrati molto rapidamente in una via periferica. Questo permette l'arrivo di una quantità efficace del farmaco in modo relativamente rapido senza il rischio dell'insorgenza del vomito.

Effetti periferici degli oppiacei

- Effetti cardiovascolari: l'impatto sul sistema cardiovascolare è complesso, perché è difficile discriminarlo dagli effetti indotti dal dolore che di per sé può dare bradicardia e ipotensione. In generale, gli effetti degli oppiacei sono minimi e caratterizzati da una vasodilatazione periferica e da un'azione cronotropa negativa.
- Effetti sulla circolazione cerebrale: a dosi terapeutiche non vi sono alterazioni della circolazione cerebrale, ma in caso di depressione respiratoria, la conseguente ipercapnia induce vasodilatazione cerebrale con aumento della pressione intracranica. Per tale motivo, l'oppiaceo non è controindicato in modo assoluto nel paziente con trauma cranico, a patto che vi sia uno stretto controllo respiratorio.
- Effetti sullo sfintere di Oddi: sebbene determinino uno spasmo dello sfintere di Oddi, tale effetto è abitualmente lieve e transitorio e non determina un aumento di complicanze nei pazienti con pancreatite acuta.
- Rilascio di istamina dai mastociti: alcuni pazienti possono sviluppare prurito e coriza, per il rilascio mastocitario di istamina indotto dagli oppiacei, più spesso dalla morfina. Non è una reazione allergica e non richiede sospensione della terapia.

Tolleranza e dipendenza

I fenomeni di tolleranza e dipendenza sono peculiari degli oppiacei, ma la loro rilevanza è marginale di fronte alla necesità di trattare in urgenza il dolore severo.

Controindicazioni e cautele

Gli oppiacei hanno poche controindicazioni assolute, ma trattandosi di farmaci con potenziali eventi avversi, richiedono ad ogni modo cautela nella loro somministrazione.

- Trauma cranico: come è stato già accennato, gli oppiacei non hanno azione sulla pressione endocranica, ma l'ipercapnia che possono indurre può comportare ipertensione endocranica in presenza di patologia centrale.
- Patologie respiratorie: questi pazienti sono particolarmente predisposti a sviluppare depressione respiratoria, ma l'oppiaceo è ugualmente indicato (se necessario) a patto di gestire il paziente in un ambiente protetto.
- Associazione con altri sedativi: in presenza di farmaci ad azione sedativa la dose dell'oppiaceo deve essere dimezzata.
- Pazienti anziani: sono particolarmente suscettibili all'azione sedativa degli oppiacei, pertanto si raccomanda la riduzione della dose iniziale (dimezzamento).
- Gravidanza: non controindicati in modo assoluto. L'utilizzo prolungato può portare a dipendenza fetale con sindrome da astinenza acuta subito dopo il parto.
- Pazienti con insufficienza epatica o renale: tendono ad avere un metabolismo rallentato e un'eliminazione ridotta dei metaboliti. Per questo motivo, si raccomanda il dimezzamento della dose iniziale e una maggiore distanza tra le somministrazioni durante la titolazione.

Farmaci specifici

Morfina. È il farmaco di riferimento, ossia il farmaco che viene utilizzato come metro di paragone rispetto a tutte le altre molecole per calcolare i dosaggi equivalenti. È l'oppiaceo più utilizzato in medicina d'emergenza per la sua grande rapidità d'azione (picco in 15 minuti se somministrato per via endovenosa) e per la sua adeguata durata d'azione (circa 3-4 ore per un'emivita di 1,5-2 ore, maggiore nell'anziano).

- *Dose*: 0,1 mg/kg (adulti e bambini) e 0,05 mg/kg (anziani e pazienti a rischio), da titolare con successivi boli dimezzati ogni 5-15 minuti fino al raggiungimento del target terapeutico.
- *Via di somministrazione*: in urgenza è mandatoria la via endovenosa.

Fentanyl. È un oppiaceo di sintesi, estremamente lipofilo, con una potenza di circa 100 volte maggiore di quella della morfina. La sua principale caratteristica, oltre che ad un'azione più rapida di altri oppiacei (picco in 1 o 2 minuti), è la sua brevissima emivita (circa 15 minuti), che lo rende ideale per procedure dolorose di breve durata, come le riduzioni di fratture e lussazioni e per la cardioversione elettrica.

- *Dose*: 1,5 µg/kg (adulti e bambini) sia per via endovenosa che endonasale; 0,75 µg/kg negli anziani e nei pazienti a rischio. Successivi boli ogni 5 min, in dose dimezzata, fino al raggiungimento del target terapeutico.
- *Via di somministrazione*: il fentanyl richiede somministrazioni che siano rapide e titolabili, per massimizzare l'efficacia e la sicurezza del farmaco. La sua natura lipofila rende la somministrazione endonasale equivalente a quella endovenosa.

Ossicodone. È un oppiaceo maggiore, dotato di una biodisponibilità orale prossima al 100%, ossia privo dell'effetto di primo passaggio epatico. Per questo motivo è un ottimo farmaco per la somministrazione orale. La presenza in commercio di preparati a basso dosaggio o in associazione con paracetamolo, lo rende ideale nel trattamento, soprattutto alla dimissione, di forme di dolore moderato-severo, in particolar modo negli anziani o nei pazienti a rischio di eventi avversi da FANS.

- *Dose*: 0,1 mg/kg, come dose iniziale, incrementabile. 15 mg di ossicodone per os sono all'incirca equivalenti a 10 mg di morfina per via endovenosa. Endovenosa: fiale 10 mg (equivalenti a circa 15 mg di morfina e.v.), con dose da titolare sull'intensità del dolore, ma in pazienti naive non si dovrebbero superare i 2 mg/h in infusione continua, o 2 mg in bolo lento in 100 mg di soluzione fisiologica, titolando sulla base della risposta al dolore.
- *Via di somministrazione*: orale o endovenosa.

Ketamina. Si rimanda alla sezione dedicata nel capitolo sulla sedazione procedurale. La ketamina, ad un dosaggio subdissociativo, si dimostra un potente ed efficace analgesico, del tutto equivalente alla morfina in termini di efficacia e di sicurezza. L'azione analgesica della ketamina si esplica su tre vie differenti: l'azione diretta di inibizione della via NMDA (N-Metil-D-Aspartato) centrale, eccitatoria; un potenziamento di vie inibitorie discendenti che modulano il wind up riducendo il tono di stimolazione del dolore cronico; e un'azione antinfiammatoria centrale. La ketamina è efficace in bolo nel trattamento del dolore acuto, ma la sua azione diversificata la rende ideale nel trattamento del dolore cronico e in particolare di quello neuropatico, su cui abbiamo poche armi, in genere stimolato e sostenuto da un aumento del tono di neuroni NMDA: la ketamina è infatti l'unico analgesico in grado di agire su questa via, stimolando anche inibizione discendente a livello spinale. Alcuni studi preliminari sembrano dimostrare che se l'azione analgesica del bolo di ketamina arriva a coprire circa 45 min, un'infusione di 100 ore può ridurre il dolore cronico in modo significativo sino a 3 mesi dopo il termine dell'infusione. Se la ketamina in bolo si può definire sostanzialmente sicura, infusioni a dosaggio inferiore come quello analgesico devono essere studiate più in dettaglio: un effetto avverso frequentemente osservato è un transitorio aumento delle transaminasi epatiche, che rientra al termine dell'infusione.

- *Dosaggio*: 0,1-0,3 mg/kg in bolo; 0,15 mg/kg/ora in infusione continua. Possibile la somministrazione intranasale, ad un dosaggio non ancora definito, ma in genere si raccomanda 1 mg/kg.

In Tabella 18.2.2 sono riassunti i dosaggi e la via di somministrazione dei principali oppiacei.

Bibliografia di riferimento

Tabella 18.2.2. Dosaggio e via di somministrazione dei più comuni oppiacei

Farmaco	Via di somministrazione	Dosaggio	Dose massima giornaliera
Morfina	Endovenosa	0,1 mg/kg (dose iniziale) e 0,05 mg/kg boli successivi fino alla risposta clinica. Fiale 10 mg	Variabile a seconda del contesto clinico
Fentanyl	Endovenosa	1,5 μg/kg (dose iniziale) e 0,75 μg/kg boli successivi fino alla risposta clinica. Fiale 100 μg	Variabile a seconda del contesto clinico
Tramadolo	Endovenosa	Fiale 50-100 mg	400 mg

LA LAVAGNA

- *Il dolore severo rappresenta una emergenza medica ed il suo trattamento è un imperativo etico.*
- *L'approccio al dolore lieve-moderato prevede prima l'impiego del paracetamolo e poi dei FANS.*
- *I FANS sono di prima scelta nella terapia della colica renale, biliare e dismenorrea.*
- *Al contrario di paracetamolo e FANS gli oppiacei maggiori non sono caratterizzati dall'effetto tetto.*

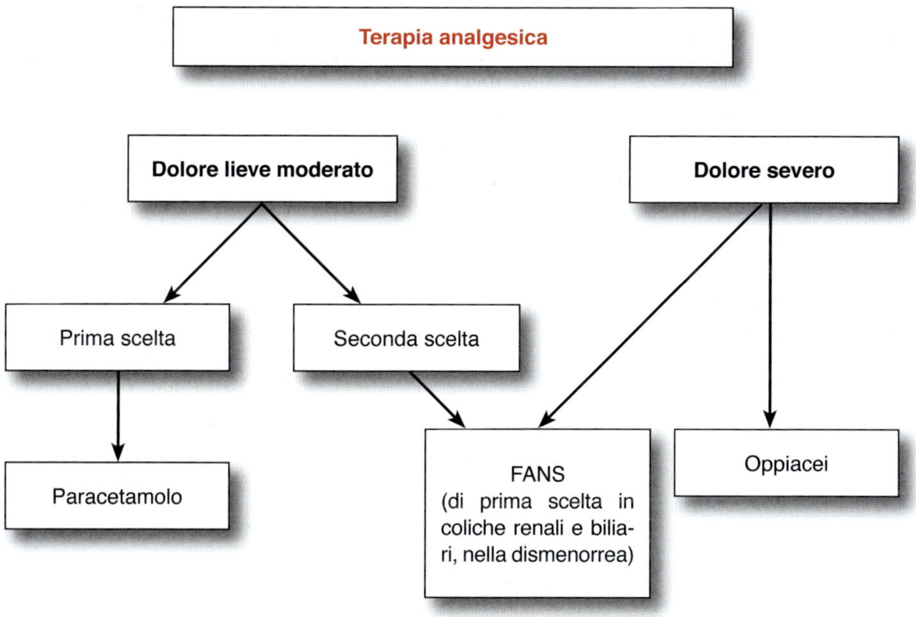

18.3 Anestesia locoregionale in Pronto Soccorso

Introduzione

La disciplina dell'anestesia locoregionale ha subito una notevole crescita negli ultimi anni: il sempre maggiore impiego dell'ecografia e nuove conoscenze di anatomia applicata, hanno infatti consentito lo sviluppo di numerose tecniche locoregionali. L'interesse per questa disciplina in piena evoluzione ha recentemente superato il confine della sala operatoria, finendo per contagiare altre specialità, tra cui la medicina d'Emergenza-Urgenza. Questo non deve certo stupire, se consideriamo che il dolore, sia esso traumatico o di altra natura, rappresenta uno dei motivi più frequenti di accesso al Pronto Soccorso.

Nei paragrafi seguenti descriveremo alcuni aspetti generali sulla pratica delle tecniche locoregionali. In particolare, tratteremo i concetti tecnici di base ed i principali obiettivi dell'impiego di approcci locoregionali nell'Emergenza-Urgenza. Infine, illustreremo le complicanze comuni a tutti gli approcci locoregionali, fornendo al lettore consigli su come minimizzare i rischi ed aumentare la sicurezza delle procedure.

Per la descrizione dettagliata delle singole tecniche locoregionali si rimanda il lettore all'apposita sezione del Capitolo 22.9 sulle procedure.

Aspetti generali

Blocchi nervosi, blocchi di piani fasciali e blocchi pericapsulari

L'obiettivo comune a tutte le tecniche locoregionali è la diffusione di un anestetico locale attorno ad una o più strutture nervose, in modo da ridurre i potenziali d'azione e la conduzione di impulsi lungo le fibre nervose (tra le quali, anche le fibre nocicettive). Quando il target della procedura è un singolo nervo, l'operatore ha come obiettivo quello di iniettare attorno al nervo, fino ad ottenere una distribuzione circonferenziale dell'anestetico (ad esempio, si veda la descrizione del blocco del nervo sciatico, Capitolo 21.6). Diversamente, durante l'esecuzione di un blocco fasciale, l'obiettivo è quello di scollare un piano fasciale virtuale, diffondendo l'anestetico al suo interno, così da raggiungere indirettamente le strutture nervose contenute all'interno del piano fasciale stesso (ad esempio, si veda la descrizione del blocco della fascia iliaca, Capitolo 22.9). Nel primo caso, il volume da utilizzare sarà tendenzialmente basso, quanto basta per circondare il nervo; nel secondo caso, sono invece necessari maggiori volumi per garantire uno scollamento adeguato del piano fasciale.

In realtà, anche quando il nostro target è un singolo nervo, a volte è possibile identificare dei piani fasciali adiacenti allo stesso. In questi casi, si può iniettare nel piano fasciale a breve distanza dal nervo, veicolando l'anestetico nel punto desiderato senza avvicinare troppo la punta dell'ago al nervo stesso! Questo aumenta notevolmente la sicurezza delle procedure riducendo il rischio di lesione nervosa.

Infine, vi sono dei casi in cui l'obiettivo è la diffusione dell'anestetico attorno ad una capsula articolare, in modo da bloccare le terminazioni nervose afferenti alla stessa (ad esempio, si veda la descrizione del PENG block, Capitolo 22.9).

Blocchi anestetici e blocchi analgesici

L'impiego di una tecnica locoregionale in Pronto Soccorso ha due possibili obiettivi. Nella maggior parte dei casi, il blocco nervoso viene eseguito a scopo puramente analgesico, per raggiungere un adeguato controllo del dolore, sempre inserendo questa procedura nel contesto di un approccio antalgico multimodale. Ad esempio, l'utilizzo di tecniche locoregionali per le fratture di anca consente una migliore gestione del dolore in questi pazienti, diminuendo anche il rischio di delirium e favorendo una più rapida mobilizzazione nel post-operatorio. Allo stesso modo, l'impiego di tecniche locoregionali a livello toracico in pazienti con fratture costali consente di ottenere una migliore analgesia, con effetti diretti sulla funzione respiratoria. Inoltre, l'analgesia derivante dai blocchi nervosi è utile a minimizzare l'utilizzo di oppioidi (*opioid-sparing effect*), limitando gli effetti avversi derivanti dal loro impiego. Quando lo scopo del blocco è puramente analgesico, in genere vengono utilizzate concentrazioni relativamente basse di anestetico, sufficienti ad inibire la conduzione degli stimoli delle fibre nocicettive.

In altre situazioni, l'obiettivo del blocco è la completa anestesia di un distretto corporeo, al fine di consentire l'esecuzione di procedure dolorose quali drenaggi di ascessi, manipolazioni di fratture o lussazioni. In questi casi, il blocco nervoso è da intendersi come una possibile alternativa alla sedazione procedurale, da impiegare qualora una sedazione sia impraticabile, poco sicura o non accettata dal paziente (prevista via aerea difficile, classe ASA a rischio elevato, alto rischio di vomito e aspirazione, pazienti intossicati, pazienti che rifiutano la sedazione etc.). In questi casi si tende ad utilizzare concentrazioni di anestetico più elevate, così da ottenere un'anestesia completa che includa anche un blocco motorio.

Un blocco analgesico non perfettamente riuscito costringerà il clinico ad impiegare altri approcci al dolore, senza compromettere la fattibilità di una procedura. Pertanto, i blocchi analgesici sono sicuramente più permissivi, ma vanno comunque eseguiti in sicurezza e da parte di personale adeguatamente formato.

Blocchi single-shot ed infusioni continue

La quasi totalità degli studi relativi a tecniche locoregionali in Pronto Soccorso, ne descrive l'utilizzo mediante tecnica single-shot, ovvero in singola somministrazione. In alcuni contesti può risultare utile l'inserimento di un catetere per l'infusione continua di un anestetico, che viene posizionato sempre in eco-guida attorno alla struttura nervosa o all'interno del piano fasciale di interesse. Il catetere viene poi collegato ad una pompa per l'infusione continua di un anestetico a lunga durata d'azione, ad una concentrazione più bassa rispetto a quella utilizzata per il blocco iniziale. Questo approccio consente di gestire in maniera ottimale il dolore, con la possibilità di somministrare boli di anestetico se richiesto dal paziente. Tuttavia, rispetto ad un blocco single-shot, il posizionamento di un catetere richiede tempi maggiori, e va effettuato in assoluta sterilità. Inoltre, il personale medico ed infermieristico deve essere adeguatamente formato sulla gestione dell'infusione e sul monitoraggio di eventuali complicanze associate al catetere. Questi aspetti rendono poco adeguato il posizionamento di cateteri per blocchi in continuo in Pronto Soccorso.

Caratteristiche ecografiche delle strutture nervose e scelta della sonda

La parte più prossimale dei plessi nervosi dell'arto superiore presenta una scarsa componente connettivale, con un aspetto ecografico mono o oligofascicolare, come una sezione uniforme ipoecogena a cerchi scuri (**Figura 18.3.1**).

Le strutture nervose più distali contengono una quota proporzionalmente sempre maggiore di tessuto connettivo, che conferisce maggiore ecogenicità. I nervi periferici possiedono un caratteristico aspetto a nido d'ape, facilmente riconoscibile (**Figura 18.3.2**).

Per la grande maggioranza delle procedure, viene impiegata la sonda lineare ad elevata frequenza (4,0-16 MHz). Per i blocchi di nervi che decorrono più in profondità, o qualora l'habitus del paziente lo rendesse necessario, si può utilizzare la sonda convex (2,0-6,0 MHz). Come per qualsiasi altra

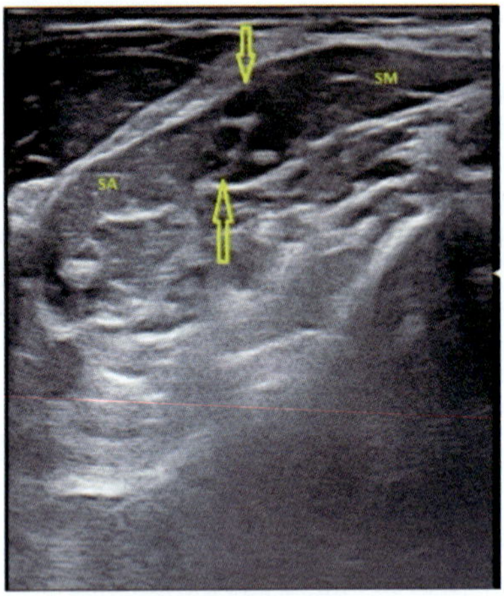

Figura 18.3.1 Si noti l'aspetto ipoecogeno a cerchi del plesso brachiale tra scaleno anteriore (SA) e scaleno medio (SM).

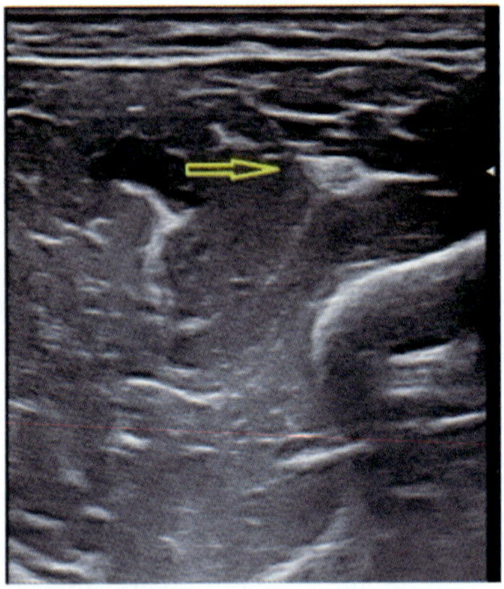

Figura 18.3.2 Si noti l'aspetto "a nido d'ape" del nervo radiale pochi centimetri sopra l'avambraccio.

procedura eco-guidata, è fondamentale un corretto settaggio della macchina, mediante l'utilizzo del gain, del fuoco, eventualmente utilizzando settaggi ad-hoc se forniti dal produttore. L'utilizzo di immagini composte ("Cross Beam" o "SonoCT") riduce gli artefatti, inclusa l'ombra acustica degli aghi, rendendone più difficile la localizzazione.

L'orientamento ago-sonda può essere sia di tipo *in-plane* che *out-of-plane*, a seconda della procedura da eseguire.

Aghi

Diverse tipologie di aghi specifici per blocchi nervosi periferici sono presenti in commercio. In genere questi presentano: una punta con bisello corto, per diminuire il rischio che l'ago penetri nel nervo e lo laceri; delle incisioni o tacche che forniscono all'operatore una stima visiva della lunghezza dell'ago che ha attraversato la cute; delle scanalature che aumentano l'ecogenicità dell'ago, facilitandone la visualizzazione anche ad inclinazioni elevate; due "uscite", per connettere l'ago alla siringa ed al neurostimolatore (Figura 18.3.3). Le dimensioni variano a seconda del blocco da eseguire, mentre il diametro più comunemente impiegato è 22-Gauge.

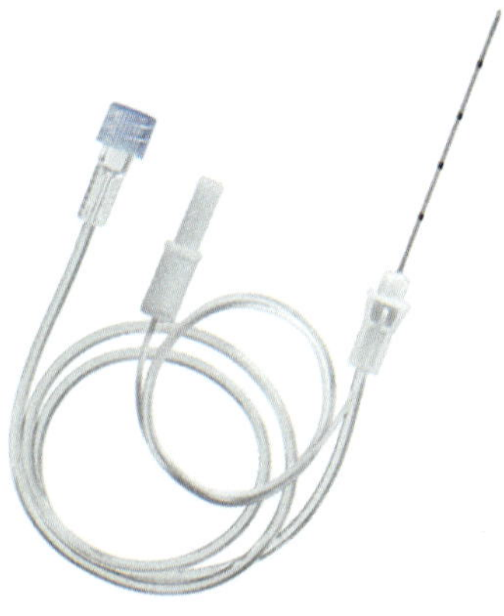

Figura 18.3.3 Un esempio di ago per anestesia locoregionale.

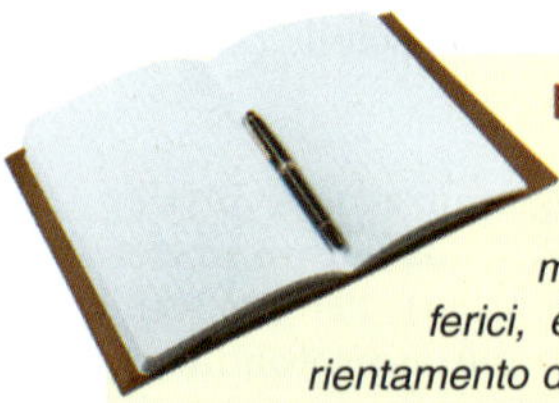

IL TACCUINO

Per ottimizzare l'immagine dei nervi periferici, è utile modificare l'orientamento della sonda con piccoli movimenti di sliding, tilting, rotazione e compressione.

Neurostimolazione

In epoca pre-ecografia, la neurostimolazione, oltre ai reperi anatomici, rappresentava la modalità principale per localizzare una struttura nervosa. Oggi, questa viene utilizzata in combinazione all'ecografia, al fine di confermare il contatto tra ago e struttura nervosa ed aiutare a minimizzare il rischio di puntura intraneurale. I parametri maggiormente utilizzati durante la neurostimolazione sono l'ampiezza della corrente (mA) e la durata dell'impulso (msec). Un'iniezione con una risposta allo stimolo sotto 0,5 mA e con una durata dell'impulso di 0,1 msec è da evitare, in quanto presenta elevato rischio di iniezione intraneurale.

Anestetici locali e adiuvanti

Gli anestetici locali trovano impiego nella pratica clinica da più di un secolo. La struttura chimica di queste molecole è composta da tre parti: un gruppo aromatico lipofilico, un gruppo aminico idrofilico ed una struttura intermedia di connessione tra i due. Quest'ultima caratterizza la classe di appartenenza dell'anestetico in estere o amide. Gli anestetici di maggiore impiego clinico appartengono alla classe delle amino-amidi. Queste molecole lipofiliche non-ionizzate attraversano la membrana fosfolipidica delle cellule nervose, dove una parte di queste si dissocia, fino a raggiungere un nuovo equilibrio tra molecole ionizzate e non ionizzate. La dissociazione delle molecole è legata a diversi fattori, ed in particolare al pH intracellulare ed al pKa dell'anestetico locale (Tabella 18.3.1). Le molecole ionizzate si legano a canali Na^+ voltaggio-dipendenti in modo reversibile e dipendente dalla concentrazione. Questo legame determina una stabilizzazione del recettore in uno stato di inattivazione, inibendo la trasmissione di stimoli nervosi. Questi effetti sono dipendenti dalla concentrazione dell'anestetico: infatti, con l'aumentare di questa i picchi dei potenziali d'azione si riducono progressivamente, aumenta la soglia di stimolazione e si allunga il periodo di refrattarietà a nuovi stimoli.

Al variare della concentrazione di anestetico utilizzata, varia anche la tipologia di fibre la cui conduzione viene bloccata. Le fibre simpatiche sono le più sensibili, e vengono bloccate anche con basse concentrazioni di anestetico, così come le fibre nocicettive Aδ, mentre le fibre C amieliniche sono più resistenti. Elevate concentrazioni sono necessarie per ottenere un blocco delle fibre motorie.

La scelta dell'anestetico, della concentrazione e del volume da utilizzare, dipende dallo scopo e dal tipo di blocco nervoso, e va inoltre individualizzata in base alle caratteristiche del paziente. Prima di eseguire una procedura, va sempre calcolata la quantità massima di anestetico somministrabile, rimanendo al di sotto della soglia di tossicità. È possibile l'aggiunta di adiuvanti agli anesteti-

Tabella 18.3.1 Principali caratteristiche degli anestetici locali più comunemente impiegati.

	Struttura Molecolare	pKa	Onset	Dose max (mg/kg)	Durata
Lidocaina	Amide	7,8	Rapido	3 (7 con epinefrina)	Breve
Mepivacaina	Amide	7,7	Rapido	5 (7 con epinefrina)	Breve
Ropivacaina	Amide	8,1	Moderato	3	Lunga
Bupivacaina	Amide	8,1	Moderato	2	Lunga
Levobupivacaina	Amide	8,1	Moderato	2	Lunga

APPROFONDIMENTI

La bupivacaina esiste in due enantiomeri, ciascuno l'immagine speculare dell'altro. Nonostante possiedano una struttura identica, i due enantiomeri mostrano proprietà differenti con importanti ricadute sulla pratica clinica. Infatti, il levo-enantiomero, chiamato levobupivacaina, così come la ropivacaina, hanno una minore potenza d'azione sui recettori del Na^+ dei cardiomiociti rispetto alla bupivacaina. Questo risulta in un maggiore profilo di sicurezza di questi due anestetici, che andrebbero pertanto preferiti alla bupivacaina.

IL TACCUINO

Se si impiegano miscele di anestetici locali, ad esempio per sfruttare il rapido onset di un anestetico combinato alla lunga durata d'azione di un altro, bisogna considerare che la tossicità degli anestetici si comporta in modo additivo.

ci locali, come il desametasone (4-8 mg) o la clonidina (0,5-1 µg/kg), al fine di prolungare la durata del blocco.

Monitoraggio e tecnica di esecuzione

Durante l'esecuzione di una tecnica locoregionale è mandatorio il monitoraggio in continuo attraverso pulsossimetro, ECG, NIBP. Occorre inoltre un accesso venoso funzionante. Al fine di gestire nella massima sicurezza eventuali complicanze, è altresì fondamentale avere a disposizione il carrello delle urgenze con tutti i presidi ed i farmaci per la rianimazione, inclusa l'emulsione lipidica per i casi di tossicità da anestetici. La tecnica più sicura per eseguire un blocco nervoso è quella a due operatori: il primo si occupa dell'esecuzione del blocco nervoso, inserendo ed orientando l'ago e la sonda ecografica, mentre un assistente provvede ad infondere l'anestetico ed a settare il neurostimolatore.

Controindicazioni

Controindicazioni assolute all'esecuzione di una tecnica locoregionale sono l'allergia ad anestetici locali, un'infezione nel sito di puntura, la non collaborazione del paziente o il suo rifiuto a sottoporsi alla procedura.

Tutti i blocchi nervosi periferici che discuteremo nei paragrafi successivi sono considerati procedure a basso rischio emorragico dalle più recenti linee-guida. Non è necessaria la sospensione di aspirina o altri FANS prima dell'esecuzione del blocco periferico, ma è opportuno ritardare la successiva somministrazione a 24 h dopo la procedura. L'assunzione di anticoagulanti orali, di tutte le classi, non è una controindicazione assoluta all'esecuzione di procedure locoregionali a basso rischio; tuttavia, le linee guida raccomandano un'attenta valutazione rischio-beneficio della procedura, condivisa da tutti i sanitari coinvolti nella gestione del paziente. Anche per gli anticoagulanti orali è suggerito di riprendere il farmaco dopo 24 h dalla procedura. Maggiore è il rischio di sanguinamento in caso di terapia eparinica, che necessita di sospensione prima dell'esecuzione del blocco (durata differente a seconda del tipo di eparina e del dosaggio). Va specificato che nel caso di pazienti anziani, con diatesi emorragica, cirrotici o con insufficienza renale avanzata, ed in caso di concomitante assunzione di antiaggreganti ed anticoagulanti, le procedure normalmente a basso rischio vanno considerate a rischio intermedio, richiedendo un comportamento diverso da quanto già descritto. Si rimanda alle linee guida per una descrizione dettagliata delle raccomandazioni (si veda la Bibliografia).

Complicanze generali delle tecniche locoregionali

Infezioni

Il rischio di infezione durante un blocco single-shot è relativamente basso, in ogni caso le norme di una procedura asettica vanno comunque rispettate. L'inserimento di cateteri per infusione continua presenta invece un rischio notevolmente maggiore di infezione; pertanto, devono essere osservate le più rigorose misure igieniche (procedure normalmente eseguite in sala operatoria).

LAST

La LAST (*Local anaesthetic systemic toxicity*) è una temibile complicanza che può insorgere dopo somministrazione, in qualsiasi modalità, di anestetici locali. Si stima un'incidenza tra lo 0,03% e 0,27% legata all'esecuzione di blocchi nervosi periferici. I due meccanismi principali alla base della tossicità sistemica sono l'inavvertita iniezione intravascolare, in genere accompagnata da rapido onset dei sintomi, e sovradosaggio degli anestetici, che può manifestarsi anche a distanza di diverse ore dalla procedura. Diversi sono i fattori di rischio che predispongono alla LAST: anzitutto, alcuni anestetici locali, come la bupivacaina hanno un maggiore rischio di tossicità rispetto ad altri, come la ropivacaina o la levobupivacaina, che quindi andrebbero preferiti come anestetici a lunga durata d'azione. I grandi anziani, la popolazione pediatrica e le donne in gravidanza hanno maggiori probabilità di sviluppare LAST, per cui è opportuna in questi casi una riduzione dei dosaggi normalmente consigliati. Alcune procedure, come il blocco penieno, sono correlate ad un rischio maggiore di tossicità.

La LAST si manifesta principalmente con effetti cerebrali e cardiaci. Sintomi precoci sono sapore metallico sulla lingua, tinnito o altri disturbi acustici, vertigini, movimenti incoordinati degli arti, confusione mentale; questi possono evolvere fino a convulsioni e coma. Le alterazioni cardiache comprendono tachicardia ed ipertono, seguiti da ipotensione, aritmie, fino all'asistolia (Figura 18.3.4).

È fondamentale il riconoscimento precoce dei primi segni di intossicazione, in modo da sospendere subito la somministrazione ed intraprendere le necessarie misure terapeuti-

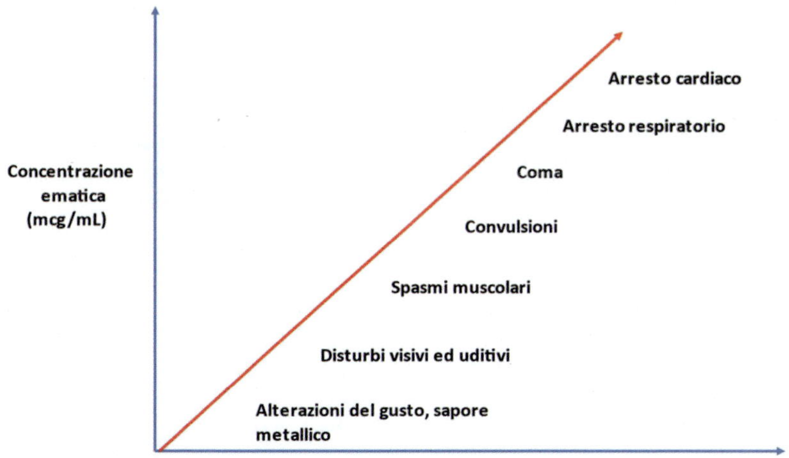

Figura 18.3.4 L'immagine mostra lo spettro di possibili manifestazioni della LAST, dai sintomi più lievi fino al coma ed al collasso cardiocircolatorio.

che. La priorità nel trattamento è quella di garantire un'adeguata ventilazione ed ossigenazione, in quanto l'ipossia, l'ipercapnia e l'acidosi aggravano ulteriormente la LAST. Dopo aver messo in sicurezza le vie aeree ed aver fornito ossigeno al 100%, occorre somministrare il prima possibile un'emulsione lipidica al 20% (es. intralipid 20%), partendo con un bolo iniziale di 1,5 mL/kg in 2-3 minuti, seguito da un'infusione di 0,25 mL/kg/min, in 15-20 minuti.

La dose massima raccomandata è di 12 mL/kg.

In caso di convulsioni, queste andranno gestite con benzodiazepine. In tutti i casi vanno comunque seguiti gli algoritmi ALS/ACLS, con l'accortezza di ridurre i dosaggi dell'adrenalina. Per praticità si consiglia di stampare la check-list sviluppata dall'ASRA (American Society of Regional Anesthesia and Pain Medicine), scaricabile gratuitamente dal sito *www.asra.com*, ed esporla nel dipartimento dove maggiormente accessibile in caso di necessità.

Nell'evenienza di una LAST si consiglia inoltre di riportare il caso nel registro internazionale disponibile su *www.lipidrescue.org*.

Danno nervoso

Il danno nervoso è un'altra possibile complicanza delle tecniche locoregionali. Le lesioni nervose vengono classificate in tre gruppi: neuroprassie (paralisi funzionale senza lesione anatomica), assonotmesi (rottura dell'assone in una guaina nervosa intatta), neurotmesi (interruzione completa dell'assone e della guaina mielinica). La stragrande maggioranza delle lesioni registrate nella pratica clinica appartengono ai primi due gruppi, e presentano di solito una prognosi favorevole, con regressione della paralisi e del dolore dopo alcune settimane o mesi. In rari casi, la lesione può essere permanente, con un'incidenza in letteratura tra lo 0,014% e lo 0,04%. Il rischio di danno nervoso è maggiore nei blocchi prossimali dell'arto superiore (es. plesso brachiale interscalenico), in quanto a questo livello il rapporto tra cellule nervose e tessuto connettivo è maggiore rispetto, ad esempio, ai nervi distali dell'arto inferiore (es. nervo sciatico). È possibile ridurre il rischio di danno nervoso mettendo in atto diverse strategie: anzitutto, l'impiego della guida ecografica, consente di visualizzare la traiettoria dell'ago ed il suo rapporto con le strutture nervose; l'associazione del neurostimolatore consente di confermare il contatto tra ago e struttura nervosa ed aiuta a minimizzare il rischio di puntura intraneurale; come già descritto, l'utilizzo di aghi con bisello corto può ridurre il rischio di lacerazione delle strutture nervose; fondamentale è il ruolo del secondo operatore, che deve iniettare l'anestetico sempre con cautela, evitando l'iniezione in caso di resistenze o qualora il paziente lamentasse dolore; inoltre, è presente in commercio un dispositivo per il monitoraggio della pressione di iniezione, che avverte l'operatore in caso di superamento della soglia di sicurezza (BSmart™, Braun).

Bibliografia di riferimento

19. Aspetti di medicina legale in medicina di urgenza

Lineamenti generali in tema di responsabilità professionale sanitaria
Responsabilità penale
Responsabilità civile
Responsabilità amministrativa
Implicazioni assicurative
La relazione tra professionisti e paziente in emergenza-urgenza
Sintesi dei profili di responsabilità sanitaria in medicina di emergenza-urgenza

I contenuti di questa sezione sono presenti nel QRC

20. Discriminazione e violenza

20.1 Paziente a rischio discriminazione

Introduzione

L'articolo 32 della Costituzione sancisce la tutela della salute come diritto fondamentale dell'individuo e interesse della collettività. Nell'accezione del diritto sociale, prevede la responsabilità dello Stato di garantire la salute del cittadino e della collettività in condizioni di eguaglianza. Per assolvere a questo compito la Legge 833 del 23/12/78 ha istituito il Servizio Sanitario Nazionale (SSN), una delle più grandi conquiste sociali del nostro tempo, che ha introdotto valori e principi fortemente innovativi:

- generalità dei destinatari: tutti i cittadini indistintamente;
- globalità delle prestazioni: prevenzione, cura e riabilitazione;
- uguaglianza di trattamento: equità d'accesso.

Il Pronto Soccorso è un luogo di cura primario, accessibile a tutti, ogni ora e giorno dell'anno. Spesso supplisce a carenze territoriali non solo di carattere sanitario, ma anche sociale e culturale.

Non è quindi infrequente trovarsi a comunicare ed avere in carico pazienti che, per le loro caratteristiche, possono essere stati oggetti di discriminazione o avere un rischio di pregiudizio nei loro confronti.

Negli ultimi anni la comunità scientifica internazionale ha chiaramente sottolineato l'importanza, per tutti gli operatori sanitari, di avere competenze comunicative inclusive, conoscere i termini di linguaggio inclusivo e apprendere un approccio che permetta al paziente di sentirsi accolto e a suo agio, nell'ottica di ottimizzare il rapporto di cura. Per questi motivi, il capitolo sulla violenza di genere, sessuale e fisica, in questa edizione, è stato ampliato e approfondito, restituendo la complessità del tema "discriminazioni e violenze" e sottolineando la "missione sociale" oltre che sanitaria del medico d'emergenza urgenza.

Radici culturali della discriminazione: gli stereotipi e i pregiudizi

Gli stereotipi sono modelli ricorrenti e convenzionali di comportamento e di pensiero difficilmente modificabili. La conseguenza dello stereotipo è la generalizzazione verso persone o gruppi di persone (come quelli legati alle differenze tra maschi e femmine e tra bianchi e neri, oppure a quelle caratteriali di certe popolazioni), senza tenere in alcun modo conto delle differenze individuali. Lo stereotipo è alla base dell'atteggiamento pregiudiziale, che, a sua volta, può essere all'origine dei comportamenti discriminatori. Essi risultano essere infiniti, ma quelli formalmente riconosciuti e statisticamente rilevanti sono per il genere e l'identità di genere, l'origine etnica, il credo (opinioni, fede, religione), l'orientamento sessuale, l'età, la disabilità fisica o psichica. La violenza di genere e la violenza sessuale riferita alle donne, è quella più diffusa, il cui fenomeno è ben conosciuto e studiato.

In merito alla discriminazione legata all'identità e orientamento sessuale, la Fundamental Rights Agency dell'Unione Europea segnala sia fenomeni di intolleranza, sia difficoltà da parte delle persone della comunità LGBTI di aprirsi riguardo la loro sessualità con i medici che li hanno in cura. In particolare, il 12% degli intervistati riferisce commenti e domande inappropriate, il 3% riferisce di aver dovuto sostituire il medico di Medicina Generale a causa del suo atteggiamento negativo nei confronti della esplicitazione della propria sessualità; il 5% riferisce di aver procrastinato una prestazione sanitaria per paura di essere discriminato. Tutto ciò determina una riduzione dell'accesso ai servizi sanitari, con peggioramento della possibilità di diagnosi e di terapia.

Il contesto sanitario, e i professionisti che vi operano, non sono avulsi dai condizionamenti socioculturali sopra descritti. Per tale ragione, è essenziale creare un ambiente sensibile ai bisogni della persona in quanto tale e in grado di fornire consapevolmente un'assistenza sanitaria inclusiva e aperta. Un processo di questo tipo non richiede grandi sforzi o risorse finanziarie, ma particolari attenzione e determinazione.

Violenza su base discriminatoria

La violenza su base discriminatoria è definita quell'atto verbale o fisico di aggressione verso una persona in quanto appartenente ad un gruppo accomunato da una determinata caratteristica. Di seguito alcune terminologie e indicazioni utili a comprendere in maniera univoca cosa s'intenda con il termine "violenza".

Violenza domestica

Con questo termine ci si riferisce non tanto ad una tipologia di violenza, bensì ad una tipologia di aggressore. Si indicano con questo nome le violenze operate da un maltrattante legato da un rapporto intimo alla vittima: un parente, un amico, più comunemente un marito, un partner o un ex partner. È la forma più diffusa di violenza di genere al mondo e comprende violenza fisica, sessuale, psicologica ed economica, minacce, intimidazioni, persecuzioni, coercizioni, divieti, segregazione, umiliazioni.

Femminicidio e femmicidio

Femmicidio e femminicidio sono due parole entrate da poco nel dibattito pubblico italiano. Spesso utilizzate come sinonimi, in realtà hanno significati leggermente diversi, anche se entrambi i termini derivano dalla parola inglese "*femicide*". Mentre con il termine "femminicidio" si intende tutto l'insieme delle violenze e delle discriminazioni operate contro il genere femminile (quindi riguarda anche la limitazione della loro libertà sul piano della partecipazione alla vita pubblica, della socialità etc.) e che possono sfociare anche nel tragico epilogo della morte, la parola "femmicidio" sta a significare proprio l'omicidio di una donna fondato su motivazioni di genere, come visto sopra.

Etnia e razzismo

Il termine «razzismo» designa un'ideologia che, fondata su una suddivisione degli esseri umani in gruppi supposti naturali (le cosiddette «razze») in base all'appartenenza etnica, nazionale o religiosa, giustifica la supremazia di uno sugli altri. Le persone non sono giudicate e trattate come individui, ma come appartenenti a gruppi pseudo-naturali con caratteristiche collettive ritenute immutabili. Dal 2014 al 2017 l'Italia è passata da 413 a 823 casi di violenze legate alla nazionalità e al colore della pelle.

Omo-bi-transfobia

Con questi termini si indicano l'avversione e l'intolleranza nei confronti delle persone omosessuali, bisessuali e transessuali. L'omo-bi-transfobia riguarda tutti quei processi discriminatori di esclusione e di stigmatizzazione, basati su pregiudizi e stereotipi, che possono sfociare in violenze fisiche o verbali (*hate crime*), nei confronti di tutto ciò che non è immediatamente inquadrabile nel modello culturale dominante. Secondo la Risoluzione del Parlamento europeo sull'omofobia in Europa (2006), «l'omofobia si manifesta nella sfera pubblica e privata sotto forme diverse, quali discorsi intrisi di odio e istigazioni alla discriminazione, dileggio, violenza verbale, psicologica e fisica, persecuzioni e omicidio, discriminazioni in violazione del principio di uguaglianza, limitazioni arbitrarie e irragionevoli dei diritti, spesso giustificate con motivi di ordine pubblico, libertà religiosa e diritto all'obiezione di coscienza»." Dal 2013, in Italia, sono 1367 le vittime di omo-bi-transfobia, di cui 190 solo nel 2021.

Presa in carico all'arrivo in Pronto Soccorso

Non esistono casistiche sul numero di accessi in Pronto Soccorso con motivazione correlabile a un fatto discriminatorio, se non per i casi di violenza di genere, che verranno trattati a parte. Al momento della presa in carico clinico assistenziale, i professionisti sanitari sono tenuti a:

- utilizzare un linguaggio semplice, comprensibile e accessibile;
- promuovere una relazione basata sulla fiducia e sul rispetto;
- garantire ascolto e approccio empatici e non giudicanti;
- verificare il livello di coinvolgimento di minori.

È fondamentale la presa di coscienza da parte dei/lle professionisti/e coinvolti/e, della delicatezza e dell'importanza di questo momento iniziale, prestando particolare attenzione a:

- presentarsi e presentare il servizio;
- anticipare alla persona quali saranno i momenti e gli interventi, spiegando ciò che si fa nel momento in cui viene fatto, anche per "restituirle", dal punto di vista psicologico ed emotivo, il controllo di quanto succede;
- richiedere il consenso per ognuno dei passaggi previsti dall'iter di valutazione;
- raccogliere le informazioni relative alla denuncia (se ha già effettuato querela di parte, se intende presentarla, se non intende presentarla) e fornire informazioni chiare rispetto al proprio ruolo professionale, ma anche al proprio mandato istituzionale (il professionista è un Pubblico Ufficiale tenuto al segreto professionale, avendo però in alcune fattispecie degli obblighi di legge circa la denuncia).

Fare l'anamnesi

Quando si parla di anamnesi sessuale, è importante riflettere il linguaggio e la terminologia usati dai pazienti riguardo ai loro partner e ai loro comportamenti. Molte persone non si identificano in base all'orientamento sessuale o all'identità di genere. Inoltre, possono avere rapporti sessuali con persone dello stesso sesso oppure con persone di entrambi i sessi. Se il paziente usa termini o fa riferimento a comportamenti che non si conoscono, si può chiedere di chiarirli oppure di ripeterli in base alla comprensione del loro significato. In questo modo si può essere tranquilli di non incorrere in errori di comunicazione. Il linguaggio deve, quindi, essere fluido e riflettere apertura e sensibilità per creare spazio alla pluralità e alla diversità. Nel valutare la storia sessuale delle persone trans e intersex, è bene prestare attenzione a qualche aspetto ulteriore:

- non fare supposizioni sui comportamenti o sul corpo del paziente in base a come si presenta;
- chiedere se il paziente ha subito un intervento chirurgico di riassegnazione del sesso per capire quali comportamenti a rischio potrebbero essere possibili;
- tenere conto del fatto che la discussione sui genitali o sull'attività sessuale può essere complicata da una dissociazione con il proprio corpo; ciò può rendere il colloquio difficile o stressante per il paziente.

Utilizzare un linguaggio inclusivo

Il linguaggio gioca un ruolo decisivo per stabilire le nostre relazioni. Negli atti di parola le persone possono essere sminuite in modo consapevole o inconsapevole. L'uso di un linguaggio non discriminatorio è un atto di rispetto reciproco. Il fattore decisivo per un linguaggio adeguato ai vari contesti è di utilizzare i termini scelti dalle persone stesse che si intende designare, senza trascurare di esaminare attentamente se la denominazione o l'auto-denominazione può essere utilizzata anche come denominazione da parte di terzi. Ne consegue che non esistono denominazioni la cui validità può essere generalizzata. In uno spirito di cooperazione, utilizziamo sempre una denominazione scelta dalle persone stesse e autorizzata da queste ultime. L'utilizzo del pronome o del nome sbagliati oppure l'erronea supposizione circa l'orientamento sessuale possono causare imbarazzo e indignazione. Per tale motivo è sempre preferibile non trarre conclusioni, sull'orientamento sessuale, l'identità di genere o i caratteri sessuali di una persona, basate su come questa appare. Non bisogna presumere che tutti i pazienti siano eterosessuali o cisgender (persone la cui identità di genere è allineata con il genere assegnato alla nascita in conformità con le aspettative sociali circa il successivo sviluppo biologico, mentale e sociale). Ci si può avvalere di poche domande. Quando questo viene fatto, non solo si ottengono informazioni dal paziente, ma chi accoglie mostra anche il proprio sostegno e la propria accettazione della diversità sessuale tra gli esseri umani (Tabella 20.1.1).

Disabilità

Se termini quali "invalida-o" o "handicappata-o" sono chiaramente discriminatori, ve ne sono altri che di primo acchito non sembrano porre problemi. Ad esempio, "diversamente abile" ma anche "disabile" al singolare, sebbene spesso usati, definiscono la persona interessata in base ad un'unica caratteristica, la sua disabilità. Privilegiamo pertanto l'espressione "persona con disabilità" per meglio lasciare intendere che la persona possiede molteplici tratti che la definiscono. Questa espressione permette inoltre di evitare l'immagine di un gruppo omogeneo (per esempio "i ciechi") che è in realtà eterogeneo.

Etnicità

Quando si vuole citare la provenienza di una persona o di un gruppo di persone occorre sensibilità, sia nel colloquio, sia nella redazione del referto medico. Sconsigliamo l'uso dell'espressione "persona di colore", privilegiando, laddove necessario, il termine "nero", sebbene non sia privo di ambiguità e spesso criticato.

LGBTI

L'acronimo LGBTI sta per persone Lesbiche, Gay, Bisessuali, Trans e Intersex. Sono in uso altri acronimi quali LGBT+, LGBTQI+, etc. il cui impiego dipende dalla comunità su cui si pone l'attenzione e dalla portata delle identità ricomprese. Per iniziare, è fondamentale comprendere termini quali orientamento sessuale, identità di genere, espressione di genere e caratteri sessuali. Tutte le persone presentano tali caratteristiche che variano però considerevolmente all'interno della società (Tabella 20.1.2).

Tabella 20.1.1. **Modalità di porre domande con linguaggio inclusivo**

Non consigliato	Consigliato
È sposato/a?	Ha un partner?
Ha una ragazza (a un paziente maschio)/un ragazzo (a una paziente femmina)?	Ha una relazione? Ha un ragazzo o una ragazza? Quale è il nome del partner? Ha una o più relazioni?
Ha mai fatto sesso con donne (a pazienti maschi) con uomini (a pazienti femmine)?	Ha rapporti sessuali? Con chi ha rapporti sessuali?
Lei è uomo o donna?	Come si chiama? Che pronome devo usare quando mi riferisco a lei (lui/lei/loro)? Vorrei essere rispettoso. Come preferisce che la chiami?
Sta facendo un trattamento per il cambio di sesso?	Accede al trattamento di riassegnazione del genere?

Tabella 20.1.2. Terminologia riferita alla sfera sessuale

Termine	**Definizione**
Orientamento sessuale	Si riferisce alla capacità di ogni persona di provare un profondo affetto, un'attrazione emotiva e sessuale nei confronti di persone di un genere diverso (eterosessuale), dello stesso genere (omosessuale), da entrambi i generi principali (bisessuale) o indipendente dal genere (pansessuale).
Identità di genere	Si riferisce all'esperienza interiore e personale del genere cui le persone sentono di appartenere, che può essere coerente (cis-gender) o non coerente con il sesso loro assegnato alla nascita. Le persone che intimamente si percepiscono come appartenenti al genere opposto rispetto a quello di nascita vengono definiti transgender; le persone che si percepiscono in modo variabile nel tempo e nei modi rispetto al genere di nascita vengono definiti "gender fluid".
Identità sessuale	Si riferisce al modo in cui una persona pensa a se stessa in termini di sessualità (attrazione emotiva e sessuale).
Caratteri sessuali	Una combinazione di caratteristiche corporee, tra cui i caratteri sessuali primari (sesso gonadico), caratteri sessuali secondari (sesso somatico), caratteri sessuali terziari e spesso caratteri sessuali quaternari.
Comportamento sessuale	L'insieme dei comportamenti volti a soddisfare i bisogni sessuali individuali di una persona.
Espressione di genere	Si riferisce a come una persona si presenta esteriormente (ad es. comportamento, maniere, abbigliamento). L'espressione di genere può essere o meno in linea con l'identità di genere della persona.

Bibliografia di riferimento

20.2 Violenza di genere, sessuale e fisica

Introduzione

La violenza contro le donne, nei documenti delle Nazioni Unite e del Consiglio d'Europa, è definita come "qualunque atto basato sulla violenza di genere che determini alla donna o che possa probabilmente determinare un danno o una sofferenza fisica, sessuale o psichica, compreso la minaccia di tali atti, la coercizione o l'arbitraria privazione della libertà, che occorra in ambito pubblico o privato". La violenza sessuale è definita come "la coercizione a compiere o subire atti sessuali, messa in atto con aggressione fisica, intimidazione psicologica, minacce o ricatti, ma anche approfittando di una condizione di inferiorità della vittima, non in grado di esprimere un consenso per uso di alcolici, droghe, farmaci, per ritardo mentale, per età infantile".

L'affermazione dei diritti umani delle donne e l'eliminazione delle forme di violenza nei loro confronti sono priorità dei Governi nazionali che riconoscono che la violenza contro le donne non costituisce soltanto un loro problema ma riguarda l'intera collettività.

Tuttavia, la violenza di genere, riconosciuta come grave violazione dei diritti umani, è ancora troppo diffusa, riguarda la vita di innumerevoli donne ed è una delle cause principali della mortalità femminile.

L'OMS descrive, in particolare, l'impatto sulla salute fisica e mentale delle donne e delle bambine e dei bambini vittime di atti di violenza fisica e abusi sessuali, ed evidenzia che la violenza contro le donne è divenuto un problema strutturale e non contingente o emergenziale. I sistemi sanitari dei differenti paesi sono chiamati ad un impegno maggiore, volto a fornire una risposta con politiche sanitarie strutturali in cui le cure sanitarie dirette donne che subiscono violenza siano radicate in un approccio di cure "centrate sulla persona", che tuteli la dignità e garantisca l'autonomia decisionale della donna. "Prendersi cura" prima ancora che "curare".

Epidemiologia

È del 2018 il più recente rapporto pubblicato dall'OMS sulla prevalenza e gli effetti sulla salute femminile della violenza nell'ambito della coppia e sulla violenza sessuale nel mondo. I dati sulla prevalenza nel mondo della violenza fisica e sessuale da parte del partner sono stati ottenuti da 307 studi in 154 paesi e quelli della violenza sessuale da non-partner, da 332 studi provenienti da 159 paesi.

Lo studio che analizza i dati relativi al periodo 2000-2018 ha riportato come circa il 30-31% delle donne nel mondo ha sperimentato una qualche forma di violenza, fisica o sessuale, nell'ambito della coppia o una violenza sessuale da non partner. Il 30% delle donne che ha una relazione di coppia ha subìto una forma di violenza sessuale o fisica dal partner (dal 65% nei paesi dell'Africa Centrale Sub-Sahariana al 19% nei paesi dell'Europa occidentale).

A livello europeo i dati confermano che il 33% delle donne riferisce di aver subito una violenza fisica e/o sessuale nel corso della vita. Per quanto riguarda i casi di femminicidio in Europa risulta che per il 38% viene perpetrato dal partner intimo. Lo stesso risulta essere responsabile del 42% delle lesioni riportate dalla donna che subisce violenza.

Per quanto riguarda l'Italia, l'ISTAT ha condotto a partire dal 1996 ripetute indagini volte a rilevare la prevalenza e le caratteristiche del fenomeno. L'ultima è del 2014 (pubblicata nel 2015) ed è stata condotta – come tutte le precedenti – attraverso interviste telefoniche ad un campione di 24.761 donne (comprese le immigrate), rappresentativo della popolazione femminile tra i 16 e i 70 anni. Ha misurato tre tipi di violenza contro le donne: sessuale, fisica e psicologica, dentro la famiglia (da partner o ex partner) e fuori dalla famiglia (da sconosciuto, conoscente, amico, collega, amico di famiglia, parente, ecc.). Ne risulta che nel corso della vita quasi 1 donna su 3 (31,5%) ha subìto almeno una violenza fisica o sessuale, dentro o fuori della famiglia. Il 20,2% ha subito violenza fisica. Il 21% ha subito una qualche forma di violenza sessuale. Il 5,4% uno stupro o tentato stupro. Gli stupri sono stati commessi da un partner attuale nel 9,8%, da un partner precedente nel 53,4% dei casi, nel 12% da un conoscente, nel 9% da un amico e solo nel 4,6% da un estraneo. Le donne straniere hanno subìto violenza fisica o sessuale in misura simile alle italiane nel corso della vita (31,3% e 31,5%). La violenza fisica è più frequente fra le straniere (25,7% contro 19,6%), mentre quella sessuale più tra le italiane (21,5% contro 16,2%). Le straniere sono molto più soggette a stupri e tentati stupri (7,7% contro 5,1%).

In riferimento ai femminicidi il Rapporto Istat 2019 ha rilevato come l'88,3% delle donne è stato ucciso da una persona conosciuta; oltre la metà dei casi risultava essere partner attuali o precedenti.

Accessi in Pronto Soccorso per violenza di genere in epoca prepandemica e durante la pandemia di SARS-CoV-2

Secondo le risultanze dell'analisi condotta dal Ministero della Salute e dall'ISTAT sugli accessi in PS, rilevati dal sistema informativo finalizzato al monitoraggio dell'assistenza in emergenza-urgenza (EMUR) con l'obiettivo di approfondire la conoscenza del fenomeno della violenza di genere, nel triennio 2017-2019 le donne che hanno avuto almeno un accesso in PS per violenza di genere sono state 16.140, rispetto ad un numero totale di accessi in PS con l'indicazione di diagnosi di violenza pari a 19.166 (1,2 accessi pro capite). Dai dati di accesso al PS è emerso che le stesse donne, nell'arco del triennio, hanno effettuato anche altri accessi in PS con diagnosi diverse da quelle riferibili a violenza. Complessivamente il numero pro-capite di accessi per queste donne, a prescindere dalla diagnosi, è superiore a 5 e nella classe di età 18-44 anni è superiore a 6. Questo significa che una donna che ha subito violenza nell'arco del triennio torna in media 5/6 volte in PS (Figura 20.2.1).

Ancora, i dati ISTAT 2014-2019 hanno evidenziato come negli anni considerati si sia registrato un numero crescente di accessi in Pronto Soccorso di donne con diagnosi di violenza, da circa 3.000 accessi nel 2014 a oltre 7.600 nel 2019 (+133%) a fronte di un aumento degli accessi totali pari al 4% negli stessi anni. L'incidenza di tali accessi rispetto agli accessi totali è quindi cresciuta da 3,4 ogni 10.000 nel 2014 a 7,7 nel 2019.

Tale andamento può dipendere, oltre che da una maggior diffusione del fenomeno, da una maggiore capacità degli operatori sanitari del Pronto Soccorso di riconoscere casi di violenza, grazie all'adozione delle Linee guida nazionali con Decreto del Presidente del Consiglio dei Ministri il 24 novembre 2017 e alle attività formative messe in campo dal Ministero della salute in collaborazione con l'Istituto Superiore di Sanità.

Durante il periodo dell'emergenza da COVID-19 nel 2020 si sono registrati circa 6 milioni di accessi al Pronto Soccorso di donne, di cui 5500 con l'indicazione di diagnosi di violenza. Il totale degli accessi per qualsiasi diagnosi nell'anno della pandemia ha subito una diminuzione del 40% rispetto al 2019, mentre quelli con diagnosi di violenza sono diminuiti in misura inferiore (28%).

In riferimento ai femminicidi il Report del Servizio analisi criminale della Direzione Centrale della Polizia Criminale ha rilevato per il 2021 un incremento del 7% delle donne uccise da partner o ex rispetto allo stesso periodo dell'anno precedente.

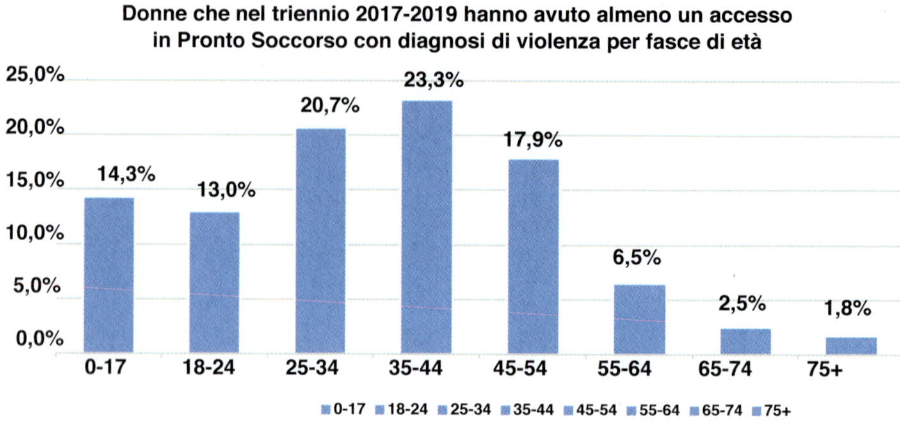

Fonte: Ministero della salute - NSIS Sistema informativo per il monitoraggio delle prestazioni erogate nell'ambito dell'assistenza in emergenza-urgenza (flusso EMUR-Pronto soccorso) DM 17 dicembre 2008 e ss.mm. (Anni 2017-2019)

Figura 20.2.1. Accessi per fasce di età.

Intervento sanitario

Il Pronto Soccorso è uno dei servizi a cui spesso accedono le donne che subiscono violenza, in particolare in ambito familiare, donne che si trovano per la prima volta ad affrontare le conseguenze di un atto violento subìto, ma in alcuni casi donne che hanno deciso di non continuare a nascondere reiterati episodi di violenza subìti e cercano nel personale sanitario un aiuto che va al di là della prestazione medica, manifestando dunque il bisogno di essere protette e molto spesso di intraprendere un percorso di uscita dalla violenza.

In Pronto Soccorso fin dal primo momento vanno rispettate regole di accoglienza e comportamento che tengano in considerazione le difficoltà psicologiche di chi sta chiedendo un aiuto sanitario. È necessario che l'operatore sia professionale e empatico, che il colloquio si svolga in un luogo appositamente dedicato che garantisca la riservatezza, che vi sia disponibilità a spiegare e a chiedere il consenso prima di effettuare qualunque procedura prevista nel protocollo. La persona che racconta di avere subito una violenza ha bisogno di essere ascoltata e non giudicata. Soprattutto, non è compito degli operatori sanitari indagare la veridicità del racconto, anche se la donna arriva con le Forze dell'Ordine che si stanno occupando delle indagini.

Per molte donne è difficile raccontare immediatamente quanto successo o sono molto confuse. Può essere importante che medico, infermiere o ostetrica si limitino a raccogliere, almeno inizialmente, solo le informazioni utili alla visita, lasciando ad un secondo momento un eventuale approfondimento. Se vi è un racconto esplicito di violenza domestica bisogna essere in grado, oltre che di occuparsi del problema dal punto di vista sanitario, di attivare una rete di aiuto e sostegno, con la possibilità di integrazione tra diverse figure professionali, soprattutto psicosociali. Il percorso di uscita da una situazione familiare violenta è lungo, può comportare ripensamenti da parte della donna, determina una molteplicità di bisogni che richiedono un intervento complesso, da parte di personale competente dei centri Antiviolenza pubblici o del privato sociale. Il singolo operatore in Pronto Soccorso difficilmente può gestire tale complessità e dunque è importante che si possa avvalere di un percorso specifico creato ad hoc.

Accoglienza e triage

È importante che all'interno del Pronto Soccorso sia disponibile una informazione adeguata, agevolmente e discretamente fruibile, attraverso opuscoli e poster collocati in posizioni strategiche. Nell'area di triage, in cui la paziente viene accolta, è necessario permetterle di dare informazioni nel rispetto della privacy e, successivamente, di attendere in un luogo appositamente dedicato, affinché possa esprimere con libertà il suo disagio e possa sentirsi protetta dall'eventuale contatto con l'aggressore.

Il codice d'accesso attribuito al triage deve rispettare le priorità di rischio per la vita definite dal decreto del Ministro della Sanità del 15 maggio 1992 e le recenti linee di indirizzo Ministeriali approvate in Conferenza Stato Regioni il 1 agosto 2019.

Si segnala, in riferimento a quanto previsto con l'adozione delle linee guida nazionali in data 24 novembre 2017 che, per i casi di violenza, è prevista l'attribuzione di un codice ad alta priorità di accesso.

Gli operatori sanitari al momento dell'esecuzione del triage devono specificare sempre nel motivo di ingresso della paziente "violenza altrui" o "aggressione".

Al codice attribuito di triage è inoltre importante affiancare un codice identificativo specifico che permetta di attivare già dal triage, nel rispetto delle criticità cliniche del codice assegnato, il percorso protetto per le donne che hanno subito una violenza. Questo al fine di garantire una maggiore sicurezza alla paziente, di assicurare, in caso di violenza sessuale, la raccolta delle prove nella giusta tempistica e di permettere la tempestiva attivazione della rete intra ed extraospedaliera che richiede il coinvolgimento di servizi non sempre operativi sulle 24 ore.

Visita medica

Di fronte a episodi di violenza fisica avvenuti da poco tempo, è molto importante che l'intervento sanitario in emergenza tenga conto sia degli aspetti clinici che delle successive implicazioni medico legali. È necessario garantire una corretta raccolta dell'anamnesi, degli elementi di prova e una descrizione accurata delle lesioni corporee che faciliti, in caso di indagine giudiziaria, la valutazione dei tempi e delle modalità della loro produzione.

Le lesioni riportate nella maggior parte dei casi non sono gravi e gli studi dimostrano che l'80% delle donne che dichiara una violenza presenta lesioni traumatiche lievi, con prognosi inferiore ai 21 giorni di guarigione, che interessano tutti i distretti corporei anche se, in prevalenza, le regioni maggiormente interessate sono relative alle parti del corpo deputate alla comunicazione (volto, collo nel 40% dei casi) e alla difesa (mani, polsi). È importante segnalare tutte le lesioni riportate e saperle riconoscere e datare attraverso la diversa colorazione delle ecchimosi o il differente stadio dei processi riparativi; in tal modo si può documentare una violenza domestica continuata nel tempo (= maltrattamento) e, in caso di necessità o di dubbio, può essere utile richiedere il supporto del consulente medico legale (**Figura 20.2.2**).

È importante che il medico trascriva accuratamente sul verbale di Pronto Soccorso: anamnesi con riferimento alle modalità della violenza dichiarate dalla donna, specificando l'autore, se la donna lo riferisce, o il grado di parentela o il rapporto affettivo con la stessa; esame obiettivo sia fisico che psichico, documentazione fotografica digitale identificata con nome e cognome e data di nascita (apposti su cartellino che deve comparire nella foto). La documentazione può essere successivamente archiviata insieme al verbale di Pronto Soccorso a eventuale disposizione dell'Autorità Giudiziaria, agli accertamenti diagnostici strumentali richiesti, con la terapia consigliata e la prognosi. La prognosi deve tenere conto dei tempi di guarigione della lesione, non dell'eventuale necessità di astensione dall'attività lavorativa.

Nei casi di violenza sessuale, questa raramente si associa a gravi ferite, sia in sede genitale che extra-genitale. La sintomatologia con cui si presentano all'osservazione del medico le donne che hanno subito violenza sessuale è estremamente variabile, dipende dal contesto in cui la violenza è avvenuta, da chi ne è stato l'autore e dalla storia personale della persona offesa. La violenza può essere

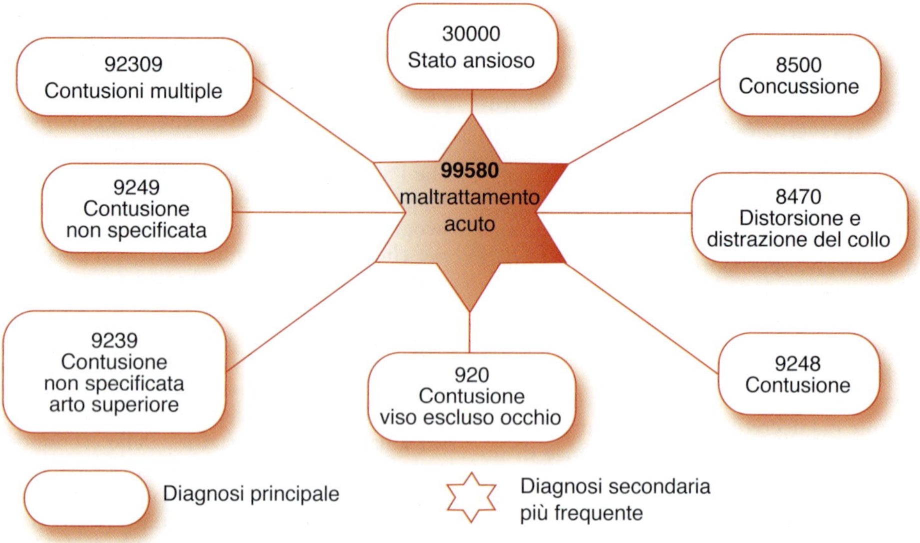

Figura 20.2.2. Diagnosi principali e più frequenti negli accessi al Pronto Soccorso di donne con diagnosi secondaria di maltrattamento. Anno 2020. Fonte: Ministero della Salute, EMUR.

stata vissuta come una aggressione mortale o può essere solo l'ultimo di una lunga serie di episodi, per cui la donna ha sviluppato nel tempo una sorta di anestesia dei sentimenti. La visita medica è un'occasione irripetibile per garantire un'assistenza adeguata alle necessità psicologiche e sanitarie della vittima. Gli accertamenti sanitari, le eventuali terapie, la profilassi per le malattie sessualmente trasmesse possono avere il significato di restituire l'immagine di un'integrità fisica ancora presente o comunque recuperabile e aiutare a superare il senso di frantumazione che la violenza sessuale può causare. La "raccolta di prove", utili in un eventuale futuro iter giudiziario, per quanto importante, non deve condizionare la relazione terapeutica e il riconoscimento della difficoltà della persona di accettare un'ulteriore invasione del corpo già violato dall'aggressione subita. Contrariamente alle credenze comuni, la visita ginecologica, per quanto accurata, difficilmente consente di diagnosticare se una violenza sessuale è realmente avvenuta, per l'assenza di un pattern patognomonico di lesioni fisiche, in sede genitale e extra-genitale. Gli studi sull'argomento riportano un range molto ampio di riscontro di lesioni (lesioni extra-genitali sono state riportate tra il 39% e l'82% dei casi e lesioni ano-genitali tra il 6% e l'87%) e tutti concordano nell'affermare che il reato sussiste anche in assenza di alcuna traccia fisica.

In caso di violenza sessuale le ferite sul corpo sono raramente di grave entità. Non tutte le donne sono in grado di reagire e di conseguenza di dimostrare i segni incontrovertibili che le aiutino a provare l'avvenuta violenza. Un trauma cranico, una frattura ossea o una lesione viscerale sono poco frequenti. In caso di gravi traumi, e/o in presenza di alterazione dello stato di coscienza di qualsiasi origine (compreso lo stato di intossicazione alcolica o da droghe), è evidente che la diagnosi, la cura e il ripristino di buone condizioni generali della donna devono avere la precedenza, nel Pronto Soccorso generale, rispetto alla valutazione specialistica ginecologica e alla "raccolta delle prove". Nelle vittime di violenza sessuale sono prevalenti ecchimosi ed escoriazioni: nella metà dei casi sono localizzate agli arti, in un quarto dei casi al volto, collo e testa e, le restanti, a livello del tronco. È importante comunque fornire nel verbale della visita in Pronto Soccorso una descrizione precisa delle lesioni eventualmente presenti, in quanto l'accurata documentazione (anche delle condizioni psichiche della vittima), oltre alle prove biologiche raccolte, potrà costituire un valido aiuto per la vittima da un punto di vista giudiziario, se questa decide di presentare querela per la violenza subita.

Anche le lesioni in sede genitale sono per la maggior parte molto lievi. La visita del ginecologo offre più informazioni quanto più viene effettuata in prossimità della violenza e con l'ausilio del colposcopio o della lente di ingrandimento. Alcune sedi sono più frequentemente interessate da lesioni rispetto ad altre: in maniera preponderante l'area posteriore e più superficiale della regione genitale (introito vaginale e ano) come esito traumatico della forzata inserzione del pene, delle dita o di un oggetto. Per la descrizione dell'imene è necessario osservare la profondità del margine posteriore (possibile significativa riduzione dell'altezza imenale nelle minori abusate cronicamente), la presenza e il numero di incisure e se queste raggiungono o meno la base d'impianto e se le incisure presentano margini sanguinanti o ecchimotici. A livello della forchetta posteriore e dell'imene è più frequente una soluzione di continuo superficiale o profonda; a livello delle piccole labbra un'escoriazione e una piccola ecchimosi può essere riscontrata, come anche sulla superficie di una o più fimbrie imenali. Un imene apparentemente integro non consente di escludere una possibile penetrazione, per effetto degli estrogeni, che lo rendono elastico. La metà delle adolescenti con una vita sessuale attiva ha un imene privo di incisure che raggiungono la base di impianto.

Valutazione tossicologica

In questi ultimi anni, anche in Italia, si è andato sempre più diffondendo un fenomeno ben conosciuto negli Stati Uniti e in altri paesi europei, per cui la violenza è facilitata dall'utilizzo spontaneo o coatto di sostanze denominate "droghe dello stupro" che determinano incapacità di opporre resistenza e amnesia parziale o totale dell'accaduto. Tra le sostanze utilizzate per facilitare un'aggressione sessuale, sono state osservate l'acido gamma-idrossibutirrico, il flunitrazepam, la ketamina o altre droghe. Molti studi dimostrano che l'utilizzo combinato di alcol e droghe nello stupro è frequente, ma l'alcol, anche da solo, appare la sostanza più frequentemente implicata. Non è infrequente che una ragazza, risvegliandosi dopo ore e non ricordando esattamente cosa le sia accaduto per alcune ore, abbia il timore di essere state violentata e chieda la visita medica e ginecologica. È necessario distinguere nell'anamnesi l'utilizzo di sostanze alcoliche, narcotiche o stupefacenti indotto dall'aggressore, dall'assunzione spontanea da parte della vittima che non è una circostanza aggravante del reato di violenza sessuale (art. 609ter della legge 66/1996), pur avendola facilitata (poiché lo stato di inferiorità della vittima, configura qualsiasi atto sessuale come violenza sessuale art. 609bis). In questi casi si impone una valutazione tossicologica mediante prelievo ematico per alcolemia e prelievi ematici e/o urinari per dosaggio di benzodiazepine, oppiacei, cannabinoidi, cocaina e altre sostanze psicotrope dosabili.

Profilassi delle malattie infettive

Il rischio di acquisire una malattia a trasmissione sessuale (MTS) dopo uno stupro è riportato dal 3,9% al 56% dei casi. Le infezioni trasmissibili per via sessuale sono le infezioni da *Neisseria gonorrhoeae, Trichomonas vaginalis, Chlamydia trachomatis,* virus HIV, sifilide, epatite B, epatite C (raramente), batteriosi vaginali (*Mycoplasma hominis, Ureaplasma urealyticum, Haemophilus ducrey, Gardnerella vaginalis*), Candida, HPV (Human Papilloma Virus) e Herpes virus. Non è facilmente dimostrabile se l'infezione rilevata nelle vittime di violenza fosse preesistente o secondaria alla violenza (mancanza di *follow-up*, tempo di incubazione da pochi giorni a mesi). La prevalenza osservata di infezioni a trasmissione sessuale nelle vittime adulte di stupro è per *Neisseria Gonorrhoeae* nel 2-6%, per *Chlamydia Trachomatis* nel

2-17%, per *Trichomonas vaginalis* nel 2,3-14,7%, per batteriosi vaginali nel 19%, per la sifilide nello 0-3%. È comunque consigliabile che in occasione della prima visita, dopo una violenza sessuale, siano eseguiti tamponi vaginali e cervicali per la ricerca di *Neisseria gonorrhoeae, Trichomonas vaginalis, Chlamydia Trachomatis,* batteriosi vaginale e prelievi ematici per diagnosi sierologica di sifilide, HIV e epatite B e C. I test sierologici per HIV, sifilide, epatite B e C vanno ripetuti a 6-12 e 24 settimane dalla violenza. Si ritiene opportuno proporre a tutte le vittime (a meno che il violentatore sia il partner abituale) una profilassi antibiotica con azitromicina 1 g per os in un'unica dose (sostituibile con doxiciclina 100 mg × 2/die × 7 gg) + ceftriaxone 250 mg i.m. (unica dose) + metronidazolo 2 g per os in unica dose. In presenza di ferite sporche di terra o altro ed in base al tempo trascorso dall'ultimo richiamo della vaccinazione antitetanica, può essere prescritta la profilassi. Può essere consigliabile la vaccinazione per Epatite B, nei soggetti non vaccinati. In caso di un unico episodio di violenza il rischio di trasmissione dell'HIV (posto che l'aggressore sia HIV sieropositivo) è decisamente basso, probabilmente di poco superiore a quello di un rapporto vaginale ricettivo (0,1-0,2%) o di un rapporto anale ricettivo (0,1-3%): quindi non è consigliata la profilassi anti HIV a tutte le vittime. Tuttavia in presenza di lesioni genitali sanguinanti, di penetrazione anale, di stato di sieropositività noto o di tossicodipendenza dell'aggressore e nei casi di violenza di gruppo, vi è consenso sulla opportunità di proporre una profilassi post esposizione con l'associazione fra due farmaci antiretrovirali, raltegravir 2 c 600 m ogni 24 ore e emtricitabina + tenofovir + disoproxil 200 mg/245 mg 1 c ogni 24 ore per 30 gg.

Le pazienti che accettano di intraprendere la profilassi anti HIV (che è probabilmente efficace solo se iniziata precocemente entro le 24 ore) vanno affidate per il *follow-up* del trattamento (gravato da effetti collaterali) ad un Centro specialistico di malattie infettive. Prima di iniziare la profilassi post-esposizione occorre eseguire in urgenza gli esami di funzionalità epatica, renale e l'emocromo per escludere gravi alterazioni che controindichino tali farmaci.

La percentuale di gravidanza dopo uno stupro è riportata tra il 5% e il 30% dei casi e tale rischio impone la somministrazione di una contraccezione d'emergenza con il farmaco attualmente ritenuto più efficace ulipristal 30 mg per os, che va dato al più presto e comunque non oltre 120 ore (5 giorni dopo il rapporto sessuale).

Obblighi del medico

La legge n. 66 del 15/2/96 "Norme contro la violenza sessuale", prevede che la violenza sessuale sia un reato in genere punibile a querela della persona offesa ed il termine per la vittima di proposizione della querela è di sei mesi ma, una volta presentata, la querela non può essere revocata.

È importante ricordare che al medico compete l'obbligo (art. 331 e 344 codice di procedura penale e art. 365 codice penale, ma "Questa disposizione non si applica quando il referto esporrebbe la persona assistita a procedimento penale") di presentare denuncia di reato (in quanto incaricato di pubblico servizio quando svolge le sue funzioni in ospedale e in un servizio sanitario pubblico o privato accreditato con il sistema sanitario nazionale) o referto (quando svolge le sue funzioni all'interno del suo studio privato), nei casi in cui il fatto sia procedibile d'ufficio. La denuncia per iscritto di un reato procedibile d'ufficio deve essere presentata o trasmessa senza ritardo al pubblico ministero o all'ufficiale di polizia giudiziaria e deve indicare la persona alla quale è stata prestata assistenza e, se possibile, le sue generalità, il luogo dove si trova attualmente e quanto altro valga ad identificarla nonché il luogo, il tempo e le circostanze del fatto, i mezzi con i quali è stato commesso e gli effetti che ha causato o che può causare (prognosi).

I casi in cui per legge è prevista la procedibilità d'ufficio della violenza sessuale sono elencati in Tabella 20.1.1. È fondamentale sapere che il maltrattamento in famiglia (reato di cui un medico viene a conoscenza con maggiore frequenza, anche se raramente la paziente è pronta psicologicamente a quere-

Tabella 20.2.1. Casi in cui la violenza sessuale risulta perseguibile d'Ufficio

La violenza sessuale è perseguibile d'Ufficio se il fatto (violenza sessuale):

- è commesso nei confronti di persona che al momento del fatto non ha compiuto gli anni 14;
- è commesso dal genitore, anche adottivo, o dal di lui convivente – indipendentemente dall'età della vittima;
- è commesso da altra persona cui il minore è affidato per ragioni di cura, di educazione, di istruzione, di vigilanza o di custodia – se la vittima ha meno di 18 anni;
- è commesso da un pubblico ufficiale o da un incaricato di pubblico servizio nell'esercizio delle proprie funzioni;
- è connesso con un altro fatto per il quale si deve procedere d'ufficio (ad esempio: rapina, furto, sequestro di persona, uso di armi, maltrattamenti in famiglia, sfruttamento della prostituzione, violenza privata, ecc.);
- è compiuto da più persone (violenza sessuale di gruppo).

È inoltre procedibile d'ufficio il reato – Atti sessuali con minorenni (ex art.609 quater) se il fatto (atti sessuali con minorenne):

- è commesso nei confronti di minore di anni 10;
- è commesso nei confronti di minore di anni 16 e l'autore è il genitore, anche adottivo, o il suo convivente, il tutore o l'affidatario (per ragioni di cura, di educazione, di istruzione, di vigilanza o di custodia);
- se sono stati compiuti atti sessuali in presenza di minore di anni 14, al fine di farlo assistere (corruzione di minorenne).

Tabella 20.2.2. Circostanze nelle quali si prospetta l'ipotesi di un reato perseguibile d'ufficio nei casi di violenza fisica (sintesi)

- Tentativo di omicidio.
- Lesione personale dolosa che determini una malattia di durata superiore ai venti giorni, o con prognosi inferiore a venti giorni quando la lesione sia stata provocata da armi proprie o improprie o da sostanze corrosive.
- Lesione personale dolosa con malattia che abbia messo in pericolo la vita della persona offesa.
- Lesione personale dolosa che determini postumi di carattere permanente.
- Maltrattamenti in famiglia (condotta violenta ripetuta nei confronti di persona della famiglia, o di minore degli anni 14, o quando la vittima sia oggetto di mal vessazioni da parte di persona cui la vittima stessa è sottoposta per motivi di educazione, cura vigilanza o custodia o per l'esercizio di una professione o di un'arte).
- Sequestro di persona.
- Stalking o atti persecutori su persona minorenne (gli atti persecutori su persona maggiorenne prevedono la perseguibilità d'ufficio se coesistono specifiche aggravanti).

In caso di dubbio su queste o altre ipotesi delittuose richiedere consulenza medico-legale

lare) è sempre procedibile d'ufficio e di conseguenza diventa procedibile d'ufficio anche la violenza sessuale, se l'autore è il coniuge o il partner convivente con la vittima.

Nei casi in cui dal racconto della donna emergano gli estremi di un reato di violenza fisica procedibile d'ufficio (Tabella 20.2.2), il medico è tenuto a spiegare alla vittima il suo obbligo di denuncia. A volte l'alleanza terapeutica che si stabilisce con la paziente che non vuole assolutamente presentare querela, anche perché teme ritorsioni da parte dell'aggressore, entra in conflitto con gli obblighi di un incaricato di pubblico servizio. È importante aiutare la persona a comprendere il significato delle norme che impongono la denuncia di reato e prevedere in breve tempo un suo invio ai servizi in grado di tutelarla e di offrirle un'assistenza sociale e legale.

Attivazione multidisciplinare di una rete professionale

La valutazione del bisogno di protezione, del rischio di recidiva di violenza e dell'esigenza della paziente di intraprendere un percorso di uscita dalla situazione di violenza devono essere eseguite prima della dimissione. A tal fine è necessario attivare diverse figure professionali che comprendono oltre al personale sanitario del Pronto Soccorso, nello specifico le forze dell'ordine, il servizio sociale intraospedaliero, il consulente medico legale e il servizio di supporto psicologico.

La collaborazione con le Forze dell'Ordine è fondamentale per avere informazioni utili sull'evento in atto, su eventuali eventi precedenti e sulla pericolosità dell'aggressore sia in termini di precedenti penali che di segnalazioni; diventano necessari mediatori nel caso in cui si dovesse attivare un provvedimento di allontanamento dell'aggressore disposto dal magistrato nei casi di grave pericolo; il loro ruolo risulta indispensabile per la sicurezza della paziente e del personale sanitario nel caso in cui l'aggressore raggiungesse la donna in PS, procurando tensioni all'interno dello stesso.

Lo specialista in medicina legale è un supporto non sempre necessario ma spesso utile per il medico di Pronto Soccorso nella fase di raccolta delle prove, nell'individuazione delle lesioni (in alcuni casi non facilmente individuabili) e nella raccolta della documentazione iconografica (previo consenso della paziente) o attraverso le mappe corporee.

L'interazione con il Servizio Sociale intraospedaliero o il Centro Antiviolenza convenzionato consente di valutare nel modo più accurato possibile il rischio di recidiva di violenza anche mediante l'utilizzo del Brief risk score raccomandato dalle linee guida nazionale (Tabella 20.2.3). L'attivazione di un percorso di dimissione protetta che comprende, nei casi in cui la paziente non disponga di un tessuto sociale di supporto e vi sia un alto rischio di recidiva di violenza, anche l'attivazione di una casa rifugio già dal dipartimento di emergenza.

Tabella 20.2.3. Brief Risk Assessement for the Emergency Department (DA-5)

Item	Si	No
1 La frequenza e/o la gravità degli atti di violenza fisica sono aumentati negli ultimi 6 mesi		
2 L'aggressore ha mai utilizzato un'arma, o l'ha minacciata con un'arma, o ha tentato di strangolarla?		
3 Pensa che l'aggressore possa ucciderla?		
4 L'ha mai picchiata in gravidanza?		
5 L'aggressore è violentemente e costantemente geloso di lei?		

Nota: tre risposte positive denotano un elevato rischio di maltrattamento grave

Il consulente psicologo permette alla donna di potersi sentire adeguatamente accolta nella fragilità emotiva del momento ma anche di sentirsi accompagnata e supportata nel percorso decisionale difficile che sta affrontando.

Al momento della dimissione viene consegnato il referto medico alla paziente che deve comprendere non solo il verbale del Pronto Soccorso, ma anche copia degli accertamenti e delle consulenze richieste nonché deve risultare tracciabile anche l'attivazione delle rete eseguita. È necessario ricordare in questo momento alla paziente l'importanza di conservare accuratamente tale documentazione non solo ai fini clinici ma anche per gli eventuali risvolti giudiziari.

Al fine di permettere un corretto monitoraggio del fenomeno su scala nazionale è necessario che il medico al momento della chiusura del verbale di Pronto Soccorso utilizzi durante l'inserimento sul gestionale del PS i codici ICD9-CM (995.50 abuso maltrattamento del minore, 995.53 in caso di abuso sessuale su minore, 995.80 nel caso di abuso/maltrattamento nell'adulto, 995.82 nel caso di abuso sessuale nell'adulto) previsti in caso di violenza insieme agli altri codici per diagnosi già noti.

Violenza non dichiarata

Le donne che dichiarano la violenza, come confermano i dati nazionali, rappresentano la punta di un iceberg; la maggior parte accede ai Pronto Soccorso comunque per l'evento traumatico senza dichiarare la violenza, altre invece accedono molteplici volte al servizio per disturbi che non hanno il carattere d'urgenza. Di fronte a queste donne ci possono essere alcuni elementi di sospetto che può essere utile individuare, con l'unico obiettivo di poter offrire con discrezione e rispetto un'occasione alla donna per uscire dalla violenza.

Alcuni elementi possono essere facilmente individuati e valorizzati da operatori sensibilizzati e formati:

- *indizi nel comportamento*: riluttanza della paziente a parlare di fronte al partner, partner iperprotettivo e dispotico, atteggiamento contraddittorio o evasivo, difficoltà a raccontare con precisione e coerenza il motivo di accesso, instabilità emotiva, crisi di pianto, senso di vergogna, di colpa o imbarazzo;

- *indizi nell'anamnesi*: ritardo nel richiedere il soccorso, accesso per disturbi cronici, crisi d'ansia, cefalea, disturbi del sonno, disturbi gastrointestinali, accessi ripetuti per traumi accidentali, descrizione di sintomi vaghi poco definiti, problemi ginecologici;
- *indizi nell'esame obiettivo*: ecchimosi con colorazione cromatica diversa, lesioni non coerenti con la dinamica riferita, lesioni che ricordano una dinamica di difesa (polsi avambracci), lesioni al volto e al collo che la paziente tenta di nascondere con il trucco o foulard, lesioni in regioni nascoste dagli abiti.

Di fronte a questo tipo di paziente il personale sanitario, addestrato e formato, deve prevedere la possibilità di eseguire il colloquio in un luogo riservato per poter approfondire, con discrezione e rispetto, i dati anamnestici e valutare con maggiore attenzione gli elementi obiettivi; nel caso in cui la paziente continuasse a negare, nel rispetto della volontà della stessa, il personale è tenuto semplicemente, se lo ritiene utile in quel momento, a fornire alla paziente informazioni generiche utilizzando gli opuscoli previsti che risultano in questi casi strumenti semplici, discreti e adeguati.

Minori che assistono alla violenza

La maggior parte delle donne che subiscono violenza sono in età fertile e molte di loro hanno figli che loro malgrado vengono coinvolti, anche se non direttamente, nel contesto della violenza.

Alcune volte queste donne arrivano nei PS accompagnate dai figli piccoli che necessitano loro stessi di assistenza. La gestione di questi casi diventa difficoltosa poiché l'ambiente del Pronto Soccorso è poco adatto alla permanenza dei bambini e spesso si deve pensare ad una strategia che preveda comunque il collegamento con il PS di Pediatria, per valutare possibili gestioni congiunte. Ci sono molti altri bambini che non accedono ai servizi di Pronto Soccorso e che sono vittime di violenza assistita. Questi bambini non sviluppano nel tempo solo disagi psichici ma, se non precocemente individuati, sviluppano vere patologie organiche che hanno alla radice la storia delle violenze a cui hanno assistito. È dunque importante far presente a queste donne l'importanza di prendersi cura dei loro figli, facendoli accompagnare da persone competenti che gli permettano di recuperare i danni subiti, dando istruzioni e contatti sui servizi dedicati del territorio o dell'ospedale.

Ruolo del Pronto Soccorso e della rete multidisciplinare

La complessità del fenomeno della violenza e della sua gestione impone l'utilizzo di un modello d'intervento coordinato, multidisciplinare ed inter-istituzionale che risponda in modo articolato e completo ai bisogni delle donne vittime di violenza. C'è bisogno di protezione fisica, di strutture d'accoglienza in emergenza, di aiuto sanitario, psicologico, legale, economico e di un accompagnamento in un nuovo progetto di vita che porti la donna a superare la violenza subita. Questi interventi devono essere coordinati ed attuati con accurata conoscenza del fenomeno, utilizzando indicatori di gravità e valutazioni del rischio di recidiva ed escalation. L'Organizzazione Mondiale della Sanità indica con decisione questo indirizzo di politica sanitaria.

A tal fine, su tutto il territorio nazionale, si sta promuovendo l'adozione di modelli virtuosi di assistenza e sostegno alle donne vittime di violenza, attraverso reti operative territoriali e una formazione degli operatori che vada verso una "cooperazione coordinata inter-istituzionale", tale da consentire una gestione globale del problema (art. 15 Convenzione di Istanbul).

Al riguardo sono infatti state adottate con Decreto del Presidente del Consiglio dei Ministri il 24 novembre 2017 le Linee guida Nazionali per le Aziende Sanitarie e le Aziende Ospedaliere in tema di soccorso e assistenza socio-sanitaria alle donne vittime di violenza e nel 2020 il Ministero della Salute con l'Istituto Superiore di Sanità ha diffuso un programma di formazione a distanza "Prevenzione e contrasto della violenza di genere attraverso le reti territoriali" rivolto agli operatori sanitari e socio-sanitari e a tutte le figure professionali coinvolte nella rete di intervento a partire dal Pronto Soccorso; al programma hanno partecipato complessivamente più di 18.000 professionisti.

Il Pronto Soccorso rappresenta dunque una delle sedi in cui è possibile intercettare le vittime di violenza sessuale e/o domestica, ove, oltre ad effettuare l'intervento sanitario, è possibile far emergere l'abuso ed avviare una risposta organica in ogni ambito.

Esso pertanto è un luogo "strategico" in cui avviare interventi che forniscano risposte integrate, anche tramite il raccordo con il territorio (servizi sanitari distrettuali es. medici di medicina generale, consultori, associazioni di volontariato, uffici di polizia, ecc.).

La rete è un modello vincente perché pone in campo tutti i soggetti istituzionali e non coinvolti nel supporto alle vittime, attraverso l'armonizzazione di percorsi condivisi: culturale, sociale, sanitario, giudiziario, e crea le giuste sinergie per la tutela della vittima.

Attraverso una specifica formazione, integrata e multidisciplinare, degli operatori sanitari e non dei Pronto Soccorso, è possibile preparare le figure professionali che si occupano delle vittime e degli autori di atti di violenza e al tempo stesso interagire con

APPROFONDIMENTI

Rilievi e prelievi di rilevanza medico legale

Sul corpo della vittima di violenza sessuale possono essere rintracciati capelli, peli, pelle, spermatozoi, sangue e saliva dell'aggressore. In base al racconto (se il tempo trascorso dall'evento non è superiore a 7 giorni), si possono ricercare tracce che potranno essere molto importanti qualora vi sia un successivo iter giudiziario. Si utilizzano tamponi sterili, asciutti o bagnati con fisiologica, strisciati sulla cute e sulle mucose, in sede di lesioni anche minime determinate dal contatto diretto con l'aggressore (ad esempio graffi o morsicature) o eventualmente sotto le unghie della vittima (da tagliare e conservare solo qualora questa abbia graffiato l'aggressore). In particolare nell'area genitale è opportuno eseguire sempre due tamponi sterili, da conservare per l'eventuale successiva identificazione del DNA dell'aggressore, nelle diverse sedi (anche in base alla modalità della violenza): vulva, fornice vaginale posteriore, canale cervicale, canale anale, cavo orale. Va inoltre strisciato e fissato un vetrino per ogni sede di prelievo per la ricerca (in laboratorio di citologia) degli spermatozoi. È evidente che i tamponi eseguiti vanno conservati adeguatamente (temperatura – 20° C) o affidati ad un laboratorio di genetica forense, affinché siano disponibili, durante un congruo lasso di tempo, per l'Autorità Giudiziaria, qualora venga richiesta la tipizzazione genica della traccia biologica. Un riscontro citologico positivo per spermatozoi è riportato dal 20 al 75% dei casi di stupro, e varia a seconda delle sedi di prelievo e al tempo trascorso tra la visita e la violenza. L'esame con speculum, anche se invasivo per una donna che ha appena subito violenza, deve essere effettuato con la massima delicatezza per la raccolta degli eventuali spermatozoi dal canale cervicale, sede in cui permangono più a lungo, anche nei casi in cui la donna si sia lavata dopo la violenza. Il mancato ritrovamento di spermatozoi non è segno che la violenza non sia avvenuta. L'assenza di cellule spermatiche può dipendere da altri fattori oltre al tempo trascorso (oligospermia, ripetuti lavaggi, mancata eiaculazione, uso di condom, perdite ematiche in atto).

tutti gli altri operatori/operatrici presenti sul territorio, al fine di garantire l'attivazione di una efficace "Rete" in grado di proteggere le donne e i loro figli. Sarà necessario, inoltre, che gli operatori siano in possesso non solo di una particolare competenza e professionalità, per una corretta individuazione delle vittime e per la loro presa in carico, ma anche della necessaria sensibilità, in modo da favorire un approccio adeguato con la vittima (e gli eventuali testimoni) che sia incentrato sulla creazione di un rapporto empatico.

Nell'ambito del Pronto Soccorso, sia nella fase di assegnazione del codice di triage che, successivamente, nel corso dell'effettuazione degli accertamenti diagnostici e terapeutici, potrebbero emergere elementi che possono far sospettare, in generale, una condizione di violenza.

In tal caso, il processo di cura della persona assistita all'interno del Pronto Soccorso deve avvenire attraverso l'inserimento in un percorso dedicato di valutazione e trattamento appropriato con una presa in carico della vittima che garantisca anche tempi di attesa adeguati durante la permanenza nella struttura.

Tale percorso è finalizzato ad accompagnare le vittime nel tragitto, consapevole e personalizzato, di sostegno per la gestione delle violenze subite, agevolando i contatti e le procedure in ambito sanitario, assistenziale, investigativo e giudiziario.

L'attività degli operatori coinvolti deve avvenire nella più ampia tutela della *privacy* e dei tempi delle vittime e nel rispetto della loro scelta sul percorso da seguire dopo le prime cure.

A tal fine è fondamentale individuare, all'interno delle strutture di Pronto Soccorso, dei referenti per la violenza (preferibilmente un medico ed un'ostetrica/infermiera) che dovranno applicare e rendere operativi, a livello del singolo presidio ospedaliero, i protocolli di intervento sanitario e favorire il corretto utilizzo delle codifiche di dimissione nei casi di abuso.

Gli episodi di violenza contro le donne, anche in ambito domestico, non sono soltanto un problema individuale, privato e isolato, ma una questione di difesa del bene comune, dei diritti fondamentali e delle libertà civili; un impegno che richiama tutti ad un'assunzione di responsabilità collettiva e condivisa.

Bibliografia e sitografia di riferimento

LA LAVAGNA

- *Nell'area di triage raccogliere le informazioni nel pieno rispetto della privacy e, successivamente, fare attendere la donna in un luogo appositamente dedicato.*
- *Affiancare al codice di triage un codice identificativo che permetta già di attivare il percorso specifico previsto.*
- *Raccogliere correttamente l'anamnesi con riferimento alle modalità del violenza e al rapporto di parentela o affettivo con l'aggressore.*
- *Descrivere accuratamente le lesioni corporee (utile la documentazione iconografica).*
- *Chiedere sempre preventivamente il consenso alla paziente per la raccolta delle prove e della documentazione iconografica (utile il supporto del consulente medico-legale).*
- *Attivare il Servizio Sociale ospedaliero o Centro Antiviolenza convenzionato anche per valutare il rischio di recidiva, organizzare una dimissione protetta e intraprendere un percorso di uscita dalla violenza*
- *Valutare la necessità di un supporto psicologico.*
- *Attivare le Forze dell'Ordine per valutare il bisogno di protezione della paziente.*
- *Redigere la denuncia all'Autorità giudiziaria nei casi previsti per legge.*
- *Nel caso in cui la paziente abbia figli di minore età consigliare eventuale aggancio a centro dedicato per la valutazione del danno da violenza assistita.*

Appunti / Commenti

Violenza riferita

Al triage

raccolta dati in area protetta nel rispetto della privacy

Codice di accesso al triage secondo priorità di rischio ma dare **codice identificativo** per attivare il percorso specifico

Attesa e permanenza della paziente nello spazio protetto dedicato

Fornire eventuale opuscolo informativo

Visita medica

- Colloquio empatico e non giudicante
- Riportare nell'anamnesi la modalità della violenza e il rapporto con l'aggressore
- Descrivere accuratamente le lesioni riportate
- Chiedere consenso alla paziente per la raccolta delle prove
- Valutare eventuale valutazione tossicologica
- Se violenza sessuale chiedere valutazione ginecologica e successivamente infettivologica

Attivazione della rete multidisciplinare

Servizio sociale ospedaliero o Centro Antiviolenza

Valutazione del rischio di recidiva di violenza (DA-5)

Percorso di uscita

Eventuale consulenza medico-legale

- Riconoscere
- Documentare
- Procedere

Forze dell'ordine

Bisogno di protezione

Eventuale supporto psicologico

Presa in carico dello stato emotivo

Alla dimissione

- Consegnare referto medico completo alla paziente raccomandandole la conservazione
- Redigere la denuncia Autorità giudiziaria nei casi previsti
- Raccomandare alla paziente di non rimanere da sola con l'aggressore e se in pericolo chiamare i numeri dell'emergenza
- Se figli minorenni consigliare contatto con centro dedicato per valutazione del danno da violenza assistita
- Chiudere la cartella con i codici ICD9-CM previsti dal Ministero

21. Farmaci, antibiotici ed emoderivati da utilizzare in urgenza

21.1 Farmaci d'urgenza

Adenosina

Nome commerciale Krenosin

Confezione fl da 2 mL contenenti ognuna 6 mg di adenosina (3 mg/mL)

Farmacologia

L'adenosina è un nucleoside già esistente a livello endogeno e derivante dalla degradazione dell'adenosin-trifosfato (ATP). Somministrato in bolo rapido per via endovenosa, si lega a specifici recettori cardiaci (in particolare il sottotipo A1) con successiva attivazione delle correnti in uscita del K^+ (sensibili all'acetilcolina) e inibizione delle correnti depolarizzanti in entrata del calcio a livello del nodo del seno, dell'atrio e del nodo atrio-ventricolare. Tale meccanismo determina una riduzione della durata del potenziale d'azione, iper-polarizzazione e rallentamento dell'automatismo cardiaco. Nella fase di rallentamento del ritmo cardiaco si può verificare una transitoria asistolia, per cui i pazienti possono lamentare una fugace sensazione di dispnea o costrizione al giugulo, che tuttavia scompaiono in pochi secondi per via della brevissima emivita, pari a 10-15 secondi.

Indicazioni in urgenza	Dosaggio
Tachicardia parossistica sopraventricolare (TPSV) Tachicardia a complessi stretti di incerta diagnosi Tachicardia sopraventricolare con blocco di branca noto	Bolo e.v.: 6 mg in 1-2 secondi

Modalità di somministrazione
La somministrazione e.v. della fiala di adenosina viene in genere seguita da immediato lavaggio con soluzione fisiologica per favorirne la rapida circolazione. In caso di mancata risposta della TPSV, nei primi 1-2 minuti, si può procedere alla somministrazione di 2 fiale (12 mg) di adenosina, sempre in bolo rapido, ripetibile ancora una volta. Se anche la terza somministrazione non ha effetto, generalmente si passa ad altri anti-aritmici.

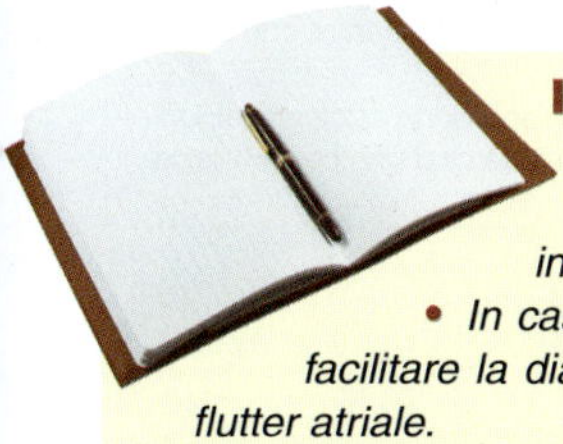

IL TACCUINO

- *L'adenosina può essere utilizzata per il trattamento della TPSV anche in presenza di via anomala.*
- *In caso di tachicardia a complessi stretti di incerta diagnosi, l'adenosina può facilitare la diagnosi, rallentando la conduzione atrio-ventricolare e smascherando un flutter atriale.*
- *Controindicazioni relative: asma e BPCO, in quanto l'adenosina può indurre transitorio broncospasmo. Controindicata nei pazienti con quadro di bradicardia sintomatica o BAV di II-III grado (in particolare se paziente non portatore di PM).*

Adrenalina

Nome commerciale Adrenalina Aguettant/Adrenalina Galenica Senese/Adrenalina Monico

Confezione fl 0,5 mg/1 mL - 1 mg/1 mL - 1 mg/10 mL

Farmacologia

L'adrenalina agisce tramite la stimolazione dei recettori β1 cardiaci e β2 (prevalentemente bronchiali) e α1 (vascolari periferici). Ha pertanto un effetto cronotropo positivo (per aumento della frequenza del nodo seno-atriale e della conduzione atrio-ventricolare) ed un effetto inotropo positivo.

Determina inoltre stimolazione dei recettori β2-adrenergici periferici con vasodilatazione (per rilasciamento della muscolatura liscia vascolare) e broncodilatazione (per rilasciamento della muscolatura liscia bronchiale).

Tramite la stimolazione dei recettori α-adrenergici periferici ha infine un effetto vasocostrittore (ad alte dosi).

Indicazioni in urgenza	Dosaggio
Arresto cardiocircolatorio	Bolo e.v.: 1 mg ogni 3-5 minuti nel ritmo non defibrillabile, appena ottenuto un accesso venoso o intraosseo Bolo e.v.: 1 mg ogni 3-5 minuti nel ritmo defibrillabile dopo il terzo shock elettrico, e successivamente ogni 3-5 minuti Bolo i.o. (intraosseo): come e.v. ma con diluizione 1 mg/10 mL Bolo intratracheale: 2-2,5 mg diluiti in 5-10 mL di soluzione fisiologica
Shock anafilattico	Adulti e bambini >12 anni: intratracheale 0,5 mg i.m., ripetibile dopo 5 minuti In caso di mancata risposta: • Bolo lento*: 50 *μg* e.v. • Infusione continua**: 1-10 *μg*/min
Condizioni di instabilità emodinamica.	Possono essere utilizzate dosi di adrenalina definite "*push-dose*" 0,5-2 mL ogni 2-5 minuti (5-20 mcg)

Modalità di somministrazione
Somministrazione i.m.: zona antero-laterale del terzo medio della coscia. *Somministrazione e.v. a bolo lento: portare 1 fiala da 1 mg/mL a 10 mL con soluzione fisiologica ed iniettare 0,5 mL (50 μg). **Somministrazione e.v. in infusione continua. Pompa siringa: portare 10 mg (10 fiale da 1 mg) a 50 mL con soluzione fisiologica (concentrazione 0,2 mg/mL) ed iniziare infusione a 0,1 μg/kg/min (dose default 0,1 μg /kg/min, massima 1 μg /kg/min). Es. uomo di 80 kg, dose desiderata 0,1 μg/kg/min, velocità infusione 2,4 mL/h. Pompa volumetrica: diluire 1 mg (1 fiala) in soluzione fisiologica 250 mL (concentrazione 4 μg/mL) e partire con un dosaggio iniziale di 1-2 μg/mL quindi velocità di 15-30 mL/h. Preparazione dose "*push*": aspirare 1 fl di adrenalina 1:1000 (1 mg/mL) e portarla a 10 mL con soluzione fisiologica. Eliminare 9 mL di questa soluzione e riportare 1 mL rimasto a 10 mL con soluzione fisiologica: si ottiene così una concentrazione di adrenalina 0,01 mg/mL (10 μg/mL).

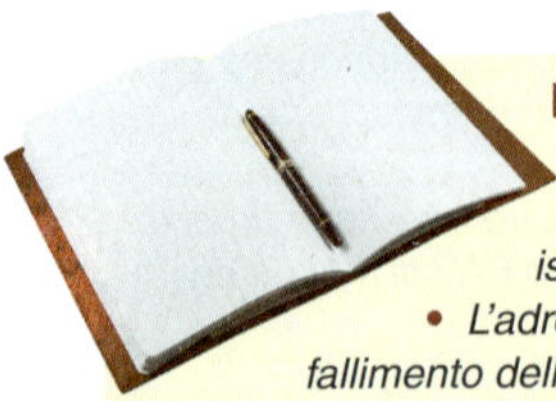

IL TACCUINO

- *L'adrenalina e.v. può causare ipertensione arteriosa, tachiaritmie, ischemia miocardica (necessità di monitoraggio).*
- *L'adrenalina e.v. può essere utilizzata anche nello shock cardiogeno, ma dopo il fallimento delle altre amine vasoattive (farmaco non di prima scelta).*

Aloperidolo

Nome commerciale Serenase/Haldol/Aloperidolo Galenica Senese/Aloperidolo Salf

Confezione fl 2 mg/2 mL - fl 5 mg/2 mL

Farmacologia

È un farmaco neurolettico tipico appartenente alla famiglia dei butirrofenoni con azione antipsicotica; esercita azione bloccante sui recettori dopaminergici (prevalentemente D2) postsinaptici mesolimbici mentre ha scarsi effetti anticolinergici, antistaminici ed α-bloccanti. È in grado di modificare il metabolismo basale, la temperatura corporea e lo stato di vigilanza. È inoltre dotato di effetto antiemetico. L'effetto inizia a manifestarsi dopo 15-30 minuti dalla somministrazione.

Indicazioni in urgenza	Dosaggio i.m.
Psicosi/agitazione	2-5 mg, ripetibile dopo 4-8 ore (max 20 mg/die)
Delirium	2-5 mg ogni 20-40 minuti fino a sedazione
Antiemetico	2-5 mg (eventualmente associabile a ondansetron 4 mg e.v.)

Modalità di somministrazione
È preferibile la somministrazione i.m. ai dosaggi indicati in quanto l'infusione endovenosa è associata al rischio di aritmie maligne anche a dosaggi terapeutici.

IL TACCUINO

- *L'aloperidolo può indurre allungamento del QTc e torsione di punta.*
- *È necessario monitorare ECG e QTc, evitando la somministrazione in caso di disionie.*
- *Negli anziani il dosaggio va ridotto fino al 25%.*
- *Il rischio di anomalie cardiache della conduzione aumenta per dosaggi >35 mg/die e se QTc >450 msec.*
- *Rara ma grave complicanza (mortalità fino al 20%) è la sindrome maligna da neurolettici, caratterizzata da febbre, rigidità, tachicardia, confusione mentale, leucocitosi, aumento transaminasi ed enzimi muscolari.*

Alteplase

Nome commerciale Actilyse

Confezione fl 20 mg/20 mL oppure 50 mg/50 mL

Farmacologia

Il meccanismo d'azione dell'alteplase è analogo al suo omologo endogeno (attivatore tissutale del plasminogeno), ovvero promuove la trombolisi grazie alla conversione del plasminogeno in plasmina, la quale degrada il coagulo di fibrina. A seguito della lisi della fibrina durante la terapia con alteplase, può verificarsi sanguinamento dai recenti siti di iniezione. Pertanto, la terapia trombolitica richiede particolare attenzione a tutti i possibili siti di sanguinamento (inclusi quelli derivanti da inserimento di catetere, taglio da puntura arteriosa e venosa, puntura da ago). Nel caso di evento emorragico potenzialmente pericoloso, in particolare emorragia cerebrale, la terapia fibrinolitica deve essere interrotta; tuttavia, data la breve emivita (4-7 minuti) e il minimo effetto sui fattori sistemici della coagulazione, non è necessario reintegrare i fattori di coagulazione.

Indicazioni in urgenza
Infarto miocardico acuto Embolia polmonare massiva Ictus ischemico

Infarto miocardico acuto:

- Regime di somministrazione in 90 minuti (accelerato) nei pazienti con infarto miocardico acuto, nei quali il trattamento può essere iniziato entro 6 ore dall'insorgenza della sintomatologia.

  Peso ≥65 kg

  Bolo e.v. di 15 mg in 1-2 minuti, a seguire 50 mg infusione endovenosa a velocità costante nei primi 30 minuti, a seguire 35 mg infusione endovenosa a velocità costante nei successivi 60 minuti, fino alla dose massima totale di 100 mg.

  Peso <65 kg

  Bolo e.v. di 15 mg in 1-2 minuti, a seguire 0,75 mg/kg infusione endovenosa a velocità costante nei primi 30 minuti, a seguire 0,5 mg/kg infusione endovenosa a velocità costante nei successivi 60 minuti.
- Regime di somministrazione in 3 ore, per i pazienti con infarto miocardico acuto, nei quali il trattamento può essere iniziato nel periodo compreso tra 6 e 12 ore dopo l'insorgenza della sintomatologia.

  Peso ≥65 kg

  Bolo e.v. di 6-10 mg in 1-2 minuti, a seguire 50 mg infusione endovenosa a velocità costante nei primi 60 minuti, a seguire 40 mg infusione endovenosa a velocità costante nei successivi 120 minuti, fino alla dose massima totale di 100 mg.

  Peso <65 kg

  Bolo e.v. di 10 mg in 1-2 minuti, a seguire infusione endovenosa a velocità costante nelle successive 3 ore, fino alla dose massima totale di 1,5 mg/kg. Altro regime posologico: 0,075 mg/kg e.v. bolo in 1-2 min, seguito da 0,675 mg/kg e.v. nella prima ora, 0.25 mg/kg e.v. nella seconda ora, 0.25 mg/kg e.v. nella terza ora.

Embolia polmonare massiva:

Peso ≥65 kg

Dose totale di 100 mg di alteplase deve essere somministrata in 2 ore → Bolo e.v. 10 mg in 1-2 minuti, a seguire 90 mg come infusione endovenosa a velocità costante nelle successive due ore.

Peso <65 kg

Bolo e.v. 10 mg in 1-2 minuti, a seguire infusione endovenosa a velocità costante nelle successive 2 ore fino ad una dose massima totale di 1,5 mg/kg di peso corporeo.

Ictus ischemico:

In pazienti adulti con ictus ischemico acuto entro 4-5 ore dall'esordio dei sintomi, è raccomandata la trombolisi con r-TPA e.v. (0,9 mg/kg, dose massima 90 mg, iniziando con il 10% della dose in bolo e il rimanente in infusione di 60 minuti) senza limiti superiori di età e di gravità.

Modalità di somministrazione
In pompa siringa. La concentrazione di alteplase nei flaconcini da 20 mg e in quelli da 50 mg dopo diluizione con diluente annesso di 20 e 50 mL, rispettivamente, è di 1 mg/mL. Con una diluizione al 50% la concentrazione sarà di 2 mg/mL

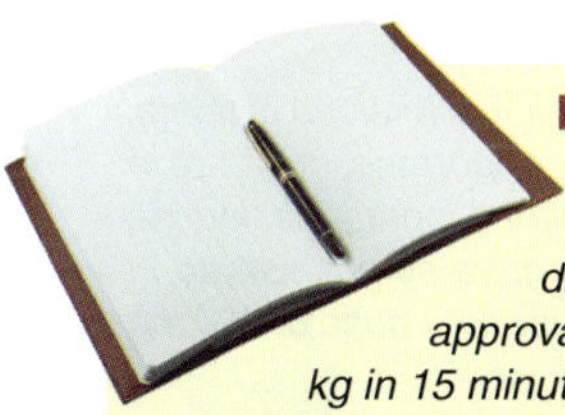

IL TACCUINO

- *In situazioni di estrema instabilità emodinamica, come l'arresto cardiaco causato da embolia polmonare massiva, anche se non ufficialmente approvato, è possibile utilizzare un regime accelerato ad un dosaggio di 0,6 mg/kg in 15 minuti (massimo 50 mg).*
- *Nell'embolia polmonare massiva dopo trattamento con alteplase, la terapia con eparina sodica deve essere iniziata (o ripresa) quando i valori dell'aPTT sono inferiori al doppio del limite superiore normale.*
- *L'uso di cateteri rigidi, le iniezioni intramuscolari e la manipolazione non essenziale del paziente devono essere evitati durante il trattamento con alteplase.*

Amiodarone

Nome commerciale Amiodar, Cordarone, Amiodarone Cloridrato Bioindustria L.I.M.

Confezione fl da 3 mL contiene 150 mg di amiodarone (1 mL = 50 mg)

Farmacologia

L'amiodarone è un analogo strutturale dell'ormone tiroideo, altamente lipofilo, per cui si accumula nei tessuti (specialmente polmone, tessuto adiposo, sistema nervoso) da cui viene eliminato lentamente; è metabolizzato dal fegato. Il complesso meccanismo d'azione non è del tutto chiarito: blocca i canali del Na^+ inattivati, riduce la corrente del Ca^{++} e le correnti transitorie del K^+, blocca in modo non competitivo i recettori adrenergici. Nonostante abbia quindi attività antiaritmica di tipo classe I, classe II e classe IV nella nota classificazione degli anti-aritmici secondo Vaughan-Williams, l'amiodarone è considerato di classe III, ossia a prevalente attività bloccante i canali del K^+. Sotto un profilo elettrofisiologico, si determinano aumento della durata del potenziale d'azione e del periodo di refrattarietà (anche in presenza di eventuali vie anomale) e riduzione della conduzione attraverso il nodo atrio-ventricolare.

Indicazioni in urgenza	Dosaggio
Cardioversione di flutter atriale e fibrillazione atriale di recente insorgenza (entro 48 ore) Tachicardia atriale ectopica o multifocale Tachicardia a complessi larghi (in assenza di diagnosi specifica) FV/TV senza polso	Bolo e.v.: 5 mg/kg Infusione e.v.: 15 mg/kg

Modalità di somministrazione
Bolo e.v.: per un soggetto di 60 kg, somministrare 2 fiale (300 mg) in 250 mL di soluzione glucosata 5% in 30 minuti. Somministrazione e.v. in infusione (12 ore): per un soggetto di 60 kg, somministrare 3 fiale (450 mg) in soluzione glucosata 5% 500 mL alla velocità di 42 mL/h.

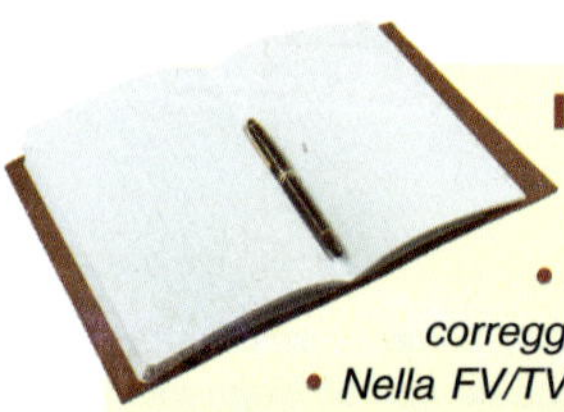

IL TACCUINO

- *L'amiodarone può determinare allungamento del QTc e torsione di punta.*
- *Prima della somministrazione dell'amiodarone è opportuno ricercare e correggere eventuali disionie (specialmente ipopotassiemia ed ipomagnesiemia).*
- *Nella FV/TV senza polso, l'amiodarone, al dosaggio di 300 mg, va somministrato in bolo rapido dopo il terzo shock elettrico; può essere somministrata un'ulteriore dose di 150 mg dopo il quinto tentativo.*
- *Raro un significativo effetto inotropo negativo, ma occorre prestare attenzione ad eventuale comparsa di ipotensione e bradicardia.*
- *In acuto non sono generalmente richiesti aggiustamenti per la funzionalità epatica e renale.*
- *Gli effetti collaterali (distiroidismo, fibrosi polmonare, tossicità epatica, micro depositi corneali) e l'aumentato rischio di rabdomiolisi nel paziente in terapia cronica con statine sono da considerare in particolare per l'uso in cronico del farmaco.*

Antistaminici anti-H1

Nome commerciale	Clorfeniramina: Trimeton	Prometazina: Farganesse	Cetirizina: Cerchio Zirtec	Loratadina Clarityn Fristamin
Confezione	fl 10 mg/1 mL cpr 4 mg	fl 50 mg/2 mL cnf rr 25 mg	cpr 10 mg gtt. 1%	cpr 10 mg

Farmacologia

Gli antistaminici agiscono tramite antagonismo competitivo dei recettori H1 a livello delle cellule effettrici dei vasi, del sistema respiratorio, del sistema gastroenterico e del sistema nervoso centrale, determinando rilasciamento della muscolatura liscia dei bronchi e conseguente broncodilatazione, diminuzione della permeabilità capillare e della formazione di edema e pomfi, depressione del sistema nervoso centrale.

Gli anti-H1 di prima generazione (clorfeniramina, prometazina) passano la barriera emato-encefalica (BEE), per cui esercitano azione sedativa centrale ed anticolinergica antimuscarinica con effetti antiemetici, sedativi, anticinetosi.

Tali effetti sono minori o assenti negli anti-H1 di seconda generazione (cetirizina, loratadina) che non passano la BEE.

Indicazioni in urgenza	Dosaggio
Clorfeniramina: • reazioni allergiche/anafilassi • antiemetico • trattamento cinetosi	5-20 mg i.m./e.v. ripetibili ogni 8 ore (massimo 40 mg/die)
Prometazina (oltre alle suddette): • sedazione • adiuvante nell'anestesia • trattamento del dolore	Allergia, anafilassi: 25 mg i.m./e.v. ripetibili dopo 2 ore Nausea, vomito: 12,5-25 mg i.m./e.v. ogni 4-6 ore Sedazione: 25-50 mg/dose i.m./e.v. (in ambito ostetrico fino a 75 mg ripetibili ogni 4 ore durante il travaglio)

Modalità di somministrazione
Le modalità di somministrazione preferibili sono i.m. o e.v. La via s.c. è da evitare per il rischio di necrosi locale.

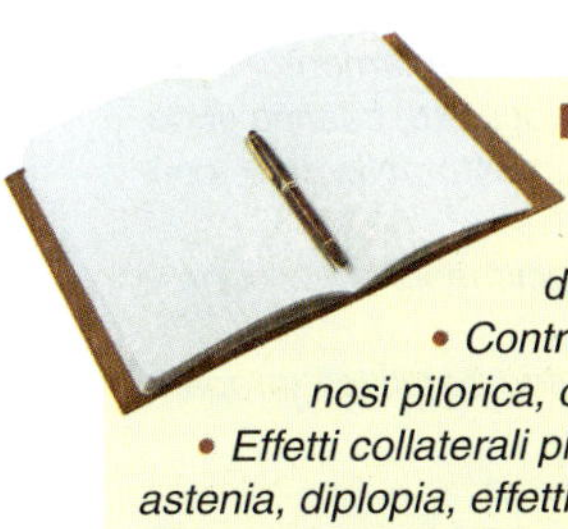

IL TACCUINO

- *Evitare la somministrazione di tali farmaci in pazienti con depressione dello stato di coscienza (spontaneo o indotto da altri farmaci).*
- *Controindicazioni relative: ipertrofia prostatica, glaucoma ad angolo chiuso, stenosi pilorica, occlusione intestinale (per l'effetto anticolinergico).*
- *Effetti collaterali più frequenti (per gli anti-H1 di prima generazione): sonnolenza, sedazione, astenia, diplopia, effetti antimuscarinici, inappetenza.*
- *In caso di sovradosaggio, soprattutto nei bambini e negli anziani, si può osservare un effetto paradosso con ipereccitabilità e convulsioni.*

Atropina

Nome commerciale Atropina solfato Aguettant/Laboratoire Aguettant/Biondustria L.I.M./Galenica Senese/Monico/Salf

Confezione fl 0,1 mg/mL, 0,2 mg/mL, 0,5 mg/mL, 1 mg/mL

Farmacologia

L'atropina è un alcaloide anticolinergico, antagonista dei recettori colinergici periferici muscarinici (sistema nervoso, stomaco, intestino, ghiandole salivari, tratto urinario). Induce rilassamento della muscolatura liscia, midriasi e paralisi dell'accomodazione visiva, diminuzione dell'escrezione di ghiandole esocrine, tachicardia; sopprime nausea e vomito.

Indicazioni in urgenza	Dosaggio
– Trattamento della bradicardia sintomatica – Asistolia da evidente ipertono vagale – Intossicazione da agenti anticolinesterasici, da insetticidi organo fosforici, da funghi con effetti muscarinici – Prevenzione della bradicardia, ipotensione, asistolia riflesse in corso di intubazione, manovre chirurgiche, somministrazione di succinilcolina	Bolo e.v.: 0,5-1 mg, ripetibile ogni 3-5 minuti fino a massimo di 3 mg (dose con massimo effetto) Antidoto nella sindrome muscarinica: dosi non standardizzate. Boli e.v. (2-3 mg e.v. ripetibili ogni 20-30 min) fino a riduzione delle secrezioni bronchiali e del broncospasmo

Modalità di somministrazione
Endovena bolo rapido/intraosseo nelle bradicardie. Possibile somministrazione intramuscolo.

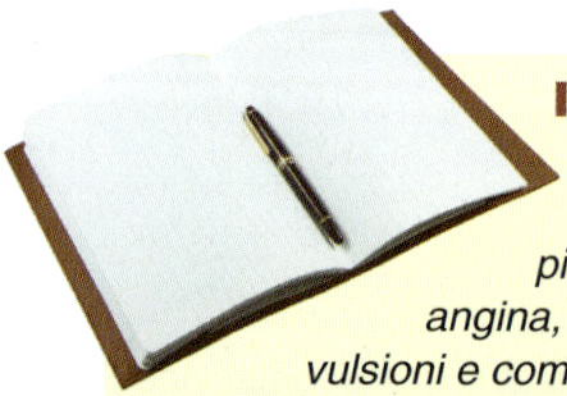

IL TACCUINO

• Principali effetti collaterali: vertigini, confusione, disorientamento, diplopia, visione offuscata, variazioni della pressione intraoculare, costipazione, angina, aritmie (bradi e tachiaritmie), secchezza e arrossamento della cute, convulsioni e coma in caso di sovradosaggio.

• Attenzione nei pazienti anziani o defedati in cui può causare più facilmente agitazione e confusione.

• Rischio peggioramento effetti anticolinergici in: cardiopatia ischemica, ileo paralitico, uropatia ostruttiva, asma, glaucoma ad angolo chiuso, miastenia gravis.

• Iniezione lenta o sottodosata può causare effetto paradosso con bradicardia.

• Peggioramento della bradicardia nel blocco atrioventricolare sottonodale, BAV III grado o cuore trapiantato.

Benzodiazepine

Nome commerciale	Valium (diazepam)	Micronoan (diazepam)	Tavor (lorazepam)	Ipnovel (midazolam)
Confezione	fl e.v. e i.m. da 10 mg/2 mL	microclismi 5 e 10 mg	fl 4 mg/1 mL	fl da 5 mg/1 mL 15 mg/3 mL

Farmacologia

Le benzodiazepine sono agonisti dei recettori GABA-A neuronali post-sinaptici con potenziamento dell'azione inibitoria del neurotrasmettitore; hanno azione sedativa, ipnotica, anticonvulsivante, miorilassante, ansiolitica e inducono amnesia anterograda.

Diazepam: e.v., inizio d'azione pressoché immediato, picco a 8 minuti, durata d'azione 20-30 minuti, emivita plasmatica 20-50 ore.

Lorazepam: inizio d'azione e.v. 5-20 minuti; i.m. 20-30 minuti; per os 30-60 minuti; durata d'azione 6-8 ore, emivita plasmatica 13 ore.

Midazolam: inizio d'azione e.v. 1-5 minuti; i.m. 15 minuti; durata d'azione 2-6 ore, emivita plasmatica 1-4 ore.

Indicazioni in urgenza	Dosaggio
Ansiolitico/sedativo negli stati di ansia e agitazione psico-motoria	Diazepam: 2-10 mg ripetibile ogni 3-4 ore Lorazepam: 0,5-1 mg ogni 30-60 minuti, 0,01-0,1 mg/kg/ora in infusione Midazolam: 0,02-0,08 mg/kg (1-5 mg) ripetibile ogni 5-15 min, infusione 0,04-0,2 mg/kg/h
Crisi convulsive e stato di male epilettico	Lorazepam: 4 mg in 2-5 min, ripetibile dopo 10-15 min (massimo 8 mg) Diazepam: nella crisi convulsiva: 2-5 mg e.v. in 1 minuto, ripetibile fino a 10 mg, nello stato di male: 5-10 mg in 1-2, minuti, ripetibile ogni 10-20 minuti (massimo 30 mg in 8 ore)
Sindrome da astinenza d'alcool, sintomatico	Diazepam 5-10 mg ogni 10 minuti fase acuta (titolare sull'effetto), 5 mg ogni 3-4 ore per mantenimento
Sedazione pre-procedurale	Midazolam: e.v. 0,5-2 mg in 2-3 minuti, ripetibile fino a effetto ogni 2-3 min

Modalità di somministrazione
Diazepam: os, e.v., rettale, i.m. (assorbimento variabile dipendente dalla sede di iniezione) **Lorazepam**: e.v., i.m. profonda, os **Midazolam**: e.v. lenta (1 mg ogni 30 secondi) o infusione controllata; i.m. profonda, intranasale 5 mg in 15 sec

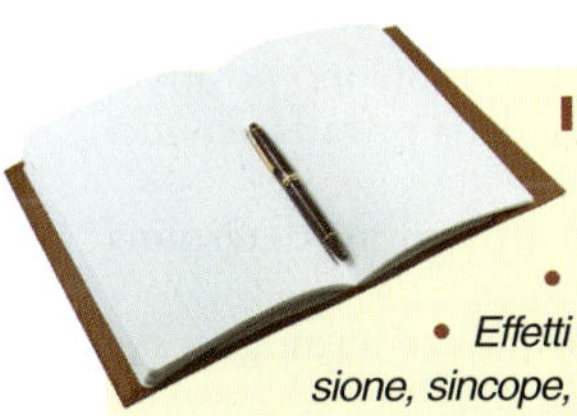

IL TACCUINO

- *Controindicazione assoluta: coma e shock.*
- *Controindicazioni relative: glaucoma, miastenia gravis, gravidanza.*
- *Effetti indesiderati: confusione, astenia, sonnolenza fino al coma, bradicardia, ipotensione, sincope, aumento pressione endoculare, reazione paradossa con ansia e allucinazioni, acidosi respiratoria da riduzione dello stimolo ipossico (soprattutto in OSAS e BPCO).*
- *Ridurre dosaggi in BPCO, anziani, in associazione a deprimenti SNC.*
- *Necessaria osservazione di almeno 3 ore dopo midazolam, di 12 ore dopo lorazepam e.v.*
- *L'etanolo aumenta la velocità di assorbimento delle BDZ e la depressione centrale associata.*
- *L'acido valproico associato a BDZ può dare origine a fenomeni psicotici.*
- *Aneddoticamente l'impiego prolungato/ripetuto ad alte dosi di formulazioni e.v. contenenti diluente a base di glicole propilenico (diazepam e lorazepam) è stato associato alla comparsa di acidosi metabolica ad anion-gap elevato.*

β-bloccanti

Atenololo

Nome commerciale	Atenololo, Tenormin	Atenol, Seles Beta, Tensiblok
Confezione	fl 5 mg/10 mL	cpr 50-100 mg

Bisoprololo

Nome commerciale	Cardicor, Bisoprololo Mylan
Confezione	cpr 1.25, 2.5, 3.75, 5, 7.5, 10 mg

Carvedilolo

Nome commerciale	Dilatrend, Carvedilolo DOC Generici
Confezione	cpr 6.25, 25 mg

Esmololo

Nome commerciale	Brevibloc
Confezione	fl 100 mg/10 mL

Labetalolo

Nome commerciale	Labetalolo S.A.L.F, Trandate
Confezione	fl 5mg/mL, 100 mg/20 mL - cpr 100, 200, 400 mg

Metoprololo

Nome commerciale	Seloken	Lopresor, Metoprololo
Confezione	fl 5 mg/5 mL cpr 100, 200 mg	cpr 100, 200 mg

Propranololo

Nome commerciale	Inderal
Confezione	fl 5 mg/5 mL - cpr 40, 80 mg

Sotalolo

Nome commerciale	Rytmobeta	Sotalex, Sotalolo
Confezione	fl 40 mg/4 mL cpr 80, 160 mg	cpr 80 mg

Farmacologia

Agiscono tramite il blocco competitivo dei recettori β per le catecolamine.

I recettori β-adrenergici sono così suddivisi:

- β1 principalmente cardiaci: la loro attivazione ha effetto cronotropo ed inotropo positivo, determina aumento della conduzione atrio-ventricolare e riduzione della refrattarietà del nodo atrio-ventricolare;
- β2 principalmente presenti nei bronchi e nei vasi periferici: la loro attivazione determina vaso- e broncodilatazione;
- β3 principalmente cardiaci e del tessuto adiposo: la loro attivazione induce termogenesi e riduzione della contrattilità cardiaca.

Alcuni β-bloccanti quali atenololo, esmololo e metoprololo presentano una relativa cardioselettività con minore attività sui recettori bronchiali (broncostruzione), che tuttavia può essere persa a dosaggi elevati.

Il labetalolo, oltre all'effetto β-bloccante non cardioselettivo, possiede attività α-bloccante: agisce pertanto riducendo le resistenze vascolari periferiche e coronariche.

Il bisoprololo è altamente β1 selettivo, in grado di mantenere una gittata cardiaca ottimale.

Il carvedilolo è bloccante dei recettori β (1-2) di terza generazione con azione anche sui recettori alfa 1, indicato per il trattamento dell'ipertensione, della insufficienza cardiaca (soprattuto dopo infarto miocardico) e dell'*angina pectoris*.

Indicazioni in urgenza	Dosaggio
Atenololo Sindrome coronarica acuta, aritmie, crisi ipertensiva con dissecazione aortica	e.v.: 5 mg in 5 min, ripetibile dopo 10 min valutando gli effetti emodinamici. Se dopo i boli, il paziente è emodinamicamente stabile, iniziare il farmaco per os dopo 15-30 min: 50 mg ogni 12 ore per le prime 24 ore e successivamente 50 mg ogni 12 ore oppure 100 mg ogni 24 ore
Esmololo Tachiaritmie sopraventricolari (fibrillazione atriale e flutter atriale, in particolare per il controllo della frequenza ventricolare)	e.v.: bolo iniziale 0,5 mg/kg in 60 sec, ripetibile fino 3 volte, seguito da infusione e.v.: 50 μg/kg/min, titolando ogni 4 minuti sulla risposta (fino a 200 μg/kg/min)
Labetalolo Ipertensione grave, urgenze ed emergenze ipertensive	e.v.: bolo di 0,25 mg/kg in 2 min; boli successivi di 20-80 mg ogni 10-15 min, valutando la risposta iniziale, fino ad ottenere l'effetto desiderato o a raggiungere la dose di 300 mg infusione continua: 0,5-2 mg/min
Metoprololo Sindrome coronarica acuta	e.v.: 5 mg in 1-2 min ripetibile ogni 5 min fino ad un massimo di 15 mg Dopo 15 minuti dall'ultimo bolo, se il paziente è emodinamicamente stabile, iniziare il farmaco per os: 25-50 mg ogni 6 ore per le prime 48 ore e successivamente 50-100 mg ogni 12 ore
Controllo della frequenza ventricolare	e.v.: 1,25-5 mg ogni 6-12 ore, titolando sulla risposta clinica
Propranololo Trattamento delle aritmie in particolare in caso di tireotossicosi	e.v.: 0,5-1 mg in 1 min, ripetibile ogni 2-5 min fino a 5 mg complessivi, titolando sulla risposta infusione e.v.: 1-3 mg/h
Sotalolo Aritmie sopraventricolari e ventricolari	e.v.: 1,5 mg/kg in 10 min; boli successivi: 0,5-1,5 mg/kg in base alla risposta iniziale, ogni 6 ore, passando alla via orale il prima possibile

Modalità di somministrazione
Esmololo: somministrazione e.v. in infusione: portare 200 mg a 250 cc con soluzione fisiologica ed infondere in pompa volumetrica, per un soggetto di 70 kg, a velocità iniziale di 250 mL/h (titolare la velocità di infusione sulla risposta) **Labetololo**: somministrazione e.v. in infusione: portare 200 mg a 200 cc con soluzione fisiologica ed infondere in pompa volumetrica a velocità iniziale di 30 mL/h (titolare la velocità di infusione sulla risposta) **Propanololo**: somministrazione e.v. in infusione: 25 mg a 250 cc con soluzione fisiologica ed infondere in pompa volumetrica a velocità iniziale di 10 mL/h (titolare la velocità di infusione sulla risposta)

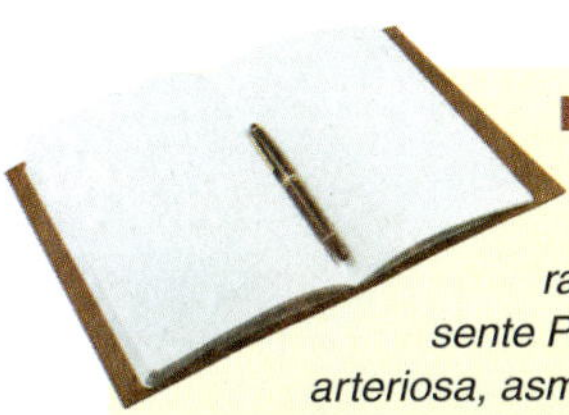

IL TACCUINO

- *Controindicazioni dei β-bloccanti: scompenso cardiaco in atto di moderata o severa entità, shock cardiogeno, BAV di II o III grado (se non è presente PM), malattia del nodo del seno, spiccata bradicardia sinusale, ipotensione arteriosa, asma e BPCO riacutizzata (per i β-bloccanti non selettivi).*
- *Diabete mellito, BAV I grado, scompenso cardiaco di modesta entità, arteriopatia periferica, asma e BPCO senza broncostruzione in atto non rappresentano una controindicazione assoluta, in particolare per i β-bloccanti selettivi.*
- *La cardioselettività (atenololo, esmololo, metoprololo) può essere vantaggiosa nei pazienti BPCO, asmatici, diabetici, arteriopatici.*
- *Il labetalolo, dotato di attività α e β-bloccante, è una buona scelta in caso di crisi ed emergenza ipertensiva, specie nei casi in cui è presente un ipertono adrenergico (dissecazione aortica, feocromocitoma, IMA, intossicazione da cocaina, sospensione di clonidina, tossicità da inibitori delle monoaminossidasi) e nelle emergenze neurologiche acute.*
- *Il sotalolo ha caratteristiche di antiaritmico di classe III: attenzione agli eventi che possono favorire aritmie quali alterazioni elettrolitiche, associazioni con altri antiaritmici, QTc lungo.*

Non ci sono indicazioni per un impiego in urgenza di carvedilolo e bisoprololo.

Complesso Protrombinico 3 fattori

Nome commerciale Protromplex (600 UI)
Uman Complex, Kedcom (500 UI)

Confezione Polvere + solvente iniettabile 500 UI, 1000 UI, 2000 UI

Farmacologia

Complesso protrombinico umano, plasma derivato, virus inattivato, contenente Fattore II, Fattore X, Fattore IX.

Indicazioni in urgenza	Dosaggio
Trattamento e profilassi perioperatoria delle emorragie di pazienti e profilassi perioperatoria delle emorragie di pazienti in terapia con antagonisti della vitamina K.	30-50 UI/kg peso corporeo secondo INR
Emorragie e profilassi perioperatoria in caso di carenza congenita di uno o più fattori di cui non siano disponibili prodotti purificati specifici.	30-50 UI/kg peso corporeo secondo entità deficit

Modalità di somministrazione
Protromplex TIM 3 deve essere somministrato solo per via endovenosa. La velocità di infusione non deve superare i 2 mL per minuto.
Uman Complex deve essere iniettato o infuso lentamente per via endovenosa. Si raccomanda di non somministrare dosi superiori a 100 UI/kg/die.

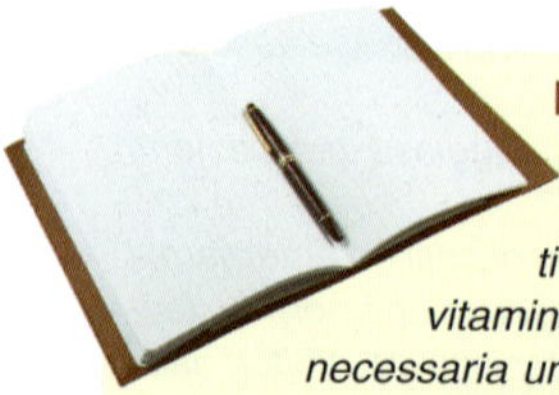

IL TACCUINO

Nei pazienti con deficit acquisito di fattori della coagulazione dipendenti dalla vitamina K (per esempio come quello indotto da antagonisti della vitamina K), il complesso protrombinico deve essere impiegato solo quando è necessaria una rapida correzione dei livelli di protrombina, come in caso di emorragie maggiori o chirurgia d'urgenza. In altri casi, di solito è sufficiente una riduzione dei dosaggi degli antagonisti della vitamina K e/o la somministrazione di vitamina K.
In caso di trattamento con concentrati di complesso protrombinico umano, specialmente con dosi ripetute, esiste il rischio di trombosi o di coagulazione intravascolare disseminata (CID).

Complesso Protrombinico 4 fattori

Nome commerciale Confidex
Pronativ

Confezione Polvere + solvente iniettabile 500 UI, 1000 UI, 2000 UI

Farmacologia

Complesso protrombinico umano, plasma derivato, virus inattivato, contenente Fattore II, Fattore X, Fattore IX, Fattore VII.

Indicazioni in urgenza	Dosaggio
Trattamento e profilassi perioperatoria delle emorragie di pazienti e profilassi perioperatoria delle emorragie di pazienti in terapia con antagonisti della vitamina K.	30-50 UI/kg peso corporeo secondo INR
Emorragie e profilassi perioperatoria in caso di carenza congenita di uno o più fattori di cui non siano disponibili prodotti purificati specifici.	30-50 UI/kg peso corporeo secondo entità deficit

Modalità di somministrazione
La soluzione ricostituita Confidex deve essere somministrata per via endovenosa (non più di 8 mL/min). Pronativ deve essere somministrato per via endovenosa. L'infusione deve iniziare ad una velocità di 1 mL/min, e poi di 2-3 mL/min.

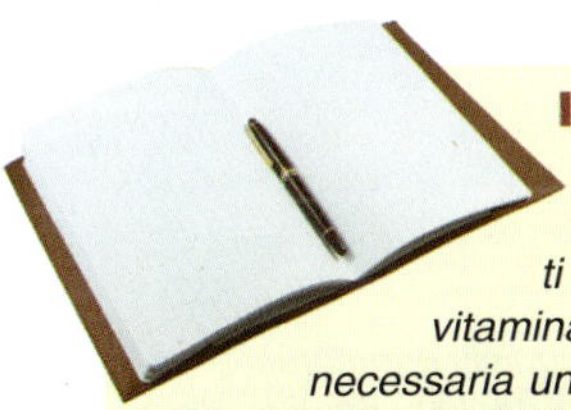

IL TACCUINO

Nei pazienti con deficit acquisito di fattori della coagulazione dipendenti dalla vitamina K (per esempio come quello indotto da antagonisti della vitamina K), il complesso protrombinico deve essere impiegato solo quando è necessaria una rapida correzione dei livelli di protrombina, come in caso di emorragie maggiori o chirurgia d'urgenza. In altri casi, di solito è sufficiente una riduzione dei dosaggi degli antagonisti della vitamina K e/o la somministrazione di vitamina K.

In caso di trattamento con concentrati di complesso protrombinico umano, specialmente con dosi ripetute, esiste il rischio di trombosi o di coagulazione intravascolare disseminata (CID). Il rischio può essere maggiore nel trattamento di un deficit isolato di Fattore VII, poiché gli altri fattori della coagulazione dipendenti dalla vitamina K, che hanno emivite più lunghe, possono accumularsi a livelli considerevolmente più elevati del normale.

Complesso Protrombinico Umano Attivato

Nome commerciale Feiba

Confezione Polvere + solvente iniettabile 500 UI, 1000 UI

Farmacologia

Complesso protrombinico umano attivato, plasma derivato, virus inattivato.

Indicazioni in urgenza	Dosaggio
Trattamento e profilassi perioperatoria delle emorragie in pazienti portatori di inibitori acquisiti del Fattore VIII e Fattore IX.	50-100 UI/kg peso corporeo ogni 6-8 ore fino a controllo dell'emorragia (max 100 UI/kg per singola dose; max 200 UI/kg/die)
Emorragie e profilassi perioperatoria in pazienti in terapia antitrombotica con DOAC, se non disponibile l'antidoto specifico specifico (in particolare DOAC ad attività anti-fattore X tipo apixaban, rivaroxaban, edoxaban).	50-100 UI/kg peso corporeo ripetibili, secondo gravità dell'evento e/o concentrazione del DOAC (max 100 UI/kg per singola dose; max 200 UI/kg/die)

Modalità di somministrazione
Feiba deve essere somministrato per via endovenosa immediatamente dopo la ricostituzione con il solvente fornito. La velocità di somministrazione non deve superare il limite massimo di 2 unità/kg/min.

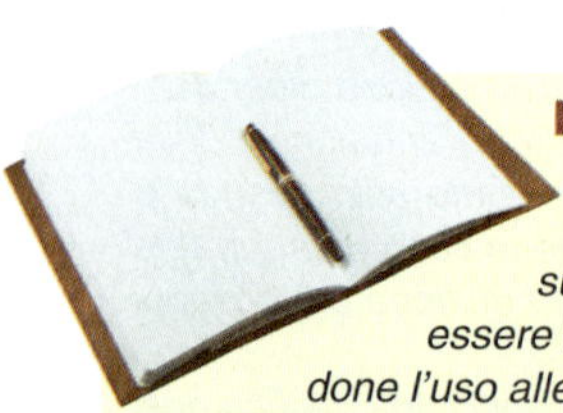

IL TACCUINO

- *L'utilizzo di Feiba nelle emorragie da inibitori acquisiti o in corso di assunzione di farmaci anticoagulanti, trattandosi di emoderivato attivato, deve essere effettuata dopo valutazione del rischio trombotico del paziente e riservandone l'uso alle emorragie maggiori.*
- *Feiba non deve essere usato, se sono disponibili alternative terapeutiche, nelle seguenti situazioni:*

– Ipersensibilità al principio attivo o ad uno qualsiasi degli eccipienti
– Coagulazione intravascolare disseminata (CID)
– Trombosi acuta o embolia (incluso infarto del miocardio)

CURARI

Il blocco neuromuscolare è il cardine dell'intubazione a sequenza rapida (RSI), ottimizzando le condizioni per l'intubazione tracheale riducendo al minimo i rischi di aspirazione o altri eventi fisiologici avversi. Gli agenti bloccanti neuromuscolari non forniscono analgesia, sedazione o amnesia. Di conseguenza, sono associati ad un agente di induzione sedativo per RSI. I recettori nicotinici colinergici posti sulla membrana postgiunzionale della placca motoria svolgono il ruolo principale nella stimolazione della contrazione muscolare. In circostanze normali, il neurone presinaptico sintetizza l'acetilcolina (ACh) e la immagazzina in piccole confezioni (vescicole). La stimolazione nervosa determina il rilascio di ACh nella fessura della placca motoria. L'ACh legandosi ai recettori nicotinici, promuove la depolarizzazione che culmina in un potenziale d'azione delle cellule muscolari e nella contrazione muscolare. Quando l'ACh si stacca dal recettore, la maggior parte del neurotrasmettitore viene idrolizzata dall'acetil-colinesterasi (AChE). Il resto subisce la ricaptazione da parte del neurone pregiunzionale. In base al meccanismo d'azione i curari possono essere distinti in agonisti o depolarizzanti (es. succinilcolina) e in antagonisti o non depolarizzanti o competitivi (es. rocuronio). Gli agonisti agiscono per depolarizzazione persistente della placca terminale, esaurendo la capacità del recettore nicotinico postgiunzionale di rispondere. Gli antagonisti, diversamente, si legano ai recettori nicotinici bloccando in modo competitivo il legame dell'ACh ai recettori stessi. Poiché sono in competizione con l'ACh, i curari non depolarizzanti possono essere contrastati aumentando le concentrazioni di ACh nella fessura della placca motoria grazie agli inibitori della colinesterasi (neostigmina, edrofonio e piridostigmina) che inibendo l'AChE consentono all'ACh di accumularsi e spiazzare il curaro non depolarizzante.

Di seguito verranno trattati i due curari utilizzati nell'intubazione a sequenza rapida: rocuronio e succinilcolina.

Rocuronio

Nome commerciale Esmeron, Rocuronio bromuro Braun, Hikma, Kabi, Salf
Confezione fl 10 mL, concentrazione 10 mg/mL

Farmacologia

Farmaco bloccante neuromuscolare non depolarizzante (2-3 volte più rapido del vecuronio), antagonista del recettore nicotinico. Questo blocco competitivo è caratterizzato dall'assenza di fascicolazioni, e può essere antagonizzato dagli inibitori dell'AChE (neostigmina) che impedendo il metabolismo dell'ACh, causano il riaccumulo di ACh nella placca motoria terminale. L'unica controindicazione a un curaro non depolarizzante è una pregressa anafilassi a quell'agente. La durata clinica (tempo intercorso fino al recupero spontaneo del 25% della risposta di controllo) è pari a circa 30-40 minuti alla dose di 0,6 mg/kg di peso corporeo (tale tempistica potrebbe risultare maggiore nei pazienti obesi con BMI >30 o nelle pazienti in post-partum). La durata totale (tempo intercorso fino al recupero spontaneo del 90% della risposta di controllo) è pari a 50 minuti. Con dosi elevate, pari a 2 mg/kg di peso corporeo, la durata clinica è di 110 minuti.

Indicazioni in urgenza	Dosaggio
Intubazione a sequenza rapida	Bolo e.v. 1-1,2 mg/kg determina una paralisi entro 30-60 secondi. Una dose ridotta 0,6 mg/kg aumenta il tempo d'azione a 90-120 secondi. Mantenimento: infusione continua 0,01-0,012 mg/kg/min (0,6 mg/kg/ora) oppure boli 0,1-0,2 mg/kg

Modalità di somministrazione
Bolo e.v. → utilizzare fiala senza diluizione, concentrazione 10 mg/mL
Modalità per il mantenimento → nel paziente di 70 kg l'infusione continua (da iniziare quando l'ampiezza della risposta alla stimolazione neuromuscolare è tornata al 25%) avviene a 42 mg/ora mantenendo una risposta neuromuscolare di controllo al 10%.

IL TACCUINO

Attualmente il blocco neuromuscolare generato dal rocuronio può essere risolto dal suggamadex (Bridion fiale da 2 mL, 100 mg/mL), antagonista selettivo dei miorilassanti. Sugammadex, a differenza della neostigmina, non inibisce l'AChe, pertanto non produce effetti colinergici rendendo non necessaria la co-somministrazione di un agente anti-colinergico (atropina); solo in rari casi, è stata osservata una bradicardia marcata pochi minuti dopo la somministrazione di sugammadex. La dose di sugammadex raccomandata è di 4 mg/kg di peso corporeo; si utilizza invece una dose di 16 mg/kg quando è richiesto un antagonismo immediato del blocco neuromuscolare (risoluzione in 1.5 min) come ad esempio una dose di 1,2 mg/kg di rocuronio.

Succinilcolina

Nome commerciale Midarine
Confezione fl 100 mg/2 mL

Farmacologia

La succinilcolina stimola in varia misura tutti i recettori colinergici nicotinici e muscarinici del sistema nervoso simpatico e parasimpatico, non solo quelli della giunzione neuromuscolare. Ad esempio, la stimolazione dei recettori muscarinici cardiaci può causare bradicardia, specialmente quando vengono somministrate dosi ripetute a bambini piccoli. Inizialmente, la depolarizzazione generata dalla succinilcolina si manifesta come fascicolazioni, ma questa è seguita rapidamente da una completa paralisi motoria. La succinilcolina viene rapidamente degradata dalle pseudocolinesterasi epatiche, per cui risulta controindicata nelle insufficienze epatiche gravi, nella denutrizione e nella grave insufficienza renale. La latenza del farmaco è inferiore al minuto, con un indice di recupero del 25-75% a 2 minuti e 90% a 9 minuti. Tra gli effetti secondari, la succinilcolina può indurre iperkaliemia, provocata dalla fuoriuscita di potassio dalle cellule muscolari durante la fascicolazione, risultando controindicata nel paziente ustionato (rischio di iperkaliemia dopo il 3°-5° giorno), traumi da schiacciamento (rischio di iperkaliemia dopo il 3° giorno), miopatie (ad esempio distrofia muscolare) e preesistenti stati di iperkaliemia. Nei pazienti ustionati (>20% della superficie corporea) o con trauma il rischio di iperkaliemia è massimo solitamente tra il 7°-10° giorno.

Indicazioni in urgenza	Dosaggio
Intubazione a sequenza rapida	Bolo e.v. 1-1,5 mg/kg. Aumentare a 2 mg/kg nell'intubazione nel trauma dove si può avere un ridotto circolo. Può essere somministrata i.m. ad una dose di 3-4 mg/kg

Modalità di somministrazione	
Bolo e.v.	→ diluire una fiala (100 mg) a 10 mL di soluzione fisiologica 0,9%, in modo da ottenere una concentrazione di 10 mg/mL

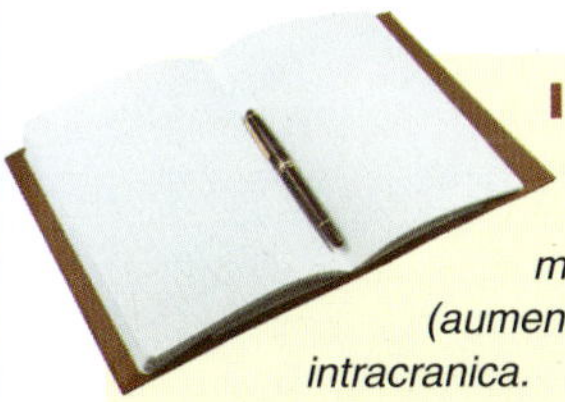

IL TACCUINO

- *La prolungata depolarizzazione della placca neuromuscolare determina le fascicolazioni che facilitano l'aumento della pressione gastrica (aumento del rischio di inalazione a stomaco pieno), ipertensione endoculare e intracranica.*
- *La succinilmonocolina, metabolita iniziale della succinilcolina, sensibilizza i recettori muscarinici cardiaci nel nodo del seno potendo determinare bradicardia, responsiva all'atropina.*
- *Una storia personale o familiare di ipertermia maligna (MH) è una controindicazione assoluta all'uso di succinilcolina.*
- *Alcune condizioni/comorbidità possono aumentare (ipocalcemia, ipopotassiemia, ipermagnesemia, acidosi, miastenia) o ridurre (alcalosi respiratoria, ipercalcemia, lesioni demielinizzanti, neuropatie periferiche, diabete) l'effetto paralizzante della succinilcolina.*

Dobutamina

Nome commerciale Dobutrex, Miozac, Dobutamina Bioindustria L.I.M.

Confezione Fl 250 mg/20 mL

Farmacologia

La dobutamina è un'amina simpatico-mimetica sintetica, dotata prevalentemente di azione inotropa positiva, attraverso la stimolazione dei recettori β1-adrenergici, per i quali ha una notevole selettività.

Ha anche un'azione cronotropa positiva (meno marcata), in quanto aumenta l'automaticità del nodo seno-atriale e facilita la conduzione atrio-ventricolare ed intraventricolare.

Non è un'amina vasoattiva in quanto, tramite la stimolazione dei recettori β2-adrenergici, ha un blando effetto di vasodilatazione periferica.

Indicazioni in urgenza	Dosaggio
Scompenso cardiaco in bassa portata Shock cardiogeno Shock settico (in associazione ad amine vasoattive)	Infusione e.v.: 2,5-20 µg/kg/min (dosaggi max riportati raramente fino a 40 µg/kg/min)

Modalità di somministrazione
Somministrazione e.v. in infusione: Pompa siringa: portare 2 fiale (500 mg) a 50 mL di soluzione fisiologica (concentrazione 10 mg/mL), iniziare infusione a 0,25 µg/kg/min titolando (dose default 2,5 µg/kg/min). Es. uomo di 80 kg, dose desiderata 2,5 µg/kg/min, velocità infusione 1,2 mL/h Pompa volumetrica: portare 2 fiale a 250 mL (concentrazione 2 mg/mL). iniziare infusione a 0,25 µg/kg/min titolando (dose default 2,5 µg/kg/min). Es. uomo di 80 kg, dose desiderata 2,5 µg/kg/min, velocità infusione 6 mL/h

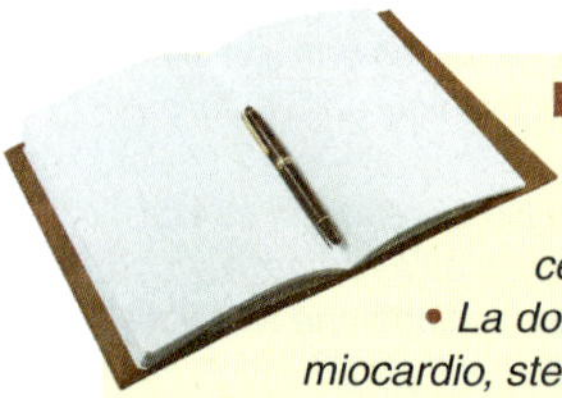

IL TACCUINO

- *La dobutamina può causare ipertensione arteriosa e tachiaritmie (necessità di monitoraggio).*
- *La dobutamina andrebbe utilizzata con cautela in pazienti con infarto acuto del miocardio, stenosi aortica severa, cardiomiopatia ipertrofica ostruttiva.*
- *Nello shock settico, la dobutamina va utilizzata in caso di ipotensione refrattaria a riempimento volemico ed amine vasoattive.*

Dopamina

Nome commerciale Revivan, Dopamina Salf, Dopamina Pfizer

Confezione fl 200 mg/5 mL, fl 50 mg/10 mL, fl 10 mg/2mL

Farmacologia

La dopamina è una catecolamina endogena i cui effetti sono diversi a seconda del dosaggio utilizzato:

- a basse dosi: stimolazione dei recettori dopaminergici DA1 e DA2 centrali e periferici con vasodilatazione renale, coronarica, mesenterica e cerebrale;
- a dosaggio moderato: stimolazione dei recettori β1-adrenergici con effetto inotropo positivo cardiaco e lieve venocostrizione periferica;
- ad alte dosi: stimolazione dei recettori α1/β1-adrenergici vascolari con vasocostrizione arteriosa e venosa, incremento della pressione arteriosa, aumento del precarico.

Indicazioni in urgenza	Dosaggio
Severa ipotensione e shock	Azione dopaminergica (vasodilatazione renale) 2-3 μg/kg/min Azione β-adrenergica (inotropa) 4-10 μg/kg/min Azione α-adrenergica (vasocostrizione) >10-20 μg/kg/min

Modalità di somministrazione
Somministrazione e.v. in infusione: Pompa siringa: portare 2 fiale da 200 mg (400 mg) a 50 mL con soluzione fisiologica (8 mg/mL). Impostare il Dosaggio in μg/kg/min, in base all'azione desiderata. Es. uomo di 80 kg, Dosaggio 2,5 μg/kg/min, velocità infusione 1,5 mL/h. Pompa volumetrica: diluire 1 fiala (200 mg) in 250 mL di soluzione fisiologica (0,8 mg/mL). Es. uomo di 80 kg, Dosaggio 2,5 μg/kg/min, velocità infusione 15 mL/h.

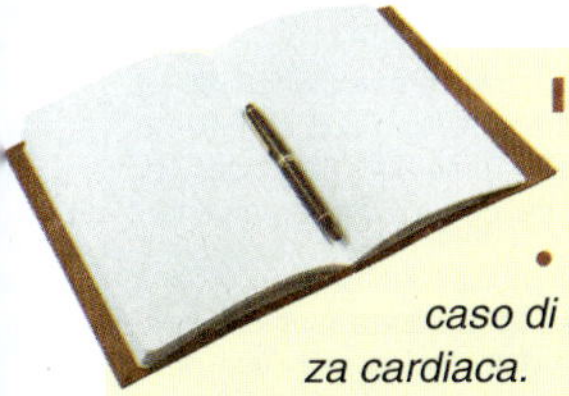

IL TACCUINO

- *La dopamina non andrebbe utilizzata a dosaggio renale.*
- *A dosaggi moderati/alti può determinare l'insorgenza di tachiaritmie o, in caso di fibrillazione atriale o flutter atriale, può indurre un aumento della frequenza cardiaca.*
- *In caso di stravaso, la dopamina può provocare necrosi cutanea: preferibilmente è pertanto da somministrare tramite accesso venoso centrale.*
- *In caso di somministrazione prolungata si può verificare diminuzione della risposta (tachifilassi).*

Eparina Sodica

Nome commerciale Eparina Vister, Epsoclar, Normoparin, Pharepa, Veracer

Confezione fl 25.000 U/5 mL o 5000 U/mL

Farmacologia

L'eparina è una miscela di glicosaminoglicani altamente solfatati, con struttura molecolare ad elevato peso (non frazionata), intorno ai 6-20 kDa. Ad oggi la sua produzione è ottenuta dall'idrolisi alcalina di materiali animali (es. intestino di suino). Rappresenta il principale anticoagulante fisiologico dell'organismo prodotto dai mastociti; agisce indirettamente mediante l'attivazione di un cofattore plasmatico, l'antitrombina III, una α2 globulina che progressivamente inattiva molti fattori della coagulazione (XIIa, XIa, Xa, IXa, IIa e XIIIa). L'eparina è attiva solo per via parenterale, quando è somministrata per via endovenosa il suo effetto è immediato; per via intramuscolare l'effetto si manifesta dopo circa 15 minuti. Dopo somministrazione sottocutanea l'effetto anticoagulante inizia dopo circa 20-30 min. L'eparina viene metabolizzata nel fegato nel sistema reticoloendoteliale ed eliminata parzialmente immodificata per via renale. Poiché la sua biotrasformazione è soggetta a saturazione l'emivita dipende dalla dose. Non attraversa la barriera feto-placentare e non viene escreta nel latte materno.

Indicazioni in urgenza	Dosaggio
Embolia polmonare (instabilità emodinamica o eGFR ≤30 mL/min o obesità severa)	Bolo 80 U/kg, a seguire iniziare infusione 15-18 U/kg/h con monitoraggio aPTT alla 6a ora dal bolo. Aggiustamento secondo schema.
Sindrome coronarica acuta (pazienti candidati all'angioplastica primaria, o non candidabili a rivascolarizzazione)	• Candidati alla PCI senza impiego di inibitori recettoriali gpIIb/III: 70-100 UI/kg in bolo e.v.; il tempo di coagulazione attivato (ACT) va controllato ogni 10 min; la procedura può essere iniziata appena raggiunto stabilmente un ACT >200 sec; ulteriori boli da 2000-5000 UI ciascuno vanno poi somministrati in modo da mantenere valori di ACT tra 250 sec e 350 sec • Candidati alla PCI con impiego di inibitori recettoriali gpIIb/III: 50-70 UI/kg in bolo e.v.; il tempo di coagulazione attivato (ACT) va controllato ogni 10 min; la procedura può essere iniziata appena raggiunto stabilmente un ACT >200 sec; ulteriori boli da 2000-4000 UI vanno poi somministrati in modo da mantenere valori di ACT tra 200 sec e 250 sec • Non candidabili a rivascolarizzazione percutanea: 60 UI/kg e.v. in bolo, seguiti da 12-18 U/kg/h con obiettivo di mantenere stabilmente un aPTT intorno a 50-70 sec fino a 48 h dopo stabilizzazione del quadro clinico (in genere per 2-7 giorni)
CID (manifestazioni trombotiche e ischemiche prevalgono su quelle emorragiche)	Infusione e.v. continua a dose fissa ridotta (per esempio, 10 U/kg/h). In considerazione dell'interferenza della patologia di base coi test laboratoristici di emo-coagulazione, il monitoraggio dovrebbe basarsi in gran parte sulla valutazione clinica delle complicanze emorragiche
Ischemia critica acuta di un arto	Bolo 60-80 U/kg, a seguire iniziare infusione 12-18 U/kg/h con monitoraggio aPTT

aPTT	Bolo supplementare	Sospensione	Variazione velocità infusione	Successivo aPTT
<35"	80 U/kg	No	+ 4 U/kg/h	Dopo 6 h
35"-45"	40 U/kg	No	+ 2 U/kg/h	Dopo 6 h
46"-70"	No	No	Nessuna	Dopo 24 h
70"-90"	No	No	- 2 U/kg/h	Dopo 6 h
>90"	No	Si per 1 h	- 3 U/kg/h	Dopo 6 h

Modalità di somministrazione
Pompa volumetrica: diluire una fiala da 25000 U in soluzione fisiologica 250 mL (concentrazione 100 U/mL). Es. paziente 80 kg, bolo di 80 U/kg→ 6400 U (64 mL di soluzione diluita oppure prendere 1 mL della fiala pura e portarlo a 5 mL di soluzione fisiologica e somministrare 6,4 mL), infusione 18 U/kg/h (dose infusa 1440 U/h velocità 14,4 mL/h)
Pompa siringa: diluire una fiala da 25000 U in soluzione fisiologica 50 mL (concentrazione 500 U/mL). Es. paziente 80 kg, bolo 80 U/kg→ 6400 U (12,8 mL di soluzione diluita), infusione 18 U/kg/h (dose infusa 1440 U/h velocità 2, 9 mL/h)

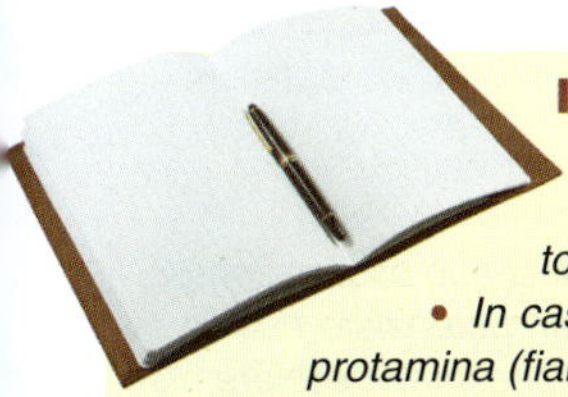

IL TACCUINO

- *Piastrinopenia eparinoindotta (HIT- Per approfondimento vedere capitolo 8.3)*
- *In caso di sovradosaggio o di rapida antagonizzazione l'antidoto è il solfato di protamina (fiale 50 mg/5 mL): la somministrazione di eparina va interrotta e si somministra (in 10 minuti) solfato di protamina 1 mg per ogni 100 U di eparina somministrata nelle 2-3 h precedenti (massimo 50 mg). Raramente è necessaria l'infusione di plasma fresco (15 mL/kg).*
- *Nell'embricazione a TAO, sospendere l'eparina quando il valore di INR desiderato è stabile per almeno 24 h.*

Eptacog alfa attivato

Nome commerciale NovoSeven

Confezione Polvere + solvente iniettabile 1 mg, 2 mg, 5 mg, 8 mg

Farmacologia

Fattore VII ricombinante attivato.

Eptacog alfa (attivato) è il fattore VII attivo (rFVIIa) ricombinante della coagulazione con una massa molecolare di circa 50.000 dalton prodotto con cellule renali di criceto neonato (cellule BHK) mediante tecnologia del DNA ricombinante.

Controindicazioni

A causa del rischio di complicazioni tromboemboliche, deve essere esercitata cautela nella somministrazione di NovoSeven in pazienti con una storia di patologia coronarica, di disturbi epatici, dopo interventi chirurgici, in neonati e in pazienti a rischio di eventi tromboembolici o coagulazione intravasale disseminata.

Indicazioni in urgenza	Dosaggio
Trattamento e profilassi perioperatoria delle emorragie in pazienti portatori di inibitori acquisiti del Fattore VIII e Fattore IX, tromboasteina di Glanzmann.	90-120 μg/kg peso corporeo ogni 2-4 ore fino a controllo dell'emorragia.
Emorragie e profilassi perioperatoria in pazienti portatori di deficit congenito del Fattore VII o Tromboastenia di Glanzmann.	15-30 μg/kg peso corporeo ripetibili ogni 4-6 ore o secondo gravità dell'evento ed entità del deficit.

Modalità di somministrazione
Bolo e.v. ripetibile

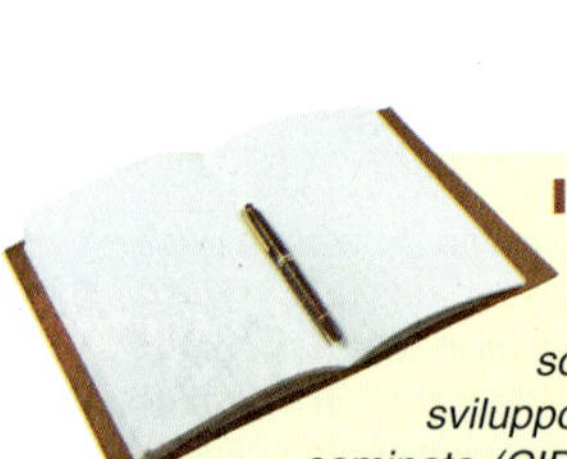

IL TACCUINO

In condizioni patologiche nelle quali il fattore tissutale può essere espresso in modo più esteso del normale, vi può essere un potenziale rischio di sviluppo di eventi trombotici o di induzione della coagulazione intravascolare disseminata (CID) in associazione al trattamento con NovoSeven. Tali situazioni possono riguardare pazienti con aterosclerosi avanzata, lesione da schiacciamento, setticemia o CID. In ognuna di queste situazioni, il potenziale beneficio del trattamento con NovoSeven deve essere valutato rispetto al rischio di queste complicazioni.

Farmaci Antinfiammatori Non Steroidei (FANS)

Acido Acetilsalicilico

Nome commerciale	Aspro, Cemirit, Cardioral Aspirinetta, Aspirina, Vivin	Aspergic, Flectadol
Confezione	cpr 75-100-500-800 mg	fl 500-1000 mg i.m./e.v.

Diclofenac

Nome commerciale	Voltaren
Confezione	cpr 50-75-100 mg (anche a rilascio prolungato), fl 75 mg 3/mL i.m.

Ibuprofene

Nome commerciale	Brufen, Nurofen	Arfen
Confezione	cpr 200-400-600 mg	fl 400 mg/3 mL i.m.

Indometacina

Nome commerciale	Indoxen, Metacen	Liometacen i.m./e.v.
Confezione	cpr 25-50 mg os	fl 50 mg/2 mL

Ketorolac

Nome commerciale	Toradol, Lixidol	
Confezione	cpr 10 mg, gtt 20 mg/mL	fl 10-30 mg/mL i.m./e.v.

Etoricoxib

Nome commerciale	Arcoxia, Algix, Tauxib, Xetorib
Confezione	cpr 30-60-90-120 mg

Farmacologia

Sono farmaci inibitori competitivi reversibili di enzimi implicati nella sintesi delle prostaglandine: COX1 (isoforma costitutiva nella maggior parte delle cellule) e COX2 (espressa dalle cellule durante il processo infiammatorio). L'aspirina, differentemente dagli altri FANS, inibisce irreversibilmente l'attività di COX1 via acetilazione.

Hanno attività analgesica, anti-infiammatoria, antipiretica.

Gli effetti clinici dei vari principi sono frequentemente sovrapponibili, può variare la risposta individuale.

La maggior parte è legata alle proteine plasmatiche (95-99%), va incontro a metabolismo epatico ed escrezione renale.

Ac. Acetilsalicilico (ASA): picco 1-2 ore, durata 4-6 ore.

Diclofenac: picco 0.5-2 ore, durata 8-12 ore.

Ibuprofene: per os, inizio azione in 30-60 minuti, picco 1-2 ore, durata 4-6 ore.

Indometacina (10-40 volte più potente di ASA): per os, picco 1-2 ore, emivita media 2.5 ore (variabile per circolo entero-epatico).

Ketorolac, potente analgesico, modesto anti-infiammatorio: inizio azione in 10 min, picco 2-3 ore, durata 6-8 ore.

Etoricoxib: analgesico, antinfiammatorio. Inizio azione 25-30 minuti, picco 1,5 ore, durata azione analgesica 12 ore.

Indicazioni in urgenza	Dosaggio
Analgesia	Aspirina 500-1000 mg/dose ogni 4-6 ore os, e.v.
Febbre	Diclofenac: per os 50 mg ogni 8 ore (massimo 150 mg/die; i.m. 75 mg ogni 12 ore (per massimo 2 giorni); e.v. (intraospedaliero) 75 mg ogni 4-6 ore per massimo 2 giorni
Anti-infiammatorio nelle sindromi muscolo-scheletriche	Ibuprofene: per os 200-400-600 mg ogni 4-6-8 ore (massimo 1,8 g/die)
Artrite gottosa acuta (Indometacina, eterocoxib)	Indometacina: 25-50 mg per os ogni 8-12 ore (massimo 200 mg/die); i.m.-e.v. 50 mg ogni 12 ore; nell'artrite gottosa 50 mg ogni 8 ore
Trattamento a breve termine del dolore post-operatorio (ketorolac)	Ketorolac: os 20 mg e poi 10 mg ogni 4-6 ore (massimo 40 mg/die; i.m. 60 mg o 30 mg ogni 6 ore (massimo 120 mg/die per 2 giorni); e.v. 30 mg ripetibile ogni 6 ore (massimo 120 mg/die per 2 giorni)
	Etoricoxib: 60-120 mg per os 1 volta/die

Modalità di somministrazione
In acuto, si preferisce la via di somministrazione endovenosa o intramuscolare; in cronico, la terapia può essere proseguita per os.

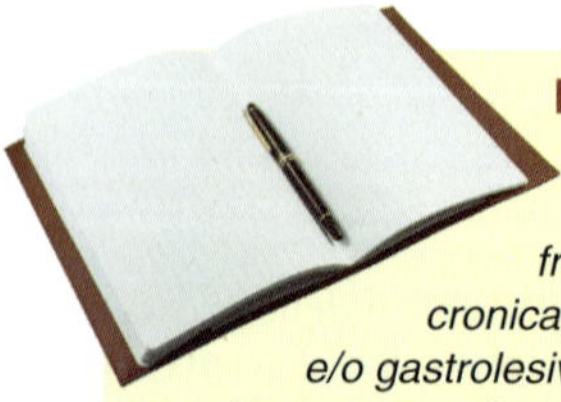

IL TACCUINO

- *I principali effetti collaterali dei FANS sono la gastrolesività e la nefrotossicità. Sono pertanto da evitare in pazienti con insufficienza renale cronica, anziani o in soggetti che assumono farmaci potenzialmente nefrotossici e/o gastrolesivi.*
- *L'uso concomitante con ACE inibitori può causare iperkaliemia.*
- *A causa dell'associazione con la sindrome di Reye, l'aspirina e altri salicilati sono controindicati nelle sindromi virali del bambino e nel giovane adulto.*
- *Ibuprofene: ha minori effetti collaterali ma anche minore azione antiinfiammatoria. È controindicato in caso di grave insufficienza epatica.*
- *Diclofenac: può causare disturbi neurologici, aumento delle transaminasi, aumento dei livelli di digossina.*
- *Indometacina: è un potente inibitore del citocromo CYP 2C8 e CYP 2C9 e pertanto può aumentare i livelli di molti farmaci (amiodarone, warfarin, sertralina, fenitoina).*
- *Etoricoxib: è controindicato in cardiopatia ischemica, patologie cerebrovascolari, arteriopatie periferiche e scompenso cardiaco moderato-grave.*

Fentanil

Nome commerciale Fentanest

Confezione fl 100 µg/2 mL

Farmacologia

Il Fentanil è un oppioide sintetico, appartenente alla classe delle fenil-piperidine, che agisce come antagonista legandosi ai recettori µ del SNC. Si tratta di un potente analgesico, circa 100 volte più della morfina, con cui condivide anche i principali effetti collaterali quali la sonnolenza, l'offuscamento mentale, la nausea e/o il vomito, la stipsi, la depressione respiratoria. Rispetto alla morfina, inoltre, il Fentanil ha maggiore rapidità d'azione (picco di analgesia dopo circa 5 minuti, rispetto ai circa 15 minuti della morfina) e più breve emivita (circa 2-4 ore). Analogamente anche il recupero dagli effetti analgesici e dagli eventuali effetti collaterali si verifica più rapidamente, anche se, con dosi maggiori o infusioni prolungate, gli effetti divengono più duraturi. Il Fentanil è metabolizzato dal fegato ed escreto prevalentemente dai reni (75%).

Indicazioni in urgenza	Dosaggio
Dolore acuto di medio-grave entità di varia eziologia (neoplastica, traumatica, etc.)	0,3-1,5 *µ*g/kg e.v. o intranasale e successivi boli ogni 5 min in dose dimezzata

Modalità di somministrazione
Può essere somministrato per via endovenosa, intranasale e intramuscolare; nei primi due casi raggiunge sostanzialmente un immediato effetto antalgico con durata d'azione di 30-60 minuti, mentre nel terzo caso l'effetto analgesico si ha in circa 10 minuti e dura per 1-2 ore. È possibile anche la somministrazione in infusione e.v., che generalmente si pratica mantenendo un dosaggio di 25-50 *µ*g/h.

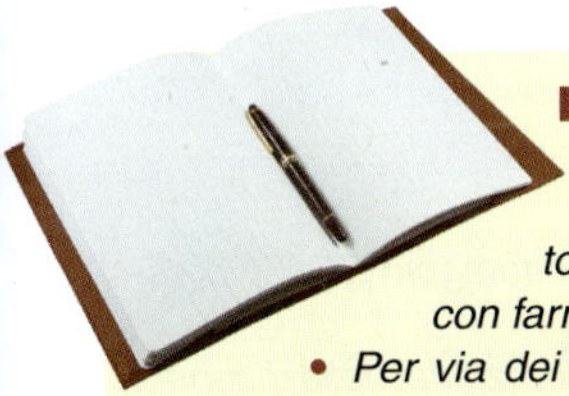

IL TACCUINO

- *Attenzione ai pazienti affetti da asma, BPCO, ridotta capacità respiratoria, bradicardia, insufficienza epatica, agli anziani ed ai pazienti già trattati con farmaci neurologici, specie depressori del SNC.*
- *Per via dei noti effetti collaterali gastro-intestinali, in associazione al Fentanil viene generalmente somministrato anche un antiemetico.*
- *In caso di effetti collaterali gravi, è possibile utilizzare l'antidoto naloxone.*
- *Per la somministrazione intranasale il Fentanil deve essere nebulizzato tramite un dispositivo che si applica sulla siringa, metà dose per narice (es. 0,5 mL per ciascuna narice di una fiala 100 µg/2 mL per una dose totale di 50 µg).*

Flecainide

Nome commerciale Almarytm, Fleiderina, Frequil

Confezione fl 150 mg/15 mL
cpr 50-100-150-200 mg

Farmacologia

È un antiaritmico di classe Ic secondo la classificazione di Vaughan-Williams ed agisce bloccando i canali rapidi del sodio. In vitro è inoltre dotato di azione bloccante i canali del potassio e del calcio (non chiara connessione con effetto in vivo). Agisce rallentando la conduzione elettrica nei tessuti miocardici a risposta rapida, aumentando la durata del potenziale d'azione nelle cellule ventricolari e atriali (soprattutto a frequenze elevate) e aumentando il periodo refrattario delle cellule ventricolari. Prolunga la durata di PR, QRS e QT e possiede un moderato effetto inotropo negativo. Subisce parziale metabolismo di primo passaggio epatico, viene quindi eliminato per via renale; ha un rapido inizio di azione con emivita tra le 7 e le 22 ore.

Indicazioni in urgenza	Dosaggio
Prevenzione e trattamento di tachicardie e tachiaritmie ventricolari e sopraventricolari	Bolo e.v.: 1-2 mg/kg (dose massima 150 mg) Infusione e.v.: 1,5 mg/kg nella prima ora, 0,1-0,25 mg/kg dalla 2ª alla 24ª ora
Fibrillazione atriale (in base allo schema "PILL-IN-THE-POCKET", ossia episodi di FA documentati, infrequenti e sintomatici, insorti entro 48 ore, senza alterazioni emodinamiche)	Singola dose per os: 200 mg se paziente con peso corporeo <70 kg, 300 mg se peso corporeo >70 kg

Modalità di somministrazione
Il bolo endovenoso va somministrato in 10-15 minuti; in caso di aritmia ventricolare o disfunzione ventricolare, va somministrato preferibilmente in 30 minuti. Per l'infusione e.v., si consiglia di non prolungare la somministrazione del farmaco oltre le 24 ore.

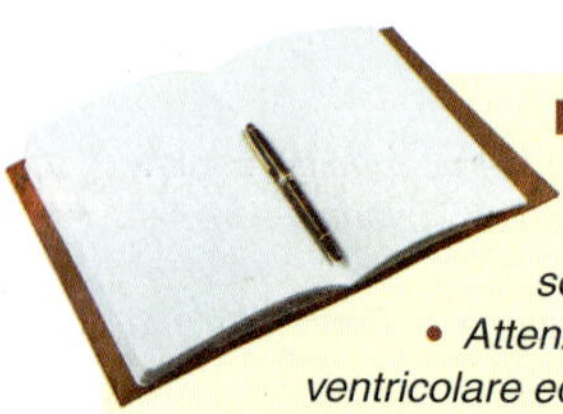

IL TACCUINO

- *La somministrazione del farmaco richiede il monitoraggio ECG e pressorio.*
- *Attenzione al potenziale effetto pro-aritmico con accelerazione della risposta ventricolare ed aumento delle tachicardie da rientro.*
- *Controindicazioni: scompenso cardiaco acuto, cardiopatia ischemica acuta, cardiopatia strutturale significativa, grave bradicardia sintomatica, gravi disturbi preesistenti della conduzione.*
- *È opportuno ricercare e correggere eventuali disionie prima della somministrazione del farmaco.*
- *Nel 10-20% dei pazienti è riferita comparsa di vertigine, nausea, cefalea, offuscamento del visus e diplopia.*

Flumazenil

Nome commerciale Anexate

Confezione fl da 0,5 mg/5 mL
fl da 1 mg/10 mL

Farmacologia

Il flumazenil è l'antidoto delle benzodiazepine. Chimicamente è una imidazo-benzodiazepina che si lega con elevata affinità a specifici siti sul recettore GABA-A, antagonizzando competitivamente il legame (e quindi gli effetti) delle benzodiazepine. Viene quasi completamente metabolizzato dal fegato a prodotti inattivi con un t ½ di circa 60 minuti, per cui gli effetti clinici durano mediamente 30-60 minuti. La clearance si riduce a ¼ nei pazienti con grave epatopatia, nei quali il dosaggio va pertanto ridotto; non è richiesto aggiustamento della dose nell'insufficienza renale cronica. È utilizzabile negli anziani e nei bambini (dose consigliata 0,01 mg/kg con massimo cumulativo di 1 mg), mentre in gravidanza ed allattamento non è controindicato in caso di necessità clinica.

Indicazioni in urgenza	Dosaggio
Accertato sovraDosaggio di benzodiazepine Sedazione da benzodiazepine, praticata per procedure diagnostiche o terapeutiche	Bolo e.v.: 0,2-0,5 mg in 15-30 secondi

Modalità di somministrazione
Il bolo e.v. è ripetibile in base alla risposta clinica ad intervalli di 60 secondi, fino ad un massimo cumulativo di 3-5 mg. In alternativa ai boli successivi, è possibile utilizzare l'infusione e.v. continua al dosaggio di 0,1-0,4 mg/h.

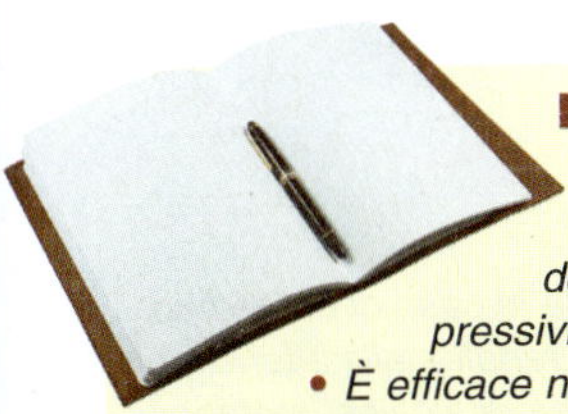

IL TACCUINO

- *Il flumazenil non è efficace nell'antagonizzare altri farmaci depressori del SNC agenti sul sistema GABA-ergico, come alcol, barbiturici o antidepressivi triciclici.*
- *È efficace nell'antagonizzare gli effetti neuro-depressori anche di ipnotici non benzodiazepinici quali zolpidem, zaleplon e zopiclone*
- *In caso di intossicazione da triciclici, il flumazenil può scatenare convulsioni e/o aritmie.*
- *Nei pazienti con storia di epilessia, specie se in terapia con benzodiazepine, è controindicato e può scatenare convulsioni.*
- *Può indurre astinenza nel soggetto dipendente o in terapia cronica con benzodiazepine.*
- *La mancata risposta ad una dose cumulativa di 5 mg, somministrati nell'arco di 2-10 minuti, indica che la causa della sedazione non sono le benzodiazepine.*

Furosemide

Nome commerciale Lasix

Confezione fl 20 mg/2 mL
fl 250 mg/25 mL

Farmacologia

La furosemide è un potente diuretico, appartenente alla categoria dei diuretici dell'ansa (tra cui l'acido etacrinico e la torasemide), così definiti poiché agiscono inibendo il simporto Na^+-K^+-$2Cl^-$ a livello del segmento ascendente dell'ansa di Henle. Oltre all'escrezione di acqua, sodio, potassio, calcio, magnesio, cloro, la somministrazione rapida endovenosa determina anche aumento della capacitanza venosa con conseguente riduzione del pre-carico.

Indicazioni in urgenza	Dosaggio
Edema polmonare acuto Scompenso cardiaco Stati edematosi di varia eziologia Insufficienza renale (stimolo diuretico) Iperpotassiemia, Ipercalcemia Ipertensione arteriosa (in associazione ad altri farmaci)	Bolo e.v.: 40-80 mg (in alternativa 1 mg/kg) Infusione e.v.: 5/40 mg/h

Modalità di somministrazione
Somministrazione e.v. in infusione: portare 1 fiala da 250 mg a 50 mL con soluzione fisiologica ed infondere in pompa siringa a velocità variabile da 1,0 mL/h (125 mg/die) a 8,4 mL/h (1 g/die) a seconda del contesto clinico.

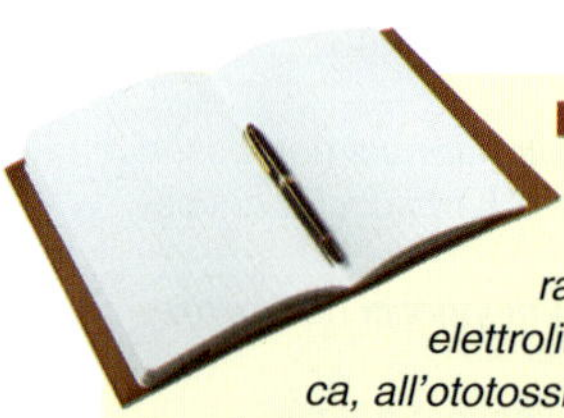

IL TACCUINO

- *Attenzione all'incremento della creatinina (specie in caso di contemporanea somministrazione di farmaci con metabolismo renale), alle alterazioni elettrolitiche (in particolare l'ipopotassiemia), alla comparsa di alcalosi metabolica, all'ototossicità (specie in compresenza di aminoglicosidi, di insufficienza renale o di sovra-dosaggi >240 mg/ora).*
- *L'associazione con gli anti-aldosteronici (spironolattone, canrenoato di potassio) favorisce e potenzia la furosemide bloccando l'iper-aldosteronismo secondario, spesso presente negli edemi da cardiopatia ed epatopatia.*
- *In caso di mancata risposta alla furosemide ad alte dosi, è opportuno considerare l'emofiltrazione.*

Glucagone

Nome commerciale Glucagen

Confezione fl 1 mg/mL

Farmacologia

Il glucagone è un ormone polipeptidico che, tramite l'attivazione della adenilato ciclasi, a livello epatico, stimola la glicogenolisi e la gluconeogenesi; a livello miocardico, sempre attraverso l'attivazione del sistema adenilato ciclasi-AMPc, esercita un'azione inotropa e cronotropa positiva. L'effetto iperglicemizzante, dopo somministrazione endovenosa, inizia dopo 5-20 minuti e dura per circa 60-90 minuti.

Indicazioni in urgenza	Dosaggio
Ipoglicemia	Bolo e.v.: 1 mg, ripetibile dopo 15-20 minuti
Tossicità da β-bloccanti	Bolo e.v.: 5-10 mg (ripetibile dopo 10-15 min) Infusione e.v.: 1-5 mg/h
Tossicità da calcio-antagonisti	Bolo e.v.: 5 mg, ripetibile due volte ad intervalli di 10 minuti Infusione e.v.: 1-5 mg/h

Modalità di somministrazione
In caso di ipoglicemia, somministrare 1 mg per via e.v., i.m. o s.c.
Somministrazione e.v. a bolo: per un soggetto di 70 kg, somministrare 5 fiale (nel caso di tossicità da β-bloccanti fino a 10 fiale).
Somministrazione e.v. in infusione: nel caso di tossicità da β-bloccanti, portare 1-5 fiale da 1 mg a 250 mL con soluzione fisiologica ed infondere in pompa volumetrica a velocità iniziale di 250 mL/h; nel caso di tossicità da calcio-antagonisti, per un soggetto di 70 kg, portare 5-10 fiale da 1 mg a 250 mL con soluzione fisiologica ed infondere in pompa volumetrica a velocità iniziale di 250 mL/h.

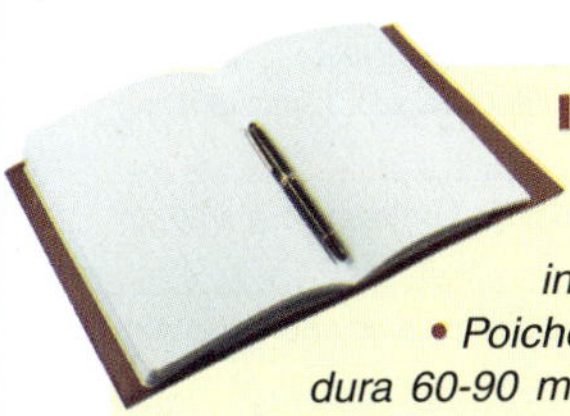

IL TACCUINO

- *In caso di ipoglicemia, il glucagone rappresenta un'alternativa nei casi in cui non sia prontamente disponibile il glucosio.*
- *Poiché l'emivita plasmatica del farmaco è breve e il suo effetto iperglicemizzante dura 60-90 minuti, è necessario appena possibile somministrare glucosio per evitare che il paziente torni in ipoglicemia.*
- *Il glucagone è efficace solo se è disponibile glicogeno epatico: in soggetti alcolisti, defedati, anziani può non essere efficace.*

Isoproterenolo (isoprenalina)

Nome commerciale Isoprenalina cloridrato

Confezione fl 200 μg/1 mL

Farmacologia

Farmaco simpatico-mimetico attivo sui recettori β1 e β2 adrenergici, dotato di effetto inotropo positivo e cronotropo positivo. A livello periferico l'isoproterenolo ha effetto vasodilatatore, specialmente sul muscolo scheletrico. In tabella è espressa l'azione di agonismo recettoriale. In caso di insufficienza epatica o insufficienza renale non sono richieste variazioni delle dosi ordinarie. Tra gli effetti la stimolazione dei recettori β1 miocardici determina un potente effetto inotropo, cronotropo e dromotropo positivo, mentre la stimolazione dei recettori β2 dislocati nella muscolatura liscia produce un effetto vasodilatante e di broncodilatazione. Il trattamento va condotto sotto controllo ECG e va sospeso se la frequenza supera i 130 bpm nell'adulto.

Agonismo recettoriale							Pressione arteriosa	
α1	β1	β2	D1	Gittata cardiaca	Frequenza cardiaca	Resistenze periferiche	Sistolica	Diastolica
-	++++	++++	-	↑	↑	↓	↔/↑	↓

Indicazioni in urgenza	Dosaggio
Blocco atrio-ventricolare di II grado tipo Mobitz II e di III grado	• Bolo e.v. 20-60 μg Boli ripetibili da 10-200 μg possono essere somministrati ogni 5 min • Infusione e.v. 0.5-10 μg/min La velocità di infusione va gradualmente modificata ogni 5 min fino al raggiungimento dell'obiettivo terapeutico o fino a un massimo di 10 μg/min (eccezionalmente fino a 30 μg/min).

Modalità di somministrazione
La prolungata esposizione solare e la contaminazione con aria o soluzione alcalina favorisce l'inattivazione di isoproterenolo, in particolare il viraggio da limpido e incolore a rosa-bruno o torbido indica degrado del farmaco. L'infusione del farmaco deve quindi essere schermata dalla luce.
Bolo e.v.→ diluire 1 fiala (200 μg) in 10 mL di soluzione fisiologica 0,9% così 1 mL di soluzione corrisponderà a 20 μg di farmaco.
Infusione e.v. pompa siringa→ 5 fiale (1 mg o 1000 μg) in soluzione fisiologica 0,9% 50 mL iniziando ad una velocità di 1,5 mL/h (0.5 μg/min).

IL TACCUINO

- *Il farmaco è controindicato negli stati di ipovolemia (pericolo di marcata ipotensione arteriosa da arteriolo-dilatazione β2-mediata), tachiaritmie sopraventricolari, stenosi subaortica ipertrofica. Nei pazienti con ridotta riserva coronarica il farmaco può aumentare il consumo di ossigeno da parte del miocardio, determinando crisi anginose o infarto.*
- *Cautela nei pazienti ipertiroidei (in cui può subentrare una tempesta ipertiroidea) e nei pazienti diabetici (in cui può associarsi iperglicemia).*
- *La somministrazione di isoproterenolo, soprattutto se ripetuta o protratta nel tempo, può ridurre la kaliemia promuovendo il passaggio di potassio dal compartimento extracellulare verso l'intracellulare, per cui è necessario un controllo periodico degli elettroliti plasmatici (ogni 30-60 min) nelle prime 2-3 h di terapia.*
- *Tra gli effetti da stimolazione β: arrossamento cutaneo, vampate di calore, cefalea, ritenzione urinaria, iperglicemia, acidosi lattica.*

Ketamina

Nome commerciale Ketalar, Ketamina Molteni

Confezione fl 100 mg/2 mL

Farmacologia

La ketamina è una arilcicloesamina, chimicamente simile alla fenciclidina, che determina analgesia, anestesia e amnesia, con minimi effetti sul drive respiratorio. L'effetto amnesico non risulta però così marcato come quello delle benzodiazepine. Presenta diversi meccanismi d'azione, tra cui il principale l'inibizione non competitiva e non selettiva dei recettori glutammatergici NMDA e la modulazione dei canali ionici di calcio e potassio a livello neuronale; è in grado di promuovere neuro-inibizione e conseguente anestesia. Tale meccanismo, di concerto con un verosimile meccanismo anticolinergico, sembrerebbe anche alla base degli effetti psicomimetici e di anestesia dissociativa. L'effetto analgesico, deriva invece dall'azione sui recettori per gli oppioidi. La ketamina stimola inoltre il rilascio di catecolamine endogene (dopamina e noradrenalina), attivando il sistema nervoso simpatico e determinando quindi un aumento della frequenza cardiaca e della pressione arteriosa in quei pazienti che non presentano una deplezione delle riserve catecolaminergiche. Tra gli effetti della ketamina, si ha un'azione diretta sulla muscolatura liscia bronchiale che determina broncodilatazione. Tra le sue proprietà, la ketamina lascia preservati i riflessi delle vie aeree superiori, rendendolo il farmaco induttivo di scelta, nei pazienti con vie aeree difficili; risulta anche indicato nei pazienti con instabilità emodinamica. L'effetto anestetico inizia rapidamente dopo somministrazione e.v. (30 secondi) e ha una durata di 5-10 minuti. La ketamina è metabolizzata a livello epatico, con la produzione di un metabolita attivo, la norketamina, che è escreto con le urine.

Indicazioni in urgenza	Dosaggio
Sequenza intubazione rapida	1-3 mg/kg e.v. (fino a 10 mg/kg i.m.) durata 5-15 min Mantenimento 0,1-0,75 mg/min oppure boli da 0,25-0,5 mg/kg ogni 5-15 min
Analgesia	0,25-0,75 mg/kg (possibile infusione e.v. di 0,005-0,02 mg/kg/min)
Stato asmatico	0,1 mg/kg in bolo in 5 minuti, a seguire infusione continua 0,5-1 mg/kg/h
Stato epilettico	1,5 mg/kg in bolo lento Mantenimento 0,1-4 mg/kg/h (massimo 10-15 mg/kg/h)
Agitazione	3-6 mg/kg i.m. 1-2 mg/kg in bolo e.v. 0,25-0,5 mg/kg in bolo e.v. seguito da infusione continua e.v. 1-2 mg/kg/h

Modalità di somministrazione
La ketamina può essere somministrata per via endovenosa e per via muscolare.
Diluizione per boli: 1 fl tirata a 10 mL di soluzione fisiologica 0,9%→ 1 mL corrisponde a 10 mg.
Diluizione pompa siringa: 1 fl diluita in 50 mL di soluzione fisiologica→ 1 mL corrisponde 2 mg. Es. paziente 80 kg, dose di 1 mg/kg/h, velocità infusione 40 mL/h.

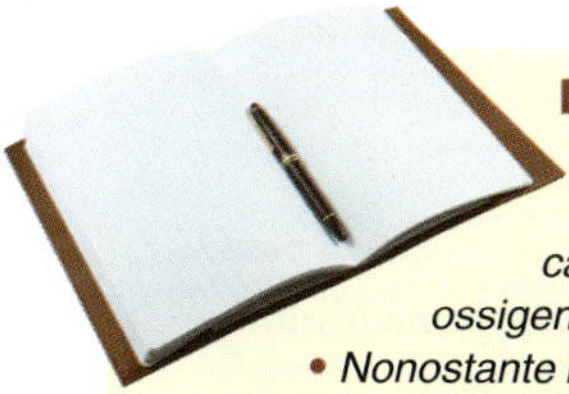

IL TACCUINO

- *Nei pazienti emodinamicamente stabili, affetti da cardiopatia ischemica, il rilascio catecolaminergico può determinare un'aumentata richiesta di ossigeno miocardico.*
- *Nonostante la ketamina sia associata ad un modesto incremento della pressione intracranica, l'aumento della pressione arteriosa media determina un aumento della pressione di perfusione cerebrale; per cui ad oggi non ci sono studi che evidenzino un aumento della mortalità se utilizzata nei pazienti con trauma cranico.*
- *La depressione respiratoria e l'apnea sono insolite con la ketamina e quando si verificano sono transitorie. Sebbene siano più comunemente associate alla somministrazione endovenosa rapida, possono verificarsi raramente anche tramite la via intramuscolare.*
- *Tra gli effetti avversi è importante ricordare, le allucinazioni ("bad-trip") durante l'emersione dalla ketamina, per cui si consiglia la premedicazione con benzodiazepine o propofol.*
- *A causa del suo effetto stimolatorio generalizzato, si assiste sia ad un aumento dei riflessi laringei, sia ad un aumento delle secrezioni faringee e bronchiali; raramente questi effetti possono precipitare nel laringospasmo, nel caso transitorio (0,3%, rischio aumentato per dosi insolitamente elevate).*

Lidocaina

Nome commerciale Basicaina, Xylocaina, Lidosen, Lidocaina salf, Lidocaina Monico

Confezione fl 200 mg/10 mL (20 mg/mL)
fl 1000 mg/50 mL (20 mg/mL)

Farmacologia

È un farmaco antiaritmico di classe I B con azione bloccante dei canali del sodio; causa riduzione della depolarizzazione ed eccitabilità delle cellule del Purkinje e dei ventricoli cardiaci; la stessa azione viene espletata localmente sulle terminazioni nervose diminuendo la permeabilità della membrana neuronale agli ioni di sodio e bloccando la conduzione dello stimolo.

Indicazioni in urgenza	Dosaggio
Antiaritmico (tachicardia ventricolare)	Bolo e.v.: 1-1,5 mg/kg, ripetibile dopo 3-5 minuti Infusione e.v.: 2-4 mg/min per 24-48 ore. Dopo le 24 h è opportuno ridurre i dosaggi per evitare effetti tossici
Anestetico locale	Utilizzo locale in funzione delle dimensioni della ferita

Modalità di somministrazione
Somministrazione e.v. in infusione: per un soggetto di 70 kg, portare 1 g di lidocaina (5 fiale da 10 mL o 1 fiala da 50 mL) a 250 mL con soluzione glucosata 5% ed infondere in pompa volumetrica a velocità iniziale di 30 mL/h, titolando sulla risposta.

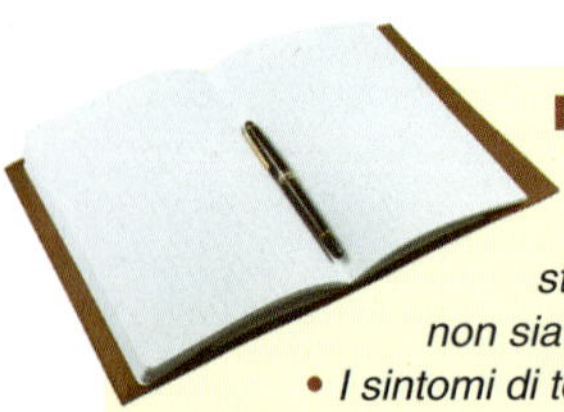

IL TACCUINO

- *Le linee guida ACLS/ALS prevedono l'utilizzo della lidocaina nella gestione del paziente in arresto cardiaco con ritmo defibrillabile solo quando non sia disponibile l'amiodarone.*
- *I sintomi di tossicità comprendono sedazione, parestesie, tremori, confusione, convulsioni, ipotensione, comparsa di blocchi cardiaci.*
- *In pazienti anziani o epatopatici i dosaggi vanno ridotti del 50%.*
- *È necessario controllare e correggere eventuali disionie prima della somministrazione del farmaco.*

Morfina

Nome commerciale Morfina cloridrato

Confezione fl 10 mg/mL, 20 mg/mL, 50 mg/5 mL, 100 mg/5 mL

Farmacologia

La morfina è un analgesico oppioide con effetti sistemici: si lega con azione agonista ai recettori μ presenti nel sistema nervoso centrale, causandone depressione delle funzioni e producendo effetto narcotico ed analgesico centrale. Tra gli effetti terapeutici rientrano inoltre la vasodilatazione venosa con riduzione delle resistenze periferiche e l'effetto vagotonico con riduzione della frequenza cardiaca.

Indicazioni in urgenza	Dosaggio
Analgesico per dolore acuto e cronico moderato e severo Patologie cardiovascolari acute quali infarto miocardico acuto, edema polmonare acuto, dissecazione aortica	Bolo e.v.: 2,5-5 mg ogni 4 ore fino a 20 mg/die Infusione e.v.: 0,8-1 mg/h

Modalità di somministrazione
Somministrazione e.v. in infusione: portare 20 mg a 50 mL (o 500 mL) con soluzione fisiologica ed infondere in pompa siringa (o pompa volumetrica) a velocità iniziale di 2,1 mL/h (o 21 mL/h).

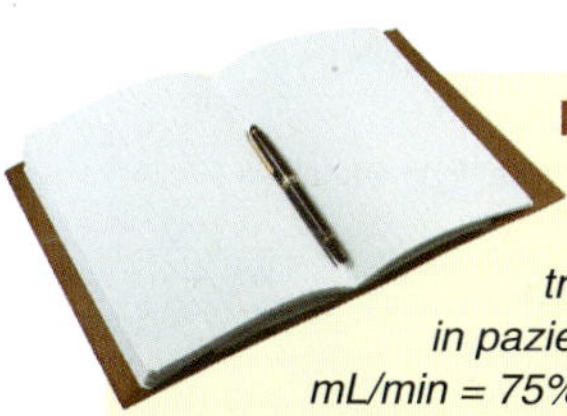

IL TACCUINO

- *La posologia richiederebbe un adeguamento del dosaggio in caso di trattamento del dolore acuto in pazienti in trattamento cronico con oppiacei, in pazienti anziani, con insufficienza epatica e renale (creatinina clearance 10-50 mL/min = 75% dose normale, creatinina clearance 10 mL/min = 50% dose normale).*
- *Il principale effetto collaterale cronico del farmaco è la stipsi.*
- *In un contesto di urgenza, tuttavia, occorre prestare attenzione ad altri sintomi di sovradosaggio quali la depressione respiratoria (in particolar modo in pazienti con co-patologie respiratorie), la sedazione eccessiva, l'ipotensione e la bradicardia.*
- *La nausea è comune e può essere trattata associando un antiemetico.*
- *In caso di sovradosaggio, l'antagonista naloxone ha durata d'azione inferiore alla morfina; è probabile pertanto la ricomparsa dei segni di sovradosaggio con necessità di ripetere l'antidoto.*

Naloxone

Nome commerciale Narcan

Confezione fl 0,4 mg/mL

Farmacologia

Derivato semisintetico della tebaina, grazie al suo enantiomero L, agisce da antagonista competitivo degli oppioidi, in particolare a livello dei recettori μ (affinità circa 10 volte maggiore rispetto ai recettori κ e δ); in minore misura i suoi effetti dipendono da antagonismo dei recettori GABA-ergici. Può essere usato endovena, intramuscolo, endonasale, sottocutaneo, endo- o sublinguale e endotracheale. L'effetto farmacologico di una singola dose di naloxone somministrata per via e.v. compare entro 1-2 min e dura 0,5-1 h; per via i.m. o s.c. compare entro 2-10 min e dura 2-3 h. Nei pazienti in cui appaia probabile una sottostante dipendenza fisica da oppioidi il trattamento con naloxone andrebbe iniziato alle dosi minime, onde evitare gravi sindromi astinenziali e da iperattività adrenergica. L'emivita di naloxone è più breve rispetto a molti oppioidi, per cui la dose inizialmente efficace potrebbe non garantire il mantenimento dell'effetto antagonista nelle intossicazioni da oppiacei a più lunga emivita (es. eroina, metadone). Il paziente deve quindi essere tenuto in osservazione diverse ore dopo la regressione dei sintomi (4-6 h nell'intossicazione da eroina o morfina per via e.v., almeno 24 h nell'intossicazione da morfina per via orale, almeno 24-48 h nell'intossicazione da metadone). La somministrazione di naloxone alle donne gravide è ragionevolmente sicura anche a fronte del rapporto rischio-beneficio.

Indicazioni in urgenza	Dosaggio e.v.
Intossicazione da oppioidi	0,4-2 mg e.v. bolo; ripetibili ogni 2-3 min fino al miglioramento della funzionalità respiratoria. Nei soggetti oppioido-dipendenti, dopo una risposta terapeutica adeguata, si prosegue con un'infusione e.v. continua a una dose oraria pari al 65% del carico iniziale efficace. Dopo i primi 15 minuti di infusione va somministrato un ulteriore bolo pari al 50% del carico iniziale.

Modalità di somministrazione
Dose bolo: 1-5 fiale e.v. Dose mantenimento: per esempio in un paziente di 70 kg che ha presentato remissione clinica dopo un bolo di 2 fiale (0,8 mg) si inizia infusione di due fiale in 100 mL di soluzione normosalina a 65 mL/ora.

IL TACCUINO

Dopo dosi di carico di 4 mg nei soggetti oppioido-dipendenti o di 10 mg in quelli non oppioido-dipendenti, in assenza di regressione dei sintomi, la diagnosi di intossicazione pura da oppioidi va messa in dubbio (salvo i casi dovuti a buprenorfina il cui trattamento richiede spesso dosi superiori).

- *Attenzione alla sindrome da astinenza che può comparire da 2 a 4 minuti dopo la somministrazione di naloxone e tende ad esaurirsi nelle seguenti 2 ore.*
- *Dosi di naloxone fino a 12 mg non provocano effetti indesiderati e dosi fino a 24 mg determinano solo lieve sonnolenza ed eventualmente ipertensione arteriosa sistolica. Tra gli effetti collaterali è possibile la comparsa di edema polmonare acuto non cardiogeno (ARDS). Un sovradosaggio (4 mg/kg) può determinare alterazioni del comportamento, fino a confusione e convulsioni.*
- *Nel caso la persona trattata voglia essere dimessa, praticare una fl i.m. per evitare la ricomparsa degli effetti dell'intossicazione (arresto respiratorio!).*
- *In ambito extra-ospedaliero, in caso di accesso venoso difficoltoso, possibile valutare la somministrazione intra-nasale 1 spray in una narice ripetibile ogni 3-5 minuti (se disponibile la formulazione intra-nasale o device per nebulizzazione intra-nasale).*

Nitroglicerina

Nome commerciale	Nitroglicerina Trinitrina	Perganit	Venitrin
Confezione	fl 5 mg/1 mL fl 5 mg/1,5 mL fl 25 mg/5 mL fl 50 mg/50 mL	fl 50 mg/50 mL	fl 5 mg/1,5 mL

Farmacologia

La nitroglicerina è un potente vasodilatatore: tramite la produzione di monossido di azoto, determina il rilasciamento delle fibre muscolari lisce. Ne consegue coronarodilatazione, venodilatazione periferica con riduzione del precarico destro, riduzione della pressione arteriosa sistemica riduzione del consumo miocardico di ossigeno.

Indicazioni in urgenza	Dosaggio
Sindrome coronarica acuta Edema polmonare acuto con pressione arteriosa elevata Crisi ipertensiva	Dosaggio in μg/min: 5 μg/min (incrementabile di 5 μg/min ogni 3-5 min fino a 20 μg/min; dose max 200 μg/min) Dosaggio in μg/kg/min: 0,1-2,5 μg/kg/min, partire da 0,1 titolando progressivamente di 0,1 μg/kg/min ogni 3-5 minuti

Modalità di somministrazione
Boli e.v.: portare una fiala da 5 mg a 10 mL di soluzione fisiologica (concentrazione 0,5 mg/mL). Somministrare bolo da 0,5 mg (1 mL) ripetibile ad intervalli di 3-5 min. Pompa siringa: portare una fiala da 5 mg a 50 mL di soluzione fisiologica 0,9% (0,1 mg/mL). Impostare Dosaggio di 0,1 μg/kg/min. Es. uomo di 85 kg, Dosaggio 0,1 μg/kg/min, velocità infusione 5 mL/h. Pompa volumetrica: diluire 5 fiale da 5 mg (25 mg) in soluzione fisiologica 250 mL (0,1 mg/mL). Impostare Dosaggio di 0,1 μg/kg/min. Es. uomo di 85 kg, Dosaggio 0,1 μg/kg/min, velocità infusione 5 mL/h.

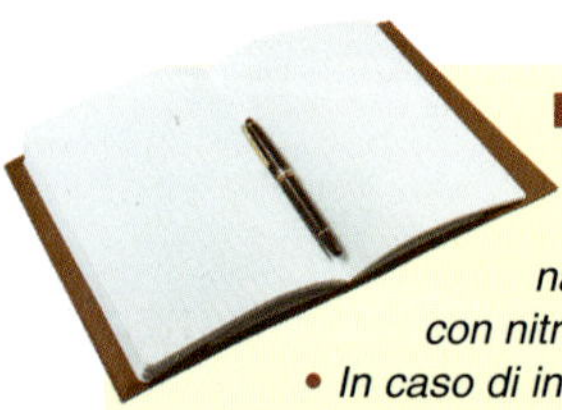

IL TACCUINO

- *L'uso nelle 24-36 ore precedenti di inibitori della fosfodiesterasi-5 (sildenafil, tadalafil, vardenafil) è una controindicazione assoluta: l'associazione con nitroderivati può dare grave ipotensione.*
- *In caso di infarto acuto del ventricolo destro, ipovolemia ed altre condizioni in cui una riduzione del precarico può essere critica (cardiopatia ipertrofica ostruttiva, stenosi aortica severa, tamponamento cardiaco, pericardite costrittiva), l'uso di nitroderivati può causare ipotensione, anche grave.*
- *È opportuno non ridurre la pressione arteriosa oltre il 10-15% dei valori iniziali nei soggetti normotesi, oltre il 30% nei soggetti ipertesi.*
- *Casi di metaemoglobinemia sono stati descritti per infusioni ad alte dosi prolungate >24 ore.*
- *Un utile trucco mnemonico per ricordare diluizione, dose e velocità di infusione per un paziente di circa 80 kg è la regola del "5": 5 mg in 50 mL a 5 mL/h.*

Nitroprussiato

Nome commerciale Sodio nitroprussiato

Confezione fl 100 mg/5 mL

Farmacologia

Il nitroprussiato agisce tramite la produzione locale di ossido nitrico a livello dei vasi arteriosi e venosi, determinando vasodilatazione. Riducendo le resistenze periferiche arteriose e venose, riduce pertanto sia il precarico che il post-carico cardiaco.

L'inizio d'azione del farmaco è molto rapido (30 secondi, con picco d'azione in 2 minuti); il suo effetto scompare però rapidamente (1-10 minuti) dopo la sospensione.

Indicazioni in urgenza	Dosaggio
Urgenze ed emergenze ipertensive Scompenso cardiaco refrattario, in associazione ad inotropi	Infusione e.v.: 0,25-0,5 μg/kg/min (l'infusione può essere incrementata fino a 8-10 μg/kg/min; a questi dosaggi però l'infusione non dovrebbe durare >10 minuti).

Modalità di somministrazione
Somministrazione e.v. in infusione: portare 1 fiala da 100 mg a 50 mL di soluzione glucosata 5% ed infondere in pompa siringa, per un soggetto di 70 kg, a velocità iniziale di 1,0 mL/h (titolare la velocità di infusione sulla risposta).

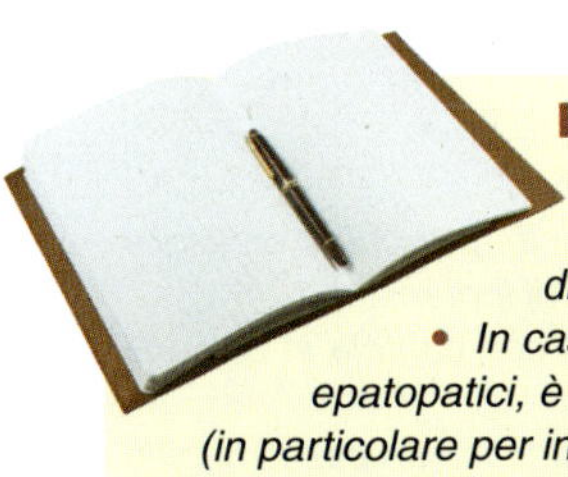

IL TACCUINO

- *Il nitroprussiato ha un'azione ipotensiva rapida e potente; occorre quindi monitorare il paziente per evitare eccessiva ipotensione.*
- *In caso di somministrazione a dosi elevate e protratte, in pazienti nefropatici o epatopatici, è possibile la comparsa di intossicazione da cianuro o da metaemoglobina (in particolare per infusioni >24 ore a dosaggi >2 μg/kg/min) con associata lattacidosi.*
- *L'associazione con la dobutamina ha spesso effetti favorevoli, per l'aumento dell'indice cardiaco e la riduzione della pressione polmonare di incuneamento.*
- *Il nitroprussiato si deteriora alla luce; è pertanto opportuno utilizzare appositi deflussori e siringhe schermati.*
- *La sospensione del nitroprussiato deve essere graduale per evitare l'effetto rebound.*

Noradrenalina

Nome commerciale Noradrenalina

Confezione fl 0,5 mg/1 mL, 2 mg/1 mL

Farmacologia

La noradrenalina è una catecolamina endogena. Agisce prevalentemente tramite stimolazione dei recettori α-adrenergici vascolari, determinando vasocostrizione arteriosa e venosa ed aumento delle resistenze periferiche. Meno marcata è la stimolazione dei recettori β1-adrenergici, da cui deriva un effetto cronotropo positivo (per aumento della frequenza del nodo seno-atriale e della conduzione atrio-ventricolare) ed un effetto inotropo positivo.

Indicazioni in urgenza	Dosaggio
Stati di shock, in particolare shock settico	Infusione e.v: Dosaggio in μg/min: 5-20 μg/min, salire di 0,5-1 μg/min ogni 3-5 min in relazione alla risposta Dosaggio μg/kg/min: 0,01-0,5 μg/kg/min, dose default 0,1 μg/kg/min

Modalità di somministrazione
Pompa siringa: portare 10 fiale da 2 mg (20 mg) a 50 mL con soluzione glucosata 5% (0,4 mg/mL). Es. uomo di 80 kg, dosaggio 0,1 μg/kg/min, velocità 1,2 mL/h. Pompa volumetrica: diluire 10 fiale da 2 mg (20 mg) in 250 mL con soluzione glucosata 5% (0,08 mg/mL). Es. uomo di 80 kg, Dosaggio 0,1 μg/kg/min, velocità 6 mL/h.

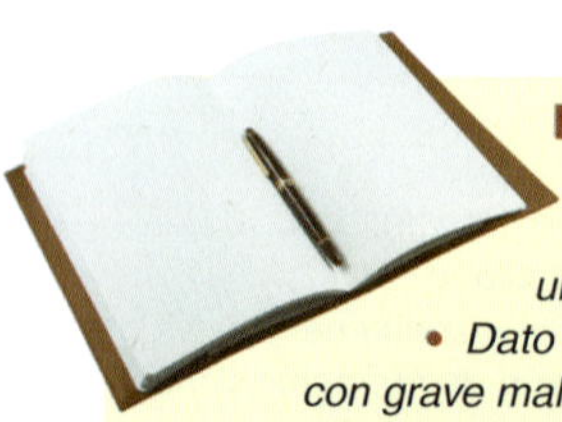

IL TACCUINO

- *La noradrenalina ha una breve emivita (3 minuti), per cui si consiglia una sospensione graduale per evitare la comparsa di ipotensione.*
- *Dato l'effetto vasocostrittore, la noradrenalina va usata con cautela in pazienti con grave malattia occlusiva arteriosa.*
- *Dato il prevalente effetto periferico, è un'amina piuttosto maneggevole, con un basso rischio di insorgenza di tachiaritmie.*
- *Lo stravaso della noradrenalina può causare necrosi cutanea, per cui è preferibile la somministrazione in vaso venoso centrale.*

Omeprazolo/Pantoprazolo

Nome commerciale Antra/Pantorc

Confezione fl 40 mg

Farmacologia

Gli inibitori della pompa protonica H^+/K^+ ATPasi agiscono a livello della cellula parietale gastrica inibendo, mediante legame irreversibile, la secrezione acida gastrica. Tale classe di farmaci annovera diversi tipi di molecole con caratteristiche farmacologiche simili tra loro, quali l'inizio di azione rapido (1 ora circa), la durata d'azione (72 ore circa) ed il metabolismo epatico. Non è tuttavia richiesto aggiustamento del dosaggio né nell'insufficienza epatica né renale.

Indicazioni in urgenza	Dosaggio
Emorragia digestiva alta non da varici esofagee	Bolo e.v.: 80 mg, seguiti da infusione continua e.v. 8 mg/h per 72 ore
Prevenzione dell'emorragia gastrica nei pazienti critici	Bolo e.v.: 40 mg; successivamente 20 mg/die (anche per os)

Modalità di somministrazione
Somministrazione e.v. bolo: 2 fiale in bolo rapido. Somministrazione e.v. in infusione: portare 5 fiale a 500 mL con soluzione fisiologica ed infondere in pompa volumetrica a 21 mL/h.

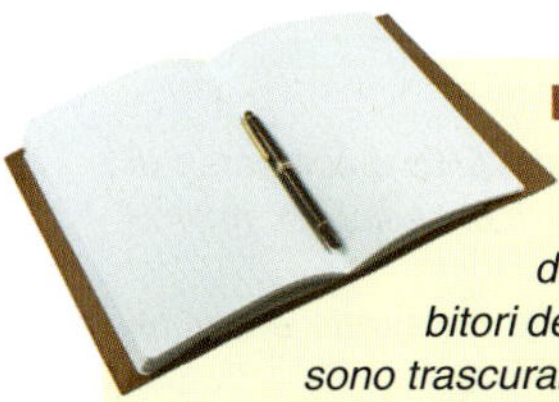

IL TACCUINO

- *Gli inibitori di pompa protonica possono aumentare i livelli ematici di diversi farmaci (carbamazepina, benzodiazepine, amiodarone, farmaci inibitori del reuptake della serotonina, antidiabetici orali). Generalmente questi effetti sono trascurabili in un contesto di urgenza.*
- *Gli inibitori di pompa protonica possono interferire con il warfarin, per cui è necessario un più stretto monitoraggio dei valori di INR.*
- *L'uso cronico di tali farmaci può provocare ipomagnesiemia.*

Propafenone

Nome commerciale Rytmonorm

Confezione fl 70 mg/20 mL
cpr 150-300 mg; 325-425 mg rp

Farmacologia

Il propafenone è un antiaritmico di classe Ic secondo la classificazione di Vaughan-Williams; agisce bloccando i canali rapidi del sodio, rallentando la conduzione elettrica nei tessuti miocardici a risposta rapida, aumentando la durata del potenziale d'azione (con aumento del QRS e del PR), prolungando il periodo refrattario ventricolare e atriale. È inoltre dotato di azione anestetica locale, di effetto stabilizzante la membrana delle cellule miocardiche, di debole effetto beta-bloccante e può bloccare i canali del potassio. Subisce un importante metabolismo di primo passaggio epatico con produzione di metaboliti attivi e viene eliminato per via renale. Per os, dopo un rapido inizio (30 minuti circa), la massima concentrazione plasmatica viene raggiunta dopo 2-3 ore e l'effetto dura per più di 8 ore. Come bolo e.v., raggiunge le concentrazioni massime in 10 minuti, con emivita dalle 2-8 alle 11-32 ore (nel caso di metabolizzatori lenti, 10% della popolazione).

Indicazioni in urgenza	Dosaggio
Prevenzione e trattamento di tachicardie e tachiaritmie ventricolari e sopraventricolari	Bolo e.v.: 2 mg/kg in 5-10 minuti Infusione e.v.: 0,007 mg/kg/min per 2 ore Per os: 150 mg ogni 8 ore incrementabile fino a 300 mg ogni 8 ore (dose max 900 mg/die).
Fibrillazione atriale (in base allo schema "pill-in-the-pocket", ossia episodi di FA documentati, infrequenti e sintomatici, insorti entro 48 ore, senza alterazioni emodinamiche)	Somministrazione per os: 450 mg se peso corporeo <70 kg, 600 mg se peso corporeo >70 kg; 300 mg dopo 6 ore

Modalità di somministrazione
Somministrazione e.v. bolo: per soggetto di 70 kg, somministrare 2 fiale (140 mg) in 5-10 minuti. Somministrazione e.v. in infusione: portare 1 fiala a 250 mL con soluzione glucosata 5% ed infondere in pompa volumetrica, per un soggetto di 70 kg, alla velocità di 120 mL/h.

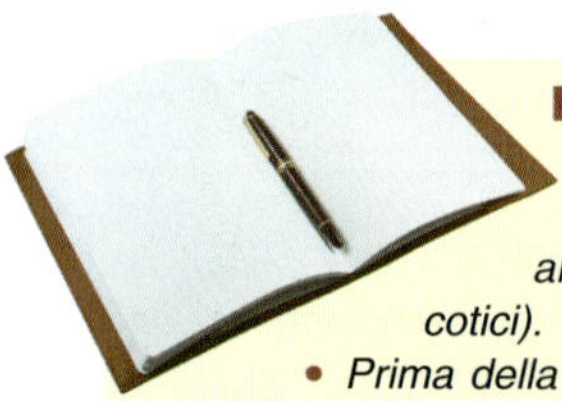

IL TACCUINO

- *Il propafenone può determinare allungamento del QTc e comparsa di aritmie (in particolare co-assunzione di antidepressivi, antipsicotici, antimicotici).*
- *Prima della somministrazione del propafenone, vanno ricercate e corrette eventuali disionie.*
- *Controindicazioni: scompenso cardiaco acuto, cardiopatia strutturale significativa, grave bradicardia sintomatica, gravi disturbi pre-esistenti della conduzione.*
- *In presenza di insufficienza epatica e renale, terapia antiretrovirale è opportuno ridurre il dosaggio del farmaco per il rischio di eventi avversi (in particolare aritmie).*

Propofol

Nome commerciale Diprivan, Propofol B. Braun, Ibi, Kabi, Rapiva, Ripol, Unifol

Confezione flc 20 mL, 50 mL, 100 mL
10 mg/mL (1%) emulsione iniettabile per uso endovenoso
siringa pre-riempita 50 mL, 100 mL
20 mg/mL (2%) emulsione iniettabile per uso endovenoso

Farmacologia

Derivato dell'alchilfenolo con proprietà ipnotiche. Farmaco altamente liposolubile, il cui meccanismo d'azione consiste nella modulazione positiva dei recettori GABA-A e verosimile attività antiglutammatergica da blocco dei recettori NMDA. L'insorgenza d'azione è estremamente rapida e mediamente si aggira infatti intorno ai 15-50 secondi. La durata di azione di solito varia tra i 3 e i 10 minuti. Propofol non determina rilascio istaminico, ma determina vasodilatazione e depressione miocardica con una riduzione della pressione arteriosa sistemica. L'effetto cardiodepressivo del propofol impone cautela nel uso soprattutto sul paziente emodinamicamente instabile, in terapia con beta-bloccanti o oppioidi. Propofol può causare depressione della funzionalità respiratoria, soprattutto a dosaggi elevati e soprattutto nei soggetti anziani. L'insufficienza renale cronica o la cirrosi epatica non sembrano influenzare in modo significativo la farmacocinetica di propofol.

Indicazioni in urgenza	Dosaggio
Anestesia generale	Bolo e.v. 1-2,5 mg/kg in 5-10 sec Mantenimento: 4-12 mg/kg/h
Sedazione procedure invasive	Bolo e.v. 0,5-1 mg/kg Mantenimento: 1,5-4,5 mg/kg/h

Modalità di somministrazione
Boli e.v.→ 1 mL della fiala di propofol 1% corrisponde a 10 mg
Infusione pompa siringa→propofol 1% 500 mg (2 fl e mezzo) iniziando velocità di infusione a 1 mg/h (max 500 mg/h)

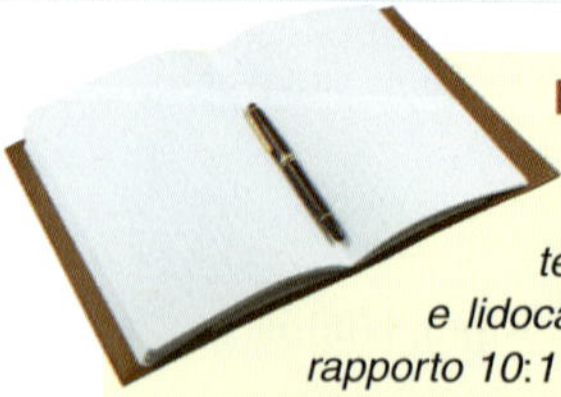

IL TACCUINO

- *Propofol può causare dolore nel sito di infusione, che può essere attenuato attraverso premedicazione con lidocaina (2-3 mL al 1%). Propofol e lidocaina sono compatibili nella stessa siringa e possono essere mischiati in rapporto 10:1 (10 mL di propofol con 1 mL di lidocaina 1%).*
- *Propofol infusion syndrome (PRIS): raro squilibrio metabolico potenzialmente letale (mortalità 30%) dopo infusioni prolungate (>2 giorni) e ad alto dosaggio (>4-5 mg/kg/ora), caratterizzata da acidosi metabolica, rabdomiolisi, insufficienza renale acuta, ipotensione, disfunzioni cardiache, rabdomiolisi/mioglobinuria, iper-trigliceridemia ed iperkaliemia.*
- *Controindicazione assoluta all'uso è l'allergia al propofol, e non all'uovo come si riteneva in passato, infatti propofol è veicolato con lecitine ed altre sostanze grasse dell'uovo. Pazienti allergici alle uova generalmente reagiscono all'ovoalbumina e non alla lecitina.*
- *A causa della sua tendenza a ridurre la pressione arteriosa, le dosi possono essere ridotte di un terzo o metà quando si usa come farmaco induttivo nella sequenza di intubazione rapida o nel paziente anziano.*

Salbutamolo

Nome commerciale	Broncovaleas	Ventolin
Confezione	Aerosol dosato 100 µg/puff Soluzione da nebulizzare 0,5%	Polvere per inalazione 200 µg/dose Aerosol dosato 100 µg/puff fl 100 µg/5 mL fl 500 µg/1 mL

Farmacologia

Il salbutamolo è un agonista adrenergico prevalentemente dei recettori di tipo β2. Agisce pertanto a livello polmonare, determinando broncodilatazione, aumento della clearance muco-ciliare e riduzione delle secrezioni bronchiali. Essendo comunque dotato anche di azione β1-agonista, ha anche effetto inotropo e cronotropo positivo. Un altro effetto clinicamente utile è lo shift intracellulare del potassio.

Indicazioni in urgenza	Dosaggio
BPCO riacutizzata	Soluzione per aerosol: 2,5-5 mg + 3 mL di diluente in 5-10 minuti ogni 6-8 ore
Crisi asmatica	Soluzione per aerosol: 5 mg + 3 mL di diluente in 5-15 minuti, ripetibile ogni 15 minuti Bolo e.v.: 100-250 µg in 3-5 minuti, ripetibile Infusione e.v.: 3-20 µg/min
Iperpotassiemia	Soluzione per aerosol: 10-20 mg + 3 mL di diluente in 10 minuti, ripetibile dopo 30 minuti

Modalità di somministrazione
Somministrazione per aerosol: in caso si utilizzi la soluzione da nebulizzare 0,5%, si consideri che 1 mL = 5 mg; 1gtt = 0,05 mL = 250 µg di salbutamolo. Impiego: BPCO riacutizzata: 2,5-5 mg = 10-20 gtt Crisi asmatica: 5 mg = 20 gtt Iperpotassiemia: 10-20 mg = 40-80 gtt Somministrazione e.v. in infusione: portare 500 µg a 50 mL con soluzione fisiologica ed infondere in pompa siringa a velocità iniziale di 18 mL/h (= 3 µg/min); titolare la velocità di infusione sulla risposta.

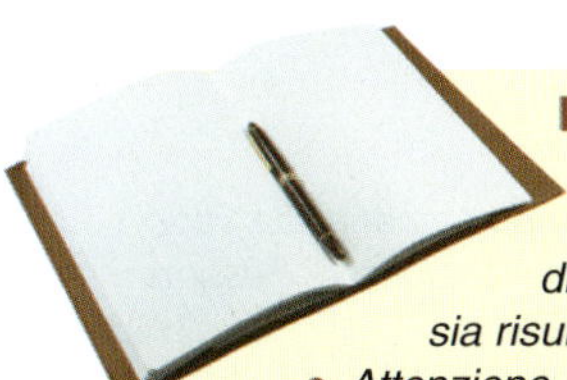

IL TACCUINO

- *La via parenterale è raramente utilizzata; può essere riservata a condizioni di estrema gravità o in pazienti in cui la somministrazione inalatoria sia risultata inefficace.*
- *Attenzione ai soggetti più propensi agli effetti indesiderati dei β2-agonisti (anziani, ipertesi, ipertiroidei, pazienti affetti da cardiopatia ischemica).*
- *Effetti collaterali: tremori, ansia, eccitabilità (10%), ipertensione arteriosa, tachiaritmie, angor angor (1-10%).*

Terlipressina

Nome commerciale Glipressina, Stemflova, Variquel, Terlipressina

Confezione fl 1 mg/5 mL, 2 mg/10 mL

Farmacologia

La terlipressina è un derivato sintetico a lunga durata di azione della vasopressina.

Ha un effetto di vasocostrizione nel distretto splancnico (effetto recettore V1 mediato), con aumento della resistenza al flusso ematico nei vasi dell'intestino e riduzione della pressione venosa portale.

Ha anche effetti minori quali la stimolazione della contrazione uterina ed il rilascio di fattori della coagulazione endoteliali.

Indicazioni in urgenza	Dosaggio
Emorragia gastroesofagea da varici	Bolo e.v.: 2 mg ogni 4-6 ore per le prime 24-48 ore; poi dimezzare il Dosaggio (durata massima del trattamento: 5 giorni)
Sindrome epato-renale nella cirrosi epatica, co-somministrata con albumina	Infusione e.v.: 2-3 mg/die (Dosaggio massimo: 12 mg/die)

Modalità di somministrazione
Somministrazione e.v. in infusione: portare 2-3 fiale da 1 mg a 50 mL con soluzione fisiologica ed infondere in pompa siringa a velocità iniziale di 2,1 mL/h (titolare la velocità di infusione sulla risposta).

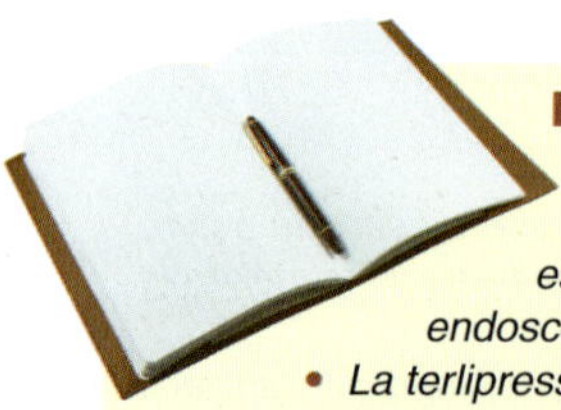

IL TACCUINO

- *La terlipressina va somministrata in caso di sanguinamento da varici esofagee accertato o anche sospettato, prima dell'esecuzione dell'esame endoscopico.*
- *La terlipressina è controindicata in gravidanza.*
- *La terlipressina va utilizzata con prudenza in pazienti con cardiopatia ischemica, vasculopatia periferica grave, ipertensione arteriosa non controllata.*

Urapidil

Nome commerciale Ebrantil, Urasap, Urapidil

Confezione fl 50 mg/10 mL

Farmacologia

L'urapidil è un anti-ipertensivo che agisce determinando vasodilatazione arteriosa e venosa attraverso due meccanismi: antagonismo dei recettori α-1 adrenergici periferici ed azione agonista dei recettori serotoninergici 5HT-1A a livello centrale. L'inizio dell'azione si verifica in genere dopo 5-20 minuti; l'emivita plasmatica è di circa 2.7 ore, che può aumentare fino a raddoppiarsi nel paziente anziano.

Indicazioni in urgenza	Dosaggio
Urgenze ed emergenze ipertensive	Bolo e.v.: 10-50 mg, ripetibile ogni 10 minuti (massimo 75-100 mg) Infusione e.v.: 5-30 mg/h

Modalità di somministrazione
Somministrazione e.v. bolo: 1/5 – 1 fl non diluita in un minuto.
Somministrazione e.v. in infusione: portare 5 fiale a 500 mL con soluzione fisiologica ed infondere in pompa volumetrica a velocità iniziale di 10 mL/h (titolare la velocità di infusione sulla risposta, fino ad un massimo di 60 mL/h).

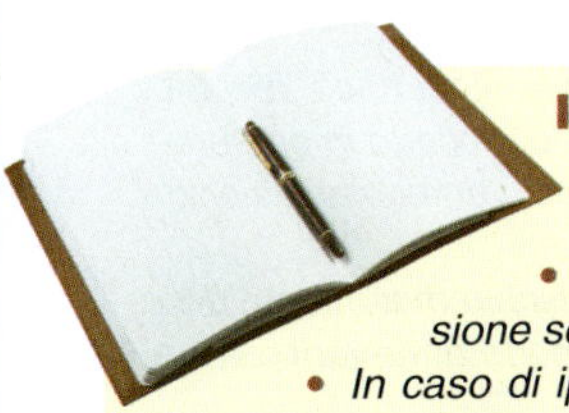

IL TACCUINO

- *L'urapidil è controindicato in caso di stenosi aortica severa.*
- *Va utilizzato con particolare prudenza nell'anziano per il rischio di ipotensione severa.*
- *In caso di ipotensione severa, può essere usato come antidoto la diidroergotamina (1-2 mg e.v. lentamente).*
- *In caso di insufficienza epatica, vi è il rischio di accumulo del farmaco, per cui è opportuno ridurre la dose del 25-50%; in caso di insufficienza renale il dosaggio non va invece ridotto.*

Verapamil

Nome commerciale Isoptin

Confezione fl 5 mg/2 mL

Farmacologia

Il verapamil è un calcio-antagonista non di-idro-piridinico, anti-aritmico di classe IV secondo la classificazione di Vaughan-Williams; riduce l'ingresso del Ca^{++} all'interno non solo dei miocardiociti ma anche della muscolatura liscia vasale (sia periferica, con conseguente effetto ipotensivo, che coronarica, con conseguente miglioramento della perfusione). A livello cardiaco agisce essenzialmente sui tessuti a lenta risposta, quali il nodo seno-atriale ed atrio-ventricolare, determinando così aumento della refrattarietà, riduzione della velocità di conduzione con conseguente allungamento dell'intervallo PR. Ne derivano sia l'effetto cronotropo negativo, sia l'azione anti-aritmica nei confronti delle aritmie da rientro che coinvolgono il nodo AV. Metabolizzato dal fegato ed escreto dai reni, in caso di epatopatia severa si consiglia di ridurre il dosaggio al 30% del normale, mentre generalmente non sono richiesti aggiustamenti posologici in base alla funzionalità renale.

Indicazioni in urgenza	Dosaggio
Riduzione della frequenza cardiaca in corso di fibrillazione e flutter atriali Tachicardia sopraventricolare da rientro (eccetto in presenza di via accessoria)	Bolo e.v.: 0,075/0,15 mg/kg in 2 minuti Infusione e.v.: 2,5-5 mg/h (dose max 20 mg/h)

Modalità di somministrazione
Somministrazione e.v. in bolo: per un soggetto di 70 kg, somministrare 1-2 fiale (5-10 mg) in 2 minuti. Somministrazione e.v. in infusione: portare 6 fiale (30 mg) a 250 mL con soluzione fisiologica ed infondere, per un soggetto di 70 kg, a velocità iniziale di 21 mL/h fino ad un massimo di 42 mL/h.

IL TACCUINO

- *Controindicazioni: ipotensione arteriosa, infarto miocardico recente, malattia del nodo del seno e blocchi AV di II e III grado (eccetto in presenza di PM funzionante), insufficienza cardiaca e/o disfunzione ventricolare sinistra severa.*
- *L'uso del varapamil è da evitare in presenza di via accessoria per il rischio di aumento della conduzione anterograda attraverso la via accessoria che, bypassando il nodo atrio-ventricolare, può determinare elevata risposta ventricolare.*
- *Sono sconsigliate le associazioni con β-bloccanti, digitale, ivabradina, flecainide.*
- *Il verapamil è una valida scelta nei pazienti con angina di Prinzmetal.*

21.2 Principi di terapia antibiotica in Pronto Soccorso

Gli antibiotici vengono prescritti in Pronto Soccorso ogni giorno. Spesso l'indicazione è ben precisa e la scelta della molecola relativamente semplice, altre volte la decisione è ben più complessa. Paul Ehrlich, considerato uno dei padri fondatori della chemioterapia antiinfettiva, già nel 1913 enfatizzava la necessità di intervenire con tempestività e decisione: *Frapper fort et frapper vite*! (*hit hard and fast*!).

In Medicina d'urgenza si parla nella maggior parte dei casi di terapia antibiotica empirica, in quanto l'antibiotico viene somministrato prima che siano disponibili i risultati degli esami microbiologici e, talvolta, ancor prima della formulazione di una diagnosi definitiva. Gli antibiotici non sono però tutti uguali, e deve essere sfatata la convinzione che lo stesso antibiotico basti a sconfiggere ogni presunta infezione.

Gli elementi centrali per indirizzare la scelta della terapia antibiotica sono anamnesi, esame obiettivo, dati di laboratorio ed indagini strumentali, che permettono di arrivare a sospettare un certo tipo di infezione, di privilegiare molecole con spettro d'azione il più possibile mirato nei confronti del patogeno supposto in causa e di garantire precocemente al paziente la miglior terapia possibile.

L'anamnesi deve essere completa e volta a raccogliere il maggior numero di informazioni possibili, soprattutto per valutare il rischio del paziente di avere un'infezione di origine ospedaliera o correlata all'assistenza sanitaria, e quindi causata da germi resistenti o particolarmente virulenti, per cui è imperativo un trattamento aggressivo fin dall'inizio.

È di particolare importanza considerare:

- l'età, con particolare attenzione alle età estreme (meno di due e più di sessantacinque anni);
- la provenienza dalla comunità o da una struttura di ricovero [ad esempio da residenza sanitaria assistenziale (RSA)];
- una recente ospedalizzazione (per due o più giorni negli ultimi tre mesi);
- l'immunocompromissione, considerando non solo l'assunzione di farmaci immunosoppressori in senso stretto, ma anche la presenza di comorbidità quali neoplasie, diabete mellito, malattie polmonari croniche [ad esempio broncopneumopatia cronica ostruttiva (BPCO)] e malattie neurologiche (come la demenza senile), insufficienza renale cronica fino alla dialisi, epatopatie, alcolismo, tossicodipendenza, infezione da HIV;
- la presenza di un catetere vescicale a permanenza o di un catetere venoso centrale;
- la disponibilità di precedenti isolamenti microbiologici o la colonizzazione da un noto microorganismo resistente;
- i possibili contatti con soggetti con patologie infettive in atto;
- pregresse reazioni di ipersensibilità ad una o più classi di antibiotici.

La Tabella 21.2.1 riporta i fattori di rischio da indagare nella raccolta dell'anamnesi ed i rispettivi patogeni multi-resistenti che potrebbero essere causa dell'infezione in atto.

È di particolare importanza che il medico conosca anche l'epidemiologia locale: molti laboratori forniscono di routine i risultati degli esami colturali e i rispettivi dati di chemiosensibilità, da cui i clinici possono ricavare informazioni sulla presenza di patogeni resistenti sia all'interno della comunità che nell'ospedale in cui operano, per prevenire il fallimento clinico-microbiologico e l'ulteriore selezione di resistenze.

Un'anamnesi condotta con metodo ed un accurato esame obiettivo portano nella

Tabella 21.2.1. Fattori di rischio per patogeni multi-resistenti

Patogeno	Fattori di rischio
Enterobatteri produttori di β-lattamasi a spettro esteso (ESβL)	• precedente esposizione a farmaci antibatterici, in particolare cefalosporine di terza generazione e fluorochinoloni • comorbidità (infezioni delle vie urinarie ricorrenti, diabete, etc. con esposizione a diversi cicli di terapia antibiotica) • catetere urinario a permanenza • residenza in RSA • prolungata ospedalizzazione
***Staphylococcus aureus* meticillino-resistente (MRSA)**	• precedente infezione/colonizzazione da MRSA • presenza di qualsiasi device invasivo • intervento chirurgico negli ultimi 12 mesi • residenza in RSA • emodialisi o dialisi peritoneale • presenza di ulcere o infezioni cutanee all'ingresso in ospedale

Segni e/o sintomi dal sito di infezione

Imaging

Es. laboratorio

maggior parte dei casi ad un adeguato orientamento diagnostico e guidano la scelta degli esami di laboratorio e della diagnostica per immagini: la prescrizione delle indagini deve procedere con gradualità, sulla scorta dei sospetti diagnostici che si sono maturati.

Insieme alla formulazione di una diagnosi clinica e prima di impostare un'adeguata terapia antibiotica empirica, è fondamentale fare il possibile per arrivare all'identificazione del microorganismo responsabile dell'infezione in atto, consentendo il successivo passaggio ad una terapia antibiotica mirata sulla base dell'antibiogramma. Laddove possibile in base all'organizzazione e alle risorse di ogni Dipartimento, è consigliata la raccolta in Pronto Soccorso di tutti i materiali utili per l'esame colturale: l'emocoltura (consultare Approfondimenti), l'urinocoltura (consultare Capitolo 6.2), la coltura del liquor cefalo-rachidiano (consultare Capitolo 6.3), la coprocoltura (consultare Capitolo 1.6) e/o la coltura di altri materiali biologici quali quelli prelevati dalle lesioni di cute e tessuti molli (consultare Capitolo 6.1). I campioni per gli esami microbiologici devono essere raccolti prima dell'inizio della terapia antibiotica, ma senza ritardarne la somministrazione, soprattutto nei casi in cui questa debba essere il più tempestiva possibile.

Il medico d'urgenza è chiamato a stratificare il rischio anche nel caso in cui si trovi a gestire un paziente con sospetta infezione. La letteratura scientifica è ricca di studi relativi all'approccio a pazienti con un quadro clinico infettivo ben preciso (ad esempio polmonite e sepsi/shock settico), tuttavia ad oggi non esiste uno *score* o un algoritmo validato per un primo approccio al paziente con sospetta malattia infettiva. Possiamo comunque individuare tre classi di rischio in cui suddividere questi pazienti, che possono subire diversi destini a seconda della gravità e per cui la somministrazione della terapia antibiotica deve avvenire entro tempistiche diverse (Tabella 21.2.2).

Tutte queste informazioni rappresentano un sussidio fondamentale per la decisione terapeutica, ma non l'unica determinante. La scelta dell'antibiotico è infatti influenzata anche da fattori quali le caratteristiche farmacocinetiche e farmacodinamiche (vedi Approfondimenti), le condizioni fisiopatologiche del paziente (vedi Approfondimenti), oltre al meccanismo e allo spettro d'azione di ciascun antibiotico (Tabella 21.2.3).

Classificazione antibiotici

APPROFONDIMENTI

L'emocoltura è un mezzo diagnostico fondamentale, in quanto consente di confermare il sospetto clinico di batteriemia, di accertarne l'agente eziologico e di studiarne la sensibilità *in vitro* agli antibiotici; deve essere eseguita il più precocemente possibile e prima dell'inizio della terapia antibiotica. Costituiscono tipiche indicazioni ad eseguire l'emocoltura infezioni quali endocarditi, meningiti, polmoniti acquisite in comunità con necessità di ricovero in Terapia Intensiva e polmoniti ospedaliere, infezioni delle vie urinarie complicate, infezioni necrotizzanti della cute e dei tessuti molli, osteomieliti ed artriti settiche, peritoniti, oltre ai quadri di sepsi e di shock settico. L'emocoltura è fondamentale anche per confermare la batteriemia in pazienti con segni e sintomi di infezione sfumati o assenti o in presenza di fattori favorenti (bambini, anziani, pazienti con neoplasie o malattie croniche quali diabete mellito, cirrosi epatica o sindrome da immunodeficienza acquisita, in terapia con corticosteroidi o chemioterapici, sottoposti ad un recente intervento chirurgico, portatori di catetere vascolare, ulcere da decubito, etc.).

L'emocoltura è la coltura di sangue venoso (quello arterioso non aumenta la sensibilità diagnostica) prelevato in condizioni di asepsi ed inoculato in flaconi contenenti terreni liquidi di coltura in grado di garantire la crescita della maggior parte dei microorganismi. Ogni set è costituito da due flaconi (uno aerobio ed uno anaerobio): la modalità di prelievo consiste in non meno di due e non più di tre set (il terzo set può aumentare la sensibilità diagnostica del 5%), effettuati in rapida successione da siti anatomici differenti (ad esempio braccio destro e sinistro, evitando il prelievo da linee venose preesistenti e durante l'inserimento di un accesso venoso). Il volume di sangue prelevato rappresenta il fattore più importante a garanzia della possibilità di rilevare la presenza di microorganismi nel sangue in corso di sepsi. Per i pazienti adulti si raccomanda la coltura di 20 mL di sangue per set (non superando i 10 mL di sangue per flacone), per un totale di sangue prelevato di 40-60 mL (a seconda che si eseguano due o tre set). L'emocoltura non deve mai prevedere un solo set: l'esecuzione di un singolo set non permette la corretta interpretazione della positività da microorganismi dal ruolo patogeno incerto.

Il catetere vascolare deve essere impiegato come sede di prelievo per emocoltura solo quando sussista il sospetto clinico di infezione correlata alla presenza del catetere: in questo caso il prelievo da catetere vascolare deve essere contestuale a quello da vena periferica (la simultaneità del tempo di prelievo tra set da catetere e set da vena periferica deve essere segnalata al laboratorio per il corretto timing di positivizzazione).

Il prelievo deve essere eseguito assolutamente in asepsi perché occorre ridurre al minimo la possibilità di contaminare la coltura. Quindi:

- eseguire un accurato lavaggio antisettico delle mani;
- applicare il laccio e reperire la vena;
- creare un campo sterile ed usare una tecnica di prelievo asettica (i guanti sterili sono indispensabili se si pensa di dover palpare la cute per ricercare il punto di prelievo);
- disinfettare un'ampia zona di cute o l'*hub* del CVC con garza sterile imbevuta di clorexidina gluconato 2% in alcool isopropilico 70%, effettuando un unico movimento rotatorio dal centro verso la periferia e lasciare asciugare per 30 secondi;
- togliere il tappo al flacone di emocolture;

aspirare il sangue direttamente nei flaconi mantenendo il flacone verticale nella fase di riempimento per poter controllare il raggiungimento del volume corretto, non introducendo aria nei flaconi;
- ruotare delicatamente i flaconi per consentire al liquido di coltura di mescolarsi al sangue;
- etichettare il flacone con il codice a barre identificativo del paziente senza coprire i codici a barre identificativi della tipologia di flaconi.

I flaconi devono essere incubati il prima possibile dopo il prelievo (preferibilmente entro 4 ore) e per non meno di 5 giorni a 35° C (il 95-97% dei microorganismi cresce entro 3-4 giorni di incubazione, questo vale anche per i germi esigenti o a lenta crescita; tempi di incubazione più lunghi possono essere richiesti quando si sospetti una fungemia da funghi dimorfi o una batteriemia da *Legionella*, *Brucella*, *Bartonella* o *Nocardia* spp.).

Il tasso di contaminazione delle emocolture deve tendere ad essere inferiore al 3% sul totale dei set eseguiti (escludendo i set singoli): questo **è** un obiettivo importante, da perseguire anche in un contesto di lavoro come quello del Pronto Soccorso, per quanto difficile (criticità dei pazienti e caratteristiche degli stessi, tempo a disposizione, sovraccarico lavorativo, etc.).

Tabella 21.2.2. Pazienti con infezione: classi di rischio ed indicazioni gestionali

Classe di rischio	
Basso	Pazienti che possono essere dimessi ed inviati a domicilio con prescrizione di antibioticoterapia, preferibilmente per os [faringite, tonsillite, sinusite, otite media, bronchite acuta, polmonite (CURB-65 = 0-1), cistite e pielonefrite lieve-moderata, diverticolite non complicata, erisipela].
Medio	Pazienti che necessitano di ricovero ospedaliero, per cui la terapia antibiotica andrebbe preferibilmente iniziata in Pronto Soccorso [ascesso peritonsillare/retrofaringeo, riacutizzazione di BPCO, polmonite (CURB-65 = 2), pielonefrite severa ed IVU complicate, endocardite, appendicite, colecistite, colangite, diverticolite complicata, osteomielite, artrite settica, cellulite].
Alto	Pazienti che necessitano di ricovero ospedaliero in ambiente specialistico e per cui è raccomandato l'inizio della terapia antibiotica in Pronto Soccorso [polmonite (CURB-65 ≥3), peritonite, fascite necrotizzante, neutropenia febbrile]. In particolare, la terapia antibiotica andrebbe somministrata entro un'ora nel caso di sepsi/shock settico e meningite.

La prescrizione dell'antibioticoterapia empirica adeguata ad ogni singolo paziente è un'arte stimolante e in continua evoluzione, ed è compito anche del medico d'urgenza, essendo in prima linea in questa scelta, adoperarsi per prescrivere il farmaco (o la combinazione di farmaci) migliore per il paziente e per l'ecosistema in cui esso è inserito.

La Tabella 21.2.3 riassume le principali indicazioni per la terapia antibiotica empirica in base all'organo interessato e ai patogeni più frequentemente coinvolti, mentre nella Tabella 21.2.4 sono riportati i dosaggi in caso di funzione renale conservata.

IL TACCUINO

L'appropriatezza della terapia antibiotica iniziale, la somministrazione precoce senza ritardi e il raggiungimento della concentrazione efficace il prima possibile (idealmente subito dopo la prima dose) sono i tre pilastri della terapia antibiotica efficace in urgenza: tale concetto è stato ripreso e fatto proprio dalla letteratura di lingua inglese: "use the best first!".

Tabella 21.2.3. Principali indicazioni di terapia antibiotica empirica in Pronto Soccorso

Tipo di infezione	Terapia consigliata	Se allergia a β-lattamici	Durata terapia
Tonsillite acuta	• Amoxicillina • Cefuroxime • Cefpodoxime	• Claritromicina • Azitromicina	5-7 giorni
Ascesso peritonsillare	• Amoxicillina/acido clavulanico	• Clindamicina	7 giorni
Bronchite cronica ostruttiva riacutizzata	**Non complicata**		
	• Cefuroxime • Cefpodoxime	• Claritromicina • Azitromicina	7 giorni
	Complicata		
	• Amoxicillina/acido clavulanico • Ceftriaxone • Cefotaxime • Levofloxacina • Moxifloxacina	• Levofloxacina • Moxifloxacina	7 giorni
	Complicata a rischio di infezione da *Pseudomonas aeruginosa*		
	• Ceftazidime • Cefepime • Ciprofloxacina	• Ciprofloxacina • Aztreonam	7 giorni
Polmonite	**Acquisita in comunità**		
	Pazienti curati in regime extraospedaliero		
	• Amoxicillina/acido clavulanico o ceftriaxone o cefpodoxime o cefuroxime + claritromicina o azitromicina o doxiciclina • Levofloxacina • Moxifloxacina	• Levofloxacina • Moxifloxacina	7 giorni
	Pazienti in regime di ricovero ordinario		
	• Ampicillina/sulbactam, amoxicillina/acido clavulanico, ceftriaxone o cefotaxime + claritromicina o azitromicina o doxiciclina • Levofloxacina • Moxifloxacina	• Levofloxacina • Moxifloxacina	7-10 giorni
	Pazienti ricoverati in Terapia Intensiva		
	• Ampicillina/sulbactam o ceftriaxone o cefotaxime + levofloxacina o moxifloxacina o claritromicina o azitromicina	• Levofloxacina o moxifloxacina + aztreonam	7-10 giorni
Meningite	**Liquor torbido**		
	• Ceftriaxone o cefotaxime + vancomicina + ampicillina (se >50 anni o immunodepresso) Ricordare desametasone e.v. 0,15 mg/kg prima della prima dose di antibiotico!	• Vancomicina + moxifloxacina + sulfametoxazolo/trimetoprim (se >50 anni o immunodepresso)	7-21 giorni
	Liquor limpido		
	• Ampicillina + aciclovir 10 mg/kg ogni 8 ore	• Moxifloxacina + sulfametoxazolo/trimetoprim + aciclovir	10-21 giorni

Tipo di infezione	Terapia consigliata	Se allergia a β-lattamici	Durata terapia
Endocardite	**su valvola nativa o tardiva (≥12 mesi) su valvola protesica**		
	• Ampicillina + oxacillina + gentamicina	• Vancomicina + gentamicina	4 settimane
	precoce (<12 mesi) su valvola protesica, associata all'assistenza sanitaria		
	• Vancomicina + rifampicina + gentamicina	• Vancomicina + rifampicina + gentamicina	6 settimane
IVU non complicata	**Cistite acuta**		
	• Fosfomicina • Nitrofurantoina • Levofloxacina* • Ciprofloxacina* • Norfloxacina* • Prulifloxacina* • Sulfametoxazolo/trimetoprim°	• Fosfomicina • Nitrofurantoina • Levofloxacina* • Ciprofloxacina* • Norfloxacina* • Prulifloxacina* • Sulfametoxazolo/trimetoprim°	1 giorno 5 giorni 3 giorni 3 giorni 3 giorni 3 giorni 3 giorni
	*esclusivamente nel caso in cui non ci siano altre opzioni terapeutiche °se la resistenza degli uropatogeni è inferiore al 20%		
	Pielonefrite acuta lieve o moderata		
	• Ciprofloxacina • Levofloxacina • Sulfametoxazolo/trimetoprim** • Cefpodoxime°°	• Ciprofloxacina • Levofloxacina • Sulfametoxazolo/trimetoprim	7 giorni 5 giorni 14 giorni 10 giorni
	** se il ceppo patogeno è suscettibile (non per terapia empirica) °° alternativa (pari efficacia clinica ma non microbiologica rispetto ai fluorochinoloni)		
	Pielonefrite acuta severa		
	• Cefotaxime • Ceftriaxone • Ceftazidime • Cefepime • Ciprofloxacina • Levofloxacina • Amoxicillina/acido clavulanico • Ampicillina/sulbactam • Piperacillina/tazobactam • Ertapenem • Imipenem • Meropenem	• Ciprofloxacina • Levofloxacina	14 giorni
IVU complicata	**Antibiotici raccomandati per la terapia empirica**		
	• Ampicillina/sulbactam • Amoxicillina/acido clavulanico • Cefuroxime • Cefotaxime • Ceftriaxone • Ciprofloxacina • Levofloxacina • Aminoglicosidi	• Ciprofloxacina • Levofloxacina • Aminoglicosidi	14 giorni
	Antibiotici raccomandati per la terapia empirica in caso di fallimento iniziale, o in casi severi		
	• Fluorochinoloni (se non utilizzati dall'inizio) • Ureidopennicilline (piperacillina)/inibitori delle þ-lattamasi (tazobactam) • Cefalosporine (ceftazidime) • Carbapenemici	• Ciprofloxacina • Levofloxacina	

Tipo di infezione	Terapia consigliata	Se allergia a β-lattamici	Durata terapia
	Impetigine ed ectima		
Infezioni di cute e tessuti molli	• Retapamulina crema • Mupirocina crema • Dicloxacillina • Amoxicillina/acido clavulanico • Cefalexina Nel sospetto di CA-MRSA: – Clindamicina – Dalbavancina – Doxiciclina – Sulfametoxazolo/trimetoprim – Tigeciclina	• Moxifloxacina Nel sospetto di CA-MRSA: – Clindamicina – Doxiciclina – Sulfametoxazolo/trimetoprim	5 giorni
	Erisipela e cellulite		
	• Dicloxacillina • Cefalexina • Clindamicina • Amoxicillina/acido clavulanico	• Clindamicina • Moxifloxacina	5-7 giorni
	Cellulite con coinvolgimento sistemico		
	• Amoxicillina/acido clavulanico + clindamicina	• Moxifloxacina + clindamicina	7-10 giorni
	Fascite necrotizzante		
	• Vancomicina o teicoplanina o linezolid o daptomicina + piperacillina/tazobactam o meropenem + clindamicina	• Vancomicina o teicoplanina o daptomicina o linezolid +clindamicina + ciprofloxacina	14 giorni
	Gangrena di Fournier		
	• Piperacillina/tazobactam + clindamicina	• Vancomicina o teicoplanina o daptomicina o linezolid + moxifloxacina + clindamicina	7-10 giorni
	Shock settico da gangrena di Fournier		
	• Linezolid + meropenem	• Linezolid + moxifloxacina + clindamicina	14 giorni
Ferite da morso di mammifero	• Amoxicillina/acido clavulanico	• Ciprofloxacina + clindamicina	7 giorni
Ferite traumatiche	• Amoxicillina/acido clavulanico	• Ciprofloxacina + clindamicina	7 giorni
Sanguinamento da varici	• Norfloxacina • Ciprofloxacina • Ceftriaxone	• Norfloxacina • Ciprofloxacina	7 giorni
Rottura dell'esofago	• Amoxicillina/acido clavulanico • Ciprofloxacina o levofloxcina o ceftriaxone o cefotaxime + clindamicina o metronidazolo	• Ciprofloxacina o levofloxcina + clindamicina o metronidazolo	7 giorni

Tipo di infezione	Terapia consigliata	Se allergia a β-lattamici	Durata terapia
Appendicite	**Senza evidenza di ascesso o perforazione con peritonite: solo profilassi**		
	• Cefoxitina • Cefazolina + metronidazolo	• Metronidazolo + gentamicina	Dose unica
	Gangrenosa o perforata con peritonite		
	Pazienti non critici, non fattori di rischio per ES L		
	• Amoxicillina/acido clavulanico • Ceftriaxone + metronidazolo • Ciprofloxacina o levofloxacina + metronidazolo	• Ciprofloxacina o levofloxacina + metronidazolo	7 giorni
	Pazienti non critici, con fattori di rischio per ES L		
	• Ertapenem (non attivo contro *Pseudomonas aeruginosa* ed *Enterococcus* spp.) • Tigeciclina (attivo anche contro gli Enterococchi ma non contro *Pseudomonas aeruginosa* e *Proteus*)	• Tigeciclina	7 giorni
	Pazienti critici, non fattori di rischio per ES L		
	• Piperacillina/tazobactam	• Tigeciclina + ciprofloxacina	7 giorni
	Pazienti critici, con fattori di rischio per ES L		
	• Imipenem o meropenem	• Tigeciclina + ciprofloxacina	7 giorni
Diverticolite	**Non complicata (paziente non critico, senza comorbidità o altre complicanze)**		
	• Amoxicillina/acido clavulanico • Ceftriaxone + metronidazolo • Ciprofloxacina o levofloxacina + metronidazolo	• Ciprofloxacina o levofloxacina + metronidazolo	7 giorni
	Complicata (con presenza di ascesso, fistola, occlusione o perforazione intestinale, pazienti anziani, con significative comorbidità o immunodepressi)		
	Pazienti non critici, con fattori di rischio per ES L		
	• Ertapenem (non attivo contro *Pseudomonas aeruginosa* ed *Enterococcus* spp.) • Tigeciclina (attivo anche contro gli Enterococchi ma non contro *Pseudomonas aeruginosa* e *Proteus*)	• Tigeciclina	7 giorni
	Complicata (con presenza di ascesso, fistola, occlusione o perforazione intestinale, pazienti anziani, con significative comorbidità o immunodepressi)		
	Pazienti critici, non fattori di rischio per ES L		
	• Piperacillina/tazobactam	• Tigeciclina + ciprofloxacina	7 giorni
	Pazienti critici, con fattori di rischio per ES L		
	• Imipenem o meropenem	• Tigeciclina + ciprofloxacina	7 giorni

Tipo di infezione	Terapia consigliata	Se allergia a β-lattamici	Durata terapia
Occlusione intestinale	*Pazienti non critici, non fattori di rischio per ES L*		
	• Amoxicillina/acido clavulanico • Ceftriaxone + metronidazolo • Ciprofloxacina o levofloxacina + metronidazolo	• Ciprofloxacina o levofloxacina + metronidazolo	7 giorni
	Pazienti non critici, con fattori di rischio per ES L		
	• Ertapenem (non attivo contro *Pseudomonas aeruginosa* ed *Enterococcus* spp.) • Tigeciclina (attivo anche contro gli Enterococchi ma non contro *Pseudomonas aeruginosa* e *Proteus*)	• Tigeciclina	7 giorni
	Pazienti critici, non fattori di rischio per ES L		
	• Piperacillina/tazobactam	• Tigeciclina + ciprofloxacina	7 giorni
	Pazienti critici, con fattori di rischio per ES L		
	• Imipenem o meropenem	• Tigeciclina + ciprofloxacina	7 giorni
Infezioni biliari (colecistite complicata, colecistite non complicata in cui si ritarda l'intervento di colecistectomia e colangiti)	*Pazienti non critici, non fattori di rischio per ES L*		
	• Amoxicillina/acido clavulanico • Cefazolina • Ceftriaxone • Ciprofloxacina • Levofloxacina • Moxifloxacina Nel caso della presenza di anastomosi o fistola bilio-enterica, qualora si utilizzi una cefalosporina o un chinolone, è indicata l'associazione con metronidazolo	• Ciprofloxacina • Levofloxacina • Moxifloxacina Nel caso della presenza di anastomosi o fistola bilio-enterica, è indicata l'associazione con metronidazolo	7 giorni
	Pazienti critici, non fattori di rischio per ES L		
	• Piperacillina/tazobactam	• Tigeciclina + ciprofloxacina	7 giorni
	Pazienti critici, con fattori di rischio per ES L		
	• Ertapenem (non attivo contro *Pseudomonas aeruginosa*) o meropenem o imipenem • Tigeciclina (non attivo contro *Pseudomonas aeruginosa* e *Proteus*)	• Tigeciclina + ciprofloxacina	7 giorni

Tabella 21.2.4. Dosaggi e frequenza di somministrazione in caso di funzione renale nella norma

Antibiotico	Dosaggio per os	Dosaggio per via endovenosa
Oxacillina	—	2 g ogni 6 ore (ogni 4 ore se meningite/endocardite)
Dicloxacillina	250 mg ogni 6 ore	—
Ampicillina	—	2 g ogni 6 ore (ogni 4 ore se meningite/endocardite)
Amoxicillina	1 g ogni 6-8 ore	-
Amoxicillina/acido clavulanico	1 g ogni 6-8 ore	2,2 g ogni 6-8 ore
Ampicillina/sulbactam	—	3 g ogni 6-8 ore
Azitromicina	500 mg ogni 24 ore	500 mg ogni 24 ore
Aztreonam	—	2 g ogni 6-8 ore
Claritromicina	500 mg ogni 12 ore	500 mg ogni 12 ore
Clindamicina	600 mg ogni 6-8 ore	600 mg ogni 6-8 ore
Cefalexina	250 mg ogni 6 ore	—
Cefazolina	—	1 g ogni 8 ore
Cefuroxime	500 mg ogni 12 ore	
Cefpodoxime	200 mg ogni 12 ore	—
Cefixime	400 mg ogni 24 ore	—
Cefotaxime	—	2 g ogni 6-8 ore (2 g ogni 4-6 ore se meningite)
Ceftazidime	—	2 g ogni 8 ore
Cefepime	—	2 g ogni 8 ore
Ceftriaxone	—	2 g ogni 24 ore (ogni 12 ore se meningite)
Ceftarolina	—	600 mg ogni 12 ore
Sulfametoxazolo/trimetoprim	800/160 mg ogni 12 ore	5-20 mg T/kg ogni 6-12 ore
Levofloxacina	500 mg ogni 24 ore 750 mg ogni 24 ore 500 mg ogni 12 ore	500 mg ogni 24 ore 750 mg ogni 24 ore 500 mg ogni 12 ore
Moxifloxacina	400 mg ogni 24 ore	400 mg ogni 24 ore
Doxiciclina	100 mg ogni 12 ore	—
Ciprofloxacina	500 mg ogni 12 ore 1 g RP ogni 24 ore	400 mg ogni 12 ore
Prulifloxacina	600 mg ogni 24 ore	—
Norfloxacina	400 mg ogni 12 ore	—
Piperacillina/tazobactam	—	4,5 g ogni 6-8 ore
Meropenem	—	1 g ogni 8 ore
Imipenem	—	500 mg ogni 6 ore
Ertapenem	—	1 g ogni 24 ore
Vancomicina	—	500 mg ogni 6 ore o 1 g ogni 12 ore o 2 g in 24 ore in infusione continua
Linezolid	600 mg ogni 12 ore	600 mg ogni 12 ore
Teicoplanina	—	Dose da carico di 6 mg/kg ogni 12 ore per le prime tre somministrazioni, quindi 6 mg/kg ogni 24 ore
Dalbavancina	—	Regime con singola dose: 1500 mg. Regime a due dosi 1000 mg al giorno 0, seguita da 500 mg al giorno 7.
Gentamicina	—	5-7 mg/kg in monodose
Amikacina	—	15-20 mg/kg in monodose
Rifampicina	600-900 mg al giorno	600-900 mg al giorno
Metronidazolo	500 mg ogni 6-8 ore	500 mg ogni 6-8 ore
Tigeciclina	—	100 mg in monodose il primo giorno, quindi 50 mg ogni 12 h
Fosfomicina	3 g ogni 24 ore	—
Daptomicina	—	4 mg/kg ogni 24 h (6-8 mg/kg ogni 24 ore se sepsi o endocardite)
Nitrofurantoina	50-100 mg ogni 6 ore	—

APPROFONDIMENTI

Farmacocinetica e farmacodinamica degli antibiotici

Gli antibiotici ad attività 'tempo-dipendente' [β-lattamici (penicilline, cefalosporine e carbapenemici), macrolidi (claritromicina), glicopeptidi (vancomicina e teicoplanina), tetraciciline (doxiciclina), glicilcicline (tigeciclina), oxazolidinoni (linezolid), sulfamidici (sulfametoxazolo/trimetoprim) e lincosamidi (clindamicina)] presentano quale principale determinante di efficacia farmacodinamica il tempo durante il quale le concentrazioni plasmatiche si mantengono al di sopra della concentrazione minima inibente (MIC) del patogeno (t>MIC). Da un punto di vista farmacocinetico, lo schema posologico più vantaggioso per ottenere la massima attività antibatterica di questi antibiotici è rappresentato dal plurifrazionamento della dose giornaliera, meglio se in infusione prolungata, fino all'uso dell'infusione continua.

Gli antibiotici definiti ad azione 'concentrazione-dipendente' [fluorochinoloni (levofloxacina, ciprofloxacina, moxifloxacina), aminoglicosidi (amikacina, gentamicina), lipopeptidi (daptomicina), rifamicine (rifampicina), nitroimidazoli (metronidazolo), macrolidi (azitromicina), e polimixine (colistina)] esibiscono invece un progressivo incremento di attività antibatterica all'aumentare della concentrazione, teoricamente senza mai raggiungere un *plateau* e il cui punto limite è rappresentato dalla tossicità. I principali determinanti di attività antibatterica sono il rapporto tra la concentrazione plasmatica massima e la MIC dell'isolato (Cm ax/MIC) e il rapporto tra l'area sotto la curva della concentrazione plasmatica verso tempo (AUC) e la MIC (AUC/MIC). Poiché a parità di AUC/MIC il rapporto Cm ax/MIC risulterà tanto più elevato quanto minore sarà il frazionamento posologico, questi composti devono essere somministrati in mono- o bisomministrazione giornaliera, a seconda delle loro caratteristiche farmacocinetiche e della loro tollerabilità.

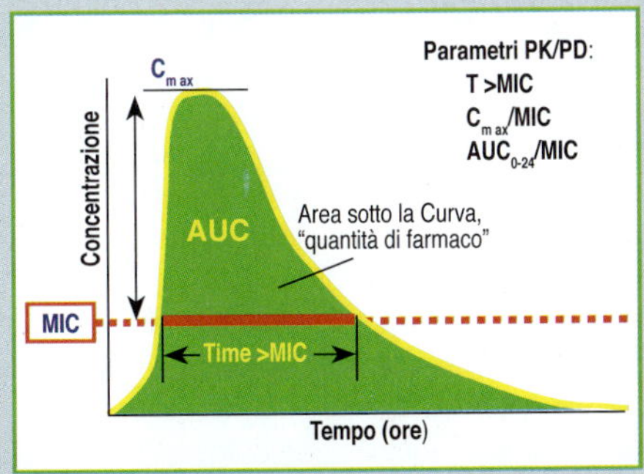

Figura 21.2.1. Farmacocinetica e farmacodinamica per predire l'efficacia della terapia (tratto da MIC, PK/PD per un approccio razionale alla terapia antibiotica, F. Scaglione, R.B. Thomson, J.F. Mohr, R. Howe).

APPROFONDIMENTI

Condizioni fisiopatologiche in corso di infezione

Anche le caratteristiche fisiopatologiche dei pazienti sono una variabile da considerare all'atto della prescrizione di un antibiotico: numerose condizioni, infatti, possono alterare la farmacocinetica degli antibiotici, aumentandone il volume di distribuzione o modificandone la *clearance* renale, rendendo necessarie adeguate variazioni posologiche.

I composti idrofili (β-lattamici, aminoglicosidi, glicopeptidi), non attraversando la membrana cellulare, si distribuiscono esclusivamente negli spazi extracellulari e vengono eliminati prevalentemente per via renale, così come gli antibiotici moderatamente lipofili (fra i fluorochinoloni ciprofloxacina e levofloxacina), anch'essi soggetti ad un'eliminazione prevalente per via renale.

Significative alterazioni dei fluidi extracellulari, quali quelle che si realizzano in caso di trasudati o essudati di cospicue dimensioni, di sovraccarico idrico, di presenza di drenaggi o di ipoalbuminemia, condizionano un'importante diluizione o perdita extra-renale di antibiotico, rendendo necessari incrementi posologici. Questi sono necessari anche in tutte quelle condizioni che determinano un aumento della funzionalità renale, e quindi un aumento della *clearance* dell'antibiotico, quali l'uso di sostanze emodinamicamente attive, la tossicodipendenza, le ustioni estese o la fase iperdinamica della sepsi.

Al contrario, ogni riduzione della funzionalità renale, e quindi della *clearance* dell'antibiotico, deve determinare riduzioni posologiche.

Dosi e modalità di somministrazione nel caso di insufficienza renale ed epatica

IL TACCUINO

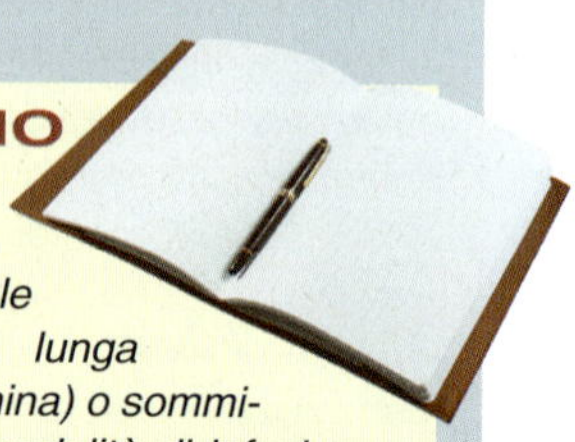

Per garantire un'esposizione ottimale degli antibiotici a lunga emivita (es. teicoplanina) o somministrati secondo la modalità di infusione continua (es. vancomicina) è necessario ricorrere all'infusione di un'idonea dose da carico all'inizio della terapia, indipendentemente dalle condizioni di funzionalità renale. Laddove la terapia viene iniziata in Pronto Soccorso è fondamentale la somministrazione della dose da carico qualsiasi sia la funzionalità renale del paziente: sarà poi compito del medico di reparto impostare la posologia adeguata in base all'andamento della clearance *renale e dell'eventuale dosaggio plasmatico dei valori raggiunti.*

Bibliografia di riferimento

LA LAVAGNA

- *In medicina d'urgenza si parla prevalentemente di terapia antibiotica empirica, in quanto impostata prima del risultato degli esami microbiologici.*
- *Anamnesi, esame obiettivo, esami di laboratorio ed esami strumentali aiutano nell'indirizzare il sospetto diagnostico e nell'ipotizzare i patogeni in causa, inclusi eventuali batteri multi-resistenti.*
- *Ove possibile, si raccomanda la raccolta in Pronto Soccorso di tutti i materiali utili per l'esame colturale, prima di prescrivere la terapia antibiotica ma senza ritardarne la somministrazione.*
- *È importante stratificare il rischio anche nel caso di paziente con infezione, scegliendo il luogo di cura (domicilio o ospedale) e il tempo della somministrazione dell'antibiotico.*
- *L'antibiotico va selezionato anche in base alle sue caratteristiche farmacocinetiche e farmacodinamiche e alle condizioni fisiopatologiche del paziente.*
- *Bisogna ricordare la somministrazione della dose da carico quando prevista, qualunque sia la funzionalità renale del paziente.*

Appunti/ Commenti

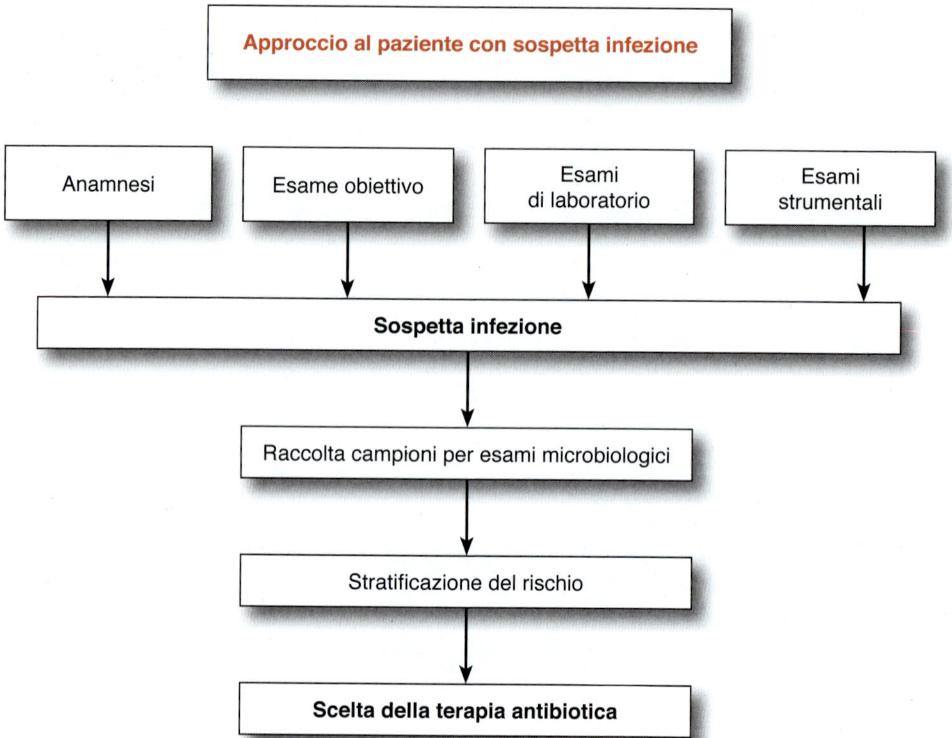
Approccio al paziente con sospetta infezione
Anamnesi
Esame obiettivo
Esami di laboratorio
Esami strumentali
Sospetta infezione
Raccolta campioni per esami microbiologici
Stratificazione del rischio
Scelta della terapia antibiotica

21.3 Terapia farmacologica nella donna in gravidanza

Introduzione

La medicina di pronto soccorso si occupa del trattamento specializzato delle emergenze e delle urgenze, cioè dei disturbi e delle condizioni che devono essere affrontati in modo rapido, se non addirittura immediato. Tra le patologie più frequenti in età fertile per le quali le pazienti si rivolgono a un pronto soccorso, oltre le complicanze della gravidanza, del parto e del puerperio, sono incluse: malattie dell'apparato digerente e genitourinario, traumatismi e malattie dell'apparato osteo-muscolare, patologie dell'apparato respiratorio, del sistema nervoso e disturbi mentali (ISTAT, Annuario Statistico Italiano, 2016).

I medici di pronto soccorso che devono affrontare tali patologie o disturbi, spesso si trovano di fronte a pazienti gravide o in puerperio e nel dilemma di curare le pazienti senza nuocere il feto o il neonato.

Nel 2019, il Servizio di Informazione sui Farmaci in Gravidanza e Allattamento del Centro Antiveleni di Bergamo ha ricevuto 10.389 richieste di consulenza sull'uso dei farmaci in gravidanza. Tra i farmaci vi sono i farmaci antinfiammatori non steroidei (12%), gastrointestinali (11%), antibiotici (9%), antiasmatici (5%), ormonali (5%), cardiovascolari (3%) ed antimicotici (2%). I farmaci attivi sul SNC costituivano il 27% del totale delle richieste e in particolare ansiolitici (43%), antidepressivi (20%), antipsicotici (9%) e antiepilettici (6%). Sulla base dei dati di letteratura disponibili, i farmaci sono risultati senza aumento del rischio teratogeno nel 76% dei casi.

Riportiamo in seguito le indicazioni sull'uso di farmaci in gravidanza per le patologie più frequenti basate sulla letteratura scientifica più accreditata.

FANS/cortisonici/miorilassanti

FANS

Il rischio complessivo di malformazioni dopo assunzione di FANS nel 1° trimestre di gravidanza non è incrementato. Tutti i FANS sono stati tuttavia associati con rischio di prematura chiusura del dotto di Botallo e conseguente ipertensione polmonare persistente neonatale se assunti dopo la 30ª settimana di gravidanza, e più precisamente dovrebbero essere sospesi alla 32ª settimana. Rischio incrementato di insufficienza renale acuta fetale e conseguente oligoidramnios, è stato osservato da diversi autori in donne che hanno assunto nimesulide, indometacina o ibuprofene per periodi prolungati dopo la 20ª settimana di gravidanza.

Cortisonici

Il prednisone è il farmaco d'elezione in quanto il fegato fetale non ha la capacità di metabolizzare il farmaco nel suo metabolita attivo (prednisolone). Inoltre, la *British Society of Rheumatology* e la *British Health Professionals in Rheumatology* indicano il prednisolone ed il metil-prednisolone compatibili in tutti i trimestri della gravidanza con livello di evidenza 1++ e grado di raccomandazione A.

Miorilassanti

A tutt'oggi non ci sono dati che confermino la sicurezza di questi farmaci in gravidanza. L'applicazione di baclofene intratecale durante la gravidanza è riportata in diversi casi per la gestione di paralisi spastica senza esiti negativi. La terapia orale è stata descritta soltanto in due casi senza malformazioni, ma i neonati presentavano sintomi di astinenza (crisi convulsive, difficoltà respiratorie). Per

Tabella 21.3.1. **FANS/cortisonici/miorilassanti**

	Di scelta	Compatibili	Accettabili (per brevi terapie a dosaggi minimi efficaci)	Da evitare
I trimestre	-	-	FANS (escluso periodo peri-concezionale)**	Aspirina***
II trimestre	-	-	FANS (entro la 30ª settimana)	-
III trimestre	-	-	-	FANS (dopo la 30ª settimana)
Tutti i trimestri	Paracetamolo	Aspirina (a basso Dosaggio)* Prednisone	Prednisolone Metil-prednisolone	Baclofene Tiocolchicoside Tizanidina

* Gli studi eseguiti per trattamenti a bassi dosaggi (50-150 mg/die) hanno reclutato migliaia di donne e non si sono verificati effetti avversi fetali. A questi bassi dosaggi non esiste evidenza di chiusura prematura del dotto arterioso o altri difetti cardiovascolari.
** Un possibile effetto avverso dopo uso di FANS in gravidanza è il rischio di aborto spontaneo che può aumentare fino al 40-80% rispetto all'incidenza attesa, se assunti durante il periodo peri-concezionale.
*** Alcuni autori hanno prospettato un aumentato rischio di gastroschisi dopo uso prolungato di aspirina, anche se il dato non viene confermato da altri autori.

tiocolchicoside e tizanidina sono necessari ulteriori ampi studi prospettici di coorte per indagare l'eventuale rischio in gravidanza (Tabella 21.3.1).

Antiemicranici

Ergotamina e diidroergotamina non sembrano teratogene a dosi terapeutiche, anche se è stata descritta l'associazione con distress fetale e sindrome di Moebius e pertanto sono controindicate. Gli agonisti dei recettori della serotonina (sumatriptan, zolmitriptan, rizatriptan, almotriptan, eletriptan) non hanno evidenziato rischio di malformazioni e potrebbero essere risolutivi per la terapia dell'emicrania (Tabella 21.3.2).

Antiasmatici/antistaminici/antitussigeni/steroidi

L'asma in gravidanza compare nel 3-12% dei casi. Il trattamento dell'asma deve essere continuato come prima della gravidanza: ampi studi a coorte hanno dimostrato che corticosteroidi in aerosol e broncodilatatori sono ampiamente usati, efficaci e sicuri (Tabella 21.3.3).

Antiemorroidari e antitrombotici

La presenza delle emorroidi è quasi costante soprattutto nel 3° trimestre. Dieta ricca di scorie, lassativi per la stipsi e farmaci cortisonici topici con anestetico locale sono indicati nel trattamento delle emorroidi.

Tabella 21.3.2. **Antiemicranici**

	Di scelta	Compatibili	Accettabili (per brevi terapie a dosaggi minimi efficaci)	Da evitare
Tutti i trimestri	Sumatriptan	Zolmitriptan Rizatriptan Almotriptan Eletriptan	-	Ergotamina Diidroergotamina

Tabella 21.3.3. **Antiasmatici/antistaminici/antitussigeni/steroidi**

Tutti i trimestri	Di scelta	Compatibili	Accettabili (per brevi terapie a dosaggi minimi efficaci)	Da evitare
Cortisonici inalatori	Beclometasone	Budesonide Fluticasone Triamcinolone Flunisolide	-	-
Cortisonici orali	-	-	Prednisone*	-
Broncodilatatori inalatori	Sodio cromoglicato	Salbutamolo Metaproterenolo Terbutalina Salmeterolo Formoterolo Teofillina Ipratropio bromuro	-	-
Anti-leucotrienici	-	Montelukast Zafirlukast	-	-
Anti-istaminici	Clorfeniramina	Cetirizina	-	Loratadina Desloratadina
Decongestionanti vasocostrittori nasali	-	-	-	Vasocostrittori simpaticomimetici (es. efedrina)**
Anti-tussigeni	Destrometorfano	Codeina*** Diidrocodeina***	-	-

* La sicurezza dell'uso di corticosteroidi orali è meno chiara ed è stata dimostrata associazione con basso peso alla nascita e diminuita circonferenza cefalica come anche incrementato rischio di parto pretermine, ma solo dopo uso cronico nel 3° trimestre di gravidanza.

** I decongestionanti nasali dovrebbero essere evitati per il remoto rischio di gastroschisi anche se non dimostrato da altri autori. Comunque, i vasocostrittori simpaticomimetici in genere, riducendo il flusso vascolare, vengono ritenuti fetotossici nel secondo e terzo trimestre della gravidanza.

*** La codeina e diidrocodeina per periodi prolungati e soprattutto in prossimità del parto, potrebbero determinare effetti avversi neonatali come sedazione, bradicardia, depressione respiratoria oppure sintomi di astinenza neonatale.

Complicanza rara ma grave per il rischio di embolia polmonare è la malattia tromboembolica venosa con rischio di circa 5-6 volte superiore in gravidanza e puerperio. Indispensabile il trattamento farmacologico con eparine a basso peso molecolare, efficaci e sicure in gravidanza. Gli eparinoidi (anche se studi epidemiologici limitati), soprattutto in pazienti con intolleranza all'eparina, non risultano associati ad effetti avversi fetali (Tabella 21.3.4).

Antiemetici/gastroprotettori/catartici/antispastici/antidiarroici/

Vedi Tabella 21.3.5.

Antiemetici

L'iperemesi gravidica complica lo 0,5-2% delle gravidanze ed è la causa più frequente di ospedalizzazione all'inizio della gravidanza. Vitamina B6 (200-600 mg/die) o ginger (1 g/die) hanno dimostrato risultati promettenti e senza rischi. Antistaminici come difenidramina, cinnarizina, prometazina e doxilamina e farmaci antagonisti dopaminergici come metoclopramide sono efficaci e senza incrementato rischio di malformazioni. Nei casi gravi o alla comparsa di scompenso metabolico è possibile terapia infusionale con farmaci agonisti serotoninergici come ondansetron.

Tabella 21.3.4. Antiemorroidari e antitrombotici

Tutti i trimestri	Di scelta	Compatibili	Accettabili (per brevi terapie a dosaggi minimi efficaci)	Da evitare
Antiemorroidari	Topici (es. fluocinolone/ ketocaina nifedipina/lidocaina)	Orali (es. mesoglicano)	-	Orali (es. bioflavonoidi)*
Antitrombotici	Eparine a basso peso molecolare	Eparinoidi (es. eparansolfato, dermatansolfato, sulodexide)	-	-

* L'uso di vasoprotettori come i bioflavonoidi (pigmenti di origine vegetale di struttura flavonica con zuccheri) è di dubbia efficacia, oltre al fatto che con il D.L. 24/10/02 (G.U. N° 271 del 19/11/2002) è da evitare l'uso in gravidanza. Pochi studi hanno dimostrato un beneficio (a volte parziale) e la sicurezza di questi agenti in gravidanza mentre altri hanno ipotizzato che l'ingestione materna di tali composti può determinare rotture cromosomiche e potenzialmente traslocazioni a livello del gene *MLL* con possibile comparsa di leucemia infantile. L'utilizzo di questi questa classe di farmaci necessita di ulteriori studi.

Tabella 21.3.5. Gastroprotettori/antiemetici/antispastici/antidiarroici/catartici

Tutti i trimestri	Di scelta	Compatibili	Accettabili (per brevi terapie a dosaggi minimi efficaci)	Da evitare
Antiemetici	Metoclopramide	Doxilamina Difenidramina Cinnarizina Prometazina Ondansetron	-	-
Gastroprotettori	Antiacidi* Sucralfato	Omeprazolo Lansoprazolo Ranitidina	Pantoprazolo Rabeprazolo Famotidina Nizatidina Roxatidina	-
Catartici	Glicerolo Macrogol Lattulosio	-	-	Antrachinoni** Olio di paraffina**
Antidiarroici/ antispastici	Butilscopolamina	Floroglucinolo Meglucinolo	Loperamide	-

* Terapia farmacologica di prima scelta risulta la somministrazione di antiacidi (sodio bicarbonato, carbonato di calcio, idrossido di alluminio, idrossido di magnesio), eventualmente associati a sucralfato.

** Gli antrachinoni, anche se non sono apparentemente teratogeni, potrebbero avere un effetto stimolante sulla muscolatura uterina. Olio di paraffina inibisce l'assorbimento delle vitamine liposolubili e potrebbe interferire con lo sviluppo fetale.

Gastroprotettori

La pirosi gastrica è disturbo molto comune in gravidanza (45-80% dei casi). Terapia farmacologica di prima scelta risulta la somministrazione di antiacidi. Gli inibitori della pompa protonica non rappresentano rischio di teratogenesi (soprattutto omeprazolo, esomeprazolo e lansoprazolo, mentre ci sono pochi dati attualmente per pantoprazolo e rabeprazolo) ed è indubbia la loro efficacia. Tra gli anti H2 la ranidinina è preferibile per il suo profilo di sicurezza (pochi dati per le altre molecole come famotidina, nizatidina e roxatidina).

Catartici

Più del 40% di tutte le donne in gravidanza può lamentare sintomi di stitichezza. Prodotti ad alto contenuto di cellulosa, lattulosio, macrogol e glicerolo in mono-preparazione non sono assorbibili e quindi assolutamente sicuri. Da evitare invece antrachinoni e olio di paraffina. Nei casi di diarrea acuta il farmaco più studiato è la loperamide che attualmente non presenta rischio teratogeno. L'addominalgia di lieve entità può essere curata con la butilscopolamina che è lo spasmolitico di scelta in gravidanza. Dati più limitati per il floroglucinolo/meglucinolo.

Antibiotici

Penicilline: ad ampio spettro d'azione, *ampicillina, amoxicillina* e *bacampicillina* (rapidamente si converte in ampicillina nell'organismo), sono antibiotici efficaci e sicuri, come anche *mezlocillina* e *piperacillina*.

Cefalosporine: tra queste *cefalexina*, *cefazolina* e *ceftriaxone* sono ben studiate e si possono usare senza particolari rischi. Lo stesso vale per *cefalotina, cefadroxil, cefuroxima* e *cefradina*, *ceftazidima* e *cefoxitina*. Delle altre cefalosporine esistono dati solo su animali, ma nessuna molecola si è dimostrata pericolosa per il feto.

Macrolidi: di questi l'*eritromicina* è la più studiata e non presenta rischi fetali. *Spiramicina*, *roxitromicina* e *josamicina* sembrano altrettanto scevre da rischi significativi. L'esposizione nel 1° trimestre alla *claritromicina* non è stata associata con malformazioni maggiori o minori, rispetto alla normale incidenza. Degli altri macrolidi *midecamicina, rokitamicina, miocamicina*, esistono dati su animali, mentre meglio studiata e sicura appare l'*azitromicina*.

Carbapenemi e i monobactami: sono generalmente ben tollerati e agiscono come antibiotici ad ampio spettro. Gli studi sugli animali e l'esperienza umana non mostrano malformazioni o altri effetti indesiderati; imipenem e meropenem possono essere usati quando i test di resistenza indicano che sono necessari. Doripenem ed ertapenem dovrebbero essere usati in gravidanza quando non ci sono alternative disponibili.

Lincosamidi: di queste *clindamicina* e *lincomicina*, sono state ampiamente studiate e non si sono evidenziati effetti avversi fetali.

Nitrofurani: i dati attuali indicano che la *nitrofurantoina* può essere usata con sicurezza in tutti i trimestri della gravidanza.

Derivati dell'acido fosfonico: stessa sicurezza come per i nitrofurani, viene riportata anche per i derivati dell'acido fosfonico, come la *fosfomicina*.

Cloramfenicolo: è relativamente tossico e può causare grave agranulocitosi. Viene riservato nei casi gravi in cui l'infezione è poco probabile che risponda ad altre alternative (p.e. la febbre bottonosa da Rickettsia conori). Segnalato da vari autori il rischio di sindrome del bambino grigio dopo la somministrazione di cloramfenicolo in prossimità del parto.

Sulfamidici/trimetoprim: ad oggi, non ci sono indicazioni che questi e le loro combinazioni abbiano un potenziale teratogeno nell'uomo. È possibile un aumento di bilirubina, specialmente nei neonati prematuri, quando i usati fino al parto. Se viene usato il co-trimossazolo ad alte dosi per una polmonite da *Pneumocystis* durante il primo trimestre, alla paziente dovrebbe essere somministrato un supplemento di acido folico e dovrebbe essere consigliata l'ecografia di secondo livello per accertare il normale sviluppo del feto.

Chinoloni: presentano un'alta affinità per la cartilagine e il tessuto osseo e ad alte dosi possono interferire con la crescita del tessuto cartilagineo fetale. L'acido pipemidico e l'acido nalidixico appartengono al gruppo dei chinolonici più vecchi e sono stati usati in gravidanza senza effetti avversi fetali. Degli altri, i più studiati, ciprofloxacina, levofloxacina, norfloxacina e ofloxacina non hanno evidenziato aumento di malformazioni muscoloschelettriche. Il beneficio di questi antibiotici è da valutare nelle infezioni resistenti ad altre terapie o nelle infezioni complicate del tratto urinario.

Aminoglicosidi: sono ototossici determinando danno sia cocleare (perdita dell'udito) che vestibolare. Case reports sull'uso parenterale di kanamicina e streptomicina durante la gravidanza descrivono problemi uditivi, anche sordità, nei bambini esposti in utero. La probabilità che si determini una tossicità diretta all'ottavo nervo cranico è tuttavia inferiore al 3%. Teoricamente esiste anche un rischio nefrotossico fetale perché gli aminoglicosidi tendono a concentrarsi nei reni fetali. Nelle situazioni di assoluta necessità tali antibiotici possono essere usati. Solo nei casi in cui la terapia parenterale è stata attuata con dosi elevate o prolungate nel tempo, è utile tenere monitorata la funzionalità renale del neonato e deve essere eseguito un test uditivo.

Tetracicline: secondo le conoscenze attuali non è previsto un aumento del rischio di malformazioni quando vengono usate nel primo trimestre di gravidanza. Dalla sedicesima settimana di gravidanza, quando inizia la mineralizzazione fetale, le tetracicline possono legarsi agli ioni di calcio nello sviluppo di denti e ossa e sono pertanto controindicate. La doxiciclina ha un'affinità più debole con gli ioni di calcio rispetto alle tetracicline più vecchie, quindi il rischio sembra essere più basso (Tabella 21.3.6).

Antimicotici

Per quanto riguarda gli antimicotici, gli studi effettuati su fluconazolo hanno evidenziato rischio di malformazioni maggiori solo per dosi di 400 mg/die nel 1° trimestre della gravidanza. Il ketoconazolo, non appare pericoloso in gravidanza ed oltre la sua attività antimicotica, in dosi >400 mg/die, inibisce la steroidogenesi e per questo motivo è stato usato nella terapia della sindrome di Cushing, senza effetti avversi sul feto. Il miconazolo e l'econazolo per uso vaginale non aumentano il rischio malformativo, mentre nessun dato è stato pubblicato per isoconazolo, tioconazolo, fenticonazolo e bifonazolo. Difetti agli arti sono stati riportati dopo l'uso di itraconazolo, ma diversi studi epidemiologici non confermano tale rischio. Dati contrastanti esistono anche per il metronidazolo: sono stati riportati difetti facciali dopo la sua somministrazione durante la gravidanza, ma studi più recenti e una meta-analisi, non hanno trovato alcuna associazione con il rischio malformativo. L'uso dell'amfotericina B è ampiamente studiato e risulta compatibile. Pochi i dati pubblicati per gli altri antimicotici come flucitosina e ciclopirox e sono disponibili dati solo animali per metilrosanilina, terbinafina, amorolfina, tolnaftato e tolciclato (Tabella 21.3.7).

Antivirali

Per le infezioni da Herpes, se una terapia antivirale è indicata per una grave malattia materna, o per proteggere il feto da un'infezione intrauterina, aciclovir o valaciclovir possono essere usati senza rischi essendo ben studiati in gravidanza (Tabella 21.3.8).

Farmaci cardiovascolari antipertensivi

Il farmaco di scelta risulta la alfa metildopa o in alternativa il labetalolo. In considerazione devono essere presi nifedipina o felodipina (calcio antagonisti) e idralazina (vasodilatatori diretti). Gli agenti β-bloccanti più studiati sono metoprololo e labetalolo che dovrebbero essere preferiti. L'atenololo dovrebbe essere evitato, principalmente a causa del rischio di prematurità e ritardo della crescita fetale. L'impiego di beta bloccanti verso la fine della gravidanza potrebbe determinare un blocco del recettore β neonatale e portare a ipoglicemia e bradicardia fetale. Agonisti alfa adrenergici ad azione centrale (clonidina) ed antagonisti alfa adrenergici ad azione periferica (prazosina) sono stati usati in gravidanza senza effetti avversi fetali ma i dati sono molto limitati e il loro uso viene riservato nei casi gravi se non sono disponibili alternative. I diuretici tiazidici e la furosemide vengono considerati controindicati in gravidanza a causa del rischio di insufficienza placentare e dalla riduzione del volume del liquido amniotico; in caso di mancanza di alternative, il loro uso deve essere limitato fino alla metà del 2° trimestre. Inoltre, non è raccomandata tale terapia in presenza di

Tabella 21.3.6. Antibiotici

Tutti i trimestri	Di scelta	Compatibili	Accettabili (per brevi terapie a dosaggi minimi efficaci)	Da evitare
Penicilline	Ampicillina Amoxicillina Bacampicillina	Penicillina Mezlocillina Piperacillina	Amoxicillina/Acido clavulanico[a]	Cloxacillina[b] Flucoxacillina[b]
Cefalosporine	Cefalexina Cefazolina Ceftriaxone Cefadroxil Cefuroxima Cefradina Ceftazidima Cefoxitina	-	-	-
Macrolidi	-	Eritromicina Claritromicina Azitromicina	Spiramicina Roxitromicina Josamicina	Midecamicina[c] Rokitamicina[c] Miocamicina[c]
Carbapenemi/ monobattami	-	Imipenem Meropenem	Doripenem Ertapenem	-
Lincosamidi	-	Clindamicina Lincomicina	-	-
Nitrofurani	-	Nitrofurantoina[d]	-	-
Derivati dell'acido fosfonico	-	Fosfomicina	-	-
Altri batteriostatici	-	-	Trimetoprim/ sulfometossazolo[e]	Cloramfenicolo Tiamfenicolo
Chinolonici	-	-	-	Ciprofloxacina[f] Levofloxacina[f]
Aminoglicosidi	-	-	-	Kanamicina Streptomicina Gentamicina
Tetracicline	-	-	-	Tetraciclina Doxiciclina[f] (evitare dalla 16^ settimana)

[a] L'associazione amoxicillina/acido clavulanico, nei casi di rottura prematura delle membrane è stata associata con enterocolite necrotizzante del neonato, ma tali segnalazioni non sono state confermate da studi successivi. Prudenziale evitare tale associazione nelle fasi terminali della gravidanza.
[b] Per cloxacillina e flucoxacillina è stata studiata la loro farmacocinetica in gravidanza ma non sono stati pubblicati studi epidemiologici.
[c] Per tali macrolidi esistono solo dati su animali.
[d] Da evitare l'utilizzo nell'ultimo trimestre se ipotizzabile un deficit fetale di glucosio-6-fosfato deidrogenasi.
[e] L'impiego durante il primo trimestre dovrebbe essere associato ad integrazione materna di acido folico. Quando somministrato fino al parto possibile un aumento di bilirubina fetale.
[f] Può essere previsto il loro utilizzo in casi specifici (batterioresistenza ad altre classi di farmaci o per terapia mirata secondo esame colturale).

Tabella 21.3.7. Antimicotici

Tutti i trimestri	Di scelta	Compatibili	Accettabili (per brevi terapie a dosaggi minimi efficaci)	Da evitare
	-	Ketoconazolo Miconazolo Econazolo Amfotericina B	Fluconazolo (bassi dosaggi, dal II trimestre) Itraconazolo Metronidazolo	Fluconazolo (>400 mg/die nel 1° trimestre)

Tabella 21.3.8. Antivirali

	Di scelta	Compatibili	Accettabili (per brevi terapie a dosaggi minimi efficaci)	Da evitare
Tutti i trimestri	Oseltamivir* Zanamivir*	Aciclovir Valaciclovir	-	-

[a] Le indicazioni ministeriali, in linea con quelle internazionali, raccomandano l'uso di farmaci antivirali (oseltamivir per bocca; zanamivir per inalazione) durante la gravidanza in tutti i casi sospetti, probabili o confermati di influenza A/H1N1,

Tabella 21.3.9. Farmaci cardiovascolari antipertensivi

Tutti i trimestri	Di scelta	Compatibili	Accettabili (per brevi terapie a dosaggi minimi efficaci)	Da evitare
Antipertensivi	Alfa metildopa Labetalolo	Metoprololo Nifedipina Felodipina Idralazina	Clonidina Prazosina	Atenololo Diuretici tiazidici Furosemide ACE inibitori Sartani

pre-eclampsia (a causa dell'aumento dell'acido urico, la cui misurazione è utile per la diagnosi di tale patologia), di IURG e perfusione placentare non ottimale. ACE inibitori (captopril, enalapril, lisinopril, quinapril, fosinopril, ramipril) e antagonisti recettoriali dell'angiotensina, (losartan, valsartan) sono controindicati in gravidanza (malformazioni cardiovascolari e del sistema nervoso centrale, oligodramnios, distress e morte fetale, ipoplasia polmonare, ritardo ossificazione del cranio, disgenesia tubuli renali e insufficienza renale) (Tabella 21.3.9).

Antidepressivi/antipsicotici/ansiolitici in urgenza

La depressione maggiore e la schizofrenia interessano circa il 10% delle donne in stato di gravidanza e sono associate ad aumentato rischio di ritardata crescita intrauterina, basso peso alla nascita, basso APGAR score ed aborto spontaneo. Si considera attualmente, nonostante le prime evidenze di malformazioni riportate nei decenni precedenti, che le benzodiazepine non incrementino il rischio di malformazioni e possono essere usate in urgenza. In caso di trattamento d'urgenza sono preferibili benzodiazepine ad emivita ultra breve o breve (Tabella 21.3.10). Antidepressivi triciclici, inibitori del *re-uptake* della serotonina e antidepressivi atipici (venlafaxina, mianserina, mirtazapina, trazodone) non hanno dimostrato un aumentato rischio di teratogenicità. Recentemente è stato posto il dubbio di rischio di ipertensione polmonare neonatale persistente in seguito all'uso di SSRI dopo la 20ª settimana con prevalenza 6-12‰ rispetto al normale 1-2‰. Inoltre, in un largo studio sugli antidepressivi triciclici è emerso che la clomipramina all'inizio della gravidanza è stata associata a un aumentato rischio di malformazioni cardiache. Per gli inibitori delle monoamino ossidasi esistono pochi dati in letteratura per definire una reale stima di rischio. Antipsicotici come fenotiazine e butirrofenoni possono essere usati con cautela e bisogna valutare come nei casi precedenti, la molecola stessa. La clorpromazina è da ritenersi di prima scelta. L'aloperidolo è stato ampiamente studiato e non presenta un aumentato rischio di malformazioni. Per quelli atipici (olanzapina, risperidone, quetiapina, clozapina) esistono diversi studi prospettici e non sembra che vi sia un aumento del rischio di teratogenesi. In genere, farmaci stabilizzatori dell'umore come litio, carbamazepina ed acido valproico, possono incrementare il rischio di malformazioni, soprattutto per dosi elevate. La Sindrome di astinenza neonatale è stata riportata nei neonati le cui madri hanno usato nel terzo trimestre di gravidanza sia benzodiazepine (neonati con ipotonia, basso APGAR e ipo-

Tabella 21.3.10. Benzodiazepine ad azione molto breve, breve e lunga

- Benzodiazepine ad azione molto breve (emivita <6 ore) per l'induzione di anestesia e come ipnotici: brotizolam, flurazepam, midazolam, triazolam
- Benzodiazepine a breve durata d'azione (emivita 6-24 ore) come sedativi e ipnotici: alprazolam, bromazepam, clotiazepam, flunitrazepam, lorazepam, lormetazepam, nitrazepam, oxazepam, temazepam.
- Benzodiazepine a lunga durata d'azione (emivita >24 ore a diversi giorni) prescritti come sedativi, ansiolitici e antiepilettici:
  – clordiazepossido, clobazam, clonazepam, diazepam

Tabella 21.3.11. Antidepressivi/antipsicotici/ansiolitici in urgenza

Tutti i trimestri	Di scelta	Compatibili	Accettabili (per brevi terapie a dosaggi minimi efficaci)	Da evitare
Ansiolitici	Benzodiazepine	-	-	-
Antidepressivi	-	Triciclici SSRI Atipici	-	Clomipramina (1° trimestre) IMAO
Antipsicotici	-	Atipici	Fenotiazine Butirrofenoni	-
Stabilizzatori dell'umore	-	-	-	Litio Carbamazepina Acido valproico

ventilazione) che inibitori del *re-uptake* della serotonina (neonati con irritabilità, vomito, ipoglicemia, distress respiratorio) (Tabella 21.3.11).

Farmaci antiepilettici: cenni

L'epilessia compare nello 0,5-1% delle donne gravide e l'80% di loro usano farmaci antiepilettici. Inoltre, potrebbe essere necessario aumentare la dose di tali farmaci, sia per un possibile abbassamento della soglia epilettogena, sia per le modificazioni farmacocinetiche indotte dallo stato gravidico.

La nota embriopatia da agenti anti-convulsivanti (spina bifida, malformazioni cardiache, palatoschisi, ipospadia, microcefalia, ano imperforato, ritardo della crescita intrauterina), tuttora non è chiaro se è dovuta proprio ai farmaci antiepilettici o alla malattia di per sé. L'incidenza di malformazioni congenite aumenta con il numero farmaci anticonvulsivanti usati (5,5% se si usano due farmaci, 11% con tre, 23% con quattro), la dose impiegata (alte dosi aumentano il rischio) e l'epoca della gravidanza (21°-28° giorno per difetti del tubo neurale, 35°-70° giorno per labio-palatoschisi, entro il 42° giorno per difetti cardiaci). Inoltre, i farmaci antiepilettici, oltre a una marcata interferenza con il metabolismo dei folati, esercitano azione inibitoria sulla vitamina K con conseguente comparsa di fenomeni emorragici a carico del neonato. È utile la somministrazione di vitamina K (10 mg e.v. di vitamina K1) nelle ultime settimane della gravidanza oppure all'inizio del travaglio.

Vaccinazioni e immunoglobuline

La gravidanza non rappresenta una tassativa controindicazione alle vaccinazioni. Infatti la vaccinazione, in genere, ottiene il duplice effetto di proteggere sia la madre sia il feto. Se è eseguita nel terzo trimestre, il neonato è protetto anche per un periodo più o meno lungo dopo il parto.

Tra le vaccinazioni che possono essere praticate in gravidanza senza alcun rischio, ci sono:

- la vaccinazione antitetanica e antidifterica con anatossina, cioè preparata con tossina batterica privata del proprio potere tossico ma non di quello immunizzante;
- la vaccinazione antinfluenzale con virus uccisi;

- la vaccinazione antipoliomielitica (metodo di Salk) con virus uccisi;
- la vaccinazione anticolerica con germi uccisi.

Vi è solo un rischio teorico quando vengono adoperati vaccini con virus vivi attenuati. Seppure dalle analisi epidemiologiche tale rischio sia minimale o nullo, precauzionalmente sono controindicati i vaccini contro:

- *poliomielite* tipo Sabin (sostituirla con metodo Salk in cui i virus sono uccisi);
- *antitubercolare* con il BCG (Bacillo di Calmette e Guèrin); invece il test Mantoux con iniezione intradermica di cinque unità (5 TU) di un derivato della proteina tubercolinica purificata (PPD) non determina effetti avversi fetali o materne;
- *febbre gialla* (virus attenuato ceppo 17D): controindicato in quanto vaccino vivo anche se gli studi epidemiologici non riportano effetti avversi sul feto; è buona precauzione evitare di viaggiare in zone di alto rischio, ma se necessario, oppure in caso di vaccinazione in gravidanza, il rischio di aborti, malformazioni congenite o infezione virale, non è significativamente incrementato;
- *rosolia*: il rischio teorico di infezione è alto, 4,9%, anche se il rischio effettivo, come riportato da vari autori, si è dimostrato nullo; in caso di sospetta esposizione, la profilassi mediante Ig specifiche nelle gravide non immuni, anche se non raccomandata di routine, potrebbe ridurre il rischio di infezione congenita;
- *morbillo e parotite*: controindicati in quanto vaccini vivi; in caso di recente esposizione a morbillo, potrebbe essere indicata la profilassi mediante Ig specifiche 0,25 mL/kg (max 15 mL) i.m. entro 72 ore;
- *tifo, vaccino orale* in cui viene usato il ceppo di salmonella Ty 21a, vivo e attenuato anche se non sono state riportate malformazioni in seguito a tale terapia;
- *tifo, vaccino per iniezione* i.m. o sc: reazioni febbrili potrebbero danneggiare il feto;
- *vaccini anti COVID-19*: in accordo con il più recente position paper (Aprile 2021) di ENTIS (European Network of Teratology Information Services) e la più recente letteratura, la vaccinazione anti COVID-19 è ad oggi la misura più efficace per ridurre i rischi associati a COVID-19 nelle donne in gravidanza ed allattamento. Attualmente anche i dati sulla sicurezza sono rassicuranti e sostengono un rapporto rischio-beneficio favorevole in gravidanza e allattamento.

Bibliografia di riferimento

21.4 Terapia farmacologica nella donna che allatta al seno

Introduzione

L'allattamento è una priorità di salute pubblica ed è in stretto rapporto con la salute materno-infantile. Tuttavia, l'American Academy of Pediatrics (AAP) afferma che uno dei motivi che più comunemente induce l'interruzione precoce dell'allattamento sia la necessità da parte delle madri di assumere farmaci.

Questo breve capitolo intende offrire una rapida ed indicativa guida inerente i farmaci maggiormente compatibili e sicuri nella donna che allatta, fornendo le basi per una gestione corretta dei farmaci da utilizzare nel setting dell'emergenza-urgenza nella paziente che allatta al seno.

La scelta di utilizzare un farmaco in allattamento deve essere basata sulla valutazione caso per caso del rapporto rischio-beneficio, considerando che in emergenza-urgenza rimane prioritaria la gestione ed il trattamento della paziente.

Si ricorda che il passaggio del farmaco nel latte materno è favorito prevalentemente da lunga emivita, basso peso molecolare (<500 D), basso legame alle proteine plasmatiche ed elevata liposolubilità. A questi parametri, vanno aggiunte altre caratteristiche peculiari del lattante quali la prematurità (<37ª settimana), il basso peso alla nascita (<2,5 kg), la maturazione del metabolismo epatico, la filtrazione renale, la maturazione della barriera emato-encefalica. Vie di somministrazione materna quali la via topica, inalatoria e intra-nasale determinano nella maggior parte dei casi un'escrezione trascurabile nel latte.

Nel 2019, il Servizio di Informazione sui Farmaci in Gravidanza e Allattamento del Centro Antiveleni di Bergamo ha ricevuto 30.492 richieste di consulenza sull'uso dei farmaci in allattamento. Tra i farmaci si hanno farmaci antinfiammatori non steroidei (18%), antibiotici (13%), gastrointestinali (15%), ormonali (7%), cardiovascolari (4%), antiasma (3%) e antimicotici (3%). I farmaci attivi sul SNC costituivano l'8% del totale delle richieste e riguardavano in particolare ansiolitici (59%), antidepressivi (21%), antiepilettici (10%) e antipsicotici (10%). Sulla base dei dati di letteratura disponibili, i farmaci sono risultati compatibili con l'allattamento nel 80% dei casi.

Centri ENTIS ed uso di fonti bibliografiche autorevoli

La qualità delle informazioni disponibili sul rischio dei farmaci in allattamento è spesso bassa, è pertanto essenziale che il medico faccia riferimento a fonti di informazione scientifica selezionate e attendibili.

In Italia, i principali Centri ai quali rivolgersi per le informazioni di sicurezza sull'uso dei farmaci in allattamento sono i Servizi di Informazione Teratologica facenti parte della rete ENTIS: European Network Teratology Information Service (https://www.entis-org.eu/).

Accreditate risorse online:

- Drugs and Lactation Database (LactMed): http://toxnet.nlm.nih.gov/cgi-bin/sis/htmLgen?LACT.
- E-lactancia: http://www.e-lactancia.org/
- MotherToBaby: https://mothertobaby.org/
- Portale dell'Agenzia Italiana del Farmaco (AIFA): http://www.farmaciegravidanza.gov.it
- Position Statement del Ministero della Salute (https://www.salute.gov.it/imgs/C_17_pubblicazioni_2715_allegato.pdf)

Antidolorifici/antinfiammatori/anestetici/miorilassanti

Per un quadro riassuntivo si rimanda alla Tabella 21.4.1.

Tabella 21.4.1. **Antidolorifici/antinfiammatori/anestetici/miorilassanti**

	Di scelta	Compatibili	Accettabili (per via epidurale o per os/i.v. estemporanea)	Da evitare
Antidolorifici	Paracetamolo	Tramadolo Fentanil	Morfina[a]	Codeina[b] Oxicodone[c]
Antinfiammatori	Ibuprofene	Flurbiprofene	Ketoprofene Diclofenac Ketorolac Naprossene Piroxicam Indometacina	Acido acetilsalicilico[d] Nimesulide[e]
Anestetici locali[f]	Lidocaina	Bupivacaina Ropivacaina	Articaina Mepivacaina	-
Anestetici generali[f]	-	Propofol	-	-
Miorilassanti	-	Baclofen Dantrolene	-	Tiocolchicoside

[a] La somministrazione per os o e.v. di borfina, nell'immediato post-partum, determina livelli di farmaco nel latte materno potenzialmente elevati. L'uso estemporaneo è accettabile mentre l'infusione continua richiede la sospensione dell'allattamento per 24 ore dal termine dell'infusione.
[b] L'uso di codeina può causare eccessiva sedazione e depressione del SNC, sino alla depressione respiratoria. Limitare, se strettamente necessaria, l'assunzione materna di codeina per via orale ad un massimo di quattro giorni, al minor Dosaggio possibile, monitorando attentamente il lattante.
[c] L'uso di oxicodone può causare eccessiva sedazione, depressione del SNC sino a depressione respiratoria. Limitare, se strettamente necessaria, l'assunzione materna di oxicodone ad un massimo Dosaggio giornaliero di 30 mg, per il minor tempo possibile, monitorando attentamente il lattante.
[d] Se il farmaco viene utilizzato come anti-aggregante, quindi a bassi dosaggi (100 mg), è possibile proseguire l'allattamento; se possibile, attendere 2 ore dall'assunzione del farmaco prima di riprendere ad allattare.
[e] Non disponibili studi/dati di letteratura.
[f] L'indicazione non cambia se i farmaci sono somministrati tramite formulazioni contenenti adrenalina. Alte dosi di adrenalina, somministrate per via e.v., si ritiene, invece, possano ridurre la lattazione. Basse dosi impiegate per l'anestesia epidurale, per via topica, inalatoria o oftalmica non interferiscono negativamente con l'allattamento al seno.

Antidolorifici

Paracetamolo. Farmaco antidolorifico e antipiretico di scelta e più usato in allattamento (dose consigliata: non superare 1 g x 3 volte al giorno).

Tramadolo. Risulta accettabile durante l'allattamento. Utile monitorare, comunque, il lattante per eccessiva sedazione, difficoltà ad attaccarsi al seno, difficoltà respiratorie o flaccidità.

Fentanil. Per anestesia generale o per via epidurale/endovenosa durante il travaglio, nell'immediato post-partum o durante procedure diagnostiche brevi (es. endoscopia) l'allattamento può essere ripreso non appena cessati i sintomi materni correlabili all'anestesia generale; gettare il latte non è necessario.

Morfina. Per via epidurale, non vi sono ragioni di procrastinare l'inizio dell'allattamento. L'uso estemporaneo per os o e.v. è accettabile. L'infusione continua può causare depressione del SNC sino alla depressione respiratoria nel lattante e richiede la sospensione dell'allattamento per circa 24 ore dal termine dell'infusione.

Codeina. Può causare sedazione e depressione respiratoria nel lattante. Limitare, se strettamente necessaria, l'assunzione materna per via orale ad un massimo di quattro giorni, al minor dosaggio possibile, monitorando attentamente il lattante.

Oxicodone. Può causare eccessiva sedazione, depressione del sistema nervoso centrale, sino alla depressione respiratoria.

Limitare, se strettamente necessaria, l'assunzione materna ad un massimo dosaggio giornaliero di 30 mg, per il minor tempo possibile, monitorando attentamente il lattante.

Antinfiammatori

Ibuprofene. FANS di scelta nelle donne in allattamento (dose max: 1200 mg/die, da assumere in dosi frazionate).

Flurbiprofene. È sicuro nelle donne in allattamento, soprattutto se il lattante ha più di due mesi.

Ketoprofene. L'uso occasionale e limitato nel tempo può essere considerato accettabile (dose max: 200 mg/die, da assumere in dosi frazionate). Un unico centro ha riportato segnalazioni di eventi avversi renali e gastrointestinali in neonati allattati da madri che stavano assumendo ketoprofene. Se possibile, preferire Ibuprofene, soprattutto quando si allatta un neonato o un prematuro.

Diclofenac. Viene considerato accettabile durante l'allattamento (dose max: 150 mg/die da assumere in dosi frazionate). Se possibile, preferire ibuprofene, soprattutto quando si allatta un neonato o un prematuro.

Ketorolac. Sebbene debba essere impiegato con cautela, soprattutto quando somministrato tramite formulazioni iniettabili, l'uso occasionale e limitato nel tempo, può essere considerato accettabile. Se possibile, preferire ibuprofene, soprattutto quando si allatta un neonato o un prematuro.

Naprossene. Evidenze limitate suggeriscono una scarsa eliminazione di naprossene attraverso il latte materno, correlato ad un minimo rischio di eventi avversi nel lattante (dose max: 500-1000 mg/die, da assumere in dosi frazionate). Tuttavia, a causa di una grave reazione avversa riportata in un neonato allattato al seno, dovrebbe essere preferito l'impiego di farmaci con maggiori evidenze di sicurezza in allattamento, soprattutto quando si allatta un neonato o un prematuro.

Piroxicam. Evidenze limitate suggeriscono una scarsa eliminazione di piroxicam attraverso il latte materno, correlato ad un minimo rischio di eventi avversi nel lattante. Se possibile, soprattutto quando si allatta un neonato o un prematuro, preferire farmaci a più breve emivita.

Indometacina. Il suo impiego è accettabile in allattamento. Evitare, se possibile, l'impiego prolungato delle formulazioni contenenti caffeina e proclorperazina. Tuttavia, dovrebbe essere preferito l'impiego di alternative quando si allatta un neonato o un prematuro.

Anestetici locali

In generale, per l'anestesia locale, l'assorbimento sistemico è considerato essere minimale.

Lidocaina. Non si prevede possa causare eventi avversi nel lattante. Non sono necessarie particolari precauzioni.

Bupivacaina e ropivacaina. La scarsa eliminazione attraverso il latte materno e la bassa biodisponibilità orale fanno sì che vi sia un assorbimento minimale da parte del lattante e non si prevede possano causare eventi avversi nel lattante.

Articaina e mepivacaina. Limitate sono le evidenze sull'impiego in allattamento. Si ritiene comunque improbabile possano comportare un reale rischio per il lattante.

Anestetici generali

Propofol. L'allattamento può essere ripreso non appena cessati i sintomi materni correlabili all'anestesia generale; spremere il seno e buttare il latte, non è necessario. Se possibile, per ridurre ulteriormente il rischio per il lattante, attendere 6-8 ore dalla somministrazione di propofol, prima di allattare.

Miorilassanti

Baclofen. Tale farmaco è ragionevolmente compatibile in allattamento, soprattutto in età superiore ai 2 mesi. L'uso topico o intratecale a basse dosi risulta altrettanto compatibile.

Dantrolene. L'utilizzo in urgenza nel trattamento dell'ipertermia maligna della paziente in allattamento è descritto in letteratura e rimane imperativo quando indicato. In seguito a tale impiego viene suggerito un tempo di *wash-out* di 48 ore dal termine della somministrazione prima di riprendere l'allattamento.

Tiocolchicoside. Sconsigliato in quanto non disponibili dati in letteratura.

Antiasmatici/antistaminici/antitussigeni/cortisonici

Per un quadro riassuntivo si rimanda alla Tabella 21.4.2.

Antiasmatici inalatori

Ipratropio bromuro. Compatibile, anche con le associazioni con β2-agonisti. Se possibile, evitare le associazioni con xilometazolina cloridrato.

β2-agonisti. Sia a breve (es. salbutamolo) che a lunga durata d'azione (es. formoterolo, salmeterolo, indacaterolo), si ritiene non siano in grado di raggiungere la circolazione sistemica ed il latte materno in concentrazioni tali da provocare effetti avversi nel lattante.

Anti-istaminici

Loratadina e desloratadina. Non si ritiene possano provocare effetti avversi nel lattante. La combinazione con pseudoefedrina può interferire negativamente con la lattazione; tale associazione va evitata.

Cetirizina, levocetirizina e difenidramina. Piccole dosi, assunte occasionalmente dalla madre, possono essere ritenute compatibili con l'allattamento. Dosi più elevate o trattamenti prolungati nel tempo possono provocare sonnolenza nel lattante e ridurre la lattazione, soprattutto quando in associazione a farmaci simpaticomimetici (es. pseudoefedrina) oppure quando l'assunzione viene indicata prima che l'allattamento sia stato avviato in modo adeguato. Una singola dose, assunta prima di coricarsi dopo l'ultima poppata, può minimizzare i rischi per il lattante. Dovrebbero essere preferiti farmaci alternativi, privi di effetti sedativi.

Clorfenamina. Piccole dosi (2-4 mg) assunte occasionalmente dalla madre o singole dosi estemporanee (10 mg) possono essere ritenute accettabili durante l'allattamento. Dosi più elevate o trattamenti prolungati nel tempo possono provocare effetti sedativi nel lattante.

Mucolitici

N-acetilcisteina, ambroxolo e bromexina. Sono tra i principi attivi ritenuti compatibili con tutte le fasi dell'allattamento.

Carbocisteina: risulta accettabile nei lattanti di età superiore ai 2 mesi.

Sobrerolo: l'assenza di dati lo pone tra i principi attivi sconsigliati.

Sedativi della tosse

Destrometorfano. È il farmaco di scelta. Non si ritiene che possa provocare effetti avversi nel lattante, soprattutto se con più di due mesi d'età. Evitare, se possibile, formulazioni ad alto contenuto alcolico. Evitare codeina e diidrocodeina.

Cortisonici inalatori

Anche se non è stata determinata analiticamente per tutti i corticosteroidi la quota escreta nel latte dopo terapia materna per via inalatoria, si ritiene che la quantità di questi farmaci in grado di raggiungere la circolazione sistemica sia minimale; i livelli di corticosteroidi raggiunti nel latte materno non sarebbero, quindi, in grado di provocare effetti avversi nel lattante.

Cortisonici sistemici

Prednisone, prednisolone e metil-prednisolone. Sono da preferire. In caso di terapie prolungate (mesi) risulta prudenziale evitare l'allattamento per le 4 ore successive

Tabella 21.4.2. **Antiasmatici/antistaminici/antitussigeni/cortisonici**

	Di scelta	Compatibili	Accettabili (per brevi terapie a dosaggi minimi efficaci)	Da evitare
Anticolinergici	-	Ipratropio bromuro	-	-
β2 agonisti	-	Salbutamolo Formoterolo Salmeterolo Indacaterolo	-	-
Antistaminici	Loratadina Desloratadina	-	Cetirizina Levocetirizina Difenidramina	Clorfenamina*
Mucolitici	N-acetilcisteina Ambroxolo Bromexina	-	Carbocisteina	Sobrerolo**
Antitosse	Destrometorfano	-	-	Codeina Diidrocodeina
Cortisonici Inalatori	Beclometasone Budesonide Fluticasone	-	-	-
Cortisonici Sistemici	Prednisone Prednisolone Metil-prednisolone	-	Betametasone*** Desametasone***	-

* Piccole dosi (2-4 mg) assunte occasionalmente o singole dosi estemporanee (10 mg) sono accettabili durante l'allattamento. Dosi più elevate o trattamenti prolungati nel tempo possono provocare effetti sedativi nel lattante.
** L'assenza di dati pone sobrerolo tra i principi attivi da evitare.
*** Pochi dati relativi all'impiego di betametasone e desametasone durante l'allattamento; per tale motivo dovrebbero essere preferiti, soprattutto per la somministrazione sistemica, cortisonici caratterizzati da una minor emivita e per cui siano a disposizione maggiori evidenze (es. metilprednisolone, prednisone, prednisolone).

all'assunzione. In caso di dosaggi elevati di metil-prednisolone (>1 g) è consigliabile evitare l'allattamento per le 4 ore successive. Per terapie occasionali, infiltrazioni o iniezioni estemporanee non si ritiene invece necessario distanziare l'allattamento.

Betametasone e desametasone. Elevati dosaggi possono causare una temporanea riduzione della lattazione. L'utilizzo di bassi dosaggi può, tuttavia, essere considerato compatibile, se limitato nel tempo (5-7 giorni). Iniezioni/infiltrazioni locali sono accettabili (come ad esempio nel trattamento della tendinite) e non si ritengono correlate a effetti avversi nel lattante.

Gastroprotettori/antiemetici/antispastici/antidiarroici/lassativi

Per un quadro riassuntivo si rimanda alla Tabella 21.4.3.

Antiacidi

L'assunzione materna dei classici antiacidi sotto riportati non si ritiene possa provocare effetti avversi nel lattante:

- magnesio idrossido + algeldrato;
- sodio alginato + sodio bicarbonato;
- sodio citrato + potassio citrato + acido citrico anidro + complesso vitaminico;
- metoclopramide + dimeticone + potassio citrato + acido tartarico + acido citrico anidro + sodio bicarbonato.

Anti-H2 e PPI

Ranitidina. Non sono necessari particolari accorgimenti. Tale farmaco rappresenta la prima scelta farmacologica per il trattamento gastro-protettivo della donna in allattamento.

Esomeprazolo e omeprazolo. Dosaggi giornalieri materni fino a 20 mg sono accettabili.

Lansoprazolo/dexlansoprazolo. Per quanto non siano disponibili evidenze per lansoprazolo, il farmaco viene utilizzato in sicurezza nei neonati. Perciò, non si ritiene che i livelli di farmaco nel latte possano provocare effetti avversi nel lattante.

Pantoprazolo. Dosaggi giornalieri materni fino a 40 mg non si ritiene possano provocare effetti avversi nel lattante.

Rabeprazolo. Sconsigliato in quanto non sono disponibili evidenze.

Antiemetici

Domperidone. Al dosaggio terapeutico (10 mg x 3 volte/die) non si ritiene possa provocare effetti avversi nel lattante.

Metoclopramide. L'utilizzo di questo farmaco, a dosaggi terapeutici (10 mg x 3 volte/die), deve essere considerato solo per la terapia occasionale e limitata nel tempo. Il farmaco va, se possibile, evitato nel post-partum in donne con anamnesi positiva o a rischio per sindrome depressiva (possibile effetto avverso al farmaco).

Antispastici

Scopolamina/butilscopolamina. L'uso prolungato potrebbe ridurre la lattazione, ma una singola dose per via sistemica (os, e.v., i.m.) o per via oftalmica, è improbabile possa interferire negativamente con l'allattamento. Se necessario l'uso prolungato, valutare il lattante per scarso accrescimento ponderale (secondario alla ridotta lattazione).

Floroglucinolo e meglucinolo. Non vi sono dati di sicurezza in allattamento, se ne sconsiglia, quindi, l'assunzione. Preferire, scopolamina/butilscopolamina.

Antidiarroici

Loperamide. Non si ritiene che loperamide possa provocare effetti avversi nel lattante.

Fermenti lattici. Non si ritiene che l'integrazione con fermenti lattici possa provocare effetti avversi nel lattante.

Antimeteorici

Dimeticone. Non viene assorbito attraverso il tratto gastrointestinale, non si ritiene, quindi, possa provocare effetti avversi nel lattante.

Lassativi

Di prima scelta prodotti a base di macrogol o lattulosio. In alternativa accettabili bisacodyl o sodio picosolfato.

Tabella 21.4.3. Gastroprotettori/antiemetici/antispastici/antidiarroici/lassativi

	Di scelta	Compatibili	Accettabili (per brevi terapie a dosaggi minimi efficaci)	Da evitare
Gastroprotettori	Ranitidina	Omeprazolo Esomeprazolo Pantoprazolo	Lansoprazolo	Rabeprazolo
Antiemetici	-	Domperidone	Metoclopramide	-
Antispastici	-	-	Butilscopolamina	Floroglucinolo Meglucinolo
Antidiarroici	Loperamide Fermenti lattici	-	-	-
Antimeteorici	Dimeticone	-	-	-
Lassativi	Macrogol Lattulosio	Bisacodyl Sodio picosolfato	-	-

Antibiotici

Per un quadro riassuntivo si rimanda alla Tabella 21.4.4.

In generale, in corso di trattamento antibiotico materno, valutare il lattante per la comparsa di diarrea/candidosi del cavo orale. Raramente l'utilizzo di alcuni antibiotici potrà essere associato a colite da antibiotici (che potrà manifestarsi con la presenza di sangue nelle feci). L'applicazione topica nella regione del capezzolo può aumentare il rischio di diarrea e candidosi nel lattante.

Penicilline

Amoxicillina e amoxicillina/acido clavulanico. L'utilizzo di amoxicillina è considerato accettabile durante l'allattamento.

Di non frequente riscontro sono rash cutanei o diarrea/candidosi. Se è necessaria l'associazione con acido clavulanico, ciò non rappresenta un valido motivo per interrompere l'allattamento.

Ampicillina e ampicillina/sulbactam. L'utilizzo di ampicillina è considerato accettabile durante l'allattamento.

Se è necessaria l'associazione ampicillina/sulbactam, ciò non rappresenta un valido motivo per interrompere l'allattamento.

Piperacillina e piperacillina/tazobactam. L'utilizzo di piperacillina è considerato accettabile durante l'allattamento.

Se è necessaria l'associazione piperacillina/tazobactam, ciò non rappresenta un valido motivo per interrompere l'allattamento.

Cefalosporine

Cefepime e cefixima. Non si ritiene che tali principi attivi possano provocare effetti avversi nel lattante.

Ceftazidima. Il suo utilizzo è considerato accettabile durante l'allattamento. Se è necessaria l'associazione ceftazidima/avibactam, ciò non rappresenta un valido motivo per interrompere l'allattamento.

Ceftriaxone e ceftibuten. Il loro utilizzo è considerato accettabile durante l'allattamento.

Macrolidi

Azitromicina - claritromicina - eritromicina. Non si ritiene che l'impiego di tali antibiotici possa causare eventi avversi nel lattante. Monitorare comunque il lattante per diarrea o candidosi. Le evidenze epidemiologiche (un case report ed alcuni dati) che indicano che potrebbe essere aumentato il rischio di stenosi ipertrofica del piloro nei bambini dall'uso materno di macrolidi durante l'allattamento non sono state confermate.

Carbapenemi

Ertapenem. Il suo utilizzo è considerato accettabile durante l'allattamento.

Meropenem. Anche se non sono disponibili dati sull'uso di meropenem durante l'allattamento, i β-lattamici sono in genere ritenuti compatibili durante l'allattamento.

Tabella 21.4.4. Antibiotici

Di scelta	Compatibili	Accettabili (per brevi terapie a dosaggi minimi efficaci)	Da evitare
Penicilline	Carbapenemi (ertapenem, meropenem)	Clindamicina (lincosamidi)	Cloramfenicolo*
Cefalosporine	Monobattami (aztreonam)	Tetracicline (doxiciclina)	
Macrolidi	Fluorochinolonici (ciprofloxacina, levofloxacina)	Nitroimidazoli (metronidazolo) Aminoglicosidi (tobramicina)	

* Reazioni avverse segnalate in lattanti le cui madri assumevano il farmaco per bocca: vomito, coliche addominali-meteorismo, eccessiva sedazione. La quantità di farmaco assunta attraverso il latte materno non è sufficiente ad indurre la "sindrome grigia neonatale", ma l'anemia aplastica indotta da cloramfenicolo non è dose correlata e, sebbene non descritta in letteratura, potrebbe teoricamente manifestarsi.

Monobattami

Aztreonam. Accettabile durante l'allattamento. Compatibile anche per via inalatoria, nella terapia soppressiva delle infezioni polmonari croniche dovute a Pseudomonas aeruginosa nei pazienti affetti da fibrosi cistica.

Fluorochinolonici

Non utilizzati in passato per un rischio teorico di potenziali danni alle articolazioni in accrescimento del lattante. Studi più recenti hanno mostrato che tale rischio è irrisorio/nullo.

Ciprofloxacina e levofloxacina. Accettabili durante l'allattamento. Posticipare la poppata di 3-4 ore (ciprofloxacina) e 4-6 ore (levofloxacina) rispetto all'assunzione della terapia, può ridurre ulteriormente l'esposizione. Levofloxacina è compatibile anche per via inalatoria, nella terapia delle infezioni polmonari croniche dovute a Pseudomonas aeruginosa nei pazienti affetti da fibrosi cistica.

Moxifloxacina. Il suo utilizzo appare accettabile durante l'allattamento. Tuttavia, è preferibile l'impiego di farmaci per cui ci siano maggiori dati di sicurezza in allattamento (ciprofloxacina, levofloxacina).

Ofloxacina. Problemi di sviluppo sono stati segnalati in due neonati esposti ad ofloxacina attraverso il latte materno, ma la correlazione di tali reperti con l'esposizione all'antibiotico non è certa, poiché in entrambi i casi le madri sono state esposte a diversi altri farmaci. L'utilizzo di ofloxacina appare, quindi, non controindicato durante l'allattamento. Posticipare la poppata di 4-6 ore rispetto all'assunzione della terapia può ridurre ulteriormente l'esposizione del lattante al farmaco attraverso l'ingestione del latte materno.

Aminoglicosidi

Tobramicina. È scarsamente escreta nel latte materno. Effetti sistemici di tobramicina sono, quindi, improbabili stante il mancato assorbimento intestinale. Il farmaco può essere somministrato per via inalatoria nella terapia prolungata dell'infezione polmonare cronica da *Pseudomonas aeruginosa* in pazienti con fibrosi cistica.

Neomicina. Non esistono dati che quantifichino l'entità di neomicina escreta nel latte materno, tuttavia altri farmaci della stessa famiglia sono scarsamente escreti. Effetti sistemici di neomicina sono, quindi, improbabili stante il mancato assorbimento intestinale. Monitorare il lattante per diarrea/candidosi e per la comparsa di sangue nelle feci. Eventi avversi nel lattante sono improbabili a seguito dell'applicazione topica cutanea, oftalmica, auricolare o vaginale del farmaco, solo l'applicazione nella regione del capezzolo può aumentare il rischio di diarrea/candidosi nel lattante.

Metronidazolo

Il trattamento per via endovenosa e/o orale da parte della madre espone il lattante a metronidazolo. Monitorare il lattante per diarrea/candidosi (colonizzazione orale/rettale da Candida). A causa della possibile mutagenicità nell'uomo, sono stati sollevati dubbi sull'esposizione al farmaco di bambini sani, attraverso il latte materno. Ragionevole l'indicazione ad utilizzare il farmaco alla minor dose (<1500 mg/die) e per il più breve tempo possibile (massimo 7 giorni).

Clindamicina

Clindamicina, per via endovenosa o per via orale, non rappresenta un valido motivo per interrompere l'allattamento; se possibile scegliere farmaci alternativi (es. amoxicillina-acido clavulanico, doxiciclina, eritromicina). Eventi avversi nel lattante sono improbabili a seguito dell'applicazione topica cutanea o vaginale del farmaco, solo l'applicazione nella regione del capezzolo può aumentare il rischio di diarrea/candidosi nel lattante.

Tetracicline (doxiciclina)

Diverse revisioni della letteratura ne controindicavano l'utilizzo per presunto incremento del rischio a livello di ossa e smalto dentale. Tuttavia, la revisione della letteratura oggi disponibile, suggerisce che non vi sono rischi correlati all'impiego di doxiciclina per terapie limitate nel tempo. Monitorare il lattante per rash cutanei o diarrea/candidosi.

Fosfomicina

Limitate evidenze indicano che non si ritiene possa provocare effetti avversi nel lattante, soprattutto dopo i due mesi di vita.

Antivirali

Per un quadro riassuntivo si rimanda alla Tabella 21.4.5.

Aciclovir e valaciclovir. Anche con alti dosaggi materni (es. trattamento Herpes Zoster: 800 mg x 5 volte/die) non ci si aspettano eventi avversi di rilievo nel lattante. Anche l'impiego di formulazioni topiche non appare gravato da eventi avversi. Valaciclovir è compatibile in quanto è un profarmaco che viene metabolizzato ad aciclovir.

Famciclovir. L'assenza di dati di sicurezza in allattamento impone la scelta di altri farmaci con maggiori evidenze (aciclovir), specialmente quando si allatta un neonato o un prematuro.

Penciclovir. L'impiego di formulazioni topiche non appare gravato da eventi avversi di rilievo.

Anti-retrovirali. I dati di letteratura, per quanto limitati, evidenziano per lamivudina, zidovudina e nevirapina scarso passaggio nel latte materno (dati simili sono stati evidenziati anche per emtricitabina, tenofovir, lopinavir, ritonavir e stavudina).

Antimicotici

Per un quadro riassuntivo si rimanda alla Tabella 21.4.6.

Clotrimazolo e miconazolo. Sono sicuri durante l'allattamento. Eventi avversi nel lattante sono improbabili anche a seguito dell'applicazione topica.

Fluconazolo. Il suo impiego è considerato accettabile durante l'allattamento. Nella candidosi mammaria è possibile trattare simultaneamente madre e lattante; ciò non rappresenta un fattore di rischio per un possibile sovradosaggio nel lattante. Terapia materna dose di carico pari a 400 mg, seguita da 150-200 mg/die per almeno 2 settimane o sino a risoluzione dei sintomi.

Nistatina. Essa non viene assorbita per via orale; utilizzo accettabile durante l'allattamento. Eventi avversi nel lattante sono improbabili a seguito dell'applicazione topica cutanea del farmaco.

Cardiovascolari/anticoagulanti/antiemorragici

Per un quadro riassuntivo si rimanda alla Tabella 21.4.7.

Il trattamento con farmaci cardiovascolari prevede la scelta di principi attivi con maggior documentata esperienza clinica e supportata dalla letteratura scientifica.

Anti-ipertensivi. Tra di essi α-metildopa così come tra i β-bloccanti labetalolo, metoprololo e propranololo risultano i principi attivi più sicuri, mentre tra i calcio antagonisti sia verapamil e diltiazem che nifedipina, nicardipina e nitrendipina risultano compatibili. Gli ACE-inibitori (captopril, enalapril, benazepril, quinapril) risultano di seconda scelta e vanno considerati solo quando β-bloccanti, calcio antagonisti ed alfa-metildopa non sono utilizzabili; attenzione particolare ad un potenziale effetto renale neonatale va inoltre posta quando gli ACE-inibitori vengono utilizzati nella donna che allatta un neonato pre-termine o nei primi 2 mesi di vita. Data la potenziale tossicità renale vanno invece evitati i sartani. L'utilizzo estemporaneo in urgenza di anti-ipertensivi rapidi quali urapidil, prazosina, doxazosina e clonidina risulta compatibile in allattamento. L'utilizzo in urgenza per terapia di breve durata di nitrati e.v. è accettabile.

Antiaritmici. Tra di essi la chinidina (classe IA), lidocaina e mexiletina (classe IB),

Tabella 21.4.5. Antivirali

Di scelta	Compatibili	Accettabili (per brevi terapie a dosaggi minimi efficaci)	Da evitare
Aciclovir	Lamivudina Zidovudina Nevirapina	-	-

flecainide (classe IC), propranololo e metoprololo (classe II), sotalolo (da preferire ad amiodarone tra gli antiaritmici di classe III, fatte salve esigenze specifiche), verapamil e diltiazem (classe IV) sono considerati compatibili. Adenosina e digossina sono anch'essi utilizzabili in allattamento (per quest'ultima, in caso di somministrazione e.v. consigliabile distanziare l'allattamento di 2 ore dal termine dell'infusione).

Diuretici. Tra questi, quando strettamente indicati, possono essere somministrati idroclortiazide e, secondariamente, furosemide. Spironolattone ed in particolare, per l'elevato passaggio nel latte materno, clortalidone sono da evitare.

Anticoagulanti. Sia le eparine non frazionate che frazionate risultano compatibili in allattamento. L'impiego di antagonisti della vitamina K è oggi considerato compatibile (warfarin fino a 12 mg/die) con indicazione all'integrazione con vitamina K nel neonato; un eventuale controllo della coagulazione è precauzionale nei neonati pre-termine. L'impiego in urgenza di fibrinolitici (urokinasi, alteplase, streptochinasi etc.) non richiede la sospensione dell'allattamento. Quando indicato, il trattamento con acido acetilsalicilico a basso dosaggio antiaggregante piastrinico è considerato compatibile. Per quanto dati preliminari inerenti i nuovi anticoagulanti orali (DOAC) indichino che il passaggio nel latte materno di tali principi attivi sia minimo e per tanto il loro impiego dovrebbe risultare sicuro nella donna che allatta, i dati scientifici limitati (per dabigatran e rivaroxaban) o assenti (per apixaban ed edoxaban) conducono a preferire terapie alternative in allattamento.

L'acido tranexamico è consentito e considerato sicuro in allattamento. Dati di letteratura evidenziano l'impiego di dosaggi fino a 3-4 g/die.

Antidepressivi/ansiolitici

Per un quadro riassuntivo si rimanda alla Tabella 21.4.8.

Nel caso in cui la madre sia in terapia con un farmaco che agisce sul sistema nervoso centrale, l'allattamento al seno non è automaticamente controindicato. I farmaci psicotropi compatibili con l'allattamento al seno richiedono comunque un'attenta sorveglianza clinica del bambino e il dosaggio del livello plasmatico (se il tipo di farmaco lo consente) in caso di comparsa di sintomi attribuibili al sistema nervoso centrale (sonnolenza, disturbi alimentari, alterazione del sonno-veglia, irritabilità). L'assunzione contemporanea di più farmaci che agiscono sul sistema nervoso centrale nell'adulto può aumentare il rischio di effetti collaterali dovuti alla loro interazione.

Tabella 21.4.6. Antimicotici

Di scelta	Compatibili	Accettabili (per brevi terapie a dosaggi minimi efficaci)	Da evitare
Clotrimazolo	Miconazolo	Fluconazolo Nistatina	-

Tabella 21.4.7. Cardiovascolari/anticoagulanti/antiemorragici

	Di scelta	Compatibili	Accettabili (per brevi terapie a dosaggi minimi efficaci)	Da evitare
Anti ipertensivi	α metil-dopa Labetalolo Metoprololo Propranololo Nifedipina Verapamil Diltiazem	-	Captopril Enalapril Quinapril Nitrati	Sartani
Antiaritmici*	-	Lidocaina Flecainide Adenosina Digossina	-	-
Diuretici	-	-	Idroclortiazide Furosemide	Spironlattone Clortalidone
Anticoagulanti	Eparine frazionate e non	Warfarin ASA**	Fibrinolitici	DOAC***
Antiemorragici	-	Acido tranexamico	-	Codeina Diidrocodeina

* In merito a beta-bloccanti e calcio antagonisti vedi anti ipertensivi.
** Se il farmaco viene utilizzato come anti-aggregante, quindi a bassi dosaggi, è possibile proseguire l'allattamento.
*** Per quanto dati preliminari inerenti i nuovi anticoagulanti orali (DOAC) indichino che il passaggio nel latte materno di tali principi attivi sia minimo e pertanto il loro impiego dovrebbe risultare sicuro nella donna che allatta, i dati scientifici limitati (per dabigatran e rivaroxaban) o assenti (per apixaban ed edoxaban) conducono al momento a preferire terapie alternative.

Tabella 21.4.8. Antidepressivi/ansiolitici

	Di scelta	Compatibili	Accettabili (per brevi terapie a dosaggi minimi efficaci)	Da evitare
Benzodiazepine	Lorazepam	-	Midazolam* Alprazolam* Lormetazepam* Temazepam* Oxazepam* Clonazepam* Diazepam*	Brotizolam** Flurazepam** Triazolam** Bromazepam*** Clotiazepam*** Flunitrazepam*** Nitrazepam*** Clobazam**** Clordiazepossido****
Antidepressivi	Sertralina Paroxetina	Triciclici Altri SSRI Atipici	-	-
Antipsicotici	-	Atipici Fenotiazine Butirrofenoni	-	-
Stabilizzatori dell'umore	-	Litio Carbamazepina Acido valproico	-	-

* Accettabile l'impiego in dose estemporanea per il trattamento di stati di agitazione o procedure di sedazione. Utile l'attesa di 6-8 ore prima della ripresa dell'allattamento.
** Pochi dati per benzodiazepine a breve emivita quali brotizolam, flurazepam, triazolam.
*** Possibile accumulo per benzodiazepine a intermedia durata d'azione (6-24 ore) quali bromazepam, clotiazepam, flunitrazepam, nitrazepam).
**** Da evitare benzodiazepine a lunga durata d'azione (emivita >24 ore): clordiazepossido, clobazam.

Inibitori selettivi della ricaptazione della serotonina (SSRI) e benzodiazepine

I farmaci considerati di scelta, sono sertralina, paroxetina e lorazepam. Anche il trattamento con altri antidepressivi, stabilizzanti dell'umore ed antiepilettici può essere proseguito durante l'allattamento esclusivo al seno, monitorando il lattante per eccessiva sedazione e adeguato accrescimento ponderale (con il coinvolgimento del pediatra curante, per almeno le prime 6-8 settimane). Occorrerà valutare attentamente il singolo caso in merito a terapia in atto, principi attivi assunti dalla paziente e posologia, condizioni generali della madre in relazione alla patologia di base, condizioni del neonato (nato a termine o pretermine, peso alla nascita, *APGAR score* alla nascita, patologie concomitanti).

Indagini radiologiche con mezzi di contrasto

Non c'è bisogno di sospendere temporaneamente l'allattamento e gettare il latte spremuto dopo un'indagine radiologica (TC o RM) con mezzo di contrasto (agenti iodati e quelli a base di gadolinio). Questa misura può essere riservata ai casi in cui l'indagine radiologica (RM) sia stata eseguita con gadopentetato dimeglumina, gadodiamide o gadoversetamide. In tutti gli altri casi il bambino allattato può riprendere da subito i pasti al seno.

Si rimanda al documento del Ministero della Salute del 18/03/2014: L'uso dei mezzi di contrasto nella donna che allatta Raccomandazioni della Società Italiana di Radiologia Medica (SIRM), Società Italiana di Pediatria (SIP), Società Italiana di Neonatologia (SIN) e del Tavolo Tecnico Operativo Interdisciplinare per la Promozione dell'Allattamento al Seno del Ministero della Salute.

Vaccinazioni e immunoglobuline

Tra le vaccinazioni praticabili in allattamento sono incluse:

- antitetanica e antidifterica;
- antinfluenzale con virus uccisi e anti *Hemophilus;*
- antipoliomielitica;
- anticolerica;
- antitubercolare con il BCG (Bacillo di Calmette e Guèrin);
- morbillo, parotite, rosolia;
- tifo, vaccino per iniezione i.m. o sc;
- anti epatite A e B;
- antirabico (inattivato);
- anti menigococco;
- anti pneumococco;
- vaccini anti COVID-19: in accordo con il più recente position paper (Aprile 2021) di ENTIS (European Network of Teratology Information Services) e la più recente letteratura, la vaccinazione anti COVID-19 è ad oggi la misura più efficace per ridurre i rischi associati a COVID-19 nelle donne in gravidanza ed allattamento. Attualmente anche i dati sulla sicurezza sono rassicuranti e sostengono un rapporto rischio-beneficio favorevole in gravidanza e allattamento.

In allattamento deve essere evitata la vaccinazione per la febbre gialla.

Nessuna limitazione per la vaccinazione passiva con immunoglobuline.

Bibliografia di riferimento

21.5 Terapia trasfusionale nelle urgenze emorragiche

Le urgenze emorragiche più frequenti sono quelle dovute ai traumi (chiusi o aperti) e ai sanguinamenti gastroenterici (alti o bassi). Meno frequentemente il medico d'urgenza si trova a dover affrontare importanti sanguinamenti di natura vascolare, ostetrica, urologica, otorinolaringoiatrica. Gli interventi di carattere chirurgico, endoscopico, farmacologico o di radiologia interventistica indicati per arrestare l'emorragia sono trattati nei capitoli relativi alle specifiche condizioni. Quando questi interventi non siano immediatamente disponibili ed efficaci o quando l'emorragia abbia causato un'anemizzazione acuta che pone a rischio l'adeguata ossigenazione degli organi nobili, è indicato ricorrere alla terapia trasfusionale con emocomponenti.

L'appropriatezza della scelta trasfusionale dipende dall'equilibrio tra rischi e benefici attesi nel singolo paziente e dall'utilizzo consapevole di una risorsa che è preziosa e limitata.

In urgenza i criteri di appropriatezza possono variare a seconda che il paziente sia in condizioni di stabilità o di instabilità clinica.

Epidemiologia

- **Trauma**. L'emorragia è responsabile del 30-40% di tutte le morti da trauma. La mortalità per emorragia traumatica è in genere precoce ed è responsabile di circa un terzo delle morti pre-ospedaliere e della maggior parte delle morti che avvengono nelle prime 24 ore del ricovero ospedaliero.
- **Varici esofagee.** Le varici esofagee sono presenti nel 30% dei pazienti con cirrosi senza ascite, encefalopatia od ittero e nel 60% dei pazienti con cirrosi scompensata. Circa un terzo dei pazienti con varici va incontro a sanguinamento e fino al 30% di questi episodi risulta fatale. Due terzi dei pazienti che sopravvivono al sanguinamento iniziale recidivano entro 2 anni, più spesso entro 6 settimane dalla emorragia iniziale.
- **Donazioni e trasfusioni.** Nel 2020 in Italia si sono raccolte circa 3 milioni di donazioni di sangue che hanno consentito di trasfondere 1635 persone al giorno e di trattarne altre migliaia con emoderivati.

Trattamento dei pazienti in stabilità emodinamica

Emazie concentrate

Nelle condizioni di stabilità emodinamica, caratterizzate cioè da normali parametri vitali, assenza di segni clinici di ipoperfusione, e assenza di emorragia attiva e non controllata, la necessità di trasfondere emazie concentrate (EC) si basa principalmente sui valori di emoglobina (Hb) del paziente.

I livelli di Hb sufficienti per garantire un'adeguata ossigenazione tissutale possono essere influenzati da diversi co-fattori, quali una ridotta gettata cardiaca, la presenza di una ipossiemia severa o un aumentato consumo di O_2. Per questa ragione le indicazioni variano con il variare del quadro clinico e delle condizioni generali del paziente.

In sintesi le principali raccomandazioni sono:

- Hb <6 g/dL, trasfusione generalmente raccomandata;
- Hb 7-8 g/dL, la trasfusione può essere appropriata in pazienti sottoposti ad intervento chirurgico ortopedico o cardiochirurgico e in pazienti con cardiopatia ischemica nota;
- Hb 8-10 g/dL, trasfusione generalmente non indicata ma può essere presa in consi-

derazione in particolari situazioni cliniche (pazienti sintomatici per anemia, sindrome coronarica acuta e pazienti oncologici con severa trombocitopenia a rischio di sanguinamento);
- Hb >10 g/dL, trasfusione non indicata se non per pazienti in regime ipertrasfusionale (talassemia).

La **Tabella 21.5.1** riassume gli stessi concetti a partire dalle condizioni cliniche con riferimento agli studi clinici disponibili in letteratura.

Piastrine

Non esistono studi clinici in grado di documentare adeguatamente quale sia il numero di piastrine al di sotto del quale si debba praticare una trasfusione di concentrati piastrinici. La **Tabella 21.5.2** sintetizza quanto viene raccomandato dalle principali linee guida.

Le linee guida non consigliano o addirittura controindicano l'impiego di concentrati piastrinici nel caso di emorragia cerebrale nei pazienti in terapia con farmaci antiaggreganti e normale conta piastrinica.

Per quanto riguarda le modalità di trasfusione è opportuno attenersi alle seguenti indicazioni:
- non trasfondere di routine più di una unità di concentrato piastrinico;
- considerare di trasfondere più di una unità di concentrato piastrinico solo nei pazienti con grave trombocitopenia con emorragia in sede critica, come il sistema nervoso centrale (inclusi gli occhi);
- dopo ogni trasfusione piastrinica rivalutare le condizioni cliniche del paziente, controllare la conta piastrinica e trasfondere ulteriormente solo se necessario.

Tabella 21.5.1. Trigger trasfusionali nei pazienti stabili

Condizione	Trigger trasfusionali
Paziente critico emodinamicamente stabile	Hb 7,0 g/dL
Cardiopatia ischemica cronica	Hb 8,0 g/dL
Sindrome coronarica acuta	Hb 8,0-10 g/dL
Sanguinamento del tratto GE emodinamicamente stabile	Hb 7.0 g/dL
Chirurgia cardiaca	Hb 7,5 g/dL
Chirurgia non cardiaca	Hb 8,0 g/dL

Tabella 21.5.2. Livello di soglia per la trasfusione di concentrati piastrinici in diverse condizioni cliniche

Situazione clinica	Livello di soglia per trasfusione
Nessuna emorragia in atto	<5-10,000/μL
Sepsi o patologie della coagulazione	<20,000/μL
Emorragia clinicamente rilevante (epistassi prolungata, vasta emorragia sottocutanea, melena)	<30,000/μL
Emorragia maggiore in atto o emorragia in sedi critiche (es. SNC, camera posteriore dell'occhio)	<50-100,000/μL
Indicazione a procedura invasiva o a intervento chirurgico in paziente senza emorragia in atto	<50,000/μL
Indicazione a procedura invasiva o a intervento chirurgico in paziente sottoposto a chirurgia in sedi critiche (es. SNC, camera posteriore dell'occhio).	<100,000/μL

APPROFONDIMENTI

La trasfusione nel paziente con emorragia digestiva

Tre studi clinici randomizzati controllati hanno arruolato più di 1500 pazienti con emorragia digestiva alta severa confrontando una soglia trasfusionale restrittiva (Hb 7 g/dL) con una soglia liberale (9 g/dL). Non sono stati arruolati pazienti con emorragia massiva, sindrome coronarica acuta, ictus, vasculopatia periferica o che avevano ricevuto trasfusioni negli ultimi 3 mesi. La strategia restrittiva ha dato risultati migliori sia sulla mortalità a 45 giorni che sulla percentuale di recidive di sanguinamento ed altri eventi avversi. Il tasso di risanguinamento maggiore nei pazienti con soglia liberale può essere dovuto ad un aumento della pressione intravascolare causata dalla trasfusione di un più alto volume ematico, possibile causa di una rottura del trombo nella sede della parete vasale emorragica. Gli autori hanno concluso che una soglia di Hb di 7 g/dL è appropriata per tutti i pazienti con la sola possibile eccezione di quelli con condizioni cardiache instabili.

Plasma e complesso protrombinico concentrato

Non sussistono evidenze sufficienti per consigliare la somministrazione di plasma fresco congelato in pazienti stabili con emorragia non massiva, sia in assenza sia in presenza di coagulopatie.

Il plasma fresco congelato non è più indicato per il trattamento dei sanguinamenti nei pazienti trattati con warfarin in quanto è molto meno efficace del complesso protrombinico concentrato (PCC), richiede l'infusione di importanti volumi (10-15 mL/kg), richiede il controllo del gruppo sanguigno del paziente e deve essere scongelato prima dell'impiego, ritardando i tempi del trattamento.

La principale indicazione alla somministrazione di PCC è la necessità di neutralizzare in emergenza l'effetto anticoagulante del warfarin in pazienti con una delle seguenti condizioni cliniche:

- sanguinamento grave;
- trauma cranico con sospetta emorragia intracerebrale;
- indicazione ad intervento chirurgico in emergenza (in considerazione del livello di anticoagulazione e del rischio di sanguinamento).

Si rimanda al **Capitolo 8.3** sulla terapia delle coagulopatie da farmaci per gli aspetti di dettaglio e per quanto riguarda l'impiego degli antidoti degli inibitori diretti della coagulazione.

Acido tranexamico

L'acido tranexamico è un derivato sintetico dell'aminoacido lisina che esercita un effetto antifibrinolitico bloccando in modo reversibile il sito di legame della lisina sull'enzima fibrinolitico plasmina. La sua efficacia nel trattamento delle emorragie è stata studiata in diverse condizioni cliniche, con risultati diversi a seconda della condizione indagata. Per quanto riguarda il paziente critico, il suo impiego è raccomandato nelle importanti emorragie post-traumatiche, compresa l'emorragia cerebrale con GCS >3. Non vi sono al contrario studi clinici di buon livello che ne documentino l'efficacia in altre condizioni emorragiche, compresi l'emorragia subaracnoidea e gli altri i sanguinamenti cerebrali non traumatici.

La dose di acido tranexamico da somministrare preferibilmente entro le 3 ore dal trauma è di 1 g e.v. in dieci minuti, seguito da 1 g in infusione continua per 8 ore.

Fibrinogeno

Il fibrinogeno è una componente essenziale della cascata coagulativa ed è un fattore determinante per l'aggregazione delle piastrine. L'eventuale infusione di fibrinogeno deve essere considerata solo in presenza di un sanguinamento importante, mentre non deve essere effettuata in pazienti con bassi livelli di fibrinogeno plasmatico in assenza di emorragia attiva. Il livello al di sotto del quale viene in genere raccomandato di somministrare fibrinogeno è di 150 mg/dL. L'efficacia del fibrinogeno è stata documentata prevalentemente nei pazienti con sanguinamento successivo a cardiochirurgia, nei quali l'infusione di questo emoderivato ha ridotto il consumo di sangue, plasma e concentrati piastrinici, senza però modificare significativamente la mortalità. Lo stesso effetto non è stato ad oggi dimostrato con certezza per pazienti con sanguinamento critico da altre cause.

La dose consigliata per uso empirico è di 1-4 g. Si somministra generalmente una prima dose di 2 g (o 30 mg/kg). I test emocoagulativi (tradizionali o viscoelastici) possono essere poi utilizzati, insieme alla valutazione clinica del sanguinamento, per decidere l'indicazione ad eventuali ulteriori somministrazioni. È importante tener presente che l'emivita biologica del fibrinogeno è di 3-4 giorni. Pertanto, in assenza di consumo, non si rende generalmente necessario un trattamento ripetuto una volta che si è ottenuto il miglioramento dei test emocoagulativi.

Trattamento dei pazienti con instabilità emodinamica e trasfusione massiva

I pazienti con instabilità emodinamica sono quelli riconducibili alle classi III e IV dell'American College of Surgeons (consultare il Capitolo 16.1):

- classe III: l'emorragia coinvolge il 30-40% della volemia (1500-2000 mL); sono presenti tachicardia sostenuta (120-140 bpm) e riduzione significativa della PA sistolica <90 mmHg, si manifesta anche oligoanuria;
- classe IV: l'emorragia coinvolge più del 40% della volemia con marcata riduzione della PA e deterioramento marcato dello stato mentale; l'ipovolemia conduce allo shock ipotensivo (PA sistolica <90 mmHg). Tachicardia marcata con frequenza >120 bpm, si manifesta anuria, la cute è fredda e pallida per la scarsa irrorazione a livello capillare.

La trasfusione viene convenzionalmente considerata massiva quando viene trasfusa una quantità di emocomponenti equivalente alla volemia del paziente (circa 70 mL/kg peso corporeo) nelle 24 ore oppure 10 unità di EC sempre nelle 24 ore o 6 unità nelle prime 6 ore. Una definizione alternativa e *real time,* considera massiva una perdita di più di 150 mL di sangue al minuto.

La trasfusione massiva pone problemi particolari rispetto alla trasfusione del paziente stabile in quanto riguarda un paziente che è anche ipovolemico e che può andare incontro a fenomeni di emodiluizione, ipotermia, acidosi, danno endoteliale, iperfibrinolisi e rapido consumo dei fattori della coagulazione. Per queste ragioni, e sulla base di studi clinici che hanno dato risultati chiaramente positivi soltanto nei

IL TACCUINO

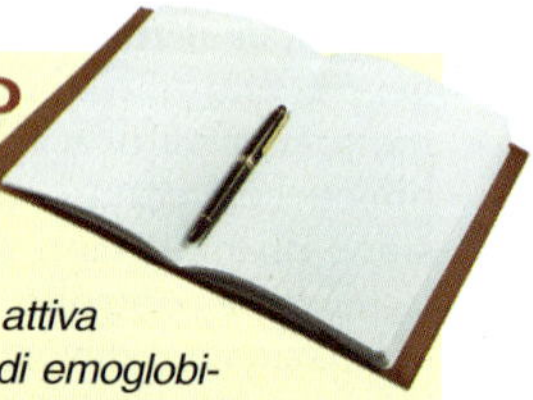

Di fronte ad un paziente in shock emorragico o con emorragia attiva non controllata, i valori di emoglobina non sono un buon indicatore della necessità trasfusionale, che deve invece essere guidata dall'evoluzione dei parametri vitali e dalla perfusione tissutale. In alcune situazioni di shock emorragico, come l'emorragia da varici esofagee o da trauma maggiore, viene consigliata una strategia di ipotensione permissiva per evitare che una pressione troppo elevata o la diluizione dei fattori coagulativi (legata all'infusione di cristalloidi) favoriscano la ripresa dell'emorragia (consultare Capitolo 16.1).

pazienti con trauma severo, le principali linee guida oggi consigliano un approccio alla trasfusione massiva che preveda un rapporto tra unità di plasma (250 mL), piastrine e emazie concentrate di 1:1:1 o 1:1:2.

Considerando che nessuno studio ha dimostrato la maggiore efficacia dell'uno o dell'altro schema e che in genere le unità di plasma in uso in Italia contengono da 200 a 600 mL, è opportuno seguire le seguenti indicazioni:

- ridurre al minimo l'infusione di cristalloidi per diminuire il rischio di coagulopatia da diluizione (max 500 mL in bolo);
- iniziare l'infusione di 4 unità di EC nel più breve tempo possibile;
- trasfondere plasma fresco congelato (600 mL) ogni 4-5 unità di EC oppure se INR >1,5;
- se necessario trasfondere un numero di unità di EC >6 trasfondere ulteriori 600 mL di plasma ed un concentrato piastrinico e proseguire infondendo 1 concentrato piastrinico ogni ulteriore sacca di EC;
- considerare comunque la trasfusione di piastrine se piastrine <100.000/ µL in un paziente con emorragia cerebrale traumatica;
- monitorare i test di coagulazione (PT/INR, aPTT ratio e fibrinogeno) e conta piastrinica;
- qualora possibile, utilizzare test viscoelastici (TEG, ROTEM);
- considerare infusione di fibrinogeno (vedi più sopra);
- considerare l'uso di acido tranexamico (vedi più sopra).

Nel caso di pazienti instabili per emorragia, in attesa di unità di EC omogruppo è indicato iniziare al più presto la trasfusione con EC non compatibilizzate (gruppo 0 Rh negativo). In carenza di scorte di EC 0 Rh negativo, è possibile per pazienti maschi adulti e donne non in età fertile, utilizzare EC di gruppo 0 Rh positivo.

Bibliografia di riferimento

APPROFONDIMENTI

Test viscoelastici

I test viscoelastici (TEG e ROTEM) forniscono informazioni clinicamente utili su conta delle piastrine, polimerizzazione della fibrina e altre attività di fattori pro-coagulanti nel corso delle emorragie acute dovute a traumi o interventi chirurgici maggiori, nonché sulla terapia antitrombotica.

Rispetto ai classici test della coagulazione consentono di diagnosticare in tempo reale l'eventuale presenza di una coagulopatia e forniscono indicazioni utili su quale possa essere la terapia più opportuna da somministrare al paziente.

Nonostante nessuno studio abbia dimostrato che l'utilizzo di questi test sia in grado di modificare la mortalità rispetto all'uso dei test tradizionali, si ritiene che possano ridurre l'impiego di emocomponenti in diverse condizioni emorragiche. Per questa ragione, e per la velocità dei risultati, molti centri li hanno adottati. Laddove questo non sia ancora avvenuto la loro eventuale introduzione dovrà tenere presenti le necessità di organizzazione e formazione del personale a fronte di un limitato impatto sull'outcome clinico dei pazienti.

LA LAVAGNA

- *La trasfusione di emazie concentrate (EC) nei pazienti critici stabili si basa prevalentemente sui valori di emoglobina con soglie che variano in considerazione del quadro clinico.*
- *La trasfusione di EC nei pazienti instabili si basa principalmente sull'andamento dei parametri vitali.*
- *La trasfusione di concentrati piastrinici, che nel paziente non emorragico è indicata al di sotto del valore di 5-10.000/µL, in caso di emorragia ha valori soglia più elevati che variano in considerazione del quadro clinico.*
- *Nei pazienti emorragici in trattamento con inibitori della vitamina K è indicata la somministrazione di complesso protrombinico concentrato. Il plasma è meno efficace e richiede inoltre volumi elevati e tempi prolungati.*
- *Nei pazienti traumatizzati con emorragia grave è indicata la somministrazione di acido tranexamico.*
- *Si considera trasfusione massiva la trasfusione di >10 unità di EC nelle 24 ore o di 6 unità nelle prime 6 ore.*

La trasfusione massiva prevede la trasfusione di plasma (250 mL), piastrine, ed emazie in un rapporto di 1:1:1.

Appunti/ Commenti

22. Procedure in medicina d'emergenza-urgenza

22.1 Gestione avanzata delle vie aeree

Introduzione

Per gestione avanzata delle vie aeree si intende l'utilizzo di un qualsiasi dispositivo di controllo delle vie aeree, ad eccezione della maschera faciale con pallone autoespandibile. Comprende quindi l'utilizzo di dispositivi sia sovra che sottoglottici.

In questa sezione verranno trattate solo due procedure per ottenere in emergenza una via aerea sicura: una rappresentata dall'intubazione orotracheale e l'altra dalla cricotiroidotomia chirurgica e transcutanea.

Indicazioni

L'indicazione al posizionamento di una via aerea sicura è determinata dall'incapacità del paziente a garantire autonomamente pervietà e protezione delle vie aeree, al fine di evitare fenomeni di inalazione. In emergenza, queste condizioni si verificano in caso di perdita di coscienza associata a perdita del riflesso faringeo (ad es. lesioni intracraniche, stati di shock, sedazione profonda…) ed in condizioni in cui la pervietà della via aerea è a rischio (ad es. edema laringeo, trauma massiccio facciale, ustione coinvolgente il cavo orale e corpo estraneo).

Controindicazioni

Non esistono specifiche controindicazioni ad una gestione avanzata delle vie aeree, soprattutto quando eseguita in emergenza. La difficoltà sta nella valutazione del rapporto rischio beneficio, anche in relazione all'anatomia del paziente e all'esperienza dell'operatore.

INTUBAZIONE OROTRACHEALE IN SEQUENZA RAPIDA

Al fine di effettuare una corretta valutazione del rapporto rischio beneficio dell'intubazione orotracheale, è utile innanzitutto valutare attentamente la condizione clinica che pone in-

IL TACCUINO

Esistono diversi score per prevedere un'intubazione difficile, ma non sono sostanzialmente applicabili in condizioni di emergenza, richiedendo la collaborazione attiva del paziente. In emergenza è possibile utilizzare lo schema mnemonico LEON (Look, Evaluate, Obstruction, Neck mobility), versione priva della valutazione del Mallampati del più noto LEMON, ma che ha comunque dimostrato una buona capacità di prevedere la difficoltà di intubazione nel paziente traumatizzato.

dicazione all'intubazione. Se il livello di coscienza del paziente è tale da richiedere induzione di anestesia generale, si può valutare se l'utilizzo di un presidio sovraglottico sia sufficiente, garantendo una adeguata ventilazione, consci della non ottimale protezione delle vie aeree da rigurgito di materiale gastrico.

Nonostante l'intubazione orotracheale rappresenti il *gold standard* nella gestione della via aerea, in caso di fallimento al primo tentativo è necessario che l'operatore si focalizzi immediatamente sul garantire una adeguata ossigenazione del paziente, sia attraverso l'utilizzo di pallone autoespandibile e maschera faciale, sia attraverso il posizionamento di un dispositivo sopraglottico.

In condizione di occlusione totale delle vie aeree non vi sono sostanziali alternative all'esecuzione di una cricotiroidotomia e pertanto, ove possibile, sarà necessario affidare la manovra all'operatore più esperto. In considerazione della rarità di questa manovra le uniche raccomandazioni consistono nell'effettuare training frequenti su simulatore ed essere certi della piena disponibilità del materiale, che deve essere conosciuto dall'operatore.

Controindicazione alla cricotiroidotomia chirurgica è l'età inferiore ai 12 anni, per la diversa anatomia della via aerea del bambino.

Materiale

- Materiale per la ventilazione con pallone autoespandibile e maschera faciale (diverse misure).
- DPI: guanti, mascherina filtrante, visiera o occhiali.
- Laringoscopio: manico, 3 lame McIntosh (eventualmente lame rette Miller), luce sulla lama verificata.
- Tubi orotracheali di diverse misure .
- Mandrino flessibile.
- Gel lubrificante sterile.
- Siringa 10 mL.
- Materiale per fissaggio del tubo: benda, nastro, eventuale fissatubo.
- *Catheter mount* e filtro.
- Capnografo.
- Sistema di aspirazione con sondini di varie misure e punta di aspirazione Yankauer.
- Presidi di rescue (maschera laringea, combitube...).

Materiale

Tecnica

Valutazione del paziente

Effettuare una valutazione globale del paziente e della necessità di posizionare una via aerea definitiva seguendo uno schema ABCDE. Valutare quindi la pervietà delle vie aeree, meccanica respiratoria, stato emodinamico, livello di coscienza ed eventuali altri fattori che possano incrementare la difficoltà della manovra (in sede extraospedaliera, ad esempio, condizioni ambientali e di posizionamento del paziente, spazi ristretti ecc...).
Passare quindi alla valutazione "LEON" come indicato in Tabella 22.1.1.

Tabella 22.1.1 Valutazione "LEON"

Look	Conformazione faciale, traumi faciali Denti prominenti, instabili. Protesi mobil Edema della lingua Barba, baffi Obesità
Evaluate	Distanza tra gli incisivi superiori e inferiori (almeno 3 dita) Distanza tra mento e ioide (almeno 3 dita) Distanza tra scudo tiroideo e pavimento della bocca (almeno 2 dita)
Obstruction	Ostruzione delle vie aeree per corpi estranei, instabilità massiccio facciale, obesità
Neck mobility	Mobilità del collo ove possibile (immobilizzazione nel paziente traumatizzato)

Se le condizioni lo permettono, preossigenare il paziente garantendo 4-5 minuti di respiri spontanei o 4-8 respiri a capacità vitale, in ossigeno puro somministrato tramite maschera faciale con reservoir. La preossigenazione è finalizzata alla sostituzione del volume alveolare di aria con ossigeno puro, in modo da garantire una maggiore riserva di ossigeno durante la fase apneica.

Qualora il paziente non sia cosciente, è necessario porre attenzione alla capacità di respiro autonomo, garantendo la pervietà delle vie aeree tramite iperestensione del capo (se non necessaria immobilizzazione atraumatica) e/o sublussazione della mandibola. Se il paziente respira autonomamente, anche in maniera subottimale, bisogna valutare attentamente se è necessario supportarlo con pallone autoespandibile, tenendo in considerazione che una eccessiva ventilazione a pressione positiva, non perfettamente sincronizzata con gli atti respiratori, può provocare distensione gastrica e rigurgito, soprattutto durante la miorisoluzione. La somministrazione di ossigeno puro tramite maschera faciale con *reservoir*, associata ad un certo grado di respirazione autonoma del paziente, può essere sufficiente anche per la capacità di diffusione passiva dell'ossigeno nell'albero polmonare.

Esecuzione della manovra

- Se è necessario indurre l'anestesia generale: in emergenza è sempre consigliata l'induzione rapida (RSI *rapid sequence induction*) attraverso l'utilizzo di un oppiaceo, un miorilassante a rapida azione (succinilcolina o rocuronio ad alto dosaggio) e un sedativo (Tabella 22.1.2). L'ordine con cui somministrare questi farmaci dipende dalla scelta di questa triade, in base al tempo di comparsa dell'effetto e all'esperienza dell'operatore. Grazie all'utilizzo del curaro a rapida azione è possibile non ventilare il paziente durante il breve periodo che intercorre tra la somministrazione del farmaco e l'avvenuta miorisoluzione, riducendo così il rischio di rigurgito gastrico e quindi di inalazione. In questa fase è comunque utile mantenere una maschera di ossigeno puro ad alto flusso, al fine di permettere un'ossigenazione passiva o apneica.

Tabella 22.1.2 Farmaci per l'induzione rapida

Nome	Dosaggio per RSI	Onset (sec)	Durata d'azione (min)	Caratteristiche
		Oppiodi		
Fentanil	1,5-2 mcg/kg e.v.	60-120	30-60	Rapido onset, possibilità di somministrazione in bolo
		Sedativi		
Propofol	2 mg/kg e.v.*	15-45	5-10	Rapido onset, ipotensione se somministrato in bolo rapido
Midazolam	0,3 mg/kg e.v.*	60-90	15-30	Onset più lento di altri farmaci, meno rischio ipotensivo del propofol
Ketamina	1-2 mg/kg e.v.	30-60	5-15	Effetto dissociativo, analgesico (non necessaria premedicazione con Fentanil), broncodilatatore, effetto emodinamico positivo. Non più controindicato in trauma cranico.
* adattare in relazione allo stato di coscienza del paziente				
		Curari		
Succinilcolina	2 mg/kg e.v.	45	8-10	Depolarizzante, rapido onset spesso visibile con fascicolazioni muscolari, breve durata d'azione (~8'). Usare con cautela se si sospetta iperkaliemia.
Rocuronio	1-1,2 mg/kg e.v.	45-60	30-60	Non depolarizzante, rapido onset se somministrato a dosaggio corretto. Lunga durata d'azione, disponibile antagonista (sugammadex).

- Impugnare il laringoscopio con la mano sinistra e introdurne la lama delicatamente nella metà destra della bocca del paziente, raggiungendo con la punta della lama la vallecula glosso-epiglottica ed esercitando una forza progressiva volta a riportare il mandrino medialmente e caricando la lingua verso l'alto. La punta della lama in vallecula porterà l'epiglottide a rivelare le corde vocali sottostanti. Aspirare eventuali secreti.
- Introdurre il tubo orotracheale, corredato di mandrino già lubrificato, attraverso le corde vocali, facendo rimuovere il mandrino da un secondo operatore al passaggio delle corde. Introdurre il tubo fino all'introduzione completa della cuffia al di sotto delle corde vocali e non oltre. Gonfiare la cuffia gentilmente e verificarne la tenuta. Se un secondo operatore è disponibile, è possibile far gonfiare la cuffia mentre il primo operatore ha ancora visione della laringe, al fine di identificarne un eventuale sposizionamento.
- Tenere il tubo alla rima buccale finché non sarà definitivamente fissato. Collegare il tubo al sistema mount-filtro-capnografo ed effettuare la prima ventilazione.
- Verificare il corretto posizionamento del tubo attraverso l'auscultazione polmonare e gastrica e la presenza di $EtCO_2$.
- Fissare il tubo. Garantire il mantenimento di sedazione e miorisoluzione con infusione continua o uso di farmaci a lunga durata d'azione (**Figura 22.1.1**).

Complicanze

Come già accennato, la mancata riuscita della manovra deve portare l'attenzione dell'operatore a garantire una adeguata ossigenazione del paziente, anche rinunciando all'intubazione, con l'utilizzo di un dispositivo di *rescue*.

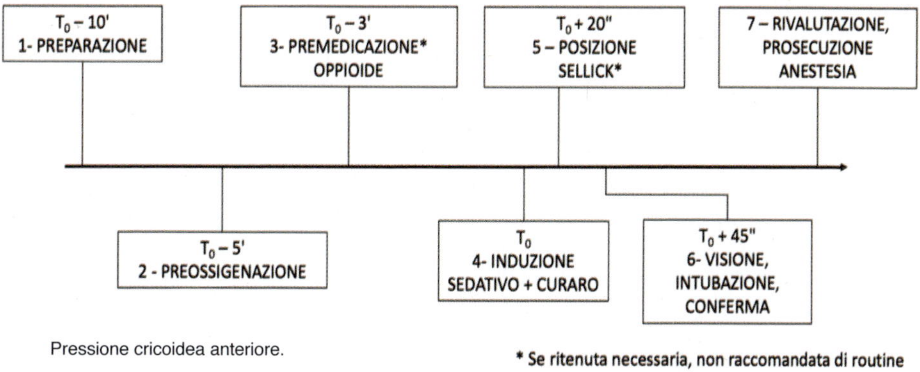

Pressione cricoidea anteriore.

Figura 22.1.1 Timing dell'intubazione in sequenza rapida. 1 Preparazione della strumentazione necessaria, dei presidi rescue, del loro funzionamento e rivalutazione del paziente (LEON). 2 Preossigenazione in FiO_2 1,0, in maschera con reservoir. 3 Premedicazione ove ritenuta necessaria, non raccomandata di routine. Somministrazione dell'oppioide (Fentanil). 4 Avvio dell'induzione con somministrazione del farmaco sedativo e del curaro in bolo. 5 Posizionamento definitivo del paziente, esecuzione della manovra di Sellick ove ritenuta necessaria (non raccomandata di routine). 6 Esecuzione della manovra di intubazione con introduzione del laringoscopio, conferma della visione dell'aditus glottico e della possibilità a proseguire, introduzione del tubo endotracheale oltre le corde vocali, verifica del posizionamento tramite auscultazione e capnometria/capnografia. 7 Rivalutazione generale del paziente, dei parametri vitali, fissaggio definitivo del tubo e prosecuzione con la somministrazione di farmaci a lunga durata d'azione.

Evento frequente, soprattutto nell'operatore meno esperto, è la non piena certezza del posizionamento del tubo. Prima di fissare il tubo, l'operatore deve essere certo del suo posizionamento in trachea e della non selettività bronchiale, altrimenti è preferibile rimuovere il tubo ed eventualmente procedere con un nuovo tentativo dopo piena riossigenazione del paziente. La presenza di valori normali di SpO_2 alla conclusione della manovra non ha alcuna correlazione con il corretto posizionamento del tubo e può rimanere elevata, soprattutto se si è effettuata la preossigenazione, prima di crollare rapidamente.

Altre complicanze consistono nella lesione delle strutture attraversate, come laringe, corde vocali, trachea ed esofago il cui rischio correla con il numero di tentativi effettuati per il compimento della manovra.

Intubazione OT
in sequenza rapida

Bibliografia di riferimento

Cricotiroidotomia

Cricotiroidotomia chirurgica

Introduzione

Esistono numerose tecniche per eseguire una cricotiroidotomia chirurgica, così come diversi kit commerciali con differenti approcci. A fini didattici si è ritenuto utile citare la tecnica chirurgica a 4 step descritta da Brofeldt, in quanto particolarmente idonea in condizioni di estrema emergenza sia per la sua rapidità di esecuzione sia per la minima quantità di materiale specifico necessario.

Indicazioni

L'indicazione per la cricotiroidotomia in emergenza è l'incapacità di effettuare una intubazione oro o nasotracheale a causa di particolari condizioni anatomiche del paziente, eccessivo sanguinamento in bocca o nel naso, trauma facciale massivo, ostruzione delle vie aeree per angioedema, trauma, ustione o corpo estraneo.

Controindicazioni

Non ci sono contrindicazioni assolute alla cricotiroidotomia d'emergenza.

Materiale

- Bisturi n° 20.
- Uncino tracheale (se non disponibile ago 18G piegato ad uncino).
- Tubo orotracheale diametro 5/6 cuffiato.
- Introduttore morbido (*gum elastic bougie* - GEB).

Tecnica

La tecnica della IOT è:

1) Posizionandosi al lato del paziente, con la propria mano non dominante posta verso i piedi del paziente (lato sinistro del paziente per i destrimani), identificare la cartilagine tiroidea e quindi scendere caudalmente fino a identificare la depressione costituita dalla membrana cricoidea, limitata inferiolateralmente dalla cricoide.
2) Effettuare una incisione orizzontale (piano trasversale) di cute, sottocute e membrana cricoidea in un unico passaggio.
3) Con il bisturi ancora in sede, afferrare la cartilagine cricoidea con l'uncino tracheale, effettuando una modesta trazione verso i piedi del paziente stabilizzando la trachea e mantenendo aperto lo stoma appena effettuato.
4) Passare il tubo attraverso la membrana cricoidea, eventualmente aiutandosi con un introduttore a punta morbida (bougie) usato come nella tecnica Seldinger.

Al fine di ridurre le resistenze e lo spazio morto, è possibile accorciare il tubo orotracheale, evitando il taglio del tubo di gonfiaggio della cuffia. Assicurarsi la buona ventilazione e la non selettività della via aerea come nell'intubazione tracheale, per poi fissare il tubo.

Complicanze

Le complicanze di una manovra chirurgica possono essere molte, tra cui una possibile emorragia importante. Sebbene questa sia un evento pericoloso per il paziente, è noto già dallo schema ABCDE che un'ostruzione completa delle vie aeree, non altrimenti risolvibile, è più pericolosa, nell'immediato, di un sanguinamento. Una buona tenuta della cuffia tracheale permette che il sangue non scenda nell'albero bronchiale. In caso di emorragia severa, è fondamentale l'intervento di un chirurgo, meglio se specialista ORL, che sarebbe bene sempre preallertare.

Altra complicanza possibile è un malposizionamento del tubo che andrebbe riposizionato senza estrarlo completamente, soprattutto quando garantisce una minima capacità di ossigenazione e ventilazione.

Complicanza più rara ma immediatamente pericolosa è lo pneumotorace iperteso, che andrebbe trattato come di norma.

Altre complicanze sono rappresentate dalla lesione della laringe, dei nervi ricorrenti e dell'esofago.

Cricotiroidotomia transcutanea

Tecniche alternative alla cricotiroidotomia chirurgica prevedono l'utilizzo di appositi kit per minitracheotomia intercricoidea e l'ossigenazione transtracheale con ago.

Minitracheotomia intercricoidea (mini-trach)

Si tratta di kit che contengono tutto il materiale necessario all'esecuzione della manovra; solitamente vi sono kit con solo guida rigida, o con sistema tipo Seldinger.

• *Materiale*

Il kit Seldinger contiene:
- cannula diametro ID 4 mm senza cuffia con flangia;
- introduttore curvilineo;
- dilatatore;
- bisturi con lama corta;
- Seldinger;
- ago tipo Tuohy;
- siringa 5 mL;
- sondino aspirazione 10 Ch;
- connettore ISO 15 mm per pallone tipo Ambu;
- fettuccia di fissaggio.

• *Tecnica*

1) L'operatore si pone di fronte e di lato del paziente, individua lo spazio tra cartilagine tiroidea e cartilagine cricoidea e pone il dito indice e il medio orizzontalmente nello spazio fissandolo e immobilizzando i piani cutanei.
2) Se necessario, utilizza una siringa con ago sottile e lidocaina per individuare lo spazio (test con ago sottile), effettuare anestesia locale e pungendo poi verticalmente tra le due dita verifica la profondità alla quale aspirando è presente aria e individua quindi la trachea.
3) Inserisce l'ago di Tuohy tra le due dita nello stesso punto del test con ago sottile, con la curvatura verso il basso (verso la carena) utilizzando la siringa con alcuni cc di liquido. Aspira aria per verificare di essere in trachea, e inserisce il Sendinger attraverso l'ago di Tuohy dopo aver rimosso la siringa, poi rimuove l'ago lasciando il solo Seldinger.
4) Utilizza il bisturi tarato per incidere verticalmente lungo la guida metallica del Seldinger, inserendo tutta la lama tarata e incidendo se possibile la membrana intercricoidea.
5) Inserisce sulla guida del Seldinger il dilatatore e poi lo rimuove.
6) Inserisce l'introduttore curvilineo, con montata la cannula, sul filo guida con un movimento che indirizzi la punta verso la carena.

7) rimuove il filo guida e l'introduttore lasciando la sola cannula, aspira con sondino 10 Ch per verificare il corretto posizionamento e fissa la cannula con apposita fettuccia.

Esiste una variante senza Seldinger, ove si effettua il taglio con il bisturi dopo il test con ago sottile e si introduce direttamente la cannula montata su un introduttore curvilineo rigido. La manovra è più semplice, più rapida, ma meno sicura.

• *Complicanze*

Le più frequenti sono:
- false strade;
- sanguinamento esterno o interno;
- enfisema sottocutaneo;
- più rare sono perforazioni esofagee, pneumotorace e pneumomediastino, ematoma peritracheale.

Ossigenazione transtracheale con ago

Si tratta di una tecnica di emergenza molto rapida, che prevede l'introduzione di un agocanula di grosso diametro (14-12 G) nello spazio intercricoideo individuato come sopra per il minitrach, indirizzando la punta prima perpendicolarmente, e poi, quando si aspira aria, verso la carena. Si estrae l'ago metallico e di utilizza la cannula per ossigenare connettendo una fonte di ossigeno a 12-15 l/min, utilizzando un tubicino a cui si è praticato un foro laterale con una forbice. Si chiude con un dito il foro per 1 secondo e si lascia aperto il foro per 4 secondi, effettuando quindi un jet di ossigeno in trachea, che per effetto venturi, se le vie aeree sono pervie, consente oltre ad una ossigenazione, anche una quota di ventilazione e rimozione di CO_2.

Cricotiroidotomia transcutanea

Bibliografia di riferimento

22.2 Procedure toraco-polmonari

Toracentesi

Introduzione

La presenza di un versamento pleurico in un paziente che accede al PS è un evento non occasionale sia che rappresenti la causa principale del sintomo di accesso sia che costituisca un reperto occasionale riscontrato durante il percorso diagnostico intrapreso per altro motivo. La toracentesi rappresenta la procedura che viene comunemente eseguita per prelevare del liquido pleurico a scopo diagnostico e/o terapeutico, al fine di ridurre principalmente la dispnea, se presente e clinicamente rilevante, ma anche altre problematiche legate, per esempio, al coinvolgimento mediastinico. Va anche sottolineato che l'ottusità polmonare clinica o l'opacità radiografica possono essere da sole di difficile interpretazione, mentre l'ecografia polmonare (sempre più fruibile grazie alla tecnologia bedside) è in grado invece di differenziare le ottusità semeiologiche/opacità radiologiche da presenza di liquido pleurico da quelle dovute ad atelettasia/addensamenti polmonari o anche a visceri addominali per erniazione od elevazione del diaframma. Per questo la toracentesi ecoguidata permette una maggiore efficacia e sicurezza rispetto alla tecnica tradizionale.

Si distinguono, come detto sopra, due tipologie di toracentesi eseguibili con il supporto ecografico, l'esplorativa e l'evacuativa.

Indicazioni

Toracentesi esplorativa o diagnostica

Viene eseguita per determinare il tipo di versamento pleurico mediante l'invio del liquido prelevato per esami di laboratorio e culturali. La rilevazione di pus o di sangue consente la diagnosi immediata, rispettivamente, di empiema pleurico o di emotorace.

Solitamente la toracentesi non è indicata quando il versamento è di piccola quantità e nei pazienti che hanno uno scompenso cardiaco clinicamente evidente. In questa condizione clinica è indicata la toracentesi solo se è presente una delle seguenti situazioni:

- febbre o dolore di tipo pleuritico;
- versamento unilaterale oppure bilaterale ma con notevole disparità di volume;
- versamento non associato a cardiomegalia;
- versamento non responsivo all'usuale trattamento dello scompenso cardiaco.

Toracentesi evacuativa

Viene eseguita per ottenere la riespansione polmonare in caso di importante versamento pleurico condizionante una atelettasia polmonare con insufficienza respiratoria.

Controindicazioni

- Alterazioni emocoagulative: coagulopatia, trombocitopenia con piastrine inferiori a 25.000/μL o terapia anticoagulante in atto. In questi casi si valuterà la possibilità di correzione del deficit coagulativo, in relazione alla gravità della condizione clinica.

- Insufficienza renale grave con creatinina >6 mg/dL;
- Paziente non consenziente;
- Infezione cutanea nella sede della puntura.

Materiale

- Soluzione antisettica per la disinfezione della cute.
- Guanti, mascherina con visiera, cuffia, telino, garze, guaina coprisonda e gel (tutto sterile).
- Siringhe da 10 ml ed aghi da 21 e 22 G (toracentesi diagnostica).
- Ago cannula o ago di Verres da 16 o 18 G, siringa da 50 ml, raccordo a tre vie, sacca per la raccolta del liquido evacuato (toracentesi evacuativa con ago).
- Set per catetere venoso centrale oppure set Pleurocath (toracentesi evacuativa/drenaggio con tecnica Seldinger).
- Set Pleurocan, in alternativa ai precedenti (toracentesi evacuativa/drenaggio con introduzione diretta del catetere).
- Valvola ad acqua o valvola di Heimlich (drenaggio continuativo).
- Lidocaina 1% con siringa da 10 ml ed aghi da 22 e 25 G.
- Cerotti medicati.
- Provette e contenitori sterili per l'eventuale valutazione laboratoristica del liquido.
- Saturimetro.
- Ecografo con sonda convex e lineare.

Materiale

Tecnica

Fase preoperativa

Se la procedura non riveste caratteri di emergenza è sempre necessario spiegarla al paziente ed ottenere il suo consenso scritto.

Prima di procedere alla puntura del torace è necessario valutare la situazione respiratoria del paziente, sia clinicamente sia mediante SpO_2 che dovrà essere monitorizzata per tutta la durata della procedura. È preferibile mettere il paziente in posizione seduta, se le condizioni cliniche lo permettono, utilizzando l'accesso posteriore; in caso contrario è possibile effettuare la toracentesi con l'accesso laterale, a paziente in posizione supina o meglio posizionato con un angolo di circa 30-45° tra tronco ed arti inferiori.

Considerare sempre la "finestra di sicurezza", il punto dove il liquido presenta una profondità >1 cm tra la parete toracica ed il polmone.

La valutazione ecografica viene iniziata a livello di un fianco, comparata poi con quella controlaterale:

- individuazione del diaframma che costituisce un punto di repere essenziale;
- valutazione della parete toracica postero-laterale in vari spazi intercostali;
- visualizzazione del versamento (la stima quantitativa è opzionale);
- scelta e marcatura del punto di accesso;
- lavaggio delle mani, preparazione del campo sterile e sterilizzazione della sonda ecografica.

Fase operativa

Anestesia con lidocaina della parete toracica nel punto di accesso prescelto durante l'esplorazione ecografica preliminare.

Tecnica eco-assistita con ago. La puntura della cute viene praticata nel punto prescelto e l'ago-cannula viene fatto avanzare, lentamente, perpendicolarmente alla parete toracica, sopra al margine superiore della costa per evitare il fascio vascolo-nervoso intercostale, mantenendo la siringa in aspirazione finché un leggero scatto e l'ingresso di liquido nella siringa indicano l'avvenuta penetrazione dell'ago in cavità pleurica. Durante l'evacuazione di liquido è consigliabile modificare l'angolazione dell'ago in modo da posizionarne la punta vicino alla parete toracica così che non abbia contatto diretto con la superficie del polmone in riespansione. Per lo stesso motivo, al termine della procedura, l'ago così posizionato, deve essere sfilato senza variarne la direzione in modo che la punta non venga mai diretta verso il polmone riespanso.

Toracentesi eco-assistita, evacuativa, con tecnica Seldinger. Questa tecnica viene consigliata in pazienti acuti che non riescono a mantenere la posizione seduta; si cerca quindi di mettere il paziente in posizione semi-ortopnoica. Consiste nell'utilizzo di un catetere venoso centrale a singolo lume, del diametro di 16 G oppure di un catetere Pig-tail. Il vantaggio di questo tipo di procedura è di poter essere eseguita al letto del paziente con minimo disagio rispetto all'inserimento di un catetere di maggior calibro o all'effettuazione di ripetute toracentesi. Viceversa, lo svantaggio è quello della possibile ostruzione da materiale fibrinoso o coagulato.

Toracentesi eco assistita, evacuativa, con kit Pleurocan. Le indicazioni all'utilizzo di questa tecnica sono simili alla precedente. In questo caso viene usato un ago di calibro maggiore per l'introduzione del catetere in pleura, caratterizzato, questo, da una maggiore rigidità rispetto ad un catetere venoso centrale.

Tecnica ecoguidata. La puntura della cute viene praticata nella zona adiacente al centro della sonda e l'agocannula o l'ago di Verres viene fatto avanzare lentamente, perpendicolarmente alla parete toracica e parallelamente al fascio ultrasonoro, dirigendo gradualmente la sua punta sotto la sonda ed assicurandosi che l'ago penetri sopra il margine superiore della costa. La posizione della punta dell'ago può essere poi monitorata ed eventualmente riposizionata durante l'esecuzione del drenaggio.

Fase postoperativa

La valutazione ecografica post-procedura è essenziale per la verifica sia dell'avvenuto svuotamento del cavo pleurico sia per rilevare l'eventuale presenza di uno pneumotorace. La radiografia del torace non è più considerata routinaria.

Tecnica per per l'esecuzione della toracentesi

Complicanze

Si possono riscontrare complicanze, in circa il 9% dei casi, durante o dopo la toracentesi:

- dolore che spesso compare al termine dell'evacuazione del liquido, in caso di pleurite, quando le due pleure vengo a contatto tra loro: in questo caso è buona norma non drenare completamente il cavo pleurico a meno che non si voglia ottenere una pleurodesi spontanea. Questo dolore risponde bene alla somministrazione di FANS;
- dispnea, con o senza tachipnea, con desaturazione da pneumotorace. Questo si può formare per suzione dall'esterno attraverso l'ago-cannula, per puntura accidentale del polmone oppure per rottura di bolle enfisematose. La gestione e simile a quella dello pneumotorace spontaneo;
- edema da riespansione, complicanza poco frequente, in circa lo 0,5% dei casi, caratterizzata dalla comparsa di edema polmonare unilaterale in un polmone che è stato riespanso dopo un periodo di collasso prolungato;
- tosse, solitamente dovuta all'irritazione pleurica meccanica al termine della procedura: in questo caso si pone termine alla procedura;
- reazione vagale, la cui incidenza in corso di toracentesi ecoguidata è minima (<1%). Essa si può prevenire con la somministrazione di atropina e.v. (premedicazione non necessaria).

Bibliografia di riferimento

Drenaggio toracico

Il drenaggio toracico è una procedura che viene praticata molto frequentemente sia in ambito chirurgico che nei setting di cura intensivi e sub-intensivi, con il principale obiettivo di assicurare lo svuotamento del cavo pleurico, la riespansione del polmone e la risoluzione dei sintomi. In alcune condizioni cliniche il suo posizionamento rappresenta un vero e proprio intervento salva vita.

Poiché il trattamento della patologia pleurica (es. pneumotorace, empiema etc.) è stato ampiamente sviluppato in altre sezioni del presente testo, a cui si rimanda per eventuali approfondimenti, in questo capitolo ci focalizzeremo prevalentemente sulle diverse tecniche di drenaggio, tradizionali (tubo) ma anche percutanee mini-invasive (piccoli cateteri).

Indicazioni

- Pneumotorace:
  - se pazienti in ventilazione;
  - se di grandi dimensioni;
  - se instabilità clinica;
  - se iperteso, dopo decompressione con ago;
  - se recidivante o persistente;
  - se post traumatico;
  - se iatrogeno e di dimensioni significative.
- Idrotorace.
- Emotorace.
- Empiema pleurico.
- Chilotorace.
- Necessità di pleurodesi.
- Post-operatorio (es. lobectomia, bypass aorto-coronarico, rottura esofagea etc.).

Controindicazioni

Nei casi in cui si configuri come un intervento salva vita non esistono controindicazioni assolute. Le controindicazioni relative includono stati di diatesi emorragica congenita (es. emofilia) o acquisita (es. conta piastrinica <50.000, INR >1,5, terapia con DOAC) che non possono essere corrette.

Materiale

- Guanti e sovra camice sterili.
- Teli impermeabili sterili.
- Garze sterili in numero sufficiente.
- Disinfettante cutaneo (es. iodopovidone).
- Anestetico locale con aghi dedicati (18-20 G).
- Siringhe sterili (10-20 mL).
- Pinze curve (Kelly).
- Kit per sutura (forbice, pinza e porta aghi).
- Filo sutura non riassorbibile di grosso calibro (es. misura 1,0 o superiore).
- Tubo di drenaggio (>16 Fr) oppure kit con catetere di drenaggio (es. Pigtail 6-10 Fr).

- Bisturi (preferibilmente con lama 11).
- Sistema di drenaggio (es. Bulau o Pleur-Evac).
- Carrello di emergenza con monitorECG, saturimetro, defibrillatore e farmaci salvavita.
- Ecografo multidisciplinare con 3 sonde.
- Kit coprisonda sterile e gel sterile.

Materiale

Drenaggio toracico con tubo

Preparazione

Se la procedura non riveste caratteri di emergenza è sempre necessario spiegarla al paziente ed ottenere il suo consenso scritto. È preferibile posizionare il paziente in posizione supina o semisdraiata, il braccio omolaterale all'emitorace in cui si intende posizionare il drenaggio deve essere massimamente abdotto e la mano posizionata dietro la testa del paziente. È poi necessario identificare con grande attenzione il punto di inserimento del drenaggio a livello del quinto spazio intercostale, in corrispondenza della intersezione tra la linea ascellare anteriore e quella orizzontale passante per i capezzoli, esternamente al bordo laterale del muscolo grande pettorale (Figura 22.2.1).

Il punto individuato va segnato con una matita dermografica oppure facendo pressione sulla cute con il cappuccio di un ago. A questo punto è opportuno utilizzare l'ecografo con sonda convex per accertarsi che il punto segnato sulla parete toracica corrisponda internamente al cavo pleurico.

A completamento dell'esame ecografico preliminare (eco assistenza) è buona norma procedere, con sonda lineare ed utilizzo del color-Doppler, alla valutazione dello spazio intercostale che si intende attraversare, allo scopo di verificare che non siano presenti vasi intercostali anomali. L'esame ecografico preliminare alla procedura di posizionamento di drenaggio o catetere è di semplice esecuzione e riduce notevolmente il rischio di complicanze maggiori: infatti si è visto che al controllo ecografico il diaframma si trova al disotto del punto di repere toracico, quindi in posizione corretta, nell'81% dei casi mentre nei rimanenti casi è o a livello del quinto spazio (13%) o al disopra dello stesso (6%).

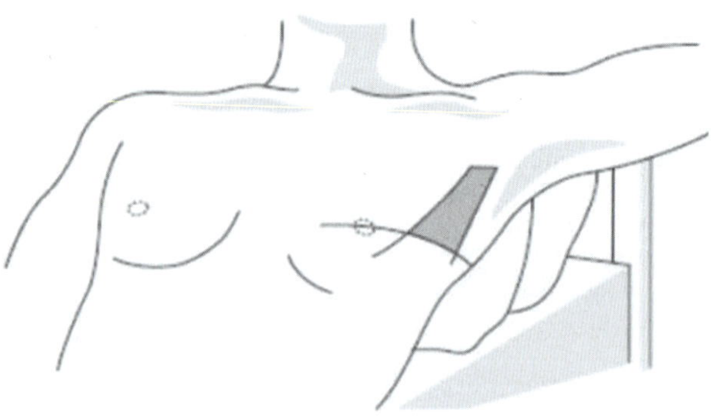

Figura 22.2.1 Triangolo di sicurezza

Dopo aver messo in atto le comuni precauzioni di barriera (lavare accuratamente le mani, indossare camice e guanti sterili, occhiali protettivi/maschera facciale) si procede creando un ampio campo sterile sulla superficie cutanea mediante utilizzo di garza sterile e soluzione di clorexidina al 2%. Coprire il torace del paziente con appositi teli sterili, esponendo solo l'area contrassegnata.

Anestesia locale

Generalmente si utilizza una soluzione di lidocaina all'1-2%, una siringa da 20 mL ed un ago calibro 21 G. Bisogna avere cura di anestetizzare i tessuti sottocutanei superficiali e profondi, i muscoli intercostali e la pleura parietale. Se ritenuto necessario è possibile ottenere una blanda sedo-analgesia del paziente mediante utilizzo di basse dosi di benzodiazepine ed oppiacei.

Per una anestesia ottimale suggeriamo di identificare la costa che si trova immediatamente sotto allo spazio intercostale prescelto in modo da anestetizzare anche la superficie periostale in corrispondenza del bordo costale superiore, ovvero del punto in cui verrà successivamente creata la breccia per inserire il tubo/catetere di drenaggio. Per una anestesia ottimale si impiegano mediamente 15-20 mL di soluzione di lidocaina. Durante la progressione dell'ago è utile imprimere una moderata aspirazione negativa con la siringa, fino alla conferma dell'ingresso nello spazio pleurico, quando una minima quantità di liquido o di aria (in caso di PNX) sarà comparsa nella camera di aspirazione della siringa. A questo punto è necessario interrompere l'avanzamento dell'ago ed indietreggiare di qualche millimetro per poi iniettare la lidocaina rimanente, al fine di anestetizzare completamente anche il piano pleurico. Successivamente indietreggiare lentamente con la siringa fino ad estrarre completamente l'ago dalla parete toracica.

Incisione e dissezione

Una incisione di circa 2 cm di lunghezza dovrebbe essere praticata con il bisturi, parallelamente alla costola, facendo in modo che il punto di repere individuato rimanga al centro del taglio. Successivamente utilizzare una pinza curva (tipo Kelly) per dissezionare gli strati sottocutanei fino a raggiungere il piano costale. Successivamente, individuato il bordo costale superiore della costola che giace al di sotto di questo spazio, si procede con lo strumento nell'intento di dissecare progressivamente anche il piano muscolare di quel dato spazio, fino a raggiungere il piano pleurico (pleura parietale). A questo punto, un eventuale inserimento diretto del tubo armato di trocar all'interno della breccia toracica è considerato pericoloso e fortemente sconsigliato. Una volta raggiunta la pleura parietale bisogna spingere delicatamente la pinza facendo in modo di trapassarla per poi procedere ad inserire il dito indice nel tragitto creato (tenendo la pinza come guida) fino a raggiungere il cavo pleurico. Una volta che il dito è entrato nel cavo pleurico si può estrarre la pinza e continuare ad esplorare il cavo in senso orario ed antiorario, per 360 gradi rispetto al foro di entrata, in modo da assicurarsi che il polmone (quindi la pleura viscerale) sia completamente staccato dalla pleura parietale.

Scelta ed inserimento del tubo

L'estremità distale del tubo (non armato) va presa con la pinza già utilizzata per fare la breccia ed inserita progressivamente all'interno del torace. Una volta che la prima parte del tubo si è impegnata nel cavo pleurico, bisogna estrarre la pinza e fare in modo di far avanzare la restante parte del tubo manualmente, che scorrerà facilmente e senza che sia necessario imprimere della forza. In base alla patologia che si sta trattando, indirizzare la punta del tubo verso l'apice polmonare (es. evacuazione di PNX) oppure verso la base (es. evacuazione di fluido). I tubi toracici più comunemente utilizzati sono costituiti da materiale sintetico, trasparente e termosensibile (es. PVC, silicone), di vario calibro e lunghezza, in genere forniti di armatura metallica, fenestrati in prossimità della punta. Generalmente sono presenti anche informazioni centimetriche di lunghezza ed una stria radiopaca che ne facilita il riscontro radiologico.

Le dimensioni (diametro) del tubo variano in base alla patologia da trattare:
- per PNX di grosse dimensioni in pazienti stabili si può optare per tubi di 18-22 Fr;
- nei casi di PNX associati a ventilazione oppure emotorace post traumatico sono indicati tubi di maggiori dimensioni, di 24-28 Fr;
- nei casi di empiema pleurico appaiono adeguati tubi di dimensioni intermedie, di 20 Fr;
- per piccoli PNX o versamenti neoplastici possono essere sufficienti cateteri (non tubi) di 8-12 Fr, preferibilmente posizionati con tecnica Seldinger ed approccio mini invasivo percutaneo.

Il tubo va inserito nel cavo pleurico per gran parte della sua lunghezza poiché inserimenti parziali, di pochi centimetri, sono spesso causa di enfisema sottocutaneo secondario o comunque mal funzionamento del drenaggio.

Messa in sicurezza del tubo

Applicare un punto di sutura su entrambi i lati della breccia cutanea praticata (il tubo rimane centrale), in modo da chiudere le estremità. Utilizzare successivamente le estremità libere dei due fili di sutura per avvolgere il tubo e ancorarlo alla parete toracica. Applicare sul sito di ingresso più garze in modo da confezionare una medicazione a pressione.

A questo punto bisogna collegare l'estremità prossimale del tubo toracico a un sistema di drenaggio pleurico sterile (es. Bulau tradizionale o il più moderno sistema Pleur-Evac).

In caso di pneumotorace o versamento di grande entità si consiglia di svuotare il cavo pleurico a step progressivi in modo da ridurre il rischio di complicanze (es. edema da riespansione).

Complicanze

Le complicanze più importanti associate all'inserimento del tubo toracico comprendono:
- lesione dell'arteria intercostale con conseguente sanguinamento ed emotorace (in genere di significative entità);
- lesioni di organi in torace/addome (polmone, cuore, diaframma, organi intra-addominali);
- lesioni di grossi vasi (es. aorta toracica o succlavia);
- lesioni dei fasci nervosi intercostali;
- enfisema sottocutaneo, edema polmonare da riespansione, infezione del sito di drenaggio, empiema.

Non è generalmente indicata una profilassi antibiotica post procedura, eccezion fatta per i drenaggi posizionati in conseguenza di ferite penetranti del torace.

Tempistica di rimozione del tubo

La tempistica della rimozione del tubo toracico è fortemente condizionata dalla patologia pleuro-polmonare trattata. In caso di PNX bisogna essere certi che sia cessato il gorgogliamento, ovvero la fuoriuscita di bolle aeree dal Bulau/Pleur-Evac e che il polmone si sia completamente riespanso al controllo radiografico del torace. In caso di persistente gorgogliamento, in genere espressione di ampia breccia pleuro-polmonare, bisogna valutare se posizionare un drenaggio di calibro maggiore oppure mettere il dispositivo di drenaggio in aspirazione forzata (15-20 cmH_2O) per 24-48 ore. È opinione comune di molti autori che la radiografia del torace vada eseguita dopo 12-24 ore dall'ultima perdita d'aria osservata. Se il paziente è ventilato meccanicamente, è necessario avere una maggiore cautela sul timing di rimozione del tubo, condividendo la decisione con uno specialista del settore.

Se il drenaggio è stato posizionato per l'evacuazione di un empiema pleurico, una volta che il volume di drenaggio è inferiore a 200 mL/die e che il polmone si è riespanso, esso può essere ragionevolmente rimosso.

In caso di pneumotorace, la progressiva riespansione del polmone può essere monitorata con gli ultrasuoni fino al completo ritorno a parete. La sensibilità della metodica è nettamente superiore a quella della radiografia del torace eseguita con paziente in posizione supina.

Nel caso di drenaggio toracico eseguito per pneumotorace e/o emotorace traumatici può essere indicato un clampaggio del tubo per circa sei ore prima della rimozione, al fine di verificare la stabilità della condizione e scongiurare iniziali riaperture di brecce pleuro-polmonari, che possano sfuggire al rilievo clinico, determinando precoci recidive significative.

Drenaggio toracico con catetere

Come detto, il drenaggio con tubo si riferisce a tubi tradizionali di maggiori dimensioni (≥16 Fr), costituiti in materiale plastico trasparente e più rigido, che richiedono una incisione chirurgica per il loro posizionamento.

Nel caso di drenaggio con catetere si fa riferimento a dispositivi speciali di diametri nettamente inferiori (≤14 Fr) ai precedenti, costituiti in materiale plastico opaco, molto più flessibili (es. Pigtail), che in genere vengono posizionati per via percutanea utilizzando la tecnica Seldinger.

Lo pneumotorace spontaneo primitivo rappresenta una classica condizione patologica per cui è indicato il posizionamento di un piccolo catetere di drenaggio (es. Pigtail 8 Fr), con tecnica Seldinger, poiché tubi di maggior calibro non producono ulteriori vantaggi.

L'impiego di cateteri di piccolo calibro, piuttosto che di tubi di grosso calibro, anche in patologie diverse dallo pneumotorace, sta diventando sempre più frequente nella pratica clinica con pari efficacia e diminuzione del rischio di complicanze.
Nello specifico la tecnica prevede:
- identificazione del punto di inserimento del catetere;
- adeguata anestesia locale;
- breve incisione con bisturi di cute e sottocute;
- inserimento dell'ago introduttore (fornito all'interno del kit) montato su siringa da 10 mL fino a raggiungere lo spazio pleurico;
- rimozione della siringa ed inserimento della guida metallica per almeno 20 cm;
- successiva rimozione dell'ago facendo attenzione a lasciare la guida in sede e a non sposizionarla;
- inserire i cateteri dilatatori (forniti nel kit) sulla guida metallica facendo attenzione ad iniziare da quello più piccolo per progredire sequenzialmente con quelli più grossi, in modo da assicurare una dilatazione progressiva fino a raggiungere il diametro del Pigtail che si intende inserire;
- inserire il catetere (es. Pigtail) sulla guida e spingerlo all'interno del torace facendo scorrerlo sulla guida e facendo attenzione a mantenere in sede la guida con la mano non dominante;
- rimuovere la guida dopo aver inserito il catetere alla profondità desiderata (non meno di 15 cm);
- fissare il catetere alla parete toracica e connetterlo attraverso un rubinetto a tre vie ad una siringa da 50 mL, per aspirazione o in alternativa ad un sistema a Bulau/Pleur-Evac.

Aspirazione con Pigtail

Aspirazione con cannula

Bibliografia di riferimento

Sistemi di ossigenazione e ventilazione

OSSIGENOTERAPIA AD ALTI FLUSSI TRAMITE NASOCANNULE

Introduzione

L'ossigenoterapia ad alti flussi tramite nasocannule (*High Flow Nasal Cannula*, HFNC) è un sistema di ossigenoterapia non invasivo per il trattamento dell'insufficienza respiratoria acuta e cronica riacutizzata, sia ipossiemica che globale, di grado lieve-moderato. Questo *device* permette di somministrare alti flussi di una miscela di aria umidificata e riscaldata arricchita in ossigeno a FiO_2 variabili.

È una modalità tecnica intermedia tra l'ossigenoterapia convenzionale e la ventilazione non invasiva, fornita di alcune importanti caratteristiche:

- è in grado di somministrare un flusso di gas più elevato del picco inspiratorio del paziente, evitando il fenomeno della diluizione dell'ossigeno, frequente nell'ossigenoterapia convenzionale, permettendo così che la FiO_2 inspirata sia molto simile a quella impostata;
- favorisce mediante l'umidificazione la clearance mucociliare, il mantenimento della morfologia e della funzione delle cellule epiteliali e riduce la produzione di citochine infiammatorie;
- determina un effetto di *washout* delle alte vie aeree, eliminando in questo modo parte dello spazio morto anatomico, con riduzione della CO_2;
- è in grado di generare una PEEP (3-5 cmH_2O, a seconda del flusso impostato) determinata dall'elevato flusso che agisce come resistenza all'espirazione. Tale effetto è maggiore nel paziente a bocca chiusa. La PEEP può determinare un miglioramento della capacità funzionale residua e la riduzione del lavoro respiratorio;
- è in grado di ridurre le resistenze inspiratorie nel paziente con BPCO determinando un aumento del volume corrente e riduzione della frequenza respiratoria che portano ad una riduzione dell'ipercapnia;
- sembra favorire l'espirazione riducendo l'iperinflazione dinamica.

Indicazioni

- Insufficienza respiratoria acuta ipossiemica secondaria a patologia respiratoria (polmonite, bronchiolite) o a patologia cardiaca (scompenso cardiaco congestizio).
- Polmonite interstiziale COVID-19 relata di grado lieve-moderato.
- Svezzamento dalla ventilazione meccanica. Buoni risultati si sono ottenuti alternando cicli di alti flussi e cicli di NIV.
- Pazienti con patologia *end stage* e in terapia palliativa.
- BPCO con necessità di ossigenoterapia domiciliare e BPCO riacutizzata in assenza di acidosi respiratoria acuta.
- Sono in corso, inoltre, una serie di trial per valutare la non inferiorità dell'HFNC rispetto alla NIV in caso di BPCO riacutizzata con acidosi respiratoria lieve-moderata secondo le linee guida GOLD.

Controindicazioni

Le controindicazioni sono rappresentate da tutte quelle condizioni che richiedono un supporto inspiratorio:

- instabilità emodinamica;
- alterazione dello stato di coscienza (GCS ≤8);
- ostruzione delle vie aeree;
- pneumotorace;
- traumi recenti (<3 mesi) delle ossa facciali;
- fratture della base cranica per il rischio di pneumoencefalo.

IL TACCUINO

Gli HFNC sono in grado di fornire una miscela di gas a FiO_2 variabile umidificata e riscaldata. Sono tuttavia in grado di generare basse PEEP (3-5 cmH_2O) che si riducono ulteriormente se il paziente respira a bocca aperta.

IL TACCUINO

Non ritardare la necessità di supporti ventilatori, compresa la ventilazione meccanica invasiva, se si osserva un peggioramento clinico ed emogasanalitico o un mancato miglioramento del quadro.

Materiale

- Un generatore di flusso che misceli aria e ossigeno e che sia in grado di erogarli con flussi elevati con un sistema venturi o a turbina; eventualmente anche un ventilatore deputato alla ventilazione meccanica. Può essere incorporato al suo interno un flussimetro.
- Un umidificatore o un riscaldatore per poter regolare la temperatura della miscela di gas e l'umidità relativa.
- L'interfaccia con il paziente, ovvero una cannula nasale di calibro elevato in grado di supportare flussi elevati.

In commercio sono disponibili strumenti che consentono di garantire tutte queste peculiarità in *device* compatti, trasportabili e molto performanti consentendo di modificare la temperatura (da 31 a 37 °C) e il flusso (da 20 a 60 L/min) di una miscela di gas a FiO_2 variabili da 0,21 fino ad un ipotetico 1,0.

Materiale

Tecnica

Questo strumento richiede l'impostazione di alcuni parametri:

- il flusso di gas miscelati (aria e ossigeno) diretto verso il paziente. Può essere regolato con estrema precisione, raggiungendo fino a 50-60 L/min, a seconda del generatore utilizzato; un limite al flusso erogabile è rappresentato, in alcuni modelli, dal calibro delle cannule nasali. Con cannule di misura *medium* in genere il limite massimo è di 30-40 L/min, mentre per misure *large* si arriva al massimo erogabile dallo strumento (50 o

60 L/min). Si raccomanda che il diametro delle cannule non sia superiore al 50% della superficie delle narici.

- la FiO_2 erogata, da regolare tramite flussimetro esterno, viene letta dallo strumento; anche in questo caso è possibile settare il parametro con grande precisione, con un *range* da 0,21 a 1,0;
- la temperatura della miscela somministrata con la conseguente percentuale di umidità. Generalmente i valori di temperatura partono da 31-32 °C ed arrivano a 36-37 °C. Si consiglia abitualmente di utilizzare temperature di 31 °C in età neonatale/pediatrica e temperature superiori nell'adulto.

Video settaggio HFNC

Per valutare l'andamento della terapia con HFNC e per poter avere un indicatore precoce di rischio di intubazione, nei pazienti con insufficienza respiratoria acuta ipossiemica causata da polmonite, viene utilizzato il *ROX-index*. Questo parametro è determinato dalla formula $(SpO_2/FiO_2)/FR$. Il ROX-index deve essere valutato a 12 ore dall'inizio della terapia con HFNC. In caso di valori ≥4,88 il rischio di intubazione è minore. Se il valore risulta inferiore a questo *cut-off*, aumenta la probabilità di intubazione.

Complicanze

Gli HFNC si sono dimostrati una metodica sicura. La maggior parte degli studi, infatti, non ha riportato effetti collaterali. Per quanto riguarda gli effetti avversi, sono stati riscontrati casi di epistassi.

Pressione positiva continua nelle vie aeree (CPAP)

Introduzione

La CPAP (*Continuous Positive Airway Pressure*) è una modalità di ossigenazione che si basa sull'erogazione di una miscela di gas a pressione positiva continua nelle vie aeree. Sebbene non possa essere considerata a tutti gli effetti una vera modalità di ventilazione meccanica, in quanto non promuove attivamente un volume corrente, in letteratura viene ormai comunemente annoverata tra le tecniche di ventilazione. Può essere somministrata tramite maschera, casco o tubo endotracheale.

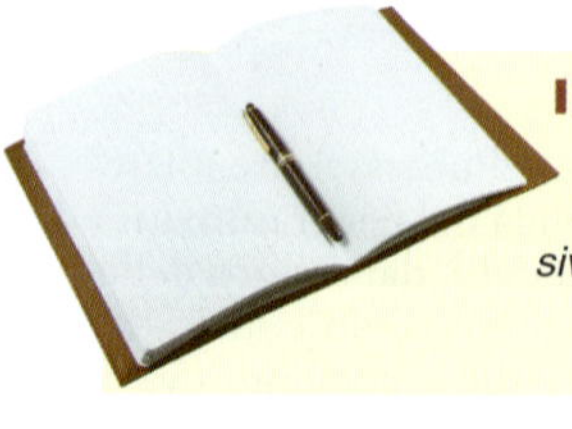

IL TACCUINO

Non generando un volume corrente la CPAP può essere applicata esclusivamente a pazienti in respiro spontaneo e con adeguato drive respiratorio.

Indicazioni

- Trattamento di prima linea nell'edema polmonare acuto cardiogeno (EPAc). Oltre a diminuire il grado di dispnea e migliorare gli scambi gassosi in tempi più brevi rispetto all'ossigenoterapia convenzionale, la CPAP ha dimostrato di ridurre il ricorso all'intubazione e la mortalità. È indicata anche nel paziente ipercapnico, ma, in caso di concomitante BPCO sarebbe preferibile usare il doppio livello di pressione.
- BPCO riacutizzata: a basse FiO_2, solo come trattamento ponte in attesa di passare al doppio livello di pressione.
- ARDS, sebbene rappresenti un trattamento solo nelle prime fasi dell'insufficienza respiratoria, la definizione di Berlino ne prevede l'utilizzo, tra i criteri diagnostici, per valutare il PaO_2/FiO_2 e quindi la severità di malattia.
- Polmonite acquisita in comunità: migliora i parametri emogasanalitici (es. PaO_2/FiO_2) e la percezione della dispnea ma non modifica sensibilmente la prognosi.
- Fasi iniziali della compromissione polmonare nell'infezione da SARS-CoV-2.
- Polmonite nel paziente immunocompromesso, nel quale trattamenti più invasivi come l'intubazione oro-tracheale peggiorano la prognosi.
- Applicazioni meno frequenti sono la contusione polmonare e l'atelettasia post-chirurgica nelle quali si riduce la degenza ospedaliera e la mortalità rispetto alla ventilazione meccanica invasiva.

Controindicazioni

- Arresto respiratorio dove è mandatoria la ventilazione invasiva.
- Grave deformità od ustioni del volto.
- Ostruzione delle vie aeree.
- Aritmie emodinamicamente significative.
- Vomito se il paziente non è in grado di segnalarlo anticipatamente e la maschera non può essere rimossa rapidamente.
- PNX non drenato rappresenta una controindicazione assoluta.

Controindicazioni relative sono: il pH <7,15, un GCS <8, uno stato di agitazione/confusione e abbondanti secrezioni delle vie aeree.

Materiale

In urgenza i sistemi più diffusi sono rappresentati dai generatori di flusso tipo Venturi, dalla CPAP di Boussignac e dal ventilatore meccanico. Tutti questi strumenti consentono l'erogazione di alti flussi e di FiO_2 variabili ed elevate (se necessario).

Il *device* più utilizzato in urgenza è rappresentato dalla maschera oro-nasale o dalla *total face*. Meno comunemente, soprattutto quando si prevedono trattamenti prolungati viene usato il casco (o scafandro) (**Tabella 22.2.1**).

IL TACCUINO

Nell'edema polmonare acuto cardiogeno la CPAP può essere utilizzata con successo anche in caso di ipercapnia. È preferibile il doppio livello di pressione quando vi è un'anamnesi di BPCO.

Tabella 22.2.1. Vantaggi e svantaggi dei principali *device* per CPAP e NIV utilizzati in urgenza.

	Maschera oronasale	Maschera *total face*	Casco
Minime perdite aeree	X	√	√
Facilità di applicazione	√	X	X
Claustrofobia	X	√	X
Lesioni ponte nasale	√	X	X
Rischio di aspirazione vomito	√	√	√
Rumore	X	X	√
Rebreathing	X	X	√
Difficoltà a parlare e tossire	√	X	X
Asincronia con PSV	X	X	√

Tecnica

L'approccio al paziente e la scelta del *device* più idoneo sono tra i maggiori determinanti nella riuscita della CPAP e della ventilazione meccanica non invasiva.

È fondamentale spiegare adeguatamente al paziente la necessità di posizionare una maschera facciale o casco che, nelle prime fasi, provocherà un certo disagio anche per l'alto flusso di gas che raggiungerà il volto. All'inizio, è opportuno tenere la maschera con le mani per farla aderire al volto del paziente e rassicurarlo che può essere rimossa immediatamente. Quando il paziente si è adattato si può procedere con il fissaggio del nucale.

I generatori di flusso tipo Venturi non necessitano di energia elettrica è l'ossigeno che, passando attraverso il sistema, determina alti flussi (fino a 130 L/min) sfruttando l'effetto Venturi. Pertanto, l'operatore deve soltanto impostare, attraverso le apposite manopole, il flusso e la FiO_2. L'interruttore di accensione consente l'ingresso dell'ossigeno nel *device*. Inizialmente è opportuno settare la manopola del flusso tutta aperta e quella dell'ossigeno tutta chiusa (in questo modo, a seconda dello strumento usato si fornisce una FiO_2 che va dal 28 al 33%) al fine di garantire l'effetto CPAP. Si aumenta successivamente la FiO_2 in base al target di saturazione del paziente sempre ponendo attenzione che l'aria esca dalla valvola PEEP anche in inspirazione. È importante ricordare, infatti, che al crescere della FiO_2 si ha una riduzione del flusso. Le valvole PEEP possono essere pre-tarate, e quindi bisognerà scegliere quella con la pressione idonea per il paziente, o a pressioni regolabili che andranno settate sul valore prescelto. I *device* più datati non sono in grado di leggere la FiO_2 erogata per cui bisogna inserire in serie, tra l'uscita della macchina ed il circuito, un ossimetro. Gli strumenti più recenti hanno un display che consente di leggere la FiO_2 erogata, la PEEP e la frequenza respiratoria con la possibilità di impostare anche gli allarmi.

La CPAP di Boussignac è un sistema molto semplice in grado di erogare alti flussi con alte FiO_2. La PEEP generata dipende da quanti litri di ossigeno vengono erogati tramite il flussometro. In genere si ottengono pressioni di 5 cmH_2O con 20 L/min di ossigeno e circa 10 cmH_2O con 30 litri di O_2. Per conoscere il valore della PEEP è necessario applicare un manometro posto in serie con il sistema.

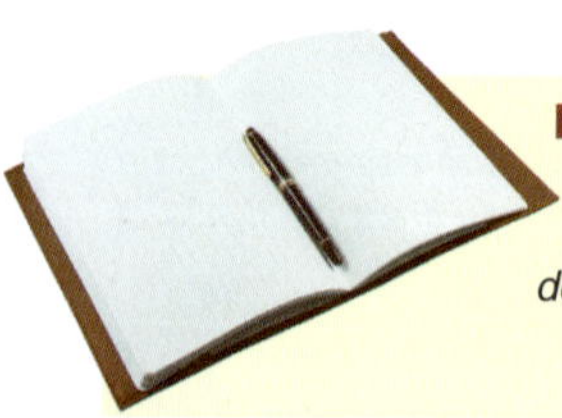

IL TACCUINO

La scelta della giusta interfaccia e l'approccio adeguato al paziente sono determinanti del successo della CPAP e della NIV.

La CPAP di Boussignac genera FiO_2 molto elevate per cui è sconsigliabile il suo utilizzo come strumento ponte nella riacutizzazione di BPCO.

Da qualche anno sono in commercio CPAP elettriche a turbina in grado di generare flussi elevati con FiO_2 da 0,21 a 1,0. Il vantaggio di questi sistemi è nel monitoraggio di: flusso, PEEP, FiO_2, frequenza respiratoria e, tramite un saturimetro integrato, SpO_2 e frequenza cardiaca. Hanno inoltre il beneficio di ridurre al minimo il rumore, che rappresenta uno dei limiti più grandi dei sistemi Venturi e della CPAP di Boussignac.

Video sistemi, device e settaggio CPAP

La CPAP con il ventilatore si ottiene selezionando questa modalità e regolando la FiO_2 erogata.

Complicanze

La complicanza più frequente, quando si usa la maschera oro-nasale, è il decubito, fino alla necrosi, della radice del naso. Oltre al trattamento della lesione, se non si possiedono altre interfacce (maschera *total face* o casco) questa complicanza può determinare la sospensione dell'utilizzo non invasivo della CPAP. Un frequente effetto collaterale è la secchezza del naso e delle fauci che può essere prevenuta e trattata facendo bere periodicamente il paziente. Non rara è l'intolleranza all'interfaccia per la quale è necessario avere più presidi che consentano di individuare quello meglio accettato dal paziente. Altro possibile effetto collaterale è la distensione gastrica. Essa, rara quando si usa la CPAP, può richiedere nei casi più gravi il posizionamento di un sondino nasogastrico al fine di prevenire il vomito.

VENTILAZIONE MECCANICA NON INVASIVA A DOPPIO LIVELLO DI PRESSIONE

Definizione

La ventilazione meccanica è la procedura attraverso la quale, per mezzo di un ventilatore, ci si sostituisce in parte o completamente alla funzione dei muscoli inspiratori. Può essere applicata attraverso la produzione di una pressione negativa (modalità ormai in disuso e non utilizzata in urgenza) o di una pressione positiva intermittente. La caratteristica di quest'ultima modalità è che, in inspirazione, la pressione è superiore a quella atmosferica ed a quella espiratoria.

IL TACCUINO

La selezione del paziente giusto da trattare in NIV è il prerequisito essenziale per il successo di questa metodica.

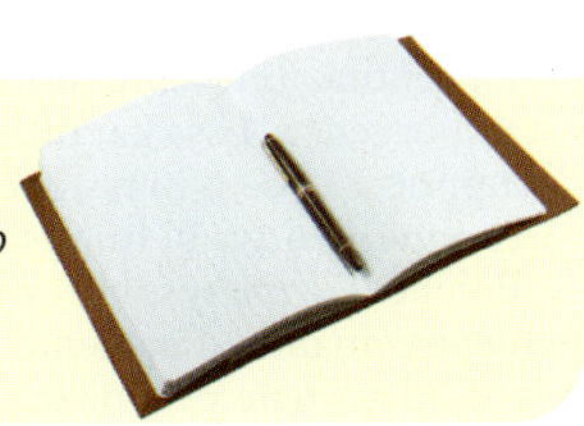

Indicazioni

- Nella BPCO riacutizzata, ove riduce in maniera statisticamente significativa la necessità di ventilazione meccanica invasiva, la mortalità e la durata della degenza ospedaliera; è raccomandata per pH compresi tra 7,35 e 7,25 (in assenza di acidosi metabolica), con $PaCO_2$ >45 mmHg e frequenza respiratoria >20-24/min. Tuttavia, anche per pH inferiori, laddove non vi siano i criteri per un'intubazione immediata, la NIV può essere iniziata poiché a parità di sopravvivenza riduce le complicazioni, la degenza in terapia intensiva e quella ospedaliera.
- Edema polmonare acuto cardiogenico, ove si è dimostrato solo un trend nella riduzione della mortalità, senza significatività statistica, della NIV rispetto alla CPAP e un miglioramento più rapido dei valori emogasanalitici e della frequenza respiratoria. Questa modalità è preferibile, in pazienti con associata BPCO.
- Applicazioni meno frequenti sono la contusione polmonare e l'atelettasia post-chirurgica nelle quali riduce la degenza ospedaliera e la mortalità rispetto alla ventilazione meccanica invasiva.
- A fini palliativi nei pazienti terminali dispnoici, neoplastici e non, permettendo anche di ridurre il dosaggio degli oppioidi.
- In tutte quelle insufficienze respiratorie che sarebbero candidabili a ventilazione meccanica invasiva ma che da quest'ultima non troverebbero giovamento per comorbidità, età o semplicemente perché la rifiutano.

Controindicazioni

Sono le stesse della CPAP (vedi sopra). È importante ricordare che la NIV non deve ritardare un'intubazione necessaria perché ciò, come dimostra la letteratura, peggiora la prognosi.

Materiale

Oltre ad un ventilatore sono necessari il circuito (che può essere monotubo o bitubo) comprensivo dei filtri antibatterici/antivirali e la maschera *total face*, oronasale od il casco. Ognuno di questi presidi presenta vantaggi e svantaggi (Tabella 22.2.1) che vanno tenuti in considerazione nel singolo paziente. È importante avere più di un presidio per poter meglio adeguare la scelta al paziente o modificare il *device* utilizzato se non tollerato o se compaiono effetti collaterali. La maschera nasale in urgenza non è utilizzata poiché il paziente respira a bocca aperta.

Tecnica

Prima di iniziare un trattamento ventilatorio non invasivo è indispensabile spiegare al paziente la procedura e la necessità di un adattamento al *device* ed alla ventilazione stessa.

Nelle prime fasi è importante tenere la maschera con le mani sul volto del paziente per farla aderire, rassicurandolo sulla possibilità di rimozione in ogni momento e facendo in modo che il paziente si sincronizzi con il ventilatore.

La ventilazione a pressione di supporto (PSV) in modalità non invasiva è quella più utilizzata in urgenza. Essa garantisce un doppio livello di pressione: uno inspiratorio (la pressione di supporto –PS- o pressione positiva inspiratoria delle vie aeree – IPAP) ed uno espiratorio (pressione positiva di fine espirazione –PEEP- o pressione espiratoria delle vie aeree –EPAP).

Poiché il *drive* respiratorio del paziente è mantenuto, è necessario che il ventilatore possa percepire quando il paziente vuole iniziale l'atto respiratorio e quando il paziente vuole espirare. Ciò avviene per mezzo di sensori di flusso e di pressione che danno origine al *trigger* inspiratorio (la cui attivazione dà l'avvio alla pressurizzazione delle vie aeree) ed al trigger espiratorio (la cui attivazione fa terminare la pressurizzazione delle vie aeree). Il sistema di sincronizzazione rappresentato dai trigger è uno dei principali determinanti dell'adattamento del paziente alla ventilazione. La loro regolazione in termini di sensibilità è quindi molto importante nelle impostazioni iniziali del ventilatore.

Gli altri parametri da settare sono: la PS, in genere si consiglia di partire con 8-10 cmH_2O e poi, se necessario, crescere di 2 cmH_2O alla volta; la PEEP per la quale si consiglia di iniziare con 4 cmH_2O ed aumentare fino a raggiungere il valore auspicato per la patologia che si sta trattando (nella BPCO riacutizzata sarebbe opportuno, non conoscendo il valore di PEEP intrinseca, non superare i 5 cmH_2O); la FiO_2 regolata basandosi sul valore target di SpO_2; la rampa che è la velocità con la quale viene raggiunta la pressione inspiratoria impostata. Infine, il ventilatore chiede di impostare i parametri della ventilazione di backup che entra in funzione se la frequenza respiratoria scende al di sotto della soglia impostata.

Settaggio NIV

Se si vuole aumentare la ventilazione alveolare per decarbossilare il paziente è opportuno agire principalmente sul volume corrente (in genere aumentando la pressione inspiratoria) e sulla frequenza respiratoria (ciò è possibile solo nelle modalità in cui il paziente è totalmente dipendente dal ventilatore, non nella ventilazione a supporto di pressione). Se l'obiettivo è incrementare la PaO_2, bisogna agire sulla FiO_2 e sulla PEEP. È importante fare una netta distinzione tra due diverse modalità di realizzazione del doppio livello di pressione: quella sopra PEEP e quella sotto PEEP. Conoscere queste due modalità con cui il ventilatore può produrre il doppio livello di pressione può evitare pericolosi errori di impostazione. È fondamentale sapere quale delle due modalità utilizza il ventilatore che si ha in uso. Per la modalità sopra PEEP vengono utilizzati nella successiva descrizione gli acronimi PS e PEEP, per la modalità sotto PEEP gli acronimi IPAP ed EPAP.

Modalità sopra PEEP. Quando il ventilatore ragiona in modalità sopra PEEP vuol dire che considera la PEEP come una sorta di pressione continua alla quale si somma, in inspirazione, la PS. Se ad esempio si imposta una PEEP di 5 ed una PS di 15 cmH_2O vuol dire che il reale supporto che viene dato in inspirazione è di 15 cmH_2O e che la pressione totale in ispirazione è di 20 cmH_2O (5+15) (**Figura 22.2.2**). Ciò significa che se si aumenta la PEEP da 5 a 10 cmH_2O, il supporto inspiratorio rimane di 15 cmH_2O mentre la pressione totale in ispirazione diventa 25 (10+15) (**Figura 22.2.3**).

Modalità sotto PEEP: quando il ventilatore ragiona in modalità sotto PEEP, vuol dire che considera l'EPAP come la pressione espiratoria e l'IPAP come la pressione totale che viene raggiunta in inspirazione. Se, come nell'esempio precedente, si imposta l'EPAP a 5 e l'IPAP a 15 cmH_2O il reale supporto che viene dato in inspirazione è di 10 cmH_2O (15-5) e la pressione totale in inspirazione è di 15 cmH_2O (cioè l'IPAP) (**Figura 22.2.4**). Ciò significa che se si aumenta l'EPAP da 5 a 10 cmH_2O, il supporto inspiratorio scende da 10 a 5 cmH_2O perché, rimanendo la pressione inspiratoria totale (cioè l'IPAP) di 15 cmH_2O il supporto è dato dai 15 cm di IPAP meno i 10 cm di EPAP (**Figura 22.2.5**).

Di sequito vengono messe a confronto le due modalità, sopra PEEP e sotto PEEP, evidenziando graficamente come a parità di impostazione dei parametri il reale supporto inspiratorio sia diverso, cioè inferiore nel sotto PEEP (**Figura 22.2.6**) e come esso si modifichi in quest'ultima modalità al variare dell'EPAP (**Figura 22.2.7**).

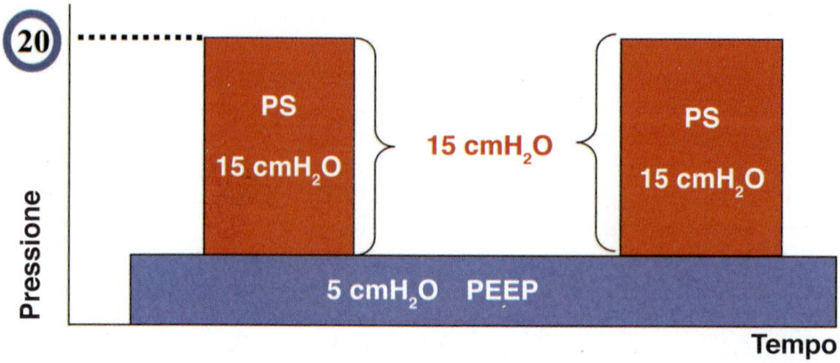

Figura 22.2.2 Ventilazione a pressione sopra PEEP. PEEP 5 cmH_2O, PS 15 cmH_2O -> Supporto inspiratorio 15 cmH_2O (scritto in rosso), pressione totale inspiratoria 20 cmH_2O (cerchiata in blu).

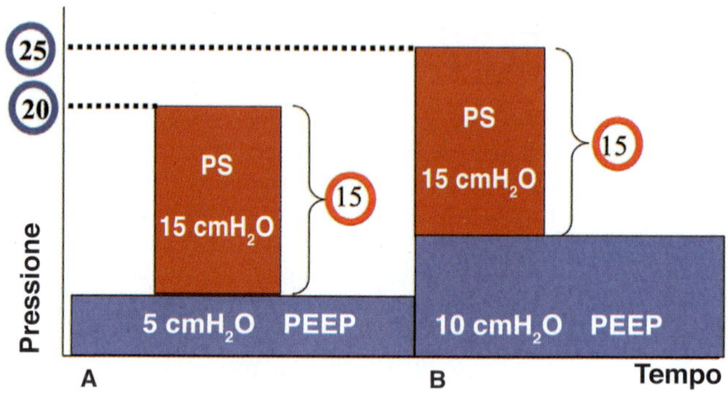

Figura 22.2.3 Ventilazione a pressione sopra PEEP. A: PEEP 5 cmH_2O, PS 15 cmH_2O -> Supporto inspiratorio 15 cmH_2O (cerchiato in rosso), pressione totale inspiratoria 20 cmH_2O (cerchiata in blu). B: PEEP 10 cmH_2O, PS 15 cmH_2O -> supporto inspiratorio 15 cmH_2O (cerchiato in rosso), pressione totale inspiratoria 25 cmH_2O (cerchiata in blu). Al variare della PEEP non cambia il supporto inspiratorio.

Complicanze

Sono analoghe a quelle riportate per la CPAP. Più frequente la possibilità di distensione gastrica e, soprattutto, la difficoltà di adattamento del paziente alla ventilazione in modo particolare se si genera asincronismo per errori di settaggio dei parametri sopra indicati.

Ciò che è fondamentale durante NIV è un continuo monitoraggio del paziente. I parametri che più frequentemente dovranno essere controllati (possibilmente con monitoraggio multiparametrico non invasivo) sono la SpO_2, la frequenza respiratoria e cardiaca, la pressione arteriosa. Fondamentale anche lo stato neurologico tramite l'apposita scala di valutazione (scala di Kelly) ed il periodico controllo dei parametri emogasanalitici. Il mancato miglioramento o, peggio, il deterioramento di questi valori deve imporre la valutazione di un possibile passaggio alla ventilazione invasiva.

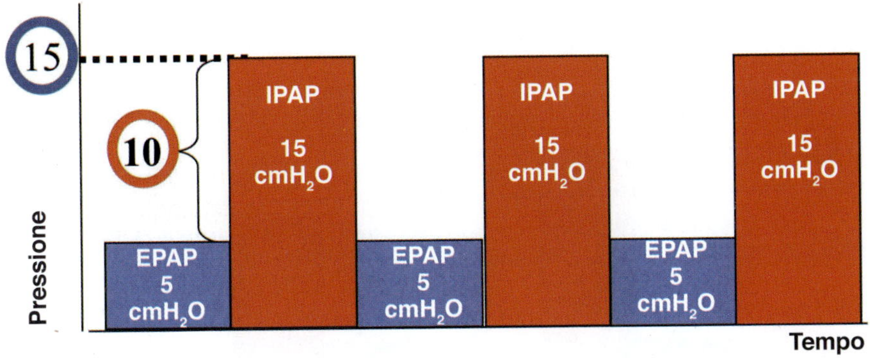

Figura 22.2.4 Ventilazione a pressione sotto PEEP. EPAP 5 cmH_2O, IPAP 15 cmH_2O -> supporto inspiratorio 10 cmH_2O (cerchiato in rosso), pressione totale inspiratoria 15 cmH_2O (cerchiata in blu).

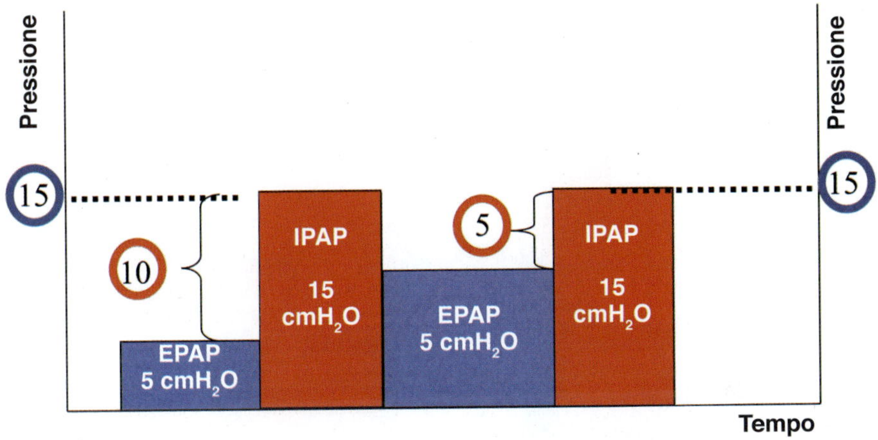

Figura 22.2.5 Ventilazione a pressione sotto PEEP. A: EPAP 5 cmH_2O, IPAP 15 cmH_2O -> supporto inspiratorio 10 cmH_2O (cerchiato in rosso), pressione totale inspiratoria 15 cmH_2O (cerchiata in blu). B: EPAP 10 cmH_2O, IPAP 15 cmH_2O -> supporto inspiratorio 5 cmH_2O (cerchiato in rosso), pressione totale inspiratoria 15 cmH_2O (cerchiata in blu). Al variare della PEEP cambia il supporto inspiratorio.

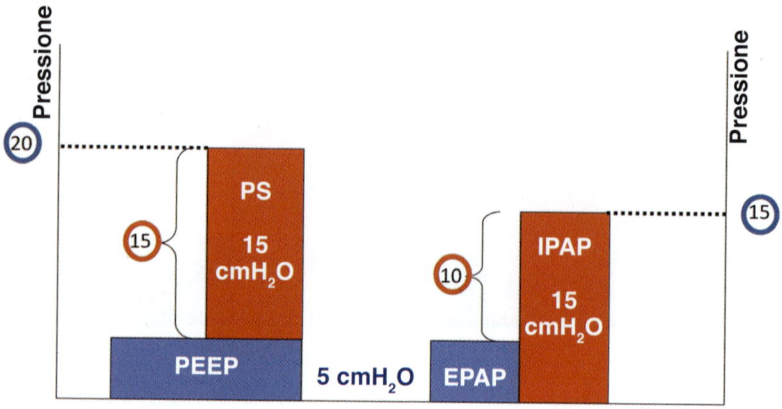

Figura 22.2.6 Ventilazione a pressione sopra PEEP e sotto PEEP a confronto. Notare come a parità di parametri il supporto inspiratorio (cerchiato in rosso) sia inferiore nella modalità sotto PEEP.

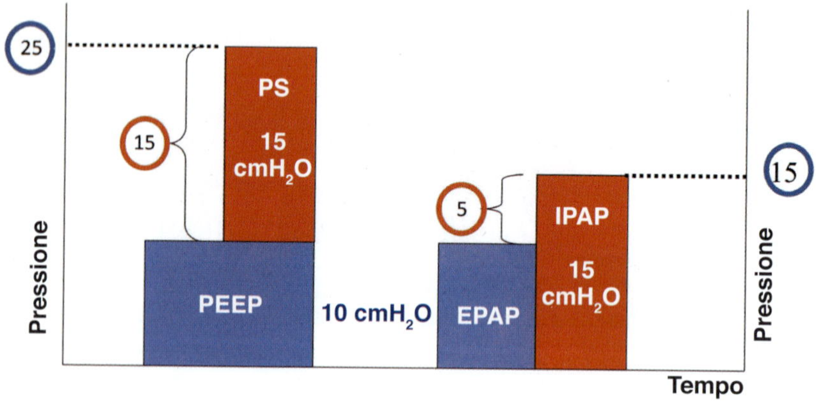

Figura 22.2.7 Ventilazione a pressione sopra PEEP e sotto PEEP a confronto. Notare come l'incremento della PEEP/EPAP rispetto alla figura precedente determini una riduzione del supporto inspiratorio (cerchiato in rosso) nella modalità sotto PEEP.

Bibliografia di riferimento

22.3 Procedure cardiache

Pericardiocentesi

Introduzione

La pericardiocentesi è una procedura invasiva che consiste nella evacuazione di liquido dal sacco pericardico. La maggior parte delle procedure viene eseguita in condizioni di emergenza/urgenza, come intervento salva vita, per trattare un tamponamento cardiaco che causa instabilità emodinamica fino all'arresto cardiocircolatorio.

La pericardiocentesi ecoguidata è lo standard di riferimento, specialmente nei *setting* di emergenza-urgenza, pur essendo ancora attuata, soprattutto in ambito cardiologico interventistico, sotto controllo radiologico. L'approccio ecoguidato consente di definire la posizione del versamento pericardico, il sito di ingresso più adeguato e la visualizzazione *real time* dell'ago e delle strutture che si attraversano. Inoltre, la valutazione ecocardiografica fornisce preventivamente preziose indicazioni sulla possibile causa del versamento (es. dissezione aortica) oltre che sulla natura e stima della sua entità.

La procedura di pericardiocentesi ecoguidata ha l'indiscutibile vantaggio di poter essere eseguita, in sicurezza (morbilità 1-3%; mortalità <1%), al letto del paziente, anche in condizioni di emergenza Di recente si è valutata la fattibilità, efficacia e sicurezza anche della pericardiocentesi TC guidata, per la quale è stato riportato un tasso di successo del 98,4% con un tasso di complicanze maggiori dello 0,3%. Per motivi di fruibilità, complessità esecutiva e radioprotezione la metodica TC guidata si riserva a procedure in elezione, in pazienti con scarse finestre acustiche (ecocardiografiche), o comunque a casi particolarmente complessi e non in regime di emergenza.

Indicazioni

- Tamponamento cardiaco: è l'indicazione principale, rappresentando l'80-90% di tutte le procedure.
- Versamento pericardico di consistente entità (spessore massimo >2 cm), sintomatico oppure a significativo rischio di compromissione emodinamica. È opinione comune degli esperti che la pericardiocentesi per fini diagnostici non sia generalmente giustificata nella maggior parte dei piccoli versamenti, per la bassa resa diagnostica ed il maggior rischio procedurale.

Si tenga conto che le eventuali ripercussioni emodinamiche di un versamento pericardico dipendono primariamente dalla velocità con cui il fluido si accumula e dalla compliance del pericardio. Pertanto, l'accumulo rapido anche di soli 150 cc può determinare un aumento marcato della pressione intra pericardica con conseguente significativa riduzione della gittata cardiaca, mentre quantità anche superiori a 1000 cc, che si siano accumulate lentamente, possono non determinare significative alterazioni emodinamiche. Ciò è dovuto alla capacità di *stretching* e quindi di adattamento del pericardio nel tempo.

Controindicazioni

Nei casi di tamponamento cardiaco, trattandosi di un intervento salva vita, non esistono controindicazioni assolute all'esecuzione della pericardiocentesi. Ci sembra utile ribadire che la rimozione anche di piccole quantità di liquido può ridurre significativamente la pressione intrapericardica e risolvere temporaneamente la compromissione emodinamica.

Le controindicazioni relative includono condizioni di diatesi emorragica (es. conta piastrinica <50.000, INR >1,5, terapia con DOAC). È opinione comune degli esperti che nei casi di tamponamento cardiaco conseguente a dissezione dell'aorta toracica, rottura di cuore post infartuale, trauma toracico chiuso/penetrante, la pericardiocentesi vada eseguita solo nel caso in cui il paziente sia in arresto cardiaco (generalmente PEA), aspirando la minima quantità di sangue in grado di ripristinare una attività cardiaca con polso. L'evacuazione di quantità maggiori determina, infatti, la possibilità che, riducendosi le pressioni nel pericardio, venga a mancare l'emostasi pressoria con conseguente allargamento della breccia ed incremento dell'emopericardio.

Materiale

- Guanti e sovra camice sterili.
- Garze sterili in numero sufficiente.
- Teli impermeabili sterili.
- Disinfettante cutaneo (es. iodopovidone).
- Anestetico locale con aghi dedicati (20 G).
- Siringhe sterili (10-20 e 50 mL).
- Ago introduttore 18 G e guida metallica J.
- Catetere di drenaggio (es. Pigtail) 6-8 F.
- Rubinetto a tre vie.
- Sistema di monitoraggio ECG del paziente.
- Carrello di emergenza con monitor. Defibrillatore e farmaci salvavita.
- Ecografo multidisciplinare con 3 sonde.
- Kit coprisonda sterile e gel sterile.

Materiale

Tecnica

Procedura percutanea con ago ed eco-guida

L'ecografia permette di individuare, rapidamente e con relativa semplicità, la sede migliore in cui eseguire la puntura per raggiungere il sacco pericardico. Il tragitto migliore è sempre quello più breve, purché consenta di evitare strutture sensibili. La valutazione preliminare della parete toracica con sonda lineare ad elevata frequenza (5-10 MHz) e con l'ausilio del color-Doppler, permette di evitare la puntura delle arterie mammarie interne, qualora sia scelto l'approccio parasternale. In emergenza la pericardiocentesi viene ovviamente eseguita con il paziente in posizione supina, mentre in elezione è utile studiare il versamento facendo assumere al paziente posizioni diverse al fine di valutare quella che permette di scegliere l'approccio più breve e che non comporta una eccessiva vicinanza del pericardio parietale al miocardio. In sintesi, qualsiasi punto del torace che soddisfi i criteri suddetti è idoneo per poter praticare la pericardiocentesi. Non pare inutile sottolineare che la visualizzazione del liquido pericardico esclude la possibilità che vi sia frapposto il polmone in quanto, in tale evenienza, l'aria in esso contenuta non lo renderebbe visibile. In letteratura sono state descritte tecniche con accesso apicale, parasternale ed anche sottoxifoideo.

È doveroso precisare che la pericardiocentesi è una procedura potenzialmente gravata da complicanze anche letali e pertanto dovrebbe essere eseguita da personale esperto, sotto costante guida ecografica e possibilmente in un ambiente adeguato (es. shock room), in modo da ridurre al minimo e gestire al meglio eventuali complicanze. L'approccio migliore è in genere quello trans-costale (parasternale o apicale) poiché assicura un percorso più breve, di pochi centimetri, che in genere consente di evitare strutture vitali. In questi casi, per la guida ecografica, è indicato l'utilizzo di sonda ecografica lineare ad alta frequenza perché assicura una migliore visualizzazione dell'ago e delle strutture (parete toracica, pericardio) che si intendono attraversare durante il percorso. A tale proposito si ribadisce che una valutazione ecografica dello spazio intercostale è sempre necessaria, anche al fine di evitare eventuali vasi a decorso anomalo. L'ago va inserito nel punto in cui si visualizza il massimo spessore di fluido pericardico, poiché è noto che i versamenti non sono sempre circonferenziali ed equamente distribuiti all'interno dello spazio pericardico. La traiettoria ideale nel percorso di progressione dell'ago deve evitare strutture vitali e possibilmente deve entrare in pericardio nel contesto del versamento, tangenzialmente alla parete miocardica (**Figura 22.3.1**).

Se la procedura non riveste caratteri di emergenza è sempre necessario spiegarla al paziente ed ottenere il suo consenso scritto.

È sempre opportuna una adeguata sedo-analgesia peri procedurale (es. Fentanil + midazolam a dosaggi adeguati) ed anestesia locale oltre che una accurata ed ampia disinfezione locale della regione toracica interessata.

- Scelta della sede di puntura: sulla base di un ragionevole compromesso tra la distanza della cute dal pericardio e quella tra pericardio parietale ed epicardio. La puntura eseguita nel punto in cui lo spessore della raccolta liquida è più ampia, riduce ovviamente il rischio di accidentale puntura del miocardio. L'impiego di una sonda lineare da 5-10 MHz risulta

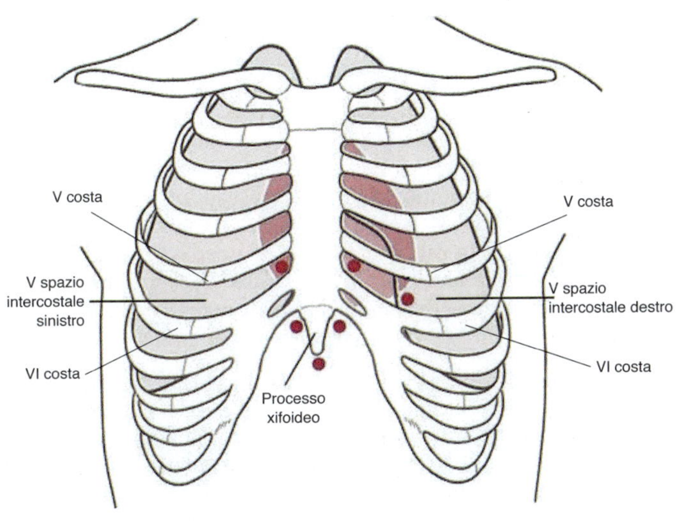

Figura 22.3.1 Punti di approccio anatomico alla pericardiocentesi

ideale in quanto permette, come già detto, anche la visualizzazione dei vasi arteriosi parietali.

- Sono disponibili in commercio appositi dispositivi porta-ago montati sulla sonda ecografica che facilitano la visualizzazione dell'ago nel suo tragitto. La puntura ecoguidata a mano libera può essere eseguita con la tecnica *in plane* o *out of plane*. Noi riteniamo che l'approccio *out of plane* sia da preferirsi in quanto questo riduce il percorso che deve compiere l'ago.
  Sotto diretta guida ecografica si esegue la puntura tangenzialmente al margine superiore della costa per evitare i vasi intercostali, facendo attenzione che per poter visualizzare l'ago o gli effetti di distorsione sulla parete da esso provocati, il suo tragitto deve coincidere con il fascio ultrasonoro. In altre parole l'ago deve seguire la stessa inclinazione della sonda. La punta dell'ago deve essere sempre ben visualizzata, momento per momento, durante la sua progressione. Una volta giunti con l'ago a ridosso del pericardio, compiendo un ulteriore piccolo movimento di progressione, si visualizza in genere l'introflessione del suo foglietto parietale, subito prima del trapasso. Una volta entrati nella cavità pericardica e quindi nel contesto del versamento, si deve cercare di orientare l'ago tangenzialmente alla parete miocardica adiacente, al fine di evitare che la punta dell'ago possa arrivare a contatto con la parete miocardica e quindi generare aritmie o lesioni parietali e/o coronariche.
  Nel caso di pericardiocentesi in pazienti coscienti è opportuno eseguire l'anestesia locale sotto guida ecografia che permette l'iniezione dell'anestetico fino a ridosso del pericardio parietale.
- Nel caso di versamenti francamente ematici, se non si riesce a visualizzare con certezza la punta dell'ago, può sorgere il dubbio di essere penetrati in una cavità cardiaca. In tal caso reintroducendo rapidamente pochi cc del liquido aspirato, si generano delle microbolle all'interno del versamento che consentono di comprendere la corretta sede dell'ago.
- Le fasi successive ricalcano la classica procedura con tecnica Seldinger (guida metallica, dilatatore, catetere) ed il controllo ecografico post pericardiocentesi.

È necessario il monitoraggio ECG durante tutta la procedura, al fine di rilevare eventuali aritmie minacciose generate dal contatto dell'ago/catetere con il miocardio. Generalmente il liquido viene evacuato fintanto che fuoriesce con facilità, per aspirazione o per caduta. Quando la pressione intrapericardica scende al di sotto della pressione atriale destra si risolvono completamente i sintomi legati alla compromissione emodinamica. Come in qualsiasi altra procedura invasiva devono essere utilizzate le precauzioni più appropriate per evitare la potenziale contaminazione biologica.

Il lavaggio delle mani prima di iniziare è una parte importante di ogni procedura.

Tecnica di esecuzione pericardiocentesi

Complicanze

Ampi studi osservazionali sulla pericardiocentesi in emergenza riportano tassi di complicanze maggiori <2%. Le complicanze più gravi sono la lacerazione del miocardio, lesioni vascolari arteriose (es. coronarie, intercostali, mammarie), pneumotorace, pneumopericardio, embolia gassosa ed aritmie maggiori (es. tachicardia ventricolare). La puntura miocardica e/o coronarica può essere inizialmente silente e presentarsi con emopericardio ritardato, in genere scarsamente responsivo al tentativo di aspirazione con ago o catetere di piccolo calibro.

Negli approcci sotto-xifoidei, specie se eseguiti con tecnica *blind*, sono possibili lesioni di organi intra addominali: il fegato è l'organo più comunemente coinvolto, ma questa evenienza è generalmente associata ad un basso rischio di emorragie significative. La perforazione di un viscere cavo è teoricamente possibile ma raramente segnalata in letteratura. La decompressione pericardica, specie se eseguita rapidamente e per ingenti quantità, può indurre una disfunzione ventricolare acuta sinistra o destra, non chiaramente correlata a danno anatomico, denominata sindrome da decompressione cardiaca acuta. Questa sindrome si manifesta con un paradossale deterioramento circolatorio (shock) e/o edema polmonare acuto, a seguito di drenaggio pericardico. La sindrome da decompressione cardiaca si verifica fino al 5% dei casi e si ritiene essere favorita da una rapida decompressione di grossi volumi di versamento pericardico.

Pertanto, tale complicanza, potrebbe essere ragionevolmente prevenuta limitando il drenaggio di fluido iniziale ad un volume minimo [es 400 mL] che consenta il ripristino del circolo, seguito da un drenaggio controllato più lento [es. 50-100 mL ora] del rimanente versamento.

Bibliografia di riferimento

Terapia elettrica cardiaca

Introduzione

Per terapia elettrica cardiaca si intendono quelle misure terapeutiche destinate al trattamento di un'aritmia cardiaca pericolosa per la vita. Queste metodiche utilizzano una corrente elettrica continua generata da un defibrillatore esterno e condotta attraverso il cuore grazie all'ausilio di piastre conduttive. Possono essere distinte in:
- defibrillazione;
- cardioversione elettrica sincronizzata;
- pacing cardiaco transcutaneo.

Materiale

- Supporto per la gestione delle vie aeree con sorgente ed erogatore O_2.
- Unità per aspirazione.
- Farmaci ACLS e sedativi.
- Apparecchio per defibrillazione/cardioversione dotato di modulo per pacing transcutaneo.
- Piastre adesive monouso (consigliate) o metalliche con gel conduttore.
- Accesso venoso periferico di grosso calibro (14 o 16 G).
- Monitoraggio ECG, SpO_2 e pressorio.

Materiale

Tipo di piastre

Le piastre devono avere per l'adulto una superficie di almeno 8 cm^2 al fine di disporre di un passaggio di corrente sufficiente, con una resistenza bassa ed una lesività cutanea ridotta. Possono essere metalliche riutilizzabili oppure adesive monouso. I vantaggi delle piastre riutilizzabili consistono nella rapidità dell'applicazione e nell'utilizzo anche in caso di toraci villosi senza depilazione preventiva, tra gli svantaggi invece la necessità di applicare un gel conduttore. Tra i vantaggi delle piastre monouso vi è la sicurezza in quanto l'operatore non è vicino al paziente, la possibilità di utilizzo per il *pacing* transcutaneo e l'utilizzo con massaggiatori automatici.

Le piastre devono essere posizionate correttamente per garantire un preciso arco di corrente che attraversi il miocardio lungo il suo asse elettrico (Figura 22.3.2); se vi sono dispositivi impiantati (ICD, PM) posizionare le piastre ad almeno 4 cm di distanza.
- Antero-anteriore: la prima piastra (STERNUM) è posizionata in sede sottoclaveare parasternale destra. La seconda (APEX) è posizionata sulla linea ascellare media/anteriore a livello del V° spazio intercostale. La posizione antero-anteriore è preferibile durante un arresto cardiaco per la rapidità di applicazione.
- Antero-posteriore: la prima piastra è posizionata anteriormente sottomammillare in V° spazio emiclaveare sinistra, la seconda posteriormente in sede sottoscapolare sinistra, tra colonna e scapola. Questa posizione è solitamente utilizzata per il *pacing* transcutaneo.

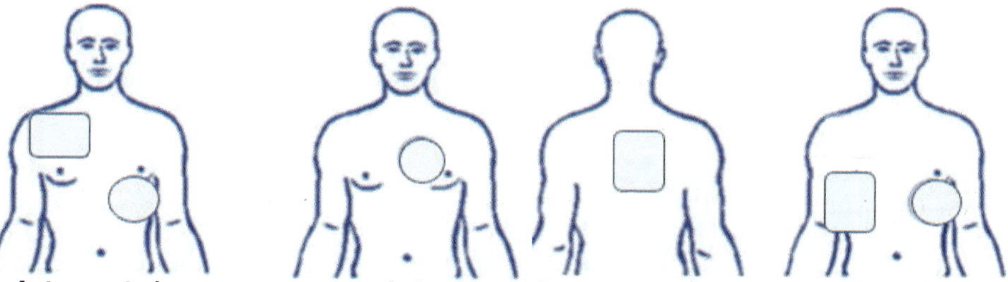

Figura 22.3.2 Posizione piastre.

- Biaxillare: le due piastre vengono posizionate in sede ascellare media bilateralmente a livello del V° spazio intercostale. Questa posizione è utilizzabile quando le piastre non sono posizionabili anteriormente (pacemaker impiantati, ferite).

Defibrillazione

Consiste nella somministrazione di una corrente elettrica non sincronizzata al cuore in grado di depolarizzare una massa critica di muscolo cardiaco così da permettere una ripresa del pacemaker fisiologico. Viene utilizzata solo in condizione d'emergenza.

Indicazioni

Da utilizzare nei ritmi defibrillabili: fibrillazione ventricolare (FV), tachicardia ventricolare senza polso (TV) e TV polimorfa (torsione di punta).

Controindicazioni

Tutte le aritmie diverse dalla TV senza polso, dalla FV e TV polimorfa (torsione di punta). Pazienti DNAR (*Do Not Attempt Resuscitation*).

Tecnica

Confermato l'arresto cardiaco iniziare immediatamente RCP di elevata qualità, nel frattempo un secondo operatore applicherà le piastre, utilizzando la posizione antero-anteriore senza interrompere il massaggio cardiaco esterno. Importante prima dell'applicazione delle piastre asciugare il torace del paziente se bagnato e se è molto villoso depilare rapidamente. Accendere il defibrillatore e analizzare il ritmo, sospendendo per pochi secondi il massaggio cardiaco esterno. Confermata la presenza di un ritmo defibrillabile, riprendere immediatamente il massaggio, caricare il defibrillatore (il primo operatore dovrà proseguire la RCP durante la carica, sospendendo il massaggio solo prima dell'erogazione della scarica) interrompere il massaggio, allontanare fonti di O_2, ed erogare la scarica. Dopo l'erogazione riprendere il massaggio cardiaco esterno. L'energia da utilizzare dipende dal tipo di defibrillatore e dalla forma d'onda:

- monofasica→ 360 J;

- rettilinea bifasica→ 120 J;
- esponenziale troncata bifasica→ 150-200 J.

Se non si conosce la tipologia di onda erogata utilizzare l'energia massima erogabile dall'apparecchio.

Tecnica di defibrillazione

Complicanze

Tra le complicazioni vi sono le ustioni termiche ed elettriche della parete toracica.

Cardioversione elettrica sincronizzata

Consiste nell'erogazione di una corrente elettrica simile alla defibrillazione, ma temporizzata con l'onda R del QRS. La sincronizzazione della corrente elettrica evita che la scarica cada sull'onda T potendo innescare un'aritmia maligna come FV o TV (fenomeno R su T). La cardioversione sincronizzata consente di depolarizzare il focus che ha generato l'aritmia (interrompendo ogni attività elettrica cardiaca) permettendo al pacemaker fisiologico di riprendere il controllo del ritmo cardiaco.

Indicazioni

- Fibrillazione atriale.
- Flutter atriale.
- Tachicardia parossistica sopraventricolare da rientro (TPSV).
- TV monomorfa con polso.
- Tachicardia a complessi QRS larghi di origine incerta.

Urgente

Da eseguire in presenza di segni di grave ipoperfusione tissutale e instabilità emodinamica (obnubilamento del sensorio, dispnea, ipotensione, oligoanuria, ecc), la cui causa è l'aritmia.

Elettiva

Indicata in caso di insuccesso o controindicazione della cardioversione farmacologica.

Controindicazioni

Tra le controindicazioni sono da ricordare: la fibrillazione atriale insorta da più di 48 h e/o non databile (elevato rischio tromboembolico), la presenza di disionie (ipopotassiemia, ipomagnesiemia) e l'intossicazione digitalica che possono rendere inefficace la cardioversione ed innescare una TV o FV post-shock, e infine la presenza di un ritmo defibrillabile, PEA, asistolia, tachicardia sinusale, giunzionale o tachicardia atriale multifocale.

Tecnica

Se la procedura non riveste caratteri di emergenza è sempre necessario spiegarla al paziente ed ottenere il suo consenso scritto. Monitorizzare in modo completo il paziente con saturazione e pressione. Applicare le piastre in posizione antero-laterale o antero-posteriore (preferibile nella cardioversione elettrica), ed eseguire sedo-analgesia del paziente. Selezionata l'energia desiderata, attivare manualmente la sincronizzazione (generalmente si disattiva una volta erogata la scarica), verificando sul monitor del defibrillatore il marker che evidenzia l'onda R. Rendere la scena sicura, allontanando i presenti e le fonti di ossigeno, caricare l'apparecchio e premere il pulsante di scarica. Quando si preme il tasto di scarica per erogare lo shock, il defibrillatore potrebbe non erogare immediatamente la scarica in quanto attende la sincronizzazione con l'onda R, per cui si deve tenere il pulsante per alcuni secondi. L'energia da utilizzare dipende dal tipo di defibrillatore, dalla forma d'onda e dal tipo di aritmia.

Ritmo	Onda monofasica	Onda bifasica
TPSV, flutter atriale	200 J	50-100 J
Fibrillazione atriale	200 J	120-200 J
TV monomorfa con polso	100 J	100 J

L'avvenuta scarica è confermata dalla contrattura muscolare del paziente, in seguito alla quale si deve verificare il ritmo e rivalutare i parametri vitali. In caso di insuccesso è possibile erogare un secondo shock, incrementando l'energia della scarica; l'intervallo tra due shock non deve essere inferiore ad un minuto.

Tecnica di cardioversione

Complicanze

L'errata sedo-analgesia potrebbe determinare la perdita dello stimolo respiratorio e dei riflessi laringei, per cui bisogna sempre verificare la presenza di ingesti (anamnesi, ecografia), ed essere preparati alla gestione delle vie aeree. Occorre essere pronti a trattare una TV o FV post-cardioversione (in particolare nei soggetti con preesistenti patologie cardiache) e/o una bradicardia post-cardioversione (in particolare nei soggetti con ischemia miocardica). Tra le complicanze derivate dalla procedura vi sono le ustioni termiche ed elettriche della parete toracica, e la disfunzione miocardica (*stunning*), che può perdurare per settimane dopo il ripristino del ritmo sinusale. La presenza di trombi in atrio sinistro può determinare embolia sistemica. Al termine della procedura può persistere un transitorio sopraslivellamento del tratto ST all'elettrocardiogramma.

Pacing cardiaco transcutaneo

Consiste nell'erogazione ciclica di corrente elettrica prodotta da uno stimolatore che induce depolarizzazione e quindi contrazione del miocardio. Le caratteristiche del pacemaker sono:
- funzioni: *sensing* (sensibilità dello stimolatore alla frequenza cardiaca del paziente, che funziona da soglia per iniziare a stimolare), stimolazione;
- funzionamento: modalità "fissa" (l'apparecchio stimola indipendentemente dalla frequenza cardiaca), modalità "demand" (lo stimolo viene erogato se la frequenza cardiaca del paziente è minore della frequenza impostata);
- cattura: rappresenta la capacità dello stimolo elettrico di determinare una depolarizzazione ventricolare. Si distingue una cattura elettrica, evidenziata sul monitor da uno spike seguito da attività elettrica ventricolare, ed una cattura emodinamica o meccanica evidenziata dalla presenza di polso arterioso;
- forma d'onda: una forma d'onda stretta permetterà di ottenere una stimolazione corretta con un minor amperaggio (mA) ed una maggior tolleranza da parte del paziente.

Indicazioni

- Bradicardia emodinamicamente significativa.
- Bradicardia con ritmi di scappamento.
- Arresto cardiaco con onde P residue (*ventricular standstill*).
- *Overdrive* di tachicardia refrettaria (torsione di punta).

Controindicazioni

Non esistono controindicazioni assolute.

Tecnica

Se la procedura non riveste caratteri di emergenza è sempre necessario spiegarla al paziente ed ottenere il suo consenso scritto. Applicare le piastre (la posizione antero-posteriore è quella consigliata), eventualmente rasando il torace se villoso per una corretta adesione. Accendere il dispositivo impostandolo su modalità "demand" (posizionare su modalità "fissa", in caso di asistolia con onde P residue e RCP in corso). Selezionare la frequenza cardiaca sullo stimolatore (70-80 bpm) e l'energia da erogare espressa in mA. Valutare il grado di disagio del paziente e somministrare sedo-analgesia, per migliorarne la tollerabilità. L'intensità di corrente può essere dosata in base alla condizione emodinamica:
- instabilità emodinamica: impostare il massimo amperaggio cercando sul monitor i segni di cattura elettrica e verificando la cattura emodinamica. Verificata la cattura ridurre gradualmente l'amperaggio fino alla soglia di cattura, cioè la minima dose di corrente necessaria per ottenere la cattura elettrica ed emodinamica;
- emodinamica conservata: partire da un amperaggio minimo (generalmente 30 mA) ed incrementare gradualmente (5-10 mA) fino ad ottenere la cattura elettrica ed emodinamica.

La cattura si ottiene generalmente tra i 50-100 mA, una volta ottenuta regolare i mA della corrente erogata, fissandola a 5 mA al di sopra della soglia di cattura (margine di sicurezza).

Overdrive pacing

In caso di TV polimorfa (torsione di punta) con attività emodinamica conservata è possibile utilizzare il *pacing* transcutaneo per interrompere l'aritmia. Impostare la frequenza al massimo livello possibile (superiore alla frequenza dell'aritmia) ed aumentare l'intensità fino a catturare il ritmo. Ottenuta la cattura elettrica ed emodinamica, ridurre lentamente la frequenza trascinando la frequenza del paziente fino ad arrivare ad una normofrequenza; interrompere quindi il pacing e valutare la ripresa del ritmo spontaneo coordinato.

Pacing transcutaneo, tecnica

Complicanze

È importante una corretta valutazione della cattura elettrica, in quanto può essere confusa al monitor con la contrazione muscolare generata dalla stimolazione. La cattura elettrica è caratterizzata da un allargamento del complesso QRS o da un cambiamento della sua morfologia e va inoltre sempre ricercata l'onda T dopo il complesso QRS. Il *pacing* transcutaneo frequentemente è una procedura dolorosa, per cui è spesso necessario usare un adeguata sedo-analgesia. La non corretta applicazione delle piastre (ad es. cute bagnata) può portare ad ustioni, o a inefficacia delle manovra.

Bibliografia di riferimento

Blocco percutaneo del ganglio stellato a scopo antiaritmico

Introduzione

Il ruolo del sistema nervoso autonomico, ed in particolare del sistema simpatico, è centrale nell'aritmogenesi. Il blocco degli impulsi simpatici diretti al cuore, soprattutto quelli a partenza dalla catena simpatica sinistra, è efficace nel modificare le caratteristiche elettrofisiologiche miocardiche rendendo meno probabile l'innesco ed il perdurare delle aritmie ventricolari. Inoltre, il blocco percutaneo del ganglio stellato (PSGB) ha trovato grande applicazione a scopo antalgico per la gestione del dolore neuropatico e anche a scopo antiaritmico, nella gestione dei pazienti con aritmie ventricolare refrattarie alla terapia standard. Ridurre il numero di shock è essenziale per migliorare la sopravvivenza dei pazienti con aritmie ventricolari refrattarie, in quanto è dimostrato come, sia per i pazienti con arresto cardiaco da FV refrattaria che per quelli con storm aritmico portatori di defibrillatore impiantabile, la sopravvivenza dipenda dal numero di shock ricevuti.

Indicazioni

Il PSGB è indicato in pazienti con storm aritmico da aritmie ventricolari refrattarie: almeno tre episodi di tachicardia ventricolare (TV) o FV nelle 24 ore trattati o meno con DC shock esterno (DAE o manuale) oppure da un defibrillatore impiantabile. Una FV si definisce refrattaria se perdura dopo almeno tre shock. Il PSGB è una procedura da eseguirsi in un contesto di urgenza/emergenza. Tuttavia, in pazienti con storm aritmico ma con intervallo libero da aritmie sufficientemente lungo, esso può essere eseguito in condizioni di pseudo elezione.

Controindicazioni

Il PSGB a scopo antiaritmico non ha controindicazioni assolute, considerando che viene eseguito su pazienti con aritmie ventricolari refrattarie al trattamento standard e quindi ad elevata mortalità. Rappresenta una procedura sicura anche in pazienti con elevati livelli di anticoagulazione, come quelli in eparina per la circolazione extracorporea o in doppia antiaggregazione dopo rivascolarizzazione miocardica percutanea o anche in entrambe le condizioni contemporaneamente. Controindicazioni relative possono essere legate a conformazioni non favorevoli del collo oppure per la presenza di estese ustioni, ferite chirurgiche con retrazioni o cheloidi, gozzi tiroidei voluminosi. In caso di pregressa denervazione cardiaca (simpaticectomia cardiaca o trapianto cardiaco), la procedura non può avere ovviamente effetto.

Materiale

Il materiale necessario non è molto, soprattutto se si sceglie l'approccio anatomico. In questo caso basta una siringa da 20 cc con un ago verde standard e una prolunga con un rubinetto a tre vie. Se si usa la tecnica ecoguidata allora servirà un ago eco-riflettente (solitamente già collegato ad una prolunga) ed un rubinetto a tre vie a cui si collegherà una siringa da 20 cc. Nel caso si decida di eseguire una infusione continua servirà un kit da epidurale. Come farmaci quelli più utilizzati in letteratura sono la lidocainia 200 mg 10 cc e la bupivacaina 50 mg 10 cc.

Materiale

Tecnica

Se la procedura non riveste caratteri di emergenza è sempre necessario spiegarla al paziente ed ottenere il suo consenso scritto.

Sono possibili due metodiche:

- con repere anatomico, più veloce e necessita di una minor attrezzatura;
- ecoguidata, leggermente più complessa in quanto richiede abilità ed addestramento specifico ma può aiutare nel caso, ad esempio, di anatomie particolari.

Farmaci: sia che usi l'approccio frontale con reperi anatomici sia che usi l'approccio laterale ecoguidato sarà possibile sia eseguire il bolo anestetico che posizionare un catetere per l'infusione continua: lidocaina (che ha un effetto più rapido ma una durata minore); bupivacaina (con onset più lento e durata però molto più prolungata).

La scelta del farmaco dipende dal contesto clinico. Se si sta gestendo un paziente in arresto cardiaco è indicata solo la lidocaina in quanto si vorrà privilegiare la velocità di azione più che la durata dell'effetto. Se si sta trattando un paziente con storm aritmico ma con discreto intervallo libero tra le recidive si potrà utilizzare o solo la bupivacaina o, meglio ancora, entrambe. Se è indicata l'infusione continua si utilizzerà la lidocaina in quanto la durata d'azione è garantita dall'infusione stessa.

Tecnica con approccio frontale con repere anatomico

Con questa tecnica si riesce ad iniettare l'anestetico nella zona target sfruttando i soli reperi anatomici. L'approccio è frontale e l'ago viene inserito dall'avanti verso il dietro perpendicolarmente al piano su cui giace il paziente. Il paziente deve essere supino con il capo in posizione neutra. È opportuno mantenere il capo in posizione neutra in quanto l'iperestensione separa gli spazi tra i processi trasversi delle vertebre cervicali rendendo un po' più esposte le arterie vertebrali.

- Procedere a disinfezione della parte sinistra del collo.
- Identificare il repere anatomico salendo di due dita partendo dalla base del collo e spostandosi, poi, lateralmente di altre due dita all'altezza della cartilagine cricoidea. A questa altezza, dislocando lateralmente il capo sternale del muscolo sternocleidomastoideo, e di conseguenza i grossi vasi del collo, e approfondendo le dita nel solco tra lo sternocleidomastoideo e le vie aeree si arriva a palpare il tubercolo di Chassignac, un tubercolo osseo dell'apofisi trasversa di C6.
- Pungere, una volta identificato tale tubercolo, con l'ago perpendicolarmente al piano su cui giace il paziente, facendo avanzare l'ago per 1-1,5 cm sino a raggiungere il piano osseo.
- Retrarre l'ago pochi millimetri e, dopo un test di aspirazione, si procede all'iniezione dell'anestetico. Avendo la percezione del piano osseo sotto le dita, lo spessore di tessuto da pungere è davvero minimo e di conseguenza la possibilità di lesionare altre strutture del collo appare modesta (**Figura 22.3.3**).

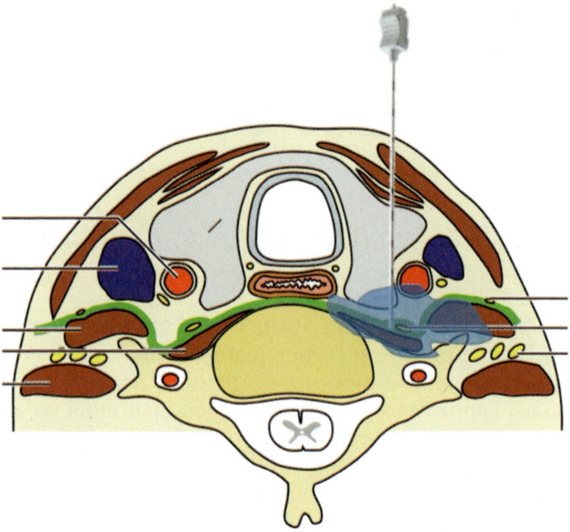

Figura 22.3.3 **Approccio frontale anatomico**. Rappresentazione schematica che mostra l'orientamento e la direzione dell'ago. Una volta raggiunto il piano osseo si retrae l'ago di qualche millimetro. L'iniezione andrebbe fatta al di sopra della fascia dove si percepisce una bassa resistenza all'iniezione. In caso si percepisse una elevata resistenza si potrà retrarre l'ago ancora qualche millimetro.

Tecnica con ultrasuoni ad approccio laterale

Questa tecnica prevede l'ausilio dell'ecografo e di una sonda lineare da 8-12 MHz (come per accessi vascolari). Per sfruttare al massimo la visualizzazione con l'ecografo utilizzare un ago particolare eco-riflettente della lunghezza di 5-8 cm, come quelli utilizzati per i blocchi periferici.

- Disinfettare parte sinistra del collo.
- Ruotare la testa del paziente verso il lato controlaterale (generalmente verso destra per eseguire il blocco a sinistra).
- Posizionare la sonda in maniera obliqua all'altezza di C6/C7 (all'altezza della cartilagine cricoidea). In questa posizione verranno visualizzati sul monitor dell'ecografo dal basso verso l'alto: il piano osseo in basso su cui giace il muscolo lungo del collo, la carotide comune, la vena giugulare interna ed il muscolo sternocleidomastoideo più in alto. Lateralmente troveremo il muscolo anteriore scaleno. La puntura avviene *in plane* e l'ago viene fatto avanzare lateralmente attraverso il muscolo anteriore scaleno e portato sino alla zona target ossia una zona intermedia tra il muscolo lungo del collo e la carotide (Figura 22.3.4).

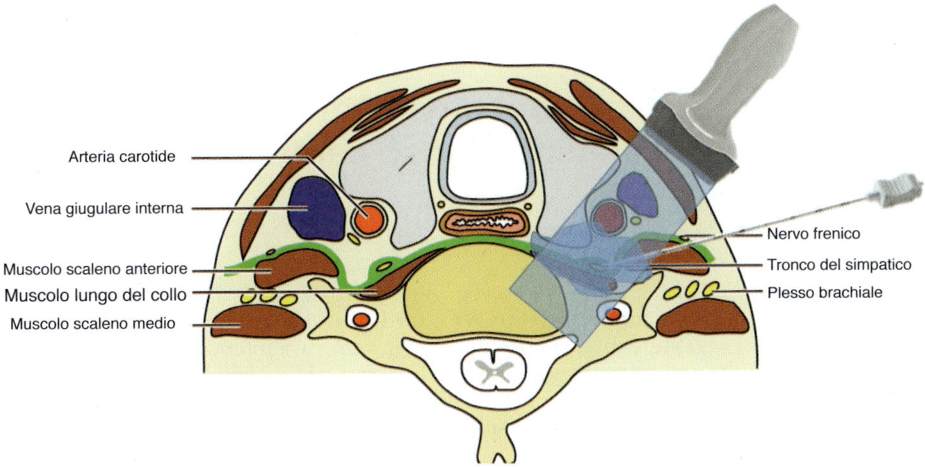

Figura 22.3.4 **Approccio laterale ecoguidato**. Rappresentazione schematica. Si vedono le strutture comprese nel fascio ultrasonoro, la direzione dell'ago e la zona target, ossia una zona intermedia tra la carotide superiormente e il muscolo lungo del collo inferiormente.

Tecnica di blocco percutaneo del ganglio stellato (cortesia di AIAC Associazione Italiana di Aritmologia e Cardiostimolazione)

Complicazioni

Le complicazioni di questa tecnica sono molto rare configurando un rapporto rischio/beneficio favorevole e la procedura è molto ben tollerata. Tra le complicanze si segnalano possibili danni a strutture vascolari (piccoli vasi tiroidei, oppure grossi vasi, come la arteria carotidea e la vertebrale), con conseguente sanguinamento e formazione di ematoma oppure danni a strutture nervose come una lesione (o il blocco farmacologico) del nervo frenico e del nervo laringeo ricorrente. Si possono verificare anche complicanze legate all'assorbimento eccessivo di anestetico locale a livello sistemico oppure dovuto all'iniezione intravascolare dell'anestetico. In questi casi i sintomi sono prevalentemente neurologici e si possono gestire con infusione di emulsione di lipidi.

Bibliografia di riferimento

22.4 Procedure vascolari

Posizionamento ecoguidato di catetere venoso centrale

Introduzione

Si definiscono cateteri venosi centrali (CVC) tutti quei dispositivi intravascolari la cui punta arriva in vena cava superiore, in atrio destro o in vena cava inferiore. Queste posizioni consentono una infusione sicura di soluzioni di qualsiasi pH e osmolarità, farmaci vescicanti o flebolesivi perché l'alto flusso ematico diluisce la potenziale lesività di tali soluzioni sull'endotelio. La giunzione cavo atriale risulta associata a un minor rischio di trombosi e di malfunzionamenti.

La metodica ecoguidata consiste nell'utilizzo dell'ecografo in tutte le fasi della procedura ovvero nella valutazione preliminare ed identificazione della sede idonea alla puntura, osservazione diretta *real time* dell'avanzamento della punta dell'ago sia durante l'anestesia locale sia durante la procedura fino al raggiungimento del vaso target, controllo posizionamento del filo guida, controllo posizione della punta del CVC, ricerca/esclusione di complicanze *bedside*.

La tecnica ecoguidata rappresenta il *gold standard* per l'esecuzione della procedura risultando superiore rispetto alla tecnica *blind* (basata sull'uso di reperi anatomici) e alla tecnica ecoassistita (l'ecografia serve a identificare la sede idonea ma la procedura viene eseguita alla cieca) in termini di successo di incannulamento, numero di tentativi, tempi di esecuzione e riduzione delle complicanze sia immediate (meccaniche) sia a medio e lungo termine (infettive e trombotiche).

Indicazioni

- Infusione di farmaci con pH <5 o >9 o vescicanti o comunque non compatibili con la via venosa periferica.
- Nutrizione parenterale.
- Emodialisi.
- Ripetuti prelievi ematici.
- Monitoraggio emodinamico.
- Previsione di una lunga durata di utilizzo.

Controindicazioni

- Alterazioni emocoagulative (coagulopatia, piastrine <25.000/µL o terapia anticoagulante in atto).
- Vaso trombizzato (non comprimibile ecograficamente).
- Infezione cutanea nella sede della puntura.

Materiale

- Materiale per la disinfezione della cute: garze sterili, antisettico a base di clorexidina (prima scelta).

- Materiale sterile per operatore, strumenti e campo: guanti, cuffia, camice sterile, mascherina con visiera, telini, gel sterile, coprisonda.
- Ecografo con sonda lineare per la fase preliminare valutativa e successivamente per la fase operativa; sonda sector o convex per la verifica del corretto posizionamento della punta CVC.
- Materiale per anestesia locale: siringa sterile e lidocaina.
- Set precostituito del CVC composto da: ago e siringa, guida metallica (Seldinger), dilatatore, catetere venoso (calibro, numero di vie e lunghezza da selezionare in base alla necessità clinica specifica per quel paziente), fissatori.
- Rubinetto a tre vie con due siringhe sterili da 10 mL di cui una riempita di soluzione fisiologica per 8 mL e l'altra riempita di 2 mL di aria. Le due siringhe andranno raccordate al rubinetto a tre vie e miscelate per ottenere microbolle da iniettare come ecocontrasto.
- Soluzione fisiologica con deflussore.
- Sistemi di fissaggio alla cute *sutureless* (prima scelta) in alternativa filo di sutura e kit sutura (seconda scelta).

Materiale

Tecnica

Fase preliminare

Se la procedura non riveste caratteri di emergenza è sempre necessario spiegarla al paziente ed ottenere il suo consenso scritto.

- Posizionamento del paziente in posizione supina, se necessario lieve Trendelenburg. Operatore alla testa del paziente.
- Valutazione ecografica dei vasi potenzialmente da pungere e scelta del vaso per la procedura: il protocollo RaCeVa (*Rapid Central Vein Assessment*) prevede una valutazione semplice, rapida e sistematica.
  - Sonda a metà del collo: visualizzazione della vena giugulare interna e della carotide in scansione trasversale.
  - La sonda scende lungo il collo fino allo sterno: visualizzazione del tratto inferiore della vena giugulare interna in scansione trasversale e dell'arteria succlavia in scansione longitudinale.
  - La sonda si inclina fino a un piano quasi frontale: visualizzazione della vena anonima in scansione longitudinale.
  - La sonda si sposta lateralmente al di sopra della clavicola: visualizzazione della vena succlavia e della vena giugulare esterna entrambe in scansione longitudinale, più lateralmente dell'arteria succlavia in scansione trasversale.
  - Sonda al di sotto del terzo laterale della clavicola: visualizzazione della vena ascellare e dell'arteria ascellare entrambe in scansione trasversale e della vena cefalica in scansione longitudinale.
  - Rotazione 90° della sonda: visualizzazione della vena ascellare in asse lungo.
  - Eco torace: scansioni trasversali valutazione dello sliding pleurico (prima di eseguire la procedura).
  - Regione inguinale: scansione trasversale dell'arteria e vena femorale.

  I criteri di scelta dei vasi sono:
  - dimensione del vaso;
  - profondità del vaso;
  - variabilità del calibro con attività respiratoria;
  - comprimibilità del vaso;

  - rapporti con le strutture anatomiche adiacenti.
- Disinfezione area interessata.
- Preparazione operatore e campo sterile.
- Organizzazione del materiale necessario (calibro del CVC massimo 1/3 del calibro del vaso scelto).

Fase operativa

- Scelta della scansione del vaso per la procedura:
  - trasversale;
  - obliqua;
  - longitudinale.
- Scelta della tecnica ovvero come viene scansionato l'ago dal fascio ultrasonoro:
  - *in plane*: ago scansionato longitudinalmente e visualizzato come una linea nella sua interezza;
  - *out of plane*: ago scansionato trasversalmente e visualizzato come un punto.
- Combinazioni possibili tra scansione vaso e scansione ago:
  - vena giugulare interna scansione trasversale e puntura *out of plane;*
  - vena giugulare interna scansione obliqua e puntura *in plane;*
  - vena anonima scansione longitudinale e puntura *in plane;*
  - vena ascellare scansione longitudinale e puntura *in plane;*
  - vena femorale scansione trasversale e puntura *out of plane.*
- Anestesia locale con metodica ecoguidata (per la tecnica vedi punto successivo).
- Puntura del vaso ecoguidata:
  - puntura *in plane*: posizionata la sonda sulla cute del paziente nel punto interessato la si mantiene immobile con la mano non dominante e, con la mano dominante che impugna la siringa con ago, si punge dal lato corto della sonda mantenendo l'allineamento tra sonda e ago. Si segue la progressione dell'ago visualizzato nella sua interezza fino alla punta sullo schermo dell'ecografo. Nel caso in cui si perdesse la visualizzazione dell'ago o si ottenesse una visualizzazione parziale non si procede con l'avanzamento e si ricerca nuovamente l'allineamento ago-sonda fino a riottenere la visualizzazione integrale dell'ago sullo schermo e, solo a quel punto, si procede con la manovra;
  - puntura *out of plane*: la mano non dominante tiene la sonda con lieve inclinazione degli ultrasuoni verso l'operatore. La mano dominante impugna la siringa con ago. Si porta l'immagine del vaso al centro dello schermo e si punge in corrispondenza della metà della sonda (dove si visualizza il vaso). La tecnica consiste nel modificare l'inclinazione della sonda allontanando progressivamente il fascio di ultrasuoni alternativamente all'avanzamento dell'ago con la mano dominante. L'obiettivo è quello di anticipare con gli ultrasuoni l'avanzamento dell'ago. Quando si visualizza l'ago a livello dello schermo si ferma l'avanzamento e si procede modificando l'inclinazione della sonda fino a quando non si visualizza più l'ago. A questo punto si procede nuovamente con l'ago e si alterna il movimento delle due mani fino al raggiungimento del lume del vaso. L'accortezza, quando si utilizza questa tecnica, consiste nell'essere certi di seguire la punta dell'ago. Infatti, a prescindere dalla porzione dell'ago scansionata, l'immagine sullo schermo sarà sempre un punto. Per cui una volta raggiunto il lume del vaso risulta fondamentale inclinare ulteriormente la sonda per valutare di non aver trasfisso il vaso.
- Rimozione della siringa mantenendo l'ago in sede.
- Inserimento del filo guida all'interno dell'ago e rimozione dell'ago.
- Verifica ecografica del posizionamento del filo guida.
- Dilatazione su filo guida e rimozione del dilatatore.
- Inserimento del CVC sul filo guida.
- Rimozione del filo guida.

- *Bubble test* per la verifica del corretto posizionamento della punta del CVC. Si connettono ad un rubinetto a tre vie due siringhe sterili da 10 mL di cui una riempita di soluzione fisiologica per 8 mL e l'altra riempita di 2 mL di aria. Si miscela il contenuto delle due siringhe fino ad ottenere microbolle. Si inietta la miscela aria-fluido mentre si visualizza il cuore in scansione sottocostale. La punta del CVC sarà correttamente posizionata in prossimità della giunzione cavo atriale quando si assiste al passaggio immediato di microbolle prima in atrio e poi in ventricolo dx. Se la punta fosse in atrio o in ventricolo destro il passaggio di microbolle si vedrebbe partire rispettivamente dall' atrio o dal ventricolo. In caso di malposizionamento della punta all'interno del sistema cavale superiore il passaggio di microbolle sarebbe tardivo.
- Fissaggio con strumenti *sutureless* (I scelta) o punti di sutura.

Posizionamento ecoguidato di CVC

Complicanze

- Puntura arteriosa: a seguito della puntura errata di carotide interna o comune, arteria ascellare o succlavia si possono verificare localmente gravi ematomi che possono portare problemi acuti respiratori. Una puntura accidentale di un'arteria ascellare può associarsi a emomediastino o emotorace. Una puntura carotidea può associarsi a un trombo arterioso con possibilità di embolizzazione. Le conseguenze emorragiche possono essere importanti nei pazienti in terapia anticoagulante. La puntura dell'arteria femorale si associa ad ematomi e possibilità di formazione di pseudoaneurismi. La terapia può variare a seconda della gravità: dalla compressione ecografica del colletto all' iniezione di trombina nella sacca o riparazione vascolare in sala operatoria.
- Pneumotorace: immediato o ritardato fino a 48 ore dalla puntura, viene diagnosticato ecograficamente e quantificato con la radiografia del torace; in base all'estensione può essere necessario il posizionamento di un drenaggio toracico.
- Emotorace: viene diagnosticato ecograficamente. Può richiedere il posizionamento di un drenaggio toracico.
- Aritmie: sono provocate dall'eccessivo avanzamento della guida metallica all'interno dell'atrio destro. La tecnica di controllo del posizionamento punta CVC mediante ECG intracavitario consente di valutare la posizione della punta in base alle modifiche della morfologia e della polarità della onda P.
- Embolia gassosa.
- Trombosi venosa: è una complicanza a medio-lungo termine.
- Lesioni nervose: sono dovute a lesione diretta o compressione ab estrinseco da parte di ematomi.
- Infezioni.

Bibliografia di riferimento

Puntura ed incannulamento arterioso periferico ecoguidato

Introduzione

Consistono rispettivamente nella puntura di un'arteria e nel posizionamento di un catetere vascolare in un'arteria, più spesso quella radiale, sotto guida ecografica. Queste manovre vengono di solito eseguite a mano libera: nei pazienti difficili (quelli in cui l'arteria non è palpabile o sono già stati eseguiti due tentativi senza successo), l'utilizzo della tecnica ecoguidata aumenta significativamente le probabilità di riuscita. Secondo una recente revisione sistematica, la tecnica ecoguidata migliora la percentuale di successo al primo tentativo, la percentuale di successo globale e il tempo necessario per una efficace procedura di cateterizzazione dell'arteria radiale, se confrontata con la palpazione manuale. Inoltre, la guida ecografica riduce il rischio di ematomi maggiori rispetto alla palpazione.

Invece, nella puntura dell'arteria radiale per l'emogasanalisi, l'uso routinario della tecnica ecoguidata non sembra dare risultati migliori rispetto alla tecnica convenzionale.
L'utilizzo della tecnica ecoguidata dovrebbe essere preferito nei pazienti con:
- polso radiale non palpabile;
- due tentativi falliti;
- anomalie della coagulazione;
- severa ipotensione arteriosa;
- l'arteria radiale come unico accesso arterioso disponibile.

Indicazioni

- Emogasanalisi (puntura).
- Emogasanalisi seriate (incannulamento).
- Monitoraggio continuo della pressione arteriosa (incannulamento).

Controindicazioni

- Mancata visualizzazione ecografica dell'arteria.
- Ischemia dell'arto.
- Presenza di fistola da dialisi sull'arto.
- Flogosi della cute nella sede di puntura.

Materiale

- Materiale per la disinfezione della cute: garze sterili, antisettico preferibilmente a base di clorexidina.
- Materiale sterile: guanti per operatore, telino, gel sterile, guanto per sonda o coprisonda.
- (opzionale) materiale per anestesia locale: crema a base di lidocaina e prilocaina o lidocaina fiale con siringa da 10 ml e ago da insulina o lidocaina spray al 10%.
- Siringhe da emogasanalisi (puntura).
- Catetere arterioso da 20-22 G tipo agocannula o con guida metallica per inserimento con metodo Seldinger (incannulamento).
- Cerotto per medicazione compressiva (puntura).

- Cerotti per fissaggio del catetere (incannulamento).
- Ecografo con sonda lineare.

Materiale

Tecnica

Fase preoperativa

Se la procedura non riveste caratteri di emergenza è sempre necessario spiegarla al paziente ed ottenere il suo consenso scritto.

- Valutazione dell'arteria radiale: il paziente è in posizione supina con il braccio disteso e la mano in estensione con il palmo rivolto verso l'alto.
- Lavaggio delle mani, preparazione del campo sterile, sterilizzazione della sonda ecografica (lavaggio e copertura con guanto sterile o coprisonda sterile).
- (Opzionale) anestesia locale (la crema a base di lidocaina e prilocaina va applicata 20 minuti prima della manovra).

Fase operativa

La puntura arteriosa ecoguidata viene eseguita preferenzialmente con scansione trasversale del vaso e approccio *out-of-plane*.

L'incannulamento ecoguidato può essere eseguito sia con scansione trasversale e approccio *out-of-plane* sia con scansione longitudinale e approccio *in-plane*.

Individuata la posizione dell'arteria, si segue con la sonda ecografica l'avanzamento della punta dell'ago fino al raggiungimento dell'arteria e alla fuoriuscita di sangue nella siringa o nell'agocannula.

Lasciata la sonda ecografica, si procede all'aspirazione di sangue nella puntura o al posizionamento del catetere arterioso nell'incannulamento.

La puntura si conclude con l'estrazione dell'ago e la compressione del sito con una medicazione.

Nell'incannulamento la tecnica varia in base al dispositivo in uso: con l'agocannula, dopo aver raggiunto il vaso, si sfila l'ago guida e contemporaneamente si posiziona il catetere; quindi si blocca il flusso di sangue con un sistema *luer lock* e si fissa il catetere con una apposita medicazione. Con la tecnica Seldinger, dopo aver raggiunto il lume del vaso, si inserisce nell'ago la guida metallica, si sfila l'ago e si infila lungo la guida il catetere, fino al suo posizionamento; quindi si sfila la guida, si blocca il flusso di sangue con un sistema *luer lok* e si fissa il catetere con l'apposita medicazione.

Puntura e incannulamento arterioso periferico

Complicanze

Le complicanze più comuni sono:

- ematoma: si tratta con un bendaggio compressivo; si previene tamponando la sede di puntura per 5 minuti (10 se il paziente è in terapia anticoagulante);
- trombosi del vaso: consiste nell'occlusione dell'arteria; in genere i circoli collaterali rendono rari i casi di ischemia della mano; la ricanalizzazione avviene spontaneamente;
- pseudoaneurisma: consiste in una cavità che non ha i tre strati della parete arteriosa e comunica con il lume dell'arteria. Ha un'incidenza dello 0,5-0,6% nell'incannulamento arterioso, mentre sono descritti casi isolati che hanno complicato delle singole punture arteriose per emogasanalisi.

Bibliografia di riferimento

Accesso intraosseo nell'adulto

Introduzione

L'intraossea o accesso intraosseo è una procedura di accesso vascolare, che prevede il posizionamento di un ago resistente nella cavità midollare delle epifisi di ossa lunghe, omero e tibia, attraversando la corticale ossea. È una procedura veloce ed efficace, ma scarsamente utilizzata e considerata erroneamente come ultima indicazione in assenza di accesso venoso. Nel contesto extraospedaliero è da preferire al posizionamento di un catetere venoso centrale per diversi motivi:

- rapidità di posizionamento: in media 4-10 secondi,
- maggiore probabilità di successo al primo tentativo,
- minor numero di complicanze,
- posizionamento in corso di RCP senza interruzione delle manovre rianimatorie. Il midollo osseo è, infatti, altamente vascolarizzato e può essere considerato una vena incollassabile e costante, ovvero sempre disponibile anche in situazioni di shock, arresto cardiaco e grave ipovolemia.

Indicazioni

Infusione urgente di qualsiasi farmaco, emoderivati e cristalloidi in pazienti critici nei quali non è possibile posizionare in tempi rapidi (60-90 secondi) un accesso venoso periferico per assenza di reperi o per fallimento di 2 tentativi consecutivi, oppure non è possibile attendere il posizionamento di un accesso venoso centrale per la gravità dello stato clinico, ovvero in tutte le situazioni di emergenza, ma soprattutto in due contesti clinici che riguardano l'adulto:

- la rianimazione cardiopolmonare;
- l'ipovolemia traumatica.

Ad eccezione dei chemioterapici, tutti i farmaci somministrabili per via endovenosa lo sono anche per via intraossea alla stessa dose e con la stessa efficacia, inclusi fibrinolitici, sedativi e bloccanti neuromuscolari e fluidi (colloidi, cristalloidi, derivati del sangue). Attraverso l'intraossea è possibile eseguire anche prelievi ematici venosi e infondere mezzi di contrasto.

L'intraossea andrebbe sempre posizionata dopo 2 tentativi falliti di incannulamento venoso periferico o dopo 90 secondi in un paziente critico con uno dei seguenti criteri:

- GCS <9 (necessità di rapida intubazione);
- arresto cardiaco;
- insufficienza respiratoria grave con possibile evoluzione in arresto respiratorio;
- shock (PAS <90 mmHg con segni clinici di instabilità emodinamica);
- stato di male epilettico (necessità di rapida sedazione);
- intossicazione acuta con indicazione ad infusione immediata dell'antidoto;
- pazienti obesi o tossicodipendenti con difficoltà a reperire un accesso venoso periferico e che necessitano di un trattamento farmacologico urgente.

Controindicazioni

Assolute

- Frattura ossea accertata o sospetta in sede dell'eventuale accesso intraosseo (*targeted bone*).
- Interventi chirurgici ortopedici noti nel sito della inserzione dell'ago intraosseo (es. protesi o placca metallica o altro).
- Intraossea nello stesso arto nelle precedenti 24 ore (*targeted bone*).

Relative

- Infezione o lesione cutanea grave (es. ustione severa) nel sito di inserzione dell'ago.
- Osteoporosi grave o osteogenesi imperfetta per alto rischio di frattura.
- Impossibilità di individuare un repere anatomico (es. obesità grave).

Sistemi di accesso intraossei

Esistono diversi sistemi, di tipo manuale e di tipo semiautomatico, per eseguire una intraossea. I sistemi manuali sono costituiti da aghi di grosso calibro dotati di mandrino metallico anti-ostruzione rimovibile, simili agli aghi utilizzati per eseguire una biopsia midollare. I più diffusi in commercio sono l'ago di Dieckmann modificato e l'ago di Jamshidi. Entrambi utilizzabili sia per adulti sia per soggetti in età pediatrica. I sistemi semiautomatici sono sistemi provvisti di meccanismi meccanici che facilitano l'ingresso dell'ago nello spazio intraosseo. In commercio ne sono disponibili tre tipi:

- il sistema FASTx. È dotato di una guida che contiene il dispositivo di infusione. Premendo la guida sul sito di inserzione si innesta nel tessuto osseo e successivamente si rimuove la guida, mentre il dispositivo resta in sede. Può essere utilizzato unicamente per via sternale;
- il sistema BIG (*Bone Injection Gun*). L'ago viene inserito per mezzo di un meccanismo a molla precaricata. Sito di inserzione da prediligere è la tibia prossimale;
- il sistema EZ-IO. È l'unico riutilizzabile. È considerato il sistema più facile, sicuro, efficace e veloce. L'ago viene inserito per mezzo di un trapano elettrico. Gli aghi intraossei del sistema EZ-IO sono 3, tutti 15 G, ma di diversa lunghezza e colore, da utilizzare in base alla corporatura del paziente: 15 mm (rosa, peso corporeo 3-39 kg), 25 mm (azzurro, peso corporeo >40 kg) e 45 mm (giallo, peso corporeo >40 kg, obesità, intraossea omerale).

Materiale

- Ago da intraossea da adulti (peso corporeo >40 kg).
- Trapano elettrico EZ-IO.
- Tubo di connessione.
- Sistema di fissaggio dell'ago (in genere nel kit dell'intraossea).
- Soluzione antisettica (es. iodopovidone, clorexidina, alcol, ...).
- Guanti monouso.
- Garze sterili.
- Siringhe da 5 a 50 mL in base al bisogno.
- Soluzione fisiologica sterile per i lavaggi.
- Lidocaina all'1% e al 2%.
- Farmaci e liquidi da infondere.
- Spremi sacca da arteria.
- Una siringa *luer lock* (per la rimozione dell'ago).

Materiale

Siti di inserimento

- Omero prossimale: è il sito preferenziale utilizzato con il sistema EZ-IO. Ha il vantaggio di essere più vicino alla circolazione centrale ed è una superficie ampia, consentendo un

flusso elevato anche a bassa pressione e un rapido assorbimento del farmaco. Il sito di inserimento si trova a 1 cm circa al di sopra del collo chirurgico (l'incisura che si percepisce sotto la tuberosità maggiore dell'omero), con il braccio del paziente addotto e il palmo della mano pronato e a riposo, oppure piegato di 90° sopra l'ombelico in modo da far ruotare l'omero ed evitare la lesione del tendine bicipite durante la procedura.
- Tibia prossimale: può essere utilizzata nel paziente adulto non cosciente o in mancanza di altri siti.
  Poiché l'osso è spesso, va sempre utilizzato un dispositivo motorizzato per l'incannulamento, es. EZ-IO. L'ago viene inserito nella superficie anteromediale piana 2 cm distalmente al tubercolo tibiale. Prima di eseguire l'intervento, posizionare un rotolo di asciugamano dietro il ginocchio del paziente.
- Tibia distale, ultima scelta per l'adulto: è la sede preferibile per l'inserimento manuale. L'ago viene inserito sulla superficie mediale della tibia in corrispondenza della giunzione tra il malleolo mediale e l'asta della tibia, posteriormente alla vena grande safena.

Altri siti come la cresta iliaca, il femore, il radio, la clavicola, il calcagno e lo sterno possono essere utilizzati in assenza di altri reperi ossei e in caso di necessità (**Figura 22.4.1 a-b**).

Modalità di esecuzione

- Se possibile, informare il paziente e ottenere il suo consenso.
- Indossare i dispositivi di protezione individuale.
- Disinfettare la cute con clorexidina al 2% o soluzione alcolica.
- Iniettare lidocaina all'1% nella cute e nei tessuti molli lungo il percorso di inserimento dell'ago fino al periostio compreso.
- Ispezionare il sigillo dell'ago e la confezione per verificare eventuali danni e sterilità.
- Inserire l'ago idoneo (vedi *infra* Scelta dell'ago intraosseo) nel trapano senza rimuovere la copertura dell'ago fino al momento dell'inserimento.
- Impugnare il trapano con la mano dominante, mentre con l'altra si stabilizza il punto di inserzione scelto.
- Rimuovere la copertura di sicurezza dell'ago.
- Stabilizzare l'estremità con la mano non dominante prestando attenzione ad eventuali movimenti se il paziente è cosciente.
- Posizionare l'ago sul punto di inserzione con un'angolazione di 90° rispetto alla superficie dell'osso. L'ago deve entrare perpendicolare alla superficie ossea.
- Attivare il trapano applicando una minima pressione fino a che non si avverte una caduta di resistenza e rilasciare immediatamente il pulsante quando si avverte la perdita di pressione. Si raccomanda di non premere e di non usare una forza eccessiva, ma di assecondare il movimento di rotazione del trapano.
- Prestare attenzione al posizionamento dell'ago prima di rimuovere il trapano: almeno 5 mm dell'ago devono essere visibili al di fuori della cute (*black line* o 5 mm *mark*) in modo che la punta dell'ago sia in grado di raggiungere la cavità midollare. Se l'ago non si estende così lontano, può essere necessario un ago più lungo. Evitare di perforare fino a quando il raccordo dell'ago arriva al livello della pelle o sta per penetrarla. Ciò può causare danni e necrosi cutanea.
- Rimuovere il trapano dall'ago tenendo ben saldo lo stesso.
- Ruotare il mandrino in senso antiorario, rimuoverlo dall'ago e dismetterlo sempre tenendo ben saldo l'ago.
- Connettere all'ago intraosseo il tubo di connessione, già lavato con soluzione fisiologica. Non collegare una siringa direttamente all'attacco dell'ago intraosseo, per non causare l'allargamento del foro presso il sito di inserimento e il rischio di stravaso.

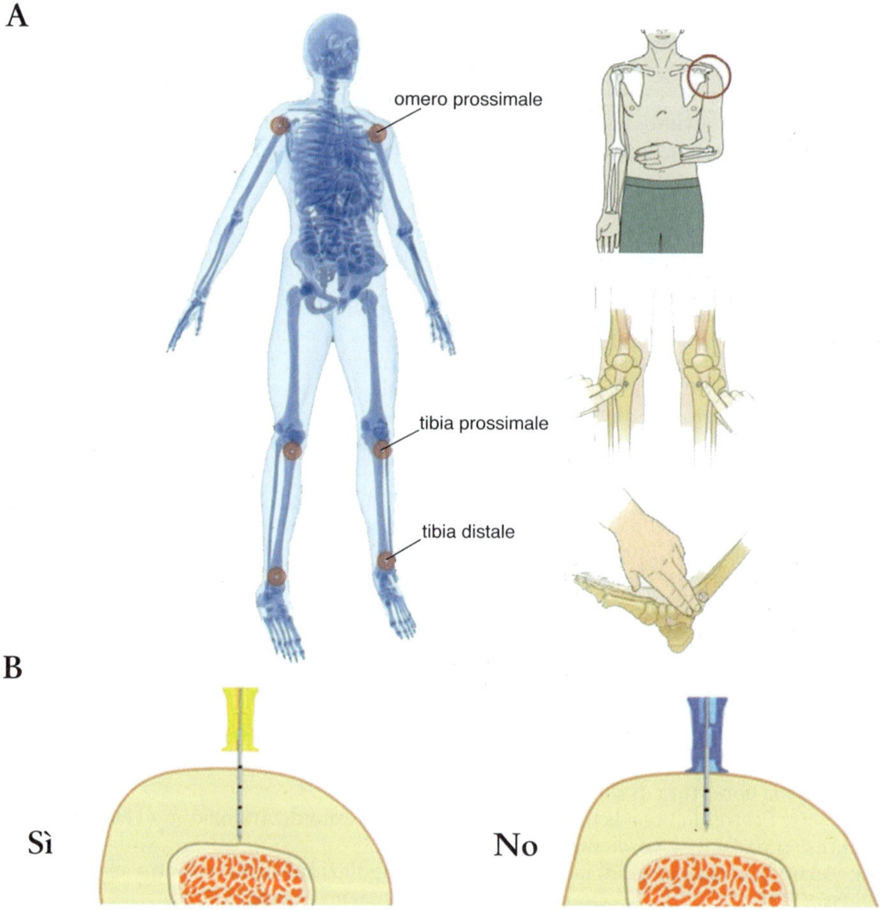

Figura 22.4.1 a-b. Siti di inserimento dell'intraossea e posizionamento dell'ago.

Conferma del corretto posizionamento dell'ago intramidollare e suo fissaggio

- Un ago correttamente posizionato è stabile, ovvero rimane fisso e in posizione corretta senza supporto, ovvero 90° rispetto all'osso (prima evidenza).
- Il prelievo di sangue midollare conferma il corretto posizionamento dell'ago, ma può essere difficoltoso.
- Se non viene aspirato sangue midollare, aspettare a rimuovere l'ago ma eseguire un *flush* di 10 mL di soluzione fisiologica usando una siringa connessa al tubo di connessione. In assenza sia di rigonfiamento sottocutaneo dopo infusione del *flush* sia di bassa resistenza al flusso dopo l'inizio dell'infusione, il posizionamento dell'ago intraosseo è da considerarsi corretto.
- Se il kit intraosseo contiene la medicazione, utilizzarla per fissare l'ago seguendo le istruzioni del kit; diversamente avvolgere una garza sterile intorno al sito di ingresso dell'ago e fissare in posizione con nastro adesivo.
- Se necessario, immobilizzare l'estremità per proteggere ulteriormente il sito di inserzione dell'ago.

Eseguire l'anestesia midollare per un paziente cosciente

- Infondere lentamente (oltre 2 minuti) 3-5 mL di lidocaina al 2% con una siringa collegata al tubo di connessione, fermandosi quando il dolore è scomparso: in genere infondere 40 mg (2 mL). Attendere 1 minuto, poi eseguire un *flush* di 10 mL di soluzione fisiologica sempre utilizzando il tubo di connessione. *No flush = No flow*!
- Alcuni pazienti possono richiedere un bolo multiplo di lidocaina (ripetere la procedura fino al raggiungimento di adeguata analgesia).

Video. Repere omero e tibia prossimale, procedura i.o. tibia prossimale, rimozione ago

Infusione intramidollare

- Se il paziente è cosciente, attendere 60 secondi dalla anestesia midollare prima di iniziare l'infusione.
- Iniziare l'infusione di fluidi e farmaci collegando al tubo di connessione la sacca di infusione deflussata e utilizzando un sistema a pressione (es. spremisacca) o la siringa contenente il farmaco da somministrare. Le dosi i.o. e e.v. sono le stesse.
- Ogni bolo di farmaco va fatto seguire da un *flush* di 10 mL di soluzione fisiologica (lavaggio ad alta pressione) per essere spinto dalla sede midollare ossea alla circolazione venosa. Il *flush* deve superare l'iniziale resistenza percepita. Può essere necessario più di un *flush* per raggiungere il massimo volume di infusione.
- Per mantenere un flusso ottimale la sacca a pressione o pompa infusionale deve essere mantenuta a 300 mmHg.
- Monitorare la zona di inserzione per rilevare segni di infiltrazione interrompendola se si sospetta la dislocazione dell'ago. L'assenza di stravaso nei tessuti circostanti è un altro segno di corretto posizionamento.

La velocità di infusione misurata come portata (mL/min) è significativamente maggiore nella tibia prossimale (circa 73 mL/min) e nell'omero (circa 84 mL/min) rispetto alla tibia distale, ma l'utilizzo di una sacca a pressione aumenta notevolmente la portata, qualunque sia il sito d'inserzione scelto.

Accesso	Velocità di infusione
Agocannulla 18G	98 mL/min
Agocannulla 16G	154 ml/min
Agocannulla 14G	236 mL/min
Intraossea 15G	60-100 mL/min

Rimozione dell'ago intraosseo

L'accesso intraosseo deve essere rimosso il prima possibile, non appena è stato posizionato un accesso venoso periferico o centrale, ed in ogni caso entro 24 ore dall'inserimento (idealmente entro 3-4 ore). Uno studio recente ha dimostrato che l'accesso intraosseo posizionato nell'omero prossimale o nella tibia prossimale con il sistema EZ-IO può essere mantenuto fino a 48 ore senza complicanze.

Possibili complicanze e loro gestione

Le complicanze sono rare, e comprendono:

- stravaso di liquido nei tessuti molli;
- sanguinamento con possibile evoluzione in sindrome compartimentale;
- infezioni: osteomielite in meno del 2-3% degli incannulamenti intraossei. Con EZ-IO la percentuale è <0,004% (1/400.000);
- desquamazione della pelle;
- embolia adiposa (rara);
- in caso di paziente cosciente, lo stesso può lamentare dolore in corso di infusione. Il dolore da infusione è generale, diffuso e protratto, a differenza del dolore da inserimento che è locale, specifico e di breve durata. In questo caso può essere ripetuta l'infusione lenta (oltre 2 minuti) di 2 mL di lidocaina al 2% seguito da un *flush* di 10 mL di soluzione fisiologica. La procedura può essere ripetuta utilizzando metà della dose iniziale di lidocaina ad ogni ora;
- la gestione del dolore con agenti analgesici può causare effetti sistemici e potrebbe non essere efficace per eliminare il dolore locale, poiché gli analgesici alterano la percezione del dolore mentre gli anestetici la bloccano.
- in età pediatrica e negli adolescenti, attenzione speciale va tenuta nell'evitare le zone di accrescimento, che sono presenti ad entrambi le estremità delle ossa lunghe.

Bibliografia di riferimento

Applicazione del tourniquet

Introduzione

È un dispositivo salvavita per primo soccorso usato sia in contesti di guerra sia civili extra-ospedalieri per il controllo delle emorragie severe a carico degli arti, non contenibili con la sola compressione manuale. Il tourniquet è infatti capace di bloccare il flusso ematico arterioso e venoso del distretto interessato e non può essere pertanto considerato come il semplice laccio emostatico comunemente utilizzato nei reparti ospedalieri.
I suoi vantaggi sono:
- la facilità di applicazione, anche su sé stessi, in ogni condizione;
- l'efficacia nel bloccare il flusso sanguigno arterioso a livello distale rispetto alla ferita e quindi il controllo efficace della emorragia.

Indicazioni

I tourniquet sono da utilizzare in caso di emorragia massiva non controllata dalla compressione manuale e/o dai bendaggi compressivi, dovuta a trauma, in genere penetrante, degli arti superiori o inferiori sia nell'adulto che nel bambino.

Controindicazioni

Questi dispositivi non sono da impiegare in caso di emorragia controllabile con la compressione manuale o di emorragia giunzionale (ascella e inguine).

Materiale

Esistono diversi tipi di tourniquet.

Il più utilizzato e quello in dotazione al personale ALS è il CAT (*combat application tourniquet*). Si tratta di una fascia non elastica monouso che forma un bracciale, che può essere facilmente applicata ed autoapplicata sia agli arti superiori sia a quelli inferiori.

Lo SWAT (*stretch wrap and tuck*) tourniquet è meno utilizzato del CAT. Il suo nome è l'acronimo che deriva dall'ordine delle manovre che vanno eseguite per posizionarlo: allungare (*stretch*), avvolgere (*wrap*) e infilare (*tuck*). Si tratta infatti di un nastro elastico in genere di dimensioni 2 x 11 x 6 cm di colore arancione, che va applicato a monte della ferita con numerosi giri, tirandolo e fissandolo sotto l'ultimo giro. La sua applicazione è meno semplice e necessita sempre di un operatore. Può essere usato nelle emorragie giunzionali e nel paziente pediatrico.

Materiale

Modalità di applicazione del CAT

È un presidio estremamente semplice sia da applicare sia da autoapplicarsi (*one hand tactical tourniquet application*).

- Applicare il bracciale sull'arto lesionato, al di sopra della lesione, il più distalmente possibile, almeno a 5 cm dalla ferita (se possibile tra 5 e 10 cm), preferibilmente sulla cute scoperta per evitare che possa scivolare.
- Stringere il bracciale il più possibile, poi fissarlo saldamente con il velcro.
- Ruotare il bastoncino fino al completo arresto della emorragia. Quando il flusso di sangue dalla ferita si arresta significa che il laccio emostatico è posizionato correttamente, altrimenti ripetere la procedura.
- Bloccare il bastoncino con il gancio.
- Annotare sul bracciale l'orario (fascetta "TIME") della applicazione del tourniquet.
- Rimuovere il tourniquet il prima possibile.

La presenza di polso distale dopo l'applicazione del tourniquet non è un indicatore di scorretta applicazione, in quanto lo scopo del laccio è quello di arrestare l'emorragia esterna, non il flusso di sangue nell'arto.

Il raffreddamento dell'arto interessato si è dimostrato utile per prolungare l'applicazione del laccio senza effetti collaterali.

In alcuni casi possono essere applicati due dispositivi se con il primo non si è in grado di controllare il sanguinamento. In questo caso il secondo tourniquet va applicato a monte del primo.

Nel trasferimento del paziente da una unità ad un'altra, ad esempio dal personale di soccorso extraospedaliero al personale intraospedaliero, la presenza, la posizione e l'ora di applicazione del laccio devono essere comunicate chiaramente.

Applicazione del tourniquet

Possibili complicanze e loro gestione

Usato in modo precoce e corretto, il tourniquet è in grado di ridurre le morti con bassi rischi di complicanze. È fondamentale sia il training dell'operatore sanitario sia la condivisione del protocollo di utilizzo extraospedaliero.

La durata massima di applicazione è di 2 ore.

Una durata maggiore può comportare danni permanenti del distretto muscolare, vascolare, nervoso e cutaneo. Dai dati presenti in letteratura, le amputazioni descritte a seguito dell'utilizzo del tourniquet sono in realtà imputabili al trauma e non al dispositivo.

Bibliografia di riferimento

Posizionamento del catetere REBOA

Introduzione

Il termine REBOA (*Resuscitative Endovascular Balloon Occlusion of Aorta*) indica la metodica con cui si ottiene la occlusione (totale, parziale, intermittente) della aorta attraverso un pallone posizionato all'estremità di un catetere endovascolare introdotto a livello della arteria femorale comune.

Il razionale di questa manovra è l'arresto o la riduzione del flusso sanguigno a valle dell'occlusione come manovra ponte fino alla realizzazione del controllo dell'emorragia.

Tale metodica, che nasce in ambito militare durante la guerra di Corea, è stata ripresa negli ultimi anni in ambito intra-ospedaliero e riproposta anche in ambito civile extraospedaliero.

Indicazioni

La tecnica REBOA si applica in pazienti *in extremis* che presentano emorragie incomprimibili del torso, della pelvi, degli arti inferiori.

Si definiscono pazienti *in extremis* quelli che hanno caratteristiche cliniche ed emodinamiche di gravissimo shock emorragico e che sono ad altissimo rischio di arresto cardiaco postraumatico.

Queste caratteristiche sono state denominate *the hateful eight*, ossia gli odiosi otto segni del paziente che sta morendo dissanguato di shock emorragico:

- pallore;
- sudorazione algida;
- collasso venoso;
- fame d'aria;
- tachi/bradicardia;
- alterazione del sensorio;
- ipotensione;
- $EtCO_2$ ridotta.

Questi pazienti spesso non riescono a raggiungere la possibilità di effettuare uno *stop the bleeding* in sala d'emergenza, in sala operatoria o in sala angiografica.

Essi necessitano di una manovra ponte che permetta loro di raggiungere il luogo dove effettuare l'emostasi.

In base alla sede dell'emorragia, l'aorta viene divisa in 3 zone in cui si posiziona il catetere:

- Zona 1: la parte intratoracica del decorso aortico per le emorragie sottodiaframmatiche (fegato, milza), retroperitoneali o in caso di arresto cardiaco.
- Zona 2: il tratto aortico compreso tra tripode celiaco ed emergenza delle arterie renali. In questo tratto è consigliabile non posizionare il pallone per l'occlusione per evitare occlusioni splancniche o renali.
- Zona 3: il tratto distale dell'aorta fino alla biforcazione. In questa zona si posiziona il pallone per emorragie pelviche, giunzionali o degli arti inferiori.

Con le stesse finalità di controllo temporaneo del sanguinamento viene utilizzato in caso di emorragie gastrointestinali.

Recente è anche l'uso in caso di emorragie ostetriche peripartum.

Tale metodica è stata proposta anche in caso di arresto cardiaco non traumatico con la funzione di centralizzare il circolo ematico verso cuore ed encefalo.

Controindicazioni

La tecnica REBOA è controindicata in caso di emorragia toracica maggiore o tamponamento cardiaco poiché l'occlusione aortica aumenta la pressione all'interno dei vasi a monte del catetere con il risultato di un incremento anche significativo del sanguinamento intratoracico.

Controindicazioni relative sono le lesioni arteriose sia femorali o iliache sia aortiche.

Sono riportati in letteratura casi di utilizzo in lesioni aortiche post traumatiche e anche in rotture di aneurisma dell'aorta addominale.

Materiale

- Materiale per la disinfezione della cute.
- Materiale sterile: guanti, mascherina con visiera, cuffia, telino, garze, guaina copri sonda e gel sterile.
- Ecografo con sonda lineare.
- Siringhe da 10 mL ed aghi da 18 G.
- Set per cannulazione arteriosa con introduttore (7-8 Fr).
- Catetere endovascolare con pallone.
- Set per monitoraggio PA cruenta con trasduttore.
- Punti di sutura 2 zero.
- Cerotti medicati.

Materiale

Tecnica

Cannulazione arteriosa

Per la cannulazione arteriosa è indicato l'utilizzo dell'ecografo (con sonda lineare) per l'identificazione della arteria femorale comune. È infatti necessario posizionare l'introduttore arterioso a livello della arteria femorale comune e non della arteria femorale superficiale. Il calibro di quest'ultima rischia infatti di non essere adeguato con elevato rischio di danno vascolare ed ischemico. Il lato prescelto è, se possibile, quello meno danneggiato, e comunque preferenzialmente il lato destro.

In asepsi, si effettua quindi un campo sterile e si procede a puntura della arteria femorale comune eco-guidata. Con tecnica Seldinger, si effettua cannulazione arteriosa con introduttore. Tale introduttore, scelto in base alla misura del catetere REBOA, può essere utilizzato per il monitoraggio della pressione cruenta o per effettuare prelievi per ematochimici o emogasanalisi.

Posizionamento catetere endovascolare REBOA

Prima di posizionare il catetere endovascolare è necessario identificare la zona in cui verrà posizionato.

Si è visto che la Zona 1 si trova a circa 45 cm dalla sede di inserzione dell'introduttore mentre la Zona 3 si trova a 25 cm. Se non disponibili cateteri centimetrati, i reperi anatomici sono lo xifoide per la Zona 1 e l'ombelico per la Zona 3.

Una volta riempito di soluzione fisiologica il canale arterioso del catetere, si procede all'inserimento dello stesso all'interno dell'introduttore facendolo progredire fino alla distanza desiderata.

A seconda dei cateteri questa manovra si effettua con o senza guida endovascolare.

Il corretto posizionamento si può verificare con radiologia standard o con metodica TC.

Gonfiaggio e gestione del pallone

Una volta raggiunto il punto corretto, si procede a gonfiare il pallone all'estremità del catetere attraverso il canale dedicato con soluzione fisiologica ed eventualmente liquido di contrasto (per valutare radiologicamente il corretto posizionamento) secondo le indicazioni dei cateteri. Tale gonfiaggio solitamente ottiene l'occlusione totale della aorta.

A questo gonfiaggio, quasi contemporaneamente, corrisponde un miglioramento dell'emodinamica e del sensorio, se valutabile. È necessario riportare l'orario di gonfiaggio.

Per mitigare gli effetti dell'ischemia anche prolungata dopo il gonfiaggio, è diventata pratica diffusa la P-REBOA. La P-REBOA (*Partial REBOA*) prevede una occlusione parziale dell'aorta in modo da garantire un rifornimento sanguigno, seppur minimo, a valle del pallone e quindi una certa perfusione riducendo comunque in maniera significativa il sanguinamento. La P-REBOA è titolata in base a target di pressione tali da garantire minima perfusione a seconda del tipo di trauma.

Il gonfiaggio del pallone deve essere mantenuto per il minor tempo possibile, specie se in Zona 1 e comunque fino a stabilizzazione del paziente dopo *Damage Control Resuscitation.*

Spesso è necessario sgonfiare il pallone durante diagnostica TC. Tale fase è solitamente accompagnata da ipotensione anche marcata in seguito a rapida caduta del post carico e liberazione di sostanze tipiche della ischemia-riperfusione. In questa fase può essere necessario sostenere il circolo con reintegro volemico e con supporto aminico.

Rimozione del catetere

Appena raggiunta la stabilità emodinamica ed effettuato il controllo del sanguinamento il catetere va rimosso subito dopo averlo sgonfiato completamente.

È necessario procedere anche alla rimozione dell'introduttore arterioso. Per tale manovra può essere indicata valutazione collegiale con chirurgo vascolare e radiologo interventista per valutare la necessità di emostasi vascolare sulla arteria femorale.

È indicato stretto monitoraggio clinico e strumentale dell'arto inferiore in cui si è posizionato introduttore per prevenire ed identificare precocemente eventi ischemici.

Complicanze

Le complicanze della manovra si distinguono in vascolari ed ischemiche.

Le lesioni vascolari possono essere conseguenza di danno durante cannulazione arteriosa con rottura o dissezione dell'asse femorale ed iliaco specie in pazienti con aterosclerosi. Sempre a livello femorale si possono verificare lesioni pseudo aneurismatiche o emorragie alla rimozione del catetere e dell'introduttore arterioso.

Lesioni a livello aortico possono determinarsi durante la risalita del catetere o durante il posizionamento delle guide endovascolari.

Le complicanze ischemiche sono conseguenza del ridotto/assente flusso sanguigno a valle dell'occlusione aortica e si possono verificare a livello midollare, in caso di occlusione intratoracica, a livello splancnico o renale, a livello degli arti.

Sempre a livello degli arti si possono verificare complicanze tromboemboliche dovute a formazioni trombotiche sul catetere o sull'introduttore che vengono immesse nel torrente circolatorio.

Bibliografia di riferimento

Posizionamento del catetere REBOA

22.5 Procedure gastrointestinali

Posizionamento della sonda di Sengstaken-Blakemore

Definizione

La sonda di Sengstaken-Blakemore (S-B) è un dispositivo sanitario utilizzato per ottenere l'emostasi temporanea, per effetto compressivo diretto, di emorragie da varici esofago-gastriche, in attesa che possa essere realizzato un trattamento endoscopico definitivo di legatura e/o sclerosi (**Figura 22.5.1 a-b**).

A

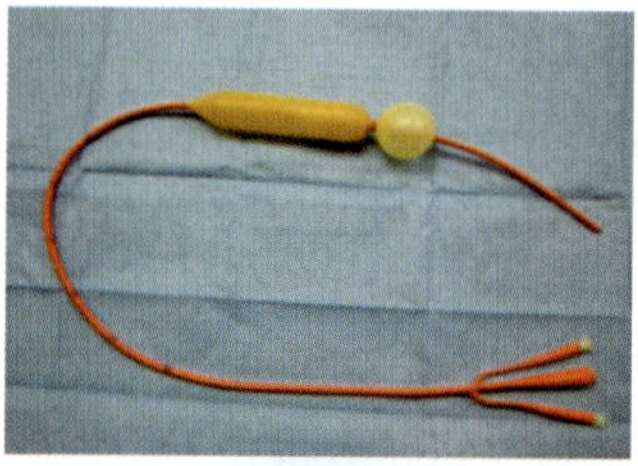

B

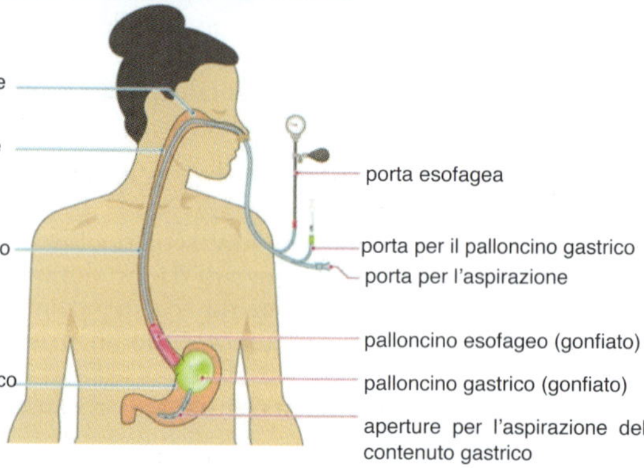

Figura 22.5.1 a-b. Sonda di Sengstaken-Blakemore.

Indicazioni

Sebbene il 90% dei pazienti cirrotici svilupperà varici gastro-esofagee, il sanguinamento si verifica solo nel 30% di essi ed è gravato da un tasso di mortalità, al primo episodio, del 50% circa.

La gestione iniziale di un sanguinamento acuto da varici deve necessariamente comprendere la stabilizzazione emodinamica (fluidi e sangue, se necessario), una precoce antibiotico profilassi (es. cefalosporine di terza generazione) ed il tempestivo inizio di farmaci vasoattivi (es. terlipressina).

Il posizionamento del tubo di S-B va riservato ai casi in cui l'emorragia non è controllabile con tecniche endoscopiche oppure in attesa di trasferire il paziente in un ospedale, a maggiore complessità di cura (centro Hub), per il trattamento definitivo. In letteratura viene riportata una probabilità di successo del 30-90% al primo posizionamento.

La notevole variabilità osservata nei vari studi è probabilmente dovuta alla diversa gravità dei pazienti arruolati, all'utilizzo di terapie farmacologiche e alla diversa esperienza degli operatori nell'utilizzo di tale *device*.

Controindicazioni

Trattandosi di un intervento salvavita o comunque dell'estremo tentativo di arginare una emorragia massiva da varici, non altrimenti controllabile, non esistono controindicazioni assolute alla manovra. Tuttavia, nei pazienti con nota stenosi esofagea o recente chirurgia gastroesofagea, va osservata estrema cautela nella tecnica di posizionamento per l'elevato rischio di rottura del viscere al momento del gonfiaggio del palloncino esofageo.

Materiale

- Sonda di S-B.
- Lubrificante anestetico.
- Garze e guanti.
- Alcune sacche di fisiologica 500 mL.
- Alcune siringhe da 50-60 mL.
- Sistema di trazione/fissaggio per mantenere il tubo in tensione costante.
- Dispositivo di aspirazione.
- Manometro.
- Tubo tracheale e laringoscopio.
- Cerotti.
- N. 3 rubinetti a tre vie.

Materiale

Tecnica

Se la procedura non riveste caratteri di emergenza è sempre necessario spiegarla al paziente ed ottenere il suo consenso scritto. Il tubo di S-B è costituito da materiale plastico, flessibile, della lunghezza di circa 1 metro. È dotato di tre lumi (o vie): uno in continuità con l'estremità distale della sonda, dedicato all'aspirazione di materiale eventualmente presente nello stomaco o all'introduzione di liquidi e farmaci dall'esterno, uno collegato al palloncino esofageo ed uno collegato al palloncino gastrico.

Prima di intraprendere la procedura di posizionamento del tubo di S-B è possibile procedere ad una preventiva intubazione (IOT) del paziente, al fine di proteggere le vie aeree da pericolose e spesso fatali inondazioni di materiale ematico gastrico.

La verifica dell'integrità del tubo e soprattutto dei due palloncini (che vanno gonfiati con 20-30 mL di aria cadauno in una arcella ripiena di acqua) rappresenta un punto importante della procedura. Il tubo, opportunamente lubrificato e completamente sgonfio, deve essere inserito con estrema cura attraverso la bocca (preferibilmente) o una narice, con il paziente in posizione supina o laterale sinistra. Una volta introdotto il tubo in ipofaringe, si favorisce la sua progressione fino a quando saranno stati introdotti 50 cm di tubo rispetto al punto di ingresso (il sondino possiede riferimenti centimetrici nella sua lunghezza). Posizionato il tubo alla lunghezza indicata, si procede ad aspirazione (via dedicata) di eventuale materiale ematico o residui di cibo presenti nello stomaco, anche per confermare il suo corretto posizionamento all'interno delle prime vie digestive. Successivamente si procede a gonfiare il palloncino gastrico (attraverso altra via dedicata) con un volume iniziale di 100 mL di aria, quindi a richiedere una radiografia del torace per avere certezza del corretto posizionamento e procedere con maggiore tranquillità al suo ulteriore gonfiaggio, con ulteriori 400 mL di aria, per un volume totale di 500 mL. Dopo che il palloncino gastrico è stato gonfiato e la sua via opportunamente chiusa (onde evitare uno spontaneo sgonfiaggio), il tubo viene tirato indietro dall'operatore finché non si avverte una significativa resistenza, ovvero fino a quando non si avrà la sensazione che il palloncino gastrico (posizionato all'estremo distale del tubo) si sia ancorato a livello del cardias e stia esercitando a tale livello il desiderato effetto compressivo. Successivamente il tubo deve essere fissato saldamente attraverso un dispositivo a puleggia o comunque in modo tale da assicurare il mantenimento della tensione di trazione e quindi l'effetto compressivo del palloncino gastrico a livello della giunzione gastroesofagea.

Un peso di circa 1 kg, ottenuto ad esempio con due sacche di soluzione fisiologica da 500 mL, può essere utilizzato come sistema per assicurare il mantenimento del tubo in trazione. Spesso questa prima parte della manovra (gonfiaggio palloncino gastrico e messa in trazione del tubo) può essere già sufficiente per fermare l'emorragia varicosa. Tuttavia, il completo e corretto posizionamento prevede anche il successivo gonfiaggio del palloncino esofageo, attraverso l'altra via (e porta) dedicata, fino ad ottenere una pressione di 30 mmHg (utilizzare un manometro per la verifica). Se il sanguinamento non dovesse arrestarsi o riprendesse immediatamente, si può incrementare la pressione del palloncino esofageo per step di ulteriori 5 mmHg, fino ad un massimo di 45 mmHg. Se invece il sanguinamento recede, trascorsa la prima ora, si può provare a ridurre la pressione del palloncino di 5 mmHg. Il tubo deve essere lasciato in sede il minor tempo possibile e comunque per un periodo non superiore a 24-48 ore, onde evitare lesioni da pressione sulla mucosa gastro-esofagea. Molti autori consigliano periodici (ogni 8-12 ore) sgonfiaggi alternati dei palloncini, facendo sempre molta attenzione a non sposizionare il tubo, per dare sollievo ai tessuti compressi e verificare la stabilità dell'emostasi o l'eventuale ripresa di sanguinamenti.

Controllo ecografico del tubo

La verifica della posizione del tubo di S-B, mediante la radiografia del torace, è ampiamente raccomandata in letteratura prima di procedere al definitivo gonfiaggio del palloncino gastrico e quindi di quello esofageo, al fine di evitare complicazioni, frequentemente gravi e letali, conseguenti ad errati posizionamenti. Tuttavia, il posizionamento di un tubo di S-B è quasi sempre una procedura di emergenza e pertanto, il tempo di attesa per l'esecuzione e la successiva refertazione del radiogramma potrebbe risultare cruciale ai fini del trattamento (gonfiaggio dei palloncini). Molti autori, in questo particolare setting, consigliano il controllo ecografico *point of care* per la verifica del corretto posizionamento del tubo. L'ecografia è di solito rapidamente disponibile nei reparti di emergenza-urgenza. Quando si rende necessario il posizionamento di un tubo di S-B, essendo lo stomaco solitamente riempito di sangue e liquido gastrico, si determina una condizione ideale di finestra acustica per la visualizzazione diretta del tubo nel suo contesto, attraverso una scansione sottocostale epigastrica o intercostale sinistra (finestra splenica). La visualizzazione diretta del tubo può inoltre avvenire in scansione longitudinale epigastrica a livello della giunzione esofago-gastrica (**Figura 22.5.2**).

Se il tubo di S-B non fosse direttamente visualizzabile, si può provare un metodo di visualizzazione indiretta insufflando 50 mL di aria nella via del tubo che comunica con lo stomaco (non con il palloncino gastrico): se il tubo è in sede si genera un caratteristico getto di bolle ecogene all'interno dello stomaco facilmente visualizzabile con gli US. Una conferma ecografica diretta della corretta posizione del tubo nelle vie digestive superiori può essere fatta anche a livello dell'esofago cervicale nel cui contesto il tubo appare come una immagine iperecogena continua, a binario. Dopo il gonfiaggio completo del palloncino gastrico ed il suo ancoraggio a livello del cardias (generalmente rilevato da una resistenza elastica alla prudente e non molto intensa retrazione del tubo) si procede a gonfiare anche il palloncino esofageo. Se l'operatore è certo di aver visualizzato ecograficamente il tubo di S-B all'interno dello stomaco, la radiografia del torace può essere procrastinata al termine della manovra.

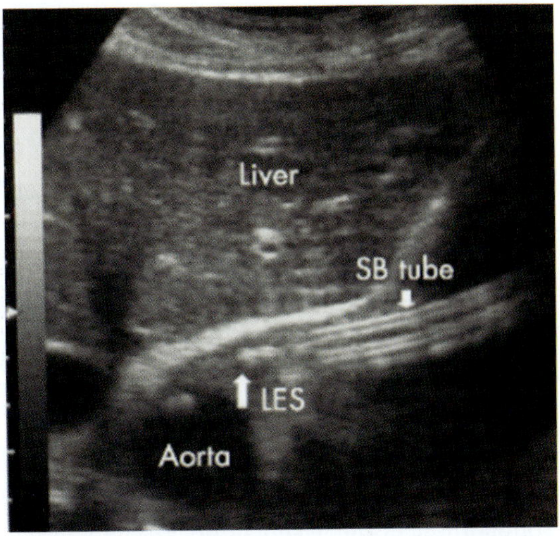

Figura 22.5.2. Visualizzazione diretta del tubo in scansione longitudinale.

Tecnica di posizionamento della sonda

Complicanze

Uno dei problemi principali di cui si deve sempre tener conto, sebbene non si possa considerare una vera complicanza, è l'elevata probabilità di risanguinamento che fa seguito allo sgonfiaggio dei palloncini ed alla rimozione del S-B.

La complicanza più importante, anche in termini di letalità, è la rottura dell'esofago che in genere è conseguente ad errati posizionamenti del tubo (palloncino gastrico che viene gonfiato in esofago) oppure, nei casi di tubi correttamente posizionati, ad eccessivi gonfiaggi del palloncino esofageo. Complicanze maggiori sono state osservate in circa il 14% dei pazienti trattati, verificandosi più frequentemente nei casi di procedure eseguite da personale inesperto.

In letteratura sono descritti casi di erroneo posizionamento del tubo nelle vie aeree superiori in pazienti non intubati: si tratta ovviamente di una complicanza molto grave che produce ostruzione e lesioni spesso gravi e fatali delle vie aeree (es. rottura di trachea o bronchi principali).

Bibliografia di riferimento

Paracentesi

Introduzione

La paracentesi (o peritoneocentesi) consiste nella rimozione di liquido ascitico dalla cavità peritoneale per mezzo di una puntura praticata asetticamente attraverso la parete addominale. Poiché la clinica risulta poco efficace nell'individuare e quantificare la presenza di versamento libero in peritoneo, l'ecografia è in grado di individuare anche piccole quantità di liquido in tale sede. Inoltre, la paracentesi ecoassistita o ecoguidata garantisce una maggiore sicurezza rispetto a quella effettuata con la tecnica tradizionale.

Indicazioni

Si distinguono due tipi di paracentesi eseguibili con il supporto ecografico, l'esplorativa o diagnostica e la evacuativa.

La paracentesi esplorativa o diagnostica consiste nel prelievo di un campione di liquido da sottoporre ad esami di laboratorio e/o culturali al fine di caratterizzare il tipo di versamento e quindi le sue cause (versamento trasudatizio, purulento, biliare, emorragico, ecc.).

La paracentesi evacuativa consiste nell'effettuazione del drenaggio di liquido presente in cavità peritoneale per ridurre la pressione intra-addominale in pazienti con ascite tesa e/o con dispnea. Lo stesso vale per i pazienti con pleurascite, condizione in cui non c'è indicazione ad eseguire la toracentesi fintanto che sia presente liquido in addome, perché questo verrebbe comunque risucchiato nel cavo pleurico per la pressione negativa che si crea durante l'inspirazione.

Controindicazioni

- Alterazioni emocoagulative: coagulopatia con PT-INR >2, trombocitopenia con piastrine inferiori a 25.000/µL o terapia anticoagulante in atto.
- Presenza di visceri o organi ipocondriaci nella sede prescelta per la puntura.
- Infezione della cute nel punto di accesso prescelto.

Inoltre, può risultare di difficile esecuzione in caso di:

- grave ipertensione portale con imponente reticolo vascolare a livello peritoneale;
- grave obesità;
- gravidanza.

Materiale

- Soluzione antisettica per la disinfezione della cute.
- Guanti, mascherina con visiera, cuffia, telino, garze (tutto sterile).
- Siringhe da 10 mL ed aghi da 21 e 22 G.
- Guaina coprisonda e gel sterile (paracentesi ecoguidata o diagnostica).
- Ago cannula o ago di Veress da 16 o 18 G siringa da 50 mL, raccordo a tre vie, sacca per la raccolta di elevati volumi di liquido peritoneale (paracentesi evacuativa).
- Lidocaina 1% con siringa da 10 mL ed aghi da 22 e 25 G.
- Cerotti medicati.
- Provette e contenitori sterili per l'eventuale valutazione laboratoristica del liquido.
- Ecografo con sonda convex e lineare.

Materiale

Tecnica

Fase preoperativa

Se la procedura non riveste caratteri di emergenza è sempre necessario spiegarla al paziente ed ottenere il suo consenso scritto.

Prima di procedere alla puntura dell'addome occorre eseguire un controllo ecografico con la sonda convex (3,5-5 MHz) per valutare l'entità del liquido presente e per individuare ecograficamente il punto in cui la raccolta di liquido risulta maggiore, solitamente a livello del quadrante addominale inferiore sinistro.

Si misura la distanza della raccolta liquida dalla superficie cutanea nel punto prescelto per l'accesso, al fine di evitare la puntura di visceri od organi ipocondriaci, assicurandosi nel contempo che la vescica sia vuota dopo minzione o cateterismo.

Con la sonda lineare ad alta frequenza (7,5 MHz) si esplora, invece, la parete addominale sovrastante la raccolta, utilizzando l'eco-color-Doppler, per individuare eventuali formazioni vascolari che devono essere evitate dall'ago come ad esempio l'arteria epigastrica o uno dei suoi rami; inoltre si misura anche lo spessore della parete che condiziona la scelta dell'ago da utilizzare.

Infine, viene marcata la cute nel punto prescelto per l'introduzione dell'ago (paracentesi ecoassistita).

Lavaggio delle mani e preparazione del campo sterile.

Sterilizzazione della sonda (paracentesi ecoguidata).

Fase operativa

Anestesia con lidocaina a tutto spessore della parete addominale in corrispondenza del punto di accesso prescelto durante l'esplorazione ecografica preliminare che può anche essere eseguita sotto diretta visione ecografica.

- Tecnica eco-assistita
  - la cute viene punta nell'area prescelta per l'accesso e preventivamente marcato;
  - l'ago, preferibile un ago di Veress o un ago-cannula, viene fatto avanzare lentamente;
  - perpendicolarmente alla parete addominale, finché un leggero scatto e la comparsa di liquido nel tubo di drenaggio segnala l'avvenuta penetrazione in peritoneo.
- Tecnica ecoguidata
  - viene utilizzata una guaina sterile per la sonda ecografica e gel sterile sulla cute, detersa e disinfettata;
  - la cute viene punta nella zona adiacente il centro della sonda facendo poi avanzare lentamente l'ago-cannula perpendicolarmente alla parete addominale e dirigendolo gradualmente sotto la sonda, in asse con il fascio ultrasonoro;
  - la punta dell'ago durante il suo avanzamento può essere visualizzata sul monitor fino dentro la raccolta.
- Inserimento di catetere di drenaggio con metodo Seldinger.

Qualunque sia la tecnica utilizzata è previsto il monitoraggio ecografico durante l'evacuazione del liquido con valutazione periodica della posizione dell'ago/catetere e del volume di liquido residuo.

Fase postoperativa

Al termine del drenaggio è bene verificare ecograficamente l'entità della eventuale raccolta liquida residua, l'integrità della parete addominale nel punto di accesso e infine qualora venisse lasciato a dimora un drenaggio, il suo corretto posizionamento in addome.

Dopo la rimozione dell'ago, il paziente viene posizionato sul fianco controlaterale rispetto a quello della puntura in modo da evitare la fuoriuscita di liquido dal foro d'ingresso dell'ago.

Tecnica per l'esecuzione della paracentesi

Complicanze

La complicanza più frequente, che si può verificare dopo la rimozione di oltre 4 L di liquido, è costituita da alterazioni dell'emodinamica circolatoria con ipotensione, iponatremia ed iperazotemia che è solitamente prevenibile mediante l'infusione di albumina durante ed alla fine della procedura (6 g per ogni litro di ascite rimossa).

Altre complicanze dovute alla paracentesi ecoassistita/ecoguidata sono solitamente rare:
- l'emoperitoneo o l'ematoma della parete addominale da lesione di vasi più frequente in pazienti cirrotici con disturbi emocoagulativi;
- edema della parete addominale e/o perdita di liquido dal punto di accesso dopo la procedura;
- puntura accidentale di visceri o organi ipocondriaci;
- imbrigliamento dell'ago nel peritoneo con occlusione dello stesso.

Bibliografia di riferimento

22.6 Procedure neurologiche

Puntura lombare

Introduzione

La rachicentesi o puntura lombare (PL) è una metodica che consente di prelevare alcuni millilitri di liquor cefalorachidiano con fini prevalentemente diagnostici attraverso l'inserimento di un ago nello spazio subaracnoideo. Mediante la PL posso essere effettuate diverse valutazioni sul liquor: l'analisi chimico-fisica, ricerche virali o microbiologiche, esami colturali e la misurazione della pressione. La PL non deve essere eseguita allorché si sospetti la presenza di una massa endocranica (segni di lato, papilledema, alterazione dello stato di coscienza) se non dopo una indagine di neuroimaging che consenta di escluderla.

Indicazioni

La PL è essenziale nella diagnosi di infezioni batteriche, fungine, micobatteriche e virali del sistema nervoso centrale (SNC). Può essere utile in alcuni contesti quali la diagnosi di emorragia subaracnoidea (ESA), tumori maligni del SNC (carcinomatosi leptomeningea, linfoma primitivo del SNC), malattie demielinizzanti e sindrome di Guillain-Barré. La PL può essere urgente, elettiva o terapeutica.

- Urgente. Sebbene l'indicazione alla PL sia diminuita nel tempo di pari passo con un più agevole accesso alle tecniche di neuroimaging, la PL urgente trova ancora indicazione nella diagnosi di due principali gravi condizioni: una sospetta infezione del SNC o un ESA in un paziente con TC negativa. L'utilizzo più comune della PL è nella diagnosi differenziale di una meningite in pazienti che presentano una combinazione di sintomi quali febbre, stato mentale alterato, cefalea o segni meningei.
- Elettiva. La PL non urgente è indicata nella diagnosi di molte altre condizioni: ipertensione endocranica idiopatica, carcinomatosi meningea, idrocefalo normoteso, linfoma primitivo del SNC, encefalite autoimmune, sclerosi multipla, sindrome di Guillain-Barré, polineuropatia demielinizzante infiammatoria cronica, sindromi paraneoplastiche, vasculiti del SNC.
- Terapeutica o diagnostica: anestesia spinale, chemioterapia intratecale, iniezione di mezzi di contrasto per mielografia o cisternografia.

Controindicazioni

- Lesioni occupanti spazio (tumori, emorragie, ascessi) con aumento della pressione intracranica e rischio di ernia cerebrale.
- Sospetto ascesso epidurale spinale.
- Trombocitopenia o altra diatesi emorragica (conta piastrinica <50.000 a 80.000/µL), inclusa la terapia anticoagulante con INR >1,4. La terapia antiaggregante o con eparina a basso peso molecolare a posologia non scoagulante non sono chiaramente associate ad un aumento del rischio di sanguinamento. In corso di DOAC, AVK o eparina non frazionata il timing della PL elettiva sarà da stabilire, analogamente alle altre procedure invasive, tenendo conto anche del filtrato glomerulare.

Materiale

- Soluzione antisettica per la disinfezione della cute.
- Guanti, cuffia, telino, garze (tutto sterile).
- Provette sterili per raccogliere il liquor in quantità correlate al motivo dell'indagine (chimico-fisico, colturale, multiplex per meningiti).
- Siringa per anestetico locale e lidocaina all'1%.
- Aghi ipodermici 19G e 25G per la preparazione e l'iniezione di anestetico.
- Introduttore per ago spinale (non sempre necessario).
- Ago spinale Quincke 22G (nero).
- Ago spinale atraumatico 25G (*pencil point needles*, tipo Whitacre).
- Manometro.
- Materiale per medicazione.

Materiale

Tecnica

Se la procedura non riveste caratteri di emergenza è sempre necessario spiegarla al paziente ed ottenere il suo consenso scritto.

La scelta del tipo di ago (tagliente vs atraumatico) e della dimensione del foro può influenzare il rischio di cefalea post-rachicentesi. Un classico ago tipo *Quincke* (22G, ago nero) ha una punta tagliente e smussata (*bevelled spinal needle*), un ago atraumatico ha una punta a matita con un'apertura laterale (*pencil point needles*). L'ago consigliato è un ago atraumatico da 25 G (tipo Whitacre, Sprotte o 26G Gertie Marx), tuttavia non sempre disponibile. La principale accortezza tecnica nell'utilizzo di un ago atraumatico è quella di perforare preventivamente la cute prima dell'inserimento dell'ago per rachicentesi. Le opzioni includono l'utilizzo dell'ago introduttore appositamente fornito o, in alternativa, l'utilizzo del sito di iniezione realizzato per l'anestesia locale come punto di ingresso dell'ago.

- Posizionamento. La PL può essere effettuata in posizione (a) seduta o (b) sdraiata. Per la misurazione della pressione liquorale è preferibile la seconda con paziente posizionato in decubito laterale sinistro (per operatori destrimani). Il paziente viene istruito a rimanere in posizione fetale con il collo, la schiena e gli arti mantenuti in flessione. La colonna lombare deve essere flessa con la schiena perfettamente perpendicolare al bordo del letto. I fianchi e le gambe devono essere paralleli tra loro e perpendicolari al letto. I cuscini posizionati sotto la testa e tra le ginocchia possono migliorare il comfort del paziente. La procedura della rachicentesi richiede la massima asepsi in quanto la manovra mette in comunicazione l'ambiente con lo spazio interno del SNC.
- Tecnica asettica. Creare un campo sterile (telo e guanti sterili, disinfettante). Un'area di 20 cm di diametro viene disinfettata in maniera centrifuga con iodopovidone (o clorexidina), successivamente viene pulita con alcol per rimuovere lo iodio e prevenire così la sua introduzione nello spazio subaracnoideo. L'anestetico locale (lidocaina) viene infiltrato nello spazio interspinoso precedentemente identificato. Un ago da rachicentesi con mandrino viene inserito nello spazio tra L3-L4 o L4-L5, ben al di sotto del *conus medullaris* che termina a L1-L2 nell'adulto (vicino a L3 alla nascita). Nell'adulto il processo spinoso di L4 si trova tipicamente sulla linea che congiunge le creste iliache postero-superiori (linea di *Tuffier* o di *Jacoby*). La linea di *Tuffier* nel bambino si trova a L5, S1 nel neonato. L'ago è indirizzato rostralmente e lentamente verso l'ombelico del paziente e sempre mantenuto

parallelo al pavimento. La superficie piana della smussatura dell'ago (a becco di flauto, in caso di utilizzo di ago tipo Quincke) deve essere posizionata sagittalmente per consentire all'ago di separare - piuttosto che tranciare - le fibre del sacco durale e del ligamento giallo che decorrono parallele all'asse spinale. È possibile far avanzare l'ago in modo incrementale, ovvero rimuovendo periodicamente il mandrino per verificare il flusso del liquor; quindi, reinserendo il mandrino fino all'ingresso nello spazio subaracnoideo (manovra spesso associata a una sensazione tattile riconoscibile per lo scatto dell'ago). Il passaggio di un ago atraumatico, tuttavia, trasmette una sensazione diversa rispetto a un ago classico poiché l'operatore sperimenta una maggiore resistenza quando attraversa progressivamente i piani tissutali verso il liquor. Infine, viene rimosso il mandrino per consentire al liquor di fuoriuscire. La pressione viene misurata mediante un manometro (v.n. adulto non obeso in decubito laterale 60-200 mmH_2O). La distanza approssimativa dello spazio epidurale dalla cute è in media di 4-5 cm . Un totale di 8-15 mL di liquor viene in genere rimosso durante una PL di routine (chimico-fisico, colturale, multiplex, stoccaggio). Per esami più complessi è possibile rimuovere in sicurezza fino a 40 mL. 15-20 gocce per singola provetta sono sufficienti per i test più comuni (circa 1-2 mL). È richiesto un volume minimo di 5 mL di liquor per l'esame citopatologico, ad esempio in caso di sospetta carcinomatosi leptomeningea. I campioni devono essere prelevati utilizzando provette sterili da chi esegue la procedura o da un assistente che mantiene le provette aperte sotto il flusso di liquor. Il mandrino deve essere riposizionato prima di rimuovere l'ago spinale per ridurre il rischio di cefalea post-PL. Dopo aver rimosso l'ago, viene posizionata una medicazione sterile sul sito di iniezione. È necessario il riposo in posizione prona per almeno 2 ore e idratazione.

Tecnica di esecuzione PL

- Tecnica con ultrasuoni. La puntura lombare guidata da ultrasuoni (*ultrasound-guided lumbar puncture*) è una nuova tecnica sempre più utilizzata da medici di emergenza, pediatri e anestesisti. In questo caso per visualizzare lo spazio interspinoso ci si avvale dell'ausilio di una sonda ecografica. Lo spazio interspinoso può essere segnato sulla cute come potenziale punto di ingresso. Il suo principale utilizzo è nei casi con rachide difficile (obesi, anziani con artrosi deformante, precedente intervento chirurgico al rachide o se il paziente è posizionato in modo errato) ovvero quando l'identificazione dei reperti anatomici risulta più complessa e può essere facile incorrere in tentativi infruttuosi di rachicentesi (*the failed lumbar puncture*). È consigliabile una sonda convex a bassa frequenza (2-5 Mhz) per BMI >30 per consentire un ampio campo visivo e una più profonda penetrazione degli ultrasuoni. Un trasduttore lineare ad alta frequenza da 10 MHz viene utilizzato per BMI <30. Un'impostazione iniziale della profondità di 7-8 cm risulta appropriata per la maggior parte dei pazienti. Profondità, fuoco e guadagno devono essere regolati in base alle esigenze durante il processo di scansione al fine di ottenere un'immagine ottimale. I processi spinosi sono identificati come linee iperecogene curvilinee con ombre acustiche nere posteriormente. Lo spazio interspinoso sulla linea di *Tuffier* viene identificato con scansioni (a) mediana sagittale, (b) paramediana sagittale obliqua e (c) trasversale.

Complicanze

Cefalea post-puntoria (ipotensione liquorale ortostatica), infezione, sanguinamento, ernia cerebrale, sintomi neurologici minori come dolore o intorpidimento radicolare, ematoma spinale, sintomi radicolari e lombalgia. Insorgenza tardiva dei tumori epidermoidi del sacco durale.

La cefalea da ipotensione liquorale si può ulteriormente complicare con ematoma sottodurale e paralisi dei nervi oculomotori. In caso di inefficacia dei trattamenti conservativi (riposo, idratazione, caffeina e FANS) è possibile ricorrere al *blood-patch* spinale.

Bibliografia di riferimento

22.7 Procedure oculistiche

Rimozione di corpo estraneo corneale

Introduzione

Un corpo estraneo corneale (metallo, legno, vetro, sabbia o altro) può aderire superficialmente alla cornea o esservi incuneato. La procedura di rimozione viene in genere eseguita da un oculista, ma quando lo specialista non sia disponibile può essere praticata dal medico d'urgenza. Una rimozione tardiva, oltre a causare un dolore prolungato, può causare complicazioni infettive o degenerative della cornea.

Prima di procedere è importante escludere che il corpo estraneo (CE) abbia perforato la cornea e sia penetrato nella camera anteriore dell'occhio. La descrizione dinamica dell'evento da parte dell'infortunato e la eventuale difficoltà ad identificare il CE all'esame esterno dell'occhio sono aspetti da considerare. In caso di dubbio è essenziale consultare l'oculista che potrà suggerire una radiografia o una TC dell'orbita e provvedere ai successivi interventi.

Indicazioni

La rimozione di un CE corneale è indicata ogni volta che il CE sia visibile sulla superficie della cornea.

Controindicazioni

Il medico d'urgenza dovrebbe astenersi da qualsiasi tentativo di rimozione e inviare il paziente all'oculista rapidamente in presenza di una qualsiasi delle seguenti situazioni:

- importante edema palpebrale;
- emorragia sottocongiuntivale diffusa;
- ifema (sangue in camera anteriore);
- diffusa opacità della cornea;
- lacerazione di cornea o sclera;
- midriasi o anisocoria pupillare;
- sospetto di CE penetrante;
- corpi estranei multipli.

Molta cautela deve essere usata anche nel caso di bambini o di soggetti estremamente agitati o non collaboranti.

Materiale

- Soluzione di anestetico topico oculare (es. ossibuprocaina 4mg/mL).
- Fluorescina in strisce o collirio.
- Bastoncini cotonati sterili.
- Siringa di plastica e soluzione salina sterile per irrigazione.
- Piccola lancetta oculistica o, se non disponibile, ago 25G montato su siringa.
- Lampada a fessura o, se non disponibile, lente di ingrandimento.

Tecnica

Posizionamento

Quando sia disponibile una lampada a fessura, il paziente deve appoggiare il mento sull'apposito supporto e la fronte contro la fascia frontale in modo da non compiere bruschi movimenti in avanti. Meno ottimale, in assenza di una lampada a fessura, la posizione seduta con il capo lievemente reclinato all'indietro e immobilizzato con le mani sulle tempie da un assistente. Anche il medico deve restare seduto ed appoggiare polsi o mani su di una parte della lampada a fessura o sul volto del paziente.

- Informare il paziente sui diversi passaggi della procedura, raccomandandogli di mantenere fermo il capo e di fissare con gli occhi un punto lontano.
- Applicare 2-3 gocce di anestetico locale nel fornice palpebrale inferiore, poi fare chiudere l'occhio e attendere alcuni secondi.
- Esplorare la congiuntiva tarsale inferiore facendo guardare il paziente verso l'alto, poi portare in eversione la palpebra superiore. Per farlo, premere delicatamente sulla parte superiore della palpebra con un bastoncino con punta in cotone. Poi sollevare con due dita il margine della palpebra, piegandola all'indietro sopra l'applicatore (ossia, verso l'alto e all'indietro verso la fronte del paziente).
- Se è evidente la presenza di un CE libero su congiuntiva o cornea, irrigare l'occhio usando una siringa senz'ago con soluzione fisiologica. Se necessario, provare a rimuoverlo imprimendo un gentile movimento rotatorio con un bastoncino cotonato. Evitare una pressione eccessiva che potrebbe spingere il CE nella cornea o procurarne l'abrasione.
- Di fronte ad un CE più difficile da rimuovere, istillare 2 gocce o applicare una striscia di fluorescina nel fornice congiuntivale inferiore e attendere che si distribuisca. Questo può aiutare a vedere meglio il CE, una eventuale abrasione o una perforazione della cornea dalla quale potrebbe fuoriuscire umore acqueo. Le lesioni appaiono meglio se osservate alla luce ultravioletta, ma sono comunque visibili.
- Un CE non mobile può essere rimosso con una lancetta oculistica o con un ago 25G montato su di una siringa da 1 o da 2,5 mL. Avvicinarsi alla cornea dal lato, tenendo la lancetta in posizione tangente e la smussatura della stessa o dell'ago orientata verso l'esterno per ridurre il rischio di perforazione. Un eventuale residuo rugginoso che persista dopo la rimozione del CE deve essere rinviato all'attenzione dell'oculista.

Tecniche di rimozione di CE

Complicanze

La principale complicazione è la perforazione corneale il cui rischio è basso quando si utilizzino la lampada a fessura e una tecnica appropriata. È anche possibile che si sviluppi una congiuntivite batterica, soprattutto se il CE è rimasto in situ a lungo.

Dopo la rimozione

In genere viene sconsigliato di coprire l'occhio dopo l'asportazione di un CE, a meno che non sia presente un'abrasione di almeno il 50% della superficie corneale. Anche l'uso di pomate steroidee andrebbe evitato perché possono ritardare la guarigione e favorire le superinfezioni. Non accertata è l'indicazione all'impiego di pomate o colliri antibiotici, rispetto al quale vi sono pareri contrastanti. Per il controllo del dolore possono risultare utili tanto gli antiinfiammatori topici, quanto gli analgesici per via orale. L'impiego degli anestetici locali può essere considerato per le prime 24 ore.

Bibliografia di riferimento

22.8 Procedure otorinolaringoiatriche

Tamponamento nasale

Introduzione

L'epistassi è una condizione clinica comune, si stima infatti che si verifichi in circa il 60% degli individui almeno una volta nell'arco della vita. Sebbene la maggior parte delle epistassi abbiano intensità e durata limitate, recenti studi evidenziano che l'epistassi rappresenta lo 0,5% di tutti gli accessi al Pronto Soccorso, con una percentuale di ospedalizzazione per il trattamento del 6%.

Il 90-95% delle epistassi ha origine in una regione settale anteroinferiore, l'area di Little, dove vasi provenienti dalla carotide interna (tramite l'arteria etmoidale) e dalla carotide esterna (tramite l'arteria sfenopalatina e l'arteria labiale superiore) formano il plesso di Kiesselbach.

Nel restante 5-10%, la sede del sanguinamento non è visibile in rinoscopia anteriore, ed è localizzata sulla porzione posteriore della parete nasale laterale o del setto nasale. Tali casi vengono definiti storicamente come epistassi posteriore. L'epistassi posteriore è comune nei pazienti anziani ed è spesso più difficile da controllare, mentre nei bambini le epistassi sono generalmente dovute ad emorragie della porzione anteriore del setto nasale, causate da traumi digitali, infiammazione o corpi estranei endonasali.

Indicazioni

Nei casi in cui il sanguinamento nasale sia refrattario a misure iniziali (compressione del terzo inferiore della piramide nasale a capo flesso anteriormente, mantenuta per circa 5-10 minuti - la posizione seduta con capo flesso consente di ridurre il rischio di deglutizione ed il rischio di inalazione - e l'applicazione di agenti topici tra cui vasocostrittori ed emostatici), può essere richiesta la gestione medica che si traduce generalmente in un accesso in Pronto Soccorso per eseguire la procedura del tamponamento nasale. Tale procedura, oltre che in caso di epistassi spontanea, è indicata anche in presenza di:

- epistassi post-traumatica in atto;
- emorragia post-operatoria (chirurgia del naso o dei seni paranasali) in attesa della valutazione specialistica otorinolaringoiatrica.

Storicamente ci si riferisce al tamponamento delle fosse nasali con il termine tamponamento nasale anteriore, mentre il tamponamento del rinofaringe (eseguito tipicamente per via transorale) è definito tamponamento nasale posteriore, utilizzato qualora il tamponamento nasale anteriore non fosse efficace. Ad oggi, con l'avvento delle fibre ottiche, il tamponamento posteriore è diventato aneddotico.

Controindicazioni

Non esistono controindicazioni assolute al tamponamento nasale in quanto è mandatorio il raggiungimento dell'arresto dell'epistassi. Ciò nonostante, vi sono delle controindicazioni relative all'utilizzo dei tamponi nasali non riassorbibili, cioè nei casi in cui il posizionamento e/o la rimozione dei tamponi nasali può portare a un traumatismo della mucosa con conseguente ulteriore sanguinamento. Tra questi si annoverano, ad esempio, i disordini della coagulazione, le piastrinopatie e le anomalie vascolari tra cui la teleangectasia emorragica ereditaria. Bisognerebbe evitare il tamponamento nasale anche in età pediatrica. In tutte queste circostanze è auspicabile quindi l'utilizzo di materiali riassorbibili.

Materiali

I tamponi nasali possono essere divisi in due categorie: riassorbibili e non riassorbibili. I tamponi non riassorbibili, che comprendono una grande varietà di garze, polimeri, balloon gonfiabili, devono essere rimossi dopo un tempo variabile dal controllo dell'emorragia nasale. A differenza di questi, i tamponi riassorbibili sono costituiti da materiali di ultima generazione, autodegredabili, che pertanto non richiedono una rimozione. Nello specifico, i tamponi riassorbibili possono essere classificati nelle tre seguenti categorie: biomateriali derivati da matrice extracellulare, precipitanti la cascata coagulativa e biopolimeri sintetici o naturali. Il vantaggio dell'utilizzo dei tamponi riassorbibili è che si riduce il traumatismo della mucosa nasale dovuto alla rimozione del tampone, evitando il risanguinamento a causa delle abrasioni e della disepitelizzazione della mucosa nasale.

Materiali riassorbibili	
Surgicel (Ethicon)	Cellulosa
Nasopore (Stryker)	Spugna di poliuretano sintetico
Merogel (Medtronic)	Acido ialuronico
Surgiflo (Ethicon)	Matrice emostatica
Floseal (Baxter)	Matrice emostatica
Materiali non riassorbibili	
Merocel (Medtronic)	Spugna di polivinil-acetato
PVA (Spiggle & Thesis)	Polyvinylalcohol
Netcell (Seda)	Acetato di Polivinile biocompatibile
Rapid Rhino (Smith & Nephew)	Baloon gonfiabile con materiale idrocolloidale
Garza	Cotone
Catetere urinario Foley	Silicone

Tecnica

Il tamponamento nasale può essere eseguito in una sala medicazione o in un ambulatorio attrezzato. Tale metodica è eseguita generalmente dal medico di Pronto Soccorso in urgenza.

In questo scenario è opportuno rimuovere gli eventuali coaguli dalle fosse nasali, facendo soffiare il naso al paziente o tramite aspirazione e procedere poi all'inserimento del tampone. Per facilitare l'ingresso nella fossa nasale e minimizzare il traumatismo mucoso si possono utilizzare dei lubrificanti come pomate antibiotiche sulle superfici del tampone. È importante direzionare correttamente l'inserimento, facendo scorrere il tampone lungo un piano orizzontale, parallelo al pavimento della fossa nasale verso la coana (Figura 22.8.1).

Nel caso questa manovra non porti ad un controllo del sanguinamento è utile inviare il paziente a valutazione specialistica otorinolaringoiatrica.

Il primo passo della valutazione otorinolaringoiatrica è l'esplorazione delle fosse nasali mediante una rinoscopia anteriore, con speculi nasali e luce frontale.

Dopo aver rimosso eventuali coaguli dalle fosse nasali tramite aspirazione, si procede alla causticazione mediante pinza bipolare o strumentazione laser del punto o dei punti di sanguinamento attivo. Qualora il punto di origine dell'epitassi non fosse visualizzabile in rinoscopia anteriore, si procede all'esplorazione endoscopica delle fosse nasali mediante fibre ottiche. La valutazione endoscopica consente non solo di identificare questi punti di sanguinamento ma anche di trattarli mediante strumentazione dedicata. L'utilizzo dell'endoscopio rende agevole anche il tamponamento mirato, nei casi in cui si voglia selettivamente tamponare un punto della fossa nasale (doccia olfattoria, ascella del turbinato medio, etc).

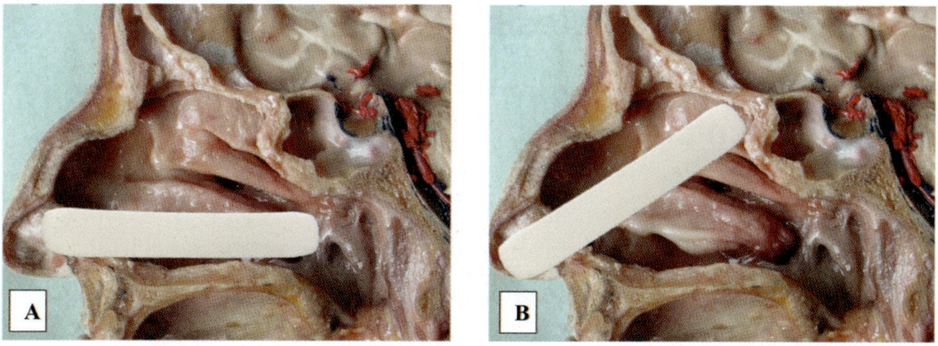

Figura 22.8.1. Sezioni sagittali di un cranio con visione della parete laterale della fossa nasale destra con corretto (A) e scorretto (B) posizionamento di un tampone nasale.

Generalmente i punti di sanguinamento occulto sono da ricercare a livello del territorio di vascolarizzazione delle arterie etmoidali e dell'arteria sfenopalatina. In questi casi può rendersi necessario un trattamento chirurgico che prevede la cauterizzazione/legatura dell'arteria sfenopalatina e delle arterie etmoidali. In alcuni casi si ricorre all'arteriografia ed all'embolizzazione dei vasi arteriosi.

La gestione dei pazienti sottoposti a tamponamento nasale varia sulla base della gravità del sanguinamento, del tipo di tampone utilizzato, della presenza di comorbilità e dalle terapie in atto. La durata del tamponamento è generalmente compresa tra le 48 e le 72 ore, ma è comunque variabile in base alle condizioni sopracitate.

La necessità di terapia antibiotica profilattica sistemica per la prevenzione della sindrome da shock tossico è ad oggi dibattuta. Data l'assenza di studi decisivi, è utile valutare rischi e benefici dell'utilizzo di antibiotici caso per caso.

Effetti collaterali

Gli effetti collaterali del tamponamento nasale comprendono l'ostruzione respiratoria nasale, la xerostomia ed il ristagno delle secrezioni nasali. Poco frequenti sono l'algia nasale, l'epifora come conseguenza dell'ostruzione del dotto naso lacrimale e la disventilazione tubarica.

Complicanze

Tra le possibili complicanze vi sono le infezioni rinosinusali, la patologia flogistica acuta dell'orecchio medio e la disepitelizzazione o soluzione di continuo della mucosa in fase di posizionamento del tampone. La perforazione settale conseguente al danno ischemico secondario a pressioni localmente incongrue (soprattutto per dispositivi gonfiabili) e la sindrome da shock tossico, dovuta al rilascio di esotossina da parte di alcuni ceppi di Stafilococco Aureo sono evenienze rare.

Bibliografia di riferimento

Tecnica di tamponamento nasale

22.9 Procedure anestesiologiche

Tecniche di anestesia locoregionale

Tecniche locoregionali per l'arto superiore

Cenni di anatomia

L'arto superiore è innervato dal plesso brachiale, costituito dai rami ventrali dei nervi spinali di C5-C8 e T1, anche se in molti soggetti vi è un contributo di C4 e T2. Dopo avere attraversato il processo trasverso del corpo vertebrale corrispondente, le radici dei nervi spinali si uniscono in tre tronchi, superiore (C5/C6), medio (C7), inferiore (C8/T1). I tre tronchi attraversano il triangolo scalenico (tra scaleno anteriore e medio) per poi dare origine, a livello infraclaveare, alle corde laterale, posteriore e mediale. Da queste hanno origine i principali nervi dell'arto superiore: mediano, radiale, ulnare e muscolocutaneo.

Blocco sovraclaveare del plesso brachiale

Questo blocco viene definito "la spinale del braccio", in quanto consente di ottenere un'anestesia completa di quasi tutto l'arto, a partire dal terzo medio del braccio fino alla mano. Il suo uso in Pronto Soccorso è stato descritto per la gestione delle *upper extremity emergencies* descritte sopra. In questi casi, l'obiettivo è un blocco anestetico ma di breve durata, tale da garantire il comfort del paziente durante l'esecuzione di procedure dolorose. Questo approccio può rappresentare un'alternativa alla sedazione procedurale. L'evidenza attuale in emergenza-urgenza si limita a case-report e a un piccolo trial non-randomizzato.

- **Indicazioni**: necessità di anestesia distalmente al terzo medio del braccio, per riduzione di lussazioni e fratture, incisione e drenaggio di ascessi cutanei, esplorazione e sutura di ferite multiple o estese, rimozione di corpi estranei.
- **Complicanze specifiche**: puntura vascolare, pneumotorace.
- **Materiale**
  - Sonda lineare: 10-12 MHz.
  - Ago: 6-8 cm.
  - 15-25 mL di anestetico a rapido onset e breve durata (es. lidocaina 2%).
- **Tecnica**: per eseguire il blocco, la sonda viene posizionata appena posteriormente alla clavicola, col fascio diretto al di sotto della stessa e verso il torace. In questo modo si visualizza l'arteria succlavia nel suo asse corto, e lateralmente a questa si trova il plesso brachiale, composto da un insieme di piccoli cerchi (aspetto a grappolo) (**Figura 22.9.1**).

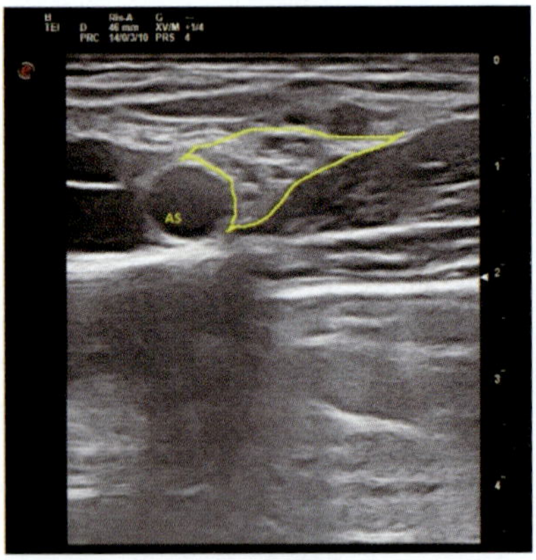

Figura 22.9.1 Si noti l'aspetto "a grappolo" del plesso brachiale sovraclaveare (evidenziato in giallo), che si trova lateralmente all'arteria succlavia (AS). Questa poggia sulla prima costa, identificabile grazie al cono d'ombra posteriore.

IL TACCUINO

Qualora si volesse optare per un anestetico a lunga durata, al fine di garantire un'analgesia prolungata in fratture d'omero distale o di radio ed ulna, o in sindromi da schiacciamento dell'arto, occorre prestare la massima attenzione all'eventuale sviluppo di sindrome compartimentale. Tutti i clinici coinvolti della gestione del paziente devono essere al corrente dell'esecuzione del blocco, e consapevoli che la valutazione del dolore non sarà più un parametro attendibile per monitorare l'eventuale evoluzione verso questa temibile complicanza.

La puntura avviene con approccio *in-plane* latero-mediale. È fondamentale che l'anestetico raggiunga il *corner pocket*, ovvero l'angolo tra la prima costa e la succlavia, altrimenti si avrà un risparmio del territorio ulnare.

Blocco interscalenico del plesso brachiale

Il blocco interscalenico è una delle possibili alternative alla sedazione procedurale per la riduzione di lussazioni di spalla. L'efficacia nel contesto del Pronto Soccorso è stata dimostrata in due trial randomizzati. Ne è stato inoltre riportato l'uso anche a scopo analgesico per fratture prossimali di omero. Nel caso di una lussazione di spalla si opta per un anestetico a rapido onset e breve durata d'azione (es. lidocaina 2%). Con questo approccio l'effetto del blocco non sarà solo sensitivo, ma anche motorio, con miorilassamento della muscolatura della spalla e del braccio, aspetto fondamentale per la riuscita delle manovre di riduzione.

- **Indicazioni**: riduzione di lussazioni della spalla, analgesia per fratture della spalla.
- **Complicanze specifiche**: rischio di puntura intraneurale e danno nervoso, blocco nervo frenico, blocco del laringeo ricorrente, puntura vascolare, sindrome di Horner.
- **Materiale**
  - Sonda lineare: 10-12 MHz.
  - Ago: 5-6 cm.
  - Volume: 10 -15 mL.
- **Tecnica:** per localizzare il plesso a livello interscalenico, il punto di partenza sarà quello già descritto per l'approccio sovraclaveare. Partendo dalla regione sovraclaveare, occorre eseguire uno sliding della sonda in senso craniale, seguendo il decorso prossimale del plesso fino allo spazio compreso tra scaleno anteriore e medio. Qui, i tronchi del plesso, sovrapposti l'uno con l'altro, presentano il tipico aspetto "a semaforo" (consultare **Capitolo 18.3**). Sebbene diversi testi facciano coincidere il semaforo con i tronchi di C5-C6-C7 (dal più anteriore al più posteriore), questa corrispondenza non è sempre veritiera, in quanto numerose sono le varianti anatomiche.

  Il decorso dell'ago è latero-mediale (tecnica *in-plane*), prestando attenzione ad eventuali vasi o strutture nervose in prossimità o all'interno dello scaleno medio. L'ago deve essere posizionato tra lo scaleno medio e le radici dei nervi C5-C6-C7. È utile una dose test di 2-3 mL di soluzione fisiologica per confermare la diffusione al di sotto della fascia connettiva, attorno alle strutture nervose. L'elettrostimolatore va sempre utilizzato, ricercando la stimolazione di deltoide, bicipite o tricipite brachiale.

  Si consiglia di limitare il più possibile il volume utilizzato al fine di evitare complicanze, quali il blocco del nervo frenico, che comunque si verifica nella gran parte dei casi. Questo ha un impatto clinicamente trascurabile su soggetti sani, ma compromette gravemente la funzionalità respiratoria in soggetti con patologie respiratorie. Pertanto, in questi casi la procedura è controindicata. In particolare, la paralisi preesistente del frenico controlaterale va sempre esclusa prima dell'esecuzione del blocco, ad esempio mediante valutazione ecografica dell'escursione diaframmatica.

In generale, il blocco interscalenico è una procedura che presenta maggiori rischi rispetto ad altre tecniche, soprattutto di puntura intraneurale e danno nervoso. Pertanto, se ne raccomanda l'uso solo in mani esperte. Occorre non dimenticare tutte le altre possibili strategie sedo-analgesiche per gestire la lussazione di spalla (sedazione, lidocaina intrarticolare, metossifluorano etc.), ed eventuali combinazioni delle stesse, scegliendo l'approccio più sicuro ed efficace per il paziente.

Blocco dei singoli nervi all'avambraccio

Questa tecnica è di semplice esecuzione e consente di ottenere un'anestesia distalmente al punto in cui è stato bloccato il singolo nervo.

- **Indicazioni**: necessità di anestesia distalmente all'avambraccio, per riduzione di lussazioni e fratture, incisione e drenaggio di ascessi cutanei, esplorazione e sutura di ferite multiple o estese, rimozione di corpi estranei.
- **Complicanze specifiche**: nessuna complicanza specifica.
- **Materiale**
  - Sonda lineare: 10-12 MHz.
  - Ago: 5-6 cm .
  - 4-6 mL per ogni nervo.
- **Tecnica**: il nervo mediano è facilmente identificabile appena medialmente all'arteria brachiale (utile il trucchetto mnemonico "mediano-mediale"). Da qui si può seguire il decorso in senso prossimale o distale, e bloccarlo dove risulta più agevole (ad esempio dove si distanzia maggiormente dall'arteria). Il nervo ulnare va ricercato alcuni centimetri prossimalmente o distalmente al canale cubitale (tra olecrano ulnare ed epicondilo mediale dell'omero), in genere a meno di 1 cm di profondità.
  Il nervo radiale va ricercato 4-5 cm prossimalmente al gomito, tra i muscoli brachiale, brachioradiale ed estensore radiale del carpo. Seguendo il decorso del nervo sempre in senso prossimale, lo si può osservare avvicinarsi all'omero fino a prenderne contatto, per poi portarsi posteriormente all'omero stesso.
  In tutti i casi è possibile utilizzare un approccio *in-plane* o *out-of-plane*. A questo livello tutti e tre i nervi hanno un tipico aspetto "a nido d'ape" (consultare **Capitolo 18.3**).

Blocco dei nervi all'avambraccio

IL TACCUINO

Si consiglia di seguire sempre il decorso dei nervi, in senso prossimale e distale, per distinguerli con certezza da altre strutture iperecogene (tendini, fasci connettivali).

Tecniche locoregionali per la parete toracica

Diverse tecniche locoregionali sono state sviluppate negli ultimi dieci anni per la chirurgia mammaria e toracica. Alcune di queste stanno trovando sempre maggiore impiego in Pronto Soccorso, in particolare nella gestione del dolore da trauma toracico. In questi pazienti, specialmente quando sono presenti fratture costali multiple, il dolore è spesso severo, e impedisce una corretta respirazione costringendo il paziente ad un respiro superficiale; questo può determinare disventilazione ed atelettasia di segmenti polmonari già nelle prime ore dopo il trauma. Inoltre, il dolore inibisce la capacità tussigena, che normalmente limita la proliferazione batterica nelle vie respiratorie. Venendo meno questi fisiologici meccanismi di difesa, il paziente può andare incontro a polmonite ed insufficienza respiratoria. Pertanto, la gestione ottimale del dolore nel trauma toracico è una assoluta priorità, in quanto strettamente correlata alla prognosi. Non esiste una risposta univoca su quando impiegare una tecnica locoregionale nel trauma toracico.

Una strategia possibile è quella di partire dalla stratificazione del rischio di complicanze da trauma toracico, utilizzando uno degli scoring system validati, ad esempio il *Battle score* (Tabella 22.9.1). Si può quindi decidere di impiegare le tecniche locoregionali nei pazienti ad alto rischio (esempio Battle score ≥15), formulando una precisa flow-chart inserita all'interno di PDTA o istruzioni operative, in modo da uniformare l'approccio al trauma toracico in una determinata unità operativa o azienda ospedaliera.

Tabella 22.9.1 **Il Battle score consente di stratificare il rischio di complicanze in pazienti con fratture costali multiple.** In particolare, è predittore di mortalità intraospedaliera, di ricovero in terapia intensiva, di una degenza prolungata (oltre i sette giorni) e dello sviluppo di complicanze respiratorie (polmonite, emotorace, pneumotorace, versamento pleurico o empiema).

Fattori di rischio	Punteggio	Note
Età	1	Per ogni decade a partire dall'età di dieci anni
Numero di coste rotte	3	Per ogni singola costa rotta
Patologie respiratorie croniche	5	
Utilizzo di anticoagulanti	4	
Livelli di saturazione	2	Per ogni diminuzione del 5% dei livelli di saturazione a partire da 94%

Punteggio finale	Probabilità di complicanze (media ± SD)
0-10	13% ± 6
11-15	29% ± 8
16-20	52% ± 8
21-25	70 ± 6
26-30	80% ± 6
31+	88% ± 7

Tuttavia, per quanto sia auspicabile standardizzare ed uniformare le pratiche analgesiche, la scelta di ricorrere ad un blocco della parete toracica va sempre individualizzata. In alcuni casi, pazienti con un basso punteggio, ad esempio per un numero limitato di fratture costali, possono presentare già compromissione della funzionalità respiratoria, o avere un dolore non controllato con terapia orale e/o parenterale. Pertanto, in ogni caso il clinico dovrà ponderare rischi e benefici degli approcci locoregionali, valutandone l'indicazione anche nei casi non previsti da eventuali percorsi aziendali.

IL TACCUINO

In base alle evidenze disponibili, l'epidurale toracica rimane il gold standard nella gestione di questi pazienti, anche se un numero sempre maggiore di studi documenta l'efficacia analgesica delle tecniche locoregionali più recenti e meno invasive. L'epidurale andrebbe comunque sempre considerata nei casi di fratture costali bilaterali.

Blocco del plesso del serrato anteriore

La procedura può portare al blocco del nervo intercostobrachiale (collaterale del secondo nervo intercostale), con anestesia di parte del cavo ascellare. Tuttavia, se questo è il target principale della procedura, ad esempio al fine di drenare un ascesso nel cavo ascellare, si consiglia di eseguire il blocco ad un livello più alto, avvicinandosi il più possibile al cavo ascellare.

- **Indicazioni**: fratture costali, dolore toracico neuropatico (es. H. Zoster, lesioni costali osteolitiche), drenaggio di ascessi ascellari.
- **Complicanze specifiche**: pneumotorace.
- **Materiale**
  - Sonda lineare: 10-12 MHz.
  - Ago: 6-9 cm .
  - 30 mL di anestetico a lunga durata (es. levobupivacaina o ropivacaina 0,25%). Utile l'aggiunta di adiuvanti (es. desametasone 4-8 mg o clonidina 0,5-1 µg/kg).
- **Tecnica**: i reperi anatomici per questa tecnica includono i muscoli pettorale maggiore (anteriormente) ed il *latissimus dorsi* (posteriormente), al livello tra IV e V spazio intercostale (**Figura 22.9.2**).

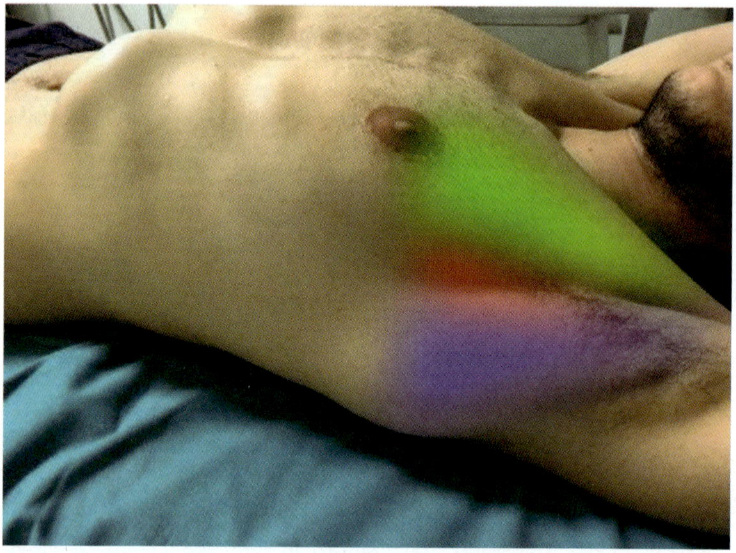

Figura 22.9.2 L'immagine mostra le principali strutture muscolari da identificare per l'esecuzione del blocco del serrato, ovvero il pettorale maggiore (verde), il latissimus dorsi (viola) ed il muscolo serrato anteriore sulla linea ascellare media (rosso).

Posizionando la sonda in questo punto lungo l'ascellare media, è immediatamente visibile il muscolo serrato anteriore (Figura 22.9.3).
Sono stati descritti due piani fasciali utilizzabili per questo blocco: il primo, quello superficiale al muscolo serrato, e più posteriormente compreso tra serrato e *latissimum dorsi*; il secondo, profondo al muscolo serrato, compreso tra questo e la costa. Vi sono dati contrastanti su eventuali vantaggi di efficacia e di durata del blocco tra un piano e l'altro.
L'introduzione dell'ago avviene con tecnica *in-plane*, con la sonda orientata o in senso antero-posteriore o cranio-caudale (entrambi gli approcci sono possibili). L'anestetico si diffonde nel piano fasciale anche grazie ai movimenti della gabbia toracica con gli atti del respiro, bloccando i rami collaterali laterali dei nervi intercostali tra T2 e T9, il nervo toracico lungo e l'intercostobrachiale. Questa tecnica, di semplice esecuzione, consente un'adeguata analgesia nella maggior parte dei casi di fratture costali multiple incontrate nella pratica clinica.

Blocco del serrato

Pectoralis Nerve (PECS) Block

Questa procedura comprende due blocchi nervosi in due piani fasciali distinti: il primo tra muscolo pettorale maggiore e minore (PECS I), ed il secondo tra muscolo pettorale minore e serrato (PECS II). Il primo piano fasciale contiene i nervi pettorali, mentre il secondo è stato dimostrato essere il medesimo piano fasciale superficiale al muscolo serrato, tanto che diversi autori tendono a considerare questi due blocchi la stessa procedura. Tuttavia, va considerato che rispetto al blocco del serrato anteriore, il punto di iniezione per il PECS è di diversi centimetri più anteriore e più craniale di circa uno spazio intercostale (Figura 22.9.4).

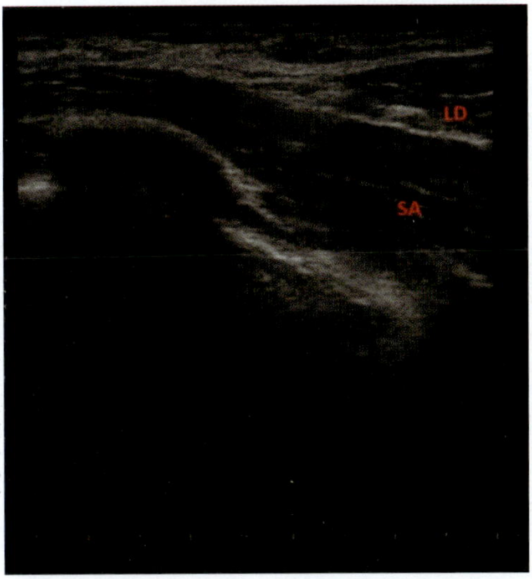

Figura 22.9.3 Nell'immagine è facilmente riconoscibile il muscolo serrato anteriore (SA), ed una piccola parte del latissimus dorsi (LD). Tra i due vi è il piano fasciale superficiale al muscolo serrato, uno dei due possibili target per questa procedura. L'immagine tondeggiante con cono d'ombra posteriore rappresenta la quinta costa.

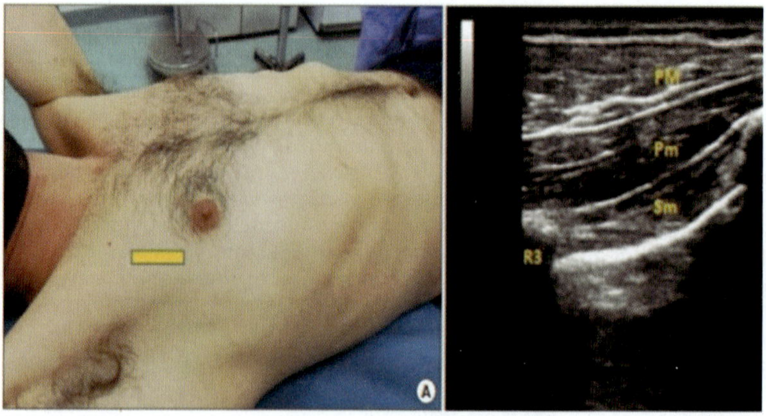

Figura 22.9.4 L'immagine di sinistra mostra il punto di posizionamento della sonda sul torace, al di sotto del terzo laterale della clavicola, tra terza e quarta costa. A questo livello è possibile identificare il pettorale maggiore (PM), pettorale minore (Pm) e serrato anteriore (Sm), ed i due piani fasciali di interesse.

È verosimile che questo porti ad una maggiore diffusione anteriore dell'anestetico eseguendo un PECS II rispetto ad un blocco del serrato anteriore, sebbene non sia stato realizzato ad oggi nessuno studio che compari la diffusione dell'anestetico tra queste due procedure.

Abbiamo precedentemente descritto l'efficacia del PECS II, eseguito bilateralmente, in un caso di fratture costali anteriori bilaterali e frattura sternale, causati da massaggio cardiaco (si veda QR Bibliografia). Nel caso da noi descritto, l'ottima analgesia a livello costale anteriore, ma anche a livello sternale, suggerisce una diffusione anteriore dell'anestetico fino a bloccare il target principale per quest'area anatomica, ovvero i rami collaterali anteriori dei nervi intercostali.

Come per il blocco del serrato anteriore, è possibile ottenere un'anestesia del cavo ascellare in quanto l'anestetico raggiunge il nervo intercostobrachiale.

- **Indicazioni**: fratture costali anteriori, incisione e drenaggio di ascessi ascellari.
- **Complicanze specifiche**: pneumotorace, puntura vascolare.
- **Materiale**
  - Sonda lineare: 10-12 MHz.
  - Ago: 6-9 cm .
  - 10-15 mL tra pettorale maggiore e minore, 15-20 mL tra pettorale minore e serrato.

Erector Spinae (ESP) Block

Tra le varie tecniche locoregionali sviluppate di recente, l'ESP block è forse quella che sta attirando maggiore attenzione, con un numero sempre crescente di applicazioni descritte, sia in ambito anestesiologico che nel contesto dell'emergenza-urgenza.

Inizialmente ne è stato descritto l'uso in Pronto Soccorso per la gestione del dolore da fratture costali. Di recente, è stato impiegato, sfruttando l'effetto analgesico viscerale, per patologie addominali come la colica renale (blocco eseguito a livello di T8), la pancreatite o l'appendicite.

Va detto che, nonostante l'entusiasmo della comunità scientifica, e l'elevato potenziale di questa tecnica, le evidenze scientifiche attuali legate all'utilizzo di questo blocco in Pronto Soccorso sono ancora deboli, basandosi prevalentemente su case report e case series.

- **Indicazioni**: fratture costali, fratture vertebrali, dolore toracico neuropatico, colica renale, pancreatite, appendicite.
- **Complicanze specifiche**: fenomeni simpatico-mediati (sindrome di Arlecchino, priapismo, ipotensione), blocco motorio, epidurale.

- **Materiale**
  - Sonda: lineare o convex.
  - Ago: 6-9 cm .
  - Volume: 20-25 mL.
- **Tecnica**: consiste nell'iniettare l'anestetico nel piano fasciale tra la punta del processo trasverso della vertebra ed il muscolo erettore della colonna. Il target dell'ago sarà pertanto una struttura ossea, ovvero la punta del processo trasverso. Da qui l'anestetico si diffonde, in modo variabile, in senso cranio-caudale, coprendo circa 3-6 livelli vertebrali. L'esatta diffusione dell'anestetico è attualmente oggetto di dibattito. Ad ogni modo, questa pare interessare i rami dorsali dei nervi spinali, oltre ai rami ventrali ed alle stesse radici dei nervi spinali. Inoltre, è stato dimostrato che una piccola parte dell'anestetico raggiunge lo spazio epidurale. Clinicamente, questo si traduce in un'analgesia somatica e viscerale nei territori dei relativi nervi spinali.
  Il blocco si esegue in genere con approccio *in-plane*, anche se è possibile utilizzare la tecnica *out-of-plane*. Per localizzare il processo trasverso, è utile identificare prima la costa corrispondente, e poi avvicinarsi con un movimento di sliding verso la linea mediana. Circa 3-4 cm lateralmente alla linea mediana, si può osservare il passaggio dalla costa (forma arrotondata) all'articolazione costo-trasversaria (Figura 22.9.5).

ESP Block

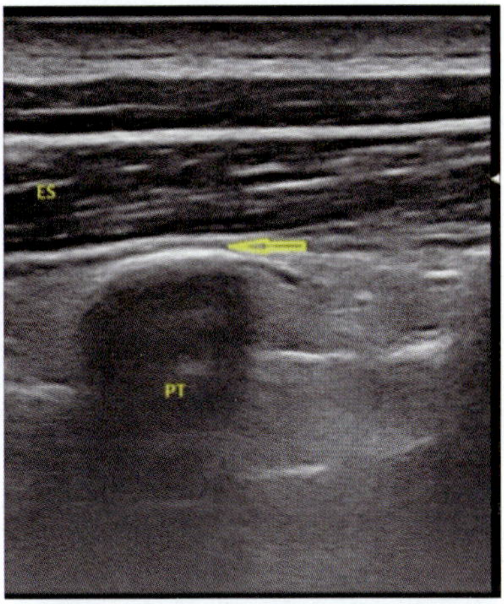

Figura 22.9.5 Nell'immagine è possibile identificare il processo trasverso (PT), sopra il quale è visibile il muscolo erettore della spina (ES). Tra i due il piano fasciale target di questa procedura (freccia).

Tecniche locoregionali per l'arto inferiore

Blocco della fascia iliaca

Il blocco della fascia iliaca è certamente la tecnica locoregionale maggiormente diffusa in Pronto Soccorso. Questa viene impiegata ormai da decenni per la gestione del dolore in pazienti con frattura di femore. Numerosi trials ne hanno documentato l'efficacia, e soprattutto l'effetto *opioid-sparing* del blocco, oltre che la diminuita incidenza di delirium e la riduzione della mortalità. Questi risultati hanno trovato conferma in metanalisi e revisioni della letteratura, rendendo il blocco della fascia iliaca l'attuale *gold standard* locoregionale nella gestione del dolore da fratture di femore. Il numero di pazienti con frattura che ricevono il blocco in Pronto Soccorso, così come il *door-to-block time* vengono sempre più utilizzati come indicatori di qualità delle cure nei Pronto Soccorso.

IL TACCUINO

Come scegliere il livello del blocco? Bisogna considerare che la diffusione dell'anestetico è variabile, anche se in genere copre da 3 a 6 spazi vertebrali, con una maggiore tendenza a diffondersi caudalmente, per gravità. Ad esempio, in un paziente con fratture costali dalla quarta all'ottava, può essere ragionevole scegliere T5 come sede di puntura.

Lo scopo del blocco è quello di "scollare" la fascia iliaca, diffondendo l'anestetico attorno al nervo femoro-cutaneo laterale ed al nervo femorale. Inoltre, l'anestetico si diffonde anche medialmente, raggiungendo in alcuni casi il nervo otturatorio. Diversi studi hanno tuttavia evidenziato come il blocco dell'otturatorio si verifichi in modo incostante. Un recente studio su cadavere ha dimostrato che per ottenere una diffusione certa fino all'otturatorio bisognerebbe utilizzare volumi estremamente elevati, prossimi a 60 mL, non compatibili con la pratica clinica.

- **Indicazioni**: fratture dell'anca, fratture della diafisi femorale.
- **Complicanze specifiche**: nessuna.
- **Materiale**
  - Sonda lineare: 10-12 MHz.
  - Ago: 8-10 cm .
  - 30-35 mL di anestetico a lunga durata; considerare l'aggiunta di adiuvanti.
- **Tecnica**: sebbene esistano diversi possibili approcci, quello più comunemente impiegato negli studi svolti in Pronto Soccorso è l'approccio infra-inguinale. Questo prevede il posizionamento della sonda all'inguine, identificando i vasi femorali, il nervo femorale lateralmente all'arteria (iperecogeno), ed il muscolo ileo-psoas ancora più lateralmente. Quest'ultimo è avvolto superiormente dalla fascia iliaca (**Figura 22.9.6**).

Fascia Iliaca Block

Diversi studi hanno dimostrato la superiorità analgesica dell'approccio sovra-inguinale alla fascia iliaca, per la descrizione del quale si rimanda il lettore ai trattati di riferimento.

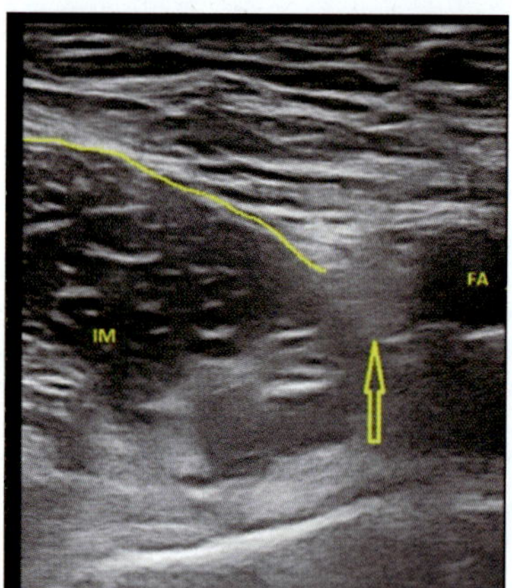

Figura 22.9.6 Nell'immagine è facilmente riconoscibile l'arteria femorale (FA). Appena lateralmente a questa si intravede il nervo femorale (freccia). Infine, ancora lateralmente è visibile il muscolo ileopsoas (IM) e la fascia iliaca soprastante (tracciata in giallo).

Inoltre, di recente l'utilità del blocco della fascia iliaca per le fratture intra-capsulari di femore prossimale è stata messa in discussione dopo lo sviluppo del PENG block, descritto di seguito.

Pericapsular nerve group (PENG) Block

Recenti studi anatomici hanno dimostrato che l'innervazione della capsula dell'articolazione coxo-femorale proviene da rami articolari del nervo femorale, otturatorio ed otturatorio accessorio (quest'ultimo presente in quasi il 50% dei cadaveri esaminati). In quasi tutti i casi, questi rami articolari originano cranialmente al legamento inguinale, perciò è poco probabile che vengano raggiunti dal blocco della fascia iliaca. Inoltre, come già detto, il blocco della fascia iliaca raramente raggiunge la componente otturatoria. Basandosi su questi studi, Giron-Arango et al. hanno sviluppato il *pericapsular nerve group block* o PENG block. Questa procedura consiste nell'iniettare l'anestetico nel piano muscolofasciale compreso tra il tendine dello psoas e l'eminenza iliopubica, risultando in una diffusione peri-capsulare dell'anestetico. Gli autori che hanno sviluppato questa procedura hanno documentato una riduzione media di 7 punti su una scala del dolore da 0 a 10, dopo l'esecuzione di PENG block in fratture dell'anca. Livelli analgesici simili sono stati riportati in altri lavori. L'effetto analgesico sembrerebbe essere notevolmente superiore rispetto al blocco della fascia iliaca, che secondo una revisione Cochrane porta ad una riduzione di 2.5 punti sulla scala NRS 0-10. Tuttavia, le evidenze attuali a supporto del promettente PENG block sono limitate. Si attendono quindi trial randomizzati per capire se questo approccio potrà diventare il nuovo *gold standard* andando a sostituire il blocco della fascia iliaca.

- **Indicazioni:** fratture intra-capsulari di testa e collo del femore, fratture acetabolari
- **Complicanze specifiche:** puntura intravascolare, puntura dell'uretere.
- **Materiale**
  - Sonda: convex o lineare (in soggetti magri).
  - Ago: 10-11 cm .
  - 10-30 mL di anestetico a lunga durata.
- **Tecnica:** per eseguire la procedura, occorre posizionare la sonda lungo il profilo della pelvi anteriore, partendo dalla spina iliaca antero-superiore. Con uno sliding in senso mediale si visualizzerà la spina iliaca antero-inferiore che continua medialmente con l'eminenza ileo-pubica, al di sopra della quale è presente il tendine dello psoas (Figura 22.9.7). Sono inoltre visibili i vasi femorali ed il nervo femorale. L'iniezione avviene con approccio *in-plane* latero-mediale, tra il tendine dello psoas (senza attraversarlo) e l'eminenza iliopubica.

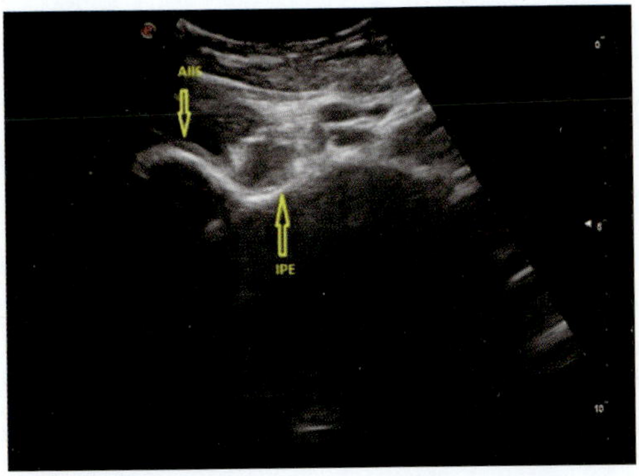

Figura 22.9.7 Le frecce indicano i principali reperi ossei, ovvero la spina iliaca antero-inferiore (AIIS) e l'eminenza ileopubica (IPE). Sono inoltre riconoscibili i vasi femorali ed il nervo femorale.

Blocco del nervo femorale

Il blocco del nervo femorale è una valida alternativa al blocco della fascia iliaca, soprattutto per l'analgesia in pazienti con fratture di diafisi femorale.

- **Indicazioni**: fratture della diafisi femorale; incisione di ascessi, esplorazione e sutura di ferite, rimozione corpi estranei nell'area di pertinenza del nervo femorale.
- **Complicanze specifiche**: nessuna.
- **Materiale**
  - Sonda lineare: 10-12 MHz.
  - Ago: 10 cm .
  - Volume: 10-20 mL.
- **Tecnica**: i reperi anatomici e l'approccio ecografico sono identici a quanto descritto per il blocco della fascia iliaca, pertanto non verranno ripetuti. La differenza consiste nell'iniettare l'anestetico attorno al nervo, iniziando dall'aspetto inferiore per poi reindirizzare l'ago ed iniettare superiormente al nervo stesso. Il nervo femorale presenta un forte comportamento anisotropico, pertanto è fondamentale inclinare la sonda per poterlo visualizzare. In molti casi non è chiaramente distinguibile dal tessuto adiposo circostante, e si rende visibile solo dopo l'iniezione dell'anestetico. Utilizzando il neurostimolatore, le contrazioni del m. quadricipite del femore e la considetta danza della rotula indicano la prossimità dell'ago con il nervo.

Blocco dello sciatico al poplite

Il nervo sciatico, di dimensioni notevoli e dalla forma da circolare a ovale, è facilmente localizzabile nell'aspetto posteriore della regione distale della coscia. Questo si trova tra capo lungo e corto del muscolo bicipite femorale (lateralmente) e muscolo semimembranoso e semitendinoso (medialmente), dorsalmente ai vasi poplitei.

- **Indicazioni**: riduzione di fratture e lussazioni di caviglia; analgesia per fratture del piede; simpaticolisi regionale (crisi falcemiche, fenomeno di Raynaud etc.); incisione di ascessi, esplorazione e sutura di ferite, rimozione corpi estranei nell'area di pertinenza del nervo sciatico distalmente al cavo popliteo.
- **Complicanze specifiche**: nessuna.
- **Materiale**
  - Sonda: lineare o convex (in soggetti obesi).
  - Ago: 5-10 cm (in base all'approccio *out-of-plane o in-plane*).
  - Volume: 15-25 mL.
- **Tecnica**: è fondamentale seguire il decorso del nervo in senso prossimale e distale, fino a identificare il punto di divisione dello stesso, in nervo tibiale e peroniero (**Figura 22.9.8**). Inoltre, va individuata la guaina connettivale che circonda entrambi i nervi (fascia di Vloka).

  Per essere certi di aver identificato il nervo, si può chiedere al paziente di eseguire una flessione dorsale o plantare del piede, che mostra un tipico movimento delle due componenti del nervo l'una verso l'altra (segno dell'altalena). Inoltre, il neurostimolatore può

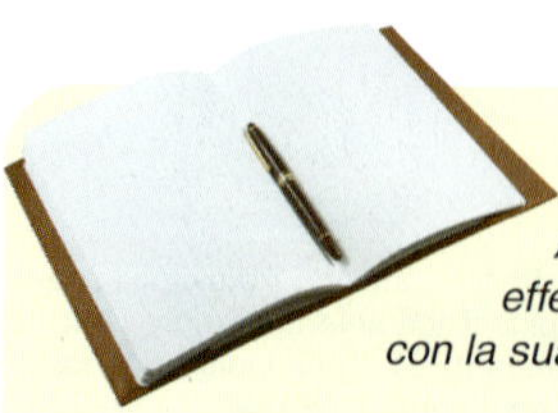

IL TACCUINO

Al fine di confermare il corretto posizionamento della sonda, è utile effettuare un tilting in senso caudale, che mostrerà la testa del femore con la sua capsula.

agevolare ulteriormente l'identificazione del nervo. In questo caso, lo stimolo da ricercare è una flessione plantare (nervo peroniero) o dorsale (nervo tibiale) del piede.
È possibile eseguire il blocco con paziente in decubito supino, laterale o prono. L'approccio dell'ago può essere sia *in-plane* che *out-of-plane*: in ogni caso, l'obiettivo è quello di depositare l'anestetico all'interno della guaina di Vloka, al fine di circondare completamente lo sciatico ed entrambi i suoi rami principali. L'aspetto di nervo tibiale e nervo peroniero circondati dall'anestetico prende il nome di segno della ciambella.

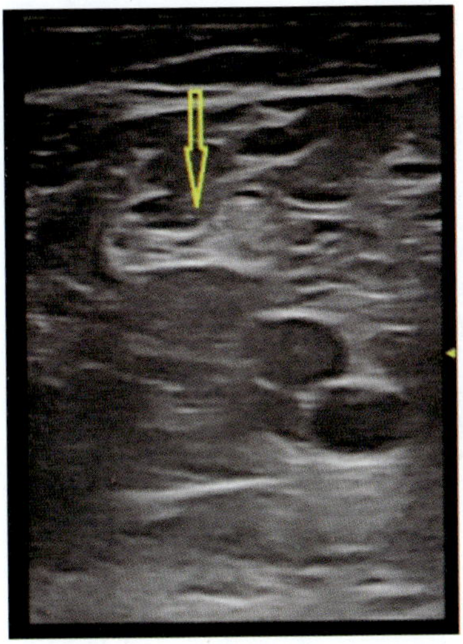

Figura 22.9.8 L'immagine mostra il nervo sciatico al punto di biforcazione. Sono già distinguibili le due componenti dei nervi tibiale (di dimensioni maggiori, alla destra della freccia) e peroniero (a sinistra della freccia). Inoltre, sono facilmente riconoscibili i vasi poplitei.

IL TACCUINO

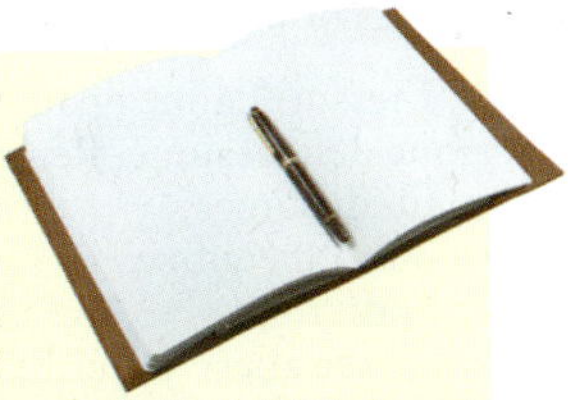

Come già descritto per l'arto superiore, si sconsiglia l'utilizzo antalgico del blocco in lesioni della gamba ad elevato rischio di sindrome compartimentale (ad esempio fratture del terzo medio della diafisi di tibia e perone, specie se scomposte). Fanno eccezione i casi già diagnosticati di sospetta sindrome compartimentale, per i quali è stata posta l'indicazione alla fasciotomia d'urgenza.

Bibliografia di riferimento

22.10 Procedure per la chiusura delle ferite cutanee

Sutura della cute

Introduzione

Per sutura si intende quella tecnica chirurgica che consente di affrontare i margini di una ferita per favorirne la cicatrizzazione e quindi la guarigione.

Per ottenere un buon risultato è fondamentale lavorare in condizioni di sterilità, realizzando come primo tempo operatorio una perfetta emostasi dei tessuti da riparare che vanno trattati con attenzione e delicatezza per non comprometterne lo stato di vitalità. Una sutura è possibile solo a condizione che si tratti di ferita pulita. Nei casi in cui la ferita sia sporca e infetta è opportuno lasciarla aperta, rinviando ad una fase successiva la sua riparazione chirurgica. La guarigione di una ferita è definita per prima intenzione quando la cicatrizzazione avviene in una ferita asettica, con bordi bene accostati, senza edema e senza infiammazione, mentre si definisce per seconda intenzione la guarigione di una ferita che si presenta infetta, sporca, con margini contusi dove è impossibile l'accostamento accurato degli stessi e di necessità essa viene lasciata aperta. In questo caso la guarigione è lunga nel tempo, procedendo dai piani più profondi a quelli più superficiali. Si parla di terza intenzione quando la sutura della ferita è ritardata di 4-6 giorni dopo la lesione. L'intervallo trascorso la rende resistente all'infezione e favorisce la formazione di un tessuto di granulazione che permette la chiusura ritardata.

Indicazioni

La procedura si applica in tutte le situazioni di ferita del tessuto cutaneo.

Materiale

I tessuti danneggiati che presentano una ferita, devono essere accostati fino a cicatrizzazione della lesione. Per questo motivo si fa ricorso a:
- fili di sutura;
- punti metallici;
- graffette;
- strisce adesive sterili;
- colla chirurgica.

Sono tutte metodiche che possono garantire l'accostamento dei margini delle ferite fino a guarigione. Pertanto "sutura" è un termine che indica non solo il gesto (la tecnica) che "ripara" ma indica anche ogni tipo di "materiale" che viene usato per avvicinare i tessuti.

Il materiale di sutura deve essere resistente anche nei calibri più sottili (6/0, 7/0 ecc.) e non rompersi durante l'annodamento, maneggevole per la tenuta dei nodi, tollerato dai tessuti con assenza di reazione da corpo estraneo, sterile e pronto all'uso. Possiamo distinguere suture assorbibili che devono garantire una buona resistenza tensile ma un variabile tempo di assorbimento e suture non assorbibili che devono essere rimosse dopo la cicatrizzazione, se usate sulla cute. Oggi si usano suture assorbibili sintetiche, avendo abbandonato le suture di origine animale.

Suture assorbibili

- Il polyglactin 910 (vicryl) è una sutura sintetica assorbibile *intrecciata* che garantisce una resistenza tensile fino a 50-70 giorni dopo la sua applicazione.

- Il polyglactin 910 trattato con raggi gamma (vicryl rapid) è una sutura con resistenza tensile iniziale del 50% rispetto al materiale non trattato e si perde quasi totalmente dopo 12/14 giorni. I punti cadono spontaneamente dopo circa 10 giorni dalla loro applicazione. Questo lo rende molto utilizzato in urologia, ginecologia e pediatria.
- Il polidiossanone (PDS) è una sutura sintetica assorbibile monofilamento che offre grande resistenza anche alla quarta settimana dal suo impianto (mantiene il 75% circa) e azzera la resistenza tensile verso il novantesimo giorno.
- Il polyglecaprone (monocryl) è anch'esso una sutura sintetica assorbibile monofilamento con una elevata resistenza tensile che rimane efficace per almeno tre settimane.

Suture non assorbibili

- La seta (sutura naturale), ottenuta dalle larve del baco da seta. L'uso esclusivo delle migliori fibre è un fattore fondamentale per la realizzazione di una buona sutura in seta. Essa perde la sua resistenza alla trazione in un anno circa e scompare dopo due anni dal suo utilizzo, comportandosi come sutura a lunghissimo assorbimento.
- L'acciaio inossidabile (usato per i tendini e in alcune procedure ortopediche) offre il più alto grado di resistenza e provoca una minima reazione nel tessuto. Lo svantaggio è dato dalla corrosione o rottura nei punti di piegatura e nel nodo.
- Il nylon monofilamento (sutura sintetica), molto resistente alla trazione e con bassissima reazione nel tessuto. Per la sua elasticità, il nylon è particolarmente indicato per chiudere le ferite cutanee.
- Il nylon intrecciato è simile alla seta ma è più forte, con una minore reazione del tessuto che lo ospita.
- Il mersilene è costituito da fibre di poliestere intrecciate per ottenere un multifilamento con resistenza maggiore della seta e minima reazione tessutale. Il mersilene è stata la prima sutura sintetica non assorbibile usata in chirurgia.
- Il prolene (polipropilene) sutura sintetica non assorbibile che mantiene alta la resistenza alla trazione e per questo motivo molto usato in chirurgia cardiovascolare, chirurgia plastica e ortopedica. Fondamentale è la resistenza del prolene alle complicazioni dell'infezione, pertanto utilissimo nelle ferite contaminate e infette.

Materiali

Tecnica

Di seguito saranno descritte solo le più frequenti modalità di sutura delle ferite cutanee in un contesto di emergenza-urgenza. Per l'anestesia locale, detersione delle ferite, emostasi, profilassi antitetanica e altro consultare il Capitolo 11.1.

Se il tempo a disposizione lo permette (spesso bisogna essere veloci nella confezione di una sutura senza dimenticare l'accuratezza), è buona norma procedere prima di tutto ad una sutura del grasso sottocutaneo con un filo assorbibile (a punti staccati o in continua): essa permette di elidere quello spazio morto che potrebbe predisporre a raccolte sierose e favorire l'infezione.

- Sutura a punti staccati semplici. È la più diffusa e veloce da eseguire. Per ragioni estetiche le suture monofilamento (nylon e polipropilene) sono preferite. L'ago (tagliente a sezione triangolare) attraversa il primo lembo cutaneo dall'esterno verso l'interno della ferita e successivamente dall'interno verso l'esterno, mantenendo la stessa distanza dal bordo e avendo cura che al momento di serrare il nodo i due lembi di cute siano accostati con precisione, evitando la sovrapposizione o l'introflessione degli stessi. Un cattivo accostamento dei lembi cutanei ritarda il processo di cicatrizzazione.

- Sutura a punti a U verticale (punto di Donati). L'ago attraversa il primo lembo dall'esterno verso l'interno, poi il secondo lembo dall'interno verso l'esterno in modo simmetrico al primo. Successivamente l'ago attraversa i bordi della ferita, ritornando sul primo lembo. A questo punto viene serrato il nodo che porta ad uno spontaneo e preciso accostamento dei margini di sutura. Il punto di Donati richiede un tempo più lungo per la sua applicazione ma permette ad un solo operatore di eseguire una sutura che unisce la precisione dell'accostamento cutaneo ad un effetto emostatico sui tessuti del sottocute, talvolta sanguinanti.
- Sutura intradermica. Ha soprattutto un significato estetico. Essa realizza un accostamento dei lembi cutanei senza che siano visibili i punti di sutura da rimuovere dopo la guarigione della ferita. L'ago attraversa la cute a circa 5 mm. da un'estremità della ferita e passa nel derma. Da questo punto si eseguono dei passaggi a zig-zag proprio nel derma dei due lembi che si affrontano, con lo scopo di avvicinare i margini della ferita stessa senza ricorrere ai punti staccati esterni, realizzando un robusto accostamento cutaneo e un visibile rispetto dell'estetica. La sutura intradermica può essere rimossa (sfilata) dopo cicatrizzazione dei margini, se viene utilizzato un monofilamento non riassorbibile del quale emergono in superficie il capo di inizio e quello di fine sutura (bloccati sul piano cutaneo da un nodo o da un bottoncino); può essere abbandonata se eseguita con un filo riassorbibile di calibro adeguato.
- Suture continue. La sutura intradermica fa parte del gruppo delle suture continue che in urgenza svolgono bene il loro compito. Pertanto, quando prevale il bisogno di essere veloci (in assenza di esigenze estetiche), si ricorre a sutura continua semplice che vede l'ago passare da un margine all'altro della ferita, rispettando la stessa distanza dal bordo e tra un punto e l'altro, utilizzando sempre lo stesso filo che non viene mai interrotto. Sue varianti possono essere la sutura continua incavigliata e la sutura continua a punti ad U a materassaio verticale. Il buon senso e la prudenza devono sempre guidare la scelta del tipo di sutura più adatto alle circostanze, nell'interesse del paziente.
- Clip metalliche (graffette). Vengono applicate grazie alla presenza in commercio di suturatrici meccaniche che permettono di realizzare una sutura di ferita cutanea in tempi molto rapidi con buoni risultati estetici.

Tecniche di sutura

Complicanze

La più grave complicanza che può verificarsi dopo una sutura di ferita cutanea è la sua deiscenza con conseguente diastasi della ferita. La causa più frequente di deiscenza della sutura è l'infezione del sito chirurgico (ma anche l'inesperienza dell'operatore). In questo caso è sempre utile eseguire un tampone colturale che suggerisce l'antibiotico sensibile da prescrivere, detergere con soluzione disinfettante la ferita aperta, lasciare uno zaffo e favorire la guarigione per seconda intenzione. Spesso, anche in questo caso di complicanza imprevista, la guarigione cicatriziale ritardata esita in un risultato estetico accettabile per il paziente e per il chirurgo.

Bibliografia di riferimento

Indice analitico

A

F

G

H

I

K

L

M

T

V

W

FINITO DI STAMPARE NEL MESE DI APRILE MMXXII
DA GFC STAMPA S.R.L.- NAPOLI

PER CONTO DELLE EDIZIONI IDELSON-GNOCCHI 1908 S.R.L.